CECIL
MEDICINA ESSENCIAL

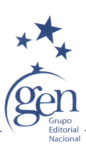

O GEN | Grupo Editorial Nacional – maior plataforma editorial brasileira no segmento científico, técnico e profissional – publica conteúdos nas áreas de ciências da saúde, exatas, humanas, jurídicas e sociais aplicadas, além de prover serviços direcionados à educação continuada e à preparação para concursos.

As editoras que integram o GEN, das mais respeitadas no mercado editorial, construíram catálogos inigualáveis, com obras decisivas para a formação acadêmica e o aperfeiçoamento de várias gerações de profissionais e estudantes, tendo se tornado sinônimo de qualidade e seriedade.

A missão do GEN e dos núcleos de conteúdo que o compõem é prover a melhor informação científica e distribuí-la de maneira flexível e conveniente, a preços justos, gerando benefícios e servindo a autores, docentes, livreiros, funcionários, colaboradores e acionistas.

Nosso comportamento ético incondicional e nossa responsabilidade social e ambiental são reforçados pela natureza educacional de nossa atividade e dão sustentabilidade ao crescimento contínuo e à rentabilidade do grupo.

CECIL
MEDICINA ESSENCIAL

EDITORES

Edward J. Wing, MD, FACP, FIDSA
Former Dean of Medicine and Biological Sciences
Professor of Medicine
Warren Alpert Medical School
Brown University
Providence, Rhode Island

Fred J. Schiffman, MD, MACP
Sigal Family Professor of Humanistic Medicine
Vice Chair, Department of Medicine
Warren Alpert Medical School
Brown University
Providence, Rhode Island

Revisão Técnica
Maria de Fátima Azevedo
Graduada em Medicina pela Faculdade de Ciências Médicas da Universidade do Estado do Rio de Janeiro (UERJ). Pós-graduada pela Sociedade Brasileira de Medicina Interna (Hospital da Santa Casa de Misericórdia do Rio de Janeiro). Pós-graduada em Medicina do Trabalho pela FPGMCC-Unirio. Médica concursada do Ministério da Saúde. Médica concursada do Município do Rio de Janeiro. Membro da Comissao de Ética Medica do CMS Joao Barros Barreto.

Tradução
Dilza Campos (Capítulos 1 a 22, 72, 73 e 127)
Patricia Lydie Voeux (Capítulos 23 a 71, 74 a 126, 128 e Apêndice)

10ª edição

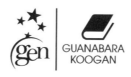

- Os autores deste livro e a editora empenharam seus melhores esforços para assegurar que as informações e os procedimentos apresentados no texto estejam em acordo com os padrões aceitos à época da publicação. Entretanto, tendo em conta a evolução das ciências, as atualizações legislativas, as mudanças regulamentares governamentais e o constante fluxo de novas informações sobre os temas que constam do livro, recomendamos enfaticamente que os leitores consultem sempre outras fontes fidedignas, de modo a se certificarem de que as informações contidas no texto estão corretas e de que não houve alterações nas recomendações ou na legislação regulamentadora.

- Data do fechamento do livro: 16/05/2023

- Os autores e a editora se empenharam para citar adequadamente e dar o devido crédito a todos os detentores de direitos autorais de qualquer material utilizado neste livro, dispondo-se a possíveis acertos posteriores caso, inadvertida e involuntariamente, a identificação de algum deles tenha sido omitida.

- **Atendimento ao cliente: (11) 5080-0751 | faleconosco@grupogen.com.br**

- Traduzido de: CECIL ESSENTIALS OF MEDICINE, TENTH EDITION
  Copyright © 2022 by Elsevier, Inc. All rights reserved.
  Previous editions copyrighted 2016, 2010, 2007, 2004, 2001, 1997, 1993, 1990, and 1986.
  This edition of *Cecil Essentials of Medicine, 10th edition*, by Edward J. Wing and Fred J. Schiffman, is published by arrangement with Elsevier Inc.
  ISBN: 978-0-323-72271-1
  Esta edição de *Cecil Essentials of Medicine*, 10ª edição, de Edward J. Wing e Fred J. Schiffman, é publicada por acordo com a Elsevier Inc.

- Direitos exclusivos para a língua portuguesa
  Copyright © 2023 by
  GEN | Grupo Editorial Nacional Participações S/A
  Publicado pelo selo Editora Guanabara Koogan Ltda.
  Travessa do Ouvidor, 11
  Rio de Janeiro – RJ – CEP 20040-040
  www.grupogen.com.br

- Reservados todos os direitos. É proibida a duplicação ou reprodução deste volume, no todo ou em parte, em quaisquer formas ou por quaisquer meios (eletrônico, mecânico, gravação, fotocópia, distribuição pela Internet ou outros), sem permissão, por escrito, do GEN | Grupo Editorial Nacional Participações S/A.

- Adaptação de Capa: Bruno Gomes
- Editoração eletrônica: R.O. Moura

Nota

Este livro foi produzido pelo GEN | Grupo Editorial Nacional, sob sua exclusiva responsabilidade. Profissionais da área da Saúde devem fundamentar-se em sua própria experiência e em seu conhecimento para avaliar quaisquer informações, métodos, substâncias ou experimentos descritos nesta publicação antes de empregá-los. O rápido avanço nas Ciências da Saúde requer que diagnósticos e posologias de fármacos, em especial, sejam confirmados em outras fontes confiáveis. Para todos os efeitos legais, a Elsevier, os autores, os editores ou colaboradores relacionados a esta obra não podem ser responsabilizados por qualquer dano ou prejuízo causado a pessoas físicas ou jurídicas em decorrência de produtos, recomendações, instruções ou aplicações de métodos, procedimentos ou ideias contidos neste livro.

- Ficha catalográfica

CIP-BRASIL. CATALOGAÇÃO NA PUBLICAÇÃO
SINDICATO NACIONAL DOS EDITORES DE LIVROS, RJ

C384
10. ed.

Cecil medicina essencial / editores Edward J. Wing, Fred J. Schiffman ; revisão técnica Maria de Fátima Azevedo ; tradução Patricia Lydie Voeux, Dilza Campos. - 10. ed. - Rio de Janeiro : Guanabara Koogan, 2023.
: il. ; 28 cm.

Tradução de: Cecil essentials of medicine
Apêndice
Inclui bibliografia e índice
ISBN 978-85-9515-970-9

1. Medicina. I. Wing, Edward J. II. Schiffman, Fred J. III. Azevedo, Maria de Fátima. IV. Voeux, Patricia Lydie. V. Campos, Dilza.

23-83019
CDD: 616
CDU: 616

Meri Gleice Rodrigues de Souza - Bibliotecária - CRB-7/6439

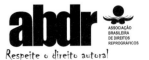

In Memorian

Thomas E. Andreoli, MD

Dr. Thomas Andreoli, juntamente com os Drs. Lloyd Hollingsworth (Holly) Smith Jr., Fred Plum e Charles C. J. Carpenter, foi um dos editores fundadores do *Cecil Medicina Essencial* e trabalhou nas primeiras oito edições antes de falecer, em 14 de abril de 2009. Dr. Andreoli nasceu no Bronx, Nova York, em 1935, frequentou escolas católicas nos ensinos fundamental e médio, e formou-se no St. Vincent College e na Georgetown School of Medicine. Fez residência na Duke University, sob a lendária Cadeira de Medicina do Dr. Eugene Stead, que o reconheceu como médico brilhante e cientista, além de incentivar sua carreira de pesquisador. Dr. Andreoli recebeu seu treinamento de pesquisa nos NIH e, em seguida, no laboratório do Dr. Tosteson, em Duke. Sua pesquisa concentrou-se nas propriedades bioquímicas e biofísicas das membranas das células tubulares renais e seu papel no transporte de água e de eletrólitos. Realizou descobertas fundamentais sobre a fisiologia renal normal, iluminando o caminho para trabalhos subsequentes de muitos outros pesquisadores sobre saúde e doença renal. Seu trabalho foi reconhecido com numerosos prêmios e a eleição em sociedades honoríficas tanto nos EUA como na Europa. Foi ainda editor do *The American Journal of Physiology: Renal Physiology* e editor-chefe da *Kidney International*.

A proeminência nacional e as qualidades de liderança do Dr. Thomas foram reconhecidas no início de sua carreira, quando se tornou chefe de Nefrologia da University of Alabama, em Birmingham. Nessa universidade, ajudou professores e estagiários a desenvolver pesquisas notáveis, organizou serviços clínicos e criou um programa de hemodiálise para construir uma das importantes divisões de nefrologia nos EUA. Em 1979, Dr. Andreoli foi nomeado presidente do Department of Internal Medicine at the University of Texas, Houston, onde reuniu um excepcional corpo docente focado em pesquisa, atendimento clínico e ensino. Em 1988, aceitou o cargo de presidente de Medicina Interna na University of Arkansas School of Medicine, cargo que ocupou até a sua morte. Lá, ele novamente reuniu um ilustre corpo docente formado por pesquisadores de destaque, mas também dedicados ao atendimento clínico e ao ensino. Os relatórios da manhã e as visitas clínicas com o Dr. Andreoli eram rigorosos e fascinantes, com foco em cada paciente de modo individual, não apenas em diagnóstico e tratamento, mas também nas preocupações pessoais e no bem-estar de cada um deles. Dr. Andreoli era reverenciado pelos estudantes de Medicina, pela sua equipe e pelos professores e colegas, e eu pessoalmente posso atestar o que ele considerava como função mais valiosa – a mentoria e a educação da geração seguinte de médicos.

Um dos grandes interesses do Dr. Andreoli foi *Cecil Medicina Essencial*, do qual foi editor/editor-chefe de oito de suas dez edições, um interesse que refletia seu compromisso com a educação dos alunos, da equipe interna e de outros médicos nos "fundamentos" da Medicina Interna.

Dr. Andreoli também era dedicado à sua família. Foi casado com Elizabeth Berglund Andreoli de 1987 até a sua morte. Anteriormente, havia sido casado com a Dra. Kathleen Gainor Andreoli, mãe de seus três filhos e avó de seus dez netos. De ascendência italiana e nascido no Bronx, Nova York, não é surpreendente que ele fosse admirador apaixonado dos New York Yankees, da ópera italiana (que cantava em italiano) e de Frank Sinatra.

O legado do Dr. Andreoli vive em seus numerosos alunos antigos, na equipe da casa e em seus colegas, bem como neste livro.

Charles C. J. Carpenter, MD

O Dr. Charles C. J. Carpenter (Chuck) juntou-se aos Drs. Thomas Andreoli, Lloyd Hollingsworth Smith Jr. e Fred Plum como fundador do *Cecil Medicina Essencial*. Trabalhou como editor por sete edições e foi sucedido nesse cargo pelo Dr. Ivor Benjamin e, em seguida, pelo Dr. Edward Wing. Infelizmente, Chuck faleceu em 19 de março de 2020, cercado por sua esposa e seus filhos. Foi Professor Emérito de Medicina na Warren Alpert Medical School, da University of Brown, e Médico e Chefe Emérito do The Miriam Hospital.

Chuck nasceu em Savannah, Geórgia, em 5 de janeiro de 1931. Frequentou a faculdade em Princeton e a escola de Medicina na Johns Hopkins, onde também fez seu treinamento de equipe interna, incluindo residente-chefe. Ingressou, em seguida, no corpo docente da Johns Hopkins. Com a sua jovem família, viajou para Calcutá, na Índia, onde realizou estudos pioneiros sobre o tratamento da cólera.

Antes de se instalar em Brown, em 1986, ele foi Médico-chefe no Baltimore City Hospital e na Case Western Reserve University.

Suas contribuições para a ciência médica e os cuidados clínicos são numerosas. Enquanto residiu em Calcutá, Dr. Carpenter, utilizando os conhecimentos científicos básicos acoplados às abordagens práticas, desenvolveu a "terapia de reidratação oral" para controlar a epidemia de cólera naquela cidade, na qual salvou milhões de vidas. Enquanto se encontrava na Case, uma de suas inovações foi desenvolver a primeira Division of Geographic Medicine do país, devido à sua forte crença de que todos os médicos deviam ser cidadãos médicos do mundo. Em 1987, quando se envolveu intensamente no manejo clínico de pessoas vivendo com o HIV, ele iniciou um programa único, em que o corpo docente da Brown University e estagiários assumiram a responsabilidade pelos cuidados de todos os casos de HIV no sistema penitenciário do estado de Rhode Island.

O Dr. Carpenter atuou como Presidente do American Board of Internal Medicine e Presidente da Association of American Physicians. Foi membro do NIH AIDS Executive Committee, do National Advisory Allergy and Infectious Diseases Council e da USPHS AIDS Task Force. Foi Presidente do Antiretroviral Treatment Panel da International AIDS Society-USA e escreveu suas recomendações sobre tratamento antirretroviral. Atuou também como Presidente do Treatment Committee para avaliar o Plano de Emergência do Presidente para Alívio do HIV/AIDS. Tornou-se diretor do Brown University International Health Institute e diretor do Lifespan/Brown Center for AIDS Research com vários hospitais de Boston.

Ao longo de sua carreira, o Dr. Carpenter recebeu numerosos prêmios internacionais, nacionais e regionais, aceitando cada um deles com sua humildade característica. Com grupos tanto pequenos quanto grandes de alunos, Chuck fez questão de que cada membro de sua equipe fosse bem educado e que cada um sentisse que estava contribuindo para o bem-estar de seus pacientes. Sua capacidade de sentar-se calmamente à beira do leito, segurar a mão do paciente, confortá-lo e ouvir atentamente de maneira genuína influenciou inúmeros médicos. Sentia-se realmente grato pela oportunidade de cuidar daqueles menos afortunados do que ele, e o sentimento de ser privilegiado por isso foi claramente transmitido a todos. O Dr. Carpenter foi o exemplo de uma maravilhosa combinação de profunda compaixão associada à sua dedicação à vida acadêmica e ao ensino. Sir William Osler escreveu que os médicos deveriam "do the kind thing and do it first" ("fazer a coisa gentil e fazê-la primeiro"). Chuck viveu por esse princípio. Vigor e perspicácia caracterizam a sua abordagem aos desafios clínicos e éticos, sempre com colegas mais jovens ao seu lado. Em recente homenagem a ele, muitos enfatizaram que o Dr. Carpenter dedicou a sua vida a seus pacientes, muitos dos quais eram os membros mais vulneráveis da sociedade. Esperamos que tenhamos um pouco de sua força e possamos seguir o seu exemplo como bússola diante do nosso desafio de reduzir o sofrimento e melhorar a saúde de todos aqueles pelos quais somos responsáveis.

Ele deixa a esposa Sally, com quem foi casado por 61 anos; três filhos, Charles, Murray e Andrew; e sete netos.

Sobre os Editores

Dr. Edward J. Wing foi editor do *Cecil Medicina Essencial* nas 8ª e 9ª edições e é o editor-chefe da 10ª edição. Graduou-se pelo Williams College, em 1967, e pela Harvard Medical School em 1971. Foi residente de Medicina Interna no Peter Bent Brigham e completou uma Bolsa de Doenças Infecciosas na Stanford University. Após ingressar no corpo docente da University of Pittsburgh, em 1975, concentrou a sua pesquisa financiada pelos NIH sobre os mecanismos da imunidade celular, bem como sobre vários aspectos clínicos das Doenças Infecciosas. De 1990 a 1998, a University of Pittsburgh e seu centro médico (UPMC) o nomearam como Médico-chefe no Montefiore Hospital, então Chefe de Doenças Infecciosas, e finalmente, Presidente Interino de Medicina.

Em 1998, o Dr. Wing tornou-se Presidente de Medicina da Brown University (1998–2008), onde consolidou o departamento em hospitais, planos de assistência e programas de treinamento. Como Decano de Medicina e Ciências Biológicas na University of Brown (2008–2013), fortaleceu laços com hospitais afiliados (Lifespan and Care New England), intensificou as pesquisas e supervisionou a construção de um novo prédio para a escola de medicina. Durante seus anos como presidente e decano, foram estabelecidos programas de intercâmbio internacional com escolas de medicina no Quênia, na República Dominicana e no Haiti. O Dr. Wing cuidou de pacientes com HIV desde o início da epidemia em clínicas ambulatoriais. Continua ativo na pesquisa, no atendimento clínico e no ensino.

Dr. Fred J. Schiffman que, juntamente com o Dr. Edward Wing, é editor do *Cecil Medicina Essencial*, 10ª edição, frequentou o Wagner College e, em seguida, a New York School of Medicine, na qual se formou em 1973. Realizou seu treinamento inicial como equipe interna no Yale-New Haven Hospital e, em seguida, passou 2 anos no National Cancer Institute. Voltou a Yale como Médico-Residente Chefe, seguido por uma bolsa de hematologia. Tornou-se Diretor Médico do Yale's Primary Care Center antes de entrar na Brown University, em 1983, onde foi líder no programa de residência médica, bem como Associate Physician-in-Chief em The Miriam Hospital.

Dr. Schiffman detém The Sigal Family Professorship em Medicina Humanista na Warren Alpert Medical School da Brown University. Seus interesses acadêmicos concentram-se na estrutura e função do baço humano e na intersecção das artes e cuidados médicos. Dirigiu ou trabalhou em muitos projetos e programas, incluindo os que incentivam e reforçam o bem-estar e a resiliência em pacientes, famílias e cuidadores. Começou um novo programa que coloca os estudantes de medicina e os médicos com outros profissionais não médicos que compartilham a análise de obras de arte no Museum of the Rhode Island School of Design. Recentemente, o Dr. Schiffman conduziu um curso edX na Brown University, "Artful Medicine: Art's Power to Enrich Patient Care", com participação mundial. O Dr. Schiffman também editou textos sobre fisiopatologia hematológica, hematologia consultiva e anemias.

Colaboradores

Jinnette Dawn Abbott, MD
Professor of Medicine
Director
Interventional Cardiology Fellowship
Cardiology
Brown Medical School
Associate Chief
Faculty Development and
    Academic Advancement
Cardiovascular Institute
Lifespan
Providence, Rhode Island

Rajiv Agarwal, MD
Professor of Medicine
Indiana University
Indianapolis, Indiana

Marwa Al-Badri, MD
Clinical Research Fellow
Clinical, Behavioral, and Outcome
Research
Joslin Diabetes Center
Boston, Massachusetts

Hyeon-Ju Ryoo Ali, MD
Cardiology Fellow
Houston Methodist Hospital
Houston, Texas

Jason M. Aliotta, MD
Associate Professor of Medicine
Division of Pulmonary, Critical Care
    and Sleep Medicine
Warren Alpert Medical School
Brown University
Providence, Rhode Island

Khaldoun Almhanna, MD, MPH
Associate Professor
Hematology and Oncology
Warren Alpert Medical School
Brown University
Providence, Rhode Island

Mohanad T. Al-Qaisi, MD
Gastroenterology and Hepatology
University of Arizona College
    of Medicine
Banner University Medical Center–Phoenix
Phoenix VA Medical Center
Phoenix, Arizona

Zuhal Arzomand, MD
Rheumatologist
Northern Virginia Arthritis and
    Rheumatology
Alexandria, Virginia

Akwi W. Asombang, MD, MPH
Assistant Professor of Medicine
Division of Gastroenterology and Hepatology
Warren Alpert Medical School
Brown University
Providence, Rhode Island

Su N. Aung, MD, MPH
Assistant Professor
Division of Infectious Diseases
University of California San Francisco
San Francisco, California

Christopher G. Azzoli, MD
Associate Professor of Medicine
Warren Alpert Medical School
Brown University
Providence, Rhode Island

Christina Bandera, MD
Chief
Obstetrics and Gynecology
Director of The Center for
    Gynecologic Cancers
Rhode Island Hospital and
    The Miriam Hospital
Clinical Assistant Professor of Surgery
Warren Alpert Medical School
Brown University
Providence, Rhode Island

Debasree Banerjee, MD
Assistant Professor
Warren Alpert Medical School
Brown University
Pulmonary, Critical Care and Sleep
    Medicine Staff Physician
Rhode Island Hospital and Miriam Hospital
Providence, Rhode Island

Mashal Batheja, MD
Chief of Hepatology
Gastroenterology and Hepatology
Phoenix VA Medical Center
Clinical Assistant Professor
University of Arizona–Phoenix
Phoenix, Arizona

Jeffrey J. Bazarian, MD, MPH
Professor of Emergency Medicine
University of Rochester, School of
    Medicine and Dentistry
Rochester, New York

Selim R. Benbadis, MD
Professor Neurology
University of South Florida
Tampa, Florida

Ivor J. Benjamin, MD, FAHA, FACC
Professor of Medicine
Medical College of Wisconsin
Milwaukee, Wisconsin

Eric Benoit, MD
Assistant Professor of Surgery
Tufts University School of Medicine
Division of Trauma & Acute
    Care Surgery
Lahey Hospital & Medical Center
Burlington, Massachusetts

Marcie G. Berger, MD
Professor
Cardiovascular Medicine
Medical College of Wisconsin
Milwaukee, Wisconsin

Clemens Bergwitz, MD
Associate Professor of Medicine
Section Endocrinology and Metabolism
Department of Medicine
Yale School of Medicine
New Haven, Connecticut

Nancy Berliner, MD
Chief
Division of Hematology
Medicine
Brigham and Women's Hospital
H. Franklin Bunn Professor
Medicine
Harvard Medical School
Boston, Massachusetts

Jeffrey S. Berns, MD
Professor of Medicine and Pediatrics
Renal, Electrolyte and Hypertension
    Division
Perelman School of Medicine at the
    University of Pennsylvania
Philadelphia, Pennsylvania

Pooja Bhadbhade, DO
Assistant Professor
Department of Internal Medicine
Division of Allergy, Clinical Immunology
    and Rheumatology
University of Kansas Medical Center
Kansas City, Kansas

Ratna Bhavaraju-Sanka, MD
Associate Professor of Neurology
Department of Neurology
University of Texas Health Science Center
    at San Antonio
San Antonio, Texas

Tanmayee Bichile, MD
Rheumatologist
Lupus Center of Excellence
Allegheny Health Network
Pittsburgh, Pennsylvania
Assistant Professor
Drexel University College of Medicine
Philadelphia, Pennsylvania

Ariel E. Birnbaum, MD
Assistant Professor of Medicine
Warren Alpert Medical School
Brown University
Providence, Rhode Island

Charles M. Bliss, Jr., MD
Clinical Assistant Professor of Medicine
Section of Gastroenterology
Department of Medicine
Boston University School of Medicine
Boston, Massachusetts

Andrew S. Blum, MD, PhD
Professor
Neurology
Warren Alpert Medical School
Brown University
Director
Comprehensive Epilepsy Program
Rhode Island Hospital
Providence, Rhode Island

Bryan J. Bonder, MD
Hematology and Oncology
University Hospitals Cleveland
  Medical Center
Cleveland, Ohio

Russell Bratman, MD
Assistant Professor of Medicine
Department of Medicine
Division of Endocrinology
Warren Alpert Medical School
Brown University
Providence, Rhode Island

Glenn D. Braunstein, MD
Professor of Medicine
Cedars-Sinai Medical Center
Professor of Medicine Emeritus
The David Geffen School of
  Medicine at UCLA
Los Angeles, California

Alma M. Guerrero Bready, MD
Attending Physician
Division of Hospital Medicine
Rhode Island Hospital
Providence, Rhode Island

Richard Bungiro, PhD
Senior Lecturer
Molecular Microbiology & Immunology
Brown University
Providence, Rhode Island

Anna Marie Burgner, MD, MEHP
Assistant Professor of Medicine
Vanderbilt University Medical Center
Nashville, Tennessee

Jonathan Cahill, MD
Associate Professor
Neurology
Warren Alpert Medical School
Brown University
Providence, Rhode Island

Andrew Canakis, DO
Resident Physician
Department of Medicine
Boston University School of Medicine
Boston, Massachusetts

Benedito A. Carneiro, MD, MS
Associate Director
Division of Hematology Oncology
Department of Medicine
Warren Alpert Medical School
Brown University
Providence, Rhode Island

Brian Casserly, MD
Respiratory Physician
Pulmonary, Critical Care and
  Sleep Medicine
University Hospital Limerick
Limerick, Ireland

Abdullah Chahin, MD, MA, MSc
Assistant Professor in Medicine
Department of Internal Medicine
Warren Alpert Medical School
Brown University
Providence, Rhode Island

Philip A. Chan, MD
Associate Professor of Medicine
Brown University
Providence, Rhode Island

Kimberle Chapin, MD
Director of Microbiology
Department of Pathology
Rhode Island Hospital
Professor of Medicine
Professor of Pathology
Warren Alpert Medical School
Brown University
Providence, Rhode Island

William P. Cheshire, Jr., MD
Professor of Neurology
Mayo Clinic
Jacksonville, Florida

Waihong Chung, MD, PhD
Fellow
Gastroenterology
Rhode Island Hospital
Providence, Rhode Island

Emma Ciafaloni, MD
Professor of Neurology
  and Pediatrics
University of Rochester
Rochester, New York

Joaquin E. Cigarroa, MD
Division Head of Cardiology
Professor of Medicine
Knight Cardiovascular Institute
Oregon Health and
  Sciences University
Portland, Oregon

Michael P. Cinquegrani, MD
Professor of Medicine
Cardiovascular Medicine
Medical College of Wisconsin
Milwaukee, Wisconsin

Andreea Coca, MD, MPH
Associate Professor of Medicine
Rheumatology
University of Pittsburgh
Pittsburgh, Pennsylvania

Harvey Jay Cohen, MD
Walter Kempner Professor
  of Medicine
Center for the Study of Aging and
  Human Development
Duke University School of Medicine
Durham, North Carolina

Scott Cohen, MD, MPH
Medical Director
Wisconsin Adult Congenital Heart
  Disease Program
Associate Professor of Internal Medicine
  and Pediatrics
Sections of Cardiovascular Medicine and
  Pediatric Cardiology
Medical College of Wisconsin
Milwaukee, Wisconsin

Beatrice P. Concepcion, MD, MS
Assistant Professor of Medicine
Vanderbilt University Medical Center
Nashville, Tennessee

Nathan T. Connell, MD, MPH
Associate Physician
Hematology Division
Brigham and Women's Hospital
Assistant Professor of Medicine
Harvard Medical School
Boston, Massachusetts

Maria Constantinou, MD
Assistant Professor of Medicine
Warren Alpert Medical School
Brown University
Providence, Rhode Island

Roberto Cortez, MD
Senior Resident
Surgery
Rhode Island Hospital/Warren Alpert
 Medical School
Brown University
Providence, Rhode Island

Timothy J. Counihan, MD, FRCPI
Hon. Professor in Medicine
School of Medicine
National University of Ireland Galway
Galway, Ireland

Anne Haney Cross, MD
Professor
Neurology
Washington University
St. Louis, Missouri

Cheston B. Cunha, MD, FACP
Associate Professor of Medicine
Medical Director, Antimicrobial Stewardship
Infectious Disease Division
Warren Alpert Medical School
Brown University
Providence, Rhode Island

Joanne S. Cunha, MD
Assistant Professor of Medicine
Warren Alpert Medical School
Brown University
Director
Rheumatology Fellowship Program at
 Brown University
Providence, Rhode Island

Susan Cu-Uvin, MD
Professor of Obstetrics and Gynecology
Professor of Medicine
Brown University
Providence, Rhode Island

Noura M. Dabbouseh, MD
Amita Health Heart and Vascular
Hinsdale, Illinois

Kwame Dapaah-Afriyie, MD, MBA
Professor of Medicine (Clinician Educator)
Brown University—Miriam Hospital
Providence, Rhode Island

Erin M. Denney-Koelsch, MD
Associate Professor of Medicine & Pediatrics
Medicine
University of Rochester
Rochester, New York

Andre De Souza, MD
Assistant Professor of Medicine
Division of Hematology Oncology
Department of Medicine
Warren Alpert Medical School
Brown University
Providence, Rhode Island

An S. De Vriese, MD, PhD
Division of Nephrology and
 Infectious Diseases
AZ Sint-Jan Brugge, Brugge,
 and Ghent University
Ghent, Belgium

Neal D. Dharmadhikari, MD
Fellow
Gastroenterology
Boston Medical Center
Boston, Massachusetts

Leah Dickstein, MD
Fellow in Neurocritical Care
Department of Neurosurgery
Division of Neurocritical Care
David Geffen School of Medicine at UCLA
Los Angeles, California

Don Dizon, MD, FACP, FASCO
Director of Womens' Cancers
Lifespan Cancer Institute
Director of Medical Oncology
Rhode Island Hospital
Professor of Medicine
Warren Alpert Medical School
Brown University
Providence, Rhode Island

Robyn T. Domsic, MD, MPH
Associate Professor of Medicine
Division of Rheumatology and
 Clinical Immunology
University of Pittsburgh
Pittsburgh, Pennsylvania

Kim A. Eagle, MD
Albion Walter Hewlett Professor of
 Internal Medicine
Department of Internal Medicine
University of Michigan
Ann Arbor, Michigan

Michael G. Earing, MD
Director
University of Chicago Adult Congenital
 Heart Disease Program
Professor
Internal Medicine and Pediatrics
Sections of Adult Cardiovascular Medicine
 and Pediatric Cardiology
University of Chicago
Chicago, Illinois

Pamela Egan, MD
Assistant Professor of Medicine
Department of Medicine
Warren Alpert Medical School
Brown University
Hematologist
Division of Hematology and Oncology
Rhode Island Hospital
Providence, Rhode Island

Wafik S. El-Deiry, MD, PhD, FACP
American Cancer Society
 Research Professor
Director of the Cancer Center at Brown
 University and Joint Program in
 Cancer Biology
Mencoff Family University Professor of
 Medical Science
Professor of Pathology and
 Laboratory Medicine
Warren Alpert Medical School
Brown University
Providence, Rhode Island

Mitchell S. V. Elkind, MD, MS
Professor
Neurology
Vagelos College of Physicians
 and Surgeons
Professor
Epidemiology
Mailman School of Public Health
Columbia University
New York, New York

Tarra B. Evans, MD
Gynecologic Oncologist
The Center for Gynecologic Cancers
Rhode Island Hospital
Clinical Assistant Professor
 of Surgery
Warren Alpert Medical School
Brown University
Providence, Rhode Island

Michael B. Fallon, MD
Professor of Medicine
Gastroenterology, Hepatology
 and Nutrition
Chair
Department of Internal Medicine
University of Arizona–Phoenix
Phoenix, Arizona

Dimitrios Farmakiotis, MD
Assistant Professor of Medicine
Internal Medicine, Infectious Diseases
Warren Alpert Medical School
Brown University
Providence, Rhode Island

Francis A. Farraye, MD
Director
Professor of Medicine
Inflammatory Bowel Disease Center
Mayo Clinic
Jacksonville, Florida

Ronan Farrell, MD
Fellow
Gastroenterology
Brown University
Providence, Rhode Island

Mary Anne Fenton, MD
Clinical Associate Professor
Department of Medicine
Warren Alpert Medical School
Brown University
Providence, Rhode Island

Fernando C. Fervenza, MD, PhD
Professor of Medicine
Nephrology and Hypertension
Mayo Clinic
Rochester, Minnesota

Sean Fine, MD
Assistant Professor
Gastroenterology
Brown University
Providence, Rhode Island

Arkadiy Finn, MD
Assistant Professor of Medicine
Clinician Educator
Warren Alpert Medical School
Brown University
Division of Hospital Medicine
The Miriam Hospital
Providence, Rhode Island

Timothy Flanigan, MD
Professor of Medicine
Warren Alpert Medical School
Brown University
Providence, Rhode Island

Brisas M. Flores, MD
Fellow
Gastroenterology
Boston Medical Center
Boston, Massachusetts

Andrew E. Foderaro, MD
Assistant Professor in Medicine
Clinician Educator
Pulmonary, Critical Care and Sleep Medicine
Brown University
Providence, Rhode Island

Theodore C. Friedman, MD, PhD
Chairman
Department of Internal Medicine
Chief of the Division of Endocrinology,
  Metabolism and Molecular Medicine
Endowed Professor of
  Cardio-Metabolic Medicine
Charles R. Drew University of
  Medicine & Science
Professor of Medicine
UCLA
Los Angeles, California

Joseph Metmowlee Garland, MD, AAHIVM
Associate Professor of Medicine
Warren Alpert Medical School
Brown University
Providence, Rhode Island

Eric J. Gartman, MD
Associate Professor of Medicine
Division of Pulmonary, Critical Care,
  and Sleep Medicine
Warren Alpert Medical School
Brown University
Staff Physician
Division of Pulmonary, Critical Care,
  and Sleep Medicine
Providence VA Medical Center
Providence, Rhode Island

Abdallah Geara, MD
Assistant Professor of Clinical Medicine
Renal-Electrolyte and Hypertension
University of Pennsylvania
Philadelphia, Pennsylvania

Raul Macias Gil, MD
Infectious Disease Fellow
Division of Infectious Diseases
Brown University
Providence, Rhode Island

Timothy Gilligan, MD, FASCO
Associate Professor of Medicine
Vice-Chair for Education
Hematology and Medical
  Oncology Department
Cleveland Clinic Taussig Cancer Institute
Cleveland, Ohio

Michael Raymond Goggins, MB BCh BAO, MRCPI
Medicine
University Hospital Limerick
Limerick, Ireland

Geetha Gopalakrishnan, MD
Associate Professor
Department of Medicine
Division of Endocrinology
Warren Alpert Medical School
Brown University
Providence, Rhode Island

Vidya Gopinath, MD
Assistant Professor of Medicine,
  Clinician-Educator
Warren Alpert Medical School
Brown University
Providence, Rhode Island

Susan L. Greenspan, MD, FACP
Division of Geriatric Medicine
University of Pittsburgh School of Medicine
Pittsburgh, Pennsylvania

Osama Hamdy, MD, PhD
Medical Director
Obesity Clinical Program
Endocrinology
Joslin Diabetes Center
Associate Professor of Medicine
Harvard Medical School
Boston, Massachusetts

Johanna Hamel, MD
Assistant Professor of Neurology,
  Pathology and Laboratory Medicine
University of Rochester Medical Center
Rochester, New York

Sajeev Handa, MD, SFHM
Assistant Professor of Medicine
Chief
Hospital Medicine
Rhode Island/Miriam & Newport Hospitals
Providence, Rhode Island

Mitchell T. Heflin, MD, MHS
Professor of Medicine
Professor in the School of Nursing
Associate Dean for Interprofessional
  Education and Care (IPEC)
Duke University School of Medicine
Durham, North Carolina

Robert G. Holloway, MD, MPH
Professor
Department of Neurology
University of Rochester Medical Center
Rochester, New York

Christopher S. Huang, MD
Clinical Associate Professor of Medicine
Department of Medicine
Section of Gastroenterology
Boston University School of Medicine
Boston, Massachusetts

Zilla Hussain, MD
Assistant Professor of Medicine and
  Medical Sciences
Warren Alpert Medical School
Brown University
Esophageal Disorders
Gastroenterology
Lifespan Physicians Group
Providence, Rhode Island

T. Alp Ikizler, MD
Catherine McLaughlin-Hakim Chair
Professor of Medicine
Vanderbilt University Medical Center
Nashville, Tennessee

Iris Isufi, MD
Assistant Professor of Medicine
  (Hematology)
Internal Medicine
Yale University
New Haven, Connecticut

Carlayne E. Jackson, MD
Professor of Neurology and
  Otolaryngology
Department of Neurology
University of Texas Health Science Center
San Antonio, Texas

Paul G. Jacob, MD, MPH
Assistant Professor
Division of Infectious Diseases
Vanderbilt University Medical Center
Nashville, Tennessee

Matthew D. Jankowich, MD
Associate Professor of Medicine
Pulmonary, Critical Care and Sleep Medicine
Warren Alpert Medical School
Brown University
Providence VA Medical Center
Providence, Rhode Island

Niels V. Johnsen, MD, MPH
Assistant Professor
Department of Urology
Vanderbilt University Medical Center
Nashville, Tennessee

Jessica E. Johnson, MD
Infectious Diseases
West Virginia University School of Medicine
Morgantown, West Virginia

Rayford R. June, MD
Assistant Professor of Medicine
Division of Rheumatology
Department of Medicine
Penn State College of Medicine
Hershey, Pennsylvania

Tareq Kheirbek, MD, ScM, FACS
Assistant Professor of Surgery
Clinical Educator
Surgery
Brown University
Providence, Rhode Island

Alok A. Khorana, MD, FACP, FASCO
Sondra and Stephen Hardis Endowed
  Chair in Oncology Research
Taussig Cancer Institute
Cleveland Clinic
Cleveland, Ohio

Sena Kilic, MD
Clinical Associate
Division of Cardiology
Knight Cardiovascular Institute
Oregon Health & Science University
Portland, Oregon

David Kim, MD
Chief Resident
Surgery
Rhode Island Hospital/Warren Alpert
  Medical School
Brown University
Providence, Rhode Island

James Kleczka, MD
Associate Professor
Department of Medicine

Medical College of Wisconsin
Milwaukee, Wisconsin

James R. Klinger, MD
Professor of Medicine
Pulmonary, Critical Care,
  and Sleep Medicine
Warren Alpert Medical School
Brown University
Providence, Rhode Island

Patrick Koo, MD, ScM
Associate Professor of Medicine (Affiliate)
University of Tennessee Health Science
  Center College of Medicine
Erlanger Hospital
Department of Medicine
Chattanooga, Tennessee

Pooja Koolwal, MD
Assistant Professor
Department of Internal Medicine
Division of Nephrology
UT Southwestern Medical Center
Dallas, Texas

Mary P. Kotlarczyk, PhD
Assistant Professor of Medicine
Division of Geriatric Medicine
University of Pittsburgh
  School of Medicine
Pittsburgh, Pennsylvania

Nicole M. Kuderer, MD
Chief Medical Officer
Medicine
Advanced Cancer Research Group
Seattle, Washington

Awewura Kwara, MD
Professor
Department of Medicine
University of Florida College of Medicine
Gainesville, Florida

Jennifer M. Kwon, MD, MPH
Professor
Neurology
University of Wisconsin School of
  Medicine and Public Health
Madison, Wisconsin

Richard A. Lange, MD, MBA
President
Texas Tech University Health Sciences
  Center El Paso
Dean
Paul L. Foster School of Medicine
El Paso, Texas

Jerome Larkin, MD
Associate Professor of Medicine
Infectious Diseases
Warren Alpert Medical School

Brown University
Providence, Rhode Island

Alfred I. Lee, MD, PhD
Associate Professor of Medicine
Hematology/Oncology Division
Yale School of Medicine
New Haven, Connecticut

Daniel J. Levine, MD
Director
Advanced Heart Failure
Cardiology
Brown University
Providence, Rhode Island

David E. Lewandowski, MD
Cardiology Fellow
Cardiology
Medical College of Wisconsin
Milwaukee, Wisconsin

Kelly V. Liang, MD, MS
Assistant Professor of Medicine
Renal-Electrolyte Division
University of Pittsburgh
Pittsburgh, Pennsylvania

Kimberly P. Liang, MD, MS
Assistant Professor of Medicine
Rheumatology and Clinical Immunology
University of Pittsburgh
Pittsburgh, Pennsylvania

David R. Lichtenstein, MD
Director of Endoscopy
Gastroenterology
Boston University Medical Center
Associate Professor of Medicine
Gastroenterology
Boston Medical Center
Boston, Massachusetts

Douglas W. Lienesch, MD
Chief
Rheumatology Division
Christiana Care Health System
Newark, Delaware

Geoffrey S.F. Ling, MD, PhD
Professor of Neurology
Johns Hopkins
Baltimore, Maryland

Ester Little, MD, FACP
Assistant Professor of Medicine
Department of Medicine
University of Arizona
Hepatologist
Banner Advanced Liver Disease and
  Transplant Institute
Banner University Medical Center Phoenix
Phoenix, Arizona

Yi Liu, MD
Resident Physician
Medicine
Beth Israel Lahey Health
Burlington, Massachusetts

Nicole L. Lohr, MD, PhD
Associate Professor
Medicine
Medical College of Wisconsin
Milwaukee, Wisconsin

John R. Lonks, MD, FACP, FIDSA, FSHEA
Associate Professor of Medicine
Department of Medicine
Warren Alpert Medical School
Brown University
Providence, Rhode Island

Gary H. Lyman, MD, MPH
Professor
Public Health Sciences
Fred Hutchinson Cancer Research Center
Professor
Medicine
University of Washington
Seattle, Washington

Jeffrey M. Lyness, MD
Senior Associate Dean for Academic Affairs
and Professor of Psychiatry & Neurology
Office of Academic Affairs
University of Rochester School of
Medicine & Dentistry
Rochester, New York

Shane Lyons, MD, MRCPI, MRCP(UK)
Specialist Registrar in Neurology
Department of Neurology
St James's Hospital
Dublin, Ireland

Diana Maas, MD
Associate Professor of Medicine
Division of Endocrinology
Medical College of Wisconsin
Milwaukee, Wisconsin

Talha A. Malik, MD, MSPH
Assistant Professor of Medicine
Gastroenterology and Hepatology
Mayo Clinic Arizona
Scottsdale, Arizona

Sonia Manocha, MD
Rheumatologist
Lupus Center of Excellence
Allegheny Health Network
Pittsburgh, Pennsylvania
Assistant Professor
Drexel University College of Medicine
Philadelphia, Pennsylvania

Susan Manzi, MD, MPH
Chair
Medicine Institute
Director
Lupus Center of Excellence
Allegheny Health Network
Professor of Medicine
Temple University School of Medicine
Philadelphia, Pennsylvania

Frederick J. Marshall, MD
Professor
Neurology
University of Rochester
Rochester, New York

F. Dennis McCool, MD
Professor of Medicine
Division of Pulmonary and Critical Care
Medicine
Warren Alpert Medical School
Brown University
Providence, Rhode Island

Russell J. McCulloh, MD
Associate Professor
Pediatrics
University of Nebraska
College of Medicine
Division Chief
Pediatric Hospital Medicine
University of Nebraska Medical Center
Omaha, Nebraska

Kelly McGarry, MD, FACP
Professor of Medicine
Warren Alpert Medical School
Brown University
Providence, Rhode Island

Eavan Mc Govern, MD, PhD
Consultant Neurologist
Senior Clinical Lecturer
Beaumont Hospital
Royal College of Surgeons in Ireland
Ireland

Robin L. McKinney, MD
Assistant Professor of Pediatrics
Pediatric Critical Care Medicine
Warren Alpert Medical School
Brown University
Providence, Rhode Island

Anthony Mega, MD
Associate Professor of Medicine
Program Director Hematology/Oncology
Fellowship
Division Hematology/Oncology
Warren Alpert Medical School
Brown University
Lifespan Cancer Institute
Providence, Rhode Island

Shivang Mehta, MD
Assistant Professor of Medicine
Gastroenterology, Hepatology, and Nutrition
Department of Internal Medicine
University of Arizona–Phoenix
Phoenix, Arizona

Douglas F. Milam, MD
Associate Professor
Department of Urology
Vanderbilt University Medical Center
Nashville, Tennessee

Maria D. Mileno, MD
Associate Professor of Medicine
Division of Infectious Diseases
Warren Alpert Medical School
Brown University
Attending Physician, Infectious
Disease Consultant
Brown Medicine
The Miriam Hospital
Former Director of Travel Medicine Services
Providence, Rhode Island

Abhinav Kumar Misra, MBBS, MD
Assistant Professor of Medicine
Pulmonary, Critical Care and Sleep Medicine
Warren Alpert Medical School
Brown University
Providence, Rhode Island

Orson W. Moe, MD
Professor
Internal Medicine and Physiology
Division of Nephrology
Director
Charles and Jane Pak Center for Mineral
Metabolism and Clinical Research
Chief
Division of Nephrology
UT Southwestern Medical Center
Dallas, Texas

Niveditha Mohan, MBBS
Associate Professor
Department of Medicine
Division of Rheumatology and
Clinical Immunology
University of Pittsburgh
Pittsburgh, Pennsylvania

Larry W. Moreland, MD
Margaret J. Miller Endowed Professor of
Arthritis Research
Division of Rheumatology and
Clinical Immunology
Professor of Medicine, Immunology,
Clinical and Translational Science
Chief
Division of Rheumatology and
Clinical Immunology
University of Pittsburgh
Pittsburgh, Pennsylvania

Alan R. Morrison, MD, PhD
Assistant Professor of Medicine
Medicine (Cardiology)
Warren Alpert Medical School
Brown University
Providence, Rhode Island

Steven F. Moss, MD
Professor of Medicine
Division of Gastroenterology
  and Hepatology
Warren Alpert Medical School
Brown University
Providence, Rhode Island

Christopher J. Mullin, MD, MHS
Assistant Professor of Medicine,
  Clinician Educator
Pulmonary, Critical Care,
  and Sleep Medicine
Warren Alpert Medical School
Brown University
Providence, Rhode Island

Sinéad M. Murphy, MB, BCh, MD, FRCPI
Consultant Neurologist
Neurology
Tallaght University Hospital
Clinical Associate Professor
Medicine
University of Dublin, Trinity College
Dublin, Ireland

Sagarika Nallu, MD, FAAP, FAAN, FAASM
Director of Pediatric Sleep Medicine
Department of Pediatrics
University of South Florida
Tampa, Florida

Javier A. Neyra, MD, MSCS
Assistant Professor of Medicine
Director
Critical Care Nephrology
Division of Nephrology, Bone and
  Mineral Metabolism
University of Kentucky Medical Center
Lexington, Kentucky

Ghaith Noaiseh, MD
Associate Professor
Department of Internal Medicine
Division of Allergy, Clinical Immunology
  and Rheumatology
University of Kansas
Kansas City, Kansas

Thomas A. Ollila, MD
Assistant Professor of Medicine
Warren Alpert Medical School
Brown University
Providence, Rhode Island

Steven M. Opal, MD
Clinical Professor of Medicine
Infectious Diseases Division
Department of Medicine
Warren Alpert Medical School
Brown University
Rhode Island Hospital
Providence, Rhode Island

Biff F. Palmer, MD
Professor of Internal Medicine
Internal Medicine
University of Texas Southwestern
  Medical Center
Dallas, Texas

Jen Jung Pan, MD, PhD
Associate Professor of Medicine
Gastroenterology and Hepatology
Department of Internal Medicine
University of Arizona–Phoenix
Phoenix, Arizona

Anna Papazoglou, MD
Clinical Instructor
Postdoctoral Research Scholar
Division of Rheumatology and
  Clinical Immunology
University of Pittsburgh
Pittsburgh, Pennsylvania

Aric Parnes, MD
Attending Hematologist
Medicine
Brigham and Women's Hospital
Assistant Professor
Harvard Medical School
Boston, Massachusetts

Nayan M. Patel, DO, MPH
Assistant Professor of Medicine
Gastroenterology and Hepatology
Department of Internal Medicine
University of Arizona–Phoenix
Phoenix, Arizona

Ari Pelcovits, MD
Department of Medicine
Division of Hematology and Oncology
Warren Alpert Medical School
Brown University
Providence, Rhode Island

Mark A. Perazella, MD
Medical Director
Yale Physician Associate Program
Department of Medicine
Professor of Medicine
Section of Nephrology
Yale University School of Medicine
Director
Acute Dialysis Services
Yale-New Haven Hospital
New Haven, Connecticut

Michael F. Picco, MD, PhD
Director
Division of Gastroenterology
  and Hepatology
Mayo Clinic
Jacksonville, Florida

Kate E. Powers, DO
Pediatric Pulmonologist and Associate
  Director of the Cystic Fibrosis
  Pediatric Program
Pediatrics
Hasbro Children's Hospital
Assistant Professor of Pediatrics
Pediatrics
Warren Alpert Medical School
Brown University
Providence, Rhode Island

Laura A. Previll, MD, MPH
Assistant Professor
Duke University School of Medicine
Durham VAMC
Durham, North Carolina

Nilum Rajora, MD
Associate Professor
Department of Internal Medicine
Division of Nephrology
UT Southwestern Medical Center
Dallas, Texas

Adolfo Ramirez-Zamora, MD
Associate Professor of Neurology
Neurology
University of Florida
Gainesville, Florida

John Reagan, MD
Department of Medicine
Division of Hematology and Oncology
Warren Alpert Medical School
Brown University
Providence, Rhode Island

Rebecca Reece, MD
Assistant Professor of Medicine
Infectious Diseases
West Virginia University School of Medicine
Morgantown, West Virginia

Harlan Rich, MD, AGAF, FACP
Associate Professor of Medicine and
  Medical Science
Warren Alpert Medical School
Brown University
Clinical Director
Division of Gastroenterology
Brown Medicine/Brown Physicians, Inc.
Providence, Rhode Island
Medical Director
Brown Medicine Endoscopy Center
Riverside, Rhode Island

Jennifer H. Richman, MD
Associate Professor
Psychiatry
University of Rochester School of Medicine
and Dentistry
Rochester, New York

Lisa R. Rogers, DO
Senior Staff
Department of Neurosurgery
Henry Ford Hospital
Detroit, Michigan

Ralph Rogers, MD
Assistant Professor
Internal Medicine, Infectious Diseases
Warren Alpert Medical School
Brown University
Providence, Rhode Island

Michal G. Rose, MD
Professor of Medicine
Medicine (Medical Oncology)
Yale School of Medicine
New Haven, Connecticut
Director
Cancer Center
VA Connecticut Healthcare System
West Haven, Connecticut

James A. Roth, MD
Associate Professor
Cardiovascular Medicine
Medical College of Wisconsin
Milwaukee, Wisconsin

Sharon Rounds, MD
Professor
Warren Alpert Medical School
Brown University
Pulmonary/Critical Care Staff Physician
Providence VA Medical Center
Providence, Rhode Island

Jason C. Rubenstein, MD
Associate Professor
Cardiovascular Medicine
Medical College of Wisconsin
Milwaukee, Wisconsin

Abbas Rupawala, MD
Assistant Professor of Medicine
Internal Medicine
Brown University
Co-Director
IBD Center
Internal Medicine
Brown Medicine/Brown Physicians' Inc.
Providence, Rhode Island

Jenna Sarvaideo, DO
Assistant Professor of Medicine
Division of Endocrinology
Medical College of Wisconsin
Milwaukee, Wisconsin

Ramesh Saxena, MD, PhD
Professor
Internal Medicine/Division of Nephrology
UT Southwestern Medical Center
Dallas, Texas

Fred J. Schiffman, MD, MACP
Sigal Family Professor of
Humanistic Medicine
Vice Chair, Department of Medicine
Warren Alpert Medical School
Brown University
Providence, Rhode Island

Ruth B. Schneider, MD
Assistant Professor
Neurology
University of Rochester
Rochester, New York

Kristin A. Seaborg, MD
Assistant Professor
Pediatric Neurology
University of Wisconsin School of
Medicine and Public Health
Madison, Wisconsin

Anil Seetharam, MD
Clinical Associate Professor of Medicine
Gastroenterology/Transplant Hepatology
University of Arizona College of Medicine
Phoenix, Arizona

Stuart Seropian, MD
Professor of Clinical Medicine (Hematology)
Internal Medicine
Yale University
New Haven, Connecticut

Jigme Michael Sethi, MD
Professor of Medicine (Affiliate)
University of Tennessee Health Science
Center College of Medicine
Erlanger Hospital
Department of Medicine
Chattanooga, Tennessee

Sanjeev Sethi, MD, PhD
Professor
Laboratory Medicine and Pathology
Mayo Clinic
Rochester, Minnesota

Elizabeth Shane, MD
Professor
Medicine
Columbia University
Associate Dean
Medical Education
College of Physicians & Surgeons
New York, New York

Esseim Sharma, MD
Cardiovascular Disease Fellow
Cardiology
Brown University
Providence, Rhode Island

Shani Shastri, MD, MPH
Assistant Professor
Department of Internal Medicine
Division of Nephrology
UT Southwestern Medical Center
Dallas, Texas

Barry S. Shea, MD
Assistant Professor of Medicine
Pulmonary, Critical Care and Sleep Medicine
Warren Alpert Medical School
Brown University
Providence, Rhode Island

Lauren Shevell, MD, MPH
Fellow
Hematology/Oncology
University of Michigan
Ann Arbor, Michigan

Joseph A. Smith, Jr., MD
Professor
Department of Urology
Vanderbilt University Medical Center
Nashville, Tennessee

Robert J. Smith, MD
Professor of Medicine Emeritus
Warren Alpert Medical School
Brown University
Providence, Rhode Island

Davendra P.S. Sohal, MD, MPH
Associate Professor of Medicine
Director of Experimental Therapeutics
Clinic Medical Director
Division of Hematology/Oncology
University of Cincinnati
Cincinnati, Ohio

Christopher Song, MD, FACC
Assistant Professor of Medicine
Clinician Educator
Warren Alpert Medical School
Brown University
Providence, Rhode Island

Thomas Sperry, MD
Cardiology Fellow
Hypertension Section, Cardiology Division
University of Texas Southwestern Medical
Center
Dallas, Texas

Jeffrey M. Statland, MD
Associate Professor of Neurology
University of Kansas Medical Center
Kansas City, Kansas

Emily M. Stein, MD
Director of Research
Metabolic Bone Service
Division of Endocrinology
Hospital for Special Surgery
Associate Professor of Medicine
Weill Cornell Medical College
New York, New York

Jennifer L. Strande, MD, PhD
Adjunct Professor
Department of Medicine
Medical College of Wisconsin
Milwaukee, Wisconsin

Rochelle Strenger, MD
Clinical Associate Professor
Department of Medicine
Warren Alpert Medical School
Brown University
Providence, Rhode Island

Thomas R. Talbot, MD, MPH
Professor
Department of Medicine
Vanderbilt University School
of Medicine
Chief Hospital Epidemiologist
Vanderbilt University Medical Center
Nashville, Tennessee

Christopher G. Tarolli, MD, MSEd
Assistant Professor
Neurology
University of Rochester Medical Center
Rochester, New York

Yael Tarshish, MD
Resident Physician
Warren Alpert Medical School
Brown University
Providence, Rhode Island

Pushpak Taunk, MD
Assistant Professor
Division of Digestive Diseases
and Nutrition
University of South Florida Morsani
College of Medicine
Tampa, Florida

Philip Tsoukas, MD
Clinical Fellow, Rheumatology
Temple University Hospital
Philadelphia, Pennsylvania

Allan R. Tunkel, MD, PhD
Professor of Medicine and Medical Science
Senior Associate Dean for
Medical Education
Warren Alpert Medical School
Brown University
Providence, Rhode Island

Jeffrey M. Turner, MD
Associate Professor of Medicine
Section of Nephrology
Yale University School of Medicine
New Haven, Connecticut

Zoe G.S. Vazquez, MD
Fellow
Division Pulmonary, Critical Care and
Sleep Medicine
Warren Alpert Medical School
Brown University
Providence, Rhode Island

Stacie A. F. Vela, MD
Section Chief
Gastroenterology
Phoenix VA Health Care System
Clinical Associate Professor
Medicine
University of Arizona–Phoenix
Phoenix, Arizona

Paul M. Vespa, MD, FCCM, FAAN, FANA, FNCS
Assistant Dean for Research in Critical
Care Medicine
Gary L. Brinderson Family Chair in
Neurocritical Care
Director of Neurocritical Care
Professor of Neurology and
Neurosurgery
University of California–Los Angeles
David Geffen School of Medicine
at UCLA
Los Angeles, California

Wanpen Vongpatanasin, MD
Professor of Medicine
Hypertension Section/Cardiology Division
Internal Medicine
University of Texas Southwestern
Medical Center
Dallas, Texas

Marcella D. Walker, MD
Associate Professor of Medicine
Internal Medicine, Division of
Endocrinology
Columbia University, College of Physicians
and Surgeons
New York, New York

Eunice S. Wang, MD
Professor of Oncology
Medicine
Roswell Park Comprehensive
Cancer Center
Buffalo, New York

Sharmeel K. Wasan, MD
Assistant Professor of Medicine
Medicine

Section of Gastroenterology
Boston University School of Medicine
Program Director
Gastroenterology
Boston Medical Center
Boston, Massachusetts

Thomas J. Weber, MD
Associate Professor
Medicine/Endocrinology
Duke University
Durham, North Carolina

Brandon J. Wilcoxson, MD
Senior Instructor of Medicine
Palliative Care
University of Rochester Medical Center
Rochester, New York

Edward J. Wing, MD, FACP, FIDSA
Former Dean of Medicine and
Biological Sciences
Professor of Medicine
Warren Alpert Medical School
Brown University
Providence, Rhode Island

Ellice Wong, MD
Assistant Professor
Medicine (Medical Oncology)
Yale School of Medicine
New Haven, Connecticut
Attending
Internal Medicine, Hematology/Oncology
VA Connecticut Healthcare System
West Haven, Connecticut

John J. Wysolmerski, MD
Professor of Medicine
Section of Endocrinology
and Metabolism
Department of Internal Medicine
Yale School of Medicine
New Haven, Connecticut

Rayan Yousefzai, MD
Heart Failure Cardiologist
Cardiology
Houston Methodist Hospital
Houston, Texas

Thomas R. Ziegler, MD
Professor of Medicine and Co-Director
Emory University Hospital Nutrition and
Metabolic Support Service
Emory University School of Medicine
Atlanta, Georgia

Rebecca Zon, MD
Resident
Internal Medicine
Brigham and Women's Hospital
Boston, Massachusetts

Agradecimentos

Dr. Schiffman e eu gostaríamos de agradecer, em primeiro lugar, aos colaboradores dos 128 capítulos que compõem esta edição do *Cecil Medicina Essencial*. Eles trabalharam com diligência para compor o conteúdo e usaram sua maestria ao acrescentar ao texto as informações mais recentes em linguagem clara. Seus esforços são visíveis na excelência do livro, e somos imensamente gratos por seu trabalho. Desejamos também agradecer Marybeth Thiel, Jennifer Ehlers e Dan Fitzgerald da Elsevier, que orientaram e apoiaram nosso trabalho como editores e cuja experiência tornou esta obra possível. Por fim, somos eternamente gratos às nossas esposas, Dra. Rena Wing e Ms. Gerri Schiffman. Sem o amor, o apoio e, especialmente, o humor delas, este livro não existiria.

Material Suplementar

Este livro conta com os seguintes materiais suplementares:

- E-figuras e e-tabelas complementares aos capítulos
- Vídeos e áudios explicativos
- Referências bibliográficas do Apêndice.

O acesso ao material suplementar é gratuito. Basta que o leitor se cadastre, faça seu *login* em nosso *site* (www.grupogen.com.br) e, após, clique em Ambiente de aprendizagem. Em seguida, insira no canto superior esquerdo o código PIN de acesso localizado na primeira capa interna deste livro.

O acesso ao material suplementar online fica disponível até seis meses após a edição do livro ser retirada do mercado.

Caso haja alguma mudança no sistema ou dificuldade de acesso, entre em contato conosco (gendigital@grupogen.com.br).

Vídeos e Áudios

Capítulo 3 | Avaliação do Paciente com Doença Cardiovascular
James Kleczka, Noura M. Dabbouseh

Áudio 3.1: Anormalidades de Ebstein
Áudio 3.2: Prolapso da valva mitral

Capítulo 4 | Testes e Procedimentos Diagnósticos no Paciente com Doença Cardiovascular
Esseim Sharma, Alan R. Morrison

Vídeo 4.1: Ecocardiografia 3D
Vídeo 4.2: Ecocardiografia com Doppler colorido
Vídeo 4.3: Ecocardiografia de contraste dinâmico
Vídeo 4.4: Ecocardiografia transesofágica
Vídeo 4.5: Tomografia computadorizada cardíaca por emissão de fóton único
Vídeo 4.6: Imagem dinâmica de ressonância magnética cardíaca
Vídeo 4.7: Tomografia computadorizada dinâmica controlada por eletrocardiograma

Capítulo 35 | Procedimentos Endoscópicos e de Imagem Diagnóstica
Andrew Canakis, Christopher S. Huang

Vídeo 35.1: Endoscopia por videocápsula do intestino delgado normal
Vídeo 35.2: Endoscopia por videocápsula de ectasia vascular com sangramento ativo
Vídeo 35.3: Endoscopia por videocápsula de tumor intestinal delgado ulcerado

Capítulo 37 | Doenças do Estômago e do Duodeno
Alma M. Guerrero Bready, Akwi W. Asombang, Steven F. Moss

Vídeo 37.1: Esofagogastroduodenoscopia

Capítulo 39 | Doenças do Pâncreas
David R. Lichtenstein, Pushpak Taunk

Vídeo 39.1: Colangiopancreatografia retrógrada endoscópica para pancreatite biliar com esfincterotomia e extração de cálculo do ducto biliar comum

Capítulo 45 | Doenças da Vesícula Biliar e dos Ductos Biliares
Stacie A. F. Vela, Michael B. Fallon

Vídeo 45.1: Ultrassonografia endoscópica de grande pedra na vesícula biliar
Vídeo 45.2: Esfincterotomia

Capítulo 65 | Glândula Tireoide
Theodore C. Friedman

Vídeo 65.1: Exame da glândula tireoide

Capítulo 115 | Tontura e Vertigem
Jonathan Cahill

Vídeo 115.1: Nistagmo evocado pelo olhar
Vídeo 115.2: Padrão vestibular espontâneo unidirecional de nistagmo
Vídeo 115.3: Nistagmo do canal posterior – vertigem posicional paroxística benigna

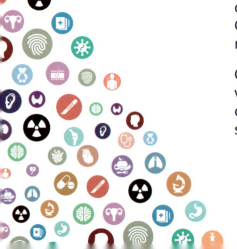

Academia de Medicina
GUANABARA KOOGAN
www.academiademedicina.com.br

Atualize-se com o melhor conteúdo da área.

Conheça a **Academia de Medicina Guanabara Koogan**, portal online, que oferece conteúdo científico exclusivo, elaborado pelo GEN | Grupo Editorial Nacional, com a colaboração de renomados médicos do Brasil.

O portal conta com material diversificado, incluindo artigos, *podcasts*, vídeos e aulas, gravadas e ao vivo (*webinar*), tudo pensado com o objetivo de contribuir para a atualização profissional de médicos nas suas respectivas áreas de atuação.

Sumário

Seção 1 Introdução à Medicina, 1

1 Introdução à Medicina, 2
Edward J. Wing, Fred J. Schiffman

Seção 2 Doenças Cardiovasculares, 3

2 Estrutura e Função do Coração e dos Vasos Sanguíneos Normais, 4
Nicole L. Lohr, Ivor J. Benjamin

3 Avaliação do Paciente com Doença Cardiovascular, 10
James Kleczka, Noura M. Dabbouseh

4 Testes e Procedimentos Diagnósticos no Paciente com Doença Cardiovascular, 25
Esseim Sharma, Alan R. Morrison

5 Insuficiência Cardíaca e Miocardiopatia (Cardiomiopatia), 45
Daniel J. Levine, Hyeon-Ju Ryoo Ali, Rayan Yousefzai

6 Cardiopatia Congênita, 58
Scott Cohen, Michael G. Earing

7 Valvopatia Cardíaca, 68
Christopher Song

8 Cardiopatia Isquêmica, 82
David E. Lewandowski, Michael P. Cinquegrani

9 Arritmias Cardíacas, 106
Marcie G. Berger, Jason C. Rubenstein, James A. Roth

10 Doenças do Pericárdio e do Miocárdio, 132
Jennifer L. Strande

11 Outros Tópicos Cardíacos, 141
Jinnette Dawn Abbott, Sena Kilic

12 Doenças Vasculares e Hipertensão Arterial Sistêmica, 149
Thomas Sperry, Wanpen Vongpatanasin

Seção 3 Pneumologia e Medicina Intensivista, 173

13 O Pulmão na Saúde e na Doença, 174
Sharon Rounds, Debasree Banerjee, Eric J. Gartman

14 Abordagem Geral a Pacientes com Distúrbios Respiratórios, 177
Michael Raymond Goggins, Brian Casserly, Eric J. Gartman

15 Avaliação de Estrutura e Função Pulmonares, 182
Patrick Koo, F. Dennis McCool, Jigme Michael Sethi

16 Doenças Pulmonares Obstrutivas, 199
Zoe G.S. Vazquez, Matthew D. Jankowich, Debasree Banerjee

17 Doenças Pulmonares Intersticiais, 213
Abhinav Kumar Misra, Matthew D. Jankowich, Barry S. Shea

18 Doenças Vasculares dos Pulmões, 231
Christopher J. Mullin, James R. Klinger

19 Distúrbios da Pleura, do Mediastino e da Parede Torácica, 237
Eric J. Gartman, F. Dennis McCool

20 Insuficiência Respiratória, 243
Andrew E. Foderaro, Abhinav Kumar Misra

21 Transição da Pediatria para a Medicina de Adultos em Indivíduos com Doença Pulmonar, 250
Kate E. Powers, Debasree Banerjee, Robin L. McKinney

Seção 4 Cuidados Pré e Pós-operatórios, 255

22 Cuidados Pré e Pós-operatórios, 256
Kim A. Eagle, Kwame Dapaah-Afriyie, Arkadiy Finn

Seção 5 Doenças Renais, 267

23 Estrutura e Função dos Rins, 268
Orson W. Moe, Javier A. Neyra

24 Abordagem ao Paciente com Doença Renal, 276
Rajiv Agarwal

25 Distúrbios Hidreletrolíticos, 287
Biff F. Palmer

26 Doenças Glomerulares, 302
Sanjeev Sethi, An S. De Vriese, Fernando C. Fervenza

27 Principais Doenças Não Glomerulares do Rim, 319
Nilum Rajora, Shani Shastri, Pooja Koolwal, Ramesh Saxena

28 Distúrbios Vasculares do Rim, 334
Abdallah Geara, Jeffrey S. Berns

29 Lesão Renal Aguda, 347
Mark A. Perazella, Jeffrey M. Turner

30 Doença Renal Crônica, 358
T. Alp Ikizler, Anna Marie Burgner, Beatrice P. Concepcion

Seção 6 Doenças Gastrintestinais, 367

31 Manifestações Clínicas Comuns de Doença Gastrintestinal: Dor Abdominal, 368
Charles M. Bliss, Jr.

32 Manifestações Clínicas Comuns de Doença Gastrintestinal: Hemorragia Digestiva, 372
Waihong Chung, Abbas Rupawala

33 Manifestações Clínicas Comuns de Doença Gastrintestinal: Má Absorção, 376
Brisas M. Flores, Sharmeel K. Wasan

34 Manifestações Clínicas Comuns de Doença Gastrintestinal: Diarreia, 384
Ronan Farrell, Sean Fine

35 Procedimentos Endoscópicos e de Imagem Diagnóstica, 390
Andrew Canakis, Christopher S. Huang

36 Doenças do Esôfago, 398
Harlan Rich, Zilla Hussain, Neal D. Dharmadhikari

37 Doenças do Estômago e do Duodeno, 408
Alma M. Guerrero Bready, Akwi W. Asombang, Steven F. Moss

38 Doença Inflamatória Intestinal, 422
Talha A. Malik, Michael F. Picco, Francis A. Farraye

39 Doenças do Pâncreas, 432
David R. Lichtenstein, Pushpak Taunk

Seção 7 Doenças do Fígado e das Vias Biliares, 447

40 Exames Laboratoriais nas Doenças Hepáticas, 448
Michael B. Fallon, Ester Little

41 Icterícia, 451
Mohanad T. Al-Qaisi, Mashal Batheja, Michael B. Fallon

Cecil Medicina Essencial

42 Hepatites Aguda e Crônica, 456
Nayan M. Patel, Jen Jung Pan, Michael B. Fallon

43 Insuficiência Hepática Aguda, 465
Anil Seetharam, Michael B. Fallon

44 Cirrose Hepática e Suas Complicações, 468
Shivang Mehta, Michael B. Fallon

45 Doenças da Vesícula Biliar e dos Ductos Biliares, 479
Stacie A. F. Vela, Michael B. Fallon

Seção 8 Doenças Hematológicas, 487

46 Hematopoese e Insuficiência Hematopoética, 488
Eunice S. Wang, Nancy Berliner

47 Distúrbios Clonais das Células-Tronco Hematopoéticas, 502
Eunice S. Wang, Nancy Berliner

48 Distúrbios dos Eritrócitos, 523
Ellice Wong, Michal G. Rose, Nancy Berliner

49 Distúrbios Clínicos dos Granulócitos e dos Monócitos, 536
Ellice Wong, Michal G. Rose, Nancy Berliner

50 Distúrbios dos Linfócitos, 542
Iris Isufi, Stuart Seropian

51 Hemostasia Normal, 559
Lauren Shevell, Alfred I. Lee

52 Distúrbios da Hemostasia: Hemorragia, 568
Aric Parnes

53 Distúrbios da Hemostasia: Trombose, 589
Rebecca Zon, Nathan T. Connell

Seção 9 Oncologia, 603

54 Biologia do Câncer, 604
Andre De Souza, Wafik S. El-Deiry

55 Epidemiologia do Câncer, 612
Gary H. Lyman, Nicole M. Kuderer

56 Princípios da Terapia do Câncer, 619
Davendra P. S. Sohal, Alok A. Khorana

57 Câncer de Pulmão, 626
Zoe G. S. Vazquez, Jason M. Aliotta, Christopher G. Azzoli

58 Cânceres do Sistema Digestório, 634
Khaldoun Almhanna

59 Cânceres Geniturinários, 640
Andre De Souza, Benedito A. Carneiro, Anthony Mega, Timothy Gilligan

60 Câncer de Mama, 647
Mary Anne Fenton, Rochelle Strenger

61 Cânceres Ginecológicos, 654
Christina Bandera, Tarra B. Evans, Don Dizon

62 Outros Tumores Sólidos (Câncer de Cabeça e Pescoço, Sarcomas, Melanoma, Carcinoma de Sítio Primário Desconhecido), 663
Christopher G. Azzoli, Ariel E. Birnbaum, Maria Constantinou, Thomas A. Ollila

63 Complicações do Câncer e de seu Tratamento, 668
Pamela Egan, Ari Pelcovits, John Reagan

Seção 10 Doenças Endócrinas e Metabólicas, 673

64 Eixo Hipotálamo-Hipofisário, 674
Diana Maas, Jenna Sarvaideo

65 Glândula Tireoide, 684
Theodore C. Friedman

66 Glândulas Suprarrenais, 694
Theodore C. Friedman

67 Endocrinologia Reprodutiva Masculina, 707
Glenn D. Braunstein

68 Diabetes Melito, Hipoglicemia, 712
Robert J. Smith

69 Obesidade, 730
Osama Hamdy, Marwa Al-Badri

70 Desnutrição, Avaliação Nutricional e Suporte Nutricional em Pacientes Adultos, 739
Thomas R. Ziegler

71 Distúrbios do Metabolismo dos Lipídios, 746
Russell Bratman, Geetha Gopalakrishnan

Seção 11 Saúde da Mulher, 755

72 Tópicos de Saúde da Mulher, 756
Vidya Gopinath, Yael Tarshish, Kelly McGarry

Seção 12 Saúde do Homem, 771

73 Tópicos de Saúde do Homem, 772
Niels V. Johnsen, Douglas F. Milam, Joseph A. Smith Jr.

Seção 13 Doenças dos Metabolismos Ósseo e Mineral, 787

74 Fisiologia Normal das Homeostasias do Mineral e do Osso, 788
Clemens Bergwitz, John J. Wysolmerski

75 Distúrbios dos Minerais no Sangue, 798
Emily M. Stein, Yi Liu, Elizabeth Shane

76 Doenças Ósseas Metabólicas, 807
Marcella D. Walker, Thomas J. Weber

77 Osteoporose, 816
Susan L. Greenspan, Mary P. Kotlarczyk

Seção 14 Doenças Musculoesqueléticas e do Tecido Conjuntivo, 825

78 Abordagem ao Paciente com Doenças Reumáticas, 826
Niveditha Mohan

79 Artrite Reumatoide, 831
Larry W. Moreland, Rayford R. June

80 Espondiloartrite, 838
Douglas W. Lienesch

81 Lúpus Eritematoso Sistêmico, 843
Sonia Manocha, Tanmayee Bichile, Susan Manzi

82 Esclerose Sistêmica, 855
Anna Papazoglou, Robyn T. Domsic

83 Vasculites Sistêmicas, 862
Kimberly P. Liang, Kelly V. Liang

84 Artropatias Associadas a Cristais, 868
Pooja Bhadbhade, Ghaith Noaiseh

85 Osteoartrite, 874
Joanne S. Cunha, Zuhal Arzomand, Philip Tsoukas

86 Distúrbios Não Articulares dos Tecidos Moles, 879
Niveditha Mohan

87 Manifestações Reumáticas de Doenças Sistêmicas e Síndrome de Sjögren, 883
Andreea Coca, Ghaith Noaiseh

Seção 15 Doenças Infecciosas, 891

88 Defesas do Hospedeiro contra a Infecção, 892
Richard Bungiro, Edward J. Wing

89 Diagnóstico Laboratorial das Doenças Infecciosas, 904
Kimberle Chapin

90 Febre e Síndromes Febris, 911
Maria D. Mileno

91 Bacteriemia e Sepse, 922
Russell J. McCulloh, Steven M. Opal

92 Infecções do Sistema Nervoso Central, 929
Su N. Aung, Allan R. Tunkel

93 Infecções de Cabeça e Pescoço, 947
David Kim, Roberto Cortez, Tareq Kheirbek

94 Infecções das Vias Respiratórias Inferiores, 952
John R. Lonks, Edward J. Wing

95 Infecções do Coração e dos Vasos Sanguíneos, 960
Raul Macias Gil, Cheston B. Cunha

96 Infecções Bacterianas Agudas da Pele e das Estruturas Cutâneas, 969
Sajeev Handa

97 Infecções Intra-abdominais, 977
Eric Benoit

98 Diarreia Infecciosa, 983
Awewura Kwara

99 Infecções Ósseas e Articulares, 990
Jerome Larkin

100 Infecções do Sistema Urinário, 994
Abdullah Chahin, Steven M. Opal

101 Infecções Associadas aos Cuidados de Saúde, 998
Paul G. Jacob, Thomas R. Talbot

102 Infecções Sexualmente Transmissíveis, 1005
Philip A. Chan, Susan Cu-Uvin

103 Infecção pelo Vírus da Imunodeficiência Humana, 1015
Joseph Metmowlee Garland, Timothy Flanigan, Edward J. Wing

104 Infecções no Hospedeiro Imunocomprometido, 1036
Dimitrios Farmakiotis, Ralph Rogers

105 Doenças Infecciosas dos Viajantes: Infecções por Protozoários e Helmintos, 1047
Jessica E. Johnson, Rebecca Reece

Seção 16 Doenças Neurológicas, 1055

106 Avaliação Neurológica do Paciente, 1056
Frederick J. Marshall

107 Transtornos da Consciência, 1062
Leah Dickstein, Paul M. Vespa

108 Transtornos do Sono, 1069
Sagarika Nallu, Selim R. Benbadis

109 Síndromes Corticais, 1074
Sinéad M. Murphy, Timothy J. Counihan

110 Demência e Transtornos da Memória, 1078
Frederick J. Marshall

111 Principais Transtornos do Humor, dos Pensamentos e do Comportamento, 1084
Jeffrey M. Lyness, Jennifer H. Richman

112 Distúrbios do Sistema Nervoso Autônomo, 1091
William P. Cheshire, Jr.

113 Cefaleia, Cervicalgia, Lombalgia e Neuralgias Cranianas, 1095
Shane Lyons, Timothy J. Counihan

114 Doenças da Visão e da Audição, 1104
Eavan Mc Govern, Timothy J. Counihan

115 Tontura e Vertigem, 1112
Jonathan Cahill

116 Distúrbios do Sistema Motor, 1115
Ruth B. Schneider, Adolfo Ramirez-Zamora, Christopher G. Tarolli

117 Distúrbios Congênitos, de Desenvolvimento e Neurocutâneos, 1127
Kristin A. Seaborg, Jennifer M. Kwon

118 Doença Cerebrovascular, 1136
Mitchell S. V. Elkind

119 Lesão Cerebral Traumática e Lesão Traumática da Medula Espinal, 1150
Geoffrey S. F. Ling, Jeffrey J. Bazarian

120 Epilepsia, 1155
Andrew S. Blum

121 Tumores do Sistema Nervoso Central, 1171
Bryan J. Bonder, Lisa R. Rogers

122 Doenças Desmielinizantes e Inflamatórias, 1176
Anne Haney Cross

123 Doenças Neuromusculares: Doenças do Neurônio Motor, Plexopatia e Neuropatia Periférica, 1186
Carlayne E. Jackson, Ratna Bhavaraju-Sanka

124 Doenças Musculares, 1197
Johanna Hamel, Jeffrey M. Statland

125 Doenças da Junção Neuromuscular, 1210
Emma Ciafaloni

Seção 17 Geriatria, 1213

126 Envelhecimento, 1214
Laura A. Previll, Mitchell T. Heflin, Harvey Jay Cohen

Seção 18 Cuidados Paliativos, 1229

127 Cuidados Paliativos, 1230
Brandon J. Wilcoxson, Erin M. Denney-Koelsch, Robert G. Holloway

Seção 19 Etilismo e Uso de Substâncias Psicoativas, 1241

128 Etilismo e Uso de Substâncias Psicoativas, 1242
Richard A. Lange, Joaquin E. Cigarroa

Apêndice Coronavírus 2 da Síndrome Respiratória Grave (SARS-CoV-2), 1256
Edward J. Wing

Índice Alfabético, 1267

CECIL
MEDICINA ESSENCIAL

SEÇÃO 1

Introdução à Medicina

1 Introdução à Medicina, 2

1

Introdução à Medicina

Edward J. Wing, Fred J. Schiffman

O livro *Cecil Medicina Essencial* apresenta um cerne de informações de medicina interna e neurologia que todo médico deve conhecer. Esta obra fornece um arcabouço essencial para que os médicos consigam reunir adequadamente os elementos-chave da anamnese, do exame físico e dos exames laboratoriais/complementares para entender a doença dos pacientes e elaborar uma estratégia diagnóstica e terapêutica adequada. Além disso, para entender os avanços da medicina, os médicos precisam ter uma base sólida para a aquisição e a categorização de novos conhecimentos.

O livro *Cecil Medicina Essencial* foi projetado para estudantes de medicina e residentes, e esperamos que seja um veículo apropriado para preparação para provas e avaliações ao longo da faculdade. Também acreditamos, no entanto, que os médicos em todas as fases de suas carreiras o considerarão um recurso valioso para revisão e referência. Este livro também funciona como um complemento à 26ª edição da *Goldman-Cecil Medicina*, que é mais abrangente em escopo e detalhada em conteúdo.

O livro *Cecil Medicina Essencial* é organizado em partes que, na maioria das vezes, representam sistemas de órgãos, com capítulos introdutórios seguidos por outros que discorrem sobre órgãos específicos, com base nas doenças relacionadas a eles. Os capítulos são subdivididos. Por exemplo, o capítulo sobre doenças cardiovasculares é dividido em Epidemiologia, Anatomia, Fisiopatologia, Diagnóstico clínico e Tratamento. As seções de Leitura sugerida no fim de cada capítulo incluem revisões críticas selecionadas, diretrizes e importantes ensaios clínicos randomizados. Elas não pretendem ser uma lista de referências exaustiva, mas, sim, destacar as informações essenciais de que os médicos devem dispor.

Acreditamos que as informações contidas no livro *Cecil Medicina Essencial* incentivarão a tomada de decisões diagnósticas e terapêuticas baseadas em evidências. É importante ressaltar que a abordagem racional para a resolução de dilemas clínicos deve estar associada à presença atenta do médico à beira do leito, no ambulatório ou no consultório, sem distrações por dispositivos eletrônicos (principalmente o computador), prestando cuidados humanísticos ao paciente. A prática humanista inclui integridade, compaixão, altruísmo, respeito, serviço e empatia, mas também excelência. Tanto a arte quanto a ciência da medicina são cruciais para o bom atendimento aos pacientes. Os editores acreditam que esses conceitos foram mais bem expressos por Frances Peabody, que cunhou a famosa frase "a relevância da relação pessoal íntima entre médico e paciente é fundamental porque, em um número extraordinariamente grande de casos, tanto o diagnóstico quanto o tratamento dependem diretamente dela. Uma das qualidades essenciais do médico é o interesse pela humanidade, porque o segredo do cuidado do paciente está em se importar com o paciente", e por Sir William Osler, que afirmou: "A prática da medicina é uma arte, não um ofício; um chamado, não um negócio; um chamado no qual seu coração será tão exercitado quanto a sua cabeça."

Acreditamos que o vínculo de fundamental importância entre cuidador e paciente é o ponto de partida para o cuidado com o paciente. Segue-se a isso uma anamnese completa e um exame físico direcionado, que possibilitam o diagnóstico na maioria dos atendimentos. Dados laboratoriais e de imagem são complementares. O foco do processo de diagnóstico deve estar nas doenças comuns e tratáveis. As apresentações comuns de doenças comuns são responsáveis pela maioria dos casos; a seguir, em frequência, estão as apresentações incomuns de doenças comuns; menos comuns são as apresentações típicas de doenças raras. Concentre-se nas doenças comuns, mas conheça também as raras.

Esperamos sinceramente que o livro *Cecil Medicina Essencial* seja usado para fornecer os dados básicos e clínicos que são essenciais para a prática da medicina orientada tanto pela compaixão quanto pelas evidências, para que possamos realmente curar as pessoas que atendemos.

SEÇÃO 2

Doenças Cardiovasculares

2 Estrutura e Função do Coração e dos Vasos Sanguíneos Normais, 4

3 Avaliação do Paciente com Doença Cardiovascular, 10

4 Testes e Procedimentos Diagnósticos no Paciente com Doença Cardiovascular, 25

5 Insuficiência Cardíaca e Miocardiopatia (Cardiomiopatia), 45

6 Cardiopatia Congênita, 58

7 Valvopatia Cardíaca, 68

8 Cardiopatia Isquêmica, 82

9 Arritmias Cardíacas, 106

10 Doenças do Pericárdio e do Miocárdio, 132

11 Outros Tópicos Cardíacos, 141

12 Doenças Vasculares e Hipertensão Arterial Sistêmica, 149

2

Estrutura e Função do Coração e dos Vasos Sanguíneos Normais

Nicole L. Lohr, Ivor J. Benjamin

DEFINIÇÃO

O sistema circulatório compreende o coração, que está conectado em série às redes vasculares arteriais e venosas. Essas redes vasculares estão dispostas em paralelo e se conectam no nível dos capilares (Figura 2.1). O coração é composto por dois átrios, que são câmaras de capacitância de baixa pressão que armazenam sangue durante a contração ventricular (sístole) e, em seguida, enchem os ventrículos com sangue durante o relaxamento ventricular (diástole). Os dois ventrículos são câmaras de alta pressão responsáveis por bombear o sangue para os pulmões (ventrículo direito [VD]) e para os tecidos periféricos (ventrículo esquerdo [VE]). O VE é mais espesso que o direito a fim de gerar as maiores pressões sistêmicas necessárias para a perfusão.

Existem quatro valvas cardíacas que viabilizam o fluxo sanguíneo unidirecional no coração. Cada uma das quatro valvas é circundada por um anel fibroso, ou anel, que faz parte do suporte estrutural do coração. As valvas atrioventriculares (AV) separam os átrios e os ventrículos. A valva mitral é uma valva com duas válvulas que separa o átrio esquerdo (AE) do VE. A valva tricúspide é uma valva com três válvulas que separa o átrio direito (AD) do VD. Um tecido conjuntivo fino e fibroso (cordas tendíneas) liga as faces ventriculares dessas valvas aos músculos papilares de seus respectivos ventrículos para a abertura adequada das valvas. As outras valvas são a valva aórtica, que separa o VE da aorta, e a valva pulmonar, que separa o VD da artéria pulmonar.

Uma fina membrana de dupla camada chamada pericárdio envolve o coração. A camada interna, ou visceral, adere à superfície externa do coração, também conhecida como epicárdio. A camada externa é o pericárdio parietal, que se insere no esterno, na coluna vertebral e no diafragma para estabilizar o coração no tórax. Entre essas duas membranas, há um espaço pericárdico preenchido com pequeno volume de líquido (< 50 mℓ), que lubrifica as superfícies de contato e limita o contato direto da superfície do tecido durante a contração miocárdica. Um pericárdio normal exerce pressão externa mínima sobre o coração, facilitando, assim, o movimento normal do septo interventricular durante o ciclo cardíaco. Muito líquido neste espaço (*i. e.*, derrame pericárdico) compromete o enchimento ventricular e causa um movimento septal anormal (ver Capítulo 68, "Doenças ❖ Pericárdicas", em *Goldman-Cecil Medicina*, 26ª edição).

CIRCULAÇÃO

A finalidade do sistema circulatório é trazer sangue desoxigenado, dióxido de carbono e outras escórias dos tecidos para os pulmões para eliminação e reoxigenação (Figura 2.1 A). O sangue desoxigenado é drenado dos tecidos periféricos pelas vênulas e veias, chegando, por fim, ao AD pela veia cava superior (VCS) e pela veia cava inferior (VCI) durante a sístole ventricular. A drenagem venosa do coração entra no AD via seio coronário. Durante a diástole ventricular, o sangue no AD flui através da valva tricúspide para o VD. O sangue no VD é ejetado através da valva pulmonar para a artéria pulmonar principal, que se bifurca nas artérias pulmonares esquerda e direita e perfunde os pulmões. Após múltiplas bifurcações, o sangue chega nos capilares pulmonares, onde o dióxido de carbono é trocado por oxigênio através da membrana alveolocapilar. O sangue oxigenado então entra no AE vindo dos pulmões pelas quatro veias pulmonares. O sangue flui através da valva mitral aberta para o VE durante a diástole e é ejetado através da valva aórtica para a aorta durante a sístole. O sangue chega a vários órgãos, onde oxigênio e nutrientes são trocados por dióxido de carbono e escórias metabólicas e o ciclo recomeça.

O coração é irrigado pelas artérias coronárias esquerda e direita, que se originam em evaginações na raiz da aorta denominadas *seios de Valsalva*. O tronco da artéria coronária esquerda é um vaso curto que se bifurca nas artérias coronárias descendente anterior esquerda (DAE) e circunflexa esquerda (CxE). A artéria DAE irriga as partes anterior e anterolateral do VE através de ramos diagonais e o septo interventricular anterior através de ramos perfurantes septais. A artéria DAE segue anteriormente no sulco interventricular anterior e termina no ápice cardíaco. A artéria CxE atravessa posteriormente pelo sulco AV esquerdo (entre o AE e o VE) para perfundir a face lateral do VE (via ramos marginais obtusos) e o AE. A artéria coronária direita (ACD) desce pelo sulco AV direito até a *cruz* do coração (cruz de Has), o ponto em que os sulcos AV esquerdo e direito e o sulco interventricular inferior se encontram. A ACD emite ramos para o AD e ramos marginais agudos para o VD.

A irrigação das faces diafragmática e posterior do VE varia. Em 85% dos indivíduos, a ACD bifurca-se na cruz de Has para formar a artéria coronária descendente posterior (ADP), que percorre o sulco interventricular inferior para irrigar a parte inferior do VE e o terço inferior do septo interventricular, e os ramos irrigam o VE posterior (VEP). Esse trajeto é denominado *circulação com dominância direita*. Em 10% dos indivíduos, a ACD termina antes de atingir a cruz de Has e a artéria CxE irriga o VEP e a ADP. Este curso é denominado *circulação com dominância esquerda*. Nos demais indivíduos, a ACD dá origem à ADP e a artéria CxE irriga o VEP na circulação conhecida como *codominante*.

SISTEMA DE CONDUÇÃO

O nó sinoatrial (SA) é um agregado de células marca-passo especializadas com 1 a 2 cm de comprimento e localizadas no AD entre a VCS e o apêndice atrial direito (Figura 2.1 B). O nó SA é irrigado pela artéria nodal SA, que é ramo da ACD em cerca de 60% da população e ramo da artéria CxE em cerca de 40%. Um impulso elétrico origina-se no nó SA e é conduzido para o nó AV por tratos internodais nos átrios.

Capítulo 2 Estrutura e Função do Coração e dos Vasos Sanguíneos Normais

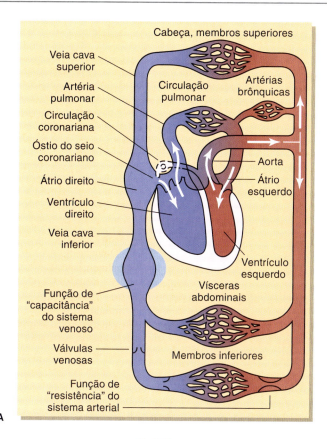

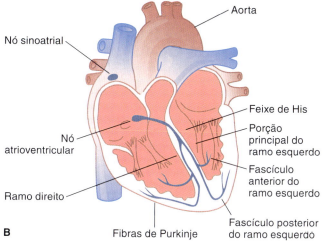

Figura 2.1 A. Representação esquemática dos sistemas circulatórios sistêmico e pulmonar. O sistema venoso contém o maior volume de sangue a qualquer momento, é extremamente distensível e acomoda uma gama de volumes de sangue (alta capacitância). O sistema arterial é composto pela aorta, pelas artérias e pelas arteríolas. Estas últimas são pequenas artérias musculares que regulam a pressão arterial, alterando seu tônus (resistência). **B.** Representação esquemática do sistema de condução cardíaco.

O nó AV é uma interface elétrica crucial entre os átrios e os ventrículos que viabiliza o acoplamento eletromecânico. O nó AV está localizado na face inferior do AD entre o seio coronário e a válvula septal da valva tricúspide. O nó AV é irrigado pela artéria nodal AV, que é um ramo da ACD em cerca de 90% da população e um ramo da artéria CxE em 10%. A condução do impulso elétrico torna-se mais lenta pelo nó AV e continua até os ventrículos via sistema de His-Purkinje.

O aumento do tempo de impulso pelo nó AV possibilita o enchimento ventricular adequado.

O feixe de His (fascículo atrioventricular) estende-se do nó AV pelo septo interventricular membranáceo até o septo muscular, onde se divide nos ramos esquerdo e direito, e finalmente termina nas células de Purkinje, que são células especializadas que facilitam a rápida propagação dos impulsos elétricos. As células de Purkinje estimulam diretamente os miócitos a se contraírem. O ramo direito e o ramo esquerdo são irrigados por ramos perfurantes septais da artéria DAE. A parte distal e posterior do ramo esquerdo recebe uma irrigação adicional da artéria nodal AV (origem ADP), por isso é mais resistente à isquemia. A condução do impulso elétrico pode ser comprometida em qualquer ponto por isquemia, medicamentos (p. ex., betabloqueadores, bloqueadores dos canais de cálcio), infecção ou anomalias congênitas (ver Capítulo 55, "Princípios de Eletrofisiologia", em *Goldman-Cecil Medicina*, 26ª edição).

INERVAÇÃO

O sistema nervoso autônomo é um componente integral na regulação da função cardíaca. Em geral, a estimulação simpática aumenta a frequência cardíaca (FC) (cronotropismo) e a força de contração miocárdica (inotropismo). A estimulação simpática começa nos neurônios pré-ganglionares localizados nos cinco ou seis segmentos torácicos superiores da medula espinal. Eles fazem sinapse com neurônios de segunda ordem nos gânglios simpáticos cervicais e então propagam o sinal via nervos cardíacos que suprem o nó SA, o nó AV, os vasos epicárdicos e o miocárdio. O sistema parassimpático provoca efeito fisiológico oposto ao diminuir a FC e a contratilidade. Seu aporte neural origina-se nos neurônios pré-ganglionares no núcleo motor dorsal do bulbo que chegam ao coração via nervo vago. Essas fibras neurais eferentes fazem sinapse com neurônios de segunda ordem localizados em gânglios intracardíacos que terminam no nó SA, no nó AV, em vasos epicárdicos e no miocárdio para diminuir a FC e a contratilidade. Por outro lado, fibras vagais aferentes das faces inferior e posterior dos ventrículos, do arco aórtico e do seio carótico conduzem as informações sensitivas de volta para o bulbo, que medeia importantes reflexos cardíacos.

ESTRUTURA MIOCÁRDICA

Uma organização celular adequada do tecido cardíaco (miocárdio) é fundamental para a geração de uma contração miocárdica eficiente. Alterações nessa estrutura e nessa organização levam a falta de sincronia cardíaca e arritmias, que causam morbidade e mortalidade significativas. Os miócitos atriais e ventriculares são células musculares especializadas e ramificadas que apresentam conexão terminoterminal por discos intercalares. Esses discos auxiliam na transmissão de tensão mecânica entre as células. A membrana plasmática do miócito, ou sarcolema, facilita a excitação e a contração através dos pequenos túbulos transversos (túbulos T). As características subcelulares específicas dos miócitos incluem aumento do número de mitocôndrias para produção de trifosfato de adenosina (ATP); uma extensa rede de túbulos intracelulares, chamada de *retículo sarcoplasmático*, para armazenamento de cálcio; e *sarcômeros*, que são miofibrilas compostas por unidades repetidas de sobreposição de filamentos finos de actina e filamentos grossos de miosina e suas proteínas reguladoras troponina e tropomiosina. As células miocárdicas especializadas formam o sistema de condução cardíaco (descrito anteriormente) e são responsáveis pela geração de um impulso elétrico e pela propagação organizada desse impulso aos miócitos cardíacos, que, por sua vez, respondem com contração mecânica.

FISIOLOGIA E CONTRAÇÃO MUSCULARES

A liberação de cálcio induzida por cálcio é o mecanismo primário para a contração dos miócitos. Quando um estímulo despolarizante atinge o miócito, ele entra em invaginações especiais dentro do sarcolema chamadas de túbulos T. Esses canais especializados se abrem em resposta à despolarização, possibilitando o fluxo de cálcio para dentro da célula (Figura 2.2). O retículo sarcoplasmático aproxima-se dos túbulos T, e a corrente inicial de cálcio desencadeia a liberação de grandes quantidades de cálcio do retículo sarcoplasmático para o citosol celular. O cálcio então se liga à subunidade reguladora de ligação ao cálcio da troponina C nos filamentos de actina do sarcômero, o que resulta em mudança conformacional no complexo troponina-tropomiosina. O local de ligação da miosina na actina está agora exposto para facilitar a ligação das pontes cruzadas actina-miosina, que são necessárias para a contração celular. A energia para a contração do miócito é derivada do ATP. Durante a contração, o ATP promove a dissociação da miosina da actina, possibilitando, assim, o deslizamento dos filamentos grossos pelos filamentos finos à medida que o sarcômero se encurta.

A força de contração do miócito é regulada pela quantidade de cálcio livre liberada na célula pelo retículo sarcoplasmático. Mais cálcio possibilita interações actina-miosina mais frequentes, produzindo uma contração mais forte. Na repolarização da membrana do sarcolema, o cálcio intracelular é rápida e ativamente sequestrado de novo no retículo sarcoplasmático, onde é armazenado por várias proteínas, incluindo a calsequestrina, até que ocorra a próxima onda de despolarização. O cálcio também é expelido do citosol por várias bombas de cálcio no sarcolema. A remoção ativa do cálcio intracelular por bombas iônicas dependentes de ATP viabiliza o relaxamento ventricular, que é necessário para um enchimento ventricular adequado durante a diástole.

Fisiologia circulatória e ciclo cardíaco

O termo *ciclo cardíaco* descreve as mudanças de pressão dentro de cada câmara cardíaca ao longo do tempo (Figura 2.3). Esse ciclo é dividido em *sístole*, período de contração ventricular, e *diástole*, período de relaxamento ventricular. Cada valva cardíaca abre e fecha em resposta aos gradientes de pressão gerados durante esses períodos. No início da sístole, as pressões ventriculares excedem as pressões atriais, de modo que as valvas AV se fecham passivamente. À medida que os miócitos se contraem, as pressões intraventriculares elevam-se inicialmente, sem alteração do volume ventricular (contração isovolumétrica), até ultrapassarem as pressões na aorta e na artéria pulmonar. Nesse ponto, as valvas semilunares se abrem e ocorre a ejeção do sangue ventricular. Quando os níveis de cálcio intracelular caem, inicia-se o relaxamento ventricular; as pressões arteriais excedem as

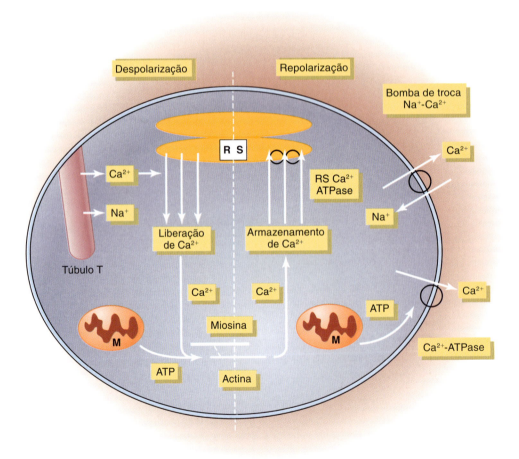

Figura 2.2 Dependência de cálcio da contração miocárdica. **1.** A despolarização elétrica do miócito resulta em um influxo de íons Ca^{2+} para dentro da célula através de canais nos túbulos T. **2.** Essa fase inicial de entrada de cálcio estimula a liberação de grandes quantidades de Ca^{2+} do retículo sarcoplasmático (*RS*). **3.** O Ca^{2+}, então, se liga ao complexo troponina-tropomiosina nos filamentos de actina, o que resulta em uma mudança conformacional que facilita a interação de ligação entre actina e miosina. Na presença de trifosfato de adenosina (*ATP*), a associação actina-miosina é dissociada ciclicamente à medida que os filamentos grossos e finos deslizam uns sobre os outros, resultando em contração. **4.** Durante a repolarização, o Ca^{2+} é ativamente bombeado para fora do citosol e sequestrado no RS. *ATPase*, adenosina trifosfatase; *M*, mitocôndria.

Capítulo 2 Estrutura e Função do Coração e dos Vasos Sanguíneos Normais

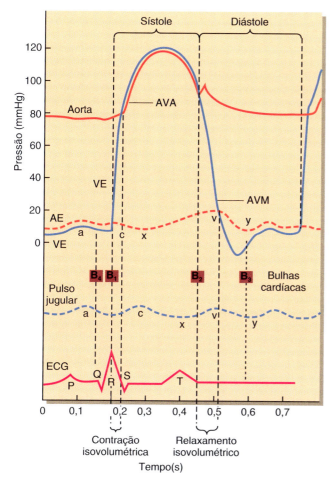

Figura 2.3 Eletrocardiograma (*ECG*) e traçados pressóricos simultâneos obtidos do átrio esquerdo (*AE*), do ventrículo esquerdo (*VE*), da aorta e da pressão venosa jugular durante o ciclo cardíaco (para simplificação, as pressões no lado direito do coração foram omitidas. A pressão normal do átrio direito (AD) é muito semelhante à do AE, e as pressões do VD e da artéria pulmonar são sincronizadas de perto com suas contrapartes do lado esquerdo; elas apresentam apenas magnitude menor. Normalmente, o fechamento das valvas mitral e aórtica precede o fechamento das valvas tricúspide e pulmonar, enquanto a abertura da valva inverte essa ordem. O pulso venoso jugular é atrasado em relação ao pulso do AD). Durante um ciclo cardíaco, os eventos elétricos (ECG) iniciam-se e, portanto, precedem os eventos mecânicos (pressão), que precedem os eventos auscultatórios (bulhas cardíacas) que eles próprios produzem (*quadradinhos vermelhos*). Logo após a onda P, os átrios contraem-se e produzem a onda *a*. O complexo QRS inicia a sístole ventricular, seguida logo pela contração do VE e o rápido aumento da pressão do VE. Quase imediatamente, a pressão do VE excede a pressão do AE, fechando a valva mitral e produzindo a primeira bulha cardíaca (B₁). Após um breve período de contração isovolumétrica, a pressão do VE excede a pressão aórtica e ocorre a abertura da valva aórtica (*AVA*). Quando a pressão ventricular novamente cai abaixo da pressão aórtica, a valva aórtica se fecha para produzir a segunda bulha cardíaca (B₂) e encerrar a ejeção ventricular. A pressão do VE diminui durante o período de relaxamento isovolumétrico até cair abaixo da pressão do AE e ocorrer a abertura da valva mitral (*AVM*). Ver mais detalhes no texto.

pressões intraventriculares, de modo que as valvas semilunares se fecham. O relaxamento ventricular inicialmente não modifica o volume ventricular (relaxamento isovolumétrico). Quando as pressões intraventriculares caem abaixo das pressões atriais, as valvas AV se abrem. Isso inicia a fase de enchimento ventricular rápido e passivo da diástole, durante a qual o sangue nos átrios alcança os ventrículos.

No fim da diástole, a contração atrial ativa aumenta o enchimento ventricular. Quando o miocárdio apresenta rigidez aumentada devido à idade, à hipertensão arterial sistêmica (HAS), ao diabetes melito ou à insuficiência cardíaca, a fase passiva inicial do enchimento ventricular é diminuída. Para compensar a redução do enchimento ventricular passivo, a contração atrial enche o ventrículo durante a diástole. Uma consequência patológica da fibrilação atrial, uma doença na qual o átrio não se contrai, é que os pacientes geralmente apresentam sintomas piores porque esse enchimento ventricular adicional é perdido.

Os traçados de pressão obtidos da periferia complementam as alterações hemodinâmicas exibidas no coração. Quando não existe valvopatia cardíaca, não há impedimento ao fluxo sanguíneo que se desloca dos ventrículos para os leitos arteriais, de modo que a pressão arterial sistólica (PAS) aumenta acentuadamente até atingir seu máximo. Durante a diástole, nenhum volume de sangue adicional é ejetado para a aorta; portanto, a pressão arterial (PA) cai gradualmente à medida que o sangue flui para os leitos distais dos tecidos e ocorre a retração elástica das artérias.

A pressão atrial pode ser medida diretamente no AD, mas a pressão atrial esquerda é medida indiretamente ocluindo um pequeno ramo da artéria pulmonar e medindo a pressão distalmente (a pressão capilar pulmonar ou PA *encunhada*). Um traçado da pressão atrial é mostrado na Figura 2.3. É composto por várias ondas. A *onda a* representa a contração atrial. À medida que os átrios relaxam subsequentemente, a pressão atrial cai e o *colapso x* é visto no traçado da pressão. O colapso *x* é interrompido por uma pequena *onda c*, gerada à medida que a valva AV se projeta em direção ao átrio durante a sístole ventricular. À medida que os átrios se enchem pelo retorno venoso, a *onda v* é observada, após a qual o *colapso y* aparece quando as valvas AV se abrem e o sangue dos átrios alcança os ventrículos. As faixas normais de pressões nas várias câmaras cardíacas são mostradas na Tabela 2.1.

Tabela 2.1 Valores normais dos parâmetros hemodinâmicos comuns.

Frequência cardíaca	60 a 100 bpm
Pressões (mmHg)	
Venosa central	≤ 9
Atrial direita	≤ 9
Ventricular direita	
Sistólica	15 a 30
Diastólica final	≤ 9
Arterial pulmonar	
Sistólica	15 a 30
Diastólica	3 a 12
Pressão capilar pulmonar	≤ 12
Atrial esquerda	≤ 12
Ventricular esquerda	
Sistólica	100 a 140
Diastólica final	3 a 12
Aórtica	
Sistólica	100 a 140
Diastólica	60 a 90
Resistência	
Resistência vascular sistêmica	800 a 1.500 dinas · s/cm⁻⁵
Resistência vascular pulmonar	30 a 120 dinas · s/cm⁻⁵
Débito cardíaco	4 a 6 ℓ/min
Índice cardíaco	2,5 a 4 ℓ/min

bpm, batimentos por minuto.

Desempenho cardíaco

O volume de sangue ejetado pelo coração a cada minuto é chamada de débito cardíaco (DC). É o produto do volume sistólico (VS), que é o volume de sangue ejetado a cada contração ventricular, com a frequência cardíaca (FC):

$$DC = VS \times FC$$

O índice cardíaco é uma forma de normalizar o DC para o tamanho do corpo. É o DC dividido pela área de superfície corporal e é medido em $\ell/min/m^2$. O DC normal é de 4 a 6 ℓ/min em repouso e pode aumentar de quatro a seis vezes durante o exercício extenuante.

Os principais determinantes do VS são pré-carga, pós-carga e contratilidade (Tabela 2.2). A *pré-carga* é o volume de sangue no ventrículo no fim da diástole; é primariamente um reflexo do retorno venoso. O retorno venoso é determinado pelo volume plasmático e pela complacência venosa. Clinicamente, as soluções intravenosas aumentam a pré-carga, enquanto os diuréticos ou venodilatadores, como a nitroglicerina, diminuem a pré-carga. Quando a pré-carga é aumentada, o ventrículo é distendido e a contração ventricular subsequente torna-se mais rápida e vigorosa porque o aumento do comprimento do sarcômero facilita a cinética das pontes cruzadas de actina e miosina por meio de uma sensibilidade aumentada da troponina C ao cálcio. Esse fenômeno é conhecido como relação de Frank-Starling. A pressão de enchimento ventricular (pressão diastólica final ventricular, pressão atrial ou pressão capilar pulmonar) é frequentemente usada como representante da pré-carga.

Tabela 2.2 Fatores que afetam o desempenho cardíaco.

Pré-carga (volume diastólico ventricular esquerdo)
- Volume sanguíneo total
- Tônus venoso (simpático)
- Posição corporal
- Pressões intratorácica e intrapericárdica
- Contração atrial
- Ação de bombeamento do músculo esquelético

Pós-carga (impedância contra a qual o ventrículo esquerdo precisa ejetar sangue)
- Resistência vascular periférica
- Volume ventricular esquerdo (pré-carga, tensão exercida na parede)
- Características físicas da árvore arterial (elasticidade dos vasos ou obstrução ao fluxo de saída)

Contratilidade (desempenho cardíaco independente da pré-carga ou da pós-carga)
- Impulsos nervosos simpáticos
- Contratilidade aumentada
- Catecolaminas circulantes
- Digitálicos, cálcio, outros agentes inotrópicos
- Aumento da frequência cardíaca ou potencialização pós-extrassístole
- Anoxia, acidose
- Contratilidade reduzida
- Depressão farmacológica
- Perda de miocárdio
- Depressão intrínseca

Frequência cardíaca
- Sistema nervoso autônomo
- Temperatura, taxa metabólica
- Medicamentos, drogas

A *pós-carga* é a força contra a qual os ventrículos precisam se contrair para ejetar o sangue. Os principais determinantes da pós-carga são a PA e as dimensões do VE. À medida que a PA aumenta, o volume de sangue que pode ser ejetado para a aorta diminui. A tensão exercida na parede, um determinante significativo e muitas vezes esquecido da pós-carga, é diretamente proporcional ao tamanho da cavidade ventricular e inversamente proporcional à espessura da parede ventricular (lei de Laplace). Os diuréticos reduzem o aumento da tensão na parede associado à dilatação patológica na miocardiopatia/cardiomiopatia diminuindo o volume e as dimensões do VE. Além disso, a hipertrofia da parede ventricular é um mecanismo compensatório para reduzir a pós-carga causada pela HAS. Os medicamentos anti-hipertensivos, como os inibidores da enzima conversora de angiotensina (IECAs) e a hidralazina, reduzem a PA e, assim, reduzem a pós-carga.

A *contratilidade*, ou inotropismo, representa a força de contração ventricular quando a pré-carga e a pós-carga são constantes. O inotropismo é regulado em nível celular por meio da estimulação de receptores catecolaminérgicos (epinefrina, norepinefrina e dopamina), cascatas de sinalização intracelular (inibidores da fosfodiesterase) e níveis de cálcio intracelular (afetados por levosimendana e, indiretamente, digoxina). Muitos medicamentos anti-hipertensivos (p. ex., betabloqueadores, antagonistas dos canais de cálcio) interferem na ativação do receptor adrenérgico ou nos níveis de cálcio intracelular, o que pode diminuir a força das contrações ventriculares (ver Capítulo 47, "Funções Cardíaca e Circulatória", em *Goldman-Cecil Medicina*, 26ª edição).

Fisiologia da circulação coronariana

O funcionamento normal do coração mantém o equilíbrio entre o oxigênio fornecido aos miócitos e o oxigênio consumido por eles (consumo de oxigênio pelo miocárdio [Mvo_2]). Se um miócito trabalha mais porque a FC está aumentada porque a intensidade também está aumentada (contratilidade) ou porque existe sobrecarga (tensão na parede), então ele usará mais oxigênio e seu Mvo_2 aumentará. Para atender a esse aumento na demanda por mais oxigênio, o coração terá que incrementar o fluxo sanguíneo ou elevar sua eficiência na extração de oxigênio. O coração é único porque sua extração de oxigênio é quase máxima em condições de repouso. Portanto, aumentar o fluxo sanguíneo é o único meio razoável de aumentar a oferta de oxigênio.

O fluxo sanguíneo microvascular na circulação coronariana é prejudicado durante a sístole porque os vasos sanguíneos intramiocárdicos são comprimidos pela contração do miocárdio. Portanto, a maior parte do fluxo coronariano ocorre durante a diástole. Consequentemente, a pressão diastólica é a principal impulsionadora do fluxo na circulação coronariana. A pressão sistólica reduz o fluxo sanguíneo arterial intramiocárdico, mas aumenta o fluxo venoso. Do ponto de vista clínico, a taquicardia é particularmente prejudicial porque o fluxo coronariano é reduzido quando o tempo de enchimento diastólico é abreviado, e o Mvo_2 aumenta quando a FC aumenta. Para manter a perfusão constante do miocárdio, o fluxo sanguíneo coronariano é mantido constante em uma ampla faixa de pressões em um processo chamado de autorregulação.

Em resposta à alteração do Mvo_2, as artérias coronárias se dilatam ou se contraem, o que modifica a resistência vascular e o fluxo. Essa regulação da resistência arterial ocorre nas arteríolas e é mediada por vários fatores. A adenosina, um metabólito do ATP, é liberada durante a contração e atua como um potente vasodilatador. Outras consequências do metabolismo miocárdico, como a diminuição da tensão de oxigênio e o aumento do dióxido de carbono, do peróxido de hidrogênio, da acidose e da hiperpotassemia, também mediam a dilatação coronariana. O endotélio produz vários vasodilatadores potentes, entre eles o óxido nítrico e a prostaciclina. O óxido nítrico é liberado pelo endotélio em resposta a acetilcolina, trombina, difosfato de adenosina (ADP), serotonina, bradicinina, agregação plaquetária e aumento no estresse de cisalhamento (a chamada *vasodilatação dependente do fluxo*). Finalmente, as artérias coronárias são supridas pelo sistema nervoso autônomo, e a ativação de neurônios simpáticos medeia a vasoconstrição ou a vasodilatação por meio de receptores α ou β, respectivamente. Os neurônios parassimpáticos do nervo vago secretam acetilcolina, que medeia a vasodilatação. Fatores vasoconstritores, notadamente a endotelina, são produzidos pelo endotélio e podem ser importantes em condições como o espasmo coronariano (ver Capítulo 47, "Funções Cardíaca e Circulatória", em *Goldman-Cecil Medicina*, 26ª edição).

Fisiologia da circulação sistêmica

O sistema cardiovascular normal fornece um fluxo sanguíneo adequado para cada órgão do corpo sob uma ampla gama de condições. Essa regulação é alcançada pela manutenção da PA por meio de ajustes no DC e na resistência do fluxo sanguíneo tecidual por fatores neurais e humorais.

A lei de Poiseuille geralmente descreve a relação entre pressão e fluxo em um vaso. O fluxo de líquido (F) em um tubo é proporcional (constante de proporcionalidade = K) à diferença de pressão (P) entre as extremidades do tubo:

$$F = K \times \Delta P$$

K é equivalente ao inverso da resistência ao fluxo (R); isto é, K = 1/R. A resistência ao fluxo é determinada pelas propriedades do líquido e do tubo. No caso de fluxo constante e laminar de fluido em um tubo rígido, Poiseuille descobriu que esses fatores determinam a resistência:

$$R = 8\eta L / \pi r^4$$

Em que r é o raio do tubo, L é seu comprimento e η é a viscosidade do líquido. Observe que as mudanças no raio têm maior influência do que as mudanças no comprimento porque a resistência é inversamente proporcional ao raio elevado à quarta potência. A lei de Poiseuille incorpora os fatores que influenciam o fluxo, de modo que:

$$F = \Delta P / R = \Delta P \pi r^4 / 8\eta L$$

Portanto, os determinantes mais importantes do fluxo sanguíneo no sistema cardiovascular são ΔP e r^4. Pequenas mudanças no raio arterial podem causar grandes mudanças no fluxo para um tecido ou órgão. Praticamente, a resistência vascular sistêmica (RVS) é a resistência total ao fluxo causada por alterações no raio dos vasos de resistência (pequenas artérias e arteríolas) da circulação sistêmica.

A RVS pode ser calculada como a queda de pressão nos leitos capilares periféricos (PA média – pressão atrial direita) dividida pelo fluxo sanguíneo entre os leitos (*i. e.*, RVS = PA/DC). Está normalmente na faixa de 800 a 1.500 dinas · s/cm^{-5}.

O sistema nervoso autônomo altera o tônus vascular sistêmico por meio das inervações simpática e parassimpática, bem como por fatores metabólicos (tensão local de oxigênio, níveis de dióxido de carbono, espécies reativas de oxigênio, pH) e moléculas sinalizadoras derivadas do endotélio (óxido nítrico, endotelina). A regulação neural da PA ocorre por meio de alterações constitutivas e reflexas no fluxo eferente autônomo para modular o cronotropismo, o inotropismo e a resistência vascular do coração.

A alça barorreflexa é o principal mecanismo pelo qual a PA é modulada neuralmente. Os barorreceptores são terminações nervosas sensíveis ao estiramento que se distribuem por várias regiões do sistema cardiovascular. Aqueles localizados na artéria carótida (p. ex., seio carótico) e na aorta são algumas vezes referidos como *barorreceptores de alta pressão* e aqueles nas áreas cardiopulmonares como *barorreceptores de baixa pressão*. Depois que os impulsos aferentes são transmitidos ao sistema nervoso central, os sinais são integrados e o braço eferente do reflexo projeta sinais neurais sistemicamente pelos ramos simpático e parassimpático do sistema nervoso autônomo. Em geral, um aumento na PA sistêmica aumenta a taxa de disparo dos barorreceptores. O efluxo simpático eferente é inibido (reduzindo o tônus vascular, o cronotropismo e o inotropismo), e o efluxo parassimpático é aumentado (reduzindo o cronotropismo cardíaco). O oposto ocorre quando a PA diminui (ver Capítulo 47, "Funções Cardíaca e Circulatória", em *Goldman-Cecil Medicina*, 26ª edição).

Fisiologia da circulação pulmonar

Assim como a circulação sistêmica, a circulação pulmonar consiste em uma rede ramificada de artérias, arteríolas, capilares e veias progressivamente menores. Os capilares pulmonares são separados dos alvéolos por uma fina membrana alveolocapilar através da qual ocorrem as trocas gasosas. A pressão parcial de oxigênio (P_{O_2}) é o principal regulador do sangue pulmonar para otimizar o fluxo sanguíneo para os segmentos pulmonares bem ventilados e para longe de segmentos mal ventilados.

LEITURA SUGERIDA

Berne RM, Levy MN: Physiology: part IV. The cardiovascular system, ed 7, St. Louis, 2017, Elsevier.

Guyton AC, Hall JE: Textbook of medical physiology, ed 13, St. Louis, 2015, Elsevier.

3

Avaliação do Paciente com Doença Cardiovascular

James Kleczka, Noura M. Dabbouseh

DEFINIÇÃO E EPIDEMIOLOGIA

A doença cardiovascular (DCV) é uma das principais causas de morbidade e mortalidade em todo o mundo, e seu espectro é amplo. Nessa população de pacientes estão pessoas com doença arterial coronariana (DAC), insuficiência cardíaca congestiva (ICC), acidente vascular encefálico (AVE), hipertensão arterial sistêmica (HAS), doença arterial periférica (DAP), fibrilação atrial e outras arritmias, valvopatia cardíaca e cardiopatia congênita. O impacto da DCV é inconfundível: é a principal causa de morte em homens e mulheres nos EUA, com relatórios estimando que as doenças cardíacas sejam responsáveis por entre uma em cada três a uma em cada quatro mortes. A DCV foi responsável por mais dias de internação hospitalar no período de 1990 a 2009 do que outros distúrbios, como a doença pulmonar crônica e o câncer. O elevado número de dias de internação associados à DCV levou a um custo econômico total de mais de US$ 297 bilhões somente no ano de 2008. Em 2011, cerca de US$ 316,6 bilhões em custos de saúde e perda de produtividade foram atribuídos às doenças cardíacas e ao AVE.

Diante desses fatos, uma avaliação adequada de um paciente com DCV é imperativa a fim de diminuir potencialmente a morbimortalidade de um indivíduo e potencialmente impactar os gastos com saúde. A compreensão dos fundamentos da fisiopatologia da doença cardíaca, bem como uma anamnese detalhada e um exame físico meticuloso, é necessária para a avaliação e o manejo acurados dos pacientes com DCV.

PATOLOGIA

O termo *doença cardiovascular (DCV)* abrange uma ampla gama de condições. A circulação do coração, o miocárdio, o ritmo cardíaco, as valvas cardíacas e as estruturas pericárdicas podem ser afetados, assim como os sistemas vasculares arterial ou venoso. A *DAC*, discutida em profundidade no Capítulo 8, é uma das principais causas de morbidade e mortalidade. Embora muitos pacientes tenham uma DAC silenciosa ou uma aterosclerose coronariana assintomática, isso ainda afeta a morbidade do paciente. Na apresentação, os pacientes com uma DAC sintomática podem manifestar angina estável ou síndrome coronariana aguda (SCA), estratificada em angina instável (AI), infarto agudo do miocárdio sem supradesnivelamento do segmento ST (IAMSSST) ou infarto agudo do miocárdio com supradesnivelamento do segmento ST (IAMCSST).[1] A apresentação inicial de alguns pacientes com DAC é a morte súbita cardíaca, o resultado de arritmia muitas vezes causada por aterosclerose da vasculatura coronariana.

A *ICC* é o resultado de muitos distúrbios cardíacos e tem sido historicamente classificada como sistólica ou diastólica em termos de etiologia. Mais recentemente, os termos insuficiência cardíaca com fração de ejeção reduzida (ICFEr) e insuficiência cardíaca com fração de ejeção preservada (ICFEp), que muitas vezes se devem à disfunção diastólica, ganharam ampla aceitação. Em pacientes com dilatação ventricular ou disfunção sistólica, o termo cardiomiopatia é apropriado independentemente de um paciente ter ou não sinais clínicos de insuficiência cardíaca. Várias formas de cardiomiopatia podem levar à disfunção sistólica e à diminuição da fração de ejeção. Sem um manejo adequado, isso inevitavelmente resulta em alterações na hemodinâmica com desenvolvimento de congestão vascular pulmonar, edema e declínio da capacidade funcional, todas manifestações clínicas de insuficiência cardíaca. A disfunção diastólica pode acompanhar a disfunção sistólica e é frequentemente o resultado de uma HAS não controlada ou de distúrbios infiltrativos como hemocromatose ou amiloidose. As várias formas de insuficiência cardíaca são discutidas no Capítulo 5.

O *AVE* é causado por hipoperfusão cerebral, que pode resultar de condições como doença carotídea, tromboembolismo ou êmbolos de origem infecciosa. No Capítulo 118, pode ser encontrada uma discussão mais detalhada.

A *DAP*, abordada no Capítulo 12, inclui entidades como aneurismas das partes ascendente, descendente e abdominal da aorta e seus ramos; dissecção aórtica ou arterial periférica; doença carotídea; e aterosclerose de ramos da aorta e de vasos nos membros. A DAP é comum em pacientes com DAC.

A *fibrilação atrial* e a *HAS* (ver Capítulo 9) não são incomuns e sua prevalência aumenta com a idade. Embora não sejam tipicamente a causa primária de mortalidade, essas condições predispõem com frequência a outras causas de mortalidade por doenças cardiovasculares, como o AVE e a insuficiência cardíaca. Outras arritmias além da fibrilação atrial também são comuns e podem levar a morbidade e mortalidade significativas.

A *valvopatia cardíaca* pode levar à cardiomiopatia e é encontrada em todas as faixas etárias.

A *cardiopatia congênita* inclui uma ampla variedade de distúrbios, desde anormalidades valvares e coronarianas até cardiomiopatia e outras anormalidades estruturais incluindo desvios e malformações das câmaras cardíacas. Graças aos avanços nas técnicas cirúrgicas e na terapia clínica, a expectativa de vida melhorou significativamente para os pacientes com cardiopatia congênita. A cardiopatia congênita é discutida no Capítulo 6.

APRESENTAÇÃO CLÍNICA

Os avanços tecnológicos viabilizaram exames especializados para auxiliar no diagnóstico de DCV. Agora contamos com exames como angiografia, ultrassonografia e modalidades avançadas de imagem como a tomografia computadorizada (TC) de alta resolução e a

---

[1]N.R.T.: Ver Diretrizes da Sociedade Brasileira de Cardiologia sobre Angina Instável e Infarto Agudo do Miocárdio sem Supradesnivelamento do Segmento ST – 2021 em https://abccardiol.org/wp-content/uploads/articles_xml/0066-782X-abc-117-01-0181/0066-782X-abc-117-01-0181.x55156.pdf.

Capítulo 3 Avaliação do Paciente com Doença Cardiovascular

ressonância magnética (RM) para determinar o manejo individualizado. No entanto, essas técnicas devem ser usadas não como um método primário de avaliação, mas sim para complementar os achados da anamnese e do exame físico completos. Apesar da disponibilidade de técnicas de imagem e de exames laboratoriais bastante dispendiosos, a anamnese e o exame físico detalhados, que são relativamente baratos, são as ferramentas mais fortes de um médico para ajudar a estabelecer um diagnóstico.

Um paciente que tem a oportunidade de descrever seus sintomas com suas próprias palavras pode ajudar a levar o médico ao diagnóstico correto. Por exemplo, muitos pacientes que negam dor torácica quando questionados especificamente sobre esse sintoma irão descrever uma sensação de pressão torácica que eles muitas vezes percebem ser diferente de "dor". Reunir mais detalhes na anamnese, como fatores provocadores (p. ex., atividade, estresse emocional extremo, ou repouso ou sintomas não provocados), localização, características, intensidade e irradiação do sintoma é imperativo ao se obter um histórico completo. Fatores agravantes ou atenuantes devem ser pesquisados e se existem outros sintomas que acompanham o sintoma primário. Também é importante observar o padrão do sintoma em termos de estabilidade ou progressão em intensidade ou frequência ao longo do tempo. A avaliação da capacidade funcional deve sempre fazer parte da anamnese de um paciente com DCV; um declínio recente na tolerância ao exercício pode ajudar a determinar a gravidade da doença.

A história patológica pregressa (HPP) detalhada e a revisão de sistemas são necessárias para entender se a condição cardiovascular é isolada ou parte de uma síndrome. Por exemplo, um paciente pode ter arritmias no cenário de hipertireoidismo. Os distúrbios reumatológicos afetam com frequência o coração. O câncer aumenta o risco de tromboembolismo, de derrame pericárdico e, com algumas terapias, de cardiomiopatia. Uma lista abrangente de medicamentos precisa ser revisada e a história social deve ser obtida detalhando etilismo, tabagismo e história ocupacional. Os pacientes também devem ser questionados sobre importantes fatores de risco, tais como HAS,

hiperlipidemia e diabetes melito. Uma história familiar completa é necessária não apenas para identificar entidades como DAC de início precoce, mas também para investigar outros distúrbios potencialmente hereditários, tais como cardiomiopatia familiar ou distúrbios arrítmicos (p. ex., síndrome do QT longo).

Dor torácica

A dor torácica é um dos sintomas cardinais da DCV, mas também pode ocorrer em muitas doenças não cardiovasculares (Tabelas 3.1 e 3.2). A dor torácica pode ser causada por isquemia cardíaca, mas também pode estar relacionada a uma patologia aórtica, como dissecção, a uma doença pulmonar, como pneumonia, a uma patologia gastrintestinal, como refluxo gastresofágico, ou à dor musculoesquelética relacionada a traumatismo da parede torácica. Patologias em órgãos da cavidade abdominal, como a vesícula biliar ou o pâncreas, também podem causar dor torácica. Portanto, é muito importante caracterizar a dor em termos de localização, caráter, intensidade, duração, irradiação, fatores agravantes e atenuantes, e sintomas associados. Esses detalhes ajudarão a determinar a origem da dor.

A isquemia miocárdica por uma DAC obstrutiva provoca com frequência uma angina de peito típica. A angina é frequentemente descrita como um desconforto com sensação de aperto, de pressão, de queimação ou de constrição que os pacientes não identificam como uma dor verdadeira. Os pacientes frequentemente descrevem a angina como uma sensação de "tijolos no centro do peito" ou um "elefante em pé sobre o peito". A angina é mais comum pela manhã e a intensidade pode ser afetada por calor ou frio, pelo estresse emocional ou pela alimentação. Esse desconforto localiza-se, tipicamente, na região subesternal ou no hemitórax esquerdo. A angina pode irradiar para outras partes do corpo, tais como ombro e membro superior esquerdos (sobretudo pela face ulnar), pescoço, mandíbula ou epigástrio. A dor que irradia para o dorso pode levantar a suspeita de dissecção aórtica. A angina torácica geralmente é causada por esforço físico, em particular com atividades mais intensas ou subidas

Tabela 3.1 Causas cardiovasculares de dor torácica.

Doença	Localização	Caráter	Duração	Fatores agravantes ou atenuantes	Sintomas ou sinais associados
Angina	Região retroesternal: irradia para ou, ocasionalmente, isolada em pescoço, mandíbula, ombros, braços (geralmente esquerdo) ou opigástrio	Pressão, aperto, peso, queimação, indigestão	< 2 a 10 min	Precipitada por esforço físico, clima frio ou estresse emocional; aliviada por repouso ou nitroglicerina; a angina variante (Prinzmetal) pode não estar relacionada ao esforço, muitas vezes no início da manhã	Dispneia; B_3, B_4 ou sopro de disfunção papilar durante a dor
Infarto agudo do miocárdio	Igual à angina	Igual à angina, embora mais intenso	Variável; geralmente > 30 min	A dor não é aliviada por repouso ou nitroglicerina	Dispneia, náuseas, vômitos, fraqueza, sudorese
Pericardite	Esquerda do esterno; pode irradiar para o pescoço ou o ombro esquerdo, muitas vezes mais localizada do que a dor da isquemia miocárdica	Aguda, penetrante, semelhante a uma facada	Dura muitas horas a dias; pode aumentar e diminuir	Dor agravada pela respiração profunda, rotação do tórax ou decúbito dorsal; a dor é aliviada quando a pessoa se senta e inclina o tronco para a frente	Atrito pericárdico
Dissecção aórtica	Face anterior do tórax; pode irradiar para o dorso e a região interescapular	Excruciante, dilacerante, semelhante a uma facada	Início súbito, implacável	Geralmente ocorre na vigência de HAS ou na predisposição à HAS, como na síndrome de Marfan	Sopro de insuficiência aórtica; assimetria de pulso ou pressão arterial; déficit neurológico

Tabela 3.2 Causas não cardíacas de dor torácica.

Doença	Localização	Caráter	Duração	Fatores agravantes ou atenuantes	Sintomas ou sinais associados
Embolia pulmonar (muitas vezes não há dor torácica)	Subesternal ou sobre a região do infarto pulmonar	Pleurítica (no caso de infarto pulmonar) ou semelhante à angina	Início súbito (minutos a horas)	Agravada pela respiração profunda	Dispneia, taquipneia, taquicardia; hipotensão, sinais de insuficiência ventricular direita aguda, e hipertensão pulmonar com grandes êmbolos; atrito pleural; hemoptise no caso de infarto pulmonar
Hipertensão pulmonar	Subesternal	Pressão; opressiva	–	Agravada pelo esforço	Dor geralmente associada à dispneia; sinais de hipertensão pulmonar
Pneumonia com pleurisia	Localizada sobre a área envolvida	Pleurítica	–	Agravada pela respiração	Dispneia, tosse, febre, broncofonia, roncos, egofonia, maciez à percussão, atrito pleural ocasional
Pneumotórax espontâneo	Unilateral	Agudo, bem localizado	Início súbito; dura muitas horas	Agravado pela respiração	Dispneia; hiper-ressonância e diminuição do murmúrio vesicular e da ausculta da voz sobre o pulmão envolvido
Distúrbios musculoesqueléticos	Variáveis	Doloridos, bem localizados	Variáveis	Agravados pelo movimento; história de esforço ou lesão	Dor à palpação ou com leve compressão
Herpes-zóster	Distribuição em dermátomos	Agudo, com sensação de queimação	Prolongado	Nenhum	Aparecem vesículas na área de desconforto
Refluxo esofágico	Subesternal ou epigástrico; pode irradiar para o pescoço	Sensação de queimação, desconforto visceral	10 a 60 min	Agravado por uma grande refeição e por decúbito pós-prandial; alívio com antiácido	Regurgitação de excesso de saliva misturada com ácido gástrico
Úlcera péptica	Epigástrica, subesternal	Queimação visceral, dor	Prolongada	Alívio com a ingestão de comida ou um antiácido	–
Doença da vesícula biliar	Quadrante superior direito do abdome; epigástrica	Visceral	Prolongada	Espontânea ou após as refeições	Pode haver dor à palpação do quadrante superior direito do abdome
Estados de ansiedade	Frequentemente localizada no precórdio	Variáveis; a dor muitas vezes se desloca de um lugar para o outro	Variam; muitas vezes fugazes	Situacionais	Respiração mais superficial associada a aumento da frequência respiratória; muitas vezes dor à palpação da parede torácica

inclinadas, em condições climáticas extremas ou após grandes refeições. Geralmente é de curta duração, persistindo por 2 a 10 minutos, e frequentemente desaparece com repouso ou administração de nitroglicerina dentro de 1 a 5 minutos. Os sinais/sintomas associados geralmente incluem náuseas, sudorese, dispneia, palpitações e tonturas. Os pacientes tipicamente relatam um padrão estável de angina que é relativamente previsível e reprodutível com determinado esforço. Quando essa dor começa a aumentar em frequência e gravidade ou ocorre com menor esforço ou em repouso, deve-se considerar a AI. A angina que ocorre em repouso com intensidade aumentada e com duração superior a 30 minutos pode representar um infarto agudo do miocárdio (IAM). Alguns pacientes relatam uma sensação de morte iminente ao sofrer um IAM. A dor semelhante à angina em repouso também pode ocorrer com vasospasmo coronariano e dor torácica não cardíaca.

Existem várias outras causas potenciais de dor torácica que podem ser confundidas com angina de peito (Tabela 3.2). A dor associada à pericardite aguda é tipicamente aguda e localizada à esquerda do esterno, e irradia para o pescoço, os ombros e o dorso. Ela pode ser bastante intensa, ocorrer em repouso e durar horas. Geralmente, melhora quando a pessoa se senta e inclina o tronco para frente e piora com a inspiração. Muitas vezes, há relato de pródromo viral.

A dissecção aguda da aorta geralmente causa um início súbito de dor torácica intensa que se irradia para o dorso entre as escápulas ou para a região lombar. Tipicamente, há uma história de HAS e os pulsos arteriais dos membros são assimétricos. Também pode ser auscultado um sopro de regurgitação aórtica. A dor associada à embolia pulmonar também tem início agudo e geralmente é acompanhada de dispneia. Essa dor é tipicamente pleurítica e piora com a inspiração.

Dispneia

A dispneia é outro sintoma característico de DCV, mas também é um sintoma primário da doença pulmonar. É definida como uma conscientização aumentada e desconfortável da respiração. Esta pode ser uma sensação totalmente normal em indivíduos que realizam esforços moderados a extremos, dependendo do seu nível de condicionamento. Quando ocorre em repouso ou com esforço mínimo, a dispneia é considerada anormal. A dispneia pode acompanhar numerosas condições não cardíacas, tais como anemia devido à falta de capacidade de transporte de oxigênio; distúrbios pulmonares, tais como doença pulmonar obstrutiva ou restritiva e asma; obesidade devido ao aumento do trabalho respiratório e enchimento restrito dos pulmões; e descondicionamento. No paciente com DCV, a dispneia pode ser causada por disfunção ventricular, seja sistólica ou diastólica; DAC e isquemia resultante; derrame pericárdico volumoso que compromete o enchimento cardíaco e resulta em débito cardíaco diminuído (tamponamento cardíaco); ou valvopatia cardíaca que, quando grave, pode levar à queda do débito cardíaco. Nos casos de disfunção ventricular esquerda e valvopatia, o mecanismo da dispneia frequentemente envolve um aumento das pressões intracardíacas que resulta em congestão vascular pulmonar. O líquido extravasa para o espaço alveolar, prejudicando então as trocas gasosas e causando dispneia.

A dificuldade respiratória também pode ser secundária a um estado de baixo débito sem congestão vascular pulmonar. Os pacientes frequentemente notam dispneia aos esforços, mas também pode ocorrer em repouso em pacientes com cardiopatia grave. A dispneia em repouso também é um sintoma em pacientes com edema pulmonar, derrames pleurais volumosos, ansiedade ou embolia pulmonar. Um paciente com insuficiência sistólica ou diastólica do ventrículo esquerdo pode descrever um início agudo de dificuldade respiratória ao dormir. Esse problema, denominado dispneia paroxística noturna (DPN), é causado por edema pulmonar que é redistribuído em decúbito ventral; geralmente, é secundária à insuficiência ventricular esquerda. Com frequência, esses pacientes notam o início agudo da dispneia seguida de tosse cerca de 2 a 4 horas depois de se deitar para dormir. A sensação pode ser muito desconfortável e levar o paciente a se sentar imediatamente ou se levantar da cama. Os sintomas geralmente desaparecem em 15 a 30 minutos. Os pacientes com insuficiência ventricular esquerda também costumam se queixar de ortopneia, que é a dispneia que ocorre no decúbito ventral. Isso é aliviado dormindo com vários travesseiros ou permanecendo sentado para dormir. Nas formas graves de dispneia devido à insuficiência cardíaca, os pacientes apresentam uma respiração dificultosa imediata quando adotam o decúbito dorsal.

Os pacientes com início súbito de dispneia podem apresentar um edema pulmonar instantâneo, que é um acúmulo muito rápido e agudo de líquido nos pulmões. Isso pode estar associado a uma DAC grave e também pode ser causa de dispneia em pacientes com coarctação da aorta e estenose da artéria renal. A dispneia súbita está associada à embolia pulmonar, e esse sintoma é tipicamente acompanhado de dor torácica pleurítica e possivelmente hemoptise nesses pacientes. O pneumotórax pode causar uma dispneia acompanhada de dor torácica aguda. A dispneia por doença pulmonar ocorre aos esforços físicos, embora em casos graves possa também surgir em repouso. Isso geralmente é acompanhado por hipoxia e é aliviado por broncodilatadores pulmonares e/ou esteroides. A dispneia também pode ser um "equivalente anginoso". Nem todos os pacientes com DAC desenvolvem a dor torácica anginosa típica. A dispneia que surge com esforço físico ou estresse emocional é aliviada com repouso e tem duração relativamente curta, e pode ser manifestação de uma DAC significativa. Esse tipo de dispneia também costuma melhorar com a administração de nitroglicerina.

Palpitação

A palpitação é outra manifestação comum de DCV. Trata-se de uma sensação subjetiva de batimentos cardíacos rápidos ou fortes. Com frequência, os pacientes conseguem descrever em detalhes as palpitações como uma sensação de vibração, de aceleração ou de outro tipo, como saltos e pulos, ou uma irregularidade no batimento cardíaco. É importante perguntar ao paciente sobre o início das palpitações porque elas podem começar abruptamente em repouso apenas durante os esforços físicos, no estresse emocional ou na ingestão de determinados alimentos como chocolate. Deve-se também indagar sobre sintomas associados, tais como dor torácica, dispneia, tontura e síncope. É importante observar se existem outros distúrbios clínicos, tais como doenças da tireoide e sangramento, que podem levar à anemia, pois essas condições podem estar associadas a arritmias. Um histórico social com foco no uso de substâncias psicoativas e ingestão de álcool etílico ou cafeína é importante porque o uso de muitas substâncias provoca distúrbios do ritmo. Vários medicamentos de venda livre contêm pseudoefedrina, que pode causar aumento da frequência cardíaca e palpitações. O histórico familiar também é importante porque muitos distúrbios hereditários (p. ex., síndromes do QT longo) podem levar a arritmias significativas.

As potenciais etiologias das palpitações incluem extrassístoles atriais ou ventriculares, que são tipicamente descritas como palpitações isoladas e podem ser desconfortáveis. Com frequência, as taquicardias supraventriculares, como *flutter* atrial, taquicardia por reentrada nodal AV e taquicardia atrial paroxística, começam e param abruptamente, e podem ser rápidas. A fibrilação atrial é um ritmo cardíaco irregular com origem nos átrios; os pacientes apresentam uma aceleração da frequência cardíaca, que pode ser sintomática. Mesmo a fibrilação atrial com condução lenta pode ser sintomática em alguns pacientes. As arritmias ventriculares estão mais frequentemente associadas a tonturas graves ou síncope. O início gradual da taquicardia com declínio gradual da FC é mais indicativo de taquicardia sinusal ou ansiedade.

Síncope

A síncope pode ser causada por várias doenças cardiovasculares; consiste na perda transitória da consciência devido a um fluxo sanguíneo cerebral inadequado. No paciente que apresenta síncope como queixa primária, é preciso tentar diferenciar causas cardíacas reais de distúrbios neurológicos, como convulsões, e causas metabólicas, como hipoglicemia. A determinação da cronologia do evento sincopal e dos sintomas associados é muito útil para determinar a etiologia. A síncope cardíaca verdadeira é, tipicamente, muito súbita e sem sintomas prodrômicos. É tipicamente causada por uma queda abrupta do débito cardíaco que pode ser devido a taquiarritmias, como taquicardia ou fibrilação ventricular; a bradiarritmias, como um bloqueio atrioventricular (BAV) completo; a valvopatias graves, como estenose aórtica ou mitral; ou à obstrução do fluxo devido à obstrução da via de saída ventricular esquerda (VSVE). Também pode ser causada por tamponamento cardíaco, bem como por uma embolia pulmonar hemodinamicamente significativa. A verdadeira síncope cardíaca muitas vezes não tem aura acompanhante, embora palpitações possam ser sentidas em pacientes com taquiarritmia ou com embolia pulmonar ou tamponamento (devido às frequências cardíacas frequentemente mais altas nesses cenários). Em situações como estenose aórtica ou obstrução da VSVE, a síncope geralmente ocorre durante o esforço. Os pacientes podem recuperar a consciência rapidamente no caso de síncope cardíaca verdadeira. Deve-se notar que alguma síncope está associada a um tremor generalizado (i. e., síncope convulsiva) que pode mimetizar a atividade epiléptica. A atividade convulsiva não deve levar o clínico a descartar uma etiologia cardíaca para a síncope.

A síncope neurocardiogênica envolve uma resposta reflexa anormal a uma mudança de posição. Quando se levanta da posição prona ou sentada para a posição ortostática, a vasculatura periférica geralmente se contrai e a FC aumenta para manter a perfusão cerebral. Na síncope neurocardiogênica, a vasculatura periférica dilata-se anormalmente e a FC diminui ou não aumenta normalmente, ou ambos. Isso leva a uma redução na perfusão cerebral e à síncope. Um mecanismo semelhante é responsável pela síncope do seio carotídeo e pela síncope associada à micção e à tosse. O paciente geralmente descreve um início gradual de sintomas como rubor, tontura, sudorese e náuseas, antes de perder a consciência, que dura segundos. Quando esses pacientes acordam, geralmente estão pálidos e com FC mais baixa.

No paciente com síncope devido a convulsões, geralmente ocorre uma aura prodrômica antes da perda de consciência. Os pacientes recuperam a consciência muito mais lentamente e, às vezes, apresentam incontinência urinária/fecal, queixam-se de cefaleia e fadiga, e apresentam um estado confusional "pós-ictal". A síncope por AVE é rara, pois deve haver uma doença carotídea bilateral significativa ou doença do sistema vertebrobasilar causando isquemia do tronco encefálico. Déficits neurológicos acompanham os achados do exame físico nesses pacientes.

A anamnese é muito importante para determinar a causa de um episódio de síncope. Isso foi previamente estudado por Calkins et al., que descobriram que os homens com mais de 54 anos que não apresentavam sintomas prodrômicos eram mais propensos a ter uma causa arrítmica de seus episódios. No entanto, aqueles com sintomas prodrômicos, como náuseas, sudorese, tontura e distúrbios visuais antes de desmaiar, eram mais propensos a ter síncope neurocardiogênica. Muitos distúrbios hereditários, tais como a síndrome do QT longo e outras arritmias, a cardiomiopatia hipertrófica com obstrução da VSVE e a cardiomiopatia dilatada familiar, levam a estados propícios à síncope. Por isso, um histórico familiar detalhado é necessário.

Edema

O edema geralmente acompanha a DCV, mas pode ser manifestação de doença hepática (cirrose), doença renal (síndrome nefrótica), doença da tireoide (mixedema) ou distúrbios locais como insuficiência venosa crônica ou tromboflebite. O edema relacionado à doença cardíaca é causado pelo aumento das pressões venosas que alteram o equilíbrio entre as forças hidrostáticas e oncóticas. Isso leva ao extravasamento de líquido para o espaço extravascular. Esses pacientes, portanto, têm um "aumento de volume" intravascular, o que gera implicações para as abordagens terapêuticas. O edema periférico é comum na insuficiência cardíaca direita, enquanto na insuficiência cardíaca esquerda ocorre o edema pulmonar. Insuficiências cardíacas esquerda e direita frequentemente coexistem.

O edema de etiologia cardíaca é tipicamente bilateral e começa distalmente com progressão proximal. Os pés e os tornozelos são afetados primeiro, seguidos pelas pernas, coxas e, finalmente, o abdome, às vezes acompanhado de ascite. Se o edema for visível, geralmente é precedido por um ganho de peso de pelo menos 2,3 a 4,5 kg. O edema com doença cardíaca é tipicamente depressível, deixando então uma depressão na pele após pressão ser aplicada na área. O edema geralmente piora à noite, e os pacientes costumam descrever incapacidade de calçar os sapatos. Também pode haver sensação de plenitude abdominal, redução do apetite e dificuldade para vestir outras roupas, como calças, normalmente. Enquanto esses pacientes estão deitados de bruços, o edema pode mudar para a região sacral após várias horas apenas para se acumular novamente no dia seguinte quando eles estão de pé novamente (edema postural).

O edema corporal total, ou anasarca, pode ser causado por insuficiência cardíaca, mas também é observado na síndrome nefrótica, na cirrose e no hipotireoidismo grave. O edema unilateral está mais provavelmente associado a um distúrbio localizado, como a trombose venosa profunda ou a tromboflebite. Outras partes da anamnese podem esclarecer a etiologia do edema. Os pacientes que relatam DPN e ortopneia provavelmente têm etiologia cardíaca e, de fato, a DPN é o elemento mais específico da anamnese na insuficiência cardíaca. Se houver histórico de abuso de álcool e icterícia, a doença hepática deve ser considerada uma causa. O edema dos olhos e da face, além do edema de membros inferiores, está mais provavelmente relacionado à síndrome nefrótica, embora isso também possa ocorrer na insuficiência cardíaca. O edema associado a modificação da cor ou a úlceras nos membros inferiores é frequentemente observado na insuficiência venosa crônica. Em um paciente com início insidioso de edema que evolui para anasarca e ascite, deve-se considerar o diagnóstico de pericardite constritiva crônica.

Cianose

A cianose é definida como uma coloração azulada anormal da pele resultante do aumento no nível de hemoglobina reduzida ou de hemoglobina anormal no sangue. Quando encontrada, representa tipicamente uma saturação de oxigênio inferior a 85% (normal, > 90%). Existem vários tipos de cianose. A cianose central geralmente se manifesta como uma alteração da cor dos lábios ou do tronco e geralmente representa baixas saturações de oxigênio devido ao desvio de sangue da direita para a esquerda. Isso pode ocorrer com anormalidades cardíacas estruturais, como grandes defeitos do septo interatrial ou interventricular, mas também ocorre com uma função pulmonar prejudicada, como na doença pulmonar obstrutiva crônica (DPOC) grave. A cianose periférica é tipicamente secundária à vasoconstrição na vigência de baixo débito cardíaco. Isso também pode ocorrer com a exposição ao frio e pode representar uma trombose arterial ou venosa local. Quando localizada nas mãos, a cianose periférica sugere o fenômeno de Raynaud. Com frequência, a cianose na infância indica uma cardiopatia congênita com desvio de sangue da direita para a esquerda, o que causa menor teor de oxigênio no sangue circulado sistemicamente.

Outros

Existem outros sintomas inespecíficos que podem indicar DCV. Embora a fadiga ocorra em numerosas condições clínicas, ela é comum em pacientes com doença cardíaca e pode ser manifestação de doença coronariana, de sobrecarga de volume, de baixo débito cardíaco, e de hipotensão ou hipertensão. As causas iatrogênicas de fadiga em pacientes cardíacos incluem tratamento clínico agressivo da HAS e hiperdiurese em pacientes com insuficiência cardíaca. A fadiga também pode ser um resultado direto da terapia clínica para a própria doença cardíaca, como aquela com agentes betabloqueadores.

Embora a tosse esteja comumente associada à doença pulmonar, ela também pode indicar pressões intracardíacas elevadas que podem levar a edema pulmonar. Os pacientes com insuficiência cardíaca ou valvopatia esquerda significativa podem apresentar tosse. Um paciente com ICC pode descrever tosse produtiva com expectoração rosa espumosa, mas não a expectoração franca com sangue ou tingida de sangue, que é mais tipicamente observada com patologia pulmonar primária. Náuseas e vômitos podem acompanhar o IAM e são frequentemente os únicos sintomas de infarto do miocárdio. Esses sintomas "abdominais" também podem ser um reflexo da insuficiência cardíaca que leva à congestão hepática ou intestinal devido à pressão alta do coração direito. Anorexia, plenitude abdominal e caquexia podem ocorrer na insuficiência cardíaca em estágio terminal, e o termo "caquexia cardíaca" foi cunhado para descrever essa síndrome. A noctúria também é um sintoma descrito na insuficiência cardíaca; a perfusão renal melhora quando o paciente está em decúbito dorsal/ventral, promovendo então o aumento do débito urinário. Pode ocorrer rouquidão devido à compressão do nervo laríngeo recorrente. Isso pode acontecer com artérias pulmonares aumentadas, átrio esquerdo aumentado ou aneurisma da aorta (síndrome de Ortner).

Apesar da miríade de sintomas de DCV descritos aqui, muitos pacientes com uma doença cardíaca significativa são assintomáticos. Pacientes com DAC podem apresentar períodos de isquemia assintomática que podem ser documentados no monitoramento eletrocardiográfico ambulatorial. Até um terço dos pacientes que sofreram um IAM não sabe que tiveram um evento. Isso é mais comum em

Capítulo 3 Avaliação do Paciente com Doença Cardiovascular

diabéticos e em pacientes idosos. Um paciente pode ter a função ventricular bastante comprometida por algum tempo antes de apresentar sintomas. Além disso, pacientes com fibrilação atrial podem ser totalmente assintomáticos, sendo esse ritmo descoberto somente após a realização de exame físico ou eletrocardiograma.

Também é importante notar que a DCV é uma causa importante de morbidade e mortalidade em mulheres, mas as mulheres não foram classicamente incluídas em grandes estudos longitudinais ou epidemiológicos de doença cardíaca. Assim, muito do nosso conhecimento foi obtido a partir do estudo em homens, e as mulheres podem ter sintomas e apresentações atípicos de doenças cardiovasculares. Uma alta suspeição clínica de DCV, principal causa de morte em homens e mulheres, é imperativa durante a avaliação, especialmente do paciente com fatores de risco para doenças cardiovasculares.

Às vezes, os pacientes não relatam sintomas relacionados às atividades habituais da vida diária, mas os sintomas estão presentes quando o teste funcional é realizado. Portanto, avaliar a capacidade funcional é uma parte muito importante do histórico de um paciente com DCV conhecida ou suspeitada. A capacidade ou incapacidade de realizar várias atividades é um dado importante na determinação da inaptidão e na avaliação da resposta à terapia e do prognóstico geral, e pode influenciar as decisões sobre o momento e o tipo de terapia ou intervenção. A New York Heart Association Functional Classification é comumente usada para avaliar a capacidade funcional com base na "atividade habitual" (Tabela 3.3). Os pacientes são classificados em uma das quatro classes funcionais. A classe funcional I inclui os pacientes com doença cardíaca conhecida que não apresentam limitações nas atividades normais. As classes funcionais II e III descrevem os pacientes que apresentam sintomas com cada vez menos atividade, enquanto os pacientes da classe funcional IV apresentam sintomas em repouso. A Canadian Cardiovascular Society forneceu uma classificação semelhante da capacidade funcional especificamente para pacientes com angina de peito. Essas ferramentas são muito úteis na classificação dos sintomas de um paciente em determinado momento, possibilitando então a comparação em um ponto futuro e a determinação se os sintomas são estáveis ou progressivos.

Tabela 3.3 Classificação da capacidade funcional.[a]

Classe I	Sem comprometimento	A atividade normal não causa sintomas; os sintomas ocorrem apenas com atividade extenuante ou prolongada.
Classe II	Discretamente comprometida	A atividade física comum resulta em sintomas; sem sintomas em repouso.
Classe III	Moderadamente comprometida	A atividade menor que a normal resulta em sintomas; sem sintomas em repouso.
Classe IV	Muito comprometida	Qualquer atividade resulta em sintomas; os sintomas podem estar presentes em repouso.

[a]Os *sintomas* referem-se a fadiga indevida, dispneia, palpitações ou angina na classificação da New York Heart Association e se relacionam especificamente à angina na classificação da Canadian Cardiovascular Society.

DIAGNÓSTICO E EXAME FÍSICO

Geral

Assim como a anamnese detalhada, o exame físico também é vital na avaliação de um paciente com DCV. Isso consiste em mais do que uma simples ausculta cardíaca. Muitas doenças do sistema cardiovascular podem afetar e ser afetadas por outros sistemas orgânicos. Portanto, um exame físico geral detalhado é essencial. O aspecto geral de um paciente é útil: cor da pele, padrão respiratório, presença de dor e estado nutricional geral são indícios diagnósticos. O exame da cabeça pode revelar evidências de hipotireoidismo, como perda de cabelo e edema periorbitário, e o exame dos olhos pode revelar exoftalmia associada ao hipertireoidismo. Ambas as condições podem afetar o coração. O exame da retina pode revelar edema macular ou hemorragias em chama de vela que podem estar associadas à hipertensão não controlada. Achados como baqueteamento digital ou edema de membros e icterícia ou cianose ao se avaliar a pele são indícios de DCV não diagnosticada.

Exame das pulsações venosas jugulares

O exame das veias do pescoço pode fornecer muitos dados sobre a hemodinâmica do coração direito. A veia jugular interna direita deve ser examinada porque o trajeto relativamente reto das veias braquiocefálica e jugular direita reflete de modo mais acurado a verdadeira pressão atrial direita. O trajeto mais longo e sinuoso das veias do lado esquerdo não permite uma transmissão hemodinâmica tão precisa. Para o exame da veia jugular interna direita, o paciente deve ser posicionado em um ângulo de 45° – mais alto em pacientes com suspeita de pressão venosa elevada e mais baixo naqueles com pressão venosa mais baixa. A cabeça deve estar levemente virada para a esquerda, e uma luz incidida em ângulo sobre o pescoço pode ajudar no exame. Embora a própria veia jugular interna não seja visível, as pulsações desse vaso são transmitidas para a pele e podem ser vistas na maioria dos casos. A artéria carótida fica próxima à veia jugular e suas pulsações às vezes também podem ser vistas. Portanto, deve-se ter certeza de que se está observando o vaso correto.

Várias técnicas podem ajudar o clínico a diferenciar as pulsações carotídeas e venosas. Um padrão de pulsação carotídea normal geralmente aparece como um movimento ascendente suave e rápido, enquanto uma pulsação venosa tende a ter três "ondas": a onda *a* de contração atrial, a onda *c* de fechamento da valva tricúspide e a onda *v* de contração ventricular. Variações no aspecto dessas ondas podem ajudar o médico a diagnosticar arritmia, constrição e tamponamento, valvopatia e insuficiência cardíaca. Estas condições são mais bem discutidas no texto a seguir. As pulsações carotídeas e venosas podem ainda ser distinguidas pela reação à tentativa de compressão das pulsações ou do vaso. Um pulso arterial não será obliterado por esta manobra, enquanto um pulso venoso provavelmente ficará diminuído ou ausente com compressão. As pulsações arteriais não são alteradas pelas mudanças de posicionamento, enquanto as pulsações venosas, que são essencialmente reflexos de uma coluna de líquido drenando para o coração direito, aparecerão mais altas no pescoço/cabeça quando o paciente estiver mais em decúbito dorsal e mais baixas quando o paciente estiver mais elevado. Finalmente, a compressão do abdome causará elevação ou aumento da proeminência da aparência de uma onda venosa e não afetará uma onda arterial no pescoço.

Tanto o nível de pressão venosa quanto a morfologia das ondas venosas devem ser observados. Uma vez localizadas as pulsações, determina-se a distância vertical do ângulo esternal (ângulo de Louis) ao topo das pulsações. Como o átrio direito fica cerca de 5 cm verticalmente abaixo do ângulo esternal, esse número é adicionado à medida anterior para chegar a uma pressão atrial direita estimada em centímetros de água. A pressão atrial direita é normalmente de 5 a 9 cmH$_2$O. Pode ser maior em pacientes com insuficiência cardíaca descompensada, distúrbios da valva tricúspide (regurgitação ou estenose), cardiomiopatia restritiva ou pericardite constritiva.

Na inspiração, desenvolve-se uma pressão intratorácica negativa, o sangue venoso drena para o tórax e a pressão venosa no paciente normal cai; o oposto ocorre durante a expiração. Em um paciente com condições como insuficiência cardíaca descompensada, pericardite constritiva ou cardiomiopatia restritiva, esse padrão é revertido (sinal de Kussmaul) e a pressão venosa aumenta com a inspiração. Quando as veias do pescoço forem examinadas, deve ser aplicada uma pressão firme por 10 a 30 segundos no quadrante superior direito do abdome sobre o fígado. Em um paciente normal, isso fará com que a pressão venosa aumente brevemente e depois retorne ao normal. No paciente com condições como insuficiência cardíaca, pericardite constritiva ou uma regurgitação tricúspide substancial, as veias do pescoço mostrarão um aumento sustentado da pressão devido à congestão passiva do fígado. Esse achado é denominado refluxo hepatojugular.

As ondas normais do pulso venoso jugular estão apresentadas na Figura 3.1A. A onda *a* resulta da contração atrial. O colapso *x* resulta do relaxamento atrial após a contração e da tração do assoalho do átrio direito para baixo com a contração do ventrículo direito. A onda *c* interrompe o colapso *x* e é gerada pelo abaulamento das válvulas da valva tricúspide para o átrio direito durante a sístole ventricular. Isso ocorre ao mesmo tempo que o pulso carotídeo. A pressão atrial então aumenta como resultado do retorno venoso com a valva tricúspide fechada durante a sístole ventricular; isso gera a onda *v*, que normalmente é menor que a onda *a*. O colapso *y* segue quando a valva tricúspide se abre e o sangue flui do átrio direito para o ventrículo direito durante a diástole.

A compreensão das ondas do pulso venoso jugular normal é fundamental porque elas podem ser alteradas em doenças diferentes. As anormalidades dessas ondas refletem anormalidades estruturais, funcionais e elétricas subjacentes do coração (ver Figura 3.1B a G). Uma elevação da pressão atrial direita resultando em distensão venosa jugular pode ser encontrada na insuficiência cardíaca (tanto sistólica quanto diastólica), na hipervolemia, na síndrome da veia cava superior e na valvopatia. A onda *a* é exagerada em qualquer condição em que ocorra maior resistência ao esvaziamento atrial direito. Tais condições incluem hipertensão pulmonar, estenose tricúspide e hipertrofia ou insuficiência ventricular direita. As *ondas a em canhão* ocorrem quando o átrio se contrai contra uma valva tricúspide fechada, o que pode ocorrer com um BAV completo ou qualquer outra situação que envolva uma dissociação AV. A onda *a* desaparece durante a fibrilação atrial. Na insuficiência tricúspide significativa, a onda *v* torna-se muito proeminente e pode fundir-se com a onda *c*, o que diminui ou elimina o colapso *x*. Na estenose tricúspide, há o comprometimento do esvaziamento do átrio direito, o que leva a um colapso *y* atenuado. Na constrição pericárdica e na cardiomiopatia restritiva, o colapso *y* ocorre rápida e profundamente, e o colapso *x* também pode se tornar mais proeminente, levando então a uma onda com formato de *w*. No tamponamento pericárdico, o colapso *x* torna-se muito proeminente enquanto o colapso *y* diminui ou desaparece.

Exame da pressão arterial e do pulso

A pressão arterial é aferida de forma não invasiva com o uso de um esfigmomanômetro. Antes da aferição da pressão arterial, o paciente idealmente deve estar relaxado descansando por 5 a 10 minutos em uma sala silenciosa e sentado ou deitado confortavelmente. Uma braçadeira é tipicamente aplicada no braço cerca de 2,5 cm acima da fossa antecubital. Um estetoscópio é, então, usado para auscultar sob a borda inferior da braçadeira. A braçadeira é rapidamente insuflada até aproximadamente 30 mmHg acima da pressão arterial sistólica (PAS) prevista e, a seguir, é desinflada lentamente (aproximadamente 3 mmHg/s) enquanto o examinador ausculta os sons produzidos pelo fluxo de sangue na artéria previamente ocluída. Esses sons são os sons de Korotkoff. O primeiro som é tipicamente um som de batida muito claro que, quando auscultado, representa a PAS. À medida que a braçadeira continua a esvaziar, os sons desaparecem; este ponto representa a pressão arterial diastólica (PAD).

Em situações normais, a pressão em ambos os braços é relativamente igual. Se a pressão for aferida nos membros inferiores em vez dos braços, a PAS é tipicamente 10 a 20 mmHg mais alta. Se as pressões nos braços forem assimétricas, isso é sugestivo de doença aterosclerótica envolvendo a aorta, dissecção da aorta ou obstrução do fluxo nas artérias subclávia ou inominada. A pressão nos membros inferiores pode ser menor do que a pressão do braço quando existe doença da aorta abdominal, da artéria ilíaca ou da artéria femoral. A coarctação da aorta também pode levar a pressões discrepantes entre os membros superiores e inferiores. A pressão na perna mais de 20 mmHg maior que a pressão do braço pode ser encontrada no paciente com regurgitação aórtica significativa, um achado chamado sinal de Hill. Um erro comum na aferição da pressão arterial envolve o uso de uma braçadeira de tamanho incorreto. O uso de uma braçadeira pequena em uma pessoa com circunferência grande de braço leva à superestimativa dos níveis tensionais. Da mesma forma, o uso de uma braçadeira grande em uma pessoa com braços finos subestima os níveis tensionais.

O exame do pulso arterial em um paciente com DCV deve incluir a palpação dos pulsos arteriais carotídeo, radial, braquial, femoral, poplíteo, tibial posterior e pedioso bilateralmente. O pulso carotídeo reflete com mais acurácia o pulso aórtico central. Deve-se observar o ritmo, a força, o contorno e a simetria dos pulsos arteriais. Um pulso arterial normal (Figura 3.2A) aumenta rapidamente até atingir seu máximo ("pico") no início da sístole, estabiliza e, então, cai. O ramo descendente do pulso é interrompido pela incisura dicrótica, que é uma deflexão acentuada para baixo devido ao fechamento da valva aórtica. À medida que o pulso se move em direção à periferia, o pico sistólico é mais alto e a incisura dicrótica é mais tardia e menos perceptível.

O padrão normal do pulso arterial pode ser alterado por várias DCVs (ver Figura 3.2B a F). A amplitude do pulso aumenta em condições como anemia, gravidez, tireotoxicose e outros estados com um alto débito cardíaco. A insuficiência aórtica, com seu aumento resultante na pressão diferencial (diferença entre pressões sistólica e diastólica), leva a um pulso carotídeo delimitador, muitas vezes referido como pulso de Corrigan ou pulso de golpe de ariete. A amplitude do pulso é diminuída em estados de baixo débito, tais como insuficiência cardíaca, hipovolemia e estenose mitral. A taquicardia com tempos de enchimento diastólico mais curtos também diminui a amplitude do pulso. A estenose aórtica, quando significativa, leva a um pico sistólico tardio e pulso carotídeo diminuído, esse último denominado *pulso pequeno e tardio (anacrótico)*. Um pulso bisférico é mais perceptível à palpação da artéria carótida. Caracteriza-se por dois picos sistólicos e pode ser encontrado em pacientes com insuficiência aórtica pura. O primeiro pico é a onda de percussão, que resulta da rápida ejeção de grande volume de sangue no início da sístole. O segundo pico é uma onda refletida da periferia. Um pulso bisférico também pode ser encontrado naqueles com cardiomiopatia hipertrófica, em que o movimento inicial rápido do pulso é interrompido pela obstrução da VSVE. A onda refletida produz o segundo impulso. O pulso alternante consiste em variação de um batimento para outro pulso e pode ser encontrado em pacientes com disfunção sistólica ventricular esquerda grave.

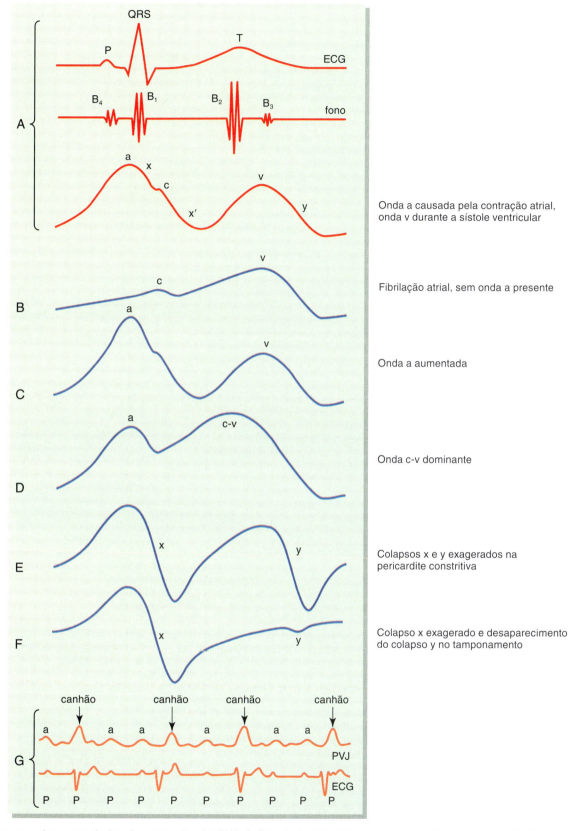

Figura 3.1 Traçados normais e anormais do pulso venoso jugular (PVJ). **A.** Traçado de pulso jugular normal com eletrocardiograma (ECG) e fonocardiograma simultâneos. **B.** Desaparecimento da onda *a* na fibrilação atrial. **C.** Onda *a* grande na estenose tricúspide. **D.** Onda *c-v* grande na regurgitação tricúspide. **E.** Colapsos *x* e *y* proeminentes na pericardite constritiva. **F.** Colapso *x* proeminente e colapso *y* diminuto no tamponamento pericárdico. **G.** O traçado do PVJ e o ECG simultâneo durante um BAV completo demonstram ondas *a* em canhão que ocorrem quando o átrio se contrai contra uma valva tricúspide fechada durante a sístole ventricular. B_1 a B_4, bulhas cardíacas; *P*, ondas P correlacionando-se com a contração atrial.

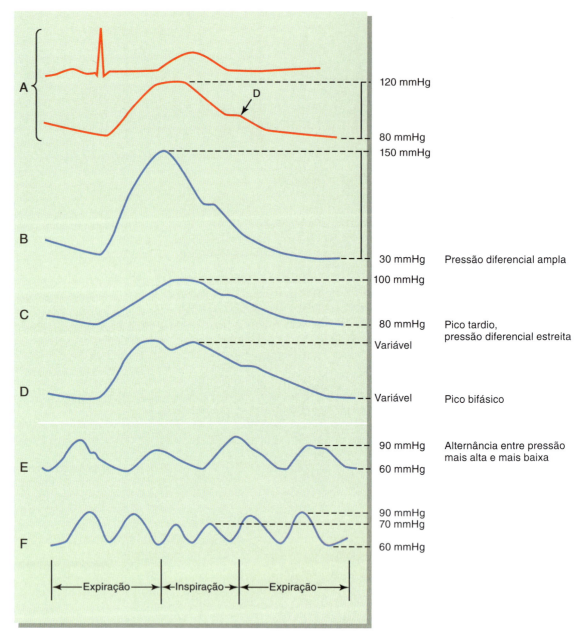

Figura 3.2 Contornos normais e anormais do pulso arterial carotídeo. **A.** Pulso arterial normal com eletrocardiograma (ECG) simultâneo. A onda dicrótica *(D)* ocorre logo após o fechamento da valva aórtica. **B.** Pressão diferencial (de pulso) ampla na insuficiência aórtica. **C.** Pulso pequeno e tardio (pequena amplitude com movimento ascendente lento) associado à estenose aórtica. **D.** Pulso bisférico com dois picos sistólicos, típico de cardiomiopatia hipertrófica obstrutiva ou insuficiência aórtica, principalmente se houver estenose aórtica concomitante. **E.** Pulso alternante, característico de insuficiência ventricular esquerda grave. **F.** Pulso paradoxal (diminuição da PAS > 10 mmHg na inspiração), mais característico de tamponamento cardíaco.

O pulso paradoxal é um exagero da queda inspiratória normal da PAS. Na inspiração, a pressão intratorácica negativa é transmitida para a aorta, e a PAS geralmente cai até 10 mmHg. No pulso paradoxal, essa queda é maior que 10 mmHg e pode ser palpável quando for significativa (> 20 mmHg). É característica do tamponamento cardíaco, mas também pode ser observada na pericardite constritiva, na embolia pulmonar, no choque hipovolêmico, na gravidez e na DPOC grave.

Como a doença vascular periférica geralmente acompanha a DAC, um exame detalhado dos pulsos arteriais periféricos é uma parte crucial do exame físico de um paciente com doença cardíaca isquêmica conhecida ou suspeitada. Além dos pulsos carotídeo, braquial, radial, femoral, poplíteo, pedioso e tibial posterior, a aorta abdominal deve ser palpada. Quando a aorta abdominal é palpável abaixo do umbigo, aventa-se a possibilidade de aneurisma de aorta abdominal. O comprometimento do fluxo sanguíneo para os membros inferiores pode causar claudicação, uma dor localizada nas nádegas, na coxa, na panturrilha ou no pé, dependendo da localização da doença. Quando existe uma estenose significativa na vasculatura periférica, os pulsos distais podem estar significativamente reduzidos ou ausentes. O fluxo sanguíneo em uma artéria estenótica pode ser turbulento, criando então um sopro audível. Com o envelhecimento normal, as artérias periféricas tornam-se menos complacentes e essa alteração pode obscurecer os achados anormais.

Exame do precórdio

Um exame cardiovascular completo deve sempre incluir a inspeção cuidadosa e a palpação do tórax. As anormalidades da parede torácica, incluindo os achados cutâneos, devem ser observadas. Um tórax escavado (*pectus excavatum*) está associado à síndrome de Marfan e ao prolapso da valva mitral. Um tórax carenado (*pectus carinatum*) também pode ser encontrado em pacientes com síndrome de Marfan. A cifoescoliose pode levar à insuficiência cardíaca direita e à hipertensão pulmonar secundária. Deve-se também avaliar as pulsações visíveis, principalmente nas regiões da aorta (segundo espaço intercostal direito e incisura supraesternal), a artéria pulmonar (terceiro espaço intercostal esquerdo), o ventrículo direito (região paraesternal esquerda) e o ventrículo esquerdo (quarto ao quinto espaço intercostal na linha hemiclavicular esquerda). Pulsações proeminentes nessas áreas sugerem alargamento desses vasos ou câmaras. A retração da área paraesternal esquerda pode ser observada em pacientes com uma hipertrofia ventricular esquerda grave, enquanto a retração sistólica no ápice ou na axila esquerda (sinal de Broadbent) é mais característica da pericardite constritiva.

A palpação do precórdio é mais bem realizada quando o paciente, com o tórax exposto, está em decúbito dorsal ou em decúbito lateral esquerdo com o examinador localizado à sua direita. O examinador deve então colocar a mão direita sobre a parede torácica inferior esquerda com as pontas dos dedos sobre a região do ápice cardíaco e a palma sobre a região do ventrículo direito. O próprio ventrículo direito é tipicamente mais bem palpado na região subxifoide com a ponta do dedo indicador. Nos pacientes com DPOC, obesos ou muito musculosos, as pulsações cardíacas normais podem não ser palpáveis. Além disso, as deformidades da parede torácica podem dificultar ou impossibilitar a palpação das pulsações. O impulso cardíaco apical (*ictus cordis*) normal é uma pulsação breve e discreta (1 cm de diâmetro) localizada no quarto ao quinto espaço intercostal ao longo da linha hemiclavicular esquerda. Em um paciente com um coração normal, isso representa o ponto de impulso máximo (PIM). Se o coração não puder ser palpado com o paciente em decúbito dorsal, deve-se tentar o decúbito lateral esquerdo. Se o ventrículo esquerdo estiver aumentado por qualquer motivo, o PIM normalmente será deslocado lateralmente. Nos estados de sobrecarga de volume, como na insuficiência aórtica, o ventrículo esquerdo dilata-se, resultando então em um impulso apical rápido que aumenta em amplitude. Com uma sobrecarga de pressão, como na hipertensão de longa duração e na estenose aórtica, o aumento ventricular é resultado da hipertrofia e o impulso apical é contínuo. Muitas vezes, é acompanhado por um galope por B_4 palpável. Pacientes com cardiomiopatia hipertrófica podem apresentar impulsos apicais duplos ou triplos. Aqueles com aneurisma apical podem ter um impulso apical maior e discinético.

O ventrículo direito geralmente não é palpável. Entretanto, naqueles com dilatação ou hipertrofia ventricular direitas, que podem estar relacionadas a doença pulmonar grave, hipertensão pulmonar ou cardiopatia congênita, um impulso (*ictus* de VD) pode ser palpado na região paraesternal esquerda. Em alguns casos de enfisema grave, quando a distância entre a parede torácica e o ventrículo direito é aumentada, o ventrículo direito é mais bem palpado na região subxifoide. Na hipertensão pulmonar grave, a artéria pulmonar pode produzir um impulso palpável no segundo ao terceiro espaço intercostal à esquerda do esterno. Isso pode ser acompanhado por um ventrículo direito palpável ou um componente pulmonar (P_2) palpável da segunda bulha cardíaca (B_2). Um aneurisma da aorta ascendente ou do arco aórtico pode resultar em pulsação palpável na incisura supraesternal. Os frêmitos são sensações vibratórias mais bem palpados com as pontas dos dedos; são manifestações de sopros ásperos causados por problemas como estenose aórtica, cardiomiopatia hipertrófica e defeitos septais.

Ausculta

Técnicas

A ausculta do coração é realizada com o uso de um estetoscópio com peças torácicas duplas. O diafragma é ideal para sons de alta frequência, enquanto a campânula auxilia na auscultação de sons de baixa frequência. Quando são auscultados tons de baixa frequência, a campânula deve ser colocada suavemente sobre a pele com o mínimo de pressão aplicada. Se a campânula for aplicada com mais firmeza, a pele será distendida e os sons de alta frequência serão auscultados (como ao usar o diafragma). Idealmente, a ausculta deve ser realizada em um ambiente silencioso com o tórax do paciente exposto e o examinador mais bem posicionado à sua direita. Quatro focos principais de ausculta são avaliados começando-se no ápice e movendo-se em direção à base do coração. A valva mitral é mais audível no ápice ou na localização do PIM. Os eventos da valva tricúspide são observados dentro ou ao redor do quarto espaço intercostal esquerdo adjacente ao esterno. A valva pulmonar é mais bem avaliada no segundo espaço intercostal esquerdo. A valva aórtica é avaliada no segundo espaço intercostal direito. Essas áreas devem ser avaliadas do ápice à base usando-se o diafragma e, em seguida, averiguadas novamente com a campânula. Também deve ser feita ausculta do dorso, das axilas, do hemitórax direito e das áreas supraclaviculares. Fazer o paciente realizar movimentações como inclinar o tronco para frente, expirar, ficar em pé, agachar e realizar a manobra de Valsalva pode ajudar a acentuar certos sons cardíacos (Tabela 3.4).

Sons normais do coração

Todos os sons cardíacos devem ser descritos de acordo com a sua qualidade, intensidade e frequência. Há dois sons cardíacos primários detectados à ausculta: B_1 e B_2. São sons de alta frequência causados pelo fechamento das valvas. A primeira bulha cardíaca (B_1) ocorre com o início da sístole ventricular e é causada pelo fechamento das valvas mitral e tricúspide. A B_2 é causada pelo fechamento das valvas aórtica e pulmonar e marca o início da diástole ventricular. Todos os outros sons cardíacos são cronometrados com base nesses dois sons.

A B_1 tem dois componentes, o primeiro dos quais (M_1) é geralmente mais alto, mais bem auscultado no ápice e causado pelo fechamento da valva mitral. O segundo componente (T_1), mais suave e relacionado ao fechamento da valva tricúspide, é mais audível na borda esternal esquerda inferior. Embora possa haver dois componentes, a B_1 é tipicamente auscultada como um único som. A B_2 também tem dois componentes, que normalmente podem ser facilmente distinguidos. A_2, o componente causado pelo fechamento da valva aórtica, geralmente é mais alto e auscultado mais cedo, e é mais bem auscultado na borda esternal superior direita. P_2, causado pelo fechamento da valva pulmonar, é mais bem reconhecido no segundo espaço intercostal esquerdo. Na expiração, uma B_2 normal é percebida como um único som. Na inspiração, entretanto, o retorno venoso para o coração direito é aumentado e o aumento da capacitância do leito vascular pulmonar resulta em um retardo no fechamento da valva pulmonar. Um discreto declínio do retorno venoso pulmonar para o ventrículo esquerdo leva ao fechamento mais precoce da valva aórtica. Portanto, o desdobramento fisiológico da B_2, com A_2 precedendo P_2 durante a inspiração, é um achado normal.

Às vezes, sons cardíacos adicionais podem ser auscultados em indivíduos normais. Ocasionalmente, uma terceira bulha cardíaca (B_3) é auscultada em crianças e adultos jovens saudáveis. Isso é chamado de B_3 fisiológica, que raramente é auscultada após os 40 anos em um indivíduo normal. Uma quarta bulha cardíaca (B_4) é causada pela contração atrial forçada contra um ventrículo não complacente; raramente é auscultada em pacientes jovens normais, mas é relativamente comum em indivíduos mais velhos.

Seção 2 Doenças Cardiovasculares

Tabela 3.4 Efeitos das manobras fisiológicas sobre os eventos auscultatórios.

Manobra	Principais efeitos fisiológicos	Alterações auscultatórias úteis
Respiração	↑ Retorno venoso com inspiração	↑ Sopros cardíacos direitos e galopes na inspiração; desdobramento da B_2 (ver Figura 3.3)
Valsalva (inicial ↑ PA, fase I; seguido por ↓ PA, fase II)	↓ PA	↑ CMH
	↓ Retorno venoso	↓ EAo, RM
	↓ Tamanho do VE (fase II)	Clique do PVM mais cedo na sístole; prolongamento do sopro
Posição ortostática	↓ Retorno venoso	↑ CMH
	↓ Tamanho do VE	↓ EAo, RM
		Clique do PVM mais cedo na sístole; prolongamento do sopro
Agachamento	↑ Retorno venoso	↑ EAo, RM, IAo
	↑ Resistência vascular sistêmica	↓ CMH
	↑ Tamanho do VE	Clique do PVM tardio; encurtamento do sopro
Exercício isométrico (p. ex., preensão manual)	↑ Pressão arterial	↑ Galopes
	↑ Débito cardíaco	↑ RM, IAo, EM
		↓ EAo, CMH
Pós-CVP ou prolongado	↑ Enchimento ventricular	↑ EAo
Intervalo R-R	↑ Contratilidade	Pouca mudança na RM
Nitrato de amila	↓ Pressão arterial	↑ CMH, EAo, EM
	↑ Débito cardíaco	↓ IAo, RM, sopro de Austin Flint
	↓ Tamanho do VE	Clique do PVM mais cedo na sístole; prolongamento do sopro
Fenilefrina	↑ Pressão arterial	↑ RM, IAo
	↑ Débito cardíaco	↓ EAo, CMH
	↓ Tamanho do VE	Clique do PVM tardio; encurtamento do sopro

↑, Intensidade aumentada; ↓, intensidade diminuída; *CMH*, cardiomiopatia hipertrófica; *CVP*, contração ventricular prematura (extrassístole ventricular); *EAo*, estenose aórtica; *EM*, estenose mitral; *IAo*, insuficiência aórtica; *PA*, pressão arterial; *PVM*, prolapso da valva mitral; *RM*, regurgitação mitral; *R-R*, intervalo entre as ondas R em um eletrocardiograma; *VE*, ventrículo esquerdo.

Os sopros são vibrações auditivas geradas por um alto fluxo através de uma valva normal ou por um fluxo normal através de uma valva ou estrutura anormal. Os sopros que ocorrem no início da sístole e são suaves e de curta duração não são tipicamente patológicos e são denominados *sopros inocentes*. Geralmente, são causados pelo fluxo através das vias de saída normais do ventrículo esquerdo ou do ventrículo direito e são encontrados em crianças e adultos jovens. Alguns sopros sistólicos estão associados a estados de alto fluxo, tais como febre, anemia, doença da tireoide e gravidez, e não são inocentes, embora não estejam tipicamente associados a doenças cardíacas estruturais. Eles são chamados de *sopros fisiológicos* por causa de sua associação com estados fisiológicos alterados. Todos os sopros diastólicos são patológicos.

Sons cardíacos anormais

As anormalidades em B_1 e B_2 estão relacionadas à intensidade (Tabela 3.5) ou ao desdobramento respiratório (Tabela 3.6). A B_1 é acentuada por taquicardia e intervalos PR curtos, sendo mais suave em pacientes com intervalo PR longo. A B_1 varia em intensidade se a relação entre a sístole atrial e a ventricular variar. Naqueles pacientes com fibrilação atrial, o enchimento e o esvaziamento atriais não são consistentes devido a uma FC variável que leva a alterações batimento a batimento na intensidade da B_1. Isso também pode ocorrer no BAV ou na dissociação AV. Na estenose mitral precoce, a B_1 é frequentemente hiperfonética; mas, na estenose grave, há a diminuição do movimento das válvulas da valva mitral e B_1 está hipofonética ou

Tabela 3.5 Intensidade anormal das bulhas cardíacas.

	B_1	A_2	P_2
Hiperfonese	Intervalo PR curto Estenose mitral com valva flexível	Hipertensão arterial sistêmica Dilatação da aorta Coarctação da aorta	Hipertensão pulmonar Parede torácica fina
Hipofonese	Intervalo PR longo Regurgitação mitral Função ventricular esquerda deficiente Estenose mitral com valva rígida Parede torácica grossa	Estenose aórtica calcificada Regurgitação aórtica	Estenose pulmonar valvar ou subvalvar
Variável	Fibrilação atrial BAV	–	–

A_2, Componente da segunda bulha cardíaca (B_2) causado pelo fechamento da valva aórtica; B_1, primeira bulha cardíaca; *BAV*, bloqueio atrioventricular; P_2, componente da B_2 causado pelo fechamento da valva pulmonar.

Capítulo 3 Avaliação do Paciente com Doença Cardiovascular

Tabela 3.6 Desdobramento anormal da B_2.

B_2 única	Desdobramento amplo da B_2 com variação respiratória normal	Desdobramento fixo da B_2	Desdobramento paradoxal da B_2
Estenose pulmonar	Bloqueio de ramo direito	Defeito do septo interatrial	Bloqueio de ramo esquerdo
Hipertensão arterial sistêmica	Estimulação ventricular esquerda Estenose pulmonar	Disfunção grave do ventrículo direito	Estimulação ventricular direita
Doença arterial coronariana	Embolia pulmonar		Angina, infarto agudo do miocárdio
Qualquer condição que possa levar a desdobramento paradoxal da B_2	Dilatação idiopática da artéria pulmonar Regurgitação mitral Defeito do septo interventricular		Estenose aórtica Cardiomiopatia hipertrófica Regurgitação aórtica

B_2, Segunda bulha cardíaca.

totalmente ausente (Figuras 3.3 e 3.4). Como mencionado anteriormente, o desdobramento da B_1 não é auscultado com frequência. No entanto, é mais encontrado nas condições que retardam o fechamento da valva tricúspide, tais como o bloqueio de ramo direito (BRD) e a anomalia de Ebstein (Áudio 3.1, Anormalidades de Ebstein).

A B_2 pode ser acentuada em pacientes com HAS, quando o componente aórtico é hiperfonético, ou na hipertensão pulmonar, quando o componente pulmonar é hiperfonético. Na estenose aórtica ou pulmonar grave, o movimento das válvulas das respectivas valvas é reduzido e a intensidade da B_2 é significativamente diminuída. Pode desaparecer completamente se o sopro acompanhante obscurecer o que resta da B_2.

Existem vários padrões de desdobramento anormal da B_2. A B_2 pode permanecer única durante a respiração se A_2 ou P_2 não existirem ou se ocorrerem simultaneamente. Como mencionado anteriormente, A_2 pode estar ausente na estenose aórtica grave. P_2 pode ser inaudível em várias anormalidades congênitas da valva pulmonar. O desdobramento pode ser persistente ao longo do ciclo respiratório se A_2 ocorrer precocemente ou se P_2 for tardio, como ocorre no BRD. Nesse caso, sempre existe o desdobramento da B_2, mas o intervalo entre A_2 e P_2 varia um pouco. No desdobramento fixo, o intervalo entre A_2 e P_2 é consistentemente amplo e não é afetado pela respiração. Esse achado é observado na comunicação interatrial (CIA) do tipo *ostium secundum* ou na insuficiência ventricular direita. O desdobramento paradoxal da B_2 ocorre quando P_2 precede A_2. Isso leva a desdobramento na expiração e a B_2 única na inspiração. Essa é comumente encontrada em situações de ativação elétrica tardia do ventrículo esquerdo, como em pacientes com bloqueio de ramo esquerdo (BRE) ou na estimulação ventricular direita. Também pode ser observada na contração mecânica prolongada do ventrículo esquerdo, como em pacientes com estenose aórtica ou cardiomiopatia hipertrófica.

A terceira bulha cardíaca, B_3, é um som de baixa frequência mais bem auscultado no ápice na diástole média. Por ser de baixa frequência, é mais bem reconhecido com o uso da campânula do estetoscópio. Como afirmado anteriormente, a B_3 pode ser fisiológica em crianças, mas é patológica em indivíduos mais velhos e está frequentemente associada a doença cardíaca subjacente. Uma B_3 ocorre durante a fase de enchimento rápido da diástole e se acredita que indique uma limitação súbita da expansão do ventrículo esquerdo. Isso pode ser observado em casos de sobrecarga de volume ou taquicardia. As manobras que aumentam o retorno venoso acentuam a B_3, enquanto as que reduzem o retorno venoso diminuem sua intensidade. A quarta bulha cardíaca, B_4, também é um som de baixa frequência; mas, ao contrário da B_3, é auscultada no fim da diástole, pouco antes da B_1. O galope por B_4 resulta da ejeção ativa de sangue em um ventrículo esquerdo não complacente. Portanto, quando não há contração atrial, como na fibrilação atrial, uma quarta bulha cardíaca (B_4) não pode ser auscultada. Este som cardíaco também é mais bem reconhecido com o uso da campânula no ápice. A B_4 pode ser auscultada em pacientes com hipertrofia ventricular esquerda, IAM ou ventrículo esquerdo hiperdinâmico. Às vezes, uma B_3 e uma B_4 são auscultadas no mesmo paciente. Nos estados taquicárdicos, os dois sons podem se fundir no meio da diástole e formar um galope de somação.

Galopes por B_3 e B_4 são auscultados nas fases média e final da diástole, respectivamente. Existem outros sons anormais que podem ser auscultados durante a sístole e na fase inicial da diástole. Os *sons de ejeção* são tipicamente ouvidos no início da sístole e envolvem as valvas aórtica e pulmonar. Estes são sons de alta frequência que podem ser auscultados com um diafragma logo após a B_1. Os sons de ejeção são causados pela abertura total de valvas anormais, como uma valva aórtica bicúspide ou uma estenose pulmonar congênita. Eles são frequentemente seguidos por um sopro de ejeção típico da estenose aórtica ou pulmonar. Sons de ejeção também podem ser auscultados em pacientes com HAS ou pulmonar, embora seu mecanismo exato ainda não tenha sido esclarecido.

Os sons mesossistólicos a telessistólicos são chamados de *cliques de ejeção*. Eles estão mais comumente associados ao prolapso da valva mitral. Eles também são agudos e facilmente auscultados com o diafragma. O clique ocorre devido ao deslocamento máximo da válvula prolapsada da valva mitral para o átrio esquerdo e à tensão resultante das cordas tendíneas e válvulas redundantes (Áudio 3.2, Prolapso da Valva Mitral). O clique é geralmente seguido por um sopro típico de regurgitação mitral. Qualquer manobra que diminua o retorno venoso fará com que o clique ocorra mais cedo na sístole, enquanto o aumento do volume ventricular atrasará o clique (ver Tabela 3.4).

A abertura de valvas mitral ou tricúspide anormais pode ser audível no início da diástole. Esse *estalido de abertura* está mais frequentemente associado à estenose mitral reumática. É auscultado se as válvulas da valva permanecerem flexíveis e é gerado quando as válvulas se curvam abruptamente durante a diástole. A frequência, a intensidade e a cronologia do clique têm significância diagnóstica. Por exemplo, quanto menor o intervalo entre a B_2 e o estalido de abertura, mais grave é a estenose mitral, pois este é um reflexo da maior pressão atrial esquerda. O *som (knock) pericárdico* da pericardite constritiva e o *plop tumoral* gerados por um mixoma atrial também ocorrem no início da diástole e podem ser confundidos com um estalido de abertura. Tipicamente, podem ser diferenciados de um galope por B_3 porque são sons de frequência mais alta.

Sopros

Sopros são uma série de vibrações auditivas geradas pelo fluxo sanguíneo anormal através de uma estrutura cardíaca normal ou fluxo normal através de uma estrutura cardíaca anormal, ambos resultando em um fluxo turbulento. Esses sons são mais longos do que as bulhas cardíacas individuais e devem ser descritos com base em sua localização, frequência, intensidade, caráter, duração, forma e ocorrência no ciclo cardíaco. A intensidade de determinado sopro é tipicamente graduada em uma escala de 1 a 6 (Tabela 3.7). Sopros de grau 4 ou superior estão

Seção 2 Doenças Cardiovasculares

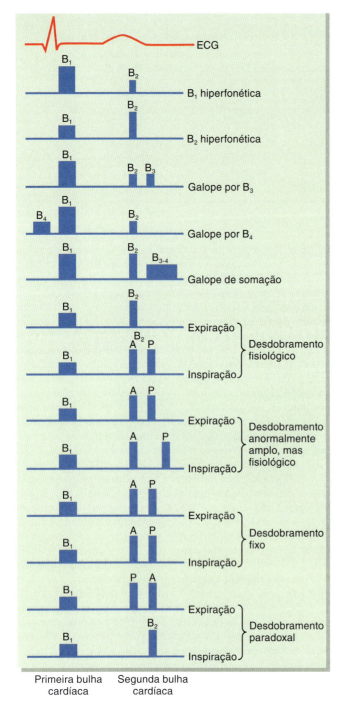

Figura 3.3 As bulhas cardíacas anormais podem estar relacionadas à intensidade anormal, à ocorrência de um ritmo de galope ou ao desdobramento anormal da segunda bulha cardíaca (B_2) durante a respiração. A_2, Componente da B_2 causado pelo fechamento da valva aórtica; *ECG*, eletrocardiograma; P_2, componente da B_2 causado pelo fechamento da valva pulmonar.

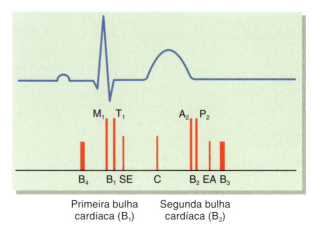

Figura 3.4 Relação das bulhas cardíacas adicionais com a primeira (B_1) e a segunda (B_2) bulhas normais. A B_1 é composta pelos sons de fechamento das valvas mitral (M_1) e tricúspide (T_1), embora seja frequentemente percebida como um único som. A B_2 é composta pelos sons de fechamento das valvas aórtica (A_2) e pulmonar (P_2), que geralmente são facilmente distinguíveis. A quarta bulha cardíaca (B_4) é suave, de baixa frequência e precede a B_1. Um som de ejeção (SE) pulmonar ou aórtico ocorre logo após B_1. O clique (C) sistólico do prolapso da valva mitral pode ser auscultado no meio da sístole ou no fim da sístole. O estalido de abertura (EA) da estenose mitral é agudo e ocorre logo após a S_2. Um *plop* tumoral ou um *knock* pericárdico ocorre ao mesmo tempo e pode ser confundido com um estalido de abertura ou uma B_3, que tem um tom mais baixo e ocorre um pouco mais tarde.

Tabela 3.7 Sistema de classificação para a intensidade dos sopros.

Classificação	Descrição
1	Sopro quase inaudível
2	Sopro de média intensidade
3	Sopro forte sem frêmito
4	Sopro forte com frêmito
5	Sopro muito forte; o estetoscópio precisa estar apoiado no tórax para auscultá-lo; pode ser auscultado no dorso
6	Sopro audível com estetoscópio fora do tórax

associados a frêmitos palpáveis. A intensidade de um sopro não se correlaciona necessariamente com a gravidade da doença. Por exemplo, um sopro pode ser bastante áspero quando associado a um grau moderado de estenose aórtica. Se a estenose for grave, no entanto, o fluxo através da valva diminui e o sopro torna-se bastante silencioso. Quando existe um grande defeito do septo interatrial, o fluxo é quase silencioso, enquanto o fluxo através de um pequeno defeito do septo interventricular está tipicamente associado a um sopro alto.

A frequência de um sopro pode ser alta ou baixa; sopros de alta frequência estão mais correlacionados com alta velocidade de fluxo no local da turbulência. Também é importante observar a configuração ou a forma de um sopro, tais como crescente, crescente-decrescente, decrescente ou em platô (Figura 3.5). As características de um sopro (p. ex., áspero, suave, forte) e o padrão de irradiação também são úteis no diagnóstico. Às vezes, manobras físicas podem ajudar a esclarecer a natureza de um sopro específico (ver Tabela 3.4).

Os sopros podem ser divididos em três categorias diferentes (Tabela 3.8). Os sopros sistólicos começam com ou após a primeira bulha cardíaca (B_1) e terminam com ou antes da B_2. Os sopros diastólicos começam com ou após a B_2 e terminam com ou antes da B_1. Os sopros contínuos começam na sístole e continuam até a diástole. Os sopros podem resultar de anormalidades no lado esquerdo ou direito do coração, ou nos grandes vasos. Os sopros do lado direito tornam-se mais altos com a inspiração devido ao aumento do retorno venoso. Isso pode ajudar a diferenciá-los dos sopros do lado esquerdo, que não são afetados pela respiração.

Capítulo 3 Avaliação do Paciente com Doença Cardiovascular

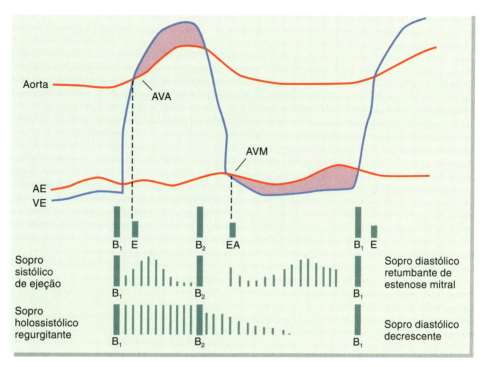

Figura 3.5 Sons e sopros anormais associados à disfunção valvar exibidos simultaneamente com os traçados de pressão atrial esquerda (AE), pressão de ventrículo esquerdo (VE) e pressão aórtica. As *áreas sombreadas* representam gradientes de pressão através da valva aórtica durante a sístole ou através da valva mitral durante a diástole; são característicos da estenose aórtica e da estenose mitral, respectivamente. *AVA*, abertura da valva aórtica; *AVM*, abertura da valva mitral; B_1, primeira bulha cardíaca; B_2, segunda bulha cardíaca; *E*, clique de ejeção da valva aórtica; *EA*, estalido de abertura da valva mitral.

Tabela 3.8 Classificação de sopros cardíacos.

Classe	Descrição	Lesões características
Sistólico		
Ejeção	Começa no início da sístole; pode se estender até o meio ou fim da sístole Padrão crescente-decrescente Muitas vezes de qualidade dura Começa após B_1 e termina antes de B_2	Estenoses aórticas valvares, supravalvares e subvalvares Cardiomiopatia hipertrófica Estenose pulmonar Dilatação da aorta ou da artéria pulmonar Valva aórtica malformada, mas não obstrutiva ↑ Fluxo transvalvar (p. ex., regurgitação aórtica, estados hipercinéticos, defeito do septo interatrial, sopro de fluxo fisiológico)
Holossistólico	Estende-se por toda a sístole[a] Relativamente uniforme em intensidade	Regurgitação mitral Regurgitação tricúspide Defeito do septo interventricular
Tardio	Início e duração variáveis, muitas vezes precedidos por um clique que não é de ejeção	Prolapso da valva mitral
Diastólico		
Precoce	Começa com A_2 ou P_2 Padrão decrescente com duração variável Muitas vezes agudo, tonalidade suave	Regurgitação aórtica Regurgitação pulmonar
Médio	Começa após B_2, geralmente após um estalido de abertura Ruído baixo *mais bem* auscultado com a campânula do estetoscópio Mais alto durante o exercício e na posição lateral esquerda Mais alto no início da diástole	Estenose mitral Estenose tricúspide ↑ Fluxo através das valvas atrioventriculares (p. ex., regurgitação mitral, regurgitação tricúspide, defeito do septo interatrial)
Tardio	Reforço pré-sistólico do sopro mesodiastólico	Estenose mitral Estenose tricúspide
Contínuo		
	Componentes sistólicos e diastólicos "Ruído de maquinário" Sopro de Gibson	Persistência do canal arterial Fístula atrioventricular coronariana Ruptura de aneurisma do seio de Valsalva para átrio ou ventrículo direito Sopro mamário Zumbido venoso

[a]Engloba tanto B_1 quanto B_2. A_2, Componente da B_2 causado pelo fechamento da valva aórtica; B_1, primeira bulha cardíaca; B_2, segunda bulha cardíaca; P_2, componente da B_2 causado pelo fechamento da valva pulmonar.

Os sopros sistólicos devem ser diferenciados com base no tempo (*i. e.*, sopros protossistólicos, mesossistólicos, telessistólicos e holossistólicos). Os sopros protossistólicos começam com a primeira bulha cardíaca (B$_1$), são decrescentes e terminam tipicamente antes da metade da sístole. Os defeitos do septo interventricular (comunicação interventricular [CIV]) e uma regurgitação mitral aguda podem levar a sopros sistólicos precoces. Os sopros mesossistólicos começam após a B$_1$ e terminam antes da B$_2$, muitas vezes em crescendo-decrescendo. São tipicamente causados por obstrução à saída do ventrículo esquerdo, por fluxo acelerado através da valva aórtica ou pulmonar, ou por alargamento da raiz da aorta ou do tronco pulmonar. A estenose aórtica, quando menos grave em grau, causa um sopro mesossistólico que pode ser áspero e irradiar para as artérias carótidas. A estenose pulmonar provoca um sopro semelhante que não irradia para as artérias carótidas, mas que pode mudar com a inspiração. O sopro da cardiomiopatia hipertrófica pode ser confundido com a estenose aórtica; entretanto, não irradia para as carótidas e torna-se exagerado com a diminuição do retorno venoso. Também podem ocorrer sopros inocentes ou benignos como resultado de esclerose da valva aórtica, de vibrações de um falso tendão do ventrículo esquerdo ou de vibração de válvulas normais da valva pulmonar. Geralmente são menos ásperos e de duração mais curta. Os estados de alto fluxo, como os encontrados em pacientes com febre, durante a gravidez ou com anemia, também podem levar a sopros de "fluxo" mesossistólicos.

Os sopros holossistólicos começam com a primeira bulha cardíaca (B$_1$) e terminam com a segunda bulha cardíaca (B$_2$); os exemplos clássicos são os sopros associados às regurgitações mitral e tricúspide. Eles também podem ocorrer em pessoas com CIV e persistência do canal arterial (PCA). Os sopros telessistólicos começam na fase média a final da sístole e terminam com a B$_2$. Eles podem ser característicos de uma estenose aórtica mais grave e também são típicos de sopros associados ao prolapso da valva mitral.

Os sopros diastólicos também são classificados de acordo com o momento que ocorrem no ciclo cardíaco (*i. e.*, protodiastólico, mesodiastólico e telediastólico). Os sopros protodiastólicos precoces começam na segunda bulha cardíaca (B$_2$) e podem resultar de regurgitação aórtica ou pulmonar; costumam ser decrescentes. Sopros mais curtos e quase silenciosos geralmente representam um processo agudo ou uma regurgitação leve, enquanto sopros mais duradouros e mais altos são provavelmente devidos a uma regurgitação mais grave. Os sopros mesodiastólicos começam após a segunda bulha cardíaca (B$_2$) e geralmente são causados por estenose mitral ou tricúspide. Eles são de baixa frequência e são geralmente chamados de "*ruflar diastólico*". Por serem de baixa frequência, são mais bem auscultados com a campânula do estetoscópio. Sopros semelhantes podem ser auscultados em pacientes com mixomas atriais obstrutivos. A insuficiência aórtica crônica grave pode levar ao fechamento prematuro da valva mitral, causando então um ruflar mesodiastólico chamado de sopro de Austin-Flint. Os sopros telediastólicos ocorrem imediatamente antes da primeira bulha cardíaca (B$_1$) e refletem o reforço pré-sistólico dos sopros mesodiastólicos resultantes do aumento do fluxo mitral ou tricúspide após a contração atrial.

Os sopros contínuos começam com a primeira bulha cardíaca (B$_1$) e duram por parte ou por toda a diástole. Eles são gerados pelo fluxo contínuo de um vaso ou uma câmara com alta pressão para um vaso ou uma câmara com pressão mais baixa. Eles são chamados de *sopros de maquinaria* e são causados por conexões aortopulmonares, como a PCA, as malformações AV ou os distúrbios do fluxo em artérias ou veias.

Outros sons cardíacos

O atrito pericárdico ocorre na vigência da pericardite e o som é áspero e semelhante ao couro sendo esfregado. Tipicamente, o atrito pericárdico é mais bem auscultado na borda esternal esquerda quando o paciente inclina o tórax para frente e prende a respiração no fim da expiração. Um atrito pericárdico clássico tem três componentes: sístole atrial, sístole

ventricular e diástole ventricular. Pode-se também auscultar um atrito pleural causado por uma irritação local da pleura circundante. Os sopros venosos contínuos, ou *zumbidos venosos*, são quase sempre auscultados em crianças. Eles podem ser auscultados durante a gravidez e em pacientes com anemia ou tireotoxicose. Eles são mais bem auscultados na base do pescoço com a cabeça do paciente virada para o lado oposto.

Sons de próteses valvares

As próteses valvares cardíacas produzem achados característicos na ausculta. As valvas bioprotéticas produzem sons semelhantes aos das valvas cardíacas nativas, mas geralmente são menores do que as valvas que substituem e, portanto, têm um sopro associado. As valvas mecânicas têm sons nítidos e agudos relacionados à sua abertura e ao seu fechamento. Na maioria das valvas modernas, como a valva St. Jude, que é uma valva mecânica de duplo folheto, o som de fechamento é mais alto que o som de abertura. É comum um sopro de ejeção. Se houver alteração no sopro ou na intensidade do som de fechamento mecânico da valva, deve-se suspeitar de disfunção da valva.

Para conhecer uma discussão mais aprofundada sobre este tópico, ver Capítulo 45, "Abordagem do Paciente com Possível Doença Cardiovascular", em *Goldman-Cecil Medicine*, 26ª edição. ❖

LEITURA SUGERIDA

Agency for Healthcare Research and Quality, U.S. Department of Health and Human Services: Total expenses and percent distribution for selected conditions by type of service: United States, 2008. Medical Expenditure Panel Survey: Household Component Summary Tables. Available at: http://www.meps.ahrq.gov/mepsweb/data_stats/quick_tables_search.jsp?component=1&subcomponent=0. Accessed August 5, 2014.

Calkins H, Shyr Y, Frumin H, et al: The value of the clinical history in the differentiation of syncope due to ventricular tachycardia, atrioventricular block, and neurocardiogenic syncope, Am J Med 98:365–373, 1995.

Go AS: The epidemiology of atrial fibrillation in elderly persons: the tip of the iceberg, Am J Geriatr Cardiol 14:56–61, 2005.

Goldman L, Ausiello D: Cecil Medicine: part VIII. Cardiovascular disease, Philadelphia, 2012, Saunders.

Heart Disease Fact Sheet. CDC Division for Heart Disease and Stroke Prevention. https://www.cdc.gov/dhdsp/data_statistics/fact_sheets/fs_heart_disease.htm.

Hirsch AT, Criqui MH, Treat-Jacobson D, et al: Peripheral arterial disease: detection, awareness, and treatment in primary care, JAMA 286:1317–1324, 2001.

Hoffman JI, Kaplan S, Libertson RR: Prevalence of congenital heart disease, Am Heart J 147:425–439, 2004.

National Heart, Lung and Blood Institute, National Institutes of Health. Unpublished tabulations of National Vital Statistics System mortality data. 2008. Available at: http://www.cdc.gov/nchs/nvss/mortality_public_use_data.htm. Accessed August 5, 2014.

National Heart, Lung and Blood Institute, National Institutes of Health, Unpublished tabulations of National Hospital Discharge Survey, 2009. Available at http://www.cdc.gov/nchs/nhds/nhds_questionnaires.htm. Accessed August 5, 2014.

National Heart, Lung and Blood Institute. Unpublished tabulations of National Health Interview Survey, 1965-2010. Available at: http://www.cdc.gov/nchs/nhis/nhis_questionnaires.htm. Accessed August 5, 2014.

National Heart, Lung and Blood Institute, National Institutes of Health. Morbidity and mortality: 2012 Chart book on cardiovascular, lung, and blood diseases. Available at https://www.nhlbi.nih.gov/research/reports/2012-mortality-chart-book.htm. Accessed September 26, 2014.

National Vital Statistics System, Centers for Disease Control and Prevention: Mortality tables. Available at http://www.cdc.gov/nchs/nvss/mortality_tables.htm. Accessed August 5, 2014.

Pickering TG, Hall JE, Appel LJ, et al: Recommendations for blood pressure measurement in humans and experimental animals: part 1. Blood pressure measurement in humans: a statement for professionals from the Subcommittee of Professional and Public Education of the American Heart Association Council on High Blood Pressure Research, Circulation 111:697–716, 2005.

4

Testes e Procedimentos Diagnósticos no Paciente com Doença Cardiovascular

Esseim Sharma, Alan R. Morrison

ELETROCARDIOGRAFIA

O eletrocardiograma (ECG) é uma das ferramentas de diagnóstico mais básicas, porém poderosa, da medicina cardiovascular. É fundamental na investigação de arritmias cardíacas, infarto agudo do miocárdio (IAM) e doença pericárdica, e pode fornecer informações adicionais sobre outras condições cardíacas e não cardíacas.

O ECG é um procedimento simples e não invasivo que utiliza eletrodos colocados na pele do tórax em locais específicos para medir a atividade elétrica do coração. O ECG consiste em uma sequência temporal de deflexões em relação à linha de base (Figura 4.1). O eixo horizontal do papel milimetrado representa o tempo e, a uma velocidade-padrão do papel de 25 mm/segundo, que também é conhecida como velocidade de varredura, cada quadradinho (1 mm) representa 0,04 segundo e cada quadrado grande (5 mm) representa 0,20 segundo. O eixo vertical representa a voltagem ou a amplitude (1 mm = 0,1 mV). Como o ECG-padrão mostra uma janela de tempo de 10 segundos, a frequência cardíaca pode ser calculada simplesmente contando o número de complexos QRS e multiplicando por 6. Outra opção de cálculo da frequência cardíaca consiste em dividir 300 pelo número de quadrados grandes entre complexos (*i. e.*, o intervalo R-R).

Posicionamento dos eletrodos

O ECG-padrão consiste em 12 derivações: seis derivações dos membros (I, II, III, aVR, aVL e aVF) e seis derivações torácicas ou precordiais (V_1 a V_6) (Figura 4.2). As derivações dos membros visualizam a atividade elétrica do coração no plano vertical, enquanto as derivações precordiais visualizam o plano horizontal. A atividade elétrica registrada em cada derivação representa a direção e a magnitude (*i. e.*, o vetor) da força elétrica vista dessa posição da derivação. A atividade elétrica direcionada para determinado eletrodo é representada como uma deflexão para cima (positiva), e a atividade elétrica direcionada para longe de determinado eletrodo é representada como uma deflexão para baixo (negativa). A colocação acurada dos eletrodos é essencial para a interpretação confiável do ECG.

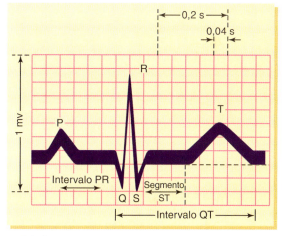

Figura 4.1 Complexo eletrocardiográfico normal com marcação de ondas e intervalos.

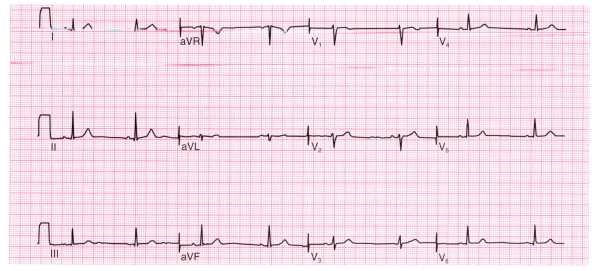

Figura 4.2 Eletrocardiograma normal de 12 derivações.

As derivações dos membros consistem em derivações bipolares (DI, DII e DIII) e derivações unipolares ou aumentadas (derivações aVR, aVL e aVF). As derivações bipolares representam as forças elétricas entre as duas derivações, enquanto as derivações aumentadas representam as forças elétricas em direção ao eletrodo. DI mede a atividade elétrica entre os braços direito e esquerdo (braço esquerdo positivo), DII entre o braço direito e a perna esquerda (perna esquerda positiva) e DIII entre o braço esquerdo e a perna esquerda (perna esquerda positiva). Um vetor perpendicular às derivações dos membros seria isoelétrico. Em aVR, aVL e aVF, o vetor é positivo se as forças elétricas estiverem direcionadas para o braço direito no caso de aVR, para o braço esquerdo no caso de aVL, e para a perna esquerda no caso de aVF. Em conjunto, as seis derivações dos membros formam um plano frontal de intervalos de arco de 30° (Figura 4.3).

As seis derivações precordiais-padrão (V_1 a V_6) são fixadas à parede torácica anterior e também são unipolares. A colocação dos eletrodos deve ser a seguinte: V_1: quarto espaço intercostal, borda esternal direita; V_2: quarto espaço intercostal, borda esternal esquerda; V_3: ponto médio entre V_2 e V_4; V_4: quinto espaço intercostal, linha hemiclavicular esquerda; V_5: no nível de V_4, linha axilar anterior esquerda; V_6: no nível de V_4, linha axilar média esquerda.

Configurações de eletrodos fora do padrão podem ser usadas em situações clínicas específicas. Quando houver suspeita de infarto do ventrículo direito, as derivações-padrão V_1 e V_2 são trocadas e V_{3D} a V_{6D} são colocadas em locais na parede torácica direita para obtenção de uma imagem em espelho das derivações torácicas-padrão do lado esquerdo. As derivações posteriores podem ser usadas para aumentar a sensibilidade para o diagnóstico de infarto ou isquemia das paredes lateral e posterior – áreas que muitas vezes são consideradas *eletricamente silenciosas* nos ECG tradicionais de 12 derivações. Para isso, seis eletrodos adicionais são colocados no quinto espaço intercostal continuando posteriormente a partir da posição de V_6. O deslocamento das derivações precordiais direitas (V_1 a V_3) superiormente para o segundo espaço intercostal pode ser usado para detectar a síndrome de Brugada.

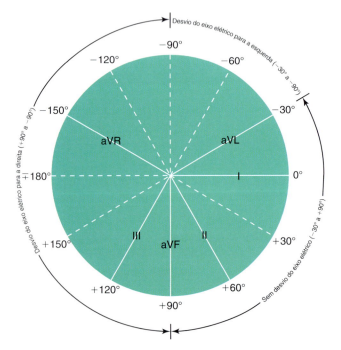

Figura 4.3 Figura de referência hexa-axial para determinação do eixo elétrico do plano frontal indicando valores para desvios anormais do eixo elétrico do complexo QRS para a esquerda e para a direita.

Intervalos eletrocardiográficos

No coração normal, o impulso elétrico origina-se no nó sinoatrial (SA), localizado superiormente no átrio direito (AD), e é conduzido através dos átrios. Dado que a despolarização do nó SA é muito fraca para ser detectada no ECG de superfície, a primeira deflexão de baixa amplitude no ECG de superfície representa um vetor atrial de somação e é chamada de *onda P*. O vetor global de despolarização dos átrios (onda P) é o somatório de muitos vetores instantâneos e sucessivos de despolarização que se deslocam em direção ao nó AV, geralmente para baixo e para a esquerda. O intervalo entre o início da onda P e a deflexão rápida seguinte (complexo QRS) é conhecido como *intervalo PR*. Ele representa primariamente o tempo necessário para o impulso atravessar o nó atrioventricular (AV). O segmento PR normal varia de 0,12 a 0,20 segundo. Um intervalo PR maior que 0,20 segundo confirma um bloqueio atrioventricular (BAV) de primeiro grau.

Depois que a onda de despolarização atravessa o nó AV, o miocárdio ventricular é despolarizado em uma sequência de quatro fases. O septo interventricular despolariza da esquerda para a direita. Essa fase é seguida pela despolarização do ventrículo direito (VD) e da parede inferior do ventrículo esquerdo (VE), depois do ápice e das porções centrais do VE e, por fim, da base e da parede posterior do VE. A despolarização ventricular resulta em um complexo de alta amplitude no ECG de superfície conhecido como *complexo QRS*. A primeira deflexão para baixo desse complexo é a onda Q, a primeira deflexão para cima é a onda R, e a deflexão subsequente para baixo é a onda S. Em alguns indivíduos, uma segunda deflexão para cima pode ocorrer após a onda S, e é chamada de R'. A duração normal do complexo QRS é inferior a 0,10 segundo. Complexos com duração superior a 0,12 segundo são geralmente secundários a alguma forma de retardo na condução interventricular, o que inclui bloqueio de ramo direito (BRD) ou esquerdo (BRE).

O segmento isoelétrico após o complexo QRS é o segmento ST, que representa um breve período durante o qual ocorre relativamente pouca atividade elétrica no coração. A junção entre o fim do complexo QRS e o início do segmento ST é o ponto J. A deflexão para cima após o segmento ST é a onda T, que representa a repolarização ventricular. O intervalo QT, que reflete a duração e o gradiente transmural da despolarização e da repolarização ventriculares, é medido desde o início do complexo QRS até o fim da onda T. O intervalo QT observado (QT_{ob}) varia com a frequência cardíaca; mas, no caso de frequências entre 60 e 100 bpm, o intervalo QT normal varia de 0,35 a 0,44 segundo. No caso de frequências cardíacas fora dessa faixa, o intervalo QT pode ser corrigido (QT_c) usando-se a seguinte fórmula (com intervalo R-R em segundos):

$$QT_c = \frac{QT_{ob}}{\sqrt{intervalo\ R\text{-}R}}$$

É importante ressaltar que os pacientes com atraso de condução interventricular devido a bloqueios de ramo ou a marca-passo terão intervalos QT prolongados por causa da dispersão da repolarização ventricular, o que não é necessariamente patológico. O ajuste do intervalo QT nesses casos permanece controverso.

O segmento TP é o intervalo isoelétrico que segue o fim da onda T e dura até o início da onda P. Por representar uma porção eletricamente silenciosa do ECG, o segmento TP pode ser usado para medir as excursões de outros segmentos, tais como os segmentos ST ou PR, para determinar se existe supradesnivelamento ou infradesnivelamento. Em alguns indivíduos, a onda T é seguida de perto por uma onda U (deflexão de 0,5 mm, não mostrada na Figura 4.1), que pode ser observada por vários motivos, incluindo hipopotassemia e anormalidades do sistema nervoso central (SNC).

Eixo elétrico

O eixo elétrico cardíaco refere-se à direção geral da despolarização miocárdica medida no plano vertical e fornece informações clinicamente úteis.

Embora o eixo elétrico possa ser calculado para qualquer um dos segmentos de ECG mencionados anteriormente, o eixo elétrico médio do complexo QRS é o mais útil clinicamente.

A Figura 4.3 ilustra o sistema de referência axial, uma reconstrução do triângulo de Einthoven e a polaridade de cada uma das seis derivações dos membros no ECG-padrão. O eixo elétrico normal do complexo QRS varia de −30º a +90º. Um eixo mais negativo que −30º confirma o desvio do eixo elétrico para a esquerda e um eixo maior que +90º define o desvio do eixo elétrico para a direita. Existe um desvio extremo quando o eixo médio do complexo QRS está entre −90º e +180º. Um complexo QRS positivo em DI e aVF sugere um eixo do complexo QRS normal, ou seja, entre 0º e 90º.

Embora as derivações precordiais não sejam úteis para determinar o eixo cardíaco, elas são propícias para determinar o sentido da ativação cardíaca no plano horizontal. Normalmente, uma pequena onda R ocorre na derivação V_1, o que reflete a despolarização septal, juntamente com uma onda S profunda, o que reflete predominantemente a ativação ventricular esquerda. De V_1 a V_6, a onda R torna-se maior (e a onda S menor) porque as forças predominantes direcionadas a essas derivações originam-se do VE. A transição de uma onda S predominante para uma onda R predominante geralmente ocorre entre as derivações V_3 e V_4. Um atraso nessa transição é denominado "progressão insatisfatória da onda R" e pode ser observado em pacientes com IAM prévio de parede anterior, entre outras condições. Em pacientes com arritmias ventriculares, o padrão das ondas S e R nas derivações precordiais é essencial para localizar os focos da arritmia.

PADRÕES ELETROCARDIOGRÁFICOS ANORMAIS

Anormalidades de câmara e hipertrofia ventricular

Devido à direção do vetor para baixo e para a esquerda, a onda P normalmente é positiva em DI, DII e aVF, invertida em aVR e bifásica em V_1. A anormalidade do átrio esquerdo (AE) (i. e., aumento, hipertrofia ou tensão aumentada da parede) é caracterizada por uma onda P ampla em DII (0,12 segundo) e por um componente terminal profundamente invertido na derivação V_1 (capaz de conter um quadrado pequeno ou 1 mm²). A anormalidade do AD é identificada quando as ondas P nas derivações dos membros são altas e apiculadas, com pelo menos 2,5 mm de altura e equivalentes a dois quadradinhos.

A hipertrofia ventricular esquerda (HVE) pode resultar em aumento da voltagem do QRS, discreto alargamento do complexo QRS, deflexão intrinsecoide tardia, desvio do eixo elétrico para a esquerda e anormalidades dos segmentos ST-T (Figura 4.4A). Existem múltiplos critérios com vários graus de sensibilidade e especificidade para detectar a HVE. Os critérios mais usados são apresentados na Tabela 4.1.

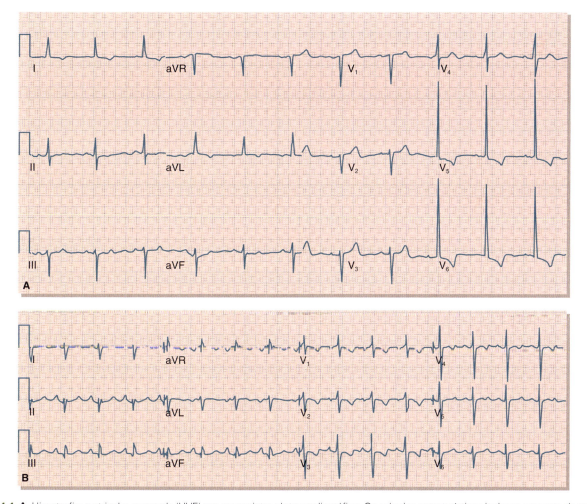

Figura 4.4 A. Hipertrofia ventricular esquerda (HVE) em um registro eletrocardiográfico. Os achados característicos incluem aumento da voltagem do QRS nas derivações precordiais (i. e., onda S profunda na derivação V_2 e onda R alta na derivação V_5), infradesnivelamento do segmento ST, inversão da onda T nas derivações precordiais laterais (i. e., padrão de *strain*) e eixo elétrico desviado para a esquerda. **B.** Hipertrofia ventricular direita (HVD) com onda R alta nas derivações precordiais direitas, infradesnivelamento do segmento ST nas derivações precordiais (i. e., *strain* do VD), desvio do eixo elétrico para a direita e evidências de aumento do AD.

Tabela 4.1 Manifestações eletrocardiográficas de anormalidades atriais e da hipertrofia ventricular.

Anormalidade atrial esquerda

Duração da onda P ≥ 0,12 s

Onda P entalhada e arrastada em DI e DII

Onda P bifásica na derivação V_1 com componente terminal negativo largo e profundo

Anormalidade atrial direita

Duração da onda P ≤ 0,11 s

Ondas P altas e apiculadas de ≥ 2,5 mm em DII, DIII e aVF

Hipertrofia ventricular esquerda

Critérios de voltagem

Onda R em aVL ≥ 12 mm

Onda R em DI ≥ 15 mm

Onda S em V_1 ou V_2 + onda R em V_5 ou V_6 ≥ 35 mm

Infradesnivelamento de segmentos ST com ondas T invertidas nas derivações laterais

Desvio do eixo elétrico para a esquerda

Duração do QRS ≥ 0,09 s

Aumento do átrio esquerdo

Hipertrofia ventricular direita

Ondas R altas no precórdio direito (razão R/S em V_1 > 1)

Desvio do eixo elétrico para a direita

Infradesnivelamento de segmentos ST com ondas T invertidas em V_1 a V_3

Duração normal do QRS (se não houver BRD)

Aumento do átrio direito

Tabela 4.2 Manifestações eletrocardiográficas de bloqueios fasciculares e de ramos.

Bloqueio fascicular anterior esquerdo

Duração do QRS ≤ 0,1 s

Desvio do eixo elétrico para a esquerda (mais negativo que −45°)

Padrão rS em DII, DIII e aVF

Padrão qR em DI e aVL

Bloqueio fascicular posterior direito

Duração do QRS ≤ 0,1 s

Desvio do eixo elétrico para a direita (+90° ou mais)

Padrão qR em DII, DIII e aVF

Padrão rS em DI e aVL

Exclusão de outras causas de desvio do eixo elétrico para a direita (p. ex., doença pulmonar obstrutiva crônica, hipertrofia ventricular direita)

Bloqueio de ramo esquerdo (BRE)

Duração do QRS ≥ 0,12 s

Ondas R largas, arrastadas ou entalhadas nas derivações laterais (DI, aVL, V_5 e V_6)

Padrão QS ou rS nas derivações precordiais anteriores (V_1 e V_2)

Vetores de onda ST-T opostos aos vetores terminais dos complexos QRS

Bloqueio de ramo direito (BRD)

Duração do QRS ≥ 0,12 s

Grande onda R′ em V_1 (rsR′)

Onda S terminal profunda em V_6

Ondas Q septais normais

Ondas T invertidas em V_1 e V_2

A hipertrofia ventricular direita (HVD) é caracterizada por ondas R altas nas derivações V_1 a V_3; ondas S profundas em DI, aVL, V_5 e V_6; e desvio do eixo elétrico para a direita (ver Figura 4.4B). A onda R é maior que 7 mm e a razão R/S é maior que 1 na derivação V_1. Outras causas de onda R alta em V_1 precisam ser excluídas, tais como IAM de parede posterior, síndrome de Wolff-Parkinson-White (WPW), BRD, distrofia muscular, dextrocardia e má colocação do eletrodo.

Atrasos de condução interventricular

O sistema de condução ventricular consiste em dois ramos principais: direito e esquerdo. O ramo esquerdo ainda se divide em fascículos anterior e posterior. O bloqueio de condução pode ocorrer em qualquer um dos ramos principais ou nos fascículos (Tabela 4.2).

O bloqueio fascicular resulta em alteração na sequência de ativação ventricular, mas não prolonga substancialmente o tempo total de condução. A anormalidade do bloqueio fascicular anterior esquerdo é identificada quando ocorre um desvio extremo do eixo elétrico para a esquerda (i. e., mais negativo que −45°), quando a onda R é maior que a onda Q nas derivações I e aVL, e quando a onda S é maior que a onda R nas derivações II, III e aVF. O bloqueio fascicular posterior esquerdo é relativamente incomum, mas está associado a desvio do eixo para a direita (> 90°); a ondas Q pequenas nas derivações II, III e aVF; e a ondas R pequenas nas derivações I e aVL. Bloqueios fasciculares podem ser vistos em conjunto com BRD, e desvios do eixo elétrico para a esquerda ou para a direita podem indicar bloqueios fasciculares anteriores ou posteriores esquerdos concomitantes, respectivamente.

Os bloqueios de ramo completos causam um prolongamento do QRS superior a 120 milissegundos. Um BRE pode ser indicativo de doença coronariana ou miocárdica subjacente – mais comumente fibrose devido a lesão isquêmica ou hipertrofia. No BRE, a despolarização prossegue ao longo do ramo direito através do septo interventricular da direita para a esquerda e depois para o VE. Os achados eletrocardiográficos característicos incluem um complexo QRS largo; uma onda R ampla nas derivações I, aVL, V_5 e V_6; uma onda QS profunda nas derivações V_1 e V_2; e infradesnivelamento do segmento ST e inversão da onda T oposta à deflexão terminal do QRS (Figura 4.5A). Dada a sequência anormal de ativação e repolarização ventriculares no BRE, muitas anormalidades do ECG, como um IAM com onda Q e uma HVE, são difíceis de avaliar. Os critérios de Sgarbossa podem ajudar a identificar o IAM na vigência de BRE, embora sua sensibilidade seja limitada. Um novo BRE pode ser um sinal de IAM quando o quadro clínico é compatível (Figura 4.6B).

No BRD, o septo interventricular despolariza normalmente da esquerda para a direita porque essa despolarização depende do ramo esquerdo. Assim, a deflexão inicial do QRS permanece inalterada e, portanto, é importante observar que as anormalidades do ECG, como o IAM com onda Q, ainda podem ser interpretadas. Após a ativação septal, o VE despolariza, seguido pelo VE. O ECG é caracterizado por um complexo QRS largo; uma grande onda R′ na derivação V_1 (R-S-R′); e ondas S profundas nas derivações I, aVL e V_6 representando a ativação tardia do VD (Figura 4.5B). A repolarização ventricular ainda é anormal e existem alterações secundárias dos segmentos ST e da onda T como no BRE. Embora o BRD possa estar associado a doença cardíaca subjacente, é bastante comum e muitas vezes reflete fibrose do envelhecimento.

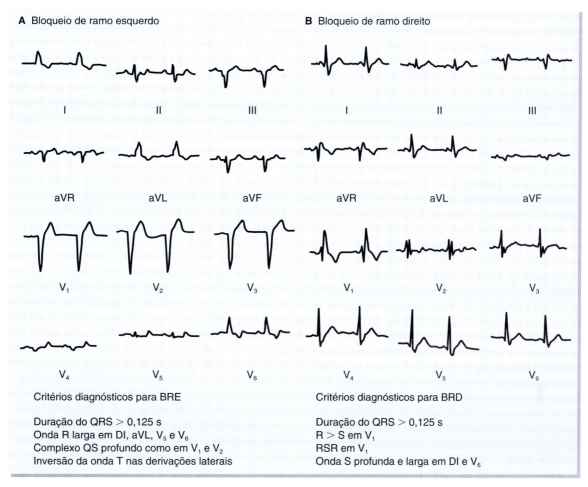

Figura 4.5 A. Bloqueio de ramo esquerdo (BRE). **B.** Bloqueio de ramo direito (BRD). Os critérios para bloqueios de ramo estão resumidos na Tabela 4.2.

Isquemia e infarto do miocárdio

A isquemia miocárdica e o infarto do miocárdio (IAM) podem estar associados a anormalidades do segmento ST, da onda T e do complexo QRS. A isquemia miocárdica afeta primariamente a repolarização do miocárdio e está frequentemente associada ao supradesnivelamento ou retificação do segmento ST e à inversão da onda T. Essas alterações podem ser transitórias, como durante um episódio de angina ou estresse relacionado ao exercício, ou podem ser duradouras, no caso de angina progressiva ou IAM. A inversão da onda T sem infradesnivelamento do segmento ST pode ser um achado inespecífico e precisa ser correlacionado com os achados clínicos para identificar isquemia ou lesão. Inversões difusas da onda T nas derivações precordiais são frequentemente observadas em pacientes com uma doença cerebral aguda, como acidente vascular encefálico (AVE) ou convulsões.

O supradesnivelamento do segmento ST de 2 mm ou mais em duas ou mais derivações contíguas sugere uma lesão miocárdica mais extensa e, se o quadro clínico for compatível, muitas vezes é considerado IAM até prova em contrário (Figura 4.6A). A angina vasoespástica ou de Prinzmetal pode estar associada a um supradesnivelamento reversível do segmento ST sem IAM. O supradesnivelamento do segmento ST pode ocorrer em outras situações não relacionadas a isquemia aguda ou IAM. O supradesnivelamento persistente e localizado do segmento ST nas mesmas derivações das ondas Q patológicas é compatível com o aneurisma ventricular. A pericardite aguda também está associada ao supradesnivelamento difuso do segmento ST em múltiplas derivações contíguas e não contíguas, mas também está associada ao infradesnivelamento do intervalo PR em relação ao intervalo TP. A elevação difusa do ponto J em associação com segmentos ST côncavos para cima é uma variante normal comum em homens jovens e é muitas vezes referida como *repolarização precoce*.

Uma onda Q patológica é um dos critérios usados para diagnosticar IAM. A condução da atividade elétrica normal é comprometida no miocárdio infartado e as forças elétricas são direcionadas para longe do eletrodo de superfície sobrejacente à região infartada, produzindo então uma onda Q no ECG de superfície. Uma compreensão completa das derivações contíguas possibilita a identificação de cada região do miocárdio em relação ao eletrodo de superfície, o que possibilita a localização da área do infarto (Tabela 4.3). As ondas Q patológicas são definidas da seguinte maneira: qualquer onda Q com 20 ms ou mais de profundidade ou complexo QS nas derivações V_2 a V_3, ou onda Q com 30 ms ou mais e 0,1 mV de profundidade ou mais ou complexo QS nas derivações I, II, aVL, aVF ou V_4 a V_6 em quaisquer duas derivações de um agrupamento de derivações contíguas (DI, aVL, V_6; V_4 a V_6; DII, DIII e aVF). Nem todos os IAMs resultam na formação permanente de ondas Q. Ondas R pequenas podem reaparecer muitas semanas a meses após um IAM. Ondas Q anormais, ou o padrão de *pseudoinfarto*, podem estar associadas a doença cardíaca não isquêmica, como pré-excitação ventricular, amiloidose cardíaca, sarcoidose, miocardiopatia/cardiomiopatia idiopática ou hipertrófica, miocardite e doença pulmonar crônica.

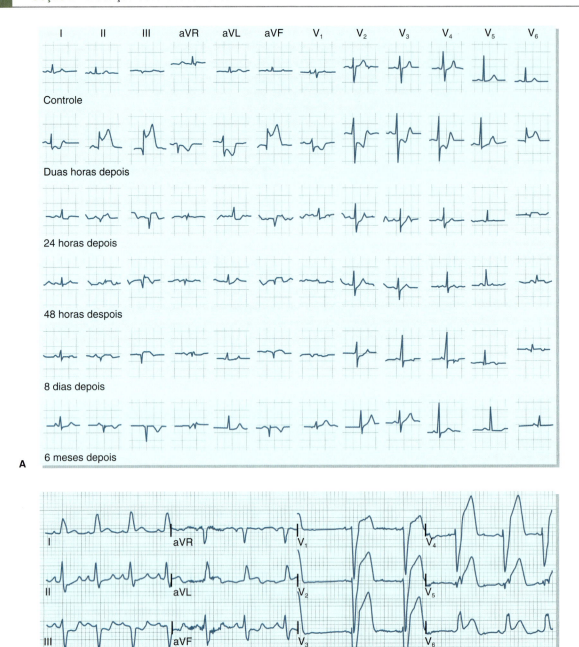

Figura 4.6 A. Alterações evolutivas em um infarto agudo do miocárdio (IAM) posteroinferior. O traçado de controle é normal. O traçado registrado 2 horas após o início da dor torácica mostrou o desenvolvimento de ondas Q precoces, supradesnivelamento acentuado do segmento ST e ondas T hiperagudas nas derivações II, III e aVF. Uma onda R maior, infradesnivelamento do segmento ST e ondas T negativas desenvolveram-se nas derivações V_1 e V_2. Essas alterações precoces indicam IAM posteroinferior. O traçado de 24 horas mostra mais mudanças evolutivas. Nas derivações II, III e aVF, a onda Q é maior, os segmentos ST quase retornaram à linha de base e a onda T começou a se inverter. Nas derivações V_1 a V_2, a duração da onda R excede 0,04 s, há infradesnivelamento do segmento ST e a onda T está vertical. (Neste exemplo, as alterações eletrocardiográficas do verdadeiro envolvimento posterior estendem-se além da derivação V_2; habitualmente, apenas as derivações V_1 e V_2 são envolvidas.) Apenas pequenas alterações adicionais ocorrem no traçado de 8 dias. Seis meses depois, o ECG mostra grandes ondas Q, segmentos ST isoelétricos e ondas T invertidas nas derivações II, III e aVF, como também mostra ondas R grandes, segmento ST isoelétrico e ondas T verticais em V_1 e V_2, indicativo de um IAM posteroinferior antigo. **B.** Eletrocardiograma de um paciente com bloqueio de ramo esquerdo (BRE) subjacente que sofreu IAM de parede anterior. O supradesnivelamento característico do segmento ST e as ondas T hiperagudas são vistas nas derivações V_1 a V_6 e nas derivações I e aVL, apesar do BRE. Isso nem sempre é o caso, e um paciente com sintomas típicos, um BRE e sem supradesnivelamento isquêmico definido do segmento ST deve ser tratado como se tivesse um IAM ou uma síndrome coronariana aguda.

Tabela 4.3 Localização eletrocardiográfica do infarto do miocárdio.

Localização do infarto	Derivações com alterações eletrocardiográficas primárias	Vaso provavelmente envolvido[a]
Inferior	II, III, aVF	ACD
Septal	V_1, V_2	DAE
Anterior	V_3, V_4	DAE
Anterosseptal	V_1 a V_4	DAE
Anterior extenso	I, aVL, V_1 a V_6	DAE
Lateral	I, aVL, V_5 a V_6	CIRC
Lateral alta	I, aVL	CIRC
Posterior[b]	R proeminente em V_1	ACD ou CIRC
Ventrículo direito[c]	Supradesnivelamento de ST em V_1; mais especificamente, V_4R no IAM de parede inferior	ACD

[a]Esta é uma generalização; ocorrem variações. [b]Geralmente em associação com IAM de parede inferior ou lateral. [c]Geralmente em associação com IAM de parede inferior. *ACD*, Artéria coronária direita; *CIRC*, artéria circunflexa; *DAE*, artéria coronária descendente anterior esquerda.

Anormalidades do segmento ST e da onda T

Vários fármacos e anormalidades metabólicas podem afetar o segmento ST e a onda T (Figura 4.7). A hipopotassemia pode resultar em ondas U proeminentes nas derivações precordiais juntamente com um prolongamento do intervalo QT. A hiperpotassemia pode resultar em ondas T altas e apiculadas. A hipocalcemia tipicamente prolonga o intervalo QT, enquanto a hipercalcemia o encurta.

A digoxina provoca, com frequência, um infradesnivelamento difuso do segmento ST. Marca-passo, BRE e BRD afetam a repolarização ventricular e alteram o segmento ST e a onda T. Anormalidades menores ou *inespecíficas* do segmento ST e da onda T ocorrem em muitos pacientes e não têm uma causa definível. Nesses casos, o médico precisa determinar a importância das anormalidades com base nos achados clínicos.

Normal	
Hiperpotassemia	Leve a moderada (K = 5 a 7 mEq/ℓ): Ondas T altas e simetricamente apiculadas com base estreita. Mais grave (K = 8 a 11 mEq/ℓ): QRS alargado, prolongamento do segmento PR, onda P desaparece; ECG assemelha-se a uma onda senoidal em casos graves
Hipopotassemia	Infradesnivelamento do segmento ST. Achatamento de onda T. Grande onda U positiva, prolongamento do intervalo QT devido à onda U
Hipercalcemia	Intervalo QT encurtado devido a segmento ST encurtado
Hipercalcemia	Intervalo QT prolongado devido a segmento ST prolongado; duração da onda T normal
Hipotermia	Ondas Osborne ou J: elevação do ponto J com supradesnivelamento característico da parte inicial do segmento ST. Ritmo lento, artefato de linha de base devido a tremores frequentemente presentes
Digitálicos	Infradesnivelamento do segmento ST. Achatamento ou inversão da onda T. Intervalo QT encurtado, amplitude da onda U aumentada
Quinidina / Procainamida / Disopiramida / Fenotiazinas / Antidepressivos tricíclicos	Intervalo QT prolongado, principalmente devido à duração prolongada da onda T com achatamento ou inversão. Prolongamento do complexo QRS. Amplitude da onda U aumentada
Lesão do SNC (p. ex., hemorragia intracerebral)	Ondas T difusas, largas e profundamente invertidas com intervalo QT prolongado

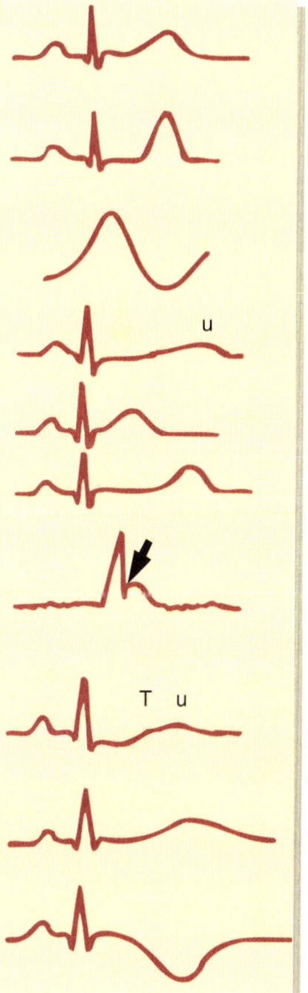

Figura 4.7 Influências metabólicas e medicamentosas no eletrocardiograma. *ECG*, Eletrocardiograma; *SNC*, sistema nervoso central.

REGISTRO ELETROCARDIOGRÁFICO AMBULATORIAL

O monitoramento ambulatorial de ECG possibilita que os médicos acompanhem e detectem a ocorrência e a frequência de arritmias cardíacas durante um período de tempo especificado. Vários tipos de modalidades de registro ambulatorial estão disponíveis, e a decisão de usar um ou outro depende, em grande parte, da duração da vigilância necessária. A determinação da duração da vigilância é influenciada por muitos fatores, incluindo a frequência dos sintomas (diariamente, semanalmente, mensalmente ou mais), o motivo do exame (*i. e.*, quantificar a arritmia *versus* detectar um evento arrítmico) e a gravidade dos sintomas (tontura *versus* AVE).

Um monitor Holter coleta dados de ECG de duas ou três derivações de superfície em um gravador que o paciente usa sob a roupa tipicamente por 24 a 72 horas. O dispositivo armazena todos os dados durante esse período de tempo. Os pacientes são solicitados a escrever seus sintomas em um diário para que as manifestações possam ser correlacionadas com o ritmo naquele momento. A partir dessas gravações, algoritmos analisam e identificam tiras anormais para revisão do médico. Os monitores Holter são mais úteis para os pacientes com sintomas diários frequentes ou para quantificar a carga arrítmica, como contrações ventriculares prematuras (extrassístoles ventriculares) frequentes. Os dispositivos eletrocardiográficos são inovações mais recentes que também fornecem registros contínuos de ECG por meio de pequenos sensores de ECG colocados no tórax, geralmente por um período de 2 semanas, e podem ser usados no lugar dos monitores Holter.

Para os pacientes com sintomas menos frequentes, um monitor de eventos eletrocardiográficos (*loop event recorder*) pode ser usado para registrar dados por até 1 mês. Assim como os monitores Holter, eletrodos de superfície são colocados no tórax e conectados a um dispositivo de gravação. Diferentemente dos monitores Holter, o dispositivo mantém os dados apenas por *loops* de 30 a 60 segundos, após os quais são apagados. Os dados são salvos somente quando os algoritmos identificam anormalidades no ECG ou quando os pacientes pressionam um botão indicando a ocorrência de sintomas. Portanto, é crucial que os pacientes consigam acionar o dispositivo. Esses dados geralmente são enviados para um centro de monitoramento, para onde os pacientes podem ser chamados para mais questionamentos ou orientação.

Os monitores cardíacos implantáveis (MCIs) são pequenos dispositivos de gravação que são implantados subcutaneamente na parede torácica paraesternal esquerda. Eles conseguem registrar os sintomas por até 2 anos. Assim como os monitores de eventos, os dados são mantidos em *loop*, embora por um período de tempo maior (cerca de 30 minutos). Os dados são armazenados automaticamente ou por meio de um pequeno ativador magnético que os pacientes passam sobre o dispositivo. Um programador de dispositivo é então usado para extrair os dados no consultório. Os MCIs são especialmente úteis para os pacientes com sintomas raros, mas graves, ou quando a quantificação da carga arrítmica, como a fibrilação atrial, é fundamental para orientar o plano de tratamento.

Além dos dispositivos de monitoramento prescritos pelo médico, houve um aumento recente no uso de dispositivos vestíveis pessoais (*wearables*), como os *smartwatches*, que têm a capacidade de gravar e armazenar traçados de ECG a partir de derivação única. Alguns desses dispositivos podem até alertar os pacientes para a presença de ritmos cardíacos anormais. Embora a utilidade diagnóstica desses dispositivos não esteja clara no momento, os médicos provavelmente irão encontrá-los em uma taxa crescente na prática, e as anormalidades observadas nesses dispositivos podem ser usadas para solicitar investigações adicionais.

RADIOGRAFIA DE TÓRAX

A radiografia de tórax é um dos exames complementares mais solicitados e realizados no mundo. É parte integrante da avaliação inicial e da investigação para os pacientes que apresentam várias queixas cardiovasculares, sobretudo dor torácica, dispneia e reclamações pós-procedimento envolvendo dispositivos cardíacos. Independentemente da indicação clínica, a radiografia de tórax fornece informações úteis sobre as estruturas cardíacas que ajudam na avaliação da condição do paciente.

Rotineiramente, são realizadas as incidências posteroanterior (PA) e lateral (Figura 4.8). Na incidência PA, o aumento cardíaco pode ser identificado quando o diâmetro transverso da silhueta cardíaca é maior que a metade do diâmetro transverso do tórax. O coração pode parecer falsamente aumentado quando está deslocado horizontalmente, como na insuflação insuficiente dos pulmões ou quando a imagem é obtida em uma incidência anteroposterior (AP), que amplia a sombra do coração. O diagnóstico diferencial para aumento da silhueta cardíaca na radiografia de tórax inclui cardiomegalia, derrame (efusão) pericárdico, gordura epicárdica proeminente ou massa no mediastino anterior.

O aumento do AE é sugerido quando a borda esquerda do coração está retificada ou abaulada para a esquerda. O aumento do AD pode ser confirmado quando a borda do coração do lado direito projeta-se para a direita. O aumento do VE resulta em deslocamento para baixo e para a lateral do ápice. Um arredondamento do ápice deslocado sugere hipertrofia ventricular. O aumento do VD é mais bem avaliado na incidência lateral e pode ser diagnosticado quando a borda do VD ocupa mais de um terço do espaço retroesternal entre o diafragma e o ápice torácico.

O arco aórtico e a aorta torácica podem tornar-se dilatados e tortuosos em pacientes com aterosclerose grave, hipertensão arterial sistêmica (HAS) de longa data e dissecção aórtica. Um mediastino alargado, definido como uma largura superior a 8 centímetros no nível do botão aórtico, pode ser visto na dissecção aguda da aorta, embora não seja um achado muito sensível ou específico para a dissecção aguda.

A congestão venosa pulmonar devido à elevação da pressão diastólica final do VE resulta em redistribuição do fluxo sanguíneo nos pulmões e proeminência dos vasos apicais, o que pode ser visto na radiografia de tórax. A transudação de líquido para o espaço intersticial pode resultar em líquido nas fissuras e ao longo da periferia horizontal dos campos pulmonares inferiores (*i. e.*, linhas B de Kerley). À medida que as pressões venosas aumentam ainda mais, o líquido acumula-se no espaço alveolar, que logo se aglomera preferencialmente nos dois terços internos dos campos pulmonares, resultando então no aspecto característico de borboleta.

A radiografia de tórax também é usada para avaliar o posicionamento do dispositivo e do eletrodo após o implante de desfibriladores ou marca-passos. A incidência PA ajuda a avaliar a integridade do dispositivo e do eletrodo, bem como possíveis complicações na colocação do dispositivo, como o pneumotórax. Uma incidência lateral é necessária para avaliar o posicionamento do eletrodo ventricular. Na incidência lateral, um eletrodo ventricular direito tem trajeto anterior, enquanto um eletrodo ventricular esquerdo tem trajeto posterior. O formato do gerador de pulsos pode ajudar a determinar o fabricante do dispositivo, pois é uma informação necessária para a avaliação do dispositivo.

ECOCARDIOGRAFIA

A ecocardiografia é uma técnica não invasiva amplamente utilizada na qual ondas sonoras são usadas para obter imagens de estruturas cardíacas e avaliar o fluxo sanguíneo. A ecocardiografia transtorácica é segura, simples, rápida e relativamente barata; consegue fornecer numerosas informações sobre o estado cardiovascular de um paciente, incluindo função ventricular, função valvar, tamanho da câmara,

Capítulo 4 Testes e Procedimentos Diagnósticos no Paciente com Doença Cardiovascular

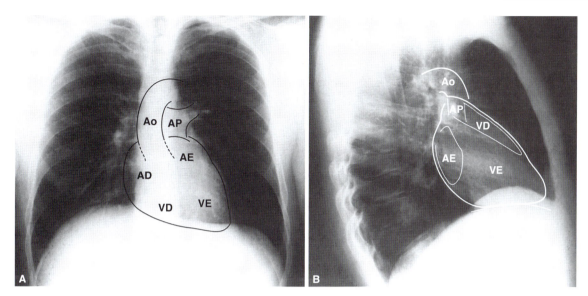

Figura 4.8 Ilustração esquemática das partes do coração, cujos contornos podem ser identificados em uma radiografia de tórax de rotina. **A.** Radiografia de tórax, incidência posteroanterior. **B.** Radiografia de tórax, incidência lateral ou em perfil. *AD*, Átrio direito; *AE*, átrio esquerdo; *Ao*, Aorta; *AP*, artéria pulmonar; *VD*, ventrículo direito; *VE*, ventrículo esquerdo.

possível doença arterial coronariana, doença pericárdica, cardiopatia congênita, aortopatia, fontes cardioembólicas, volume e hemodinâmica, entre muitas outras coisas.

Um cristal piezoelétrico alojado em um transdutor colocado na parede torácica do paciente produz ondas de ultrassom. À medida que as ondas sonoras encontram estruturas com diferentes propriedades acústicas, algumas ondas de ultrassom são refletidas para o transdutor e gravadas. Direcionar o feixe de ultrassom em um arco de 90º várias vezes por segundo cria imagens bidimensionais (Figura 4.9). O desenvolvimento de técnicas de imagem ecocardiográfica tridimensional (3D) possibilita maior acurácia nas medições de volumes e massas das câmaras, bem como na avaliação de anatomias geometricamente complexas e de lesões valvares. O Vídeo 4.1 mostra uma imagem tridimensional.

A ecocardiografia com Doppler possibilita avaliar o sentido e a velocidade do fluxo sanguíneo no coração e nos grandes vasos. Quando as ondas de ultrassom encontram eritrócitos em movimento, a energia refletida para o transdutor é alterada. A magnitude dessa alteração (*i. e.*, desvio Doppler) é representada como uma velocidade na tela ecocardiográfica e pode ser usada para determinar se o fluxo sanguíneo está normal ou anormal (Figura 4.10). A velocidade de determinado jato de sangue pode ser convertida em pressão, possibilitando então a avaliação dos gradientes de pressão entre as valvas ou entre as câmaras. A ecocardiografia com Doppler colorido possibilita a visualização do fluxo sanguíneo nas câmaras cardíacas atribuindo uma cor aos eritrócitos com base em sua velocidade e seu sentido (Figura 4.11, Vídeo 4.2). Por convenção, o sangue se afastando do transdutor é representado em tons de azul e o sangue se movendo em direção ao transdutor é representado em vermelho. A imagem com Doppler colorido é útil sobretudo na identificação de insuficiência valvar e de fluxo anormal *desviante* entre as câmaras. O uso das técnicas Doppler para registrar as velocidades miocárdicas ou as taxas de deformação pode auxiliar na avaliação da função miocárdica e da hemodinâmica.

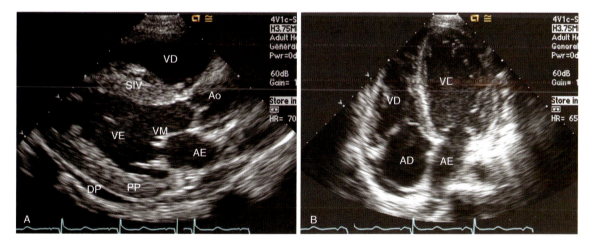

Figura 4.9 Imagens de ecocardiogramas bidimensionais (2D) padrão mostram as principais estruturas cardíacas em um corte paraesternal de eixo longo **(A)** e em corte apical de quatro câmaras **(B)**. O Vídeo 4.3 mostra uma imagem em movimento de um ecocardiograma 2D. *AE*, Átrio esquerdo; *Ao*, Aorta; *DP*, derrame pericárdico; *PP*, parede posterior do ventrículo esquerdo; *SIV*, septo interventricular; *VD*, ventrículo direito; *VE*, ventrículo esquerdo; *VM*, valva mitral. (Imagem cortesia de Sheldon E. Litwin, MD, Divisão de Cardiologia, University of Utah, Salt Lake City, Utah.)

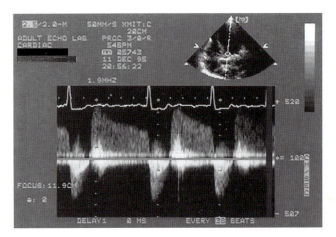

Figura 4.10 Traçado Doppler em paciente com estenose e regurgitação aórticas. A velocidade do fluxo sistólico está relacionada com a gravidade da obstrução.

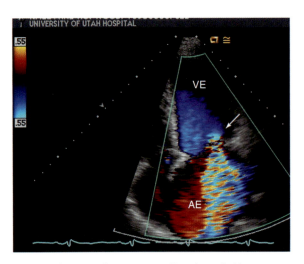

Figura 4.11 O ecocardiograma com Doppler colorido mostra uma regurgitação mitral grave. O jato regurgitante visto no átrio esquerdo é representado em *azul* porque o fluxo sanguíneo é direcionado para longe do transdutor. Os componentes *amarelos* são o padrão de mosaico tradicionalmente atribuído ao fluxo turbulento ou de alta velocidade. A *seta* aponta para o hemisfério de aceleração do sangue proximal ao orifício regurgitante (*i. e.*, convergência de fluxo [PISA, *proximal isovelocity surface area*]). As dimensões da convergência de fluxo podem ser usadas para ajudar a classificar a gravidade da regurgitação. O Vídeo 4.2 mostra uma imagem ecocardiográfica dinâmica em um paciente com insuficiência mitral. *AE*, Átrio esquerdo; *VE*, ventrículo esquerdo. (Imagem cortesia de Sheldon E. Litwin, MD, Divisão de Cardiologia, University of Utah, Salt Lake City, Utah.)

Contrastes ultrassonográficos compostos por microbolhas podem ser usados quando as estruturas cardíacas são mal visualizadas, o que acontece em pacientes obesos ou com doença pulmonar crônica. O contraste ultrassonográfico opacifica a cavidade endocárdica e auxilia na avaliação da função cardíaca (Figura 4.12). O Vídeo 4.3 mostra uma imagem dinâmica de contraste ecocardiográfico. Esses agentes de contraste também são necessários na avaliação do potencial trombo ventricular esquerdo. Solução salina agitada, comumente chamada de "bolhas", pode ser usada para avaliar desvios intracardíacos.

A ecocardiografia transesofágica (ETE) possibilita a aquisição de imagens bidimensionais e com Doppler do coração através do esôfago, fazendo o paciente engolir um gastroscópio montado com um cristal de ultrassom em sua ponta. Dada a proximidade do esôfago com o coração, podem ser obtidas imagens de alta resolução, principalmente do AE, do aparelho valvar mitral e da aorta. A ETE é particularmente útil no diagnóstico de trombos no apêndice atrial esquerdo, de dissecção aórtica, de endocardite, de disfunção de prótese valvar e de massas atriais esquerdas (Figura 4.13, Vídeo 4.4). A ETE é usada há décadas durante cirurgias cardíacas, e agora está sendo usada com cada vez mais frequência para orientar procedimentos cardíacos percutâneos, tais como substituição valvar aórtica transcateter, reparo valvar mitral transcateter e oclusão do apêndice atrial esquerdo.

CARDIOLOGIA NUCLEAR

A abordagem tradicional para avaliar a função ventricular é a angiocardiografia de radionuclídeos de equilíbrio (ARNE), que usa hemácias marcadas com tecnécio-99m. A ARNE seriada pode ser realizada em repouso e durante vários níveis de exercício de perturbações farmacológicas para avaliar a função e a reserva ventriculares. A ARNE tem alta reprodutibilidade porque não há suposições geométricas e há muito menos dependência em relação ao radiologista na aquisição da imagem. Os parâmetros diastólicos podem ser prontamente avaliados a partir da curva do volume ventricular, o que pode ser muito útil na avaliação da disfunção diastólica.

Um marcador radioativo que se distribui por todo o miocárdio em proporção ao fluxo sanguíneo é injetado no paciente. Câmeras altamente especializadas capturam então a distribuição do traçador radioativo, o que possibilita a determinação do tamanho do VE, da função sistólica e da perfusão miocárdica dependendo do marcador utilizado. Os dois principais tipos de imagem miocárdica usados em cardiologia, muitas vezes em testes de esforço, são a tomografia por emissão de fóton único (SPECT) e a tomografia por emissão de pósitrons (PET).

Na SPECT, imagens do coração são obtidas para análises qualitativas e quantitativas em repouso e após estresse (*i. e.*, exercício ou vasodilatação farmacológica). Os radionuclídeos são injetados antes da aquisição das imagens de repouso e imediatamente antes da conclusão do estresse. O radionuclídeo mais utilizado na SPECT é o tecnécio-99m sestamibi. No coração normal, o radioisótopo é distribuído igualmente por todo o miocárdio em repouso e durante o estresse. Nos pacientes com isquemia, uma área localizada de diminuição da captação do radiofármaco ocorre após o estresse, mas pode reverter parcial ou completamente durante o repouso. Um defeito persistente no pico de exercício e durante o repouso (*i. e.*, defeito fixo) é compatível com IAM ou tecido fibrótico (cicatricial).

O uso de novas abordagens, tais como a combinação de exercícios de baixa intensidade com vasodilatadores, aquisição de imagem em decúbito ventral, correção de atenuação e análise computadorizada de dados, melhorou a qualidade e a reprodutibilidade dos dados desses exames. As novas tecnologias de câmeras, incluindo aquelas com matrizes de detectores de estado sólido, demonstraram resolução de imagem aprimorada e permitem exposição reduzida à radiação. A imagem de perfusão miocárdica também pode ser combinada com SPECT sincronizada com ECG para possibilitar a avaliação simultânea da função e da perfusão ventriculares. Usando-se esta técnica, a movimentação regional da parede pode ser analisada para ajudar a avaliar possíveis defeitos de perfusão (Vídeo 4.5).

A PET tem sido amplamente utilizada em oncologia há muitos anos, mas tem se tornado cada vez mais popular na cardiologia (Vídeo 4.5). Os marcadores comumente usados na PET cardíaca incluem o rubídio-82 e a fluorodesoxiglicose (FDG) flúor-18. Quando comparada à SPECT, a PET tem várias vantagens técnicas, incluindo maiores resoluções espacial e temporal, menor exposição à radiação e capacidade de quantificar o fluxo sanguíneo coronariano absoluto e não o relativo. Essas vantagens significam que a PET é mais sensível

Capítulo 4 Testes e Procedimentos Diagnósticos no Paciente com Doença Cardiovascular 35

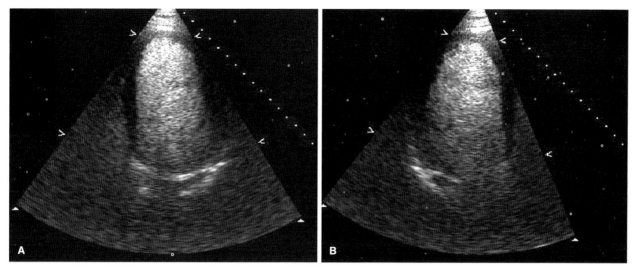

Figura 4.12 Ecocardiograma com contraste ultrassonográfico intravenoso: corte apical de quatro câmaras **(A)** e corte apical eixo longo **(B)**. Microbolhas altamente ecorrefletoras fazem a cavidade ventricular esquerda parecer branca, enquanto o miocárdio parece escuro. O Vídeo 4.3 mostra uma imagem dinâmica de contraste ecocardiográfico. (Imagem cortesia de Sheldon E. Litwin, MD, Divisão de Cardiologia, University of Utah, Salt Lake City, Utah.)

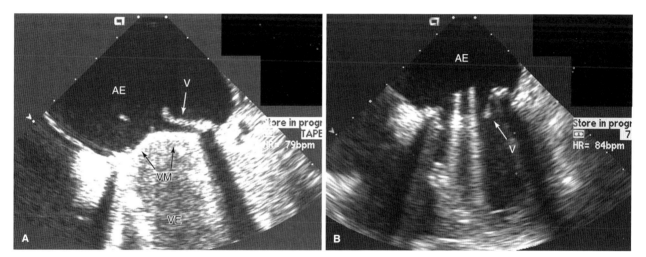

Figura 4.13 O ecocardiograma transesofágico mostra uma vegetação (*seta*) aderente ao anel de uma prótese valvar mitral de disco basculante de folheto duplo. **A.** Na sístole, os folhetos são fechados com a vegetação vista no átrio esquerdo. **B.** Na diástole, os folhetos estão abertos, com a vegetação prolapsando para o ventrículo esquerdo. A ecocardiografia transesofágica é o exame diagnóstico de escolha para avaliação de próteses valvares mitrais porque a janela esofágica possibilita uma visualização desimpedida da superfície atrial da valva. O Vídeo 4.4 mostra uma imagem ecocardiográfica transesofágica dinâmica. *AE*, Átrio esquerdo; *V*, vogotação; *VE*, ventrículo esquerdo; *VM*, discos da prótese valvar mitral. (Cortesia de Sheldon E. Litwin, MD, Divisão de Cardiologia, University of Utah, Salt Lake City, Utah.)

e específica em relação à SPECT no diagnóstico de doença coronariana, sobretudo quando existem lesões em várias artérias coronárias. Além disso, como a PET fornece uma quantificação absoluta, e não relativa, do fluxo sanguíneo coronariano, ela pode ser usada para avaliar a circulação coronariana microvascular anormal. Apesar dessas vantagens clínicas da PET sobre a SPECT, a falta de disponibilidade de centros com PET e com radiomarcadores, bem como os altos custos e as dificuldades de reembolso pelos planos de saúde, limita a ampla adoção da PET.

Quando existe a suspeita de sarcoidose cardíaca, a FDG-PET é a modalidade de imagem de escolha para o diagnóstico. A FDG-PET também pode ser usada para detectar a viabilidade miocárdica por meio do uso de perfusão e marcadores metabólicos. Nos pacientes com disfunção ventricular esquerda, a atividade metabólica em uma região do miocárdio suprida por uma artéria coronária significativamente estenótica sugere a existência de um tecido viável que pode recuperar a função normal após a revascularização (Figura 4.14).

RESSONÂNCIA MAGNÉTICA CARDÍACA

A ressonância magnética cardíaca (RMc) é um método não invasivo que é cada vez mais usado para estudar o coração e a vasculatura e, de fato, tornou-se o padrão-ouro para medir a função, os volumes e a fibrose do miocárdio. A RMc oferece imagens dinâmicas e estáticas de alta resolução do coração que podem ser obtidas em qualquer plano, o que permite a quantificação das funções ventricular esquerda e valvar. Imagens de alta qualidade podem ser obtidas em uma proporção maior de indivíduos do que habitualmente é possível com

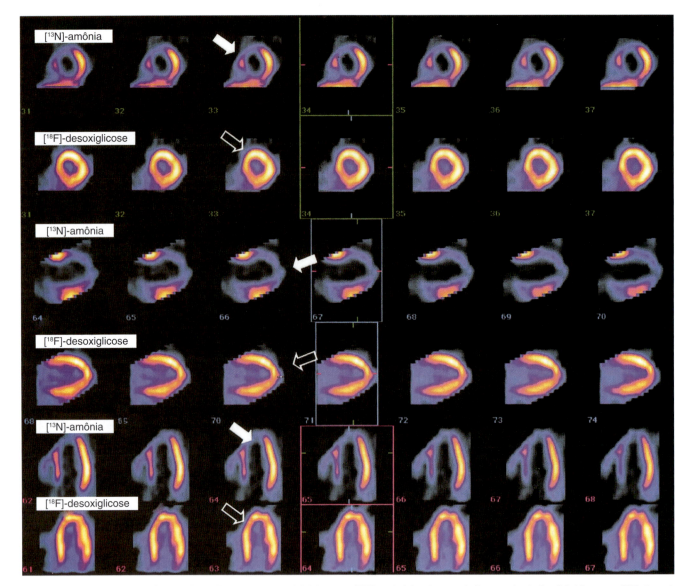

Figura 4.14 Imagens da perfusão miocárdica em repouso (obtidas com [^{13}N]-amônia) e do metabolismo miocárdico (obtidas com [^{18}F]-desoxiglicose) de tomografia por emissão de pósitrons de um paciente com cardiomiopatia isquêmica. O exame revela incompatibilidade perfusão-metabólica (refletindo o miocárdio hibernando) em que grandes áreas de miocárdio hipoperfundido (*setas sólidas*), mas metabolicamente viável (*setas abertas*), envolvem as paredes anterior, septal e inferior e o ápice do ventrículo esquerdo. O Vídeo 4.5 mostra uma imagem dinâmica obtida com tomografia computadorizada cardíaca por emissão de fóton único. (Cortesia de Marcelo F. Di Carli, MD, Brigham and Women's Hospital, Boston, Mass.)

a ecocardiografia. Obesidade, claustrofobia, incapacidade de realizar múltiplas interrupções de respiração de 10 a 20 segundos e arritmias são as causas de redução da qualidade da imagem.

A RMc também oferece vantagens significativas sobre outras técnicas de imagem para a caracterização de tecidos (p. ex., músculo, gordura, cicatriz). A RMc é útil na avaliação de cardiopatia isquêmica porque a perfusão miocárdica estresse-repouso (Figura 4.15A) e as áreas de infarto prévio (ver Figura 4.15B a D) podem ser visualizadas com excelente resolução espacial. O realce tardio do gadolínio (RTG) no miocárdio é característico de fibrose (tecido cicatricial) ou tecido permanentemente danificado (Vídeo 4.6). Quanto maior a extensão transmural do RTG em determinado segmento, menor a probabilidade de melhora da função naquele segmento após a revascularização. Graças à melhor resolução espacial, o RTG consegue identificar uma fibrose localizada ou subendocárdica que não é detectável com as técnicas de imagem nuclear.

A RM é excelente para avaliar vários tipos de miocardiopatias (cardiomiopatias) (Figura 4.16). Além da morfologia e da função, padrões característicos de RTG foram relatados em miocardite, amiloidose cardíaca, sarcoidose e cardiomiopatia hipertrófica (CMH). Nos pacientes com CMH, padrões específicos na RM podem ajudar a identificar os pacientes que correm maior risco de morte súbita cardíaca e que precisariam de desfibriladores. Da mesma forma, a RM também tem sido usada para ajudar a avaliar a morfologia e a função do VD em pacientes com suspeita de cardiomiopatia arritmogênica do VD. O papel da RM em todos os aspectos da imagem cardíaca continua a crescer.

TESTE DE ESFORÇO

O teste de esforço é uma importante ferramenta não invasiva para avaliar pacientes com doença arterial coronariana (DAC) conhecida ou suspeitada. Durante o exercício, o aumento da demanda de oxigênio

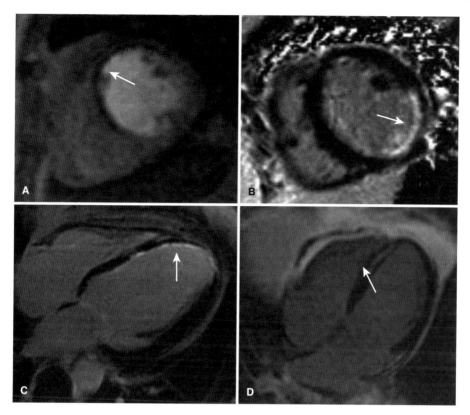

Figura 4.15 Uso da ressonância magnética cardíaca na avaliação da dor torácica ou da cardiopatia isquêmica. **A.** O exame de perfusão de primeira passagem durante o estresse vasodilatador mostra um grande defeito de perfusão septal (*seta*). A área hipoperfundida parece escura em comparação com o miocárdio com perfusão normal. **B.** Exemplo de imagem de realce tardio de um infarto quase transmural da parede médio-inferolateral incluindo o músculo papilar posterior. O miocárdio infartado aparece em *branco*, enquanto o miocárdio normal é *preto* (*seta*). **C.** Infarto não transmural (subendocárdico) do septo e do ápice (*seta*). **D.** Paciente com miocardite aguda mimetizando síndrome coronariana aguda. O realce tardio no meio do miocárdio, em vez de subendocárdico, é característico da miocardite (*seta*).

pelos músculos esqueléticos em atividade é atendido por aumentos da frequência cardíaca e do débito cardíaco. Nos pacientes com uma DAC significativa, o aumento da demanda miocárdica de oxigênio não pode ser atendido por um aumento proporcional do fluxo sanguíneo coronariano, e a isquemia miocárdica pode provocar dor torácica e anormalidades características no ECG. Combinadas com a resposta hemodinâmica ao exercício, essas alterações fornecem informações diagnósticas e prognósticas úteis para o paciente com anormalidades cardíacas. As indicações mais comuns para o teste de esforço incluem estabelecer o diagnóstico de DAC em pacientes com dor torácica, avaliar o prognóstico e a capacidade funcional de pacientes com angina crônica estável ou após um IAM, avaliar as arritmias induzidas por exercício e averiguar presença de isquemia após procedimento de revascularização. As contraindicações ao teste de esforço incluem síndromes coronarianas agudas, HAS mal controlada (PA > 220/110 mmHg), estenose aórtica grave (área valvar < 1 cm²) e insuficiência cardíaca congestiva descompensada.

Quando solicitar prova de esforço para pacientes sintomáticos

O teste de esforço é mais frequentemente solicitado para avaliar os sintomas relacionados à DAC limitante de fluxo e fazer o diagnóstico de DAC. A acurácia diagnóstica do teste de esforço depende de vários fatores, incluindo a probabilidade pré-teste de DAC em determinado paciente, a sensibilidade e a especificidade dos resultados do teste nessa população de pacientes, a adequação ao esforço e os critérios usados para definir um teste positivo. O teste de esforço, quando utilizado para diagnosticar DAC, é um dos exames mais úteis e custo-efetivos em pacientes sintomáticos que têm uma probabilidade pré-teste intermediária de DAC, que é definida como um risco de 10 a 90%. Isso porque, nos pacientes com baixa probabilidade pré-teste, um teste positivo não aumenta significativamente a probabilidade pós-teste de DAC; e, nos pacientes com alta probabilidade pré-teste, um teste negativo não diminui significativamente a probabilidade pós-teste de DAC. A probabilidade pré-teste de DAC pode ser calculada por meio de uma variedade de escores, mas é mais comumente feita com base na descrição da angina do paciente (Tabela 4.4).

A angina tem três componentes importantes:

1. Dor ou desconforto subesternal.
2. A dor ou o desconforto é provocado por esforço ou estresse emocional.
3. A dor ou o desconforto é aliviado por repouso e/ou nitroglicerina.

Diz-se que os pacientes com todos os três componentes têm uma *angina típica*. Aqueles com quaisquer dois dos três componentes têm uma *angina atípica*, e os pacientes com dor torácica *não anginosa* têm apenas um ou nenhum desses componentes.

Outros fatores que não se baseiam apenas na descrição do desconforto torácico podem existir e aumentar a probabilidade de DAC pré-teste de um paciente. Tais fatores incluem anormalidades no ECG basal sugestivas de DAC; e múltiplas condições de risco para DAC, tais como diabetes melito, tabagismo, HAS, dislipidemia ou um histórico familiar de DAC prematura. Estes devem ser levados em consideração individualmente e podem exigir uma revisão para cima da probabilidade pré-teste.

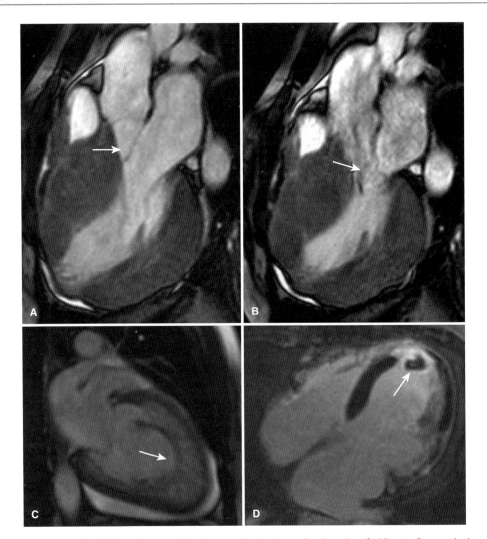

Figura 4.16 A ressonância magnética (RM) cardíaca é utilizada na avaliação de cardiomiopatias. **A.** Hipertrofia ventricular esquerda grave em paciente com cardiomiopatia hipertrófica. O quadro (*frame*) diastólico mostra valva mitral aberta (*seta*). **B.** Quadro sistólico mostrando movimento sistólico anterior da valva mitral com distúrbio de fluxo na via de saída do ventrículo esquerdo (*seta*). **C.** Paciente apresentando não compactação do ventrículo esquerdo, evidenciada por trabeculações profundas no ápice do ventrículo esquerdo (*seta*). **D.** Paciente com cardiomiopatia isquêmica apresentando infarto apical transmural e trombo mural adjacente (*seta*). O Vídeo 4.6 mostra uma imagem dinâmica de RMc. (Imagens cortesia de Sheldon E. Litwin, MD, Divisão de Cardiologia, University of Utah, Salt Lake City, Utah.)

Tabela 4.4 Probabilidade pré-teste de Diamond e Forrester de doença arterial coronariana por idade, sexo e sintomas.

Idade (anos)	Sexo	Angina de peito típica/definida	Angina de peito atípica/provável	Dor torácica não anginosa
≤ 39	Masculino	Intermediária	Intermediária	Baixa
	Feminino	Intermediária	Muito baixa	Muito baixa
40 a 49	Masculino	Alta	Intermediária	Intermediária
	Feminino	Intermediária	Baixa	Muito baixa
50 a 59	Masculino	Alta	Intermediária	Intermediária
	Feminino	Intermediária	Intermediária	Baixa
≥ 60	Masculino	Alta	Intermediária	Intermediária
	Feminino	Alta	Intermediária	Intermediária

Alta: > 90% de probabilidade pré-teste. Intermediária: entre 10 e 90% de probabilidade pré-teste. Baixa: entre 5 e 10% de probabilidade pré-teste. Muito baixa: < 5% de probabilidade pré-teste. (De Wolk MJ, Bailey SR, Doherty JU et al.: ACCF/AHA/ASE/ASNC/HFSA/HRS/SCAI/SCCT/SCMR/STS 2013 Multimodality Appropriate Use Criteria for the Detection and Risk Assessment of Stable Ischemic Heart Disease. Journal of the American College of Cardiology 63:380-406, 2014.)

Modalidades de esforço

Existem dois componentes essenciais para qualquer teste de esforço: o tipo de esforço e a modalidade de imagem. O esforço pode ser induzido por exercício físico ou por fármacos. O nível de exercício é considerado adequado se o paciente atingir 85% de sua frequência cardíaca máxima prevista. Os testes de esforço submáximo ainda podem ser interpretados, mas podem ser limitados na capacidade de descartar doença devido à diminuição da sensibilidade. As indicações para encerrar um teste de esforço incluem fadiga, HAS grave (> 220 mmHg sistólica), agravamento da angina durante o exercício, desenvolvimento de alterações isquêmicas acentuadas ou generalizadas no ECG, arritmias significativas ou hipotensão.

Para os pacientes que são capazes de se exercitar, os protocolos de exercício mais comumente usados são os de Bruce e de Bruce modificado. Esses protocolos exigem que o indivíduo caminhe em uma esteira rolante enquanto a velocidade e a inclinação da esteira aumentam a cada estágio. Qualquer paciente que possa se exercitar deve fazê-lo porque a duração do exercício e os sintomas provocados fornecem informações clínicas e prognósticas valiosas para o médico. Os protocolos de Bruce modificados ou similares são ideais para pacientes idosos, com sobrepeso, instáveis ou debilitados. Além disso, quando os pacientes não conseguem fazer o esforço físico na esteira, o teste de bicicleta ou ergômetro de braço também pode ser usado. Nos indivíduos que não podem se exercitar ou naqueles em que o exercício irá interferir na aquisição da imagem, podem ser usados agentes farmacológicos.

Os agentes farmacológicos mais comumente usados são dobutamina, adenosina e regadenosona, um derivado da adenosina e agonista seletivo do receptor A2A da adenosina. A dobutamina é um simpaticomimético sintético que estimula os receptores alfa-1, beta-1 e beta-2, aumentando então o inotropismo e o cronotropismo, bem como a demanda miocárdica de oxigênio. Deve ser usado com cautela em pacientes com um histórico de arritmias atriais ou ventriculares porque pode exacerbar ambas. A regadenosona é um agonista do receptor de adenosina que induz uma dilatação coronariana e é mais comumente usada na cintilografia de perfusão miocárdica. Seu uso é contraindicado para pacientes com asma ou doença pulmonar obstrutiva crônica (DPOC) e com sibilos ativos, bem como para pacientes com bradiarritmias significativas sem marca-passo. Deve ser usada com cautela em pacientes com um histórico de convulsões porque pode abaixar o limiar convulsivo.

IMAGEM DE ESTRESSE

O teste de esforço ou sob estresse farmacológico precisa ser combinado com modalidades de imagem para avaliar as alterações características observadas na DAC limitante de fluxo. A forma mais básica de imagem é um ECG, que pode ser combinado com ecocardiografia ou cintigrafia adjuvante para aumentar a acurácia diagnóstica do exame.

Eletrocardiografia de estresse

A resposta fisiológica normal ao exercício físico é um aumento da frequência cardíaca e das pressões arteriais sistólica e diastólica. O ECG mantém a polaridade normal da onda T e o segmento ST permanece inalterado ou, se infradesnivelado, apresenta rápido movimento ascendente de volta à linha de base. Uma resposta isquêmica do ECG ao exercício é definida como 1,5 mm de infradesnivelamento do segmento ST medido 0,08 segundo após o ponto J, como pelo menos 1 mm de infradesnivelamento do segmento ST horizontal ou como 1 mm de infradesnivelamento do segmento ST medido no ponto J. Tendo em vista o grande número de artefatos no ECG que podem ocorrer com o exercício físico, essas alterações têm de ser observadas em pelo menos três despolarizações consecutivas. Outros achados que sugerem uma DAC mais extensa incluem início precoce de infradesnivelamento do segmento ST (6 minutos); infradesnivelamento do segmento ST acentuado (> 2 mm), especialmente se encontrado em mais de cinco derivações; alterações do segmento ST persistindo em recuperação por mais de 5 minutos; e falha em aumentar a pressão arterial sistólica para 120 mmHg ou mais ou uma diminuição sustentada de 10 mmHg ou mais abaixo da linha de base.

O ECG não é útil para diagnóstico quando o paciente apresenta HVE, BRE, WPW ou está em terapia crônica com digoxina. Nesses casos, outras modalidades de imagem, tais como a ecocardiografia, a cintigrafia ou a PET, são necessárias para ajudar no diagnóstico de isquemia.

Ecocardiografia de estresse

A ecocardiografia bidimensional (2D) e a ecocardiografia Doppler são frequentemente usadas em conjunto com prova de esforço ou estresse farmacológico. O agente farmacológico tipicamente utilizado é a dobutamina. Um ecocardiograma basal é realizado em repouso e durante o estresse. Alterações na movimentação da parede são indicativas de isquemia e DAC. Em áreas do VE que apresentam anormalidades da motilidade da parede em repouso, a melhora dessas anormalidades da motilidade da parede com exercício ou dobutamina em baixas doses é indicativa de viabilidade.

Em relação à imagem de perfusão miocárdica, a sensibilidade da ecocardiografia sob estresse é ligeiramente menor, enquanto a especificidade é ligeiramente maior. Um ecocardiograma basal insatisfatório devido a janelas acústicas restritas limitará os resultados do teste de esforço. A custo-efetividade estimada da ecocardiografia sob estresse é significativamente melhor do que a da cintigrafia de perfusão devido ao menor custo final.

Perfusão miocárdica (ver também a seção Cardiologia nuclear)

O teste de esforço com o uso de imagem de perfusão miocárdica com SPECT para comparar o fluxo sanguíneo coronariano relativo em estresse e em repouso ajuda a identificar áreas de incompatibilidade de perfusão, que são indicativas de isquemia. Como em outras modalidades de estresse, podem ser usados exercício físico ou estresse farmacológico. Os agentes farmacológicos comumente usados incluem dipiridamol, adenosina e regadenosona, que são todos dilatadores coronarianos. É importante notar que os pacientes com BRE precisam ser submetidos a estresse farmacológico durante a cintigrafia de perfusão miocárdica, mesmo que sejam capazes de se exercitar porque o movimento septal anormal causado pelo BRE pode levar a um falso defeito de perfusão durante o exercício físico.

Ressonância magnética cardíaca sob estresse

Embora tanto o exercício físico quanto o estresse farmacológico possam ser combinados com a RMc, o uso contemporâneo da RMc sob estresse geralmente se refere à RMc de perfusão sob estresse com contraste de gadolínio que é realizada com regadenosona. Essa técnica possibilita a avaliação da movimentação da parede, da perfusão, do tecido cicatricial, da viabilidade e da disfunção microvascular, bem como da quantificação e da função da câmara, possibilitando então uma avaliação abrangente do miocárdio e da função miocárdica. Alterações no RTG entre repouso e estresse têm características de desempenho para o diagnóstico de DAC que são pelo menos tão boas e, provavelmente, superiores às dos testes de estresse convencionais usando cintigrafia de perfusão miocárdica ou ecocardiografia, e equiparáveis à PET.

TOMOGRAFIA COMPUTADORIZADA DO CORAÇÃO

As aplicações mais recentes da tomografia computadorizada (TC) aumentaram muito nossa capacidade de diagnosticar doença cardiovascular (DCV) de forma não invasiva. O desenvolvimento de rotação rápida do *gantry* e o acréscimo de várias fileiras de detectores (*i. e.*, TC com multidetectores) possibilitaram a visualização sem precedentes dos grandes vasos, do coração e das artérias coronárias com aquisição de imagens durante uma única suspensão de respiração com duração de 10 a 15 segundos. A TC é utilizada para diagnosticar aneurisma de aorta, dissecção aguda de aorta e embolia pulmonar, sendo útil para definir anormalidades congênitas e detectar espessamento ou calcificação pericárdica associada à pericardite constritiva. Imagens de TC dinâmicas sincronizadas com ECG têm sido usadas para quantificar o tamanho ventricular, a função e a movimentação regional da parede (Vídeo 4.7); e, diferentemente da ecocardiografia, a TC não é limitada por doença pulmonar ou deformidade da parede torácica. No entanto, obesidade e próteses implantadas (*i. e.*, próteses valvares mecânicas ou fios de marca-passo) podem afetar a qualidade da imagem.

As maiores empolgação e controvérsia sobre a TC cardíaca estão relacionadas à avaliação da aterosclerose coronariana. A TC por emissão de feixe de elétrons e a TC com detectores múltiplos podem ser usadas para visualizar e quantificar de forma rápida e confiável a extensão da calcificação da artéria coronária (Figura 4.17). O achado de cálcio coronariano é patognomônico de aterosclerose, e a extensão do cálcio coronariano (geralmente relatada como um escore de Agatston) é um

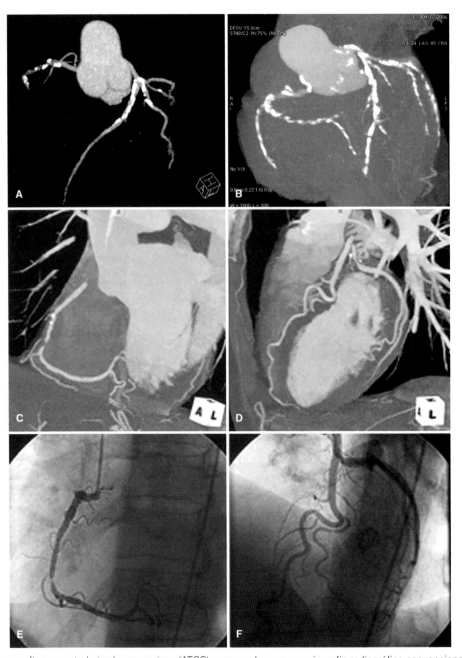

Figura 4.17 Angiotomografia computadorizada coronariana (ATCC) comparada com a angiografia radiográfica convencional com contraste. **A** e **B**. A técnica de renderização de volume mostra estenose da artéria coronária direita e artéria coronária esquerda normal. **C** e **D**. A projeção de intensidade máxima das mesmas artérias mostra uma placa não calcificada grave na artéria coronária direita com placa calcificada superficial. **E** e **F**. Angiografia invasiva das mesmas artérias. (De Raff GL, Gallagher MJ, O'Neill WW et al.: Diagnostic accuracy of noninvasive coronary angiography using 64-slice spiral computed tomography, J Am Coll Cardiol 46:552-557, 2005.)

poderoso marcador de eventos cardiovasculares futuros. O escore de cálcio coronariano adiciona melhora substancial e independente na previsão de risco em relação aos escores de risco clínico comumente empregados (p. ex., escore de risco de Framingham). Além disso, o escore de cálcio é um bom marcador da carga aterosclerótica geral. As indicações para o escore de cálcio coronariano continuam a crescer, especialmente no refinamento das previsões de risco em pacientes assintomáticos com risco intermediário de DCV aterosclerótica.

A angiotomografia computadorizada coronariana (ATCC) com contraste melhorou dramaticamente nos últimos anos. A ATCC tem sensibilidade superior a 95% no diagnóstico de obstrução significativa da artéria coronária. Diferentemente da cintilografia de perfusão miocárdica, a ATCC é um exame anatômico e, portanto, não fornece informações sobre a perfusão ou o fluxo sanguíneo através de uma lesão. Assim, nos pacientes com doença coronariana conhecida, a ATCC não consegue diferenciar facilmente entre dor torácica isquêmica e não isquêmica. Novas tecnologias estão sendo desenvolvidas para determinar de forma não invasiva a importância hemodinâmica de uma lesão por meio da ATCC, semelhante à reserva de fluxo fracionada no cateterismo coronariano, embora essas tecnologias ainda precisem ser rigorosamente testadas e padronizadas. A avaliação das artérias coronárias com ATCC pode ser significativamente limitada em pacientes com extensas calcificações coronarianas, dispositivos cardíacos ou *stents* prévios devido a limitações técnicas.

As preocupações que limitam o uso generalizado da TC cardíaca estão relacionadas mais frequentemente aos riscos da exposição à radiação e ao contraste e à falta de exames prospectivos que mostrem melhora dos desfechos com essa modalidade de teste. Nos primeiros exames, a exposição à radiação calculada da ATCC foi aproximadamente o dobro de uma angiografia coronariana invasiva diagnóstica; embora, com sincronização eletrocardiográfica prospectiva, a maioria dos exames agora seja igual ou inferior a uma angiografia diagnóstica. O uso de contraste é muitas vezes maior em uma ATCC do que em uma angiografia coronariana invasiva diagnóstica. O papel da ATCC na prática clínica de rotina continua a evoluir.

CATETERISMO CARDÍACO

O cateterismo cardíaco é uma técnica invasiva em que cateteres cheios de líquido são introduzidos por via percutânea na circulação arterial e/ou venosa. Este método possibilita a medição direta das pressões intracardíacas e da saturação de oxigênio e, com a injeção de um agente de contraste, a visualização das artérias coronárias, das câmaras cardíacas e dos grandes vasos. O cateterismo cardíaco é indicado quando uma anormalidade cardíaca clinicamente suspeitada precisa ser confirmada e sua importância anatômica e fisiológica precisa ser quantificada. A angiografia coronariana para o diagnóstico de DAC é a indicação mais comum para este exame.

Comparada ao cateterismo, a ecocardiografia é mais segura, muitas vezes mais barata e igualmente efetiva na avaliação da maioria das condições valvares e hemodinâmicas, além de ser um exame não invasivo. Com frequência, o cateterismo precede algum tipo de intervenção benéfica, como uma angioplastia coronariana, uma cirurgia de revascularização miocárdica ou uma cirurgia valvar. Embora o cateterismo cardíaco seja geralmente seguro (taxa de mortalidade geral de 0,1 a 0,2%), podem ocorrer complicações relacionadas ao procedimento, tais como lesão vascular, insuficiência renal, AVE e IAM.

Cateterismo cardíaco esquerdo e angiografia coronariana

O cateterismo cardíaco esquerdo e a angiografia coronariana exigem, primeiramente, a introdução de fios e cateteres cheios de líquido no sistema arterial do corpo. No passado, o acesso arterial femoral era a via-padrão, mas agora o acesso arterial radial tem se tornado cada vez mais comum. Ele substituiu o acesso arterial femoral como local de acesso-padrão na maioria dos centros. O acesso arterial radial está associado a menos sangramento, menos complicações vasculares, maior conforto para o paciente e mobilidade precoce após o procedimento quando comparado ao acesso arterial femoral. No entanto, também está associado a maior exposição à radiação e a aumento do tempo de procedimento.

Após a obtenção do acesso, fios e cateteres cheios de líquido são avançados até a raiz da aorta e através da valva aórtica até o VE sob orientação fluoroscópica. Ali, as dimensões do VE, o movimento da parede e a fração de ejeção podem ser avaliados com acurácia pela injeção de contraste no VE (*i. e.*, ventriculografia esquerda). As insuficiências valvares aórtica e mitral podem ser avaliadas qualitativamente durante a angiografia observando-se o refluxo do meio de contraste para o VE e o AE, respectivamente. As pressões ventriculares esquerdas podem ser medidas e registradas diretamente, e o cateter pode ser lentamente puxado para trás através da via de saída do ventrículo esquerdo (VSVE) e da valva aórtica para se avaliar diretamente qualquer diferencial de pressão compatível com estenose aórtica ou obstrução da VSVE (Figura 4.18).

A anatomia coronariana pode ser definida pela injeção de meio de contraste na árvore coronariana. As lesões ateroscleróticas aparecem como um estreitamento do diâmetro interno (lúmen) do vaso. A estenose hemodinamicamente importante é definida como 70% ou mais de estreitamento do diâmetro luminal. No entanto, a relevância hemodinâmica de uma lesão pode ser subestimada pela angiografia coronariana, sobretudo quando a placa aterosclerótica é excêntrica ou alongada. Ultrassonografia (US) intravascular, tomografia de coerência óptica (TCO) ou sensores de pressão miniaturizados podem ser usados durante procedimentos invasivos para ajudar a avaliar a gravidade ou estimar a importância fisiológica de lesões intermediárias.

Cateterismo cardíaco direito

O cateterismo cardíaco direito é uma técnica invasiva útil que pode ser realizada à beira do leito ou sob orientação fluoroscópica. O cateter de artéria pulmonar (Swan-Ganz), que é um cateter com um balão em sua extremidade usado para o cateterismo cardíaco direito, pode

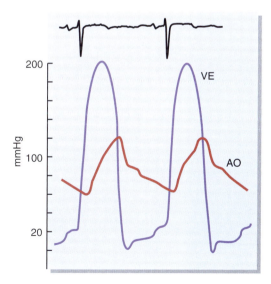

Figura 4.18 Traçado eletrocardiográfico e curvas de pressão ventricular esquerda (VE) e aórtica (AO) em um paciente com estenose aórtica. Um gradiente de pressão ocorre através da valva aórtica durante a sístole.

ser deixado em um paciente por um período prolongado de tempo na UTI para fornecer informações contínuas sobre hemodinâmica cardiovascular e pressões de enchimento. O cateterismo cardíaco direito pode ser útil quando usado em situações apropriadas, como na diferenciação de edema pulmonar não cardiogênico de edema pulmonar cardiogênico, manejo do choque misto, manejo do choque cardiogênico, e classificação e tratamento da hipertensão pulmonar.

O cateterismo cardíaco direito é realizado primeiro acessando-se o sistema venoso. Os locais comuns de acesso para o cateterismo cardíaco direito incluem a veia jugular interna (geralmente a direita), a veia braquial direita ou as veias femorais. O procedimento pode ser realizado à beira do leito ou sob orientação fluoroscópica com um cateter de Swan-Ganz. O cateter é avançado pela veia até o AD, o VD e a artéria pulmonar, onde as pressões são medidas e registradas. O dispositivo pode, então, ser avançado ainda mais até ser *encunhado* na artéria pulmonar distal. A pressão transmitida medida neste local tem origem no sistema venoso pulmonar e é conhecida como *pressão capilar pulmonar*. Se não houver doença venosa pulmonar, a pressão capilar pulmonar reflete a pressão atrial esquerda e, se não houver uma condição patológica significativa da valva mitral, ela reflete a pressão diastólica do VE. Um método mais direto de obtenção das pressões de enchimento do VE é via cateterismo cardíaco esquerdo, conforme descrito na seção anterior. Nesses dois métodos de obtenção de pressões intracardíacas, cada câmara do coração pode ser avaliada diretamente e podem ser determinados os gradientes através de qualquer uma das valvas (Figura 4.19).

O débito cardíaco pode ser determinado por um de dois métodos amplamente aceitos: o método de oxigênio de Fick e a técnica de diluição do indicador. A base do método de Fick é que a absorção ou a liberação total de uma substância por um órgão é igual ao produto do fluxo sanguíneo para aquele órgão e a diferença de concentração dessa substância entre as circulações arterial e venosa desse órgão.

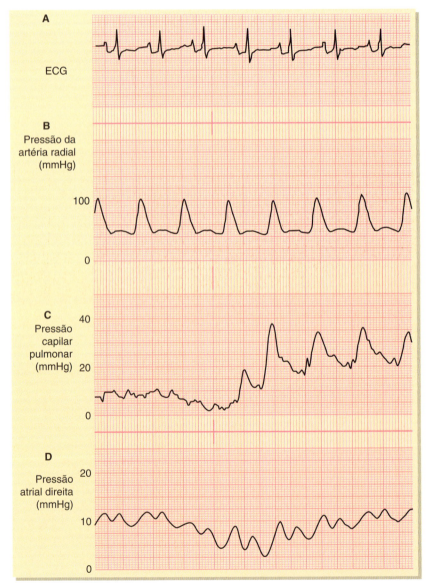

Figura 4.19 São mostrados os registros eletrocardiográficos (ECG) **(A)** e do cateter de flutuação Swan-Ganz **(C)**. Os registros de um cateter na artéria radial e um cateter flutuante de Swan-Ganz no átrio direito são mostrados em **B** e **D**, respectivamente. A porção esquerda do traçado **C** foi obtida com o balão insuflado, fornecendo então a pressão capilar pulmonar (PCP). A porção direita do traçado **C** foi registrada com o balão desinsuflado, representando então a pressão arterial pulmonar. Neste paciente, a PCP (*i. e.*, a pressão de enchimento do ventrículo esquerdo) é normal e a pressão da artéria pulmonar está elevada devido à doença pulmonar.

Capítulo 4 Testes e Procedimentos Diagnósticos no Paciente com Doença Cardiovascular

Se este método for aplicado aos pulmões, a substância liberada no sangue é o oxigênio; se não houver desvios intrapulmonares, o fluxo sanguíneo pulmonar é igual ao fluxo sanguíneo sistêmico ou débito cardíaco. O débito cardíaco pode ser determinado pela seguinte equação:

$$\text{Débito cardíaco} = \frac{\text{consumo de oxigênio}}{(\text{conteúdo arterial de oxigênio} - \text{conteúdo venoso de oxigênio})}$$

O consumo de oxigênio é medido em mililitros por minuto pela coleta do ar expirado pelo paciente durante um período conhecido enquanto simultaneamente é determinada a saturação de oxigênio em uma amostra de sangue arterial e venoso misto (*i. e.*, conteúdo de oxigênio arterial e venoso, respectivamente, medido em mililitros por litro). O débito cardíaco é expresso em litros por minuto e então corrigido para a área de superfície corporal (*i. e.*, índice cardíaco). A faixa normal do índice cardíaco é de 2,6 a 4,2 ℓ/min/m². O débito cardíaco também pode ser determinado pela técnica de diluição do indicador, que mais comumente usa solução salina fria como indicador. Nesse método, a solução salina fria é injetada no sangue e a consequente alteração da temperatura *a jusante* é monitorada. Essa ação gera uma curva na qual a alteração da temperatura é plotada ao longo do tempo, e a área sob a curva representa o débito cardíaco.

A detecção e a localização de desvios intracardíacos podem ser realizadas pela medição sequencial da saturação de oxigênio no sistema venoso no lado direito do coração e nas duas artérias pulmonares principais. Nos pacientes com desvio da esquerda para a direita, ocorre aumento da saturação de oxigênio de uma câmara para a câmara sucessiva à medida que o sangue arterial se mistura com o sangue venoso. Usando-se o método de Fick para calcular o fluxo sanguíneo nos sistemas pulmonar e sistêmico, a razão de desvio pode ser calculada. As abordagens não invasivas suplantaram amplamente o uso de cateterismo para a avaliação dos desvios.

No passado, o cateter de Swan-Ganz era usado rotineiramente na maioria dos pacientes com choque; entretanto, já foram publicados estudos randomizados sugerindo que não houve melhora nos desfechos de pacientes em estado crítico que foram submetidos ao cateterismo de artéria pulmonar. Certamente, os aprimoramentos nas técnicas de imagem não invasivas tornaram o cateter de Swan-Ganz muito menos importante no diagnóstico de condições cardíacas como tamponamento cardíaco, pericardite constritiva, infarto de VD e defeito do septo interventricular. Isso levou ao declínio no uso rotineiro de cateteres de Swan-Ganz em UTIs. No entanto, o uso desses cateteres ressurgiu, provavelmente devido ao aumento da adoção de terapias avançadas para insuficiência cardíaca e suporte mecânico, para as quais o monitoramento hemodinâmico contínuo é essencial para uma titulação ideal (Tabela 4.5).

BIOPSIA ENDOMIOCÁRDICA

A biopsia do endomiocárdio do VD pode ser realizada. Nessa técnica, um biótomo é introduzido no sistema venoso pela veia jugular interna direita e avançado até o VD sob orientação fluoroscópica. Pequenas amostras do endocárdio são coletadas para uma avaliação histológica. A indicação primária para biopsia endomiocárdica é o diagnóstico de rejeição após transplante cardíaco e documentação de amiloidose cardíaca; entretanto, a biopsia endomiocárdica pode ter alguma utilidade no diagnóstico de agentes etiológicos específicos responsáveis por miocardite.

EXAMES VASCULARES NÃO INVASIVOS

A averiguação da presença e da gravidade da doença vascular periférica é um componente importante da avaliação cardiovascular. A comparação da pressão arterial sistólica (PAS) nos membros superiores e inferiores é um dos testes mais simples para detectar uma doença arterial hemodinamicamente importante. Normalmente, a PAS na coxa é semelhante à da artéria braquial. Uma razão de pressão tornozelo-braquial (*i. e.*, índice tornozelo-braquial [ITB]) menor ou igual a 0,9 é anormal. Os pacientes com claudicação geralmente têm um ITB que varia de 0,5 a 0,8, e os pacientes com dor em repouso têm um ITB menor que 0,5. Em alguns pacientes, a medição do ITB após o exercício em esteira rolante ajuda a determinar a importância das lesões limítrofes. Durante o exercício normal, o fluxo sanguíneo aumenta para os membros superiores e inferiores com correspondentes diminuições na resistência vascular periférica, enquanto o ITB geral permanece inalterado. Quando existe uma lesão hemodinamicamente significativa, o fluxo reduzido através das lesões provoca diminuição da pressão e, como resultado, o ITB diminui proporcionalmente à

Tabela 4.5 Diagnóstico diferencial usando-se um cateter de fluxo direcionado por balão à beira do leito (Swan-Ganz).

Doença/condição	Débito cardíaco por termodiluição	PCP	Pressão AD	Comentários
Choque cardiogênico	↓	↑	nl ou ↓	↑ Resistência vascular sistêmica
Choque séptico (fase inicial)	↑	↓	↓	↑ Resistência vascular sistêmica; pode ocorrer tardiamente disfunção miocárdica
Sobrecarga de volume	nl ou ↑	↑	↑	
Depleção do volume	↓	↓	↓	
Edema pulmonar não cardíaco	nl	nl	nl	
Hipertensão pulmonar	nl ou ↑	nl	↑	↑ Pressão na AP
Infarto do VD	↓	↓ ou nl	↑	
Tamponamento pericárdico	↓	nl ou ↑	↑	Equalização da pressão diastólica de AD, VD, AP e PCP
Ruptura do músculo papilar	↓	↑	nl ou ↑	Ondas *v* grandes no traçado de PCP
Ruptura do septo interventricular	↑	↑	nl ou ↑	Artefato causado por pressão maior em AP do que em AD; pode ter grandes ondas *v* no traçado de PCP

AD, Átrio direito; *AP*, artéria pulmonar; *nl*, normal; *PCP*, pressão capilar pulmonar; *VD*, ventrículo direito; ↑, aumentado; ↓, diminuído.

gravidade da estenose. Alguns pacientes, especialmente aqueles com diabetes melito ou doença renal crônica, podem apresentar ITBs falsamente elevados devido à rigidez vascular ($> 1,3$). Nesses pacientes, pode ser medido um índice dedo do pé-braquial. Em geral, um índice dedo do pé-braquial inferior a 0,6 indica perfusão anormal no pé, embora o local da doença oclusiva tenha que ser identificado com exames adicionais.

Após a identificação de doença vascular significativa nos membros, a pletismografia pode ser usada para determinar a localização e a gravidade da doença. Nesse método, uma braçadeira pneumática é colocada na perna ou na coxa e, quando insuflada, obstrui temporariamente o retorno venoso. As alterações de volume no segmento do membro abaixo da braçadeira são convertidas em uma onda de pressão, que pode ser analisada. O grau de redução da amplitude da onda de pressão corresponde à gravidade da doença arterial nesse nível.

A US com Doppler usa ondas sonoras refletidas para identificar e localizar lesões estenóticas nas artérias periféricas. Este exame é particularmente útil para pacientes com artérias muito calcificadas, para os quais a compressão pneumática não é possível e os ITBs não são acurados. Em combinação com imagens em tempo real (*i. e.*, US duplex), esta técnica é útil na avaliação de segmentos arteriais específicos e para enxertos à procura de lesões estenóticas ou oclusivas.

A angiografia por ressonância magnética e a ATCC fornecem imagens abrangentes e de alta qualidade de toda a circulação arterial periférica em um único exame. A natureza tridimensional desses exames e a capacidade de realizar extensas visualizações pós-processamento, incluindo cortes transversais de todos os vasos, mesmo aqueles muito tortuosos, são características atraentes dessas modalidades.

LEITURA SUGERIDA

Fihn SD, Blakenship JC, Alexander KP, et al: 2014 ACC/AHA/AATS/PCNA/SCAI/STS Focused update of the guideline for the diagnosis and management of patients with stable ischemic heart disease, Circulation 130:1749-1767, 2014.

Kligfield P, Gettes LS, Bailey JJ, et al: Recommendations for the standardization and interpretation of the electrocardiogram: part I: the electrocardiogram and its technology a scientific statement from the American Heart Association Electrocardiography and Arrhythmias Committee, Council on Clinical Cardiology; the American College of Cardiology Foundation; and the Heart Rhythm Society endorsed by the International Society for Computerized Electrocardiology, J Am Coll Cardiol 49:1109-1127, 2007.

Otto CM: Textbook of clinical echocardiography, ed 6, Chapter 2, Normal anatomy and flow patterns on transthoracic echocardiography, Philadelphia, Elsevier, pp. 33-65, 578p.

Rybicki FJ, Udelson JE, Peacock, WF, et al: 2015 ACR/ACC/AHA/AATS/ACEP/ASNC/NASCI/SAEM/SCCT/SCMR/SCPC/SNMMI/STR/STS Appropriate utilization of cardiovascular imaging in emergency department patients with chest pain: a joint document of the American College of Radiology Appropriateness Criteria Committee and the American College of Cardiology Appropriate Use Criteria Task Force, J Am Coll Cardiol 13:e1-e29, 2016.

St. John Sutton M, Morrison AR, Sinusas AJ, Ferrari VA: Heart failure: a companion to braunwald's heart disease, ed 4, Mann DL, Felker GM, editors: Philadelphia, Elsevier Inc, 2019, Chapter 32, Cardiac imaging in heart failure, p.418-448. 739p.

Wolk MJ, Bailey SR, Doherty JU, et al: ACCF/AHA/ASE/ASNC/HFSA/HRS/SCAI/SCCT/SCMR/STS 2013 Multimodality appropriate use criteria for the detection and risk assessment of stable ischemic heart disease, J Am Coll Cardiol 63:380-406, 2014.

Insuficiência Cardíaca[1] e Miocardiopatia (Cardiomiopatia)

Daniel J. Levine, Hyeon-Ju Ryoo Ali, Rayan Yousefzai

DEFINIÇÃO E CLASSIFICAÇÃO

A insuficiência cardíaca (IC) é uma síndrome clínica definida pela incapacidade do coração de manter o débito sob pressões de enchimento normais e/ou pelo comprometimento no relaxamento dos ventrículos, causando aumento das pressões de enchimento. Os pacientes apresentam fadiga e intolerância ao exercício, se o débito cardíaco estiver baixo, e dispneia e edema periférico, se a pressão de enchimento ventricular estiver elevada. Existem várias maneiras de classificar a IC – segundo o tipo de comprometimento cardíaco, as causas da cardiomiopatia, os sinais/sintomas do paciente ou os perfis hemodinâmicos.

Fração de ejeção

A maioria dos pacientes com IC apresenta distúrbios nas funções sistólica e diastólica. No entanto, a fração de ejeção (FE) é uma importante característica distintiva na maioria dos ensaios clínicos e, portanto, nas diretrizes terapêuticas. Por meio de imagem, a função cardíaca pode ser categorizada como FE reduzida ($< 40\%$) ou FE preservada ($\geq 50\%$). Os pacientes com FE intermediária (40 a 50%) são tratados de forma semelhante aos pacientes com FE reduzida. A IC com FE reduzida (ICFEr) está associada a morbidade e mortalidade significativas, especialmente em idosos e naqueles com FE gravemente baixa ($< 30\%$). A IC com FE preservada (ICFEp) é menos estudada e tem menos terapias direcionadas efetivas. O aumento da conscientização sobre a ICFEp levou ao reconhecimento de sua prevalência com morbidade e mortalidade associadas e à necessidade de mais pesquisas sobre o manejo ideal.

Causas

A Tabela 5.1 lista as causas comuns de cardiomiopatia que levam à IC. A cardiomiopatia isquêmica é a causa mais comum de IC e se estima que seja responsável por cerca de 60% de todas as admissões por IC nos EUA. Isso serve como base para a prática clínica. Os pacientes que apresentam uma cardiomiopatia de aparecimento recente podem ser submetidos a cateterismo cardíaco para excluir a existência de doença arterial coronariana (DAC) subjacente. As causas comuns de cardiomiopatia não isquêmica incluem hipertensão arterial sistêmica (HAS); quimioterapia; uso de substâncias psicoativas; cardiomiopatia familiar; e distúrbios sistêmicos que afetam o coração, tais como amiloidose e hemocromatose. Em todo o mundo, as infecções são uma causa comum de cardiomiopatia não isquêmica, incluindo tripanossomíase americana ou doença de Chagas[2] (endêmica na América do Sul), tuberculose e HIV.

Outros processos não miocárdicos que levam à IC incluem os distúrbios pericárdicos primários. O tamponamento pericárdico limita a complacência do coração, resultando então em pressões de enchimento elevadas. Outras causas são pericardite induzida por radiação, pericardite viral, espessamento pericárdico pós-cirúrgico e fibrose idiopática do pericárdio.

A patologia valvar, incluindo as lesões regurgitantes e estenóticas, também pode levar a sinais e sintomas de IC. Se as patologias valvares não forem detectadas, podem levar a alterações morfológicas no tamanho e na função ventriculares. A maioria dos estudos sobre a IC exclui os pacientes com valvopatias não corrigidas. O diagnóstico e o tratamento das valvopatias cardíacas são abordados separadamente (ver Capítulo 7, "Valvopatia Cardíaca").

Tipos de cardiomiopatia

Tradicionalmente, a cardiomiopatia vem sendo classificada morfologicamente como "dilatada", "hipertrófica" e "restritiva". A cardiomiopatia dilatada comumente resulta em comprometimento da função sistólica ou em ICFEr. As causas comuns de cardiomiopatia dilatada incluem infarto agudo do miocárdio (IAM) ou miocardite infecciosa.

A hipertrofia ventricular compromete o relaxamento dos ventrículos e provoca pressões de enchimento elevadas e ICFEp. A causa mais comum de hipertrofia dos ventrículos é a HAS de longa data. As mulheres mais velhas correm maior risco, assim como os pacientes com diabetes melito, fibrilação atrial, obesidade, hiperlipidemia e DAC. A cardiomiopatia hipertrófica (CMH) é uma doença genética na qual uma mutação nas proteínas sarcoméricas resulta em espessamento dos ventrículos e comprometimento do enchimento. Os pacientes com histórico familiar conhecido de CMH devem ser submetidos a análise genética; os testes atuais alcançam um rendimento diagnóstico de 30 a 60%. Mais de 130 genes associados à cardiomiopatia e às arritmias já foram identificados. Os testes genéticos devem ser realizados em centros com geneticistas experientes e conselheiros genéticos.

A cardiomiopatia restritiva também compromete o relaxamento ventricular e leva à ICFEp. Este tipo de cardiomiopatia pode ser devido à fibrose, como na cardiopatia por radiação, ou à deposição de proteínas insolúveis, como na amiloidose. A cardiomiopatia restritiva é muito menos comum do que os outros dois tipos.

A IC de alto débito é uma entidade pouco conhecida. Caracteriza-se por débito cardíaco aumentado que ainda assim não atende às

---

[1] N.R.T.: Ver Atualização de Tópicos Emergentes da Diretriz Brasileira de Insuficiência Cardíaca – 2021 em https://abccardiol.org/article/atualizacao-de-topicos-emergentes-da-diretriz-brasileira-de-insuficiencia-cardiaca-2021/ Essa atualização aborda a covid-19 e suas repercussões nessa população de pacientes.

[2] N.R.T.: Em julho de 2022 a SBC lançou uma nova Diretriz de Miocardites que aborda a miocardiopatia chagásica aguda e sua reagudização, bem como a miocardite crônica. Ver em https://abccardiol.org/wp-content/uploads/articles_xml/0066-782X-abc-119-01-0143/0066-782X-abc-119-01-0143.x55156.pdf.

Seção 2 Doenças Cardiovasculares

Tabela 5.1 Causas de cardiomiopatia.

Infarto agudo do miocárdio (IAM)	Esclerodermia
Infecção	Artrite reumatoide
HIV	Arterite de células gigantes
Doença de Lyme	Doença de Kawasaki
Doença de Chagas	Cardiomiopatia infiltrativa
Miocardite viral	Amiloidose
Tuberculose	Sarcoidose
Iatrogênica	Hemocromatose
Quimioterapia: bleomicina, doxorrubicina	Outras estruturais
Medicamentos antirretrovirais	Valvopatia cardíaca: estenose ou regurgitação progressivas, ruptura
Radiação	aguda das cordas tendíneas, trombose de prótese valvar
Fenotiazinas	Endocardite infecciosa
Cloroquina	Cardiomiopatia induzida por estresse (Takotsubo[a])
Clozapina	Cardiomiopatia dilatada idiopática
Toxinas	Cardiomiopatia restritiva idiopática
Álcool etílico	Cardiomiopatia periparto
Cocaína	Displasia arritmogênica do ventrículo direito
Metanfetaminas	Cardiopatia congênita
Cobalto, chumbo, lítio, mercúrio, monóxido de carbono, berílio	Doença de Fabry
Endócrina e metabólica	Doença de Danon
Disfunção da tireoide	Ataxia de Friedreich
Deficiência de tiamina	Distrofia miotônica
Pelagra	Distrofia muscular de Duchenne-Becker
Hipofosfatemia, hipocalcemia, uremia	Ritmo
Inflamatória	Cardiomiopatia induzida por taquicardia[b]
Lúpus eritematoso sistêmico	Cardiomiopatia mediada por marca-passo

[a]N.R.T.: *Takotsubo* é o termo japonês que significa "armadilha para polvos". Essa síndrome é mais comum em mulheres do que em homens, sobretudo após a menopausa. [b]A miocardiopatia (cardiomiopatia) induzida por taquicardia é uma causa reversível de insuficiência cardíaca e miocardiopatia dilatada.

demandas metabólicas e de perfusão. As possíveis causas incluem obesidade, anemia, hipertireoidismo, deficiência de vitamina B1, *shunts* (desvios) arteriovenosos e doença hepática.

Comprometimento funcional

A IC é uma síndrome clínica cujas estratégias de manejo são direcionadas aos sintomas e ao estado funcional dos pacientes. Assim, é fundamental ter uma linguagem unificada para estratificar o grau de sintomas dos pacientes. A Tabela 5.2 apresenta dois métodos de classificação: os "estágios" definidos pela American College of Cardiology Foundation e pela American Heart Association (ACCF/AHA), e as "classes" definidas pela New York Heart Association (NYHA).

Estágios de insuficiência cardíaca da ACCF/AHA

Os pacientes no estágio A da ACCF/AHA apresentam fatores de risco – como HAS, diabetes melito, síndrome metabólica, histórico de exposição

a toxinas cardíacas e histórico familiar de cardiomiopatia – sem o diagnóstico de DAC ou remodelamento cardíaco. No estágio B, os pacientes podem ter histórico de IAM ou evidências de cardiomiopatia, mas não apresentam sintomas. O estágio C constitui os sinais e os sintomas clínicos da IC, enquanto o estágio D abrange os pacientes cuja IC é refratária à terapia adequada.

Classificação funcional de insuficiência cardíaca da NYHA

A classificação da NYHA caracteriza o comprometimento funcional dos pacientes com uma IC sintomática (nos estágios C e D da ACCF/AHA). Os pacientes da classe I são assintomáticos com atividade normal e também podem se enquadrar no estágio B. Os pacientes da classe II apresentam *alguma* limitação em níveis *moderados* de atividade física, enquanto os pacientes da classe III apresentam *alguma* limitação em níveis *leves* de atividade. Aqueles com sintomas em repouso são classificados como classe IV.

Tabela 5.2 Estágios da ACCF/AHA e classificação funcional da NYHA de insuficiência cardíaca (IC).

Estágios da ACCF/AHA		Classificação funcional da NYHA	
A	Fatores de risco para IC sem cardiomiopatia ou sintomas associados	Nenhuma	
B	Cardiomiopatia sem sintomas de IC	I	Sem sintomas de IC
C	Cardiomiopatia com sintomas de IC	I	Sem sintomas de IC
		II	Alguns sintomas de IC com atividade moderada
		III	Quaisquer sintomas de IC com atividade leve
		IV	Sintomas de IC em repouso
D	IC refratária à terapia médica	IV	Sintomas de IC em repouso

ACCF, American College of Cardiology Foundation; *AHA*, American Heart Association; *IC*, insuficiência cardíaca; *NYHA*, New York Heart Association. (Dados de Yancy CW, Jessup M, Bozkurt B et al.: 2013 ACCF/AHA guidelines for the management of heart failure: a report of the American College of Cardiology Foundation/American Heart Association Task Force on Practice Guidelines, *J Am Coll Cardiol* 62:e147-e239, 2013.)

Perfis hemodinâmicos

O impacto da IC na fisiologia circulatória pode ser amplamente categorizado em quatro grupos com base no grau de comprometimento do débito cardíaco e de elevação das pressões de enchimento (Figura 5.1). A redução do débito cardíaco (índice cardíaco [IC] ≤ 2,2 ℓ/min/m²) leva ao comprometimento da perfusão de órgãos-alvo. Os pacientes podem queixar-se de fadiga, tontura ou diminuição do débito urinário. Ao exame físico, os membros estão frios devido ao baixo débito cardíaco e à constrição compensatória dos leitos capilares para manter a perfusão. Essa descoberta ajuda a identificar os pacientes "frios" no estado de baixo débito.

Pressões de enchimento elevadas podem fazer com que a pressão hidrostática aumente além da pressão oncótica, resultando então em extravasamento de líquido para o espaço intersticial. O líquido pode ficar retido nos pulmões, causando dispneia; no intestino, causando perda de apetite ou náuseas; e nos membros, causando edema periférico.

A maioria dos pacientes que apresentam exacerbação aguda da IC é "quente e úmida". Apesar das pressões de enchimento elevadas e da congestão, eles ainda estão perfundidos adequadamente e podem ser tratados com diurese sem suporte hemodinâmico. Os pacientes "frios e úmidos" ficam ainda mais descompensados. Eles precisam de suporte inotrópico para manter a pressão arterial adequada e perfundir os rins, assim como para permitir uma diurese eficaz. Apesar da diurese, alguns pacientes podem permanecer em mau estado de perfusão devido a uma doença cardíaca subjacente. Esses indivíduos são "frios e secos", e podem necessitar das terapias avançadas que serão descritas posteriormente.

FISIOPATOLOGIA

Lei de Frank-Starling

Em condições normais, um aumento na pré-carga, ou pressão diastólica final do ventrículo esquerdo (PDFVE), aumenta o volume sistólico, conforme descrito pela lei de Frank-Starling (Figura 5.2). Na IC, o baixo débito cardíaco desencadeia uma resposta neuro-hormonal adaptativa projetada para aumentar a pré-carga e o volume sistólico. No entanto, devido à contratilidade miocárdica deprimida, o mesmo aumento da pré-carga não promove aumento do volume

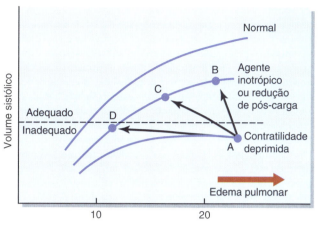

Figura 5.2 Curva de Frank-Starling. O edema pulmonar ocorre quando a pressão diastólica final do ventrículo esquerdo (PDFVE) é elevada de tal forma que as pressões hidrostáticas na vasculatura pulmonar excedem as pressões oncóticas. Na maioria dos pacientes, esse limiar é de aproximadamente PDFVE = 20 mmHg. A diurese ou a venodilatação reduzem as pressões de enchimento e podem deslocar os pacientes ao longo da mesma curva correlacionando-se com menor PDFVE. Os agentes inotrópicos ou a redução da pós-carga podem melhorar o débito cardíaco e o volume sistólico, deslocando então a curva pressão-volume para cima e para a esquerda, o que faz mover os pacientes do ponto A para o ponto B. A adição de diurese ou de venodilatação pode deslocar os pacientes do ponto A para o ponto C. A diurese excessiva ou a venodilatação que muda do ponto A para o ponto D pode causar um declínio excessivo na PDFVE. Embora esses pacientes possam ter um risco menor de edema pulmonar, seu volume sistólico pode ser reduzido e resultar em um débito cardíaco inadequado.

sistólico ou do débito cardíaco. A consequência é a desregulação de um mecanismo adaptativo que leva a pressões de enchimento excessivas e a retenção de líquido. O tratamento consiste em aumentar o volume sistólico reduzindo a pós-carga e aumentando a contratilidade miocárdica com um agente inotrópico. A diurese também pode reduzir a PDFVE, as pressões de enchimento e os sintomas congestivos. O tratamento da IC descompensada é discutido mais adiante na seção intitulada "Diagnóstico e manejo da descompensação aguda".

Resposta neuro-hormonal adaptativa

Nossa compreensão da IC mudou ao longo dos anos. Não é mais suficiente considerar as características morfológicas ou os perfis hemodinâmicos dessa síndrome clínica. A IC é uma síndrome clínica marcada por ativação simpática e desregulação neuro-hormonal. A desregulação neuro-hormonal e a resposta adaptativa são alvos importantes para as estratégias de manejo da IC.

Em resposta ao baixo débito cardíaco, o sistema nervoso simpático é acionado e libera epinefrina e norepinefrina. As epinefrinas aumentam a frequência cardíaca e causam relaxamento ventricular. Elas também desencadeiam as vias do receptor acoplado à proteína G, aumentando a produção de monofosfato de adenosina cíclico (cAMP). O aumento da concentração de cAMP leva ao influxo de cálcio e aumenta a contratilidade miocárdica.

Nos rins, as células justaglomerulares nas arteríolas aferentes detectam a diminuição do fluxo sanguíneo e, por sua vez, liberam renina. A consequente ativação do sistema renina-angiotensina-aldosterona (SRAA) é uma cascata de atividade enzimática que promove a perfusão de órgãos-alvo por meio de vasoconstrição, retenção de líquido no nível dos rins e aumento da ingestão de líquido por estimulação da sede.

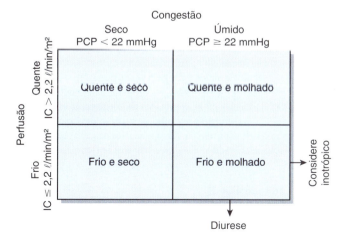

Figura 5.1 Avaliação dos perfis hemodinâmicos em pacientes com insuficiência cardíaca. *IC*, Índice cardíaco; *PCP*, pressão capilar pulmonar. (Modificada de Thibodeau JT, Drazner MH. The role of the clinical examination in patients with heart failure. JACC Hear Fail. 2019;6(7):544-551. https://doi.org/10.1016/j.jchf.2018.04.005.)

Seção 2 Doenças Cardiovasculares

Com o tempo, esses mecanismos tornam-se desregulados. As epinefrinas incrementam o cronotropismo e o inotropismo, que aumentam o estresse da parede e o consumo de oxigênio do miocárdio. A angiotensina II causa uma vasoconstrição que coloca o miocárdio sob maior pós-carga. Inicialmente, os músculos cardíacos ficam hipertrofiados para compensar a carga de trabalho; entretanto, os ventrículos eventualmente se dilatam e perdem a contratilidade. A aldosterona também exacerba o remodelamento ventricular, o que leva ao declínio progressivo da função cardíaca e à perda de miócitos com fibrose posterior em um processo conhecido como apoptose.

O peptídio natriurético atrial e o peptídio natriurético cerebral (BNP, do inglês *brain natriuretic peptide*) são hormônios contrarreguladores que são liberados em resposta ao estresse miocárdico. Eles promovem natriurese e dilatação arterial. A neprilisina degrada o BNP e, assim, inibe tanto o mecanismo contrarregulatório como a natriurese. Essa via é o alvo das novas terapias medicamentosas descritas na seção intitulada "Terapia clínica orientada por diretrizes".

DIAGNÓSTICO E MANEJO DA DESCOMPENSAÇÃO AGUDA

Os pacientes com IC frequentemente apresentam descompensação aguda. A anamnese e o exame cuidadosos, bem como os achados laboratoriais e de imagem, podem ajudar a distinguir a IC de outras causas de dispneia, como a exacerbação da doença pulmonar obstrutiva crônica (DPOC) ou a pneumonia.

Anamnese
Sintomas

A IC é um diagnóstico clínico. Assim, os sinais/sintomas iniciais, os achados no exame físico e a resposta dos pacientes aos tratamentos da IC ajudam a estabelecer o diagnóstico.

A maioria dos pacientes com exacerbação da IC apresenta dispneia. Eles também podem apresentar ortopneia (dispneia no decúbito dorsal) ou dispneia paroxística noturna (DPN) (acordar no meio da noite com dispneia) devida à redistribuição de líquido da periferia para os pulmões. A ortopneia e a DPN são específicas para IC (especificidade = 74 a 77% para ortopneia e 80 a 84% para DPN), e podem ajudar a discriminar as diferentes etiologias da dispneia.

A elevação das pressões venosas (pré-carga para o ventrículo direito) causa sintomas de congestão venosa sistêmica. Os pacientes podem queixar-se de diminuição do apetite, náuseas e plenitude abdominal devido ao edema intestinal. A transudação de líquido para o compartimento abdominal pode causar ascite e aumento da circunferência abdominal. Muitos pacientes queixam-se de edema em membros inferiores ou incapacidade de calçar os sapatos. Perguntar aos pacientes sobre a ocorrência de ganho de peso repentino (p. ex., 0,9 a 1,4 kg em alguns dias ou 2,3 kg em 1 semana) também pode ajudar a avaliar o grau de acúmulo de líquido e identificar alvos para a terapia.

Os pacientes com um débito cardíaco inadequado devido à IC apresentam fadiga, intolerância ao exercício ou pré-síncope. A perfusão reduzida do órgão-alvo pode levar a um estado mental alterado e à diminuição do débito urinário. Esses sintomas são pistas importantes para se conhecer o perfil hemodinâmico do paciente e são fundamentais para determinar sua necessidade de suporte inotrópico.

Fatores precipitantes para exacerbação aguda da insuficiência cardíaca

A exacerbação aguda da IC pode resultar de uma disfunção cardíaca primária de início recente ou uma descompensação da IC crônica conhecida devidas a causas não cardíacas. As causas de disfunção cardíaca de exacerbação da IC aguda incluem IAM, outra cardiomiopatia não isquêmica primária, distúrbios de condução e patologia valvar ou pericárdica (ver Tabela 5.1 para conhecer uma lista abrangente).

As causas não cardíacas mais comuns de exacerbação da IC são hábitos dietéticos inapropriados (aumento da ingestão de sal ou consumo de álcool) e não adesão à medicação. Outras causas comuns incluem infecções (p. ex., infecção viral das vias respiratórias superiores) ou anemia aguda por perda de sangue. A pressão arterial elevada também pode aumentar a pós-carga agudamente, aumentar as pressões de enchimento e causar redução do débito cardíaco e/ou agravamento da congestão.

Informações adicionais sobre cardiomiopatia de início recente

Uma vez estabelecido o diagnóstico de exacerbação da IC, elementos adicionais da anamnese podem ajudar a determinar a causa da cardiomiopatia. As perguntas devem ser focadas nos sintomas e nos fatores de risco da DAC, uma vez que o infarto do miocárdio é a causa mais comum de cardiomiopatia nos EUA. Outras informações úteis referem-se ao histórico médico, incluindo valvopatia cardíaca, arritmias, doenças autoimunes, cardiopatias congênitas, câncer, radioterapia ou terapia cardiotóxica, como os derivados de antraciclinas. O histórico social deve incluir duração e volume ingerido de álcool etílico e uso de cocaína. Sintomas sugestivos de outros distúrbios sistêmicos que afetam o coração, tais como neuropatia na amiloidose, podem ser úteis e relevantes para as opções de tratamento. O histórico familiar é importante em casos como DAC de início precoce, doenças autoimunes, cardiopatias congênitas e cardiomiopatias familiares.

Resultados do exame

Os achados do exame devem ser focados em sinais de pressões de enchimento elevadas e de débito cardíaco reduzido para estabelecer o diagnóstico de IC. Outras manobras de exame não revisadas aqui incluem aquelas que são relevantes para isquemia miocárdica, valvopatia cardíaca e arritmias que são abordadas nos Capítulos 7, 8 e 9.

Edema, distensão venosa jugular e refluxo hepatojugular

As pressões de enchimento elevadas no coração são detectadas por várias pistas do exame físico. A ausculta pulmonar pode demonstrar estertores, roncos ou mesmo sibilos. Pode ser encontrado edema nos membros inferiores, mas também no abdome na forma de ascite.

A distensão venosa jugular (DVJ) é avaliada com o paciente sentado a 30 a 45° e respirando tranquilamente. A distância vertical entre a fúrcula esternal e o topo do menisco da DVJ é a altura venosa jugular à qual devem ser adicionados 5 cm para se conhecer a pressão venosa central verdadeira (variação normal = 5 a 9 cmH_2O). O refluxo hepatojugular (RHJ) é a elevação das pressões de enchimento em mais de 3 cmH_2O enquanto comprime o quadrante superior direito do abdome por pelo menos 10 segundos. A valvopatia cardíaca, especificamente a regurgitação tricúspide, pode elevar falsamente o menisco da DVJ e tornar esses achados de exame menos confiáveis.

Exame cardíaco: B_3 e B_4

O ponto de impulso máximo (PIM), ou *ictus cordis*, pode estar deslocado (abaixo do quinto espaço intercostal e lateral à linha hemiclavicular), o que é sugestivo de cardiomegalia. Na ausculta do coração, uma terceira bulha cardíaca (B_3) pode ser audível no início da diástole. O som é o resultado do sangue que flui passivamente do átrio para um ventrículo já cheio. Isso está tipicamente associado à disfunção sistólica do ventrículo esquerdo e à ejeção incompleta de sangue durante a sístole. A B_4 é auscultada no fim da diástole e resulta do *kick* atrial empurrando o líquido remanescente para um ventrículo enrijecido. A B_4 sugere disfunção diastólica.

Bendopneia

A bendopneia é uma manobra de estresse simples recentemente descrita que pode ser usada se os exames mencionados não forem úteis para discriminar entre as muitas causas de dispneia. Os pacientes são solicitados a se curvar para frente enquanto estão sentados em uma cadeira por 30 segundos, o que aumenta as pressões de enchimento. Eles podem desenvolver dispneia ou "bendopneia" principalmente se tiverem baixo índice cardíaco. Esta manobra tem estado associada ao aumento da taxa de mortalidade em 6 meses, ao *endpoint* composto de morte, à admissão relacionada à IC e à necessidade de terapias avançadas.

Resposta de onda quadrada

Outra manobra de estresse para avaliar a pressão de enchimento do ventrículo esquerdo é a resposta de onda quadrada. Isto é particularmente útil quando a DVJ e o RHJ são limitados devido ao biotipo corporal ou à regurgitação tricúspide. O manguito de pressão arterial é inflado até o ponto de ouvir o primeiro som de Korotkoff. Em seguida, o paciente é solicitado a fazer a manobra de Valsalva a fim de reduzir a pré-carga e diminuir o retorno venoso pulmonar para o ventrículo esquerdo. Nos pacientes normais, o som de Korotkoff desaparece devido à queda da pressão arterial. Nos pacientes com congestão pulmonar, o volume intravascular pulmonar mantém o fluxo anterior durante a manobra de Valsalva e o som de Korotkoff permanece o mesmo. A persistência do som de Korotkoff, portanto, é um teste positivo e sugestivo de pressão ventricular esquerda elevada e congestão pulmonar.

Dados laboratoriais e imagens

Os pacientes que apresentam sintomas e sinais de exacerbação da IC aguda devem receber eletrocardiograma (ECG) e radiografia de tórax. Um ECG pode mostrar evidências de nova isquemia ou infarto antigo, o que sugere o IAM como causa potencial de cardiomiopatia. Uma radiografia de tórax pode demonstrar sinais de edema pulmonar, como as linhas B de Kerley e os derrames pleurais (Figura 5.3). Frequentemente, o BNP está elevado, embora não seja sensível nem específico. De fato, o BNP é mais útil por seu valor preditivo negativo. Um BNP baixo (ou NT-pró-BNP) pode excluir a existência de IC nos pacientes com doença cardiopulmonar combinada que se apresentam agudamente com dispneia. A troponina pode estar elevada no IAM ou na isquemia por demanda. Os exames laboratoriais devem incluir um painel metabólico básico para estabelecer os eletrólitos basais e a função renal. Os resultados das provas de função hepática ajudam a avaliar o grau de congestão e de síndrome cárdio-hepática. O hemograma completo pode fornecer indícios da etiologia, tais como leucocitose no quadro de infecção aguda ou anemia.

Todos os pacientes com IC de início recente devem fazer um ecocardiograma. Esse exame pode revelar anormalidades da motilidade da parede compatíveis com DAC, estenose ou regurgitação valvar ou derrame pericárdico. A espessura da parede ventricular e os tamanhos das câmaras também podem ser avaliados. Ventrículos espessados podem levantar preocupações em relação à existência de cardiomiopatia hipertrófica genética, de hipertrofia cardíaca secundária à HAS de longa data, ou de doença infiltrativa como a amiloidose (Figura 5.4). Técnicas de imagem mais recentes, inclusive sob estresse, podem ser usadas para avaliar doenças infiltrativas, bem como alterações precoces devidas a agentes quimioterápicos tóxicos.

Testes adicionais para determinar a etiologia

Os pacientes apropriados com sintomas, sinais, ECG e/ou resultados de troponina sugerindo IAM como causa de exacerbação da IC devem ser submetidos a angiografia coronariana e revascularização. Alguns pacientes com um novo diagnóstico de IC têm histórico de DAC, mas não apresentam sintomas anginosos típicos. Nesses indivíduos, os ensaios Surgical Treatment for Ischemic Heart Failure (STITCH) demonstraram que a avaliação da viabilidade miocárdica com cintigrafia não reduz, de fato, a taxa de mortalidade. No entanto, as diretrizes

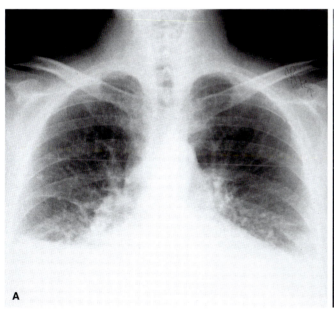
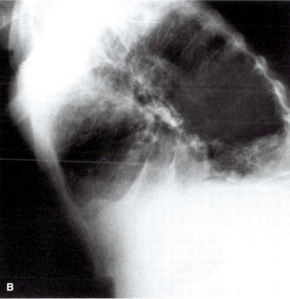

Figura 5.3 A. Radiografia de tórax, incidência posteroanterior, mostrando edema pulmonar. Observe o aumento da trama intersticial, que está mais proeminente nas zonas centrais, e as linhas B de Kerley, que são estriações horizontais na periferia do pulmão. Há também uma linha horizontal proeminente no pulmão esquerdo, sugestiva de acúmulo de líquido na fissura principal. Ambos os ângulos costovertebrais estão apagados, o que sugere derrame pulmonar bilateral. **B.** Radiografia de tórax (perfil) mostrando edema pulmonar. O líquido está depositado em camadas nas zonas pulmonares inferiores, o que sugere derrame pulmonar.

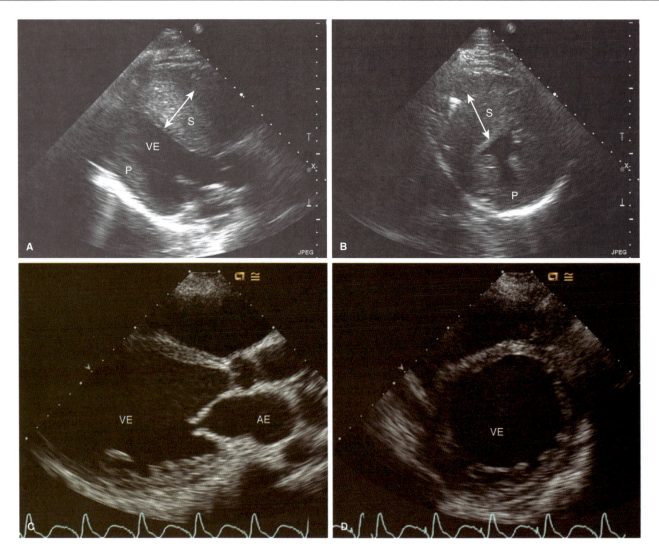

Figura 5.4 Exemplos de cardiomiopatia hipertrófica em **(A)** ecocardiograma em vista de eixo longo e **(B)** em vista de eixo curto. A parede posterior, "P", e o septo interventricular, "S", estão marcadamente espessados. Exemplos de cardiomiopatia dilatada em **(C)** vista de eixo longo e **(D)** em vista de eixo curto. A cavidade ventricular esquerda, "VE", e o átrio esquerdo, "AE", estão aumentados.

da ACCF/AHA 2013 fazem recomendações fracas para obter imagens não invasivas, tais como a cintigrafia ou o ecocardiograma de estresse, antes de prosseguir com a revascularização. A evidência de isquemia e uma viabilidade miocárdica significativa podem ser fatores a serem considerados para o cateterismo.

Se a investigação descrita anteriormente for negativa, podem ser realizados testes adicionais para cardiomiopatia não isquêmica. Uma ressonância magnética cardíaca pode revelar padrões específicos de realce que são indicativos de distúrbios infiltrativos (p. ex., amiloidose cardíaca e sarcoidose). Os exames laboratoriais adicionais podem incluir provas de função da tireoide e de presença do vírus da imunodeficiência humana (HIV), assim como estudos de ferro e de anticorpos contra o vírus da hepatite C.

O reconhecimento imediato e a investigação da amiloidose cardíaca ficaram mais importantes à medida que novas terapias se tornaram disponíveis e relevantes para serem iniciadas precocemente durante a progressão da doença. As características relacionadas à amiloidose incluem baixa voltagem no ECG, hipertrofia ventricular esquerda e evidência de manifestações de outros órgãos, tais como sintomas gastrintestinais (diarreia, náuseas), neuropatia e doença renal crônica. Os exames laboratoriais devem incluir níveis de eletroforese de proteínas séricas e urinárias (EPS e EPU) juntamente com imunofixação sérica e/ou urinária. As técnicas de imagem incluem ecocardiografia, especificamente imagem de *strain* que tende a poupar o ápice, e cintilografia com pirofosfato (CP). Esta última é sensível e específica para a transtirretina, ou amiloidose do tipo selvagem. O diagnóstico definitivo é obtido com a visualização direta dos depósitos de amiloide em amostras de tecido. A biopsia pode ser feita na gordura abdominal, no músculo cardíaco, na mucosa retal, na glândula salivar e no fígado.

O cateterismo cardíaco direito é outra ferramenta diagnóstica para avaliação da exacerbação aguda da IC. O uso rotineiro de cateteres de artéria pulmonar (CAPs) em pacientes com exacerbação de IC não reduziu a taxa de mortalidade, o tempo de internação nem as taxas de reinternação (Evaluation Study of Congestive Heart Failure and Pulmonary Artery Catheterization Effectiveness [ESCAPE]). As diretrizes da ACCF/AHA 2013 ainda recomendam o uso de CAPs em pacientes que não respondem às terapias-padrão e quando há um grau de incerteza quanto à volemia do paciente apesar da avaliação clínica de rotina. O cateterismo cardíaco direito também é usado para estimar o débito cardíaco, avaliar se é indicada terapia avançada e realizar biopsia cardíaca.

Manejo agudo

Diurese

O tratamento principal para a exacerbação aguda da IC são os diuréticos de alça intravenosos (IV). A administração IV de diuréticos deve ser igual ou superior à dose dos medicamentos orais administrados em casa. Os diuréticos orais podem ser menos efetivos neste cenário devido ao edema intestinal, que pode prejudicar sua absorção pelo intestino. A diurese deve ser direcionada para o controle dos sintomas, a melhora dos sinais vitais, a resolução da lesão renal aguda (LRA), a mudança no peso e a produção de urina. Alguns pacientes que fazem uso prolongado de diuréticos desenvolvem resistência aos diuréticos de alça. Esses indivíduos podem se beneficiar da administração de tiazida para bloquear a reabsorção de líquido nos túbulos convolutos distais. Aqueles que não respondem ao esquema diurético máximo podem ser considerados para a ultrafiltração.

Redução de pós-carga

Os pacientes podem ser hipertensos na vigência de exacerbação da IC. A redução aguda da pressão arterial pode reduzir rapidamente a pós-carga, diminuir as pressões de enchimento ventricular e reduzir o grau de congestão vascular pulmonar. Aqueles com dificuldade respiratória podem apresentar alívio imediato de seus sintomas com a redução da pós-carga. As opções de terapia IV para redução da pós-carga aguda incluem nitroglicerina, nitroprussiato e nesiritida.

Manejo de choque cardiogênico

Alguns pacientes em exacerbação aguda da IC apresentam perfis hemodinâmicos "frios" e também débito cardíaco significativamente reduzido. Esses indivíduos podem necessitar de suporte inotrópico para perfusão de órgãos-alvo. O uso de inotrópicos pode melhorar a perfusão dos rins e a resposta do paciente à diurese. Mais informações sobre os diferentes tipos de inotrópicos e seu uso estão detalhadas na seção intitulada "Suporte inotrópico".

Terapia clínica orientada por diretrizes

Atualmente, o objetivo da terapia para IC não é apenas controlar os sintomas e retardar a progressão da doença, mas também recuperar alguma função cardíaca. Novas farmacoterapias tornaram-se disponíveis que não apenas melhoram a capacidade funcional, mas também reduzem a taxa de mortalidade e as hospitalizações. Assim, é imperativo entender e adotar a terapia clínica orientada por diretrizes (TCOD) para todos os pacientes com IC (Figura 5.5).

Todos os pacientes com IC devem ser aconselhados a fazer modificações no estilo de vida para reduzir o risco de desenvolvimento ou progressão da doença cardíaca. O controle da pressão arterial, a perda de peso e o manejo do diabetes podem reduzir significativamente o risco de DAC e de remodelamento ventricular. Os pacientes com qualquer estágio de IC, independentemente de apresentarem sintomas, devem ser tratados com inibidores da ECA ou bloqueadores do receptor de aldosterona II (BRAs), bem como com estatinas, se houver evidência de DAC ou de doença cardiovascular aterosclerótica (DCVA), ou se o escore de risco for superior a 7,5%.

Nos pacientes com ICFEr em estágio C (i. e., pacientes com algum sintoma), vários medicamentos realmente reduziram a taxa de mortalidade e melhoraram a qualidade de vida. Todos os pacientes devem ser tratados com betabloqueadores específicos conhecidos por reduzir a taxa de mortalidade em indivíduos com ICFEr, bem como com uma medicação para redução da pós-carga (IECAs, BRAs ou inibidores do receptor de angiotensina-neprilisina [IRANs]). As outras terapias descritas nas seções a seguir provaram ser efetivas apenas para algumas subpopulações.

Inibidores da enzima conversora de angiotensina, bloqueadores do receptor de angiotensina e inibidores do receptor de angiotensina-neprilisina

Todos os pacientes com ICFEr em estágio C, independentemente da carga de sintomas, devem estar em uso de um IECA, um BRA ou um IRAN. Ao inibir o SRAA, os IECAs e os BRAs reduzem a pós-carga e inibem a fibrose. Vários ensaios da década de 1980 ao início da década de 2000, incluindo CONSENSUS, SOLVD, Val-HeFT e CHARM, demonstraram redução da taxa de mortalidade (de 16 a 40%) e das hospitalizações por exacerbações da IC em pacientes tratados com IECAs ou BRAs.

O IRAN é um novo medicamento que combina a valsartana (BRA) com um inibidor da neprilisina denominado sacubitril. A neprilisina é uma endopeptidase que degrada peptídios vasoativos como o BNP e a bradicinina. Ao inibir a neprilisina, o sacubitril promove a ação do BNP, que aumenta a diurese. No ensaio controlado randomizado (ECR) PARADIGM, os IRANs foram superiores aos IECAs (número necessário para tratar [NNT] = 21 para endpoint[3] composto de internações ou taxa de mortalidade por IC). O estudo PIONEER também demonstrou que os IRANs podem ser iniciados com segurança durante a hospitalização e a readmissão devida a exacerbações da IC. As atualizações de 2017 do American College of Cardiology e da American Heart Association (ACC/AHA) para as diretrizes recomendam que os pacientes em uso de IECAs ou BRAs devem mudar para os IRANs. É necessário um período de wash-out de 36 horas após a descontinuação dos IECAs para se evitar um angioedema secundário ao acúmulo de bradicinina.

O potencial terapêutico dos IECAs e dos BRAs para a população de pacientes com ICFEp foi investigado por vários ECRs, incluindo PEP-CHF, CHARM-preservado e I-PRESERVE. Infelizmente, esses estudos mostraram que os IECAs e os BRAs não reduzem significativamente a taxa de mortalidade cardiovascular nem as exacerbações da IC nesse grupo de pacientes. A Prospective Comparison of ARNI with ARB Global Outcomes in HFpEF (PARAGON-HF) também não demonstrou redução significativa do risco de morte ou das hospitalizações relacionadas à IC pelos IRANs. As diretrizes atualmente não recomendam a prescrição inicial de IECAs, BRAs ou IRANs para pacientes com ICFEp.

Betabloqueadores

Os três tipos de betabloqueadores considerados efetivos no estágio C da ICFEr são bisoprolol, carvedilol e succinato de metoprolol. Os betabloqueadores inibem o sistema nervoso simpático, reduzem o trabalho miocárdico, melhoram a integridade endotelial e, por fim, reduzem o remodelamento ventricular. Numerosos estudos – MERIT-HF, CAPRICORN, COPERNICUS, COMET e CIBIS-II – demonstraram redução significativa da taxa de mortalidade (31 a 40%), assim como no endpoint composto de morte e internações por exacerbação da IC. Os ensaios com pacientes com ICFEp são pequenos e com poder inadequado, mas muitos mostram tendência de redução da taxa de mortalidade.

Antagonista da aldosterona

Os pacientes com ICFEr em estágio C e das classe II a IV da NYHA já em uso de betabloqueadores e com redução da pós-carga com um IECA, um BRA ou um IRAN devem passar a usar antagonistas do receptor de aldosterona desde que a depuração (clearance) de creatinina seja superior a 30 e os níveis séricos de potássio sejam normais. A inibição direta da aldosterona reduz ainda mais a fibrose ventricular e o remodelamento. O estudo RALES mostrou uma redução de 30%

---

[3] N.R.T.: o termo desfecho (outcome) geralmente se refere à variável medida (p. ex., volume máximo de oxigênio), enquanto endpoint se refere ao parâmetro analisado (p. ex., alteração do escore de fadiga após 6 meses em relação ao escore basal).

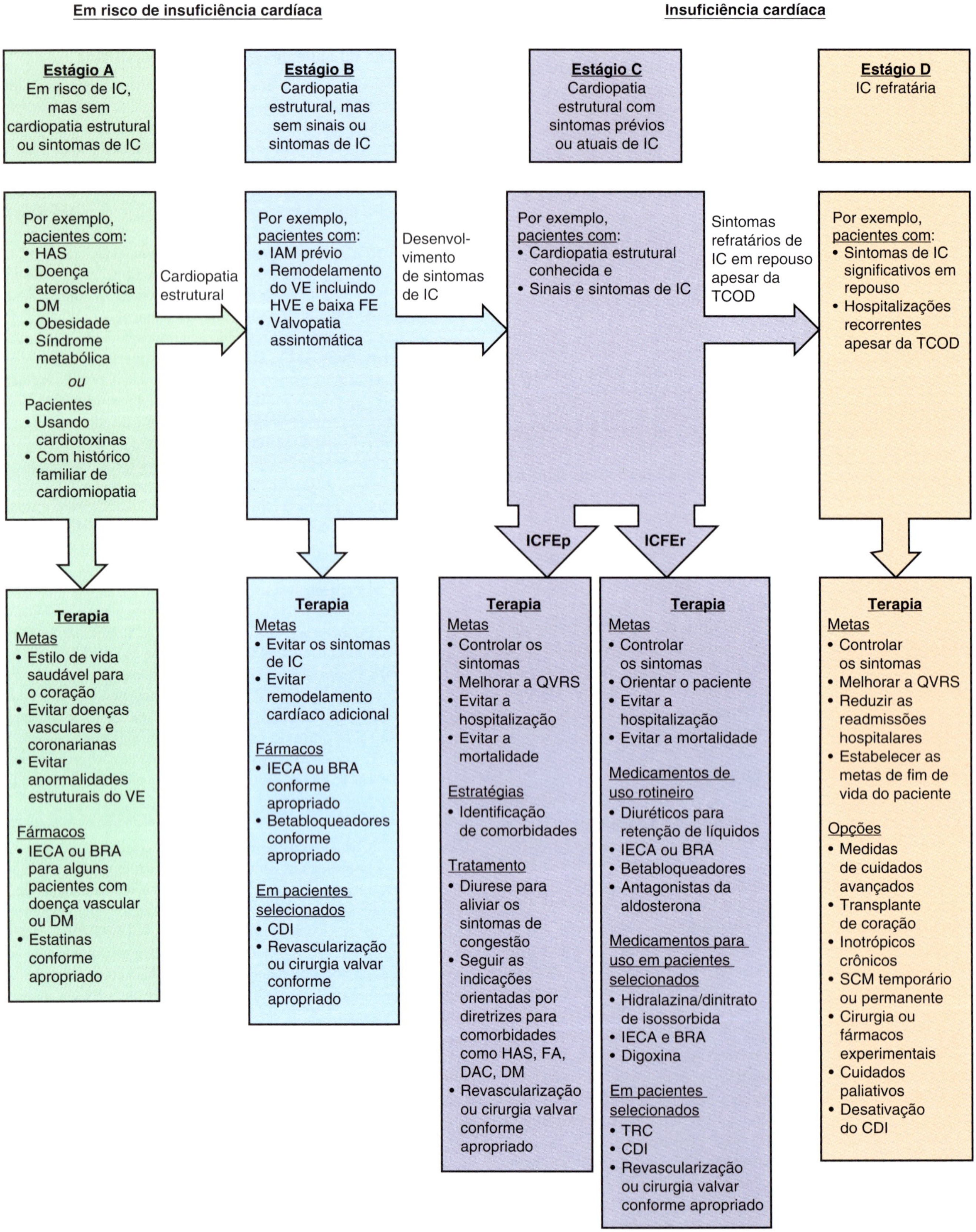

Seção 2 Doenças Cardiovasculares

Em risco de insuficiência cardíaca

Insuficiência cardíaca

Estágio A
Em risco de IC, mas sem cardiopatia estrutural ou sintomas de IC

Estágio B
Cardiopatia estrutural, mas sem sinais ou sintomas de IC

Estágio C
Cardiopatia estrutural com sintomas prévios ou atuais de IC

Estágio D
IC refratária

Por exemplo, pacientes com:
- HAS
- Doença aterosclerótica
- DM
- Obesidade
- Síndrome metabólica

ou

Pacientes
- Usando cardiotoxinas
- Com histórico familiar de cardiomiopatia

Cardiopatia estrutural →

Por exemplo, pacientes com:
- IAM prévio
- Remodelamento do VE incluindo HVE e baixa FE
- Valvopatia assintomática

Desenvolvimento de sintomas de IC →

Por exemplo, pacientes com:
- Cardiopatia estrutural conhecida e
- Sinais e sintomas de IC

Sintomas refratários de IC em repouso apesar da TCOD →

Por exemplo, pacientes com:
- Sintomas de IC significativos em repouso
- Hospitalizações recorrentes apesar da TCOD

ICFEp **ICFEr**

Terapia

Metas
- Estilo de vida saudável para o coração
- Evitar doenças vasculares e coronarianas
- Evitar anormalidades estruturais do VE

Fármacos
- IECA ou BRA para alguns pacientes com doença vascular ou DM
- Estatinas conforme apropriado

Terapia

Metas
- Evitar os sintomas de IC
- Evitar remodelamento cardíaco adicional

Fármacos
- IECA ou BRA conforme apropriado
- Betabloqueadores conforme apropriado

Em pacientes selecionados
- CDI
- Revascularização ou cirurgia valvar conforme apropriado

Terapia

Metas
- Controlar os sintomas
- Melhorar a QVRS
- Evitar a hospitalização
- Evitar a mortalidade

Estratégias
- Identificação de comorbidades

Tratamento
- Diurese para aliviar os sintomas de congestão
- Seguir as indicações orientadas por diretrizes para comorbidades como HAS, FA, DAC, DM
- Revascularização ou cirurgia valvar conforme apropriado

Terapia

Metas
- Controlar os sintomas
- Orientar o paciente
- Evitar a hospitalização
- Evitar a mortalidade

Medicamentos de uso rotineiro
- Diuréticos para retenção de líquidos
- IECA ou BRA
- Betabloqueadores
- Antagonistas da aldosterona

Medicamentos para uso em pacientes selecionados
- Hidralazina/dinitrato de isossorbida
- IECA e BRA
- Digoxina

Em pacientes selecionados
- TRC
- CDI
- Revascularização ou cirurgia valvar conforme apropriado

Terapia

Metas
- Controlar os sintomas
- Melhorar a QVRS
- Reduzir as readmissões hospitalares
- Estabelecer as metas de fim de vida do paciente

Opções
- Medidas de cuidados avançados
- Transplante de coração
- Inotrópicos crônicos
- SCM temporário ou permanente
- Cirurgia ou fármacos experimentais
- Cuidados paliativos
- Desativação do CDI

Figura 5.5 Visão geral clínica pelos estágios A-D da IC. *BRA,* Bloqueador do receptor de angiotensina; *CDI,* cardiodesfibrilador implantável; *DAC,* doença arterial coronariana; *DM,* diabetes melito; *FA,* fibrilação atrial; *FE,* fração de ejeção; *HAS,* hipertensão arterial sistêmica; *HVE,* hipertrofia ventricular esquerda; *IC,* insuficiência cardíaca; *IECA,* inibidor da enzima conversora de angiotensina; *QVRS,* qualidade de vida relacionada à saúde; *SCM,* suporte circulatório mecânico; *TCOD,* terapia clínica orientada por diretrizes; *TRC,* terapia de ressincronização cardíaca; *VE,* ventrículo esquerdo. (Adaptada das Diretrizes da ACCF/AHA 2013.)

da taxa de mortalidade por todas as causas, morte súbita cardíaca e hospitalizações por IC para os pacientes com sintomas das classe II a IV da NYHA. O EMPHASIS-HF também mostrou redução de 37% no *endpoint* composto de morte e reinternações por IC.

Os pacientes com ICFEp também podem se beneficiar dos antagonistas do receptor de aldosterona. O Treatment of Preserved Cardiac Function Heart Failure with an Aldosterone Antagonist (TOPCAT) foi um estudo internacional controlado por placebo e randomizado de pacientes com FE maior ou igual a 45%. O estudo mostrou efeito pequeno da espironolactona na redução das hospitalizações por IC (12% *versus* 14,2%). No entanto, análises subsequentes mostraram uma variação regional significativa, o que sugere que os participantes norte-americanos podem ter aderido mais à medicação prescrita e, provavelmente, ter obtido maior benefício.

Ivabradina

Os pacientes com ICFEr sintomática (estágio C, classes II a IV da NYHA) com alta frequência cardíaca em repouso (≥ 70 bpm), apesar do tratamento com alta dose de betabloqueador, podem se beneficiar da adição de ivabradina. A ivabradina funciona inibindo o I_f – o "canal *funny*" – no nó SA. O estudo SHIFT demonstrou que os pacientes nas classes II a IV da NYHA com FE menor ou igual a 35% já em TCOD e recebendo ivabradina apresentaram redução de 5% do risco absoluto de exacerbações da IC e 2% de redução absoluta da taxa de mortalidade cardiovascular.

Hidralazina e nitratos

Vasodilatadores como hidralazina e nitratos reduzem a pós-carga, o trabalho miocárdico e, em tese, o remodelamento ventricular. Sua eficácia, no entanto, só foi demonstrada entre afro-americanos com ICFEr no estágio C e sintomas NYHA III e IV já em uso de TCOD. Nos pacientes com ICFEp, os nitratos demonstraram melhorar a tolerância ao exercício, mas não reduziram a taxa de mortalidade (NEAT-HFpEF, 2015). As atualizações das diretrizes ACC/AHA 2017 ainda não recomendam vasodilatadores para os pacientes com ICFEp.

Digoxina

A digoxina aumenta a contratilidade miocárdica ao inibir a troca de sódio por potássio, o que aumenta o cálcio intracelular. A digoxina está associada à diminuição das hospitalizações por IC, à melhora da qualidade de vida e ao aumento da tolerância ao exercício. Os ensaios DIG, no entanto, não mostraram impacto na taxa de mortalidade. A digoxina também tem um perfil de efeitos colaterais desfavoráveis. Pode causar arritmias (ritmos cardíacos ectópicos e reentrantes, e bloqueio atrioventricular [BAV]), efeitos colaterais gastrintestinais (náuseas, anorexia) e efeitos colaterais neurológicos (efeitos visuais, desorientação, confusão). Os pacientes idosos e com baixo índice de massa corporal ou disfunção renal correm maior risco. Muitos medicamentos podem elevar o nível sérico de digoxina e aumentar o risco de toxicidade (claritromicina, eritromicina, itraconazol, amiodarona, dronedarona, ciclosporina, propafenona, verapamil e quinidina). Dados esses riscos e benefícios, os pacientes com ICFEr em estágio C podem se beneficiar da digoxina.

Diuréticos

No caso dos pacientes com IC crônica, os diuréticos são usados para manter a euvolemia e controlar os sintomas. Os diuréticos de alça são os mais comumente prescritos, mas alguns pacientes desenvolvem resistência ao longo do tempo. Os túbulos convolutos distais tornam-se hipertrofiados e a água é reabsorvida após a alça de Henle, revertendo então o efeito dos diuréticos de alça. Pequenas doses de tiazidas e de metolazona, que impactam os néfrons distais, podem aumentar significativamente a diurese. Seu uso exige monitoramento cuidadoso e atento dos eletrólitos séricos e da função renal.

Terapia com dispositivos

A cardiomiopatia confere um risco aumentado de arritmias ventriculares e morte súbita cardíaca (MSC). Os pacientes com FE menor ou igual a 35% e sintomas das classes II e III da NYHA devem receber um cardiodesfibrilador implantável (CDI) para fins de prevenção primária (Figura 5.6). Numerosos estudos – SCD-HeFT, CARE-HF, MADIT-CRT e REVERSE – demonstraram uma redução das taxas de MSC que supera o risco de complicações relacionadas ao dispositivo para pacientes com ICFEr.

Os pacientes com cardiomiopatia isquêmica correm maior risco de MSC devido ao tecido cicatricial, que pode ser um nicho para arritmias ventriculares. Assim, os indivíduos com cardiomiopatia isquêmica (FE $\leq 30\%$) também devem receber um CDI mesmo que não apresentem sintomas (classe I da NYHA). As evidências subjacentes à terapia com dispositivos para pacientes com ICFEp, no entanto, é menos clara. Os estudos DANISH demonstraram 3% de redução da taxa de mortalidade, mas 1,5% de complicações relacionadas ao dispositivo.

A terapia de ressincronização cardíaca (TRC), também denominada "estimulação biventricular", também demonstrou melhorar a capacidade funcional, reduzir as reinternações por IC e diminuir a taxa de mortalidade por todas as causas. Os pacientes beneficiam-se da melhora da contratilidade e do aumento do fluxo anterior devido à sincronia ventricular. Os benefícios adicionais incluem melhora da pressão arterial, o que possibilita intensificar a terapia com IECAs, BRAs e IRANs. Os pacientes com ICFEr e QRS alargado de 150 ms ou mais com padrão de bloqueio de ramo esquerdo devem ser considerados para a TRC.

Manejo da fibrilação atrial

Pacientes com IC e fibrilação atrial (FA) correm maior risco de acidente vascular encefálico (AVE), exacerbações da IC e morte. O estudo AFFIRM demonstrou desfechos semelhantes entre as estratégias de controle de frequência e de ritmo; no entanto, os pacientes com ICFEr estavam sub-representados. Teoricamente, a restauração do ritmo sinusal possibilita a preservação do *kick* atrial e a melhora da sincronia atrioventricular, o que poderia reduzir as pressões de enchimento e melhorar o débito cardíaco. Recentemente, o CASTLE-AF demonstrou que os pacientes com ICFEr nas classes II a IV da NYHA apresentaram redução significativa da taxa de mortalidade (11,6%) e de exacerbação da IC (15,2%) após ablação por cateter para restaurar o ritmo sinusal. Embora ainda não seja mencionado nas diretrizes, os pacientes com ICFEr sintomáticos devem ser considerados para ablação de FA.

Monitoramento hemodinâmico invasivo de pacientes ambulatoriais

Para os pacientes com exacerbações recorrentes da IC, os dispositivos de monitoramento ambulatorial podem possibilitar a detecção precoce do aumento das pressões de enchimento e intervenções oportunas. CardioMEMS® é um dispositivo implantável colocado na artéria pulmonar que comunica medições hemodinâmicas em tempo real remotamente para profissionais de saúde treinados. Vários ECRs demonstraram sua efetividade. No COMPASS-HF, os pacientes com classe III da NYHA monitorados com CardioMEMS® apresentaram redução de 36% nas hospitalizações por IC. Da mesma forma, o CHAMPION-HF demonstrou que CardioMEMS® pode atingir uma redução de risco relativo de até 37% nas exacerbações da IC nos primeiros 17 meses. As complicações relacionadas ao dispositivo ou ao sistema foram consideradas extremamente raras (a ausência de complicações é estimada em 98,6%). Atualmente, o dispositivo é aprovado pela FDA para pacientes com IC com sintomas de classe III da NYHA que foram hospitalizados no ano passado. O estudo GUIDE-HF é uma investigação em andamento para determinar o

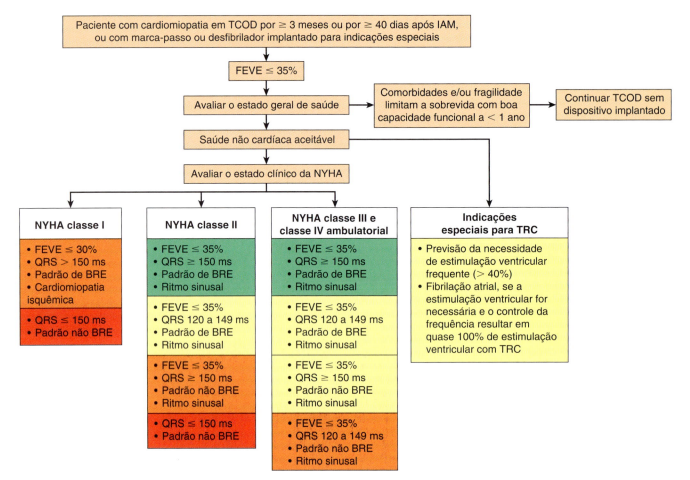

Figura 5.6 As recomendações para cardiodesfibrilador implantável (CDI) e para terapia de ressincronização cardíaca (TRC) dependem da fração de ejeção (FE) e da classe funcional da New York Heart Association (NYHA). *Verde* indica recomendações de classe I (evidências ou consenso de que o tratamento é útil e efetivo), *amarelo* indica recomendações de classe IIa (peso das evidências ou opiniões a favor do tratamento), *laranja* indica recomendações IIb (utilidade/eficácia menos bem estabelecida) e *vermelho* indica recomendações de classe III (evidências ou consenso geral de que o tratamento não é útil/efetivo e em alguns casos é prejudicial). *BRE*, Bloqueio de ramo esquerdo; *IAM*, infarto agudo do miocárdio; *TCOD*, terapia clínica orientada por diretrizes. (Adaptada das diretrizes da ACCF/AHA 2013.)

impacto do CardioMEMS® na população de pacientes das classes II e IV da NYHA e de pacientes com BNP elevado. Muitos CDIs agora têm a capacidade de monitorar parâmetros fisiológicos, incluindo variabilidade da frequência cardíaca e impedância intratorácica, o que pode ser útil para avaliação e o manejo do paciente.

Terapia avançada

Os pacientes com ICFEr em estágio D refratários à terapia clínica são um desafio para o manejo. Os pacientes apropriados com sintomas de estágio D apesar da terapia clínica ideal devem ser encaminhados para centros que forneçam suporte circulatório avançado. Os avanços recentes na tecnologia de suporte mecânico possibilitaram a implantação de bombas duráveis como terapia de destino em pacientes inelegíveis para outra terapia.

Perfis INTERMACS

Os pacientes no estágio D da ICFEr podem ser ainda caracterizados com perfis desenvolvidos pelo Interagency Registry of Mechanical Assisted Circulatory Support (INTERMACS). Os perfis INTERMACS descrevem a gama de sintomas desde a classe III avançada da NYHA (perfil 7) até o choque cardiogênico crítico (perfil 1), e podem ajudar a avaliar a urgência de avaliação para suporte circulatório mecânico ou transplantes (Tabela 5.3). Os pacientes nos perfis INTERMACS 5 a 7 podem ser monitorados sem um plano imediato para terapia de IC avançada. Os pacientes com sintomas em repouso (perfil 4) ou que estão recebendo suporte inotrópico (perfil 3) podem precisar de suporte circulatório mais cedo. Os pacientes que estão "deslizando em inotrópicos" (perfil 2) – demonstrando má perfusão de órgãos-alvo apesar do suporte inotrópico – devem ser considerados para suporte imediato dentro de dias e potencialmente transferidos para um dispositivo de assistência ventricular esquerda (DAVE) e um centro de transplantes. Aqueles em choque cardiogênico crítico (perfil 1) têm precedência para suporte circulatório mecânico ou transplante cardíaco, que pode ser necessário em poucas horas.

Suporte inotrópico

Os pacientes com sintomas persistentes apesar da TCOD e da otimização de volume e que apresentam pressões de enchimento elevadas e/ou baixo débito cardíaco podem ser candidatos apropriados para um suporte inotrópico ambulatorial. O suporte inotrópico em esquema ambulatorial pode ser usado como medida temporária ("ponte") até ser instituído um suporte mecânico permanente ou a paliação dos sintomas. As evidências atuais sugerem que o suporte inotrópico em esquema ambulatorial, quando comparado à TCOD, não reduz a taxa de mortalidade; contudo, melhora os sintomas de IC (melhora na classe NYHA em 0,6 mais do que a TCOD).

Tabela 5.3 Perfis INTERMACS.

Perfil INTERMACS	Descrição	Urgência de intervenções
1: Choque cardiogênico	"Batimento e queima": choque cardiogênico crítico apesar de doses crescentes de inotrópicos confirmados por níveis crescentes de lactato ou acidose	Questão de horas
2: Declínio progressivo	"Deslizando em inotrópicos": hipoperfusão de órgãos-alvo evidenciada por piora da insuficiência renal e incapacidade de manter a euvolemia apesar do suporte inotrópico	Questão de dias
3: Estável, mas dependente de inotrópicos	"Dependente de estabilidade": perfusão adequada do órgão-alvo e controle dos sinais/sintomas enquanto em suporte inotrópico ou com dispositivo de suporte circulatório temporário, mas incapaz de "desmame" dos inotrópicos	Em semanas a meses
4: Sintomas em repouso	Os sintomas de congestão ocorrem em repouso	Em semanas a meses
5: Intolerante ao esforço	"Recluso em casa": confortável em repouso e nas atividades básicas da vida diária, mas qualquer outra atividade causa sintomas limitantes	Depende da nutrição, da função do órgão e da atividade
6: Esforço limitado	"Deambulação prejudicada": fadiga após alguns minutos de atividade. Poderia confirmar o comprometimento cardíaco com medidas hemodinâmicas ou teste de esforço cardiopulmonar	Depende da nutrição, da função do órgão e da atividade
7: NYHA III avançada	O esforço físico leve é tolerável, mas a atividade moderada causa sintomas	Ainda não indicado

INTERMACS, Interagency Registry of Mechanically Assisted Circulatory Support; *NYHA*, New York Heart Association. (Dados de Stevenson LW, Pagani FD, Young JB et al. INTERMACS profiles of advanced heart failure: the current picture. *J Heart Lung Transplant*. 2009;28(6):535-541.)

Os inotrópicos comumente usados incluem milrinona e dobutamina. A milrinona inibe a fosfodiesterase e, assim, causa vasodilatação. A hemodinâmica melhora devido à redução da pós-carga, à diminuição da resistência vascular pulmonar e ao aumento da contratilidade cardíaca. A dobutamina é um agente simpaticomimético; é um agonista dos receptores α-1, β-1 e β-2. Isso leva a um aumento da contratilidade miocárdica e do volume sistólico, bem como à diminuição da resistência periférica total, ou pós-carga. Os efeitos adversos incluem arritmias e hipotensão significativa devida à vasodilatação. Se os pacientes estiverem hipotensos, a norepinefrina (agonistas dos receptores α-1 e β-1) e a dopamina (agonistas dos receptores β-1 em doses médias e agonistas dos receptores alfa-adrenérgicos em altas doses) são os agentes preferidos porque conseguem promover vasoconstrição e elevação da pressão arterial, além de aumentar a contratilidade miocárdica.

Suporte circulatório mecânico

No caso de choque cardiogênico agudo, várias opções estão disponíveis para suporte mecânico a curto prazo.

O balão intra-aórtico (BIA) é uma bomba de contrapulsação colocada na aorta e sincronizada com os batimentos cardíacos nativos. Ele reduz a pós-carga por meio de desinsuflação durante a sístole e melhora a pressão de perfusão coronariana ao inflar durante a diástole. Os ensaios IABP-SHOCK II não demonstraram diferença na taxa de mortalidade em 30 dias entre pacientes tratados apenas com inotrópicos e aqueles com BIA. Comparado a outros suportes mecânicos de curta duração, o BIA promove apenas um pequeno aumento do débito cardíaco (500 a 600 mℓ/min/m²). As complicações potenciais incluem isquemia do membro, trombose e complicações vasculares.

O sistema de suporte ventricular Impella® é uma bomba de fluxo axial que "puxa" o sangue do ventrículo esquerdo através de uma área de entrada perto da ponta e expele o sangue do cateter para a aorta ascendente. Existem diferentes tamanhos de Impella®, incluindo os 2.5 ou CP, que são projetados para uma inserção periférica percutânea, bem como os Impella® 5.0 ou LD, que são projetados para uma inserção cirúrgica. Dependendo do tipo de Impella®, pode haver o fornecimento de 2,5 a 5 ℓ/min/m² de aumento. Os ensaios ISAR-SHOCK e IMPRESS, no entanto, não demonstraram melhora na mortalidade.

Além da isquemia do membro e das complicações vasculares, o rotor da bomba pode lisar os eritrócitos, causando então uma anemia hemolítica significativa.

A oxigenação extracorpórea venoarterial é um circuito de cânulas venosas e arteriais que bombeiam o sangue do corpo por meio de um oxigenador externo. O sangue venoso é drenado do átrio direito e retornado ao sistema arterial distal, o que fornece um suporte circulatório temporário quase completo.

Além das preocupações com isquemia do membro, hemólise e lesão vascular devido às cânulas, a síndrome norte-sul é uma complicação temida. Nesta síndrome, apenas a parte inferior do corpo recebe sangue oxigenado através da cânula arterial, e o "norte" – ou o cérebro e a parte superior do corpo – recebe perfusão com o sangue desoxigenado. Isso pode ocorrer devido à posição das cânulas ou à recuperação da função cardíaca nativa. A oxigenação extracorpórea venoarterial é considerada como a última medida e está disponível apenas em centros selecionados com recursos de cirurgiões e infraestrutura.

O avanço em relação aos dispositivos de suporte circulatório mecânico durável tornou possível que pacientes com IC em choque cardiogênico recebam alta e sejam tratados em ambientes ambulatoriais. Desde a primeira máquina cardiopulmonar em 1953, os suportes circulatórios duráveis passaram por uma transformação significativa para reduzir o tamanho, o ruído e as complicações relacionadas ao dispositivo (Tabela 5.4). A fim de reduzir a trombose da bomba, os dispositivos evoluíram de fluxo axial para fluxo centrífugo. Na última configuração, os impulsores são perpendiculares ao fluxo do sangue para reduzir o risco de formação de coágulos. Embora os dispositivos mais antigos exigissem rolamentos mecânicos para as bombas, os projetos mais recentes empregam levitação magnética, o que reduz ainda mais os riscos trombóticos e melhora a durabilidade. O mais novo dispositivo aprovado pela FDA, o HeartMate III®, combina fluxo contínuo com variação frequente na velocidade, o que pode reduzir ainda mais a hemostasia e a formação de coágulos.

O ECR multicêntrico prospectivo com o HeartMate III® demonstrou até 78% de sobrevida livre de AVE em 2 anos. Com esses resultados superiores para os DAVEs mais recentes, os pacientes com IC avançada que de outra forma não são candidatos a transplantes cardíacos podem agora receber um suporte circulatório durável como

Tabela 5.4 Parâmetros do dispositivo de assistência ventricular esquerda.			
	HeartMate II®	HeartMate III®	HVAD®
Configuração de fluxo	Axial	Centrífuga	Centrífuga
Rolamentos do impulsor	Mecânico	Levitação magnética	Híbrido
Peso	250 gramas	220 gramas	160 gramas
Variação de velocidade	Não	Sim	Não
Local de implantação	Tórax e abdome	Pericárdico	Pericárdico

uma terapia de destino. De fato, os DAVEs agora são aprovados pela FDA para os pacientes com perfis INTERMACS 1 a 6. Aqueles que demonstram sinais de síndrome cardiorrenal, intolerância à TCOD devida à hipotensão e estão persistentemente nas classes funcionais III a IV da NYHA apesar da TCOD devem ser encaminhados para um especialista em IC avançada para uma avaliação adicional.

Transplante de coração

O transplante cardíaco continua sendo uma opção para pacientes selecionados com IC refratária. Nos últimos anos, a lista de candidatos a transplante cardíaco continua a crescer sem aumento concomitante de doadores de coração disponíveis. Devido à escassez de órgãos e à alta taxa de mortalidade na lista de espera, principalmente em determinadas áreas geográficas, a United Network for Organ Sharing (UNOS) lançou um novo conjunto de critérios de alocação para priorizar os pacientes mais doentes (Figura 5.7). Aqueles em estágio 1 ou 2 terão acesso a órgãos que ficam disponíveis em uma área geográfica maior que 800 quilômetros do local do doador.

A sobrevida dos pacientes após o transplante cardíaco melhorou, mas os ganhos estão principalmente limitados ao primeiro ano, com sobrevida de 1 ano estimada em 85%. A sobrevida mediana é estimada em 11 anos; aqueles que sobrevivem ao primeiro ano têm uma sobrevida mediana mais longa de 13 anos. A sobrevida pode ser melhorada por cuidados pré-operatórios, o que inclui implante de DAVE como ponte para transplante, redução do tempo de isquemia do aloenxerto durante a cirurgia e otimização do uso de imunossupressores após a cirurgia e reabilitação cardíaca. Os pacientes são medicados com múltiplos imunossupressores, com consequente aumento do risco de desenvolver infecções oportunistas e processos malignos. Uma imunossupressão inadequada aumenta o risco de rejeição do enxerto. Esses pacientes são submetidos a uma vigilância rigorosa durante o primeiro ano e a monitoramento contínuo pelo resto de suas vidas.

Cuidados paliativos

Apesar dos avanços no tratamento e na prevenção da IC, as taxas de hospitalização por descompensação aguda, de reinternação em 30 dias e de mortalidade permanecem altas. Apenas 50% dos pacientes sobrevivem após 5 anos e 29% morrem no primeiro ano. Os indicadores de mau prognóstico incluem capacidade funcional, FE baixa, remodelamento ventricular direito e vascular pulmonar devido à insuficiência ventricular esquerda, síndromes cardiorrenais e hepáticas e arritmias cardíacas.

Perto do fim da vida, os pacientes com IC têm uma carga significativa de sintomas que leva à perda de função e da independência. Os cuidados paliativos proporcionam uma abordagem interdisciplinar para atender

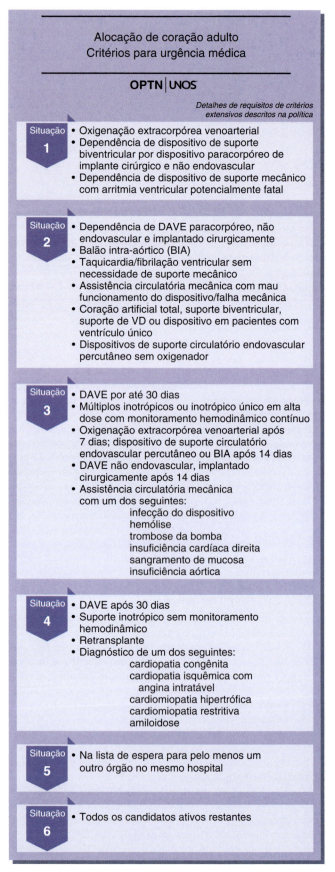

Figura 5.7 Critérios de alocação de coração adulto. (Adaptada de UNOS, https://optn.transplant.hrsa.gov/learn/professional-education/adult-heart-allocation/.)

às necessidades físicas e emocionais do paciente. Os pacientes experimentam melhora significativa na carga de sintomas e nas taxas de ansiedade e depressão, bem como redução nas taxas de readmissão de hospitalização. Os cuidados paliativos também podem ajudar na transição de fim de vida e na introdução de cuidados especiais aos pacientes e suas famílias. Os cuidados paliativos são uma recomendação de classe I para pacientes com ICFEr em estágio D. A otimização do manejo dos sintomas da IC e o aumento do acesso aos cuidados paliativos são fundamentais para melhorar o atendimento aos pacientes com IC avançada.

DIREÇÕES FUTURAS

A prevenção ainda é a chave para o sucesso no tratamento da IC. O tratamento da hipertensão e do diabetes continua sendo um dos principais objetivos de saúde pública. Os avanços recentes nas terapias farmacológicas e nos dispositivos melhoraram a mortalidade e a morbidade associadas à IC. A substituição de IECAs e BRAs por IRANs comprovadamente reduziu a taxa de mortalidade. CardioMEMS® reduz as taxas de readmissão em 30 dias em mais de 50%. Os pacientes com IC avançada que são maus candidatos a transplantes cardíacos podem agora receber um DAVE como terapia de destino. Além disso, há pesquisas e desenvolvimentos promissores no diagnóstico e no tratamento de condições anteriormente não reconhecidas, tais como ICFEp e amiloidose.

No entanto, o acesso aos cuidados continua a ser um desafio no cenário moderno de cuidados de saúde. Atualmente, os custos de novas terapias como IRANs, CardioMEMS® e DAVEs podem ser proibitivos. Ainda há acesso limitado a serviços de cuidados paliativos para pacientes com IC avançada, embora essa intervenção de "baixa tecnologia" melhore o manejo dos sintomas e reduza os custos devido à utilização excessiva dos serviços de cuidados agudos. A colaboração entre prestadores de serviços de saúde, defensores de pacientes e formuladores de políticas pode levar a melhorias não apenas na sobrevida e na qualidade de vida, mas também na redução do ônus financeiro para a sociedade e o indivíduo.

LEITURA SUGERIDA

Abrahao Hajjar L, Teboul J-L: Mechanical Circulatory Support Devices for Cardiogenic Shock: State of the Art, 1–150, 2019, https://doi.org/10.1186/s13054-019-2368-y.

Gersh BJ, Maron BJ, Bonow RO, et al: 2011 ACCF/AHA Guideline for the diagnosis and treatment of hypertrophic cardiomyopathy: a report of the American College of Cardiology Foundation/American Heart Association Task Force on Practice guidelines developed in collaboration with the American Association for Thoracic Surgery, American Society of Echocardiography, American Society of Nuclear Cardiology, Heart Failure Society of America, J Am Coll Cardiol 58(25):e212–e260, 2011, https://doi.org/10.1016/j.jacc.2011.06.011.

Hershberger RE, Givertz MM, Ho CY, et al: Genetic evaluation of cardiomyopathy—a Heart Failure Society of America Practice Guideline, J Card Fail 24(5):281–302, 2018, https://doi.org/10.1016/j.cardfail.2018.03.004.

Kavalieratos D, Gelfman LP, Tycon LE, et al: Palliative care in heart failure: rationale, evidence, and future priorities, J Am Coll Cardiol 70(15):1919–1930, 2017, https://doi.org/10.1016/j.jacc.2017.08.036.

Martin N, Manoharan K, Thomas J, Davies C, Lumbers RT: Beta-blockers and inhibitors of the renin-angiotensin aldosterone system for chronic heart failure with preserved ejection fraction, Cochrane Database Syst Rev 2018(6), 2018, https://doi.org/10.1002/14651858.CD012721.pub2.

Thibodeau JT, Drazner MH: The role of the clinical examination in patients with heart failure, JACC Hear Fail 6(7):544–551, 2019, https://doi.org/10.1016/j.jchf.2018.04.005.

Yancy CW, Jessup M, Bozkurt B, et al: 2013 ACCF/AHA Guideline for the management of heart failure: a report of the American College of Cardiology Foundation/American Heart Association Task Force on practice guidelines, Circulation 128(16):e240–e327, 2013, https://doi.org/10.1161/CIR.0b013e31829e8776.

Yancy CW, Jessup M, Bozkurt B, et al: 2017 ACC/AHA/HFSA focused update of the 2013 ACCF/AHA guideline for the management of heart failure: a report of the American College of Cardiology/American Heart Association Task Force on Clinical Practice Guidelines and the Heart Failure Society of America, Circulation 136:e137–e161, 2017, https://doi.org/10.1161/CIR.0000000000000509.

6

Cardiopatia Congênita

Scott Cohen, Michael G. Earing

INTRODUÇÃO

Os defeitos cardíacos de nascença são o grupo mais comum de defeitos congênitos, ocorrendo em aproximadamente 9 a cada 1.000 nascidos vivos. Sem tratamento, a maioria dos pacientes morre no primeiro ano de vida ou na infância, com apenas 5 a 15% sobrevivendo até a idade adulta. Os avanços nas práticas cirúrgicas e clínicas resultaram na sobrevida de aproximadamente 90% dessas crianças até a idade adulta. As estimativas sugerem que mais adultos do que crianças vivem com cardiopatias congênitas nos EUA e que a população adulta com cardiopatias congênitas aumenta 5% a cada ano.[1]

A maioria dos adultos que vivem com cardiopatia congênita passou por intervenções (Tabela 6.1). Embora a maioria das crianças submetidas à intervenção cirúrgica sobreviva até a idade adulta, a correção total geralmente não é a regra. Os pacientes adultos com cardiopatia congênita estão sobrevivendo mais do que nunca, e está se tornando evidente que mesmo as lesões mais simples podem estar associadas a complicações cardíacas em longo prazo (*i. e.*, arritmias e anormalidades de condução, disfunção ventricular, desvios residuais, lesões valvares, hipertensão arterial sistêmica e aneurismas) e complicações não cardíacas (*i. e.*, disfunção renal, doença pulmonar restritiva, déficits neurocognitivos, ansiedade, depressão e disfunção hepática). A maioria dos adultos com cardiopatia congênita precisa de acompanhamento por toda a vida.

CARDIOPATIA ACIANÓTICA

Defeitos do septo interatrial

Definição e epidemiologia

Os defeitos do septo interatrial, ou comunicação interatrial (CIA), são comunicações entre os átrios que possibilitam o desvio de sangue de um átrio para o outro. Estão entre as anomalias congênitas mais comumente observadas em adolescentes e adultos jovens, ocorrendo em 1 a cada 1.500 nascidos vivos e constituindo 6 a 10% de todos os defeitos cardíacos congênitos.

Existem quatro tipos principais de CIA. Os defeitos do tipo *ostium secundum* são os mais comuns, representando 75% de todas as CIAs. Esse defeito ocorre na região da fossa oval e resulta da absorção excessiva do *septum primum* e/ou do desenvolvimento insuficiente do *septum secundum*.

---

[1]N.R.T.: No Brasil, de acordo com o Ministério da Saúde, são 10 casos a cada 1.000 nascidos vivos, estimando em 29 mil o número de crianças que nascem com cardiopatia congênita por ano e cerca de 6% delas morrem antes de completar um ano de vida. O "teste do coraçãozinho" deve ser realizado nos primeiros dias de vida, ainda na maternidade. É feito com um oxímetro e se trata de um exame baixo custo, rápido, não invasivo, indolor e obrigatório, oferecido pelo Sistema Único de Saúde (SUS).

Tabela 6.1 Defeitos cardíacos congênitos mais comuns com sobrevida até a idade adulta sem cirurgia ou cateterismo intervencionista.

Estenose valvar pulmonar leve

Valva aórtica bicúspide

Defeito do septo interatrial pequeno a moderado

Defeito do septo interventricular de pequenas dimensões

Persistência de canal arterial de pequenas dimensões

Prolapso da valva mitral

Canal atrioventricular parcial (defeito do septo interatrial do tipo *ostium primum* e fenda na valva mitral)

Síndrome de Marfan

Anomalia de Ebstein

Transposição corrigida congenitamente (discordância atrioventricular e ventriculoarterial)

Os defeitos do tipo *ostium primum* abrangem cerca de 20% de todas as CIAs e representam uma forma de defeito do septo atrioventricular (*i. e.*, canal atrioventricular parcial ou incompleto). Esses defeitos estão localizados na face inferior do septo interatrial adjacente às valvas mitral e tricúspide. Os defeitos resultam da falta de fechamento do *ostium primum* pelos coxins endocárdicos, que são protrusões embriológicas no coração que formam o septo interatrial primário, a porção superior do septo interventricular e partes das valvas mitral e tricúspide. As lesões geralmente estão associadas a fendas nas valvas mitral e tricúspide.

As CIAs do tipo seio venoso representam 5% de todas as CIAs e estão localizadas na entrada da veia cava superior ou da veia cava inferior no átrio direito. Frequentemente, há uma associação de drenagem anômala parcial da veia pulmonar superior direita com defeito do seio venoso superior. Este tipo de defeito resulta da reabsorção da parede entre a veia cava e as veias pulmonares.

A CIA do tipo coronário é uma forma rara de comunicação interatrial, representando menos de 1% de todas as CIAs. O seio coronário está em aposição à face posterior do átrio esquerdo, mas o orifício está no átrio direito. Quando há um defeito no teto do seio coronário, existe uma comunicação entre o átrio esquerdo e o átrio direito, o que gera o desvio de sangue.

Patologia

Todos os quatro tipos de CIA possibilitam que o sangue oxigenado passe do átrio esquerdo para o átrio direito, resultando então em sobrecarga de volume do átrio e do ventrículo direitos (Figura 6.1). O grau de desvio é determinado pelas dimensões da CIA e pela complacência das câmaras cardíacas esquerda e direita. As comorbidades que aumentam as pressões de enchimento do lado esquerdo (*i. e.*, disfunção

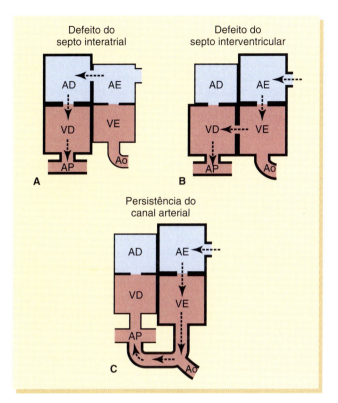

Figura 6.1 O diagrama mostra três tipos de lesões com desvio que comumente permanecem até a idade adulta e seus efeitos no tamanho da câmara. **A.** Defeito do septo interatrial não complicado com desvio da esquerda para a direita através do septo interatrial e resultando em dilatação do átrio direito (AD), do ventrículo direito (VD) e da artéria pulmonar (AP). **B.** Defeito do septo interventricular não complicado resultando em dilatação do VD, do átrio esquerdo (AE) e do ventrículo esquerdo (VE). **C.** Persistência do canal arterial (PCA) não complicada resultando em dilatação do AE, do VE e da AP. *Ao*, Aorta. (De Liberthson RR, Walkdman H: Congenital heart disease in the adult. In Kloner RA, editor: Guide to cardiology, ed 3, Greenwich, Conn., 1991, Le Jacq Communications, pp 24-27.)

diastólica do ventrículo esquerdo [VE], infarto agudo do miocárdio e estenose mitral) exacerbam o desvio da esquerda para a direita. Com o passar do tempo, desvios significativos da esquerda para a direita podem causar aumento do átrio e do ventrículo direitos, levando, por fim, à disfunção sistólica e à falência do ventrículo direito (VD). A hipertensão pulmonar ocorre em aproximadamente 26% dos pacientes com CIA do tipo *ostium secundum*. No entanto, a elevação significativa da resistência vascular pulmonar é rara.

Apresentação clínica

Embora a maioria dos indivíduos com CIA seja diagnosticada durante a infância após a ausculta de um sopro, alguns pacientes apresentam sintomas pela primeira vez quando adultos. A maioria dos pacientes é assintomática durante a primeira e a segunda décadas de vida. Na terceira década, um número crescente de pacientes desenvolve intolerância ao exercício, palpitações devido a arritmias atriais e aumento cardíaco na radiografia de tórax. Nos pacientes com CIA, o impulso (*ictus*) de VD na borda esternal inferior esquerda geralmente tem força aumentada em comparação com a normal. Na ausculta, a segunda bulha cardíaca (B_2) apresenta, tipicamente, desdobramento amplo e fixo (*i. e.*, não varia com a inspiração).

Todos os pacientes apresentam um sopro sistólico de ejeção, que é mais bem auscultado na borda esternal superior esquerda e está relacionado ao aumento do fluxo através de uma valva pulmonar geralmente normal. Quando há um grande desvio da esquerda para a direita, um sopro mesodiastólico pode ser auscultado na borda esternal inferior esquerda; ele está relacionado ao aumento do fluxo através de uma valva tricúspide normal. Quando um sopro mesodiastólico é identificado, o grau de desvio da esquerda para a direita é considerado uma vez e meia o normal. Na CIA do tipo *ostium primum*, um sopro holossistólico adicional no ápice pode ser causado por uma fenda na válvula anterior da valva mitral, o que resulta em regurgitação mitral.

Diagnóstico

No eletrocardiograma (ECG), as características da CIA dependem das dimensões e do tipo de defeito. Quando existe um grande defeito do tipo *ostium secundum*, do tipo seio venoso ou do tipo seio coronário, há, tipicamente, no ECG evidências de aumento do átrio direito (AD), hipertrofia do VD e desvio do eixo elétrico para a direita. Na CIA do tipo *ostium primum*, como nas outras formas de defeitos atrioventriculares, há um eixo superior. A radiografia de tórax é útil para avaliar o grau de desvio da esquerda para a direita. Se o desvio for pequeno, a radiografia será normal. À medida que o desvio aumenta de tamanho, o tamanho do coração e a trama vascular pulmonar também aumentam.

O diagnóstico de CIA e sua localização são confirmados pelo ecocardiograma transtorácico (ETT) na maioria dos casos. A CIA do tipo seio venoso é a exceção. Nesse cenário, pode ser necessário um ecocardiograma transesofágico (ETE). O cateterismo cardíaco raramente é realizado para diagnosticar uma CIA. A TC ou a RM cardíacas podem ser úteis na definição da anatomia venosa pulmonar, especialmente nos defeitos associados a veias pulmonares anômalas.

Tratamento

O tratamento das CIAs envolve o fechamento cirúrgico ou via transcateter e é indicado quando há comprometimento da capacidade funcional, aumento do átrio direito e/ou do ventrículo direito ou uma razão Qp:Qs (fluxo sanguíneo pulmonar/sistêmico) igual ou superior a 1,5:1. Os indivíduos com CIA e sistólica em artéria pulmonar superior a dois terços da pressão sistêmica e com resistência vascular pulmonar mais de dois terços da resistência vascular sistêmica e/ou desvio total da direita para a esquerda não devem ser submetidos ao fechamento da CIA. No entanto, os indivíduos com pressão sistólica em artéria pulmonar ou resistência vascular pulmonar significativamente elevadas podem ser avaliados quanto à reversibilidade durante um cateterismo hemodinâmico (geralmente com óxido nítrico) e, se houver doença vascular pulmonar reversível, podem ser considerados para reparo. Aqueles que não são reversíveis podem receber uma terapia direcionada para hipertensão pulmonar e ser submetidos a reavaliação hemodinâmica após 6 meses. A redução da resistência vascular pulmonar superior a 20% está associada a prognóstico favorável após o fechamento da CIA, e o fechamento com resistência vascular pulmonar de 6,5 unidades Wood ou menos tem estado associado à melhora da função do VD. Para uma CIA do tipo *ostium secundum*, o fechamento cirúrgico e o via transcateter são opções de tratamento aceitas. O fechamento via transcateter é a técnica mais utilizada para fechamento de defeitos do tipo *ostium secundum*. Esta técnica, no entanto, requer uma borda adequada de tecido septal ao redor de todo o defeito para permitir a estabilização do dispositivo. Para os do tipos *ostium primum*, seio venoso e seio coronário de CIA, o fechamento cirúrgico continua sendo a única opção.

Prognóstico

A maioria dos pacientes submetidos ao fechamento precoce de um defeito apresenta excelentes taxas de sobrevida em longo prazo com baixas taxas de morbidade se o reparo for realizado antes dos 25 anos. A idade avançada no reparo está associada à diminuição das taxas de sobrevida tardia e a risco aumentado associado de arritmias atriais, eventos tromboembólicos e hipertensão pulmonar. Nos pacientes com CIA não reparada e com mais de 40 anos, a taxa de mortalidade aumenta em 6% ao ano, e mais de 20% deles desenvolvem fibrilação atrial. Aos 60 anos, o número de pacientes com fibrilação atrial aumenta para mais de 60%. Nos pacientes assintomáticos, é razoável fechar uma CIA hemodinamicamente significativa se não houver uma grande hipertensão pulmonar; entretanto, comorbidades (especialmente em idosos) podem impactar o benefício do fechamento da CIA na melhora dos sintomas e da capacidade funcional. As taxas em longo prazo de complicações tardias e de sobrevida após o fechamento via transcateter permanecem desconhecidas.

Defeitos do septo interventricular

Definição e epidemiologia

Os defeitos do septo interventricular, ou comunicação interventricular (CIV), ocorrem em 1,5 a 3,5 a cada 1.000 nascidos vivos. Constituem 20% dos defeitos cardíacos congênitos.

Existem quatro tipos de CIV: perimembranáceo, muscular, supracristal e de entrada. As CIVs perimembranáceas são as mais comuns, perfazendo 70% de todas as CIVs. O septo membranáceo é relativamente pequeno e fica diretamente sob a valva aórtica. As CIVs perimembranáceas envolvem o septo membranáceo e tipicamente se estendem para o tecido muscular adjacente ao septo membranáceo. Se não forem grandes, esses defeitos podem se fechar espontaneamente pelo tecido da válvula septal da valva tricúspide.

As CIVs musculares são o segundo tipo mais comum e representam 5 a 20% de todas as CIVs. Múltiplas CIVs musculares são comumente encontradas por ocasião do diagnóstico. As CIVs musculares têm a maior taxa de fechamento espontâneo.

As CIVs supracristais representam 5 a 8% de todos as CIVs. Esses defeitos estão localizados superiormente à crista supraventricular (i. e., na via de saída do VD diretamente abaixo da válvula direita da valva aórtica). Esses defeitos estão associados ao prolapso da válvula direita da valva aórtica, que pode levar à regurgitação aórtica progressiva. Em alguns casos, a válvula direita da valva aórtica prolapsada restringe o defeito, mas ele raramente se fecha espontaneamente.

As CIVs do tipo de entrada estão localizadas no septo interventricular posterior, logo abaixo das valvas tricúspide e mitral. Elas representam 5 a 8% de todas as CIVs e nunca se fecham espontaneamente.

Patologia

O desvio através de uma CIV é, tipicamente, da esquerda para a direita e pode aumentar a circulação na vasculatura pulmonar e o retorno venoso pulmonar, resultando então em aumento da câmara do lado esquerdo (ver Figura 6.1). O grau de desvio depende das dimensões do defeito e da resistência vascular pulmonar. Os pequenos defeitos (i. e., defeitos restritivos) têm, tipicamente, um pequeno grau de desvio e pressão normal na artéria pulmonar. Defeitos moderados têm um desvio da esquerda para a direita suficiente para causar pressões da artéria pulmonar levemente elevadas e algum aumento da câmara do lado esquerdo. Os defeitos grandes (i. e., defeitos não restritivos) possibilitam a transmissão das pressões sistólicas do VE para a circulação pulmonar. Isso pode causar uma doença vascular pulmonar obstrutiva irreversível no início da infância. Por fim, se a resistência vascular pulmonar exceder a resistência vascular sistêmica, o desvio reverte da direita para a esquerda (i. e., fisiologia de Eisenmenger).

Apresentação clínica

Os achados físicos em um paciente com CIV dependem das dimensões da CIV, da magnitude do desvio e do nível de hipertensão arterial pulmonar. Os pacientes com CIV pequena apresentam, tipicamente,

impulsos (ictus) apicais de ventrículo direito e de ventrículo esquerdo com intensidade normal à palpação, mas pode haver frêmito palpável. A primeira (B_1) e a segunda (B_2) bulhas cardíacas são tipicamente normais e, na maioria dos casos, há um sopro holossistólico de moderada intensidade na borda esternal inferior esquerda.

Os pacientes com a síndrome de Eisenmenger apresentam cianose e eritrocitose secundária. O impulso (ictus) de VD geralmente está aumentado na borda esternal inferior esquerda, e o componente pulmonar (P_2) da segunda bulha cardíaca (B_2) pode ser palpável. Tipicamente, nenhum sopro sistólico é detectado, mas um sopro diastólico é frequentemente auscultado na borda esternal superior esquerda devido a uma artéria pulmonar muito dilatada e à regurgitação pulmonar resultante.

Diagnóstico

O ECG deve ser normal para os pacientes com CIVs pequenas. No caso da síndrome de Eisenmenger, o ECG geralmente revela hipertrofia de VD com desvio do eixo elétrico para a direita. Os pacientes com uma pequena CIV têm uma radiografia de tórax normal. Aqueles com a síndrome de Eisenmenger podem ter cardiomegalia leve com artérias pulmonares proximais aumentadas e amputação periférica das artérias pulmonares com campos pulmonares oligêmicos. A ecocardiografia possibilita a confirmação do diagnóstico, a localização do defeito, a identificação de complicações em longo prazo e a estimativa da pressão da artéria pulmonar. O cateterismo cardíaco possibilita a medição direta do grau de desvio da esquerda para a direita, da pressão da artéria pulmonar e da reatividade vascular pulmonar.

Tratamento

Como a maioria dos pacientes adultos com CIV isolada não apresenta anormalidades hemodinâmicas significativas, o fechamento da CIV tipicamente não é necessário. O fechamento de uma CIV é indicado se houver evidências de sobrecarga de volume ventricular esquerdo e um desvio hemodinamicamente significativo (Qp:Qs > 1,5). As CIVs pequenas que são assintomáticas devem ser acompanhadas de forma conservadora. Devido aos riscos em longo prazo, elas precisam de acompanhamento intermitente por toda a vida para monitorar o desenvolvimento de complicações tardias. As exceções a essa regra são os pacientes com pequenas CIVs supracristais ou perimembranáceas com prolapso associado da válvula da valva aórtica para dentro do defeito que resulta em regurgitação aórtica progressiva. Esses pacientes devem ser considerados para a correção cirúrgica no momento do diagnóstico para evitar dano progressivo da valva aórtica.

Prognóstico

Embora as CIVs isoladas sejam formas comuns de cardiopatia congênita, o diagnóstico de CIV em um adulto é raro. A maioria dos pacientes com uma CIV hemodinamicamente significativa foi submetida a reparo na infância ou morreu cedo na vida. Como resultado, o espectro de CIVs isoladas em adultos é limitado àqueles com pequenos defeitos restritivos, com a síndrome de Eisenmenger e que tiveram seus defeitos fechados na infância.

Para os pacientes com pequenas CIVs restritivas, a sobrevida em longo prazo é excelente, com uma taxa de sobrevida estimada em 25 anos de 96%. A taxa de morbidade a longo prazo para os pacientes com CIV restritiva também parece ser baixa. No entanto, a evolução clínica não é completamente benigna. As complicações em longo prazo relatadas incluem endocardite, regurgitação aórtica progressiva devida ao prolapso da valva aórtica para dentro do defeito (i. e., maior risco para o tipo supracristal, mas pode ocorrer em CIV perimembranácea) e o desenvolvimento de obstrução das vias de saída direita e esquerda de um ventrículo direito de dupla câmara ou de uma membrana subaórtica.

Para os pacientes que desenvolvem a síndrome de Eisenmenger, a sobrevida até a terceira década de vida é comum. No entanto, com o aumento da idade, as complicações em longo prazo de insuficiência cardíaca direita, êmbolos paradoxais e eritrocitose geralmente resultam em queda progressiva da sobrevida, com idade média de óbito de 37 anos. Os adultos com fechamento prévio de CIV e sem hipertensão pulmonar ou defeitos residuais têm uma expectativa de vida normal.

Defeitos do septo atrioventricular completos

Definição e epidemiologia

Os defeitos do septo atrioventricular (DSAVs) completos consistem em várias malformações cardíacas que resultam do desenvolvimento anormal dos coxins endocárdicos. Os DSAVs representam 4 a 5% dos defeitos cardíacos congênitos. A síndrome de Down é uma associação comum; 40% dos pacientes com a síndrome de Down têm cardiopatia congênita e 40% destes têm alguma forma de DSAV.

Os DSAVs são categorizados como parciais (ou incompletos) ou completos. Ambas as formas compartilham anormalidades estruturais comuns – CIA do tipo *ostium primum*, CIV de entrada e fenda na válvula anterior da valva mitral e na válvula septal da valva tricúspide – em várias combinações.

Patologia

Uma combinação dos defeitos descritos anteriormente resulta em desvios interatriais e interventriculares, desvio do VE para o AD e regurgitação atrioventricular. Como esses defeitos incluem deficiência da câmara de entrada do septo interventricular, a via de saída do VE é alongada e pode ser estreitada, produzindo então a característica deformidade em pescoço de ganso.

O histórico natural dos pacientes com um DSAV completo é caracterizada pelo desenvolvimento precoce da doença vascular pulmonar levando a danos irreversíveis, que ocorrem frequentemente no primeiro ano de vida, principalmente nos pacientes com a síndrome de Down. A cirurgia precisa ser realizada precocemente para que seja bem-sucedida. Os pacientes diagnosticados na idade adulta podem ser categorizados em dois grupos: aqueles com a síndrome de Eisenmenger e aqueles que tiveram seus defeitos fechados na infância.

Apresentação clínica

Ao exame físico, a maioria dos pacientes previamente reparados é normal do ponto de vista cardiovascular. No entanto, os pacientes com uma regurgitação significativa de valva atrioventricular (AV) esquerda apresentam sopro holossistólico de grau 3 ou 4 (de 6) no ápice. No raro paciente com estenose subaórtica, um sopro sistólico de grau 2 ou 3 pode ser detectado na borda medioesternal esquerda e irradiando para o pescoço. Os achados do exame físico nos pacientes com a síndrome de Eisenmenger são semelhantes aos de pacientes com CIV não operados.

Diagnóstico

No ECG, um bloqueio atrioventricular (BAV) de primeiro grau é um achado comum em pacientes com DSAV. Todos os pacientes têm um eixo elétrico de QRS superior e desviado para a esquerda. Para aqueles com a síndrome de Eisenmenger, a radiografia de tórax revela cardiomegalia, grandes artérias pulmonares proximais e pequenas artérias pulmonares periféricas. Os pacientes que foram submetidos a reparo prévio e apresentam uma regurgitação sistêmica significativa da valva AV esquerda apresentam cardiomegalia com aumento da trama vascular.

Tratamento

Os pacientes submetidos a reparo prévio com uma regurgitação significativa da valva AV esquerda causando sintomas, arritmias atriais ou deterioração da função ventricular devem ser submetidos a reparo ou a substituição eletiva. Os pacientes submetidos previamente a reparo que desenvolvem uma estenose subaórtica significativa (*i. e.*, pico de cateterismo cardíaco ou gradiente de eco ≥ 50 mmHg ou menos na presença de insuficiência cardíaca ou regurgitação mitral moderada a grave) devem ser submetidos ao reparo cirúrgico.

Prognóstico

De modo geral, para os pacientes submetidos à correção precoce antes do desenvolvimento da doença vascular pulmonar, o prognóstico a longo prazo é bom. A complicação em longo prazo mais comum é a regurgitação da valva AV esquerda, com aproximadamente 5 a 10% dos pacientes necessitando de revisão cirúrgica para reparo ou substituição da valva AV esquerda durante o acompanhamento. A segunda complicação em longo prazo mais comum para esse grupo é a estenose subaórtica, que ocorre em até 5% dos pacientes após o reparo. Outras complicações em longo prazo incluem desvios residuais em nível atrial ou ventricular, BAV completo, arritmias atriais e ventriculares e endocardite.

Os pacientes com a síndrome de Eisenmenger são sintomáticos com dispneia de esforço, fadiga, palpitações, edema e síncope. A sobrevida é semelhante à de outras formas da síndrome de Eisenmenger, com idade média de morte de 37 anos. Em estudos retrospectivos, os fortes preditores de morte incluíram síncope, idade de apresentação dos sintomas, classe funcional ruim, baixa saturação de oxigênio (≤ 85%), aumento das concentrações séricas de creatinina e ácido úrico e síndrome de Down.

Coartação da aorta

Definição

A coartação da aorta é um estreitamento anormal do lúmen aórtico. Constitui 5% dos defeitos cardíacos congênitos. A coartação da aorta pode ocorrer em qualquer lugar ao longo da aorta descendente, mesmo abaixo do diafragma; contudo, em mais de 95% dos casos, o estreitamento ocorre logo abaixo da ramificação da artéria subclávia esquerda. Em 50 a 85% dos casos, há uma valva aórtica bicúspide associada. Outras lesões associadas incluem CIV, estenose subaórtica e estenose da valva mitral.

Patologia

A coartação da aorta não é uma anormalidade localizada, ou seja, acomete toda a aorta. Nos jovens, uma coartação significativa pode diminuir o fluxo sanguíneo para os rins, intestino e membros inferiores, resultando então em acidose grave e choque que exigem tratamento imediato. Coartação da aorta não reparada pode ser encontrada em adultos, mas é rara. Os indivíduos afetados desenvolvem extensa colateralização arterial para manter a perfusão distal. A maioria dos pacientes atendidos na idade adulta foi submetida a reparo prévio da coartação da aorta usando-se uma variedade de técnicas diferentes.

Mesmo após o reparo bem-sucedido para aliviar a obstrução, múltiplos estudos já demonstraram que os pacientes apresentam anormalidades persistentes na túnica média da aorta, proximal e distalmente ao local do reparo da coartação. A parede aórtica rígida é caracterizada por distensibilidade diminuída e disfunção endotelial e vascular. Isso pode resultar em hipertensão arterial sistêmica (HAS) em repouso e induzida por exercício, aumento da espessura da túnica íntima da artéria carótida e respostas arteriais periféricas anormais ao fluxo sanguíneo aumentado e à nitroglicerina.

Apresentação clínica

A apresentação clínica da coartação da aorta depende da gravidade da obstrução e das anomalias associadas. A coartação da aorta não reparada provoca, tipicamente, manifestações clínicas antes da idade adulta. As manifestações incluem cefaleia relacionada à HAS, fadiga ou cãibras nas pernas, intolerância ao exercício e HAS. Os pacientes não tratados que sobrevivem até a idade adulta têm, tipicamente, formas leves de coartação da aorta.

As manifestações clínicas cardinais de uma coartação significativa da aorta incluem HAS na parte superior do corpo, pulsos arteriais femorais fracos e atrasados e gradiente de pressão arterial entre o braço direito e o membro inferior direito (determinado pela braçadeira do esfigmomanômetro). Na ausculta, o som do fechamento da valva aórtica geralmente é hiperfonético; quando existe valva aórtica bicúspide, um clique de ejeção, muitas vezes com um sopro sistólico em crescendo-decrescendo, é auscultado na borda esternal superior direita. Frequentemente, um sopro sistólico contínuo é auscultado sobre a escápula esquerda. Ele está relacionado ao fluxo contínuo através da coartação da aorta.

Diagnóstico

Os pacientes com uma coartação significativa da aorta apresentam, tipicamente, vários graus de aumento do átrio esquerdo (AE) e do VE no ECG. A radiografia de tórax tipicamente demonstra tamanho normal do coração com dilatação da aorta ascendente e torção ou duplo contorno na região da aorta descendente na área da coartação produzindo o característico sinal em formato de 3.

A maioria dos pacientes adultos tem entalhes nas costelas. Esses entalhes são causados pelas artérias colaterais intercostais dilatadas que erodem a face inferior das costelas. A ecocardiografia é utilizada para identificar o local, a estrutura e o grau de estenose ou de reestenose. A ecocardiografia é valiosa para identificar outras lesões, a função sistólica do VE e o grau de hipertrofia do VE.

A RM e a angiotomografia computadorizada são exames muito bons para aquisição de imagens da coartação, definição da anatomia da aorta e identificação de colaterais. O cateterismo cardíaco continua sendo o padrão-ouro para determinar a anatomia e o grau absoluto de estenose.

Tratamento

Os pacientes com HAS e uma coartação nativa ou residual significativa da aorta (i. e., gradiente pico a pico em repouso de membro superior/inferior > 20 mmHg ou gradiente sistólico de Doppler médio > 20 mmHg, gradiente de membro superior/inferior > 10 mmHg ou gradiente de Doppler médio > 10 mmHg mais função sistólica do VE diminuída de regurgitação aórtica, gradiente de membro superior/inferior > 10 mmHg ou gradiente de Doppler médio > 10 mmHg com fluxo colateral) devem ser considerados para reparo cirúrgico ou intervenção por cateter com angioplastia com balão com ou sem colocação de stent. O reparo cirúrgico no paciente adulto é tecnicamente difícil e está associado a altas taxas de morbidade. Como resultado, a intervenção baseada em cateter tornou-se o método preferido nos centros de cardiopatia congênita mais experientes, e a angioplastia com balão para coartação da aorta nativa ou recorrente deve ser considerada se a colocação de stent ou a cirurgia não for uma opção.

Prognóstico

Após o reparo cirúrgico, a sobrevida em longo prazo é boa, mas se correlaciona diretamente com a idade por ocasião do reparo. Os pacientes submetidos a reparo após os 14 anos têm taxa de sobrevida de 20 anos menor do que aqueles submetidos a reparo mais cedo (79% versus 91%). Os dados relativos a desfecho em longo prazo para o tratamento com cateter são limitados, mas os estudos sugerem que os pacientes com stent têm menores complicações agudas e em longo prazo em 60 meses (25% para cirurgia versus 12,5% para stents).

Independentemente do tipo de reparo, a complicação em longo prazo mais comum é HAS persistente ou nova em repouso ou durante o exercício. Outras complicações em longo prazo incluem aneurismas da aorta ascendente ou descendente (especialmente após reparo com Dacron®), recorrência da coartação no local do reparo anterior, doença arterial coronariana (DAC), estenose ou regurgitação aórtica (no cenário de uma valva aórtica bicúspide) e endarterite. Aneurismas intracranianos são observados em aproximadamente 10% dos pacientes com coartação, e o aumento da idade e a HAS foram identificados como fatores de risco.

Persistência do canal arterial

Definição e epidemiologia

A persistência do canal arterial (PCA) representa 9 a 12% dos defeitos cardíacos congênitos. O canal arterial é pérvio no feto, mas normalmente se fecha alguns dias após o nascimento. No entanto, permanece aberto em cerca de 1 de 2.500 a 5.000 nascimentos. Nos recém-nascidos prematuros, a incidência é ainda maior, ocorrendo em 8 em cada 1.000 nascidos vivos. A incidência de PCA é 30 vezes maior em grandes altitudes do que ao nível do mar.

Patologia

A PCA possibilita o fluxo de sangue da aorta para a artéria pulmonar e a recirculação pela vasculatura pulmonar e pelo lado esquerdo do coração. Isso pode resultar no alargamento da câmara do lado esquerdo (ver Figura 6.1). Assim como nas CIVs, as dimensões do defeito constituem o principal determinante da evolução clínica no paciente adulto. As PCAs podem ser clinicamente categorizados como PCAs silenciosas, pequenas PCAs hemodinamicamente insignificantes, PCAs de tamanho moderado, grandes PCAs e PCAs previamente reparadas.

Apresentação clínica

Uma PCA silenciosa é um pequeno defeito que não pode ser auscultado e é detectado apenas por meios não clínicos, como a ecocardiografia. A expectativa de vida é sempre normal para essa população, e o risco de endocardite é extremamente baixo.

Os pacientes com uma PCA pequena têm um sopro audível de ejeção longo ou contínuo que é mais bem auscultado na borda esternal superior esquerda e irradia para o dorso. Os pacientes têm pulsos periféricos normais. Como o desvio da esquerda para a direita é insignificante, esses pacientes têm AE e VE de dimensões normais e pressão arterial pulmonar também normal. Assim como aqueles com PCAs silenciosas, esses pacientes são assintomáticos e têm uma expectativa de vida normal. No entanto, correm risco aumentado de endocardite.

Os pacientes com PCA de tamanho moderado podem ser diagnosticados na idade adulta. Esses indivíduos geralmente têm pulsos periféricos amplos e fortes, e um sopro audível e contínuo. Eles têm uma sobrecarga de volume significativa e desenvolvem algum grau de aumento do AE e do VE, como também algum grau de hipertensão pulmonar. Esses pacientes são sintomáticos com dispneia, palpitações e insuficiência cardíaca. Aqueles com PCAs grandes geralmente apresentam sinais de hipertensão pulmonar grave e a síndrome de Eisenmenger. Na idade adulta, geralmente não há sopro contínuo, mas os pacientes apresentam cianose diferencial (i. e., as saturações dos membros inferiores são menores do que a saturação do braço direito).

Diagnóstico

Os pacientes com PCAs silenciosas e pequenas parecem normais ao ecocardiograma e na radiografia de tórax. Podem ser vistas calcificações nas incidências posteroanterior (PA) e lateral (perfil) de um paciente idoso com PCA. Tipicamente, os pacientes com um desvio da esquerda para a direita significativo exibem dilatação das artérias pulmonares centrais com aumento da trama vascular pulmonar. No ECG, ondas P amplas e complexos QRS altos sugerem sobrecarga de volume do AE e do VE. Uma onda R alta na derivação V_1 com desvio do eixo elétrico para a direita sugere uma hipertensão pulmonar significativa. A medição da saturação de oxigênio deve ser realizada nos pés e nas duas mãos em adultos com PCAs moderadas ou grandes para investigar se existe desvio da direita para a esquerda. A ecocardiografia é importante para estimar as dimensões do defeito, o grau de aumento do AE ou do VE, e o grau de hipertensão da artéria pulmonar.

Tratamento

O fechamento é recomendado se houver aumento do átrio ou do ventrículo esquerdos que seja atribuível a uma PCA com desvio da esquerda para a direita. Os pacientes com PCA e hipertensão pulmonar grave e irreversível não devem ter sua PCA fechada. O fechamento via transcateter é o método preferido na maioria dos centros. O fechamento cirúrgico é reservado para os pacientes com PCAs muito grandes para fechamento via transcateter e quando existe alteração anatômica como um grande aneurisma ductal. Como os pacientes com evidências clínicas de PCA correm risco aumentado de endocardite e o risco do fechamento via transcateter é baixo, essa intervenção deve ser aventada para uma pequena PCA audível.

Prognóstico

Os pacientes com PCA grande que desenvolveram a síndrome de Eisenmenger têm prognóstico semelhante ao de outros pacientes com a mesma síndrome. Aqueles submetidos à correção da PCA antes do desenvolvimento de hipertensão pulmonar têm expectativa de vida normal sem restrições.

Estenose da valva pulmonar
Definição e epidemiologia

A estenose da valva pulmonar ocorre em aproximadamente 4 de 1.000 nascidos vivos e constitui 5 a 8% dos defeitos cardíacos congênitos. É uma das formas adultas mais comuns de cardiopatia congênita não operada. Pode ocorrer isoladamente ou com outros defeitos cardíacos congênitos, como uma CIA.

Patologia

Na estenose da valva pulmonar congênita, as válvulas da valva pulmonar estão frequentemente fundidas ou espessadas, o que obstrui o fluxo sanguíneo para fora do ventrículo direito. A obstrução eleva a pressão do VD e desenvolve-se uma hipertrofia compensatória do VD. A estenose pulmonar é frequentemente mais bem tolerada do que a estenose aórtica. Com o tempo, ocorrem dilatação e disfunção do VD.

Apresentação clínica

A maioria dos pacientes com estenose da valva pulmonar é assintomática e apresenta sopro cardíaco na apresentação. A maioria dos adultos não operados com estenose grave apresenta distensão venosa jugular e, à palpação, pode-se identificar *ictus* de VD na borda esternal inferior esquerda e frêmito na borda esternal superior esquerda. À ausculta, é encontrado um desdobramento amplo da B_2; todavia, dependendo da mobilidade das válvulas da valva pulmonar, pode ou não ser detectado um clique de ejeção sistólico. Na maioria dos casos, há um sopro sistólico de ejeção áspero em crescendo-decrescendo que é mais bem auscultado na borda esternal superior esquerda; ele irradia para o dorso e varia com a inspiração.

Diagnóstico

Na estenose da valva pulmonar moderada a grave, o ECG mostra desvio do eixo elétrico para a direita, hipertrofia de VD e aumento de AD. O ECG geralmente é normal em pacientes com uma estenose da valva pulmonar leve. Na radiografia de tórax, independentemente do grau de estenose, uma artéria pulmonar principal proeminente causada por dilatação pós-estenótica é um achado comum. Nos pacientes com estenose da valva pulmonar grave, é comum observar cardiomegalia por aumento de AD e de VD.

A ecocardiografia é o método diagnóstico de escolha porque possibilita a visualização da anatomia valvar e do grau de estenose, além da estimativa do gradiente valvar.

Tratamento

A sobrevida na vida adulta e a necessidade de intervenção correlacionam-se diretamente com o grau de obstrução. No Second Natural History Study of Congenital Heart Disease, os pacientes com uma estenose trivial (*i. e.*, gradiente máximo ≤ 25 mmHg) que foram acompanhados por 25 anos permaneceram assintomáticos e não tiveram uma progressão significativa da obstrução ao longo do tempo. Para aqueles com estenose da valva pulmonar moderada (*i. e.*, gradiente máximo entre 25 e 49 mmHg), havia uma chance de aproximadamente 20% de ser necessária intervenção até os 25 anos. A maioria dos pacientes com estenose grave (*i. e.*, gradiente máximo ≥ 50 mmHg) precisa de intervenção (*i. e.*, cirurgia ou valvoplastia por balão) até os 25 anos. Os pacientes com estenose pulmonar moderada a grave podem ser considerados para intervenção mesmo na ausência de sintomas.

Desde 1985, a valvoplastia percutânea por balão tem sido o tratamento aceito para pacientes de todas as idades. Antes de 1985, a valvotomia cirúrgica era o padrão-ouro. Hoje, os adultos com estenose pulmonar valvar moderada ou grave e sintomas inexplicáveis de insuficiência cardíaca e cianose consequente a desvio interatrial da direita para a esquerda ou a esforço físico são orientados a se submeterem à valvoplastia por balão se possível; caso contrário, a valvotomia cirúrgica é recomendada (se a valva estiver extremamente displásica ou calcificada).

Prognóstico

Após a valvotomia cirúrgica para uma estenose pulmonar isolada, a sobrevida a longo prazo é excelente. No entanto, com acompanhamento mais longo, a incidência de complicações tardias e a necessidade de reintervenção aumentam. A indicação mais comum para reintervenção é a substituição valvar pulmonar por regurgitação pulmonar grave. Outras complicações em longo prazo incluem arritmias atriais recorrentes, endocardite e obstrução subpulmonar residual.

Estenose da valva aórtica
Definição e epidemiologia

A estenose da valva aórtica é uma anormalidade comum em adultos com cardiopatia congênita. Geralmente, é causada por uma valva aórtica bicúspide, que ocorre em 1 a 2% dos adultos e é três vezes mais comum no sexo masculino. É, tipicamente, uma lesão isolada, mas pode estar associada a dilatação da aorta ascendente e outros defeitos, tais como coartação da aorta ou CIV.

Patologia

A estenose da valva aórtica resulta em sobrecarga de pressão do ventrículo esquerdo, o que aumenta a tensão sobre a parede e causa hipertrofia compensatória do VE. Ocorrem disfunção diastólica e

Seção 2 Doenças Cardiovasculares

incompatibilidade entre a oferta e a demanda de oxigênio. O paciente pode permanecer bem compensado e assintomático por muitos anos, mas os mecanismos compensatórios acabam falhando e pode se desenvolver disfunção do VE. Os pacientes com valva aórtica bicúspide têm uma estrutura anormal da parede aórtica que muitas vezes leva à dilatação da aorta ascendente.

Apresentação clínica

A maioria dos pacientes com estenose da valva aórtica é assintomática e é diagnosticada após a detecção de um sopro. A gravidade da obstrução por ocasião do diagnóstico correlaciona-se com o padrão de progressão. Os sintomas são raros até que os pacientes tenham uma estenose da valva aórtica grave (*i. e.*, gradiente médio pela ecocardiografia $\geq$ 40 mmHg). Os sintomas incluem dor torácica, dispneia de esforço, quase síncope e síncope. Com qualquer um desses sintomas, o risco de morte súbita cardíaca é muito alto e a intervenção cirúrgica é obrigatória.

Os pacientes com estenose moderada a grave geralmente apresentam diminuição dos pulsos periféricos, aumento do impulso (*ictus*) apical e frêmito palpável na base do coração. Na ausculta, esses indivíduos apresentam um clique de ejeção seguido por sopro sistólico em crescendo-decrescendo, que é mais bem auscultado na borda medioesternal esquerda e se irradia para a borda esternal superior direita e para o pescoço. A correlação entre o grau de estenose e a intensidade do sopro não é boa. No entanto, é raro que um sopro de 2/6 ou menos esteja associado a uma estenose grave. Alguns pacientes com estenose aórtica também apresentam regurgitação aórtica, caso em que um sopro diastólico em decrescendo na borda medioesternal esquerda que se irradia para o ápice é detectado na apresentação.

Diagnóstico

Muitos pacientes com uma estenose aórtica significativa apresentam hipertrofia do VE identificada no ECG. No entanto, a correlação entre a gravidade da estenose e o achado de hipertrofia do VE no ECG não é confiável. Na radiografia de tórax, a maioria dos pacientes com estenose aórtica grave tem tamanho normal do coração, a menos que haja regurgitação aórtica concomitante. A dilatação pós-estenótica da aorta ascendente é frequente, independentemente do grau de estenose, e a dilatação da aorta ascendente é um achado comum. Aparece na radiografia de tórax como um mediastino alargado.

A ecocardiografia é o padrão-ouro para a avaliação da gravidade da estenose da valva aórtica e da morfologia anatômica da valva aórtica. O cateterismo cardíaco é indicado principalmente para avaliar a DAC antes da intervenção cirúrgica porque aproximadamente metade dos adultos com uma estenose da valva aórtica sintomática tem DAC concomitante.

Tratamento

Os pacientes com estenose aórtica grave e sintomas ou os pacientes assintomáticos com estenose da valva aórtica grave e função sistólica do VE reduzida (< 50%) devem ser considerados para intervenção. O tratamento envolve a manipulação da valva para reduzir a estenose. Isso pode ser realizado por intermédio da dilatação da valva por balão transvenoso, valvotomia cirúrgica aberta ou substituição da valva por cirurgia ou por cateter. Quando não existe uma regurgitação aórtica significativa, a maioria dos centros prefere a dilatação por balão ou a valvotomia cirúrgica para as crianças que apresentam valvas flexíveis com fusão das comissuras. Nos adultos, a substituição da valva aórtica é o tratamento de escolha; as opções são prótese mecânica, prótese biológica ou o procedimento de Ross (autoenxerto pulmonar na posição aórtica e colocação de uma nova valva na posição

pulmonar). A aorta ascendente pode ser substituída se tiver 5,5 cm (5 cm no contexto de fatores de alto risco, tais como crescimento > 0,5 cm/ano ou histórico familiar de dissecção) ou 4,5 cm no momento da troca da valva aórtica.

Prognóstico

O curso natural da estenose da valva aórtica em adultos varia, mas é caracterizado por uma estenose progressiva ao longo do tempo. Aos 45 anos, aproximadamente 50% das valvas aórticas bicúspides apresentam algum grau de estenose. A maioria dos pacientes que necessitaram de valvotomia cirúrgica para aliviar a estenose antes da idade adulta passa bem. No entanto, no acompanhamento de 25 anos, até 40% dos pacientes necessitaram de uma segunda operação por causa de uma estenose residual ou regurgitação.

CARDIOPATIA CIANÓTICA

Tetralogia de Fallot
Definição e epidemiologia

A tetralogia de Fallot (TdF) é a cardiopatia cianótica mais comumente observada na idade adulta e representa 10% dos defeitos cardíacos congênitos. Consiste em uma grande CIV, estenose pulmonar (que pode ser valvar, subvalvar e ou supravalvar), uma aorta que "cavalga" a CIV e hipertrofia do VD.

Patologia

Os recém-nascidos com TdF são cianóticos por causa do desvio da direita para a esquerda através da CIV e da diminuição do fluxo sanguíneo pulmonar. O volume de fluxo sanguíneo pulmonar depende da gravidade da obstrução através da via de saída do VD. Quando os pacientes de TdF atingem a idade adulta, a maioria já passou por reparo completo ou cirurgia paliativa.

Em muitos adultos com TdF reparada foi colocado um retalho transanular para aliviar a obstrução da via de saída do VD. Esse retalho causa uma regurgitação pulmonar livre obrigatória. A regurgitação pulmonar livre pode ser bem tolerada pelo ventrículo direito por muitos anos, mas geralmente na terceira ou quarta décadas de vida o ventrículo direito começa a se dilatar e se torna disfuncional. Dilatação e disfunção significativa do VD podem levar à disfunção do VE, a uma regurgitação tricúspide significativa e a arritmias atriais ou ventriculares. Quase 29% dos adultos com TdF reparada também apresentam dilatação da aorta ascendente devido ao aumento do fluxo sanguíneo através da aorta antes do reparo.

Apresentação clínica

Tipicamente, os pacientes com TdF reparada apresentam níveis normais de saturação de oxigênio. À palpação, muitas vezes é encontrado *ictus* de VD na borda esternal inferior esquerda. Na ausculta, há tipicamente um desdobramento amplo da B$_2$ com um sopro de vaivém no foco pulmonar devido a uma regurgitação pulmonar significativa ou, menos comumente, à regurgitação aórtica. Pode ser ouvido na borda esternal inferior esquerda um sopro holossistólico devido à regurgitação tricúspide. Os sinais/sintomas no adulto com TdF reparada podem incluir dispneia aos esforços, palpitações, síncope e morte súbita cardíaca.

Diagnóstico

O ECG revela quase universalmente um padrão de bloqueio de ramo direito (BRD) nos pacientes submetidos à correção da TdF. A duração do complexo QRS no ECG de superfície padrão correlaciona-se com o grau de dilatação e de disfunção do VD. Uma duração máxima de

QRS de 180 milissegundos ou mais é um marcador altamente sensível e relativamente específico para taquicardia ventricular sustentada e morte súbita cardíaca. Os pacientes com uma regurgitação pulmonar significativa frequentemente apresentam cardiomegalia com dilatação das artérias pulmonares centrais identificada na radiografia de tórax. Um arco aórtico direito ocorre em 25% dos casos e pode ser detectado pela observação atenta da radiografia de tórax. Um ecocardiograma é útil para avaliar a via de saída do VD (p. ex., regurgitação pulmonar, estenose residual), o tamanho e a função biventriculares, a função da valva tricúspide e as dimensões da aorta ascendente. A RM é o padrão-ouro para avaliar as dimensões e a função do VD (Figura 6.2). Também pode fornecer uma avaliação acurada do grau de insuficiência pulmonar e da anatomia dos ramos da artéria pulmonar.

Tratamento

O tratamento para a TdF é o reparo cirúrgico. O reparo é, tipicamente, realizado entre 3 e 12 meses de vida e consiste no fechamento da CIV e no alívio da obstrução da via de saída pulmonar por meio de aumento da via de saída do VD e/ou do anel valvar pulmonar. A reintervenção é necessária em aproximadamente 10% dos adultos com TdF reparada após 20 anos de acompanhamento. Com acompanhamento mais longo, a incidência de reintervenção continua a aumentar. A indicação mais comum para reintervenção é a troca valvar pulmonar em pacientes com regurgitação valvar pulmonar moderada ou mais grave e sintomas. A substituição da valva pulmonar também é razoável para preservação do tamanho e da função ventriculares em pacientes assintomáticos com tetralogia de Fallot reparada, aumento ou disfunção ventriculares e regurgitação pulmonar moderada ou mais grave. A substituição da valva pulmonar pode ser realizada cirurgicamente ou, em alguns pacientes, por via percutânea. Os pacientes com tetralogia de Fallot reparada podem ser considerados para um cardiodesfibrilador implantável (CDI) para prevenção primária se houver múltiplos fatores de risco para morte súbita, tais como disfunção sistólica ou diastólica do VE, taquicardia ventricular não sustentada, QRS maior que 180 ms, fibrose ventricular direita extensa ou taquicardia ventricular sustentada induzível em estudo eletrofisiológico.

Prognóstico

No mundo desenvolvido, o adulto não operado com TdF tornou-se uma raridade porque a maioria dos pacientes recebe cuidados paliativos (i. e., colocação de *stent*) ou reparo na infância. Já foi descrita uma sobrevida até a sétima década de vida em paciente não operado, mas ela é rara. Apenas 11% dos indivíduos que não são submetidos a reparo da TdF estão vivos aos 20 anos e apenas 3% aos 40 anos.

A sobrevida tardia após o reparo da TdF é excelente. As taxas de sobrevida aos 32 e 35 anos são de 86% e 85%, respectivamente, em comparação com 95% para os controles pareados por idade e sexo. É importante ressaltar que a maioria dos pacientes não tem restrições em suas vidas. No entanto, muitos deles ao longo do tempo desenvolvem sintomas tardios relacionados a inúmeras complicações em longo prazo após o reparo da TdF. As complicações tardias incluem endocardite, regurgitação aórtica com ou sem dilatação da raiz aórtica (tipicamente devido a dano da valva aórtica durante o fechamento da CIV ou a uma anormalidade intrínseca da raiz aórtica), disfunção do VE (consequente à proteção miocárdica inadequada durante reparo prévio ou à sobrecarga crônica de volume do VE devida a desvios arteriais paliativos de longa data), obstrução pulmonar residual, regurgitação valvar pulmonar residual, disfunção do VD (devido a regurgitação ou estenose pulmonares), arritmias atriais (tipicamente *flutter* atrial), arritmias ventriculares e BAV.

Transposição das grandes artérias
Definição e epidemiologia

A transposição das grandes artérias (TGA) representa 3,8% de todas as cardiopatias congênitas. Na TGA completa, a aorta origina-se do ventrículo direito e a artéria pulmonar do ventrículo esquerdo. Como resultado, o fluxo venoso sistêmico (i. e., sangue com baixo teor de oxigênio) retorna ao ventrículo direito e é bombeado para o corpo pela aorta sem passar pelos pulmões para a troca gasosa. O fluxo venoso pulmonar (i. e., sangue oxigenado) que retorna ao ventrículo esquerdo é então bombeado de volta aos pulmões. Como resultado,

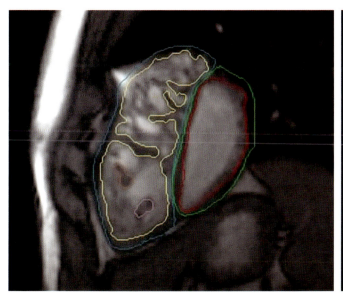 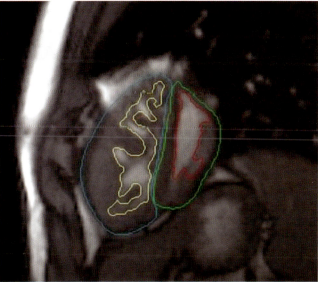

Figura 6.2 Imagens de ressonância magnética de eixo curto dos ventrículos direito e esquerdo com traçados epicárdicos e endocárdicos de ambas as cavidades ventriculares. Há um número predefinido de fatias através do coração com espessura constante. Os volumes dos ventrículos esquerdo e direito em cada fatia são calculados e somados no fim da diástole e no fim da sístole para determinar os volumes totais dos ventrículos direito e esquerdo (i. e., método de Simpson).

as circulações sistêmica e pulmonar correm em paralelo. A oxigenação e a sobrevida dependem da mistura entre as circulações sistêmica e pulmonar no nível atrial, ventricular ou da PCA. Em 50% dos casos, há outras anomalias: CIV (30%), estenose pulmonar (5 a 10%), estenose aórtica e coartação de aorta ($\leq$ 5%).

As primeiras operações definitivas para a TGA (*i. e.*, procedimentos de troca atrial) foram descritas por Senning em 1959 e Mustard em 1964. Nesses procedimentos, os retornos venosos sistêmico e pulmonar são redirecionados no átrio por meio da construção cirúrgica de túneis (*baffles*) cardíacos. O retorno venoso sistêmico pelas veias cavas superior e inferior é direcionado através da valva mitral para dentro do ventrículo esquerdo, que está conectado à artéria pulmonar. O retorno venoso pulmonar é então direcionado através da valva tricúspide para o ventrículo direito, que está conectado à aorta. Esses procedimentos tornam o ventrículo esquerdo o "ventrículo pulmonar" e o ventrículo direito o "ventrículo sistêmico".

Nos últimos 20 anos, o procedimento de troca arterial popularizou-se. Durante o procedimento, as grandes artérias são seccionadas e reanastomosadas para o ventrículo correto (*i. e.*, ventrículo esquerdo para a aorta e ventrículo direito para a artéria pulmonar) juntamente com a transferência da artéria coronária. A sobrevida operatória após o procedimento de troca arterial é muito boa, com taxa de mortalidade cirúrgica de 2 a 5%.

Patologia

A maioria dos lactentes que não é submetida a intervenção cirúrgica morre nos primeiros meses de vida. Nos adultos nascidos com uma TGA completa que foram submetidos a um procedimento de troca atrial, o ventrículo direito continua sendo o ventrículo sistêmico e o ventrículo esquerdo é o ventrículo subpulmônico. As séries de acompanhamento a longo prazo demonstraram que o ventrículo direito consegue funcionar como ventrículo sistêmico por 30 a 40 anos; mas, com acompanhamento mais longo, a disfunção ventricular sistêmica continua a aumentar. No acompanhamento de 35 anos, aproximadamente 61% dos pacientes desenvolveram uma disfunção moderada ou grave do VD.

Outro distúrbio pós-operatório comum é a valva tricúspide. Após o procedimento de troca atrial, a valva tricúspide continua sendo a valva atrioventricular sistêmica e precisa suportar pressões sistêmicas. Devido às alterações na morfologia do VD e às fixações anormais das cordas tendíneas, a valva tricúspide é propensa a se tornar disfuncional e desenvolver uma regurgitação significativa.

Lesões coronarianas significativas, tais como oclusões ou estenoses, ocorrem em 6,8% dos pacientes que foram submetidos ao procedimento de troca arterial. Essas lesões provavelmente estão relacionadas aos fios de sutura ou a torções no momento do reimplante das artérias coronárias na neoaorta. A função sistêmica do VE geralmente é normal. A disfunção do VE está associada a anomalias coronarianas.

Apresentação clínica

No adulto reparado com um procedimento de troca atrial, o exame físico pode revelar um sopro compatível com insuficiência da valva tricúspide e hiperfonese da B_2 devido à posição anterior da aorta. Os pacientes submetidos à troca atrial tendem a ter piora da capacidade funcional à medida que o tempo de acompanhamento aumenta. Eles geralmente têm bradicardia sinusal em repouso ou um ritmo juncional. As palpitações devidas a arritmias atriais são comuns, e ocorrem em até 48% dos pacientes 23 anos após o procedimento de troca atrial.

Naqueles que se submetem ao procedimento de troca arterial, o exame físico pode revelar um sopro de regurgitação neoaórtica ou neopulmônica. Esses pacientes geralmente têm função normal; mas, devido à denervação do coração, a isquemia miocárdica pode se manifestar como um desconforto torácico atípico.

Diagnóstico

Após o procedimento de troca atrial, o ECG pode mostrar perda do ritmo sinusal com evidências de hipertrofia do VD. Os monitores ambulatoriais são importantes para detectar bradiarritmias, disfunção do nó SA e arritmias atriais. As radiografias de tórax podem mostrar uma silhueta cardíaca aumentada nos pacientes com VD sistêmico dilatado. Um ecocardiograma pode demonstrar qualitativamente as dimensões e a função sistêmica do VD, como também o grau de regurgitação tricúspide. A RM é frequentemente usada para quantificar com acurácia as dimensões e a função sistêmica do VD, a função da valva tricúspide e a anatomia do túnel (*baffle*) atrial criado cirurgicamente.

Após a troca arterial, o ecocardiograma é utilizado para avaliar se há estenose da artéria pulmonar e de seus ramos, regurgitação valvar neoaórtica e neopulmônica, e função ventricular. A RM ou a TC podem ser usadas para avaliar a anatomia dos ramos das artérias pulmonares. Um teste de esforço é frequentemente usado para avaliar a isquemia miocárdica.

Tratamento

As opções de tratamento são limitadas para os adultos com uma TGA completa reparada por troca atrial que apresentam falência do ventrículo direito sistêmico ou regurgitação tricúspide significativa, e não há evidências de um grande benefício. No entanto, as opções potenciais incluem terapia clínica, revisão do redirecionamento atrial (*baffle*), bandagem da artéria pulmonar (BAP), ressincronização, dispositivos de assistência ventricular (DAVs) e, possivelmente, transplante. Recomenda-se terapia clínica, incluindo a consideração de anticoagulação, para os pacientes com taquiarritmias atriais.

Após o procedimento de troca arterial, a reintervenção cirúrgica ou via transcateter para estenose da artéria pulmonar é necessária em 5 a 25% dos pacientes. A revascularização da artéria coronária raramente é necessária (0,46% dos pacientes), assim como o reparo ou a substituição da valva neoaórtica (1,1% dos pacientes). São razoáveis as recomendações condicionadas por diretrizes para a substituição da valva aórtica quando os pacientes apresentam dextrotransposição de grandes vasos e regurgitação valvar neoaórtica grave.

Prognóstico

Os estudos de acompanhamento a longo prazo após o procedimento de troca atrial mostram uma taxa de atrito pequena, mas contínua, com inúmeras complicações de médio e longo prazos. As complicações em longo prazo incluem disfunção sistêmica do VD e regurgitação da valva tricúspide, perda do ritmo sinusal com o desenvolvimento de arritmias atriais (incidência de 50% aos 25 anos), endocardite, fístulas, obstrução do túnel criado cirurgicamente (*baffle*), e uma disfunção do nó SA com necessidade de colocação de marca-passo. As complicações de médio prazo relacionadas ao procedimento de troca arterial incluem comprometimento da artéria coronária, obstrução da via de saída pulmonar (no nível supravalvar ou das artérias pulmonares periféricas), regurgitação da valva neoaórtica, endocardite e dilatação da neoaorta.

Em decorrência das complicações em longo prazo associadas ao procedimento de troca atrial, essa operação vem sendo o procedimento de escolha desde 1985. Não existem dados em longo prazo sobre a sobrevida após a operação de troca arterial, mas os resultados de médio prazo são promissores: 88% aos 10 e 15 anos.

Para conhecer uma discussão mais profunda sobre este tópico, ver Capítulo 61, "Cardiopatia Congênita em Adultos", em *Goldman-Cecil Medicina*, 26ª edição.

LEITURA SUGERIDA

Bradley EA, Ammash N, Martinez SC: "Treat to close": Non-repairable ASD-PAH in the adult, Int J Card 291:127–133, 2019.

Campbell M: Natural history of atrial septal defect, Br Heart J 32:820–826, 1970.

Cohen M, Fuster V, Steele PM, et al: Coarctation of the aorta. Long-term follow-up and prediction of outcome after surgical correction, Circulation 80:840–845, 1989.

Cohen SB, Ginde S, Bartz PJ, et al: Extracardiac complications in adults with congenital heart disease, Congenit Heart Dis 8:370–380, 2013.

Co-Vu JG, Ginde S, Bartz PJ, et al: Long-term outcomes of the neoaorta after arterial switch operation for transposition of the great arteries, Ann Thorac Surg 95:1654–1659, 2013.

Cramer JW, Ginde S, Bartz PJ, et al: Aortic aneurysms remain a significant source of morbidity and mortality after use of Dacron patch aortoplasty to repair coarctation of the aorta: results from a single center, Pediatr Cardiol 34:296–301, 2013.

Crumb SR, Dearani JA, Fuller S, et al: 2018 AHA/ACC guideline for the management of adults with congenital heart disease, J Am Coll Cardiol 1–175.

Earing MG, Connolly HM, Dearani JA, et al: Long-term follow-up of patients after surgical treatment for isolated pulmonary valve stenosis, Mayo Clin Proc 80:871–876, 2005.

Earing MG, Webb GD: Congenital heart disease and pregnancy: maternal and fetal risks, Clin Perinatol 32:913–919, 2005.

Gatzoulis MA, Freeman MA, Siu SC, et al: Atrial arrhythmia after surgical closure of atrial septal defects in adults, N Engl J Med 340:839–846, 1999.

Gunther T, Mazzitelli D, Haehnel CJ, et al: Long-term results after repair of complete atrioventricular septal defects: analysis of risk factors, Ann Thorac Surg 65:754–759, 1998, discussion 759-760.

Hickey EJ, Gruschen V, Bradely TJ, et al: Late risk of outcomes for adults with repaired tetralogy of Fallot from an inception cohort spanning four decades, Eur J Cardiothorac Surg 35:156–164, 2009.

Khairy P, Van Hare GF, Balaji S: PACES/HRS expert consensus statement on the recognition and management of arrhythmias in adult congenital heart disease, *Can J Cardiol* e1–e63, 2014.

Losay J, Touchot A, Serraf A, et al: Late outcome after arterial switch operation for transposition of the great arteries, Circulation 104(Suppl 1):I121–I1126, 2001.

Perloff JK, Warnes CA: Challenges posed by adults with repaired congenital heart disease, Circulation 103:2637–2643, 2001.

Soto B, Becker AE, Moulaert AJ, et al.: Classification of ventricular septal defects, Br Heart J 45:332–343, 1980.

Stout KK, Daniels CJ, Aboulhosn JA, et al.: Transposition of the great arteries, Circulation 114:2699–2709, 2006.

Valvopatia Cardíaca

Christopher Song

INTRODUÇÃO

Nos países em desenvolvimento,[1] a doença reumática cardíaca (DRC) continua a ser uma causa comum de valvopatia cardíaca. Nos países industrializados, a incidência da doença reumática diminuiu significativamente, e a etiologia mais comum é a doença degenerativa. A prevalência de valvopatia cardíaca na população adulta dos EUA é de 2,5%. A prevalência aumenta com a idade para até 13,3% naqueles com 75 anos ou mais. A valvopatia cardíaca moderada ou grave está associada a uma grande taxa de mortalidade. Portanto, com o envelhecimento da população, a valvopatia cardíaca é e continuará sendo um grande problema de saúde pública.

A "2014 AHA/ACC Guideline for the Management of Patients with Valvular Heart Disease"[2] fornece uma classificação da progressão da valvopatia cardíaca em quatro estágios: A a D (Tabela 7.1). A cronologia da intervenção para a maioria das valvopatias cardíacas é guiada pelo início dos sintomas, gravidade da valvopatia cardíaca e evidências de um remodelamento cardíaco adverso. Portanto, uma anamnese e um exame físico completos, juntamente com um ecocardiograma transtorácico (ETT) abrangente, são essenciais na avaliação de pacientes com valvopatia cardíaca conhecida ou suspeitada. Outras modalidades de testes cardíacos podem ajudar a determinar a gravidade da valvopatia cardíaca e a existência de sintomas. Uma vez considerada a intervenção, o risco cirúrgico de cada paciente deve ser avaliado. Se o risco cirúrgico for alto ou proibitivo, a abordagem via transcateter é uma opção.

---

[1]N.R.T.: O Brasil tem aproximadamente 30.000 casos de febre reumática aguda (FRA) por ano. Um terço das cirurgias cardiovasculares realizadas no país se deve às sequelas da doença reumática cardíaca (DRC), um importante problema de saúde pública. Ver https://abccardiol.org/wp-content/uploads/articles_xml/0066-782X-abc-S0066-782X2019000900345/0066-782X-abc-S-0066-782X2019000900345-pt.pdf.
[2]N.R.T.: Ver Atualização das Diretrizes Brasileiras de Valvopatias – 2020 em https://abccardiol.org/wp-content/uploads/articles_xml/1678-4170-abc-115-04-0720/1678-4170-abc-115-04-0720.x55156.pdf.

ESTENOSE AÓRTICA

Definição e etiologia

A estenose aórtica (EAo) valvar é definida pela restrição do movimento de suas válvulas resultando em obstrução da via de saída do ventrículo esquerdo (VE). As causas menos comuns de obstrução do fluxo de saída do VE incluem lesões no nível supravalvar ou subvalvar. Existem três etiologias primárias da EAo valvar: congênita, reumática e calcificada.

Com frequência, a etiologia determina a idade de apresentação. Os pacientes com EAo congênita e valvas aórticas unicúspides geralmente apresentam sinais/sintomas antes dos 30 anos. Aqueles com valva aórtica bicúspide ou valvopatia cardíaca reumática apresentam, tipicamente, sinais/sintomas entre 40 e 60 anos. Já os pacientes com valva tricúspide calcificada apresentam, tipicamente, sinais/sintomas após os 70 anos. No entanto, os indivíduos com a doença de Paget ou doença renal em estágio terminal (DRET) apresentam sinais/sintomas em uma idade mais jovem.

Fisiopatologia

A fase de iniciação da valvopatia aórtica calcificada é semelhante à da aterosclerose. Acredita-se que o processo comece com tensão mecânica e dano endotelial levando à inflamação e à deposição de lipídios. A fase de propagação é dominada por uma calcificação que causa uma restrição progressiva das válvulas da valva aórtica e, por fim, obstrução do fluxo de saída do VE.

Nas valvas aórticas bicúspides, há um aumento associado da tensão mecânica que leva à calcificação acelerada das válvulas da valva. A valva aórtica bicúspide ocorre em cerca de 1% da população e é duas vezes mais comum em homens do que em mulheres. Com frequência, os pacientes com valva aórtica bicúspide apresentam uma aortopatia associada como coartação ou aneurisma da aorta.

Depois que a EAo se torna hemodinamicamente significativa, há resistência à ejeção do VE e aumento da pressão sistólica do VE e da

---

Tabela 7.1 Estágios de progressão da valvopatia cardíaca.

Estágio	Definição	Descrição
A	Em risco	Pacientes com fatores de risco para desenvolvimento de valvopatia cardíaca
B	Progressivo	Pacientes com valvopatia cardíaca progressiva (gravidade leve a moderada e assintomática)
C	Assintomático grave	Pacientes assintomáticos que apresentam critérios para valvopatia cardíaca grave:
		C1: pacientes assintomáticos com valvopatia cardíaca grave em que VD e VE permanecem compensados
		C2: pacientes assintomáticos com valvopatia cardíaca grave com descompensação de VD ou VE
D	Sintomático grave	Pacientes que desenvolveram sintomas como resultado de valvopatia cardíaca

VD, ventrículo direito; *VE*, ventrículo esquerdo. (Dados de Nishimura R, Otto C, Bonow RO et al.: 2014 AHA/ACC guideline for the management of patients with valvular heart disease. J Am Coll Cardiol 2014;63:e57-e185.)

tensão da parede. Para manter a tensão normal da parede, a espessura da parede aumenta, o que resulta em hipertrofia concêntrica. O VE pode permanecer neste estado compensado por um período prolongado. Entretanto, à medida que a estenose valvar e a hipertrofia progridem, a pressão diastólica final do VE aumenta e, por fim, ocorre dilatação do VE e disfunção sistólica.

Curso natural e apresentação clínica

Geralmente, os pacientes com EAo permanecem assintomáticos por um período prolongado. O início dos sintomas ocorre quando a obstrução valvar é grave e geralmente ocorre antes do início da disfunção sistólica do VE. De fato, as dimensões do VE e a função sistólica podem permanecer normais até os estágios finais da EAo. O aparecimento dos sintomas na EAo indica aumento significativo do risco de morte. Isso foi descrito pela primeira vez por Ross e Braunwald em seu artigo seminal em 1968. Eles também descobriram que sintomas específicos estavam associados a diferentes taxas de sobrevida. A sobrevida média dos pacientes com sintomas de angina, síncope e insuficiência cardíaca foi de 5, 3 e 2 anos, respectivamente (Figura 7.1).

Esses sinais/sintomas "clássicos" agora são considerados manifestações da doença em estágio final. Com o advento da ecocardiografia e o acompanhamento cuidadoso dos pacientes, as manifestações iniciais mais comuns são dispneia aos esforços ou diminuição da tolerância ao exercício, tontura aos esforços e angina aos esforços. Dada a natureza inespecífica dessas manifestações, juntamente com as implicações prognósticas e terapêuticas do diagnóstico de um paciente com uma EAo sintomática grave, é preciso ser meticuloso ao se fazer o rastreamento desses sinais/sintomas, mas também ser cauteloso ao atribuir esses sintomas à EAo.

Exame físico

O exame físico é útil na detecção inicial da EAo e se correlaciona com a gravidade (Tabela 7.2). No entanto, nenhum achado do exame físico consegue excluir de forma confiável a EAo grave.

Ao se palpar a artéria carótida, um pulso de baixa amplitude e tardio pode ser percebido (pulso *parvus et tardus*). A palpação precordial detecta um impulso apical (*ictus cordis*) forte e sustentado devido à hipertrofia do VE ou à disfunção sistólica. Uma quarta bulha cardíaca (B_4) pode ser palpável quando o VE não é complacente. Além disso, pode ser palpado um frêmito precordial devido a um fluxo sanguíneo turbulento através de uma valva aórtica estenótica.

Os achados na ausculta cardíaca refletem a mobilidade reduzida e o fechamento tardio das válvulas da valva aórtica, como também a resistência ao fluxo. O componente aórtico (A_2) da segunda bulha cardíaca (B_2) é adiado e ocorre simultaneamente ao componente pulmonar (P_2), formando então uma B_2 única. Na EAo grave, A_2 pode tornar-se inaudível ou pode ser auscultado um desdobramento paradoxal da B_2. Um clique de ejeção aórtico pode ser auscultado na EAo leve a moderada, na qual as válvulas da valva aórtica estão rígidas mas ainda móveis. O sopro clássico de EAo é descrito como um sopro sistólico áspero, em crescendo-decrescendo, que é mais bem auscultado na borda esternal superior direita e se irradia para as artérias carótidas. O sopro inicia-se após a primeira bulha cardíaca (B_1) e termina antes da B_2. Assim como o pulso carotídeo, o momento de ocorrência do sopro correlaciona-se com a gravidade da EAo. Um sopro de pico precoce é indicativo de EAo leve ou moderada, enquanto um sopro de pico tardio é tipicamente um sinal de EAo grave. O sopro também pode irradiar para o ápice, onde uma qualidade musical distinta pode ser detectada. Isso é conhecido como fenômeno de Gallavardin[3] e, muitas vezes, é confundido com regurgitação mitral.

Diagnóstico

O eletrocardiograma (ECG) e a radiografia de tórax são comumente obtidos e podem apresentar achados inespecíficos, como hipertrofia do VE ou cardiomegalia, respectivamente. O principal exame diagnóstico de EAo é a ecocardiografia. O ETT consegue avaliar com acurácia a estrutura da valva aórtica, a gravidade da EAo e seus efeitos nas câmaras cardíacas. A aquisição de imagens com Doppler pode ser usada para estimar os gradientes através de uma valva aórtica estenótica e calcular a área da valva aórtica. Os critérios para EAo leve, moderada e grave estão bem estabelecidos (Tabela 7.3).

Na maioria dos casos, a gravidade da EAo determinada pelo ETT correlaciona-se com a avaliação clínica. Se houver discrepância, outros

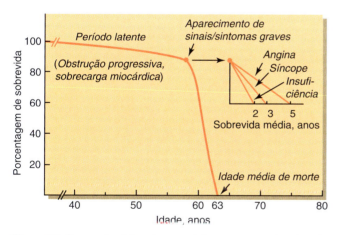

Figura 7.1 Curso natural da estenose aórtica grave sem cirurgia após o aparecimento dos sinais/sintomas. (Dados de Ross J Jr, Braunwald E: Aortic stenosis, Circulation 38:61, 1968.)

[3]N.R.T.: O fenômeno de Gallavardin ocorre quando a vibração da valva aórtica reverbera no anel mitral, provocando um sopro de irradiação para o foco mitral. É um sopro agudo, piante. Faz-se a manobra de *handgrip* (que aumenta a resistência vascular periférica): se o sopro diminuir, significa que menos sangue conseguiu passar pela valva aórtica e, portanto, é o fenômeno de Gallavardin. Essa manobra diferencia esse sopro do sopro da insuficiência mitral.

Tabela 7.2 Resultados de exame de EAo por gravidade.

Achado do exame	Leve	Moderada	Grave
Pulso carotídeo	Normal	Elevação lenta	De baixa amplitude e tardio (*parvus et tardus*)
Impulso apical (*ictus cordis*)	Normal	Aumentado	Aumentado e sustentado
Galope por B_4	Ausente	Pode ser encontrado	Presente
Clique de ejeção sistólico	Presente	Pode ser encontrado	Ausente
Pico do sopro sistólico	Telessistólico	Mesossistólico	Mesossistólico ou telessistólico
B_2	Normal	Normal ou única	Única ou paradoxal

Tabela 7.3 Medidas da gravidade da EAo na ecocardiografia.

Indicador	Normal	Leve	Moderada	Grave
Área da valva aórtica (cm²)	> 2	1,5 a 2	1 a 1,5	< 1
Gradiente médio (mmHg)		< 25	25 a 40	> 40
Pico de velocidade de jato (m/s)	< 2	2 a 3	3 a 4	> 4

Dados de Baumgartner H, Hung J, Bermego J et al.: Echocardiographic assessment of valve stenosis: EAE/ASE recommendations for clinical practice. J Am Soc Echocardiogr 2009;22:1-22.

testes podem ser considerados. Pode ser feito um estudo em esteira ergométrica para avaliar objetivamente a capacidade funcional. Um cateterismo cardíaco com medições hemodinâmicas fornece uma avaliação alternativa da gravidade da EAo. A tomografia computadorizada (TC) consegue quantificar o cálcio da valva aórtica, que se correlaciona com a gravidade da EAo pelo ETT e com os desfechos clínicos.

Nos pacientes com disfunção sistólica do VE, pode não estar claro se um indivíduo tem uma EAo grave verdadeira ou uma EAo pseudograve. Um ecocardiograma de estresse com dobutamina em baixa dose ajuda a diferenciar as duas. Na EAo grave verdadeira, a área valvar é fixa independentemente da dobutamina. Na EAo pseudograve, a abertura da valva aórtica é limitada pelo baixo fluxo de saída do VE e a área valvar aumentará com a dobutamina. Este teste também pode fornecer informações sobre a reserva contrátil do VE, o que tem implicações prognósticas quando se considera a troca valvar.

Tratamento

O manejo da EAo assintomática envolve monitoramento rigoroso, detecção precoce de sintomas, e tratamento de fatores de risco cardiovascular e comorbidades como hipertensão arterial sistêmica (HAS), hiperlipidemia e doença arterial coronariana (DAC). Nenhum tratamento comprovadamente impede a evolução da EAo.

Uma vez que um paciente desenvolve EAo sintomática grave, a terapia clínica tem benefício limitado e a substituição da valva aórtica (SVAo) é recomendada. A terapia clínica deve se concentrar na prevenção e na otimização de condições cardiovasculares concomitantes e no tratamento dos sintomas. No entanto, a SVAo comprovadamente melhora os sintomas e a sobrevida, e é o único tratamento efetivo para uma EAo sintomática grave. Aqueles com EAo assintomática grave também podem ter indicação para a SVAo se tiverem disfunção sistólica do VE concomitante, EAo muito grave, EAo de progressão rápida, ou se forem submetidos a outra cirurgia cardíaca.

Existem duas abordagens para a SVAo: a cirúrgica e a via transcateter. Durante décadas, a SVAo cirúrgica foi a base da terapia para EAo grave. Na SVAo cirúrgica, pode ser considerada uma prótese valvar mecânica ou biológica. Se as características de fluxo forem favoráveis, as próteses valvares mecânicas podem durar por toda a vida do paciente (Figura 7.2). No entanto, essas próteses exigem anticoagulação com varfarina. Embora as próteses valvares biológicas, feitas de material bovino ou suíno, não exijam anticoagulação, elas são menos duráveis e, tipicamente, exigem uma substituição após 10 a 20 anos (Figura 7.3).

Em vez de um procedimento a céu aberto que exige esternotomia, o implante de valva aórtica transcateter (TAVI, do inglês *transcatheter aortic valve implantation*) envolve mais comumente o acesso à artéria femoral e o uso de um cateter para colocar uma prótese valvar biológica em posição expandindo um balão e esmagando efetivamente a valva aórtica nativa contra a parede da aorta (Figura 7.4). As abordagens menos comuns são a transapical, a transaórtica e a subclávia. O valor do TAVI foi inicialmente estabelecido em pacientes com EAo sintomática grave e risco cirúrgico proibitivo. O TAVI levou a uma redução significativa da taxa de mortalidade nessa população de pacientes quando comparado com a terapia padrão. Desde o estudo

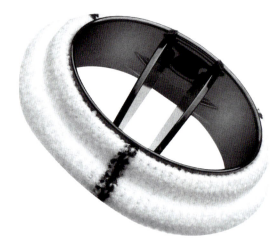

Figura 7.2 Prótese valvar mecânica Medtronic. (Adaptada de Medtronic, Inc.)

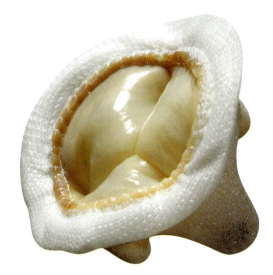

Figura 7.3 Prótese valvar biológica Medtronic Hancock II. (Adaptada de Medtronic, Inc.)

de referência de 2010, o TAVI surgiu como terapia efetiva para a EAo sintomática grave em pacientes em todo o espectro de risco cirúrgico, ou seja, desde baixo risco a risco extremo.

Os pacientes considerados para a SVAo devem ser submetidos a uma avaliação individualizada completa por uma equipe multiprofissional especializada em próteses valvares cardíacas. A expectativa de vida, o risco cirúrgico, as comorbidades, a fragilidade, a anatomia, a qualidade de vida, os valores e as preferências do paciente devem ser considerados antes de se tomar uma decisão compartilhada informada sobre a estratégia de tratamento.

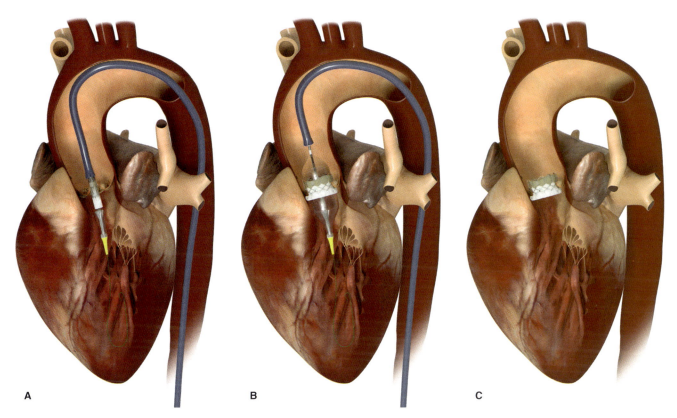

Figura 7.4 TAVI com prótese valvar SAPIEN da Edwards. **A.** A valva é levada retrogradamente a partir da artéria femoral até o nível do anel aórtico. **B.** Balão insuflado implantando a prótese valvar. **C.** Prótese valvar implantada. (De Cardiology Secrets, 5th ed., Elsevier, 2018.)

ESTENOSE MITRAL

Definição e etiologia

A estenose mitral (EM) é definida pela restrição do fluxo sanguíneo do átrio esquerdo (AE) para o ventrículo esquerdo durante a diástole. A DRC é, sem dúvida, a causa mais comum de EM. Nos países desenvolvidos, a EM reumática tornou-se menos comum graças à diminuição da incidência de febre reumática. No entanto, nos países em desenvolvimento, a DRC ainda é um importante problema de saúde pública. As causas menos comuns de EM incluem calcificação do anel mitral, exposição à radiação, obstrução congênita ou mecânica de um mixoma atrial, vegetação ou trombo.

Fisiopatologia

A febre reumática é o resultado de uma resposta imune anormal que geralmente ocorre 10 dias a 3 semanas após a faringite estreptocócica do grupo A não tratada. Tipicamente, surge em crianças entre as idades de 6 e 15 anos. O diagnóstico pode ser feito com base nas manifestações clínicas e nos critérios de Jones revisados (Tabela 7.4).

Na DRC, há um processo inflamatório que se acredita ser devido à reatividade cruzada entre o antígeno estreptocócico e o tecido valvar. Isso, juntamente com um fluxo turbulento crônico através de uma valva deformada, resulta em espessamento e calcificação das válvulas da valva mitral, em espessamento e encurtamento das cordas tendíneas, e em fusão das comissuras das válvulas da valva mitral (Figura 7.5). A condição acaba levando a um orifício reduzido através do qual o sangue consegue fluir do AE para o ventrículo esquerdo durante a diástole.

As consequências hemodinâmicas da EM afetam principalmente o leito capilar pulmonar, a artéria pulmonar e o ventrículo direito. Na EM pura, o ventrículo esquerdo permanece inalterado. Por causa da resistência ao esvaziamento atrial esquerdo durante a diástole, a pressão atrial esquerda (PAE) aumenta. Essa pressão é refletida de volta ao leito capilar e à artéria pulmonar, o que pode resultar em edema e hipertensão pulmonares. Isso pode levar à sobrecarga de pressão do

Tabela 7.4 Critérios de Jones revisados.[a]

Critérios maiores	Critérios menores
Cardite (dor torácica pleurítica, atrito pleural, insuficiência cardíaca)	Febre
Poliartrite	Artralgia
Coreia	Febre reumática prévia ou doença reumática cardíaca conhecida
Eritema marginado	
Nódulos subcutâneos	

[a]A febre reumática é diagnosticada com base no achado de dois critérios maiores ou um critério maior e dois menores após uma infecção documentada recente por estreptococos do grupo A.

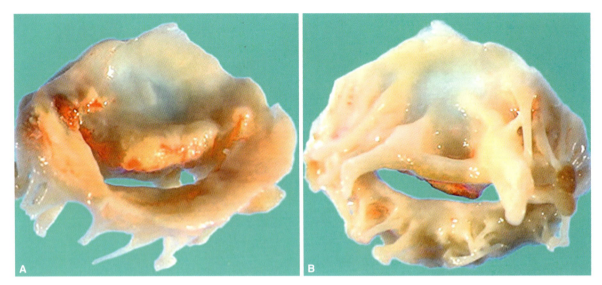

Figura 7.5 Fusão comissural na estenose mitral. **A.** Aspecto do átrio esquerdo. **B.** Aspecto do ventrículo esquerdo. (De Cardiovascular Pathology, 4th ed., Elsevier, 2016.)

ventrículo direito com subsequente hipertrofia do ventrículo direito (HVD), regurgitação tricúspide (RT) e, por fim, insuficiência do ventrículo direito (VD).

Curso natural e apresentação clínica

Nos países desenvolvidos, a EM reumática evolui lentamente com um período assintomático prolongado de até várias décadas. Nos países em desenvolvimento, a doença evolui mais rapidamente com sintomas em adultos jovens e crianças. O início dos sintomas ocorre quando a área da valva mitral é menor que 1,5 cm². Após o aparecimento dos sintomas, o prognóstico torna-se pior. A mortalidade tem estado associada à classe funcional da New York Heart Association (NYHA). As ocorrências de fibrilação atrial (FA) e de hipertensão pulmonar também são indicadores comprovados de mau prognóstico.

Com frequência, os pacientes apresentam dispneia aos esforços e diminuição da tolerância ao exercício. Esta é uma consequência da elevação da PAE e das pressões pulmonares. Além disso, com o esforço, o aumento da frequência cardíaca leva à diminuição do tempo de enchimento diastólico e ao aumento do gradiente diastólico através da valva mitral.

Uma PAE elevada leva à dilatação do átrio esquerdo e à FA. Isso muitas vezes precipita ou exacerba os sintomas da EM de duas maneiras possíveis. Primeiro, na fibrilação atrial, há perda da contração atrial, o que reduz ainda mais o fluxo diastólico através da valva mitral estenótica. Em segundo lugar, a FA com frequência leva a altas frequências cardíacas e diminui o tempo de enchimento diastólico. Além disso, na FA associada à EM, há um aumento do risco tromboembólico. Se o AE ficar muito dilatado, ele comprime o nervo laríngeo recorrente e causa rouquidão (síndrome de Ortner) ou tosse.

Aumentos das pressões pulmonares e congestão vascular podem levar à hemoptise. À medida que a hipertensão pulmonar progride, ela afeta o coração direito e as pressões de enchimento do lado direito, levando então a sintomas de insuficiência cardíaca direita como ascite e edema periférico.

Os sintomas podem ser provocados em qualquer estado que cause aumento do débito ou da frequência cardíacos, tais como esforço, estresse, doença, infecção ou arritmia. As manifestações podem ocorrer em mulheres previamente assintomáticas com EM que engravidam devido ao aumento da frequência e do débito cardíacos associado à gravidez.

Exame físico

Vários componentes do exame físico precisam ser cuidadosamente avaliados ao se manejar os pacientes com EM. O paciente deve ser examinado em uma sala silenciosa e posicionado em decúbito lateral esquerdo porque alguns achados característicos da EM podem ser difíceis de avaliar.

A primeira bulha cardíaca (B_1) é hiperfonética no início da doença porque a PAE elevada leva ao aumento da excursão das válvulas da valva mitral. No entanto, à medida que a doença progride e as válvulas da valva tornam-se calcificadas e rígidas, a B_1 se torna hipofonética. A segunda bulha cardíaca (B_2) é inicialmente normal, mas o P_2 pode aumentar de intensidade à medida que as pressões pulmonares aumentam. Por fim, uma ocorre B_2 única. Tipicamente, não é auscultada uma terceira bulha (B_3), mas uma B_4 pode ser auscultada devido à HVD.

Um estalido de abertura diastólico pode ser auscultado devido à abertura rápida inicial das válvulas da valva mitral seguida por uma parada abrupta causada pela fusão das pontas das válvulas da valva. O intervalo entre a B_2 e o estalido de abertura varia inversamente com a gravidade da EM. Quanto mais precoce na diástole ocorrer o estalido de abertura, mais grave é a EM porque isso reflete uma PAE mais alta.

O sopro auscultado na EM é um ruflar diastólico de baixa frequência que é mais bem escutado no ápice e no final da expiração usando-se a campânula do estetoscópio. Na EM leve, o sopro é auscultado apenas na parte tardia da diástole. À medida que a EM progride, o sopro pode ser escutado durante toda a diástole e, se a EM for muito grave, o sopro pode ser muito suave ou ausente devido ao fluxo lento através da valva mitral.

Os pacientes com EM sintomática podem apresentar sinais de insuficiência cardíaca, tais como estertores, distensão venosa jugular, hepatomegalia e edema periférico. Se houver uma hipertensão pulmonar significativa, a elevação paraesternal (*ictus* de VD) pode ser apreciável.

Diagnóstico

ECG e radiografia de tórax podem ter achados inespecíficos. O ECG pode mostrar aumento do átrio esquerdo, FA ou HVD. A radiografia de tórax pode demonstrar congestão vascular pulmonar, dilatação do VD, dilatação da artéria pulmonar ou aumento do átrio esquerdo (sinal de "dupla densidade").

O ETT confirma o diagnóstico de EM. Ele também é usado para avaliar a gravidade da EM, avaliar seus efeitos nas câmaras cardíacas e nas pressões pulmonares, averiguar se existe uma valvopatia concomitante e verificar a adequação da anatomia valvar para uma valvotomia mitral percutânea (VMP) por balão. No ETT, as válvulas da valva mitral aparecem espessadas e deformadas. Na EM reumática, o movimento das válvulas da valva mitral durante a diástole é restrito e resulta em um aspecto característico de "taco de hóquei". A aquisição de imagens com Doppler pode fornecer uma estimativa da área da valva mitral e da pressão da artéria pulmonar. O ETT também consegue avaliar outros achados associados à EM, tais como dilatação do átrio esquerdo, HVD ou dilatação do VD, e RT. Com os achados no ETT e os sintomas do paciente, a gravidade da EM pode ser classificada (Tabela 7.5).

Quando há uma discrepância entre os achados do ETT e os achados clínicos, pode ser realizado uma ecocardiografia de esforço para avaliar os gradientes da valva mitral e as pressões pulmonares durante o exercício. Alternativamente, o cateterismo cardíaco pode ser considerado para obter medições diretas das câmaras cardíacas e dos gradientes mitrais.

Tratamento

A terapia clínica tem valor limitado na EM. Se os pacientes apresentarem sintomas de insuficiência cardíaca, podem ser usados diuréticos para aliviar os sintomas. A redução da frequência cardíaca com beta-bloqueadores ou bloqueadores dos canais de cálcio aumentará o tempo de enchimento diastólico e diminuirá os gradientes mitrais. O controle da frequência cardíaca é importante sobretudo na FA. A anticoagulação com um antagonista da vitamina K é recomendada para os pacientes com EM e FA, evento embólico prévio ou trombo atrial esquerdo. Os anticoagulantes orais diretos não foram aprovados para esta indicação.

A decisão de proceder à intervenção da valva mitral depende da gravidade da EM e da presença de sintomas, de FA e de hipertensão pulmonar. A morfologia da valva, a existência de regurgitação (insuficiência) mitral concomitante, a existência de trombo atrial esquerdo e o risco cirúrgico orientarão se o paciente será submetido à substituição cirúrgica da valva mitral ou à VMP por balão. As contraindicações para a VMP por balão incluem trombo atrial esquerdo e regurgitação mitral mais que moderada. O ETT pode ser usado para determinar a adequação para uma VMP por balão avaliando a mobilidade, o espessamento e a calcificação das válvulas da valva mitral, e

o grau de espessamento subvalvar. Ver Tabela 7.6 para obter um resumo das recomendações AHA/ACC de 2014 para intervenção na valva mitral.

ESTENOSE PULMONAR

Definição e etiologia

A estenose pulmonar (EP) é definida como uma restrição na movimentação das válvulas da valva pulmonar resultando em obstrução da via de saída do VD e em gradiente de pressão entre o VD e o tronco da artéria pulmonar. A etiologia da EP é quase sempre congênita e geralmente ocorre como uma lesão isolada. No entanto, também pode estar associada a outras condições congênitas, tais como tetralogia de Fallot, síndrome da rubéola congênita e síndrome de Noonan.

Fisiopatologia

Na EP, a valva tem, tipicamente, três válvulas com espessamento e fusão das comissuras resultando em uma abertura restrita das válvulas durante a sístole. A dilatação pós-estenótica do tronco da artéria pulmonar pode ocorrer devido ao fluxo excêntrico através da valva estenótica. Com o tempo, pode também surgir a HVD devido ao aumento da pós-carga.

Curso natural e apresentação clínica

A EP isolada é geralmente bem tolerada e a sobrevida é comparável à da população geral. Os pacientes com EP leve são assintomáticos e podem não ser diagnosticados até a idade adulta. A EP moderada é geralmente identificada na infância e os pacientes geralmente são sintomáticos devido à sobrecarga de pressão do VD. A diminuição do débito cardíaco do lado direito leva a sintomas como dispneia aos esforços e fadiga. Na doença mais avançada, os pacientes podem apresentar insuficiência do VD e cianose.

Exame físico

No exame físico, os pacientes com EP podem apresentar uma elevação paraesternal (*ictus* de VD) como resultado da HVD. As veias jugulares podem apresentar ondas *a* proeminentes. O sopro da EP é sistólico de ejeção, é mais bem auscultado na borda esternal superior esquerda, irradia-se para o dorso, e sua duração está correlacionada com a gravidade.

Tabela 7.5 Estágios da EM.

Estágio	Definição	Anatomia valvar	Consequências hemodinâmicas	Sintomas
A	Em risco de EM	Válvulas da valva mitral abobadadas durante a diástole	Nenhuma	Nenhum
B	EM progressiva	Alterações reumáticas com fusão comissural e válvulas da valva mitral abobadadas durante a diástole AVM > 1,5 cm²	Aumento leve a moderado do AE Pressão pulmonar normal em repouso	Nenhum
C	EM grave assintomática	Alterações reumáticas com fusão comissural e válvulas da valva mitral abobadadas durante a diástole AVM ≤ 1,5 cm² (AVM < 1 cm² na EM muito grave)	Aumento grave do AE Elevação da pressão da artéria pulmonar	Nenhum
D	EM grave sintomática	Ver Estágio C	Ver Estágio C	Diminuição da tolerância ao exercício Dispneia aos esforços

AVM, Área da valva mitral; *EM*, estenose mitral. (Adaptada de Nishimura R, Otto C, Bonow RO et al.: 2014 AHA/ACC guideline for the management of patients with valvular heart disease. J Am Coll Cardiol 2014;63:e57-e185.)

Seção 2 Doenças Cardiovasculares

Tabela 7.6 Resumo das recomendações para intervenção na valva mitral na EM.

Recomendação	Classe da recomendação
VMP por balão é recomendada para pacientes sintomáticos com EM grave (AVM $\leq$ 1,5 cm², estágio D) e morfologia valvar favorável na ausência de contraindicações	I
SVM é indicada em pacientes gravemente sintomáticos (classe III/IV da NYHA) com EM grave (AVM $\leq$ 1,5 cm², estágio D) que não sejam de alto risco para cirurgia e que não sejam candidatos ou cuja VMP por balão anterior tenha sido malsucedida	I
SVM concomitante é indicada para pacientes com EM grave (AVM $\leq$ 1,5 cm², estágio C ou D) submetidos a outra cirurgia cardíaca	I
VMP por balão é razoável para pacientes assintomáticos com EM muito grave (AVM $\leq$ 1 cm², estágio C) e morfologia valvar favorável na ausência de contraindicações	IIa
SVM é razoável para pacientes com sintomas graves (classe III/IV da NYHA) e EM grave (AVM $\leq$ 1,5 cm², estágio D), desde que haja outras indicações operatórias	IIa
VMP por balão pode ser considerada para pacientes assintomáticos com EM grave (AVM $\leq$ 1,5 cm², estágio C) e morfologia valvar favorável que tenham novo início de FA na ausência de contraindicações	IIb
VMP por balão pode ser considerada para pacientes sintomáticos com AVM > 1,5 cm² se houver evidência de EM hemodinamicamente significativa durante o exercício	IIb
VMP por balão pode ser considerada para pacientes gravemente sintomáticos (classe III/IV da NYHA) com EM grave (AVM $\leq$ 1,5 cm², estágio D) que tenham anatomia valvar abaixo do ideal e não sejam candidatos à cirurgia ou com alto risco cirúrgico	IIb
SVM concomitante pode ser considerada para pacientes com EM moderada (1,6 a 2 cm² de AVM) submetidos a outra cirurgia cardíaca	IIb
SVM e excisão do apêndice atrial esquerdo podem ser consideradas para pacientes com EM grave (AVM $\leq$ 1,5 cm², estágios C e D) que tiveram eventos embólicos recorrentes enquanto recebiam uma anticoagulação adequada	IIb

AVM, Área da valva mitral; *SVM*, substituição da valva mitral, *VMP*, valvotomia mitral percutânea por balão. (Adaptada de Nishimura R, Otto C, Bonow RO et al.: 2014 AHA/ACC guideline for the management of patients with valvular heart disease. J Am Coll Cardiol 2014;63:e57-e185.)

Um sopro de pico tardio indica doença mais grave. Um clique de ejeção sistólico pode ser auscultado nas formas leve a moderada de EP. A B_2 pode ter um amplo desdobramento devido ao tempo de ejeção prolongado do ventrículo direito. Na doença grave, ocorre um desdobramento fixo da B_2 quando a saída do VD se torna fixa.

Diagnóstico

O ETT pode ser usado para diagnosticar EP, verificar sua gravidade e avaliar o ventrículo direito. O Doppler possibilita a estimativa dos gradientes através da valva pulmonar estenótica. Se o ETT for inconclusivo ou se os pacientes tiverem uma anatomia complexa, a ressonância magnética cardíaca (RMC) pode ser considerada como opção para avaliar a gravidade da valvopatia e quantificar as dimensões e a função do VD.

Tratamento

A intervenção é guiada pela anatomia valvar, pelos gradientes medidos no ETT e pela existência de sintomas. A valvotomia percutânea por balão é recomendada para os pacientes assintomáticos com gradiente de pico maior que 60 mmHg ou gradiente médio de 40 mmHg, ou para os pacientes sintomáticos com gradiente máximo de 50 mmHg ou gradiente médio de 30 mmHg. A abordagem cirúrgica geralmente é recomendada para valvas displásicas, regurgitação pulmonar grave ou se houver outra indicação de cirurgia.

ESTENOSE TRICÚSPIDE

Definição e etiologia

Na estenose tricúspide (ET), há uma restrição do fluxo sanguíneo entre o átrio direito e o ventrículo direito. A etiologia da ET é mais comumente reumática e geralmente está associada à EM. A ET isolada é rara, mas pode ser observada na atresia congênita da valva tricúspide, nos tumores do coração direito, na síndrome carcinoide e na endocardite.

Fisiopatologia

A ET causa uma obstrução do fluxo no nível da valva tricúspide que resulta em um gradiente de pressão diastólica entre o átrio direito e o ventrículo direito. Isso leva à elevação da pressão atrial direita (PAD) e à congestão venosa sistêmica. Com o esforço ou a taquicardia, o tempo de enchimento diastólico diminui e o gradiente de pressão diastólica aumenta. À inspiração, a diminuição da pressão intratorácica resulta em aumento do retorno venoso, que também aumenta o gradiente de pressão através da valva tricúspide. Por outro lado, a expiração provoca diminuição do gradiente de pressão.

Curso natural e apresentação clínica

O curso natural dos pacientes com ET é variável. A maioria dos indivíduos com ET reumática tem valvopatia aórtica e/ou mitral significativa concomitante. A atresia da valva tricúspide é tratada com múltiplas cirurgias, que começam no período neonatal e vão até a primeira infância.

Os pacientes apresentam sinais e sintomas de congestão venosa sistêmica, incluindo ascite, edema periférico e hepatomegalia. Eles podem relatar uma sensação de vibração no pescoço devida a ondas *a* proeminentes.

Exame físico

Com o aumento da PAD, há a distensão venosa jugular. Muitas vezes pode ser detectada uma onda *a* proeminente. Também pode ser observado um aumento da pressão venosa jugular durante a inspiração (sinal de Kussmaul). Outros sinais de congestão venosa sistêmica podem ser encontrados, tais como hepatomegalia, ascite, edema periférico e anasarca. O sopro da ET é descrito como diastólico de baixa frequência e ele é mais bem auscultado na borda esternal inferior esquerda. Também pode haver um estalido de abertura. Esses sons são difíceis de distinguir do sopro e do estalido de abertura da EM. No entanto, com sopros do lado direito, a intensidade do sopro da ET deve aumentar com a inspiração (sinal de Carvallo).

Diagnóstico

A ET pode ser diagnosticada pelo ETT. Na ET reumática como na EM, as válvulas da valva tricúspide são restritas, espessadas e calcificadas. O ETT também é usado para avaliar se existe outra valvopatia concomitante e para estimar o tamanho e a pressão do átrio direito. Usando-se o Doppler, os gradientes de pressão diastólica podem ser medidos através da valva tricúspide e a área da valva tricúspide pode ser estimada. Uma área valvar de 1 cm² ou menos é considerada uma ET grave.

Tratamento

Existem poucos dados para orientar o tratamento da ET. As opções incluem terapia clínica, como diuréticos para ajudar na congestão venosa sistêmica, intervenção cirúrgica ou valvotomia percutânea por balão. A decisão pela abordagem cirúrgica *versus* percutânea deve ser individualizada e baseada na anatomia valvar, no risco cirúrgico e na experiência do cirurgião. A abordagem cirúrgica é tipicamente reservada para os pacientes sintomáticos com ET grave ou os pacientes assintomáticos com ET grave que necessitam de cirurgia cardíaca para outra indicação.

REGURGITAÇÃO AÓRTICA

Definição e etiologia

A regurgitação aórtica (RAo), ou insuficiência aórtica, é o resultado de uma coaptação inadequada das válvulas da valva aórtica durante a diástole levando ao fluxo regurgitante de sangue da aorta para o ventrículo esquerdo. A capacidade do ventrículo esquerdo de acomodar esse volume adicional depende da cronicidade da doença. Portanto, a RAo aguda grave e a RAo crônica devem ser consideradas como processos patológicos separados.

As duas causas mais comuns de RAo aguda grave em uma valva aórtica nativa são endocardite e dissecção da aorta. A endocardite pode levar à destruição de válvulas da valva, à perfuração das válvulas da valva ou a um abscesso perivalvar que pode se romper para o ventrículo esquerdo. A dissecção da aorta pode resultar em uma RAo por dilatação dos seios, por envolvimento das comissuras ou válvulas da valva, ou por prolapso do retalho dissecado através da valva aórtica.

Nos países em desenvolvimento, a RAo crônica geralmente é devida à doença reumática cardíaca. Nos países desenvolvidos, dilatação da raiz da aorta, degeneração calcificada e valva aórtica bicúspide são as causas mais comuns. No entanto, muitos outros processos patológicos podem afetar a valva aórtica ou a aorta ascendente e levar à RAo crônica (Tabela 7.7).

Fisiopatologia

Na RAo aguda grave, um grande volume regurgitante entra no ventrículo esquerdo despreparado, o que resulta em diminuição do volume sistólico efetivo e em rápido aumento da pressão diastólica final do VE com subsequente edema pulmonar, choque cardiogênico e, possivelmente, colapso hemodinâmico.

Na RAo crônica, o ventrículo esquerdo é capaz de fazer alterações compensatórias para manter o débito cardíaco. O fluxo regurgitante da aorta para o ventrículo esquerdo resulta em aumento do volume diastólico final do VE e estresse da parede. Em resposta, há hipertrofia excêntrica, dilatação das câmaras e aumento da complacência ventricular. Portanto, a pressão diastólica final do VE pode permanecer normal apesar de um aumento significativo no volume do VE. Além disso, essas alterações compensatórias podem levar a um aumento do volume sistólico total, o que resulta em elevação da pressão sistólica. Durante a diástole, há uma rápida equalização das pressões entre a aorta e o ventrículo esquerdo, o que resulta em uma pressão diastólica baixa. Isso explica a pressão de pulso ampla e vários dos achados característicos do exame físico observados na RAo crônica.

Curso natural e apresentação clínica

Os pacientes com RAo aguda grave geralmente apresentam edema pulmonar e choque cardiogênico. Outros sintomas de apresentação dependerão da etiologia, que geralmente é dissecção da aorta ou endocardite.

Em contraste, há um período assintomático prolongado na RAo crônica. Mesmo na RAo grave, a tolerância ao exercício pode ser preservada, pois um aumento da frequência cardíaca durante o exercício leva a tempos de enchimento diastólico mais curtos e, portanto, menos RAo. No entanto, com a dilatação progressiva do VE, os pacientes podem desenvolver disfunção sistólica do VE e sintomas de insuficiência cardíaca.

Tabela 7.7 Causas da insuficiência aórtica crônica.

Mecanismo	Etiologia
Anormalidades congênitas/das válvulas da valva aórtica	Valva aórtica bicúspide, unicúspide ou quadricúspide
	Defeito do septo interventricular
Anormalidades adquiridas das válvulas da valva	Calcificação senil
	Endocardite infecciosa
	Doença reumática
	Valvopatia induzida por radiação
	Valvopatia induzida por toxinas: substâncias anorexígenas, 5-hidroxitriptamina
Anormalidades congênitas/genéticas da raiz da aorta	Ectasia anuloaórtica
	Doenças do tecido conjuntivo: Loeys Dietz, Ehlers-Danlos, síndrome de Marfan, osteogênese imperfeita
Anormalidades adquiridas da raiz da aorta	Dilatação idiopática da raiz da aorta
	Hipertensão sistêmica
	Doenças autoimunes: lúpus eritematoso sistêmico, espondilite anquilosante, artrite reativa
	Aortite: sífilis, arterite de Takayasu
	Dissecção da aorta
	Traumatismo

Adaptada de Zoghbi W, Adams D et al.: Recommendations for noninvasive evaluation of native valvular regurgitation. JASE 2017;30:303-371.

Exame físico

Os pacientes com RAo aguda grave terão achados ao exame físico compatíveis com choque cardiogênico e edema pulmonar, tais como hipotensão, palidez, vasoconstrição periférica e estertores. As pressões de pulso amplas e os achados característicos vistos na RAo crônica geralmente não são detectados.

Com relação às bulhas cardíacas na RAo aguda grave, o A_2 pode estar diminuído, o P_2 é mais proeminente devido à hipertensão pulmonar e a B_3 pode ser audível. Os sopros auscultados na RAo aguda incluem um sopro protodiastólico de baixa frequência e um sopro sistólico suave devido ao aumento do fluxo através da valva aórtica. A presença de ambos resulta em um sopro característico "em vaivém". No entanto, dependendo do gradiente diastólico entre a aorta e o ventrículo esquerdo, esses sopros podem ser inaudíveis.

A ampla pressão diferencial observada na RAo crônica pode levar a vários achados físicos (Tabela 7.8). O sopro da RAo crônica é proto-diastólico e é mais audível na borda esternal superior esquerda com o paciente sentado e inclinado para frente, e no final da expiração. À medida que a RAo progride, esse sopro pode se tornar holodiastólico e de caráter mais rude. Na RAo muito grave, o sopro pode tornar-se suave ou mesmo ausente.

Também pode ser observado um sopro de Austin-Flint, um ruflar mesodiastólico a telediastólico mais bem auscultado no ápice na RAo grave e consequente à vibração da válvula anterior da valva mitral ao ser atingido pelo jato de RAo. Além disso, um sopro de ejeção mesos-sistólico curto que irradia para o pescoço pode ser auscultado como resultado do aumento do volume sistólico.

Diagnóstico

Tanto na RAo aguda quanto na crônica, a ecocardiografia pode avaliar a presença, a gravidade e o mecanismo da RAo, o efeito da RAo nas demais câmaras cardíacas e a presença de valvopatia concomitante. No caso de RAo aguda grave com suspeita de dissecção da aorta ou endocardite, o ecocardiograma transesofágico (ETE) deve ser considerado em vez do ETT devido à sua sensibilidade e especificidade superiores para esses diagnósticos. A TC tem sensibilidade e especificidade semelhantes para o diagnóstico de dissecção da aorta.

Tabela 7.8 Sinais de insuficiência aórtica crônica.

Nome	Descrição
Pulso de Corrigan	Subida rápida e colapso de pulsos; "pulsos em martelo d'água"
Sinal de Musset	Cabeça balançando a cada batimento cardíaco
Sinal de Traube	Sons sistólicos e diastólicos auscultados nas artérias femorais; "pulso em tiro de pistola"
Sinal de Duroziez	Sopros sistólico e diastólico auscultados à compressão da artéria femoral
Pulsos de Quincke	Pulsações capilares
Sinal de Mueller	Pulsação da úvula
Sinal de Becker	Pulsação das artérias e pupilas da retina
Sinal de Hills	A pressão sistólica na artéria poplítea excede a pressão braquial em > 20 mmHg
Sinal de Mayne	> 15 mmHg de diminuição na pressão arterial diastólica na elevação do braço
Sinal de Rosenbach	Pulsações do fígado
Sinal de Gerhard	Pulsações do baço

No entanto, o ETE também permite a avaliação concomitante da estrutura valvar aórtica, da RAo e das demais estruturas cardíacas.

Na avaliação da RAo crônica, quando os resultados do ETT são inconclusivos ou discrepantes dos achados clínicos, podem ser consideradas modalidades alternativas de imagem. O ETE geralmente oferece uma qualidade de imagem superior em comparação com o ETT. A RMC consegue quantificar com acurácia a gravidade da RAo, bem como os tamanhos das câmaras e a função sistólica do VE. A aortografia e o cateterismo cardíaco também podem ser considerados para avaliar a RAo, a raiz da aorta e as pressões de enchimento do lado esquerdo. No entanto, seus papéis diminuíram devido à disponibilidade e à acurácia das técnicas de imagem não invasivas.

Tratamento

Na RAo aguda grave, a intervenção cirúrgica emergente ou urgente é geralmente indicada no cenário de dissecção da aorta ou endocardite infecciosa. Antes da cirurgia, a base da terapia clínica é a redução da pós-carga. Isto pode ser conseguido com nitroprussiato intravenoso. Diuréticos e agentes ionotrópicos podem ser úteis em casos de choque cardiogênico e edema pulmonar. Os betabloqueadores, embora úteis para a dissecção da aorta, podem provocar uma deterioração hemodinâmica adicional porque o aumento do tempo de enchimento diastólico promove mais regurgitação aórtica. Vasopressores e bombas de balão intra-aórtico são contraindicados neste cenário.

Na RAo crônica, há um papel limitado para a terapia clínica. Vasodilatadores como hidralazina, inibidores da enzima conversora de angiotensina (IECAs) e bloqueadores dos canais de cálcio podem ser prescritos para os pacientes assintomáticos e hipertensos. Há evidências conflitantes de seu uso para retardar a cirurgia. A SVA é recomendada quando um paciente tem uma RAo grave sintomática, uma RAo grave assintomática com disfunção sistólica do VE (fração de ejeção do ventrículo esquerdo [FEVE] inferior a 50%) ou uma dilatação da câmara (diâmetro sistólico final do VE [DSFVE] superior a 50 mm ou diâmetro diastólico final do VE [DDFVE] maior que 65 mm). A SVA também é indicada para os pacientes com RA grave assintomática se houver outra indicação para cirurgia cardíaca.

As opções de próteses mecânicas e biológicas são semelhantes às da SVA cirúrgica para a EA. No entanto, uma abordagem percutânea não está disponível.

REGURGITAÇÃO MITRAL

Definição e etiologia

A regurgitação mitral, ou insuficiência mitral, é definida como uma coaptação inadequada das válvulas da valva mitral durante a sístole resultando em fluxo regurgitante do ventrículo esquerdo para o átrio esquerdo. Semelhante à RAo, a regurgitação mitral leva à sobrecarga de volume do VE, e a capacidade do ventrículo esquerdo de compensar esse volume adicional depende da cronicidade. Portanto, assim como a RAo, a regurgitação mitral aguda grave e a regurgitação mitral crônica devem ser consideradas como dois processos patológicos distintos.

O aparelho mitral consiste na parede atrial esquerda, no anel mitral, nas válvulas anterior e posterior, nas cordas tendíneas, no músculos papilares e no miocárdio do VE subjacente aos músculos papilares (Figura 7.6). A perturbação de qualquer componente do aparelho mitral pode resultar em regurgitação mitral.

A regurgitação mitral aguda pode ser causada por etiologias isquêmicas e não isquêmicas. Uma ruptura ou um deslocamento do músculo papilar pode ser visto no contexto de um infarto agudo do miocárdio ou de uma isquemia. As causas não isquêmicas incluem endocardite

Capítulo 7 Valvopatia Cardíaca

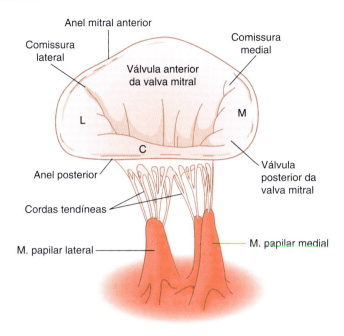

Figura 7.6 Aparelho mitral. (De Otto C: Textbook of Clinical Echocardiography, 6th ed., Elsevier, 2018.)

infecciosa, ruptura de cordas tendíneas, trauma, DRC e obstrução dinâmica do fluxo de saída do VE.

Dada a complexidade do aparelho mitral, é útil categorizar as causas de regurgitação mitral como primárias ou secundárias (Tabela 7.9). A regurgitação mitral primária é devida a uma anormalidade intrínseca das válvulas da valva mitral. A regurgitação mitral secundária é resultado da distorção do anel mitral no contexto de um remodelamento ventricular. A distinção entre regurgitação mitral primária e secundária é importante porque o manejo e os resultados diferem. A regurgitação mitral pode ser categorizada com base no movimento das válvulas da valva mitral usando-se a classificação de Carpentier (Figura 7.7).

Fisiopatologia

A fisiopatologia da regurgitação mitral e as diferenças na fisiopatologia entre as formas aguda e crônica são ilustradas na Figura 7.8. Na regurgitação mitral aguda grave, há um aumento súbito da pré-carga e uma diminuição da pós-carga. Isso leva a um aumento no volume sistólico total (VST) e na FEVE. No entanto, o volume sistólico anterógrado (VSA) diminui, resultando então em redução do débito cardíaco. Simultaneamente, há um aumento agudo da PAE causando edema pulmonar. Isso acaba levando ao choque cardiogênico.

Na regurgitação mitral crônica compensada, o aumento progressivo da pré-carga do VE leva ao aumento da tensão da parede. Em resposta, há uma hipertrofia excêntrica do ventrículo esquerdo e um aumento do volume diastólico final do VE. Isso não apenas aumenta a FEVE e o VST, mas também permite a manutenção de um VSF normal. No entanto, à medida que a regurgitação mitral progride, ocorre disfunção e dilatação sistólica do VE. Nesse cenário, a FEVE, o VST e o VSF diminuem, resultando então em regurgitação mitral crônica descompensada.

Na regurgitação mitral crônica, o átrio esquerdo complacente é capaz de acomodar um grande volume regurgitante do ventrículo esquerdo. No entanto, isso acaba resultando em dilatação do átrio esquerdo e hipertensão pulmonar.

Curso natural e apresentação clínica

Os pacientes com regurgitação mitral aguda grave apresentam um quadro clínico agudo e, muitas vezes, choque cardiogênico. Junto com a instabilidade hemodinâmica, estes indivíduos podem apresentar sintomas relacionados à etiologia da regurgitação mitral. Por exemplo, no cenário de um infarto agudo do miocárdio com ruptura do músculo papilar, um paciente pode apresentar dor torácica juntamente com alterações isquêmicas no ECG e enzimas cardíacas elevadas. Os pacientes com endocardite infecciosa podem apresentar febre, hemoculturas positivas, fenômenos vasculares, fenômenos imunológicos ou uma condição predisponente como o uso de fármacos intravenosos.

Na regurgitação mitral crônica, o curso natural e a apresentação clínica são bastante diferentes, pois o ventrículo esquerdo tem tempo para se remodelar e se compensar pelos mecanismos observados

Tabela 7.9 Mecanismos da regurgitação mitral.

	Anormalidade valvar
Regurgitação (insuficiência) mitral primária	
Degenerativa	Prolapso, espessamento/calcificação da valva mitral
Reumática	Espessamento/restrição das válvulas da valva mitral
Endocardite infecciosa	Vegetações, destruição de tecidos, perfuração das válvulas da valva mitral
Condições inflamatórias sistêmicas	Lesões de Libman-Sacks
Malignidade associada	Endocardite marântica
Doenças genéticas do tecido conjuntivo (síndrome de Marfan, síndrome de Ehlers-Danlos)	Tecido alongado e redundante das válvulas da valva mitral
Irradiação	Espessamento/calcificação difusa das válvulas da valva mitral
Induzida por fármacos (anorexígeno, ergotamina)	Espessamento difuso das válvulas da valva mitral
Congênita	Fenda em valva mitral/valva mitral em paraquedas[4]
Regurgitação (insuficiência) mitral secundária	
	Distorção ventricular do aparelho mitral (doença arterial coronariana, miocardiopatia/cardiomiopatia)
	Dilatação do anel mitral (geralmente com fibrilação atrial)

[4]N.R.T.: Nessa condição congênita as cordas tendíneas estão ligadas a apenas um músculo papilar, e encontram-se encurtadas, espessadas e, por vezes, aderidas (repuxando as válvulas da valva mitral e dando uma aparência de paraquedas). (Adaptada de Otto C: Practice of Clinical Echocardiography, 5th ed. Philadelphia, Elsevier, 2017.)

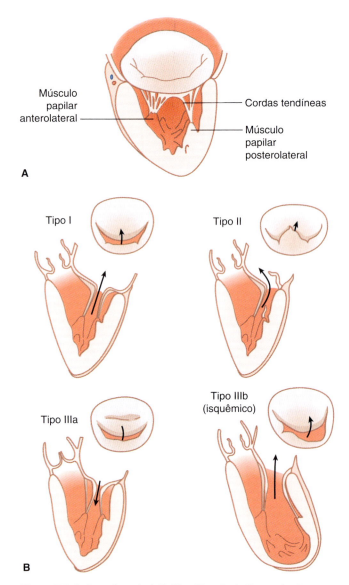

Figura 7.7 A. Aparelho mitral. **B.** Classificação de Carpentier da regurgitação mitral. (De Interventional Cardiology Clinics, Volume 5, Issue 1, 2016.)

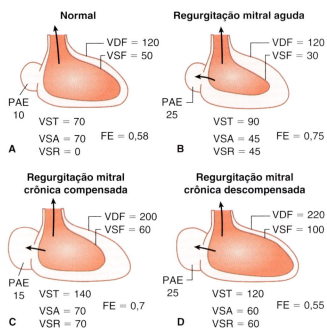

Figura 7.8 Fisiopatologia da regurgitação mitral. *FE*, Fração de ejeção; *VDF*, volume diastólico final; *VSA*, volume sistólico anterógrado; *VSF*, volume sistólico final; *VSR*, volume sistólico regurgitante; *VST*, volume sistólico total. (De Otto C: Textbook of Clinical Echocardiography, 5th ed., Elsevier, 2013.)

anteriormente. Muitas vezes, os pacientes têm uma fase assintomática prolongada. Com o tempo, à medida que as pressões de enchimento do lado esquerdo aumentam, os pacientes podem desenvolver fadiga ou diminuição da tolerância ao exercício. Eventualmente, eles podem apresentar sinais e sintomas de insuficiência cardíaca congestiva (ICC), tais como dispneia aos esforços, ortopneia, dispneia paroxística noturna e/ou edema periférico. Com a dilatação do átrio esquerdo, os pacientes podem desenvolver FA.

Exame físico

Os pacientes com regurgitação mitral aguda grave estão frequentemente em edema pulmonar e choque cardiogênico. O exame físico pode ser marcado por palidez, extremidades frias devido à vasoconstrição periférica, estertores, distensão venosa jugular e diminuição dos pulsos periféricos. O sopro da regurgitação mitral aguda grave geralmente é suave, de baixa frequência, em decrescendo e precocemente sistólico. Entretanto, em cerca de metade dos pacientes, nenhum sopro pode ser percebido devido ao baixo gradiente de pressão entre o ventrículo esquerdo e o átrio esquerdo. Portanto, a ausência de sopro sistólico não exclui necessariamente a presença de regurgitação mitral aguda grave.

Na regurgitação mitral crônica, a primeira bulha cardíaca (B_1) está hipofonética devido à coaptação inadequada das válvulas da valva mitral. Há um desdobramento amplo da segunda bulha cardíaca (B_2) com volume sistólico reduzido levando a A_2 precoce e hipertensão pulmonar retardando P_2. Uma terceira bulha cardíaca (B_3) também pode ser auscultada por causa do aumento do fluxo diastólico através da valva mitral para o ventrículo esquerdo. O sopro da regurgitação mitral crônica é mais comumente do tipo holossistólico agudo, e é mais bem auscultado no ápice. Dependendo da direção do jato da regurgitação, o sopro pode irradiar para a axila ou para o pescoço. Na regurgitação mitral por prolapso da valva mitral, pode-se ouvir um clique mesossistólico seguido de um sopro mesossistólico ou telessistólico.

Diagnóstico

O eletrocardiograma (ECG) e a radiografia de tórax podem apresentar achados inespecíficos, tais como aumento do átrio esquerdo ou cardiomegalia, respectivamente. Pode ser visto um edema pulmonar na radiografia de tórax quando há ICC. No entanto, o diagnóstico de regurgitação mitral é, em última análise, feito pelo ETT, que pode avaliar a presença e a gravidade da insuficiência mitral, seu efeito nas outras câmaras cardíacas, a presença de valvopatia concomitante e, possivelmente, a etiologia da regurgitação mitral. Se o ETT for inadequado, existem outras modalidades de imagem que são úteis. A RMC pode ser usada para quantificar com precisão os tamanhos das câmaras, a FEVE e a gravidade da regurgitação mitral. O ETE pode fornecer uma qualidade de imagem superior ao ETT, incluindo imagens tridimensionais, e ajudar a esclarecer a gravidade e o mecanismo anatômico da regurgitação mitral. No caso de regurgitação mitral aguda grave, se o nível de suspeita for alto e o ETT não mostrar uma insuficiência mitral significativa, pode ser realizado um ETE. Alternativamente, um cateterismo cardíaco direito pode ser considerado. Na regurgitação mitral significativa, a forma de onda em cunha capilar pulmonar teria ondas *v* proeminentes do fluxo regurgitante do átrio esquerdo. Finalmente, nos pacientes que apresentam sintomas desproporcionais à gravidade da regurgitação mitral, a ecocardiografia de esforço pode ser considerada para avaliar alterações na insuficiência mitral e na pressão da artéria pulmonar com o exercício.

Tratamento

Na regurgitação mitral aguda grave, é geralmente indicada a intervenção cirúrgica de emergência ou urgência. Até que a cirurgia possa ser realizada, a redução da pós-carga é essencial. Isto é conseguido com uma bomba de balão intra-aórtico, que não só reduz a pós-carga mas também melhora o débito cardíaco e o fluxo sanguíneo coronariano. Também podem ser administrados nitroprussiato para reduzir a pós-carga e agentes ionotrópicos para suporte hemodinâmico. Na ausência de hipotensão, podem ser administrados diuréticos para tratar o edema pulmonar.

Não há um papel claro para a terapia clínica do processo primário de regurgitação mitral crônica. O uso de vasodilatadores em pacientes normotensos com função sistólica normal do VE não é recomendado. Os indivíduos hipertensos podem receber a terapia anti-hipertensiva padrão, que pode limitar o agravamento da regurgitação mitral. Os pacientes com disfunção sistólica do VE podem receber uma terapia clínica direcionada por diretrizes (inibidores da ECA/bloqueadores do receptor da angiotensina/inibidor do receptor da angiotensina-neprilisina, betabloqueador, antagonista da aldosterona e diuréticos).

A indicação de intervenção valvar mitral depende de vários fatores. Se um paciente tiver regurgitação mitral sintomática grave, a cirurgia da valva mitral é recomendada. Se o indivíduo apresentar regurgitação mitral assintomática grave, FEVE entre 30 e 60%, DSFVE de 40 mm ou mais, ou se houver diminuição progressiva da FEVE ou aumento da DSFVE, a cirurgia da valva mitral também é recomendada. Além disso, nos pacientes com regurgitação mitral grave assintomática com FA de início recente ou hipertensão pulmonar, o reparo da valva mitral pode ser considerado se a sua probabilidade de sucesso for superior a 95% e a mortalidade esperada for inferior a 1%. Em geral, há maior chance de sucesso do reparo na regurgitação mitral primária envolvendo a válvula posterior da valva mitral. Quando possível, o reparo da valva mitral é preferível à sua substituição.

Para os pacientes com risco cirúrgico proibitivo, pode ser considerado o reparo via transcateter da valva mitral (RTVM) (Figuras 7.9 e 7.10). Aqueles com risco cirúrgico proibitivo, pelo menos na regurgitação mitral primária moderada a grave com sintomas de classe III ou IV da NYHA apesar da terapia clínica ideal, da anatomia favorável e de uma expectativa de vida razoável (≥ 2 anos), devem ser encaminhados a uma equipe especializada em valvas cardíacas para uma avaliação para o RTVM. Os ensaios que avaliaram o benefício do RTVM em regurgitação mitral secundária produziram resultados conflitantes. No entanto, o RTVM foi aprovado pela FDA para a regurgitação mitral secundária moderada a grave ou grave.

REGURGITAÇÃO PULMONAR

Definição e etiologia

A regurgitação pulmonar (RP) resulta de uma coaptação inadequada das válvulas da valva pulmonar resultando em fluxo diastólico da artéria pulmonar para o ventrículo direito. A RP fisiológica a leve é comum em adultos normais. A RP primária é devida a uma anormalidade das válvulas da valva pulmonar. A RP primária pode ser congênita ou iatrogênica, ou causada por endocardite, DRC e síndrome

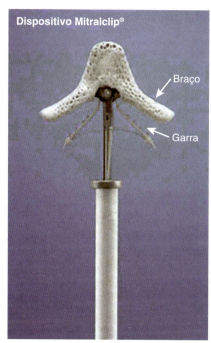

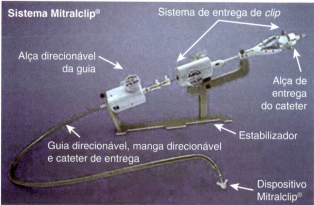

Figura 7.9 Sistema de entrega Mitralclip®. (Adaptada de Abbott Vascular.)

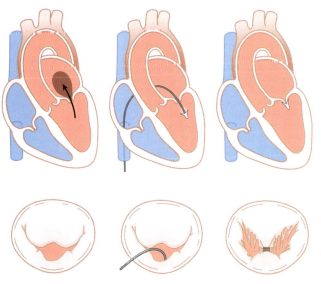

Figura 7.10 Reparo via transcateter da valva mitral. (De Interventional Cardiology Clinics, Volume 5, Issue 1, 2016.)

carcinoide. Na RP secundária, as válvulas da valva pulmonar são normais e podem ser observadas em pacientes com dilatação da artéria pulmonar ou hipertensão arterial pulmonar grave. A RP grave é mais comumente observada nos pacientes com tetralogia de Fallot submetidos à valvotomia cirúrgica ou à valvoplastia por balão.

Fisiopatologia

O fluxo diastólico regurgitante do tronco da artéria pulmonar para o ventrículo direito leva à sobrecarga de volume do VD. Por fim, os pacientes desenvolvem dilatação e disfunção do VD, e também RT.

Curso natural e apresentação clínica

Os pacientes com RP geralmente têm uma fase assintomática prolongada. À medida que a função sistólica do VD diminui, o débito cardíaco também diminui e os pacientes podem desenvolver fadiga ou diminuição da tolerância ao exercício. Com dilatação do VD, podem se desenvolver RT e pressão de enchimento do lado direito elevada juntamente com sinais e sintomas de insuficiência cardíaca direita como ascite, edema periférico e hepatoesplenomegalia.

Exame físico

O sopro da RP é protodiastólico e é mais bem auscultado na borda esternal superior esquerda; sua intensidade aumenta durante a inspiração. Um sopro sistólico de ejeção também pode ser auscultado em pacientes com formas mais graves de regurgitação pulmonar devido ao aumento do fluxo do VD. Se houver hipertensão pulmonar concomitante, pode existir um sopro diastólico de alta frequência (sopro de Graham-Steell). No exame das veias do pescoço, pode ser vista uma onda *a* proeminente na hipertensão pulmonar e uma onda *v* proeminente na RT.

Diagnóstico

O ECG pode apresentar achados inespecíficos, tais como HVD ou arritmias. Um bloqueio de ramo direito (BRD) com retardo de condução intraventricular pode ser observado nos pacientes com histórico de reparo de tetralogia de Fallot e de RP grave. A dilatação do VD pode ser vista na radiografia de tórax.

O ETT pode confirmar o diagnóstico e também avaliar a gravidade, a etiologia e os efeitos hemodinâmicos da RP, bem como a valvopatia concomitante ou a hipertensão pulmonar. A RMC também pode fornecer uma avaliação quantitativa da RP, assim como do tamanho e da função do VD.

Tratamento

A terapia clínica da RP secundária deve visar à causa subjacente. Os pacientes com insuficiência cardíaca direita podem receber diuréticos. No entanto, a intervenção cirúrgica é recomendada para a RP sintomática grave. A cirurgia também pode ser considerada para pacientes com RP assintomática grave com dilatação ou disfunção do VD, arritmias sintomáticas ou RT progressiva. Em geral, os pacientes com RP nativa são submetidos à troca valvar cirúrgica. Devido ao risco de regurgitação da prótese e de embolização do dispositivo, a abordagem percutânea raramente é recomendada para a RP nativa. Alternativamente, para aqueles com uma RP protética, a substituição valvar percutânea é uma opção.

REGURGITAÇÃO TRICÚSPIDE

Definição e etiologia

A RT é definida por uma coaptação inadequada das válvulas da valva tricúspide durante a sístole resultando em fluxo regurgitante do

ventrículo direito para o átrio direito. A RT fisiológica ocorre em cerca de 70% dos adultos saudáveis.

A RT primária, resultado de uma anormalidade da estrutura valvar, é rara. As possíveis causas incluem lesão iatrogênica direta da valva, trauma da parede torácica ou lesão por desaceleração, endocardite, DRC, síndrome carcinoide, cardiopatia isquêmica (causando disfunção do músculo papilar), degeneração mixomatosa, síndrome de Marfan ou indução por fármacos (fenfluramina, fentermina). A cardiopatia congênita mais comum que afeta a valva tricúspide é a anomalia de Ebstein.

A RT secundária ocorre no cenário de uma anatomia valvar normal e é muito mais comum. A RT é mais frequentemente resultado de dilatação do VD, de dilatação anular ou de fixação das válvulas da valva. Isso pode ocorrer em qualquer condição com aumento das pressões de enchimento do lado direito ou hipertensão pulmonar, como insuficiência cardíaca esquerda, valvopatia mitral, estenose da valva ou da artéria pulmonares, doença pulmonar primária, desvio da esquerda para a direita e síndrome de Eisenmenger.

Fisiopatologia

Com o fluxo sistólico regurgitante para o átrio direito, há um aumento progressivo da PAD e do volume do VD. Isso leva a sinais e sintomas de insuficiência cardíaca direita e baixo débito cardíaco devido à disfunção sistólica do VD.

Curso natural e apresentação clínica

Como o átrio direito é uma câmara complacente, ele é capaz de acomodar o volume regurgitante quando a RT é leve ou moderada. Portanto, os pacientes geralmente são assintomáticos. Na RT grave, os pacientes podem apresentar sintomas de congestão venosa e insuficiência cardíaca direita, tais como hepatoesplenomegalia, ascite e edema periférico. Aqueles com hipertensão pulmonar significativa podem apresentar sinais de redução do débito cardíaco, tais como fadiga e dispneia aos esforços.

Exame físico

A RT leva a uma PAD elevada. Isso é demonstrado no exame físico pelas veias jugulares distendidas. Pode ser observada uma onda *c-v* proeminente devido ao fluxo regurgitante. O sinal de Kussmaul, um aumento paradoxal da pressão venosa jugular durante a inspiração, pode ser observado no cenário de disfunção do VD. Com a insuficiência cardíaca direita, podem estar presentes edema periférico, ascite, anasarca e uma hepatoesplenomegalia dolorosa.

No exame cardíaco, pode-se auscultar um desdobramento amplo da segunda bulha (B_2) e hiperfonese de P_2 quando existir hipertensão pulmonar. A B_3 ou a B_4 também podem ser auscultadas quando haver dilatação ou hipertrofia do VD. O sopro da RT é holossistólico e é mais audível na borda esternal esquerda média. Sua intensidade aumentará com as manobras que aumentam o retorno venoso, tais como inspiração, elevação da perna e compressão hepática. Um *ictus* de VD pode ser palpado quando há dilatação do VD.

Diagnóstico

A RT é diagnosticada por ETT. A ecocardiografia pode ajudar a determinar a gravidade e a etiologia da RT, como também o tamanho e a função do VD. Além disso, o Doppler pode ser usado para estimar a pressão sistólica da artéria pulmonar. Se o ETT for inconclusivo, a RMC pode quantificar a RT, o tamanho e a função do VD. O cateterismo cardíaco direito pode fornecer medições diretas das pressões do lado direito, das pressões pulmonares e da resistência vascular pulmonar.

Tratamento

A terapia clínica para a RT grave e a insuficiência cardíaca direita consiste em diuréticos para tratar a sobrecarga de volume. Se possível, o processo da doença primária deve ser tratado como na cardiopatia isquêmica, insuficiência cardíaca esquerda, valvopatia mitral e hipertensão arterial pulmonar.

A cirurgia isolada da valva tricúspide só é recomendada em pacientes com RT primária sintomática grave ou RT assintomática grave com disfunção progressiva do VD. Se um paciente for submetido à cirurgia da valva do lado esquerdo, a cirurgia da valva tricúspide é recomendada para aqueles com RT grave concomitante ou pelo menos uma RT funcional leve com dilatação do anel tricúspide ou insuficiência cardíaca direita.

LEITURA SUGERIDA

Mack M, Leon M, et al: Transcatheter aortic-valve replacement with a balloon-expandable valve in low risk patients, NEJM 380:1695–1705, 2019.

Nishimura R, Otto C, Bonow RO, et al.: 2014 AHA/ACC Guideline for the management of patients with valvular heart disease, J Am Coll Cardiol 63:e57–e185, 2014.

Nishimura R, Otto C, Bonow RO, et al.: 2017 AHA/ACC focused update of the 2014 AHA/ACC Guideline for the management of patients with valvular heart disease, J Am Coll Cardiol 70:252–289, 2017.

Nkomo V, Gardin J, et al.: Burden of valvular heart diseases: a population-based study, Lancet 368:1005–1011, 2006.

Obadia J, Messika-Zeitoun D, et al.: Percutaneous repair or medical treatment for secondary mitral regurgitation, NEJM 379:2297–2306, 2018.

8

Cardiopatia Isquêmica

David E. Lewandowski, Michael P. Cinquegrani

DEFINIÇÃO E EPIDEMIOLOGIA

O termo *cardiopatia isquêmica* descreve várias condições cardíacas que resultam de lesões ateroscleróticas nas artérias coronárias. O desenvolvimento de placa aterosclerótica nas artérias coronárias pode resultar em obstrução ao fluxo sanguíneo que produz isquemia, que pode ser de natureza aguda ou crônica. A aterosclerose é um processo patológico que se inicia em uma idade jovem e pode existir por anos de forma assintomática até que o grau de obstrução do vaso leve a sintomas isquêmicos. As lesões ateroscleróticas obstrutivas podem causar sintomas crônicos de angina relacionada ao exercício ou ao estresse; ou, no caso de ruptura da placa e trombose aguda, pode ocorrer morte súbita, angina instável ou infarto agudo do miocárdio (IAM).

Nos EUA, mais de 18 milhões de pessoas sofrem de alguma forma de cardiopatia isquêmica. Aproximadamente 10 milhões apresentam angina, e pelo menos 360 mil mortes ocorrem a cada ano por IAM ou morte súbita relacionada à cardiopatia isquêmica. Apesar do progresso na terapia e das reduções gerais da taxa de mortalidade relacionada à cardiopatia isquêmica, essa condição ainda é a principal causa de morte em homens e mulheres, sendo responsável por 27% das mortes em mulheres (mais do que as mortes por câncer). A incidência de cardiopatia isquêmica aumenta com a idade para homens e mulheres. Pelo menos 1,3 milhão de IAMs são notificados por ano nos EUA e muitos outros casos de angina instável. A cardiopatia isquêmica frequentemente resulta em sintomas limitantes do estilo de vida devido à angina ou ao comprometimento da função ventricular esquerda (VE). O custo dos cuidados relacionados diretamente à cardiopatia isquêmica e indiretamente à perda de produtividade por causa da doença está na faixa de US$ 156 bilhões por ano. A cardiopatia isquêmica ainda é uma doença potencialmente fatal e associado a impacto econômico significativo.

FATORES DE RISCO PARA ATEROSCLEROSE

Há vários fatores de risco bem conhecidos para doença arterial coronariana (DAC), alguns dos quais são modificáveis (Tabela 8.1). Embora as mulheres, em última análise, também carreguem uma carga aterosclerótica significativa, os homens desenvolvem DAC mais precocemente, e a prevalência da doença também aumenta à medida que os homens envelhecem. Outro fator de risco importante para o desenvolvimento de DAC é o histórico familiar de DAC prematura. Esse é um risco não modificável e de base genética. Comumente, vários familiares desenvolvem DAC sintomática antes dos 55 anos (65 anos para mulheres). Os riscos são aditivos, o que torna muito importante a valorização dos fatores de risco modificáveis, tais como hiperlipidemia, hipertensão arterial sistêmica (HAS), diabetes melito (DM), síndrome metabólica, tabagismo, obesidade, sedentarismo e consumo excessivo de álcool etílico. Os pacientes são estratificados por risco para a probabilidade de desenvolver DAC clinicamente significativa por meio do escore ASCVD (doença cardiovascular aterosclerótica). Levando em consideração vários fatores específicos do paciente, o escore estima a probabilidade de 10 anos do paciente de sofrer um evento adverso, como IAM não fatal, morte cardiovascular ou acidente vascular encefálico (AVE). A pontuação pode ajudar a orientar as metas de pressão arterial (PA), a necessidade de terapia com estatinas e outras medidas preventivas importantes contra a DAC.

A síndrome metabólica merece atenção especial, uma vez que até 25% da população adulta dos EUA pode satisfazer a definição do transtorno conforme estabelecido pelo National Cholesterol Education Program Adult Treatment Panel. A definição de síndrome metabólica exige pelo menos três dos cinco critérios a seguir: circunferência da cintura maior que 102 cm em homens ou 88 cm em mulheres, nível de triglicerídeos (TG) igual ou superior a 150 mg/dℓ, lipoproteína de alta densidade (HDL) inferior a 40 mg/dℓ em homens ou 50 mg/dℓ em mulheres, PA igual ou superior a 130/85 mmHg e nível sérico de glicose em jejum igual ou superior a 110 mg/dℓ. As características da síndrome metabólica são fatores de risco amplamente modificáveis para DAC.

Tabela 8.1 Fatores de risco e marcadores para doença arterial coronariana.

Fatores de risco não modificáveis

Idade

Sexo masculino

Histórico familiar de doença arterial coronariana prematura

Fatores de risco independentes modificáveis

Hiperlipidemia

Hipertensão arterial sistêmica

Diabetes melito

Síndrome metabólica

Tabagismo

Obesidade

Estilo de vida sedentário

Consumo exagerado de álcool etílico

Marcadores

Lipoproteína(a) elevada

Hiper-homocisteinemia

Proteína C reativa de alta sensibilidade (PC-R-as)

Calcificação arterial coronariana detectada por TCFE ou TCMD

TCFE, Tomografia computadorizada por feixe de elétrons; *TCMD*, tomografia computadorizada com multidetectores.

A hiperlipidemia, em particular os níveis elevados de colesterol LDL, é fundamental no desenvolvimento e na evolução da aterosclerose. Acredita-se que o colesterol HDL seja protetor, provavelmente devido ao seu papel no transporte de colesterol da parede do vaso para o fígado para degradação. Níveis aumentados de colesterol HDL são inversamente proporcionais ao risco de problemas relacionados à DAC. A interação dos lipídios circulantes é complexa. Níveis elevados de TG são um fator de risco para DAC e estão frequentemente associados a níveis reduzidos de colesterol HDL protetor. A hiperlipidemia é altamente modificável, e os ensaios clínicos mostraram que o tratamento medicamentoso direcionado à redução do colesterol LDL reduz significativamente o risco de complicações relacionadas à DAC ou morte.

Assim como a hiperlipidemia, a HAS contribui para o risco de complicações relacionadas à DAC. A HAS, provavelmente por estresse de cisalhamento, causa lesão do vaso que favorece o desenvolvimento da placa aterosclerótica. O agravamento da HAS está associado a maior risco de DAC. O controle da HAS está associado a risco reduzido de DAC. As diretrizes recentes aconselham metas de PA mais agressivas para pacientes com alto risco de DAC. Medicamentos anti-hipertensivos são recomendados para pacientes com PA superior a 130/80 mmHg e DM, doença renal crônica (DRC) ou um risco de 10 anos de ASCVD superior a 10%.

O DM é um importante fator de risco para DAC, e a doença está se tornando epidêmica. O DM geralmente está associado a outros fatores de risco, como TG elevados, colesterol HDL reduzido e HAS, o que contribui para o aumento do risco de distúrbios relacionados à DAC em pacientes diabéticos. Não está claro se o controle da hiperglicemia em pacientes diabéticos traduz-se em redução do risco de DAC, mas o DM impulsiona a necessidade de garantir um bom tratamento de outros fatores de risco modificáveis. Embora a metformina continue sendo o agente de primeira linha para o controle glicêmico, os novos inibidores do cotransportador de sódio-glicose-2 (SGLT-2, do inglês *sodium-glucose cotransporter-2*) e os agonistas do receptor do peptídeo-1 semelhante ao glucagon (GLP-1, do inglês *glucagon-like peptide-1*) mostraram melhorias nos desfechos da ASCVD em pacientes com DM e DAC estabelecidos.

A DRC é cada vez mais reconhecida como um fator de risco único no desenvolvimento de DAC. Embora não reconhecido como um risco de DAC equivalente ao DM, pacientes com DRC, sobretudo doença renal em estágio terminal (DRET) em diálise, correm riscos dramaticamente elevados de DAC em comparação com a população geral. Além disso, os desfechos da síndrome coronariana aguda (SCA) em pacientes com DRC são piores em comparação com a população geral.

O tabagismo é conhecido há muito tempo como fator de risco significativo para DAC e câncer de pulmão. Tal hábito está associado a aumento da reatividade plaquetária e do risco de trombose, bem como de anormalidades lipídicas. Essa dependência física e psicológica é modificável, e o abandono do tabagismo pode resultar em diminuição das taxas de eventos de DAC em 50% nos primeiros 2 anos de abstinência.

Como o DM, a obesidade (índice de massa corporal > 30 kg/m²) está associada a fatores de risco como HAS, hiperlipidemia e intolerância à glicose. Embora múltiplos fatores de risco sejam frequentemente encontrados em pessoas obesas, a própria obesidade traz algum risco independente para DAC. A localização e o tipo de tecido adiposo parecem influenciar o risco de DAC, com a obesidade abdominal apresentando maior risco de DAC em homens e mulheres.

Numerosos estudos clínicos mostraram o benefício do exercício aeróbico regular na diminuição do risco de distúrbios relacionados à DAC tanto nas pessoas sem DAC conhecida quanto naquelas com a doença. Estilos de vida sedentários implicam risco aumentado, que é modificável pela prática de exercícios físicos.

Outro hábito comum, o etilismo, influencia o risco de DAC de duas formas. O consumo diário de 30 a 60 mℓ de álcool etílico reduz o risco de eventos relacionados à DAC; contudo, mais de 60 mℓ de álcool etílico por dia está associado a risco aumentado de eventos. Níveis mais baixos de consumo de álcool etílico podem aumentar os níveis de colesterol HDL, embora não esteja claro que esse seja o mecanismo de benefício. Por outro lado, o consumo excessivo de álcool etílico está associado à HAS, um risco definido para DAC, embora existam também outros efeitos do álcool etílico em altas doses.

Os fatores adicionais que influenciam o aumento do risco de DAC incluem lipoproteína(a) e homocisteína. A lipoproteína(a) é estruturalmente semelhante ao plasminogênio e pode interferir na atividade da plasmina, contribuindo assim para um estado pró-trombótico. A hiper-homocisteinemia tem estado associada a riscos vasculares aumentados, incluindo doença vascular coronariana, cerebral e periférica. Não está claro se existe um nexo de causalidade, e a suplementação de ácido fólico para reduzir os níveis de homocisteína não reduziu o risco de IAM ou AVE.

A proteína C reativa (PC-R) é um marcador de inflamação sistêmica e indica risco aumentado de ruptura da placa coronariana. PC-R de alta sensibilidade (PC-R-as) em níveis elevados correlacionou-se com risco de IAM, AVE, doença vascular periférica e morte súbita cardíaca. Outro marcador de DAC é a calcificação coronariana. O processo de aterosclerose está, frequentemente, associado à deposição de cálcio na placa.

A calcificação da artéria coronária pode ser detectada por fluoroscopia durante o cateterismo cardíaco, bem como por tomografia computadorizada com multidetectores (TCMD). A tecnologia de TC possibilita uma medida quantitativa dos depósitos de cálcio coronariano que se correlaciona com a probabilidade de haver lesões obstrutivas significativas. As vantagens deste método incluem baixo custo e exposição à radiação relativamente baixa. Essa tecnologia pode ser usada em conjunto com a estratificação do escore ASCVD para identificar pacientes com risco elevado de IAM. Deve ser prescrita uma modificação agressiva dos fatores de risco para pacientes nos quais é identificada calcificação coronariana.

Historicamente, a terapia com ácido acetilsalicílico (AAS) em baixas doses (75 a 162 mg/dia) tem sido recomendada para pacientes considerados de "alto risco" para DAC para prevenção de eventos adversos relacionados à DAC. Mais recentemente, vários estudos sobre o uso de AAS em pacientes sem DAC (prevenção primária) não encontraram benefício no tocante à taxa de mortalidade. Além disso, em pacientes com mais de 70 anos, houve um risco significativamente aumentado de sangramento associado ao uso de AAS que superou qualquer pequena redução nos eventos de ASCVD. Diante desses achados, o uso de AAS para pacientes sem DAC estabelecida não é mais recomendado rotineiramente. No entanto, o uso de AAS por pacientes com DAC estabelecida (prevenção secundária) ainda é altamente recomendado.

PATOLOGIA

O processo de aterosclerose sabidamente começa em uma idade jovem. Necropsias de adolescentes frequentemente revelam alterações ateroscleróticas nas artérias coronárias A aterosclerose é um processo ligado ao acúmulo sob a túnica íntima de pequenas partículas de lipoproteínas ricas em LDL. Os depósitos de colesterol LDL sob a túnica íntima são oxidados, desencadeando então uma cascata de eventos que culminam não apenas no desenvolvimento da placa aterosclerótica, mas também na inflamação vascular. A inflamação vascular leva à progressão da aterosclerose, bem como a potencial ruptura da placa que causa oclusão do vaso. O processo de captação de lipoproteínas pela parede do vaso é potencializado pela lesão endotelial vascular, que pode ser desencadeada pela hipercolesterolemia, pelos efeitos tóxicos do tabagismo, pelo estresse associado à HAS ou pelos efeitos vasculares do DM.

Os agregados de colesterol LDL oxidados desencadeiam a expressão de moléculas de adesão à superfície das células endoteliais, incluindo a molécula-1 de adesão vascular, a molécula-1 de adesão intracelular e as selectinas, o que resulta na ligação de macrófagos circulantes ao endotélio. Em resposta às citocinas e às quimiocinas liberadas pelas células endoteliais e musculares lisas, os macrófagos migram para a região abaixo da túnica íntima, onde fagocitam agregados de colesterol LDL oxidados. Esses macrófagos carregados de colesterol LDL também são chamados de células espumosas (com base no seu aspecto microscópico) e o acúmulo de células espumosas representa o desenvolvimento da aterosclerose.

As células espumosas decompõem-se e liberam substâncias pró-inflamatórias que promovem o acúmulo contínuo de macrófagos e linfócitos T. Este processo potencializa o desenvolvimento da placa aterosclerótica. Também são liberados fatores de crescimento que promovem a proliferação de células musculares lisas e fibroblastos. O resultado final é o desenvolvimento de uma capa fibrosa que recobre um cerne rico em lipídios.

Os contribuintes importantes para a evolução patológica da placa aterosclerótica incluem o comprometimento da síntese endotelial de óxido nítrico e a prostaciclina, ambos os quais desempenham papéis importantes na homeostase vascular. A perda desses vasodilatadores leva à regulação anormal do tônus vascular e também desempenha um papel na evolução de um estado pró-trombótico local. As plaquetas aderem às áreas de lesão vascular e não são apenas pró-trombóticas, mas também liberam fatores de crescimento que ajudam a impulsionar a já mencionada proliferação de células musculares lisas e fibroblastos. Um constituinte estrutural-chave da capa fibrosa é o colágeno, e sua síntese pelos fibroblastos é inibida por citocinas elaboradas pelo acúmulo de linfócitos T. A degradação das células espumosas também libera metaloproteinases da matriz que quebram o colágeno, levando então ao enfraquecimento do núcleo fibroso e o tornando propenso à ruptura. Os linfócitos T tendem a se acumular na borda da placa, que é o local frequente de ruptura da placa.

À medida que a capa fibrosa se afina devido à degradação do colágeno e por fim se rompe, o sangue é exposto aos gatilhos trombogênicos de colágeno e lipídio. Nesse cenário, as plaquetas são ativadas e começam a se agregar no local da ruptura. As plaquetas liberam substâncias vasoconstritoras, tromboxano e serotonina; mas, mais importante, desencadeiam a formação de trombina, o que leva à trombose local. O acúmulo de trombina junto com a ativação plaquetária em curso pode levar ao rápido acúmulo de trombo no lúmen do vaso. A combinação de acúmulo de trombo mediado por plaquetas com vasoconstrição pode limitar significativamente o fluxo sanguíneo, levando então à isquemia miocárdica. O grau de isquemia e sua duração podem culminar em IAM. A oclusão completa do vaso por trombo leva ao maior grau de isquemia miocárdica e infarto, tipicamente resultando em infarto agudo do miocárdio com supradesnivelamento do segmento ST (IAMCSST). A oclusão incompleta do vaso limita o fluxo sanguíneo o suficiente para causar isquemia miocárdica sintomática e menores graus de IAM, o que resulta nas síndromes de angina instável ou infarto agudo do miocárdio sem supradesnivelamento do segmento ST (IAMSSST).

O IAM é a consequência mais profunda da patologia da placa aterosclerótica, mas também pode se desenvolver uma incapacidade significativa quando as placas ateroscleróticas se expandem e levam à obstrução do fluxo sanguíneo e à isquemia miocárdica resultante. O crescimento da placa, impulsionado pela proliferação de células musculares lisas, inicialmente faz com que o vaso se expanda em direção à adventícia (remodelamento de Glagov). Uma vez atingido um limite de expansão lateral, a placa em ampliação invade o lúmen do vaso. Tipicamente, quando o diâmetro do lúmen está diminuído em pelo menos 70%, podem se desenvolver isquemia miocárdica e sintomas de angina em condições de demanda crescente de fluxo sanguíneo. No caso do exercício, o aumento da frequência cardíaca e da PA leva ao aumento da demanda miocárdica de oxigênio; quando lesões ateroscleróticas limitantes de fluxo estão presentes, a demanda de oxigênio pode não ser atendida pelo suprimento e ocorre isquemia miocárdica. Quanto maior o grau de obstrução do vaso, mais provável é que a isquemia miocárdica e a angina ocorram com baixas cargas de trabalho, mesmo ao ponto de angina em repouso. A Figura 8.1 mostra um angiograma apresentando obstrução de artéria coronária antes e após a angioplastia. Outras formas de estresse, como estresse emocional ou exposição ao frio, também podem causar sintomas de angina em pacientes com placa obstrutiva significativa por meio de mecanismos como HAS (aumento da demanda miocárdica de oxigênio) ou vasoconstrição mediada simpaticamente e taquicardia.

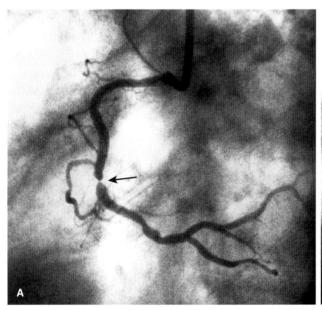 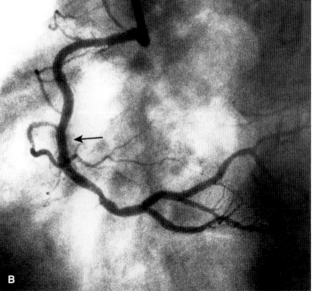

Figura 8.1 Angiogramas da artéria coronária direita. **A.** Observa-se uma estenose bem-definida no segmento médio da artéria (*seta*). **B.** A mesma artéria é mostrada após angioplastia com balão bem-sucedida da estenose e colocação de *stent* intracoronariano (*seta*).

APRESENTAÇÕES CLÍNICAS DA DOENÇA ARTERIAL CORONARIANA

As síndromes clínicas que os pacientes apresentam devidas à DAC relacionam-se principalmente com a ocorrência de isquemia miocárdica. A isquemia miocárdica desenvolve-se quando há incompatibilidade entre o fornecimento e a demanda de oxigênio. Dado que a extração de oxigênio pelo miocárdio é muito alta, qualquer aumento na demanda de oxigênio deve ser atendido com um aumento no fluxo sanguíneo coronariano. A demanda de oxigênio está diretamente relacionada ao aumento da frequência cardíaca, à contratilidade miocárdica e à tensão da parede (que estão relacionados à PA e às dimensões cardíacas). Há um aumento reflexo na demanda miocárdica de oxigênio impulsionado por esses fatores, pois o coração é obrigado a fornecer mais fluxo sanguíneo sistêmico diante de vários estresses, sendo o mais comum o aumento do esforço. O fluxo sanguíneo coronariano também depende do tônus vascular das arteríolas que estão sob o controle de vasodilatadores derivados do funcionamento normal do endotélio e do tônus autonômico.

O fluxo sanguíneo coronariano aumenta para atender ao aumento da demanda de oxigênio do miocárdio por meio de uma vasodilatação mediada pelo endotélio. Diante da aterosclerose, pode ocorrer disfunção endotelial, o que resulta em redução da vasodilatação mediada pelo endotélio. A disfunção endotelial associada a uma estenose limitante do fluxo prepara o terreno para o desenvolvimento de isquemia miocárdica. A artéria coronária distal a uma estenose limitante de fluxo tende a estar dilatada ao máximo. À medida que a demanda miocárdica de oxigênio aumenta, o miocárdio distal a uma estenose limitante de fluxo não é mais capaz de aumentar o fluxo por meio de uma dilatação adicional. Uma limitação geral na capacidade de aumentar o fluxo sanguíneo coronariano devido à estenose limitante do fluxo e à disfunção endotelial resulta em incompatibilidade de oferta/demanda e isquemia miocárdica.

A principal manifestação clínica da isquemia miocárdica é o desconforto torácico (angina de peito), que geralmente é descrito como uma pressão ou uma sensação de aperto medioesternal. Pode ser bastante pronunciada em intensidade ou relativamente sutil. A isquemia miocárdica provoca não apenas a sensação de angina de peito, mas também vários distúrbios na função do miócito. Como em qualquer tecido, o aporte inadequado de oxigênio leva à transição para glicólise anaeróbica, ao aumento da produção de lactato causando acidose celular e à homeostase anormal do cálcio. As consequências finais dessas anormalidades celulares incluem reduções na contratilidade e no relaxamento do miocárdio. A contratilidade miocárdica diminuída resulta em anormalidades do movimento sistólico da parede na área de isquemia e a anormalidade do relaxamento causa uma complacência ventricular reduzida. Essas alterações provocam um aumento das pressões de enchimento do VE acima da faixa normal. As anormalidades celulares relacionadas à isquemia miocárdica também se traduzem em alterações na atividade elétrica celular que aparecem como anormalidades no eletrocardiograma (ECG). A isquemia miocárdica pode resultar em infradesnivelamento ou supradesnivelamento do segmento ST dependendo da duração, da gravidade e da localização da isquemia. As anormalidades celulares, mecânicas e elétricas causadas pela isquemia geralmente precedem a percepção da angina pelo paciente.

A disfunção miocárdica devida à isquemia pode voltar rapidamente ao normal se a duração da isquemia for curta. A isquemia miocárdica prolongada pode levar a condições de atordoamento ou hibernação miocárdicos. No caso de atordoamento miocárdico, a disfunção mecânica induzida pela isquemia prolongada persiste por horas ou dias até que a função volte ao normal. Diante da isquemia crônica, a viabilidade do miócito pode ser mantida; mas por causa da isquemia a disfunção mecânica persiste; nesta condição, conhecida como hibernação, a restauração do fluxo sanguíneo pode resultar na recuperação da função miocárdica.

O sistema de condução do coração é menos propenso a lesões isquêmicas, mas a isquemia pode comprometer a condução elétrica. A ruptura isquêmica da homeostase elétrica dos miócitos também propicia a ocorrência de arritmias potencialmente fatais.

Angina de peito e cardiopatia isquêmica estável
Definição

A angina de peito é uma manifestação clínica de DAC obstrutiva, que por sua vez é geralmente o resultado da formação de placas ateroscleróticas ao longo de vários anos. O termo *angina de peito* refere-se ao sintoma de desconforto torácico, que pode ser descrito pelo paciente como sensação de aperto no peito ou queimação. Dos 18 milhões de adultos nos EUA com doenças cardíacas, cerca de 9 milhões e 400 mil têm angina de peito. Estima-se que 785 mil pessoas experimentem um novo episódio isquêmico anualmente e eventos recorrentes ocorrem em pelo menos 470 mil norte-americanos a cada ano.

Patologia

Como um sintoma, a angina de peito ocorre quando se desenvolve isquemia miocárdica. A isquemia miocárdica e a angina de peito podem ocorrer diante da placa aterosclerótica obstrutiva que limita o fluxo sanguíneo diante do aumento da demanda, como um esforço físico ou uma excitação emocional. A demanda miocárdica de oxigênio está diretamente relacionada ao aumento da frequência cardíaca e da PA; essas variáveis, por sua vez, podem ser manipuladas com terapia clínica para reduzir a demanda. O fornecimento restrito de oxigênio na forma de fluxo sanguíneo reduzido também pode induzir isquemia miocárdica. A redução do fluxo sanguíneo é uma característica proeminente das apresentações agudas de DAC, tais como IAMCSST e IAMSSST, mas a constrição coronariana mediada pela aterosclerose, ou espasmo coronariano, também é uma causa potencial de limitação do fluxo que leva à isquemia miocárdica. Outro exemplo de limitação da oferta é a anemia, em que a redução da capacidade de transporte de oxigênio associada a lesões obstrutivas leva à isquemia miocárdica e a sintomas de angina de peito. O termo angina de peito *estável* refere-se à isquemia miocárdica causada por limitação de fluxo mediada por placa em face do excesso de demanda ou limitação de oferta devido ao espasmo coronariano.

Apresentação clínica

A angina de peito pode se manifestar em padrões estáveis ou instáveis (Tabela 8.2), mas a expressão dos sintomas é semelhante. Tipicamente, os pacientes se queixam de desconforto retroesternal, que pode ser descrito como pressão, aperto ou peso. O sintoma pode ser sutil em sua apresentação, e a investigação de dor torácica pode levar a uma resposta negativa em um paciente com angina de peito. Ao fazer a anamnese com o objetivo de discernir a angina de peito, é preciso buscar respostas para essas descrições mais sutis dos sintomas. Além do desconforto torácico, os pacientes podem apresentar um desconforto associado no braço, na garganta, no dorso ou na mandíbula. Eles também podem apresentar dispneia, sudorese ou náuseas associadas à angina de peito.

Há muita variabilidade na expressão dos sintomas relacionados à isquemia miocárdica, embora cada pessoa tenda a ter uma configuração única de sintomas. Alguns não apresentam desconforto torácico, mas apenas sintomas irradiados para o braço, a garganta ou o dorso; dispneia; ou desconforto abdominal. A isquemia miocárdica também pode ser "silenciosa", particularmente em idosos e em pacientes com DM de longa data. A duração da angina de peito varia, o que provavelmente depende da magnitude da isquemia miocárdica subjacente.

Seção 2 Doenças Cardiovasculares

Tabela 8.2 Angina de peito.

Tipo	Padrão	ECG	Anormalidade	Terapia clínica
Estável	Padrão estável, induzida por esforço físico, exposição ao frio, alimentação, estresse emocional	Linha de base frequentemente normal ou com alterações inespecíficas de ST-T	≥ 70% de estreitamento luminal de uma ou mais artérias coronárias por aterosclerose	AAS Nitroglicerina sublingual
	Dura de 5 a 10 min Aliviada por repouso ou nitroglicerina	Sinais de IAM prévio Infradesnivelamento do segmento ST durante a angina		Medicamentos anti-isquêmicos Estatina
Instável	Aumento na frequência, gravidade ou duração da angina Angina de início recente ou ocorrendo agora em baixo nível de atividade ou em repouso Pode ser menos responsiva à nitroglicerina sublingual	Igual ao ECG da angina estável, embora as alterações durante o desconforto possam ser mais pronunciadas Elevação ocasional do segmento ST durante desconforto	Ruptura da placa com trombo de plaquetas e fibrina causando piora da obstrução coronariana	AAS e clopidogrel Medicamentos anti-isquêmicos Heparina ou HBPM Inibidores da glicoproteína IIb/IIIa
Prinzmetal ou angina variante	Angina sem provocação, geralmente ocorrendo em repouso	Elevação transitória do segmento ST durante a dor Frequentemente com BAV associado ou arritmias ventriculares	Espasmo da artéria coronária	Bloqueadores dos canais de cálcio Nitratos

AAS, Ácido acetilsalicílico; *BAV*, bloqueio atrioventricular; *ECG*, eletrocardiograma; *HBPM*, heparina de baixo peso molecular; *IAM*, infarto agudo do miocárdio.

A angina de peito relacionada ao esforço, típica da DAC obstrutiva estável, geralmente se resolve com repouso ou com a diminuição da intensidade do exercício. Na angina de peito estável, a duração dos eventos geralmente varia de 1 a 3 minutos. Sintomas prolongados na faixa de 20 a 30 minutos são indicativos de um problema mais sério, como IAMSSST ou IAMCSST.

O exame físico dos pacientes com DAC é tipicamente normal. No entanto, se o paciente for examinado fisicamente durante um episódio de isquemia miocárdica, seja em repouso, seja após esforço, podem ser encontradas alterações significativas. Tal como acontece com qualquer forma de desconforto, pode haver aumento reflexo da frequência cardíaca e da PA. Frequência cardíaca e PA elevadas podem aumentar a duração da angina, incrementando então a demanda miocárdica de oxigênio em face da estenose coronariana que limita a oferta. A regurgitação (insuficiência) mitral aguda pode se desenvolver se a distribuição da isquemia miocárdica incluir um músculo papilar, a estrutura de suporte da valva mitral. O exame físico nesses casos detectaria um novo sopro sistólico compatível com insuficiência mitral. Se for grave o suficiente, essa insuficiência mitral causará diminuição da complacência do VE e, consequentemente, uma elevação aguda da pressão do átrio esquerdo e da veia pulmonar levando à congestão pulmonar. Nesse cenário, o paciente terá não apenas angina de peito, mas também dispneia e o achado físico de estertores. Aumentos induzidos por isquemia na pressão de enchimento do VE devida à diminuição da complacência também podem ocorrer independentemente da regurgitação mitral induzida por isquemia. A diminuição da complacência do VE pode produzir a bulha cardíaca anormal B_4; no caso de isquemia miocárdica difusa grave causando disfunção sistólica do VE, também pode ser percebido uma terceira bulha (B_3). A resolução da isquemia miocárdica resulta não apenas na cessação da angina de peito, mas também no retorno ao estado inicial do exame físico do paciente.

Diagnóstico e diagnóstico diferencial

Três formas básicas de teste têm desempenhado um papel importante na avaliação de pacientes com desconforto torácico possivelmente devido a DAC. Todos esses testes capitalizam o efeito da isquemia miocárdica em vários aspectos da fisiologia cardíaca. Em primeiro lugar, a isquemia miocárdica induzida por exercício ou por oclusão coronariana espontânea resulta em isquemia subendocárdica, que aparece no ECG como um infradesnivelamento difuso do segmento ST (Figura 8.2). Após a resolução da isquemia, o ECG volta ao normal. Em segundo lugar, a isquemia miocárdica geralmente afeta um segmento do músculo cardíaco, e essa área desenvolve uma anormalidade na movimentação da parede que pode ser detectada por ecocardiografia ou cintilografia nuclear. Em terceiro lugar, a base para a isquemia miocárdica é a diminuição nos fluxos sanguíneos coronariano e miocárdico. Essa anormalidade pode ser detectada ao se avaliar a distribuição de marcadores radioativos, como tálio-201 ou tecnécio sestamibi, usando-se detectores especializados para imagem de perfusão miocárdica. Todas as técnicas de teste de esforço utilizadas no diagnóstico de pacientes com possível DAC contam com esses meios de detectar o impacto da isquemia miocárdica na atividade elétrica cardíaca, na função mecânica ou na perfusão miocárdica.

O teste de esforço em suas várias formas frequentemente é fundamental na avaliação de pacientes com possível DAC. Ao se usar o teste de esforço, é importante entender a importância da probabilidade pré-teste de DAC na interpretação dos resultados de qualquer método de teste de esforço. Para um paciente com alta probabilidade pré-teste de DAC, um teste positivo é altamente preditivo de DAC subjacente, e um teste negativo pode ser falso-negativo. O oposto é verdadeiro em um paciente com baixa probabilidade pré-teste de DAC: um teste negativo está associado a um alto valor preditivo negativo para DAC, mas um teste positivo provavelmente será falso-positivo.

O teste de esforço é útil não apenas como ferramenta de diagnóstico, mas também no manejo em longo prazo da DAC estabelecida. O teste ergométrico, por sua capacidade de quantificar a capacidade de exercício, pode monitorar a efetividade da terapia clínica direcionada à redução da isquemia miocárdica. Os achados de um teste ergométrico também têm valor preditivo, pois os pacientes com isquemia induzida em baixas cargas de trabalho são mais propensos a ter doença multiarterial extensa, enquanto aqueles que atingem altas cargas de trabalho são menos propensos a complicações isquêmicas da DAC. Um risco maior de desfechos ruins relacionados à DAC está implícito por (1) infradesnivelamento do segmento ST no início do

Hospital Universitário de Boston   1 MAR 1999

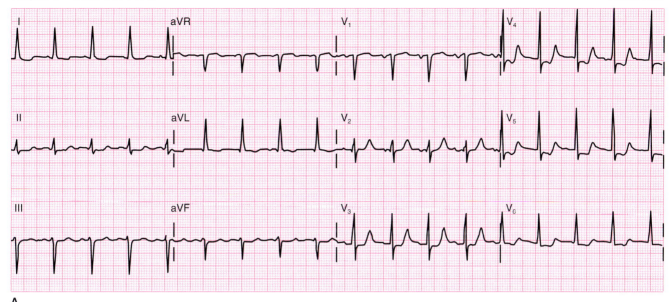

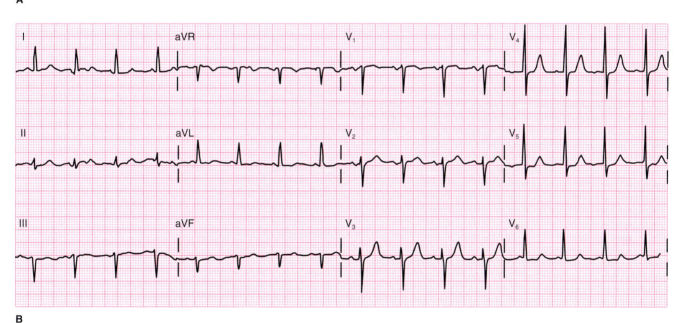

Figura 8.2 Eletrocardiograma obtido durante angina (**A**) e após a administração de nitroglicerina sublingual e posterior resolução da angina (**B**). Durante a angina, ocorrem infradesnivelamento transitório do segmento ST e anormalidades da onda T

exercício que persiste tardiamente na recuperação; (2) redução da PA sistólica induzida pelo exercício; e (3) baixa tolerância ao exercício (< 6 minutos no protocolo de teste de esforço de Bruce).

Os pacientes com ECG normal em repouso podem ser avaliados de forma confiável por meio do teste de esforço padrão com monitoramento de ECG (Figura 8.3). A especificidade das alterações de ST durante o esforço é significativamente reduzida quando existem anormalidades no ECG basal relacionadas à hipertrofia do VE, ao bloqueio de ramo esquerdo (BRE), à pré-excitação ou ao uso de digoxina. Várias técnicas de imagem (ecocardiografia, cintilografia, ressonância magnética) foram desenvolvidas para superar o impacto das anormalidades do ECG basal na validade do teste de esforço. Como as mulheres também têm menor especificidade para alterações de ECG durante o teste de esforço do que os homens, é frequentemente usada uma técnica de imagem na avaliação das mulheres. No geral, a adição de uma técnica de imagem ao teste de esforço melhora significativamente a sensibilidade, a especificidade e o valor preditivo do teste de esforço, mas também aumenta muito seu custo.

O teste de esforço com radionuclídeos é realizado com frequência. Perto do esforço máximo, um radionuclídeo (tálio-201, tecnécio-99 ou tetrofosmina) é administrado por via intravenosa. O radionuclídeo é distribuído ao miocárdio de modo diretamente proporcional ao fluxo sanguíneo. Este tipo de exame de imagem baseia-se na disparidade de captação do traçador para detectar uma área de isquemia. O tálio-201 é redistribuído ao longo de 4 horas para o miocárdio viável, permitindo então a comparação da isquemia induzida por esforço com um estado basal. Outros radionuclídeos não compartilham esse recurso de redistribuição, e os testes que usam tecnécio-99 ou

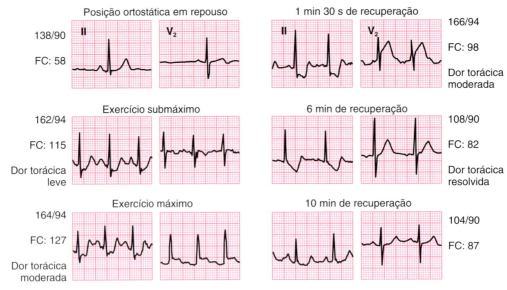

Figura 8.3 O teste de esforço em esteira mostra uma resposta marcadamente isquêmica do eletrocardiograma (ECG). O ECG de repouso é normal. O teste foi interrompido quando o paciente desenvolveu angina com carga de trabalho relativamente baixa e acompanhada de infradesnivelamento do segmento ST na derivação II e de supradesnivelamento do segmento ST na derivação V_2. Essas alterações pioraram precocemente na recuperação e desapareceram após administração de nitroglicerina sublingual. Apenas as derivações II e V_2 são mostradas; entretanto, foram observadas alterações isquêmicas em 10 das 12 derivações registradas. Foi documentada doença aterosclerótica grave de todas as três artérias coronárias no cateterismo cardíaco subsequente.

tetrofosmina exigem injeções nos períodos de "repouso" e de "esforço" para diferenciar o miocárdio isquêmico. Os pacientes com exames de perfusão normais apresentam baixo risco de eventos coronarianos (< 1%/ano). Um exame de perfusão positivo confere um risco de cerca de 7%/ano para eventos coronarianos, e com o risco aumentando em relação à extensão da anormalidade da perfusão.

Um meio alternativo de imagem em relação ao teste de esforço é o uso da ecocardiografia para detectar anormalidades na movimentação da parede induzidas por isquemia. Essa forma de teste é cada vez mais favorecida porque não há radiação associada ao seu uso, enquanto os traçadores de radionuclídeos expõem o paciente a uma dose significativa de radiação. A ecocardiografia sob estresse traz consigo o mesmo aprimoramento em sensibilidade, especificidade e valor preditivo que a imagem com radionuclídeos. Um benefício adicional da imagem ecocardiográfica consiste na obtenção de dados anatômicos mais bem definidos sobre a função valvar. Se for acoplada à imagem de fluxo Doppler, podem ser obtidas informações sobre a regurgitação mitral induzida pelo exercício.

Outro meio de se avaliar as anormalidades da movimentação da parede induzidas pelo exercício é o uso da ventriculografia com radionuclídeos (MUGA, do inglês *multigated acquisition scanning*). Este procedimento é geralmente incluído como parte da interpretação de um exame de radionuclídeos de estresse com exercício. Essa técnica de imagem não fornece os detalhes anatômicos propiciados pela ecocardiografia e tem a característica negativa de exposição significativa à radiação.

Uma técnica de imagem adicional para teste de esforço é a ressonância magnética. A radiação ionizante não é uma preocupação, e a imagem estrutural cardíaca pode igualar-se à da ecocardiografia (ou superá-la em pacientes com imagens ruins na ecocardiografia). A técnica não é tão fácil de executar quanto a ecocardiografia, e não é utilizada com tanta frequência.

Nem todos os pacientes que necessitam de testes não invasivos para DAC são capazes de se exercitar em um grau suficiente para induzir isquemia e, no caso de alguns indivíduos, o teste de esforço não é uma opção. Para esses pacientes, o teste de estresse farmacológico evoluiu como uma alternativa viável ao teste de esforço. O benefício prognóstico da carga de exercício não está disponível a partir desta forma de teste, mas é possível obter informações sobre aterosclerose indutora de isquemia. Um teste farmacológico comum baseia-se na indução de dilatação coronariana (como com dipiridamol, adenosina ou regadenosona), que provoca disparidade do fluxo sanguíneo miocárdico quando existe estenose coronariana. O radionuclídeo administrado durante a infusão do dilatador coronariano possibilita a detecção de isquemia miocárdica de modo semelhante a que ocorre no teste ergométrico. Uma abordagem farmacológica alternativa usa os efeitos inotrópicos e cronotrópicos da dobutamina para aumentar a demanda miocárdica de oxigênio e induzir isquemia segmentar. A ecocardiografia é comumente usada para detectar anormalidades da movimentação da parede induzidas pela dobutamina com essa abordagem, embora a imagem por radionuclídeo ou a ressonância magnética também possam ser usadas.

Todas as técnicas de teste de esforço discutidas aqui conseguem avaliar isquemia miocárdica induzida por DAC. A DAC também pode ser determinada pela avaliação da calcificação coronariana usando-se tomografia computadorizada por feixe de elétrons (TCFE) ou a agora mais comum TCMD. A calcificação coronariana está presente apenas por causa da DAC subjacente. Embora sua detecção não indique diretamente a existência de DAC obstrutiva, como faria um teste de esforço de imagem anormal, os estudos mostraram uma correlação direta entre a quantidade de calcificação coronariana e a probabilidade de estenose de 70%.

Os *scanners* da TCMD podem realizar angiografia coronariana de forma confiável com o uso de agentes de contraste intravenosos e protocolos de imagem especificamente cronometrados. Isso pode fornecer informações sobre a anatomia coronariana que o teste de esforço não consegue. Quando esta técnica é acoplada a técnicas mais recentes, como a reserva de fluxo fracionado (RFF) por TC, ela também pode fornecer uma avaliação funcional. O estudo PLATFORM demonstrou que, em pacientes com dor torácica estável, CTA + RFF orientando a necessidade de angiografia coronariana invasiva (ACI) resultou em resultados semelhantes, mas com custos mais baixos em comparação com o padrão de tratamento. Um exame negativo tem elevado valor preditivo negativo para a ocorrência de eventos coronarianos e, portanto, é útil para os pacientes com baixa a intermediária probabilidade pré-teste para DAC. A TCMD também é valiosa na definição de anomalias coronarianas.

A ACI tem sido considerada o "padrão-ouro" para detectar a extensão e a gravidade da DAC subjacente. Essa abordagem traz um pequeno risco de IAM, AVE ou morte; portanto, não deve ser tomada levianamente. No caso dos pacientes com testes de esforço positivos, principalmente aqueles com características de alto risco, a angiografia coronariana adiciona informações mais discretas sobre a doença de base e orienta o uso potencial de técnicas de revascularização (*i. e.*, intervenção coronariana percutânea ou cirurgia de revascularização do miocárdio) *versus* terapia clínica para DAC (Tabela 8.3). Ferramentas adicionais, como fios de pressão usados para realizar RFF, aumentam o poder diagnóstico do cateterismo invasivo ao possibilitar a distinção entre lesões fisiologicamente significativas e aquelas que provavelmente não causam isquemia. A revascularização não é indicada para as lesões que não causam isquemia.

O médico também deve estar ciente de que nem todo desconforto torácico está relacionado à DAC. Outras causas de desconforto torácico incluem doença esofágica (o refluxo esofágico pode mimetizar a angina de peito típica), dor relacionada à parede torácica, embolia pulmonar, pneumonia e traumatismo. A apresentação clínica do paciente geralmente sugere um ou outro diagnóstico, mas os indivíduos com desconforto torácico comumente passam por avaliação para DAC, geralmente com o uso de testes de esforço. Uma vez que a DAC é descartada de forma confiável, o médico precisa considerar as causas alternativas do sintoma. No quadro agudo de desconforto torácico grave, particularmente em um paciente hemodinamicamente instável, o diagnóstico diferencial inclui IAM, embolia pulmonar e dissecção aórtica. Uma avaliação diagnóstica imediata e precisa, comumente com o uso de angiografia invasiva ou TC, pode salvar vidas nesta situação.

Tratamento

Manejo clínico da angina estável. O tratamento da DAC e da angina de peito é multifacetado. DAC associada ou não a angina exige que o médico recomende a modificação dos fatores de risco, que está frequentemente associada a mudanças no estilo de vida. Para angina de peito, a terapia farmacológica é tipicamente prescrita para controlar os sintomas, o que possibilita a manutenção de uma tolerância razoável ao exercício. A revascularização é comumente usada para controlar os sintomas em um grau melhor do que o que pode ser alcançado com medicamentos isolados, mas apenas uma pequena população de pacientes com DAC beneficia-se da revascularização em termos de aumento da longevidade.

Outras condições clínicas podem diminuir o limiar para angina, e causam piora dos sintomas e afetam a qualidade de vida. A anemia é comum e, quando tratada, pode reduzir significativamente a frequência de angina de peito. Com sua demanda metabólica aumentada e

taquicardia, o hipertireoidismo pode aumentar a frequência de angina de peito. A insuficiência cardíaca congestiva descompensada reduz o limiar anginoso devido aos efeitos da dilatação do VE e da elevação da pressão de enchimento sobre a demanda miocárdica de oxigênio. A doença pulmonar obstrutiva crônica (DPOC) e a apneia obstrutiva do sono que leva à hipoxemia podem desencadear angina de peito. O uso de substâncias psicoativas como a cocaína também pode levar à angina devido ao aumento da demanda metabólica e do espasmo coronariano.

A atenção aos principais fatores de risco modificáveis para DAC é a pedra angular da terapia. DM mal controlado, HAS, hiperlipidemia e tabagismo contínuo conduzem à progressão da DAC e aumentam o risco de eventos catastróficos, tais como IAM ou morte súbita. A variedade de pesquisas clínicas sobre a prevenção de morte e a incapacidade por DAC levou ao desenvolvimento de diretrizes baseadas em evidências que formam a base da terapia contemporânea para DAC (Tabela 8.4). Independentemente da presença de sintomas, a cessação completa do tabagismo é uma obrigação para pacientes com DAC. O controle da HAS também é importante. O uso de estatinas para reduzir o colesterol LDL revolucionou a terapia para DAC e continua sendo a pedra angular da terapia lipídica. As estatinas demonstraram reduzir o risco de IAM nos pacientes com DAC comprovada (objetivo de LDL < 70 mg/dℓ) e naqueles com risco significativo (objetivo de reduzir os níveis de LDL em > 30% em pacientes de risco intermediário e > 50% em pacientes de alto risco). Se os níveis de colesterol LDL não atingirem a meta com a monoterapia com estatina, a ezetimiba pode ser utilizada como agente adjuvante. Uma nova classe de medicamentos, os inibidores de PCSK-9 (alirocumabe e evolocumabe), pode ter um impacto dramático no perfil lipídico de um paciente, mas tais inibidores são um pouco proibitivos em termos de custo. Eles são considerados para prevenção secundária em pacientes com hiperlipidemia refratária à terapia com estatinas, bem como em pacientes com síndromes de hiperlipidemia familiar que apresentam risco extremo de desenvolver ASCVD clínica. Há também interesse em relação aos níveis baixos de colesterol HDL, que parecem conferir maior risco de eventos coronarianos. O exercício físico aumenta os níveis de colesterol HDL e pode conferir efeitos protetores por meio de outros mecanismos. As estratégias farmacológicas para elevar o colesterol HDL, incluindo a niacina, não provaram ser benéficas.

Sabe-se que a terapia antiplaquetária reduz o risco de IAM em pacientes com DAC. Deve ser prescrito AAS na dose de 75 a 162 mg/dia (clopidogrel 75 mg/dia pode ser usado em intolerantes ou alérgicos ao AAS). Os inibidores da enzima conversora de angiotensina (IECAs) reduzem o risco de IAM recorrente e também são benéficos para pacientes com DM ou função VE reduzida. Os bloqueadores dos receptores da angiotensina (BRAs) podem ser prescritos para os pacientes que apresentam efeitos colaterais significativos com os IECAs.

O exercício aeróbico regular pode beneficiar os pacientes com DAC ao reduzir o risco de complicações relacionadas à doença. O exercício aeróbico também aumenta a tolerância ao esforço e pode reduzir a frequência da angina de peito relacionada ao exercício. Outros benefícios são a perda de peso relacionada ao exercício e melhor controle da PA. No caso dos indivíduos sedentários, atividades isométricas como retirar a neve usando uma pá podem desencadear IAM e devem ser evitadas. Pode haver alguns benefícios ao treinamento com pesos criterioso em pacientes com DAC.

Além da terapia antiagregante plaquetária, as medicações comumente empregadas para controlar a angina de peito incluem betabloqueadores, nitratos e bloqueadores dos canais de cálcio. Esses agentes atuam corrigindo o descompasso entre oferta e demanda de fluxo sanguíneo que é a causa da isquemia miocárdica e da angina de peito (Tabela 8.5). Curiosamente, esses medicamentos controlam principalmente a angina de peito crônica estável, mas não reduzem o risco de morte como a terapia com AAS ou as estatinas.

Tabela 8.3 Indicações para angiografia coronariana em pacientes com angina de peito estável.

Angina inaceitável apesar da terapia clínica (para consideração de revascularização)

Resultados de testes não invasivos com apresentações de alto risco

Angina ou fatores de risco para DAC no contexto de função sistólica ventricular esquerda deprimida

Para fins de diagnóstico quando os resultados dos testes não invasivos não são elucidadores

Seção 2 Doenças Cardiovasculares

Tabela 8.4 Objetivos da modificação do fator de risco.

Fator de risco	Objetivo
Dislipidemia	
Níveis elevados de LDL-c	
Pacientes com DAC ou condição equivalente a DAC[a]	LDL < 70 mg/dℓ
Sem DAC, ≥ 2 fatores de risco[b]	LDL < 130 mg/dℓ (ou < 100 mg/dℓ[c])
Sem DAC, 0 a 1 fatores de risco[c]	LDL < 160 mg/dℓ
TG elevado	TG < 200 mg/dℓ
Nível de HDL-c reduzido	HDL > 40 mg/dℓ
Hipertensão arterial sistêmica	Pressão arterial sistólica < 140 mmHg
	Pressão arterial diastólica < 90 mmHg
Tabagismo	Cessação completa
Obesidade	< 120% do peso corporal ideal para a altura
Estilo de vida sedentário	30 a 60 min de atividade moderadamente intensa (p. ex., caminhada, corrida, ciclismo, remo) 5 vezes/semana

[a]As condições equivalentes à DAC incluem DM, doença vascular aterosclerótica não coronariana ou > 20% de risco em 10 anos para um evento cardiovascular, conforme previsto pelo escore de risco de Framingham. [b]Os fatores de risco incluem tabagismo, pressão arterial ≥ 140/90 mmHg ou uso de medicação anti-hipertensiva, nível de colesterol HDL < 40 mg/dℓ, histórico familiar de aterosclerose coronariana prematura (homens, < 45 anos; mulheres, < 55 anos). [c]A meta de 100 mg/dℓ deve ser fortemente considerada para homens ≥ 60 anos e para indivíduos com alta carga de aterosclerose subclínica (calcificação coronariana > 75º percentil para idade e sexo), PC-R-as > 3 mg/dℓ ou síndrome metabólica. *DAC*, doença arterial coronariana; *DM*, diabetes melito; *HDL*, lipoproteína de alta densidade (do inglês *high-density lipoprotein*); *LDL*, lipoproteína de baixa densidade (do inglês *low-density lipoprotein*); *PC-R-as*, proteína C reativa de alta sensibilidade; *TG*, triglicerídeos.

Tabela 8.5 Fármacos para angina de peito.

Classe do fármaco	Exemplos	Efeito antianginoso	Efeitos colaterais fisiológicos	Comentários
Nitroglicerina	Sublingual Tópica Intravenosa Oral	Diminuição da pré-carga e da pós-carga Dilatação coronariana Aumento do fluxo sanguíneo colateral	Cefaleia Rubor Hipotensão ortostática	A tolerância se desenvolve com o uso contínuo
Agentes bloqueadores beta-adrenérgicos	Metoprolol Atenolol Propranolol Nadolol	Frequência cardíaca diminuída Diminuição da PA Contratilidade diminuída	Bradicardia Hipotensão Broncospasmo Depressão	Pode piorar a insuficiência cardíaca e o BAV; evitar na angina vasospástica
Agentes bloqueadores dos canais de cálcio (não di-hidropiridínicos)	Fenilalquilamina (verapamil) Benzotiazepina (diltiazem)	Frequência cardíaca diminuída Diminuição da PA Contratilidade diminuída Vasodilatação coronariana	Bradicardia Hipotensão Constipação intestinal com verapamil	Pode piorar a insuficiência cardíaca e a condução AV
Agentes bloqueadores dos canais de cálcio	Di-hidropiridínicos (nifedipino, anlodipino)	Diminuição da PA Dilatação coronariana	Hipotensão, taquicardia reflexa Edema periférico	O nifedipino de ação curta está associado a aumento do risco de eventos cardiovasculares
Agentes bloqueadores da corrente de sódio tardia	Ranolazina	Inibe a I_{Na} tardia cardíaca Evita a sobrecarga de cálcio	Tontura Cefaleia Constipação intestinal Náuseas	Sem efeitos na PA ou na frequência cardíaca Prolongamento moderado do intervalo QTc

AV, atrioventricular; *BAV*, bloqueio atrioventricular; I_{Na}, corrente de sódio; *PA*, pressão arterial.

Nitratos em várias formas têm uma longa história de uso em pacientes com DAC sintomática e podem ser muito efetivos no controle da angina relacionada ao esforço. Os nitratos promovem a dilatação das veias de grande capacidade e, assim, deslocam o sangue para fora do coração, como também reduzem a pré-carga e a demanda miocárdica de oxigênio. Eles também são potentes dilatadores coronarianos e podem reverter o espasmo coronariano, permitindo então uma melhor perfusão. A nitroglicerina sublingual de curta duração, mas de ação rápida, tem sido um pilar tanto para o tratamento de um episódio de angina quanto para a profilaxia contra a angina em situações em que é provável que ela ocorra. Os pacientes que respondem bem aos nitratos são frequentemente tratados com preparações orais ou tópicas de ação prolongada. Ambos os métodos podem evitar efetivamente a angina de peito, mas o uso contínuo pode induzir a tolerância.

Existe uma necessidade reconhecida de que os pacientes tenham um período livre de nitrato de cerca de 8 horas todos os dias para evitar a tolerância. Isso geralmente envolve a interrupção do uso durante o sono. A nitroglicerina intravenosa administrada por gotejamento contínuo é reservada para os pacientes com angina instável ou IAM.

A terapia com betabloqueadores é muito efetiva na redução da probabilidade de angina relacionada ao esforço. Os betabloqueadores ligam-se aos receptores β da superfície celular e, assim, reduzem a frequência cardíaca, a contratilidade e a PA, todas as quais inclinam a balança em favor da redução da demanda de oxigênio e menos angina. O uso de betabloqueadores pode ser limitado pelo grau de bradicardia que eles induzem ou pelas anormalidades de condução atrioventricular (AV) basais. Nos pacientes com graus mais elevados de bloqueio atrioventricular (BAV), os betabloqueadores podem induzir um bloqueio cardíaco completo. Esses fármacos também variam em sua seletividade em relação aos receptores β. O bloqueio dos receptores β_2 adrenérgicos pode levar a broncospasmo e vaso-constrição. Mesmo antagonistas β_1 adrenérgicos seletivos, como atenolol e metoprolol, têm alguma atividade β_2 em doses mais altas. A intolerância aos betabloqueadores pode limitar seu uso em pacientes com DPOC significativa ou doença vascular periférica. Os betablo-queadores também podem aumentar a intolerância à glicose e podem afetar os lipídios aumentando os níveis de TG ou reduzindo os níveis de colesterol HDL. Em geral, esses efeitos não impedem seu uso se forem eficazes no controle da angina de peito.

Os fármacos bloqueadores dos canais de cálcio realmente reduzem a demanda de oxigênio do miocárdio ao causar dilatação arterial, bradicardia e diminuição da contratilidade. A magnitude desses efeitos varia de acordo com a classe de agente utilizada. As di-hidropiridinas, como o nifedipino e o anlodipino, causam dilatação arterial que leva a um efeito redutor da PA. Nos intervalos entre as dose administradas, eles não têm efeito significativo na contratilidade ou na frequência cardíaca. Em contraste, o verapamil, que é uma fenilalquilamina, tem efeitos significativos na frequência cardíaca, na condução AV e na contratilidade. Os agentes benzotiazepínicos, como o diltiazem, causam menos vasodilatação do que as di-hidropiridinas e menos efeito na contratilidade do que as fenilalquilaminas. O efeito final dos fármacos bloqueadores dos canais de cálcio é a redução da demanda miocárdica de oxigênio resultando em menos angina de peito. O diltiazem deve ser usado com cautela nos pacientes que também estejam tomando um betabloqueador, pois podem ocorrer bradicardia grave ou BAV. O verapamil não deve ser coadministrado com um betabloqueador.

Uma nova classe de fármacos antianginosos é representada pela ranolazina. Esse fármaco é um inibidor seletivo da corrente tardia de sódio e reduz a sobrecarga de cálcio induzida por sódio nos miócitos. Embora não tenha efeito sobre a frequência cardíaca ou a PA, a rano-lazina demonstra propriedades antianginosas. É tipicamente usada quando outra terapia clínica não consegue controlar a angina.

Terapia de revascularização para angina de peito crônica estável.
A terapia de revascularização é uma opção a ser considerada quando o tratamento clínico não está controlando suficientemente os sintomas que levam ao comprometimento do estilo de vida. Também é frequen-temente instituída em situações de alto risco, tais como angina instável, IAMCSST, insuficiência cardíaca complicada por angina, arritmias associadas à angina ou presença de grandes áreas de isquemia miocár-dica documentadas por imagem não invasiva. Os dois tipos de proce-dimentos de revascularização são cirurgia de revascularização do miocárdio (CRM) e intervenção coronariana percutânea (ICP).

A angioplastia coronariana transluminal percutânea foi o modo inicial de revascularização baseada em cateter introduzido no fim da década de 1970 (ver vídeo *Angioplasty*, http://www.heartsite. com/html/ptca.html). Nesta técnica, um fio-guia é passado através de um segmento estenótico da artéria, após o qual um cateter com ponta de balão é enfiado sobre o fio até a área de estenose e depois inflado. Desta forma, a angioplastia aumenta o lúmen do vaso em uma geometria irregular através do rompimento da placa e da lesão da íntima do vaso. A angioplastia com balão simples (POBA, do inglês *plain old balloon angioplasty*), como o procedimento ficou conhecido mais tarde, efetivamente melhorava a perfusão miocárdica e reduzia a angina relacionada ao exercício. No entanto, devido à ruptura da placa, havia um risco de 2 a 5% de fechamento abrupto do vaso que frequentemente levava ao IAM. Além disso, houve uma alta incidência de reestenose mediada por lesão (até 50%) durante os primeiros 3 a 6 meses após o procedimento. O processo de rees-tenose envolvia hiperplasia e remodelamento da íntima, produzindo então uma estenose recorrente, às vezes de natureza mais grave do que a lesão original.

A inovação dos *stents* coronarianos, pioneira na década de 1980 e disponível clinicamente no início da década de 1990, representou um avanço significativo na ICP (ver vídeo *Intracoronary Stenting*, http:// www.heartsite.com/html/stent.html). Os *stents* coronarianos são tubos de malha metálica expansíveis que são montados em um balão de angioplastia e que permitem a entrega em uma área de estenose, onde a insuflação do balão expande o *stent* para dentro da parede do vaso. O *stent* fica permanentemente embutido na parede do vaso e protege a artéria para mantê-la aberta. Este procedimento não só reduz o risco de oclusão abrupta do vaso para 1% ou menos, mas também está associado a uma redução significativa no risco de reestenose (20 a 25%, comparado com 50% para a POBA). O benefício do implante de *stent* para um paciente é claro em termos de menor risco de IAM relacionado ao procedimento e menor necessidade de repetir proce-dimentos. Vasos menores de 2 mm de diâmetro não são bons alvos para colocação de *stent*, pois o *stent* de menor diâmetro é de 2 mm. Os *stents* apresentam risco de trombose, necessitando então de terapia vitalícia com AAS e uso de clopidogrel por 4 semanas a 1 ano após o procedimento (pode haver alguma vantagem em clopidogrel de longa duração por 1 ano).

Apesar da redução alcançada com os *stents* coronarianos, ainda havia um risco significativo de reestenose, o que levou os pesquisa-dores a buscar meios para diminuir esse risco. Verificou-se que os *stents* farmacológicos (SF) reduzem significativamente o risco de reestenose em comparação com os *stents* metálicos. Os primeiros SFs, lançados para uso em 2003, eram cobertos com sirolimo ou paclitaxel, ambos inibindo a resposta hiperplásica na parede do vaso desenca-deada pela ICP. As gerações atuais de SF são revestidas com zotarolimo ou everolimo, ambos muito efetivos na redução da reestenose. A taxa de reestenose prevista para o SF de geração atual está na faixa de 5 a 10%. O diâmetro do vaso afeta o risco de reestenose, com vasos de maior diâmetro demonstrando menos reestenose. O benefício de inibir o crescimento excessivo de tecido no *stent* também está asso-ciado a atraso na endotelização do *stent*, o que aumenta o risco de trombose do *stent* por mais tempo do que com *stents* metálicos. Por esse motivo, os inibidores de P2Y12, em conjunto com o AAS, são prescritos para os pacientes com *stents* para evitar a trombose deles. Se ocorrer uma situação em que o inibidor de P2Y12 tem de ser descontinuado, o tempo mínimo pós-implante do *stent* em que ele pode ser mantido com segurança depende do tipo de *stent* implan-tado: 1 mês para um *stent* de metal convencional (BMS, do inglês *bare metal stent*) e 3 a 6 meses para um SF. A decisão de implantar um SF ou um BMS é baseada nas condições do paciente, tais como risco de sangramento ou necessidade de procedimento cirúrgico urgente. No entanto, o uso de BMS diminuiu nos últimos anos porque a segurança e a efetividade da nova geração de SF foram demonstradas. O AAS deve ser continuado indefinidamente para minimizar o risco de trom-bose tardia do *stent*.

Outros dispositivos para tratar artérias coronárias estenóticas surgiram e desapareceram ao longo do tempo. Em cerca de 5% dos pacientes, a aterectomia rotacional é útil no tratamento de lesões calcificadas. O uso rotineiro de aspiração de trombo por cateter resultou no aumento da incidência de AVE e, portanto, não é mais usualmente recomendado. A ultrassonografia intravascular é uma importante técnica de imagem coadjuvante que pode ser útil na investigação de lesões ou na definição do resultado final da colocação de *stent*.

A CRM surgiu na década de 1970 como um meio efetivo de revascularização do miocárdio para o controle da angina. Os enxertos consistem em veia safena da perna, segmentos livres de artéria radial ou artéria torácica interna esquerda ou direita intacta. Os enxertos de veia ou artéria radial são colocados na aorta ascendente e então anastomosados às artérias coronárias distais ao local da obstrução. Por outro lado, as artérias torácicas internas esquerda ou direita são deixadas intactas em suas origens e anastomosadas distalmente à obstrução. A artéria torácica interna esquerda é tipicamente colocada na artéria coronária descendente anterior esquerda (DAE). Este é o vaso mais importante para enxerto devido ao seu tamanho e sua distribuição, e a artéria torácica interna esquerda é ideal, dada uma taxa de perviedade esperada de 90% em 10 anos. Os enxertos de veia safena degeneram-se com o tempo, o que leva a episódios de oclusão abrupta sintomática e taxa de perviedade de 50% em 10 anos. Os enxertos de artéria radial livre têm desempenho melhor do que os enxertos de veia, mas menos do que os enxertos de artéria torácica intacta. A revascularização do miocárdio é um procedimento cirúrgico cardíaco de grande porte, mas em mãos habilidosas espera-se que a taxa de mortalidade seja de 1 a 2%, com risco semelhante de AVE. As taxas de IAM periprocedimento estão na faixa de 5 a 10%. Tem havido controvérsia sobre se o uso de circulação extracorpórea para apoiar a revascularização do miocárdio causa mais problemas para os pacientes do que a cirurgia com "coração batendo". Estudos recentes sugerem que não há diferença em longo prazo nos desfechos, tais como morte, IAM ou AVE, para os pacientes submetidos à revascularização do miocárdio com ou sem circulação extracorpórea.

A maioria das CRMs é realizada para controle de sintomas e provavelmente não aumenta a longevidade. As populações de pacientes com probabilidade de prolongamento da vida pela CRM incluem aqueles com um estreitamento do tronco da artéria coronária esquerda superior a 50%, aqueles com obstrução significativa de várias artérias coronárias associada à diminuição da fração de ejeção (FE, 35 a 50%), e aqueles com doença de duas ou três artérias coronárias e estenose significativa da artéria descendente anterior proximal.

Ensaios clínicos comparando CRM e ICP mostraram consistentemente que os pacientes submetidos à CRM precisam de menos procedimentos repetidos durante os primeiros 2 anos após a cirurgia. Nos primeiros 2 anos, é mais provável que os pacientes com ICP tenham reestenose sintomática do que os pacientes com CRM apresentem complicações do enxerto. Com o tempo, essa vantagem é perdida à medida que os enxertos venosos começam a "falhar" 5 a 10 anos após a cirurgia. No entanto, há evidências de que existe uma vantagem em termos de sobrevida para os pacientes diabéticos com DAC múltipla submetidos à CRM em oposição à ICP. Um estudo recente também demonstrou benefício de sobrevida em longo prazo para a CRM sobre a ICP em face de DAC múltipla. Algumas das vantagens de sobrevida em favor da CRM podem estar ligadas ao uso da artéria torácica interna esquerda como enxerto.

Apesar do uso de qualquer técnica de revascularização, os pacientes permanecem propensos à doença aterosclerótica progressiva com potencial de formação de placa em locais previamente não afetados. Isso exige uma terapia clínica agressiva em longo prazo e modificação do fator de risco para alcançar o menor risco possível de progressão sintomática ou IAM. O retratamento com CRM é possível, mas está repleto de riscos, e o desfecho da repetição da colocação de *stent* para reestenose de *stent* nunca é tão bom quanto para lesões *de novo*.

Em uma pequena população de pacientes, ICP e/ou CRM não são bem-sucedidas e o indivíduo acaba apresentando uma angina refratária. Uma vez que a terapia clínica tenha sido maximizada, restam poucas opções verdadeiramente efetivas. A revascularização transmiocárdica a *laser* em áreas de isquemia tem sido usada para reduzir os sintomas, mas essa técnica agora tem valor incerto. A contrapulsação externa é uma técnica na qual braçadeiras de esfigmomanômetro são colocadas em cada perna, insufladas durante a diástole e desinsufladas durante a sístole. Os pacientes tipicamente têm uma sessão de 1 hora que pode ser repetida 35 vezes. O alívio da angina foi relatado com este procedimento e isso pode refletir algum efeito benéfico na função endotelial. A estimulação da medula espinal com eletrodos colocados no espaço epidural entre C VII e T I consegue reduzir os sintomas anginosos em curto prazo, embora seu sucesso em longo prazo ainda não tenha sido definido.

Outras síndromes anginosas

Angina variante. Enquanto a angina de peito típica é geralmente desencadeada por estresse físico ou emocional, alguns pacientes apresentam uma síndrome denominada angina variante. A angina variante foi descrita pela primeira vez em 1959 por Prinzmetal et al., que observaram pacientes com um desconforto torácico em repouso, não desencadeado por estresse físico ou emocional e associado a supradesnivelamento do segmento ST (Figura 8.4). Foram observados episódios de BAV e ectopia ventricular, mas o IAM não foi uma apresentação comum. Esses pacientes geralmente não tinham os fatores de risco comuns de DAC além do tabagismo. A angiografia coronariana demonstrou que esses pacientes apresentavam um espasmo coronariano transitório. O espasmo coronariano tendia a ocorrer em uma área de placa aterosclerótica, mas alguns pacientes apresentavam espasmo em segmentos angiograficamente normais da artéria coronária.

No curso da investigação da fisiopatologia da angina variante, vários testes provocativos foram desenvolvidos para induzir espasmo coronariano em indivíduos suscetíveis. A ergonovina ou a acetilcolina intracoronarianas podem induzir espasmo em pacientes com angina variante, provavelmente como resultado de disfunção endotelial subjacente. Outras provocações indutoras de espasmo incluem o teste pressor frio (colocar a mão em um banho de gelo), a indução de alcalose (hiperventilação ou bicarbonato intravenoso) e a infusão de histamina. O teste provocativo para induzir espasmo coronariano caiu em desuso na avaliação de rotina de pacientes com angina.

O espasmo coronariano geralmente desaparece prontamente com a administração de nitroglicerina (sublingual, intravenosa ou intra-arterial). A combinação de nitratos orais e bloqueadores dos canais de cálcio é frequentemente usada para evitar o espasmo. Os betabloqueadores podem agravar o espasmo coronariano por inibir a ação dos receptores β_2 vasodilatadores, possibilitando então a vasoconstrição induzida por receptores α sem oposição. Alguns poucos pacientes não respondem à terapia medicamentosa vasodilatadora e se beneficiam da colocação de *stent* coronariano em lesões ateroscleróticas propensas a espasmo.

Angina microvascular com artérias coronárias normais. A angina pode ocorrer em alguns pacientes mesmo em face de artérias coronárias de aspecto normal e sem espasmo provocável. A diminuição da vasodilatação dependente do endotélio pode ser a fisiopatologia subjacente da angina microvascular. Os pacientes com esta condição podem demonstrar aumento da resistência coronariana e incapacidade de aumentar suficientemente o fluxo sanguíneo coronariano quando desafiados por aumentos na demanda de oxigênio do miocárdio.

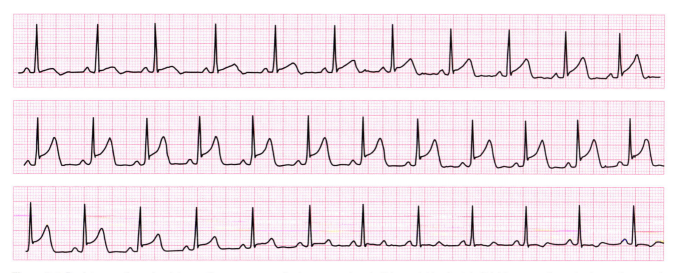

Figura 8.4 Registro contínuo de eletrocardiograma em paciente com angina de Prinzmetal (variante). O início espontâneo do desconforto torácico começou durante a tira superior, e foi acompanhado de um supradesnivelamento transitório do segmento ST. Na tira inferior, vários minutos depois, tanto o desconforto quanto o supradesnivelamento do segmento ST haviam sido resolvidos.

As mulheres são mais propensas a apresentar angina microvascular, e os sintomas não raramente ocorrem em repouso ou com estresse emocional. O exercício também pode desencadear angina.

Vários exames complementares conseguem detectar isquemia em pacientes com angina microvascular. No caso do teste de esforço, podem ser detectadas alterações do segmento ST induzidas por isquemia, bem como defeitos de perfusão nuclear e anormalidades transitórias da movimentação da parede no ecocardiograma. Os testes invasivos mais sofisticados podem demonstrar a presença de anormalidades metabólicas induzidas pelo estresse características de isquemia e disfunção endotelial.

Os sintomas isquêmicos relacionados ao exercício podem responder à terapia com betabloqueadores. A angina microvascular também tende a responder bem aos nitratos, tanto a nitroglicerina sublingual de ação curta quanto os nitratos orais de ação prolongada. Antagonistas dos canais de cálcio são algumas vezes usados em conjunto com nitratos para controlar a angina relacionada à isquemia microvascular.

Isquemia miocárdica silenciosa. Nem todos os episódios de isquemia miocárdica estão associados à angina. Alguns pacientes apresentam apenas episódios de isquemia miocárdica silenciosa como evidenciado por infradesnivelamento transitório do segmento ST com monitoramento de ECG. Esses indivíduos também podem ter um IAM silencioso. Também é possível, e provavelmente não incomum, que os pacientes tenham tanto episódios de isquemia miocárdica silenciosa quanto angina típica; isso é denominado angina mista. Episódios de isquemia miocárdica silenciosa podem ser observados em todas as situações de DAC: angina crônica estável, angina instável e espasmo coronariano. A isquemia silenciosa é mais comum em pacientes diabéticos. A terapia clínica direcionada ao controle da angina sintomática também reduz o número de episódios de isquemia silenciosa.

Prognóstico

As terapias contemporâneas para a cardiopatia isquêmica estável reduziram significativamente os riscos de eventos cardíacos e morte. A taxa anual de eventos isquêmicos maiores, como o IAM, está na faixa de 1 a 2%, e a taxa de mortalidade anual é de 1 a 3%. A DAC está frequentemente associada à doença vascular sistêmica, o que torna esses pacientes propensos a uma série de outros eventos. Os pacientes com cardiopatia isquêmica estável correm risco de desfecho combinado anual para morte cardiovascular, IAM ou AVE na faixa de 4,5%.

Apesar dos avanços nas terapias clínicas e de revascularização, até 30% dos pacientes apresentam alguns sintomas limitantes de angina recorrente. Em 80% dos pacientes, a revascularização não elimina a necessidade de terapia medicamentosa antianginosa contínua.

Os pacientes com cardiopatia isquêmica estável devem primeiro ser tratados com uma terapia clínica apropriada para reduzir o risco de eventos isquêmicos (AAS, estatinas) e para controlar os sintomas de angina (nitratos, betabloqueadores, antagonistas dos canais de cálcio). A terapia de revascularização (ICP ou CRM) é uma opção para os pacientes que continuam a apresentar sintomas limitantes do estilo de vida apesar da terapia clínica e da modificação de fatores de risco. A meta de todas as terapias para pacientes com cardiopatia isquêmica estável deve ser individualizada, aproveitar as informações de ensaios clínicos controlados, e ser direcionada para melhorar o estilo de vida geral e reduzir o risco de morte e incapacidade por DAC progressiva ou doença vascular sistêmica.

Síndrome coronariana aguda: angina instável e IAMSSST

Definição

A DAC assintomática ou angina crônica estável pode sofrer transição para um estágio mais agressivo da doença chamado de síndrome coronariana aguda (SCA). A SCA compreende um espectro de apresentações clínicas que varia de angina instável a IAMSSST ou IAMCSST. A angina instável representa o aparecimento recente de angina em repouso ou esforço, ou um aumento na frequência de sintomas anginosos previamente estáveis, sobretudo em repouso. A SCA que se manifesta como IAM, seja IAMSSST, seja IAMCSST, é diferenciada da angina instável com base em sintomas prolongados, alterações características no ECG e presença de biomarcadores no sangue. A angina instável pode ser um prenúncio de IAMSSST ou IAMCSST, e o diagnóstico de angina instável identifica um paciente que requer avaliação e tratamento cuidadosos.

Epidemiologia

A ocorrência de SCA representa um evento clínico significativo em até 1,3 milhão de norte-americanos anualmente. Um terço dos indivíduos com SCA tem IAMSSST. Mais da metade dos pacientes com

IAMSSST têm 65 anos ou mais e aproximadamente metade são mulheres. O IAMSSST é mais comum em pacientes com DM, doença vascular periférica ou doença inflamatória crônica (p. ex., artrite reumatoide).

A SCA primária é a forma mais comum da doença e reflete a ruptura da placa subjacente que leva à formação de trombo intracoronariano e limitação do fluxo sanguíneo. Isso contrasta com a isquemia de demanda, que reflete desequilíbrios na oferta e na demanda de oxigênio miocárdico levando à isquemia miocárdica. Os exemplos de diminuição do suprimento de oxigênio incluem anemia profunda, hipotensão sistêmica e hipoxemia. O aumento da demanda ocorre diante de HAS grave, febre, taquicardia e tireotoxicose. A isquemia de demanda não raramente desmascara a DAC obstrutiva previamente assintomática, mas também pode ocorrer na ausência de DAC. O tratamento da isquemia de demanda é direcionado à correção da condição clínica subjacente.

Patologia

A maioria dos casos de IAMSSST resulta da ruptura da placa com trombose subsequente que causa oclusão subtotal da artéria coronária. A limitação do fluxo sanguíneo coronariano nessa situação leva à isquemia subendocárdica na distribuição da artéria coronária acometida. A mesma patologia está subjacente ao IAMCSST, embora nesse caso ocorra a oclusão completa do vaso, o que leva a um IAM mais extenso. É possível que os pacientes com DAC obstrutiva desenvolvam um suporte colateral da artéria afetada e, nesse caso, a ruptura da placa com oclusão completa do vaso pode levar ao IAMSSST em oposição ao IAMCSST.

Uma porcentagem menor de pacientes apresenta SCA por espasmo coronariano, que, se for intenso e prolongado, pode levar à necrose miocárdica. O espasmo pode ocorrer em regiões de disfunção endotelial induzida por placa aterosclerótica, ou pode ser desencadeado por vasoconstritores exógenos, tais como cocaína, agonistas de serotonina (para terapia de enxaqueca) ou agentes quimioterápicos (p. ex., 5-fluoruracila). Uma causa menos comum de SCA é a vasculite coronariana.

Outra patologia da artéria coronária que pode resultar em IAM é a dissecção espontânea da artéria coronária (DEAC). Pouco se sabe sobre a patologia subjacente da DEAC em comparação com o IAM devido à ruptura da placa, mas seu reconhecimento é fundamental para o tratamento adequado. A DEAC tem predileção por uma população de pacientes mais jovens, tem forte tendência ao sexo feminino e está associada principalmente à gravidez e em pacientes com displasia fibromuscular. O diagnóstico rápido pode ser desafiador, uma vez que a população de pacientes é aquela com poucos fatores de risco para DAC e, portanto, um alto índice de suspeita é fundamental. O tratamento difere do IAM tradicional na medida em que uma abordagem conservadora é mais frequente devido à maior complexidade da ICP na dissecção coronariana. A terapia clínica para a DEAC é semelhante à para o IAM por ruptura de placa.

As placas ateroscleróticas ricas em colesterol LDL são propensas a desenvolver inflamação, que, por sua vez, degrada a capa fibrosa rica em colágeno, o que leva à ruptura e à trombose, conforme descrito anteriormente. Condições inflamatórias sistêmicas também podem participar na ruptura da placa em alguns pacientes. É possível ter vários locais de ulceração ou ruptura da placa.

A ruptura da placa leva à adesão plaquetária e à ativação subsequente no local da ruptura. À medida que as plaquetas se agregam, a cascata de trombose é desencadeada, levando então ao acúmulo progressivo de trombo intravascular. A gravidade da isquemia miocárdica e do IAM depende do grau em que o trombo oclui o vaso. Também é possível que a SCA resulte da embolização de agregados plaquetários ou trombos.

Apresentação clínica

A SCA pode se manifestar como angina de peito em um paciente previamente assintomático. Por outro lado, os pacientes com angina de peito preexistente apresentam angina mais frequente, angina em níveis mais baixos de esforço ou angina em repouso. Aqueles que desenvolveram SCA comumente apresentam seus sintomas típicos de angina em termos de localização e radiação, mas com intensidade e duração aumentadas. Os pacientes com oclusão subtotal ou total de uma artéria coronária podem ser muito menos responsivos ou completamente irresponsivos aos efeitos da nitroglicerina.

O exame físico durante a isquemia miocárdica pode revelar um paciente claramente ansioso e desconfortável, e que também pode apresentar dispneia, náuseas ou vômito. Taquicardia sinusal e HAS são uma resposta comum ao desconforto da SCA, mas em alguns casos ocorrem bradicardia sinusal e graus variados de BAV. As bradiarritmias também podem estar associadas à hipotensão. A ausculta pode revelar uma B_4, refletindo a diminuição da complacência do VE, ou uma B_3, se houver disfunção extensa do VE. No caso de disfunção do músculo papilar induzida por isquemia, pode ser ouvido o sopro sistólico da insuficiência mitral. Os pacientes com grandes áreas de miocárdio isquêmico desenvolvem pressões de enchimento do VE elevadas, o que leva à congestão pulmonar, à dispneia e ao achado físico de estertores na ausculta pulmonar.

Diagnóstico

Os pacientes que apresentam SCA necessitam de cuidados urgentes direcionados ao rápido diagnóstico e tratamento. O ECG é crucialmente importante no diagnóstico precoce de SCA presumida. O achado de supradesnivelamento de ST em múltiplas derivações (Figura 8.5) é diagnóstico de IAMCSST e prenuncia um IAM mais extenso e a necessidade de revascularização imediata. A distribuição do supradesnivelamento do segmento ST reflete a região do miocárdio acometida pela oclusão coronariana trombótica. Por exemplo, o supradesnivelamento do segmento ST nas derivações II, III e aVF reflete IAM de parede inferior devido à oclusão da artéria coronária direita (ou artéria coronária circunflexa em alguns casos). O supradesnivelamento do segmento ST nas derivações V_2 a V_6 (Figura 8.5) reflete IAM de parede anterior causado por obstrução da DAE.

A angina instável ou IAMSSST é causada pela oclusão subtotal da artéria coronária por trombo, o que leva à redução do fluxo sanguíneo coronariano. Isso resulta em isquemia subendocárdica e nas alterações eletrocardiográficas características de infradesnivelamento do segmento ST (Figura 8.6). É importante reconhecer que até metade dos pacientes com IAM não apresenta anormalidades significativas no ECG no exame inicial. ECGs sequenciais são frequentemente necessários para estabelecer um diagnóstico. Se houver um alto índice de suspeita de IAM e os ECGs forem persistentemente não diagnósticos, o uso de eletrodos que se estendem até o dorso do paciente (V_7 a V_9) pode demonstrar alterações do segmento ST relacionadas à isquemia posterior do VE (geralmente oclusão da artéria coronária circunflexa). A ecocardiografia mostrando anormalidades regionais da motilidade da parede também pode ajudar a estabelecer o diagnóstico de IAM.

Os biomarcadores séricos também são importantes no diagnóstico de IAM. A necrose miocárdica resulta em liberação de biomarcadores que podem ser medidos de modo seriado para documentar o IAM. Os biomarcadores específicos constituem evidências definitivas de IAM, e eles são particularmente úteis para fornecer relevância prognóstica quando os sintomas são leves e as alterações no ECG são mínimas. Os biomarcadores comuns incluem creatinoquinase (CK), troponina I, troponina T, lactato desidrogenase (LDH) e aspartato aminotransferase (AST). A medição sequencial de biomarcadores demonstra sua

Capítulo 8 Cardiopatia Isquêmica   95

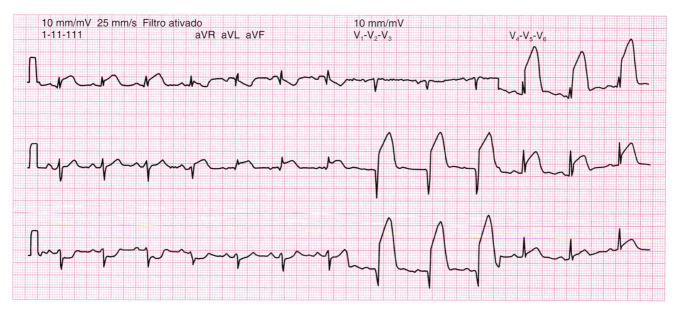

Figura 8.5 Infarto agudo do miocárdio anterolateral. As derivações I, aVL e V_2 a V_6 mostram supradesnivelamento do segmento ST. O infradesnivelamento recíproco do segmento ST é observado nas derivações II, III e aVF. Foram desenvolvidas ondas Q profundas em V_2 e V_3.

Boston University Hospital

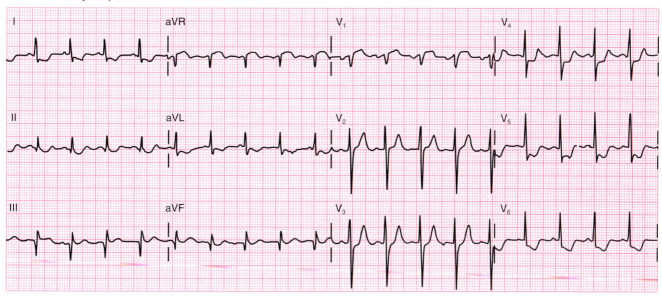

Figura 8.6 Infradesnivelamento acentuado do segmento ST em paciente com dor torácica prolongada resultante de infarto agudo do miocárdio sem supradesnivelamento do segmento ST. Entre 1 e 3 mm de infradesnivelamento do segmento ST é visto nas derivações I, aVL e V_4 a V_6. O paciente sabidamente teve um infarto do miocárdio de parede inferior prévio.

evolução temporal (elevação anormal) após um IAM (Figura 8.7). Essa informações podem ser úteis para cronometrar retrospectivamente a ocorrência de um evento. Na prática atual, a troponina tornou-se o biomarcador mais frequentemente medido. LDH, CK e AST não são mais medidas rotineiramente para o diagnóstico de IAM. Alguns centros estão adotando a "troponina de alta sensibilidade", que consegue detectar graus mais sutis de lesão miocárdica do que seus predecessores. Em princípio, isso possibilita um rastreamento mais rápido de pacientes com dor torácica mantendo alta sensibilidade porque detecta precocemente a liberação de troponina na SCA.

As troponinas I e T são os marcadores mais sensíveis e específicos da necrose miocárdica e, como consequência, tornaram-se o padrão no diagnóstico bioquímico do IAM. A isoenzima CK-MB específica do miocárdio pode estar na faixa normal, enquanto a dosagem concomitante de troponina I ou T revela necrose miocárdica. As troponinas I e T começam a aumentar nas 4 horas seguintes à necrose miocárdica e permanecem elevadas por 7 a 10 dias após o IAM. As elevações da troponina T ocorrem em pacientes com insuficiência renal e insuficiência cardíaca congestiva não relacionada à SCA e podem gerar dúvidas quanto ao diagnóstico. A liberação de troponina também ocorre no caso de isquemia de demanda não relacionada à trombose coronariana. Isso requer atenção cuidadosa a toda a apresentação clínica para discernir a probabilidade de SCA subjacente devida à trombose coronariana.

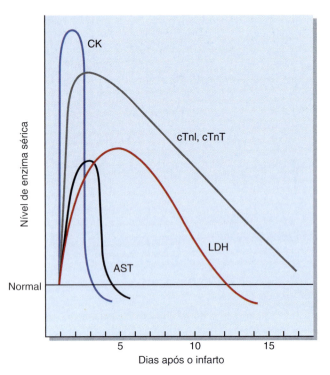

Figura 8.7 Evolução temporal típica das enzimas liberadas após IAM. *AST*, Aspartato aminotransferase sérica; *CK*, creatinoquinase; *cTnI*, troponina I cardíaca; *cTnT*, troponina T cardíaca; *LDH*, lactato desidrogenase.

Quando não houver evidências claras de IAMSSST (exame físico, ECG e biomarcadores normais), os pacientes que apresentam o diagnóstico de angina instável deverão ser submetidos a teste de esforço. Um teste de esforço negativo é muito útil para distinguir os pacientes que requerem exames diagnósticos mais agressivos (p. ex., cateterismo) daqueles que podem ser monitorados ambulatorialmente. Alguns centros adotaram o uso da angiografia coronariana por TC na avaliação de pacientes de baixo risco. Essa técnica tem alto valor preditivo negativo (VPN) para SCA quando revela que não existe DAC obstrutiva.

A ecocardiografia pode ser útil em pacientes com achados de ECG ambíguos para isquemia e biomarcadores normais. O achado de anormalidades da motilidade regional da parede, particularmente se correlacionadas com a distribuição das anormalidades do ECG, aumenta o risco de DAC subjacente como causa dos sintomas. O ecocardiograma também pode mostrar evidências de outras anormalidades como causas de desconforto torácico, tais como pericardite, embolia pulmonar ou dissecção aórtica.

Os pacientes com alto risco de eventos coronarianos futuros devem ser encaminhados para a angiografia coronariana. Se não houver contraindicações, esta técnica é indicada para os pacientes com evidências claras de IAMSSST com base na apresentação clínica dos sintomas, nas alterações no ECG e nos biomarcadores positivos. Os pacientes submetidos à avaliação para angina instável que apresentam alterações significativas no teste de esforço também são candidatos à angiografia coronariana. Alguns pacientes que apresentam achados ambíguos no teste de esforço ou sintomas contínuos na ausência de outros achados de IAMSSST requerem angiografia coronariana para determinar se existe DAC subjacente.

Até 15% dos pacientes submetidos à angiografia coronariana para investigação de IAMSSST não apresentam DAC obstrutiva significativa. Em vários deles, haverá uma clara lesão "culpada" mostrando sinais de ruptura da placa com ulceração, trombo associado ou fluxo coronariano reduzido. As lesões que podem ter influenciado os sintomas, os achados de ECG ou a liberação de biomarcadores e que não são claramente estenóticas podem ser avaliadas quanto à sua relevância fisiológica por um exame de RFF.

Os pacientes que apresentam dor torácica de início recente precisam de monitoramento cuidadoso em um ambiente de cuidados apropriado que possibilite o monitoramento do ritmo, bem como avaliações repetidas dos achados de ECG e medições de biomarcadores. A avaliação de risco é auxiliada pelo uso de escores de risco calculados com os algoritmos Thrombolysis in Myocardial Infarction (TIMI) ou Global Registry of Acute Coronary Events (GRACE) (ver Capítulo 63, "Síndrome Coronariana Aguda: Angina Instável e Infarto do Miocárdio sem Supradesnivelamento do Segmento ST", em *Goldman-Cecil Medicina*, 26ª edição). A avaliação global nos casos de novos sintomas de desconforto torácico visa à triagem dos pacientes com base no risco de eventos coronarianos. Os pacientes de baixo risco podem ser poupados de protocolos de anticoagulação agressivos e da angiografia coronariana, enquanto os pacientes de alto risco provavelmente se beneficiarão dessas abordagens. O uso de terapias apropriadas em pacientes de alto risco (terapia clínica e/ou revascularização) leva à redução de 20 a 40% nos eventos isquêmicos recorrentes e à redução de 10% na taxa de mortalidade.

Diagnóstico diferencial

A avaliação inicial de pacientes com possível SCA deve incluir a consideração de outras condições potencialmente fatais, tais como embolia pulmonar e dissecção aórtica. Essas considerações são particularmente importantes se a apresentação do paciente não se adequar totalmente à da SCA. A embolia pulmonar pode estar associada a alterações eletrocardiográficas e à elevação da troponina, e tais achados levam ao uso precoce da angiografia coronariana. Se não houver uma explicação relacionada à DAC da apresentação do paciente, é necessária investigação imediata em busca de embolia pulmonar. Se o paciente apresentar achados sugestivos de dissecção aórtica, esse diagnóstico deve ser perseguido agressivamente com técnicas de imagem apropriadas, dado o alto risco de mortalidade associado a essa doença. Doenças cardíacas valvares como estenose ou regurgitação aórtica e cardiomiopatia hipertrófica podem se manifestar com sintomas e achados eletrocardiográficos sugestivos de SCA. O exame físico deve auxiliar na consideração dessas condições. A pericardite e a miopericardite também podem apresentar dilemas diagnósticos relacionados à dor torácica, a anormalidades no ECG (alterações do segmento ST e da onda T simulando isquemia) e a biomarcadores positivos. A cardiomiopatia por estresse (síndrome *takotsubo*) também se manifesta com dor torácica, inversão da onda T e biomarcadores positivos. Os pacientes com esse diagnóstico frequentemente são submetidos a cateterismo de urgência para avaliação de DAC. A ausência de uma lesão culpada e os achados de anormalidades características da motilidade da parede estabelecem o diagnóstico.

Tratamento

Os pacientes com dor torácica sugestiva de SCA necessitam de avaliação urgente à procura de evidências de isquemia (ECGs seriados) e necrose miocárdica (biomarcadores seriados). Medições seriadas de biomarcadores, nos dias atuais geralmente troponina, estabelecem o diagnóstico de IAM. O monitoramento contínuo do ECG é importante devido ao risco de arritmias mediadas por isquemia, e ECGs seriados estabelecem um padrão de alterações do segmento ST compatível com isquemia. Os pacientes também são submetidos a limitações em suas atividades, o que inclui repouso no leito para aqueles com uma angina particularmente difícil de controlar. O oxigênio suplementar é fornecido aos pacientes hipoxêmicos, mas a administração rotineira de oxigênio suplementar a pacientes com SCA não se mostrou benéfica. Aqueles com alto índice de suspeição de SCA precisam de internação hospitalar para observação e exames diagnósticos apropriados. A dor torácica presta-se bem aos algoritmos de diagnóstico e de tratamento que orientam o clínico por meio de árvores de decisão baseadas na opinião de especialistas e na medicina baseada em evidências (ver Capítulo 63, "Síndrome Coronariana Aguda: Angina Instável e Infarto do Miocárdio sem Supradesnivelamento do Segmento ST", em *Goldman-Cecil Medicina*, 26ª edição). O IAMSSST é tipicamente diagnosticado no momento da apresentação inicial. Aqueles sem evidências de supradesnivelamento de ST podem passar por uma estratificação de risco, conforme discutido anteriormente, usando a sinalização dada pelos sintomas recorrentes, pelas alterações no ECG ou pelos níveis anormais de biomarcadores. O tratamento de pacientes categorizados como tendo angina instável ou IAMSSST é direcionado segundo sua alocação como baixo ou alto risco.

Uma vez reconhecida a SCA, os pacientes necessitam de terapia antiagregante plaquetária porque a ruptura da placa e a trombose são uma patologia subjacente frequente e a terapia antiagregante plaquetária reduz significativamente o risco de morte em pacientes com IAMSSST. Os pacientes devem receber AAS (75 a 162 mg/dia) e um inibidor de P2Y12 (clopidogrel ou ticagrelor). Tendo em vista a potência do prasugrel e do ticagrelor e a rapidez da inibição da agregação plaquetária em comparação com o clopidogrel, eles são favorecidos no cenário de SCA. Observe que o prasugrel é reservado para os pacientes submetidos à ICP e é contraindicado para os pacientes com histórico de AVE ou ataque isquêmico transitório.

O uso desses agentes antiagregante plaquetários mais potentes deve ser ponderado em relação ao risco aumentado de sangramento que acompanha esse efeito. A combinação AAS/inibidor de P2Y12 é indicada como terapia contínua no ano seguinte ao diagnóstico de IAMSSST.

O desconforto torácico pode ser tratado com nitratos (sublingual, tópico ou gotejamento intravenoso) e betabloqueadores. Os betabloqueadores reduzem a frequência cardíaca e a PA, efeitos que se traduzem em redução da demanda de oxigênio do miocárdio em face da oferta limitada. É importante não administrar nitratos nos pacientes que tomaram inibidores da fosfodiesterase-5 (sildenafila, tadalafila ou vardenafila) nas 24 a 48 horas anteriores. A atenção a este detalhe minimiza o risco de hipotensão induzida por nitrato. Os antagonistas dos canais de cálcio podem ser usados no lugar dos betabloqueadores, principalmente se houver necessidade de controle da PA, mas devem ser evitados nos pacientes com FE reduzida ou insuficiência cardíaca manifesta. O nifedipino, um bloqueador dos canais de cálcio di-hidropiridínico, pode ser efetivo no controle da PA e na promoção de dilatação coronariana, mas deve ser administrado em conjunto com um betabloqueador devido ao seu potencial de induzir taquicardia reflexa e, assim, aumentar a demanda de oxigênio do miocárdio.

Os inibidores da glicoproteína IIb/IIIa bloqueiam a agregação plaquetária e podem reduzir eventos isquêmicos em pacientes submetidos à ICP como tratamento para IAMSSST. Esses medicamentos geralmente são reservados para os pacientes de alto risco no momento da ICP. Eles exigem administração intravenosa e são administrados em 12 a 24 horas após a ICP. O uso dessa classe de medicamentos para a ICP tem diminuído à luz dos dados que sugerem vantagens da bivalirudina, um inibidor direto da trombina, sobre os inibidores da glicoproteína IIb/IIIa.

A heparina, administrada em sua forma não fracionada ou como preparação de baixo peso molecular (HBPM), demonstrou reduzir o risco de complicações isquêmicas em pacientes com IAMSSST. A heparina ativa a antitrombina e, assim, inibe a formação e a atividade da trombina. O efeito anti-isquêmico da heparina é aditivo ao do AAS.

A heparina não fracionada é administrada por gotejamento intravenoso contínuo por até 48 horas. Geralmente, ela não é continuada após a revascularização. A heparina pode estar associada a trombocitopenia leve e 1 a 5% dos pacientes apresentam trombocitopenia profunda mediada por anticorpos. Esses indivíduos geralmente foram expostos à heparina no passado e um diagnóstico conhecido de trombocitopenia induzida por heparina exige o uso de terapia antitrombina alternativa.

As HBPMs são fragmentos de heparina não fracionada que são mais previsíveis em sua atividade antitrombina e estão associadas a riscos reduzidos de trombocitopenia e complicações hemorrágicas. O fármaco deve ser evitado nos pacientes com histórico de trombocitopenia induzida por heparina. Os estudos clínicos de pacientes com IAMSSST mostraram superioridade da HBPM sobre a heparina não fracionada na redução do *endpoint* de morte ou IAM durante a hospitalização. A HBPM, seja enoxaparina ou dalteparina, é administrada por via subcutânea por até 8 dias após a hospitalização. Assim como a heparina não fracionada, a HBPM não é continuada após a revascularização. A dosagem de HBPM é baseada na função renal, na idade e no peso corporal. A HBPM tem ação prolongada e não pode ser revertida com protamina. A heparina não fracionada tem uma duração de ação mais curta e é reversível com a protamina, o que a torna o anticoagulante preferido para os pacientes que podem necessitar de CRM.

O fondaparinux é um inibidor seletivo do fator Xa que não induz trombocitopenia. Pode reduzir eventos isquêmicos em pacientes com IAMSSST e está associado a menor risco de sangramento do que o observado com a enoxaparina. Existe risco aumentado de trombose relacionada ao cateter em pacientes tratados com fondaparinux submetidos à angiografia coronariana. Este medicamento é reservado para os casos que serão manejados de forma não invasiva e nos quais haja maior risco de sangramento relacionado à heparina.

A bivalirudina, um inibidor direto da trombina, é uma alternativa à heparina para pacientes submetidos à ICP. É tão eficaz quanto a combinação de heparina e um inibidor da glicoproteína IIb/IIIa na redução do risco de complicações isquêmicas relacionadas à ICP, e está associada a um risco reduzido de sangramento pós-procedimento. A bivalirudina é utilizada preferencialmente nos pacientes com histórico de trombocitopenia induzida por heparina.

A terapia com estatina também é indicada em pacientes com IAMSSST na apresentação. As estatinas atuam para estabilizar a placa e melhorar a função endotelial. Esses medicamentos devem ser iniciados no momento da admissão no hospital e continuados após a alta. Há evidências de que altas doses de atorvastatina (80 mg/dia) administradas em pacientes com IAMSSST reduz o risco de eventos isquêmicos subsequentes.

A estratificação de risco é importante na avaliação adequada de pacientes com SCA. Os pacientes de baixo risco (idade < 75 anos, níveis normais de troponina, 0 a 2 fatores de risco TIMI) devem ser avaliados com testes não invasivos, seja ergométrico, seja farmacológico, antes da alta hospitalar. Aqueles cujos testes são positivos para isquemia devem ser considerados para angiografia coronariana pré-alta hospitalar. Essa abordagem leva ao uso seletivo de testes invasivos e a uma posterior revascularização. Os pacientes com perfis de SCA de alto risco (idade > 75 anos, níveis elevados de troponina, ≥ 3 fatores de risco TIMI) são candidatos à angiografia coronariana e, quando apropriado, à revascularização. A população de pacientes com SCA de alto risco terá menos eventos isquêmicos subsequentes quando abordada dessa maneira. A estratificação de risco ocorre precocemente após a admissão para possível SCA. Uma estratégia invasiva precoce (angiografia coronariana dentro de 24 horas após a admissão) para os pacientes de alto risco demonstrou reduzir o desfecho combinado de morte, infarto do miocárdio ou AVE em comparação com uma abordagem invasiva tardia. A ocorrência de insuficiência cardíaca aguda, hipotensão ou arritmias ventriculares em face de SCA leva a uma angiografia coronariana urgente para identificar os pacientes com anatomia coronariana de alto risco que requerem revascularização imediata (ver vídeo *Cardiac Cath*, http://www.heartsite.com/html/cardiac_cath.html).

A ACI sempre traz consigo um risco de complicações hemorrágicas que é, sem dúvida, aumentado pelo uso concomitante de terapias antiplaquetárias e de antitrombina potentes. Aqueles com risco aumentado para complicações hemorrágicas incluem os pacientes do sexo feminino, baixo peso corporal, DM, insuficiência renal, baixo hematócrito e HAS. Os riscos de sangramento e de complicações vasculares são menores com o cateterismo da artéria radial em comparação com a abordagem da artéria femoral ao custo de alguma dificuldade maior na manipulação do cateter. A utilização de uma abordagem radial está se tornando mais comum e é o método de acesso preferido por um grande número de cardiologistas intervencionistas.

Prognóstico

A extensão e a magnitude do infradesnivelamento do segmento ST observadas no ECG nos pacientes com IAMSSST prediz o risco de morte. Os pacientes que apresentam 2 mm ou mais de infradesnivelamento do segmento ST em múltiplas derivações têm uma taxa de mortalidade 10 vezes maior em 1 ano. O grau de elevação da troponina também identifica pacientes com risco aumentado de mortalidade durante o ano seguinte. Também foi observado que a medição combinada de troponina, PCR-as e peptídio natriurético tipo B (BNP, do inglês *B-type natriuretic peptide*) prediz um risco aumentado de mortalidade melhor do que qualquer biomarcador individual.

A prática atual reduziu significativamente o risco de morte dos pacientes com SCA na apresentação. A estratificação de risco com revascularização adequada e uso de terapia antiagregante plaquetária, estatinas e redução geral do fator de risco coronariano também contribui para essa diminuição do risco de morte. Enquanto o risco de morte imediata para pacientes com IAMSSST é menor do que para pacientes com IAMCSST (5% *versus* 7%), aqueles com IAMSSST são mais propensos a eventos coronarianos recorrentes. A taxa de mortalidade cumulativa para IAMCSST e IAMSSST é semelhante em 6 meses após a apresentação (12% *versus* 13%). O IAMSSST identifica uma população de pacientes com risco significativo de morte a longo prazo que precisa de uma atenção cuidadosa aos fatores de risco coronarianos modificáveis.

IAMSSST e complicações do IAM

Definição e epidemiologia

A isquemia miocárdica sustentada, independentemente de sua causa, pode resultar em necrose miocárdica subjacente à síndrome clínica do IAM. O IAM representa um espectro de necrose miocárdica que vai desde quantidades relativamente pequenas de músculo no caso de isquemia de demanda até o IAM subendocárdico mais extenso que caracteriza o IAMSSST e até os IAMs transmurais tipicamente grandes que comumente se manifestam como IAMCSST. A definição atualmente aceita de IAM abrange sua configuração e seu mecanismo clínico. O IAMCSST representa a faixa de IAMs grandes que quase sempre são causados pela oclusão total de uma artéria coronária epicárdica resultando em mionecrose transmural extensa (Figura 8.8). Em contraste, o IAMSSST reflete a oclusão coronariana subtotal que leva à mionecrose subendocárdica. Considerando que tanto o IAMSSST quanto o IAMCSST são fatais, seus diferentes mecanismos subjacentes exigem diferentes estratégias terapêuticas e afetam a urgência com que são aplicados.

Metade de todas as mortes nos EUA e nos países desenvolvidos estão relacionadas a doenças cardiovasculares. Nos EUA, há mais de 1 milhão de infartos não fatais ou fatais a cada ano. A DAC desempenha um papel em 360 mil mortes a cada ano e 110 mil mortes são causadas por IAM. Metade dos pacientes com IAM na apresentação morre na primeira hora após o início dos sintomas, antes que a terapia possa ser instituída. Dos 5 milhões de pacientes que chegam ao pronto-socorro com dor torácica, 1,3 milhão são internados no hospital com SCA. Nessa população de pacientes, o supradesnivelamento de ST no ECG ou o BRE indicam o diagnóstico de IAMCSST e a necessidade de intervenção imediata para abertura de uma artéria coronária ocluída. O IAMCSST é responsável por 30% de todos os IAMs, mas esse mecanismo de IAM está associado a maior risco de morte imediata, levando então à necessidade de intervenção terapêutica urgente.

Patologia

As placas coronarianas ricas em lipídios estão sujeitas a uma inflamação incitada pela resposta à oxidação do colesterol LDL dentro da placa. Uma sequência de eventos inflamatórios leva ao acúmulo de macrófagos e à elaboração de metaloproteinases que degradam o colágeno na capa fibrosa da placa. O afinamento da capa fibrosa torna a placa vulnerável à ruptura e à exposição do sangue a estímulos trombogênicos, o que resulta em agregação e ativação plaquetárias,

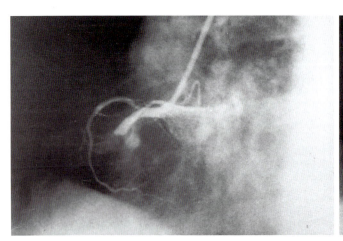 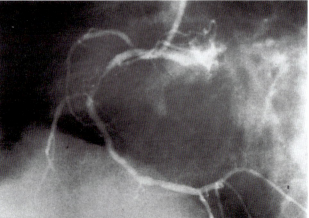

Figura 8.8 Angiograma da artéria coronária direita em paciente com infarto agudo do miocárdio inferior. O painel esquerdo demonstra uma oclusão total da artéria coronária direita. O painel direito mostra a restauração do fluxo 90 minutos após a administração intravenosa de ativador de plasminogênio tecidual.

geração de trombina e evolução de trombo à base de fibrina. Se a oclusão for total, ocorre isquemia miocárdica transmural e necrose, e o ECG demonstra supradesnivelamento do segmento ST. Em contraste, trombos parcialmente oclusivos podem resultar em angina instável ou IAMSSST (IAM subendocárdico). A existência de colaterais coronarianas pode limitar a extensão da isquemia e da necrose em qualquer cenário. Tanto o IAMCSST quanto o IAMSSST predispõem a arritmias e disfunção do VE. Considerando que a trombose coronariana é a causa da maioria dos IAMs, há pacientes que desenvolvem um IAM relacionado à embolização coronariana, ao espasmo coronariano, à vasculite, às anomalias coronarianas, à dissecção aórtica ou de uma artéria coronária, ou ao traumatismo.

Uma característica-chave da patologia do IAM é a sua natureza dependente do tempo. Estudos experimentais e clínicos documentaram que a oclusão coronariana leva à isquemia e à mionecrose "em ondas" do endocárdio ao epicárdio. A restauração do fluxo para o vaso dentro de 6 horas após a oclusão está associada à limitação do tamanho do infarto e a um efeito favorável no risco de mortalidade. O princípio da dependência do tempo do IAM leva à necessidade de reperfundir agressivamente as artérias coronárias ocluídas, e esta é a pedra angular da terapia atual para o IAMCSST.

Apresentação clínica

Os pacientes com IAM geralmente apresentam uma combinação de desconforto torácico, alterações no ECG (supradesnivelamento de ST em derivações contíguas ou BRE) e elevação de biomarcadores como CK-MB e troponina. A alta sensibilidade e a alta especificidade da troponina a tornaram o biomarcador preferido no diagnóstico de IAM. O desconforto torácico associado ao IAM é semelhante ao associado à angina de peito, mas é de natureza mais grave. Geralmente, ele é descrito como pressão subesternal, aperto ou plenitude estomacal. Os pacientes podem apresentar sintomas de desconforto que irradiam para o pescoço, mandíbula, um ou ambos os braços, ou dorso. Não é incomum que os pacientes com sintomas de IAM também apresentem náuseas, vômitos, sudorese, apreensão, dispneia ou fraqueza. Em contraste com a angina de peito associada à DAC estável, os sintomas agudos do IAM duram mais de 20 a 30 minutos (até horas).

Ocasionalmente, os pacientes só apresentam sintomas nas áreas não torácicas, geralmente associados à radiação. Até 20% deles, principalmente idosos e diabéticos, não apresentam o desconforto torácico típico na apresentação. O índice de suspeição de IAM deve ser alto nessas populações se o paciente apresentar fraqueza profunda, dispneia aguda ou edema pulmonar, náuseas, vômitos, arritmias ventriculares ou hipotensão. O diagnóstico diferencial para os pacientes com um desconforto torácico supostamente derivado de IAM agudo inclui dissecção aórtica, embolia pulmonar, dor na parede torácica, refluxo esofágico, pericardite aguda, pleurite e ataques de pânico. Dada a natureza de risco de vida da dissecção aórtica e da embolia pulmonar, esses diagnósticos devem sempre ser primordiais, juntamente com o IAM, nos pacientes com desconforto torácico.

Exame físico. Um exame abrangente deve ser realizado se houver suspeita de IAM. Deve ser dada atenção aos sinais vitais, pois os pacientes podem estar hipertensos ou hipotensos durante o curso de um IAM. Em alguns casos, como no IAM inferior, pode estar presente bradicardia profunda. A ausculta do coração pode revelar uma B_4. No caso de um IAM grande, o paciente pode apresentar sinais e sintomas de insuficiência cardíaca, tais como dispneia, estertores, pressão venosa central elevada e uma B_3. A insuficiência cardíaca grave pode levar a choque cardiogênico com hipotensão e vasoconstrição, fazendo com que as extremidades fiquem frias ao toque. Os pacientes com IAM também estão sujeitos a problemas mecânicos como a regurgitação mitral devida à disfunção do músculo papilar.

Eletrocardiograma. O ECG é uma ferramenta importante no diagnóstico do IAM. É observado na maioria dos pacientes com IAM o supradesnivelamento do segmento ST de 1 mm ou mais em derivações contíguas. O ECG inicial pode não ser diagnóstico, por isso é importante obter traçados seriados com um intervalo não superior a 20 minutos para detectar as alterações evolutivas características do IAMCSST. O primeiro estágio de apresentação do ECG é supradesnivelamento do segmento ST que subtende a região do coração afetada pela isquemia transmural. O infradesnivelamento do segmento ST pode estar presente em derivações opostas, e estas são denominadas alterações recíprocas (ver Capítulo 64, "Infarto Agudo do Miocárdio com Supradesnivelamento do Segmento ST e Complicações", em *Goldman-Cecil Medicina*, 26ª edição). A presença de alterações recíprocas pode indicar um IAM maior e mais ameaçador. À medida que o IAM progride, o supradesnivelamento do segmento ST dá lugar à inversão da onda T. Graus variados de resolução das alterações das ondas ST e T ocorrem ao longo do tempo, mas os pacientes com IAM transmural desenvolvem ondas Q patológicas nas derivações que subtendem o músculo infartado. Outras causas de supradesnivelamento do segmento ST incluem pericardite e um achado de repolarização crônica de "repolarização precoce". A presença de qualquer uma das causas de supradesnivelamento do segmento ST pode confundir o diagnóstico precoce de ECG de IAM.

Aproximadamente 30% dos IAMs originam-se da artéria coronária circunflexa na parede posterior do coração. Este tipo de IAM aparece no ECG como um infradesnivelamento do segmento ST precordial. O infradesnivelamento do segmento ST precordial deve levantar a suspeita de "IAM posterior verdadeiro", e eletrodos adicionais colocados da axila até o dorso podem revelar supradesnivelamento do segmento ST posterior. A ecocardiografia demonstrando hipocinesia posterior também é útil na discriminação de IAM posterior verdadeiro. O IAM de parede inferior por oclusão da artéria coronária direita também pode estar associado a infarto de VD se o ramo marginal agudo da artéria coronária direita estiver comprometido. O infarto de VD pode levar a alguns problemas de manejo desafiadores e seu diagnóstico é auxiliado pelo uso de derivações precordiais direitas para detectar o supradesnivelamento do segmento ST.

O BRE ou a estimulação ventricular podem mascarar o supradesnivelamento do segmento ST devido a IAM. Os pacientes com características clínicas de IAM que apresentam BRE (particularmente um BRE de aparecimento recente) devem ser considerados como portadores de um IAM com supradesnivelamento do segmento ST e tratados de acordo com esse diagnóstico. O bloqueio de ramo direito (BRD) não mascara o supradesnivelamento do segmento ST.

Diagnóstico diferencial

O diagnóstico de IAMCSST geralmente é simples e se baseia nos sintomas e achados do ECG, mas uma série de condições podem mimetizar o supradesnivelamento de ST do IAMCSST e confundir o diagnóstico. As alterações de ECG de repolarização precoce, a síndrome *takotsubo*, a miocardite aguda ou a pericardite podem ser difíceis ou impossíveis de distinguir daquelas de IAMCSST. Diante do supradesnivelamento do segmento ST e do desconforto torácico, pode ser necessária a realização de uma angiografia coronariana nos pacientes recentemente diagnosticados com outra condição que não o IAMCSST para que esse diagnóstico crucial não passe despercebido.

Teste diagnóstico. As troponinas cardíacas (cTnI e cTnT) são proteínas do sarcômero que, quando medidas no sangue, são específicas para lesão miocárdica. O nível de troponina torna-se elevado 2 a 4 horas após o início da lesão, e a elevação anormal pode persistir por até 2 semanas após o evento. O isômero CK-MB não é tão

Seção 2 Doenças Cardiovasculares

específico para lesão cardíaca quanto a troponina, mas ainda pode ser útil para documentar a presença de IAM. A CK-MB encontra-se elevada dentro de 4 horas após um IAM, mas desaparece mais rapidamente do que a troponina. No caso de troponina persistentemente elevada, um aumento mensurável na CK-MB pode anunciar outro episódio de necrose miocárdica. A insuficiência renal crônica está associada a elevações falso-positivas da troponina T, mais do que a troponina I. Além dos biomarcadores de lesão miocárdica, outros exames laboratoriais obtidos em pacientes com IAM incluem hemograma completo, química do sangue, painel lipídico, tempo de protrombina (TP) e tempo parcial de tromboplastina (TPT). A leucocitose é um achado comum no IAM, o que reflete a natureza inflamatória da necrose miocárdica.

No momento da admissão, são obtidas radiografias de tórax para avaliar a presença de edema pulmonar ou alargamento mediastinal suspeito de dissecção. A ecocardiografia é importante para delinear a extensão do IAM e avaliar a FE. Nos casos de ambiguidade diagnóstica, o uso precoce da ecocardiografia pode demonstrar a presença de anormalidades regionais da motilidade da parede compatíveis com IAM. A ecocardiografia com Doppler colorido também é útil no diagnóstico de complicações do IAM, tais como insuficiência mitral relacionada a infarto ou a comunicação interventricular (CIV), derrame pericárdico ou evidência de pseudoaneurisma como resultado de ruptura miocárdica. A ecocardiografia de acompanhamento nos meses após o IAM também pode revelar a recuperação da função do VE. Os exames de traçador de radionuclídeos não são úteis no diagnóstico de IAM. TC, RM cardíaca e ecocardiografia transesofágica são úteis no diagnóstico de dissecção aórtica quando há um aumento do índice de suspeição. A RM cardíaca também pode detectar miopericardite.

Tratamento

O IAMCSST é causado pela oclusão da artéria coronária epicárdica por trombo após a ruptura de uma placa vulnerável. O processo de necrose miocárdica é dependente do tempo; portanto, o diagnóstico e o tratamento do IAMCSST para a preservação do miocárdio devem ocorrer o mais rápido possível. Mais da metade das mortes ocorrem nos primeiros 60 minutos após o início dos sintomas, antes que o paciente possa ser levado para atendimento de emergência. Os pacientes geralmente demoram a procurar atendimento para os sintomas de IAM, apesar dos esforços para alertar o público sobre o risco de ignorar os sintomas de desconforto torácico. A equipe de emergência que atende pacientes com possível IAM começa a instituir a terapia inicial em campo. Os indivíduos são monitorados com ECG à procura de distúrbios do ritmo, tais como taquicardia ventricular (TV) ou fibrilação ventricular (FV), que exigem cardioversão ou desfibrilação imediata. O oxigênio é administrado por cânula nasal e é estabelecido um acesso intravenoso. É administrado AAS (162 a 325 mg) ao paciente, e também pode ser dada nitroglicerina sublingual na tentativa de aliviar o desconforto torácico. Alguns sistemas de resposta a emergências realizam ECG de 12 derivações e telemetria dos resultados para o departamento de emergência, o que permite o diagnóstico precoce de IAMCSST e a tomada de decisão imediata quanto às estratégias de revascularização.

Assim que o paciente chega ao pronto-socorro, um ECG, se ainda não estiver disponível, será realizado em 5 minutos. Se o ECG não for diagnóstico, um segundo exame é obtido no máximo 20 minutos após a apresentação. Um diagnóstico de IAMCSST desencadeia a tomada de decisão sobre as estratégias de reperfusão que são usadas pela instituição em particular (ver Capítulo 64, "Infarto Agudo do Miocárdio com Supradesnivelamento do Segmento ST e Complicações", em *Goldman-Cecil Medicina*, 26ª edição). Os hospitais com capacidade para realizar cateterismo cardíaco de emergência para fins de terapia de reperfusão possuem um sistema de resposta rápida estabelecido para ativar o laboratório de cateterismo para essa terapia de urgência. Há evidências de que a terapia primária com ICP para o IAMCSST é superior à terapia fibrinolítica, mas seu uso depende da disponibilidade oportuna de uma equipe de cateterismo bem treinada. A qualidade da ICP primária é representada por um tempo chamado de porta-balão de menos de 90 minutos. Da mesma forma, o padrão para a terapia fibrinolítica é um tempo porta-agulha inferior a 30 minutos. Independentemente do meio de reperfusão, é importante que o hospital que trata pacientes com IAMCSST tenha um protocolo estruturado para diagnóstico oportuno, tomada de decisão e início da terapia.

Além do AAS, o paciente deve receber uma dose de ataque de um inibidor de P2Y12 (ticagrelor 180 mg, clopidogrel 600 mg ou prasugrel 60 mg), supondo-se que ele será tratado com ICP primária. A heparina não fracionada na dose de 60 UI/kg deve ser administrada (não mais de 4.000 UI em bólus) com uma taxa de gotejamento de 12 UI/kg/hora (dose máxima de 1.000 UI/hora). A HBPM também pode ser usada (enoxaparina 30 mg IV em bólus com 1 mg/kg SC a cada 12 horas para pacientes com menos de 75 anos com função renal normal). Dependendo dos protocolos do laboratório de cateterismo, são administrados outros agentes, tais como os inibidores da glicoproteína IIb/IIIa ou a bivalirudina.

Os pacientes geralmente recebem nitroglicerina sublingual 0,4 mg (repetir a cada 5 minutos por não mais que três doses totais), o que geralmente ajuda a diminuir o desconforto torácico. A nitroglicerina intravenosa pode ser útil para o controle da dor persistente e da HAS, se presente. A morfina intravenosa (2 a 4 mg, repetida a cada 5 a 15 minutos conforme necessário) também é frequentemente usada para controle da dor. Embora não haja consenso sobre o uso da morfina na SCA, recentemente surgiram vários estudos que sugeriram um risco aumentado de mortalidade intra-hospitalar associado ao seu uso presumivelmente secundário à redução da atividade antiplaquetária dos inibidores de P2Y12. Betabloqueadores intravenosos como o metoprolol (bólus de 5 mg a cada 10 minutos para uma dose total de 15 mg) são indicados no tratamento do IAMCSST, mas devem ser evitados diante de insuficiência cardíaca, DPOC grave, hipotensão ou bradicardia. Os betabloqueadores (metoprolol, propranolol, atenolol, timolol e carvedilol) demonstraram reduzir significativamente o risco de IAM futuro e de mortalidade cardiovascular. A terapia com estatina, conforme mencionado para o IAMSSST, é recomendada para todos os pacientes com IAMCSST como sintoma inicial, independentemente de histórico de hipercolesterolemia. Outras medidas adjuvantes incluem repouso no leito nas primeiras 12 horas, oxigênio contínuo por cânula nasal com monitoramento de oxímetro de pulso, monitoramento contínuo do ritmo, agentes ansiolíticos conforme necessário e laxantes. A atropina é mantida em reserva para o tratamento de uma bradicardia hemodinamicamente significativa, que pode ocorrer no IAM de parede inferior.

A terapia com IECA também é importante para a sobrevida a longo prazo dos pacientes após um IAMCSST. Demonstrou-se que a terapia com IECA reduz a incidência de insuficiência cardíaca, IAM recorrente e mortalidade a longo prazo após IAMCSST. Os inibidores da ECA comumente usados para esse fim incluem lisinopril, captopril, enalapril e ramipril. A decisão de iniciar a terapia com um inibidor da ECA é direcionada pela tolerância do paciente. Os cuidados são necessários logo após o IAMCSST porque o paciente pode estar propenso à hipotensão relacionada à terapia com inibidores da ECA. Uma dose baixa deve ser administrada primeiro, com titulação gradualmente ascendente.

O bloqueio do receptor de aldosterona com eplerenona (25 a 50 mg/dia) reduz a mortalidade cardiovascular após IAM nos pacientes com insuficiência cardíaca e FE reduzida abaixo de 40% ou diabetes.

A espironolactona também reduz a mortalidade nos pacientes com insuficiência cardíaca e histórico remoto de IAM.

Terapia de reperfusão. Uma terapia de reperfusão oportuna, seja terapia trombolítica, seja ICP primária, é fundamental para limitar a extensão do IAM e reduzir os riscos de morbidade e mortalidade futuras. A ICP primária demonstrou ter vantagens sobre a terapia trombolítica, pois propicia perviedade imediata e a longo prazo dos vasos. A ICP primária depende da disponibilidade de instalações de cateterismo cardíaco e de pessoal para realizar o procedimento de reperfusão rapidamente (ver discussão anterior). Se o paciente não teve acesso a uma instalação de cateterismo por mais de 2 horas após a apresentação, a terapia trombolítica é uma alternativa razoável.

No randomizado e controlado por placebo Gruppo Italiano per lo Studio della Streptochinasi nell'Infarto (GISSI), a terapia trombolítica com estreptoquinase intravenosa comprovadamente reduziu o risco de morte em pacientes com IAMCSST se administrada logo após a apresentação. A natureza dependente do tempo da terapia também foi demonstrada, pois os pacientes tratados mais de 12 horas após o início dos sintomas não tiveram nenhum benefício mensurável da trombólise. A próxima geração de agentes trombolíticos, ativadores do plasminogênio recombinante do tipo tecidual (rt-PA), reduziu mais a mortalidade quando comparada com a estreptoquinase (taxa de mortalidade em 30 dias: 7,3% com estreptoquinase *versus* 6,3% com rt-PA). A vantagem do rt-PA parecia estar relacionada com a perviedade aumentada do vaso 90 minutos após a administração (80% com rt-PA *versus* 53 a 60% com estreptoquinase). As formas subsequentes de rt-PA, embora mais fáceis de administrar, não reduziram ainda mais a taxa de mortalidade. O principal atributo da terapia trombolítica é a facilidade de administração, mas há risco significativo (0,5 a 1%) de complicações hemorrágicas catastróficas na forma de hemorragia intracerebral. Idade superior a 75 anos, sexo feminino, HAS e uso concomitante de heparina aumentam o risco dessa complicação. No caso de fracasso da terapia trombolítica, pode ser realizada uma ICP de resgate.

A ICP primária demonstrou ser superior à terapia trombolítica com base em taxas de mortalidade geral mais baixas e risco reduzido de IAM não fatal recorrente. Ela também está associada a maiores taxas de perviedade do vaso e a baixo risco de hemorragia intracraniana. A ICP primária é frequentemente realizada por aspiração mecânica de trombo e colocação de *stent* coronariano. A angioplastia com balão pode ou não ser necessária durante este procedimento. Os pacientes devem receber um inibidor de P2Y12 antes do procedimento (ticagrelor 180 mg, clopidogrel 600 mg ou prasugrel 60 mg). Para aqueles que não podem tomar medicamentos orais cuja inibição plaquetária pode não estar em níveis terapêuticos no momento da colocação do *stent* ou para aqueles que correm alto risco de sangramento potencialmente fatal exigindo a interrupção da terapia antiagregante plaquetária, pode ser considerado o cangrelor (um inibidor de P2Y12 administrado em bólus IV de 30 mcg/kg seguido por infusão de 4 mcg/kg/minuto) devido ao seu rápido início e à compensação da inibição plaquetária.

Em um ensaio clínico de ICP primária, a bivalirudina demonstrou ser superior à anticoagulação baseada em heparina e glicoproteína IIb/IIIa com menor taxa de mortalidade pós-IAM e menos complicações hemorrágicas. Os centros que se dedicam à ICP primária como terapia preferencial provavelmente terão os melhores desfechos quando os médicos forem suficientemente qualificados e a instituição cuidar dessa população de pacientes regularmente. A ICP primária é a melhor opção para os pacientes em choque cardiogênico (nas 18 horas seguintes ao início do choque), para os pacientes com CRM prévia (oclusão do enxerto não é passível de trombólise) e para os pacientes com mais de 70 anos (conferindo risco reduzido de hemorragia intracerebral em comparação com trombólise).

Complicações do infarto agudo do miocárdio

Dor torácica recorrente

O IAM está associado a várias possíveis complicações relacionadas à extensão da lesão (Tabela 8.6). Os pacientes podem apresentar angina pós-infarto que pode refletir a reoclusão do vaso relacionado ao infarto. Isso pode ocorrer tanto em pacientes submetidos à ICP primária com colocação de *stent* (trombose de *stent*) ou trombólise. A angina pós-infarto geralmente requer cateterismo cardíaco para diagnóstico e tratamento adequados. Os pacientes com IAM transmural também correm risco de pericardite 2 a 4 dias após o evento. Esse diagnóstico geralmente é estabelecido pela natureza e o padrão do sintoma (piora com inspiração ou no decúbito dorsal, melhora com a posição sentada), que é diferente de sua apresentação inicial com IAM. Um evento menos comum é o desenvolvimento de pericardite devida à síndrome de Dressler até 10 semanas após o IAM. Este é provavelmente um fenômeno imunomediado. A pericardite é tratada com AAS ou antiinflamatórios não esteroides (AINEs).

Arritmias

O maior risco de arritmias ameaçadoras à vida ocorre durante as primeiras 24 a 48 horas após o início do IAM. O miocárdio isquêmico é suscetível à geração de arritmias, provavelmente com base na microrreentrada associada ao miocárdio isquêmico. O risco significativo de morte nas primeiras horas do IAM é amplamente atribuído a arritmias como FV ou TV. O risco de FV é de cerca de 3 a 5% nas primeiras horas do IAM e diminui ao longo de 24 a 48 horas. Um dos benefícios do monitoramento do ritmo durante as primeiras 48 horas após a apresentação é o pronto reconhecimento e tratamento das arritmias ventriculares potencialmente fatais.

Um ritmo idioventricular acelerado ocorre precocemente na evolução do IAM e pode estar associado à reperfusão. Essa arritmia é bem tolerada e não demanda terapia específica.

As arritmias ventriculares que ocorrem tardiamente (> 48 horas) após o IAM geralmente estão associadas a grandes infartos subjacentes e insuficiência cardíaca. Episódios tardios de FV ou TV pressagiam um prognóstico ruim. A terapia imediata para a FV é a desfibrilação elétrica. A TV que causa comprometimento hemodinâmico é tratada com cardioversão elétrica sincronizada. A terapia com betabloqueadores pode ajudar a suprimir arritmias nos pacientes propensos a elas, assim como o uso de amiodarona. A correção da isquemia residual também pode ajudar no controle de episódios de FV ou TV. Os pacientes com FV tardia ou TV hemodinamicamente significativa

---

Tabela 8.6 Complicações do infarto agudo do miocárdio.

Funcionais
Insuficiência ventricular esquerda
Insuficiência ventricular direita
Choque cardiogênico

Mecânicas
Ruptura de parede livre
Defeito do septo interventricular (comunicação interventricular [CIV])
Ruptura do músculo papilar com regurgitação mitral aguda

Elétricas
Bradiarritmias (BAV de primeiro, segundo e terceiro graus)
Taquiarritmias (supraventriculares, ventriculares)
Anormalidades de condução (bloqueios de ramo e fascicular)

BAV, bloqueio atrioventricular.

são candidatos a um cardioversor desfibrilador implantável (CDI). Um CDI também pode melhorar a sobrevida nos pacientes assintomáticos com FE persistentemente reduzida inferior a 30% em 40 dias após o IAM. A terapia com CDI também é indicada se a FE for inferior a 35% em 40 dias após o IAM em um paciente com insuficiência cardíaca sintomática.

A fibrilação atrial (FA) ocorre em 10 a 15% dos pacientes após um IAM. Aqueles mais propensos à FA incluem os pacientes com idade mais avançada, IAM de grandes dimensões, hipopotassemia, hipomagnesemia, hipoxia ou atividade simpática aumentada. O controle da frequência com betabloqueadores (p. ex., metoprolol), digoxina, bloqueadores dos canais de cálcio (p. ex., diltiazem) ou alguma combinação desses agentes é garantido, assim como o uso de heparina intravenosa para reduzir o risco de embolização sistêmica. A cardioversão é justificada quando o paciente apresenta frequência cardíaca muito alta que provoca isquemia, insuficiência cardíaca ou hipotensão. Às vezes, a amiodarona é usada para ajudar a manter o ritmo sinusal nos primeiros meses após a FA relacionada ao IAM.

Bradicardia sinusal ou BAV por aumento do tônus vagal é comum no IAM de parede inferior (30 a 40%). A reperfusão da artéria coronária direita pode estar associada a uma bradicardia importante (reflexo de Bezold-Jarisch). A atropina (0,5 a 1,5 mg IV) consegue reverter a bradicardia grave relacionada ao IAM de parede inferior. Em contraste, o bloqueio cardíaco e os ritmos de escape com complexo largo associados ao IAM de parede anterior sugerem um bloqueio abaixo do nó AV. Isso pode ser agravado pelo uso de atropina.

Graus avançados de BAV podem exigir a colocação de um marca-passo permanente. BAV intermitente de segundo ou terceiro grau associado a bloqueio de ramo ou BAV sintomático são também indicações para um marca-passo permanente. O BAV do tipo I (Wenckebach) geralmente não é persistente e raramente causa sintomas que justifiquem a implantação de um marca-passo permanente.

Insuficiência cardíaca e estados de baixo débito

O IAM envolvendo 20 a 25% do ventrículo esquerdo pode resultar em insuficiência cardíaca significativa manifestando-se com dispneia devida à congestão pulmonar e achados de disfunção do VE como uma B_3 ou uma B_4. O choque cardiogênico está associado à perda de 40% do miocárdio. Esta condição implica risco muito alto de morte. Na era do uso generalizado da terapia de reperfusão, a incidência de insuficiência cardíaca pós-IAM ou choque cardiogênico diminuiu. O uso precoce de terapias de reperfusão limita o tamanho do infarto e o risco de complicações relacionadas à insuficiência cardíaca. Quando ocorre insuficiência cardíaca aguda com IAM, as intervenções terapêuticas, incluindo oxigênio, morfina intravenosa e diuréticos, podem ajudar a estabilizar o paciente. A nitroglicerina também pode ajudar reduzindo a pré-carga elevada. A terapia de longo prazo para a insuficiência cardíaca relacionada à redução da FE após IAM inclui o uso de IECAs (ou BRAs); betabloqueadores apropriados; antagonistas do receptor de aldosterona, como eplerenona ou espironolactona; e diuréticos conforme necessário.

O ventrículo agudamente infartado precisa de pressão e volume de enchimento aumentados para otimizar seu desempenho. Os pacientes com IAM podem tornar-se relativamente depletados de líquido devido a náuseas, vômitos ou diminuição da ingestão de líquido, o que leva a redução do volume do VE e à queda do débito cardíaco. Isso pode se traduzir em uma hipotensão que é mais bem tratada pela infusão criteriosa de soluções intravenosas.

O IAM de parede inferior geralmente está associado a baixo risco de mortalidade uma vez que as primeiras horas propensas à arritmia tenham passado. A oclusão da artéria coronária direita e um ramo marginal agudo significativo podem levar ao infarto de ventrículo direito.

Aproximadamente 10 a 15% dos pacientes com IAM de parede inferior apresentam infarto de VD associado. Esta condição provoca um aumento significativo no risco de mortalidade (taxa de mortalidade intra-hospitalar: 25 a 30% *versus* < 6%). As características do infarto de VD incluem pressão venosa jugular elevada com sinal de Kussmaul e hipotensão. A função ventricular direita frequentemente se recupera, mas pode ser necessário administrar um volume suficiente para manter o débito cardíaco direito. O suporte inotrópico com dobutamina por um breve período é, às vezes, necessário, e devem ser evitados venodilatadores e diuréticos. O BAV de alto grau, que geralmente é transitório no IAM de parede inferior, pode piorar a hemodinâmica e exigir estimulação AV sequencial temporária. A FA pode não ser tolerada e exigir cardioversão.

Choque cardiogênico

O choque cardiogênico é uma síndrome clínica associada à perda significativa de miocárdio, que resulta em índice cardíaco reduzido (< 1,8 ℓ/min/m²) associado a pressões de enchimento do VE elevadas (pressão capilar pulmonar > 18 mmHg), provocando então hipotensão sistêmica e perfusão de órgãos reduzida. Este estado de choque está associado a taxas de mortalidade na faixa de 70 a 80%. O diagnóstico agressivo com monitoramento hemodinâmico, com suporte adequado com agente inotrópico e com suporte mecânico invasivo conforme indicado pode ajudar a estabilizar o paciente. O suporte circulatório mecânico inclui balão intra-aórtico (BIA), dispositivo de assistência ventricular (DAV) Impella® e oxigenação extracorpórea (ECMO, do inglês *extracorporeal membrane oxygenation*). Um benefício do BIA é que ele pode ser colocado rapidamente no laboratório de cateterismo para aumentar o débito cardíaco e o enchimento diastólico das artérias coronárias. A terapia com BIA é, na melhor das hipóteses, temporária, e a sobrevida do paciente depende da existência de fatores reversíveis, tais como isquemia que responda à revascularização ou correção de uma complicação mecânica do IAM (p. ex., regurgitação mitral ou CIV). A terapia com BIA não pode ser usada no caso de insuficiência aórtica significativa e pode não ser viável se houver doença vascular periférica significativa. Apesar do suporte hemodinâmico que fornece, o BIA nunca foi comprovado em um estudo randomizado em termos de redução da taxa de mortalidade e, portanto, seu uso é baseado na tomada de decisão do médico, e não no uso rotineiro. Alguns centros agora estão optando por níveis mais avançados de suporte em pacientes cujo estado é muito grave, o que inclui o Impella® ou a ECMO como uma ponte até a recuperação ou DAV/transplante em longo prazo.

Nos pacientes com choque cardiogênico secundário a IAM, é fundamental restabelecer a perfusão nas áreas afetadas do coração. Teorias mais recentes sugeriram que, em vez do "tempo porta-balão" enfatizado no IAMCSST, a ênfase em pacientes em choque deve ser obter melhora precoce na perfusão com suporte mecânico conforme necessário e, em seguida, abordar a revascularização. Se forem descobertas lesões em várias artérias coronárias em um paciente em choque, a lesão culpada deve ser tratada e as outras lesões de alto grau podem ser abordadas posteriormente.

Complicações mecânicas

As complicações mecânicas do IAM incluem regurgitação mitral (devido à disfunção ou ruptura isquêmica do músculo papilar), CIV, ruptura da parede livre e formação de aneurisma do VE. Essas complicações geralmente ocorrem durante a primeira semana após o IAM e são responsáveis por até 15% das mortes relacionadas a IAM. Um novo sopro, um início súbito de insuficiência cardíaca ou um colapso hemodinâmico também devem levantar a suspeita de uma complicação mecânica do IAM. Os pacientes que não foram reperfundidos ou foram reperfundidos tardiamente após o início do IAM correm maior risco dessas complicações. A ecocardiografia geralmente identifica a complicação mecânica, e a avaliação hemodinâmica com cateterismo cardíaco direito pode auxiliar no diagnóstico. Geralmente é necessária a correção cirúrgica do defeito.

A ruptura ou a disfunção do músculo papilar resultando em insuficiência mitral aguda grave resultam em insuficiência cardíaca grave e em até 75% de taxa mortalidade nas primeiras 24 horas após sua ocorrência. A redução da pós-carga com nitroprussiato intravenoso e o uso de BIA podem ajudar a estabilizar o paciente, mas o reparo ou a substituição cirúrgica da valva será necessário para fornecer alguma chance de sobrevida. A cirurgia está associada a um risco de morte de 25 a 50%, mas isso ainda é melhor do que o risco apenas com terapia clínica ou BIA.

Os pacientes idosos, sobretudo aqueles com HAS, são mais propensos à CIV relacionada a IAM. A terapia trombolítica também pode colocar os pacientes em risco para esta complicação. A CIV aguda com resultante desvio (*shunt*) esquerda-direita pode provocar uma substancial instabilidade hemodinâmica. Assim como na regurgitação mitral aguda, a redução da pós-carga e o BIA podem ajudar a estabilizar o paciente; mas, em última análise, o reparo cirúrgico será necessário. CIVs moderadas a grandes não são bem toleradas e estão associadas a risco significativo de morte. As CIVs relacionadas ao IAM de parede anterior podem oferecer melhor oportunidade para reparo cirúrgico do que aquelas resultantes do IAM de parede inferior. Alguns pacientes foram beneficiados pelo uso de dispositivos de fechamento percutâneo, o que pode oferecer uma oportunidade de retardar a cirurgia até que haja melhor cicatrização tecidual na área do infarto.

A ruptura da parede livre do VE é semelhante à CIV em termos de risco de ocorrência e patologia miocárdica subjacente. A ruptura da parede livre geralmente está associada à morte súbita por tamponamento cardíaco. Ocasionalmente, forma-se um pseudoaneurisma e o paciente pode ser tratado cirurgicamente.

Complicações tromboembólicas

Em anos anteriores, o tromboembolismo na forma de AVE cardioembólico ou embolia pulmonar contribuiu para 25% da taxa de mortalidade hospitalar pós-IAM, e eventos clínicos foram diagnosticados em 10% dos pacientes. O risco de tromboembolismo está ligado ao achado de coágulo mural no VE, o que é mais provavelmente encontrado no IAM de parede anterior com acinesia apical associada e trombose venosa profunda devida ao repouso prolongado no leito. Os métodos atuais de tratamento do IAM reduziram bastante o risco de tromboembolismo pós-IAM.

A terapia de reperfusão, quando aplicada em tempo hábil, resulta em IAM menos extenso e menor comprometimento da função do VE. Os pacientes com IAM de parede anterior submetidos à terapia de reperfusão são menos propensos a ter acinesia apical extensa, que propicia a ocorrência de trombo mural. Recomenda-se que os pacientes tratados para IAM façam um ecocardiograma para avaliar a função geral do VE; no caso de IAM de parede anterior, o trombo mural apical pode ser detectado pela ecocardiografia. Se houver trombo mural no VE, o paciente deve receber anticoagulação terapêutica com heparina não fracionada ou HBPM enquanto a anticoagulação oral com varfarina é iniciada. A terapia com varfarina deve ser continuada por 6 meses após o IAM quando o trombo mural apical do VE for detectado. A deambulação precoce após um IAM, juntamente com o uso de meias de compressão e da profilaxia com heparina subcutânea (não fracionada ou HBPM) para trombose venosa profunda, diminuiu bastante a ameaça de embolia pulmonar.

PROGNÓSTICO

Estratificação de risco após infarto agudo do miocárdio

A chave para entender o risco de um indivíduo para eventos coronarianos futuros ou morte relacionada ao IAM é uma avaliação completa dos fatores para esses riscos: capacidade funcional do VE e seu impacto na capacidade funcional clínica, isquemia miocárdica residual e arritmias cardíacas espontâneas ou induzidas por exercício físico. Avaliações adequadas antes da alta hospitalar fornecem uma visão abrangente do risco e do prognóstico do paciente.

Monitoramento eletrocardiográfico

Os pacientes são monitorados rotineiramente por sistemas de telemetria que captam eventos arrítmicos nas primeiras 48 horas após o IAM. Arritmias ventriculares tardias, como FV ou TV sustentada, identificam os pacientes que provavelmente se beneficiarão do CDI. Isto é particularmente verdadeiro se a FE for reduzida para menos de 40%. O CDI também é indicado para os pacientes com FE persistentemente reduzida (< 30%).

Cateterismo cardíaco e testes não invasivos

A estratificação de risco pré-alta pode envolver cateterismo cardíaco, teste de esforço submáximo (dias 4 a 6 antes da alta) ou teste de esforço máximo após a alta (em 2 a 6 semanas). A existência ou não de anatomia coronariana de alto risco é demonstrada para os pacientes submetidos à ICP primária no momento da apresentação. Muitos pacientes que receberam terapia trombolítica são submetidos à angiografia coronariana antes da alta para determinar a extensão e a gravidade da DAC subjacente, bem como as condições da lesão culpada. Se a angiografia coronariana não for realizada, é feito um teste de esforço submáximo pré-alta hospitalar (até 70% da frequência cardíaca máxima prevista) para identificar aqueles que correm risco aumentado de eventos isquêmicos coronarianos pós-alta. Os pacientes que se submetem a teste de esforço submáximo em vez de angiografia coronariana frequentemente fazem um teste de esforço máximo de acompanhamento 2 a 6 semanas após a alta hospitalar. Durante o teste de esforço, os resultados positivos que sugerem a necessidade de angiografia coronariana incluem angina induzida pelo exercício, alterações de isquemia do segmento ST (infradesnivelamento do segmento ST), hipotensão induzida pelo exercício, arritmias ventriculares induzidas pelo exercício e baixa capacidade funcional. A sensibilidade e a especificidade do teste de esforço após o IAM sao aprimoradas pelo uso de modalidades de imagem, tais como ecocardiografia de estresse ou cintigrafia. Tipicamente, todos os pacientes devem ter sua FE avaliada por ecocardiografia antes da alta hospitalar.

Prevenção secundária, educação do paciente e reabilitação

A meta da prevenção secundária é reduzir o risco de IAM recorrente e morte cardiovascular. A modificação do fator de risco é fundamental para a estratégia de prevenção secundária. Todos os pacientes devem ter seu perfil lipídico avaliado no momento da admissão, mas a terapia com estatina é necessária em pacientes com IAM na apresentação. O nível desejado de colesterol LDL deve ser inferior a 100 mg/dℓ, preferencialmente mais próximo de 70 mg/dℓ. O abandono do tabagismo é crucial porque consegue reduzir o risco de reinfarto e o tabagismo contínuo pode dobrar o risco de IAM recorrente ou morte no primeiro ano após o IAM. Programas estruturados de abandono do tabagismo e o uso de auxiliares farmacológicos (p. ex., adesivos ou gomas de nicotina, bupropiona, vareniclina) conseguem aumentar o sucesso dos esforços de abandono do tabagismo.

A terapia antiagregante plaquetária com AAS (75 a 162 mg/dia) é administrada indefinidamente em todos os pacientes após um IAM. Independentemente de a ICP primária ter sido realizada, os pacientes se beneficiarão do uso adicional de um inibidor de P2Y12 no primeiro ano após o IAM. Os pacientes que receberam *stent* durante a ICP primária devem continuar com clopidogrel 75 mg/dia, ticagrelor 90 mg duas vezes/dia ou prasugrel 10 mg/dia durante 1 ano. Existem alguns dados que sugerem que, se o paciente estiver tolerando bem a terapia antiagregante plaquetária dupla (TAPD) e seu risco de sangramento for baixo, pode haver um benefício adicional em continuar a TAPD por até 3 anos.

A anticoagulação é indicada para os pacientes com tromboembolismo sistêmico ou pulmonar, além de FA persistente ou paroxística, guiados pelo escore CHADS-2 (insuficiência cardíaca congestiva, HAS, idade $\geq$ 75 anos, DM e AVE). Os pacientes com alto risco de tromboembolismo após um IAM, como aqueles com baixa FE relacionada ao IAM de parede anterior, também podem ser considerados para anticoagulação profilática; no entanto, não há dados randomizados fortes para esta indicação.

A alta prevalência de pacientes com FA e a necessidade de colocação de *stent* criam um enigma envolvendo a necessidade de agentes anticoagulantes e antiagregantes plaquetários levando a um risco significativamente aumentado de sangramento. A varfarina (razão normalizada internacional [RNI]-alvo de 2 a 3) tem sido a escolha tradicional para a anticoagulação. Seu uso nos pacientes submetidos a implante de *stent* foi avaliado em vários ensaios clínicos, que apontaram que a terapia com varfarina e clopidogrel teve desfechos semelhantes para eventos isquêmicos ou embólicos em comparação com a "terapia tripla" (varfarina, clopidogrel e AAS), e proporcionou menor risco de sangramento. Desde então, novos medicamentos anticoagulantes foram desenvolvidos para a FA não valvar que mereceram sua própria série de ensaios, incluindo o inibidor da trombina dabigatrana e os inibidores diretos do fator Xa apixabana, edoxabana e rivaroxabana. Esses medicamentos também se mostraram efetivos quando combinados com clopidogrel com menor risco de sangramento em comparação com a terapia tripla. Nenhum dos estudos mencionados anteriormente utilizou outros inibidores de P2Y12 além do clopidogrel. Em última análise, a decisão sobre a duração e a composição da terapia antitrombótica dependerá do médico, mas ela deve ser baseada em uma avaliação do risco de sangramento e de isquemia do paciente.

Um IAM de parede anterior que resulta em lesão significativa do ventrículo com FE inferior a 40% coloca o paciente em risco de futura remodelagem negativa do ventrículo esquerdo e potencial insuficiência cardíaca. A terapia com IECA comprovadamente reduz o risco de remodelagem negativa e da ocorrência de insuficiência cardíaca nesses pacientes. Essa população de pacientes também apresenta redução no risco futuro de IAM recorrente com o uso de IECA. Esta observação não parece ser válida para pacientes com DAC estável. A terapia com um IECA (captopril, ramipril, lisinopril) é indicada para todos os pacientes após um IAM. O uso de um BRA (p. ex., valsartana, losartana) é razoável para os pacientes que não toleram a terapia com IECA. A eplerenona, um antagonista do receptor de aldosterona, é indicada (dose de 25 mg/dia, aumentada para 50 mg/dia) como terapia aditiva ao IECA ou ao BRA nos pacientes com IAM que apresentam redução da FE ($<$ 40%) ou DM. É necessário um monitoramento cuidadoso do potássio sérico após o início de eplerenona juntamente com IECA ou BRA.

A terapia com betabloqueadores reduz o risco de morte nos pacientes com redução da fração de ejeção após um IAM. Os betabloqueadores devem ser evitados quando os pacientes apresentam insuficiência cardíaca descompensada logo após o IAM ou quando existem outras contraindicações. Succinato de metoprolol (dose de 25 mg/dia que pode ser aumentada até 200 mg/dia) ou carvedilol (dose de 3,125 a 6,25 mg que pode ser aumentada até 25 mg 2 vezes/dia) devem ser iniciados em doses baixas, que são aumentadas de acordo com a tolerância do paciente. O valor dos betabloqueadores para os pacientes sem isquemia miocárdica residual, arritmias ou FE normal ainda não está claro.

Os nitratos, tanto a nitroglicerina sublingual de ação curta quanto as versões de ação prolongada, podem ser úteis no tratamento da angina estável. Os fármacos bloqueadores dos canais de cálcio devem ser evitados nos pacientes com FE reduzida ($<$ 40%). Em pacientes com FE normal, tanto o diltiazem quanto o verapamil podem ser úteis como substitutos em indivíduos intolerantes aos betabloqueadores quando for necessária terapia antianginosa ou controle de frequência para FA. O anlodipino, uma di-hidropiridina, pode ser um adjuvante útil para o controle da HAS ou para o tratamento da angina. Deve ser usado com cautela quando o paciente apresenta redução da FE.

Após um IAM, as mulheres devem se abster de iniciar a terapia hormonal com estrogênio ou com preparações de estrogênio/progesterona; esses agentes não diminuem o risco de IAM recorrente e aumentam o risco de eventos tromboembólicos. A manutenção de hormonoterapia em mulheres deve ser individualizada, e deve haver predisposição à descontinuação da terapia. Os pacientes diabéticos precisam de atenção ao seu grau de controle glicêmico, com meta de hemoglobina A_{1c} menor que 7%. Os suplementos vitamínicos não têm valor evidente na terapia de pacientes com IAM. Suplementos de óleo de peixe não parecem beneficiar pacientes que sofreram um IAM.

Orientação do paciente e reabilitação cardíaca

É importante iniciar a orientação dos pacientes logo após o IAM para que eles compreendam o valor das várias terapias clínicas prescritas e a necessidade de modificação dos fatores de risco. Os programas de reabilitação cardíaca são muito úteis na orientação permanente dos pacientes; reforçam mudanças positivas no estilo de vida e proporcionam treinamento físico no período pós-IAM. Esses programas não apenas orientam os pacientes, mas também os ajudam a recuperar a confiança em sua capacidade de realizar as tarefas da vida diária e outras atividades de que gostam. O acompanhamento médico precoce após a alta também é importante para garantir a estabilidade clínica e a tolerância à terapia medicamentosa, assim como para monitorar o progresso das mudanças no estilo de vida.

LEITURA SUGERIDA

Amsterdam EA, Wenger NK, Brindis RG, et al: 2014 AHA/ACC Guideline for the Management of Patients with Non–ST-Elevation Acute Coronary Syndromes, J Am Coll Cardiol 64(24):e139–e228, 2014.

Arnett DK, Blumenthal RS, Albert MA, et al.: 2019 ACC/AHA Guideline on the primary prevention of cardiovascular disease: A Report of the American College of Cardiology/American Heart Association Task Force on Clinical Practice Guidelines, Circulation 140:e596–e646, 2019.

Fihn SD, Gardin JM, Abrams J, et al.: 2012 ACCF/AHA/ACP/AATS/PCNA/SCAI/STS Guideline for the diagnosis and management of patients with stable ischemic heart disease: a report of the American College of Cardiology Foundation/American Heart Association Task Force on Practice Guidelines, and the American College of Physicians, American Association for Thoracic Surgery, Preventive Cardiovascular Nurses Association, Society for Cardiovascular Angiography And Interventions, and Society of Thoracic Surgeons, J Am Coll Cardiol 60:e44–e164, 2012.

Hillis LD, Smith PK, Anderson JL, et al.: 2011 ACCF/AHA Guideline for coronary artery bypass graft surgery: A report of the American College of Cardiology Foundation/American Heart Association Task Force on Practice Guidelines. Developed in collaboration with the American Association for Thoracic Surgery, Society of Cardiovascular Anesthesiologists, and Society of Thoracic Surgeons, J Am Coll Cardiol 58:e123–e210, 2011.

Levine GN, Bates ER, Bittl JA, et al.: 2016 ACC/AHA Guideline focused update on duration of dual antiplatelet therapy in patients with coronary artery disease, J Am Coll Cardiol 68(10):1082–1115, 2016.

Levine GN, Bates ER, Blankenship JC, et al.: 2011 ACCF/AHA/SCAI guideline for percutaneous coronary intervention: a report of the American College of Cardiology Foundation/American Heart Association Task Force on Practice Guidelines and the Society for Cardiovascular Angiography and Interventions, J Am Coll Cardiol 58:e44–e122, 2011.

Levine GN, Bates ER, Blankenship JC, et al.: 2015 ACC/AHA/SCAI focused update on primary percutaneous coronary intervention for patients with ST-elevation myocardial infarction, J Am Coll Cardiol 67(10):1235–1250, 2016.

O'Gara PT, Kushner FG, Ascheim DD, et al.: 2013 ACCF/AHA Guideline for the management of ST-elevation myocardial infarction: a report of the American College of Cardiology Foundation/American Heart Association Task Force on Practice Guidelines, J Am Coll Cardiol 61(4):e78–e140, 2013.

9

Arritmias Cardíacas

Marcie G. Berger, Jason C. Rubenstein, James A. Roth

ELETROFISIOLOGIA CELULAR BÁSICA

Os miócitos cardíacos mantêm ativamente um potencial de repouso da membrana (E_m) negativo por meio da distribuição diferencial de íons entre os compartimentos intracelular e extracelular; é um processo dependente de energia e baseado em canais iônicos, bombas e trocadores. Diferenças transmembrana em voltagem e concentração iônica criam forças elétricas e químicas que conduzem íons com carga elétrica para dentro e para fora das células.

O E_m dos miócitos cardíacos é controlado por íons potássio (K^+). O transporte ativo de K^+ pela bomba sódio-potássio adenosina trifosfatase (Na^+, K^+-ATPase) produz um gradiente iônico transmembrana, com a concentração intracelular de K^+ excedendo a concentração extracelular. Isso favorece o efluxo efetivo de K^+ das células, a favor do gradiente de concentração química, produzindo uma carga elétrica negativa em repouso dentro dos miócitos cardíacos. Desse modo, K^+ continua a fluir do compartimento intracelular para o extracelular até que a carga elétrica negativa intracelular contrabalanceie o gradiente de concentração transmembrana de K^+ em um potencial chamado *potencial de equilíbrio* para K^+. Esse potencial, no qual a corrente efetiva de K^+ é zero, está próximo do E_m de dos miócitos cardíacos não marca-passos. As células marca-passo (*i. e.*, células dos nós sinoatrial ou sinusal [SA] e atrioventricular [AV]) são caracterizadas por um E_m de -50 a -60 mV. O E_m dos miócitos atriais e ventriculares é tipicamente de -80 a -90 mV.

A despolarização de um miócito cardíaco até o potencial limiar desencadeia uma sequência de movimentos iônicos resultando em potencial de ação cardíaco (Figura 9.1). O potencial de ação é dividido em cinco fases. A fase 0 é a rápida despolarização de miócitos não marca-passos, resultante da rápida entrada de íons sódio (Na^+) através de canais rápidos de Na^+. Esses canais têm três estados conformacionais: fechado (estado de repouso), aberto (conduzindo corrente de Na^+) e inativado, no qual a recuperação é dependente da voltagem. A fase 1 é a repolarização parcial, rápida e precoce da célula mediada pelo efluxo de K^+. Durante a fase 2, a fase de platô, há um pequeno fluxo de corrente efetiva, com fluxo de íons cálcio (Ca^{2+}) para dentro equilibrado pelo fluxo de K^+ para fora.

Durante a fase 3, a repolarização é mediada por um aumento no efluxo de K^+ e um declínio no influxo de Ca^{2+}. A corrente repolarizante dominante é I_{Kr}, a corrente K^+ retificadora retardada de ativação rápida, um canal codificado pelo gene *KCNE2* (também chamado *HERG*). A corrente I_{Ks}, ou corrente K^+ do retificador tardio de ativação lenta, também contribui para a repolarização. A fase 3 determina em grande parte o período refratário celular. É importante ressaltar que o I_{Kr} é inibido por numerosos fármacos que prolongam a duração do potencial de ação.

A fase 4 é particularmente significativa em células marca-passo cardíacas porque ocorre despolarização lenta do potencial de membrana em repouso até o potencial limiar. O E_m, a taxa de despolarização espontânea da fase 4 e a taxa de despolarização da fase 0 diferenciam os miócitos cardíacos de resposta lenta dos de resposta rápida. As células de resposta lenta, localizadas no nó SA e no nó AV, normalmente exibem automaticidade ou despolarização espontânea durante a fase 4. O E_m em células de resposta lenta é menos negativo, e a corrente

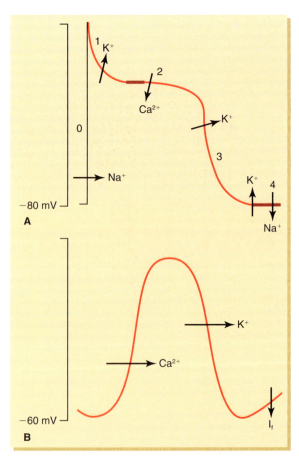

Figura 9.1 Base eletrofisiológica do potencial de ação celular cardíaco. **A.** Células de resposta rápida encontradas no miocárdio em funcionamento e no sistema especializado de condução infranodal mantêm um potencial de membrana de repouso fortemente negativo e um movimento ascendente de fase 0 rápido mediado pelo influxo rápido de sódio no início do potencial de ação. **B.** Em contraste, as células de resposta lenta encontradas no nó sinoatrial e no tecido do nó atrioventricular exibem potenciais de membrana em repouso menos negativos, aumentos mais lentos do potencial de ação dependente do canal de cálcio e despolarização da fase 4.

de Ca^{2+} medeia a despolarização da fase 0. A condução nessas células marca-passo é lenta e a recuperação da inativação depende do tempo. As células de resposta rápida encontradas nos miócitos atriais, miócitos ventriculares e no sistema His-Purkinje exibem despolarização de fase 4 lenta e normalmente não exibem automaticidade. Seu E_m é mais negativo, a corrente rápida de Na$^+$ conduz a despolarização rápida da fase 0 e condução rápida. A recuperação da inativação nessas células é dependente da voltagem.

O nó SA, normalmente, exibe a despolarização de fase 4 mais rápida. Outros tecidos cardíacos têm a capacidade de se despolarizar espontaneamente e marca-passos subsidiários podem assumir o controle quando as frequências sinusais diminuem e sob condições de automatismo aumentado. Tipicamente, o nó AV, localizado acima do anel AV, serve como marca-passo secundário do coração, com taxa espontânea de despolarização de 40 a 50 bpm. A automaticidade dos miócitos cardíacos aumenta quando a inclinação da despolarização da fase 4 aumenta, com um deslocamento dos potenciais limiares para valores mais negativos, ou na presença de potenciais diastólicos máximos mais positivos.

O nó SA é o marca-passo intrínseco primário, e a despolarização espontânea leva à geração de potencial de ação, com frequências normais de repouso de 60 a 100 bpm. A despolarização, então, se espalha pelos átrios até o nó AV, onde a condução diminui, introduzindo um atraso entre a ativação atrial e ventricular e, depois, para as fibras do sistema His-Purkinje, que se originam no nó AV com o feixe de His e se dividem para formar o ramo esquerdo e o ramo direito, conduzindo rapidamente a despolarização para o miocárdio ventricular. Os miócitos cardíacos são unidos por sinapses elétricas chamadas *junções comunicantes*, que permitem o fluxo de corrente intracelular de célula para célula.

Classificação de arritmias

Mecanicamente, as arritmias cardíacas podem ser amplamente divididas em distúrbios de formação de potencial de ação e distúrbios de condução de impulsos. Clinicamente, as arritmias são classificadas como bradicardias e taquicardias, com posterior categorização de acordo com a origem da arritmia. Essas informações são usadas para orientar as estratégias de avaliação e manejo.

Mecanismos eletrofisiológicos das arritmias

A *automaticidade* é uma função normal das células marca-passo, ocorrendo durante a despolarização da fase 4. *Automaticidade exacerbada* ocorre quando as células marca-passo despolarizam mais rápido devido a inclinação aumentada da despolarização da fase 4, desvio do potencial limiar para um valor mais negativo ou desvio do potencial diastólico máximo para um valor mais positivo. Essas alterações podem ocorrer com estimulação simpática. A automaticidade exacerbada pode ser normal (p. ex., taquicardia sinusal apropriada) ou anormal (p. ex., taquicardia sinusal inadequada). A despolarização espontânea que ocorre em miócitos cardíacos não marca-passos é chamada de *automaticidade anormal*. Condições como isquemia, anormalidades eletrolíticas e estimulação simpática podem provocar automaticidade anormal. Podem ocorrer despolarizações atriais e ventriculares prematuras (extrassístoles atriais e ventriculares), taquicardia atrial e taquicardia ventricular (TV).

Atividade deflagrada ocorre quando as despolarizações cardíacas secundárias são iniciadas por despolarizações anteriores. Se essas despolarizações secundárias atingirem o potencial limiar, podem gerar potenciais de ação durante ou imediatamente após a fase 3 do potencial de ação. As *pós-despolarizações precoces* (PDP) são observadas quando a despolarização deflagrada ocorre durante a fase 3 do potencial de ação. Incitadores de PDP incluem fármacos que prolongam o intervalo QT, hipopotassemia e bradicardia. Pacientes com síndrome congênita do QT longo (SQTL) são propensos a desenvolver PDP, resultando em *torsades de pointes* (TdP).[1]

Quando a atividade deflagrada ocorre durante a fase 4, ocorrem *pós-despolarizações tardias* (PDTs). As PDTs são exageradas em ritmos cardíacos rápidos e observadas com toxicidade por digoxina e estados de alto nível de catecolaminas, condições que estão associadas à sobrecarga de cálcio intracelular. Acredita-se que as PDTs sejam o principal mecanismo arrítmico subjacente à TV polimórfica catecolaminérgica (TVPC).

A *reentrada* é o mecanismo dominante subjacente às taquiarritmias clínicas. A reentrada descreve a reexcitação de uma região localizada do tecido cardíaco pelo mesmo impulso, exigindo vias de condução bifurcadas com diferentes velocidades e períodos refratários. Para possibilitar a reentrada, são necessários bloqueio unidirecional em uma via e condução lenta na outra. A reentrada é, ainda, categorizada como anatômica, circulando em torno de um obstáculo anatômico fixo ou funcional, na qual o centro inexcitável de um circuito reentrante não é fixo, mas funcionalmente refratário. A Figura 9.2 ilustra a reentrada como um

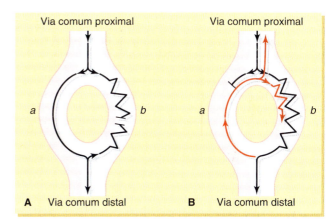

Figura 9.2 Mecanismo de reentrada. A reentrada exige duas vias distintas com refratariedade diferente e uma região de condução lenta. Uma via (*a*) tem condução rápida normal, mas um longo período refratário. A segunda via (*b*) tem condução lenta, mas um período refratário relativamente mais curto. Para iniciar a reentrada, é necessário que não haja condução anterógrada em uma via mas, depois, ocorra reativação retrógrada dessa via. Isso é chamado de *bloqueio unidirecional*. Um obstáculo fixo ou funcional precisa manter a separação das duas vias. Embora desenhado esquematicamente como uma alça circular, a anatomia dos circuitos é muitas vezes complexa e tortuosa e é diferente em distintos mecanismos de arritmia. **A.** Em ritmo normal, o circuito é ativado no sentido anterógrado em ambas as vias. No entanto, devido à condução lenta no ramo *b*, a ativação distal é mediada pela via *a*, mais rápida, que chega primeiro e pode ativar a via de condução lenta no sentido retrógrado. Essa condução retrógrada é eletrocardiograficamente oculta (invisível), colide com a frente de onda anterógrada, extingue-se e não resulta em taquicardia. **B.** A reentrada geralmente é iniciada por um batimento prematuro (extrassístole) originado independentemente do circuito. O batimento prematuro não consegue se propagar pelo ramo *a* de condução rápida devido à refratariedade diferencial dos dois ramos, mas é capaz de se propagar pela via *b* de condução lenta, na qual pode encontrar atraso substancial devido ao aumento do tempo de condução com a prematuridade (i. e., condução decremental), possibilitando a recuperação do ramo *a* de condução rápida previamente bloqueado. Isso possibilita que o ramo *a* de condução rápida atue como um caminho de retorno e para a reativação final da via *b* de condução lenta, iniciando a taquicardia de reentrada sustentada no circuito.

---

[1] N.R.T.: *Torsades de pointes* integra o grupo de taquiarritmias ventriculares polimórficas (caracterizadas por frequência ventricular > 100 bpm, com variações frequentes do eixo elétrico e/ou da morfologia do complexo QRS).

mecanismo arrítmico. As duas vias unem-se proximal e distalmente. A via A conduz rapidamente, mas tem um longo período refratário. A via B está conduzindo lentamente, mas tem um período refratário mais curto. Um impulso, normalmente cronometrado, entra nas duas vias pela via comum proximal, conduzindo rapidamente para A e lentamente para B. À medida que o impulso da via A atinge a via comum distal, enquanto continua distalmente, ele também pode girar para ativar B retrogradamente. Esse impulso colide com o impulso anterógrado de condução lenta na via B, extinguindo o impulso. No entanto, um estímulo suficientemente prematuro pode entrar na via comum proximal, encontrando a via A com seu longo período refratário inexcitável, viajando lentamente pela via B e, finalmente, atingindo a via comum distal. Devido à baixa velocidade de condução na via B, a via A pode não ser mais refratária e o impulso pode viajar retrógrado pela via A, potencialmente ativando repetidamente o circuito. A reentrada é o mecanismo mais comum de produção de taquicardia supraventricular (TSV) e TV.

Para uma discussão mais profunda sobre este tópico, ver Capítulo 55, "Princípios de Eletrofisiologia", em *Goldman-Cecil Medicina*, 26ª edição.

ABORDAGEM GERAL DE MANEJO

Procedimentos de diagnóstico

Eletrocardiografia

O eletrocardiograma (ECG) inicial de 12 derivações é essencial para a avaliação inicial de pacientes com sintomas arrítmicos. O ECG basal pode indicar doença cardíaca estrutural subjacente, com ondas Q ou complexos QRS fracionados sugerindo infarto agudo do miocárdio (IAM) prévio. Frequências SA lentas ou anormalidades na condução AV podem indicar suscetibilidade à bradicardia sintomática. As ondas delta confirmam a existência de uma via acessória e direcionam a avaliação dos sintomas arrítmicos para o diagnóstico da síndrome de Wolff-Parkinson-White (WPW) enquanto localizam a via acessória.

Evidências de miocardiopatias hereditárias e distúrbios do canal iônico cardíaco que predispõem à morte súbita podem ser detectadas em um ECG basal. Pacientes com displasia arritmogênica do ventrículo direito (VD) podem apresentar ondas épsilon e ondas T invertidas nas derivações precordiais direitas. O prolongamento ou encurtamento do intervalo QT pode indicar síndrome do QT longo congênita ou adquirida ou síndrome do QT curto, respectivamente. A síndrome de Brugada pode ser diagnosticada com base no supradesnivelamento do segmento ST nas derivações V_1 e V_2.

Um ECG de 12 derivações, obtido durante sintomas arrítmicos, pode estabelecer a causa dos sintomas de um paciente. O mecanismo específico subjacente à bradicardia e à taquicardia muitas vezes pode ser inferido a partir do ECG. A documentação da morfologia do complexo QRS durante a TV ou taquicardia mediada por via acessória em um ECG de 12 derivações ajuda a determinar o local de origem e guiar a ablação por cateter.

Monitoramento ambulatorial

Embora um ECG de 12 derivações obtido durante os sintomas arrítmicos seja o ideal, isso é difícil na prática devido à natureza transitória e intermitente desses sintomas. Dispositivos de registro ambulatorial possibilitam o monitoramento eletrocardiográfico por períodos mais longos para estabelecer correlações sintoma-ritmo.

Três tipos de dispositivos de monitoramento estão disponíveis. Os *monitores Holter* normalmente fornecem armazenamento contínuo de eletrogramas por 24 a 48 horas. O monitoramento Holter é útil para pacientes com sintomas frequentes. O registro abrangente de ritmo obtido durante esse período de amostragem fornece informações úteis sobre variabilidade da frequência cardíaca, controle de frequência com fibrilação atrial, carga de fibrilação atrial, arritmias assintomáticas e frequência de ectopia ventricular.

Monitores de eventos externos ou gravadores de alça, que podem ser usados por 30 dias, armazenam eletrogramas quando acionados pelos pacientes quando há sintomas. Além disso, os monitores de alça empregam algoritmos para detectar automaticamente taquicardia, bradicardia e fibrilação atrial. O armazenamento de episódios varia de segundos a minutos. Depois que os eventos são registrados, os pacientes transmitem os dados por telefone. Os gravadores de circuito externo destinam-se a identificar distúrbios do ritmo cardíaco subjacentes a sintomas pouco frequentes.

Para pacientes com sintomas de arritmia que ocorrem menos de uma vez por mês, os *gravadores de alça implantáveis* podem ser úteis. Esses pequenos dispositivos implantados em uma bolsa subcutânea no tórax esquerdo registram ECG disparados pelo paciente e autodisparados com base na frequência cardíaca e nos critérios de detecção de fibrilação atrial. Com uma longevidade de bateria prevista para 3 anos, os gravadores de alça implantáveis são valiosos para estabelecer a causa de síncope infrequente recorrente e sintomas arrítmicos. Gravadores de alça implantáveis, com uma sensibilidade relatada de 98% para detecção de fibrilação atrial, são úteis tanto para o manejo da fibrilação atrial quanto para a vigilância da fibrilação atrial no cenário de acidente vascular encefálico (AVE) criptogênico, resultando em maior utilização de anticoagulação oral adequada após o AVE.

Teste eletrofisiológico

Para realizar estudos eletrofisiológicos, cateteres temporários de estimulação transvenosa são posicionados em vários locais do coração, permitindo estimulação e registro de eletrogramas intracardíacos. Os cateteres são normalmente colocados no átrio direito, no VD, próximo ao feixe de His e no seio coronariano para registro e estimulação do átrio esquerdo. Estudos eletrofisiológicos podem definir o mecanismo das taquiarritmias e orientar a terapia. Em pacientes com IAM prévio, a indução de TV pode ajudar a determinar a suscetibilidade do paciente a arritmias potencialmente fatais e informar decisões sobre o implante do desfibrilador. O teste eletrofisiológico também pode avaliar a função do nó SA e a condução AV.

Terapia farmacológica

Os fármacos antiarrítmicos são tradicionalmente divididos de acordo com a classificação de Singh-Vaughan Williams, que categoriza os agentes com base em seu efeito fisiológico primário (Tabela 9.1). Quando esse sistema de classificação foi proposto pela primeira vez, o conhecimento dos mecanismos eletrofisiológicos era limitado. Embora seja atraente a simplicidade de categorizar fármacos antiarrítmicos de acordo com Singh-Vaughan Williams em classes I a IV, o sistema tem muitas limitações. No sistema de classificação híbrido, os agentes das classes I e III bloqueiam os canais iônicos e os fármacos das classes II e IV bloqueiam os receptores. Alguns fármacos "cruzam classes" e apresentam diversos mecanismos de ação. Existem medicamentos com ação antiarrítmica que são excluídos da classificação, como digitálicos e adenosina. O sistema categoriza os fármacos com base em seus efeitos eletrofisiológicos *in vitro* em tecidos cardíacos normais.

Os medicamentos antiarrítmicos disponíveis têm eficácia limitada e apresentam risco de eventos adversos, incluindo potencial pró-arrítmico. O conhecimento do metabolismo de substâncias, interações, efeitos eletrofisiológicos e efeitos colaterais é essencial. Certos antiarrítmicos podem suprimir a função sistólica do ventrículo esquerdo e

Capítulo 9 Arritmias Cardíacas

109

Tabela 9.1 Classificação Singh-Vaughan Williams de fármacos antiarrítmicos.

Classe	Efeito fisiológico[a]	Exemplos
I	Bloqueia os canais de sódio; reduz predominantemente a velocidade máxima da subida do potencial de ação (fase 0)	
IA	Bloqueio com potência intermediária	Quinidina, procainamida, disopiramida
IB	Bloqueio menos potente	Lidocaína, tocainida, mexiletina, fenitoína
IC	Bloqueio mais potente	Flecainida, propafenona, moricizina
II	Bloqueio do receptor beta-adrenérgico	Propranolol, metoprolol, atenolol
III	Bloqueio dos canais de potássio: prolonga predominantemente a duração do potencial de ação	Amiodarona, sotalol, bretílio, ibutilida, dofetilida, dronedarona
IV	Bloqueio dos canais de cálcio	Verapamil, diltiazem

[a]Vários agentes têm efeitos fisiológicos característicos de mais de uma classe.

podem afetar os limites de estimulação e desfibrilação. Com exceção dos betabloqueadores, nenhum dos antiarrítmicos demonstrou reduzir as taxas de mortalidade. De fato, o uso de agentes antiarrítmicos pode conferir um risco aumentado de mortalidade cardiovascular, principalmente em pacientes com insuficiência cardíaca. As Tabelas 9.2 e 9.3 resumem as principais características e efeitos colaterais dos fármacos antiarrítmicos comumente usados.

Agentes antiarrítmicos da classe I

Os fármacos antiarrítmicos da classe I incluem bloqueadores dos canais de sódio que se ligam aos canais de sódio rápidos em seus estados abertos e inativados e se dissociam dos canais de sódio durante seu estado de repouso. O bloqueio dos canais de sódio rápidos dependentes de voltagem retarda a despolarização da fase 0 e a velocidade de condução. Os agentes de classe I demonstram bloqueio dependente do uso e seu efeito é potencializado em frequências cardíacas mais

rápidas. A taxa de dissociação do fármaco dos canais de sódio durante a fase 4 do potencial de ação determina o grau em que esses agentes deprimem a velocidade de condução cardíaca.

Os agentes da *classe IA* têm uma taxa lenta de dissociação do fármaco dos canais de sódio, conferindo potência moderada. Além de bloquear os canais de sódio rápidos dependentes de voltagem, os fármacos da classe IA bloqueiam os canais de potássio retificadores tardios. Desaceleração da condução e prolongamento do potencial de ação são observados. Todos são antimuscarínicos, especialmente a disopiramida. As aplicações clínicas incluem TSV, FA, *flutter* atrial e TV. Em pacientes com *flutter* atrial e FA, os medicamentos da classe IA são vagolíticos. Eles podem melhorar a condução nodal AV e devem ser usados em conjunto com um betabloqueador ou bloqueador de canal de cálcio para evitar taxas de resposta ventricular descontroladas. A quinidina é pouco utilizada devido ao seu perfil de efeitos colaterais, incluindo diarreia, trombocitopenia e prolongamento do intervalo QT,

---

Tabela 9.2 Características selecionadas de fármacos antiarrítmicos.

Fármaco	Efeito no ECG de superfície	Efeito na função do VE	Interações medicamentosas importantes	Efeito nos limites de estimulação e desfibrilação	Principal rota de eliminação
Quinidina	Prolonga QRS e QT	Inotrópico negativo	Aumenta o nível de digoxina e o efeito da varfarina Cimetidina aumenta o nível de quinidina Fenobarbital, fenitoína e rifampicina diminuem o nível de quinidina	Aumenta LE e LD em altas doses	Fígado (CYP3A4) e rim
Procainamida	Prolonga PR, QRS e QT	Inotrópico negativo	Cimetidina, álcool e amiodarona aumentam o nível de procainamida	Aumenta LE em altas doses	Fígado e rim
Disopiramida	Prolonga QRS e QT	Inotrópico negativo	Fenobarbital, fenitoína e rifampicina diminuem o nível de disopiramida	Aumenta LE em altas doses	Fígado (CYP3A4) e rim
Lidocaína	Encurta o QT	Nenhum	Propranolol, metoprolol e cimetidina aumentam o nível de lidocaína	Aumenta LD	Fígado (CYP2D6)
Mexiletina	Encurta o QT	Nenhum	Aumenta o nível de teofilina Fenobarbital, fenitoína e rifampicina diminuem o nível de mexiletina	Vários efeitos	Fígado (CYP2D6)
Flecainida	Prolonga PR e QRS	Inotrópico negativo	Aumenta o nível de digoxina	Aumenta LE; efeito variável no LD	Fígado (CYP2D6) e rim
Propafenona	Prolonga PR e QRS	Inotrópico negativo	Aumenta os níveis de digoxina, teofilina e ciclosporina; aumenta o efeito da varfarina Fenobarbital, fenitoína e rifampicina diminuem o nível de propafenona Cimetidina e quinidina aumentam o nível de propafenona	Aumenta LE; efeito variável no LD	Fígado (CYP2D6)

(continua)

Seção 2 Doenças Cardiovasculares

Tabela 9.2 Características selecionadas de fármacos antiarrítmicos. (*continuação*)

Fármaco	Efeito no ECG de superfície	Efeito na função do VE	Interações medicamentosas importantes	Efeito nos limites de estimulação e desfibrilação	Principal rota de eliminação
Dronedarona	Prolonga PR e QT; diminui a frequência sinusal	Inotrópico negativo	Os inibidores do CYP3A4 (cetoconazol, claritromicina, bloqueadores dos canais de cálcio) aumentam os níveis de dronedarona; efeito aditivo com fármacos que prolongam o intervalo QT (macrolídios, antiarrítmicos das classes I e III) aumentando o risco de TdP; aumenta os níveis de dabigatrana	Pouco efeito	Fígado (CYP3A4)
Amiodarona	Prolonga PR e QT; diminui a frequência sinusal	Nenhum	Aumenta os níveis de digoxina e ciclosporina; aumenta o efeito da varfarina	Aumenta LD	Fígado (CYP3A4)
Sotalol	Prolonga PR e QT; diminui a frequência sinusal	Inotrópico negativo	Efeitos aditivos com outros betabloqueadores	Diminui LD	Rim
Ibutilida	Prolonga PR e QT	Nenhum	Efeito aditivo no prolongamento do intervalo QT com agentes antiarrítmicos classe IA e outros agentes antiarrítmicos classe III	Diminui LD	Fígado
Dofetilida	Prolonga QT	Nenhum	Verapamil, diltiazem, cimetidina e cetoconazol aumentam o nível de dofetilida	Diminui LD	Fígado e rim

ECG, Eletrocardiograma; *LD*, limiar de desfibrilação; *LE*, limiar de estimulação; *TdP*, *torsades de pointes*; *VE*, ventrículo esquerdo.

Tabela 9.3 Efeitos colaterais comuns de fármacos antiarrítmicos selecionados.

Fármaco	Efeitos colaterais principais
Quinidina	Náuseas, diarreia, cólicas abdominais Cinchonismo: diminuição da audição, zumbido, visão turva, delírio Erupção cutânea, trombocitopenia, anemia hemolítica Hipotensão, TdP (síncope de quinidina)
Procainamida	Síndrome do lúpus induzido por fármacos Náuseas, vômitos Erupção cutânea, febre, hipotensão, psicose, agranulocitose TdP
Disopiramida	Anticolinérgicos: boca seca, visão turva, constipação intestinal, retenção urinária, glaucoma de ângulo fechado Hipotensão, piora da insuficiência cardíaca
Lidocaína	SNC: tontura, dormência perioral, parestesias, alteração do nível de consciência, coma, convulsões
Mexiletina	Náuseas, vômitos SNC: tontura, tremor, parestesias, ataxia, confusão
Flecainida	SNC: visão turva, dor de cabeça, ataxia, tremor Insuficiência cardíaca congestiva, pró-arritmia ventricular
Propafenona	Náuseas, vômitos, constipação intestinal, gosto metálico dos alimentos Tonturas, cefaleias, exacerbação da asma, pró-arritmia ventricular
Betabloqueadores	Broncospasmo, bradicardia, fadiga, depressão, impotência Insuficiência cardíaca congestiva
Bloqueadores dos canais de cálcio	Insuficiência cardíaca congestiva, bradicardia, bloqueio cardíaco, constipação intestinal
Amiodarona	Agranulocitose, fibrose pulmonar, hepatopatia, hipertireoidismo ou hipotireoidismo, microdepósitos na córnea, coloração azulada da pele, náuseas, constipação intestinal, bradicardia, tremor, ataxia
Sotalol	O mesmo que betabloqueadores, TdP
Dronedarona	Diarreia, prolongamento do intervalo QT e TdP, morte, bradicardia, insuficiência cardíaca congestiva, lesão hepatocelular, doença pulmonar intersticial
Ibutilida	TdP
Dofetilida	TdP, cefaleia, tontura, diarreia

SNC, Sistema nervoso central; *TdP*, *torsades de pointes*.

desencadeando TV polimórfica. Os estudos clínicos destacam o risco pró-arrítmico e o aumento da mortalidade associados à terapia com quinidina. A procainamida, disponível como formulação intravenosa, apresenta um metabólito ativo *N*-acetilprocainamida (NAPA) e pode induzir uma síndrome reversível semelhante ao lúpus. A disopiramida, com sua potente atividade inotrópica negativa e antimuscarínica, tem sido usada para tratar a FA mediada pelo vago.

Os agentes da *classe IB* dissociam-se rapidamente dos canais de sódio durante a fase 4, proporcionando um bloqueio fraco dos canais de sódio. Seu papel terapêutico é restrito às arritmias ventriculares devido à falta de efeito no nó sinoatrial, nó AV e tecido atrial. A lidocaína administrada por via parenteral sofre substancial inativação hepática de primeira passagem. Esse fármaco é mais efetivo em tecido ventricular relativamente despolarizado devido à afinidade preferencial por canais de sódio inativados; ele é mais potente no tecido isquêmico. A mexiletina, disponível por via oral, tem metabolismo hepático mais lento e meia-vida mais longa que a lidocaína.

Os fármacos da *classe IC* são potentes bloqueadores rápidos dos canais de sódio com pouco efeito sobre a corrente de K^+. Esses agentes têm um papel na terapia de TSV e TV. Seu uso é relegado a pacientes sem doença coronariana ou cardiopatia estrutural significativa. O Cardiac Arrhythmia Suppression Trial comprovou que o uso de flecainida e moricizina para suprimir arritmias ventriculares após IAM aumentou as taxas de mortalidade. Esses agentes podem converter a fibrilação atrial em *flutter* atrial e retardar a condução atrial o suficiente para possibilitar a condução AV 1:1 durante o *flutter* atrial, exigindo o uso simultâneo de terapias de bloqueio do nó AV em pacientes com arritmias atriais. A flecainida está associada a broncospasmo, leucopenia, trombocitopenia e efeitos colaterais neurológicos. A flecainida, que inibe a liberação de Ca^{2+} do receptor de rianodina cardíaca do retículo sarcoplasmático, pode ser útil na terapia da TVPC. A propafenona tem efeitos betabloqueadores e pode causar agranulocitose, anemia e trombocitopenia.

Antiarrítmicos das classes II e IV

Antagonistas dos β-adrenorreceptores, os agentes da classe II, inibem a ativação simpática da automaticidade e condução cardíacas, resultando em desaceleração da frequência cardíaca, diminuição da velocidade de condução do nó AV e prolongamento do período refratário do nó AV. Os efeitos colaterais incluem bradicardia, hipotensão, exacerbação da doença reativa das vias respiratórias, fadiga, piora dos sintomas da doença vascular periférica e depressão. Os betabloqueadores têm diferentes meias-vidas, lipossolubilidades, vias de eliminação e especificidades para os receptores β_1 e β_2.

Os agentes da classe IV incluem os bloqueadores dos canais de cálcio não di hidropiridínicos. O bloqueio dos canais de cálcio do tipo L dependentes de voltagem diminui a velocidade de condução nodal AV, aumenta o período refratário do nó AV, diminui a automaticidade do nó SA e diminui a contratilidade miocárdica. Os bloqueadores dos canais de cálcio podem causar hipotensão, bradicardia e insuficiência cardíaca. As aplicações clínicas para esses agentes incluem controle de frequência para taquiarritmias atriais, término e supressão de TSV e TV cardíaca normal. Quando o paciente apresenta arritmias atriais com WPW subjacente, elas podem potencializar a condução da via acessória e devem ser evitadas.

Agentes antiarrítmicos da classe III

Os antiarrítmicos da classe III são um grupo heterogêneo de fármacos que bloqueiam as correntes retificadoras retardadas de potássio responsáveis pela fase 3 da repolarização cardíaca, prolongando a duração e o período refratário do potencial de ação cardíaco. Esses agentes demonstram dependência de uso reverso, com bloqueio mais potente dos canais de potássio em frequências cardíacas mais lentas. O prolongamento da duração do potencial de ação pode ser terapêutico ou pró-arrítmico (p. ex., TdP). Essa classe representa a categoria dominante de agentes antiarrítmicos em uso.

A *amiodarona* é um composto iodado disponível por via oral e parenteral. É absorvida lentamente após administração oral. Por se concentrar nos tecidos adiposos, a amiodarona tem grande volume de distribuição. Essa característica prolonga o tempo para atingir os níveis de equilíbrio dinâmico e resulta em meia-vida de eliminação longa, de aproximadamente 35 a 100 dias. A farmacologia da amiodarona é complexa, com atividade das classes I a IV, embora seu mecanismo terapêutico primário seja o prolongamento da duração do potencial de ação. É efetiva no tratamento de TSV e TV. É metabolizada pelo fígado e comprovadamente segura para uso em pacientes com insuficiência cardíaca congestiva (ICC). A amiodarona é comumente prescrita para arritmias atriais e ventriculares em pacientes com cardiopatia estrutural e insuficiência renal. A amiodarona é o único agente antiarrítmico a demonstrar melhora na sobrevida à admissão hospitalar após parada cardíaca. Esse achado levou à priorização da amiodarona no protocolo ACLS de TV/FV sem pulso. O uso crônico generalizado de amiodarona é limitado por efeitos colaterais significativos, que exigem a sua descontinuação em até 20% dos pacientes. Os efeitos adversos graves incluem fibrose pulmonar potencialmente irreversível, neuropatia óptica com consequente deficiência visual, hipertireoidismo e hepatotoxicidade grave. Efeitos adversos menos graves incluem hipotireoidismo, neurotoxicidade, maior sensibilidade à luz solar, prolongamento do intervalo QT e bradicardia.

O *sotalol* bloqueia os β-adrenorreceptores e os canais retificadores de K^+ tardios, diminuindo a automaticidade do nó SA, diminuindo a velocidade de condução AV e prolongando a repolarização. Trata efetivamente muitas arritmias ventriculares e supraventriculares.

A *dofetilida*, um agente seletivo de classe III usado principalmente para tratar arritmias atriais, bloqueia os canais de K^+ retificadores tardios para prolongar a duração do potencial de ação e os intervalos QT. O risco de TdP é de cerca de 1% em pacientes sem doença cardíaca estrutural, mas chega a 4,8% entre pacientes com ICC.

A *ibutilida*, um agente intravenoso de classe III, é usada para o término agudo de FA de início recente e *flutter* atrial. O risco de TV polimórfica com administração de ibutilida é de 8,3%.

A *dronedarona* é um medicamento de classe III disponível por via oral que demonstrou reduzir o risco de primeira hospitalização por eventos cardiovasculares ou morte por qualquer causa para pacientes em ritmo sinusal com história progressa de FA paroxística ou persistente. A dronedarona não pode ser usada em pacientes com fibrilação atrial permanente ou com insuficiência cardíaca de classe IV da New York Heart Association (NYHA), ou insuficiência cardíaca sintomática com descompensação recente porque aumenta o risco de morte cardiovascular nessas populações. Outros efeitos colaterais importantes da dronedarona são hepatotoxicidade grave, doença pulmonar intersticial, bradicardia e prolongamento do intervalo QT.

Outros agentes antiarrítmicos

O esquema de classificação de Singh-Vaughan Williams não descreve vários agentes comumente usados no manejo de arritmias cardíacas. A *adenosina* é um agente parenteral com meia-vida de eliminação de 1 a 6 segundos. O fármaco se liga aos receptores A1 para ativar os canais de K^+, diminuindo a duração do potencial de ação e os potenciais de membrana hiperpolarizantes nos átrios, nó SA e nó AV. Indiretamente, a adenosina bloqueia a ativação da adenilato ciclase estimulada por catecolaminas, diminuindo o cAMP e, consequentemente, diminuindo o influxo de Ca^{2+}. Usada clinicamente por sua capacidade de provocar bloqueio atrioventricular (BAV) transitório, a adenosina pode encerrar a TSV quando o nó AV contribui para o circuito reentrante. Ao retardar a condução atrioventricular, a adenosina também pode confirmar a taquicardia atrial subjacente ou *flutter* atrial quando o mecanismo da arritmia não é claro.

A *digoxina* inibe a Na$^+$, K$^+$-ATPase, aumentando as concentrações de Na$^+$ intracelular e estimulando o trocador de Na$^+$-Ca^{2+} a aumentar as concentrações de Ca^{2+} intracelular, sendo responsável por seu efeito inotrópico positivo. A digoxina também atua via sistema nervoso autônomo para aumentar o tônus vagal, diminuindo as frequências sinusais, encurtando o período refratário atrial e prolongando a condução AV. A digoxina é, portanto, usada para controle de frequência em pacientes com arritmias atriais. Excretada por via renal, a digoxina tem um alcance terapêutico estreito. A toxicidade da digoxina pode levar a BAV de alto grau, taquiarritmias, borramento visual, náuseas, tontura e hiperpotassemia grave.

Cardioversão e desfibrilação

A cardioversão e a desfibrilação por corrente contínua são a base da terapia aguda para taquiarritmias instáveis e desempenham um papel importante no término das taquiarritmias estáveis refratárias a medicamentos. TV e TSV organizadas podem ser encerradas por cardioversão sincronizada – aplicação de choque sincronizada com o complexo QRS – para restaurar o ritmo normal. A sincronização é fundamental para evitar a indução de FV ao fornecer energia durante o período refratário relativo do ciclo cardíaco. A desfibrilação envolve o fornecimento assíncrono de corrente elétrica para despolarizar a massa crítica do miocárdio e encerrar a FV. A desfibrilação bem-sucedida depende do tempo, com a probabilidade de sucesso diminuindo em aproximadamente 10% por minuto desde o início da fibrilação atrial.

A desfibrilação pode ser realizada internamente por meio de um cardioversor-desfibrilador implantável (CDI) ou externamente por meio de um desfibrilador externo automático (DEA). Os DEAs da geração atual usam formas de ondas bifásicas, alcançando maior eficácia no primeiro choque em comparação com dispositivos antigos que aplicam ondas monofásicas. Os CDIs, implantados em pacientes para prevenção primária e secundária de morte súbita cardíaca (MSC), administram choques de desfibrilação diretamente no endocárdio por meio de um eletrodo no VD. Como a aplicação de energia é direta, níveis de energia relativamente mais baixos (< 40 J) normalmente são eficazes.

Ablação

A ablação por cateter é importante na terapia de uma ampla gama de arritmias, como TSV, arritmias atriais e TV. A ascensão da ablação por cateter deriva em parte da baixa eficácia e dos perfis de efeitos colaterais dos fármacos antiarrítmicos disponíveis. Ablação por radiofrequência (*i. e.*, aplicação de energia de faixa de radiofrequência) e crioablação (*i. e.*, administração de temperaturas de congelamento, para produzir lesão celular e tecidual localizada) são comumente usadas.

Arritmias focais e reentrantes são definidas e localizadas, possibilitando a aplicação direcionada de energia de ablação para eliminar a taquiarritmia. A ablação está associada a taxas variadas de sucesso e complicações, dependendo do mecanismo e localização do foco arritmogênico. As taxas de cura para *flutter* atrial típico dependente do istmo cava-valva tricúspide, taquicardia por reentrada no nó AV (TRNAV) e taquicardias mediadas por via acessória excedem 95%, com baixas taxas de complicações de cerca de 2%. Embora seja uma importante opção terapêutica para fibrilação atrial e TV, as taxas de sucesso são menores e os riscos do procedimento são maiores.

Para uma discussão mais profunda sobre este tópico, ver Capítulo 56, "Abordagem ao Paciente com Suspeita de Arritmia", em *Goldman-Cecil Medicina*, 26ª edição.

BRADICARDIA

A bradicardia, definida como frequência cardíaca inferior a 60 bpm, pode ocorrer como consequência de adaptações fisiológicas ou patológicas. A bradicardia sempre resulta de falha da função do nó SA, de distúrbios da condução AV ou ambos os processos. Bradicardia ou pausas clinicamente significativas podem ser resultado de distúrbios autônomos, fármacos, doença crônica do sistema de condução intrínseca ou dano cardíaco agudo, como ocorre com endocardite ou IAM.

Sistema de condução normal: anatomia e fisiologia

Devido ao gradiente normal de automaticidade intrínseca, a frequência cardíaca, geralmente, é determinada pela automaticidade intrínseca do nó SA. O nó SA é um complexo de células que se estende da veia cava superior e ao longo da parede livre do átrio direito superior no sulco terminal. A irrigação provém da artéria do nó SA, que se origina da artéria coronária direita em 66% ou da artéria coronária esquerda em 34% dos pacientes.

A ativação prossegue pelo átrio direito até o nó AV, que está localizado no septo interatrial baixo adjacente ao anel tricúspide. O nó AV é uma estrutura complexa com pelo menos três inserções atriais preferenciais. A inserção atrial anterior tem um tempo de condução curto e geralmente determina o tempo de condução AV normal em ritmo sinusal. As inserções atriais posteriores direita e esquerda têm longos tempos de condução. Como normalmente não medeiam a condução AV nos humanos, são funcionalmente vestigiais. No entanto, as inserções posteriores de condução lenta tornam-se importantes na mediação da taquicardia supraventricular paroxística (TSVP). O nó AV é irrigado pela artéria do nó AV, que é suprida pela artéria coronária direita em 73% ou pela artéria coronária esquerda em 27% dos pacientes.

Após a entrada no nó AV, a condução prossegue para o feixe de His através do anel fibroso e ao longo do septo membranoso antes de se dividir em um ramo de Purkinje para a esquerda, o feixe esquerdo, que se ramifica sobre o endocárdio ventricular esquerdo, e um ramo para a direita, o direito, que também se ramifica sobre o endocárdio do VD. O ramo esquerdo pode ser lesionado proximalmente, resultando em bloqueio total do ramo esquerdo, ou lesionado mais distalmente em suas divisões anterior ou posterior, resultando em padrões de hemibloqueio fascicular.

Regulação autônoma normal da frequência cardíaca

A frequência cardíaca normal é consequência da modulação autônoma tônica e fásica da automaticidade intrínseca do nó SA. A frequência cardíaca intrínseca, na ausência de modulação autônoma, varia de 85 a 110 bpm e é um pouco mais rápida do que a frequência cardíaca normal em repouso. O fato de a frequência cardíaca normal ser mais lenta que a frequência intrínseca é consequência da dominância do tônus parassimpático sobre o tônus adrenérgico no estado de repouso.

Com base em uma revisão das gravações de Holter em uma população normal, a frequência cardíaca normal em repouso é de 46 a 93 bpm em homens e 51 a 95 bpm em mulheres. Valores de 50 a 90 bpm são considerados uma definição de trabalho clinicamente mais precisa da frequência cardíaca normal para adultos do que os tradicionais 60 a 100 bpm, comumente usados por consenso. No entanto, frequências cardíacas bem abaixo dessas estimativas podem ser observadas em pessoas normais, especialmente durante as horas de sono. Por essas razões, definir um valor de corte para bradicardia patológica, na ausência de sintomas, é problemático para um paciente saudável.

A frequência cardíaca máxima induzida pelo estresse ($FC_{máx}$) está relacionada à estimulação simpática máxima, acompanhada de retirada do tônus parassimpático. Isso é comumente estimado como $FC_{máx} = (220 - idade)$.

Disfunção do nó sinusal

A *síndrome do nó SA*, também chamada de *disfunção do nó SA*, é uma síndrome clínica comum cuja prevalência aumenta com a idade. A prevalência estimada é de 1 caso por 600 pacientes com mais de 65 anos e representa cerca de metade de todos os implantes de marca-passo. A disfunção do nó SA é consequência de dois processos distintos: falha da automaticidade intrínseca e falha na propagação dos impulsos do nó SA para o tecido atrial circundante, também referido como *bloqueio de saída do nó SA*.

A disfunção do nó SA manifesta-se clinicamente como um de vários padrões: bradicardia sinusal persistente ou episódica, incapacidade de aumentar adequadamente a frequência com exercício físico (*i. e.*, incompetência cronotrópica), pausas sinusais ou, comumente, uma combinação desses padrões. O nó SA está no topo de uma cascata de automaticidade e normalmente é apoiado por um mecanismo de escape juncional AV competente. Bradicardia grave e sintomas associados devido à disfunção do nó SA sempre implicam disfunção do nó sinusal e falha simultânea dos mecanismos de escape subsidiários normais. Se o mecanismo de escape for competente, mesmo que haja disfunção grave do nó SA, ela pode ser completamente assintomática, clinicamente bem tolerada e não exigir terapia específica.

Bradicardia sinusal em repouso

A bradicardia sinusal é frequentemente observada na prática clínica de rotina. A bradicardia sinusal modesta, na casa dos 40 anos nos homens e nos 50 anos nas mulheres, é normal e chamada de *bradicardia* apenas por causa da escolha convencional de 60 bpm como o limite inferior das frequências normais. Como não há uma frequência definida na qual a bradicardia sinusal possa ser rotulada como patológica, a disfunção patológica do nó SA é mais bem definida como bradicardia significativa associada a sintomas plausivelmente atribuíveis à bradicardia.

A bradicardia persistente moderada é frequentemente assintomática. Quando ocorrem, os sintomas são comumente inespecíficos, como fadiga, apatia ou dispneia, dificultando a atribuição dos sintomas à bradicardia de repouso. A bradicardia sinusal também pode exacerbar a ICC e limitar o uso efetivo da terapia com betabloqueadores, a base da terapia para insuficiência cardíaca, doença da artéria coronária (DAC) e taquiarritmias. Quando a bradicardia sinusal inadequada for persistente, especialmente quando houver sintomas graves e plausíveis, e causas alternativas de sintomas tiverem sido excluídas, o implante de marca-passo é aceitável. A bradicardia sinusal assintomática raramente deve ser tratada com estimulação, a menos que exista a previsão de que a terapia clínica agravará ainda mais a bradicardia.

Incompetência cronotrópica

O débito cardíaco durante o exercício é intensificado pelo aumento do volume sistólico e pelo aumento da frequência cardíaca. Se o aumento da frequência cardíaca com o exercício for inadequado, podem surgir sintomas de esforço como fadiga ou dispneia. Como no caso da bradicardia sinusal em repouso, a menos que seja grave, a atribuição dos sintomas à incompetência cronotrópica é difícil. Vários critérios para essa condição, que dependem da incapacidade de atingir uma fração definida da frequência cardíaca prevista para a idade ou da reserva de frequência cardíaca, foram propostos. Quanto à bradicardia sinusal em repouso, a decisão de implantar um marca-passo por incompetência cronotrópica é mais uma questão de julgamento do que de critério.

Pausas ou paradas sinusais

Uma falha abrupta da automaticidade do nó SA ou falha de propagação do nó SA para o átrio pode resultar em uma pausa na atividade atrial. As ondas P estão ausentes e, se tiverem duração adequada e não forem acompanhadas por um mecanismo de escape subsidiário competente, podem resultar em sintomas abruptos de tontura, pré-síncope ou síncope verdadeira. Pausas sinusais de menos de 3 segundos são comumente observadas em indivíduos normais, que raramente são sintomáticos. Pausas sinusais superiores a 3 segundos e que não ocorrem durante o sono são frequentemente patológicas e podem resultar em sintomas. Pausas sinusais associadas a sintomas simultâneos e documentação de pausas com duração igual ou superior a 3 segundos em pacientes com história pregressa de sintomas plausivelmente relacionados à bradicardia são indicações para terapia com marca-passo.

Bloqueio de saída sinoatrial

A disfunção do nó SA é frequentemente acompanhada por fibrose atrial significativa, que pode levar a bloqueio nos tecidos que circundam o complexo do nó SA e impedir a propagação para o tecido atrial. A bradicardia por disfunção do nó SA pode não resultar de uma falha de automaticidade, mas de falha de propagação do complexo do nó SA para o átrio. Como a atividade do nó SA não é diretamente aparente a partir do ECG de superfície, o diagnóstico é feito indiretamente pela observação da metade abrupta na frequência da onda P sinusal, seguida por retorno abrupto à frequência sinusal basal (Figuras 9.3 C e D). Embora outros padrões possam ser observados, o bloqueio de saída 2:1 é o mais comum. A terapia para o bloqueio da saída sinoatrial é idêntica à da bradicardia sinusal intermitente (discutida anteriormente).

Síndrome de bradicardia-taquicardia como consequência da disfunção do nó sinusal

A síndrome de *bradicardia-taquicardia* (bradi-taqui) refere-se a uma taquiarritmia clinicamente significativa, algumas vezes acompanhada de bradicardia clinicamente significativa. O termo pode gerar confusão porque o mecanismo da taquicardia muitas vezes não está relacionado ao mecanismo da bradicardia.

Essa síndrome manifesta-se mais comumente como arritmias atriais patológicas intermitentes, frequentemente fibrilação atrial intermitente com disfunção do nó SA concomitante resultando em pausas longas ou bradicardia sinusal sintomática quando o paciente está em ritmo sinusal. Uma manifestação típica dessa síndrome é um período prolongado de assistolia após o término da fibrilação atrial (Figura 9.3 E) devido à recuperação lenta da automaticidade do nó SA com pré-síncope ou síncope resultante.

A combinação de dois processos aparentemente independentes é, em parte, uma consequência da alta prevalência de fibrilação atrial e disfunção do nó SA em idosos, e a necessidade de usar fármacos potentes para diminuir a resposta ventricular durante a fibrilação atrial, resultando em disfunção secundária involuntária do nó SA entre os períodos de arritmias atriais. Esse tipo de síndrome de bradicardia-taquicardia representa uma forma importante de disfunção clínica do nó SA e é uma indicação comum para implante de marca-passo.

A disfunção do nó SA que causa bradicardia-taquicardia deve ser distinguida de uma forma comum e não relacionada de síndrome de bradicardia-taquicardia, que é caracterizada por fibrilação atrial crônica em vez de intermitente com períodos de respostas ventriculares rápidas e lentas. Essa condição é muitas vezes incorretamente referida como *síndrome do nó SA*; no entanto, nessa síndrome, o átrio apresenta fibrilação crônica, portanto, o nó SA não influencia a frequência cardíaca. A bradicardia, ou pausas prolongadas no contexto de fibrilação atrial crônica, é consequência de comprometimento da condução AV e não está relacionada à disfunção do nó SA.

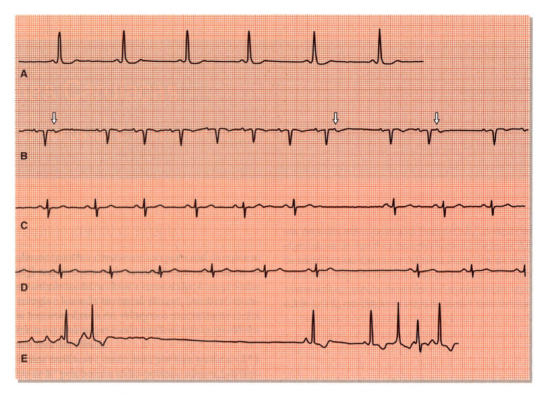

Figura 9.3 Disfunção do nó sinoatrial (SA). **A.** Bradicardia sinusal em paciente recebendo metoprolol. Essa bradicardia resulta da automaticidade normal diminuída do nó sinusal. **B.** Pausas relacionadas a contrações atriais prematuras (extrassístoles atriais) bloqueadas. As extrassístoles atriais bloqueadas são uma causa comum de pausas sinusais aparentes porque a extrassístole atrial pode ser precoce o suficiente para ser ocultada pela onda T da contração cardíaca anterior (*setas*). As pausas não são um sinal de disfunção do nó SA, mas sim uma resposta fisiológica a uma extrassístole atrial precoce acoplada. **C.** A pausa sinusal é um achado anormal que sugere doença do nó SA. A pausa é de exatamente dois ciclos sinusais e pode representar bloqueio de saída sinoatrial. **D.** Bloqueio de saída sinoatrial do tipo Wenckebach. Como é o caso com o intervalo RR que precede o bloqueio de Wenckebach do nó atrioventricular (AV), o encurtamento progressivo do intervalo PP precedendo uma duplicação na duração do ciclo sinusal provavelmente representa o bloqueio de saída de Wenckebach do tecido do nó AV para o átrio. **E.** Síndrome de bradicardia-taquicardia por disfunção do nó SA. Um episódio de fibrilação ou *flutter* atrial rapidamente conduzido termina e é seguido por um período prolongado de parada sinusal antes da recuperação do ritmo sinusal e recaída final da fibrilação atrial rapidamente conduzida. Essas pausas podem resultar em síncope ou quase síncope.

Distúrbios de condução atrioventricular

Os distúrbios de condução AV incluem distúrbios nos quais a relação AV fisiológica normal não é mantida devido ao atraso patológico na condução AV ou à perda intermitente ou completa da condução AV. O intervalo PR inclui três fases distintas de condução AV. Embora os componentes individuais da condução AV possam ser prontamente registrados por um cateter de feixe de His em um laboratório de eletrofisiologia, as características salientes dos distúrbios da condução AV geralmente podem ser elucidadas pela interpretação cuidadosa do ECG de superfície sem recorrer a técnicas invasivas de registro.

O tempo de condução atrial direita da área do nó SA onde a onda P começa até a região do nó AV ocupa uma primeira porção curta do intervalo PR e geralmente não dura mais que 30 milissegundos. Como o tempo de condução atrial é curto e não muda muito ao longo do tempo em determinado paciente, ele pode ser convenientemente ignorado ao avaliar a condução AV. A segunda porção do intervalo PR é o tempo de propagação através do nó AV, que normalmente é de 50 a 120 milissegundos. O último componente do intervalo PR é o tempo de propagação através do feixe de His e dos ramos do feixe, que é tipicamente de 30 a 55 milissegundos. Embora essa última porção, constituindo a condução His-Purkinje, seja curta, é o principal componente prognóstico da condução AV e, portanto, clinicamente importante. Como a última porção do intervalo PR é o tempo desde o início do feixe de His até o momento da ativação ventricular, é comumente referido como intervalo HV. Embora o intervalo HV não possa ser medido diretamente a partir do ECG de superfície, um bloqueio no sistema His-Purkinje pode ser inferido levando em conta as características que podem ser obtidas a partir da revisão do ECG de superfície.

Bloqueio atrioventricular de primeiro grau

O BAV de primeiro grau é definido como um intervalo PR superior a 0,2 segundo (200 milissegundos) na vigência de condução AV preservada (Figura 9.4 A). O bloqueio de primeiro grau implica um atraso de condução em um dos componentes da condução AV, geralmente no nível do nó AV ou sistema His-Purkinje (*i. e.*, sistema de condução infranodal). O bloqueio AV de primeiro grau geralmente é assintomático, mas é um sinal de doença do sistema de condução AV e pode ser uma pista diagnóstica para o mecanismo de sintomas eletrocardiográficos intermitentes não documentados em um paciente com síncope inexplicada.

Bloqueio atrioventricular de segundo grau

O BAV de segundo grau é definido como falha intermitente da condução AV com períodos intercalados de condução AV intacta. O BAV de segundo grau, como bradicardia sinusal e pausas, pode ser observado normalmente durante as horas de sono, bem como em atletas com alto tônus parassimpático. Isoladamente, não é uma indicação de doença do sistema de condução AV.

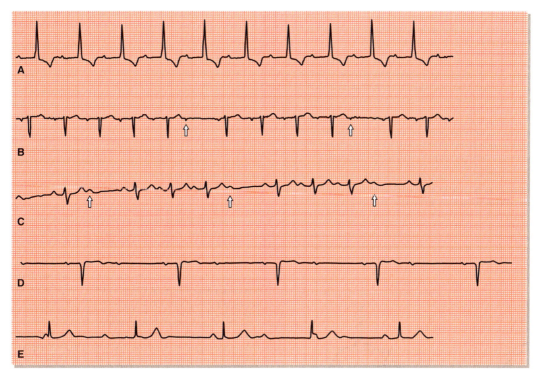

Figura 9.4 Bloqueio cardíaco. **A.** O bloqueio atrioventricular (BAV) de primeiro grau está associado à condução 1:1, mas em um intervalo PR prolongado superior a 200 milissegundos. **B.** BAV de segundo grau do tipo Mobitz I (Wenckebach). Observe o prolongamento progressivo do PR precedendo a onda P bloqueada (setas) seguido pela recuperação da condução com um intervalo PR mais curto antes da repetição do mesmo padrão. **C.** BAV de segundo grau do tipo Mobitz II. Observe que o intervalo PR não se prolonga no batimento anterior à onda P bloqueada (setas). **D.** BAV de segundo grau 2:1. Observe que todas as outras ondas P não conduzem. Como nunca há duas ondas P consecutivas conduzidas para avaliar a presença ou ausência de prolongamento progressivo, esse tipo de bloqueio não é Mobitz I nem Mobitz II. **E.** Bloqueio cardíaco completo com ritmo de escape juncional. Observe que a frequência atrial é mais rápida que a frequência ventricular e que há dissociação AV. O ritmo de escape QRS estreito implica um nível de bloqueio alto no sistema de condução próximo ao nó AV.

O bloqueio de segundo grau pode ser assintomático, pode estar associado a sintomas leves, como palpitações ou, se resultar em pausas prolongadas ou bradicardia persistente, pode causar sintomas hemodinâmicos, incluindo tontura, síncope e fadiga. O BAV de segundo grau no nível do nó AV geralmente é indolente e gradualmente progressivo. Devido aos mecanismos de escape juncionais estáveis associados à progressão para BAV completo no nível do nó AV, o BAV de segundo grau, nesse nível, tende a ter prognóstico benigno e, na ausência de sintomas, pode ser acompanhado com segurança sem intervenção.

O bloqueio de segundo grau no sistema de condução infranodal, que é composto pelo feixe de His e ramos do feixe, pode ser maligno com tendência a progredir de forma abrupta e imprevisível para graus mais elevados de BAV acompanhado por mecanismos de escape secundários instáveis ou ausentes. Após o paciente se tornar sintomático, o bloqueio infranodal pode progredir para bloqueio cardíaco completo e, em alguns casos, para morte súbita. Apesar de sua natureza maligna, a MSC raramente é atribuída ao bloqueio cardíaco completo, sugerindo que a maioria dos pacientes apresenta sintomas que permitem a intervenção antes da progressão para morte súbita.

Devido à profunda diferença na história natural do BAV de segundo grau no nó AV e no nível infranodal, a principal tarefa clínica na avaliação de pacientes com BAV de segundo grau é estabelecer o nível provável do bloqueio. O ECG de superfície e o padrão de bloqueio são bastante úteis nesses casos.

Bloqueio atrioventricular de segundo grau do tipo Mobitz I.

Também referido como bloqueio de Wenckebach, o *BAV de segundo grau do tipo Mobitz I* é um prolongamento progressivo do intervalo PR antes do desenvolvimento do BAV, geralmente por um ciclo seguido de recuperação da condução com retorno ao intervalo PR basal (Figura 9.4 B). Como o grau de prolongamento do intervalo PR é menor a cada batimento sucessivo antes do bloqueio, os intervalos RR podem, paradoxalmente, encurtar nos batimentos finais antes do bloqueio.

O BAV do tipo Mobitz I normalmente está associado a bloqueio no nível do nó AV; no entanto, esse padrão é observado em raros pacientes com doença infranodal avançada no feixe de His e nos seus ramos. Como o BAV do tipo Mobitz I geralmente ocorre no nível do nó AV, a condução infranodal é comumente normal e associada a um complexo QRS estreito conduzido. Em casos ambíguos, outros indícios podem ser úteis. Como a função do nó AV melhora com o exercício, o BAV do tipo Mobitz I tende a normalizar com a atividade e retornar em repouso. O BAV de segundo grau no nível do nó AV melhora com atropina e é exacerbado pela massagem do seio carotídeo. Se associado a períodos de BAV completo, um bloqueio no nível do nó AV está associado a um escape juncional com morfologia de complexo QRS semelhante à do ritmo sinusal conduzido. Em contrapartida, a observação de um escape de complexo largo diferente do QRS conduzido aponta para causas infranodais de bloqueio no sistema His-Purkinje. O bloqueio pode ser maligno (discutido posteriormente) e exigir o uso rápido de estimulação ventricular para prevenir bradicardia catastrófica.

Bloqueio atrioventricular de segundo grau Mobitz tipo II.

O *BAV de segundo grau do tipo Mobitz II* é uma falha intermitente da condução AV durante frequências atriais estáveis sem prolongamento PR antecedente e seguida de recuperação da condução AV (Figura 9.4 C). Acredita-se que o BAV do tipo Mobitz II seja sempre um sinal de bloqueio nos tecidos infranodais, incluindo o feixe de His e seus ramos. Enquanto o bloqueio infranodal pode raramente exibir a periodicidade Mobitz I (Wenckebach), o BAV no nível do nó AV não resulta em uma verdadeira periodicidade do BAV do tipo Mobitz II.

O achado de BAV do tipo Mobitz II é sempre motivo de preocupação. Embora possa resultar de bloqueio no feixe de His ou ramos subsidiários, o bloqueio no feixe de His acompanhado por complexo QRS estreito é incomum. Na prática, o BAV do tipo Mobitz II geralmente é precedido por bloqueio de ramo fixo. Acredita-se que tais padrões de bloqueio de ramo implicam doença dos próprios ramos do feixe de His à medida que se ramificam dentro dos ventrículos. No entanto, em muitos casos de bloqueio do ramo esquerdo, o processo da doença pode, na verdade, estar no feixe de His, afetando as fibras que, por fim, se estenderão para o ramo esquerdo. Independentemente do nível anatômico exato do bloqueio de ramo clínico, continua sendo uma boa regra clínica que a maioria dos pacientes com BAV do tipo Mobitz II também apresentará um padrão de bloqueio de ramo completo durante os períodos de condução entre os episódios de BAV de segundo grau.

Em casos ambíguos, outros indícios podem ser úteis. Como a função infranodal melhora relativamente pouco com o exercício, o bloqueio infranodal tende a piorar com o aumento da frequência cardíaca associada ao exercício ou estresse. A atropina não é útil para o bloqueio infranodal e, como propicia a aceleração das frequências sinusais, pode fazer com que o paciente evolua para graus mais elevados de BAV com consequente diminuição da frequência ventricular conduzida. As catecolaminas exógenas, como a infusão de isoproterenol, podem ser úteis de forma aguda, mas não são confiáveis. Devido ao seu potencial maligno, o BAV do tipo Mobitz II hemodinamicamente significativo deve ser tratado com estimulação precoce temporária ou permanente.

Bloqueios atrioventriculares 2:1 e de alto grau

O BAV 2:1 é uma falha de condução de todas as outras ondas P (Figura 9.4 D). Esse padrão é mais comumente visto com um bloqueio infranodal no feixe de His ou nos ramos do feixe. No entanto, o BAV 2:1 também pode ser observado na doença avançada do nó AV. Ele pode ser distinguido da forma infranodal mais comum de BAV 2:1 pela periodicidade típica de Mobitz I acompanhada por um complexo QRS geralmente estreito em outros momentos no mesmo paciente. Como duas ondas P conduzidas consecutivas não estão disponíveis para avaliar o padrão Mobitz, um BAV 2:1 não é verdadeiramente Mobitz I nem Mobitz II, embora seja comum na prática clínica descrever o BAV 2:1 como Mobitz II.

O BAV de alto grau é o BAV de segundo grau com falha de condução de duas ou mais ondas P consecutivas. Ele não é Mobitz I nem Mobitz II. Embora a periodicidade de Mobitz não possa ser atribuída, como outras formas de BAV de segundo grau, o nível de bloqueio deve ser estabelecido para avaliar o prognóstico e orientar a terapia. Nesse caso, os indícios auxiliares descritos para os BAV do tipo Mobitz permanecem úteis.

Bloqueio atrioventricular de terceiro grau

O BAV de terceiro grau ou BAV completo equivalente é uma falha completa da condução AV. Na configuração do ritmo sinusal subjacente, essa é uma frequência atrial mais rápida do que a frequência ventricular associada à dissociação AV (Figura 9.4 E); no entanto, quando o ritmo subjacente é fibrilação atrial, a definição de BAV completo não pode depender da demonstração de dissociação AV. Como a fibrilação atrial conduzida sempre resulta em uma resposta ventricular *irregular*, o achado de uma resposta ventricular *regular e lenta* durante fibrilação atrial implica um BAV completo associado.

Assim como no BAV de segundo grau, o nível do BAV de terceiro grau determina o comportamento clínico e o prognóstico do BAV completo. O BAV completo no nível do nó AV está associado a um escape juncional geralmente estável, com frequências entre 40 e 50 bpm e com um complexo QRS estreito. Se o paciente teve um bloqueio de ramo antes do BAV completo, um bloqueio no nível do nó AV está associado a um amplo escape de QRS, idêntico ao QRS conduzido antes do desenvolvimento de um bloqueio.

O BAV completo em nível infranodal está associado a um ritmo de escape ventricular amplo e lento, que muitas vezes é inferior a 40 bpm com complexo QRS diferente da morfologia conduzida antecedente. Infelizmente, os ritmos de escape infranodais podem estar totalmente ausentes, levando a assistolia e perda de consciência. Quando houver suspeita de BAV completo infranodal, independentemente da tolerância do ritmo de escape ventricular, a instituição imediata de estimulação ventricular temporária ou permanente será apropriada.

TAQUICARDIAS

Visão geral e classificação

As taquiarritmias são classificadas como arritmias supraventriculares e ventriculares. A TSV depende mecanicamente do átrio, do nó AV ou de ambos. Durante a TSV, a despolarização normal dos ventrículos pelo sistema His-Purkinje produz tipicamente uma taquicardia de complexo estreito. A TSV pode se manifestar como uma taquicardia de complexo largo no cenário de aberrância com bloqueio de ramo esquerdo ou bloqueio de ramo direito, ou condução anterógrada por uma via acessória, produzindo uma sequência anormal de ativação ventricular. As taquiarritmias ventriculares não dependem do átrio ou do nó AV; originam-se nos ventrículos, gerando uma taquicardia de complexo largo.

Taquicardias supraventriculares

As TSV podem ser categorizadas como taquicardia supraventricular paroxística (TSVP), taquicardia atrial focal, *flutter* atrial e fibrilação atrial. Esse esquema de classificação, que aborda o mecanismo arrítmico subjacente, a apresentação clínica e o prognóstico, orienta a avaliação e a terapia.

A TSVP geralmente se manifesta em pacientes jovens sem doença cardíaca estrutural. A síndrome TSVP é caracterizada por taquipalpitações recorrentes com início e término abruptos. A taquicardia atrial focal é mais frequentemente observada em pacientes com aumento atrial subjacente e doença cardíaca valvar. Fibrilação atrial e *flutter* atrial estão associados ao avanço da idade, hipertensão, doença cardíaca estrutural, diabetes, apneia obstrutiva do sono e doença pulmonar. Ao contrário da TSVP, a fibrilação atrial aumenta o risco de AVE, insuficiência cardíaca e morte.

Taquicardia supraventricular paroxística

A incidência de TSVP é de 35 casos por 100 mil pessoas/ano, com prevalência de 2,25 por mil pessoas/ano. Os pacientes relatam taquipalpitações recorrentes. Os sintomas associados podem incluir falta de ar, tontura, dor no peito e síncope. Dor torácica anginosa e infradesnivelamento isquêmico do segmento ST são comuns e estão relacionados ao aumento da demanda miocárdica de oxigênio associada à perda do tempo de perfusão coronariana diastólica normal. Esses achados não indicam necessariamente doença arterial coronariana subjacente e geralmente se resolvem com o término da taquicardia.

A TSVP geralmente ocorre independentemente da doença cardíaca estrutural e pode se manifestar em qualquer momento desde a infância até a idade avançada. A TSVP depende da reentrada que está localizada no nó AV em aproximadamente 60% dos casos e usa uma via acessória oculta ou manifesta em 40%. A menos que uma onda delta indicativa de WPW seja identificada, o mecanismo subjacente da TSVP pode não ser aparente na apresentação clínica inicial.

Um ECG obtido durante a TSVP pode fornecer pistas úteis para estabelecer o diagnóstico e orientar o manejo. A relação AV deve ser avaliada durante a taquicardia. Ao verificar a relação da onda P com o complexo QRS anterior, é possível classificar a TSVP como uma *taquicardia de RP curto* ou uma *taquicardia de RP longo*. Taquicardias de RP curtos demonstram um padrão de RP curto com ondas P incorporadas ou ocorrendo imediatamente após o complexo QRS anterior. As taquicardias RP curtas ocorrem com TSV reentrante quando o tempo de condução AV retrógrada é menor que o tempo de condução AV anterógrada. Esse padrão é observado nas duas formas mais comuns de TVP: taquicardia de reentrada nodal AV típica e taquicardia AV recíproca relacionada a uma via acessória.

As taquicardias RP longas são caracterizadas por um intervalo RP maior que o próximo intervalo PR durante a taquicardia. Esse padrão ocorre quando o tempo de condução AV retrógrada nas arritmias reentrantes é longo devido a uma via retrógrada de condução lenta durante a taquicardia. A reentrada atípica do nó AV, na qual a condução retrógrada ocorre ao longo da via nodal AV lenta, é o exemplo mais comum de taquicardia por reentrada de PR longo.

Taquicardia por reentrada nodal atrioventricular. TRNAV é o tipo mais comum de TSVP. O mecanismo arrítmico depende de duas vias distintas no nó AV: uma via de condução lenta com um período refratário efetivo curto (*i. e.*, via lenta) e uma via de condução rápida com um período refratário mais longo (*i. e.*, via rápida). A via rápida está localizada anteriormente próxima ao feixe de His, e a via lenta, posteriormente, próxima ao óstio do seio coronariano. Embora as vias duplas sejam uma característica comum do nó AV, os pacientes com taquicardia clínica têm uma condução de via lenta mais robusta.

A taquicardia é mais comumente desencadeada por uma extrassístole atrial que bloqueia a via rápida devido ao seu período refratário prolongado e conduz lentamente anterógrada pela via lenta, produzindo um intervalo PR longo no ECG. Ao atingir a via comum distal na qual as entradas rápidas e lentas no nó AV se encontram, se a via rápida não for mais refratária, o impulso pode penetrar na via rápida em direção retrógrada e ativar rapidamente o átrio, produzindo um intervalo PR curto e reiniciando a reentrada pela via lenta e pela via rápida. Em um típico TRNAV lento-rápido, o intervalo PR é tão curto que a onda P é frequentemente enterrada no complexo QRS anterior (Figura 9.5 A).

TRNAV rápida-lenta atípica pode ocorrer com condução anterógrada na via rápida e condução retrógrada na via lenta. Essa forma de TRNAV é incomum e produz um padrão PR longo no ECG com ondas P retrógradas profundamente invertidas nas derivações II, III e aVF.

As manobras vagais causam BAV temporário e podem encerrar a TRNAV sustentada. Alternativamente, a adenosina intravenosa é uma terapia aguda bastante efetiva. A necessidade de terapia crônica ou definitiva é determinada pelos sintomas, pela frequência de arritmias e pela preferência do paciente. A ablação por cateter da via lenta na parte posterior do nó AV é extremamente bem-sucedida, eliminando a TRNAV com taxa de sucesso superior a 95% e baixo risco de complicações. A terapia medicamentosa com betabloqueadores e bloqueadores dos canais de cálcio direcionados ao nó AV pode ser útil para a supressão crônica. Ocasionalmente, antiarrítmicos das classes IC e III são necessários. A TRNAV deve ser facilmente distinguida da taquicardia juncional automática, com um ritmo complexo estreito, rápido e irregular tipicamente demonstrando dissociação AV (Figura 9.5 B).

Taquicardia atrioventricular recíproca e síndromes de pré-excitação. Fibras musculares extranodais anômalas congênitas ou vias acessórias podem surgir como consequência do desenvolvimento incompleto do anel AV. Essas vias são geralmente observadas em pacientes com corações anatomicamente normais, embora as vias acessórias do lado direito estejam, em raros casos, associadas a anomalia de Ebstein e vias acessórias do lado esquerdo com miocardiopatia hipertrófica.

As vias acessórias, ou vias de desvio, fazem condução anterógrada, retrógrada ou bidirecional. Elas geralmente não demonstram a condução decremental ou a condução lenta com estimulação cada vez mais frequente que caracteriza o nó AV. Vias acessórias capazes de condução anterógrada produzem ativação precoce do ventrículo em ritmo sinusal porque a condução pela via acessória supera a condução pelo nó AV. A condução AV relativamente rápida produz um intervalo PR encurtado e a ativação ventricular excêntrica, ao longo da via, retarda o início do complexo QRS, resultando em uma onda delta (Figura 9.5 C). Se a via acessória for capaz apenas de condução retrógrada, o ECG basal em ritmo sinusal não mostra evidências de uma via acessória e a conexão AV extranodal é chamada de *oculta*.

Intervalos PR curtos durante o ritmo sinusal também são observados em pacientes com síndrome de Lown-Ganong-Levine. Esses pacientes têm um complexo QRS de aparência normal sem uma onda delta porque a ativação ventricular ocorre por meio do sistema His-Purkinje (Figura 9.5 D).

Quer as vias acessórias estejam ocultas ou manifestas, a arritmia associada mais comum é a *taquicardia ortodrômica por reentrada AV* (TRAV). A taquicardia é mediada pela condução anterógrada pelo nó AV até o ventrículo, subsequente condução retrógrada pela via acessória para ativar o átrio e, então, anterógrada novamente pelo nó AV. Como os ventrículos são ativados durante a taquicardia exclusivamente sobre o nó AV, a taquicardia resultante é tipicamente um complexo estreito, a menos que ocorra aberrância (Figura 9.5 E). Um padrão de RP curto é observado no ECG, embora o RP seja um pouco mais longo do que o comumente observado em uma TRNAV típica. Como os átrios e os ventrículos constituem porções do circuito reentrante, a taquicardia depende da condução AV 1:1.

Menos frequentemente, a *taquicardia por reentrada AV antidrômica* é vista em pacientes com vias acessórias capazes de condução anterógrada. A via acessória fornece o ramo anterógrado do circuito reentrante, e o nó AV serve como via retrógrada, resultando em uma taquicardia de QRS largo devido à pré-excitação completa dos ventrículos ou ativação dos ventrículos inteiramente sobre a via acessória.

Considerações especiais para pacientes com taquicardia supraventricular e ondas delta em ritmo sinusal. Pacientes assintomáticos podem ter ondas delta no ECG, o que é chamado de *padrão WPW*. A prevalência do padrão WPW na população geral é de aproximadamente 1 caso por 1.000 pessoas. As vias acessórias podem ser mal conduzidas e menos propensas a promover taquicardia, sendo responsáveis pela ausência de sintomas. Esses pacientes têm um prognóstico favorável, principalmente se a cessação espontânea e abrupta da pré-excitação do ECG (onda delta) ocorrer com o exercício ou durante o monitoramento ambulatorial. Em muitos casos, nenhuma terapia específica é necessária para pacientes assintomáticos.

Pacientes jovens assintomáticos que participam de atividades de alto risco com padrão WPW podem ser submetidos a testes eletrofisiológicos invasivos para estratificação de risco. Pacientes com ondas delta demonstrando TSV clínica ou sintomas arrítmicos sugestivos são considerados portadores da síndrome de WPW, e testes eletrofisiológicos invasivos são normalmente recomendados nesses pacientes. Testes invasivos ajudam a estratificar o risco de morte súbita cardíaca.

A ablação curativa é muito efetiva, com taxa de sucesso de 95%, e apresenta baixo risco de complicações do procedimento. A terapia

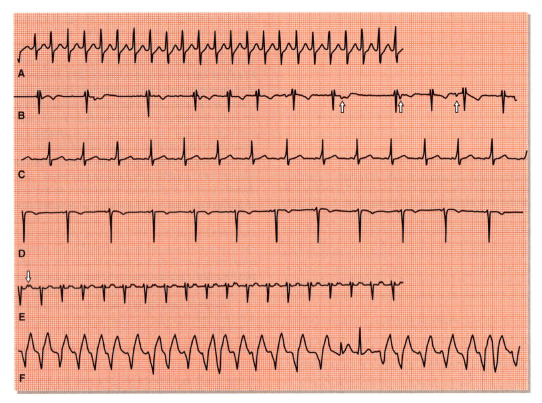

Figura 9.5 Distúrbios do ritmo nodal (juncional) atrioventricular (AV). **A.** Taquicardia supraventricular. A falta de ondas P visíveis durante a taquicardia sugere que elas estão ocultas no complexo QRS, um padrão indicativo de taquicardia por reentrada nodal AV subjacente. **B.** Taquicardia juncional automática. Observe a dissociação AV durante a taquicardia. As ondas P (*setas*) estão dissociadas dos complexos QRS. **C.** Ritmo sinusal com intervalo PR curto devido a ondas delta em paciente com síndrome de Wolff-Parkinson-White (WPW). O movimento ascendente do complexo QRS distinto da onda delta resulta da ativação precoce do ventrículo pela via de derivação extranodal, seguida por fusão com condução rápida pelo sistema de condução normal e resultando no estreitamento do QRS terminal. **D.** Ritmo sinusal com intervalo PR curto, mas sem ondas delta. Apesar do PR curto, a onda P é normalmente vetorizada, excluindo um ritmo juncional que parece semelhante, mas com onda P invertida. Um intervalo PR curto em ritmo sinusal sem ondas delta é causado por uma condução nodal AV anormalmente rápida e é descrito como um padrão Lown-Ganong-Levine. **E.** Taquicardia supraventricular. Ao contrário do traçado **A**, há uma onda P clara (*seta*) inscrita imediatamente após cada QRS no segmento ST. Esse padrão é visto mais comumente com taquicardia recíproca AV ortodrômica em um paciente com WPW. A onda P precoce na WPW é causada pela condução retrógrada pela via acessória após a ativação ventricular durante a taquicardia. **F.** Fibrilação atrial pré-excitada em paciente com síndrome de WPW. Observe a resposta ventricular rápida e irregular com alargamento do QRS devido à pré-excitação. Esse padrão resulta da rápida condução da FA pela via acessória, contornando o sistema de condução normal. Como nessa arritmia, pode ocorrer condução ocasional pelo nó AV durante a taquicardia em curso, resultando em períodos com um complexo QRS estreito.

crônica com fármacos antiarrítmicos que prolongam o período refratário da via acessória (*i. e.*, agentes das classes Ia, Ic ou III) pode ser efetiva, mas o potencial de efeitos adversos dos fármacos tornou a ablação da via acessória a opção preferida para pacientes sintomáticos e de alto risco.

O uso de agentes que retardam a condução nodal AV em pacientes com síndrome de WPW merece menção especial. Digoxina, betabloqueadores e bloqueadores dos canais de cálcio não devem ser usados em pacientes com síndrome de WPW porque retardam a condução pelo nó AV, resultando em excitação preferencial dos ventrículos sobre a via acessória. No paciente com FA ou *flutter* atrial, isso pode causar frequências ventriculares rápidas e instabilidade hemodinâmica.

Síndrome de WPW e fibrilação atrial.
A síndrome de WPW está associada a um risco de 0,25% ao ano de MSC, que está relacionada ao desenvolvimento de fibrilação atrial com condução anterógrada rápida pela via acessória provocando FV. Esse risco é maior para pacientes que demonstram intervalos RR pré-excitados muito curtos durante a fibrilação atrial. Em alguns pacientes com síndrome de WPW, a MSC é a manifestação inicial. A ablação por cateter bem-sucedida da via acessória elimina essa possibilidade.

Pacientes com síndrome de WPW e fibrilação atrial de condução rápida apresentam os achados eletrocardiográficos característicos de um ritmo QRS largo, irregular e rápido, com vários graus de alargamento QRS ou pré-excitação de batimento a batimento (Figura 9.5 F). Durante a fibrilação atrial no cenário de WPW subjacente, a ativação do ventrículo sobre o nó AV produz ativação retrógrada oculta da via acessória, prolongando o período refratário da via e moderando a taxa de condução da via acessória anterógrada.

O tratamento de pacientes com terapia de bloqueio nodal AV diminui a ativação retrógrada oculta da via, facilitando a condução da via acessória anterógrada e potencializando a instabilidade hemodinâmica. A terapia aguda apropriada inclui medicamentos que prolongam o período refratário da via acessória, como procainamida intravenosa, ibutilida ou amiodarona. Em caso de instabilidade hemodinâmica, a cardioversão elétrica é preferida.

Valor da ablação por cateter na síndrome de WPW.
A ablação por cateter é altamente efetiva no tratamento da síndrome de WPW, com taxas de sucesso de aproximadamente 95% e taxas de recorrência de apenas 5%. As complicações do procedimento são incomuns; as maiores ocorrem em 2 a 4% dos casos e os óbitos relacionados à ablação ocorrem em 0,1%.

Embora a terapia com fármacos antiarrítmicos possa controlar os sintomas, os custos e os riscos da terapia farmacológica, juntamente com a segurança e eficácia da ablação, tornaram a ablação por radiofrequência a terapia de primeira linha para WPW sintomática. Como os pacientes idosos com padrões de WPW assintomáticos têm um prognóstico favorável, eles não devem ser rotineiramente submetidos à ablação.

Arritmias atriais

Visão geral e classificação

As arritmias atriais dependem inteiramente dos átrios, mas são mecanicamente independentes da condução AV. Como consequência, as arritmias intra-atriais persistem apesar do desenvolvimento de BAV espontâneo ou induzido farmacologicamente. As taquicardias com origem nos átrios podem ser organizadas e repetitivas, decorrentes de automaticidade ou reentrada intra-atrial, ou podem ser caóticas e desorganizadas, como é o caso da fibrilação atrial. A terapia é direcionada para moderar a resposta ventricular durante episódios de taquicardia ou suprimir a arritmia atrial subjacente.

As arritmias focais originam-se de uma fonte pontual em um dos átrios, e a disseminação circunferencial abrange o restante do átrio. Essas arritmias apresentam ondas P distintas, separadas por um segmento isoelétrico claro. Arritmias focais comumente têm um mecanismo automático, mas, em alguns casos, podem resultar de microrreentrada envolvendo uma porção anatomicamente pequena do átrio (p. ex., ao redor de uma única veia pulmonar), seguida de disseminação radial para o restante do átrio. Embora mais comumente um único foco anormal possa estar ativo, no contexto de estresse fisiológico grave, múltiplos focos podem estar ativos simultaneamente, levando a uma aparência eletrocardiográfica caótica com múltiplas ondas P distintas, referida como *taquicardia atrial multifocal* (TAM) (Figura 9.6 B). As arritmias automáticas tendem a ser episódicas e não sustentadas, às vezes recorrentes incessantemente. A duração do ciclo geralmente varia dentro de uma série, entre séries e com mudanças no tônus autônomo.

As arritmias atriais macrorreentrantes são consequência de circuitos reentrantes estáveis, que abrangem grandes porções dos átrios. Todos esses circuitos exigem um obstáculo central e uma região de condução atrial retardada relacionada a dilatação ou fibrose atrial. A mais comum dessas arritmias é o *flutter atrial típico*, que é mediado pela reentrada atrial direita em torno de obstáculos anatômicos normais. Além do *flutter* típico, a reentrada pode ocorrer em torno de obstáculos adquiridos, mais comumente em torno de tecido cicatricial (fibrose) resultante de cirurgia cardíaca prévia ou ablação envolvendo os átrios. As arritmias reentrantes tendem a se manifestar clinicamente como arritmias paroxísticas sustentadas ou persistentes. Embora possam ser autolimitantes e episódicos, os episódios individuais tendem a ser prolongados.

O mecanismo final da arritmia atrial é a fibrilação atrial. Essa arritmia envolve componentes de mecanismos automáticos focais e reentrada. Os principais avanços feitos na compreensão e no manejo dessa arritmia comum são revistos nas seções a seguir.

Taquicardia atrial focal

A taquicardia atrial focal também é chamada de taquicardia atrial ectópica e taquicardia atrial automática. Esses termos descrevem um padrão clínico característico que em geral se manifesta como séries de contrações atriais prematuras (CAPs) unifocais com duração de segundos ou minutos, geralmente seguidas de término espontâneo e subsequente reinício espontâneo de salvas adicionais de taquicardia (Figura 9.6 A). Essa arritmia manifesta-se menos comumente como uma taquicardia paroxística sustentada. Quando mapeadas no laboratório eletrofisiológico, essas arritmias têm origem focal e, embora

algumas vezes sejam desencadeadas por estimulação rápida, sugerindo atividade deflagrada, elas parecem ser automáticas e não um mecanismo de reentrada.

As características eletrocardiográficas são marcantes e geralmente permitem um diagnóstico preciso. Como a arritmia é focal e automática, a morfologia da primeira CAP da série é idêntica às CAPs subsequentes. A duração do ciclo tende a variar entre e dentro das séries, e a taquicardia não é afetada pelo BAV intermitente, que pode ocorrer durante as séries. O mesmo foco geralmente dispara de forma irregular entre as séries, resultando em ectopia atrial frequente que é morfologicamente semelhante à onda P observada durante as séries.

A arritmia parece ser causada por sobrecarga de cálcio intracelular e consequente atividade deflagrada relacionada a PDT, tornando-a responsiva a bloqueadores de canais de cálcio e betabloqueadores. A forma sustentada paroxística dessa arritmia também é responsiva à adenosina, dando a falsa impressão de dependência da condução AV. O uso de digoxina pode exacerbar as causas deflagradas de taquicardia atrial. Agentes da classe Ic, como flecainida e propafenona, podem ser úteis em pacientes sem cardiopatia estrutural ou doença arterial coronariana. A amiodarona também pode ser usada nesses pacientes para controle do ritmo. A arritmia é prontamente passível de ablação por cateter se a ectopia ocorrer com frequência suficiente para permitir o mapeamento.

Flutter atrial típico

O *flutter* atrial é uma arritmia atrial persistente com frequência atrial de pelo menos 250 bpm (Figura 9.6 C). Como o nó AV normal não pode conduzir 1:1 nessas frequências, essa arritmia se manifesta caracteristicamente com condução 2:1 e uma resposta ventricular de cerca de 140 a 150 bpm. Durante a condução 2:1, a dificuldade em perceber as ondas de *flutter* pode levar à confusão diagnóstica. O *flutter* atrial típico é a forma mais comum dessa arritmia e é mediado por macrorreentrada restrita ao átrio direito. Os obstáculos centrais desse circuito consistem em estruturas anatômicas normais, responsáveis por seu padrão estereotipado.

O *flutter* atrial típico é mediado pela reentrada no sentido anti-horário ao redor da valva tricúspide vista do ventrículo. A valva previne o colapso anterior do circuito e, posteriormente, uma longa crista na parede atrial (*i. e., crista terminalis*) forma uma linha de bloqueio funcional, impedindo o colapso posterior do circuito. Como os obstáculos normais já existem, o desenvolvimento do *flutter* resulta da condução anormalmente retardada relacionada ao aumento atrial, fibrose ou edema, que às vezes é combinado com períodos refratários atriais encurtados devido ao estresse das catecolaminas. O *flutter* atrial anti-horário típico demonstra uma onda F profundamente negativa nas derivações II, III e aVF; uma onda F agudamente positiva em V_1; e uma onda F negativa em V_6.

Uma forma reversa menos comum dessa arritmia é causada pela reentrada no sentido horário ao redor da valva tricúspide. Demonstra ECG exatamente oposto à forma anti-horária, com onda F fortemente positiva nas derivações II, III e aVF; uma onda F nitidamente negativa em V_1; e uma onda F positiva em V_6. Em ambos os casos, as ondas F são muitas vezes difíceis de perceber devido à condução 2:1. Se o vetor de onda F incomum não for reconhecido, o ECG pode ser mal interpretado como taquicardia sinusal. As pistas para a identificação do *flutter* atrial são frequências cardíacas persistentes e inexplicáveis de cerca de 150 bpm com variação de apenas alguns batimentos por minuto ao longo do tempo e o achado de uma onda P negativa nas derivações inferiores, que se espera seja positiva em ritmo sinusal.

O método de diagnóstico mais frutífero é a provocação do BAV transitório com massagem do seio carotídeo ou infusão de adenosina. Isso expõe transitoriamente as ondas de vibração subjacentes, mas não encerra a arritmia.

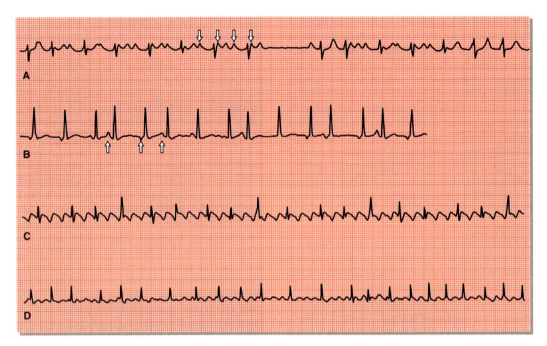

Figura 9.6 Arritmias atriais. **A.** Séries de taquicardia atrial focal com bloqueio atrioventricular (BAV) variável. A taquicardia ocorre em salvas com períodos intercalados de ritmo sinusal. As ondas P (*setas*) durante a taquicardia parecem uniformes, embora a duração do seu ciclo varie, resultando em padrões variáveis de condução AV e frequência ventricular irregular. **B.** Taquicardia atrial multifocal. Observe a tentativa incessante de extrassístoles (*setas*) com pelo menos três morfologias distintas. Devido à resposta irregular, essa arritmia pode ser facilmente diagnosticada erroneamente como fibrilação atrial (que não tem ondas P bem definidas) se o traçado não for cuidadosamente revisado. **C.** *Flutter* atrial com condução rápida e variável. Observe a atividade atrial serrilhada contínua. Embora comumente se manifeste com bloqueio estável 2:1 e resposta regular, o bloqueio varia nesse paciente, progredindo por períodos de razões 2:1 e 3:1, e resultando em resposta ventricular irregular. **D.** Fibrilação atrial com resposta ventricular rápida. Observe a linha de base oscilante sem ondas P distintas e resposta não simétrica e irregular.

Embora a terapia aguda envolva controle da frequência ou cardioversão, se os medicamentos forem mal tolerados, o controle da frequência a longo prazo para essa arritmia é difícil. Doses de fármacos que resultam em bloqueio aceitável em repouso muitas vezes não conseguem controlar as frequências durante exercício físico e doses que resultam no controle da frequência de exercício muitas vezes provocam bradicardia em repouso. A restauração precoce do ritmo sinusal é preferida para essa arritmia.

O *flutter* atrial é uma arritmia transitória comum em unidades hospitalares de cuidados agudos. A parede atrial direita é fina e a pericardite resultante de cirurgia cardíaca ou torácica resulta em edema e inflamação atrial que podem permitir alentecimento adequado e promover *flutter* atrial transitório. A descompensação pulmonar aguda pode resultar em insuficiência cardíaca direita e pode promover *flutter* atrial transitório. Em todos esses cenários, a estimulação com catecolaminas endógenas ou farmacológicas exacerba a arritmia. A terapia transitória por até 1 mês é apropriada nessas configurações.

Quando o *flutter* atrial ocorre na ausência de um precipitante agudo, é necessário terapia a longo prazo. Dada a dificuldade de controle da frequência no *flutter* atrial e a necessidade de agentes antiarrítmicos com potencial morbidade associada para manter o ritmo sinusal, a ablação por cateter tornou-se a principal opção de tratamento dessa arritmia. A terapia antiarrítmica para o *flutter* atrial é semelhante à da fibrilação atrial (discutida posteriormente). A terapia com fármacos antiarrítmicos deve ser reservada para o tratamento temporário de provável *flutter* transitório ou com pacientes que não sejam candidatos adequados para tratamento invasivo. A ablação por cateter do *flutter* atrial típico é um procedimento de baixo risco com uma taxa de sucesso a longo prazo superior a 90% em centros experientes.

Flutter atrial atípico e taquicardia atrial macrorreentrante

Além do *flutter* atrial típico circulando em torno de obstáculos anatômicos normais, a doença atrial com fibrose associada ou, mais comumente, tecido cicatricial atrial decorrente de ablação cirúrgica, de intervenção com cateter prévia ou de cirurgia cardíaca para valvopatia ou cardiopatia congênita podem criar substratos alternativos para reentrada intra-atrial. Comum a essas arritmias é uma região significativa de tecido cicatricial com um canal de miocárdio sobrevivente que faz uma ponte sobre ou entre esse tecido cicatricial e um obstáculo anatômico normal. Dentro do canal, a condução é lenta e eletrocardiograficamente silenciosa, resultando em um intervalo PP isoelétrico. Como o circuito é diferente do *flutter* atrial típico, a morfologia da onda P é atípica.

Quando a frequência é de 250 bpm ou mais, a arritmia é arbitrariamente classificada como *flutter* atrial atípico e, quando a frequência é inferior a 250 bpm, é arbitrariamente classificada como taquicardia atrial. Como o *flutter* atrial típico, essas são arritmias paroxísticas sustentadas ou persistentes e, quando se manifestam com condução 2:1, podem ser diagnosticadas erroneamente como taquicardia sinusal se o vetor anormal da onda P e a frequência cardíaca fixa ao longo do tempo não forem reconhecidos. A terapia e o prognóstico são semelhantes aos do *flutter* atrial típico.

Fibrilação atrial

Visão geral e classificação

A fibrilação atrial é um ritmo atrial caótico relacionado à ativação contínua e variável dos átrios. Não há ondas P distintas ou períodos de quiescência atrial. Caracteriza-se por uma linha de base oscilante associada a resposta ventricular irregular no ECG (Figura 9.6 D).

Ela é a arritmia clinicamente significativa mais comum. Afeta 2,2 milhões de pessoas nos EUA. Sua prevalência oscila entre 0,4 e 1% na população geral e aumenta com a idade, chegando a 8% naqueles com mais de 80 anos. Pacientes com fibrilação atrial têm maior risco de AVE, insuficiência cardíaca e morte; no entanto, o papel da fibrilação atrial como determinante independente de mortalidade é incerto pois comumente coexiste com outras condições importantes. Pacientes com fibrilação atrial isolada não têm uma taxa de mortalidade aumentada, e estudos cuidadosamente desenhados explorando o benefício da manutenção do ritmo sinusal sobre o controle da frequência não mostram, na maioria das populações, nenhum benefício de sobrevivência para o ritmo sinusal. Uma exceção pode ser em pacientes com insuficiência cardíaca sistólica além da fibrilação atrial, na qual a ablação pode ter uma vantagem em termos de sobrevida. O recém-concluído Catheter Ablation vs. Standard Conventional Treatment in Patients with LV Dysfunction and AF (CASTLE-AF) mostrou uma redução significativa na taxa de mortalidade com ablação por cateter de fibrilação atrial nessa população selecionada. A fibrilação atrial é frequentemente classificada por sua apresentação clínica e padrão. Quando detectada pela primeira vez é chamada de *início recente*, e seu padrão final é, a princípio, indeterminado. Quando há recidiva da fibrilação atrial durante o acompanhamento, é chamada de *recorrente* e classificada pelo seu padrão clínico. Se desaparecer espontaneamente, é chamada de *fibrilação atrial paroxística* (FAP). Embora os episódios com duração de até 7 dias sejam definidos como paroxísticos, a maioria dos episódios de FAP termina nas primeiras 24 horas e muitos terminam minutos ou horas após o início. Quando a fibrilação atrial dura mais de 7 dias, é denominada *persistente*. A fibrilação atrial que persiste por um longo intervalo, tipicamente mais de 1 ano, sem retorno de um período intermediário de ritmo sinusal (espontaneamente ou como resultado de intervenção médica como cardioversão) é denominada fibrilação atrial persistente de longa duração. Finalmente, quando é tomada a decisão clínica de não tentar mais manter o ritmo sinusal, utiliza-se o termo fibrilação atrial *permanente*.

Mecanismos de fibrilação atrial

Devido à sua natureza caótica, é difícil estudar a fibrilação atrial e seus mecanismos permanecem incompletamente compreendidos. A fibrilação atrial espontânea (FAE) é consequência de disparos elétricos rápidos de locais focais preferenciais de origem. O local mais comum de origem focal é das bordas do músculo atrial esquerdo que se estendem ao longo da superfície externa das veias pulmonares. Quando o disparo não se origina de uma veia pulmonar, geralmente é do tecido atrial esquerdo imediatamente adjacente a uma das veias ou ocasionalmente de uma das outras veias torácicas, como o óstio da veia cava superior ou o óstio do seio coronariano. As frequências atriais registradas dentro e ao redor das veias pulmonares são significativamente mais altas do que em outros locais atriais, sugerindo que a atividade na região das veias é importante na perpetuação da fibrilação atrial após o início.

Esses *insights* produziram técnicas bastante efetivas para a cura da fibrilação atrial. As técnicas de ablação projetadas para isolar esses locais de gatilho do átrio têm taxas de sucesso de 70 a 80% para a cura da FAP e taxas um pouco menores para a cura da fibrilação atrial persistente. A ablação restrita à região das veias pulmonares e do átrio esquerdo adjacente é curativa na maioria dos pacientes com fibrilação atrial, implicando que a maioria dos casos de fibrilação atrial são arritmias inteiramente limitadas e mantidas pelo átrio esquerdo e veias conectantes. Assim como o *flutter* atrial típico é a arritmia característica do átrio direito, a fibrilação atrial é a arritmia característica do átrio esquerdo.

Anticoagulação e fibrilação atrial

Durante a fibrilação atrial (e até certo ponto, o *flutter* atrial), os átrios apresentam contrações incompletas e inefetivas. A estase sanguínea ocorre e pode resultar na formação de trombos intracardíacos, que podem levar a tromboembolismo e AVE. O risco geral de AVE em pacientes com fibrilação atrial é de 5% ao ano. Alguns fatores de risco podem ajustar esse risco, incluindo idade, sexo, cardiopatia reumática, AVE prévio, disfunção ventricular esquerda, doença vascular, miocardiopatia hipertrófica, aumento do átrio esquerdo, hipertensão arterial sistêmica e diabetes melito.

Sistemas de pontuação foram desenvolvidos para estimar o risco de AVE relacionado à fibrilação atrial de um paciente com base em sua constelação de fatores de risco. Anteriormente, o sistema mais utilizado era o escore $CHADS_2$ (insuficiência cardíaca, hipertensão arterial sistêmica, idade $\geq$ 75 anos, diabetes melito e AVE prévio). Esse sistema foi bem validado na avaliação do risco de AVE de pacientes com fibrilação atrial. Ele atribui um único ponto para idade de 75 anos ou mais, diabetes, histórico de insuficiência cardíaca e hipertensão. Atribui, ainda, dois pontos para uma história de AVE ou ataque isquêmico transitório. A pontuação 0 se correlaciona com risco relativamente baixo de AVE de 1,9% ao ano, a pontuação 1 tem um risco de AVE de 2,8% ao ano, a pontuação 2 tem um risco de 4% ao ano e a pontuação de 3 ou superior tem um risco de AVE de mais de 5,9% ao ano.

O $CHADS_2$ passou por um refinamento para aumentar a granularidade da estratificação do risco de AVE com a criação do sistema de pontuação CHA_2DS_2-VASc (doença vascular, idade e sexo), atualmente o escore primário para estratificação de risco tromboembólico. Nesse sistema, são atribuídos 1 ponto a ICC, hipertensão, diabetes melito, doença vascular, idade entre 65 e 74 anos e sexo feminino e 2 pontos para idade igual ou superior a 75 anos mais AVE prévio. A pontuação CHA_2DS_2-VASc 0 foi associada a uma taxa de AVE de 0%, a pontuação 1 aponta um risco de 0,6% ao ano, a pontuação 2 tem um risco de 1,6% e a pontuação 3 apresenta um risco de 3,9%. Este sistema pode ser mais útil para identificar pacientes realmente de baixo risco.

Depois que o risco individualizado de AVE de um paciente é determinado, ele pode ser comparado com o risco de anticoagulação para determinar o que seria apropriado para a prevenção de AVE. Uma ferramenta útil para estimar o risco de sangramento devido à anticoagulação oral é o escore HAS-BLED (hipertensão, função renal/hepática anormal, AVE, história ou predisposição de sangramento, razão normalizada internacional lábil, idoso, drogas/álcool). Pacientes com pontuação HAS-BLED 0 tiveram risco de 0,59 sangramento grave por 100 pacientes/ano, aqueles com pontuação 1 tiveram risco de 1,51, com pontuação 2 tiveram risco de 3,20 e com pontuação de 3 tiveram um risco de 19,51.

Em pacientes com risco de sangramento aceitável e com pontuação CHA_2DS_2-VASc 2 ou mais em homens ou 3 ou mais em mulheres, as diretrizes de 2019 da AHA recomendam fármacos anticoagulantes de administração oral para ajudar a prevenir AVE embólico. Os agentes recomendados incluem varfarina, dabigatrana, rivaroxabana, apixabana ou edoxabana. Para pacientes com baixos escores CHA_2DS_2-VASc, o ácido acetilsalicílico não é mais recomendado. Os anticoagulantes orais podem ser razoáveis para escores intermediários de CHA_2DS_2-VASc (1 em homens e 2 em mulheres), mas isso tem menos evidências.

A varfarina é o antitrombótico usado para reduzir a taxa de AVE relacionado à fibrilação atrial há mais tempo estudado. Ela reduz o risco de AVE em 50%, mas pode ser difícil de administrar; o nível de efeito anticoagulante deve ser constantemente monitorado pela razão normalizada internacional (RNI). RNI inferior a 2 está associada a taxas mais altas de AVE isquêmico; um nível superior a 3 está associado ao aumento do sangramento intracraniano. Em média, uma RNI terapêutica (entre 2 e 3) é mantida em apenas dois terços dos casos, e há muitas interações medicamentosas e dietéticas com a varfarina.

Vários novos anticoagulantes orais (NOACs) têm efetividade e taxas de risco de sangramento semelhantes às da varfarina, mas não exigem seu monitoramento no nível sanguíneo como dabigatrana, rivaroxabana, apixabana e edoxabana. Esses medicamentos foram estudados em grandes grupos de pacientes e considerados não inferiores à varfarina; alguns podem ser superiores em certos aspectos. Os NOACs são preferidos em pacientes elegíveis à varfarina, exceto em casos de estenose mitral moderada a grave ou prótese valvar cardíaca mecânica.

A oclusão percutânea do apêndice atrial esquerdo com o dispositivo Watchman®[2] foi comparada à varfarina em pacientes com fibrilação atrial não valvar e descobriu-se que, geralmente, oferece proteção semelhante contra AVE. A anticoagulação oral ainda é a terapia preferida para a prevenção de AVE na maioria dos pacientes; entretanto, naqueles que são maus candidatos à anticoagulação prolongada (devido à propensão a sangramento, baixa tolerância ou baixa adesão ao medicamento), o dispositivo Watchman® oferece uma alternativa.

O maior risco de AVE relacionado à fibrilação atrial ocorre no momento da conversão para ritmo sinusal, seja ela alcançada espontaneamente ou por cardioversão química ou elétrica. Se um trombo se formou no átrio esquerdo ou no apêndice atrial esquerdo, ele pode não deixar os átrios durante a fibrilação atrial devido à mecânica atrial inefetiva. No entanto, após o restabelecimento do ritmo sinusal, a melhora da função atrial pode ejetar o trombo e causar AVE embólico ou outras sequelas sistêmicas embólicas. Mesmo com a restauração da sístole atrial elétrica, a recuperação da mecânica atrial normal pode demorar vários dias a semanas (*i. e.*, atordoamento ["*stunning*"] atrial). Para reduzir o risco de AVE pericardioversão, é importante reduzir o risco de trombos preexistentes e prevenir a formação no período imediatamente após a cardioversão.

O risco de trombo preexistente pode ser reduzido por 3 semanas de anticoagulação oral ou ecocardiografia transesofágica (ETE) Doppler antes da cardioversão. Essas etapas são recomendadas para qualquer paciente que apresentou fibrilação atrial por um período desconhecido ou que apresentou fibrilação atrial documentada por mais de 48 horas. Embora trombos tenham sido identificados em pacientes com fibrilação atrial por períodos mais curtos, a prática clínica atual pressupõe que a maioria da formação de trombos exige pelo menos 48 horas. O trombo relacionado à fibrilação atrial ocorre mais comumente no apêndice atrial esquerdo, que não pode ser bem visualizado pelo ecocardiograma transtorácico; a ETE é frequentemente recomendada antes da cardioversão para obter imagens ideais do apêndice atrial esquerdo. Após a cardioversão, recomenda-se pelo menos 4 semanas de anticoagulação oral para todos, com exceção de pacientes com baixo escore CHA_2DS_2-VASc (0 em homens ou 1 em mulheres) que apresentaram fibrilação atrial há menos de 48 horas antes da cardioversão, para os quais a anticoagulação pós-conversão pode ser omitida.

Manejo agudo da fibrilação atrial: controle de frequência

O manejo agudo da fibrilação atrial centra-se no controle da resposta ventricular, restauração oportuna do ritmo sinusal e identificação de fatores potencialmente reversíveis que podem ter precipitado a arritmia. A fibrilação atrial com resposta ventricular rápida resulta em deterioração aguda do volume sistólico e do débito cardíaco e aumento da demanda miocárdica de oxigênio com potencial para isquemia coronariana. Pacientes sintomáticos devem ser controlados imediatamente. A maneira mais rápida de obter o controle da frequência, ao buscar o controle para fibrilação atrial aguda de início recente, é a

restauração do ritmo sinusal. Se o controle da frequência na fibrilação atrial de condução rápida for difícil ou não for bem tolerado, a cardioversão deve ser realizada precocemente.

Para o controle agudo da fibrilação atrial de condução rápida, é preferível a administração intravenosa de um betabloqueador (*i. e.*, esmolol, metoprolol ou propranolol) ou um bloqueador dos canais de cálcio não di-hidropiridínico (*i. e.*, diltiazem ou verapamil). No quadro de insuficiência cardíaca descompensada, o uso de bloqueador dos canais de cálcio pode exacerbar a insuficiência cardíaca e deve ser evitado. Nesse cenário, a digoxina é um agente útil para o controle da frequência de repouso. A digoxina também é um fármaco útil de segunda linha, além de um bloqueador de canal de cálcio ou betabloqueador para controle da frequência de repouso. Se essa terapia for ineficaz ou não tolerada, a amiodarona intravenosa é um agente de controle de frequência útil, especialmente no cenário de ICC, e pode facilitar a restauração do ritmo sinusal.

As metas em longo prazo para o controle da frequência de fibrilação atrial permanente têm sido motivo de debate. O estudo Rate Control Efficacy in Permanent Atrial Fibrillation II (RACE II) não mostrou nenhuma vantagem para o controle estrito da frequência. A meta de uma frequência de repouso de menos de 80 bpm não mostrou vantagem sobre uma meta de menos dc 110 e foi muito mais difícil de alcançar. Para o manejo em longo prazo, os resultados sugerem que atingir uma frequência cardíaca em repouso inferior a 110 bpm pode ser suficiente e seguro.

Tratamento agudo da fibrilação atrial: restauração do ritmo sinusal

Quando o ritmo sinusal é restaurado nas primeiras 48 horas de fibrilação atrial aguda, o risco tromboembólico é baixo e a anticoagulação não é necessária. A fibrilação atrial de início recente deve ser tratada com um plano para restaurar o ritmo sinusal durante esse período, se possível. Pelo menos metade dos episódios de fibrilação atrial de início recente terminam espontaneamente, nas primeiras 24 a 48 horas.

Conversão farmacológica da fibrilação atrial. A conversão farmacológica da fibrilação atrial pode ser realizada quando a restauração do ritmo sinusal não for urgente. Vários fármacos antiarrítmicos têm sido efetivos em aumentar a taxa de conversão precoce da fibrilação atrial. A conversão farmacológica, geralmente, é mais bem-sucedida na fibrilação atrial de início recente do que na forma crônica.

Os agentes orais com eficácia na conversão precoce da fibrilação atrial incluem flecainida, propafenona e dofetilida. Amiodarona oral e sotalol foram associados a taxas de conversão de 27 e 24%, respectivamente, ocorrendo após 28 dias de terapia. No entanto, devido às baixas taxas de conversão precoce, esses medicamentos orais não são recomendados para conversão. Agentes intravenosos com eficácia para conversão precoce incluem ibutilida e amiodarona. A ibutilida é limitada por uma taxa relativamente alta de 4% de prolongamento do intervalo QT induzido por fármacos e TV do tipo TdP. Esse risco é ainda maior no contexto de disfunção do VE, distúrbios eletrolíticos ou insuficiência cardíaca. A ibutilida deve ser reservada para a conversão farmacológica de pacientes estáveis com intervalo QT basal normal. Em contraste, a amiodarona intravenosa é bem tolerada por pacientes instáveis e é o agente farmacológico preferido para conversão em pacientes críticos.

Cardioversão elétrica da fibrilação atrial. A cardioversão elétrica deve ser realizada em caráter de urgência no caso de comprometimento grave relacionado à fibrilação atrial aguda, incluindo angina, insuficiência cardíaca, hipotensão e choque. A cardioversão também deve ser tentada eletivamente pelo menos uma vez na maioria dos casos de fibrilação atrial de início recente, independentemente da tolerância. Ao realizar a cardioversão elétrica, uma posição anteroposterior das

---

[2]N.R.T.: Esse dispositivo é implantado no apêndice do átrio esquerdo e impede a saída de coágulos que aí tenham se formado para a corrente sanguínea.

pás é mais efetiva do que a posição anterolateral das pás, usada para desfibrilação ventricular. Embora as descargas de baixo débito sejam efetivas em alguns pacientes, uma estratégia de iniciar com débitos mais altos diminui o número de choques aplicados e a energia acumulada média fornecida. Recomenda-se uma energia de choque inicial de 200 J. Após o insucesso de um choque inicial, carga elétrica plena deve ser usada para a próxima tentativa.

Manutenção a longo prazo do ritmo sinusal

Terapia antiarrítmica. Apesar da associação da fibrilação atrial com o aumento da taxa de mortalidade por AVE e por todas as causas, nenhum estudo estabeleceu um benefício para a manutenção farmacológica do ritmo sinusal em termos de risco de AVE ou sobrevida. Isso pode ocorrer porque a fibrilação atrial é apenas um marcador e não um mecanismo de mortalidade. Também pode ser consequência da relativa ineficácia da terapia farmacológica na manutenção do ritmo sinusal e da dificuldade de estabelecer se os pacientes considerados em ritmo sinusal estão consistentemente em ritmo sinusal durante o acompanhamento.

O maior e mais bem projetado estudo sobre essa questão foi o Atrial Fibrillation Follow-up Investigation of Rhythm Management (AFFIRM). O estudo incluiu 4.060 pacientes aleatoriamente designados para controle de ritmo com fármacos antiarrítmicos, mais comumente amiodarona, ou para controle de frequência sem tentativas de manter o ritmo sinusal. O AFFIRM não demonstrou vantagem nas taxas de AVE ou mortalidade usando uma estratégia de manutenção do ritmo sinusal em comparação com o controle da frequência. Qualquer uma das estratégias pode ser oferecida a pacientes com expectativa de desfechos semelhantes em relação aos *endpoints* duros (objetivos). A decisão de buscar o ritmo sinusal, em geral, é determinada pelo manejo dos sintomas que podem ser mais bem abordados pela manutenção do ritmo sinusal em pacientes selecionados.

Quando não são prescritos fármacos antiarrítmicos, mais de 80% dos pacientes apresentam recidiva durante o primeiro ano após a cardioversão da fibrilação atrial. Os fármacos antiarrítmicos continuam sendo a principal estratégia para a manutenção do ritmo sinusal após a cardioversão e para a prevenção de episódios sintomáticos em pacientes com FAP; no entanto, a terapia antiarrítmica tem muitas limitações e terapias ablativas alternativas podem, com o tempo, ultrapassar a terapia antiarrítmica no manejo da fibrilação atrial.

Todos os fármacos antiarrítmicos têm potencial para pró-arritmia, a precipitação não intencional de um novo distúrbio arrítmico causado pelo fármaco. Os efeitos adversos do ritmo dos fármacos podem incluir disfunção do nó SA, BAV, promoção de *flutter* atrial tardio pelo fármaco possibilitando condução rápida 1:1 e promoção de arritmias ventriculares potencialmente letais. Fármacos de classe I, como flecainida, propafenona e disopiramida, podem resultar em depressão miocárdica direta significativa e consequente exacerbação da insuficiência cardíaca. A gama de potenciais efeitos adversos dos medicamentos antiarrítmicos está além do escopo deste capítulo, mas é importante reconhecer certos conceitos essenciais.

Os fármacos da classe I, como a flecainida e a propafenona, que retardam a condução, apresentam alto risco de pró-arritmia ventricular e potencial de morte súbita no quadro de insuficiência cardíaca, disfunção do VE e doença arterial coronariana. O uso desses fármacos é restrito a pacientes com função cardíaca preservada e sem evidências de DAC obstrutiva. No entanto, nesse grupo selecionado de pacientes com corações normais, esses fármacos são extremamente seguros, bem tolerados e, muitas vezes, eficazes.

Os fármacos da classe III, que prolongam a repolarização e a refratariedade, incluem sotalol, dofetilida, dronedarona e amiodarona. São seguros para pacientes com doença arterial coronariana e, no caso de dofetilida e amiodarona, são seguros para pacientes com ICC; no entanto, os fármacos sotalol e dofetilida podem provocar TdP, mesmo em pacientes com função cardíaca normal, e devem ser usados com cautela. A amiodarona tem maior eficácia em longo prazo do que outros fármacos e menor risco de pró-arritmia, mas a toxicidade somática em longo prazo, consistindo em disfunção tireoidiana, pulmonar e hepatotoxicidade ocasional, limitam o uso desse fármaco em pacientes mais velhos ou com redução na longevidade esperada, ou incapacidade de tolerar com segurança agentes alternativos devido a doença cardíaca avançada ou pró-arritmia. A amiodarona é muito efetiva para o manejo agudo e em curto prazo de arritmias em pacientes críticos quando o risco potencial de toxicidade em longo prazo não é um problema.

A dronedarona foi derivada por modificação da molécula de amiodarona. Assim como a amiodarona, o fármaco apresenta baixo risco de pró-arritmia e TV do tipo TdP. Ao contrário da amiodarona, o fármaco não causa toxicidade tireoidiana. No uso comum, a hepatotoxicidade também é incomum com dronedarona; no entanto, casos raros de insuficiência hepática têm sido associados ao uso desse fármaco. A dronedarona aumentou as taxas de mortalidade para pacientes com insuficiência cardíaca recentemente descompensada e quando usada como agente de controle simples da frequência em pacientes com fibrilação atrial permanente e é contraindicada nessas configurações.

Além de serem agentes úteis para a prevenção de fibrilação atrial, sotalol, dronedarona e amiodarona fornecem controle substancial da frequência durante as recaídas de fibrilação atrial. No entanto, o controle da frequência com outros agentes antiarrítmicos pode não ser adequado para prevenir a condução rápida com recidiva, enquanto fármacos de classe I, como a flecainida, podem acelerar a resposta no momento da recaída. Fármacos antiarrítmicos que não sotalol, dronedarona ou amiodarona devem, portanto, ser combinados com um agente de controle de frequência, como um betabloqueador ou um bloqueador dos canais de cálcio não di-hidropiridínico durante a terapia em longo prazo. A Figura 9.7 é uma estratégia proposta para a seleção de fármacos antiarrítmicos para a manutenção em longo prazo do ritmo sinusal em pacientes com fibrilação atrial.

Ablação cirúrgica da fibrilação atrial. O tratamento cirúrgico da fibrilação atrial foi iniciado por Cox com o desenvolvimento do procedimento do labirinto atrial. O procedimento foi baseado no conceito de que a fibrilação atrial era mantida por múltiplas frentes de onda de atividade em interação. Ao dividir cirurgicamente os átrios em canais estreitos, a maioria com conexão de volta ao nó SA, pensava-se que a fibrilação atrial poderia ser abolida, preservando a ativação fisiológica e a contração do átrio. O caminho tortuoso deixado para a ativação atrial e as múltiplas barreiras criadas no átrio para prevenir a fibrilação atrial deram origem ao termo *procedimento de labirinto* para descrever a técnica. O procedimento inicial foi considerado altamente bem-sucedido, mas foi associado a riscos cirúrgicos significativos e disfunção do nó SA. Devido à complexidade cirúrgica de fazer e depois fechar múltiplas incisões nos átrios e as complicações associadas ao procedimento, a conduta inicial de labirinto de corte e sutura caiu em desuso.

Embora o procedimento de labirinto original não seja mais usado, muitas técnicas foram desenvolvidas para simplificar a operação, substituindo a ablação térmica linear (por aquecimento ou resfriamento do tecido) para criar linhas de bloqueio de condução nos átrios sem a necessidade de dissecção atrial extensa e reconstrução. A ablação cirúrgica é comumente aplicada em pacientes com histórico de fibrilação atrial que são submetidos a operações cardíacas concomitantes por outras indicações, como doença valvar ou coronariana. Com menos frequência, a ablação cirúrgica tem sido aplicada como procedimento autônomo para o tratamento exclusivo da fibrilação atrial. Nesse cenário, diversas técnicas minimamente invasivas foram

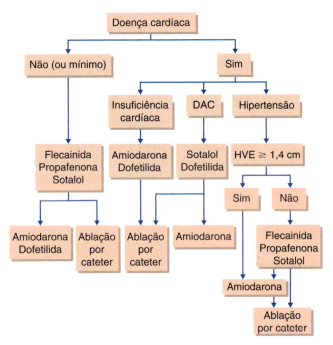

Figura 9.7 Uma estratégia para a seleção de terapia para manter o ritmo sinusal em pacientes com fibrilação atrial recorrente. Os pacientes são estratificados pela existência ou não de cardiopatia estrutural e são selecionados os medicamentos que se espera terem maior eficácia e menor risco terapêutico em cada grupo. A ablação por cateter torna-se uma opção terapêutica após a falha de pelo menos um antiarrítmico. Os medicamentos da classe IC flecainida e propafenona não são recomendados para pacientes com insuficiência cardíaca ou doença da artéria coronária (DAC). A amiodarona é um fármaco de primeira linha aceitável para pacientes com insuficiência cardíaca e hipertrofia ventricular esquerda (HVE) grave. Devido ao seu potencial de toxicidade somática, a amiodarona é reservada como agente de segunda linha que é usado como alternativa à ablação por cateter.

desenvolvidas; no entanto, as técnicas utilizadas variam muito de um centro para outro e o relato de desfechos em longo prazo é inconsistente. Em uma grande série que incluiu 282 pacientes submetidos a procedimento de ablação biatrial a céu aberto, 78% estavam em ritmo sinusal sem terapia antiarrítmica na avaliação de acompanhamento de 1 ano.

Outro benefício potencial importante da ablação cirúrgica para fibrilação atrial é que ela oferece uma oportunidade para eliminar o apêndice atrial esquerdo como um local potencial de formação de trombo e fonte de tromboembolismo. Isso pode ser feito pela amputação completa do apêndice, com sobrecostura do apêndice, ou apertando a abertura do apêndice com dispositivos especiais projetados para esta finalidade. Isso pode ser especialmente importante em pacientes com contraindicações absolutas ou relativas à anticoagulação.

Ablação por cateter de fibrilação atrial. A ablação por cateter tornou-se um procedimento comum para o manejo da fibrilação atrial após o fracasso das tentativas iniciais de terapia médica. As tentativas iniciais de curar a fibrilação atrial usando técnicas de cateter foram baseadas em tentativas, no início da década de 1990, de emular o conjunto de lesões lineares do procedimento de labirinto de Cox com múltiplas lesões endocárdicas. Altas taxas de complicações e eficácia limitada levaram ao abandono dessa abordagem.

Em 1998, Haissaguerre relatou o importante papel da atividade rápida originada na musculatura das veias pulmonares no início da fibrilação atrial paroxística. Isso levou ao desenvolvimento de procedimentos direcionados às veias pulmonares e culminou na técnica de isolamento elétrico das veias pulmonares (IVP), que atualmente é a principal abordagem ablativa para o tratamento da FAP por técnicas de cateter. Essa técnica teve taxas de sucesso aceitavelmente altas ($\approx$ 70%) em vários centros para o tratamento de FAP sem terapia antiarrítmica.

Apesar da alta taxa de sucesso da ablação de IVP por cateter para o tratamento de FAP, essa técnica não se mostrou efetiva no manejo de formas mais persistentes de fibrilação atrial, especialmente fibrilação atrial persistente de longa duração. Isso provavelmente reflete a importância de outros fatores além da atividade das veias pulmonares no início e manutenção da fibrilação atrial persistente que não são abordados pela ablação de IVP. Atualmente, múltiplas técnicas ablativas são utilizadas na tentativa de aumentar as taxas de sucesso para pacientes com fibrilação atrial persistente, tais como a adição de lesões lineares para bloquear frentes de onda reentrantes, ablação de regiões de atividade atrial extraordinariamente rápida durante fibrilação atrial em andamento e interrupção de rotores estáveis de atividade atrial identificados durante o mapeamento multissítio de fibrilação atrial. Embora essas técnicas tenham melhorado as taxas de sucesso em séries limitadas, é incerto afirmar qual desses métodos representa a abordagem ideal para a ablação de fibrilação atrial persistente de longa data, se é que algum deles pode cumprir esse papel.

Em resumo, a ablação por cateter é a estratégia secundária preferida para o tratamento da fibrilação atrial sintomática após o fracasso das tentativas iniciais de terapia médica. O isolamento simples das veias pulmonares tem alta taxa de sucesso no manejo de pacientes com fibrilação atrial paroxística. As taxas de sucesso para todas as técnicas ablativas são menores para fibrilação atrial persistente, especialmente para fibrilação atrial de longa duração. Como no caso da ablação cirúrgica, várias técnicas são utilizadas em vários centros, e as diferentes estratégias de seguimento e definição de resposta dificultam a averiguação da eficácia relativa das várias abordagens de uso comum.

Ablação por cateter do nó atrioventricular. Embora menos comumente usada hoje do que no passado, a técnica mais antiga de ablação por cateter do nó AV resultando em BAV completo seguido pela colocação de um marca-passo ventricular para manter a frequência cardíaca fisiológica ainda é uma opção para pacientes quando o controle da frequência não pode ser obtido clinicamente. Essa técnica continua a ter um papel importante no manejo de pacientes muito enfermos para serem submetidos à ablação de fibrilação atrial com segurança ou em pacientes para os quais as técnicas ablativas não conseguiram controlar a arritmia.

Para uma discussão mais profunda sobre este tópico, ver Capítulo 58, "Arritmias Cardíacas Supraventriculares", em *Goldman-Cecil Medicina*, 26ª edição.

SÍNCOPE

A síncope é uma perda súbita e transitória da consciência. Ela tem causas cardíacas (p. ex., pressão arterial cerebral baixa) e causas não cardíacas. Causas comuns e categorias de síncope são descritas na Tabela 9.4. Doença cerebrovascular ou AVE raramente se manifestam como síncope, a menos que um grande território cerebral esteja envolvido. A síncope é um motivo comum de internação em pronto-socorro ou hospital.

A abordagem diagnóstica da síncope é apresentada na Figura 9.8. A maioria das causas pode ser identificada apenas pela anamnese e pelo exame físico. As condições que cercam o episódio de síncope geralmente sugerem uma causa. Por exemplo, episódios vasovagais geralmente ocorrem durante estresse, dor, esforço, tosse ou micção. A síncope induzida pelo exercício pode indicar DAC obstrutiva,

Tabela 9.4 Causas de síncope.

Causa	Características
Vascular periférica ou circulatória	
Síncope vasovagal (mediada neuralmente)	Pródromo de palidez, bocejo, náuseas, sudorese; precipitado por estresse ou dor; ocorre quando o paciente está em pé, abortado em decúbito; queda da pressão arterial com ou sem diminuição da frequência cardíaca
Síncope de micção	Síncope com micção (provavelmente vagal)
Síncope pós-tussígena	Síncope após paroxismo de tosse
Síndrome do seio carotídeo hipersensível	Respostas vasodepressoras e/ou cardioinibitórias com massagem leve do seio carotídeo
Fármacos	Ortostasia; ocorre com medicamentos anti-hipertensivos, antidepressivos tricíclicos, fenotiazinas
Depleção de volume	Ortostasia; ocorre com hemorragia, vômito excessivo ou diarreia, doença de Addison
Disfunção autônoma	Ortostasia; ocorre em diabetes melito, alcoolismo, doença de Parkinson, descondicionamento após uma doença prolongada
Sistema nervoso central	
Cerebrovascular	Ataques isquêmicos transitórios (AITs) e AVEs são causas incomuns de síncope; anormalidades neurológicas associadas são geralmente identificadas
Convulsões	Aura de advertência ocasional, espasmos nos membros, morder a língua, incontinência urinária, confusão pós-ictal
Metabólica	
Hipoglicemia	Confusão, taquicardia, nervosismo antes da síncope; paciente pode ser usuário de insulina
Cardíaca	
Obstrutiva	A síncope geralmente é de esforço; achados físicos consistentes com estenose aórtica, miocardiopatia hipertrófica obstrutiva, tamponamento cardíaco, mixoma atrial, disfunção de prótese valvar, síndrome de Eisenmenger, tetralogia de Fallot, hipertensão pulmonar primária, estenose pulmonar, embolia pulmonar maciça
Arritmias	A síncope pode ser súbita e ocorrer em qualquer posição; episódios de tonturas ou palpitações; pode haver história pregressa de doença cardíaca; bradiarritmias ou taquiarritmias podem ser responsáveis – verificar se há hipersensibilidade do seio carotídeo

AIT, Ataque isquêmico transitório; *AVE*, acidente vascular encefálico.

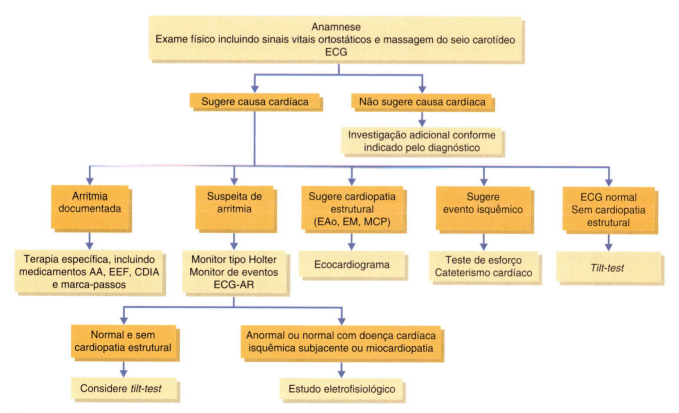

Figura 9.8 Abordagem à avaliação da síncope. *AA*, Antiarrítmico; *CDIA*, cardioversor-desfibrilador implantável automático; *EAo*, estenose aórtica; *ECG*, eletrocardiograma; *ECG-AR*, ECG de alta resolução; *EEF*, estudo eletrofisiológico; *EM*, estenose mitral; *MCP*, miocardiopatia.

canalopatias como QT longo ou TVPC, miocardiopatia obstrutiva, estenose aórtica ou arritmia. Relato de palpitações ou síncope sem aviso prévio pode estar relacionado a arritmias cardíacas. Episódios muito longos de síncope (> 5 minutos) sugerem causas não cardíacas. Uma mudança recente de medicamentos ou tontura com mudanças de posição sugerem hipotensão ortostática. Os movimentos ou posturas dos membros testemunhados não são específicos para causas neurológicas e podem resultar de qualquer tipo de hipoperfusão cerebral, mesmo de causas cardíacas.

Além da anamnese, do exame físico e do ECG de rotina, testes adicionais têm pouca utilidade diagnóstica. Holter ou gravadores de alça podem ser úteis. Gravadores de alça implantáveis podem ter utilidade em casos de síncope recorrente e infrequente. O teste eletrofisiológico pode ser útil em alguns pacientes com outras anormalidades que sugiram uma causa arrítmica.

Apesar de avaliações minuciosas, mais de 30% dos pacientes com síncope não têm causa identificável. As causas cardíacas de síncope têm as maiores taxas de morbidade e mortalidade. Como os pacientes com causas desconhecidas de síncope apresentam desfechos em longo prazo semelhantes àqueles com síncope não cardíaca, a meta principal de uma avaliação é identificar as causas cardíacas da síncope.

ARRITMIAS VENTRICULARES E MORTE SÚBITA CARDÍACA

A ectopia ventricular é definida como batimentos cardíacos que se originam no músculo ventricular direito ou esquerdo ou no sistema de condução. As contrações ventriculares prematuras (CVPs; extrassístoles ventriculares) podem ocorrer isoladamente, como pares ou trigêmeos ventriculares. TV é definida como quatro ou mais batimentos consecutivos que se originam do ventrículo a uma frequência de pelo menos 100 bpm. A TV é classificada como *sustentada* se durar mais de 30 segundos ou necessitar de interrupção devido à instabilidade hemodinâmica; caso contrário, é classificada como TV *não sustentada* (TVNS).

A ectopia ventricular também pode ser classificada com base na manutenção de morfologia eletrocardiográfica semelhante. Os batimentos da TV monomórfica (TVMM) parecem ser idênticos e geralmente se originam da mesma área do coração. *Flutter ventricular* é um termo que pode ser usado para descrever TVMM com taxas acima de 300 bpm. A TV polimórfica (TVPM) tem uma aparência mais variável no ECG do que a TVMM. TdP é uma forma especial de TVPM que tem uma periodicidade repetitiva e ondulante e geralmente implica um mecanismo de disparo de QT longo. A FV é a forma mais caótica de ectopia ventricular. Está associada à inexistência de débito cardíaco significativo e geralmente leva à morte, a menos que seja tratada rapidamente. As outras formas de TV podem, eventualmente, degradar-se em FV.

Geralmente, para determinar se um paciente tem um ritmo de origem ventricular, é feito um ECG de superfície de 12 derivações. A ectopia ventricular, em geral, tem morfologia de QRS largo (Figura 9.9). Nem todas as morfologias de QRS largo são de origem ventricular, e existem critérios para determinar se uma taquicardia de complexo largo é supraventricular ou ventricular. A TSV pode aparecer como uma taquicardia de complexo largo se conduzir ao ventrículo com aberrância (p. ex., bloqueio de ramo) ou por meio de uma via acessória (p. ex., síndrome de WPW). As características que podem ajudar a distinguir entre TSV e TV incluem a dissociação AV com batimentos de captura e batimentos de fusão e a morfologia e duração do QRS (Tabela 9.5). O algoritmo de Brugada é comumente usado para determinar o local de origem da taquicardia de complexo largo. A taquicardia tem origem ventricular em mais de 90% dos pacientes com história de cardiopatia isquêmica.

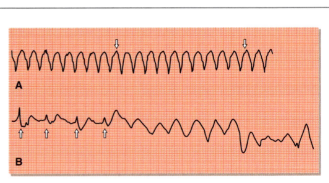

Figura 9.9 Arritmias ventriculares. **A.** Taquicardia ventricular (TV) monomórfica. Observe o QRS largo com uma aparência estável a cada batimento. A detecção de ondas P durante a TV é difícil devido à atividade ventricular sobrejacente, mas é visível em vários pontos desse traçado, alguns deles marcados por *setas*. A dissociação AV é diagnóstica de TV e exclui taquicardia supraventricular. **B.** Um ritmo agônico (pré-terminal) inicialmente organizado (*setas*) degenera em fibrilação ventricular grosseira. Observe a linha de base irregular e a ausência de complexos QRS organizados. Durante a fibrilação ventricular, não há débito cardíaco direto e a parada cardíaca ocorre imediatamente.

Tabela 9.5 Diferenciação entre taquicardia ventricular e taquicardia supraventricular com aberrância.

Recursos úteis	Implicações
Concordância QRS positiva	Diagnóstico de TV
Dissociação AV, batimentos de captura ou batimentos de fusão	Diagnóstico de TV
BRD atípico (R monofásico, QR, RS ou QRS trifásico em V_1; razão R:S < 1, QS ou QR, R monofásico em V_6)	Sugere TV
BRE atípico (R > 30 min ou R a S [nadir] > 60 min em V_1 ou V_2; razão R:S < 1, QS ou QR em V_6)	Sugere TV
Deslocamento do eixo da linha de base	Sugere TV
Histórico de DAC	Sugere TV
QRS durante a taquicardia idêntico ao QRS durante o ritmo sinusal	Sugere TSV
Terminação com adenosina	Sugere TSV

AV, atrioventricular; *BRD*, bloqueio de ramo direito; *BRE*, bloqueio de ramo esquerdo; *DAC*, doença arterial coronariana; *TSV*, taquicardia supraventricular; *TV*, taquicardia ventricular.

A TV pode ocorrer pelos mesmos mecanismos que outras taquicardias, como reentrada, automaticidade aumentada ou atividade deflagrada. A TV geralmente ocorre como uma taquicardia reentrante em torno de uma área de fibrose (tecido cicatricial) de IAM prévio no ventrículo esquerdo. A TV na fase crônica da cardiopatia isquêmica é mediada pela reentrada através de canais ou lâminas de miocárdio sobreviventes, principalmente na zona limítrofe parcialmente poupada de uma região de fibrose resultante de IAM prévio. Nesses canais, a condução é anormalmente lenta devido ao mau acoplamento entre os miócitos sobreviventes esparsos. A suscetibilidade à TV sustentada aumenta com o agravamento da disfunção ventricular esquerda, provavelmente devido à maior extensão da fibrose ventricular.

A TV pode ocorrer na ausência de cardiopatia isquêmica na forma de TV idiopática, miocardiopatias não isquêmicas, miocardiopatias hipertróficas, displasia arritmogênica do VD, reentrada de ramo, distúrbios dos canais iônicos cardíacos ou distúrbios eletrolíticos. A via de saída do ventrículo direito (VSVD) é a origem mais comum da TV idiopática, provavelmente causada por atividade deflagrada. Essa forma de TV (ou CVP) geralmente é sensível às catecolaminas e pode terminar com adenosina (*i. e.*, TV sensível à adenosina). Outra forma comum de TV idiopática origina-se do sistema de condução ventricular esquerdo (*i. e.*, TV fascicular) e pode ser sensível ao verapamil. As TVs idiopáticas são alvos comuns para ablação por cateter bem-sucedida.

A TV não sustentada, em geral, não requer terapia específica, a menos que o paciente seja sintomático. O Cardiac Arrhythmia Suppression Trial tratou CVP e TVNS após a fase aguda do infarto do miocárdio com fármacos antiarrítmicos classe I, e o estudo demonstrou aumento das taxas de mortalidade quando as arritmias foram tratadas. Se a TV for atribuída a causas reversíveis, como distúrbios eletrolíticos ou isquemia aguda, o mecanismo subjacente deve ser tratado. A TV não devida a causas reversíveis pode ser tratada com betabloqueadores, terapia com fármacos antiarrítmicos (p. ex., amiodarona) ou ablação por cateter. Se for necessário tratamento urgente devido à instabilidade hemodinâmica, é realizada cardioversão por corrente contínua. Deve ser sincronizado com o complexo QRS se existir morfologia regular; caso contrário, deve ser não sincronizado. A realização de cardioversão de corrente contínua durante o período refratário (onda T) da TVMM pode degradar o ritmo para FV. Em geral, é usado um CDI em pacientes que sobrevivem a TV ou FV para tratar rapidamente episódios recorrentes. A ablação por cateter endocárdico e epicárdico tornou-se um tratamento eficaz para TV.

Prevenção da morte súbita cardíaca

A MSC é definida como morte dentro de 1 hora após o início dos sintomas. Pode resultar de uma variedade de condições cardíacas ou não cardíacas (Tabela 9.6). A MSC é uma das causas mais comuns de morte, com 400.000 eventos ocorrendo anualmente nos EUA. A causa mais comum de MSC é TV ou FV. As condições cardíacas que aumentam o risco de MSC incluem SQTL, miocardiopatia hipertrófica, síndrome de Brugada, displasia arritmogênica do VD e miocardiopatia não isquêmica ou isquêmica. A condição cardíaca mais comum que pode levar à MSC é o IAM antigo.

O sucesso do tratamento da MSC por FV, em geral, exige acesso rápido à cardioversão; se o tratamento for atrasado em mais de 5 a 10 minutos, é comum a ocorrência de lesão cerebral permanente. Os DEAs conseguem reduzir o tempo de desfibrilação e melhorar a sobrevida quando colocados em áreas públicas, embora tenham sido menos efetivos quando instalados em residências particulares, mesmo para pacientes com risco de MSC.

Os CDIs usados no tratamento da MSC diminuíram as taxas de mortalidade. Nos pacientes com alto risco de MSC é, com frequência, colocado um CDI para possibilitar desfibrilação rápida antes do início da lesão cerebral anóxica. Se um paciente sobreviver ao primeiro episódio de MSC devido a TV ou FV, documentada ou presumida, de causas não reversíveis ou desconhecidas, ele recebe um CDI. Os CDIs são extremamente bem-sucedidos na detecção e no tratamento de TV ou FV. Nem sempre previnem a perda de consciência pois o tratamento da arritmia leva de 15 a 20 segundos e o baixo débito cardíaco pode causar síncope antes da restauração do ritmo normal, principalmente se forem necessárias várias cardioversões.

Os primeiros ensaios do CDI examinaram seu uso na prevenção secundária da MSC (*i. e.*, tratar pacientes que já haviam sobrevivido a um episódio de parada cardíaca). O maior estudo foi o Antiarrhythmics Versus Implantable Defibrillators (AVID), que randomizou pacientes com histórico de TV sustentada mal tolerada

Tabela 9.6 Causas de morte súbita cardíaca.
Causas não cardíacas
Hemorragia do sistema nervoso central
Embolia pulmonar maciça
Superdosagem de drogas
Hipoxia secundária a doença pulmonar
Dissecção ou ruptura da aorta
Causas cardíacas
Fibrilação ventricular
Isquemia ou lesão miocárdica
Síndrome do QT longo
Síndrome do QT curto
Síndrome de Brugada
Displasia arritmogênica do ventrículo direito
Taquicardia ventricular
Bradiarritmias, síndrome do nó SA
Estenose aórtica
Tetralogia de Fallot
Tamponamento pericárdico
Tumores cardíacos
Complicações da endocardite infecciosa
Miocardiopatia hipertrófica (arritmia ou obstrução)
Isquemia do miocárdio
Aterosclerose
Angina de Prinzmetal
Arterite de Kawasaki

SA, Sinoatrial.

ou parada cardíaca para implante empírico de amiodarona ou CDI. Nesse estudo e em vários outros, a terapia com CDI foi associada a menor risco de morte arrítmica e por todas as causas em comparação com a terapia antiarrítmica.

Vários ensaios examinaram o uso de CDI para a prevenção primária de MSC (*i. e.*, tratamento de pacientes em risco de MSC). O primeiro foi o Multicenter Automatic Defibrillator Implantation Trial (MADIT), que recrutou pacientes com IAM prévio e fração de ejeção de 35% ou menos que apresentavam ectopia ventricular frequente e TV induzível no teste eletrofisiológico. O estudo demonstrou redução substancial da taxa de mortalidade usando a terapia com CDI. O MADIT-II arrolou pacientes com IAM prévio e fração de ejeção de 30% ou menos na fase crônica, sem necessidade de testes invasivos. Um benefício significativo em termos de redução da taxa de mortalidade foi associado à terapia com CDI.

O estudo Sudden Cardiac Death in Heart Failure inscreveu uma população mais ampla composta por pacientes com miocardiopatia isquêmica e não isquêmica, insuficiência cardíaca sintomática e fração de ejeção de 35% ou menos. Um benefício em termos de aumento da taxa de sobrevida foi encontrado em pacientes que receberam CDI em comparação com a terapia convencional ou terapia empírica com amiodarona. O grau de benefício foi semelhante para pacientes com miocardiopatia isquêmica ou não isquêmica, sugerindo que a prevenção primária com CDI para pacientes com IAM prévio ou miocardiopatia não isquêmica e insuficiência cardíaca era apropriada.

O risco de MSC após IAM é maior nos primeiros meses após o evento índice. No entanto, os CDIs não foram efetivos quando implantados imediatamente após o IAM ou procedimentos de revascularização. A razão para isso não está clara; pode ser reflexo do grande percentual de pacientes que apresentam melhora da função cardíaca precocemente, o que diminui o risco de MSC, portanto, o benefício do CDI. Alternativamente, o mecanismo para MSC no período inicial após um IAM ou procedimento de revascularização pode ser isquemia recorrente em vez de taquicardia reentrante, portanto, menos passível de terapia com CDI. O Defibrillator in Acute Myocardial Infarction Trial (DINAMIT) randomizou 675 pacientes com baixas frações de ejeção imediatamente após IAM para CDI ou terapia clínica; nenhuma diferença nas taxas de mortalidade foi observada. As recomendações atuais são evitar a prevenção primária com CDI dentro de 40 dias após um IAM ou 3 meses após a revascularização.

Um desafio significativo na medicina moderna é identificar pacientes com risco elevado de MSC para possibilitar o uso efetivo de intervenções de prevenção primária, como CDI. Alguns preditores conhecidos de MSC após IAM são mostrados na Tabela 9.7, mas muitos não são específicos ou sensíveis o suficiente para uso prático. A fração de ejeção reduzida é a medida não invasiva mais bem-sucedida na previsão do aumento do risco de MSC. Um estudo eletrofisiológico é um procedimento de cateter minimamente invasivo que com estimulação elétrica pode ajudar a identificar pacientes propensos a TV. Os estudos eletrofisiológicos são mais sensíveis em pacientes com IAM prévio, mas podem ser menos úteis em outras condições cardíacas. A ressonância magnética (RM) cardíaca, que pode visualizar diretamente a função cardíaca e a fibrose cardíaca, está se mostrando muito promissora como um preditor de risco não invasivo mais sensível e específico de MSC.

Taquicardia ventricular e fibrilação ventricular sem doença cardíaca evidente

As arritmias ventriculares que ocorrem na ausência de doença cardíaca estrutural têm, em geral, prognóstico benigno, mas podem estar associadas à MSC em pacientes com síndromes arrítmicas genéticas que predispõem a TV polimórfica com risco de morte. O rastreamento genético dessas síndromes é importante para identificar familiares em risco.

Taquicardia ventricular idiopática

A TV idiopática origina-se mais comumente nas vias de saída, com aproximadamente 80% localizados na VSVD e o restante na via de saída do ventrículo esquerdo (VSVE), nos seios de Valsalva aórticos e na região da continuidade aortomitral. A TV idiopática da VSVD manifesta-se com os achados eletrocardiográficos característicos de bloqueio de ramo esquerdo e morfologia QRS da TV do eixo inferior. A atividade deflagrada é o mecanismo subjacente às taquicardias do trato de saída. Esse mecanismo, dependente de cálcio, explica por que uma TV de via de saída geralmente termina com adenosina, betabloqueadores e bloqueadores dos canais de cálcio.

Pacientes na terceira ou quarta década de vida geralmente apresentam palpitações, dispneia e tontura como manifestações iniciais. Relatos de parada cardíaca são raros e o tratamento é direcionado ao controle dos sintomas. Inicialmente, os betabloqueadores e os bloqueadores dos canais de cálcio são frequentemente usados, embora alguns pacientes necessitem de ablação por cateter ou terapia com fármacos antiarrítmicos. Um subgrupo de pacientes assintomáticos pode desenvolver miocardiopatia mediada por taquicardia devido à ectopia ventricular frequente. A carga de CVP que representa o maior risco de produzir disfunção ventricular esquerda é provavelmente superior a 10.000 CVPs por dia. Felizmente, a supressão da CVP com ablação por cateter geralmente melhora a função ventricular.

Miocardiopatia ou displasia arritmogênica do ventrículo direito

A miocardiopatia arritmogênica do ventrículo direito (CAVD) é uma miocardiopatia hereditária com transmissão tipicamente autossômica dominante. Está associada a mutações que afetam os desmossomos, os complexos moleculares de proteínas de adesão celular que se ligam aos miócitos cardíacos. Embora predominem alterações morfológicas na parede livre do VD, ocorrem variantes biventriculares ou primárias do ventrículo esquerdo. Devido à morte dos miócitos, grandes porções do VD são substituídas por tecido adiposo, levando a anormalidades na movimentação da parede, disfunção cardíaca e formação de aneurismas. As alterações estruturais se espalham do epicárdio para o endocárdio. A imagem do VD classicamente demonstra aumento do VD com anormalidades focais do movimento da parede e hipocinesia do VD. A parede livre do VD não é bem visualizada pela ecocardiografia cardíaca de rotina e a RM tornou-se o padrão-ouro para o diagnóstico de CAVD.

Os pacientes com CAVD desenvolvem arritmias ventriculares com sintomas associados, incluindo palpitações, tontura, síncope e MSC. Dada a origem típica das arritmias do VD na CAVD, as arritmias ventriculares têm morfologia de ramo esquerdo (Figura 9.10 B). O ECG de superfície durante o ritmo sinusal pode demonstrar ondas T invertidas nas derivações V_1 a V_3 ou ondas épsilon, que são deflexões de baixa amplitude, no fim do complexo QRS, nas derivações precordiais direitas resultantes da condução alentecida do VD (Figura 9.10 A).

Distinguir a CAVD da TV idiopática da VSVD é essencial devido às diferentes implicações prognósticas e terapêuticas dos dois diagnósticos. O diagnóstico de CAVD é estabelecido pelos Critérios da Força Tarefa de CAVD. Os fatores de risco para MSC de pacientes com CAVD incluem episódios abortados anteriores de MSC, síncope, idade jovem, disfunção do VE e função do VD muito diminuída.

Pacientes com CAVD documentada geralmente recebem CDI. A terapia adjuvante com fármacos antiarrítmicos ou ablação, particularmente estratégias que incorporam ablação epicárdica e endocárdica combinada, pode ser útil no tratamento da TV sintomática.

Síndrome do QT longo congênita

A SQTL congênita é um distúrbio genético caracterizado por repolarização cardíaca anormal produzindo prolongamento do intervalo QT no ECG (QT corrigido [QTc] > 440 milissegundos em homens e > 460 milissegundos em mulheres) (Figura 9.10 D). É uma das principais causas de MSC em jovens.

Mutações em 16 genes que participam da repolarização cardíaca foram identificadas em pacientes com SQTL. Mutações de *KCNQ1* (codifica a subunidade α do canal de potássio I_{Ks}) produzem QTL1; mutações de *KCNH2* (codifica a subunidade α do canal de potássio I_{Kr}) produzem QTL2; e mutações de *SCN5A* (codifica a subunidade α do canal de sódio cardíaco) causam SQTL3. Juntas, elas respondem por 75% dos casos de SQTL congênita.

Tabela 9.7 Preditores de morte súbita cardíaca após infarto do miocárdio.

Fração de ejeção do ventrículo esquerdo diminuída

Isquemia residual

Realce tardio na ressonância magnética cardíaca

Potenciais tardios no eletrocardiograma com média de sinal

Diminuição da variabilidade da frequência cardíaca

QT prolongado no ECG

Indução de TVMM sustentada com estimulação elétrica programada

Ectopia ventricular complexa (p. ex., TVNS) em monitoramento ambulatorial

ECG, Eletrocardiograma; *TVMM*, taquicardia ventricular monomórfica; *TVNS*, taquicardia ventricular não sustentada.

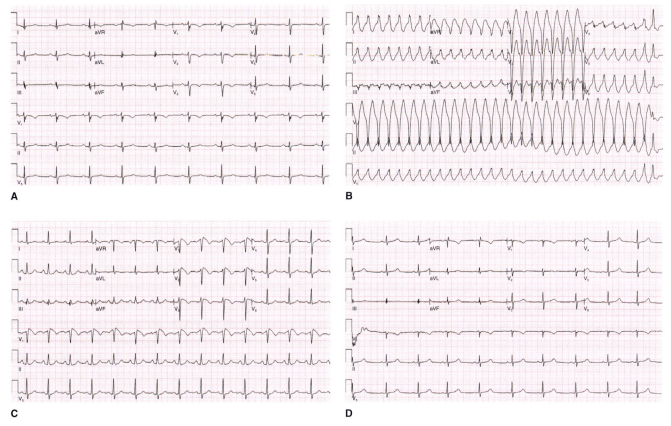

Figura 9.10 Eletrocardiogramas característicos associados a doenças genéticas que predispõem à morte súbita cardíaca. **A.** Eletrocardiograma (ECG) de miocardiopatia arritmogênica do ventrículo direito (CAVD) demonstrando ondas T invertidas V_1-V_3 durante o ritmo sinusal. **B.** Taquicardia ventricular monomórfica com morfologia de bloqueio de ramo esquerdo característica de CAVD. **C.** ECG com padrão de Brugada do tipo I com supradesnivelamento do segmento ST e inversão da onda T em V_1 e V_2. **D.** ECG de paciente com SQTL1 hereditário, com mutação em KCNQ1.

Correntes de saída de potássio diminuídas ou correntes de sódio aumentadas prolongam a duração do potencial de ação, predispondo a pós-despolarizações precoces e TdP, um tipo específico de TV polimórfica. Os sinais/sintomas geralmente começam durante a adolescência e incluem síncope, convulsões e MSC. Os gatilhos de arritmia na SQTL são específicos do gene. Pacientes com QTL1 correm risco durante estados adrenérgicos elevados, como exercícios; arritmias em QTL2 são desencadeadas por ruídos repentinos como alarmes; e pacientes com QTL3 são mais propensos a apresentar arritmias durante o sono. A variante autossômica dominante Romano-Ward tem prevalência de 1 caso em 2.000 nascidos vivos.

O tratamento crônico é direcionado à prevenção da MSC. A terapia inicial inclui evitar agentes de prolongamento QT e iniciar betabloqueadores em pacientes sintomáticos e pacientes assintomáticos com prolongamento QT significativo. CDIs são recomendados após a reanimação de uma parada cardíaca e para síncope recorrente apesar do bloqueio β. O tratamento agudo da TdP é diferente de outras formas de TV porque muitos agentes antiarrítmicos prolongam o intervalo QT; portanto, devem ser evitados.

Síndrome de Brugada

A síndrome de Brugada é um distúrbio genético que predispõe a TV polimórfica e MSC. O ECG mostra, caracteristicamente, supradesnivelamento do segmento ST nas derivações precordiais direitas V_1 a V_3 e um padrão de bloqueio de ramo direito (Figura 9.10 C). Essas anormalidades eletrocardiográficas podem ser dinâmicas e são caracteristicamente exacerbadas por febre e terapia que bloqueie os canais de sódio.

A síndrome está ligada a mutações no SCN5A, que codifica o canal de sódio cardíaco. As mutações resultam em uma redução na corrente de sódio. O modo de transmissão é autossômico dominante. Geralmente, os pacientes têm síncope ou parada cardíaca que ocorre durante o sono.

Embora a quinidina, em virtude de sua capacidade de bloquear a corrente transitória de potássio para fora (I_{to}), possa ter um papel terapêutico, não há terapias médicas estabelecidas para prevenir TV na síndrome de Brugada. A estimulação beta-adrenérgica intravenosa com isoproterenol ou agente similar, em virtude de sua capacidade de aumentar a corrente de sódio, é potencialmente útil no manejo agudo de TV ou FV recorrente na síndrome de Brugada. Paradoxalmente, devido ao efeito protetor da estimulação com catecolaminas, os betabloqueadores são potencialmente prejudiciais em pacientes com essa síndrome e devem ser evitados.

Os CDIs representam a única terapia comprovada para prevenção de parada cardíaca. A terapia com CDI é recomendada para prevenção secundária de MSC. Para pacientes de alto risco com padrão eletrocardiográfico de Brugada espontâneo e síncope, está indicada a prevenção primária com CDI.

Taquicardia ventricular polimórfica catecolaminérgica

A TVPC é uma doença genética que altera o manuseio do cálcio miocárdico, resultando em TV polimórfica ou bidirecional induzida pelo exercício. Síncope desencadeada por exercício ou MSC durante a infância é manifestação inicial comum. Cerca de 50 a 60% dos pacientes têm mutação autossômica dominante hereditária ou esporádica que afeta o gene do receptor de rianodina cardíaco (RYR2),

Seção 2 Doenças Cardiovasculares

produzindo liberação anormal de cálcio induzida pelo retículo sarcoplasmático e sobrecarga de cálcio intracelular.

Os betabloqueadores, juntamente com a restrição ao exercício, representam a terapia primária, embora o surto de arritmia seja comum. A terapia com CDI pode ser usada para prevenção secundária, embora choques com CDI possam produzir picos de catecolaminas que possibilitam exacerbação da arritmia subjacente. A denervação simpática cardíaca esquerda é útil em casos selecionados.

Síndrome do QT longo adquirida

Fatores ambientais podem prolongar a repolarização cardíaca e produzir prolongamento do intervalo QTc, levando ao desenvolvimento de pós-despolarizações precoces e TdP. Pacientes com SQTL adquirida podem ter antecedentes genéticos que os predispõem a desenvolver prolongamento excessivo do QTc e TV polimórfica em resposta a anormalidades eletrolíticas (*i. e.*, hipopotassemia, hipomagnesemia e hipocalcemia), bradicardia e uso de medicamentos que prolongam o intervalo QT. A maioria dos fármacos que prolongam o QTc bloqueiam o componente rápido do canal de potássio retificador tardio (I_{Kr}) codificado pelo gene *KCNE2*. Medicamentos que sabidamente prolongam o intervalo QTc são atualizados em um registro na internet. A terapia para a SQTL adquirida exige a reversão dos fatores fisiológicos desencadeantes e a descontinuação dos medicamentos agressores.

Testes genéticos para canalopatias

Laboratórios comerciais oferecem testes genéticos para SQTL congênita, síndrome de Brugada e TVPC. Os rendimentos dos testes genéticos variam de 25% para síndrome de Brugada até 80% para SQTL congênita. A sensibilidade limitada dos ensaios atuais e a descoberta comum de variantes genéticas de significância desconhecida representam desafios contínuos. Apesar dessas considerações, o rastreamento em cascata ou de membros da família para uma mutação causadora de doença, uma vez caracterizada em um probando, tem sido efetivamente usado para identificar portadores de mutação.

Os membros da família com mutação positiva podem se beneficiar da terapia profilática. A tranquilidade para indivíduos com mutação negativa também é valiosa. Antes de solicitar o teste genético, os pacientes devem ser completamente informados sobre os riscos, benefícios e limitações do teste. Idealmente, os conselheiros genéticos desempenham um importante papel consultivo.

Para uma discussão mais profunda sobre esse tópico, ver Capítulo 59, "Arritmias Ventriculares", em *Goldman-Cecil Medicina*, 26ª edição.

RESUMO

As arritmias cardíacas são causadas por distúrbios na formação ou propagação do potencial de ação e são amplamente categorizadas como ritmos anormalmente lentos (*i. e.*, bradicardias) ou ritmos anormalmente rápidos (*i. e.*, taquicardias). O potencial de ação celular cardíaco é composto por cinco fases determinadas pela atividade de múltiplos canais iônicos, incluindo o canal rápido de sódio, vários canais de potássio e uma corrente de cálcio. Interrupções dessas correntes podem levar a automatismo anormal e atividade deflagrada, que podem mediar taquiarritmias patológicas. A reentrada é o mecanismo dominante das taquiarritmias clinicamente significativas e requer um obstáculo funcional ou fixo à propagação, uma área de condução lenta e refratariedade diferencial para início e perpetuação da arritmia.

Os fármacos antiarrítmicos são comumente divididos em quatro grandes grupos usando a classificação de Singh-Vaughan Williams.

Apesar de sua utilidade clínica, muitos fármacos antiarrítmicos têm múltiplos efeitos e não se encaixam perfeitamente nesse quadro. Alguns, como adenosina e digoxina, ficam completamente fora disso. Os fármacos da classe I retardam a condução da membrana pelo bloqueio do canal de sódio. Os fármacos da classe II, ou betabloqueadores, funcionam por bloqueio do receptor beta cardíaco. Os fármacos da classe III prolongam a repolarização e o intervalo QT. Os fármacos da classe IV bloqueiam o canal de cálcio lento e são principalmente ativos em miócitos de resposta lenta, como os nós SA e AV.

Toda bradicardia é consequência do comprometimento da função do nó SA, da condução AV, ou ambas. A função dos nós SA e AV é fortemente influenciada pelo tônus autônomo. O tônus parassimpático domina em repouso, por isso bradicardia significativa e BAV de segundo grau podem ser observados em pacientes normais devido ao aumento do tônus parassimpático, especialmente durante o sono ou treinamento atlético. A disfunção clínica do nó SA manifesta-se como uma das várias síndromes, incluindo bradicardia sinusal, incompetência cronotrópica, bloqueio de saída e síndrome bradicardia-taquicardia devido a pausas sinusais, e bradicardia quando arritmias atriais concomitantes terminam em ritmo sinusal.

Distúrbios de condução AV podem ocorrer no nível do nó AV ou no nível infranodal. Um bloqueio no nível do nó AV tende a ser indolente, caracterizado por progressão gradual e escapes subsidiários competentes que geralmente protegem o paciente de bradicardia catastrófica. Isso permite que pacientes assintomáticos sejam acompanhados clinicamente para o desenvolvimento de sintomas antes da intervenção. Em contraste, o bloqueio infranodal de segundo ou terceiro graus no feixe de His, ou mais comumente no nível dos ramos do feixe de His, é potencialmente maligno e muitas vezes não é acompanhado por mecanismos de escape estáveis. Se o manejo não for adequado, pode causar morte súbita. Os indícios sugestivos de um nível infranodal de bloqueio são periodicidade do tipo Mobitz II, bloqueio de ramo associado, piora do BAV com taquicardia ou exercício físico e ritmo de escape com complexo QRS largo diferente do QRS conduzido nos casos de BAV de alto grau ou terceiro grau.

As taquicardias são amplamente categorizadas como TSV que dependem do átrio e sistema de condução AV, e arritmias ventriculares que dependem do miocárdio ventricular. As arritmias supraventriculares são, ainda, classificadas como TSVP que dependem da condução nodal AV, e arritmias intra-atriais que dependem apenas do tecido atrial e não da condução AV. As TSVP incluem TRNAV e taquicardia recíproca AV relacionada à síndrome de WPW. As arritmias intra-atriais incluem arritmias atriais organizadas, como taquicardia atrial focal, *flutter* atrial, taquicardia atrial macrorreentrante e FA, uma arritmia atrial desorganizada comum. *Flutter* atrial recorrente e fibrilação atrial apresentam risco de tromboembolismo e, com base na estratificação de risco, devem ser tratados com terapia antitrombótica quando apropriado. A ablação por cateter é valiosa no manejo de todas as arritmias supraventriculares, mas continua sendo uma estratégia de segunda linha para fibrilação atrial, para a qual as taxas de sucesso são menores e as taxas de complicações são maiores do que para outras arritmias supraventriculares.

As arritmias ventriculares incluem extrassístoles ventriculares isoladas, séries curtas e não sustentadas de taquicardia e arritmias ventriculares sustentadas. A TV sustentada dura mais de 30 segundos ou exige intervenção antes disso. É classificada como monomórfica se todos os batimentos compartilharem uma única morfologia eletrocardiográfica, polimórfica se a morfologia eletrocardiográfica for variável, TdP quando a morfologia é variável e a arritmia está associada a prolongamento patológico do QT, e FV, quando o ECG de superfície varia continuamente sem complexos QRS. A TV é mal tolerada e é a principal causa de parada cardíaca. Embora comumente observada em pacientes com cardiopatia isquêmica, a TV idiopática pode ser observada na ausência de cardiopatia estrutural.

Os fármacos antiarrítmicos não foram efetivos na redução do risco de MSC após IAM. Em contraste, os CDIs demonstraram melhorar as taxas de mortalidade para pacientes com função VE comprometida após um IAM e pacientes com insuficiência cardíaca e disfunção de VE associada ou não a doença da artéria coronária (DAC).

Além da doença cardíaca estrutural avançada como causa de TV, várias síndromes podem resultar em TV na ausência de cardiopatia estrutural evidente. Elas incluem a síndrome de TV idiopática, CAVD, displasia arritmogênica do VD, SQTL congênita, síndrome de Brugada e TVPC. Várias dessas condições são familiares; os testes genéticos e a triagem familiar são importantes em seu manejo.

LEITURA SUGERIDA

Al-Khatib SM, Stevenson WG, Ackerman MJ, et al.: 2017 AHA/ACC/HRS guideline for management of patients with ventricular arrhythmias and the prevention of sudden cardiac death, *Circulation* 138:e272–e391, 2018.

Calkins H, Hindricks G, Cappato R, et al.: 2017 HRS/EHRA/ECAS/APHRS/SOLAECE expert consensus statement on catheter and surgical ablation of atrial fibrillation, *Heart Rhythm* 14:e275–e444, 2017.

January CT, Wann LS, Calkins H, et al. AHA/ACC/HRS Focused Update of the 2014 AHA/ACC/HRS Guideline for the Management of Patients With Atrial Fibrillation. A Report of the American College of Cardiology/American Heart Association Task Force on Clinical Practice Guidelines and the Heart Rhythm Society 2019:25873.

Priori SG, Wilde AA, Horie M, et al.: Executive summary: HRS/EHRA/APHRS expert consensus statement on the diagnosis and management of patients with inherited primary arrhythmia syndromes, *Heart Rhythm* 10:e85–e108, 2013.

10

Doenças do Pericárdio e do Miocárdio

Jennifer L. Strande

DOENÇAS DO PERICÁRDIO

O pericárdio é um saco fino e fibroso que envolve o coração e consiste em duas camadas: visceral e parietal. O espaço entre essas duas camadas contém um pequeno volume de líquido (15 a 50 mℓ), que é um ultra-filtrado do plasma. O pericárdio exerce funções de barreira mecânica, imunológica e anatômica.

Devido à escassez de dados de estudos randomizados e à ausência de diretrizes práticas, as recomendações para avaliação e tratamento de distúrbios do pericárdio, neste capítulo, são amplamente baseadas na opinião de especialistas e no consenso profissional.

Pericardite aguda

Definição e epidemiologia

A pericardite aguda ou inflamação do pericárdio tem várias causas. A incidência exata de pericardite aguda é desconhecida porque um curso subclínico é comum.

Patologia

Cerca de 85% dos casos são de causas idiopáticas ou virais. Menos comumente ocorrem por infecção (exceto viral), uremia, traumatismo, distúrbios metabólicos, distúrbios autoimunes e envolvimento neoplá-sico. As causas de pericardite aguda estão listadas na Tabela 10.1.

Apresentação clínica

A manifestação clássica da pericardite aguda é dor torácica intensa e aguda, que muitas vezes é agravada por decúbito dorsal, inspiração e tosse e aliviada ao sentar-se e inclinar-se para a frente. A dor geralmente é subesternal e precordial esquerda, podendo irradiar para pescoço, ombro e crista da escápula, mimetizando a dor da isquemia miocárdica. O desconforto torácico pode ser leve ou inexistente em pacientes com distúrbios do tecido conjuntivo, uremia ou envolvimento neoplásico. Os pacientes também podem apresentar febre baixa, mal-estar, dispneia e, menos frequentemente, soluços (*i. e.*, irritação do nervo frênico).

Quando não há derrame pericárdico significativo, os resultados da inspeção e palpação do precórdio são normais. Um atrito pericár-dico agudo e áspero é percebido na ausculta cardíaca da maioria dos pacientes com pericardite aguda. Pode ter três componentes corres-pondentes a contração atrial, sístole ventricular e protodiástole, e é mais bem apreciado no fim da expiração com o paciente inclinado para frente. Pode ser intermitente e recomenda-se ausculta seriada.

Diagnóstico

As alterações no eletrocardiograma (ECG) de pacientes com pericar-dite aguda geralmente evoluem ao longo de dias a semanas. Os achados do estágio inicial são caracterizados por supradesnivelamento difuso do segmento ST (*i. e.*, côncavo para cima) com ondas T verticais e depressão de PR. A depressão de PR ocasionalmente precede a elevação do segmento ST. A resolução do supradesnivelamento do segmento ST é seguida pela inversão da onda T difusa. Essas alterações de ECG nem sempre são vistas e traçados seriados devem ser obtidos.

Achados laboratoriais da pericardite idiopática aguda não são específicos e consistem em leve elevação da contagem de leucócitos, taxa de sedimentação e nível de proteína C reativa. Se indicado, reco-menda-se o teste específico para tuberculose, vírus da imunodefi-ciência humana (HIV), doença da tireoide ou doenças autoimunes;

Tabela 10.1 Causas da pericardite.

Idiopática
Infecciosa
    Viral (vírus ECHO,[a] vírus Coxsackie, adenovírus, citomegalovírus, vírus da hepatite B [HBV], vírus Epstein-Barr [EBV], vírus da imunodeficiência humana [HIV])
    Bactérias (espécies de *Staphylococcus*, *Streptococcus* e *Mycoplasma*; *Borrelia burgdorferi*, *Haemophilus influenzae*, *Neisseria meningitidis*)
    Micobactérias (*Mycobacterium tuberculosis*, *Mycobacterium avium-intracellulare*)
    Fungos (espécies de *Histoplasma* e *Coccidioides*)
    Protozoário
Imune ou inflamatória
    Doença do tecido conjuntivo (lúpus eritematoso sistêmico, artrite reumatoide, esclerodermia)
    Arterite (poliarterite nodosa, arterite temporal)
    Tardia após infarto agudo do miocárdio (síndrome de Dressler), após cardiotomia ou toracotomia
Induzida por fármaco
    Procainamida, hidralazina, isoniazida, ciclosporina
Traumatismo ou dano a estruturas adjacentes
    Traumatismo penetrante
    Infarto agudo do miocárdio, cirurgia cardíaca, angioplastia coronariana, desfibriladores implantáveis, marca-passos
    Pneumonia
Doença neoplásica
    Primária: mesotelioma, fibrossarcoma, lipoma
    Secundária (extensão metastática ou direta): mama, pulmão, carcinoma da tireoide, linfoma, leucemia, melanoma
Induzida por radiação
Diversas
    Uremia
    Hipotireoidismo
    Gota

[a]N.R.T.: ECHO é um acrônimo para *enteric cytopathogenic human orphan*. Os vírus ECHO são retrovírus do grupo picornavírus.

no entanto, a realização rotineira de testes sorológicos virais tem utilidade limitada. A elevação dos biomarcadores cardíacos séricos (p. ex., creatinoquinase, troponina) reflete o envolvimento do miocárdio adjacente. Na pericardite aguda não complicada, a radiografia de tórax e os achados ecocardiográficos são normais. Embora não essencial para o diagnóstico de pericardite, a ecocardiografia é a modalidade de diagnóstico por imagem preferencial para detecção e determinação da importância hemodinâmica de um derrame pericárdico.

Tratamento

Pacientes com pericardite viral ou idiopática não complicada podem ser tratados ambulatorialmente. Para pacientes com febre, grandes derrames pericárdicos ou níveis elevados de biomarcadores cardíacos, e para aqueles com possíveis causas secundárias ou estado imunocomprometido, a hospitalização para investigação e tratamento adicionais deve ser considerada. O tratamento que consiste em altas doses de antiinflamatórios não esteroides (AINEs) geralmente é efetivo. A colchicina com AINE ou como monoterapia proporciona resolução imediata dos sintomas e diminui a taxa de recorrência. O uso de glicocorticoides resulta em rápida melhora sintomática; no entanto, os glicocorticoides estão associados a taxas mais elevadas de recorrência sintomática.

Prognóstico

A evolução clínica da maioria dos pacientes com pericardite idiopática ou viral é sem intercorrências e a recuperação é completa. As possíveis complicações incluem pericardite recorrente, tamponamento cardíaco e pericardite constritiva.

Derrame pericárdico e tamponamento cardíaco
Definição e epidemiologia

O derrame pericárdico, uma coleção anormal de líquido no espaço pericárdico, é um achado ecocardiográfico relativamente comum e incidental, encontrado em aproximadamente 10% dos estudos. O tamponamento cardíaco ocorre quando o acúmulo de líquido resulta em aumento da pressão intrapericárdica, levando a compressão cardíaca, enchimento ventricular prejudicado e redução do débito cardíaco. O acúmulo de líquido pericárdico pode ser causado por praticamente qualquer tipo de pericardite aguda. Derrames pericárdicos por pericardite bacteriana (incluindo tuberculose), envolvimento neoplásico, pericardite urêmica e traumatismo têm alta incidência de progressão para tamponamento.

Patologia

As consequências hemodinâmicas de um derrame pericárdico dependem da velocidade de acúmulo. O pericárdio normal tem volume de reserva relativamente limitado. As propriedades mecânicas do pericárdio parietal são tais que, quando distendido, torna-se rapidamente inelástico e resistente a novas expansões. Como resultado, derrames que se acumulam rapidamente podem resultar em comprometimento hemodinâmico significativo com apenas 100 a 200 mℓ de líquido. Por outro lado, quando o acúmulo de líquido é lento, o pericárdio sofre alterações adaptativas e consegue acomodar grandes derrames (> 1.500 mℓ) sem o desenvolvimento de tamponamento.

Apresentação clínica

As manifestações clínicas de um derrame pericárdico dependem do tamanho e da velocidade de acúmulo de líquido, e podem variar de dispneia, desconforto torácico e ortopneia a colapso circulatório, atividade elétrica sem pulso e morte. A compressão de estruturas adjacentes, como o nervo frênico e o nervo laríngeo recorrente, pode resultar em tosse ou soluços e rouquidão, respectivamente. A compressão do esôfago pode causar disfasia.

Um exame cardíaco normal não é incomum em pacientes com pequenos derrames. Com derrames maiores, o impulso apical pode estar diminuído ou ausente, e existe hipofonese das bulhas cardíacas. Em pacientes com pericardite aguda, o desaparecimento do atrito pericárdico pode indicar o desenvolvimento de derrame. A compressão da base do pulmão esquerdo pode resultar em macicez à percussão, egofonia e broncofonia sob a escápula esquerda (*i. e.*, sinal de Ewart).

Os pacientes com tamponamento geralmente parecem estar em sofrimento com taquipneia e taquicardia. Os achados físicos clássicos incluem hipotensão, distensão venosa jugular com colapso *y* ausente e hipofonese das bulhas cardíacas ou estas sequer são auscultadas. O pulso paradoxal, um achado físico característico, é definido como declínio inspiratório da pressão arterial sistólica maior que 10 mmHg. Isso resulta da diminuição inspiratória do volume sistólico do ventrículo esquerdo (VE) e da pressão arterial sistêmica. Em condições normais, a pressão intratorácica diminui durante a inspiração, resultando em aumento do enchimento e aumento do ventrículo direito (VD). Nos casos de tamponamento cardíaco, o volume cardíaco total é fixo e a expansão do VD desloca o septo interventricular em direção ao VE, com consequente redução do volume sistólico do VE e hipotensão sistêmica. O pulso paradoxal não é patognomônico de tamponamento cardíaco e pode ser detectado na doença pulmonar obstrutiva crônica (DPOC) grave, embolia pulmonar, asma brônquica, pericardite constritiva e choque hipovolêmico.

Diagnóstico

Os achados eletrocardiográficos de derrames pericárdicos moderados a grandes incluem complexos QRS de baixa voltagem e, ocasionalmente, com alternância elétrica (QRS) causada pelo movimento de oscilação do coração dentro do pericárdio cheio de líquido. A radiografia de tórax mostra uma silhueta cardíaca aumentada. A ecocardiografia transtorácica, modalidade de imagem preferencial, fornece informações quanto a tamanho, localização (circunferencial ou loculada) e, mais importante, as consequências hemodinâmicas do derrame pericárdico sugestivas de tamponamento.

Os achados bidimensionais do tamponamento incluem colapso atrial e ventricular direito, distensão da veia cava inferior e evidências de aumento da interdependência ventricular (Figura 10.1). A quantificação da variação respiratória da velocidade de entrada mitral e tricúspide com Doppler é mais sensível do que a ecocardiografia bidimensional para determinar a significância hemodinâmica dos derrames pericárdicos. O cateterismo cardíaco direito demonstra débito cardíaco diminuído, pressão atrial direita elevada com colapso *y* diminuído ou ausente e equalização das pressões de enchimento cardíaco (*i. e.*, pressão atrial direita, pressão capilar pulmonar e pressão diastólica da artéria pulmonar).

A tomografia computadorizada (TC) e a ressonância magnética (RM) conseguem identificar com acurácia os derrames pericárdicos e podem ser usadas juntamente com a ecocardiografia para avaliar derrames loculados, espessamento pericárdico e estruturas extracardíacas. Uma pericardiocentese diagnóstica deve ser realizada para investigação de causas bacterianas, tuberculosas ou malignas.

Tratamento

A drenagem de rotina de derrames pericárdicos é desnecessária quando não há comprometimento hemodinâmico. O tamponamento cardíaco é uma emergência potencialmente fatal que exige drenagem urgente do derrame pericárdico. A reanimação volêmica deve ser iniciada para aumentar a pré-carga e o enchimento das câmaras cardíacas. O suporte inotrópico e vasopressor tem utilidade limitada. A drenagem cirúrgica é adequada e terapêutica para derrames loculados, purulentos e tuberculosos e para biopsia de tecidos.

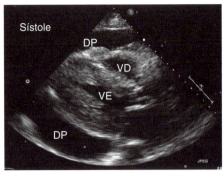 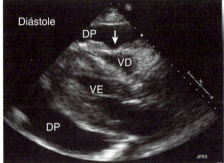

Figura 10.1 As imagens ecocardiográficas de eixo longo paraesternal do ventrículo direito na sístole e na diástole mostram colapso diastólico do ventrículo direito (*seta*) em um paciente com grande derrame pericárdico circunferencial. *DP*, Derrame pericárdico; *VD*, ventrículo direito; *VE*, ventrículo esquerdo.

O líquido deve ser analisado para pH, contagem de células, glicose, proteína, colesterol, triglicerídeos e bacilos álcool-ácido-resistentes (BAAR) por coloração de Gram, cultura, citologia e exames laboratoriais. Para pacientes com derrames crônicos e recorrentes, a criação cirúrgica de uma janela pleuropericárdica fornece uma solução a longo prazo.

Prognóstico
A causa subjacente do derrame pericárdico e a disponibilidade de tratamento efetivo determinam o prognóstico.

Pericardite constritiva
Definição e epidemiologia
A constrição pericárdica é causada por inflamação pericárdica e é uma condição caracterizada por pericárdio rígido e fibrótico que limita o enchimento diastólico dos ventrículos, resultando em aumento das pressões intracardíacas. As causas mais comuns são infecção, cirurgia cardíaca prévia, traumatismo e irradiação. Causas menos comuns incluem distúrbios do tecido conjuntivo, uremia e envolvimento neoplásico do pericárdio. Nos países em desenvolvimento, a pericardite tuberculosa é uma causa mais comum de constrição pericárdica. Muitas vezes, uma causa específica não pode ser determinada.

Patologia
A constrição é o resultado final da inflamação pericárdica com formação de tecido cicatricial, fibrose, calcificação e aderência das camadas parietal e visceral do pericárdio. Embora o espessamento pericárdico seja um achado histopatológico comum, sua ausência não descarta a possibilidade de constrição.

Apresentação clínica
Nos estágios iniciais, os sinais/sintomas consistem em dispneia, fadiga, diminuição da tolerância ao exercício e edema de membros inferiores. À medida que a doença progride, os sinais e sintomas iniciais podem ser acompanhados de ascite, anasarca, caquexia e atrofia muscular.

O exame físico revela distensão venosa jugular com colapsos *x* e *y* proeminentes e elevação (ou falha na diminuição) da pressão venosa central com inspiração (*i. e.*, sinal de Kussmaul). A pressão arterial geralmente é normal e a maioria dos pacientes não apresenta pulso paradoxal. Ascite e hepatomegalia podem ser proeminentes na fase avançada da doença. No exame cardiovascular, o impulso apical (*ictus cordis*) pode estar diminuído e pode haver hipofonese das bulhas cardíacas. Um som protodiastólico (*i. e.*, *knock* pericárdico) correspondente à interrupção abrupta do enchimento protodiastólico ventricular é patognomônico de constrição pericárdica, mas nem sempre é detectado.

Diagnóstico
O diagnóstico de constrição pericárdica pode ser desafiador e frequentemente exige o uso de múltiplas modalidades de imagem. O ECG pode apresentar baixa voltagem do complexo QRS, aumento do átrio esquerdo e alterações inespecíficas da onda T. Fibrilação atrial ocorre em um terço dos casos. A radiografia de tórax pode revelar derrames pleurais e calcificação pericárdica, que são melhor apreciadas na projeção lateral.

O ecocardiograma transtorácico mostra dilatação da veia cava inferior, movimentação anormal do septo interventricular e espessamento pericárdico. O ecocardiograma com Doppler demonstra variações anormais respirofásicas do fluxo venoso pulmonar e hepático e influxo da valva mitral. A TC e a RM podem medir com acurácia a espessura do pericárdio.

O cateterismo cardíaco é essencial no diagnóstico da constrição pericárdica e na diferenciação da cardiomiopatia restritiva (MCR). O traçado da pressão atrial direita mostra colapsos *x* e *y* proeminentes com equalização das pressões atrial e ventricular diastólica final. Os traçados da pressão ventricular mostram enchimento protodiastólico rápido dos ventrículos, com interrupção abrupta na mesodiástole e na telediástole devido ao volume finito do pericárdio rígido (*i. e.*, morfologia de *dip-and-plateau* ou sinal da raiz quadrada) (Figura 10.2).

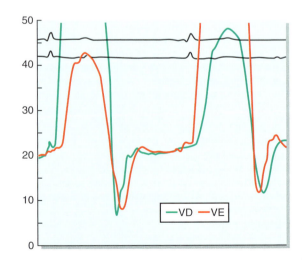

Figura 10.2 Registros de pressão de um paciente com pericardite constritiva. Traçados simultâneos de pressão nos ventrículos direito e esquerdo mostram equalização da pressão diastólica e morfologia de *dip-and-plateau* (enchimento ventricular rápido na protodiástole, com cessação subsequente ou "sinal da raiz quadrada"). *VD*, Ventrículo direito; *VE*, ventrículo esquerdo.

Capítulo 10 Doenças do Pericárdio e do Miocárdio

A interdependência ventricular aumentada demonstrada pela medição simultânea das pressões ventriculares direita e esquerda durante a respiração é um achado mais específico da constrição pericárdica.

Tratamento

A terapia medicamentosa com restrição de sódio e diuréticos tem eficácia limitada e é adequada apenas em pacientes que não são candidatos à cirurgia devido a comorbidades. A pericardiectomia é o único tratamento definitivo para a pericardite constritiva.

Prognóstico

A pericardiectomia está associada a um risco operatório substancial que depende da extensão do envolvimento cardíaco e da existência de comorbidades. A ressecção pericárdica bem-sucedida leva à resolução das manifestações de constrição em um período de semanas a meses. Para pacientes que não são candidatos à cirurgia, o prognóstico é ruim.

Pericardite constritiva efusiva

A pericardite constritiva efusiva é caracterizada por derrame (efusão) pericárdico e pericárdio parietal e visceral não complacente ou fibrótico. Embora possa resultar de qualquer tipo de inflamação pericárdica, geralmente é observada após cirurgia cardíaca ou lesão por radiação. Provavelmente representa um estágio de transição entre pericardite aguda com efusão pericárdica e constrição pericárdica; compartilha as características clínicas e hemodinâmicas de ambas as condições.

Tipicamente, a drenagem do derrame não resulta na resolução dos sintomas e as pressões venosa central e atrial direita permanecem elevadas. No estágio inicial da doença, os pacientes podem responder ao tratamento prolongado com AINEs; no entanto, a pericardiectomia visceral e parietal é frequentemente necessária. Para uma discussão mais profunda deste tópico, ver Capítulo 68, "Doenças Pericárdicas", ❖ em *Goldman-Cecil Medicina*, 26ª edição.

DOENÇAS MIOCÁRDICAS

Miocardite

Definição e epidemiologia

A miocardite é uma inflamação do miocárdio causada por vários tipos de toxinas, medicamentos e vírus. A miocardite viral, responsável por cerca de 20% dos casos de miocardiopatia dilatada (MCD), é comumente causada pelos enterovírus, especificamente sorotipos do grupo Coxsackie B e, menos comumente, adenovírus, parvovírus B19, vírus da hepatite C (HCV), citomegalovírus e HIV.

Outras causas incluem infecções bacterianas como difteria, brucelose, infecções por *Clostridium*, doença dos legionários (causada por *Legionella*), infecções meningocócicas, estreptocócicas e por *Mycoplasma pneumoniae*. Febre Q, febre maculosa das Montanhas Rochosas, infecções por espiroquetas (p. ex., leptospirose, doença de Lyme), infecções fúngicas e infecções parasitárias (p. ex., *Trypanosoma cruzi* [tripanossomíase sul-americana ou doença de Chagas]) também são causas conhecidas de miocardite.

Patologia

Acredita-se que a patogênese da miocardite viral comece com a invasão viral direta do miocárdio e subsequente ativação imunológica. As respostas imunes celulares e mediadas por anticorpos normais levam à eliminação viral e à fibrose do miocárdio. No entanto, alguns pacientes desenvolvem MCD e insuficiência cardíaca devido a resposta imune anormal que exacerba o dano ao miocárdio. Os mecanismos exatos não são conhecidos, mas envolvem citocinas, autoanticorpos e, possivelmente, outros processos associados à replicação viral persistente e de baixo nível nos miócitos, levando a atrofia e apoptose dos miócitos e remodelamento adverso dos ventrículos. Em infecções não virais, o dano é atribuído às toxinas bacterianas ou respostas imunes anormais e, em infecções parasitárias, é mediado sobretudo pelo sistema imunológico.

Vários produtos químicos e fármacos podem levar à inflamação do miocárdio por efeito direto ou como parte de uma reação de hipersensibilidade. Algumas das causas comuns incluem cocaína, quimioterápicos (p. ex., daunorrubicina, doxorrubicina) e antibióticos.

A miocardite de células gigantes é uma doença rara, de origem incerta, mas pode ser rapidamente fatal. Geralmente está associada a arritmias ventriculares e insuficiência cardíaca progressiva e grave. Células gigantes multinucleadas vistas na biopsia miocárdica são patognomônicas.

Apresentação clínica

As manifestações clínicas variam de anormalidades eletrocardiográficas assintomáticas a choque cardiogênico. Os pacientes relatam sintomas de insuficiência cardíaca, incluindo intolerância ao exercício, dispneia, retenção de líquido e fadiga persistente. Nos casos de miocardite viral, eles relatam, com frequência, um pródromo viral, incluindo febre, mialgia, fadiga, sintomas respiratórios ou gastrenterite que precede as manifestações de insuficiência cardíaca. Os pacientes estão frequentemente taquicárdicos e hipotensos. Podem apresentar pressão venosa jugular elevada, galope por B_3, crepitações e edema periférico. A miocardite pode mascarar-se como uma síndrome coronariana aguda.

Diagnóstico

Exames são realizados para determinar uma possível causa infecciosa. Títulos virais crescentes são frequentemente vistos em casos de miocardite viral. As enzimas cardíacas séricas (p. ex., troponina, creatinoquinase) são medidas quando há suspeita de miocardite. Taquicardia sinusal e anormalidades inespecíficas do segmento ST e da onda T são achados eletrocardiográficos comuns. Quando o pericárdio também está envolvido pelo processo inflamatório, observam-se também supradesnivelamentos difusos do segmento ST típicos da pericardite aguda. A ectopia ventricular é comum, e defeitos de condução atrioventricular são vistos na miocardite associada à doença de Lyme.

A ecocardiografia é recomendada na avaliação diagnóstica inicial para identificar remodelamento ventricular, incluindo aumento do tamanho da câmara e disfunção sistólica ventricular. A ressonância magnética cardíaca é uma técnica promissora para detectar inflamação e lesão miocárdica com base em pequenos estudos clínicos observacionais.

A biopsia endomiocárdica transvenosa deve ser realizada apenas quando houver rápida deterioração do quadro clínico. Anormalidades histopatológicas, como infiltração de leucócitos (*i. e.*, macrófagos, linfócitos e eosinófilos), evidências de dano miocárdico e fibrose intersticial ajudam a estabelecer miocardite aguda, mas a determinação está sujeita a variabilidade significativa intraobservador e interobservador. Muitas vezes a biopsia não fornece um diagnóstico conclusivo. A biopsia endomiocárdica é útil no diagnóstico de miocardite de células gigantes (*i. e.*, células gigantes multinucleadas são vistas) ou miocardite de hipersensibilidade (*i. e.*, infiltrado eosinofílico é visto). O teste de reação em cadeia da polimerase consegue detectar genomas virais específicos no miocárdio.

Tratamento

Os cuidados de suporte são a base do tratamento. Alguns pacientes com miocardite fulminante ou aguda precisam de suporte hemodinâmico intensivo e intervenção farmacológica agressiva semelhante à conduta em pacientes com insuficiência cardíaca avançada.

Após a estabilização hemodinâmica inicial, o tratamento deve seguir as recomendações atuais do American College of Cardiology e da American Heart Association (ACC/AHA) para o manejo da disfunção sistólica do VE. O tratamento inclui bloqueadores beta-adrenérgicos, inibidores da enzima conversora de angiotensina, bloqueadores dos receptores de aldosterona e diuréticos.

Nenhuma terapia baseada em evidências para miocardite viral foi estabelecida. Ensaios clínicos de vários tipos de terapia antiviral ou imunossupressora (p. ex., prednisona, ciclosporina, azatioprina, imunoglobulina intravenosa, imunoadsorção de interferona) não resultaram em evidências conclusivas de benefício. O tratamento da miocardite não viral visa à erradicação do agente infeccioso específico. Para a doença de Chagas, o tratamento com agentes antiprotozoários, se iniciado precocemente, é benéfico.

A miocardite de hipersensibilidade e a miocardite associada a toxinas respondem à retirada do agente agressor. A terapia imunossupressora tem sido efetiva na miocardite de células gigantes.

Prognóstico

As diversas apresentações clínicas e causas da miocardite têm limitado a compreensão de sua história natural. Acredita-se que um terço dos pacientes se recupere totalmente, um terço dos pacientes tenha alguma sequela na forma de disfunção sistólica ventricular esquerda, mas permaneça estável com terapia medicamentosa, e um terço dos pacientes evolua para insuficiência cardíaca avançada. Pacientes que evoluem para MCD crônica têm taxas de sobrevida de 5 anos em menos de 50% dos casos.

Miocardiopatias

As miocardiopatias (MC) ou cardiomiopatias são um grupo heterogêneo de doenças em que a principal anormalidade estrutural está limitada ao miocárdio. Os quatro principais grupos de MCs são a MCD, a miocardiopatia hipertrófica (MCH), a MCR e a miocardiopatia arritmogênica do ventrículo direito (MCVDA). A MC atrófica é um grupo mais recentemente reconhecido. Já foram descritas formas familiares (genéticas) e não familiares (adquiridas) das doenças.

Miocardiopatia dilatada

Definição e epidemiologia. O aumento cardíaco e a disfunção sistólica na MCD têm um amplo espectro de causas genéticas, inflamatórias, tóxicas e metabólicas (Tabela 10.2), embora a maioria dos casos seja idiopática. Condições anormais de carga, como hipertensão arterial sistêmica, valvopatia ou doença arterial coronariana (DAC), podem levar a alterações estruturais e funcionais semelhantes; essas condições não são consideradas parte do grupo das MCD e são discutidas em outro momento.

Acredita-se que a maioria dos casos resulte de miocardite viral aguda, um processo descrito anteriormente. A exposição a toxinas cardíacas, como agentes quimioterápicos, álcool etílico, cocaína e radiação, juntamente com deficiência de nutrientes como tiamina (causa beribéri), vitamina C (causa escorbuto), carnitina, selênio, fosfato e cálcio, podem causar MCD. A MC periparto é uma causa rara de MCD que pode se desenvolver durante o último mês de gravidez e até 6 meses após o parto. A patogênese da MC periparto não é totalmente compreendida, sendo um diagnóstico de exclusão. Os fatores de risco incluem idade materna mais avançada, ser afro-americana e ter gestações múltiplas. Períodos prolongados de taquicardia supraventricular ou ventricular podem levar a MCD idiopática (i. e., MC induzida por taquicardia). As alterações estruturais e funcionais geralmente são revertidas após o controle do ritmo cardíaco acelerado.

As formas familiares de MCD são responsáveis por 20 a 30% dos casos. Mutações específicas envolvem genes codificadores de proteínas do sarcômero, citoesqueleto, membrana nuclear e mitocôndrias; muitas mutações permanecem desconhecidas. O modo de herança é tipicamente autossômico dominante, mas pode ser um padrão ligado ao X ou mitocondrial.

Patologia. O aumento acentuado de todas as quatro câmaras cardíacas é típico da MCD, embora a doença às vezes esteja limitada às câmaras esquerda ou direita. A dilatação é desproporcional à espessura ventricular. A histologia revela evidências de degeneração de miócitos com hipertrofia irregular e atrofia das fibras musculares com fibrose intersticial e perivascular muitas vezes extensa.

Apresentação clínica. A MCD geralmente se manifesta com sintomas de insuficiência cardíaca como fadiga, fraqueza, dispneia e edema. Em alguns pacientes, o episódio inicial está relacionado à arritmia ou a um evento embólico. No exame físico, são frequentemente encontrados sinais de débito cardíaco diminuído, incluindo extremidades frias, pressão diferencial estreita e taquicardia. O exame cardíaco revela impulso apical deslocado lateralmente. Um galope por B_3 é comum, juntamente com sopros de regurgitação mitral e tricúspide. O edema pulmonar se manifesta como crepitações auscultatórias nos campos pulmonares, e os sons respiratórios podem ser diminuídos se houver derrames pleurais. Em alguns pacientes, as manifestações clínicas de insuficiência de VD podem predominar, com distensão venosa jugular, hepatomegalia, ascite e edema periférico.

Diagnóstico. Os procedimentos diagnósticos padrão incluem radiografia de tórax, eletrocardiograma, marcadores séricos e ecocardiografia. A radiografia mostra cardiomegalia, congestão venosa pulmonar e derrame pleural. O ECG pode revelar aumento das câmaras cardíacas juntamente com outras anormalidades inespecíficas de ST e da onda T. Os níveis séricos de peptídio natriurético tipo B (BNP, do inglês *B-type natriuretic peptide*) estão elevados.

A ecocardiografia possibilita uma avaliação abrangente do tamanho e função ventriculares e da função valvar; pode também mostrar um trombo ventricular. Informações semelhantes podem ser obtidas com ressonância magnética.

Uma investigação diagnóstica completa deve excluir cardiopatia isquêmica, valvopatia cardíaca e cardiopatia hipertensiva como causa da disfunção miocárdica e deve incluir pesquisa de causas potencialmente reversíveis de MCD (p. ex., etilismo, deficiências nutricionais). A biopsia miocárdica pode ser considerada se houver dúvidas quanto à causa da MCD. Em pacientes com história familiar importante, deve-se considerar o encaminhamento para teste genético.

Tratamento. Possíveis causas reversíveis de MCD devem ser abordadas (p. ex., interrupção do consumo de bebidas alcoólicas, correção de deficiências nutricionais, remoção de agentes cardiotóxicos). O tratamento deve seguir as recomendações atuais do ACC/AHA para o manejo da disfunção sistólica ventricular esquerda e incluir bloqueadores beta-adrenérgicos, inibidores da enzima conversora de angiotensina (IECA), bloqueadores dos receptores de aldosterona (BRA) e diuréticos.

Pacientes com MCD idiopática que apresentam sinais/sintomas persistentes, moderados a graves de insuficiência cardíaca e duração do complexo QRS superior a 120 milissegundos podem se beneficiar da terapia de ressincronização cardíaca com marca-passo biventricular. A taxa de sobrevida de pacientes com fração de ejeção do VE inferior a 35%, apesar do tratamento clínico máximo, é melhorada com o uso de cardiodesfibriladores implantáveis (CDI). Pacientes com sinais/sintomas limitantes de insuficiência cardíaca, apesar do uso das terapias descritas anteriormente, podem ser considerados para transplante cardíaco ou suporte com dispositivo de assistência ventricular esquerda.

Prognóstico. O prognóstico dos pacientes com MCD depende da resposta à terapia clínica. Alguns pacientes apresentam melhora significativa dos sinais/sintomas e da função cardíaca, mas em outros, a doença é progressiva e associada a uma alta taxa de mortalidade.

Capítulo 10 Doenças do Pericárdio e do Miocárdio 137

Tabela 10.2 Miocardiopatias.

Doença	Descrição e causa
Miocardiopatia dilatada	Dilatação e função sistólica prejudicada do ventrículo esquerdo ou de ambos os ventrículos
Familiar (genética)	Mutações genéticas conhecidas ou desconhecidas
Não familiar	Miocardite viral, miocardite infecciosa não viral, miocardite idiopática (imune) Toxinas (fármacos, álcool etílico) Gravidez (miocardiopatia periparto) Nutricional (deficiência de tiamina [beribéri], deficiência de vitamina C [escorbuto], deficiência de selênio) Endócrina (diabetes melito, hipertireoidismo, hipotireoidismo, hiperparatireoidismo, feocromocitoma, acromegalia) Autoimune (artrite reumatoide, lúpus eritematoso sistêmico, dermatomiosite) Induzida por taquicardia
Miocardiopatia hipertrófica	Hipertrofia ventricular esquerda e/ou direita, muitas vezes assimétrica (geralmente hipertrofia mais proeminente do septo interventricular)
Familiar (genética)	Mutações de proteínas sarcoplasmáticas (várias centenas descritas) Doenças metabólicas de armazenamento do miócito
Miocardiopatia restritiva	Restrição do enchimento dos ventrículos; os ventrículos são geralmente pequenos, os átrios estão acentuadamente aumentados
Familiar (genética)	Mutações de proteínas sarcoméricas Amiloidose familiar (transtirretina, apolipoproteína) Hemocromatose Desminopatia, pseudoxantoma elástico, doenças de armazenamento de glicogênio Mutações genéticas desconhecidas
Não familiar	Amiloidose, sarcoidose, carcinoide, esclerodermia Fibrose endomiocárdica (síndrome hipereosinofílica, idiopática, defeito cromossômico, fármacos) Radiação, câncer metastático, efeitos tóxicos de antraciclinas (p. ex., daunorrubicina, doxorrubicina, epirrubicina)
Miocardiopatia ventricular direita arritmogênica	Substituição fibrogordurosa progressiva da miocardiopatia ventricular direita e, em menor grau, ventricular esquerda
Familiar	Mutação genética desconhecida Mutações da proteína do disco intercalar, receptor cardíaco de rianodina, fator transformador de crescimento-$\beta 3$
Miocardiopatias não classificadas	
Miocardiopatia de *tokotsubo*[a] (induzida por estresse)	Dilatação e disfunção transitórias das partes distais do ventrículo esquerdo (balonamento apical) em uma situação estressante; geralmente melhora em algumas semanas
Não compactação do ventrículo esquerdo (VE)	Caracterizada por trabéculas ventriculares esquerdas proeminentes e recessos intertrabeculares profundos; de caráter familiar na maioria dos casos, causada por parada na embriogênese normal do coração; ápice e regiões periapicais do VE mais acometidas; alguns pacientes permanecem assintomáticos, mas outros desenvolvem dilatação de VE e disfunção sistólica
Miocardiopatias associadas a distrofias musculares e distúrbios neuromusculares	Distrofia muscular de Duchenne-Becker, distrofia muscular de Emery-Dreifuss, distrofia miotônica, ataxia de Friedreich, neurofibromatose, esclerose tuberosa
Canalopatias iônicas	Distúrbios causados por mutações em genes codificadores de proteínas de canal iônico; não são consideradas miocardiopatias porque não estão associadas a alterações estruturais típicas do coração, mas manifestam-se com disfunção elétrica; algumas classificações incluem esses distúrbios como miocardiopatias: síndrome do QT longo, síndrome do QT curto, síndrome de Brugada, taquicardia ventricular polimórfica catecolaminérgica

[a]N.R.T.: O termo japonês *takotsubo* significa "armadilha para polvo" e é usado em decorrência da alteração morfológica apresentada pelo coração na fase aguda da doença; é observada ao ecocardiograma ou à ventriculografia contrastada.

Miocardiopatia hipertrófica

Definição e epidemiologia. A MCH é caracterizada por hipertrofia ventricular esquerda (HVE) com câmaras ventriculares não dilatadas na ausência de uma causa aparente para hipertrofia (p. ex., doença hipertensiva, estenose aórtica). É uma doença genética relativamente comum (1 caso em 500 pessoas na população geral) com herança autossômica dominante, embora já tenham sido descritas mutações espontâneas. Mais de 1.400 mutações identificadas em pelo menos oito genes codificadores de proteínas do sarcômero cardíaco já foram descritas, sendo as mutações da cadeia pesada da β-miosina as mais comuns.

Patologia. As principais anormalidades fisiopatológicas observadas na MCH são obstrução da via de saída do VE, disfunção diastólica, regurgitação mitral e arritmias. Obstrução da via de saída do VE ocorre em aproximadamente metade dos pacientes. Durante a sístole, o septo hipertrofiado se projeta para a via de saída do VE, criando um gradiente entre a parte inferior da cavidade ventricular esquerda e a saída do VE. Isso causa um fluxo turbulento de alta velocidade na via de calibre estreitado, o que resulta em uma força de sucção (*i. e.*, efeito Venturi) que puxa a válvula anterior da valva mitral para a via de saída. Isso piora a obstrução e causa regurgitação mitral. A disfunção diastólica devido ao comprometimento das propriedades de relaxamento do miocárdio anormal causa elevação acentuada do enchimento do VE e das pressões venosas pulmonares, congestão pulmonar e limitação do débito cardíaco. Pacientes com MCH também estão predispostos a arritmias supraventriculares e ventriculares.

Apresentação clínica. A MCH é uma doença cardíaca heterogênea com evolução e manifestações clínicas diversas. A maioria dos pacientes provavelmente não apresenta sequelas dessa doença durante a vida. Quando a doença resulta em complicações, há três manifestações clínicas relativamente distintas, mas não mutuamente excludentes: morte súbita cardíaca por taquiarritmia ventricular imprevisível, mais comumente em pacientes jovens assintomáticos (< 35 anos); insuficiência cardíaca caracterizada por dispneia aos esforços (associada ou não a dor torácica) que pode progredir apesar da função sistólica e ritmo sinusal preservados; e fibrilação atrial que se associa a vários graus de insuficiência cardíaca.

Os sinais/sintomas de insuficiência cardíaca resultam da obstrução dinâmica da via de saída do VE e disfunção diastólica. O sintoma mais frequente é a dispneia aos esforços, seguida por dor torácica isquêmica devido ao aumento da demanda de oxigênio pelo ventrículo hipertrofiado e à elevação da tensão da parede que reduz o fluxo sanguíneo para o subendocárdio. Anormalidades da estrutura das pequenas artérias miocárdicas na MCH podem contribuir para a isquemia miocárdica. A pré-síncope ou síncope pode resultar de obstrução da via de saída e incapacidade de aumentar o débito cardíaco durante o esforço ou de arritmias que podem ser desencadeadas pelo esforço. Em alguns casos, a morte súbita causada por arritmia ventricular é a manifestação inicial da doença.

Os achados do exame físico incluem pulso bisférico, um rápido impulso inicial no pulso seguido por *dip* mesossistólico correspondente ao desenvolvimento de obstrução da via de saída do VE, seguida por outra elevação no fim da sístole. O exame cardíaco pode revelar um impulso apical forte e sustentado, um galope por B_4 audível e um sopro sistólico áspero em crescendo-decrescendo mais audível ao longo da borda esternal esquerda com irradiação para a base do coração.

Os pacientes também podem apresentar um sopro holossistólico apical de regurgitação mitral. A intensidade do sopro da MCH varia com o grau de obstrução. Isso pode ser observado com manobras fisiológicas ou farmacológicas que alterem a pré-carga (*i. e.*, o enchimento do VE) ou a contratilidade. A intensidade do sopro aumenta com a manobra de Valsalva, com a posição ortostática e após administração de nitroglicerina ou fármacos inotrópicos. A intensidade do sopro diminui com agachamento, sobrecarga de volume e administração de betabloqueadores.

Diagnóstico. O diagnóstico clínico é feito mais comumente com ecocardiografia e cada vez mais com RM cardíaca. O diagnóstico é baseado em uma espessura máxima da parede do ventrículo esquerdo igual ou superior a 15 mm; uma espessura de parede de 13 a 14 mm é considerada limítrofe. O diagnóstico pode ser feito no contexto de outras informações convincentes (p. ex., história familiar de MCH). Testes genéticos estão disponíveis para confirmar o diagnóstico e rastrear os membros da família.

Tratamento. A diretriz de MCH do ACC/AHA recomenda terapia personalizada. Para pacientes assintomáticos, a utilidade dos betabloqueadores e do verapamil pode ser considerada. Para pacientes sintomáticos com dispneia ou angina, betabloqueadores e verapamil são recomendados. Se os pacientes permanecerem sintomáticos, é razoável adicionar disopiramida a um betabloqueador ou verapamil.

Terapias não farmacológicas devem ser consideradas no caso de pacientes com sintomas consideráveis, apesar do tratamento clínico. A terapia de redução septal é recomendada apenas para pacientes com sintomas graves refratários a fármacos e obstrução da via de saída do VE (Figura 10.3). O uso de CDI para prevenção de morte súbita é guiado pelo risco percebido de arritmias ventriculares em pacientes individuais. Algumas das características que têm sido associadas a esse risco são a parada cardíaca prévia ou taquicardia ventricular sustentada; grande (> 30 mm) espessura da parede ventricular; síncope, principalmente se for aos esforços ou recorrente; e um parente de primeiro grau com morte súbita cardíaca. Determinados genótipos parecem transmitir um risco aumentado de morte súbita cardíaca. Pacientes com MCH devem ser excluídos da maioria dos esportes competitivos e devem evitar exercícios extenuantes.

Prognóstico. A evolução clínica da MCH é variável. Morte súbita cardíaca é a principal causa de óbito. Os sinais/sintomas de insuficiência cardíaca podem progredir gradualmente e os pacientes que não respondem à terapia convencional podem necessitar de transplante cardíaco.

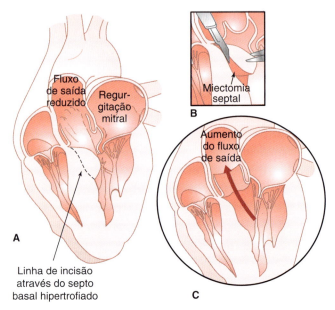

Figura 10.3 A a **C**. Diagramas esquemáticos de miectomia septal. (Fonte: Nishimura RA, Holmes DR Jr: Clinical practice: hypertrophic obstructive cardiomyopathy, N Engl J Med 350:1320-1327, 2004.)

Miocardiopatias restritivas

Definição e epidemiologia. A MCR é uma forma incomum de miocardiopatia caracterizada por comprometimento do enchimento de ventrículos não dilatados e pode ser genética ou adquirida. As causas incluem distúrbios infiltrativos (p. ex., amiloidose, sarcoidose, doença de Gaucher, síndrome de Hurler, infiltração gordurosa), doenças de armazenamento (p. ex., hemocromatose, doença de Fabry, doença de armazenamento de glicogênio), outros distúrbios (p. ex., síndrome hipereosinofílica, cardiopatia carcinoide), medicamentos (p. ex., serotonina, metisergida, ergotamina) e tratamento do câncer (p. ex., irradiação, quimioterapia).

Patologia. Na forma mais pura da doença, os átrios estão desproporcionalmente dilatados em comparação com o tamanho ventricular normal, e o VE tem função sistólica normal ou quase normal na ausência de hipertrofia. A histologia não é tipicamente distintiva e pode haver achados normais ou alterações degenerativas inespecíficas, incluindo hipertrofia de miócitos, desaparecimento do arranjo normal das fibras e graus de fibrose intersticial.

Apresentação clínica. Os pacientes apresentam, com frequência, sintomas e sinais de congestão pulmonar e sistêmica. Os sintomas mais comuns incluem dispneia, palpitações, fadiga, fraqueza e intolerância ao exercício devido ao baixo débito cardíaco. Como a pressão venosa central continua a aumentar em casos avançados, os pacientes apresentam hepatoesplenomegalia, ascite e anasarca. A radiografia de tórax mostra aumento atrial, congestão venosa pulmonar e derrames pleurais.

Diagnóstico. O diagnóstico de MCR deve ser considerado para pacientes com insuficiência cardíaca predominantemente ventricular direita sem evidência de cardiomegalia ou disfunção sistólica. Com frequência, o diagnóstico correto só é feito meses ou anos após o início dos sintomas. A pericardite constritiva pode mimetizar a MCR e estabelecer o diagnóstico correto pode ser um desafio. As características distintivas dos dois distúrbios são descritas na Tabela 10.3.

Tratamento. O tratamento da MCR concentra-se no alívio dos sintomas da insuficiência cardíaca. Os diuréticos são usados para descongestionar, mas a depleção intravascular pode comprometer o enchimento ventricular e levar a redução do débito cardíaco e hipotensão. As taquiarritmias supraventriculares são mal toleradas. A colocação de marca-passo permanente pode ser indicada para os pacientes com doença do sistema de condução, como bloqueio atrioventricular (BAV) avançado. Terapias específicas para distúrbios subjacentes incluem quimioterapia na amiloidose, flebotomia e quelação de ferro na hemocromatose e esteroides na sarcoidose e fibrose endomiocárdica.

Prognóstico. A evolução da MCR depende das alterações histopatológicas e o tratamento muitas vezes é insatisfatório. Na população adulta, o prognóstico geralmente é ruim, com deterioração progressiva e óbito por insuficiência cardíaca de baixo débito.

Tabela 10.3 Diferenciação entre miocardiopatia restritiva e pericardite constritiva.

Tipo de exame	Miocardiopatia restritiva	Pericardite constritiva
Exame físico	Sinal de Kussmaul presente O impulso apical pode ser proeminente Sopros regurgitantes são comuns	Sinal de Kussmaul pode estar presente Impulso apical geralmente não palpável *Knock* pericárdico pode ser auscultado
Eletrocardiografia	Baixa voltagem do complexo QRS (especialmente na amiloidose) Padrão de pseudoinfarto Bloqueio de ramo Distúrbios de condução AV Fibrilação atrial	Baixa voltagem do complexo QRS Anormalidades de repolarização
Radiografia de tórax		Pode existir calcificação do pericárdio
Ecocardiografia	Aumento acentuado dos átrios Aumento da espessura da parede (especialmente na amiloidose)	Átrios geralmente de tamanho normal Espessura de parede normal Espessamento pericárdico pode ser observado
Ecocardiografia com Doppler	Influxo mitral restritivo (onda E dominante com tempo de desaceleração curto) Nenhuma variação significativa (< 10%) das velocidades transvalvares com a respiração Reversão do fluxo anterior nas veias hepáticas durante a inspiração	Influxo mitral restritivo (onda E dominante com tempo de desaceleração curto) Aumento da velocidade de enchimento do VD e diminuição da velocidade de enchimento do VE com inspiração, oposto com expiração; variação na velocidade excede 15% Reversão do fluxo anterógrado nas veias hepáticas durante a expiração
Cateterismo cardíaco	Colapsos atriais *x* e *y* proeminentes (sinal do w) Aspecto de *dip-and-plateau* da pressão diastólica ventricular Pressões diastólicas aumentadas, mas não equalizadas; pressão diastólica do VE maior que a pressão diastólica do VD	Colapsos atriais *x* e *y* proeminentes (sinal do w) Aspecto de *dip-and-plateau* da pressão diastólica ventricular Aumento e equalização das pressões diastólicas Discordância das pressões sistólicas máximas do VD e do VE (com inspiração, a pressão sistólica do VD aumenta e a pressão sistólica do VE diminui)
Biopsia endomiocárdica	Pode revelar causa específica de miocardiopatia restritiva	Sem achados específicos na biopsia endomiocárdica A biopsia pericárdica pode revelar anormalidade
Tomografia computadorizada, ressonância magnética		Espessamento pericárdico

AV, atrioventricular; *VD*, ventrículo direito; *VE*, ventrículo esquerdo.

Miocardiopatia arritmogênica do ventrículo direito

Definição e epidemiologia. A MCVDA é uma doença autossômica dominante caracterizada por alterações histopatológicas miocárdicas específicas. A prevalência estimada de MCVDA é de cerca de 1 caso em 2.000 a 5.000 pessoas, com predominância do sexo masculino.

Patologia. O miocárdio da parede livre do VD é progressivamente substituído por tecido fibroso e adiposo. A função ventricular direita é anormal, com acinesia ou discinesia regional ou dilatação e disfunção global do VD.

Apresentação clínica. A doença se manifesta em adultos jovens, tipicamente, como palpitações, tonturas ou síncope, ou morte súbita cardíaca. Os sintomas de insuficiência ventricular direita são raros, apesar das evidências de disfunção ventricular direita nos exames de imagem.

Diagnóstico. O diagnóstico clínico de MCVDA é sugerido pela integração das informações da apresentação clínica (p. ex., arritmias), eletrocardiograma, história familiar e exames de imagem. Quando disponível, o exame histológico do VD confirma o diagnóstico. O ECG em repouso pode ser normal, mas as anormalidades comuns incluem bloqueio de ramo direito (BRD) incompleto ou completo, as chamadas ondas épsilon após o complexo QRS e ondas T invertidas nas derivações precordiais. Dilatação de VD e disfunção sistólica podem ser observadas com ecocardiografia e ressonância magnética. A última modalidade também pode mostrar gordura miocárdica.

Tratamento. O tratamento consiste em colocação de CDI para prevenir a morte súbita cardíaca, mas as indicações para implante não estão bem definidas. Antiarrítmicos e ablação por radiofrequência de taquicardia ventricular são usados em pacientes com arritmias frequentes, mas não demonstraram reduzir o risco de morte súbita cardíaca. Pacientes com diagnóstico provável ou definitivo de MCVDA devem ser excluídos de esportes competitivos.

Prognóstico. O prognóstico para esses pacientes permanece incerto.

Miocardiopatias não classificadas

Algumas miocardiopatias que não se enquadram nas categorias atuais estão descritas na Tabela 10.2.

Para uma discussão mais profunda deste tópico, ver Capítulo 54, "Doenças do Miocárdio e do Endocárdio", em *Goldman-Cecil Medicina*, 26ª edição.

LEITURA SUGERIDA

Elliott P, Andersson B, Arbustini E, et al: Classification of the cardiomyopathies: a position statement from the European Society of Cardiology Working Group on Myocardial and Pericardial Diseases, Eur Heart J 29:270–276, 2008.

Gersh BJ, Maron BJ, Bonow RO, et al: 2011 ACCF/AHA guideline for the diagnosis and treatment of hypertrophic cardiomyopathy: a report of the American College of Cardiology Foundation/American Heart Association Task Force on Practice Guidelines. Developed in collaboration with the American Association for Thoracic Surgery, American Society of Echocardiography, American Society of Nuclear Cardiology, Heart Failure Society of America, Heart Rhythm Society, Society for Cardiovascular Angiography and Interventions, and Society of Thoracic Surgeons, J Am Coll Cardiol 58:e212–e260, 2011.

Kindermann I, Barth C, Mahfoud F, et al: Update on myocarditis, J Am Coll Cardiol 59:779–792, 2012.

Maron BJ, Ackerman MJ, Nishimura RA, et al: Task Force 4: HCM and other cardiomyopathies, mitral valve prolapse, myocarditis, and Marfan syndrome, J Am Coll Cardiol 45:1340–1345, 2005.

Maron BJ, Towbin JA, Thiene G, et al: Contemporary definitions and classification of the cardiomyopathies: an American Heart Association scientific statement from the Council on Clinical Cardiology, Heart Failure and Transplantation Committee; Quality of Care and Outcomes Research and Functional Genomics and Translational Biology Interdisciplinary Working Groups; and Council on Epidemiology and Prevention, Circulation 113:1807–1816, 2006.

Yancy CW, Jessup M, Bozkurt B, et al: 2013 ACCF/AHA guideline for the management of heart failure: a report of the American College of Cardiology Foundation/American Heart Association Task Force on Practice Guidelines, Circulation 128:1810–1852, 2013.

11

Outros Tópicos Cardíacos

Jinnette Dawn Abbott, Sena Kilic

DOENÇA CARDÍACA NA GRAVIDEZ

A gravidez está associada a alterações substanciais no sistema cardiovascular que podem resultar em estresse hemodinâmico significativo para a paciente com cardiopatia subjacente. Durante uma gravidez normal, o volume plasmático aumenta, em média, 50%, iniciando no primeiro trimestre e atingindo o pico entre a 20ª e a 24ª semana de gestação. Essa alteração é acompanhada por aumentos do volume sistólico, da frequência cardíaca e, consequentemente, do débito cardíaco. Além disso, ocorre queda concomitante da resistência vascular sistêmica (RVS) e da pressão arterial média (PAM) devido aos efeitos dos hormônios gestacionais na vasculatura e à criação de uma circulação de baixa resistência no útero gravídico e na placenta. Durante o trabalho de parto, as contrações uterinas promovem aumento transitório de até 500 mℓ de sangue na circulação central, resultando em aumentos adicionais do volume sistólico e do débito cardíaco. Após o parto, o volume intravascular e o débito cardíaco aumentam ainda mais à medida que a compressão da veia cava inferior pelo útero gravídico é aliviada e o líquido extravascular é mobilizado. As diretrizes da American Heart Association para a prevenção de doenças cardiovasculares (DCVs) em mulheres identificaram complicações na gravidez como fatores de risco para DCVs em mulheres. Os distúrbios hipertensivos da gravidez e o diabetes melito gestacional estão independentemente associados a aumento do risco cardiovascular em 10 anos.

A maioria das mulheres com DCV consegue completar a gravidez e o parto com acompanhamento adequado. Embora a doença cardíaca às vezes se manifeste pela primeira vez na gravidez, sintomas e sinais que podem mimetizar doença cardíaca geralmente acompanham as alterações hemodinâmicas usuais da gravidez, incluindo fadiga, tolerância reduzida ao exercício, edema de membros inferiores, distensao das veias do pescoço, galope por B₃ e novos sopros sistólicos.

Diferenciar os sintomas provocados pela doença cardíaca daqueles atribuíveis a uma gravidez normal pode ser difícil. Nessas circunstâncias, a ecocardiografia é um exame complementar não invasivo, seguro e útil para avaliar a estrutura e a função cardíaca na gestante.

Algumas condições cardíacas, incluindo hipertensão pulmonar, cardiomiopatia (miocardiopatia), valvopatia cardíaca e distúrbios do tecido conjuntivo, incluindo síndrome de Marfan com raiz aórtica dilatada, estão associadas a alto risco de complicações cardiovasculares e morte materna, por isso requerem consideração e aconselhamento especiais. O risco de complicações cardíacas durante a gravidez depende das condições maternas, conforme resumido na Tabela 11.1.

Condições cardíacas específicas

Valvopatia cardíaca

Graças ao declínio da incidência de cardiopatia reumática nos países ocidentais, valvopatia cardíaca é infrequente na América do Norte, mas continua prevalente nos países em desenvolvimento. A estenose aórtica e a estenose mitral são as valvopatias mais comumente encontradas durante a gravidez. Quando a estenose aórtica complica a gravidez, geralmente é secundária a uma valva aórtica bicúspide congênita, enquanto a estenose mitral é a valvopatia reumática mais encontrada em gestantes. Essas condições valvares tendem a piorar durante a gravidez devido ao aumento do débito cardíaco e taquicardia. Insuficiência cardíaca congestiva (ICC) pode se desenvolver à medida que a gravidez progride e é possível seu agravamento por fibrilação atrial. Recomenda-se avaliação ecocardiográfica cuidadosa, e a pedra angular da terapia para a paciente sintomática é o bloqueio β. Em pacientes com sintomas refratários à terapia medicamentosa, a valvoplastia aórtica por balão para estenose aórtica ou a valvotomia mitral por balão para estenose mitral podem ser consideradas. As regurgitações mitral e aórtica são, geralmente, bem toleradas na

Tabela 11.1 Condições cardíacas maternas específicas e risco de complicações cardíacas durante a gravidez.

Risco baixo	Risco intermediário	Risco alto
Pequenos desvios (*shunts*) da esquerda para a direita	Grande desvio da esquerda para a direita	Sinais/sintomas de classe III ou IV da New York Heart Association
Lesões reparadas sem disfunção residual	Cardiopatia congênita cianótica não reparada ou paliada	Hipertensão pulmonar grave
Prolapso da valva mitral sem regurgitação	Próteses valvares mecânicas	Síndrome de Marfan com dilatação da raiz aórtica ou doença valvar importante
Valva aórtica bicúspide sem estenose	Estenose da valva mitral ou aórtica	Estenose aórtica grave
Estenose pulmonar leve a moderada	Estenose pulmonar grave	História pregressa de miocardiopatia periparto com disfunção ventricular residual
Regurgitação valvar com função sistólica ventricular normal	Disfunção ventricular moderada a grave	
	Coarctação não reparada da aorta	
	História pregressa de miocardiopatia periparto sem disfunção ventricular residual	

gravidez, desde que a gravidade da regurgitação não seja mais do que moderada, a mulher esteja assintomática antes da gravidez e a função ventricular esquerda seja normal.

Próteses valvares. Ao selecionar uma prótese valvar para mulheres em idade fértil, é crucial considerar cuidadosamente o tipo de valva. As próteses valvares mecânicas têm maior longevidade, mas rotineiramente envolvem o uso de varfarina, que está associada a maior chance de perda fetal, hemorragia placentária e trombose da prótese valvar. As próteses biológicas são menos trombogênicas, mas tendem a degenerar após média de 10 anos, exigindo outra cirurgia, o que traz certos riscos operatórios, incluindo mortalidade.

Não há consenso universal sobre o manejo de uma gravidez quando a mãe tem uma prótese valvar mecânica. O aconselhamento pré-gestacional deve incluir uma discussão detalhada dos riscos com a paciente. Durante a gravidez, o aumento da adesividade plaquetária, o aumento da concentração de fatores de coagulação e a diminuição da fibrinólise aumentam o risco de trombose valvar materna e tromboembolismo. A heparina não fracionada (HNF), usada por via subcutânea ou intravenosa, é iniciada no primeiro trimestre, assim que a gravidez é diagnosticada, para minimizar a exposição fetal aos efeitos teratogênicos da varfarina. Geralmente é mantida até a 13ª ou 14ª semana de gravidez, quando a embriogênese fetal está completa, após o que a varfarina é retomada. Já foi constatado que a continuação da heparina durante toda a gravidez aumenta o risco de trombose valvar para 33%. A heparina de baixo peso molecular (HBPM) é uma alternativa à HNF, mas seu uso permanece controverso, sem grandes estudos prospectivos ou base de evidências para apoiar o uso e o monitoramento terapêutico.

Síndrome de Marfan

Gestantes com síndrome de Marfan correm risco aumentado de dissecção e ruptura da aorta, especialmente durante o terceiro trimestre e o primeiro mês pós-parto. A gravidez é contraindicada quando as mulheres apresentam diâmetro da raiz da aorta maior que 40 mm. A vigilância ecocardiográfica periódica, a cada 6 a 8 semanas, é recomendada para monitorar o tamanho da raiz aórtica da mãe e o tratamento com bloqueadores beta-adrenérgicos é recomendado. O parto vaginal é seguro para pacientes com síndrome de Marfan com diâmetro aórtico menor que 40 mm. Para minimizar a dor e as alterações hemodinâmicas, deve-se usar anestesia peridural e betabloqueadores ou vasodilatadores e o uso de fórceps ou vácuo é recomendado para encurtar o segundo estágio do trabalho de parto. Quando o diâmetro aórtico for igual ou superior a 40 mm, o parto por cesariana eletiva deverá ser realizado em centro terciário com experiência em cirurgia cardiotorácica.

Cardiopatia congênita

A cardiopatia congênita é a cardiopatia materna predominante nas sociedades ocidentais, e todas as pacientes com história pregressa de cardiopatia congênita, submetidas ou não à correção, devem receber avaliação detalhada e aconselhamento adequado antes da concepção. Pacientes com defeitos do septo interatrial ou interventricular não complicados geralmente toleram a gravidez sem complicações, a menos que tenham hipertensão pulmonar ou fibrilação atrial concomitantes. A gravidez é contraindicada quando as pacientes têm hipertensão pulmonar. A sobrecarga de volume na gravidez pode precipitar insuficiência ventricular esquerda em pacientes com grandes desvios (*shunts*) intracardíacos.

Em mulheres com coarctação da aorta, os sintomas podem aparecer pela primeira vez durante a gravidez, tipicamente como hipertensão arterial sistêmica. Opções terapêuticas como agentes anti-hipertensivos, colocação de *stent* percutâneo da coarctação e intervenção cirúrgica estão disponíveis e a maioria das mulheres terá uma gravidez bem-sucedida com os devidos cuidados.

Mulheres com tetralogia de Fallot não corrigida devem ser submetidas ao reparo paliativo ou definitivo antes da concepção para melhorar os desfechos maternos e fetais. Mulheres com obstrução residual da via de saída do ventrículo direito (VD) correm risco de piora da cianose e risco tanto para a mãe quanto para o feto durante a gravidez.

Doença cardíaca que surge durante a gravidez

Hipertensão arterial sistêmica

A hipertensão arterial sistêmica (HAS) é a condição clínica mais comum na gravidez. É definida como valores absolutos de pressão arterial (PA) sistólica superior a 140 mmHg ou PA diastólica superior a 90 mmHg. As principais formas de HAS que podem se desenvolver durante a gravidez são HAS essencial ou primária, hipertensão gestacional, pré-eclâmpsia sobreposta à HAS essencial e pré-eclâmpsia. A HAS essencial é definida como hipertensão, sem causa secundária, existente antes da gravidez ou diagnosticada antes da 20ª semana de gestação. A hipertensão gestacional não é acompanhada de proteinúria, surge após a 20ª semana de gestação e desaparece nas 2 semanas seguintes ao parto.

A base do tratamento da HAS na gravidez consiste em fármacos anti-hipertensivos que geralmente são efetivos no tratamento da HAS essencial, mas não são efetivos na prevenção da pré-eclâmpsia. Os agentes que têm sido usados com segurança na gravidez incluem hidralazina, alfametildopa, clonidina, betabloqueadores e labetalol. Os diuréticos devem ser usados com cautela devido ao risco aumentado de hipoperfusão placentária. Quando a pré-eclâmpsia se desenvolve, tipicamente caracterizada por HAS e proteinúria, o repouso no leito, a restrição de sal e o monitoramento rigoroso são iniciados e o sulfato de magnésio pode ser administrado para prevenir convulsões eclâmpticas e prolongar a gravidez para viabilizar a maturidade fetal. A pressão arterial, em geral, normaliza-se rapidamente com o parto.

Miocardiopatia periparto

A miocardiopatia periparto (MCP) é uma forma de miocardiopatia dilatada que pode começar durante o último trimestre da gravidez ou nos 5 meses após o parto, em uma mulher previamente saudável. A verdadeira incidência da doença não é conhecida, mas as estimativas concluem que 1 em cada 2.500 a 4.000 gestações é afetada nos EUA. Embora a causa da MCP seja desconhecida, acredita-se que a lesão miocárdica seja imunomediada com a inflamação desempenhando um papel fundamental, como evidenciado por marcadores séricos elevados de inflamação em muitas pacientes. Os fatores de risco conhecidos incluem multiparidade, afrodescendência, idade materna mais avançada e pré-eclâmpsia. As mulheres, na maior parte das vezes, apresentam sintomas e sinais de insuficiência cardíaca congestiva e exames de imagem cardíacos, geralmente com um ecocardiograma transtorácico, estabelecem o diagnóstico.

O tratamento é semelhante ao da insuficiência cardíaca congestiva (ver Capítulo 5) e, em geral, inclui o uso de hidralazina, betabloqueadores, digoxina e diuréticos para controle dos sinais/sintomas e redução da pré-carga. Os diuréticos podem reduzir o fluxo sanguíneo placentário e devem ser usados com cautela. Os inibidores da enzima conversora da angiotensina (IECAs) têm sido associados a aumento da perda fetal em animais prenhes e os antagonistas da aldosterona podem ter efeitos antiandrogênicos no feto; portanto, ambas as classes de medicamentos devem ser evitadas. Nitratos e inotrópicos podem ser necessários em casos graves e o parto fetal precoce pode ser necessário. O suporte circulatório mecânico pode ser necessário e o transplante cardíaco pode ser considerado nos casos refratários ao suporte circulatório mecânico.

O desfecho da MCP é variável. A função ventricular esquerda normaliza em aproximadamente 23 a 54% das mulheres e morte ou insuficiência cardíaca progressiva ocorre em um terço das mulheres afetadas.

A taxa de recorrência nas gestações subsequentes é de 30%. Em pacientes com recuperação completa da função ventricular esquerda, a taxa de mortalidade é insignificante nas gestações subsequentes; entretanto, mulheres com fração de ejeção ventricular esquerda menor que 25% no diagnóstico ou disfunção ventricular esquerda persistente devem ser aconselhadas a evitar uma gravidez subsequente.

Dissecção espontânea da artéria coronária

A dissecção espontânea da artéria coronária (DEAC) é definida como a separação da parede arterial e consequente obstrução da artéria coronária causada pela formação de um hematoma intramural não associado a aterosclerose, traumatismo ou lesão iatrogênica (Figura 11.1). Embora a DEAC seja a causa mais comum de infarto agudo do miocárdio (IAM) associado à gravidez, a DEAC associada à gravidez representa uma proporção relativamente pequena de casos de DEAC. A prevalência é de 1,81 DEAC por 100.000 gestações durante a gravidez ou no período pós-parto. DEAC tem sido relatada desde a quinta semana de gestação até 1 ano ou mais pós-parto, sobretudo em lactantes.

A causa da DEAC associada à gravidez não é totalmente compreendida; no entanto, acredita-se que as alterações hormonais da gravidez alterem a arquitetura da parede arterial, enfraquecendo a parede e tornando-a propensa a ruptura, hematoma intramural e subsequente desenvolvimento de sintomas clínicos. Os fatores de risco para DEAC associada à gravidez incluem afrodescendência, HAS crônica, dislipidemia, depressão crônica, enxaquecas, idade materna avançada, multiparidade e tratamento para infertilidade.

Mulheres com DEAC associada à gravidez têm pior prognóstico do que mulheres com DEAC não relacionada à gravidez. Nos casos associados à gravidez, elas têm infartos maiores, dissecções de artérias mais proximais e fração de ejeção ventricular esquerda média mais baixa imediatamente e no acompanhamento. As complicações maternas da DEAC associada à gravidez incluem choque cardiogênico, fibrilação ventricular e necessidade de suporte circulatório mecânico. A taxa de mortalidade intra-hospitalar foi relatada como alta, em torno de 4%.

TUMORES CARDÍACOS

Os tumores cardíacos são divididos, em geral, em primários e secundários. Os tumores cardíacos primários, definidos como neoplasias benignas ou malignas que surgem de qualquer tecido do coração, são extremamente raros, com incidência em necropsia de 0,001 a 0,03%.

Os tumores cardíacos secundários ou metastáticos são 30 vezes mais comuns do que os tumores primários, com incidência em necropsia de 1,7 a 14%.

É comum que pacientes com tumores cardíacos inicialmente não apresentem sintomas ou achados físicos, mas apresentem anormalidades nos exames de imagem. Os pacientes também podem apresentar uma constelação de sintomas inespecíficos ou achados no exame físico.

A avaliação inicial consiste, tipicamente, em exames de imagem, como ecocardiograma transtorácico bidimensional (2D) ou ressonância magnética (RM). Uma vez identificada e descrita a massa, exames complementares de imagem como ecocardiograma tridimensional (3D) com contraste, ecocardiograma transesofágico para obtenção de informações anatômicas, RM contrastada com gadolínio, angiografia coronariana para definir a anatomia coronariana, tomografia por emissão de pósitrons (PET) para estadiamento e/ou tomografia computadorizada (TC) para delinear outras estruturas intratorácicas podem ser realizados. O contexto clínico é fundamental para o diagnóstico ao avaliar a massa cardíaca. Seu diagnóstico diferencial é amplo e inclui tumores, trombos, infecção e artefatos.

Tumores cardíacos primários benignos

A maioria dos tumores cardíacos primários é benigna e o mixoma é o tumor primário do coração mais comum (Figura 11.2). A maioria dos mixomas é encontrada no átrio esquerdo. Menos comumente, podem ser encontrados no átrio direito, VD e ventrículo esquerdo (VE) em frequências decrescentes. Enquanto a maioria dos mixomas ocorre esporadicamente, um padrão familiar de mixomas pode ocorrer de forma autossômica dominante. Em uma síndrome específica chamada complexo de Carney, os pacientes podem apresentar mixomas cardíacos, mixomas cutâneos, fibroadenomas mamários, nevos hiperpigmentados, glândulas suprarrenais ou testiculares hiperativas e tumores hipofisários. O complexo de Carney ocorre em indivíduos jovens e deve ser considerado quando o paciente apresenta mixomas em localizações atípicas no coração. A remoção cirúrgica é o único tratamento definitivo dos mixomas cardíacos. Eles tendem a recidivar com taxas que variam de 5 a 14%; portanto, é imperativo acompanhamento ao longo da vida após a remoção cirúrgica.

Tumores benignos menos comuns incluem rabdomiomas, fibromas, lipomas e fibroelastomas papilares. Os rabdomiomas são os tumores cardíacos mais comumente encontrados em crianças e geralmente estão localizados no ventrículo. Frequentemente estão associados a história familiar de esclerose tuberosa. A cirurgia, muitas vezes, pode

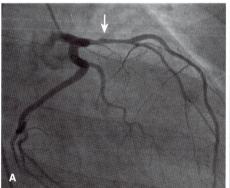 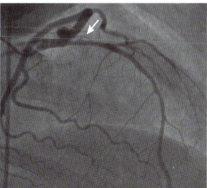 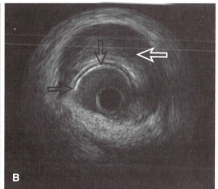

Figura 11.1 Infarto agudo do miocárdio (parede anterior) pós-parto por dissecção espontânea das artérias coronárias descendente anterior e diagonal esquerda demonstrado por (**A**) angiografia coronariana esquerda exibindo lúmen coronariano difusamente estreitado (artéria descendente anterior esquerda proximal indicada pela *seta*) e (**B**) ultrassonografia intravascular confirmando hematoma na camada média-adventícia do vaso. O cateter de imagem é central no lúmen. As *setas pretas* indicam a camada média do vaso e a *seta branca,* o hematoma. A camada interna do vaso é fina e normal.

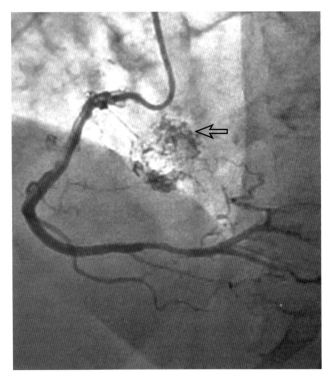

Figura 11.2 Vascularização do mixoma atrial identificada no cateterismo cardíaco. A angiografia coronariana direita seletiva demonstra que o tumor é irrigado por ramos atriais. O tumor vascularizado está indicado pela *seta*.

ser evitada, a menos que o paciente desenvolva evidências clínicas de arritmias e insuficiência cardíaca. Os fibromas são compostos por fibroblastos ou colágeno e ocorrem tipicamente na infância. Localizam-se mais frequentemente no septo interventricular e os pacientes podem apresentar dor torácica, derrame (efusão) pericárdico, insuficiência cardíaca, arritmias e morte súbita. Embora ambos ocorram no ventrículo, a característica distintiva dos fibromas em contraste com os rabdomiomas é a calcificação. Os lipomas são raros e ocorrem mais frequentemente no VE e no átrio direito, embora possam ser encontrados em qualquer parte do coração e do pericárdio. Eles são frequentemente assintomáticos, mas podem crescer o suficiente para causar sintomas obstrutivos. Os fibroelastomas papilares são tumores pedunculados com anexos filiformes que normalmente surgem da valva aórtica ou mitral. Apresentam risco elevado de fenômenos embólicos e, quando situados na valva aórtica, podem causar oclusão ostial coronariana. A ressecção cirúrgica completa é recomendada devido ao risco de embolia sistêmica. As taxas de recorrência são baixas e a anticoagulação a longo prazo não é recomendada, a menos que o paciente tenha outras indicações.

Tumores cardíacos primários malignos

Tumores cardíacos primários malignos comumente causam sintomas por meio de três mecanismos: obstrução, embolização e arritmia. Os tumores obstrutivos podem apresentar-se com síncope, dor torácica, dispneia ou insuficiência cardíaca. Invasão do pericárdio e tamponamento raramente são a primeira manifestação da doença. O sarcoma cardíaco primário é o tumor cardíaco primário maligno mais comum. Uma vez diagnosticado, o tratamento do sarcomas cardíacos é primariamente cirúrgico com ressecção completa como meta, seguida de quimioterapia adjacente. Os sarcomas cardíacos têm um prognóstico geral muito ruim.

Tumores cardíacos secundários

Metástases cardíacas são comuns e podem ser encontradas em até 14% dos pacientes que morrem com um processo maligno conhecido. As metástases cardíacas podem ocorrer tanto por extensão direta, por via sanguínea ou linfática, quanto por difusão intracavitária pela veia cava inferior (VCI). As metástases para o pericárdio são as mais comuns, seguidas pelo epicárdio, miocárdio e endocárdio. Os cânceres torácicos primários, incluindo câncer de mama e pulmão, tendem a invadir o pericárdio diretamente, enquanto os tumores abdominais e pélvicos atingem o átrio direito geralmente pela veia cava inferior (VCI). O carcinoma de células renais é o tumor mais comum a apresentar essa tendência. Em homens e mulheres, o câncer de pulmão é a causa mais frequente de metástase cardíaca. Nos homens, isso é seguido por câncer de esôfago e linfoma, enquanto nas mulheres é seguido por linfoma e câncer de mama.

O prognóstico dos tumores cardíacos metastáticos é ruim, com taxa de mortalidade, em 1 ano, de 50%. O tratamento, portanto, é principalmente paliativo e pode incluir radioterapia, quimioterapia e ressecção cirúrgica, se possível. O derrame pericárdico maligno é tipicamente tratado com pericardiocentese e pode ser necessário realizar pericardiotomia para reduzir a subsequente reacumulação de líquido pericárdico.

CARDIOPATIA TRAUMÁTICA

A cardiopatia traumática pode ser categorizada com base no mecanismo da lesão (Tabela 11.2).

Traumatismo cardíaco não penetrante

O traumatismo cardíaco não penetrante ou contuso é responsável por cerca de 10% de todas as cardiopatias traumáticas. Ele pode se manifestar como um espectro de patologia, incluindo ruptura septal, ruptura da parede livre, trombose ou dissecção da artéria coronária, ruptura das cordas tendíneas ou do músculo papilar, pericardite ou tamponamento cardíaco e arritmias. *Commotio cordis* é um tipo de traumatismo cardíaco não penetrante que ocorre mais frequentemente em crianças atletas como resultado de um projétil como uma bola atingindo o tórax, resultando em fibrilação ventricular e morte súbita cardíaca.

O traumatismo cardíaco não penetrante pode apresentar-se com lesão clinicamente significativa ou clinicamente insignificante. Distúrbios de condução são comuns, e um eletrocardiograma (ECG) de 12 derivações pode ser útil para rastreamento e avaliação inicial. A taquicardia sinusal é a anormalidade eletrocardiográfica mais comum. Outros achados possíveis no ECG incluem alterações da onda T e do segmento ST, bradicardia, bloqueio atrioventricular (BAV) de primeiro e segundo graus, bloqueio de ramo direito (BRD), BAV de terceiro grau,

Tabela 11.2 Traumatismo cardíaco categorizado por mecanismo de lesão.

Penetrante	Não penetrante (contuso)
Ferimentos por arma branca (p. ex., facas, espadas, picadores de gelo)	Acidente de veículo automotor
	Acidente veicular-pedestre
	Quedas de altura
Ferimentos por arma de fogo (p. ex., revólveres, pistolas de pregos)	Esmagamento (p. ex., acidentes industriais)
	Explosão (p. ex., detonação de explosivos)
Ferimentos de espingarda	
Fragmentos de explosão	

Capítulo 11   Outros Tópicos Cardíacos

fibrilação atrial, complexos ventriculares prematuros (extrassístoles ventriculares), taquicardia ventricular (TV) e fibrilação ventricular (FV). A elevação dos níveis de enzimas cardíacas não é específica para traumatismo cardíaco abrupto e pode estar relacionada à gravidade da lesão não cardíaca ou coronariopatia subjacente. Em um estudo, apenas 485 dos pacientes com troponina elevada apresentaram clinicamente traumatismo cardíaco contuso significativo. Uma troponina negativa, no entanto, teve um valor preditivo negativo (VPN) de 93%. O maior valor da ecocardiografia transtorácica na avaliação do traumatismo cardíaco não penetrante é a pesquisa de derrame pericárdico por causa da possibilidade de ruptura de câmara. A ecocardiografia transesofágica é um exame mais sensível para a avaliação de aspectos mais sutis de lesão cardíaca contusa.

A maioria dos pacientes sob suspeita de lesão cardíaca contusa pode ser tratada com observação e monitoramento. Pacientes em choque cardiogênico com lesão estrutural confirmada devem ser prontamente encaminhados à cirurgia cardiotorácica para correção cirúrgica.

Traumatismo cardíaco penetrante

A lesão cardíaca penetrante é a causa mais comum de lesão cardíaca significativa, e é provocada, na maioria das vezes, por projéteis de armas de fogo (PAF) e facas. Devido à sua localização anterior na parede torácica, os ventrículos direito e esquerdo correm o maior risco de lesão. Grande parte das lesões cardíacas penetrantes envolve o miocárdio, poupando estruturas adicionais, e é efetivamente tratada com intervenção cirúrgica; raramente é necessária reoperação por causa de defeito residual.

A lesão penetrante do epigástrio e do precórdio deve levantar a suspeita de lesão cardíaca penetrante. A apresentação clínica pode variar desde sinais vitais normais até colapso circulatório. Isso ocorre porque, depois que a arma que lesiona o miocárdio e o pericárdio é retirada, o sangue que preenche o pericárdio fica retido. À medida que o líquido pericárdico se acumula, o enchimento ventricular é comprometido e o volume sistólico diminui. Em resposta à diminuição do volume sistólico, ocorre uma salva de catecolaminas, resultando em taquicardia e aumento das pressões de enchimento do lado direito. Apenas 60 a 100 mℓ de sangue no saco pericárdico podem resultar em tamponamento pericárdico clínico quando os limites de distensibilidade são atingidos e há arqueamento do septo interventricular, comprometendo ainda mais a função ventricular esquerda, reduzindo o débito cardíaco e resultando em choque irreversível.

Os achados clássicos da tríade de Beck (hipofonese de bulhas cardíacas, hipotensão e distensão das veias do pescoço) raramente são observados. Os pacientes podem apresentar pulso paradoxal (queda da pressão arterial sistólica de 20 mmHg ou mais durante a inspiração) e sinal de Kussmaul (aumento da distensão venosa jugular na inspiração), mas estes não são preditores confiáveis de tamponamento pericárdico. O estreitamento da pressão diferencial, no entanto, é um sinal reprodutível de tamponamento. No caso de lesão cardíaca penetrante, o tratamento definitivo envolve intervenção cirúrgica.

SUPORTE CIRCULATÓRIO MECÂNICO PERCUTÂNEO

SCM é um termo que se refere a bombas mecânicas projetadas para auxiliar ou substituir a função do VE e/ou do VD. Existem vários sistemas de SCM disponíveis, incluindo o balão intra-aórtico (BIA), oxigenação por membrana extracorpórea (ECMO, do inglês *extracorporeal membrane oxygenation*) ou suporte de vida extracorpóreo (ECLS, do inglês *extracorporeal life support*), dispositivos de assistência ventricular (DAV) e corações artificiais totais (TAH, do inglês *total artificial hearts*). Mais detalhes sobre o processo da doença e o manejo da insuficiência cardíaca crônica são abordados no Capítulo 5. A discussão a seguir se concentrará no SCM temporário ou percutâneo, conforme indicado em pacientes com choque cardiogênico refratário à terapia clínica, quando o objetivo for aumento rápido do débito cardíaco, redução das pressões de enchimento ventricular e suporte de vida. O suporte em longo prazo, com DAV, TAH e transplante cardíaco, é descrito em outros capítulos. Uma comparação das principais características dos dispositivos de assistência percutânea disponíveis está resumida na Tabela 11.3.

Dispositivos percutâneos de assistência ventricular esquerda

Balão intra-aórtico

O BIA continua sendo a forma de suporte circulatório mais utilizada. Um balão de polietileno cheio de hélio é introduzido por via percutânea na artéria femoral até a aorta torácica, logo distal à artéria subclávia esquerda. O tempo de insuflação e desinsuflação do balão é baseado no ECG ou na forma de onda arterial do paciente. O balão infla com o início da diástole e desinfla no início da sístole ventricular esquerda.

Tabela 11.3 Principais características dos dispositivos disponíveis de assistência percutânea do ventrículo esquerdo.

	BIA	Impella® 2.5	Impella® CP	Impella® 5.0	TandomHeart®	V-A ECMO
Mecanismo	Aorta	VE → Aorta	VE → Aorta	VE → Aorta	AE → Aorta	AD → Aorta
Fluxo (ℓ/min)	0,3 a 0,5	1,0 a 2,5	3,7 a 4,0	Máx. 5,0	2,5 a 5,0	3,0 a 7,0
Tempo máximo de implante	–	7 a 10 dias	7 a 10 dias	2 a 3 semanas	2 a 3 semanas	3 a 4 semanas
Capacidade de oxigenar	Não	Não	Não	Não	Não	Sim
Potência cardíaca	↑	↑↑	↑↑	↑↑	↑↑	↑↑↑
Pós-carga	↓	↓	↓	↓	↑	↑↑↑
PAM	↑	↑↑	↑↑	↑↑	↑↑	↑↑
PDFVE	↓	↓↓	↓↓	↓↓	↓↓	↔
PCP	↓	↓↓	↓↓	↓↓	↓↓	↔
Pré-carga VE	–	↓↓	↓↓	↓↓	↓↓	↓
Perfusão coronariana	↑	↑	↑	↑	–	–

AD, Átrio direito; *AE*, átrio esquerdo; *BIA*, balão intra-aórtico; *PAM*, pressão arterial média; *PCP*, pressão capilar pulmonar; *PDFVE*, pressão diastólica final do ventrículo esquerdo; *V-A ECMO*, oxigenação por membrana extracorpórea venoarterial; *VE*, ventrículo esquerdo.

A inflação do balão durante a diástole aumenta a pressão arterial diastólica, conhecida como aumento diastólico, possibilitando o aporte máximo de sangue oxigenado para as artérias coronárias. O esvaziamento, durante a sístole, diminui a pós-carga e o consumo de oxigênio miocárdico enquanto aumenta modestamente o débito cardíaco. O BIA reduz a demanda miocárdica de oxigênio, mas reduz pouco a sobrecarga ventricular. Os pacientes precisam ter alguma função ventricular esquerda e estabilidade elétrica para que o BIA seja mais efetivo porque o dispositivo só resulta em um aumento do débito cardíaco de 0,5 a 1,0 ℓ por minuto.

A principal contraindicação para o BIA é regurgitação valvar aórtica maior do que leve porque a insuflação diastólica do balão agrava a regurgitação. Doença arterial periférica grave ou doença aórtica aumenta o risco de complicações vasculares, como tromboembolismo e isquemias de membros inferiores e visceral. As principais complicações potenciais incluem vazamento de balão, sangramento significativo (p. ex., retroperitoneal), eventos tromboembólicos, isquemia importante visceral ou de membro, traumatismo vascular, trombocitopenia por deposição de plaquetas na membrana da BIA e infecção.

Impella®

Impella® (Abiomed, Danvers, Mass.) é uma bomba de deslocamento positivo com fluxo axial não pulsátil que impulsiona o sangue do VE para a parte proximal da aorta ascendente. Dependendo da versão utilizada, esses dispositivos podem fornecer até 5,0 ℓ/min de fluxo máximo. Projetado para ser colocado através da artéria femoral, a entrega pode ser percutânea (Impella® 2.5 e CP) ou através de um corte cirúrgico (Impella® 5.0). Na ponta do cateter há uma alça flexível do tipo *pigtail* que estabiliza o dispositivo no VE. O corpo principal do dispositivo contém as áreas de entrada e saída da bomba, carcaça do motor e monitor de pressão da bomba. Ao contrário do BIA, o Impella® não exige sincronização com ECG ou pressão arterial; portanto, fornece estabilidade apesar de arritmias transitórias.

Os efeitos hemodinâmicos do Impella® são a redução da sobrecarga do VE e o aumento do fluxo anterógrado, reduzindo o consumo de oxigênio do miocárdio, melhorando a pressão arterial média e reduzindo a pressão capilar pulmonar. Comparado ao BIA, o Impella® proporciona um aumento significativo do débito cardíaco. A função ventricular direita adequada é necessária para manter a pré-carga ventricular esquerda e o suporte hemodinâmico. Quando os pacientes apresentam insuficiência biventricular significativa ou arritmias ventriculares instáveis, pode ser necessário um dispositivo de assistência ventricular direita concomitante.

As contraindicações ao uso do Impella® são a presença de prótese mecânica de valva aórtica, trombo ventricular esquerdo, estenose aórtica grave, insuficiência aórtica moderada a grave, doença arterial periférica grave e incapacidade de tolerar anticoagulação sistêmica. As possíveis complicações do uso de Impella® incluem isquemia do membro, complicações vasculares, hemólise devido ao cisalhamento mecânico de eritrócitos e sangramento que requer transfusão de sangue.

TandemHeart®

O TandemHeart® (TandemLife, Pittsburgh, Penn.) é uma bomba centrífuga de fluxo contínuo, introduzida por via percutânea, que fornece até 4 ℓ/min de suporte circulatório mecânico. O TandemHeart® é inserido na veia femoral e avançado através do septo interatrial até o átrio esquerdo. O sangue oxigenado é, então, retirado do átrio esquerdo por uma cânula de influxo (21 Fr) e reinjetado na parte inferior da aorta abdominal ou nas artérias ilíacas por meio de uma cânula de saída (15 a 17 Fr). A necessidade de punção transeptal é uma limitação ao uso generalizado desse dispositivo. As complicações potenciais do TandemHeart® incluem a necessidade de transfusão de sangue, sepse/síndrome da resposta inflamatória sistêmica, sangramento ao

redor da cânula, hemorragia digestiva, coagulopatia, acidente vascular encefálico, perfuração do átrio esquerdo e isquemia do membro relacionada ao dispositivo.

Suporte ventricular direito

Insuficiência aguda do VD pode ocorrer em várias situações clínicas como IAM, miocardite fulminante, embolia pulmonar aguda, hipertensão pulmonar, choque após cardiotomia, após o transplante cardíaco e após o implante de dispositivo de assistência ventricular esquerda (DAVE). As bases da terapia para insuficiência do VD são o suporte inotrópico e vasodilatador pulmonar e a otimização da volemia. Vasopressores são frequentemente usados para manter a pressão de perfusão coronariana e o óxido nítrico inalatório pode ser usado para reduzir a pós-carga do VD. Quando essas medidas não são suficientes para aumentar a função sistólica do VD, pode ser necessário suporte circulatório mecânico para reduzir a sobrecarga do VD, garantir pré-carga adequada do VE e otimizar a perfusão tecidual.

Existem opções cirúrgicas e percutâneas para suporte circulatório mecânico do VD. O dispositivo de assistência ventricular direita (DAVD) cirúrgico foi associado a piores desfechos quando comparado aos pacientes com insuficiência do VD que não necessitaram de DAVD. Dados de desfechos desfavoráveis e a necessidade de repetir esternotomia, tanto para inserção quanto para remoção do dispositivo, limitam a utilização clínica. Existem dois dispositivos percutâneos atualmente disponíveis para suporte do VD: (1) Impella RP® (Abiomed, Danvers, Mass.), uma bomba axial baseada em cateter e (2) o Protek Duo® (Cardiac Assist Inc., Pittsburgh, Penn.), um cateter com uma bomba centrífuga extracorpórea. O Impella RP® reduz a sobrecarga do VD com até 4 ℓ/min de fluxo contínuo desde a entrada na veia cava inferior através de uma cânula até a saída na artéria pulmonar. A bomba é inserida por meio de uma bainha de 23 Fr na veia femoral até o átrio e através das valvas tricúspide e pulmonar na artéria pulmonar principal. Protek Duo® é uma cânula de lúmen duplo que é inserida por via percutânea na veia jugular interna. O lúmen de influxo é posicionado no átrio direito e o lúmen de efluxo é posicionado no tronco da artéria pulmonar. A bomba extracorpórea possibilita fluxos de até 5 ℓ/min e um oxigenador também pode ser introduzido no circuito para possibilitar o suporte de oxigenação.

Oxigenação por membrana extracorpórea

A ECMO fornece suporte cardiopulmonar em pacientes cujo coração e/ou pulmões não fornecem mais suporte fisiológico adequado. A ECMO pode ser venovenosa (ECMO V-V) apenas para insuficiência pulmonar isolada ou venoarterial (ECMO V-A) para insuficiência cardiopulmonar. As cânulas são colocadas no lado direito do coração, a partir da veia cava, para drenar o sangue no circuito da ECMO para oxigenação. O sangue pode então retornar para o lado direito do coração na ECMO V-V ou para o sistema arterial (aorta proximal ou distal) na ECMO V-A. O circuito de derivação na ECMO é composto por uma bomba centrífuga não pulsátil para propulsão do sangue e um oxigenador de membrana para troca gasosa. A ECMO V-A exige anticoagulação, enquanto a ECMO V-V, não. As complicações estão relacionadas a sangramento, tromboembolismo e complicações mecânicas, como hemólise e insuficiência arterial.

A ECMO V-V oferece troca gasosa e é útil para condições que resultam em grave comprometimento da troca gasosa como síndrome de angústia respiratória do adulto (SARA) ou embolia pulmonar. A ECMO V-V não fornece suporte hemodinâmico. Por outro lado, a ECMO V-A fornece suporte hemodinâmico adicional com fluxos às vezes superiores a 6 ℓ/min, dependendo do tamanho e comprimento (Fr) da cânula e das propriedades da bomba. A ECMO V-A sozinha, no entanto, não reduz a tensão na parede ventricular e o uso concomitante de um SCM, como BIA ou DAV percutâneo, geralmente é necessário para ventilar ou reduzir a sobrecarga do ventrículo esquerdo.

CIRURGIA NÃO CARDÍACA NO PACIENTE COM DOENÇA CARDIOVASCULAR

A cirurgia não cardíaca em pacientes com DCV conhecida está associada a risco aumentado de morte ou complicações cardíacas como IAM, ICC e arritmias. Para determinar o risco de um procedimento, o médico que faz a avaliação do risco cirúrgico precisa conhecer o tipo e a gravidade da doença cardíaca do paciente, os fatores de risco comórbidos e o tipo e a urgência da cirurgia. Em geral, a avaliação e o manejo pré-operatórios são os mesmos do ambiente não cirúrgico; para pacientes que estão em risco, testes adicionais não invasivos e invasivos podem ser realizados se os resultados afetarem o tratamento ou o desfecho.

A estimativa do risco peroperatório de um paciente pode ser determinada por avaliação clínica cuidadosa, incluindo anamnese, exame físico, ECG e tipo de cirurgia. Os modelos de risco podem, então, ser aplicados para orientar o médico em relação a exames complementares e tratamentos adicionais. O modelo de risco mais utilizado foi elaborado em um estudo com 4.315 pacientes, com 50 anos ou mais, submetidos a procedimentos não cardíacos de grande porte em um hospital universitário de atendimento terciário, e foi validado nos últimos 15 anos. O índice inclui seis preditores independentes de complicações em um índice de risco cardíaco revisado (RCRI, do inglês *revised cardiac risk index*): tipo de cirurgia de alto risco, história pregressa de doença cerebrovascular, tratamento pré-operatório com insulina, história pregressa de cardiopatia isquêmica, história pregressa de ICC e concentração sérica pré-operatória de creatinina superior a 2,0 mg/dℓ. O médico consegue estratificar os pacientes em risco cardiovascular baixo, intermediário ou alto se eles tiverem zero, um a dois, ou três ou mais fatores de risco, respectivamente. Outro modelo de risco foi desenvolvido a partir do banco de dados do American College of Surgeons 2007 National Surgical Quality Improvement Program (NSQIP), que identificou cinco preditores de IAM peroperatório ou parada cardíaca: tipo de cirurgia, capacidade funcional dependente, nível de creatinina anormal, classe da American Society of Anesthesiologists (ASA) e aumento da idade.

Uma vez concluída a avaliação clínica e conhecido o tipo de cirurgia, pode-se determinar a necessidade de exames e tratamentos adicionais. Pacientes de muito alto risco são definidos como aqueles com IAM recente (nos 60 dias anteriores), angina instável, insuficiência cardíaca descompensada e valvopatia cardíaca hemodinamicamente importante. Esses pacientes correm risco muito alto de IAM pré-operatório, insuficiência cardíaca, arritmia fatal e morte cardíaca. Todos esses pacientes devem ser tratados de forma otimizada e encaminhados a um cardiologista para avaliação.

Se a cirurgia de emergência for contemplada, pouco em termos de avaliação cardíaca pode ser realizado, e as recomendações podem ser direcionadas ao manejo e à vigilância médica peroperatória. Se a cirurgia não for urgente, a avaliação adicional é baseada nas avaliações clínicas do risco e do tipo de cirurgia.

Abordagens específicas de doenças
Cardiopatia isquêmica

Cerca de 70% dos IAMs ocorrem nos primeiros 6 dias após a operação, com pico de incidência entre 24 e 72 horas. Múltiplos estresses associados à cirurgia como oscilações da volemia, anemia e infecção, podem aumentar a frequência cardíaca e a pressão arterial no período peroperatório, e provocar isquemia miocárdica. A identificação de doença arterial coronariana (DAC) estável conhecida ou sintomática ou fatores de risco para DAC podem orientar avaliações adicionais ou mudanças no manejo peroperatório.

Pacientes com angina estável representam um espectro de leve a grave. Nos casos leves, os pacientes manifestam angina somente após exercícios extenuantes e não apresentam sinais de disfunção ventricular esquerda. Esses pacientes podem ser estabilizados com terapia farmacológica ideal com ácido acetilsalicílico (AAS), agentes bloqueadores beta-adrenérgicos e estatinas. No extremo grave do espectro, os pacientes com angina aos pequenos esforços correm alto risco de desenvolvimento de eventos cardiovasculares importantes peroperatórios e justificam a consideração de testes cardiovasculares adicionais.

A angiografia coronariana e a revascularização devem ser reservadas para indivíduos nos quais esse tratamento resultaria em melhora significativa dos sintomas ou sobrevida em longo prazo. Os dados atuais não retratam um benefício claro da revascularização coronariana pré-operatória.

O manejo pré-operatório de pacientes submetidos a revascularização da artéria coronariana recente, em uso de agentes antiagregantes plaquetários, é desafiador porque é preciso ponderar os riscos cardíacos de descontinuar a terapia com o risco de sangramento associado ao uso contínuo desses agentes. Grandes estudos observacionais mostraram um risco aumentado de eventos cardiovasculares adversos em pacientes submetidos à cirurgia não cardíaca, sobretudo nas primeiras 6 semanas após receber um *stent* coronariano. Enquanto o risco se estende até 12 meses, ele se estabiliza sem diminuição significativa do risco de 6 para 12 meses. As diretrizes do American College of Cardiology (ACC) e da American Heart Association (AHA) recomendam o seguinte algoritmo para pacientes com *stent* coronariano. Se a cirurgia for eletiva e puder ser adiada com segurança, o momento ideal é 12 meses após a intervenção coronariana percutânea (ICP). Quando a cirurgia não puder ser adiada e for realizada nos primeiros 30 dias após a colocação de *stent* metálico ou 6 meses de *stent* farmacológico, a terapia antiplaquetária dupla com AAS e inibidor de $P2Y_{12}$ deve ser continuada. Se o risco de sangramento for proibitivo, o inibidor de $P2Y_{12}$ é temporariamente interrompido (por 5 a 7 dias) e o AAS é continuado durante todo o período peroperatório porque tipicamente os efeitos benéficos do AAS são superiores ao risco de sangramento. Possíveis exceções a isso incluem procedimentos intracranianos, prostatectomia transuretral, procedimentos intraoculares e operações com risco de sangramento extremamente alto. Na prática clínica, a decisão é tomada com abordagem de equipe multiprofissional, considerando vários fatores, como o risco de trombose do *stent* se a terapia antiplaquetária dupla (TAPD) precisar ser interrompida, as consequências do atraso do procedimento cirúrgico, o aumento do sangramento intra e periprocedimento, riscos e possíveis consequências de tal sangramento se a TAPD for continuada.

Insuficiência cardíaca

Estudos demonstraram que a insuficiência cardíaca está associada ao aumento da taxa de morbidade cardíaca peroperatória após intervenção não cardíaca. Durante o pós-operatório, a ICC ocorre mais comumente nas primeiras 24 a 48 horas, quando o líquido administrado durante a cirurgia é mobilizado do espaço extravascular. No entanto, a insuficiência cardíaca também pode resultar de isquemia miocárdica e novas arritmias. O manejo inicial inclui a identificação e o tratamento da causa subjacente. Além disso, diuréticos intravenosos geralmente proporcionam alívio rápido da congestão pulmonar. Se a insuficiência cardíaca for complicada por hipotensão ou redução do débito urinário, a inserção de um cateter de artéria pulmonar pode ser útil para orientar a terapia adicional.

Valvopatia cardíaca

Em relação às valvopatias cardíacas, o maior risco de complicações após a cirurgia não cardíaca é nos pacientes com estenose aórtica ou mitral. Pacientes com estenose aórtica ou mitral sintomática e grave devem ser avaliados para troca valvar antes de cirurgias não cardíacas de alto risco. Em pacientes com estenose aórtica ou mitral leve a moderada, atenção cuidadosa à volemia e controle da frequência cardíaca são necessários para otimizar o enchimento ventricular esquerdo e evitar congestão pulmonar. Para os pacientes com doença valvar ou próteses valvares cardíacas, antibióticos profiláticos são recomendados, se apropriado. A anticoagulação vitalícia com um antagonista oral da vitamina K (AVK) é recomendada para todos os pacientes com próteses valvares cardíacas mecânicas. Além da natureza trombogênica do material protético intravascular, as valvas mecânicas criam condições anormais de fluxo e áreas de alto estresse de cisalhamento, podendo resultar em ativação plaquetária levando a trombose valvar e eventos embólicos. O manejo pré-operatório de pacientes com próteses mecânicas de valvas cardíacas, nos quais a interrupção da anticoagulação é necessária para procedimentos diagnósticos ou cirúrgicos, deve levar em conta o tipo de procedimento, os fatores de risco, o tipo, a localização e o número de próteses valvares cardíacas. As diretrizes do ACC/AHA recomendam a continuidade da anticoagulação de AVK com uma razão normalizada internacional (RNI) terapêutica em pacientes submetidos a procedimentos menores (como extrações dentárias ou remoção de catarata) nos quais o risco de sangramento descontrolado é baixo. As diretrizes recomendam a anticoagulação "ponte", com heparina não fracionada intravenosa ou heparina de baixo peso molecular (HBPM) subcutânea, durante o intervalo de tempo em que a RNI está subterapêutica em pacientes submetidos a procedimentos invasivos ou cirúrgicos com: (1) próteses mecânicas de valva aórtica e qualquer fator de risco tromboembólico, (2) próteses mecânicas de valva aórtica de geração mais antiga ou (3) próteses mecânicas de valva mitral.

Arritmias e defeitos de condução

Pacientes com distúrbios de condução sintomáticos de alto grau, como bloqueio atrioventricular (BAV) de terceiro grau, correm risco peroperatório aumentado de complicações cardíacas e devem ter um marca-passo temporário inserido antes da cirurgia. Pacientes com BAV de primeiro grau, BAV Mobitz tipo I ou bloqueio bifascicular (bloqueio de ramo direito e bloqueio fascicular anterior esquerdo) não necessitam de inserção de marca-passo profilático.

Arritmias atriais, como fibrilação atrial, são comuns após a cirurgia e geralmente não estão associadas a complicações significativas se a frequência ventricular for bem controlada. Evidências crescentes sugerem que a fibrilação atrial de início recente após cirurgia não cardíaca acarreta um risco semelhante de tromboembolismo como em pacientes com fibrilação atrial não valvar; portanto, o manejo a longo prazo desses pacientes deve ser semelhante em relação à anticoagulação.

Extrassístoles ventriculares e taquicardia ventricular não sustentada também são comuns após cirurgia não cardíaca e não exigem terapia específica, a menos que estejam associadas a isquemia miocárdica ou insuficiência cardíaca. Na maioria dos casos, o tratamento da causa subjacente (p. ex. hipoxia, anormalidades metabólicas, isquemia, sobrecarga de volume) resulta em melhora significativa ou resolução do distúrbio do ritmo sem terapia antiarrítmica específica.

LEITURA SUGERIDA

Brickner ME: Cardiovascular management in pregnancy: congenital heart disease, *Circulation* 130:273–282, 2014.

Butt JH, Olesen JB, Havers-Borgersen E, et al.: Risk of thromboembolism associated with atrial fibrillation following noncardiac surgery, *J Am Coll Cardiol* 72:2027–2036, 2018.

Douketis JD, Spyropoulos AC, Kaatz S, et al.: Perioperative bridging anticoagulation in patients with atrial fibrillation, *N Engl J Med* 373:823–833, 2015.

Hayes SN, Kim ESH, Saw J, et al.: Spontaneous coronary artery dissection: current state of the science: a scientific statement from the American Heart Association, *Circulation* 137:e523–e557, 2018.

Huis In't Veld MA, Craft CA, Hood RE: Blunt cardiac trauma review, *Cardiol Clin* 36:183–191, 2018.

Maleszewski J, Anavekar N, Moynihan T, et al.: Pathology, imaging, and treatment of cardiac tumours, *Nat Rev Cardiol* 14:536–549, 2017.

Nanna M, Stergiopoulos K: Pregnancy complicated by valvular heart disease: an update, *J Am Heart Assoc* 3:e000712, 2014.

Nishimura RA, Otto CM, Bonow RO, et al.: 2014 AHA/ACC guideline for the management of patients with valvular heart disease: executive summary: a report of the American College of Cardiology/American Heart Association Task Force on Practice Guidelines, *Circulation* 129:2440–2492, 2014.

12

Doenças Vasculares e Hipertensão Arterial Sistêmica

Thomas Sperry, Wanpen Vongpatanasin

INTRODUÇÃO

Doenças das vasculaturas sistêmica e pulmonar estão entre os distúrbios clínicos mais comuns encontrados na medicina interna; no entanto, essas doenças importantes nem sempre recebem a ênfase que merecem. O reconhecimento clínico precoce é importante porque a terapia efetiva muitas vezes consegue prevenir ou pelo menos retardar o sofrimento desnecessário e a morte. Este capítulo revisa as causas, manifestações clínicas, avaliações diagnósticas e abordagens terapêuticas das principais formas de doenças vasculares sistêmicas e pulmonares, bem como a hipertensão arterial sistêmica (HAS).

DOENÇA VASCULAR SISTÊMICA

Doença arterial periférica

A doença arterial periférica (DAP) refere-se à doença vascular aterosclerótica, principalmente dos membros inferiores. A prevalência aumenta com a idade, variando de 2 a 6% para adultos com menos de 60 anos a 20 a 30% para maiores de 70 anos. Assim como na aterosclerose coronariana, os principais fatores de risco reversíveis são tabagismo, diabetes melito, hiperlipidemia e HAS. O diagnóstico de DAP às vezes é difícil porque apenas 30 a 50% dos pacientes com DAP tornam-se sintomáticos. A DAP pode manifestar-se como claudicação intermitente, isquemia crítica do membro ou isquemia aguda do membro. Cerca de 10 a 15% dos pacientes apresentam a síndrome clássica da claudicação intermitente, que consiste em dor ou fraqueza muscular isquêmica provocada pelo esforço e prontamente aliviada pelo repouso. Uma proporção maior de pacientes com DAP (50%) tem sintomas mais atípicos nos membros inferiores, diferentes da claudicação clássica que pode não limitar a caminhada nem desaparecer após 10 minutos de repouso. A claudicação também está associada a risco significativo de morbidade e mortalidade em 10 anos. Aproximadamente 10 a 20% dos pacientes desenvolverão piora da claudicação ou isquemia crítica do membro, 5% necessitarão de amputação, 10 a 20% necessitarão de revascularização e até 30% morrerão de um evento cardiovascular (p. ex., infarto agudo do miocárdio [IAM], acidente vascular encefálico [AVE]) como resultado de aterosclerose coronariana e/ou cerebrovascular concomitante. Para minimizar a progressão da DAP e evitar complicações, a modificação dos fatores de risco é absolutamente essencial. Isso inclui controle rígido da pressão arterial (PA), lipídios plasmáticos e glicose no sangue. O abandono completo do tabagismo é obrigatório.

O diagnóstico de DAP começa com anamnese e exame físico cuidadosos e é confirmado com exames laboratoriais não invasivos. A dor isquêmica ocorre nos músculos da perna supridos por segmentos arteriais distais ao local da estenose. A claudicação da panturrilha é a marca registrada da doença femoropoplítea, enquanto o desconforto em coxa, quadril ou nádega associado à impotência indica doença aortoilíaca (síndrome de Leriche). Dependendo da gravidade da estenose, a dor é sentida a uma distância previsível de caminhada e é prontamente aliviada pelo repouso. A claudicação deve ser diferenciada da pseudoclaudicação da estenose degenerativa do canal vertebral lombar. Nesta última condição, caminhar também pode agravar a dor nas pernas, mas não é aliviada simplesmente pela cessação do exercício. Em vez disso, adotar posições que minimizem a extensão lombar, como inclinar-se para frente ou sentar, alivia a dor. Os achados físicos característicos da DAP são pulsos arteriais ausentes ou diminuídos distalmente à estenose, sons sobre a artéria com alterações, perda de pelos no membro, pele fina e brilhante e atrofia muscular. A isquemia grave causa palidez, cianose, diminuição da temperatura da pele, ulceração e gangrena.

Técnicas não invasivas são muito boas no diagnóstico de DAP. O *índice tornozelo-braquial* (ITB) é a razão entre a PA sistólica mais alta medida da artéria dorsal do pé ou da artéria tibial posterior e a PA sistólica mais alta obtida da artéria braquial de qualquer braço usando um estetoscópio Doppler. O intervalo normal do ITB é de 1,0 a 1,4. Um ITB de 0,9 ou menos indica DAP. Esse teste simples, não invasivo, tem sensibilidade e especificidade de 68 a 84% e 84 a 99%, respectivamente, quando comparado à imagem vascular. No paciente ocasional com alta probabilidade de DAP, mas com ITB limítrofe (entre 0,9 e 1,0) ou normal, o ITB obtido durante o teste ergométrico pode ser útil no diagnóstico. Em alguns pacientes com diabetes melito ou insuficiência renal, a média dos vasos da perna afetada torna-se tão fortemente calcificada que resiste à compressão, exceto durante níveis muito altos de insuflação da braçadeira do esfigmomanômetro. O resultado é uma PA do tornozelo falsamente elevada e um ITB artificialmente normal ou supernormal superior a 1,4 (Tabela 12.1). Recomenda-se a medida da PA do dedo do pé para obtenção do índice dedo braquial nessa situação para investigar DAP. Pacientes com índice dedo-braquial menor ou igual a 0,70 são considerados portadores de DAP hemodinamicamente significativa.

Tabela 12.1 Interpretação do índice tornozelo-braquial.

Índice tornozelo-braquial	Interpretação
1,00 a 1,40	Normal
0,90 a 0,99	Limítrofe
0,70 a 0,89	DAP leve
0,40 a 0,69	DAP moderada
< 0,40	DAP grave
> 1,40	Vasos incompressíveis

DAP, doença arterial periférica.

A ultrassonografia (US) duplex é um importante coadjuvante do ITB, com sensibilidade e especificidade semelhantes. Esse exame é particularmente útil para diagnosticar DAP em pacientes com vasos não compressíveis por calcificação da parede medial. A forma de onda da velocidade Doppler permanece anormal, apesar de um ITB espuriamente normal ou elevado. A angiografia por ressonância magnética (ARM) e a angiotomografia computadorizada (ATC) também possibilitam excelente visualização da estenose vascular e identificação de vasos de escoamento. A resolução espacial dessas modalidades de imagem não invasiva é comparável à da angiografia invasiva tradicional, que agora é reservada para pacientes submetidos à revascularização.

O manejo clínico da DAP inclui modificação do estilo de vida e dos fatores de risco, bem como agentes antiagregantes plaquetários. O abandono do tabagismo reduz o risco de perda de membros, IAM e morte. A terapia hipolipemiante, com estatinas de alta intensidade, deve ser iniciada e intensificada para reduzir a taxa de eventos vasculares, independentemente dos níveis séricos de colesterol. Além disso, pacientes com DAP com colesterol de lipoproteínas de baixa densidade (LDL-C) superior a 70 mg/dℓ, apesar da terapia com estatina na dose máxima tolerada, devem ser considerados para terapia hipolipemiante adicional, como a ezetimiba. Aqueles com LDL-C persistentemente elevado, apesar da estatina e da ezetimiba, podem então ser considerados para inibição da PCSK9. A medicação anti-hipertensiva deve ser iniciada e intensificada até que a PA seja inferior a 130/80 mmHg. A escolha do esquema anti-hipertensivo deve ser baseada nas comorbidades correspondentes, mas há algumas evidências para apoiar o uso de inibidor da enzima conversora de angiotensina (IECA) ou bloqueadores dos receptores da angiotensina. Os bloqueadores beta-adrenérgicos não reduzem a capacidade de marcha nem pioram a claudicação intermitente em pacientes com DAP. O ácido acetilsalicílico (AAS) reduz o risco de IAM, morte e AVE; no entanto, o clopidogrel é um tratamento alternativo efetivo e melhor do que o AAS na redução de eventos cardiovasculares. Agentes antiagregantes plaquetários mais recentes, como o ticagrelor, não se mostraram mais efetivos que o clopidogrel na redução de eventos cardiovasculares ou isquemia de membros em pacientes com DAP sintomática. Recentemente, constatou-se que a combinação de baixa dose de inibidor do fator Xa rivaroxabana (2,5 mg, 2 vezes/dia) e AAS em doses baixas ($\leq$ 100 mg) reduz o risco de eventos cardiovasculares e amputação de membros em pacientes com DAP quando comparada a monoterapia com baixas doses de AAS. Embora o risco geral de sangramento seja aumentado com a terapia combinada, o de sangramento fatal não é; portanto, essa combinação deve ser considerada em pacientes com DAP que têm alto risco cardiovascular, mas baixo risco de sangramento. Cada paciente também precisa de uma prescrição de exercícios porque o treinamento físico melhora a capacidade de marcha e a qualidade de vida. Esse treinamento físico deve ser realizado em um centro médico ou clínica com uma frequência mínima de 3 vezes por semana durante 12 semanas, preferencialmente por 30 a 45 minutos por sessão. O cilostazol, um inibidor da fosfodiesterase-3, é efetivo na melhora dos sintomas de claudicação, mas não é efetivo na prevenção de eventos cardiovasculares. Os efeitos colaterais do cilostazol incluem cefaleia, diarreia, tontura e palpitação; no entanto, o cilostazol tem de ser evitado em pacientes com insuficiência cardíaca congestiva (ICC) porque aumenta a taxa de mortalidade desses pacientes. A pentoxifilina não deve ser usada na DAP, pois não é mais efetiva que o placebo para claudicação intermitente.

A revascularização (percutânea ou cirúrgica) é indicada para pacientes com claudicação grave resistente à terapia medicamentosa, isquemia com risco ao membro ou impotência induzida por isquemia (Figura 12.1). Atualmente existem vários dispositivos para intervenções percutâneas aortoilíacas, femoropoplíteas e infrapoplíteas, incluindo balões revestidos com fármacos, balões cortadores, aterectomia a *laser*, *stents* autoexpansíveis e *stents* farmacológicos; no entanto, a eficácia desses dispositivos mais novos não foi diretamente comparada entre si ou com a revascularização cirúrgica. Em geral, a revascularização cirúrgica é mais indicada para áreas maiores de estenose e ainda é a melhor opção para alguns pacientes. A decisão entre cirurgia *versus* intervenção endovascular também depende da expectativa de vida do paciente e de outras comorbidades. Em geral, a seleção de cirurgia *versus* intervenção percutânea, como o modo inicial de revascularização em pacientes com isquemia com risco ao membro, é complexa e a decisão deve ser tomada por uma equipe interdisciplinar de médicos.

A isquemia aguda do membro (ALI, do inglês *acute limb ischemia*) é uma emergência vascular. A oclusão súbita de uma artéria periférica é causada por embolia arterial ou trombose *in situ*. Os êmbolos arteriais geralmente se originam nas câmaras cardíacas no contexto de doença cardíaca preexistente, como IAM (p. ex., trombo mural no ventrículo esquerdo), ICC ou arritmias atriais (p. ex., trombo atrial

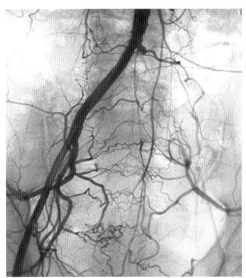 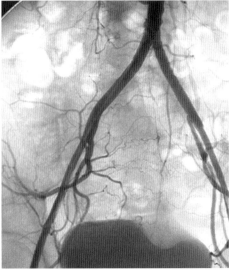

Figura 12.1 A angiografia da parte distal da aorta abdominal e das artérias ilíacas mostra uma artéria ilíaca comum esquerda ocluída com extensa circulação colateral da artéria ilíaca interna contralateral (*esquerda*), que desapareceu após implante de *stent* bem-sucedido (*direita*). (Cortesia de Bart Domatch, MD, Radiology Department, University of Texas Southwestern Medical Center, Dallas, Texas.)

esquerdo em paciente com fibrilação atrial). A trombose *in situ* geralmente ocorre em artérias com estenose grave preexistente no cenário de DAP de longa data, com ou sem cirurgia vascular prévia. Pacientes com embolia arterial geralmente apresentam início súbito de sintomas sem história pregressa de claudicação, enquanto aqueles com trombose *in situ* têm, tipicamente, história pregressa de claudicação que foi previamente estável e, de repente, adota um padrão em crescendo ao longo de um período de dias. Em ambos os casos, o exame físico revela uma extremidade fria, cianótica (azulada) com pulsos arteriais ausentes distalmente ao local da oclusão arterial e função motora e/ou sensitiva diminuída. Um dispositivo Doppler portátil é usado para avaliar sinais em diferentes segmentos arteriais e confirma o diagnóstico de oclusão vascular aguda. A anticoagulação deve ser iniciada imediatamente com heparina intravenosa titulada para manter o tempo de tromboplastina parcial ativada (TTPa) de 2,0 a 2,5 vezes o controle. A infusão de terapia trombolítica por cateter oferece uma taxa de sucesso semelhante na recuperação dos membros como a revascularização cirúrgica (tromboembolectomia ou cirurgia de revascularização); no entanto, a taxa de sobrevida é maior com a terapia baseada em cateter, provavelmente relacionada às múltiplas comorbidades dos pacientes com ALI. Pacientes com necrose tecidual irreversível, independentemente da causa, devem ser tratados com amputação de emergência em vez de revascularização para reduzir o risco de insuficiência renal (mioglobinúria), sepse e falência de múltiplos órgãos.

Aneurisma aórtico[1]

Um aneurisma aórtico é comumente definido como dilatação das três camadas da aorta para mais de 50% do diâmetro normal esperado. Os dois tipos principais são os aneurismas da aorta torácica (AAT), que ocorrem acima do diafragma, e os aneurismas da aorta abdominal (AAA), que ocorrem abaixo do diafragma. O AAA é uma doença vascular comum em idosos, afetando 4 a 8% dos homens e 0,5 a 1,5% das mulheres acima de 65 anos. O aneurisma da aorta torácica é muito menos prevalente (0,4 a 0,5%). Além da idade, os principais fatores de risco para AAA são tabagismo, HAS e história familiar de aneurismas aórticos. A aterosclerose é responsável pela maioria dos casos de AAA, enquanto outras causas, como as genéticas (síndrome de Marfan, síndrome de Ehlers-Danlos, Loeys-Dietz, síndrome de Turner ou valva aórtica bicúspide), vasculite com doença do tecido conjuntivo (arterite de Takayasu, arterite celular), infecção crônica (aortite sifilítica) e traumatismo podem causar AAT ou AAA. O diâmetro dos AAAs aumenta gradualmente ao longo do tempo a uma taxa média de 1 a 4 mm por ano. O risco de ruptura é baixo até o diâmetro atingir 5 cm e, então, aumenta exponencialmente. O risco de ruptura aórtica é de 1% ao ano para aneurismas entre 3,5 e 4,9 cm de diâmetro e 5% ao ano para aneurismas maiores que 5 cm.

A maioria dos casos de aneurisma de aorta é assintomática e detectada incidentalmente durante exames de rotina ou exames de imagem para outras indicações; no entanto, alguns pacientes com AAA podem desenvolver complicações vasculares como expansão do aneurisma com compressão de estruturas adjacentes. Ocasionalmente, trombos murais se formam dentro do aneurisma e embolizam, causando oclusão aguda dos segmentos arteriais distais. Pacientes com aneurismas ilíacos podem desenvolver hidronefrose ou infecção urinária recorrente por compressão ureteral. Outros desenvolvem sintomas neurológicos consequentes à compressão dos nervos isquiático ou femoral. O achado físico clássico é massa indolor pulsátil abaixo do umbigo (distal à origem das artérias renais). Em pacientes magros, as pulsações aórticas normais são frequentemente palpáveis, mas acima do umbigo. Hipotensão e dor abdominal aguda devem levar à consideração de ruptura do aneurisma, que exige reparo cirúrgico emergencial. A US duplex é um exame diagnóstico acurado e confiável para AAA e aneurismas ilíacos. O rastreamento de rotina para AAA com US é recomendado para todos os homens entre 65 e 75 anos que já fumaram ou homens acima de 60 anos com história familiar de AAA em parentes de primeiro grau. Esse rastreamento tem benefício comprovado no tocante à taxa de mortalidade. ATC e ARM possibilitam a visualização das partes torácica e abdominal da aorta, bem como das artérias ilíacas e seus ramos (Figura 12.2).

O tratamento clínico para aneurisma da aorta inclui abandono do tabagismo, controle rigoroso da PA para menos de 130/80 mmHg e terapia intensiva com estatina. Embora o fator transformador do crescimento β tenha sido implicado na patogênese do aneurisma da aorta na síndrome de Marfan, que é mediada pela ativação do receptor da angiotensina-II, a losartana não se mostrou mais efetiva do que os betabloqueadores na redução da taxa de alargamento da raiz aórtica. O bloqueio beta-adrenérgico não se mostrou benéfico em pacientes com AAA por outras causas. Da mesma forma, um ensaio clínico randomizado não conseguiu demonstrar a superioridade dos inibidores da enzima conversora de angiotensina (IECAs) sobre os bloqueadores dos canais de cálcio (BCCs) na prevenção da expansão do AAA; no entanto, o pequeno tamanho da amostra e a inclusão de pacientes com hipertensão arterial sistêmica bem controlada podem ter limitado a capacidade dos investigadores de detectar uma diferença. Os pacientes que desenvolvem sintomas de AAT de qualquer tamanho devem ser submetidos a reparo. O achado de aneurismas grandes (diâmetro igual ou superior a 5,5 cm) ou expansão rápida do aneurisma independentemente do tamanho, mesmo em pacientes assintomáticos, também são indicações para correção do aneurisma (Tabela 12.2). O reparo cirúrgico aberto ainda é o tratamento de escolha para AAT envolvendo a raiz da aorta, aorta ascendente ou arco aórtico; no entanto, o reparo endovascular da aorta torácica (TEVAR, do inglês *thoracic endovascular aortic repair*) surgiu, agora, como o procedimento de escolha para o aneurisma torácico descendente devido às taxas de morbidade e mortalidade precoces menores

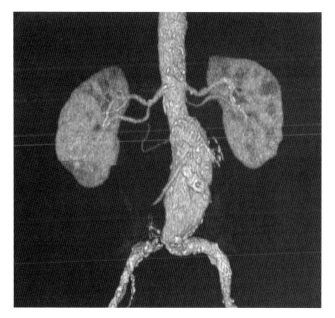

Figura 12.2 A angiotomografia da parte distal da aorta abdominal mostra aneurisma da aorta abdominal com o maior diâmetro de 6,2 cm e estenose grave na origem da artéria ilíaca comum direita. (Cortesia de Bart Domatch, MD, Radiology Department, University of Texas Southwestern Medical Center, Dallas, Texas.)

---

[1] N.R.T.: Ver Projeto Diretrizes da Sociedade Brasileira de Angiologia e Cirurgia Vascular em https://sbacv.org.br/storage/2018/02/aneurismas-da-aorta-abdominal.pdf

Tabela 12.2 Indicações para o tratamento cirúrgico dos aneurismas arteriais.

Sintomas de expansão do aneurisma ou compressão da estrutura adjacente
Ruptura de aneurisma
Expansão rápida do aneurisma da aorta ≥ 1 cm por ano
Assintomático com tamanho grande
    Aneurisma torácico (aneurisma ascendente ou descendente) com diâmetro > 5,5 cm em adultos
    Para causas genéticas de aneurisma torácico (como síndrome de Marfan, síndrome de Loeys-Dietz, síndrome de Ehlers-Danlos, síndrome de Turner ou valva aórtica bicúspide), diâmetro ou tamanho aórtico menor pode ser considerado (geralmente de pelo menos 5 cm ou > 4,5 cm quando houver história familiar de dissecção aórtica)
    Aorta abdominal > 5,5 cm
    Aneurisma ilíaco > 3 cm

do que as do reparo cirúrgico a céu aberto em vários estudos observacionais. O reparo eletivo de AAA tem uma taxa de mortalidade perioperatória de 2 a 6%. Além disso, um grande estudo randomizado não conseguiu demonstrar nenhum benefício da cirurgia em pacientes com aneurismas de 4,0 a 5,4 cm de diâmetro. Por isso, pacientes com pequenos aneurismas da aorta (4,0 a 5,4 cm de diâmetro) devem ser tratados clinicamente com monitoramento cuidadoso do tamanho do aneurisma com exames de imagem periódicos a cada 6 a 12 meses (ver Tabela 12.2).

O reparo endovascular percutâneo de aneurisma (EVAR, do inglês *endovascular aneurysm repair*) é um método alternativo ao reparo cirúrgico a céu aberto para tratamento de AAA. O EVAR oferece menor taxa de mortalidade perioperatória do que o reparo cirúrgico com sobrevida equivalente a longo prazo. No entanto, o EVAR deve ser reservado para pacientes com anatomia favorável, que possam retornar para visitas de acompanhamento e estudos de imagem repetidos dos locais do aneurisma, para garantir que a endoprótese não apresente vazamentos endovasculares ou deslocamento.

Dissecção da aorta

Na dissecção da aorta, a camada íntima é separada da parede aórtica, levando à formação de um falso lúmen em paralelo com o lúmen verdadeiro. Os fatores de risco incluem HAS, uso de cocaína, traumatismo, doença hereditária do tecido conjuntivo (p. ex., síndrome de Marfan, síndrome de Ehlers-Danlos), vasculite (p. ex., arterite de Takayasu, arterite de células gigantes), doença de Behçet, valva aórtica bicúspide e coarctação da aorta. A dissecção aórtica pode ser classificada como tipos A e B (sistema de Stanford). A dissecção do tipo A envolve a aorta ascendente, enquanto a dissecção do tipo B envolve a aorta distal. O sistema DeBakey subdivide a dissecção aórtica em três subtipos – tipos I, II e III. A dissecção do tipo I envolve toda a aorta, enquanto o tipo II envolve apenas a aorta ascendente e o tipo III envolve apenas a aorta descendente. A dissecção da aorta ascendente acarreta uma alta taxa de mortalidade, de 1 a 2% por hora, durante as primeiras 24 a 48 horas. Os pacientes geralmente desenvolvem dor torácica ou nas costas de início agudo. Dor abdominal, síncope e AVE são comuns. A propagação retrógrada da dissecção pode causar tamponamento pericárdico ou dissecção da artéria coronariana com IAM. A dissecção envolvendo a valva aórtica causa insuficiência aórtica aguda grave com edema agudo de pulmão. O plano de dissecção pode se propagar anterogradamente e comprometer o fluxo nas artérias carótidas e subclávias, provocando um AVE ou isquemia aguda do membro superior. Pacientes com dissecção aórtica distal (tipo B) apresentam início agudo de dor nas costas ou dor torácica, muitas vezes acompanhada de isquemia dos membros inferiores e neuropatia isquêmica.

Os achados físicos incluem déficits de pulso arterial, déficits neurológicos ou um sopro diastólico de regurgitação aórtica; no entanto, a regurgitação aórtica aguda em um ventrículo "despreparado" provoca apenas um sopro diastólico curto e suave que muitas vezes não é detectado. O paciente não apresenta pressão diferencial alargada nem os achados físicos associados à insuficiência aórtica crônica; o quadro clínico é agudo e o paciente apresenta taquipneia, taquicardia e pressão diferencial estreita. Hipotensão, distensão venosa jugular e pulso paradoxal devem levar ao diagnóstico de tamponamento pericárdico. A ecocardiografia transesofágica, a angio-RM ou a angio-TC confirmam o diagnóstico ao demonstrar um retalho da íntima que separa o lúmen verdadeiro do falso (Figura 12.3). A dissecção aórtica do tipo A é uniformemente fatal sem reparo cirúrgico emergencial. Com a cirurgia, a taxa de mortalidade é reduzida para 10% em 24 horas e 20% em 30 dias. Pacientes com dissecção aórtica do tipo B devem ser tratados clinicamente porque a sobrevida em 1 ano é maior com terapia clínica do que com cirurgia (75% *versus* 50%); no entanto, a cirurgia é indicada se a dissecção do tipo B comprometer o fluxo sanguíneo para os membros inferiores, rins ou outras vísceras. O controle rigoroso da PA é essencial porque aneurisma da aorta se desenvolveu em 30 a 50% dos pacientes com dissecção aórtica tipo B, quando estudados ao longo de 4 anos.

Úlcera aórtica penetrante e hematoma intramural

Úlceras aórticas penetrantes e hematomas intramurais provocam dor torácica indistinguível daquela da dissecção aórtica. Ao contrário da dissecção aórtica, no entanto, a condição patológica é localizada. Não há retalho de íntima identificável; portanto, nenhuma oclusão de ramo vascular é produzida. A ruptura da lâmina elástica interna produz úlceras aórticas que erodem a parede medial e se projetam para as estruturas circundantes. A ruptura dos *vasa vasorum* causa a formação de hematoma localizado abaixo da adventícia com consequente espessamento assimétrico da parede aórtica. Os pacientes com úlceras aórticas penetrantes ou hematomas intramurais são, tipicamente,

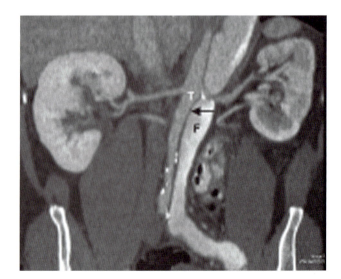

Figura 12.3 A angiotomografia da aorta mostra dissecção aórtica tipo B. O retalho da íntima (*seta*) separa o lúmen verdadeiro (T) do lúmen falso (F) e compromete o fluxo sanguíneo para o rim direito causando atrofia renal e afinamento da cortical. (Cortesia de Bart Domatch, MD, Radiology Department, University of Texas Southwestern Medical Center, Dallas, Texas.)

mais velhos do que aqueles com dissecção aórtica, têm um tamanho aórtico maior e apresentam prevalência maior de AAA. A ruptura da aorta é a principal complicação tanto das úlceras penetrantes quanto dos hematomas intramurais, sobretudo naqueles aneurismas localizados na aorta ascendente. O diagnóstico é feito com angiografia invasiva, angio-TC ou angio-RM (Figura 12.4). A intervenção cirúrgica deve ser considerada para úlceras e hematomas da aorta ascendente, úlceras profundamente penetrantes ou hematomas extremamente protrusos, independentemente de sua localização. Úlceras e hematomas da aorta descendente podem ser tratados com sucesso com bloqueio beta-adrenérgico e controle rigoroso da PA.

Outras doenças arteriais

Doença de Buerger ou tromboangiite obliterante é uma doença não aterosclerótica das artérias, veias e nervos dos braços e pernas que afeta principalmente homens jovens antes dos 45 anos. O mecanismo é desconhecido, mas todos os pacientes têm histórico de tabagismo pesado. O sintoma de apresentação é a claudicação dos pés, pernas, mãos ou braços. Envolvimento de múltiplos membros e tromboflebite superficial são comuns. A proteína C reativa e a velocidade de hemossedimentação de Westergren, em geral, são normais e a pesquisa de marcadores sorológicos para doença do tecido conjuntivo (p. ex., anticorpo antinuclear ou fator reumatoide, anticorpo antifosfolipídio) é negativa. O diagnóstico é baseado na apresentação clínica típica. Se a apresentação for atípica, a biopsia é necessária para o diagnóstico. A característica histológica apresenta trombos intramurais inflamatórios dentro das artérias, e veias com preservação da lâmina elástica interna e outras estruturas da parede arterial. O tratamento mais eficaz para a doença de Buerger é a abstinência total do tabaco. O análogo da prostaciclina iloprosta constitui terapia adjuvante para reduzir a isquemia do membro e melhorar a cicatrização de feridas.

Fenômeno de Raynaud é uma doença vasoespástica das pequenas artérias, principalmente dos dedos das mãos e dos pés. O fenômeno de Raynaud primário (idiopático) ocorre na ausência de distúrbios subjacentes. O fenômeno de Raynaud secundário ocorre em associação com doenças do tecido conjuntivo (p. ex., esclerodermia, polimiosite, artrite reumatoide, lúpus eritematoso sistêmico), bem como com traumas físicos leves repetidos (p. ex., uso de britadeiras), certos medicamentos (p. ex., agentes quimioterápicos antineoplásicos, interferona, inibidores da recaptação de monamina como antidepressivos tricíclicos, agonistas da serotonina) e doença de Buerger. Os pacientes geralmente se queixam de episódios recorrentes de isquemia digital, com uma sequência característica de cores branco-azul-vermelho. A palidez é seguida por cianose se a isquemia for prolongada e depois por eritema (hiperemia reativa) quando o episódio se resolve. Os episódios são precipitados por temperaturas frias ou estresse emocional. O exame físico pode ser inteiramente normal entre os episódios, com pulsos radial, ulnar e pedioso normais. Alguns pacientes apresentam úlceras digitais ou espessamento do coxim de gordura (esclerodactilia). Os pacientes devem ser instruídos a evitar temperaturas frias e vestir roupas quentes. Os bloqueadores dos canais de cálcio (BCCs) reduzem a frequência e a gravidade dos episódios vasoespásticos.

Arterite de células gigantes é uma vasculite imunomediada, envolvendo predominantemente artérias de médio e grande portes como artéria subclávia, artéria axilar e aorta do idoso, com forte predominância no sexo masculino. Aproximadamente 40% dos pacientes com arterite de células gigantes também apresentam polimialgia reumática, uma síndrome caracterizada por rigidez e dor intensas originadas nos músculos dos ombros e cintura pélvica. Os pacientes podem apresentar cefaleia por arterite temporal, claudicação da mandíbula por isquemia dos músculos masseteres ou perda visual por envolvimento da artéria oftálmica. A dor torácica sugere a coexistência de aneurisma ou dissecção da aorta. Os achados físicos incluem febre baixa, sensibilidade no couro cabeludo na área temporal, fundo pálido e edematoso ou sopro diastólico de regurgitação aórtica. A diferença de PA de mais de 15 mmHg entre os braços sugere estenose da artéria subclávia. Os achados laboratoriais incluem proteína C reativa e velocidade de hemossedimentação de Westergren significativamente elevadas mais anemia. O diagnóstico é confirmado pelo exame histológico do tecido arterial (frequentemente da biopsia da artéria temporal), mostrando infiltração de linfócitos e macrófagos (i. e., células gigantes) em todas as camadas da parede vascular. Os corticosteroides em altas doses são altamente eficazes e devem ser iniciados imediatamente quando houver suspeita de diagnóstico para prevenir a cegueira potencialmente permanente. Para minimizar as complicações da administração de corticosteroides a longo prazo, a dose de esteroides deve ser reduzida até encontrar a dose mais baixa necessária para suprimir os sintomas, que geralmente diminuem. Devem ser feitos todos os esforços para descontinuar os corticosteroides ao longo do tempo, e o tratamento com metotrexato ou o antagonista do receptor de interleucina-6 tocilizumabe podem ser utilizados como agentes poupadores de esteroides.

Arterite de Takayasu é uma vasculite granulomatosa idiopática da aorta, de seus ramos principais e da artéria pulmonar. Essa condição é particularmente comum em mulheres jovens de ascendência asiática, mas também ocorre em mulheres e homens não asiáticos. O processo inflamatório na parede vascular pode levar a estenose e/ou formação de aneurisma. A hipertensão, como resultado de estenose da artéria renal ou coarctação da aorta, é a manifestação mais comum e está presente em até 80% dos indivíduos afetados. Como o envolvimento vascular é tão difundido, os pacientes podem apresentar sinais e sintomas de isquemia coronariana, ICC, AVE, insuficiência vertebrobasilar ou claudicação intermitente. Os achados físicos incluem sopros sobre as artérias subclávias ou aorta, bem como pulsos braquiais diminuídos; portanto, uma PA baixa da artéria braquial. O diagnóstico é baseado principalmente nessa apresentação clínica. O tratamento de primeira linha é com corticosteroides. Outros agentes imunossupressores, como metotrexato ou ciclofosfamida, são frequentemente adicionados para prevenir a progressão e a recaída da doença, e novos produtos biológicos, como os agentes anti-TNF (infliximabe, etanercepte), fornecem uma alternativa viável. A terapia imunossupressora

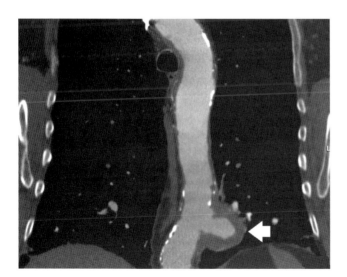

Figura 12.4 A angiotomografia da aorta torácica descendente mostra uma grande úlcera aórtica penetrante acima do diafragma (seta). (Cortesia de Bart Domatch, MD, Radiology Department, University of Texas Southwestern Medical Center, Dallas, Texas.)

não causa regressão de estenoses ou aneurismas vasculares preexistentes. Por esse motivo, geralmente é necessária a revascularização percutânea ou cirúrgica.

Fístulas arteriovenosas (AV) são comunicações vasculares anormais que desviam o fluxo sanguíneo do sistema arterial diretamente para o sistema venoso, contornando os leitos capilares que normalmente asseguram a perfusão tecidual ideal e a troca de nutrientes. As fístulas AV podem ser congênitas, como na malformação AV (MAV), ou adquiridas. As principais causas de fístula AV adquirida são traumatismo penetrante (p. ex., arma de fogo, ferimento por faca) e desvios criados cirurgicamente para acesso de hemodiálise. Os pacientes podem apresentar massa pulsátil, sintomas relacionados à compressão de um órgão adjacente ou sangramento por ruptura espontânea de uma MAV. Sopros ou frêmitos sistólicos e diastólicos podem ser detectáveis sobre a fístula ou MAV. Uma MAV no músculo esquelético pode levar à malformação óssea ou a uma fratura patológica, enquanto a MAV no cérebro pode resultar em déficits neurológicos ou convulsões. A insuficiência cardíaca de alto débito é outra complicação de uma grande MAV ou fístula. A angio-RM, a angio-TC ou a angiografia convencional confirmam o diagnóstico. Dependendo do tamanho e localização da MAV, as opções de tratamento incluem ressecção cirúrgica, embolização transcateter ou irradiação com *laser* de pulso. Pacientes com fístulas AV adquiridas por traumatismo geralmente precisam de fechamento cirúrgico.

DOENÇA VASCULAR PULMONAR

A hipertensão pulmonar é caracterizada pela elevação da pressão média da artéria pulmonar (PAP) superior a 20 mmHg em repouso. As muitas causas de hipertensão pulmonar estão resumidas na Tabela 12.3.

Tabela 12.3 Classificação da hipertensão pulmonar.

Categoria 1: Hipertensão arterial pulmonar (HAP)
Hipertensão pulmonar primária (HPP) ou hipertensão pulmonar idiopática (HPI):
- Esporádica
- Familiar

HPP associada a:
- Doença do tecido conjuntivo
- Cardiopatia congênita
- Hipertensão portal
- Infecção com o vírus da imunodeficiência humana
- Fármacos e toxinas: anorexígenos, cocaína, metanfetamina

Categoria 2: Hipertensão venosa pulmonar
Insuficiência cardíaca ventricular esquerda
Doença cardíaca valvar ventricular esquerda

Categoria 3: Hipertensão pulmonar associada a doença respiratória crônica ou hipoxemia
Doença pulmonar obstrutiva crônica
Apneia obstrutiva do sono

Categoria 4: Hipertensão pulmonar associada a tromboembolismo venoso crônico
Doença cardíaca valvar ventricular esquerda

Categoria 5: Hipertensão pulmonar devido a distúrbios diversos que afetam diretamente a vasculatura pulmonar
Sarcoidose, histiocitose X, compressão de vasos pulmonares (adenopatia, tumor, mediastinite fibrosante)

Pacientes com hipertensão pulmonar não apenas apresentam pressão arterial pulmonar elevada, mas também baixo débito cardíaco, causando sintomas de dispneia aos esforços, fadiga e síncope. A pressão capilar pulmonar geralmente é normal ($\leq$ 15 mmHg), exceto em pacientes com hipertensão pulmonar devido a função sistólica ou diastólica do ventrículo esquerdo prejudicada ou doença valvar do lado esquerdo.

Hipertensão arterial pulmonar

A hipertensão arterial pulmonar (HAP) é causada por uma combinação de vasoconstrição pulmonar, proliferação de células endoteliais e/ou de músculo liso, fibrose intimal e trombose nos capilares e arteríolas pulmonares. A HAP é idiopática (hipertensão pulmonar primária [HPP]) ou secundária a doença do tecido conjuntivo, cardiopatia congênita, hipertensão portal ou infecção viral da imunodeficiência humana (HIV), bem como fármacos ou toxinas anorexígenos. As doenças do tecido conjuntivo, particularmente a esclerodermia, são as causas secundárias mais comuns de HAP.

Pacientes com HAP leve podem ser assintomáticos, mas pacientes com doença mais avançada queixam-se de dispneia aos esforços, dor torácica, síncope ou pré-síncope. A ortopneia é um sintoma incomum associado à HAP e mais comumente identificado em pacientes com hipertensão pulmonar por cardiopatia do lado esquerdo. Os achados físicos incluem elevação paraesternal esquerda, componente pulmonar alto da segunda bulha cardíaca, sopro de regurgitação tricúspide ou pulmonar, hepatomegalia, edema periférico ou ascite. Anormalidades eletrocardiográficas associadas indicam hipertrofia ventricular direita, aumento do átrio direito ou desvio do eixo direito. A ecocardiografia fornece informações importantes sobre a gravidade da hipertensão pulmonar (*i. e.*, pressão arterial pulmonar estimada, dimensões e função do ventrículo direito) e suas causas potenciais (p. ex., insuficiência ventricular esquerda, lesões valvares, cardiopatia congênita com desvios da esquerda para a direita). Testes de função pulmonar, exames de ventilação-perfusão ($\dot{V}/\dot{Q}$), polissonografia ou oximetria noturna, testes de autoanticorpos, sorologia para HIV e testes de função hepática também devem ser realizados para determinar outras causas potenciais. O cateterismo ventricular direito deve ser realizado em todos os pacientes com suspeita de HAP. Em condições basais, no laboratório de cateterismo, a pressão arterial pulmonar média elevada superior a 20 mmHg, a pressão capilar pulmonar inferior a 15 mmHg e a resistência vascular pulmonar superior a 3 unidades confirmam o diagnóstico. A provocação aguda com fármacos vasodilatadores deve ser realizada durante o cateterismo ventricular direito para orientar o tratamento adequado.

Sem tratamento, o prognóstico da HAP é ruim, com sobrevida média inferior a 3 anos. Pacientes com características de alto risco para deterioração clínica ou morte, incluindo baixa capacidade funcional, histórico de síncope ou insuficiência ventricular direita, devem ser tratados com epoprostenol intravenoso (um análogo da prostaciclina) devido à sua eficácia comprovada para melhorar a capacidade de exercício e a sobrevida global. Outros análogos da prostaciclina como beraprosta, treprostinila e iloprosta, ou agonistas do receptor de prostaciclina como o selexipague, também são eficazes na redução da pressão da artéria pulmonar e na melhora da capacidade de exercício. Outras classes de medicamentos aprovados para o tratamento da HAP incluem fármacos que têm como alvo a via da endotelina e a via do óxido nítrico (NO). Os antagonistas do receptor de endotelina (ARE) atualmente disponíveis incluem bosentana, ambrisentana, macitentana. Os fármacos na via do NO incluem estimuladores solúveis da guanil ciclase (riociguate) e inibidores da fosfodiesterase (PDE)5 (sildenafila, tadalafila). A terapia combinada de dois a três medicamentos de diferentes classes melhora a capacidade de exercício quando comparada à monoterapia e deve ser considerada em pacientes com doença grave ou naqueles que não melhoram com a monoterapia. Os bloqueadores dos canais de cálcio (BCC) orais são indicados apenas para o pequeno subconjunto de pacientes com sintomas leves a moderados que demonstram redução significativa da pressão pulmonar com desafio agudo de BCC (diminuição da PAP média de pelo menos 10 mmHg para um nível absoluto inferior a 40 mmHg sem diminuição do débito cardíaco). O oxigênio domiciliar suplementar é indicado para todos os pacientes com hipoxemia. Viajar para altitudes elevadas exacerba a hipoxia, e a mudança para o nível do mar melhora os sintomas. A anticoagulação oral deve ser considerada para pacientes com HAP, particularmente naqueles com cateter venoso central para epoprostenol intravenoso. O *status* de ferro deve ser monitorado regularmente para evitar anemia por deficiência de ferro e prevenir deterioração adicional da capacidade funcional. Diuréticos devem ser prescritos para pacientes com edema periférico ou congestão hepática. O transplante pulmonar é recomendado apenas para pacientes nos quais ocorrem sintomas graves apesar da terapia médica intensiva.

DOENÇA TROMBOEMBÓLICA VENOSA

O tromboembolismo venoso (TEV) engloba tanto a trombose venosa profunda (TVP) quanto a embolia pulmonar (EP). Entre a população adulta dos EUA, a incidência anual combinada global é alta, registrando 2 novos casos por 1.000 pessoas. A incidência de TEV é maior em homens do que em mulheres e maior em afro-americanos e indivíduos brancos do que em asiáticos e hispânicos. Há mais de 150 anos, o Dr. Rudolf Virchow reconheceu três fatores predisponentes: (1) dano endotelial, (2) estase venosa e (3) hipercoagulação (tríade de Virchow). O dano endotelial é comum com cirurgia ou traumatismo, a estase venosa é comum com repouso prolongado no leito ou imobilização (gesso da perna), e a hipercoagulação é mais prevalente com câncer, uso de estrogênio oral e gravidez. A síndrome de Trousseau consiste em tromboflebite migratória com vegetações não infecciosas nas valvas cardíacas (endocardite marântica) tipicamente no cenário de adenocarcinoma secretor de mucina. Dr. Trousseau, um patologista, diagnosticou seu próprio carcinoma pancreático com base na associação que agora leva seu nome. Os estados de hipercoagulabilidade incluem doenças hereditárias, como deficiências em antitrombina III, proteína C ou proteína S; mutação no gene do fator V (fator V Leiden) ou gene do fator II (protrombina *G20210A*), bem como a hiper-homocisteinemia; no entanto, uma busca completa por fatores de risco identificáveis resultará negativa em 25 a 50% dos pacientes com TEV.

Trombose venosa profunda

A maioria das TVPs começa nas veias da panturrilha. Sem tratamento, 15 a 30% desses coágulos se propagam para as veias proximais da panturrilha. O risco de uma EP subsequente é muito maior com TVP proximal do que com coágulos confinados aos vasos distais da panturrilha (40 a 50% *versus* 5 a 10%, respectivamente). O envolvimento das extremidades superiores é muito menos comum, mas a trombose da veia subclávia e/ou axilar também pode levar à EP em até 30% dos indivíduos afetados. Os mesmos fatores de risco que causam TVP nos membros inferiores também causam TVP nos membros superiores. Além disso, outras causas específicas de TVP de membros superiores incluem danos traumáticos da íntima do vaso por esforço pesado, como remo, luta livre ou levantamento de peso (síndrome de Paget-Schroetter), de compressão extrínseca no nível da entrada torácica (desfiladeiro torácico) ou da inserção de cateteres venosos centrais ou marca-passos. Dor e/ou edema são as principais queixas dos pacientes com TVP; entretanto, um grande número de pacientes com TVP é assintomático, principalmente se a TVP for restrita à panturrilha. Pacientes com TVP de membros superiores podem desenvolver a síndrome da veia cava superior de edema facial, visão turva e dispneia.

A síndrome do desfiladeiro torácico pode comprimir o plexo braquial levando à dor unilateral no braço associada à fraqueza da mão. O exame físico frequentemente revela sensibilidade, eritema, calor e edema abaixo do local da trombose. Dor com dorsiflexão do pé (sinal de Homan) pode estar presente, mas a baixa sensibilidade e a baixa especificidade limitam sua utilidade no diagnóstico de TVP de membros inferiores. Um cordão sensível palpável, veias superficiais dilatadas e febre baixa ocorrem em alguns pacientes. A TVP do membro superior pode causar sensibilidade do plexo braquial na fossa supraclavicular e músculos atróficos da mão. Para pacientes com provável síndrome do desfiladeiro torácico, vários testes provocativos devem ser realizados. O teste de Adson é positivo se os pulsos radiais enfraquecem durante a inspiração e durante a extensão do braço do lado afetado ao girar a cabeça para o mesmo lado. O teste de Wright é positivo se os pulsos radiais se tornarem mais fracos e os sintomas dolorosos forem reproduzidos durante a abdução do ombro do lado afetado com o úmero rodado externamente.

O diagnóstico laboratorial da TVP inclui a medição de dímeros D, que são produtos de degradação da fibrina. A elevação do dímero D é um indicador altamente sensível de TVP que pode ser realizado rapidamente no departamento de emergência. Em um paciente com probabilidade baixa a intermediária, um teste negativo do dímero D exclui efetivamente o diagnóstico de TVP; no entanto, o teste não é específico e pode ser elevado em muitas outras condições frequentemente encontradas em pacientes hospitalizados (p. ex., inflamação, cirurgia recente, malignidade). A ultrassonografia duplex pode ser usada para demonstrar a presença de um coágulo sanguíneo e/ou não compressibilidade das veias afetadas proximais ao local da oclusão. A ultrassonografia duplex tem maior sensibilidade na detecção de TVP proximal (90 a 100%) do que a TVP distal (40 a 90%) das extremidades inferiores. Com TVP de membro superior, a sombra acústica da clavícula pode obscurecer a detecção de trombose nos segmentos da veia subclávia. A angio-RM é particularmente útil no diagnóstico de TVP de membros superiores e trombose da veia pélvica. A venografia com contraste é o exame padrão-ouro convencional, mas é invasivo e tecnicamente difícil em pacientes com extremidades edematosas. Portanto, a venografia invasiva deve ser reservada para pacientes em que a sugestão clínica seja alta, apesar de resultados negativos ou inconclusivos de imagens não invasivas.

Pacientes com TVP devem ser tratados inicialmente com heparina subcutânea de baixo peso molecular (HBPM) ou inibidor seletivo do fator Xa subcutâneo fondaparinux para evitar a propagação do trombo e manter a permeabilidade das colaterais venosas. A administração oral de inibidores do fator Xa, rivaroxabana ou apixabana, também pode ser usada na monoterapia inicial sem pré-tratamento com heparina. Em contraste, outros anticoagulantes diretos, como dabigatrana e edoxabana, devem ser iniciados somente após uma terapia inicial com heparina parenteral ou fondaparinux por 3 a 5 dias. A heparina não fracionada intravenosa (HNF) deve ser administrada apenas a pacientes selecionados com TVP, como aqueles com insuficiência renal grave (*clearance* de creatinina < 30 mℓ/minuto) nos quais HBPM e fondaparinux sejam contraindicados ou aqueles com instabilidade hemodinâmica que possam necessitar de terapia trombolítica ou intervenção invasiva. A HNF intravenosa deve ser administrada em *bolus*, seguida de infusão contínua para manter um tempo de tromboplastina parcial ativada de pelo menos 1,5 vez o valor de controle. HBPM e fondaparinux têm meia-vida mais longa que HNF e podem ser administrados 1 ou 2 vezes por dia com eficácia semelhante. A anticoagulação oral deve ser iniciada após fase aguda. Em geral, os anticoagulantes diretos (DOAC, do inglês *direct anticoagulants*), incluindo dabigatrana, rivaroxabana, apixabana e edoxabana, são preferidos à varfarina devido ao menor risco de hemorragia intracraniana sem comprometer a eficácia antitrombótica. Se a varfarina for escolhida, ela deve ser iniciada sem demora com um período de sobreposição com terapia HBPM, HNF ou fondaparinux e titulada até que a razão normalizada internacional (RNI) atinja um valor entre 2 e 3. Os DOACs, no entanto, têm início de ação rápido e devem ser iniciados com a descontinuação de HNF, HBPM ou fondaparinux sem período de sobreposição para evitar complicações hemorrágicas. Após a fase aguda, os anticoagulantes orais devem ser continuados por 3 meses na maioria dos pacientes. A anticoagulação vitalícia deve ser considerada em pacientes com TVP proximal não provocada (seja primeiro episódio ou evento recorrente), bem como pacientes com TVP associada ao câncer com risco de sangramento baixo a moderado. Além disso, evitar visitas clínicas frequentes para monitorar a RNI durante o período inicial de titulação de varfarina é outra grande vantagem dos DOACs. Quando a TVP é confinada à panturrilha, o risco de EP é menor do que a TVP proximal. Portanto, os anticoagulantes devem ser iniciados apenas em pacientes com sintomas graves ou naqueles com características de alto risco para expansão do coágulo, como dímero D elevado, trombo grande com mais de 5 cm de comprimento, envolvimento de múltiplas veias, histórico de eventos tromboembólicos ou câncer, TVP não provocada ou estado de internação. Os anticoagulantes orais devem ser mantidos por 3 meses na maioria dos pacientes. Na ausência de sintomas graves ou fatores de risco para extensão do coágulo, os pacientes com TVP distal isolada devem ser tratados de forma conservadora, sem anticoagulação e com monitoramento rigoroso por imagens seriadas das veias profundas por 2 semanas.

Quando a TVP da extremidade superior ocorre nas veias subclávias ou axilares, em pacientes gravemente sintomáticos, mas saudáveis, com baixo risco de sangramento, a trombólise dirigida por cateter deve ser considerada pois apresenta menor risco de sangramento do que a terapia trombolítica sistêmica. O objetivo da trombólise é prevenir ou minimizar a síndrome pós-trombótica, que inclui dor crônica no braço, inchaço, hiperpigmentação e ulceração por obstrução venosa residual. Em pacientes assintomáticos com oclusão na localização mais distal, a anticoagulação é preferida. Se a anticoagulação for interrompida prematuramente por qualquer motivo, o AAS deve ser considerado na ausência de contraindicação pois demonstrou reduzir o tromboembolismo venoso recorrente em 20 a 40% sem aumento do risco de sangramento.

A trombólise direta por cateter é eficaz na restauração da permeabilidade venosa e na redução da síndrome pós-trombótica de congestão venosa, mas aumenta o risco de sangramento; portanto, deve ser considerada para pacientes com TVP iliofemoral de início recente e com baixo risco de sangramento. Os filtros de veia cava são eficazes na redução da incidência de EP, mas aumentam o risco de TVP recorrente. Consequentemente, os filtros de VCI devem ser removidos após 3 meses. Em pacientes tratados com anticoagulação, a adição de um filtro de VCI à anticoagulação não oferece benefício adicional na redução do tromboembolismo venoso recorrente em comparação com a anticoagulação isolada; portanto, deve ser considerado apenas em pacientes nos quais a anticoagulação seja contraindicada.

Embolia pulmonar

A EP ocorre quando um trombo se desloca das veias profundas das extremidades superiores ou inferiores. A resistência vascular pulmonar e a pressão arterial pulmonar aumentam a partir de dois mecanismos: (1) redução anatômica na área transversal do leito vascular pulmonar e (2) vasoconstrição pulmonar induzida por hipoxia funcional. A sobrecarga de pressão no ventrículo direito pode levar a dilatação, hipocinesia e regurgitação tricúspide. Quando grave, a pressão diastólica final elevada do ventrículo direito pode comprimir a artéria coronariana direita, causando isquemia subendocárdica. Na EP aguda, áreas de tecido pulmonar são ventiladas, mas subperfundidas.

Essa incompatibilidade $\dot{V}/\dot{Q}$ e a redistribuição resultante do fluxo sanguíneo pulmonar da artéria pulmonar obstruída para outras regiões pulmonares com razões $\dot{V}/\dot{Q}$ mais baixas causam hipoxemia arterial. Em pacientes com forame oval patente, a hipoxemia piora quando a elevação súbita da pressão atrial direita causa desvio da direita para a esquerda através do forame.

Os sintomas clássicos da EP aguda são o início súbito de dispneia e dor torácica pleurítica. Sintomas adicionais incluem dor torácica anginosa por isquemia ventricular direita, hemoptise por infarto pulmonar e síncope ou pré-síncope por EP maciça com insuficiência ventricular direita aguda (cor pulmonale). Os achados físicos mais comuns são taquipneia e taquicardia. Achados físicos adicionais incluem elevação do ventrículo direito, estertores inspiratórios, componente pulmonar alto do segundo som, sibilos expiratórios e atrito pleural. Sintomas e sinais de TVP proximal estão presentes em 10 a 20% dos pacientes. A gasometria arterial geralmente revela hipoxemia, alcalose respiratória e um alto gradiente de tensão de oxigênio alveoloarterial; no entanto, valores normais de gasometria arterial não excluem o diagnóstico. O achado mais comum com a análise do eletrocardiograma (ECG) é a taquicardia sinusal. Fibrilação atrial, contração atrial prematura e taquicardia supraventricular são menos comuns. Outras alterações no ECG sugerem tensão aguda do ventrículo direito. Estes incluem o padrão S1-Q3-T3, um novo bloqueio de ramo direito ou desvio do eixo direito e onda P pulmonale; no entanto, esses achados estão presentes em apenas 30% dos pacientes com EP, mesmo maciça. Anormalidades comuns, mas inespecíficas, com estudos radiográficos de tórax incluem atelectasia, derrame pleural e infiltrados pulmonares. Achados radiográficos menos comuns, porém mais específicos, incluem a corcova de Hampton (i. e., infiltrado em forma de cunha no campo pulmonar periférico), que é indicativa de infarto pulmonar e sinal de Westermark (vascularização diminuída). O teste do dímero D plasmático está elevado na maioria dos pacientes com EP como resultado da ativação do sistema fibrinolítico endógeno, que não é suficiente para dissolver o coágulo. Os ensaios de dímero D comercialmente disponíveis têm altos sensibilidade e valor preditivo negativo, mas baixa especificidade, principalmente com o aumento da idade. Portanto, é importante usar valores de corte ajustados à idade (idade $\times$ 10 μg/ℓ) em pacientes com mais de 50 anos para melhorar a especificidade sem comprometer a sensibilidade de detecção acima de 97%. Um teste normal de dímero D ajustado à idade exclui efetivamente o diagnóstico de EP em pacientes nos quais a sugestão clínica seja baixa ou intermediária; no entanto, não deve ser usado para triagem de pacientes com alto índice de suspeição devido ao baixo valor preditivo negativo. Níveis elevados de troponinas I e T cardíacas e outros marcadores de lesão miocárdica podem ser encontrados em pacientes com EP e são indicativos de disfunção ventricular direita e mau prognóstico. Da mesma forma, peptídios natriuréticos elevados, incluindo peptídio natriurético tipo B (BNP) e pró-BNP N-terminal, mostraram ser preditivos de resultados adversos.

A ATC é a modalidade de imagem de escolha em pacientes com suspeita de EP e alta probabilidade clínica devido à sua excelente visualização da artéria pulmonar (Figura 12.5). A resolução de 1 mm ou menos rivaliza com a angiografia invasiva convencional. A velocidade da nova geração de scanners permite a aquisição de todas as imagens em uma única apneia, evitando artefatos de movimento respiratório. O valor preditivo geral negativo da ATC com multidetectores excede 99%. Uma ATC negativa exclui o diagnóstico de EP e elimina a necessidade de mais testes diagnósticos. A ATC também permite a detecção de outras condições patológicas envolvendo o parênquima pulmonar, a pleura e as estruturas mediastinais. Tais achados patológicos podem mimetizar a EP e constituir causas alternativas de dor torácica e dispneia. A exigência de injeção intravenosa de contraste iodado restringe

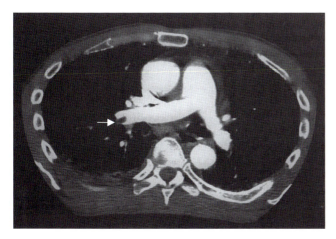

Figura 12.5 A angiotomografia de tórax em espiral mostra um grande trombo no tronco da artéria pulmonar direita (*seta*). (Cortesia de Michael Landay, MD, Department of Radiology, University of Texas Southwestern Medical Center, Dallas, Texas.)

hemodinamicamente significativos. Portanto, é útil no diagnóstico de EP em pacientes com hipotensão ou choque. A angiografia pulmonar invasiva deve ser reservada a pacientes nos quais os testes não invasivos sejam inconclusivos.

Uma vez que o diagnóstico de EP seja feito, a avaliação do risco clínico deve ser feita para orientar a abordagem do tratamento. Pacientes com baixo risco baseado em parâmetros hemodinâmicos estáveis sem histórico de doença cardiovascular ou risco de sangramento excessivo para tratamento de anticoagulação podem ser adequados para tratamento ambulatorial ou uma breve observação hospitalar. Semelhante ao tratamento da TVP descrito anteriormente, os anticoagulantes diretos orais com ou sem terapia parenteral inicial são preferidos à varfarina devido ao menor risco de sangramento intracraniano e maior facilidade de uso associado aos DOACs. Pacientes com EP com características de risco moderado a alto para descompensação cardiovascular (Tabela 12.4) devem ser admitidos e monitorados de perto (índice de gravidade de embolia pulmonar, do inglês *pulmonary embolism severity index* [PESI] classe III-V ou PESI simplificado de pelo menos 1). A terapia parenteral agressiva é preferida quando os pacientes tiverem uma ou mais características de alto risco clínico. A terapia trombolítica com ativador do plasminogênio tecidual recombinante (rt-PA) é indicada a pacientes com hipotensão ou choque. Em pacientes com aumento ou disfunção ventricular direita isolada sem hipotensão (conhecida como EP submaciça), a terapia trombolítica reduz o risco de descompensação hemodinâmica ao custo de aumento do risco de hemorragia importante e AVE. Assim, a anticoagulação isolada é preferida na maioria dos casos de EP submaciça. Após o tratamento inicial com heparinas ou fondaparinux em pacientes de alto risco, os DOACs devem ser administrados de maneira semelhante ao tratamento da TVP. Se a terapia com varfarina for escolhida em vez de DOACs, anticoagulação parenteral deve ser administrada até que uma RNI terapêutica de 2 a 3 seja alcançada. A remoção cirúrgica ou percutânea de êmbolos deve ser considerada em pacientes com EP maciça que tenham contraindicações para terapia trombolítica.

a aplicabilidade àqueles sem histórico de doença renal ou reação alérgica ao contraste. Nesses pacientes, a varredura $\dot{V}/\dot{Q}$ é uma modalidade de imagem mais adequada. Uma varredura $\dot{V}/\dot{Q}$ completamente normal exclui efetivamente o diagnóstico sem testes adicionais; no entanto, menos de 10% das varreduras $\dot{V}/\dot{Q}$ são interpretadas como definitivamente normais. Em pacientes nos quais exista um nível moderado ou alto de probabilidade clínica de EP, uma varredura $\dot{V}/\dot{Q}$ de alta probabilidade tem uma precisão diagnóstica de 90 a 100%; no entanto, uma varredura de probabilidade baixa ou intermediária não é mais útil do que um cara ou coroa. A Figura 12.6 apresenta um algoritmo para a elaboração de EP baseado em evidências atuais. A ecocardiografia pode detectar diretamente trombos no átrio direito, ventrículo direito ou artéria pulmonar, ou demonstrar indiretamente disfunção ventricular direita, significando presença de êmbolos

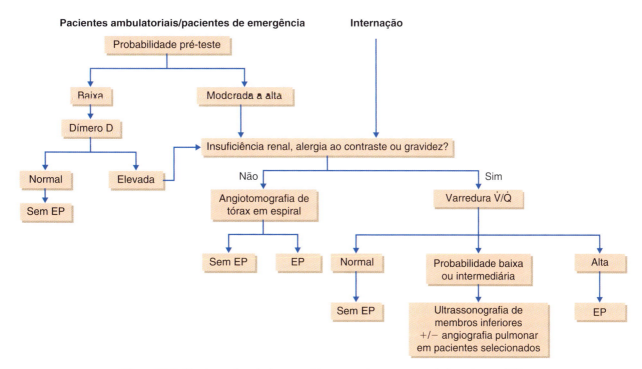

Figura 12.6 Algoritmo diagnóstico sugerido para pacientes com embolia pulmonar (EP).

O tempo necessário para continuar a anticoagulação após um episódio agudo de EP ou TVP depende da presença ou ausência de fatores de risco reversíveis para TEV recorrente. Pacientes com histórico de traumatismo ou cirurgia geralmente apresentam baixa taxa de TEV recorrente; portanto, a varfarina pode ser descontinuada após 3 meses de administração. Pacientes com câncer e TEV devem ser tratados inicialmente com HBPM em dose fixa subcutânea por 3 a 6 meses devido à sua maior eficácia do que a varfarina na prevenção de tromboembolismo recorrente nesse cenário. Estudos preliminares indicaram que os DOACs são tão eficazes quanto a HBPM na prevenção de eventos tromboembólicos, embora o risco de sangramento seja maior com os DOACs. Após esse período inicial, o tratamento com HBPM ou DOAC deve ser continuado indefinidamente, a menos que o câncer esteja curado. Pacientes com EP não provocada, com baixo risco de sangramento, devem ser tratados com anticoagulação oral por mais de 3 meses, enquanto aqueles com alto risco de sangramento devem estar em tratamento por pelo menos 3 meses. Acima de 3 meses, o AAS é uma alternativa à varfarina em longo prazo e deve ser considerado para pacientes com contraindicação para anticoagulação ou alto risco de sangramento.

Profilaxia de tromboembolismo venoso

Pacientes com alto risco de TEV devem receber profilaxia farmacológica. A HBPM subcutânea é geralmente preferida à HNF subcutânea devido a uma redução modesta no tromboembolismo venoso em pacientes de alto risco. A HNF geralmente é reservada para pacientes com *clearance* de creatinina menor que 30 mℓ/min. Os pacientes de alto risco incluem aqueles que são hospitalizados com doença médica aguda – particularmente insuficiência cardíaca congestiva, doença respiratória aguda, doenças inflamatórias agudas –, aqueles que devem ficar imobilizados por 3 dias ou mais, ou pacientes com TEV prévio. A cirurgia de grande porte, eletiva ou emergencial, é uma indicação importante para a profilaxia de TEV. A HBPM subcutânea tem uma vantagem marginal sobre a HNF na prevenção de TVP sintomática em pacientes submetidos a cirurgia geral, cirurgia ginecológica ou neurocirurgia em alguns,

mas não em todos os estudos; no entanto, a HBPM é mais eficaz que a HNF e a dose ajustada de varfarina (RNI entre 2 e 3) é preferida para prevenção de TVP em cirurgias ortopédicas, como cirurgia de quadril ou artroplastia total de joelho, devido à eficácia superior (nível de evidência A). Os DOACs, como dabigatrana, rivaroxabana e apixabana, têm eficácia e segurança semelhantes quando comparados à HBPM na prevenção de TEV após cirurgia de joelho sem aumentar o sangramento perioperatório. A eficácia dos DOACs na prevenção de TEV após cirurgia de quadril em relação à HBPM não foi testada diretamente nos estudos randomizados. A profilaxia da TVP deve ser continuada por 10 a 14 dias após a cirurgia do joelho e 35 dias após a cirurgia do quadril. Pacientes submetidos à cirurgia oncológica de grande porte devem receber profilaxia contínua até 28 dias após a alta. A profilaxia mecânica com compressão pneumática intermitente não demonstrou conferir benefício adicional na prevenção de TEV em pacientes de UTI clínica, cirúrgica e de traumatologia quando usada em combinação com tromboprofilaxia farmacológica *versus* tromboprofilaxia farmacológica isolada; no entanto, deve ser considerada em pacientes com alto risco de sangramento nos quais a anticoagulação seja contraindicada.

HIPERTENSÃO ARTERIAL

A hipertensão arterial é a principal causa de morte no mundo, afetando 103 milhões de adultos nos EUA e 1,4 bilhão de pessoas no mundo. É a causa mais comum de consulta ambulatorial e o fator de risco tratável mais facilmente reconhecido para AVE, infarto do miocárdio, insuficiência cardíaca, doença vascular periférica, dissecção aórtica, fibrilação atrial e doença renal terminal. Apesar desse conhecimento e da prova científica inequívoca de que o tratamento da hipertensão com medicamentos reduz drasticamente a morbidade e a mortalidade, a hipertensão permanece não tratada ou subtratada na maioria dos indivíduos afetados em todos os países, incluindo aqueles com os mais avançados sistemas de assistência médica. A diretriz de 2017 da American Heart Association/American College of Cardiology introduziu o novo limite para diagnóstico e tratamento da hipertensão para menos de 130/80 mmHg, enquanto a maioria dos outros países do mundo manteve os antigos limites de menos de 140/90 mmHg em suas diretrizes. Menos de um em cada dois americanos com hipertensão tem sua pressão arterial tratada e controlada abaixo da nova diretriz de 130/80 mmHg. Globalmente, as taxas de controle da hipertensão entre os indivíduos tratados se estabilizaram na faixa abaixo de 70% desde meados dos anos 2000 (Figura 12.7). Assim, a hipertensão continua sendo um dos grandes problemas de saúde pública do mundo. A natureza assintomática da condição impede a detecção precoce, que requer aferição regular da PA. Como a maioria dos casos de hipertensão não pode ser curada, o controle da pressão arterial requer tratamento ao longo da vida com medicamentos prescritos, o que pode ser caro. O manejo eficaz da hipertensão requer a continuidade dos cuidados por um profissional médico regular e experiente, bem como a participação ativa sustentada de um paciente instruído. Esta seção revisa os princípios mais importantes na detecção precoce e tratamento eficaz da hipertensão.

Avaliação inicial da hipertensão

A avaliação inicial da hipertensão precisa atingir três objetivos: (1) estadiamento da PA, (2) avaliação do risco cardiovascular geral do paciente e (3) detecção de indícios de hipertensão secundária. Os dados clínicos iniciais necessários para atingir esses objetivos são obtidos por meio de anamnese e exame físico completos, exames de sangue de rotina, uma amostra de urina pontual (de preferência a primeira da manhã)

Tabela 12.4 Índice de gravidade de embolia pulmonar (PESI, do inglês *pulmonary embolism severity index*).

Parâmetro	Original[a]	Simplificado[a]
Idade	Anos	1 (para idade $>$ 80 anos)
Sexo masculino	+10	–
Câncer	+30	1
Insuficiência cardíaca crônica	+10	1
Doença pulmonar crônica	+10	
FC de pelo menos 110 bpm	+20	1
PAS $<$ 100 mmHg	+30	1
Frequência respiratória $>$ 30 respirações por minuto	+20	–
Temperatura $<$ 36°C	+20	
Estado mental alterado	+60	–
Saturação de oxi-hemoglobina arterial $<$ 90%	+20	1

[a]Original: Classe de pontuação total. $\leq$ 65: I; 66 a 85: II; 86 a 105: III; 106 a 125: IV; $>$ 125: V. Simplificado: 0 = baixo risco; $\geq$ 1 = alto risco.

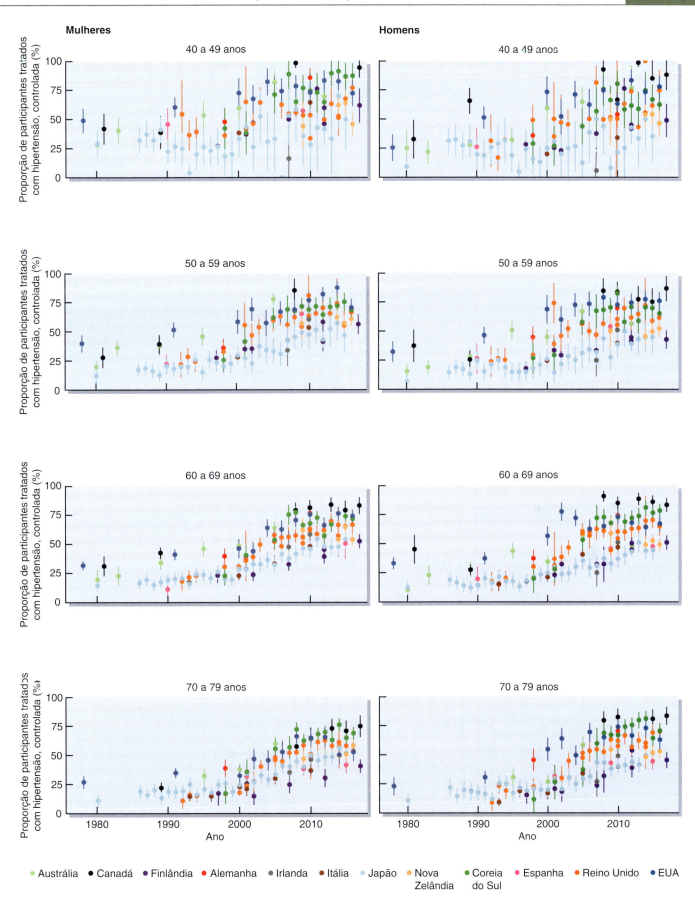

Figura 12.7 Tendências nas taxas de controle da hipertensão em 12 países de alta renda. (NCD Risk Factor Collaboration [NCD-RisC], Lancet July 2019;10199:639-651.)

e um ECG de 12 derivações em repouso. O monitoramento domiciliar da PA é indicado na maioria dos pacientes para confirmar o diagnóstico de hipertensão e excluir a síndrome do jaleco branco. Na maioria dos casos, o monitoramento da PA domiciliar ou ambulatorial de 24 horas fornece dados adicionais úteis sobre a carga da PA no sistema cardiovascular em tempo integral.

Meta 1: avaliação precisa da pressão arterial

Em todas as populações, os riscos de doença cardíaca e AVE aumentam contínua e logaritmicamente com o aumento dos níveis de PA sistólica e diastólica igual ou superior a 115/75 mmHg (Figura 12.8). Assim, a separação dicotômica entre PA *normal* e PA *elevada* é artificial. A PA é atualmente classificada como normal, elevada ou hipertensão com base na média de duas ou mais leituras feitas em pelo menos duas ocasiões separadas. Quando as pressões sistólica e diastólica médias de um paciente caem em diferentes estágios, o estágio mais alto se aplica (Tabela 12.5). A PA *elevada* é designada como PA sistólica de 120 a 129 mmHg na presença de PA diastólica abaixo de 80 mmHg. Indivíduos com PA elevada têm maior risco de progressão para hipertensão e eventos cardiovasculares.

A PA normalmente varia drasticamente ao longo de um período de 24 horas. Para minimizar a variabilidade nas leituras, a PA deve ser medida pelo menos duas vezes após 5 minutos de repouso com o paciente sentado, as costas apoiadas e o braço nu e na altura do coração. O erro mais comum na medição da PA é usar um manguito padrão que seja muito pequeno para um braço grande, produzindo leituras falsamente elevadas. A maioria dos adultos com excesso de peso exigirá um manguito adulto grande. Tabaco e cafeína devem ser evitados por pelo menos 30 minutos. Para evitar a subestimação da pressão sistólica em idosos que podem apresentar hiato auscultatório em decorrência da arteriosclerose, deve-se realizar a palpação da artéria radial para estimar a pressão sistólica; em seguida, o manguito deve ser inflado até um valor 20 mmHg acima do nível que oblitera o pulso radial e desinflado a uma taxa de 3 a 5 mmHg por segundo. A PA deve ser medida em ambos os braços e após 5 minutos em pé; esta última medição deve ser feita para excluir uma queda postural significativa da PA, particularmente em idosos e naqueles com diabetes ou outras condições (p. ex., doença de Parkinson) que predisponham o paciente à insuficiência autonômica.

No entanto, leituras fora do consultório com monitoramento de PA domiciliar ou ambulatorial são necessárias para avaliar com precisão a PA típica de uma pessoa. Por causa da ansiedade de ir ao médico, as PA geralmente são mais altas no consultório do que quando medidas em casa ou durante a vida diária normal, fora de casa. O automonitoramento da PA fora do consultório médico envolve ativamente o paciente em seus próprios cuidados de saúde e fornece uma estimativa melhor da PA habitual de uma pessoa para a tomada de decisões médicas. A PA deve ser medida no início da manhã e à noite. Três leituras de PA devem ser obtidas durante cada medição, separadas por pelo menos 1 minuto. Como a primeira PA tende a ser a mais alta, a PA média deve ser usada para avaliar a PA domiciliar. Muitos monitores eletrônicos domésticos estão disponíveis, mas apenas alguns modelos foram validados rigorosamente contra a esfigmomanometria de mercúrio e podem ser recomendados.

Tabela 12.5 Estadiamento da pressão arterial no consultório.[a]

Categoria de pressão arterial	Pressão arterial sistólica (mmHg)	Pressão arterial diastólica (mmHg)
Normal	< 120	e < 80
Elevada	120 a 129	e < 80
Hipertensão estágio 1	130 a 139	ou 80 a 89
Hipertensão estágio 2	≥ 140	ou ≥ 90

[a]O cálculo da pressão arterial sentado é baseado na média de duas ou mais leituras em pelo menos duas ocasiões distintas. (De Whelton PK, Carey RM, Aronow WS et al. ACC/AHA/AAPA/ABC/ACPM/AGS/APhA/ASH/ASPC/NMA/PCNA guideline for the prevention, detection, evaluation, and management of high blood pressure in adults: a report of the American College of Cardiology/American Heart Association Task Force on Clinical Practice Guidelines. Circulation. 2018. 138(17):e426-e483.)

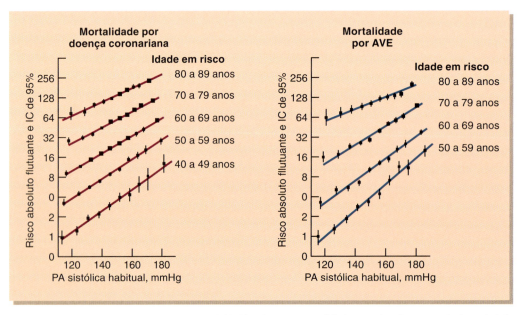

Figura 12.8 Relevância específica da idade e da pressão arterial habitual para a mortalidade vascular. Aumento do risco de infarto do miocárdio e acidente vascular encefálico (AVE) foi observado com níveis crescentes de PA sistólica começando no nível de 115 mmHg. (De Lewington S et al. Age-specific relevance of usual blood pressure to vascular mortality: A meta-analysis of individual data for one million adults in 61 prospective studies. The Lancet 2002:360:1903-1913.)

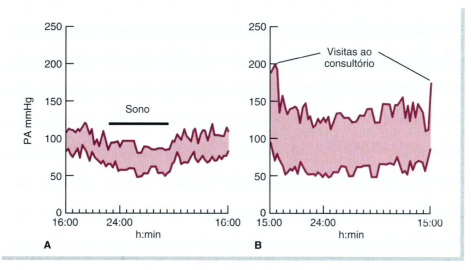

Figura 12.9 Monitoramento ambulatorial de pressão arterial (PA) de 24 horas em dois pacientes diferentes. **A.** Pressão arterial (PA) ótima em uma mulher saudável de 37 anos. A variabilidade normal da PA, a queda noturna da PA durante o sono e o aumento acentuado da PA ao acordar são notados. **B.** Pronunciado efeito do jaleco branco em uma mulher de 80 anos encaminhada para avaliação de hipertensão medicamente refratária. A documentação do efeito do jaleco branco evitou o tratamento excessivo da hipertensão sistólica isolada da paciente.

O monitoramento ambulatorial fornece medições automatizadas da PA durante um período de 24 ou 48 horas, enquanto os pacientes realizam suas atividades habituais, incluindo o sono (Figura 12.9). Os *limites normais da PA ambulatorial de 24 horas*, que correspondem à PA de consultório de 130/80 mmHg, são uma PA média diurna inferior a 130/80 mmHg, PA média noturna de 110/65 mmHg e uma PA média de 24 horas inferior a 125/75 mmHg. Para evitar o subtratamento da hipertensão, esses limiares de tratamento mais baixos devem ser usados ao incorporar o monitoramento ambulatorial na tomada de decisões médicas. Com o automonitoramento da PA em casa, um valor médio inferior a 130/80 mmHg deve ser considerado o limite superior da normalidade.

Até um terço dos pacientes com PA de consultório elevada tem PA ambulatorial ou em casa normal. Se o perfil de PA de 24 horas estiver completamente normal e nenhum dano ao órgão-alvo tiver ocorrido apesar das leituras de consultório consistentemente elevadas, então o paciente tem hipertensão *apenas no consultório*, ou do *jaleco branco*, presumivelmente o resultado de uma resposta adrenérgica transitória à medição da PA no consultório do médico (ver Figura 12.9). Em outros pacientes, as leituras no consultório subestimam a PA ambulatorial, presumivelmente devido à hiperatividade simpática na vida diária devido ao estresse no trabalho ou em casa, uso de tabaco ou outra estimulação adrenérgica que se dissipe ao chegar ao consultório (Figura 12.10). Essa documentação evita o subdiagnóstico e o subtratamento dessa *hipertensão mascarada*, que também está associada a altos riscos cardiovasculares e identificada em 10% dos hipertensos em geral, até 40% dos diabéticos e 70% dos afro-americanos com doença renal hipertensiva.

Meta 2: estratificação do risco cardiovascular

A maioria dos pacientes com PA na faixa pré-hipertensa ou hipertensa terá um ou mais fatores de risco adicionais modificáveis para aterosclerose (p. ex., hipercolesterolemia, tabagismo, diabetes). As Pooled Cohort Equations (PCE) são agora recomendadas para estimar o risco de doença cardiovascular aterosclerótica (DCVA) em 10 anos entre os pacientes hipertensos sem histórico de doença cardiovascular. Pacientes com risco de DCVA em 10 anos de 10% ou mais com PA de pelo menos 130/80 mmHg devem iniciar o tratamento medicamentoso anti-hipertensivo sem demora. Além do risco de DCVA, a presença de envolvimento de órgãos-alvo, como hipertrofia ventricular esquerda (HVE) ou proteinúria, que não são captados pelas PCE, devem ser considerados como fatores de alto risco.

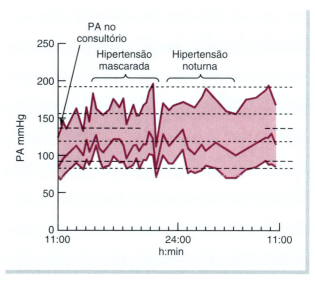

Figura 12.10 O rastreamento ambulatorial da pressão arterial (PA) de 24 horas mostra tanto a hipertensão mascarada quanto a hipertensão noturna em um homem de 55 anos com doença renal crônica estágio 3. O tratamento com três medicações anti-hipertensivas diferentes neste paciente produziu uma PA de consultório de 125/75 mmHg, o que parece estar na meta; no entanto, a cardiopatia hipertensiva progressiva e a deterioração da função renal sugeriram hipertensão mascarada. O monitoramento ambulatorial revelou que a PA tratada do paciente era muito maior fora do consultório, documentando tanto a hipertensão mascarada (PA ambulatorial de 175/95 mmHg) quanto a hipertensão noturna sustentada (PA de 175/90 mmHg). Medicação adicional foi administrada. (Cortesia de Ronald G. Victor, MD, Hypertension Division, Department of Internal Medicine, University of Texas Southwestern Medical Center, Dallas, Texas.)

Meta 3: identificação de causas secundárias (identificáveis) de hipertensão

A busca minuciosa de causas secundárias não é custo-efetiva na maioria dos pacientes com hipertensão, mas torna-se criticamente importante em duas circunstâncias: (1) quando uma causa convincente é encontrada na avaliação inicial, ou (2) quando o processo hipertensivo é tão grave que é refratário à terapia intensiva com múltiplos medicamentos ou requer hospitalização. A Tabela 12.6 resume as principais causas de hipertensão secundária que devem ser sugeridas com base em boa anamnese, exames físicos e laboratoriais de rotina.

Hipertensão parenquimatosa renal

A doença renal crônica é a causa mais comum de hipertensão secundária. A hipertensão está presente em mais de 85% dos pacientes com doença renal crônica e é um fator importante para o aumento da morbimortalidade cardiovascular. Os mecanismos causadores da hipertensão incluem volume plasmático expandido e vasoconstrição periférica, sendo esta última causada tanto pela ativação das vias vasoconstritoras (renina-angiotensina e sistema nervoso simpático) quanto pela inibição das vias vasodilatadoras (óxido nítrico). A insuficiência renal deve ser considerada quando houver microalbuminúria acima de 30 mg/grama de creatinina ou quando a taxa de filtração glomerular estimada (TFGe) estiver abaixo de 60 mℓ/min/1,73 m².

Hipertensão renovascular

A estenose unilateral ou bilateral da artéria renal está presente em menos de 2% dos pacientes com hipertensão na prática médica geral, mas até 30% em pacientes com hipertensão refratária ao medicamento. As principais causas de estenose da artéria renal são a aterosclerose (85% dos pacientes), tipicamente em idosos com outras manifestações clínicas de aterosclerose sistêmica, e displasia fibromuscular (15% dos pacientes), tipicamente em mulheres entre 15 e 50 anos. A estenose unilateral da artéria renal leva à subperfusão das células justaglomerulares, produzindo hipertensão renina-dependente, embora o rim contralateral seja capaz de manter o volume sanguíneo normal. Em contraste, a estenose bilateral da artéria renal (ou estenose unilateral com rim único) constitui uma causa potencialmente reversível de insuficiência renal progressiva e hipertensão volume-dependente. As seguintes pistas clínicas aumentam a sugestão de hipertensão renovascular: qualquer hospitalização por hipertensão de urgência ou emergência; edema pulmonar intermitente recorrente; agravamento recente de hipertensão de longa data e previamente bem controlada; hipertensão grave em um adulto jovem ou em um adulto após os 50 anos; piora abrupta e progressiva da função renal em resposta à inibição da enzima conversora de angiotensina (ECA) ou bloqueador do receptor de angiotensina II (BRA); rim pequeno unilateral por qualquer estudo radiográfico; arteriosclerose periférica extensa; ou um sopro em flanco. O diagnóstico é confirmado por testes não invasivos com ressonância magnética (RM) ou ATC espiral (Figura 12.11). A angioplastia da artéria renal geralmente cura a displasia fibromuscular. A estenose da artéria renal aterosclerótica deve ser passar por tratamento médico intensivo dos fatores de risco ateroscleróticos (hipertensão, lipídios, cessação do tabagismo). A revascularização deve ser considerada para as seguintes indicações: (1) hipertensão refratária ao medicamento, (2) insuficiência renal progressiva em terapia medicamentosa e (3) estenose bilateral da artéria renal ou estenose de um único rim funcionante.

Aldosteronismo primário

As causas mais comuns de aldosteronismo primário são: (1) um adenoma produtor de aldosterona unilateral e (2) hiperplasia adrenal bilateral. Como a aldosterona é o principal ligante do receptor mineralocorticoide no néfron distal, a produção excessiva de aldosterona causa troca renal excessiva de Na^+-K^+, muitas vezes resultando em hipopotassemia. O diagnóstico deve sempre ser sugerido quando a hipertensão for acompanhada por hipopotassemia não provocada (K^+ sérico inferior a 3,5 mmol/ℓ na ausência de terapia diurética) ou

---

Tabela 12.6 Guia para avaliação da hipertensão secundária.

Diagnóstico provável	Pistas clínicas	Teste de diagnóstico
Hipertensão parenquimatosa renal	TFG estimada < 60 mℓ/min/1,73 m² Albumina urinária: creatinina > 30 mg/g	Ultrassonografia renal
Doença renovascular	Nova elevação da creatinina sérica, elevação significativa da creatinina sérica com início de IECA ou BRA, hipertensão refratária, edema pulmonar agudo em *flash*, sopro abdominal Coarctação dos pulsos da aorta, PA do braço > perna PA, sopro torácico, entalhe nas costelas na radiografia de tórax	Angiografia por RM ou TC, angiografia invasiva Pulsos do braço > da perna, RM ou TC do tórax, aortograma
Aldosteronismo primário	Hipopotassemia, hipertensão refratária	Renina e aldosterona plasmáticas, potássio na urina de 24 h, aldosterona e potássio na urina de 24 h após carga de sal, tomografia computadorizada adrenal, amostragem da veia adrenal
Síndrome de Cushing	Obesidade do tronco, branqueamento	Cortisol urinário de 24 h, estrias roxas, fraqueza muscular, teste de supressão com dexametasona, tomografia computadorizada da adrenal
Feocromocitoma	Episódios de hipertensão paroxística, palpitações, sudorese, palidez Dor na cabeça Diabetes	Metanefrinas e catecolaminas no plasma e na urina de 24 h, tomografia computadorizada da adrenal
Apneia obstrutiva do sono	Ronco alto, sonolência diurna, obesidade, pescoço largo	Estudo do sono

BRA, Bloqueadores dos receptores da angiotensina; *IECA*, inibidor da enzima conversora de angiotensina; *PA*, pressão arterial; *RM*, ressonância magnética; *TC*, tomografia computadorizada; *TFG*, taxa de filtração glomerular.

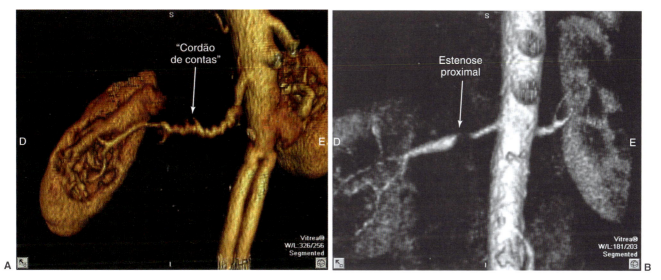

Figura 12.11 Angiografia por tomografia computadorizada (TC) com reconstrução tridimensional. **A.** Lesão clássica em *cordão de contas* da displasia fibromuscular. **B.** Estenose aterosclerótica proximal grave da artéria renal direita. (Cortesia de Bart Domatch, MD, Radiology Department, University of Texas Southwestern Medical Center, Dallas, Texas.)

tendência a desenvolver hipopotassemia excessiva durante a terapia diurética (K^+ sérico inferior a 3,0 mmol/ℓ). No entanto, mais de um terço dos pacientes não apresenta hipopotassemia na apresentação inicial, e o diagnóstico deve ser considerado em qualquer paciente com hipertensão refratária. O diagnóstico é confirmado pela demonstração de hiperaldosteronismo não supressível durante a carga de sal, seguido de amostragem da veia adrenal para distinguir entre um adenoma unilateral e hiperplasia bilateral. A adrenalectomia laparoscópica é o tratamento de escolha para o adenoma produtor de aldosterona unilateral, enquanto o bloqueio farmacológico dos receptores mineralocorticoides com eplerenona é o tratamento para a hiperplasia adrenal bilateral.

Formas mendelianas de hipertensão

Nove formas muito raras de hipertensão grave de início precoce são herdadas como características mendelianas. Em cada caso, a hipertensão é induzida por mineralocorticoides e envolve ativação excessiva do canal de sódio epitelial (*ENaC*), a via final comum para a reabsorção de sódio do néfron distal. A hipertensão sal-dependente resultante pode ser causada por mutações de ganho de função de *ENaC* (síndrome de Liddle) ou do receptor mineralocorticoide (i. e., uma forma rara de hipertensão induzida pela gravidez) e pelo aumento da produção ou diminuição da depuração de mineralocorticoides. Estes incluem aldosterona (aldosteronismo remediável por glicocorticoides), desoxicorticosterona (deficiência de 17-hidroxilase) e cortisol (síndrome de excesso aparente de mineralocorticoides). Mutações na subunidade do canal de potássio *KCNJ5* e no canal de cloreto *CLCN2* têm sido associadas ao aldosteronismo familiar pelo aumento da liberação de aldosterona e/ou aumento da proliferação das células da zona glomerulosa.

Feocromocitoma e paraganglioma

Os feocromocitomas são tumores raros produtores de catecolaminas das células cromafins adrenais. Os paragangliomas são tumores extra-adrenais produtores de catecolaminas ainda mais raros ou tumores não funcionais dos gânglios simpáticos e parassimpáticos. O diagnóstico deve ser sugerido quando a hipertensão for acompanhada por paroxismos de cefaleias, palpitações, palidez ou sudorese; no entanto, a apresentação mais comum do feocromocitoma é um incidentaloma adrenal, massa adrenal incidental descoberta inesperadamente na imagem abdominal por outra indicação. Em alguns pacientes, o feocromocitoma é diagnosticado erroneamente como transtorno do pânico. Um histórico familiar de hipertensão de início precoce pode sugerir feocromocitoma como parte das síndromes de neoplasia endócrina múltipla ou paraganglioma familiar. Se o diagnóstico for perdido, o derramamento de catecolaminas do tumor pode causar uma crise hipertensiva insuspeita durante procedimentos radiológicos ou cirúrgicos não relacionados; a mortalidade perioperatória excede 80% nesses pacientes.

A confirmação laboratorial do feocromocitoma é feita pela demonstração de níveis elevados de metanefrinas plasmáticas ou urinárias; estas são derivados metilados de norepinefrina e epinefrina que são produzidos na medula adrenal e vazam continuamente para o plasma mesmo entre picos de pressão arterial. Os feocromocitomas são, geralmente, grandes tumores adrenais que na maior parte das vezes podem ser localizados por TC ou RM, embora a varredura nuclear com isótopos específicos que se localizam no tecido cromafim seja ocasionalmente necessária para identificar tumores menores e paragangliomas.

O tratamento desses tumores é a ressecção cirúrgica. Os pacientes devem receber manejo pre-operatório adequado com bloqueio alfa seguido de bloqueio beta e expansão de volume para evitar as oscilações hemodinâmicas que podem ocorrer durante a manipulação cirúrgica do tumor. Para tumores irressecáveis, a terapia crônica com o bloqueador alfa-adrenérgico fenoxibenzamina geralmente é eficaz.

O feocromocitoma é um grande mascarador e o grande diagnóstico diferencial inclui causas de hipertensão neurogênica, como agentes simpatomiméticos (cocaína, metanfetamina), insuficiência barorreflexa e apneia obstrutiva do sono. Um histórico de cirurgia e radioterapia para tumores de cabeça e pescoço sugere a possibilidade de lesão dos barorreceptores. Ronco alto, obesidade e sonolência sugerem apneia obstrutiva do sono. Perda de peso, pressão positiva contínua nas vias respiratórias e cirurgia corretiva melhoram o controle da PA em alguns pacientes com apneia do sono.

Outras causas de hipertensão secundária incluem anti-inflamatórios não esteroides (AINEs), hipotireoidismo, hipertireoidismo, coarctação da aorta e fármacos imunossupressores, especialmente ciclosporina e tacrolimo.

TRATAMENTO DA HIPERTENSÃO

A prescrição de medicamentos é a pedra angular do tratamento da hipertensão. A modificação do estilo de vida deve ser usada como adjuvante, mas não como alternativa à medicação para PA que salva vidas. A maior parte do sódio dietético (Na^+) vem de alimentos processados, e o consumo diário de sal deve ser reduzido para menos de 4 gramas, o que equivale a 1.500 mg ou 65 mmol de Na^+. A **Dietary Approach to Stop Hypertension** (dieta DASH), que é rica em frutas e vegetais frescos (para alto teor de potássio) e laticínios com baixo teor de gordura, demonstrou reduzir a PA em ensaios de alimentação. Outras modificações no estilo de vida que podem reduzir a PA incluem perda de peso em pacientes com sobrepeso e hipertensão, exercícios aeróbicos regulares, cessação do tabagismo e moderação no consumo de álcool.

A lista de medicamentos anti-hipertensivos comercializados para o tratamento da hipertensão nos EUA é apresentada na Tabela 12.7. As principais contraindicações e efeitos colaterais desses medicamentos estão resumidas na Tabela 12.8.

Tabela 12.7 Agentes anti-hipertensivos orais.

Fármaco	Faixa de dose, mg/dia total (doses por dia)	Fármaco	Faixa de dose, mg/dia total (doses por dia)
Diuréticos		Nifedipino XL	30 a 120 (1)
Diuréticos tiazídicos		Nisoldipino	10 a 40 (12)
Hidroclorotiazida (HCTZ)	6,25 a 50 (1)	**Não di-hidropiridínicos**	
Clortalidona	12,5 a 25 (1)	Diltiazem CD	120 a 540 (1)
Indapamida	1,25 a 5 (1)	Verapamil HS	120 a 480 (1)
Metolazona	2,5 a 5 (1)	**Inibidores da enzima conversora de angiotensina**	
Diuréticos de alça		Benazepril	10 a 80 (12)
Furosemida	20 a 160 (2)	Captopril	25 a 150 (2)
Torasemida	2,5 a 20 (1 a 2)	Enalapril	2,5 a 40 (2)
Bumetanida	0,5 a 2 (2)	Fosinopril	10 a 80 (1 a 2)
Ácido etacrínico	25 a 100 (2)	Lisinopril	5 a 80 (1 a 2)
Poupador de potássio		Moexipril	7,5 a 30 (1)
Amilorida	5 a 20 (1)	Perindopril	4 a 16 (1)
Trianтereno	25 a 100 (1)	Quinapril	5 a 80 (1 a 2)
Espironolactona	12,5 a 400 (1 a 2)	Ramipril	2,5 a 20 (1)
Eplerenona	25 a 100 (1 a 2)	Trandolapril	1 a 8 (1)
Betabloqueadores		**Bloqueadores do receptor de angiotensina**	
Acebutolol	200 a 800 (2)	Azilsartana	40 a 80 mg (1)
Atenolol	25 a 100 (1)	Candesartana	8 a 32 (1)
Betaxolol	5 a 20 (1)	Eprosartana	400 a 800 (1 a 2)
Bisoprolol	2,5 a 20 (1)	Irbesartana	150 a 300 (1)
Carteolol	2,5 a 10 (1)	Losartana	25 a 100 (2)
Metoprolol	50 a 450 (2)	Olmesartana	5 a 40 (1)
Metoprolol XL	50 a 200 (1 a 2)	Telmisartana	20 a 80 (1)
Nadolol	20 a 320 (1)	Valsartana	80 a 320 (1 a 2)
Nebivolol	5 a 40 (1)	**Inibidor direto de renina**	
Pembutolol	10 a 80 (1)	Alisquireno	75 a 300 (1)
Pindolol	10 a 60 (2)	**Alfabloqueadores**	
Propranolol	40 a 180 (2)	Doxazosina	1 a 16 (1)
Propranolol LA	60 a 180 (1 a 2)	Prazosina	1 a 40 (2 a 3)
Timolol	20 a 60 (2)	Terazosina	1 a 20 (1)
Alfa/betabloqueadores		Fenoxibenzamina	20 a 120 (2) para feocromocitoma
Labetalol	200 a 2.400 (2)	**Simpatolíticos centrais**	
Carvedilol	6,25 a 50 (2)	Clonidina	0,2 a 1,2 (2 a 3)
Bloqueadores de canal de cálcio		*Patch* de clonidina	0,1 a 0,6 (semanal)
Di-hidropiridínicos		Guanabenzo	2 a 32 (2)
Anlodipino	2,5 a 10 (1)	Guanfacina	1 a 3 (1) (à noite)
Felodipino	2,5 a 20 (1 a 2)	Metildopa	250 a 1.000 (2)
Isradipino CR	2,5 a 20 (2)	Reserpina	0,05 a 0,25 (1)
Nicardipino SR	30 a 120 (2)		

(continua)

Capítulo 12 Doenças Vasculares e Hipertensão Arterial Sistêmica

Tabela 12.7 Agentes anti-hipertensivos orais. (*continuação*)

Fármaco	Faixa de dose, mg/dia total (doses por dia)	Fármaco	Faixa de dose, mg/dia total (doses por dia)
Vasodilatadores diretos		Enalapril/HCTZ	5 a 10/25 (1 a 2)
Hidralazina	10 a 200 (2)	Eprosartana/HCTZ	600/12,5 a 25 (1)
Minoxidil	2,5 a 100 (1)	Fosinopril/HCTZ	10 a 20/12,5 (1)
Combinações de dose fixa		Irbesartana/HCTZ	15 a 30/12,5 a 25 (1)
Alisquireno/HCTZ	75 a 300/12,5 a 25 (1)	Losartana/HCTZ	50 a 100/12,5 a 25 (1)
Amilorida/HCTZ	5/50 (1)	Olmesartana/anlodipino	20 a 40/5 a 10 (1)
Anlodipino/benazepril	2,5 a 5/10 a 20 (1)	Olmesartana/HCTZ	20 a 40/12,5 a 25 (1)
Anlodipino/valsartana	5 a 10/160 a 320 (1)	Olmesartana/anlodipino/HCTZ	20 a 40/5 a 10/12,5 a 25 (1)
Anlodipino/olmesartana	5 a 10/20 a 40 (1)	Espironolactona/HCTZ	25/25 (1/2 a 1)
Atenolol/clortalidona	50 a 100/25 (1)	Telmisartana/HCTZ	40 a 80/12,5 a 25 (1)
Azilsartana/clortalidona	40 a 80/12,5 a 25 (1)	Trandolapril/verapamil	2 a 4/180 a 240 (1)
Benazepril/HCTZ	5 a 20/6,25 a 25 (1)	Triantereno/HCTZ	37,5/25 (1/2 a 1)
Bisoprolol/HCTZ	2,5 a 10/6,25 (1)	Valsartana/HCTZ	80 a 160/12,5 a 25 (1)
Candesartana/HCTZ	16 a 32/12,5 a 25 (1)	Valsartana/anlodipino/HCTZ	80 a 160/5 a 10/12,5 a 25 (1)

Tabela 12.8 Principais contraindicações e efeitos colaterais dos medicamentos anti-hipertensivos.

Classe do fármaco	Principais contraindicações	Efeitos colaterais
Diuréticos		
Tiazídicos	Gota	Resistência à insulina, diabetes tipo 2 de início recente (especialmente em combinação com betabloqueadores) Hipopotassemia, hiponatremia Hipertrigliceridemia Hiperuricemia, precipitação de gota Disfunção erétil (mais do que outras classes de medicamentos) Potenciar relaxantes musculares não despolarizantes Dermatite fotossensível
Diuréticos de alça	Coma hepático	Nefrite intersticial Hipopotassemia Potenciar a succinilcolina Potenciar a ototoxicidade dos aminoglicosídeos
Diuréticos poupadores de potássio	K sérico > 5,5 mEq/ℓ TFG < 30 mg/mℓ/1,73 m²	Hiporpotassemia fatal se usado com substitutos do sal, inibidores da ECA, BRA, alimentos com alto teor de potássio, AINEs
Betabloqueadores	Bloqueio cardíaco Asma Depressão Abuso de cocaína e/ou metanfetamina	Resistência à insulina, diabetes tipo 2 de início recente (especialmente em combinação com tiazidas) Bloqueio cardíaco, ICC aguda descompensada Broncospasmo Depressão, pesadelos, fadiga Extremidades frias, claudicação (efeito β2) Síndrome de Stevens-Johnson Agranulocitose
IECA	Gravidez Estenose bilateral da artéria renal Hiperpotassemia	Tosse Hiperpotassemia Angioedema Leucopenia Toxicidade fetal Icterícia colestática (necrose hepática fulminante rara se o medicamento não for descontinuado)
BRA	Gravidez Estenose bilateral da artéria renal Hiperpotassemia	Hiperpotassemia Angioedema (muito raro) Toxicidade fetal

(continua)

Seção 2 Doenças Cardiovasculares

Tabela 12.8 Principais contraindicações e efeitos colaterais dos medicamentos anti-hipertensivos. (*continuação*)

Classe do fármaco	Principais contraindicações	Efeitos colaterais
Inibidores diretos da renina	Gravidez Estenose bilateral da artéria renal Hiperpotassemia	Hiperpotassemia Diarreia Toxicidade fetal
BCC di-hidropiridínicos	Como monoterapia na doença renal crônica com proteinúria	Dores de cabeça Vermelhidão súbita da pele Edema do tornozelo ICC Hiperplasia gengival Refluxo esofágico
BCC não di-hidropiridínicos	Bloqueio cardíaco Insuficiência cardíaca sistólica	Bradicardia, bloqueio AV (especialmente com verapamil) Constipação intestinal (muitas vezes grave com verapamil) Agravamento da função sistólica, ICC Edema e/ou hipertrofia gengival Aumento dos níveis sanguíneos de ciclosporina Refluxo esofágico
Alfabloqueadores	Monoterapia para hipertensão Hipotensão ortostática Insuficiência cardíaca sistólica Disfunção ventricular esquerda	Hipotensão ortostática Tolerância ao medicamento (na ausência de terapia diurética) Edema do tornozelo ICC Efeito da primeira dose (hipotensão aguda) Potencialização da hipotensão com inibidores de PDE5 (p. ex., sildenafila)
Simpatolíticos centrais	Hipotensão ortostática	Depressão, boca seca, letargia Disfunção erétil (dependente da dose) Hipertensão rebote com retirada de clonidina Anemia hemolítica Coombs-positiva e testes da função hepática elevados com alfametildopa
Vasodilatadores diretos	Hipotensão ortostática	Taquicardia reflexa Retenção de líquido Hirsutismo, derrame pericárdico com minoxidil Lúpus com hidralazina

AINEs, anti-inflamatórios não esteroidais; *AV*, arteriovenosa; *BCC*, bloqueadores dos canais de cálcio; *BRA*, bloqueadores do receptor de angiotensina; *ECA*, enzima conversora de angiotensina; *ICC*, insuficiência cardíaca congestiva; *IM*, infarto do miocárdio; *PDE5*, fosfodiesterase tipo 5; *TFG*, taxa de filtração glomerular.

Pacientes com hipertensão não complicada

As três classes de medicamentos de primeira linha para hipertensão não complicada são: (1) BCC, (2) IECA ou BRA e (3) diurético tiazídico. A diretriz de hipertensão arterial ACC/AHA de 2017 recomendou qualquer uma dessas três classes de medicamentos como terapia inicial para a maioria dos pacientes com hipertensão. Também recomendou o início da terapia com dois medicamentos de primeira linha de diferentes classes, como agentes separados ou em combinação de dose fixa para indivíduos com PA acima de 20/10 mmHg acima da meta-alvo. Os betabloqueadores não são recomendados como terapia de primeira linha, a menos que os pacientes tenham outras indicações convincentes (como insuficiência cardíaca ou doença cardíaca isquêmica) porque são inferiores a três classes de medicamentos de primeira linha na prevenção de danos em órgãos-alvo e eventos cardiovasculares. Em contraste, a European Society of Hypertension endossa o betabloqueador como agente de primeira linha, argumentando que os medicamentos mais eficazes são aqueles que o paciente tolera e toma. A adesão do paciente em longo prazo é melhor com um BRA, intermediária com um IECA ou BCC e pior com um tiazídico. O início da terapia combinada de pílula única é incentivado pois permite que o controle da PA alcance a meta-alvo mais rapidamente e melhora a adesão em longo prazo. A European Society of Hypertension defende uma estratégia de tratamento baseada na idade e na etnia do paciente. Recomenda a terapia inicial combinada de bloqueador do SRA (um inibidor da ECA ou um BRA) com um BCC ou diurético, exceto em idosos frágeis com hipertensão leve, nos quais a monoterapia é recomendada.

Um crescente corpo de evidências de ensaios clínicos enfatiza a importância primordial de reduzir a PA com combinações de fármacos em vez de insistir na escolha de um único e melhor agente para iniciar a terapia. A hipertensão primária é multifatorial e, tipicamente, vários medicamentos (pelo menos dois ou mais) com diferentes mecanismos de ação (ver Tabela 12.7) são necessários simultaneamente para atingir a meta de PA. Na maioria dos pacientes com hipertensão, a terapia combinada de baixas doses é a única maneira de controlar adequadamente a PA e minimizar os efeitos colaterais. Com muitas classes de medicamentos anti-hipertensivos, a relação dose-resposta para a PA é bastante reta. A maior parte da redução da PA ocorre na extremidade inferior do intervalo de dose; no entanto, muitos dos efeitos colaterais são fortemente dependentes da dose, tornando-se problemáticos principalmente na extremidade superior da faixa de dose clínica. Assim, combinações de baixas doses alcançam sinergia terapêutica e minimizam os efeitos colaterais. As combinações de dose fixa reduzem a carga e o custo dos comprimidos.

Uma combinação bem tolerada altamente eficaz é um BCC mais um IECA ou BRA. Um grande benefício da terapia combinada com um IECA mais um BCC di-hidropiridínico sobre a combinação de um IECA e um diurético tiazídico é a redução de eventos cardiovasculares em pacientes de alto risco. Em contraste, a combinação de BRA com IECA ou inibidor direto da renina (bloqueio duplo do sistema renina-angiotensina) deve ser evitada porque resulta em deterioração da função renal e aumenta o risco de hipotensão sem benefício cardiovascular adicional.

A Kaiser-Permanente of Northern California, uma grande organização de gerenciamento de assistência à saúde, aumentou o controle da hipertensão entre seus membros na última década de 44% para surpreendentes 80% ao aumentar o acesso com verificações de pressão arterial por profissionais de saúde, realizar rodadas de registro para identificar e contatar pacientes com PA elevada no consultório e instituir de um protocolo de tratamento medicamentoso simples em todo o sistema que apresenta terapia combinada 1 vez/dia.

Juntamente com a medicação anti-hipertensiva, a terapia com estatinas deve ser fortemente considerada como parte integrante da maioria dos regimes anti-hipertensivos em pacientes com risco de DCVA em 10 anos de pelo menos 7,5%.

Hipertensão em afro-americanos

A hipertensão afeta desproporcionalmente os afro-americanos. A explicação é desconhecida, mas a importância dominante dos fatores ambientais é indicada pela variação geográfica na prevalência da hipertensão entre as populações de origem africana e de origem europeia. A hipertensão é rara entre os africanos que vivem na África e é mais prevalente em vários países europeus do que nos EUA. Como monoterapia para hipertensão, um IECA (ou BRA) geralmente produz uma diminuição menor da PA em pacientes negros afrodescendentes do que em pacientes não negros; portanto, oferece menos proteção contra AVE. No entanto, quando um IECA ou BRA é usado em combinação com um BCC ou um diurético, a eficácia anti-hipertensiva é amplificada e as diferenças étnicas desaparecem. Além disso, a combinação de BCC com um IECA (ou BRA) ou um diurético é superior à combinação de IECA e diuréticos na redução da PA nessa população; no entanto, um tratamento baseado em IECA deve ser considerado em pacientes afro-americanos com nefrosclerose hipertensiva, pois retarda a deterioração da função renal.

Nefrosclerose hipertensiva

A hipertensão é a segunda causa mais comum de doença renal crônica, representando mais de 25% dos casos. A nefrosclerose hipertensiva é o resultado de hipertensão persistentemente descontrolada, causando isquemia glomerular crônica. Normalmente, a proteinúria é leve ($< 0,5$ g/24 h). A doença renal crônica não diabética é uma indicação convincente para terapia anti-hipertensiva baseada em IECA ou BRA. Os IECA causam maior dilatação das arteríolas renais eferentes, minimizando a hipertensão intraglomerular. Em contraste, os vasodilatadores arteriais, como os BCC di-hidropiridínicos, quando usados sem IECA ou BRA, dilatam preferencialmente a arteríola aferente e prejudicam a autorregulação renal. A hipertensão glomerular pode ocorrer se a PA sistêmica não for suficientemente reduzida. O IECA deve ser retirado apenas se o aumento da creatinina sérica exceder 30% do valor basal ou se o valor de K sérico aumentar para mais de 5,6 mmol/ℓ.

Pacientes hipertensos com diabetes

Em comparação com sua prevalência de 25% na população adulta geral, a hipertensão está presente em 75% dos pacientes com diabetes e é um fator importante que contribui para o risco excessivo de IAM, AVE, insuficiência cardíaca, complicações microvasculares e nefropatia diabética progredindo para doença renal em estágio terminal. O Action to Control Cardiovascular Risk in Diabetes Blood Pressure

Trial (ACCORD BP) falhou em mostrar o benefício da redução da PA sistólica abaixo de 120 mmHg em pacientes com diabetes melito tipo 2, em termos de redução da mortalidade geral ou mortalidade cardiovascular; no entanto, o risco de AVE foi reduzido em 60% nesses pacientes. O ACCORD também testou alvos glicêmicos intensivos *versus* padrão (hemoglobina glicada < 6% *versus* 7,0 a 7,9%). Uma análise mais recente demonstrou benefício da redução intensiva da PA na redução de eventos cardiovasculares em pacientes diabéticos no braço de glicemia padrão, mas não no braço de glicemia intensiva. O aumento de eventos hipoglicêmicos associados ao controle glicêmico intensivo pode anular o potencial benefício cardiovascular da redução intensiva da PA nesta população. O Systolic Blood Pressure Intervention Trial (SPRINT), que foi realizado em pacientes não diabéticos e tem desenho de estudo semelhante ao ACCORD, mostrou benefício da redução intensiva da PA em pacientes com pré-diabetes. Consequentemente, a diretriz ACC/AHA de 2017 endossa a meta de PA inferior a 130/80 mmHg para pacientes diabéticos. As diretrizes de 2019 da American Diabetes Association endossam metas mais baixas apenas em pacientes diabéticos com risco de DCVA em 10 anos superior a 15%. Em geral, um IECA ou BRA mais um BCC é uma excelente combinação para tratar a hipertensão em pacientes com diabetes. Os diuréticos tiazídicos e os betabloqueadores padrão exacerbam a intolerância à glicose, enquanto os betabloqueadores vasodilatadores, como o carvedilol e o nebivolol, têm efeitos neutros ou possivelmente benéficos.

Pacientes hipertensos com doença arterial coronariana

Para diminuir a demanda miocárdica de oxigênio em pacientes com doença coronariana, o esquema anti-hipertensivo deve reduzir a PA sem causar taquicardia reflexa. Por essa razão, um betabloqueador é frequentemente prescrito em conjunto com um BCC di-hidropiridínico, como o anlodipino. Os betabloqueadores são indicados para pacientes com hipertensão que sofreram IAM e para a maioria dos pacientes com insuficiência cardíaca com fração de ejeção reduzida (ICFEr). Em contraste, os diuréticos são recomendados como primeira terapia em pacientes com insuficiência cardíaca com fração de ejeção preservada (ICFEp), com evidência de sobrecarga de volume. Após a euvolemia ser alcançada, IECA, BRA ou espironolactona podem ser considerados em pacientes com PA persistentemente elevada. Em pacientes com doença arterial coronariana estável, um efeito cardioprotetor da inibição da ECA também foi demonstrado em pacientes com perfil de risco cardiovascular moderado, mas não naqueles com perfil de risco mais baixo.

Hipertensão sistólica isolada em idosos

Nos países desenvolvidos, a pressão sistólica aumenta progressivamente com a idade; se os indivíduos viverem o suficiente, então quase todos (> 90%) desenvolverão hipertensão. A pressão diastólica aumenta até a idade de 50 anos e diminui depois disso, produzindo um aumento progressivo na pressão de pulso (*i. e.*, pressão sistólica menos pressão diastólica) (Figura 12.12).

Diferentes falhas hemodinâmicas estão subjacentes à hipertensão em pessoas mais jovens e mais velhas. Pacientes que desenvolvem hipertensão antes dos 50 anos geralmente apresentam *hipertensão sistólica e diastólica combinada*: pressão sistólica maior que 140 mmHg *e* pressão diastólica maior que 90 mmHg. A principal falha hemodinâmica é a vasoconstrição no nível das arteríolas de resistência. Em contraste, a maioria dos pacientes que desenvolve hipertensão após os 50 anos apresenta *hipertensão sistólica isolada*: pressão sistólica maior que 140 mmHg, mas pressão diastólica menor que 90 mmHg (frequentemente menor que 80 mmHg). Na hipertensão sistólica

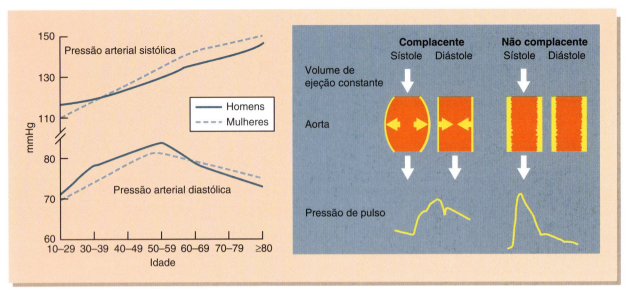

Figura 12.12 Alterações dependentes da idade na pressão arterial (PA) sistólica e diastólica nos EUA (*painel esquerdo*). Diagrama esquemático explica a relação entre complacência aórtica e pressão de pulso (*painel direito*). (*Painel esquerdo*, de Burt V, Whelton P, Rocella EJ et al.: Prevalence of hypertension in the U.S. adult population: Results from the Third National Health and Nutrition Examination Survey, 1988–1991. Hypertension 25:305-313, 1995. *Painel direito*, Cortesia do Dr. Stanley Franklin, University of California, Irvine. Usada com permissão.)

isolada, a falha hemodinâmica primária é a diminuição da distensibilidade da aorta e de outras grandes artérias de condução (ver Figura 12.12). O colágeno substitui a elastina na lâmina elástica da aorta, um processo dependente da idade que é acelerado pela aterosclerose e hipertensão. O risco cardiovascular associado à hipertensão sistólica isolada está relacionado à pulsatilidade, ao batimento repetitivo dos vasos sanguíneos a cada ciclo cardíaco e ao retorno mais rápido da onda de pulso arterial da periferia, ambos gerando mais hipertensão sistólica. Nos EUA e na Europa, a maioria da hipertensão não controlada ocorre em pacientes idosos com hipertensão sistólica isolada. Uma PA de 160/60 mmHg (pressão de pulso de 100 mmHg) carrega o dobro do risco de doença coronariana fatal em relação a 140/110 mmHg (pressão de pulso de 30 mmHg) (Figura 12.13).

Em idosos com hipertensão sistólica isolada, a redução da pressão sistólica de mais de 160 para menos de 150 mmHg reduz os riscos de AVE, IAM e mortalidade cardiovascular geral; também reduz internações por insuficiência cardíaca e retarda a progressão da demência. Ainda não existem dados de ensaios em idosos para determinar se o tratamento de elevações isoladas da pressão sistólica abaixo de 140 mmHg é benéfico; no entanto, na ausência de tais dados, o tratamento pode ser garantido para prevenir a progressão da hipertensão sistólica se os pacientes puderem tolerar o tratamento sem efeitos colaterais, como hipotensão ortostática.

A combinação de um diurético tiazídico de baixa dose com um BCC di-hidropiridínico ou com um IECA reduz o risco de eventos CV em pacientes idosos com hipertensão sistólica isolada. De acordo com a diretriz de PA elevada do ACC/AHA de 2017, a clortalidona é o diurético tiazídico preferido devido a sua meia-vida longa e redução mais consistente de eventos cardiovasculares em ensaios clínicos do que outros diuréticos tiazídicos. Para prevenir a hipotensão ortostática, a medicação deve ser titulada para PA em pé e uma medicação de baixa dose deve ser iniciada de cada vez.

Redução da pressão arterial para prevenção secundária de acidente vascular encefálico

A maioria dos neurologistas não recomenda a redução da PA durante um AVE agudo, a menos que a PA esteja extremamente elevada (ver seção Hipertensão arterial sistêmica aguda grave). Após a fase aguda, a PA deve ser diminuída com diurético tiazídico, acrescentando-se IECA ou medicamentos adicionais conforme necessário para atingir PA inferior a 140/90 mmHg; se a PA deve ser reduzida ainda está em debate. A meta de PA inferior a 130/80 mmHg para pacientes pode ser razoável para pacientes com ataque isquêmico transitório (AIT) ou infarto lacunar para prevenir hemorragia intracraniana.

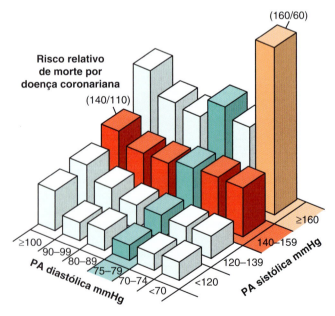

Figura 12.13 Influências conjuntas da pressão arterial sistólica (PAS) e da pressão arterial diastólica no risco de doença cardíaca coronariana (DCC) no estudo de intervenção com fatores de risco múltiplos. (De Neaton JD, Wentworth D: Serum cholesterol, blood pressure, cigarette smoking, and death from coronary heart disease: Overall findings and differences by age for 316,099 white men. Arch Intern Med 152:56-64, 1992.)

Redução da pressão arterial para prevenção de comprometimento cognitivo

Um número crescente de estudos tem mostrado que a PA elevada e outros fatores de risco cardiovascular, como hiperlipidemia, predispõem não apenas ao aumento do dano cardiovascular, mas também a lesão cerebral e comprometimento cognitivo em idosos, que é independente do AVE (ou seja, o que é bom para o coração é bom para o cérebro). O recente ensaio clínico SPRINT MIND mostrou que a redução intensiva da PA sistólica abaixo de 120 mmHg em adultos com alto risco cardiovascular, mas sem história pregressa de AVE, previne o desenvolvimento de comprometimento cognitivo. Não houve redução significativa em novos casos de demência, mas o estudo foi limitado pela curta duração do acompanhamento. Estudos adicionais são necessários para esclarecer o alvo ideal da PA para prevenir a disfunção cognitiva em adultos hipertensos.

Distúrbios hipertensivos da mulher

Os contraceptivos orais causam discreta elevação da PA na maioria das mulheres, mas raramente causam elevação na faixa hipertensiva. Se ocorrer HAS, o contraceptivo oral deve ser descontinuado e trocado por outros métodos de contracepção. A terapia de reposição oral de estrogênio parece causar discreta elevação da PA. Em contrapartida, o estrogênio transdérmico (que não sofre metabolismo hepático de primeira passagem) não parece provocar esse efeito colateral.

HAS, a complicação não obstétrica mais comum da gravidez, ocorre em 10% de todas as gestações. Nessas mulheres, um terço é causado por HAS crônica e dois terços por pré-eclâmpsia, que é definida como elevação da PA para 140/90 mmHg ou mais após a 20ª semana de gestação acompanhada de proteinúria ($>$ 300 mg/24 h) e edema patológico. Isso, às vezes, é acompanhado por convulsões (eclâmpsia) e a síndrome HELLP multissistêmica de hemólise (H), enzimas hepáticas elevadas (EL [*elevated liver enzymes*]) e plaquetas baixas (LP [*low platelets*]). Embora a causa permaneça um enigma, pré-eclâmpsia é a causa mais comum de morte materna e perinatal. O nifedipino e a alfametildopa são consideradas terapias medicamentosas de primeira linha para pré-eclâmpsia e HAS crônica na gravidez. O labetalol também é efetivo na redução da PA, mas pode resultar na restrição do crescimento intrauterino.

Hipertensão arterial sistêmica resistente

Definida como persistência da PA habitual acima de 140/90 mmHg, apesar do tratamento com doses plenas de três ou mais classes diferentes de medicamentos em combinação racional e incluindo um diurético, a *HAS resistente* é o motivo mais comum de encaminhamento para o setor de cardiologia. Na prática, a maioria desses pacientes apresenta HAS pseudorresistente devido a: (1) *agravamento da síndrome do jaleco branco*, reação emocional sobreposta à HAS crônica bem controlada com medicação fora do consultório; (2) esquema farmacológico inadequado; (3) não adesão à medicação, que ocorre em 30 a 60% dos pacientes com a medida direta dos níveis de fármacos no plasma ou na urina; e (4) ingestão de substâncias pressoras. As deficiências comuns do esquema farmacológico incluem o subtratamento da HAS com monoterapia e clonidina, um potente simpaticolítico central que causa hipertensão de rebote entre as doses, sobretudo em esquema SOS. Várias causas comuns de HAS pseudorresistente estão relacionadas ao comportamento do paciente: não adesão à medicação, abandono da modificação do estilo de vida (p. ex., obesidade, dieta rica em sal, ingestão excessiva de bebidas alcoólicas) ou uso habitual de substâncias pressoras, como simpaticomiméticos (p. ex., tabaco, cocaína, metanfetamina, antigripais contendo fenilefrina em remédios para resfriado ou fitoterápicos) ou AINEs, estes últimos causando retenção renal de sódio. Uma vez excluídos esses fatores comportamentais, deve-se iniciar a busca por hipertensão secundária.

As formas mais comuns de HAS secundária incluem apneia obstrutiva do sono, doença renal crônica e aldosteronismo primário. Tanto um diurético de alça, como a furosemida, quanto um diurético tiazídico potente, como a clortalidona, pode ser necessário para controlar os níveis tensionais em pacientes com HAS resistente e doença renal crônica. O tratamento do aldosteronismo primário foi discutido anteriormente. Após descartar HAS pseudorresistente e HAS secundária, alguns pacientes apresentam hipertensão primária fármaco-resistente. A terapia de quarta e quinta linhas inclui um betabloqueador vasodilatador e espironolactona (mesmo na ausência de aldosteronismo primário). A denervação renal percutânea por cateter é proposta como uma nova abordagem intervencionista para tratar HAS fármaco-resistente. Embora os resultados iniciais tenham despertado enorme entusiasmo, os ensaios controlados randomizados subsequentes foram decepcionantes porque a magnitude da redução da PA é modesta (menos de 10 mmHg) quando comparada ao grupo controle que recebeu placebo. Vários estudos que usam outras técnicas de neuromodulação, como a ativação do barorreflexo, para reduzir o tônus simpático geral além da atividade simpática renal isolada, estão sendo conduzidos para determinar o desfecho da PA nessa população.

Hipertensão arterial sistêmica aguda grave

De todos os pacientes no departamento de emergência, 25% têm PA elevada. As *emergências hipertensivas* são elevações agudas da PA, muitas vezes graves, acompanhadas por disfunção aguda ou rapidamente progressiva em órgãos-alvo como isquemia ou IAM ou infarto cerebral, edema pulmonar ou insuficiência renal. *Urgências hipertensivas* são elevações significativas da PA sem sintomas graves e sem evidências de disfunção aguda ou progressiva de órgãos-alvo. Assim, a distinção e a abordagem-chave do paciente dependem de seu estado e da avaliação da lesão do órgão-alvo, e não simplesmente do nível absoluto da PA. O quadro clínico completo de uma emergência hipertensiva é um paciente em estado crítico com PA superior a 220/140 mmHg, cefaleias, confusão, borramento visual, náuseas e vômitos, convulsões, insuficiência cardíaca, oligúria e retinopatia hipertensiva de grau III ou IV (Figura 12.14). As emergências hipertensivas exigem internação imediata em unidade de terapia intensiva (UTI) para terapia intravenosa e monitoramento contínuo da PA, enquanto as urgências hipertensivas, muitas vezes, podem ser tratadas com medicamentos orais e acompanhamento ambulatorial adequado em 24 a 72 horas. As emergências cardíacas hipertensivas mais comuns incluem HAS associada a dissecção aguda da aorta, cirurgia de revascularização do miocárdio, IAM e angina instável. Outras emergências hipertensivas incluem aquelas que acompanham eclâmpsia, traumatismo craniano, queimaduras corporais graves, sangramento pós-operatório de linhas de sutura vascular e epistaxe que não pode ser controlada com tamponamento nasal anterior e posterior. As emergências hipertensivas neurológicas, que incluem AVE isquêmico agudo, AVE hemorrágico, hemorragia subaracnóidea (HSA) e encefalopatia hipertensiva, podem ser difíceis de distinguir umas das outras. A encefalopatia hipertensiva é caracterizada por retinopatia hipertensiva grave (*i. e.*, hemorragias e exsudatos retinianos, com ou sem papiledema associado) e leucoencefalopatia posterior que afeta principalmente a substância branca das regiões parieto-occipitais, como visto na RM cerebral ou na tomografia computadorizada. Um novo déficit neurológico focal sugerindo um AVE em evolução exige abordagem muito mais conservadora para corrigir a PA elevada.

Na maioria das outras emergências hipertensivas, a meta da terapia parenteral é obter uma redução controlada e gradual da PA. A rapidez da redução da PA é altamente dependente da apresentação clínica. Pacientes com dissecção aórtica aguda precisam de redução rápida para a faixa de 120/80 mmHg quase imediatamente para reduzir o

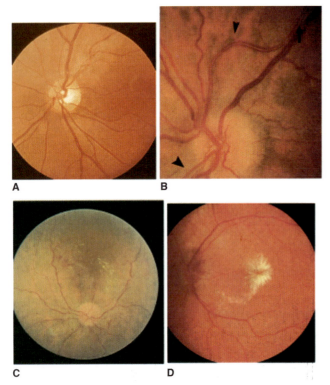

Figura 12.14 A retinopatia hipertensiva é tradicionalmente dividida em quatro graus. **A.** Grau 1 mostra alterações muito precoces e pequenas em um paciente jovem; tortuosidade aumentada de um vaso retiniano e refletividade aumentada (em fios de prata) de uma artéria retiniana são vistos na posição de 1 hora nessa vista. Caso contrário, o fundo de olho é completamente normal. **B.** Grau 2 também mostra tortuosidade aumentada e fios de prata (*pontas de seta*). Além disso, há estreitamento das vênulas nos cruzamentos arteriovenosos (AV) (*seta*). **C.** Grau 3 mostra as mesmas alterações que grau 2 mais hemorragias retinianas em forma de chama de vela e exsudatos algodonosos. **D.** No grau 4, observam-se tumefação do disco óptico (papiledema), edema retiniano e exsudatos duros podem se acumular ao redor da fóvea, formando uma *estrela macular* típica. (De Forbes CD, Jackson WF: Color atlas and text of clinical medicine, 3rd ed. London, Mosby, 2003, com autorização.)

estresse de cisalhamento e evitar mais ruptura da íntima na parede da aorta, o que pode ser fatal. Por outro lado, pacientes com AVE isquêmico agudo que não são candidatos à trombólise intravenosa ou tratamento endovascular não devem ser tratados com agentes anti-hipertensivos, a menos que a PA seja 220/120 mmHg ou superior. Após a terapia inicial, recomenda-se meta de redução da PA mais conservadora, para não mais de 15% durante as primeiras 24 horas após o início do AVE. Nos candidatos à trombólise, entretanto, a PA deve ser inferior a 185/110 mmHg antes da administração do ativador do plasminogênio tecidual intravenoso e deve ser mantida abaixo de 180/105 mmHg pelo menos nas primeiras 24 horas após o início da terapia medicamentosa. A meta amplamente citada de redução da PA em 10% na primeira hora e em mais 15% nas próximas 3 a 12 horas é limitada a pacientes que apresentam encefalopatia hipertensiva ou outras apresentações. A correção desnecessariamente rápida da PA elevada para valores completamente normais coloca o paciente em alto risco de piora da isquemia cerebral, cardíaca e renal. Na HAS crônica, a autorregulação cerebral é redefinida para PA acima do normal. Esse ajuste compensatório previne a sobreperfusão tecidual (*i. e.*, aumento da pressão intracraniana) em PA muito alta, mas também predispõe o paciente à subperfusão tecidual (*i. e.*, isquemia cerebral) quando níveis tensionais elevados são reduzidos muito rapidamente.

Os agentes parenterais para o tratamento de emergência hipertensiva estão resumidos na Tabela 12.9. O nitroprusseto de sódio, um doador de óxido nítrico, é o agente mais popular porque pode ser titulado rapidamente para controlar a PA. A nitroglicerina intravenosa, outro doador de óxido nítrico, é indicada principalmente para HAS no contexto de síndrome coronariana aguda ou insuficiência cardíaca descompensada. O nicardipino é um BCC di-hidropiridínico parenteral que é útil, sobretudo, no pós-operatório de pacientes cardiopatas e pacientes com insuficiência renal para evitar a intoxicação por tiocianato associada ao uso de nitroprusseto. O clevidipino é outro BCC intravenoso com meia-vida mais curta que o nicardipino, de apenas 1 minuto. O fenoldopam é um agonista seletivo do receptor da dopamina-1 que causa vasodilatação sistêmica e renal, bem como aumento da filtração glomerular, natriurese e diurese. O labetalol intravenoso é um tratamento efetivo de crise hipertensiva, especialmente no contexto de isquemia miocárdica com função ventricular preservada.

A maioria dos pacientes no departamento de emergência com urgências hipertensivas ou não adere à medicação prescrita por seus médicos assistentes ou está sendo tratada com um esquema inadequado. Para agilizar as mudanças necessárias nas medicações, o acompanhamento ambulatorial deve ser agendado em até 72 horas. Para manejo dos pacientes nesse intervalo, a medicação oral efetiva inclui labetalol, clonidina ou captopril, que é um IECA de ação curta.

A PA superior a 160/110 mmHg é um achado incidental comum em pacientes em departamentos de emergência e outros ambientes de cuidados agudos para atendimento médico ou cirúrgico urgente de sintomas não relacionados à PA (p. ex., dor musculoesquelética, lesão ortopédica). Nesses contextos, a PA elevada é mais frequentemente a primeira indicação de HAS crônica do que uma simples reação de estresse fisiológico, proporcionando uma oportunidade importante para iniciar o encaminhamento da atenção primária para avaliação formal e tratamento de HAS crônica. O monitoramento domiciliar e ambulatorial da PA é indicado para determinar se a PA do paciente normaliza completamente após a resolução da doença aguda.

PROGNÓSTICO

Um dos fatores prognósticos mais importantes na hipertensão arterial sistêmica é HVE na ecocardiografia ou no ECG, com esta última sendo encontrada em até 25% dos pacientes com HAS recém-diagnosticada. A HVE predispõe o paciente a insuficiência cardíaca, fibrilação atrial e morte súbita cardíaca.

Devido à sua duração relativamente curta (tipicamente < 5 anos), os ensaios clínicos randomizados subestimam a proteção vitalícia contra incapacidade prematura e morte proporcionada por várias décadas de terapia anti-hipertensiva na prática clínica. No Framingham Heart Study, o tratamento da HAS por 20 anos em adultos de meia-idade reduziu a taxa de mortalidade cardiovascular total em 60%, o que é consideravelmente maior do que os resultados da maioria dos estudos randomizados, apesar das diretrizes de tratamento menos intensas quando a terapia foi iniciada na década de 1950 até a década de 1970.

PERSPECTIVAS PARA O FUTURO

- Delineamento adicional das causas genéticas de HAS e aplicação dessa pesquisa ao tratamento e prevenção da HAS, incluindo o desenvolvimento de terapia farmacológica e não farmacológica direcionada para as várias vias de sinalização na hipertensão
- Determinação das classes de medicamentos anti-hipertensivos que são mais efetivos na prevenção de demência e declínio cognitivo

Capítulo 12 Doenças Vasculares e Hipertensão Arterial Sistêmica

Tabela 12.9 Agentes parenterais para manejo de emergências hipertensivas.

Agente	Dose	Início da ação	Precauções
Vasodilatadores parenterais			
Nitroprusseto de sódio	0,25 a 10 mcg/kg/min infusão IV	Imediato	Intoxicação por tiocianato com uso prolongado
Nitroglicerina	5 a 100 mcg/min infusão IV	2 a 5 min	Cefaleia, taquicardia, tolerância
Nicardipino	5 a 15 mg/h infusão IV	1 a 5 min	Hipotensão prolongada após uso prolongado
Clevidipino	1 a 21 mg/h infusão IV	2 a 4 min	Taquicardia
Mesilato de fenoldopam	0,01 a 0,3 mcg/kg/min infusão IV	1 a 5 min	Cefaleia, taquicardia, elevação da pressão intraocular
Hidralazina	5 a 10 mg como *bolus* IV ou 10 a 40 mg IM; repetir a cada 4 a 6 h	10 min IV 20 min IM	Quedas imprevisíveis e excessivas na taquicardia; exacerbação da angina; pressão arterial
Enalaprilato	0,625 a 1,25 mg a cada 6 h em *bolus* IV	15 a 60 min	Quedas imprevisíveis e excessivas da pressão arterial; insuficiência renal aguda em pacientes com estenose bilateral da artéria renal
Inibidores adrenérgicos parenterais			
Labetalol	20 a 80 mg como injeção IV lenta a cada 10 min ou 0,5 a 2,0 mg/min como infusão IV	5 a 10 min	Broncospasmo, BAV, hipotensão ortostática
Metoprolol	5 mg IV a cada 10 min (3 doses)	5 a 10 min	Broncospasmo, BAV, insuficiência cardíaca, exacerbação de isquemia miocárdica induzida por cocaína
Esmolol	500 mcg/kg IV durante 3 min; então 25 a 100 mg/kg/min como infusão IV	1 a 5 min	Broncospasmo, BAV, insuficiência cardíaca
Fentolamina	5 a 10 mg IV em *bolus* a cada 5 a 15 min	1 a 2 min	Taquicardia, hipotensão ortostática

BAV, Bloqueio atrioventricular; *IM*, via intramuscular; *IV*, via intravenosa.

- Avaliação da eficácia e segurança comparativa de DOAC contra HBPM na prevenção de TEV em pacientes com processos malignos ativos
- Avaliação adicional da segurança e eficácia da combinação de anticoagulantes diretos e agentes antiagregantes plaquetários em pacientes com fibrilação atrial, tromboembolismo venoso e doença vascular.

LEITURA SUGERIDA

Arabi YM, Al-Hameed F, Burns KEA, et al: Adjunctive intermittent pneumatic compression for venous thromboprophylaxis, *N Engl J Med* 380:1305–1315, 2019.

Gerhard-Herman MD, Gornik HL, Barrett C, et al: 2016 AHA/ACC guideline on the management of patients with lower extremity peripheral artery disease: a report of the American College of Cardiology/American Heart Association Task Force on Clinical Practice Guidelines, Circulation 135:e726–e779, 2017.

Group SMIftSR, Williamson JD, Pajewski NM, et al: Effect of intensive vs standard blood pressure control on probable dementia: a randomized clinical trial, JAMA 321:553–561, 2019.

Kearon C, Akl EA, Ornelas J, et al: Antithrombotic therapy for VTE disease: chest guideline and expert panel report, Chest 149:315–352, 2016.

Konstantinides SV, Meyer G, Becattini C, et al: 2019 ESC Guidelines for the diagnosis and management of acute pulmonary embolism developed in collaboration with the European Respiratory Society (ERS): the Task Force for the diagnosis and management of acute pulmonary embolism of the European Society of Cardiology (ESC), Eur Respir J 54(3):1901647, 2019.

Ojji DB, Mayosi B, Francis V, et al.: Comparison of dual therapies for lowering blood pressure in black africans, N Engl J Med 380:2429–2439, 2019.

Simonneau G, Montani D, Celermajer DS, et al: Haemodynamic definitions and updated clinical classification of pulmonary hypertension, Eur Respir J 53, 2019.

Vongpatanasin W: Resistant hypertension: a review of diagnosis and management, JAMA 311(21):2216–2224, 2014.

Vongpatanasin W, Ayers C, Lodhi H, et al.: Diagnostic thresholds for blood pressure measured at home in the context of the 2017 hypertension guideline, Hypertension 72:1312–1319, 2018.

Whelton PK, Carey RM, Aronow WS, et al: 2017 ACC/AHA/AAPA/ABC/ACPM/AGS/APhA/ASH/ASPC/NMA/PCNA Guideline for the prevention, detection, evaluation, and management of high blood pressure in adults: Executive summary: A report of the American College of Cardiology/American Heart Association task force on clinical practice guidelines, Circulation 138:e426–e483, 2018.

Williams B, Mancia G, Spiering W, et al: 2018 ESC/ESH Guidelines for the management of arterial hypertension, Eur Heart J 39:3021–3104, 2018.

SEÇÃO 3

Pneumologia e Medicina Intensivista

13 O Pulmão na Saúde e na Doença, 174

14 Abordagem Geral a Pacientes com Distúrbios Respiratórios, 177

15 Avaliação de Estrutura e Função Pulmonares, 182

16 Doenças Pulmonares Obstrutivas, 199

17 Doenças Pulmonares Intersticiais, 213

18 Doenças Vasculares dos Pulmões, 231

19 Distúrbios da Pleura, do Mediastino e da Parede Torácica, 237

20 Insuficiência Respiratória, 243

21 Transição da Pediatria para a Medicina de Adultos em Indivíduos com Doença Pulmonar, 250

13

O Pulmão na Saúde e na Doença

Sharon Rounds, Debasree Banerjee, Eric J. Gartman

INTRODUÇÃO

O pulmão faz parte do sistema respiratório e consiste em vias respiratórias condutoras, vasos sanguíneos e unidades de troca gasosa com espaços gasosos alveolares e capilares (Figura 13.1). O controle neural do sistema respiratório inclui o córtex cerebral e o bulbo, a medula espinal e os nervos periféricos que suprem os músculos esqueléticos da respiração, as vias respiratórias e os vasos. O sistema respiratório inclui as vias respiratórias superiores – nariz, faringe e laringe – onde o ar inspirado é umidificado e o material particulado é filtrado; as vias respiratórias intratorácicas continuam descendo pela traqueia até a carina, onde o brônquio principal se ramifica, definindo os brônquios direito e esquerdo; os brônquios continuam a se ramificar em vias respiratórias menores (bronquíolos) que acabam adquirindo a capacidade de troca gasosa e terminam nos sacos alveolares. Tanto as artérias e veias pulmonares quanto as vias linfáticas seguem os padrões de ramificação das vias respiratórias. O pulmão também tem circulação sistêmica via artérias brônquicas. A estrutura óssea da parede torácica protege o coração, os pulmões e o fígado, e a insuflação dos pulmões é mantida pelo acoplamento mecânico da parede torácica com os pulmões. Os músculos esqueléticos da respiração incluem o diafragma e os músculos acessórios; estes últimos são importantes quando doenças causam fadiga do diafragma.

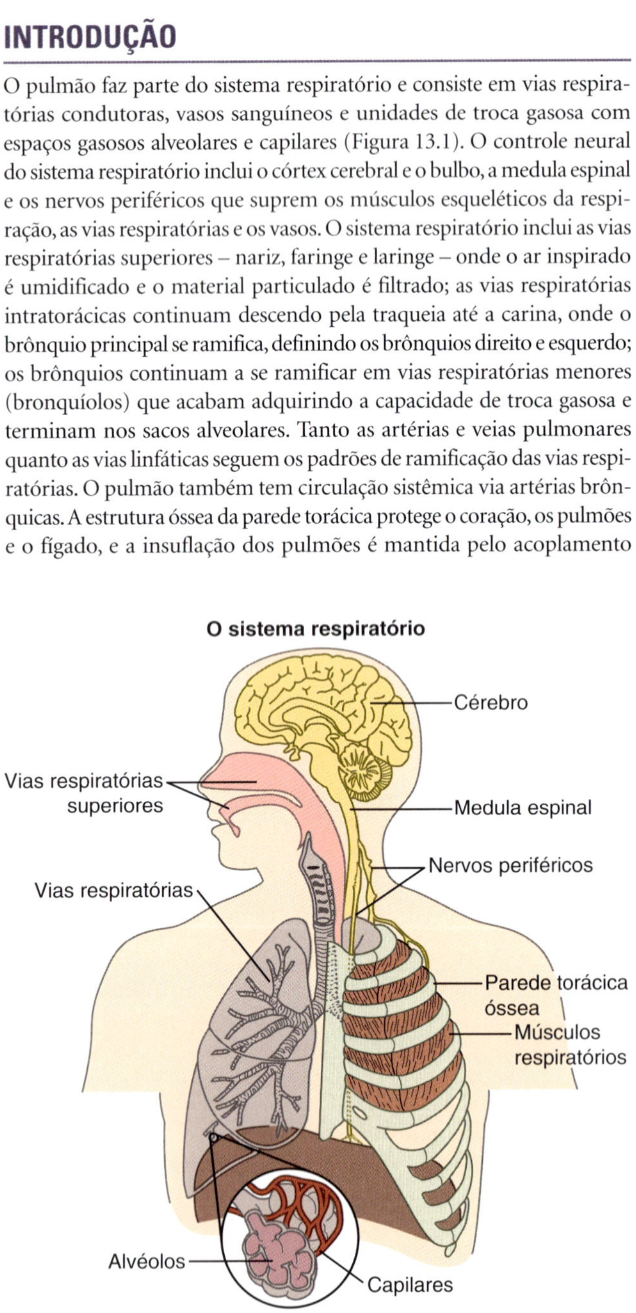

O pulmão é um órgão complexo com extensa gama de vias respiratórias e vasos dispostos para transferir eficientemente os gases necessários para sustentar a vida. O órgão tem imensa capacidade de troca gasosa e consegue acomodar o aumento da demanda durante o exercício, em indivíduos saudáveis. Na doença pulmonar, no entanto, à medida que a troca fica comprometida, as atividades e a função do hospedeiro ficam cada vez mais comprometidas. A consequência mais dramática das anormalidades agudas e crônicas da função pulmonar é a hipoxemia sistêmica, que causa hipoxia tecidual em vários outros órgãos.

Além das trocas gasosas, os pulmões têm outras funções, como defesa contra agentes infecciosos inalados e toxinas ambientais. Todo o débito cardíaco passa pela circulação pulmonar, que serve como filtro para coágulos sanguíneos e infecções. Além disso, a área de superfície maciça de células endoteliais que revestem a circulação pulmonar tem funções metabólicas, como a conversão de angiotensina I em angiotensina II.

Os distúrbios pulmonares são comuns e variam de condições bem conhecidas, como asma e doença pulmonar obstrutiva crônica (DPOC), a distúrbios raramente encontrados, como linfangioliomiomatose. Os capítulos da Seção 3 discutem o diagnóstico, a avaliação e o manejo de distúrbios pulmonares que se desenvolvem em resposta direta à lesão pulmonar e aqueles que se desenvolvem indiretamente, por meio de lesões em outros órgãos. A Seção 3 também aborda doenças críticas como lesão pulmonar aguda, que é frequentemente tratada por pneumologistas ou médicos intensivistas.

Este capítulo revisa as relações estruturais-funcionais do pulmão durante o desenvolvimento, a epidemiologia da doença pulmonar e a classificação dos distúrbios pulmonares.

DESENVOLVIMENTO PULMONAR

O pulmão começa a se desenvolver durante o primeiro trimestre da gravidez por meio de processos complexos e sobrepostos que transformam o broto pulmonar embrionário em um órgão funcional com extensa rede de vias respiratórias, dois sistemas circulatórios completos e milhões de alvéolos responsáveis pela transferência de gases de e para o corpo. O desenvolvimento pulmonar ocorre em cinco estágios consecutivos: embrionário, pseudoglandular, canalicular ou vascular, sacular e alveolar pós-natal (Tabela 13.1).

Durante a fase embrionária (entre 21 dias e 7 semanas de gestação), o pulmão rudimentar emerge do intestino anterior como um único broto epitelial circundado por tecido mesenquimal. Esse estágio é seguido pelo estágio pseudoglandular (entre 5 e 17 semanas de gestação), durante o qual repetidas ramificações extensas formam vias respiratórias rudimentares, um processo chamado *morfogênese de ramificação* (Figura 13.2). Coincidindo com a formação das vias respiratórias, novas artérias brônquicas surgem da aorta.

O sistema respiratório

- Cérebro
- Vias respiratórias superiores
- Medula espinal
- Nervos periféricos
- Vias respiratórias
- Parede torácica óssea
- Músculos respiratórios
- Alvéolos
- Capilares

Figura 13.1 O sistema respiratório inclui estruturas neurais que controlam a respiração, a parede torácica e os músculos esqueléticos da respiração, as vias respiratórias superiores e o parênquima pulmonar.

Tabela 13.1 Estágios do desenvolvimento pulmonar.

Estágio	Período	Comentários
Embrionário	3 a 7 semanas	O broto pulmonar embrionário emerge do intestino anterior
Pseudoglandular	5 a 17 semanas	A árvore bronquial é formada por um processo de ramificação extensa acompanhada de crescimento
Canalicular	17 a 24 semanas	A angiogênese e a vasculogênese formam a rede vascular em desenvolvimento
Sacular	24 a 38 semanas	Os alvéolos começam a se formar por afinamento do mesênquima, aposição de estruturas vasculares com os espaços aéreos e maturação
Alveolar (pós-natal)	36 semanas a 2 anos	Ocorrem maiores desenvolvimento e maturação dos alvéolos

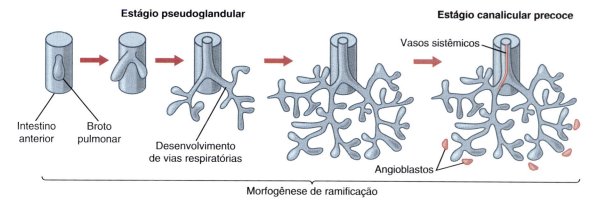

Figura 13.2 A morfogênese de ramificação pulmonar ocorre durante o estágio pseudoglandular do desenvolvimento pulmonar. É o processo pelo qual o pulmão embrionário desenvolve o sistema primitivo das vias respiratórias por meio de extensas ramificações.

O estágio canalicular (entre 17 e 24 semanas de gestação) é caracterizado por formação do ácino, diferenciação do epitélio acinar e desenvolvimento da circulação pulmonar distal. Por meio dos processos de angiogênese e vasculogênese, redes capilares derivadas de precursores de células endoteliais são formadas, estendem-se de e ao redor dos espaços aéreos distais e conectam-se com as artérias e veias pulmonares em desenvolvimento. Ao fim desse estágio, a espessura da membrana capilar alveolar é semelhante à do adulto.

Durante o estágio alveolar sacular ou pré-natal (entre 24 e 38 semanas de gestação), cristas vascularizadas que emergem do parênquima dividem as estruturas terminais das vias respiratórias chamadas sáculos. O afinamento do interstício continua trazendo capilares de estruturas alveolares adjacentes para uma justaposição próxima, produzindo uma rede capilar dupla. Perto do nascimento, capilares de redes opostas se fundem para formar uma única rede, e o volume capilar aumenta com crescimento e expansão pulmonar contínuos.

Durante o estágio alveolar pós-natal (entre 36 semanas de gestação e 2 anos), o desenvolvimento alveolar continua e ocorre a maturação. O pulmão continua a crescer durante os primeiros anos de vida com a criação de mais alvéolos via septação dos alvéolos. Aos 2 anos, o pulmão contém irrigação arterial dupla e sistemas de drenagem venosa, um complexo sistema de vias respiratórias projetado para gerar diminuições progressivas na resistência ao fluxo de ar à medida que o ar viaja distalmente, e uma vasta rede alveolar que transfere gases de e para o sangue com eficiência.

Os processos que impulsionam o desenvolvimento pulmonar são rigidamente controlados, mas ocorrem contratempos. Os distúrbios pulmonares congênitos incluem malformação adenomatoide cística do pulmão, hipoplasia ou agenesia pulmonar, alterações bolhosas no parênquima pulmonar e anormalidades na vasculatura, incluindo conexões aberrantes entre vasos sistêmicos e compartimentos pulmonares (p. ex., sequestro pulmonar) e ausência congênita de uma ou ambas as artérias pulmonares. Em crianças sem anormalidades congênitas, os distúrbios pulmonares são incomuns, exceto aqueles causados por infecção e acidentes.

Os distúrbios pulmonares congênitos são raros em comparação com o número de recém-nascidos anualmente com função pulmonar anormal como resultado da prematuridade. Em prematuros, os pneumócitos do tipo II do pulmão são subdesenvolvidos e não produzem surfactante suficiente. O surfactante é uma substância tensoativa, produzida por células epiteliais alveolares específicas, que ajuda a diminuir a tensão superficial e prevenir o colapso alveolar. Esse distúrbio é chamado de *síndrome do desconforto respiratório* (SDR) neonatal. O tratamento da SDR neonatal é a administração de surfactante exógeno e corticosteroides para aumentar a maturação pulmonar. Para sustentar a vida enquanto possibilita a maturação, a ventilação mecânica e a suplementação de oxigênio são necessárias, mas podem promover o desenvolvimento de displasia broncopulmonar (ver Capítulo 21 para maiores discussões).

DOENÇA PULMONAR

Epidemiologia

As doenças do sistema respiratório adulto são algumas das entidades clínicas mais comuns enfrentadas pelos médicos. De acordo com os dados dos Centers for Disease Control and Prevention (CDC) de 2017, doenças crônicas das vias respiratórias inferiores, gripe ou pneumonia e câncer (incluindo câncer de pulmão) estão entre as 10 principais causas de morte por doenças clínicas nos EUA.

A DPOC é uma das principais causas de morte e incapacidade nos EUA. Em um momento em que a taxa de mortalidade ajustada por idade para outros distúrbios comuns, como doença arterial coronariana e acidente vascular encefálico, está diminuindo, a taxa de mortalidade por DPOC continua a aumentar. Estima-se que mais de

16 milhões de norte-americanos tenham DPOC, mas espera-se que o número aumente porque essa doença leva anos para se desenvolver e a incidência do tabagismo (o fator etiológico mais comum da DPOC) é impressionante. Em 2017, mais de 34,3 milhões de norte-americanos eram fumantes diários e 16 milhões de norte-americanos tinham uma doença relacionada ao tabagismo. A verdadeira carga de doença da DPOC é muito maior do que esses números indicam.

Outras condições pulmonares também são comuns. A asma afeta 8% dos adultos e 9,5% das crianças nos EUA. A prevalência, a taxa de hospitalização e a taxa de mortalidade relacionadas à asma continuam a aumentar. Em 2016, foram 257.000 atendimentos hospitalares relacionados à pneumonia e quase 50.000 óbitos. Os distúrbios respiratórios do sono afetam cerca de 7 a 18 milhões de pessoas nos EUA, e 1,8 a 4 milhões delas têm apneia do sono grave. As doenças pulmonares intersticiais são cada vez mais reconhecidas e sua verdadeira incidência parece ter sido subestimada. Por exemplo, a fibrose pulmonar idiopática, a mais comum das pneumonias intersticiais idiopáticas, afeta 85.000 a 100.000 norte-americanos anualmente.

Essas condições afetam homens e mulheres de todas as idades e raças; no entanto, existe um aumento desproporcional na incidência, na taxa de morbidade e na taxa de mortalidade por doenças pulmonares em minorias étnicas. Esse achado é verdadeiro para DPOC, asma, alguns distúrbios pulmonares intersticiais e outras doenças. Embora essas diferenças apontem para diferenças genéticas entre essas populações, elas também indicam diferenças de cultura, nível socioeconômico, exposição a poluentes (p. ex., vida no centro da cidade) e acesso a cuidados de saúde.

Classificação

As doenças pulmonares são frequentemente classificadas com base nas áreas anatômicas do pulmão afetadas (p. ex., doenças pulmonares intersticiais, doenças pleurais, doenças das vias respiratórias) e as anormalidades fisiológicas detectadas por provas de função pulmonar (p. ex., doenças pulmonares obstrutivas, doenças restritivas, doenças pulmonares). Esquemas de classificação baseados exclusivamente em fatores fisiológicos são imprecisos porque distúrbios distintamente diferentes com diferentes causas, consequências e respostas à terapia têm anormalidades fisiológicas semelhantes (p. ex., restrição de fibrose pulmonar *versus* restrição de doença neuromuscular) (Figura 13.3).

As doenças pulmonares obstrutivas têm em comum a limitação do fluxo de ar denominado *padrão obstrutivo*, determinado por provas de função pulmonar. As doenças pulmonares obstrutivas incluem DPOC, asma e bronquiectasias.

As doenças pulmonares intersticiais são menos comuns e mais difíceis de categorizar porque incluem mais de 120 entidades distintas, algumas das quais são hereditárias, mas a maioria sem causa óbvia. Esses distúrbios são caracterizados por uma condição fisiológica restritiva devido à diminuição da complacência pulmonar e pequenos volumes pulmonares, razão pela qual são frequentemente chamados de *distúrbios pulmonares restritivos* (p. ex., fibrose pulmonar idiopática); no entanto, nem todas as doenças pulmonares intersticiais exibem um padrão puramente restritivo nas provas de função pulmonar. Elas podem ter limitação do fluxo de ar como resultado do envolvimento das pequenas vias respiratórias (p. ex., sarcoidose, pneumonia em organização criptogênica).

Nas doenças vasculares pulmonares, o envolvimento da vasculatura pulmonar causa aumento da resistência vascular pulmonar. Essas doenças variam de distúrbios causados por obstrução ao fluxo sanguíneo como resultado de coágulos sanguíneos (p. ex., embolia pulmonar) a distúrbios caracterizados por remodelamento tecidual e obliteração de vasos sanguíneos por remodelamento vascular (p. ex., hipertensão arterial pulmonar).

Distúrbios do controle respiratório incluem condições nas quais anormalidades extrapulmonares causam disfunção do sistema respiratório e ventilação anormal. Aí estão incluídos transtornos do sono,

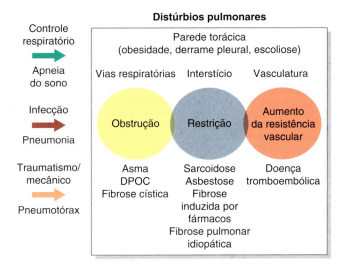

Figura 13.3 As doenças pulmonares são causadas por anormalidades na estrutura pulmonar (p. ex., vias respiratórias, interstício, vasculatura) ou na parede torácica ou por forças externas (p. ex., infecção). Distúrbios que afetam a estrutura pulmonar causam distúrbios fisiológicos (p. ex., obstrução ao fluxo de ar, volumes pulmonares restritos, hipertensão pulmonar, hipoxia). Esses distúrbios não são necessariamente específicos de determinada doença pulmonar, mas há substancial sobreposição entre eles, de modo que diferentes distúrbios podem ter anormalidades fisiológicas semelhantes. *DPOC*, doença pulmonar obstrutiva crônica.

como apneia obstrutiva do sono, e distúrbios do sistema neuromuscular, como miastenia *gravis* e polimiosite, nos quais as anormalidades ventilatórias resultam de disfunção dos músculos respiratórios.

Os distúrbios da pleura, da parede torácica e do mediastino são classificados como tais porque afetam essas estruturas. Agentes infecciosos, comumente vírus e bactérias, causam doenças infecciosas do pulmão. Os distúrbios neoplásicos do pulmão incluem tumores benignos (p. ex., hamartomas) e malignos (p. ex., carcinoma de pulmão), que podem afetar o parênquima pulmonar ou a pleura circundante (p. ex., mesotelioma).

PERSPECTIVAS PARA O FUTURO

Permanecem questões importantes sobre o desenvolvimento pulmonar. Quais são os estímulos primários para a morfogênese de ramificação? Como a regulação gênica altera o desenvolvimento pulmonar? Como é coordenado o desenvolvimento das vias respiratórias pulmonares e dos vasos sanguíneos? Quais são as interações gene-ambiente que causam desenvolvimento pulmonar anormal e doenças pulmonares subsequentes? Que impacto a poluição atmosférica e as mudanças climáticas têm na nossa saúde pulmonar?

Existem questões importantes fundamentais sobre a epidemiologia das doenças pulmonares. Por exemplo, não está claro se ou como a asma infantil e a DPOC do adulto estão relacionadas. O papel da poluição do ar por partículas finas na patogênese das doenças pulmonares não é conhecido, e as causas e a patogênese de muitas doenças pulmonares, como a sarcoidose, não são claras.

LEITURA SUGERIDA

Schraufnagel DE, editor: Breathing in America: diseases, progress, and hope, New York, 2010, American Thoracic Society.

Whitsett JA, Haitchi HM, Maeda Y: Intersections between pulmonary development and disease, Am J Respir Crit Care Med 184:401–406, 2011.

14

Abordagem Geral a Pacientes com Distúrbios Respiratórios

Michael Raymond Goggins, Brian Casserly, Eric J. Gartman

INTRODUÇÃO

A anamnese é de suma importância na avaliação de um paciente que pode ter doença pulmonar. Pacientes com distúrbios respiratórios frequentemente se queixam de um ou mais dos seguintes sinais/sintomas: dispneia, fadiga, intolerância aos esforços físicos, sibilos, tosse, produção de escarro, hemoptise e dor torácica. Além do estabelecimento de uma parceria médico-paciente de confiança, a anamnese dá ao médico a oportunidade de fazer perguntas críticas e esclarecer detalhes cruciais que podem apontar para um diagnóstico específico.

Manifestações comuns de doenças respiratórias, como dor torácica e febre, ocorrem frequentemente em doenças de outros sistemas orgânicos (Tabela 14.1). Por exemplo, dor torácica é um sintoma cardinal de doença cardiovascular. A febre, embora seja comumente observada na pneumonia, também pode ser causada por uma ampla gama de condições hematológicas e reumatológicas. Uma avaliação completa da história patológica pregressa, da história familiar, da história social e da história ocupacional combinada com um exame físico focado e a compreensão da sintomatologia são os aspectos pertinentes de uma abordagem sistêmica para pacientes com doenças respiratórias. A aplicação de um processo estruturado orienta as investigações necessárias para determinar a patologia respiratória subjacente.

Para uma discussão mais profunda sobre este tópico, ver Capítulo 77, "Abordagem ao Paciente com Doença Respiratória", em *Goldman-Cecil Medicina*, 26ª edição.

APRESENTAÇÃO CLÍNICA

A *dispneia* (i. e., falta de ar) talvez seja a manifestação inicial mais comum de pacientes com distúrbios respiratórios (Tabela 14.2). O momento de início (i. e., noturna), a velocidade de instalação (rápida *versus* gradual), fatores de exacerbação e alívio (i. e., gatilhos ambientais), frequência e grau de comprometimento funcional são componentes fundamentais da anamnese. A determinação dos sinais/sintomas associados como tosse, hemoptise, dor torácica, sibilos, ortopneia, estridor, rinite alérgica, sinusite e dispneia paroxística noturna (DPN) também é imprescindível para o diagnóstico diferencial. Por exemplo, se a dispneia for de início súbito e acompanhada de dor torácica, a lista de diagnósticos diferenciais deve incluir o seguinte: pneumotórax, embolia pulmonar, infarto agudo do miocárdio (IAM) e edema pulmonar instantâneo. Por outro lado, dispneia de longa duração indica que condições crônicas como doença pulmonar obstrutiva crônica (DPOC), doença pulmonar intersticial, hipertensão arterial pulmonar e distúrbios neuromusculares são mais prováveis.

A evolução da dispneia crônica pode ser insidiosa, por isso é essencial questionar a variação da capacidade funcional ao longo do tempo. O esforço pode precipitar a dispneia ou pode ocorrer em repouso. Dispneia aos esforços intermitente sugere doença pulmonar parenquimatosa ou doença cardiovascular. A dispneia sazonal ou provocada por exposição ambiental sugere doenças como asma e pneumonite de hipersensibilidade. A dispneia posicional pode se desenvolver em pacientes com formas graves de DPOC, paralisia diafragmática ou fraqueza neuromuscular.

A ortopneia, dispneia que ocorre no decúbito dorsal, pode resultar da redução da capacidade vital causada pela pressão do conteúdo abdominal contra o diafragma. A DPN, que ocorre uma a várias horas após deitar-se, é um sintoma comumente descrito de insuficiência cardíaca congestiva descompensada. Essa condição é resultado de edema pulmonar intersticial secundário ao aumento do retorno venoso ao coração. Dispneia noturna na vigência de asma também tem sido frequentemente documentada e é atribuída à diminuição da capacidade vital em decúbito dorsal, diminuição da produção de agentes endógenos com funções broncodilatadoras e aumento da exposição a alergênios na roupa de cama. A asma induzida pelo exercício causa dispneia desproporcional ao nível de esforço, frequentemente com os sintomas mais angustiantes nos 15 a 30 minutos após a interrupção do exercício.

Sibilos, o ruído de assobio contínuo do ar passando por um tubo estreito, embora muitas vezes associado à asma, pode ser o resultado de inúmeras condições. A ocorrência de sibilos não estabelece definitivamente asma como diagnóstico, nem a ausência de sibilos exclui asma como diagnóstico. Insuficiência cardíaca congestiva, obstrução endobrônquica, anormalidades das cordas vocais e bronquite aguda são causas de sibilos.

A *tosse* é, muitas vezes, um sintoma frustrante porque o diagnóstico subjacente pode ser sub-reptício. As três causas mais comuns de tosse crônica são gotejamento pós-nasal, asma e doença por refluxo gastresofágico. A tosse pode ser leve e esporádica; no entanto, também pode ser forte o suficiente para provocar vômito ou síncope. A tosse pode ser seca ou produtiva, ou eliminar sangue (i. e., hemoptise). O sintoma pode começar meses após o início do uso de um medicamento (p. ex., inibidores da enzima conversora de angiotensina [IECAs]), resultando em tosse seca. A infecção por *Bordetella pertussis* (i. e., coqueluche) e

---

Tabela 14.1 Principais manifestações clínicas de doença respiratória.

Tosse
Escarro
Hemoptise
Dispneia (aguda, progressiva ou paroxística)
Chiado
Dor torácica
Febre
Rouquidão
Sudorese noturna

Tabela 14.2 Causas de dispneia.

Classificação	Exemplos
Doença das vias respiratórias	Doença pulmonar obstrutiva crônica
	Asma
	Distúrbios da laringe
	Epiglotite, bronquiolite e laringotraqueobronquite em crianças
	Estenose ou obstrução traqueal (corpo estranho ou tumor)
	Traqueomalacia
	Bronquiectasia (estados de imunodeficiência, aspergilose broncopulmonar alérgica, discinesia ciliar, fibrose cística)
Doença pulmonar parenquimatosa	Pneumonia
	Doenças pulmonares intersticiais
	Bronquiolite obliterativa
	Edema pulmonar devido ao aumento da permeabilidade vascular (síndrome de angústia respiratória aguda)
	Doenças malignas infiltrativas e metastáticas
Distúrbios da circulação pulmonar	Tromboembolismo pulmonar
	Hipertensão arterial pulmonar
	Malformação arteriovenosa pulmonar
Distúrbios da parede torácica e pleurais	Pneumotórax
	Derrame pleural ou ascite de grande volume
	Tumor pleural
	Fratura de costelas, tórax instável
	Deformidades da parede torácica
	Doenças neuromusculares
	Paresia diafragmática bilateral
Distúrbios cardíacos	Edema pulmonar por insuficiência cardíaca esquerda
	Infarto agudo do miocárdio
	Derrame pericárdico ou pericardite constritiva
	Desvio intracardíaco
Distúrbios hematológicos	Anemia
	Metemoglobinemia
	Envenenamento por monóxido de carbono (CO)
	Síndrome torácica aguda (doença falciforme)
Distúrbios não cardiorrespiratórios	Doenças psicogênicas (hiperventilação)
	Lesão do mesencéfalo
Distúrbios metabólicos ou endócrinos	Acidose metabólica (cetoacidose diabética, sepse, desidratação grave, erros inatos do metabolismo)
	Hipertireoidismo
	Hipotireoidismo
	Hiperamonemia
	Hipocalcemia (laringospasmo)
	Anafilaxia
	Inalação de fumaça
	Exposições a agentes químicos (fosgênio, cloro, cianeto)
	Superdosagem de medicamentos (salicilatos)
Outras causas	Armas biológicas e químicas (antraz, tularemia, fosgênio, mostarda nitrogenada, gases neurotóxicos, ricina)[1]
	Lesão por submersão (quase afogamento)

[1]N.R.T.: A ricina é uma proteína encontrada nas sementes da mamona (*Ricinus communis L.*), extremamente tóxica, considerada a toxina de origem vegetal mais potente. Até mesmo alguns grãos já são suficientes para matar um humano adulto.

infecções virais do sistema respiratório inferior podem provocar tosse que perdura por mais de 3 meses. Os pacientes com asma frequentemente apresentam tosse e, ocasionalmente, é o único sintoma (variante tussígena da asma). Tosse noturna sugere asma, insuficiência cardíaca ou doença do refluxo gastresofágico.

A expectoração de escarro, que ocorre raramente, é atípica e deve ser caracterizada quanto a volume, cor, cronologia, frequência, variação diurna e existência ou não de sangue. A bronquite crônica é definida por tosse produtiva por mais de 3 meses em cada um dos últimos 3 anos. Os pacientes com asma frequentemente apresentam tosse produtiva devido ao excesso de produção de muco. O escarro colorido nem sempre representa infecção bacteriana porque a concentração de restos celulares – predominantemente leucócitos em processos inflamatórios – afeta a cor do escarro. A asma mal controlada e o achado de rolhas ou cilindros marrons dos pequenos brônquios no escarro podem indicar aspergilose broncopulmonar alérgica.

A *hemoptise* é manifestação clínica alarmante. O volume de sangue pode ser mínimo ou considerável o suficiente para causar asfixia ou exsanguinação. A bronquite é a causa mais comum de hemoptise nos EUA, enquanto a tuberculose pulmonar é a causa predominante em todo o mundo. A hemoptise é frequentemente pequena em volume e autolimitada ou desaparece com o tratamento do processo subjacente. A hemoptise maciça, definida de forma variável como 250 a 500 mℓ de sangue em 24 horas, é uma rara emergência clínica causada por: câncer de pulmão, cavidades pulmonares contendo micetomas, tuberculose cavitária, síndromes hemorrágicas pulmonares, malformações arteriovenosas pulmonares e bronquiectasia. Os médicos devem distinguir hemoptise de epistaxe e hematêmese com um exame abrangente das vias respiratórias superiores porque muitos pacientes têm dificuldade em identificar a origem da hemorragia.

A *dor torácica* atribuível a uma causa respiratória resulta de doença pleural, doença vascular pulmonar ou dor musculoesquelética precipitada pela tosse porque não existem receptores de dor no parênquima pulmonar. Por exemplo, o câncer de pulmão não causa dor até que invada a pleura, a parede torácica, os corpos vertebrais ou as estruturas mediastinais. Doença ou inflamação da pleura causa dor torácica de caráter pleurítico, aguda ou lancinante à inspiração profunda. Embolia pulmonar, infecção, pneumotórax e colagenoses geralmente causam dor torácica de caráter pleurítico. A hipertensão pulmonar, causando tensão ventricular direita e isquemia de demanda, pode provocar dor torácica anterior contínua não relacionada à respiração. Exemplos adicionais de dor torácica de origem não cardíaca são doença esofágica, neuralgia herpética, dor musculoesquelética e traumatismo. Dor torácica secundária a compressão vertebral ou fraturas de costelas pode ser observada em pacientes idosos ou que fazem uso crônico de esteroides sistêmicos.

O alívio analgésico adequado, incluindo o uso de narcóticos, em pacientes com dor torácica e doença respiratória é essencial para evitar a redução da capacidade vital devido à imobilização do tórax em reação à dor. A dor torácica musculoesquelética, muitas vezes reproduzível com movimento ou palpação sobre a área afetada, só deve ser considerada como diagnóstico quando outras causas forem excluídas.

ANAMNESE

O examinador deve sempre perguntar sobre doenças respiratórias anteriores, incluindo pneumonia, tuberculose ou bronquite crônica, e anormalidades na radiografia de tórax que foram relatadas ao paciente. A síndrome da imunodeficiência adquirida (AIDS) aumenta o risco de desenvolver pneumonia por *Pneumocystis jirovecii* e outras infecções respiratórias, incluindo tuberculose. A imunossupressão pelo uso crônico de esteroides pode predispor a tuberculose e outras infecções pulmonares.

Muitas classes de medicamentos podem estar ligadas à toxicidade pulmonar. Exemplos incluem embolia pulmonar devido a anticoncepcional oral, doença pulmonar intersticial decorrente de agentes citotóxicos (p. ex., metotrexato, ciclofosfamida, bleomicina), broncospasmo provocado por betabloqueadores ou anti-inflamatórios não esteroides (AINEs) e tosse causada por IECAs. Os médicos devem estar cientes de que substâncias ilícitas que sabidamente provocam doenças pulmonares (p. ex., cocaína, heroína) podem não ser mencionadas espontaneamente pelo paciente.

Um relato acurado de tabagismo e outras exposições tóxicas e ambientais é vital para pacientes com sintomas respiratórios. A fumaça do tabaco é a principal toxina ambiental que causa doenças pulmonares. É obrigação do médico perguntar sobre tabagismo e tentar motivar o paciente a parar de fumar. O risco de doença pulmonar relacionada ao tabagismo está diretamente relacionado à suscetibilidade genética individual e ao histórico total de anosmaço, enquanto é inversamente relacionado à idade de início do tabagismo e, no caso de câncer de pulmão, ao intervalo desde o abandono do tabagismo.

Histórico de exposição a outras toxinas, irritantes ou alergênios inalados deve ser obtido. Uma história ocupacional completa pode revelar a exposição a poeira ou fibras inorgânicas como amianto, sílica ou poeira de carvão. Poeiras orgânicas predispõem a pneumonite de hipersensibilidade e outras doenças pulmonares intersticiais. Solventes e gases corrosivos também induzem doenças pulmonares. A presença de animais domésticos deve ser documentada. Os gatos são os mais alergênicos para a asma, enquanto as aves podem causar hipersensibilidade ou doença pulmonar fúngica.

O relato de viagens é pertinente na avaliação de causas infecciosas de doenças pulmonares. Por exemplo, a histoplasmose é endêmica nos vales dos rios Ohio e Mississippi, enquanto a coccidioidomicose é observada no deserto do sudoeste dos EUA. Viagens ou imigração de países em desenvolvimento aumentam o risco de exposição à tuberculose. A história familiar é crucial para estabelecer o risco de doenças pulmonares genéticas, como fibrose cística e deficiência de α_1-antitripsina e predisposição para asma, enfisema ou câncer de pulmão.

EXAME FÍSICO

O exame físico deve ser abrangente, ao mesmo tempo que se concentra nas áreas destacadas pela anamnese. A observação e a inspeção com o tórax do paciente nu são as etapas iniciais no exame físico do paciente com doença pulmonar. O médico deve começar avaliando o aspecto geral do paciente com atenção especial à existência ou não de desconforto respiratório. Essa observação aponta para o diagnóstico e identifica o grau de urgência.

A constituição corporal é relevante porque a obesidade mórbida em um paciente com intolerância aos esforços físicos e sonolência sugere o diagnóstico de distúrbio respiratório do sono, enquanto a dispneia em um indivíduo magro de meia-idade com lábios franzidos pode indicar enfisema. Raça e sexo são relevantes porque coortes específicas têm predisposição para certas condições. Por exemplo, a sarcoidose é frequentemente encontrada em afro-americanos no sudeste dos EUA, enquanto linfangioliomiomatose é um distúrbio raro que afeta principalmente mulheres jovens em idade fértil. Taquicardia e pulso paradoxal são sinais essenciais de asma grave.

O médico deve observar o esforço necessário para a respiração. Frequência respiratória aumentada, uso dos músculos acessórios da respiração, respiração com os lábios franzidos e movimento abdominal paradoxal indicam aumento do trabalho respiratório. Movimento abdominal paradoxal significa fraqueza do diafragma e

insuficiência respiratória iminente. A incapacidade de concluir frases completas indica obstrução grave das vias respiratórias ou fraqueza neuromuscular. A ocorrência potencial de tosse deve ser discernida e a força da tosse observada porque pode sinalizar fraqueza dos músculos respiratórios ou doença pulmonar obstrutiva grave. A caixa torácica deve se expandir simetricamente com a inspiração. O formato da caixa torácica deve ser analisado. O aumento do diâmetro anteroposterior ocorre em pacientes com hiperinsuflação secundária à doença pulmonar obstrutiva. Cifoescoliose grave, tórax escavado (*pectus excavatum*), espondilite anquilosante e obesidade mórbida podem provocar doença ventilatória restritiva devido à distorção e à restrição do volume da cavidade torácica.

O exame das mãos pode revelar sinais significativos de patologia respiratória. O baqueteamento é frequentemente associado a doenças respiratórias. Uma associação incomum com baqueteamento é a osteoartropatia pulmonar hipertrófica (OAH) caracterizada por inflamação periosteal, inchaço e sensibilidade nas extremidades distais dos ossos longos, punhos, tornozelos, metacarpos e metatarsos. Em raros casos a OAH pode ocorrer sem baqueteamento digital associado. As causas de OAH incluem mesotelioma pleural, fibrose pulmonar e infecções pulmonares crônicas, como abscesso pulmonar.

Manchas nos dedos (causadas pelo alcatrão porque a nicotina é incolor) é um sinal de tabagismo. A dorsiflexão dos punhos com os braços estendidos e os dedos abertos pode resultar em um tremor de punho (*i. e.*, asterixe) observado com retenção grave de dióxido de carbono. Emaciação e fraqueza são sinais de caquexia devido a processo maligno ou enfisema em estágio terminal. A compressão do tumor pulmonar periférico e a infiltração de um tronco inferior do plexo braquial provocam desgaste dos pequenos músculos da mão e fraqueza na abdução dos dedos.

O exame de cabeça e pescoço é fundamental. Os olhos são inspecionados à procura da síndrome de Horner (*i. e.*, miose, ptose parcial e perda de sudorese), que pode resultar de um tumor pulmonar apical comprimindo os nervos simpáticos no pescoço. A voz é avaliada quanto à rouquidão, que pode indicar paralisia do nervo laríngeo recorrente associada a carcinoma de pulmão (geralmente do lado esquerdo) ou carcinoma de laringe; no entanto, a causa mais comum é a laringite.

O nariz é examinado à procura de pólipos nasais (associados à asma), conchas nasais ingurgitadas (várias condições alérgicas) e desvio de septo (obstrução nasal). A sinusite é indicada por dolorimento à palpação e à percussão dos seios da face.

A língua é examinada para cianose central. A boca pode conter evidências de uma infecção do sistema respiratório superior (p. ex., faringe eritematosa, aumento das tonsilas com ou sem revestimento de pus). Um dente danificado ou gengivite podem predispor a abscesso pulmonar ou pneumonia. A obstrução da veia cava superior pode causar pletora facial ou cianose. Pacientes com apneia obstrutiva do sono podem ser obesos e apresentar retração do queixo, faringe pequena e pescoço curto e grosso.

A palpação torácica é realizada, primeiro, palpando os músculos acessórios da respiração no pescoço (*i. e.*, músculos escaleno e esternocleidomastóideo). A hipertrofia e a contração sugerem aumento do esforço respiratório. A palpação traqueal deve demonstrar a traqueia localizada na linha mediana do pescoço. O desvio é sugestivo de colapso pulmonar ou massa. Massas cervicais devem ser documentadas.

O médico deve colocar ambas as mãos na metade inferior do tórax posterior do paciente com os polegares se tocando e os dedos abertos; as mãos devem ser mantidas no lugar enquanto o paciente faz várias inspirações profundas. Os polegares do médico devem se separar levemente e as mãos devem se afastar simetricamente durante a inspiração do paciente. As causas da assimetria incluem dor, anormalidades da parede torácica, consolidação e pneumotórax hipertensivo.

Frêmitos são uma vibração sutil apreciada melhor com a borda da mão contra a parede torácica do paciente enquanto o paciente fala. O aumento do frêmito ocorre em áreas com consolidação pulmonar subjacente e a diminuição do frêmito ocorre em derrames pleurais. Em seguida, o tórax do paciente deve ser percutido e o nível do diafragma deve ser determinado bilateralmente. A nota de percussão deve ser comparada de cada lado iniciando no ápice e descendo, incluindo as faces posterior, anterior e lateral. Derrames pleurais, consolidação, massas ou diafragmas elevados podem produzir macicez à percussão, e pneumotórax ou hiperinsuflação podem causar hiper-ressonância.

A ausculta pulmonar é utilizada para avaliar a qualidade da respiração e detectar ruídos adventícios não auscultados em pulmões normais. Os sons respiratórios normais podem ser vesiculares e brônquicos. Os sons respiratórios brônquicos são auscultados nas vias respiratórias centrais e são mais altos e mais grosseiros do que o murmúrio vesicular, que é auscultado nas periferias e bases pulmonares. Os sons broncovesiculares são uma combinação dos dois e são auscultados em vias respiratórias de calibre médio. Os sons brônquicos têm um componente inspiratório mais longo, enquanto os sons vesiculares têm um componente expiratório alongado e são muito mais suaves. Os sons respiratórios brônquicos e os sons respiratórios broncovesiculares nas periferias pulmonares são anormais e podem ser devidos à consolidação subjacente. Na consolidação pulmonar, ocorre aumento da transmissão da voz, denominado *pectorilóquia sussurrada*; a *egofonia* é uma forma especial de broncofonia, de qualidade nasalada e metálica, comparada ao balido de cabra. Aparece na parte superior dos derrames pleurais e nas condensações pulmonares.

Sons anormais ou extrapulmonares são crepitações, sibilos e atrito. Os estertores podem ser grossos (subcrepitantes) ou finos (crepitantes), semelhantes a Velcro®. Muco nas vias respiratórias ou a abertura de vias respiratórias de grande ou médio calibre provoca, com frequência, estertores subcrepitantes. Na bronquiectasia, a alteração dos estertores ocorre com a tosse. Estertores crepitantes (finos) inspiratórios, causados pela abertura sequencial de alvéolos antes colapsados, são mais comuns nas bases e são frequentemente auscultados em edema pulmonar ou fibrose intersticial.

O sibilo é um som mais agudo sugestivo de obstrução das grandes vias respiratórias quando auscultado localmente. O sibilo no paciente com asma ou insuficiência cardíaca congestiva é mais baixo e auscultado difusamente em todos os campos pulmonares. Sibilos localizados podem ser auscultados em condições como embolia pulmonar, obstrução brônquica por tumor e aspiração de corpo estranho.

Um atrito pleural é um som gerado por fricção de superfícies pleurais inflamadas, muitas vezes comparado ao som de fricção de pedaços de couro. O atrito pleural, muitas vezes transitório e dependente do volume de líquido no espaço pleural, pode surgir após toracocentese volumosa, juntamente com dor torácica de caráter pleurítico.

Crepitação sincronizada com o ciclo cardíaco, chamada *sinal de Hamman*, é auscultada em pacientes com pneumomediastino. A ausência completa de murmúrio vesicular em um hemitórax deve levar a considerar pneumotórax, hidrotórax ou hemotórax; obstrução de um brônquio principal ou ausência cirúrgica ou congênita do pulmão.

AVALIAÇÃO

Um diagnóstico diferencial deve ser estabelecido com base em anamnese abrangente e exame físico completo. O diagnóstico diferencial

preliminar determina a bateria de exames solicitados, reconhecendo que estes podem revelar distúrbios não considerados na avaliação inicial. O objetivo dessa avaliação estendida é duplo: confirmar um diagnóstico ou desconsiderar outros distúrbios e avaliar a gravidade do distúrbio pulmonar.

Pacientes com um distúrbio pulmonar sugerido devem ser submetidos a testes de função pulmonar (ver Capítulo 15). A espirometria avalia o fluxo de ar e ajuda a diferenciar entre o padrão obstrutivo característico da DPOC, asma e distúrbios relacionados e o padrão restritivo observado na doença pulmonar fibrótica. A espirometria também ilustra a gravidade da alteração fisiológica.

As medidas do volume pulmonar são efetivas na avaliação da hiperinsuflação ou na confirmação de um processo restritivo. O cálculo da capacidade de difusão do monóxido de carbono (DL_{CO}) do pulmão elucida as alterações na capacidade de troca gasosa. O registro da saturação de oxigênio, via oximetria de pulso, pode ser utilizado para avaliar melhor as trocas gasosas.

As informações sobre oxigenação e equilíbrio ácido-base são obtidas a partir da gasometria arterial. Um teste de caminhada de 6 minutos, que avalia a oxigenação durante o esforço, pode demonstrar que os pacientes necessitam de oxigênio suplementar. Outros exames mais especializados (p. ex., broncoprovocação, teste de esforço cardiopulmonar, polissonografia) podem ser necessários, dependendo do contexto.

Os estudos de imagem do tórax são benéficos na avaliação da estrutura pulmonar. A radiografia de tórax mostra o parênquima pulmonar e a pleura, a silhueta cardíaca, as estruturas mediastinais e a composição corporal. A análise de radiografias de tórax antigas é essencial para avaliar a progressão da doença.

A tomografia computadorizada (TC) fornece uma avaliação mais abrangente das estruturas pulmonares e mediastinais e é essencial na avaliação da doença pulmonar intersticial, massas pulmonares e outros distúrbios. Juntamente com a cintilografia de ventilação-perfusão e a angiografia pulmonar, a TC é um dos vários recursos utilizados para avaliar a vasculatura pulmonar. A tomografia por emissão de pósitrons (PET) é utilizada para avaliar a atividade metabólica de massas pulmonares e consegue indicar um diagnóstico de malignidade.

Exames de sangue padrão, como hemograma completo e bioquímica do sangue, apontam para distúrbios específicos ou podem fornecer informações sobre a gravidade de um distúrbio pulmonar (p. ex., policitemia na hipoxemia crônica, leucocitose na infecção pulmonar). Alguns exames especializados devem ser reservados para diagnósticos específicos, como doenças do tecido conjuntivo (p. ex., fator reumatoide, anticorpos antinucleares) ou pneumonite de hipersensibilidade (perfil de hipersensibilidade).

Junto com a anamnese e o exame físico, essas investigações são úteis para estreitar o diagnóstico diferencial e estabelecer um plano de manejo específico, que muitas vezes pode ser elaborado em uma única consulta; no entanto, os pacientes, frequentemente, necessitam de várias consultas de acompanhamento nas quais o médico avalia a progressão da doença, a adesão do paciente e a resposta ao tratamento.

Se os exames não invasivos não fornecerem um diagnóstico, podem ser necessários exames mais invasivos. A broncoscopia de fibra óptica ou rígida possibilita a visualização direta das vias respiratórias e a aquisição de amostras clínicas valiosas para exame. A aspiração percutânea por agulha transtorácica ou navegação broncoscópica eletromagnética é útil na avaliação de lesões pulmonares periféricas. Em última análise, a cirurgia pode ser necessária para obter tecido por meio de biopsia pulmonar a céu aberto ou videoassistida por toracoscopia.

Para uma discussão mais profunda sobre este tópico, ver Capítulo 78, "Exames de Imagem na Doença Pulmonar", e o Capítulo 93,

"Abordagens Intervencionistas e Cirúrgicas à Doença Pulmonar", em ❖ *Goldman-Cecil Medicina*, 26ª edição.

PERSPECTIVAS PARA O FUTURO

Os valores preditivos de várias facetas da anamnese e do exame físico precisam ser esclarecidos. O papel da análise quantitativa de TC no diagnóstico e avaliação da incapacidade do paciente com doenças pulmonares deve ser refinado. O papel dos procedimentos pulmonares intervencionistas deve ser verificado para o diagnóstico e o tratamento das doenças pulmonares.

LEITURA SUGERIDA

Davis JL, Murray JF: History and physical examination. In Mason RJ, Murray JF, Broaddus VC, et al, editors: Murray and Nadel's textbook of respiratory medicine, ed 6, Philadelphia, 2016, Elsevier.

Hollingsworth H: What's new in pulmonary and critical care medicine. https://www.uptodate.com/contents/whats-new-in-pulmonary-and-critical-care-medicine. Accessed August 5, 2019.

Ryder REJ, Mir MA, Freeman EA: An aid to the MRCP PACES, vol 1, ed 4, Chichester, 2012, Wiley-Blackwell Publishing.

Weiner DL: Causes of acute respiratory distress in children. Available at: https://www.uptodate.com/contents/causes-of-acute-respiratory-distress-in-children. Accessed August 5, 2019.

15

Avaliação de Estrutura e Função Pulmonares

Patrick Koo, F. Dennis McCool, Jigme Michael Sethi

INTRODUÇÃO

O funcionamento satisfatório de todos os sistemas orgânicos depende de sua capacidade de consumir oxigênio e eliminar dióxido de carbono. A função primária do pulmão é fornecer oxigênio ao sangue capilar pulmonar e excretar dióxido de carbono. Para conseguir isso, o pulmão precisa gerar fluxo de ar para dentro e para fora dos alvéolos (ventilação), enquanto absorve oxigênio no sangue pulmonar e elimina dióxido de carbono do ar alveolar (troca gasosa). Isso é feito de uma maneira que tenta otimizar as trocas gasosas (equilíbrio ventilação-perfusão). Esse processo, extremamente eficiente, possibilita que o ser humano mantenha a oxigenação ideal e o equilíbrio ácido-básico em várias atividades, desde a respiração em repouso até atividades moderadamente extenuantes. Este capítulo fornece uma visão geral da anatomia e da fisiologia que possibilitam que o sistema respiratório desempenhe suas funções de sustentação da vida, bem como uma discussão dos testes disponíveis para avaliar a estrutura e a função pulmonares.

ANATOMIA

Via respiratória

O ar inspirado flui pelo nariz e pela nasofaringe, onde é aquecido à temperatura corporal, umidificado e filtrado de partículas transportadas pelo ar com mais de 10 μm de diâmetro. O ar, então, entra em um sistema complexo de vias respiratórias dicotômicas ramificadas que formam uma árvore que ocupa o tórax. As primeiras 15 divisões, começando com a traqueia, os brônquios principais, os brônquios segmentares e subsegmentares até os bronquíolos terminais, são simplesmente um conjunto de tubos condutores que não participam das trocas gasosas. Juntos, eles constituem a *zona condutora* do pulmão, também conhecida como *espaço morto anatômico* (cerca de 1 mℓ por 454 g de peso corporal ideal, ou aproximadamente 150 mℓ) (Figura 15.1). Os anéis cartilaginosos ajudam a manter a permeabilidade dessas grandes vias respiratórias. Nos brônquios principais, os anéis são circunferenciais, enquanto na traqueia os anéis cartilagíneos têm formato de U, com a membrana posterior da traqueia compartilhando

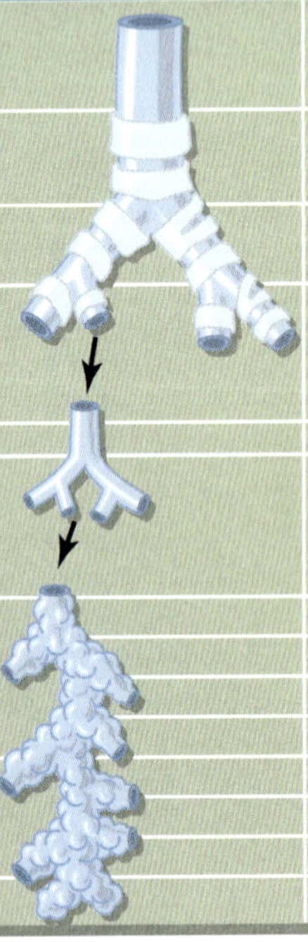

Subdivisão das vias respiratórias	Nº da ordem	Área transversal (cm²)	Resistência (cmH$_2$O • ℓ$^{-1}$ • s)
Laringe	0		0,5
Traqueia	0	2,5	
Brônquios	1		0,5
		2,0	
	2		
Bronquíolos		5,0	0,2
	16	$1,8 \times 10^2$	
	17		
Bronquíolos respiratórios			
	19	$9,4 \times 10^2$	
Ductos alveolares			
	22	$5,8 \times 10^3$	
Alvéolos	23	$5,6 \times 10^7$	

Figura 15.1 As subdivisões das vias respiratórias e sua nomenclatura. (Adaptada de Weibel ER: Morphometry of the human lung, Berlin, 1963, Springer.)

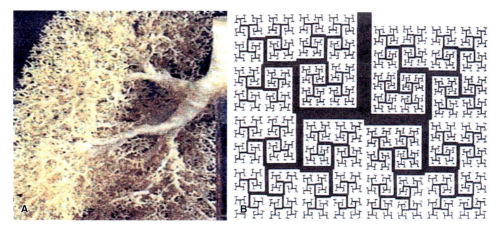

Figura 15.2 A. O molde do pulmão direito demonstra ramificação das vias respiratórias. **B.** As vias respiratórias ramificadas podem ser modeladas usando os princípios da geometria fractal, que permitem o preenchimento eficiente do espaço torácico.

uma parede com o esôfago. O padrão de ramificação dessas primeiras 15 divisões das vias respiratórias segue os princípios da geometria fractal: a redução do diâmetro e do comprimento das vias respiratórias entre cada geração é semelhante, por um fator de 0,79, servindo para compactar densamente as vias respiratórias no espaço disponível do tórax (Figura 15.2 A e B). Essa geometria reduz o comprimento do trajeto brônquico da traqueia para a periferia e minimiza tanto o volume do espaço morto quanto a resistência ao fluxo de ar convectivo.

As oito gerações restantes de vias respiratórias compreendem os bronquíolos respiratórios e ductos alveolares revestidos por sacos alveolares. Essa área do pulmão é chamada de *zona respiratória*, e a unidade respiratória terminal é chamada de ácino. A troca gasosa começa na zona respiratória, mas ocorre principalmente nos alvéolos. O ar inspirado desce pela zona de condução principalmente por fluxo convectivo em massa, enquanto o movimento de oxigênio na zona respiratória é por difusão.

No total, há uma média de 23 subdivisões da via respiratória da traqueia aos ductos alveolares. Embora se suspeite que a resistência ao fluxo convectivo seja maior nas pequenas vias respiratórias devido ao seu pequeno diâmetro, ocorre o contrário. O enorme número de pequenas vias respiratórias juntas fornece uma enorme área transversal efetiva para o fluxo de ar. Por exemplo, a área transversal da traqueia é de 2,5 cm², comparada com uma área transversal total de 300 cm² para todos os ductos alveolares combinados. Como resultado, 80% da resistência ao fluxo de ar ocorre nas primeiras sete gerações de brônquios, e as "pequenas" vias respiratórias restantes (diâmetros < 2 mm) contribuem apenas com 20% da resistência ao fluxo de ar (Figura 15.3). À medida que o pulmão se expande durante a inspiração, a área transversal efetiva dos ductos alveolares dobra, reduzindo ainda mais a resistência ao fluxo de ar.

Alvéolos

Os alvéolos são aglomerados de sacos aéreos, semelhantes a cachos de uvas, que fazem interface com os capilares pulmonares. Existem cerca de 300 milhões de sacos alveolares individuais, ou 10.000 em cada um dos 30.000 ácinos. Os alvéolos são estruturas de paredes finas com uma área total de cerca de 130 m². Isso é aproximadamente metade do tamanho de uma quadra de tênis de duplas. A superfície dos alvéolos é revestida por dois tipos de células. Os pneumócitos do tipo I planos constituem 95% das células. Os pneumócitos do tipo II, que representam cerca de 5% das células do revestimento alveolar, secretam surfactante, uma lipoproteína complexa cujo papel na redução da tensão superficial no espaço alveolar é fundamental para reduzir as forças necessárias para expandir o pulmão. O surfactante também é importante na prevenção do colapso alveolar em volumes pulmonares baixos e, assim, promover trocas gasosas normais. Os capilares correm nos septos extremamente finos que separam os alvéolos; portanto, são expostos ao ar dos alvéolos circundantes. O revestimento epitelial dos alvéolos, o revestimento endotelial dos capilares e a membrana basal fundida intermediária formam a interface alveolo-capilar. Normalmente, essa interface tem menos de 1 μm de espessura e não interfere significativamente nas trocas gasosas.

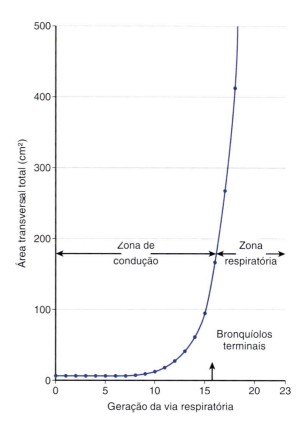

Figura 15.3 A área transversal total das vias respiratórias é representada por várias gerações de vias respiratórias. A área transversal total aumenta substancialmente na zona respiratória. Consequentemente, a velocidade do gás que entra na zona respiratória diminui e a resistência é baixa.

Vasos sanguíneos

A artéria pulmonar origina-se do ventrículo direito e se ramifica até terminar em uma malha de capilares que circundam os alvéolos. Isso cria uma grande área de superfície que facilita as trocas gasosas. O sangue retorna ao coração pelas veias pulmonares que percorrem os pulmões, coalescem em quatro veias pulmonares principais e desembocam no átrio esquerdo. A circulação pulmonar é um circuito de baixa resistência; a resistência vascular pulmonar é cerca de um décimo da resistência na circulação sistêmica. Os vasos pulmonares podem ser facilmente recrutados para acomodar aumentos no fluxo sanguíneo, mantendo baixas pressão e resistência. Assim, durante o exercício, qualquer aumento do débito cardíaco pode ser distribuído pelo pulmão sem aumentar significativamente as pressões arteriais pulmonares.

Um sistema vascular separado, o sistema brônquico, também supre o pulmão. As artérias brônquicas originam-se da aorta e, ao contrário das artérias pulmonares, estão sob pressão sistêmica. Esses vasos fornecem nutrientes para as estruturas pulmonares proximais aos alvéolos. Dois terços da circulação brônquica drenam para as veias pulmonares e, então, desembocam no átrio esquerdo. Esse sangue, que tem baixo teor de oxigênio, mistura-se com o sangue recém-oxigenado das veias pulmonares para diminuir o teor de oxigênio do sangue que entra na circulação sistêmica.

FISIOLOGIA

Ventilação

A *ventilação* refere-se ao transporte de ar da atmosfera para o alvéolo. O produto do volume corrente (V_C) pela frequência respiratória (f) representa o volume total de ar entregue ao pulmão por minuto (ventilação minuto). No entanto, nem todo ar que entra no pulmão está em contato com as unidades de troca gasosa. A porção do V_C que preenche a zona respiratória e os alvéolos e está disponível para as trocas gasosas constitui o volume alveolar (V_A), enquanto a porção que permanece nas vias respiratórias condutoras é o volume anatômico do espaço morto (V_D) (Figura 15.4). A razão V_D/V_C é chamada de *razão de espaço morto*. Normalmente, um terço de uma respiração é espaço morto (V_D/V_C = 1/3). O volume de ar fresco que chega aos alvéolos é $V_C - V_D$. Quando a pessoa tem boa ventilação, o espaço morto torna-se uma fração menor do volume corrente total. Portanto, para determinado V_C, a respiração lenta e profunda resulta em maior V_A e melhor troca gasosa em comparação com a respiração rápida e superficial.

A razão V_D/V_C pode ser calculada pelo método de Bohr, como segue:

$$V_D/V_C = (Pa_{CO_2} - P_{ECO_2})/Pa_{CO_2}$$

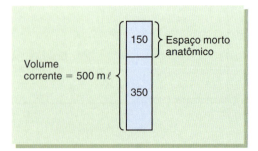

Figura 15.4 Diagrama esquemático do volume inspirado de ar que participa das trocas gasosas (V_A, 350 mℓ) e do volume do espaço morto anatômico (V_D, 150 mℓ), que juntos fornecem um volume corrente (V_C) de 500 mℓ.

em que Pa_{CO_2} é a pressão parcial arterial de dióxido de carbono e P_{ECO_2} é a pressão parcial de dióxido de carbono no gás expirado misto (*i. e.*, a mistura de gás rico em CO_2 que entra nos alvéolos a partir dos capilares pulmonares e gás do espaço morto, que é desprovido de CO_2). P_{ECO_2} aumenta durante a expiração, atingindo um platô no fim da expiração. No fim da expiração, a P_{ECO_2} representa o gás alveolar exalado que esteve em equilíbrio com o sangue capilar pulmonar. Em indivíduos saudáveis, a P_{ECO_2} no fim da expiração é equivalente à Pa_{CO_2}.

A ventilação do espaço morto é ventilação desperdiçada, porque apenas o V_A participa das trocas gasosas. Portanto, à medida que a taxa metabólica e a produção de dióxido de carbono aumentam, o V_A deve aumentar para manter uma P_{CO_2} arterial de 40 mmHg. A relação entre essas variáveis é descrita pela equação do dióxido de carbono alveolar:

$$PA_{CO_2} = \text{produção de } CO_2/\dot{V}_A$$

em que PA_{CO_2} é a pressão parcial de dióxido de carbono no alvéolo e $\dot{V}_A$ é a ventilação alveolar. A partir dessa equação, percebe-se que a pressão parcial de dióxido de carbono no alvéolo é inversamente proporcional à ventilação alveolar.

A relação descrita pela equação do oxigênio alveolar é semelhante:

$$PA_{O_2} = \text{consumo de } O_2/\dot{V}_A$$

No entanto, essa relação é mais complicada porque a PA_{O_2} também é proporcional à fração inspirada de oxigênio, à pressão de vapor d'água e à pressão parcial de dióxido de carbono no alvéolo (discutida mais adiante). As implicações das relações alveolares de dióxido de carbono e oxigênio são que (1) a manutenção de uma composição constante de gás alveolar depende de uma razão constante de ventilação para taxa metabólica; (2) se a ventilação for muito alta (hiperventilação), a P_{CO_2} alveolar será baixa e a P_{O_2} alveolar será alta; e (3) se a ventilação for muito baixa (hipoventilação), a P_{CO_2} alveolar será alta e a P_{O_2} alveolar será baixa.

Mecânica da respiração

A *mecânica respiratória* é o estudo das forças necessárias para fornecer ar ao pulmão e como essas forças governam o volume e o fluxo de gases. Mecanicamente, o sistema respiratório consiste em duas estruturas: os pulmões e a parede torácica. Os pulmões são estruturas elásticas (semelhantes a molas) que estão situadas dentro de outra estrutura elástica, a parede torácica. No fim da expiração, com atividade muscular respiratória ausente, a retração interna do pulmão é exatamente equilibrada pela retração externa da parede torácica, representando a posição de equilíbrio da unidade pulmão-parede torácica. Normalmente, a retração do pulmão é sempre para dentro (favorecendo a desinsuflação pulmonar), e a retração da parede torácica é para fora (favorecendo a insuflação); em volumes pulmonares elevados, entretanto, a parede torácica também retrai para dentro (Figura 15.5). A energia necessária para alongar o sistema respiratório além de seu estado de equilíbrio (expiração final durante a respiração tranquila) é fornecida pelos músculos inspiratórios. Com a respiração tranquila normal, o fluxo de gás para fora do pulmão geralmente é realizado pela retração passiva do sistema respiratório.

Durante uma respiração típica, a contração do músculo inspiratório diminui a pressão intrapleural, que por sua vez diminui a pressão intra-alveolar. Uma vez que a pressão alveolar se torna subatmosférica, o ar pode fluir da boca através das vias respiratórias para os alvéolos. No fim da inspiração, os músculos inspiratórios são desligados e os pulmões e a parede torácica recuam passivamente de volta aos seus estados de equilíbrio. Essa retração passiva do sistema respiratório faz

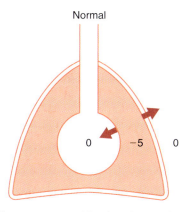

Figura 15.5 Diagrama esquemático do pulmão e da parede torácica na capacidade residual funcional (CRF). As *setas* mostram que a força elástica de expansão da parede torácica é igual à força elástica de colapso do pulmão. A pressão intrapleural é −5 na CRF porque ambas as forças estão puxando o espaço pleural em direções opostas.

com que a pressão alveolar se torne positiva ao longo da expiração até que a posição de repouso do pulmão e da parede torácica seja restabelecida e a pressão alveolar novamente se iguale à pressão atmosférica. Durante a respiração tranquila, a pressão pleural é sempre subatmosférica, enquanto a pressão alveolar oscila abaixo e acima da pressão zero (atmosférica) (Figura 15.6).

O principal músculo inspiratório é o diafragma. Outros incluem os músculos esternocleidomastóideos, os músculos escalenos, os paraesternais e os intercostais externos. A contração do diafragma resulta em expansão da caixa torácica inferior e compressão do conteúdo intra-abdominal. A última ação resulta na expansão da parede abdominal.

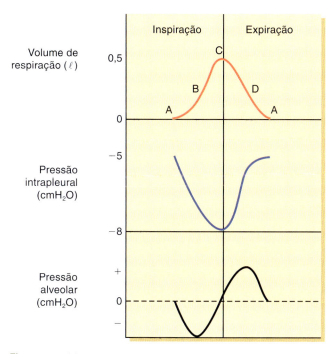

Figura 15.6 Volume, pressão intrapleural e pressão alveolar durante um ciclo respiratório normal. As letras correspondem às várias fases do ciclo: *A*, expiração final; *B*, inspiração; *C*, inspiração final; e *D*, expiração. A pressão alveolar é bifásica, sem cruzamentos em momentos sem fluxo (i. e., expiração final e inspiração final). A pressão intrapleural permanece subatmosférica ao longo do tempo.

Os músculos expiratórios consistem nos músculos intercostais internos e nos músculos abdominais. Os fluxos expiratórios podem ser aumentados pelo recrutamento dos músculos expiratórios; isso ocorre durante o exercício ou com tosse.

Para inflar o sistema respiratório, os músculos inspiratórios devem vencer dois tipos de forças: as forças elásticas impostas pelo pulmão e pela parede torácica (cargas elásticas) e as forças resistivas relacionadas ao fluxo de ar (cargas resistivas). As cargas elásticas sobre os músculos inspiratórios resultam da tendência do sistema respiratório de resistir ao alongamento. As forças elásticas são dependentes do volume; ou seja, o sistema respiratório torna-se mais difícil de alongar em volumes maiores que a capacidade residual funcional (CRF) e mais difícil de comprimir em volumes menores que a CRF. As forças elásticas podem ser caracterizadas examinando-se a relação entre o volume pulmonar e a pressão de retração (Figura 15.7). Quando desinflados ou inflados, o pulmão e a parede torácica apresentam pressões de recuo características. A inclinação da relação entre o volume pulmonar e a pressão de retração elástica da parede torácica ou do pulmão representa a *complacência* de cada estrutura. A soma das pressões de retração da parede torácica e do pulmão representa a pressão de retração do sistema respiratório total.

As propriedades elásticas do pulmão estão relacionadas a dois fatores: o comportamento elástico do colágeno e da elastina no parênquima pulmonar e a tensão superficial no alvéolo na interface hidroaérea. Ambos os fatores contribuem igualmente para a retração elástica pulmonar. Uma substância tensoativa, chamada *surfactante*, é produzida pelas células alveolares do tipo II e reveste os alvéolos. Essa substância consiste principalmente em fosfolipídios e reduz a tensão superficial da interface hidroaérea, tornando mais fácil inflar o pulmão. Os pulmões são rígidos (menos complacentes) e difíceis de inflar em doenças caracterizadas por perda de surfactante (p. ex., síndrome do desconforto respiratório infantil). Doenças como a fibrose pulmonar, caracterizada pelo excesso de colágeno no pulmão, podem tornar o pulmão rígido e difícil de inflar, enquanto aquelas como o enfisema, caracterizado pela perda de elastina e colágeno, reduzem a retração pulmonar e aumentam a complacência pulmonar (Figura 15.8). Normalmente, na CRF, são necessários cerca de 1 cm de pressão da água (1 cmH_2O) para inflar os pulmões 200 mℓ ou para inflar a parede torácica 200 mℓ. O pulmão e a parede torácica precisam ser inflados

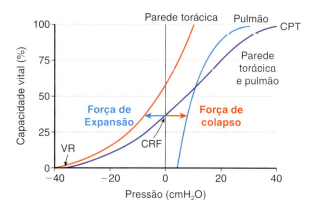

Figura 15.7 Relação volume-pressão do sistema respiratório e seus componentes – o pulmão e a parede torácica. A pressão de retração do sistema respiratório em qualquer volume é a soma das pressões de retração do pulmão e da parede torácica. Forças que criam pressões negativas expandem o sistema respiratório, enquanto forças que criam pressões positivas colapsam o sistema respiratório. A inclinação da curva volume-pressão representa a complacência de cada estrutura. *CPT*, Capacidade pulmonar total; *CRF*, Capacidade residual funcional; *VR*, volume residual.

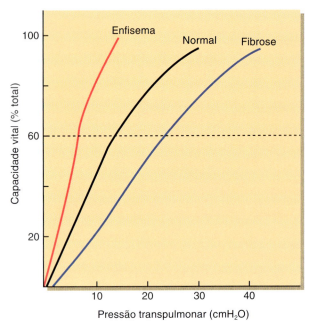

Figura 15.8 Curvas de complacência para indivíduos normais e para pacientes com enfisema ou fibrose pulmonar. A pressão transpulmonar necessária para atingir determinado volume pulmonar é maior para o paciente com fibrose pulmonar (observe a linha tracejada horizontal a 60% da capacidade vital). Isso aumenta o trabalho respiratório.

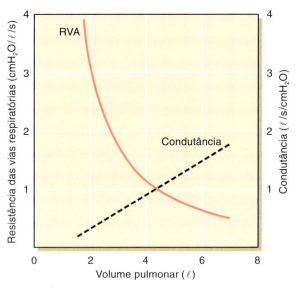

Figura 15.9 À medida que o volume pulmonar aumenta, as vias respiratórias são dilatadas e a resistência das vias respiratórias (RVA) diminui. O recíproco da resistência (condutância) aumenta à medida que o volume pulmonar aumenta.

com o mesmo volume durante a inspiração, de modo que 2 cmH$_2$O de pressão são necessários para inflar ambos até 200 mℓ. Portanto, a complacência normal do sistema respiratório é de aproximadamente 200/2 ou 100 mℓ/cmH$_2$O e a complacência do pulmão ou da parede torácica é de 200/1 ou 200 mℓ/cmH$_2$O em volumes próximos da CRF.

O segundo conjunto de forças que os músculos inspiratórios devem superar para inflar os pulmões são forças dependentes do fluxo; ou seja, viscosidade do tecido e resistência ao fluxo das vias respiratórias, este último constituindo o principal componente das forças dependentes do fluxo. A resistência das vias respiratórias durante a inspiração pode ser calculada medindo-se o fluxo inspiratório e a diferença de pressão entre o alvéolo e a abertura das vias respiratórias (ΔP_{A-ao}).

$$\text{Resistência} = \Delta P_{A-ao}/\dot{V}$$

A velocidade do fluxo de ar, o tipo de fluxo de ar (laminar ou turbulento) e os atributos físicos da via respiratória (raio e comprimento) são os principais determinantes da resistência das vias respiratórias. O raio das vias respiratórias é o fator principal das propriedades físicas. A resistência aumenta à quarta potência à medida que o diâmetro diminui em condições de fluxo laminar (perfil de fluxo em linha de corrente) e à quinta potência em condições de fluxo turbulento (perfil de fluxo caótico). Como o diâmetro das vias respiratórias aumenta à medida que o volume pulmonar aumenta, a resistência das vias respiratórias diminui à medida que o volume pulmonar aumenta (Figura 15.9). O diâmetro das vias respiratórias também contribui para as diferenças regionais na resistência das vias respiratórias. Embora as vias respiratórias periféricas sejam mais estreitas do que as vias respiratórias centrais, sua área transversal total é muito maior do que a das vias respiratórias centrais, conforme descrito anteriormente. Consequentemente, a resistência ao fluxo de ar nas vias respiratórias periféricas é baixa em relação às vias respiratórias centrais (veFigura 15.3).

O tipo de fluxo de ar é outro elemento determinante da resistência das vias respiratórias. A resistência é diretamente proporcional à taxa de fluxo quando este é laminar. A resistência é muito maior com fluxo turbulento porque é proporcional ao quadrado da vazão. A velocidade do fluxo de ar determina, em parte, se o padrão de fluxo é laminar ou turbulento. Clinicamente, o aumento da resistência das vias respiratórias pode ser observado em doenças associadas à obstrução dessas vias causada por massa intrínseca, muco dentro das vias respiratórias, contração do seu músculo liso ou compressão extrínseca.

A retração elástica do pulmão também influencia a resistência das vias respiratórias e o fluxo de ar. A diminuição da retração pulmonar aumenta a resistência promovendo o colapso das pequenas vias respiratórias (e-Figura 15.1). A resistência normal ao respirar em CRF em baixas taxas de fluxo está na faixa de 1 a 2 cmH$_2$O/ℓ por segundo.

Distribuição da ventilação

A distribuição do volume inalado pelo pulmão é desigual. Em geral, a maior parte do volume inalado vai para as bases do pulmão e não para o ápice quando o indivíduo está inspirando em posição ereta. Esse padrão de distribuição de volume leva a maior ventilação das bases do que nos ápices. A falta de homogeneidade da ventilação resulta, em grande parte, das diferenças regionais na complacência pulmonar. Os alvéolos do ápice pulmonar são relativamente mais inflados na CRF do que os alvéolos da base pulmonar. A diferença na distensão alveolar do ápice para a base está relacionada às diferenças de pressão pleural do ápice para a base. O peso do pulmão faz com que a pressão pleural seja mais negativa no ápice e menos negativa na base. A diferença normal na pressão pleural do ápice à base em um adulto é de aproximadamente 8 cmH$_2$O (Figura 15.10). Como os alvéolos apicais são mais esticados na CRF, eles estão operando em uma região mais rígida e menos complacente de sua curva volume-pressão do que os alvéolos nas bases, tornando-os mais difíceis de inflar do que os alvéolos basilares. Portanto, no início da inspiração, mais volume é direcionado para a base do que para o ápice do pulmão.

Controle da ventilação

A manutenção da oxigenação e do equilíbrio ácido-básico adequados é realizada por meio do sistema de controle respiratório. Esse sistema consiste nos centros de controle respiratório neurológico, nos efetores respiratórios (músculos que fornecem a força para inflar os pulmões) e nos sensores respiratórios. O centro respiratório que controla

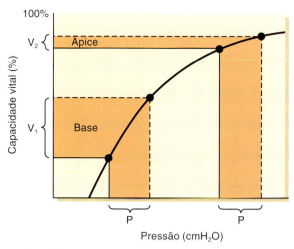

Figura 15.10 Pressão transpulmonar e volume para unidades pulmonares na base e no ápice do pulmão. Como a pressão pleural é mais negativa no ápice do pulmão, os alvéolos dessa região são alongados, colocando-os em uma parte menos complacente da curva volume-pressão. Para uma dada mudança (P) na pressão transpulmonar durante a inspiração, a base mais complacente infla em maior grau que o ápice (V_1 e V_2, respectivamente).

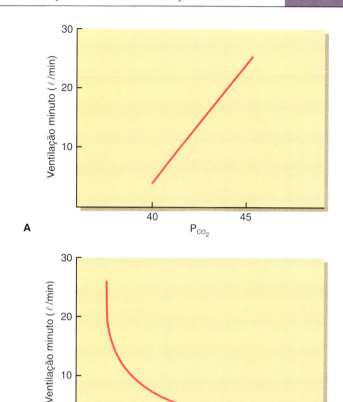

Figura 15.11 A. Um aumento da pressão parcial de dióxido de carbono (P_{CO_2}) leva a um aumento linear na ventilação minuto. **B.** A resposta ventilatória à hipoxemia é menos sensível e clinicamente relevante apenas quando a pressão parcial de oxigênio (P_{O_2}) cai significativamente.

automaticamente a inspiração e a expiração está localizado no bulbo do tronco encefálico. O centro respiratório no tronco encefálico tem um gerador de ritmo intrínseco (marca-passo) que comanda a respiração. A saída desse centro é modulada por entradas de quimiorreceptores periféricos e centrais, de mecanorreceptores nos pulmões e de centros superiores no cérebro, incluindo o controle consciente do córtex cerebral. O centro respiratório no bulbo é o principal responsável por determinar o nível de ventilação.

O dióxido de carbono é o principal fator que controla a ventilação. No sangue arterial, ele se difunde através da barreira hematencefálica, reduzindo assim o pH do líquido cefalorraquidiano e estimulando os quimiorreceptores centrais. Uma alteração na Pa_{CO_2} acima ou abaixo do normal aumentará ou diminuirá a ventilação, respectivamente. Durante a respiração tranquila e em repouso, acredita-se que o nível de Pa_{CO_2} seja o principal fator que controla a respiração. Somente quando a Pa_{O_2} (i. e., a pressão parcial de oxigênio dissolvido no sangue que não está ligado à hemoglobina) cai substancialmente, a ventilação responde significativamente. Normalmente, a Pa_{O_2} precisa cair para menos de 50 mmHg antes que a ventilação aumente drasticamente (Figura 15.11). Níveis baixos de oxigênio no sangue não são detectados pelo centro respiratório no cérebro, mas são detectados por receptores no corpo carotídeo. Esses receptores vasculares estão localizados entre os ramos interno e externo da artéria carótida. As alterações na Pa_{O_2} são detectadas pelo nervo do seio carotídeo. O tráfego neural projeta-se para o centro respiratório por meio do nervo glossofaríngeo, que serve para modular a ventilação. O corpo carotídeo também detecta mudanças na Pa_{CO_2} e no pH. Ácidos não voláteis (p. ex., cetoácidos) estimulam a ventilação por meio de seus efeitos no corpo carotídeo.

O resultado desse complexo sistema de controle respiratório é que variáveis como Pa_{O_2}, Pa_{CO_2} e pH são mantidas dentro de limites estreitos na maioria das circunstâncias. O centro de controle respiratório também pode ajustar o volume corrente e a frequência da respiração para minimizar o seu custo energético, e pode se adaptar a circunstâncias especiais como falar, nadar, comer e fazer exercícios. A respiração pode ser estimulada por manipulação artificial de P_{CO_2}, P_{O_2} e pH. Por exemplo, a ventilação é aumentada pela reinalação de dióxido de carbono, inalação de uma concentração baixa de oxigênio ou infusão de ácido na corrente sanguínea.

Perfusão

O leito vascular pulmonar difere da circulação sistêmica em vários aspectos. O leito vascular pulmonar recebe todo o débito cardíaco do ventrículo direito, enquanto o débito cardíaco do ventrículo esquerdo é disperso entre vários sistemas orgânicos. Apesar de receber todo o débito cardíaco, o sistema pulmonar é um circuito de baixa resistência e baixa pressão. A pressão arterial sistêmica média normal é de cerca de 100 mmHg, enquanto a pressão arterial pulmonar média normal está na faixa de 15 mmHg. O leito vascular pode acomodar passivamente um aumento no fluxo sanguíneo sem aumentar a pressão arterial, recrutando mais vasos no pulmão. Durante o exercício, por exemplo, há pouco aumento da resistência da artéria pulmonar apesar de um grande aumento do fluxo sanguíneo pulmonar. A vasoconstrição hipóxica, outra característica exclusiva do sistema vascular pulmonar, regula o fluxo sanguíneo regional. Essa regulação ajuda a combinar o fluxo sanguíneo com a ventilação, reduzindo o fluxo para regiões mal ventiladas do pulmão.

Perfusão ($\dot{Q}$) refere-se ao fluxo sanguíneo através de um órgão (i. e., o pulmão). No indivíduo ereto, há maior perfusão das bases pulmonares do que dos ápices (Figura 15.12). Em um sistema de baixa pressão como a circulação pulmonar, os efeitos da gravidade no fluxo sanguíneo precisam ser levados em consideração. A diferença de pressão arteriovenosa geralmente fornece a pressão "impulsionadora" para o fluxo sanguíneo na circulação sistêmica, mas isso é verdade apenas para certas regiões do pulmão. O fluxo sanguíneo pulmonar também precisa ser considerado no contexto da pressão alveolar. As pressões venosa e

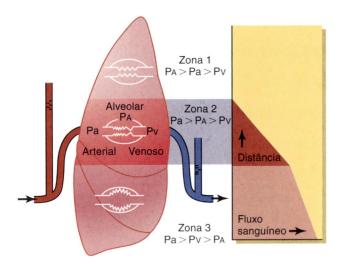

Figura 15.12 Modelo zonal de fluxo sanguíneo no pulmão. Devido à inter-relação das pressões vasculares arterial (Pa) e venosa (Pv) e das pressões alveolares (PA), a base do pulmão recebe a maior parte do fluxo (ver texto para explicação). (De West JB, Dollery CT, Naimark A: Distribution of blood flow in isolated lung: relation to vascular and alveolar pressures, J Appl Physiol 19:713-724, 1964.)

arterial são afetadas de forma importante pela gravidade, enquanto a pressão alveolar permanece constante em todo o pulmão, supondo que as vias respiratórias estejam abertas. Portanto, à medida que se desce do ápice para a base do pulmão, as pressões arterial e venosa aumentam devido à gravidade, mas a pressão alveolar permanece constante.

No ápice, a pressão alveolar pode ser maior que a pressão arterial. Essa região do pulmão é chamada de *zona 1* e, em teoria, não recebe fluxo sanguíneo. A pressão alveolar pode ser maior que a pressão arterial, por exemplo, em circunstâncias especiais como choque hipovolêmico, que diminui a pressão arterial, ou com níveis muito elevados de pressão expiratória final positiva (PEEP, do inglês *positive end-expiratory pressure*), que aumenta a pressão alveolar.

À medida que se desce do ápice em direção à zona média do pulmão, as pressões arterial e venosa aumentam, enquanto a pressão alveolar permanece constante. Em algum momento, a pressão arterial se torna maior que a pressão alveolar. Nessa região, a pressão motriz para o fluxo sanguíneo é a diferença de pressão arterioalveolar. Esta região é referida como *zona 2* do pulmão. Normalmente, a zona 2 é muito pequena porque a pressão alveolar é menor que a pressão venosa na maior parte do pulmão; no entanto, com altos níveis de PEEP, a pressão alveolar torna-se maior do que a pressão venosa em mais regiões pulmonares.

Mais distante, em direção à base do pulmão, os efeitos da gravidade sobre as pressões arterial e venosa são mais pronunciados, a pressão venosa torna-se maior que a pressão alveolar e a diferença de pressão arteriovenosa fornece a pressão propulsora para o fluxo sanguíneo, como na circulação sistêmica. Essa região é referida como *zona 3* do pulmão.

Normalmente, a maior parte do pulmão está na zona 3 e a maior parte da perfusão é para a base do pulmão. Essa desigualdade na perfusão do ápice para a base é *qualitativamente* semelhante à desigualdade da ventilação do ápice para a base; no entanto, o fluxo sanguíneo aumenta do ápice para a base *mais* do que a ventilação, e isso explica o pequeno desequilíbrio ventilação-perfusão que existe no pulmão normal.

Transferência gasosa

O oxigênio e o dióxido de carbono são facilmente dissolvidos no plasma. O nitrogênio é muito menos solúvel e não é significativamente trocado pela interface alveolocapilar. A força motriz para a difusão de um gás através de uma barreira tecidual é a diferença na pressão parcial do gás através da barreira. A pressão parcial de oxigênio no ar ambiente inspirado que entra na traqueia é de 150 mmHg; isto é derivado da equação, $P_{O_2} = (P_{atm} - P_{H_2O}) \times F_{I_{O_2}}$, pressupondo que P_{atm} (pressão atmosférica) seja 760 mmHg, P_{H_2O} (a pressão parcial do vapor de água) é 47 mmHg, e $F_{I_{O_2}}$ (a fração de oxigênio no ar inspirado) é de 20,9%. No alvéolo, no entanto, a pressão parcial de oxigênio é reduzida para 100 mmHg porque o V_C inspirado se mistura com cerca de 3 ℓ de ar "pobre em oxigênio", enquanto nos pulmões é diluído pelo dióxido de carbono que se move para o alvéolo a partir dos capilares pulmonares. A pressão parcial de oxigênio no alvéolo ($P_{A_{O_2}}$) é definida pelo equilíbrio desses processos. O aumento da ventilação minuto aumenta o oxigênio adicionado ao alvéolo enquanto diminui a $P_{A_{CO_2}}$ – o resultado oposto da hipoventilação. Essa relação recíproca entre o dióxido de carbono alveolar e o oxigênio alveolar é descrita pela *equação do gás alveolar*:

$$P_{A_{O_2}} = [(P_{atm} - P_{H_2O}) \times F_{I_{O_2}}] - (P_{A_{CO_2}}/RER)$$

em que RER (do inglês *respiratory exchange ratio*) é a razão de troca respiratória, geralmente cerca de 0,8.

O gradiente de pressão que impulsiona a difusão do oxigênio do alvéolo para o capilar é a diferença entre a P_{O_2} alveolar (100 mmHg) e a P_{O_2} arterial (40 mmHg) no sangue capilar que entra no alvéolo. Quando o sangue deixa o alvéolo, a P_{O_2} no sangue capilar aumenta para 100 mmHg, mas como existem pequenas regiões de desequilíbrio ventilação-perfusão e *shunt* no pulmão normal, a P_{O_2} nas veias pulmonares dos pulmões como um todo é geralmente cerca de 90 mmHg. Portanto, a diferença entre as pressões parciais de oxigênio alveolar e arterial, conhecida como *gradiente A-a*, é tipicamente cerca de 10 mmHg na saúde.

O gradiente de pressão que leva o dióxido de carbono do sangue venoso misto para o alvéolo é a diferença na pressão parcial do dióxido de carbono (45 mmHg no sangue venoso misto e 40 mmHg no alvéolo). Apesar da pressão motriz mais baixa para o dióxido de carbono em comparação com o oxigênio, a maior solubilidade do dióxido de carbono permite o equilíbrio completo entre o alvéolo e o plasma durante cada ciclo respiratório (Figura 15.13).

A maior parte do oxigênio contido no sangue está ligada à hemoglobina; uma pequena fração é dissolvida e medida como Pa_{O_2}. O volume de oxigênio dissolvido é de cerca de 3 mℓ/ℓ no sangue arterial, enquanto o volume de oxigênio ligado à hemoglobina é de cerca de 197 mℓ/ℓ, pressupondo um hematócrito normal. Cada molécula de hemoglobina consegue transportar quatro moléculas de oxigênio. O formato da curva de associação da oxi-hemoglobina reflete a ligação cooperativa do oxigênio à hemoglobina (Figura 15.14). Em geral, a saturação da hemoglobina está entre 80 e 100% com valores de Pa_{O_2} superiores a 60 mmHg e cai drasticamente quando a Pa_{O_2} é inferior a 60 mmHg. Os fatores que diminuem a afinidade da hemoglobina pelo oxigênio incluem redução do pH do sangue, elevação da temperatura, elevação da Pa_{CO_2} e aumento na concentração de ácido 2,3-difosfoglicérico (2,3-DPG) (Figura 15.15). Esses fatores facilitam a liberação de oxigênio nos tecidos, o que é visto como um deslocamento da curva de dissociação da oxi-hemoglobina para a direita. A capacidade de transporte de oxigênio da hemoglobina também é afetada por inibidores competitivos dos sítios de ligação, como o monóxido de carbono. O monóxido de carbono (CO) tem uma afinidade pela hemoglobina 240 vezes maior que a do oxigênio e se liga preferencialmente à molécula de hemoglobina; no entanto, isso não afeta o volume de oxigênio dissolvido no sangue. Alguém com envenenamento por CO pode ter Pa_{O_2} normal, mas um teor de oxigênio no sangue muito baixo devido à elevada concentração de hemoglobina dessaturada.

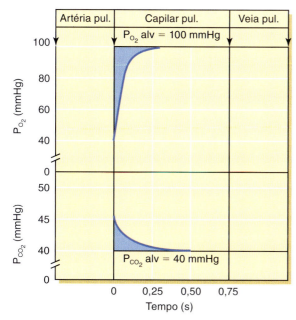

Figura 15.13 Alterações nas pressões parciais de oxigênio (P_{O_2}) e dióxido de carbono (P_{CO_2}) à medida que o sangue flui da artéria pulmonar através dos capilares e nas veias pulmonares. O gradiente de difusão é maior para O_2 do que para CO_2; no entanto, o equilíbrio dos gases capilar e alveolar ocorre para ambas as moléculas dentro de 0,75 segundo necessário para que o sangue percorra os capilares. *Alv*, Alveolar; *Pul*, pulmonar.

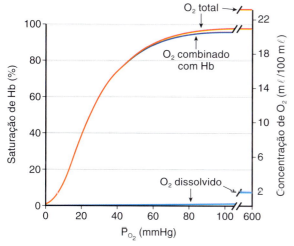

Figura 15.14 A curva de dissociação da oxi-hemoglobina. A maior parte do oxigênio (O_2) é combinada com a hemoglobina (Hb). Pouco é dissolvido no plasma. P_{O_2}, Pressão parcial de oxigênio.

Cerca de 5% do dióxido de carbono no sangue estão dissolvidos no plasma e cerca de 10% estão ligados à hemoglobina. No entanto, o dióxido de carbono não apresenta ligação cooperativa; portanto, o formato da curva de dissociação dióxido de carbono-hemoglobina é linear. O dióxido de carbono liga-se ao componente proteico da molécula de hemoglobina e aos grupos amino das cadeias polipeptídicas das proteínas plasmáticas para formar compostos carbamino. Cerca de 10% do dióxido de carbono são transportados dessa maneira. A maior parte do dióxido de carbono é transportada como íon bicarbonato: à medida que o dióxido de carbono se difunde do tecido metabolicamente ativo para o sangue, ele reage com a água para formar ácido carbônico. Essa reação ocorre principalmente nas hemácias

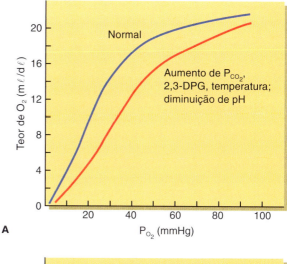

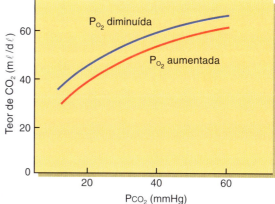

Figura 15.15 A. Os vários fatores que diminuem a afinidade por oxigênio da hemoglobina são mostrados deslocando a curva para a direita. **B.** A curva de dissociação do dióxido de carbono é mais linear do que a curva da oxi-hemoglobina em toda a faixa fisiológica. O aumento da pressão parcial de oxigênio nas artérias (Pa_{O_2}) desloca a curva para a direita, diminuindo o conteúdo de dióxido de carbono para qualquer pressão parcial arterial de dióxido de carbono (Pa_{CO_2}) e, assim, facilitando a liberação de dióxido de carbono nos pulmões. O deslocamento para a esquerda em uma Pa_{O_2} mais baixa facilita a captação de dióxido de carbono nos tecidos. *2,3-DPG*, 2,3-difosfoglicerato.

porque é catalisada pela enzima anidrase carbônica, que reside nessas células. O ácido carbônico, então, dissocia-se em bicarbonato e íon hidrogênio. Embora haja mais dióxido de carbono dissolvido no sangue do que oxigênio, ainda é uma pequena fração do dióxido de carbono total transportado pelo sangue.

Anormalidades das trocas gasosas pulmonares

A P_{O_2} e a P_{CO_2} arteriais são determinadas pelo grau de equilíbrio entre o gás alveolar e o sangue capilar, que depende de quatro fatores principais: ventilação, combinação de ventilação com perfusão, *shunt* e difusão. A *hipoxemia* refere-se à redução do conteúdo de oxigênio do sangue e é determinada pela medição da P_{O_2} do sangue arterial. Em contraste, *hipoxia* refere-se à diminuição no conteúdo de oxigênio de um órgão, por exemplo, hipoxia miocárdica. Aberrações nos quatro fatores listados podem resultar em hipoxemia. Uma quinta causa de hipoxemia é a P_{O_2} inspirada baixa, que pode ocorrer em grandes altitudes.

A *hipoventilação* é definida como ventilação inadequada para evitar que a P_{CO_2} aumente acima do normal. A hipoxemia pode ocorrer quando o aumento do dióxido de carbono nos alvéolos desloca o oxigênio alveolar. À medida que a ventilação alveolar cai e a Pa_{CO_2} aumenta, a P_{AO_2} terá que cair. A administração de oxigênio suplementar (*i. e.*, aumentando a FI_{O_2}) pode reverter a hipoxemia induzida por hipoventilação. Quando se respira ar ambiente, a diferença entre o oxigênio alveolar e o oxigênio arterial (gradiente A-a) é normalmente cerca de 10 mmHg. Em geral, essa diferença aumenta quando existe hipoxemia. Entretanto, se a hipoxemia for causada por hipoventilação, o gradiente A-a estará dentro dos limites normais. As causas da hipoventilação são variadas e vão desde doenças ou medicamentos que deprimam o centro de controle respiratório até distúrbios da parede torácica ou dos músculos respiratórios que prejudiquem a função da bomba respiratória. Os distúrbios associados à hipoventilação incluem inflamação, traumatismo ou hemorragia no tronco encefálico; patologia da medula espinal; doença das células do corno anterior; neuropatias periféricas; miopatias; anormalidades da parede torácica como cifoescoliose; e obstrução das vias respiratórias superiores. A administração de uma FI_{O_2} mais alta alivia a hipoxemia, mas não é efetiva para melhorar a Pa_{CO_2} elevada.

A causa mais comum de hipoxemia em estados patológicos é a incompatibilidade ventilação-perfusão. Em regiões onde a razão de ventilação $\dot{V}$ para perfusão $\dot{Q}$ é baixa, o sangue recebe pouco oxigênio dos alvéolos mal ventilados. Por outro lado, em regiões onde $\dot{V}/\dot{Q}$ é alta, o sangue é bem oxigenado, mas recebe pouco oxigênio adicional, apesar da ventilação mais alta, porque o formato da curva de dissociação da oxi-hemoglobina se estabiliza em níveis de Pa_{O_2} alta. Como resultado, as unidades pulmonares com $\dot{V}/\dot{Q}$ alta não podem corrigir completamente o baixo teor de oxigênio do sangue que passa pelas unidades com $\dot{V}/\dot{Q}$ baixa. Assim, o consumo de oxigênio de todo o pulmão é reduzido, causando hipoxemia. No pulmão ideal, ventilação e perfusão seriam perfeitamente compatíveis (*i. e.*, $\dot{V}/\dot{Q} = 1$); no entanto, a $\dot{V}/\dot{Q}$ normalmente varia de 0,5 na base a 3 no ápice, com um valor geral de 0,8. Se a doença pulmonar se desenvolver, a desigualdade ventilação-perfusão pode ser amplificada. Se a $\dot{V}/\dot{Q}$ for menor que 0,8, o gradiente A-a é aumentado e ocorre hipoxia. O Pa_{CO_2} geralmente está dentro da faixa normal, mas aumenta ligeiramente em relações $\dot{V}/\dot{Q}$ extremamente baixas (Figura 15.16). Normalmente, a hipoxemia em doenças que afetam as vias respiratórias, como a doença pulmonar obstrutiva crônica (DPOC), é causada por incompatibilidade ventilação-perfusão. Assim como na hipoxemia devido à hipoventilação, a administração de maior FI_{O_2} melhora a hipoxemia ao melhorar a P_{AO_2} em áreas de *baixa* $\dot{V}/\dot{Q}$.

A terceira causa de hipoxemia é o *shunt*. Um *shunt* da direita para a esquerda ocorre quando uma porção de sangue viaja do lado direito para o lado esquerdo do coração sem a oportunidade de trocar oxigênio e dióxido de carbono no pulmão. Os *shunts* da direita para a esquerda podem ser classificados em anatômicos ou fisiológicos. Com um *shunt* anatômico, uma porção do sangue desvia do pulmão atravessando um canal anatômico. Em todos os indivíduos saudáveis, há uma pequena fração de sangue na circulação brônquica que passa para as veias pulmonares e desemboca no átrio esquerdo, reduzindo assim a Pa_{O_2} da circulação sistêmica. Uma porção menor do *shunt* normal está relacionada à circulação coronariana que drena através das veias tebesianas para o ventrículo esquerdo. Os *shunts* anatômicos encontrados em estados patológicos podem ser classificados como *shunts* intracardíacos ou intrapulmonares. Os *shunts* intracardíacos ocorrem quando as pressões atriais direitas estão elevadas e o sangue desoxigenado viaja do átrio direito para o átrio esquerdo por meio de um defeito do septo atrial ou forame oval patente. Os *shunts* anatômicos intrapulmonares consistem principalmente em malformações arteriovenosas ou telangiectasias. Com um *shunt* fisiológico da direita para a esquerda, uma porção do sangue arterial pulmonar passa pela vasculatura normal, mas não entra em contato com o ar alveolar. Esse é um exemplo extremo de incompatibilidade ventilação-perfusão ($\dot{V}/\dot{Q} = 0$). O *shunt* fisiológico pode ser causado por inundação difusa dos alvéolos com líquido, como visto na insuficiência cardíaca congestiva ou na síndrome do desconforto respiratório agudo. A inundação alveolar com exsudatos inflamatórios, como visto na pneumonia lobar, também causa um *shunt*. A fração de sangue desviada (Qs/Qt) pode ser calculada quando a $F_{I_{O_2}}$ for 100% pela seguinte equação:

$$Qs/Qt = (C_{C_{O_2}} - Ca_{O_2})/(C_{C_{O_2}} - Cv_{O_2})$$

em que Qs é o fluxo sanguíneo desviado, Qt é o fluxo sanguíneo total, $C_{C_{O_2}}$ é o conteúdo de oxigênio capilar pulmonar final; Ca_{O_2} é o conteúdo de oxigênio arterial; e Cv_{O_2} é o conteúdo de oxigênio venoso misto (oxigênio ligado à hemoglobina no sangue que retorna do corpo para o lado direito do coração).

Se o *shunt* for substancial, a ventilação mecânica e a PEEP serão necessárias para melhorar a oxigenação arterial. Em valores inferiores a 50% do débito cardíaco, um *shunt* tem pouco efeito na Pa_{CO_2} (Figura 15.17). Quando há *shunt*, o gradiente A-a é elevado enquanto a Pa_{CO_2} está dentro da faixa normal ou pode estar baixa. Em contraste com a hipoxemia por hipoventilação ou $\dot{V}/\dot{Q}$ baixa, a administração de oxigênio não corrige a hipoxemia por *shunt* porque o sangue desviado não entra em contato com o oxigênio nos alvéolos; no entanto, a Pa_{O_2} pode aumentar um pouco porque a maior FI_{O_2} melhora a oxigenação do sangue que flui para áreas de baixa razão $\dot{V}/\dot{Q}$ e comumente coexistem com *shunt*.

A quarta causa de hipoxemia é o comprometimento da difusão. Com a função cardiopulmonar normal, o sangue passa, em média, 0,75 segundo nos capilares pulmonares. Tipicamente, leva apenas 0,25 segundo para que o oxigênio alveolar se difunda através da fina membrana alveolocapilar e se equilibre com o sangue arterial pulmonar (ver Figura 15.13), mas se houver comprometimento da difusão através dessa membrana, como espessamento da membrana alveolocapilar por líquido, tecido fibroso, restos celulares ou células inflamatórias, levará mais tempo para que o oxigênio nos alvéolos se equilibre com o sangue arterial pulmonar. Se o impedimento à difusão for tal que levar mais de 0,75 segundo para o oxigênio se difundir,

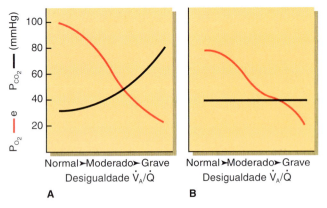

Figura 15.16 A. Os efeitos do aumento da desigualdade de ventilação e perfusão alveolar (diminuindo $\dot{V}_A/\dot{Q}$) nas pressões parciais arteriais de oxigênio (P_{O_2}) e dióxido de carbono (P_{CO_2}) quando o débito cardíaco e a ventilação minuto são mantidos constantes. **B.** As tensões gasosas mudam quando a ventilação minuto pode aumentar. O aumento da ventilação pode manter uma P_{CO_2} arterial normal, mas corrigir apenas parcialmente a hipoxemia. (Adaptada de Dantzker DR: Gas exchange abnormalities. In Montenegro H, editor: Chronic obstructive pulmonary disease, New York, 1984, Churchill Livingstone, pp 141-160.)

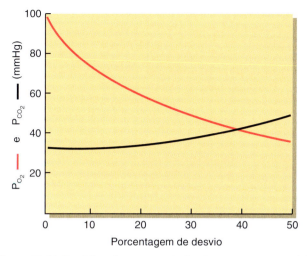

Figura 15.17 Os efeitos do aumento do desvio nas pressões parciais arteriais de oxigênio (P_{O_2}) e dióxido de carbono (P_{CO_2}). A ventilação minuto foi mantida constante neste exemplo. Em circunstâncias normais, a hipoxemia levaria ao aumento da ventilação minuto e à queda da P_{CO_2} à medida que o desvio aumentasse. (De Dantzker DR: Gas exchange abnormalities. In Montenegro H, editor: Chronic obstructive pulmonary disease, New York, 1984, Churchill Livingstone, pp 141-160.)

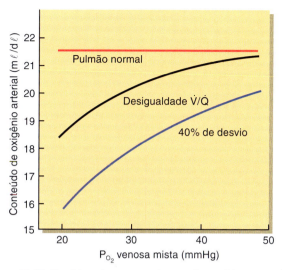

Figura 15.18 Os efeitos do aumento da pressão parcial venosa mista de oxigênio (P_{O_2}) sobre o conteúdo de oxigênio arterial sob três condições assumidas: pulmão normal, grave desigualdade ventilação-perfusão ($\dot{V}/\dot{Q}$) e desvio de 40%. Para cada situação, o paciente está respirando oxigênio a 50% e a P_{O_2} venosa mista está alterada, mantendo todas as outras variáveis constantes. (De Dantzker DR: Gas exchange in the adult respiratory distress syndrome, Clin Chest Med 3:57-67, 1982.)

ocorre hipoxemia e o gradiente A-a se alarga. Por outro lado, se o tempo que um eritrócito (hemácia) gasta atravessando o capilar pulmonar diminuir para 0,25 segundo ou menos, pode ocorrer hipoxemia. A hipoxemia pode ser evidente apenas durante o exercício em indivíduos com comprometimento da difusão por causa do tempo de trânsito das hemácias encurtado. Nesses casos, o gradiente A-a pode ser normal em repouso, mas aumenta com o exercício. Quando há comprometimento da difusão, a Pa_{CO_2} geralmente está dentro da faixa normal. Tal como acontece com a hipoxemia, devido a hipoventilação ou incompatibilidade ventilação-perfusão, a administração de maior FI_{O_2} melhora a hipoxemia devido à difusão prejudicada ao aumentar a P_{O_2} alveolar.

Uma causa adicional de hipoxemia é a baixa inspiração de oxigênio. Isso pode ocorrer em grandes altitudes: a FI_{O_2} é normal, mas a P_{O_2} é baixa porque a pressão barométrica (P_{atm}) é baixa. Raramente, ocorrem circunstâncias em que a FI_{O_2} é baixa (p. ex., reinalação de ar). A hipoxemia devido à baixa inspiração de oxigênio está associada a um gradiente A-a normal e geralmente é acompanhada por uma Pa_{CO_2} baixa. O oxigênio suplementar corrige esse tipo de hipoxemia. Finalmente, uma P_{O_2} venosa mista baixa predispõe os indivíduos à hipoxia (Figura 15.18).

AVALIAÇÃO DA FUNÇÃO PULMONAR

As provas de função pulmonar avaliam um ou mais aspectos importantes do sistema respiratório. Medições precisas de volumes pulmonares, função das vias respiratórias e trocas gasosas requerem um laboratório de função pulmonar. Testes de função pulmonar são comumente usados para auxiliar no diagnóstico da doença e avaliar sua gravidade. Além disso, são úteis para monitorar o curso da doença, avaliar o risco de procedimentos cirúrgicos e medir os efeitos de exposições ambientais variadas (Tabela 15.1). A resposta aos broncodilatadores ou outras formas de tratamento também pode ser avaliada com testes de função pulmonar seriados. A interpretação precisa dos testes de função pulmonar requer os padrões de referência apropriados. As variáveis que afetam os padrões previstos incluem idade, altura, sexo, raça e concentração de hemoglobina.

Tabela 15.1 Indicações para teste de função pulmonar.

Avaliação dos sinais e sintomas:
    Falta de ar
    Dispneia aos esforços
    Tosse crônica
Triagem de populações em risco
Monitoramento da toxicidade pulmonar de drogas
Acompanhamento após resultados anormais do estudo:
    Radiografia de tórax
    Eletrocardiograma
    Gases arteriais
    Hemoglobina
Avaliação pré-operatória:
    Avaliar a gravidade
    Acompanhar a resposta à terapia
    Determinar outras metas de tratamento
    Avaliar deficiência

A espirometria, o meio mais simples de medir a função pulmonar, pode ser realizada em consultório. O espirômetro é um aparelho que mede os volumes inspiratório e expiratório. As taxas de fluxo podem ser calculadas a partir de traçados de volume *versus* tempo. Normalmente, a capacidade vital (CV) é medida como a diferença entre uma inspiração completa para a capacidade pulmonar total (CPT) e uma expiração completa para o volume residual (VR) (Figura 15.19). As taxas de fluxo são medidas após o paciente ser instruído a expirar com força da CPT para o VR. Tal manobra expiratória forçada permite calcular o volume expiratório forçado em 1 segundo (VEF_1) e a capacidade vital forçada (CVF) (Figura 15.20). Um valor de 80 a 120% do valor previsto é considerado normal para CVF. Normalmente, as pessoas podem exalar mais de 75 a 80% de sua CVF no primeiro segundo, e a maior parte da CVF pode ser exalada em 3 segundos. A razão VEF_1/CVF é normalmente maior que 0,80.

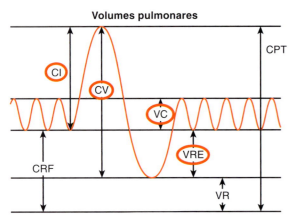

Figura 15.19 Volumes e capacidades pulmonares. Embora a espirometria possa medir a capacidade vital e suas subdivisões (*círculos vermelhos*), o cálculo do volume residual (VR) exige a medição da capacidade residual funcional (CRF) por uma das seguintes técnicas: pletismografia corporal, diluição de hélio ou eliminação de nitrogênio. *CI*, Capacidade inspiratória; *CPT*, capacidade pulmonar total; *CV*, capacidade vital; *VC*, volume corrente; *VRE*, volume de reserva expiratório.

A espirometria pode revelar anormalidades que são classificadas em dois padrões: obstrutivo e restritivo. Os comprometimentos obstrutivos são definidos por uma baixa razão VEF_1/CVF. As doenças caracterizadas por um padrão obstrutivo incluem asma, bronquite crônica, enfisema, bronquiectasia, fibrose cística e algumas lesões centrais das vias respiratórias. A redução do VEF_1 (expressa como % do VEF_1 previsto) é usada para determinar a gravidade da obstrução do fluxo de ar (e-Figura 15.2). O pico de fluxo expiratório (PFE) pode ser medido como a taxa de fluxo expiratório máxima obtida durante a espirometria ou ao usar um medidor de fluxo de pico portátil. Quanto menor o PFE, mais significativa é a obstrução. Um medidor de fluxo de pico pode ser usado em casa ou no pronto-socorro para investigar obstrução. A descompensação grave da asma, por exemplo, geralmente está associada a PFEs inferiores a 200 ℓ/minuto (normal, 500 a 600 ℓ/minuto). Em casa, um baixo PFE pode alertar o paciente para procurar atendimento médico.

Um padrão restritivo é caracterizado por perda de volume pulmonar. Na espirometria, tanto a CVF quanto o VEF_1 são reduzidos, de modo que a razão VEF_1/CVF permanece normal. O padrão restritivo deve ser confirmado por medidas dos volumes pulmonares. Os volumes pulmonares são medidos por pletismografia corporal ou por diluição de um gás inerte, como o hélio. Os volumes pulmonares que podem ser medidos com essas técnicas incluem CRF, CPT e VR (ver Figura 15.19). Conforme descrito anteriormente, a CRF é o volume pulmonar no qual a retração elástica interna do pulmão é igual à retração elástica externa da parede torácica. Alterações da CRF refletem anormalidades na retração elástica pulmonar. Doenças associadas ao aumento da retração elástica (p. ex., fibrose pulmonar) estão associadas à redução da CRF, enquanto aquelas com diminuição da retração (p. ex., enfisema) estão associadas ao aumento da CRF. A CPT é o volume de ar que permanece no tórax após uma inspiração máxima. É determinada pelo equilíbrio das forças geradas pelos músculos respiratórios para expandir o sistema respiratório e pelo recuo elástico deste sistema. A doença pulmonar restritiva é definida como uma CPT inferior a 80% do previsto, enquanto valores de CPT superiores a 120% do previsto são consistentes com hiperinsuflação. Quanto menor a porcentagem de CPT prevista, mais grave o comprometimento restritivo.

A restrição pode ser causada por distúrbios do pulmão, da parede torácica, dos músculos respiratórios ou do espaço pleural. As doenças pulmonares que causam fibrose pulmonar provocam um padrão restritivo devido ao aumento da retração elástica do sistema respiratório. Doenças da parede torácica, como cifoescoliose, obesidade ou espondilite anquilosante, também podem causar restrição pela redução da elasticidade da parede torácica. A fraqueza dos músculos respiratórios causa restrição ao reduzir a força disponível para inflar o sistema respiratório. Miastenia *gravis*, esclerose lateral amiotrófica, paralisia do diafragma e síndrome de Guillain-Barré podem estar associadas a fraqueza suficiente para causar doença pulmonar restritiva. Finalmente, lesões expansivas envolvendo o espaço pleural, como derrames pleurais, pneumotórax ou tumores pleurais, podem causar restrição. Ocasionalmente, VR e CRF estão elevados sem aumento da CPT. Esse padrão é chamado de *retenção de ar* e pode ser observado na DPOC ou na asma.

A manobra expiratória forçada pode ser analisada em termos de fluxo e volume pela construção de uma alça fluxo-volume (Figura 15.21). As alças fluxo-volume (volufluxograma) são úteis para identificar padrões obstrutivos e restritivos. A aparência característica do comprometimento obstrutivo é a concavidade (*scooping*) da alça expiratória, enquanto nas deficiências restritivas as alças têm formato normal, mas são reduzidas em tamanho. Além disso, as alças fluxo-volume

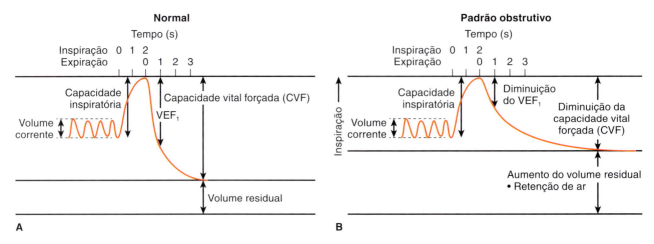

Figura 15.20 Espirometria em indivíduo normal (**A**) e em paciente com doença pulmonar obstrutiva (**B**). O VEF_1 representa o volume expiratório forçado em 1 segundo e a CVF representa a capacidade vital forçada. A relação VEF_1/CVF é normalmente superior a 0,80. Com obstrução, a relação VEF_1/CVF é inferior a 0,70.

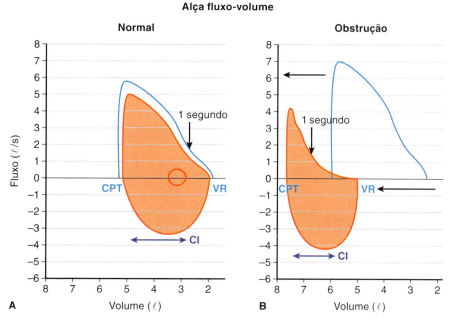

Figura 15.21 A curva de fluxo e volume expiratório máximo em um indivíduo normal (**A**) e em um indivíduo com doença pulmonar obstrutiva (neste caso, DPOC) (**B**). A hiperinsuflação e a retenção de ar (*setas*) deslocam a capacidade pulmonar total (CPT) e o volume residual (VR) para a esquerda (*i. e.*, para volumes pulmonares mais altos). Além disso, desenvolve-se uma curva característica do ramo expiratório da curva fluxo-volume. *CI*, Capacidade inspiratória.

são o principal meio de identificar a obstrução das vias respiratórias superiores, caracterizada por uma alça inspiratória ou expiratória truncada (cortada). Uma obstrução fixa provoca estreitamento das alças inspiratórias e expiratórias. A obstrução variável das vias respiratórias superiores intratorácicas exibe alteração (*clipping*) da alça expiratória, enquanto a obstrução extratorácica variável exibe alteração (*clipping*) da alça inspiratória (Figura 15.22).

Teste de broncoprovocação

O teste de broncoprovocação é realizado, normalmente, para determinar se existe ou não doença hiper-reativa das vias respiratórias. Alguns indivíduos com suspeita clínica de asma apresentam fluxo expiratório e volumes pulmonares normais. O teste de broncoprovocação nesses indivíduos pode ser importante para identificar doença hiper-reativa das vias respiratórias e apoiar o diagnóstico de asma. A metacolina é um agonista colinérgico que causa broncoconstrição.

Durante o teste de broncoprovocação, o sujeito inala concentrações crescentes de metacolina. As medidas de VEF_1, CVF e condutância específica das vias respiratórias são obtidas após a inalação de cada concentração até que a dose máxima de metacolina seja administrada. Se o VEF_1 for reduzido em 20% ou mais ou a condutância específica das vias respiratórias for reduzida em 40% ou mais, o diagnóstico de doença hiper-reativa das vias respiratórias é estabelecido. Pacientes com asma apresentam queda do VEF_1 em doses consideravelmente menores do que os indivíduos normais (Figura 15.23).

Capacidade de difusão pulmonar

A difusão do oxigênio do alvéolo para o capilar pode ser avaliada medindo-se a capacidade de difusão do monóxido de carbono (DL_{CO}). Para calcular a capacidade de difusão do oxigênio seria necessário conhecer o volume alveolar e as pressões parciais de oxigênio no alvéolo e no capilar pulmonar. Como não é prático medir a tensão de

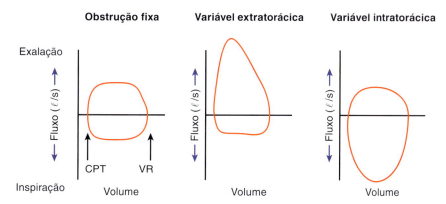

Figura 15.22 As alças fluxo-volume exibem diferentes padrões de obstrução das vias respiratórias superiores. Com a obstrução fixa, os fluxos inspiratório e expiratório são reduzidos (estreitados). Com obstrução extratorácica variável, apenas os fluxos inspiratórios são estreitados. Com obstrução intratorácica variável, apenas os fluxos expiratórios são estreitados. *CPT*, capacidade pulmonar total; *VR*, volume residual.

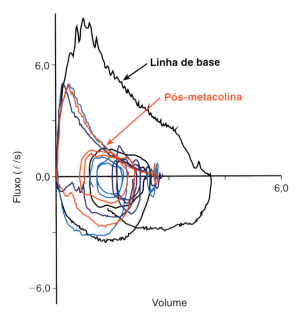

Figura 15.23 No desafio de broncoprovocação, os pacientes são expostos a concentrações crescentes de um agente inalatório (p. ex., metacolina, histamina), seguido pela avaliação do volume expiratório forçado em 1 segundo (porcentagem do valor basal) ou da condutância das vias respiratórias. O VEF$_1$ cai mais de 20% (em comparação com o valor basal) e a condutância das vias respiratórias em mais de 40%, em concentrações mais baixas do fármaco em indivíduos com asma.

> **Tabela 15.2** Valores normais para gases sanguíneos arteriais.
>
> Pressão parcial de oxigênio (Pa$_{O_2}$): 104 − (0,27 × idade)
> Pressão parcial de dióxido de carbono (Pa$_{CO_2}$): 36 a 44
> pH: 7,35 a 7,45
> Diferença de O$_2$ alveoloarterial = 2,5 + (0,21 × idade)

Distância caminhada em 6 minutos

Muitas vezes, as alterações na oxigenação não são detectadas em repouso, mas são reveladas durante o esforço. O teste de caminhada de 6 minutos é um teste padronizado no qual o paciente caminha por 6 minutos enquanto a saturação da hemoglobina de oxigênio é medida. Diminuição da saturação é anormal e sugere comprometimento da capacidade de troca gasosa, e a redução da distância percorrida é um meio de detectar a deterioração da função geral devido à doença pulmonar; no entanto, a distância percorrida no teste de caminhada de 6 minutos (DTC6) é validada principalmente para acompanhar a capacidade de exercício ao longo do tempo e em resposta a intervenções. Existe um "efeito de aprendizado" que aumenta a distância percorrida após a primeira tentativa, e a distância mínima clinicamente importante para este teste é estabelecida em 30 metros. A DTC6 correlaciona-se bem com o consumo de oxigênio de pico (V$_{O_2}$ máx) medido com teste de esforço máximo.

Em resumo, as provas de função pulmonar, em conjunto com a anamnese e o exame físico, podem ser usadas para diagnosticar distúrbios pulmonares e avaliar a gravidade e a resposta à terapia, conforme ilustrado no fluxograma da e-Figura 15.4.

AVALIAÇÃO DA DOENÇA PULMONAR

Análise do ar exalado

Monóxidos produzidos endogenamente (óxido nítrico e CO) e compostos orgânicos voláteis (COVs), chamados coletivamente de "volatoloma", podem ser detectados na respiração exalada e podem servir como biomarcadores de inflamação pulmonar ou câncer. O óxido nítrico exalado está elevado na asma, e a Food and Drug Administration dos EUA aprovou o teste para óxido nítrico exalado para o diagnóstico e a avaliação de exacerbações da asma. Os COVs podem ser detectados por cromatografia gasosa ou espectroscopia de massa; contudo, mais recentemente, foram desenvolvidos "narizes" eletrônicos que usam mudanças na resistência elétrica de polímeros que se ligam aos COVs para detectar padrões únicos de COVs exalados. Estes fornecem uma "impressão digital" que pode identificar câncer de pulmão, várias pneumoconioses, apneia obstrutiva do sono, tuberculose (TB) pulmonar ativa e hipertensão pulmonar. Citocinas e outros compostos semelhantes na fase condensada do ar expirado estão sendo investigados para possíveis aplicações em doenças inflamatórias pulmonares (p. ex., fibrose cística, bronquiectasias). Outras doenças não pulmonares, como síndromes de má absorção e infecção por *Helicobacter pylori*, também são detectadas pela análise do ar expirado.

Radiografia de tórax

Geralmente, a avaliação de um paciente com doença pulmonar começa com a radiografia de tórax de rotina e, em seguida, prossegue para técnicas mais especializadas, como tomografia computadorizada (TC) ou ressonância magnética (RM). Idealmente, a radiografia de tórax consiste em duas incidências diferentes – uma posteroanterior (PA) e outra lateral (perfil) (e-Figura 15.5). Muitos processos patológicos

oxigênio do sangue capilar pulmonar, é usado o CO em vez do oxigênio para avaliar a capacidade de difusão. O CO se difunde através das membranas capilares alveolares da mesma forma que o oxigênio; no entanto, o CO tem a vantagem de se ligar completamente à hemoglobina. Portanto, a pressão parcial de CO no sangue venoso pulmonar é desprezível. A DL$_{CO}$ é, então, medida como a taxa de desaparecimento do CO do alvéolo e é usada como substituto da capacidade de difusão do oxigênio.

A medida DL$_{CO}$ fornece uma avaliação geral das trocas gasosas e depende de fatores como a área de superfície do pulmão, as propriedades físicas do gás, a perfusão das áreas ventiladas, a concentração de hemoglobina e a espessura da membrana alveolocapilar. Portanto, um valor anormal pode não apenas significar ruptura da membrana alveolocapilar, mas também pode estar relacionado a redução na área de superfície do pulmão (pneumonectomia), comprometimento da perfusão (embolia pulmonar) ou ventilação insatisfatória das unidades alveolares (DPOC). DL$_{CO}$ baixa pode ser observada em doenças pulmonares intersticiais que alteram a membrana alveolocapilar ou em doenças como enfisema que destroem tanto os septos alveolares quanto os capilares (e-Figura 15.3). A anemia baixa a DL$_{CO}$. A maioria dos laboratórios fornece uma correção de hemoglobina para a capacidade de difusão. Uma DL$_{CO}$ aumentada pode estar associada ao ingurgitamento da circulação pulmonar por hemácias ou policitemia.

Gases do sangue arterial

A medida da Pa$_{O_2}$ e da Pa$_{CO_2}$ fornece informações sobre a adequação da oxigenação e da ventilação. Isso exige coleta de amostras de sangue arterial via punção arterial ou cânula permanente (Tabela 15.2). A oxigenação também pode ser medida por aparelhos não invasivos, como o oxímetro de pulso, que mede a saturação de oxigênio da hemoglobina, e por meio de aparelhos transcutâneos que medem Pa$_{O_2}$ e Pa$_{CO_2}$. Esses dispositivos são particularmente úteis para medir a oxigenação durante o esforço ou o sono.

podem ser identificados na incidência PA de uma radiografia de tórax, e a incidência lateral adiciona informações valiosas sobre áreas que não são bem visualizadas na incidência PA. Em particular, a região retrocardíaca, as bases posteriores do pulmão e a estrutura óssea do tórax (p. ex., a coluna vertebral) são mais bem visualizadas na incidência lateral. A incidência PA é obtida com o paciente em pé com as costas voltadas para o feixe de raios X e a parede torácica anterior encostada no cassete com filme. A radiografia de tórax deve ser obtida enquanto o paciente respira profundamente. Se o paciente estiver muito fraco para ficar em pé ou muito doente para ir ao departamento de radiologia, a radiografia de tórax é realizada à beira do leito (radiografia de tórax portátil). O cassete é colocado atrás das costas do paciente enquanto ele está deitado no leito, e o feixe de raios X é projetado de anterior para posterior (incidência AP). A qualidade não é a de uma incidência PA de radiografia de tórax padrão, mas ainda fornece informações valiosas.

O exame de uma radiografia de tórax deve ser sistemático para que anormalidades sutis não sejam perdidas. Deve incluir a avaliação dos pulmões e da vasculatura pulmonar, do tórax ósseo, do coração e grandes vasos, do diafragma e da pleura, do mediastino, dos tecidos moles e das áreas subdiafragmáticas. As anormalidades visíveis na radiografia de tórax incluem infiltrados pulmonares, nódulos, aumento da trama intersticial, anormalidades vasculares, massas, derrames (efusões) e espessamentos pleurais, lesões cavitárias, cardiomegalia, estrutura anormal das vias respiratórias e fraturas de vértebras ou de costelas. Além das incidências PA e perfil (lateral) da radiografia de tórax em posição ortostática, a incidência em decúbito lateral é frequentemente utilizada para identificar a existência ou não de derrame pleural. A incidência em decúbito é particularmente útil para determinar se o embotamento do sulco frênico costal é causado por líquido pleural de fluxo livre ou relacionado ao espessamento pleural. A radiografia de tórax, em conjunto com uma boa anamnese e um bom exame físico, possibilita o diagnóstico de doença de tórax em muitas circunstâncias.

Fluoroscopia

O exame fluoroscópico do tórax é útil para avaliar o movimento do diafragma. Essa técnica é particularmente útil no diagnóstico de paralisia unilateral do diafragma. Um hemidiafragma paralisado move-se paradoxalmente quando o paciente é instruído a inspirar ou fungar com força; no entanto, a fluoroscopia é limitada quando a paralisia do diafragma é bilateral. A descida aparentemente normal do diafragma durante a inspiração, causada por estratégias respiratórias compensatórias empregadas pelo paciente com paralisia diafragmática bilateral, leva a resultados falso-negativos. Os resultados falso-positivos são causados pelo movimento paradoxal do hemidiafragma, que pode ser visto em até 6% dos indivíduos normais durante a manobra de inspiração rápida (*sniffing*).

Ultrassonografia

A ultrassonografia (US) no local de atendimento (POCUS, do inglês *point-of-care ultrasonography*) melhorou os cuidados clínicos, fornecendo exames mais focados e visuais de órgãos vitais para auxiliar no diagnóstico imediato e no manejo de doenças. Na US, ondas sonoras na faixa de frequência de 3 a 10 MHz são refletidas nos tecidos internos para produzir imagens de vísceras, como fígado, rim e coração. O pulmão cheio de ar não pode ser visualizado diretamente, mas, na última década, a compreensão de vários *artefatos* gerados por feixes de ultrassom que atravessam pulmões normais e anormais levaram ao aumento da aplicação da US para aquisição de imagens do pulmão, sobretudo na unidade de terapia intensiva. Protocolos estão disponíveis para ajudar na detecção de consolidação pulmonar, edema pulmonar e responsividade do volume. Além disso, a US consegue detectar de forma rápida e confiável pneumotórax, derrame pleural, consolidação e edema pulmonar com sensibilidade e especificidade semelhantes às de uma radiografia de tórax (Figura 15.24).

Além de sua capacidade diagnóstica, a US é rotineiramente utilizada em tempo real para direcionar procedimentos invasivos como toracocentese, pericardiocentese e colocação de cateter pleural, venoso central ou arterial. Outras aplicações da US pulmonar incluem a avaliação do volume por meio da aquisição de imagens do colapso da veia cava inferior com respiração e avaliação da função ventricular direita. A US bidimensional (2D) do diafragma em modo B pode ser usada para visualizar a função do diafragma durante a inspiração. A falha do diafragma em espessar-se em um mínimo de 35% durante a inspiração a partir da vista infra-axilar é indicativa de perda de força do diafragma.

A US não é invasiva, tem rápida e fácil aplicação, custo relativamente baixo, pode ser realizada à beira do leito e, por não usar radiação, é segura para uso repetido em um paciente.

Tomografia computadorizada

A TC tem muitas aplicações na pneumologia e fornece informações mais detalhadas sobre a estrutura pulmonar do que a radiografia de tórax. Nessa técnica podem ser obtidos cortes transversais de todo o tórax, geralmente em intervalos de 2 a 5 mm. A TC possibilita a visualização das vias respiratórias até a sétima geração e o delineamento de anatomia, textura e densidade do parênquima. O contraste da imagem pode ser ajustado para otimizar a visualização do parênquima pulmonar, da pleura e das estruturas mediastinais. O uso de contraste intravenoso como parte do exame possibilita a separação das estruturas mediastinais vasculares das não vasculares. A TC fornece resolução anatômica significativa quando comparada com a radiografia de tórax, mas expõe o paciente a cerca de 70 vezes a radiação de uma radiografia de tórax de rotina.

A TC de tórax ajuda a caracterizar nódulos e massas pulmonares, distinguir entre espessamento pleural e líquido pleural, estimar as dimensões do coração e a existência ou não de líquido pericárdico, identificar padrões de envolvimento de doença pulmonar intersticial, detectar cavidades e identificar processos intracavitários como micetoma. Também é usada para quantificar a extensão e a distribuição do enfisema, detectar e medir adenopatia mediastinal para avaliar doenças inflamatórias que envolvem linfonodos mediastinais (p. ex., sarcoidose) e estadiamento do câncer de pulmão, e identificar a invasão vascular por neoplasia (Figura 15.25). As novas gerações de

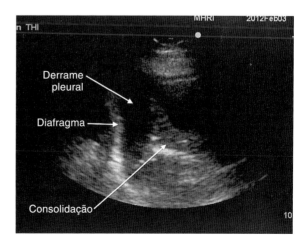

Figura 15.24 A imagem ultrassonográfica do pulmão mostra o diafragma, um derrame pleural e um infiltrado.

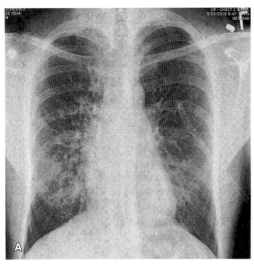
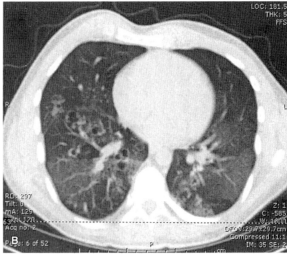

Figura 15.25 Radiografia de tórax (**A**) e tomografia computadorizada (TC) de tórax (**B**) de um paciente com bronquiectasia grave. As vias respiratórias anormalmente dilatadas são mais bem apreciadas na tomografia computadorizada.

tomógrafos são capazes de usar múltiplos feixes de raios X para criar entre 4 e 256 imagens simultaneamente muito mais rápido (< 10 segundos) do que os modelos antigos, que usavam apenas um único feixe de raios X e um detector. TCs usando doses de radiação bem mais baixas são rotineiramente recomendadas anualmente para a detecção precoce de câncer de pulmão em fumantes mais velhos e de alto risco.

A angiotomografia computadorizada (ATC) possibilita a construção de imagens tridimensionais do sistema vascular pulmonar. Essa técnica de imagem surgiu como o procedimento de escolha para a identificação de embolia pulmonar, suplantando a cintigrafia pulmonar de ventilação-perfusão. A técnica é utilizada para identificar anormalidades vasculares pulmonares como dissecção de aorta, malformações venosas pulmonares e aneurismas de aorta. Além disso, a construção tridimensional das vias respiratórias e do parênquima pulmonar usando imagens de TC e *software* especializado forneceu um meio de guiar eletromagneticamente um cateter de biopsia no interior de um broncoscópio (broncoscopia por navegação eletromagnética) até um nódulo pulmonar distal ou massa para biopsia. Também pode ser usado para colocar um marcador fiducial no local exato de um câncer de pulmão para focar com acurácia o tratamento cirúrgico ou de radioterapia.

A aquisição de imagens dinâmicas por TC contrastada (aparelhos com detector único ou múltiplos detectores) tem sido investigada como modalidade para diferenciar o nódulo pulmonar maligno de benigno. Primeiro, as imagens basais são obtidas por TC sem contraste. Subsequentemente, o contraste é administrado ao longo do tempo enquanto séries de imagens de TC são adquiridas. O tempo de diferença e o realce pelo contraste possibilitam a avaliação da vascularização e dos padrões de fluxo sanguíneo. Estudos confirmaram alta acurácia para diferenciação.

A TC de alta resolução é uma técnica que gera cortes anatômicos finos (1 mm) para criar uma imagem de alto contraste do parênquima pulmonar. Na TC de alta resolução, um algoritmo especial de reconstrução aumenta a resolução das interfaces dos tecidos moles e proporciona uma visualização superior do parênquima pulmonar. Essa técnica é usada principalmente para identificar doenças pulmonares intersticiais e bronquiectasias. É extremamente útil para identificar doença pulmonar intersticial que pode não ser evidente em uma radiografia simples de tórax e suplantou a broncografia no diagnóstico de bronquiectasias.

Ressonância magnética

A RM é uma técnica tomográfica que utiliza ondas de rádio modificadas por um forte campo magnético para produzir uma imagem a partir da ressonância de prótons na água tecidual. A principal vantagem da RM é que ela não envolve o uso de radiação ionizante. A capacidade da RM de obter imagens do parênquima pulmonar é limitada devido à baixa densidade de prótons em regiões pulmonares cheias de ar que, portanto, não podem gerar imagens de RM, artefatos decorrentes de múltiplas interfaces ar-tecido e artefatos de movimento respiratório. No entanto, as estruturas vasculares e a perfusão pulmonar são bem visualizadas pela RM, especialmente com o uso de agentes de contraste intravenoso, como quelatos de gadolínio. Portanto, a RM é muito útil no estudo da dissecção da aorta e pode ter um papel na avaliação da embolia pulmonar e da hipertensão pulmonar tromboembólica crônica. A RM codificada por velocidade tridimensional (3D) possibilita a reconstrução 3D com resolução temporal dos padrões e pressões do fluxo sanguíneo e é usada em imagens cardíacas. Também pode ser útil na medição do fluxo sanguíneo pulmonar. Doenças pulmonares infiltrativas e edema pulmonar aumentam a densidade de prótons no pulmão, possibilitando melhor definição por RM do faveolamento na fibrose pulmonar e do edema pulmonar na síndrome de desconforto respiratório agudo (SDRA) ou síndrome de angústia respiratória aguda (SARA). O uso de gases inertes hiperpolarizados inalados, como hélio-3 ou xenônio-129, oferece a capacidade de quantificar o espaço aéreo periférico, medir o fluxo de gás nos brônquios lobares e segmentares e detectar diferenças regionais na ventilação. Estudos em andamento estão sendo concluídos para estabelecer sua utilidade. Tem aplicações promissoras na avaliação de enfisema e asma e após transplante pulmonar, incluindo avaliação da responsividade broncodilatadora. A RM é útil sobretudo para delinear a extensão do mesotelioma pleural maligno para o tecido adjacente da parede torácica ou diafragma, sendo muito superior à TC devido à resolução superior do contraste.

Angiografia pulmonar

A angiografia pulmonar envolve a colocação de um cateter na artéria pulmonar, seguida por injeção rápida de um agente de contraste. No passado, este era o "padrão-ouro" para o diagnóstico de doença tromboembólica pulmonar. A angiografia pulmonar ainda pode ser útil para a detecção de anormalidades congênitas da árvore vascular pulmonar, mas a TC e a RM a suplantaram em grande parte.

Cintigrafia de ventilação-perfusão

A cintigrafia de ventilação-perfusão ($\dot{V}/\dot{Q}$) utiliza radiofármacos como o tecnécio-99m como meio não invasivo para avaliar o fluxo sanguíneo e a ventilação regionais. Portanto, foi usada no passado como alternativa à angiografia pulmonar para detectar embolia pulmonar. Com o advento da angiotomografia computadorizada e seus avanços ao longo dos anos, a cintigrafia $\dot{V}/\dot{Q}$ não é mais utilizada para a avaliação inicial da suspeita de embolia pulmonar. Além disso, a alteração do fluxo sanguíneo regional (vasoconstrição pulmonar e *shunt*) devido a doenças pulmonares como pneumonia ou doença pulmonar intersticial limita sua acurácia diagnóstica. O estudo PIOPED em 1990 investigou a acurácia diagnóstica da cintigrafia $\dot{V}/\dot{Q}$ para o diagnóstico de embolia pulmonar. O estudo descobriu que esse exame é útil quando a probabilidade pré-teste clínica é alta, mas tem baixa acurácia diagnóstica. Apesar de suas limitações, a cintigrafia $\dot{V}/\dot{Q}$ ainda tem utilidade em algumas situações clínicas, tais como pacientes com função renal anormal, pacientes alérgicos ao contraste de TC e quando há suspeita de hipertensão pulmonar tromboembólica crônica (maior sensibilidade em comparação com angiografia por TC). A cintigrafia quantitativa de perfusão pulmonar também é muito útil, antes da cirurgia, para avaliar a função pulmonar pós-operatória remanescente prevista após lobectomia ou pneumectomia planejada. Portanto, é solicitada por cirurgiões torácicos para avaliar a adequação de um paciente à lobectomia ou pneumonectomia para ressecção curativa de câncer de pulmão.

Tomografia por emissão de pósitrons

A tomografia por emissão de pósitrons (PET) detecta nódulos pulmonares metabolicamente ativos com mais de 0,8 cm de diâmetro. É útil para avaliar se um nódulo é benigno ou maligno; no entanto, não distingue entre inflamação e malignidade. Portanto, a avaliação de múltiplos nódulos pulmonares por PET é limitada por causa de achados falso-positivos devido à doença granulomatosa ativa como exposição prévia à TB, sarcoidose ou micose profunda; ou a infecção ativa, como pneumonia bacteriana ou viral, bronquiolite ou aspiração.

A PET-TC integrada combina imagens morfológicas e funcionais. A combinação de PET e TC é útil para localizar linfonodos metastáticos solitários nos hilos e locais extrapulmonares, permitindo melhor estadiamento do câncer de pulmão. Além disso, a PET-TC é útil no planejamento da radioterapia para pacientes com câncer de pulmão associado a atelectasia.

Broncoscopia

A fibrobroncoscopia é utilizada para indicações diagnósticas ou terapêuticas. É mais comumente realizada para visualizar diretamente a nasofaringe, a laringe, as pregas vocais e a árvore traqueobrônquica proximal para fins de diagnóstico. O procedimento é realizado com sedação do paciente e anestesia local com lidocaína inalada e instilada. A mucosa brônquica é avaliada para massas endobrônquicas, integridade da mucosa, compressão extrínseca, compressão dinâmica e hemorragia. O broncoscópio tem um lúmen que possibilita a introdução de vários instrumentos (canal de trabalho), incluindo pinças de biopsia para amostragem de lesões endobrônquicas ou tecido pulmonar (biopsia transbrônquica) e agulhas finas de calibre 19 a 22 para biopsia aspirativa transbrônquica de linfonodos ou massas pulmonares. Solução salina também pode ser instilada no lúmen para lavados brônquicos ou lavado broncoalveolar. Lavados brônquicos e broncoalveolar podem ser analisados (citologia, cultura e colorações especiais). Uma escova brônquica é usada para raspar a mucosa brônquica e colher células para citologia. Os broncoscópios também podem ser adaptados com uma sonda de ultrassom terminal para fornecer imagens das vias respiratórias e tecidos vizinhos. Essa técnica, denominada ultrassonografia endobrônquica (EBUS, do inglês *endobronchial ultrasound*), utiliza altas frequências acústicas, na faixa de 20 MHz, para fornecer imagens de alta resolução do tecido proximal e fornecer orientação posicional acurada para a aspiração por agulha de linfonodos mediastinais. Tem sido usada rotineiramente para detectar metástases de câncer de pulmão em linfonodos mediastinais e para o diagnóstico de distúrbios granulomatosos dos linfonodos. Uma sonda de ultrassom radial diferente inserida no canal de trabalho de um broncoscópio pode facilitar a confirmação da posição de uma pinça de biopsia transbrônquica perto de massa pulmonar durante a biopsia transbrônquica de lesão na periferia do parênquima pulmonar. Uma técnica mais recente chamada criobiopsia pulmonar transbrônquica (CPTB) usa uma sonda que é introduzida no canal de trabalho do broncoscópio até a periferia do pulmão perto da parede torácica. A sonda é rapidamente resfriada para congelar o tecido pulmonar adjacente que adere à sonda e é fraturado, resultando em amostras de biopsia maiores e menos suscetíveis ao artefato de esmagamento observado em biopsias de rotina com pinça. Essa técnica, embora muitas vezes complicada por hemorragia grave, é usada para o diagnóstico de doença pulmonar intersticial com esperança de evitar a necessidade de biopsia cirúrgica.

As indicações terapêuticas comuns da broncoscopia incluem retirada de corpos estranhos, aspiração de secreções, reexpansão do pulmão atelectásico por remoção de obstrução, detecção e localização de hemoptise e assistência em intubações endotraqueais difíceis. Em centros especiais, a broncoscopia é usada para realizar terapia com *laser* de granada ítrio-alumínio (YAG, do inglês *yttrium aluminum garnet*), terapia de coagulação com plasma de argônio e crioterapia para lesões endobrônquicas. Também é usada para guiar a colocação de cateteres para braquiterapia em câncer de pulmão ou guiar a colocação de *stents*. Os *lasers* produzem um feixe de luz que pode induzir vaporização, coagulação e necrose do tecido. A terapia de coagulação com plasma de argônio usa o calor do gás argônio ionizado para reduzir o volume do tumor enquanto coagula simultaneamente para parar o sangramento. As sondas de crioterapia induzem necrose tecidual por meio de cristalização celular hipotérmica e microtrombose. A crioterapia e o eletrocautério têm sido usados para tratar e aliviar a obstrução das vias respiratórias causada por tumores benignos dos brônquios traqueais, pólipos e tecido de granulação. A meta da braquiterapia endobrônquica é aliviar a obstrução das vias respiratórias por tumores centrais. É realizada, tipicamente, como adjuvante à irradiação de feixe externo convencional. A colocação de *stent* traqueobrônquico pode ser realizada para controlar a compressão das vias respiratórias associada a tumores malignos, fístulas traqueoesofágicas ou traqueobroncomalacia. A broncoscopia é, geralmente, um procedimento seguro com complicações importantes, incluindo sangramento significativo, pneumotórax e insuficiência respiratória, ocorrendo em 0,1 a 1,7% dos pacientes.

PERSPECTIVAS PARA O FUTURO

O refinamento contínuo e a evolução das técnicas e métodos atualmente usados para avaliar a estrutura e a função pulmonares aumentarão a capacidade de diagnosticar e tratar indivíduos com doença pulmonar. Embora as provas de função pulmonar sejam realizadas há décadas, os avanços no *design* dos equipamentos e a melhor padronização dos métodos melhorarão a acurácia e a reprodutibilidade. O desenvolvimento adicional de técnicas não invasivas usadas para medir mudanças no volume pulmonar a partir de deslocamentos da superfície corporal possibilitará a avaliação da função pulmonar fora do laboratório de função pulmonar. A análise do gás exalado à procura de biomarcadores tem um enorme potencial para o diagnóstico precoce de muitas doenças pulmonares, especialmente câncer.

Grandes avanços na avaliação da estrutura pulmonar evoluirão a partir dos avanços na tecnologia de TC, PET e RM. As técnicas de renderização de volume de TC fornecerão imagens das vias respiratórias centrais, possibilitando a "broncoscopia virtual". Essa técnica será útil para orientar a seleção do local de biopsia na broncoscopia convencional e possibilitar a visualização das vias respiratórias distais a uma obstrução endobrônquica. As medidas volumétricas de nódulos pulmonares usando técnicas de segmentação por TC possibilitarão um cálculo mais acurado do volume do nódulo e melhor avaliação dos tempos de duplicação do tumor. Isso, em conjunto com PET-TC, pode fornecer meios mais acurados para determinar o potencial maligno de um nódulo pulmonar solitário. Além disso, imagens dinâmicas de TC contrastada podem ajudar na diferenciação entre nódulos pulmonares malignos e benignos, o que aprimoraria ainda mais o processo de rastreamento do câncer de pulmão.

A RM pode evoluir para o método preferido de avaliação de êmbolos pulmonares, doença mediastinal e equilíbrio regional de ventilação-perfusão. A RM com codificação de velocidade é uma modalidade promissora para avaliação do fluxo sanguíneo vascular pulmonar e das pressões, e pode se mostrar mais acurada do que os métodos não invasivos atuais. Agentes de contraste de RM específicos para linfonodos e o desenvolvimento de traçadores moleculares para PET direcionados a proteínas e receptores tumorais podem diferenciar melhor os linfonodos aumentados causados por hiperplasia daqueles decorrentes de neoplasia. Finalmente, novas descobertas sobre a função dos centros de controle respiratório no córtex cerebral e no tronco encefálico podem ser obtidas a partir do uso de estudos funcionais de RM do cérebro.

LEITURA SUGERIDA

McCool FD, Hoppin FG Jr: Respiratory mechanics. In Baum GL, editor: Textbook of pulmonary diseases, Philadelphia, 1998, Lippincott-Raven, pp 117-130.

McCool FD, Tzelepis GE: Current clinical aspects of diaphragm dysfunction, N Engl J Med 366:932-942, 2012.

Miller WT: Radiographic evaluation of the chest. In Fishman AP, editor: Fishman's pulmonary diseases and disorders, New York, 2008, McGraw-Hill, pp 455-510.

Pellegrino R, Viegi G, Brusasco V, et al: Interpretative strategies for lung function tests, Eur Respir J 26:948-968, 2005.

Wagner PD: Ventilation, pulmonary blood flow, and ventilation-perfusion relationships. In Fishman AP, editor: Fishman's pulmonary diseases and disorders, New York, 2008, McGraw-Hill, pp 173-189.

Weibel ER: It takes more than cells to make a good lung, Am J Respir Crit Care Med 187:342-346, 2013.

West JB: Respiratory physiology: the essentials, ed 5, Baltimore, 1995, Williams & Wilkins.

West JB, Wagner PD: Pulmonary gas exchange, Am J Respir Crit Care Med 157:S82-S87, 1988.

16

Doenças Pulmonares Obstrutivas

Zoe G.S. Vazquez, Matthew D. Jankowich, Debasree Banerjee

INTRODUÇÃO

As doenças pulmonares obstrutivas são um grupo de distúrbios pulmonares que resultam em dispneia, caracterizada por um padrão obstrutivo de limitação do fluxo de ar expiratório na espirometria. Esses distúrbios incluem doença pulmonar obstrutiva crônica (DPOC), asma, fibrose cística (FC), bronquiectasia e distúrbios bronquiolares. Em alguns casos, esses distúrbios se sobrepõem clinicamente (Figura 16.1), compartilhando várias características além da limitação do fluxo de ar expiratório. Essas características podem incluir sibilos e produção de escarro, inflamação crônica centrada nas vias respiratórias, alterações estruturais destas vias resultando em seu remodelamento e períodos episódicos de piora temporária do quadro clínico, conhecidos como exacerbações. No entanto, as causas, as localizações e os padrões das alterações inflamatórias e do remodelamento das vias respiratórias, bem como os tratamentos, os prognósticos e as histórias naturais, muitas vezes são significativamente diferentes, tornando importante a distinção clínica entre esses distúrbios.

A *DPOC* é caracterizada por inflamação anormal das vias respiratórias e da estrutura pulmonar em resposta a um agente irritante inalado (geralmente fumaça de cigarro), resultando em limitação irreversível ou incompletamente reversível do fluxo de ar que é tipicamente progressiva ao longo do tempo. A *asma* distingue-se da DPOC pela característica hiper-reatividade do músculo liso e limitação reversível do fluxo de ar, por sua evolução clínica variável e por sua frequente associação com atopia. Esses distúrbios são epidêmicos na população geral, em todo o mundo, e são responsáveis por uma proporção significativa da morbidade e mortalidade associadas às doenças pulmonares obstrutivas. *Bronquiectasia* consiste em dilatação anormal permanente dos brônquios que resulta em tosse crônica, produção de escarro purulento e hemoptise. A bronquiectasia é causada por diversas condições, incluindo FC, um distúrbio genético resultante de mutações no gene *CFTR*. Os *distúrbios bronquiolares*, também chamados de *distúrbios das pequenas vias respiratórias*, resultam de inflamação e/ou fibrose das pequenas vias respiratórias do pulmão que leva à dispneia. Eles podem ser difíceis de diagnosticar porque a perda ou obstrução da maioria das pequenas vias respiratórias precisa ocorrer antes do aparecimento da limitação do fluxo de ar expiratório na espirometria.

A base para a obstrução do fluxo de ar expiratório varia entre esses distúrbios. O fluxo de ar na árvore brônquica é diretamente proporcional à pressão motriz e inversamente proporcional à resistência. Na doença pulmonar obstrutiva, podem existir alterações em um ou ambos os processos. A perda de tecido elástico pulmonar, comum na DPOC, resulta em diminuição da retração elástica pulmonar na expiração; portanto, em diminuição da pressão de condução para o fluxo de ar expiratório. Em contrapartida, a limitação do fluxo de ar na asma é causada principalmente pela contração do músculo liso, resultando em broncoconstrição que aumenta a resistência das vias respiratórias. Aumentos na resistência das vias respiratórias também ocorrem na DPOC e estão relacionados a inflamação e fibrose das pequenas vias respiratórias, bem como ao colapso destas vias devido à perda de tecido elástico pulmonar que circunda as vias respiratórias. A obstrução do muco dos lumens das vias respiratórias contribui para o aumento de sua resistência em todas as doenças pulmonares obstrutivas.

A obstrução ao fluxo de ar causa alterações características nos volumes pulmonares. O volume residual (VR) e a capacidade residual funcional (CRF) estão aumentados, enquanto a capacidade pulmonar total (CPT) permanece normal ou está aumentada. A capacidade vital e, particularmente, a capacidade inspiratória, acabam sendo reduzidas pelo aumento do VR. Vários fatores contribuem para o aumento da CRF e do VR na doença pulmonar obstrutiva. A diminuição da retração elástica do pulmão na DPOC aumenta a CRF devido à redução da oposição à força externa exercida pela parede torácica. A perda do tônus das vias respiratórias e a perda de tecido elástico pulmonar que as circunda na DPOC, bem como a broncoconstrição e a obstrução do muco na asma aguda, permitem que as vias respiratórias colapsem em volumes pulmonares mais altos e retenham o ar excessivo. Finalmente, quando a ventilação minuto está aumentada (p. ex., durante o exercício físico), o aumento da resistência ao fluxo de ar pode não permitir que os pulmões se esvaziem completamente no tempo disponível para expiração; isso leva à chamada hiperinsuflação dinâmica

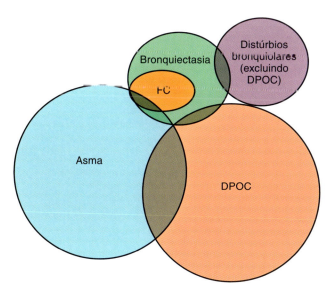

Figura 16.1 Classificação das doenças pulmonares obstrutivas. Embora a maioria dos pacientes com doença pulmonar obstrutiva crônica (DPOC) tenha doença das pequenas vias respiratórias, os distúrbios bronquiolares não se sobrepõem à DPOC. *FC*, Fibrose cística.

dos pulmões à medida que o volume de ar retido aumenta progressivamente enquanto a capacidade inspiratória é progressivamente limitada. Esse fenômeno contribui para sintomas de opressão torácica e dispneia durante o exercício físico, e resulta em limitação das atividades físicas, principalmente na DPOC.

Existem duas consequências principais das alterações no volume pulmonar na doença pulmonar obstrutiva. Primeiro, respirar em volumes pulmonares mais altos demanda alteração maior da pressão para alcançar modificação menor no volume pulmonar, e isso aumenta o trabalho respiratório. Em segundo lugar, volumes pulmonares maiores colocam os músculos inspiratórios em desvantagem mecânica. O diafragma é retificado, diminuindo sua capacidade de alterar o volume intratorácico, e todas as fibras musculares inspiratórias são encurtadas, diminuindo a tensão que são capazes de exercer para efetuar alterações no volume pulmonar. A combinação de maior trabalho respiratório e desvantagens mecânicas dos músculos respiratórios causadas pela hiperinsuflação pulmonar pode levar a fadiga e insuficiência dos músculos respiratórios se houver piora abrupta da obstrução das vias respiratórias, como durante uma exacerbação aguda da DPOC ou da asma.

Além da anamnese e do exame físico, a espirometria é fundamental na investigação diagnóstica de um paciente com suspeita de doença pulmonar obstrutiva. Embora a espirometria seja prontamente disponível e barata, muitas vezes é subutilizada e, como consequência, as doenças pulmonares obstrutivas são subdiagnosticadas. A avaliação da resposta clínica e espirométrica a um broncodilatador é um passo simples e útil na distinção entre asma e DPOC. A medição da capacidade pulmonar de difusão de monóxido de carbono (DL_{CO}) também pode ser útil para diferenciar a asma, caracterizada por capacidade de difusão normal ou elevada, da DPOC, na qual a capacidade de difusão é frequentemente reduzida pela perda de área de superfície para troca gasosa. Exames mais sofisticados, como tomografia computadorizada de tórax de alta resolução (TCAR), podem ser necessários para ajudar a diagnosticar causas menos comuns de doença pulmonar obstrutiva (p. ex., bronquiectasias).

As características clínicas e os achados laboratoriais associados aos vários distúrbios pulmonares obstrutivos estão resumidos na Tabela 16.1.

DOENÇA PULMONAR OBSTRUTIVA CRÔNICA

Definição e epidemiologia

A Global Initiative for Chronic Obstructive Lung Disease (GOLD) define a DPOC, atualmente, como uma doença comum evitável e tratável, caracterizada por limitação persistente do fluxo de ar, geralmente progressiva e associada a resposta inflamatória crônica exacerbada, nas vias respiratórias e nos pulmões, a partículas e gases nocivos. A limitação do fluxo de ar é estabelecida pela espirometria: se a razão volume expirado forçado em 1 segundo (VEF_1)/capacidade vital forçada (CVF) for inferior a 0,70 após a administração de um broncodilatador, isso indica obstrução das vias respiratórias. Embora no passado a DPOC fosse definida como *enfisema* (dilatação patológica dos espaços aéreos distais) ou *bronquite crônica* (uma síndrome clínica caracterizada por tosse e produção de escarro por pelo menos 3 meses em 2 anos consecutivos), a definição atual baseia-se na limitação do fluxo de ar e não na existência dessas entidades. Tanto o enfisema quanto a bronquite crônica podem ocorrer com ou sem limitação associada do fluxo de ar expiratório; portanto, essas entidades se sobrepõem, mas não são sinônimos de DPOC. A definição atual de DPOC destaca a limitação persistente e reprodutível do fluxo de ar expiratório e enfatiza a natureza progressiva da doença e a inflamação anormal nos pulmões e vias respiratórias.

A DPOC é um distúrbio comum em populações em todo o mundo. O estudo Burden of Obstructive Lung Disease, em uma amostra de adultos de 12 países, constatou que 10,1% apresentavam obstrução

---

Tabela 16.1 Características das doenças pulmonares obstrutivas.

Distúrbio	Características clínicas	Achados laboratoriais
Doença pulmonar obstrutiva crônica	Dispneia progressiva crônica Tosse, produção de expectoração Exacerbações periódicas	VEF_1/CVF < 0,70 após uso de broncodilatador DL_{CO} frequentemente reduzida
Asma	Dispneia episódica, tosse e/ou sibilos Sintomas noturnos Pode ter gatilhos ambientais	Obstrução variável do fluxo de ar na espirometria Melhora tipicamente significativa do VEF_1 com uso de broncodilatador DL_{CO} normal ou elevada Desafio com metacolina mostra hiper-reatividade das vias respiratórias
Bronquiectasia	Tosse crônica e produção de expectoração purulenta Hemoptise	Radiografia de tórax: imagens em "trilho de bonde" TCAR: brônquios dilatados maiores que o vaso acompanhante, falta de afinamento dos brônquios, brônquios visíveis dentro de 1 a 2 cm da borda pulmonar Na cultura de escarro podem crescer *Haemophilus influenzae*, *Pseudomonas aeruginosa* ou micobactérias atípicas A avaliação laboratorial pode revelar uma etiologia específica (p. ex., diminuição dos níveis de imunoglobulina na IDCV)
Fibrose cística	Sinusite, bronquiectasia, íleo meconial, má absorção, infertilidade (nos homens, ausência congênita de ducto deferente)	Concentração aumentada de cloreto no suor, mutação no canal de cloreto CFTR, gordura fecal elevada, diferença de potencial anormal da mucosa nasal
Distúrbios bronquiolares	Dispneia progressiva Possível história pregressa de doença do tecido conjuntivo, doença inflamatória intestinal, transplante de pulmão ou transplante de células-tronco hematopoéticas	Obstrução fixa do fluxo de ar na espirometria TCAR: padrão de atenuação em mosaico; nódulos centrolobulares; opacidades de árvore em brotamento

CVF, Capacidade vital forçada; *DL_{CO}*, capacidade de difusão de monóxido de carbono; *IDCV*, imunodeficiência comum variável; *TCAR*, tomografia computadorizada de alta resolução; *VEF_1*, volume expiratório forçado em 1 segundo.

das vias respiratórias pelo menos moderada (VEF$_1$/CVF < 0,70 e VEF$_1$ < 80% do previsto) após a administração de broncodilatador. As taxas de prevalência de DPOC estão correlacionadas com aumento da idade, menor nível socioeconômico e tabagismo. Embora a DPOC seja mais prevalente em homens do que em mulheres, sua prevalência em mulheres tem aumentado e as taxas anuais de mortalidade por DPOC têm aumentado constantemente em mulheres brancas e negras nos EUA. A DPOC resulta em um ônus econômico significativo em termos de gastos com saúde e incapacidade. Em 2014, ela foi responsável por 44,3 a cada 100.000 mortes nos EUA. Segundo a Organização Mundial da Saúde, a DPOC é a quarta causa de morte no mundo.

A DPOC é uma doença complexa que resulta de suscetibilidade a fatores ambientais provocada por predisposição genética. O tabagismo é a sua principal causa ambiental, embora outros fatores possam contribuir, incluindo poluição atmosférica, exposição a poeira e fumaça no local de trabalho e poluição do ar interno pelo uso de combustíveis de biomassa para cozinhar e aquecer. Os não fumantes podem desenvolver e desenvolvem DPOC, destacando o papel dos fatores de risco não relacionados ao tabaco. Uma predisposição genética está implícita na documentação de agrupamentos familiares de DPOC; no entanto, o único distúrbio genético até agora definitivamente ligado a esta doença é a deficiência de α$_1$-antitripsina resultante de mutações em *SERPINA1*, que responde por aproximadamente 1 a 2% de todos os casos de DPOC. Estudos recentes destacaram outras áreas do genoma que também estão associadas à suscetibilidade à DPOC.

Vários estudos longitudinais definiram padrões de declínio da função pulmonar relacionados à idade e documentaram o conceito de suscetibilidade à DPOC relacionada à idade. Esses estudos mostraram que a maioria dos homens adultos não fumantes apresenta declínio no VEF$_1$ de 35 a 40 mℓ/ano. Essa taxa aumenta para 45 a 60 mℓ/ano na maioria dos fumantes; no entanto, o fumante suscetível pode apresentar perdas de 70 a 120 mℓ/ano (Figura 16.2). Essa informação possibilita que o médico projete a taxa de diminuição da função pulmonar em pacientes com DPOC e avalie os efeitos das intervenções terapêuticas.

Patologia

Várias alterações estruturais têm sido observadas nas vias respiratórias e nos pulmões de indivíduos com DPOC. A definição atual de DPOC enfatiza o papel central da inflamação crônica na patogênese da doença e no desenvolvimento do remodelamento patológico do pulmão e das vias respiratórias no cenário da DPOC. As alterações estruturais observadas na DPOC incluem enfisema e anormalidades das pequenas e grandes vias respiratórias. Há evidências crescentes de que as pequenas vias respiratórias sejam o principal local de limitação do fluxo de ar e um foco central da patologia na DPOC.

Enfisema na DPOC

O *enfisema* é definido como alargamento permanente dos espaços aéreos distais aos bronquíolos terminais (e-Figura 16.1). Isso é causado pela destruição do parênquima pulmonar na ausência de fibrose significativa. Essas alterações resultam em um ácino anormal com capacidade limitada de troca gasosa. Com base em cortes pulmonares finos, o enfisema pode ser classificado como centrolobular ou panlobular (e-Figuras 16.2 e 16.3). No enfisema centrolobular, a parte proximal do lóbulo (o bronquíolo respiratório) é afetada; esta é a característica histológica mais comumente observada no enfisema relacionado ao tabagismo. O enfisema panlobular é visto na deficiência de α$_1$-antitripsina.

A α$_1$-antitripsina é um inibidor da serina protease que desativa as moléculas de elastase liberadas pelas células inflamatórias capazes de degradar as matrizes do tecido conjuntivo. As observações de que essa enzima estava associada ao enfisema e que este poderia ser reproduzido em modelos experimentais, pela instilação de papaína (uma protease) nos pulmões, levaram à hipótese de que o enfisema seja causado por um desequilíbrio entre os sistemas protease e antiprotease no pulmão. Esse desequilíbrio teorizado favoreceria a destruição proteolítica do tecido conjuntivo pulmonar, resultando em enfisema (hipótese protease-antiprotease). A pesquisa concentrou-se na elastase de neutrófilos e seu papel na destruição da elastina pulmonar. A elastase de neutrófilos é o principal alvo da inativação pela α$_1$-antitripsina e tem efeitos relativamente sem oposição; no entanto, a evidência de um papel primário dessa enzima no enfisema induzido pela fumaça do cigarro é menos clara, então o foco se ampliou para incluir o exame do papel das metaloproteinases de matriz (MMP, do inglês *matrix metalloproteinases*), produzidas por macrófagos e outras células, no enfisema.

A inflamação induzida pela fumaça do cigarro deflagra o ciclo de liberação de protease e destruição pulmonar, resultando em enfisema (e-Figura 16.4). Os macrófagos são ativados pela fumaça do cigarro e recrutam neutrófilos e outras células inflamatórias para o pulmão, levando à liberação de elastase e MMP. Nos pulmões, a destruição da elastina e de outros elementos do tecido conjuntivo por essas proteases leva, ao longo do tempo, à perda da retração elástica e à destruição das estruturas alveolares características do enfisema.

A fumaça do cigarro contém muitas moléculas oxidantes capazes de induzir o estresse oxidativo no pulmão. O estresse oxidativo tem diversos efeitos, incluindo a inativação oxidativa de antiproteases no pulmão e a acetilação de histonas específicas na cromatina de células pulmonares e macrófagos, permitindo a expressão de vários genes pró-inflamatórios. A atividade da histona desacetilase é reduzida na DPOC, e isso, por sua vez, pode resultar na incapacidade de controlar a resposta pró-inflamatória nessa condição. A expressão de genes pró-inflamatórios promove a produção e a liberação de citocinas, contribuindo para maiores recrutamento e ativação de células inflamatórias. A inflamação sistêmica, desencadeada pela inflamação pulmonar contínua, pode levar a anormalidades não pulmonares associadas ao enfisema, incluindo caquexia e alterações musculares esqueléticas. Finalmente, o aumento da apoptose de pneumócitos e células endoteliais foi observado em pulmões com enfisema e poderia contribuir para a perda de alvéolos.

A compreensão da patogênese do enfisema melhorou com o reconhecimento de que a inflamação, o estresse oxidativo, o equilíbrio protease-antiprotease e a apoptose estão ligados em uma interação complexa induzida pela fumaça do cigarro. Essa compreensão

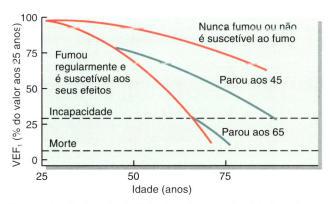

Figura 16.2 Padrão de declínio do volume expiratório forçado em 1 segundo (VEF$_1$) com riscos de morbidade e mortalidade por doença respiratória em um fumante suscetível em comparação com um paciente normal e com um fumante não suscetível. Embora o abandono do tabagismo não reponha a função pulmonar já perdida em um fumante suscetível, ela diminui a taxa de declínio adicional. (Dados de Fletcher C, Peto R: The natural history of chronic airflow obstruction, BMJ 1:1645-1648, 1977.)

aprimorada ampliou a gama de terapias potenciais que podem ser efetivas para melhorar o processo destrutivo. Até o momento, no entanto, as terapias direcionadas às vias moleculares envolvidas na patogênese do enfisema não foram bem-sucedidas em alterar a progressão da doença, com a possível exceção da terapia de reposição de α_1-antitripsina em indivíduos com deficiência deste protetor do tecido pulmonar.

A α_1-antitripsina, um reagente de fase aguda, é produzida principalmente no fígado, de onde segue para o pulmão. Pelo seu efeito sobre as elastases no pulmão, a α_1-antitripsina previne a degradação descontrolada da elastina no parênquima pulmonar e protege contra o desenvolvimento de enfisema. Indivíduos com o genótipo ZZ de deficiência de α_1-antitripsina produzem formas mutantes de α_1-antitripsina que tendem a polimerizar inadequadamente dentro do hepatócito, resultando em deficiência na α_1-antitripsina secretada e, em alguns casos, em danos colaterais ao fígado causados pelo acúmulo intracelular de α_1-antitripsina mutante mal dobrada. Pacientes que desenvolvem enfisema em idade jovem (< 40 anos) devem ser avaliados para esta condição, sejam ou não fumantes, assim como pacientes com bronquiectasia e doença hepática inexplicada ou cirrose. Os testes mostram níveis reduzidos de α_1-antitripsina. A genotipagem pode revelar mutações específicas (mais comumente ZZ na deficiência grave). A suplementação de α_1-antitripsina tem sido usada para pacientes com deficiência de α_1-antitripsina e parece resultar em diminuição da perda de densidade pulmonar (indicador indireto de enfisema) segundo medida de tomografia computadorizada.

Doença das grandes e pequenas vias respiratórias na DPOC

A *bronquite crônica* coincide, com frequência, com enfisema em pacientes com DPOC, mas pode ocorrer independentemente de enfisema ou DPOC e é definida em termos clínicos (descritos anteriormente). O tabagismo (cigarros) é a principal causa, embora a exposição a poluentes, como poeira e fumaça, possa desempenhar um papel. Os achados anatomopatológicos são hiperplasia de células caliciformes, hipersecreção de muco, formação de rolhas de muco e inflamação, e fibrose das vias respiratórias (Figura 16.3).

Os mecanismos envolvidos no desenvolvimento do enfisema também são importantes na patogênese da bronquite crônica; no entanto, ao contrário do enfisema, a bronquite crônica é uma doença das grandes vias respiratórias e não do parênquima pulmonar. Portanto,

a relação da bronquite crônica com a obstrução do fluxo de ar é menos robusta do que no enfisema, e a limitação do fluxo de ar consistente com DPOC, em um paciente com sintomas de bronquite crônica, pode ser mais reflexo de enfisema concomitante e doença de pequenas vias respiratórias. A inflamação na bronquite crônica leva a efeitos no epitélio das vias respiratórias, incluindo produção excessiva de muco e comprometimento da depuração mucociliar.

Estímulos neurogênicos também são importantes na patogênese da obstrução das vias respiratórias na bronquite crônica. As vias respiratórias condutoras são circundadas por músculo liso, que contém receptores adrenérgicos e colinérgicos. A estimulação dos receptores β_2-adrenérgicos pelas catecolaminas circulantes dilata as vias respiratórias, enquanto a estimulação dos receptores irritantes das vias respiratórias contrai estas vias mediante um mecanismo colinérgico, por meio do nervo vago. Habitualmente, existem vias broncoconstritivas irritantes que protegem contra a inalação de agentes nocivos, mas em estados patológicos essas vias podem contribuir para a hiper-reatividade das vias respiratórias. Vários mediadores químicos endógenos, como proteases, fatores de crescimento e citocinas, também podem afetar o tônus das vias respiratórias.

Por definição, a manifestação clínica predominante na bronquite crônica é a produção de escarro. O broncospasmo também pode ser proeminente. Infecções bacterianas recorrentes das vias respiratórias são típicas. Assim como em pacientes com DPOC, a avaliação de pacientes com bronquite crônica deve incluir provas de função pulmonar (PFPs) e radiografia de tórax, além de exames laboratoriais padrão.

Danos às pequenas vias respiratórias (aquelas com menos de 2 mm de diâmetro) são parte integrante da patogênese da DPOC porque são o principal local de resistência ao fluxo de ar nesta doença. A bronquiolite respiratória, na qual há acúmulo de macrófagos pigmentados dentro e ao redor dos bronquíolos (e-Figura 16.5), pode ser um achado incidental em fumantes assintomáticos sem DPOC; no entanto, à medida que a DPOC se desenvolve, outras células inflamatórias são recrutadas para as pequenas vias respiratórias condutoras, presumivelmente em reação à irritação contínua da fumaça do cigarro ou partículas inaladas. Na DPOC, quando há inflamação, as pequenas vias respiratórias podem ser afetadas pelo remodelamento, levando a espessamento e fibrose da parede das vias respiratórias, hipertrofia do músculo liso e estreitamento luminal destas vias, o que contribui para a obstrução do fluxo de ar. Rolhas de muco e exsudatos inflamatórios podem ocluir as pequenas vias respiratórias, levando ao aumento da resistência ao fluxo de ar.

Recentemente, a demonstração de reduções substanciais do número de pequenas vias respiratórias e na área transversal nos pulmões de indivíduos com DPOC forneceu evidências importantes de que a perda das pequenas vias ocorre com gravidade suficiente para resultar em limitação detectável do fluxo de ar expiratório que caracteriza a DPOC. De fato, há evidências de que a perda de pequenas vias respiratórias pode preceder o desenvolvimento de enfisema na DPOC.

Anormalidades imunomediadas também são observadas no nível das pequenas vias respiratórias na DPOC. Folículos linfoides podem se formar ao redor dessas vias em resposta a estimulação antigênica contínua e infecção bacteriana, com proeminência de linfócitos B e linfócitos T CD8+ na DPOC mais avançada. Essas inúmeras alterações no nível das pequenas vias respiratórias contribuem significativamente para as anormalidades fisiológicas e a resposta imune local alterada na DPOC.

Apresentação clínica

A DPOC relacionada à exposição crônica ao tabaco é caracterizada por dispneia lentamente progressiva que é notada pela primeira vez durante o esforço, mas progride ao longo dos anos até se tornar evidente com esforço mínimo (p. ex., ao se vestir) ou mesmo em

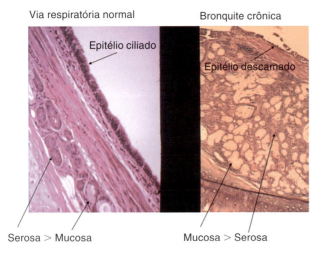

Figura 16.3 Histopatologia da bronquite crônica: normalmente, há mais glândulas serosas submucosas nas vias respiratórias do que glândulas mucosas e o epitélio inclui células ciliadas. Na bronquite crônica, as glândulas mucosas são mais prevalentes do que as serosas e o epitélio é anormal. (Cortesia do Dr. Charles Kuhn.)

repouso. Indivíduos afetados queixam-se de intolerância ao exercício e fadiga, e a doença acaba provocando perda de peso, depressão e ansiedade como resultado do aumento do trabalho respiratório. Tosse crônica pode ocorrer e ser produtiva ou seca, dependendo do grau de secreção de muco (p. ex., bronquite crônica).

Durante os estágios iniciais da DPOC, o exame físico pode ser normal. Os resultados normais do exame e a ausência de sintomas geralmente atrasam o diagnóstico. A inspeção do tórax e a palpação podem não revelar os achados. À medida que a doença progride, os pulmões podem tornar-se hiper-ressonantes à percussão, e a ausculta pode mostrar murmúrio vesicular diminuído com roncos ou sibilos. A parede torácica pode começar a se remodelar, dando ao paciente o aspecto de "tórax em tonel". Durante os estágios tardios da DPOC, os pacientes apresentam evidências de aumento do trabalho respiratório com uso de músculos acessórios, respiração com lábios franzidos e perda de peso. A perda de músculo esquelético também pode se tornar evidente. Apesar da insuficiência respiratória, alguns pacientes conseguem manter níveis de oxigênio no sangue relativamente normais até em estágio avançado da doença, levando à apresentação clínica clássica do "soprador rosado – *pink puffer*". Outros pacientes tendem a reter dióxido de carbono e diminuir o trabalho respiratório, resultando em acidose respiratória crônica e, em casos extremos, policitemia e cianose; este é o fenótipo prototípico de "pletórico azulado – *blue bloater*". Há também uma sobreposição da DPOC com outros distúrbios respiratórios, como apneia obstrutiva do sono, que podem contribuir para a retenção de dióxido de carbono.

Embora a DPOC resulte em dispneia crônica e progressiva, exacerbações agudas periódicas também são características. Uma piora rápida da função pulmonar e agravamento das manifestações respiratórias (dispneia, tosse e produção de escarro) caracterizam as exacerbações da DPOC. As exacerbações agudas estão associadas a vários fatores desencadeantes, principalmente infecções respiratórias virais ou bacterianas, poluição do ar ou outros fatores ambientais, embolia pulmonar e insuficiência cardíaca. As exacerbações são mais comuns com o aumento da gravidade da DPOC, com o aumento da idade e durante os meses de inverno e variam muito em gravidade. Exacerbações graves podem levar a hospitalização, insuficiência respiratória aguda e morte. Após uma exacerbação, pode levar semanas para que o paciente retorne ao nível basal de função. Pacientes com exacerbações frequentes de DPOC apresentam taxa acelerada de declínio no VEF_1. Pacientes que sofreram uma exacerbação de DPOC são mais propensos a apresentar exacerbações futuras, sugerindo que a exacerbação seja um evento importante na história natural da DPOC. Ocasionalmente, uma exacerbação da DPOC levando à insuficiência respiratória aguda é o primeiro evento que leva ao diagnóstico de DPOC em um paciente.

A DPOC está associada a várias comorbidades, como doença cardíaca aterosclerótica, câncer de pulmão, osteoporose e depressão. Essas comorbidades podem estar relacionadas ao tabagismo, à inflamação sistêmica crônica presente em pacientes com DPOC, ao comprometimento da qualidade de vida decorrente da DPOC ou a tratamentos (p. ex., corticosteroides) administrados durante a evolução desta doença. O monitoramento e o manejo adequado desses distúrbios coexistentes é uma parte importante da avaliação contínua de pacientes com DPOC.

À medida que a DPOC progride, os volumes pulmonares aumentam (hiperinsuflação) e os diafragmas são retificados, tornando as excursões inspiratórias ineficientes. O volume corrente diminui e a frequência respiratória aumenta em um esforço para diminuir o trabalho respiratório. Na doença avançada, o sistema cardiovascular é afetado como resultado da perda de vasculatura nas paredes alveolares destruídas, e vasoconstrição e remodelamento vascular devido à hipoxia crônica. Com uma área limitada para o fluxo sanguíneo, a resistência vascular pulmonar é aumentada, levando ao aumento da pós-carga do ventrículo direito e ao desenvolvimento de hipertensão pulmonar. Isso acelera o desenvolvimento de insuficiência ventricular direita, que é chamada de *cor pulmonale* no contexto de doença pulmonar. Galope de coração direito, distensão das veias do pescoço, refluxo hepatojugular e edema de membros inferiores caracterizam *cor pulmonale*.

Diagnóstico e diagnóstico diferencial

Diagnóstico

As PFPs, principalmente a espirometria, são essenciais para o diagnóstico da DPOC. Classicamente, o diagnóstico de DPOC tem sido feito pelos critérios GOLD, que definem a DPOC como uma razão VEF_1/CVF inferior a 0,70 na espirometria pós-broncodilatador. No entanto, as diretrizes de American Thoracic Society (ATS)/European Respiratory Society (ERS) estão se tornando favoráveis para o diagnóstico da DPOC. ATS/ERS definem DPOC como razão VEF_1/CVF inferior ao limite normal mais baixo com base no sexo e na idade do paciente. Embora algum grau de reversibilidade da obstrução possa ser detectado com broncodilatadores, o defeito obstrutivo não é totalmente reversível na DPOC. Essa característica e a natureza consistente e progressiva da limitação do fluxo expiratório representam as principais características que ajudam a distinguir a DPOC da asma, uma importante consideração de diagnóstico diferencial. A gravidade da doença e o prognóstico podem ser estimados pelo VEF_1, conforme detalhado na Tabela 16.2.

Um VEF_1 de cerca de 1 ℓ (geralmente 50% do previsto) sugere obstrução grave e, no caso de DPOC, prevê uma taxa de sobrevida média de 50% em 5 anos. Para um melhor preditor de mortalidade do que o VEF_1 sozinho, o índice BODE pode ser usado: índice de massa corporal, grau de obstrução medido pelo VEF_1, escore de dispneia modificado do Medical Research Council e capacidade de exercício indicada pela distância de caminhada de 6 minutos.

Os volumes pulmonares devem ser medidos juntamente com as PFPs porque a limitação ao fluxo de ar expirado e a diminuição da retração elástica levam à hiperinsuflação pulmonar, evidenciada pelo aumento do VR, da CRF e, finalmente, da CPT.

A destruição dos alvéolos diminui a área de superfície para as trocas gasosas no enfisema. Essa perda de área de superfície, associada a obstrução brônquica e distribuição alterada do ar ventilado, resulta em desequilíbrio ou incompatibilidade ventilação-perfusão, causa de hipoxemia. A hiperinsuflação leva à expansão da zona pulmonar 1, a região do pulmão em que a pressão alveolar excede a pressão arterial pulmonar. Esse processo aumenta o espaço morto fisiológico porque as unidades alveolares ventilam áreas que não são perfundidas. A hipercapnia pode ser evitada aumentando a ventilação minuto, mesmo com uma incompatibilidade substancial ventilação-perfusão; no entanto, os custos metabólicos do aumento da ventilação acabam se tornando excessivos e os músculos respiratórios entram em fadiga. Com o tempo, os quimiorreceptores são redefinidos, possibilitando a elevação da pressão parcial de dióxido de carbono no sangue arterial (Pa_{CO_2}). Como a Pa_{CO_2} é igual à pressão parcial alveolar de dióxido de carbono (PA_{CO_2}), quanto maior a Pa_{CO_2}, mais CO_2 é exalado a cada respiração, o que aumenta a eficiência da ventilação. Variação

Tabela 16.2 Critérios GOLD.	
GOLD 1/DPOC leve	$VEF_1 \geq 80\%$ do previsto
GOLD 2/DPOC moderada	$VEF_1 \geq 50\%$, mas inferior a 80% do previsto
GOLD 3/DPOC grave	$VEF_1 \geq 30\%$, mas inferior a 50% do previsto
GOLD 4/DPOC muito grave	$VEF_1 < 30\%$ previsto

individual significativa é observada na relação entre o grau de comprometimento mecânico e a magnitude do aumento da Pa_{CO_2}. Distúrbios nas trocas gasosas podem ser detectados medindo-se a gasometria arterial, mostrando diminuição da DL_{CO} ou avaliando a dessaturação de oxigênio da hemoglobina durante o esforço. O grau de diminuição da DL_{CO} correlaciona-se bem com a extensão radiológica do enfisema na DPOC.

A radiografia de tórax pode não revelar anormalidades durante os estágios iniciais da DPOC, mas em estágios posteriores, os estudos radiográficos mostram hiperinsuflação, hipertransparência, retificação dos diafragmas e alterações bolhosas no parênquima pulmonar (e-Figura 16.6). Anormalidades pleurais, linfadenopatia e alargamento mediastinal não são características de enfisema e devem apontar para outros diagnósticos, como câncer de pulmão. A tomografia (TC) computadorizada tem melhor resolução que a radiografia simples, possibilitando uma avaliação mais detalhada do parênquima pulmonar e das estruturas adjacentes. A TC é útil para avaliar a distribuição do enfisema (e-Figura 16.7) em pacientes para os quais estejam sendo contempladas intervenções operatórias, como cirurgia de redução do volume pulmonar (ver discussão posterior). A TC de alta resolução é bastante sensível para a detecção de enfisema oculto e pode revelar o padrão de alterações enfisematosas. O eletrocardiograma (ECG) pode mostrar evidências de *strain* do ventrículo direito (VD). A ecocardiografia pode revelar evidências de hipertrofia ou dilatação do VD, e muitas vezes pode fornecer uma estimativa das pressões arteriais pulmonares em pacientes com DPOC avançada. Um nível elevado de hemoglobina no sangue pode revelar eritrocitose na hipoxemia crônica, enquanto o aumento da contagem de leucócitos pode sugerir infecção. A gasometria arterial pode mostrar hipoxemia, hipercapnia ou ambas, enquanto acidemia por hipercapnia aguda pode ocorrer durante uma exacerbação.

Diagnóstico diferencial

O diagnóstico diferencial da DPOC inclui as outras principais doenças pulmonares obstrutivas: asma, bronquiectasias e doenças bronquiolares. A asma pode ocorrer em qualquer idade e, às vezes, se sobrepõe à DPOC, como em pacientes com asma infantil que se tornam fumantes quando adultos. No entanto, os pacientes com DPOC geralmente têm mais de 40 anos e um longo histórico de tabagismo, enquanto os pacientes com asma geralmente têm história pregressa de atopia, apresentam sinais/sintomas mais variáveis, que costumam piorar à noite e geralmente apresentam melhoras acentuadas da função pulmonar após administração de broncodilatador. Pacientes com asma podem ter função pulmonar normal durante períodos em que sua asma esteja bem controlada, enquanto aqueles com DPOC demonstram obstrução contínua das vias respiratórias mesmo durante períodos de relativa estabilidade clínica.

Pode ser difícil distinguir DPOC com bronquite crônica de bronquiectasia, e a TCAR é necessária para avaliar a dilatação brônquica anormal, diagnóstica de bronquiectasia.

Os distúrbios bronquiolares também podem ser difíceis de distinguir da DPOC, mas devem ser considerados em pacientes com fatores de risco, como doença do tecido conjuntivo ou exposições ocupacionais. Novamente, exames mais sofisticados, como TCAR, com aquisição de imagens inspiratórias e expiratórias para demonstrar áreas periféricas de retenção de gás e nódulos centrolobulares consistentes com impactação de muco nas pequenas vias respiratórias, ou mesmo biopsia pulmonar, podem ser necessários para diagnosticar bronquiolite.

Causas não pulmonares de dispneia aos esforços, como insuficiência cardíaca congestiva ou doença arterial coronariana, também devem ser consideradas no diagnóstico diferencial da DPOC.

Tratamento e prevenção

Como não existe cura para a DPOC, a melhor abordagem para essa condição é a prevenção. A maioria dos casos de DPOC nos EUA é causada pelo tabagismo. Portanto, uma ênfase maior e apropriada foi colocada no desenvolvimento de programas de educação comunitária que se concentrem na prevenção do tabagismo e promovam o seu abandono. Leis que proíbem o fumo em vários ambientes públicos e aumentam os impostos sobre os cigarros têm sido usadas para diminuir os efeitos da exposição ambiental ou passiva à fumaça do tabaco e para desencorajar o tabagismo. Embora as intervenções para parar de fumar sejam efetivas em apenas uma minoria de pacientes, o abandono do tabagismo diminui a taxa de mortalidade em pacientes com DPOC que conseguem parar de fumar.

A maioria dos pacientes que conseguiu parar de fumar teve pelo menos uma tentativa anterior fracassada; portanto, os médicos devem incentivar a cessação do tabagismo com intervenções, mesmo que breves, em todas as oportunidades, até com pacientes que tentaram, mas não conseguiram parar no passado. O apoio do médico e do grupo a longo prazo aumenta o sucesso das tentativas de abandono do tabagismo, e o uso de suportes farmacológicos, incluindo a reposição de nicotina com goma de mascar ou adesivos transdérmicos, bupropiona e vareniclina, podem fornecer benefícios adicionais. Embora haja um interesse considerável nos potenciais benefícios e riscos dos cigarros eletrônicos, mais estudos são necessários para definir o seu papel.

Terapias farmacológicas

Depois que o diagnóstico de DPOC for estabelecido, a terapia é guiada principalmente pelos sintomas de dispneia e frequência de exacerbações. A dispneia é avaliada usando sistemas de pontuação subjetiva. Os pacientes são considerados de maior risco se tiverem um alto escore de dispneia, se tiverem uma internação por DPOC ou duas exacerbações que não tiverem necessitado de internação no último ano. O tratamento geral é direcionado para evitar complicações como exacerbações, aliviar a obstrução do fluxo de ar pelo uso de broncodilatadores e fornecer oxigênio suplementar aos pacientes com hipoxemia. Os broncodilatadores inalatórios comumente usados incluem agentes simpaticomiméticos (agonistas dos receptores β_2-adrenérgicos) e agentes anticolinérgicos. O brometo de ipratrópio, agente anticolinérgico de curta ação, é efetivo na diminuição da dispneia e na melhora do VEF_1 na DPOC. O salbutamol é o β_2-agonista mais comumente usado; seu efeito broncodilatador tem início rápido e vida relativamente curta. Na prática, uma combinação de salbutamol e ipratrópio é frequentemente prescrita porque esses agentes produzem maiores benefícios quando usados em combinação do que individualmente.

Os agentes de ação curta são tipicamente prescritos para pacientes com doença leve ou sintomas intermitentes conforme a necessidade. Os broncodilatadores de ação curta podem ser administrados por inalador dosimetrado ou por nebulizador. O inalador dosimetrado oferece vantagens de portabilidade e facilidade de administração e conveniência. Quando usados corretamente, com um espaçador, os inaladores dosimetrados são tão efetivos quanto os nebulizadores na administração do medicamento. A nebulização não tem vantagem sobre o uso de inalador dosimetrado no tratamento a longo prazo da doença pulmonar obstrutiva, exceto em pacientes que não conseguem usar um inalador dosimetrado adequadamente.

Os broncodilatadores de ação prolongada são efetivos na terapia de manutenção em pacientes com DPOC pelo menos moderada. Os agentes de ação prolongada incluem os β_2-agonistas de ação prolongada (LABA, do inglês *long-acting β_2-agonists*), que estão disponíveis em formulações de 1 ou 2 vezes ao dia, e os antagonistas anticolinérgicos/muscarínicos de ação prolongada (LAMA, do inglês *long-acting anticholinergic/muscarinic antagonists*), que são administrados 1 vez ao dia. Existem vários estudos amplos avaliando a eficácia de broncodilatadores de ação prolongada e corticosteroides inalatórios (CI) na DPOC, conforme detalhado na Tabela 16.3. O início de um LABA ou um LAMA é razoável para pacientes com DPOC que necessitam de um broncodilatador de ação prolongada. Na doença mais avançada, há alguma evidência de benefícios adicionais da combinação de um LABA e um LAMA. Taquicardia, hipopotassemia e tremor são potenciais efeitos adversos dos LABA, enquanto xerostomia e retenção urinária podem ocorrer com a administração de LAMA.

Dados atuais sugerem que o uso crônico de CI melhora os sintomas e diminui a frequência de exacerbações. CI de ação prolongada (p. ex., beclometasona, budesonida, propionato de fluticasona) devem ser considerados para indivíduos com DPOC e histórico de exacerbações, mas não devem ser usados como monoterapia. Os CI são menos claramente efetivos na DPOC do que na asma, e a pneumonia ocorre mais frequentemente em pacientes com DPOC tratados com CI. Os CI podem ser combinados com LABA; a combinação de salmeterol com fluticasona em pacientes com DPOC moderada a grave demonstrou melhorar a qualidade de vida relacionada à saúde e reduzir mais as exacerbações do que qualquer um dos componentes isoladamente.

O uso sistêmico de corticosteroides é indicado durante as exacerbações agudas, e os corticosteroides intravenosos são úteis no quadro agudo. Os corticosteroides intravenosos também se mostraram efetivos no tratamento de exacerbações agudas da maioria das doenças pulmonares obstrutivas, incluindo asma (Figura 16.4). Os pacientes com exacerbações agudas geralmente passam de esteroides intravenosos para orais dentro de 72 horas. Embora os esteroides orais tenham sido historicamente reduzidos ao longo de 14 dias, pesquisas mais recentes sugerem que uma "salva" de esteroides durante 5 dias sem redução não é inferior aos esquemas tradicionais de redução gradual. Outros agentes com capacidade anti-inflamatória, como os inibidores de leucotrienos, não são indicados para o tratamento da DPOC.

Tabela 16.3 Estudos avaliando a eficácia de LABA, LAMA e CI.

TORCH (2007):
LABA/CI versus CI ou LABA versus placebo
- n = 6.112
- Duração do estudo: 3 anos
- LABA/CI associado a menos hospitalizações relacionadas à DPOC
- Nenhum benefício de mortalidade

INSPIRE (2007):
LABA/CI versus LAMA
- n = 1.323
- Duração do estudo: 2 anos
- Nenhuma diferença nas taxas de exacerbação
- Mais internações e óbitos no grupo LAMA

UPLIFT (2008):
LAMA versus placebo
- n = 5.993
- Duração do estudo: 4 anos
- Nenhuma diferença no declínio do VEF_1

SPARK (2013):
LAMA/LABA versus LAMA ou LABA
- n = 2.224
- Duração do estudo: 64 semanas
- LAMA/LABA foi associado a menos exacerbações do que agente único

FLAME (2016):
LABA/LAMA versus LABA/CI
- n = 3.362
- Duração do estudo: 1 ano
- LABA/LAMA foi associado a menos hospitalizações relacionadas à DPOC

CI, Corticosteroides inalatórios; *DPOC*, doença pulmonar obstrutiva crônica; *LABA*, $β_2$-agonistas de ação prolongada; *LAMA*, antagonistas anticolinérgicos/muscarínicos de ação prolongada; VEF_1, volume expiratório forçado em 1 segundo.

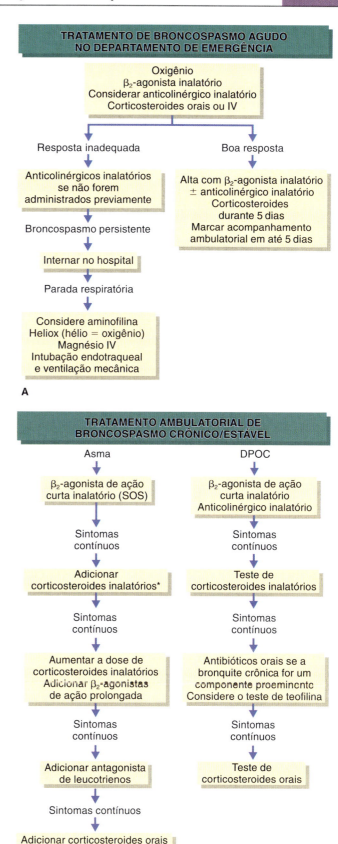

Figura 16.4 Algoritmos para o tratamento de broncospasmo em pacientes no pronto-socorro (**A**) e em pacientes ambulatoriais com doença estável (**B**). *Os antagonistas de leucotrienos podem ser considerados. *IV*, Intravenoso; *SOS*, sempre que for necessário.

A teofilina, uma metilxantina, é um agente simpaticomimético sistêmico fraco, com janela terapêutica estreita. Não é um medicamento de primeira linha no tratamento da DPOC, embora tenham sido desenvolvidos derivados de ação prolongada com perfis de segurança aprimorados. As preparações de teofilina têm alguma atividade anti-inflamatória e podem fornecer broncodilatação adicional em pacientes com DPOC que não respondem adequadamente aos β-agonistas inalatórios. Quando essas preparações são usadas, as concentrações sanguíneas devem ser mantidas no limite inferior da faixa terapêutica (entre 8 e 12 μg/mℓ). Efeitos tóxicos são comuns em concentrações superiores a 20 μg/mℓ. O metabolismo da teofilina é diminuído por muitos medicamentos comumente usados (p. ex., eritromicina), e suas concentrações séricas tóxicas podem ser alcançadas rapidamente quando esses outros medicamentos são administrados, a menos que a dose de teofilina seja ajustada adequadamente. Os efeitos tóxicos da teofilina podem ser observados nos sistemas digestório, cardíaco e neurológico. Sua toxicidade grave pode ser fatal e o tratamento com hemoperfusão de carvão pode ser necessário.

Os inibidores da fosfodiesterase tipo 4 (PDE4) foram investigados para o tratamento da DPOC, e um inibidor oral da PDE4 foi recentemente aprovado pela FDA como terapia complementar para o tratamento da DPOC grave com bronquite crônica e história pregressa de exacerbações. Os inibidores de PDE4 inibem a degradação do monofosfato de adenosina cíclico (cAMP), resultando em um efeito broncodilatador fraco (aproximadamente 50 mℓ de melhora no VEF$_1$); não devem ser usados como broncodilatadores agudos. No entanto, o roflumilaste demonstrou reduzir as taxas de exacerbação em pacientes com DPOC grave com bronquite crônica e histórico de exacerbação no ano anterior e que não estavam em uso de CI. Os efeitos adversos incluem perda de peso, náuseas e perda de apetite, e aumento nas reações adversas psiquiátricas, incluindo suicídio.

Oxigenoterapia e ventilação mecânica

A oxigenoterapia contínua melhora comprovadamente a sobrevida em pacientes com DPOC e hipoxemia. A suplementação de oxigênio é recomendada uma vez que a pressão parcial de oxigênio no sangue arterial (Pa$_{O_2}$) caia abaixo de 55 mmHg ou a saturação de oxigênio da hemoglobina caia para 88%. A suplementação de oxigênio é indicada em níveis mais altos de Pa$_{O_2}$ se houver lesão de órgão-alvo, como hipertensão pulmonar.

A oxigenoterapia é frequentemente necessária nas exacerbações agudas de doença pulmonar obstrutiva. Em pacientes que hipoventilam cronicamente, portanto, têm Pa$_{CO_2}$ elevada, a elevação do conteúdo de oxigênio inspirado pode piorar agudamente a hipercapnia por inibir o impulso ventilatório hipóxico e promover a dissociação do dióxido de carbono da hemoglobina oxigenada (efeito Haldane). O oxigênio de alto fluxo mostrou-se prejudicial no tratamento de emergência pré-hospitalar para DPOC. Portanto, o oxigênio deve ser cuidadosamente titulado para manter a normóxia e evitar hipoxemia ou Pa$_{O_2}$ excessivamente elevada. Uma saturação de oxigênio de 90 a 92% é um alvo razoável na ausência de dados adicionais. Durante as exacerbações da DPOC que levam à insuficiência respiratória hipercárbica, a ventilação não invasiva com pressão positiva nas vias respiratórias tem se mostrado útil para reduzir o trabalho respiratório, aliviar a fadiga do diafragma e reduzir a necessidade de intubação endotraqueal e a ventilação mecânica.

Antibióticos

As exacerbações da obstrução das vias respiratórias podem resultar, mais frequentemente, de infecções virais, mas também de infecções bacterianas. Os patógenos bacterianos mais comuns na DPOC são *Streptococcus pneumoniae*, *Haemophilus influenzae* e *Moraxella catarrhalis*. O manejo das exacerbações agudas com dispneia e aumento do volume e da purulência do muco deve incluir a administração empírica de antibióticos pois demonstraram melhorar a taxa de sucesso no tratamento das exacerbações. O papel do uso profilático crônico de antibióticos na DPOC é incerto. Um teste de azitromicina oral resultou em redução das exacerbações, mas houve aumento do risco de perda auditiva. A imunização com vacina antigripal direcionada para as cepas epidêmicas específicas reduz as exacerbações da DPOC. A vacinação antipneumocócica também é recomendada para pacientes com DPOC.

Terapias não farmacológicas

Múltiplas técnicas de desobstrução das vias respiratórias auxiliam na desobstrução das secreções destas vias, mas sua eficácia no manejo do enfisema e outras doenças pulmonares obstrutivas em adultos é questionável. Se necessário, fisioterapia torácica e drenagem postural podem ser úteis em pacientes com bronquite crônica e aumento da produção de escarro. Poucos dados suportam o uso de mucolíticos ou agentes expectorantes específicos para pacientes com DPOC.

Pacientes com doença pulmonar de gravidade suficiente para comprometer as atividades normais da vida diária comumente demonstram melhor qualidade de vida e menos dispneia subjetiva quando inscritos em um programa de reabilitação pulmonar abrangente e de alta qualidade. A reabilitação pulmonar não demonstrou melhorar as medidas objetivas da função pulmonar, afetar a taxa de declínio desta função ou melhorar a sobrevida; no entanto, foi demonstrado que melhora a qualidade de vida em pacientes motivados. Uma parte importante da reabilitação pulmonar é a avaliação nutricional e atenção cuidadosa para manter a nutrição adequada. Desnutrição e caquexia são comuns nos estágios mais avançados da doença pulmonar obstrutiva e resultam em diminuição da força muscular respiratória e no comprometimento da função imunológica.

O papel da cirurgia na DPOC é, geralmente, limitado. A bulectomia, a cirurgia de redução do volume pulmonar (CRVP) e o transplante pulmonar são opções cirúrgicas potencialmente efetivas para pacientes selecionados. A ressecção de áreas não funcionais do pulmão (p. ex., bulectomia) possibilita a expansão de áreas funcionais comprimidas e pode melhorar os sintomas, o fluxo de ar e a oxigenação, melhorando o equilíbrio ventilação-perfusão em um subgrupo de pacientes. Além disso, a ressecção de bolhas pode diminuir os volumes pulmonares, resultando em melhora da função diafragmática e diminuição do trabalho respiratório. Os melhores candidatos para CRVP são aqueles com doença predominantemente do lobo superior que têm baixa tolerância ao exercício apesar da reabilitação e não têm outras comorbidades importantes. A taxa de mortalidade desse subgrupo pode ser reduzida após CRVP. Em geral, existe alto risco de morte cirúrgica em pacientes encaminhados para CRVP com VEF$_1$ ou DL$_{CO}$ menor que 20% do previsto, e naqueles com distribuição mais homogênea do enfisema. Pacientes com alto risco cirúrgico podem ser candidatos à colocação endoscópica de válvulas endobrônquicas (VEB), que foram aprovadas pela FDA em 2018. As VEB são válvulas unidirecionais que visam desinflar regiões enfisematosas do pulmão, possibilitando o fluxo de ar para fora, mas não para dentro dos alvéolos afetados.

O transplante pulmonar único ou bilateral é uma opção para pacientes com obstrução ao fluxo de ar em estágio final. A sobrevida média após transplante pulmonar é de 4 a 5 anos. Rejeição, infecções virais, doença linfoproliferativa associada ao transplante e ocorrência tardia de bronquiolite obliterante continuam sendo problemas significativos, mas o procedimento pode melhorar a qualidade de vida em pacientes adequadamente selecionados.

Cuidado paliativo

Embora a evolução da doença possa ser imprevisível, a discussão de questões de fim de vida com o paciente é um componente importante do cuidado longitudinal à medida que a DPOC progride para um estágio avançado. A elaboração de diretivas antecipadas de vontade sobre o uso de medidas de terapia intensiva no fim da vida pode ser desejável. Os narcóticos opioides podem ser muito efetivos no alívio da dispneia em pacientes com complicações terminais da DPOC.

Prognóstico

A DPOC é uma doença crônica e progressiva com evolução clínica variável e tipicamente prolongada. Conforme discutido anteriormente, a medição da função pulmonar (% do VEF_1 previsto) tem significância prognóstica, e o uso do índice BODE multifatorial pode melhorar o prognóstico em comparação com o uso do VEF_1 isolado. Pacientes que têm exacerbações frequentes de DPOC parecem ter perda mais rápida da função pulmonar do que aqueles sem exacerbações, sugerindo que exacerbações frequentes resultam em pior evolução clínica.

Atualmente, além do abandono do tabagismo e da adição de oxigenoterapia a longo prazo para pacientes com hipoxemia, as intervenções para melhorar a sobrevida na DPOC são limitadas. Nenhuma terapia farmacológica para DPOC melhora a sobrevida, comprovadamente. Na DPOC leve, a morte está frequentemente relacionada a comorbidades como cardiopatia isquêmica e câncer de pulmão; em estágios mais avançados, maior proporção de pacientes morre por causas respiratórias.

DISTÚRBIOS BRONQUIOLARES

Definição e epidemiologia

Os bronquíolos são definidos como pequenas vias respiratórias não cartilagíneas (< 2 mm de diâmetro). Os distúrbios bronquiolares abrangem um espectro de doenças de causas amplamente variadas que afetam principalmente essas pequenas vias respiratórias. Distúrbios bronquiolares podem estar associados ao tabagismo. Por exemplo, a doença das pequenas vias respiratórias contribui significativamente para a síndrome da DPOC. A bronquiolite respiratória também é comumente um achado incidental em fumantes; no entanto, também existem distúrbios bronquiolares com outras etiologias que não o tabagismo. Os distúrbios bronquiolares estão associados a inflamação e lesão epitelial de distribuição irregular, fibrose, impactação mucoide ou obliteração dos bronquíolos (e-Figura 16.8). Essas alterações resultam em limitação do fluxo de ar devido ao aumento da resistência das vias respiratórias.

A bronquiolite aguda relacionada à infecção pelo vírus sincicial respiratório é epidêmica em lactentes e crianças pequenas, mas distúrbios bronquiolares primários, incluindo bronquiolite infecciosa ou pós-infecciosa, são raros na população geral adulta e tendem a afetar populações específicas de pacientes.

Patologia

A patologia dos distúrbios bronquiolares é complexa. Diversos termos são usados para descrever ou classificar os vários padrões histopatológicos da doença das pequenas vias respiratórias, incluindo *bronquiolite celular* (infiltração de células inflamatórias da parede das pequenas vias respiratórias resultando em seu estreitamento), *bronquiolite folicular* (formação de folículos linfoides abundantes em estreita aposição às pequenas vias respiratórias, resultando em compressão das vias respiratórias), *bronquiolite obliterativa* ou *constritiva* (fibrose envolvendo as pequenas vias respiratórias, resultando em estreitamento das vias respiratórias afetadas) e *bronquiolite obliterante* (formação de lesões fibrosas endoluminais, às vezes chamadas de *corpúsculos de Masson*, obstruindo o lúmen das pequenas vias respiratórias).

O padrão histopatológico da doença das pequenas vias respiratórias pode sugerir uma provável etiologia subjacente; por exemplo, a bronquiolite folicular é frequentemente, embora não exclusivamente, vista no contexto da síndrome de Sjögren.

Apresentação clínica

Em geral, as afecções bronquiolares manifestam-se de forma inespecífica com dispneia, que pode ser grave ou progressiva, e em alguns casos acompanhada de tosse ou produção de escarro. O exame físico pode revelar estertores crepitantes inspiratórios ou sibilos, mas pode ser surpreendentemente normal. A possibilidade de um distúrbio bronquiolar deve ser considerada em determinadas situações. Por exemplo, a bronquiolite pode complicar a evolução da artrite reumatoide, síndrome de Sjögren ou doença inflamatória intestinal.

A pambronquiolite difusa é uma doença idiopática rara, mais comum no Japão, caracterizada por tosse com expectoração purulenta, sinusite e dispneia. Infecções respiratórias recorrentes por bactérias, como *Pseudomonas aeruginosa*, complicam a evolução da pambronquiolite difusa.

A bronquiolite obliterante pode ser uma síndrome clínica (além de um termo histopatológico) que está associada a rejeição crônica do enxerto após transplante pulmonar, doença enxerto *versus* hospedeiro (DEVH) após transplante alogênico de células-tronco hematopoiéticas e exposições ocupacionais a toxinas. Por exemplo, aglomerados ocupacionais de bronquiolite obliterante foram descritos após exposição ao diacetil, um químico aromatizante usado na fabricação de pipoca de micro-ondas. A bronquiolite constritiva pode ser vista em veteranos de guerra que serviram em bases no Iraque ou no Afeganistão onde o lixo era queimado em fossas e foram expostos à fumaça desse processo.

Diagnóstico e diagnóstico diferencial

Em geral, os distúrbios bronquiolares causam um padrão obstrutivo de limitação do fluxo de ar expiratório na prova de função pulmonar sem evidência de reversibilidade. A síndrome da bronquiolite obliterante é diagnosticada clinicamente por um declínio no VEF_1 de 20% a partir de um valor basal estável em testes seriados após o transplante pulmonar. A TCAR é valiosa no diagnóstico e na avaliação das doenças bronquiolares. Achados característicos na TCAR incluem nódulos centrolobulares ou opacidades de árvore em brotamento, refletindo exsudatos inflamatórios impactados ou células epiteliais descamadas nos bronquíolos. Um padrão de "atenuação em mosaico", com atenuação diminuída em determinadas regiões geográficas do pulmão, refletindo áreas de retenção de ar distais aos bronquíolos obstruídos, é frequentemente observado na inspiração. A aquisição de imagens de TC durante a fase expiratória pode confirmar que esse achado seja causado por retenção de ar e não pela diminuição da perfusão por doença vascular pulmonar. A biopsia pulmonar pode ter valor limitado devido à natureza dispersa e irregular das anormalidades nos distúrbios bronquiolares. O diagnóstico diferencial inclui DPOC, que também causa obstrução pouco reversível na espirometria.

Tratamento

O tratamento das doenças bronquiolares é desafiador. Tipicamente, a bronquiolite aguda melhora sem tratamento; broncodilatadores e esteroides não são claramente benéficos, embora sejam frequentemente prescritos. A síndrome da bronquiolite obliterante responde mal à exacerbação da imunossupressão e é causa frequente de morte após transplante pulmonar. Foi relatado que a azitromicina aumenta o VEF_1 na síndrome da bronquiolite obliterante. Antibióticos macrolídios também foram relatados por afetar positivamente a evolução clínica da pambronquiolite difusa, possivelmente refletindo os efeitos imunomoduladores ou antifibróticos desses medicamentos. O transplante pulmonar pode ser necessário na bronquiolite obliterante progressiva, e o retransplante algumas vezes foi realizado em pacientes acometidos pela síndrome da bronquiolite obliterante após a rejeição do transplante.

Prognóstico

Esses distúrbios podem ser autolimitados, como na bronquiolite aguda causada pelo vírus sincicial respiratório, ou implacavelmente progressivos e fatais, como na síndrome da bronquiolite obliterante que ocorre após o transplante pulmonar.

BRONQUIECTASIA

Definição e epidemiologia

A bronquiectasia (e-Figura 16.9) é definida como dilatação anormal dos brônquios (as grandes vias respiratórias contendo cartilagem em suas paredes) resultante de inflamação e alterações destrutivas permanentes das paredes brônquicas. A incidência de bronquiectasias é desconhecida, mas pode afetar mais de 100.000 indivíduos nos EUA e é mais frequente em faixas etárias mais avançadas. É provável que haja maior incidência de bronquiectasias em países em desenvolvimento, nos quais há menores taxas de vacinação infantil e maior prevalência de tuberculose pulmonar.

Patologia

A bronquiectasia pode ser localizada em um segmento brônquico ou lobo do pulmão, ou pode ser difusa. Os brônquios envolvidos estão anormalmente dilatados e demonstram inflamação crônica na parede brônquica, com inflamação neutrofílica, colonização bacteriana e infecção no lúmen brônquico. A inflamação na bronquiectasia está associada a alterações estruturais nas paredes dos brônquios, incluindo alterações destrutivas que afetam fibras elásticas, músculo liso e cartilagem. Assim como na DPOC, também há envolvimento das pequenas vias respiratórias. A obstrução dessas pequenas vias leva ao aumento da resistência ao fluxo de ar que resulta em obstrução do fluxo de ar apesar da dilatação das vias respiratórias maiores. As classificações patológicas clássicas das bronquiectasias são *tubulares* (forma mais comum, na qual há dilatação suave dos brônquios), *varicosas* (brônquios dilatados com recortes que lembram varizes) e *císticas* (bronquiectasias em estágio final com terminações brônquicas dilatadas em estruturas semelhantes a sacos que lembram cachos de uvas).

Acredita-se que a bronquiectasia seja resultado de um agravo ambiental que leva a danos brônquicos em um hospedeiro suscetível. Isso, por sua vez, compromete a eliminação da infecção, leva a colonização bacteriana e infecção ou reinfecção, inflamação contínua das vias respiratórias e danos brônquicos adicionais, criando um ciclo vicioso clássico. Acredita-se que uma infecção incitante, às vezes ocorrendo na infância, inicie o desenvolvimento de danos brônquicos que levam a bronquiectasias em muitos casos (bronquiectasias pós-infecciosas). Pode ser uma infecção viral (p. ex., sarampo), pneumonia necrosante (p. ex., pneumonia por *Staphylococcus aureus*), tuberculose ou infecção por uma micobactéria atípica (p. ex., *Mycobacterium avium-intracellulare*). Infecções como *M. avium-intracellulare* também complicam a evolução da bronquiectasia; portanto, pode ser difícil determinar se uma infecção micobacteriana foi um iniciador ou uma consequência da bronquiectasia.

As bronquiectasias localizadas também podem resultar de obstrução anatômica por corpo estranho endobrônquico, tumor ou broncólito ou de compressão extrínseca por linfadenopatia. A síndrome do lobo médio direito, por exemplo, resulta do estreitamento do orifício brônquico do lobo médio direito, muitas vezes por linfadenopatia na tuberculose, o que leva a bronquiectasias localizadas distalmente ao local da obstrução. A obstrução anatômica resulta em infecções bacterianas crônicas ou recorrentes e inflamação, levando a distorção e destruição brônquica ao longo do tempo.

A bronquiectasia difusa pode resultar de vários tipos de comprometimento nas defesas do hospedeiro que criam vulnerabilidade à infecção pulmonar persistente ou recorrente, levando a danos brônquicos. Por exemplo, a bronquiectasia pode ocorrer em pessoas com defeitos congênitos que comprometam a depuração do muco nas vias respiratórias, como a FC (discutida posteriormente) ou a discinesia ciliar primária, uma rara anormalidade hereditária dos microtúbulos ciliares (a tríade clássica de sinusite, *situs inversus* e infertilidade é diagnóstica da síndrome de Kartagener, uma forma de discinesia ciliar primária). Estados de imunodeficiência, como hipogamaglobulinemia na imunodeficiência combinada variável, também podem resultar em bronquiectasias. A deficiência de α_1-antitripsina também está associada a bronquiectasias. A bronquiectasia também complica alguns distúrbios do tecido conjuntivo, como a artrite reumatoide.

Finalmente, a bronquiectasia se sobrepõe aos distúrbios pulmonares obstrutivos mais comuns, DPOC e asma. Alguns pacientes com DPOC também apresentam bronquiectasias, frequentemente nos lobos inferiores. A aspergilose broncopulmonar alérgica é uma condição que ocorre em asmáticos com hipersensibilidade ao fungo *Aspergillus*. Está associada a bronquiectasias centrais, altos níveis de imunoglobulina E (IgE) e precipitinas para espécies de *Aspergillus*.

Apresentação clínica

Pacientes com bronquiectasias apresentam tosse crônica e escarro abundante, às vezes fétido. O escarro produzido pode ser maior em volume e purulência do que nos pacientes com DPOC ou asma. Dispneia e fadiga também podem ocorrer. A expectoração com raias de sangue é comum e pode ocorrer hemoptise maciça durante o curso da bronquiectasia. Estertores crepitantes localizados e baqueteamento digital podem ser encontrados. Exacerbações periódicas devido à infecção por patógenos bacterianos, incluindo *H. influenzae* e *P. aeruginosa*, são comuns. A colonização ou a infecção por micobactérias atípicas também pode ocorrer. As PFPs mostram, tipicamente, obstrução leve a moderada. Podem ser encontradas evidências de hiper-responsividade brônquica.

Diagnóstico e diagnóstico diferencial

As radiografias de tórax podem ser normais ou podem mostrar trama intersticial aumentada. O achado clássico consiste em linhas paralelas nos campos pulmonares periféricos, descritas como "trilhos de bonde", que representam paredes brônquicas espessadas que não afunilam de proximal para distal; no entanto, a TCAR é mais sensível para a detecção de vias respiratórias dilatadas e é o exame diagnóstico de escolha na avaliação de suspeita de bronquiectasia. A bronquiectasia na TCAR é diagnosticada pela demonstração da falta de afunilamento das vias respiratórias, vias respiratórias com diâmetro maior do que o vaso sanguíneo associado e brônquios visíveis na periferia pulmonar (1 a 2 cm externos do pulmão). A broncoscopia pode ser indicada no caso de pacientes com bronquiectasias localizadas para avaliar anormalidades endobrônquicas ou corpo estranho. O escarro pode ser cultivado para investigar fungos ou micobactérias que possam ser causadores do processo mórbido ou para identificação de patógenos bacterianos específicos durante as exacerbações. Uma vez estabelecido o diagnóstico de bronquiectasia, é indicada investigação para determinar a causa subjacente, como avaliação dos níveis de imunoglobulina para descartar imunodeficiência variável combinada.

O diagnóstico diferencial inclui bronquite crônica e DPOC, asma e, se houver hemoptise e baqueteamento digital, câncer de pulmão.

Tratamento

O tratamento da causa subjacente da bronquiectasia deve ser realizado, se possível. Uma obstrução anatômica, por corpo estranho ou tumor benigno, deve ser aliviada. A infecção por micobactérias atípicas deve ser tratada com um esquema multimedicamentoso apropriado em pacientes sintomáticos após a confirmação do diagnóstico com múltiplos esfregaços e culturas. A aspergilose broncopulmonar alérgica é tipicamente tratada com corticosteroides; a adição de antifúngicos azólicos também pode ser benéfica. As exacerbações bacterianas de bronquiectasias devem ser tratadas com um antibiótico de amplo espectro que seja efetivo contra os prováveis patógenos, como a amoxicilina ou, em pacientes sabidamente colonizados ou infectados por *Pseudomonas*, uma fluoroquinolona. Antibióticos em aerossol são benéficos para suprimir o crescimento bacteriano em bronquiectasias associadas à FC e podem ser benéficos em bronquiectasias não relacionadas à FC se houver infecção por *Pseudomonas* ou se ocorrerem exacerbações frequentes. A administração crônica de antibióticos macrolídios demonstrou reduzir a inflamação e as exacerbações na bronquiectasia, mas também pode promover o desenvolvimento de bactérias resistentes aos macrolídios. A suplementação de imunoglobulina pode auxiliar na defesa do hospedeiro contra infecção bacteriana em indivíduos com hipogamaglobulinemia.

A desobstrução das vias respiratórias e a drenagem postural são os pilares do tratamento nas bronquiectasias (discutidas com mais detalhes na FC). Os broncodilatadores podem proporcionar alívio sintomático. A hemoptise maciça deve ser tratada com proteção das vias respiratórias e identificação do local do sangramento; a angiografia da artéria brônquica com embolização dos vasos causadores do sangramento pode salvar vidas. O papel da cirurgia é, principalmente, na ressecção de lesões obstrutivas que estejam causando bronquiectasias distais, na remoção de um segmento isolado gravemente danificado de pulmão bronquiectásico e, ocasionalmente, como terapia de resgate na ressecção de um local com hemorragia não controlada.

Prognóstico

O prognóstico de pacientes com bronquiectasias é, geralmente, considerado favorável, embora a deterioração da função pulmonar ao longo do tempo tenha ocorrido. A qualidade de vida pode ser afetada adversamente, por exemplo, pela produção crônica de escarro copioso ou exacerbações frequentes. A hemoptise maciça é uma situação de emergência que exige manejo intensivo e pode ser fatal.

FIBROSE CÍSTICA

Definição e epidemiologia

A FC é uma doença genética autossômica recessiva que resulta de mutações no gene *CFTR*. A FC afeta cerca de 30.000 crianças e adultos nos EUA e 70.000 em todo o mundo. Esse distúrbio afeta muitos órgãos, incluindo pulmões, pâncreas e órgãos do sistema genital, embora a maioria da mortalidade relacionada à FC seja devida à doença pulmonar. É o distúrbio genético letal mais comum na população caucasiana, com uma frequência de portadores de cerca de 1 em 29 indivíduos, afetando 1 em 3.300 nascidos vivos. Cerca de 1.000 novos casos de FC são diagnosticados a cada ano. Embora 75% dos pacientes com FC sejam diagnosticados durante os dois primeiros anos de vida, alguns pacientes não são diagnosticados até a idade adulta. O prognóstico melhorou significativamente com os recentes avanços na terapia. Antes de 1940, os lactentes com FC raramente viviam até o primeiro aniversário, mas hoje mais da metade da população com FC nos EUA tem mais de 18 anos. Atualmente, a expectativa de vida mediana prevista para uma pessoa com FC é de cerca de 37 anos.

Patologia

A FC resulta de mutações patogênicas em ambos os alelos de um único gene, *CFTR*, que codifica o regulador de condutância transmembrana da FC (*CFTR*), um canal de cloreto regulado por cAMP encontrado na superfície apical das células epiteliais (e-Figura 16.10). A mutação mais comum é a mutação ΔF508, uma deleção de três pares de bases que resulta na ausência do resíduo de fenilalanina na posição 508 da proteína; no entanto, mais de 1.900 mutações no *CFTR* foram identificadas até o momento. Essas mutações são categorizadas em cinco classes diferentes com base em seus efeitos no *CFTR*. Mutações de classes I e II resultam em ausência de *CFTR* na superfície da célula devido a tradução prejudicada ou dobramento incorreto de proteínas. Mutações de classes III e IV estão associadas a *CFTR* na superfície da célula, mas com função anormal devido a um defeito de abertura ou condutividade diminuída. As mutações de classe V estão associadas à expressão reduzida de *CFTR* de funcionamento normal.

A proteína *CFTR* anormal, reduzida ou ausente resulta em transporte defeituoso de cloreto e aumento da reabsorção de sódio nas vias respiratórias e epitélios ductais; isso leva a secreções anormalmente espessas e viscosas nos sistemas respiratório, hepatobiliar, digestório e genital. As secreções espessas não são facilmente eliminadas das vias respiratórias, resultando em sinais e sintomas respiratórios que causam obstrução luminal e destruição de ductos exócrinos em outros órgãos, levando a fibrose e disfunção dos órgãos exócrinos, incluindo danos pancreáticos.

A desobstrução insatisfatória das vias respiratórias predispõe os pacientes com FC a infecções bacterianas recorrentes e, por fim, colonização por microrganismos como *S. aureus* e *H. influenzae*, seguidos por *P. aeruginosa* nos anos seguintes. Inflamação e infecção persistentes causam destruição da parede brônquica e bronquiectasias. A obstrução do muco das pequenas vias respiratórias resulta em bronquiectasia cística pós-obstrutiva e destruição do parênquima, obstrução progressiva do fluxo de ar e, por fim, hipoxemia. A evolução da FC também pode ser complicada pelo desenvolvimento de aspergilose broncopulmonar alérgica ou por infecção por micobactérias atípicas. A colonização e a infecção por microrganismos multidrogarresistentes (MDR), como o complexo *Burkholderia cepacia*, podem ocorrer na FC avançada, dificultando o manejo. A causa mais comum de morte na FC é a insuficiência respiratória.

Apresentação clínica

Programas de rastreamento neonatal para FC existem em todo o país, nos EUA, para identificar recém-nascidos com possível FC que devem ser submetidos a mais testes (p. ex., genotipagem). Recém-nascidos e lactentes com FC podem ter íleo meconial ou déficit de crescimento com esteatorreia. A pele com sabor salgado pode ser notada pelos cuidadores. Os pacientes com FC apresentam, tipicamente, tosse crônica com produção de muco espesso, sibilos e dispneia. Insuficiência pancreática e diabetes melito são comuns, e pacientes do sexo masculino podem ter azoospermia. Pólipos nasais são comuns e baqueteamento digital é típico.

A FC deve ser considerada no diagnóstico diferencial de pacientes com doença crônica inexplicada dos seios paranasais, bronquiectasias, pancreatite, má absorção ou infertilidade masculina associada à ausência do ducto deferente. As PFPs demonstram hiperinsuflação e obstrução, com ou sem resposta aos broncodilatadores. Os exames de imagem do tórax mostram hiperinsuflação, espessamento da parede brônquica e bronquiectasias.

Diagnóstico e diagnóstico diferencial

A medição da concentração de cloreto no suor (teste do suor) é usada para diagnosticar a FC. O diagnóstico é considerado definitivo se o quadro clínico for compatível com FC e se a concentração de cloreto medida em laboratório certificado for superior a 60 mEq/ℓ em pelo menos duas ocasiões. A genotipagem também pode confirmar o diagnóstico se forem identificadas mutações conhecidas em ambos os alelos do gene e pode ser usada se o teste do suor for ambíguo.

Tratamento

O tratamento da FC é caracterizado por higiene agressiva das vias respiratórias. Uma rotina típica de desobstrução das vias respiratórias inclui várias abordagens na seguinte ordem: primeiro, os pacientes usam broncodilatadores como salbutamol ou ipratrópio. Em seguida, os pacientes podem usar solução salina hipertônica nebulizada (7%) para hidratar e fluidificar secreções, seguida por desoxirribonuclease I humana recombinante em aerossol (alfadornase) para diminuir a viscosidade do escarro. Em seguida, os pacientes devem utilizar uma técnica de desobstrução mecânica das vias respiratórias. A técnica específica geralmente é determinada pela preferência do paciente. As opções disponíveis incluem um colete vibratório, ventilação percussiva intrapulmonar ou fisioterapia torácica manual. A meta das técnicas de desobstrução mecânica das vias respiratórias é induzir a tosse produtiva para retirar o máximo possível de muco das vias respiratórias. Por fim, podem ser usados antibióticos inalatórios (se aplicável), como tobramicina, colistina ou aztreonam, seguidos por esteroides inalatórios, como propionato de fluticasona ou budesonida.

Antibióticos inalatórios são reservados para pacientes colonizados por *Pseudomonas*. Nos EUA a tobramicina inalada está disponível como solução nebulizada desde 1997 e como inalador de pó seco desde 2013. A tobramicina inalada é tipicamente prescrita por um ciclo de 28 dias a cada 2 meses. Mais recentemente, colistina e aztreonam inalados tornaram-se disponíveis e podem ser usados durante os "meses de folga" da tobramicina ou como alternativas à tobramicina se o paciente estiver apresentando efeitos colaterais intoleráveis ou se seu padrão de resistência a pseudômonas justificar terapia alternativa. A terapia anti-inflamatória crônica com azitromicina pode ser útil em alguns pacientes com FC.

Desde 2012, houve avanços significativos no tratamento da FC graças ao desenvolvimento de fármacos moduladores de *CFTR*. A partir de 2019, foram disponibilizadas três terapias moduladoras disponíveis, ivacaftor (Kalydeco®), lumacaftor/ivacaftor (Orkambi®) e tezacaftor/ivacaftor (Symdeko®). Ivacaftor é usado em pacientes com mutações genéticas de classe III. O ivacaftor liga-se ao *CFTR*, fazendo com que o canal defeituoso permaneça aberto, possibilitando o transporte de cloreto. Em um grande ensaio clínico, o ivacaftor reduziu o cloreto no suor em cerca de 50%, aumentou o VEF$_1$ em cerca de 10% e reduziu pela metade a incidência de exacerbações pulmonares. Ele também pode ser usado em alguns pacientes com mutações de classe V, aumentando o transporte de cloreto pelo *CFTR* funcional para compensar a expressão reduzida dessas proteínas.

Lumacaftor auxilia no dobramento adequado de *CFTR* e é usado em combinação com ivacaftor para tratar pacientes homozigotos para ΔF508 (mutação da classe II). Lumacaftor/ivacaftor demonstrou, em ensaios clínicos, melhorar o VEF$_1$, aumentar o IMC e reduzir as exacerbações pulmonares. Um efeito colateral comum do lumacaftor/ivacaftor é o desconforto torácico.

Tezacaftor também pode ser combinado com ivacaftor em pacientes homozigotos ΔF508 que não toleram lumacaftor/ivacaftor devido a efeitos colaterais. Além disso, tezacaftor/ivacaftor também pode ser usado em pacientes com certas mutações de classe II diferentes de ΔF508.

A primeira combinação tripla de fármacos, Trikafta®, foi desenvolvida pela adição de elexacaftor ao ivacaftor/tezacaftor. Trikafta® foi aprovado pela FDA em 2019 para pacientes com pelo menos uma mutação ΔF508. Mostrou-se superior às demais terapias moduladoras da FC na melhora da função pulmonar e da qualidade de vida, bem como na redução do cloreto no suor e na frequência de exacerbações. Assim como em outras doenças pulmonares obstrutivas, a terapia definitiva para pacientes com FC e doença pulmonar em estágio terminal é o transplante pulmonar bilateral.

Prognóstico

Embora a FC ainda seja considerada uma doença fatal, avanços significativos na terapia levaram a um aumento considerável do tempo médio de sobrevida.

ASMA

Definição e epidemiologia

A asma é descrita pela Global Initiative for Asthma como "um distúrbio inflamatório crônico das vias respiratórias no qual há participação de muitas células e elementos celulares. A inflamação crônica está associada à hiper-responsividade das vias respiratórias que leva a episódios recorrentes de sibilos, dispneia, opressão torácica e tosse, principalmente à noite ou no início da manhã. Esses episódios estão costumeiramente associados à obstrução generalizada, mas variável, do fluxo de ar no pulmão que, em geral, é reversível espontaneamente ou com tratamento".

A incidência de asma é maior em crianças, mas afeta todas as idades e ocorre em todo o mundo, com predomínio da doença em países desenvolvidos industrializados. A asma afeta milhões de indivíduos em todo o mundo. Nos EUA, em 2017, estimava-se que 7,9% da população (aproximadamente 25.000.000 de pessoas) tinham asma, de acordo com os CDC (Centers for Disease Control and Prevention). A prevalência da asma aumentou acentuadamente nas últimas décadas; no entanto, após aumentar no fim do século XX, o número de mortes por asma diminuiu desde 2000. As taxas de mortalidade por asma são maiores em grupos etários mais velhos, mulheres e negros.

Patologia

A inflamação crônica subjacente das vias respiratórias é considerada uma importante característica patogênica da asma. Pacientes com asma têm maior número de células inflamatórias ativadas na parede das vias respiratórias e o epitélio está tipicamente infiltrado por eosinófilos, mastócitos, macrófagos e linfócitos T, que produzem múltiplos mediadores solúveis como citocinas, leucotrienos e bradicininas. A inflamação das vias respiratórias na asma é tipificada por uma resposta de linfócitos T auxiliares do tipo 2 (T$_H$2) com inflamação predominantemente eosinofílica, mas alguns pacientes com asma grave exibem inflamação neutrofílica das vias respiratórias e produção de citocinas mais características da inflamação por T$_H$1.

A característica da asma é a hiper-reatividade das vias respiratórias – uma tendência do músculo liso das vias respiratórias a se contrair em resposta a níveis de alergênios ou irritantes inalados que tipicamente não provocariam tal resposta em hospedeiros normais. Os alergênios inalados provocam a degranulação dos mastócitos das vias respiratórias pela ligação e ligação cruzada da IgE na superfície dos mastócitos. A degranulação de mastócitos leva à liberação de mediadores químicos, que causam broncoconstrição aguda e, consequentemente, aumento da resistência das vias respiratórias e sibilos, bem como hipersecreção de muco (e-Figura 16.11). Interrupção da continuidade do epitélio colunar ciliado e aumento da vascularização e edema da parede das vias respiratórias também ocorrem após a exposição ao antígeno. Além dos alergênios, fatores como estimulação de receptores irritantes, infecções do sistema respiratório e resfriamento das vias respiratórias podem provocar broncoconstrição em indivíduos asmáticos. O resfriamento das vias respiratórias parece ser responsável pela broncoconstrição induzida pelo exercício, bem como por algumas crises asmáticas no inverno.

A asma está associada ao remodelamento da parede das vias respiratórias, caracterizado por hiperplasia e hipertrofia das células musculares lisas (e-Figura 16.12), edema, infiltração inflamatória, angiogênese e aumento da deposição de componentes do tecido conjuntivo, como colágenos do tipo I e do tipo III. Este último efeito leva não apenas ao espessamento da lâmina reticular subepitelial (e-Figura 16.13), mas também à expansão de toda a parede das vias respiratórias. O remodelamento das vias respiratórias pode começar bem cedo no curso da doença. Não se sabe se a inflamação leva ao remodelamento ou se esses processos representam duas manifestações independentes da doença. A função pulmonar parece diminuir em um ritmo acelerado em pacientes com asma, e o remodelamento da parede das vias respiratórias pode desempenhar um papel nessa perda funcional. Ao longo do tempo, o remodelamento da parede das vias respiratórias pode levar à limitação irreversível do fluxo de ar, o que pode agravar a doença, tornando os agentes broncodilatadores menos efetivos. Dessa forma, o remodelamento da parede das vias respiratórias pode dificultar a distinção clínica entre asma e DPOC.

A causa da asma é desconhecida, mas é provável que seja uma doença poligênica influenciada por fatores ambientais. A atopia está fortemente ligada à asma. A exposição a alergênios internos, como ácaros da poeira, baratas, animais de estimação peludos e fungos, é um fator significativo; poluição no ambiente externo e outros irritantes, incluindo fumaça de cigarro, também são importantes.

Os conceitos atuais da patogênese da asma incluem um foco no comprometimento da mudança de uma imunidade predominantemente T_H2 para uma resposta imune T_H1 no início da vida. Paradoxalmente, no mundo desenvolvido, a perpetuação das respostas imunes T_H2 e o desenvolvimento de respostas alérgicas inadequadas podem estar relacionadas a relativa falta de exposição do sistema imune a estímulos antigênicos infecciosos apropriados na infância, a chamada hipótese da higiene. A agricultura, por exemplo, parece ser protetora contra o desenvolvimento de asma e doenças alérgicas, possivelmente, em parte, devido ao aumento da exposição a antígenos microbianos que provocam uma resposta T_H1. O aumento da exposição a outras crianças (como em creches) e o uso menos frequente de antibióticos também podem diminuir o risco de asma. Por outro lado, a asma é comum em ambientes urbanos pobres em que há forte exposição a antígenos alérgicos de ácaros e baratas. A cronologia e a importância de determinadas exposições ambientais, no útero e no início da vida, na patogênese da asma e doenças alérgicas ainda não foram totalmente elucidadas, e não há nenhuma teoria atual que explique completamente a patogênese da asma ou o recente aumento da incidência de asma. A interação de outros aspectos da vida moderna, como mudanças no microbioma, no que diz respeito à propensão à asma, continua a ser explorada.

Vários polimorfismos genéticos têm sido associados à asma, incluindo variações no receptor β-adrenérgico levando à diminuição da responsividade aos β-agonistas. A identificação de outros polimorfismos genéticos importantes na asma é um assunto de pesquisa em andamento. Embora a asma seja mais comum em crianças do sexo masculino do que em crianças do sexo feminino, a prevalência da asma se modifica após a puberdade, sendo mais comum em mulheres adultas do que em homens. Esses fatos, juntamente com evidências de variação nos sintomas da asma durante o ciclo menstrual e durante a gravidez, sugerem possíveis influências hormonais na patogênese da asma.

A asma pode ser induzida por exposições no local de trabalho em pessoas sem história pregressa de asma (asma ocupacional). Certas substâncias, como isocianatos (usados em tintas *spray*) e pó de madeira de *Thuja plicata*, são agentes provocadores para o desenvolvimento de asma ocupacional. A obesidade tem sido associada a maior incidência de asma, embora os mecanismos pelos quais a obesidade possa influenciar o desenvolvimento da asma permaneçam obscuros. Outros potenciadores de broncospasmo agudo incluem infecções virais, doença por refluxo gastroesofágico (DRGE) e exposição a gases ou fumaças. Esses distúrbios podem desempenhar um papel no desenvolvimento da asma e podem ser alvo de terapia em alguns casos da doença.

Apresentação clínica

Os principais sinais e sintomas da asma são sibilos, dispneia episódica, opressão torácica e tosse. As manifestações clínicas variam amplamente, desde sintomas intermitentes leves até crises catastróficas, resultando em asfixia e morte. Embora os sibilos não sejam manifestação patognomônica da asma, quando existe um quadro clínico compatível, a asma é o diagnóstico mais comum. Muitas vezes os sinais e sintomas pioram à noite ou durante as primeiras horas da manhã. Outros sinais e sintomas associados são produção de escarro e dor torácica ou sensação de opressão torácica. Os pacientes podem apresentar apenas um ou uma combinação de sintomas, como apenas tosse crônica (variante tussígena da asma). Os sibilos podem ocorrer vários minutos após o exercício (broncoconstrição induzida pelo exercício). O exame físico geralmente detecta os sibilos, embora os achados possam ser normais entre os períodos sintomáticos. Rinite ou pólipos nasais podem ser encontrados. No caso de um episódio agudo de broncospasmo ou exacerbação, o médico pode constatar que o paciente tem dificuldade para falar, está usando os músculos acessórios da inspiração, tem pulso paradoxal, é diaforético e tem alterações do estado mental que variam de agitação psicomotora a sonolência. Em pacientes com esses achados, o tratamento deve ser imediato e agressivo.

Diagnóstico e diagnóstico diferencial

O diagnóstico de asma exige documentação de hiper-reatividade brônquica e obstrução reversível das vias respiratórias. A anamnese pode fornecer documentação suficiente porque a maioria dos pacientes se queixa de episódios periódicos, característicos de sibilos e outros sintomas que respondem ao uso de um broncodilatador. No entanto, a espirometria é recomendada para avaliar formalmente a limitação do fluxo expiratório, e a reversibilidade é demonstrada pela espirometria repetida após a administração do broncodilatador. A melhora de pelo menos 12% e 200 mℓ no VEF_1 após o uso de broncodilatador indica reversibilidade. Como a asma é episódica, a limitação do fluxo de ar é variável e os pacientes podem apresentar sintomas em um momento em que a espirometria não pode ser realizada. As medições do pico de fluxo (*peak flow*) expiratório podem ser realizadas em casa e são úteis para estabelecer evidências de variabilidade no fluxo expiratório.

Dependendo das circunstâncias, testes formais para hiper-reatividade das vias respiratórias por broncoprovocação podem ser necessários. Um estimulante com atividade broncoconstritora, mais comumente metacolina, é aplicado nas vias respiratórias do paciente. A metacolina, uma forma sintética de acetilcolina, é preferida à histamina porque há menos efeitos colaterais sistêmicos. O exercício também pode ser usado para desencadear uma crise asmática. Embora a maioria dos pacientes com ou sem asma desenvolva algum grau de limitação do fluxo de ar durante o teste de broncoprovocação, os asmáticos desenvolvem limitação do fluxo de ar em doses muito mais baixas. Para um desafio com metacolina, é relatada a concentração de metacolina necessária para produzir um declínio de 20% no VEF_1 basal. Embora o resultado positivo de um desafio de broncoprovocação não seja, por si só, diagnóstico de asma, um resultado negativo é útil para descartar a asma como diagnóstico.

As medições do volume pulmonar podem mostrar hiperinsuflação durante a doença ativa, mas a DL_{CO} é tipicamente normal ou mesmo elevada. Durante as exacerbações agudas da asma, a gasometria arterial é útil para determinar o estado das trocas gasosas. Uma radiografia de tórax deve ser obtida se houver suspeita de infecção pulmonar, mas a radiografia de tórax de rotina não é necessária. Infiltrados fugazes ou migratórios em radiografias de tórax em um paciente com asma de difícil controle devem sugerir a possibilidade de aspergilose broncopulmonar alérgica. Exames de sangue na asma podem revelar eosinofilia e aumento dos níveis de IgE. Testes cutâneos podem ser úteis para identificar produtos domésticos ou outros antígenos que possam precipitar ataques de asma em um paciente específico.

O diagnóstico diferencial inclui distúrbios traqueais, tumores e corpos estranhos do sistema respiratório, DPOC e bronquiectasias. Em pacientes cuja queixa principal é tosse crônica, o diagnóstico diferencial inclui outras causas de tosse crônica, como DRGE e gotejamento pós-nasal. Uma importante consideração diferencial em pacientes que não respondem ao tratamento típico da asma é a disfunção das pregas vocais.

Tratamento

Medidores de pico de fluxo (*peak flow*) expiratório simples e baratos podem ser usados em casa para monitorar a obstrução do fluxo de ar. Um diário deve ser mantido e um plano claro, por escrito, deve ser implementado de modo a usar os sintomas e informações de pico de fluxo para intervir precocemente nas exacerbações e adaptar a terapia a longo prazo para o controle ideal dos sintomas. Os β-agonistas de ação curta são usados para alívio agudo de sintomas como sibilos; no entanto, a pedra angular da terapia de manutenção em todas as formas intermitentes de asma, exceto leve, é a administração de CI, que são altamente eficazes para melhorar o controle da asma. Os β-agonistas de ação prolongada podem ser adicionados para controle sintomático adicional, conforme necessário. Os LABA não devem ser usados como monoterapia para o controle da asma porque não controlam a inflamação das vias respiratórias e o aumento da taxa de mortalidade foi demonstrado com essa abordagem terapêutica. No entanto, esses medicamentos podem ser adicionados aos CI para fornecer controle adicional dos sintomas.

Alternativamente, os modificadores de leucotrienos podem ser usados na terapia de manutenção, embora pareçam ser um pouco menos efetivos do que os CI (ver Figura 16.4). As preparações de teofilina podem ter benefícios adicionais em alguns pacientes, mas a janela terapêutica estreita e a eficácia modesta desse fármaco limitam seu valor. Evidências recentes sugerem que o uso de anticolinérgicos de longa ação em pacientes com controle insatisfatório por LABA e CI pode aumentar o tempo de exacerbação e proporcionar broncodilatação adicional. Corticosteroides orais ou intravenosos são usados durante as exacerbações agudas da asma. O uso prolongado de corticosteroides orais deve ser evitado, se possível, devido aos vários efeitos colaterais associados à administração crônica de glicocorticoides.

Pacientes com asma refratária grave que frequentemente necessitam de corticosteroides sistêmicos podem se beneficiar de terapia com anticorpos monoclonais. Os alvos dos anticorpos monoclonais incluem IgE (omalizumabe), IL-5 (mepolizumabe, reslizumabe) e IL-4 (dupilumabe). Pacientes com asma mal controlada são candidatos à terapia anti-IgE se tiverem níveis elevados de IgE total e teste de alergia cutânea ou RAST (*radioallergosorbent*) positivo. Os pacientes são candidatos à terapia com agentes anti-IL-5 ou anti-IL-4 se tiverem eosinofilia periférica.

Evitar alergênios é uma medida razoável na asma, embora os efeitos de intervenções específicas, como a proteção de barreira do colchão para reduzir a exposição aos ácaros, pareçam limitados. O tratamento de condições associadas que podem exacerbar a asma, como rinite alérgica e DRGE, pode ser clinicamente benéfico e auxiliar no controle da asma. A termoplastia brônquica é uma nova técnica endoscópica na qual energia de radiofrequência, aplicada em várias sessões, destrói o músculo liso das vias respiratórias. Demonstrou-se que reduz as exacerbações e melhora a qualidade de vida nos meses seguintes ao tratamento.

A asma aguda grave, ou estado de mal asmático, é um episódio de broncospasmo grave que não responde à terapia de rotina. Esses episódios podem ser súbitos (asma hiperaguda) e rapidamente fatais, muitas vezes antes que os cuidados médicos possam ser obtidos. Na maioria dos casos, porém, os pacientes relatam dispneia progressiva ao longo de horas a dias, com uso crescente de broncodilatadores. O tratamento do estado de mal asmático deve ser agressivo, incluindo administração de broncodilatadores nebulizados e esteroides intravenosos. Heliox, uma mistura de oxigênio e hélio (tipicamente 70% de hélio e 30% de oxigênio) que promove fluxo laminar em vez de fluxo turbulento de gás nas vias respiratórias, pode ser usado em casos graves de asma. O monitoramento contínuo da saturação de oxigênio no sangue por oximetria de pulso deve ser realizado, muitas vezes complementado por gasometria arterial para avaliação de hipercapnia. Um aumento da Pa_{CO_2} em um paciente com asma é um sinal ameaçador e pode pressagiar a necessidade de suporte ventilatório. A ventilação não invasiva tem sido usada com sucesso para diminuir o trabalho respiratório e evitar a necessidade de intubação endotraqueal em pacientes com exacerbações de asma, mas a intubação e a ventilação mecânica são necessárias para o manejo da insuficiência respiratória no estado de mal asmático. A ventilação mecânica do paciente em estado de mal asmático pode ser extremamente desafiadora e pode exigir o uso de agentes paralisantes para controlar o padrão respiratório ou mesmo o uso de anestesia geral inalatória para aliviar o broncospasmo. Por fim, se um paciente for incapaz de manter a oxigenação adequada com suporte ventilatório máximo, a oxigenação por membrana extracorpórea (ECMO, do inglês *extracorporeal membrane oxygenation*) pode ser considerada.

Prognóstico

O prognóstico na maioria dos pacientes com asma é excelente. Embora não haja cura, a maioria dos pacientes consegue o controle adequado de sua asma.

Para uma discussão mais profunda sobre este tópico, ver Capítulo 81, "Asma Brônquica", Capítulo 82, "Doença Pulmonar Obstrutiva Crônica", Capítulo 83, "Fibrose Cística" e Capítulo 84 , "Bronquiectasia, Atelectasia, Cistos e Distúrbios Pulmonares Localizados" em *Goldman-Cecil Medicina*, 26ª edição.

LEITURA SUGERIDA

Buist AS, McBurnie MA, Vollmer WM, et al: On behalf of the BOLD Collaborative Research Group: International variation in the prevalence of COPD (the BOLD Study): a population-based prevalence study, Lancet 370:741–750, 2007.

Burgel P-R, Bergeron A, de Blic J, et al: Small airways diseases, excluding asthma and COPD: an overview, Eur Respir Rev 22:131–147, 2013.

Decramer M, Janssens W, Miravitlles M: Chronic obstructive pulmonary disease, Lancet 379:1341–1351, 2012.

Global Initiative for Asthma: GINA report: global strategy for asthma management and prevention (updated 2012), Available at: http://www.ginasthma.org. Accessed August 29, 2014.

Global Initiative for Chronic Obstructive Lung Disease: Global strategy for the diagnosis, management, and prevention of chronic obstructive pulmonary disease (updated 2013), Available at: http://www.goldcopd.org. Accessed August 29, 2014.

Kim V, Criner GJ: Chronic bronchitis and chronic obstructive pulmonary disease, Am J Respir Crit Care Med 187:228–237, 2013.

King PT: The pathophysiology of bronchiectasis, Int J COPD 4:411–419, 2009.

McDonough JE, Yuan R, Suzuki M, et al: Small-airway obstruction and emphysema in chronic obstructive pulmonary disease, N Engl J Med 365:1567–1575, 2011.

Mogayzel PJ, Naureckas ET, Robinson KA, et al, and the Pulmonary Clinical Practice Guidelines Committee: Cystic fibrosis pulmonary guidelines: chronic medications for maintenance of lung health, Am J Respir Crit Care Med 187:680–689, 2013.

Pasteur MC, Bilton D, Hill AT: On behalf of the British Thoracic Society Bronchiectasis (Non-CF) Guideline Group: British Thoracic Society guideline for non-CF bronchiectasis, Thorax 65:i1–i58, 2010.

Ren CL, Morgan RL, Oermann C, et al: Cystic fibrosis pulmonary guidelines: use of cftr modulator therapy in patients with cystic fibrosis, Ann Am Thorac Soc, 2018.

Doenças Pulmonares Intersticiais

Abhinav Kumar Misra, Matthew D. Jankowich, Barry S. Shea

VISÃO GERAL

As doenças pulmonares intersticiais (DPIs) são um grupo heterogêneo de condições pulmonares não malignas e não infecciosas caracterizadas por graus variados de inflamação e/ou fibrose (tecido cicatricial) do parênquima pulmonar. O envolvimento pulmonar nesses distúrbios é muitas vezes difuso, mas pode ocorrer em uma ampla gama de padrões. O processo mórbido pode envolver qualquer parte do interstício pulmonar anatômico, incluindo as paredes alveolares, os septos intra e interlobulares e as vias respiratórias; no entanto, também pode envolver os espaços aéreos e os próprios lumens das vias respiratórias. O termo doença pulmonar *intersticial* é, portanto, um pouco enganoso. Doença pulmonar *parenquimatosa difusa* (DPPD) é o nome mais acurado para esse grupo de distúrbios, mas por uma questão de convenção, vamos usar DPI ao longo deste capítulo.

Bem mais de 100 DPIs distintas já foram descritas, e não existe um sistema de classificação universalmente aceito. Uma maneira útil de abordar as DPIs é considerá-las como pertencentes a uma das três grandes categorias: (1) DPIs relacionadas à exposição, (2) DPIs atribuíveis a doenças sistêmicas e (3) DPIs idiopáticas (Tabela 17.1). As DPIs relacionadas à exposição podem ser amplamente consideradas como aquelas causadas por exposições ambientais e ocupacionais (p. ex., pneumonite por hipersensibilidade, pneumoconiose), exposições iatrogênicas (p. ex., DPI induzida por fármacos, pneumonite por radiação ou fibrose) ou exposições intencionais (p. ex., tabagismo, uso de substâncias por via inalatória). As doenças sistêmicas que mais comumente provocam DPI são as do tecido conjuntivo (p. ex., artrite reumatoide, esclerose sistêmica e polimiosite/dermatomiosite), mas existem muitas outras, incluindo as vasculites, amiloidose, sarcoidose e várias condições genéticas (p. ex., doenças de armazenamento

Tabela 17.1 Categorias de doenças pulmonares intersticiais (DPIs).

DPIs idiopáticas	DPIs relacionadas à exposição	DPIs atribuíveis a doenças sistêmicas
Pneumonias intersticiais idiopáticas	Exposições ambientais e ocupacionais	Doenças do tecido conjuntivo
Fibrose pulmonar idiopática (FPI)	Pneumonite de hipersensibilidade (PH) (ver Tabela 17.3)	Artrite reumatoide
Pneumonia intersticial não específica (PINE) idiopática	Pneumoconioses	Esclerose sistêmica
	Silicose	Polimiosite e dermatomiosite
Pneumonia intersticial aguda (PIA)	Asbestose	Síndrome de Sjögren
Pneumonia em organização criptogênica (POC)	Pneumoconiose do carvoeiro	Lúpus eritematoso sistêmico
	Beriliose	Doença mista do tecido conjuntivo
Bronquiolite respiratória – doença pulmonar intersticial (DPI-BR)	Pneumoconiose por exposição ao talco	Vasculites
	Pneumoconiose por metal duro (pó de cobalto ou tungstênio)	Granulomatose com poliangiite (GPA)
Pneumonia intersticial descamativa (PID)	Exposições iatrogênicas	Poliangiite microscópica (PAM)
Pneumonia intersticial linfoide idiopática (PILI)	Lesão pulmonar induzida por radiação	Granulomatose eosinofílica com poliangiite (GEPA)
Fibroelastose pleuroparenquimatosa idiopática (FEPP)	Lesão pulmonar induzida por fármacos (ver Tabela 17.4)	Doença antimembrana basal glomerular (anti-MBG)
	Terapias antineoplásicas	Capilarite pulmonar pauci-imune
	Agentes biológicos	Sarcoidose
Pneumonia eosinofílica (aguda e crônica)	Fármacos cardiovasculares	Amiloidose
	Antimicrobianos	Linfangioliomiomatose (LAM)
Proteinose alveolar pulmonar	Agentes anti-inflamatórios	Neurofibromatose
	Exposições intencionais	Síndrome de Hermansky-Pudlak
	Tabagismo	Erros inatos do metabolismo
	Histiocitose pulmonar de células de Langerhans (HCL)	Doença de Niemann-Pick
	Doença pulmonar associada ao uso de cigarro eletrônico (EVALI)[1]	Doença de Gaucher
	Uso de drogas ilícitas	
	"Pulmão de *crack*"	
	Granulomatose de corpo estranho	
	Talcose inalatória	

[1]N.R.T.: EVALI (*E-cigarette or vaping product use-associated lung injury*) é a denominação dada pelo CDC em 2019. Embora sua comercialização, importação e propaganda sejam proibidas pela Anvisa desde 2009, é cada vez maior o número de usuários, na maioria jovens, no Brasil. Ver https://www.gov.br/anvisa/pt-br/assuntos/tabaco/cigarro-eletronico.

lisossomal). As DPIs idiopáticas são aquelas sem uma causa específica conhecida ou identificada. A maioria das DPIs idiopáticas se enquadra em um grupo de entidades clínicopatológicas conhecidas como pneumonias intersticiais idiopáticas (PIIs), mas existem outras DPIs que também são idiopáticas (p. ex., pneumonia eosinofílica, proteinose alveolar pulmonar).

Como as DPIs compreendem um amplo espectro de distúrbios, os sintomas, achados de exames e anormalidades fisiológicas, radiográficas e histológicas associados a elas podem variar muito. Dispneia aos esforços e tosse crônica são as duas manifestações clínicas mais comuns em pacientes com DPI, embora sejam inespecíficas. De modo geral, são insidiosas e progressivas e, em muitos casos, ocorrem por meses a anos antes que o diagnóstico seja feito. A dispneia aos esforços pode levar à limitação do exercício e, em muitos casos, pacientes, familiares e profissionais atribuem essas limitações a outros fatores, incluindo envelhecimento, ganho de peso e descondicionamento. Dispneia aos esforços inexplicável e gradualmente progressiva, associada ou não a tosse seca persistente, deve alertar o médico para a possibilidade de DPI. Outros sinais e sintomas, como sibilos, dor torácica, hemoptise ou alterações sistêmicas são menos comuns, mas podem ocorrer e, quando presentes, são indícios de um diagnóstico específico ou classe de DPI. A maioria das formas de DPI é crônica e progressiva, mas outras podem ter apresentações mais agudas ou subagudas e podem ser difíceis de distinguir da pneumonia infecciosa. Os sinais e sintomas podem melhorar ou piorar e isso está frequentemente associado à DPI causada por exposições intermitentes. Alguns pacientes são assintomáticos e a DPI é um achado incidental em exames de imagem do tórax feitos por outros motivos (p. ex., rastreamento de câncer de pulmão).

Fatores demográficos básicos, como idade, sexo e raça, podem fornecer algumas pistas na determinação de causas potenciais de DPI. A fibrose pulmonar idiopática (FPI), por exemplo, é mais comum em homens do que em mulheres e sua incidência aumenta com a idade; muito raramente é diagnosticada em indivíduos com menos de 50 anos. Em contraste, a DPI associada à doença do tecido conjuntivo (DPI-DTC) tende a ser mais comum em mulheres e pode ocorrer frequentemente em adultos jovens e até mesmo na população pediátrica. Formas hereditárias de DPI (doença de Gaucher, doença de Neimann-Pick) também são mais prováveis em pacientes mais jovens. A linfangioliomiomatose (LAM) esporádica ocorre quase exclusivamente em mulheres antes da menopausa, a sarcoidose ocorre com mais frequência em afro-americanos e a histiocitose pulmonar de células de Langerhans (HCL) é mais comum em homens fumantes jovens ou de meia-idade.

A anamnese consegue estreitar ainda mais o diagnóstico diferencial para suspeita de DPI. Fatores importantes a serem pesquisados especificamente incluem erupção cutânea, espessamento da pele, artrite, mialgias ou fraqueza muscular proximal, disfagia e fenômeno de Raynaud, qualquer um dos quais pode sugerir uma doença do tecido conjuntivo subjacente. Se um paciente com DPI tiver um diagnóstico conhecido de doença do tecido conjuntivo, a investigação pode ser limitada se os achados de imagem forem típicos das manifestações pulmonares dessa doença. História pregressa de asma grave ou mal controlada para um paciente com infiltrados radiográficos e manifestações sistêmicas deve levar à consideração de granulomatose eosinofílica com poliangiite (GEPA), enquanto história pregressa de doença grave dos seios paranasais deve aumentar a possibilidade de granulomatose com poliangiite (GPA).

Relato detalhado de exposição, incluindo exposições ambientais domiciliares e ocupacionais, também é importante ao avaliar um paciente com DPI. Por exemplo, a exposição rotineira a aves domésticas, banheiras de hidromassagem, mofo ou ambientes agrícolas podem sugerir pneumonite de hipersensibilidade. As visitas domiciliares também pode ser informativas aqui. Embora as pneumoconioses devido à exposição ao amianto (asbesto) e à sílica estejam se tornando muito menos comuns, graças às modernas salvaguardas e restrições, essas doenças continuam a se manifestar por muito tempo após a exposição. O trabalho em indústrias de alta tecnologia tem riscos específicos, como a exposição ao berílio, levando à beriliose em indivíduos suscetíveis.

A história medicamentosa também é importante, e a possibilidade de DPI induzida por fármacos deve ser aventada em todos os pacientes com doença pulmonar difusa observada em exames de imagem. História pregressa de tabagismo é importante porque várias DPIs são observadas quase exclusivamente em fumantes de cigarro, incluindo doença pulmonar intersticial associada à bronquiolite respiratória, pneumonia intersticial descamativa e HCL pulmonar. O tabagismo e a exposição a poeiras inorgânicas também parecem ser fatores de risco para o desenvolvimento de FPI. Formas aguda e subaguda de DPI também foram descritas como consequência do tabagismo ou inalação de várias substâncias, incluindo maconha, canabinoides sintéticos, *crack* e, mais recentemente, cigarros eletrônicos.

Os achados no exame físico também podem ser muito variáveis. O achado mais comum consiste em estertores crepitantes inspiratórios na ausculta pulmonar, muitas vezes mais intensos nas bases pulmonares. Sibilos podem ser auscultados e podem ser um indício de diagnósticos específicos (p. ex., pneumonite de hipersensibilidade) ou um sinal de asma ou DPOC concomitantes. Alguns pacientes apresentam baqueteamento digital, dilatação focal das extremidades distais dos dedos das mãos e/ou dos pés com patogênese incerta. Embora esse achado deva levar o médico a suspeitar de DPI, ele também pode ser observado em outras condições e sua relevância não é conhecida. Alterações sugestivas de hipertensão pulmonar com *cor pulmonale* (edema periférico, P_2 hiperfonética) podem ser encontradas na doença mais avançada ou podem sugerir um distúrbio que sabidamente provoque DPI e doença vascular pulmonar (p. ex., esclerodermia). Da mesma forma, achados extrapulmonares, como sinovite, esclerodactilia, telangiectasias, "mãos de mecânico",[2] fraqueza muscular ou linfadenopatia, também são indícios importantes de uma possível causa de DPI. Em alguns casos, o exame físico, incluindo ausculta pulmonar, é totalmente normal.

As provas de função pulmonar (PFPs) em DPI geralmente refletem o padrão e a gravidade do processo da doença. Como a maioria das DPIs envolve alguma combinação de espessamento da parede alveolar e perda de espaços aéreos funcionais, comprometimento da troca gasosa (capacidade reduzida de difusão de monóxido de carbono, DL_{CO}) e evidências de restrição (capacidade pulmonar total, CPT, reduzida) são as anormalidades mais comuns observadas. A razão volume expiratório forçado em 1 segundo/capacidade vital forçada (VEF_1/CVF) é geralmente preservada (*i. e.*, sem obstrução ao fluxo de ar), embora a obstrução também possa ser observada quando há comprometimento proeminente das vias respiratórias, como na pneumonite por hipersensibilidade, sarcoidose e linfangioliomiomatose. Uma redução isolada da DL_{CO} pode ser a única anormalidade óbvia na doença inicial ou leve. Nesses casos, a saturação de oxigênio pode estar normal em repouso, mas a oximetria de esforço pode revelar hipoxemia de esforço. Exames laboratoriais de rotina geralmente são normais, mas algumas anormalidades, se presentes, são indícios importantes de um diagnóstico específico (p. ex., eosinofilia periférica, creatinina sérica elevada). Testes sorológicos detalhados para procurar evidências de uma doença autoimune subjacente ou outra doença sistêmica conhecida por causar DPI são frequentemente realizados.

---

[2]N.R.T.: "Mãos de mecânico" consistem em hiperqueratose, descamação e fissura nas polpas digitais e na parte lateral dos dedos das mãos, mais comumente encontradas na síndrome antissintetase e na doença intersticial pulmonar.

As radiografias simples do tórax podem fornecer evidências sugestivas de DPI e, em alguns casos, também ajudam a estabelecer um diagnóstico mais definitivo, mas a tomografia computadorizada de alta resolução (TCAR) do tórax fornece informações muito mais detalhadas e quase sempre é indicada nesses casos. Várias anormalidades podem ser observadas na TCAR na DPI, incluindo opacidades reticulares, em vidro fosco, nodulares e consolidativas, atenuação em mosaico e faveolamento, e combinações e distribuições específicas dessas anormalidades geralmente podem fornecer informações úteis ao tentar determinar um diagnóstico específico. Alguns padrões de TCAR possibilitam, com frequência, que as considerações diagnósticas sejam significativamente limitadas e, em alguns casos, o padrão de TCAR é essencialmente patognomônico de uma doença específica. Por exemplo, um achado de opacidades peribroncovasculares bilaterais predominantes na zona pulmonar superior com nódulos perifissurais e linfadenopatia mediastinal e hilar seria altamente sugestivo de DPI devido à sarcoidose. Pneumonite de hipersensibilidade (PH), pneumoconiose e linfangioliomiomatose também tendem a ser DPIs predominantes na zona pulmonar superior. A HCL pulmonar tem um padrão característico de nódulos irregulares e cistos de paredes espessas nas zonas pulmonares médias e superiores bilateralmente que, quando é encontrado em um fumante ativo de cigarro jovem ou de meia-idade, pode ser considerado confirmatório do diagnóstico. Outras formas de DPI são frequentemente mais pronunciadas nas zonas pulmonares inferiores e pode haver outras características que sugerem diagnósticos diferentes (p. ex., faveolamento na FPI e preservação subpleural com pneumonia intersticial não específica [PINE]). Placas pleurais calcificadas bilaterais são muito sugestivas de asbestose como causa de DPI.

Em muitos casos de DPI, o diagnóstico definitivo pode ser feito com base na anamnese, no exame físico, nos exames laboratoriais e fisiológicos e na TCAR, muitas vezes no contexto de uma abordagem multidisciplinar. No entanto, em alguns casos, essa informação é insuficiente, sendo necessário biopsia para obter uma amostra de tecido pulmonar para avaliação histológica. A biopsia pulmonar cirúrgica (BPC), geralmente feita por toracoscopia, é o método preferido para avaliar a maioria das formas de DPI. A biopsia pulmonar transbrônquica broncoscópica (BPTB) é menos invasiva, mas os fragmentos de tecido obtidos são muito menores, geralmente insuficientes para o exame adequado da arquitetura pulmonar. A BPTB não é recomendada para a avaliação de suspeita de FPI e muitas outras formas de DPI fibrosante crônica, mas pode ser útil para diagnosticar algumas DPIs, principalmente sarcoidose e PH. A criobiopsia pulmonar transbrônquica, que é menos invasiva do que a BPC, mas fornece amostras maiores de tecido pulmonar do que as obtidas com a BPTB, está atualmente em uso em muitos centros, embora seu papel exato no diagnóstico tecidual de DPI permaneça incerto.

A resposta do pulmão à lesão é relativamente estereotipada e padrões específicos de lesão por biopsia, como pneumonia intersticial usual ou inflamação granulomatosa, são vistos em vários distúrbios. A interpretação dos resultados da biopsia pulmonar deve ser feita no contexto apropriado e com a incorporação de dados clínicos e dos exames de imagem. Por exemplo, um resultado de biopsia de pneumonia intersticial usual pode ter um prognóstico diferente no caso de DPI associada à artrite reumatoide em comparação a FPI.

O manejo da DPI depende da doença específica e os tratamentos apropriados para entidades específicas são discutidos ao longo deste capítulo. Historicamente, a terapia farmacológica consistiu em grande parte em glicocorticoides e outros agentes imunossupressores, uma abordagem que parece ser efetiva para as DPIs com um componente inflamatório significativo, mas sem benefício claro quando a fibrose predomina. Recentemente, foram desenvolvidos antifibróticos que parecem ser efetivos em retardar a progressão da FPI e algumas

outras DPIs fibróticas crônicas. Outros aspectos importantes do manejo das DPIs incluem evitar a exposição (sobretudo no caso de DPIs relacionadas à exposição, como PH, DPI relacionada ao tabagismo e DPI induzida por fármacos), oxigênio suplementar e reabilitação pulmonar. O transplante de pulmão pode ser realizado em pacientes com doença avançada que deve limitar substancialmente a expectativa de vida, mas infelizmente muitos pacientes não são candidatos ao transplante de pulmão devido a idade ou outras comorbidades. Mesmo assim, há uma escassez de pulmões de doadores adequados disponíveis, de modo que todos os anos muitos pacientes morrem enquanto estão em listas de espera para transplante de pulmão.

O restante deste capítulo está organizado em torno das três grandes categorias de DPI descritas anteriormente: DPIs idiopáticas, DPIs relacionadas à exposição e DPIs atribuíveis a doenças sistêmicas.

DOENÇAS PULMONARES INTERSTICIAIS IDIOPÁTICAS

Pneumonias intersticiais idiopáticas

As PIIs são um grupo de DPIs de origem desconhecida, cada uma com características clinicopatológicas distintas. Por várias décadas, essas condições foram, em geral, consideradas diferentes variações da FPI; no entanto, com a crescente percepção de que os diferentes padrões radiográficos e histológicos da doença tinham apresentações clínicas, histórias naturais e respostas ao tratamento distintas, elas foram formalmente reclassificadas como PIIs pela American Thoracic Society (ATS) e pela European Respiratory Society (ERS) em 2002. Esse esquema de classificação foi atualizado em 2013, quando essas entidades foram divididas em PIIs principais, PIIs raras e PIIs não classificáveis (Tabela 17.2). As seis principais PIIs são FPI, pneumonia intersticial inespecífica idiopática (PIII), doença pulmonar intersticial associada à bronquiolite respiratória (DPI-BR), pneumonia intersticial descamativa (PID), pneumonia em organização criptogênica (POC) e pneumonia intersticial aguda (PIA), e estas podem, ainda, ser caracterizadas como pneumonias intersticiais fibrosantes crônicas (FPI e PINE), pneumonias intersticiais relacionadas ao tabagismo (DPI-BR e PID) e pneumonias intersticiais agudas/subagudas (POC e PIA) (ver Tabela 17.2). As PIIs raras incluem pneumonia intersticial linfoide idiopática (PILI) e fibroelastose pleuroparenquimatosa (FEPP) idiopática. Alguns pacientes apresentam doença pulmonar intersticial idiopática que não atende aos critérios para nenhuma dessas entidades e são considerados portadores de PII não classificável.

Tabela 17.2 Pneumonias intersticiais idiopáticas (PIIs).

Principais PIIs	
Fibrose crônica	Fibrose pulmonar idiopática (FPI)
	Pneumonia intersticial não específica (PINE) idiopática
Aguda/subaguda	Pneumonia em organização criptogênica (POC)
	Pneumonia intersticial aguda (PIA)
Relacionada ao tabagismo	Doença pulmonar intersticial associada à bronquiolite respiratória (DPI-BR)
	Pneumonia intersticial descamativa (PID)
PIIs raras	Pneumonia intersticial linfoide idiopática (PILI)
	Fibroelastose pleuroparenquimatosa (FEPP) idiopática
PII não classificável	

Fibrose pulmonar idiopática

Definição, epidemiologia e patogênese.
A FPI foi definida em uma declaração de consenso como uma "forma específica de pneumonia intersticial fibrosante crônica e progressiva, de causa desconhecida, ocorrendo principalmente em adultos mais velhos, limitada aos pulmões e associada ao padrão histopatológico e/ou radiológico da pneumonia intersticial usual (PIU)." É a mais comum das PIIs, com incidência estimada de 16,3 por 100.000 pessoas/ano e prevalência de 42,7 por 100.000 pessoas nos EUA em 2000, o que se traduz em uma estimativa de 89.000 indivíduos vivendo com FPI neste país naquela época. A incidência de FPI parece estar aumentando em todo o mundo. Existem, provavelmente, muitos fatores que contribuem para essa incidência crescente, e um fator pode ser o envelhecimento geral da população mundial. A idade é o principal fator de risco isolado para FPI, pois muitos estudos mostraram que a incidência e a prevalência aumentam de forma constante durante cada década de vida. Raramente é diagnosticada antes dos 50 anos. O tabagismo também tem sido fortemente associado ao desenvolvimento de FPI, visto que até dois terços dos pacientes com esta patogênese são fumantes atuais ou ex-fumantes. Outros fatores de risco potenciais incluem exposição a poeiras inorgânicas e orgânicas e doença do refluxo gastresofágico (DRGE), a última das quais pode levar a lesão pulmonar repetitiva por microaspiração recorrente.

Há uma compreensão crescente do papel que a genética desempenha na FPI. Numerosos polimorfismos genéticos foram encontrados para aumentar o risco de desenvolver FPI. Mais notavelmente, descobriu-se que um polimorfismo comum na região promotora do gene *MUC5B* confere um risco 5 e 18 vezes maior de desenvolver FPI quando uma ou duas cópias do alelo de risco estão presentes, respectivamente. O fato de uma história familiar de fibrose pulmonar também ter sido cada vez mais reconhecida como um importante fator de risco para FPI ressalta, da mesma forma, a importante contribuição genética para a doença. Alguns estudos sugerem que até 20% dos casos são de caráter familiar (*i. e.*, ocorrendo em dois ou mais parentes de primeiro grau). A nomenclatura da(s) forma(s) familiar(es) da doença está evoluindo; tem sido referida como FPI familiar, fibrose pulmonar familiar (FPF) e pneumonia intersticial familiar (PIF), este último termo refletindo o fato de que, em alguns casos, o padrão radiográfico e/ou histológico da doença pode ser mais sugestivo de alguns outros tipos de PII em vez de PIF. A forma familiar da doença é frequentemente herdada conforme o padrão mendeliano, e mutações específicas causadoras foram identificadas em 20 a 30% dessas famílias, mais comumente nos genes do complexo da telomerase, mas também nos genes da proteína surfactante.

A patogênese da FPI é complexa. Embora tenha sido por muitos anos considerada uma doença causada por inflamação crônica, a escassez de inflamação observada em amostras histológicas de pulmões com FPI e a falta de resposta à terapia anti-inflamatória agressiva desafiaram essa noção. Agora, acredita-se que seja uma doença caracterizada por respostas aberrantes ou desreguladas de cicatrização de feridas a lesões pulmonares repetitivas. Esse paradigma atual da patogênese da FPI sugere que uma interação complexa da suscetibilidade do hospedeiro (envelhecimento, genética) com fatores ambientais (tabagismo, partículas inaladas etc.) é, em última análise, o que leva ao desenvolvimento da doença. Essa mudança na compreensão da FPI, como patologia impulsionada pela cicatrização aberrante de feridas em vez de inflamação crônica, também foi importante para levar à descoberta de terapias efetivas para essa doença, conforme discutido a seguir.

Patologia.
O padrão histopatológico subjacente encontrado nos pulmões de pacientes com FPI é chamado de *pneumonia intersticial usual* (PIU). As características histológicas da PIU incluem deposição de tecido cicatricial predominantemente periférico e irregular, com áreas de fibrose intercaladas com áreas com pulmão relativamente normal (Figura 17.1), juntamente com focos fibroblásticos, que são áreas de proliferação ativa de fibroblastos e, acredita-se, sejam a "vanguarda" do desenvolvimento da fibrose. Geralmente há uma escassez de inflamação e, em áreas de fibrose mais avançada, observa-se frequentemente faveolamento microscópico. É importante ressaltar que esse padrão de PIU pode ser visto em outros distúrbios (p. ex., DPI relacionada a doença do tecido conjuntivo e asbestose); portanto, o diagnóstico de FPI depende não apenas da identificação da PIU, mas também da exclusão de causas conhecidas desse padrão histológico (*i. e.*, FPI é PIU *idiopática*).

Apresentação clínica.
A FPI é caracterizada pelo acúmulo progressivo de tecido cicatricial nos pulmões. Como consequência, os pacientes apresentam, tipicamente, dispneia insidiosa, que piora gradualmente aos esforços, e tosse não produtiva. Com frequência os pacientes apresentam sintomas por 1 a 2 anos antes de o diagnóstico ser feito, embora em alguns casos possam progredir mais lentamente ou mais rapidamente. Alguns pacientes com FPI são assintomáticos e a doença é descoberta devido a achados anormais no exame físico ou como um achado incidental em exames de imagem do tórax feitos por outros motivos (p. ex., rastreamento de câncer de pulmão).

O exame físico frequentemente revela estertores crepitantes inspiratórios nas bases de ambos os pulmões, indicando o local predominante da cicatrização. Baqueteamento digital pode existir, mas geralmente não há achados extrapulmonares. Com o aumento da deposição cicatricial, os pulmões tornam-se mais rígidos, como evidenciado pela diminuição da complacência. As PFPs mostram volumes pulmonares diminuídos consistentes com um processo restritivo, e a DL_{CO} geralmente está reduzida. O comprometimento da oxigenação na FPI, inicialmente aos esforços e depois em repouso, muitas vezes exige suplementação de oxigênio a longo prazo.

A radiografia de tórax mostra opacidades reticulares que são mais predominantes nas bases e na periferia dos pulmões. A TCAR possibilita melhor visualização do pulmão e é útil na avaliação da extensão e do padrão da doença. Os achados clássicos de FPI na TCAR são opacidades reticulares subpleurais bilaterais que são mais pronunciadas nas zonas pulmonares inferiores, juntamente com áreas de faveolamento radiográfico e bronquiectasias de tração e bronquiolectasias (Figura 17.2) na ausência de opacificação em vidro fosco significativa, nódulos, consolidação ou outras características que sugiram um

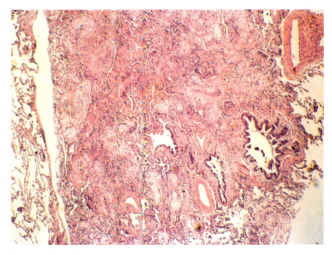

Figura 17.1 Fibrose pulmonar na fibrose pulmonar idiopática com histopatologia de pneumonia intersticial usual adjacente ao parênquima pulmonar normal. (Cortesia do Dr. Charles Kuhn.)

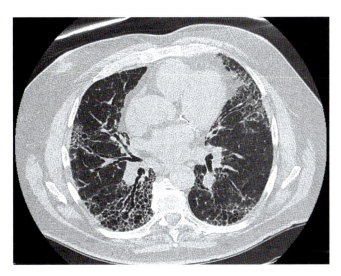

Figura 17.2 Padrão de anormalidade típico de pneumonia intersticial usual (PIU) visto na tomografia computadorizada (TC) de tórax de um paciente com FPI, demonstrando áreas reticuladas irregulares e bilaterais subpleurais, bronquiectasias e bronquiolectasias de tração e faveolamento.

diagnóstico alternativo. Quando essas características estão presentes em uma TCAR, na ausência de outras anormalidades que sugiram um diagnóstico alternativo (p. ex., opacificação em vidro fosco extensa, nódulos difusos ou áreas de consolidação), então um diagnóstico confiável de um padrão de PIU pode ser feito sem necessidade de biopsia pulmonar. Em outros casos, quando o padrão de TCAR não é tão definitivo, uma biopsia pulmonar pode ser necessária para ajudar a distinguir PIU ou FPI de outros tipos de DPI.

Diagnóstico e diagnóstico diferencial. A FPI é diagnosticada com base em características clínicas típicas, radiográficas (TCAR) e, se disponíveis, histopatológicas (*i. e.*, biopsia mostrando um padrão de PIU). Outras causas potenciais de DPI, como doença do tecido conjuntivo, PH e asbestose devem ser descartadas da melhor forma possível pela anamnese, pelo exame físico e por exames laboratoriais selecionados. Quando uma TCAR mostra o padrão típico de PIU descrito anteriormente (zona pulmonar inferior predominante, opacidades reticulares subpleurais com áreas de faveolamento) e nenhuma característica que sugira um diagnóstico alternativo, o diagnóstico de FPI pode ser feito sem a necessidade de biopsia pulmonar cirúrgica. Na TCAR, se não houver faveolamento ou se forem encontradas características atípicas como infiltrados em vidro fosco, consolidação, nódulos difusos ou retenção de ar extensa, o diagnóstico radiográfico torna-se menos garantido. Nesses casos, uma biopsia pulmonar pode ser indicada e a incorporação das informações clínicas, de TCAR e histológicas é necessária para fazer o diagnóstico de FPI. A discussão multidisciplinar durante o processo de diagnóstico, com a contribuição de clínicos, radiologistas e patologistas experientes, é ideal.

Tratamento. Durante décadas, não houve terapias farmacológicas comprovadamente úteis para retardar a progressão da FPI. No entanto, graças à maior compreensão da patogênese da FPI (descrita anteriormente), muitas terapias novas, que visam às respostas aberrantes de cicatrização de feridas, foram estudadas na FPI. Duas dessas terapias, pirfenidona (múltiplos mecanismos de ação) e nintedanibe (inibe a sinalização intracelular de fibroblastos), demonstraram, em grandes ensaios clínicos randomizados, que retardam a progressão da FPI em aproximadamente 50%. Em 2014, esses medicamentos se tornaram os primeiros a serem aprovados pela Food and Drug Administration (FDA) dos EUA para o tratamento da FPI. É importante ressaltar que nem o nintedanibe nem a pirfenidona revertem a fibrose estabelecida ou mesmo interrompem completamente a progressão da doença. Esses tratamentos não curam a FPI, nem aliviam os sintomas de dispneia ou tosse, que podem ser debilitantes. Deste modo, a busca por outras terapias potencialmente efetivas para a FPI é uma área de intensa investigação em andamento.

Como a FPI é uma doença progressiva, mesmo apesar da disponibilidade de terapias antifibróticas eficazes, o transplante pulmonar deve ser considerado para pacientes com FPI. Muitos pacientes com FPI não são candidatos ao transplante de pulmão por causa da idade, comorbidades ou outros fatores, mas para aqueles que são candidatos, o transplante de pulmão pode oferecer uma chance de sobrevida prolongada e melhoria da qualidade de vida. A taxa média de sobrevida após o transplante de pulmão é de apenas 5,8 anos, mas isso está melhorando constantemente e ainda se compara favoravelmente à sobrevida esperada de pacientes com FPI no topo ou perto do topo das listas de espera de transplante de pulmão, que provavelmente é de apenas semanas a meses. Devido à natureza imprevisível da progressão da doença na FPI, o encaminhamento precoce para avaliação do transplante deve ser considerado.

Prognóstico. A FPI é uma doença progressiva e, historicamente, tem um prognóstico ruim. A sobrevida mediana é frequentemente relatada em torno de 2 a 3 anos a partir do momento do diagnóstico. É provável que a sobrevida média seja prolongada na era da terapia antifibrótica, mas, como afirmado, essas terapias ainda não curam a doença. Há considerável heterogeneidade no ritmo de progressão da FPI, pois a taxa de declínio da função pulmonar varia muito entre diferentes indivíduos com a doença e até mesmo em determinado paciente ao longo do tempo. Além disso, alguns pacientes com FPI apresentam deterioração respiratória aguda ou subaguda na ausência de qualquer causa sobreposta clinicamente aparente (p. ex., insuficiência cardíaca, embolia pulmonar, pneumonia). Os episódios de deterioração aguda são chamados de exacerbações agudas da FPI e estão associados a um prognóstico muito ruim. Os achados da TCAR incluem novas opacidades em vidro fosco e/ou consolidação sobreposta ao fundo de fibrose pulmonar. Histologicamente, evidências de lesão pulmonar aguda (*i. e.*, dano alveolar difuso) podem ser encontradas no fundo da PIU. Esses pacientes são frequentemente tratados com altas doses de esteroides e/ou outros medicamentos imunossupressores, embora faltem dados que sustentem essas abordagens. A mortalidade de pacientes com FPI hospitalizados com exacerbações agudas é muito alta (50 a 90%).

Outras pneumonias intersticiais idiopáticas

A outra PII fibrosante crônica importante é a pneumonia intersticial não específica (PINE) idiopática. Essa condição exibe um quadro histológico distinto da PIU/FPI e é caracterizada por infiltração difusa e uniforme do interstício pulmonar com graus variados de inflamação crônica (linfoplasmocítica) e fibrose, em contraste com o padrão irregular e heterogêneo visto na PIU. Às vezes, é caracterizada como PINE celular ou PINE fibrótica, dependendo da predominância de inflamação ou fibrose, embora não esteja claro se essas são entidades realmente distintas. Como entidade clínica, a PINE idiopática não é tão bem definida quanto a FPI; portanto, também não é tão bem estudada. Assim como na FPI, os pacientes com PINE idiopática geralmente apresentam dispneia e tosse progressivas, e a TCAR geralmente revela opacidades reticulares periféricas difusas, bilaterais, embora as opacidades em vidro fosco sejam mais proeminentes na PINE e, geralmente, não haja faveolamento. Em muitos casos, a distinção entre FPI e PINE idiopática apenas pela TCAR pode ser difícil. O prognóstico para PINE é muito melhor do que para FPI, com uma taxa de sobrevida em 5 anos superior a 82% em uma série. Pode ser responsiva à terapia imunossupressora e, embora faltem dados, um período de teste com esses agentes pode ser considerado. O transplante de pulmão deve ser considerado nesses pacientes se apresentarem doença progressiva. É importante ressaltar que o mesmo padrão histológico de PINE pode ocorrer em outras condições, principalmente em distúrbios do tecido conjuntivo (p. ex., lúpus eritematoso sistêmico, artrite reumatoide, polimiosite); portanto, a identificação de um padrão histológico de PINE deve levar a uma pesquisa detalhada dessas condições, que ocasionalmente podem ser ocultas.

POC e PIA são classificadas como PIIs aguda/subaguda. Os pacientes com POC apresentam início subagudo de dispneia e/ou tosse, muitas vezes com manifestações sistêmicas associadas. Radiograficamente, os pacientes com POC apresentam tipicamente áreas de consolidação do espaço aéreo, muitas vezes multifocais e bilaterais, que simulam pneumonia infecciosa. Opacidades em vidro fosco concomitantes também são comuns. Histologicamente, a POC é caracterizada por áreas irregulares de pneumonia em organização, que é o acúmulo de tecido de granulação (uma coleção frouxa de fibrina, fibroblastos, colágeno e células inflamatórias) dentro dos espaços aéreos distais (alvéolos e ductos alveolares), com ou sem extensão para os bronquíolos respiratórios e terminais (bronquiolite obliterante). A POC é, geralmente, muito responsiva à terapia com corticosteroides, muitas vezes com resolução completa, mas também pode recidivar quando os esteroides são interrompidos. O padrão histológico da pneumonia em organização (PO) pode ser visto em uma variedade de condições, especificamente doenças do tecido conjuntivo, PH aguda/subaguda, exposições inalatórias e DPI induzida por fármacos, assim como com PINE, um achado histológico de PO deve levar à investigação minuciosa de causas conhecidas antes de ser classificado como um processo idiopático.

A pneumonia intersticial aguda (PIA) é uma PII caracterizada por rápidos início e progressão de dispneia e hipoxemia. Os sintomas e opacidades radiográficas se desenvolvem ao longo de dias a algumas semanas, invariavelmente levando à insuficiência respiratória. Muitos pacientes relatam uma doença prévia sugestiva de infecção em vias respiratórias superiores com manifestações sistêmicas. O padrão histológico mostra dano alveolar difuso com formação de membrana hialina com ou sem organização associada. Esses pacientes podem, portanto, ser considerados como portadores da síndrome do desconforto respiratório agudo (SDRA) ou síndrome de angústia respiratória aguda (SARA), de causa desconhecida. Embora uma prova terapêutica com esteroides em altas doses, com ou sem imunossupressores adicionais, seja geralmente recomendada, faltam dados que indiquem a eficácia dessa abordagem. As taxas de mortalidade para PIA são altas, de aproximadamente 50%. A maioria dos sobreviventes tem um bom prognóstico a longo prazo, embora alguns apresentem fibrose pulmonar grave persistente. Doenças ocultas do tecido conjuntivo – principalmente polimiosite/dermatomiosite – podem manifestar-se como uma doença respiratória aguda que mimetiza a PIA, e essa associação pode explicar o fato de que alguns pacientes claramente melhoram com tratamento agressivo.

A PID é uma pneumonia idiopática rara, geralmente observada em indivíduos mais jovens. Está associada, na maioria dos casos, com história de tabagismo. Os pacientes apresentam dispneia progressiva e infiltrados bilaterais nas radiografias de tórax. O padrão de TCAR mostra extensos infiltrados em vidro fosco, e muitas vezes é necessária uma biopsia para o diagnóstico. Os achados histológicos teciduais mostram o acúmulo dos chamados macrófagos do fumante, que contêm pigmento marrom-amarelado e preenchem os espaços alveolares, além de algum grau de inflamação intersticial e fibrose.

A DPI-BR e a PID são classificadas como PIs relacionadas ao tabagismo. Embora sejam classificadas como PIDs "idiopáticas", todos os casos de DPI-BR e a maioria dos casos de PID são vistos em fumantes. Acredita-se que DPI-BR e PID representem um espectro de doença, pois ambas são caracterizadas pelo acúmulo anormal de macrófagos carregados de pigmento. O achado histológico de DPI-BR – acúmulo desses macrófagos no lúmen dos bronquíolos respiratórios – é considerado um achado universal em fumantes ativos e considerado um processo assintomático/subclínico. Quando a extensão do acúmulo de macrófagos se torna maior, envolve os espaços aéreos peribronquiolares e/ou causa sintomas ou achados radiográficos, é denominada DPI-BR. Quando o acúmulo de macrófagos é ainda mais extenso e envolve os espaços aéreos de forma mais difusa, denomina-se PID. O prognóstico para DPI-BR é, geralmente, excelente, com resolução completa ocorrendo apenas com a cessação do tabagismo. Para PID, o prognóstico é variável. A cessação do tabagismo ainda é a base do tratamento, mas muitos pacientes, muitas vezes, também necessitam de tratamento com corticosteroides. Alguns pacientes, infelizmente, desenvolvem fibrose pulmonar progressiva apesar dessa abordagem. Casos muito raros de PID foram descritos em adultos não fumantes, embora o fumo passivo do cigarro e outras exposições inalatórias tenham sido implicados.

A PILI e a FEPP idiopática são classificadas como PIIs raras. A PILI é caracterizada por infiltração linfoide extensa e relativamente homogênea do interstício, muitas vezes com numerosos folículos linfoides. Na TCAR, a PILI é caracterizada pela combinação de opacidade em vidro fosco difusa e, frequentemente, numerosos cistos de paredes finas. Em muitos casos, a PILI pode fazer parte de um espectro de doenças linfoproliferativas pulmonares ou linfoma verdadeiro. A maioria dos casos histológicos de PILI está associada a outras condições (p. ex., doença do tecido conjuntivo, HIV); portanto, não é verdadeiramente idiopática. A FEPP idiopática é uma entidade com descrição relativamente recentemente, caracterizada por fibrose densa e elastótica da pleura e do parênquima pulmonar subpleural. A TCAR normalmente mostra áreas irregulares de consolidação subpleural, densa, em forma de placa, muitas vezes predominantemente nas zonas pulmonares superiores. Pneumotórax espontâneo é comum. É tipicamente progressiva e não responde a esteroides ou outros tratamentos imunossupressores. A FEPP idiopática ainda é pouco compreendida, e o padrão da FEPP tem sido descrito em várias condições, inclusive como complicação tanto do transplante de células-tronco quanto do transplante de pulmão. Padrões histológicos raros adicionais de DPI foram descritos, como pneumonia em organização fibrinosa aguda (POFA) e fibrose, e inflamação pulmonar bronquiocêntrica, mas ainda não está claro se estes representam PIIs distintas. A POFA pode existir ao longo de um espectro clínico que inclui PIA e POC, e os padrões bronquiolocêntricos de DPI podem estar predominantemente relacionados à exposição. Por fim, existem alguns casos de PII que, apesar da discussão multidisciplinar e da revisão dos achados clínicos, da TCAR e histológicos, não se enquadram em nenhuma das entidades clinicopatológicas descritas anteriormente, sendo, muitas vezes, referidas como PIIs não classificáveis.

Outras DPIs idiopáticas

Pneumonia eosinofílica

A pneumonia eosinofílica aguda (PEA) e a pneumonia eosinofílica crônica (PEC) são duas formas idiopáticas clinicamente distintas de DPI, caracterizadas por infiltração eosinofílica do parênquima pulmonar. A PEA é tipicamente caracterizada por febre, tosse não produtiva e dispneia que progride ao longo de vários dias a semanas, muitas vezes levando à insuficiência respiratória aguda. Essa doença acomete tipicamente homens fumantes entre 20 e 40 anos, sem outras patologias. O exame de imagem do tórax revela infiltrados pulmonares bilaterais difusos. Eosinofilia não é, em geral, encontrada inicialmente no sangue periférico, mas pode ocorrer 7 a 30 dias após o início. Abundantes eosinófilos podem ser encontrados no lavado broncoalveolar (LBA), e um nível superior a 25% de todas as células nucleadas é útil para fazer o diagnóstico correto. Embora a biopsia pulmonar geralmente não seja necessária para fazer o diagnóstico, ela pode mostrar infiltração eosinofílica com dano alveolar difuso agudo e organizado. O tratamento com corticosteroides geralmente oferece resolução clínica e radiográfica rápida e completa, sem recorrência ou sequelas residuais.

A pneumonia eosinofílica crônica é uma doença idiopática predominante em mulheres de meia-idade com história pregressa de asma. Também chamada de *eosinofilia pulmonar prolongada*, esta doença é caracterizada por tosse produtiva, dispneia, mal-estar, perda de peso, sudorese noturna e febre associada a infiltrados pulmonares periféricos progressivos que foram descritos como semelhantes ao negativo fotográfico de edema pulmonar em radiografias de tórax (Figura 17.3). Na apresentação, a maioria dos pacientes com pneumonia eosinofílica crônica apresenta eosinofilia periférica superior a 30% e eosinofilia no LBA. O exame histológico mostra eosinófilos e histiócitos no parênquima pulmonar e interstício, mas fibrose mínima. Frequentemente há sobreposição histológica com PO. Remissões espontâneas foram relatadas, mas a insuficiência respiratória pode se desenvolver. Tipicamente, o tratamento com corticosteroides é rapidamente efetivo, mas, ao contrário da PEA, as recidivas são comuns; portanto, a terapia prolongada é frequentemente necessária.

Tanto PEA quanto PEC são diagnósticos de exclusão e outras causas de infiltração pulmonar eosinofílica devem ser descartadas, incluindo infecções fúngicas e parasitárias, DPI induzida por fármacos, doença do tecido conjuntivo–DPI, GEPA e síndrome hipereosinofílica (SHE).

Proteinose alveolar pulmonar

A proteinose alveolar pulmonar (PAP) é uma doença rara na qual material lipoproteináceo se acumula nos alvéolos devido ao comprometimento do metabolismo do surfactante pelos macrófagos alveolares. Há várias formas de PAP, que ocorrem com mais frequência em pacientes de meia-idade e em fumantes atuais ou ex-fumantes. A PAP primária é devida ao comprometimento da sinalização do fator estimulador de colônias de granulócitos-macrófagos (GM-CSF, do inglês *granulocyte-macrophage colony-stimulating factor*) e pode ocorrer como uma doença autoimune devido a anticorpos neutralizantes contra GM-CSF, ou como uma doença hereditária decorrente de mutações no receptor de GM-CSF. A PAP secundária ocorre em condições nas quais há comprometimento funcional ou diminuição no número de macrófagos alveolares, como visto em várias malignidades hematológicas (p. ex., leucemia), inalação de poeiras tóxicas (p. ex., sílica, alumínio) ou após transplante alogênico de medula óssea. A PAP também tem formas congênitas que tipicamente se apresentam no período neonatal e são causadas por várias mutações que levam à produção desregulada ou defeituosa de surfactante. A biopsia pulmonar em PAP mostra acúmulo intra-alveolar de material eosinofílico e acelular com coloração positiva com ácido periódico de Schiff (PAS), que é consistente com surfactante.

Os pacientes com PAP podem ser assintomáticos ou apresentar dispneia progressiva aos esforços, mal-estar, febre baixa e tosse. No exame físico pode ser encontrado baqueteamento digital. A radiografia de tórax mostra, tipicamente, opacidades peri-hilares bilaterais. A tomografia computadorizada (TC) pode mostrar opacidades em vidro fosco difusas com espessamento proeminente dos septos intralobulares e interlobulares, criando um padrão denominado "pavimentação em mosaico", embora este seja um achado inespecífico, também observado em muitas outras formas ou doenças pulmonares. A evolução da PAP pode ser complicada por infecção pulmonar oportunista. O LBA pode estabelecer o diagnóstico porque tem aspecto leitoso e opaco. O líquido contém macrófagos alveolares grandes e espumosos e material surfactante extracelular PAS-positivo. A biopsia pulmonar cirúrgica ou transbrônquica também pode ser realizada para estabelecer o diagnóstico se o LBA não for suficiente.

Pacientes assintomáticos com PAP e aqueles com sintomas leves não precisam de tratamento imediato. A lavagem pulmonar total sequencial com solução salina aquecida é indicada para pacientes com hipoxemia ou dispneia grave, e em até 40% dos pacientes pode ser necessária apenas uma vez. A lavagem lobar limitada pode ser realizada na doença mais leve. A administração de GM-CSF em pacientes com PAP adquirida pode ser benéfica. Rituximabe tem sido usado na PAP refratária. O prognóstico da PAP autoimune é bom, com excelente sobrevida desde a introdução da lavagem pulmonar total.

DOENÇAS RELACIONADAS À EXPOSIÇÃO

Doença pulmonar intersticial ambiental e ocupacional

Diversas exposições ambientais e ocupacionais podem causar DPI, e geralmente são classificadas como PHs e pneumoconioses. Pneumoconioses são doenças pulmonares resultantes da inalação de poeiras minerais, incluindo sílica, poeira de carvão ou amianto. PH é normalmente causada pela inalação de poeiras orgânicas.

Pneumonite de hipersensibilidade

Definição e epidemiologia. PH (também chamada de *alveolite alérgica extrínseca*) é uma DPI relativamente comum resultante de uma resposta imune anormal nos pulmões a vários agentes inalados, tipicamente antígenos orgânicos. Essa resposta imune consiste em componentes humorais e celulares e causa um padrão de inflamação e/ou fibrose centrada nas vias respiratórias. Os antígenos potenciais são diversos, variando de proteínas bacterianas, fúngicas e animais a produtos químicos de baixo peso molecular que podem atuar como haptenos (Tabela 17.3). A suscetibilidade do hospedeiro parece desempenhar um papel importante, pois a maioria dos indivíduos sujeitos a determinada exposição não desenvolve PH. Os mecanismos que contribuem para a suscetibilidade do hospedeiro não são claros, mas provavelmente incluem fatores genéticos, ambientais e epigenéticos. Embora descrições evocativas tenham sido dadas às formas ocupacionais desta doença (p. ex., pulmão do separador de páprica, resultante da sensibilidade ao pó de páprica inalado contaminado por *Mucor stolonifer*), exposições mais rotineiras podem ocorrer na vida cotidiana, como água de banheira de hidromassagem contaminada

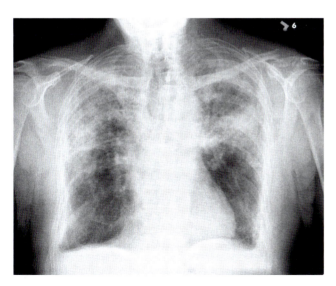

Figura 17.3 Negativo fotográfico de edema pulmonar na pneumonia eosinofílica crônica.

Tabela 17.3 Pneumonite por hipersensibilidade (PH): lista parcial de agentes etiológicos comuns.

Antígeno	Fonte	Doenças
Bactérias	Feno mofado Cana-de-açúcar Adubo Água contaminada	Pulmão do fazendeiro, bagaçose, pulmão dos que trabalham com cogumelo, pulmão do umidificador, PH sazonal (verão), pulmão dos que trabalham com adubo
Fungos	Feno mofado, cortiça, casca, queijo ou pó de madeira Grãos Adubo Água contaminada ou sistemas de ventilação	Pulmão do fazendeiro, suberose, pulmão dos que trabalham com malte, pulmão dos que trabalham com casca do bordo, pulmão do umidificador, PH do tipo verão, pulmão dos que trabalham com adubo, sequoiose, doença dos que trabalham com polpa de madeira, pulmão do trabalhador de moinho
Micobactérias	Água contaminada Fluido de corte de metal	Pulmão da banheira de hidromassagem, pulmão do umidificador, pulmão da piscina, pulmão do operário
Proteínas animais	Excrementos de pássaros, proteínas séricas e penas Extrato de hipófise em pó Urina ou proteínas séricas de rato Farinha de peixe	Pulmão do criador de pombos, pulmão do criador de pássaros, pulmão do edredom de penas, febre do pato, pulmão do aviário, pulmão do inalador de hipófise em pó, pulmão do laboratorista, pulmão dos que trabalham com peixe
Produtos químicos	Isocianatos Anidridos Mistura Bordeaux	Pulmão de trabalhador químico, pulmão de resina epóxi, pulmão de pulverizador de vinha

pelo complexo *Mycobacterium avium* (MAC), antígenos de aves de estimação, ou mesmo esporos de fungos comuns. A incidência e a prevalência de PH não são bem conhecidas e variam consideravelmente com base em muitos fatores como condições geográficas, indústrias predominantes e combinação de hospedeiros. Provavelmente há subdiagnóstico significativo de PH. Por motivos que não são claros, o tabagismo ativo tem sido associado à diminuição do risco de desenvolver PH.

Patologia. Os achados típicos de biopsia pulmonar na PH consistem em processo inflamatório crônico centrado nas vias respiratórias (*i. e.*, bronquiolocêntrico) envolvendo o interstício e os espaços aéreos, juntamente com granulomas disformes contendo células gigantes multinucleadas (Figura 17.4). Esses achados estão classicamente associados à forma subaguda da doença. Na PH crônica, geralmente há fibrose considerável e frequentemente características de padrões fibrosantes de PINE ou PIU, além de áreas de inflamação granulomatosa e centrada nas vias respiratórias. É raro que biopsias pulmonares sejam obtidas na forma aguda de PH, pois muitas vezes se resolve rapidamente, mas achados histológicos mais associados à lesão pulmonar aguda (ao longo do espectro de pneumonia em organização de dano alveolar difuso [PO-DAD]) foram descritos nesse contexto.

Apresentação clínica. A PH pode ser classificada como aguda, subaguda ou crônica, embora possa haver considerável sobreposição entre essas formas. A PH aguda geralmente se apresenta com tosse e dispneia horas após exposição intensa a um antígeno provocante, muitas vezes com manifestações sistêmicas proeminentes (p. ex., febre, calafrios, mal-estar) e os sintomas duram até 24 horas. No momento da apresentação, a PH aguda pode ser difícil de diferenciar de uma infecção bacteriana ou viral. A PH subaguda é caracterizada pelo início gradual de tosse e dispneia, muitas vezes com fadiga, anorexia e perda de peso, em resposta à exposição prolongada a níveis inferiores ou intermitentes ao antígeno. Com exposição intermitente, os sinais e sintomas de PH subaguda podem piorar e melhorar. A PH crônica se desenvolve ainda mais lentamente do que a forma subaguda, tipicamente com tosse e dispneia insidiosas e gradualmente progressivas e menor variação nos sintomas ao longo do tempo. Acredita-se que a PH crônica também ocorra em resposta à exposição sustentada ao antígeno de nível mais baixo, mas ainda não está claro se representa a progressão da PH subaguda prolongada e não tratada, ou se a PH subaguda e a crônica representam diferentes respostas do hospedeiro (inflamatória *versus* fibrótica) à lesão pulmonar imunomediada desencadeada por antígeno.

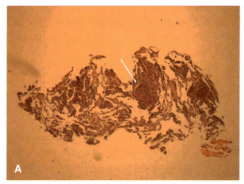 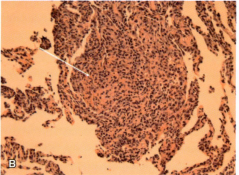

Figura 17.4 A. Granulomas disformes (*seta*) em paciente com reação de hipersensibilidade a um quimioterápico (baixa ampliação). **B.** Granuloma disforme (*seta*) em paciente com reação de hipersensibilidade a um quimioterápico (grande aumento).

Taquipneia, hipoxemia e estertores crepitantes inspiratórios difusos são achados comuns ao exame físico na PH aguda e subaguda. Sibilos difusos também podem ser auscultados. Estertores crepitantes inspiratórios também são comuns na PH crônica, e esses pacientes também podem apresentar baqueteamento digital. A hipoxemia com esforço pode ocorrer em estágios iniciais da PH crônica, com hipoxemia em repouso se desenvolvendo à medida que a doença progride. As PFPs geralmente mostram um padrão restritivo com trocas gasosas anormais na PH subaguda e crônica, embora padrões obstrutivos ou mistos às vezes sejam observados.

As radiografias de tórax na PH são caracterizadas por infiltrados inespecíficos, muitas vezes nos campos pulmonares médios e superiores, embora a radiografia simples possa ser normal na PH aguda devido à natureza fugaz da doença. A TCAR é mais sensível do que a radiografia de tórax e tipicamente revela opacidades em vidro fosco, nódulos centrolobulares malformados (Figura 17.5) e padrões de atenuação em mosaico e aprisionamento aéreo resultantes da obstrução das vias respiratórias. A PH crônica pode apresentar distorção arquitetural com bronquiectasias de tração e faveolamento e pode ser difícil de diferenciar da FPI.

Os achados do LBA são inespecíficos, mas podem demonstrar uma alveolite linfocítica com baixa razão CD4:CD8, embora esses achados pareçam ser menos sensíveis e específicos para a doença crônica em comparação com a subaguda. Pacientes com PH podem ter anticorpos IgG circulantes (precipitinas séricas) para o antígeno agressor, mas estes não são suficientemente sensíveis nem específicos para o diagnóstico. O antígeno específico pode não ser conhecido ou não ser testado com painéis de teste padrão.

Diagnóstico. Um histórico clínico e de exposição adequado, LBA e achados de imagem de TCAR podem sugerir o diagnóstico, mas uma biopsia pulmonar pode ser necessária para confirmação em alguns casos. A biopsia transbrônquica tem um rendimento relativamente alto para o diagnóstico de PH subaguda, mas a biopsia pulmonar cirúrgica é frequentemente necessária para diferenciar PH crônica de outras DPI fibrosantes crônicas, como FPI e PINE.

Tratamento e prognóstico. Para PH aguda e subaguda, a melhora clínica geralmente ocorre com a separação da exposição ofensiva, se identificada. Um curso clínico típico de PH aguda/subaguda é a melhora no ambiente hospitalar (geralmente com antibióticos empíricos para infecção presumida), seguida de recaída quando o paciente retorna ao seu ambiente pré-hospitalar. Esse padrão crescente e decrescente da doença muitas vezes pode ser uma pista importante para o diagnóstico de PH. O prognóstico para PH aguda e subaguda é favorável, particularmente se o antígeno agressor puder ser identificado e a exposição eliminada. Os corticosteroides podem ajudar a aliviar os sintomas e acelerar a recuperação na PH subaguda ou em casos mais graves de doença aguda. Corticosteroides e/ou outros imunossupressores também são frequentemente administrados a pacientes com PH crônica, mas faltam dados indicando eficácia. Mesmo com terapia imunossupressora agressiva, muitos pacientes com PH crônica continuam a apresentar piora gradual de sua doença. A presença de fibrose na PH é um indicador de mau prognóstico. De fato, a PH crônica (fibrótica) geralmente se comporta de maneira semelhante à FPI, com muitos pacientes evoluindo para transplante pulmonar ou morte por fibrose pulmonar. Como resultado, há grande interesse no papel potencial da terapia antifibrótica para PH crônica. A identificação do antígeno agressor é de importância crítica na PH, mas mesmo assim, evitar o antígeno pode ser financeiramente ou psicologicamente desafiador para os pacientes no cenário de exposições ocupacionais, de animais de estimação ou residenciais.

Pneumoconioses

As pneumoconioses são doenças pulmonares fibroinflamatórias que resultam de inalação e acúmulo de poeiras inorgânicas e minerais nos pulmões. O risco e a extensão dessas doenças estão relacionados à intensidade e à quantidade acumulada de exposição ao longo do tempo. A prevenção das pneumoconioses por meio de salvaguardas ocupacionais ou, no caso do amianto, proibições legislativas de uso, é importante porque não existem tratamentos eficazes para essas doenças.

A silicose é causada pela exposição à sílica cristalina (dióxido de silício), que resulta em reação inflamatória e fibrótica e na formação do nódulo silicótico característico. A sílica cristalina é abundante na natureza, mais comumente na forma de quartzo, e está presente em pedra, areia e concreto. As ocupações com maior probabilidade de exposição à sílica incluem mineração, corte de pedra, escultura, polimento, trabalho de fundição e limpeza abrasiva (p. ex., jateamento de areia). Embora a exposição seja geralmente crônica (ao longo de anos), manifestações aceleradas e agudas da doença foram descritas no cenário de exposições mais pesadas a curto prazo.

A silicose aguda é rara, e consequência da exposição a altos níveis de sílica durante um período de tempo relativamente curto. Caracteriza-se pelo preenchimento alveolar com pó de sílica e material surfactante, causando um padrão de doença que se assemelha muito à proteinose alveolar pulmonar (descrita anteriormente). A silicose crônica resulta em silicose nodular simples e fibrose maciça progressiva, caracterizada por extensa fibrose apical bilateral resultante da confluência de muitos nódulos silicóticos.

Os pacientes com silicose podem apresentar dispneia ou ser relativamente assintomáticos, mas requerem avaliação adicional de uma radiografia de tórax anormal. As radiografias de tórax em silicose não complicada mostram opacidades nodulares do lobo superior, que podem ser sutis, enquanto a fibrose maciça progressiva resulta em acentuada distorção arquitetural dos lobos superiores (Figura 17.6). O aumento do nódulo hilar pode ser acompanhado por calcificação nodal em "casca de ovo". As PFPs na silicose nodular simples podem ser normais ou mostrar um padrão misto obstrutivo ou restritivo, enquanto a fibrose maciça progressiva está tipicamente associada a restrição grave e hipoxemia. Pacientes com silicose apresentam risco elevado para tuberculose e devem ser rastreados para infecção latente por tuberculose; há também associação entre silicose e artrite reumatoide.

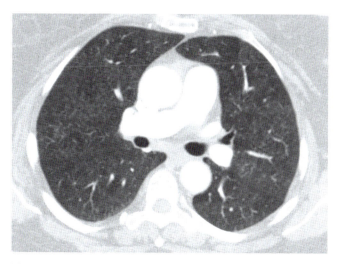

Figura 17.5 Imagem de tomografia computadorizada (TC) de um paciente com pneumonite de hipersensibilidade demonstrando nódulos centrolobulares difusos e malformados.

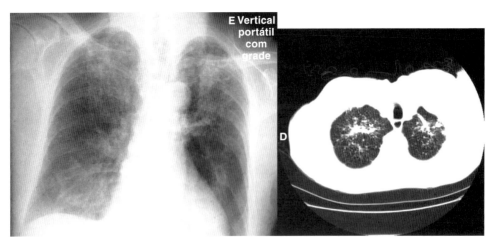

Figura 17.6 Distorção arquitetônica dos lobos superiores em paciente com silicose.

A pneumoconiose do carvoeiro é uma causa incomum de fibrose pulmonar, ocorrendo em trabalhadores expostos a pó de carvão e grafite. Normalmente, os pacientes ficam expostos enquanto trabalham em minas subterrâneas. A pneumoconiose do carvoeiro resulta na formação de lesões pigmentadas no pulmão circundadas por enfisema, chamadas *máculas de carvão*. A fibrose maciça progressiva pode ocorrer posteriormente. A maioria dos pacientes apresenta tosse crônica, geralmente produtiva, decorrente de bronquite relacionada à exposição ao carvão ou ao tabaco. A radiografia de tórax mostra opacidades difusas, pequenas e arredondadas. Assim como na silicose, há associação com artrite reumatoide. A síndrome de Caplan é a ocorrência de múltiplos nódulos pulmonares grandes, às vezes cavitários, em associação com artrite reumatoide após exposição à poeira de carvão.

A asbestose resulta da exposição crônica ao amianto, que é um silicato fibroso usado para isolamento, para superfícies à prova de atrito e para fortalecer materiais. As fibras de amianto inaladas são depositadas nos pulmões, onde as fibras pequenas podem ser fagocitadas e eliminadas através dos vasos linfáticos para o espaço pleural, mas as fibras mais longas são frequentemente retidas. A exposição ao amianto normalmente leva à doença pleural caracterizada por placas pleurais, derrame e fibrose, mas não necessariamente afeta o parênquima pulmonar. Se isso acontecer, é chamado de *asbestose*, com fibrose pulmonar intersticial resultante da exposição ao amianto.

A asbestose é caracterizada por um início gradual de dispneia. Tal como acontece com outras pneumoconioses, o risco e a gravidade da doença estão relacionados com a extensão e a duração da exposição. Ela é frequentemente diagnosticada após o término da exposição, e a progressão da doença pode continuar na ausência de exposição contínua devido à reação às fibras de amianto retidas no pulmão. A apresentação clínica, as PFPs e os estudos de imagem são semelhantes aos das doenças pulmonares restritivas, como a FPI; no entanto, a detecção de doença pleural significativa é útil para distinguir esta doença de outras DPIs.

O diagnóstico de asbestose é feito a partir do relato de exposição e da demonstração de placas pleurais concomitantes e alterações fibróticas predominantes no lobo inferior na radiografia de tórax ou na TC. Em casos incertos, a demonstração de amianto em amostras de tecido pode ser necessária. Corpúsculos de amianto são o achado característico e consistem em fibras de amianto revestidas por material contendo ferro (ferruginoso). A exposição ao amianto aumenta a incidência de malignidade, incluindo carcinoma de pulmão e mesotelioma, especialmente em tabagistas. Não existe tratamento específico para a asbestose.

A beriliose resulta da exposição ao berílio, um metal raro útil em indústrias modernas e de alta tecnologia. A exposição ao berílio pode levar a bronquite química aguda e pneumonite ou doença crônica por berílio. A doença crônica por berílio é caracterizada por pneumonite granulomatosa difícil de distinguir da sarcoidose. O diagnóstico é feito pelo relato de exposição, pelo exame histológico e pela confirmação laboratorial por meio do teste de proliferação de linfócitos de berílio, disponível em centros especializados. Os corticosteroides podem ser úteis no tratamento da beriliose, mas os pacientes devem evitar exposição adicional ao berílio.

DPI induzida por fármacos e radiação

Um grande número e variedade de medicamentos podem induzir reações adversas no pulmão, muitas vezes na forma de DPI (Tabela 17.4). Essas reações variam em gravidade, desde reações de hipersensibilidade autolimitadas até a SDRA, resultando em insuficiência respiratória e até morte. Juntas, esse grupo de doenças é muitas vezes referido como lesão pulmonar induzida por fármacos (LPIF). Um alto índice de suspeição é necessário para fazer a associação entre um medicamento e uma reação pulmonar, e uma revisão cuidadosa dos medicamentos e outras substâncias farmacológicas utilizadas pelo paciente é necessária no cenário de doença pulmonar difusa.

A apresentação clínica de uma DPI induzida por fármacos é muitas vezes inespecífica, com tosse e dispneia acompanhadas de opacidades radiográficas. Febres podem estar presentes e eosinofilia periférica às vezes é encontrada. As PFPs, se realizadas, geralmente revelam diminuição da capacidade de difusão e muitas vezes mostram um padrão restritivo. A DPI causada por medicamentos geralmente não produz um padrão radiográfico ou histológico único de lesão pulmonar, mas pode resultar em várias reações inespecíficas, incluindo pneumonia eosinofílica, um padrão do tipo PH, PO, dano alveolar difuso (DAD), PINE e fibrose pulmonar. O lúpus eritematoso sistêmico (LES) induzido por fármacos pode resultar em pneumonite aguda; derrames pleurais e pericárdicos também podem ser encontrados. Como a apresentação clínica de pacientes com DPI induzidas por fármacos não é específica, esses são tipicamente diagnósticos de exclusão.

Existem situações nas quais a doença pulmonar induzida por fármacos pode ser especialmente relevante e deve ser fortemente considerada no diagnóstico diferencial. Incluem o uso de terapia antineoplásica, pacientes com doença aguda semelhante ao LES e pacientes em uso de agentes específicos conhecidos por induzir toxicidade pulmonar, como metotrexato, amiodarona ou nitrofurantoína. Todos os tipos de terapia antineoplásica têm sido associados a toxicidade pulmonar e DPI, desde agentes citotóxicos clássicos

Capítulo 17 Doenças Pulmonares Intersticiais

Tabela 17.4 Medicamentos comuns associados à doença pulmonar intersticial induzida por fármacos.

Classe	Fármaco	Classe	Fármaco
Antineoplásico			Imatinibe
Agentes citotóxicos	Bleomicina		Osimertinibe
	Bortezomibe		Panitumumabe
	Bussulfano		Rituximabe
	Carmustina		Trametinibe
	Clorambucila		Trastuzumabe
	Ciclofosfamida	Inibidores de *checkpoint* imunológico	Atezolizumabe
	Citarabina		Avelumabe
	Docetaxel		Durvalumabe
	Doxorrubicina		Ipilimumabe
	Etoposídeo		Nivolumabe
	Fludarabina		Pembrolizumabe
	Gencitabina	Outros agentes biológicos	Adalimumabe
	Hidroxiureia		Anacinra
	Ifosfamida		Etanercepte
	Irinotecano		Infliximabe
	Lomustina		Tocilizumabe
	Melfalana	Cardiovascular	Amiodarona
	Metotrexato		Captopril
	Mitomicina-C		Estatinas
	Oxaliplatina		Flecainida
	Paclitaxel		Hidralazina
	Pemetrexede		Procainamida
	Procarbazina		Quinidina
	Temozolomida		Sotalol
	Talidomida		Tocainida
	Vimblastina	Antimicrobiano	Daptomicina
Agentes com alvo molecular	Bevacizumabe		Nitrofurantoína
	Brigatinibe		Sulfassalazina
	Erlotinibe	Anti-inflamatório	Ciclofosfamida
	Ceritinibe		Leflunomida
	Cetuximabe		Metotrexato
	Crizotinibe		Ouro
	Dasatinibe		Sulfassalazina
	Gefitinibe		

(p. ex., bleomicina, gencitabina, taxanos), terapias moleculaes (p. ex., inibidores de tirosinoquinase, inibidores de EGFR) e, mais recentemente, inibidores de controle imunológico (p. ex.,p. ex., nivolumabe, pembrolizumabe, ipilimumabe). Estima-se que até 20% dos pacientes que recebem terapia antineoplásica desenvolvam alguma forma de toxicidade pulmonar. O diagnóstico de DPI induzida por fármacos e a identificação do medicamento desencadeante podem ser desafiadores em pacientes que recebem terapia antineoplásica porque infecção e insuficiência cardíaca induzida por quimioterapia podem resultar em manifestações clínicas e achados radiográficos semelhantes, e o tratamento combinado com múltiplos agentes (e radiação) é comum. Agentes biológicos, como inibidores de necrose tumoral alfa (TNF-alfa) e rituximabe, também raramente foram associados ao desenvolvimento de DPI induzida por fármacos. Como esses medicamentos são frequentemente usados para tratar condições autoimunes que estão associadas à DPI (p. ex., artrite reumatoide), em muitos casos pode ser difícil estabelecer definitivamente uma relação causal entre a exposição ao fármaco e a DPI. Está disponível um *site* de referência *online* (http://www.pneumotox.com) que tabula as toxicidades pulmonares de vários medicamentos já relatadas e pode ser pesquisado por nome de medicamento e padrão de envolvimento pulmonar.

A DPI induzida por fármacos pode ser dose dependente, como acontece com a bleomicina, para a qual o risco de toxicidade pulmonar aumenta com doses cumulativas superiores a 450 U. A doença pulmonar por amiodarona geralmente ocorre com doses superiores a 400 mg/dia. Em outros casos (p. ex., com terapias biológicas ou molecularmente direcionadas ou inibidores do *checkpoint* imunológico), essas reações podem ser idiossincráticas e podem ocorrer no início ou no fim do curso do tratamento. Podem ocorrer toxicidades pulmonares sinérgicas. Por exemplo, a exposição a altos níveis de oxigênio inspirado pode precipitar lesão pulmonar por bleomicina e deve ser evitada, se possível, em pacientes expostos. O tratamento da DPI induzida por fármacos consiste na descontinuação do agente agressor, glicocorticoides e cuidados de suporte.

A DPI também pode ser causada por radiação ionizante e é chamada de lesão pulmonar induzida por radiação (LPIR). Existem dois tipos distintos de LPIR, pneumonite por radiação e fibrose por radiação, e estes podem ocorrer em qualquer paciente submetido a irradiação torácica para tratamento de malignidade (p. ex., câncer de pulmão ou mama, linfoma torácico). Os principais fatores de risco são a dose total de radiação entregue ao pulmão e o volume do pulmão irradiado. A quimioterapia concomitante, particularmente aquelas que são conhecidas por sensibilizar tumores à radioterapia, também podem aumentar o risco de LPIR. Curiosamente, a DPI preexistente também parece conferir um risco aumentado de LPIR, sugerindo que possa haver fatores do hospedeiro (p. ex., genética, exposições ambientais anteriores) que predisponham um indivíduo a desenvolver reações inflamatórias ou fibróticas a uma variedade de insultos ao pulmão.

A pneumonite por radiação geralmente se desenvolve nos primeiros 3 meses após a irradiação, enquanto a fibrose por radiação geralmente se apresenta muito mais tarde (mais de 6 meses). Os sintomas são inespecíficos e incluem dispneia e tosse seca. Manifestações sistêmicas (febre, mal-estar) também podem ocorrer. O exame físico geralmente revela estertores crepitantes inspiratórios. As radiografias de tórax geralmente mostram opacidades nebulosas na pneumonite aguda ou opacidades reticulonodulares quando a fibrose está presente. A TCAR geralmente é feita e fornece informações mais detalhadas, demonstrando opacidades em vidro fosco e áreas de consolidação na pneumonite por radiação e opacidades reticulares, alterações de tração e distorção arquitetural no cenário de fibrose por radiação. Embora nem sempre presente, um "efeito de linha reta" – a presença de opacidade radiográfica ou tomográfica que termina abruptamente, com uma borda de demarcação que não respeita os limites anatômicos normais (Figura 17.7) – é praticamente patognomônico para LPIR. Existem relatos de LPIR ocorrendo fora do campo de radiação, mas os mecanismos para lesão pulmonar mais generalizada após a radiação são desconhecidos. A broncoscopia com LBA e/ou biopsia pulmonar podem ser úteis para descartar infecção ou outros processos (p. ex., progressão do câncer), por outro lado, essas modalidades têm pouco papel no diagnóstico de LPIR, uma vez que as características do LBA e as características histológicas são inespecíficas.

O tratamento da pneumonite por radiação sintomática moderada a grave geralmente consiste em um curso prolongado (4 a 6 semanas) de altas doses de glicocorticoides, seguido de redução gradual. Muitas vezes pode haver melhora significativa nos sinais e sintomas, função pulmonar e anormalidades radiográficas no cenário subagudo; no entanto, os pacientes que desenvolvem fibrose pulmonar por radiação geralmente não melhoram e os corticosteroides (ou outros tratamentos) geralmente são ineficazes.

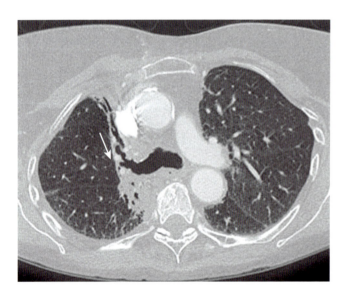

Figura 17.7 Imagem de tomografia computadorizada (TC) de um paciente com fibrose pulmonar devido à radiação mediastinal prévia. Há uma nítida demarcação entre o pulmão fibrótico e o pulmão normal (*seta*) que cruza a fissura maior, representando o efeito "linha reta".

Exposições intencionais

Tabagismo

O tabagismo é bem conhecido por ser a principal causa de bronquite crônica e enfisema, coletivamente referidos como doença pulmonar obstrutiva crônica (DPOC). É também um fator de risco para FPI, conforme descrito anteriormente. Embora muito menos comum do que a DPOC, vários tipos de DPIs também podem ser causados diretamente pelo tabagismo, especificamente DPI-BR, PID e HCL. Às vezes, essas doenças são chamadas coletivamente de doença pulmonar intersticial relacionada ao tabagismo e, em muitos casos, as características radiográficas e histológicas de duas dessas entidades podem coexistir. Apesar de sua associação causal com o tabagismo, DPI-BR e PID também são classificadas como PIIs e foram discutidas anteriormente neste capítulo; portanto, limitaremos nossa discussão aqui à HCL.

Histiocitose pulmonar de células de Langerhans

Definição e epidemiologia. A HCL, anteriormente denominada *granuloma eosinofílico* ou *histiocitose pulmonar X*, é uma DPI rara, mais comum em adultos de meia-idade e observada quase exclusivamente em fumantes. É caracterizada por infiltração anormal de células de Langerhans, que são tipos específicos de células dendríticas, no parênquima pulmonar. Embora uma doença de células de Langerhans multissistêmica relacionada à proliferação clonal de células de Langerhans ocorra em crianças, a histiocitose pulmonar de células de Langerhans isolada em fumantes adultos não parece ser uma doença neoplásica clonal.

Patologia. HCL resulta na formação de cistos e nódulos nos pulmões. O acúmulo de células de Langerhans ativadas resulta em infiltrados nodulares estrelados ao redor das pequenas vias respiratórias, com eventual destruição e dilatação das paredes destas vias, resultando em alterações císticas no parênquima pulmonar. O tabagismo pode alterar a sinalização imunológica local atraindo as células de Langerhans para os pulmões, ou pode causar proliferação local e aumento da sobrevivência das células de Langerhans nos pulmões. A biopsia do pulmão demonstra múltiplos nódulos pulmonares estrelados que podem ser celulares ou fibróticos, contendo células de Langerhans que coram para Cd1a e S100. A microscopia eletrônica pode revelar grânulos de Birbeck, estruturas distintas em forma de raquete nas células de Langerhans.

Apresentação clínica. Os pacientes podem ser assintomáticos ou apresentar manifestações sistêmicas, dispneia aos esforços e tosse, possivelmente com hemoptise. Pneumotórax espontâneo também pode ocorrer. As PFPs mostram comprometimento da capacidade de difusão e um padrão obstrutivo ou restritivo pode ser encontrado. Os exames de imagem do tórax mostram nódulos que podem ser cavitários e cistos que predominam nas zonas pulmonares média e superior. Os achados clássicos da TCAR são nódulos irregulares bilaterais, predominantes nas zonas pulmonares média e superior, e cistos "bizarros" de paredes espessas (Figura 17.8).

Diagnóstico e diagnóstico diferencial. Quando o padrão clássico de TC descrito anteriormente é visto em um fumante de cigarro de meia-idade, a HCL geralmente pode ser diagnosticada sem a necessidade de biopsia pulmonar. O diagnóstico diferencial inclui outras doenças pulmonares císticas, como linfangioliomiomatose (LAM), pneumonia intersticial linfocítica (PIL) e síndrome de Birt-Hogg Dubé, sarcoidose, enfisema e outras DPIs relacionadas ao tabagismo. A presença de enfisema coexistente ou outra DPI relacionada ao tabagismo (p. ex., PID) às vezes pode confundir o diagnóstico apenas por imagem.

Tratamento e prognóstico. O principal tratamento é a cessação do tabagismo. Corticosteroides e agentes citotóxicos são, algumas vezes, empregados como terapia adjuvante. O transplante pulmonar

Capítulo 17 Doenças Pulmonares Intersticiais

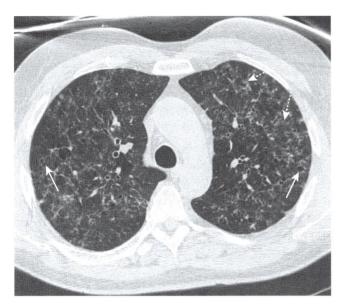

Figura 17.8 Tomografia computadorizada (TC) de um paciente com histiocitose pulmonar de células de Langerhans (HCL) demonstrando numerosos cistos de paredes espessas (*setas sólidas*) e nódulos de formato irregular (*setas tracejadas*).

pode ser considerado em casos de doença avançada. Ao contrário da histiocitose de células de Langerhans sistêmica, a HCL não é uma doença neoplásica e pode ocorrer regressão espontânea com a cessação do tabagismo. Embora alguns pacientes tenham um curso benigno, outros desenvolvem doença progressiva ou complicações como hipertensão pulmonar, que pode ser fatal.

Outras exposições

Drogas ilícitas como heroína e cocaína comumente produzem reações pulmonares adversas. Substâncias como talco podem ser injetadas ou inaladas inadvertidamente durante o uso de drogas ilícitas, resultando em doença vascular pulmonar ou intersticial. O uso de heroína geralmente resulta em edema pulmonar ou lesão por aspiração em vez de DPI. O uso de cocaína pode produzir uma variedade de efeitos pulmonares, incluindo PO, hemorragia alveolar e dano alveolar difuso. "Pulmão de *crack*" é um diagnóstico clínico caracterizado por dispneia, hemoptise e infiltrados pulmonares que ocorrem no contexto do uso de *crack*. Recentemente, os EUA viram um surto de DPI aguda no contexto do uso de cigarro eletrônico ou *vaping*, denominado doença pulmonar associada ao *vaping* (DPAV) ou lesão pulmonar associada ao cigarro eletrônico (EVALI). Esses casos ocorreram geralmente em indivíduos mais jovens e parecem ser mais comuns com o uso de cigarros eletrônicos contendo THC. Uma variedade de padrões de lesão pulmonar foi observada e muitos casos foram graves, com progressão para SDRA e até morte. As causas específicas de lesão pulmonar pelo uso de cigarro eletrônico são atualmente desconhecidas, mas alguns casos foram associados a aditivos químicos (como acetato de vitamina E) em alguns produtos de cigarro eletrônico.

DPI DEVIDO A DOENÇAS SISTÊMICAS

A doença pulmonar intersticial pode ser manifestação de uma ampla variedade de doenças sistêmicas (ver Tabela 17.1), mas, de longe, as mais comuns são as doenças do tecido conjuntivo (DTC). Várias vasculites que, como as DTCs, são caracterizadas por autoimunidade, também podem causar DPI. A sarcoidose é comumente considerada uma doença pulmonar, mas na verdade é uma doença multissistêmica que frequentemente envolve o pulmão de várias maneiras diferentes. Neste capítulo, discutiremos a DPI associada às DTCs, as vasculites, a sarcoidose e, por último, uma condição mais rara, a LAM.

Doenças do tecido conjuntivo

As DTCs (também conhecidas como doenças vasculares do colágeno, doenças reumáticas sistêmicas) são um grupo de distúrbios multissistêmicos caracterizados pela desregulação do sistema imunológico (*i. e.*, autoimunidade) levando a inflamação e/ou fibrose de muitos sistemas orgânicos diferentes. A DPI é manifestação comum de muitas DTCs, principalmente esclerose sistêmica (ES), artrite reumatoide (AR), miopatias inflamatórias idiopáticas (polimiosite/dermatomiosite; PM/DM), síndrome de Sjögren (SS) e doença mista do tecido conjuntivo (DMTC) (Tabela 17.5). A doença pulmonar é uma das principais causas de morbidade e mortalidade nessas condições. A DPI crônica é relativamente incomum no LES, que geralmente é complicado por pneumonite aguda ou hemorragia alveolar difusa. Um achado de DPI crônica em um paciente com LES deve levar à avaliação para DMTC ou síndromes de sobreposição (p. ex., sobreposição de AR-LES).

Alguns pacientes que apresentam DPI já têm diagnósticos de DTC estabelecidos, ou a presença de DPI-DTC é descoberta como resultado da triagem dessas populações de pacientes de alto risco. Em outros casos, anamnese e exame físico completos podem revelar anormalidades que sugerem fortemente uma DTC subjacente, como artrite inflamatória ou deformidades articulares, mialgias ou fraqueza muscular, sintomas de secura, dismotilidade esofágica, fenômeno de Raynaud, erupções cutâneas ou outras alterações na pele. Em alguns casos, entretanto, parece que a DPI pode ser o primeiro sinal de uma DTC oculta, com outras manifestações da doença não se desenvolvendo até meses ou mesmo anos depois. Esse fenômeno de DPI precedendo outros sintomas ou sinais de DTC é mais bem descrito em AR e PM/DM, e a presença de DTC em evolução pode ser suspeitada com base na presença de autoanticorpos circulantes no cenário de DPI. Por esse motivo, a avaliação de pacientes com DPI recém-diagnosticada geralmente envolve testes sorológicos de rotina destinados a identificar evidências de DTC oculta. Por fim, existem alguns pacientes com DPI que apresentam autoanticorpos circulantes e/ou características clínicas que sugerem um possível processo autoimune, mas não atendem aos critérios para qualquer DTC definida. Os termos que foram usados para descrever essas entidades incluem DTC "dominante no pulmão", forma frustra de DTC ou DPI com características autoimunes. Recentemente, o termo pneumonia intersticial com características autoimunes (IPAF, do inglês *interstitial pneumonia with autoimmune features*) foi proposto, juntamente com critérios de classificação específicos, para melhor estudar e definir essa população de pacientes. Resta saber se o curso clínico daqueles que podem ser classificados como portadores de IPAF imita mais de perto o da DPI-DTC definida ou o das pneumonias intersticiais idiopáticas descritas anteriormente.

Tabela 17.5 Frequência de doença pulmonar intersticial (DPI) em doenças do tecido conjuntivo.

Doença do tecido conjuntivo	Incidência de DPI
Esclerose sistêmica	50 a 60%
Artrite reumatoide	10 a 15%
Polimiosite/dermatomiosite	20 a 80%
Doença mista do tecido conjuntivo	50 a 60%
Síndrome de Sjögren	10 a 20%
Lúpus eritematoso sistêmico	5 a 10%

A biopsia pulmonar normalmente não é indicada para o diagnóstico de DPI no contexto de uma DTC estabelecida, mas quando realizada, os padrões histológicos de DPIs são semelhantes aos observados com as PIIs. A PINE é, em geral, a histologia mais comum associada à DPI-DTC, mas a PIU e a PO também não são incomuns. Em alguns casos, há uma mistura de padrões histológicos (p. ex., sobreposição PINE-PO). Os padrões de TCAR normalmente correspondem ao padrão histológico.

As manifestações clínicas da DPI-DTC são inespecíficas, mas geralmente incluem dispneia de esforço e tosse seca. A DPI-DTC pode ser relativamente assintomática, manifestando-se como achado incidental em exames de imagem ou apenas detectada como consequência de triagem agressiva com TCAR. O exame pulmonar em pacientes com DPI-DTC pode revelar estertores crepitantes bibasilares, e as PFPs muitas vezes mostram um padrão restritivo com diminuição da capacidade de difusão. Se for identificada obstrução nas PFPs, devem ser consideradas as manifestações das vias respiratórias do distúrbio do tecido conjuntivo, como bronquiolite obliterativa no quadro de AR. Na maioria dos casos de DPI-DTC, particularmente com ES e AR, os sintomas são crônicos e lentamente progressivos, e isso geralmente se correlaciona com padrões histológicos de anormalidade na PINE e/ou PIU e na TCAR. Manifestações mais subagudas podem ser observadas com manifestações do tipo PO de DPI-DTC (geralmente na AR ou PM/DM). É importante ressaltar que também podem ser observadas apresentações fulminantes agudas de DTC-DPI, muitas vezes com rápida progressão para insuficiência respiratória/SDRA. Isso é mais frequentemente visto em PM/DM, em que os padrões histológicos e de TCAR são frequentemente sugestivos de dano alveolar difuso (DAD) ou uma combinação de DAD e PO, ou no LES, nas quais DAD ou capilarite com HAD podem ser vistos.

Outras formas de envolvimento pulmonar diferentes da DPI podem ocorrer na DTC e, às vezes, sugerem o diagnóstico subjacente. Hipertensão pulmonar, que parece não ser atribuída à própria DPI, é sugestiva de ES ou DMTC, e derrame pleural sugere a possibilidade de LES. Fraqueza muscular respiratória grave pode ocorrer na PM/DM e pode contribuir para dispneia, anormalidades nas PFPs e insuficiência respiratória. Por fim, fraqueza da musculatura faríngea (PM/DM) e/ou disfunção esofágica (ES) podem levar à aspiração recorrente.

Os corticosteroides e outros fármacos imunossupressores direcionados ao processo da doença subjacente são geralmente considerados a base do tratamento para DPI-DTC, embora na maioria dos casos faltem dados de grandes ensaios clínicos randomizados. A ciclofosfamida e o micofenolato demonstraram ser benéficos em retardar a progressão da ES-DPI, e estudos menores sugeriram benefícios para outras estratégias de tratamento na ES e outras DTCs (p. ex., rituximabe, azatioprina, inibidores de calcineurina etc.). Em geral, a probabilidade de resposta à terapia imunossupressora parece ser um pouco determinada pelo padrão de DPI, semelhante ao observado nas PIIs (PO > PINE celular > PINE fibrótica > PIU). Como grupo, as DTC-DPIs são consideradas mais responsivas ao tratamento do que a FPI. No entanto, como em muitos casos de DPI-DTC pode ser predominantemente um processo fibrótico que é crônico e progressivo (p. ex., ES-DPI e AR-DPI com padrão PIU), há um grande interesse em usar os agentes antifibróticos mais recentes desenvolvidos para FPI nesses pacientes também. De fato, um recente estudo controlado randomizado demonstrou que o fármaco antifibrótico nintedanibe foi capaz de retardar com sucesso a progressão da ES-DPI.

Vasculites

As vasculites representam um grupo de entidades caracterizadas pela inflamação das paredes dos vasos sanguíneos, levando a perda da integridade vascular, sangramento e isquemia tecidual. Elas incluem GPA, poliangiite microscópica (PAM), GEPA, capilarite pulmonar

pauci-imune, doença antimembrana basal glomerular (anti-MBG) e vasculite associada à DTC. Muitas das vasculites que afetam os pulmões estão associadas a autoanticorpos circulantes direcionados contra antígenos do citoplasma de neutrófilos (*i. e.*, anticorpos anticitoplasma de neutrófilos – ANCA, do inglês *antineutrophil cytoplasmic antibodies*). Dois padrões imunofluorescentes principais podem ser observados no teste de ANCA: coloração difusa em todo o citoplasma (cANCA) ou coloração perinuclear (pANCA). Os antígenos específicos contra os quais os ANCA são direcionados incluem proteinase 3 (PR3), normalmente causando o padrão cANCA, e mieloperoxidase (MPO), que normalmente causa o padrão pANCA.

A GPA é uma vasculite granulomatosa necrosante sistêmica que frequentemente envolve os vasos de pequeno e médio calibres das vias respiratórias superiores, do sistema respiratório inferior e do rim. Embora essa tríade nem sempre seja vista na apresentação inicial porque apenas 40% dos afetados têm doença renal naquele momento, 80 a 90% dos pacientes eventualmente desenvolvem glomerulonefrite. As manifestações mais frequentes dessa doença são as pulmonares, destacadas por tosse, dor torácica, hemoptise e dispneia. Manifestações sistêmicas como febre, perda de peso e envolvimento da pele, dos olhos, do coração, do sistema nervoso e do sistema musculoesquelético também são comuns.

Os exames de imagem do tórax podem mostrar doença bilateral e infiltrados que evoluem ao longo da doença. Nódulos pulmonares são comuns e podem cavitar. Efusões (derrames) e adenopatias são incomuns. Radiografias ou TC dos seios paranasais podem diagnosticar o envolvimento das vias respiratórias superiores. O diagnóstico de GPA é sustentado por achados clínicos e por ANCA circulantes, que são vistos em 90% dos pacientes. Os 10% dos pacientes restantes são ANCA-negativos. Em pacientes ANCA-positivos, os anticorpos geralmente estão em um padrão de cANCA e são direcionados contra PR3; entretanto, 10 a 20% podem apresentar padrões de pANCA com anticorpos anti-MPO.

A biopsia de tecido em um local de doença ativa geralmente é necessária para confirmar o diagnóstico de GPA. Uma biopsia renal é preferida porque é mais fácil de realizar e mais frequentemente diagnóstica. Na ausência de envolvimento renal, uma biopsia pulmonar deve ser considerada. Patologicamente, a GPA é caracterizada por vasculite necrosante de pequenos e médios vasos e inflamação granulomatosa. Colorações e culturas especiais devem ser realizadas para excluir infecções que possam produzir achados semelhantes.

A PAM é uma forma de vasculite sistêmica necrosante de pequenos vasos que afeta universalmente os rins, enquanto o envolvimento pulmonar ocorre em apenas 10 a 30% dos pacientes. Essa condição rara tem prevalência de 1 a 3 casos por 100.000 pessoas, mas é a causa mais comum da síndrome pneumorrenal. A PAM muitas vezes é anunciada por uma longa fase prodrômica, caracterizada por manifestações sistêmicas seguidas pelo desenvolvimento de glomerulonefrite rapidamente progressiva. Em pacientes que desenvolvem acometimento pulmonar, a hemorragia alveolar difusa (HAD) por capilarite é a manifestação mais comum. Envolvimentos articular, cutâneo, do sistema nervoso periférico e gastrintestinal também podem ser observados.

Setenta por cento dos pacientes com PAM são ANCA-positivos, e a maioria está em um padrão pANCA com anticorpos anti-MPO. Como os anticorpos pANCA/anti-MPO e cANCA/anti-PR3 podem ocorrer em PAM e GPA, essas doenças não podem ser distinguidas com base em seu padrão ANCA. No entanto, elas podem ser distinguidas patologicamente porque a PAM é caracterizada por uma vasculite necrosante segmentar e focal que afeta vênulas, capilares, arteríolas e pequenas artérias sem evidência clínica ou patológica de inflamação granulomatosa necrosante. A ausência ou escassez de localização de imunoglobulinas nas paredes dos vasos distingue PAM de vasculite de pequenos vasos mediada por imunocomplexos, como púrpura de Henoch-Schönlein e vasculite crioglobulinêmica.

Os tratamentos para GPA e PAM são semelhantes. A terapia combinada com corticosteroides e ciclofosfamida é o tratamento padrão para induzir a remissão. A troca de plasma é adicionada em casos de doença grave e proporciona melhores resultados renais. A azatioprina ou o metotrexato podem substituir a ciclofosfamida se a remissão for alcançada. O rituximabe pode ser usado para indução de remissão no lugar da ciclofosfamida ou para doença recidivante.

A GEPA (anteriormente conhecida como síndrome de Churg-Strauss) é caracterizada pela tríade de asma, hipereosinofilia e vasculite necrosante. Muitos outros sistemas de órgãos, incluindo sistema nervoso, pele, coração e sistema digestório, podem estar envolvidos. A vasculite pode estar associada a nódulos cutâneos e púrpura. Embora HAD e glomerulonefrite possam ocorrer, elas são muito menos comuns do que nas outras vasculites de pequenos vasos. A morbidade e a mortalidade geralmente resultam de complicações cardíacas ou gastrintestinais, ou estado de mal asmático e insuficiência respiratória.

ANCAs são menos úteis no diagnóstico de GEPA porque apenas 50% dos pacientes são ANCA-positivos. Anticorpos anti-MPO são mais comumente vistos nesses pacientes. Patologicamente, observam-se uma vasculite necrosante de pequenos vasos e um infiltrado inflamatório rico em eosinófilos com granulomas necrosantes. A maioria dos pacientes responde bem aos corticosteroides, mas outros imunossupressores, como a ciclofosfamida, podem ser necessários para pacientes com distúrbios refratários.

Outras causas de capilarite pulmonar incluem doenças do tecido conjuntivo (particularmente LES), capilarite pulmonar pauci-imune e doença antimembrana basal glomerular (anti-MBG) (*i. e.*, síndrome de Goodpasture). A capilarite pulmonar pauci-imune é caracterizada por infiltração neutrofílica dos septos alveolares com teste de ANCA negativo e sem outras manifestações sistêmicas de vasculite. A síndrome de Goodpasture causa HAD associada à glomerulonefrite devido a anticorpos anti-MBG para a cadeia α_3 do colágeno tipo IV que também é encontrada na membrana basal pulmonar. Mais de 90% dos pacientes com síndrome de Goodpasture têm anticorpos anti-MBG detectáveis no soro. Para aqueles sem anticorpos circulantes, o diagnóstico pode ser confirmado por biopsia pulmonar, embora o rim seja o local preferido. Até 40% também podem ser ANCA-positivos, principalmente com anticorpos anti-MPO. Patologicamente, a deposição linear de anticorpos ao longo da membrana basal alveolar ou glomerular é visível por imunofluorescência direta. O tratamento da síndrome de Goodpasture é plasmaférese e imunossupressão. A doença é fatal se não for tratada.

Sarcoidose

Definição e epidemiologia

A sarcoidose é uma doença granulomatosa multissistêmica de causa desconhecida. Os pulmões e os linfonodos torácicos são locais frequentes de envolvimento. A sarcoidose é relativamente comum, com prevalência de 1 a 40 casos por 100.000 pessoas em todo o mundo. Maior incidência de sarcoidose é relatada entre indivíduos escandinavos, alemães e irlandeses que residem no norte da Europa. Nos EUA, as taxas de prevalência de sarcoidose são de 10,9 casos por 100.000 brancos e 35,5 casos por 100.000 afro-americanos, sendo as mulheres de ambos os grupos mais afetadas. Como a sarcoidose pode ser assintomática, a verdadeira prevalência pode ser maior. A sarcoidose geralmente ocorre em indivíduos entre 10 e 40 anos.

Patologia e fisiopatologia

A sarcoidose é caracterizada pela formação de granulomas não caseosos nos tecidos, que se organizam em um núcleo interno de histiócitos epitelioides, linfócitos T CD4$^+$ e células gigantes, circundados por uma borda de linfócitos, fibroblastos e tecido conjuntivo (Figura 17.9). Granulomas são encontrados nas vias respiratórias ou no parênquima

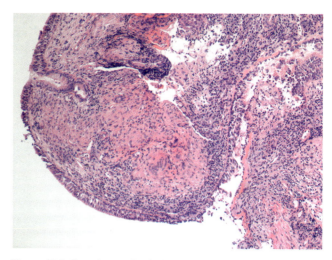

Figura 17.9 Granuloma subepitelial não caseoso, que é característico de sarcoidose, de uma biopsia endobrônquica.

pulmonar em mais de 90% dos pacientes com sarcoidose. A angiite granulomatosa também pode ser encontrada nos pulmões. O sistema respiratório superior, linfonodos, pele e olhos são comumente envolvidos. Praticamente qualquer outro órgão pode ser afetado, incluindo fígado, medula óssea, baço, sistema musculoesquelético, coração, glândulas salivares e sistema nervoso.

Os granulomas podem ser clinicamente silenciosos ou, se extensos, podem perturbar a estrutura e a função normal dos órgãos. A causa dessas lesões é desconhecida, mas dada a frequência do envolvimento pulmonar, os antígenos inalados que variam de bactérias (especialmente micobactérias e *Propionibacterium*) a substâncias ambientais têm sido hipotetizados para desencadear o início da inflamação granulomatosa. Essa inflamação pode ser autolimitada ou pode ser propagada, possivelmente por exposição repetida ao antígeno desconhecido ou por causa de regulação imune defeituosa.

Existe suscetibilidade familiar à sarcoidose e alelos de genes do antígeno leucocitário humano (HLA) envolvidos na apresentação de antígenos e uma mutação no gene butirofilina-*like* 2 (*BTNL2*), um possível gene imunorregulador, têm sido associados à suscetibilidade à sarcoidose. Um único antígeno causador que inicia a formação do granuloma pode não existir e a sarcoidose pode representar uma reação inflamatória estereotipada a vários antígenos em um hospedeiro geneticamente suscetível.

A sarcoidose está associada à função imune anormal, evidenciada pela anergia cutânea e exibida no pulmão por uma proporção aumentada de linfócitos T CD4$^+$ para CD8$^+$ e concentrações aumentadas de citocinas pró-inflamatórias, como interferona-γ, interleucina-12 e fator de necrose tumoral-α (TNF-α). Esses desarranjos podem ser detectados no LBA e são consistentes com um desequilíbrio na produção de citocinas de células T auxiliares tipo 1 (T$_H$1) e tipo 2 (T$_H$2), favorecendo a produção das primeiras e promovendo inflamação persistente. A sarcoidose pode ocorrer no contexto de terapia imunomoduladora, especialmente com interferona-α, ou na síndrome de reconstituição imune, ocorrendo após o início da terapia antirretroviral para infecção pelo vírus da imunodeficiência humana (HIV), destacando o papel dos desequilíbrios imunológicos no distúrbio.

Apresentação clínica

A apresentação clínica dos pacientes com sarcoidose varia. A doença é frequentemente detectada incidentalmente em radiografias de tórax de rotina de indivíduos assintomáticos. Outros podem ter diversos sintomas agudos ou crônicos. Os pacientes podem desenvolver síndromes agudas bem descritas, como a síndrome de Löfgren, que inclui eritema nodoso, febre, artrite e adenopatia hilar, ou febre uveoparotídea (i. e., síndrome de Heerfordt), que exibe a tríade de uveíte, parotidite e paralisia do nervo facial. Ambas as síndromes estão associadas a melhores desfechos do que outras apresentações clínicas da sarcoidose.

Em muitos casos, os sintomas são vagos e crônicos e podem incluir sintomas sistêmicos, como febre baixa, fadiga, sudorese noturna ou artralgia. Manifestações respiratórias, incluindo dispneia, sibilos, tosse seca e dor torácica, ocorrem em um terço a metade dos pacientes. As manifestações cutâneas incluem eritema nodoso, placas, nódulos e lúpus pérnio, uma lesão nodular violácea, muitas vezes desfigurante, do nariz e das bochechas. Sintomas oculares também são comuns, e o aparecimento de uveíte acaba levando ao diagnóstico de sarcoidose quando o envolvimento granulomatoso de órgãos extraoculares é descoberto. A neurossarcoidose pode se manifestar como paralisia de nervos cranianos ou com cefaleia no contexto de meningite linfocítica. A sarcoidose pode envolver o coração, resultando em uma cardiomiopatia. Arritmias e morte súbita cardíaca podem ocorrer como resultado da ruptura do sistema de condução por infiltração granulomatosa. A hipertensão pulmonar pode resultar de fibrose pulmonar ou diretamente de vasculite granulomatosa.

Em 90% dos pacientes, a radiografia de tórax mostra anormalidades que incluem adenopatia hilar bilateral (Figura 17.10), opacidades parenquimatosas ou ambas. As alterações radiográficas características da sarcoidose foram classificadas nos estágios 0 a IV (Tabela 17.6), mas esse sistema de estadiamento não implica uma progressão cronológica típica. No entanto, os pacientes em estágio I têm melhor prognóstico para resolução do que aqueles com estágios mais avançados da doença.

Como em outras DPIs, a TC é mais sensível para a detecção de anormalidades parenquimatosas e demonstra mais claramente a extensão da adenopatia mediastinal. Os achados típicos da TCAR incluem opacidades peribroncovasculares predominantes nas zonas pulmonares médias e superiores que emanam dos hilos, juntamente com micronódulos extensos que podem ser vistos dentro do parênquima pulmonar e correndo ao longo dos septos interlobulares, fissuras e superfícies pleurais (Figura 17.11). A tomografia por emissão de pósitrons (PET) ou cintigrafias com gálio-67 podem revelar outros locais de envolvimento de órgãos.

As provas de função pulmonar mostram restrição, obstrução ou déficits mistos. O envolvimento hepático pode causar leve elevação dos níveis de transaminases, e cirrose e insuficiência hepática foram relatadas, embora sejam raras. A hipercalcemia e a hipercalciúria podem ser detectadas e são causadas pelo aumento da absorção intestinal de cálcio como resultado do aumento da conversão da vitamina D em sua forma ativa nos granulomas sarcoides. Os cálculos renais podem resultar do metabolismo anormal do cálcio. Níveis elevados de enzima conversora de angiotensina (ECA) são comuns, mas não são específicos. O uso dos níveis de ECA no diagnóstico ou manejo da sarcoidose é controverso.

Diagnóstico

O diagnóstico de sarcoidose depende de um quadro clínico, radiográfico e histológico típico e é um diagnóstico de exclusão. Pacientes com síndromes clássicas como a síndrome de Löfgren ou febre uveoparotídea podem não necessitar de biopsia; no entanto, a maioria dos pacientes precisa de biopsia de tecido de um órgão afetado. Amostras de tecido mostram granulomas não caseosos, mas como esse achado é inespecífico, deve ser dada atenção especial para descartar outras causas de inflamação granulomatosa (p. ex., infecção por micobactérias) por meio de colorações e culturas.

Granulomas necrosantes raramente foram relatados na sarcoidose, mas esse achado deve levar a uma busca intensa por infecção. Ao contrário da maioria das DPIs, nas quais o diagnóstico tecidual requer biopsia pulmonar a céu aberto, os granulomas na sarcoidose podem ser identificados em nódulos cutâneos ou em linfonodos. Devido ao envolvimento frequente dos pulmões e linfonodos, a broncoscopia é comumente usada para diagnosticar a sarcoidose. Os resultados da broncoscopia com biopsia pulmonar transbrônquica são positivos em 50 a 60% dos pacientes, mas o procedimento apresenta riscos de hemorragia e pneumotórax. Como o envolvimento das vias respiratórias é comum, biopsias endobrônquicas também podem demonstrar granulomas. No entanto, há evidências crescentes de que a aspiração transbrônquica por agulha de linfonodos mediastinais e hilares guiada por ultrassom endobrônquico possa ter um rendimento diagnóstico maior para granulomas do que as técnicas broncoscópicas convencionais.

Como mencionado anteriormente, a sarcoidose é uma doença multissistêmica; portanto, atenção cuidadosa deve ser dada aos possíveis sinais e sintomas de envolvimento extrapulmonar. Após o diagnóstico, todos os pacientes devem fazer uma avaliação oftalmológica para avaliar o envolvimento ocular e um ECG para procurar anormalidades de condução. Testes cardíacos adicionais, incluindo monitoramento por Holter, ecocardiografia ou ressonância magnética (RM) cardíaca também devem ser feitos, dependendo da presença de sintomas (p. ex., palpitações) ou anormalidades no ECG. A PET também pode ser útil para detectar o envolvimento cardíaco ativo da sarcoidose. Estudos de imagem adicionais e/ou biopsias de tecidos podem ser necessários quando os sintomas ou exames laboratoriais básicos sugerirem envolvimento de outros órgãos (p. ex., dores de cabeça, testes de função hepática anormais etc.).

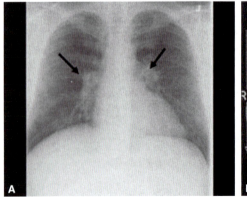 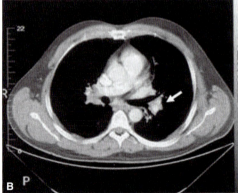

Figura 17.10 Adenopatia hilar em paciente com sarcoidose (setas). **A.** Radiografia de tórax. **B.** Tomografia computadorizada de tórax. (Cortesia do Dr. Rafael L. Perez.)

Tabela 17.6 Estadiamento radiográfico da sarcoidose.

Estágio	Achados radiográficos
0	Radiografia normal
I	Adenopatia sem anormalidade parenquimatosa
II	Adenopatia e doença parenquimatosa
III	Doença parenquimatosa sem linfadenopatia
IV	Fibrose terminal

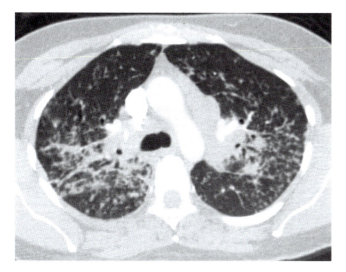

Figura 17.11 Tomografia computadorizada (TC) de um paciente com sarcoidose demonstrando opacidade peribroncovascular predominante na zona pulmonar superior bilateral e micronódulos extensos.

Tratamento

Os corticosteroides são a base da terapia, embora não sejam necessários em todos os pacientes com sarcoidose porque muitos pacientes são minimamente sintomáticos e podem sofrer remissão espontânea. Se os corticosteroides alteram o curso da doença é incerto; no entanto, a terapia com corticosteroides deve ser considerada para pacientes com envolvimento de órgãos extrapulmonares, sintomas respiratórios ou evidência de doença pulmonar progressiva. Em pacientes com envolvimento pulmonar, a prednisona oral na dose de 20 a 40 mg/dia é tipicamente iniciada e mantida por um curso de 4 a 6 semanas antes de ser diminuída lentamente ao longo de um curso de 3 a 6 meses. Alguns pacientes podem apresentar remissão com esta abordagem de tratamento e podem ser tratados sem terapia por um longo período de tempo. Para pacientes com doença refratária aos corticosteroides, ou para aqueles que apresentam piora da doença quando os esteroides são reduzidos, tratamentos adicionais devem ser considerados. O metotrexato é o agente poupador de esteroides mais comumente usado na sarcoidose, mas leflunomida, azatioprina e micofenolato também têm sido usados. Inibidores de anti-TNF-α (p. ex., infliximabe) também podem ser usados para doença refratária, e existem alguns pequenos estudos para apoiar essa abordagem em indivíduos com sarcoidose refratária ou com envolvimento extrapulmonar.

Prognóstico

A evolução da sarcoidose é variável. A remissão espontânea é comum e a morte e a incapacidade ocorrem raramente, dificultando as decisões sobre o início do tratamento. As síndromes de sarcoidose aguda tendem a remitir e não recorrer; no entanto, cerca de um terço dos pacientes com sarcoidose tem doença crônica e progressiva e alguns pacientes desenvolvem fibrose pulmonar ou outros danos em órgãos-alvo.

Linfangioliomiomatose

Definição e epidemiologia

A linfangioliomiomatose é uma doença multissistêmica rara, lentamente progressiva, que resulta em doença pulmonar intersticial cística e angiomiolipomas renais que ocorrem de forma esporádica ou em associação com o complexo de esclerose tuberosa (CET-LAM). A LAM esporádica ocorre quase exclusivamente em mulheres em idade fértil.

Patologia

A doença é caracterizada por extensa infiltração dos pulmões e vasos linfáticos com crescimento de células da linfangioliomiomatose do tipo músculo liso. Mutações nos genes *TSC1* ou *TSC2*, que codificam proteínas supressoras de tumor que normalmente atuam como inibidores da síntese proteica e do crescimento celular, podem resultar em esclerose tuberosa ou linfangioliomiomatose. Mutações em *TSC2* estão associadas a maior gravidade da doença.

Apresentação clínica

Dispneia e pneumotórax espontâneo são as apresentações mais comuns, ocorrendo também derrame pleural quiloso e hemoptise. Essas apresentações clínicas resultam de destruição do parênquima pulmonar, estreitamento das vias respiratórias e obstrução linfática causada pela proliferação anormal das células semelhantes ao músculo liso.

Os exames de imagem mostram padrão intersticial com predomínio do pulmão médio e superior; múltiplas lesões císticas de paredes finas e volumes pulmonares caracteristicamente preservados. Derrame pleural ou pneumotórax podem ser vistos na imagem. A TC do abdome pode revelar lesões renais contendo gordura, consistentes com angiomiolipomas. Os testes de função pulmonar geralmente mostram um padrão obstrutivo progressivo, embora obstrução e restrição mistas também possam ser observadas.

Diagnóstico

Embora as características clínicas combinadas com imagens características sejam frequentemente diagnósticas, a biopsia pulmonar pode ser necessária em alguns casos. Demonstra nódulos intersticiais compostos centralmente por células fusiformes que coram para actina de células musculares lisas e para HMB-45, um anticorpo para a glicoproteína melanocítica 100, com coloração envolvendo paredes alveolares, septos lobulares, vênulas, pequenas vias respiratórias e pleura.

Tratamento

O tratamento envolve o manejo das complicações pleurais, incluindo o uso de pleurodese para prevenir pneumotórax ou derrame recorrente, broncodilatador e oxigenoterapia e evitar estrogênios farmacológicos, que podem exacerbar a doença. As progesteronas têm sido usadas na tentativa de modular a progressão da doença, mas os dados de eficácia são limitados.

Como os produtos dos genes *TSC1* e *TSC2* normalmente atuam como inibidores do alvo mamífero da rapamicina (mTOR), inibidores farmacológicos de mTOR, como sirolimo e everolimo, têm sido estudados na linfangioliomiomatose. Sirolimo estabilizou a função pulmonar na linfangioliomiomatose, e o tratamento com sirolimo e everolimo resultou em diminuição do angiomiolipoma. O transplante pulmonar pode ser realizado em pacientes com disfunção pulmonar grave.

Prognóstico

A linfangioliomiomatose é uma doença de progressão lenta que pode resultar em complicações potencialmente fatais, especialmente insuficiência respiratória.

RESUMO

As DPIs, ou DPPDs, são um grupo heterogêneo de doenças pulmonares não malignas e não infecciosas caracterizadas por graus variados de inflamação e/ou fibrose (cicatrização) do parênquima pulmonar. As DPIs se manifestam com uma ampla gama de apresentações clínicas sobrepostas, achados radiográficos e anormalidades histológicas. Devido às semelhanças compartilhadas por muitas DPIs e à raridade da maioria dessas condições, estabelecer um diagnóstico definitivo muitas vezes pode ser difícil e requer a incorporação de anamnese detalhada, exame físico, imagem e dados histológicos. Embora não exista um sistema de classificação universalmente aceito para DPI, pode ser útil pensar que essas entidades se enquadram nas três grandes categorias: DPIs relacionadas à exposição, DPIs atribuíveis a doenças sistêmicas e DPIs idiopáticas.

A abordagem de tratamento para DPIs geralmente gira em torno do tratamento da doença subjacente (se existente) e da remoção de exposições ofensivas (se identificadas), bem como suprimir a inflamação nas configurações em que esta desempenha um papel proeminente; no entanto, a fibrose pulmonar é uma característica de muitas DPIs, e a fibrose geralmente progride apesar dessas abordagens. Felizmente, agora estamos começando a ver o surgimento de tratamentos que visam aos processos aberrantes de cicatrização de feridas que se acredita contribuir para o desenvolvimento da fibrose pulmonar. Tratamentos antifibróticos para fibrose pulmonar idiopática (FPI) que retardam a progressão desse processo de doença fatal estão agora disponíveis, e esses tratamentos também podem ser eficazes para outros tipos de DPI fibrótica; no entanto, até que sejam desenvolvidas terapias que possam interromper completa e idealmente ou até mesmo reverter a fibrogênese, o transplante de pulmão continua sendo a única opção para uma chance de sobrevida prolongada para muitos pacientes com FPI e outras DPIs.

LEITURA SUGERIDA

Caminati A, Cavazza A, Sverzellati N, Harari S: An integrated approach in the diagnosis of smoking-related interstitial lung diseases, *Eur Respir Rev* 21(125):207–217, 2012.

Distler O, Highland KB, Gahlemann M, et al: Nintedanib for systemic sclerosis-associated interstitial lung disease, N Engl J Med 380(26): 2518–2528, 2019.

Frankel SK, Schwarz MI: The pulmonary vasculitides, Am J Respir Crit Care Med 186(3):216–224, 2012.

Gupta N, Finlay GA, Kotloff RM, et al: Lymphangioleiomyomatosis diagnosis and management: high-resolution chest computed tomography, transbronchial lung biopsy, and pleural disease management. An official American Thoracic Society/Japanese Respiratory Society Clinical Practice Guideline, Am J Respir Crit Care Med 196(10):1337–1348, 2017.

King Jr TE, Bradford WZ, Castro-Bernardini S, et al: A phase 3 trial of pirfenidone in patients with idiopathic pulmonary fibrosis, N Engl J Med 370(22):2083–2092, 2014.

King Jr TE, Pardo A, Selman M: Idiopathic pulmonary fibrosis, Lancet 378(9807):1949–1961, 2011.

Lederer DJ, Martinez FJ: Idiopathic pulmonary fibrosis, N Engl J Med 378(19):1811–1823, 2018.

Mira-Avendano I, Abril A, Burger CD, et al: Interstitial lung disease and other pulmonary manifestations in connective tissue diseases, Mayo Clin Proc 94(2):309–325, 2019.

Raghu G, Remy-Jardin M, Myers JL, et al: Diagnosis of idiopathic pulmonary fibrosis. An official ATS/ERS/JRS/ALAT clinical practice guideline, Am J Respir Crit Care Med 198(5):e44–e68, 2018.

Richeldi L, du Bois RM, Raghu G, et al: Efficacy and safety of nintedanib in idiopathic pulmonary fibrosis, N Engl J Med 370(22):2071–2082, 2014.

Salisbury ML, Myers JL, Belloli EA, et al: Diagnosis and treatment of fibrotic hypersensitivity pneumonia. where we stand and where we need to go, Am J Respir Crit Care Med 196(6):690–699, 2017.

Spagnolo P, Rossi G, Trisolini R, et al: Pulmonary sarcoidosis, Lancet Respir Med 6(5):389–402, 2018.

Travis WD, Costabel U, Hansell DM, et al: An official American Thoracic Society/European Respiratory Society statement: update of the international multidisciplinary classification of the idiopathic interstitial pneumonias, Am J Respir Crit Care Med 188(6):733–748, 2013.

Vasakova M, Morell F, Walsh S, et al: Hypersensitivity pneumonitis: perspectives in diagnosis and management, Am J Respir Crit Care Med 196(6):680–689, 2017.

18

Doenças Vasculares dos Pulmões

Christopher J. Mullin, James R. Klinger

INTRODUÇÃO

Doença vascular dos pulmões é um termo amplo para qualquer doença que afete os vasos sanguíneos dos pulmões. Trata-se de um grupo heterogêneo de distúrbios com causas múltiplas, mas a maioria pode ser categorizada como embolia pulmonar ou hipertensão pulmonar. Algumas doenças vasculares dos pulmões, como a hipertensão arterial pulmonar (HAP) idiopática, afetam diretamente os vasos pulmonares, enquanto outras formas de distúrbios vasculares dos pulmões são respostas compensatórias a elevação da pressão venosa pulmonar ou hipoxia recorrente devido a doenças cardíacas e pulmonares crônicas. Este capítulo discute a hipertensão pulmonar e o tromboembolismo pulmonar, com foco na HAP e na hipertensão pulmonar tromboembólica crônica (HPTEC).

A vasculatura pulmonar normal é um sistema de alto fluxo e baixa resistência com capacitância muito alta que consegue aceitar todo o débito do ventrículo direito (VD) com apenas pequenos aumentos de pressão. O VD saudável está bem adaptado à circulação pulmonar e corresponde ao débito cardíaco do ventrículo esquerdo (VE) com um quinto do gasto energético. No entanto, o VD não consegue tolerar grandes aumentos da pós-carga, que ocorrem de forma aguda no tromboembolismo pulmonar (TEP) e de forma mais subaguda ou crônica na hipertensão pulmonar (HP). Dessa forma, a função do VD é importante nas manifestações clínicas, no diagnóstico, no tratamento e no prognóstico das doenças vasculares pulmonares.

Para uma discussão mais profunda sobre este tópico, ver Capítulo 75, "Hipertensão Pulmonar", em *Goldman-Cecil Medicina*, ❖ 26ª edição.

HIPERTENSÃO PULMONAR

Definição e epidemiologia

A pressão arterial pulmonar (PAP) normal em adultos saudáveis em repouso é de cerca de 25/10 mmHg com uma PAP média (PAPm) de 14,3 mmHg ± 3,0 mmHg. Assim, a PAPm acima de 20 mmHg é dois desvios padrão acima da média e geralmente considerada anormal. No entanto, a PAPm aumenta ligeiramente com a idade e é difícil de medir com acurácia devido às limitações na normalização da pressão intravascular para a pressão atmosférica. Por isso, a HP é definida, geralmente, como PAPm maior ou igual a 25 mmHg. Em 1998, o World Symposium on Pulmonary Hypertension propôs uma classificação da hipertensão pulmonar que agrupava doenças com características histopatológicas e hemodinâmicas semelhantes. Na versão mais recente dessa classificação (Tabela 18.1), a HP é dividida em cinco grupos: (1) HAP, destinada a inferir doença das artérias pulmonares, (2) hipertensão pulmonar por elevação da pressão venosa pulmonar causada por doença cardíaca esquerda,

(3) hipertensão pulmonar por hipoxia crônica ou doença pulmonar, (4) hipertensão pulmonar causada por embolia pulmonar crônica e (5) hipertensão pulmonar atribuível a mecanismos obscuros ou multifatoriais.

Os tipos mais comuns de HP são os grupos 2 e 3 da Organização Mundial da Saúde (OMS). Em um estudo, quase 75% dos casos de HP em adultos foram devidos a doença cardíaca esquerda e 10% devido à doença pulmonar crônica; no entanto, grande parte da atenção sobre a doença vascular pulmonar concentrou-se na HAP do grupo 1 da OMS. Apesar de representar uma pequena minoria de casos, a HAP é a forma mais grave de hipertensão pulmonar e frequentemente acomete indivíduos relativamente jovens e saudáveis. Sem tratamento, a sobrevida mediana é de cerca de 3 anos. Nos registros mais antigos, o pico de incidência da HAP ocorria na quarta década de vida, mas pode ser observado em todas as idades e acomete mulheres duas a três vezes mais frequentemente que os homens. A causa da HAP não é conhecida, mas a classificação da doença foi subdividida em HAP idiopática, HAP hereditária e HAP associada, na qual ela está associada a uma de várias doenças. A HAP hereditária é causada principalmente por mutações no gene do receptor de proteína morfogenética óssea do tipo 2 (*BMPR2*, do inglês *bone morphogenetic protein receptor type 2*), representando quase 75% dos casos de HP familiar e aproximadamente 20% dos pacientes com HAP idiopática. Mutações em outros genes relacionados na família do fator transformador de crescimento β, incluindo (quinase 1 semelhante ao receptor de activina [ALK1]) e endoglina (ENG), também foram descritas.

A HAP idiopática é extremamente rara, com incidência estimada em 1 a 10 em 1.000.000; no entanto, a HAP não é incomum em pacientes com doença do tecido conjuntivo, especialmente a forma cutânea limitada de esclerodermia e doença mista do tecido conjuntivo, na qual pode ser observada em até 14% dos pacientes. A HAP também ocorre em 2 a 3% dos pacientes com hipertensão porta e em 0,5% dos pacientes com infecção pelo HIV. Também é observada em pacientes expostos a metanfetaminas, particularmente o medicamento anorexígeno fentermina/fenfluramina, e é uma sequela comum de cardiopatias congênitas que resultam em *shunt* intracardíaco esquerda-direita significativo. A doença veno-oclusiva pulmonar (DVOP) e a hemangiomatose capilar pulmonar (HCP) constituem um subgrupo raro de HP que se caracteriza por remodelamento vascular e oclusão de pequenas veias e vênulas pulmonares, levando a hipoxia grave e, em alguns casos, edema intersticial.

Hipertensão arterial pulmonar
Fisiopatologia

Embora os mecanismos patogênicos responsáveis pela HAP não sejam bem compreendidos, o remodelamento vascular associado a ela tem sido bem descrito. Características proeminentes incluem vasculopatia obliterativa caracterizada por hipertrofia do músculo liso vascular na

Tabela 18.1 Classificação de hipertensão pulmonar da Organização Mundial da Saúde (OMS).

Grupo 1: hipertensão arterial pulmonar (HAP)
- HAP idiopática
- HAP hereditária
- Induzida por fármacos e toxinas
- HAP associada a:
  - Doença do tecido conjuntivo
  - Infecção pelo vírus da imunodeficiência humana (HIV)
  - Hipertensão porta
  - Cardiopatia congênita
  - Esquistossomose

Respondedores a longo prazo aos bloqueadores dos canais de cálcio

HAP com manifestações evidentes de envolvimento venoso/capilar (doença veno-oclusiva pulmonar ou hemangiomatose capilar pulmonar)

Hipertensão pulmonar persistente do recém-nascido

Grupo 2: hipertensão pulmonar por doença do coração esquerdo
- Insuficiência cardíaca com fração de ejeção ventricular esquerda preservada
- Insuficiência cardíaca com fração de ejeção ventricular esquerda reduzida
- Doença cardiovascular
- Condições cardiovasculares congênitas/adquiridas que levam à HP pós-capilar

Grupo 3: hipertensão pulmonar por doenças pulmonares e/ou hipoxia
- Doença pulmonar obstrutiva
- Doença pulmonar restritiva
- Outras doenças pulmonares com padrão misto restritivo e obstrutivo
- Hipoxia sem doença pulmonar
- Doenças pulmonares do desenvolvimento

Grupo 4: hipertensão pulmonar por obstrução arterial pulmonar
- Hipertensão pulmonar tromboembólica crônica
- Outras obstruções da artéria pulmonar: sarcoma, outros tumores malignos ou não malignos, arterite sem doença do tecido conjuntivo, estenose congênita da artéria pulmonar, parasitas

Grupo 5: hipertensão pulmonar com mecanismos incertos e/ou multifatoriais
- Distúrbios hematológicos: anemia hemolítica crônica, distúrbios mieloproliferativos
- Distúrbios sistêmicos e metabólicos: sarcoidose, histiocitose pulmonar de células de Langerhans, doença de armazenamento de glicogênio, doença de Gaucher, neurofibromatose
- Outros: insuficiência renal crônica com ou sem hemodiálise, mediastinite fibrosante
- Cardiopatia congênita complexa

Adaptada de Simonneau G, Montani D, Celermajer DS et al. Haemodynamic definitions and updated clinical classification of pulmonary hypertension. Eur Respir J 2019; 53: 1801913.

camada média, espessamento da adventícia e proliferação de células endoteliais vasculares pulmonares. Tromboses *in situ* de pequenas artérias pulmonares e áreas de inflamação perivascular também são frequentemente observadas. Lesões plexiformes que consistem em proliferação anormal de células endoteliais causando obstrução quase completa do lúmen vascular das arteríolas pré-acinares distais com áreas de recanalização são consideradas patognomônicas da doença (e-Figura 18.1). Em alguns casos, o remodelamento vascular estende-se aos capilares pulmonares e veias pulmonares proximais. Essas alterações variadas resultam em estreitamento do lúmen vascular e acredita-se que contribuam para o aumento da resistência e pressão vascular pulmonar. Além disso, inúmeras alterações na função das células vasculares foram descritas. As células endoteliais vasculares pulmonares apresentam expressão diminuída de vasodilatadores, como prostaciclina e óxido nítrico, e expressão aumentada de vasoconstritores pulmonares, como tromboxano e endotelina. O músculo liso vascular pulmonar torna-se hipertrófico e proliferativo, levando à muscularização de vasos distais normalmente não muscularizados. Os fibroblastos da adventícia apresentam um fenótipo inflamatório que pode induzir alterações no crescimento das células musculares lisas. Finalmente, a perda de vasos pulmonares distais devido à apoptose anormal de células endoteliais vasculares pulmonares também contribui para a patogênese da HAP. Não está claro se o remodelamento vascular obliterativo característico da HAP é a causa primária da doença ou uma resposta compensatória ao aumento do fluxo sanguíneo pelos vasos remanescentes. Uma das principais hipóteses é que a HAP seja causada por um mecanismo de duplo golpe, sendo o primeiro a lesão vascular resultando em perda de vasos pulmonares distais e o segundo a desregulação dos mecanismos de reparo vascular que levam a remodelamento vascular pulmonar anormal.

Apresentação clínica

A apresentação inicial da HAP é, com frequência, sutil. Os sintomas iniciais incluem dispneia aos esforços, fadiga ou tontura ao esforço. À medida que a doença progride, a insuficiência ventricular direita causa edema periférico, diminuição do apetite, ascite e, ocasionalmente, dor torácica aos esforços. A gravidade da HAP é frequentemente classificada pelo grau de comprometimento da tolerância aos esforços usando uma modificação da OMS da classe funcional da

New York Heart Association como segue: classe I, assintomática; classe II, sintomas com atividade normal; classe III, sintomas com atividade menor que o normal; e classe IV, sintomas com qualquer atividade física ou em repouso.

As radiografias de tórax podem revelar artérias pulmonares proeminentes ou aumento do ventrículo direito (e-Figura 18.2). As provas de função pulmonar (PFPs) geralmente mostram espirometria normal, mas a capacidade de difusão pode ser reduzida, refletindo a circulação restrita e a diminuição da área de superfície disponível para as trocas gasosas. Os níveis plasmáticos de peptídio natriurético cerebral aumentam à medida que a pressão ventricular direita se eleva e uma queda na saturação de oxigênio em resposta ao exercício é frequentemente observada.

Diagnóstico e avaliação clínica

O diagnóstico de HAP depende da exclusão de outras doenças cardíacas ou pulmonares subjacentes que possam causar hipertensão pulmonar. Como a HAP é extremamente rara em indivíduos saudáveis, todo esforço deve ser feito para procurar doença do tecido conjuntivo, hipertensão porta, infecção pelo HIV, cardiopatia congênita, embolia pulmonar crônica ou relato de exposição a uma droga ou toxina potencialmente causadora. A maioria dos pacientes deve fazer PFPs para excluir defeitos obstrutivos ou restritivos e medir a saturação de oxigênio. A hipoxemia noturna, decorrente de distúrbios respiratórios do sono, deve ser considerada. Uma cintigrafia de ventilação/perfusão pulmonar deve ser feita para excluir embolia pulmonar crônica e exames de sangue para pesquisa de doença autoimune, infecção pelo HIV ou disfunção hepática devem ser obtidos. A cardiopatia esquerda geralmente é avaliada por ecocardiografia, mas em alguns pacientes podem ser necessários estudos adicionais para avaliar doença arterial coronariana ou miocardiopatias infiltrativas. Embora raras, a HCP e a DVOP devem ser consideradas, esta última caracterizada por hipoxemia grave, diminuição da DLCO e uma tríade de nódulos centrolobulares e opacidades em vidro fosco e septos interlobulares espessados na tomografia computadorizada (TC) de tórax de alta resolução.

A ecocardiografia transtorácica é frequentemente o primeiro passo na exclusão de cardiopatia do lado esquerdo e, quando usada com ultrassonografia Doppler, pode fornecer uma estimativa da pressão sistólica da artéria pulmonar. Além disso, fornece informações importantes sobre o tamanho e a função do átrio e do ventrículo direitos, e o grau relativo da pressão de enchimento do lado direito *versus* esquerdo,

examinando a posição dos septos interatrial e interventricular. Por fim, frequentemente são detectados desvios (*shunts*) intracardíacos significativos.

O diagnóstico definitivo de HAP exige cateterismo cardíaco direito para confirmar o aumento da PAPm e avaliar a pressão de enchimento do lado esquerdo via medição da pressão de oclusão da artéria pulmonar. A saturação de oxigênio da hemoglobina deve ser medida na veia cava superior ou inferior, no átrio direito e na artéria pulmonar para descartar a possibilidade de *shunt* esquerda-direita significativo. Em pacientes com HAP, a vasorreatividade pulmonar deve ser testada pela administração de um vasodilatador pulmonar seletivo de curta ação, como óxido nítrico inalado ou epoprostenol intravenoso. Uma diminuição da PAPm de 10 mmHg ou mais até uma PAPm inferior a 40 mmHg sem diminuição do débito cardíaco é considerada uma resposta positiva e identifica um pequeno grupo de pacientes com HAP que muitas vezes podem ser tratados com sucesso com um bloqueador dos canais de cálcio.

Tratamento

Nos últimos 25 anos, cinco classes de medicamentos foram aprovadas pela Food and Drug Administration (FDA) para o tratamento da HAP (Tabela 18.2). Esses fármacos atuam principalmente como vasodilatadores pulmonares semisseletivos, embora também tenham sido descritas propriedades antimitogênicas que podem retardar o remodelamento vascular pulmonar. Não há dados suficientes para comparar a eficácia relativa das diferentes classes de medicamentos, mas em geral a maioria das diretrizes de tratamento concorda em vários pontos: (1) Se não houver insuficiência cardíaca direita grave, os pacientes com resposta positiva ao teste com vasodilatador pulmonar devem receber uma prova terapêutica com bloqueador dos canais de cálcio, geralmente nifedipino. (2) Os pacientes com maior risco de morte, incluindo aqueles da classe funcional IV da OMS, devem ser tratados com infusão intravenosa contínua de um derivado da prostaciclina. (3) Pacientes com HAP menos avançada, como aqueles em classe funcional II ou III, devem ser tratados com uma combinação de um inibidor da fosfodiesterase do tipo 5 (PDE5) e um antagonista do receptor de endotelina (ARE). Os pacientes que não conseguem tolerar esta combinação ou que não melhoram durante o uso devem ser considerados para tratamento com estimuladores de guanilato ciclase solúvel (CGs) no lugar de um inibidor de PDE5, ou uso de um derivado de prostaciclina inalado ou oral, ou um agonista do receptor de prostaciclina.

Tabela 18.2 Medicamentos para o tratamento da hipertensão arterial pulmonar.			
Classe do fármaco	**Nome do fármaco**	**Via de administração**	**Mecanismo de ação**
Antagonista do receptor de endotelina	Ambrisentana	Oral	Inibe a vasoconstrição bloqueando a endotelina
	Bosentana	Oral	
	Macintentana	Oral	
Inibidor da fosfodiesterase do tipo 5	Sildenafila	Oral, intravenosa	Promove a vasodilatação retardando o metabolismo do cGMP intracelular
	Tadalafila	Oral	
Derivado da prostaciclina	Epoprostenol (prostaciclina)	Intravenosa, inalada[a]	Promove a vasodilatação aumentando o cAMP intracelular
	Iloprosta	Inalada, infusão intravenosa[a]	
	Treprostinila	Oral, inalada, infusão subcutânea, infusão intravenosa	
Agonista do receptor de prostaciclina	Selexipague	Oral	Ativa o receptor de prostaciclina
Estimulador da guanilil ciclase solúvel (GCs)	Riociguate	Oral	Promove a vasodilatação aumentando a síntese de cGMP

[a]Atualmente não existe uma preparação comercial disponível para esta via de administração nos EUA. *cAMP*, monofosfato de adenosina cíclico; *cGMP*, monofosfato de guanosina cíclico.

A resposta ao tratamento é avaliada por (1) melhora sintomática medida pela mudança na classe funcional, (2) melhora objetiva na capacidade de exercício avaliada pela distância de caminhada de 6 minutos ou teste de exercício cardiopulmonar, (3) melhora da função ventricular direita conforme avaliação por ecocardiograma ou ressonância magnética cardíaca e níveis de peptídio natriurético cerebral e, quando necessário, (4) hemodinâmica pulmonar avaliada por repetição de cateterismo cardíaco direito.

Outras intervenções incluem oxigênio suplementar para manter a saturação de oxigênio em repouso acima de 90%, uso criterioso de diuréticos para reduzir o edema periférico e a sobrecarga do ventrículo direito e um programa de exercícios supervisionados, como reabilitação pulmonar. O papel da anticoagulação na prevenção de trombose *in situ* permanece controverso, mas algumas diretrizes recomendam anticoagulação de baixo nível, a menos que os pacientes corram risco aumentado de sangramento. Pacientes que permanecem ou evoluem para classe funcional IV, apesar da terapia clínica máxima, devem ser considerados para transplante pulmonar. As diretrizes atuais de tratamento também recomendam a consideração do encaminhamento de pacientes com HAP para centros regionais com experiência no manejo dessa doença.

OUTROS TIPOS DE HIPERTENSÃO PULMONAR

A HP é uma complicação normal de qualquer cardiopatia do lado esquerdo que aumente a pressão venosa pulmonar, como disfunção sistólica ou diastólica do ventrículo esquerdo ou valvopatia cardíaca. A HP também é um desenvolvimento comum da doença pulmonar crônica, especialmente aquelas associadas à hipoxemia. Essas condições têm sido chamadas de *hipertensão pulmonar secundária*, mas agora são geralmente chamadas de HP dos grupos 2 e 3 da OMS (Tabela 18.1). A vasoconstrição pulmonar hipóxica contribui para o aumento da resistência vascular pulmonar na hipoxia crônica ou recorrente. A hipoxia de longa duração causa remodelamento vascular semelhante à arteriopatia pulmonar plexogênica, mas não inclui trombose *in situ* ou formação de lesões plexiformes (e-Figura 18.3).

Devido à associação de aumento da mortalidade quando a HP está presente em pacientes com doenças cardíacas e pulmonares crônicas, há um interesse considerável no uso de medicamentos para HAP para o tratamento dos grupos 2 e 3 da OMS. Atualmente, não há evidências suficientes sugerindo que qualquer dos medicamentos disponíveis seja benéfico nesses outros tipos de HP. Considerando seu alto custo e capacidade de piorar as trocas gasosas e a formação de edema pulmonar, seu uso em pacientes que não apresentam HAP do grupo 1 não é recomendado, e o tratamento deve ser direcionado à doença cardíaca ou pulmonar de base.

TROMBOEMBOLISMO PULMONAR

Definição e epidemiologia

Tromboembolismo pulmonar refere-se à passagem de um coágulo do sistema venoso ou do ventrículo direito para uma artéria pulmonar. Vários outros materiais podem embolizar para o leito arterial pulmonar, incluindo ar, gordura, líquido amniótico, tumor ou corpos estranhos injetados (p. ex., talco). Esses fenômenos embólicos têm diferentes fatores de risco e manifestações clínicas, mas ocorrem muito menos comumente do que a trombose venosa associada com TEP.

A doença tromboembólica pulmonar é uma entidade relativamente comum, com incidência variando de 400.000 a 650.000 casos por ano nos EUA. As veias profundas dos sistemas femoral e poplíteo dos membros inferiores são as fontes mais comuns de trombose venosa, mas trombose dos membros superiores e trombos do coração direito também podem embolizar para o pulmão. Os fatores predisponentes para embolia pulmonar são os mesmos da trombose venosa e incluem estase venosa, hipercoagulabilidade e lesão endotelial, bem como distúrbios pró-trombóticos congênitos ou adquiridos (p. ex., deficiência de proteína C ativada, fator V de Leiden).

Para uma discussão mais profunda sobre este tópico, ver Capítulo 75, "Hipertensão Pulmonar", em *Goldman-Cecil Medicina*, 26ª edição.

Fisiopatologia

Um TEP agudo pode obstruir um ramo da artéria pulmonar, resultando em aumento da razão $\dot{V}/\dot{Q}$. Isso aumenta a ventilação geral do espaço morto, o que pode levar à excreção ineficiente de dióxido de carbono, potencialmente elevando a pressão parcial de dióxido de carbono no sangue arterial (Pa_{CO_2}). O fluxo sanguíneo é desviado do local obstruído para outras áreas, levando a desequilíbrio $\dot{V}/\dot{Q}$, *shunt* e hipoxemia.

A disfunção ventricular direita é comumente encontrada no TEP agudo, ocorrendo quando uma porção substancial do leito vascular pulmonar está ocluída e há elevação aguda da PAP. Aproximadamente 5% dos pacientes apresentam choque cardiogênico por insuficiência ventricular direita, e algo entre 30 e 70% dos pacientes normotensos terão disfunção ventricular direita ao ecocardiograma transtorácico, que está associado a pior prognóstico.

Apresentação clínica e diagnóstico

Os sintomas comuns de TEP incluem dispneia, dor torácica, hemoptise e síncope. Quando houver suspeita de diagnóstico de embolia pulmonar aguda, fatores de risco como imobilização ou cirurgia recente, malignidade ou história prévia de trombose venosa devem ser documentados clinicamente e um sistema de pontuação clínica validado, como o de Wells ou Genebra, pode ser usado para avaliar a probabilidade pré-teste de embolia pulmonar. Os achados mais comuns ao exame físico são taquicardia e taquipneia, e o exame de tórax pode ser normal ou revelar estertores crepitantes isolados ou mesmo sibilos difusos. Edema de membros inferiores ou superiores, principalmente se o edema for assimétrico, pode indicar trombose venosa. Sinais de *strain* de VD, como hiperfonese do componente pulmonar (P_2) da segunda bulha cardíaca ou elevação palpável do ventrículo direito, podem ser observados na embolia pulmonar maciça.

O eletrocardiograma (ECG) pode mostrar taquiarritmias atriais ou evidências de distensão do coração direito como demonstrado por bloqueio de ramo direito (BRD) de aparecimento recente ou padrão de *strain* de VD que mimetiza infarto agudo da parede inferior do miocárdio. A radiografia de tórax é, com frequência, normal, mas pode mostrar atelectasias, infiltrados isolados ou um pequeno derrame (efusão) pleural, mas na maioria dos casos não é suficientemente sensível para diagnosticar embolia pulmonar.

A angiotomografia computadorizada de tórax é a principal modalidade de imagem usada para o diagnóstico de embolia pulmonar aguda, embora a cintigrafia $\dot{V}/\dot{Q}$ e a angiografia pulmonar sejam usadas em certos contextos clínicos (Figura 18.1). É uma maneira não invasiva, rápida e sensível de detectar embolia pulmonar (e-Figura 18.4), e a maioria dos algoritmos de diagnóstico combina angiotomografia computadorizada pulmonar com a suspeita clínica, determinação do dímero D e avaliação dos membros inferiores à procura de trombose venosa por TC ou ultrassonografia.

No entanto, para indivíduos com contraindicações absolutas ou relativas à angio-TC, a cintigrafia $\dot{V}/\dot{Q}$ oferece uma abordagem alternativa. Uma cintigrafia $\dot{V}/\dot{Q}$ de *alta probabilidade*, caracterizada por múltiplos defeitos de perfusão em áreas de ventilação normal, tem mais de 90% de acurácia no diagnóstico de embolia pulmonar. Uma cintigrafia $\dot{V}/\dot{Q}$ *normal* exclui embolia pulmonar em essencialmente

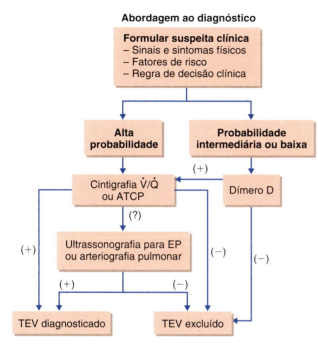

Figura 18.1 Um algoritmo diagnóstico proposto para o diagnóstico de embolia pulmonar (EP) aguda. A suspeita clínica, muitas vezes com o uso de regras de decisão clínica, pode determinar se os pacientes devem prosseguir diretamente para um estudo de imagem, como angiotomografia computadorizada pulmonar (ATCP) ou cintigrafia ventilação-perfusão (V̇/Q̇) quando a probabilidade pré-teste for alta. O teste do dímero D é recomendado em pacientes com menor suspeita clínica de EP aguda, em que um dímero D negativo é um teste sensível e pode excluir o diagnóstico de tromboembolismo venoso (TEV).

todos os casos. O exame é menos confiável quando interpretado como de probabilidade *baixa*, *intermediária* ou *indeterminada*. Nessas circunstâncias, a embolia pulmonar é observada em 4 a 66% dos pacientes, e nessas situações a certeza diagnóstica depende da probabilidade pré-teste de embolia pulmonar. Graças aos avanços da angio-TC, a angiografia pulmonar raramente é realizada nos dias de hoje, mas pode ser considerada quando outros exames forem inconclusivos, houver uma alta probabilidade de embolia pulmonar e necessidade de certeza diagnóstica.

Estratificação de risco e tratamento

Uma vez diagnosticado o tromboembolismo pulmonar agudo, a estratificação de risco é essencial para orientar as decisões de tratamento. Isso incorpora, tipicamente, aspectos clínicos, sinais vitais, escores de risco de embolia pulmonar (EP) validados e função do VD avaliada por modalidades de imagem e biomarcadores cardíacos. A EP aguda, que causa instabilidade hemodinâmica, é chamada de EP maciça ou EP de alto risco e justifica a consideração imediata de terapias de reperfusão. Em pacientes com EP aguda que não apresentam choque ou instabilidade hemodinâmica, a estratificação de risco multimodal é utilizada para identificar pacientes de risco baixo e intermediário, este último tipicamente definido por sinais de disfunção do VD na TC ou ecocardiografia, ou níveis elevados de troponina ou peptídio natriurético do tipo B (BNP).

O tratamento da EP aguda baseia-se em cuidados de suporte, anticoagulação sistêmica e consideração de terapia de reperfusão. A menos que haja contraindicações, a anticoagulação sistêmica deve ser iniciada após o diagnóstico de EP aguda ser estabelecido. Heparina não fracionada (HNF) intravenosa ou heparina de baixo peso molecular (HBPM) subcutânea são tipicamente os agentes preferidos. Para pacientes com contraindicação à anticoagulação, deve ser colocado filtro de veia cava inferior. As terapias de reperfusão incluem trombólise sistêmica e trombectomia cirúrgica, e são indicadas na EP maciça. O uso de trombolíticos sistêmicos na EP de risco intermediário permanece controverso e não é praticado rotineiramente. A trombólise dirigida por cateter e a embolectomia por cateter são outras terapias de reperfusão disponíveis, menos bem estudadas e não recomendadas para uso rotineiro.

Após estabilização e melhora clínica, os pacientes passam para a terapia de anticoagulação de longa duração. As opções de anticoagulação incluem antagonistas da vitamina K, como varfarina, anticoagulantes orais não antagonistas da vitamina K (NOAC, do inglês *non-vitamin K oral anticoagulants*), como apixabana ou rivaroxabana, ou HBPM. Os NOAC têm se tornado cada vez mais o anticoagulante oral preferido devido ao seu perfil de segurança e facilidade de uso, mas os riscos e benefícios de cada agente devem ser discutidos com os pacientes para possibilitar a tomada de decisão individualizada. A duração da anticoagulação nos casos de EP aguda é de pelo menos 3 meses, após os quais a terapia estendida pode ser considerada com base em fatores de risco clínicos (p. ex., evento provocado *versus* não provocado) e risco de sangramento.

Hipertensão pulmonar tromboembólica crônica

A HPTEC é um tipo distinto de hipertensão pulmonar, classificada como HP do grupo 4 da OMS. A HPTEC é caracterizada pela resolução incompleta ou anormal do tromboembolismo pulmonar agudo, de modo que os êmbolos residuais se tornam organizados e fibróticos. Isso se desenvolve em aproximadamente 4% dos pacientes após EP aguda; no entanto, quase metade dos casos de HPTEC ocorre em pacientes sem história prévia de tromboembolismo venoso. O diagnóstico de HPTEC exige o achado de hipertensão pulmonar pré-capilar no cateterismo cardíaco direito na vigência de trombos/êmbolos crônicos/organizados limitantes de fluxo nas artérias pulmonares elásticas após pelo menos 3 meses de anticoagulação efetiva (e-Figura 18.5). Ao contrário de outras formas de HP, a base do tratamento é cirúrgica. A endarterectomia pulmonar (EAP) é realizada por esternotomia mediana com circulação extracorpórea, após a qual a parada circulatória hipotérmica profunda possibilita visualização, identificação do plano de dissecção e endarterectomia completa. A EAP é, frequentemente, curativa e está associada a melhora dos sinais e sintomas, hemodinâmica e sobrevida. Quando a EAP não é viável, a terapia medicamentosa com vasodilatadores pulmonares, ou seja, o riociguate, mostrou-se efetiva na melhora da hemodinâmica e da capacidade funcional. A angioplastia pulmonar com balão é uma opção terapêutica emergente para pacientes com HPTEC com doença inoperável ou para pacientes com razão risco-benefício da EAP não favorável.

PERSPECTIVAS PARA O FUTURO

Numerosos avanços em nossa compreensão da biologia vascular pulmonar, nos últimos 35 anos, aumentaram significativamente a compreensão da patogênese dos distúrbios hipertensivos pulmonares e levaram ao desenvolvimento de terapias que retardam a progressão da doença, aumentam a capacidade funcional e aumentam a qualidade de vida; no entanto, a maioria das doenças vasculares dos pulmões não é curável e resulta em diminuição da sobrevida. Novas terapias destinadas a prevenir a perda de vasos saudáveis e o remodelamento vascular reverso são necessárias antes que ganhos substanciais na reversão e na cura da doença possam ser alcançados. Mecanismos celulares que regulam a apoptose endotelial, a angiogênese e a inflamação perivascular parecem ter potencial como alvos terapêuticos futuros. Modulação de hormônios sexuais, bioenergética celular e fatores epigenéticos podem ser outras abordagens promissoras.

Pouco se sabe sobre as alterações adaptativas do VD à pós-carga cronicamente aumentada. Além disso, são necessários estudos na área de predisposição genética para doenças tromboembólicas e disfunção vascular levando à formação de trombos, bem como a determinação de acompanhamento adequado para pacientes após EP aguda e que possam se beneficiar do rastreamento para doença tromboembólica crônica. Finalmente, os estudos nacionais em andamento que buscam fornecer fenotipagem profunda da doença vascular pulmonar e estabelecer biobancos nacionais e registros de pacientes devem fornecer ferramentas importantes para ajudar os pesquisadores a encontrar terapias mais efetivas para essas doenças devastadoras.

LEITURA SUGERIDA

Girerd B, Weatherald J, Montani D, Humbert M: Heritable pulmonary hypertension: from bench to bedside, Eur Respir Rev 26(145), 2017.

Humbert M, Guignabert C, Bonnet S, et al: Pathology and pathobiology of pulmonary hypertension: state of the art and research perspectives, Eur Respir J 53(1), 2019.

Klinger JR, Elliott CG, Levine DJ, et al: Therapy for Pulmonary Arterial Hypertension in Adults: Update of the CHEST Guideline and Expert Panel Report, Chest 155(3):565-586, 2019.

Konstantinides SV, Meyer G, Becattini C, et al, ESC Scientific Document Group: 2019 ESC Guidelines for the diagnosis and management of acute pulmonary embolism developed in collaboration with the European Respiratory Society (ERS), Eur Heart J 41:543-603, 2020.

Mullin CJ, Klinger JR: Chronic thromboembolic pulmonary hypertension, Heart Fail Clin 14(3):339-351, 2018.

Simonneau G, Montani D, Celermajer DS, et al: Haemodynamic definitions and updated clinical classification of pulmonary hypertension, Eur Respir J 53(1), 2019.

Stacher E, Graham BB, Hunt JM, et al: Modern age pathology of pulmonary arterial hypertension, Am J Respir Crit Care Med 186:261-272, 2012.

19

Distúrbios da Pleura, do Mediastino e da Parede Torácica

Eric J. Gartman, F. Dennis McCool

DOENÇA PLEURAL

A pleura é uma membrana fina que cobre toda a superfície do pulmão, superfície interna da caixa torácica, diafragma e mediastino; consiste em pleura visceral, que cobre o pulmão, e pleura parietal, que reveste a caixa torácica, o diafragma e o mediastino. Uma camada de células mesoteliais reveste ambas as superfícies pleurais. O espaço fechado entre a superfície do pulmão e a cavidade torácica é chamado de *espaço pleural*. Normalmente, existe um pequeno volume de líquido nesse espaço que forma uma fina camada entre as superfícies pleurais. O líquido pleural serve como lubrificante para as pleuras visceral e parietal à medida que elas se movem uma contra a outra durante a inspiração e a expiração.

Os vasos sanguíneos da pleura visceral são supridos pela circulação pulmonar e têm menor pressão hidrostática do que os vasos sanguíneos da pleura parietal, que são supridos pela circulação sistêmica. A pressão no espaço pleural é subatmosférica durante a respiração tranquila. O líquido é filtrado das estruturas vasculares de alta pressão para o espaço pleural. A renovação normal do líquido é de cerca de 10 a 20 mℓ/dia, com 0,2 a 1 mℓ permanecendo no espaço pleural. O líquido pleural, geralmente, contém um pequeno teor de proteína e uma pequena contagem de células (principalmente células mononucleares). Embora as pleuras parietal e visceral contribuam para a formação do líquido pleural, a maior parte do líquido resulta da filtração dos vasos de alta pressão que suprem a pleura parietal.

Após o líquido entrar no espaço pleural, ele é drenado do espaço pleural por uma rede de vasos linfáticos pleurais localizados abaixo da monocamada mesotelial. Os linfáticos se originam em estomas na superfície pleural parietal. Em circunstâncias anormais de produção aumentada de líquido ou comprometimento da remoção, o líquido pode se acumular no espaço pleural. Os fatores que promovem a entrada de líquido no espaço pleural incluem aumento da pressão venosa sistêmica, aumento da pressão venosa pulmonar, aumento da permeabilidade dos vasos pleurais e redução da pressão pleural. Condições que aumentam a pressão hidrostática podem ser observadas na insuficiência cardíaca congestiva; alterações na permeabilidade da membrana pleural podem ser observadas em vários estados inflamatórios ou malignidade; e redução na pressão pleural pode ser vista com atelectasia. Ocasionalmente, a pressão oncótica microvascular fica suficientemente reduzida para promover a entrada de líquido no espaço pleural em pacientes com hipoalbuminemia. Os fatores que bloqueiam a drenagem linfática e interferem na saída de líquido do espaço pleural incluem obstrução linfática central e obstrução de canais linfáticos na superfície pleural pelo tumor.

Derrame pleural

Derrame (efusão) pleural é o acúmulo de líquido no espaço pleural. Os derrames pleurais geralmente são detectados pela radiografia de tórax; entretanto, o volume de líquido no espaço pleural deve ultrapassar 250 mℓ para ser visualizado na radiografia de tórax. Quando existe um derrame, há embotamento do ângulo costofrênico na incidência posteroanterior (PA) da radiografia de tórax, representando um menisco líquido que pode ser detectado posteriormente na radiografia de tórax em perfil, e o líquido ocasionalmente é demonstrado nas fissuras menores ou maiores (e-Figuras 19.1 e 19.2). A elevação aparente ou alterações no contorno do diafragma na incidência PA da radiografia de tórax pode significar um derrame subpulmonar, assim chamado porque mantém a forma geral do diafragma sem embotamento do ângulo costofrênico; no entanto, é evidente na incidência lateral (perfil).

Uma radiografia de tórax em decúbito pode ser obtida para determinar se o líquido é de fluxo livre ou loculado. A tomografia computadorizada (TC) de tórax fornece melhor definição do espaço pleural do que a radiografia simples. A TC de tórax é particularmente útil na definição de derrames loculados e na diferenciação de anormalidades do parênquima pulmonar de anormalidades pleurais, atelectasia associada a derrame e derrame loculado de abscesso pulmonar ou outros processos parenquimatosos (e-Figura 19.3). A borda de um processo parenquimatoso geralmente toca a parede torácica e forma um ângulo agudo (0 a 90°), enquanto a de um empiema é geralmente um ângulo obtuso (90 a 180°).

A toracocentese é um procedimento no qual o líquido é aspirado do espaço pleural. Para ajudar a minimizar as complicações do procedimento e auxiliar na colocação da agulha, a orientação por ultrassom ou TC deve ser usada para direcionar o cateter de toracocentese ao espaço pleural.

A classificação dos derrames pleurais como transudatos ou exsudatos auxilia muito no diagnóstico diferencial. A abordagem das efusões pleurais é descrita na e-Figura 19.4. Uma análise adicional do líquido pleural pode fornecer um diagnóstico definitivo (p. ex., malignidade); no entanto, mesmo sem um diagnóstico definitivo a análise do líquido pleural pode ser útil para excluir possíveis causas de doenças, como infecção.

Transudatos

Os derrames (efusões) que se acumulam devido a mudanças nas forças oncóticas e hidrostáticas geralmente têm baixo teor de proteína e são chamados de *transudatos* (Tabela 19.1). A insuficiência cardíaca congestiva (ICC) é a causa mais comum de transudato, e os derrames são tipicamente bilaterais. Se o derrame for unilateral, envolve o hemitórax direito na maioria dos casos. Os derrames devidos à insuficiência cardíaca estão quase universalmente relacionados à disfunção do lado esquerdo do coração, embora resultem em raros casos de insuficiência cardíaca direita (p. ex., hipertensão arterial pulmonar avançada).

Derrames transudativos podem ser vistos na cirrose, síndrome nefrótica, mixedema, embolia pulmonar, obstrução da veia cava superior e

Seção 3 Pneumologia e Medicina Intensivista

Tabela 19.1 Causas de derrames pleurais.

Condições associadas a transudatos
Ascite
Cirrose
Insuficiência cardíaca congestiva (ICC)
Hipoalbuminemia
Líquido intra-abdominal
Desnutrição
Síndrome nefrótica
Diálise peritoneal

Condições associadas a exsudatos
Asbestose
Quilotórax
Doença vascular do colágeno
Complicações da cirurgia abdominal
Síndrome de Dressler (infarto do miocárdio, cardiotomia)
Lúpus induzido por fármacos
Empiema
Hemotórax
Infecção
Anormalidades patológicas intra-abdominais (abscesso)
Linfedema
Malignidade (câncer primário de pulmão, linfoma, câncer metastático)
Síndrome de Meigs (tumor benigno do ovário)
Mixedema
Pancreatite
Causas parapneumônicas (pneumonia, abscesso pulmonar, bronquiectasia)
Embolia pulmonar e infarto
Artrite reumatoide (pleurisia)
Esôfago rompido
Abscesso subfrênico
Lúpus eritematoso sistêmico
Traumatismo
Uremia
Urinotórax
Fontes diversas

Adaptada de Light RW, Macgregor MI, Luchsinger PC et al.: Pleural effusions: the diagnostic separation of transudates and exudates, Ann Intern Med 77:507-513, 1972.

Tabela 19.2 Diferenciação de derrames pleurais exsudativos e transudativos.

Característica	Exsudato	Transudato
Razão proteína no líquido pleural/proteína no soro	> 0,5	< 0,5
Nível de LDH no líquido pleural	> 2/3 do limite superior do normal	< 2/3 do limite superior do normal
Razão LDH no líquido pleural/LDH no soro	> 0,6	< 0,6

LDH, lactato desidrogenase. Adaptada de Light RW, Macgregor MI, Luchsinger PC et al.: Pleural effusions: the diagnostic separation of transudates and exudates, Ann Intern Med 77:507-513, 1972.

A medição do colesterol no líquido pleural também pode ajudar a distinguir um exsudato de um transudato. O colesterol do líquido pleural é derivado de células em degeneração dentro do espaço pleural e de extravasamento vascular devido ao aumento da permeabilidade. Um nível de colesterol superior a 45 mg/dℓ é consistente com derrame exsudativo.

Os derrames exsudativos são comumente causados por infecção. O derrame parapneumônico ocorre tipicamente em pacientes com pneumonia bacteriana e pode ser classificado como derrame não complicado ou complicado. Os derrames parapneumônicos não complicados não exigem drenagem e respondem aos antibióticos prescritos para o tratamento da pneumonia subjacente. Em contraste, derrames parapneumônicos complicados não respondem à antibioticoterapia isolada e é necessário realizar drenagem para prevenir a formação de um empiema. A transição de derrame descomplicado para complicado pode ocorrer de forma extremamente rápida, dentro de um período de 24 horas em alguns casos.

Tipicamente, um derrame parapneumônico não complicado tem um nível de pH maior que 7,3, um nível de glicose maior que 60 mg/dℓ e um nível de LDH menor que 1.000 UI/ℓ. Um nível de pH inferior a 7,2 geralmente identifica um derrame complicado; no entanto, esse achado não é específico para infecção, e a causa pode ser malignidade, artrite reumatoide ou traumatismo com ruptura esofágica causando redução associada no nível de pH.

Os derrames exsudativos complicados exigem drenagem para evitar o desenvolvimento de loculação, fístulas cutâneas, fístulas broncopleurais ou fibrotórax. Os achados de pus ou bactérias na coloração de Gram ou cultura confirmam o diagnóstico de empiema e exigem drenagem imediata. A injeção de agentes fibrolíticos e DNAse no espaço pleural pode aumentar a drenagem total de derrames pleurais infectados; no entanto, o tratamento de derrames pleurais complicados ocasionalmente requer intervenção cirúrgica e decorticação pulmonar.

A tuberculose (TB) primária em áreas endêmicas está associada a derrame pleural em até 30% dos pacientes. O derrame é causado pelo aumento da permeabilidade vascular da membrana pleural por causa de uma reação de hipersensibilidade, e não por infecção direta. Tipicamente, o líquido pleural é predominantemente linfocitário, e a coloração álcool-ácido-resistente e a cultura são negativas. Níveis de adenosina desaminase superiores a 50 U/ℓ podem ser úteis na identificação de derrames pleurais tuberculosos. O empiema tuberculoso é distinto de um derrame pleural tuberculoso e pode ocorrer quando há extensão da infecção dos linfonodos torácicos para o espaço pleural ou disseminação hematogênica da tuberculose para o espaço pleural.

Os derrames malignos são a segunda causa mais comum de derrames pleurais exsudativos e conferem mau prognóstico. A semeadura da pleura parietal ou visceral por células malignas pode alterar

diálise peritoneal. Em pacientes com cirrose, os derrames são, com frequência, do lado direito e o mecanismo pode estar relacionado ao fluxo do espaço peritoneal através de defeitos diafragmáticos para o espaço pleural (*i. e.*, hidrotórax hepático). Os derrames transudativos são tipicamente de tamanho pequeno a moderado e raramente exigem drenagem para melhorar os sintomas.

Exsudatos

Os derrames exsudativos ocorrem quando há alteração da permeabilidade vascular ou reabsorção do líquido pleural. Podem ser observados em condições inflamatórias, infecciosas ou neoplásicas.

Para distinguir um exsudato de um transudato, um de três critérios tem de ser preenchido: (1) Um exsudato deve ter uma razão proteína no líquido pleural/proteína no soro superior a 0,5; (2) a razão lactato desidrogenase (LDH) no líquido pleural/LDH no soro deve ser maior que 0,6; ou (3) um nível de LDH no líquido pleural deve ser maior que dois terços do limite superior do normal (Tabela 19.2). Quando todos os três critérios são atendidos, a sensibilidade, a especificidade e o valor preditivo positivo (VPP) excedem 98% para definir um derrame exsudativo.

Capítulo 19 Distúrbios da Pleura, do Mediastino e da Parede Torácica

a permeabilidade vascular e impedir a reabsorção, resultando na formação de derrame; no entanto, o achado de derrame pleural em um indivíduo com malignidade não implica necessariamente que haja um processo maligno no espaço pleural. Os derrames nesses indivíduos podem ser causados por atelectasias, pneumonia pós-obstrutiva, hipoalbuminemia, embolia pulmonar ou complicações de radioterapia (RT) ou quimioterapia.

A causa mais comum de derrame maligno é o câncer de pulmão, seguido de câncer de mama e linfoma. Um derrame sanguinolento sugere um processo maligno; entretanto, outras causas de derrames pleurais sanguinolentos incluem traumatismo, exposição ao asbesto (amianto), TB, colagenose e doença tromboembólica. Para confirmar o diagnóstico de malignidade, é necessário o exame citológico do líquido. Células malignas podem ser vistas em 60% dos derrames malignos na primeira toracocentese. A sensibilidade aumenta para 80% se forem obtidas três amostras separadas. Se necessário, uma biopsia da pleura pode ser útil para identificar uma malignidade. As biopsias podem ser obtidas por toracoscopia, toracoscopia cirúrgica videoassistida ou, de forma menos otimizada, às cegas com uma agulha de biopsia pleural Cope ou Abrams.

Um pH baixo do líquido pleural tem implicações prognósticas e terapêuticas para pacientes com derrames malignos. Pacientes com baixo pH do líquido pleural devido a malignidade tendem a ter tempos de sobrevida mais curtos e respostas insatisfatórias à pleurodese química. Derrames pleurais malignos recorrentes podem melhorar com pleurodese química com talco ou derivados de tetraciclina, mas a efetividade varia e uma resposta completa é alcançada em pouco mais de 50% dos pacientes. Alternativamente, muitos pacientes com derrames malignos recorrentes têm colocado cateteres pleurais, permitindo drenagem intermitente, alívio dos sintomas e possivelmente pleurodese mecânica ao longo do tempo.

Distúrbios inflamatórios sistêmicos, como artrite reumatoide e lúpus eritematoso (LES), podem estar associados a derrames exsudativos. Os derrames pleurais reumatoides são manifestação intratorácica comum da doença reumatoide e podem ser vistos em até 5% dos pacientes. Os títulos de fator reumatoide no líquido pleural são frequentemente superiores a 1:320 e o nível de glicose no líquido pleural é inferior a 60 mg/dℓ (ou a razão glicose no líquido pleural/glicose no soro é inferior a 0,5). No entanto, um baixo nível de glicose também pode ser encontrado em derrames parapneumônicos complicados ou empiema, derrame maligno, pleurisia tuberculosa, pleurite lúpica e ruptura esofágica. No LES, 15 a 50% dos pacientes apresentam derrame pleural e o título de anticorpos antinucleares no líquido pleural é maior que 1:160.

A medição das concentrações de amilase no líquido pleural pode refinar ainda mais o diagnóstico diferencial para derrame exsudativo. Encontrar um nível de amilase pleural maior que o limite superior do normal para amilase sérica é consistente com pancreatite aguda, derrame pleural pancreático crônico, ruptura esofágica ou malignidade. A doença pancreática está associada a isoenzimas da amilase pancreática, enquanto a malignidade e a ruptura esofágica são caracterizadas por predominância de isoenzimas salivares.

Pneumotórax

Pneumotórax é o acúmulo de ar no espaço pleural. Nesse caso, a pressão pleural torna-se positiva e há compressão do pulmão subjacente. Os pacientes com pneumotórax apresentam tipicamente dispneia de início súbito. Os achados incluem taquicardia, diminuição do murmúrio vesicular, frêmito tátil diminuído, atrito pleural, enfisema subcutâneo, hiper-ressonância e desvio traqueal para o lado oposto.

O diagnóstico pode ser feito com a obtenção de uma radiografia de tórax na posição ortostática, e a avaliação rápida pode ser obtida com ultrassonografia no local do atendimento (*point-of-care*).

Tipicamente, a pleura visceral se separa da pleura parietal, e o ar pode ser visto entre o revestimento pleural visceral e a caixa torácica. Uma radiografia expiratória final aumenta a densidade do pulmão enquanto reduz seu volume, destacando a diferença entre o parênquima pulmonar e o gás pleural.

O manejo de um pneumotórax significativo geralmente exige a inserção de um tubo de toracostomia e aspiração seguida por drenagem em selo d'água. No entanto, se o pneumotórax for pequeno e o paciente não estiver em sofrimento, a observação isolada pode ser indicada. Se não houver extravasamento contínuo de ar, como em uma fístula broncopleural, o ar pleural é reabsorvido no sangue com resolução do pneumotórax.

Um pneumotórax hipertensivo é uma emergência clínica que exige descompressão imediata por meio da colocação de um cateter torácico. O pneumotórax hipertensivo ocorre quando a pressão pleural atinge níveis suficientes para causar desvio do mediastino, compressão da veia cava e do coração e comprometimento hemodinâmico. Essa fisiologia implica extravasamento contínuo de ar no espaço pleural.

O pneumotórax é frequentemente associado a traumatismo contuso ou penetrante. No traumatismo penetrante, o ar pode extravasar para o espaço pleural através da parede torácica ou do pulmão. A ventilação mecânica também tem sido associada ao pneumotórax. Pacientes com doença pulmonar subjacente em ventilação mecânica podem desenvolver pneumotórax de forma aguda. Elevação súbita das pressões máximas das vias respiratórias associada à redução do murmúrio vesicular pode alertar o médico para essa complicação.

O pneumotórax pode ocorrer espontaneamente ou resultar secundariamente de doença pulmonar subjacente. Tipicamente, o pneumotórax espontâneo ocorre em homens altos, jovens e magros, presumivelmente como resultado da ruptura das bolhas apicais. Doenças pulmonares subjacentes que podem ser complicadas por pneumotórax incluem enfisema, fibrose cística, inflamação granulomatosa, pneumonia necrosante, fibrose pulmonar e abscesso pulmonar. O pneumotórax catamenial ocorre em mulheres que apresentam endometriose subpleural e diafragmática, com ruptura dos nódulos endometriais no momento da menstruação causando pneumotórax.

Mesotelioma

Os mesoteliomas malignos são neoplasias que surgem das membranas serosas das cavidades corporais. Oitenta por cento dos mesoteliomas se originam na pleura. Os indivíduos geralmente têm mais de 55 anos, e há uma associação com a exposição a asbesto (amianto) no passado distante. Os sintomas incluem dispneia, dor torácica e perda de peso.

O achado radiológico mais comum é um grande derrame pleural unilateral que pode opacificar completamente o hemitórax. Pode haver espessamento pleural circunferencial, geralmente associado a várias quantidades de placa pleural calcificada e derrames. A TC de tórax é o método não invasivo mais acurado para avaliar o estágio e a progressão do mesotelioma. A citologia do líquido pleural frequentemente é insuficiente para o diagnóstico, e a forma mais eficiente de obtenção de tecido é por meio de biopsia de fragmentos guiada por TC ou toracoscopia.

O prognóstico geral para pacientes com mesotelioma maligno é ruim. Nenhuma terapia específica emergiu como superior às medidas de suporte isoladas em termos de sobrevida.

DOENÇA MEDIASTINAL

Localização da lesão

O mediastino é a parte central da cavidade torácica entre os pulmões que contém o coração e a aorta, o esôfago, a traqueia, os linfonodos e o timo. O mediastino é limitado pelas duas cavidades pleurais lateralmente, o diafragma inferiormente e a entrada torácica superiormente.

O espaço mediastinal pode ser dividido em três compartimentos: anterior, médio e posterior. A localização de massas mediastinais em um desses compartimentos auxilia no diagnóstico diferencial (Figura 19.1).

O compartimento mediastinal anterior localiza-se anteriormente ao pericárdio e inclui o tecido linfático, o timo e as grandes veias. As lesões mais comumente encontradas no mediastino anterior são timomas, tumores de células germinativas, linfomas, tecido tireoidiano intratorácico e lesões paratireoidianas. Os timomas compreendem 20% das neoplasias do mediastino em adultos e são a neoplasia primária do mediastino anterior mais comum em adultos. Sinais e sintomas devidos à miastenia *gravis* podem afetar um terço dos pacientes com timomas. As lesões do mediastino médio incluem massas traqueais, cistos broncogênicos e pericárdicos, linfonodos aumentados e doença da aorta proximal (*i. e.*, aneurisma ou dissecção). As massas do mediastino posterior incluem tumores e cistos neurogênicos, meningocele, linfoma, aneurisma da aorta descendente e distúrbios esofágicos como divertículos e neoplasias.

Pacientes com linfoma sistêmico frequentemente apresentam envolvimento mediastinal, e 5 a 10% dos pacientes com linfoma apresentam lesões mediastinais primárias na apresentação clínica. Os cistos mediastinais podem surgir no pericárdio, nos brônquios, no esôfago ou no estômago, no timo e no ducto torácico e, embora benignos, podem provocar sinais e sintomas compressivos. Com frequência, o câncer de pulmão se apresenta com adenopatia mediastinal metastática e é um sinal de estágio avançado.

O tratamento de massa mediastinal depende da patologia subjacente. Muitos exigem ressecção cirúrgica, radioterapia, quimioterapia ou monitoramento cuidadoso ao longo do tempo.

Mediastinite

A inflamação das estruturas mediastinais pode ser aguda ou crônica. A mediastinite aguda é uma condição rapidamente progressiva devido à infecção, e mais comumente complica procedimentos cirúrgicos cardiotorácicos ou ocorre como resultado de traumatismo. Os exames de imagem do tórax podem mostrar alargamento do mediastino, pneumotórax ou hidrotórax. O tratamento exige identificação microbiológica, antibióticos, drenagem pleural e evacuação mediastinal.

A mediastinite crônica (*i. e.*, mediastinite fibrosante) é uma doença progressiva que resulta de infecções fúngicas ou granulomatosas, neoplasias, radioterapia, ocasionalmente medicamentos (como metisergida) ou pode ser idiopática. Os pacientes geralmente permanecem assintomáticos até que as estruturas vasculares, respiratórias ou neurológicas sejam afetadas; o estreitamento traqueobrônquico é a manifestação mais comum. O diagnóstico e o tratamento muitas vezes exigem intervenção cirúrgica, embora nenhum tratamento seja muito bem-sucedido.

DOENÇA DA PAREDE TORÁCICA

A parede torácica é composta pelas estruturas ósseas da caixa torácica, as articulações entre as costelas e as vértebras, o diafragma e outros músculos respiratórios. A função normal desta bomba ventilatória é necessária para trazer oxigênio da atmosfera para o corpo. Uma ampla gama de distúrbios neuromusculares e da parede torácica pode resultar em disfunção da bomba ventilatória. Esses distúrbios resultam tipicamente em disfunção restritiva caracterizada por redução da capacidade pulmonar total e da capacidade vital com volume residual normal. Pode ocorrer hipoventilação, resultando em hipercapnia, atelectasia e hipoxemia.

Doença esquelética

A cifoescoliose e a espondilite anquilosante são distúrbios que envolvem a coluna e suas articulações. O *pectus excavatum* envolve o esterno, o tórax instável afeta as costelas e a obesidade aumenta a massa de tecidos moles da parede torácica. Esses distúrbios afetam principalmente o sistema respiratório, enrijecendo seus tecidos. Desses distúrbios, a cifoescoliose provoca o comprometimento restritivo mais grave e a espondilite anquilosante e o *pectus excavatum* causam pouco comprometimento respiratório.

Cifoescoliose refere-se a um grupo de distúrbios caracterizados por curvatura excessiva da coluna vertebral no plano lateral (*i. e.*, escoliose) e no plano sagital (*i. e.*, cifose). O grau de curvatura pode ser avaliado medindo-se o ângulo de Cobb (Figura 19.2). Maiores graus de curvatura da coluna estão associados a maior restrição e risco aumentado de insuficiência respiratória (e-Figura 19.5).

A cifoescoliose pode ser idiopática, causada por doença neuromuscular ou associada a malformações vertebrais congênitas. A cifoescoliose idiopática é a forma mais comum, geralmente se manifestando no fim da infância ou início da adolescência e afetando mais o sexo feminino do que o masculino (proporção de 4:1). Acredita-se que seja

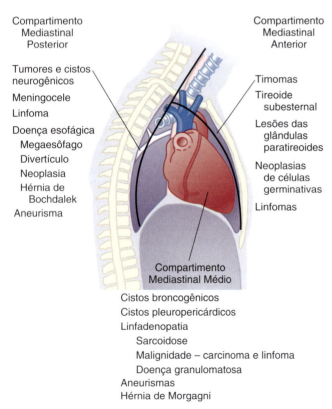

Figura 19.1 Massas do mediastino e suas localizações anatômicas.

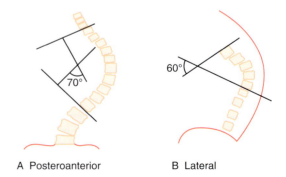

Figura 19.2 Representação esquemática das linhas construídas para medir o ângulo de Cobb de escoliose (**A**) e cifose (**B**).

uma condição multigênica com um padrão de herança autossômico ou ligado ao sexo e expressão fenotípica variável. Um defeito no gene de remodelamento da cromatina (*CHD7*) tem sido associado à cifoescoliose idiopática.

Para determinado grau de deformidade da coluna vertebral, indivíduos com cifoescoliose por doença neuromuscular apresentam maior comprometimento respiratório do que aqueles com cifoescoliose idiopática. Os fatores que contribuem para a insuficiência respiratória em pacientes com cifoescoliose incluem fraqueza muscular inspiratória, doença neuromuscular subjacente, distúrbios respiratórios do sono e compressão das vias respiratórias devido a distorção do parênquima pulmonar e torção das vias respiratórias.

O tratamento consiste em medidas gerais de suporte, como imunizações contra influenza e pneumococos, abandono do tabagismo, manutenção de peso corporal normal, oxigênio suplementar e tratamento de infecções respiratórias. É importante reconhecer a hipoventilação noturna porque pode ser tratada com ventilação não invasiva com pressão positiva. Isso geralmente é fornecido por máscara nasal ou facial completa. As indicações para a instituição de ventilação não invasiva incluem sintomas sugestivos de hipoventilação noturna, sinais de *cor pulmonale*, dessaturação noturna da oxi-hemoglobina ou $PaCO_2$ diurna elevada.

Obesidade

A obesidade é um importante problema de saúde que afeta crianças e adultos em todo o mundo. A gordura corporal geralmente constitui 15 a 20% da massa corporal em homens saudáveis e 25 a 30% da massa corporal em mulheres saudáveis. Em casos de obesidade, o teor de gordura corporal pode aumentar em até 500% nas mulheres e 800% nos homens. O grau de obesidade pode ser avaliado pelo índice de massa corporal, que é a razão entre o peso corporal (PC) em quilogramas e o quadrado da altura (A) em metros (PC/A^2). Indivíduos com IMC entre 18,5 e 24,9 kg/m² são normais e aqueles com IMC superior a 40 kg/m² são considerados obesos graves ou mórbidos.

Reduções na capacidade residual funcional e no volume de reserva expiratório são as anormalidades da função pulmonar mais comuns na obesidade, enquanto a capacidade vital e a capacidade pulmonar total podem estar apenas minimamente reduzidas. A obesidade promove a respiração em volumes pulmonares baixos, o que reduz a complacência pulmonar e aumenta o trabalho respiratório. Um subgrupo de indivíduos com obesidade hipoventila e torna-se hipercápnico. Quando a obesidade está associada à hipoventilação, ela é chamada de síndrome da obesidade-hipoventilação (*i. e.*, síndrome de Pickwick). O mecanismo subjacente à hipoventilação é desconhecido, mas pode resultar de fatores que reduzem a quimiossensibilidade do centro respiratório, como hipoxia, apneia do sono ou adipocinas como a leptina. As consequências mais importantes da hipoventilação crônica são a hipoxemia e a hipertensão pulmonar.

A ventilação noturna não invasiva com pressão positiva pode ajudar a reverter essas anormalidades. A perda de peso é a terapia ideal, mas nem sempre é alcançável, e a manutenção da perda de peso a longo prazo é ainda mais difícil. A farmacoterapia ou cirurgia bariátrica deve ser considerada para indivíduos obesos que não alcançam o controle de peso com métodos convencionais (*i. e.*, reorientação alimentar, atividade física aprimorada e terapia comportamental).

Paralisia do diafragma

O diafragma separa o tórax do abdome e é o principal músculo da inspiração. A fraqueza ou paralisia do diafragma pode envolver um ou ambos os hemidiafragmas. A paralisia unilateral do diafragma é mais comum do que a paralisia bilateral. As causas mais frequentes de paralisia unilateral incluem lesão traumática do nervo frênico, infecção por herpes-zóster, doença da coluna cervical e tumores compressivos. Os pacientes podem ser assintomáticos, ou a anormalidade pode ser um achado incidental de hemidiafragma elevado em uma radiografia de tórax (Figura 19.3). O diagnóstico é confirmado ao observar, na fluoroscopia, um movimento paradoxal para cima do diafragma afetado durante uma vigorosa manobra de fungadela (*sniffing*). Não há tratamento específico para esse distúrbio, mas ocasionalmente ocorre recuperação após a lesão inicial. Quando o paciente apresenta sintomas incapacitantes e elevação significativa do diafragma é observada na radiografia de tórax, a plicatura cirúrgica do diafragma pode proporcionar algum alívio dos sintomas.

A paralisia bilateral do diafragma é mais frequentemente observada no contexto de uma doença que produz fraqueza muscular generalizada ou doença do neurônio motor, como a esclerose lateral amiotrófica. Os resultados dos testes de função pulmonar estão associados a deficiências restritivas graves. Quando o paciente adota o decúbito dorsal, pode haver redução adicional ($\leq 50\%$) da capacidade vital. Não é surpreendente que a ortopneia seja um sintoma especialmente proeminente, e os pacientes, muitas vezes, tenham dificuldade para dormir em decúbito dorsal. Os pacientes também se queixam de dispneia ao inclinar o corpo ou levantar objetos.

A paralisia bilateral do diafragma pode ser difícil de diagnosticar. A restrição evidenciada pelos resultados dos testes de função pulmonar é inespecífica, assim como o achado de baixos volumes pulmonares nas radiografias de tórax. O exame fluoroscópico do diafragma durante manobra de *sniffing* (fungadela) pode produzir resultados falso-negativos e falso-positivos. A medida da pressão transdiafragmática é o padrão-ouro, mas é um pouco invasiva, exigindo a colocação de cateteres no esôfago e no estômago. Alternativamente, a ultrassonografia em modo B do diafragma na zona de aposição é um meio não invasivo muito útil para diagnosticar a paralisia do diafragma porque consegue avaliar diretamente o espessamento do músculo do diafragma (ou a falta dele).

O tratamento deve abordar a doença subjacente, que pode ou não ser reversível. Se a paralisia for idiopática ou causada por amiotrofia nevrálgica (*i. e.*, neurite do plexo braquial), mais de 50% dos indivíduos podem se recuperar. A estimulação do nervo frênico pode ser usada em pacientes com lesão raquimedular acima de C3 e a ventilação não invasiva com pressão positiva pode ser usada para tratar pacientes com hipoventilação noturna. A plicatura do diafragma não está indicada em pacientes com paralisia bilateral do diafragma.

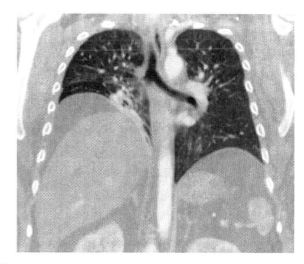

Figura 19.3 Tomografia computadorizada de paciente com paralisia unilateral do hemidiafragma direito e atelectasia do lobo inferior direito associada.

PERSPECTIVAS PARA O FUTURO

Numerosos avanços podem ser esperados no tratamento de indivíduos com doenças pleurais, mediastinais e da parede torácica. O progresso na análise do líquido pleural, usando novos biomarcadores e testes de amplificação de ácidos nucleicos, pode levar a um diagnóstico mais rápido e preciso de derrames pleurais tuberculosos. Ensaios de marcadores tumorais no líquido pleural e análise cromossômica são desenvolvimentos promissores para a diferenciação de derrames malignos de não malignos. O mesotelioma permanece resistente às abordagens terapêuticas tradicionais, mas a evolução da tecnologia centrada na terapia gênica pode produzir uma nova modalidade de tratamento.

Melhor visualização das estruturas mediastinais pode ser alcançada à medida que a ressonância magnética (RM) evolui e se torna mais rotineiramente aplicada ao exame do tórax. Traçadores moleculares direcionados a receptores ou proteínas tumorais podem ser usados com técnicas de RM e tomografia por emissão de pósitrons (PET) para diferenciar melhor massas mediastinais malignas de benignas.

A ventilação noturna não invasiva continua sendo a pedra angular da terapia para pacientes com doença da parede torácica e doenças neuromusculares, mas a adesão pode ser problemática. A evolução contínua das técnicas de ventilação não invasiva noturna pode melhorar a adesão ao tratamento e a aplicação dessa técnica em pacientes com síndrome de obesidade-hipoventilação pode reduzir a morbidade e a mortalidade para eles.

Pacientes com paralisia do diafragma devido a lesões na medula espinal cervical alta podem se beneficiar dos avanços na estimulação intramuscular do diafragma. Essa técnica é um meio alternativo de tratamento da insuficiência respiratória nesses indivíduos e em outros com paralisia do diafragma.

Para uma discussão mais profunda sobre esse tópico, ver Capítulo 92, "Doenças do Diafragma, da Parede Torácica, da Pleura e do Mediastino", em *Goldman-Cecil Medicina*, 26ª edição.

LEITURA SUGERIDA

Brixey AG, Light RW: Pleural effusions occurring with right heart failure, Curr Opin Pulm Med 17:226-231, 2011.

Colice GE, Curtis A, Deslauriers J, et al: Medical and surgical treatment of parapneumonic effusions: an evidence-based guideline, Chest 18:1158-1171, 2000.

Davies HE, Davies RJ, Davies CW, BTS Pleural Disease Guideline Group: Management of pleural infection in adults: British Thoracic Society Pleural Disease Guideline 2010, Thorax 65: 2010.

Duwe BV, Sterman DH, Musani AI: Tumors of the mediastinum, Chest 128:2893-2909, 2005.

Gottesman E, McCool FD: Ultrasound evaluation of the paralyzed diaphragm, Am J Respir Crit Care Med 155:1570-1574, 1997.

Heffner JE, Klein JS: Recent advances in the diagnosis and management of malignant pleural effusions, Mayo Clin Proc 83:235-250, 2008.

Jankowich MD, Gartman EJ, editors: Ultrasound in the intensive care unit, New York, 2015, Humana Press.

Light RW: The undiagnosed pleural effusion, Clin Chest Med 27:309-319, 2006.

McCool FD, Tzelepis GE: Current clinical aspects of diaphragm dysfunction, N Engl J Med 366:932-942, 2012.

Rahman NM, Maskell NA, West A, et al: Intrapleural use of tissue plasminogen activator and DNase in pleural infection, N Engl J Med 365:518-526, 2011.

Stafanidis K, Dimopolous S, Nanas S: Basic principles and current applications of lung ultrasonography in the intensive care unit, Respirology 16:249-256, 2011.

Tzelepis GE, McCool FD: Nonmuscular diseases of the chest wall. In Grippi MA, et al, editors: Fishman's Pulmonary Diseases and Disorders, 5th ed, McGraw-Hill, 2015.

Yusen RD: Medical and surgical treatment of parapneumonic effusions: an evidence-based guideline, Chest 118:1158-1171, 2000.

20

Insuficiência Respiratória

Andrew E. Foderaro, Abhinav Kumar Misra

INTRODUÇÃO

A principal função de nossos pulmões e sistema respiratório é a troca gasosa – absorção de oxigênio e eliminação de dióxido de carbono produzido pelo corpo. A incapacidade súbita de realizar uma ou ambas as funções resulta em insuficiência respiratória aguda (IRA). O comprometimento da absorção de oxigênio se manifestará como hipoxemia (tensão arterial de oxigênio [PaO_2]) < 55 a 60 mmHg) em que o comprometimento da eliminação de dióxido de carbono (ventilação) se manifesta por hipercapnia e acidose respiratória (tensão arterial de dióxido de carbono [$PaCO_2$] > 45 mmHg). A IRA é uma das causas mais comuns de admissão em uma unidade de terapia intensiva (UTI). A incidência anual de IRA nos EUA é de cerca de 330.000 casos e acarreta morbidade e mortalidade significativas em curto e longo prazos. A taxa de mortalidade aumenta com a idade, comorbidades, choque ou falência de múltiplos órgãos. Com o envelhecimento da população nos EUA, espera-se que a incidência de IRA aumente.

FISIOPATOLOGIA

A insuficiência respiratória pode ser classificada como aguda quando os distúrbios ocorrem ao longo de horas a dias, ou crônica quando os distúrbios ocorrem mais lentamente por um longo período de tempo. Agudização implica deterioração aguda em alguém com insuficiência respiratória crônica preexistente. O sistema respiratório consiste em duas partes distintas: o pulmão (o órgão de troca gasosa) com o parênquima pulmonar e a interface alveolocapilar, e a bomba ventilatória que compreende o pulmão e a parede torácica (os músculos respiratórios e as vias respiratórias que controlam a ventilação).

O controle respiratório é mantido por centros respiratórios neuronais centrais no bulbo encefálico, incluindo os grupos respiratórios dorsal (GRD) e ventral (GRV). O GRD estimula o diafragma e os músculos intercostais a se contraírem, causando inspiração, e, quando a atividade cessa, resulta em expiração. O GRV está envolvido na inspiração e na expiração forçadas pelos músculos acessórios da respiração. O segundo centro respiratório está localizado na ponte e consiste no centro pneumotáxico e apnêustico. Esses neurônios estão envolvidos no controle da frequência e da profundidade da respiração. Junto com o controle central existem quimiorreceptores periféricos localizados nos corpos carotídeos, bem como corpos aórticos monitorando constantemente a acidez e os níveis de PaO_2. Após a estimulação dos músculos respiratórios, os músculos se contraem, gerando uma pressão intrapleural negativa (subatmosférica). Isso estabelece um gradiente de pressão que leva o fluxo de ar em direção aos alvéolos, onde o oxigênio se difunde pela interface alveolocapilar e forma a oxi-hemoglobina. O aporte de oxigênio aos tecidos não depende apenas da mecânica respiratória, mas também da hemoglobina e do débito cardíaco.

A troca gasosa eficiente em nossos pulmões depende da ventilação alveolar e do fluxo sanguíneo pulmonar. Essa relação é conhecida como relação ventilação-perfusão ($\dot{V}/\dot{Q}$). Quando há ventilação alveolar sem fluxo sanguíneo, portanto, sem troca gasosa, isso é chamado de ventilação de espaço morto. O espaço morto consiste em espaço morto anatômico (via respiratória superior) e espaço morto fisiológico (ventilação excedendo a perfusão). No caso do espaço morto fisiológico, a razão $\dot{V}/\dot{Q}$ aproxima-se do infinito. O aumento da ventilação fisiológica do espaço morto pode ser observado quando a interface alveolocapilar é rompida, como no enfisema, quando o fluxo sanguíneo pulmonar é reduzido, como no baixo débito cardíaco, ou quando os alvéolos estão hiperdistendidos devido à ventilação com pressão positiva. Alternativamente, o fluxo sanguíneo que excede a ventilação pode fazer com que parte do fluxo sanguíneo não participe das trocas gasosas, levando ao *shunt* intrapulmonar. O verdadeiro *shunt* ocorre quando a razão $\dot{V}/\dot{Q}$ é igual a 0. A fração do débito cardíaco que não participa das trocas gasosas é conhecida como fração do *shunt*, geralmente inferior a 10%. O aumento da fração de *shunt* pode ser observado quando as pequenas vias respiratórias estão ocluídas (p. ex., asma), os alvéolos colapsam (p. ex., atelectasia), em doenças de enchimento alveolar (p. ex., pneumonia, edema pulmonar) ou por desvio do leito capilar (p. ex., malformações arteriovenosas).

Idealmente, o oxigênio presente nos alvéolos se equilibra com o sangue arterial. A diferença entre as pressões parciais de oxigênio no espaço alveolar e no sangue arterial é conhecida como gradiente A-a. Esse gradiente pode ser facilmente calculado com a ajuda da equação do gás alveolar:

$$\text{Gradiente A–a} = P_{A O_2} - P_{a O_2}$$
$$P_{A O_2} = P_{I O_2} - (P_{A CO_2}/QR)$$

Aqui, $P_{A O_2}$ representa a pressão parcial de oxigênio no espaço alveolar, $P_{a O_2}$ representa a pressão parcial de oxigênio no sangue arterial, $P_{I O_2}$ é a pressão parcial de oxigênio no gás inalado, $P_{A CO_2}$ é a pressão parcial de dióxido de carbono no espaço alveolar e QR é o quociente respiratório (a razão produção de CO_2/consumo de O_2). Em um indivíduo saudável ingerindo uma dieta mista, o quociente respiratório é de 0,8. Além disso, a $P_{A CO_2}$ pode ser substituída pela pressão parcial de dióxido de carbono no sangue arterial ($PaCO_2$) à medida que o CO_2 se difunde eficientemente.

$$P_{A O_2} = FiO_2 (P_A - P_{H_2O}) - (PaCO_2/QR)$$

FiO_2 é a fração de oxigênio, P_A é a pressão atmosférica e P_{H_2O} é a pressão parcial do vapor de água. Assim, para um jovem normal e saudável respirando ar ambiente ao nível do mar, a equação do gradiente A-a seria a seguinte:

$$\text{Gradiente A–a} = [FiO_2 (P_A - P_{H_2O}) - (PaCO_2/QR)] - P_{a O_2}$$
$$\text{Gradiente A–a} = [0,21 (760 - 47) - 40/0,8] - 90 = 10$$

É importante notar que o gradiente A-a aumenta em função da idade. Quando os pacientes são ventilados, sua pressão média nas vias respiratórias precisa ser adicionada à pressão atmosférica em caso de ventilação com pressão positiva.

CLASSIFICAÇÃO DA INSUFICIÊNCIA RESPIRATÓRIA

Existem várias maneiras de classificar a insuficiência respiratória. Uma breve classificação baseada no sistema de órgãos pode ser encontrada na Tabela 20.1.

Tipo I: Insuficiência respiratória hipoxêmica

Os mecanismos que causam PaO_2 mais baixa estão listados na Tabela 20.2. Os dois primeiros mecanismos, baixa inspiração de oxigênio e hipoventilação, levam a baixa PaO_2 via baixa PAO_2, portanto, o gradiente A-a é normal. Geralmente é fácil eliminar os dois primeiros mecanismos no cenário clínico. A hipoventilação pode ser descartada se não houver hipercapnia na gasometria arterial, porque a $PACO_2$ elevada resulta em aumento da $PACO_2$ e PAO_2 mais baixa (ver a equação do gás alveolar descrita anteriormente).

Tabela 20.1 Classificação de insuficiência respiratória.

Sistema de órgãos	Doença

Respiratório	Obstrução das vias respiratórias superiores
	Doença obstrutiva das vias respiratórias
	  DPOC
	  Asma
	Parênquima pulmonar
	  Pneumonia
	  SDRA (SARA)
	  Exacerbação de DPI
	  Hemorragia pulmonar
	  Proteinose alveolar

Vascular pulmonar	Tromboembolismo pulmonar Hipertensão pulmonar *Shunts* intrapulmonares direita-esquerda
Cardíaco	Edema pulmonar cardiogênico *Shunts* intracardíacos direita-esquerda
Neuromuscular	Miastenia *gravis* ELA Síndrome de Guillain-Barré

Sistema nervoso central	Diminui o impulso respiratório
	  Medicamentos sedativos
	  Opioides
	Lesão no tronco encefálico
	  Lesão volumosa
	  AVE
	  Traumatismo

AVE, acidente vascular encefálico; *DPI*, doença pulmonar intersticial; *DPOC*, doença pulmonar obstrutiva crônica; *SARA*, síndrome de angústia respiratória aguda; *SDRA*, síndrome do desconforto respiratório agudo.

Tabela 20.2 Mecanismos que causam menor pressão parcial no sangue arterial (PaO_2).

Etiologias da hipoxia	Gradiente A-a observado
Oxigênio inspirado baixo	Normal
Hipoventilação	Normal
Desequilíbrio ventilação-perfusão	Elevado
Shunt	Elevado
Comprometimento da difusão	Elevado

Os outros três mecanismos resultam em gradiente A-a elevado. Desequilíbrio $\dot{V}/\dot{Q}$ e *shunt* são essencialmente uma parte do mesmo espectro com *shunt* refletindo a versão extrema do desequilíbrio $\dot{V}/\dot{Q}$. A administração de oxigênio suplementar melhorará a PaO_2. O oxigênio suplementar não consegue corrigir a hipoxemia induzida pelo *shunt* puro porque o sangue simplesmente não passa pelos alvéolos, seja o desvio físico ou funcional. O comprometimento da difusão geralmente não é clinicamente muito importante porque o transporte de oxigênio através da interface alveolocapilar não se limita à difusão, mesmo em indivíduos com doença intersticial preexistente.

Tipo II: Insuficiência respiratória hipercárbica

Isso representa a incapacidade dos pulmões de remover CO_2 suficiente, devido à menor ventilação alveolar ou, menos comumente, à maior produção de dióxido de carbono devido a estados hipermetabólicos, como sepse, superalimentação ou febre. A ventilação minuto é o produto da frequência respiratória pelo volume corrente. A ventilação do espaço morto, tanto anatômico (nas vias respiratórias superiores) quanto fisiológico (áreas onde a ventilação excede a perfusão), não participa da eliminação do CO_2. A ventilação alveolar total é determinada pela diferença entre a ventilação total por minuto e a ventilação do espaço morto. Como resultado, tanto a diminuição do volume corrente quanto o aumento do espaço morto levarão à hipercapnia.

Existem três causas principais de insuficiência ventilatória ou hipercárbica: (1) redução do impulso respiratório central devido a sedativos, superdosagem de medicamentos/drogas ou estado patológico do bulbo; (2) defeito mecânico na parede torácica (p. ex., cifoescoliose, tórax instável), distúrbios dos nervos ou junções neuromusculares, como miastenia *gravis*, esclerose lateral amiotrófica ou distúrbios dos músculos respiratórios (p. ex., miopatias); (3) fadiga muscular geralmente observada ao trabalhar contra carga inspiratória aumentada, como quando há hiperinsuflação ou frequência aumentada, de modo que esses músculos não são mais capazes de gerar pressão pleural negativa suficiente para manter os volumes correntes ou a frequência respiratória necessária. Várias etiologias de insuficiência respiratória hipercárbica aguda estão resumidas na Tabela 20.3.

Manifestações clínicas

As manifestações clínicas comuns da insuficiência respiratória aguda incluem taquicardia, taquipneia, ansiedade e cianose. Para que um paciente tenha cianose, ele precisa ter 3 a 5 dℓ de hemoglobina desoxigenada, que geralmente corresponde a 80% de saturação capilar periférica de oxigênio (SpO_2). Os pacientes podem não estar taquipneicos se forem medicados com sedativos ou opioides. O estado mental alterado também é um achado comum. Na hipercapnia aguda, os pacientes podem apresentar aumento da sonolência, cefaleia, fala arrastada e, por fim, coma.

A radiografia de tórax é essencial e mostra um dos três achados: (1) normal ou relativamente normal, quando são aventadas etiologias como distúrbios das vias respiratórias, *shunts* direita-esquerda, embolia pulmonar e distúrbios neuromusculares; (2) infiltrados focais compatíveis com pneumonia ou aspiração; (3) infiltrados difusos como na síndrome do desconforto respiratório agudo (SDRA) e nas crises de doença pulmonar intersticial. A avaliação inicial para suspeita de insuficiência respiratória também deve incluir gasometria para pesquisar hipoxia. Se houver hipoxia, o cálculo do gradiente A-a pode direcionar o diagnóstico etiológico. Se um paciente apresentar hipercarbia, isto é suficiente para causar hipoxemia? Neste caso, o gradiente A-a deve permanecer normal. Se o gradiente A-a estiver elevado, é provável que esteja ocorrendo desequilíbrio $\dot{V}/\dot{Q}$ ou um *shunt*. Essas são geralmente as causas mais comuns de insuficiência respiratória.

Tabela 20.3 Causas de insuficiência respiratória hipercárbica.

Etiologia	Situação clínica
Impulso do SNC diminuído	Medicamentos: sedativos, opioides
	Lesões do tronco encefálico/bulbo
	Distúrbio respiratório do sono
	Hipotireoidismo
Comprometimento da transmissão neuromuscular	Lesão da medula espinal
	Lesão do nervo frênico
	Doença desmielinizante: ELA
	Neurotoxinas: tétano, botulismo
	Distúrbios da junção neuromuscular (p. ex., miastenia *gravis*, envenenamento por organofosforados)
	Anormalidades musculares: miopatias degenerativas
Doença da parede torácica	Cifoescoliose
	Tórax instável
	Obesidade
	Comprometimento pleural: pneumotórax, derrame pleural
	Ruptura diafragmática
Doença pulmonar	Obstrução das vias respiratórias superiores
	Doenças obstrutivas
	Asma
	DPOC
	Processo de enchimento alveolar
	Edema pulmonar
	Atelectasia
	Tromboembolismo pulmonar
	Bronquiectasia

DPOC, doença pulmonar obstrutiva crônica; *SNC*, sistema nervoso central.

Princípios de manejo

Os diagnósticos diferenciais para insuficiência respiratória aguda são extensos; portanto, as estratégias específicas de manejo dependem da correção da causa subjacente. Como parte do manejo inicial, deve-se assegurar que as vias respiratórias estejam desobstruídas, e que o paciente esteja respirando e tenha circulação estável. Estratégias para suplementar o oxigênio e melhorar a oxigenação e a ventilação continuam sendo os pilares dos cuidados de suporte até que a etiologia seja resolvida.

Sistemas de administração de oxigênio

Existem numerosos sistemas de administração de oxigênio. Cada um desses sistemas é caracterizado pelo mecanismo de administração, alguns dos quais limitam a concentração de oxigênio (FiO_2) que pode ser administrada. A taxa de fluxo inspiratório normal em repouso é de 15 ℓ/min, que é misturado com o fluxo fornecido pelo dispositivo de fornecimento de O_2. A cânula nasal é um dos sistemas de administração mais comumente e amplamente aceito. A cânula nasal fornece 1 a 6 ℓ/min de 100% de FiO_2, que é misturado com o ar ambiente. Em repouso, podem fornecer uma FiO_2 de 24 a 40% (oxigênio da cânula nasal misturado com ar ambiente). Embora essa modalidade seja amplamente aceita pelos pacientes, seu uso tem limitações no cenário agudo devido à incapacidade de atingir altas concentrações de FiO_2. As máscaras faciais padrão são sistemas de reservatório com 100 a 200 mℓ ao redor do rosto do paciente. Estes usam 5 a 10 ℓ de fluxo

para fornecer 35 a 50% de FiO_2 aos pacientes, o que é variável dependendo da taxa de fluxo em que o paciente está respirando. Estes precisam de um fluxo mínimo de cerca de 5 ℓ para eliminar os gases exalados. Quando um dispositivo de entrada de ar está conectado, a FiO_2 pode ser regulada independentemente do fluxo. A entrada de ar cria um fluxo de gás de alta velocidade, estreitando a saída do oxigênio, criando uma diferença de pressão que leva o ar ambiente a se misturar com o oxigênio. Quanto maior o fluxo, maior a força para "puxar" o ar ambiente, mantendo a FiO_2 constante. Esse fenômeno foi anteriormente atribuído ao efeito Venturi, emprestando a essas máscaras o nome de máscaras de Venturi ou máscaras de Venti. Essas máscaras fornecem 24 a 50% de FiO_2 de forma constante, independentemente das taxas de fluxo.

As máscaras não reinalantes são outra forma de sistema de reservatório com bolsas de reservatório anexadas de 600 a 1.000 mℓ. Enquanto a bolsa estiver inflada, os pacientes respiram o ar contido principalmente na bolsa. As máscaras são equipadas com acessos expiratórios unidirecionais para possibilitar a saída do ar expirado, mas não permitem que o ambiente se misture com o oxigênio na bolsa reservatório. Em configurações ideais, essas máscaras conseguem fornecer alta FiO_2 de até 100%; no entanto, devido a extravasamentos por vedação inadequada, a FiO_2 verdadeira geralmente está próxima de 80%.

Cânula nasal de alto fluxo

A cânula nasal de alto fluxo (CNAF) consegue fornecer 40 a 60 ℓ/min de gás aquecido e umidificado. Um misturador de oxigênio conectado ao circuito possibilita a titulação precisa de FiO_2 variando de 21 a 100%. Para realmente corresponder à FiO_2 alveolar, o fluxo da CNAF deve ser igual ao fluxo do paciente. A CNAF também cria uma depuração dependente do fluxo de dióxido de carbono das vias respiratórias superiores. Em estudos randomizados, a CNAF demonstrou gerar pressão positiva nas vias respiratórias entre 0,35 (boca aberta) e 0,69 (boca fechada) cmH_2O para cada 10 ℓ/min de fluxo. Essa pressão é maior na fase expiratória da respiração, quase se comportando como pressão expiratória final positiva (PEFP). Ajuda no recrutamento de alvéolos e pode ser mais pronunciada em pessoas com índice de massa corporal (IMC) mais alto. A CNAF demonstrou melhorar a complacência pulmonar, reduzir a frequência respiratória e aumentar o volume corrente em até 10%. A natureza aquecida e umidificada do gás inalado leva ao aumento da depuração mucociliar, como demonstrado em pacientes com bronquiectasias. Os efeitos fisiológicos da CNAF estão resumidos na Tabela 20.4.

Os princípios e o mecanismo de ação fazem da CNAF um dispositivo de fornecimento de oxigênio muito promissor. Em vários estudos observacionais prospectivos, ela foi associada à redução da frequência respiratória, frequência cardíaca, uso de músculos acessórios e escores

Tabela 20.4 Benefícios fisiológicos da cânula nasal de alto fluxo.

Oxigenação melhorada

Diminuição do espaço morto anatômico

Diminuição da geração de dióxido de carbono

Geração de pressão positiva nas vias respiratórias nasofaríngea e traqueal

Volumes pulmonares aumentados

Melhor trabalho respiratório

Precondicionamento do gás inspirado (aquecido e umidificado)

Melhor depuração de secreções

Conforto superior

Redução da entrada de ar ambiente

de dispneia em pacientes de UTI e muitas vezes é mais bem tolerada do que os dispositivos de ventilação com pressão positiva nas vias respiratórias de dois níveis. Parke et al. conduziram um estudo prospectivo randomizado em pacientes de UTI com IRA hipoxêmica leve a moderada e demonstraram menos dessaturações e menos necessidade de ventilação não invasiva (VNI) em comparação com máscaras faciais; no entanto, até recentemente, o efeito da CNAF nas taxas de intubação e mortalidade não era conhecido. No estudo FLORALI, a CNAF apresentou menor mortalidade e maior número de dias livres de ventilação mecânica, embora em análises secundárias. Em contraste com o estudo FLORALI, os resultados do estudo HOT-ER concluíram que a CNAF não foi superior à oxigenoterapia convencional, embora a taxa de intubação no grupo CNAF tenha sido menor – 5,5% *versus* 11,6% no grupo de oxigenoterapia convencional –, mas não atingiu significância estatística ($P = 0,053$). Em metanálise, a CNAF foi associada a uma taxa muito menor de intubação e, como tal, deve ser considerada terapia de primeira linha em pacientes com insuficiência respiratória hipoxêmica aguda.

Em outros grupos populacionais, estudos retrospectivos não encontraram diferença na mortalidade entre CNAF e VNI em pacientes imunossuprimidos com IRA. Em pacientes com câncer e pacientes que fizeram transplante de pulmão, a CNAF foi associada a menores mortalidade e taxas de intubação quando comparada à oxigenoterapia convencional. A CNAF não era efetiva como terapia de resgate em caso de fracasso da VNI e da oxigenoterapia convencional, sugerindo benefício do uso precoce. Em 2014, Maggiore et al. mostraram que a CNAF a 50 ℓ/min por 48 horas, quando aplicada a uma população de pacientes de alto risco que passou em um teste de respiração espontânea, mas tinha uma relação PaO_2/FiO_2 inferior a 300, teve taxas de reintubação muito mais baixas a 3,8% *versus* 21% (máscara de Venturi). Expandindo esse estudo, em 2016 Hernandez et al. mostraram que isso é verdade mesmo em uma população de baixo risco com taxas de reintubação de 4,9% em CNAF em comparação com 12,2% no grupo de terapia convencional. O número necessário para tratar para evitar uma reintubação foi de 14. A CNAF não demonstrou ser superior a terapia convencional ou VNI em pacientes de cirurgia cardíaca ou pós-cirurgia abdominal. Pode ser usada como uma ferramenta de pré-oxigenação durante a intubação.

Os pacientes que estão falhando na CNAF precisam ser imediatamente intubados para ventilação mecânica invasiva. Atrasar a intubação por mais de 48 horas mostrou estar associado ao aumento da mortalidade. Sinais de mau prognóstico incluem taquipneia persistente, hipoxia, respiração assíncrona, acidose com pH menor que 7,25, falência de órgãos não pulmonares ou hipotensão.

Ventilação mecânica

Até a década de 1950, o "pulmão de ferro" e outras formas de ventilação com pressão negativa eram as formas mais comuns de ventilação mecânica, especialmente fora do centro cirúrgico. No entanto, durante a epidemia de poliomielite na Europa em 1955, foi demonstrado o benefício na mortalidade, bem como a segurança fora dos conjuntos de anestesia da ventilação invasiva com pressão positiva, levando ao aumento do uso da ventilação com pressão positiva. Na década de 1980, a ventilação não invasiva começou a ser utilizada para pacientes com insuficiência respiratória crônica e, por fim, passou do ambulatório para a internação. Desde então, tornou-se cada vez mais popular, com aumento de até 400% no uso comparado há 20 anos.

Ventilação não invasiva

A VNI não utiliza interface invasiva, como a intubação endotraqueal. Ela usa vários tipos de interfaces não invasivas, incluindo máscaras oronasais, máscaras faciais inteiras e cateteres nasais. O sucesso da VNI depende da tolerabilidade, bem como da vedação fornecidas pela interface. Existem essencialmente dois modos de ventilação: pressão positiva constante nas vias respiratórias (CPAP, do inglês *constant positive airway pressure*) e pressão positiva em dois níveis das vias respiratórias (BiPAP, do inglês *bilevel positive airway pressure*).

A CPAP fornece pressão positiva constante enquanto o paciente respira espontaneamente. O grau de suporte ventilatório fornecido por este modo é limitado. Não promove aumento nos volumes correntes. É benéfica para pacientes sem doença pulmonar obstrutiva, como hipoventilação por obesidade e pacientes com edema pulmonar cardiogênico. A BiPAP fornece duas pressões distintas durante as diferentes fases da respiração. Durante a inspiração, ela fornece uma pressão mais alta chamada pressão inspiratória positiva nas vias respiratórias (IPAP, do inglês *inspiratory positive airway pressure*) e, durante a expiração, mantém uma pressão mais baixa nas vias respiratórias, que mantém constantemente, chamada pressão expiratória positiva nas vias respiratórias (EPAP, do inglês *expiratory positive airway pressure*). A EPAP é essencialmente igual à CPAP, com a IPAP fornecendo uma diferença de pressão que auxilia durante a inspiração e fornece suporte ventilatório. Como essas duas modalidades aumentam a pressão média das vias respiratórias, elas ajudam no recrutamento alveolar até certo ponto e têm um papel no suporte hemodinâmico a pacientes com insuficiência cardíaca.

A VNI tem vantagens distintas sobre a ventilação mecânica invasiva. É importante ressaltar que elimina a intubação e elimina o risco de traumatismo das vias respiratórias superiores por intubação. Além disso, reduz o desconforto do paciente, reduz o risco de pneumonia associada ao ventilador (PAV) e preserva a perviedade das vias respiratórias. Os pacientes podem receber pausas na ventilação para possibilitar a comunicação, comer e beber normalmente. Existem várias etiologias específicas em que a VNI se tornou a terapia de primeira linha, que serão discutidas adiante. Existem situações clínicas específicas em que a VNI é contraindicada e os médicos devem passar para a ventilação mecânica invasiva (VMI). Estes estão resumidos na Tabela 20.5.

Insuficiência respiratória hipercápnica. Há fortes recomendações para o uso de VNI em casos de exacerbações agudas da doença pulmonar obstrutiva crônica (DPOC) com IRA leve e moderada com pH entre 7,25 e 7,35 e $PaCO_2$ maior que 45, apesar da terapia médica padrão. O início precoce da VNI demonstrou reduzir as taxas de intubação e o tempo de hospitalização, bem como a taxa de mortalidade. Embora o pH seja o determinante mais importante, outros fatores clínicos como taquipneia, gravidade da dispneia e uso de músculos acessórios também devem ser considerados. Embora o mecanismo de insuficiência respiratória durante as exacerbações da asma se assemelhe à exacerbação da DPOC, a obstrução das vias respiratórias é menos homogênea e há maior risco de hiperinsuflação dinâmica.

Tabela 20.5 Contraindicações para ventilação não invasiva.	
Contraindicações absolutas	**Contraindicações relativas**
Parada cardiopulmonar	Hemodinamicamente instável
Cirurgia/traumatismo facial	Encefalopatia
Obstrução das vias respiratórias superiores	Agitado ou não cooperativo
Vômito	Incapaz de proteger as vias respiratórias
Hemorragia digestiva alta	Secreções excessivas
	Falência de múltiplos órgãos
	Deficiência de deglutição
	Incapacidade de remover fisicamente a máscara

Capítulo 20 Insuficiência Respiratória

As evidências para usar VNI, neste caso, não são tão convincentes. Provavelmente há uma janela estreita para tentar a VNI e, se a insuficiência respiratória não melhorar, prosseguir com a VM invasiva.

Em pacientes com bronquiectasia, como pacientes com fibrose cística, a VNI demonstrou reduzir a carga sobre os músculos respiratórios, bem como melhorar a hipoventilação alveolar. A VNI deve ser iniciada se os pacientes apresentarem hipercapnia na fase estável ou durante uma exacerbação. Pode ser uma terapia de suporte valiosa como uma ponte para o transplante de pulmão. Semelhante a esta população de pacientes, em pacientes com doença neuromuscular, o comprometimento da bomba respiratória tem participação fundamental na hipoventilação alveolar. Isso geralmente se apresenta inicialmente como hipoventilação noturna, piorando gradualmente à medida que a doença progride e levando a fraqueza dos músculos inspiratórios, diminuição da complacência da parede torácica e falha na eliminação de secreções. A combinação de VNI com terapias de desobstrução das vias respiratórias pode atrasar a intubação.

Insuficiência respiratória hipoxêmica. Vários estudos desde a década de 1980 analisaram a VNI em pacientes com edema pulmonar cardiogênico. O uso de ambas as formas de VNI (CPAP e BiPAP) mostrou diminuição da taxa de mortalidade e diminuição da necessidade de intubação em pacientes com IRA por edema pulmonar cardiogênico e tem sido recomendado como terapia de primeira linha nas diretrizes da ATS 2017; no entanto, a VNI deve ser usada com cautela em pacientes com síndromes coronarianas agudas e choque cardiogênico porque há uma chance discretamente maior de infarto agudo do miocárdio.

As diretrizes recomendam o uso de VNI em pacientes pós-cirúrgicos que desenvolvem IRA. O uso de CPAP e BiPAP reduz as taxas de intubação, infecções hospitalares, bem como a taxa de mortalidade, uma vez descartadas as complicações cirúrgicas.

Dado o menor risco de PAV, a VNI foi sugerida em pacientes imunocomprometidos com análises agrupadas mostrando benefício e menores riscos de intubação; no entanto, alguns estudos mostraram benefício da CNAF em comparação com a VNI. Em pacientes com IRA de etiologia desconhecida, a VNI não é recomendada. Existem múltiplas desvantagens a serem consideradas e os efeitos positivos da VNI no recrutamento alveolar são perdidos com qualquer interrupção na terapia. A VNI pode mascarar a deterioração clínica e retardar as intubações, bem como causar lesão pulmonar se os volumes correntes forem muito altos. Em pacientes com hipoxia grave com razão PaO_2/FiO_2 inferior a 150, o uso de VNI demonstrou ter maior taxa de mortalidade.

O sucesso da VNI depende da doença subjacente. Distúrbios como exacerbação da DPOC e edema cardiogênico são mais responsivos do que a insuficiência respiratória hipoxêmica de etiologia desconhecida. Acidose grave basal (pH < 7,25), hipoxia grave, desconforto respiratório com frequência respiratória alta persistente (maior que 25 incursões/min) e falência de órgãos não pulmonares foram associados ao fracasso da VNI. Vários fatores de risco para o fracasso da VNI estão resumidos na Tabela 20.6.

Ventilação mecânica invasiva. A VMI é a assistência ventilatória com pressão positiva com a ajuda de uma traqueostomia ou tubo endotraqueal conectado a um ventilador. Nos EUA, cerca de 800.000 pacientes recebem VMI anualmente. A operação fundamental de um ventilador envolve quatro fases: (1) A fase de disparo inicia a respiração. Isso pode ser controlado alterando os acionadores predefinidos, como fluxo ou pressão no circuito, ou por tempo (acionado por tempo) quando a ventilação é totalmente controlada. (2) A fase-alvo em que a pressão ou fluxo é mantido pelo ventilador. (3) A fase cíclica determina o fim da fase inspiratória. Assim que a variável – fluxo ou pressão – atinge o valor predefinido, inicia-se a fase de expiração. (4) A fase de expiração é geralmente passiva, mantendo uma pressão predefinida (PEFP).

O modo mais simples de ventilação é a ventilação assistido-controlada, na qual o paciente fornece o gatilho inicial para um ciclo de volume direcionado a fluxo (ventilação de controle assistido por volume, ou VC) ou ventilação ciclada por tempo e limitada por pressão (ventilação de controle assistido por pressão, ou PC). Ambos os modos geralmente estão em uma alça de *feedback* simples, de modo que, se a frequência respiratória do paciente estiver muito baixa, o ventilador fornecerá o número definido de incursões respiratórias por minuto. Quando a frequência respiratória do paciente for maior, todas as respirações serão acionadas pelo paciente e receberão a assistência ventilatória configurada. Outro modo simples é o modo de pressão de suporte (PS), em que o paciente aciona cada respiração. Além da assistência de pressão predefinida, não há configuração de variável cíclica e o paciente controla a duração da respiração.

A VMI muitas vezes salva vidas, mas está repleta de complicações. Muitas dessas complicações podem ser evitadas e minimizadas. O início da VMI envolve a intubação endotraqueal, que é um procedimento crítico. Antes da intubação, os pacientes precisam ser avaliados quanto a fatores que possam indicar a presença de via respiratória difícil. A pré-oxigenação é essencial e o uso de intubação em sequência rápida com agentes sedativos e bloqueadores neuromusculares aumenta a taxa de intubação bem-sucedida. Após a colocação de um tubo endotraqueal, a VMI não é bem tolerada na maioria dos pacientes totalmente acordados, daí a necessidade de sedação. Os agentes de sedação estão associados às suas próprias complicações; por exemplo, o uso prolongado de benzodiazepínicos, especialmente na forma de infusões contínuas, tem sido associado a *delirium* e desfechos ruins a longo prazo.

Além das complicações relacionadas à sedação, os ventiladores podem fornecer FiO_2 de 100%, o que pode causar intoxicação por oxigênio quando usado de forma inadequada. A hiperoxemia tem sido associada a desfechos insatisfatórios em pacientes que sofrem de acidentes vasculares encefálicos ou doenças cardíacas.

Tabela 20.6 Fatores de risco para o fracasso da ventilação não invasiva.

IR hipercárbica aguda	Escore neurológico ruim: ECG < 11
	Taquipneia: > 35 incursões respiratórias/min, pH < 7,25
	Pontuação do APACHE > 29
	Respiração assíncrona
	Extravasamento excessivo de ar
	Agitação psicomotora
	Secreções excessivas
	Baixa tolerância
	Baixa adesão à terapia
	Sem melhora inicial nas primeiras 2 h de ventilação não invasiva
	Sem melhora do pH
	Taquipneia persistente, taquicardia
	Hipercapnia persistente
IR hipóxica aguda	Diagnóstico de SDRA ou pneumonia
	Idade > 40 anos
	Hipotensão: pressão arterial sistólica < 90 mmHg acidose metabólica: pH < 7,25
	Razão PaO_2/FiO_2 baixa < 150
	Ausência de melhora da oxigenação na primeira hora de ventilação não invasiva

ECG, Escala de Coma de Glasgow; *FiO₂,* fração de oxigênio; *IR,* insuficiência respiratória; *PaO₂,* tensão arterial de oxigênio; *SDRA,* síndrome do desconforto respiratório agudo.

A ventilação com pressão positiva provoca lesões diretas relacionadas à pressão a partir de três mecanismos: barotrauma, volutrauma e atelectrauma. O barotrauma é um aumento da pressão nas vias respiratórias que pode levar à ruptura alveolar ou distal destas vias, conduzindo ao extravasamento de ar e pneumotórax ou pneumomediastino. O volutrauma pode levar à hiperdistensão dos alvéolos, causando ruptura da interface alveolocapilar, resultando em inflamação. Na década de 1980, os primeiros estudos mostraram infiltrados parenquimatosos difusos consequentes a altos volumes de insuflação. O atelectrauma ocorre durante a fase expiratória, quando as pequenas vias respiratórias podem colapsar, especialmente quando a complacência pulmonar estiver muito reduzida. A abertura e o fechamento repetitivos de alvéolos e pequenas vias respiratórias podem causar danos ao seu epitélio e inflamação.

Desmame da ventilação

À medida que a causa subjacente da insuficiência respiratória melhore, devem ser feitas tentativas para retirar o paciente da VM o mais rápido possível. Determinar quando um paciente pode ser removido da ventilação é um desafio. Na UTI, vários estudos mostraram que o repouso no leito afeta negativamente os sistemas musculoesquelético, cardiovascular e respiratório. Fraqueza profunda é comum em pacientes de UTI, persiste além da hospitalização e está associada à redução da sobrevida pós-UTI. Diretrizes recentes recomendam a liberação da VM com protocolos de sedação e desmame e mobilização dos pacientes o mais precocemente possível. Tentativas de respiração espontânea (TRE) diárias não apenas se mostraram seguras, mas também reduzem os tempos de desmame da ventilação quando comparadas à redução gradual das configurações do ventilador. Para que uma TRE seja bem-sucedida, o paciente precisa ser capaz de respirar espontaneamente sem suporte ventilatório ou com suporte ventilatório mínimo durante pelo menos 30 minutos, não estar apneico, não estar persistentemente taquipneico (> 35 incursões respiratórias/min) e permanecer hemodinamicamente estável sem aumento do trabalho respiratório. Os agentes de sedação minimizadores comprovadamente abreviam a ventilação. A interrupção diária da sedação, bem como a interrupção da sedação antes do TRE, aumenta as suas chances de sucesso. Os fatores de risco para extubação malsucedida estão listados na Tabela 20.7.

SITUAÇÃO CLÍNICA ESPECÍFICA: SÍNDROME DE DESCONFORTO RESPIRATÓRIO AGUDO

A SDRA ou síndrome de angústia respiratória aguda (SARA) é uma das formas mais graves de insuficiência respiratória hipoxêmica. Com base em vários estudos observacionais, a incidência de SDRA foi estimada em cerca de 7 por 100.000. Em 2012, um painel de especialistas estabeleceu a definição de SDRA de Berlim. A SDRA é caracterizada por insuficiência respiratória hipóxica aguda decorrente de lesão pulmonar inflamatória difusa aguda. Isso leva ao aumento da permeabilidade vascular, aumento do peso pulmonar e perda de tecido pulmonar aerado, resultando em diminuição da complacência pulmonar. A lesão pulmonar pode ser direta (p. ex., lesão inalatória ou pneumonia multifocal) ou indireta (p. ex., pancreatite ou sepse grave).

Para que um paciente seja definido como portador SDRA, o início precisa ocorrer uma semana após um agravo clínico conhecido ou sintomas respiratórios novos ou agravados. Com base no grau de hipoxia, a gravidade da SDRA foi quantificada como leve quando a razão PaO_2/FiO_2 estava entre 200 e 300 mmHg em PEFP de 5 ou mais por VM invasiva ou não invasiva, SDRA moderada com razão PaO_2/FiO_2 menor que 200 mmHg e grave com razão PaO_2/FiO_2 menor que 100 mmHg.

A maioria dos casos de SDRA ocorre no contexto de fatores de risco clínicos predisponentes como pneumonia bacteriana, sepse grave, traumatismo grave, superdosagem de drogas ou álcool, inflamação sistêmica (p. ex., pancreatite aguda) e aspiração maciça. Esses fatores de risco podem ser divididos entre aqueles que causam lesão pulmonar direta e aqueles que causam lesão pulmonar indireta provavelmente por meio de citocinas inflamatórias. Estima-se que 30 a 40% dos pacientes com sepse grave desenvolverão SDRA. Lesão inalatória direta, exacerbação aguda de doença pulmonar intersticial, queimaduras, traumatismo craniano e quase afogamento são causas menos comuns de SDRA.

A SDRA é um distúrbio complexo e heterogêneo e sua fisiopatologia é apenas parcialmente compreendida. Durante a fase inicial, descrita como fase exsudativa, após exposição a um fator de risco, ocorre lesão dos pneumócitos do tipo I e ruptura da interface alveolocapilar. Isso resulta em extravasamento de plasma rico em proteínas para os espaços alveolares, liberação de citocinas pró-inflamatórias (p. ex., IL1, IL8, TNF-α) e mediadores lipídicos, como leucotrieno B, e acúmulo de neutrófilos, resultando em edema alveolar predominantemente dependente. Ao contrário do edema cardiogênico, que é principalmente devido a forças hidrostáticas, o líquido alveolar é rico em proteínas, levando à disfunção da atividade surfactante e a um processo proteolítico. O processo leva a diminuição da aeração, atelectasia, diminuição da complacência pulmonar, *shunt* intrapulmonar, aumento do espaço morto fisiológico e hipoxemia significativa. A radiografia de tórax nesta fase mostra opacidades alveolares e intersticiais bilaterais difusas, inespecíficas e difíceis de distinguir de edema pulmonar cardiogênico, pneumonia multifocal ou hemorragia alveolar difusa. À medida que a SDRA melhora, há organização dos exsudatos alveolares e alteração do infiltrado pulmonar predominante de neutrófilos para linfócitos. Os pneumócitos do tipo II proliferam e reparam a membrana basal alveolar, diferenciam-se em pneumócitos do tipo I e sintetizam surfactante.

Na maioria dos pacientes, a SDRA desaparecerá após a fase aguda. Raramente, alguns pacientes entram em uma fase fibrótica. Nesses pacientes há extensa fibrose intersticial e ruptura da arquitetura pulmonar normal, bem como alterações da íntima vascular pulmonar, predispondo-os a hipertensão pulmonar e insuficiência ventricular direita. Isso leva a uma fase prolongada de diminuição da complacência pulmonar e oxigenação e necessidade prolongada de VM contínua. Essa fase pode durar semanas e é complicada por disfunção de órgãos não pulmonares, descondicionamento e infecções hospitalares.

Os princípios gerais de manejo de pacientes com SDRA incluem o reconhecimento e o tratamento de causas subjacentes e doenças secundárias. Pacientes com SDRA frequentemente necessitam de ventilação mecânica para suporte. Historicamente, esses pacientes eram ventilados com volumes correntes fixados em 12 a 15 mℓ/kg.

Tabela 20.7 Fatores de risco para extubação com falha.
Insucesso em duas ou mais TRE
Insuficiência cardíaca crônica
Tosse fraca
Estridor pós-extubação
Hipercarbia durante a TRE ou $PaCO_2 > 45$ após extubação
Idade > 65 anos
Escore APACHE > 12 no dia da extubação
Pneumonia como causa de IRA

IRA, insuficiência respiratória aguda; *PaCO₂*, pressão arterial de dióxido de carbono.

No entanto, em 2000 a ARDS Network publicou os resultados de seu primeiro estudo comparando volumes correntes de 6 mℓ/kg *versus* 12 mℓ/kg e revelou uma redução absoluta de 9% na taxa de mortalidade no grupo de menor volume corrente. Juntamente com o benefício em termos da taxa de mortalidade, os dias sem ventilador e os dias sem falência de órgãos também aumentaram no grupo de baixo volume corrente. Atualmente, a American Thoracic Society, em conjunto com a European Respiratory Society, recomenda o uso de volumes correntes mais baixos de 4 a 8 mℓ/kg de peso corporal ideal previsto e pressões inspiratórias mais baixas ($P_{platô} < 30$ mmHg).

Além disso, embora PEFP mais alta possa melhorar o recrutamento alveolar, a oxigenação e prevenir atelectrauma, há riscos de hiperdistensão alveolar, aumento do *shunt* intrapulmonar e efeitos hemodinâmicos. Houve vários estudos comparando PEFP alta com PEFP mais baixa, incluindo estudos da ARDS Network comparando PEFP média de 13 *versus* 8 com desfechos clínicos semelhantes. Nenhum desses estudos mostrou evidências de barotrauma relacionado à PEFP mais elevada. Em metanálise de pacientes individuais de três ensaios clínicos randomizados, pacientes com SDRA moderada ou grave ($PaO_2/FiO_2 < 200$ mmHg) tiveram benefício significativo em termos de taxa de mortalidade com PEFP mais alta, enquanto pacientes com SDRA leve não tiveram benefício estatisticamente significativo.

Existem múltiplos estudos sobre o manejo hídrico na SDRA. A ARDS Network conduziu um grande estudo multicêntrico controlado randomizado analisando uma estratégia liberal de hidratação *versus* uma estratégia conservadora visando a pressões intravasculares mais baixas. Os pacientes do grupo conservador apresentaram maior número de dias sem ventilação, melhor oxigenação e não apresentaram maior incidência de choque ou necessidade de diálise. O estudo ACURASYS de 2010 que analisou o bloqueio neuromuscular para pacientes com SDRA moderada a grave mostrou menor incidência de barotrauma e maior sobrevida global ajustada. No entanto, o estudo ROSE de 2019 não mostrou benefício semelhante entre os dois grupos. Do ponto de vista fisiológico, o bloqueio neuromuscular precisa ser administrado quando houver dessincronias paciente-ventilador; no entanto, o padrão ventilatório de alguns pacientes os predispõe à lesão pulmonar induzida pelo ventilador, apesar das estratégias de sedação.

Terapias de resgate precisam ser aplicadas a pacientes com hipoxia refratária. A colocação do paciente em decúbito ventral mostrou inicialmente melhorar a oxigenação, mas não afetou a taxa de mortalidade em vários pequenos estudos; no entanto, em análises de subgrupos pré-especificados desses estudos, a colocação do paciente em decúbito ventral por mais de 12 horas por dia em pacientes com SDRA moderada a grave mostrou benefício em termos da taxa de mortalidade. Isso foi posteriormente confirmado no estudo PROSEVA, no qual a colocação do paciente em decúbito ventral levou a um benefício em termos de taxa de mortalidade em pacientes com SDRA grave. Assim, a colocação do paciente em decúbito ventral é recomendada pela ATS em pacientes com SDRA grave. Outras terapias de resgate, como óxido nítrico inalado, melhoram a oxigenação em alguns pacientes. Essa terapia também pode levar à perda da vasoconstrição induzida por hipoxia nas porções mal ventiladas do pulmão, levando à piora da oxigenação. A oxigenação por membrana extracorpórea (ECMO, do inglês *extracorporeal membrane oxygenation*) refere-se à circulação externa do sangue com oxigenação do sangue e eliminação do dióxido de carbono. Isso foi estudado pela primeira vez na década de 1970 e não mostrou benefício; no entanto, a taxa de mortalidade por SDRA naquela época estava próxima de 90% em ambos os braços do estudo. Em 2009 o estudo CESAR foi publicado, e mostrou um benefício em termos de taxa de mortalidade no braço de tratamento; no entanto, 25% dos pacientes no braço de tratamento acabaram recebendo tratamento conservador. Não havia protocolos de ventilação fixos para pacientes no braço de controle; portanto, era difícil prever quanto benefício era atribuível à ECMO. Outro estudo randomizado em 2018 não mostrou benefício em termos de taxa de mortalidade usando ECMO *versus* reservá-la como terapia de resgate com ventilação convencional de proteção pulmonar.

LEITURA SUGERIDA

Acute Respiratory Distress Syndrome Network, et al: Ventilation with lower tidal volumes as compared with traditional tidal volumes for acute lung injury and the acute respiratory distress syndrome, N Engl J Med 342:1301-1308, 2000.

Brodie D, Bacchetta M: Extracorporeal membrane oxygenation for ARDS in adults, N Engl J Med 365:1905-1914, 2011.

Combes A, Hajage D, Capellier G, et al: Extracorporeal membrane oxygenation for severe acute respiratory distress syndrome, N Engl J Med 378:1965-1975, 2018.

Drake, MG: High-flow nasal cannula oxygen in adults: an evidence-based assessment, Ann Am Thorac Soc 15:145-155, 2018.

Fan E, Del Sorbo L, Goligher EC, et al: An official American Thoracic Society/European Society of Intensive Care Medicine/Society of Critical Care Medicine clinical practice guideline: mechanical ventilation in adult patients with acute respiratory distress syndrome, Am J Respir Crit Care Med 195:1253-1263, 2017.

Frat J-P, Ricard J-D, Coudroy R, et al: Preoxygenation with non-invasive ventilation versus high-flow nasal cannula oxygen therapy for intubation of patients with acute hypoxaemic respiratory failure in ICU: the prospective randomised controlled FLORALI-2 study protocol, BMJ Open 7:e018611, 2017.

Guérin C, Reignier J, Richard JC, et al: Prone positioning in severe acute respiratory distress syndrome, N Engl J Med 368:2159-2168, 2013.

Hernández G, Vaquero C, González P, et al. Effect of Postextubation High-Flow Nasal Cannula vs Conventional Oxygen Therapy on Reintubation in Low-Risk Patients: A Randomized Clinical Trial. JAMA 315(13):1354-1361, 2016.

Ischaki E, Pantazopoulos I, Zakynthinos S: Nasal high flow therapy: a novel treatment rather than a more expensive oxygen device, Eur Respir Rev 26:170028, 2017.

Maggiore SM, Idone FA, Vaschetto R, et al. Nasal high-flow versus Venturi mask oxygen therapy after extubation. Effects on oxygenation, comfort, and clinical outcome. Am J Respir Crit Care Med 190(3):282-288, 2014.

Mas A, Masip J: Noninvasive ventilation in acute respiratory failure, Int J Chron Obstruct Pulmon Dis 9:837-852, 2014.

Ouellette DR, Patel S, Girard TD, et al: Liberation from mechanical ventilation in critically ill adults: an official American College of Chest Physicians/American Thoracic Society clinical practice guideline: inspiratory pressure augmentation during spontaneous breathing trials, protocols minimizing sedation, and noninvasive ventilation immediately after extubation, Chest 151:166-180, 2017.

Parke RL, McGuinness SP, Eccleston ML. A preliminary randomized controlled trial to assess effectiveness of nasal high-flow oxygen in intensive care patients. Respir Care 56(3):265-270, 2011.

Pham T, Brochard LJ, Slutsky AS: Mechanical ventilation: state of the art, Mayo Clinic 92:1382-1400, 2017.

Rochwerg B, Brochard L, Elliott MW, et al: Official ERS/ATS clinical practice guidelines: noninvasive ventilation for acute respiratory failure, Eur Respir J 50:1602426, 2017.

Roussos C, Koutsoukou A: Respiratory failure, Eur Respir J Suppl 47:3s-14s, 2003.

Scala R, Pisani L: Noninvasive ventilation in acute respiratory failure: which recipe for success? Eur Respir Rev 27:180029, 2018.

Thompson BT, Matthay MA: The Berlin definition of ARDS versus pathological evidence of diffuse alveolar damage, Am J Respir Crit Care Med 187:675-677, 2013.

21

Transição da Pediatria para a Medicina de Adultos em Indivíduos com Doença Pulmonar

Kate E. Powers, Debasree Banerjee, Robin L. McKinney

INTRODUÇÃO

Graças aos avanços em tecnologia e produtos farmacêuticos, mais de 90% das crianças nascidas com doenças que encurtam a vida sobreviverão até a idade adulta. A transição do atendimento pediátrico para o de adultos é de alto risco, com potencial para desfechos clínicos ruins. Existem poucos recursos e a orientação formal é limitada para profissionais de saúde que atendem crianças e adultos sobre a transição de cuidados para indivíduos com doença pulmonar subjacente. Essa lacuna no conhecimento dos profissionais de saúde tem efeitos significativos no desfecho do paciente, incluindo progressão acelerada da doença e aumento do custo dos cuidados de saúde.

A Society for Adolescent Health and Medicine define a transição no cuidado como "o movimento intencional e planejado de adolescentes e jovens adultos com condições físicas e clínicas crônicas de sistemas de saúde centrados na criança para sistemas de saúde orientados para adultos". Apesar da reconhecida necessidade de medidas detalhadas e ativas para garantir a transferência do cuidado ao paciente, não existem abordagens padronizadas para a transição do cuidado para indivíduos com doença pulmonar de base. Muitos indivíduos experimentam lacunas de cuidados durante a fase de transição da transferência antes de estabelecer definitivamente o atendimento por um médico especializado em adultos. Essas lacunas no cuidado são multifatoriais, incluindo etiologias individuais, culturais, geográficas, logísticas e financeiras. Adolescentes e adultos jovens podem não ter habilidade ou desenvolvimento neurocognitivo para assumir plenamente o manejo do autocuidado. Isso é ainda agravado pela saída da casa dos pais, perda do plano de saúde como dependente e falta de envolvimento da família ou cuidadores nos cuidados a serem prestados a adultos. Se não for adequadamente planejado, a perda da responsabilidade legal dos pais por seus filhos maiores de idade impacta significativamente o cuidado e o consentimento livre e esclarecido de indivíduos com déficits neurocognitivos. O cuidado fragmentado pode levar a má manutenção da saúde, diminuição da adesão às terapias clínicas e ausência de intervenção médica em estágios iniciais da doença. Um processo de transição organizado estabelece a confiança individual nos novos médicos, especialmente para adultos jovens com doenças crônicas. Uma transição suave de cuidados de saúde possibilita cuidados adequados ao desenvolvimento em um sistema que pode apoiar o paciente individual ao longo da vida.

Nossa meta neste capítulo é ilustrar métodos bem-sucedidos de transição de adolescentes e adultos jovens com doença pulmonar subjacente e indivíduos com doenças crônicas em clínicas de adultos utilizando exemplos específicos de doenças pulmonares.

FIBROSE CÍSTICA E OUTRAS DOENÇAS MUCOCILIARES

A **fibrose cística (FC)** é uma doença genética multissistêmica de herança autossômica recessiva com acometimento primário ocorrendo nos sistemas respiratório e digestório. Rolhas de muco, inflamação e infecções bacterianas provocam danos pulmonares com obstrução progressiva das pequenas vias respiratórias e fibrose pulmonar conhecidas como bronquiectasias que acabam contribuindo para piorar a função pulmonar e levar à insuficiência respiratória. Nos sistemas digestório e hepatobiliar, bem como no pâncreas exócrino, o acúmulo de secreções viscosas leva a obstrução intestinal, colestase e má absorção de gorduras e proteínas. A FC afeta aproximadamente 30.000 indivíduos nos EUA e 70.000 em todo o mundo. É a doença hereditária que encurta a vida mais comum em caucasianos, mas afeta todas as raças e etnias. A FC é causada por mutações em um gene no cromossomo 7 que codifica a proteína reguladora da condutância transmembrana da FC (*CFTR*). A proteína *CFTR* funciona principalmente como um receptor de cloreto e bicarbonato responsável pelo movimento de líquido para dentro e para fora das células epiteliais que revestem o sistema respiratório, a árvore biliar, os intestinos, os ductos deferentes, os ductos das glândulas sudoríparas e os ductos pancreáticos. A partir de 2017, a sobrevida média prevista é de cerca de 50 anos. A melhora na sobrevida resultou de centros de atendimento especializado, diagnóstico precoce, rastreamento oportuno, terapias para otimizar a função pulmonar e nutrição, bem como diretrizes de cuidados clínicos para padronizar tratamentos sintomáticos. Terapias moduladoras de *CFTR* recentemente desenvolvidas visam ao defeito básico na FC e agora estão clinicamente disponíveis para mais de 60% da população de portadores de FC dos EUA. Embora as terapias moduladoras não consigam reverter a doença existente, elas já alteraram ainda mais a trajetória da doença da FC, melhorando a saúde geral, a qualidade de vida e a sobrevida.

Tendo em vista a melhora da sobrevida até a idade adulta, a transição bem-sucedida e a transferência de indivíduos de programas pediátricos para adultos com FC são essenciais. Um cronograma para os marcos recomendados relacionados à FC foi desenvolvido para apoiar um indivíduo com FC e seus pais ou pessoa de apoio durante a transição. FC RISE (*Responsibility. Independence. Self-care. Education*) é um recurso de transição que inclui avaliações e listas de verificação do paciente, relatórios de progresso da equipe de atendimento e guias de recursos educacionais para otimizar o processo de transição ao longo do tempo.

As metas educacionais específicas são estabelecidas por idade: idade escolar inicial (6 a 9 anos), fim do ensino fundamental (10 a 12 anos), ensino médio inicial (13 a 15 anos), ensino médio final (16 a 18 anos) e adultos jovens (18 a 25 anos). Os módulos ajudam os indivíduos com FC e suas famílias a entender melhor a doença, os cuidados relacionados à FC, incluindo medicamentos e terapias, bem como o planejamento para o futuro (Tabela 21.1).

A **discinesia ciliar primária (DCP)** é uma doença autossômica recessiva com mais de 30 variantes genéticas diferentes, caracterizada pelo comprometimento congênito da depuração mucociliar. Esses defeitos levam a perda da motilidade ciliar, discinesia ciliar ou aplasia

Capítulo 21 Transição da Pediatria para a Medicina de Adultos em Indivíduos com Doença Pulmonar

Tabela 21.1 Metas educacionais específicas por idade.

Conquistas	6 a 9 anos	10 a 12 anos	13 a 15 anos	16 a 18 anos	18 a 25 anos
Compreensão da FC	Noções básicas de FC	Muitos aspectos do tratamento da FC	A maioria dos aspectos da FC	Todos os aspectos da FC	Compreende e aprende sobre todas as questões relacionadas aos cuidados de FC em adultos
Manejo dos cuidados com FC					
Consultas clínicas	Capaz de responder a algumas perguntas sobre o estado geral de saúde e os sintomas com a contribuição da pessoa de apoio	Capaz de responder independentemente a mais perguntas	Responde de forma independente a maioria das perguntas	Assume a liderança de forma independente, incluindo responder a perguntas	Planeja e assume a liderança
Estado de saúde	Começa a identificar e relatar alterações nos sintomas ou na saúde a um pai/pessoa de apoio	Identifica e relata proativamente alterações na saúde e sintomas aos pais/ pessoa de apoio	Relata alterações de saúde/sintomas aos pais e equipe de cuidados	Implementa as mudanças de nutrição/tratamento recomendadas após visitas clínicas e hospitalares	Implementa as mudanças de nutrição/tratamento recomendadas após visitas clínicas e hospitalares
Coordenação de atendimento		Consegue relatar à equipe de atendimento e a todos os profissionais de saúde visitados fora do centro de FC	Consegue relatar à equipe de atendimento e a todos os profissionais de saúde visitados fora do centro de FC, motivos e desfechos dessas consultas	Trabalha com os pais para coordenar os cuidados com os profissionais de saúde fora do centro de FC	Coordena todos os cuidados com os profissionais de saúde fora do centro de FC
Seguro de saúde e aspectos financeiros			Começa a observar os pais/pessoas de apoio pedirem medicamentos e suprimentos e começa a solicitar renovações (*refills*), quando necessário	Monitora medicamentos e suprimentos e solicita reposição	Monitora medicamentos e suprimentos, solicita reposição, controla o manejo de todos os medicamentos e questões relacionadas ao seguro de saúde e entra em contato com os pais/pessoa de apoio se surgirem dúvidas
Transferência para cuidados de adultos				Participa de reuniões importantes e preenche a papelada associada à transferência	Participa de reuniões importantes e preenche a papelada associada à transferência
Tratamento da FC					
Implementação do tratamento	Começa a tomar medidas para se lembrar de tomar e carregar comprimidos e enzimas; ajuda a configurar nebulizador e equipamento de desobstrução das vias respiratórias; toma e participa de todos os tratamentos com supervisão próxima	Responsável por lembrar de tomar e transportar enzimas; realiza desobstrução das vias respiratórias de forma independente com alguma supervisão; conhece e cumpre as expectativas do plano de tratamento	Administra independentemente enzimas e desobstrução das vias respiratórias; é responsável por seguir o plano de tratamento na escola e durante as férias com alguma supervisão	Principal responsável por fazer todos os tratamentos com pouca supervisão dos pais	Totalmente responsável por fazer todos os tratamentos com pouca supervisão dos pais/ pessoas de apoio
Manejo dos medicamentos		Começa a rastrear e classificar todos os medicamentos e o plano de armazenamento adequado para medicamentos	Rastreia e classifica todos os medicamentos e informa aos pais quando o medicamento está acabando	Rastreia e classifica todos os medicamentos; demonstra e pede recargas quando o medicamento está acabando	Responsável por rastrear e classificar todos os medicamentos e identificar a necessidade de recargas

(continua)

Tabela 21.1 Metas educacionais específicas por idade. (*continuação*)

Conquistas	6 a 9 anos	10 a 12 anos	13 a 15 anos	16 a 18 anos	18 a 25 anos
Convívio com FC					
Planejamento do futuro	Retrata um futuro como um adulto	Retrata um futuro e é capaz de falar sobre esperanças e sonhos	Começa a planejar o futuro (quadro geral) e planejar como a FC pode afetar o plano de vida futuro e a vida adulta	Planeja ativamente para o futuro, incluindo vida universitária, trabalho e/ou vida independente	Planeja ativamente para o futuro
Ansiedade e depressão	Consciente de sentimentos de ansiedade ou tristeza e alerta um dos pais/pessoa de apoio	Pode identificar sentimentos de tristeza e ansiedade e chamar a atenção de um pai/pessoa de apoio	Pode identificar sinais de alerta de ansiedade e depressão e alertar os pais/pessoa de apoio	Pode identificar sinais de alerta de ansiedade e depressão e alertar os pais/pessoa de apoio	Pode identificar sinais de alerta de ansiedade e depressão e alertar os pais/pessoa de apoio
Exercício físico	Participa de esportes, exercícios ou outras atividades de saúde	Mantém uma rotina de exercícios/participa em esportes ou outras atividades saudáveis	Mantém uma rotina de exercícios/participa em esportes ou outras atividades saudáveis	Trabalha com a equipe de atendimento para desenvolver uma rotina de exercícios	
Autorrepresentação	Consegue responder a perguntas muito básicas sobre FC da família, amigos e professores	Tem uma breve declaração para responder a perguntas básicas sobre FC	Mais confortável respondendo independentemente a perguntas comuns de colegas/outros sobre FC	Capaz de responder a perguntas de colegas/outros sobre FC	Capaz de responder a perguntas de colegas/outros sobre FC
Sistema de suporte	Compreende a importância de um sistema de apoio aos pares com FC	Compreende a importância de um sistema de apoio e começa a desenvolver um grupo de pares com FC	Compreende a importância e começa a desenvolver um sistema de apoio aos pares com FC	Compreende a importância e utiliza um sistema de apoio de pares com FC	Compreende a importância e utiliza um sistema de apoio de pares com FC

FC, fibrose cística.

ciliar. Existe uma variação considerável na apresentação clínica da DCP, mas a maioria está presente na infância com infecções recorrentes das vias respiratórias superiores e inferiores. Caracteriza-se por tosse crônica, bronquiectasias, rinossinusite crônica e otite média recorrente. Indivíduos com DCP geralmente têm vida ativa e longevidade normal. O declínio da função pulmonar é muito mais lento do que na FC. Semelhante à FC, os indivíduos com DCP se beneficiam da implementação de um esquema preventivo de desobstrução das vias respiratórias para mobilizar as secreções pulmonares retidas. As secreções pulmonares retidas podem ser corrosivas, evoluindo para inflamação crônica, infecções recorrentes e bronquiectasias.

A **bronquiectasia** é uma anormalidade estrutural caracterizada por dilatação anormal e distorção da árvore brônquica com doença pulmonar obstrutiva crônica (DPOC) resultante. Vários processos fisiopatológicos e histopatológicos, além da FC, contribuem para a bronquiectasia, e a maioria inclui alguma combinação de obstrução brônquica e infecção. A bronquiectasia está frequentemente associada a atelectasias, enfisema, fibrose pulmonar e hipertrofia da vasculatura brônquica. Redução da obstrução das vias respiratórias e prevenção de mais danos nestas vias são os pilares da terapia. O prognóstico e o desfecho nas bronquiectasias não relacionadas à FC dependem principalmente da etiologia subjacente. A previsão de desfechos é limitada, mas com diagnóstico precoce e terapias apropriadas, incluindo um esquema preventivo de desobstrução das vias respiratórias, a função pulmonar em crianças pode estabilizar ou melhorar ao longo do tempo. A bronquiectasia não relacionada à FC progride, tipicamente, muito mais lentamente do que a bronquiectasia relacionada à FC e, com frequência, melhora se um esquema de desobstrução das vias respiratórias for implementado para minimizar as secreções pulmonares retidas.

Diretrizes de consenso para a transição de indivíduos com DCP ou bronquiectasias não relacionadas à FC de pediatras para medicina de adultos não foram estabelecidas até o momento. Ambos se beneficiam da implementação contínua de um regime preventivo de desobstrução das vias respiratórias para mobilizar as secreções pulmonares.

ASMA E DISPLASIA BRONCOPULMONAR

A asma e a displasia broncopulmonar (DBP) são duas das doenças pulmonares crônicas mais comuns em pediatria. Embora os profissionais de saúde de adultos provavelmente tenham experiência e se sintam à vontade no manejo da asma, a DBP é uma doença com a qual poucos estão familiarizados. A DBP resulta de nascimento prematuro com incidência de 10.000 a 15.000 novos casos anualmente nos EUA.

Em prematuros, os pneumócitos do tipo II do pulmão estão subdesenvolvidos e não produzem surfactante suficiente, uma substância tensoativa produzida por células epiteliais alveolares específicas que ajuda a diminuir a tensão superficial e prevenir o colapso alveolar. Esse distúrbio é chamado de síndrome do desconforto respiratório (SDR) ou síndrome de angústia respiratória (SAR). O tratamento da SDR consiste na administração de surfactante exógeno e corticosteroides para aumentar a maturação pulmonar. Para sustentar a vida enquanto possibilita a maturação, a ventilação mecânica e a suplementação de oxigênio são necessárias, mas contribuem para o desenvolvimento da DBP.

A DBP é definida como a necessidade de 30% ou mais de oxigênio e/ou pressão positiva com 36 semanas de idade pós-gestacional (IPG) ou alta hospitalar, em recém-nascidos com menos de 32 semanas de idade gestacional. O neonatologista provavelmente está mais familiarizado com as sequelas e morbidades imediatas associadas à DBP do

Capítulo 21 Transição da Pediatria para a Medicina de Adultos em Indivíduos com Doença Pulmonar

que os médicos de adultos, que podem atender um indivíduo anos após os sintomas terem se tornado silenciosos. O relato do nascimento é muitas vezes ignorado pelos pediatras e médicos de adultos, mas pode fornecer informações de saúde relevantes até a idade adulta. Com frequência, a DBP é clinicamente silenciosa aos 4 anos, mas há evidências crescentes de que espirometria anormal pode ser detectada na primeira infância e contribui significativamente para doenças adultas, incluindo DPOC e asma.

Estudos recentes desafiam o ensino tradicional de que a função pulmonar melhora continuamente desde o nascimento até a terceira década de vida. Evidências sugerem que doenças infantis, como DBP e asma, podem contribuir para função pulmonar abaixo do esperado. Dada essa função pulmonar abaixo do esperado, patologias como a DPOC têm maior probabilidade de ocorrer mais cedo na vida e potencialmente ter evolução mais grave.

É essencial que os pediatras comecem cedo com conversas apropriadas à idade sobre o manejo da asma em preparação para a transferência e transição dos cuidados de saúde na adolescência e na idade adulta jovem. A minoria de pacientes com asma infantil moderada a grave apresentará remissão à medida que entre na idade adulta. A maioria dos indivíduos terá sintomas persistentes. Existe uma associação entre asma grave na infância com diminuição da função pulmonar máxima e declínio mais rápido da função pulmonar em comparação com crianças sem asma que, em última análise, leva à DPOC mais tarde na vida. Os pediatras e os médicos de adultos devem estar cientes desses desfechos a longo prazo, monitorar adequadamente a função pulmonar e manejar os sintomas de acordo para tentar prevenir o remodelamento pulmonar a longo prazo que leva à doença persistente.

DOENÇA PULMONAR DIFUSA (DOENÇA PULMONAR INTERSTICIAL)

A doença pulmonar difusa (DPD) consiste em um grupo diversificado de distúrbios que afetam o parênquima pulmonar e interferem nas trocas gasosas, refletindo um espectro de patologia subjacente. Esses distúrbios estão associados a substancial alteração da arquitetura alveolar e das vias respiratórias, além de alterações intersticiais; portanto, o termo DPD é agora preferido a DPI. A doença pulmonar intersticial da infância (DPIi) ainda é um termo utilizado quando há suspeita de DPD com base em características clínicas e radiológicas sem uma etiologia estabelecida. Algumas condições que causam DPD são semelhantes em crianças e adultos, ocorrem em proporções diferentes e certas doenças são exclusivas de lactentes. Todas as doenças são raras na infância.

Para muitas formas de DPD, as opções de tratamento são limitadas e, com frequência, incluem medicamentos com eficácia não comprovada e efeitos colaterais substanciais. O transplante pulmonar é uma opção para crianças com doença grave e progressiva sem resposta à terapia. Diretrizes de consenso para a transição de indivíduos com DPD do atendimento por pediatras para médicos de adultos não foram estabelecidas até o momento. Dados o espectro da patologia subjacente e o possível *status* pós-transplante de pulmão, os indivíduos com DPD se beneficiam de uma transição de cuidados focada.

INDIVÍDUOS COM DEPENDÊNCIA DE TECNOLOGIA OU OUTRAS NECESSIDADES ESPECIAIS DE SAÚDE

Crianças e jovens com necessidades especiais de saúde (CJNES) são definidos como aqueles que têm uma ou mais condições crônicas físicas, de desenvolvimento, comportamentais ou emocionais que precisam de serviços adicionais de saúde e relacionados além dos das crianças em geral. Aproximadamente 750.000 CJNES transitam para a idade adulta anualmente. Embora esses indivíduos constituam uma pequena fração da população de pacientes pediátricos, eles utilizam a maior fração dos recursos de saúde. Indivíduos com dependência de tecnologia incluem aqueles que têm dependência de traqueostomia, que necessitam de suporte ventilatório mecânico em tempo parcial ou integral.

A oxigenoterapia domiciliar é frequentemente necessária em crianças com condições respiratórias crônicas, incluindo FC, DBP, distúrbios respiratórios do sono, doença falciforme, hipertensão pulmonar com e sem cardiopatia congênita e DPD. Apesar da falta de evidências empíricas sobre implementação, monitoramento e descontinuação da oxigenoterapia suplementar, um painel de especialistas da American Thoracic Society publicou diretrizes de prática clínica em 2018. A implementação ideal inclui equipamento de oxigênio adequado à idade para manter saturações de oxigênio aceitáveis de acordo com idade e condição respiratória e oximetria de pulso.

Etapas importantes para transferência e transição ideais incluem a atualização do seguro de saúde para refletir a coordenação de serviços especiais com empresas de equipamentos médicos duráveis e pacientes qualificados para determinados serviços estaduais ou nacionais. Os médicos de adultos frequentemente têm uma abordagem de cuidado mais centrada no paciente do que na família do que os pediatras. A adolescência e a idade adulta jovem são, muitas vezes, um período de transição educacional com variação no acesso e suporte médico fornecido para crianças e jovens com necessidades especiais de saúde. A falta de educação específica para a doença e poucas diretrizes baseadas em evidências podem contribuir para a especialização limitada dos pneumologistas adultos no cuidado de um indivíduo com dependência de tecnologia. As recomendações pediátricas gerais para melhorar a transição incluem a preparação de um plano de transição escrito no início da adolescência (a partir dos 14 anos). Esse plano inclui as perspectivas individuais do paciente e da família, serviços de saúde previstos de que o indivíduo precisará e um plano financeiro. Deve incluir terapias preventivas e específicas para doenças e estratégias de cobertura de seguro para o período de transição para diminuir as lacunas de atendimento.

IMPORTÂNCIA DE UMA TRANSIÇÃO BEM-SUCEDIDA

Dados de 10 anos atrás sugerem que mais de 500.000 adolescentes com necessidades especiais de saúde nos EUA atingiam a idade adulta anualmente. À medida que a expectativa de vida para indivíduos com doença pulmonar crônica, dependência de tecnologia ou outras necessidades especiais de saúde aumenta, também aumenta a necessidade de transferência e transição orientada e estruturada de cuidados e transição de cuidados pediátricos para adultos. A transição de indivíduos dos cuidados pediátricos para adultos deve começar anos antes da transferência real. O processo de transição deve incluir educação individual e familiar específica, compreensão do paciente sobre a doença, incluindo justificativa para terapias e prognóstico geral, bem como avaliação de prontidão do paciente indicando se o paciente consegue gerenciar terapias de forma independente e navegar no sistema de saúde.

As metas de uma transição planejada são melhorar a qualidade de vida, maximizar a independência e minimizar a interrupção no cuidado à medida que o paciente se transfere de cuidados primários e de subespecialidades pediátricas para as adultas. Um coordenador ou defensor de transição designado possibilita a comunicação simplificada entre os profissionais de saúde e ajuda a garantir o acesso individual a

Tabela 21.2 Sugestões em múltiplos níveis para a transição dos cuidados de saúde.

Nível do paciente	Inicia discussões sobre transição no início da vida
	Elabora um roteiro para a preparação da transição, conhecimento da doença e avaliação de habilidades para compartilhar com pacientes e familiares
	Cria um resumo médico personalizado para garantir a continuidade perfeita do atendimento, especialmente quando um prontuário eletrônico não é compartilhado por programas pediátricos e adultos
Nível da equipe de FC	Cria um diálogo aberto e transparente entre os programas pediátricos e adultos de FC
	Elabora uma política de cuidados transitórios em todos os níveis da equipe multiprofissional (incluir informações de pacientes e pais)
	Cria um registro de pacientes elegíveis e um plano para discuti-los periodicamente
	Identifica medidas de desfechos para monitorar o progresso e o sucesso, incluindo o estabelecimento de melhores práticas e comunicação entre as equipes de atendimento pediátrico e adulto
Nível institucional	Busca a adesão da liderança institucional
	Colabora com outros programas hospitalares focados na transição
	Investe em sistemas de prontuário eletrônico com acesso do paciente a registros pessoais de saúde e ferramentas de transição integradas

FC, fibrose cística.

Tabela 21.3 Equipe multiprofissional de atenção à transição do cuidado à saúde.

Equipe multiprofissional de atendimento	Foco para avaliação de transição
Médico/profissional de enfermagem	Supervisionar o processo geral de transferência e transição
Enfermeiro/coordenador de cuidados	Apoiar a comunicação do processo de transferência e transição
Nutricionista	Conhecimento em nutrição e suplementação, risco de insegurança alimentar
Facilitador da clínica	Agendamento de transferência; apresentação à equipe de adultos para que esta recepcione o paciente; fornecimento de documentos
Farmacêutico	Conhecimento de medicamentos
Psicólogo comportamental	Pontos fortes mentais/emocionais e quaisquer barreiras à transição
Assistente social	Pontos fortes psicossociais e quaisquer barreiras à transição
Fisioterapeuta respiratório	Conhecimento de desobstrução de vias respiratórias
Fisioterapeuta	Conhecimento de atividade física no que se refere à desobstrução das vias respiratórias
Especialista em vida infantil	Educação sobre doenças apropriadas à idade e ferramentas para adesão à medicação

medicamentos, intervenções e dispositivos médicos até o estabelecimento de cuidados por um médico de adultos. Embora nenhum processo único de transição funcione em todos os sistemas de saúde, é essencial que seja estabelecida uma abordagem que melhor atenda às necessidades das populações de pacientes e se ajuste às restrições do sistema de saúde (Tabela 21.2).

A transição dos cuidados de saúde é um processo complexo que envolve múltiplos fatores para os quais uma equipe multiprofissional de cuidados proporcionará a melhor chance de sucesso para o paciente e sua família (Tabela 21.3).

A transição efetiva do cuidado pode prevenir a deterioração das condições crônicas de saúde, ao mesmo tempo que engaja o adolescente para se envolver e assumir seus próprios cuidados. A transição insatisfatória de cuidados tem sido associada a falta de consultas de saúde, perda de seguimento, má adesão aos medicamentos e aumento das morbidades. Tudo isso leva ao aumento da utilização de cuidados de emergência e piores resultados. A pesquisa identificou obstáculos que podem tornar a transição desafiadora, incluindo o número limitado de profissionais capacitados para adultos, falta de prontidão individual, déficit cognitivo, instabilidade da saúde mental (ansiedade/depressão) e problemas de comunicação entre pediatras e médicos de adultos.

A FC é um exemplo de doença pulmonar crônica em que muito esforço tem sido colocado na implementação de modelos para otimizar o processo de transição. A CF Foundation apoiou o treinamento de outros profissionais de saúde e elaborou as Adult Care Consensus Guidelines para fornecer metas e ajudar a padronizar os cuidados. Projetos de pesquisa e melhoria de qualidade identificaram áreas que podem tornar a transição um sucesso:

- Faça da transição para os cuidados de adultos um processo gradual
- Lembre-se de que pais e cuidadores também estão passando por uma transição
- As equipes de atendimento pediátrico e adulto devem trabalhar juntas para melhorar a transição.

A elaboração de um programa de transição é extremamente importante e não ocorre sem indivíduos e instituições comprometidos. Por fim, é preciso haver pesquisas com foco em pediatria e em adultos jovens para melhor estabelecer diretrizes de cuidados aplicáveis a essa população especial.

LEITURA SUGERIDA

American Academy of Pediatrics Transition ECHO: https://www.aap.org/en-us/professional-resources/practice-transformation/echo/Pages/Transition.aspx.

CF R.I.S.E. Program materials: https://www.cfrise.com/.

A Consensus Statement on Health Care Transitions for Young Adults With Special Health Care Needs, Pediatrics 110(Suppl 3), 2002.

https://www.aap.org/en-us/Documents/practicesupport_preparing_adolescents_independent_living_webinar.pdf.

The Transition Readiness Assessment Questionnaire (TRAQ): www.rheumatology.org/Portals/0/Files/Transition-Readiness-Assessment-Questionnaire.pdf.

SEÇÃO 4

Cuidados Pré e Pós-operatórios

22 Cuidados Pré e Pós-operatórios, 256

22

Cuidados Pré e Pós-operatórios

Kim A. Eagle, Kwame Dapaah-Afriyie, Arkadiy Finn

INTRODUÇÃO

Mais de 40 milhões de pessoas são submetidas a procedimentos cirúrgicos não cardíacos anualmente nos EUA. Uma avaliação médica geral e focada do risco cardiovascular pré-operatório envolve a avaliação da história patológica pregressa com ênfase naquelas condições que podem se exacerbar no período perioperatório. Práticas baseadas em evidências emergentes ditam que o médico deve realizar cuidadosamente uma avaliação individualizada do paciente cirúrgico para fornecer uma avaliação de risco pré-operatório acurada, estratificação de risco e modificação de parâmetros de risco que possam fornecer a estrutura para estratégias ideais de redução de risco perioperatório.

O período perioperatório está associado a alterações hemodinâmicas devido ao aumento da atividade simpática, variação do equilíbrio hídrico e seu efeito associado no sistema renina-angiotensina (SRA) e efeito da exposição aos agentes anestésicos.

A avaliação da capacidade funcional dos pacientes, da tolerância ao exercício e de outras comorbidades preexistentes são componentes centrais do manejo perioperatório. Pacientes com menos de 50 anos e sem comorbidades clínicas significativas correm risco muito baixo de desenvolver complicações perioperatórias. A crescente prevalência de condições clínicas no paciente cirúrgico justifica a revisão da abordagem perioperatória para aquelas condições que podem representar risco significativo. Este capítulo revisa a avaliação de risco cardiovascular e médico pré-operatório e pós-operatório que visa aos pacientes de risco intermediário a alto para orientar estrategicamente as terapias preventivas perioperatórias para um resultado ideal.

DOENÇA CARDÍACA

Cuidados cardíacos pré e pós-operatórios

Estima-se que a incidência de complicações cardíacas após procedimentos cirúrgicos não cardíacos esteja entre 0,5 e 1%. Em outras palavras, 200.000 a 400.000 pessoas terão complicações cardíacas perioperatórias anualmente. Além disso, mais de 25% desses pacientes morrerão. É duas vezes mais provável que pacientes que sobreviveram a um infarto agudo do miocárdio (IAM) pós-operatório morram nos 2 anos seguintes do que pacientes com procedimentos cirúrgicos sem intercorrências. Práticas baseadas em evidências emergentes determinam que o médico deve realizar cuidadosamente uma avaliação individualizada do paciente cirúrgico para fornecer uma avaliação de risco pré-operatório acurada, estratificação de risco e modificação de parâmetros de risco que podem fornecer a estrutura para estratégias ótimas de redução do risco perioperatório. Esta seção revisa a avaliação pré e pós-operatória de risco cardiovascular direcionada a pacientes de risco intermediário a alto, de modo a orientar estrategicamente as terapias preventivas perioperatórias para um desfecho ótimo.

IDENTIFICAÇÃO DE PACIENTES COM RISCO ELEVADO

A avaliação pré-operatória inclui uma avaliação do risco associado à cirurgia ou ao procedimento planejado. Procedimentos de baixo risco (p. ex., colonoscopia, cirurgia de catarata) estão associados a um risco inferior a 1% de eventos cardiovasculares adversos maiores (ECAMs) de morte ou IAM. Os procedimentos com risco de ECAM igual ou superior a 1% são classificados como de maior risco. Questionários simples de rastreamento pré-operatório padronizados foram elaborados com o propósito de identificar pacientes de risco intermediário a alto que podem se beneficiar de uma avaliação clínica mais detalhada (Tabela 22.1).

Tabela 22.1 Questionário pré-operatório padronizado.[a]

1. Idade, peso e altura
2. Você é
   a. Mulher e tem 55 anos ou mais ou homem e tem 45 anos ou mais?
   b. Se sim, você também tem 70 anos ou mais?
3. Você toma medicamentos anticoagulantes?
4. Você tem ou teve alguma das seguintes condições relacionadas ao coração?
   a. Doença cardíaca
   b. Infarto agudo do miocárdio nos últimos 6 meses
   c. Angina (dor torácica)
   d. Arritmia cardíaca
   e. Insuficiência cardíaca
5. Você tem ou já teve alguma das doenças seguintes?
   a. Artrite reumatoide
   b. Doença renal
   c. Doença hepática
   d. Diabetes melito
6. Você fica com falta de ar quando está deitado?
7. Você está atualmente em tratamento com oxigênio?
8. Você tem tosse crônica com expectoração de secreção ou líquido?
9. Você tem condições ou doenças pulmonares?
10. Você ou algum membro de sua família já teve algum distúrbio por causa de anestesia que não fosse náuseas?
    a. Se sim, descreva
11. Se for mulher, é possível que esteja grávida?
    a. Faça o teste de gravidez
    b. Por favor, indique a data da última menstruação

[a]Relatório de informações do paciente do University of Michigan Health System. Os pacientes que responderem sim a qualquer uma das perguntas de 2 a 9 devem receber uma avaliação clínica mais detalhada. (De Tremper KK, Benedict P: Paper "preoperative computer", Anesthesiology 92:1212-1213, 2000.)

A avaliação desses pacientes cirúrgicos deve sempre começar com anamnese e exame físico completos, incluindo um eletrocardiograma (ECG) de repouso de 12 derivações, de acordo com as diretrizes de American College of Cardiology/American Heart American (ACC/AHA). A determinação da urgência da cirurgia deve ser incluída na anamnese porque procedimentos realmente emergenciais estão associados a taxas de morbidade e mortalidade inevitavelmente mais altas.

A avaliação do risco perioperatório começa com a avaliação da urgência da cirurgia não cardíaca; a cirurgia de emergência não deve ser adiada, mas pode não permitir uma estratificação de risco aprofundada. Exames pré-operatórios devem ser feitos apenas para condições clínicas específicas com base na anamnese. Pacientes saudáveis de qualquer idade submetidos a procedimentos cirúrgicos eletivos e sem condições clínicas coexistentes não precisam de exames complementares, a menos que o grau de estresse cirúrgico possa resultar em alterações incomuns em relação ao estado inicial. A anamnese deve se concentrar nos sintomas de doença cardíaca oculta.

AVALIAÇÃO DO RISCO CARDÍACO PRÉ-OPERATÓRIO

Durante a avaliação do risco perioperatório de pacientes submetidos à cirurgia não cardíaca, existem condições cardíacas ativas que devem ser avaliadas e tratadas de acordo com as diretrizes de ACC/AHA. Essas condições incluem doença arterial coronariana (DAC) instável, insuficiência cardíaca descompensada, arritmia grave e valvopatia grave (notavelmente estenose aórtica grave e estenose mitral sintomática).

A avaliação da tolerância ao exercício na estratificação de risco pré-operatório e a predição precisa do risco perioperatório intra-hospitalar são mais aplicáveis em pacientes que relatam piora dos sintomas cardiopulmonares induzidos pelo exercício, pacientes que podem se beneficiar de testes cardíacos não invasivos ou invasivos, independentemente do procedimento cirúrgico agendado, e pacientes com DAC conhecida ou com múltiplos fatores de risco e capacidade de se exercitar. Para a predição de eventos perioperatórios, a tolerância "baixa" ao exercício foi definida como incapacidade de andar quatro quarteirões e subir dois lances de escada ou como incapacidade de atingir um nível de equivalente metabólico (MET) de 4 (Tabela 22.2). Pacientes

sintomáticos altamente funcionais (*i. e.*, aqueles que são capazes de atingir uma capacidade funcional ≥ 4 METs sem sintomas, como subir um lance de escadas ou correr uma curta distância) raramente necessitam de testes não invasivos ou intervenção para diminuir o risco de cirurgia não cardíaca.

Se o paciente apresenta baixa capacidade funcional ou é sintomático, os médicos costumam usar índices de risco derivados de modelos empíricos multivariáveis preditivos, baseados na avaliação clínica dos fatores de risco, para identificar pacientes com risco cardíaco perioperatório elevado. Com base em estudos de comparação prospectiva, o Índice de Risco Cardíaco Revisado (RCRI, do inglês *Revised Cardiac Risk Index*) é preferido por muitos devido à sua precisão e simplicidade (Tabela 22.3). Um modelo preditivo mais recente é a calculadora de risco do National Surgical Quality Improvement Program (NSQIP), que se baseia em vários preditores clínicos. O RCRI baseia-se na presença ou ausência de seis fatores preditivos identificáveis: cirurgia de alto risco (cirurgia vascular suprainguinal, intratorácica ou intraperitoneal), cardiopatia isquêmica, insuficiência cardíaca congestiva (ICC), doença cerebrovascular, diabetes melito (que necessite de terapia com insulina) e insuficiência renal (com concentração de creatinina sérica $> 2{,}0$ mg/dℓ). Cada um dos preditores clínicos RCRI, se presentes, recebe 1 ponto. O risco de eventos cardíacos (*i. e.*, infarto do miocárdio, edema pulmonar, fibrilação ventricular ou parada cardíaca primária e bloqueio cardíaco completo) pode então ser previsto. Um paciente com escore RCRI de 0 tem um risco estimado de 0,4 a 0,5% para complicações cardíacas maiores; o risco é de 0,9 a 1,3% para alguém com pontuação 1, 4 a 6,6% com pontuação 2 e 9 a 11% com pontuação 3 (Figura 22.1). O risco cardíaco aumenta particularmente com a presença de dois ou mais preditores e é maior com três ou mais. A utilidade clínica do RCRI é que ele identifica pacientes com maior risco de complicações cardíacas e ajuda a

---

Tabela 22.2 Capacidade funcional.

Excelente (atividades que exigem > 7 METs)
Carregar 11 kg subindo oito degraus
Carregar objetos que pesem 36 kg
Trabalho ao ar livre (tirar a neve com a pá, cavar com a pá)
Recreação (esqui, basquete, *squash*, handebol, corrida ou caminhada 8 km/h)

Moderado (atividades que requerem > 4, mas < 7 METs)
Ter relações sexuais sem parar
Caminhar a 6 km/h em terreno plano
Trabalho ao ar livre (jardim, ancinho, remoção de erva daninha)
Recreação (patins, dança, foxtrote)

Ruim (atividades que exigem < 4 METs)
Tomar banho/vestir-se sem parar, tirar a roupa e arrumar a cama, tirar o pó, lavar a louça
Caminhar a 4 km/h em terreno plano
Trabalho ao ar livre (limpar janelas)
Recreação (golfe, boliche)

MET, equivalente metabólico. (Adaptada de Hlatky MA, Boineau RE, Higginbotham MB et al.: A brief self-administered questionnaire to determine functional capacity [the Duke Activity Status Index], Am J Cardiol 64:651-654, 1989.)

Tabela 22.3 Índice de Risco Cardíaco Revisado: marcadores clínicos.

1. Procedimentos cirúrgicos de alto risco
2. Doença cardíaca isquêmica
   a. História de infarto do miocárdio
   b. Angina atual considerada isquêmica
   c. Necessidade de nitroglicerina sublingual
   d. Teste de esforço positivo
   e. Ondas Q patológicas no ECG
   f. História de ACTP e/ou CRM com angina atual considerada isquêmica
3. Insuficiência cardíaca congestiva
   a. Insuficiência ventricular esquerda ao exame físico
   b. História de dispneia paroxística noturna
   c. História de edema pulmonar
   d. Galope por B_3 na ausculta cardíaca
   e. Estertores bilaterais na ausculta pulmonar
   f. Edema pulmonar na radiografia de tórax
4. Doença cerebrovascular
   a. História de ataque isquêmico transitório
   b. História de acidente vascular encefálico
5. Diabetes melito
   a. Tratamento com insulina
6. Insuficiência renal crônica
   a. Concentração de creatinina sérica > 2 mg/dℓ

ACTP, angioplastia coronariana transluminal percutânea; *CRM*, cirurgia de revascularização do miocárdio; *ECG*, eletrocardiograma. (Adaptada de Lee TH, Marcantonio ER, Mangione CM et al.: Derivation and prospective validation of a simple index for prediction of cardiac risk of major noncardiac surgery, Circulation 100:1043-1049, 1999.)

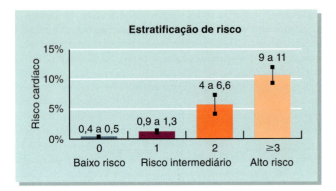

Figura 22.1 O gráfico de barras mostra o risco previsto para eventos cardíacos durante a cirurgia de acordo com a pontuação do Índice de Risco Cardíaco Revisado de um paciente.

determinar se eles podem se beneficiar de uma estratificação de risco adicional com testes cardíacos não invasivos ou do início do tratamento médico preventivo pré-operatório.

Teste cardíaco pré-operatório não invasivo para estratificação de risco

As evidências desencorajam a aplicação generalizada de testes cardíacos não invasivos pré-operatórios para todos os pacientes. Em vez disso, uma abordagem seletiva baseada na categorização de risco clínico parece ser eficaz e econômica. Nenhum teste é recomendado se atrasar a intervenção cirúrgica para condições urgentes ou emergentes.

Em raras ocasiões, a revascularização coronariana oferece o benefício potencial de melhorar os resultados em pacientes de alto risco, ou seja, pacientes com síndromes coronarianas agudas, com DAC do tronco esquerdo, com doença coronariana biarterial e que possuem uma estenose significativa na artéria coronariana descendente (e ou isquemia em testes não invasivos ou fração de ejeção do ventrículo esquerdo reduzida), e aqueles com doença de três vasos coronarianos e uma fração de ejeção inferior a 50%. A revascularização coronariana profilática de rotina não deve ser realizada em pacientes com DAC estável antes da cirurgia não cardíaca. Um escore RCRI de 3 ou mais em um paciente com isquemia miocárdica grave sugestiva de tronco esquerdo ou doença de três vasos deve levar à consideração de revascularização coronariana antes da cirurgia não cardíaca em pacientes apropriados.

O teste cardíaco não invasivo é mais apropriado se for previsto que o paciente cumprirá as diretrizes para o início de terapia médica adicional ou angiografia coronariana e revascularização coronariana no caso de um teste positivo. O teste de estresse não invasivo de pacientes com três ou mais fatores de risco clínicos e baixa capacidade funcional (< 4 METs) que necessitam de cirurgia vascular é razoável, desde que o resultado possa alterar o manejo futuro. Quando viável, o teste ergométrico é a modalidade de escolha e oferece o benefício de uma avaliação objetiva da capacidade funcional. Testes de estresse farmacológico podem ser realizados em vez de testes de esforço; eles são tipicamente reservados para pacientes com limitações funcionais.

A ecocardiografia com dobutamina e o teste de perfusão nuclear para fins de identificação de pacientes com risco de IAM perioperatório ou morte têm excelentes valores preditivos negativos (próximo de 100%), mas valores preditivos positivos ruins (< 20%). Portanto, um estudo negativo é tranquilizador, mas um estudo positivo ainda é apenas um fraco preditor de um evento cardíaco perioperatório "difícil". Quais pacientes de alto risco são mais propensos a se beneficiar de testes cardíacos pré-operatórios não invasivos e estratégias de tratamento para melhorar os resultados não está bem definido.

Teste cardíaco invasivo pré-operatório para estratificação de risco

As recomendações para cineangiocoronariografia perioperatória são semelhantes àquelas para pacientes com DAC, suspeita ou conhecida, em geral e devem estar de acordo com as diretrizes de ACC/AHA para cineangiocoronariografia. Esse procedimento deve ser considerado para pacientes com alto risco de resultados adversos com base na presença de angina instável, angina refratária ao tratamento médico, resultados de alto risco em testes não invasivos ou um teste não diagnóstico em um paciente de alto risco submetido a cirurgia não cardíaca de alto risco. Deve ser considerado individualmente para aqueles com isquemia extensa revelada durante testes não invasivos, para os que apresentam de risco intermediário submetidos a cirurgia de alto risco para os quais os resultados dos testes não são diagnósticos, para os convalescentes de IAM que necessitam de cirurgia não cardíaca urgente e para aqueles com IAM perioperatório. Em pacientes com alto risco clínico (RCRI > 3) e características de alto risco em testes cardíacos não invasivos, o cateterismo cardíaco diagnóstico deve ser considerado (Figura 22.1).

MODIFICAÇÃO DO RISCO PRÉ-OPERATÓRIO PARA REDUZIR O RISCO CARDÍACO PERIOPERATÓRIO

Revascularização coronariana

Análises retrospectivas do registro Coronary Artery Surgery Study (CASS) e do Bypass Angioplasty Revascularization Investigation (BARI), juntamente com estudo prospectivo de pacientes inscritos no estudo Coronary Artery Revascularization Prophylaxis (CARP), mostraram que a revascularização coronariana profilática, seja com ponte aortocoronária (CABG, do inglês *coronary artery bypass grafting*) ou com intervenção coronariana percutânea (ICP) não oferece benefício a curto ou médio prazo para pacientes sem doença do tronco esquerdo ou DAC multiarterial na presença de função sistólica ventricular esquerda deficiente. Faltam evidências para apoiar a revascularização coronariana eletiva como estratégia primária para redução do risco perioperatório em pacientes de risco intermediário submetidos a cirurgias não cardíacas de grande porte.

As recomendações para ICP são semelhantes àquelas para pacientes com DAC suspeita ou conhecida e devem estar de acordo com as diretrizes de ACC/AHA. As recomendações de AHA/ACC, Society for Cardiovascular Angiography and Intervention, American College of Surgeons e American Dental Association Science Advisory Committee são para um adiamento de 30 a 45 dias na cirurgia em pacientes em uso de terapia antiplaquetária dupla com tienopiridínico após colocação de *stent* coronariano de metal puro e uma espera de 365 dias após a colocação de um *stent* farmacológico. Alguns estudos indicam que a duração da terapia antiplaquetária dupla pode ser reduzida para menos de 1 ano em pacientes selecionados que recebem *stents* de última geração (como s*tents* com eluição de everolimo ou zotarolimo).

Atualmente, estudos sugerem que a terapia médica ideal é a estratégia preferida para pacientes de risco intermediário a alto com escores RCRI de 2 ou mais que não apresentem isquemia miocárdica grave documentada. Como afirmado anteriormente, o estudo CARP demonstrou que as estratégias pré-operatórias de revascularização coronariana para reduzir o risco cardiovascular perioperatório não oferecem benefício significativo em comparação com o excelente tratamento médico em pacientes de risco intermediário a alto submetidos à cirurgia vascular. No entanto, pacientes de alto risco com estenose do tronco da coronariana esquerda, estenose aórtica grave, fração de ejeção do ventrículo esquerdo de 20% ou menos ou sintomas coronarianos instáveis foram excluídos desse estudo. Em muitos desses pacientes, a cirurgia coronariana ou valvar pode ser indicada por seu próprio mérito, sem considerar a cirurgia não cardíaca. Portanto, a revascularização coronariana pode ser apropriada se o cateterismo diagnóstico revelar doença do tronco esquerdo ou doença multiarterial e fração de ejeção deprimida.

Usando as informações obtidas do algoritmo composto (Figura 22.2), uma decisão importante é se o risco de eventos cardíacos perioperatórios é suficientemente baixo para prosseguir com a cirurgia. Para pacientes identificados como de alto risco cardíaco que não sejam candidatos à revascularização coronariana, o médico pode decidir realizar uma operação que seja considerada menos estressante, como uma significativa reconstrução plástica menos extensa, procedimentos laparoscópicos *versus* abertos ou procedimentos paliativos alternativos, ou tentativa de modificar o risco cardíaco por meio de terapias intra e perioperatórias adicionais.

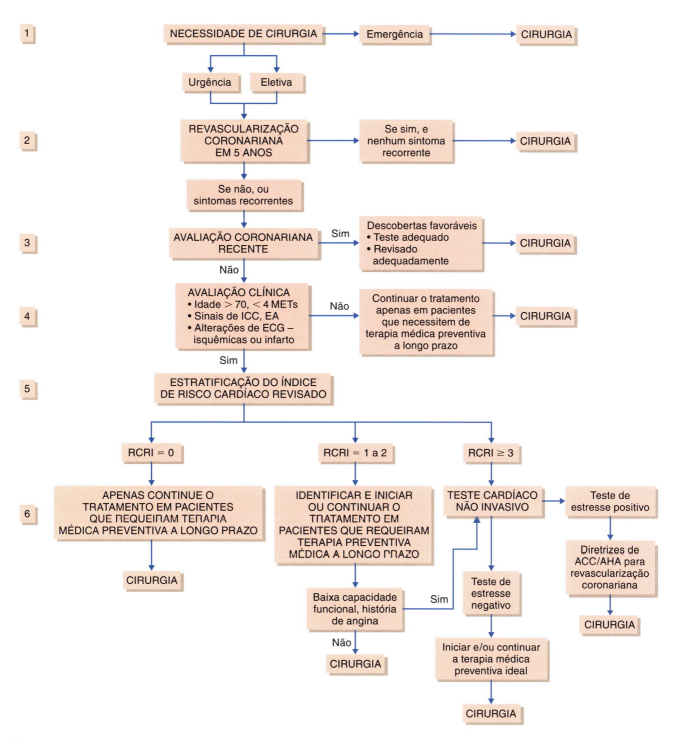

Figura 22.2 Algoritmo de avaliação clínica passo a passo para cateterismo cardíaco diagnóstico. (1) Cirurgia de emergência; (2) revascularização coronariana prévia; (3) avaliação coronariana prévia; (4) avaliação clínica; (5) Índice de Risco Cardíaco Revisado; (6) estratégias de modificação de risco. A terapia médica preventiva inclui terapia com betabloqueadores e estatinas. *ACC*, American College of Cardiology; *AHA*, American Heart Association; *EA*, estenose aórtica; *ECG*, eletrocardiograma; *ICC*, insuficiência cardíaca congestiva; *MET*, equivalente metabólico; *RCRI*, Índice de Risco Cardíaco Revisado.

Antagonistas beta-adrenérgicos

Há incerteza sobre a eficácia e segurança do betabloqueio perioperatório em pacientes submetidos a cirurgia não cardíaca. As diretrizes de ACC/AHA com foco nas recomendações para a terapia perioperatória com betabloqueadores limitam as recomendações classe I para pacientes submetidos à cirurgia que já estejam recebendo betabloqueadores para tratar angina, arritmias sintomáticas ou hipertensão. As recomendações da classe IIb são dadas para o início da terapia com betabloqueador antes da cirurgia em pacientes com isquemia miocárdica de risco intermediário ou alto observada no teste de estresse não invasivo pré-operatório (nível de evidência C) e pacientes com três ou mais fatores de risco RCRI (nível de evidência B).

O estudo Perioperative Ischemic Evaluation (POISE) abordou o benefício *versus* risco do betabloqueio perioperatório. O estudo POISE randomizou 8.351 pacientes de risco intermediário a alto com mais de 45 anos para receber succinato de metoprolol oral de ação prolongada (metoprolol CR) ou placebo no período perioperatório. Os resultados mostraram que a incidência de morte cardíaca, infarto do miocárdio não fatal ou parada cardíaca foi reduzida no grupo metoprolol em comparação com placebo. No entanto, houve aumento da incidência de mortalidade e acidente vascular encefálico (AVE) no grupo metoprolol em comparação com o grupo placebo. O AVE foi associado a hipotensão perioperatória, sangramento, fibrilação atrial e histórico de AVE ou ataque isquêmico transitório. Os avaliadores do POISE destacaram a importância de uma avaliação clara de risco e benefício para o início de betabloqueadores pré-operatórios (Figura 22.2).

O betabloqueio preexistente deve ser continuado porque a retirada pode aumentar a mortalidade perioperatória. Se betabloqueadores tiverem sido iniciados recentemente em pacientes de alto risco adequadamente selecionados submetidos a cirurgia não cardíaca, eles devem ser cuidadosamente titulados e não iniciados abruptamente em um regime de alta dose para evitar hipotensão ou bradicardia.

Inibidores da HMG-CoA redutase (estatinas)

Evidências prospectivas e retrospectivas apoiam o uso profilático perioperatório de inibidores da redutase (estatinas) da 3-hidroxi-3-metilglutaril-coenzima A (HMG-CoA) para redução de complicações cardíacas perioperatórias em pacientes com aterosclerose estabelecida. As estatinas devem ser mantidas em pacientes que já estejam em tratamento com estatinas e submetidos a cirurgia não cardíaca. A indicação classe IIa é atribuída ao uso de estatinas para pacientes submetidos à cirurgia vascular com ou sem fatores de risco clínicos.

Inibidores da enzima conversora da angiotensina

Os inibidores da enzima conversora da angiotensina (IECA) e os bloqueadores dos receptores da angiotensina II (BRA) são frequentemente prescritos para o tratamento da hipertensão, ICC, insuficiência renal crônica e cardiopatia isquêmica. Evidências apoiam a descontinuação desses agentes por 24 horas antes da cirurgia não cardíaca devido a efeitos circulatórios adversos após a indução da anestesia em pacientes em uso desses medicamentos (hipotensão) que podem resultar na necessidade de agonistas de vasopressina para o manejo da hipotensão refratária subsequente.

Agentes antitrombóticos orais

As recomendações baseadas em evidências sobre o uso perioperatório de ácido acetilsalicílico, clopidogrel, outros agentes antiplaquetários ou terapia combinada para reduzir o risco cardíaco atualmente não são claras. Foi observado um aumento substancial no sangramento perioperatório e necessidade de transfusão em pacientes recebendo terapia antiplaquetária dupla. A descontinuação de clopidogrel por 5 dias e ácido acetilsalicílico por 5 a 7 dias antes da cirurgia de grande porte para minimizar o risco de sangramento perioperatório e transfusão deve ser equilibrada com o risco potencialmente aumentado de síndrome coronariana aguda, especialmente em pacientes de alto risco, incluindo aqueles com implante de *stent* coronariano recente. Se os médicos optarem por suspender o ácido acetilsalicílico antes da cirurgia, ele deve ser reiniciado o mais rápido possível no pós-operatório, especialmente após procedimentos de enxerto vascular. (Ver mais informações sobre anticoagulantes e cirurgia mais adiante, neste capítulo.)

AVALIAÇÃO DE RISCO CARDÍACO PÓS-OPERATÓRIO

Monitoramento de infarto do miocárdio

Embora não existam critérios padronizados para seu diagnóstico, a maioria dos IAMs perioperatórios ocorre nos primeiros 3 dias após a cirurgia não cardíaca. Embora um eletrocardiograma (ECG) seja recomendado no cenário de sinais ou sintomas sugestivos de isquemia miocárdica, IAM ou arritmia no período pós-operatório, a utilidade da triagem pós-operatória com ECG é incerta. A medição de biomarcadores cardíacos séricos deve ser reservada para pacientes de alto risco e para aqueles que demonstram alterações no ECG, sintomas de isquemia miocárdica, novas arritmias, falta de ar inexplicável ou evidência hemodinâmica de disfunção cardiovascular.

CIRURGIA NÃO CARDÍACA EM PACIENTES COM CONDIÇÕES CARDIOVASCULARES ESPECÍFICAS

Doença cardíaca valvar

Todos os pacientes submetidos à cirurgia não cardíaca devem ser avaliados especialmente para estenose aórtica pelo exame físico e pelo ecocardiograma bidimensional para qualquer sopro suspeito. A estenose *grave* sintomática representa uma condição cardiovascular ativa que deve ser avaliada e tratada antes da cirurgia eletiva. Pacientes adequadamente selecionados podem ser tratados com substituição valvar ou valvoplastia como ponte para cirurgia não cardíaca.

Pouco se sabe sobre os riscos perioperatórios associados a estenose mitral e insuficiência mitral em pacientes submetidos à cirurgia não cardíaca. Geralmente, uma anamnese pré-operatória e exame físico, radiografia de tórax ou ECG fornecem pistas para o diagnóstico, que pode ser confirmado por ecocardiografia. O diagnóstico preciso pode ajudar a otimizar estratégias anestésicas intraoperatórias, escolha de intervenções farmacológicas e monitoramento invasivo, e manejo médico pós-operatório. Pacientes com estenose mitral grave provavelmente se beneficiarão da valvoplastia mitral por balão ou intervenção cirúrgica antes da cirurgia de alto risco.

Pacientes com insuficiência valvar aórtica ou mitral se beneficiam do controle de volume e redução da pós-carga. Na insuficiência aórtica, acredita-se que frequências cardíacas mais rápidas sejam mais bem toleradas do que as mais lentas, pois frequências cardíacas lentas levam ao aumento do enchimento diastólico e podem exacerbar a sobrecarga de volume do ventrículo esquerdo.

Arritmias e defeitos de condução

As arritmias ventriculares e atriais são historicamente reconhecidas como preditores de complicações cardíacas perioperatórias. Portanto, a identificação de uma arritmia pré-operatória exige investigação cuidadosa da existência e da gravidade de doença cardíaca isquêmica subjacente, de miocardiopatia ou de outras condições que possam contribuir para complicações perioperatórias. Em geral, arritmias ou defeitos de condução assintomáticos justificam apenas a observação e a manutenção de um estado metabólico ótimo.

Insuficiência cardíaca congestiva e disfunção ventricular esquerda

A ICC foi identificada como um marcador significativo de risco cardíaco em cirurgias não cardíacas. Todo esforço deve ser feito para identificar a etiologia da ICC e controlá-la de forma ideal antes da cirurgia porque é um conhecido fator de risco para complicações cardíacas pós-operatórias. O monitoramento cuidadoso da volemia é necessário para evitar a descompensação perioperatória. Agentes inotrópicos intravenosos (IV) e/ou vasodilatadores podem ser úteis por um curto período no período perioperatório para prevenir ou tratar a ICC, dependendo da situação.

DOENÇA RENAL

A disfunção renal afeta as funções excretoras e sintéticas críticas necessárias para a homeostase. Os principais efeitos clínicos subsequentes incluem hipertensão, sobrecarga de volume e distúrbios eletrolíticos.

Hipertensão arterial sistêmica

Uma pressão arterial bem controlada é desejável para reduzir as complicações cardiovasculares perioperatórias. O objetivo é ter a pressão arterial dentro de uma faixa aceitável com base nas diretrizes atuais. Procedimentos não urgentes devem ser postergados até o controle adequado da PA ser alcançado.

A resposta ao estresse no período perioperatório aumenta a incidência da chamada "hipertensão do jaleco branco". Esses pacientes não necessitam de redução agressiva da pressão arterial que pode resultar em perfusão reduzida para o cérebro e rins, resultando em AVE e lesão renal aguda, respectivamente.

Anti-hipertensivos (medicamentos)

- O efeito dos IECAs, BRAs e antagonistas da renina no SRA tem sido associado à hipotensão intraoperatória e esses agentes devem ser suspensos no dia da cirurgia. Estes podem ser retomados em 48 horas com base em pressão arterial, volemia e função renal do paciente
- Idealmente, os diuréticos devem ser suspensos no período perioperatório, exceto em pacientes com evidências de sobrecarga de volume. A necessidade de os pacientes serem colocados em dieta zero e as perdas de volume associadas durante a cirurgia geralmente resultam em hipovolemia. A dose dos diuréticos, com frequência, precisa ser ajustada no período perioperatório para reduzir o risco de lesão renal aguda
- Alfabloqueadores e betabloqueadores não devem ser interrompidos abruptamente, exceto em pacientes hipotensos. Esses medicamentos estão associados à hipertensão de rebote quando interrompidos abruptamente. As doses devem ser reduzidas e os parâmetros de manutenção instituídos em casos de hipotensão para prevenir crises hipertensivas associadas à hipertensão de rebote
- Bloqueadores dos canais de cálcio e vasodilatadores podem ser interrompidos abruptamente se não forem necessários para a otimização da pressão arterial.

Lesão renal aguda

Ver classificação Kidney Disease: Improving Global Outcomes (KDIGO) de lesão renal aguda (LRA).

A lesão renal pode ser de etiologia pré-renal, intrarrenal ou pós-renal. A LRA perioperatória ocorre em cerca de 1% dos pacientes, mas o risco é muito maior em pacientes submetidos a procedimentos vasculares e/ou cardíacos e em pacientes com doença renal crônica, cirrose e insuficiência cardíaca. A LRA no período perioperatório é muitas vezes consequente a perdas de líquido, deslocamentos de líquido para outros compartimentos do corpo e/ou ativação do SRA.

É essencial que a etiologia da LRA pré-operatória seja elucidada e abordada antes de prosseguir com a cirurgia eletiva. É fundamental manter a euvolemia, ao mesmo tempo que os eletrólitos – especialmente potássio sérico, magnésio e sódio – são mantidos dentro dos limites normais.

Manejo

Pacientes com LRA pré-renal geralmente respondem a soluções IV e medidas para garantir perfusão renal adequada, prevenindo hipotensão.

Pacientes com LRA intrarrenal precisam do parecer de nefrologistas para garantir o manejo adequado e oportuno para prevenir a progressão da condição de LRA subjacente e para iniciar a terapia de substituição renal, se necessário.

A insuficiência pós-renal é decorrente de uropatia obstrutiva tipicamente devido a hiperplasia prostática benigna, estenose uretral ou cálculos. A ultrassonografia renal ou a TC de abdome e pelve fornece informações sobre a natureza e a gravidade da obstrução. O parecer de urologistas é, muitas vezes, necessário.

Em todos os pacientes com LRA, é fundamental manter a perfusão renal adequada, mantendo a pressão arterial sistólica (PAS) maior que 110 mmHg, e é essencial evitar potenciais nefrotoxinas.

Doença renal crônica (DRC)

Ver classificação KDIGO para o estadiamento.

A maioria das complicações perioperatórias é de etiologia cardíaca. Tanto quanto possível, a euvolemia precisa ser alcançada antes que os procedimentos cirúrgicos sejam realizados. Os pacientes em diálise precisam ser dialisados pelo menos 24 horas antes do procedimento planejado. Pacientes em diálise peritoneal que necessitem de laparotomia geralmente precisam de conversão temporária para hemodiálise para manter a volemia necessária e tratar de anormalidades eletrolíticas.

Para pacientes não dependentes de diálise, a perfusão renal adequada precisa ser mantida e as nefrotoxinas potenciais evitadas para prevenir o agravamento da DRC.

Síndrome nefrótica

A manutenção da volemia e da perfusão renal adequadas é importante. As doses de diuréticos podem precisar ser ajustadas. Para pacientes em uso de corticosteroides (prednisona > 5 mg/dia) para o manejo dessa condição, deve-se supor que seu eixo hipotálamo-hipófise-suprarrenal (HHSR) esteja pelo menos parcialmente comprometido. Corticosteroides em dose de estresse administrados como hidrocortisona 100 mg IV a cada 8 horas, com transição para esquema oral em 24 a 48 horas, e depois continuar com a dose usual durante o período perioperatório costuma ser um plano adequado.

Medicamentos de transplante renal

Medicamentos imunossupressores devem ser continuados no perioperatório. Para pacientes impossibilitados de ingerir medicamentos como ciclosporina, deve-se administrar ciclosporina IV; a dose necessária é um terço da dose oral.

O monitoramento dos níveis séricos do fármaco é essencial tendo em vista as interações medicamentosas potenciais.

DOENÇA HEPÁTICA

Doenças hepáticas agudas e crônicas (Figura 22.3) são capazes de levar à disfunção hepática que pode piorar no período perioperatório por causa dos agentes anestésicos e efeitos hemodinâmicos de um procedimento cirúrgico. As principais preocupações são a hepatotoxicidade

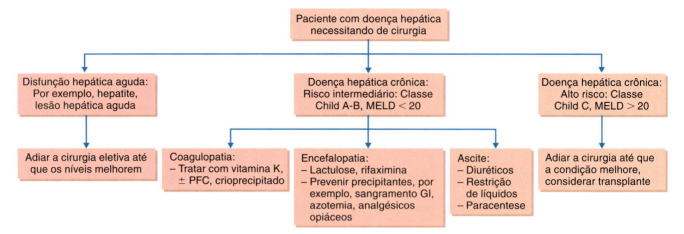

Figura 22.3 Abordagem para estratificação de risco pré-operatório e intervenções em pacientes com doença hepática. *GI*, Gastrintestinal; *MELD*, modelo para doença hepática em estágio terminal (*Model End-Stage Liver Disease*); *PFC*, plasma fresco congelado.

induzida por fármacos, precipitando a descompensação da cirrose hepática e/ou desenvolvimento de insuficiência hepática fulminante. O manejo perioperatório envolve o tratamento das complicações da doença hepática, incluindo coagulopatia, ascite, encefalopatia e desnutrição.

- Procedimentos eletivos em pacientes com disfunção hepática assintomática devem ser adiados até avaliação adicional e reavaliação do risco operatório
- Pacientes com inflamação hepática aguda ou lesão hepatocelular e/ou colestática devem ter procedimentos eletivos adiados até que haja evidências de recuperação
- Pacientes com doença hepática crônica com função hepática preservada precisam de monitoramento rigoroso, embora seu risco operatório seja mínimo. A cirrose é uma doença hepática crônica, que resulta em comprometimento das funções sintéticas e metabólicas.

A profilaxia antibiótica da peritonite bacteriana espontânea (PBE) é necessária para pacientes com baixos níveis de proteína no líquido ascítico (< 1 g/ℓ) durante a internação no perioperatório. As indicações adicionais para a profilaxia de PBE incluem histórico prévio de PBE e pacientes com evidência de perda de sangue gastrintestinal superior.

Pacientes com ascite devido à hipertensão porta que podem necessitar de paracentese terapêutica precisarão de infusão de albumina se forem drenados mais de 5 ℓ para reduzir o risco de LRA e a rápida reacumulação de líquido ascítico.

Os esquemas diuréticos devem ser ajustados conforme necessário para ajudar a manter o nível de volume necessário e os eletrólitos séricos dentro dos limites normais.

Fatores precipitantes de encefalopatia hepática em pacientes com cirrose devem ser evitados tanto quanto possível. Procedimentos eletivos em pacientes com encefalopatia devem ser adiados enquanto sua condição clínica é tratada com a ajuda de um hepatologista.

A coagulopatia é uma das principais características da doença hepática crônica avançada. A etiologia é muitas vezes multifatorial, incluindo disfunção hepática sintética, trombocitopenia, desnutrição e o efeito da colestase na absorção de vitamina K. As seguintes medidas devem ser tomadas para abordar a coagulopatia no período perioperatório.

1. A suplementação de vitamina K com ou sem plasma fresco congelado (PFC) é frequentemente usada para corrigir a coagulopatia antes da cirurgia. O uso de PFC é principalmente limitado a casos em que a transfusão de sangue maciça (> 4 unidades) aumente a preocupação com a coagulopatia dilucional.
2. O crioprecipitado pode tratar a hipofibrinogenemia se o fibrinogênio sérico for inferior a 100 mg/dℓ.
3. A transfusão de plaquetas pode ser usada para atingir um nível desejado de plaquetas séricas, dependendo do tipo de procedimento cirúrgico, superior a 50.000/$\mu\ell$ para a maioria das intervenções cirúrgicas, mas superior a 100.000/$\mu\ell$ para procedimentos neurocirúrgicos.
4. Os valores da razão normalizada internacional (RNI) tendem a ser elevados devido à disfunção hepática, mas isso não confere propriedades antitrombóticas devido ao conceito de hemostasia reequilibrada. Os pacientes que necessitam de profilaxia para trombose venosa profunda (TVP) ainda devem receber heparina subcutânea ou outras intervenções farmacológicas para reduzir o risco de TVP.

O modelo para doença hepática em estágio terminal (escore MELD, do inglês *Model for End-Stage Liver Disease*) e pontuação/classificação de Child-Pugh (também conhecida como critério de Child) têm sido usados para avaliação de risco de pacientes com doença hepática. O escore MELD é calculado usando bilirrubina total, RNI e creatinina sérica. Isso resulta em quatro níveis de MELD, com pontuações superiores a 25 indicando maior risco de mortalidade. Os escores de Child-Pugh são calculados usando cinco medidas clínicas: bilirrubina total, albumina sérica, tempo de protrombina (TP), ascite e encefalopatia hepática. A pontuação dessas medidas clínicas resulta na classificação dos pacientes em classe Child A, B ou C. Os pacientes na classe C têm o maior risco de mortalidade.

Mais recentemente, o escore MELD integrado (iMELD), que incorpora o nível de sódio sérico para escores MELD menores que 12, foi adaptado e demonstrou ter melhor força prognóstica em comparação com os escores MELD ou Child-Pugh.

A cirurgia é contraindicada para pacientes com classe C de Child-Pugh, pontuação alta de MELD/iMELD (> 20), hepatite aguda, coagulopatia grave ou manifestações extra-hepáticas graves de doença hepática (p. ex., insuficiência renal aguda, hipoxia). Evitar cirurgia, se possível, em pacientes com pontuação MELD maior ou igual a 18 ou classe B de Child-Pugh, a menos que tenham sido submetidos a avaliação e preparação pré-operatória completas.

- Usar sedativos e bloqueadores neuromusculares com cautela
- Otimizar a nutrição e a terapia médica para cirróticos
  - Corrigir a coagulopatia com vitamina K com ou sem PFC para obter uma RNI inferior a 1,6
  - A meta de contagem de plaquetas é maior que 50 a 100 $\times 10^3/\ell$. Isso pode variar, dependendo do tipo de procedimento cirúrgico
  - Abordar o volume de líquido ascítico para reduzir o risco de herniação da parede abdominal, deiscência da ferida e síndrome compartimental

- No período pós-operatório, a ênfase deve ser colocada em:
  - Sinais de insuficiência hepática aguda, incluindo agravamento da icterícia, encefalopatia e ascite
  - Monitoramento e correção de disfunção renal e/ou anormalidades eletrolíticas
  - Alguns pacientes podem necessitar de ácido tranexâmico IV para tratar o sangramento pós-operatório devido ao sistema fibrinolítico alterado.

DOENÇA PULMONAR

Os principais componentes de cuidados pré-operatórios eficazes são as medidas para prevenir ou reduzir complicações perioperatórias, incluindo infecções pulmonares, exacerbação de doença pulmonar subjacente, episódios respiratórios hipóxicos e hipercárbicos e evitar embolia pulmonar.

Para pacientes assintomáticos, geralmente não há necessidade de radiografias de tórax pré-operatórias ou testes de função pulmonar (TFP). Os TFP pré-operatórios são, no entanto, essenciais em pacientes programados para procedimentos de ressecção pulmonar para ajudar a prever a função pulmonar pós-operatória.

Pacientes com dispneia inexplicada precisam ser avaliados antes de procedimentos cirúrgicos que requeiram anestesia geral.

Um índice de risco cardiopulmonar combinado é proposto para estratificação de risco de complicações pulmonares. Os fatores de risco pulmonar foram adicionados ao índice de risco cardíaco de Goldman; pacientes com escore combinado superior a 4 pontos (de um total de 10) têm 17 vezes mais chances de desenvolver complicações. Esses fatores de risco pulmonar incluem o seguinte:

- Obesidade (*i. e.*, índice de massa corporal > 27 kg/m^2)
- Fumar dentro de 8 semanas após a cirurgia
- Tosse produtiva dentro de 5 dias após a cirurgia
- Chiado difuso dentro de 5 dias após a cirurgia
- Relação VEF_1/CVF inferior a 70% e Pa_{CO_2} superior a 45 mmHg

Na anamnese pré-operatória e no exame físico, os pacientes devem ser rastreados para apneia obstrutiva do sono (AOS). O manejo adequado da AOS é fundamental para prevenir complicações cardiopulmonares e neurovasculares. A ferramenta comumente usada é a pontuação STOP-BANG. Um estudo formal do sono é necessário em pacientes de alto risco agendados para procedimentos eletivos.

Doença pulmonar obstrutiva crônica (DPOC)/ asma brônquica

Pacientes com essas condições devem ter seu esquema terapêutico otimizado e ser orientados a continuar com seus medicamentos até a manhã do procedimento. Pacientes com características de exacerbação devem ser iniciados com corticosteroides sistêmicos. Os procedimentos planejados devem ser reprogramados, se possível.

A supressão do eixo HHSR deve ser presumida em pacientes que receberam esteroides sistêmicos por mais de 3 semanas nos últimos 6 meses. Esses pacientes devem receber doses de estresse no perioperatório.

O uso profilático perioperatório de antibióticos é inútil. Procedimentos eletivos devem ser cancelados em pacientes com infecções ativas.

Apneia obstrutiva do sono

Os pacientes necessitam de pressão positiva contínua nas vias respiratórias (CPAP, do inglês *continuous positive airway pressure*) no período perioperatório. É necessário o monitoramento da gasometria.

O abandono do tabagismo reduz as complicações pulmonares e deve ser encorajado várias semanas antes de procedimentos eletivos planejados.

Exercícios respiratórios, incluindo o uso de espirometria de incentivo, são medidas válidas de redução de risco que devem ser usadas.

O manejo pós-operatório é baseado em:

- Uso adequado de antibióticos para tratar infecções
- Uso de esteroides em altas doses no manejo de exacerbações de doenças pulmonares subjacentes
- Manutenção de oxigenação adequada.

Prevenção do tromboembolismo venoso

Em pacientes submetidos a cirurgias ortopédicas de grande porte, como artroplastia de quadril e joelho, a profilaxia de tromboembolismo venoso (TEV) com heparina de baixo peso molecular (HBPM), dose ajustada de varfarina, apixabana, rivaroxabana ou ácido acetilsalicílico (AAS) deve ser iniciada no período pós-operatório e continuada por um período de até 35 dias. É improvável que a colocação de filtros de veia cava inferior ofereça benefício adicional para pacientes com contraindicação à tromboprofilaxia. Pacientes submetidos a cirurgias não ortopédicas devem ter seu risco estratificado para TEV e aqueles de alto risco recebem profilaxia com HBPM ou heparina não fracionada (HNF) em baixa dose. Ver diretrizes do American College of Chest Physicians na seção Leitura Sugerida.

DOENÇA ENDÓCRINA

Diabetes melito

O diabetes melito (DM) é uma condição comum que exige manejo pré-operatório porque o DM não controlado está associado a crises hiperglicêmicas, infecção, redução da cicatrização de feridas e aumento da taxa de mortalidade. Os alvos ideais de glicose perioperatória variam, mas geralmente caem entre 80 e 180 mg/dℓ. A avaliação inclui complicações conhecidas do DM, incluindo neuropatia, doença renal crônica e doença cardíaca. A medição da hemoglobina A_{1C} irá correlacionar-se com os níveis sanguíneos de glicose recentes (1 a 3 meses) e pode ser útil na avaliação do risco de hiperglicemia. Medicamentos injetáveis orais e não insulínicos geralmente são mantidos até a manhã da cirurgia, momento em que são temporariamente descontinuados. A insulina basal de ação prolongada é mantida, mas pode exigir redução da dose em 20 a 30% se for necessário um período de jejum. A suspensão de insulina de ação prolongada em pacientes com DM tipo 1 pode resultar no aparecimento de cetoacidose e deve ser evitada. As doses de insulina de ação curta podem ser reduzidas ou eliminadas temporariamente, dependendo das restrições de ingesta oral. O monitoramento intraoperatório e pós-operatório da glicemia capilar (a cada 2 a 4 horas) ajudará a identificar a ocorrência de hipo ou hiperglicemia. A insulina de ação longa e curta deve ser usada para tratar e prevenir a hiperglicemia, estando atento à sensibilidade à insulina do paciente para evitar a hipoglicemia. A transição de volta ao esquema domiciliar pode começar quando o paciente estiver clinicamente estável, retomar a ingestão oral constante e nenhum outro procedimento/operação estiver planejado (ver Capítulo 68).

Doenças da tireoide

Hipo e hipertireoidismo estão associados ao agravamento dos sintomas associados, morbidade e até morte. Embora o rastreamento laboratorial de rotina não seja recomendado, a avaliação deve ser feita quando sintomas de disfunção tireoidiana forem observados na avaliação do paciente. O hipotireoidismo leve a moderado deve ser tratado com levotiroxina oral antes da cirurgia. O tratamento de formas graves de hipotireoidismo, incluindo coma mixedematoso, inclui levotiroxina IV e liotironina IV, e adiamento de cirurgia eletiva até que os níveis de hormônio tireoidiano estejam estáveis.

O hipertireoidismo não tratado pode resultar em tempestade tireoidiana pós-operatória, caracterizada por taquicardia, confusão mental, febre e colapso cardiovascular. Pacientes com tireotoxicose devem ser tratados com betabloqueadores e medicamentos antitireoidianos antes da cirurgia (ver Capítulo 65).

Insuficiência suprarrenal e uso prolongado de corticosteroides

As glândulas suprarrenais produzem cortisol e várias catecolaminas em resposta à estimulação do eixo HHSR. Pacientes que recebem corticosteroides exógenos por períodos prolongados (20 mg/dia de prednisona ou equivalente por > 3 semanas) são considerados em risco de insuficiência suprarrenal devido à supressão do eixo HHSR. Como a cirurgia é um estado de estresse induzido, é necessário um esquema de corticosteroide IV (hidrocortisona 50 a 100 mg IV até 3 vezes/dia) com um plano para reduzir as doses de rotina com base na resposta hemodinâmica (ver Capítulo 66).

DOENÇA HEMATOLÓGICA

O rastreamento de distúrbios da hemostasia hemorrágica inclui perguntas que identifiquem episódios de diátese hemorrágica, medicamentos que apresentem alto risco de sangramento e história familiar de hemofilia ou outros distúrbios hemorrágicos hereditários. Pacientes com doença hepática, doença renal em estágio terminal (DRET) e colagenoses correm maior risco de sangramento perioperatório. Os exames laboratoriais comumente obtidos incluem TP, RNI, tempo de tromboplastina ativada (TTPa) e contagem de plaquetas.

O manejo de anticoagulantes e antitrombóticos no período perioperatório é uma preocupação frequente devido ao seu uso comum na prática clínica. O risco perioperatório de sangramento e eventos tromboembólicos deve ser avaliado porque nem todos os procedimentos cirúrgicos exigem descontinuação da anticoagulação (Tabela 22.4). Em situações de alto risco de sangramento, o antagonista da vitamina K varfarina é suspenso 5 dias antes do procedimento planejado. Anticoagulantes orais diretos, como apixabana, dabigatrana e rivaroxabana, podem ser descontinuados 24 a 48 horas após o procedimento, dependendo do risco geral de sangramento e da função renal. Em situações de alto risco de tromboembolismo devido à interrupção da terapia, a terapia de ponte pode ser fornecida com infusão de heparina ou injeção de HBPM até que a terapia oral possa ser retomada com segurança (Tabela 22.5). O manejo perioperatório de antitrombóticos, como AAS, clopidogrel e outros inibidores de P2Y12, deve ser baseado nas indicações de uso de antitrombóticos e no tipo de cirurgia a ser realizada, conforme observado na seção sobre doenças cardiológicas.

A anemia pré-operatória está associada a aumento do número de transfusões, morbidade e mortalidade pós-operatórias. A meta de hemoglobina pré-operatória não está bem estabelecida e pode depender da perda sanguínea esperada, mas a maioria dos pacientes provavelmente tolerará níveis tão baixos quanto 7 g/dℓ. O rastreamento, a investigação e a otimização da anemia devem ocorrer com tempo suficiente para possibilitar a correção e a otimização antes de procedimentos cirúrgicos eletivos.

DOENÇA INFECCIOSA

As infecções do local cirúrgico (ILCs) complicam até 20% das operações, levando a taxas de morbidade e mortalidade significativas. As ILCs ocorrem nos primeiros 30 dias após a cirurgia e são definidas como afetando as áreas superficial, profunda ou órgão/espaço da ferida. Os fatores de risco do paciente para ISC incluem idade, estado nutricional e diabetes melito, enquanto os fatores de risco operatório incluem contaminação inicial da ferida cirúrgica, técnica operatória e muitos outros. O cuidado perioperatório é focado na prevenção por meio da implementação de pacotes de cuidados (*care bundles*, conjuntos de intervenções simples baseadas em evidências), incluindo antibióticos pré-operatórios, depilação, prevenção de hipotermia e controle glicêmico. A cobertura antibiótica pré-operatória deve incluir *Staphylococcus aureus* para feridas limpas e ser expandida para cobrir outros microrganismos, dependendo do tipo de ferida e do risco de contaminação. A descontaminação da pele com agentes tópicos como a clorexidina tornou-se rotina, mas não é benéfica em todos os pacientes.

DOENÇA NEUROLÓGICA

Condições neurológicas que podem se exacerbar no período perioperatório incluem doenças neuromusculares, doença de Parkinson e AVE.

Tabela 22.4 Fatores de risco para sangramento e trombose no paciente anticoagulado.

	Indicações para terapia de anticoagulação[a]		
	Fibrilação atrial	**Valva cardíaca mecânica**	**TEV**
Características de alto risco para sangramento periprocedimento: considerar interrupção da terapia	Risco de sangramento relacionado ao procedimento: consultar o cirurgião ou as diretrizes das sociedades de cirurgia para a classificação do risco de sangramento do procedimento. Procedimentos comuns de alto risco incluem: cirurgia vascular, extração de eletrodo de marca-passo, biopsia renal, histerectomia radical, artroplastia total do quadril e muitos outros. O risco de sangramento relacionado ao paciente aumenta se: sangramento importante ou hemorragia intracraniana < 3 meses antes; trombocitopenia ou função plaquetária anormal (uremia e uso de AAS); RNI supraterapêutica; história pregressa de sangramento periprocedimento		
Características de alto risco para tromboembolismo perioperatório: considerar terapia de ponte	• CHADS2-Vasc 7+ • AVE/AIT/TEV < 3 meses antes • Valvopatia reumática	• Prótese valvar mitral • AVE/AIT < 6 meses antes • Prótese valvar aórtica do tipo bola-gaiola ou disco basculante	• TEV < 3 meses antes • Trombofilia grave (deficiência de proteína C ou S, síndrome de antifosfolipídio, história pregressa de trombose recorrente sem anticoagulação)

[a]As decisões sobre a terapia de ponte são baseadas clinicamente – avaliar o risco trombótico equilibrado pelo risco de sangramento do paciente, considerar informações adicionais e usar o julgamento clínico. *AAS*, ácido acetilsalicílico; *AIT*, ataque isquêmico transitório; *AVE*, acidente vascular encefálico; *CHADS2-VASC*, regra de predição clínica para estimar o risco de acidente vascular encefálico em pacientes com fibrilação atrial não reumática; *RNI*, razão normalizada internacional; *TEV*, tromboembolismo venoso.

Tabela 22.5 Interrupção da terapia e ponte da anticoagulação.

	Classe de anticoagulante	
	Antagonistas da vitamina K • Varfarina	Anticoagulantes orais diretos (DOAC) • Dabigatrana • Apixabana • Rivaroxabana
Interrupção da terapia	• RNI 2,0 a 3,0, descontinuar 5 dias antes do procedimento • RNI 1,5 a 1,9, descontinuar 3 a 4 dias antes do procedimento	• Dependente da depuração de creatinina • Se a função renal for normal, parar 1 a 2 dias antes da cirurgia
Terapia de ponte	Doses terapêuticas de HNF ou HBPM • Iniciar HNF quando RNI < 2 • HNF: suspender > 4 h antes do procedimento • HBPM: suspender 12 a 24 h antes do procedimento • O uso e a dosagem de HBPM precisam ser ajustados à função renal	• Doses terapêuticas de HNF ou HBPM • Iniciar HNF quando RNI < 2 • HNF: suspender > 4 h antes do procedimento • HBPM: suspender 12 a 24 h antes do procedimento • O uso e a dosagem de HBPM precisam ser ajustados à função renal
Reinício da terapia	• Reiniciar na dose regular do paciente • A cronologia é específica do procedimento: consultar o cirurgião (a maioria dentro de 24 h)	• Tornará o paciente terapeuticamente anticoagulado em questão de horas • Discutir o momento da reinicialização com o cirurgião (a maioria em 24 h)
Considerações especiais	• A terapia de ponte pós-procedimento pode ser considerada para pacientes com risco moderado ou alto • Interromper a terapia de ponte quando RNI > 2,0	• Incapacidade de ingerir: pode usar HNF ou HBPM • Elimina a necessidade de profilaxia de TVP • Cuidado especial na configuração da raquianestesia devido ao risco de formação de hematoma

HBPM, heparina de baixo peso molecular; *HNF*, heparina não fracionada; *RNI*, razão normalizada internacional; *TVP*, trombose venosa profunda.

Doenças neuromusculares

Condições como miastenia *gravis*, esclerose lateral amiotrófica (ELA) e distrofias musculares predispõem os pacientes a várias complicações. A miastenia *gravis*, doença autoimune que afeta os receptores de acetilcolina na junção neuromuscular que leva à fraqueza do músculo esquelético, pode piorar agudamente no período perioperatório. Insuficiência respiratória por crise miastênica exige avaliação da função inspiratória pela medição da força inspiratória negativa à beira do leito.

A disfagia, que acompanha muitas doenças neuromusculares, pode levar à pneumonite/pneumonia aspirativa. A avaliação da deglutição é necessária no ambiente perioperatório para mitigar esse risco em pacientes com ELA, que é caracterizada por degeneração do neurônio motor e pode ser complicada por pneumonia aspirativa pós-operatória e insuficiência respiratória. Pacientes com distrofias musculares correm risco de arritmias cardíacas e precisam de monitoramento do ritmo cardíaco. A síndrome de hipertermia maligna é uma condição hereditaria rara que se apresenta como rigidez muscular, febre e arritmias cardíacas perioperatórias.

Doença de Parkinson

A doença de Parkinson é um distúrbio neurodegenerativo comum associado a discinesia, disfagia, dismetria e perda de função. Doses perdidas de levodopa, uma terapia comum para Parkinson, podem resultar em febre, disautonomia e piora dos sintomas da doença de Parkinson. A terapia com levodopa deve ser continuada sem interrupção, se possível, dependendo da situação clínica. Pacientes com doença de Parkinson podem necessitar de reabilitação mais longa após procedimentos cirúrgicos.

Acidente vascular encefálico

A incidência de AVE perioperatório é baixa, mas está associada a taxas elevadas de mortalidade e morbidade. A maioria dos AVEs perioperatórios é embólica. Os fatores de risco incluem história pregressa de AVE, diabetes melito, hipertensão arterial sistêmica, fibrilação atrial e idade avançada. Deve-se buscar abordar os fatores de risco modificáveis e o manejo adequado, incluindo o uso de AAS e estatinas para doença ateromatosa intracraniana conhecida. Em pacientes de alto risco com fibrilação atrial, a ponte perioperatória da terapia anticoagulante deve ser considerada para minimizar o risco de AVE.

DOENÇA REUMATOLÓGICA

Condições autoimunes, como artrite reumatoide e lúpus, são comumente tratadas com medicamentos destinados a reduzir a atividade do sistema imunológico. Medicamentos antirreumáticos modificadores da doença (ARMDs), como metotrexato, azatioprina, micofenolato mofetila, que são usados em várias condições reumáticas, podem ser continuados no período perioperatório. Acredita-se que agentes biológicos como adalimumabe, infliximabe e outros agentes semelhantes aumentem o risco de infecção perioperatória e devem ser suspensos no período perioperatório. Além disso, idealmente, a cirurgia deve ser agendada para o fim do ciclo de dosagem.

NECESSIDADES ESPECIAIS DO PACIENTE GERIÁTRICO

Um terço das cirurgias hospitalares nos EUA é realizado em adultos com mais de 65 anos. Pacientes da população geriátrica correm maior risco de morbidade e mortalidade perioperatórias. A avaliação de risco pré-operatório geriátrico deve se concentrar na função, na cognição e na avaliação de medicamentos, além da abordagem baseada em sistemas vistos neste capítulo. O comprometimento das atividades de vida diária (AVDs) está diretamente associado ao aumento da taxa de mortalidade pós-operatória. Rastreamento funcional pode ser realizado com várias escalas desenvolvidas para esse fim. A velocidade da marcha e o teste *Timed Up and Go* (TUG) são avaliações objetivas úteis. O comprometimento cognitivo subjacente é um fator de risco independente para *delirium* pós-operatório. A cognição pode ser avaliada com a escala Mini-Cog ou Montreal Cognitive Assessment. A identificação da capacidade funcional e/ou da cognição do paciente no pré-operatório pode levar à reavaliação do plano de manejo cirúrgico. No pós-operatório, as estratégias devem se concentrar na reabilitação física e medidas para reduzir o risco de *delirium*, incluindo uso mínimo de medicamentos que promovam *delirium*, reorientação frequente, intervenções multicomponentes e uso criterioso de medicamentos antipsicóticos.

A revisão de medicamentos visando complicações pós-operatórias deve incluir especialmente anti-hipertensivos (hipotensão), diuréticos (depleção de volume), medicamentos para diabetes melito (hipo ou hiperglicemia), agentes antitrombóticos (sangramento ou trombose), benzodiazepínicos, opiáceos e outros hipnóticos sedativos (sedação e *delirium*). As indicações para cada medicamento devem ser revisadas e a avaliação dos riscos e benefícios deve ser realizada.

RESUMO

O sucesso de estratégias padronizadas de redução de risco pré e pós-operatório, baseadas em evidências, em pacientes submetidos à cirurgia não cardíaca depende do trabalho colaborativo em equipe e da comunicação cuidadosa entre os cirurgiões, o anestesiologista, o médico assistente do paciente e o médico que dá pareceres específicos.

O risco de complicação cardíaca perioperatória varia com a gravidade do procedimento cirúrgico e com a estratificação do RCRI. Uma abordagem sistemática e gradual para avaliação de risco cardíaco pré-operatório em pacientes submetidos à cirurgia não cardíaca facilita a tomada de decisão sobre se o risco de eventos cardíacos perioperatórios é suficientemente baixo para prosseguir com a cirurgia. As comorbidades do paciente e os fatores de risco precisam ser avaliados quanto ao risco de exacerbação e medidas tomadas para reduzir o risco para o paciente no período perioperatório. No período pós-operatório, é necessário um monitoramento cuidadoso da condição do paciente. Os pacientes que desenvolverem complicações após a operação exigirão intervenções oportunas e adequadas das equipes cirúrgica e clínica. Finalmente, os cuidados perioperatórios cardíacos e clínicos são campos em evolução e os profissionais precisam se esforçar para manter seus conhecimentos e práticas atualizados por meio de revisão de literatura e conscientização de diretrizes.

Para uma discussão mais profunda sobre este tópico, ver Capítulos 403, "Avaliação Pré-operatória" e 405, "Cuidado Pós-operatório e Complicações", em *Goldman-Cecil Medicina*, 26ª edição. ❖

LEITURA SUGERIDA

Auerbach A, Goldman L: Assessing and reducing the cardiac risk of noncardiac surgery, *Circulation* 113:1361–1376, 2006.

Boersma E, Kertai MD, Schouten O, et al.: Perioperative cardiovascular mortality in noncardiac surgery: validation of the Lee cardiac risk index, *Am J Med* 118:1134–1141, 2005.

Doherty JU, Gluckman TJ, Hucker WJ, et al.: 2017 ACC expert consensus decision pathway for periprocedural management of anticoagulation in patients with nonvalvular atrial fibrillation: a report of the American College of Cardiology Clinical Expert Consensus Document Task Force, *J Am Coll Cardiol* 69:871–898, 2017.

Falck-Ytter Y, Francis CW, Johanson NA, Curley C, Dahl OE, Schulman S, et al.: Prevention of VTE in orthopedic surgery patients: Antithrombotic Therapy and Prevention of Thrombosis, 9th ed: American College of Chest Physicians Evidence-Based Clinical Practice Guidelines, *Chest* 141(Suppl 2):e278S–325S, 2012 Feb.

Fleisher LA, Fleischmann KE, Auerbach AD, et al.: 2014 ACC/AHA guideline on perioperative cardiovascular evaluation and management of patients undergoing noncardiac surgery: a report of the American College of Cardiology/American Heart Association task force on practice guidelines, *J Am Coll Cardiol S0735-* 1097(14), 2014, 05536-3.

Hassan SA, Hlatky MA, Boothroyd DB, et al.: Outcomes of noncardiac surgery after coronary bypass surgery or coronary angioplasty in the Bypass Angioplasty Revascularization Investigation (BARI), *Am J Med* 110: 260–266, 2001.

Kristensen SD, Knuuti J, Saraste A, et al.: 2014 ESC/ESA guidelines on non-cardiac surgery: cardiovascular assessment and management: the joint task force on non-cardiac surgery: cardiovascular assessment and management of the European Society of Cardiology (ESC) and the European Society of Anesthesiology (ESA), *Eur Heart J* 35(35):2382–2431, 2014.

McFalls EO, Ward HB, Moritz TE, et al.: Coronary-artery revascularization before elective major vascular surgery, *N Engl J Med* 351:2795–2804, 2004.

POISE Study Group: Effects of extended-release metoprolol succinate in patients undergoing non-cardiac surgery (POISE trial): a randomized controlled trial, *Lancet* 371:1839–1847, 2008.

Rechenmacher SJ, Fang JC: Bridging anticoagulation: primum non nocere, *J Am Coll Cardiol* 66:1392–1403, 2015.

SEÇÃO 5

Doenças Renais

23 Estrutura e Função dos Rins, 268

24 Abordagem ao Paciente com Doença Renal, 276

25 Distúrbios Hidreletrolíticos, 287

26 Doenças Glomerulares, 302

27 Principais Doenças Não Glomerulares do Rim, 319

28 Distúrbios Vasculares do Rim, 334

29 Lesão Renal Aguda, 347

30 Doença Renal Crônica, 358

23

Estrutura e Função dos Rins

Orson W. Moe, Javier A. Neyra

INTRODUÇÃO

O rim mantém a composição e o volume de líquido corporais, e a insuficiência renal manifesta-se por disfunção de múltiplos órgãos. A doença renal crônica está atingindo proporções epidêmicas em todo o mundo, ao passo que a lesão renal aguda responde por uma porcentagem muito alta de internações e pacientes ambulatoriais, com altas taxas de morbidade e de mortalidade. As etiologias dessas condições são muito diversas e, com frequência, geograficamente específicas. Além da perda da filtração glomerular e da função tubular, as doenças renais incluem hipertensão, urolitíase e inúmeros distúrbios eletrolíticos que não afetam a taxa de filtração glomerular (TFG), embora promovam morbidade e mortalidade significativas. Para entender essas condições, é preciso ter conhecimentos detalhados da anatomia e da função dos rins.

Cerca de 25% do débito cardíaco são distribuídos para os rins, onde ocorre a depuração contínua de toxinas. Além da excreção, o rim é um importante órgão metabólico e uma fonte de moléculas endócrinas. A insuficiência renal representa a disrupção de todas essas funções. Neste capítulo, é apresentada uma breve revisão de aspectos selecionados da estrutura e da função dos rins, de modo a estabelecer as bases para os capítulos subsequentes, que tratam de doenças renais específicas.

ESTRUTURA DOS RINS

Anatomia macroscópica

Os rins estão localizados contra a parede posterior do abdome, no espaço retroperitoneal, o que os torna facilmente acessíveis para biopsia percutânea. Os polos inferiores podem ser palpáveis à inspiração profunda em um indivíduo magro. Cada rim humano pesa cerca de 120 a 170 g, tem cerca de 11 cm de comprimento, 6 cm de largura e 3 cm de espessura e apresenta aproximadamente 1 milhão de néfrons, com variações interindividuais. O "tamanho do rim" comumente fornecido em laudos de ultrassonografia é, na verdade, o comprimento renal cefalocaudal, que não é um sucedâneo acurado do volume e da massa do rim e pode ser influenciado pelo biotipo do paciente. Apesar dessa ressalva, o comprimento dos rins é um substituto clínico aceitável do volume renal.

O rim é circundado por uma cápsula fibrosa (anteriormente, fáscia de Gerota e, posteriormente, fáscia retrorrenal). As artérias renais entram no rim, enquanto a veia renal e os ureteres deixam o rim na pelve renal. A superfície bisseccionada consiste em um *córtex* externo, de coloração mais clara, e uma *medula* interna, de coloração mais escura (Figura 23.1 A). Uma amostra de biopsia clínica é comumente obtida do córtex no polo inferior. A medula é dividida em regiões externa e interna, e a parte externa da medula é subdividida em faixas externa e interna. A medula apresenta múltiplos contornos cônicos, denominados *pirâmides*, cujos ápices estendem-se até a pelve renal, formando papilas. Os pontos de contato da pelve renal com as papilas renais são estruturas semelhantes a taças, denominadas *cálices*. Intercaladas entre as pirâmides, existem extensões centrípetas de tecido cortical, denominadas *colunas de Bertin* (Figura 23.1 A).

Circulação renal

Cada rim recebe sangue de uma única artéria renal, embora existam artérias supranumerárias em até um terço dos indivíduos. Imediatamente antes ou depois de sua entrada no rim, a artéria renal divide-se em artérias interlobares, que passam entre as pirâmides do rim radialmente até as colunas de Bertin (Figura 23.1 A). As artérias interlobares dividem-se ainda em artérias arqueadas, que se arqueiam ao longo da junção corticomedular (Figura 23.1 B). As artérias arqueadas dão origem às artérias interlobulares, que irrigam os glomérulos. As arteríolas aferentes ramificam-se em capilares glomerulares, que distribuem sangue para cada glomérulo individualmente. As características da circulação renal estão reunidas na Tabela 23.1.

O capilar glomerular constitui o local de ultrafiltração glomerular. Embora a arteríola eferente esteja a jusante do capilar glomerular, ela não é uma vênula, visto que tem paredes arteriolares e se encontra a montante do segundo sistema capilar que circunda os túbulos. Os capilares peritubulares fornecem oxigênio e nutrientes ao rim, coletam o líquido e os solutos reabsorvidos pelos túbulos para devolvê-los à circulação e liberam os solutos a serem secretados pelo túbulo no líquido tubular. Os capilares peritubulares que circundam os néfrons corticais e justamedulares se originam das arteríolas eferentes dos glomérulos corticais e justamedulares, respectivamente. Em determinadas condições patológicas, ocorre a disrupção do fluxo ou da integridade dos capilares peritubulares, reduzindo a oxigenação e promovendo lesão isquêmica.

Os vasos que seguem o seu trajeto paralelamente às alças de Henle são denominados *vasos retos* (Figura 23.1 D), devido às suas longas estruturas retas. O sangue dos capilares peritubulares retorna à circulação por um sistema venoso que espelha a estrutura arquitetônica do suprimento arterial: veia interlobular, veia arqueada, veia interlobar e veia renal. A natureza em contracorrente paralela da vasculatura explica a tonicidade medular muito alta, que possibilita a concentração da urina, mas que também direciona a difusão arteriovenosa de oxigênio, dando origem à tensão muito baixa de oxigênio na medula. Essa baixa tensão de oxigênio torna o rim propenso à lesão isquêmica, que constitui uma das causas mais comuns de lesão renal aguda (ver Capítulo 29).

Nervos renais

As cápsulas do rim e os ureteres apresentam fibras de dor derivadas dos nervos esplâncnicos. Isso explica a dor no ângulo costovertebral que ocorre quando os rins estão inflamados, bem como a cólica renal durante a passagem de um cálculo renal. O parênquima renal não tem fibras de dor, porém é ricamente suprido com nervos simpáticos que penetram

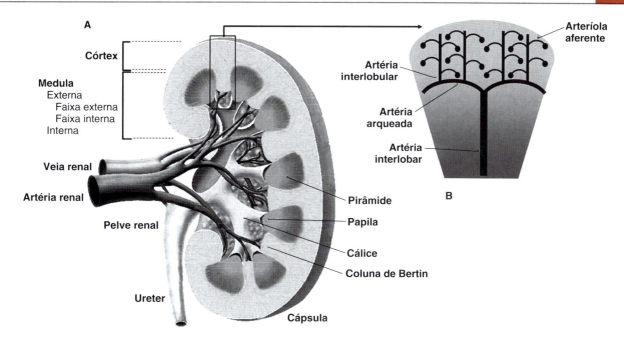

Figura 23.1 A. Anatomia macroscópica do rim. **B.** Representação esquemática da vasculatura no interior de uma coluna de Bertin. **C.** Componentes estruturais do glomérulo. **D.** Representação esquemática de um néfron superficial e de um néfron justamedular, com base na localização de seus glomérulos. Os túbulos estão estreitamente entrelaçados com o sistema capilar. Os capilares peritubulares saem da arteríola eferente que deixa o capilar glomerular. Os capilares que banham os ramos descendente e ascendente longos da alça de Henle são denominados vasos retos. Os segmentos tubulares são denominados axialmente: *AH*, alça de Henle; *DCC*, ducto coletor cortical; *DCME*, ducto coletor medular externo; *DCMI*, ducto coletor medular interno; *RAD*, ramo ascendente delgado; *RAE*, ramo ascendente espesso; *RDD*, ramo descendente delgado; *TCD*, túbulo contorcido distal; *TCN*, túbulo conector; *TCP*, túbulo contorcido proximal; *TRP*, túbulo reto proximal.

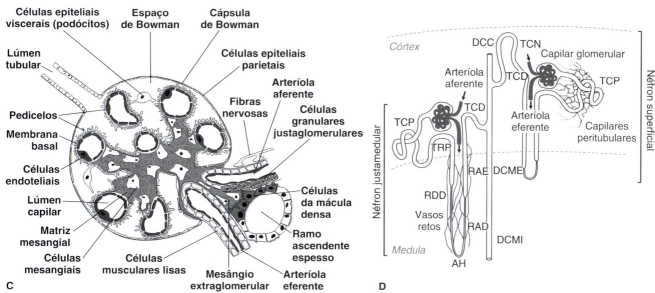

no parênquima renal com a artéria renal. Os nervos simpáticos entram em contato com as arteríolas (Figura 23.1 C), estimulam a liberação de renina, diminuem o fluxo sanguíneo renal e promovem a retenção renal de sódio (Na⁺). A denervação simpática renal tem sido proposta como novo tratamento para a hipertensão arterial sistêmica resistente, utilizando a energia de radiofrequência (RF) fornecida por um cateter arterial intrarrenal radialmente para romper as fibras nervosas na artéria renal; todavia, até o momento, os dados não foram conclusivos.

Descrição do néfron

A unidade funcional do rim é o néfron. Cada rim humano tem cerca de 1 milhão de néfrons. Aproximadamente 30% deles têm os seus glomérulos situados profundamente no córtex e são denominados *néfrons justamedulares*. Os néfrons restantes encontram-se no córtex externo e são denominados *néfrons superficiais*. Cada néfron consiste em um glomérulo seguido de um túbulo, que termina na pelve renal. Os capilares circundantes e o espaço intersticial constituem importantes componentes funcionais do néfron.

Glomérulo

O glomérulo consiste na vasculatura glomerular (arteríolas e capilares) sustentada pelo mesângio (células mesangiais e matriz) dentro da cápsula de Bowman (células epiteliais parietais e viscerais) (Figura 23.1 C). As células viscerais da cápsula de Bowman são os podócitos, assim denominados em virtude de seus numerosos "pedicelos". As camadas de músculo liso das arteríolas aferente e eferente são fundamentais para determinar o tônus arteriolar. O capilar glomerular entra em contato com o mesângio de um lado e é separado dos pedicelos dos podócitos no lado oposto pela membrana basal glomerular (MBG). O glomérulo filtra grandes volumes de água e pequenos solutos, enquanto retém a maior parte das proteínas e todas as células do sangue. A barreira de filtração glomerular é uma estrutura tripartida composta de endotélio capilar, MBG e diafragma da fenda dos podócitos.

O interior da MBG é revestido por uma única camada de células endoteliais fenestradas. As fenestrações (50 a 100 nm de diâmetro) proporcionam uma barreira para as grandes moléculas de carga elétrica negativa no sangue. A MBG contém laminina, colágeno do tipo IV, entactina (nidogênio) e proteoglicanos, que restringem o movimento de grandes moléculas (p. ex., albumina) do capilar para o espaço de Bowman. A MBG contém cargas elétricas negativas densas, devido à presença de glicoproteínas com resíduos de ácido siálico que restringem a passagem de solutos plasmáticos aniônicos. Pode constituir o local de deposição de imunocomplexos que causam glomerulonefrite (p. ex., glomerulonefrite membranosa, glomerulonefrite membranoproliferativa, nefrite lúpica). Os autoanticorpos contra a MBG causam inflamação grave e perda da capacidade de filtração. Já os autoanticorpos contra uma glicoproteína de membrana do podócito (receptor de fosfolipase A2 tipo M, PLA2R) podem causar nefropatia membranosa primária mediada por anticorpos. A camada epitelial consiste em podócitos e epitélio parietal, que é plano e pavimentoso, com poucas organelas. No polo vascular, o epitélio parietal é contíguo com um epitélio totalmente diferente – o túbulo contorcido proximal.

No lado visceral do espaço de Bowman estão os podócitos, que fazem parte da barreira de filtração. Essas células são dotadas de um sistema altamente interdigitado de pedicelos, que repousam contra a membrana basal. Os corpos celulares dos podócitos situam-se na matriz extracelular. Os espaços entre os pedicelos são fendas de filtração de aproximadamente 40 nm de diâmetro ligadas por diafragmas de fenda, que também apresentam cargas elétricas negativas, contribuindo para a contenção de partículas de carga elétrica negativa de tamanho médio no capilar. Na última década, houve enormes avanços na identificação dos componentes do complexo de diafragma da fenda e na elucidação de suas funções. Uma discussão pormenorizada não é possível aqui, porém as principais proteínas associadas ao diafragma da fenda incluem nefrina, podocina, neph-1/2/3, FAT-1, R-caderina, catenina, CD2AP, ZO-1 e α-actinina 4. A ocorrência de mutações em muitos desses genes causa doença renal proteinúrica congênita (ver Capítulo 26).

Túbulos

O epitélio parietal da cápsula de Bowman torna-se o túbulo renal (Figura 23.1 D) quando deixa o glomérulo. O túbulo renal é um protótipo do epitélio polarizado. As suas principais características estão resumidas na Figura 23.2. Um simples cilindro não seria suficiente em termos de área de superfície para transporte. Na membrana apical luminal, a amplificação da superfície é obtida por meio de protrusões ou por uma forma mais extensa de protrusões, denominada *borda em escova*, no túbulo proximal. Entre as células, encontram-se estruturas denominadas *zônulas de oclusão*. Embora sejam assim denominadas, algumas delas são verdadeiramente herméticas (com alta resistência ao movimento de solutos e carga elétrica), ao passo que outras são bastante permeáveis a solutos. Além de sua resistência, esses complexos também regulam se a junção é mais permeável a determinado tipo de íon em comparação com outra permeabilidade seletiva. Do outro lado da zônula de oclusão, encontra-se o espaço intercelular, que é contíguo com o espaço intersticial. A membrana celular basolateral no lado intersticial-capilar amplifica a sua área de superfície por meio de invaginações e interdigitações entre duas células.

O movimento de um soluto pode ocorrer através de uma célula (transporte transcelular) ou ao redor dela (transporte paracelular) (Figura 23.2 A). O transporte de solutos é um processo que consome energia e que exige substratos metabólicos. Existem muitos tipos de proteínas de transporte (Figura 23.2 B). As ATPases acoplam diretamente a hidrólise do trifosfato de adenosina (ATP) ao transporte. Os cotransportadores (ou simportadores) transportam dois solutos no mesmo sentido, ao passo que os contratransportadores (antiportadores) transportam dois solutos diferentes em sentidos opostos. Os canais funcionam como orifícios revestidos por proteínas, que possibilitam a passagem de solutos específicos. Diferentes transportadores também podem estar acoplados juntos para formar um novo sistema de transporte. Por fim, existem proteínas que se projetam para fora da célula na área juncional, de modo a proporcionar um conduto para o transporte paracelular.

Estruturas especializadas

Interstício

O espaço entre os túbulos e os capilares peritubulares representa cerca de 5 a 10% do volume renal e abriga fibroblastos intersticiais e células dendríticas. Em doenças como a nefrite intersticial (ver Capítulo 27), o interstício é ocupado por células inflamatórias, que elaboram citocinas e quimiocinas que afetam profundamente a filtração e a função tubular. Os fibroblastos residentes são células estreladas com projeções que entram em contato físico com os túbulos e os capilares, proporcionam suporte e secretam e mantêm a matriz. Essas células, quando estimuladas por citocinas, conseguem se transformar em miofibroblastos e contribuir para a fibrose intersticial, uma característica biopatológica comum da doença renal. Alguns fibroblastos especializados na parte profunda do córtex são sensores de oxigênio e produtores da eritropoetina circulante. As células dendríticas são células apresentadoras de antígenos que expressam moléculas do complexo principal de histocompatibilidade (MHC, do inglês *major histocompatibility complex*) da classe II. Elas estão em íntima comunicação com o parênquima renal, coletando constantemente e respondendo ao ambiente antigênico local. As células dendríticas estão envolvidas na imunidade inata e adaptativa e desempenham um importante papel na homeostasia imunológica e nas doenças do parênquima renal.

Capítulo 23 Estrutura e Função dos Rins 271

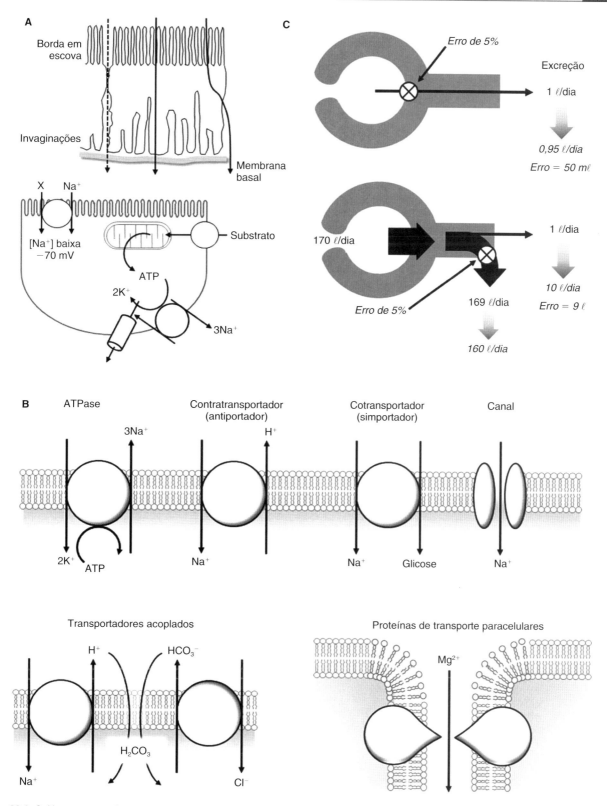

Figura 23.2 A. Na *parte superior*, transportes transcelular e paracelular de solutos. O transporte de solutos é um processo que consome energia e demanda substratos metabólicos; são mostrados um cotransportador de sódio e um contratransportador de sódio-potássio. B. Proteínas de transporte. Na *parte superior*, as enzimas adenosinas trifosfatases (ATPases) acoplam diretamente a hidrólise do ATP ao transporte. Os cotransportadores (simportadores) transportam dois solutos no mesmo sentido (p. ex., cotransportador de Na$^+$-glicose ou transportador ligado ao sódio-glicose [SGLT]), ao passo que os contratransportadores (antiportadores) transportam dois solutos diferentes em sentidos opostos. Os canais funcionam como orifícios revestidos por proteínas, que possibilitam a passagem de solutos específicos. *Parte inferior à esquerda*, diferentes transportadores podem ser acoplados para formar um novo sistema de transporte. *Parte inferior à direita*, as proteínas que se projetam para fora da célula na área juncional fornecem um conduto para o transporte paracelular. C. Comparação de um esquema de filtração pura (ou secreção) (*parte superior*) com um esquema de filtração-reabsorção (*parte inferior*). Ver texto para detalhes.

Aparelho justaglomerular

Uma característica única do néfron é que cada ramo ascendente espesso retorna e estabelece contato físico com o seu glomérulo original. A célula tubular no ponto de contato, denominada *mácula densa*, é diferente do resto do ramo ascendente espesso. A estrutura tripartida, que compreende a mácula densa, as arteríolas glomerulares aferente e eferente e o mesângio extraglomerular, uma parte especial do mesângio que se projeta para fora do glomérulo, é denominada *aparelho justaglomerular* (AJG) (Figura 23.1 C). O AJG é uma estrutura importante na manutenção da TFG por retroalimentação (*feedback*) tubuloglomerular e regulação da resistência da arteríola aferente e constitui o local de produção endócrina de renina.

Organelas: mitocôndrias e retículo endoplasmático

O rim perde apenas para o coração em conteúdo de mitocôndrias e consumo de oxigênio por unidade de massa. As mitocôndrias, além de geradores de energia de uma célula, desempenham muitos papéis, como funções de regulação, síntese e adaptação na célula. As mitocôndrias estão sob regulação complexa e sofrem inúmeras anormalidades em muitas doenças renais. Terapias direcionadas para as mitocôndrias estão surgindo com o conceito de que a manutenção da saúde das mitocôndrias pode prevenir a patogênese e a progressão da doença renal crônica. O retículo endoplasmático (RE) ajuda a manter a qualidade das proteínas por meio da via de resposta a proteínas mal enoveladas (UPR, do inglês *unfolded protein response*), e a ocorrência de disfunção do RE com ativação mal adaptativa à UPR é denominada estresse do RE. Sabe-se, agora, que ocorre estresse do RE em uma ampla variedade de doenças renais, de modo que os moduladores do estresse do RE deverão assumir um importante papel terapêutico.

FUNÇÃO RENAL

Função excretora

A excreção renal de uma substância pode ser mediada e modificada por um ou por uma combinação de três processos: filtração, secreção e reabsorção. A Figura 23.2 C compara dois esquemas – a filtração pura (ou secreção) e a filtração-reabsorção – e suas implicações em termos de demandas de regulação. O mecanismo de filtração-reabsorção possibilita a obtenção de altas taxas de filtração, e o acoplamento com a reabsorção evita a perda de líquidos e eletrólitos valiosos. Esse esquema também possibilita "economia" nos mecanismos de transporte por meio de direcionamento adaptativo de solutos fundamentais, enquanto possibilita a excreção do restante. Entretanto, existe um preço a ser pago por essa configuração. Considere a excreção de 1 ℓ/dia durante a filtração pura (ou secreção). Se houver um erro de 5% (redução da filtração ou secreção), será excretado apenas 0,95 ℓ/dia – uma diferença de 50 mℓ. Compare isso com um mecanismo de filtração-reabsorção, em que são filtrados 170 ℓ/dia e são reabsorvidos 169 ℓ/dia, resultando na mesma excreção de 1 ℓ/dia. Um erro de 5% (redução) na reabsorção resultaria em reabsorção de 160 ℓ/dia e excreção de 10 ℓ/dia, com erro absoluto de 9 ℓ. Uma consequência de um esquema de filtração-reabsorção é o fato de que a regulação precisa ter fidelidade extrema, motivo pelo qual até mesmo pequenos erros não são tolerados.

Filtração

A filtração ocorre exclusivamente no glomérulo. A TFG, medida como volume por unidade de tempo, tem sido o sucedâneo quantitativo padrão para a função renal geral, embora existam muitos distúrbios da função renal que não estão associados à diminuição da TFG (p. ex., síndrome nefrótica, tubulopatias, hipertensão renovascular, cálculos renais). Do ponto de vista numérico, a TFG pode ser conceituada como uma equação:

$$\text{TFG} = K_f \times (\Delta P - \Delta \Pi)$$

em que o coeficiente de ultrafiltração, K_f, é igual à área de superfície para filtração multiplicado pela permeabilidade hidráulica; a força motriz hidrostática, ΔP, é o gradiente de pressão entre o capilar glomerular e o espaço de Bowman, que impulsiona a entrada do líquido no espaço de Bowman para formar a urina; e a força motriz osmótica, $\Delta \Pi$, é o gradiente de pressão osmótica entre o capilar glomerular e o espaço de Bowman, que mantém o líquido no capilar e retarda a filtração.

Muitas doenças renais afetam os determinantes da TFG. A doença glomerular (ver Capítulo 26) diminui o K_f ao afetar tanto a área de superfície de filtração quanto a permeabilidade hidráulica. Alterações na ΔP estão comumente envolvidas em doenças que reduzem a TFG. As alterações no fluxo sanguíneo renal e, o que é mais importante, nas resistências arteriolares aferente e eferente podem afetar drasticamente a ΔP e a TFG. Alterações funcionais na ΔP, como insuficiência pré-renal decorrente de hipovolemia, síndrome hepatorrenal (ver Capítulo 29) ou hipertensão intra-abdominal, reduzem radicalmente a TFG simplesmente por alterações hemodinâmicas, sem qualquer lesão glomerular estrutural.

Reabsorção

A TFG elevada, necessária para manter uma alta taxa metabólica, só pode ser mantida se houver alta recuperação para manter o volume intravascular e prevenir o colapso circulatório. A reabsorção tubular impede a perda de solutos valiosos e possibilita um ajuste mais fino da água e dos solutos não reabsorvidos. O conteúdo tubular resultante é excretado. No rim dos mamíferos, a reabsorção tubular assume um papel fundamental na regulação da excreção de muitos solutos (Tabela 23.2). Um mecanismo universal de reabsorção é o transporte transepitelial dependente de energia, que depende principalmente do Na^+, embora possa ser independente dele. Os túbulos proximais participam da reabsorção de todos os solutos, porém alguns solutos sofrem reabsorção sequencial pelos segmentos proximais e distais. Nesses casos, o esquema genérico tende a ser reabsorção de alta capacidade proximalmente e reabsorção de alto gradiente para ajuste fino distalmente. A diferença axial pode ocorrer no mesmo segmento do néfron (p. ex., parte inicial *versus* terminal do túbulo proximal) ou através de segmentos diferentes (p. ex., segmentos proximais *versus* distais do néfron).

Secreção

A secreção é um modo antigo de excreção e é encontrada em organismos de ordem inferior. Embora o néfron humano não seja primariamente de natureza secretora, diversos solutos ainda são processados por secreção. Por exemplo, a excreção renal de potássio (K^+), de íons hidrogênio (H^+) e de ácido úrico envolve a secreção. Muitos cátions e ânions orgânicos são secretados pelo túbulo proximal, assim como muitas toxinas exógenas, como os xenobióticos. A secreção de creatinina por transportadores de cátions orgânicos no túbulo proximal é a razão pela qual a depuração de creatinina superestima a TFG. A secreção de furosemida por transportadores de cátions orgânicos no túbulo proximal explica o motivo de a resposta a esse fármaco ser atenuada em condições de hipoperfusão renal e/ou lesão tubular proximal, como na lesão renal aguda.

Modelos integrados de secreção

Os modos de excreção são coordenados de maneira precisa, complexa e coordenada para realizar a excreção com notável acurácia (Tabela 23.2). O rim tem a capacidade de apresentar uma ampla faixa de tonicidade urinária (< 50 a 1.200 mOsm), dependendo da

Capítulo 23 Estrutura e Função dos Rins

Tabela 23.2 Excreção de solutos.

Soluto	Filtração	Reabsorção	Secreção	FE (%)	Regulação
Água	Sim	Sim	Não	0,3 a 6	Responde principalmente à tonicidade do corpo, mas também ao VSAE
					O HAD é o principal regulador da permeabilidade do ducto coletor à água
Na^+	Sim	Sim	Não	0,2 a 2	Responde ao VSAE
					A reabsorção é estimulada pelos nervos simpáticos, pela angiotensina II e pela testosterona; é inibida por peptídios natriuréticos atriais, dopamina e uroguanilina
K^+	Sim	Sim	Sim	5 a 20	Responde ao teor corporal total de potássio
					A secreção é controlada principalmente pela aldosterona e pela liberação distal de Na^+
Ca^{2+}	Sim	Sim	Não	2 a 10	Responde à concentração sérica de $[Ca^{2+}]$ ionizada e à necessidade corporal de cálcio
					Os principais hormônios calciotrópicos incluem o paratormônio (PTH), a vitamina D e a calcitonina
					Os epitélios renais respondem diretamente ao cálcio ionizado via receptor sensor de cálcio
Mg^{2+}	Sim	Sim	Não	3 a 5	Responde ao teor e às necessidades corporais totais de magnésio
					Regulação parácrina via fator de crescimento epidérmico
HCO_3^-	Sim	Sim	Sim	0,1 a 0,5	A maior parte da reabsorção de bicarbonato é para recuperar a carga filtrada
					Responde ao estado ácido-básico sistêmico, que pode ser mediado por detecção direta pelos epitélios renais ou por ações hormonais (p. ex., angiotensina II, endotelina)
					O bicarbonato também pode ser secretado no ducto coletor quando há necessidade de excreção de álcalis
Fosfato	Sim	Sim	Não	5 a 20	Responde à concentração sérica de fosfato e ao estado corporal de fosfato
					A reabsorção ocorre principalmente no túbulo proximal e é regulada pelo paratormônio e pelo fator de crescimento dos fibroblastos 23
Glicose	Sim	Sim	Não	0,2 a 0,5	O túbulo proximal recupera quase toda glicose filtrada, exceto quando a carga filtrada ultrapassa a capacidade de reabsorção
					O túbulo cortical proximal realiza gliconeogênese a partir de outros substratos orgânicos
Ácido úrico	Sim	Sim	Sim	10 a 50	As principais vias de depuração do ácido úrico são: (1) excreção renal e (2) secreção intestinal e uricólise
					O processamento da secreção e da reabsorção no túbulo proximal é complexo, e os mecanismos reguladores não estão bem definidos
Creatinina	Sim	Não	Sim	1 a 1,2	Filtrada no glomérulo e secretada pelo túbulo proximal
					A contribuição dos túbulos para a depuração da creatinina aumenta quando a TFG diminui

FE, excreção fracionada na fisiologia normal; *HAD*, hormônio antidiurético; *VSAE*, volume sanguíneo arterial efetivo.

necessidade do organismo de excretar ou de conservar água sem eletrólitos. A água é filtrada no glomérulo e processada isotonicamente no túbulo proximal. No lúmen do túbulo contorcido distal, a urina alcança diluição máxima em consequência da baixa permeabilidade à água ao longo do ramo ascendente espesso da alça de Henle. O destino subsequente da urina determina se ocorrerá excreção de água sem eletrólitos (urina diluída), obtida pela baixa permeabilidade do ducto coletor à água, ou conservação de água sem eletrólitos (urina concentrada), efetuada pela ação do hormônio antidiurético (HAD), que torna o túbulo coletor permeável à água.

A homeostasia do Na^+ ocorre basicamente por filtração-reabsorção. Ele é regulado por mudanças no volume sanguíneo arterial efetivo (VSAE) mediadas por sinais aferentes neuro-hormonais (p. ex., sistema renina-angiotensina-aldosterona [SRAA]), que atuam diretamente sobre os túbulos. No túbulo proximal, a reabsorção de Na^+ também é regulada por fatores físicos peritubulares. O K^+ passa por uma sequência interessante, em que a carga filtrada é, em grande parte, reabsorvida no túbulo proximal e no ramo ascendente espesso; o determinante final da excreção é a secreção pelo ducto coletor, cujos principais reguladores são a aldosterona e a liberação distal de Na^+.

Apenas o Ca^{2+} que não está ligado às proteínas plasmáticas é filtrado. Ele é reabsorvido, em grande parte, por vias paracelulares no túbulo proximal e no ramo ascendente espesso e por vias transcelulares no túbulo contorcido distal.

Uma quantidade maciça de bicarbonato (HCO_3^-) é filtrada e precisa ser recuperada para evitar acidose catastrófica. A secreção de H^+ fornece o mecanismo para a recuperação do HCO_3^-, bem como a excreção de ácido, sendo o H^+ transportado por tampões urinários, como a amônia.

Função metabólica

O rim é um importante órgão metabólico, uma vez que consome uma ampla variedade de substratos metabólicos, regula os níveis plasmáticos de substratos metabólicos e constitui uma importante fonte de gliconeogênese. Os substratos metabólicos, como aminoácidos, glicose, ânions orgânicos e ácidos graxos, são convertidos em ATP, a unidade de energia universal para todas as células (Figura 23.2 A). O ATP é diretamente hidrolisado por proteínas, como a Na$^+$/K$^+$-ATPase, para produzir uma baixa concentração de Na$^+$ ([Na$^+$]) intracelular e uma voltagem negativa no interior da célula, traduzindo, assim, a energia química em gradientes químicos. Cerca de 80 a 90% do consumo de oxigênio do rim podem ser atribuídos ao transporte de Na$^+$. Por exemplo, uma proteína como o cotransportador de Na$^+$-glicose (transportador ligado ao sódio-glicose [SGLT], ver Figura 23.2 B) na membrana luminal proximal acopla o movimento de íons Na$^+$ à molécula de glicose (que carrega uma carga positiva efetiva). A baixa [Na$^+$] celular e a voltagem negativa energizam a captação de glicose, possibilitando que o túbulo proximal capture a maior parte da glicose filtrada, que, de outro modo, seria perdida na urina. Na fisiologia normal, essa recuperação de glicose é benéfica para conservar as calorias. A inibição farmacológica da reabsorção de glicose acoplada ao Na$^+$ (inibidores do SGLT-2) leva a um baixo limiar de glicosúria e à criação de um "dissipador de glicose" para o controle da glicemia. De modo surpreendente, foram observados muitos efeitos cardiovasculares e renais benéficos adicionais com inibidores do SGLT-2 que não são explicados pelo controle da glicemia.

A quantidade de moléculas orgânicas filtradas ultrapassa de longe o consumo metabólico pelos rins. Quantidades muito grandes de substratos metabólicos orgânicos sofrem filtração passiva diariamente. Esses substratos não se destinam a ser excretados, porém a TFG elevada e a falta de retenção nos capilares glomerulares obrigam a sua presença na urina glomerular. No túbulo proximal, a maior parte das moléculas orgânicas filtradas é recuperada da urina e retorna à circulação sistêmica. Vários milhares de milimoles de aminoácidos, glicose e cátions e ânions orgânicos são recuperados da urina a cada dia pelos rins.

Funções metabólica e endócrina

O rim rivaliza com o fígado como órgão de gliconeogênese que sustenta os níveis de glicose no sangue. Embora não haja dúvida de que seja uma função fisiológica fundamental, não há exemplos clínicos de hipoglicemia puramente decorrente da falta de gliconeogênese renal.

Além de suas funções proeminentes e mais óbvias no equilíbrio de solutos e da água, o rim também é um importante órgão endócrino. As substâncias autócrinas e parácrinas elaboradas pelo rim são importantes para a regulação tanto intrarrenal quanto sistêmica. Embora esse assunto não seja discutido por completo aqui, três dessas substâncias são destacadas, uma vez que representam importantes alvos farmacológicos (Tabela 23.3).

Renina

Como componente inicial do SRAA, a renina é importante para a manutenção da circulação. O SRAA possibilita que o rim mantenha TFG constante na vigência de ingestão baixa e flutuante de sal, uma propriedade que é de grande importância para a existência terrestre. A renina é produzida pelo AJG (ver discussão anterior). Apesar dos benefícios e da importância do SRAA na fisiologia, a sua ativação contínua e excessiva em muitos estados mórbidos parece ser mal adaptativa e contribui para as lesões renal e cardiovascular. O bloqueio farmacológico das vias do SRAA em vários níveis demonstrou ser benéfico em modelos de doenças animais e em estudos clínicos de seres humanos, e dispõe-se, atualmente, de agentes de uso clínico para bloquear a sinalização do SRAA, enquanto outros estão em fase de desenvolvimento (Tabela 23.3).

Vitamina D

A 1α-hidroxilase (isoenzima 27B1 do citocromo P-450) é encontrada principalmente no túbulo proximal, onde se localiza a principal defesa do corpo para a manutenção da homeostasia do fosfato. O rim é um dos órgãos mais importantes na manutenção da homeostasia do cálcio e do fosfato, não apenas como principal controlador do equilíbrio externo, mas também como elaborador de fatores sistêmicos, como a vitamina D e a proteína Klotho. A conversão do precursor 25(OH)-hidroxivitamina D na sua forma ativa, 1,25(OH)$_2$ di-hidroxivitamina D, ocorre não exclusivamente, porém de maneira substancial, no rim e é mediada pela 1α-hidroxilase. A deficiência de vitamina D constitui uma importante complicação na doença renal crônica. A reposição de vitamina D é eficaz na redução das complicações da doença renal crônica.

Eritropoetina

A eritropoetina, que é produzida principalmente nos rins, estimula a eritropoese. As células produtoras de eritropoetina estão estrategicamente localizadas no interstício cortical para detectar o equilíbrio entre o aporte e o consumo de oxigênio. O modelo atual sugere que ocorra suprarregulação da produção renal de eritropoetina (principalmente

---

Tabela 23.3 Alguns hormônios endócrinos elaborados pelo rim.

Hormônio	Fonte	Função	Fármacos
Renina	AJG	Converte angiotensinogênio em angiotensina I como parte integral do sistema renina-angiotensina-aldosterona	Inibidor da renina Inibidor da ECA Bloqueador do receptor de angiotensina Bloqueador do receptor de mineralocorticoides
1,25(OH)$_2$ vitamina D	Principalmente túbulo proximal	Converte o precursor 25(OH) vitamina D em sua forma ativa, a 1,25(OH)$_2$ vitamina D	25-Hidroxivitamina D 1,25-Di-hidroxivitamina D Análogos sintéticos da vitamina D
Eritropoetina	Células intersticiais renais	Estimula a eritropoese na medula óssea	Eritropoetina humana recombinante Eritropoetina humana recombinante glicosilada Outros agentes estimuladores da eritropoese "EPO miméticos"

AJG, aparelho justaglomerular; *ECA*, enzima conversora de angiotensina; *EPO*, eritropoetina.

por anemia e hipoxia) por meio do aumento no número de células latentes produtoras de eritropoetina. O mecanismo da deficiência de eritropoetina na doença renal não é bem conhecido, embora não envolva simplesmente a destruição das células intersticiais produtoras de eritropoetina. Um mecanismo possível consiste em diminuição do consumo renal de oxigênio em consequência da redução da TFG; isso resulta em maior tensão de oxigênio no tecido renal e supressão da produção de eritropoetina. Outra teoria é a inibição direta das células produtoras de eritropoetina por citocinas inflamatórias. Outros propuseram transdiferenciação das células produtoras de eritropoetina em miofibroblastos e diminuição do número de células intersticiais que podem ser recrutadas na síntese de eritropoetina.

O uso de agentes estimuladores da eritropoetina (AEE) revolucionou o tratamento da anemia associada à doença renal crônica. Entretanto, devido à compreensão incompleta da biologia da eritropoetina e de seu receptor, o desfecho clínico está longe de ser ideal, em razão da incapacidade de adaptar o hematócrito ideal para cada paciente e da incerteza sobre os possíveis efeitos extraeritropoéticos da eritropoetina. A nova classe de inibidores da enzima prolil hidroxilase do fator induzível por hipoxia como AEE aumenta a produção endógena de eritropoetina.

LEITURA SUGERIDA

Kaissling B, Le Hir M: The renal cortical interstitium: morphological and functional aspects, Histochem Cell Biol 130:247-262, 2008.

Maezawa Y, Cina D, Quaggin SE: Glomerular cell biology, Waltham, 2013, Academic Press, pp 721-757.

Moe OW, Giebisch G, Seldin DW: Logic of the kidney. In Lifton RP, Somio S, Glebisch GH, et al, editors: Genetic diseases of the kidney, New York, 2009, Elsevier, pp 39-73.

Reiser J, Sever S: Podocyte biology and pathogenesis of kidney disease, Annu Rev Med 64:357-366, 2013.

24

Abordagem ao Paciente com Doença Renal

Rajiv Agarwal

INTRODUÇÃO

A doença renal crônica (DRC) é comumente definida por taxa de filtração glomerular (TFG) estimada inferior a 60 mℓ/min/1,73 m^2 durante pelo menos 3 meses. Os pacientes com DRC são atendidos, em sua maioria, no ambiente ambulatorial, e, na primeira consulta, um objetivo importante é descobrir a causa da DRC. Os objetivos de cuidados em longo prazo consistem em preservação das funções renal e cardiovascular e prevenção das complicações da DRC em longo prazo. Quando a função renal se deteriora a ponto de não conseguir mais sustentar a qualidade de vida adequada, o objetivo dos cuidados passa para o fornecimento de terapia renal substitutiva. Em alguns pacientes, a discussão pode ser sobre a decisão de recusar a terapia renal substitutiva. Diferentemente da abordagem clínica de pacientes com DRC, os pacientes com lesão renal aguda (LRA) são, em sua maioria, hospitalizados. O foco dos cuidados nesses pacientes também começa com a determinação acurada da causa da LRA, porém, ao longo de um período de dias a semanas, é importante reverter a insuficiência renal, se possível, substituir a função renal, se necessário, e tratar as numerosas consequências adversas potenciais da LRA. Portanto, a abordagem dos cuidados de pacientes com LRA e DRC em grande parte não se sobrepõe e é discutida separadamente.

Distinção entre lesão renal aguda e doença renal crônica

Devido ao uso generalizado de sistemas automatizados para a análise da bioquímica do soro, a elevação da concentração sérica de creatinina é a manifestação inicial mais comum da doença renal. Esse exame é realizado como rastreamento para anormalidades da função renal na maioria dos painéis metabólicos. Na maioria dos casos, uma concentração sérica elevada de creatinina reflete a redução da função de filtração do rim. Após assegurar que o volume intravascular esteja adequado, a abordagem ao paciente depende de a insuficiência renal ser aguda ou crônica. Por conseguinte, o passo inicial na avaliação de um nível sérico elevado de creatinina é avaliar a evolução temporal e a duração das alterações para diferenciar a LRA da DRC.

Uma anamnese cuidadosa, um exame físico e a avaliação laboratorial, incluindo exames de imagem, são fundamentais nesse processo. A prioridade máxima é tratar a depleção aguda de volume, o sangramento e outras causas de perda de volume intravascular. Evidências de cronicidade podem ser obtidas pela pesquisa dos prontuários antes da ocorrência de anormalidades nos níveis séricos de creatinina, albuminúria ou proteinúria, sedimento urinário anormal ou características anatômicas, como múltiplos cistos em ambos os rins, detectados em ultrassonografia (US) ou tomografia computadorizada (TC). De modo semelhante, entrar em contato com o médico assistente pode fornecer indícios que sugerem doença renal em um período anterior. Nos EUA, os sistemas de prontuários eletrônicos são ubíquos, e, com frequência,

é fundamental ter um profundo conhecimento desse prontuário para descobrir a data de início da DRC.

O pequeno tamanho dos rins, com base na US, é muito sugestivo de DRC. O tamanho do rim depende da altura do paciente; todavia, em geral, um comprimento inferior a 9 cm do rim na US de um homem adulto é considerado pequeno. O achado de rins de tamanho normal ou até mesmo grande não descarta o diagnóstico de DRC. Na verdade, em pacientes com nefropatia diabética, é comum que os rins tenham 11 ou 12 cm de comprimento. A radiografia das clavículas ou das mãos não é comumente realizada, mas pode demonstrar osteodistrofia renal e sugerir DRC.

A anemia é comum tanto na LRA quanto na DRC e, portanto, não representa uma característica de diferenciação. Entretanto, hiperparatireoidismo secundário aponta para DRC. Raramente, se a avaliação inicial não encontrar nada digno de nota, pode ser necessária biopsia renal para distinguir a LRA da DRC e definir a etiologia da lesão.

ABORDAGEM AO PACIENTE COM DOENÇA RENAL CRÔNICA

Se a concentração elevada de creatinina for considerada crônica, a anamnese e o exame físico devem concentrar-se inicialmente na detecção de diabetes melito e hipertensão arterial, as duas causas mais comuns de DRC. Em todos os casos, a avaliação também inclui provas de função renal, níveis séricos de eletrólitos, hemograma completo, pesquisa de albuminúria e análise microscópica do sedimento urinário. A US renal quase sempre é obtida no início da avaliação para descartar obstrução ureteral ou vesical, uma causa de insuficiência renal reversível. Além disso, a US fornece informações importantes sobre o tamanho, a simetria e a ecogenicidade dos rins. A biopsia renal pode ser necessária em alguns pacientes, porém fibrose parenquimatosa é comum em muitas formas de DRC, de modo que a biopsia pode não ser diagnóstica.

Como o diabetes melito e a hipertensão arterial sistêmica são causas comuns de doença renal, é importante reconhecer as apresentações associadas. Para estabelecer um diagnóstico provável de nefropatia diabética, é típico obter uma história de longa duração de diabetes melito documentado. A nefropatia diabética é frequentemente acompanhada de retinopatia diabética detectada no exame oftalmológico. Entretanto, a ausência de retinopatia diabética não descarta DRC, devido ao diabetes melito. Com frequência, os pacientes apresentam albuminúria, e a US revela rins grandes. Todavia, até um terço dos pacientes com DRC causada por diabetes melito tipo 2 (DM2) não apresenta albuminúria. Em pacientes com diabetes melito ou hipertensão arterial, o sedimento urinário é geralmente normal, de modo que o achado de cilindros hemáticos ou de um número significativo de eritrócitos dismórficos deve desencadear uma cuidadosa avaliação para outras causas de DRC.

Capítulo 24 Abordagem ao Paciente com Doença Renal

Nos casos de nefrosclerose hipertensiva, a hipertensão arterial sistêmica estabelecida antecede frequentemente em muitos anos o diagnóstico de insuficiência renal, e é comum o achado de retinopatia hipertensiva ou de doença cardiovascular (p. ex., hipertrofia ventricular esquerda). Em geral, a proteinúria é mínima ou ausente (< 2 g/dia), e os rins são simetricamente pequenos na US.

Embora a hipertensão arterial sistêmica e o DM2 sejam comuns, nos pacientes com DRC, é importante não pressupor que o diabetes melito e a hipertensão arterial sistêmica sempre sejam a causa de DRC. O diagnóstico de hipertensão ou de diabetes melito como causa de DRC exige que nenhuma outra causa identificável de doença renal seja aparente após uma avaliação meticulosa. De maneira notável, em indivíduos hipertensos, foram identificados genes, como *APOL1*, que parecem estar associados a maior risco de doença renal, e a análise genética pode, então, surgir como abordagem para identificar os pacientes que correm maior risco para que estratégicas de prevenção possam ser testadas no futuro.

Uma vez estabelecido o diagnóstico de DRC, é necessária a avaliação contínua, visto que os pacientes com DRC correm maior risco de complicações, como hipertensão arterial sistêmica, doença óssea metabólica, anemia, hiperpotassemia e acidose metabólica. Além disso, o diagnóstico inicial de DRC pode ser modificado com o passar do tempo, como, por exemplo, pela detecção de cilindros hemáticos em um paciente com diabetes melito. A LRA pode se sobrepor à DRC. A avaliação de hipertensão arterial sistêmica exige avaliação acurada da pressão arterial (PA). Hoje, são recomendadas três aferições da PA após o repouso tranquilo, a intervalos de 1 minuto, utilizando um dispositivo oscilométrico; os métodos auscultatórios que utilizam os sons de Korotkoff não são mais recomendados. Se o manejo da hipertensão arterial sistêmica ou da sobrecarga de volume se tornar difícil, a ingestão de sódio nos alimentos pode ser estimada por coleta de urina de 24 horas. O número de medicamentos prescritos para pacientes com DRC é substancial, o que exige monitoramento da adesão do paciente à medicação. Esse monitoramento, por exemplo, pode fornecer indícios de falta de controle da PA. Para uma abordagem mais detalhada e uma opinião discretamente diferente sobre a aferição da pressão arterial, ver Capítulo 12.

Anamnese e exame físico

Os sinais e os sintomas de DRC dependem do estágio na apresentação. No início do curso clínico, a fadiga inespecífica é típica, e pode não haver indícios discerníveis de DRC no exame físico, ressaltando a necessidade de rastreamento laboratorial. À medida que a taxa de filtração diminui, os sinais e sintomas de DRC tornam-se mais comuns e incluem edema de membros inferiores, edema facial, dor no flanco, poliúria, noctúria e hipertensão arterial sistêmica. As manifestações clínicas referentes à uremia, como náuseas, disgeusia e vômitos, tendem a ocorrer tardiamente, e não devem ser usadas para estabelecer um diagnóstico de DRC precoce.

Algumas vezes, as manifestações da doença primária predominam. Por exemplo, febre, artralgia e exantema em uma mulher jovem com insuficiência renal e sedimento urinário ativo são muito sugestivos de nefrite lúpica, e o uso de substâncias intravenosas, sopro cardíaco, vegetações em valvas cardíacas e hemocultura positiva devem alertar para um possível diagnóstico de glomerulonefrite associada à endocardite. História familiar de surdez, hematúria e DRC pode apontar para o diagnóstico de síndrome de Alport, ao passo que uma história de hemorragia cerebral devido à ruptura de aneurisma pode sugerir doença renal policística subjacente.

A história medicamentosa deve concentrar-se na exposição a nefrotoxinas, incluindo o uso prolongado de anti-inflamatórios não esteroides (AINEs), lítio, exposição à cisplatina e aumento recente da dose de diuréticos. Algumas substâncias lícitas e ilícitas podem levar à DRC (p. ex., glomerulonefrite induzida por cocaína, cálculos renais de efedrina induzidos pelo fitoterápico *Ephedra*).

A história patológica pregressa pode indicar possíveis etiologias; por exemplo, a retinopatia diabética sugere nefropatia diabética; a infecção urinária recorrente sugere cálculos renais; e hepatite C, endocardite infecciosa ou granulomatose de Wegener sugerem glomerulonefrite.

O exame físico pode revelar anemia, lesões cutâneas (como na endocardite, doença de Fabry, púrpura de Henoch-Schönlein ou crioglobulinemia), estertores, atrito pericárdico ou pleural, edema de membros inferiores, sopro abdominal ou aumento dos rins. O exame da retina é muito importante e pode revelar retinopatia diabética ou alterações associadas à hipertensão arterial sistêmica. Em um paciente com rápida deterioração da função renal, o exame da retina pode revelar êmbolos de colesterol ou êmbolos sépticos, sugerindo êmbolos de colesterol ou endocardite bacteriana como possíveis causas. O toque retal pode avaliar o aumento da próstata nos homens, ao passo que o exame pélvico em mulheres pode fornecer indícios de obstrução do sistema urinário, como tumor ou bexiga neurogênica. O exame da massa muscular é importante para a interpretação da concentração sérica de creatinina (ver discussão adiante).

A avaliação da pressão arterial é especialmente importante. Com frequência, a pressão arterial está elevada no ambulatório ou no consultório, porém normal em casa (*hipertensão do jaleco branco*). Em determinadas ocasiões, a pressão arterial está elevada em casa, mas não no ambulatório (*hipertensão mascarada*). Quando os pacientes têm queixas ortostáticas, mas parecem ter pressão arterial normal ou elevada no ambulatório, podem ser necessárias medições da pressão arterial em casa ou monitoramento ambulatorial da pressão arterial (MAPA) durante 24 horas. Este último pode revelar níveis tensionais muito baixos com sintomas ortostáticos, de modo que seria necessário modificar a terapia anti-hipertensiva.

A condição geral do paciente e o nível de estado funcional são importantes na decisão das terapias. Por exemplo, o transplante é uma opção para um paciente com doença cardiovascular passível de correção, ao passo que a diálise é uma opção para um paciente com artérias ilíacas calcificadas, quando o transplante de rim não é uma opção. Entretanto, o médico e a família do paciente podem compartilhar a decisão de renunciar à substituição renal em um indivíduo idoso com demência avançada e estado funcional precário.

Avaliação da função renal

O conhecimento da gravidade do comprometimento renal e da velocidade de alteração da função renal é importante no manejo da DRC. A rápida deterioração da função renal ao longo de algumas semanas a alguns meses pode não refletir progressão de doença renal nativa; na verdade, pode refletir depleção de volume sobreposta (p. ex., aumento da dose de diuréticos), exposição a nefrotoxinas (p. ex., uso de AINE) ou obstrução do sistema urinário. Como alternativa, pode-se observar uma rápida progressão da doença renal em determinados estados mórbidos, como hipertensão maligna, glomerulonefrite crescêntica, anemia hemolítica microangiopática (púrpura trombocitopênica trombótica, esclerodermia), vasculites (nefrite lúpica, granulomatose de Wegener), doença renal ateroembólica ou mieloma múltiplo. Em geral, pode-se antecipar a progressão mais lenta do declínio da insuficiência renal em pacientes com DRC causada por doença renal policística, hipertensão arterial sistêmica ou diabetes melito.

A creatinina sérica é a medida da função renal mais frequentemente avaliada. Com a avaliação da albuminúria, é um importante componente para o estadiamento da DRC (Figura 24.1). Se a TFG estimada for inferior a 60 mℓ/min/1,73 m^2 por 3 meses ou mais, a doença renal é considerada crônica.

Prognóstico da DRC com base nas categorias de TFG e albuminúria: KDIGO 2012

				Categorias de albuminúria persistente — Descrição e faixa		
				A1 Normal a levemente aumentada < 30 mg/g < 3 mg/mmol	**A2** Moderadamente aumentada 30 a 300 mg/g 3 a 30 mg/mmol	**A3** Muito aumentada > 300 mg/g > 30 mg/mmol
Categorias de TFG (mℓ/min/1,73 m^2) Descrição e faixa	G1	Normal ou elevada	≥ 90			
	G2	Levemente diminuída	60 a 89			
	G3a	Leve a moderadamente diminuída	45 a 59			
	G3b	Moderada a muito diminuída	30 a 44			
	G4	Muito diminuída	15 a 29			
	G5	Falência renal	< 15			

Verde: baixo risco (se não houver outros marcadores de doença renal, sem DRC); amarelo: risco moderadamente aumentado; cor laranja-claro: alto risco; laranja-escuro: risco muito alto.

Figura 24.1 Nomenclatura da doença renal crônica (DRC) usada pelo grupo Kidney Disease Improving Global Outcomes (KDIGO). A DRC é definida por anormalidades na estrutura ou na função dos rins, presentes por 3 meses ou mais, com implicações para a saúde. A DRC é classificada com base na causa, na taxa de filtração glomerular (TFG) e na albuminúria. (De KDIGO: 2012 clinical practice guideline for the evaluation and management of chronic kidney disease, Kid Intl Suppl 3:18, 2013. Disponível em http://www.kdigo.org/clinical_ practice_guidelines/pdf/CKD/KDIGO_2012_CKD_GL.pdf. Acesso em 1 de junho, 2014.)

De maneira notável, a concentração sérica de creatinina não aumenta acima do limiar normal da população (cerca de 1,3 mg/dℓ em homens e 1,1 mg/dℓ em mulheres) até haver perda de aproximadamente 40% da função renal. Nos estágios mais iniciais da doença renal, o nível sérico de creatinina é mantido dentro da faixa normal graças ao aumento da secreção tubular de creatinina. Esse processo de secreção de creatinina exige transportadores catiônicos, e os fármacos que competem com a secreção de creatinina (p. ex., cimetidina, triantereno, trimetoprima) podem causar elevação da creatinina sérica sem deprimir a TFG verdadeira. Um indício clínico de comprometimento do transporte catiônico de creatinina é a ausência de elevação da ureia no sangue, apesar da elevação da concentração sérica de creatinina.

Na insuficiência renal avançada, a magnitude das alterações absolutas na concentração sérica de creatinina pode ser mais rápida. A relação entre creatinina sérica e TFG não é linear, acelerando à medida que a TFG diminui. Isso significa, por exemplo, que a elevação da concentração sérica de creatinina de 3 para 3,5 mg/dℓ está associada a menor declínio da TFG do que uma alteração de 1 para 1,5 mg/dℓ. O conhecimento específico do nível basal de creatinina sérica é importante. Por exemplo, uma mudança de 0,6 para 1,2 mg/dℓ ainda está dentro da faixa normal em um homem adulto, porém reflete, na verdade, uma perda de cerca de 57% da TFG.

A relação entre TFG e creatinina sérica é mais bem interpretada no estado do equilíbrio dinâmico, e não quando ocorre rápida mudança da TFG. Por exemplo, a nefrectomia bilateral em um paciente com função renal previamente normal (como poderia ocorrer em um paciente com carcinoma de células renais) resulta em queda da TFG de 100 para 0 mℓ/min. Entretanto, seria esperado um aumento da creatinina sérica de apenas cerca de 1 mg/dℓ/dia, e um platô pode não ser alcançado antes de 1 semana. Esse retardo reflete o fato de que a geração de creatinina é insuficiente para saturar o volume de distribuição da creatinina. Um platô será alcançado mais rapidamente se a taxa de geração de creatinina for aumentada, se o volume de distribuição da creatinina for pequeno, ou se a função renal residual for substancial. Tendo-se em vista essas variáveis, é importante estar ciente de que a concentração sérica de creatinina pode ser um marcador fraco de TFG em condições que não estejam em equilíbrio dinâmico. De modo semelhante, entre pacientes com doença renal terminal submetidos à terapia renal substitutiva, embora o laboratório possa relatar a TFGe (TFG estimada), trata-se de uma estimativa precária da TFG, visto que a creatinina está sendo removida por meios extracorpóreos.

Além disso, existem várias condições nas quais a creatinina sérica pode estar falsamente baixa em relação à TFG. Como a produção de creatinina depende da massa muscular, ocorre uma baixa geração em doenças associadas à sarcopenia, como doenças do neurônio motor (esclerose lateral amiotrófica), doenças debilitantes (câncer avançado, tuberculose, caquexia cardíaca) e até mesmo desnutrição. Portanto, o exame visual da massa muscular (coxas, braços, músculos temporais) é importante na interpretação das concentrações séricas de creatinina. Outras condições associadas à baixa geração de creatinina incluem cirrose e idade avançada. A geração de creatinina está reduzida na sepse, e a função renal pode ser mais grave que a detectável pela estimativa da TFG por meio da medição da creatinina sérica.

Capítulo 24 Abordagem ao Paciente com Doença Renal

Nos pacientes com DRC grave (p. ex., TFG < 20 mℓ/min), a creatinina é secretada e a ureia é absorvida pelo túbulo. A secreção tubular de creatinina é fortuitamente equilibrada pela reabsorção tubular de ureia, tornando as medições de depuração da ureia e da creatinina úteis para a estimativa da TFG verdadeira. Nessas situações, a média das depurações de creatinina e ureia fornece uma aproximação estreita da TFG verdadeira.

No estado de equilíbrio dinâmico – isto é, quando o paciente não está ganhando nem perdendo peso –, pode-se usar a medição da ureia na urina de 24 horas para estimar a ingestão dietética de proteína. Além de sua excreção na urina, o nitrogênio é perdido via intestino, pele e, como nitrogênio não ureico, via rim em proporção ao peso corporal. De acordo com as estimativas, são excretados 31 mg/kg/dia de nitrogênio não ureico dessa maneira. A ingestão dietética de proteína pode ser calculada em 6,25 g de proteína por grama de excreção diária total de nitrogênio. Assim, a fórmula para a ingestão de proteína dietética em gramas por dia é (ureia na urina + 0,031 × peso corporal em kg) × 6,25.

Embora a ureia por si só seja menos útil na avaliação da função renal, ela pode ser útil em associação com a determinação da creatinina sérica. A ureia é reabsorvida pelo túbulo em estados ávidos de sódio. A relação normal entre ureia e creatinina é de 10:1. Em estados de depleção de volume, como uso de diuréticos, diarreia, perdas no suor ou terceiro espaço (p. ex., extravasamento de líquido para fora do compartimento vascular, como na cavidade peritoneal [ascite] ou no espaço pleural [derrame pleural]), a relação entre ureia e creatinina pode ser superior a 20:1. Algumas vezes, são também observadas relações de mais de 20:1 em estados catabólicos (p. ex., fratura de ossos longos, uso de corticosteroides, queimaduras, sepse), aumento da carga proteica intestinal (sangramento gastrintestinal superior, dieta rica em proteínas) ou uropatia obstrutiva. Em contrapartida, a creatinina pode aumentar desproporcionalmente mais do que a ureia, como, por exemplo, na cirrose avançada, em dietas hipoproteicas ou em estados associados ao uso de inibidores de transporte catiônico (p. ex., cimetidina).

Durante muitas décadas, a avaliação da depuração da creatinina com coleta de urina de 24 horas tem sido a base da avaliação da função renal. Entretanto, tendo-se em vista que a creatinina pode ser secretada (e não apenas filtrada), esse exame pode superestimar a TFG. Além disso, é comum o paciente urinar fora do recipiente de coleta, o que pode levar a erros na estimativa da TFG. Embora a coleta de urina de 24 horas não seja rotineiramente recomendada para avaliar a função renal, ela ainda pode ser útil para estimar a TFG em indivíduos com sarcopenia e naqueles com doença hepática avançada. A depuração da creatinina pode ser facilmente calculada como a taxa de fluxo urinário (em mℓ/min) multiplicada pela relação entre creatinina urinária e creatinina plasmática. É necessária uma coleta cronometrada. A excreção de creatinina aproxima-se de 15 mg/kg/dia. Embora essa taxa seja variável (o coeficiente de variação de dia para dia ao longo de 28 dias com dieta padrão varia de 6 a 22%) e dependa do consumo de carne, ela pode ser usada para estimar se a urina foi coletada de forma insuficiente ou em excesso.

Em geral, a TFG é estimada pelo uso de equações que levam em consideração a idade em anos, a raça, o sexo e a creatinina sérica. A equação da Modification of Diet in Renal Disease (MDRD) utiliza uma medida de creatinina (Scr) que foi calibrada para uma espectrometria de massa de diluição isotópica padrão:

$$\text{TFG [em m}\ell\text{/min/1,73 m}^2] = 175 \times (\text{Scr})^{-1,154} \times (\text{Idade})^{-0,203}$$
$$\times\ 0,742\ [\text{se for mulher}] \times 1,212$$
$$[\text{se for da raça negra}]$$

Uma nova equação, denominada equação Chronic Kidney Disease Epidemiology Collaboration (CKD-EPI), tem menor probabilidade de estimar uma TFG como baixa se a TFG for superior a 60 mℓ/min/1,73 m^2. Essa equação é mais complicada:

$$\text{TFG [60 m}\ell\text{/min/1,73 m}^2] = 141 \times \textit{mín} (\text{Scr/k, 1})^{\alpha}$$
$$\times\ \textit{máx} (\text{Scr/K, 1})^{-1\omega209} \times 0,993^{\text{Idade}}$$
$$\times\ 1,018\ [\text{se for mulher}] \times 1,159$$
$$[\text{se for da raça negra}]$$

Em que Scr é a creatinina sérica (em mg/dℓ); κ é 0,7 para as mulheres e 0,9 para os homens; α é −0,329 para as mulheres e −0,411 para os homens; *mín* indica o mínimo de Scr/κ ou 1; e *máx* indica o máximo de Scr/κ ou 1. Dispõe-se de várias calculadoras para estimar o TFG com o uso da equação CKD-EPI ou da equação MDRM na internet ou em aplicativos para dispositivos pessoais.

Avaliação da albuminúria

A avaliação da albuminúria é fundamental, visto que pode apontar para a causa da DRC. Além disso, a gravidade da albuminúria está diretamente associada a uma progressão acelerada da DRC e à doença cardiovascular. Em consequência, a albuminúria é hoje utilizada para o estadiamento da DRC (Figura 24.1).

A taxa de excreção de albumina é normalmente inferior a 10 mg/24 h, e uma taxa de excreção de 30 mg/24 h ou mais é considerada anormal e moderadamente aumentada. Uma taxa de excreção de albumina de 300 mg/24 h ou mais é considerada como gravemente aumentada. A albuminúria pode ser avaliada de forma mais conveniente pela medição da relação das concentrações urinárias de albumina e de creatinina em uma amostra de urina obtida de micção espontânea. Tendo-se em vista que a taxa de excreção de creatinina é, em média, de 1 g/dia, a obtenção de uma relação albumina-creatinina de 30 mg/g de creatinina ou mais é considerada como anormal e moderadamente aumentada; uma relação de 300 mg/g de creatinina é considerada como aumento grave.

Uma taxa de excreção de albumina superior a 2.200 mg/24 h (o que corresponde a cerca de 3.000 mg de proteína/24 h) é considerada nefrótica. Esse grau de albuminúria/proteinúria é frequentemente acompanhado de edema, hipoalbuminemia e hiperlipidemia. A combinação desses distúrbios é denominada *síndrome nefrótica* e reflete distúrbio significativo da seletividade glomerular. Em adultos, as causas comuns de síndrome nefrótica consistem em nefropatia diabética, glomerulosceleroses segmentar e focal, nefropatia membranosa e amiloidose. Entre crianças, a nefropatia por lesão mínima e as glomeruloscleroses segmentar e focal constituem importantes causas de síndrome nefrótica.

Avaliação da pressão arterial

A DRC é geralmente acompanhada de hipertensão; apesar disso, a avaliação da hipertensão com frequência é pouco realizada. O manejo atual da hipertensão é direcionado mais frequentemente para o manejo das aferições da pressão arterial realizadas durante as visitas clínicas. Portanto, a aferição da PA nas visitas clínicas deve ser realizada de modo acurado. Atualmente, o padrão de cuidados consiste na medida de três leituras de PA no braço não dominante, após o indivíduo permanecer sentado em repouso por 5 minutos. A média das três leituras é utilizada para a tomada de decisões clínicas sobre o manejo da hipertensão. Apesar das medidas acuradas de PA na clínica, a PA pode estar falsamente mais alta (*hipertensão do jaleco branco*) ou mais baixa (*hipertensão mascarada*), em comparação com as medidas ambulatoriais da pressão arterial de 24 horas. Atualmente, nos EUA, esta última técnica limita-se, em grande parte, à pesquisa ou ao manejo da hipertensão em alguns casos difíceis. Entretanto, os registros de pressão arterial medidos em casa pelo próprio paciente, 2×/dia, durante cerca de 1 semana a cada mês podem ajudar a diagnosticar e a controlar a hipertensão arterial sistêmica de modo mais efetivo.

Seção 5 Doenças Renais

A realização dessas medições pela própria pessoa pode promover a adoção de uma dieta mais saudável e melhor adesão à medicação, bem como uma redução da inércia terapêutica por parte do médico.

Uma causa importante de controle insatisfatório da PA em pacientes com ou sem DRC é a pouca adesão do paciente aos medicamentos. A carga de comprimidos relaciona-se diretamente com a não adesão aos medicamentos, e os pacientes com DRC com frequência recebem prescrições de múltiplos medicamentos. Por esse motivo, a avaliação da adesão do paciente aos medicamentos deve constituir parte rotineira da avaliação.

Avaliação da ingestão dietética de sódio

No estado de equilíbrio dinâmico, quando o peso corporal não está aumentando nem diminuindo, a ingestão dietética de sódio pode ser avaliada por coleta de urina de 24 horas. Para estabelecer a adequação da coleta de urina, é importante medir a creatinina urinária em uma amostra de urina de 24 horas. A taxa de excreção de creatinina em uma amostra adequadamente coletada deve aproximar-se de 1 g/dia nas mulheres e de 1,5 g/dia nos homens. A ingestão dietética de potássio e de proteína pode ser monitorada de modo semelhante. A medição da ureia na amostra de urina de 24 horas pode revelar a adequação da ingestão dietética de proteínas. A restrição dietética de sódio consegue melhorar a pressão arterial, pode aumentar as ações biológicas dos inibidores do sistema renina-angiotensina e pode proteger o coração, os vasos sanguíneos e os rins, independentemente da melhora da pressão arterial.

Exame microscópico da urina

O exame microscópico da urina na avaliação inicial e de modo contínuo pode fornecer informações vitais sobre a saúde do rim. A avaliação deve ser efetuada por centrifugação de pelo menos 12 mℓ de uma amostra de urina recém-eliminada. As células, os cilindros, os cristais e outros elementos podem corroborar o diagnóstico da causa de DRC. São apresentados exemplos nas Figuras 24.2 a 24.5 (ver também e-Figura 29.1 e Tabela 29.3, no Capítulo 29).

Exame de imagem dos rins

A *ultrassonografia da bexiga* pode ser utilizada para avaliar o volume de urina residual. Em virtude de sua ampla disponibilidade, esse exame de imagem possibilita o diagnóstico de obstrução da saída de bexiga sem a necessidade de cateterismo.

A *ultrassonografia renal* é a maneira mais acurada de determinar o tamanho dos rins. É comumente realizada para detectar massas renais, cistos e evidências de obstrução caracterizada pela dilatação do sistema pelvicalicial e para avaliar o tamanho e a forma dos rins. O achado de rins pequenos (*i. e.*, < 9 cm em ambos os lados) sugere fibrose e, portanto, DRC. Entretanto, rins de maior tamanho, normalmente na faixa de 11 a 13 cm, são com frequência observados em associação à DRC devido a diabetes melito, amiloidose e mieloma múltiplo. Por conseguinte, o achado de rins pequenos não é necessário para estabelecer um diagnóstico de DRC.

A ecogenicidade dos rins é comparada com a do parênquima hepático. Em geral, os rins são menos ecogênicos do que o fígado. O aumento da ecogenicidade dos rins sugere fibrose e, portanto, DRC. A US renal também consegue detectar com facilidade cistos nos rins, sendo uma técnica útil para a detecção da doença renal policística.

O *Doppler pulsado* é frequentemente utilizado para calcular o índice de resistividade ao estimar as velocidades Doppler sistólica e diastólica no córtex renal. Um índice de resistividade superior a 0,8 sugere que os procedimentos de intervenção para revascularização do rim têm pouca probabilidade de beneficiar o paciente em termos de melhora da pressão arterial ou proteção contra o declínio da função renal em

longo prazo. Se houver uma diferença de tamanho de 1,5 entre os dois rins, isso sugere doença renovascular em um adulto. Em crianças, nefropatia de refluxo e anormalidades congênitas constituem causas mais comuns de tamanho assimétrico dos rins.

A *tomografia computadorizada* (*TC*) *do rim* é frequentemente útil para avaliação de cistos complexos. Diferentemente dos cistos simples, os cistos complexos levam à suspeita de neoplasia maligna, e a TC consegue avaliá-los melhor do que a ultrassonografia. De modo semelhante, a TC é importante para a avaliação de massas renais, cálculos, condições retroperitoneais (p. ex., hemorragia, tumor, abscesso) e trombose da veia renal. Em indivíduos com obesidade mórbida, a TC é frequentemente utilizada para guiar a biopsia renal. O uso de agentes de contraste para a avaliação de lesões vasculares do rim pode não ser possível se a função renal estiver comprometida, devido ao medo de precipitar LRA. A lesão renal pode ser minimizada pela limitação do volume do agente de contraste e pela reposição de volume antes da administração do meio de contraste.

Embora a *urografia excretora* consiga adquirir imagens das estruturas no rim, a TC contrastada substituiu a urografia excretora clássica em muitos centros em virtude do risco de induzir nefrotoxicidade em pacientes com DRC. Em contrapartida, a *urografia retrógrada* é usada com frequência por urologistas para definir o local e a natureza da obstrução no ureter e na pelve. Além disso, durante o procedimento, os cálculos ureterais podem ser removidos com o uso de um dispositivo com cesta para extração.

A *ressonância magnética* (*RM*) mostra-se útil para fornecer imagens da vasculatura e, portanto, para o diagnóstico de trombose da veia renal e estenose da artéria renal. Com frequência, são utilizados agentes de contraste à base de gadolínio para a RM, devido às suas propriedades paramagnéticas. Esses agentes devem ser evitados se a TFG for inferior a 30 mℓ/min/1,73 m^2, visto que, nesses pacientes, foram implicados como causa de uma condição incapacitante e intratável, denominada *fibrose sistêmica nefrogênica*. Hoje, acredita-se que o risco dessa condição incapacitante esteja diretamente relacionado com a liberação de gadolínio livre dos agentes de contraste à base de gadolínio. Agentes macrocíclicos estáveis que minimizam a liberação de gadolínio livre após a sua administração, como gadoterato ácido e godobutrol, são preferidos aos agentes de contraste à base de gadolínio mais antigos. A RM não pode ser realizada em pacientes que apresentam dispositivos metálicos implantados com propriedades magnéticas, como marca-passos, articulações artificiais ou clipes de aneurisma. Embora o metal cirúrgico não ferroso consiga distorcer a imagem de RM, a maior parte é segura dentro do forte campo magnético de uma máquina de RM. As pesquisas atuais revelam que a RM após a artroplastia total não só é possível, mas que também o ajuste das sequências de pulsos e parâmetros frequentemente consegue fornecer informações acuradas sobre os tecidos moles e as causas do distúrbio articular.

Após a injeção de uma pequena quantidade de substância radioativa (*cintigrafia*), pode-se avaliar a perfusão renal e a função dos rins. Uma vantagem dessa técnica é que ela consegue avaliar simultaneamente a função e a perfusão de cada rim. Assim, isso possibilita o diagnóstico de estenose da artéria renal, principalmente quando o exame é realizado antes e após a administração de inibidores da enzima conversora de angiotensina (ECA).

A *arteriografia renal* é o padrão de referência para o diagnóstico de estenose da artéria renal. Ela envolve a injeção direta de um contraste radiológico nas artérias renais. Em pacientes com DRC, a injeção do meio de contraste pode ser limitada, e pode-se injetar dióxido de carbono para evitar a nefrotoxicidade. Essa técnica também é útil para avaliar malformações vasculares nos rins e para estabelecer um diagnóstico de poliarterite nodosa. Nesta última condição, a arteriografia renal pode detectar microaneurismas.

Capítulo 24 Abordagem ao Paciente com Doença Renal 281

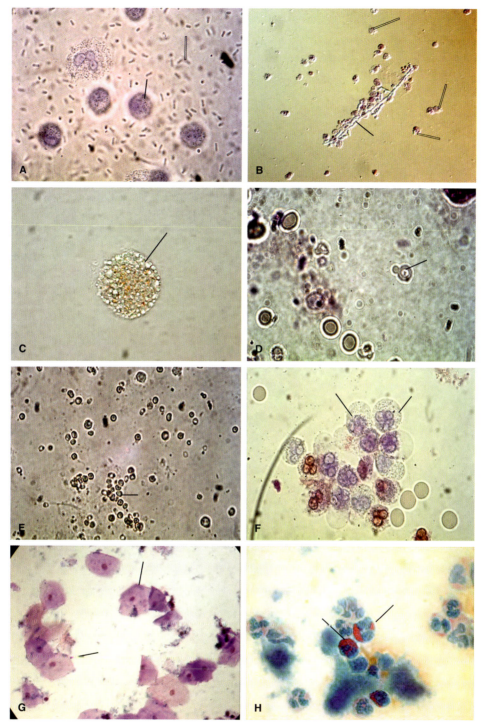

Figura 24.2 Células frequentemente encontradas na urina de pacientes com doença renal. **A.** Sedimento urinário com coloração de Sternheimer-Malbin (objetiva 100×) em um paciente com infecção urinária. A *linha cheia* mostra um leucócito, ao passo que a *linha vazada* indica bactérias. **B.** Sedimento urinário com coloração de Sternheimer-Malbin (40×) em um paciente com infecção fúngica do trato urinário. A *linha cheia* mostra uma pseudo-hifa, ao passo que as *linhas vazadas* indicam leucócitos. **C.** Sedimento urinário não corado (40×) mostrando um corpo gorduroso oval em um paciente com síndrome nefrótica. **D.** Sedimento urinário com coloração de Sternheimer-Malbin (100×) em um paciente com nefropatia por imunoglobulina A (IgA). A *linha cheia* mostra um acantócito caracterizado por protuberância da membrana do eritrócito. **E.** Sedimento urinário com coloração de Sternheimer-Malbin (40×) em um paciente com nefropatia por IgA, mostrando muitos acantócitos (*linha cheia*). Quando os acantócitos constituem mais de 5% dos eritrócitos, isso é considerado significativo. **F.** Sedimento urinário com coloração de Sternheimer-Malbin (100×) em um paciente em recuperação de necrose tubular aguda (NTA). As *linhas cheias* indicam células brilhantes (*glitter cells*). Os grânulos desses leucócitos apresentam movimento browniano e parecem brilhar ao microscópio. Essas células podem ser identificadas em grande número durante a fase de recuperação da NTA e em pacientes com infecção urinária. **G.** Sedimento urinário com coloração de Sternheimer-Malbin (40×) mostrando numerosas células escamosas, indicando uma técnica de coleta inadequada. **H.** Sedimento urinário com coloração de Hansel (100×) mostrando eosinófilos que podem ser observados em pacientes com nefrite intersticial alérgica, êmbolos de colesterol ou, algumas vezes, infecção urinária.

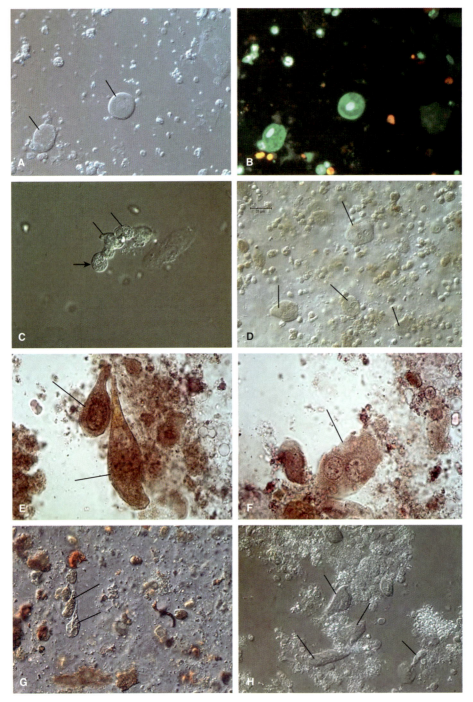

Figura 24.3 Células tubulares frequentemente encontradas na urina de pacientes com lesão renal aguda. **A.** Sedimento urinário não corado (objetiva 40×) em um paciente em recuperação de necrose tubular aguda (NTA). As *linhas cheias* mostram células epiteliais tubulares renais intactas. **B.** Mesma amostra de **A**, porém corada com laranja de acridina-iodeto de propídio e examinada com triplo filtro de fluorescência de banda de excitação (cubo triplo). Os eritrócitos estão mortos, e as células verdes estão vivas. Ambas as células tubulares parecem viáveis. As células menores são leucócitos. **C.** Sedimento urinário não corado (40×) mostrando várias células tubulares renais que aparecem monomórficas (como nas imagens **A** e **B**), indicando lesão tubular aguda. A *seta* indica uma célula tubular binucleada. **D.** Sedimento urinário não corado (40×), mostrando várias células tubulares renais (*linhas cheias*) que aparecem dismórficas. Em vez de serem redondas, as células são angulares. Além disso, essas células são multinucleadas, indicando falha na divisão da célula. Com frequência, são observados grandes números de células tubulares renais dismórficas se a lesão tubular aguda for substancial. **E.** Sedimento urinário não corado (100×) mostrando duas células epiteliais tubulares renais dismórficas em forma de lágrima (*linhas cheias*). Como o paciente teve icterícia, as células parecem ter uma cor, apesar da ausência de coloração. **F.** Sedimento urinário não corado (100×) mostrando uma célula epitelial tubular renal binucleada dismórfica (*linha*). Este é o mesmo paciente de **E**. **G.** Sedimento urinário não corado (40×) mostrando a presença de NTA grave. Não foi observado nenhum cilindro granuloso marrom-sujo, porém as células tubulares eram dismórficas (*linhas*). A grande quantidade de restos granulares e a ausência de cilindros sugerem incapacidade de formar proteína de Tamm-Horsfall e lesão tubular mais grave. Esse paciente também tinha icterícia, como sugere a tonalidade amarelada. **H.** Sedimento urinário não corado (40×) mostrando células epiteliais tubulares renais dismórficas (triangulares, em forma de charuto e polígono) frequentemente multinucleadas, conforme indicado por *linhas*.

Capítulo 24 Abordagem ao Paciente com Doença Renal

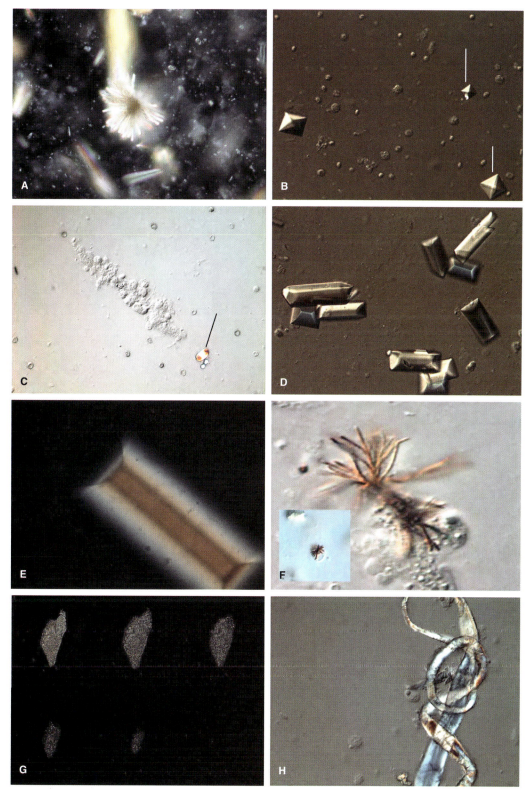

Figura 24.4 Cristais comumente encontrados no sedimento urinário. Todas as imagens foram obtidas com o uso de luz polarizada e microscópio de contraste de interferência de difusão. **A.** Cristais de ácido úrico (objetiva 40×). **B.** Cristais de oxalato de cálcio di-hidratado (*linhas brancas*) (40×). Observa-se um grande número desses cristais em pacientes com intoxicação por etilenoglicol. **C.** Cristais de oxalato de cálcio mono-hidratado (*linha cheia*) (40×). **D.** Cristais de fosfato de amônio e magnésio ou cristais de fosfato triplo são frequentemente encontrados em pacientes com infecção complicada do trato urinário (40×). **E.** Aspecto em tampa de caixão dos cristais de fosfato de amônio e magnésio (100×). **F.** Cristais de bilirrubina em um paciente com necrose tubular aguda e icterícia obstrutiva (100×). O detalhe mostra uma vista dos cristais de bilirrubina com ampliação de 40×. **G.** Cristais de fosfato de cálcio (40×) em um paciente com síndrome de lise tumoral. Imagens sequenciais (*da esquerda para a direita, da parte superior para a parte inferior*) mostram a dissolução dos cristais em poucos minutos após a acidificação da urina com adição de ácido perclórico a 2%. **H.** Artefato de fibra na urina, sem significado clínico.

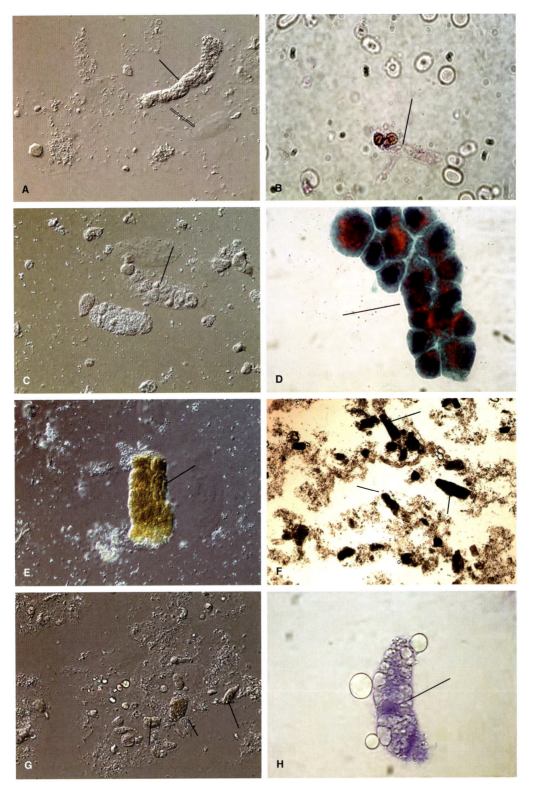

Figura 24.5 Cilindros na urina. **A.** Sedimento urinário não corado (objetiva 40×) em um paciente com glomerulonefrite. A *linha cheia* mostra um cilindro granuloso, ao passo que a *linha vazada* mostra um cilindro hialino. **B.** Sedimento urinário com coloração de Sternheimer-Malbin (40×). A *linha cheia* mostra um cilindro hemático em um paciente com nefropatia por imunoglobulina A. **C.** Sedimento urinário não corado (40×) mostrando várias células tubulares renais e um cilindro epitelial (*linha cheia*), indicando lesão tubular aguda. **D.** Sedimento urinário com coloração de Papanicolaou (*linha cheia*) (100×) mostrando um cilindro epitelial em um paciente estável nos demais aspectos com nefropatia diabética. **E.** Sedimento urinário não corado (40×) mostrando um cilindro granuloso corado de bilirrubina (*linha cheia*), indicando inflamação renal em um paciente com doença hepática. **F.** Sedimento urinário não corado (10×) mostrando cilindros granulosos de cor marrom-sujo (*linha cheia*), indicando necrose tubular aguda (NTA). **G.** Sedimento urinário não corado (40×) mostrando NTA grave. Não foi observado nenhum cilindro granuloso marrom-sujo, porém as células tubulares (*linhas cheias*) eram dismórficas e multinucleadas. **H.** Sedimento urinário com coloração de Sternheimer-Malbin (40×) mostrando um cilindro graxo (*linha cheia*) em um paciente com síndrome nefrótica.

ABORDAGEM AO PACIENTE COM LESÃO RENAL AGUDA

A abordagem inicial de pacientes com LRA concentra-se nos seguintes fatores: (1) avaliação do risco ou da suscetibilidade à lesão renal; (2) causa(s) da LRA; (3) gravidade da lesão; e (4) existência de efeitos ou consequências em órgãos distantes. Em todos os casos, é importante avaliar e otimizar o volume intravascular no início do curso, visto que se trata de um fator que pode ser prontamente tratado para prevenir ou minimizar uma lesão adicional.

Avaliação do risco ou da suscetibilidade à leão renal

Os fatores de risco para LRA incluem, em primeiro lugar, a existência prévia de DRC. A DRC pode ser detectada com facilidade por baixa TFG estimada ou por albuminúria. Outros fatores de risco comuns para LRA incluem idade avançada, diabetes melito, hipertensão arterial sistêmica (sobretudo quando tratada com inibidores do sistema renina-angiotensina), doença hepática crônica ou cirrose e mieloma múltiplo.

Causas de LRA

A LRA é um desafio clínico, e é essencial que seja feita uma abordagem cuidadosa e sequencial para a sua avaliação. Essa abordagem é guiada pelo conhecimento das causas de lesão, que podem ser divididas em cinco grupos principais: isquemia, toxinas, obstrução, inflamação e infecção.

A *isquemia* pode ser causada por perda de volume do sistema gastrintestinal (vômitos ou diarreia), da pele (sudorese, queimaduras) ou dos rins (diuréticos, doença de Addison e diurese de solutos). Pode ser útil comparar o peso corporal do paciente com os pesos registrados no prontuário. Uma diminuição substancial do peso corporal pode apontar para a depleção de volume como possível causa de LRA. As perdas de líquido para o terceiro espaço, conforme observado em pacientes com ascite, pancreatite ou íleo paralítico, podem tornar o diagnóstico de depleção de volume um desafio, visto que esses pacientes podem não apresentar perda geral do peso corporal. A isquemia é uma causa comum de LRA, devido à perfusão deficiente associada a perdas significativas de sangue ou sepse, ou a ambas. Quando há isquemia, a hipoperfusão glomerular é agravada quando os pacientes tomam inibidores do sistema renina-angiotensina.

As *nefrotoxinas* podem ser divididas em dois grupos principais: endógenas e exógenas. As toxinas endógenas incluem paraproteínas, mioglobina, hemoglobina, ácido úrico (p. ex., na síndrome de lise tumoral) e ácidos biliares. As toxinas exógenas incluem agentes de contraste, aminoglicosídios, vancomicina, agentes quimioterápicos, como cisplatina, e AINEs.

A *inflamação* pode acometer os compartimentos glomerular, intersticial e vascular. A inflamação dessas estruturas provoca glomerulonefrite, nefrite intersticial e vasculite, respectivamente.

A *infecção* é uma causa importante de lesão do néfron. A LRA associada à infecção é frequentemente diagnosticada na unidade de terapia intensiva (UTI), onde a sepse precoce pode se manifestar como queda do débito urinário, seguida por aumento da creatinina sérica, confirmando a LRA. As causas de LRA na vigência de sepse são, com frequência, multifatoriais e incluem isquemia, disfunção tubular direta devido à sepse e administração concomitante de fármacos, como antibióticos nefrotóxicos (em geral, vancomicina em altas doses) e procedimentos (exames de imagem com agentes de contraste), com frequência realizados para reverter a sepse. Portanto, a redução do volume de urina, sobretudo na UTI, deve levar a uma cuidadosa pesquisa de foco de infecção.

A obstrução do sistema urinário é, com frequência, uma causa reversível de lesão renal, de modo que é importante estabelecer o seu diagnóstico. Embora o débito urinário comumente seja reduzido na obstrução, a obstrução parcial pode estar associada ao aumento do débito urinário. A US renal é útil para diagnosticar a hidronefrose. O exame de urina pode revelar hematúria ou infecção ou pode ser inexpressivo. Se não for tratada, pode ocorrer atrofia renal.

A gravidade da lesão é mais bem avaliada, de muitas maneiras, à beira do leito. A insuficiência renal oligúrica (100 a 400 mℓ de urina/24 h) ou a insuficiência renal anúrica (100 mℓ de urina/24 h) apresentam prognóstico mais sombrio do que a insuficiência renal não oligúrica (> 400 mℓ de urina/24 h). Uma baixa excreção fracionada de sódio ou, se o paciente estiver tomando diuréticos, uma baixa excreção fracionada de ureia sugerem depleção de volume como causa provável. A excreção fracionada de qualquer substância é calculada simplesmente como a razão entre a depuração do analito em questão e a depuração de creatinina. Entretanto, uma baixa excreção fracionada de ureia ou de sódio pode ter outras causas além da depleção de volume. Por exemplo, em virtude da natureza heterogênea da lesão do néfron, a lesão induzida por meios de contraste, a sepse ou queimaduras frequentemente resultam em baixa excreção fracionada de sódio, apesar da insuficiência renal intrínseca.

A lesão renal intrínseca pode ser detectada pelo exame do sedimento urinário. A manifestação clássica da NTA consiste em cilindros granulosos marrom-escuros. No entanto, na LRA grave, pode haver material granuloso amorfo abundante sem formação de cilindros (Figuras 24.3 e 24.5). Isso ocorre devido ao fato de que a LRA grave pode resultar em incapacidade de produção da proteína Tamm-Horsfall, agora denominada uromodulina, com consequente ausência de formação de cilindros. Na ausência de cilindros granulosos marrom-escuros, pode-se, ainda, estabelecer um diagnóstico de lesão tubular aguda com base no achado de células epiteliais dismórficas na urina. Em condições de hipoxia, essas células epiteliais com aspecto de ovo frito das células tubulares se transformam em células angulares, que adquirem a forma de triângulos ou lágrimas (Figura 24.3). Em contrapartida, um sedimento normal sugere lesão renal mínima ou nenhuma lesão.

Os elementos individuais que podem ser detectados na urina e que podem ser de importância diagnóstica são os seguintes: eritrócitos dismórficos, piúria estéril (leucócitos na urina sem bactérias), infecção urinária caracterizada por leucócitos e bactérias na urina, células tubulares dismórficas, sugerindo NTA, células tubulares renais intactas, sugerindo recuperação da LRA, *bubble cells*, células brilhantes (*glitter cells*) e corpos gordurosos ovais (Figuras 24.2 e 24.3).

Leveduras em brotamento em um paciente com diabetes melito sugerem a necessidade de retirada de um cateter de demora de longa permanência. Cristais de ácido úrico abundantes sugerem síndrome de lise tumoral, cristais de oxalato de cálcio podem sugerir intoxicação por etilenoglicol; e cristais de fosfato de amônio e magnésio (fosfato triplo) podem sugerir infecção por microrganismos urease-positivos (Figura 24.4).

Os cilindros podem ocorrer em várias formas, como hemáticos, leucocitários, epiteliais, granulosos, hialinos e granulosos de coloração marrom-escura. Podem ocorrer também em vários formatos, como cilindros largos e estreitos. Exemplos desses cilindros são mostrados na Figura 24.5.

Gravidade da lesão

A gravidade da lesão precisa ser avaliada, bem como a sua relação com a saúde renal preexistente. Lesão grave é necessária para que a LRA se manifeste quando o rim é saudável nos demais aspectos. É necessário pouco dano para provocar lesão grave em caso de DRC preexistente. Entretanto, o mais importante é a resposta à lesão. Ainda não está bem esclarecido o motivo de determinados indivíduos apresentarem TFG baixa e outros com lesão de mesma magnitude não terem TFG baixa. Isso provavelmente reflete a natureza protetora das respostas que podem resultar em TFG mais precária ou melhor.

Efeitos em órgãos distantes

As manifestações da LRA em órgãos-alvo incluem edema pulmonar ou síndrome de angústia respiratória aguda (SARA), encefalopatia urêmica como alteração do estado mental ou asterixe e pericardite urêmica ou pleurite manifestadas como atrito pericárdico ou pleural. Embora o edema pulmonar ainda seja manifestação comum da uremia, serosite urêmica e encefalopatia são atualmente raras.

Para uma discussão mais profunda desse tópico, ver Capítulo 106, "Abordagem ao paciente com doença renal", em *Goldman-Cecil Medicina*, 26ª edição.

LEITURA SUGERIDA

Agarwal R, Delanaye P: Glomerular filtration rate: when to measure and in which patients?, Nephrol Dial Transplant. https://doi.org/10.1093/ndt/gfy363.

Earley A, Miskulin D, Lamb EJ: et al: Estimating equations for glomerular filtration rate in the era of creatinine standardization: a systemic review, Ann Intern Med 156:785–795, 2012.

Gansevoort RT, Matsushita K, van der Velde M, et al: Lower estimated GFR and higher albuminuria are associated with adverse kidney outcomes: a collaborative meta-analysis of general and high-risk population cohorts, Kidney Int 80:93–104, 2011.

Maroni BJ, Steinman TI, Mitch WE: A method for estimating nitrogen intake of patients with chronic renal failure, Kidney Int 27:58–65, 1985.

Perazella M, Coca S, Kanbay M, et al.: Diagnostic value of urine microscopy for differential diagnosis of acute kidney injury in hospitalized patients, Clin J Am Soc Nephrol 3:1615–1619, 2008.

Perrone RD, Madias NE, Levey AS: Serum creatinine as an index of renal function: new insights into old concepts, Clin Chem 38:1933–1953, 1992.

Pickering TG, Miller NH, Ogedegbe G, et al.: Call to action on use and reimbursement for home blood pressure monitoring: a joint scientific statement from the American Heart Association, American Society Of Hypertension, and Preventive Cardiovascular Nurses Association, Hypertension 52:10–29, 2008.

Pickering TG, Shimbo D, Haas D: Ambulatory blood-pressure monitoring, N Engl J Med 354:2368–2374, 2006.

25

Distúrbios Hidreletrolíticos

Biff F. Palmer

HOMEOSTASIA DO VOLUME NORMAL

No adulto de constituição média, a água corporal total corresponde a 50 a 60% do peso corporal: 60% nos homens e 50% nas mulheres, devido à quantidade adicional de gordura corporal, que não contém água. Assim, em um homem de 70 kg de constituição média, a água corporal total é de 42 kg ou 42 ℓ, ao passo que, em uma mulher de 70 kg de constituição média, ela é de 35 kg ou 35 ℓ. Cerca de dois terços da água corporal total são de localização intracelular, ao passo que um terço é extracelular. Do volume de líquido extracelular (LEC), apenas um quarto está localizado no espaço intravascular. Em um homem de 70 kg com água corporal total de 42 ℓ, 28 ℓ estão localizados intracelularmente, ao passo que apenas 14 ℓ estão localizados no LEC, e apenas 3,5 ℓ são encontrados no compartimento intravascular extracelular.

O volume de LEC é determinado pelo equilíbrio entre o aporte e a excreção de sódio. Em circunstâncias normais, grandes variações na ingestão de sal levam a alterações paralelas na excreção renal de sal, de modo que o volume do LEC e o sal corporal total são mantidos dentro de limites estreitos. Essa constância relativa do volume do LEC é obtida por vários sistemas sensores aferentes, vias de integração centrais e mecanismos efetores tanto renais quanto extrarrenais que atuam em conjunto para modular a excreção de sódio pelo rim (Tabela 25.1).

A concentração plasmática de cloreto de sódio (NaCl) é regulada pelo processamento renal de água. A manutenção da tonicidade plasmática é obtida por mecanismos sensores e efetores, que diferem daqueles que regulam o volume. Entretanto, os sistemas que regulam o volume e a tonicidade do plasma atuam em conjunto. Por exemplo, se os barorreceptores do corpo detectarem que o volume do LEC está baixo, os rins responderão com a retenção de NaCl. Isso leva transitoriamente ao aumento da tonicidade do LEC, o que estimulará a liberação de arginina vasopressina (AVP), causando a retenção renal de água e a expansão do volume do LEC.

Tabela 25.1 Sensores e efetores que determinam a osmorregulação e a regulação do volume.

Fator	Osmorregulação	Regulação do volume
O que é detectado	Osmolalidade plasmática	Volume arterial efetivo (VAE)
Sensores	Osmorreceptores hipotalâmicos	Barorreceptores de baixa e de alta pressão
Efetores	Arginina vasopressina (AVP), sede	Aldosterona, angiotensina II, nervos simpáticos
O que é efetuado	Osmolalidade urinária, sede	Excreção urinária de Na$^+$

Osmolalidade e tonicidade

A osmolalidade[1] é definida como o número de partículas por quilograma de solução. A osmolalidade do plasma pode ser medida diretamente em um osmômetro ou pode ser calculada pela seguinte equação:

$$\text{Osmolalidade calculada} = (Na^+ \times 2) + glicose/18 + ureia \, sanguínea/2,8$$

em que Na$^+$ é a concentração de íons sódio.

O hiato osmolar é a diferença entre a osmolalidade medida e calculada, que, normalmente, é inferior a 10 mOsm/ℓ. Um valor mais alto indica acúmulo de uma substância não medida, como etanol, metanol, etilenoglicol e acetona.

É importante diferenciar osmolalidade de tonicidade. Enquanto a *osmolalidade* refere-se a todas as partículas, a *tonicidade* descreve se as partículas são osmóis efetivos ou não efetivos. Os osmóis efetivos, como Na$^+$, glicose ou manitol, não conseguem penetrar nas membranas celulares e, portanto, promovem alterações no volume celular. Os osmóis não efetivos, como a ureia e os alcoóis, não são efetivos, uma vez que passam livremente para dentro e para fora das células e não conseguem induzir mudanças no volume celular. Por exemplo, pacientes com doença renal crônica (DRC) com níveis sanguíneos de ureia acima de 100 mg/dℓ não apresentam desvios celulares de líquido devido à ureia. A osmolalidade plasmática está elevada, porém a tonicidade do plasma está normal.

HIPONATREMIA

A hiponatremia é uma das anormalidades eletrolíticas mais comumente encontradas na prática clínica. O avanço da idade, os medicamentos, as várias doenças e a administração de líquidos hipotônicos estão entre os fatores de risco conhecidos para o distúrbio. Embora a hiponatremia seja mais comumente um marcador de hiposmolalidade, existem três causas gerais de hiponatremia não associadas à hiposmolalidade (Figura 25.1). A primeira delas é a pseudo-hiponatremia. Essa condição ocorre no contexto da hiperglobulinemia ou hipertrigliceridemia, em que a água plasmática em relação aos sólidos plasmáticos está diminuída no sangue, resultando em menor teor de Na$^+$ em determinado volume de sangue.

---

[1]N.R.T.: Osmolalidade e osmolaridade são termos frequentemente confundidos e utilizados incorretamente como sinônimos. Osmolaridade refere-se ao número de partículas por 1.000 mℓ de solvente, ao passo que osmolalidade é o número de partículas em 1 kg de solvente. No caso de soluções diluídas, a diferença entre ambas é insignificante. Vale mencionar que a medida da osmolaridade é dependente da temperatura, pois o volume de solvente varia, ou seja, é maior em temperaturas mais altas. Já a osmolalidade, que se baseia na massa do solvente, não depende da temperatura.

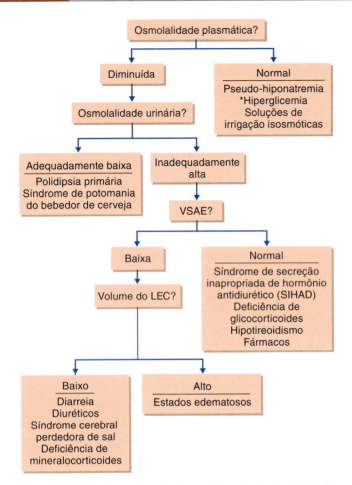

Figura 25.1 Abordagem ao paciente com hiponatremia. A avaliação do volume sanguíneo arterial efetivo (VSAE) é fundamental para compreender o mecanismo de retenção renal de NaCl e definir se ela é primária ou ocorre em resposta a um baixo VSAE. Por definição, o VSAE é o volume de sangue arterial detectado pelos rins. Assim, se o rim estiver funcionando normalmente e retendo NaCl, o VSAE precisa estar baixo; por outro lado, se um rim com funcionamento normal estiver excretando muito NaCl, o VSAE estará elevado. O exame físico é a maneira mais confiável de avaliar o VSAE. A existência ou não de edema e as alterações ortostáticas da pressão arterial e do pulso são achados particularmente úteis para indicar o VSAE. Os exames laboratoriais também são úteis na avaliação do VSAE. A coleta de amostra aleatória de urina para determinação de Na^+, Cl^- e creatinina possibilita o cálculo da excreção fracionada de Na^+ ou excreção fracionada de Cl^- com o uso das seguintes equações: FE_{Na} (%) = [(Na^+ urinário × creatinina plasmática)/(Na^+ plasmático × creatinina urinária)] × 100 FE_{Cl} (%) = [(Cl^- urinário × creatinina plasmática)/(Cl^- plasmático × creatinina urinária)] × 100. Se esses parâmetros estiverem baixos (< 0,5 a 1%), isso indica VSAE baixo. Outros achados sugestivos de VSAE baixo incluem aumento da razão ureia/creatinina sanguínea (> 20:1), aumento da concentração sérica de ácido úrico (devido ao aumento da reabsorção tubular proximal) e aumento do hematócrito e da concentração sérica de albumina secundária à hemoconcentração. *A osmolalidade pode estar normal ou aumentada na hiperglicemia. LEC, líquido extracelular.

A segunda causa envolve a hiponatremia verdadeira, porém com elevações na concentração de um osmol efetivo. Os exemplos clínicos incluem hiperglicemia, conforme observado no diabetes melito não controlado, ou, raramente, infusão hipertônica de manitol administrada no tratamento do edema cerebral. O aumento da concentração plasmática de glicose eleva a osmolalidade sérica, que puxa água para fora das células e dilui o Na^+ sérico. Para cada elevação de 100 mg/dℓ nos níveis de glicose ou de manitol, ocorrerá uma rápida queda do Na^+ sérico em 1,6 mEq/ℓ. O aumento da tonicidade também estimula a sede e a secreção de AVP, as quais contribuem para a retenção adicional de água. À medida que a osmolalidade plasmática retorna ao seu valor normal, o declínio do Na^+ sérico é de 2,8 mEq/ℓ para cada aumento de 100 mg/dℓ no nível de glicose. O resultado consiste em osmolalidade plasmática normal, porém com baixo nível sérico de Na^+.

A terceira causa de hiponatremia na ausência de um estado hiposmolar é a adição de um líquido isosmótico (ou quase isosmótico) que não contenha Na^+ ao espaço extracelular. Em geral, essa situação ocorre durante a ressecção transuretral da próstata ou durante uma cirurgia laparoscópica, quando grandes volumes de uma solução de lavagem não condutora contendo glicina ou sorbitol são reabsorvidos sistemicamente.

Hiponatremia hipotônica implica que a ingestão de água exceda a capacidade de sua excreção pelo rim. Como o rim normal consegue excretar 20 a 30 ℓ de água por dia, hiponatremia com excreção renal normal de água significa que o paciente está ingerindo pelo menos esses volumes de água. Essa condição é denominada *polidipsia primária*. A osmolalidade urinária é inferior a 100 mOsm/ℓ nesse contexto. A hiponatremia em associação a uma urina de diluição máxima também pode resultar de uma ingestão mais moderada de líquido associada a uma ingestão extremamente limitada de solutos, uma condição frequentemente chamada de síndrome de "potomania do bebedor de cerveja".

Na ausência de polidipsia primária, ocorre hiponatremia hipotônica quando a ingestão de água excede a capacidade renal de excreção de água, devido à urina inadequadamente concentrada (algum valor > 100 mOsm/ℓ). O volume sanguíneo arterial efetivo (VSAE) precisa ser definido nesse cenário. Uma diminuição do VSAE causa a estimulação da secreção de AVP pelos barorreceptores e leva à redução da distribuição distal do filtrado para a extremidade da alça de Henle, o que explica a incapacidade de diluição máxima da urina. Se o VSAE for baixo, o volume do LEC pode estar baixo no paciente com depleção de volume (hiponatremia hipovolêmica) ou pode estar alto no paciente edematoso (hiponatremia hipovolêmica). Um VSAE normal aponta para causas euvolêmicas de hiponatremia (hiponatremia isovolêmica).

Cerca de dois terços dos casos de hiponatremia diagnosticados são adquiridos no hospital, onde as práticas comuns de monitoramento diário do aporte de líquidos, peso do paciente e níveis de Na^+ possibilitam comumente o estabelecimento imediato de um diagnóstico. A administração de líquidos hipotônicos no período pós-operatório constitui um fator de risco para a hiponatremia iatrogênica aguda, visto que os níveis de AVP permanecem elevados por vários dias após a realização de procedimentos cirúrgicos. É possível evitar os casos iatrogênicos por meio de monitoramento rigoroso dos eletrólitos e do débito urinário e pela restrição de líquidos, evitando soluções com baixo teor de Na^+. Essa abordagem se aplica sobretudo aos pacientes idosos.

Em pacientes neurocirúrgicos, a síndrome de secreção inapropriada de hormônio antidiurético (SIHAD) e a síndrome cerebral perdedora de sal (SCPS) constituem duas causas potenciais de hiponatremia. A distinção entre esses dois distúrbios pode representar um desafio, visto que há considerável sobreposição na apresentação clínica. A principal distinção baseia-se na avaliação do VSAE. A SIHAD é um estado de expansão de volume, devido à retenção renal de água mediada pela AVP. A SCPS caracteriza-se por VSAE contraído em consequência da perda renal de sal. É importante estabelecer um diagnóstico acurado, visto que a terapia de cada condição é bastante divergente. A reposição vigorosa de sal está indicada para pacientes com SCPS, ao passo que a restrição hídrica é o tratamento de escolha para pacientes com SIHAD.

Fora do ambiente hospitalar, as causas comuns de hiponatremia consistem em hiperidratação, diarreia, vômitos, infecção do sistema nervoso central (SNC), exercício físico extremo, insuficiência hepática, insuficiência renal, insuficiência cardíaca congestiva (ICC), medicamentos, SIHAD e combinações desses e de outros fatores. Os diuréticos tiazídicos são a causa mais comum de hiponatremia induzida por fármacos. Em geral, a hiponatremia desenvolve-se nas primeiras 2 semanas após o início da medicação e é mais provável que ocorra em mulheres idosas e durante os meses de verão, devido à ingestão aumentada de líquidos hipotônicos quando faz calor. O uso concomitante de anti-inflamatórios não esteroides (AINEs) e de inibidores seletivos da recaptação de serotonina (ISRSs) pode aumentar ainda mais o risco de hiponatremia induzida por tiazídicos.

Tratamento da hiponatremia

Os sintomas de hiponatremia consistem em náuseas e mal-estar, que podem ser seguidos por cefaleia, letargia, cãibras musculares, desorientação, inquietação psicomotora e obnubilação. No tratamento de um paciente com hiponatremia, a concentração de Na^+ deve ser aumentada na mesma taxa em que caiu. Em pacientes com hiponatremia crônica (> 48 horas de duração), a concentração sérica de Na^+ cai lentamente. Os sintomas neurológicos geralmente são mínimos, o tamanho do cérebro é normal, e o número de osmóis intracelulares está diminuído. O súbito retorno da osmolalidade do LEC a valores normais resulta em retração celular e, possivelmente, precipita a desmielinização osmótica. É possível evitar essa complicação quando a correção for limitada para menos de 10 a 12 mEq/ℓ em 24 horas ou menos de 18 mEq/ℓ em 48 horas. No paciente cuja concentração sérica de Na^+ tenha diminuído rapidamente (< 48 horas), os sintomas neurológicos frequentemente estão presentes, e ocorre edema cerebral. Nesse contexto, não houve tempo suficiente para remover os osmóis do cérebro, e o rápido retorno da osmolalidade normal do LEC apenas normaliza o tamanho do cérebro.

Em geral, a hiponatremia no paciente ambulatorial é crônica quanto à sua duração, e deve ser corrigida lentamente. Em contrapartida, a hiponatremia de curta duração é mais provavelmente encontrada em pacientes hospitalizados aos quais se administra água livre intravenosa. O uso de *ecstasy*, a hiponatremia induzida por exercício ou pacientes com polidipsia primária também podem levar ao desenvolvimento de hiponatremia aguda, que, se for sintomática, também pode exigir correção rápida.

HIPERNATREMIA

A hipernatremia é relativamente comum, em particular em indivíduos idosos e pacientes em estado crítico. A hipernatremia sempre indica hipertonicidade e retração das células. Trata-se de um fator de risco independente para mortalidade no ambiente da UTI.

A abordagem inicial para qualquer paciente com hipernatremia consiste em determinar se houve aporte inadequado de água (Figura 25.2). A hipernatremia é rara em pacientes conscientes que tenham livre acesso à água, devido à extrema sensibilidade do mecanismo da sede. Em geral, ocorre ingestão inadequada de água devido à alteração do nível de consciência, de modo que os pacientes deixam de sentir sede ou não conseguem comunicar adequadamente a necessidade de água ou há restrição ao acesso de água. Só raramente ocorre uma lesão específica do centro da sede. Redução da sede ocorre em indivíduos normais nos demais aspectos como característica do avanço da idade.

O próximo passo é investigar se há perda acelerada de água ou aumento do ganho de Na^+, que aumentam a probabilidade de desenvolvimento de hipernatremia. Essa investigação pode ser realizada por meio de avaliação clínica do VSAE. A hipernatremia hipovolêmica resulta de perdas hídricas, nas quais a concentração de Na^+ é menor que a concentração plasmática. A hipernatremia hipervolêmica pode ser decorrente da administração iatrogênica de NaCl hipertônico ou de $NaHCO_3$ hipertônico ou de excesso de mineralocorticoides.

A perda de água pura, seja por via mucocutânea, seja pelos rins, provoca hipernatremia isovolêmica. Como dois terços de perda de água pura são sustentados dentro das células, os pacientes não apresentarão depleção clínica de volume, a não ser que o déficit de água se torne substancial. As perdas insensíveis pelo sistema respiratório ou pela pele resultam em urina concentrada. A perda inadequada de água pelos rins, seja em decorrência de diabetes insípido central ou nefrogênico, resulta em urina diluída. Embora a perda renal de água possa levar à hipernatremia em pacientes com comprometimento da sede ou do acesso à água, a maioria dos pacientes com diabetes insípido não tem nenhum desses defeitos e apresenta com frequência poliúria, polidipsia e concentração sérica normal de sódio.

Avaliação da poliúria e da polidipsia

A poliúria pode ser o resultado de diurese osmótica ou de diurese hídrica. Por sua vez, a diurese hídrica pode resultar da perda de água inapropriada, como no diabetes insípido central (DIC) ou nefrogênico (DIN),

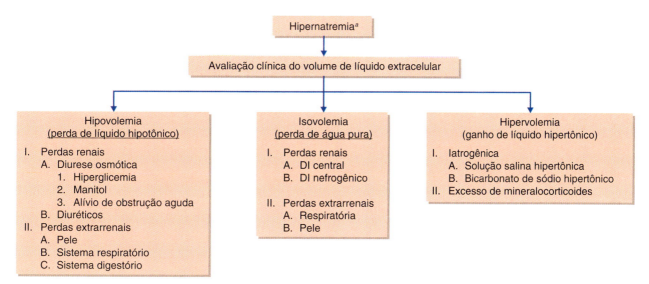

Figura 25.2 Abordagem ao paciente com hipernatremia. [a]Todos os casos estão associados a comprometimento da sede ou do acesso à água.

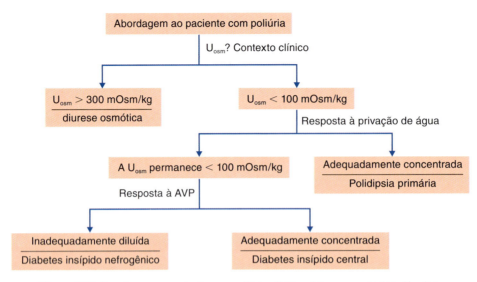

Figura 25.3 Abordagem ao paciente com poliúria. *AVP*, arginina vasopressina; *U*, urina.

ou pode representar perda de água apropriada, como na polidipsia primária. O contexto clínico e a osmolalidade da urina ajudam a diferenciar esses dois processos (Figura 25.3).

A diurese osmótica que causa poliúria com frequência é evidente clinicamente. Os níveis de glicose mal controlados em um paciente com diabetes melito, a administração de manitol a um paciente com elevação da pressão intracraniana e a alimentação enteral rica em proteínas (diurese de ureia) são todos exemplos nos quais a poliúria resulta de diurese osmótica. Osmolalidade urinária superior a 300 mOsm/kg no paciente com poliúria é sugestiva de diurese de solutos ou osmótica.

Uma vez descartada a diurese osmótica, é preciso discriminar entre as causas de diurese hídrica. Em pacientes com DIC, o início dos sintomas caracteriza-se pela sua natureza abrupta, ao passo que os pacientes com DIN apresentam geralmente um início mais gradual dos sintomas. Os pacientes com polidipsia primária são mais vagos na determinação do momento de início de seus sintomas. Tanto o DIN quanto o DIC caracterizam-se por nictúria intensa e frequente, uma característica que os pacientes com polidipsia primária normalmente não apresentam. Os pacientes com DIC parecem ter predileção por água gelada, um achado que não costuma ser descrito nas outras duas condições. Uma concentração sérica de Na^+ inferior a 140 mEq/ℓ é sugestiva de polidipsia primária, visto que esses pacientes tendem a apresentar balanço hídrico positivo leve. Em contrapartida, um valor superior a 140 mEq/ℓ é mais sugestivo de DIC ou DIN, visto que esses pacientes tendem a apresentar balanço hídrico negativo leve. Por fim, a osmolalidade da urina aumentará em resposta à privação de água na polidipsia primária, porém não haverá nenhuma resposta no diabetes insípido. O DIC e o DIN são distinguidos pela alteração da osmolalidade urinária após a administração subcutânea de AVP (aumento do DIC, porém sem alteração do DIN).

Tratamento da hipernatremia

Os sinais e sintomas de hipernatremia consistem em letargia, fraqueza, fasciculações, convulsões e coma. O aumento da osmolalidade do LEC provoca inicialmente retração das células no cérebro. Em resposta, as células produzem osmóis intracelulares, que atraem a água de volta para dentro das células, resultando em normalização do tamanho do cérebro. Se a osmolalidade extracelular retornar rapidamente ao seu valor normal, os osmóis intracelulares extras puxam a água para dentro das células cerebrais, resultando em edema cerebral. Assim, em geral, a hipernatremia deve ser corrigida lentamente pela administração de água em uma taxa que leve à metade da correção em 24 horas. É possível estimar o déficit hídrico a partir da seguinte fórmula:

$$\text{Déficit hídrico} = \text{água corporal atual (0,6 nos homens e 0,5 nas mulheres} \times \text{peso corporal)} \times [([Na^+]_{plasma}/140) - 1]$$

O cálculo do volume de água a ser administrado precisa acrescentar as perdas insensíveis e quaisquer perdas contínuas das vias urinárias e do sistema digestório. Essa fórmula também não inclui o volume de solução salina isotônica necessário nesses pacientes, que podem apresentar depleção concomitante de volume. É necessário proceder a um cuidadoso monitoramento dos níveis séricos de Na^+ para assegurar que a velocidade de correção seja adequada.

HIPOPOTASSEMIA

A hipopotassemia é um distúrbio clínico comum. Em geral, a diminuição do K^+ corporal total decorre de perdas gastrintestinais ou renais, ao passo que a hipopotassemia associada a K^+ corporal total normal é causada por desvio celular. Na maioria dos casos, é possível determinar a causa por anamnese, aferição da pressão arterial, exame do equilíbrio ácido-básico e determinação dos níveis urinários de K^+.

Desvio celular com potássio corporal total normal

Se não houver evidências na anamnese e no exame físico de perdas gastrintestinais ou renais de K^+, a redistribuição do K^+ em nível celular ou um erro laboratorial explicam os baixos níveis séricos de K^+. Causas espúrias de hipopotassemia podem ser observadas em pacientes com leucemia com contagens de leucócitos de 100 a 250.000 $\times 10^9$/ℓ, em que os leucócitos ainda viáveis extraem o K^+ do soro no tubo de ensaio. De modo curioso, alguns pacientes com leucemia mieloide aguda desenvolvem perda renal de K^+, devido à excreção urinária aumentada de lisozima. Essa proteína aumenta a eletronegatividade luminal no ducto coletor, proporcionando maior força motriz para a secreção de K^+.

A regulação da distribuição do K^+ entre os espaços intracelular e extracelular é denominada balanço interno de K^+. Embora o rim seja, em última análise, responsável pela manutenção do K^+ corporal total, os fatores que modulam o equilíbrio interno são importantes na eliminação de cargas agudas de K^+. Uma refeição com grande teor de potássio poderia duplicar potencialmente o K^+ extracelular, não fosse pelo rápido deslocamento da carga de K⁺ para dentro das células. O rim não consegue excretar K⁺ com rapidez suficiente nessa situação, de modo a prevenir o desenvolvimento de hiperpotassemia potencialmente fatal. Assim, é importante que esse excesso de K⁺ seja rapidamente deslocado e armazenado nas células até que o rim tenha excretado com sucesso a carga de K⁺. Os principais reguladores do deslocamento de K⁺ para dentro das células são a insulina e as catecolaminas.

O excesso de insulina, seja como resultado de administração exógena em um paciente com diabetes melito ou de secreção endógena, conforme observado em um indivíduo normal que recebeu uma alta carga de glicose, reduz os níveis séricos de K⁺. Os agonistas beta-adrenérgicos utilizados no tratamento do broncospasmo ou no tratamento do trabalho de parto prematuro provocam deslocamentos semelhantes de K⁺. Em caso de infarto agudo do miocárdio (IAM), pode ocorrer hipopotassemia como sequela dos níveis circulantes elevados de epinefrina, o que pode predispor a arritmias nesse quadro clínico. Outros distúrbios clínicos que resultam em sequestro intracelular de K⁺ incluem o tratamento da anemia megaloblástica com vitamina B_{12}, a hipotermia e a intoxicação por bário. A paralisia periódica hipopotassêmica é herdada como padrão autossômico dominante e caracteriza-se por hipopotassemia episódica, resultando em fraqueza muscular. Observa-se uma forma adquirida do distúrbio em pacientes tireotóxicos, que, com frequência, são de descendência japonesa ou mexicana.

Diminuição do potássio corporal total

Na ausência de deslocamento celular, os baixos níveis séricos de K⁺ podem resultar de ingestão dietética inadequada, perdas extrarrenais pelo sistema digestório ou pela pele ou perdas renais. A concentração urinária de K⁺ serve como guia útil na diferenciação dessas possibilidades. Uma concentração urinária de K⁺ inferior a 20 mEq/ℓ é sugestiva de perdas extrarrenais, ao passo que uma concentração urinária de mais de 40 mEq/ℓ sugere a ocorrência de perdas renais de K⁺. Uma limitação na obtenção de um valor aleatório é o grau de concentração urinária. Uma concentração urinária de K⁺ de 40 mEq/ℓ pode representar uma resposta adequada em um paciente com hipopotassemia que apresenta urina de concentração máxima devido à redução da ingestão de água. Da mesma forma, um valor aleatório de urina inferior a 15 mEq/ℓ pode representar perda renal de K⁺ se for obtido durante a diurese hídrica.

O gradiente transtubular de potássio (TTKG) é um método destinado a superar as limitações da concentração de K⁺ em uma amostra aleatória de urina na avaliação de um paciente com alteração do potássio:

$$TTKG = U_{potássio} \times soro_{osmolalidade}/soro_{potássio} \times U_{osmolalidade}$$

A fórmula calcula a razão entre o K⁺ no lúmen do ducto coletor cortical e aquele nos capilares peritubulares em um ponto em que o líquido tubular é isotônico em relação ao plasma. Embora ainda seja utilizada com frequência, os pressupostos nos quais a fórmula se baseia têm sido questionados. Por esse motivo, a razão entre K⁺ e creatinina na urina constitui, hoje, a forma preferida de avaliar o processamento renal de K⁺. Uma razão inferior a 13 mEq de K⁺/g de creatinina ou inferior a 2,5 mEq K⁺/mmol de creatinina é considerada uma resposta adequada a perda gastrintestinal de potássio, uso remoto de diuréticos, diminuição da ingestão dietética e desvio do potássio para dentro das células. Valores mais altos sugerem uma resposta inadequada do rim.

A ingestão alimentar inadequada constitui uma causa incomum de hipopotassemia. As situações clínicas associadas a dietas com deficiência extrema de K⁺ incluem anorexia nervosa, dietas radicais, alcoolismo e má absorção intestinal. O aumento da excreção renal de K⁺, devido à deficiência de magnésio (que, com frequência, está presente nessas situações) pode contribuir para a hipopotassemia observada.

Perdas extrarrenais de potássio

O suor, com sua baixa concentração de K⁺, constitui uma causa incomum de depleção de K⁺. Entretanto, durante o treinamento físico, as perdas no suor podem se tornar substanciais, podendo resultar em depleção de K⁺. As síndromes gastrintestinais constituem os distúrbios clínicos mais comuns de perdas extrarrenais de K⁺. A diarreia leva à perda fecal de K⁺ e está associada à acidose com hiato aniônico normal. A acidose resulta em redistribuição do K⁺ para fora das células, levando a um grau de hipopotassemia que não é tão grave quanto o grau de depleção corporal total de K⁺.

Perdas renais de potássio

O aumento da liberação distal de Na⁺ e de água e o aumento da atividade mineralocorticoide podem, cada um, estimular a secreção renal de K⁺. Em condições fisiológicas normais, esses dois determinantes são inversamente regulados pelo VSAE (Figura 25.4). A diminuição

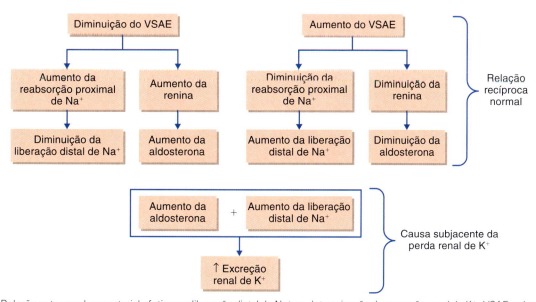

Figura 25.4 Relação entre o volume arterial efetivo e a liberação distal de Na⁺ na determinação da excreção renal de K⁺. *VSAE*, volume sanguíneo arterial efetivo.

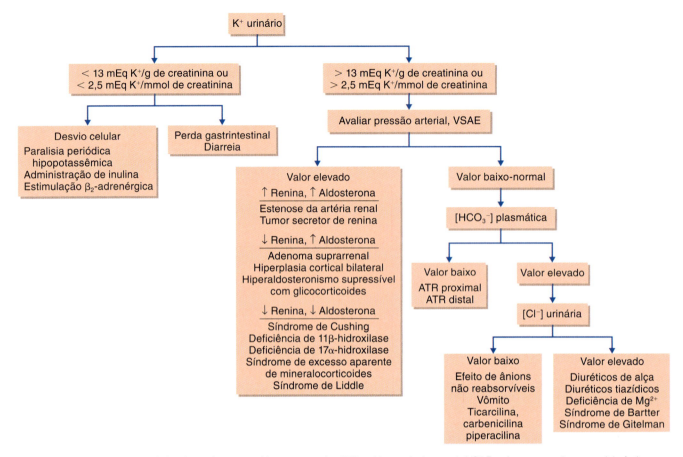

Figura 25.5 Abordagem clínica do paciente com hipopotassemia. *ATR*, acidose tubular renal; *VSAE*, volume sanguíneo arterial efetivo.

do VSAE está associada ao aumento da secreção de aldosterona, porém a um aporte distal mais baixo de Na^+ e de água em consequência do aumento da reabsorção no néfron proximal. É por essa razão que a excreção renal de K^+ é relativamente independente do estado do volume. Somente em condições fisiopatológicas é que a liberação distal de Na^+ e a aldosterona se tornam acopladas. Nesse cenário, ocorre perda renal de K^+. Esse acoplamento pode ser devido ao aumento primário da atividade mineralocorticoide ou ao aumento primário da liberação distal de Na^+. O termo *primário* indica que as alterações não são secundárias a mudanças do VSAE. As causas de hipopotassemia, agrupadas de acordo com os determinantes fisiológicos da excreção renal de K^+, são apresentadas na Figura 25.5.

Aumento primário da atividade mineralocorticoide

Aumentos da atividade mineralocorticoide podem ser causados por aumento primário da secreção de renina, elevação primária da secreção de aldosterona ou aumentos em um efeito mineralocorticoide não associado à aldosterona ou semelhante ao dos mineralocorticoides. Em todas essas condições, o volume do LEC está expandido e, comumente, ocorre hipertensão arterial sistêmica. O diagnóstico diferencial para o paciente com hipertensão arterial sistêmica, hipopotassemia e alcalose metabólica baseia-se na medição da atividade da renina plasmática e dos níveis plasmáticos de aldosterona.

Aumento primário do aporte distal de sódio

As condições que resultam em aumento primário do fornecimento distal de Na^+ se caracterizam por um volume baixo ou normal de LEC. Em geral, a pressão arterial está normal. Os aumentos do aporte distal de Na^+ são, com mais frequência, decorrentes do uso de diuréticos que atuam proximalmente ao ducto coletor cortical. Um aporte aumentado também pode resultar de ânions não absorvidos, como bicarbonato, conforme observado no vômito ativo ou na acidose tubular renal proximal tipo II. Outros exemplos incluem cetoânions (β-hidroxibutirato e acetoacetato) e sais Na^+ de penicilinas. A incapacidade de reabsorver esses ânions no túbulo proximal resulta em aumento da liberação de Na^+ no néfron distal. Como esses íons também escapam da reabsorção no néfron distal, há desenvolvimento de uma voltagem mais negativa no lúmen, e a força motriz para a excreção de K^+ no líquido tubular está aumentada. Os distúrbios de hipopotassemia devido a aumentos primários do fornecimento distal de Na^+ são mais bem categorizados pelo achado de acidose metabólica ou de alcalose metabólica.

Apresentação clínica

As manifestações clínicas mais importantes da hipopotassemia ocorrem no sistema neuromuscular. Os baixos níveis séricos de K^+ levam à hiperpolarização da célula, o que impede a condução do impulso e a contração muscular. Em geral, ocorre paralisia flácida nas mãos e nos pés, que se propaga proximalmente para incluir, por fim, o tronco e os músculos respiratórios. Pode ocorrer morte por insuficiência respiratória. Além disso, pode ocorrer miopatia, que pode evoluir para rabdomiólise (lise das células musculares) e lesão renal aguda. A hipopotassemia também pode provocar disfunção do músculo liso, incluindo íleo paralítico. As alterações no eletrocardiograma (ECG) incluem infradesnivelamento de ST, achatamento da onda T e aumento da amplitude da onda U. Os pacientes tratados com glicosídeos cardíacos correm risco aumentado de extrassístoles ventriculares e taquiarritmias supraventriculares e ventriculares quando estão hipopotassêmicos.

A hipopotassemia também causa defeito na concentração renal, devido à redução do gradiente medular e à resistência do túbulo coletor cortical à AVP. Isso leva à poliúria e à polidipsia. A hipopotassemia prolongada também pode levar à nefrite tubulointersticial e à insuficiência renal (nefropatia hipopotassêmica). Como a liberação de insulina é parcialmente regulada pelo nível sérico de K^+, a hipopotassemia pode levar à intolerância à glicose.

Tratamento da hipopotassemia

Algumas vezes, os níveis séricos de K^+ podem ser enganosos quanto ao grau de déficit, visto que pode haver níveis normais ou até mesmo elevados de K^+ na vigência de depleção significativa do K^+ corporal total. Na ausência de desvios significativos de K^+, uma redução do nível sérico de K^+ de 4 para 3 mEq/ℓ geralmente está associada a um déficit de 300 a 400 mEq de K^+ intracelular por 70 kg de peso corporal. Uma concentração sérica de K^+ de 2 mEq/ℓ reflete um déficit aproximado de 600 mEq. Apesar dessas diretrizes, o nível sérico de K^+ deve ser monitorado com frequência durante a terapia de reposição.

O K^+ pode ser administrado por via oral ou por via intravenosa como sal de cloreto de potássio (KCl). Pode-se administrar bicarbonato ou citrato de potássio se houver acidose metabólica concomitante. A via oral é a maneira mais segura de administrar KCl. O KCl pode ser administrado em doses de 100 a 150 mEq/dia. O KCl líquido tem sabor mais amargo e, como o comprimido, pode ser irritante para a mucosa gástrica. As formas de KCl microencapsuladas ou com matriz de cera são mais bem toleradas.

A administração intravenosa de K^+ pode ser necessária quando o paciente não conseguir ingerir medicamentos ou se o déficit de K^+ for grande e resultar em arritmias cardíacas, paralisia respiratória ou rabdomiólise. O KCl por via intravenosa deve ser administrado em uma taxa máxima de 20 mEq/hora e em uma concentração máxima de 40 mEq/ℓ. Concentrações mais altas resultam em flebite. A reposição de KCl em soluções glicosadas pode diminuir ainda mais o nível sérico de K^+ secundário à liberação de insulina. Por essa razão, prefere-se o uso de soluções salinas. Dependendo da causa específica, a terapia adicional da hipopotassemia crônica envolve o uso de diuréticos poupadores de K^+, como amilorida, espironolactona ou triantereno. Esses agentes precisam ser utilizados com cautela em pacientes com insuficiência renal ou naqueles com outros distúrbios que comprometam a excreção renal de K^+.

HIPERPOTASSEMIA

À semelhança dos distúrbios hipopotassêmicos, podem ocorrer níveis séricos elevados de K^+ quando as reservas corporais de K^+ estão normais ou alteradas. O corpo tem uma acentuada capacidade de se proteger contra a hiperpotassemia. Isso inclui mecanismos reguladores, que excretam rapidamente o excesso de K^+, e mecanismos que procedem à redistribuição do excesso de K^+ dentro das células até ser excretado. Portanto, todas as causas de hiperpotassemia envolvem anormalidades nesses mecanismos.

A pseudo-hiperpotassemia é um fenômeno *in vitro*, devido à liberação mecânica de K^+ das células durante o procedimento de flebotomia, o processamento da amostra ou no contexto de leucocitose e trombocitose acentuadas. (Conforme assinalado anteriormente, em determinadas leucemias com contagem elevada de leucócitos, a extração do K^+ do soro pelas células no tubo de ensaio pode resultar em hipopotassemia espúria.)

Ingestão dietética excessiva

Quando a função renal e a função suprarrenal estão normais, é difícil ingerir K^+ em quantidade suficiente na dieta para provocar hiperpotassemia. Em vez disso, a ingestão dietética de K^+ como fator contribuinte na hiperpotassemia é normalmente observada quando existe comprometimento da função renal. As fontes dietéticas ricas em K^+ incluem melão, suco cítrico e substitutos comerciais do sal contendo K^+.

Redistribuição celular

A redistribuição celular constitui uma causa mais importante de hiperpotassemia do que de hipopotassemia. A lesão tecidual constitui, provavelmente, a causa mais importante de hiperpotassemia, devido à redistribuição do K^+ para fora das células. Isso pode ser devido à ocorrência de rabdomiólise, traumatismo, queimaduras, coagulação intravascular maciça e lise tumoral (espontânea ou após o tratamento). O efeito da acidose metabólica sobre a saída de K^+ das células depende do tipo de ácido presente. A acidose mineral (NH_4Cl ou HCl), em virtude da relativa impermeabilidade ao ânion cloreto, resulta em maior efluxo de K^+ das células. Em contrapartida, a acidose orgânica (láctica ou β-hidroxibutírica) não resulta em efluxo significativo de K^+. O aumento da osmolalidade, como no diabetes melito não controlado, faz o K^+ mover-se para fora das células. De fato, é o estado hipertônico, bem como a deficiência de insulina, que responde pela hiperpotassemia frequentemente observada em pacientes com cetoacidose diabética que apresentam depleção corporal total de K^+. Os agentes bloqueadores beta-adrenérgicos podem interferir na eliminação de cargas agudas de K^+. Outros fármacos que podem resultar em hiperpotassemia incluem o relaxante muscular despolarizante, a succinilcolina e o envenenamento grave por digitálicos.

Diminuição da excreção renal de potássio

Pode ocorrer diminuição da excreção renal de K^+ devido a uma ou mais dessas anormalidades: diminuição primária do aporte distal de sal e de água, função anormal do ducto coletor cortical e diminuição primária dos níveis de mineralocorticoides.

Diminuição primária do aporte distal (doenças renais aguda e crônica)

A redução aguda da taxa de filtração glomerular (TFG), como a que ocorre na lesão renal aguda, pode levar a uma acentuada diminuição do aporte distal de sal e de água, o que pode causar a redução secundária da secreção distal de K^+. Quando a lesão renal aguda é oligúrica, o aporte distal de NaCl e o volume estão baixos, e o desenvolvimento de hiperpotassemia constitui um problema frequente. Entretanto, quando a lesão não é oligúrica, o aporte distal é normalmente suficiente, e é incomum haver hiperpotassemia. A diminuição do aporte distal de Na^+ constitui um fator de risco para hiperpotassemia em pacientes com insuficiência cardíaca congestiva descompensada. Em pacientes com doença renal crônica, a hiperpotassemia é incomum até que a TFG tenha uma queda para menos de 10 a 20 mℓ/min. A ocorrência de hiperpotassemia com TFG superior a 10 mℓ/min deve levantar a questão de diminuição dos níveis de aldosterona ou lesão específica do ducto coletor cortical.

Diminuição primária da atividade mineralocorticoide

A diminuição da atividade mineralocorticoide pode resultar de distúrbios que se originam em qualquer ponto ao longo do sistema renina-angiotensina-aldosterona. Esses distúrbios podem resultar de uma doença ou podem decorrer dos efeitos de vários fármacos. É mais comum o desenvolvimento de hiperpotassemia quando um ou mais desses fármacos são administrados em um contexto em que o sistema renina-angiotensina-aldosterona já está comprometido. Um exemplo comum é o uso de inibidores da enzima conversora de angiotensina (IECA) ou de bloqueadores do receptor de angiotensina (BRA) em pacientes com diabetes melito que apresentam hipoaldosteronismo hiporreninêmico.

Defeitos tubulares distais

Certas doenças renais intersticiais podem afetar especificamente o néfron distal e levar ao desenvolvimento de hiperpotassemia na vigência de redução apenas discreta da TFG e níveis normais de aldosterona. A amilorida e o triantereno inibem o transporte de Na^+, o que torna o potencial luminal mais positivo e inibe secundariamente a secreção de K^+. Ocorre um efeito semelhante com a trimetoprima, que é responsável pelo desenvolvimento de hiperpotassemia após a administração do antibiótico sulfametoxazol-trimetoprima. A espironolactona e a eplerenona competem com a aldosterona e, portanto, bloqueiam o efeito mineralocorticoide.

Apresentação clínica

A hiperpotassemia leva à despolarização da membrana em repouso, visto que o potencial através das membranas celulares é, em parte, determinado pela razão entre K^+ intracelular e extracelular. O coração é particularmente sensível a esse efeito despolarizante. As alterações progressivas da hiperpotassemia no eletrocardiograma consistem em ondas T apiculadas, alargamento dos intervalos PR e QRS, desenvolvimento de um padrão de onda sinusoidal e, por fim, fibrilação ventricular e assistolia. Em geral, as alterações do ECG aparecem com um nível sérico de K^+ de 6 mEq/ℓ, com início agudo de hiperpotassemia, ao passo que o ECG pode permanecer normal até uma concentração de 8 a 9 mEq/ℓ quando a hiperpotassemia é crônica. A hiperpotassemia também pode causar manifestações neuromusculares, como paralisia ascendente e, por fim, quadriplegia flácida. A hiperpotassemia diminui a disponibilidade de amônia para atuar como tampão na secreção distal de H^+. Esse efeito compromete a regeneração do bicarbonato, levando ao desenvolvimento de acidose metabólica com hiato aniônico normal.

Tratamento da hiperpotassemia aguda

O tratamento imediato da hiperpotassemia potencialmente fatal consiste na administração de cálcio, geralmente na forma de gliconato ou de cloreto de cálcio. As alterações do ECG, como aumento do intervalo PR ou alargamento do complexo QRS, justificam o tratamento com cálcio. A administração de glicose e a terapia com insulina produzirão desvio do K^+ para dentro das células. A administração aguda de glicose sem insulina pode agravar potencialmente a hiperpotassemia em pacientes com diabetes melito, visto que aumentará a osmolalidade extracelular e provocará desvio de K^+ para dentro do espaço extracelular. A administração de $NaHCO_3$ através de expansão do espaço do LEC resulta em diluição do K^+ sérico. Além disso, o K^+ é desviado para dentro das células sempre que se efetua a correção de acidose metabólica concomitante. A inalação de agonistas β_2, como salbutamol, ou a administração parenteral de salbutamol podem causar desvio significativo de K^+ para dentro das células.

Os efeitos do cálcio, do bicarbonato, da glicose e da insulina e a terapia com agonistas β_2 proporcionam alívio imediato da toxicidade aguda, porém não diminuem o K^+ corporal total. As medidas para reduzir o K^+ corporal total incluem a administração de fármacos que se ligam ao K^+ e diálise.

Tratamento da hiperpotassemia crônica

Após a análise do perfil de medicamentos do paciente, os fármacos passíveis de comprometer a excreção renal de K^+ devem ser interrompidos, se possível. Os anti-inflamatórios não esteroides, prescritos ou de venda livre, constituem agressores comuns nesse contexto. Os pacientes devem seguir uma dieta com baixo teor de K^+, com aconselhamento específico contra o uso de substituto do sal contendo K^+. Os diuréticos são particularmente efetivos para minimizar a hiperpotassemia. Em pacientes com TFGe inferior a 30 mℓ/min, podem-se administrar diuréticos tiazídicos, porém são necessários diuréticos de alça na insuficiência renal mais grave. Em pacientes com doença renal crônica que apresentem acidose metabólica (concentração de bicarbonato < 22 mEq/ℓ), deve-se administrar $NaHCO_3$. Os fármacos que se ligam ao K^+ podem ser utilizados quando a hiperpotassemia for refratária às abordagens descritas anteriormente. O poliestirenossulfonato de sódio está disponível há mais de 50 anos, porém é pouco tolerado e tem sido associado à toxicidade gastrintestinal. O patirômero e o ciclossilicato de zircônio dissódico (ZS-9) são novos fármacos de ligação do K^+, que são bem tolerados quando usados cronicamente e que podem manter a normopotassemia quando são utilizados inibidores do sistema renina-angiotensina-aldosterona.

ACIDOSE METABÓLICA

A acidose metabólica é diagnosticada por baixo pH, concentração reduzida de HCO_3^- e compensação respiratória, resultando em diminuição da pressão parcial de dióxido de carbono (P_{CO_2}). Uma baixa concentração de HCO_3^- isoladamente não estabelece o diagnóstico de acidose metabólica, visto que também resulta de compensação renal para a alcalose respiratória crônica. A medição do pH arterial diferencia essas duas possibilidades. O pH está baixo na acidose metabólica hiperclorêmica e alto na alcalose respiratória crônica. A abordagem clínica a um paciente com baixa concentração sérica de HCO_3^- é apresentada na Figura 25.6.

Após confirmar a acidose metabólica, o cálculo do hiato aniônico sérico constitui uma etapa útil no diagnóstico diferencial do distúrbio. O hiato aniônico é igual à diferença entre as concentrações plasmáticas do principal cátion (Na^+) e os principais ânions medidos (Cl^- + HCO_3^-).

$$\text{Hiato aniônico} = (Na^+) - (Cl^-) - (HCO_3^-)$$

O valor normal do hiato aniônico é de aproximadamente 12 ± 2 mEq/ℓ. A maior parte dos ânions não medidos consiste em albumina. Portanto, o hiato aniônico normal modifica-se no contexto da hipoalbuminemia (o hiato aniônico normal é aproximadamente três vezes a albumina sérica em g/dℓ). Como o número total de cátions precisa ser igual ao número total de ânions, uma queda na concentração sérica

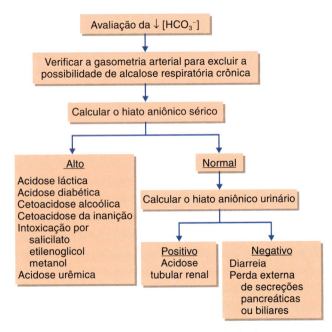

Figura 25.6 Abordagem ao paciente com redução da concentração sérica de HCO_3^-.

de HCO_3^- precisa ser compensada por uma elevação na concentração de outros ânions. Se o ânion que acompanha o excesso de H^+ for o Cl^-, a queda na concentração sérica de HCO_3^- é equilibrada por uma elevação igual na concentração sérica de Cl^-. A acidose é classificada como acidose metabólica com hiato normal ou hiperclorêmica. Em contrapartida, se o excesso de H^+ for acompanhado de um ânion diferente do Cl^-, a queda do HCO_3^- é equilibrada por uma elevação na concentração do ânion não medido. A concentração de Cl^- permanece a mesma. Nesse contexto, a acidose é considerada como acidose metabólica com hiato aniônico elevado.

Um método útil para diferenciar as causas extrarrenais de acidose metabólica das causas renais consiste em medir a excreção urinária de NH_4^+. As causas extrarrenais de acidose metabólica estão associadas ao aumento apropriado da excreção efetiva de ácido, que se reflete principalmente por níveis elevados de excreção urinária de NH_4^+. Em contrapartida, a excreção efetiva de ácido e os níveis urinários de NH_4^+ estão baixos na acidose metabólica de origem renal. Infelizmente, a medição do NH_4^+ urinário não é um exame comumente disponível em medicina clínica. Entretanto, é possível avaliar indiretamente a quantidade de NH_4^+ urinário pelo cálculo do hiato aniônico urinário (HAU).

$$HAU = (UNa^+ + UK^+) - UCl^-$$

Em circunstâncias normais, o HAU é positivo, com valores que variam de 30 a 50. A acidose metabólica de origem extrarrenal está associada a um acentuado aumento da excreção urinária de NH_4^+; portanto, obtém-se um alto valor negativo para o HAU. Se a acidose for de origem renal, a excreção urinária de NH_4^+ será mínima, e o HAU normalmente será positivo.

O HAU pode ser enganoso quando outros íons não medidos são excretados. Por exemplo, o aumento da excreção urinária de sais de cetoácidos sódicos na cetoacidose diabética e alcoólica e a excreção urinária de hipurato de sódio e benzoato de sódio na exposição ao tolueno podem manter o HAU positivo, apesar de um aumento adequado da excreção urinária de amônio. O aumento da excreção urinária também será ignorado quando o NH_4^+ for excretado com um íon diferente do Cl^-, como β-hidroxibutirato ou hipurato.

Nessas condições, o cálculo do hiato osmolal urinário é utilizado como medida indireta da excreção de amônio. O hiato osmolal urinário é a diferença entre a osmolalidade urinária medida e calculada:

Hiato osmolal urinário = osmolalidade urinária calculada (mOsmol/kg)
$$= (2 \times [Na^+ + K^+]) + [\text{ureia em mg/d}\ell]/2,8 + [\text{glicose em mg/d}\ell]/18$$

Normalmente, o hiato osmolal urinário varia de cerca de 10 a 100 mOsmol/kg. Como os sais de NH_4^+ em geral constituem o único outro soluto urinário importante que contribui de modo significativo para a osmolalidade urinária, os valores consideravelmente acima de 100 mOsmol/kg refletem excreção aumentada de sais NH_4^+.

O pH da urina não possibilita a diferenciação, de modo confiável, da acidose de origem renal daquela de origem extrarrenal. Por exemplo, um pH urinário ácido não indica necessariamente aumento apropriado da excreção efetiva de ácido. Quando há redução significativa da disponibilidade de NH_4^+ para atuar como tampão, apenas uma pequena quantidade de secreção distal de H^+ levará à redução máxima do pH urinário. Nessa situação, o pH da urina é ácido, porém a quantidade de secreção de H^+ não é suficiente para atender à produção diária de ácido. Em contrapartida, a urina alcalina não implica necessariamente defeito de acidificação renal. Em condições nas quais a disponibilidade de NH_4^+ não é limitante, a secreção distal de H^+ pode ser maciça, e, mesmo assim, a urina permanece relativamente alcalina, devido aos efeitos de tamponamento do NH_4^+.

Acidose metabólica hiperclorêmica ou com hiato aniônico normal

A acidose hiperclorêmica (metabólica com hiato aniônico normal) pode ser de origem renal ou extrarrenal. A acidose metabólica de origem renal é o resultado de anormalidades no transporte tubular de H^+. A acidose metabólica de origem extrarrenal é mais comumente causada por perdas gastrintestinais de HCO_3^-. Outras causas incluem a perda externa de secreções biliares e pancreáticas e procedimentos de derivação ureteral. A Figura 25.7 fornece uma abordagem clínica para a acidose metabólica de origem renal.

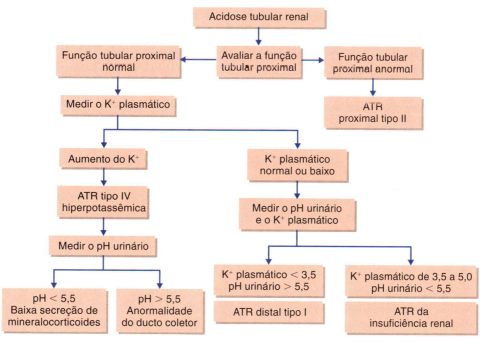

Figura 25.7 Abordagem ao paciente com acidose de origem renal. *ATR*, acidose tubular renal.

Origem renal

Acidose tubular renal proximal (tipo II). Suspeita-se do diagnóstico de ATR proximal em um paciente com acidose com hiato aniônico normal, hipopotassemia e capacidade intacta de acidificar a urina para um pH inferior a 5,5 no estado de equilíbrio dinâmico. No estado de equilíbrio dinâmico, a concentração sérica de HCO_3^- situa-se normalmente na faixa de 16 a 18 mmol/ℓ. A ATR proximal pode ser um achado isolado, porém mais comumente é acompanhada de disfunção generalizada do túbulo proximal (síndrome de Fanconi). O hiato aniônico urinário é positivo, visto que a disfunção tubular proximal também compromete a amoniogênese.

A ATR proximal não está associada à nefrolitíase ou à nefrocalcinose. Entretanto, pode haver desenvolvimento de osteomalacia, devido à hipofosfatemia crônica e/ou à deficiência da forma ativa da vitamina D. Pode ocorrer também osteopenia, devido à desmineralização do osso induzida pela acidose. O tratamento de pacientes ATR proximal é difícil. Com frequência, a correção da acidose não é possível, mesmo com grandes quantidades de HCO_3^- (3 a 5 mmol/kg/dia), visto que o álcali exógeno é rapidamente excretado na urina. Além disso, essa terapia leva a perdas renais de K^+ aceleradas. O uso de um diurético tiazídico para induzir uma depleção de volume suficiente para reduzir a TFG e, portanto, diminuir a carga filtrada de HCO_3^- pode aumentar a eficácia da terapia com álcali. Os diuréticos poupadores de potássio podem limitar o grau de perda renal de K^+. Uma vez iniciada a terapia, é necessário o monitoramento rigoroso para prevenir alterações graves dos eletrólitos. A acetazolamida e o topiramato podem causar acidose metabólica, devido aos efeitos inibitórios sobre a anidrase carbônica.

Acidose tubular renal distal hipopotassêmica (tipo I). Deve-se considerar o diagnóstico de ATR distal em um paciente com acidose com hiato normal hipoclorêmica, hipopotassemia e incapacidade de redução máxima do pH urinário. Um pH urinário acima de 5,5 na vigência de acidose sistêmica é compatível com ATR distal. O hiato aniônico urinário é positivo. A acidose sistêmica tende a ser mais grave do que em pacientes com ATR proximal com concentrações séricas de HCO_3^- baixas, de apenas 10 mmol/ℓ. A hipopotassemia também pode ser grave e provocar fraqueza musculoesquelética e sintomas de DIN. Com frequência, os pacientes apresentam nefrolitíase e nefrocalcinose. Essa predisposição à calcificação renal resulta dos efeitos combinados da excreção urinária aumentada de Ca^{2+} devido à dissolução do mineral ósseo induzida pela acidose, ao pH urinário persistentemente alcalino e à baixa excreção urinária de citrato.

A correção da acidose metabólica na ATR distal pode ser obtida pela administração de álcali em quantidade igual à produção diária de ácido (em geral, 1 a 2 mmol/kg/dia). Em pacientes com déficit grave de K^+, a correção da acidose com HCO_3^- pode causar transitoriamente maior redução da concentração extracelular de K^+, resultando em hipopotassemia sintomática. Nesse contexto, o déficit de K^+ deve ser corrigido antes da correção da acidose. O citrato de potássio é a forma preferida de álcali para pacientes que apresentam hipopotassemia persistente ou doença com cálculos de cálcio.

Acidose tubular renal distal hiperpotassêmica (tipo IV). Deve-se suspeitar de ATR tipo IV em um paciente com acidose metabólica hiperclorêmica com hiato normal associada à hiperpotassemia. O hiato aniônico urinário é ligeiramente positivo, indicando excreção mínima ou inexistente de NH_4^+ na urina. Os pacientes nos quais o distúrbio é causado por um defeito na atividade dos mineralocorticoides apresentam comumente pH urinário inferior a 5,5, refletindo um defeito mais grave na disponibilidade de NH_3 do que na secreção de H^+. Em pacientes com dano estrutural ao ducto coletor, o pH da urina pode ser alcalino, refletindo tanto um comprometimento na secreção de H^+ quanto uma redução da excreção urinária de NH_4^+. Com mais frequência, a síndrome ocorre em associação à insuficiência renal leve a moderada; entretanto, a magnitude da hiperpotassemia e da acidose é desproporcionalmente grave para o grau de insuficiência renal observado (Tabela 25.2). O principal objetivo da terapia é corrigir a hiperpotassemia. Em muitos casos, a redução dos níveis séricos de K^+ corrige simultaneamente a acidose, visto que restaura a produção renal de NH_4^+ e, portanto, aumenta o suprimento de tampão para acidificação distal.

Acidose tubular renal da insuficiência renal. Os pacientes com doença renal crônica desenvolvem, inicialmente, acidose metabólica hiperclorêmica com hiato normal associada à normopotassemia, à medida que a TFG cai abaixo de 30 mℓ/min. Em caso de doença renal crônica mais avançada (TFG $<$ 15 mℓ/min), a acidose modifica-se predominantemente para uma acidose metabólica com hiato aniônico, refletindo uma incapacidade progressiva na excreção de fosfato, sulfato e sais de Na^+ de vários ácidos orgânicos. Nesse estágio, a acidose é comumente referida como *acidose urêmica*.

A correção da acidose metabólica em pacientes com doença renal crônica é obtida por meio de tratamento com $NaHCO_3$, 0,5 a 1,5 mmol/kg/dia, iniciado quando o nível de HCO_3^- é inferior a 22 mmol/ℓ. A acidose metabólica precisa ser tratada de modo agressivo, visto que pode contribuir para a doença óssea metabólica, aumentar o catabolismo e contribuir para a perda progressiva de função renal.

Origem extrarrenal da acidose metabólica

Diarreia. A perda de HCO_3^- nas secreções intestinais depois do estômago leva ao desenvolvimento de acidose metabólica. A perda de volume sinaliza ao rim a necessidade de aumentar a reabsorção de sal. A retenção renal de NaCl associada à perda intestinal de $NaHCO_3$ provoca acidose metabólica hiperclorêmica com hiato aniônico normal. A excreção efetiva de ácido aumenta acentuadamente, devido ao aumento da excreção urinária de NH_4^+. A hipopotassemia devido a perdas gastrintestinais e o baixo pH sérico estimulam a síntese de NH_3 no túbulo proximal. O aumento da disponibilidade de NH_3 para atuar

---

Tabela 25.2 Causas de acidose tubular renal distal hiperpotassêmica (tipo IV).

I. Deficiência de mineralocorticoides
- A. Renina baixa, aldosterona baixa
  - 1. Diabetes melito
  - 2. Fármacos
    - a. Anti-inflamatórios não esteroides
    - b. Ciclosporina, tacrolimo
    - c. Betabloqueadores
- B. Renina alta, aldosterona baixa
  - 1. Destruição da glândula suprarrenal
  - 2. Defeitos enzimáticos congênitos
  - 3. Fármacos
    - a. Inibidores da enzima conversora de angiotensina
    - b. Bloqueadores do receptor de angiotensina II
    - c. Heparina
    - d. Cetoconazol

II. Anormalidade do ducto coletor cortical
- A. Ausência ou defeito do receptor de mineralocorticoides
- B. Fármacos
  - 1. Espironolactona, eplerenona
  - 2. Triantereno
  - 3. Amilorida
  - 4. Trimetoprima
  - 5. Pentamidina
- C. Doença tubulointersticial crônica

como tampão urinário possibilita o aumento máximo da secreção de H^+ pelo néfron distal. O pH da urina durante estados crônicos de diarreia pode ultrapassar persistentemente 6,0, devido ao grande aumento da capacidade de tamponamento.

O paciente que apresenta acidose metabólica hiperclorêmica hipopotassêmica com pH urinário superior a 5,5 pode ter um estado diarreico ou ATR distal hipopotassêmica (tipo I). Embora a anamnese seja a maneira mais fácil de diferenciar essas duas possibilidades, ela pode não ser útil em um paciente com abuso sub-reptício de laxantes. A determinação do hiato aniônico urinário é a melhor maneira de distinguir essas duas situações. Na diarreia, o pH da urina está elevado, devido à grande quantidade de NH_4^+ presente na urina. Isso se reflete por um hiato aniônico urinário negativo, visto que a maior parte do NH_4^+ é excretada na urina como NH_4Cl. Na ATR distal hipopotassêmica, o pH da urina é alto, devido à incapacidade de secretar H^+ no néfron distal. A excreção urinária de NH_3 está muito baixa, e o hiato aniônico urinário é positivo.

Condutos ileais. A derivação cirúrgica do ureter no intestino pode levar ao desenvolvimento de acidose metabólica hiperclorêmica com hiato aniônico normal, devido à reabsorção sistêmica de NH_4^+ e de Cl^- do líquido urinário e à troca de Cl^- por HCO_3^- por meio da ativação do trocador de Cl^-/HCO_3^- no lúmen intestinal. Os principais determinantes dessa complicação incluem o tempo durante o qual a urina permanece em contato com o intestino e a área de superfície total do intestino exposto à urina.

Acidose metabólica com hiato aniônico

Acidose láctica

Ocorre acidose láctica toda vez que surgir um desequilíbrio entre a produção e a utilização de ácido láctico. O acúmulo de um ânion diferente do cloreto é responsável pelo aumento do hiato aniônico. O exercício físico intenso e as crises epilépticas do tipo grande mal são exemplos nos quais pode haver desenvolvimento de acidose láctica, devido ao aumento da produção. A natureza transitória da acidose nessas condições sugere a existência de um defeito concomitante na utilização do ácido láctico na maioria das condições de acidose láctica sustentada e grave. A acidose láctica do tipo A caracteriza-se por distúrbios nos quais há hipoperfusão tecidual ou hipoxia aguda. Esses distúrbios incluem pacientes com insuficiência cardiopulmonar, anemia grave, hemorragia, hipotensão, sepse e envenenamento por monóxido de carbono. A acidose láctica do tipo B ocorre em pacientes com vários distúrbios que têm em comum o desenvolvimento de acidose láctica na ausência de hipoperfusão ou hipoxia evidentes (Tabela 25.3).

Acidose D-láctica

A acidose D-láctica é uma forma singular de acidose metabólica, que pode ocorrer no contexto de ressecção do intestino delgado ou em pacientes com derivação jejunoileal. Essas síndromes de intestino curto criam uma situação na qual os carboidratos, que normalmente são reabsorvidos no intestino delgado, são liberados em grandes quantidades no cólon. Quando há crescimento bacteriano exagerado no cólon, esses substratos são metabolizados a D-lactato e absorvidos na circulação sistêmica. O acúmulo de D-lactato provoca acidose metabólica com hiato aniônico, em que o nível sérico de lactato está normal, visto que o teste padrão para lactato é específico para o L-lactato. Esses pacientes, depois da ingestão de uma refeição rica em carboidratos, normalmente apresentam anormalidades neurológicas que consistem em confusão, fala arrastada e ataxia. Os principais tratamentos consistem na ingestão de refeições com baixo teor de carboidratos e administração de agentes antimicrobianos para diminuir o grau de crescimento bacteriano exagerado.

Tabela 25.3 Causas de acidose láctica.

I. Tipo A (hipoperfusão tecidual ou hipoxia)
  A. Choque cardiogênico
  B. Choque séptico
  C. Choque hemorrágico
  D. Hipoxia aguda
  E. Envenenamento por monóxido de carbono
  F. Anemia

II. Tipo B (ausência de hipotensão e hipoxia)
  A. Deficiência enzimática hereditária (glicose-6-fosfatase)
  B. Fármacos ou toxinas
    1. Fenformina, metformina
    2. Cianeto
    3. Salicilato, etilenoglicol, metanol
    4. Propilenoglicol
    5. Linezolida
    6. Propofol
    7. Inibidores nucleosídeos da transcriptase reversa; estavudina, didanosina
  C. Doença sistêmica
    1. Insuficiência hepática
    2. Neoplasia maligna

Cetoacidose diabética

A cetoacidose diabética é uma condição metabólica caracterizada pelo acúmulo de ácido acetoacético e ácido β-hidroxibutírico em consequência da deficiência de insulina e do aumento relativo ou absoluto da concentração de glucagon. O grau de elevação do hiato aniônico dependerá da rapidez, da gravidade e da duração da cetoacidose, bem como do volume do LEC. Embora a acidose com hiato aniônico seja o distúrbio dominante na cetoacidose diabética, observa-se, com frequência, uma acidose hiperclorêmica com hiato aniônico normal nos estágios mais iniciais da cetoacidose, quando o volume extracelular está quase normal.

A confirmação dos cetoácidos pode ser obtida com o uso de comprimidos de nitroprusseto ou tiras reagentes. Entretanto, esse teste pode ser enganoso na avaliação da gravidade da cetoacidose, visto que detecta apenas acetona e acetoacetato e não reage com β-hidroxibutirato. O tratamento da cetoacidose diabética envolve a infusão de insulina e soluções intravenosas para corrigir a depleção de volume. As deficiências de K^+, Mg^{2+} e fosfato são comuns; portanto, esses eletrólitos são comumente acrescentados às soluções intravenosas.

Cetoacidose alcoólica

A cetoacidose ocorre em pacientes com história de abuso crônico de etanol, diminuição da ingestão de alimentos e, com frequência, relato de náuseas e vômitos. Abstinência alcoólica, depleção de volume e inanição aumentam acentuadamente os níveis circulantes de catecolaminas e resultam na mobilização periférica de ácidos graxos, cuja magnitude é muito maior que a normalmente encontrada na inanição isoladamente. O metabolismo do álcool leva ao aumento da razão $NADH:NAD^+$, resultando em maior razão β-hidroxibutirato/acetoacetato. A reação do nitroprusseto pode ser diminuída por esse desvio redox, apesar da cetoacidose grave. A administração de glicose leva à rápida resolução da acidose, visto que a estimulação da liberação de insulina resulta em diminuição da mobilização de ácidos graxos do tecido adiposo, bem como em redução do débito hepático de cetoácidos.

Envenenamento por etilenoglicol e metanol

O envenenamento por etilenoglicol e metanol está caracteristicamente associado ao desenvolvimento de acidose metabólica com hiato aniônico grave. Aliado ao aparecimento do hiato aniônico, o hiato osmolar também se torna manifesto e constitui uma importante pista para o diagnóstico de intoxicação por etilenoglicol e metanol. O metabolismo do etilenoglicol pela álcool desidrogenase gera vários ácidos, incluindo os ácidos glicólico, oxálico e fórmico. O etilenoglicol é um componente de anticongelantes e solventes e é ingerido por acidente ou tentativa de suicídio. Os efeitos iniciais da intoxicação são neurológicos e começam com embriaguez, que pode rapidamente progredir para convulsões e coma. Sem tratamento, podem ocorrer sintomas cardiopulmonares, como taquipneia, edema pulmonar não cardiogênico e colapso cardiovascular. Cerca de 24 a 48 horas após a sua ingestão, os pacientes podem desenvolver dor na região lombar e lesão renal aguda, que, com frequência, são acompanhadas de quantidades abundantes de cristais de oxalato de cálcio na urina.

O metanol também é metabolizado pela enzima álcool desidrogenase e forma formaldeído, que, em seguida, é convertido em ácido fórmico. O metanol é encontrado em várias preparações comerciais, como goma-laca, verniz e soluções de degelo. À semelhança da ingestão de etilenoglicol, o metanol é ingerido por acidente ou como tentativa de suicídio. Do ponto de vista clínico, a ingestão de metanol está associada à embriaguez aguda, seguida por um período assintomático de 24 a 36 horas de duração. Nesse momento, podem ocorrer dor abdominal causada por pancreatite, convulsões, cegueira e coma. A cegueira deve-se a efeitos tóxicos diretos do ácido fórmico na retina. A intoxicação por metanol também está associada à hemorragia na substância branca e no putame, podendo levar ao início tardio de uma síndrome semelhante à doença de Parkinson. A acidose láctica também é uma característica do envenenamento por metanol e etilenoglicol e contribui para o hiato aniônico elevado.

Além das medidas de suporte, a terapia para o envenenamento por etilenoglicol e metanol concentra-se na redução do metabolismo do composto original e na aceleração da remoção do álcool do corpo. O fomepizol (4-metilpirazol) é hoje o agente de escolha para inibir a enzima álcool desidrogenase e impedir a formação de metabólitos tóxicos.

Envenenamento por salicilato

A intoxicação por ácido acetilsalicílico (AAS) resulta em aumento da produção de ácido láctico. O acúmulo de ácido láctico, ácido salicílico, cetoácidos e outros ácidos orgânicos é responsável pelo desenvolvimento de acidose metabólica com hiato aniônico. Ao mesmo tempo, o salicilato tem um efeito estimulador direto sobre o centro respiratório. O aumento da ventilação diminui a P_{CO_2}, o que contribui para o desenvolvimento de alcalose respiratória. As crianças manifestam principalmente acidose metabólica com hiato aniônico com níveis tóxicos de salicilato, ao passo que a alcalose respiratória é mais evidente em adultos.

Além do manejo conservador, a meta inicial da terapia é corrigir a acidemia sistêmica e aumentar o pH urinário. Com o aumento do pH sistêmico, a fração ionizada de ácido salicílico aumenta e, como resultado, ocorre menos acúmulo do fármaco no sistema nervoso central. De modo semelhante, um pH alcalino da urina favorecerá o aumento da excreção urinária, visto que a fração ionizada do fármaco é pouco reabsorvida pelo túbulo. No caso de concentrações séricas superiores a 80 mg/dℓ ou intoxicação clínica grave, pode-se utilizar a hemodiálise para acelerar a remoção do fármaco do corpo.

Acidose piroglutâmica

A acidose piroglutâmica constitui uma causa de acidose metabólica com hiato aniônico, acompanhada de alterações do estado mental, que variam desde confusão até coma. Os casos relatados ocorrem em pacientes em estado crítico que recebem doses terapêuticas de paracetamol, um contexto em que os níveis de glutationa estão reduzidos, devido ao metabolismo do paracetamol e ao estresse oxidativo associado à doença crítica. Deve-se considerar o diagnóstico de acidose piroglutâmica em pacientes com acidose metabólica com hiato aniônico não explicada e ingestão recente de paracetamol.

ALCALOSE METABÓLICA

A patogênese da alcalose metabólica envolve tanto a geração quanto a manutenção desse distúrbio. A geração de alcalose metabólica refere-se ao acréscimo de novo HCO_3^- ao sangue, devido à perda de ácido ou ao ganho de álcali. É possível gerar novo HCO_3^- por mecanismos renais ou extrarrenais. Como os rins têm uma enorme capacidade de excretar o HCO_3^-, até mesmo a geração vigorosa de HCO_3^- pode não ser suficiente para provocar alcalose metabólica sustentada. Para manter a alcalose metabólica, a capacidade do rim de corrigir a alcalose precisa estar comprometida, ou a capacidade de recuperar o HCO_3^- precisa estar aumentada.

Consequências clínicas da alcalose metabólica

Em geral, a alcalose metabólica é considerada uma condição benigna; entretanto, um pH sanguíneo elevado pode resultar em diversos efeitos que diminuem a perfusão tecidual. O aumento do pH do sangue (alcalemia) provoca depressão respiratória e diminuição do aporte tecidual de oxigênio por meio do efeito Bohr e da vasoconstrição. A alcalose deve ser agressivamente corrigida em pacientes em estado crítico, nos quais a perfusão do coração e do cérebro é fundamental.

Abordagem e tratamento da alcalose metabólica

A melhor abordagem à alcalose metabólica consiste em conhecer o mecanismo de manutenção, visto que a correção desse mecanismo leva à correção da alcalose metabólica. Se for possível restaurar o VSAE com solução salina, a alcalose metabólica é facilmente corrigida. Várias condições respondem mal à administração de NaCl. Nessas condições, a alcalose metabólica é mantida por uma associação de níveis aumentados de mineralocorticoides, bem como com aporte distal elevado de Na^+ e hipopotassemia. A distinção entre essas entidades baseia-se na avaliação do VSAE (Tabela 25.4).

Diminuição do VSAE: resposta à solução salina

Perda de ácido gastrintestinal. A perda de ácido, como a que ocorre com vômitos ou aspiração nasogástrica, constitui uma causa comum de alcalose metabólica mantida por contração do volume. A perda de ácido gástrico gera alcalose metabólica, ao passo que a perda de NaCl no líquido gástrico leva à contração do volume. Durante o vômito ativo, a concentração plasmática de HCO_3^- tende a ser maior do que o limiar de reabsorção no néfron proximal. A consequente bicarbonatúria promove o aumento da excreção de $NaHCO_3^-$ e $KHCO_3$, resultando em maior depleção do Na^+ corporal total e desenvolvimento de depleção de K^+. Durante essa fase ativa, o Cl^- urinário é inferior a 15 mEq/ℓ na vigência de níveis urinários elevados de Na^+, K^+ urinário elevado e pH urinário de 7 a 8. Quando os vômitos cessam, o equilíbrio é estabelecido, de modo que a bicarbonatúria é interrompida, porém a alcalose metabólica é mantida pela contração de volume, depleção de K^+ e redução da TFG. Desses fatores, a diminuição do VSAE constitui claramente o principal fator na manutenção da alcalose metabólica. Nesse momento, tanto o Na^+ quanto o Cl^- estão baixos na urina. A administração de NaCl resulta em bicarbonatúria, e a alcalose metabólica é corrigida.

Diuréticos. Os diuréticos tiazídicos e de alça representam outra causa comum de acidose metabólica. Esses diuréticos levam à alcalose metabólica gerada no néfron distal pela combinação de níveis elevados de

Tabela 25.4 Classificação da alcalose metabólica de acordo com o mecanismo, a causa e a resposta à administração de solução salina.

Volume sanguíneo arterial efetivo (VSAE)	Baixo	Baixo	Alto
Concentração urinária de Cl⁻ (mEq/ℓ)	< 15	> 15	> 15
Resposta à solução salina	Correção (resposta à solução salina)	Ausência de correção (resistente à solução salina)	Ausência de correção (resistente à solução salina)
Manutenção	Baixo VSAE	Baixo VSAE + alto aporte de Na⁺ distal e efeito mineralocorticoide	Alto aporte distal de Na⁺ e efeito mineralocorticoide
Etiologia	Perda de ácido gastrintestinal Vômitos/aspiração nasogástrica Cloridorreia congênita Adenoma viloso Alcalose pós-hipercapnia Diuréticos Ânions não reabsorvíveis	Aumento primário do aporte distal de Na⁺ Uso ativo de diuréticos (de alça e tiazídicos) Deficiência de Mg²⁺ Síndrome de Bartter Síndrome de Gitelman	Aumento primário do efeito mineralocorticoide ou efeito semelhante aos mineralocorticoides Síndrome de Conn Síndrome de Liddle Hiperaldosteronismo supressível por glicocorticoides

aldosterona e aumento do aporte distal de Na⁺. Se os diuréticos forem interrompidos e o paciente for mantido com dieta hipossódica, a alcalose será mantida, embora não haja mais aumento do aporte distal. Nesse contexto, os pacientes tendem a apresentar contração do volume e deficiência de K⁺. Mais uma vez, a contração do VSAE é o principal fator que leva à manutenção da alcalose metabólica. Nessa situação, a infusão de solução salina corrige a alcalose metabólica.

Diminuição do VSAE: resistente à solução salina

Em algumas formas de alcalose metabólica, a alcalose é mantida por diminuição do VSAE; entretanto, como também existem outros fatores de manutenção, a alcalose não é totalmente responsiva à solução salina. Nesses pacientes, as infusões de solução salina melhoram a alcalose metabólica, porém não a corrigem por completo. Em geral, esses pacientes apresentam VSAE baixo, porém normalmente não apresentam baixo nível de Cl⁻ na urina. O uso continuado de diuréticos tiazídicos ou de alça, a deficiência de magnésio, a síndrome de Gitelman e a síndrome de Bartter são exemplos dessa condição. O tratamento de várias causas de acidose metabólica está resumido na Tabela 25.5.

Aumento do VSAE: resistente à solução salina

O último tipo de alcalose metabólica não é mantido por redução do VSAE, mas por níveis elevados de mineralocorticoides (quando existe aporte distal persistente de Na⁺) e deficiência de K⁺. A causa mais comum dessa alcalose resistente à solução salina consiste em aumento primário dos níveis de mineralocorticoides não relacionado com a contração de volume. O mecanismo de geração da alcalose descrito anteriormente – o aumento do aporte de Na⁺ com alta atividade mineralocorticoide – também é responsável pela manutenção da alcalose metabólica nesse contexto. Além disso, a deficiência de K⁺, que também ocorre nesse cenário, exacerba a tendência à alcalose.

O tratamento preferido para a alcalose metabólica em pacientes com expansão de volume e excesso primário de mineralocorticoides consiste em remover a causa subjacente da atividade mineralocorticoide persistente. Quando isso não é possível, a terapia é direcionada para o bloqueio das ações dos mineralocorticoides nos rins.

ALCALOSE RESPIRATÓRIA

A alcalose respiratória primária resulta de hipocapnia e é definida por pressão parcial arterial de dióxido de carbono (Pa_{CO_2}) inferior a 35 mmHg na vigência de alcalemia. A alcalose respiratória primária precisa ser diferenciada da hipocapnia secundária, que é um mecanismo compensatório da acidose metabólica primária.

Etiologia

A alcalose respiratória é o distúrbio ácido-básico encontrado com mais frequência. É particularmente comum em pacientes hospitalizados, nos

Tabela 25.5 Tratamento de várias causas de alcalose metabólica resistentes à solução salina.

Diminuição do VSAE		Aumento do VSAE	
Causa	**Tratamento**	**Causa**	**Tratamento**
Diuréticos tiazídicos e de alça	Interromper o fármaco, restaurar o VSAE	Tumor secretor de renina	Remover o tumor
Deficiência de Mg²⁺	Reposição do déficit de Mg²⁺	Hiperaldosteronismo primário	Remover o tumor, espironolactona para HSRB
Síndrome de Gitelman	Amilorida, triantereno ou espironolactona, suplementos de K⁺, suplementos de Mg²⁺	Hiperaldosteronismo supressível por glicocorticoides	Dexametasona
Síndrome de Bartter	Amilorida, triantereno ou espironolactona, suplementos de K⁺, suplementos de Mg²⁺ em alguns casos	Síndrome de Liddle	Amilorida ou triantereno

HSRB, hiperplasia suprarrenal bilateral; *VSAE*, volume sanguíneo arterial efetivo.

quais pode ser o indício inicial de sepse por microrganismos gram-negativos. A insuficiência hepática é uma causa comum e importante de hipocapnia primária. A gravidade da hipocapnia correlaciona-se com o nível de amônia no sangue e tem importância prognóstica. A alcalose respiratória pode ser um importante indício de intoxicação por salicilato. Níveis elevados de progesterona (gravidez) também podem causar alcalose respiratória.

Manifestação clínica da alcalose respiratória

A alcalose respiratória leve provoca tontura, palpitações e parestesias das extremidades e da área circum-oral. A hipocapnia aguda diminui o fluxo sanguíneo cerebral e provoca a ligação do cálcio livre à albumina no sangue. Assim, os pacientes com alcalose respiratória aguda podem ter uma apresentação clínica semelhante àquela de pacientes com hipocalcemia, manifestando sinais de Chvostek e de Trousseau positivos. Em determinadas ocasiões, pacientes com cardiopatia isquêmica podem desenvolver arritmias cardíacas, alterações eletrocardiográficas isquêmicas e até mesmo angina de peito durante hipocapnia aguda.

Diagnóstico

O diagnóstico de alcalose respiratória é estabelecido pela avaliação da anamnese do paciente, realização de exame físico e obtenção de dados laboratoriais, incluindo gasometria. A taquipneia ou a respiração de Kussmaul, que podem ser detectadas no exame físico, podem constituir o primeiro indício da presença de alcalose respiratória primária ou mecanismo respiratório compensatório na presença de acidose metabólica primária. As alterações dos eletrólitos séricos podem auxiliar o diagnóstico de alcalose respiratória. A queda aguda da P_{CO_2} provoca desvio de $HCO_3^- $-$Cl^-$ nos eritrócitos e responde pela pequena resposta compensatória inicial na alcalose respiratória aguda, em que a concentração de HCO_3^- cai 2 mEq/ℓ para cada redução de 10 mmHg da P_{CO_2}. A Tabela 25.6 apresenta as respostas compensatórias esperadas para distúrbios ácido-básicos.

Na alcalose respiratória crônica, a capacidade reabsortiva renal de HCO_3^- diminui, e ocorre diurese transitória de HCO_3^-. Esse processo leva 2 a 3 dias para se tornar totalmente manifesto. Uma vez alcançado um novo estado de equilíbrio dinâmico, a concentração de HCO_3^- terá diminuído 5 mEq/ℓ para cada 10 mmHg de redução da P_{CO_2}. Um valor mais alto ou mais baixo para a concentração plasmática de HCO_3^- sugere a presença de um distúrbio metabólico adicional.

Para proteger o volume do LEC em caso de aumento da perda urinária de $NaHCO_3$, o rim passa a reter NaCl. Essas mudanças se refletem nos eletrólitos séricos de pacientes com alcalose respiratória crônica, nos quais o Cl^- está normalmente aumentado em relação à concentração sérica de Na^+. Outro achado característico consiste em aumento de 3 a 5 mEq/ℓ no hiato aniônico sérico. O aumento do hiato deve-se à maior carga elétrica negativa fixa na albumina sérica, bem como à elevação da concentração sérica de lactato. A produção de lactato está aumentada devido ao efeito estimulador do pH elevado na fosfofrutoquinase, a etapa limitadora de velocidade da via glicolítica.

Tratamento

A alcalose respiratória primária é tratada pela correção da causa subjacente. O paciente com síndrome de ansiedade-hiperventilação deve ser tratado com tranquilização. A reinalação em um saco de papel ou qualquer outro sistema fechado faz a P_{CO_2} aumentar a cada respiração, levando à correção parcial da hipocapnia e à melhora dos sintomas. Nos raros casos em que não há resposta ao tratamento conservador, podem-se utilizar sedativos. Em pacientes com ventilação mecânica, a P_{CO_2} pode ser aumentada pela elevação da tensão de CO_2 inspirado ou pelo aumento do espaço morto no circuito do ventilador. A correção da alcalose respiratória pode ser útil para corrigir arritmias cardíacas em pacientes com doença coronariana subjacente. Em contrapartida, é necessário ter cautela ao aumentar a P_{CO_2} em pacientes com lesão cerebral, visto que a perfusão cerebral pode aumentar e elevar ainda mais a pressão intracraniana. A alcalose respiratória é, com frequência, uma complicação da hipoxia. A administração de oxigênio ou o retorno para altitudes mais baixas consegue reverter a alcalose respiratória que se desenvolve nesse contexto.

ACIDOSE RESPIRATÓRIA

Ocorre desenvolvimento de acidose respiratória devido à ventilação alveolar inefetiva. Esse distúrbio ácido-básico, também denominado hipercapnia primária, precisa ser diferenciado da hipercapnia secundária, que se desenvolve como mecanismo compensatório de alcalose metabólica primária. Do ponto de vista clínico, a hipercapnia primária é reconhecida por níveis de Pa_{CO_2} superiores a 45 mmHg na gasometria arterial. Entretanto, níveis de Pa_{CO_2} inferiores a 45 mmHg ainda podem indicar acidose respiratória se a acidose metabólica primária não for adequadamente compensada pela ventilação alveolar.

Etiologia da acidose respiratória

O desenvolvimento de acidose respiratória é normalmente multifatorial. As principais causas de retenção de CO_2 incluem doenças ou disfunção em qualquer elemento do sistema respiratório, incluindo os sistemas nervosos central e periférico, os músculos respiratórios, a caixa torácica, o espaço pleural, as vias respiratórias e o parênquima pulmonar. Os seis fatores a seguir precisam ser considerados no diagnóstico diferencial de acidoses respiratórias aguda e crônica: inibição do centro respiratório no bulbo, distúrbios da parede torácica e dos músculos respiratórios, obstrução das vias respiratórias, distúrbios que afetam a troca gasosa através do capilar pulmonar, aumento da produção de CO_2 e ventilação mecânica.

Manifestações clínicas da acidose respiratória

A encefalopatia hipercápnica é uma síndrome clínica que normalmente começa com irritabilidade, cefaleia, confusão mental, apatia, confusão, ansiedade e inquietação, podendo progredir para asterixe, psicose transitória, *delirium*, sonolência e coma. Em pacientes com

Distúrbio	Alterações compensatórias
Acidose respiratória aguda	Para cada 10 mmHg de aumento da P_{CO_2}, o HCO_3^- aumenta 1 mEq/ℓ
Acidose respiratória crônica	Para cada 10 mmHg de aumento da P_{CO_2}, o HCO_3^- aumenta 3,5 mEq/ℓ
Alcalose respiratória aguda	Para cada 10 mmHg de redução da P_{CO_2}, o HCO_3^- diminui 2 mEq/ℓ
Alcalose respiratória crônica	Para cada 10 mmHg de redução da P_{CO_2}, o HCO_3^- diminui 5 mEq/ℓ
Acidose metabólica	Diminuição de 1,2 mmHg na P_{CO_2} para cada redução de 1 mEq/ℓ no HCO_3^-
	$P_{CO_2} = HCO_3^- + 15$
	P_{CO_2} = últimos algarismos do pH
Alcalose metabólica	Aumento de 0,7 na P_{CO_2} para cada mEq/ℓ de HCO_3^-

Tabela 25.6 Compensação nos distúrbios ácido-básicos.

hipercapnia aguda ou crônica, ocorrem, em certas ocasiões, papiledema e outras manifestações de elevação da pressão intracraniana (PIC), que são coletivamente denominados *pseudotumor cerebral*. A elevação da PIC deve-se, em parte, à vasodilatação cerebral resultante da acidemia. A acidose respiratória aguda é, em geral, mais sintomática do que a acidose metabólica aguda, visto que o CO_2 se difunde e se equilibra através da barreira hematencefálica muito mais rapidamente do que o HCO_3^-, resultando em queda mais rápida do líquido cerebrospinal e do pH intersticial do cérebro. A hipercapnia grave também pode levar a diminuição da contratilidade miocárdica, arritmias cardíacas e vasodilatação periférica, sobretudo quando o pH do sangue cai para menos de 7,1.

Diagnóstico

O diagnóstico de acidose respiratória primária é estabelecido pelo achado de acidemia e hipercapnia na gasometria arterial. As alterações na bioquímica sérica podem auxiliar o diagnóstico de acidose respiratória. A hipercapnia aguda está associada a desvio do HCO_3^- para fora dos eritrócitos em troca de Cl^-, um processo denominado *desvio eritrocitário de HCO_3^-*. Agudamente, a concentração plasmática de HCO_3^- aumenta 1 mmol/ℓ para cada 10 mmHg de elevação da Pa_{CO_2}. Depois de 24 a 48 horas de hipercapnia, as células tubulares proximais aumentam a secreção de H^+, resultando em reabsorção acelerada de HCO_3^-. A retenção de $NaHCO_3$ leva à discreta expansão do compartimento do LEC e provoca aumento da excreção renal de NaCl para normalizar o volume. O efeito final consiste em elevação da concentração sérica de HCO_3^- e diminuição da concentração de Cl^-. Na acidose respiratória crônica, há aumento de 3,5 mEq/ℓ do HCO_3^- para cada 10 mmHg de elevação da Pa_{CO_2}. Concentrações plasmáticas mais altas ou mais baixas de HCO_3^- sugerem distúrbios ácido-básicos respiratórios e metabólicos mistos.

Tratamento da acidose respiratória

A base do tratamento na acidose respiratória consiste em reconhecer e tratar a causa subjacente, sempre que possível. Pacientes com acidose respiratória aguda correm principalmente risco de hipoxemia, em vez de hipercapnia ou acidemia. Assim, os esforços terapêuticos imediatos devem se concentrar em estabelecer e assegurar vias respiratórias pérvias para proporcionar oxigenação adequada. Em pacientes com estado de mal asmático, pode haver necessidade de taxa ventilatória e pressão inspiratória máxima mais baixas para minimizar o barotrauma do pulmão, porém à custa de P_{CO_2} persistentemente mais alta. Pequenas doses de $NaHCO_3$ podem ajudar a prevenir quedas excessivas do pH do sangue nesse contexto. A desvantagem dessa terapia é

que a infusão de $NaHCO_3$ pode resultar em aumento da produção de CO_2, causando a elevação adicional da P_{CO_2} quando a ventilação não puder ser aumentada.

Deve-se evitar o excesso de oxigênio em pacientes com acidose respiratória crônica, visto que isso pode levar ao agravamento da hipoventilação. Quando houver necessidade de ventilação mecânica, é preciso ter cuidado para reduzir a Pa_{CO_2} lentamente e com cuidado, visto que existe o risco de alcalemia excessiva, devido ao alto nível de HCO_3^- (alcalose metabólica pós-hipercapneica). Os rins precisam excretar o HCO_3^- para normalizar o estado ácido-básico. Essa excreção não ocorre quando o VSAE está reduzido, devido à depleção de sal em decorrência de ingestão restrita ou terapia diurética, ou estado de retenção de sal, como insuficiência cardíaca e cirrose. A correção da alcalose metabólica sobreposta normalmente pode ser obtida com solução salina e interrupção dos diuréticos de alça, se estiverem sendo usados. Em pacientes edematosos com insuficiência cardíaca, isso pode não ser possível, e pode ser necessário administrar acetazolamida para corrigir a alcalose.

LEITURA SUGERIDA

Palmer BF: Approach to fluid and electrolyte disorders and acid-base problems, Primary Care 35:195–213, 2008.

Palmer BF: Diagnostic approach and management of inpatient hyponatremia, J Hospital Med 5:S1–S5, 2010.

Palmer BF: Managing hyperkalemia caused by inhibitors of the renin-angiotensin-aldosterone system, N Engl J Med 351:585–592, 2004.

Palmer BF: Metabolic acidosis. In Feehally J, Floege J, Tonelli M, Johnson RJ, editors: Comprehensive clinical nephrology, ed 6, Philadelphia, 2019, Elsevier, pp 149–159.

Palmer BF: A physiologic based approach to the evaluation of a patient with hyperkalemia, Am J Kidney Ds 56(2):387–393, 2010.

Palmer BF: A physiologic-based approach to the evaluation of a patient with hypokalemia, Am J Kidney Ds 56:1184–1190, 2010.

Palmer BF: Respiratory acid-base disorders. In Mount D, Sayegh M, Singh Ajay, editors: Core concepts in the disorders of fluid, electrolytes and acid-base balance, New York, 2013, Springer, pp 297–306.

Palmer BF: Respiratory alkalosis, Am J Kidney Ds 60:834–838, 2012.

Palmer BF, Alpern RJ: Metabolic alkalosis, J Am Soc Nephrol 8:1462–1469, 1997.

Palmer BF, Clegg DJ: Electrolyte and acid-base disorders in patients with diabetes mellitus, N Engl J Med 373:548–559, 2015.

Palmer BF, Clegg DJ: Electrolyte disturbances in patients with chronic alcohol-use disorder, N Engl J Med 377:1368–1377, 2017.

Palmer BF, Clegg DJ: Physiology and Pathophysiology of Potassium Homeostasis: Core Curriculum 2019; Am J Kidney Ds 74:682–695, 2019.

Palmer BF, Clegg DJ: Salicylate toxicity, N Engl J Med 382:2544–2555, 2020.

Palmer BF, Clegg DJ: The use of selected urine chemistries in the diagnosis of kidney disorders, Clin J Am Soc Nephrol 14:306–316, 2019.

26

Doenças Glomerulares

Sanjeev Sethi, An S. De Vriese, Fernando C. Fervenza

INTRODUÇÃO

A lesão ou doença glomerular pode se manifestar como hematúria, proteinúria, hipertensão arterial sistêmica, retenção hídrica e redução da taxa de filtração glomerular (TFG). Tradicionalmente, as doenças glomerulares são agrupadas de acordo com a apresentação clínica, incluindo hematúria microscópica assintomática, síndrome nefrítica, síndrome nefrótica, glomerulonefrite rapidamente progressiva (GNRP) e glomerulonefrite crônica. Uma classificação alternativa das doenças glomerulares baseia-se no padrão histológico observado na biopsia renal, como doença por lesão mínima (DLM), glomerulonefrite membranoproliferativa (GNMP), nefropatia membranosa e glomerulosclerose segmentar e focal (GESF). Entretanto, muitas doenças glomerulares se manifestam com mais de uma constelação de sinais e sintomas e podem exibir mais de um padrão histológico na biopsia renal. Além disso, determinada apresentação clínica ou padrão histológico pode ser causada por diferentes processos patológicos subjacentes. Já foram realizados grandes progressos na identificação das causas moleculares das doenças glomerulares. Por exemplo, autoanticorpos contra o receptor de fosfolipase A_2 ou o receptor de trombospondina 7A foram associados à nefropatia membranosa. No futuro, não há dúvida de que a abordagem etiológica da classificação das doenças glomerulares será ampliada. Assim, determinada condição pode ser descrita de maneira mais acurada pela associação das diferentes abordagens usadas (p. ex., nefropatia membranosa associada ao anticorpo contra o receptor de fosfolipídio A_2 com apresentação de síndrome nefrótica).

APRESENTAÇÃO CLÍNICA

Uma anamnese detalhada e um exame físico cuidadoso, com atenção particular para o momento de início dos sintomas, ajudam a esclarecer o diagnóstico diferencial de suspeita de doença glomerular. A pressão arterial e o estado hídrico devem ser registrados. O exame microscópico da urina é fundamental nessa avaliação e pode revelar hematúria, geralmente com hemácias dismórficas e cilindros. A hematúria que ocorre devido à doença glomerular é indolor, e, com frequência, a urina tem uma coloração marrom ou cor de Coca-Cola®, em vez de vermelho-brilhante, e é raro haver coágulos. O diagnóstico diferencial deve ser estabelecido com outras causas de urina de cor marrom, como hemoglobinúria, mioglobinúria e alimentos ou corantes de fármacos específicos (p. ex., beterraba). A excreção normal de hemácias é de três ou menos por campo de grande aumento ou menos de 8 mil hemácias por mililitro de urina não centrifugada. Para distinguir a hematúria glomerular da não glomerular, pode-se examinar ao microscópio o sedimento urinário de uma amostra de urina recém-coletada. Na hematúria não glomerular, os eritrócitos são normocíticos e apresentam uma aparência bicôncava e forma regular. Na hematúria glomerular, os eritrócitos são microcíticos, não têm aspecto de disco bicôncavo e exibem uma forma irregular (dismórficos). Em geral, 50% ou mais dos eritrócitos são dismórficos, e são observados cilindros hemáticos (sedimento urinário ativo). A hematúria glomerular geralmente é observada em todo o processo de micção e pode ser acentuada por exercício físico vigoroso ou febre. A hematúria terminal (hematúria limitada aos últimos mililitros da micção) constitui uma característica de doença da bexiga urinária.

A avaliação quantitativa do grau de excreção urinária de proteínas é fundamental. Nos adultos, a excreção urinária total de proteínas é inferior a 150 mg/24 h, e a excreção urinária de albumina é inferior a 20 mg/24 h. A excreção persistente de albumina de 30 a 300 mg/24 h é denominada microalbuminúria. A excreção de albumina acima de 300 mg/24 h, o nível em que a tira reagente padrão se torna positiva, reflete proteinúria evidente. Níveis superiores a 3,5 g/24 h são considerados proteinúria na faixa nefrótica. Deve-se reconhecer que a proteinúria na faixa nefrótica ($> 3,5$ g/24 h) e a síndrome nefrótica ($> 3,5$ g/24 e albumina sérica $< 3,5$ g/dℓ pelo método do verde de bromocresol, ou $< 3,0$ g/dℓ pelo método da púrpura de bromocresol) não são sinônimos. Essa distinção é particularmente importante quando a biopsia renal revela GESF. Pacientes com síndrome nefrótica plenamente desenvolvida têm, mais provavelmente, GESF primária, ao passo que pacientes com proteinúria na faixa nefrótica frequentemente apresentam GESF devido a um processo secundário.

A coleta de urina de 24 horas continua sendo o padrão-ouro, porém a sua execução é complicada, as coletas frequentemente são feitas de modo incorreto, e o exame não fornece um resultado rápido. A acurácia da coleta de urina deve ser avaliada pela quantificação simultânea da excreção urinária de proteína total e creatinina. Se a excreção urinária de creatinina estiver dentro de 15% do valor esperado (excreção de creatinina esperada em 24 horas = [140 − idade em anos] × peso em kg × 0,2 [× 0,85 se for mulher]), a coleta geralmente pode ser considerada acurada. Uma razão proteína:creatinina medida em uma coleta de urina de 24 horas constitui uma alternativa útil. Utilizando a concentração de proteína e de creatinina disponível nas leituras da coleta de urina de 24 horas, pode-se calcular a razão proteína:creatinina (RPC) na urina. Em seguida, a RPC calculada é multiplicada pela excreção esperada de creatinina na urina de 24 horas (conforme fórmula anteriormente mencionada) para estimar a magnitude da proteína na coleta.

A abordagem anteriormente descrita pressupõe que a excreção de creatinina na urina de 24 horas do paciente seja apropriada para a sua constituição corporal. Se essa razão for alterada por desnutrição, perda da massa muscular, perda de membros, fisiculturismo ou biotipo incomum, é preciso obter o mais cuidadosamente possível uma coleta de urina de 24 horas completa e acurada. Para os vegetarianos, a excreção esperada de creatinina na urina de 24 horas deve ser reduzida em cerca de um terço. A RPC de amostra aleatória de urina ou da primeira micção pela manhã não deve ser usada para estimar a proteinúria. Esses valores são inerentemente muito variáveis, em virtude da variação na excreção de proteínas durante o dia e das diferenças na excreção urinária de creatinina com base na idade, no sexo e na massa corporal magra (muscular) do indivíduo.

A proteinúria glomerular pode ser classificada como transitória ou hemodinâmica (funcional) (p. ex., febre, induzida por exercício, ortostática) ou como persistente (fixa). Embora a proteinúria funcional seja benigna, a proteinúria fixa na faixa nefrótica resulta comumente de doenças glomerulares. Uma proteinúria total superior a 1 g/24 h em um paciente com resultado negativo na tira reagente (que detecta apenas albumina) sugere que a proteinúria é causada por cadeias leves ou por proteínas de baixo peso molecular (p. ex., proteína de ligação do retinol, α_1-microglobulina).

SÍNDROMES CLÍNICAS

Hematúria microscópica assintomática

Hematúria glomerular pode ocorrer com ou sem proteinúria na faixa subnefrótica. Os parâmetros da função renal e a pressão arterial estão, tipicamente, normais.

As doenças glomerulares que comumente se manifestam como hematúria assintomática incluem a nefropatia por IgA, a síndrome de Alport e a doença da membrana basal glomerular fina.

Síndrome nefrótica

A síndrome nefrótica é definida como excreção urinária de proteína total persistente superior a 3,5 g/24 h, acompanhada de concentração sérica de albumina inferior a 3,5 g/dℓ. Edema, hiperlipidemia e lipidúria (i. e., corpúsculos gordurosos duplamente retráteis) são comuns, porém não são necessários para o diagnóstico.

As complicações da síndrome nefrótica consistem em hipogamaglobulinemia, deficiência de vitamina D devido à perda da proteína de ligação da vitamina D e anemia ferropriva por hipotransferrinemia. Podem ocorrer complicações trombóticas como resultado da perda de antitrombina III, como trombose da via renal, particularmente em pacientes com perda urinária maior (> 10 g/24 h) e níveis séricos de albumina inferiores a 2 g/dℓ. Os pacientes com síndrome nefrótica grave são particularmente suscetíveis à insuficiência renal aguda quando há depleção de volume sobreposta, sepse ou uso de agentes nefróticos, como anti-inflamatórios não esteroides (AINEs).

O manejo de pacientes com síndrome nefrótica consiste no uso de diuréticos para controlar o edema, regulação da pressão arterial (os inibidores da enzima conversora de angiotensina [IECAs] e os bloqueadores dos receptores de angiotensina [BRAs] são preferidos), limitação da ingestão de proteína entre 0,8 e 1 g/kg/dia e de sódio para menos de 4 g/dia e controle dos níveis de lipídios. Deve-se considerar a anticoagulação em pacientes com risco aumentado, particularmente se a síndrome nefrótica for causada por nefropatia membranosa ou amiloidose.

As doenças glomerulares que se manifestam comumente com síndrome nefrótica incluem DLM, GESF, nefropatia membranosa, nefropatia associada ao HIV, amiloidose e nefropatia diabética.

Síndrome nefrítica

A síndrome nefrítica é definida por oligúria, edema, hipertensão arterial sistêmica, proteinúria (em geral, < 3,5 g/24 h) e exame de urina anormal com eritrócitos dismórficos e cilindros hemáticos. As doenças glomerulares que comumente se manifestam com síndrome nefrítica incluem glomerulonefrite associada a infecções, nefropatia por IgA e glomerulopatia por C3.

Glomerulonefrite rapidamente progressiva

A GNRP é uma síndrome clínica caracterizada pela perda progressiva da função renal no decorrer de um período de dias a meses em um paciente com sedimento urinário ativo (ver Capítulo 24, e-Figura 29.1 e Tabela 29.3). Os pacientes podem apresentar oligúria. A maior parte das síndromes pulmonares renais manifesta-se dessa maneira, e o corolário patológico frequentemente consiste em glomerulonefrite crescêntica necrosante e focal. Quando há suspeita de GNRP, a biopsia renal com exame de imunofluorescência é extremamente útil.

A deposição linear de imunoglobulina G (IgG) aponta para a doença de Goodpasture ou para glomerulonefrite mediada por anticorpo antimembrana basal glomerular (anti-MBG). As imunoglobulinas e o complemento sugerem lúpus eritematoso sistêmico (LES), crioglobulinemia, nefropatia por imunoglobulina A (IgA) ou glomerulonefrite pós-infecciosa. Os achados de imunofluorescência negativa ou fraca (pauci-imune) normalmente indicam vasculite por autoanticorpo anticitoplasma de neutrófilo (ANCA) (Figura 26.1).

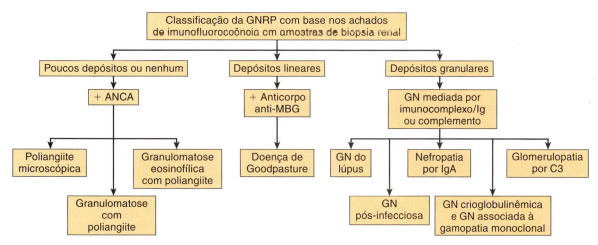

Figura 26.1 A glomerulonefrite rapidamente progressiva (GNRP) é classificada de acordo com os achados de microscopia de imunofluorescência em amostras de biopsia renal. ANCA, autoanticorpo anticitoplasma de neutrófilo; GN, glomerulonefrite; IgA, imunoglobulina A; MBG, membrana basal glomerular.

Glomerulonefrite crônica

Suspeita-se que os pacientes tenham glomerulonefrite crônica quando ocorre perda lentamente progressiva da função renal ao longo de um período de meses ou anos, acompanhada de hematúria glomerular persistente. Em geral, a proteinúria está na faixa subnefrótica. Quase sempre há hipertensão arterial sistêmica. Em geral, a ultrassonografia (US) renal revela rins pequenos com maior ecogenicidade.

As doenças glomerulares que frequentemente apresentam glomerulonefrite crônica incluem a nefropatia por IgA, a glomerulopatia por C3 e a síndrome de Alport.

PODOCITOPATIAS PRIMÁRIAS

Doença por lesão mínima

A DLM é definida por uma biopsia renal sem anormalidades glomerulares significativas na microscopia óptica (MO), deposição de imunoglobulina e complemento negativo na imunofluorescência e apagamento dos pedicelos disseminado na microscopia eletrônica (ME) (Figura 26.2). A DLM constitui a causa mais comum de síndrome nefrótica em crianças e responde por até 20% dos adultos com síndrome nefrótica primária.

A patogênese da DLM permanece desconhecida. A associação com o linfoma de Hodgkin sugere que a DLM possa ser uma consequência de anormalidades dos linfócitos T, com produção de uma linfocina pelas células T, que é tóxica para as células epiteliais glomerulares. Os casos de DLM são, em sua maioria, idiopáticos, embora determinados fármacos (p. ex., AINE), neoplasias malignas hematológicas (principalmente linfoma de Hodgkin) e timoma sejam causas bem reconhecidas de DLM secundária. A nefrite intersticial concomitante sugere o uso de fármacos (p. ex., AINE) como causa provável de DLM.

Em crianças, a DLM manifesta-se normalmente com síndrome nefrótica de início agudo. A ocorrência de hematúria, hipertensão ou comprometimento da função renal é incomum e sugere outro diagnóstico. Quando a síndrome nefrótica ocorre em uma criança com exame de urina normal, o diagnóstico é de DLM até que haja prova em contrário, e o tratamento com corticosteroides em altas doses pode ser iniciado, com frequência sem a necessidade de biopsia renal.

Mais de 90% das crianças obtêm uma remissão completa depois de 4 a 8 semanas de tratamento. As crianças que não respondem à terapia com corticosteroides devem ser submetidas a uma biopsia renal. Os adolescentes e adultos também respondem aos corticosteroides em altas doses (> 80%), porém a resposta é mais lenta, e pode ser necessário um tratamento por 16 semanas ou mais para obter uma remissão. Em geral, a terapia é continuada por 4 a 8 semanas após a remissão.

Entre os pacientes que respondem aos corticosteroides, cerca de 25% apresentam remissão prolongada. Entretanto, até 25% dos pacientes sofrem recidivas frequentes, e até 30% tornam-se dependentes de esteroides.

Para esses pacientes, as terapias alternativas que visam minimizar a toxicidade dos corticosteroides incluem agentes alquilantes, antimetabólitos, inibidores da calcineurina (ciclosporina ou tacrolimo) e rituximabe (um anticorpo monoclonal humano-murino quimérico cujo alvo é o antígeno CD20 expresso nas células B). Embora esses agentes possam permitir o uso de uma dose menor de corticosteroides, alguns pacientes respondem precariamente ou não apresentam nenhuma resposta, e o seu uso pode ser complicado por efeitos colaterais significativos. A falta de adesão ao tratamento é sempre uma preocupação, particularmente em pacientes jovens.

Glomerulosclerose segmentar e focal

A GESF não é uma doença específica, mas sim uma lesão causada por uma ampla variedade de condições. O elemento fisiopatológico comum é a lesão e depleção dos podócitos, resultando em cicatrização glomerular (Figura 26.3). A GESF responde por menos de 15% dos casos de síndrome nefrótica idiopática em crianças e por até 25% em adultos. Nos afro-americanos, a GESF frequentemente está associada a polimorfismos G1 e G2 no gene *APOL1*. Hipertensão arterial sistêmica ocorre em 30 a 50% dos pacientes com GESF, e ocorre hematúria microscópica em 25 a 75% dos casos. Até 30% dos pacientes com GESF apresentam comprometimento da função renal.

A patogênese da GESF idiopática ou primária é desconhecida. Em alguns pacientes, foi demonstrado um fator de permeabilidade circulante. O receptor do ativador de plasminogênio tipo uroquinase solúvel (suPAR) foi identificado como marcador potencial, visto que seus níveis estão elevados em dois terços dos casos de GESF primária e os níveis estão mais altos em receptores de transplante renal com GESF recorrente. Todavia, os níveis de suPAR não diferenciam a GESF primária da secundária, e os níveis séricos aumentam com redução da TFG. São necessárias mais pesquisas para definir o papel do suPAR sérico na GESF primária.

As causas secundárias de GESF incluem mutações genéticas nos genes dos podócitos, infecção pelo vírus da imunodeficiência humana (HIV, do inglês *human immunodeficiency virus*), fármacos, doença falciforme, refluxo vesicoureteral, obesidade, agenesia renal unilateral, rins remanescentes e envelhecimento (Tabela 26.1). Foram descritas cinco variantes histológicas de GESF de acordo com a classificação de Columbia: clássica (sem outra especificação), peri-hilar, celular, de ponta e colapsante. Entretanto, essa classificação se baseia apenas no exame ao MO e não leva em consideração o grau de apagamento dos pedicelos na ME. Essa classificação tem significado prognóstico potencial, porém não deve ser usada como ferramenta para diferenciar as distintas formas fisiopatológicas de GESF. A variante colapsante, que apresenta prognóstico mais sombrio, é mais comum em afro-americanos e em pacientes com infecção pelo HIV.

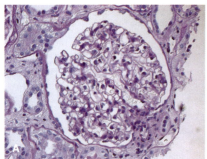
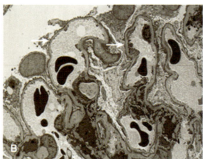
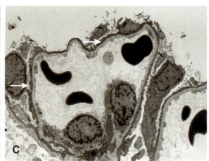

Figura 26.2 Doença por lesão mínima. **A.** A microscopia óptica mostra um glomérulo de aparência normal (ácido periódico de Schiff, 40×). **B** e **C.** A microscopia eletrônica mostra apagamento difuso dos pedicelos (*setas*) (**B**, 2.500×; **C**, 4.200×). Os exames de imunofluorescência foram negativos para depósitos imunes.

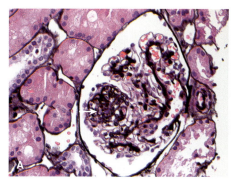
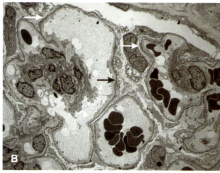

Figura 26.3 Glomerulosclerose segmentar e focal. **A.** A microscopia óptica revela esclerose segmentar (*seta*) com consolidação segmentar dos tufos capilares glomerulares e hipertrofia das células epiteliais viscerais sobre os tufos com esclerose segmentar (metenamina de prata, 40×). **B.** A microscopia eletrônica mostra apagamento difuso dos pedicelos (*setas*) das células epiteliais viscerais (1.850×). Os exames de imunofluorescência foram negativos para depósitos imunes.

Tabela 26.1 Causas de glomerulosclerose segmentar e focal.

GESF primária (idiopática)
- Atribuída a um fator de permeabilidade circulante

GESF secundária
- Mutações genéticas nos genes dos podócitos
- Viral: nefropatia associada ao HIV, parvovírus B19, vírus símio 40, citomegalovírus
- Induzida por substâncias e fármacos: heroína, interferona (α, β, γ), pamidronato, sirolimo, inibidores da calcineurina
- Adaptativa: redução da massa de néfrons ou adaptação glomerular, agenesia renal unilateral, glomerulopatia relacionada com a obesidade, defeitos da membrana basal, fase de cicatrização da glomerulonefrite proliferativa focal, fisiculturismo, anemia falciforme, nefrosclerose hipertensiva, microangiopatia trombótica, envelhecimento do rim
- Outras causas: síndrome hemofagocítica

GESF, glomerulosclerose segmentar e focal; *HIV*, vírus da imunodeficiência humana.

A remissão espontânea da proteinúria é incomum (< 5% dos casos). O tratamento das formas primárias consiste em terapia prolongada (> 4 meses) com corticosteroides em altas doses (prednisona, 1 mg/kg/dia), porém não há nenhum estudo realizado comparando essa abordagem com outras formas de terapia. Todavia, se os pacientes responderem aos corticosteroides, a proteinúria começará a diminuir logo após o início do tratamento, e aqueles que não apresentarem nenhuma redução significativa (> 30%) na proteinúria depois de 2 a 3 meses de tratamento com prednisona, na dose de 1 mg/kg/dia (máximo de 80 mg/dia), não têm probabilidade de responder, de modo que a terapia com corticosteroides deve ser reduzida e interrompida. Para os pacientes que respondem aos corticosteroides, mas que sofrem recidiva, a terapia alternativa inclui o uso de agentes citotóxicos, isoladamente ou em associação com corticosteroides, inibidores da calcineurina e, possivelmente, rituximabe. Pacientes com efeitos colaterais limitantes ou contraindicações para os corticosteroides (p. ex., obesidade) podem ser tratados com um inibidor da calcineurina como terapia de primeira linha. À semelhança do tratamento com corticosteroides, se os pacientes responderem a um inibidor da calcineurina, a proteinúria começará a diminuir logo após o início do tratamento. Para pacientes com formas secundárias de GESF, o tratamento deve ser direcionado para a causa.

Em todos os pacientes, o tratamento com IECAs ou com BRAs, isoladamente ou em combinação, reduz substancialmente a proteinúria e prolonga a sobrevida renal. Os pacientes que apresentam proteinúria na faixa não nefrótica têm a melhor sobrevida renal (> 80% em 10 anos). Em pacientes que continuam apresentando proteinúria significativa (> 10 g/dia), normalmente ocorre desenvolvimento de doença renal em estágio terminal (DRET) no decorrer de 5 a 20 anos. A GESF idiopática pode ser recorrente em um rim transplantado.

Nefropatia membranosa

A nefropatia membranosa é a principal causa de síndrome nefrótica em indivíduos brancos. Ocorre em pessoas de todas as idades e raças, porém é diagnosticada com mais frequência na meia-idade, com pico de incidência durante a quarta e a quinta décadas de vida. A razão homens:mulheres é de cerca de 2:1. A maioria dos pacientes apresenta síndrome nefrótica, função renal normal e não tem hipertensão arterial sistêmica. Hematúria microscópica pode ser detectada em cerca de um terço dos pacientes.

São encontrados autoanticorpos contra o receptor de fosfolipase A_2 (PLA_2R) e trombospondina 7A nos podócitos de cerca de 70% e menos de 5% dos pacientes com a forma primária da doença, respectivamente. Recentemente, foram descobertos três novos antígenos na nefropatia membranosa primária; são eles: a proteína fator de crescimento epidérmico neural tipo 1 (NELL-1), a semaforina 3B (Sema3B) e a protocaderina 7 (PCDH7). A nefropatia membranosa secundária é causada por doenças autoimunes (p. ex., LES, tireoidite autoimune), infecção (p. ex., vírus da hepatite B [HBV], vírus da hepatite C [HCV]), fármacos (p. ex., penicilamina, AINE) e neoplasias malignas sólidas (p. ex., câncer de cólon, câncer de pulmão). Em um subgrupo de pacientes, a nefropatia membranosa está associada ao acúmulo de exostosina 1 (EXT1) e exostosina 2 (EXT2) na membrana basal glomerular. A doença autoimune é comum nesse grupo de pacientes, e as EXT1/EXT2 podem representar o antígeno-alvo na nefropatia membranosa secundária (autoimune).

Na MO, pode haver espessamento das paredes capilares, e a coloração com metenamina de prata revela projeções subepiteliais ("espículas") ao longo das paredes capilares. A microscopia de imunofluorescência mostra uma notável deposição granular de IgG e C3 ao longo das paredes capilares, e são observados depósitos subepiteliais na ME (Figura 26.4). A coloração para subclasses de IgG pode ajudar a diferenciar a nefropatia membranosa primária da secundária. A IgG1, a IgG2 e a IgG3 tendem a ser altamente expressas na nefropatia membranosa do lúpus (nefrite lúpica de classe V), ao passo que a IgG1 e a IgG4 tendem a ser altamente expressas na nefropatia membranosa primária. A coloração para IgG4 tende a estar ausente nos depósitos imunes da nefropatia membranosa secundária à neoplasia maligna.

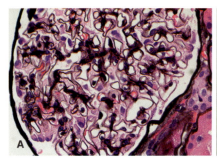 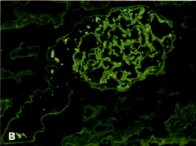 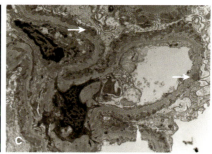

Figura 26.4 Nefropatia membranosa. **A.** A microscopia óptica mostra o espessamento da membrana basal glomerular (60×). **B.** A imunofluorescência mostra a deposição de imunoglobulina G granular ao longo das paredes capilares (20×). **C.** A microscopia eletrônica mostra os depósitos subepiteliais elétron-densos (setas) (15.000×).

Até um terço dos pacientes com nefropatia membranosa sofrem remissão espontânea, ao passo que outro terço apresenta remissão parcial. A terapia inicial deve incluir bloqueio do receptor de angiotensina II, dieta pobre em sal (< 4 g/dia), dieta hipoproteica (0,8 a 1 g/kg/dia) e controle dos lipídios. Se houver remissão espontânea, ela normalmente ocorre nos primeiros 12 a 24 meses.

O tratamento precoce deve ser instituído em pacientes com síndrome nefrótica grave (p. ex., proteinúria > 10 g/24 h) e títulos altos ou crescentes de anticorpo anti-PLA$_2$R, ao passo que a terapia conservadora é continuada nos pacientes assintomáticos, que mantêm uma proteinúria inferior a 4 g/24 h e apresentam títulos baixos ou decrescentes de anti-PLA$_2$R.

Recentemente, o rituximabe chamou a atenção como avanço potencial no tratamento da nefropatia membranosa. Em um recente ensaio clínico multicêntrico, controlado e randomizado de rituximabe versus ciclosporina em pacientes com nefropatia membranosa grave (MENTOR), foi constatado que o rituximabe não é inferior à ciclosporina na indução de remissão completa ou parcial da proteinúria, porém é superior na manutenção de uma remissão prolongada da proteinúria e provavelmente se tornará a terapia de primeira linha para o tratamento da nefropatia membranosa.

A probabilidade de sobrevida renal é de mais de 80% em 5 anos e de cerca de 60% em 15 anos. Os pacientes com evolução acelerada devem ser avaliados para doença anti-MBG sobreposta, nefrite intersticial aguda ou trombose da veia renal.

GLOMERULONEFRITE POR IMUNOCOMPLEXOS

Glomerulonefrite relacionada com a infecção

A glomerulonefrite pós-estreptocócica (GNPE) é uma forma clássica de glomerulonefrite aguda, que ocorre 1 a 4 semanas após uma faringite ou infecção da pele por cepas específicas (nefritogênicas) de estreptococos beta-hemolíticos do grupo A. Normalmente, ocorre em crianças, e a evolução costuma ser benigna. Entretanto, mais recentemente, foi reconhecido que a glomerulonefrite relacionada com a infecção apresenta um espectro mais amplo, acomete pacientes idosos e imunocomprometidos e está associada a diferentes bactérias, sobretudo a estafilococos. Diferentemente da GNPE clássica, a variante ocorre quando a infecção ainda está ativa e apresenta prognóstico desfavorável. O termo GN relacionada com a infecção é frequentemente usado para incluir tanto a GNPE quanto a GN que ocorre no contexto de uma infecção concomitante.

A glomerulonefrite relacionada com a infecção manifesta-se, clinicamente, com início abrupto de síndrome nefrítica. Em pacientes com GNPE, as culturas são com frequência negativas, porém os títulos elevados de anticorpos antiestreptolisina O (ASO), antiestreptoquinase, anti-hialuronidase e antidesoxirribonuclease (anti-DNAse B) podem fornecer evidências de infecção estreptocócica recente. A ativação da via alternativa do complemento reflete-se pelos baixos níveis de C3 do complemento. Em geral, os níveis de C4 estão normais ou levemente diminuídos. Outras condições nefrológicas associadas a níveis baixos de complemento são a glomerulopatia por C3, a nefrite lúpica, a glomerulonefrite crioglobulinêmica, a glomerulonefrite fibrilar, a doença renal mediada por IgG4 e êmbolos de colesterol (Tabela 26.2).

Em geral, a biopsia renal revela hipercelularidade glomerular difusa e infiltração de leucócitos polimorfonucleares (PMN), monócitos ou macrófagos na MO. A imunofluorescência mostra a deposição granular de IgG, C3 e, em determinadas ocasiões, imunoglobulina M (IgM). Na ME, podem-se observar depósitos subepiteliais característicos abobadados ao longo da MBG (Figura 26.5).

O tratamento é de suporte e tem por objetivo minimizar a sobrecarga hídrica, otimizar o controle da pressão arterial e erradicar a infecção em curso. Nas crianças, o prognóstico é excelente, e a maioria dos pacientes recupera a função renal em 1 a 2 meses. Alguns pacientes apresentam hematúria microscópica, proteinúria, hipertensão arterial sistêmica e disfunção renal persistentes e são considerados portadores de GNPE atípica, persistente ou em resolução. Alguns desses pacientes apresentam mutações ou autoanticorpos contra proteínas na cascata da via alternativa do complemento e, assim, representam pacientes com glomerulopatia por C3.

Nefropatia por imunoglobulina A (IgA)

A nefropatia por IgA (anteriormente denominada doença de Berger) constitui a forma mais comum de glomerulopatia primária. A MO revela proliferação mesangial, bem como deposição mesangial de IgA na imunofluorescência e depósitos elétron-densos no mesângio na ME (Figura 26.6).

Os pacientes podem apresentar episódios de hematúria macroscópica que acompanham infecção intercorrente das vias respiratórias superiores (sinfaringite) ou têm hematúria assintomática, com ou

Tabela 26.2 Doenças glomerulares associadas à hipocomplementemia.

Nefrite lúpica aguda
Glomerulopatia por C3 (glomerulonefrite por C3 e doença de depósito denso)
Êmbolos de colesterol
Glomerulonefrite crioglobulinêmica
Glomerulonefrite pós-infecciosa
Nefropatia relacionada com IgG4
Glomerulonefrite fibrilar

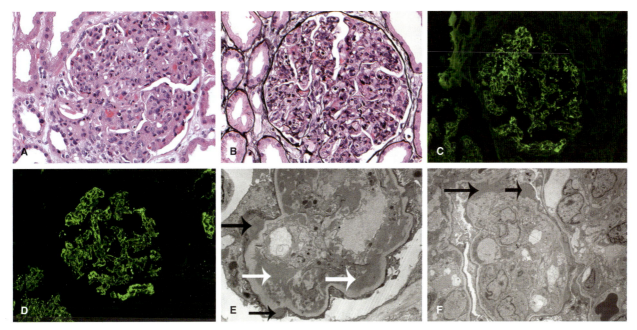

Figura 26.5 Glomerulonefrite pós-infecciosa. **A** e **B**. A microscopia óptica mostra a glomerulonefrite proliferativa endocapilar difusa. Observe a infiltração proeminente de neutrófilos nos capilares glomerulares (**A**, hematoxilina e eosina; **B**, metenamina de prata; ambas 40×). **C** e **D**. A imunofluorescência mostra a deposição granular das imunoglobulinas G e C3 ao longo das paredes capilares (ambas 20×). **E** e **F**. A microscopia eletrônica mostra depósitos subendoteliais (*setas brancas*) e depósitos subepiteliais em formato de abóbada (*setas pretas*). Os depósitos subendoteliais provavelmente resultam de imunocomplexos circulantes que são depositados ao longo das paredes capilares glomerulares e que estimulam a resposta inflamatória (**E**, 5.800×). Os depósitos subepiteliais provavelmente representam a formação de imunocomplexos *in situ* (**F**, 2.850×).

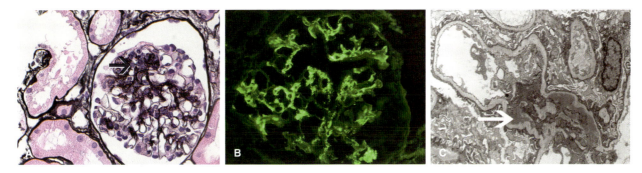

Figura 26.6 Nefropatia por imunoglobulina A (IgA). **A**. A microscopia óptica mostra a hipercelularidade mesangial (*seta preta*) (metenamina de prata, 40×). **B**. A microscopia de imunofluorescência mostra a coloração brilhante de IgA mesangial. **C**. A microscopia eletrônica mostra os grandes depósitos elétron-densos mesangiais (*seta*) (7.860×).

sem proteinúria associada, detectada no exame de urina de rotina. A proteinúria é comum, porém a síndrome nefrótica ocorre em menos de 10% dos casos e levanta a possibilidade de podocitopatia primária (p. ex., DLM) sobreposta à nefropatia por IgA.

A patogênese da nefropatia por IgA tem sido associada a moléculas de IgA1 deficientes em galactose (GD-IgA1) e à produção aumentada de autoanticorpos anti-GD-IgA1, com deposição de imunocomplexos anti-GD-IgGA1 IgG ou IgA no mesângio, resultando em ativação do complemento e cascatas de citocinas. As causas secundárias de nefropatia por IgA incluem doença hepática crônica, doença celíaca, dermatite herpetiforme e espondilite anquilosante.

Em até 60% dos pacientes, a nefropatia por IgA apresenta uma evolução clínica benigna, e os pacientes mantêm proteinúria inferior a 500 mg/24 h e função renal preservada. Entretanto, ocorre progressão para a DRET em até 40% dos pacientes com mais de 10 a 25 anos. Os preditores clínicos de progressão incluem proteinúria acima de 1 g/24 h,

hipertensão arterial sistêmica, crescentes na biopsia renal e comprometimento da função renal por ocasião do diagnóstico. Qualquer grau de proteinúria está associado a prognóstico mais sombrio para o paciente com nefropatia por IgA. Com frequência, a nefropatia por IgA sofre recorrência após o transplante renal, porém a perda do aloenxerto da doença recorrente é incomum.

O uso de bloqueio do sistema de angiotensina II e a administração de corticosteroides em altas doses têm sido benéficos para retardar ou interromper a progressão da doença renal. A púrpura de Henoch-Schönlein é a forma sistêmica da nefropatia por IgA. Em geral, o prognóstico é bom para crianças, porém varia nos adultos.

Em pacientes com função renal normal, o tratamento é apenas de suporte. Os pacientes com proteinúria persistente superior a 1 g/24 e/ou insuficiência renal progressiva devem ser considerados para tratamento com corticosteroides em altas doses, com ou sem medicação citotóxica.

Glomerulonefrite membranoproliferativa

A GNMP não é uma doença específica, mas sim um padrão de lesão glomerular que resulta predominantemente da deposição subendotelial e mesangial de imunocomplexos ou de fatores do complemento e seus produtos. Na MO, a hipercelularidade mesangial, a proliferação endocapilar e a remodelagem da parede capilar com formação de duplo contorno são características e resultam em acentuação lobular dos tufos glomerulares. A microscopia de imunofluorescência revela imunoglobulinas ou fatores do complemento, dependendo da causa subjacente da GNMP. Em geral, a ME revela depósitos mesangiais e subendoteliais e, menos comumente, depósitos intramembranosos e subepiteliais (Figura 26.7).

Com base em uma proposta recente, a GNMP pode ser classificada como mediada por imunocomplexos ou mediada por complemento. A GNMP mediada por imunocomplexos apresenta imunoglobulinas e fatores do complemento na microscopia de imunofluorescência. Já a GNMP mediada por complemento apresenta fatores do complemento e ausência de imunoglobulina significativa na microscopia de imunofluorescência (Figura 26.8). A GNMP mediada por imunocomplexos/Ig resulta de infecções crônicas, doenças autoimunes e gamopatias monoclonais. A GNMP mediada por complemento é causada pela desregulação genética ou adquirida da via alternativa do complemento (glomerulopatia por C3) e pode ser ainda subclassificada como glomerulonefrite por C3 e doença de depósito denso (DDD) com base na ME.

A GNMP medida por imunocomplexos precipitada por infecção é mais comumente causada pelo HCV (*i. e.*, glomerulonefrite crioglobulinêmica). A apresentação clínica varia e pode incluir características nefróticas e nefríticas. Em pacientes com GNMP crioglobulinêmica, os níveis de C3, C4 e CH50 estão persistentemente baixos, refletindo a ativação da via clássica do complemento. Pacientes com glomerulonefrite por C3 ou DDD podem apresentar níveis persistentemente baixos de C3, porém nível normal de C4. Em muitos casos, pode-se encontrar um fator nefrítico C3. O fator nefrítico C3 é um autoanticorpo contra a C3 convertase da via alternativa, resultando em degradação persistente de C3.

A ausência de estudos bem planejados baseados nos conhecimentos atuais da patogênese da GNMP faz com que não seja possível fornecer recomendações fortes quanto ao tratamento. Do ponto de vista prático, os pacientes com GNMP devido a infecções crônicas (p. ex., HCV, endocardite), doença autoimune e discrasias de plasmócitos (gamopatia monoclonal) devem ser submetidos ao tratamento da doença subjacente. Os pacientes com função renal normal, ausência de sedimento urinário ativo e proteinúria na faixa não nefrótica podem receber tratamento conservador com bloqueio da angiotensina II para controlar a pressão arterial e reduzir a proteinúria, visto que o desfecho em longo prazo é relativamente benigno nesse contexto. O acompanhamento dos pacientes é necessário para detectar deterioração precoce da função renal. Pacientes com glomerulonefrite por C3 ou DDD com proteinúria superior a 1.000 mg/24 h e/ou função renal anormal, porém sem doença rapidamente progressiva e que não apresentam mutação genética que leve à deficiência de fator H, podem ser considerados para tratamento adicional com micofenolato de mofetila mais corticosteroides orais. É pouco provável que os pacientes que apresentam insuficiência renal avançada e fibrose tubulointersticial grave na biopsia renal se beneficiam da terapia imunossupressora.

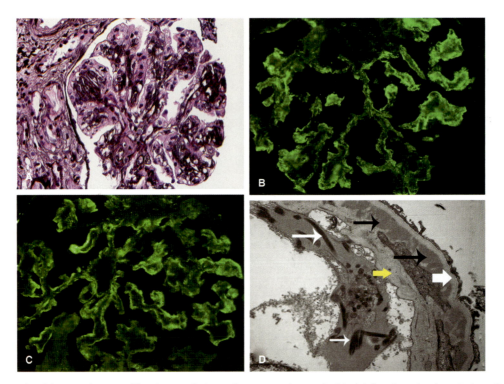

Figura 26.7 Glomerulonefrite membranoproliferativa mediada por imunocomplexos, devido à infecção pelo vírus da hepatite C (HCV). **A.** A microscopia óptica mostra um padrão de lesão membranoproliferativo com expansão mesangial, proliferação endocapilar, formação de duplo contorno ao longo das paredes capilares e acentuação lobular dos tufos glomerulares (metenamina de prata, 40×). **B** e **C.** A microscopia de imunofluorescência mostra coloração brilhante da parede capilar para imunoglobulina M (**B**, 40×) e para C3 (**C**, 40×). **D.** A microscopia eletrônica mostra o espessamento da parede capilar e a formação de duplo contorno, devido ao acúmulo de depósitos subendoteliais elétron-densos (*setas pretas*), aos elementos celulares e à formação de nova membrana basal (*i. e.*, duplicação) (*seta amarela*), que produz o duplo contorno. A *seta branca espessa* indica a antiga membrana basal, e os tactoides de fibrina (*setas brancas*) nas alças capilares glomerulares indicam um estado pró-trombótico (1.350×).

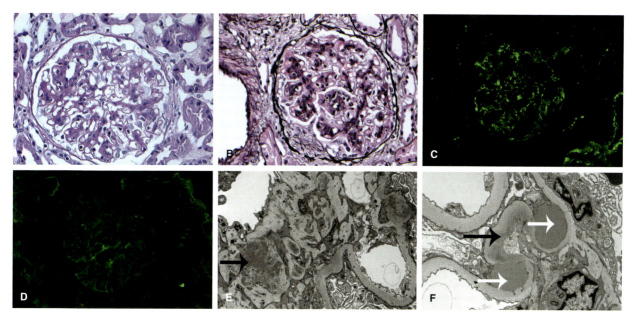

Figura 26.8 Glomerulonefrite por C3. A microscopia óptica mostra características da glomerulonefrite proliferativa mesangial (**A**, ácido periódico de Schiff, 40×) e da glomerulonefrite membranoproliferativa (**B**, coloração pela metenamina de prata, 40×) na mesma biopsia. A microscopia de imunofluorescência mostra a coloração mesangial granular e da parede capilar brilhante para C3 (**C**) e a coloração negativa para imunoglobulina G (**D**). **E.** A microscopia eletrônica mostra um grande acúmulo de depósitos mesangiais de aspecto borrado (*seta*) (10.000×). **F.** A microscopia eletrônica mostra depósitos subendoteliais (*seta preta*) e depósitos subepiteliais semelhantes a corcovas (*setas brancas*) (150.000×). Algumas vezes, os depósitos subepiteliais tornam difícil distinguir a glomerulonefrite por C3 da glomerulonefrite pós-infecciosa. Entretanto, a glomerulonefrite por C3 pode não apresentar Ig (como nesse caso), e emprega-se às vezes o termo *glomerulonefrite pós-infecciosa atípica* nos casos de glomerulonefrite por C3 com depósitos subepiteliais semelhantes a corcovas.

Nefrite lúpica

A nefrite lúpica ocorre em até 50 a 70% dos pacientes com LES e está associada a prognóstico reservado. A proteinúria constitui a manifestação inicial mais comum e, com frequência, está na faixa nefrótica e é acompanhada de declínio da função renal. O exame de urina nem sempre reflete a gravidade da lesão glomerular, e indica-se a biopsia renal para pacientes com proteinúria ou sedimento urinário ativo, ou ambos, visto que o tipo de lesão renal influencia as decisões terapêuticas. A classificação da International Society of Nephrology/Renal Pathology Society (ISN/RPS) da nefrite lúpica reconhece seis classes morfológicas de comprometimento renal (Tabela 26.3). Entretanto, os pacientes podem migrar de uma classe para outra espontaneamente ou após o tratamento.

Em geral, a imunofluorescência mostra a deposição glomerular de IgG, IgM, IgA, C1q e C3 (*i. e.*, padrão completo). Na ME, é comum o achado de inclusões tubulorreticulares nas células glomerulares e endoteliais vasculares. Às vezes, os depósitos elétron-densos exibem estruturas semelhantes a impressões digitais (Figura 26.9). As lesões histológicas correlacionam-se com o prognóstico, e as classes III e IV são as que apresentam prognóstico mais sombrio (Figura 26.9). Outras manifestações do LES incluem as nefrites tubulointersticiais aguda e crônica e trombos capilares glomerulares em pacientes com anticorpos antifosfolipídios.

Recentemente, foram publicadas três diretrizes para o manejo da nefrite lúpica pelo American College of Rheumatology, pelo grupo Kidney Disease-Improving Global Outcomes (KDIGO) e pela Joint European League Against Rheumatism and European Renal Association-European Dialysis and Transplant Association (EULAR/ERA-EDTA). Para a nefrite lúpica de classe I, o prognóstico é excelente, e não há necessidade de imunossupressão. Os pacientes com nefrite lúpica de classe II e proteinúria inferior a 1 g/24 h devem ser tratados de acordo com as manifestações clínicas extrarrenais do lúpus.

Pacientes com nefrite lúpica de classe II e proteinúria superior a 3 g/24 h devem ser tratados com corticosteroides e inibidores da calcineurina.

Os pacientes com nefrite lúpica de classe III ou IV devem ser submetidos à terapia de indução com corticosteroides mais ciclofosfamida ou micofenolato de mofetila, visto que ambos são considerados equivalentes. A nefrite lúpica (membranosa) pura da classe V normalmente tem prognóstico benigno, e a terapia inicial deve ser de suporte. No entanto, os pacientes com proteinúria na faixa nefrótica progressiva ou persistente devem ser tratados com corticosteroides mais um agente imunossupressor adicional (p. ex., ciclosporina, tacrolimo,

Tabela 26.3 Classificação abreviada da nefrite lúpica pela International Society of Nephrology/Renal Pathology Society 2003.

Tipo	Classe morfológica	Manifestação renal
I	Nefrite lúpica mesangial mínima	Sedimento urinário normal
II	Nefrite lúpica proliferativa mesangial	Hematúria e/ou proteinúria normal Função renal normal
III	Nefrite lúpica focal	Sedimento ativo, proteinúria < 3 g/1,73 m²/dia
IV	Nefrite lúpica difusa	Síndromes nefrítica e nefrótica Hipertensão; insuficiência renal progressiva
V	Nefrite lúpica membranosa	Síndrome nefrótica
VI	Nefrite lúpica com esclerose avançada	Sedimento urinário inativo Insuficiência renal crônica

Adaptada de Weening JJ, D'Agati VD, Schwartz MM et al: The classification of glomerulonephritis in systemic lupus erythematosus revisited, J Am Soc Nephrol 15:241-250, 2004.

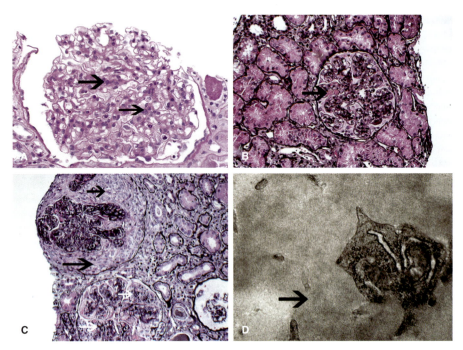

Figura 26.9 A microscopia óptica (**A** a **C**) e a microscopia eletrônica (**D**) são utilizadas para identificar a nefrite lúpica. **A.** Glomerulonefrite proliferativa mesangial leve (classe II da International Society of Nephrology/Renal Pathology Society [ISN/RPS]) com hipercelularidade mesangial (*setas*) (ácido periódico de Schiff, 40×). **B.** Proliferação endocapilar difusa com crioglobulinas nos capilares glomerulares, identificada como material pálido e negativo na coloração pela prata (*seta*) (metenamina de prata, 20×). **C.** Na glomerulonefrite proliferativa difusa (classe IV da ISN/RPS), o glomérulo na parte superior apresenta um grande crescente celular (*setas pretas*), e o glomérulo na parte inferior exibe proliferação endocapilar difusa (*setas brancas*) (metenamina de prata, 20×). **D.** Os depósitos elétron-densos apresentam subestruturas semelhantes a impressões digitais (*seta*) (46.000×).

micofenolato de mofetila ou rituximabe). Os pacientes com DRET devem ser considerados para transplante renal, visto que há uma baixa taxa de recorrência no rim transplantado.

Glomerulonefrite crioglobulinêmica

As crioglobulinas são imunoglobulinas que precipitam em baixas temperaturas e voltam a se dissolver com reaquecimento. Em geral, a crioglobulinemia leva a uma síndrome inflamatória sistêmica com fraqueza, artralgias ou artrite, púrpura palpável, neuropatia periférica e glomerulonefrite. Em geral, os níveis séricos de C4 estão baixos, devido à ativação do complemento pela via clássica. A doença acomete principalmente os vasos sanguíneos de pequeno a médio calibre e provoca vasculite, devido a imunocomplexos que contêm crioglobulina.

A crioglobulinemia é classificada como tipo I, II ou III, com base na composição de imunoglobulinas. Ela pode ser idiopática ou ocorrer em associação a doenças autoimunes (ver Figura 26.11 B), neoplasia maligna ou infecção (Tabela 26.4). A infecção pelo HCV constitui a causa mais comum de crioglobulinemia.

A doença renal, que ocorre em 20 a 60% dos pacientes com crioglobulinemia, manifesta-se como proteinúria, hematúria microscópica, síndrome nefrótica ou comprometimento renal. Hipertensão arterial sistêmica é comum e pode ser grave, sobretudo na síndrome nefrítica aguda. Os valores do criócrito não têm uma boa correlação com a atividade da doença. Na MO, as amostras de biopsia renal revelam um padrão de lesão membranoproliferativa mediada por imunocomplexos, e, na ME, podem-se observar depósitos subendoteliais densos e difusos com aspecto microtubular ou cristalino, que causam oclusão das alças capilares.

O tratamento é direcionado para o processo patológico subjacente com o objetivo de minimizar ou eliminar a crioglobulinemia associada. Por exemplo, pacientes com infecção ativa pelo HCV devem receber terapia antiviral, quando possível, ao passo que aqueles com gamopatia monoclonal devem receber terapia antimieloma apropriada. A terapia imunossupressora (incluindo o uso de rituximabe) associada ou não à plasmaférese deve ser considerada para os pacientes que apresentam evolução rapidamente progressiva, com potencial de ameaçar os órgãos ou a vida, independentemente da causa da crioglobulinemia mista. De modo geral, o prognóstico renal é normalmente satisfatório, e poucos pacientes progridem para a DRET. O desfecho em longo prazo reflete o processo subjacente.

Tabela 26.4 Crioglobulinas e doenças associadas.

Tipo de crioglobulinemia	Classe de imunoglobulina	Doenças associadas
I. Imunoglobulinas monoclonais	M > G > A > PBJ	Mieloma, macroglobulinemia de Waldenström
II. Crioglobulinas mistas com imunoglobulinas monoclonais	M/G >> G/G	Síndrome de Sjögren, macroglobulinemia de Waldenström, linfoma, crioglobulinemia essencial
III. Imunoglobulinas policlonais mistas	M/G	Infecção, LES, vasculite, neoplasia, crioglobulinemia essencial

A, IgA; *G*, IgG; *LES*, lúpus eritematoso sistêmico; *M*, IgM; *PBJ*, proteína de Bence Jones (cadeia leve κ).

Glomerulonefrite fibrilar e glomerulopatia imunotactoide

A glomerulonefrite fibrilar e a glomerulopatia imunotactoide são distúrbios incomuns, identificados em 0,5 a 1% das biopsias de rim nativo. A glomerulonefrite fibrilar é, de longe, mais comum, respondendo por cerca de 85 a 90% dos casos. A identificação da proteína DnaJ da família da proteína do choque térmico (Hsp40) membro B9 (DNAJB9) nos glomérulos de pacientes com glomerulonefrite fibrilar, mas não naqueles com glomerulopatia imunotactoide, estabeleceu que se trata de duas entidades distintas e patogenicamente não relacionadas (Figura 26.10). Em cerca de um terço dos pacientes com glomerulonefrite fibrilar, é possível documentar uma história de neoplasia maligna, gamopatia monoclonal ou doença autoimune. Em contrapartida, a glomerulopatia imunotactoide está mais frequentemente associada à leucemia linfocítica crônica e a linfomas de células B relacionados ou mieloma múltiplo.

Na glomerulonefrite fibrilar, os achados microscópicos não são diagnósticos e mostram-se variáveis, revelando padrões que podem ser observados em outras glomerulonefrites. A microscopia de imunofluorescência é positiva para IgG, C3 e, em geral, cadeias leves tanto kappa quanto lambda (*i. e.*, policlonal). A ME mostra depósitos fibrilares aleatórios no mesângio e nas paredes capilares glomerulares, que são claramente distintos daqueles observados na amiloidose. As fibrilas são maiores do que aquelas presentes na amiloidose (16 a 24 nm na glomerulonefrite fibrilar e 30 a 50 nm na glomerulopatia imunotactoide [com formação tubular] *versus* 10 nm de diâmetro na amiloidose).

As características clínicas de apresentação da glomerulonefrite fibrilar e da glomerulopatia imunotactoide assemelham-se àquelas de outras formas de doença glomerular, como hipertensão, hematúria, proteinúria e função renal anormal.

Nenhuma terapia demonstrou claramente ser benéfica na glomerulonefrite fibrilar ou na glomerulopatia imunotactoide. Os pacientes com neoplasia maligna, gamopatia monoclonal ou doença autoimune associada podem se beneficiar do tratamento da doença subjacente.

Glomerulonefrite pauci-imune: vasculites associadas a anticorpos anticitoplasma de neutrófilo

As vasculites associadas a ANCA (VAA) constituem um grupo de três síndromes heterogêneas: a granulomatose com poliangiite (GPA, anteriormente denominada granulomatose de Wegener), a poliangiite microscópica (PAM) e a granulomatose eosinofílica com poliangiite (GEPA, anteriormente denominada síndrome de Churg-Strauss). A característica unificadora é uma vasculite necrosante de pequenos vasos com predileção por rins, pulmões e sistema nervoso periférico, que ocorre em associação a autoanticorpos dirigidos contra antígenos no citoplasma de neutrófilos (*i. e.*, mieloperoxidase [MPO] e proteinase 3 [PR3]).

Cerca de 75% dos pacientes com GPA são positivos para PR3-ANCA e 20% são positivos para MPO-ANCA, ao passo que cerca de 50% dos pacientes com PAM são positivos para MPO-ANCA e cerca de 40% são positivos para PR3-ANCA. A inflamação granulomatosa necrosante, que afeta as vias respiratórias superiores e inferiores e que frequentemente precede outras manifestações da doença, é característica da GPA, mas não da PAM. A GEPA caracteriza-se por asma e eosinofilia, além de aspectos da vasculite de pequenos vasos, como mononeurite múltipla. A VAA constitui uma causa comum de GNRP em pacientes com idade superior a 60 anos. A VAA está associada a sinais e sintomas que variam desde doença renal limitada até GNRP e síndrome pulmonar-renal (Tabela 26.5). A biopsia renal caracteriza-se por glomerulonefrite focal, necrosante e em crescente, com imunofluorescência pauci-imune (Figura 26.11).

Os pacientes com VVA grave recém-diagnosticada podem ser tratados com uma combinação de corticosteroides em altas doses e ciclofosfamida ou corticosteroides em altas doses e rituximabe. O ensaio clínico PEXIVAS mostrou que a adição de plasmaférese em

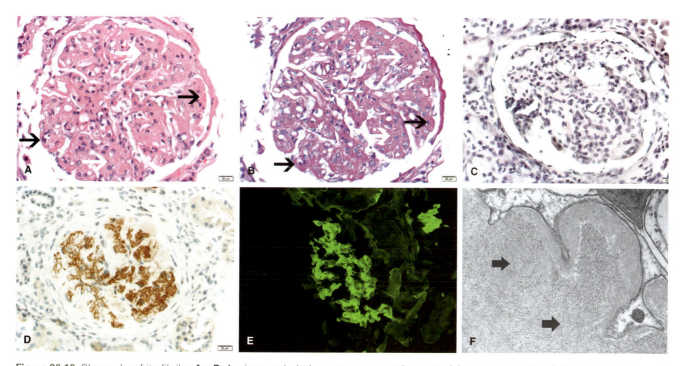

Figura 26.10 Glomerulonefrite fibrilar. **A** e **B**. A microscopia óptica mostra a expansão mesangial com aumento da celularidade (*setas brancas*) e espessamento das paredes capilares (*setas pretas*) (**A**, hematoxilina e eosina, 40×; **B**, coloração pelo ácido periódico de Schiff, 40×). **C.** A coloração pelo vermelho Congo é negativa (40×). **D.** A imuno-histoquímica para DNAJB9 é positiva. **E.** O exame por imunofluorescência mostra a coloração da IgG no mesângio e ao longo das paredes capilares, e a microscopia eletrônica (**F**) mostra os depósitos fibrilares (*setas espessas*) ao longo das paredes capilares (30.000×).

Tabela 26.5 Sinais e sintomas de vasculite por autoanticorpo anticitoplasma de neutrófilo.

- Dor abdominal e sangramento gastrintestinal
- Púrpura cutânea, petéquias, nódulos, ulcerações e necrose
- Dor facial, sinusite necrosante (hemorrágica) e perfuração do septo
- Hematúria, proteinúria e insuficiência renal
- Hemoptise e infiltrados ou nódulos pulmonares
- Enzimas musculares e pancreáticas no sangue
- Mialgias e artralgias
- Neuropatia periférica (mononeurite múltipla)

pacientes com hemorragia pulmonar, comprometimento respiratório ou insuficiência renal grave (i. e., nível sérico de creatinina > 5,5 mg/dℓ) não tem nenhum benefício. O prognóstico para a VAA varia. Os pacientes com insuficiência renal grave são os que apresentam o pior prognóstico, e até mesmo após a terapia bem-sucedida, as VAAs apresentam uma taxa de recidiva de 30 a 50% nos primeiros 5 anos. Em pacientes com comprometimento renal, a elevação dos títulos de ANCA é um preditor de recidiva. Pacientes com GPA ou positivos para PR3-ANCA ou que apresentam doença recidivante correm maior risco de futuras recidivas.

Glomerulonefrite mediada por anticorpo antimembrana basal glomerular

A glomerulonefrite mediada por anticorpos anti-MBG (GN anti-MBG, anteriormente denominada doença de Goodpasture) é uma síndrome pulmonar renal causada por anticorpos anti-MBG circulantes. Na coloração de amostras de biopsia por imunofluorescência, observa-se um padrão linear de coloração de IgG ao longo da MBG e da membrana basal alveolar (Figura 26.12) com o uso de anticorpos dirigidos contra cadeia α3 do colágeno tipo IV (proteína COL4A3). Em geral, os pacientes apresentam GNRP e vários graus de hemorragia pulmonar.

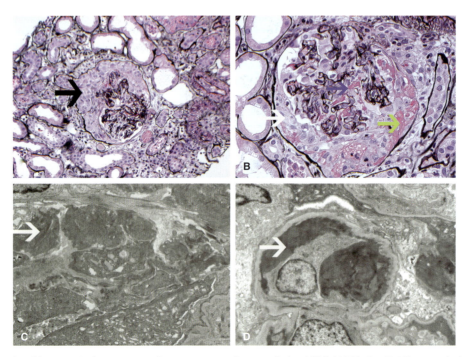

Figura 26.11 Glomerulonefrite crescêntica em um paciente com vasculite associada a MPO-ANCA. **A** e **B**. Microscopia óptica e coloração pela metenamina de prata mostrando um grande crescente celular (*seta preta*) com necrose fibrinoide (*seta azul*), hemorragia na cápsula de Bowman (*seta amarela*) e colapso de tufos capilares (**A**, 20×; **B**, 40×). **C** e **D**. Microscopia eletrônica mostrando necrose fibrinoide (i. e., lesão necrosante) no espaço de Bowman (*seta branca*) e alças capilares (*seta branca curta*) (ambas 11.100×).

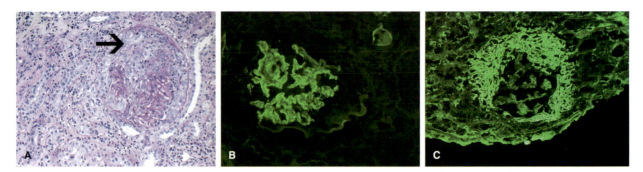

Figura 26.12 Doença mediada por anticorpo antimembrana basal glomerular. **A**. A microscopia óptica mostra um grande crescente circunferencial (*seta*), com colapso dos tufos capilares glomerulares e muitos neutrófilos infiltrados no crescente (ácido periódico de Schiff, 20×). A microscopia de imunofluorescência mostra coloração linear para o anticorpo anti-imunoglobulina G (**B**) ao longo das paredes capilares glomerulares e coloração brilhante para fibrinogênio do tufo de Bowman (**C**), indicando a formação de crescente e necrose fibrinoide (ambas 40×).

O tratamento da GN anti-MBG baseia-se em pulsoterapia de metilprednisolona em alta dose (1 g/dia, durante 1 a 3 dias), seguida de corticosteroides (prednisona, 1 g/kg/dia, até 80 mg/dia) em associação com ciclofosfamida oral (2 a 3 mg/kg/dia, até 200 mg/dia, com a dose ajustada para a idade e o nível de creatinina) e plasmaférese. O prognóstico é previsto, em parte, pela porcentagem de crescentes circunferenciais na amostra de biopsia renal, oligúria e necessidade de diálise. Os pacientes com nível sérico inicial de creatinina inferior a 5,0 mg/dℓ apresentam 90% de probabilidade de sobrevida renal em 5 anos. Entretanto, aqueles com 100% de crescentes circunferenciais e submetidos à diálise não recuperam a função renal, e deve-se evitar o uso de esquemas imunossupressores, exceto no caso de hemorragia pulmonar.

A GN anti-MBG raramente sofre recorrência. Os pacientes com DRET são candidatos ao transplante renal após o desaparecimento do anticorpo (6 a 12 meses).

DOENÇAS GLOMERULARES CAUSADAS POR DISCRASIA DE PLASMÓCITOS

Amiloidose

A amiloidose caracteriza-se pela deposição extracelular sistêmica de fibrilas de disposição aleatória, de 8 a 12 nm de diâmetro, que se coram positivamente pelo vermelho Congo (i. e., birrefringência laranja-verde com luz polarizada) ou tioflavina T. Vários processos, incluindo neoplasia maligna, mutações genéticas e envelhecimento, podem produzir pelo menos 24 proteínas amiloidogênicas. Na deposição renal, o amiloide em amostras de biopsia aparece como depósitos extracelulares amorfos e pálidos, negativos na coloração pelo ácido periódico de Schiff (PAS) e metenamina de prata (Figura 26.13).

A afinidade pelo rim, em comparação com outros órgãos-alvo, varia de acordo com o tipo de proteína amiloide. As manifestações renais incluem proteinúria, síndrome nefrótica e insuficiência renal. Em geral, os pacientes afetados apresentam rins volumosos na ultrassonografia, porém o diagnóstico depende da demonstração de depósitos amiloides. Uma vez detectado o amiloide, deve-se efetuar a tipagem, quando possível, visto que os tratamentos variam de acordo com a proteína envolvida. A abordagem mais comum para tipagem amiloide envolve imunofluorescência ou imuno-histoquímica. Contudo, o teste genético e a cromatografia líquida-espectrometria de massa também são úteis para tipagem de alta resolução do amiloide.

O tratamento da amiloidose depende da origem da proteína amiloidogênica. Em pacientes com amiloidose com cadeia leve amiloide (AL), a terapia antimieloma pode ser benéfica. Em casos selecionados, o transplante de medula óssea levou à resolução da doença. A amiloidose com amiloide A (AA) secundária é mais comum em pacientes com artrite reumatoide, doença intestinal inflamatória, infecção crônica ou febre familiar do Mediterrâneo. O tratamento da amiloidose AA é direcionado para o processo inflamatório subjacente com medicamentos antimicrobianos ou anti-inflamatórios.

Doença por deposição de cadeias leves

A doença por deposição de cadeias leves é um distúrbio associado a paraproteínas. O pico de incidência ocorre na sexta década de vida, e os homens são afetados mais comumente do que as mulheres. Cerca de 30 a 50% dos pacientes com doença por deposição de cadeias leves apresentam mieloma múltiplo. A maior parte tem uma proteína monoclonal detectável (em geral, cadeia leve κ) no soro ou na urina, porém não se identifica nenhuma anormalidade hematológica em cerca de 10% dos casos. A apresentação clínica é muito heterogênea, e pode variar desde uma disfunção renal leve, passando por proteinúria sem síndrome nefrótica até insuficiência renal aguda clinicamente

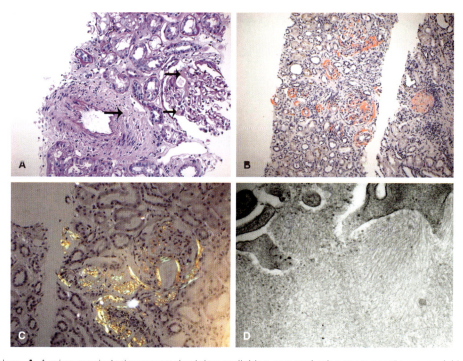

Figura 26.13 Amiloidose. **A.** A microscopia óptica mostra depósitos amiloides, caracterizados por expansão mesangial (setas pequenas) com material negativo na coloração. O material também é observado nas paredes dos vasos, onde a seta aponta para depósitos vasculares (coloração pelo ácido periódico de Schiff, 20×). **B.** A coloração pelo vermelho Congo é positiva para amiloide e mostra material marrom-avermelhado nos glomérulos, no interstício e nas paredes vasculares (10×). **C.** Os depósitos amiloides exibem birrefringência verde-maçã ou amarelo-alaranjada sob luz polarizada (20×). **D.** Microscopia eletrônica mostrando fibrilas amiloides de orientação aleatória. As fibrilas têm 9 nm de espessura (49.000×).

evidente. A apresentação clássica consiste em síndrome de Fanconi, caracterizada por glicosúria normoglicêmica, aminoacidúria e fosfatúria. Os depósitos de imunoglobulinas em outros órgãos podem resultar em numerosos sintomas clínicos associados.

As amostras de biopsia renal revelam nódulos mesangiais eosinofílicos e acelulares, que se coram intensamente com PAS, imitando com frequência o diabetes melito. As proteínas monoclonais depositadas não formam fibrilas e são negativas na coloração com vermelho Congo. Os achados microscópicos de imunofluorescência são diagnósticos, com deposição linear difusa de cadeias leves de imunoglobulinas (κ em 80% dos casos) ao longo da MBG e das membranas basais tubulares. Na ME, são observados depósitos elétron-densos granulares pulverulentos e pontilhados ao longo da MBG e da MBT (Figura 26.14).

Foram obtidos resultados animadores com o uso de terapia direcionada contra plasmócitos e transplante de células-tronco autólogas. A não ser que a remissão seja obtida após quimioterapia, há recorrência da doença no rim transplantado.

GLOMERULONEFRITE FIBRILAR E GLOMERULOPATIA IMUNOTACTOIDE

Ver seção sobre glomerulonefrite por imunocomplexos.

GLOMERULONEFRITE ASSOCIADA A INFECÇÕES VIRAIS

Hepatite B

A doença glomerular mediada por HBV manifesta-se geralmente como nefropatia membranosa, particularmente em crianças. O diagnóstico de doença glomerular mediada por HBV exige a detecção do vírus no sangue e a exclusão de outras causas de doenças glomerulares.

Em geral, a doença glomerular mediada pelo HBV tem prognóstico favorável, com alta taxa de remissão espontânea em crianças, embora seja frequentemente progressiva em adultos. Os pacientes com infecção por HBV e glomerulonefrite devem receber terapia antiviral (p. ex., entecavir), conforme recomendado pelas diretrizes de prática clínica padrão para manejo da infecção pelo HBV. Os pacientes que apresentam vasculite grave ou GNRP podem ser candidatos à terapia imunossupressora em associação com terapia antiviral. O tratamento de pacientes positivos para HBV com rituximabe tem sido associado à hepatite aguda fatal. Portanto, o rituximabe está contraindicado para pacientes com infecção crônica pelo HBV, a não ser que a terapia antiviral também seja administrada e em pacientes com episódio de hepatite ativa.

Hepatite C

Ver seção sobre glomerulonefrite crioglobulinêmica.

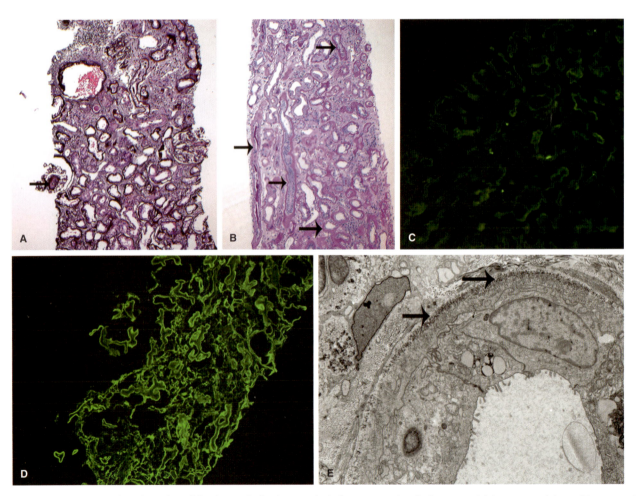

Figura 26.14 Doença por deposição de cadeias leves. **A.** A microscopia óptica mostra glomérulos com nódulos mesangiais positivos na coloração pela prata (*seta*) e espessamento das membranas basais tubulares (metenamina de prata, 10×). **B.** A coloração pelo ácido periódico de Schiff mostra espessamento das membranas basais tubulares de aspecto céreo (*setas*) (10×). A imunofluorescência mostra coloração negativa para cadeias leves λ (**C**) e coloração brilhante para cadeias leves κ (**D**) ao longo das membranas basais tubulares (ambas 10×). **E.** A microscopia eletrônica mostra depósitos elétron-densos granulares e pontilhados (*setas*) ao longo das membranas basais tubulares (5.800×).

Nefropatia associada ao HIV

Os pacientes com infecção pelo HIV podem apresentar muitas formas de lesão renal, devido a sepse, coinfecção pelo HBV ou HCV, fármacos nefrotóxicos e uso de agentes antirretrovirais. A nefropatia associada ao HIV (NAHIV) é uma entidade clinicopatológica caracterizada por proteinúria na faixa nefrótica e forma colapsante de GESF, frequentemente com dilatação tubular microcística. Na ME, podem-se observar inclusões tubulorreticulares (*i. e.*, impressões digitais de interferona) dentro das células glomerulares e endoteliais vasculares.

A NAHIV ocorre quase exclusivamente em pacientes de ascendência africana quando os níveis de CD4 estão baixos. Acredita-se que seja causada por infecção e expressão subsequente de genes do HIV nos podócitos. Em geral, o início da proteinúria é agudo. A proteinúria pode ser superior a 10 g/dia, e a insuficiência renal pode progredir rapidamente.

MICROANGIOPATIAS TROMBÓTICAS

A microangiopatia trombótica caracteriza-se por trombocitopenia, anemia hemolítica microangiopática e oclusão microvascular, resultando em vários graus de disfunção orgânica. Os marcadores de hemólise incluem baixos níveis de haptoglobina, níveis elevados de lactato desidrogenase (LDH) e bilirrubina não conjugada e alta contagem de reticulócitos. Esquistócitos são observados nos esfregaços de sangue periférico.

As formas fundamentais de microangiopatia trombótica incluem a síndrome hemolítico-urêmica (SHU) e a púrpura trombocitopênica trombótica (PTT). Embora se acreditasse anteriormente que representassem diferentes manifestações da mesma doença, esses distúrbios são clínica e mecanicamente distintos. Nos adultos, o comprometimento neurológico predominante sugere um diagnóstico de PTT, ao passo que o comprometimento renal predominante aponta para a SHU. Na maioria dos casos, as apresentações clínicas são muito semelhantes, tornando difícil distinguir a SHU da PTT apenas em bases clínicas. Outras causas de microangiopatia trombótica incluem hipertensão maligna, substâncias (p. ex., cocaína, quinidina, ticlopidina), doenças autoimunes (p. ex., LES, esclerodermia, síndrome do anticorpo antifosfolipídio), neoplasia maligna, infecção pelo HIV e rejeição mediada por anticorpos.

A biopsia renal na SHU e na PTT revela microtrombos nos capilares glomerulares e nas arteríolas, e pode-se observar uma expansão do mesângio com material granular frouxo, denominada *mesangiólise*, na SHU e na PTT, bem como na hipertensão maligna ou em doenças autoimunes (Figura 26.15). A hipertensão maligna e as doenças autoimunes também podem apresentar espessamento e fibrose da íntima das artérias e aspecto de casca de cebola (*i. e.*, deposição laminada de material do tipo membrana basal) das paredes dos vasos. Os trombos são comuns e podem causar oclusão do lúmen vascular.

Síndrome hemolítico-urêmica

São reconhecidos dois tipos de SHU: uma forma esporádica ou associada à diarreia (SHU D+) e uma forma atípica ou não associada à diarreia (SHU D−). A SHU D+ é a forma encontrada com mais frequência e está fortemente ligada à ingestão de carne contaminada por *Escherichia coli* êntero-hemorrágica ou outros agentes infecciosos. A bactéria produz uma toxina do tipo Shiga, que se liga a um receptor de glicolipídios nas células endoteliais renais e desencadeia a ativação da cascata da via alternativa do complemento, resultando em dano endotelial. A terapia para a SHU D+ é de suporte. As crianças com SHU D+ apresentam prognóstico satisfatório (90% recuperam a função renal), porém os pacientes de mais idade apresentam aumento da taxa de mortalidade e sobrevida renal em longo prazo desfavorável.

A SHU atípica ou D− representa 10 a 15% dos casos de SHU e é mais comum em adultos. A doença resulta de mutações genéticas ou de autoanticorpos contra fatores do complemento ou proteínas reguladoras dos fatores do complemento (*i. e.*, C3, fator B, fator H, fator I, MCP, CFHR1 e CFHR3), que controlam a atividade da C3 convertase da via alternativa do complemento. O controle defeituoso resultante da C3 convertase leva à ativação disseminada da cascata do complemento.

O inibidor do complemento, eculizumabe, foi aprovado pela FDA para o tratamento de pacientes com SHU atípica. Eculizumabe e infusão de plasma também podem ser considerados para o tratamento de crianças com SHU D+ e comprometimento grave do sistema nervoso central, como convulsões, acidente vascular encefálico (AVE) ou coma.

Púrpura trombocitopênica trombótica

A PTT resulta de mutações na protease de clivagem do fator de von Willebrand (FVW) (ADAMTS13) ou do desenvolvimento de um autoanticorpo dirigido contra ADAMTS13. A ADAMTS13 cliva grandes multímeros de FVW, e a ocorrência de anormalidades ou deficiência da atividade da ADAMTS13 afeta a função do FVW. Os pacientes podem apresentar PTT aguda ou crônica (*i. e.*, recidivante). Formam-se microtrombos ricos em grandes multímeros de FVW nas arteríolas e nos capilares do cérebro e de outros órgãos.

As formas genéticas ou adquiridas de deficiência de ADAMTS13 podem ser tratadas por meio de infusão de plasma ou plasmaférese para fornecer a protease funcional. A plasmaférese deve ser

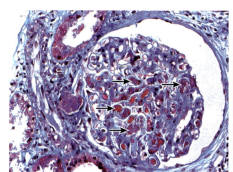
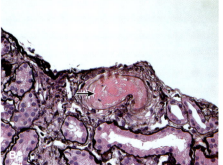

Figura 26.15 Microangiopatia trombótica. **A.** A microscopia óptica mostra múltiplos trombos pequenos (*setas*) nos capilares glomerulares na síndrome hemolítico-urêmica (coloração tricrômica de Masson, 40×). **B.** A microscopia óptica mostra um trombo (*seta*) em uma pequena artéria de paciente com esclerodermia (metenamina de prata, 20×).

iniciada imediatamente, com base nos achados de anemia hemolítica microangiopática e trombocitopenia, sem qualquer evidência de outras causas de microangiopatia trombótica (p. ex., esclerodermia, neoplasia maligna, síndrome do anticorpo antifosfolipídio). O tratamento não deve aguardar os resultados dos exames para os níveis ou a atividade da ADAMTS13.

DOENÇAS COM ANORMALIDADES DA MEMBRANA BASAL GLOMERULAR

Síndrome de Alport

A síndrome de Alport é um distúrbio hereditário das membranas basais. Em mais da metade dos pacientes, a doença resulta de uma mutação no gene *COL4A5*, que codifica a cadeia α5 do colágeno do tipo IV (α5[IV]). A mutação em *COL4A5* incapacita um ativador do desenvolvimento no colágeno da MBG que mantém o seu fenótipo embrionário, resultando em MBG friável.

A síndrome de Alport está frequentemente associada a surdez neurossensorial e anormalidades oculares (p. ex., lenticone anterior da cápsula da lente). Os pacientes caracteristicamente apresentam hematúria persistente ou intermitente e, em geral, têm proteinúria leve, que progride com a idade e que pode alcançar a faixa nefrótica em até 30% dos casos. A doença é ligada ao X em aproximadamente 85% dos pacientes, porém foram descritos padrões de herança autossômica recessiva e autossômica dominante.

Em praticamente todos os pacientes do sexo masculino, a síndrome progride para a DRET, frequentemente antes dos 30 anos. A doença é geralmente leve em mulheres heterozigotas, porém algumas desenvolvem DRET, em geral depois dos 50 anos. A taxa de progressão para DRET é bastante constante nos homens afetados dentro de uma família, porém varia acentuadamente de família para família. O grau de surdez correlaciona-se com a taxa de progressão para DRET.

Na MO, as alterações glomerulares são inespecíficas. Em geral, as características diagnósticas são observadas na ME. Em um estágio inicial, o adelgaçamento da MBG pode constituir a única anormalidade visível, e pode-se sugerir doença da membrana basal fina. Com o passar do tempo, ocorre espessamento da MBG, e a lâmina densa divide-se em várias camadas irregulares, que podem se ramificar e se juntar, produzindo um aspecto característico em cesta de basquete (Figura 26.16).

Os estudos imuno-histoquímicos do colágeno do tipo IV mostram a ausência das cadeias α3(IV), α4(IV) e α5(IV) da MBG e da membrana basal tubular distal. Essa anormalidade só ocorre em pacientes com síndrome de Alport e é diagnóstica. Em famílias com diagnóstico inquestionável, a avaliação de pacientes com hematúria recém-diagnosticada pode limitar-se à ultrassonografia do rim e ao exame do sistema urinário na maioria dos casos. Se uma mutação definida tiver sido previamente identificada, é possível estabelecer um diagnóstico molecular dos homens afetados ou das mulheres portadoras do gene. Em outros casos, a confirmação do diagnóstico pode ser obtida pelo exame de uma amostra de biopsia de pele por imunofluorescência para a expressão da cadeia α5(IV). A ausência da cadeia α5(IV) na membrana basal epidérmica é diagnóstica de síndrome de Alport ligada ao X e pode evitar a realização de biopsia renal. O sequenciamento direto do gene *COL4A5* pode ajudar a diagnosticar pacientes nos quais não seja possível estabelecer um diagnóstico definido com base nos achados clínicos e nos métodos histológicos ou para identificar o estado de portador em mulheres assintomáticas de famílias com síndrome de Alport ligada ao X.

Não existe tratamento específico para a síndrome de Alport. O controle rigoroso da pressão arterial e a restrição moderada das proteínas são recomendados para retardar a progressão da doença renal, porém o benefício não é comprovado. Os pacientes com síndrome de Alport são nocautes fenotípicos para a cadeia α3(IV). Em consequência, o transplante renal apresenta um risco de 5 a 10% de GN anti-MBG subsequente, devido à introdução de uma cadeia α3(IV) intacta com o rim transplantado e à produção subsequente de autoanticorpos contra o antígeno existente na cadeia α3(IV) intacta do rim transplantado.

Nefropatia da membrana basal glomerular fina

A nefropatia da membrana basal glomerular fina, também conhecida como hematúria familiar benigna, é uma condição relativamente comum, caracterizada por hematúria glomerular isolada e associada ao achado de biopsia renal de MBG excessivamente fina. Em geral, é transmitida como doença autossômica dominante. Já foram descritas mutações heterozigotas nos genes *COL4A3* ou *COL4A4* em numerosos pacientes com nefropatia da membrana basal glomerular fina, indicando uma condição geneticamente heterogênea.

A apresentação clínica habitual consiste em hematúria persistente isolada, que é detectada pela primeira vez na infância. Em alguns pacientes, a hematúria é intermitente e pode não se manifestar até a idade adulta. À MO, os glomérulos têm aparência normal, e a microscopia de imunofluorescência revela a ausência de deposição de imunoglobulinas ou de complemento. A ME mostra adelgaçamento difuso da MBG (Figura 26.17). Nos adultos, espessura da MBG de menos de 250 nm sugere fortemente a doença da MBG fina.

A condição é normalmente benigna e não exige tratamento específico. Entretanto, alguns pacientes apresentam doença renal progressiva que leva à DRET.

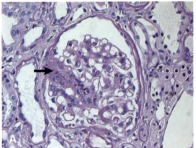
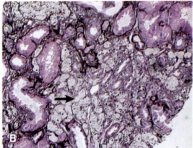
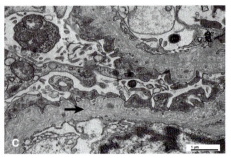

Figura 26.16 Síndrome de Alport. **A.** A microscopia óptica mostra glomerulosclerose segmentar e focal (*seta*) (ácido periódico de Schiff, 40×). **B.** A microscopia óptica mostra numerosas células espumosas (*seta*) no interstício (metenamina de prata, 40×). **C.** A microscopia eletrônica revela espessamento das paredes capilares glomerulares com múltiplas lamelações de material de membrana basal (*seta*) e formação do clássico aspecto em cesta de basquete.

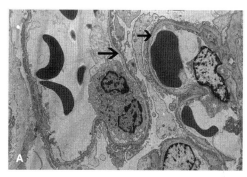
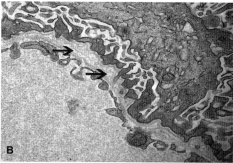

Figura 26.17 A. Na nefropatia da membrana basal glomerular fina, a microscopia eletrônica mostra espessamento de 198 nm das membranas basais glomerulares (*setas*) (5.800×). **B.** Síndrome de Alport. Microscopia eletrônica, mostrando o espessamento das paredes capilares glomerulares com lamelações e desorganização das membranas basais glomerulares (30.000×). As *setas* apontam para as membranas basais glomerulares finas em **A** e para as lamelações em **B**.

DOENÇA DE FABRY

A doença de Fabry é um erro inato recessivo ligado ao X do metabolismo dos glicoesfingolipídios, causado pela atividade deficiente da enzima lisossomal, a α-galactosidase A, que resulta em acúmulo progressivo de glicoesfingolipídios neutros (predominantemente globotriaosilceramida, sobretudo nas células endoteliais vasculares do rim e do coração).

As manifestações iniciais da doença consistem em angioceratoma, crises episódicas de dor e hipo-hidrose. Com o passar do tempo, o acúmulo progressivo de globotriaosilceramida na microvasculatura do rim, do coração e do cérebro leva a manifestações clínicas, como proteinúria, insuficiência renal, arritmias cardíacas e AVE, resultando em morte precoce durante a quarta e a quinta décadas de vida dos homens afetados.

A MO revela células glomerulares vacuoladas, particularmente podócitos. A ME mostra aumento dos lisossomos dos podócitos preenchidos com estruturas de membrana osmiofílicas, granulares a lamelares (*i. e.*, corpúsculos de inclusão zebra) (Figura 26.18). A terapia de reposição enzimática pode levar à melhora significativa da dor neuropática, porém os efeitos benéficos sobre a gravidade ou a progressão de outras manifestações da doença são menos definidos.

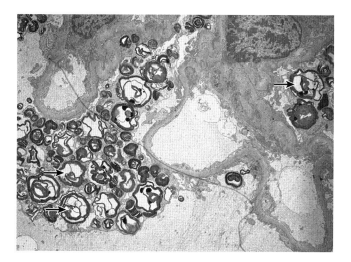

Figura 26.18 Doença de Fabry. A microscopia eletrônica mostra células epiteliais viscerais (*i. e.*, podócitos) com numerosas estruturas multilameladas, denominadas *corpúsculos de mielina* ou *corpúsculos de inclusão zebra* (*setas*), constituídos por glicoesfingolipídios (4.800×).

NEFROPATIA DIABÉTICA

A nefropatia diabética é responsável por mais de 50% dos pacientes submetidos à diálise nos EUA. No diabetes melito tipo 1 (DM1), a nefropatia manifesta-se geralmente 10 a 15 anos após o diagnóstico inicial, e é provável observar uma história natural semelhante em pacientes com diabetes melito tipo 2 (DM2). Os principais fatores de risco incluem história familiar positiva de nefropatia diabética, hipertensão arterial sistêmica e controle glicêmico precário. O risco pode ser maior em alguns grupos raciais (p. ex., índios Pima, afro-americanos).

A patogênese é complexa. O aumento da glicosilação das proteínas com acúmulo dos produtos finais de glicosilação avançada que apresentam ligação cruzada com o colágeno e a hiperfiltração glomerular com hipertensão arterial são importantes. A microalbuminúria (*i. e.*, excreção urinária de albumina > 30, porém < 300 mg/24 h) é a manifestação inicial da nefropatia diabética. Com o passar do tempo, a microalbuminúria pode evoluir para a proteinúria evidente (> 300 mg/24 h), com o grau de proteinúria mantendo uma correlação aproximada com o prognóstico renal.

Após o desenvolvimento de proteinúria franca, a progressão para a DRET é inevitável, embora as taxas de declínio variem entre os pacientes. Para pacientes com DM1, existe uma forte correlação (95%) entre o desenvolvimento de nefropatia e outros sinais de comprometimento microvascular diabético (p. ex., retinopatia diabética), porém a correlação é mais fraca em pacientes com DM2. Hipertensão arterial sistêmica é quase universal nos pacientes com proteinúria. O controle é difícil e, em geral, exige o uso de pelo menos três agentes anti-hipertensivos.

Na biopsia renal, os primeiros sinais de nefropatia diabética consistem em hipertrofia glomerular e espessamento da MBG. Com a progressão da doença, observa-se o desenvolvimento de hialinose arteriolar, arteriosclerose e expansão mesangial progressiva (*i. e.*, glomerulosclerose diabética difusa) e formações nodulares (*i. e.*, nódulos de Kimmelstiel-Wilson) (Figura 26.19). Para pacientes com história de diabetes melito de mais de 10 anos de duração e retinopatia, não é necessária biopsia renal. Entretanto, a biopsia renal está indicada para pacientes com evolução atípica da doença (p. ex., síndrome nefrótica), para aqueles com DM1 de menos de 10 anos de duração ou pacientes com rápida perda da função renal.

O tratamento com IECAs ou BRAs retarda a progressão da nefropatia diabética e deve ser prescrito para todos os pacientes com albuminúria, mesmo se normotensos. O controle rigoroso da glicemia (*i. e.*, hemoglobina glicada < 7,0%) também pode retardar a progressão da nefropatia diabética. A meta da pressão arterial sistêmica deve ser inferior a 125 mmHg, porém isso pode ser difícil de alcançar e pode exigir múltiplos medicamentos e dieta hipossódica rigorosa.

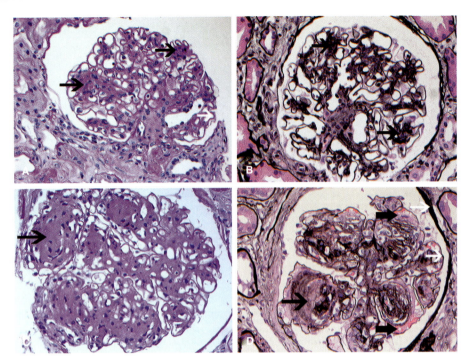

Figura 26.19 Microscopia óptica mostrando glomerulosclerose diabética. **A** e **B**. Formação precoce de nódulos diabéticos (*setas*). **C** e **D**. As lesões de Kimmelstiel-Wilson bem formadas resultam de expansão mesangial (*setas pretas finas*). Os nódulos são positivos na coloração com ácido periódico de Schiff (PAS) e metenamina de prata. O lúmen dos capilares glomerulares é distendido pela formação de pequenos microaneurismas (*setas pretas espessas*). Há espessamento da membrana basal glomerular e da cápsula de Bowman (*setas brancas*) (**A** e **C**, ácido periódico de Schiff; **B** e **D**, metenamina de prata; todas com ampliação 40×).

LEITURA SUGERIDA

De Vriese AS, Glassock RJ, Nath KA, et al: A proposal for a serology-based approach to membranous nephropathy, J Am Soc Nephrol 28(2):421–430, 2017.

De Vriese AS, Sethi S, Nath KA, et al: Differentiating primary, genetic, and secondary FSGS in adults: A clinicopathologic approach, J Am Soc Nephrol 29(3):759–774, 2018.

Kashtan CE: Alport syndrome: Achieving early diagnosis and treatment, Am J Kidney Dis S0272-6386(20)30734-4, 2020.

Kitching AR, Anders HJ, Basu N, et al: ANCA-associated vasculitis, Nat Rev Dis Primers 6(1):71, 2020.

McAdoo SP, Pusey CD: Anti-glomerular basement membrane disease, Clin J Am Soc Nephrol 12(7):1162–1172, 2017.

Noris M, Remuzzi G: Atypical hemolytic-uremic syndrome, N Engl J Med 361(17):1676–1687, 2009.

Ortiz A, Germain DP, Desnick RJ, et al: Fabry disease revisited: Management and treatment recommendations for adult patients, Mol Genet Metab 123(4):416–427, 2018.

Roccatello D, Saadoun D, Ramos-Casals M, et al: Cryoglobulinaemia, Nat Rev Dis Primers 4(1):11, 2018.

Sethi S, Fervenza FC: Membranoproliferative glomerulonephritis—a new look at an old entity, N Engl J Med 366(12):1119–1131, 2012.

Vivarelli M, Massella L, Ruggiero B, et al: Minimal change disease, Clin J Am Soc Nephrol 12:332–345, 2017.

27

Principais Doenças Não Glomerulares do Rim

Nilum Rajora, Shani Shastri, Pooja Koolwal, Ramesh Saxena

INTRODUÇÃO

As estruturas não glomerulares do rim são constituídas por vasos sanguíneos, túbulos e interstício. O compartimento tubulointersticial compreende 80% do parênquima renal, e a maior parte do volume é representada por túbulos, células intersticiais, matriz extracelular e líquido intersticial. Embora as doenças glomerulares e vasculares primárias estejam associadas a alterações tubulointersticiais significativas, as apresentações clínicas são dominadas por lesão dos glomérulos e da vascularização; elas são discutidas nos Capítulos 26 e 28.

As doenças tubulointersticiais primárias caracterizam-se por anormalidades estruturais e funcionais, que afetam predominantemente os túbulos renais e o interstício, e estão associadas a inúmeras apresentações clínicas, com base na estrutura principal acometida: nefrite tubulointersticial aguda, caracterizada por início súbito e rápido declínio da função renal; nefropatia tubulointersticial crônica, caracterizada por evolução clínica mais prolongada; doenças císticas, com cistos renais e insuficiência renal; nefrolitíase, com dor, hematúria e, algumas vezes, lesão renal aguda (LRA). Este capítulo trata das doenças tubulointersticiais primárias do rim.

NEFRITE INTERSTICIAL AGUDA

Definição, epidemiologia e patologia

A nefrite intersticial aguda (NIA), também denominada *nefrite tubulointersticial*, caracteriza-se por inflamação e edema do interstício renal. Os glomérulos e os vasos são distintamente normais. A NIA está associada a declínio rápido e agudo da função renal e constitui uma causa comum de LRA. A NIA é observada em 1 a 3% das biopsias renais; entretanto, se a biopsia for realizada no contexto da LRA com suspeita clínica de NIA, 15 a 27% das biopsias mostram a presença de NIA.

Ao exame macroscópico, os rins estão pálidos e edematosos. Histologicamente, as características essenciais da NIA consistem em edema intersticial e infiltração do interstício por células inflamatórias, que consistem em linfócitos, monócitos, plasmócitos, eosinófilos e macrófagos (e-Figuras 27.1 e 27.2). Essa inflamação pode progredir para alterações fibróticas em 7 a 10 dias. Em geral, os estudos de imunofluorescência não revelam qualquer anormalidade. Podem-se observar depósitos imunes na membrana basal tubular em casos de NIA associados à nefrite tubulointersticial induzida por alguns fármacos, nefrite associada à imunoglobulina G4 (IgG4), nefropatia membranosa, glomerulonefrite membranoproliferativa, nefrite lúpica, síndrome de Sjögren e outras doenças autoimunes.

Qualquer medicamento pode causar NIA; todavia, os agentes terapêuticos utilizados com frequência merecem destaque particular. As causas comuns de NIA, apresentadas na Tabela 27.1, consistem em antibióticos, alopurinol, mesalazina, anti-inflamatórios não esteroides

(AINEs), inibidores da bomba de prótons e agentes quimioterápicos. Outras causas de NIA incluem infecções, doenças autoimunes, síndrome de nefrite tubulointersticial e uveíte, picada de cobras e fitoterápicos. A nefrotoxicidade dos novos agentes biológicos utilizados na terapia do câncer está sendo cada vez mais reconhecida (Tabela 27.1). Vários desses fármacos estão associados à NIA. Em muitos desses casos, a autoimunidade, mais do que a sensibilidade ao fármaco, constitui a base da inflamação tubulointersticial.

Tabela 27.1 Causas de nefrite intersticial aguda.

Causa	Exemplos
Antibióticos	Penicilina
	Cefalosporina
	Sulfonamidas
	Ciprofloxacino
	Rifampicina
Anti-inflamatórios não esteroides	Naproxeno
	Ibuprofeno
	Diclofenaco
	Celecoxibe
Diuréticos	Tiazídicos
	Furosemida
	Trianereno
Outros fármacos	Cimetidina
	Inibidores da bomba de prótons
	Fenitoína
	Alopurinol
Agentes quimioterápicos	Ifosfamida
	Interferona
	Sorafenibe
	Sunitinibe
	Doxorrubicina
	Ipilimumabe
	Carboplatina
	Bevacizumabe
Infecções sistêmicas	Doença dos legionários
	Leptospirose
	Infecção estreptocócica
	Infecção por citomegalovírus
Infecções renais primárias	Pielonefrite bacteriana aguda
Doenças autoimunes	Sarcoidose
	Síndrome de Sjögren

Apresentação clínica

Na maioria dos casos, a NIA começa de forma abrupta, com diminuição da função renal nos primeiros dias após exposição ao agente agressor. Todavia, em alguns casos, a NIA pode surgir várias semanas após a exposição. As manifestações clínicas características consistem em exantema, febre e eosinofilia. Pode-se observar a presença de proteinúria modesta (em geral, < 1 g/dia) ou hematúria, e a oligúria é incomum. É necessário um alto índice de suspeita para o diagnóstico, visto que essas características podem estar ausentes.

Diagnóstico e diagnóstico diferencial

Quando se avalia um paciente com declínio recente da função renal, o diagnóstico de NIA é sugerido por uma história de exposição aos agentes agressores conhecidos, com características clínicas típicas. Além da detecção de níveis séricos elevados de creatinina, o exame de urina pode revelar os achados característicos de leucócitos, hemácias e cilindros leucocitários na urina. A identificação de eosinófilos na urina com corantes de Hansel ou Wright é altamente sugestiva, porém a sua ausência não descarta a possibilidade de NIA. Além disso, podem-se observar eosinófilos na urina em outras doenças, como embolia de colesterol, infecções do sistema urinário, doenças parasitárias e glomerulonefrite.

Infelizmente, não se dispõe, no momento, de nenhum exame não invasivo capaz de diagnosticar de modo confiável a NIA induzida por fármacos. Deve-se considerar a biopsia renal quando o diagnóstico não for óbvio. Além da lesão tubular, outras características histológicas podem sugerir doença subjacente associada à NIA. A NIA relacionada com a IgG4 apresenta depósitos de imunocomplexos na membrana basal tubular e aumento dos plasmócitos IgG4 positivos no interstício. A NIA associada à sarcoidose também pode apresentar granulomas na biopsia, e a NIA relacionada com o lúpus eritematoso sistêmico (LES) também pode revelar depósitos de imunocomplexos difusos na imunofluorescência. O diagnóstico definitivo de NIA exige biopsia renal, embora, na maioria das vezes, a sua realização não seja necessária para o manejo quando as características clínicas forem altamente sugestivas.

Tratamento e prognóstico

O tratamento de pacientes com NIA consiste na remoção do fármaco agressor e no manejo da infecção ou do processo autoimune subjacente. O papel dos corticosteroides para limitar o processo inflamatório é controverso, porém o seu uso precoce (nos primeiros 7 a 14 dias) pode diminuir a duração da NIA e proteger a função renal. Quando indicada, a abordagem habitual inclui metilprednisolona intravenosa em altas doses (250 mg consecutivamente, durante 3 dias), seguida de prednisona oral (1 mg/kg) com redução gradual ao longo de 4 a 6 semanas. Os pacientes intolerantes ou resistentes aos esteroides podem se beneficiar do micofenolato de mofetila (500 a 1.000 mg, 2 vezes/dia).

Ocorre resolução da maioria dos casos de NIA relacionada com fármacos após a remoção do fármaco agressor. Na síndrome de nefrite tubulointersticial e uveíte, as alterações tanto oculares quanto renais respondem a um breve ciclo de corticosteroides, porém a doença pode sofrer recidiva. O prognóstico global depende da duração da NIA; um intervalo maior entre o início da NIA e a retirada do fármaco pode levar a dano irreversível dos rins. Devido à rápida transformação dos infiltrados celulares intersticiais em fibrose, até 40% dos pacientes podem não recuperar totalmente a função renal, e cerca de 10% dos pacientes podem se tornar dependentes da diálise.

NEFRITE INTERSTICIAL CRÔNICA

A nefrite intersticial crônica (NIC) é um diagnóstico clínico patológico. A exposição prolongada a um agente causador inicia um processo inflamatório indolente, e a NIC pode resultar em dano renal permanente ao longo de meses a anos antes de se manifestar clinicamente. Em geral, os pacientes apresentam declínio gradual da função renal. A NIC é comum e é responsável por 15 a 30% dos casos de doença renal em estágio terminal (DRET).

Patologia

Histologicamente, a NIC caracteriza-se por atrofia tubular, células epiteliais achatadas, dilatação dos túbulos, fibrose intersticial e áreas de infiltração de células mononucleares dentro do compartimento intersticial (e-Figura 27.3). Os infiltrados geralmente são menos visíveis em comparação com os da NIA, e ocorre mais fibrose intersticial. Nos estágios mais iniciais da NIC, os glomérulos normalmente são preservados; entretanto, com a progressão, podem surgir anormalidades glomerulares, como esclerose segmentar e global.

Apresentação clínica e achados laboratoriais

Os pacientes com NIC são normalmente assintomáticos até desenvolver doença renal crônica (DRC) manifesta. As características são inespecíficas e incluem fadiga, falta de apetite, náuseas, vômitos, hipertensão e transtornos do sono, e podem ocorrer outros achados laboratoriais e clínicos, conforme listado na Tabela 27.2. A NIC também pode causar disfunção tubular proximal ou distal, que pode levar a defeitos na acidificação da urina, síndrome de Fanconi parcial ou completa e diminuição da capacidade de concentração. Nesses pacientes, os dados laboratoriais podem revelar níveis elevados de creatinina, proteinúria, hematúria, glicosúria e piúria. Devido à destruição das células intersticiais produtoras de eritropoetina, é comum a ocorrência de anemia, fadiga associada e diminuição da tolerância ao exercício com a progressão da NIC.

Diagnóstico e diagnóstico diferencial

Os achados histológicos da NIC são inespecíficos, e o diagnóstico diferencial pode ser extenso, como mostra a Tabela 27.3. As lesões repetidas por fármacos, toxinas, nefrite por radiação e nefropatia de refluxo podem resultar em um quadro histológico semelhante. A causa mais comum de NIC consiste no uso crônico de AINE. Outras causas incluem infecções, doenças imunomediadas, reações medicamentosas, distúrbios hematológicos, obstrução crônica do sistema urinário e refluxo urinário. Alguns distúrbios metabólicos e a exposição a metais pesados também podem levar à NIC. A importância clínica, as características diferenciais, as causas e o manejo de várias formas de NIC são discutidos nas seções a seguir.

Nefropatia por analgésicos

A nefropatia por analgésicos é o protótipo da NIC e ocorre comumente em todo o mundo. Esse distúrbio é causado pela ingestão prolongada de ácido acetilsalicílico (AAS) em várias combinações com fenacetina, cafeína ou paracetamol. Em sua forma mais grave, a nefropatia por analgésicos está associada à necrose papilar.

Tabela 27.2 Achados clínicos que sugerem nefrite intersticial crônica.

Acidose metabólica hiperclorêmica (desproporcional ao grau de lesão renal)

Hiperpotassemia (desproporcional ao grau de lesão renal)

Redução da capacidade de concentração máxima da urina (p. ex., poliúria, nictúria)

Síndrome de Fanconi parcial ou completa (p. ex., fosfatúria, bicarbonatúria, aminoacidúria, uricosúria, glicosúria)

Proteinúria modesta (< 2 g/dia)

Anemia

Hipertensão

Tabela 27.3 Condições associadas à nefrite intersticial crônica.

Condições associadas	Exemplos
Doenças hereditárias	Nefrite intersticial cariomegálica
Distúrbios metabólicos	Hipercalcemia, nefrocalcinose
	Hiperuricemia
	Hiperoxalúria
	Hipopotassemia
	Cistinose
Fármacos e toxinas	Analgésicos, anti-inflamatórios não esteroides
	Chumbo
	Nitrosureias
	Cisplatina
	Inibidores da calcineurina
	Lítio
	Fitoterápicos chineses
	Olanzapina
Doenças imunomediadas	Granulomatose com poliangiite (granulomatose de Wegener)
	Síndrome de Sjögren
	Lúpus eritematoso sistêmico
	Vasculite
	Sarcoidose
	Doença de Crohn
Doenças ou neoplasias malignas hematológicas	Mieloma múltiplo
	Doença falciforme
	Linfoma
Infecção	Pielonefrite crônica
	Pielonefrite xantogranulomatosa
	Hepatite
	Vírus Epstein-Barr
	Vírus da imunodeficiência humana (HIV)
Obstrução	Tumores
	Cálculos
	Obstrução da saída da bexiga
	Refluxo vesicoureteral
Outros distúrbios	Nefropatia mesoamericana
	Nefrite por radiação
	Arterionefrosclerose hipertensiva
	Doença isquêmica renal

A quantidade cumulativa da associação de fenacetina-paracetamol necessária para causar NIC é estimada em pelo menos 2 a 3 kg. Embora se tenha acreditado inicialmente que fosse exclusivamente associada a combinações contendo fenacetina, todos os analgésicos, incluindo paracetamol, AAS e AINEs, são capazes de induzir NIC.

A nefropatia por analgésicos é mais comumente detectada em mulheres na sexta e na sétima décadas de vida. Os pacientes com nefropatia por analgésicos podem apresentar níveis séricos elevados de creatinina, proteinúria modesta, piúria estéril e anemia. Em determinadas ocasiões, os pacientes apresentam dor lombar e hematúria macroscópica, sugerindo necrose papilar. O diagnóstico é sustentado por história de uso maciço de analgésicos, e a tomografia computadorizada (TC) pode revelar microcalcificações nas pontas papilares.

O tratamento da nefropatia por analgésicos é de suporte e consiste na interrupção do uso de analgésicos. Os estudos de acompanhamento em longo prazo caracterizam-se por progressão para DRET,

exigindo terapias renais substitutivas. Observa-se, também, incidência elevada de cânceres uroepiteliais em pacientes com uso prolongado de analgésicos.

Nefropatia por fitoterápicos chineses e nefropatia endêmica dos Bálcãs

A nefropatia por fitoterápicos chineses e a nefropatia endêmica dos Bálcãs (NEB), também denominadas *nefropatia por ácido aristolóquico* (NAA), são doenças renais tubulointersticiais crônicas associadas ao carcinoma urotelial. A expressão clínica e as lesões patológicas observadas em diferentes estágios da nefropatia por fitoterápicos chineses e da NEB são notavelmente semelhantes, exceto pela maior prevalência da nefropatia por fitoterápicos chineses em mulheres e pelo agrupamento familiar da NEB. Ambas têm sido associadas à exposição à nefrotoxina e a carcinógeno, o ácido aristolóquico. Foi sugerido que os termos *nefropatia por fitoterápicos chineses* e *NEB* deveriam ser abandonados e substituídos pelo termo NAA.

O ácido aristolóquico é um importante componente de fitoterápicos contendo *Aristolochia*, comumente prescritos na China e em outros países asiáticos. A NAA foi relatada pela primeira vez na Bélgica, em 1993, em mulheres jovens que tomavam ervas chinesas contendo ácido aristolóquico para redução de peso, e o achado foi confirmado por muitos outros. A NEB foi descrita há 50 anos em aldeias agrícolas na região dos Bálcãs, onde há exposição dietética ao ácido aristolóquico via contaminação da farinha preparada com trigo cultivado localmente.

As características singulares da NAA consistem em agrupamento dos casos em adultos em áreas endêmicas e estreita associação com carcinomas das vias urinárias superiores. Cerca de 50% dos pacientes afetados desenvolvem carcinomas de células de transição. O ácido aristolóquico induz dano ao DNA com assinatura molecular distinta. Infelizmente, não existe tratamento específico efetivo para a NAA. O manejo é de suporte, com monitoramento regular à procura de neoplasia maligna urotelial.

Metais pesados

Os metais pesados, como cádmio, chumbo e cromo, podem causar NIC, e a exposição geralmente representa uma toxina ambiental. Ocorre exposição ao cádmio com fumaça de tabaco e água e alimentos contaminados. A exposição ao chumbo ocorre em consequência do contato com tinta à base de chumbo e poeira e solo contaminados com chumbo. O cromo é utilizado para aumentar a dureza e a resistência à corrosão da liga de aço, e pode ocorrer exposição ao cromo quando funcionários de instalações industriais trabalham com ligas de aço, corantes, tintas e plásticos. Os túbulos proximais constituem o principal local de acumulação e lesão, porém outros segmentos do néfron também podem ser lesionados.

A nefrotoxicidade por metais pesados varia desde disfunção tubular leve até DRC avançada. A extensão do dano renal depende da natureza, da dose, da via e da duração da exposição. Em caso de exposição crônica, são observadas alterações compatíveis com NIC na biopsia renal. A característica clínica mais bem caracterizada da nefrotoxicidade por metais pesados é a síndrome de Fanconi, que resulta de lesão tubular proximal. Esses pacientes apresentam proteinúria de baixo peso molecular, aminoacidúria, bicarbonatúria, glicosúria e fosfatúria. Outros achados clínicos de toxicidade pelo chumbo incluem gota em decorrência da excreção diminuída de urato nos túbulos proximais, anemia hemolítica, encefalopatia e neuropatia.

Além dos cuidados de suporte, não existe tratamento específico para a doença renal associada a metais pesados. Podem-se utilizar agentes quelantes na intoxicação aguda, porém nenhum ensaio clínico randomizado comprovou a eficácia da quelação nos desfechos clínicos.

Sarcoidose

A sarcoidose é uma doença inflamatória multissistêmica crônica de origem desconhecida. Caracteriza-se por granulomas epithelioides não caseosos em órgãos afetados, levando à disfunção orgânica. A gravidade e a diversidade das manifestações clínicas relacionadas com a sarcoidose dependem da extensão das lesões granulomatosas infiltrantes. A nefrite tubulointersticial granulomatosa é observada em cerca de 20% dos pacientes com sarcoidose e responde bem à terapia com esteroides. A sarcoidose é descrita de modo detalhado em outro capítulo.

A terapia com corticosteroides é efetiva no contexto agudo e na nefrite tubulointersticial avançada. O tratamento consiste em prednisona (1 mg/kg/dia) durante 6 a 12 semanas, seguida por redução gradual da dose. Alguns pacientes com nefrite tubulointersticial granulomatosa podem necessitar de tratamento em longo prazo com esteroides para preservar a função renal, embora os efeitos colaterais desses fármacos limitem o seu uso na doença renal avançada. A eficácia de fármacos poupadores de corticosteroides, como micofenolato de mofetila ou azatioprina, para a nefrite intersticial relacionada com o sarcoide requer investigação adicional.

Nefrite por radiação

A exposição à radiação constitui uma causa significativa de DRC, e a nefrite por radiação desenvolve-se na maioria dos pacientes se forem expostos a mais de 23 Gy. A radiação ionizante provoca dano direto a todas as moléculas, incluindo o DNA, e inicia a síntese celular de espécies reativas de oxigênio, que causam dano tecidual secundário. Radicais hidroxila são gerados milissegundos após a exposição do tecido. O estresse oxidativo e outros fatores podem desempenhar papéis adicionais ao longo do tempo, e os pacientes podem desenvolver lesão renal grave e comprometimento da função 6 a 12 meses (ou mais) após a exposição. Ao exame histopatológico, podem ser observadas alterações precoces e tardias, que consistem em edema celular, mesangiólise, lesão tubular variável, atrofia tubular, cicatrização glomerular e aumento da matriz mesangial.

O diagnóstico baseia-se normalmente em uma história de exposição à radiação e achados clínicos de lesão renal. O tratamento é de suporte.

Doença falciforme

A DRC é relativamente comum em pacientes com doença falciforme, um distúrbio hematológico hereditário caracterizado por anemia hemolítica e oclusão vascular por eritrócitos falciformes. Em condições normais, a zona medular do rim caracteriza-se por baixa tensão de oxigênio, pH ácido e alta osmolalidade, o que pode predispor a aumento da viscosidade do sangue e falcização dos eritrócitos. Isso aumenta a probabilidade de isquemia local e infarto da microcirculação renal. Nos vasos retos, a oclusão vascular pode interferir no sistema de troca de contracorrente na medula interna, resultando em defeito no mecanismo de concentração da urina.

Os pacientes podem apresentar nictúria ou poliúria e podem desenvolver hematúria macroscópica devido à necrose papilar, que resulta de isquemia e infarto medulares. As papilas descamadas podem causar obstrução do fluxo do sistema urinário, levando à nefropatia obstrutiva e à insuficiência renal. Outra anormalidade associada à doença falciforme é a proteinúria, uma consequência da hiperfiltração glomerular que resulta da redução da massa de néfrons.

O tratamento da nefropatia falciforme concentra-se no manejo primário no distúrbio hematológico. A disfunção tubular pode exigir suplementação de potássio e de bicarbonato para tratar a hipopotassemia e a acidose, e os pacientes com DRET são tratados com diálise e transplante renal.

Lítio

O lítio é um cátion monovalente livremente filtrado através dos glomérulos. Até 80% do lítio filtrado são reabsorvidos no túbulo proximal, e uma pequena fração é reabsorvida no néfron distal através do canal de sódio epitelial ($E_{Na}C$). O lítio causa desregulação do canal de água de aquaporina e expressão do $E_{Na}C$ no ducto coletor cortical. A manifestação mais comum da doença renal associada ao lítio é a NIC, que se manifesta como declínio insidioso crônico da função renal. O curso da doença renal após a interrupção do lítio é altamente imprevisível, e não há indícios clínicos confiáveis para identificar os pacientes destinados à recuperação ou à progressão.

O lítio também está associado ao diabetes insípido nefrogênico (DIN), que pode ocorrer em até 40% dos pacientes apenas 8 semanas após iniciar a administração de lítio. Outras disfunções tubulares associadas ao lítio incluem diurese hídrica, natriurese e acidose metabólica. O DIN associado ao lítio pode ser tratado com bloqueio do $E_{Na}C$ com amilorida.

Nefropatia mesoamericana

A nefropatia mesoamericana, hoje formalmente designada DRC de causas não tradicionais, é uma forma emergente de DRC progressiva identificada nas últimas duas décadas. É observada principalmente em pessoas que trabalham na agricultura (em geral, em plantações de cana-de-açúcar ou algodão) na América Central. Foi também descrita uma DRC não proteinúrica semelhante no sul da Ásia e em Sri Lanka. O fator de risco mais significativo consiste em trabalho físico extenuante e prolongado em climas quentes e úmidos. Outros fatores de risco incluem sexo masculino, baixa massa corporal, consumo de bebidas ricas em frutose, exposição a metais pesados do solo, nefrotoxinas ou AINEs e doenças infecciosas, como leptospirose e infecções por hantavírus. A exposição a pesticidas por si só não parece aumentar o risco. A patogênese ainda não está claramente elucidada; entretanto, a hipótese atual sugere que episódios repetidos de estresse por calor e desidratação levem à ativação do sistema renina-angiotensina-aldosterona, da vasopressina e da via de poliol-frutoquinase, causando aumento do estresse oxidativo e LRA recorrente, o que, por fim, leva a nefrite tubulointersticial. Além disso, a exposição ao calor e a consequente desidratação podem aumentar a reabsorção tubular de toxinas e agravar potencialmente a lesão renal mediada por toxinas. Além disso, a exposição ao calor pode resultar em insolação ou baixo grau de rabdomiólise, o que pode exacerbar a lesão renal.

Os pacientes normalmente são homens jovens ou de meia-idade, normotensos, apresentam edema mínimo e podem relatar sintomas de disúria ou nictúria. Os dados laboratoriais são notáveis pela elevação da creatinina, hipopotassemia, hipomagnesemia, hiperuricemia e exame de urina, que, com frequência, é inespecífico, sem hematúria e com proteinúria mínima (se houver). A ultrassonografia (US) do abdome mostra rins pequenos com adelgaçamento cortical. O diagnóstico exige o contexto clínico apropriado e a obtenção de biopsia renal. As características histológicas consistem em dano tubulointersticial, glomerulosclerose e isquemia glomerular crônica. O tratamento é de suporte, e esforços adicionais devem ser direcionados para prevenir a progressão da doença.

Obstrução do sistema urinário

A obstrução do sistema urinário constitui uma causa comum de LRA e DRC. Quando a função renal está normal em condições basais, a obstrução unilateral ou parcial em qualquer ponto ao longo do sistema urinário pode ser assintomática, sem alteração perceptível da função renal ou do débito urinário. Entretanto, a obstrução bilateral do sistema urinário pode levar a lesões renais aguda e crônica e DRET. É importante considerar essa possibilidade no início da evolução clínica de lesão renal inexplicada ou uremia.

A obstrução ao fluxo de urina provoca o aumento da pressão intraluminal ureteral. Com o tempo, ocorre lesão dos túbulos dos néfrons, e as alterações resultantes nos níveis de tromboxano A_2 e de angiotensina diminuem o fluxo sanguíneo renal. O dano tubular leva a defeitos na concentração da urina, acidose tubular renal (ATR) e hiperpotassemia. Se a obstrução completa não for aliviada, a isquemia e a perda de néfrons diminuem a taxa de filtração glomerular.

As causas comuns de nefropatia obstrutiva são mostradas na Tabela 27.4. Entre homens idosos, a hipertrofia prostática benigna é particularmente preocupante. De modo geral, a apresentação clínica depende da causa, do local e do tempo de obstrução. Os pacientes com nefropatia obstrutiva podem apresentar diminuição do débito urinário associada a dor suprapúbica (*i. e.*, distensão da bexiga em consequência de obstrução ureteral), cólica renal (*i. e.*, nefrolitíase), infecções urinárias, febre, LRA, hipertensão arterial sistêmica e hematúria. O sintoma de apresentação mais comum consiste em dor que resulta do estiramento do sistema coletor urinário. Em geral, a obstrução ureteral aguda resulta em dor lombar intensa, que normalmente se irradia para a região pélvica e é referida como *cólica renal*. Os pacientes com obstrução completa da saída da bexiga desenvolvem LRA e anúria. Os pacientes com obstrução incompleta ou intermitente da saída da bexiga têm hesitação urinária, gotejamento, urgência, diminuição do jato de urina, nictúria e poliúria. Esses pacientes comumente não apresentam dor. A lesão tubular em decorrência de obstrução causa diminuição da capacidade de concentração urinária, levando à poliúria.

O exame físico deve incluir palpação do rim e da bexiga, bem como avaliação retal, pélvica e da próstata. O paciente pode apresentar uma bexiga aumentada e palpável, aumento da próstata, hipersensibilidade costovertebral, dor na virilha, hipertensão ou hematúria macroscópica.

Tabela 27.4 Causas de obstrução urinária.

Causa	Exemplos
Malformação congênita do sistema urinário	Estenose no meato
	Ureterocele
	Válvulas uretrais posteriores
	Atresia uretral
	Fimose
	Síndrome do megaureter-abdome em ameixa seca (*prune belly*)
Obstrução intraluminal (uretra e saída da bexiga)	Fimose
	Estenoses uretrais
	Hiperplasia prostática benigna
	Tumor pélvico
	Fármacos anticolinérgicos
	Bexiga neurogênica
	Tuberculose
	Radiação
	Traumatismo
	Cálculos
	Coágulos sanguíneos
	Necrose papilar (doença falciforme, diabetes melito)
Compressão extrínseca	Tumores pélvicos
	Hipertrofia prostática
	Fibrose ou tumores retroperitoneais
Anomalias adquiridas	Estenoses uretrais
	Bexiga neurogênica
	Precipitados intratubulares
	Massa ou cálculos vesicais

A base da avaliação inicial inclui a medição do volume residual pós-miccional da bexiga (um valor > 125 mℓ é considerado significativo e pode indicar obstrução) e US ou TC dos rins e do sistema urinário para avaliação dos rins, dos ureteres e da bexiga à procura de distensão ou outras anormalidades.

Os objetivos iniciais da terapia consistem em controlar a volemia, as anormalidades eletrolíticas, a infecção e outras complicações da nefropatia obstrutiva e em aliviar a obstrução o mais rápido possível, de modo a evitar qualquer dano adicional ao parênquima renal. Se houver suspeita de obstrução urinária, deve-se inserir um cateter na bexiga para tratar uma possível obstrução da saída da bexiga. Se for detectado um grande volume residual pós-miccional (> 125 mℓ), o cateter urinário deve permanecer no local enquanto a causa é investigada. Em determinadas ocasiões, o alívio da obstrução está associado a uma acentuada diurese pós-obstrutiva, cujo grau pode ser suficiente para causar depleção de volume e hipotensão.

Se a obstrução for aguda, pode-se esperar recuperação completa da função renal. Se o local anatômico da obstrução do sistema urinário estiver acima da bexiga, podem ser necessárias abordagens mais sofisticadas de drenagem (p. ex., colocação de tubo de nefrostomia percutânea) para aliviar a obstrução.

DOENÇAS CÍSTICAS DO RIM

Os cistos renais são estruturas tubulares preenchidas de líquido e revestidas por epitélio polarizado; eles resultam de defeitos na estrutura e na função das células epiteliais tubulares renais. Os cistos renais podem ser solitários ou múltiplos, simples ou complexos. A doença cística renal pode ser de desenvolvimento, hereditária ou adquirida, que se desenvolve em pacientes com DRC. As doenças císticas podem ser localizadas nos rins ou podem apresentar manifestações sistêmicas. Dependendo da causa subjacente dos cistos, a idade de apresentação pode variar desde pré-natal até mais tarde na vida. As doenças císticas renais constituem importantes causas de DRET.

Nos últimos anos, foram identificados vários mecanismos celulares e moleculares envolvidos na cistogênese. A e-Figura 27.4 apresenta um algoritmo para a avaliação dos cistos renais.

Cistos simples

Os cistos simples são mais comuns. O uso generalizado da US e da TC resultou na detecção frequente de cistos renais. Em geral, são estruturas bem definidas unilaterais e solitárias, mas que podem ser múltiplas e bilaterais. Eles tendem a ser mais comuns entre adultos de mais idade e, com frequência, são achados incidentais benignos em radiografias. A US revela uma cavidade preenchida de líquido, com parede fina, porém sem septações ou calcificações. O diâmetro varia entre 0,5 e 1,0 cm, porém alguns cistos são grandes e têm até 3 a 4 cm de diâmetro.

Diagnóstico: os cistos simples são geralmente assintomáticos. Todavia, em determinadas ocasiões, eles resultam em massa abdominal palpável, infecção, dorsalgia ou hematúria. A diferenciação dos cistos simples daqueles associados a doenças genéticas baseia-se no padrão cístico, na idade de detecção e na história familiar.

Tratamento: se o paciente estiver assintomático, não há necessidade de tratamento dos cistos simples. Se o cisto renal se tornar infectado, causar dor ou levar à hipertensão arterial sistêmica mediada por renina, a drenagem percutânea é, com frequência, o primeiro passo na avaliação adicional e no manejo.

Cistos complexos

A distinção entre cistos simples e complexos geralmente é feita por meio de radiografias. Em caso de dúvida, o exame histológico torna-se necessário para excluir a possibilidade de neoplasia maligna, porém o exame de imagem é sensível e específico e é suficiente na maioria dos casos. A distinção entre cistos complexos e simples é importante no monitoramento da necessidade de intervenção, visto que os cistos simples são normalmente benignos, ao passo que os cistos complexos têm maior risco de neoplasia maligna e outras complicações. No cisto simples, as complicações como hemorragia ou infecção podem resultar no desenvolvimento de características de cistos mais complexos, incluindo calcificação, septos, margens irregulares e multilobularidade.

A avaliação inicial de um cisto renal inclui US e, se o resultado não for elucidador, TC trifásica, que é realizada para caracterizar o cisto. Se as características de um cisto em termos de tamanho, nodularidade, realce mural ou septações mudarem com o passar do tempo, a probabilidade de neoplasia maligna aumenta.

Para auxiliar o diagnóstico e o manejo, a classificação de Bosniak dos cistos renais foi introduzida em 1986 e foi revisada desde então. Essa classificação, que inclui quatro categorias com várias subcategorias importantes, baseadas em achados de TC trifásica, é descrita na Tabela 27.5. Os cistos das categorias I e II são benignos. Os cistos da categoria IIF apresentam uma faixa de taxa relatada de neoplasia maligna de 0 a 38%, de modo que é necessário efetuar o seu acompanhamento. O risco aumenta para quase 50% nos cistos da categoria III. Os cistos renais das categorias III e IV são considerados carcinoma renal, até prova em contrário, e, em geral, são submetidos à ressecção cirúrgica. Embora a atual classificação de Bosniak dos cistos renais forneça uma previsão sobre a probabilidade de câncer, ela não avalia a agressividade do tumor. Com as inovações tecnológicas e o avanço do conhecimento, foi feita uma nova proposta, em 2019, para uma revisão adicional da classificação de Bosniak.

Doença renal cística adquirida na doença renal crônica

A doença renal cística adquirida (DRCA) é uma doença decorrente de DRC de longa duração. É definida por três ou mais cistos por rim em um paciente com DRC ou DRET. A prevalência da DRCA aumenta com a duração da diálise, alcançando 87% depois de 10 anos de diálise. Os pacientes do sexo masculino, de idade avançada, com história de doença cardíaca, rins maiores e calcificações renais têm maior probabilidade de desenvolver DRCA.

Nem a causa da DRET subjacente nem o modo de diálise influenciam a progressão da DRCA. Foi postulado que o dano ao parênquima renal da DRC aumenta os níveis de fatores de crescimento locais, que promovem hipertrofia e geração de cistos nos néfrons restantes. Em alguns casos, o aumento dos níveis dos fatores de crescimento e os genes mutados (p. ex., *ERBB2*) podem causar a transformação maligna dos cistos, que constitui a principal preocupação clínica em 3 a 7% dos pacientes com DRCA.

A formação de cistos relacionados com a DRCA é limitada aos rins e constitui um achado incidental em exames radiográficos. Os pacientes com DRCA são normalmente assintomáticos, mas podem desenvolver complicações infecciosas ou hemorrágicas. A DRCA pode ser diferenciada das causas hereditárias de doença cística renal pela presença de DRC ou de DRET na ausência de qualquer outro achado clínico.

Os pacientes com DRCA não necessitam de tratamento específico. Os cistos são tratados com base na categoria de Bosniak, conforme discutido na seção sobre carcinoma de células renais (CCR). O rastreamento de rotina para DRCA entre pacientes submetidos à diálise é controverso, porém é recomendado para pacientes durante a avaliação pré-transplante. Os receptores de transplante renal com DRCA devem efetuar uma US anual dos rins, devido ao maior risco de neoplasia maligna em consequência da exposição à imunossupressão e à maior expectativa de vida.

Doenças renais císticas hereditárias

As doenças renais císticas hereditárias mais comuns são as doenças renais policísticas (DRP), incluindo as formas autossômica dominante e autossômica recessiva de DRP. Outras doenças renais císticas hereditárias incluem a doença renal tubulointersticial autossômica dominante, a doença de Von Hippel-Lindau (DVHL) e a esclerose tuberosa. Nos distúrbios hereditários, várias mutações foram associadas à formação de cistos. Na DRP, os cistos não estão conectados ao sistema de drenagem urinária, e a secreção celular resulta em aumento dos cistos. A mutação de qualquer um dos genes relacionados com o epitélio tubular, como *PKD1*, *PKD2* e mucina-1 (*MUC1*), pode resultar em ruptura da função ciliar normal, levando à formação de cistos devido à proliferação excessiva do epitélio tubular e ao aumento da secreção de líquidos.

Doença renal policística

A DRP consiste em duas formas principais de doença renal cística monogenética: a doença renal policística autossômica dominante (DRPAD) e a doença renal policística autossômica recessiva (DRPAR).

Tabela 27.5 Esquema de classificação dos cistos renais de Bosniak.	
Categoria	**Descrição**
I. Cisto simples	Cisto simples benigno com parede fina e ausência de septos, calcificações ou componentes sólidos
II. Minimamente complicado	Lesão cística benigna com poucos septos finos. A parede ou os septos podem conter pequenas calcificações ou um curto segmento de calcificação ligeiramente espessa (essa categoria também inclui lesões com alta atenuação uniforme, que têm menos de 3 cm de diâmetro, bem marginadas e sem realce)
IIF. Complicado	Cistos bem marginados, porém mais complicados do que os da categoria II. Apresentam múltiplos septos finos ou espessamento liso mínimo dos septos ou da parede e podem conter calcificações, que podem ser espessas e nodulares (essa categoria também inclui lesões totalmente intrarrenais, com alta atenuação e sem realce, com mais de 3 cm de diâmetro)
III. Indeterminado	Massas císticas indeterminadas que apresentam paredes ou septos espessos, irregulares ou lisos. Essas lesões apresentam realce na tomografia computadorizada. Entre 40 e 60% são malignos (p. ex., carcinoma cístico de células renais, carcinoma cístico multiloculado de células renais). As lesões remanescentes consistem em cistos hemorrágicos, crônicos, infectados ou nefroma cístico multilocular e são benignas
IV. Neoplasia maligna	Na tomografia computadorizada, as lesões são características dos cistos da categoria III e contêm componentes de tecido mole com realce, adjacentes ou independentes da parede ou do septo no cisto. Entre 85 e 100% das lesões são malignas, e recomendam-se a sua avaliação e excisão cirúrgica

Os pacientes com DRP desenvolvem múltiplos cistos cheios de líquidos em ambos os rins e, algumas vezes, em outros órgãos. Em geral, os cistos formam-se no segmento distal dos néfrons e ductos coletores a partir de evaginações das células epiteliais renais, secreção anormal de líquido e alteração da interação de célula e matriz. Uma vez formados, os cistos desprendem-se dos túbulos e aumentam progressivamente de tamanho, com consequente compressão dos néfrons próximos, do interstício e dos vasos. A lesão das estruturas renais adjacentes leva à inflamação e à fibrose.

Doença renal policística autossômica dominante

Definição e epidemiologia. A DRPAD constitui a causa mais comum de doença cística renal e é uma importante causa de DRET. A doença monogênica progressiva caracteriza-se por múltiplos cistos nos rins e em outros órgãos, como o fígado e o pâncreas. A incidência da DRPAD é de 1 caso em cada 400 a 1.000 nascidos vivos, e entre 300.000 e 600.000 norte-americanos são afetados pela doença.

Patologia e patogênese. Mutações nos genes *PKD1* e *PKD2* são responsáveis por cerca de 85 e 15% dos casos de DRPAD, respectivamente, e há evidências de importantes genes modificadores. O gene *PKD1* está localizado no cromossomo 14 e codifica a proteína policistina 1 (PC1), que atua como receptor de membrana. O gene *PDK2* está localizado no cromossomo 4 e codifica a policistina 2 (PC2), que funciona como canal catiônico permeável ao cálcio (e-Figura 27.5). A PC1 e a PC2 regulam a homeostasia do cálcio intracelular e as vias de sinalização envolvidas na morfogênese tubular e nas interações das células. A PC1 e a PC2 também são proteínas integrais de membrana dos cílios, incluindo os cílios primários das células tubulares renais. A DRPAD é agora classificada na nova classe de doenças, denominadas *ciliopatias.* Além dos túbulos renais, as proteínas PC1 e PC2 são encontradas em diversos tipos de células, incluindo ductos biliares, células endoteliais e neurônios. Em consequência, os pacientes com DRPAD com proteínas PC1 ou PC2 mutadas frequentemente apresentam manifestações extrarrenais (Tabela 27.6).

No rim, o aumento no tamanho e no número de cistos com o decorrer do tempo provoca dano à arquitetura renal adjacente e causa DRC e hipertensão mediada por renina. O volume total do rim aumenta continuamente e está associado ao declínio progressivo da função renal. Taxas mais altas de aumento dos rins estão associadas à diminuição mais rápida da função renal.

Apresentação clínica. A DRPAD é uma doença multissistêmica. A apresentação clínica pode variar desde a ausência de sintomas até uma série de manifestações sistêmicas, incluindo doença policística hepática, que é detectada em cerca de 80% dos adultos. A ocorrência de anormalidades nas valvas cardíacas e os aneurismas cerebrais constituem características não císticas essenciais da DRPAD, e ocorre agrupamento familiar de casos. São observados aneurismas cerebrais em cerca de 8% dos pacientes com DRPAD, porém a incidência aumenta para 20% entre aqueles que apresentam história familiar positiva de aneurisma cerebral ou hemorragia subaracnóidea. Os pacientes com DRPAD que têm história familiar positiva de aneurisma cerebral ou morte súbita de causa desconhecida devem ser submetidos a rastreamento para aneurisma cerebral.

Observa-se o desenvolvimento de cistos na maioria dos pacientes com DRPAD antes dos 30 anos, porém a DRC pode ocorrer tardiamente, depois da quarta década. Os pacientes com mutações de *PKD2* apresentam início mais tardio e progressão mais lenta da doença do que aqueles com mutação *PKD1*. A sobrevida renal associada a mutações *PKD2* é cerca de 20 anos mais longa do que aquela associada a mutações *PKD1*. Além dos cistos, outras manifestações renais de DRPAD incluem defeitos de concentração urinária, hipertensão e nefrolitíase. Vinte por cento dos pacientes com DRPAD podem desenvolver nefrolitíase de ácido úrico e de oxalato de cálcio e podem apresentar cólica renal, nefropatia obstrutiva ou infecção urinária.

Diagnóstico. A DRPAD é normalmente diagnosticada pelo exame de imagem dos rins. O achado de três ou mais cistos (unilaterais ou bilaterais) em pacientes com idade inferior a 30 anos, de dois ou mais cistos em cada rim de pacientes entre 40 e 59 anos e de quatro ou mais cistos em cada rim de pacientes com mais de 60 anos é suficiente para estabelecer o diagnóstico de DRPAD (Tabela 27.7). A ausência de mais de dois cistos em indivíduos com mais de 40 anos torna muito improvável o diagnóstico de DRPAD. Em geral, não há necessidade de teste genético no indivíduo com história familiar positiva se forem preenchidos outros critérios diagnósticos de DRPAD, porém outros membros da família devem ser submetidos a rastreamento com US dos rins.

Tratamento. O volume total dos rins correlaciona-se com a manifestação de DRP. Não existe tratamento específico para evitar o crescimento de cistos renais ou hepáticos. A tolvaptana, um inibidor do receptor de vasopressina 2, foi recentemente aprovada pela Food and Drug Administration (FDA) para retardar a progressão da doença renal na DRP. Tendo-se em vista o alto custo e o perfil de efeitos colaterais do fármaco, ele só deve ser administrado a pacientes selecionados com DRPAD que provavelmente obterão maior benefício dele. Devido à hepatotoxicidade, o uso da tolvaptana exige um rigoroso monitoramento das enzimas hepáticas. Outras intervenções incluem aumento da hidratação, manutenção de um peso corporal saudável, diminuição da ingestão de sódio, proteína e cafeína e tratamento da hipertensão e da dislipidemia, o que pode retardar a

Tabela 27.6 Manifestações extrarrenais da doença renal policística autossômica dominante.

Órgão envolvido	Manifestações
Fígado	Doença policística hepática
Cérebro	Aneurismas intracranianos
Manifestações vasculares	Dissecção da parte torácica da aorta
	Aneurisma da artéria coronária
Manifestações cardíacas	Doença cardíaca valvar
	Prolapso e regurgitação da valva mitral
	Prolapso e regurgitação da valva tricúspide
Outros	Cisto pancreático
	Cisto da glândula seminal
	Divertículos colônicos e duodenais

Tabela 27.7 Critérios ultrassonográficos de doença renal policística autossômica dominante.

Idade	Número de cistos
História familiar positiva	
< 30 anos	≥ 2 cistos unilaterais ou bilaterais
30 a 39 anos	≥ 3 cistos unilaterais ou bilaterais
40 a 59 anos	≥ 2 cistos em cada rim
> 60 anos	≥ 4 cistos em cada rim
Sem história familiar	
16 a 40 anos	> 10 cistos em cada rim

progressão da doença renal. A hipertensão mediada por renina constitui uma complicação comum da DRPAD, que contribui para o aumento da incidência de mortalidade cardiovascular e a progressão mais rápida para a DRET. A terapia mais importante e efetiva continua sendo o controle da hipertensão arterial sistêmica por inibidores da enzima conversora de angiotensina (IECAs) ou por bloqueadores dos receptores de angiotensina (BRAs) para alcançar uma pressão arterial alvo inferior a 125/175 mmHg. O duplo bloqueio com IECAs e BRAs não proporciona benefício adicional e aumenta o risco de hiperpotassemia.

O aumento dos cistos renais pode causar dor, e os cistos podem ser complicados por infecção ou por sangramento, o que justifica uma intervenção específica. Em geral, a descompressão cirúrgica é reservada para pacientes que não respondem ao manejo conservador. Se ocorrer DRET, os pacientes são tratados com terapia renal substitutiva, incluindo diálise e transplante renal. O manejo preventivo dos aneurismas intracranianos é importante, porém controverso.

Prognóstico. O momento de início e a taxa de progressão da DRPAD variam de paciente para paciente, mesmo dentro da mesma família. Os fatores de risco para DRC progressiva incluem aumento do volume de cistos renais, mutação do gene *PKD1* e hipertensão não controlada. Outros fatores de risco incluem sexo masculino, diagnóstico de DRPAD antes dos 30 anos, hipertensão antes dos 35 anos, diabetes melito concomitante e hematúria. Cerca de 45% dos pacientes com DRPAD desenvolvem DRET aos 60 anos, porém apresentam um prognóstico melhor do que os pacientes com DRET de outras causas.

Doença renal policística autossômica recessiva

Definição e epidemiologia. A DRPAR é também classificada dentro das ciliopatias. A DRPAR caracteriza-se por dilatação difusa dos ductos coletores e fibrose hepática congênita. A incidência estimada de DRPAR é de 1 caso em cada 20 mil nascidos vivos.

Patogênese. As mutações no gene *HNF1B* e no gene da doença renal e hepática policística 1 (*PKHD1*) são responsáveis pela DRPAR. O *PKHD1* é um grande gene localizado no cromossomo 6. Foram identificadas mais de 300 mutações em diferentes *loci* do gene *PKHD1*. A fibrocistina (*i. e.*, poliductina), que é o produto do *PKHD1*, é expressa nos cílios primários do ramo ascendente espesso, nos ductos corticais e medulares do rim e nos ductos biliares hepáticos. Ela desempenha um importante papel na diferenciação terminal do rim e dos dúctulos biliares.

Apresentação clínica. A DRPAR é altamente variável quanto ao fenótipo. Os pacientes com DRPAR podem ser diagnosticados em diferentes idades, porém aqueles com fenótipo mais grave manifestam a doença *in utero* ou por ocasião do nascimento, devido ao desenvolvimento de rins de tamanho aumentado, oligo-hidrâmnio, hipoplasia pulmonar, fácies de Potter (nariz achatado, queixo recuado, pregas epicânticas e orelhas de implantação baixa) e deformidades da coluna e dos membros. Os recém-nascidos normalmente apresentam aumento dos rins e insuficiência renal, ao passo que os pacientes de mais idade têm doença hepática, incluindo hipertensão portal, hepatoesplenomegalia, sangramento de varizes e fibrose hepática.

Diagnóstico diferencial. Em geral, suspeita-se do diagnóstico inicial com base em US pré-natal ou infantil. A US do abdome revela aumento bilateral dos rins com múltiplos cistos. O exame de imagem fetal mostra oligo-hidrâmnio, hipoplasia pulmonar e síndrome de Potter. Embora a análise molecular diagnóstica seja o padrão-ouro para o diagnóstico de DRPAR, é difícil realizá-la, devido ao alto nível de heterogeneidade do gene *PKHD1*.

Tratamento e prognóstico. Não existe tratamento para a DRPAR e, em geral, o teste genético não é realizado fora do cenário de pesquisa.

A maioria das mortes ocorre *in utero* ou por ocasião do nascimento, e, entre aqueles com DRPAR que sobrevivem ao nascimento, 20 a 30% morrem no primeiro ano de vida. Os recém-nascidos apresentam mais manifestações renais, ao passo que os pacientes de mais idade têm mais doença hepática, que se manifesta como hipertensão portal, hepatoesplenomegalia e sangramento de varizes esofágicas ou gástricas. A probabilidade de os pacientes estarem vivos sem DRET aumenta com a idade na apresentação, devido a seus fenótipos mais benignos. Em virtude da herança autossômica recessiva, o risco de recorrência da DRPAR em gestações subsequentes de pais com uma criança portadora de DRPAR é de 25%.

Nefronoftise juvenil e doença renal tubulointersticial autossômica dominante (DRTAD)

Definição e epidemiologia. A nefronoftise (NPHP) e a doença renal tubulointersticial autossômica dominante (DRTAD) são formas hereditárias de doença cística renal. Ambas produzem cistos bilaterais na junção corticomedular do rim e estão associadas a DRC progressiva e DRET. São indistinguíveis dos pontos de vista clínico e patológico e são separadas apenas pela idade de início e pelo modo de herança.

A NPHP é uma doença cística renal autossômica recessiva, em que a idade mediana de início da doença renal é de 11,5 anos. A DRTAD tem um padrão de herança autossômico dominante, e a idade mediana de início da doença renal é de 28,5 anos. A NPHP é mais comum do que a DRTAD e constitui a causa mais comum de DRET nas primeiras três décadas de vida.

Patogênese. Vários genes estão associados aos fenótipos da NPHP e da DRTAD. Defeitos funcionais em qualquer uma das proteínas associadas a esses genes podem levar à disfunção ciliar e ao desenvolvimento de múltiplos cistos. Mutações em pelo menos três genes – *MUC1*, *REN* e *UMOD* que codificam a mucina 1, a renina e a uromodulina, respectivamente – podem levar à DRTAD. A mutação do gene *UMOD* constitui a mutação mais comum, e pacientes portadores dessa mutação desenvolvem gota em uma idade precoce, com DRC. A NPHP é causada por mutações em pelo menos 20 genes codificadores de proteínas que estão associadas aos cílios, corpos basais e centrômeros. A mutação de *NPHP1* é a mutação mais comum, relatada em cerca de 20% dos pacientes, enquanto outras mutações contribuem, cada uma, com menos de 3%.

Apresentação clínica. As três formas clínicas de NPHP baseiam-se no início da DRET: uma forma infantil com início mediano em 1 ano, uma forma juvenil com início mediano aos 13 anos, e uma forma adolescente com início mediano aos 19 anos. Algumas crianças apresentam sintomas extrarrenais: retinite pigmentosa (síndrome de Senior-Løken), déficit intelectual, ataxia cerebelar, anormalidades ósseas ou fibrose hepática. Pode-se observar também *situs inversus* e comunicação interventricular (CIV) na forma infantil da NPHP. Em pacientes com DRTAD, os sintomas surgem normalmente na quarta ou na quinta décadas de vida e consistem em hematúria, infecção ou nefrolitíase. Ocorre desenvolvimento de DRET entre 50 e 70 anos.

Diagnóstico diferencial. O diagnóstico de NPHP ou de DRTAD baseia-se principalmente nas manifestações clínicas. A doença pode ser sugerida por cistos medulares, baixa densidade urinária e ausência de proteinúria significativa. Dispõe-se de um teste genético para várias mutações dos genes, que pode ser aplicado com base na idade de apresentação. Os irmãos podem ser submetidos a rastreamento por US renal e teste de concentração da urina. Em geral, a biopsia renal não está indicada, visto que os achados de fibrose intersticial e atrofia tubular são inespecíficos.

Tratamento e prognóstico. Não existe tratamento específico para a NPHP ou a DRTAD, e o tratamento é principalmente de suporte. O momento de início da DRET varia entre 30 e 60 anos, dependendo do tipo de mutação. A suplementação de sódio para a perda de sal, o alopurinol para a gota e a diálise ou transplante renal para a DRET constituem parte dos cuidados de suporte. Não há recorrência da NPHP e da DRTAD após o transplante renal.

Rim em esponja medular

O rim em esponja medular (REM), também conhecido como doença de Lenarduzzi-Cacchi-Ricci, é um distúrbio cístico relativamente incomum. Em geral, ocorre de modo esporádico, porém foram relatados casos familiares. O REM caracteriza-se por ectasia e dilatação cística dos ductos coletores medulares e papilares, resultando em aspecto esponjoso do rim no exame de imagem. O REM está associado à acidificação e a defeitos de concentração da urina, elevado risco de nefrocalcinose e cálculos renais e risco moderado de infecções urinárias e DRC. A prevalência do REM é de 1 caso em 5 mil indivíduos na população geral, e 15 a 20% dos pacientes com nefrolitíase apresentam REM.

Não foi estabelecida nenhuma base genética bem definida para o REM. Em geral, o REM é detectado entre 30 e 50 anos. Os pacientes com REM são, em sua maioria, assintomáticos e podem ter achados incidentais nos exames de imagem. A evolução clínica é benigna e normalmente não está associada à DRET.

Nos casos de suspeita, a urografia por TC substituiu a urografia intravenosa como exame de imagem de escolha para o diagnóstico de REM. Há retenção dos meios de contraste nas pirâmides renais e nos ductos coletores císticos, dando o aspecto de pincel ou estriações lineares difusas. A nefrocalcinose é comum em pacientes com REM, porém não é necessária para estabelecer o diagnóstico de REM. A TC é útil para descartar necrose papilar, DRPAD, obstrução ou pielonefrite.

ESCLEROSE TUBEROSA

Definição e epidemiologia

O complexo de esclerose tuberosa (CET) (*i. e.*, doença de Bourneville) é uma doença genética autossômica que afeta adultos e crianças. O CET induz a formação de tumores benignos em diversos sistemas orgânicos, como a pele, o cérebro e os rins. O CET caracteriza-se frequentemente por distúrbios neurológicos relacionados, como epilepsia e deficiência intelectual.

A prevalência do CET na população geral é de aproximadamente 1 em 10 mil, e 50 a 65% dos casos são esporádicos. Como o CET tem um padrão de herança autossômico dominante, há um risco de 50% de que os irmãos sejam afetados. O aconselhamento genético é importante nas famílias afetadas. O diagnóstico e o manejo gerais do CET são discutidos no Capítulo 115.

Patologia

O CET é causado por mutações inativadoras nos genes *TSC1* ou *TSC2*, localizados no cromossomo 9 e no cromossomo 16, adjacentes ao gene *PKD1*, nessa ordem. Esses dois genes codificam as proteínas hamartina e tuberina, respectivamente, que, juntas, formam um complexo que regula o crescimento celular específico, a motilidade e a migração das células. Mutações inativadoras dos genes *TSC1* ou *TSC2* resultam em ruptura desses processos e podem causar crescimento irrestrito das células e tumorigênese.

O CET apresenta um risco cumulativo de CCR de 2 a 3%. Os tumores renais são normalmente bilaterais e ocorrem em uma idade precoce. Mais comumente, os tumores consistem em angiomiolipomas benignos, compostos de vasos anormais de paredes espessas, células musculares lisas e tecido adiposo, que são observados em cerca de 80% dos pacientes com CET com idade em torno dos 10 anos. Esses tumores renais benignos com frequência não necessitam de tratamento. Entretanto, podem crescer, tornar-se localmente invasivos e causar sangramento, dor e hipertensão arterial sistêmica.

Não há diretrizes conclusivas para vigilância, porém sugere-se a realização anual de ressonância magnética (RM) das lesões renais e cerebrais até os 21 anos e, em seguida, a cada 2 a 3 anos para monitoramento de seu crescimento. Os pacientes com lesões progressivas devem efetuar um exame de imagem anual. Se os angiomiolipomas se tornarem localmente invasivos ou se causarem sangramento, torna-se necessária uma intervenção cirúrgica.

A ocorrência de mutações nos genes *TSC1* ou *TSC2* provoca a ativação constitutiva do mTOR. O everolimo, um inibidor do mTOR, foi aprovado pela FDA para o tratamento de pacientes com astrocitomas de células gigantes subependimários associados ao CET, que não sejam candidatos à cirurgia.

DOENÇA DE VON HIPPEL-LINDAU

A DVHL é uma doença autossômica dominante que afeta múltiplos sistemas de órgãos. É causada por mutações de linhagem germinativa no *VHL*, um gene supressor de tumor localizado no cromossomo 3. Essa mutação predispõe ao CCR e à formação de tumores em outros órgãos, como os olhos, o cerebelo, a medula espinal, as glândulas suprarrenais, o epidídimo e o pâncreas. A DVHL afeta aproximadamente 1 em 40 mil nascimentos, e, nos EUA, cerca de 7 mil pacientes são afetados. Existe uma importante associação com o feocromocitoma em alguns pacientes com DVHL, que justifica uma consideração.

O CCR ocorre em até 70% dos pacientes com DVHL. É normalmente bilateral e do tipo de células claras. O CCR afeta pacientes mais jovens, com idade média de 26 anos na apresentação. Para um paciente de alto risco, o diagnóstico de DVHL é sugerido por hemangioblastoma do sistema nervoso central (SNC) ou da retina, CCR ou feocromocitoma. Esses pacientes devem ser encaminhados para avaliação detalhada. Quando indicado, pode-se efetuar um teste genético para investigar possíveis mutações do gene *VHL*.

TUMORES DO RIM

A cada ano, nos EUA, são diagnosticados aproximadamente 74 mil novos casos de câncer renal e são relatadas 15 mil mortes por CCR. Os casos são, em sua maioria, esporádicos, porém existe uma associação entre o CCR e a DVHL e a esclerose tuberosa que ajudou a explicar os mecanismos celulares envolvidos.

O CCR origina-se de células epiteliais renais e é responsável por 85% dos cânceres renais. Com base na histologia, os cinco subtipos são: CCR de células claras, papilífero (cromofílico), oncocitoma, do ducto coletor (ducto de Bellini) e cromofóbico. O carcinoma de células claras é o tipo mais comum, que responde por cerca de 75 a 85% dos casos.

A tríade clássica de sintomas de dor no flanco, hematúria e massa palpável no flanco é incomum (10%). Cerca de 50% dos casos são identificados incidentalmente em imagens radiográficas. Outros sintomas clínicos são inespecíficos e incluem fadiga, anemia e perda de peso. As síndromes paraneoplásicas associadas ao CCR incluem eritrocitose (devida à superprodução de eritropoetina), hipercalcemia (devida ao excesso de peptídio relacionado com o paratormônio), disfunção hepática (síndrome de Stauffer) e caquexia.

Em geral, o diagnóstico inicial de CCR é estabelecido pelo exame de imagem. Diferentemente dos cistos simples, que são anecoicos, redondos e de paredes lisas, o CCR tem mais tendência a ser massa septada, irregular e de paredes espessas. Quando houver suspeita de CCR, é geralmente necessária uma avaliação adicional por urografia

Tabela 27.8 Sistema de estadiamento TNM do carcinoma de células renais.

Tumor primário (T)

TX	O tumor primário não pode ser avaliado
T0	Não há evidências de tumor primário
T1	**Tumor < 7 cm e limitado ao rim**
T1a	Tumor < 4 cm e limitado ao rim
T1b	Tumor > 4 cm, porém < 7 cm e limitado ao rim
T2	Tumor > 7 cm e limitado ao rim
T2a	Tumor > 7 cm, porém < 10 cm e limitado ao rim
T2b	Tumor > 10 cm e limitado ao rim
T3	**Tumor que se estende para veias importantes ou tecidos perinéfricos, mas não para a glândula suprarrenal ipsilateral e não para além da fáscia de Gerota**
T3a	O tumor se estende macroscopicamente para a veia renal ou seus ramos segmentares, ou o tumor invade a gordura perirrenal e/ou o seio renal, mas não para além da fáscia de Gerota
T3b	O tumor se estende macroscopicamente para a veia cava abaixo do diafragma
T3c	O tumor se estende macroscopicamente para a veia cava acima do diafragma ou invade a parede da veia cava
T4	**O tumor invade para além da fáscia de Gerota, incluindo a extensão contígua para a glândula suprarrenal ipsilateral**

Linfonodos (N) regionais

NX	Os linfonodos regionais não podem ser avaliados
N0	Nenhuma metástase para linfonodos regionais
N1	Metástase em linfonodo(s) regional(is)

Metástase a distância (M)

M0	Nenhuma metástase a distância
M1	Metástase a distância

Estágio anatômico/grupos de prognóstico

Estágio I	T1	N0	M0
Estágio II	T2	N0	M0
Estágio III	T1 ou T2	N1	M0
	T3	N0 ou N1	M0
Estágio IV	T4	Qualquer N	M0
	Qualquer T	Qualquer N	M1

por TC ou ressonância magnética, bem como estadiamento completo e avaliação para metástases (Tabela 27.8). Em geral, a biopsia é reservada para confirmar o diagnóstico para tratamento médico nos pacientes que não são candidatos cirúrgicos.

Quando possível, o tratamento primário do CCR localizado consiste em ressecção cirúrgica, que normalmente inclui nefrectomia total ou parcial. A abordagem clínica do CCR localmente avançado ou metastático consiste em quimioterapia e terapia imunomoduladora com interleucina 2. As terapias mais recentes consistem em inibidor da tirosinoquinase (sunitinibe) e dois inibidores dos pontos de verificação (*checkpoint*) imunes, o nivolumabe e o ipilimumabe.

O prognóstico do CCR depende principalmente do estágio clínico por ocasião da apresentação, conforme avaliado pelos critérios de tumor-linfonodos-metástases (TNM). O CCR nos estágios I a III do TNM apresenta melhor prognóstico do que o CCR de estágio IV (metastático). Os fatores de prognóstico sombrio incluem estado de desempenho de Karnofsky mais baixo, nível elevado de lactato desidrogenase, baixo nível de hemoglobina e hipercalcemia. Quando existem metástases documentadas, a taxa de sobrevida em 1 ano é de 12 a 71%, e a taxa de sobrevida em 3 anos é de 0 a 31%, porém foi obtida melhora da sobrevida na última década com a disponibilidade de novos fármacos (ver Capítulo 59).

NEFROLITÍASE

Nos EUA, a nefrolitíase é um importante problema de saúde pública. Ela impõe uma carga substancial sobre a saúde humana e consideráveis despesas financeiras para o país. Os cálculos contendo cálcio são os mais comuns e compreendem cerca de 80% de todos os cálculos. Os cálculos de ácido úrico, de estruvita e de cisteína são menos comuns, representando cerca de 9, 10 e 1% de todos os cálculos, respectivamente, porém apresentam uma alta taxa de recorrência.

Epidemiologia

A prevalência de cálculos aumentou substancialmente. Nos EUA, a National Health and Nutrition Examination Survey (NHANES) demonstrou o aumento da prevalência de cálculos renais autorrelatados de 3,2%, no período de 1976 a 1980, para 8,8%, no período de 2007 a 2010, e para 10,1%, em 2014. Além disso, a incidência de cálculos renais também está aumentando, e estima-se que seja de aproximadamente 0,5% na América do Norte e na Europa. Os fatores dietéticos e de estilo de vida provavelmente desempenham um papel significativo na mudança da epidemiologia.

A nefrolitíase aumenta com a idade. É mais comum em homens do que em mulheres. Entretanto, nas últimas duas décadas, a razão

Capítulo 27 Principais Doenças Não Glomerulares do Rim

homem:mulher passou de 3:1 para cerca de 2:1. A comparação dos dados da NHANES ao longo do tempo mostrou que a prevalência de cálculos renais permaneceu estável nos homens, porém aumentou nas mulheres, e o aumento mais significativo foi observado em mulheres de idade fértil. Os estudos epidemiológicos observaram uma relação entre a nefrolitíase e a síndrome metabólica, e a magnitude dessa associação foi maior em mulheres, em comparação com os homens. Isso pode fornecer uma explicação plausível para a incidência crescente de cálculos renais nas mulheres. A prevalência é maior em homens brancos, intermediária em homens hispânicos e asiáticos e menos frequente em homens negros. O maior risco de formação de cálculos foi relatado em homens dos Emirados Árabes Unidos e da Arábia Saudita e foi atribuído a fatores genéticos e ambientais. A recorrência dos cálculos é comum, e a taxa de recidiva de cálculos renais é 50% em 5 a 10 anos e de 75% em 20 anos. Os fatores de risco associados à formação recorrente de cálculos incluem idade de início mais jovem, história familiar positiva, condições clínicas subjacentes e infecções urinárias. O nomograma Recurrence of Kidney Stone (ROKS) fornece uma ferramenta clínica para estimar o risco de recorrência em indivíduos que formam cálculos sintomáticos pela primeira vez. O nomograma utiliza as características dos participantes em condições basais para estimar a recorrência em momentos variáveis, porém com identificação daqueles que podem se beneficiar de intervenções dietéticas e médicas. Existe uma versão eletrônica do nomograma ROKS disponível em https://qxmd.com/calculate/calculator_3/roks-recurrence-of-kidney-stone-2014.

Patogênese

A formação de cálculos ocorre como resultado da supersaturação de solutos urinários, expressa como a razão entre a concentração de solutos na urina e a sua solubilidade conhecida. Uma razão superior a 1 indica que a urina está supersaturada com a substância específica e promove cristalização, ao passo que uma razão inferior a 1 inibe a cristalização. O baixo volume de urina aumenta a supersaturação de todos os solutos, promovendo, assim, a formação de cálculos. O pH da urina influencia a atividade de íons livres. Os principais determinantes da cristalização variam com diferentes cálculos: baixo volume de urina e alta concentração urinária de cálcio e oxalato promovem a formação de cristais de oxalato de cálcio, ao passo que urina alcalina e alta concentração urinária de cálcio promovem cristais de fosfato de cálcio. A urina ácida constitui o principal determinante para cristais de ácido úrico, ao passo que o principal determinante para formação de cristais de cistina é a alta concentração urinária de cistina e urina ácida. A urina contém substâncias, como citrato, pirofosfato, magnésio, glicoproteína de Tamm-Horsfall, glicosaminoglicanos, osteopontina e calgranulina, que podem inibir a agregação de cristais na urina. Entre essas substâncias, o citrato é o único inibidor que pode ser medido e modificado em ambientes clínicos, de modo que constitui um foco de intervenção terapêutica.

Apresentação clínica

Os pacientes são, com frequência, assintomáticos, e os cálculos são um achado incidental em exames de imagem. A apresentação mais comum consiste em dor no flanco, com ou sem hematúria macroscópica. A dor pode variar de leve a intensa e é classicamente de início abrupto, paroxística, com aumento e diminuição da intensidade. Outros sinais/sintomas associados incluem disúria, urgência, náuseas e vômitos. A localização da dor é sugestiva do local de obstrução e pode variar à medida que o cálculo migra. A obstrução ureteral superior (como na região ureteropélvica) pode causar dor no flanco, ao passo que a obstrução ureteral inferior pode provocar dor que se irradia para o testículo ou lábio do pudendo ipsilateral. Alguns pacientes eliminam

"grãos de areia", que são mais típicos dos cálculos de ácido úrico. As complicações associadas à nefrolitíase incluem obstrução, hidronefrose, infecção e LRA em consequência de uropatia obstrutiva em casos de obstrução bilateral ou unilateral (rim solitário). As condições passíveis de imitar a cólica renal incluem gravidez ectópica em mulheres, sangramento intrarrenal, que leva à formação de coágulos, cistos hemorrágicos, síndrome de dor lombar e hematúria e simulação.

Diagnóstico

A anamnese detalhada é crucial e deve incluir idade do paciente por ocasião do primeiro episódio, número de cálculos, cálculos bilaterais ou unilaterais, frequência de formação de cálculos, tipo de cálculo se for conhecido, tipo e número de intervenções cirúrgicas, história familiar de nefrolitíase e quaisquer infecções associadas. Determinados indícios elucidados na anamnese podem apontar para uma etiologia sistêmica da nefrolitíase. Por exemplo, pacientes com estados disabsortivos apresentam predisposição a cálculos de oxalato de cálcio. A anamnese também deve incluir os hábitos alimentares detalhados, como volume ingerido de líquidos, ingestão dietética de sódio, proteína, oxalato e cálcio para determinar a causa potencial ou os fatores que contribuem para a formação de cálculos. Determinados medicamentos, listados na Tabela 27.9, potencializam a formação de cálculos. Exceto durante um episódio agudo de eliminação de cálculos, a maioria dos pacientes apresenta exame físico normal. Entretanto, o exame físico algumas vezes revela alterações de uma condição sistêmica, como tofos em pacientes com hiperuricosúria e cálculos de ácido úrico.

Os exames laboratoriais devem incluir um perfil metabólico completo e a determinação do ácido úrico. A hipopotassemia e a acidose metabólica são sugestivas de ATR. Se for observada a presença de hipercalcemia, deve-se verificar o paratormônio para avaliação de hiperparatireoidismo primário. Deve-se efetuar um cuidadoso exame de urina, e determinados achados apontam para um diagnóstico específico (Tabela 27.10 e e-Figura 27.6). Os cristais de ácido úrico são formados em urina ácida, ao passo que a formação de cristais de fosfato de cálcio e estruvita ocorre em urina alcalina. Densidade urinária elevada é sugestiva de ingestão inadequada de líquidos. Em pacientes com suspeita de cálculos de estruvita, deve-se efetuar uma cultura de urina. A recuperação do cálculo para análise química é fundamental para ajudar a identificar o tipo de cálculo e, assim,

---

Tabela 27.9 Medicamentos associados à formação de cálculos.

Mecanismo	Medicamento
Hipocitratúria	Acetazolamida
	Zonisamida
	Vitamina C
	Topiramato
Hipercalciúria	Vitamina D
	Antiácidos
	Teofilina
	Nifedipino
Hiperuricosúria	Probenecida
	Ácido acetilsalicílico
Precipitação intratubular	Indinavir
	Atazanavir
	Aciclovir
	Sulfadiazina
	Triantereno
	Guaifenesina/efedrina

Tabela 27.10 Exame de urina e achados radiográficos de cálculos renais (e-Figura 27.6).

Tipo de cálculo	Exame microscópico da urina	Achados radiológicos
Oxalato de cálcio mono-hidratado	Em forma de alteres, aspecto grosseiro, semelhantes a uma agulha sob luz polarizada	Múltiplos cálculos opacos e redondos
Oxalato de cálcio di-hidratado	Em forma de envelope	
Estruvita, fosfato de amônio e magnésio	Em forma de tampa de caixão	Opacos, podem ser coraliformes
Ácido úrico	Placas ou rosetas pleomórficas e, com frequência, romboides	Radiotransparentes
Cistina	Hexagonais	Opacos

orientar a terapia. Todos os pacientes devem coar a urina e recuperar qualquer cálculo. A coleta de urina de 24 horas constitui o pilar da avaliação de pacientes com nefrolitíase e inclui volume e pH da urina, cálcio, magnésio, potássio, ácido úrico, citrato, oxalato, sódio, ureia, amônio, sulfato, fosfato e creatinina (para avaliar a obtenção de uma coleta completa). Devem ser obtidas duas coletas, de preferência, em ambiente ambulatorial, quando o paciente consome a sua dieta habitual. Como os indivíduos tendem a modificar os seus hábitos dietéticos depois de um episódio agudo, a coleta deve ser realizada 6 semanas após um episódio de cólica renal. A coleta de urina deve ser repetida periodicamente para avaliar o impacto das mudanças dietéticas e da terapia.

A TC helicoidal sem contraste substituiu a urografia intravenosa como exame complementar de escolha para a avaliação de cálculos renais. A TC consegue detectar cálculos tanto radiopacos quanto radiotransparentes com altas sensibilidade e especificidade. A US também consegue detectar cálculos radiotransparentes e radiopacos nos rins, mas não detecta cálculos ureterais. A US é útil na avaliação de cálculos em crianças e gestantes.

Tratamento

Os cálculos pequenos (< 4 mm) que não causam obstrução podem ser tratados de forma conservadora, visto que eles têm uma boa probabilidade de serem eliminados espontaneamente. Com o aumento de tamanho dos cálculos, há redução progressiva da taxa de eliminação espontânea, de 55% para cálculos com menos de 4 mm para 35% para cálculos de 4 a 6 mm e 8% para cálculos de mais de 6 mm.

Durante um episódio de cólica aguda, o controle da dor é essencial, e ela pode ser controlada com o uso de AINEs ou narcóticos. Os pacientes devem ser instruídos a aumentar a ingestão de líquidos, de modo a aumentar o débito urinário para pelo menos 2 ℓ por dia com o objetivo de acelerar a passagem do cálculo. Os bloqueadores dos receptores α_1-adrenérgicos e os bloqueadores dos canais de cálcio podem ser usados para facilitar a eliminação do cálculo. Os bloqueadores dos receptores α_1-adrenérgicos diminuem o tônus do músculo liso ureteral, bem como a frequência e a força do peristaltismo, ao passo que os bloqueadores dos canais de cálcio suprimem a contração do músculo liso e reduzem o espasmo ureteral. A presença de qualquer sinal de infecção urinária, a incapacidade de ingerir líquidos ou a ocorrência de obstrução de um único rim funcionante exige hospitalização. No caso de LRA, anúria ou sepse com cálculo obstrutivo, deve-se solicitar um parecer urológico urgente. Esse parecer também deve ser solicitado em casos de cálculos com mais de 10 mm, fracasso do manejo conservador e anormalidades anatômicas passíveis de impedir a passagem do cálculo. O tipo de intervenção cirúrgica é determinado pelo tamanho, pelo tipo e pela localização do cálculo e pela existência de infecção. Para cálculos ureterais proximais, a terapia de primeira linha consiste em litotripsia por ondas de choque e ureteroscopia. A litotripsia por ondas de choque é mais efetiva para cálculos menores (< 10 mm). Para cálculos ureterais na parte média ou distal, a ureteroscopia constitui a terapia de primeira linha. A litotripsia por ondas de choque tem menores taxas de morbidade e de complicações do que a ureteroscopia; entretanto, esta última apresenta maior taxa de eliminação dos cálculos com um único procedimento. Recomenda-se a nefrolitotomia percutânea para cálculos maiores (> 20 mm) ou complexos (p. ex., cálculos coraliformes).

Prevenção de cálculos

As medidas gerais para prevenir cálculos recorrentes consistem em aumentar a ingestão de líquidos para mais de 2 a 2,5 ℓ/dia e em limitar a ingestão dietética de sódio para menos de 2 g/dia e a ingestão de proteínas para 0,8 a 1 g/dia. Não se recomenda a restrição dietética de cálcio, visto que o cálcio nos alimentos se liga ao oxalato no intestino e reduz a excreção urinária do oxalato altamente litogênico. Em contrapartida, deve-se evitar o uso de suplementos adicionais de cálcio entre as refeições em pacientes com cálculos de cálcio.

Tipos específicos de cálculos

Podem-se utilizar modalidades específicas de tratamento quando forem identificados os fatores de risco metabólicos para a formação de cálculos (Tabela 27.11).

Cálculos de cálcio

Cerca de 80% dos cálculos são cálculos de cálcio, cuja maior parte é composta principalmente de oxalato de cálcio, oxalato e fosfato mistos e, com menos frequência, fosfato de cálcio puro. A supersaturação de oxalato de cálcio não é dependente do pH na faixa fisiológica, enquanto a urina alcalina promove a supersaturação de fosfato de cálcio. Os mecanismos fisiopatológicos envolvidos na formação de cálculos renais de cálcio são complexos, diversos e podem estar associados a uma série de distúrbios metabólicos (Tabela 27.12).

Hipercalciúria. A hipercalciúria constitui a anormalidade metabólica mais comumente encontrada em formadores de cálculos recorrentes e é detectada em 30 a 60% dos adultos com nefrolitíase. É definida como a excreção de cálcio de 250 mg/dia ou mais em mulheres e de 300 mg/dia ou mais em homens. Com mais frequência, é familiar ou idiopática. Ocorre aumento da absorção intestinal de cálcio em indivíduos com hipercalciúria idiopática, porém os níveis séricos de cálcio permanecem inalterados, visto que o cálcio absorvido é prontamente excretado. Existem três mecanismos fisiopatológicos principais para a hipercalciúria: (1) aumento da absorção intestinal de cálcio (hipercalciúria absortiva), que constitui a anormalidade mais comum; (2) aumento da mobilização do cálcio do osso (hipercalciúria reabsortiva), que leva à perda urinária de cálcio ósseo, o que pode ser observado em pacientes com hiperparatireoidismo primário, imobilização e tumores metastáticos; e (3) diminuição da reabsorção renal

Capítulo 27 Principais Doenças Não Glomerulares do Rim

Tabela 27.11 Modalidades de tratamento para diferentes fatores de risco de nefrolitíase.

Anormalidade urinária	Modificação dietética	Medicamento
Hipercalciúria	Ingestão dietética adequada de cálcio Reduzir o consumo de proteína animal Reduzir a ingestão de sódio para < 2 g/dia	Diuréticos tiazídicos
Hiperoxalúria	Ingestão dietética adequada de cálcio Evitar alimentos ricos em oxalato	Considerar o uso de vitamina B_6 (piridoxina)
Hiperuricosúria	Reduzir a ingestão de purina	Alopurinol
Hipocitratúria	Aumentar a ingestão de frutas e vegetais Reduzir o consumo de proteína animal	Citrato de potássio (álcali)
Baixo volume de urina	Aumentar a ingestão de líquidos A meta do débito urinário é > 2 a 2,5 ℓ ao dia	

Tabela 27.12 Principais fatores de risco para a formação de cálculos de cálcio.

Baixo volume urinário
Oxalato urinário elevado
Cálcio urinário elevado
Citrato urinário baixo
Fatores dietéticos
   Baixa ingestão dietética de líquidos, cálcio, fitatos, potássio
   Alta ingestão de oxalatos, sódio, proteína, sacarose
Condições clínicas: obesidade, síndrome metabólica, diabetes melito,
   hiperparatireoidismo primário, gota, rim em esponja medular

de cálcio (extravasamento renal), cuja patogênese é incerta e que se acredita que seja devida a um defeito primário na absorção tubular renal de cálcio. A alta ingestão de sódio resulta em diminuição da reabsorção proximal de sódio. A consequente excreção urinária de sódio resulta em aumento fisiológico da excreção de cálcio, promovendo, assim, a formação de cálculos. Um alto consumo de proteína animal pode levar ao aumento da carga de ácido, causando a liberação de cálcio dos ossos e resultando em aumento da excreção urinária de cálcio. Além disso, a acidose resulta em diminuição da reabsorção tubular de cálcio e depleção de citrato urinário.

Os diuréticos tiazídicos são comumente administrados para diminuir a excreção urinária de cálcio em formadores recorrentes de cálculos de cálcio. Esses fármacos são efetivos no tratamento da hipercalciúria e na redução da recorrência dos cálculos, independentemente do mecanismo fisiopatológico subjacente. Eles promovem aumento da absorção tubular proximal de cálcio induzido pela contração de volume. Os diuréticos tiazídicos podem causar hipocitratúria induzida por hipopotassemia; portanto, devem ser suplementados com potássio. O citrato de potássio tem uma vantagem sobre outros agentes, visto que ele fornece tanto potássio quanto citrato.

Hiperoxalúria. A hiperoxalúria (> 45 mg/dia em mulheres e 55 mg/dia em homens) é detectada em 10 a 50% dos formadores de cálculos de cálcio. Ela aumenta a supersaturação de oxalato de cálcio e, portanto, promove a formação de cálculos de oxalato de cálcio. A hiperoxalúria pode resultar de aumento da ingestão dietética, absorção gastrintestinal aumentada de oxalato ou superprodução de oxalato em consequência de um erro inato do metabolismo. Os alimentos conhecidos por aumentar a excreção urinária de oxalato incluem ruibarbo, espinafre, batatas, beterraba, a maioria das nozes, chocolate, chás, framboesas, figos, ameixas e grandes quantidades de vitamina C. Ocorre hiperoxalúria entérica em pacientes com má absorção de gordura, o que leva à ligação do cálcio dietético à gordura entérica excessiva e ao aumento subsequente da absorção de oxalato livre no cólon. Isso é comumente observado em pacientes com diarreia crônica, doenças inflamatórias intestinais, doença celíaca e ressecção intestinal ou após cirurgia bariátrica. Em pacientes com hiperoxalúria entérica, pode-se usar a colestiramina para ligar os ácidos biliares e o oxalato; entretanto, a sua administração nem sempre é bem tolerada. Outros fatores de risco concomitantes para cálculos incluem baixo volume de urina, urina ácida e hipocitratúria. Raramente, a hiperoxalúria é causada por erros inatos do metabolismo, como hiperoxalúria primária, um raro distúrbio genético autossômico recessivo da síntese de oxalato. A hiperoxalúria primária tipo I é mais comum e, com frequência, manifesta-se na infância com nefrolitíase, nefrocalcinose e insuficiência renal. A hiperoxalúria primária tipo II tem um curso mais leve, com manifestações clínicas semelhantes.

As medidas de tratamento incluem dieta pobre em oxalato e aumento da ingestão de cálcio com as refeições para a ligação do oxalato intestinal e prevenir a sua absorção. Os pacientes devem ser aconselhados a evitar o excesso de vitamina C (> 500 mg/dia). Além disso, para pacientes com hiperoxalúria entérica, devem-se instituir medidas para reduzir a esteatorreia, como dieta com baixo teor de gordura, colestiramina e administração de triglicerídios de cadeia média (TCM). O transplante de fígado constitui a terapia definitiva para pacientes com hiperoxalúria primária. A piridoxina, que promove a conversão de glioxilato em glicina, pode reduzir a produção de oxalato em pacientes com hiperoxalúria primária tipo I. *Oxalobacter formigenes*, uma bactéria do cólon que utiliza oxalato para seu metabolismo celular, demonstrou estar associada à diminuição do risco de formação recorrente de cálculos de oxalato de cálcio, presumivelmente pelo fato de que essa bactéria degrada o oxalato, evita a sua absorção e, assim, promove a sua excreção. Entretanto, um ensaio clínico controlado randomizado, que comparou o uso do *Oxalobacter formigenes* com placebo em pacientes com hiperoxalúria primária, não demonstrou nenhuma redução dos níveis urinários de oxalato.

Hipocitratúria. O citrato, que é um inibidor endógeno da formação de cálculos de cálcio, é o único inibidor que é medido e que pode ser modificado no contexto clínico. Trata-se de um ácido tricarboxílico, que se origina principalmente do metabolismo oxidativo endógeno; é filtrado livremente pelo glomérulo e reabsorvido ativamente no túbulo proximal. O citrato liga-se ao cálcio urinário para formar um complexo solúvel e, assim, evita a precipitação de cálcio com oxalatos ou fosfatos. O citrato também inibe diretamente a agregação de cristais. A hipocitratúria, definida por concentração de citrato inferior a 325 mg/dia, pode ser uma consequência de acidose metabólica, alta ingestão de proteínas, inibidores da anidrase carbônica, hipopotassemia ou distúrbio idiopático. A redução do pH do líquido tubular resulta em conversão do ânion citrato trivalente no ânion divalente, que é mais facilmente reabsorvido por meio do cotransportador de sódio-citrato na membrana luminal. Além disso, a acidose resulta em aumento da utilização celular de citrato e suprarregulação da reabsorção tubular renal proximal de citrato, levando ao desenvolvimento de hipocitratúria.

A suplementação tanto de potássio quanto de sódio pode elevar efetivamente o pH urinário e o citrato. Entretanto, o citrato de potássio é mais efetivo na prevenção da formação de cálculos de cálcio em comparação com o citrato de sódio, visto que a carga de sódio pode agravar a hipercalciúria. A dose necessária de citrato de potássio é de 15 a 25 mmol, 2 ou 3 vezes/dia. Uma preocupação potencial com a terapia alcalina é o risco de formação de cálculos de fosfato de cálcio. Além disso, nos pacientes com redução da função renal, o nível sérico de potássio precisa ser rigorosamente monitorado para hiperpotassemia.

Cálculos de fosfato de cálcio

A formação de cálculos de fosfato de cálcio resulta de hipercalciúria, hipocitratúria e urina persistentemente alcalina. Podem ser observados cálculos de fosfato de cálcio em condições que causam ATR distal (defeitos hereditários, secundária a condições autoimunes ou idiopática), com o uso de inibidores da anidrase carbônica, como acetazolamida (que reduz a reabsorção de bicarbonato no túbulo proximal) ou com o uso de fármacos antiepilépticos que tenham atividade inibidora da anidrase carbônica, como topiramato e zonisamida. Em pacientes com ATR distal, a correção da acidose sistêmica com álcali oral (com frequência, citrato de potássio ou bicarbonato de potássio) é recomendada com a meta de aumentar o nível sérico de bicarbonato e a excreção urinária de citrato. A administração de álcali para manter o nível sérico de bicarbonato deve ser equilibrada com o risco associado de pH urinário mais alto. O pH urinário deve ser monitorado rigorosamente na terapia com álcali e não deve ultrapassar 7 (devido ao risco aumentado de precipitar cristais de fosfato de cálcio). Pode-se acrescentar um diurético tiazídico para reduzir o cálcio urinário se a formação de cálculos persistir, mesmo se o cálcio urinário estiver dentro da faixa "normal" ou se houver baixa densidade óssea. Nos pacientes com nefrolitíase devido à administração de medicamentos, a interrupção do fármaco, se viável, evitará a formação de novos cálculos.

Cálculos de ácido úrico

As três principais anormalidades urinárias que causam precipitação de ácido úrico são pH urinário baixo (pH da urina $< 5,5$), baixo volume de urina e hiperuricosúria (definida como excreção de ácido úrico > 800 mg/dia em homens e > 750 mg/dia em mulheres). A urina ácida constitui um fator de risco mais importante do que a hiperuricosúria na formação de cálculos de ácido úrico. Quando o pH urinário é baixo, o urato relativamente solúvel é convertido em ácido úrico insolúvel, facilitando, assim, a litogênese. A carga excessiva de ácido (dieta rica em proteína animal) ou a perda crônica de bicarbonato em pacientes com diarreia crônica podem resultar em baixo pH da urina, aumentando, assim, a propensão para a formação de cálculos de ácido úrico. Incidência aumentada de cálculos de ácido úrico é encontrada em pacientes com resistência à insulina e diabetes melito tipo 2 (DM2), e isso tem sido associado a comprometimento da síntese de amônia, resultando em redução do pH urinário. Hiperuricosúria pode ser observada em determinadas condições clínicas, como distúrbios mieloproliferativos, síndrome de lise tumoral e distúrbios genéticos raros da via de síntese de ácido úrico ou mutações nos transportadores renais de ácido úrico.

O tratamento mais efetivo para cálculos de ácido úrico consiste em alcalinização da urina, com aumento do volume de urina. O citrato de potássio, 30 a 80 mmol em doses fracionadas, é prescrito para manter o pH da urina acima de 6,5 a 7. A elevação do pH urinário para mais de 7 pode resultar em precipitação de fosfato de cálcio, motivo pelo qual deve ser evitada. Outras medidas para diminuir a excreção de ácido úrico e aumentar o pH urinário incluem dieta pobre em proteína animal e com baixo teor de purinas. Quando a hiperuricosúria acentuada persistir apesar das medidas dietéticas, podem ser prescritos inibidores da xantina oxidase, como alopurinol, em doses de 100 a 300 mg/dia.

Cálculos de estruvita

Os cálculos de estruvita ou cálculos de fosfato triplo são compostos de amônio e magnésio e carbonato de cálcio-apatita. Podem crescer rapidamente e, se não forem tratados, podem ocupar toda a pelve renal (i. e., cálculos coraliformes) e levar à DRC e à DRET. Esses cálculos resultam de infecções urinárias crônicas por microrganismos produtores de urease (Tabela 27.13), que elevam o pH da urina por meio da geração de amônio, produzindo cálculos compostos de fosfato de amônio e magnésio.

A base do tratamento para cálculos de estruvita inclui remoção cirúrgica precoce dos cálculos carregados de bactérias e erradicação da infecção com antibióticos. Além disso, é importante definir e tratar qualquer anormalidade metabólica. O ácido aceto-hidroxâmico, um inibidor da urease, é o único fármaco aprovado pela FDA para o tratamento dos cálculos renais infecciosos. Entretanto, o seu uso é limitado em virtude de seus efeitos colaterais, como cefaleia, tromboflebite, tremor, náuseas, vômitos, exantema, desconforto abdominal, anemia e reticulocitose. Esse tratamento só deve ser usado se outras medidas não forem efetivas. O manejo clínico de modo isolado para os cálculos de estruvita raramente é bem-sucedido e não é recomendado, a não ser que os pacientes estejam muito doentes para serem submetidos à cirurgia ou recusem a remoção dos cálculos.

Cálculos de cistina

A cistinúria é a mais comum das raras doenças calculosas renais hereditárias e é causada por um defeito autossômico recessivo no transporte renal do aminoácido cistina. A ocorrência de mutações em uma das duas subunidades do transportador de aminoácido no rim leva à reabsorção tubular renal defeituosa dos aminoácidos dibásicos, como cistina, arginina, lisina e ornitina. Os cálculos de cistina constituem a principal complicação desse defeito, devido à baixa solubilidade da cistina na urina. Podem ser observados cristais de cistina hexagonais característicos no sedimento urinário (Tabela 27.10). A cistinúria é diagnosticada pela história familiar de cálculos, formação de cálculos em uma idade jovem, cálculos discretamente radiopacos e determinação da excreção urinária de cistina. Os pacientes com cistinúria excretam 250 a 1.000 mg de cistina por dia (a excreção normal é de aproximadamente 30 mg/dia). O tratamento precisa visar à redução da concentração urinária de cistina por meio do aumento do volume urinário para mais de $4~\ell$ por dia, redução da ingestão de sódio e alcalinização da urina (pH urinário $> 6,5$) com citrato de potássio ou bicarbonato de sódio e redução

Tabela 27.13 Bactérias produtoras de urease.
A maioria das espécies de *Proteus* e *Providencia*
Corynebacterium
Klebsiella
Pseudomonas
Serratia
Haemophilus
Staphylococcus

do consumo de proteína animal. A persistência de excreção urinária de cistina superior a 250 mg/ℓ, o achado de cristais de cistina no sedimento urinário ou a incapacidade de elevar o pH para mais de 7,0 apesar das medidas conservadoras podem exigir a administração de derivados de tiol, como D-penicilamina e α-mercaptopropionil-glicina (tiopronina). Esses fármacos clivam as moléculas de cistina em duas cisteínas e produzem um composto dissulfeto altamente solúvel; entretanto, seu uso pode ser limitado pelo seu perfil de efeitos colaterais.

LEITURA SUGERIDA

Badr M, El Koumi MA, Ali YF, et al: Renal tubular dysfunction in children with sickle cell haemoglobinopathy, Nephrology (Carlton) 18:299–303, 2013.

Bergman C, Guay-Woddford LM, et al.: Polycystic kidney disease, Nat Rev Dis Primers 50:1–24, 2018. 4.

Bosniak MA: The current radiological approach to renal cysts, Radiology 158:1–10, 2012.

Chen Z, Prosperi M, Bird VY. Prevalence of kidney stones in the USA: the National Health and Nutrition Evaluation Survey. Nov 26, 2018.

Cornec-Le Gall E, Audrezet MP, Chen JM, et al: Type of PKD1 mutation influences renal outcome in ADPKD, J Am Soc Nephrol 24:1006–1013, 2013.

Crino PB, Nathanson KL, Henske EP: The tuberous sclerosis complex, N Engl J Med 355:1345–1356, 2006.

Katabathina VS, Kota G, Dasyam AK, et al: Adult renal cystic disease: a genetic, biological, and developmental primer, Radiographics 30:1509–1523, 2010.

Khan SR, Pearle MS, Robertson WG, et al: Kidney stones, Nat Rev Dis Primers, 2016.

Moe OW: Kidney stones: pathophysiology and medical management, Lancet 367:333–344, 2006.

Moe OW, Pearle MS, Sakhaee K: Pharmacotherapy of urolithiasis: evidence from clinical trials, Kidney Int 79:385–392, 2011.

Perazella MA, Markowitz GS: Drug-induced acute interstitial nephritis, Nat Rev Nephrol 6:461–470, 2010.

Perazella MA, Shirali AC: Nephrotoxicity of cancer immunotherapies: past, present and future, JASN 29:2039–2052, 2018.

Pfau A, Knauf F: Update on nephrolithiasis: core curriculum, AKJD, 2016.

Rule AD, et al.: The ROKS Nomogram for predicting a second symptomatic stone episode, JASN, 2014.

Silverman SG, Pedrosa I, Ellis JH, et al: Bosniak classification of cystic renal masses, version 2019: an update proposal and needs assessment, Radiology 292:475–488, 2019.

Torres VE, Chapman AB, Devuyst O, et al: Tolvaptan in patients with autosomal dominant polycystic kidney disease, N Engl J Med 367:2407–2418, 2012.

Whelan TF: Guidelines on the management of renal cyst disease, Can Urol Assoc J 4:98–99, 2010.

Worcester EM, Coe FL: Calcium kidney stones, N Engl J Med 363:954–963, 2010.

Zeisberg M, Kalluri R: Physiology of the renal interstitium, CJASN 10(10):1831–1840, 2015.

28

Distúrbios Vasculares do Rim

Abdallah Geara, Jeffrey S. Berns

INTRODUÇÃO

O espectro de distúrbios vasculares dos rins é amplo como resultado do alto fluxo sanguíneo renal e da íntima relação existente entre o suprimento sanguíneo e as funções glomerulares e tubulares fundamentais. Neste capítulo, a ênfase concentra-se nas manifestações clínicas da hipertensão arterial sistêmica, da doença renal crônica (DRC), da doença renal em estágio terminal (DRET) e de muitas outras causas de lesão renal aguda (LRA).

ANATOMIA VASCULAR RENAL

Com um volume de cerca de 150 mℓ cada um, os rins representam menos de 1% da massa corporal, porém recebem 20 a 25% do débito cardíaco. As artérias renais originam-se diretamente da aorta e entram no hilo renal. A artéria renal direita passa anteriormente à veia cava inferior (VCI) e é mais longa do que a artéria renal esquerda. Em até 30% da população, artérias renais acessórias emergem da aorta, que fornecem sangue a partes de um ou de ambos os rins, o que pode se tornar importante ao se avaliarem pacientes para hipertensão renovascular.

As artérias renais dão origem às artérias segmentares, interlobares e arqueadas (Figura 28.1). As artérias arqueadas seguem ao longo da junção corticomedular e dão origem às arteríolas interlobulares, que se estendem para fora no córtex antes de se ramificarem em arteríolas aferentes, a partir das quais surgem os tufos capilares glomerulares. As arteríolas eferentes pós-glomerulares dos glomérulos mais superficiais formam uma rede capilar no córtex renal, ao passo que as que se estendem dos glomérulos mais próximos da junção corticomedular (*i. e.*, glomérulos justamedulares) formam capilares que se estendem mais profundamente na medula, em associação com as alças descendentes e ascendentes delgadas de Henle, como vasos retos. Os vasos retos fornecem o único suprimento sanguíneo para a medula renal, de modo que essa parte do rim é extremamente suscetível à lesão isquêmica. As vênulas provenientes dos vasos retos ascendentes e a rede capilar cortical desembocam nas veias renais.

A veia renal esquerda retorna à VCI anteriormente à aorta e inferiormente à artéria mesentérica inferior, que raramente comprime essa veia, causando a condição conhecida como "síndrome quebra-nozes", que normalmente se manifesta como hematúria, associada ou não à dor no flanco esquerdo. A veia gonadal esquerda também desemboca na veia renal esquerda, e pode ocorrer varicocele esquerda evidente se a veia renal for ocluída por trombose ou comprometimento tumoral. A veia renal direita é muito mais curta e desemboca diretamente na VCI. A veia gonadal direita desemboca diretamente na VCI, em vez de desaguar na veia renal direita.

As doenças vasculares do rim são classificadas com base nos vasos sanguíneos comumente envolvidos (a glomerulonefrite é discutida no Capítulo 26):

- Artéria renal principal e ramos segmentares: doença renovascular, displasia fibromuscular (DFM), dissecção da aorta, doenças tromboembólicas e vasculite dos vasos de grande e médio calibres
- Arteríolas interlobulares e arteríolas glomerulares: nefrosclerose hipertensiva, doença ateroembólica, pré-eclâmpsia, crise renal da esclerodermia, microangiopatia trombótica (MAT) e síndrome do anticorpo antifosfolipídio (SAF)
- Veias renais: trombose da veia renal (TVR).

DOENÇA RENOVASCULAR

Qualquer processo que cause estreitamento suficiente do lúmen das artérias renais principais ou seus ramos pode desencadear uma resposta humoral mediada por aumento da liberação de renina pelo rim ipsilateral, o que leva ao aumento dos níveis circulantes de angiotensina II

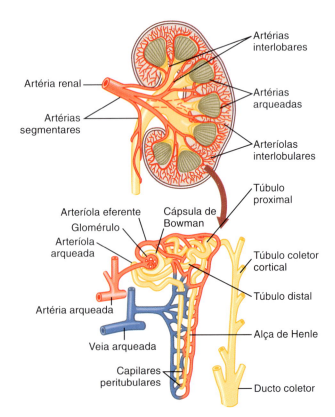

Figura 28.1 *Parte superior:* corte transversal do rim humano mostrando as artérias e veias renais. *Parte inferior:* esquema da microcirculação de cada néfron. (De Guyton AC, Hall JE: Textbook of medical physiology, ed 11, 2016, Saunders, Chapter 26, 323-333.)

e aldosterona. A ativação do sistema renina-angiotensina-aldosterona aumenta a pressão arterial sistêmica e a pressão de perfusão arterial renal e da taxa de filtração glomerular (TFG) de um único néfron além da estenose. Esse processo é mediado por vasoconstrição arteriolar eferente preferencial, mediada pela angiotensina II, o que contrabalança o aumento da resistência imposta pelo estreitamento das artérias principais ou seus ramos.

A estenose da artéria renal (EAR) hemodinamicamente significativa implica a redução do diâmetro do lúmen de pelo menos 50 a 60%. Na estenose renal, uma diminuição da pressão capilar glomerular resulta em ativação do sistema renina-angiotensina-aldosterona, vasoconstrição sistêmica mediada pela angiotensina II e aumento da reabsorção renal de sódio e de líquido, resultando em elevação da pressão arterial sistêmica. Se o rim contralateral não apresentar estenose, a elevação da pressão arterial sistêmica aumenta a excreção de sódio por esse rim (i. e., natriurese de pressão). Portanto, clinicamente, um paciente com estenose unilateral da artéria renal e dois rins funcionantes apresenta hipertensão arterial sistêmica secundária à vasoconstrição sistêmica mediada pela angiotensina II sem hipovolemia significativa. Como a hipertensão nesse cenário é mantida pelo aumento da vasoconstrição devido à angiotensina II, o tratamento tem por objetivo bloquear a síntese ou o efeito dos níveis elevados de angiotensina II com um inibidor da enzima conversora de angiotensina (IECA) ou com um bloqueador dos receptores de angiotensina (BRA).

Se houver estreitamento das artérias de ambos os rins, não ocorrerá natriurese por pressão, e a hipertensão arterial será mantida cronicamente pela expansão resultante do volume intravascular, em vez de pelo aumento da resistência periférica total. O tratamento com diuréticos torna-se mais importante nessa circunstância. Esta última situação também ocorre quando existe apenas um único rim funcionante que apresenta estenose, ou quando um rim contralateral inicialmente normal sofre dano microvascular em consequência de hipertensão arterial sistêmica prolongada (Figura 28.2).

A fisiopatologia da hipertensão arterial sistêmica com EAR é tal que o seu tratamento também pode comprometer a função renal e reduzir a TFG. Se o rim contralateral ao que apresenta EAR hemodinamicamente significativa tiver uma função normal, a redução da pressão arterial sistêmica mantém o rim com estenose em um estado hemodinamicamente comprometido. Isso pode não ser detectável pela medição da concentração sérica de creatinina, devido ao funcionamento normal do rim contralateral. Entretanto, o declínio da TFG pode ser evidente se houver disfunção subjacente do rim contralateral, como frequentemente é o caso em hipertensão prolongada, diabetes melito ou doença vascular. Quando um rim solitário funcional ou ambos os rins são afetados (i. e., EAR bilateral), pode ocorrer LRA quando for iniciado o tratamento com IECA ou com BRA.

Doença renovascular aterosclerótica
Apresentação clínica
A aterosclerose constitui a principal causa de EAR em adultos, embora qualquer processo que provoque estreitamento de uma ou de ambas as artérias renais possa causar isquemia renal; outras causas são discutidas posteriormente neste capítulo. A doença renovascular aterosclerótica é uma forma comum de hipertensão arterial sistêmica secundária que afeta até 5% dos pacientes com hipertensão. A EAR aterosclerótica raramente ocorre em pacientes com idade inferior a 40 anos e é mais comum em homens, em indivíduos brancos, tabagistas, diabéticos e pacientes com doença aterosclerótica em outros sistemas arteriais. A prevalência da EAR aumenta de 10 a 45% em pacientes com outros fatores de risco ateroscleróticos, como doença arterial coronariana, doença vascular periférica e doença da aorta.

Deve-se suspeitar de EAR em pacientes com hipertensão arterial sistêmica refratária ou de início recente em pacientes com mais de 50 anos, sobretudo se houver fatores de risco evidentes para EAR aterosclerótica (Tabela 28.1). A avaliação sempre deve começar com uma anamnese completa e exame físico, incluindo atenção para a pressão arterial e a amplitude de pulso nos membros superiores e inferiores. Discrepância significativa entre os membros sugere doença vascular periférica e aumenta a probabilidade de EAR. Um sopro abdominal é detectado em cerca de 50% dos indivíduos, porém não é específico de EAR. Em geral, não há edema, a não ser que haja DRC significativa ou outra condição edematosa.

A avaliação laboratorial pode revelar hipopotassemia ($K^+ < 3,5$ mEq/ℓ) ou alcalose metabólica ($HCO_3^- > 28$ mEq/ℓ), devido ao hiperaldosteronismo secundário, embora nenhum desses achados possa estar presente. Pode haver redução da TFG com concentração sérica elevada de creatinina, mas a concentração sérica normal de creatinina não descarta EAR hemodinamicamente significativa.

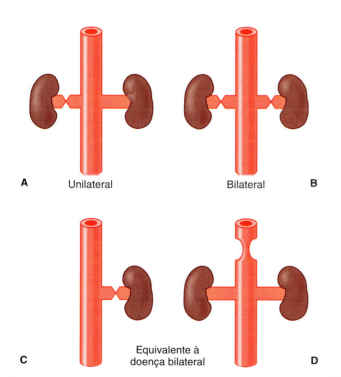

Figura 28.2 Anatomia da estenose da artéria renal. A estenose da artéria renal pode ser unilateral (**A**), bilateral (**B**) ou unilateral em rim solitário (**C**). A doença aórtica pode atuar funcionalmente como estenose bilateral da artéria renal (**D**).

Tabela 28.1 Achados clínicos da doença renovascular aterosclerótica.

Início de hipertensão arterial sistêmica grave ou súbito agravamento de hipertensão arterial sistêmica crônica com idade > 55 anos

Hipertensão arterial sistêmica acelerada, resistente ou maligna

Rim atrófico inexplicável ou discrepância de tamanho > 1,5 cm entre os rins

Edema pulmonar súbito e inexplicável ("instantâneo")

Doença renal crônica inexplicável em um indivíduo com doença vascular aterosclerótica em outro local

Desenvolvimento de lesão renal aguda ou agravamento de doença renal crônica após iniciar um IECA ou BRA

BRA, bloqueador dos receptores de angiotensina II; IECA, inibidor da enzima conversora de angiotensina.

Seção 5 Doenças Renais

A atividade da renina plasmática e as concentrações de aldosterona podem estar elevadas, porém a sua medição é de utilidade clínica limitada na avaliação de pacientes hipertensos para EAR ou na tomada de decisões terapêuticas. Os resultados do exame de urina são habitualmente normais, embora se possa observar proteinúria de baixo grau (em geral, < 1 g/dia), devido à hipertensão de longa duração.

Diagnóstico

A *ultrassonografia* (*US*) *renal padrão* pode sugerir EAR subjacente se revelar discrepância significativa no tamanho dos rins ou se ambos forem menores do que o normal, visto que o tamanho do rim diminui com o passar do tempo após isquemia prolongada. A *US renal com Doppler* fornece informações sobre a velocidade do fluxo nas artérias renais, o que pode ser útil na detecção de EAR hemodinamicamente significativa. Entretanto, a *US dúplex renal* é tecnicamente exigente, sobretudo nos pacientes obesos. Visto que a sensibilidade, a especificidade e os valores preditivos positivos e negativos da US dúplex renal não são, provavelmente, conhecidos em um dado centro de imagens, a utilidade clínica desse exame ocorre principalmente quando a US é positiva para EAR; a obtenção de um resultado negativo não é informativa em pacientes com alta suspeita clínica. A medição seriada do tamanho dos rins e a medição do índice de resistividade renal ([velocidade sistólica máxima – velocidade diastólica final] dividido pela velocidade sistólica máxima) são úteis para avaliar o benefício potencial da revascularização. Um alto índice de resistividade reflete um grau avançado de dano renal intrínseco, provavelmente irreversível.

A *tomografia computadorizada* (*TC*) com meio de contraste iodado intravenoso (*i. e.*, angiografia por TC [ATC]) possibilita uma avaliação de alta resolução da vasculatura arterial e pode constituir um exame de imagem diagnóstico muito útil, sobretudo em pacientes com função renal normal ou quase normal. Seu uso é limitado em pacientes com comprometimento mais significativo da função renal, devido ao risco de LRA induzida por contraste. Algumas máquinas mais modernas de TC têm maior resolução e menor reconstrução de tecidos, o que possibilita a visualização da EAR com exposição a menores quantidades de meio de contraste.

A *angiografia por ressonância magnética* (*ARM*) com meio de contraste intravenoso também é útil para detectar EAR. A administração de gadolínio a pacientes com doença renal avançada (TFG < 15 a 30 mℓ/min) pode estar contraindicada, devido ao risco de fibrose sistêmica nefrogênica, embora isso pareça ser muito menos preocupante com os mais recentes agentes de contraste de gadolínio lineares não iônicos e macrocíclicos. Em geral, a ATC e a ARM parecem ter sensibilidade e especificidade igualmente altas na avaliação de pacientes com EAR aterosclerótica. Na EAR secundária à DFM, a ATC e a ARM são menos sensíveis, visto que a doença acomete a parte mais distal da artéria renal.

Um *exame de medicina nuclear renal funcional* pode parecer ideal do ponto de vista fisiopatológico para detectar a EAR que esteja afetando a perfusão renal. O exame de imagem nuclear tem sido usado com vários isótopos para avaliar a captação e a excreção isotópicas por cada rim antes e depois da administração de um inibidor da ECA (IECA) de ação curta (p. ex., captopril). Entretanto, devido à alta prevalência de assimetria basal do fluxo sanguíneo em pacientes com DRC e à incapacidade de diagnosticar de modo acurado a EAR quando bilateral, os exames com radioisótopos caíram em desuso em virtude de sua especificidade e sensibilidade limitadas para o diagnóstico de EAR, e não são mais comumente usados para investigar EAR ou para determinar se a EAR é passível de revascularização.

O exame mais sensível e específico – mas também o mais invasivo – é a *arteriografia renal*, que continua sendo o padrão-ouro para a detecção da EAR. Uma vantagem da arteriografia é a possibilidade de efetuar uma angioplastia e a colocação de *stent* durante o procedimento (discutido posteriormente), quando indicado. Devido à existência frequente de artérias renais acessórias, deve-se efetuar uma aortografia, em vez de angiografia renal seletiva, para assegurar a visualização de todos os vasos. Esse exame também possibilita a detecção de doença aterosclerótica aórtica.

Tratamento

Os pacientes com EAR aterosclerótica normalmente apresentam doença vascular cerebral, doença da artéria coronária (DAC) e doença vascular periférica coexistente como resultado de história de longa data de múltiplos fatores de risco, como tabagismo e hiperlipidemia. Os médicos devem reconhecer esse alto risco cardiovascular e compreender que os resultados em longo prazo para pacientes com EAR aterosclerótica são, com frequência, determinados pela coexistência de doença aterosclerótica das circulações cerebral, cardíaca ou vascular periférica. O risco absoluto de desenvolvimento de doença renal em estágio terminal (DRET) é maior em pacientes com EAR aterosclerótica, em comparação com aqueles sem EAR, sobretudo em pacientes com EAR bilateral ou de um rim solitário.

À semelhança da doença aterosclerótica em outras circulações arteriais, a EAR aterosclerótica deve motivar os esforços necessários para redução intensiva dos níveis séricos de lipídios, uso de ácido acetilsalicílico (AAS), abandono do tabagismo e controle da hipertensão e do diabetes melito.

A intervenção para a EAR aterosclerótica continua controversa, apesar dos vários ensaios clínicos organizados projetados para investigar os benefícios e os riscos do tratamento clínico, em comparação com a angioplastia e a colocação de *stent* na artéria renal. Estudos clínicos de pequeno porte sugeriram que a angioplastia da artéria renal e a colocação de *stent* podem melhorar o controle da pressão arterial em casos selecionados de EAR aterosclerótica, porém a identificação dos pacientes que podem se beneficiar tem sido problemática, e muitos deles têm pouca ou nenhuma melhora da pressão arterial ou não é possível reduzir de modo significativo o número necessário de medicamentos anti-hipertensivos. Dois grandes ensaios clínicos controlados e randomizados sobre o tratamento da EAR com angioplastia não demonstraram benefício clínico significativo em termos de controle da pressão arterial, função renal ou taxa de mortalidade para a maioria dos pacientes com EAR aterosclerótica, embora ambos tenham sido criticados pelo viés de seleção (excluindo alguns pacientes de alto risco com edema pulmonar súbito recorrente e pacientes cujos médicos sentiram que provavelmente se beneficiariam da revascularização) e por recrutarem um número significativo de pacientes de baixo risco que não estavam recebendo terapia clínica ideal.

A angioplastia da artéria renal e a colocação de *stent* estão associadas ao risco de agravamento agudo da função renal, devido a doença ateroembólica, nefropatia por contraste ou trombose dentro do *stent*, entre outras complicações técnicas, e os procedimentos podem levar a uma disfunção renal progressiva e irreversível e à DRET. As decisões para a correção da EAR aterosclerótica com angioplastia e colocação de *stent* ou cirurgia devem ser individualizadas, levando-se em consideração:

* A função renal subjacente e o ritmo de perda da função renal, se houver
* A gravidade e a duração da hipertensão arterial sistêmica: persistência de hipertensão não controlada após a terapia clínica ideal, intolerância à terapia clínica ideal e curta duração da elevação da pressão arterial antes do diagnóstico de EAR
* Existência de doença aterosclerótica em outros leitos vasculares e a expectativa de vida baseada na idade e em outras comorbidades
* Edema pulmonar instantâneo.

A angioplastia isoladamente, sem colocação de *stent*, não é útil na maioria dos pacientes com EAR aterosclerótica, devido ao alto risco de estenose recorrente.

O manejo clínico da hipertensão arterial sistêmica em pacientes com EAR aterosclerótica precisa levar em consideração outras comorbidades. O uso de um IECA ou de um BRA e diuréticos com frequência é muito efetivo, porém os pacientes tratados com esses fármacos precisam ser rigorosamente monitorados à procura de comprometimento adicional da função renal.

Displasia fibromuscular

A DFM é uma doença não inflamatória não aterosclerótica que causa EAR. Em geral, a DFM afeta mais mulheres jovens do que outros grupos, porém os homens e os grupos de idade mais avançada podem ser afetados. A causa não está estabelecida, porém acredita-se que seja um defeito de desenvolvimento. A DFM é responsável por 35 a 50% dos casos de hipertensão renovascular em crianças e por 5 a 10% dos casos de hipertensão renovascular em adultos.

A DFM acomete mais comumente as artérias renais (bilateral em cerca de 35% dos pacientes afetados), porém as artérias carótidas e vertebrais também podem ser afetadas.

A classificação da DFM baseia-se na túnica histológica da artéria afetada (i. e., túnicas íntima, média ou externa) (Tabela 28.2). A fibroplasia medial com aneurisma mural constitui a causa mais comum de DFM em adultos (70% dos casos). Consiste em cristas fibromusculares e segmentos aneurismáticos alternados nos dois terços distais da artéria renal e exibe aspecto clássico de colar de pérolas na angiografia (Figura 28.3). A fibroplasia perimedial da metade externa da túnica média produz estenose multifocal grave e causa cerca de 15% dos casos de DFM em adultos. Como raramente são obtidas amostras histológicas, a DFM é classificada segundo o aspecto angiográfico, e a doença multifocal é identificada como DFM que acomete a túnica média, e a doença unifocal, como DFM da túnica íntima e/ou externa.

Os subtipos de DFM da túnica média geralmente têm evolução benigna e respondem à angioplastia. O subtipo que afeta a túnica íntima tem maior probabilidade de eventos isquêmicos e comprometimento de múltiplos órgãos. Em geral, os sintomas são precipitados por estenose, porém a DFM provoca, em raros casos, dissecção ou macroaneurismas que exigem intervenção. Embora a ATC ou a ARM sejam úteis na detecção da DFM nas principais artérias renais e em seus principais ramos, a arteriografia é necessária para a detecção de estenose nas artérias de menor calibre.

O tratamento para a DFM depende da gravidade das complicações. O tratamento farmacológico isoladamente é adequado para controlar a hipertensão arterial sistêmica em muitos pacientes, e os agentes anti-hipertensivos de escolha consistem em IECA ou BRA. Deve-se considerar angioplastia (com ou sem colocação de *stent*) ou cirurgia para pacientes com hipertensão arterial sistêmica grave ou com controle difícil ou com declínio da função renal. A angioplastia sem colocação de *stent* é bem-sucedida em muitos pacientes, porém estenose recorrente não é rara, e pode haver novas estenoses por DFM em outros locais. O monitoramento regular da pressão arterial e dos níveis séricos de creatinina é, portanto, essencial, e, em muitos pacientes, são necessários exames de imagem para a detecção de lesões novas ou recorrentes.

Dissecção da aorta

Ocorre dissecção da aorta após a ruptura da túnica íntima da aorta e a propagação do fluxo sanguíneo que disseca ao longo da parede da aorta, produzindo um lúmen falso e a compressão do verdadeiro lúmen da aorta. A dissecção da aorta é classificada pelo seu local de origem (i. e., classificação de DeBakey) ou pelo segmento acometido da aorta (i. e., classificação de Stanford). As dissecções dos tipos I e II

Tabela 28.2 Classificação histológica da displasia fibromuscular.

Subtipo	Porcentagem de todos os casos (%)	Aspecto nos exames de imagem
Fibroplasia da túnica média	60 a 70	Colar de pérolas com aneurismas
Fibroplasia perimedial	15	Colar de pérolas sem grandes aneurismas
Hiperplasia da túnica média	5 a 15	Estenose tubular lisa
Fibroplasia da túnica íntima	1 a 2	Estenose focal ou lisa
Fibroplasia adventícia	< 1	Estenose tubular focal ou lisa

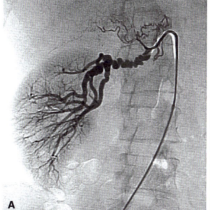 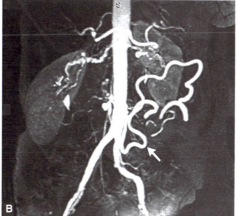

Figura 28.3 A. Fibroplasia da túnica média típica (i. e., aspecto de colar de pérolas) na angiografia de uma artéria renal direita. **B.** Angiografia por ressonância magnética com realce de gadolínio no mesmo paciente, revelando fibroplasia da túnica média bilateral das artérias renais e uma grande artéria marginal de Drummond (*seta*), indicando doença da artéria mesentérica superior. (De Slovut DP, Olin JW: Fibromuscular dysplasia, N Engl J Med 350:1862-1871, 2004.)

de DeBakey originam-se na parte ascendente da aorta, ao passo que as dissecções do tipo III originam-se na parte descendente da aorta. O tipo A de Stanford refere-se a dissecções que envolvem a parte ascendente da aorta, ao passo que o tipo B se refere a todas as outras que não afetam a parte ascendente da aorta.

Os principais ramos da aorta, incluindo as artérias renais, podem apresentar obstrução ou oclusão em consequência da extensão da dissecção. Com frequência, a dissecção aórtica compromete as artérias renais (a artéria esquerda mais comumente do que a direita) quando se estende na parte abdominal da aorta e provoca insuficiência renal em cerca de 20% dos pacientes com dissecção do tipo B. Quando a doença é extensa o suficiente para causar LRA, o comprometimento vascular da vasculatura intestinal e cerebral e a insuficiência aórtica grave frequentemente contribuem para a alta taxa de mortalidade.

A dissecção da aorta afeta com mais frequência pacientes de idade mais avançada ($>$ 50 anos) com fatores de risco vasculares coexistentes, como hipertensão arterial sistêmica, tabagismo e aterosclerose. Os homens são afetados mais comumente do que as mulheres. Em determinadas ocasiões, um defeito genético do tecido conjuntivo, como síndrome de Marfan ou síndrome de Ehlers-Danlos tipo IV (cerca de 5% dos pacientes) provoca dissecção da aorta, e essas condições devem ser consideradas em pacientes mais jovens ($<$ 40 anos).

A LRA ocorre em cerca de 20% dos pacientes com diagnóstico de dissecção aórtica aguda tipo B e constitui um preditor independente de mortalidade hospitalar. O traumatismo ou determinados procedimentos (p. ex., cateterismo aórtico) também podem causar dissecção da aorta ou da artéria renal. A dissecção isolada e espontânea da artéria renal raramente ocorre e é mais comum no contexto da poliarterite nodosa (PAN) ou DFM. A mediólise arterial segmentar é outra condição incomum de origem desconhecida, que se caracteriza por degeneração vacuolar das células musculares lisas na túnica média arterial, levando a ruptura da túnica medial, dissecção do vaso, hemorragia e isquemia. A mediólise arterial segmentar pode afetar as artérias viscerais abdominais e praticamente qualquer outro sistema arterial.

O sintoma mais frequente durante a dissecção da aorta é a dor torácica, que pode ser descrita como sensação dilacerante. A perda isolada do pulso em uma ou mais extremidades é um indício clínico, e o número de artérias afetadas correlaciona-se com a gravidade da dissecção. Um indício comum para o diagnóstico em uma radiografia de tórax de rotina é o alargamento do mediastino, com ou sem derrame pleural associado (mais frequentemente no lado esquerdo).

Após o estabelecimento do diagnóstico de dissecção aórtica, a avaliação do comprometimento da artéria renal é mais bem realizada de maneira não invasiva para minimizar lesão vascular adicional. A TC contrastada, a ressonância magnética (RM) ou a ARM normalmente fornecem imagens capazes de confirmar ou de excluir a possibilidade de comprometimento renal, embora cada modalidade tenha as mesmas limitações descritas para a avaliação da EAR. A ecocardiografia transesofágica é útil para estabelecer o diagnóstico de dissecção da aorta, porém não fornece informações sobre a aorta abaixo do diafragma. A US dúplex renal pode ser útil para avaliar a perfusão renal no contexto de dissecção da aorta, porém não é recomendada para a investigação inicial de dissecção aórtica.

A dissecção da aorta é uma emergência hipertensiva que exige redução agressiva da pressão arterial; a pressão arterial sistólica deve ser mantida entre 100 e 120 mmHg. Os medicamentos anti-hipertensivos que reduzem a taxa de elevação da pressão arterial durante o ciclo cardíaco, como bloqueadores dos receptores beta-adrenérgicos, têm benefício teórico no manejo da dissecção aórtica ao reduzir a taxa de progressão.

As opções de tratamento cirúrgico para comprometimento renal devido à dissecção da aorta dependem das circunstâncias individuais, e recomenda-se uma avaliação cuidadosa por um cirurgião vascular experiente. A dissecção da parte torácica da aorta exige reparo cirúrgico, devido à alta taxa de mortalidade se não for tratada, porém a doença isolada da parte abdominal da aorta pode ser clinicamente tratada.

Doença tromboembólica

Os êmbolos arteriais sistêmicos, que, em geral, se originam do átrio ou do ventrículo esquerdos em pacientes com fibrilação atrial, endocardite infecciosa, doença valvar cardíaca ou mixoma atrial, podem causar obstrução aguda das artérias renais. Raramente, pode ocorrer êmbolo paradoxal a partir do sistema venoso através de comunicação interatrial.

Os sintomas de isquemia renal aguda e infarto consistem em dor no flanco, hematúria macroscópica e febre. Os achados laboratoriais são inespecíficos, porém incluem nível elevado de lactato desidrogenase (LDH), hematúria e leucocitose. O diagnóstico definitivo pode ser baseado nos achados de região sem realce focal na TC contrastada. São necessários exames de imagem para diferenciar a doença embólica da dissecção da artéria renal.

A massa renal afetada por um êmbolo da artéria renal normalmente não é grande o suficiente para reduzir a função renal, de modo que a diálise seja necessária, embora se possa observar algum agravamento da função renal. O diagnóstico de infarto renal raramente é estabelecido de modo precoce o suficiente para iniciar o tratamento com trombólise intra-arterial ou trombectomia, e é questionável se os riscos e o benefício marginal desses procedimentos justificam o tratamento agressivo, exceto em pacientes nos quais a oclusão afete a artéria renal principal e seja tratada logo após a sua ocorrência. Em vez disso, a terapia deve ser direcionada para a fonte subjacente de êmbolos renais, com tratamento sintomático da dor, se necessário. A anticoagulação sistêmica pode estar indicada para reduzir o risco de eventos tromboembólicos adicionais.

Vasculite de grandes vasos e de vasos de médio calibre

As vasculites sistêmicas, como a arterite temporal (de células gigantes) e a arterite de Takayasu, afetam principalmente as artérias de grande e médio calibres. A PAN e a doença de Kawasaki afetam principalmente as artérias de médio calibre e menores. Essas vasculites não estão associadas a anticorpos anticitoplasma de neutrófilos (ANCA) e normalmente não causam glomerulonefrite. Distinguem-se das vasculites associadas ao ANCA que afetam vasos sanguíneos de menor calibre e provocam mais comumente glomerulonefrite.

A arterite de Takayasu e a arterite de células gigantes normalmente estão associadas à vasculite granulomatosa da aorta e seus ramos. Em geral, a arterite de células gigantes envolve as artérias carótida, vertebral e temporal, porém o comprometimento renal é raro. Ambas ocorrem muito mais comumente em mulheres do que em homens. Em geral, a arterite de Takayasu é diagnosticada em pacientes com menos de 50 anos, ao passo que a arterite de células gigantes é diagnosticada em indivíduos a partir dos 50 anos.

Ocorre comprometimento das artérias renais principais em cerca de 40% dos pacientes com arterite de Takayasu, produzindo áreas de estenose com isquemia ou infarto renais. As características clínicas comuns consistem em sintomas constitucionais, claudicação, sopros e hipertensão. Com frequência, os pulsos estão diminuídos ou ausentes em uma ou mais extremidades, e é comum uma discrepância da pressão arterial de mais de 10 mmHg nos membros. O diagnóstico de arterite de Takayasu é mais frequentemente estabelecido em bases clínicas, com achados angiográficos típicos e outros achados de exames de imagem. Os corticosteroides constituem a principal modalidade de tratamento. Em geral, as lesões estenóticas são reversíveis quando se administra a terapia com corticosteroides durante a fase inicial da doença, antes que as lesões se tornem fibróticas e irreversíveis. Cerca da metade dos pacientes apresenta doença crônica, persistente ou dependente de corticosteroides e necessita de terapia com agentes imunossupressores adicionais ou alternativos, como azatioprina, micofenolato, metotrexato, leflunomida ou ciclofosfamida. Mais recentemente, a imunossupressão direcionada com antagonistas da interleucina-6 (como tocilizumabe) e bloqueadores da via do fator de necrose tumoral alfa (TNFα) (como infliximabe ou etanercepte) pode ser efetiva para ajudar a manter a remissão.

A PAN é uma vasculite de vasos de médio ou pequeno calibre, sem predileção de gênero, que ocorre predominantemente em adultos com idade entre 40 e 60 anos. Trata-se de uma vasculite necrosante sistêmica idiopática. Alguns casos podem ser secundários a infecção pelo vírus da hepatite B, infecção pelo vírus da hepatite C ou leucemia de células pilosas. A neuropatia periférica na forma de mononeurite múltipla constitui um dos achados mais frequentes na PAN.

A PAN afeta as artérias renais principais e as artérias interlobares renais (menos comumente, as artérias arqueadas e interlobulares) com vasculite necrosante, que, em geral, produz microaneurismas das artérias intrarrenais. Esses microaneurismas podem ser identificados em arteriografias de 40 a 90% dos pacientes com comprometimento renal. A isquemia renal leva à perda da função renal e à hipertensão mediada por renina. Pode-se observar a ocorrência de proteinúria de baixo grau e hematúria, porém o achado de glomerulonefrite aguda indica algum outro distúrbio. Pode ocorrer infarto renal, e, raramente, um aneurisma da artéria renal pode causar dissecção ou ruptura da artéria renal.

O diagnóstico é estabelecido em bases clínicas e por arteriografia. Não há testes sorológicos confirmatórios, e a PAN não é uma vasculite associada ao ANCA. A arteriografia parece ser superior para o diagnóstico, em comparação com a ATC e a ARM. A doença renal progressiva não é típica, mas pode ocorrer. O tratamento com corticosteroides e agentes imunossupressores é efetivo para reduzir a gravidade e a mortalidade da doença.

A doença de Kawasaki é uma arterite associada à síndrome mucocutânea linfonodal, que afeta principalmente artérias de médio e pequeno calibres, embora a aorta também possa ser afetada. É principalmente uma doença autolimitada de lactentes e crianças pequenas. O comprometimento renal é extremamente raro.

Nefrosclerose hipertensiva

A hipertensão crônica em indivíduos suscetíveis pode levar ao desenvolvimento de proteinúria, DRC e DRET. A nefrosclerose hipertensiva é citada como causa de DRC e de DRET em afro-americanos em uma taxa muito mais alta que a de indivíduos brancos, mesmo com níveis semelhantes de controle da pressão arterial e apesar de um bom controle.

As manifestações renais da hipertensão arterial sistêmica crônica consistem em espessamento da túnica íntima das artérias e arteríolas renais e estreitamento luminal com hipertrofia e espessamento fibroblástico da túnica íntima das artérias e deposição de material de tipo hialino (proteínas plasmáticas) nas paredes das arteríolas. Os glomérulos apresentam glomeruloscleroses global e focal; a primeira provavelmente resulta de isquemia glomerular, e a segunda, de aumento da pressão intracapilar e hipertrofia e lesão compensatórias em resposta à perda de néfrons. Na microscopia eletrônica, são observadas membranas basais glomerulares enrugadas, devido à isquemia glomerular. A nefrite intersticial crônica com atrofia tubular e fibrose intersticial constitui outra manifestação de lesão tubular isquêmica crônica observada com nefrosclerose hipertensiva, particularmente em pacientes com outros distúrbios, como diabetes melito, doença ateroembólica e EAR aterosclerótica.

O risco global de nefrosclerose hipertensiva com DRC progressiva é baixo na população hipertensa geral, e a maioria dos pacientes com nefrosclerose hipertensiva apresenta hipertensão leve. O risco é maior naqueles que tiveram hipertensão inadequadamente controlada e em indivíduos de ascendência africana, que particularmente correm alto risco de nefrosclerose hipertensiva. Polimorfismos no gene que codifica a apolipoproteína L1 (*APOL1*) são encontrados mais comumente em afro-americanos, em comparação com americanos de origem europeia, e estão fortemente associados ao risco de nefrosclerose hipertensiva. Um diagnóstico de nefrosclerose hipertensiva como causa de DRC de modo inexplicado tem muito menos probabilidade de ser estabelecido em pacientes brancos, quando comparados com pacientes de raça negra, particularmente na ausência de hipertensão grave de longa duração ou história de hipertensão maligna.

Em geral, o diagnóstico de nefrosclerose hipertensiva é clínico, com base em uma história de hipertensão de longa duração que precede o desenvolvimento de proteinúria e DRC e na ausência de outras causas. A biopsia renal raramente é realizada, exceto quando outros distúrbios são sugeridos clinicamente ou pela avaliação laboratorial. O sedimento urinário normalmente é inespecífico, com apenas proteinúria de baixo grau (< 1 g/dia). A perda simétrica da espessura do córtex renal é comumente observada na ultrassonografia.

O tratamento farmacológico da hipertensão grave reduz o risco de progressão da DRC para a DRET em muitas populações de pacientes, fornecendo uma evidência adicional para o papel etiológico da hipertensão arterial sistêmica. A pressão arterial ideal para pacientes com nefrosclerose hipertensiva não foi determinada. Em pacientes negros, isso foi mais bem investigado pelo ensaio clínico African American Study of Kidney Disease (AASK), que examinou mais de mil afro-americanos com hipertensão prolongada, DRC lentamente progressiva e proteinúria de baixo grau. Os indivíduos foram alocados para tratamento com ramipril, metoprolol ou anlodipino para uma meta de pressão arterial de 125/75 ou 140/90 mmHg. A taxa média de mudança da TFG e a taxa de outros resultados secundários foram semelhantes nos dois grupos, o que sugere que a redução da pressão arterial para menos de 140/90 mmHg não proporciona benefício adicional na redução da progressão da DRC em pacientes negros com nefrosclerose hipertensiva. Entretanto, houve uma tendência a favor de meta de pressão arterial mais baixa para pacientes com proteinúria basal mais alta.

As metas de pressão arterial mais baixas também podem ser apropriadas para pacientes com outras comorbidades, como diabetes melito. Além de afetar a progressão da DRC, o controle da pressão arterial diminui o risco de insuficiência cardíaca e acidente vascular encefálico (AVE). A maioria dos pacientes com nefrosclerose hipertensiva e DRC necessita de múltiplos medicamentos anti-hipertensivos para controlar a pressão arterial, incluindo, em geral, um diurético tiazídico ou de tipo tiazídico (quando a TFG estiver bem preservada) e um diurético de alça (à medida que a TFG declinar para menos de 25 a 30 mℓ/min), bem como um IECA ou um BRA, bloqueador dos canais de cálcio e betabloqueador.

Doença ateroembólica

A doença ateroembólica é o resultado de embolização de colesterol de placas ateroscleróticas, mais comumente da aorta, que normalmente é desalojado durante um procedimento arterial invasivo, como cateterismo cardíaco, angiografia aórtica, cirurgia cardíaca ou cirurgia na aorta. Êmbolos de colesterol podem ocorrer espontaneamente ou podem ser precipitados por anticoagulação sistêmica, como heparina, ou durante a administração sistêmica de agentes trombolíticos. Como os pacientes devem apresentar aterosclerose subjacente, a incidência aumenta com a idade, e a doença ateroembólica raramente ocorre antes dos 40 anos.

Seção 5 Doenças Renais

Em consequência da embolização sistêmica de placas ateromatosas, os cristais de colesterol alojam-se em vasos arteriais de pequeno calibre, como as artérias arqueadas e interlobulares dos rins. Com frequência, os êmbolos de colesterol acometem outros órgãos, e o padrão de comprometimento orgânico depende, em parte, da localização da placa rota na parte ascendente ou na parte descendente da aorta. As extremidades são comumente afetadas com isquemia digital e gangrena, a pele, com livedo reticular, e o sistema digestório, com isquemia intestinal, porém qualquer órgão pode ser afetado. A embolização da parte ascendente da aorta pode causar isquemia cardíaca, e os êmbolos que surgem da parte ascendente da aorta ou das artérias carótidas (p. ex., após endarterectomia carotídea) podem causar AVE.

A embolização do colesterol para o olho pode ser reconhecida pelo achado de placas de Hollenhorst à fundoscopia, que consistem em manchas amarelo-esbranquiçadas nas bifurcações das arteríolas da retina. Com frequência, são assintomáticas, porém podem causar isquemia da retina, com defeitos normalmente transitórios dos campos visuais.

Os pacientes com doença ateroembólica podem apresentar febre, eosinofilia, eosinofilúria e hipocomplementemia, particularmente de forma aguda. Os achados laboratoriais consistem em elevação da velocidade de hemossedimentação (VHS) e níveis elevados de amilase ou de enzimas hepáticas. As manifestações clínicas e laboratoriais sistêmicas generalizadas dos ateroêmbolos podem levar a um quadro clínico sugestivo de vasculite sistêmica.

O padrão típico de doença ateroembólica renal consiste em declínio da função renal que se torna evidente pela primeira vez três ou mais dias após um procedimento ou outro evento desencadeante. O grau de lesão renal aguda e crônica que segue é determinado pela magnitude da carga embólica, em virtude de o ateroembolismo ser um processo pontual ou contínuo e pelo grau de inflamação induzida pelo material da placa. Muitos pacientes apresentam estabilização do processo após a agressão inicial, enquanto outros progridem com vários padrões e cronologias para a DRC avançada e a DRET. A embolização de colesterol também pode causar hipertensão grave, devido à isquemia renal aguda que leva à liberação de renina.

Em geral, o diagnóstico de doença ateroembólica renal é estabelecido clinicamente no ambiente apropriado; entretanto, para alguns pacientes, é necessária uma biopsia renal para confirmar o diagnóstico e descartar outras condições. Como o processo de fixação elimina os cristais de colesterol da amostra de biopsia renal, o exame patológico revela uma típica ruptura do lúmen arterial em forma de agulha, circundada por proliferação inflamatória e fibrosa reativa da túnica íntima, levando à oclusão luminal e à lesão isquêmica distal.

Não existe tratamento específico para os êmbolos de colesterol. Como os êmbolos geralmente resultam em reação inflamatória, alguns médicos defendem a administração de corticosteroides, porém o seu uso não está aprovado para prevenção de ateroembolismo adicional ou progressão da insuficiência renal. Recomenda-se evitar o uso de anticoagulação para prevenir a dissolução e a embolização do trombo, que pode se sobrepor a uma placa ateromatosa. Estatinas são preconizadas para a maioria dos pacientes com doença aterosclerótica subjacente, porém esse tratamento não demonstrou influenciar a manifestação renal dos ateroêmbolos. O tratamento com IECAs ou BRAs pode ser efetivo para o controle da hipertensão no contexto agudo, porém o agravamento da função renal pode limitar o seu uso. Pode haver necessidade de diálise se houver desenvolvimento de LRA e DRET.

Pré-eclâmpsia

A pré-eclâmpsia caracteriza-se por início recente de hipertensão arterial sistêmica sustentada (pressão arterial $\geq$ 140/90 mmHg) e proteinúria (> 300 mg/dia) que se desenvolve depois de 20 semanas de gestação em uma mulher anteriormente normotensa. Embora hipertensão arterial sistêmica e proteinúria sejam as principais

manifestações da pré-eclâmpsia, trata-se de uma doença vascular sistêmica que também pode causar sintomas do sistema nervoso central (p. ex., distúrbios visuais, cefaleia, alteração do estado mental), dor abdominal, náuseas, vômitos, disfunção hepática, trombocitopenia, disfunção pulmonar, comprometimento do crescimento fetal, proteinúria na faixa nefrótica e LRA. Se ocorrerem crises epilépticas do tipo grande mal sem outra explicação, o diagnóstico de eclâmpsia é estabelecido. A síndrome HELLP, caracterizada por *h*emólise, níveis *e*levados de enzimas hepáticas (*li*ver) e baixa contagem de plaquetas (*low p*latelet), pode ser manifestação de pré-eclâmpsia grave, embora alguns a considerem um distúrbio separado. Ela também está associada a aumento das taxas de mortalidade materna e fetal. Os fatores de risco para pré-eclâmpsia consistem em uma história de hipertensão arterial sistêmica e DRC. Outros fatores de risco importantes incluem nuliparidade, pré-eclâmpsia em gestação anterior, gestação multifetal, doença autoimune e história familiar de pré-eclâmpsia.

A pré-eclâmpsia deve ser diferenciada de outras condições hipertensivas que podem ocorrer durante a gravidez, como hipertensão arterial sistêmica preexistente, que ocorre antes de 20 semanas de gestação e persiste depois do parto, pré-eclâmpsia sobreposta à hipertensão arterial sistêmica crônica preexistente e hipertensão gestacional (*i. e.*, hipertensão de início recente depois de 20 semanas de gestação, sem proteinúria ou outras manifestações relacionadas).

Houve progresso na compreensão da patogênese da pré-eclâmpsia, e fatores maternos e placentários ou fetais foram implicados. Acredita-se que o desenvolvimento anormal da vasculatura placentária no início da gravidez possa levar a algum grau de hipoperfusão placentária, que libera fatores antiangiogênicos na circulação materna, perturbando o delicado equilíbrio entre fatores angiogênicos e antiangiogênicos. Isso causa disfunção endotelial sistêmica na mãe, que leva à hipertensão, à proteinúria e a outras manifestações da doença.

A tirosinoquinase relacionada a FMS solúvel 1 (sFLT1) é um fator antiangiogênico circulante derivado da placenta, que parece desempenhar um papel central na patogênese da pré-eclâmpsia. Ela antagoniza os efeitos pró-angiogênicos do fator de crescimento do endotélio vascular (VEGF) e o fator de crescimento placentário (PGF) ao ligar-se a eles e ao impedir a interação com seus receptores. Acredita-se que a endoglina solúvel (sENG), outro fator antiangiogênico amplamente expresso no endotélio vascular, seja um importante mediador da pré-eclâmpsia. A disfunção endotelial na pré-eclâmpsia está associada a aumento da sensibilidade a agentes vasopressores, como a angiotensina II, vasoconstrição sistêmica e redução da função fibrinolítica.

Os achados na biopsia renal consistem em edema das células endoteliais glomerulares (*i. e.*, endoteliose) e oclusão do lúmen capilar com isquemia. Esses achados também são observados em outros distúrbios microangiopáticos, embora os trombos de fibrina nos capilares glomerulares sejam observados menos comumente do que com outras causas. Em geral, não se observa o apagamento dos pedicelos.

O único tratamento efetivo para a pré-eclâmpsia é o parto do feto e o delivramento da placenta. O momento do parto precisa levar em consideração a idade gestacional, a gravidade da pré-eclâmpsia, a presença ou ausência de manifestações sistêmicas e o estado do feto e da mãe. Os cuidados obstétricos adequados são essenciais para equilibrar o risco da mãe contra o risco de prematuridade do feto. Em gestações de alto risco, o ácido salicílico em baixa dose é iniciado no segundo e terceiro trimestres para reduzir o risco de desenvolvimento de pré-eclâmpsia.

O tratamento da hipertensão leve em mulheres com pré-eclâmpsia deve ser evitado, visto que ele não trata o processo patológico subjacente, não altera o curso da doença nem reduz as sequelas clínicas. Na ausência de manifestações clínicas além da proteinúria, não costuma ser necessário iniciar medicamentos anti-hipertensivos, a não ser que a pressão arterial sistólica seja superior a 150 mmHg ou que a pressão arterial diastólica esteja acima de 100 mmHg. O labetalol e a hidralazina, que podem ser administrados por via intravenosa ou oral, são frequentemente recomendados como terapia de primeira linha para manejo agudo. Para tratamento crônico, a metildopa ou o labetalol são, com frequência, recomendados inicialmente, com acréscimo de nifedipino de liberação prolongada, se necessário. Em geral, deve-se evitar o uso de diuréticos e de restrição dietética de sódio, a não ser que a paciente tenha edema pulmonar.

O perfil de risco desses medicamentos não está bem definido na gravidez. Os IECAs, os BRAs e os inibidores diretos da renina estão contraindicados durante a gravidez, devido ao risco de anormalidades fetais. O sulfato de magnésio é usado nos casos graves de pré-eclâmpsia para reduzir o risco de crises convulsivas; entretanto, ele não trata outras manifestações da doença, tampouco reduz as taxas de mortalidade da mãe ou do feto.

A maioria das manifestações de pré-eclâmpsia começa a melhorar pouco tempo depois do parto; entretanto, em algumas mulheres, a hipertensão arterial sistêmica, a proteinúria e outras manifestações persistem por várias semanas ou meses antes de haver resolução completa. Como a pré-eclâmpsia é um fator de risco para hipertensão arterial sistêmica futura, doença renal e eventos cardiovasculares, o acompanhamento médico continuado é essencial.

Crise renal da esclerodermia

A esclerose sistêmica (*i. e.*, esclerodermia) é um distúrbio do tecido conjuntivo idiopático, associado à deposição de colágeno e de outras proteínas da matriz extracelular, que provoca inflamação e fibrose da pele e dos órgãos internos. As lesões endovasculares proliferativas podem levar à obliteração do lúmen vascular e à isquemia renal, com hipertensão arterial sistêmica, aumento da atividade de renina e níveis elevados de angiotensina II e aldosterona.

A LRA e a hipertensão arterial sistêmica que se agrava rapidamente em pacientes com esclerodermia são denominadas *crise renal da esclerodermia*. A crise renal da esclerodermia ocorre em cerca de 5 a 10% dos pacientes com esclerodermia, normalmente nos primeiros anos após o início e principalmente em pacientes com esclerodermia sistêmica, em vez de cutânea localizada, que também apresentam comprometimento cutâneo e cardíaco progressivo. Com muito mais frequência, ocorre comprometimento renal subclínico, com proteinúria leve, hipertensão arterial sistêmica e concentração sérica elevada de creatinina. Em determinadas ocasiões, a crise renal da esclerodermia desenvolve-se antes do estabelecimento do diagnóstico clínico de esclerodermia.

A crise renal da esclerodermia está frequentemente associada a uma perda rápida e grave da função renal, oligúria, encefalopatia hipertensiva e insuficiência cardíaca. A anemia hemolítica microangiopática (AHMA) também pode ocorrer. Com frequência, há proteinúria de baixo grau, porém não são encontradas outras alterações (hemácias, cilindros etc.). Cerca de 10% dos pacientes com crise renal da esclerodermia não apresentam hipertensão arterial sistêmica. Isso ocorre mais comumente entre pacientes tratados com inibidores da ECA ou com corticosteroides em altas doses.

Os anticorpos anti-RNA polimerase III estão fortemente associados ao risco de crise renal da esclerodermia e foram sugeridos como marcadores de crise renal da esclerodermia. Outros fatores de risco incluem comprometimento cutâneo difuso e rapidamente progressivo e uso de glicocorticoides em altas doses.

A biopsia renal pode revelar comprometimento das artérias interlobulares, com espessamento da túnica íntima, proliferação das células endoteliais e edema com obliteração do lúmen do vaso, com parede das arteríolas em casca de cebola concêntrica. Ocorre necrose fibrinoide nas arteríolas aferentes, com extensão do acúmulo de fibrina intravascular nos glomérulos, frequentemente com colapso isquêmico, porém sem as características de glomerulonefrite.

A ativação do sistema renina-angiotensina-aldosterona parece ser importante na progressão da doença. Antes do advento dos IECAs e da hemodiálise, a crise renal da esclerodermia era fatal em cerca de 75% dos pacientes dentro de 1 ano. A terapia com IECAs reduziu essa taxa de mortalidade em 1 ano para menos de 15%. Com frequência, recomenda-se o captopril como IECA de escolha, em virtude de sua meia-vida curta e da facilidade de titulação da dose. Se o diagnóstico de crise renal da esclerodermia for estabelecido antes da ocorrência de insuficiência renal avançada, a inibição da ECA pode interromper ou reverter o declínio da função renal. Alguns especialistas recomendam continuar os IECAs, mesmo se a função renal declinar e houver necessidade de diálise temporária, citando um aumento de probabilidade de recuperação renal, que foi descrita em pacientes com crise renal da esclerodermia, mesmo após 18 a 24 meses de dependência de diálise. Os IECAs não são úteis na prevenção da crise renal da esclerodermia, e o seu uso nesse contexto foi associado a um resultado mais precário, incluindo maior risco de necessidade de diálise permanente se ocorrer crise renal. Recomenda-se o uso de IECAs, em vez de BRAs, devido ao longo histórico de sucesso com IECAs nessa doença. Os pacientes com DRET secundária à crise renal da esclerodermia apresentam uma alta taxa de mortalidade com a diálise, maturação inadequada do acesso da diálise e redução da sobrevida do enxerto após o transplante renal.

MICROANGIOPATIA TROMBÓTICA DO RIM

A MAT é uma lesão patológica secundária a vários mecanismos patogênicos distintos, que levam a lesão endotelial, trombose microvascular e AHMA. Essas síndromes podem levar, cada uma delas, à disfunção orgânica, devido à trombose microvascular, porém cada síndrome tem características clínicas, fisiopatológicas e epidemiológicas distintas. É comum observar a ocorrência de LRA na MAT, em virtude da propensão do endotélio glomerular à lesão.

A classificação tradicional da MAT em púrpura trombocitopênica trombótica (PTT) e síndrome hemolítico-urêmica (SHU) evoluiu, e, atualmente, as MAT são subclassificadas com base no processo patogênico subjacente (Figura 28.4 e Tabela 28.3). Embora muitos processos mórbidos causem lesão endotelial microvascular, o comprometimento renal em decorrência desses distúrbios afeta a vasculatura em diferentes níveis. O comprometimento renal pela SHU e pela PTT afeta principalmente os glomérulos, ao passo que a esclerodermia com frequência se estende nas artérias interlobulares, e a hipertensão maligna afeta mais frequentemente as arteríolas aferentes. Entretanto, observam-se uma sobreposição significativa e características histológicas semelhantes entre essas doenças, de modo que é fundamental efetuar uma avaliação clínica cuidadosa para a determinação acurada da causa.

Púrpura trombocitopênica trombótica

A PTT caracteriza-se por AHMA e trombocitopenia. Os pacientes também podem apresentar febre, LRA e comprometimento neurológico. A púrpura é observada raramente, e a sua presença não é necessária para estabelecer o diagnóstico. A PTT tem uma relação entre mulheres e homens de 4:3, e o pico de incidência é observado na terceira e na quarta década de vida. Podem ocorrer AHMA e trombocitopenia, que se manifestam de modo semelhante à PTT em resposta a alguns fármacos (p. ex., ticlopidina, ciclosporina, tacrolimo), após o transplante de células-tronco, em associação com a infecção pelo vírus da imunodeficiência humana (HIV) e em pacientes com hipertensão maligna, sepse, coagulação intravascular disseminada ou câncer avançado.

A PTT é causada por deficiência ou redução da atividade da ADAMTS13 (um tipo de desintegrina e metaloproteinase com domínios semelhantes à trombospondina-1). A ADAMTS13 é uma protease plasmática que normalmente cliva o fator de von Willebrand (FVW)

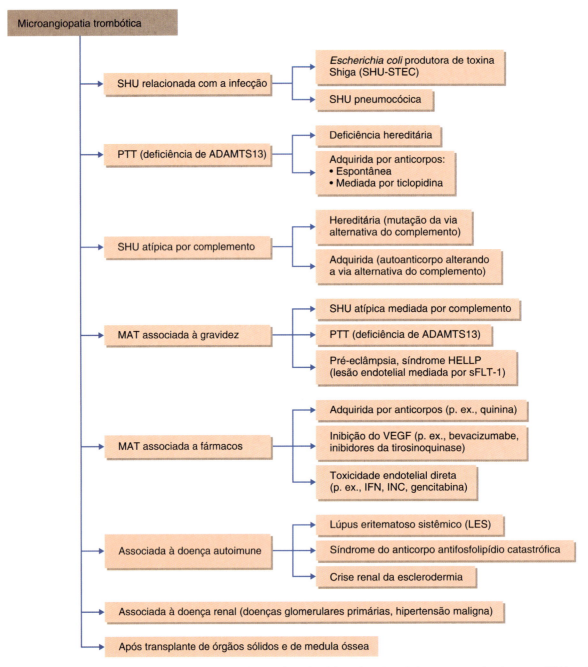

Figura 28.4 Microangiopatia trombótica (MAT). *HELLP*, hemólise, enzimas hepáticas elevadas e baixa contagem de plaquetas; *IFN*, interferona; *INC*, inibidor da calcineurina; *PTT*, púrpura trombocitopênica trombótica; *sFLT-1*, tirosinoquinase semelhante a FMS solúvel-1; *SHU*, síndrome hemolítico-urêmica; *VEGF*, fator de crescimento do endotélio vascular.

Tabela 28.3 Patogênese, características clínicas/diagnósticas e manejo das principais síndromes microangiopáticas trombóticas.

	Patogênese	Características clínicas	Características diagnósticas	Manejo
Escherichia coli produtora de toxina Shiga (SHU-STEC)	Infecção entérica por patógeno produtor de toxina Shiga (*E. coli* O157; *E. coli* O104)	Todos os grupos etários, com pico de incidência em crianças para o patógeno O157. É comum um pródromo entérico (5% não apresentam diarreia)	A fibrina predomina nos trombos intravasculares. Células endoteliais intumescidas. Isolamento da STEC nas fezes	Manejo de suporte. Nenhum papel para a plasmaférese. Possível papel do eculizumabe no comprometimento grave do SNC. Antibióticos (uso controverso)

(*continua*)

Tabela 28.3 Patogênese, características clínicas/diagnósticas e manejo das principais síndromes microangiopáticas trombóticas. (*continuação*)

	Patogênese	Características clínicas	Características diagnósticas	Manejo
PTT	Deficiência de ADAMTS13 (autoanticorpo hereditário ou adquirido) Autoanticorpo induzido por ticlopidina	Outros membros da família afetados se for hereditária Em mulheres com predisposição, manifesta-se clinicamente no segundo e terceiro trimestres de gravidez Nenhum pródromo de diarreia Predomínio de sintomas neurológicos	Baixa atividade de ADAMTS13 ($< 10\%$) O FVW predomina nos trombos intravasculares Ausência de células endoteliais intumescidas	Plasmaférese Imunossupressão (p. ex., rituximabe para autoanticorpos adquiridos) Interromper a ticlopidina
SHUa mediada por complemento	Desregulação da via alternativa do complemento Hereditária ou adquirida (anticorpo anti-FH)	Pode ocorrer diarreia (30% na apresentação) A doença hereditária tem penetrância incompleta Com frequência, identifica-se um fator desencadeante (p. ex., infecção, gravidez) Alta recorrência em aloenxerto de rim	O C3 pode estar baixo (os níveis normais não excluem a possibilidade da doença) Atividade de ADAMTS13 $> 10\%$ O teste genético e de autoanticorpos negativo não exclui a possibilidade da doença	Eculizumabe Resposta parcial à plasmaférese Pode-se considerar o transplante de fígado
SHU pneumo-cócica	A exposição dos antígenos do endotélio mediada por neuraminidase leva à lesão endotelial	Principalmente crianças < 2 anos Com frequência, associada a pneumonia e empiema	Teste de Coombs positivo	Cuidados de suporte Tratamento da infecção
MAT induzida por quinina	Autoanticorpos contra GP Ib/IX ou IIb/IIIa	Não relacionada com a dose Pode ocorrer precocemente (após uma única exposição) ou tardiamente (até 10 anos após a exposição)	Atividade de ADAMTS13 $\geq 10\%$	Manejo de suporte A plasmaférese não é efetiva

ADAMTS13, desintegrina e metaloproteinase com domínios do tipo trombospondina-1; *anticorpo anti-FH*, anticorpo antifator H; *FVW*, fator de von Willebrand; *GP*, glicoproteína das plaquetas; *MAT*, microangiopatia trombótica; *PTT*, púrpura trombocitopênica trombótica; *SHU*, síndrome hemolítico-urêmica; *SNC*, sistema nervoso central.

e que limita a extensão da trombose intravascular (Figura 28.5). Microtrombos compostos principalmente de plaquetas e FVW acumulam-se no leito vascular de múltiplos órgãos, levando ao desenvolvimento de AHMA. A deficiência de ADAMTS13 pode ser adquirida, causada por autoanticorpos anti-ADAMTS13 (principalmente imunoglobulina G [IgG]) ou, muito menos comumente, genética.

Outras anormalidades laboratoriais incluem: manifestações da AHMA e trombocitopenia; concentração elevada de LDH, concentração de bilirrubina indireta e contagem de reticulócitos; e baixa concentração de haptoglobina. Os resultados dos exames laboratoriais da coagulação (p. ex., tempo de protrombina, tempo de tromboplastina parcial ativada, nível de fibrinogênio) geralmente estão normais, embora possa haver elevação dos níveis de produtos de degradação da fibrina. Com frequência, detecta-se a presença de LRA, hematúria microscópica e proteinúria de baixo grau.

Sem tratamento, a PTT apresenta uma taxa de mortalidade de cerca de 90%, e a maioria das mortes ocorre nos primeiros 3 meses após o aparecimento dos sintomas. O tratamento com infusão de plasma pode normalizar os níveis de ADAMTS13, reduzindo a hemólise intravascular e as taxas de mortalidade. A plasmaférese e a reposição com plasma fresco congelado têm a vantagem de remover os autoanticorpos inibitórios, além de normalizar os níveis de ADAMTS13, devido ao grande volume de plasma que pode ser infundido.

A atividade da ADAMTS13 precisa ser determinada antes do início da terapia para a obtenção de resultados acurados, porém o tratamento não deve ser adiado para a obtenção dos resultados. A gravidade da deficiência da ADAMTS13 ($< 5\%$) fornece uma previsão de recidiva futura, embora os pacientes com deficiência grave tenham tanta probabilidade de responder inicialmente à plasmaférese quanto aqueles com deficiência leve. Os pacientes com AHMA devido a outras causas não associadas à deficiência de ADAMTS13 normalmente têm uma resposta mínima à plasmaférese ou à infusão de plasma. Os pacientes com SHU não apresentam anormalidades nos níveis ou na função da ADAMTS13.

Síndrome hemolítico-urêmica

Escherichia coli produtora de toxina Shiga

A infecção do sistema digestório pela cepa O157:H7 de *Escherichia coli* produtora de toxina Shiga (STEC) provoca doença diarreica, que é complicada em cerca de 15% dos casos por AHMA, com trombose intraglomerular e LRA. A SHU-STEC afeta mais comumente lactentes e crianças, embora os adultos também possam ser afetados. Com frequência, os casos são agrupados devido a surtos de *E. coli* O157:H7, com picos ocorrendo no verão e no outono. A *E. coli* é endêmica no sistema digestório do gado bovino, e casos são frequentemente atribuídos ao consumo de carne malcozida, exposição à matéria fecal bovina, exposição a animais ou a outros produtos alimentares contaminados. Em maio de 2011, um surto de SHU-STEC na Alemanha foi atribuído a brotos de feno-grego crescidos a partir de sementes contaminadas. O agente patogênico, *E. coli* O104:H4, foi particularmente virulento, com desenvolvimento de SHU em 30% dos pacientes infectados, a maior parte deles adultos.

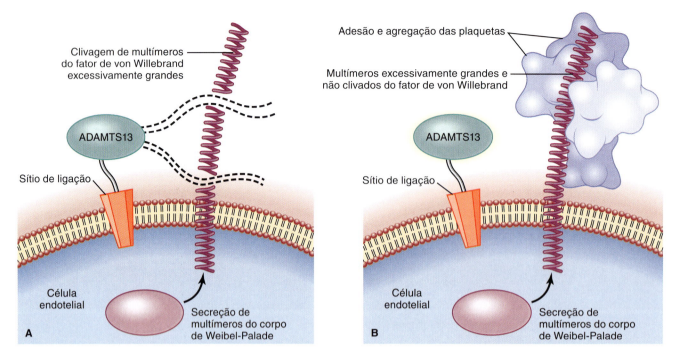

Figura 28.5 Relação entre atividade de ADAMTS13, adesão e ativação excessivas das plaquetas e púrpura trombocitopênica trombótica. **A.** Em indivíduos normais, as moléculas de ADAMTS13 (*i. e.*, metaloprotease de clivagem do fator de von Willebrand) ligam-se aos sítios de ligação na superfície das células endoteliais e clivam multímeros excessivamente grandes de fator de von Willebrand à medida que são secretados por células endoteliais estimuladas. As formas menores do fator de von Willebrand que circulam após a clivagem não induzem adesão e agregação das plaquetas durante o fluxo sanguíneo normal. **B.** A ausência ou a grave redução da atividade da ADAMTS13 em pacientes com púrpura trombocitopênica trombótica impedem a clivagem de multímeros excessivamente grandes de fator de von Willebrand no momento oportuno, quando são secretados pelas células endoteliais. Os multímeros não clivados induzem a adesão e a agregação das plaquetas no sangue que flui. (De Moake JL: Thrombotic microangiopathies, N Engl J Med 347:589-600, 2002.)

As cepas bacterianas produtoras de toxina Shiga provocam comumente um pródromo de diarreia sanguinolenta dolorosa, que precede o desenvolvimento de SHU em 2 a 12 dias (mediana, 3 dias). A toxina Shiga é diretamente trombogênica na vascularização renal. Embora a coagulação intravascular na SHU-STEC seja normalmente limitada ao rim, o coração, o sistema digestório e o sistema nervoso central também podem ser afetados.

As anormalidades laboratoriais na SHU consistem em níveis elevados de creatinina, anemia, esquistócitos no esfregaço de sangue periférico, contagem elevada de reticulócitos e trombocitopenia. Diferentemente da coagulação intravascular disseminada, os níveis de fibrinogênio estão normais ou elevados, e o tempo de protrombina está normal ou apenas ligeiramente prolongado. A amostra de fezes frescas deve ser enviada para cultura de *E. coli* O157:H7, o que pode auxiliar o rastreamento da origem de um surto. Deve-se efetuar também um exame parasitológico para pacientes sem diarreia, visto que a *E. coli* O157:H7 raramente pode causar SHU na ausência de sinais/sintomas intestinais. Se *E. coli* O157:H7 não for detectada, deve-se efetuar uma cultura para outros microrganismos produtores de toxina Shiga.

As lesões renais patológicas da SHU incluem espessamento da parede dos vasos, com edema das células endoteliais e trombose intraglomerular com trombos ricos em plaquetas e fibrina. Pode-se observar a ocorrência de fragmentação dos eritrócitos na vasculatura renal e dentro da parede do vaso.

O tratamento da SHU-STEC é de suporte, incluindo reposição adequada de volume com soluções intravenosas isotônicas, transfusão para a anemia grave e evitar outros agentes nefrotóxicos (p. ex., anti-inflamatórios não esteroides, antibióticos aminoglicosídios, meio de contraste iodado). Não se recomenda a transfusão de plaquetas, visto que isso pode agravar a trombose microvascular em curso. O tratamento de pacientes com diarreia sanguinolenta com antibióticos é controverso. Corticosteroides, anticoagulação (p. ex., AAS, heparina), agentes trombolíticos e administração de plasma são comprovadamente inefetivos no tratamento da SHU-STEC. Nos casos muito graves, sobretudo quando há comprometimento do sistema nervoso central, pode-se utilizar o eculizumabe (um inibidor da via do complemento).

Com cuidados de suporte apenas, a maioria dos pacientes com SHU-STEC recupera-se, com normalização da função renal ou apenas DRC residual leve, porém cerca de 25% podem desenvolver DRC avançada ou DRET no decorrer das próximas 1 a 2 décadas de vida. O risco de DRC aumenta com necrose cortical e comprometimento de mais de 50% dos glomérulos identificados na biopsia renal. O risco de complicações e morte aumenta com a idade, com a taxa de mortalidade aumentando de cerca de 5 para 10% em crianças e para cerca de 30% em adultos.

SHU atípica mediada por complemento

A via alternativa do complemento é a alça de amplificação do sistema complemento. A desregulação dessa via devido a causas hereditárias ou adquiridas pode levar à lesão endotelial mediada por complemento e SHU atípica (SHUa). Foram implicadas mutações dos genes para componentes da via alternativa do complemento, incluindo C3, fator B, reguladores do fator H (fusões CFH/CFHR), fator I e CD46. Essas mutações têm penetrância incompleta, e, com frequência, um fator desencadeante, como infecção ou gravidez, precede o início das manifestações clínicas. Em algumas formas infantis de SHUa mediada por complemento, é possível detectar um autoanticorpo adquirido contra o fator H, e relata-se, com frequência, um pródromo gastrintestinal.

A incapacidade de detectar uma mutação genética ou autoanticorpo não descarta essa doença, visto que é provável que nem todas as causas responsáveis tenham sido identificadas.

Historicamente, a SHUa mediada por complemento tem apresentado um prognóstico muito sombrio, com alta probabilidade de DRET e morte. A doença com frequência sofre recorrência em um aloenxerto renal, e a taxa de recorrência depende da mutação subjacente, com maior risco para mutações de CFH, CFB e C3 e menor risco com mutações de CD46. O eculizumabe é um anticorpo monoclonal humanizado que se liga com alta afinidade à proteína C5 do complemento e impede a geração de C5a, de C5b e do complexo do complemento terminal C5b-9. Em pacientes com SHU mediada por complemento, o eculizumabe inibe a MAT mediada por complemento. Esse fármaco é utilizado tanto para tratar a doença quanto para prevenir a recorrência após o transplante renal. Como os componentes do complemento são produzidos principalmente pelo fígado, um transplante de fígado-rim combinado pode ser curativo.

MAT associada à neoplasia maligna

Em pacientes com diagnóstico de câncer, a MAT pode resultar do câncer ou de seu tratamento. A neoplasia maligna disseminada pode produzir células tumorais embólicas, que provocam dano endotelial e cisalhamento dos eritrócitos. Ela tem prognóstico muito sombrio. A MAT também foi descrita com agentes terapêuticos para câncer, que interferem na via do VEGF, como o bevacizumabe e os inibidores da tirosinoquinase (p. ex., sunitinibe). A via do VEGF é suprarregulada na maioria dos tumores humanos, e acredita-se que ela seja importante na expansão da neovascularização do tumor. Nos glomérulos renais, o VEGF é produzido localmente pelos podócitos e por células endoteliais que expressam receptores de VEGF tirosinoquinase. Uma ruptura desse equilíbrio levará à lesão endotelial e à MAT. Clinicamente, a maioria dos pacientes apresenta hipertensão arterial sistêmica e proteinúria. Em casos raros, ocorre MAT sistêmica grave, frequentemente associada ao uso de doses mais altas de agentes terapêuticos para câncer. Esses distúrbios são, em sua maioria, reversíveis após a interrupção dos medicamentos.

Outros agentes quimioterápicos associados à MAT incluem a gencitabina, a mitomicina C, a vincristina e os inibidores do proteassoma (p. ex., bertezomibe, carfilzomibe e ixazomibe). A MAT associada à gencitabina está diretamente relacionada com a dose cumulativa. Em geral, é tratada de modo conservador; em casos graves com MAT persistente, pode-se considerar a terapia com eculizumabe.

Em pacientes que recebem transplante alogênico de medula óssea, a MAT ocorre em 10 a 40% dos pacientes e é considerada manifestação da doença enxerto *versus* hospedeiro (DEVH) ou radioterapia. A terapia para essa forma de MAT é controversa e direcionada principalmente para a DEVH, embora se possa tentar o eculizumabe.

MAT relacionada com a gravidez

A gravidez atua como gatilho para a PTT e a SHUa mediada por complemento. A PTT ocorre principalmente durante o segundo e o terceiro trimestres de gravidez. A gravidez normal está associada ao aumento da liberação de antígeno do FVW, levando à PTT em pacientes que já são predispostas por deficiência congênita ou adquirida de ADAMTS13.

A SHUa relacionada com a gravidez ocorre no período pós-parto. O parto atua como fator desencadeante da SHUa em pacientes com determinadas mutações genéticas da via alternativa do complemento. Historicamente, os desfechos eram muito precários, com desenvolvimento de DRET em mais de 75% das pacientes. O eculizumabe é uma terapia efetiva e pode ser usado durante a gravidez.

A síndrome HELLP é uma MAT dos sinusoides hepáticos, cuja apresentação pode ser semelhante à da PTT ou à da SHUa. Embora raramente, pode ocorrer LRA devido a um tipo de necrose tubular aguda que é rapidamente reversível com a recuperação da síndrome HELLP.

SÍNDROME DO ANTICORPO ANTIFOSFOLIPÍDIO

Os anticorpos antifosfolipídio (AAF) referem-se a autoanticorpos, como anticoagulantes lúpicos ou anticorpos anticardiolipina IgG ou imunoglobulina M (IgM) ou anti-β_2-glicoproteína, que interferem nas proteínas de ligação a fosfolipídios e nos ensaios de coagulação dependentes de fosfolipídios *in vitro*, como tempo de tromboplastina parcial. Como nem todos os anticoagulantes lúpicos causam prolongamento do tempo de tromboplastina parcial (TTP), pode ser necessário obter outros testes do sistema da coagulação, como o tempo de veneno de víbora de Russell diluído. O diagnóstico da SAF baseia-se na ocorrência de eventos de coagulação arterial ou venosa ou perda fetal depois de 10 semanas ou mais de gestação ou múltiplas perdas de embriões antes de 10 semanas de gestação com detecção laboratorial de AAF. O anticoagulante lúpico e os anticorpos anticardiolipina podem ser detectados em até 10% dos indivíduos saudáveis, mas a sua presença por si só não é suficiente para um diagnóstico de SAF. A apolipoproteína H (apo H, anteriormente β_2-glicoproteína-1) é o principal alvo antigênico dos anticorpos anticardiolipina.

Se não houver doença autoimune subjacente, a síndrome é referida como SAF primária. A SAF secundária ocorre quando associada a outras doenças, como lúpus eritematoso sistêmico (LES). Podem ser detectados AAF em 30 a 50% dos pacientes com LES, e, com frequência, ocorre comprometimento renal nesse contexto.

O efeito pró-coagulante dos AAFs pode resultar de interferência no anticoagulante apo H, inibição da fibrinólise, lesão endotelial direta, aterosclerose acelerada e ativação das plaquetas, monócitos e células endoteliais. Comprometimento renal é observado em cerca de 25% dos pacientes com SAF primária e pode ocorrer em pacientes com LES ou com outras causas de SAF. Pode ocorrer trombose em toda a vasculatura renal, incluindo as artérias renais principais ou seus ramos, arteríolas, glomérulos e veias. Esses achados se assemelham àqueles encontrados em outras doenças associadas à MAT. Atrofia focal do córtex em associação à fibrose intersticial pode ocorrer devido à isquemia resultante.

As manifestações renais da SAF variam. Alguns pacientes apresentam proteinúria leve com preservação da função renal, ao passo que outros desenvolvem hipertensão arterial sistêmica grave, proteinúria na faixa nefrótica e LRA ou DRC. A trombose da artéria renal pode causar infarto, dor no flanco de início agudo, hematúria e diminuição da função renal. A TVR pode ser silenciosa ou, se for aguda e completa, pode se manifestar com súbita dor no flanco e redução da função renal. As alterações patológicas observadas na biopsia renal de pacientes com SAF primária consistem em doença oclusiva dos vasos de pequeno calibre, com hiperplasia fibrosa da túnica íntima das artérias interlobulares, recanalização de trombos em artérias e arteríolas, atrofia cortical focal e MAT. Outras manifestações da SAF incluem trombocitopenia, anemia hemolítica e prolongamento do tempo de tromboplastina parcial ativada na ausência de terapia com heparina. Convém ressaltar que foi relatada uma alta prevalência de AAF em pacientes com DRET submetidos à hemodiálise, tendo como importante manifestação trombose no acesso da diálise.

A anticoagulação prolongada com varfarina, com meta de razão normalizada internacional (RNI) entre 2 e 3, está indicada para pacientes com SAF primária ou secundária e com história pregressa de trombose venosa, trombose arterial ou aborto espontâneo recorrente.

Como a varfarina está contraindicada durante a gravidez, é necessário prescrever heparina, associada ou não a AAS em baixa dose (81 mg), até o fim da gravidez.

O tratamento de pacientes positivos para AAF na ausência de eventos clínicos anteriores é controverso, devido à elevada taxa de resultados falso-positivos dos testes. A terapia com AAS para a prevenção primária em pacientes com AAF persistentemente positivos tem sido defendida, mas não provada. A plasmaférese, a prednisona e a hidroxicloroquina têm sido defendidas para o tratamento da MAT devido à SAF, e o seu uso deve ser considerado nos casos graves.

TROMBOSE DA VEIA RENAL

A TVR é incomum e ocorre principalmente em associação com a neoplasia maligna, mas também representa uma consequência de síndrome nefrótica, cirurgia ou traumatismo do abdome, pancreatite e estados de hipercoagulabilidade genéticos ou adquiridos. Na maioria dos casos, a TVR associada à neoplasia maligna é causada por carcinomas de células renais com invasão venosa, frequentemente com disseminação para o rim contralateral, podendo provocar oclusão bilateral das veias renais.

A síndrome nefrótica está associada a risco de trombose venosa em toda a circulação, incluindo TVR. O risco de TVR em pacientes com síndrome nefrótica correlaciona-se com a gravidade da proteinúria e da hipoalbuminemia; pacientes com concentração sérica de albumina inferior a 2 g/dℓ e/ou proteinúria de mais de 10 g/dia correm risco particular. Alguns estudos documentaram uma incidência de TVR de até 30% entre pacientes com síndrome nefrótica, porém a maioria dos casos não é clinicamente aparente. Os pacientes com nefropatia membranosa parecem correr maior risco de TVR por motivos que não são conhecidos, porém a TVR também pode ocorrer com síndromes nefróticas, devido a glomerulosclerose segmentar e focal, glomerulonefrite membranoproliferativa, doença por lesão mínima e doença renal diabética. Acredita-se que a hipercoagulabilidade resulte da perda da proteína antitrombótica, a antitrombina III na urina, embora outros fatores também possam estar envolvidos, como aumento dos fatores pró-coagulantes e da ativação plaquetária.

A TVR pode se manifestar com sintomas atribuíveis ao carcinoma de células renais, com dor no flanco, hematúria macroscópica, náuseas, anorexia ou edema dos membros inferiores. Em pacientes do sexo masculino, a oclusão da veia renal esquerda pode causar varicocele esquerda como resultado da drenagem venosa da veia gonadal esquerda. Em pacientes sem neoplasia maligna, os sintomas de TVR dependem da acuidade da trombose. A trombose completa aguda pode se manifestar com hematúria, dor no flanco, distensão abdominal e insuficiência renal aguda. Em geral, a TVR em adultos ocorre gradualmente, devido ao retorno da drenagem venosa colateral; nesse cenário, os sintomas de LRA são incomuns, embora sejam encontrados proteinúria e níveis de creatinina discretamente elevados. Nesses casos de TVR crônica, os pacientes normalmente chamam a atenção clínica devido à embolia pulmonar.

Como os pacientes frequentemente não apresentam sintomas, é provável que a TVR seja mais comum do que o relatado na literatura. Alguns sugeriram a necessidade de rastreamento dos pacientes de alto risco assintomáticos com TC, particularmente os que apresentam nefropatia membranosa e proteinúria grave e hipoalbuminemia.

O método padrão para o diagnóstico é a venografia renal; todavia, devido aos riscos de deslocamento do coágulo, sangramento e uso de meio de contraste iodado, métodos menos invasivos são comumente utilizados. A venografia guiada por TC com contraste parece ter sensibilidade e especificidade relativamente altas, embora esteja associada a algum risco de nefropatia por contraste. A ressonância magnética com contraste à base de gadolínio ou sequenciamento de tempo de voo sem meio de contraste também pode ser útil. A US com Doppler dos rins é útil, porém depende da habilidade do radiologista e apresenta menor sensibilidade do que a venografia por TC.

Recomenda-se o tratamento com anticoagulação sistêmica se não houver contraindicações. A maioria dos médicos mantém a anticoagulação por 6 a 9 meses, à semelhança da abordagem da trombose venosa profunda (TVP) não renal e da embolia pulmonar. O risco de recorrência em longo prazo é baixo se a predisposição subjacente for tratada com sucesso, e é improvável que os pacientes necessitem de anticoagulação indefinida. Pode-se considerar a realização de trombólise intravenosa direta ou trombectomia cirúrgica nos casos graves, particularmente se a TVR for uma fonte de embolia pulmonar ou se causar LRA. A anticoagulação profilática em pacientes de alto risco, como os que apresentam nefropatia membranosa grave (concentração sérica de albumina < 2,8 g/dℓ) deve ser considerada para candidatos apropriados.

Para uma discussão mais profunda desse tópico, ver Capítulo 116, "Distúrbios Vasculares do Rim", em *Goldman-Cecil Medicina*, 26ª edição.

LEITURA SUGERIDA

ASTRAL Investigators, Wheatley K, Ives N, Gray R, et al.: Revascularization versus medical therapy for renal-artery stenosis, *N Engl J Med* 361(20):1953, 2009.

Barbour T, Johnson S, Cohney S, et al: Thrombotic microangiopathy and associated renal disorders, *Nephrol Dial Transplant* 27:2673–2685, 2012.

Brocklebank V, Wood KM, Kavanagh D: Thrombotic microangiopathy and the kidney, *Clin J Am Soc Nephrol* 13(2):300–317, 2018 Feb 7.

Cooper CJ, Murphy TP, Cutlip DE, Jamerson K, et al.: CORAL Investigators. Stenting and medical therapy for atherosclerotic renal-artery stenosis, *N Engl J Med* 370(1):13, 2014.

Fattori R, Cao P, De Rango P: et al: Interdisciplinary expert consensus document, on management of type B aortic dissection, *J Am Coll Cardiol* 61:1661–1678, 2013.

Friedman DJ, Pollak MR: Genetics of kidney failure and the evolving story of APOL1, *J Clin Invest* 121:3367–3374, 2011.

Jennette JC, Nachman PH: ANCA glomerulonephritis and vasculitis, *Clin J Am Soc Nephrol* 12(10):1680–1691, 2017 Oct 6.

Krüger T, Conzelmann LO, Bonser RS: et al: Acute aortic dissection type A, *Br J Surg* 99:1331–1344, 2012.

Maynard SE, Thadhani R: Pregnancy and the kidney, *J Am Soc Nephrol* 20:14–22, 2009.

Noris M, Mescia F, Remuzzi G: STEC-HUS, atypical HUS and TTP are all diseases of complement activation, *Nat Rev Nephrol* 8:622–633, 2012.

Ruiz-Irastorza G, Crowther M, Branch W, et al: Antiphospholipid syndrome, *Lancet* 376:1498–1509, 2010.

Sadler JE: Von Willebrand factor, ADAMTS13, and thrombotic thrombocytopenic purpura, *Blood* 112:11–18, 2008.

Scolari F, Ravani P: Atheroembolic renal disease, *Lancet* 375:1650–1660, 2010.

Shanmugam VK, Steen VD: Renal disease in scleroderma: an update on evaluation, risk stratification, pathogenesis and management, *Curr Opin Rheumatol* 24:669–676, 2012.

Specks U, Merkel PA, Seo P, et al: Efficacy of remission-induction regimens for ANCA-associated vasculitis, *N Engl J Med* 369:417–427, 2013.

Textor SC, Misra S, Oderich GS: Percutaneous revascularization for ischemic nephropathy: the past, present, and future, *Kidney Int* 83:28–40, 2013.

29

Lesão Renal Aguda

Mark A. Perazella, Jeffrey M. Turner

DEFINIÇÃO

A lesão renal aguda (LRA) é uma síndrome definida como redução abrupta da taxa de filtração glomerular (TFG) suficiente para promover a retenção de escórias nitrogenadas (ureia e creatinina), afetar a regulação do volume de líquido extracelular, do equilíbrio eletrolítico e da homeostasia ácido-básica e comprometer a excreção de fármacos. É importante ressaltar que até mesmo anormalidades leves na estrutura e na função dos rins estão associadas a complicações de outros órgãos-alvo e ao aumento da mortalidade.

A LRA abrange um espectro de condições clínicas. As numerosas causas de LRA variam com base nas comorbidades individuais (e no risco de LRA) e na ocorrência de lesão renal no ambiente ambulatorial ou no hospital. A incidência de LRA está aumentando, e as suas complicações consistem em progressão para insuficiência renal mais grave, necessidade de terapia renal substitutiva (TRS), doença renal crônica (DRC) e morte. Vários grupos de consenso elaboraram definições e critérios diagnósticos para a LRA. A Tabela 29.1 descreve os critérios diagnósticos para as classificações de *risk* (risco), *injury* (lesão),

failure (falência), *loss* (perda) e *end-stage renal disease* (insuficiência renal terminal) (ESRD) (RIFLE); Acute Kidney Injury Network (AKIN); e Kidney Disease: Improving Global Outcomes (KDIGO).

Em 2004, foi apresentada a classificação RIFLE para padronizar a definição de LRA. Nesse sistema diagnóstico, foram utilizadas as alterações na concentração sérica de creatinina (durante 7 dias), reduções na taxa de filtração glomerular estimada (TFGe) e parâmetros de débito urinário. As categorias *risk* (R, risco), *injury* (I, lesão) e *failure* (F, falência) foram aplicadas à LRA, ao passo que as categorias *loss* (L, perda) e ESRD (E, insuficiência renal terminal) foram estágios de DRC. Em 2007, o grupo AKIN modificou a definição de LRA pelos critérios RIFLE: acrescentou o aumento absoluto do nível sérico de creatinina de apenas 0,3 mg/dℓ, eliminou os critérios de TFGe e modificou o tempo decorrido para o desenvolvimento de LRA (até 48 horas, em comparação com 7 dias para o diagnóstico RIFLE). Com foco na LRA, os critérios AKIN substituíram as categorias R, I e F dos critérios RIFLE pelos estágios 1, 2 e 3 e eliminaram as categorias L e E. Em 2012, o grupo KDIGO combinou partes dos critérios RIFLE e AKIN para capturar a LRA com maior sensibilidade.

Tabela 29.1 Classificação da lesão renal aguda.

Estágio	Aumento da creatinina sérica em 7 dias	Débito urinário
Classificação do Kidney Disease: Improving Global Outcomes (KDIGO) (2012)		
1	1,5 a 1,9 vez o valor basal *ou* $\geq$ 0,3 mg/dℓ em 48 h	< 0,5 mℓ/kg/h $\times$ 6 a 12 h
2	2 a 2,9 vezes o valor basal	< 0,5 mℓ/kg/h $\times$ $\geq$ 12 h
3	3 vezes o valor basal *ou* aumento da creatinina sérica para $\geq$ 4 mg/dℓ, com aumento absoluto de $\geq$ 0,3 mg/dℓ em 40 h ou 1,5 voz o valor basal em 7 dias *ou* início da TRS *ou* em pacientes com < 18 anos, redução da TFGe para < 35 mℓ/min/1,73 m^2	< 0,3 mℓ/kg/h $\times$ $\geq$ 24 h
Classificação da Acute Kidney Injury Network (AKIN) (2007)		
1	1,5 a 1,9 vez o valor basal *ou* $\geq$ 0,3 mg/dℓ em 48 h	< 0,5 mℓ/kg/h $\times$ 6 a 12 h
2	2 a 2,9 vezes o valor basal	< 0,5 mℓ/kg/h $\times$ $\geq$ 12 h
3	3 vezes o valor basal *ou* aumento da creatinina sérica $\geq$ 4 mg/dℓ, com aumento de $\geq$ 0,5 mg/dℓ *ou* início da TRS	< 0,3 mℓ/kg/h $\times$ $\geq$ 24 h *ou* anúria $\geq$ 12 h
Classificação de RIFLE (2004)		
Risk (Risco)	1,5 a 1,9 vez o valor basal *ou* redução da TFG > 25%	< 0,5 mℓ/kg/h $\times$ 6 h
Injury (Lesão)	2 a 2,9 vezes o valor basal *ou* redução da TFG > 50%	< 0,5 mℓ/kg/h $\times$ 6 a 12 h
Failure (Falência)	3 vezes o valor basal *ou* redução da TFG > 75% *ou* creatinina sérica $\geq$ 4 mg/dℓ, com aumento de $\geq$ 0,5 mg/dℓ	< 0,3 mℓ/kg/h $\times$ 24 h *ou* anúria $\times$ 12 h
Loss (Perda)	Perda completa da função renal por > 4 semanas	
ESRD (Insuficiência renal terminal)	Doença renal terminal > 3 meses	

TFG, taxa de filtração glomerular; *TFGe*, taxa de filtração glomerular estimada; *TRS*, terapia renal substitutiva.

A compreensão da fisiopatologia subjacente ao desenvolvimento da LRA progrediu, e a disponibilidade de melhores ferramentas de diagnóstico levou a um avanço nesse campo. Entretanto, as terapias direcionadas específicas permanecem limitadas para as formas mais comuns de LRA. Embora os avanços técnicos na TRS e os cuidados de suporte tenham melhorado, os pacientes costumam desenvolver outra doença de órgãos terminais no contexto da LRA. Mais preocupante é a taxa de mortalidade relativamente alta associada à LRA, particularmente quando se desenvolve no ambiente hospitalar e exige TRS. A e-Tabela 29.1 mostra alguns dos resultados clinicamente importantes associados à LRA.

ETIOLOGIA

Na maioria dos casos, mais de um processo contribui para a LRA; entretanto, para facilitar a classificação, são utilizadas três grandes categorias (Figura 29.1): (1) a *LTA pré-renal*, que resulta da diminuição do fluxo sanguíneo renal e da perfusão do rim; (2) a *LRA intrínseca*, que resulta da doença que afeta um dos compartimentos parenquimatosos do rim; e (3) a *LRA pós-renal*, que resulta da obstrução do fluxo urinário em qualquer ponto ao longo do sistema urinário, desde os cálices/pelves renais, envolvendo os ureteres, a bexiga ou a uretra.

A forma mais comum de LRA deve-se à fisiologia pré-renal, particularmente no ambiente ambulatorial, mas também no hospital. A LRA pós-renal é mais comum em homens idosos com hiperplasia prostática, pacientes com disfunção vesical e pacientes com determinadas neoplasias malignas. A LRA intrínseca pode ser causada por processo vascular, doença glomerular, doença intersticial ou lesão tubular. A LRA intrínseca mais comum é uma entidade conhecida como *necrose tubular aguda* (NTA) ou, mais recentemente, *lesão tubular aguda* (LTA), que é um termo histologicamente mais acurado. Trata-se de uma síndrome clínica caracterizada por declínio abrupto e sustentado da TFG, devido a uma lesão isquêmica aguda, agressão nefrotóxica ou uma combinação de ambas. O reconhecimento clínico da NTA baseia-se principalmente na exclusão das causas pré-renais e pós-renais de LRA, bem como de outras causas de LRA intrínseca

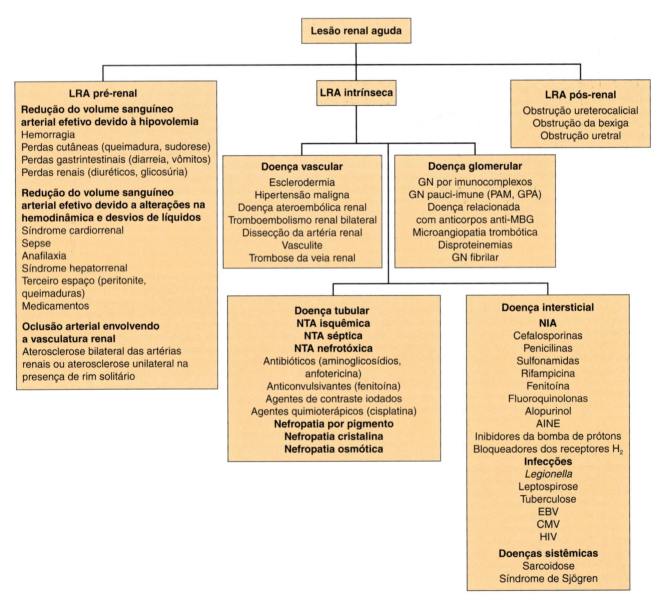

Figura 29.1 Causas comuns de lesão renal aguda (LRA). *AINE*, anti-inflamatórios não esteroides; *CMV*, citomegalovírus; *EBV*, vírus Epstein-Barr; *GN*, glomerulonefrite; *GPA*, granulomatose com poliangiite; *HIV*, vírus da imunodeficiência adquirida; H_2, histamina 2; *MBG*, membrana basal glomerular; *NIA*, nefrite intersticial aguda; *NTA*, necrose tubular aguda; *PAM*, poliangiite microscópica.

(glomerulonefrite [GN], nefrite intersticial aguda [NIA] e vasculite). Uma vez excluídas outras causas intrínsecas de LRA, é razoável concluir que a NTA constitui a causa ou o principal contribuinte da LRA. Embora o termo *necrose tubular aguda* não seja uma descrição histológica inteiramente válida da lesão, ele será utilizado como parte da linguagem da medicina clínica.

EPIDEMIOLOGIA

A LRA ocorre mais comumente em pacientes hospitalizados, em comparação com o ambiente da comunidade. A LRA adquirida na comunidade, definida por vários aumentos graduais da creatinina sérica, tem uma incidência de aproximadamente 1%. Quase metade dos pacientes apresenta LRA sobreposta à DRC. A LRA pré-renal é responsável por cerca de 70% dos casos, a uropatia obstrutiva, por aproximadamente 17%, e a LRA de várias etiologias, por aproximadamente 11% dos casos de LRA. Em contrapartida, a LRA adquirida no hospital tem uma incidência que varia de 4,9 a 7,2%. A incidência de LRA é maior em unidades de terapia intensiva (UTI), alcançando aproximadamente 30%. A DRC, a idade avançada e outras comorbidades constituem importantes fatores de risco para a LRA. A LRA pré-renal continua sendo a causa mais comum, seguida por LRA intrínseca em decorrência de medicamentos nefrotóxicos e NTA isquêmica.

AVALIAÇÃO DIAGNÓSTICA

Anamnese e exame físico

A avaliação do paciente com LRA deve ser metódica e sistemática para garantir que as causas potencialmente reversíveis sejam diagnosticadas e tratadas rapidamente, de modo a preservar a função renal e limitar o desenvolvimento de lesão renal permanente, como mostra a Tabela 29.2. Parte da dificuldade no estabelecimento de um diagnóstico correto reside na frequente coexistência de várias causas potenciais de LRA. A ênfase é colocada na análise completa dos dados disponíveis e no exame da sequência de deterioração da função renal e do volume urinário em relação à cronologia das causas potenciais de LRA.

O conhecimento da história natural das diversas causas de LRA também é fundamental. A avaliação deve incluir anamnese completa do paciente e análise dos prontuários para identificar fatores de risco

---

Tabela 29.2 Abordagem diagnóstica ao paciente com lesão renal aguda.

1. Análise do prontuário (e-Tabela 29.2); atenção especial para evidências de redução recente da taxa de filtração glomerular e sequência de eventos que levaram à deterioração da função renal para determinar possíveis fatores etiológicos
2. Exame físico, incluindo avaliação do estado hemodinâmico
3. Exame de urina e microscopia da urina, com exame completo do sedimento
4. Determinação dos índices urinários, incluindo excreção fracionada de sódio e ureia
5. Cateterismo e medição do volume de urina residual pós-miccional se houver suspeita de obstrução da saída
6. Estímulo com líquido em casos de suspeita de LRA pré-renal
7. Exames de imagem, conforme determinado pelo contexto clínico (p. ex., ultrassonografia para pesquisa de obstrução)
8. Biopsia renal

LRA, lesão renal aguda.

---

para LRA pré-renal (p. ex., vômitos, diuréticos, diarreia, insuficiência cardíaca, cirrose), uso de fármacos nefrotóxicos potenciais (prescritos ou de venda livre, incluindo medicações alternativas/complementares), fatores de risco para doença prostática, câncer do colo do útero ou câncer de bexiga e sintomas de obstrução do sistema urinário (p. ex., prostatismo, incontinência de fluxo constante, anúria). Alguns dos importantes dados de revisão de prontuários são apresentados na e-Tabela 29.2. O volume de urina é inferior a 400 mℓ/dia na LRA oligúrica, inferior a 100 mℓ/dia na LRA oligoanúrica e inferior a 50 mℓ/dia na LRA anúrica. A presença de débito urinário normal não exclui a possibilidade do diagnóstico de LRA: a LRA não oligúrica (> 400 mℓ/dia) pode estar associada à LRA nefrotóxica e à obstrução urinária parcial. Uma ampla variação no débito urinário diário também sugere LRA devido à obstrução parcial do sistema urinário. A anúria tem um diagnóstico diferencial limitado, sugerindo obstrução urinária completa, catástrofe vascular ou necrose cortical grave.

A realização de um exame físico completo é fundamental em pacientes com LRA, e deve-se dar atenção especial à determinação da volemia do paciente. Podem ocorrer redução do peso corporal, hipotensão, queda ortostática da pressão arterial (PA) ou veias jugulares planas em pacientes com LRA pré-renal ou NTA isquêmica causada por depleção verdadeira de volume. Por outro lado, edema, estertores pulmonares ou ritmo de galope por B$_3$ indicam congestão venosa por disfunção cardíaca, que pode constituir a causa de síndrome cardiorrenal. Como alternativa, edema, ascite e asterixe sugerem disfunção hepática aguda ou cirrose, que podem constituir a causa de LRA devido à síndrome hepatorrenal. É importante diferenciar esses distúrbios, visto que seus tratamentos adequados diferem. Alguns indivíduos podem apresentar sinais de aumento da água corporal total na forma de edema, enquanto exibem simultaneamente sinais de redução do volume intravascular na forma de hipotensão e pulsos fracos. Nesses indivíduos, o monitoramento intravascular invasivo pode ser útil. Isso inclui a medição das pressões de enchimento cardíaco ou pressões venosas centrais (PVC) com cateter de demora. Além disso, pesquisas recentes mostraram que técnicas não invasivas, incluindo variações respiratórias na pressão arterial sistólica, na pressão diferencial, no volume sistólico calculado ou no colapso da veia cava inferior medido por ultrassonografia à beira do leito também constituem métodos úteis para a avaliação do volume que não exigem a colocação de cateter vascular.

É preciso investigar também evidências de doença sistêmica. Os achados podem incluir sinais de hemorragia pulmonar, indicando vasculite ou síndrome de Goodpasture, exantema como manifestação de lúpus eritematoso sistêmico, ateroêmbolos, vasculite, crioglobulinas ou NIA, bem como doença articular, que leva à consideração de lúpus ou artrite reumatoide.

Exames laboratoriais básicos

Os exames laboratoriais são direcionados pelo diagnóstico diferencial postulado após a anamnese completa, análise dos prontuários e exame físico. Os exames básicos incluem hemograma completo para avaliação de anemia (microangiopática ou imunomediada) e trombocitopenia (púrpura trombocitopênica trombótica [PTT], síndrome hemolítico-urêmica [SHU] e coagulação intravascular disseminada [CID]). Outros exames para avaliar a causa da LRA incluem várias provas sorológicas (anticorpo antinuclear [ANA], anticorpos anticitoplasma de neutrófilo [ANCA], anticorpo antimembrana basal glomerular [anti-MBG], anticorpos anti-DNA de fita dupla [anti-dsDNA] e sorologia para os vírus da hepatite B e da hepatite C), níveis de complemento, níveis das crioglobulinas, hemoculturas, concentração sérica de lactato desidrogenase (LDH) e haptoglobina, imunoeletroforese do soro e da urina e ensaio para cadeias leves livres no soro.

Exame de urina e microscopia da urina

O exame de urina é um componente fundamental na avaliação diagnóstica da LRA, conforme resumido na Tabela 29.3. É importante avaliar a densidade da urina, bem como a presença de sangue (ou heme), proteína ou esterase leucocitária.

Densidade urinária elevada normalmente sugere LRA pré-renal, ao passo que isostenúria (DE = 1,010) indica LRA intrínseca (p. ex., NTA). Um exame microscópico completo do sedimento urinário centrifugado, com quantificação dos elementos urinários, agrega informações essenciais para o caso. Um exame de urina inexpressivo sem sangue nem proteína e poucas células ou cilindros ou nenhum favorece um diagnóstico de LRA pré-renal. As causas vasculares de LRA apresentam tonicidade urinária variável e, algumas vezes, hematúria (hemácias isomórficas ou dismórficas) e cilindros granulosos. A GN exibe tonicidade urinária variável, sangue e proteína positivos nas tiras reagentes, hemácias e cilindros hemáticos. A NTA apresenta urina isotônica com proteína e heme variáveis na tira reagente (heme positivo na vigência de rabdomiólise e hemólise). No exame do sedimento, podem ser observados células epiteliais tubulares renais (CETR), cilindros de CETR e cilindros granulosos pigmentados finos ou grosseiros (algumas vezes marrom-fosco, e-Figura 29.1).

A urina de pacientes com LRA pós-renal normalmente é isotônica e inexpressiva, a não ser que haja infecção associada (piúria), nefrolitíase (hematúria) ou NTA concomitante (CETR, cilindros de CETR, cilindros granulosos).

Na vigência de determinados processos, os cristais podem indicar a causa subjacente da LRA. Por exemplo, os cristais de oxalato de cálcio podem sugerir hiperoxalúria entérica ou intoxicação por etilenoglicol, os cristais de ácido úrico podem indicar nefropatia aguda por urato, e vários outros cristais podem indicar LRA induzida por fármacos (ver Figuras 24.2, 24.3 e 24.4).

Índices urinários

A análise química (sódio, creatinina e ureia) de uma amostra de urina aleatória, bem como de amostras de plasma (sódio, creatinina e ureia), tem sido utilizada para avaliar a função tubular renal no cenário da LRA, principalmente para diferenciar a LRA pré-renal da NTA. Essas medidas possibilitam ao médico calcular a excreção fracionada de sódio (FE_{Na}) e a excreção fracionada de ureia (FE_{Ureia}). Acredita-se que sejam indicadores mais acurados do que a concentração urinária de sódio, que é inferior a 10 a 20 mEq/ℓ na LRA pré-renal e superior a 20 mEq/ℓ na NTA.

A razão entre depuração de sódio (Na) e a de creatinina (Cr) é calculada como porcentagem:

$$FE_{Na} = (U_{Na}/P_{Na}) \times P_{Cr}/U_{Cr} \times 100$$

em que U e P são as concentrações na urina e no plasma, respectivamente. De forma semelhante, a razão entre depuração de ureia e de creatinina é:

$$FE_{Ureia} = (U_{Ureia}/P_{Ureia}) \times (P_{Cr}/U_{Cr}) \times 100$$

A justificativa para o uso desses índices é que a razão entre as concentrações urinária e plasmática de creatinina (U_{Cr}/P_{Cr}) fornece um índice da fração de água filtrada excretada. Partindo-se do pressuposto de que toda a creatinina filtrada no glomérulo seja excretada na urina, qualquer aumento na concentração urinária de creatinina em relação à do plasma resulta obrigatoriamente da retirada de água.

Na LRA pré-renal, devido ao aumento do estímulo para a retenção de sal e de água, a razão U_{Cr}/P_{Cr} é, em geral, muito maior do que na NTA. Além disso, a FE_{Na} é inferior a 1%, e as concentrações urinárias de sódio são caracteristicamente baixas. Em contrapartida, na LRA causada por NTA, os néfrons excretam uma grande fração do sódio e da água filtrados, resultando em menor razão U_{Cr}/P_{Cr}, concentrações urinárias mais altas de sódio e maior FE_{Na} (e-Tabela 29.3). Uma importante exceção clínica a esse achado é o fato de que a FE_{Na} pode estar elevada (> 1 a 2%) na LRA pré-renal no contexto da terapia diurética. Para neutralizar esse efeito, o cálculo da FE_{Ureia} tem sido utilizado: FE_{Ureia} inferior a 35% favorece o diagnóstico de LRA pré-renal, ao passo que uma FE_{Ureia} superior a 50% favorece a NTA.

Portanto, as interpretações desses testes precisam ser feitas com outras avaliações do paciente, visto que existem exceções clinicamente importantes a essas generalizações. Por exemplo, a LRA pré-renal pode se manifestar com FE_{Na} ou FE_{Ureia} elevadas quando há glicosúria, acidose metabólica, bicarbonatúria, distúrbios com perda de sal ou DRC. De modo semelhante, ocorre NTA com baixo valor de FE_{Na} e FE_{Ureia} na presença de pigmentúria, sepse, lesão por meios de contraste radiológicos, insuficiência cardíaca ou hepática grave e NTA não oligúrica.

Exames de imagem dos rins

Se a provável causa da LRA consistir em LRA pré-renal ou NTA e se o quadro clínico não exigir a exclusão de outra causa, não há necessidade de uma avaliação diagnóstica adicional. Pode ser necessário efetuar uma avaliação adicional se o diagnóstico for incerto, particularmente se o quadro clínico sugerir outras possibilidades (p. ex., obstrução, acidente vascular), se os achados clínicos tornarem o diagnóstico de LRA pré-renal ou NTA improvável, ou se a oligúria persistir sem um bom motivo. Quando indicado, o exame de imagem dos rins é importante na avaliação da LRA. A ultrassonografia retroperitoneal dos rins, dos ureteres e da bexiga é o primeiro exame utilizado, visto que é prontamente disponível, não invasivo, sem exposição à radiação e bastante acurado.

A *ultrassonografia* (US) fornece informações sobre o tamanho do rim (grande, normal ou pequeno) e o parênquima (ecogenicidade normal ou aumentada), o estado da pelve e do sistema coletor urinário

Teste	Pré-renal	Vasculite	GN	NTA	NIA	Pós-renal
Densidade	Alta	Normal/alta	Normal/alta	Isosmótica	Isosmótica	Isosmótica
Tira reagente para sangue	Negativa	Positiva	Positiva	±	±	Negativa
Tira reagente para proteína	Negativa	Positiva	Positiva	Negativa	±	Negativa
Exame do sedimento urinário	Negativo, cilindros hialinos	Cilindros hemáticos, hemácias dismórficas	Cilindros hemáticos, hemácias dismórficas	Cilindros granulosos, CETR	Cilindros leucocitários, eosinófilos	Negativo, algumas vezes leucócitos/hemácias

Tabela 29.3 Exame de urina e exame microscópico do sedimento urinário.

CETR, células epiteliais tubulares renais; *GN*, glomerulonefrite; *NIA*, nefrite intersticial aguda; *NTA*, necrose tubular aguda.

(normal ou hidronefrótico) e as anormalidades estruturais (p. ex., cálculos, massas, aumento dos linfonodos). No cenário da LRA, esse exame pode confirmar ou descartar rapidamente hidronefrose (e-Figura 29.2) e um diagnóstico de uropatia obstrutiva. O exame das artérias renais por US com Doppler fornece importantes informações sobre o fluxo sanguíneo renal e a existência de estenose da artéria renal; todavia, esse exame depende altamente da habilidade do radiologista.

A *tomografia computadorizada (TC)* do retroperitônio fornece informações importantes sobre a causa da LRA pós-renal (p. ex., tumor, cálculos, fibrose retroperitoneal) quando os achados na US são negativos ou inconclusivos. A angiografia por TC também pode estabelecer um diagnóstico acurado de doença arterial renal e infarto renal, porém há risco de nefrotoxicidade em pacientes com doença renal aguda ou crônica subjacente. A *ressonância magnética (RM)* não acrescenta muitas informações para a TC, exceto no diagnóstico de fibrose retroperitoneal. A angiografia por *RM com gadolínio* pode fornecer com segurança informações importantes sobre estenose ou trombose da artéria renal, porém deve ser realizada com cautela em pacientes com LRA ou com DRC de estágio 4 ou de estágio mais avançado. Nesses pacientes, pode haver desenvolvimento de fibrose sistêmica nefrogênica, sobretudo quando são usados agentes de contraste de gadolínio não iônicos ou lineares e na vigência de inflamação.

Os *exames com radionuclídeos* são utilizados para avaliar a existência ou não de fluxo sanguíneo renal, diferenças no fluxo para os dois rins e função excretora (secretora). Entretanto, esses exames têm utilidade limitada na LRA e acurácia reduzida na quantificação das taxas absolutas de fluxo.

Biopsia renal

Quando for improvável a existência de LRA pré-renal, NTA e uropatia obstrutiva, a biopsia renal percutânea é algumas vezes necessária para determinar a causa da LRA e direcionar a terapia apropriada. Os critérios razoáveis para indicar biopsia renal incluem ausência de causa óbvia de LRA, como hipotensão ou exposição a nefrotoxinas, e oligúria prolongada, normalmente por mais de 2 a 3 semanas. Outras indicações potenciais incluem: avaliação de doença renal relacionada com o mieloma em paciente idoso com LRA inexplicada; manifestações extrarrenais de doenças sistêmicas, como lúpus eritematoso sistêmico (LES), artrite reumatoide (AR) ou vasculite; e investigação de NIA em pacientes que recebem um fármaco potencialmente causador.

O tecido renal deve ser minuciosamente examinado com o uso de microscopia óptica, coloração de imunofluorescência e microscopia eletrônica para viabilizar um diagnóstico acurado. Isso garante um diagnóstico da causa de LRA na maioria dos pacientes. Entretanto, a biopsia renal deve ser utilizada de modo criterioso para evitar complicações, como traumatismo em malformação arteriovenosa renal, sangramento significativo exigindo transfusão ou embolização, lesão de outros órgãos (fígado, baço, intestino) e nefrectomia para sangramento intratável.

Exames futuros para LRA

As limitações dos exames atualmente disponíveis para estimar a TFG e a lesão renal levaram a estudos baseados em proteômica para identificar novos biomarcadores de LRA. A esperança é de que esses novos biomarcadores melhorarão o diagnóstico e o prognóstico da LRA. Por exemplo, o diagnóstico precoce de LRA possibilitaria a implementação de estratégias preventivas apropriadas e esquemas de tratamento para impedir a perda permanente da função renal. Em pacientes que desenvolvem LRA, as concentrações de biomarcadores demonstram alterações mais cedo do que as concentrações séricas de creatinina e parecem distinguir a LRA pré-renal, a NTA e outros distúrbios

glomerulares, o que possibilitaria intervenções direcionadas e evitaria terapias potencialmente prejudiciais. Um exemplo é a hidratação venosa agressiva em pacientes com NTA, associada a risco de sobrecarga de volume e consequências em outros órgãos-alvo. Por fim, os biomarcadores possibilitariam aos médicos prever melhor os desfechos, como agravamento da função renal, necessidade de TRS e morte em pacientes com LRA adquirida no hospital.

APRESENTAÇÃO CLÍNICA, DIAGNÓSTICO DIFERENCIAL E MANEJO DA LRA

LRA pré-renal

A LRA pré-renal resulta principalmente de fluxo sanguíneo inadequado para os rins. O fluxo sanguíneo renal é de aproximadamente mais de 1 ℓ/minuto, necessário para manter a TFG, preservar o fornecimento de oxigênio e sustentar o transporte de íons e de outros processos que necessitam de energia. Portanto, a função renal normal depende de perfusão adequada; a redução significativa da perfusão renal diminui a pressão de filtração e a TFG.

Depleção de volume

Tanto a hipovolemia "verdadeira" quanto a "efetiva" ativam vários sistemas vasoconstritores neuro-hormonais como mecanismos para proteger a estabilidade da circulação. As substâncias liberadas incluem catecolaminas do sistema nervoso simpático, endotelina da vasculatura, angiotensina II do sistema renina-angiotensina (SRA) e vasopressina. Essas substâncias elevam a PA via constrição arterial e venosa, porém também podem causar constrição das arteríolas aferentes e reduzir a TFG, sobretudo quando a PA sistêmica é inadequada para manter a pressão de perfusão renal.

As lesões estruturais na árvore arterial e arteriolar renal também podem reduzir a perfusão e promover a LRA pré-renal. As respostas adaptativas do rim são estimuladas para contrabalançar a redução da perfusão renal nessas circunstâncias. Esses processos adaptativos incluem o reflexo miogênico, que é ativado por baixas pressões de distensão detectadas nos barorreceptores renais e causa vasodilatação arteriolar aferente. As prostaglandinas (p. ex., PGE_2, PGI_2), o óxido nítrico e produtos do sistema calicreína-cinina modificam os efeitos desses vasoconstritores sobre a arteríola aferente. É importante ressaltar que a alteração do equilíbrio entre vasodilatação aferente e vasoconstrição eferente pode romper a hemodinâmica renal e precipitar LRA.

Medicamentos

O equilíbrio dos processos de vasoconstrição e vasodilatação pode ser alterado por medicamentos, como anti-inflamatórios não esteroides (AINEs) e inibidores seletivos da ciclo-oxigenase 2 (COX2). Esses fármacos atuam para causar LRA pré-renal por meio de inibição das prostaglandinas vasodilatadoras em pacientes que necessitam dos efeitos das prostaglandinas para manter a perfusão renal. Apesar de suas propriedades vasoconstritoras, a angiotensina II preserva agudamente a pressão de filtração glomerular e a TFG em estados de redução da perfusão renal por meio de maior constrição da arteríola eferente do que da arteríola aferente. Esse efeito salutar explica, em parte, a redução da TFG que ocorre quando um paciente que depende da angiotensina II para a constrição da arteríola eferente é tratado com um inibidor da enzima conversora de angiotensina (IECA) ou com um bloqueador dos receptores de angiotensina II (BRA).

Síndrome cardiorrenal

A síndrome cardiorrenal (SCR) é um termo que engloba vários distúrbios cardíacos ou renais coexistentes. Embora existam cinco subtipos de SCR, a LRA adquirida no hospital devido à SCR é, com mais frequência, tipo 1. Redução do débito cardíaco, enchimento arterial insuficiente, elevação das pressões atriais e congestão venosa, de modo independente ou em combinação, podem comprometer a circulação renal e reduzir a TFG, causando, assim, uma forma de LRA pré-renal. Esses processos estimulam adaptações neuro-humorais, como a ativação do sistema nervoso simpático e do SRA e aumentos da vasopressina e da endotelina 1, em uma tentativa de preservar a perfusão dos órgãos vitais. Entretanto, essas adaptações aumentam a retenção de sal e de água e a vasoconstrição sistêmica, o que, em última análise, promove ou exacerba a LRA pré-renal por dois mecanismos: (1) aumentam a pós-carga cardíaca e reduzem ainda mais o débito cardíaco e a perfusão renal; e (2) aumentam a pressão venosa central (PVC), a pressão venosa renal e/ou a pressão intra-abdominal, reduzindo, em última análise, a TFG.

Em pacientes com insuficiência cardíaca, a LRA é frequentemente causada por SRC tipo 1, porém certamente esses pacientes também podem sofrer de LRA pré-renal verdadeira devido à indução excessiva de diurese e de NTA isquêmica ou nefrotóxica. A LRA pré-renal em decorrência de depleção verdadeira de volume responde à administração criteriosa de soluções intravenosas e à retirada de diuréticos, facilitando o seu reconhecimento. Algumas vezes, é mais difícil distinguir a SCR tipo 1 da NTA, devido à coexistência frequente desses processos.

A identificação de LRA na vigência de insuficiência cardíaca é clinicamente relevante, visto que a redução da TFG geralmente está associada a um prognóstico mais sombrio. A terapia é direcionada para melhorar a função cardíaca, particularmente em pacientes com baixo débito cardíaco, e para aliviar as congestões pulmonar e renal. Aumentos pequenos a moderados dos níveis séricos de creatinina (0,5 mg/dℓ), que ocorrem no contexto da terapia efetiva para a congestão venosa na insuficiência cardíaca aguda, são aceitáveis e geralmente levam a melhores desfechos em longo prazo, em 30 dias ou mais. Os diuréticos de alça fazem parte da estratégia terapêutica central para aliviar a congestão venosa. Entretanto, esses agentes podem estimular diretamente respostas neuronais mal adaptativas, com agravamento transitório da função renal após a sua introdução. Os pacientes com insuficiência cardíaca congestiva (ICC) frequentemente apresentam algum grau de resistência aos diuréticos. As estratégias para superar essa resistência incluem terapia combinada com diuréticos tiazídicos e, raramente, ultrafiltração controlada com dispositivo. Na LRA avançada, a TRS torna-se necessária para tratar a uremia, as complicações metabólicas e a sobrecarga de volume. As terapias para insuficiência cardíaca em estágio terminal incluem transplante cardíaco e colocação de dispositivo de assistência ventricular esquerda (DAVE) para terapia de destino em longo prazo ou como ponte para o transplante.

Síndrome hepatorrenal

Ocorre também uma forte interação fisiológica de doença hepática e comprometimento renal. Os pacientes com cirrose avançada e descompensada ou com insuficiência hepática aguda fulminante desenvolvem uma forma singular de LRA pré-renal, denominada síndrome hepatorrenal (SHR). Os critérios diagnósticos do International Ascites Club para a SHR incluem: (1) existência de cirrose e ascite; (2) níveis séricos de creatinina superiores a 1,5 mg/dℓ; (3) ausência de melhora da função renal depois de pelo menos 48 horas de retirada dos diuréticos e expansão do volume com albumina; (4) ausência de choque; (5) ausência de exposição a fármacos nefrotóxicos; e (6) ausência de doença renal parenquimatosa. Existem dois subtipos de SHR com base na rapidez e na gravidade do comprometimento renal. A SHR tipo 1 caracteriza-se por insuficiência renal rapidamente progressiva, definida pela duplicação da concentração sérica inicial de creatinina (para > 2,5 mg/dℓ em < 2 semanas).

A SHR tipo 2 caracteriza-se por insuficiência renal moderada (aumento da creatinina sérica de 1,5 para 2,5 mg/dℓ). A característica da SHR consiste em vasoconstrição renal profunda no contexto da dilatação arterial sistêmica e esplâncnica. As alterações hemodinâmicas que ocorrem na SHR estão resumidas na e-Figura 29.3.

Não existe exame específico para o diagnóstico de SHR, e o diagnóstico exige a exclusão de outras causas de LRA. Os principais diagnósticos diferenciais da SHR tipo 1 incluem LRA pré-renal e NTA, que apresentam início agudo com deterioração progressiva da função renal. O reconhecimento da LRA pré-renal normalmente é mais fácil, visto que ela responde a soluções intravenosas (albumina e solução salina), ao passo que a SHR tipo 1 e a NTA são mais difíceis de diferenciar. A distinção entre NTA e SHR é crucial, visto que as terapias para essas duas formas de LRA são muito diferentes, assim como seus prognósticos e resultados. Na SHR, são utilizadas a midodrina e a octreotida, a vasopressina (ou seu análogo, a terlipressina, fora dos EUA) ou a norepinefrina, ao passo que a NTA exige principalmente terapia de suporte com início da TRS, se necessário. O transplante de fígado (ou de fígado-rim combinado) constitui o tratamento definitivo para a SHR.

LRA intrínseca

A LRA intrínseca reflete uma lesão renal decorrente de um processo que danifica um dos compartimentos do parênquima renal. Para simplificar a abordagem, a doença renal é organizada em locais anatômicos de lesão na vasculatura, no glomérulo, nos túbulos e no interstício.

Doença vascular

A LRA intrínseca pode resultar de doença em artérias de grande ou médio calibre, pequenas artérias e arteríolas no parênquima renal e veias que drenam os rins. A LRA pode ser causada por trombose da artéria renal bilateral sobreposta a estenoses de alto grau subjacentes, tromboembolismo cardíaco ou aórtico significativo causando oclusão das artérias renais ou dissecção das artérias renais. Na apresentação aguda, as manifestações clínicas com frequência consistem em dor lombar ou abdominal, febre, hematúria e oligoanúria ou anúria. A terapia com agentes trombolíticos reverte a trombose aguda e o tromboembolismo e restaura o fluxo sanguíneo renal se o diagnóstico for precoce. A angioplastia percutânea com colocação de *stent* pode proporcionar correção não invasiva da estenose da artéria renal subjacente significativa. Com frequência, a dissecção da artéria renal exige reparo cirúrgico, porém algumas vezes é suficiente a colocação de *stent*. A vasculite de grandes vasos renais (p. ex., arterite de Takayasu, arterite de células gigantes) constitui uma causa extremamente rara de LRA.

A indução de LRA por ateroêmbolos renais ocorre menos comumente do que antes, devido a mudanças nas técnicas que agora incluem mais comumente a inserção do cateter na artéria radial para procedimentos cardíacos, em comparação com o método mais tradicional de inserção do cateter na artéria femoral para abordagem do coração, e talvez devido ao uso de fios mais macios durante procedimentos vasculares. A embolização de cristais de colesterol é causada, com mais frequência, por procedimentos vasculares invasivos em pacientes com doença aterosclerótica, que rompem o revestimento fibroso da placa ulcerada. Todavia, a terapia trombolítica e a anticoagulação terapêutica também podem precipitar embolização em pacientes que apresentam carga significativa de placa na artéria renal ou na aorta. Quando isso ocorre, o material ateromatoso pode se alojar nas artérias interlobares, arqueadas ou interlobulares dos rins. Além da LRA, as manifestações clínicas consistem em início abrupto de hipertensão arterial sistêmica grave, livedo reticular, isquemia dos dedos ou dos membros, dor abdominal de pancreatite ou isquemia intestinal, sangramento gastrintestinal, dor muscular, sintomas do sistema nervoso central, como déficits neurológicos focais, confusão mental, amaurose fugaz e sintomas de isquemia retiniana. A síndrome é acompanhada, de modo variável, por eosinofilia periférica, hipocomplementemia, velocidade de hemossedimentação (VHS) elevada e eosinofilúria. O tratamento é principalmente preventivo, evitando os fatores que reconhecidamente precipitam ateroembolização. O controle da PA, o tratamento com estatinas, a amputação de membros necróticos, a nutrição agressiva, a evitação da anticoagulação (para reduzir o risco de embolização adicional) e a TRS para a LRA grave podem melhorar o prognóstico sombrio associado a essa síndrome. Às vezes, são utilizados esteroides e iloprosta, porém o seu valor terapêutico é incerto.

A LRA por vasculite (vasos de médio e pequeno calibres) tem sido descrita na poliarterite nodosa clássica. É idiopática ou secundária à antigenemia da hepatite B e manifesta-se com hipertensão arterial sistêmica grave e LRA. A arteriografia renal que demonstra a formação de esferas na árvore arterial do rim (e de outros órgãos) é diagnóstica. A esclerodermia é um distúrbio caracterizado por estreitamento arterial e arteriolar, devido à deposição de material mucinoso. A crise renal por esclerodermia manifesta-se como LRA e hipertensão arterial sistêmica grave, frequentemente maligna, em um paciente com exacerbação da doença. O exame de urina e a microscopia da urina podem ser inexpressivos ou podem revelar atividade celular. Ocorre necrose fibrinoide com lesão isquêmica no rim. Os IECAs controlam efetivamente a PA e melhoram a LRA.

Raramente, a LRA desenvolve-se no contexto de trombose da veia renal, uma complicação bem conhecida da síndrome nefrótica. O desequilíbrio entre substâncias anticoagulantes perdidas na urina e substâncias pró-coagulantes produzidas pelo fígado leva a um estado de hipercoagulabilidade e trombose da veia renal. Acredita-se que a LRA se desenvolva em consequência da elevação das pressões intrarrenais e da redução da perfusão renal. A terapia consiste em trombólise aguda e anticoagulação crônica, bem como no tratamento da lesão glomerular subjacente (com frequência, nefropatia membranosa) e redução da proteinúria.

Doença glomerular

Várias doenças glomerulares podem causar LRA, e as entidades mais comuns são discutidas aqui. A GN proliferativa aguda pode ser amplamente classificada como (1) doença por imunocomplexos, (2) doença pauci-imune ou (3) doença relacionada com o anticorpo anti-MBG. Todas se caracterizam por proliferação e necrose das células glomerulares, infiltração de células polimorfonucleares e, no caso de lesão grave, formação de crescentes epiteliais (e-Figura 29.4). A GN proliferativa aguda manifesta-se com hipertensão arterial sistêmica e formação de edema, com resultados laboratoriais pertinentes para hematúria e proteinúria, descritos como *sedimento nefrítico*. O exame do sedimento urinário revela classicamente hemácias dismórficas e cilindros hemáticos (ver Figuras 24.2 e 24.3). A terapia é direcionada para a causa subjacente, com medidas de suporte e TRS, quando necessário.

A PTT e a SHU são duas das causas mais comuns de microangiopatia trombótica, que se caracteriza pela deposição de plaquetas e lesão endotelial, com trombose das arteríolas e dos capilares glomerulares. A LRA resulta de dano glomerular grave, com isquemia profunda e necrose. As microangiopatias trombóticas podem se manifestar com sedimento nefrítico. Os pacientes com SHU podem apresentar LRA grave, ou esta pode ser leve, como a que ocorre em pacientes com PTT. As características essenciais incluem anemia hemolítica microangiopática e trombocitopenia. Com frequência, a terapia consiste em modulação do sistema imune com plasmaférese ou eculizumabe, além das medidas de suporte.

As disproteinemias, nas quais ocorre deposição de cadeias leves e pesadas (ou ambas) de imunoglobulina monoclonal no rim, também podem promover lesões glomerulares. O tipo, o metabolismo e o acondicionamento da imunoglobulina determinam o tipo de lesão glomerular que se desenvolve: doença de depósito de cadeias leves ou pesadas, amiloidose ou uma das GNs fibrilares. As doenças de depósito de imunoglobulinas manifestam-se frequentemente com proteinúria nefrótica e LRA, raramente com hematúria.

A doença de depósito de cadeias leves, a doença de depósito de cadeias pesadas e a doença de depósito de cadeias leves/pesadas provocam lesões glomerulares nodulares. A amiloidose também está associada à formação de nódulos glomerulares acelulares. As GNs fibrilares (fibrilares e imunotactoides) podem estar associadas à expansão mesangial ou à formação de nódulos glomerulares. Mais comumente, aparecem como uma lesão proliferativa mesangial, mesangiocapilar ou membranosa, algumas vezes com formação de crescentes epiteliais. Essas doenças podem ser distinguidas por microscopia eletrônica. As doenças de cadeias leves e pesadas produzem depósitos granulares, ao passo que a amiloidose aparece como fibrilas aleatórias com tamanho de 8 a 12 nm. A GN fibrilar apresenta fibrilas na faixa de 20 a 30 nm, ao passo que a GN imunotactoide tem fibrilas na faixa de 30 a 50 nm, com fibrilas microtubulares organizadas. Além disso, a coloração imuno-histoquímica positiva para DNAJB9 é altamente específica para a GN fibrilar.

Doença tubular

Necrose tubular aguda. A NTA constitui a forma mais comum de LRA intrínseca adquirida no hospital, respondendo por mais de 80% dos episódios de LRA. Classicamente, é dividida em NTA isquêmica, que constitui quase 50% dos casos, em NTA nefrotóxica e em combinações de ambas. Em muitos casos, a NTA resulta de múltiplos agravos que atuam em conjunto para lesionar o rim. O resultado do agravo isquêmico ou tóxico consiste em lesão e morte das células tubulares. A e-Tabela 29.4 fornece um resumo dos fatores importantes subjacentes à patogênese da NTA.

NTA isquêmica. A NTA isquêmica representa, na maioria das vezes, uma extensão da LRA pré-renal grave e não corrigida. A hipoperfusão renal prolongada provoca lesão das células tubulares, que persiste mesmo após a resolução da agressão hemodinâmica subjacente e que pode estar associada à lesão por isquemia-reperfusão. A hipotensão intra e pós-operatória compromete a perfusão renal e ocorre com relativa frequência após procedimentos cirúrgicos cardíacos e vasculares. As NTAs isquêmica, nefrotóxica e multifatorial são comuns nas enfermarias e na UTI. O risco de NTA isquêmica é aumentado pelas comorbidades apresentadas por esses pacientes. A sepse e o choque séptico, a depleção grave do volume intravascular, a fisiologia cirrótica e o choque cardiogênico são exemplos de situações que conferem alto risco para o desenvolvimento de NTA isquêmica. A administração de vasopressores para restaurar a PA pode reduzir ainda mais a perfusão renal e exacerbar a isquemia. Em alguns casos, a NTA isquêmica é tão profunda que ocorre necrose cortical (atrofia isquêmica do córtex renal).

NTA nefrotóxica. Ocorre NTA nefrotóxica quando substâncias exógenas lesionam os túbulos, principalmente por meio de efeitos tóxicos diretos, mas também por perturbações da hemodinâmica intrarrenal ou por uma combinação desses fatores. No passado, os solventes orgânicos e os metais pesados (p. ex., mercúrio, cádmio, chumbo) eram uma causa frequente de NTA. Desde então, muitos medicamentos potencialmente tóxicos foram sintetizados, e foi constatado que eles causam lesão tubular por múltiplos mecanismos.

Os aminoglicosídios provocam lesão tubular proximal. A LRA raramente se desenvolve na primeira semana de terapia, e a lesão manifesta-se, inicialmente, como alterações sutis na capacidade de concentração da urina e com aumento das CETR e dos cilindros granulosos no sedimento urinário. O agente antifúngico anfotericina B induz LRA por meio de dois mecanismos distintos: destruição das membranas celulares por meio de interações de esteróis e isquemia tubular induzida por vasoconstrição. A NTA desenvolve-se de forma dose-dependente e manifesta-se com aumento dos níveis séricos de creatinina e CETR e cilindros granulosos na urina. As formulações lipossomais e com complexos lipídicos são menos nefrotóxicas, porém podem precipitar LRA em pacientes de alto risco.

Os meios de contraste radiológicos constituem uma causa comum de LRA, devido à sua ampla utilização nos exames de imagem. A LRA ocorre em pacientes com fatores de risco subjacentes, como DRC (TFG estimada < 30 mℓ/min), particularmente nefropatia diabética, depleção de volume intravascular "verdadeira" ou "efetiva", idade avançada e exposição a outras nefrotoxinas. A incidência de LRA pode ser de 25% e aproxima-se de 50% em pacientes com fatores de risco subjacentes. Ocorre NTA em consequência de lesão tubular isquêmica (diminuição prolongada do fluxo sanguíneo renal) e toxicidade direta (lesão celular osmótica, estresse oxidativo, inflamação). Grandes volumes de meios de contraste radiológicos aumentam o risco, enquanto agentes de contraste de baixa osmolaridade e isosmolares são menos nefrotóxicos do que o material de alta osmolaridade.

Os agentes antivirais cidofovir e tenofovir, após a sua penetração na célula a partir do sangue peritubular por meio do transportador de ânions orgânicos humano 1 na membrana basolateral, provocam LRA por meio de ruptura da função mitocondrial e de outras funções celulares. Vários agentes quimioterápicos, incluindo fármacos à base de platina, ifosfamida, mitramicina, imatinibe, pentostatina e pemetrexede, causam NTA por meio de efeitos tóxicos diretos. À semelhança de outras nefrotoxinas, parte de sua capacidade de induzir NTA reside no processamento renal pelos rins (transporte através das células tubulares) à medida que estão sendo excretados. Além disso, o zoledronato, as polimixinas, a vancomicina em alta dose, o foscarnete e o deferasirox também causam NTA nefrotóxica. A vancomicina pode causar uma forma singular de LRA, conhecida como nefropatia de cilindros. Além disso, a combinação de vancomicina com piperacilina-tazobactam aumenta o risco de LRA. A prevenção da LRA é mais bem obtida pela prescrição criteriosa desses medicamentos a pacientes de alto risco, ajustes das doses adequadas, evitando-se a depleção de volume sobreposta e procedendo-se a um rigoroso monitoramento com marcadores precoces de lesão, como microscopia da urina.

Nefropatia induzida por pigmento. A nefropatia induzida por pigmento representa os efeitos tubulares renais nefrotóxicos de substâncias de produção endógena. O exemplo mais comum é a superprodução de heme no soro, que é finalmente filtrado no glomérulo e excretado na urina. Na rabdomiólise grave, o pigmento heme liberado do músculo é a mioglobina. A LRA ocorre quando há mioglobinúria, devido à combinação de toxicidade tubular direta da mioglobina (em urina ácida), depleção de volume e cilindros de mioglobina que causam obstrução. A terapia consiste em hidratação venosa (a adição de bicarbonato é questionável), cuidados de suporte e, algumas vezes, TRS. A maioria dos pacientes recupera a função renal para valores quase basais.

A hemólise intravascular maciça de várias causas (p. ex., imunomediada, microangiopática) está associada à hemoglobinúria, que induz lesão tubular ao promover a formação de espécies reativas de oxigênio e ao reduzir a perfusão renal por meio da inibição da síntese de óxido nítrico. A terapia é direcionada para a causa primária, com líquidos intravenosos e cuidados de suporte. A maioria dos pacientes finalmente recupera a função renal.

Nefropatia cristalina. A LRA pode resultar da deposição de cristais no lúmen dos túbulos distais após aumentos maciços de ácido úrico ou terapia com determinados medicamentos. Os fatores de risco para LRA em decorrência da deposição de cristais consistem em doença renal subjacente e depleção de volume intravascular. A nefropatia aguda por ácido úrico devido a deposição de cristais de urato e obstrução tubular desenvolve-se em pacientes com síndrome de lise tumoral maciça.

Certos fármacos, como a sulfadiazina, promovem a deposição intratubular de cristais de sulfa na urina ácida, enquanto ocorre deposição de cristais de aciclovir após a administração intravenosa rápida de grandes doses do fármaco, e ocorre deposição de cristais de atazanavir e indinavir quando há contração do volume e pH urinário superior a 5,5. O ciprofloxacino pode causar LRA, devido à deposição intratubular de cristais quando o fármaco é administrado em doses excessivas, principalmente em pacientes com doença renal não diagnosticada e naqueles com urina alcalina. Além disso, o metotrexato ou grandes doses de vitamina C intravenosa (produção de oxalato) podem causar LRA, devido à deposição intratubular de cristais.

Os tratamentos para perda de peso, como cirurgia bariátrica com derivação do intestino delgado e orlistate, por meio de indução de má absorção, causam hiperoxalúria entérica e deposição de cristais de oxalato de cálcio, uma entidade conhecida como nefropatia aguda por oxalato (e-Figura 29.5). Os purgativos intestinais que contêm fosfato de sódio também têm sido associados à ocorrência de LRA devido à nefropatia aguda por fosfato, uma entidade caracterizada pela deposição intratubular de fosfato de cálcio.

O diagnóstico de nefropatia cristalina baseia-se em relato de exposição a um agente causal ou de doença subjacente associada à produção excessiva de cristais (ver Figura 24.4).

Nefropatia osmótica. A nefropatia osmótica é uma entidade pouco conhecida que pode promover o desenvolvimento de LRA por meio da indução de edema tubular proximal, lesão celular e oclusão do lúmen intratubular. A natureza hiperosmolar e não metabolizável de substâncias como sacarose, dextrana, manitol, o excipiente de sacarose da imunoglobulina intravenosa e hidroxietil amido está na base da fisiopatologia dessa lesão renal. As células desenvolvem edema pronunciado, com formação de vacúolos citoplasmáticos em consequência do acúmulo da substância agressora dentro dos lisossomos intracelulares, alterando a integridade celular e provocando oclusão do lúmen tubular. A LRA resulta desse processo tubular anormal quando pacientes com doença renal subjacente ou outros fatores de risco para lesão renal (p. ex., depleção de volume intravascular, idade avançada) recebem essas substâncias hiperosmolares. A LRA está relacionada com a dose e pode exigir TRS. Embora a maioria dos pacientes se recupere da LRA, o processo pode resultar em DRC. A terapia é principalmente de suporte, e deve-se evitar qualquer exposição adicional a esses agentes.

Doença intersticial

A doença intersticial desenvolve-se no contexto de infecções por determinados agentes, doenças sistêmicas, neoplasias malignas infiltrativas e exposição a alguns medicamentos. Dessas condições, a doença induzida por fármacos é, sem dúvida, a entidade mais comum (e-Tabela 29.5), particularmente no paciente hospitalizado. A síndrome de NIA caracteriza-se por LRA e vários achados clínicos. A apresentação clínica varia de acordo com o agente agressor e a resposta do hospedeiro. Como exemplo, os antibióticos betalactâmicos frequentemente causam a tríade clássica de febre, erupção cutânea maculopapular e eosinofilia. Além disso, podem ocorrer artralgias, mialgias e dor lombar. Além de causar LRA, os AINEs provocam, em raras ocasiões, manifestações alérgicas ou extrarrenais, como febre, exantema e eosinofilia.

No exame de urina, as tiras reagentes podem ser positivas (traço a 1+) para proteína, sangue e esterase leucocitária. A microscopia da urina pode ser inexpressiva (cerca de 20%); todavia, com mais frequência, o sedimento urinário demonstra leucócitos, hemácias, cilindros hemáticos e cilindros granulosos. A coloração pelo método de Wright ou Hansel pode revelar eosinófilos na urina, porém nenhum desses exames é sensível ou específico para NIA. As citocinas urinárias TNF-alfa e IL9 parecem apresentar sensibilidade e especificidade excelentes para o diagnóstico de NIA.

O diagnóstico é mais bem confirmado por biopsia renal. Em geral, observa-se infiltrado celular, que consiste em linfócitos, monócitos, eosinófilos e plasmócitos; o edema intersticial e a fibrose variam de acordo com o tempo de exposição ao fármaco (e-Figura 29.6). A tubulite, ou invasão das células tubulares por linfócitos, frequentemente constitui parte da NIA. Ocorrem formação de granulomas e inflamação intersticial com o uso de determinados medicamentos, como anticonvulsivantes e sulfonamidas, doenças sistêmicas, como sarcoidose, nefrite tubulointersticial com uveíte e nefrite intersticial granulomatosa idiopática. Os glomérulos e a vasculatura são preservados até um estágio muito tardio da doença. Se a biopsia renal não for possível, a cintigrafia com gálio ou a tomografia por emissão de pósitrons (PET) dos rins podem auxiliar o diagnóstico, em particular quando o diagnóstico diferencial for principalmente entre NIA e NTA.

O diagnóstico precoce de NIA, aliado à rápida retirada do fármaco antes do desenvolvimento de fibrose tubulointersticial avançada, maximiza a recuperação renal bem-sucedida. A terapia com corticosteroides é controversa, mas pode reduzir a duração da LRA e, talvez, melhorar a recuperação da função renal em pacientes com LRA grave se forem administrados precocemente (nas primeiras 2 semanas após o estabelecimento do diagnóstico).

Antes do desenvolvimento de antibióticos e de outros fármacos que têm sido associados à NIA, a infecção intersticial era a principal causa de nefrite tubulointersticial. Agentes microbianos, como estafilococos, estreptococos, *Mycoplasma*, difteroides e *Legionella*, constituem causas bem descritas de NIA. Vários agentes virais, como citomegalovírus, vírus Epstein-Barr, vírus da imunodeficiência humana (HIV), hantavírus, parvovírus e vírus do sarampo, também estão associados à NIA. Além disso, os agentes infecciosos que causam riquetsioses, leptospirose e tuberculose também invadem o interstício renal.

O interstício renal constitui o alvo de várias doenças sistêmicas. A sarcoidose provoca NIA com predomínio de linfócitos, que pode estar associada a granulomas não caseosos. LRA e um sedimento urinário contendo leucócitos e cilindros leucocitários apontam para essa doença, com outros achados sistêmicos. Os esteroides reduzem a gravidade da NIA, porém a DRC representa uma complicação potencial em longo prazo. O lúpus eritematoso sistêmico (LES) está mais comumente associado a várias formas de GN proliferativa; a NIA pode coexistir com doença glomerular ou, em raros casos, ocorre isoladamente. A lesão inflamatória intersticial é causada pela deposição de imunocomplexos no tubulointerstício. Em geral, a NIA responde à terapia citotóxica administrada para a nefrite lúpica. A síndrome de Sjögren também causa NIA com predomínio de linfócitos; parece ser outra doença do interstício renal mediada por imunocomplexos.

Os pacientes com infecção pelo HIV podem desenvolver doença intersticial, que parece estar relacionada com o sistema imune. A síndrome de linfocitose infiltrativa difusa (SLID) é uma síndrome do tipo Sjögren associada à infiltração multivisceral de linfócitos T CD8-positivos. A SLID parece constituir uma resposta determinada pelo hospedeiro ao HIV. A síndrome inflamatória de reconstituição imune (SIRI) é outra doença multivisceral caracterizada por infiltrado intersticial. Essa doença ocorre quando a terapia antirretroviral de combinação reconstitui o sistema imune no contexto de infecção oportunista prévia ou oculta. Uma reação imune exuberante resulta na infiltração de vários órgãos por linfócitos T, incluindo os rins, que desenvolvem NIA. O manejo envolve o tratamento da infecção oportunista. Em determinadas ocasiões, são necessários corticosteroides para suprimir a resposta inflamatória.

A infiltração do rim por câncer constitui uma causa incomum de LRA. Os exames de necropsia confirmam uma alta taxa de infiltração renal assintomática. As neoplasias malignas associadas com mais frequência à infiltração intersticial são os linfomas e as leucemias. Pode ocorrer infiltração linfomatosa do parênquima renal na forma de nódulos distintos ou infiltração intersticial difusa. O linfoma pode causar aumento maciço do rim (nefromegalia) e LRA. A infiltração leucêmica também provoca nefromegalia, LRA e, raramente, perda renal de potássio em consequência de dano tubulointersticial ou produção de lisozima. O tratamento bem-sucedido da neoplasia maligna subjacente geralmente melhora as lesões infiltrativas; entretanto, a irradiação dos rins pode proporcionar um benefício adicional. É também necessário descartar a possibilidade de uropatia obstrutiva devido à doença dos linfonodos retroperitoneais volumosos.

LRA pós-renal

Pode haver desenvolvimento de LRA quando ocorre obstrução do fluxo urinário ao longo do sistema geniturinário (e-Tabela 29.6). O processo que causa LRA pós-renal é denominado *uropatia obstrutiva*, ao passo que o sistema coletor urinário dilatado identificado em exames de imagem é denominado *hidronefrose*. O defeito tubular com LRA que resulta de obstrução urinária é denominado *nefropatia obstrutiva*. A LRA só pode se desenvolver quando a obstrução for bilateral, acometendo ambos os ureteres ou a bexiga, ou unilateral, em um paciente com um único rim funcionante. É importante ressaltar que a obstrução completa ou parcial pode causar LRA. Em geral, a obstrução completa está associada a LRA mais grave e hipertensão arterial sistêmica, sobrecarga do volume intravascular, hiperpotassemia, acidose metabólica e hiponatremia.

Inúmeros distúrbios, com origem em qualquer ponto desde os cálices renais até a uretra, podem causar LRA, devido à obstrução urinária. As causas mais comuns de uropatia obstrutiva nas vias urinárias superiores consistem em cálculos e doença retroperitoneal; nas vias urinárias inferiores, na bexiga e abaixo, o fluxo urinário é mais frequentemente obstruído por hiperplasia prostática e disfunção vesical. Uropatia obstrutiva deve ser considerada em muitos pacientes com LRA, particularmente naqueles com anamnese que sugira risco. Uma história de nefrolitíase ou de certos tipos de câncer, bem como dor lombar, sugere doença das vias superiores, ao passo que história pregressa de doença da próstata ou da bexiga, bem como sintomas de prostatismo e retenção urinária, aponta para obstrução das vias inferiores. É necessário efetuar um exame físico direcionado para a região lombar, a área suprapúbica e a próstata para hipersensibilidade no flanco, bexiga palpável ou aumento da próstata. Um grande volume de urina residual demonstrado no cateterismo direto da bexiga indica obstrução das vias inferiores.

A ultrassonografia (US) dos rins e do retroperitônio constitui o exame inicial mais adequado para avaliar o paciente com LRA e possível obstrução do sistema urinário. A sensibilidade e a especificidade da US para a detecção de obstrução urinária são de aproximadamente 90%. Vários processos atenuam a dilatação do sistema coletor e a formação de hidronefrose, incluindo obstrução aguda de menos de 48 a 72 horas de duração, grave depleção do volume intravascular sobreposta à obstrução e doença retroperitoneal envolvendo os rins e os ureteres, que encarcera o sistema coletor. Se a US não for elucidadora ou for negativa, porém houver uma alta suspeita persistente de obstrução urinária, a TC pode fornecer mais informações. Um dos principais benefícios da TC consiste na sua capacidade de detectar cálculos, tumores, linfadenopatia e outros processos que causam obstrução, apesar da ausência de hidronefrose. Como último recurso, se ainda for considerada a probabilidade de obstrução como causa de LRA, a urografia excretora pode estabelecer um diagnóstico de obstrução do sistema superior.

A terapia para a LRA causada por uropatia obstrutiva exige diagnóstico e intervenção rápidos para aliviar o processo obstrutivo. As intervenções tardias, particularmente em pacientes com obstrução completa, comprometem a recuperação da função renal. A obstrução das vias urinárias superiores exige colocação de *stent* ureteral retrógrado ou inserção de tubo de nefrostomia quando causada por doença retroperitoneal grave, como câncer ureteral ou de bexiga. O alívio da obstrução das vias urinárias inferiores com cateter vesical, tubo suprapúbico (raramente) ou tubo de nefrostomia constitui a primeira etapa no tratamento. O manejo hidreletrolítico também é necessário para garantir a segurança do paciente no desenvolvimento de diurese pós-obstrutiva. É um fenômeno que ocorre principalmente em pacientes com obstrução bilateral completa e que se caracteriza por grandes volumes de urina após o alívio da obstrução. A diurese pós-obstrutiva é fisiológica, visto que o excesso de sódio e de água está sendo excretado por um paciente com hipervolemia; entretanto, o comprometimento da função tubular (sódio e água) pode levar à diurese excessiva e à depleção de volume. Nessa situação, é necessária reposição criteriosa de líquido para evitar diurese pós-obstrutiva iatrogênica, bem como reanimação insuficiente e hipotensão.

COMPLICAÇÕES DA LRA

Considerando as funções normais dos rins, não é surpreendente que ocorram diversas complicações metabólicas no contexto da LRA. A hiperpotassemia é uma complicação potencialmente fatal que, com frequência, exige intervenção urgente. A hiperpotassemia afeta a magnitude do potencial de ação em resposta a um estímulo despolarizante. O eletrocardiograma (ECG) é um melhor guia para a terapia do que uma única medição da concentração de potássio. As alterações sequenciais observadas no ECG na hiperpotassemia consistem em ondas T apiculadas, prolongamento de PR, alargamento do QRS e padrão de onda sinusal. O achado de qualquer dessas alterações no ECG exige tratamento imediato.

A acidose metabólica é comum na LRA. Entretanto, é geralmente bem tolerada e não exige terapia, a não ser que haja declínio do pH arterial para menos de 7,1. A hiperpotassemia e a acidose metabólica grave que não respondem ao tratamento clínico constituem indicações para iniciar a TRS. Hipocalcemia é um achado comum, porém assintomático, que normalmente não exige terapia. Pode ocorrer hiperfosfatemia significativa; porém com frequência pode ser controlada com agentes orais de ligação do fosfato. Em geral, a anemia não requer tratamento, a menos que seja grave e sintomática ou que contribua para a disfunção cardíaca. As manifestações urêmicas da LRA estão listadas na e-Tabela 29.7. Podem ser achados sutis, ou podem ser óbvias e potencialmente fatais, exigindo TRS urgente.

É importante ressaltar que as complicações infecciosas constituem a principal causa de morte, devido a comprometimento imunológico, edema com disfunção dos órgãos-alvo e ruptura da pele e uso de numerosos cateteres de demora nesses pacientes.

MANEJO GERAL DA LRA

O manejo da LRA começa com a identificação da causa e da patogênese do processo desencadeante. Além disso, as complicações associadas à LRA precisam ser reconhecidas e tratadas rapidamente, de modo a evitar a ocorrência de eventos adversos graves. A LRA pré-renal exige otimização da perfusão renal por meio de reposição do volume intravascular em pacientes com depleção de volume e correção da insuficiência cardíaca, insuficiência hepática e outras causas "efetivas" de redução do volume intravascular. A LRA intrínseca exige terapia direcionada para o compartimento renal afetado. O manejo da LRA pós-renal exige intervenção precoce para aliviar a obstrução e preservar a função renal.

As consequências da LRA são, em sua maioria, tratadas inicialmente com medidas conservadoras. Essas medidas consistem em intervenções para corrigir a hipovolemia ou a hipervolemia, melhora da hemodinâmica e correção de hiponatremia, hiperpotassemia, acidose metabólica e hiperfosfatemia. A conversão de pacientes com LRA oligúrica para não oligúrica torna o manejo mais fácil, porém não melhora os resultados em termos de morbidade ou mortalidade. As manifestações de uremia grave e as outras consequências da LRA, conforme listado na e-Tabela 29.7, podem exigir TRS se as medidas conservadoras não tiverem sucesso ou se promoverem reversão incompleta da complicação. Apesar dos esforços significativos de pesquisa nos últimos anos para determinar se o início mais precoce *versus* mais tardio da TRS melhora os desfechos dos pacientes com LRA, os resultados mistos obtidos entre os diversos estudos deixaram os médicos sem um consenso claro sobre esse tópico. Por conseguinte, a cronologia da instituição da TRS é, com frequência, ajustada para cada cenário clínico, com base em diversos fatores, incluindo a gravidade dos distúrbios metabólicos, a probabilidade de rápida recuperação renal nas horas e dias subsequentes e as preferências tanto do médico assistente quanto do paciente ou de seus representantes legais.

A TRS hospitalar, que inclui principalmente hemodiálise aguda e as terapias renais substitutivas contínuas (TRSC), é necessária para determinados pacientes com LRA. As terapias contínuas, que podem ser realizadas apenas na UTI, incluem hemofiltração venovenosa contínua, hemodiálise, hemodiafiltração, diálise lenta de baixa eficiência e diálise diária estendida. As indicações de emergência incluem hiperpotassemia grave, dano urêmico aos órgãos-alvo (p. ex., pericardite, convulsão), acidose metabólica refratária e sobrecarga de volume grave, como edema pulmonar. Embora os dados não sustentem um valor de corte da ureia para iniciar a TRS, é sensato iniciar a terapia antes que surjam complicações urêmicas graves. Outra indicação potencial é a sobrecarga de volume intratável com anasarca complicada por soluções de continuidade na pele. A hemodiálise aguda é a modalidade mais comumente utilizada para tratar as consequências da LRA. Entretanto, os pacientes em estado crítico que apresentam instabilidade hemodinâmica beneficiam-se mais das terapias contínuas. A TRSC possibilita um controle mais preciso do volume, da uremia, dos distúrbios ácido-básicos e dos distúrbios eletrolíticos, com menos instabilidade hemodinâmica. A TRSC também possibilita suporte nutricional agressivo. A diálise peritoneal raramente é utilizada para a LRA, porém constitui uma modalidade razoável.

DESFECHO E PROGNÓSTICO DA LRA

Apesar dos avanços significativos nos cuidados de suporte e na tecnologia da TRS, as complicações agudas e em longo prazo, incluindo morte, continuam comuns. A taxa de mortalidade associada à LRA no ambiente hospitalar depende da gravidade da doença do paciente e da carga de disfunção orgânica. À medida que o número de órgãos em processo de falência aumenta de 0 para 4, a taxa de mortalidade associada à LRA aumenta de menos de 40% para mais de 90%. Além disso, a mortalidade intra-hospitalar aumenta com a LRA que se desenvolve na UTI clínica ou cirúrgica. Os desfechos em longo prazo para pacientes com LRA incluem aumento do risco de morte (em comparação com pacientes hospitalizados sem LRA). Além disso, os pacientes com DRC que apresentam TFGe inferior a 45 mℓ/min/1,73 m^2 antes da hospitalização e desenvolvem LRA com necessidade de TRS apresentam taxa de mortalidade muito mais alta que a de pacientes com DRC não complicada por LRA. De modo geral, todas as formas de LRA, incluindo as que exigem TRS, parecem estar associadas a risco aumentado de desenvolvimento de nova DRC, progressão da DRC, DRET e morte.

Para uma discussão mais profunda desse tópico, ver Capítulo 112, ❖ "Lesão Renal Aguda", em *Goldman-Cecil Medicina*, 26ª edição.

LEITURA SUGERIDA

Bellomo R, Ronco C, Kellum JA: Acute kidney injury, *Lancet* 380:756–766, 2012.

Coca SG, Yusuf B, Shlipak MG, et al.: Long-term risk of mortality and other adverse outcomes after acute kidney injury: a systematic review and meta-analysis, *Am J Kidney Dis* 53:961–973, 2009.

Cruz DN, Ricci Z, Ronco C: Clinical review: RIFLE and AKIN—time for reappraisal, *Crit Care* 13:211, 2009.

Haase M, Bellomo R, Devarajan P, et al.: Accuracy of neutrophil gelatinase-associated lipocalin (NGAL) in diagnosis and prognosis in acute kidney injury: a systematic review and meta-analysis, *Am J Kidney Dis* 54:1012, 2009.

Hertzberg D, Ryden L, Pickering JW, et al.: Acute kidney injury-an overview of diagnostic methods and clinical management, *Clin Kidney J* 10(3):323–331, 2017.

Hsu RK, Hsu CY: The role of acute kidney injury in chronic kidney disease, *Semin Nephrol* 36(4):283–292, 2016.

Hsu RK, McCulloch CE, Dudley RA, et al.: Temporal changes in incidence of dialysis-requiring AKI, *J Am Soc Nephrol* 24:37–42, 2013.

KDIGO: 2012 clinical practice guideline for acute kidney injury. Chapter 2.5: Diagnostic approach to alterations in kidney function and structure, *Kid Intl Suppl* 2:33–36, 2012.

Mehta RL, Kellum JA, Shah SV, et al.: Acute Kidney Injury Network: report of an initiative to improve outcomes in acute kidney injury, *Crit Care* 11:R31, 2007.

Moreau R, Lebrec D: Acute kidney injury: new concepts, *Nephron Physiol* 109:73–79, 2008.

Perazella MA: The urine sediment and a biomarker of kidney disease, *Am J Kidney Dis* 66(5):748–755, 2015.

Rosner NH, Perazella MA: Acute kidney injury in the cancer patient, *N Engl J Med* 376(18):1770–1781, 2017.

Uchino S, Kellum J, Bellomo R, et al.: Acute renal failure in critically ill patients, *JAMA* 294:813–818, 2005.

30

Doença Renal Crônica

T. Alp Ikizler, Anna Marie Burgner, Beatrice P. Concepcion

DEFINIÇÃO E EPIDEMIOLOGIA

A doença renal crônica (DRC) é definida por anormalidades persistentes na estrutura ou na função dos rins. Marcadores de lesão renal *ou* taxa de filtração glomerular (TFG) inferior a 60 mℓ/1,73 m² são critérios diagnósticos cruciais de DRC. O espectro da DRC abrange pacientes com TFG normal e dano renal, caracterizado por proteinúria ou anormalidades eletrolíticas, passando por elevação dos níveis séricos de creatinina, que representa diminuição da TFG, até falência renal ou doença renal em estágio terminal (DRET). Além disso, essas anormalidades precisam estar presentes e persistentes durante pelo menos 3 meses para diferenciar a DRC da lesão renal aguda (LRA). De acordo com as diretrizes do Kidney Disease Improving Global Outcomes (KDIGO) de 2012, a DRC é classificada com base na causa subjacente da doença renal, na categoria de TFG e na categoria de albuminúria. Existem seis níveis de categoria de TFG, que variam desde normal ou alta (G1 ≥ 90 mℓ/min/1,73 m²) até insuficiência renal (G5 < 15 mℓ/min/1,73 m²), e três níveis de categoria de albuminúria baseados na gravidade (Tabela 30.1). A justificativa para esses domínios de classificação reside nas diferenças observadas no risco de consequências para a saúde e o prognóstico, dependendo da gravidade de cada domínio.

A DRC é um problema de saúde pública mundial. Nos EUA, estima-se que a prevalência da DRC seja de 14,8% da população, cuja maior parte apresenta leve redução da TFG, com aumento leve a moderado da albuminúria (Figura 30.1). Contudo, muitas pessoas com DRC progridem para a DRET e exigem diálise de manutenção ou transplante renal. Nos EUA, a taxa bruta de novos pacientes com DRET estava relativamente estável no período de 2000 a 2010, porém começou a aumentar novamente em 2011. Entretanto, em 2016, o United States Renal Data System (USRDS) relatou que a taxa de incidência padronizada parece estar estabilizada (348,2 por milhão de habitantes) (e-Figura 30.1). As tendências na prevalência geral da DRET sugerem o aumento contínuo do número de pacientes que necessitam de cuidados, embora, em 2016, o aumento tenha sido de apenas 3% – a menor taxa registrada desde o início do USRDS (e-Figura 30.2). Os cuidados do paciente com DRET são onerosos, respondendo por 35,4 bilhões de dólares (7,2%) do orçamento do U.S. Medicare em 2016. Além da preocupação sobre a progressão para a DRET, a diminuição da TFG e a proteinúria têm sido cada vez mais reconhecidas como fatores de risco independentes para doença cardiovascular e morte. Assim, o diagnóstico de DRC identifica os indivíduos que correm risco não apenas de perda da função renal, mas também de redução do tempo de sobrevida.

As causas mais comuns de DRET consistem em diabetes melito (40%), hipertensão (28%), glomerulonefrite (6 a 7%) e doenças císticas ou congênitas (2 a 3%). Durante a avaliação da DRC, todos os esforços devem ser envidados para estabelecer a causa específica da doença renal. A biopsia renal constitui a ferramenta mais específica para estabelecer um diagnóstico definitivo e orientar o tratamento, definir o prognóstico e determinar a adequação do transplante renal. Entretanto, o procedimento em si está associado a complicações potenciais,

Tabela 30.1 Categorias de taxa de filtração glomerular e albuminúria na doença renal crônica (DRC).

Categoria	TFG (mℓ/1,73 m²/min)		Termos
G1[a]	≥ 90		Normal ou alta
G2[a]	60 a 89		Levemente diminuída
G3a	45 a 59		Leve a moderadamente diminuída
G3b	30 a 44		Moderada a gravemente diminuída
G4	15 a 29		Redução acentuada
G5	< 15		Insuficiência renal

	TEA	RAC		
Categoria	(mg/24 h)	(mg/g)	(mg/mmol)	Termos
A1	< 30	<30	< 3	Normal a levemente aumentadas
A2	30 a 300	30 a 300	3 a 30	Moderadamente aumentadas
A3	> 300	> 300	> 30	Aumento substancial

[a]G1 e G2 isoladamente, sem outras evidências de dano renal, não preenchem os critérios de DRC. *RAC*, relação albumina-creatina; *TEA*, taxa de excreção de albumina; *TFG*, taxa de filtração glomerular.

			Categorias de albuminúria			
			A1	A2	A3	
			Normal a levemente aumentada	Moderadamente aumentada	Muito aumentada	
			< 30 mg/g < 3 mg/mmol	30 a 300 mg/g 3 a 30 mg/mmol	> 300 mg/g > 30 mg/mmol	Total
Categorias de TFG (mℓ/min/1,73 m²)	G1	Normal a elevada	≥ 90	54,9	4,2	0,5	59,6
	G2	Levemente diminuída	60 a 89	30,2	2,9	0,3	33,5
	G3a	Leve a moderadamente diminuída	45 a 59	3,6	0,8	0,3	4,7
	G3b	Moderada a gravemente diminuída	30 a 44	1,0	0,4	0,2	1,7
	G4	Diminuição acentuada	15 a 29	0,13	0,10	0,15	0,37
	G5	Insuficiência renal	< 15	0,01	0,04	0,09	0,13
		Total		89,9	8,5	1,6	100

Figura 30.1 Distribuição da doença renal crônica nos EUA com base nas categorias de taxa de filtração glomerular (TFG) e albuminúria.

e as informações clínicas, incluindo história da doença atual, história patológica pregressa, história familiar, sorologia, exame do sedimento urinário e exame de imagem dos rins, podem ser suficientes para estabelecer um diagnóstico conclusivo.

PATOLOGIA

Para assegurar um equilíbrio adequado de solutos, água e ácido-básico, os néfrons sobreviventes precisam se ajustar por meio de aumento de sua taxa de filtração e de excreção. Os pacientes com DRC, particularmente em estágios mais avançados, são vulneráveis à formação de edema e grave sobrecarga de volume, hiperpotassemia, hiponatremia e azotemia. Durante a doença renal progressiva, o equilíbrio do sódio é mantido pelos néfrons por meio de aumento da excreção fracionada de sódio. A excreção de ácido é mantida até os estágios avançados da DRC, quando a TFG cai para menos de 30 mℓ por minuto. No início, o aumento da síntese tubular de amônia proporciona um tampão adequado para o hidrogênio no néfron distal. Mais tarde, a diminuição significativa observada na regeneração do bicarbonato distal resulta em acidose metabólica hiperclorêmica. A perda adicional de néfrons leva à retenção de íons orgânicos, como sulfatos, o que resulta em acidose metabólica com hiato aniônico. A acidose metabólica parece contribuir para a progressão da DRC, e a correção por meio de suplementação de base pode constituir um tratamento potencial, embora faltem ensaios clínicos randomizados e multicêntricos de grande porte.

Quando a TFG diminui abaixo de um nível crítico, a DRC tende a progredir para a DRET, independentemente do agravo inicial. A Figura 30.2 mostra como os fatores de risco podem interagir com mecanismos fisiopatológicos para acelerar a progressão da DRC. Estudos detalhados elucidaram mecanismos inter-relacionados, incluindo respostas hemodinâmicas glomerulares à perda de néfrons, proteinúria e respostas pró-inflamatórias. A ativação da via do sistema renina-angiotensina-aldosterona (SRAA) e o aumento do fator transformador de crescimento β (TGF-β) também contribuem para a

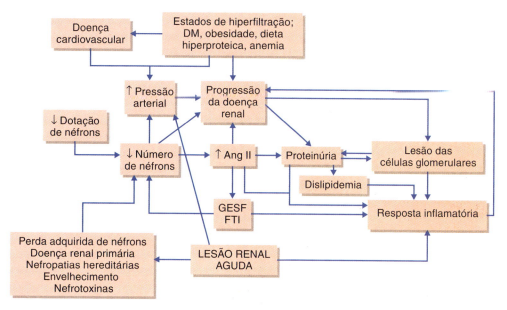

Figura 30.2 Esquema simplificado dos fatores de risco que interagem com os mecanismos fisiopatológicos para acelerar a progressão da doença renal crônica. *DM*, diabetes melito; *FTI*, fibrose tubulointersticial; *GESF*, glomerulosclerose segmentar e focal. (Adaptada de Taal MW, Brenner BM: Predicting initiation and progression of chronic kidney disease: Developing renal risk scores. Kidney Int 70:1694-1705, 2006.)

fibrose renal. As intervenções que reduzem a pressão intraglomerular, como restrição proteica e uso de inibidores da enzima conversora de angiotensina (IECA) ou bloqueadores dos receptores de angiotensina (BRA), ajudam a atenuar a progressão da doença renal e sustentam ainda mais a importância da hemodinâmica glomerular e do SRAA na doença renal progressiva.

APRESENTAÇÃO CLÍNICA

Características gerais da síndrome urêmica

As evidências de doença renal não surgem comumente a partir de sinais ou sintomas francos, mas sim inicialmente como anormalidades nos exames laboratoriais ou em outros exames complementares. Pacientes com DRC podem não apresentar sintomas até estágios avançados, quando a TFG é inferior a 15 mℓ por minuto. A *uremia* é uma síndrome que afeta todos os sistemas orgânicos. A síndrome urêmica representa, provavelmente, a consequência de muitos fatores, como moléculas retidas, deficiências de hormônios importantes e anormalidades metabólicas, em vez do efeito de uma única toxina urêmica (e-Figura 30.3). Entre essas toxinas, a ureia pode causar sintomas de fadiga, náuseas, vômitos e cefaleias. Seu produto de degradação (cianato) pode resultar em carbamilação de lipoproteínas e peptídios, levando a disfunções de múltiplos órgãos. As guanidinas, que são subprodutos do metabolismo das proteínas, estão aumentadas e podem inibir a atividade da α_1-hidroxilase no rim, levando ao hiperparatireoidismo secundário. O acúmulo de β_2-microglobulina em pacientes com DRET tem sido associado a neuropatia, síndrome do túnel do carpo e infiltração amiloide das articulações. Por fim, determinados solutos ligados a proteínas, como indoxil sulfato e os conjugados de p-cresol, podem conferir toxicidade cardiovascular ao afetar a função dos leucócitos, das células endoteliais e das células musculares lisas vasculares. As principais manifestações da uremia estão resumidas na Figura 30.3.

Cardiovasculares

Além da hipertensão arterial sistêmica, distúrbios cardiovasculares são comuns em pacientes com DRC. Mais de 60% dos pacientes com DRET que iniciam a diálise apresentam manifestações ecocardiográficas de hipertrofia ventricular esquerda, dilatação e disfunção sistólica ou diastólica. As consequências metabólicas da DRC, como aterogênese acelerada, contribuem para a calcificação metastática do miocárdio, das valvas cardíacas e das artérias. As arritmias, incluindo as que resultam em morte súbita, podem ser causadas por anormalidades eletrolíticas, alterações estruturais cardíacas ou doença cardiovascular isquêmica. Pode ocorrer pericardite em pacientes com uremia antes do início da diálise, bem como em pacientes que recebem diálise inadequada.

Gastrintestinais

Os distúrbios gastrintestinais estão entre os sinais mais precoces e mais comuns da síndrome urêmica. Os pacientes queixam-se de gosto metálico e perda de apetite. Mais tarde, apresentam náuseas, vômitos e perda de peso, e aqueles com uremia grave também podem ter estomatite e enterite. Pode ocorrer sangramento gastrintestinal causado por gastrite, úlcera péptica e malformações venosas arteriais na vigência de disfunção plaquetária.

Neurológicas

As manifestações do sistema nervoso central (SNC) são frequentes na DRC avançada e caracterizam-se, predominantemente, por alterações da função cognitiva e transtornos do sono. As manifestações tardias da uremia consistem em letargia, irritabilidade, asterixe e convulsões e encefalopatia franca, que normalmente podem ser evitadas pelo início oportuno da terapia renal substitutiva. As manifestações neurológicas periféricas aparecem como neuropatia sensitiva simétrica progressiva, em uma distribuição de luva e meia.

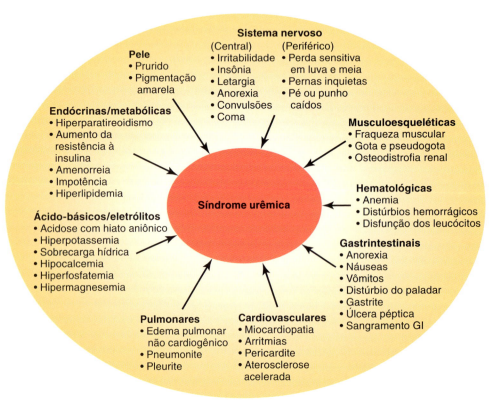

Figura 30.3 Resumo diagramático das principais manifestações da síndrome urêmica. *GI*, gastrintestinal.

Os pacientes apresentam diminuição dos reflexos tendinosos distais e perda da percepção vibratória. O comprometimento motor periférico pode resultar em pernas inquietas, pé caído ou queda do punho. Ocorre reversão da maioria dessas manifestações neurológicas com diálise de manutenção ou transplante renal.

Musculoesqueléticas

As alterações na homeostasia do cálcio e do fosfato, com hiperparatireoidismo e distúrbio do metabolismo da vitamina D, também são comuns. A hipocalcemia e o hiperparatireoidismo secundário resultam da retenção de fosfato e da falta de atividade da α_1-hidroxilase no rim em processo de falência, com consequente deficiência da forma mais ativa da vitamina D. Com o passar do tempo, a hipertrofia mal adaptativa das glândulas paratireoides (*i. e.*, hiperparatireoidismo terciário) leva à doença óssea e à calcificação dos tecidos.

Hematológicas e imunológicas

A eritropoetina (EPO), um hormônio produzido pelos rins que regula a produção de eritrócitos, torna-se progressivamente deficiente com a progressão da DRC. A deficiência de EPO e a deficiência de ferro constituem causas comuns de anemia na DRC. A administração de EPO sintética resulta em correção da anemia, melhora da qualidade de vida e dos sintomas relacionados com a anemia e diminuição da dependência de transfusões de sangue. É preciso ter cautela, visto que o uso de doses mais altas de EPO, que resultam em elevações da hemoglobina sérica acima de 13 g/dℓ, pode estar associado a maior risco de eventos cardiovasculares adversos. Distúrbios hemorrágicos, principalmente por defeitos na aderência e na agregação plaquetária, são comuns em pacientes com uremia. O sangramento urêmico geralmente pode ser controlado com crioprecipitado, desmopressina, estrogênios conjugados, tratamento da anemia e diálise.

Ocorrem defeitos no sistema imune tanto humoral quanto celular de pacientes com DRC. Embora a contagem de leucócitos seja normal e responda adequadamente na DRC avançada, os pacientes geralmente estão imunossuprimidos e suscetíveis a infecções. Isso pode ser devido a anormalidades funcionais dos leucócitos polimorfonucleares, linfócitos e outras defesas celulares do hospedeiro. Além disso, pacientes com DRC apresentam resposta imune variável à vacinação.

Endócrinas e metabólicas

As provas de função tireoidiana são menos confiáveis na uremia. Os achados laboratoriais comuns consistem em aumento da captação de tri-iodotironina (T3) em resina, baixo nível de tri-iodotironina em decorrência da conversão prejudicada de tiroxina (T4) em tri-iodotironina na periferia e níveis normais de tiroxina. Os níveis de hormônio tireoestimulante estão com frequência normais.

A alteração do eixo hipofisário-gonadal pode resultar em disfunção sexual, que se manifesta por disfunção erétil, diminuição da libido, amenorreia, esterilidade e sangramento uterino. Os pacientes apresentam níveis plasmáticos diminuídos de testosterona, estrogênio e progesterona, com níveis normais ou elevados de hormônio foliculoestimulante (FSH), hormônio luteinizante (LH) e prolactina. A gravidez é incomum em mulheres que apresentam TFG inferior a 30 mℓ por minuto.

As anormalidades lipídicas também são comuns na DRC. São mais consistentes com hiperlipoproteinemia tipo IV, com acentuado aumento dos níveis plasmáticos de triglicerídios e menor aumento do colesterol total. A atividade da lipoproteína lipase está diminuída na uremia, com redução da conversão da lipoproteína de densidade muito baixa em lipoproteína de baixa densidade (LDL) e, portanto, hipertrigliceridemia. O tratamento de escolha consiste na classe de fármacos inibidores da hidroximetilglutaril coenzima A redutase (HMG-CoA), particularmente em pacientes com DRC que ainda não estão em diálise de manutenção, devido aos efeitos pluripotentes sobre a inflamação e aterosclerose.

Eletrólitos

Ocorre hiperpotassemia em pacientes com DRC como resultado da diminuição da depuração renal de potássio, desvios do potássio intracelular para o meio extracelular no contexto da acidose metabólica relacionada com a insuficiência renal e uso concomitante de medicamentos, como bloqueadores do SRAA. O principal método de tratamento consiste em redução dietética do potássio, mas também pode incluir o uso de diuréticos de alça ou medicamentos quelantes do potássio. A hipopotassemia é muito menos comum na DRC, mas pode ocorrer se a ingestão nutricional não for satisfatória ou se forem usadas altas doses de diuréticos perdedores de potássio.

Pele

A tonalidade urêmica, que consiste em cor amarelada da pele, resulta provavelmente da retenção de pigmentos lipossolúveis, como lipocromos e carotenoides. A tonalidade urêmica responde normalmente à diálise, ao controle do hiperparatireoidismo, à melhora do equilíbrio do cálcio e do fosfato e, em determinadas ocasiões, aos raios ultravioleta. Os achados ungueais da uremia incluem unha meio a meio, caracterizada por coloração avermelhada, rosada ou acastanhada do leito ungueal distal, unhas pálidas e hemorragias subungueais. Outros sinais e sintomas comuns incluem prurido e equimoses, devido a distúrbios hemorrágicos. A calcifilaxia (arteriolopatia urêmica calcificada) resulta em calcificação dolorosa da pele e é observada com frequência em pacientes com hiperparatireoidismo não controlado. O uso de varfarina é sugerido como fator de risco para essa condição.

DIAGNÓSTICO

Os cuidados abrangentes da doença renal incluem rastreamento, diagnóstico e tratamento da DRC e de suas complicações para prevenir o desenvolvimento e a progressão da DRC (e-Figura 30.4). Recomenda-se o rastreamento para DRC em pacientes com comorbidade de alto risco, como diabetes melito e hipertensão arterial sistêmica, bem como naqueles com história familiar de doença renal. O diagnóstico de DRC exige a demonstração de evidências de dano renal persistente durante pelo menos 3 meses. As anormalidades no exame de imagem podem ser consistentes com dano renal, porém ele é mais comumente identificado pela detecção de albuminúria ou pela redução da depuração de toxinas pelo rim. A albuminúria pode ser detectada em uma coleta de urina de uma única micção e é mais bem relatada como razão albumina/creatinina (RAC). Em geral, uma RAC de 30 mg/g ou mais, confirmada em uma amostra de urina repetida e sem evidências de infecção urinária, levanta a preocupação quanto ao diagnóstico de DRC e justifica investigação adicional.

A medição da depuração de toxinas pelo rim é mais frequentemente estimada como TFG. A avaliação inicial deve ser realizada com o uso de uma equação de estimativa baseada na creatinina sérica, como Modification of Diet in Renal Disease (MDRD) Study Equation e equação Chronic Kidney Disease Epidemiology Collaboration (CKD-EPI). Cada uma dessas equações tem limitações, e os cuidados necessários sobre a aplicação de seus resultados, bem como uma visão geral detalhada, podem ser encontrados nas Clinical Practice Guidelines do KDIGO de 2012. Outro biomarcador sérico, a cistatina C, pode ser considerado e integrado em outra equação de estimativa para pacientes que apresentam TFGe de 45 a 59 mℓ/min/1,73 m^2 e que podem ter albuminúria ou anormalidades no exame de imagem dos rins para confirmar as evidências de DRC.

Seção 5 Doenças Renais

Uma vez estabelecido o diagnóstico de DRC, o manejo tem por objetivo: (1) a prevenção da progressão da DRC; (2) a identificação e o tratamento dos sintomas e das complicações da DRC; e (3) o preparo dos pacientes para terapia renal substitutiva (TRS), quando apropriado.

TRATAMENTO

Prevenção da progressão

Além do tratamento da causa subjacente específica da doença renal, os métodos utilizados para retardar a progressão da DRC incluem controle ideal da hipertensão, do diabetes melito e de outros fatores de risco de doença cardiovascular (*i. e.*, abandono do tabagismo), uso de medicamentos que bloqueiem a via do SRAA, modificações na alimentação, prevenção da exposição a nefrotoxinas e abordagem das causas potencialmente reversíveis de lesão renal aguda no contexto da DRC.

Manejo da hipertensão arterial sistêmica e do diabetes melito

Vários ensaios controlados confirmaram de forma conclusiva que o tratamento da hipertensão arterial sistêmica atenua a progressão da doença renal. A recomendação atual é ter como alvo uma pressão arterial inferior a 130/80 mmHg em pacientes com diabetes melito ou doença renal. Entretanto, as evidências que sustentam essa recomendação na DRC são limitadas, e há uma discussão sugerindo que meta mais alta possa ser aceitável. Os medicamentos que bloqueiam a produção ou o efeito da angiotensina II impedem a progressão da DRC acima e além do controle da hipertensão arterial sistêmica em pacientes com proteinúria. Os bloqueadores dos canais de cálcio di-hidropiridínicos não demonstraram ser tão benéficos quanto os IECAs ou os BRAs para retardar a progressão da DRC.

Para pacientes com diabetes melito (DM), foi constatado que o controle adequado da glicemia impede a progressão da DRC. A meta recomendada para a hemoglobina glicada (A_{1C}) é de menos de 7%, independentemente do diagnóstico concomitante de DRC, embora esse nível de controle glicêmico exija cautela, devido ao risco de hipoglicemia (ver Capítulo 68). Pode-se considerar o uso de IECAs ou de BRAs em pacientes com DM e proteinúria, porém sem hipertensão arterial sistêmica, para retardar a progressão da DRC. Mais recentemente, o uso de inibidores do cotransportador de sódio-glicose-2 (SGLT2) demonstrou ter efeitos benéficos sobre os resultados renais, principalmente em pacientes com diabetes melito tipo 2 (DM2) e doença cardiovascular aterosclerótica estabelecida. Vários outros estudos sugeriram que o tratamento com agonistas do receptor de peptídio semelhante ao glucagon-1 (GLP-1) também pode ter efeitos benéficos sobre os desfechos renais em pacientes com DM2.

Dieta

A restrição de proteína dietética é defendida para retardar a progressão da DRC. Várias metanálises indicam que as dietas com teor reduzido de proteína podem ser modestamente benéficas para retardar a progressão da DRC, porém o ensaio clínico de maior porte, o estudo MDRD, não demonstrou benefício significativo. A ingestão dietética de proteína recomendada na DRC avançada é de 0,60 g/kg/dia, em que pelo menos 50% da proteína tenham alto valor biológico. O consenso atual é de que o manejo dietético agressivo em pacientes com DRC, com restrição adequada da ingestão de sódio, potássio, fósforo e proteína, sob a supervisão de um nutricionista, reduz a progressão da DRC, embora em pequeno grau.

Prevenção dos efeitos tóxicos de fármacos

Muitos fármacos excretados pelos rins devem ser evitados, ou suas doses devem ser reduzidas, conforme mostrado na Tabela 30.2. Os fármacos podem lesionar o rim de muitas maneiras, incluindo toxicidade direta, levando a necrose tubular aguda, indução de nefrite intersticial ou formação de cristais urinários que provocam obstrução do rim. As classes comuns de medicamentos que provocam lesão dos rins incluem: antibióticos, especificamente aminoglicosídios; anti-inflamatórios não

---

Tabela 30.2 Dosagens de fármacos na doença renal crônica.

Redução importante da dosagem	Redução menor ou nenhuma redução	Evitar o uso
Antibióticos		
Aminoglicosídios	Eritromicina	
Penicilina	Nafcilina	Nitrofurantoína
Cefalosporinas	Clindamicina	Ácido nalidíxico
Sulfonamidas	Cloranfenicol	Tetraciclina
Vancomicina	Isoniazida, rifampicina	
Quinolonas	Anfotericina B	
Fluconazol	Aztreonam, tazobactam	
Aciclovir, ganciclovir	Doxiciclina	
Foscarnete		
Imipeném		
Outros		
Digoxina	Anti-hipertensivos	Ácido acetilsalicílico
Procainamida	Benzodiazepínicos	Sulfonilureias
Antagonistas H_2	Quinidina	Carbonato de lítio
Meperidina	Lidocaína	Acetazolamida
Codeína	Espironolactona	AINEs
Propoxifeno	Triantereno	Agentes de preparo intestinal contendo fosfato

AINEs, anti-inflamatórios não esteroides.

esteroides (AINEs), incluindo inibidores da ciclo-oxigenase 2 (COX-2); e antirretrovirais. Os fitoterápicos de venda livre, incluindo ácido aristolóquico, podem causar DRC. Outros fitoterápicos, como hipérico, podem interagir com medicamentos para transplante renal e devem ser evitados. Os agentes de contraste radiológico iodados podem causar agravamento agudo da função renal, particularmente em pacientes com DRC. Os agentes de contraste isosmolares são menos tóxicos do que os agentes de alta osmolaridade. Os pacientes com alto risco de lesão renal induzida por meios de contraste devem receber hidratação adequada, e o volume do meio de contraste deve ser minimizado. O gadolínio, um agente de contraste usado na ressonância magnética (RM), tem sido associado à condição fibrótica grave da pele, denominada fibrose sistêmica nefrogênica, em pacientes com DRC avançada.

Causas reversíveis da deterioração aguda da função renal

A taxa de declínio da TFG em pacientes individuais geralmente é log linear. Assim, a plotagem de 1/creatinina sérica em relação ao tempo fornece normalmente uma previsão da taxa em que determinado paciente apresentará DRET (e-Figura 30.5). Quando esse paciente subitamente sofre agravamento agudo da função renal, o diagnóstico diferencial deve ser considerado e investigado, conforme descrito no Capítulo 29.

Cuidados para o paciente com doença renal terminal

À medida que a DRC progride para a insuficiência renal, é necessária preparação para a TRS. Os pacientes com DRC moderada devem ser encaminhados a um nefrologista para manejo concomitante, incluindo avaliação do risco de progressão da DRC, estimativa do tempo até o início da TRS e orientação do paciente sobre a TRS. O encaminhamento tardio (< 3 meses antes da DRET) está associado a maior risco de morte após o início da TRS.

Terapias renais substitutivas

Para pacientes com suspeita de progressão para a DRET, uma discussão para informar os pacientes e seus familiares sobre as opções disponíveis de TRS deve começar cedo e estar associada a uma avaliação das expectativas e dos valores do paciente. As opções incluem transplante renal, diálise ou manejo clínico sem diálise, às vezes referido como cuidados conservadores. Em candidatos adequados, o transplante renal é incentivado, visto que ele possibilita melhor qualidade de vida, aumento da taxa de sobrevida e maior chance de reabilitação. Em 2016, 87,3% dos indivíduos incidentes começaram a terapia renal substitutiva com hemodiálise (HD), 9,7% iniciaram a diálise peritoneal (DP) e 2,8% receberam transplante renal, de forma preventiva. Os transplantes de rim podem ser de doadores cadavéricos ou vivos. Em 2016, nos EUA, foram realizados 20.161 transplantes de rim, dos quais 28% foram de doadores vivos. Existem dois tipos de diálise, a hemodiálise e a diálise peritoneal. A distribuição dos pacientes submetidos a várias modalidades difere em outros países. A diálise de manutenção é iniciada quando o paciente apresenta sinais de uremia, normalmente quando a TFG é de 10 mℓ por minuto ou menos e quando não há causas reversíveis aparentes de insuficiência renal. Entretanto, a diálise de manutenção pode ser iniciada a qualquer momento quando as complicações da DRET, como sobrecarga de volume e hiperpotassemia, não puderem ser clinicamente controladas.

Hemodiálise

Conforme ilustrado na Figura 30.4, o sangue é bombeado a partir de um acesso vascular para dentro da tubulação, que leva a muitos capilares agrupados em um dialisador (e-Figura 30.6). Os capilares são compostos de materiais semissintéticos que são semipermeáveis, capazes de permitir a troca de pequenas moléculas. Uma solução de

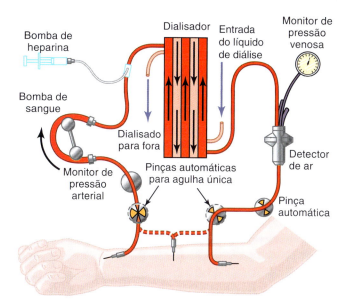

Figura 30.4 Componentes essenciais de um sistema de diálise que, junto ao dialisador, constitui um *rim artificial*. Na ultrafiltração isolada, não se utiliza nenhum líquido de diálise (modo *bypass*). A figura também mostra o dispositivo para uso de uma única agulha no fluxo de sangue para fora e para dentro do paciente. (De Keshaviah PR: Hemodialysis monitors and monitoring. In Maher JF [ed]: Replacement of renal function by dialysis, 3rd ed. Boston, Kluwer Academic Publishers, 1989. Reimpressa, com autorização, de Kluwer Academic Publishers.)

dialisado, que se move no sentido oposto ao sangue, passa por fora dos capilares, o que possibilita a troca por contracorrente. Essa solução contém cloreto de sódio, bicarbonato e concentrações variáveis de potássio. A difusão através da membrana possibilita o movimento de substâncias de baixo peso molecular, como ureia e ácidos orgânicos, de acordo com o gradiente de concentração. O líquido é removido por *ultrafiltração*, que é obtida pela aplicação de pressão hidrostática transmembrana através do dialisador.

No contexto da DRET, um paciente médio submetido à hemodiálise de manutenção *intermitente* necessita de 4 horas de diálise, 3 vezes/semana. As complicações comuns durante a hemodiálise consistem em hipotensão e cãibras musculares. Essas complicações podem ser minimizadas ao evitar o ganho excessivo de peso de líquido.

Acesso para hemodiálise. O acesso recomendado para hemodiálise é um acesso permanente, como fístula arteriovenosa (FAV) ou enxerto arteriovenoso (EAV), em vez de um cateter de demora. Embora a meta seja que mais de 70% dos pacientes prevalentes em hemodiálise utilizem uma FAV ou um EAV para acesso da diálise (http://www.healthypeople.gov/2020/), muitos pacientes continuam utilizando cateteres, particularmente no momento de início da diálise de manutenção. Cateteres temporários são colocados nas veias jugular interna, subclávia ou femoral, de modo semelhante a outros acessos venosos centrais. Os cateteres permanentes têm um balonete ao redor da parede externa do tubo e um túnel sob a pele da parede torácica por alguma distância antes de sua entrada na veia jugular interna. Os cateteres têm taxas mais altas de infecção e maior risco de mortalidade em comparação com a FAV e o EAV.

Diálise peritoneal

Na diálise peritoneal, os capilares peritoneais atuam como membrana semipermeável, como um dialisador de hemodiálise. Essa técnica tem várias vantagens sobre a hemodiálise, visto que possibilita uma independência do longo tempo gasto em unidades de diálise, não exige restrições dietéticas rigorosas e mais pacientes retornam a seu trabalho em tempo integral. Na diálise peritoneal ambulatorial contínua, um dialisado de 2 a 3 ℓ é instilado por um cateter peritoneal (e-Figura 30.7) na cavidade peritoneal por períodos variáveis e trocado 4 a 6 vezes/dia. Na diálise peritoneal cíclica contínua, o paciente é conectado a uma máquina denominada *cicladora*, que possibilita a entrada de menores volumes de dialisado com menor tempo de permanência durante a noite, enquanto o paciente dorme. Modificações desse esquema podem ser feitas para se adaptar ao estilo de vida do paciente e, ainda assim, obter a depuração adequada de toxinas e a remoção de líquido. A ultrafiltração é realizada por meio de concentração crescente de dextrose no dialisado. Duas grandes desvantagens da diálise peritoneal são a peritonite e a dificuldade em obter depurações adequadas em pacientes com massa corporal em excesso. A peritonite pode ser tratada com antibióticos intraperitoneais. Além disso, ocorre lenta deterioração da permeabilidade da membrana peritoneal, sobretudo após um ou mais episódios de peritonite, resultando em diálise inadequada e, por fim, na necessidade de modificar a modalidade de TRS.

Transplante de rim

O transplante renal constitui a modalidade preferida de TRS. Em candidatos apropriados, ele proporciona ao paciente uma sobrevida superior e melhor qualidade de vida, em comparação com a diálise de manutenção. Trata-se, também, de uma opção de tratamento em longo prazo mais custo-efetiva, em comparação com a diálise de manutenção. A variedade de terapias imunossupressoras disponíveis, incluindo inibidores da calcineurina (ciclosporina e tacrolimo), inibidores do alvo da rapamicina em mamíferos (mTOR) (sirolimo e everolimo), micofenolato de mofetila/ácido micofenólico e novos agentes, como belatacepte, resultou em excelente sobrevida do enxerto em curto e longo prazos.

Tipos de transplantes renais. Os doadores de transplante de rim podem ser falecidos ou vivos, e, entre os vivos, podem ser parentes ou não aparentados. A maior parte das doações de doadores cadavéricos ocorre após a morte encefálica, mas também pode ocorrer após a morte cardíaca. A sobrevida do enxerto de doador cadavérico em 1 ano e em 5 anos é de 93 e 75%, respectivamente, ao passo que a de um doador vivo é de 98 e 85%, respectivamente.

Há esforços dirigidos para aumentar a doação em vida, visto que o suprimento de doadores cadavéricos é inadequado, resultando em tempos de espera prolongados para os candidatos receptores na lista de espera de doadores cadavéricos. As vantagens e desvantagens do transplante de doadores vivos *versus* cadavéricos estão resumidas na Tabela 30.3. O uso de doação renal pareada e/ou dessensibilização possibilita o transplante de receptores com doadores potenciais com incompatibilidade de grupo sanguíneo ou imunológica. A doação renal pareada utiliza algoritmos de troca para evitar a incompatibilidade, combinando pares de receptor-doador incompatíveis para grupo sanguíneo ou antígeno leucocitário humano (HLA) com outros pares incompatíveis, resultando na doação de um rim de cada doador para o receptor pretendido da outra pessoa. Em contrapartida, a dessensibilização utiliza a terapia direcionada para anticorpos, como plasmaférese ou imunoglobulina intravenosa, para reduzir os anticorpos HLA específicos do doador ou os anticorpos de grupo sanguíneo em receptores, de modo a prevenir a rejeição aguda, apesar da incompatibilidade de grupo sanguíneo ou HLA. Como forma de expandir o fornecimento de rins de doadores cadavéricos e reduzir o tempo de espera de doadores cadavéricos, os rins de doadores marginais, como os de indivíduos de idade avançada ou que apresentam comorbidades, como hipertensão arterial sistêmica e doença vascular cerebral, são utilizados em receptores selecionados, que assim se beneficiam de um transplante mais precoce. Além disso, cada vez mais doadores de risco do Public Health Service, como os que têm história pregressa de abuso de substâncias intravenosas, estão sendo utilizados. No contexto de um teste negativo de ácido nucleico, o risco absoluto de transmissão de hepatite C, vírus da imunodeficiência humana e vírus da hepatite B desses doadores é inferior a 1%.

Terapia com agentes imunossupressores. A obtenção de imunossupressão adequada, enquanto a toxicidade medicamentosa e o risco de infecção são minimizados, está no centro do sucesso do transplante renal. Todos os protocolos de imunossupressão visam inibir o linfócito T, tendo como alvo diferentes locais ou vias no modelo de três sinais de ativação e proliferação dos linfócitos T. Os mecanismos de ação dos agentes imunossupressores comumente usados estão ilustrados na Figura 30.5. Além disso, a terapia direcionada para anticorpos é normalmente administrada aos pacientes que necessitam de dessensibilização, devido a anticorpos preexistentes contra HLA ou grupos sanguíneos.

A *imunossupressão de indução* é administrada no momento do transplante e no período pós-operatório imediato na forma de esteroides em altas doses, com ou sem agente causador de depleção dos linfócitos T, como globulina antitimócito, ou um agente não depletor, como o basiliximabe (um inibidor da interleucina-2). A *imunossupressão de manutenção* é iniciada no pós-operatório e é

Tabela 30.3 Comparação das fontes de doadores para transplante renal.

Vantagens	Desvantagens
Doador vivo	
Tempo de espera reduzido para transplante	Pequenos riscos pós-operatórios potenciais para o doador
Evita sequelas da diálise prolongada	Pequeno risco potencial em longo prazo de declínio da função renal no doador
Procedimento cirúrgico eletivo	Necessidade de um doador disposto e clinicamente apropriado
Melhor função inicial do enxerto com hospitalização mais curta	
Melhor sucesso em curto e longo prazos	
Doador cadavérico	
Disponibilidade para qualquer receptor	Tempo de espera variável
Disponibilidade de outros órgãos para transplantes combinados (*i. e.*, transplante de rim-pâncreas)	Cirurgia realizada de modo urgente
Disponibilidade de condutos vasculares para a complexa reconstrução vascular	Taxas mais altas de função tardia ou lenta do enxerto
	Em curto e longo prazos, o sucesso não é tão satisfatório quanto o de doador vivo

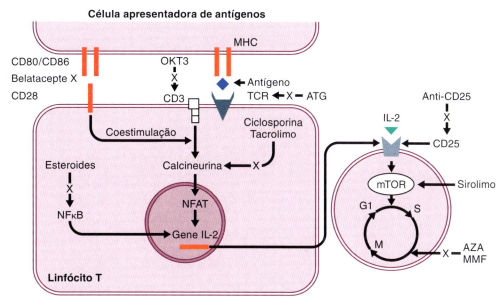

Figura 30.5 Vias de ativação dos linfócitos T e local de ação dos agentes imunossupressores. *ATG*, globulina antitimócito; *AZA*, azatioprina; *IL*, interleucina; *MHC*, complexo principal de histocompatibilidade; *MMF*, fração de membrana de *Mycoplasma*; *MTOR*, alvo de rapamicina em mamífero; *NFAT*, fator nuclear de linfócitos T ativados; *TCR*, receptor de linfócitos T.

composta de pelo menos dois fármacos, com ou sem corticosteroides. Nos EUA, o esquema mais comum no momento da alta hospitalar após um transplante consiste em tacrolimo, micofenolato e prednisona.

O sistema hepático do citocromo P-450 é essencial para o metabolismo da ciclosporina, do tacrolimo e do inibidor do mTOR. Podem ocorrer alterações significativas nos níveis desses fármacos quando os pacientes iniciam ou interrompem o uso de qualquer um dos vários fármacos que podem induzir ou inibir esse sistema. Portanto, a avaliação das interações medicamentosas é fundamental para prevenir os efeitos tóxicos ou até mesmo subterapêuticos dos agentes imunossupressores ou de outra terapia prescrita. A *ciclosporina* exerce a sua atividade por meio de sua ligação inicial à ciclofilina. O complexo ciclosporina-ciclofilina inibe subsequentemente a calcineurina, uma fosfatase dependente de cálcio que desfosforila o fator nuclear dos linfócitos T ativados (NFAT). A inibição da desfosforilação do NFAT impede a transcrição dos genes de ativação dos linfócitos T. Os efeitos colaterais da ciclosporina consistem em hipertensão, hiperpotassemia, hipomagnesemia, exacerbação da gota, dislipidemia, hipertricose e hipertrofia gengival. O *tacrolimo* apresenta mecanismo de ação e perfil de efeitos colaterais semelhantes aos da ciclosporina. Entretanto, ele se liga à proteína de ligação de FK, em vez de se ligar à ciclofilina. Além disso, provoca hiperglicemia e maior tendência à neurotoxicidade. Em vez de causar hipertricose, ele provoca alopecia. Tanto a ciclosporina quanto o tacrolimo podem causar nefrotoxicidade do inibidor da calcineurina, que, com frequência, está relacionada com a constrição arteriolar aferente, reduzindo o fluxo sanguíneo glomerular. A nefrotoxicidade pode ser aguda ou crônica e, em última análise, pode contribuir para a nefropatia crônica do aloenxerto e a perda do enxerto.

O *micofenolato de mofetila* ou *ácido micofenólico* inibe especificamente a proliferação dos linfócitos T e dos linfócitos B ao interferir na síntese de purinas e, portanto, na síntese de DNA. Os efeitos colaterais consistem em leucopenia, anemia e sintomas gastrintestinais superiores e inferiores.

O *sirolimo* e o *everolimo* ligam-se à proteína de ligação de FK e, subsequentemente, inibem o mTOR, bloqueando, assim, a fosforilação da *p70(s6)* quinase e a proteína de ligação do fator de iniciação eucariótico 4E, PHAS-I. Essa ação leva à redução da atividade da cinina e do fator de crescimento sobre os linfócitos T e B e as células não imunes. Os principais efeitos colaterais consistem em trombocitopenia, proteinúria, comprometimento da cicatrização de feridas e dislipidemia. Os inibidores do mTOR também podem causar ulcerações na boca, linfedema e pneumonite.

Devido à persistência de episódios de rejeição e de perda do enxerto ao longo do tempo, novos agentes imunossupressores continuam sendo desenvolvidos. Mais recentemente, o *belatacepte*, uma proteína de fusão que inibe a ativação dos linfócitos T ao bloquear os locais CD80 e CD86 nas células apresentadoras de antígenos, demonstrou proporcionar uma função do enxerto superior em longo prazo quando comparado com um esquema de manutenção à base de ciclosporina. Isso é observado apesar do aumento do risco de desenvolver episódios precoces de rejeição aguda grave. O belatacepte é administrado por via intravenosa, e seu efeito adverso mais grave consiste em aumento da incidência de doença linfoproliferativa pós-transplante (DLPT), em comparação com a ciclosporina. Por esse motivo, o seu uso está contraindicado para receptores que não foram expostos ao vírus Epstein-Barr, visto que esses pacientes já correm risco maior de DLPT em condições basais.

Rejeição aguda Clinicamente, a rejeição aguda é detectada por elevação dos níveis séricos de creatinina ou pelo desenvolvimento de proteinúria. Nos casos graves, podem ocorrer hipersensibilidade do enxerto e oligúria. Ocorre *rejeição celular aguda* quando os linfócitos T reconhecem antígenos estranhos, particularmente quando apresentados em associação a antígenos de histocompatibilidade da classe II. Isso leva à estimulação dos linfócitos e à invasão subsequente do tubulointerstício e, nos casos graves, da parede dos vasos sanguíneos por linfócitos citotóxicos ativados, resultando em tubulite e/ou endotelialite. Esse tipo de rejeição geralmente é tratado com esteroides em altas doses, com ou sem globulina antitimócito, dependendo da gravidade da rejeição e da resposta inicial à terapia com esteroides. Em geral, ocorre *rejeição humoral aguda* quando há anticorpos HLA específicos do doador preexistentes ou *de novo*, que se manifesta no rim transplantado como inflamação microvascular, com ou sem coloração de C4d na imunofluorescência. Esse tipo de rejeição geralmente é tratado com imunoglobulina intravenosa e plasmaférese, com ou sem terapia dirigida para linfócitos B.

Infecção pós-transplante. A infecção só perde para a doença cardiovascular como principal causa de mortalidade em receptores de transplante renal. A profilaxia é usada imediatamente após o transplante de rim para prevenir infecções oportunistas, como pneumonia por *Pneumocystis jirovecii*, infecção por citomegalovírus (CMV), infecção por herpes-vírus simples (HSV) e infecções por *Candida*. Além das infecções bacterianas e virais comuns adquiridas na comunidade, os receptores de transplante renal também são suscetíveis a numerosas infecções virais, fúngicas e outras infecções oportunistas, que normalmente não causam doença grave no hospedeiro imunocompetente.

Doença maligna pós-transplante. A imunossupressão aumenta o risco de desenvolvimento de doença maligna. O câncer de pele (principalmente o câncer espinocelular) tem a maior incidência em receptores de transplante, em comparação com todos os outros tipos de neoplasia maligna. Com vigilância contínua e manejo agressivo, é raro haver metástases de câncer de pele. Os receptores de transplante também correm maior risco de desenvolver linfoma não Hodgkin e sarcoma de Kaposi. Além do rastreamento apropriado para a idade, a vigilância do câncer deve constituir uma parte essencial dos cuidados pós-transplante.

PROGNÓSTICO

O prognóstico da DRC varia, dependendo da causa subjacente, da sua gravidade na apresentação e da resposta à terapia. Mesmo assim, é importante reconhecer que, em geral, a DRC constitui um fator de risco significativo para doença cardiovascular (DCV) e morte. A taxa de mortalidade por DCV em pacientes com DRC, particularmente naqueles com doença em estágio 3 a 5, é 3,5 vezes a da população de idade equivalente (e-Figura 30.8) e é responsável por mais de 50% das mortes em pacientes com DRET. São necessárias mais pesquisas para compreender os mecanismos subjacentes e a via final, bem como os mecanismos específicos de pacientes com características singulares, de modo a ampliar os esforços para reduzir os riscos relacionados e curar a doença renal.

LEITURA SUGERIDA

Abbate M, Remuzzi G: Progression of renal insufficiency: mechanisms. In Massry SG, Glassock RJ, editors: *Massry and Glassock's textbook of nephrology*, 4th ed, Philadelphia, 2001, Lippincott, Williams & Wilkins, pp 1210–1217.

Coresh J, Selvin E, Stevens LA, et al.: Prevalence of chronic kidney disease in the United States, JAMA 298:2038–2047, 2007.

Durrbach A, Francois H, Beaudreuil S, et al.: Advances in immunosuppression for renal transplantation, Nat Rev Nephrol 6:160–167, 2010.

Fishman JA, AST Infectious Disease Community of Practice: Introduction: infection in solid organ transplant recipients, Am J Transplant(Suppl 4)S3–6, 2009.

Halloran PF: Drug therapy: immunosuppressive drugs for kidney transplantation, *N Engl J Med* 351:2715–2729, 2004.

Kidney Disease: Improving Global Outcomes(KDIGO) CKD Work Group: KDIGO 2012 clinical practice guideline for the evaluation and management of chronic kidney disease, Kidney Inter Suppl 3:1–150, 2013.

Luke RG: Chronic renal failure. In Goldman L, Bennett JC, editors: Cecil textbook of medicine, 21st ed, Philadelphia, 2000, WB Saunders, pp 571–577.

National Kidney Foundation: KDOQI clinical practice guidelines and clinical practice recommendations for diabetes and chronic kidney disease, Am J Kidney Dis 49(2 Suppl 2):S12–S154, 2007.

Sarafidis P, Ferro CJ, Morales E, et al. SGLT-2 inhibitors and GLP-1 receptor agonists for nephroprotection and cardioprotection in patients with diabetes mellitus and chronic kidney disease. A consensus statement by the EURECA-m and the DIABESITY working groups of the ERA-EDTA, Nephrology Dialysis Transplantation 34:208–230, 2019.

Sarnak MJ, Levey AS, Schoolwerth AC, et al.: Kidney disease as a risk factor for development of cardiovascular disease: A statement from the American heart association councils on kidney in cardiovascular disease, high blood pressure research, clinical cardiology, and epidemiology and prevention, Circulation 108:2154–2169, 2003.

U.S. Renal Data System, USRDS 2018 Annual Data Report: Atlas of chronic kidney disease and end-stage renal disease in the United States, National Institutes of Health, Bethesda, MD, 2018, National Institute of Diabetes and Digestive and Kidney Diseases.

Vincenti F, Rostaing L, Grinyo J, et al.: Belatacept and long-term outcomes in kidney transplantation, N Engl J Med 374(4):333–343, 2016.

Voora S, Adey DB: Management of kidney transplant recipients by general nephrologists: core curriculum 2019, Am J Kidney Dis 73(6):866–879, 2019.

SEÇÃO 6

Doenças Gastrintestinais

31 Manifestações Clínicas Comuns de Doença Gastrintestinal: Dor Abdominal, 368

32 Manifestações Clínicas Comuns de Doença Gastrintestinal: Hemorragia Digestiva, 372

33 Manifestações Clínicas Comuns de Doença Gastrintestinal: Má Absorção, 376

34 Manifestações Clínicas Comuns de Doença Gastrintestinal: Diarreia, 384

35 Procedimentos Endoscópicos e de Imagem Diagnóstica, 390

36 Doenças do Esôfago, 398

37 Doenças do Estômago e do Duodeno, 408

38 Doença Inflamatória Intestinal, 422

39 Doenças do Pâncreas, 432

31

Manifestações Clínicas Comuns de Doença Gastrintestinal: Dor Abdominal

Charles M. Bliss, Jr.

DEFINIÇÃO E EPIDEMIOLOGIA

Dor abdominal é uma manifestação frequente de doença intra-abdominal. Entretanto, é difícil localizar ou avaliar a intensidade da dor abdominal, visto que a sensação de dor frequentemente é modificada por fatores emocionais e físicos. A dor abdominal pode ser classificada como aguda ou crônica. A dor aguda ocorre de repente e, com mais frequência, sugere alterações fisiológicas graves. A dor crônica pode ser sentida por vários meses e, embora não exija atenção imediata, pode levar à investigação tardia. De acordo com uma recente pesquisa realizada em 71.812 pacientes, 25% dos entrevistados relataram a ocorrência de dor abdominal na semana anterior. A avaliação adequada da dor abdominal exige conhecimento dos mecanismos da dor, uma atenção rigorosa para a anamnese e os achados do exame físico e o reconhecimento de sintomas importantes que a acompanham, bem como atenção às limitações dos exames que podem ser solicitados.

FISIOLOGIA

A dor abdominal resulta da estimulação de receptores específicos para estímulos térmicos, mecânicos ou químicos. Quando esses receptores são excitados, os impulsos de dor são transmitidos por fibras simpáticas. A dor abdominal pode ser caracterizada como somática ou visceral. A dor somática origina-se da parede abdominal e do peritônio parietal, ao passo que a dor visceral se origina em órgãos internos e no peritônio visceral. A dor é transportada por dois tipos de neurônios: as *fibras A*, que são de condução rápida, e as *fibras C*, que são de condução lenta. Os neurônios viscerais são, em sua maioria, do tipo C, e a dor que resulta de sua estimulação tende a ser variável quanto à sensação e à localização. Em contrapartida, tanto as fibras A quanto as fibras C originam-se do peritônio parietal e da parede abdominal, e a dor somática tende a ser aguda e de localização bem-definida.

Devido a esse padrão de inervação, as vísceras abdominais não são sensíveis a cortes, rupturas, queimaduras ou esmagamento. Entretanto, a dor visceral resulta do estiramento das paredes dos órgãos ocos ou da cápsula de órgãos sólidos, bem como de inflamação ou de isquemia.

CAUSAS DA DOR ABDOMINAL

A dor abdominal pode ser provocada por diversos distúrbios intra-abdominais e extra-abdominais. É útil distinguir os sintomas agudos dos crônicos. A abordagem varia de acordo com cada causa específica, porém a dor abdominal aguda geralmente exige intervenção imediata.

APRESENTAÇÃO CLÍNICA

Anamnese

O diagnóstico diferencial de dor abdominal, tanto aguda como crônica, exige uma anamnese completa, levando em consideração as características, a localização e a irradiação da dor, a cronologia e a possível ocorrência de sinais/sintomas associados. O reconhecimento de padrões característicos é essencial para reduzir o diagnóstico diferencial.

A localização da dor com frequência indica o órgão responsável. Por exemplo, a dor epigástrica geralmente é típica de úlcera péptica ou dispepsia, ao passo que a dor no quadrante superior direito do abdome é mais sugestiva de colecistite e de outros distúrbios biliares. No início da doença, a dor pode ser percebida em determinado local e, posteriormente, sentida em outro; esse padrão de progressão é sugestivo de síndromes dolorosas específicas. Nos casos agudos, a dor abdominal tende a ser súbita e intensa. A dor de uma víscera perfurada é intensa, ao passo que a dor de um aneurisma dissecante é descrita como dilacerante ou em caráter de compressão. A dor crônica é menos intensa. A dor do intestino irritável ou da dispepsia é constante e surda, ao passo que a dor da úlcera péptica crônica é descrita como corrosiva ou sensação de fome. O padrão de alívio da dor é útil para o diagnóstico de algumas condições. O médico também deve perguntar ao paciente se a dor é constante ou intermitente e se ela ocorre à noite. No caso de dor noturna, é necessário fazer uma distinção entre a dor que desperta o paciente e a dor que é sentida quando o paciente acorda por outros motivos.

A Tabela 31.1 apresenta as características, a localização e a irradiação da dor para algumas condições abdominais agudas e crônicas comuns.

Exame físico

O exame do abdome fornece indícios diagnósticos valiosos, porém o exame deve começar com o aspecto geral do paciente. Um paciente que se contorce na cama e é incapaz de encontrar uma posição confortável pode estar sofrendo de obstrução. Em contrapartida, um paciente deitado com os membros inferiores fletidos e que evita fazer qualquer movimento pode estar sofrendo de peritonite, visto que o movimento agrava a dor peritoneal. A distensão abdominal indica obstrução ou ascite. A inspeção visual do peristaltismo é útil para o diagnóstico de obstrução do intestino delgado, porém esse sinal só é observado nos estágios iniciais. Áreas focais de distensão podem indicar hérnias; deve-se observar também se existem cicatrizes de cirurgias anteriores.

A ausculta deve ser feita em várias áreas para avaliar o timbre e o padrão dos sons intestinais e procurar sopros ou zumbidos. A ausência de sons intestinais sugere íleo paralítico, ao passo que sons hiperativos e agudos indicam obstrução. Múltiplos sopros alertam o examinador para a possibilidade de doença vascular significativa, sugerindo isquemia.

O abdome deve ser palpado suavemente, começando em uma área distante da dor. O examinador deve procurar áreas de hipersensibilidade localizada e descompressão dolorosa, bem como massas e órgãos aumentados. A percussão é realizada para identificar o tamanho dos órgãos e determinar se existe ascite. A dor à percussão do abdome indica reação peritoneal, assim como dor intensa à descompressão.

Tabela 31.1 Principais síndromes de dor abdominal.

Condição	Tipo	Localização	Irradiação
Dor abdominal aguda			
Apendicite	Em cólica, constante	Periumbilical, QID	Dorso
Colecistite	Intermitente, constante	Epigástrica, QSD	Escápula direita
Pancreatite	Constante	Epigástrica, periumbilical	Dorso
Perfuração	Súbita, intensa	Epigástrica	Em todo o abdome
Obstrução	Em cólica	Periumbilical	Dorso
Infarto	Intensa, difusa	Periumbilical	Em todo o abdome
Dor abdominal crônica			
Esofagite	Em queimação	Retrosternal	Membro superior esquerdo, dorso
Úlcera péptica	Corrosiva	Epigástrica	Dorso
Dispepsia	Plenitude, surda	Epigástrica	Nenhuma
SII	Em cólica	QIE, QID	Nenhuma

QID, quadrante inferior direito; *QIE*, quadrante inferior esquerdo; *QSD*, quadrante superior direito; *SII*, síndrome do intestino irritável.

O toque retal é importante para a identificação de tumor retal em caso de obstrução do cólon ou hipersensibilidade no reto na apendicite aguda. Deve-se efetuar exame pélvico em mulheres para descartar a possibilidade de doença inflamatória pélvica ou massas.

ABDOME AGUDO

A avaliação de um paciente com abdome agudo representa um desafio na prática médica. O abdome agudo é causado por inflamação súbita, perfuração, obstrução ou infarto de um órgão intra-abdominal. A questão urgente a ser respondida é se há necessidade de cirurgia imediata; é necessária avaliação rápida, porém completa, para evitar qualquer atraso indevido na intervenção de pacientes que necessitam de cirurgia. O médico precisa avaliar se o paciente apresenta dor à palpação, descompressão dolorosa e defesa abdominal. O parecer cirúrgico deve ser solicitado precocemente, mesmo nos casos duvidosos, em vez de aguardar a confirmação do diagnóstico por exames laboratoriais ou de imagem. Entretanto, muitas condições extra-abdominais, como pneumonia, infarto agudo do miocárdio (IAM), nefrolitíase e distúrbios metabólicos, podem causar dor abdominal aguda.

Em alguns casos de abdome agudo em seus estágios iniciais, há poucos achados. O examinador deve estar atento para o fato de que pacientes com condições crônicas benignas podem ter dor intensa na apresentação, que é desproporcional aos achados físicos. O contexto fornecido pela história patológica pregressa, sobretudo cirurgia abdominal anterior, é muito valioso. De fato, um paciente com dor súbita em cólica e distensão abdominal pode apresentar obstrução intestinal causada por aderências ou hérnia encarcerada. Por conseguinte, é importante o exame de todo o paciente à procura de icterícia, lesões da pele, evidências de cirurgia anterior ou evidências de doença hepática crônica.

Na avaliação de um paciente com sintomas de abdome agudo, o hemograma completo com contagem diferencial, o exame de urina e as dosagens dos níveis séricos de amilase, lipase, bilirrubina e eletrólitos constituem componentes necessários do exame laboratorial. Outros exames podem ser realizados, porém eles geralmente não auxiliam a rápida tomada de decisão necessária. Leucocitose indica doença inflamatória, e valores extremamente altos são típicos de isquemia intestinal aguda. Uma concentração sérica elevada de amilase normalmente indica pancreatite aguda, embora úlcera perfurada ou trombose mesentérica também possam causar hiperamilasemia.

O exame radiográfico do abdome é importante para revelar o padrão de gás intra-abdominal, e uma radiografia com o paciente na posição ortostática que inclua o diafragma ou em decúbito lateral esquerdo pode identificar ar intra-abdominal, sugerindo perfuração de víscera oca. A ultrassonografia (US) é útil no diagnóstico de colecistite aguda ou apendicite. A tomografia computadorizada (TC) tornou-se mais útil graças aos avanços tecnológicos; a TC precoce possibilita o diagnóstico imediato de doenças abdominais algumas vezes não suspeitadas. O exame com meio de contraste radiopaco deve ser utilizado de modo criterioso, sobretudo se for prevista cirurgia. As e-Figuras 31.1 a 31.4 são imagens de TC de apendicite, diverticulite, pancreatite e colite ulcerativa, respectivamente.

DOR ABDOMINAL CRÔNICA

Na avaliação da dor abdominal crônica, pode ser um desafio distinguir entre dor orgânica, resultante de um processo patológico específico, e dor funcional. A localização e as características da dor, conforme já discutido, são dados importantes, assim como os sinais/sintomas associados. Náuseas e vômitos pós-prandiais sugerem úlcera péptica crônica, distúrbios do esvaziamento gástrico ou obstrução pilórica. A documentação de perda de peso exige investigação de uma causa orgânica, como doença inflamatória intestinal ou doença celíaca. Se a perda de peso for acompanhada de anorexia, sobretudo em pacientes idosos, é preciso descartar a possibilidade de câncer. Se nenhum câncer for encontrado, e todos os exames objetivos estiverem normais, é preciso aventar a possibilidade de depressão crônica.

As causas mais frequentes de dor abdominal crônica são funcionais. A dispepsia caracteriza-se por desconforto epigástrico intermitente crônico, algumas vezes acompanhado de náuseas ou plenitude. Esses sintomas nem sempre são aliviados por supressão do ácido gástrico e podem resultar de um distúrbio motor subjacente. Além disso, quando *Helicobacter pylori* é encontrado em um paciente com sintomas dispépticos, a sua erradicação não necessariamente resulta em resolução dos sintomas. Há controvérsias sobre a estratégia mais efetiva para o tratamento da dispepsia quando são encontrados *H. pylori* sem úlcera péptica associada.

A síndrome do intestino irritável (SII) é um distúrbio muito comum. As estimativas são de que 15% dos norte-americanos sofram regularmente de SII e que 40 a 50% dos encaminhamentos para gastrenterologistas estejam relacionados com a SII. A síndrome consiste em distensão abdominal, flatulência e distúrbio da função intestinal. Existem duas variantes importantes de SII: a SII com constipação intestinal predominante (SII-C), que se caracteriza por dor associada à constipação intestinal, e a SII com diarreia predominante (SII-D), que envolve dor associada à diarreia. A SII com diarreia e constipação intestinal é algumas vezes denominada SII mista. A dor abdominal da SII tende a estar localizada no quadrante inferior esquerdo, mas pode estar localizada em outra parte ou ser mais generalizada. Todo paciente com perda de peso, anemia, sintomas noturnos, esteatorreia ou início dos sintomas depois dos 50 anos deve ser cuidadosamente avaliado à procura de doença orgânica, visto que esses sintomas não estão associados à SII.

Os critérios de Roma, desenvolvidos para estudos de pesquisa, são úteis no diagnóstico de SII. Esses critérios incluem dor associada à mudança do ritmo intestinal, aliviada com a defecação ou acompanhada de distensão ou plenitude. Os pacientes são tranquilizados, aconselhados e tratados com agentes anticolinérgicos e emolientes fecais. Embora os agonistas da serotonina (5-HT), como alosetrona e tegaserode, tenham sido inicialmente promissores, eles foram relegados a uso limitado, devido aos seus efeitos colaterais inaceitáveis. A eluxadolina, que tem como alvo os receptores de opioides, tem sido útil em alguns casos de SII-D no controle da dor e da diarreia em pacientes que não responderam à loperamida. A linaclotida provoca aumento da secreção de cloreto e de bicarbonato no lúmen intestinal por meio de uma via de monofosfato de guanosina cíclico (cGMP). Essa via também pode ser responsável pelo alívio da dor visceral em pacientes com SII-C. Entretanto, seu uso tem sido limitado por efeitos colaterais inaceitáveis, embora se disponha atualmente de uma dose de menos de 72 mcg. A plecanatida, um novo membro dessa classe, mostrou ser promissora em estudos iniciais, porém ainda não provou ser mais efetiva do que a linaclotida. O tenapanor é um membro de uma nova classe de medicamentos, que consistem em pequenas moléculas cuja ação é inibir o transporte de sódio do lúmen do intestino grosso, resultando em melhora da constipação intestinal e alívio da dor em pacientes com SII-C. Esse medicamento ainda está em processo de estudo, porém foi aprovado pela Food and Drug Administration (FDA) e representa um novo método de tratamento.

O problema clínico mais desafiador é a *síndrome da dor abdominal funcional*. Esse termo descreve uma condição em que ocorre dor por vários meses ou anos. As queixas de dor com frequência não estão relacionadas com a ingestão de alimentos, a defecação ou a menstruação, ao contrário de outras causas de dor crônica. É mais provável que se trate de uma mulher que foi submetida a numerosos exames físicos e estudos diagnósticos com resultados negativos e, em muitos casos, operações cirúrgicas sem qualquer alívio. As investigações diagnósticas longas ou repetidas são contraproducentes e apenas convencem o paciente de que há necessidade de mais um exame para determinar a origem da dor. O médico precisa estabelecer que não há doença orgânica e deve reconhecer que a dor é real. Esses pacientes não são pessoas que simulam uma doença, embora a dor não se enquadre em nenhum padrão familiar. A depressão pode ser o resultado, em vez da causa da dor.

O manejo da dor abdominal crônica é exigente e demanda tato, diplomacia e compaixão, bem como conhecimento científico. Esforços devem ser envidados para investigar fatores sociais, incluindo história pregressa de abuso físico e sexual, sobretudo em mulheres. Pode ser necessária avaliação psiquiátrica, porém a sugestão desse tipo de consulta pode ser interpretada pelo paciente como evidência de que o médico acredita que "a dor é coisa da minha cabeça". Em alguns casos, o encaminhamento para um especialista em controle da dor é útil. Essa abordagem oferece a possibilidade de proporcionar alívio com bloqueios nervosos se a dor for localizada ou com outros dispositivos de alívio da dor. Se essa abordagem falhar, o encaminhamento para um psicólogo ou um psiquiatra pode ser aceitável para o paciente.

Devido aos desafios envolvidos no tratamento da dor crônica, particularmente à luz dos atuais problemas com os opioides, novas abordagens estão sendo tentadas, utilizando métodos menos tradicionais.

Um novo estudo conduzido na Holanda mostrou que o uso do tetra-hidrocanabinol, uma das substâncias ativas da maconha, não é efetivo no tratamento da dor crônica de cirurgia anterior ou de pancreatite crônica.

A Figura 31.1 apresenta uma abordagem prática da dor abdominal crônica.

Para mais informações, ver Capítulo 128, "Distúrbios Gastrintestinais Funcionais: Síndrome do Intestino Irritável, Dispepsia, Dor Torácica de Origem Esofágica e Pirose", em *Goldman-Cecil Medicina*, 26ª edição.

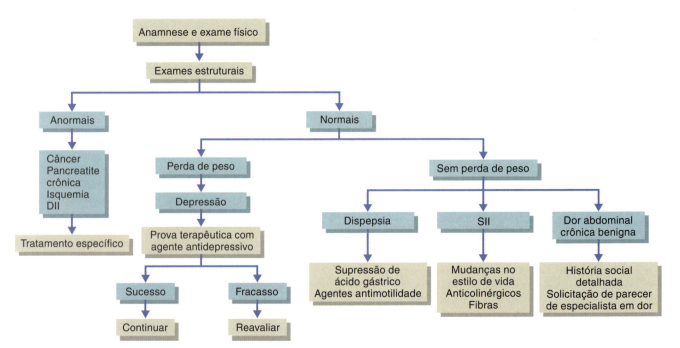

Figura 31.1 Abordagem ao paciente com dor abdominal crônica. *DII*, doença inflamatória intestinal; *SII*, síndrome do intestino irritável.

LEITURA SUGERIDA

Almario CV, Ballal ML, Chey WD, et al: Burden of gastrointestinal symptoms in the United States: results of a nationally representative survey of over 71,000 Americans, Am J Gastroenterol 113:1701–1710, 2018.

Brenner DM, Fogel R, Dorn SD, et al: Efficacy, safety, and tolerability of plecanatide in patients with irritable bowel syndrome with constipation: results of two phase 3 randomized clinical trials, Am J Gastroenterol 113:735–745, 2018.

Brenner DM, Sayuk GS, Gutman CR, et al: Efficacy and safety of eluxadoline in patients with irritable bowel syndrome with diarrhea who report inadequate symptom control with loperamide: RELIEF phase 4 study, Am J Gastroenterol 114:1502–1511, 2019.

Chang L, Lembo A, Sultan S: American gastroenterological association institute technical review on the pharmacological management of irritable bowel syndrome, Gastroenterology 147:1149–1172, 2014.

Chey WD, Lembo AJ, Rosenbaum DP: Tenapanor treatment of patients with constipation-predominant irritable bowel syndrome: a phase 2, randomised, placebo-controlled efficacy and safety trial, Am J Gastroenterol 112:763–774, 2017.

De Vries M, van Rijckevorsel DCM, Vissers KCP, et al: Tetrahydrocannabinol does not reduce pain in patients with chronic abdominal pain in a phase 2 placebo-controlled study, Clin Gastroenterol Hepatol 15:1079–1086, 2017.

Lacy BE, Chey WD, Cash BD, et al: Eluxadoline efficacy in IBS-D patients who report prior loperamide use, Am J Gastroenterol 112:924–932, 2017.

Schoenfeld P, Lacey BE, Chey WD, et al: Low dose linaclotide (72 µg) for chronic idiopathic constipation: a 12-week, randomized, double-blind, placebo-controlled trial, Am J Gastroenterol 113:105–114, 2017.

Shah ED, Kim HM, Shoenfeld P: Efficacy and tolerability of guanylate cyclase-c agonists for irritable bowel syndrome with constipation and chronic idiopathic constipation: a systematic review and meta-analysis, Am J Gastroenterol 113:329–338, 2018.

Sperber AD, Drossman D: The functional abdominal pain syndrome, Aliment Pharmacol Ther 33:514–524, 2011.

32

Manifestações Clínicas Comuns de Doença Gastrintestinal: Hemorragia Digestiva

Waihong Chung, Abbas Rupawala

INTRODUÇÃO

A hemorragia digestiva (HD) constitui importante causa de morbidade, tendo sido responsável por mais de 844 mil atendimentos de emergência e por 513 mil hospitalizações nos EUA em 2014. A HD também responde por mais de 2,2 milhões de dias de perda de produtividade e por 5 bilhões de dólares em custos diretos anualmente. Apesar dos custos crescentes relacionados com o atendimento, a taxa de mortalidade por HD declinou

nos últimos anos, em parte devido ao aumento das taxas de endoscopia e ao aprimoramento da terapia endoscópica. A HD tem várias etiologias (Tabela 32.1). Sua apresentação pode variar acentuadamente, dependendo da idade e da comorbidade, e pode evoluir rapidamente e em resposta ao tratamento. Portanto, é essencial adotar uma abordagem sistemática para o manejo de todos os casos de suspeita de HD. Defendemos uma abordagem em quatro etapas, que pode ser resumida por um simples mnemônico *PRAT*: *P*riorizar, *R*eanimar, *A*valiar e *T*ratar.

Tabela 32.1 Etiologias comuns da hemorragia digestiva.

Fonte	Manifestações clínicas associadas	Manejo
Parte superior do sistema digestório		
Esofagite/úlcera esofágica	Refluxo, disfagia, odinofagia	Supressão de ácido gástrico, cirurgia antirrefluxo
Câncer de esôfago	Disfagia, perda de peso	Quimiorradiação (quimiorradioterapia), cirurgia
Varizes gastresofágicas/gastropatia porta	Hepatopatia crônica, hipertensão porta	Octreotida, terapia endoscópica, antibióticos
Laceração de Mallory-Weiss	Ânsia de vômitos, vômitos, alcoólicos	Cuidados de suporte, endoscopia
Gastrite/úlcera gástrica/duodenite/úlcera duodenal	AINEs, álcool, *Helicobacter pylori*, dor epigástrica	Interrupção dos AINEs, tratamento do *H. pylori*, supressão de ácido gástrico, terapia endoscópica
Câncer gástrico	Saciedade precoce, perda de peso, dor abdominal	Cirurgia, quimioterapia
Ectasia vascular do antro gástrico	Cirrose, esclerose sistêmica	Terapia endoscópica
Angioectasias	Sangramento indolor, encontradas em todo o sistema digestório, estenose aórtica (síndrome de Heyde)	Terapia endoscópica
Lesão de Cameron	Hérnia de hiato	Cirurgia para reparo de hérnia de hiato
Lesão de Dieulafoy	Doença cardiovascular, doença renal crônica, AINEs, álcool	Terapia endoscópica
Fístula aortoentérica	História pregressa de reparo a céu aberto de aneurisma da parte abdominal da aorta, sangramento sentinela, sangramento substancial	Cirurgia
Hemobilia	História pregressa de instrumentação das vias biliares, neoplasia maligna biliar	Endoscopia repetida, RIV, cirurgia
Hemosuccus pancreaticus	Pseudocisto pancreático, tumor pancreático	RIV
Parte inferior do sistema digestório		
Sangramento diverticular	Diverticulose, hematoquezia indolor em pacientes mais velhos	Terapia endoscópica, RIV
Colite infecciosa	Relato de exposição, diarreia, dor abdominal	Tratamento da infecção subjacente
Doença inflamatória intestinal	Relato de colite, diarreia, dor abdominal, febre, tenesmo	Tratamento da inflamação subjacente
Colite isquêmica	Relato de hipotensão profunda, dor abdominal, seguida de sangramento	Cuidados de suporte, cirurgia
Angioectasia	Sangramento franco ou oculto de origem indeterminada	Terapia endoscópica
Telangiectasia induzida por radiação	Radiação pélvica	Terapia endoscópica
Divertículo de Meckel	Hematoquezia indolor em pacientes mais jovens	Cirurgia
Câncer colorretal	Perda de peso, alteração do ritmo intestinal, anemia	Cirurgia, quimioterapia
Pólipo de cólon	Hematoquezia indolor	Ressecção endoscópica
Sangramento pós-polipectomia	Colonoscopia recente com polipectomia	Terapia endoscópica
Sangramento de hemorroidas	Hematoquezia com defecação	Cuidados de suporte, cirurgia, ligadura
Úlcera estercoral	Constipação intestinal grave	Cuidados de suporte, tratamento da constipação intestinal

AINE, anti-inflamatório não esteroide; *RIV*, radiologia intervencionista vascular.

ABORDAGEM DOS PACIENTES COM HEMORRAGIA DIGESTIVA

Priorizar

A primeira abordagem da HD consiste em estabelecer prioridades e proceder ao rastreamento dos pacientes, com base na acuidade e na gravidade da perda de sangue. Nessa etapa, o objetivo é guiar o ritmo da avaliação e assegurar que o manejo do paciente seja custo-efetivo e rápido.

A HD pode ser amplamente classificada como HD franca, quando os pacientes apresentam hematêmese, vômitos em borra em café, melena ou hematoquezia (Tabela 32.2), e HD oculta, quando não há sintomas de sangramento franco, porém os pacientes apresentam anemia e pesquisa de sangue oculto nas fezes (PSOF) positiva. Além dos sintomas de sangramento, os pacientes também podem apresentar alguma combinação de fraqueza, tontura, vertigem, dispneia, alterações posturais da pressão arterial ou da frequência de pulso, dor abdominal em cólica e diarreia. Intuitivamente, a HD franca provavelmente representa uma perda de sangue mais rápida e de maior volume; assim, para pacientes que apresentam HD franca, a prioridade deve ser a realização de investigação rápida no setor de emergência ou de internação. Enquanto isso, os pacientes com HD oculta, que sejam assintomáticos nos demais aspectos, podem ser avaliados com segurança e de maneira mais eficiente no ambiente ambulatorial.

A HD também pode ser classificada em HD aguda, arbitrariamente definida com a ocorrência de sangramento de menos de 3 dias de duração, e HD crônica. Entretanto, os autores são da opinião de que essa classificação é menos útil na orientação das prioridades, visto que ela não consegue transmitir a diferença de gravidade entre HD oculta de evolução arrastada ou contínua e HD franca atual ou recorrente.

Reanimar

A segunda etapa consiste em reanimação e estabilização dos parâmetros hemodinâmicos do paciente, bem como no alívio dos sintomas. O objetivo dessa etapa é prevenir e reverter as complicações da perda de sangue e restaurar a perfusão dos órgãos-alvo. Convém ressaltar que a reanimação adequada constitui o *passo mais importante* no manejo da HD e precisa ser considerada uma prioridade em relação às etapas subsequentes de avaliação e tratamento.

Nos casos de HD franca, os esforços de reanimação devem seguir o princípio básico de vias respiratórias, respiração e circulação. O manejo das vias respiratórias e o suporte respiratório devem ser considerados em pacientes que apresentam hematêmese maciça ou recorrente, bem como naqueles com alteração do estado mental, para minimizar o risco de aspiração. A restauração da função circulatória normal deve ser efetuada por meio de rápida infusão de solução cristaloide isotônica, como soro fisiológico ou solução de lactato de Ringer. As preocupações quanto à sobrecarga de volume e ao edema pulmonar em pacientes com insuficiência cardíaca ou insuficiência renal não devem retardar o início da reposição volêmica, mas podem exigir o uso de ventilação com pressão positiva. Um limiar de transfusão restritivo de hemoglobina inferior a 7 g/dℓ comprovadamente melhora a sobrevida (95 *versus* 91%) e diminui o ressangramento (10 *versus* 16%), em comparação com um limiar de 9 g/dℓ. Isso é particularmente válido no caso de pacientes cirróticos quando houver suspeita de sangramento por varizes, em que a transfusão excessiva pode aumentar a hipertensão porta, o sangramento e a taxa de mortalidade.

Nos casos de HD oculta, a reanimação deve ter por objetivo aliviar os sinais/sintomas de anemia. Os pacientes com anemia sintomática grave e sinais de isquemia de órgãos-alvo, como angina ou insuficiência renal, podem receber transfusões. Aqueles com sintomas não graves de anemia, como fraqueza, fadiga, intolerância ao exercício ou dispneia aos esforços, podem receber terapia de reposição com ferro oral ou parenteral.

Avaliar

A terceira etapa consiste em realizar uma anamnese e um exame físico focados e solicitar exames laboratoriais e de imagem relevantes (Tabela 32.3). O objetivo dessa etapa é identificar o local potencial de sangramento e a etiologia mais provável desse sangramento.

Do ponto de vista diagnóstico e terapêutico, é mais útil classificar a HD em HD alta (HDA), historicamente definida como o sangramento de uma fonte proximal ao ligamento de Treitz, e em HD baixa (HDB). A HDB pode ser, ainda, subdividida em sangramento do intestino delgado, com origem proximal ao íleo terminal, e em sangramento colônico. Tradicionalmente, a HDA tem sido considerada responsável por 76 a 82% dos casos de HD e está associada a uma taxa significativamente maior de emergência para admissão hospitalar (78 *versus* 40%), bem como taxa de mortalidade hospitalar mais alta (1,5 *versus* 0,5%), em comparação com a HDB. Portanto, pacientes com suspeita de HDA devem ser tratados de forma mais agressiva, incluindo endoscopia precoce nas primeiras 24 horas de apresentação, ao passo que aqueles com HDB autolimitada podem ser observados clinicamente. Até 15% dos pacientes que apresentam suspeita de HDB podem ter HDA. O termo *HDB de origem indeterminada*, anteriormente utilizado como sinônimo de sangramento do intestino delgado, é agora reservado para descrever casos de HD franca ou oculta, em que a fonte de sangramento não é prontamente identificada após a avaliação completa de todo o sistema digestório, incluindo o intestino delgado.

Os sinais e sintomas fortemente preditivos de HDA incluem vômito de sangue vermelho-vivo ou em borra de café, bem como acentuada elevação da razão ureia/creatinina em paciente sem doença renal crônica. Melena consiste na eliminação de fezes pretas, alcatroadas e de odor fétido em consequência da alteração do sangue pelo ácido gástrico, por enzimas digestivas e bactérias intestinais. Embora a melena com frequência seja um sinal de HDA, ela também ocorre em casos de sangramento do intestino delgado ou do cólon direito. O uso de lavagem nasogástrica para descartar a possibilidade de HDA em

---

Tabela 32.2 Definições de hemorragia digestiva franca.

Hematêmese

Vômitos de sangue vermelho-vivo ou de sangue parcialmente digerido, que se assemelha à borra de café

A origem do sangramento é, provavelmente, proximal ao ligamento de Treitz

Considerar a possibilidade de sangue deglutido proveniente da nasofaringe (p. ex., epistaxe) ou do sistema respiratório (hemoptise)

Melena

Eliminação de fezes pretas, alcatroadas e geralmente de odor fétido, que representam sangue digerido

A origem do sangramento é, provavelmente, a parte alta do sistema digestório, o intestino delgado ou, em certas ocasiões, o cólon proximal

Até mesmo 50 a 100 mℓ de sangue podem resultar em melena

Hematoquezia

Eliminação de sangue vermelho-vivo ou de fezes de coloração castanho-avermelhada pelo reto

A fonte do sangramento é, provavelmente, a parte inferior do sistema digestório (intestino delgado e cólon)

Cerca de 10 a 15% dos casos de HD alta grave com sangramento vivo se manifestam como hematoquezia

Seção 6 Doenças Gastrintestinais

Tabela 32.3 Informações fundamentais na avaliação da hemorragia digestiva.

Anamnese	Exame físico	Exames laboratoriais

• Natureza do sangramento (hematêmese, melena, hematoquezia)
• Outros sintomas gastrintestinais
• Sintomas sistêmicos (cardiopulmonares, constitucionais etc.)
• Medicamentos: AINEs, corticosteroides, bisfosfonatos, anticoagulantes e antiagregantes plaquetários
• Exposição a substâncias psicoativas ilícitas e álcool etílico
• História pregressa de cirurgia
• História patológica pregressa
  • Úlcera péptica
  • Infecção por *Helicobacter pylori* e tratamento
  • Hemorragia digestiva
  • Hepatopatia crônica
  • Doença inflamatória intestinal
  • Neoplasia maligna
  • Radiação pélvica
  • Intervenções endoscópicas recentes (p. ex., polipectomia)
	• Sinais vitais
	• Sangue visível na orofaringe
	• Dor à palpação do abdome
	• Toque retal
		• Hemograma completo
		• Painel metabólico básico
		• Provas de função hepática
		• Tempo de protrombina/RNI
		• Tipagem sanguínea e prova cruzada

AINEs, anti-inflamatórios não esteroides; *RNI*, razão normalizada internacional.

grande parte caiu em desuso, devido à sua baixa razão de verossimilhança negativa e à sua associação a desconforto significativo do paciente.

Um ponto de decisão de importância crítica na etapa de avaliação é analisar as chances de hemorragia por varizes como etiologia, visto que se trata de uma emergência gastrintestinal grave que está associada a elevada taxa de mortalidade (> 30%) e o seu manejo é um pouco diferente daquele de outras etiologias de HD. Qualquer paciente com diagnóstico de varizes, hepatite alcoólica aguda ou cirrose de qualquer etiologia, sobretudo quando houver sinais e sintomas de hipertensão porta (circulação colateral com veias periumbilicais exibindo fluxo centrífugo, conhecida como *cabeça de Medusa*, icterícia, esplenomegalia e/ou ascite), bem como coagulopatia e trombocitopenia nos exames laboratoriais, deve ser tratado como hemorragia varicosa potencial.

Pacientes mais velhos e aqueles com comorbidades significativas, sangramento continuado e instabilidade hemodinâmica também correm maior risco de desfechos insatisfatórios e devem ser tratados de forma mais agressiva e monitorados em unidade de terapia intensiva (UTI). Escores prognósticos, como o escore de Glasglow-Blatchford, a escala de Rockall e o escore AIMS65, ajudam a identificar pacientes de alto risco que necessitam de avaliação e tratamento mais urgentes.

Tratar

A quarta etapa no manejo da HD é confirmar a localização e a etiologia do sangramento e instituir um tratamento tanto local quanto sistêmico. O objetivo dessa etapa é obter hemostasia adequada e minimizar o risco de ressangramento. Um plano de tratamento abrangente para a HD pode consistir em até seis componentes, que podem ser resumidos por outro mnemônico simples, *CAMPER*: *C*oagulopatia, Supressão do *Á*cido gástrico, Terapia *M*édica (farmacológica), *P*reparo *P*ré-procedimento, *E*ndoscopia e Técnica de *R*esgate.

Coagulopatia

A coagulopatia deve ser considerada para todos os pacientes que apresentam HD franca. Em geral, a anticoagulação farmacológica e os agentes antiagregantes plaquetários devem ser interrompidos, a não ser que isso seja contraindicado devido a outra condição clínica, como

colocação recente de *stent* vascular, até que seja obtida a hemostasia. Em pacientes com HD hemodinamicamente significativa, deve-se considerar a reversão da varfarina com o uso de vitamina K intravenosa, bem como concentrado de complexo protrombínico (CCP) com fator 4 inativado. O plasma fresco congelado caiu em desuso, devido ao maior risco de reações adversas e sobrecarga de volume, mas é uma opção quando não houver disponibilidade de CCP. Pacientes em uso direto de anticoagulantes orais não necessitam, em geral, de reversão, devido à sua meia-vida mais curta; entretanto, deve-se considerar o uso de agentes antifibrinolíticos em pacientes com comorbidades significativas ou agravamento dos sintomas de sangramento. Os agentes de reversão específicos para anticoagulantes orais diretos são reservados para pacientes com risco iminente de morte por sangramento. Os pacientes cirróticos não são necessariamente hipocoaguláveis, apesar da razão normalizada internacional (RNI) elevada, devido ao comprometimento na síntese de anticoagulantes e procoagulantes. Deve-se considerar a transfusão de plaquetas quando os pacientes apresentarem contagem de plaquetas inferior a 50.000/$\mu\ell$; contudo, o benefício é limitado em indivíduos que continuam em uso de agentes antiagregantes plaquetários. A desmopressina pode ser considerada em pacientes com disfunção plaquetária urêmica ou com doença de Willebrand.

Supressão do ácido gástrico

A supressão do ácido gástrico com um inibidor da bomba de prótons (IBP) por via intravenosa deve ser iniciada na admissão de pacientes com suspeita de HDA. Isso ajuda principalmente na estabilização dos coágulos, e o seu uso está associado a redução da taxa de estigmas de alto risco identificados na endoscopia, necessidade de terapia endoscópica em pacientes com sangramento de úlcera péptica e risco de ressangramento de úlcera. A dose ideal de IBP pré-procedimento não foi determinada, embora a terapia intermitente com IBP tenha demonstrado ser comparável à terapia continuada em pacientes com tratamento endoscópico de úlceras hemorrágicas de alto risco.

Terapia farmacológica

A terapia farmacológica é importante no manejo da HD em pacientes cirróticos. Antibióticos profiláticos, ceftriaxona intravenosa ou uma quinolona podem ser prescritos para pacientes cirróticos com HD durante 7 dias, de modo a diminuir o risco de infecções bacterianas

Capítulo 32 Manifestações Clínicas Comuns de Doença Gastrintestinal: Hemorragia Digestiva

e morte. Os medicamentos vasoativos, como octreotida, terlipressina e vasopressina, devem ser iniciados o mais rápido possível sempre que houver suspeita de sangramento por varizes e mantidos por 3 dias se a etiologia for confirmada na endoscopia.

Preparo pré-procedimento

O preparo pré-procedimento é essencial para obter hemostasia endoscópica adequada, minimizando as complicações relacionadas com o procedimento. Deve-se considerar o uso de agentes procinéticos, como eritromicina e metoclopramida, em pacientes que apresentam hematêmese contínua ou recorrente, de modo a eliminar do estômago alimentos e coágulos sanguíneos, que podem obscurecer fontes potenciais de sangramento e aumentar o risco de aspiração. De modo semelhante, a limpeza adequada do cólon com uma solução à base de polietilenoglicol, até que o cólon esteja livre de fezes e coágulos sanguíneos, é preferível antes da colonoscopia e está associada a maior taxa de intubação cecal, melhora do rendimento diagnóstico e menor risco de perfuração.

Endoscopia

A endoscopia tem valor diagnóstico e terapêutico no manejo da HD após a reanimação adequada. A endoscopia alta de urgência deve ser realizada nas primeiras 12 horas de hospitalização em qualquer paciente com suspeita de sangramento por varizes, e recomenda-se a endoscopia alta precoce nas primeiras 24 horas de hospitalização em pacientes com HDA alta não varicosa. Os pacientes com úlceras e estigmas de sangramento recente podem necessitar de terapia endoscópica para reduzir o risco de ressangramento. Exemplos de técnicas hemostáticas endoscópicas incluem injeção de epinefrina, coagulação térmica de contato para vasos visíveis, bem como clipes através e sobre o endoscópio como métodos para obter tamponamento físico do local de sangramento. Em casos de sangramento por varizes, podem-se utilizar a ligadura elástica e a injeção de agentes esclerosantes para varizes esofágicas e a injeção de cianoacrilato e outras colas teciduais para varizes gástricas. Outras técnicas incluem coagulação com plasma de argônio para lesões vasculares superficiais e pós tópicos hemostáticos como medidas temporárias. O momento ideal para a realização da colonoscopia para a HDB não está tão bem definido. A colonoscopia urgente, definida de maneira variável como realizada nas primeiras 12 a 24 horas de hospitalização, pode melhorar o rendimento diagnóstico, porém não melhora o risco de ressangramento, a necessidade de cirurgia ou o tempo de internação em comparação com a colonoscopia eletiva. Em geral, é razoável priorizar os pacientes com HDB franca contínua ou recorrente para colonoscopia hospitalar, ao passo que os que apresentam sangramento autolimitado podem ser avaliados de modo eletivo. Os pacientes hemodinamicamente instáveis com suspeita de HDB também devem ser submetidos a endoscopia alta para descartar a possibilidade de HDA ativa. Sangue no íleo terminal indica uma fonte de sangramento proximal ou no intestino delgado. A endoscopia por videocápsula (EVC) é uma valiosa ferramenta para diagnóstico de fonte de sangramento do intestino delgado, particularmente quando realizada nas primeiras 72 horas após o episódio de sangramento índice. Os pacientes com HD oculta devem ser submetidos eletivamente a endoscopia e colonoscopia, seguidas por EVC, se necessário, após serem clinicamente otimizados. As técnicas de enteroscopia, como enteroscopia por *push*, assistida por balão ou espiral, podem ser usadas para o diagnóstico e o tratamento da patologia do intestino delgado detectada na endoscopia por videocápsula. As técnicas

de enterografia por tomografia computadorizada (TC) e ressonância magnética (RM) substituíram, em grande parte, a fluoroscopia e podem ser utilizadas para diagnosticar a patologia do intestino delgado quando não houver disponibilidade de EVC.

Técnica de resgate

Às vezes, são necessárias técnicas de resgate, para fins tanto diagnósticos quanto terapêuticos, em pacientes que não respondem ao manejo endoscópico ou que são incapazes de tolerar a endoscopia. A angiografia por TC ou a TC com multidetectores constituem um exame de imagem de primeira linha razoável para facilitar a localização da HD em pacientes que apresentam sangramento franco e hemodinamicamente significativo. A angiografia depende da existência de sangramento ativo e pode fornecer resultados falso-negativos em casos de sangramento intermitente. A cintigrafia com eritrócitos marcados, embora seja menos prontamente disponível e mais complicada do ponto de vista logístico do que a angiotomografia computadorizada, é idealmente apropriada para a avaliação de HD intermitente de origem indeterminada, em virtude de sua maior sensibilidade e capacidade de realizar varreduras repetidas após a injeção inicial de eritrócitos marcados. A embolização angiográfica superseletiva pode ser bemsucedida na obtenção de hemostasia imediata em muitos casos de HD, incluindo grandes úlceras duodenais penetrantes, sangramento de tumor do intestino delgado e sangramento diverticular colônico. Nos casos de sangramento incontrolável por varizes, podem-se utilizar o tamponamento por balão ou um *stent* esofágico como ponte para um tratamento mais definitivo, como *shunt* portossistêmico intra-hepático transjugular (TIPS) ou obliteração transvenosa retrógrada com balão (BRTO) para varizes esofágicas e gástricas, respectivamente. O *spray* hemostático consiste em um pó inorgânico que pode ser usado por via endoscópica em casos de úlcera grave ou de sangramento relacionado com câncer ou outro sangramento não varicoso, quando a terapia direcionada não for possível. Por fim, a cirurgia pode ser necessária em uma pequena proporção de pacientes com sangramento grave ou recorrente, como sangramento associado a tumores, úlceras perfuradas, sangramento de úlcera recorrente ou colite grave, que seja refratário às terapias endoscópicas ou radiológicas intervencionistas.

LEITURA SUGERIDA

ASGE Standards of Practice Committee, et al.: The role of endoscopy in the management of suspected small-bowel bleeding, *Gastrointest Endosc* 85:22–31, 2017.

Gerson LB, Fidler JL, Cave DR, Leighton JA: ACG clinical guideline: diagnosis and management of small bowel bleeding, *Am J Gastroenterol* 110:1265–1287, 2015.

Hwang JH, Fisher DA, Ben-Menachem T, et al.: The role of endoscopy in the management of acute non-variceal upper GI bleeding, *Gastrointest Endosc* 75:1132–1138, 2012.

Kim BS, Li BT, Engel A, et al.: Diagnosis of gastrointestinal bleeding: A practical guide for clinicians, *World J Gastrointest Pathophysiol* 5:467–478, 2014.

O'Leary JG, Greenberg CS, Patton HM, Caldwell SH: AGA clinical practice update: coagulation in cirrhosis, *Gastroenterology* 157:34–43, 2019.

Stanley AJ, Laine L: Management of acute upper gastrointestinal bleeding, *BMJ* 364:l536, 2019.

Strate LL, Gralnek IM: ACG clinical guideline: management of patients with acute lower gastrointestinal bleeding, *Am J Gastroenterol* 111:459–474, 2016.

Villanueva C, Colomo A, Bosch A, et al.: Transfusion strategies for acute upper gastrointestinal bleeding, *N Engl J Med* 368:11–21, 2013.

33

Manifestações Clínicas Comuns de Doença Gastrintestinal: Má Absorção

Brisas M. Flores, Sharmeel K. Wasan

DEFINIÇÃO E EPIDEMIOLOGIA

A principal função do sistema digestório é digerir e absorver os principais nutrientes (gorduras, carboidratos e proteínas), os micronutrientes essenciais (vitaminas e minerais), a água e os eletrólitos. A absorção prejudicada desses nutrientes é definida como má absorção. Em condições normais, a digestão e a absorção de nutrientes exigem degradação mecânica e enzimática dos alimentos. Os processos mecânicos incluem a mastigação, a mobilização gástrica vigorosa dos alimentos e a mistura no intestino delgado. A hidrólise enzimática é iniciada por processos intraluminais, que exigem secreções salivares, gástricas, pancreáticas e biliares, e é concluída na borda em escova intestinal. Os produtos finais da digestão são, então, absorvidos pelas células epiteliais intestinais e transportados na circulação portal. Regulação coordenada do esvaziamento gástrico, progressão intestinal normal e uma área de superfície intestinal adequada constituem fatores importantes. Foi reconhecido que o microbioma intestinal humano, que compreende as comunidades de microrganismos que habitam o sistema digestório, também é importante na utilização de nutrientes. Desde o momento do nascimento, as interações da microbiota com a mucosa intestinal contribuem para a maturação do sistema imune do hospedeiro. Alterações na homeostasia entre a microbiota e o sistema imune do hospedeiro podem levar à exacerbação da inflamação e à diminuição da absorção.

Os componentes da dieta podem ser absorvidos, em sua maior parte, em qualquer ponto ao longo de toda a extensão do intestino delgado, porém há exceções importantes, em que a absorção é limitada a áreas específicas (p. ex., a vitamina B_{12} e o colesterol são absorvidos apenas no íleo terminal). Doenças associadas a comprometimento difuso da mucosa, como a doença celíaca, podem resultar em comprometimento da absorção de muitos nutrientes, ao passo que as doenças que afetam apenas o íleo terminal podem levar à redução da absorção de vitamina B_{12}. Os ácidos biliares são necessários para a absorção de gordura; eles sofrem circulação êntero-hepática, com liberação na bile e reabsorção pela parte terminal do intestino delgado. Doenças que interferem nesse mecanismo provocam depleção das reservas de ácidos biliares e podem levar à má absorção de gordura. A água e os eletrólitos são absorvidos principalmente pelo cólon. Além disso, ocorre recuperação calórica de grande parte dos carboidratos de fibras indigeríveis por meio da atividade enzimática bacteriana no cólon. As seções a seguir discutem a assimilação normal dos principais nutrientes e a abordagem de avaliação de pacientes com suspeita de má absorção.

DIGESTÃO E ABSORÇÃO DE GORDURA

A gordura dos alimentos é composta predominantemente de triglicerídios (cerca de 95%) com ácidos graxos de cadeia longa (moléculas de 16 e 18 carbonos). Na gordura animal, os ácidos graxos constituintes são, em sua maior parte, saturados (p. ex., ácido palmítico, ácido esteárico), ao passo que os de origem vegetal são ricos em ácidos graxos insaturados (*i. e.*, têm uma ou mais ligações duplas na cadeia de carbono, como os ácidos oleico e linoleico). As gorduras são insolúveis em água (hidrofóbicas), e a digestão começa com um processo de emulsificação, em que as gotículas de gordura maiores são dispersas no meio aquoso do lúmen. Na parte proximal do intestino delgado, os sais biliares provenientes do fígado e as enzimas pancreáticas são liberados no lúmen intestinal; nesse local, eles misturam-se e ligam-se à superfície desses glóbulos, onde a atividade da colipase resulta na liberação de ácidos graxos e de um monoglicerídeo. Eles são então captados na forma de micelas mistas com sais biliares, e essas partículas hidrofóbicas atravessam a camada de água inerte que cobre a borda em escova epitelial.

Dentro da célula, os ácidos graxos são ressintetizados em triglicerídios e, com o colesterol e os fosfolipídios, são acondicionados em quilomícrons e lipoproteínas de densidade muito baixa (VLDL) para serem exportados pelos canais linfáticos. Os sais biliares permanecem no lúmen intestinal, são reciclados em novas micelas e, por fim, são reabsorvidos no íleo terminal com 95% de eficiência. A maior parte dos lipídios da dieta é absorvida no jejuno com as vitaminas lipossolúveis A, D, E e K. Recomenda-se que a gordura dietética não represente mais de 35% das calorias, visto que níveis mais altos estão associados a risco aumentado de doença cardíaca, obesidade e alguns tipos de câncer. A ingestão recomendada é de 20 a 35% da ingestão diária de alimentos.

DIGESTÃO E ABSORÇÃO DE CARBOIDRATOS

Os carboidratos da dieta consistem, em sua maior parte, em amido (um polímero de glicose) e nos dissacarídeos sacarose e lactose, porém apenas os monossacarídeos são absorvidos. As amilases salivares e pancreáticas liberam oligossacarídeos do amido. A hidrólise final em monômeros de glicose ocorre na borda em escova e inclui a hidrólise de dissacarídeos pelas enzimas sacarase e lactase. A glicose e a galactose são transportadas ativamente com o sódio, enquanto a absorção de frutose ocorre por difusão facilitada. Cerca de metade da energia da dieta provém de carboidratos, com meta nutricional de 45 a 65% e aumento do componente de fibra insolúvel (*i. e.*, a que não é digerível por enzimas de mamíferos, porém variavelmente degradada por bactérias colônicas).

DIGESTÃO E ABSORÇÃO DE PROTEÍNAS

As proteínas dos alimentos constituem a principal fonte de aminoácidos e a única fonte de aminoácidos essenciais. A digestão começa no estômago com pepsinas secretadas pela mucosa gástrica, porém a maior parte da hidrólise é realizada por enzimas pancreáticas na parte proximal do intestino delgado. O pâncreas secreta as proteases tripsina, elastase, quimiotripsina e carboxipeptidase na forma de proenzimas inativas. A enteroquinase (mais corretamente, enteropeptidase) é secretada pela borda em escova intestinal; essa enzima cliva o tripsinogênio em sua forma ativa, a tripsina, que, por sua vez, converte as outras proenzimas em suas formas ativas. Os produtos da digestão na borda em escova luminal por peptidases consistem em aminoácidos e oligopeptídios, que são transportados através da célula epitelial. A transferência da maioria dos aminoácidos é dependente do sódio e ocorre na parte proximal do intestino delgado. As necessidades dietéticas de nitrogênio de aminoácidos são supridas por cerca de 10 a 35% das calorias derivadas de proteína.

MECANISMOS DE MÁ ABSORÇÃO

O termo *má digestão* refere-se à hidrólise defeituosa de nutrientes, ao passo que *má absorção* refere-se à absorção prejudicada pela mucosa. Entretanto, na prática clínica, a *má absorção* refere-se a todos os aspectos do comprometimento da assimilação de nutrientes. A má absorção pode envolver múltiplos nutrientes, ou pode ser mais seletiva. Portanto, as manifestações clínicas da má absorção são altamente variáveis. O processo completo de absorção consiste em uma *fase luminal*, em que vários nutrientes são hidrolisados e solubilizados; uma *fase mucosa*, durante a qual ocorre processamento adicional na borda em escova das células epiteliais, com transferência subsequente para dentro da célula; e uma *fase de transporte*, em que os nutrientes são movidos do epitélio para a circulação porta venosa ou linfática. O comprometimento de qualquer uma dessas fases pode resultar em má absorção (Tabela 33.1).

Fase luminal

A digestão é realizada, em grande parte, por enzimas pancreáticas, sobretudo lipase, colipase e tripsina; as enzimas digestivas gástricas não desempenham um papel importante. Em consequência, a pancreatite crônica pode resultar em má absorção, sobretudo de gordura e

proteína. A deficiência de sais biliares também contribui para a má absorção de gordura e pode resultar de distúrbios hepáticos colestáticos (comprometimento da secreção de bile), de supercrescimento bacteriano (resultando em desconjugação dos sais biliares luminais) ou de doença ileal ou ressecção com perda de circulação ênterohepática efetiva dos ácidos biliares. A maior parte da fase luminal da digestão ocorre no duodeno e no jejuno proximal.

Fase mucosa

A doença da mucosa constitui a causa mais comum de má absorção. Pode resultar de doenças difusas do intestino delgado, como doença celíaca ou doença de Crohn, ou de diminuição da área de superfície (p. ex., após a ressecção cirúrgica para infarto do intestino delgado). O efeito final consiste em menor superfície efetiva da mucosa e perda relativa da absorção da mucosa. A ocorrência de defeitos seletivos em um intestino normal sob os demais aspectos pode resultar em entidades específicas, como deficiência de lactase ou abetalipoproteinemia.

Fase de transporte

Após a absorção, os nutrientes deixam as células por meio de canais venosos ou linfáticos. Em consequência, a má absorção pode estar associada à obstrução venosa mesentérica, à linfangiectasia ou à obstrução linfática causada por neoplasia maligna ou por processos infiltrativos, como a doença de Whipple.

O processo de absorção pode ser comprometido em muitos estágios. Por exemplo, pacientes submetidos à gastrectomia subtotal ou à cirurgia bariátrica frequentemente apresentam má absorção. Existem defeitos resultantes em todas as fases: diminuição do movimento gástrico, esvaziamento prematuro e mistura inadequada (no jejuno) do alimento

---

Tabela 33.1 Mecanismos fisiopatológicos na má absorção.

Fase luminal	Fase mucosa	Fase de transporte
Redução da disponibilidade de nutrientes	Perda extensa da mucosa (ressecção ou infarto)	Condições vasculares (vasculite; ateroma)
Deficiência de cofatores (anemia perniciosa; cirurgia gástrica)	Doença difusa da mucosa (doença celíaca)	Condições linfáticas (linfangiectasia; irradiação; tumor linfonodal; cavitação ou infiltrações)
Consumo de nutrientes (supercrescimento bacteriano)	Doença de Crohn; irradiação; infecção; infiltrações; substâncias psicoativas e fármacos: álcool etílico, colchicina, neomicina, sais de ferro	
Comprometimento da solubilização das gorduras	Deficiência da hidrolase da borda em escova (deficiência de lactase)	
Redução da síntese de sais biliares (doença hepatocelular)	Defeitos no transporte (cistinúria de Hartnup; captação de vitamina B_{12} e de folato)	
Comprometimento da secreção de sais biliares (colestase crônica)	Processamento epitelial (abetalipoproteinemia)	
Inativação de sais biliares (supercrescimento bacteriano)		
Comprometimento da liberação de colecistocinina (doença da mucosa)		
Aumento das perdas de sais biliares (doença ou ressecção do íleo terminal)		
Hidrólise deficiente de nutrientes		
Inativação da lipase (síndrome de Zollinger-Ellison)		
Deficiência enzimática (insuficiência ou câncer de pâncreas)		
Mistura inadequada ou trânsito rápido (ressecção; derivação; hipertireoidismo)		

Adaptada de Riley SA, Marsh MN: Maldigestion and malabsorption. In Feldman M, Scharschmidt BF, Sleisenger MH, editors: Sleisenger and Fordtran's Gastrintestinal and Liver Disease: Pathophysiology/Diagnosis/Management, ed 6, Philadelphia, 1998, WB Saunders, pp 1501-1522.

Seção 6 Doenças Gastrintestinais

com enzimas biliares e pancreáticas. O comprometimento no estágio de mistura é uma consequência de alterações anatômicas (gastrojejunostomia contornando o duodeno) e redução da produção de enzimas pancreáticas (visto que a liberação de colecistocinina e secretina encontra-se reduzida quando o conteúdo gástrico é desviado do duodeno). Além disso, a estase pode levar ao supercrescimento bacteriano na alça aferente, com alterações nos ácidos biliares necessários para a absorção de gordura. Outro exemplo de múltiplos mecanismos é o diabetes melito, que pode levar a esvaziamento gástrico tardio, motilidade intestinal anormal, supercrescimento bacteriano e insuficiência exócrina do pâncreas.

APRESENTAÇÃO CLÍNICA

As manifestações clínicas da má absorção são, em geral, inespecíficas, particularmente nas fases iniciais. Nos casos mais graves, pode ocorrer alteração do ritmo intestinal, normalmente com diarreia e perda de peso, apesar da ingestão adequada de alimentos. Todavia, em geral, os pacientes apresentam sintomas relativamente leves, como plenitude abdominal e flatulência. Podem ocorrer manifestações clínicas relacionadas com uma deficiência específica de micronutrientes. Por exemplo, a anemia ferropriva pode constituir a única manifestação da doença celíaca em alguns pacientes. A perda de massa muscular e o edema resultam da má absorção de proteínas. A anemia nutricional, causada por deficiências de ferro, folato e vitamina B_{12}, contribui para a fadiga. A tendência ao sangramento (p. ex., equimose) pode ser atribuída ao prolongamento do tempo de protrombina resultante da deficiência de vitamina K relacionada com a má absorção de gordura. A eliminação de fezes volumosas e oleosas constitui a característica da esteatorreia resultante de má absorção de gordura, ao passo que distensão abdominal e episódios diarreicos leves resultam da má absorção de carboidratos. Os sinais associados à má absorção são apresentados na Tabela 33.2.

Tabela 33.2 Sinais associados às síndromes disabsortivas.

Sinais	Sintomas associados
Gastrintestinais	
Massa	Doença de Crohn, linfoma, tuberculose, glândulas
Distensão	Obstrução intestinal, gases, ascite, pseudocisto (pancreático), distúrbio de motilidade
Esteatorreia	Doença da mucosa, supercrescimento bacteriano, insuficiência pancreática, infecciosa ou inflamatória, induzida por fármacos
Extraintestinais	
Pele	
Inespecíficos	Pigmentação, adelgaçamento, inelasticidade, redução da gordura subcutânea
Específicos	Bolhas (dermatite herpetiforme), eritema nodoso (doença de Crohn), petéquias (deficiência de vitamina K), edema (hipoproteinemia)
Cabelos	
Alopecia	Sensibilidade ao glúten
Queda ou adelgaçamento	Inanição generalizada, hipotireoidismo, sensibilidade ao glúten
Olhos	
Conjuntivite, episclerite	Doença de Crohn, síndrome de Behçet
Palidez	Anemia grave
Boca	
Úlceras aftosas	Doença de Crohn, sensibilidade ao glúten, síndrome de Behçet
Glossite	Deficiências de vitamina B_{12}, ferro, folato, niacina
Queilose angular	Deficiências de vitamina B_{12}, ferro, folato, complexo B
Hipoplasia dentária (sulcos, distrofia)	Sensibilidade ao glúten
Mãos	
Fenômeno de Raynaud	Esclerodermia
Baqueteamento digital	Doença de Crohn, linfoma
Coiloníquia	Deficiência de ferro
Leuconiquia	Inanição
Musculoesqueléticos	
Monoartropatia e poliartropatia	Doença de Crohn, sensibilidade ao glúten, doença de Whipple, síndrome de Behçet
Dor lombar (osteomalacia, osteoporose, sacroiliite)	Doença de Crohn, desnutrição, sensibilidade ao glúten
Fraqueza muscular (baixos níveis séricos de potássio, magnésio, vitamina D; inanição generalizada)	Doença difusa da mucosa, supercrescimento bacteriano, linfoma
Sistema nervoso	
Neuropatia periférica (fraqueza, parestesias, dormência)	Deficiência de vitamina B_{12}
Cerebrais (convulsões, demência, calcificação intracerebral, meningite, pseudotumor, paralisias de nervos cranianos)	Doença de Whipple, sensibilidade ao glúten, linfoma difuso

De Riley SA, Marsh MN: Maldigestion dond malabsorption. In Feldman M, Scharschmidt BF, Sleisenger MH, editors: Sleisenger and Fordtran's Gastrintestinal and Liver Disease: Pathophysiology/Diagnosis/Management, ed 6, Philadelphia, 1998, WB Saunders, pp 1501-1522.

DIAGNÓSTICO

A má absorção pode ser causada por numerosos distúrbios, e alguns dos mais comuns estão listados na Tabela 33.2. Com frequência, a causa da má absorção pode ser determinada por uma anamnese meticulosa. Entretanto, como os sintomas clínicos são variados, exames laboratoriais mais específicos de albumina, cobalamina, ferro, colesterol, cálcio, ácido fólico e tempo de protrombina são úteis para sustentar o diagnóstico de má absorção. Esses exames se mostram úteis para avaliar a gravidade da má absorção, mas não são específicos para o diagnóstico diferencial. Dispõe-se de muitos exames para a investigação de má absorção; os que têm sido clinicamente mais úteis são discutidos nas seções seguintes (Figura 33.1).

Análise da gordura fecal

Se houver suspeita de má absorção de gordura, o método qualitativo mais simples para a detecção de gordura nas fezes é exame microscópico com coloração de Sudan de uma gota de fezes. A sensibilidade varia de 80 a 99%, porém o exame é rápido e fácil. O resultado correlaciona-se bem com a análise quantitativa da gordura fecal na presença de esteatorreia moderada a grave. Para quantificar a gordura, são coletadas amostras de fezes por 3 dias consecutivos, enquanto o paciente segue uma dieta contendo 60 a 100 g de gordura por dia, e a amostra é então analisada quanto ao teor de gordura. Se a quantidade de gordura fecal for superior a 7 g por dia, esse resultado sugere má absorção de gordura. Pacientes com esteatorreia (excesso de gordura nas fezes) frequentemente apresentam resultados superiores a 20 g por dia. Valores que variam de 7 a 14 g por dia são sugestivos de má absorção de gordura, porém os valores devem ser interpretados de modo criterioso, visto que esses resultados também podem ser produzidos por doenças diarreicas. Esse exame é complicado e inespecífico, porém oferece uma quantificação acurada da excreção de gordura fecal, desde que o consumo de gordura seja adequado.

A espectroscopia de reflectância no infravermelho próximo (NIRS) fornece resultados semelhantes, porém esse exame não é utilizado com frequência nos EUA.[1]

Provas de função exócrina do pâncreas

A aspiração do conteúdo duodenal para avaliação de bicarbonato e produção de enzimas após a estimulação do pâncreas pode proporcionar o melhor índice de função exócrina pancreática. Entretanto, o exame é invasivo, demorado e realizado apenas em alguns centros especializados. A medição das enzimas pancreáticas (i. e., elastase fecal 1) nas fezes é simples e fornece evidências laboratoriais úteis para o diagnóstico de insuficiência pancreática moderada a grave. Calcificações pancreáticas detectadas em radiografias de abdome ou tomografia computadorizada (TC) indicam a presença de pancreatite crônica. A colangiopancreatografia por ressonância magnética (CPRM) e a colangiopancreatografia retrógrada endoscópica (CPRE) podem ajudar a delinear a anatomia anormal dos ductos e complementar a TC para fins de diagnóstico, de modo a avaliar as sequelas da pancreatite crônica. Entretanto, achados normais na pancreatografia não descartam insuficiência exócrina.

Biopsia de intestino delgado

Tendo-se em vista que o aspecto macroscópico da mucosa na endoscopia digestiva alta pode fornecer alguns indícios da doença causadora de má absorção, a biopsia da mucosa do intestino delgado é um exame complementar fundamental para doenças que afetam a fase celular de absorção. Em algumas doenças, as características histológicas são patognomônicas; em outras, os achados são muito sugestivos (Tabela 33.3). Várias amostras de tecido devem ser obtidas da ampola e da parte distal do duodeno para aumentar a acurácia diagnóstica.

---

[1]N.R.T.: No Brasil, esse exame é utilizado em zootecnia e medicina veterinária.

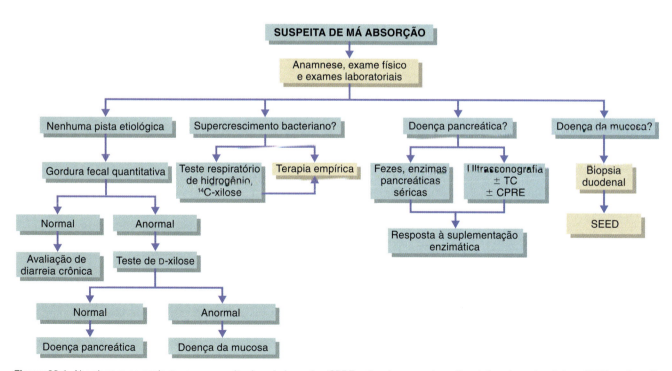

Figura 33.1 Abordagem ao paciente com suspeita de má absorção. *CPRE*, colangiopancreatografia retrógrada endoscópica; *SEED*, seriografia esôfago-estômago-duodeno; *TC*, tomografia computadorizada. (Adaptada de Riley SA, Marsh MN: Maldigestion and malabsorption. In Feldman M, Scharschmidt BF, Sleisenger MH, editors: Sleisenger and Fordtran's Gastrointestinal and Liver Disease: Pathophysiology/Diagnosis/Management, ed 6, Philadelphia, 1998, WB Saunders, pp 1501-1522.)

Tabela 33.3 Utilidade das amostras de biopsia do intestino delgado na má absorção.

Achados frequentemente diagnósticos
Doença de Whipple
Amiloidose
Enterite eosinofílica
Linfangiectasia
Linfoma intestinal primário
Giardíase
Abetalipoproteinemia
Agamaglobulinemia
Mastocitose

Achados anormais, porém não diagnósticos
Doença celíaca
Esclerose sistêmica
Enterite por radiação
Síndrome de supercrescimento bacteriano
Espru tropical
Doença de Crohn

Dados de Trier JS: Diagnostic value of peroral biopsy of the proximal small intestine. N Engl J Med 285:1470, 1971.

Exames de imagem

Em pacientes com má absorção, os exames baritados do intestino delgado são geralmente inespecíficos. Ocasionalmente, são observadas alterações anatômicas distintas, como na diverticulose jejunal, no linfoma, na doença de Crohn, em estenoses ou em fístulas entéricas. Além disso, pode haver um padrão baritado distinto de alças dilatadas de paredes finas, sugerindo doença celíaca. A enterografia por TC e a enterografia por ressonância magnética fornecem imagens mais detalhadas do intestino delgado e são mais sensíveis na identificação de anormalidades, como inflamação ativa do intestino, aderência e edema mesentéricos, estenoses, proliferação fibrogordurosa do mesentério e formação de fístulas.

A endoscopia com cápsula sem fio é um método não invasivo que possibilita a visualização direta da mucosa do intestino delgado e a avaliação mais detalhada da doença do intestino delgado, em comparação com exames radiográficos. Entretanto, a endoscopia com cápsula deve ser evitada quando houver suspeita de estenose, devido ao risco de retenção. A detecção de lesões da mucosa por meio de endoscopia com cápsula frequentemente pode ser seguida de enteroscopia profunda (endoscopia com balão duplo, endoscopia com balão simples ou enteroscopia espiral), possibilitando biopsia de tecido, marcação do local da lesão antes da cirurgia, dilatação com balão e retirada de corpo estranho.

Teste de Schilling

A vitamina B_{12} é um micronutriente essencial, e sua absorção exige várias etapas. Em primeiro lugar, a vitamina ingerida liga-se à proteína fator R salivar. No estômago, as células parietais gástricas secretam fator intrínseco, que se mistura com a refeição ingerida. No duodeno, a tripsina pancreática hidrolisa a proteína R, liberando a vitamina para que ela se ligue ao fator intrínseco. O complexo vitamina B_{12}-fator intrínseco é então absorvido por receptores específicos que são encontrados apenas nos enterócitos no íleo distal. Pode ocorrer má absorção de vitamina B_{12} devido à falta de fator intrínseco (p. ex., anemia perniciosa, ressecção gástrica), insuficiência pancreática, supercrescimento bacteriano ou ressecção ileal ou doença da mucosa (p. ex., doença de Crohn).

O teste de Schilling quantifica a absorção de vitamina B_{12} usando vitamina B_{12} radiomarcada. O teste pode ser ampliado em vários estágios para aumentar seu espectro diagnóstico. No estágio 1, após a injeção de 1.000 µg de vitamina B_{12} não marcada para saturar o armazenamento hepático, o paciente ingere 0,5 µg de vitamina radiomarcada. Coleta-se, então, uma amostra de urina para a medição de radioatividade; radioatividade reduzida sugere má absorção de vitamina B_{12}. O teste é repetido (estágio 2) com a adição de fator intrínseco oral à vitamina B_{12} ingerida. Se a excreção urinária da vitamina radiomarcada for corrigida, o diagnóstico é de anemia perniciosa. Se a má absorção ainda estiver presente, o paciente recebe um ciclo de antibióticos orais de curta duração (estágio 3) e o teste é repetido; a correção da excreção de vitamina B_{12} radiomarcada confirma o supercrescimento bacteriano. Se o resultado do teste permanecer anormal, são administradas enzimas pancreáticas orais (estágio 4), e o teste é repetido; a correção da anormalidade nesse estágio implica deficiência pancreática. Por fim, se todas essas intervenções falharem, doença ileal ou ausência da proteína transcobalamina é determinada por outros exames complementares, incluindo pesquisa de anticorpos contra o fator intrínseco ou de infecção por *Helicobacter pylori*. Essa longa descrição serve apenas como exemplo de algoritmo de análise clínica; a rotina usual em ambientes clínicos consiste em administrar vitamina B_{12} parenteral enquanto a etiologia é definida por outras modalidades.

Teste de D-xilose

O teste de D-xilose serve como indicador da absorção da mucosa no intestino delgado proximal e é usado para determinar se defeitos no epitélio do intestino são responsáveis pela má absorção. A D-xilose é um monossacarídeo de 5 carbonos, que é transportado através da mucosa intestinal em grande parte por difusão passiva. Nesse teste, o indivíduo ingere 25 g de D-xilose, e a urina é coletada nas próximas 5 horas. Os indivíduos saudáveis excretam mais de 4,5 g de D-xilose em 5 horas (ou $\geq$ 20% da carga ingerida). A excreção de uma quantidade menor de D-xilose sugere absorção anormal. No entanto, pode-se obter um resultado anormalmente baixo (falso-positivo) quando há comprometimento da função excretora renal, gastroparesia, edema periférico maciço, ascite ou uso de ácido acetilsalicílico (AAS), neomicina, indometacina e glipizida. Resultados anormais também podem ser observados quando há supercrescimento bacteriano como resultado da degradação bacteriana de D-xilose no lúmen, porém essa "pseudo-má absorção" pode ser corrigida após o tratamento com antibióticos (a chamada prova terapêutica).

Testes respiratórios

Os testes respiratórios dependem da degradação bacteriana de compostos luminais, com liberação de gases metabólicos (p. ex., hidrogênio, metano, dióxido de carbono), que podem ser medidos na expiração. No caso de deficiência de dissacaridase, um dissacarídeo específico (p. ex., lactose) que é ingerido, mas não adequadamente absorvido no intestino delgado, é liberado para o cólon, onde a fermentação bacteriana libera metabólitos; o gás hidrogênio é o marcador medido na respiração. Quando existe supercrescimento bacteriano do intestino delgado, a glicose ingerida é fermentada na parte proximal do intestino delgado (em vez de ser absorvida), resultando em aumento do hidrogênio na respiração; aqui, o tempo de expiração do hidrogênio auxilia o diagnóstico. A medição do dióxido de carbono radioativo na respiração após a ingestão de um nutriente marcado com carbono 14 (^{14}C) tem sido usada para estimar a má absorção de gordura ou ácidos biliares, bem como para a medição de supercrescimento bacteriano (^{14}C-xilose).

Resumo

A superposição de sinais/sintomas e o grande número de exames complementares disponíveis para a avaliação da má absorção exigem uma abordagem sistemática e um algoritmo racional (Figura 33.1). O exame mais acurado para má absorção de gordura continua sendo a análise da gordura fecal de 72 horas; entretanto, o exame é difícil de realizar na prática clínica. O rastreamento indireto de esteatorreia é efetuado com a análise de gordura fecal qualitativa (coloração de Sudan) e medição dos níveis séricos de caroteno. Se o teor de gordura fecal for normal, o paciente ainda apresenta comprometimento seletivo da absorção de um carboidrato específico. Deve-se suspeitar desta última condição se os sintomas primários consistirem em cólicas, flatulência e diarreia. O exemplo mais comum de má absorção de carboidratos é a intolerância à lactose; exames específicos incluem o teste de tolerância à lactose oral, porém a medição do hidrogênio na respiração é mais sensível e mais específica.

De modo mais geral, um *hiato osmótico na água fecal* sugere uma causa dietética (em vez de secretora) da diarreia relacionada com ácidos graxos de cadeia curta ou carboidratos luminais. O hiato osmótico é calculado pela seguinte fórmula:

$$\text{Hiato osmótico} = \text{osmolalidade plasmática} - [2 \times ([Na^+] \text{ fecal} + [K^+] \text{ fecal})]$$

O hiato osmótico não é calculado pela medição direta da osmolalidade fecal, visto que ele aumenta com o passar do tempo no recipiente da amostra. Além disso, a osmolalidade luminal é igual à osmolalidade sérica, visto que o cólon não consegue estabelecer um gradiente contra a concentração sérica de solutos.

Quando há má absorção de gordura comprovada (> 7 g/24 horas ou aumento da gordura fecal qualitativa e diminuição do nível sérico de caroteno), deve-se efetuar um teste de absorção-excreção de D-xilose. Um resultado normal no teste de D-xilose torna improvável a doença difusa da mucosa e sugere má digestão, principalmente deficiência de enzimas pancreáticas ou de sais biliares. Sinais sugestivos de pancreatite crônica incluem relato de consumo abusivo de álcool etílico ou episódios anteriores de pancreatite. As causas incomuns de má absorção pancreática, como fibrose cística, microlitíase ou toxicidade medicamentosa, exigem exames específicos e anamnese detalhada. Em seguida, podem ser obtidos testes enzimáticos séricos e exames de imagem do abdome (radiografia simples ou, com sensibilidade muito maior, TC do abdome) para identificar a doença pancreática. Se a excreção urinária de D-xilose for anormal, pode-se utilizar o teste respiratório de hidrogênio para o diagnóstico de supercrescimento bacteriano usando glicose para a carga de carboidratos. Se não houver supercrescimento bacteriano, deve-se efetuar uma biopsia da mucosa (Tabela 33.3). Em determinadas ocasiões, os exames de imagem do intestino delgado são úteis.

Se a causa da má absorção permanecer incerta, outras considerações devem incluir parasitose, como *Giardia lamblia*, ou comprometimento do ducto pancreático por ascaridíase (mais comum em países em desenvolvimento). Esses diagnósticos exigem um cuidadoso exame parasitológico de fezes ou teste de antígeno fecal.

TRATAMENTO

O tratamento específico da má absorção depende da identificação da condição subjacente. Em determinadas ocasiões, devem-se efetuar provas terapêuticas para condições passíveis de tratamento, como dieta sem glúten para a doença celíaca, reposição de enzimas pancreáticas para a disfunção pancreática exócrina, metronidazol para a infecção por *G. lamblia* ou antibióticos de amplo espectro para a suspeita de supercrescimento bacteriano. A nutrição parenteral pode ser útil na manutenção do estado nutricional adequado. As modalidades de tratamento são discutidas em capítulos posteriores, com foco em doenças específicas. Dois distúrbios, a doença celíaca e o supercrescimento bacteriano, são discutidos aqui para ilustrar a fisiopatologia.

Doença celíaca

A doença celíaca (também chamada de espru celíaco, espru não tropical ou enteropatia sensível ao glúten) caracteriza-se por lesão da mucosa intestinal em decorrência de dano imunológico relacionado com o glúten em indivíduos geneticamente predispostos a essa condição. Nos países ocidentais, a prevalência é estimada em cerca de 1% e tem aumentado notavelmente no mundo nos últimos 20 anos. Há uma taxa de concordância em cerca de 80% em gêmeos monozigóticos e uma taxa de concordância de menos de 20% em gêmeos dizigóticos. A prevalência da doença em familiares de pacientes com doença celíaca é de cerca de 10%. Existe uma forte associação da doença celíaca com os antígenos leucocitários humanos (HLA) da classe II, sobretudo HLA-DQ2 e HLA-DQ8. Entretanto, nos países ocidentais, cerca de 40% da população apresenta HLA-DQ2 ou DQ8, um dado muito diferente da prevalência estimada da doença celíaca de 1%.

A doença é induzida por exposição a proteínas de armazenamento encontradas em grãos, como o trigo (que contém gliadina), a cevada e o centeio e seus produtos. A aveia está implicada, não devido à gliadina, mas devido à contaminação com trigo durante o acondicionamento e o transporte. A exposição desencadeia uma resposta imune celular, que resulta em dano à mucosa, particularmente na parte proximal do intestino. Os resultados das investigações sugerem que uma enzima, a transglutaminase tecidual, é o autoantígeno da doença celíaca.

Apresentação clínica

A doença celíaca pode se manifestar com a constelação clássica de sinais e sintomas de uma síndrome disabsortiva. Entretanto, não é incomum que a manifestação seja atípica, com sinais/sintomas GI inespecíficos, como distensão abdominal, diarreia crônica (com ou sem esteatorreia), flatulência, intolerância à lactose ou deficiências de um único micronutriente (p. ex., anemia ferropriva). Pode-se observar o predomínio de queixas extraintestinais, como depressão, fraqueza, fadiga, artralgias, osteoporose ou osteomalacia. Diversas doenças, incluindo dermatite herpetiforme, diabetes melito tipo 1 (DM1), doença autoimune da tireoide e deficiência seletiva de imunoglobulina A (IgA), são encontradas em associação significativa com a doença celíaca.

Diagnóstico

A doença celíaca representa uma importante consideração em todo paciente com síndrome de má absorção. Deve ser também incluída no diagnóstico diferencial de manifestações atípicas, como anemia ferropriva, doença óssea metabólica, sintomas neuropsiquiátricos e linfoma intestinal. A endoscopia com fibra óptica ou cápsula pode revelar as características típicas de vilosidades largas e achatadas; na endoscopia com fibra óptica, pode-se obter uma amostra de tecido para exame histológico. A biopsia intestinal constitui o exame mais valioso para estabelecer o diagnóstico. O espectro de alterações patológicas varia desde arquitetura vilosa normal com aumento dos linfócitos e plasmócitos da mucosa (a lesão infiltrativa) até atenuação parcial ou achatamento total das vilosidades. Embora achados anormais de biopsia não sejam específicos, eles são altamente sugestivos, particularmente pelo fato de que a maioria das outras condições que podem imitar a doença celíaca (p. ex., doença de Crohn, gastrinoma, linfoma, espru tropical, doença do enxerto *versus* hospedeiro [DEVH], imunodeficiência) pode ser clinicamente distinguida. A obtenção de resposta clínica à dieta sem glúten estabelece o diagnóstico e descarta a necessidade, em adultos, de documentar a cicatrização por meio de biopsias repetidas. Os testes sorológicos (anticorpos IgA antigliadina, antiendomísio, antirreticulina e antitransglutaminase tecidual) são úteis no rastreamento de pacientes com sintomas atípicos e familiares assintomáticos de pacientes com doença celíaca. A genotipagem HLA tem alto valor preditivo negativo (VPN), porém baixo valor preditivo positivo (VPP) e não é rotineiramente solicitada.

Tratamento

A adesão estrita e permanente a uma dieta sem glúten constitui o único tratamento para a doença celíaca. Deve-se fornecer suplementação nutricional específica para corrigir as deficiências, particularmente as de ferro, vitaminas e cálcio. A resposta clínica pode ser observada em algumas semanas. Deve-se efetuar monitoramento com teste sorológico depois de 3 a 6 meses no primeiro ano e, em seguida, anualmente em pacientes estáveis que respondam clinicamente à dieta sem glúten. Deve-se considerar a realização de biopsias repetidas para pacientes soronegativos ou que apresentem sintomas persistentes apesar da dieta isenta de glúten. O prognóstico em longo prazo é excelente para pacientes que aderem à dieta, embora possa haver um discreto aumento na incidência de neoplasias malignas, particularmente linfoma.

Doença celíaca não responsiva e refratária

Com mais frequência, os pacientes que apresentam sintomas contínuos não estão verdadeiramente aderindo à dieta isenta de glúten. Além disso, pode haver um processo patológico adicional, como doença inflamatória intestinal, colite microscópica, intolerância à lactose, insuficiência pancreática e jejunite ulcerativa.

Os pacientes com atividade persistente da doença celíaca, apesar da adesão à dieta estrita sem glúten por 12 meses, são considerados portadores de doença celíaca refratária (DCR). A DCR do tipo 1 caracteriza-se por linfócitos intraepiteliais normais e uma população policlonal de receptores de linfócitos T. A DCR do tipo 2 caracteriza-se por linfócitos intraepiteliais aberrantes com receptores de linfócitos T monoclonais. O prognóstico geral para a DCR do tipo 1 é satisfatório, com taxa de sobrevida em 5 anos de 80%. Em contrapartida, a DCR do tipo 2 apresenta uma taxa de mortalidade em 5 anos de 50%. A DCR do tipo 2 está fortemente associada a jejunite ulcerativa e linfoma de células T associado à enteropatia (LTAE). A enterografia por RM, a enterografia por TC, a endoscopia com cápsula e a enteroscopia assistida por dispositivo podem ser úteis no diagnóstico. A TC-PET é útil no diagnóstico de neoplasia maligna associada. As opções de tratamento para a DCR do tipo 2 incluem azatioprina, esteroides, metotrexato, ciclosporina, alentuzumabe, cladribina ou fludarabina, com ou sem transplante de células-tronco autólogas.

Síndrome de supercrescimento bacteriano

A parte proximal do intestino delgado normalmente contém menos de 10^4 bactérias por mililitro de líquido, sem *Bacteroides* anaeróbios e com poucos coliformes. O crescimento excessivo de bactérias luminais pode resultar em diarreia e má absorção por vários mecanismos, incluindo: (1) desconjugação de sais biliares, que leva ao comprometimento da formação de micelas e da captação de gordura; (2) lesão irregular dos enterócitos (células epiteliais do intestino delgado); (3) competição direta pelo uso de nutrientes (p. ex., captação de vitamina B_{12} por bactérias gram-negativas ou pela tênia do peixe *Diphyllobothrium latum*); e (4) secreção estimulada de água e de eletrólitos por produtos do metabolismo bacteriano, como ácidos biliares hidroxilados e ácidos orgânicos de cadeia curta (voláteis).

Condições associadas ao supercrescimento bacteriano

Os fatores mais importantes que mantêm a esterilidade relativa da parte superior do intestino são a acidez gástrica, o peristaltismo e as imunoglobulinas intestinais (IgA). As condições que comprometem essas funções podem resultar em supercrescimento bacteriano. O peristaltismo reduzido pode ser causado por distúrbios de motilidade (p. ex., esclerodermia, amiloidose, diabetes melito) ou por alterações anatômicas (p. ex., alças cegas cirurgicamente criadas, obstrução, diverticulose jejunal). A acloridria, a insuficiência pancreática e a hipogamaglobulinemia também estão associadas ao supercrescimento bacteriano, porém raramente resultam em esteatorreia clínica. Deve-se suspeitar de supercrescimento bacteriano principalmente em pacientes com pancreatite crônica e diabetes melito associado, baixos níveis séricos de zinco e uso de opiáceos com perda de peso ou esteatorreia persistente, apesar da terapia de reposição enzimática.

Diagnóstico

A cultura direta do aspirado jejunal constitui o exame complementar mais definitivo, porém é invasivo, desconfortável e de alto custo. O teste respiratório com ^{14}C-xilose é um exame laboratorial acurado e sensível.[2] A medição do hidrogênio na respiração após a ingestão de glicose é mais simples, porém não é sensível nem específica. A adição de metano ao teste respiratório de hidrogênio consegue detectar até 20 a 30% da população que produzem metano como subproduto da fermentação de carboidratos. Uma prova terapêutica empírica com antibióticos é uma alternativa aceitável para fins diagnósticos.

Tratamento

Quando apropriado, deve ser prescrito tratamento específico, como cirurgia para a obstrução intestinal. Mais comumente, os pacientes são tratados com antibióticos, em particular os que são efetivos contra microrganismos entéricos aeróbios e anaeróbios. Os agentes apropriados consistem em rifaximina, amoxicilina-clavulanato, quinolona, metronidazol com uma cefalosporina ou sulfametoxazol-trimetoprima. Um único ciclo de terapia por 7 a 10 dias pode ser terapêutico por vários meses. Em outros pacientes, a terapia intermitente (1 ciclo a cada 4 semanas) ou até mesmo um período estendido de terapia contínua podem ser efetivos, embora os dados disponíveis sejam limitados.

TERAPIA PRODUTORA DE MÁ ABSORÇÃO

A doença cardiovascular (DCV) e outras consequências da obesidade alcançaram proporções epidêmicas nos EUA, e uma abordagem desse problema tem sido a indução deliberada de má absorção (principalmente de gorduras) para reduzir os níveis séricos de lipídios e o índice de massa corporal (IMC) dos pacientes. Os medicamentos usados para essa finalidade incluem resinas quelantes de ácidos biliares, como colestiramina e colestipol, e os inibidores da lipase, orlistate e ezetimiba. Em geral, o tratamento cirúrgico (cirurgia bariátrica) consiste em partição gástrica combinada com algum grau de derivação do intestino delgado, o que induz perda de peso significativa por vários mecanismos propostos, incluindo má absorção, melhora da deposição de nutrientes e maior saciedade. Dados recentes sugerem que a má

---

[2]Esse teste se baseia na capacidade de as bactérias anaeróbias metabolizarem ^{14}C-xilose com produção de ^{14}CO$_2$, que é absorvido pelo intestino e eliminado no ar expirado. Após uma noite de jejum, o paciente ingere 1 g de D-xilose com 2 mGy de ^{14}C-xilose em 250 mℓ de água. A seguir, é medido o ^{14}CO$_2$ no ar expirado.

absorção em si contribui menos para a perda ponderal geral da cirurgia bariátrica do que os últimos dois mecanismos, e que a má absorção de gordura, em vez da má absorção de carboidratos ou proteínas, é que predomina. Ver Capítulo 69 para uma discussão mais detalhada da obesidade.

LEITURA SUGERIDA

Bai JC, Ciacci C; World Gastroenterology Organisation Global Guidelines: Celiac Disease February 2017. J Clin Gastroenterol. 2017 Oct;51(9):755-768. Erratum in: J Clin Gastroenterol. 2019 Apr;53(4):313.

Dye CK, Gaffney RR, Dykes TM, et al: Endoscopic and radiographic evaluation of the small bowel in 2012, *Am J Med* 125:1228.e1–1228.e12, 2012.

Forsmark CE: Management of chronic pancreatitis, *Gastroenterology* 144:1282–1291, 2013.

Goulet O, Ruemmele F: Causes and management of intestinal failure in children, *Gastroenterology* 2(Suppl 1):S16–S28, 2006.

Lee AA, Baker JR, Wamsteker EJ, Saad R, DiMagno MJ: Small intestinal bacterial overgrowth is common in chronic pancreatitis and associated with diabetes, chronic pancreatitis severity, low zinc Levels, and opiate use, *Am J Gastroenterol* 114(7):1163–1171, 2019.

Mueller K, Ash C, Pennisi E, et al: The gut microbiota: introduction, *Science* 336:1245, 2012.

Nasr I, Nasr I, Campling H, Ciclitira PJ. Approach to patients with refractory coeliac disease. F1000Res. 2016 Oct 20;5. pii: F1000 Faculty Rev-2544. eCollection 2016. Review.

Shannahan S, Leffler DA: Diagnosis and updates in Celiac disease, *Gastrointest Endosc Clin N Am* 27(1):79–92, 2017.

Siddiqui I, Ahmed S, Abid S: Update on diagnostic value of breath test in gastrointestinal and liver diseases, *World J Gastrointest Pathophysiol* 7(3):256–265, 2016.

34

Manifestações Clínicas Comuns de Doença Gastrintestinal: Diarreia

Ronan Farrell, Sean Fine

DEFINIÇÃO

A diarreia pode variar de uma doença autolimitada leve até uma doença debilitante crônica. Embora existam muitas definições para a diarreia, a definição clinicamente mais relevante consiste na eliminação de maior número de fezes de consistência diminuída em comparação com as condições basais de um paciente. O número médio de evacuações para um adulto normal pode variar de 3 por dia a 3 por semana. Assim, é fundamental determinar na anamnese o ritmo intestinal basal normal do indivíduo para definir o diagnóstico. Uma vez estabelecido o diagnóstico, a diarreia é inicialmente classificada em aguda ou crônica. A diarreia aguda tem duração de menos de 4 semanas e costuma ser infecciosa, ao passo que a diarreia crônica é diagnosticada quando os sintomas ocorrem há mais de 4 semanas.

FISIOPATOLOGIA

Diariamente, à medida que consumimos água e alimentos, o líquido ingerido é acrescentado às numerosas secreções produzidas pelo nosso corpo, incluindo saliva e secreções pancreáticas e biliares. Cerca de 9 ℓ de líquido acabam chegando ao intestino delgado, dos quais 90% são absorvidos, deixando 1 ℓ de líquido que passa para o cólon. Desse volume, 90% são absorvidos no cólon, deixando 100 mℓ de líquido que são excretados a cada dia nas fezes. Qualquer patologia no intestino passível de interferir na absorção de água ou na excreção de eletrólitos pode resultar em excesso de água no lúmen intestinal e em diarreia. O cólon consegue superar o excesso de água excretado em seu lúmen pela absorção de até 4.000 mℓ/24 h, embora um excesso de água de 100 mℓ além dessa compensação seja suficiente para causar diarreia.

AVALIAÇÃO DA DIARREIA AGUDA

As doenças diarreicas agudas são, em sua maioria, de natureza infecciosa. A diarreia infecciosa aguda pode ter início abrupto, com manifestações clínicas que consistem em cólicas, febre, vômitos, fezes sanguinolentas e urgência. Surtos podem ocorrer em grupos de pessoas que viajam ou que trabalham perto umas das outras (creches, enfermarias, dormitórios universitários, enfermarias de hospitais). Portanto, é importante obter um relato detalhado de viagem e de exposição de todos os pacientes que apresentam diarreia aguda. A maioria dos casos de diarreia infecciosa é autolimitada e só necessita de tratamento de suporte, não havendo necessidade de investigação adicional. Entretanto, lactentes, indivíduos idosos, pacientes imunossuprimidos e gestantes correm maior risco de complicações potenciais e podem necessitar de atenção mais rigorosa para o estado de hidratação e distúrbios eletrolíticos em ambiente hospitalar. Outros indicadores de doença grave que

Tabela 34.1 Investigação diagnóstica da diarreia grave aguda.	
Exames laboratoriais	Hemograma completo, painel metabólico básico, proteína C reativa, hemoculturas
Exames de fezes	*Salmonella, Shigella, Campylobacter, Yersinia, Escherichia coli* êntero-hemorrágica, *Clostridioides difficile*
Exames de imagem	1. Radiografia de abdome à procura de ar livre intra-abdominal ou megacólon tóxico
	2. Tomografia computadorizada à procura de sinais e sintomas de peritonite ou presença de febre sustentada ou bacteriemia, apesar do tratamento com antibióticos adequados

justificam uma avaliação clínica (Tabela 34.1) e tratamentos mais rigorosos incluem diarreia de mais de 72 horas de duração, febre, eliminação de fezes sanguinolentas ou mucoides, dor abdominal intensa ou sinais de sepse.

Diarreia infecciosa aguda

Do ponto de vista clínico, a diarreia infecciosa aguda pode ser classificada em diarreia não inflamatória mais leve e em diarreia inflamatória mais grave (Tabela 34.2). Em geral, a diarreia não inflamatória é uma doença leve, mas que ainda pode resultar em graves distúrbios eletrolíticos. Os microrganismos responsáveis afetam os mecanismos absortivos ou secretores do intestino delgado e, em geral, não invadem a mucosa, de modo que habitualmente não há leucócitos fecais. A diarreia aguda não inflamatória é causada principalmente por doença viral, como rotavírus e norovírus. Essas doenças virais são facilmente transmitidas de pessoa para pessoa e podem ocorrer em grandes surtos. Os sinais/sintomas podem ter duração de 2 a 3 dias antes de ocorrer resolução completa. As bactérias que atuam de maneira semelhante incluem *Escherichia coli* enterotoxigênica e *Vibrio cholerae*. *E. coli* enterotoxigênica é uma causa comum de diarreia do viajante, que pode durar até 7 dias. *Vibrio cholerae* é menos comum nos países industrializados e pode se manifestar com diarreia extrema, podendo causar grandes epidemias em países com água potável impura ou saneamento precário.

A diarreia aguda não inflamatória causada por bactérias que utilizam uma toxina pré-formada para mediar a ruptura da mucosa do intestino delgado é comumente denominada "intoxicação alimentar". Essas bactérias utilizam uma toxina pré-formada para mediar a ruptura da mucosa, levando ao início abrupto da doença, praticamente nas primeiras 6 horas após a ingestão do alimento contaminado. *Staphylococcus aureus* é tipicamente encontrado em

Capítulo 34 Manifestações Clínicas Comuns de Doença Gastrintestinal: Diarreia

Tabela 34.2 Diarreia aguda com duração de menos de 2 semanas.

Não inflamatória		Inflamatória	
Diarreia aquosa leve		Diarreia sanguinolenta grave	
Ruptura do transporte do intestino delgado		Invasão e destruição da mucosa intestinal	
Leucócitos fecais (−)		Leucócitos fecais (+)	
"Intoxicação alimentar" por toxina pré-formada	*Staphylococcus aureus*	Bacteriana	*Campylobacter*
	Bacillus cereus		*Salmonella*
	C. perfringens		*Shigella*
			E. coli
			Clostridioides difficile
			Vibrio parahaemolyticus
Viral	Norovírus	Viral	Citomegalovírus (CMV)
	Rotavírus		
Bacteriana	*Escherichia coli*	Parasitária	*Entamoeba histolytica*
	Vibrio cholerae		
Parasitária	*Giardia*		
	Cryptosporidium		
	Cyclospora		

produtos lácteos ou carnes processadas com prazo de validade vencido. *Clostridioides perfringens* forma uma toxina termolábil e, portanto, é encontrado em carnes que não foram reaquecidas ou cozidas adequadamente, ao passo que o *Bacillus cereus* está classicamente implicado na doença diarreica aguda após o consumo de arroz reaquecido.

As infecções por protozoários constituem uma causa rara de diarreia aguda não inflamatória. A giardíase, uma infecção por protozoário, pode se manifestar como doença aguda, frequentemente com distensão abdominal; entretanto, está mais comumente associada à diarreia crônica e é encontrada em alpinistas que bebem água em nascentes nas trilhas. Os criptosporídios causam as diarreias transmitida pela água e autolimitada, mas também podem provocar diarreia crônica no paciente imunocomprometido. É importante assinalar que, embora os agentes infecciosos anteriormente mencionados possam estar implicados, é frequente não se estabelecer nenhum diagnóstico na diarreia não inflamatória autolimitada, e pode-se evitar investigação extensa.

A diarreia inflamatória é causada por microrganismos que invadem ou liberam toxinas que causam ruptura da barreira intestinal. Isso leva ao aparecimento de números elevados de leucócitos fecais. Em geral, as doenças diarreicas agudas são menos volumosas e estão associadas a diarreia sanguinolenta, febre alta, cólicas e tenesmo. Os fatores de risco incluem consumo de alimentos e preparo de carnes malpassadas, vegetais e laticínios. Nos EUA, *Salmonella* e *Campylobacter jejuni* são as duas bactérias mais comumente isoladas. Ambas estão associadas a carne de aves malpassada e laticínios não pasteurizados com prazo de validade vencido. *Shigella* é uma bactéria invasiva que pode resultar em diarreia visivelmente sanguinolenta. Tanto *E. coli* enteroinvasiva quanto *E. coli* ênterohemorrágica, encontradas em carnes malpassadas ou produtos crus, podem causar diarreia sanguinolenta. *Yersinia enterocolitica* está associada ao consumo de carne suína malpassada e pode se manifestar como "pseudoapendicite" de adenite mesentérica. Quando a diarreia aguda é a manifestação inicial em gestantes, deve-se considerar sempre no diagnóstico diferencial a possibilidade de *Listeria monocytogenes* encontrada em laticínios não pasteurizados.

Vibrio parahaemolyticus é comumente encontrado em água salobra e em áreas costeiras e mariscos contaminados.

Embora raro e normalmente encontrado apenas no paciente imunossuprimido, o citomegalovírus (CMV) pode causar invasão e ulceração do cólon, resultando em diarreia inflamatória. *Entamoeba histolytica* é um parasita que pode causar diarreia grave. Ela é encontrada principalmente em países tropicais com saneamento precário e pode se disseminar para o fígado e para o cérebro, resultando na formação de abscessos.

Outra forma rara de diarreia infecciosa é a doença de Whipple, causada pelo actinomiceto *Tropheryma whipplei*, que provoca má absorção, resultando em perda de peso, diarreia, dor articular e distúrbios cognitivos. O espru tropical também causa má absorção e é encontrado em climas tropicais do Caribe, da América do Sul e da Ásia. O microrganismo causal não foi identificado, porém os sinais/sintomas respondem ao tratamento antibiótico, de modo que há uma alta suspeita de ser uma doença infecciosa.

A Infecção por *Clostridioides difficile* (ICD) é uma causa comum de diarreia grave adquirida no hospital, que resulta em colite pseudomembranosa. *Clostridioides difficile* consegue colonizar o sistema digestório humano, porém normalmente não provoca manifestações clínicas, a não ser que a flora intestinal normal esteja alterada, possibilitando, assim, o crescimento descontrolado do *C. difficile*. Deve-se considerar a possibilidade de ICD em todos os pacientes hospitalizados que desenvolvem diarreia ou que têm história pregressa de uso de antibióticos. Outros pacientes de alto risco incluem indivíduos idosos, pacientes imunossuprimidos e pacientes com doença inflamatória intestinal. A ICD pode resultar em diarreia aquosa volumosa, normalmente com leucocitose significativa, que pode ser uma causa importante de morbidade e mortalidade. A investigação diagnóstica de ICD é comumente realizada por meio de testes moleculares para as toxinas associadas à ICD, como reação em cadeia da polimerase, que é altamente sensível, porém não diferencia entre colonização e infecção. Isso pode levar a resultados falso-positivos; portanto, é importante efetuar apenas testes para ICD em pacientes com sinais/sintomas de diarreia infecciosa. Isso aumentará o valor preditivo positivo do teste.

Tratamento[1]

A depleção de volume é a principal consideração na avaliação de uma pessoa com diarreia aguda. Ao avaliar a volemia dos pacientes e a sua capacidade de manter uma ingestão adequada, é possível tomar uma decisão quanto ao tratamento com reidratação oral ou internação e à necessidade de hidratação venosa. O objetivo da reidratação e da reposição eletrolítica consiste em prevenir a hipotensão e o desenvolvimento de distúrbios eletrolíticos, que podem constituir uma causa importante de morbidade e de mortalidade, particularmente no idoso e no indivíduo muito jovem. Na maioria dos pacientes com diarreia aguda, pode-se prescrever reposição hídrica com solução de reidratação oral (SRO) e ingestão de biscoitos salgados. Algumas pessoas com acometimento mais grave ou indivíduos idosos e lactentes podem necessitar de uma solução de reidratação oral mais equilibrada disponível no comércio. Em pacientes com doença leve que não apresentem febre nem diarreia sanguinolenta, podem ser utilizados agentes para alívio sintomático, como loperamida ou difenoxilato, de modo a reduzir o volume da diarreia. Esses medicamentos antimotilidade reduzem a motilidade intestinal, possibilitando, assim, a passagem mais lenta de água pelo intestino e a maior reabsorção de líquido. Os agentes antissecretores, como os subsalicilatos de bismuto, constituem outra classe de agentes que podem ser utilizados.

A decisão de tratar com antibióticos é um dilema comum para os médicos que avaliam pacientes com diarreia aguda. Na comunidade, as doenças diarreicas são, em sua maioria, virais, de modo que não se recomenda o tratamento empírico com antibióticos. No indivíduo que retorna de viagem e que está sendo avaliado para diarreia, a gravidade da doença é que orientará o tratamento. A diarreia do viajante leve não deve ser tratada com antibióticos. Os antibióticos demonstraram ser efetivos na redução da duração da diarreia do viajante moderada a grave em 1 a 3 dias em comparação com nenhum tratamento. Pacientes com diarreia do viajante moderada a grave apresentam febre, dor abdominal, fezes sanguinolentas e sepse. O patógeno mais comumente identificado na diarreia do viajante é *E. coli* enterotoxigênica, seguida por *Campylobacter jejuni*, *Shigella* e *Salmonella*. As fluoroquinolonas, como o ciprofloxacino, são os antibióticos de escolha para a maioria dos casos de diarreia do viajante. A rifaximina também demonstrou ser tão efetiva quanto o ciprofloxacino na diarreia do viajante não invasiva. Entretanto, a resistência de *Campylocbacter* às fluoroquinolonas está aumentando, e, nesses casos, deve-se recorrer ao tratamento com um macrolídio, como azitromicina. Deve-se evitar o uso de antibióticos para *E. coli* êntero-hemorrágica, visto que pode haver aumento do risco de síndrome hemolítico-urêmica (SHU) relacionada com o aumento da liberação de toxina do tipo Shiga.

O tratamento recomendado para a ICD inicial consiste em vancomicina oral ou fidaxomicina durante 10 dias. Pacientes com ICD repetida devem ser tratados com vancomicina oral, utilizando um esquema de dose reduzida e pulsada. Por fim, os pacientes que sofrem mais de uma recorrência de ICD devem ser considerados para transplante de microbiota fecal. Embora numerosos estudos e metanálises tenham sido realizados sobre os benefícios dos agentes probióticos na ICD, não há, atualmente, evidências suficientes para recomendar o seu uso na prevenção primária da ICD.

---

[1]N.R.T.: No Brasil, ver *Guia de Vigilância em Saúde*, 5ª edição, do Ministério da Saúde, disponível em https://www.gov.br/saude/pt-br/centrais-de-conteudo/publicacoes/publicacoes-svs/vigilancia/guia-de-vigilancia-em-saude_5ed_21nov21_isbn5.pdf/view, e *Manejo do paciente com diarreia*, disponível em https://bvsms.saude.gov.br/bvs/cartazes/manejo_paciente_diarreia_cartaz.pdf.

DIARREIA CRÔNICA

A diarreia crônica pode ser definida como aumento da frequência de defecação, redução da consistência das fezes e duração de mais de 4 semanas. Os sinais/sintomas incluem fezes de consistência mole, aumento da frequência de defecação, alteração na consistência ou incontinência fecal. Esses sinais/sintomas podem ser incapacitantes, e, com frequência, os pacientes descrevem temor de sair de casa ou evitam longas viagens sem ter acesso imediato a um banheiro. Embora a diarreia aguda seja, comumente, de natureza infecciosa, o diagnóstico diferencial da diarreia crônica é amplo e inclui inflamação intestinal, neoplasia colônica, má absorção devido a distúrbios da mucosa do intestino delgado, má digestão por insuficiência pancreática, distúrbios de motilidade e distúrbios intestinais funcionais.

Avaliação da diarreia crônica

Uma anamnese pormenorizada é essencial para reduzir o diagnóstico na diarreia crônica. A anamnese deve se concentrar em viagens e exposições, características das fezes, cirurgias anteriores, medicamentos atuais e suplementos de venda livre. As causas infecciosas de diarreia crônica são incomuns nos EUA, porém devem ser consideradas em imigrantes recém-chegados, pessoas que retornam de viagem e indivíduos com exposição a animais de fazenda ou água potável impura. As características das fezes devem ser descritas, visto que presença de sangue sugere neoplasia maligna ou doença inflamatória intestinal (DII), evacuação de fezes oleosas ou pegajosas sugere má absorção ou má digestão, ao passo que fezes aquosas indicam um processo osmótico ou secretor. Devem ser investigados sinais/sintomas associados, como febre, dor abdominal, distensão abdominal e cólicas, assim como a relação da defecação com as refeições e os períodos de jejum. Sinais/sintomas noturnos e perda de peso são muito sugestivos de etiologia orgânica. Nos pacientes que estão em idade de rastreamento para câncer de cólon ou que apresentam características de alarme, deve-se efetuar uma avaliação endoscópica. As características de alarme incluem anemia microcítica, diarreia sanguinolenta, febre, perda de peso, sinais/sintomas noturnos ou história familiar de DII ou de câncer colorretal. É útil classificar a diarreia crônica em inflamatória, aquosa ou com esteatorreia (Tabela 34.3).

Exames laboratoriais

Exames laboratoriais de rotina podem ser solicitados para obter indícios sobre a etiologia ou a gravidade da diarreia crônica. A anemia microcítica sugere perda crônica de sangue ou má absorção de ferro observada em um processo inflamatório. Já a anemia macrocítica sugere deficiência de vitamina B_{12}, que pode ocorrer na DII ou em pacientes submetidos à ressecção gástrica ou do intestino delgado.

Na diarreia inflamatória, podem ser encontradas leucocitose, elevação dos marcadores inflamatórios, como proteína C reativa, e calprotectina fecal. O teste sorológico para anticorpos antitransglutaminase teciduais pode ser efetuado para descartar a possibilidade de doença celíaca. Por fim, os tumores secretores de hormônios são raros e só devem ser pesquisados em pacientes altamente selecionados.

Avaliação adicional da diarreia crônica

Devido ao agrupamento de sintomas, uma das tarefas mais práticas do médico na avaliação da diarreia crônica é tentar fazer a distinção entre etiologias funcional e orgânica.

A síndrome do intestino irritável (SII) é comum e pode se manifestar com uma série de sinais/sintomas, que podem incluir diarreia, distensão, cólica e dor abdominal associada à defecação. O consenso de Roma IV, formado por um comitê mundial para estabelecer critérios para o diagnóstico de distúrbios gastrintestinais funcionais, pode ajudar a estabelecer o diagnóstico. Os critérios mais recentes concentram-se na dor abdominal relacionada com defecação, alteração na frequência

Capítulo 34 Manifestações Clínicas Comuns de Doença Gastrintestinal: Diarreia

Tabela 34.3 Causas de diarreia crônica.

Diarreia aquosa		Diarreia inflamatória	Esteatorreia
Osmótica	**Secretora**	• DII: doença de Crohn, colite ulcerativa	**Má absorção**
• Laxantes osmóticos: Lactulose, sulfato de magnésio (leite de magnésia), polietilenoglicol	• DII: doença de Crohn, colite ulcerativa	• Diverticulite	• Doença celíaca
	• Colite microscópica	• Colite pseudomembranosa	• Doença de Whipple
• Má absorção de carboidratos (deficiência de lactase)	• Hipertireoidismo	• Colite isquêmica	• Síndrome do intestino curto
	• Medicamentos	• Colite por radiação	• Isquemia mesentérica
	• Toxinas bacterianas	• Infecção bacteriana: tuberculose, *Yersinia*	• Supercrescimento bacteriano do intestino delgado
	• Síndrome do intestino irritável	• Infecção viral: citomegalovírus, herpes-vírus simples (HSV)	**Má digestão**
	• Neoplasia: carcinoma de cólon, linfoma	• Infecção parasitária: *Strongyloides*	• Insuficiência pancreática exócrina
	• Má absorção de ácidos biliares	• Neoplasia: carcinoma de cólon, linfoma	• Redução da secreção de ácidos biliares (colangite biliar primária)
	• Tumores neuroendócrinos		

DII, doença inflamatória intestinal.

de defecação ou alteração na consistência das fezes (Tabela 34.4). A maioria dos pacientes que apresentam os sinais/sintomas clássicos de SII não necessita de exames complementares adicionais, e o foco deve ser direcionado para o tratamento com dieta ou medicamentos disponíveis aprovados para a SII.

Quando houver uma forte suspeita de etiologia específica na investigação diagnóstica da diarreia crônica, sem exames confirmatórios ou os exames forem invasivos ou de alto custo, pode-se efetuar uma prova terapêutica empírica. Exemplos incluem pacientes com história pregressa de ressecção do intestino delgado ou de colecistectomia, que podem receber tratamento empírico para supercrescimento bacteriano ou que podem receber inicialmente um agente sequestrador de ácidos biliares. Nesses pacientes que não respondem ao tratamento empírico ou nos quais o diagnóstico permanece amplo e indefinido, deve-se realizar uma colonoscopia com biopsias.

Diarreia inflamatória crônica

Em geral, a diarreia inflamatória crônica manifesta-se com diarreia sanguinolenta associada à dor abdominal. Deve-se considerar qualquer processo patológico que possa causar ruptura ou inflamação da mucosa do intestino, como infecções, doença inflamatória intestinal, isquemia, neoplasia ou enterite por radiação. A visualização direta com colonoscopia constitui a melhor etapa seguinte para o diagnóstico. Devem-se obter biopsias para caracterizar a inflamação. Deve-se suspeitar de colite isquêmica em pacientes idosos com doença vascular subjacente e episódio recente de hipotensão. Os achados característicos na colonoscopia são preservação do reto, algo que não ocorre na colite ulcerativa, e inflamação segmentar bem demarcada, geralmente na flexura esquerda do cólon. A doença inflamatória intestinal, que inclui a doença de Crohn ou a colite ulcerativa, constitui uma causa

mais comum de diarreia inflamatória crônica. A doença de Crohn pode acometer qualquer parte do sistema digestório, e a apresentação pode não incluir diarreia sanguinolenta e pode ser mais variada. Os sinais/sintomas típicos consistem em dor abdominal, perda de peso e diarreia. Entretanto, úlceras orais, fístulas e doença perianal associadas à diarreia inflamatória crônica também constituem fortes indicadores da doença de Crohn. Durante a colonoscopia, o íleo terminal deve ser examinado à procura de úlceras e estenoses, pois esses achados seriam compatíveis com a doença de Crohn. Em contrapartida, a colite ulcerativa só afeta o cólon. A apresentação clínica e a gravidade dependem da localização e da extensão do comprometimento colônico. Quando o reto ou a região retossigmóidea estão envolvidos, os pacientes podem apresentar diarreia sanguinolenta leve e intermitente, urgência retal e tenesmo. Raramente, pacientes com grave inflamação retal isolada também apresentam constipação intestinal e incapacidade de defecar. A pancolite e a colite do lado esquerdo provocam, tipicamente, quadros clínicos mais graves, com dor abdominal intensa, febre, anemia e diarreia sanguinolenta frequente.

Diarreia aquosa crônica

A diarreia aquosa crônica pode ser subdividida em tipos secretor e osmótico, com base no hiato osmótico das fezes. O hiato osmótico das fezes é calculado como 290 mOsm/kg − 2 × (Na fecal + K fecal). Quando o hiato osmótico calculado das fezes é superior a 100 mOsm/kg, ele é compatível com diarreia osmótica, ao passo que um hiato osmótico de menos de 50 mOsm/kg sugere uma etiologia secretora da diarreia, como infecção, inflamação ou secretagogos circulantes (Tabela 34.5).

A **diarreia osmótica** pode ser causada por ingestão de magnésio ou má absorção de carboidratos. Ambas resultam em retenção de água no lúmen do intestino e, portanto, em hiato osmótico elevado.

Tabela 34.4 Critérios para diagnóstico de síndrome do intestino irritável.

Dor abdominal recorrente, em média pelo menos 1 dia/semana nos últimos 3 meses, associada a uma ou mais das seguintes características:

Relacionada com a defecação

Associada à alteração na frequência de defecação

Associada à alteração na consistência das fezes

Tabela 34.5 Diarreia aquosa crônica.

	Osmótica	Secretora
Volume das fezes (ℓ/dia)	< 1 ℓ	> 1 ℓ
Efeito do jejum	Redução	Persistência
Hiato osmótico das fezes	> 100 mOsm/kg	< 50 mOsm/kg
pH	Em geral, < 5	Em geral, > 6

É comum observar uma alta concentração de magnésio nas fezes de pacientes que usam laxantes ou altas doses de antiácidos. Portanto, é importante revisar os medicamentos usados pelos pacientes. A intolerância à lactose, devido à deficiência de lactase ou à ingestão de outros açúcares pouco absorvidos, também pode "puxar" água para o lúmen do intestino, resultando em diarreia. Como esses carboidratos mal absorvidos fermentam, as fezes tornam-se mais ácidas. Assim, um pH inferior a 7,0 indica excesso de carboidratos nas fezes. Os substitutos dietéticos comuns do açúcar que causam diarreia osmótica incluem o sorbitol e o xarope de milho rico em frutose. Portanto, a diarreia osmótica deve desaparecer com o jejum.

A **diarreia secretora** pode resultar de qualquer processo capaz de comprometer ou interromper a absorção de sal e de água no intestino. Com frequência, existe superposição de diarreia secretora e diarreia inflamatória.

Embora sejam raros nos países desenvolvidos, microrganismos infecciosos podem causar diarreia crônica e devem ser descartados, sobretudo em pessoas que retornam de viagem. Parasitas como *Cryptosporidium*, *Microsporidia*, *Cyclospora* e *Giardia* podem causar diarreia secretora crônica. Deve-se efetuar um exame parasitológico das fezes se houver relato de viagem ou de imigração recente de uma área de alto risco. Recomenda-se a pesquisa de *Giardia* com ELISA em todos os pacientes com diarreia crônica.

Com mais frequência, doença da mucosa, como aquela observada na DII, ou doença estrutural, conforme observado na síndrome do intestino curto ou neoplasia, é a causa de diarreia secretora crônica. Uma radiografia ou tomografia computadorizada (TC) do intestino delgado deve ser efetuada para investigar tumores, estenoses, fístulas ou inflamação. Também deve ser realizada uma colonoscopia para visualização direta e biopsias de mucosa.

A colite microscópica caracteriza-se por diarreia aquosa crônica e é comumente observada em mulheres com idade superior a 60 anos, embora homens e mulheres de qualquer idade possam ser afetados. Os sinais/sintomas típicos consistem em mais de 10 evacuações de fezes aquosas/dia, que podem ser acompanhadas de cólicas e até mesmo de perda discreta de peso. Manifestações clínicas noturnas são comuns. Existem dois subtipos de colite microcítica, a colite linfocítica e a colite colagenosa. A causa da colite microscópica permanece desconhecida, porém existe uma forte associação com outras doenças autoimunes e o uso de determinados medicamentos, como inibidores da bomba de prótons e anti-inflamatórios não esteroides. Em geral, a visualização direta com colonoscopia revela que não há inflamação da mucosa, de modo que há necessidade de biopsias do cólon esquerdo e do cólon direito para estabelecer esse diagnóstico histológico. Recomenda-se a budesonida como tratamento de primeira linha para a colite microscópica; todavia, o custo desse medicamento pode ser proibitivo, e os tratamentos alternativos incluem subsalicilato de bismuto ou aminossalicilatos.

Pacientes podem apresentar má absorção de ácidos biliares após a colecistectomia ou quando têm doença ileal ou foram submetidos à ressecção do íleo. Isso pode ocorrer quando um excesso de ácidos biliares flui para o cólon, resultando em comprometimento da absorção de eletrólitos. Nesses casos, deve-se tentar uma prova terapêutica com resinas sequestradoras de ácidos biliares.

Os tumores neuroendócrinos secretores de peptídios são raros e só devem ser investigados quando a investigação diagnóstica não revelar características de diarreia crônica. Podem-se utilizar peptídios plasmáticos, como gastrina e peptídio intestinal vasoativo (VIP), para auxiliar o diagnóstico de síndrome de Zollinger-Ellison ou de VIPoma, respectivamente. Podem-se observar níveis elevados de gastrina em pacientes em uso de medicamentos supressores de ácido gástrico, como inibidores da bomba de prótons (IBPs). Entretanto, na síndrome de Zollinger-Ellison, os níveis de gastrina frequentemente são 10 vezes o limite superior da normalidade. A TC, a RM ou a ultrassonografia (US) endoscópica do fígado e do pâncreas devem ser realizadas para a identificação de tumores. Os pacientes com síndrome de Zollinger-Ellison podem apresentar múltiplas úlceras gástricas características observadas na endoscopia, ao passo que os pacientes com VIPoma podem apresentar hipopotassemia profunda quando os eletrólitos são determinados.

A síndrome carcinoide caracteriza-se por diarreia secretora, que resulta da liberação de serotonina em excesso por um tumor neuroendócrino. Deve-se suspeitar da síndrome serotoninérgica em pacientes com diarreia crônica inexplicada, que apresentem manifestações clínicas, como rubor da pele, sibilos e sopros cardíacos. A urina deve ser testada para 5-HIAA.

Esteatorreia

A esteatorreia pode, com frequência, ser descrita como a evacuação de fezes oleosas, flutuantes ou pegajosas. Essas fezes características frequentemente implicam má absorção ou má digestão decorrente de doença pancreática ou da mucosa do intestino delgado. Em muitos casos, a causa da esteatorreia é óbvia, como em um paciente com pancreatite crônica ou doença biliar grave. Em outros casos, a etiologia não é tão óbvia, e pode-se efetuar uma coloração de esfregaço fecal pelo Sudan, ou pode-se determinar a concentração de gordura fecal. Uma alta concentração de gordura nas fezes (superior a 9,5 g/100 g) sugere má digestão, como a que ocorre na insuficiência pancreática exócrina e na ausência de bile. Pode-se observar uma baixa concentração de gordura fecal na doença da mucosa que resulta em má absorção de gordura e de carboidratos (ver adiante). A TC ou a RM do pâncreas, das vias biliares e do intestino delgado devem ser obtidas para investigar melhor doença estrutural e doença pancreática.

A **má absorção** de gordura e de carboidratos pode resultar em excesso de líquido "puxado" para o lúmen do intestino, diluindo, assim, a concentração de gordura fecal. Essas condições incluem doença celíaca, síndrome do intestino curto e supercrescimento bacteriano do intestino delgado (SBID). A doença celíaca é causada por intolerância ao glúten e é observada principalmente em pessoas de ascendência europeia. A apresentação clínica pode variar, desde anemia ferropriva e perda de peso até anormalidades leves nas provas de função hepática. Para rastreamento da doença, pode-se efetuar pesquisa de anticorpos antitransglutaminase tecidual, bem como de nível de IgA. Se a suspeita permanecer elevada, apesar do teste sorológico negativo, pode-se efetuar uma endoscopia com biopsia duodenal para estabelecer o diagnóstico definitivo. O tratamento consiste em evitar por completo a ingestão de glúten. Ocorre SBID quando o intestino delgado é colonizado por um número excessivo de microrganismos. Os pacientes com distúrbios de motilidade, como gastroparesia ou doença estrutural, como alças intestinais cegas, correm risco. Deve-se considerar a possibilidade de SBID em pacientes que se queixam de distensão, dor abdominal e diarreia crônica. O teste respiratório com hidrogênio pode ser utilizado para confirmar o diagnóstico. Pode-se iniciar o tratamento com um ciclo de antibióticos após a obtenção de um teste positivo.

Má digestão é identificada em pacientes que não apresentam bile suficiente para degradar as gorduras, como ocorre na colangite biliar primária ou na insuficiência pancreática exócrina, devido à falta de enzimas pancreáticas. Nesses casos, pode-se efetuar a determinação da quimiotripsina e da elastase nas fezes para confirmar a suspeita desse distúrbio. Em outros casos, RM, TC ou US endoscópica devem ser obtidas para confirmar a doença pancreática. Os pacientes com forte suspeita de insuficiência pancreática são mais bem atendidos por uma prova terapêutica com enzimas pancreáticas e avaliação de sua resposta.

Capítulo 34 Manifestações Clínicas Comuns de Doença Gastrintestinal: Diarreia

LEITURA SUGERIDA

Camilleri M, Sellin JH, Barrett KE: Pathophysiology, evaluation, and management of chronic watery diarrhea, Gastroenterology 152(3):515–532.e2, 2017.

Riddle MS, DuPont HL, Connor BA: ACG clinical guideline: diagnosis, treatment, and prevention of acute diarrheal infections in adults, Am J Gastroenterol 111(5):602–622, 2016.

Schiller LR, Pardi DS, Sellin JH: Chronic diarrhea: diagnosis and management, Clin Gastroenterol Hepatol 15:182–193, 2016.

Shane AL, Mody RK, Crump JA, et al: 2017 Infectious diseases society of america clinical practice guidelines for the diagnosis and management of infectious diarrhea, Clin Infect Dis 65(12):e45–e80, 2017.

Smalley W, Falck-Ytter C, Carrasco-Labra A, et al.: AGA clinical practice guidelines on the laboratory evaluation of functional diarrhea and diarrhea-predominant irritable bowel syndrome in adults (IBS-D), Gastroenterology 157(3):851–854, 2019.

Steffen R, Hill DR, DuPont HL: Traveler's diarrhea: a clinical review, JAMA 313(1):71–80, 2015.

35

Procedimentos Endoscópicos e de Imagem Diagnóstica

Andrew Canakis, Christopher S. Huang

INTRODUÇÃO

Desde que Mikulicz utilizou pela primeira vez um protótipo de esofagoscópio para visualizar o lúmen do esôfago, em 1880, os médicos procuraram examinar detalhadamente cada porção do sistema digestório, em uma tentativa de compreender as doenças e restaurar a saúde de seus pacientes. Essa meta se tornou mais viável do que nunca, graças à grande variedade de procedimentos endoscópicos e de imagem invasivos e não invasivos que atualmente estão disponíveis. Este capítulo analisa os vários procedimentos endoscópicos e radiográficos atualmente utilizados, inclusive as indicações e informações básicas sobre o seu desempenho.

ENDOSCOPIA DIGESTIVA

A endoscopia digestiva constitui a principal modalidade para a visualização direta do sistema digestório, bem como para a obtenção de amostras de tecido com a finalidade de estabelecer um diagnóstico definitivo. Além disso, uma ampla gama de manobras terapêuticas pode ser realizada por via endoscópica no tratamento de vários processos patológicos, como hemostasia para úlceras hemorrágicas ou sangramento de varizes, ressecção ou ablação de tecido neoplásico, dilatação ou colocação de *stent* para estenoses e remoção de cálculos do ducto biliar, para citar apenas alguns.

Ao longo dos anos, os endoscópios evoluíram desde os primeiros modelos rígidos com capacidades limitadas até dispositivos flexíveis mais sofisticados, com recursos avançados de imagem, características especializadas para realizar manobras terapêuticas e diferentes *designs* com a finalidade de viabilizar o exame de áreas específicas do sistema digestório e do sistema biliopancreático. Os endoscópios estão disponíveis em vários comprimentos e diâmetros, que variam de 3,1 a 15 mm (Figura 35.1) e consistem em um cabo de controle, tubo de inserção e seção conectora que se conecta à fonte de luz e a unidades de processamento de imagem. O cabo de controle compreende mostradores que possibilitam deflexões da ponta do osciloscópio em todas as direções, bem como botões para aspiração, insuflação de ar/água e captura de imagem. O cabo de controle também inclui um acesso para o "canal de trabalho", que percorre o comprimento do tubo de inserção, através do qual é possível introduzir uma ampla variedade de acessórios, como pinças de biopsia, alças e dilatadores de balão. A ponta do tubo de inserção abriga um dispositivo para a geração de imagens coloridas, um sistema de iluminação de guia e uma lente objetiva, que pode ser orientada para aquisição de vistas frontal, lateral e oblíqua, dependendo do tipo de endoscópio.

Os avanços tecnológicos continuam a melhorar a qualidade da imagem endoscópica, como a recente inovação de instrumentos de alta definição, endoscopia com magnificação de imagem (desde a condição basal de 30 a 35× até 150×) e tecnologias de imagem avançadas, como a imagem de banda estreita (NBI, do inglês *narrow band imaging*) e imagens multibandas.

A endoscopia digestiva pode ser realizada em serviços de endoscopia específicos ou à beira do leito do paciente em situações de emergência. Após posicionar o paciente de maneira adequada e proporcionar sedação, se necessário, o endoscópio lubrificado é introduzido através do orifício específico e avançado manualmente pelo endoscopista. As angulações do lúmen do sistema digestório são "manobradas" por meio de deflexão da ponta do endoscópio e aplicação de torque ao eixo do instrumento (*i. e.*, rotação do instrumento ao longo de seu eixo longitudinal). A endoscopia é geralmente segura, e as complicações consistem em sangramento (0,3 a 1% após polipectomia colonoscópica), perfuração (em geral, 0,05%, porém de 0,1 a 0,5% após polipectomia) e hipotensão e hipoxia associadas à sedação (1 a 5%). A morte relacionada com procedimentos endoscópicos é extremamente rara (0 a 0,01%).

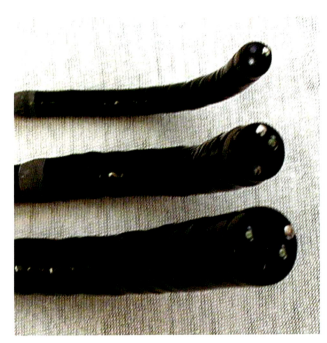

Figura 35.1 Endoscópios usados para endoscopia digestiva alta. Dispõe-se de endoscópios de tamanhos variáveis para uso em diferentes situações. O endoscópio superior (com 6 mm de diâmetro) pode ser utilizado para endoscopia sem sedação. O endoscópio do meio (com 9 mm de diâmetro) é utilizado para endoscopia diagnóstica padrão. O endoscópio inferior (12 mm de diâmetro) é utilizado para endoscopia terapêutica, como a colocação de *stents* enterais. (Cortesia de Brian C. Jacobson.)

Esofagogastroduodenoscopia

A esofagogastroduodenoscopia (EGD), com frequência referida como *endoscopia digestiva alta* (EDA), é realizada com um *gastroscópio* e possibilita a visualização do esôfago, do estômago e do duodeno até a sua terceira e, algumas vezes, quarta porções (Figura 35.2). As indicações comuns para EGD incluem avaliação dos sintomas da parte alta do sistema digestório (como dispepsia, pirose, náuseas, vômitos, disfagia e odinofagia), rastreamento e vigilância do esôfago de Barrett, rastreamento para varizes gastresofágicas, suspeita de hemorragia digestiva alta (aguda ou crônica) e investigação de diarreia mal-absortiva (p. ex., espru celíaco ou enteropatia perdedora de proteína). Uma lista parcial das intervenções terapêuticas que podem ser realizadas durante a EGD inclui tratamento de varizes esofágicas; dilatação de estenoses, anéis e membranas esofágicas; remoção ou ablação de tecido neoplásico; hemostasia para hemorragia digestiva alta; e colocação de *stents* paliativos para a obstrução mecânica do esôfago, piloro ou duodeno.

Enteroscopia

O exame do intestino delgado para além do ligamento de Treitz não é viável com um gastroscópio padrão. Mais recentemente, foram realizados maiores avanços para obter uma visualização direta dos 6 m ou mais do intestino delgado. A enteroscopia por progressão (*push enteroscopy*), que utiliza um endoscópio longo (> 200 cm), possibilita ao endoscopista a obtenção de imagens e de biopsias ou a cauterização de lesões no intestino delgado; entretanto, devido às alças do endoscópio

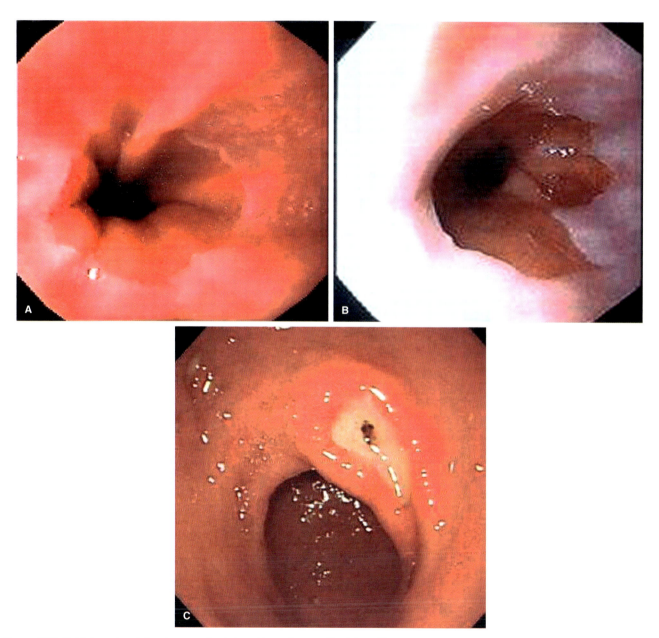

Figura 35.2 A. Vista endoscópica da parte distal do esôfago. A parte distal do esôfago apresenta uma transição abrupta entre sua mucosa de revestimento escamoso e a mucosa de revestimento colunar do estômago. **B.** Vista endoscópica do esôfago de Barrett, em que o epitélio escamoso da parte distal do esôfago é substituído por epitélio colunar. Nessa vista, pode-se observar uma "língua" de mucosa de revestimento colunar que se estende proximalmente para o esôfago. **C.** Vista endoscópica de úlcera gástrica. Uma ulceração de base amarela com uma mancha pigmentada é visualizada na parede gástrica na transição entre o corpo e o antro do estômago. (Cortesia de M. Michael Wolfe.)

e à tortuosidade do intestino delgado, pode ser difícil avançar esse instrumento para além dos primeiros 50 cm de jejuno. A enteroscopia assistida por balão é uma técnica mais recente, que fornece acesso endoscópico à maior parte do intestino delgado. A enteroscopia com duplo balão (EDB) foi iniciada em 2001 e surgiu como principal modalidade para o exame extenso do intestino delgado. Esse método emprega balões, que são incorporados em sobretubos do próprio endoscópio, de modo a possibilitar o pregueamento do intestino delgado no endoscópio. Com a inflação e o esvaziamento dos balões em sequência, o enteroscópio pode ser avançado em segmentos extremamente longos do intestino delgado. A combinação de uma abordagem anterógrada (pela boca) e retrógrada (pelo ânus) possibilita o exame completo de todo o intestino delgado. Entretanto, seu uso é limitado a centros terciários com grande volume de atendimento, devido às suas dificuldades técnicas e ao longo tempo de procedimento. Como resultado, foi desenvolvida a enteroscopia com balão simples (EBS) em 2007 como maneira de reduzir o tempo de realização do procedimento, embora as chances de enteroscopia total sejam limitadas pelo seu *design* de balão simples. Uma metanálise que comparou a EDB e a EBS constatou que ambas as modalidades tiveram rendimentos diagnósticos/terapêuticos, eventos adversos e taxas de fracasso semelhantes.

A enteroscopia espiral representa uma técnica diferente, que utiliza a energia rotacional de um sobretubo espiral que retrai o intestino delgado sobre o endoscópio, possibilitando uma enteroscopia profunda. Recentemente, foi desenvolvido o novo uso de um endoscópio espiral motorizado como meio de melhorar a manobrabilidade do endoscópio, diminuir o tempo do procedimento e limitar a natureza incômoda da enteroscopia por balão (que, com frequência, necessita de dois operadores). Por meio do uso de um motor com pedal, um sobretubo equipado com aletas em forma de espiral pode avançar suavemente através do intestino delgado. Além disso, o sistema é equipado com imagens de alta definição e um canal de 3,2 mm que poderá oferecer modalidades diagnósticas e terapêuticas versáteis em breve.

A enteroscopia intraoperatória constitui o meio final para obter a visualização de todo o intestino delgado, embora seja, obviamente, a abordagem mais invasiva e, hoje, raramente realizada, tendo-se em vista o desenvolvimento de procedimentos de enteroscopia assistida por dispositivos. Nesse procedimento, o cirurgião realiza uma incisão no abdome do paciente e, em seguida, pregueia o intestino delgado no enteroscópio, enquanto o endoscopista visualiza o lúmen. Uma vez identificada a lesão, o cirurgião pode optar por prosseguir diretamente para a ressecção do segmento afetado do intestino delgado se a lesão não for passível de tratamento endoscópico.

Endoscopia por videocápsula

O desejo de obter uma visualização do lúmen gastrintestinal de forma menos invasiva possível levou ao desenvolvimento da endoscopia por videocápsula, com o uso de câmeras sem fio do tamanho de um comprimido, que o paciente engole (e-Figura 35.1 e Vídeo 35.1). Atualmente, dispõe-se de endoscópios com videocápsula para a avaliação do esôfago, do intestino delgado e do cólon. A cápsula endoscópica é deglutida ou inserida endoscopicamente e transmite imagens sem fio para um gravador de dados durante a sua passagem pelo sistema digestório do paciente, sem necessidade de sedação. Ao fim do estudo, as imagens armazenadas são baixadas para um computador para visualização, enquanto a cápsula é, por fim, eliminada nas fezes do paciente. A cápsula esofágica é útil em pacientes submetidos a rastreamento para varizes esofágicas ou em indivíduos com suspeita de complicações de refluxo ácido, como esofagite de refluxo e esôfago de Barrett. A cápsula do intestino delgado tornou-se o padrão-ouro para a visualização do intestino delgado, mais comumente com o propósito de investigar hemorragia digestiva de origem obscura

(e-Figuras 35.2 e 35.3 e Vídeos 35.2 e 35.3) e suspeita de doença inflamatória intestinal (e-Figuras 35.4 e 35.5). Normalmente, a endoscopia com cápsula de cólon (ECC) é utilizada quando a colonoscopia anterior não foi bem-sucedida ou quando existe suspeita de hemorragia digestiva baixa e pode até mesmo ser útil no monitoramento da atividade de doença inflamatória intestinal (DII). Avanços tecnológicos recentes na ECC de segunda geração agora oferecem aos médicos visualização de alta resolução e de quase 360° do cólon, com frequências de fotogramas adaptáveis, que melhoram a vida da bateria e a visualização durante movimentos rápidos. Além disso, seu *software* associado consegue estimar as dimensões dos pólipos e fornece um realce flexível das cores de imagens espectrais para diferenciar ainda mais as lesões neoplásicas *versus* não neoplásicas. Apesar de rara, a principal complicação potencial da endoscopia por cápsula é a sua retenção no intestino delgado, habitualmente em um local de patologia.

Retossigmoidoscopia e colonoscopia

A retossigmoidoscopia flexível possibilita a visualização do reto, do cólon sigmoide e do cólon descendente até o nível da flexura esquerda do cólon. São administrados enemas antes do procedimento para eliminar as fezes do cólon distal. Como a retossigmoidoscopia é, em geral, um procedimento breve e não particularmente doloroso, não costuma ser necessário sedação, tornando-a um exame conveniente para rastreamento de câncer colorretal. A retossigmoidoscopia também pode ser útil para avaliar manifestações como diarreia crônica e sangramento retal quando houver suspeita de origem no cólon distal ou do reto, bem como para avaliar a resposta à terapia em pacientes com doença inflamatória intestinal que envolve o cólon retossigmoide.

A colonoscopia possibilita a visualização direta de todo o intestino grosso e do íleo terminal. A limpeza intestinal para colonoscopia exige a ingestão de soluções osmoticamente ativas, como polietilenoglicol, bem como dieta líquida sem resíduos durante 24 horas antes do procedimento. A colonoscopia pode ser mais desconfortável para o paciente do que a retossigmoidoscopia, devido ao estiramento e à distensão do cólon, de modo que, em geral, o paciente recebe sedação e analgesia. A colonoscopia passou a ser amplamente realizada como rastreamento de primeira linha para câncer colorretal, em virtude de sua capacidade de não apenas detectar cânceres precoces, mas também de *prevenir* o câncer de cólon (por meio de retirada de pólipos pré-malignos). Outras indicações para a colonoscopia incluem avaliação de diarreia crônica, anemia ferropriva, hemorragia digestiva franca ou oculta e avaliação de doença inflamatória intestinal, incluindo vigilância para displasia. As possíveis intervenções terapêuticas durante a colonoscopia incluem polipectomia, ressecção endoscópica da mucosa de lesões neoplásicas, ablação térmica de ectasias vasculares, descompressão da dilatação colônica associada à pseudo-obstrução, colocação de *stent* nos casos de obstrução maligna e controle do hemorragia digestiva baixa.

Colangiopancreatografia retrógrada endoscópica

A colangiopancreatografia retrógrada endoscópica (CPRE) é um procedimento endoscópico e radiográfico combinado para obtenção de imagens e intervenção nos ductos biliares e pancreáticos. O *duodenoscópio* é um instrumento especialmente projetado para uso durante a CPRE, que inclui uma lente para imagem orientada na lateral da ponta do endoscópio (em oposição à frente), o que possibilita a visualização direta da ampola de Vater na parede medial da segunda porção do duodeno. Um instrumento ajustável, o *elevador*, localizado na ponta do duodenoscópio, ajuda o endoscopista a guiar um cateter e outros acessórios dentro do ducto de interesse. Em seguida, injeta-se um corante de contraste através do cateter, preenchendo o ducto, e

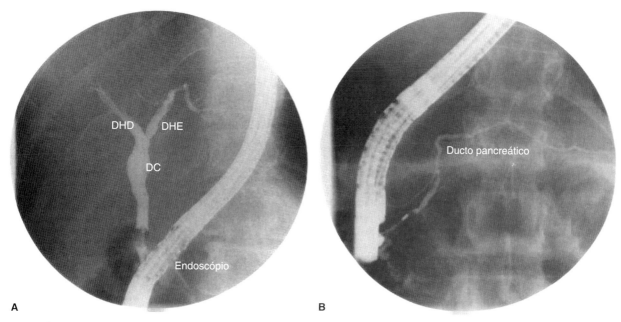

Figura 35.3 Colangiopancreatografia retrógrada endoscópica (CPRE). **A.** Colangiograma normal. A injeção de meio de contraste na árvore biliar durante a CPRE revela a anatomia intraductal do ducto colédoco (DC), do ducto hepático direito (DHD), do ducto hepático esquerdo (DHE) e das radículas biliares intra-hepáticas menores. **B.** Pancreatograma normal. A injeção de meio de contraste no ducto pancreático durante a CPRE define a anatomia intraductal em toda a extensão do pâncreas. (Cortesia de Brian C. Jacobson.)

são obtidas imagens fluoroscópicas (Figura 35.3). As indicações para CPRE incluem avaliação e tratamento da obstrução dos ductos biliares devido a causas benignas ou malignas (p. ex., cálculos no ducto biliar, estenoses e neoplasias malignas do ducto biliar ou pancreáticas), colangite, extravasamento pós-operatório ou traumático de bile e extravasamento do ducto pancreático, bem como drenagem transpapilar de pseudocistos. Intervenções terapêuticas possíveis durante a CPRE incluem esfincterotomia (incisão realizada através do esfíncter de Oddi, utilizando um cateter com fio de corte de eletrocautério), remoção de cálculos do ducto colédoco e colocação de *stents* no ducto colédoco ou pancreático para aliviar sinais e sintomas de obstrução ou para promover a cicatrização de extravasamentos nos ductos. A CPRE está associada a risco significativo (5%) de complicações, incluindo pancreatite, sangramento pós-esfincterotomia e perfuração. Por esse motivo, a CPRE só deve ser realizada quando forem antecipados benefícios terapêuticos.

A *coledocoscopia* e a *pancreatoscopia* são técnicas nas quais um endoscópio de 3 mm ou menos de diâmetro é inserido em um canal acessório de um duodenoscópio até os ductos colédoco ou pancreático. Isso possibilita a visualização direta de anormalidades nos ductos, orienta a litotripsia eletro-hidráulica de grandes cálculos e possibilita a obtenção de amostras diretas de lesões dos ductos.

Ultrassonografia endoscópica

A ultrassonografia endoscópica (USE) ou endossonografia é realizada com um endoscópio que contém um transdutor de ultrassom em sua ponta. Como esse transdutor pode ser colocado no lúmen dos órgãos do sistema digestório, podem ser obtidas imagens de alta resolução da parede intestinal, revelando túnicas distintas que correspondem às túnicas mucosa, submucosa, muscular própria e serosa (Figura 35.4). Essa técnica possibilita que o endoscopista faça o estadiamento de tumor e determine a camada de origem das massas subepiteliais. Além disso, a USE pode fornecer imagens para além da parede do sistema digestório, proporcionando imagens ultrassonográficas de estruturas adjacentes no mediastino e na parte superior do abdome, incluindo o pâncreas, o fígado, a vesícula biliar, os vasos mesentéricos, os linfonodos e as glândulas suprarrenais. Cateteres de USE de alta frequência podem ser introduzidos no canal acessório de um duodenoscópio e nos ductos biliares e pancreáticos para fornecer imagens ultrassonográficas de pequenos tumores e cálculos. Podem ser também introduzidos em um endoscópio padrão para avaliar minúsculas lesões

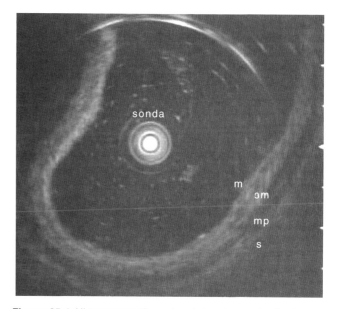

Figura 35.4 Ultrassonografia endoscópica da parede do sistema digestório. Uma sonda de ultrassom de 12 MHz, introduzida pelo canal acessório de um endoscópio, demonstra as camadas normais da parede do reto. A mucosa (*m*) aparece como uma banda superficial hiperecoica (*branca*) e uma banda mais profunda hipoecoica (*preta*). A submucosa (*sm*) aparece como a próxima camada hiperecoica. A muscular própria (*mp*) aparece hipoecoica, ao passo que a serosa (*s*) aparece como a camada hiperecoica mais externa. (Cortesia de Brian C. Jacobson.)

subepiteliais e para o estadiamento de cânceres de esôfago que causem obstrução. A aspiração com agulha fina (AAF) bem como a biopsia com agulha grossa (*core biopsy*) podem ser realizadas sob orientação da USE e constituem a abordagem preferida para estabelecer um diagnóstico histológico em muitas circunstâncias (p. ex., massas ou cistos pancreáticos, lesões subepiteliais do sistema digestório e linfadenopatia intra-abdominal ou paraesofágica). Avanços tecnológicos, como a elastografia e a USE harmônica com meio de contraste, aumentaram ainda mais a capacidade diagnóstica da USE, particularmente em termos de diferenciar as neoplasias malignas dos processos benignos. Além disso, o acesso vascular guiado por USE proporciona uma modalidade única para amostragem da veia porta e medição da pressão portal. Entretanto, a USE é mais do que apenas uma modalidade diagnóstica, e o espectro de terapias guiadas por USE está se expandindo rapidamente. As manobras terapêuticas que podem ser realizadas com a orientação da USE incluem drenagem transluminal de pseudocistos e necrose pancreática encapsulada, ablação de cisto pancreático, neurólise do eixo celíaco, colocação de marcadores em tumores sólidos para guiar a radioterapia estereotáxica e obtenção de acesso do ducto colédoco ou drenagem biliar (quando as tentativas iniciais de CPRE tiverem fracassado ou uma anatomia cirurgicamente alterada impedir a CPRE padrão).

Endoscopia do "segundo espaço" e "terceiro espaço"

Avanços recentes nas técnicas e no equipamento endoscópicos levaram ao desenvolvimento dos denominados procedimentos de endoscopia do "segundo espaço" e "terceiro espaço" na cavidade peritoneal e nos planos teciduais intramural/submucoso, respectivamente.

A cirurgia endoscópica transluminal por orifício natural (NOTES, do inglês *natural orifice transluminal endoscopic surgery*) é uma área em evolução minimamente invasiva, que combina abordagens endoscópicas e cirúrgicas para ter acesso à cavidade peritoneal. Com o uso de um endoscópio, o médico pode ter acesso a um alvo ou órgão desejado por via transgástrica, transcolônica, transvaginal ou transuretral. Exemplos de procedimentos de NOTES incluem colecistectomia, apendicectomia, gastrectomia vertical, histerectomia e correção de hérnia.

O sucesso e a promessa dos procedimentos de NOTES levaram ao desenvolvimento de intervenções endoscópicas do "terceiro espaço" nos planos teciduais intramurais do sistema digestório. Esses procedimentos incluem ressecção de espessura total de tumores subepiteliais do sistema digestório, bem como miotomia endoscópica por via oral (POEM, do inglês *peroral endoscopic myotomy*) para tratamento da acalasia e dos distúrbios da motilidade esofágica. Por meio de endoscopia submucosa, POEM consiste em quatro etapas que envolvem incisão da mucosa, tunelização submucosa, miotomia subsequente e, por fim, fechamento da mucosa por meio da colocação de clipes ou suturas. POEM tornou-se uma modalidade muito popular no tratamento da acalasia, em virtude de sua eficácia em longo prazo, ausência de incisões abdominais e rápida recuperação.

Os mesmos princípios e técnicas de POEM têm sido usados no tratamento da disfunção pilórica em pacientes com gastroparesia, por meio da denominada POEM gástrica (G-POEM). Ultimamente, há um número crescente de evidências propondo que a disfunção pilórica seja, na verdade, um fator contribuinte significativo para a patogênese e os efeitos sintomáticos relacionados com a gastroparesia. Nesse contexto, surgiu a necessidade de uma modalidade terapêutica alternativa, mais efetiva e minimamente invasiva, passível de alcançar um subgrupo de pacientes que apresentam disfunção pilórica. A G-POEM mostrou-se promissora, porém são necessários estudos adicionais em longo prazo e comparativos para verificar se essa modalidade pode ser usada como terapia de primeira linha.

PROCEDIMENTOS DE IMAGEM NÃO ENDOSCÓPICOS

Radiografias simples de abdome

As radiografias simples de abdome incluem incidências em posição ortostática, em decúbito dorsal e decúbito lateral obtidas com equipamento de radiografia padrão e sem o uso de agentes de contraste. As radiografias simples são mais úteis na avaliação inicial de dor abdominal ou de náuseas e vômitos, sobretudo quando houver suspeita de perfuração ou obstrução; além disso, podem revelar evidências de pneumoperitônio, alças intestinais dilatadas e níveis hidroaéreos, volume excessivo de fezes ou deslocamento de alças intestinais. Esses achados são indicativos de perfuração, obstrução ou íleo paralítico, constipação intestinal ou impactação fecal e vólvulo ou aumento do órgão, respectivamente (Figura 35.5). Calcificações, como aquelas observadas na pancreatite crônica e na doença por cálculos biliares, também podem ser visíveis nessas radiografias.

Exames com agentes de contraste

Agentes de contraste, como bário ou diatrizoato hidrossolúvel (p. ex., Gastrografin®) podem ser administrados por via oral ou retal para a detecção de anormalidades da mucosa (ulcerações e massas), estenoses, hérnias, divertículos e peristaltismo anormal. Os agentes de contraste podem ser usados isoladamente (*contraste simples*) ou associados à instilação de ar ou à ingestão de agentes formadores de gás (*duplo contraste*). O primeiro método é mais útil para a detecção de lesões obstrutivas e distúrbios de motilidade, ao passo que o segundo método auxilia a detecção de achados mais sutis, como pequenas ulcerações ou pólipos.

O *videoesofagograma* (também conhecido como avaliação radiológica dinâmica do esôfago, videofluoroscopia do esôfago) envolve a obtenção de imagens da cavidade oral e da faringe de um paciente durante a ingestão de meios de contraste de várias espessuras e texturas. Essa modalidade de imagem permite uma avaliação cuidadosa da capacidade do indivíduo de lidar com o bolo alimentar, deglutir de

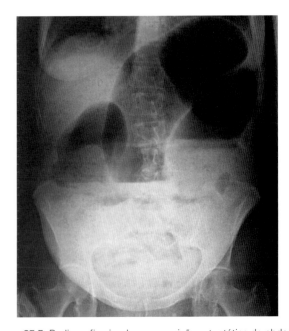

Figura 35.5 Radiografia simples em posição ortostática do abdome. Pode-se observar ar em alças dilatadas do cólon e níveis hidroaéreos nesse paciente com vólvulo de sigmoide. (Cortesia de Brian C. Jacobson.)

forma efetiva e evitar eventos de aspiração. O videoesofagograma está indicado para a avaliação de pacientes com disfagia orofaríngea e pneumonia por aspiração recorrente. O *esofagograma baritado* padrão tem como foco o esôfago durante a ingestão de um bolo de meio de contraste. Esse exame consegue detectar anéis esofágicos, membranas, estenoses e problemas de motilidade que não são detectados pela endoscopia. O esofagograma baritado pode ser útil na avaliação da disfagia esofágica, seja como exame complementar da endoscopia ou quando esta última estiver contraindicada.

A *seriografia esôfago-estômago-duodeno* (SEED) inclui a aquisição de imagens radiográficas seriadas à medida que um agente de contraste segue pelo esôfago, estômago e duodeno. Esse exame consegue definir anormalidades gástricas, como massas, ulcerações e espessamento da mucosa. A sua realização está indicada na avaliação da dor abdominal e quando houver suspeita de obstrução pilórica. Se a obtenção de imagens radiográficas prosseguir à medida que o agente de contraste atravessa o jejuno e o íleo, o exame é denominado *trânsito do intestino delgado* (Figura 35.6). As indicações para trânsito do intestino delgado incluem suspeita de obstrução do intestino delgado ou obstrução parcial de qualquer causa, suspeita de doenças da mucosa do intestino delgado, como doença de Crohn, e hemorragia digestiva de origem obscura (embora, nesse caso, tenha sido substituído, em grande parte, pela endoscopia por videocápsula). Durante esse procedimento mais envolvido, o radiologista obtém múltiplas radiografias, incluindo incidências detalhadas de regiões de aspecto anormal. A fluoroscopia pode ser usada para acompanhar um agente de contraste durante o seu trajeto pelo intestino delgado. É preciso dispensar atenção não apenas aos achados estruturais, mas também à duração necessária para que o meio de contraste alcance e penetre no cólon. Para imagens mais detalhadas do intestino delgado, pode-se efetuar a *enteróclise*. Esse método exige a infusão de meio de contraste concentrado diretamente no intestino delgado por um tubo nasojejunal colocado sob orientação fluoroscópica. Em virtude de sua natureza invasiva, bem como devido à disponibilidade de melhores técnicas de obtenção de imagens do intestino delgado, atualmente a enteróclise raramente é realizada.

Enemas baritados com contraste único e duplo conseguem detectar estenoses colônicas, divertículos, pólipos e ulcerações do cólon e podem ser terapêuticos na redução de vólvulo de sigmoide. O enema baritado com duplo contraste (clister opaco duplo) pode ser usado para rastreamento de câncer colorretal, como exame isolado ou em associação com a retossigmoidoscopia flexível, ou pode ser usado para a visualização do cólon proximal, quando a colonoscopia não puder ser concluída por vários motivos. Entretanto, agora é raramente utilizado para essas finalidades, tendo-se em vista a sua sensibilidade relativamente baixa, bem como a disponibilidade de colonografia por tomografia computadorizada ("colonoscopia virtual", discutida mais adiante). Em geral, a seriografia esôfago-estômago-duodeno (SEED) e o enema baritado foram substituídos pela endoscopia digestiva alta e pela colonoscopia, visto que os procedimentos endoscópicos oferecem maior sensibilidade para a detecção de anormalidades da mucosa, capacidade de obter biopsias de mucosa e potencial de ressecção de lesões identificadas.

Ultrassonografia transabdominal

A US é, com frequência, o primeiro exame de imagem solicitado na avaliação de pacientes com cólica biliar, icterícia e provas de função hepática anormais. O uso de ondas sonoras para criar uma imagem elimina a necessidade de exposição à radiação, e a adição das técnicas de Doppler possibilita a avaliação do fluxo vascular. A US consegue detectar anormalidades do parênquima, como esteatose ou cirrose hepática, massas focais ou cistos, ascite, dilatação do ducto colédoco, cálculos biliares e tromboses de grandes vasos. Pode detectar espessamento da parede intestinal e áreas de intussuscepção. A US também é usada para guiar a colocação de agulha para biopsias ou aspiração de líquidos. As ondas de ultrassom não conseguem penetrar nos ossos ou no ar, impedindo seu uso como ferramenta diagnóstica mais geral para o sistema digestório.

Tomografia computadorizada, enterografia por tomografia computadorizada e colonografia por tomografia computadorizada

A tomografia computadorizada (TC) utiliza a reconstrução auxiliada por computador de múltiplas imagens radiográficas obtidas em um trajeto circular ou helicoidal em torno do eixo vertical do paciente. Os órgãos internos são visualizados com base nas suas densidades teciduais inerentes, em comparação com os tecidos adjacentes. O lúmen do sistema digestório é habitualmente opacificado pela ingestão de um agente de contraste. Também podem ser administrados agentes de contraste intravenosos para destacar regiões com aumento do fluxo sanguíneo, melhorando, assim, a detecção de lesões patológicas, como tumores e áreas de inflamação ativa. A TC consegue detectar lesões parenquimatosas, como tumores, cistos e abscessos, além de definir o tamanho, o formato e as características de órgãos parenquimatosos, como o fígado e o baço. A TC também possibilita a visualização de anormalidades vasculares, como varizes perigástricas ou tromboses de grandes vasos, e de líquido intra-abdominal, como ascite. O calibre e o contorno da parede do sistema digestório são demonstrados por TC, o que ajuda no diagnóstico de lesões inflamatórias, como colite, diverticulite e apendicite. A TC também pode ser usada para guiar biopsias por agulha de massas abdominais e colocar eletrodos em tumores para terapias ablativas, como ablação por radiofrequência. O uso da TC para orientar a colocação de cateteres de drenagem possibilitou o tratamento percutâneo de abscessos intra-abdominais, pseudocistos e necrose pancreática.

A *enteróclise por TC* e a *enterografia por TC* são duas técnicas emergentes desenvolvidas para fornecer imagens de melhor qualidade do intestino delgado. A enteróclise por TC usa um tubo nasojejunal para injetar meio de contraste no intestino delgado, enquanto a enterografia por TC usa um meio de contraste intraluminal de baixa densidade administrado por via oral para distender o lúmen e destacar a mucosa do intestino delgado (Figura 35.7). Graças a essa tecnologia e à sua capacidade de reconstruir imagens em múltiplos planos, podem-se obter informações tanto luminais quanto extraluminais.

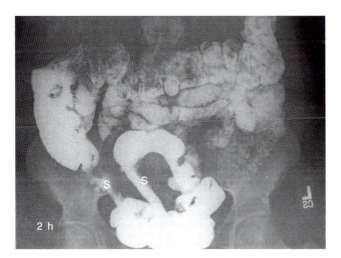

Figura 35.6 Trânsito do intestino delgado. O bário ingerido define os contornos do lúmen do intestino delgado e do intestino grosso. Uma estenose longa (S) do íleo terminal pode ser observada nesse paciente com doença de Crohn. (Cortesia de Brian C. Jacobson.)

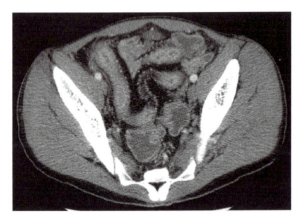

Figura 35.7 Enterografia por tomografia computadorizada. Um longo segmento de íleo terminal inflamado é demonstrado nesse paciente com doença de Crohn. (Cortesia de Christopher S. Huang.)

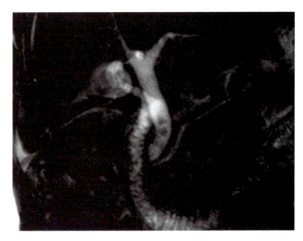

Figura 35.8 Colangiopancreatografia por ressonância magnética. Vários cálculos são visualizados no ducto colédoco, aparecendo como defeitos de enchimento hipointensos em imagens ponderadas em T2. (Cortesia de Christopher S. Huang.)

A TC também pode ser usada para a obtenção de imagens de alta resolução do cólon. A colonografia por TC ou *colonoscopia virtual* utiliza um *software* de reconstrução de imagens especial para criar uma visualização acurada do lúmen do cólon, contanto que o paciente tenha realizado uma limpeza intestinal idêntica ao esquema usado para a colonoscopia (embora técnicas que não exigem esse tipo de preparação estejam sendo desenvolvidas). Essas imagens de TC têm sensibilidade de 70 a 90% para a detecção de pólipos ou massas dentro do cólon, o que ajuda a determinar quais pacientes necessitam de colonoscopia terapêutica. A colonografia por TC é considerada uma opção aceitável para rastreamento de câncer colorretal em indivíduos de risco médio, porém é usada principalmente para completar a visualização do cólon em caso de colonoscopia incompleta (por motivos técnicos ou devido à patologia obstrutiva).

Ressonância magnética e colangiopancreatografia por ressonância magnética

À semelhança da TC, a ressonância magnética (RM) fornece múltiplas imagens de corte transversal do abdome e da pelve. Essas imagens são criadas com o uso de poderosos ímãs de campo para orientar um pequeno número de núcleos dentro do corpo, de modo a produzir um momento magnético mensurável. Dessa maneira, a RM evita a exposição à radiação, porém exige que o paciente fique em decúbito quase imóvel e, com frequência, dentro de um pequeno tubo fechado por períodos prolongados. A RM consegue visualizar lesões parenquimatosas, como massas e cistos, e pode caracterizar melhor as anormalidades observadas na TC, como hemangiomas, hiperplasia nodular focal hepática e esteatose hepática. A RM também é útil para caracterizar melhor abscessos e fístulas perirretais na doença de Crohn. Sondas ou bobinas de RM retal especiais conseguem fornecer imagens detalhadas de câncer retal usadas para o estadiamento do tumor, além de avaliar os músculos esfíncteres do ânus em pacientes com incontinência.

A RM dos ductos colédoco e pancreático (*colangiopancreatografia por ressonância magnética*, CPRM) é um método não invasivo que consegue detectar dilatação ductal, estenoses, cálculos (Figura 35.8), alterações do parênquima pancreático na pancreatite crônica e anormalidades ductais congênitas, como pâncreas *divisum*. A *angiografia por ressonância magnética* (ARM) é um método de RM para visualizar os vasos sanguíneos e que serve como importante ferramenta não invasiva para a avaliação de pacientes com suspeita de isquemia mesentérica, vasculite e outras anormalidades vasculares.

Angiografia visceral

A angiografia é uma técnica invasiva que consiste na introdução de um cateter em um vaso sanguíneo e na injeção intravascular de meio de contraste durante a fluoroscopia para a visualização do lúmen do vaso. A angiografia visceral é usada para a avaliação dos vasos mesentéricos em pacientes com hemorragia digestiva e quando existe a suspeita de isquemia mesentérica. No caso de hemorragia digestiva, a angiografia é sensível o suficiente para detectar uma perda de sangue de 1 a 1,5 mℓ por minuto. Uma vez estabelecido o local de sangramento, o radiologista pode infundir vasopressina (um vasoconstritor) ou embolizar o vaso com o uso de bobinas minúsculas ou esponjas de gelatina para assegurar a hemostasia. Em caso de isquemia mesentérica, a angiografia possibilita a localização de estenose ou obstrução vascular, seguida de possíveis intervenções terapêuticas (p. ex., angioplastia com balão, colocação de *stent*, infusão de vasodilatadores e trombolíticos). Outras indicações para a angiografia incluem a colocação de derivações (*shunts*) portossistêmicas intra-hepáticas transjugulares (TIPS) em pacientes cirróticos com sangramento intratável de varizes ou ascite refratária e para quimioembolização de tumores hepáticos.

Cintigrafia

O tecnécio-99m (^{99m}Tc) é atualmente o principal radionuclídeo usado em exames de imagem do sistema digestório. É ideal para uso clínico, em virtude de sua meia-vida de 6 horas e fácil disponibilidade. O ^{99m}Tc é usado para marcar várias substâncias em diversas técnicas de imagem. A cintigrafia com coloide de enxofre-^{99m}Tc e a cintigrafia com hemácias marcadas com ^{99m}Tc são dois métodos distintos que podem ser utilizados para a detecção de hemorragia digestiva ativa. Esta última utiliza as próprias hemácias do paciente para transportar o radionuclídeo por todo o corpo. Esses métodos conseguem detectar perda sanguínea de até 0,05 a 0,4 mℓ por minuto. Entretanto, a localização do local de sangramento é menos acurada com esses métodos, em comparação com a angiografia. A cintigrafia com ^{99m}Tc é frequentemente realizada antes da angiografia para documentar o sangramento ativo antes de submeter o paciente a um exame mais invasivo e menos sensível. A cintigrafia com hemácias marcadas com ^{99m}Tc também pode ser usada para diagnosticar um hemangioma hepático, com valor preditivo positivo (VPP) de quase 100%.

A colecintigrafia com análogos do ácido ^{99m}Tc-iminodiacético (IDA) é o exame de fígado mais comumente realizado em medicina nuclear. O radionuclídeo é captado pelo fígado, é excretado na bile e passa pela árvore biliar até alcançar a vesícula biliar e o duodeno. A impossibilidade de visualizar a vesícula biliar durante uma cintigrafia hepatobiliar com IDA pode indicar colecistite secundária à obstrução do ducto cístico por cálculo biliar. O divertículo de Meckel pode constituir uma fonte de dor abdominal e sangramento, porém a sua visualização pode ser difícil com endoscopia padrão e exame radiográfico. O agente ^{99m}Tc-pertecnetato tem alta afinidade pela mucosa gástrica e, portanto, é usado para demonstrar essa anomalia congênita.

Os estudos de esvaziamento gástrico são úteis para a avaliação de pacientes com suspeita de gastroparesia. Os pacientes recebem uma refeição padronizada marcada com coloide de ^{99m}Tc-enxofre (composta por clara de ovo líquida, torrada, geleia/gelatina e água), e são obtidas imagens 0, 1, 2 e 4 horas após a ingestão da refeição. Uma retenção gástrica de mais de 10% em 4 horas é extremamente sensível e específica para esvaziamento gástrico tardio.

Cintigrafias também são úteis para a detecção, o estadiamento e o monitoramento de algumas neoplasias, como tumores neuroendócrinos (TNE). A maioria dos TNEs bem diferenciados expressa receptores de somatostatina e, portanto, pode ser detectada por análogos da somatostatina radiomarcados, como pentetreotida 111-In e 68-Ga DOTATATE.

PERSPECTIVAS PARA O FUTURO

Graças aos avanços tecnológicos contínuos, as melhorias na qualidade e na resolução das imagens endoscópicas e radiológicas também continuarão. Além disso, o lúmen do sistema digestório não será mais considerado um limite para a endoscopia terapêutica. Exemplos de inovações esperadas incluem as seguintes:

- *Expansão contínua dos procedimentos endoscópicos além das paredes do sistema digestório*, proporcionando uma abordagem menos invasiva de doenças tradicionalmente tratadas com cirurgia

- As técnicas de endoscopia de "segundo espaço" e "terceiro espaço" provavelmente serão ainda mais aprimoradas, e técnicas de endoscopia bariátrica provavelmente serão mais amplamente utilizadas
- Desenvolvimento adicional de diagnóstico auxiliado por computador (ou "inteligência artificial") para colonoscopia com detecção e caracterização automáticas de pólipos.

LEITURA SUGERIDA

ASGE Technology Committee, Aslanian HR, Sethi A, et al.: ASGE guideline for endoscopic full-thickness resection and submucosal tunnel endoscopic resection, *VideoGIE* 4(8):343–350, 2019.

Byrne MF, Jowell PS: Gastrointestinal imaging: Endoscopic ultrasound, *Gastroenterology* 122:1631–1648, 2002.

DiSario JA, Petersen BT, Tierney WM, et al.: Enteroscopes, *Gastrointest Endosc* 66:872–880, 2007.

Fletcher JG, Huprich J, Loftus EV, et al.: Computerized tomography enterography and its role in small-bowel imaging, *Clin Gastroenterol Hepatol* 6:283–289, 2008.

Gore RM, Levine MS: *Textbook of gastrointestinal radiology*, ed 2, Philadelphia, 2000, Saunders.

Mishkin DS, Chuttani R, Croffie J, et al.: ASGE Technology Status Evaluation Report: Wireless capsule endoscopy, *Gastrointest Endosc* 63:539–545, 2006.

Muguruma N, Tanaka K, Teramae S, Takayama T: Colon capsule endoscopy: toward the future, *Clin J Gastroenterol* 10(1):1–6, 2017.

Riff BP, DiMaio CJ: Exploring the small bowel: update on deep enteroscopy, *Curr Gastroenterol Rep* 18(6):28, 2016.

Schneider M, Höllerich J, Beyna T: Device-assisted enteroscopy: A review of available techniques and upcoming new technologies, *World J Gastroenterol* 25(27):3538–3545, 2019.

Shah SL, Perez-Miranda M, Kahaleh M, Tyberg A: Updates in Therapeutic Endoscopic Ultrasonography, *J Clin Gastroenterol* 52(9):765–772, 2018.

Thrall JH, Ziessman HA: *Nuclear Medicine: The Requisites*, ed 2, St. Louis, 2000, Mosby.

36

Doenças do Esôfago

Harlan Rich, Zilla Hussain, Neal D. Dharmadhikari

INTRODUÇÃO

O esôfago é um tubo muscular por onde passam alimentos sólidos e líquidos para o estômago; ele tem, em média, 23 a 25 cm de comprimento e estende-se da faringe, na margem inferior da cartilagem cricóidea, até o estômago, no óstio cárdico. Sua descida é, em geral, vertical e segue anteriormente à coluna vertebral através do diafragma e no abdome.

O esôfago é composto de quatro estratos: a túnica mucosa, a tela submucosa, a túnica muscular externa e a túnica adventícia. A mucosa escamosa não queratinizada estratificada também contém a lâmina própria e a lâmina muscular da mucosa. As glândulas esofágicas na lâmina própria produzem secreções mucosas que revestem o esôfago. A tela submucosa contém glândulas esofágicas, células mucosas e serosas e o plexo submucoso (plexo de Meissner). A túnica muscular externa é composta de uma camada muscular circular interna e de uma camada muscular longitudinal externa. O terço superior consiste, em grande parte, em músculo esquelético suprido pelo nervo vago, ao passo que o terço inferior consiste predominantemente em músculo liso suprido pelo sistema nervoso entérico. O terço médio é uma mistura de músculo esquelético e liso. O plexo mioentérico (plexo de Auerbach) está localizado entre as camadas circular interna e longitudinal externa. A camada mais externa do esôfago é a túnica adventícia. Uma túnica serosa cobre o segmento curto da parte abdominal do esôfago através do diafragma até a cárdia do estômago.

São encontrados esfíncteres em cada extremidade do esôfago: o esfíncter esofágico superior (EES) e o esfíncter esofágico inferior (EEI). O EES é composto de três músculos esqueléticos estriados: cricofaríngeo (parte cricofaríngea do músculo constritor inferior da faringe, segundo a Terminologia Anatômica), tireofaríngeo (parte tireofaríngea do músculo constritor inferior da faringe, segundo a Terminologia Anatômica) e parte cervical do esôfago. Ele mantém um grau de atividade muscular em repouso e relaxa durante a deglutição, o vômito ou a eructação. A abertura do EES ocorre por meio do relaxamento desses músculos e da tração do esfíncter por músculos supra-hióideos e infra-hióideos e músculos posteriores da faringe. Já o EEI é uma zona de músculo liso circular, que mantém a contração tônica em repouso e relaxa durante a deglutição, o vômito e a eructação. O EEI é sustentado por um esfíncter externo funcional composto pelo pilar direito do diafragma, que circunda o esôfago quando este entra no abdome. Juntos, o EEI e o esfíncter externo funcional contribuem para uma zona de alta pressão, impedindo a regurgitação do conteúdo gástrico. Ocorre relaxamento do EEI quando impulsos eferentes vagais ativam neurônios mioentéricos que liberam neurotransmissores não adrenérgicos não colinérgicos, predominantemente óxido nítrico e polipeptídio intestinal vasoativo (VIP).

A deglutição exige a sincronização de processos voluntários e involuntários. O alimento mistura-se com a saliva na boca e, em seguida, é empurrado na parte oral da faringe pela língua. Quando o alimento entra na parte oral da faringe, ocorre o fechamento da glote, protegendo as vias respiratórias. Em seguida, o bolo alimentar é empurrado até o esôfago, onde se localiza o EES. O EES relaxa, possibilitando a entrada do alimento no esôfago, e, em seguida, fecha-se imediatamente, de modo a impedir a regurgitação do alimento. O bolo alimentar leva 8 a 13 segundos no esôfago. Ondas peristálticas primárias, ativadas por mecanismos de disparo sequenciais centrais no músculo estriado do esôfago, e um gradiente de latência através do músculo liso do esôfago, ativado por impulsos vagais, possibilitam que o bolo alimentar siga o seu trajeto pelo esôfago. A pressão criada por essas ondas varia de 40 a 180 mmHg. A pressão varia de acordo com a localização do bolo alimentar no esôfago, além da consistência, do volume e da temperatura do bolo alimentar. O EEI relaxa, e as ondas peristálticas empurram o bolo alimentar para dentro do estômago.

SINTOMAS DE DOENÇA DO ESÔFAGO

Pirose e regurgitação são dois dos sintomas mais comuns de doença esofágica e são características definidoras da doença do refluxo gastresofágico (DRGE). A pirose é descrita como sensação de queimação no tórax, mas também pode ser descrita como dor torácica. A regurgitação é a sensação de alimento ou líquido que se move para cima e para baixo no esôfago ou como gosto amargo na boca.

O termo disfagia descreve a dificuldade de deglutição e pode ser caracterizado por dificuldade em iniciar a deglutição ou pela sensação de um bolo de material "entalado" no pescoço ou no tórax durante a deglutição. A etiologia da disfagia pode ser mecânica ou funcional. Odinofagia é a sensação de dor à deglutição. A sensação de globo (*globus* faríngeo) é a sensação de algo "entalado" ou "de constrição" no esôfago. Esse sintoma não está relacionado com a deglutição, o que o diferencia da disfagia.

A dor torácica pode ser manifestação de doença do esôfago, porém deve-se considerar sempre a possibilidade de doença cardíaca. A dor torácica relacionada com a doença cardíaca (angina) pode ter características semelhantes à dor torácica relacionada com o esôfago. Uma anamnese cuidadosa e o exame físico com exames complementares apropriados podem ajudar a distinguir a etiologia da dor torácica.

EXAMES COMPLEMENTARES DO ESÔFAGO

Radiologia

A esofagografia baritada, um procedimento de videofluoroscopia, pode ser usada para a avaliação de disfagia e consegue diagnosticar anormalidades estruturais no esôfago ou alteração da motilidade. Quando realizada por um fonoaudiólogo (radiografia de tórax com esôfago contrastado modificada), pode ser utilizada para estudar o mecanismo da deglutição de modo mais detalhado. Pode-se utilizar um esofagograma baritado programado para avaliar o esvaziamento do esôfago.

A tomografia computadorizada (TC) e a ressonância magnética (RM) frequentemente podem ser usadas para definir mais detalhadamente a anatomia e avaliar a possibilidade de doença fora do lúmen e além da mucosa. A tomografia por emissão de pósitrons (PET) pode ser utilizada para avaliar o esôfago, porém é tipicamente realizada para investigação de patologia maligna, quando há preocupação de metástase.

Endoscopia e imagem endoscópica

A esofagogastroduodenoscopia (EGD, endoscopia alta) possibilita a visualização direta da superfície mucosa do esôfago, estômago e duodeno. Um endoscópio é um tubo de fibra óptica flexível com uma câmera, que pode ser usado para diagnóstico, rastreamento, monitoramento e tratamento de várias patologias. Os endoscópios têm canais adicionais através dos quais é possível utilizar várias ferramentas endoscópicas (i.e., pinças, dilatadores, agulhas de injeção, ferramentas hemostáticas) para a obtenção de amostras ou para tratamento da área visualizada.

A ultrassonografia endoscópica (USE) incorpora uma sonda de ultrassom na extremidade de um endoscópio. Essa sonda de ultrassom possibilita a obtenção de imagens e biopsia através da parede do esôfago e de outras estruturas anatômicas próximas.

Manometria

A manometria esofágica é uma avaliação fisiológica da função contrátil do esôfago. A manometria de alta resolução é o padrão-ouro para o diagnóstico de distúrbios de motilidade. Ela utiliza um cateter revestido com 20 a 36 sensores de pressão a intervalos de 1 cm, que é inserido por via nasal até o corpo gástrico. Os sensores registram e calculam a frequência e as pressões das ondas peristálticas esofágicas e a função do EEI e do EES. As pressões da manometria de alta resolução são usadas para gerar topografias de pressão esofágicas, representadas por gráficos de pressão-espaço-tempo codificados por cores. Essas métricas objetivas são aplicadas à Classificação de Chicago para o diagnóstico de distúrbios de motilidade do esôfago (Figura 36.1).

Monitoramento do pH esofágico

O monitoramento do pH esofágico sem fio e o teste de refluxo baseado em cateter são ferramentas diagnósticas usadas para o estudo da doença do refluxo. A cápsula de pH sem fio é, em geral, posicionada 5 cm acima do EEI. A cápsula mede o pH no local por 24 a 48 horas em ambiente laboratorial. Em seguida, os dados são registrados como porcentagem do dia em que o pH permanece abaixo de 4. Uma sonda de impedância-pH combinada mede o refluxo de conteúdo ácido e de não ácido, bem como o sentido do trânsito de um bolo alimentar ou líquido.

DISTÚRBIOS ESTRUTURAIS

Barras cricofaríngeas

A barra cricofaríngea é um achado radiográfico, que consiste em indentação posterior proeminente do esôfago no nível do músculo cricofaríngeo, que frequentemente é assintomática, mas pode contribuir para a disfagia. Acredita-se que a proeminência seja causada por espasmo muscular ou por comprometimento da complacência muscular no EES.

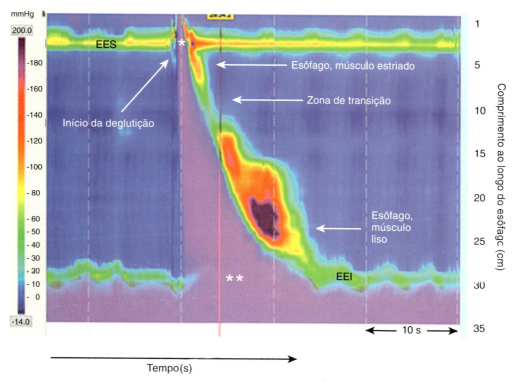

Figura 36.1 Manometria de alta resolução (MAR) do peristaltismo esofágico normal. O cateter de MAR, que consiste em 36 sensores de pressão, é inserido por via nasal até o estômago para fornecer um mapa completo de pressão fisiológica da hipofaringe, do esfíncter esofágico superior (EES) do esôfago, do esfíncter esofágico inferior (EEI) e do estômago. O eixo Y representa a localização dos sensores, ao passo que o eixo X representa o tempo. A variação de cor representa as diferentes pressões ao longo do comprimento do cateter em determinados momento e local. O EES e o EEI são mostrados como faixas coloridas horizontais. Os relaxamentos do EES (*) e do EEI (**) são mostrados como diminuições das pressões (correspondendo a aproximadamente 20 mmHg na barra de pressão-cor). O EEI abre-se pouco depois do relaxamento do EES com o início de uma deglutição úmida. O peristaltismo primário esofágico é mostrado como uma faixa de cor diagonal que se estende do EES até o EEI. O início da deglutição é visto na MAR como a alta contração de pressão na parte proximal estriada do esôfago, seguida de um segmento de pressão mais baixa, que corresponde à zona de transição e de aumento subsequente de pressão no esôfago de músculo liso.

As barras cricofaríngeas podem ser tratadas por intervenções cirúrgicas e não cirúrgicas. As opções não cirúrgicas incluem dilatação no local ou injeção de toxina botulínica. O manejo cirúrgico consiste em miotomia cricofaríngea.

Divertículos

Os divertículos do esôfago são evaginações (dilatações saculiformes) contidas nas camadas da parede do esôfago. Os divertículos verdadeiros envolvem todas as camadas da parede do esôfago, ao passo que os divertículos falsos se limitam à submucosa e à mucosa. Todos os divertículos são ainda classificados de acordo com a sua localização como divertículos proximais ou faringoesofágicos (divertículos de Zenker e de Killian-Jamieson), divertículos mesoesofágicos ou de tração ou parabronquiais e divertículos epifrênicos. A prevalência dos divertículos de Zenker (DZ) varia de 0,01 a 0,11%, e, na maioria dos casos, os pacientes são diagnosticados na sexta à oitava décadas de vida. A prevalência dos outros tipos de divertículos não é conhecida, porém esses divertículos são muito menos comuns que os de Zenker (Figura 36.2).

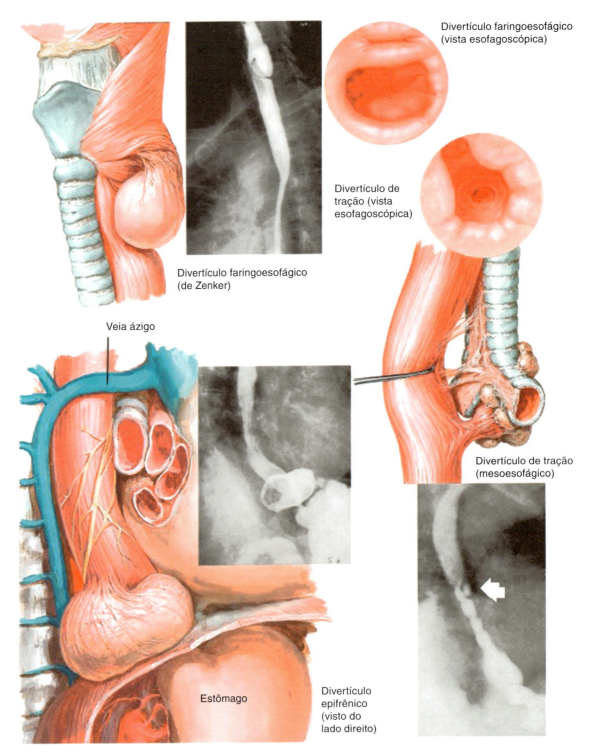

Figura 36.2 Divertículos esofágicos.

O DZ forma-se no triângulo de Killian, uma área de musculatura esparsa delimitada pelos músculos cricofaríngeo e tireofaríngeo na parede posterior da faringe. Como resultado da diminuição da complacência do músculo cricofaríngeo e do EES, a hipofaringe é exposta ao aumento das pressões no interior do bolo alimentar durante a deglutição, causando a formação do DZ. Os DZs são divertículos falsos. Os divertículos parabronquiais tendem a estar associados à fibrose mediastinal, que, com frequência, resulta de inflamação do mediastino causada por outra patologia (*i. e.*, infecções fúngicas, tuberculose). A tração exercida sobre a parede do esôfago leva à formação desses divertículos. A obstrução esofágica distal de longa duração pode levar à formação de divertículos de pulsão decorrentes de anormalidades anatômicas ou de distúrbios de motilidade. O espasmo difuso do esôfago tem sido associado a divertículos parabronquiais, ao passo que a acalasia tem sido associada a divertículos epifrênicos. Estes últimos dois tipos são divertículos verdadeiros.

Os pacientes com DZ frequentemente apresentam disfagia orofaríngea, mas também podem sofrer de obstrução completa do esôfago. Classicamente, esses pacientes se queixam de disfagia, com regurgitação e halitose. Os divertículos parabronquiais e epifrênicos são, com mais frequência, assintomáticos e são diagnosticados como achados incidentais em exames de imagem. As complicações desses divertículos estão, tipicamente, relacionadas com os distúrbios subjacentes (*i. e.*, distúrbios de motilidade).

Os divertículos são diagnosticados por radiografia de tórax com esôfago contrastado, endoscopia e TC. A manometria também pode ser usada para o diagnóstico de distúrbios de motilidade subjacentes, que contribuem para a formação de divertículos.

Os DZs sintomáticos devem ser tratados. Os DZs menores podem ser tratados com miotomia cricofaríngea isoladamente. Já os DZs maiores podem necessitar de intervenções adicionais, incluindo suspensão do divertículo ou diverticulectomia. A miotomia cricofaríngea endoscópica é uma alternativa para as abordagens cirúrgicas. Os divertículos parabronquiais e epifrênicos são abordados com mais sucesso pelo tratamento do distúrbio subjacente (*i. e.*, distúrbios de motilidade ou estenoses). Além disso, podem exigir miotomia estendida e diverticulectomia.

Anéis e teias

Os anéis esofágicos são áreas de estreitamento no lúmen do esôfago. Um anel "A" é um anel muscular encontrado na parte superior da ampola frênica, na área de maior pressão no EEI, e é definido por hipertrofia do músculo liso com epitélio de superfície normal. Um anel "B" (ou de Schatzki) é um anel de mucosa na junção escamocolunar, com epitélio escamoso acima do anel e epitélio colunar abaixo dele. Esse anel pode resultar em estreitamento luminal e disfagia. Sua etiologia e sua fisiopatologia não estão bem elucidadas.

Pacientes com anel de Schatzki com frequência se queixam de disfagia para alimentos sólidos, que é crônica e intermitente. O diâmetro do anel está inversamente associado à incidência e aos sintomas. A radiografia de tórax com esôfago contrastado com técnica de coluna completa constitui a melhor modalidade para o diagnóstico dos anéis de Schatzki. Os anéis de Schatzki podem ser visualizados à endoscopia, porém anéis com diâmetros maiores podem não ser detectados.

O tratamento de todos os anéis esofágicos consiste em dilatação mecânica. Essa dilatação pode ser efetuada com dilatadores de Savary ou dilatadores de balão com expansão radial. Existe uma elevada taxa de recorrência após o tratamento, e apenas 11% dos pacientes se mantêm assintomáticos depois de 3 anos. Entretanto, dilatações repetidas podem ser realizadas sem aumento da taxa de complicações.

Uma teia esofágica é um tecido fino e membranoso coberto com epitélio escamoso, que reduz as dimensões do lúmen esofágico. As teias podem ser congênitas ou adquiridas. As teias congênitas são raras.

As teias esofágicas adquiridas estão associadas à síndrome de Plummer-Vinson (anemia ferropriva, glossite, coiloníquia e carcinoma esofágico/faríngeo).

Os pacientes com teias esofágicas apresentam disfagia. As teias são diagnosticadas por radiografia de tórax com esôfago contrastado ou endoscopia. O paciente é incentivado a efetuar modificações no estilo de vida para reduzir os sintomas; entretanto, alguns pacientes precisam ser tratados com dilatação mecânica, semelhante ao tratamento dos anéis de Schatzki.

Neoplasia maligna

O câncer de esôfago é o sétimo câncer mais comum e constitui a sexta causa principal de morte por câncer em todo o mundo. A taxa de sobrevida em 5 anos após o diagnóstico é de 15 a 20%. A incidência de câncer de esôfago varia de acordo com a região. Nos países desenvolvidos, a incidência de câncer de células escamosas (CCE) ou espinocelular caiu, ao passo que o adenocarcinoma se tornou o principal tipo. Contudo, o CCE ainda é o câncer mais prevalente em todo o mundo. Os principais fatores de risco para o desenvolvimento de CCE consistem em etilismo e tabagismo. Existem outros agentes carcinogênicos que, à semelhança do álcool etílico e do tabaco, se acredita que possam levar à inflamação e à displasia. O tabaco constitui um fator de risco moderado para o adenocarcinoma. A obesidade e o índice de massa corporal (IMC) continuam sendo os fatores de risco mais fortes para o desenvolvimento de adenocarcinoma de esôfago. A obesidade pode predispor pacientes à DRGE e ao esôfago de Barrett, que também causa adenocarcinoma. A progressão da doença do refluxo gastrintestinal para o adenocarcinoma é descrita em uma seção subsequente (Figura 36.3).

Os pacientes com câncer de esôfago com frequência se queixam de disfagia progressiva e perda de peso. Dependendo da progressão dos sintomas, eles podem apresentar também anemia e outros sintomas. O tratamento do câncer de esôfago depende da progressão e do estadiamento, mas pode envolver quimioterapia, radioterapia, cirurgia e/ou medidas paliativas.

Hérnias de hiato

A hérnia de hiato resulta em deslocamento do conteúdo abdominal, como o estômago, acima do diafragma. As hérnias de hiato são classificadas em quatro tipos: tipo I (hérnia de hiato por deslizamento), tipo II (hérnia paraesofágica; a parte proximal do estômago projeta-se para cima através do diafragma, ao longo da parte distal do esôfago), tipo III (uma combinação dos tipos I e II) e tipo IV (herniação de outros órgãos abdominais). As hérnias de hiato por deslizamento representam a variedade mais comum. Os tipos II a IV são considerados variações de hérnias paraesofágicas (Figura 36.4).

As hérnias por deslizamento resultam da frouxidão da membrana frenoesofágica, uma membrana que ancora o esôfago ao diafragma. Isso resulta em alargamento do túnel hiatal, possibilitando a herniação da cárdia do estômago para o tórax. O aumento da idade e a obesidade com frequência contribuem para a diminuição da elasticidade da membrana frenoesofágica. As hérnias paraesofágicas são causadas por defeitos nessa membrana.

As hérnias podem ser diagnosticadas por radiografias simples, exames baritados, exame de imagem em corte transversal e endoscopia. As hérnias de hiato assintomáticas raramente necessitam de tratamento. Se uma hérnia de hiato tipo I estiver associada à DRGE, deve-se considerar o tratamento médico ou cirúrgico. O curso do tratamento deve se concentrar no tratamento dos sintomas da DRGE. As hérnias paraesofágicas (tipos II a IV) têm propensão a complicações, como vólvulo, obstrução, encarceramento e perfuração, e devem ser tratadas imediatamente, visto que o alargamento continuado leva ao agravamento dos sintomas e a complicações.

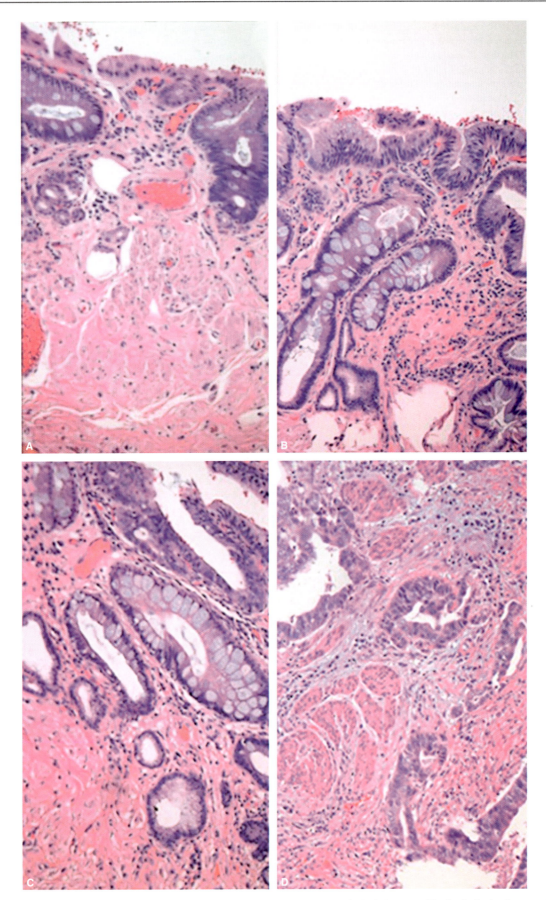

Figura 36.3 Progressão histológica do esôfago de Barrett sem displasia (**A**) até displasia de baixo grau (**B**), displasia de alto grau (**C**) e adenocarcinoma de esôfago (**D**).

Capítulo 36 Doenças do Esôfago 403

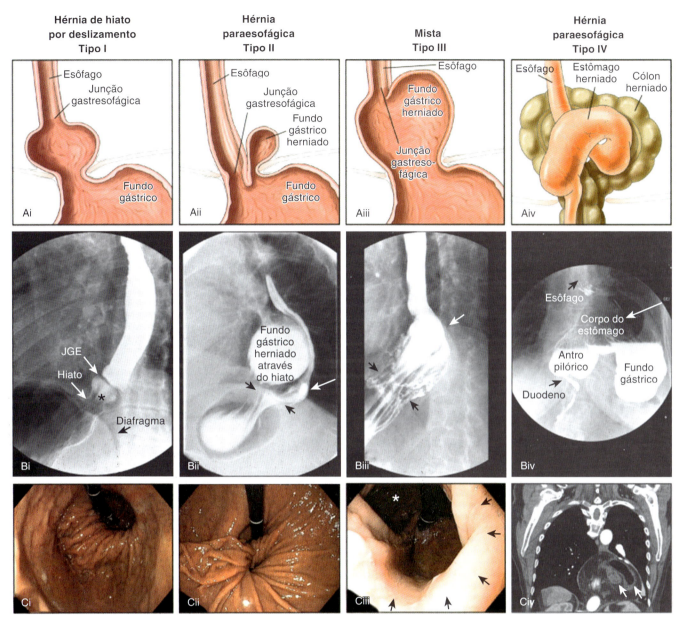

Figura 36.4 Desenhos anatômicos (linha **A**), radiografia de tórax com esôfago contrastado com bário (linha **B**) e vistas endoscópicas (i-iii) e de tomografia computadorizada (iv) (linha **C**) de hérnia de hiato tipo I ou por deslizamento (coluna 1), HPE tipo II (coluna 2), HPE tipo III (coluna III) e HPE tipo IV (coluna 4). Painel Bi: *, hérnia de hiato por deslizamento; painel Bii: hérnia paraesofágica verdadeira adjacente à JGE. Separação observada entre a JGE e o diafragma, compatível com pequena hérnia de hiato adjacente. *Seta branca*: comprimido de bário. *Setas pretas*: alargamento do hiato. Painel Biii. *seta branca*: junçao gastresofágica. *Setas pretas*: hiato diafragmático alargado. Painel Biv: estômago intratorácico herniado, com herniação do duodeno. O estômago exibe rotação organoaxial. Painel Ci: hérnia de hiato por deslizamento. Painel Cii: presença de HPE separada, com herniação através de frouxidão na membrana frenoesofágica. Observa-se, também, hiato diatragmático frouxo. Painel Ciii: Imagem obtida do hiato diafragmático (*setas pretas*). Observação de herniação da JGE com fundo gástrico/HPE grandes adjacentes (*asterisco branco*). Painel Civ: imagem de tomografia computadorizada (TC) coronal de um estômago intratorácico com alças do cólon herniadas (*setas brancas*). HPE, hérnia paraesofágica; JGE, junção gastresofágica.

DOENÇA DO REFLUXO GASTRESOFÁGICO E SEQUELAS

Um consenso (o consenso de Montreal, especificamente) entre um grupo de especialistas do mundo inteiro definiu a DRGE como "uma condição que se desenvolve quando o refluxo do conteúdo do estômago provoca sintomas incômodos e/ou complicações". Essa definição inclui síndromes sintomáticas e síndromes com lesão esofágica, porém não inclui a pirose funcional.

Fisiopatologia e sintomas

A fisiopatologia da DRGE é determinada por numerosos fatores, incluindo interação ácido gástrico-mucosa esofágica, incompetência da junção gastresofágica, diminuição das defesas da mucosa do esôfago e alteração dos mecanismos sensitivos que interpretam os sintomas.

Numerosas modalidades podem ser utilizadas para ajudar a diagnosticar e tratar a DRGE; entretanto, com frequência, a anamnese é suficiente para estabelecer o diagnóstico e iniciar o tratamento. Os sintomas característicos da DRGE consistem em pirose e regurgitação.

A dor torácica também pode ser um sintoma de apresentação, porém deve ser distinguida da dor torácica cardíaca. Os pacientes também podem apresentar sintomas atípicos menos comuns, como disfagia, dispepsia, dor epigástrica, distensão abdominal, náuseas e eructação.

Diagnóstico

O diagnóstico de DRGE é estabelecido com base na anamnese, em exames objetivos (endoscopia e monitoramento do pH do esôfago) e na resposta do paciente à terapia. Uma prova terapêutica com inibidores da bomba de prótons (IBPs) é um método que pode ser usado para o diagnóstico de DRGE em pacientes com sintomas típicos, sem características preocupantes que possam incluir disfagia, odinofagia, perda de peso, anemia, náuseas ou vômitos. A ausência de resposta aos IBPs não descarta o diagnóstico de DRGE, e os sintomas atípicos não são tão confiáveis na previsão da resposta. Assim, deve-se considerar um exame objetivo com endoscopia ou com monitoramento do pH do esôfago em pacientes que não respondem aos IBPs.

A endoscopia proporciona uma visualização direta do lúmen do esôfago e a avaliação da mucosa esofágica em pacientes com suspeita de DRGE. Ela pode demonstrar achados objetivos que sugiram DRGE, como esofagite erosiva, estenoses e esôfago de Barrett. Contudo, nem todos os pacientes sintomáticos apresentarão erosões ou dano à mucosa, o que limita a especificidade diagnóstica da endoscopia. A endoscopia possibilita biopsia da mucosa, que é útil no rastreamento do esôfago de Barrett, mas que também pode auxiliar o estabelecimento de outro diagnóstico. A esofagite eosinofílica pode ter apresentação semelhante, e pode-se obter uma biopsia para diferenciar a DRGE sem erosões e a esofagite eosinofílica. A biopsia não é recomendada para o diagnóstico de DRGE em pacientes com pirose e endoscopia normal.

O monitoramento do pH esofágico, com ou sem impedância, pode demonstrar objetivamente a presença de exposição ácida anormal do esôfago, refluxo não ácido, frequência de refluxo e sintomas associados ao refluxo.

Manejo

As modificações no estilo de vida fazem parte da terapia inicial para a DRGE. Os pacientes são orientados sobre comportamentos capazes de melhorar os sintomas e sobre a abstinência de alimentos que desencadeiam esses sintomas. Recomenda-se perda de peso para pacientes com sobrepeso ou obesidade. O ganho de peso, mesmo em pacientes com IMC normal, pode provocar novos sintomas de DRGE. Outras modificações de comportamento incluem abandono do tabagismo, elevação da cabeceira da cama e evitar posição reclinada durante pelo menos 2 horas após uma refeição. Os alimentos que comumente desencadeiam pirose e regurgitação incluem café, álcool, chocolate, alimentos gordurosos, cítricos e alimentos condimentados. É importante que todas as modificações no estilo de vida sejam adaptadas aos sintomas e à evolução da doença de cada paciente.

Quando as modificações do estilo de vida falham, deve-se recorrer a intervenções farmacológicas. Os medicamentos que podem tratar a DRGE incluem antiácidos, antagonistas dos receptores de histamina (bloqueadores H2) e IBPs. Com frequência, os pacientes utilizam antiácidos de venda livre para aliviar os sintomas da DRGE. Esses antiácidos neutralizam o ácido clorídrico gástrico e inibem a pepsina. Com o advento dos bloqueadores H2 e IBP, houve um declínio no uso dos antiácidos, porém uma coorte menor de pacientes continua usando esses medicamentos para a pirose. Os bloqueadores H2 ligam-se reversivelmente aos receptores de histamina H2, impedindo a ligação da histamina liberada durante uma refeição aos receptores nas células ECL e parietais. Os IBPs são superiores aos bloqueadores H2, visto

que eles essencialmente bloqueiam de modo irreversível a hidrogênio-potássio ATPase, que secreta ácido clorídrico das células parietais gástricas. Esses fármacos comprovadamente contribuem para a cicatrização do esôfago e diminuem as taxas de recidiva, em comparação com os bloqueadores H2. Além disso, os IBPs também demonstraram ser superiores para o alívio da pirose.

Podem-se considerar opções cirúrgicas para a DRGE ou a esofagite refratárias ao tratamento farmacológico quando pacientes apresentam efeitos colaterais da medicação, não demonstram adesão ao tratamento ou necessitam de correção de uma grande hérnia de hiato concomitante. As opções cirúrgicas incluem fundoplicatura laparoscópica ou cirurgia bariátrica. A fundoplicatura laparoscópica envolve "enrolar" o fundo gástrico ao redor da extremidade do esôfago para ajudar a reparar e fornecer suporte ao EEI. A cirurgia bariátrica com derivação gástrica em pacientes obesos com DRGE também pode ser usada no tratamento da DRGE.

Manifestações extraesofágicas da DRGE

A DRGE contribui para várias manifestações extraesofágicas, ou seja, respiratórias, laringofaríngeas e dentárias. As manifestações respiratórias incluem acometimento pulmonar (asma, fibrose pulmonar idiopática, bronquite etc.), tosse, sibilos e dispneia. As manifestações laríngeas incluem rouquidão, dor de garganta, *globus* faríngeo, sufocamento, gotejamento pós-nasal, estenose laríngea e traqueal e laringospasmo. A DRGE também pode resultar em erosões dentárias.

Devem-se considerar outras causas além da DRGE das manifestações extraesofágicas antes de associar os sintomas à DRGE. As ferramentas de diagnóstico não fornecem evidências confiáveis de causalidade entre a DRGE e os sintomas extraesofágicos. Além disso, os IBPs não demonstraram ter benefício terapêutico claro no tratamento desses sintomas. Conforme descrito anteriormente, o diagnóstico de DRGE pode ajudar na associação, porém a presença ou ausência de DRGE não pode estabelecê-la com segurança como causa dos sintomas extraesofágicos. Com frequência, os médicos baseiam-se em uma análise da associação de sintomas para identificar uma associação temporal entre sintomas de refluxo e outros sintomas.

A supressão do ácido gástrico com IBP ainda é usada no tratamento dos sintomas extraesofágicos quando existem manifestações típicas de DRGE. Quando não há sinais/sintomas típicos de DRGE, deve-se considerar o monitoramento do refluxo antes de se iniciar uma prova terapêutica com um IBP. Em geral, a cirurgia não é considerada em pacientes que não respondem aos IBPs, visto que os dados disponíveis não mostram efeitos benéficos.

Esôfago de Barrett

O esôfago de Barrett (EB) é definido como o achado de pelo menos 1 cm de epitélio colunar metaplásico no esôfago tubular e pode ser descrito como EB de segmento longo (> 3 cm) e EB de segmento curto (< 3 cm). Além disso, pode ser descrito segundo o sistema de classificação de Praga, que usa a extensão circunferencial do EB e a extensão do segmento visualizado mais longo.

O EB pode se desenvolver em consequência de DRGE de longa duração. O diagnóstico de DRGE está associado a um risco de 10 a 15% de desenvolver esôfago de Barrett. Os fatores de risco para o desenvolvimento de EB consistem em DRGE crônica (> 5 anos), idade superior a 50 anos, sexo masculino, tabagismo, obesidade central e raça branca. O EB pode progredir para displasia e adenocarcinoma de esôfago. Os fatores de risco para a progressão incluem avanço da idade, obesidade central, tabagismo e falta de uso de AINE, IBP ou estatinas. A maioria ($> 90\%$) dos pacientes com diagnóstico de EB não morre de adenocarcinoma de esôfago. O risco de progressão do EB para o câncer é determinado pela magnitude da displasia (a ausência de displasia representa um risco de 0,2 a 0,5% por ano, a displasia de baixo grau consiste em um risco de 0,7% por ano, e a displasia de alto grau, 7% por ano).

Deve-se considerar o rastreamento para EB em homens com DRGE crônica (> 5 anos) e/ou sintomas semanais de refluxo que apresentem dois fatores de risco adicionais: idade superior a 50 anos, raça branca, obesidade central, história pregressa de tabagismo ou parente de primeiro grau com EB ou com adenocarcinoma. Embora a progressão do EB para o adenocarcinoma seja rara em mulheres, elas ainda devem ser submetidas a rastreamento se existirem os fatores de risco anteriormente mencionados. O endoscopista deve obter pelo menos oito biopsias aleatórias para maximizar o rendimento do exame histológico à procura de metaplasia intestinal. Os achados nas biopsias são confirmados por dois patologistas que estabelecem o diagnóstico. Modalidades alternativas de rastreamento incluem citologia com balão.

O tratamento do EB consiste em quimioprevenção, terapia endoscópica ou cirurgia. Todos os pacientes com EB devem receber IBP 1 vez/dia para quimioprevenção. Não há necessidade de tratamento endoscópico se não houver displasia. No diagnóstico inicial, se for observada nodularidade no segmento suspeito, o paciente deve ser submetido à ressecção endoscópica da mucosa como procedimento diagnóstico e terapêutico. A terapia ablativa endoscópica é utilizada em pacientes com displasia de baixo grau e de alto grau. As técnicas ablativas incluem ablação por radiofrequência e crioterapia (menos utilizada). As taxas de recorrência parecem ser semelhantes nas diferentes modalidades ablativas. A ultrassonografia endoscópica (USE) também pode ser usada para avaliar a profundidade de invasão dos nódulos e do adenocarcinoma, orientando a terapia definitiva. A cirurgia antirrefluxo pode ser realizada em pacientes com controle insatisfatório dos sintomas de refluxo com o uso de IBP.

A vigilância endoscópica é continuada para monitorar a estabilidade ou a progressão do EB. Os intervalos de vigilância são determinados pelo nível de displasia, desde um intervalo de 3 a 5 anos para pacientes sem displasia até intervalos frequentes de 3 meses para pacientes com displasia de alto grau submetidos a tratamento endoscópico. Na endoscopia de vigilância, são obtidas biopsias de quatro quadrantes a intervalos de 2 cm em pacientes sem displasia e a intervalos de 1 cm em pacientes com displasia prévia. Deve-se obter também uma amostra de quaisquer anormalidades visíveis. A cromoendoscopia virtual ou química aumenta o rendimento da vigilância.

DISTÚRBIOS DE MOTILIDADE

Acalasia

A acalasia é um distúrbio esofágico motor primário, definido como ausência de peristaltismo do corpo esofágico e falha de relaxamento do EEI, resultando em aumento do tônus do EEI. A fisiopatologia da acalasia está relacionada com a perda da inervação inibitória no esôfago. A acalasia primária é causada pela falha dos neurônios inibitórios distais (células ganglionares) no plexo mioentérico esofágico. Pode ocorrer também denervação no nervo vago extraesofágico ou no núcleo motor dorsal do nervo vago. Foi também constatado que a inervação colinérgica permanece intacta e, possivelmente, pode contribuir para o aumento da pressão do EEI. Há evidências crescentes de que a denervação seja um processo autoimune, o que sugere que a suscetibilidade genética e o herpes-vírus simples (HSV) humano 1 latente também têm participação no processo. Essa condição é considerada como acalasia primária e, por definição, idiopática.

A disfagia para alimentos sólidos e líquidos constitui a apresentação clássica, porém os pacientes também podem sofrer de regurgitação, pirose e dor torácica. A investigação diagnóstica inicial da acalasia inclui radiografia de tórax com esôfago contrastado e/ou endoscopia. A radiografia de tórax com esôfago contrastado pode revelar dilatação esofágica com estreitamento em bico de pássaro ao redor da junção gastresofágica (Figura 36.5). A endoscopia possibilita a observação de dilatação do esôfago, EEI de alta pressão e possibilidade de alimento retido no esôfago, além de ajudar a excluir as causas de acalasia secundária. O padrão-ouro para o diagnóstico de acalasia é a manometria esofágica de alta resolução. A manometria pode registrar aperistalse na parte distal do esôfago e ausência de relaxamento do EEI. A manometria de alta resolução definiu subgrupos de pacientes com acalasia utilizando a Classificação de Chicago, os quais apresentam respostas ao tratamento e prognósticos diferentes. A acalasia clássica ou tipo I caracteriza-se por aperistalse, relaxamento incompleto ou ausente do EEI e alta pressão do EEI em repouso. O tipo II mostra pressurização pan-esofágica com deglutições, ao passo que o tipo III mostra contrações espásticas obliterantes do lúmen da parte distal do esôfago com 20% ou mais de deglutições.

A meta do tratamento da acalasia consiste em promover o esvaziamento do esôfago e diminuir a pressão do EEI. As opções iniciais (e mais efetivas) de tratamento incluem dilatação pneumática ou miotomia cirúrgica laparoscópica (de Heller). A dilatação pneumática é uma abordagem endoscópica usada para tratamento da acalasia, que envolve o uso de balões para dilatar o EEI, rompendo teoricamente as fibras no seu interior. O número e o grau de dilatações são determinados pela progressão do alívio dos sintomas. A miotomia cirurgia (de Heller) pode fornecer uma solução permanente ao cortar o EEI, possibilitando a livre passagem do alimento e dos líquidos. Em pacientes que não são candidatos adequados para tratamento definitivo, a endoscopia pode ser usada para a injeção de toxina botulínica na junção gastresofágica, o que inibe a liberação de acetilcolina dos nervos. A acetilcolina é responsável pelo aumento do tônus do EEI, particularmente quando há denervação dos nervos inibitórios. Portanto, a toxina botulínica reduzirá o tônus do EEI. Se a terapia com toxina botulínica falhar, pode-se considerar a terapia farmacológica com nitratos e bloqueadores dos canais de cálcio, porém os efeitos não proporcionam um tratamento em longo prazo.

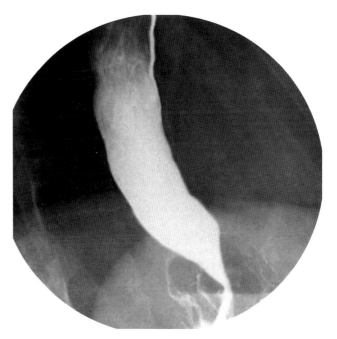

Figura 36.5 Radiografia de tórax com esôfago contrastado com bário, demonstrando estreitamento na junção esofagogástrica com aparência em bico de pássaro e dilatação da parte distal do esôfago, com meio de contraste retido e nível hidroaéreo.

Seção 6 Doenças Gastrintestinais

A abordagem mais recente para o tratamento, a POEM (do inglês *per oral endoscopic myotomy*; miotomia endoscópica peroral), utiliza um endoscópio para criar um túnel abaixo da mucosa esofágica, de modo a efetuar uma miotomia por dentro, sem necessidade de incisões cirúrgicas.

Espasmo esofágico difuso

O espasmo esofágico difuso (EED) é definido por contrações descoordenadas do esôfago. A manometria esofágica proporciona a descrição mais específica dos espasmos. Especificamente, a Classificação de Chicago define o EED como 20% ou mais de contrações prematuras (< 4,5 segundos), com relaxamento normal do EEI. Com frequência, os pacientes apresentam disfagia e dor torácica. À semelhança da acalasia, o EED provavelmente está relacionado com a diminuição da inervação inibitória. Isso é frequentemente observado na radiografia de tórax com esôfago contrastado.

A terapia farmacológica não é efetiva de modo fidedigno para o EED. A dilatação pneumática do EEI ou do corpo do esôfago alivia alguns dos sintomas, porém a toxina botulínica promove melhor efeito.

FORMAS VARIANTES DE ESOFAGITE

Esofagite eosinofílica

A esofagite eosinofílica (EEo) é (provavelmente) uma inflamação com predomínio eosinofílico mediada por alergênios da mucosa do esôfago, e o seu diagnóstico é estabelecido quando biopsias de esôfago em pacientes sintomáticos revelam 15 ou mais eosinófilos por campo microscópico de grande aumento. Na avaliação da EEo, devem-se obter duas a quatro biopsias das partes proximal e distal do esôfago. A endoscopia pode visualizar anéis esofágicos fixos no lúmen, que são característicos, mas não diagnósticos, de EEo. Com frequência, esses anéis são chamados de traquealização do esôfago. Outros achados incluem exsudatos eosinofílicos brancos, sulcos longitudinais, edema, estreitamento difuso do esôfago, estenoses e lacerações secundárias ao endoscópio.

Uma vez diagnosticada a EEo, deve-se testar uma resposta aos IBPs. Depois de uma prova terapêutica com IBP de 8 semanas, devem-se repetir a endoscopia e a biopsia. Se houver resolução dos sintomas e da eosinofilia, o diagnóstico é, portanto, de eosinofilia esofágica responsiva aos IBPs (EER-IBP). A EER-IBP pode estar associada à DRGE. Se os sintomas e a eosinofilia persistirem, o diagnóstico é, então, de EEo.

A meta do tratamento na EEo consiste em melhora dos sintomas e redução da inflamação esofágica. A terapia farmacológica de primeira linha é de 8 semanas de corticosteroides tópicos deglutidos (fluticasona ou budenosida). Se os sintomas não melhorarem ou se houver necessidade de melhora rápida, podem-se utilizar corticosteroides sistêmicos (*i. e.*, prednisona). Em contrapartida, pode-se utilizar também uma dieta de eliminação específica como terapia inicial antes da administração de corticosteroides tópicos. Quando a medicação e a reorientação alimentar falham, deve-se considerar a dilatação do esôfago em pacientes com estenoses.

Esofagite induzida por comprimidos

A esofagite induzida por comprimidos resulta em lesão direta da mucosa do esôfago devido a um comprimido. Os pacientes queixam-se de pirose, dor torácica, odinofagia e disfagia. Os medicamentos comuns que podem causar essa condição incluem: tetraciclina, doxiciclina, clindamicina, ácido acetilsalicílico (AAS), anti-inflamatórios não esteroides (AINEs), bifosfonatos, cloreto de potássio, preparações de quinidina, compostos de ferro, emeprônio (anticolinérgico antiespasmódico), alprenolol e pinavério.

As complicações consistem em estenose, hemorragia esofágica e perfuração. Com frequência, a interrupção do agente agressor é suficiente para tratar a condição, com cicatrização final da mucosa.

INFECÇÕES ESOFÁGICAS

As infecções do esôfago são raras em pacientes imunocompetentes. Em geral, indivíduos imunocomprometidos são afetados, entre eles os pacientes em uso de medicamentos imunossupressores e quimioterápicos e pacientes com síndrome da imunodeficiência adquirida (AIDS, do inglês *acquired immune deficiency syndrome*). Em pacientes com AIDS, a esofagite infecciosa é mais prevalente à medida que a contagem de linfócitos T CD4 declina, sobretudo com contagens inferiores a 100. O sintoma mais comum de esofagite infecciosa é a odinofagia, frequentemente associada a disfagia, dor torácica e hemorragia digestiva. Coinfecção é comum, e o tratamento é determinado pela etiologia. Pode ser necessário iniciar terapia supressora de manutenção com agentes antifúngicos ou antivirais em pacientes com AIDS.

A causa mais comum de esofagite infecciosa é *Candida*. Em geral, manifesta-se como disfagia e odinofagia, porém a candidíase oral tem alto valor preditivo positivo para candidíase esofágica. Na endoscopia, são visualizadas placas brancas friáveis sobre a mucosa, e hifas fúngicas são encontradas no exame histológico. Normalmente, os pacientes são tratados com sucesso com fluconazol oral, ao passo que o fluconazol intravenoso ou uma equinocandina são prescritos para pacientes que não conseguem tolerar a terapia oral.

Ocorre esofagite por citomegalovírus (CMV) em pacientes gravemente imunocomprometidos. Esses pacientes têm uma apresentação quase idêntica àquela de pacientes com esofagite por *Candida*, exceto pela candidíase orofaríngea. A endoscopia revela grandes úlceras (> 10 cm) superficiais nas partes intermediária a distal do esôfago. As margens são distintas, e as úlceras frequentemente são descritas como "em saca-bocado". O exame histológico de amostras de biopsias de mucosa e submucosa das margens e bases das úlceras consegue estabelecer com acurácia o diagnóstico de esofagite por CMV. O exame histológico revela grandes células endoteliais ou fibroblastos com grandes corpúsculos de inclusão densos. O tratamento da esofagite por CMV consiste em ganciclovir intravenoso, foscarnete (por via intravenosa) ou valganciclovir (por via intravenosa ou oral).

Outra causa de esofagite infecciosa é o herpes-vírus simples (HSV). Normalmente, o HSV-1 é a cepa agressora, mas o HSV-2 também pode constituir uma causa. A esofagite por HSV é frequentemente observada em indivíduos imunossuprimidos, mas pode afetar adultos saudáveis. O aspecto endoscópico da esofagite por HSV consiste em múltiplas úlceras pequenas e superficiais na parte distal do esôfago. Infecções mais avançadas ou agressivas podem revelar grandes úlceras confluentes, epitélio pseudomembranoso ou desnudado. As culturas virais podem ser positivas para HSV-1 e, em certas ocasiões, para HSV-2. A reação em cadeia da polimerase quantitativa para HSV-1 tem alta sensibilidade quando o exame é efetuado em amostras de biopsia. O exame histopatológico revela grandes corpúsculos de inclusão intranucleares de Cowdry do tipo A, bem como degeneração vacuolar e células gigantes multinucleadas. O tratamento da esofagite por HSV consiste em aciclovir (oral ou intravenoso) ou valaciclovir (oral).

TRAUMATISMO E EMERGÊNCIAS ESOFÁGICOS

Perfuração esofágica

A perfuração do esôfago pode ter numerosas etiologias. A causa mais comum é iatrogênica, mas pode ser consequente a traumatismo, lesão cáustica, neoplasia maligna ou vômitos graves. Com frequência, a perfuração iatrogênica está relacionada com a instrumentação de endoscopia, inserção de tubo nasogástrico, intubação ou dilatação. A síndrome de Boerhaave descreve a ruptura espontânea do esôfago após vômitos intensos.

Dor é o sintoma inicial mais comum, que pode variar dependendo da localização da perfuração. Os pacientes também podem apresentar sintomas de choque ou de infecção sistêmica. O exame físico pode revelar crepitação palpável no pescoço ou no tórax relacionada com enfisema subcutâneo.

A perfuração esofágica deve ser diagnosticada e tratada prontamente. Uma radiografia de tórax pode sugerir perfuração ao revelar ar mediastinal, derrame pleural, pneumotórax e ar subdiafragmático. O diagnóstico pode ser confirmado por tomografia computadorizada, exame de imagem com diatrizoato de meglumina ou endoscopia de emergência.

O tratamento da perfuração esofágica começa com reanimação adequada e administração precoce de antibióticos, se necessário. Pode-se proceder ao reparo da perfuração por cirurgia ou por endoscópio. A cirurgia está indicada para pacientes instáveis ou para os que apresentam perfurações da parte abdominal do esôfago. Pode-se usar um endoscópio para a colocação de *stents* ou clipes. As perfurações podem ser tratadas de maneira conservadora, bem como com manejo clínico. Isso inclui dieta zero durante pelo menos 7 dias, nutrição parenteral, antibióticos empíricos (considerar o uso de antifúngicos) e manejo das complicações (*i. e.*, drenagem de abscessos).

Corpos estranhos e impactação de alimentos

A ingestão de corpos estranhos pode ser acidental ou intencional. Os sintomas dependem do tamanho, do formato, da consistência e da localização do objeto, porém alguns pacientes permanecem assintomáticos. O alimento também pode ficar alojado no esôfago e provocar sintomas semelhantes aos da ingestão de corpos estranhos. A impactação de alimentos resulta, habitualmente, de um processo patológico subjacente, incluindo estenose péptica, anel de Schatzki, EEo ou neoplasia maligna.

Corpos estranhos e alimentos podem resultar em obstrução completa do esôfago. Os pacientes não conseguem eliminar as secreções e sentem dor torácica intensa. Se não houver resolução espontânea da obstrução, a endoscopia de emergência é frequentemente necessária para aliviar a obstrução. Em determinadas ocasiões, pode-se administrar glucagon por via intravenosa quando houver suspeita de impactação de alimentos antes de uma intervenção endoscópica. O glucagon relaxa o EEI e o músculo liso do esôfago, possibilitando a passagem espontânea do bolo.

Laceração de Mallory-Weiss

A laceração de Mallory-Weiss é uma ruptura da mucosa ou submucosa próximo à junção gastresofágica; ela resulta de qualquer processo que provoque rápida elevação da pressão intra-abdominal e herniação gástrica. É descrita com mais frequência em casos de ânsia de vômito ou vômitos, mas também pode ocorrer como resultado de aumento da tensão ou tosse forçada.

Os pacientes apresentam hematêmese e/ou melena. Com frequência, eles relatam a ocorrência de ânsia de vômito ou vômitos excessivos, porém a laceração também pode ocorrer sem esse histórico. A endoscopia é usada para diagnosticar a laceração e descartar a possibilidade de outras causas de hemorragia digestiva alta.

A terapia de suporte envolve o tratamento do distúrbio subjacente e a redução dos casos de vômito e ânsia de vômito. A laceração de Mallory-Weiss pode ser maciça, porém raramente é fatal. As terapias endoscópicas para sangramento contínuo incluem o uso de epinefrina, que pode ser injetada localmente para reduzir a hemorragia. Cauterização, clipes e ligadura também podem ser usados para controlar o local de sangramento. Pacientes com hemorragia persistente podem ser submetidos a intervenção angiográfica ou, em raros casos, intervenção cirúrgica.

DOENÇAS SISTÊMICAS E OUTRAS DOENÇAS

Esclerodermia

A esclerose sistêmica progressiva pode afetar qualquer parte do tubo gastrintestinal, porém acomete, com mais frequência, o esôfago. A perda progressiva de músculo liso, a deposição de colágeno e a fibrose na parede do esôfago podem causar redução ou ausência do peristaltismo, DRGE e incompetência do EEI. A manometria é usada para diagnosticar doença esofágica, ao passo que a endoscopia pode ser realizada para investigação de complicações.

Distúrbios dermatológicos

O esôfago pode ser afetado por uma ampla variedade de distúrbios dermatológicos. Esses distúrbios incluem pênfigo vulgar, penfigoide bolhoso, eritema multiforme, síndrome de Behçet, líquen plano, dermatite herpetiforme e necrólise epidérmica tóxica/síndrome de Stevens-Johnson. O tratamento do distúrbio subjacente é mais efetivo no tratamento do comprometimento do esôfago e, com frequência, envolve glicocorticoides.

LEITURA SUGERIDA

Ajani JA, D'Amico TA, Bentrem DJ, et al: Esophageal and esophagogastric junction cancers, version 2.2019, NCCN clinical practice guidelines in oncology, J Natl Compr Canc Netw 17(7):855–883, 2019.

Dellon ES, Gonsalves N, Hirano I, et al: ACG clinical guideline: evidenced based approach to the diagnosis and management of esophageal eosinophilia and eosinophilic esophagitis (EoE), Am J Gastroenterol 108(5):679–692, 2013.

Kahrilas PJ, Bredenoord AJ, Fox M, et al: The Chicago Classification of esophageal motility disorders, v3.0, Neurogastroenterol Motil 27(2): 160 174, 2015.

Shaheen NJ, Falk GW, Iyer PG, Gerson LB, American College of Gastroenterology: ACG clinical guideline: diagnosis and management of Barrett's esophagus, Am J Gastroenterol 111(1):30–50, 2016.

Vakil N, van Zenten SV, Kahrilas P, et al: The Montreal definition and classification of gastroesophageal reflux disease: a global evidence-based consensus, Am J Gastroenterol 101(8):1900–1920, 2006; quiz 1943.

37

Doenças do Estômago e do Duodeno

Alma M. Guerrero Bready, Akwi W. Asombang, Steven F. Moss

INTRODUÇÃO

O processo de digestão começa na boca, com a mastigação. O bolo alimentar ingerido é então impulsionado para o esôfago, passa pelo esfíncter esofágico inferior (EEI) e entra no estômago. O estômago pode conter entre 1,5 e 2 ℓ de alimento, o que possibilita o consumo intermitente de nutrientes. Enquanto se encontra no estômago, o bolo alimentar é, ainda, decomposto por uma série de reações químicas e mecânicas em partículas menores (quimo), que seguem pelo canal pilórico para entrar na parte inicial do intestino delgado, o duodeno. Este capítulo apresenta uma revisão da anatomia e da fisiologia normais do estômago e do duodeno e discute os processos patológicos mais comuns que afetam esses dois órgãos.

ANATOMIA

Anatomia do estômago

O estômago é um órgão oco, com uma estrutura superior cupuliforme na face lateral (o fundo gástrico) (Figura 37.1). A margem externa ao longo da cúpula e até o fim do estômago é denominada curvatura maior. Do outro lado, encontra-se a curvatura menor. O estômago é composto de quatro partes: a cárdia, o fundo gástrico, o corpo gástrico e o piloro. O estômago está conectado proximalmente à parte distal do esôfago pelo EEI, uma estrutura circular de músculo liso sob controle parassimpático e simpático. O EEI atua como válvula para impedir o fluxo retrógrado do conteúdo gástrico no esôfago, evitando,

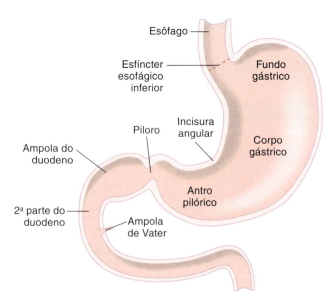

Figura 37.1 Anatomia gastroduodenal normal.

assim, a ocorrência de refluxo gastresofágico. A região mais proximal do estômago é a cárdia, que é a área situada entre o EEI e o fundo gástrico. Abaixo do fundo gástrico, encontra-se o corpo gástrico, que tem pregas longitudinais características ou pregas gástricas. O corpo gástrico é o local onde o alimento é principalmente misturado e decomposto. Abaixo de uma dobra circular proeminente (a *incisura angular*), está o antro pilórico, que leva ao canal pilórico. O antro pilórico retém o alimento até que este esteja pronto para ser liberado no duodeno através do piloro (estrutura circular composta de músculo liso). Ocorre hérnia de hiato quando parte do estômago é empurrada para cima através de uma fraqueza do diafragma para o tórax.

O estômago é inervado e controlado tanto pela parte simpática do sistema nervoso, por meio do plexo celíaco, quanto pela parte parassimpática, que é suprida pelos troncos anterior e posterior do nervo vago. A irrigação do estômago provém do tronco celíaco (Vídeo 37.1).

Anatomia do duodeno

Imediatamente após o piloro, o duodeno dobra-se posteriormente para se tornar uma estrutura retroperitoneal e curva-se ao redor da cabeça do pâncreas em forma de C para em seguida ressurgir na cavidade peritoneal, unindo-se à segunda parte do intestino delgado, o jejuno (Figura 37.1). O duodeno pode ser dividido em quatro partes: parte superior (primeira parte ou ampola), parte descendente (segunda parte), parte horizontal (terceira parte) e parte ascendente (quarta parte). Dentro do duodeno descendente, encontra-se a ampola de Vater, onde o sistema biliar e o ducto pancreático se unem para drenar suas secreções no duodeno por meio da papila maior do duodeno.

À semelhança do estômago e do restante do sistema digestório, o duodeno é inervado pelas partes tanto parassimpática quanto simpática do sistema nervoso. O suprimento sanguíneo para a primeira metade do duodeno deriva de projeções do tronco celíaco e, para a segunda metade do duodeno, da artéria mesentérica superior. É esse ponto de transição que demarca a progressão do intestino anterior para o intestino médio.

HISTOLOGIA

Histologia do estômago

As paredes do estômago e do duodeno, como o restante do sistema digestório, são compostas de quatro camadas: a túnica mucosa, a tela submucosa, a túnica muscular externa e a túnica serosa. No estômago, a túnica mucosa é formada por uma camada de células epiteliais colunares simples, que se invaginam para criar as fovéolas gástricas. Essas fovéolas se estendem em milhões de glândulas gástricas, que secretam ácido gástrico e outros produtos. A profundidade e a função das fovéolas e das glândulas gástricas diferem entre as várias regiões do estômago. Abaixo da túnica mucosa, encontra-se a tela submucosa, que abriga tecido conjuntivo denso e linfócitos, plasmócitos, arteríolas, vênulas, vasos linfáticos e plexo submucoso (plexo de Meissner). Mais profundamente a essa camada, está a túnica muscular externa, que fornece as contrações necessárias para o estômago agitar vigorosamente o quimo. Essa túnica muscular contém as camadas de músculos lisos oblíquo interno, circular médio e longitudinal externo. Além disso, contém o plexo neural mioentérico (plexo de Auerbach). A túnica mais externa do estômago é uma continuação do peritônio visceral, denominada túnica serosa.

Histologia do duodeno

A parede duodenal também é composta de túnica mucosa, tela submucosa, túnica muscular externa e túnica serosa. Entretanto, no caso do duodeno, as células epiteliais contêm microvilosidades e estão dispostas de tal modo que a superfície do duodeno apresenta projeções das células epiteliais, denominadas vilosidades, que são flanqueadas por glândulas intestinais, denominadas criptas de Lieberkühn. As vilosidades e as microvilosidades aumentam a superfície absortiva do duodeno. Além de sua função primariamente absortiva, a tela submucosa do duodeno contém glândulas de Brunner, que secretam uma solução neutralizante de ácido, que protege o restante do sistema digestório dos efeitos do suco gástrico ácido.

SECREÇÕES GASTRODUODENAIS

As secreções gástricas são responsáveis pela degradação das macromoléculas dos alimentos em nutrientes, que podem ser absorvidos no intestino. As secreções gástricas são precisamente coordenadas em um sistema sofisticado de alças de retroalimentação, que asseguram o equilíbrio entre um ambiente ácido para a quebra dos alimentos (criado pelas células parietais que secretam ácido clorídrico) e um ambiente protetor, que defende a integridade do lúmen gástrico. Este último é obtido pela secreção de uma solução de água rica em bicarbonato/eletrólitos/muco das células da superfície mucosa que tampona o ácido gástrico, de modo a impedir a autodigestão das células epiteliais e das glândulas gástricas. As secreções gástricas também atuam para proteger o sistema digestório de microrganismos patogênicos e auxiliar a absorção de cálcio, ferro e vitamina B_{12}.

Células parietais
Secreção de ácido

O suco gástrico é composto principalmente de ácido clorídrico (HCl), que é secretado pelas células parietais em uma concentração de 160 mmol/ℓ. As células parietais estão localizadas principalmente no fundo e no corpo gástricos e são estimuladas a liberar HCl por meio de três vias principais.

A histamina é liberada por células neuroendócrinas especializadas, denominadas células semelhantes às enterocromafins (ECL), e constitui o principal estimulante da secreção de íons H^+. A histamina atua nos receptores H_2 para ativar a adenilato ciclase, resultando em aumento dos níveis de cAMP intracelular. Isso leva à ativação das bombas de prótons (H^+, K^+-ATPases), que estão localizadas na superfície apical da célula, de modo a promover a liberação de HCl no lúmen gástrico (Figura 37.2).

A acetilcolina (ACh), que é liberada pelas terminações nervosas após a estimulação vagal, também promove a secreção de ácido ao atuar no receptor M3 na face basal das células parietais. Isso aumenta o Ca^{++} intracelular, que também estimula a liberação de ácido no lúmen gástrico por meio da bomba de prótons apical (Figura 37.2).

A gastrina promove a liberação de ácido de duas maneiras distintas (Figura 37.2). A gastrina é liberada pelas células G no antro pilórico em resposta ao alimento (sobretudo proteína) e em resposta à

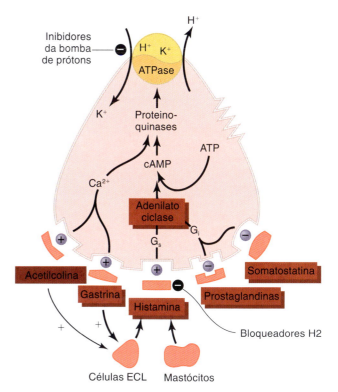

Figura 37.2 Estímulos e mecanismos da secreção de ácido gástrico pela célula parietal; *ATP*, trifosfato de adenosina; *cAMP*, monofosfato de adenosina cíclico; *ECL*, semelhantes às enterocromafins.

liberação neural do peptídio relacionado com a gastrina, estimulado pela distensão gástrica. A gastrina circula na corrente sanguínea e pode ligar-se diretamente a receptores de CCK2/gastrina nas células parietais, estimulando a liberação de H^+. De maior consequência funcional durante a alimentação é o fato de que a gastrina também estimula indiretamente a secreção de ácido por meio de sua ligação a receptores de CCK2/gastrina semelhantes nas células ECL para promover a liberação de histamina, que, por sua vez, atua nos receptores H2 das células parietais, conforme anteriormente assinalado.

A secreção de ácido é inibida pela somatostatina, que é liberada pelas células D no antro pilórico e no fundo gástrico. As células D são estimuladas a secretar somatostatina na presença de uma alta concentração de íons H^+ no lúmen gástrico e são inibidas pela ACh. A somatostatina inibe a secreção de ácido ao diminuir os níveis de cAMP nas células parietais e ao inibir a liberação de gastrina das células G (Figura 37.2).

Fator intrínseco

As células parietais, além de serem fundamentais na secreção de ácido, secretam o fator intrínseco, uma glicoproteína que desempenha um papel de importância crítica na absorção de vitamina B_{12}. O fator intrínseco é liberado das células parietais em resposta aos mesmos estímulos que os íons H^+ e se liga à vitamina B_{12} no ambiente alcalino do duodeno. Essa ligação possibilita, em última análise, a absorção da vitamina B_{12} por meio de receptores específicos no íleo terminal.

Células principais

As células principais são células zimogênicas localizadas profundamente nas fovéolas gástricas que secretam a proenzima, o pepsinogênio. O pepsinogênio é convertido na forma ativa, pepsina, sob as condições ácidas criadas pelos sucos gástricos. A pepsina auxilia a digestão ao degradar as proteínas em peptídios e aminoácidos, que, conforme mencionado, auxiliam a liberação de gastrina e de CCK.

Fatores de proteção

As células gastroduodenais correm alto risco de sofrer danos, tendo-se em vista o pH muito baixo dos sucos gástricos, porém essas células são bem protegidas por vários mecanismos que impedem a autodigestão. A primeira linha de defesa é constituída por uma barreira mucosa, que consiste em muco aquoso alcalino e espesso e em líquido rico em HCO_3^-, que serve para lubrificar a túnica mucosa e neutralizar o ácido no nível epitelial. Esse muco é secretado no estômago por células produtoras de muco localizadas no colo das fovéolas gástricas e no duodeno pelas células caliciformes produtoras de muco. Além disso, a bicamada lipídica e as zônulas de oclusão das membranas das células epiteliais apicais servem para proteger a mucosa dos íons H^+ que se difundem na parede do estômago, preservando, assim, a integridade da mucosa. Um rico suprimento sanguíneo submucoso possibilita a rápida drenagem de íons H^+ da mucosa e neutraliza os íons H^+ intravascularmente com HCO_3^- e proteínas. Convém salientar que as prostaglandinas promovem o fluxo sanguíneo, a secreção de muco e a estimulação da secreção de HCO_3^-, de modo que elas desempenham um importante papel na defesa da mucosa gástrica.

MOTILIDADE GASTRODUODENAL

A fisiologia da motilidade e do esvaziamento gástricos pode ser compreendida a partir de duas importantes regiões geográficas gástricas. Quando entra no estômago, o alimento aumenta a pressão intraluminal gástrica, causando relaxamento reflexo do fundo gástrico e da parte proximal do corpo gástrico (um processo denominado acomodação), de modo a proporcionar espaço para armazenar o alimento recém-ingerido. Entretanto, a parte proximal do estômago também apresenta contrações tônicas características, que auxiliam o esvaziamento gástrico.

Distalmente no estômago, as contrações peristálticas de alta pressão pela parte inferior do corpo gástrico e do antro pilórico trituram os alimentos e os liquefazem em quimo. Quando as partículas de alimento alcançam um tamanho pequeno o suficiente, elas são impelidas através do piloro e para o duodeno.

A motilidade gastroduodenal é coordenada por meio de sinais neurais e hormonais intrínsecos e extrínsecos. O controle neuronal origina-se do sistema nervoso entérico e das partes simpática e parassimpática do sistema nervoso por meio de mecanorreceptores gástricos, enquanto determinados hormônios, como a gastrina e a colecistocinina, relaxam a parte proximal do estômago e criam contrações em sua parte distal.

Uma série de alças de retroalimentação negativa iniciada pela presença de quimo no duodeno inibe o esvaziamento gástrico adicional para o duodeno.

ÚLCERA PÉPTICA

Definição e epidemiologia

Uma úlcera péptica é um defeito ou defeitos na túnica mucosa do estômago ou do duodeno, com pelo menos 5 mm de diâmetro, que penetra na túnica muscular. As lesões com menos de 5 mm ou mais superficiais à lâmina muscular da mucosa são classificadas como erosões. Os homens e as mulheres correm o mesmo risco de desenvolver úlcera péptica; nos EUA, o risco cumulativo de apresentar úlcera péptica é de cerca de 5 a 10%.

O ácido gástrico desempenha um importante papel na digestão dos alimentos. O desenvolvimento de úlcera péptica resulta de um desequilíbrio do ácido gástrico e de outras substâncias nocivas no lúmen gástrico em relação às funções protetoras gástricas. Alguns indivíduos com úlcera péptica realmente secretam quantidades excessivas de ácido gástrico, sobretudo na úlcera duodenal, em que a depleção de somatostatina do antro pilórico por *Helicobacter pylori* leva, previsivelmente, à hipersecreção de gastrina e de ácido (Figura 37.3). Entretanto, a maioria dos indivíduos com úlcera péptica apresenta secreção de ácido gástrico normal a baixa, sugerindo que o principal fator fisiopatológico responsável seja um defeito na defesa da mucosa.

As duas causas mais comuns de úlcera péptica são infecção por *H. pylori* e o uso de anti-inflamatórios não esteroides (AINEs). Esses dois fatores comprometem os mecanismos de defesa da mucosa e predispõem os pacientes a úlceras pépticas; eles atuam de modo

---

Infecção crônica por *H. pylori*

Fenótipo de úlcera duodenal
- Cerca de 10 a 15% dos indivíduos infectados
- Gastrite antral predominante
- Alta secreção de gastrina e de ácido
- Comprometimento do controle inibitório da secreção de ácido
- Proteção contra o câncer gástrico

Fenótipo de gastrite simples
- A maioria dos indivíduos infectados
- Gastrite mista leve
- Alta secreção de gastrina, porém com secreção normal de ácido
- Ausência de atrofia gástrica
- Nenhum desfecho clínico significativo

Fenótipo de câncer gástrico
- Cerca de 1% dos indivíduos infectados
- Gastrite do corpo gástrico predominante
- Gastrite atrófica multifocal
- Alta secreção de gastrina
- Hipocloridria/acloridria
- Nível baixo de pepsinogênio I e baixa razão pepsinogênio I/pepsinogênio II
- Risco aumentado de câncer gástrico

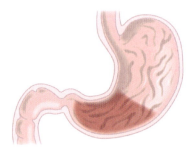
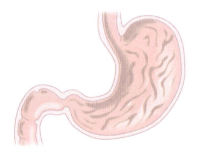
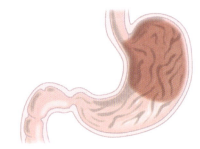

Figura 37.3 Diversas consequências patológicas e clínicas de *H. pylori*. A secreção de ácido e, em última análise, o desfecho clínico dependem da extensão e do grau de inflamação gástrica em resposta à infecção por *H. pylori*. (De Amieva MR, El-Omar EM. Host-bacterial interactions in *Helicobacter pylori* infection. Gastroenterology. 2008;134:306-23.)

sinérgico para aumentar o risco de úlcera péptica. O risco de desenvolver úlcera péptica aumenta com a idade, e, tendo-se em vista que a prevalência de *H. pylori* vem diminuindo na população geral, enquanto o uso de AINEs por adultos mais velhos tem aumentado, a incidência de úlcera péptica tem diminuído nas faixas etárias mais jovens (que tendem a apresentar baixas taxas de uso de AINEs e de infecção por *H. pylori*) e está aumentando em indivíduos a partir dos 65 anos.

Outros fatores também modulam o risco de desenvolver úlcera péptica. Por exemplo, o tabagismo compromete a cicatrização de úlceras, aumenta o risco de recorrência e está associado à maior taxa de mortalidade relacionada com úlcera péptica. De forma semelhante, existe uma associação entre o desenvolvimento de úlcera péptica e o uso concomitante de corticosteroides em altas doses com AINEs, embora não haja evidências de que os corticosteroides isoladamente provoquem úlcera péptica.

As causas menos comuns de úlcera péptica incluem estados hipersecretores, como síndrome de Zollinger-Ellison, doença de Crohn, insuficiência vascular, infecção viral, radioterapia e terapia do câncer. O desenvolvimento da úlcera péptica também pode ser influenciado por outros fatores, como estresse, tipo de personalidade, etilismo, ocupação e dieta, embora esses fatores desempenhem um papel relativamente menor em comparação com os efeitos da infecção por *H. pylori* e o uso de AINEs.

Além disso, determinadas doenças crônicas exibem correlação positiva com a úlcera péptica. Essas doenças incluem doença pulmonar obstrutiva crônica (DPOC), mastocitose sistêmica, cirrose e uremia.

Tendo-se em vista que a úlcera péptica é uma doença complexa, que resulta de diversos processos fisiopatológicos, este capítulo se concentra em cada um dos diferentes agentes e mecanismos etiológicos, após considerar as características clínicas compartilhadas.

Apresentação clínica

A apresentação clínica da úlcera péptica varia de acordo com a localização e a gravidade da úlcera. Normalmente, a úlcera péptica não complicada manifesta-se como epigastralgia aguda, em caráter de queimação e que não se irradia. Nas úlceras duodenais, a dor tende a ocorrer 2 a 3 horas após a ingestão de alimento ou à noite, quando o estômago está vazio. O oposto frequentemente é válido para as úlceras gástricas. Os pacientes com úlceras duodenais tendem a apresentar ganho de peso, visto que a ingestão de alimentos alivia os sintomas, ao passo que os pacientes com úlceras gástricas tendem a ter aversão aos alimentos e é mais provável que apresentem perda ponderal. Os pacientes com idade superior a 60 anos podem não relatar dor por ocasião da apresentação e, em seu lugar, podem ter queixas inespecíficas, como confusão mental, inquietação, distensão abdominal e quedas. Nas gestantes, os sintomas com frequência são bastante leves e até mesmo podem melhorar à medida que a gravidez progride. Além disso, elas podem apresentar padrões anormais de náuseas e vômitos da gravidez, como vômito noturno ou agravamento do vômito no terceiro trimestre. A maioria das pacientes com úlcera péptica procura assistência médica depois de várias semanas ou meses de sintomas, a menos que surja uma complicação que exija cuidados médicos urgentes.

Diagnóstico

O diagnóstico de úlcera péptica exige suspeita clínica em pacientes com apresentação clínica apropriada. O exame físico pode revelar dor à palpação da região epigástrica.

A seriografia esôfago-estômago-duodeno (SEED) com bário costumava ser o principal método de diagnóstico, porém hoje foi suplantado pela ampla disponibilidade de endoscopia digestiva alta (EDA), agora considerada padrão-ouro para o diagnóstico, visto que possibilita a visualização direta da úlcera ou das úlceras.

Além de fornecer um diagnóstico de úlcera péptica, a endoscopia possibilita a obtenção de amostra de tecido por biopsia para avaliação de neoplasia maligna e infecção por *H. pylori*. Além disso, a endoscopia pode ser terapêutica, proporcionando hemostasia curativa em pacientes com hemorragia digestiva aguda potencialmente fatal secundária à úlcera péptica.

Causas de úlcera péptica

Existem várias condições associadas ao desenvolvimento de doença ulcerosa, que podem ocorrer isoladamente ou coexistir entre si. A identificação das causas específicas é importante para prevenir as recorrências.

Helicobacter pylori

Helicobacter pylori é um bacilo gram-negativo flagelado, que coloniza o epitélio gástrico de metade da população mundial. Essa bactéria é responsável por mais de 80% das úlceras duodenais e por pelo menos metade de todos os casos de úlceras gástricas. No entanto, apenas uma fração de pacientes com infecção por *H. pylori* desenvolve úlcera péptica. A infecção por *H. pylori* também constitui um forte fator de risco para úlcera péptica e neoplasia maligna (adenocarcinoma e linfoma de tecido linfoide associado à mucosa [MALT]), bem como uma causa de anemia ferropriva e de púrpura trombocitopênica imune (PTI). A infecção é transmitida por via fecal-oral e geralmente ocorre durante a infância. A infecção por *H. pylori* tende a persistir ao longo da vida do hospedeiro se não for tratada, apesar de uma forte resposta inflamatória gástrica e do reconhecimento pelo sistema imune tanto celular quanto humoral.

As taxas de infecção por *H. pylori* diferem globalmente, com maior prevalência no mundo em desenvolvimento. Nos EUA, as taxas de infecção são de 10 a 15% em indivíduos com idade inferior a 12 anos e de 50 a 60% em indivíduos com mais de 60 anos. Há aumento da prevalência em indivíduos de nível socioeconômico mais baixo, aumento da aglomeração familiar e, nos EUA, maior prevalência em imigrantes de países em desenvolvimento.

H. pylori tem várias características singulares que possibilitam a colonização gástrica. *H. pylori* consegue sobreviver no ácido gástrico ao produzir urease, que catalisa a conversão da ureia (que está presente no suco gástrico) em amônia, neutralizando, assim, o microambiente do *H. pylori*. Os flagelos de *H. pylori* possibilitam um movimento fluido através da túnica mucosa viscosa do estômago em direção às células epiteliais gástricas, onde utilizam vários adesinas e receptores para se fixar e infectar cronicamente o seu hospedeiro. No epitélio gástrico, o *H. pylori* induz uma resposta inflamatória, que consiste em neutrófilos, leucócitos, plasmócitos e macrófagos. A infiltração neutrofílica do epitélio gástrico que provoca gastrite crônica constitui uma marca registrada da infecção por *H. pylori*, facilmente reconhecível em biopsias gástricas (Figura 37.4).

Os determinantes da patogenicidade incluem a localização da infecção no estômago, a heterogeneidade genômica do *H. pylori* e diferenças na resposta do hospedeiro. Por exemplo, as infecções mais predominantes no antro pilórico estão mais fortemente associadas a úlceras duodenais e ao aumento da acidez, devido à depleção das células antrais produtoras de somatostatina, levando à secreção desinibida de gastrina. Em contrapartida, a colonização do corpo gástrico por *H. pylori* está correlacionada com úlceras gástricas, adenomas gástricos e diminuição da produção de ácido, devido à inibição mediada pela inflamação da secreção das células parietais e à perda subsequente das células parietais, resultando em gastrite atrófica (Figura 37.3). Este último padrão de inflamação gástrica é mais comum em indivíduos que residem no Sudeste Asiático, na América do Sul e em certas regiões do centro, leste e sul da Europa.

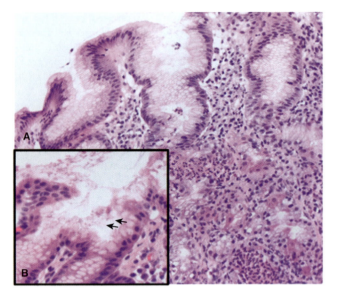

Figura 37.4 A. Biopsia gástrica (coloração pela hematoxilina e eosina) mostrando a mucosa gástrica com intenso infiltrado inflamatório, incluindo agrupamentos de neutrófilos que infiltram a fovéola gástrica e epitélio de superfície e linfócitos e plasmócitos na lâmina própria. Com grande aumento (**B**), os organismos de *H. pylori* podem ser vistos fracamente (*setas*) adjacentes às células epiteliais de superfície. (Cortesia de Murray Resnick, MD, PhD, Adjunct Professor of Pathology and Laboratory Medicine, Warren Alpert Medical School, Providence, RI.)

Além disso, a capacidade da bactéria *H. pylori* de produzir lipopolissacarídeo (LPS), fatores ativadores de leucócitos, adesinas específicas e toxinas vacuolares e um sistema secretor bacteriano tipo IV contribuem para sua virulência. As cepas com maior número desses fatores patogênicos têm sido associadas a acometimento mais grave. O mais importante desses marcadores patogênicos é um gene associado à citotoxina (*cagA*), um marcador do sistema secretor do tipo IV, que está associado à gastrite aguda, úlceras pépticas e câncer gástrico. Esse sistema multigênico de *H. pylori* serve como uma "seringa molecular" que introduz determinadas proteínas do *H. pylori* diretamente nas células epiteliais do hospedeiro para ativar vias de sinalização pró-inflamatórias e pró-oncogênicas.

Diagnóstico de *H. pylori*

Em indivíduos com manifestações clínicas de *H. pylori*, a erradicação da infecção leva a melhores desfechos. Como ainda não foi comprovado que a erradicação do *H. pylori* de pacientes assintomáticos previna significativamente a doença, o teste diagnóstico para *H. pylori* geralmente é reservado para os pacientes que apresentam determinadas doenças ou condições associadas ao *H. pylori*, como úlcera péptica, dispepsia não investigada sem sintomas de alarme, anemia ferropriva inexplicada, púrpura trombocitopênica idiopática (PTI), câncer gástrico em estágio precoce e linfoma MALT de baixo grau. É digno de nota que 80% dos pacientes com linfoma MALT de baixo grau e infecção por *H. pylori* são curados pela erradicação do *H. pylori*.

Existem duas categorias de exames diagnósticos para *H. pylori*: invasivos e não invasivos. Os exames não invasivos incluem o exame respiratório de ureia e pesquisa de antígeno fecal, enquanto os exames invasivos são realizados em biopsias endoscópicas por histologia, teste de urease rápido e cultura. Entretanto, a sensibilidade desses exames é reduzida por inibidores da bomba de prótons (IBPs), antibióticos e compostos de bismuto. Os exames de sangue para pesquisa de anticorpos contra *H. pylori* são relativamente imprecisos e não são mais recomendados. São particularmente inadequados para monitorar o resultado do tratamento, visto que podem permanecer positivos por meses a anos após a erradicação bem-sucedida do microrganismo.

Para o exame respiratório de ureia, os pacientes devem interromper o uso de IBP 2 semanas antes de sua realização. Além disso, devem ingerir ureia com átomos de carbono marcados, com carbono-14 radioativo ou carbono-13 não radioativo. Quando presente, o *H. pylori* hidrolisa a ureia em amônia. A existência de um átomo de carbono marcado no CO_2 expirado indica infecção ativa por *H. pylori*, e, com especificidade e sensibilidade de 95%, constitui a melhor escolha para avaliar a cura.

A pesquisa de antígeno fecal é feita por imunoensaio. Os IBPs precisam ser interrompidos 2 semanas antes do exame; trata-se de um teste adequado tanto para detecção quanto para erradicação, visto que suas sensibilidade e especificidade são ligeiramente menores do que as do exame respiratório de ureia.

Todos os exames invasivos exigem biopsias endoscópicas. *H. pylori* pode ser visualizado histologicamente (em particular se forem usados a imuno-histoquímica ou outros corantes especiais), e observa-se gastrite ativa crônica, uma alteração característica da infecção por *H. pylori*. Além disso, o material biopsiado pode ser submetido a um teste de urease rápido, que detecta alterações do pH na matriz do teste rica em ureia, quando a urease derivada do *H. pylori* converte a ureia em amônia. As biopsias também podem ser utilizadas para efetuar uma cultura de *H. pylori*; entretanto, trata-se de um processo relativamente caro e demorado, que hoje é raramente usado. A grande vantagem desse método é que possibilita testar a resistência das cepas individuais aos antibióticos. Esse é um foco de pesquisa cada vez mais importante e provavelmente necessário na prática clínica, devido à emergência de *H. pylori* MDR (multidrogarresistentes).

Tendo em vista a incidência crescente de resistência da bactéria *H. pylori* a antibióticos, recomenda-se a realização de um teste de cura 4 semanas após o término do tratamento e 2 semanas após a interrupção do tratamento com IBP com um teste de antígeno fecal ou exame respiratório de ureia para confirmar a erradicação do *H. pylori*.

Tratamento de *H. pylori*

O tratamento consiste em uma combinação de antibióticos e inibidores de ácido gástrico para garantir uma cobertura antibiótica adequada e assegurar a penetração dos antibióticos na mucosa gástrica (Figura 37.5). Além disso, a duração da terapia deve ser suficiente para assegurar a erradicação.

Tendo-se em vista as taxas crescentes de resistência aos antibióticos, particularmente à claritromicina e ao levofloxacino, é imperativo que os médicos perguntem aos pacientes sobre qualquer exposição anterior a antibióticos macrolídios, visto que uma exposição prévia a esses fármacos está associada a provável resistência. Eles também estimularam esforços para medir as taxas de resistência a antibióticos locais.

As opções consistem em terapia quádrupla com bismuto, que consiste em IBP, bismuto, tetraciclina e metronidazol por 14 dias, e em terapia tripla com claritromicina, que consiste em IBP, claritromicina e amoxicilina ou metronidazol por 14 dias. Entretanto, tendo em visto as taxas crescentes de resistência à claritromicina, a terapia tripla com claritromicina está caindo em desuso e só deve ser prescrita em regiões onde se sabe que as taxas de resistência do *H. pylori* à claritromicina sejam inferiores a 15% e em pacientes sem história pregressa de exposição a macrolídios. De outro modo, a terapia quádrupla com bismuto constitui a terapia atual de escolha, com taxa de cura esperada de 80 a 90%.

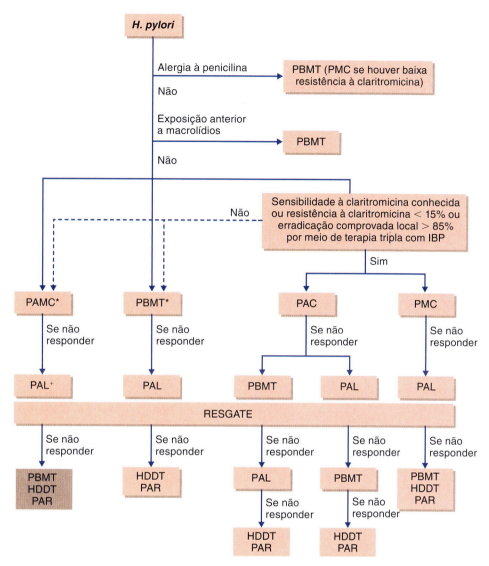

Figura 37.5 Algoritmo da terapia de erradicação de *H. pylori*. *HDDT*, terapia dupla em alta dose; *PAC*, terapia tripla com IBP mais claritromicina e amoxicilina; *PAL*, terapia com levofloxacino; *PAMC*, terapia quádrupla sem bismuto; *PAR*, terapia contendo rifabutina; *PBMT*, terapia quádrupla com IBP/bismuto/metronidazol/tetraciclina; *PMC*, terapia tripla com IBP, claritromicina e metronidazol. (De Fallone CA, Moss SF, Malfertheiner P. Reconciliation of recent *Helicobacter pylori* treatment guidelines in a time of increasing resistance to antibiotics. Gastroenterology 2019;157:44-53.)

Se um paciente não responder ao tratamento inicial, a terapia de segunda linha para esse paciente deve então evitar quaisquer antibióticos anteriormente tomados pelo paciente. Se o paciente não responder à terapia quádrupla com bismuto de primeira linha, a terapia de resgate deve conter claritromicina ou levofloxacino, dependendo dos padrões locais de resistência a antimicrobianos e da exposição anterior do paciente a antibióticos. Se o paciente não responder à terapia tripla com claritromicina, deve-se tentar em seguida a terapia quádrupla com bismuto. Outras opções de "resgate" em casos de fracasso recorrente incluem esquemas que contêm rifabutina e esquemas duplos de amoxicilina em alta dose e IBP em alta dose.

O tratamento da infecção por *H. pylori* só está completo após a confirmação da erradicação com um teste de cura, conforme descrito anteriormente.

Úlcera péptica induzida por AINEs

Os AINEs são uma classe de fármacos de grande utilidade no tratamento da dor, da artrite e das doenças inflamatórias; contudo, o seu uso pode ser limitado pelo seu perfil de efeitos colaterais. Os efeitos colaterais na parte alta do sistema digestório são dose-dependentes e incluem úlcera péptica e hemorragia digestiva. Os efeitos colaterais também são mais comuns em pacientes com determinados fatores de risco, como idade superior a 65 anos, história pregressa de úlcera péptica, doença cardíaca e terapia concomitante com agentes antiagregantes plaquetários, corticosteroides e anticoagulantes. Há um sinergismo entre a infecção por *H. pylori* e o uso crônico de AINEs em termos de risco de úlcera péptica.

A úlcera péptica induzida por AINE é responsável por cerca de 100 mil admissões anualmente, e cerca de 25% dos indivíduos em terapia crônica com AINE desenvolvem úlcera péptica. Os usuários crônicos de AINE que apresentam os fatores de risco anteriormente mencionados correm risco de 9% de ter um grave evento adverso, ao passo que os que não têm fatores de risco apresentam um risco de apenas 0,4%. Assim, antes de iniciar um tratamento crônico com AINE em um paciente, é importante avaliar os fatores de risco e considerar terapias alternativas, quando adequado.

Mecanismo de lesão

Metade dos indivíduos em uso de AINE desenvolverá gastropatia induzida por AINE, que consiste em hemorragias e erosões superficiais da mucosa. Em geral, essas erosões assintomáticas são detectadas incidentalmente durante uma endoscopia alta realizada por outros motivos e estão principalmente concentradas no antro pilórico. A maioria dos casos de gastropatia por AINE não progride para úlcera péptica.

Uma vez ingeridos e expostos ao ácido gástrico, os AINEs tornam-se ácidos fracos e conseguem atravessar as membranas de bicamada lipídica das células epiteliais gástricas. Nesse local, eles perdem um átomo de hidrogênio e ficam retidos intracelularmente, alterando a função celular normal. Isso resulta em diminuição da integridade celular e aumento da permeabilidade celular, tornando as células epiteliais gástricas vulneráveis a lesões tópicas, hemorragias, erosões e morte celular.

Além disso, os AINEs inibem a via do ácido araquidônico, que é crucial para a síntese de prostaglandinas (PG) que protegem as células epiteliais gástricas, bem como para a integridade da mucosa. A síntese de PG é catalisada por cicloxigenases (COX). A isoforma COX-1 é constitutivamente expressa no sistema digestório, independentemente de fatores externos. Em contrapartida, a COX-2 é, em grande parte, induzível, promovendo a síntese de PG sob a influência de mediadores inflamatórios, que estão presentes em estados pró-inflamatórios. As PGs são muito importantes na proteção da mucosa gástrica, visto que aumentam a produção de muco e de bicarbonato, aumentam o fluxo sanguíneo para a mucosa gástrica e promovem o reparo e a renovação das células epiteliais após a ocorrência de lesão. A inibição da síntese de PG por AINEs torna as células epiteliais vulneráveis à lesão do ácido e da pepsina sem oposição. O ácido acetilsalicílico (AAS) expõe os pacientes à úlcera péptica de maneira semelhante. Ele acetila a COX-1 e, portanto, a inibe de modo irreversível.

Os AINEs mais comuns, como ibuprofeno, naproxeno, diclofenaco e AAS, são inibidores não seletivos da COX. Os inibidores seletivos da COX-2, como o celecoxibe e o valdecoxibe, foram desenvolvidos com a meta de reduzir a toxicidade gástrica, uma vez que atuam principalmente em locais de inflamação, preservando, assim, a função da COX-1. Embora os inibidores da COX-2 tenham menos efeitos colaterais gastrintestinais, eles foram associados ao aumento de eventos cardiovasculares, como infarto agudo do miocárdio (IAM) e acidente vascular encefálico (AVE). Os inibidores da COX-2 que ainda estão no comércio apresentam agora uma advertência em tarja preta.

Prevenção e terapia da úlcera péptica induzida por AINE

A prevenção e o tratamento da úlcera péptica induzida por AINE podem ser divididos em três categorias: prevenção primária, tratamento e prevenção secundária.

Antes de prescrever o uso crônico de AINE, os médicos devem avaliar o risco de um paciente para efeitos colaterais adversos induzidos por AINEs, como história pregressa de úlceras e hemorragia digestiva, idade superior a 65 anos, infecção concomitante por *H. pylori* e prescrição concomitante de agentes antiagregantes plaquetários, esteroides e anticoagulantes.

Os pacientes com fatores de risco para desenvolvimento de úlcera péptica induzida por AINEs devem receber terapia concomitante com agente gastroprotetor. Atualmente, existem várias opções de tratamento, incluindo antagonistas do receptor H2 (H2RA), prostaglandinas sintéticas e IBPs. Os IBPs ainda são o tratamento concomitante de escolha, visto que são mais eficazes nesse aspecto e, em geral, são muito bem tolerados.

Os **H2RA** bloqueiam os receptores de histamina 2 nas células parietais, com consequente redução da produção de ácido. Entretanto, nos ensaios clínicos realizados, seus efeitos sobre a prevenção de úlceras induzidas por AINE foram muito limitados.

As **prostaglandinas** (**PG**), como o misoprostol, atuam de modo semelhante às prostaglandinas endógenas na proteção do estômago e do revestimento duodenal. Infelizmente, as prostaglandinas são pouco toleradas, em virtude de seu perfil de efeitos colaterais, que inclui diarreia e dor abdominal.

Os **IBPs** inibem a H$^+$/K$^+$-ATPase nas células parietais, com consequente redução da secreção de ácido no lúmen gástrico. A associação de IBP e AINE reduz significativamente as complicações dos AINEs relacionadas com o sistema digestório, com redução do risco absoluto de 10 a 15% na formação de úlceras e sangramento relacionado com úlceras em pacientes de alto risco em uso de AINEs não seletivos. Entretanto, é preciso assinalar que estudos recentes mostraram que os inibidores seletivos da COX-2 com um IBP fornecem melhor proteção gastrintestinal em comparação com um AINE não seletivo mais IBP.

Devido ao uso excessivo generalizado e crônico de IBPs nos últimos anos (principalmente para DRGE e dispepsia), surgiram vários efeitos colaterais provavelmente adversos dos IBPs. Estes incluem aumento do risco de deficiências de micronutrientes, como hipomagnesemia, deficiência de ferro e de vitamina B$_{12}$, e infecções relacionadas com o sistema digestório, como infecção por *Clostridioides difficile* (ICD) e supercrescimento bacteriano no intestino delgado (SBID). Além disso, o uso de IBP tem sido associado ao aumento da incidência de osteoporose, de fraturas ósseas e de nefrite intersticial aguda. De modo mais controverso, em alguns estudos, foram relatadas associações do uso crônico de IBP com a ocorrência de doença renal crônica, doença vascular cerebral, câncer da parte superior do sistema digestório e demência, porém quase todas provenientes de coortes observacionais. São necessários estudos prospectivos mais bem controlados para esclarecer qualquer ligação causal entre o uso de IBP e esses efeitos colaterais. Entretanto, tendo-se em vista esses efeitos colaterais potenciais, os pacientes devem ser avaliados individualmente para a prescrição de IBP com o uso de AINE, e devem ser prescritas as menores doses efetivas para profilaxia primária em longo prazo.

A infecção por *H. pylori*, no contexto do uso crônico de AINE, comprovadamente aumenta o risco de úlcera péptica, mais especificamente de ulceração duodenal. O risco de formação de úlceras em pacientes positivos para *H. pylori* que iniciam a terapia crônica com AINE é maior durante os primeiros meses após a instituição da terapia. Assim, a testagem de *H. pylori* e o tratamento são recomendados antes de se iniciar o uso crônico de AINE.

O **tratamento** das úlceras relacionadas com o uso de AINE é mais direto. Em primeiro lugar, e acima de tudo, deve-se interromper o AINE ou o AAS envolvido, se for clinicamente possível, para possibilitar a formação endógena de prostaglandinas protetoras. De modo subsequente, a secreção de ácido deve ser suprimida com doses padrão de IBP (ou de H2RA ou misoprostol). Em pacientes que necessitam de terapia com AINE, mas que têm história pregressa de úlcera péptica, é necessário avaliar os fatores de risco, e os inibidores da COX-2 devem ser usados de preferência, com terapia concomitante com IBP, se não houver contraindicações cardiovasculares para o uso de inibidores da COX-2.

Pacientes com fatores de risco cardiovasculares que necessitam de AAS para prevenção secundária de IAM não podem interromper o uso de AAS. Nesse caso, a proteção cardiovascular supera o benefício da interrupção do AAS para o tratamento da úlcera péptica. Esses pacientes precisam ser testados para *H. pylori*, se não tiverem sido anteriormente testados, e devem ser tratados se o resultado for positivo. Além disso, esses pacientes precisam continuar a profilaxia da úlcera péptica com um IBP ou com misoprostol.

Síndrome de Zollinger-Ellison

Em geral, ocorre úlcera péptica em pacientes com taxas normais ou quase normais de secreção de ácido. Entretanto, uma rara causa de úlcera péptica é a síndrome de Zollinger-Ellison (SZE), em que a úlcera péptica constitui o resultado direto da hipersecreção de ácido gástrico, devido a tumores de células G produtores de gastrina, denominados gastrinomas. Em geral, esses tumores estão localizados no pâncreas ou no duodeno, e tipicamente os pacientes com SZE apresentam múltiplas úlceras refratárias e recorrentes, bem como complicações relacionadas com úlcera péptica, esofagite e diarreia. Os indivíduos com SZE geralmente não apresentam infecção concomitante por *H. pylori* nem fazem uso de AINE. Essa condição será discutida de modo mais detalhado mais adiante neste capítulo.

Úlceras induzidas por estresse

Os pacientes em estado crítico na UTI correm maior risco de desenvolver úlceras de estresse, que levam ao aumento do risco de hemorragia digestiva clinicamente significativa. O risco é maior em vítimas de queimaduras, pacientes com lesões significativas, traumatismo craniano, choque e ventilação mecânica. Na endoscopia, constata-se a presença de dano da mucosa relacionado com estresse em 60 a 100% dos pacientes recém-internados na UTI. As úlceras de estresse são normalmente múltiplas e superficiais. Em geral, manifestam-se com hematêmese ou melena no paciente de UTI.

Os pacientes na UTI estão predispostos a úlceras de estresse, devido à diminuição da perfusão vascular esplâncnica e à microcirculação prejudicada, devido a hipovolemia, choque e baixo débito cardíaco, levando a isquemia e lesão intestinais. Além disso, eles com frequência estão sujeitos a estados pró-inflamatórios, associados à diminuição das defesas inatas das mucosas.

A prevenção das úlceras de estresse com supressão de ácido gástrico por meio de tratamento profilático com IBP ou com H2RA tem sido uma prática comum nas últimas quatro décadas. Recentemente, o perfil de efeitos colaterais desses agentes foi avaliado em relação ao risco de sangramento das úlceras de estresse. Os efeitos colaterais graves dos IBP e H2RA na UTI incluem aumento da taxa de infecções nosocomiais, como pneumonia associada ao respirador e ICD. Em consequência, a profilaxia para as úlceras de estresse deve ser reservada apenas para os pacientes com alto risco de hemorragia digestiva potencialmente fatal, como aqueles com história de hemorragia digestiva nos últimos 12 meses, ventilação mecânica de mais de 48 horas, lesões raquimedulares ou cerebrais traumáticas e pacientes com coagulopatias.

Úlceras idiopáticas

As úlceras que parecem surgir de maneira espontânea, sem causa conhecida, são denominadas úlceras idiopáticas. A prevalência de úlcera péptica idiopática varia de acordo com a localização geográfica e é de cerca de 15% nos países desenvolvidos, em comparação com cerca de 80% nos países em desenvolvimento. Com o aumento do tratamento de *H. pylori*, houve um acentuado aumento da incidência de úlceras idiopáticas não causadas por *H. pylori*, principalmente nos países asiáticos. À semelhança das úlceras por *H. pylori*, as úlceras idiopáticas têm uma probabilidade ligeiramente maior de estarem localizadas no duodeno.

O diagnóstico de úlceras idiopáticas exige a exclusão de todas as causas conhecidas de úlcera péptica, como infecção não reconhecida por *H. pylori*, uso sub-reptício de medicamentos ulcerogênicos, determinadas doenças sistêmicas, como a doença de Crohn, a gastrenterite eosinofílica, a vasculite, a SZE e outras infecções, além de *H. pylori*, que podem levar à formação de úlceras, como citomegalovírus (CMV), herpes-vírus simples (HSV), tuberculose (TB) e sífilis.

A úlcera péptica idiopática está associada a maior risco de recorrência da úlcera em comparação com outras etiologias. Em um estudo, foi concluído que as taxas de úlceras positivas para *H. pylori*, induzidas por AINE e relacionadas com úlcera péptica idiopática foram de 4,1, 11,7 e 23,2%, respectivamente.

O tratamento consiste na administração de IBP por 4 a 8 semanas, ou por um período mais prolongado no caso de doença complicada. Após a administração de IBP, é importante proceder ao monitoramento clínico dos pacientes. Se houver recorrência, a terapia de manutenção é razoável.

Tratamento geral da úlcera péptica

Conforme destacado anteriormente, a única opção de tratamento mais importante para a úlcera péptica consiste em individualizar a terapia com base na etiologia da úlcera. Em geral, as úlceras cicatrizam com tratamento antissecretor com IBP. As úlceras duodenais não complicadas, especificamente aquelas associadas à infecção por *H. pylori*, cicatrizam com 14 dias de tratamento com IBP, que constitui parte do próprio tratamento do *H. pylori*. Entretanto, as úlceras complicadas necessitam de tratamento mais prolongado, de 8 a 12 semanas de duração. As úlceras induzidas por AINE devem ser tratadas por um período mínimo de 8 semanas se o AINE for interrompido. As úlceras idiopáticas precisam ser avaliadas, conforme assinalado anteriormente. Os pacientes com SZE necessitam de tratamento, conforme descrito mais adiante.

Tratamento de manutenção

Além da avaliação detalhada da etiologia da ulceração para cada paciente em particular e o tratamento de acordo com a causa original da úlcera péptica (i. e., infecção por *H. pylori*, AINE, SZE), alguns pacientes necessitam de terapia de manutenção para prevenir a recorrência das úlceras.

Uma vez eliminados os fatores de risco para úlcera péptica, os pacientes com as seguintes características de alto risco podem se beneficiar da terapia antissecretora com IBP: (1) úlcera gigante (> 2 cm) e idade superior a 50 anos ou múltiplas comorbidades, (2) doença ulcerosa negativa para *H. pylori*, (3) doença não induzida por AINE, (4) úlceras pépticas refratárias, definidas como úlceras que não cicatrizam depois de 12 semanas de tratamento com IBP, (5) incapacidade de erradicação do *H. pylori*, (6) úlcera péptica recorrente e (7) uso continuado de AINE. Os esquemas de terapia de manutenção incluem um H2RA ou um IBP na menor dose terapêutica possível. É necessário fazer uma revisão periódica dos riscos do uso crônico de IBP *versus* probabilidade de desenvolvimento de úlcera péptica.

Considerações especiais

Os pacientes que necessitam de terapia antiagregante plaquetária dupla, especificamente AAS e clopidogrel, para tratamento após cateterismo cardíaco, angina instável, infarto do miocárdio sem supradesnivelamento do segmento ST (IMSEST) ou AVE tendem a receber tratamento concomitante com IBP para reduzir os efeitos colaterais gastrintestinais. Tanto os IBPs quanto o clopidogrel são metabolizados pela CYP2C19, levando a uma preocupação sobre a possibilidade de os IBPs reduzirem a eficácia do clopidogrel, desencadeando eventos catastróficos. Entretanto, esse risco foi avaliado por diversas revisões sistemáticas, e, embora a pesquisa obviamente tenha mostrado que os IBPs diminuem o risco de eventos gastrintestinais, não foi constatado um efeito adverso definido em pacientes em uso de clopidogrel.

Além disso, novos anticoagulantes, como dabigatrana, rivaroxabana, apixabana e edoxabana, estão sendo mais comumente usados em pacientes que necessitam de anticoagulação em longo prazo. Embora não haja pesquisas sobre esses fármacos e o sangramento gastrintestinal quando relacionado especificamente com a úlcera péptica, esses medicamentos estão ligados ao aumento do risco de sangramento gastrintestinal de modo geral e provavelmente levam ao aumento do sangramento em pacientes com úlcera péptica.

Cirurgia

A eficácia do tratamento não cirúrgico das úlceras aumentou drasticamente com a descoberta do tratamento de erradicação do *H. pylori* e da terapia antissecretora. Em consequência, a cirurgia raramente é realizada para tratamento da úlcera péptica. Entretanto, trata-se de uma importante opção terapêutica para pacientes com complicações, como obstrução pilórica, sangramento e perfuração.

Complicações da úlcera péptica

As complicações mais comuns da úlcera péptica consistem em sangramento, perfuração e obstrução, sendo o sangramento a complicação mais comum, e a obstrução, a menos comum.

Sangramento

O sangramento gastrintestinal é responsável por meio milhão de hospitalizações por ano e por custos anuais de cerca de 5 bilhões de dólares nos EUA. A hemorragia digestiva alta (HDA) responde por metade dessas internações e está associada a uma taxa de mortalidade significativa de até 7,4%. As úlceras pépticas constituem a causa mais frequente de HDA, representando cerca de um terço de todos os casos.

As úlceras hemorrágicas apresentam os sintomas clássicos de HDA e variam, dependendo da gravidade do sangramento. No sangramento crônico da HDA, os pacientes apresentam sangue oculto nas fezes e, possivelmente, anemia ferropriva. Quando o sangramento é agudo, os pacientes apresentam vômito em borra de café e melena (fezes pretas e alcatroadas). Entretanto, um paciente com HDA ativa pode apresentar hematêmese e, possivelmente, hematoquezia com hipotensão. O tratamento das úlceras hemorrágicas inclui reposição volêmica, transfusões de sangue quando os níveis de hemoglobina caem abaixo de 7 g/dℓ ou abaixo de 8 g/dℓ em pacientes com doença cardiovascular ou que sejam sintomáticos, terapia com IBP por via intravenosa (que deve ser substituída pela terapia oral tão logo o paciente consiga tolerar os medicamentos orais) e esofagogastroduodenoscopia (EGD) nas primeiras 24 horas de admissão. Se o paciente tiver características clínicas de alto risco, como instabilidade hemodinâmica ou hematêmese, a EGD deve ser realizada nas primeiras 12 horas após a admissão. A intervenção endoscópica é determinada pelas características da úlcera hemorrágica. Normalmente, as intervenções endoscópicas, como injeções, escleroterapia ou clipes, são utilizadas se houver sangramento ativo da úlcera ou se houver um coágulo aderente à úlcera. No sangramento ativo, a terapia combinada, como injeção de epinefrina seguida da aplicação de clipes, produz melhores resultados em comparação com uma única modalidade. A alta hospitalar depende do estado clínico do paciente, porém é normalmente depois de 3 dias de internação para pacientes com sangramento de alto risco.

Perfuração

A perfuração de uma úlcera péptica é responsável por 2 a 10% das complicações da úlcera. Ocorre perfuração quando uma úlcera penetra em toda a espessura da parede do estômago ou do duodeno. Deve-se suspeitar de perfuração se o paciente apresentar dor abdominal súbita e intensa. Ao exame físico, o paciente apresenta dor e hipersensibilidade abdominais intensas, defesa e, potencialmente, sinais de peritonite, como hipersensibilidade de rebote. As radiografias de tórax e de abdome na posição ortostática mostram a presença de ar peritoneal livre sob o diafragma; entretanto, se não o fizerem, e a suspeita clínica de perfuração for alta, a próxima modalidade de imagem de maior utilidade é a ultrassonografia, se a perfuração tiver ocorrido nas últimas 6 horas. Depois de 6 horas, a TC pode proporcionar um valor diagnóstico.

Os pacientes com perfuração abdominal necessitam de tratamento para a instabilidade hemodinâmica e devem receber antibióticos direcionados para bactérias entéricas. Além disso, eles devem ser submetidos a uma avaliação cirúrgica de emergência. Os riscos da cirurgia devem ser pesados contra o risco individual do paciente de mortalidade relacionada com a perfuração. Entretanto, o manejo não cirúrgico só é apropriado para um pequeno número de pacientes, e o tratamento mais efetivo continua sendo o reparo cirúrgico da perfuração.

Obstrução pilórica

Embora seja menos comum do que a HDA e a perfuração, a obstrução pilórica (OP) é uma grave complicação de úlcera péptica localizada no piloro. Embora historicamente a úlcera péptica responda pela maioria dos casos de obstrução, a incidência de OP na úlcera péptica diminuiu com o aprimoramento constante do tratamento da úlcera péptica. Atualmente, a principal causa de OP é a neoplasia maligna, de modo que essa possibilidade precisa ser descartada por endoscopia em todos os casos.

A etiologia precisa da OP não é conhecida; contudo, é mais prevalente em pacientes com úlcera duodenal ou pilórica. As causas de OP secundária à úlcera péptica são provavelmente multifatoriais, desde causas relacionadas com inflamação, como espasmo, edema e dismotilidade pilórica no contexto agudo, até causas mais crônicas, como cicatrizes e fibrose à medida que a úlcera cicatriza.

Os pacientes com OP apresentam saciedade precoce, náuseas, distensão abdominal, vômitos e perda de peso. No exame físico, os pacientes apresentarão estigmas de desidratação, distensão abdominal e ruído de sucussão. Na apresentação, os pacientes devem ser submetidos à descompressão gástrica para eliminar o conteúdo gástrico, e as anormalidades eletrolíticas precisam ser avaliadas e tratadas, com reidratação IV.

As radiografias de abdome demonstram aumento da ampola do duodeno e dilatação da parte proximal do duodeno. Em geral, a TC do abdome revela distensão gástrica e retenção de quimo na cavidade gástrica, com nível de líquido associado (Figura 37.6).

Por fim, os pacientes devem ser submetidos à EGD para diagnóstico e possíveis fins terapêuticos (Figura 37.7). É necessário obter biopsias endoscópicas do local de obstrução para pesquisar neoplasia maligna, bem como do antro pilórico e do corpo gástrico para determinar a possibilidade de infecção por *H. pylori* subjacente. Se houver suspeita de úlcera péptica, é necessário iniciar o tratamento antissecretor IV com

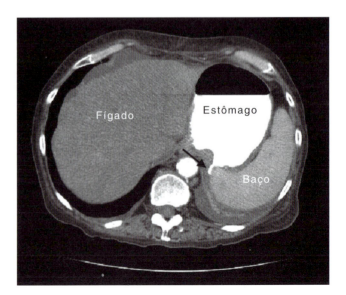

Figura 37.6 Vista transversal de tomografia computadorizada do abdome, mostrando obstrução pilórica com estreitamento significativo na parte distal do estômago (*seta*). Isso foi causado por distensão gástrica com retenção de líquido no estômago e nível de líquido visível. (De Mönkemüller et al. *Gastrointestinal Endoscopy* 2012;75:463-465.)

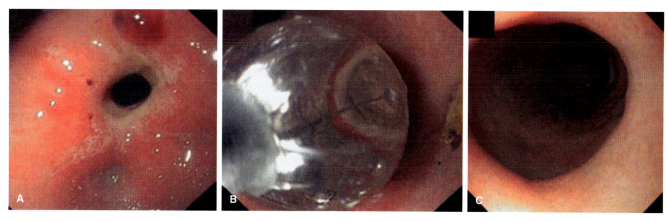

Figura 37.7 Aspecto endoscópico da obstrução pilórica, devido à estenose do canal pilórico. **A.** Estenose do canal pilórico. **B.** Vista endoscópica de dilatação por balão da estenose pilórica. **C.** Vista pós-procedimento do piloro após a dilatação bem-sucedida com balão. (De Kochhar et al. Gastrointestinal Endoscopy 2018;8:899-908.)

IBP para promover a cicatrização da úlcera e aliviar a obstrução. A alimentação oral deve ser introduzida lentamente, conforme tolerado pelo paciente. Os pacientes com obstrução refratária que não responde ao tratamento conservador têm como opção terapêutica a endoscopia com dilatação por balão, a colocação endoscópica de *stent* ou até mesmo a cirurgia. Além disso, os pacientes devem receber tratamento para *H. pylori* e outras causas de úlcera péptica, quando indicado.

SÍNDROME DE ZOLLINGER-ELLISON

Definição e epidemiologia

A SZE é uma condição rara que resulta da secreção ectópica de gastrina devido a um tumor neuroendócrino, denominado *gastrinoma*. Isso resulta em elevação dos níveis basais de secreção de ácido no estômago. Úlceras duodenais múltiplas ou negativas para *H. pylori*, úlceras recorrentes, úlceras refratárias, esofagite e diarreia inexplicada devem levantar suspeita clínica de SZE. Os gastrinomas estão localizados principalmente no duodeno (60 a 80%) ou no pâncreas (10 a 14%), em uma área conhecida como "trígono do gastrinoma". São também raramente encontrados em outras áreas, como o estômago, o fígado, o ducto biliar e os ovários. A SZE tende a se manifestar em pacientes com idade entre 45 e 50 anos, com leve predominância do sexo masculino, com uma razão estimada entre homens e mulheres de 2:1 a 3:2. Com frequência, o diagnóstico é tardio, devido à baixa suspeita clínica.

Embora a maioria dos casos de SZE ocorra de modo esporádico, 10 a 54% dos casos são encontrados em pacientes com neoplasia endócrina tipo 1 (NEM1). A neoplasia endócrina múltipla tipo 1 é uma doença genética autossômica dominante, habitualmente do gene *menin* localizado no cromossomo 11q13. Além dos gastrinomas, pacientes com NEM1 também exibem incidência aumentada de hiperplasia das glândulas paratireoides, tumores endócrinos do pâncreas, adenomas hipofisários e adenomas suprarrenais. Assim, é necessário efetuar rastreamento de pacientes diagnosticados com SZE para a NEM1.

Fisiopatologia da SZE

A principal característica patológica da SZE consiste em níveis excessivamente elevados de gastrina circulante, secretada de forma autônoma pelos gastrinomas. Diferentemente da produção fisiológica de gastrina, a liberação de gastrina dos gastrinomas não está sujeita a alças de retroalimentação inibitórias regulares. Essa secreção de ácido desregulada se torna excessiva e acaba provocando úlcera péptica em 90% dos indivíduos com SZE. Os níveis exagerados de gastrina também atuam como fatores tróficos para as células ECL e parietais, resultando em hipertrofia das pregas gástricas, que são visíveis na endoscopia.

Apresentação clínica

Além do risco elevado de úlcera péptica, conforme assinalado anteriormente, um terço dos pacientes apresenta diarreia inexplicável, que às vezes resulta em desequilíbrios eletrolíticos, como hipopotassemia, esteatorreia e perda de peso. A diarreia pode ser a única manifestação clínica em cerca de 20% dos pacientes. Ocorre diarreia quando a alta carga de ácido alcança o intestino delgado, causando dano direto aos enterócitos, inativação da lipase pancreática e precipitação de ácidos biliares, o que interfere na formação de micelas.

Outras manifestações da SZE incluem síndromes esofágicas devido à hipersecreção de ácido gástrico, como disfagia, esofagite, ulceração esofágica, estenoses ou até mesmo perfuração. Com efeito, pode ocorrer esofagite de refluxo em até 40% dos pacientes com SZE.

Diagnóstico

À semelhança do diagnóstico de outras doenças raras, o fator mais importante no diagnóstico de SZE é ter um alto índice de suspeita de SZE em pacientes que apresentam sintomas clássicos, conforme descrito anteriormente. Entretanto, pode ser difícil discernir esses sintomas clássicos na era do uso universal de IBP, visto que esses agentes antissecretores podem mascarar os sintomas da SZE. O diagnóstico de SZE exige o achado de hipergastrinemia e hipercloridria.

Inicialmente, os pacientes com suspeita de SZE devem ser avaliados por meio da obtenção dos níveis de gastrina em jejum e pH gástrico. Um baixo pH gástrico em associação a níveis elevados de gastrina é característico, visto que, em estados de acloridria, a gastrina está adequadamente elevada, assim como o pH. Como os IBPs também afetam o pH gástrico, esses fármacos precisam ser interrompidos pelo menos 1 semana antes da realização do teste. A interrupção dos IBPs em pacientes com SZE incorre em sérios riscos e só deve ser feita após uma cuidadosa avaliação dos riscos e benefícios da retirada do IBP para fins diagnósticos, sob a supervisão de profissionais experientes. Alguns relatos de casos descreveram graves complicações de saúde da SZE, que ocorreram apenas 48 horas após a retirada do IBP.

O diagnóstico de SZE é estabelecido por níveis de gastrina superiores a 10 vezes o limite superior da normalidade (LSN), com pH gástrico inferior a 2. No entanto, a maioria dos pacientes com SZE apresenta níveis não elucidadores de gastrina. Um teste de estimulação com secretina pode ajudar a estabelecer o diagnóstico nesse caso.

O teste de estimulação com secretina aproveita o aumento paradoxal da secreção de gastrina após a administração de secretina a pacientes com gastrinomas. À semelhança dos níveis de gastrina e do pH, o teste de secretina deve ser realizado enquanto o paciente não estiver recebendo terapia antissecretora. Os níveis de gastrina são obtidos antes e depois da administração de 2 U/kg de secretina. O teste é positivo quando os níveis de gastrina aumentam em pelo menos 120 pg/ml com a administração de secretina.

Uma vez estabelecido o diagnóstico de SZE, todos os pacientes precisam ser submetidos a rastreamento para NEM1 pela medição dos níveis de cálcio, paratormônio (PTH) e pesquisa de mutação germinativa de *MEN1*. Além disso, os parentes de primeiro grau de pacientes com NEM1 também precisam ser submetidos a rastreamento. Como os gastrinomas são, em sua maior parte, malignos, é fundamental tentar localizar o gastrinoma, com o objetivo de ressecção do tumor.

Uma modalidade de imagem útil para localizar gastrinomas é a cintigrafia com receptor de somatostatina (CRS) combinada com TC; todavia, outras modalidades também podem ser usadas, como TC, RM e ultrassonografia. Em mãos experientes, a endoscopia digestiva alta com ultrassonografia endoscópica (USE) tem sensibilidade semelhante à da CRS (74 e 75%, respectivamente) e pode ser útil para determinar a localização do gastrinoma.

Tratamento da SZE

Após descartar outras causas de hipergastrinemia (como anemia perniciosa ou hipergastrinemia induzida por IBP, em que ocorrem níveis elevados de gastrina secundariamente à *baixa* secreção de ácido), a meta mais importante no tratamento da SZE é a redução e a normalização da secreção de ácido, o que pode ser obtido por terapia com IBP. Para controlar a secreção de ácido na SZE, normalmente é necessário que os IBPs sejam administrados em doses elevadas, algumas vezes até o dobro ou mais da dose-padrão. O tratamento com IBP precisa ser titulado para se obter uma produção de ácido basal (PAB) inferior a 10 mmol/hora na hora que precede a próxima dose programada. Quando os pacientes não conseguem ingerir medicamentos, deve-se administrar o IBP IV para controlar a secreção de ácido. Em casos extremos, pode-se efetuar uma vagotomia para eliminar a secreção de ácido.

Algumas vezes, a cirurgia revela um tumor primário até então não reconhecido. Além disso, ela possibilita a avaliação do grau e do estágio do tumor e remove a fonte de produção ectópica de gastrina. De qualquer maneira, a cirurgia melhora substancialmente as taxas de sobrevida em pacientes com SZE. Os gastrinomas tendem a metastatizar por via hematogênica, principalmente para os linfonodos, seguidos do fígado. Até 50% dos pacientes têm metástases hepáticas na apresentação.

GASTRITE

Gastrite é um termo geral empregado para descrever a inflamação na mucosa gástrica. A inflamação gástrica pode ser causada por várias condições, mais comumente infecção por *H. pylori* e gastrite induzida por AINE (mais estritamente, neste último caso, denominada *gastropatia*, visto que a inflamação é bastante leve). A gastrite pode ser aguda ou crônica e pode ser secundária a outras causas infecciosas, doenças autoimunes, fármacos e isquemia. Todo esforço deve ser envidado para identificar a causa da gastrite, embora muitas vezes possa não ser possível identificar um diagnóstico específico.

A **gastrite atrófica** é uma entidade histopatológica de perda glandular, que resulta de inflamação crônica. Pode ser classificada em dois tipos principais: gastrite multifocal (secundária a fatores ambientais, *H. pylori*, dietas específicas) ou gastrite predominante do corpo gástrico (autoimune). Essa seção se concentra no subtipo predominante no corpo gástrico, a gastrite atrófica metaplásica autoimune (GAMA).

GAMA é uma gastrite inflamatória crônica causada por autoanticorpos contra o fator intrínseco e as células parietais no fundo e no corpo gástricos. Tem uma prevalência de 2%, com razão mulheres/homens de 3:1 e é mais comum em indivíduos com outras doenças autoimunes, especificamente diabetes melito e doença autoimune da tireoide. A GAMA aumenta o risco de adenocarcinoma gástrico do tipo intestinal e de tumores carcinoides gástricos. Normalmente, os pacientes apresentam sintomas gastrintestinais inespecíficos e, em geral, são diagnosticados em um estágio relativamente tardio de sua doença, após a ocorrência de manifestações hematológicas, como anemia macrocítica devido à deficiência de vitamina B_{12} (anemia perniciosa). Em virtude de sua incapacidade de absorver vitamina B_{12}, esses pacientes podem apresentar sintomas neurológicos e psiquiátricos concomitantes, embora isso seja observado em menos de 10% dos casos. Na biopsia, os pacientes exibem atrofia da mucosa do corpo gástrico, bem como hiperplasia das células ECL na vigência de hipocloridria (e hipergastrinemia resultante). O tratamento consiste em suplementação de vitamina B_{12} e vigilância de doenças associadas.

A **gastrite infecciosa** pode ser causada por outros microrganismos além de *H. pylori*, como CMV, *Mycobacterium avium-intracellulare*, enterococos e HSV, bem como por parasitas e fungos. O tratamento da gastrite infecciosa envolve o tratamento do micróbio específico que provoca dano à mucosa gástrica.

A **gastrite eosinofílica** (**GE**) faz parte de um *continuum* de distúrbios gastrintestinais associados a eosinófilos (DGIE). Está associada à eosinofilia sistêmica em cerca de 75% dos pacientes com DGIE. Na GE, ocorre infiltração eosinofílica, que raramente abrange todas as camadas da parede gástrica. Há comprometimento da túnica mucosa em 60% dos casos, da lâmina muscular da mucosa em 30% e da tela subserosa em 10% dos casos. O diagnóstico é difícil, tendo-se em vista as localizações variáveis da infiltração e o aspecto inespecífico do estômago na EGD. A gastrite eosinofílica pode ser uma causa de OP. O tratamento consiste em esteroides sistêmicos; contudo, houve algum sucesso no tratamento de pacientes com dietas elementares livres de alimentos alergênicos.

A **doença de Ménétrier** é uma condição muito rara associada à hipertrofia da mucosa gástrica, principalmente no corpo gástrico. Histologicamente, há proliferação das glândulas gástricas, com dilatação cística da parte basilar. A etiologia da doença é desconhecida, e o estabelecimento do diagnóstico é difícil. Em geral, o diagnóstico exige uma avaliação da aparência microscópica da mucosa gástrica durante a endoscopia, bem como da constelação característica de sintomas. Clinicamente, há náuseas, vômitos, anemia e hipocloridria associados e edema periférico secundário à hipoalbuminemia.

A **gastrite linfocítica** é outro distúrbio raro, caracterizado por infiltração da mucosa e do epitélio gástrico por linfócitos T. Está associada a doença celíaca, gastrite por *H. pylori*, colite colagenosa e doença de Ménétrier.

DISPEPSIA FUNCIONAL (NÃO ULCEROSA)

Quando um paciente apresenta um conjunto de sinais/sintomas semelhante ao da úlcera péptica ou da gastrite, sem evidências de ulceração na EGD, diz-se que ele apresenta *dispepsia não ulcerosa* (*DNU*). A dispepsia não ulcerosa é um diagnóstico de exclusão. A etiologia da DNU não está bem elucidada; entretanto, pacientes com DNU podem apresentar comprometimento da integridade da mucosa gástrica, dismotilidade, desregulação do eixo intestino-cérebro ou disfunção sensorial. Entretanto, fatores psicossociais e transtornos psiquiátricos, como depressão e ansiedade, estão fortemente associados à DNU. A DNU afeta 10 a 30% da população mundial.

Os critérios diagnósticos específicos incluem plenitude pós-prandial incômoda, saciedade precoce, dor ou queimação epigástrica, além da falta de evidências de uma explicação orgânica ou estrutural para

Capítulo 37 Doenças do Estômago e do Duodeno

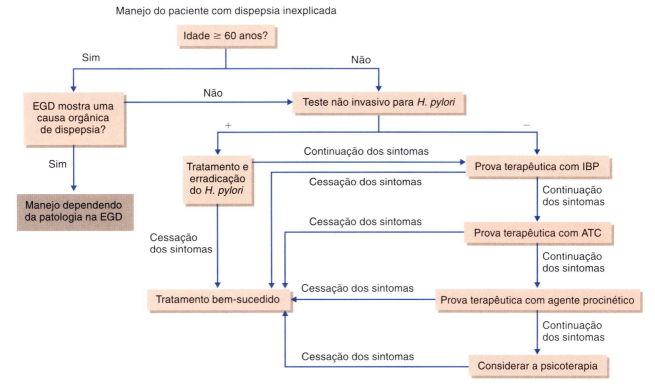

Figura 37.8 Diretrizes para o manejo de pacientes com dispepsia. *ATC*, antidepressivo tricíclico; *EGD*, esofagogastroduodenoscopia; *IBPs*, inibidores da bomba de prótons. (Adaptada de Moayyedi PM, Lacy BE, Andrews CN, Enns RA, Howden CW, Vakil N. ACG and CAG Clinical Guideline: Management of Dyspepsia. Am J Gastroenterol. 2017;112:988-1013.)

os sintomas na EGD, nos exames de imagem ou nos exames laboratoriais. Em pacientes com idade superior a 60 anos, deve-se efetuar uma EGD para avaliar a possibilidade de neoplasia maligna. Dependendo dos sintomas clínicos individuais, alguns pacientes se beneficiam de estudos de motilidade para investigar dismotilidade e gastroparesia (Figura 37.8).

Infelizmente, o tratamento da DNU é limitado, e as modalidades terapêuticas não foram bem estudadas. Alguns pacientes dispépticos (cerca de 1 em 10) com DNU que apresentam teste positivo para *H. pylori* podem responder à erradicação do *H. pylori*, mesmo se não houver evidências de úlcera péptica na endoscopia. Recomenda-se a terapia antissecretora com IBP ou com H2RA para pacientes negativos para *H. pylori* e para aqueles que foram tratados com sucesso para *H. pylori*, mas que continuam apresentando sintomas. Recomenda-se a administração de antidepressivos tricíclicos a pacientes que continuam sintomáticos, apesar da erradicação do *H. pylori* e da terapia antissecretora. Outras opções de tratamento incluem procinéticos, como cisaprida e domperidona,[1] embora esses medicamentos não estejam disponíveis nos EUA. Os pacientes que não respondem à terapia e que apresentam sintomas incômodos e contínuos podem se beneficiar de psicoterapias, das quais a mais comum é a terapia cognitivo-comportamental.

SÍNDROME DO VÔMITO CÍCLICO

A síndrome do vômito cíclico (SVC) é uma condição idiopática que ocorre tanto em crianças quanto em adultos, com idade média de apresentação de 37 anos na população adulta. A etiologia da SVC é, em grande parte, desconhecida, mas foi observado que ela é desencadeada em pacientes com uso crônico de maconha, enxaquecas e ingestão de determinados alimentos (que, em geral, também desencadeiam enxaqueca). De modo característico, os pacientes apresentam episódios de vômito de várias horas a dias de duração, com ausência de vômito entre os episódios. Em geral, os pacientes adultos relatam alívio dos sintomas ao tomar banhos de chuveiro ou de banheira quentes.

O diagnóstico de SVC é difícil, e muitos anos podem passar antes que seja estabelecido um diagnóstico claro. Com frequência, os médicos diagnosticam incorretamente gastrenterite infecciosa recorrente ou outras causas autolimitadas de vômito. Os critérios específicos para o diagnóstico incluem: (1) episódios estereotipados de vômitos agudos de menos de 1 semana de duração; (2) três ou mais episódios no ano anterior e dois nos últimos 6 meses, que ocorreram com intervalo de pelo menos 1 semana; e (3) ausência de vômitos entre os episódios. O diagnóstico de SVC só pode ser estabelecido após a exclusão de outros diagnósticos possíveis.

No contexto agudo, a terapia consiste em líquidos IV, antieméticos e reintrodução lenta dos alimentos, conforme tolerado pelo paciente. Os antieméticos tomados antes do episódio durante o período prodrômico podem evitar ou reduzir a duração dos sintomas. A terapia de manutenção consiste em evitar os fatores desencadeadores e, se apropriado, tratamento psicossocial. Quando um paciente apresenta SVS no contexto de uso de maconha, ele deve interromper o seu uso.

ESVAZIAMENTO GÁSTRICO RÁPIDO

O esvaziamento gástrico rápido, também conhecido como *síndrome dumping*, é uma condição debilitante que se manifesta por sinais/sintomas gastrintestinais e vasomotores pós-prandiais, que ocorrem

---
[1] N.R.T.: A venda de cisaprida é proibida no Brasil (consta da Lista C1 da portaria 344), mas a domperidona é comercializada aqui.

após cirurgia de esôfago, gástrica ou bariátrica. Deve-se ao aporte prematuro do alimento no intestino delgado. Ocorre esvaziamento gástrico rápido no período pós-operatório em 25 a 50% dos casos, com sintomas debilitantes em 5 a 10% dos pacientes. Entretanto, esse diagnóstico também está correlacionado com o diabetes melito, e foram relatados casos idiopáticos. O esvaziamento gástrico rápido pode ser dividido em duas categorias: síndrome de esvaziamento rápido precoce e síndrome de esvaziamento rápido tardio. A variante precoce é a mais comum. O esvaziamento gástrico rápido é definido como menos de 30% de retenção do conteúdo gástrico na primeira hora após a ingestão de alimentos sólidos.

No esvaziamento gástrico rápido precoce, o alimento hiperosmolar é liberado no intestino delgado, desencadeando a liberação de substâncias vasoativas, como neurostatina, peptídio intestinal vasoativo (VIP) e moduladores da glicose, como incretinas, insulina e glucagon. Isso resulta em sinais/sintomas gastrintestinais, como saciedade precoce, dor, diarreia, náuseas, cólicas e distensão abdominal, sintomas vasomotores, como hipotensão, e resposta do sistema nervoso simpático, como rubor facial, palpitações e diaforese nos primeiros 30 minutos após a ingestão de uma refeição.

Os sintomas do esvaziamento gástrico tardio resultam da hiperinsulinemia e da hipoglicemia reativa subsequente. Ocorre hiperinsulinemia secundária à liberação aumentada de incretinas em resposta a carboidratos não digeridos no intestino delgado. Cerca de 1 a 3 horas após uma refeição, surgem sinais/sintomas, como diaforese, tremores, diminuição da concentração e níveis alterados de consciência. O esvaziamento gástrico precoce e o tardio podem ocorrer isoladamente, porém eles coexistem com frequência.

O diagnóstico de esvaziamento gástrico rápido depende principalmente de uma alta suspeita clínica em pacientes com sintomas clínicos típicos de esvaziamento gástrico rápido. Outras modalidades diagnósticas incluem teste de tolerância à glicose oral e cintigrafia.

O tratamento de primeira linha consiste em modificações no estilo de vida para reduzir a quantidade de alimento ingerido por refeição, comer a intervalos mais frequentes e separar a ingestão de alimentos sólidos dos líquidos. Além disso, pode ser útil deitar-se após as refeições e diminuir a ingestão de carboidratos e de lactose. É importante solicitar parecer precoce do nutricionista para garantir a manutenção de um estado nutricional adequado. Quando os métodos de modificação do estilo de vida não conseguem aliviar os sintomas, as opções farmacológicas incluem acarbose, goma guar ou tratamento sintomático com loperamida, tintura de ópio e outros métodos de controle da dor. A octreotida, que inibe a secreção de agentes vasoativos, também pode ser útil.

GASTROPARESIA

Ocorre gastroparesia quando há retardo do esvaziamento gástrico no intestino delgado, causando um grupo característico de sintomas. A gastroparesia é mais comumente observada em diabéticos, em pacientes no pós-operatório e em pacientes em uso crônico de terapia programada com opioides. Em um terço dos casos, é idiopática, e as mulheres são mais propensas do que os homens a desenvolver esse distúrbio. Até 30 a 50% dos pacientes com diabetes melito tipo 1 (DM1) apresentam retardo do esvaziamento gástrico, assim como 15 a 30% dos pacientes com diabetes melito tipo 2 (DM2).

A gastroparesia diabética é mais bem compreendida do que a gastroparesia idiopática. A etiologia da gastroparesia diabética assemelha-se à da neuropatia diabética, e a possível denervação do nervo vago causa atraso no esvaziamento gástrico. Além disso, foi constatado que os pacientes com gastroparesia relacionada com o diabetes melito apresentam redução do número de células intersticiais de Cajal (CIC), as células marca-passo do tubo gastrintestinal, bem como níveis diminuídos de liberação de óxido nítrico das células neurais entéricas. Embora os pacientes com gastroparesia idiopática também apresentem redução do número de CIC, a causa da gastroparesia idiopática está menos elucidada, apesar de infecções por enterovírus terem sido implicadas.

Do ponto de vista clínico, os pacientes apresentam saciedade precoce, distensão abdominal, náuseas, vômitos, anorexia e desnutrição. Embora todos os pacientes com gastroparesia tenham náuseas, aqueles com diabetes melito tendem a sofrer episódios mais graves e mais frequentes de vômitos, em comparação com pacientes que apresentam gastroparesia idiopática. É mais provável que pacientes com gastroparesia idiopática apresentem plenitude pós-prandial grave e saciedade precoce.

Alguns pacientes com gastroparesia idiopática são diagnosticados incorretamente com dispepsia não ulcerosa, daí o motivo de ser fundamental ter um alto índice de suspeita do diagnóstico. Após a exclusão da possibilidade de obstrução pilórica, o tempo de esvaziamento gástrico pode ser avaliado com cintigrafia de esvaziamento gástrico, teste respiratório ou cápsula de motilidade sem fio. É muito importante que os pacientes se abstenham de ingerir agentes procinéticos ou gastroparéticos antes da realização desses exames.

O tratamento utiliza uma abordagem sequencial e começa com modificações na dieta (pequenas refeições espaçadas), melhora do controle da glicemia em pacientes diabéticos e prescrição de agentes procinéticos. Nos casos graves, procedimentos mais invasivos, como marca-passos gástricos, podem ser tentados.

VÓLVULO GÁSTRICO

O vólvulo gástrico é uma condição rara que afeta pacientes tanto adultos quanto pediátricos, em que o estômago sofre rotação de pelo menos 180° ao longo de seu eixo transversal ou longitudinal, causando obstrução da cárdia ou do piloro. Nos casos extremos, o vólvulo gástrico pode causar estrangulamento, necrose e perfuração, daí o fato de ser considerado uma emergência cirúrgica. A taxa de mortalidade do vólvulo gástrico agudo varia entre 15 e 20%, ao passo que é de 0 a 13% nos casos crônicos. Em geral, a rotação do estômago é causada por hérnias paraesofágicas, anormalidades estruturais (como neoplasias), aderências e frouxidão dos ligamentos gástricos (Figura 37.9).

O quadro clínico inicial é variável, dependendo da acuidade e do grau de obstrução. Em 70% dos casos de vólvulo gástrico agudo, ocorre a tríade de Borchardt de dor abdominal aguda, ânsia de vômito intensa sem vômito e incapacidade de introduzir um tubo gástrico. Se o vólvulo for grave o suficiente para causar estrangulamento e necrose do estômago, pode ocorrer hematêmese. Os pacientes com vólvulo gástrico crônico podem apresentar sintomas vagos, como dor abdominal, disfagia e distensão abdominal. Podem ser diagnosticados incorretamente como outros distúrbios da parte superior do sistema digestório.

Tendo-se em vista a raridade e a apresentação inespecífica do vólvulo gástrico, o diagnóstico frequentemente é estabelecido durante a investigação de outras causas para os sintomas do paciente. Nas radiografias, são observadas evidências de obstrução pilórica com interrupção, como dois bolsões de níveis hidroaéreos. Além disso, tendo-se em vista a correlação com hérnias esofágicas, elas também podem ser observadas em radiografias e devem aumentar o índice de suspeita de vólvulo gástrico. Normalmente, nesses pacientes, realiza-se uma TC abdominal subsequente, que revela a localização anormal do antro pilórico e evidências de OP.

O tratamento pode ser dividido em três categorias: conservador, endoscópico ou cirúrgico. No contexto agudo, os pacientes precisam ser tratados e estabilizados. A terapia conservadora consiste na

Capítulo 37 Doenças do Estômago e do Duodeno

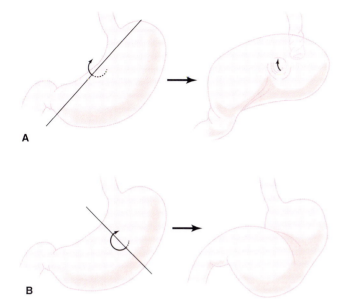

Figura 37.9 Os dois tipos principais de vólvulo gástrico. **A.** Vólvulo organoaxial, em que há rotação anterior em torno do eixo cardiopilórico, resultando em inversão do estômago, com a curvatura maior na parte superior e a curvatura menor na parte inferior. Pode ocorrer obstrução na junção gastresofágica e na área piloroantral. **B.** Vólvulo mesenteroaxial, em que há rotação anterior em torno de um eixo perpendicular ao eixo cardiopilórico. A curvatura maior permanece na parte inferior. (De Tsang, Tat-Kin et al. Endoscopic reduction of gastric volvulus: The alpha-loop maneuver. Gastrointestinal Endoscopy 1995; 42: 244-248.)

colocação de um tubo gástrico e no posicionamento do paciente em decúbito ventral. Em geral, é reservada para pacientes estáveis com tecido gástrico viável por ocasião da apresentação. Uma abordagem endoscópica oferece valor terapêutico e diagnóstico, visto que consegue avaliar a condição da mucosa gástrica e, algumas vezes, promover resolução do vólvulo via insuflação. Os pacientes em estado crítico com evidências de comprometimento tecidual geralmente precisam ser submetidos à cirurgia para aliviar o vólvulo e ressecar o tecido danificado. A cirurgia também possibilita o reparo de perfurações gástricas e hérnias de hiato. Os pacientes geralmente são submetidos à gastropexia (fixação do estômago à parede anterior do abdome) para evitar episódios futuros.

LEITURA SUGERIDA

Cook D, Guyatt G: Prophylaxis against gastrointestinal bleeding in hospitalized patients, N Engl J Med 378:2500–2516, 2018.
Crowe SE: Helicobacter pylori Infection, N Engl J Med 380:1158–1165, 2019.
Laine L, Jensen DM: Management of patients with ulcer bleeding, Am J Gastroenterol 107:345–360, 2012.
Lanas A, Chan FKL: Peptic ulcer disease, Lancet 530:613–624, 2017.
Moayyedi PM, Lacy BE, Andrews CN, Enns RA, Howden CW, Vakil N: ACG and CAG clinical guideline: management of dyspepsia, Am J Gastroenterol 112:988–1013, 2017.
Murugesan SV, Varro A, Pritchard DM: Review article: Strategies to determine whether hypergastrinemia is due to Zollinger-Ellison syndrome rather than a more common benign cause, Aliment Pharmacol Ther 29:1055–1068, 2009.
Siddique O, Ovalle A, Siddique AS, Moss SF: Helicobacter pylori infection: an update for the internist in the age of increasing global antibiotic resistance, Am J Med 131:473–479, 2018.

38

Doença Inflamatória Intestinal[1]

Talha A. Malik, Michael F. Picco, Francis A. Farraye

INTRODUÇÃO

A doença inflamatória intestinal (DII) compreende dois distúrbios crônicos: a colite ulcerativa e a doença de Crohn. O diagnóstico de DII baseia-se em uma análise dos dados clínicos, endoscópicos, radiológicos e histológicos. Embora a causa dessas duas doenças ainda não tenha sido definida, os novos tratamentos anti-inflamatórios emergentes, direcionados para alvos, são muito promissores para ajudar a reduzir a morbidade e a melhorar a qualidade de vida dos indivíduos com DII.

A colite ulcerativa caracteriza-se por alterações inflamatórias crônicas que acometem a mucosa do cólon de forma superficial e contínua, iniciando tipicamente no reto e estendendo-se proximalmente. Dependendo da extensão do acometimento, a colite ulcerativa pode ser dividida em proctite (que acomete apenas o reto), proctossigmoidite (reto e sigmoide), colite do lado esquerdo (que se estende até a flexura esquerda do cólon) e pancolite (inflamação que se estende proximalmente à flexura esquerda do cólon). Essa classificação é importante tanto para o prognóstico quanto para a terapia. Diferentemente da colite ulcerativa, a doença de Crohn pode acometer qualquer segmento do tubo gastrintestinal, desde a boca até o ânus, frequentemente de forma descontínua. A doença de Crohn caracteriza-se por inflamação crônica transmural, que resulta em complicações, como abscesso, fístulas e estenoses.

Perspectiva histórica

A colite ulcerativa foi descrita pela primeira vez na Grécia Antiga por Hipócrates como uma condição caracterizada por diarreia crônica e fezes sanguinolentas. Em 1859, Samuel Wilks, um médico britânico, descreveu a "colite ulcerativa" como entidade patológica distinta.

Em 1913, o médico britânico Kennedy Dalziel descreveu pela primeira vez pacientes com inflamação transmural dos intestinos delgado e grosso. Posteriormente, em 1932, os Drs. Burrill Crohn, Leon Ginzburg e Gordon Oppenheimer publicaram artigos que descreviam uma condição que provocava inflamação do íleo terminal e que denominaram ileíte regional ou terminal. Posteriormente, essa entidade patológica começou a ser denominada doença de Crohn.

O primeiro avanço que estabeleceu a DII como a principal doença autoimune intestinal ocorreu na década de 1950, quando foi demonstrado que os sintomas em pacientes com colite ulcerativa e com doença de Crohn respondiam aos corticosteroides. Na década de 1980, os imunomoduladores tradicionais, principalmente tiopurinas, foram usados como agentes de primeira linha poupadores de esteroides. Em 1997, Targan et al. publicaram as descobertas do "Crohn's Disease cA2 Study", que analisava a eficácia do infliximabe, um anticorpo biológico

contra o fator de necrose tumoral (TNF) cA2 na indução de remissão da doença de Crohn luminal. Isso deu início à era dos agentes biológicos. Durante a primeira década do século XXI, os agentes biológicos administrados na forma de injeções intravenosas ou subcutâneas surgiram como os agentes terapêuticos mais efetivos usados na indução e na manutenção da remissão nas formas moderadas a graves de colite ulcerativa e na doença de Crohn. Desde então, dispõe-se de novos agentes orais, que são efetivos no tratamento de pacientes com DII.

EPIDEMIOLOGIA

Há variações na incidência e na prevalência da colite ulcerativa e da doença de Crohn em todo o mundo, com base na região geográfica, no ambiente particular, nas tendências de imigração e no grupo étnico. No passado, a colite ulcerativa era, em geral, considerada um pouco mais comum. Entretanto, essa tendência mudou com a incidência crescente da doença de Crohn. Na América do Norte, estima-se que haja mais de 2 milhões de pessoas com DII. A incidência anual na América do Norte de colite ulcerativa e de doença de Crohn é estimada entre 0 e 20 para cada 100 mil indivíduos. As estimativas de prevalência da colite ulcerativa e da doença de Crohn na América do Norte são de 35 a 250 por 100.000 e 25 a 300 por 100.000, respectivamente. A incidência e a prevalência da DII refletem a interação de complexos fatores genéticos e ambientais que contribuem para esses distúrbios. Por exemplo, ambas as doenças são mais comuns em climas setentrionais e em indivíduos brancos, sobretudo em populações de ascendência europeia que vivem na América do Norte, na África do Sul e na Austrália. Embora as taxas de incidência de DII sejam mais baixas em populações hispânicas e asiáticas, a DII pode ocorrer em qualquer grupo étnico ou racial de qualquer lugar do mundo. A causa da DII permanece desconhecida, porém acredita-se que resulte de uma combinação de fatores genéticos, imunológicos, infecciosos e ambientais. Além disso, as pesquisas apontam para uma relação entre o microbioma humano e a disfunção do sistema imune em pacientes com DII.

A colite ulcerativa e a doença de Crohn podem ocorrer em qualquer idade, porém o pico de idade de início da colite ulcerativa está entre 30 e 40 anos e, para a doença de Crohn, entre 20 e 30 anos. Observa-se outro pico, particularmente para a colite ulcerativa, entre 60 e 70 anos, com base em estudos realizados em várias coortes europeias. A incidência e a prevalência da colite ulcerativa e da doença de Crohn parecem ser semelhantes em homens e mulheres norte-americanos.

FATORES DE RISCO E FISIOPATOLOGIA

A DII resulta, provavelmente, de uma resposta inflamatória imunomediada descontrolada em indivíduos geneticamente predispostos a um fator desencadeador ("gatilho") ambiental, que interage com a flora intestinal e afeta principalmente o sistema digestório.

---

[1]N.R.T.: No Brasil, ver Associação Brasileira de Colite Ulcerativa e Doença de Crohn, em https://www.abcd.org.br/institucional/sobre-a-abcd/, e Federação Brasileira de Gastroenterologia, em https://fbg.org.br/.

Cerca de 5 a 20% dos pacientes com DII têm um parente em primeiro grau com a doença, e os parentes de primeiro grau de pacientes com DII apresentam risco cerca de 10 a 15 vezes maior de desenvolver DII, predominantemente com a mesma doença do probando. Com mais frequência, existe história familiar positiva em pacientes com doença de Crohn, em comparação com a colite ulcerativa, sugerindo que os fatores genéticos sejam mais importantes na etiologia da doença de Crohn. O risco cumulativo de desenvolver DII em parente de primeiro grau foi estimado em 5% na doença de Crohn e em cerca de 2% na colite ulcerativa em populações judaicas não asquenaze e 8 e 5% em populações de judeus asquenaze, respectivamente.

Graças a estudos de associação genômica ampla (GWAS), foram identificados mais de 200 *loci* genéticos associados à DII. Entretanto, essas variantes genéticas têm pouca utilidade diagnóstica na prática clínica, devido à sua baixa incidência global em populações com DII. Com o estudo de populações cada vez mais diversas, isso poderá mudar. Exemplos de polimorfismos de nucleotídio único (SNP) associados à doença de Crohn incluem sequências nos genes *NOD2*, no receptor de IL23 e *ATG16L1*. Acredita-se que as variantes *NOD2* sejam preditivas de doença mais complicada, principalmente em pacientes europeus com estenose ileal e doença ileal penetrante. As variantes de IL-12 podem estar associadas a risco de cirurgia precoce.

Além disso, outros genes associados à DII que foram identificados pela GWAS incluem os genes *IRGM, LRRK, FUT2, CARD9, TNFSF15, FCG2RA, NKX2-3, PTPN2, ZNF365, ECM1, STAT3* e *IL10R*, entre outros. Conforme assinalado, essas variantes têm pouca utilidade diagnóstica ou terapêutica na prática clínica nesse exato momento, devido à falta de replicação das associações observadas em estudos de pequeno porte.

Já foram demonstradas alterações profundas na imunologia da mucosa em pacientes com DII. No estado imunológico normal do intestino, o tecido linfoide ativado é abundante no compartimento da mucosa. Esse estado foi descrito como inflamação controlada ou fisiológica, e é provável que se desenvolva em resposta a exposições constantes a substâncias antigênicas (derivadas da flora microbiana do hospedeiro ou de fontes alimentares e ambientais) que cruzaram a barreira epitelial do ambiente luminal. Com efeito, uma das principais funções do sistema imune intestinal consiste em discriminar as substâncias e os microrganismos nocivos ou prejudiciais dos não prejudiciais. Em consequência, existe uma rede grande e bem mantida de numerosas células imunes diferentes da mucosa, incluindo células envolvidas na redução das respostas imunes (células reguladoras) e aquelas envolvidas na ativação das respostas imunes. Na DII, ocorre desregulação desse equilíbrio homeostático ou tolerância imune, resultando em superativação do sistema imune.

No passado, acreditava-se que a inflamação na doença de Crohn fosse predominantemente mediada por linfócitos T_H1 e, na colite ulcerativa, principalmente mediada por linfócitos T_H2; agora, há evidências consideráveis de que cada uma dessas patogêneses é mais complexa e matizada, em que ambos os tipos de linfócitos T auxiliares parecem desempenhar um papel. Além disso, há evidências recentes de que os linfócitos T_H17 produzem citocinas pró-inflamatórias que facilitam a inflamação na DII, das quais as mais notáveis parecem ser a IL-6 e a IL-17. Além disso, o IL-23R é expresso em alto número nos linfócitos T_H17, e foi postulado que ele desempenha um papel fundamental na propagação da inflamação tanto na colite ulcerativa quanto na doença de Crohn.

De modo geral, os mecanismos imunes que medeiam a inflamação na DII são complexos e atuam por meio de interações significativas com gatilhos ambientais, com o genoma e com o microbioma intestinal para provocar doença ativa, exigindo uma abordagem personalizada para o manejo.

Conforme assinalado anteriormente, acredita-se também que os fatores ambientais desempenhem um papel na patogênese da DII, visto que a doença é mais comum em países industrializados. Além disso, a frequência aumentou em países conforme se tornaram mais industrializados. Foi postulado que o saneamento precário, a contaminação dos alimentos e as condições de vida aglomeradas estejam associados a infecções helmínticas, que levam ao condicionamento dos linfócitos T reguladores e à estimulação da produção de IL-10 e do fator transformador de crescimento β pelas células mononucleares, impedindo, assim, a inflamação intestinal.

O único fator ambiental claramente associado à DII é o tabagismo. O tabaco parece ser protetor contra a colite ulcerativa, cujo início ocorre em uma idade mais avançada em ex-fumantes. Nos pacientes com colite ulcerativa, o abandono do tabagismo pode causar exacerbação. Além disso, os estudos realizados mostraram que os tabagistas com colite ulcerativa apresentam evolução da doença mais leve, precisam de menos imunossupressão e têm necessidade reduzida de cirurgia.

Em contrapartida, a doença de Crohn está associada a uma evolução mais agressiva da doença. O tabagismo está associado a um aumento de duas vezes no risco de desenvolvimento da doença de Crohn e ao início da doença em uma idade mais precoce. O fumo passivo também pode aumentar o risco. O tabagismo leva a exacerbações mais frequentes da doença de Crohn, ao aumento da necessidade de imunossupressão e cirurgia, bem como a maior risco de recorrência pós-ressecção. Nem todos os estudos demonstram essas associações, sugerindo uma interação gene-ambiente do tabaco e da DII, embora os efeitos divergentes observados na colite ulcerativa e na doença de Crohn não sejam bem compreendidos.

A dieta também pode desempenhar um papel. Há evidências observacionais de que pacientes com doença de Crohn consumiam muito mais açúcares refinados representados por açúcar, doces e alimentos adoçados, como bolos e biscoitos, antes do diagnóstico. Posteriormente, foi sugerido que a alta ingestão de açúcar por si só também pode interagir com a flora intestinal e produzir agentes pró-inflamatórios intestinais. Além da maior ingestão de açúcares refinados, os pacientes recém-diagnosticados com DII consumiam menos fibras alimentares, frutas cruas e vegetais, em comparação com controles saudáveis. Uma revisão sistemática de pesquisas epidemiológicas anteriores e estudos de caso-controle realizados em pacientes japoneses sugeriram uma associação entre o aumento do consumo de carne animal, além dos carboidratos, como risco potencial para o desenvolvimento da doença de Crohn. Os pesquisadores levantaram a hipótese de que os padrões alimentares ocidentais podem ser responsáveis pelo aumento da ocorrência de DII no Japão.

O estudo da relação entre obesidade e DII é particularmente importante, devido às evidências moleculares confiáveis que ligam a fisiologia do tecido adiposo à inflamação intestinal. Entretanto, ainda não foi totalmente esclarecido se essa ligação se traduz em uma associação causal ou clinicamente significativa entre a obesidade e a doença de Crohn.

Recentemente, surgiu um interesse para compreender a associação entre maconha e DII. Não há dados epidemiológicos confiáveis sugerindo que a maconha participe no desenvolvimento da DII ou no seu manejo. Contudo, há estudos em andamento.

Os medicamentos sugeridos como fatores de risco potenciais para o desenvolvimento de DII incluem, entre os de maior importância, os anti-inflamatórios não esteroides (AINEs). Os AINEs também têm sido implicados na exacerbação da doença existente. Outros medicamentos potencialmente ligados ao desenvolvimento de DII incluem contraceptivos orais, terapia de reposição hormonal e antibióticos, porém as evidências para esses fármacos não são tão fortes quanto aquelas relacionadas com os AINEs.

Mycobacterium avium, subespécie *paratuberculosis*, tem sido associado à doença de Crohn, mas essa ligação não foi confirmada. De forma semelhante, foi relatado que associações entre *Salmonella, Campylobacter* e o vírus do sarampo aumentam o risco de DII, porém isso não foi comprovado.

Seção 6 Doenças Gastrintestinais

A falta de higiene (falta de saneamento), particularmente no início da vida, pode proteger contra o desenvolvimento de DII. Outras associações potenciais incluem estresse, ansiedade, depressão, padrão de sono alterado e estilo de vida sedentário. Apesar de provocativas, essas associações não foram confirmadas em estudos prospectivos bem planejados.

APRESENTAÇÃO CLÍNICA

Manifestações intestinais

Colite ulcerativa

A colite ulcerativa caracteriza-se por inflamação crônica da superfície da mucosa, que envolve o reto e se estende proximalmente ao longo do cólon de maneira contínua. A extensão e a gravidade da inflamação do cólon determinam o prognóstico e a apresentação (início insidioso *versus* agudo). A maioria dos pacientes inicialmente apresenta diarreia, dor abdominal, urgência para defecar, sangramento retal e a eliminação de muco pelo reto. Na apresentação, aproximadamente 40 a 50% dos pacientes têm proctite ou proctossigmoidite, 30 a 40% apresentam colite do lado esquerdo (doença que se estende até a flexura esquerda do cólon), e os 20 a 25% restantes têm pancolite. Embora os dados disponíveis sejam variáveis, dependendo da coorte, foi observado que até 50% dos pacientes diagnosticados com proctite ou proctossigmoidite progridem para a doença mais extensa em 25 anos de acompanhamento.

A evolução clínica típica da colite ulcerativa consiste em doença crônica intermitente, seguida de períodos de remissão. Uma exacerbação da doença pode ser sugerida pelo desenvolvimento de diarreia, hematoquezia e dor abdominal, com desidratação, febre e taquicardia, indicando acometimento mais grave. A elevação da calprotectina fecal, da velocidade de hemossedimentação (VHS) ou dos níveis de proteína C reativa (PC-R) também pode indicar uma exacerbação da doença. É comum a ocorrência de anemia, que é causada por perda crônica de sangue em decorrência da mucosa colônica afetada, bem como da mielossupressão, devido ao processo inflamatório sistêmico. Pode ocorrer perfuração em pacientes com colite grave ou fulminante, especialmente naqueles que tomam corticosteroides, bem como no contexto de megacólon tóxico. O megacólon tóxico caracteriza-se por dilatação visível do intestino grosso associada a febre, dor abdominal, desidratação, taquicardia e diarreia sanguinolenta.

Doença de Crohn

A apresentação clínica da doença de Crohn depende da parte do tubo gastrintestinal envolvida e do tipo de inflamação. A doença de Crohn pode afetar qualquer porção do tubo gastrintestinal, e o local mais comum é ileocecal/ileocolônico (40% dos pacientes), seguido de doença isolada do intestino delgado que acomete principalmente o íleo terminal (30%) e comprometimento colônico isolado (25%). Os locais restantes de doença de Crohn raramente (5%) são afetados de modo isolado e incluem o esôfago, o estômago e o duodeno.

Os sintomas da doença de Crohn frequentemente consistem em dor no quadrante inferior direito do abdome, febre, perda de peso, diarreia e, às vezes, palpação de massa inflamatória ao exame físico. Hematoquezia pode ocorrer quando há comprometimento colônico, porém é menos comum do que na colite ulcerativa. Os sintomas frequentemente já existem há meses ou anos antes que o diagnóstico seja estabelecido, e, em crianças, o retardo de crescimento pode ser o único sinal de apresentação. Diferentemente da colite ulcerativa, a inflamação na doença de Crohn é transmural e pode resultar em ulcerações profundas e na formação de trajetos fistulosos. As fístulas podem se formar entre diferentes segmentos do intestino (p. ex., fístula enteroentérica, enterocolônica) ou entre o intestino e a pele (enterocutânea), entre o intestino e a bexiga (enterovesicular) ou entre o reto e a vagina (retovaginal). Com o tempo, cerca de 30 a 40% dos pacientes desenvolvem comprometimento perianal com fissuras, fístulas ou abscessos.

A inflamação crônica pode causar fibrose e formação de estenose, que, por sua vez, pode resultar em obstrução intestinal parcial ou completa; nesses casos, o paciente queixa-se de dor abdominal, distensão abdominal, náuseas e vômitos. As estenoses também podem levar à estase, com supercrescimento bacteriano subsequente do intestino delgado. A doença do intestino delgado pode levar à deficiência de vitamina D. A doença extensa da mucosa ileal pode resultar em má absorção de vitamina B_{12} (com consequente anemia megaloblástica e efeitos colaterais neurológicos, se não for corrigida) e má absorção de sais biliares (resultando em diarreia induzida por sais biliares não absorvidos e potencial deficiência de vitaminas lipossolúveis). A depleção da reserva de sais biliares pode levar à formação de cálculos biliares. A perda de peso pode resultar da má absorção generalizada causada pela perda de superfícies de absorção. A má absorção crônica de gordura leva à ligação luminal de ácidos graxos livres ao cálcio, e isso possibilita que o oxalato, normalmente pouco absorvido devido à formação de complexos com o cálcio no lúmen intestinal, seja absorvido no cólon. O aumento da absorção de oxalato aumenta o risco de formação de cálculos de oxalato de cálcio na urina. Pacientes com ileostomia ou com perda crônica de volume como resultado de diarreia também correm maior risco de cálculos de ácido úrico.

Manifestações extraintestinais

Embora tanto a colite ulcerativa quanto a doença de Crohn envolvam principalmente o intestino, elas também estão associadas a manifestações inflamatórias em outros sistemas orgânicos. Isso reflete a natureza sistêmica desses distúrbios (Tabela 38.1). Podem ocorrer manifestações extraintestinais paralela ou independentemente da atividade da doença, que podem se tornar mais difíceis de tratar do que a própria doença intestinal.

A manifestação extraintestinal mais comum é a artrite, que é observada em cerca de 9 a 50% dos pacientes e é dividida em dois grandes tipos: axial e periférico. A artropatia axial consiste em sacroiliíte ou

---

Tabela 38.1 Manifestações extraintestinais da doença inflamatória intestinal.

Pele
Pioderma gangrenoso
Eritema nodoso
Síndrome de Sweet

Hepatobiliares
Colangite esclerosante primária
Colelitíase
Hepatite autoimune

Musculoesqueléticas
Artrite soronegativa
Espondilite anquilosante
Sacroiliíte

Oculares
Uveíte
Episclerite

Diversas
Estado hipercoagulável
Anemia hemolítica autoimune
Amiloidose

Capítulo 38 Doença Inflamatória Intestinal

espondilite anquilosante e *não* acompanha a atividade da doença intestinal. A espondilite anquilosante ocorre em 5 a 10% dos pacientes com DII e manifesta-se com dor lombar e rigidez, que habitualmente se agrava durante a noite, pela manhã ou após inatividade. A sacroiliíte isolada (sem espondilite anquilosante) é comum na DII (até 20% dos pacientes), porém em muitos casos é assintomática. A artropatia periférica é dividida em tipo 1 e tipo 2. A artropatia periférica do tipo 1 afeta as grandes articulações. Trata-se de uma artrite assimétrica, soronegativa, oligoarticular e não deformante, que pode acometer os joelhos, os quadris, os punhos, os cotovelos e os tornozelos. Essa artropatia periférica habitualmente acompanha a atividade da doença. A artropatia periférica do tipo 2 envolve em geral as articulações metacarpofalângicas (MCF), é tipicamente simétrica e *não* acompanha a atividade da doença.

As complicações hepáticas da DII incluem doenças tanto parenquimatosas quanto das vias biliares. As doenças parenquimatosas consistem em esteatose hepática, pericolangite e hepatite crônica ativa. A pericolangite, também conhecida como colangite esclerosante de pequenos ductos, é a mais comum dessas doenças. Em geral, é assintomática, identificada apenas por anormalidades da fosfatase alcalina e da γ-glutamil transpeptidase (GGT) em exames laboratoriais e, histologicamente, por inflamação do sistema porta e degeneração dos ductos biliares. A colangite esclerosante de pequenos ductos pode evoluir para a cirrose.

A doença das vias biliares inclui aumento da incidência de cálculos biliares e colangite esclerosante primária (CEP). A CEP é uma doença hepática colestática crônica, caracterizada por fibrose dos ductos biliares intra-hepáticos e extra-hepáticos. Ocorre em 1 a 4% dos pacientes com colite ulcerativa e com menos frequência naqueles com doença de Crohn. De modo geral, cerca de 70% dos pacientes com CEP apresentam colite ulcerativa. A fibrose leva à estenose dos ductos biliares, que, por sua vez, pode levar à colangite recorrente (com febre, dor no quadrante superior direito do abdome e icterícia) e progressão para cirrose. Além disso, cerca de 10% dos pacientes desenvolvem colangiocarcinoma. A terapia farmacológica ou cirúrgica para DII não modifica a evolução da CEP, e a maioria dos pacientes progride para cirrose e pode necessitar de transplante de fígado.

As duas manifestações dermatológicas clássicas que podem estar associadas à DII são o pioderma gangrenoso e o eritema nodoso. O pioderma gangrenoso ocorre em cerca de 5% dos pacientes e caracteriza-se por uma úlcera distinta de base necrótica, habitualmente nas pernas. A úlcera pode se espalhar e tornar-se grande e profunda, destruindo os tecidos moles. O pioderma não está relacionado com a atividade da doença. Em geral, o tratamento consiste em esteroides sistêmicos ou intralesionais, ou ambos. Outras opções de tratamento incluem dapsona, ciclosporina e agentes anti-TNF. O eritema nodoso é observado em 10% dos pacientes com DII, geralmente com artropatia periférica, e produz nódulos elevados e hipersensíveis, que ocorrem normalmente na face anterior das pernas. O eritema nodoso responde ao tratamento para a doença intestinal subjacente. Uma manifestação dermatológica menos comum da DII é a síndrome de Sweet ou dermatose neutrofílica febril aguda. Essa condição se caracteriza pelo início súbito de febre, leucocitose e pápulas e placas hipersensíveis, eritematosas e bem demarcadas, que exibem infiltrados neutrofílicos densos no exame histológico.

As manifestações oculares da DII incluem uveíte e episclerite. Elas ocorrem em 1 a 5% dos pacientes. A uveíte (ou irite) é uma doença inflamatória da câmara anterior que produz visão turva, fotofobia, cefaleia e congestão conjuntival, que podem não ser paralelas à atividade da doença. A terapia local inclui corticosteroides e atropina. A episclerite está tipicamente associada à atividade da doença. O paciente apresenta ardência dos olhos e congestão escleral sem déficits da visão e é tratado com corticosteroides tópicos.

DIAGNÓSTICO E DIAGNÓSTICO DIFERENCIAL

O diagnóstico de DII baseia-se em uma constelação de características clínicas e achados endoscópicos, radiográficos e histológicos. Os exames laboratoriais não são específicos e geralmente demonstram inflamação (leucocitose) e anemia quando a doença está ativa. O anticorpo anticitoplasma de neutrófilo perinuclear (pANCA) é positivo em até 70% dos pacientes com colite ulcerativa, porém é incomum em pacientes com doença de Crohn, ao passo que os anticorpos contra *Saccharomyces cerevisiae* (ASCA) são comuns (até 60%) na doença de Crohn, mas não são tipicamente encontrados na colite ulcerativa (Tabela 38.2). Marcadores adicionais, principalmente para a doença de Crohn, melhoraram a sensibilidade e a especificidade das provas sorológicas, incluindo anticorpos contra OmpC (porina C da membrana externa de *Escherichia coli*) e anticorpos contra

---

Tabela 38.2 Características diferenciais da colite ulcerativa e da doença de Crohn.

	Colite ulcerativa	Doença de Crohn
Local de comprometimento	Acomete apenas o cólon O reto quase sempre é acometido	Qualquer área do tubo gastrintestinal Reto habitualmente preservado
Padrão de comprometimento	Contínuo	Lesões descontínuas
Diarreia	Sanguinolenta	Em geral, não sanguinolenta
Dor abdominal intensa	Rara	Frequente
Doença perianal	Ausente	Em 30% dos pacientes
Fístula	Ausente	Presente
Achados endoscópicos	Eritematosa e friável Ulceração superficial	Úlceras aftoides e profundas Calçamento de paralelepípedos
Achados radiológicos	Aparência tubular em decorrência da perda das haustrações	Sinal da corda do íleo terminal Massa no QID, fístulas, abscessos
Características histológicas	Apenas comprometimento da mucosa Abscessos das criptas	Transmural Abscessos das criptas, granulomas (cerca de 30%)
Tabagismo	Protetor	Agrava a evolução
Sorologia	pANCA mais comum	ASCA mais comum

ASCA, anticorpos contra *Saccharomyces cerevisiae*; *pANCA*, anticorpo anticitoplasma de neutrófilos com padrão perinuclear; *QID*, quadrante inferior direito.

flagelinas bacterianas CBir1, FlaX e A4-Fla2. Devido à falta de sensibilidade e especificidade, os exames laboratoriais têm valor limitado e não devem ser usados para estabelecer o diagnóstico de DII.

Os achados na colonoscopia em pacientes com colite ulcerativa são inespecíficos e, tipicamente, consistem em mucosa granular, trama vascular diminuída, exsudato e ulcerações superficiais (Figura 38.1), que geralmente começam no reto. Nos casos mais graves, a mucosa é friável, com ulcerações mais profundas. Pacientes com doença grave de longa duração podem desenvolver pseudopólipos, que representam ilhas de tecido normal em regiões de ulceração. Na doença de Crohn (Figura 38.2), o exame endoscópico pode mostrar erosões aftoides, úlceras profundas lineares ou estreladas, edema, eritema, exsudato e friabilidade com áreas intermediárias de mucosa normal (lesões contínuas). Entretanto, o diagnóstico de colite indeterminada é estabelecido em 10 a 15% dos pacientes, devido à sobreposição de achados. Por exemplo, a doença de Crohn colônica pode produzir comprometimento retal contínuo e superficial, semelhante ao observado na colite ulcerativa. De forma semelhante, a colite ulcerativa crônica raramente resulta em inflamação do íleo terminal, denominada ileíte retrógrada, habitualmente quando há acometimento grave do ceco ou do cólon ascendente. Em muitos pacientes com colite indeterminada, há necessidade de exames repetidos, ou podem surgir complicações que ajudam a identificar a forma da doença.

Vários tipos de exames de imagem podem ser usados para diagnosticar a DII. Na doença de Crohn, o exame mais sensível para diagnosticar a doença do intestino delgado é a enterografia por TC ou RM. Na radiografia tradicional do intestino delgado, segmentos de intestino edemaciado aparecem espessados próximo à mucosa não afetada, um padrão característico conhecido como *calçada de paralelepípedos*. Estenoses acentuadas e longas no intestino delgado podem ser identificadas e são denominadas *sinal da corda*. As imagens obtidas com enterografia por tomografia computadorizada (TC) e por ressonância magnética (RM) substituíram a radiografia tradicional do intestino delgado (trânsito de delgado). Esses exames conseguem identificar o espessamento da parede intestinal com inflamação circundante, bem como abscessos e fístulas intra-abdominais (Figuras 38.3 e 38.4). Um achado característico em imagens de corte transversal (TC, RM, PET, SPECT) na doença de Crohn é a infiltração do mesentério com gordura, comumente conhecida como *gordura rastejante*.

A endoscopia por videocápsula possibilita a visualização direta da mucosa do intestino delgado, onde podem ser encontradas erosões ou ulcerações do intestino delgado (Figura 38.5). Os pacientes com estenose conhecida ou suspeita devem ser avaliados quanto ao risco de retenção da cápsula antes de serem submetidos à endoscopia com videocápsula.

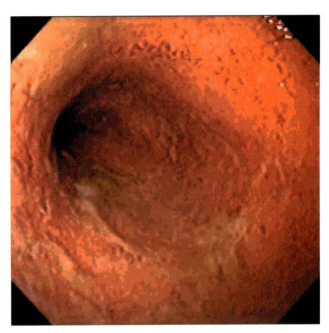

Figura 38.1 Imagem endoscópica de colite ulcerativa, mostrando inflamação difusa caracterizada por eritema, edema, friabilidade e hemorragia.

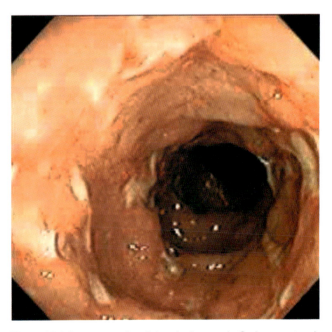

Figura 38.2 Imagem endoscópica da doença de Crohn, mostrando úlceras lineares em áreas de mucosa normal nos demais aspectos.

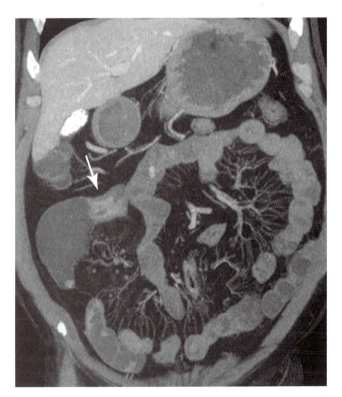

Figura 38.3 Enterografia por tomografia computadorizada, mostrando a estenose inflamatória (*seta*) e o espessamento da parede do intestino delgado em um paciente com doença de Crohn.

comumente focal. São encontrados granulomas em 25 a 30% das amostras histológicas na doença de Crohn. O achado de granulomas não é necessário, mas pode ajudar a estabelecer o diagnóstico da doença de Crohn no contexto clínico correto (Figura 38.8). Os granulomas não são diagnósticos, uma vez que podem ser encontrados em muitas outras doenças, como doença de Behçet, tuberculose, infecção por *Yersinia*, sarcoidose gastrintestinal e hepática e linfoma.

O diagnóstico diferencial da DII inclui colite infecciosa, colite isquêmica, enterite por radiação, enterocolite induzida por anti-inflamatórios, diverticulite, apendicite, neoplasias malignas gastrintestinais e síndrome do intestino irritável. Em pacientes com início agudo de diarreia sanguinolenta, as causas infecciosas que precisam ser excluídas por meio de exames de fezes incluem *Salmonella enteritidis*, espécies de *Shigella*, *Campylobacter jejuni*, *Escherichia coli* O157 e *Clostridioides difficile*. *Clostridioides difficile* é mais comum em pacientes

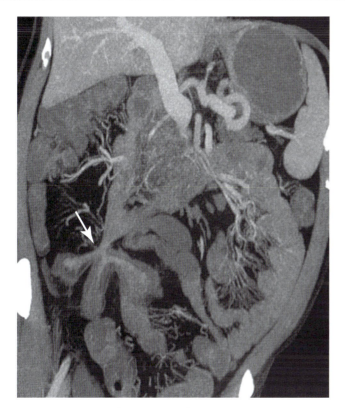

Figura 38.4 Enterografia por tomografia computadorizada, mostrando doença de Crohn extensa com fístula (*seta*).

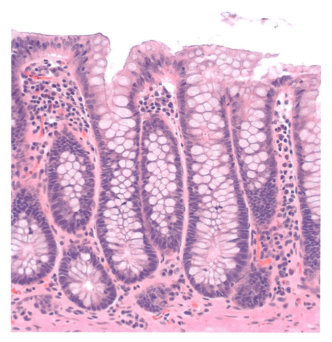

Figura 38.6 Mucosa colônica normal (coloração por hematoxilina e eosina).

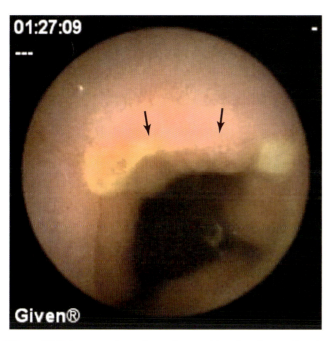

Figura 38.5 Imagem de endoscopia por videocápsula, mostrando estenose ulcerada em um paciente com doença de Crohn (*seta*).

As biopsias de mucosa na DII revelam inflamação aguda e crônica com infiltração de plasmócitos, neutrófilos, linfócitos e eosinófilos; ulcerações focais; distorção arquitetônica das criptas; e abscessos de cripta (Figuras 38.6 e 38.7). A presença de inflamação crônica distingue a DII de outros tipos de colite aguda autolimitada, como infecção entérica. Na doença de Crohn, a inflamação é transmural e mais

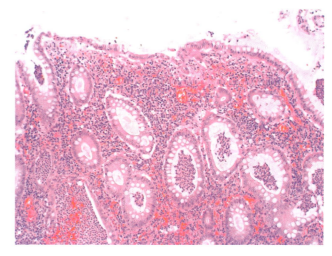

Figura 38.7 Amostra de biopsia de mucosa, mostrando a ramificação das criptas e um abscesso de cripta característico da colite ulcerativa (coloração por hematoxilina e eosina).

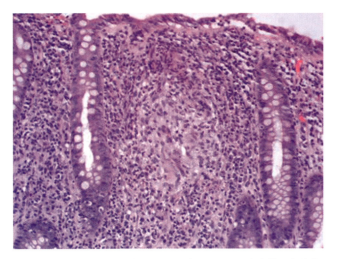

Figura 38.8 Amostra de biopsia de cólon, mostrando infiltrado inflamatório crônico com granuloma em um paciente com colite de Crohn (coloração por hematoxilina e eosina).

com DII. Entre as causas infecciosas, *Yersinia enterocolitica* pode simular a doença de Crohn, visto que o patógeno causa ileíte, adenite mesentérica, febre, diarreia e dor no quadrante inferior direito do abdome. A infecção por *Mycobacterium tuberculosis*, a estrongiloidíase e a amebíase devem ser descartadas em populações de alto risco, visto que essas infecções podem imitar a DII, e o tratamento com corticosteroides pode levar a infecção disseminada e morte.

TRATAMENTO

O tratamento da DII segue uma abordagem sistemática, padronizada e baseada em evidências. Baseia-se, em primeiro lugar, na identificação do tipo de DII, em seguida, na categorização da gravidade da doença e, por fim, na identificação de meta relativa ao manejo, que agora incentiva uma abordagem de "tratamento direcionado para um alvo" e se concentra em melhora endoscópica e cicatrização. Em segundo lugar, deve-se selecionar um agente terapêutico que incorpore os dados de estudos clínicos bem projetados, assim como a tolerabilidade do paciente e a segurança geral, a conveniência e a preferência. Além disso, o tratamento da DII inclui um foco no uso de estratégias mais agressivas e efetivas, por meio da administração de agentes biológicos e agentes orais mais recentes em um estágio mais precoce da evolução em pacientes selecionados com formas moderadas a graves. Atualmente, a maximização da eficácia das terapias exige que sejam alcançados níveis terapêuticos desses fármacos, quando possível, na tentativa de conseguir rapidamente a cura endoscópica e, assim, melhorar os desfechos em longo prazo.

Os pacientes com doença leve ou moderada podem ser tratados em esquema ambulatorial. Os que apresentam formas graves ou fulminantes – com dor abdominal, febre, taquicardia, anemia e leucocitose – precisam de internação e manejo com equipe multiprofissional. Como a DII é uma doença crônica recorrente, o tratamento é centrado no controle do episódio agudo com indução de remissão, seguido de manutenção da remissão. As opções de tratamento para a colite ulcerativa e a doença de Crohn estão resumidas na Tabela 38.3.

Em resumo, os agentes usados no tratamento da DII consistem, de maneira geral, em fármacos imunossupressores, como corticosteroides, anti-inflamatórios tópicos, incluindo ácido 5-aminossalicílico (mesalazina) e agentes relacionados, antibióticos e imunomoduladores tradicionais, como análogos da tiopurina (azatioprina, 6-MP), que inibem a replicação das células inflamatórias, induzindo morte celular ou apoptose, e metotrexato, que inibe a replicação das células inflamatórias ao inibir a divisão ou mitose.

Os agentes biológicos e orais aprovados mais recentes atuam de forma variável e têm como alvos citocinas pró-inflamatórias efetoras, como o TNF-alfa e a IL-12/23, a função das células imunes, como a via enzimática JAK-STAT, ou inibição do deslocamento de células, como a inibição da adesão alfa-4/beta-7.

Ácido 5-aminossalicílico (mesalazina)

Os 5-aminossalicilatos são administrados por via oral ou topicamente (supositório/enema) ou na forma de esquema combinado. São seguros e eficazes para o tratamento (*i. e.*, indução de remissão) da colite ulcerativa leve a moderada e para a manutenção da remissão. A eficácia do ácido 5-aminossalicílico (5-ASA) na indução ou na manutenção

Tabela 38.3 Opções de tratamento.

Gravidade da doença	Colite ulcerativa	Doença de Crohn
Leve	5-ASA (orais e tópicos)	Budesonida (comprimidos com revestimento entérico)
	Budesonida MMX	Dieta elementar
Moderada	5-ASA (orais e tópicos)	Esteroides orais ou budesonida (comprimidos com revestimento entérico)
	Esteroides orais ou budesonida MMX	
	Azatioprina, 6-MP	Azatioprina, 6-MP
	Infliximabe, adalimumabe, golimumabe	Metotrexato
	Vedolizumabe	Infliximabe, adalimumabe, certolizumabe pegol
	Tofacitinibe	Vedolizumabe
	Ustequinumabe	Ustequinumabe
Grave	Esteroides intravenosos	Esteroides intravenosos
	Ciclosporina	Metotrexato
	Infliximabe, adalimumabe, golimumabe	Infliximabe, adalimumabe, certolizumabe, vedolizumabe
	Vedolizumabe	Ustequinumabe
	Tofacitinibe	Cirurgia
	Ustequinumabe	
	Cirurgia	

5-ASA, ácido 5-aminossalicílico; *6-MP*, 6-mercaptopurina; *MMX*, multimatriz.

da remissão na doença de Crohn ainda não foi demonstrada. Essa classe de agentes anti-inflamatórios inclui sulfassalazina, na dose de 4 a 6 g/dia em doses fracionadas. Esse fármaco consiste em 5-ASA ligado a uma sulfapiridina; o 5-ASA é liberado após a lise bacteriana da ligação azo na parte distal do intestino delgado e cólon. A ocorrência de efeitos colaterais, como cefaleia, náuseas e reações cutâneas, exige a interrupção da sulfassalazina em cerca de 30% dos pacientes. Pode ocorrer oligospermia reversível com a sulfassalazina. Os efeitos colaterais graves raros incluem pleuropericardite, pancreatite, agranulocitose e nefrite intersticial, e pode ocorrer anemia hemolítica com o uso de sulfassalazina e 5-ASA. Os pacientes que tomam sulfassalazina necessitam de suplementação de ácido fólico.

Os derivados de compostos de 5-ASA orais incluem mesalazina, olsalazina e balsalazida. As formas tópicas de mesalazina são comumente usadas, devido a um perfil de efeitos colaterais mais favorável.

Corticosteroides

Os corticosteroides podem ser usados topicamente, por via oral ou intravenosa; eles são comprovadamente efetivos no controle da doença inflamatória ativa, mas não na manutenção da remissão, e devem atuar como ponte para a terapia de manutenção. Não são indicados para terapia de manutenção. Estão indicados para formas moderadas ou graves da colite ulcerativa quando o tratamento com 5-ASA não tiver obtido sucesso. Os agentes mais comumente usados são a metilprednisolona parenteral para a doença grave/fulminante, que exige hospitalização, em doses de 45 a 60 mg/dia por via intravenosa, e, por pacientes ambulatoriais, prednisona oral, iniciada em doses entre 40 e 60 mg/dia. Em geral, os pacientes melhoram rapidamente, e a medicação costuma ser reduzida lentamente (*i. e.*, de 5 a 10 mg/semana) até a sua interrupção. Os pacientes que não melhoram depois de 1 semana de tratamento oral e aqueles com doença mais grave são mais bem tratados no hospital com corticosteroides intravenosos.

Ensaios clínicos controlados mostraram que a budesonida com revestimento entérico é mais efetiva do que o placebo ou o 5-ASA oral e tem eficácia semelhante à da prednisolona para a indução de remissão na doença de Crohn do íleo terminal (nível de evidência I, A). A budesonida na forma de comprimidos com revestimento entérico (9 mg administrados 1 vez/dia) sofre substancial metabolismo de primeira passagem e está aprovada pela Food and Drug Administration (FDA) para induzir e manter a remissão da doença de Crohn ileal e ileocolônica (nível de evidência III, A) com diminuição dos efeitos colaterais dos corticosteroides. A budesonida na formulação MMX (multimatriz, 9 mg 1 vez/dia) tem liberação prolongada, cujo alvo é o cólon, e foi aprovada pela FDA para o tratamento da colite ulcerativa leve a moderada, mas não deve ser usada como terapia de manutenção. O uso prolongado de corticosteroides acompanha numerosos efeitos colaterais.

Imunomoduladores tradicionais

Os imunomoduladores tradicionais usados na DII incluem a azatioprina e o seu metabólito ativo, a 6-mercaptopurina (6-MP), bem como o metotrexato e a ciclosporina. O metabolismo da azatioprina e da 6 mercaptopurina baseia-se na enzima tiopurina metiltransferase (TPMT). A TPMT deve ser medida em cada paciente antes de iniciar a terapia para determinar a dose inicial, com a finalidade de minimizar a toxicidade e maximizar a eficácia. O monitoramento hematológico para toxicidade dos fármacos usados na terapia é essencial. A azatioprina e a 6-MP são terapias efetivas para manter a remissão tanto na doença de Crohn quanto na colite ulcerativa, e são usadas principalmente como agentes poupadores de corticosteroides. Elas apresentam início de ação lento (semanas a meses) e, consequentemente, não são usadas para induzir remissão. Os efeitos colaterais consistem em pancreatite, náuseas, enzimas hepáticas anormais, mielossupressão, infecções oportunistas e risco aumentado de linfoma e câncer de pele não melanoma.

O metotrexato pode ser usado para indução (25 mg por via subcutânea 1 vez/semana) e manutenção da remissão (15 a 25 mg por via subcutânea 1 vez/semana) na doença de Crohn ativa; o perfil de efeitos colaterais consiste em mielossupressão, mucosite, pneumonite intersticial e, com uso prolongado, cirrose. O ácido fólico deve ser administrado com metotrexato para reduzir o risco de mucosite. O metotrexato foi estudado como principal tratamento para a colite ulcerativa e não se mostrou efetivo. A ciclosporina intravenosa (2 mg/kg/dia administrada durante 24 horas) é utilizada como medicamento de resgate e, na colite ulcerativa grave refratária aos esteroides intravenosos, como tratamento de *ponte* até ser usado um dos imunomoduladores ou agentes biológicos mencionados anteriormente. Tendo-se em vista o potencial de efeitos colaterais tanto em curto quanto em longo prazo, bem como a necessidade de acompanhamento rigoroso, os pacientes que necessitam desses medicamentos são mais bem atendidos por gastrenterologistas.

Anteriormente usados como principal terapia para a DII, a azatioprina/6-mercaptopurina e o metotrexato são agora mais comumente utilizados em combinação com terapias biológicas mais recentes e mais efetivas, particularmente agentes anti-TNF.

Agentes biológicos

Os agentes biológicos são uma classe de medicamentos que têm como alvo aspectos específicos do sistema imune. O primeiro agente desse tipo a ser usado na DII foi o infliximabe, um anticorpo monoclonal quimérico dirigido contra o TNF-α, que demonstrou ser efetivo no tratamento tanto da doença de Crohn moderada a grave, incluindo a doença fistulizante, quanto da colite ulcerativa (nível de evidência I, A). Os agentes anti-TNF administrados por via subcutânea incluem o adalimumabe e o golimumabe, que são anticorpos monoclonais totalmente humanos, e o certolizumabe pegol, que é um fragmento Fab de anticorpo humanizado anti-TNF. O adalimumabe, o certolizumabe pegol e o infliximabe estão indicados para o tratamento de pacientes com formas moderadas a graves da doença de Crohn. O adalimumabe, o infliximabe e o golimumabe são aprovados pela FDA para tratamento da colite ulcerativa moderada a grave. Esses agentes podem estar associados a reações adversas, incluindo reações à infusão (infliximabe) e reação de hipersensibilidade do tipo tardio, bem como ao desenvolvimento de anticorpos antifármacos, resultando em redução da eficácia.

O natalizumabe, um anticorpo humanizado anti-α_4-integrina, bloqueia a migração e a adesão de células inflamatórias e foi aprovado pela FDA para o tratamento das formas moderada a grave da doença de Crohn em pacientes que tiveram uma resposta inadequada ou que não conseguem tolerar terapias convencionais para a doença de Crohn, incluindo inibidores de TNF-α. Devido à sua ligação com a leucoencefalopatia multifocal progressiva (LMP) e à aprovação de um agente mais seletivo para o intestino, o vedolizumabe, o natalizumabe raramente é usado atualmente. O vedolizumabe, um anticorpo monoclonal humanizado contra a integrina $\alpha4\beta7$, está aprovado para o tratamento e a manutenção da remissão tanto da doença de Crohn quanto da colite ulcerativa.

O ustequinumabe, um anticorpo monoclonal contra a subunidade P40 da IL-12 e IL-23, é aprovado pela FDA para a indução e a manutenção da remissão da doença de Crohn e formas moderada a grave de colite ulcerativa.

O tofacitinibe, uma pequena molécula administrada por via oral que inibe as enzimas Janus quinase (JAK), foi aprovado pela FDA para o tratamento da colite ulcerativa moderada a grave em pacientes intolerantes ou que não responderam aos anti-TNF. Devido aos efeitos potentes que esses fármacos biológicos e agentes orais exercem sobre o sistema imune, é necessário proceder a uma cuidadosa seleção dos pacientes e ao monitoramento das complicações. Foi relatada a ocorrência de reativação da tuberculose latente e de outras infecções graves com os agentes anti-TNF. Outras complicações raras, porém graves, incluem linfoma não Hodgkin, exacerbação da insuficiência cardíaca congestiva (ICC), hemograma completo e provas de função hepática anormais, trombose venosa e doença desmielinizante. O natalizumabe está associado a casos raros de leucoencefalopatia multifocal progressiva causada pelo vírus JC.

Agentes biológicos com mecanismos alternativos de ação estão em fase de desenvolvimento para uso futuro. Eles incluem vários inibidores seletivos da IL-23, como risanquizumabe, miriquizumabe, guselcumabe e brazicumabe. Esses agentes biológicos são direcionados seletivamente para a subunidade P19 da interleucina-23 (IL-23) citocina, sendo, portanto, mais seletivos do que o ustequinumabe, que inibe os componentes P40 da IL-12 e IL-23. Acredita-se que uma vantagem teórica da seletividade de IL-23 seja o potencial reduzido de efeitos colaterais relacionados com o uso da IL-12 como alvo, incluindo risco de carcinogênese sugerido em alguns estudos de animais.

Outros inibidores de JAK (filgotinibe, upadacitinibe) estão sendo examinados quanto ao seu valor no tratamento da DII. O etrolizumabe, um inibidor beta7, e o ontamalimabe, um inibidor do ligante MadCAM-1, são inibidores do deslocamento de células que estão em ensaios clínicos. O ozanimode (RPC1063), um agente oral que atua como agonista seletivo e modulador do receptor de fosfato de esfingosina subtipos 1 e 5, inibindo, assim, o deslocamento de linfócitos para locais de inflamação, também está sendo testado quanto à sua eficácia na colite ulcerativa e na doença de Crohn.

A disponibilidade desses agentes biológicos modificou a abordagem para o manejo da DII. A ênfase agora passou do tratamento dos sintomas isoladamente e da manutenção da remissão clínica para o tratamento de um alvo da remissão endoscópica. A remissão endoscópica ou cicatrização da mucosa (como é normalmente designada) é definida como a ausência de ulceração ou erosão da mucosa. O achado de ulceração no revestimento do intestino está associado à maior probabilidade de exacerbação da doença em pacientes assintomáticos. A obtenção de remissão endoscópica tem sido associada a melhores desfechos em longo prazo para o paciente, incluindo remissões clínicas sustentadas mais prolongadas, menores taxas de hospitalização e, em alguns estudos, menores taxas de cirurgia. Nesse paradigma, uma vez iniciada a terapia, um paciente assintomático será submetido a uma avaliação em 6 a 9 meses à procura de evidências de remissão endoscópica ou inflamação intestinal contínua. Se for constatada doença persistente ou significativa, o tratamento então é tipicamente otimizado ou modificado para tentar obter remissão endoscópica. Essa abordagem de tratamento direcionado para um alvo continua sendo objeto de estudos mais aprofundados.

Outros agentes

Outros agentes para o tratamento da DII incluem antibióticos, probióticos, agentes antidiarreicos, resinas sequestradoras de sais biliares e suporte nutricional.

Embora amplamente utilizados no passado para a doença de Crohn luminal, os antibióticos são agora menos comumente empregados no tratamento de rotina de pacientes com doença de Crohn luminal. O uso atual de antibióticos na doença de Crohn ativa é limitado, em grande parte, ao tratamento de complicações piogênicas e na doença perianal. O metronidazol pode prevenir a recorrência pós-operatória em alguns pacientes com doença de Crohn luminal, porém os efeitos adversos normalmente limitam a sua utilidade. Há algumas evidências sobre a eficácia de uma nova forma entérica de rifaximina na doença de Crohn luminal leve a moderadamente ativa. O papel dos antibióticos na colite ulcerativa não está bem esclarecido, e há necessidade de mais estudos. Entretanto, antibióticos intravenosos podem ser usados no tratamento inicial da colite grave, tóxica ou fulminante, quando a infecção for uma preocupação. Os antibióticos são úteis para tratar o supercrescimento bacteriano que pode estar associado à doença de Crohn.

Probióticos são microrganismos não patogênicos viáveis considerados produtos alimentares, que, após a sua ingestão, previnem ou tratam doenças intestinais e têm sido explorados no tratamento da DII. Há alguma evidência de sua eficácia na bolsite (ver adiante) e na colite ulcerativa, porém não foi observado até o momento qualquer benefício na doença de Crohn. Há estudos adicionais em andamento.

Os agentes antidiarreicos e as resinas sequestradoras de sais biliares não influenciam a inflamação da DII, mas podem ser usados como adjuvantes para o tratamento da diarreia em pacientes com DII. Contudo, os agentes antidiarreicos devem ser usados com cautela durante as exacerbações da colite, uma vez que podem precipitar megacólon tóxico. O principal papel dos medicamentos antidiarreicos envolve o controle da diarreia em pacientes que foram submetidos a ressecções prévias. Pacientes com doença de Crohn que tiveram menos de 100 cm de íleo terminal removidos podem desenvolver um estado de má absorção de sais biliares, durante o qual os sais biliares entram no cólon e causam diarreia secretora. As resinas sequestradoras de sais biliares, como a colestiramina, constituem um tratamento efetivo nesses casos. Quando os pacientes já foram submetidos a uma ou mais ressecções extensas (de mais de 100 cm de íleo), o reservatório de sais biliares é depletado, e ocorre desenvolvimento de má absorção de gordura. Esses pacientes podem necessitar de dieta com baixo teor de gordura suplementada com triglicerídios de cadeia média (TCM) e agentes antidiarreicos, porém não devem receber resinas sequestradoras de sais biliares.

O suporte nutricional constitui um importante aspecto coadjuvante no manejo da DII. Entretanto, o papel da nutrição como tratamento primário tem sido limitado a pacientes com doença de Crohn do intestino delgado, particularmente crianças. Esses pacientes podem alcançar e manter uma remissão com nutrição parenteral total ou dietas elementares após períodos prolongados (pelo menos 4 semanas), evitando potencialmente a necessidade de corticosteroides. Muitos pacientes com doença de Crohn ou colite ulcerativa apresentam perda de peso durante as exacerbações de sua doença e necessitam de suplementos calóricos. Vitaminas e minerais podem ser administrados por via oral como multivitamínico com ácido fólico. A vitamina B_{12} deve ser suplementada por via parenteral em pacientes que apresentam doença ileal extensa ou ressecção ileal. Pacientes em uso de corticosteroides necessitam de suplementos de cálcio e vitamina D, e os indivíduos com extenso comprometimento do intestino delgado também podem desenvolver má absorção de vitaminas lipossolúveis (A, D, E e K), ferro e, raramente, oligoelementos. Uma dieta pobre em fibras pode ser necessária para pacientes com doença ativa ou estenose. Existem algumas evidências observacionais que sugerem a efetividade da dieta com carboidratos específicos (SCD) em pacientes com DII, porém é de natureza muito restritiva; por isso, não é amplamente recomendada até que mais pesquisas estejam disponíveis.

São necessários mais estudos sobre dieta como tratamento para a DII. Medicamentos complementares e alternativos são usados com frequência por pacientes com DII, e é importante que os médicos assistentes perguntem sobre seu uso.

Tratamento cirúrgico

A intervenção cirúrgica está indicada para pacientes com complicações, como obstrução, perfuração, estenose fibrótica, hemorragia gastrintestinal maciça ou megacólon tóxico ou que não respondem ao tratamento médico. A outra principal indicação para tratamento cirúrgico é a presença de displasia ou câncer. Para pacientes com colite ulcerativa, independentemente da extensão da doença, é preciso retirar todo o cólon. Historicamente, a operação inicial para colite ulcerativa consistia em proctocolectomia total e ileostomia de Brooke, porém a anastomose bolsa ileoanal tornou-se o procedimento de escolha na maioria dos pacientes. Nessa operação, o cólon é removido, e é criado um reservatório ileal (bolsa ileal) que é anastomosado ao ânus ou a um segmento curto do reto, possibilitando a defecação através do ânus. As complicações incluem o desenvolvimento de inflamação do reto ou do reservatório ou bolsa ileal (bolsite), incontinência fecal, redução da fertilidade e necessidade de reoperação. A cirurgia não é curativa na doença de Crohn. Os pacientes com doença de Crohn são submetidos a muitos procedimentos cirúrgicos para controlar as complicações da doença, incluindo ressecção segmentar, enteroplastia, fistulectomia e drenagem de abscesso.

PROGNÓSTICO

Aproximadamente dois terços dos pacientes com colite ulcerativa têm pelo menos uma recaída no decorrer de 10 anos após o diagnóstico. Cerca de 20 a 30% dos pacientes com colite ulcerativa extensa necessitarão de colectomia durante sua vida. Apenas 5% de indivíduos com proctite são submetidos à colectomia até 10 anos após o diagnóstico. Em contrapartida, mais de 60% dos pacientes com doença de Crohn necessitam de cirurgia nos 10 anos após o diagnóstico, embora esses dados sejam baseados em pacientes tratados na era pré-biológica. A taxa de recorrência na doença de Crohn é alta: 70% dos pacientes sofrem recorrência endoscópica no ano seguinte à cirurgia, e 50% apresentam recorrência sintomática em 4 anos. Os preditores de evolução grave na doença de Crohn incluem doença estenosante ou penetrante e doença perianal.

O risco de câncer de cólon está aumentado em pacientes com colite ulcerativa, e a sua magnitude está relacionada com a extensão e a duração da doença. O risco de câncer de cólon aumenta 10 a 20 vezes após 8 a 10 anos de doença na pancolite e após 15 a 20 anos na colite do lado esquerdo. A incidência cumulativa de câncer colorretal é de 2,5% após 20 anos e de 7,6% após 30 anos de doença. A proctite não está associada ao aumento do risco de câncer colorretal. Na doença de Crohn colônica, o risco de câncer colorretal é equivalente ao de pacientes com colite ulcerativa de extensão e duração semelhantes. Pacientes com doença de Crohn isolada do intestino delgado não correm risco aumentado de câncer colorretal. As taxas de carcinoma do intestino delgado e linfoma estão aumentadas em pacientes com doença de Crohn, porém o risco absoluto é muito baixo.

A vigilância para displasia e câncer de cólon nos pacientes com colite ulcerativa e colite da doença de Crohn deve ser realizada por colonoscopia 8 a 10 anos após o início dos sintomas. Exames de vigilância são realizados a cada 1 a 3 anos. A proctite não exige vigilância endoscópica, mas a colonoscopia deve ser realizada 8 anos após o diagnóstico à procura de evidências de disseminação proximal da doença. Os pacientes com DII e CEP parecem correr risco particularmente aumentado de câncer de cólon, e recomenda-se a vigilância anual após o diagnóstico inicial de CEP. A colite ulcerativa associada à CEP pode apresentar sintomas mínimos ou nenhum sintoma, de modo que todos os pacientes com CEP devem ser submetidos à colonoscopia com biopsia à procura de evidências de colite ulcerativa. A abordagem clássica para vigilância da colite ulcerativa tem sido a

obtenção de, no mínimo, 33 amostras de biopsias "aleatórias" de mucosa durante a colonoscopia, além de amostras específicas de lesões visíveis. O uso da cromoendoscopia (pulverização da superfície do cólon com índigo carmim ou corante azul de metileno durante a colonoscopia) aumenta a detecção de lesões displásicas em pacientes com colite ulcerativa e substituiu a realização de biopsias aleatórias em algumas diretrizes de sociedades médicas. A displasia polipoide totalmente removida por polipectomia no cólon pode ser controlada por meio de colonoscopia (vigilância contínua). A colectomia é indicada para pacientes com displasia não ressecável ou com evidências de câncer colorretal.

À medida que a compreensão dos aspectos etiológicos e fisiopatológicos da DII se amplia, são esperados grandes avanços no diagnóstico e no tratamento. Esses avanços se baseiam em melhor uso de testes moleculares, genéticos e sorológicos para diferenciar os subtipos da doença; no uso mais precoce e mais direcionado de agentes biológicos para controlar a inflamação; e em aprimoramento na detecção e na prevenção do câncer colorretal em pacientes de risco.

LEITURA SUGERIDA

Abraham BP, Quigley EMM: Probiotics in inflammatory bowel disease, Gastroenterol Clin North Am 46(4):769–782, 2017.

Ananthakrishnan AN: Epidemiology and risk factors for IBD, Nat Rev Gastroenterol Hepatol 12(4):205–217, 2015.

Damas OM, Garces L, Abreu MT: Diet as adjunctive treatment for inflammatory bowel disease: review and update of the latest literature, Curr Treat Options Gastroenterol 17(2):313–325, 2019.

De Souza HSP, Fiocchi C, Iliopoulos D: The IBD interactome: an integrated view of aetiology, pathogenesis and therapy, Nat Rev Gastroenterol Hepatol 14(12):739–749, 2017.

Feuerstein JD, Cheifetz AS: Crohn disease: epidemiology, diagnosis, and management, Mayo Clin Proc 92(7):1088–1103, 2017.

Feuerstein JD, Moss AC, Farraye FA: Ulcerative colitis, Mayo Clin Proc 94(7):1357–1373, 2019.

Johnson CM, Dassopoulos T: Update on the use of thiopurines and methotrexate in inflammatory bowel disease, Curr Gastroenterol Rep 20(11):53, 2018.

Laine L, Kaltenbach T, Barkun A, McQuaid KR, Subramanian V, Soetikno R: SCENIC guideline development panel. SCENIC international consensus statement on surveillance and management of dysplasia in inflammatory bowel disease, Gastrointest Endosc 81(3):489–501, 2015.

Lichtenstein GR, Loftus EV, Isaacs KL, Regueiro MD, Gerson LB, Sands BE: ACG clinical guideline: management of crohn's disease in adults, Am J Gastroenterol 113(4):481–517, 2018.

Ma C, Panaccione R, Khanna R, Feagan BG, Jairath V: IL12/23 or selective IL23 inhibition for the management of moderate-to-severe Crohn's disease? Best Pract Res Clin Gastroenterol 38–39, 2019.

Malik TA: Inflammatory bowel disease: historical perspective, epidemiology and risk factors, Surg Clin North Am 95(6):1105–1122, 2015.

McGovern DP, Kugathasan S, Cho JH: Genetics of inflammatory bowel diseases, Gastroenterology 149(5):1163–1176, 2015.

Rubin DT, Ananthakrishnan AN, Siegel CA, Sauer BG, Long MD: ACG clinical guideline: ulcerative colitis in adults, Am J Gastroenterol 114(3):384–413, 2019.

Weisshof R, El Jurdi K, Zmeter N, Rubin DT: Emerging therapies for inflammatory bowel disease, Adv Ther 35(11):1746–1762, 2018.

Windsor JW, Kaplan GG: Evolving epidemiology of IBD, Curr Gastroenterol Rep 21(8):40, 2019.

Doenças do Pâncreas

David R. Lichtenstein, Pushpak Taunk

PANCREATITE AGUDA

Definição e epidemiologia

A pancreatite aguda é um processo inflamatório agudo do pâncreas que também pode acometer os tecidos peripancreáticos e sistemas de órgãos distantes. Trata-se de uma das principais causas de hospitalização de pacientes com doenças gastrintestinais nos EUA, com mais de 275 mil internações anualmente. Isso se traduz em uma incidência global de 5 a 30 casos por 100 mil indivíduos na população geral. O custo agregado da pancreatite aguda é de mais de 2,6 bilhões de dólares por ano, e a taxa global de mortalidade é de aproximadamente 5%. Cerca de 80% dos pacientes internados com pancreatite aguda apresentam doença leve e autolimitada.

Patologia

O pâncreas está localizado no retroperitônio e desempenha funções exócrinas e endócrinas (Figura 39.1) graças aos ácinos pancreáticos e às ilhotas pancreáticas, respectivamente. Como glândula exócrina, o pâncreas participa da digestão normal e da absorção de nutrientes. As enzimas secretadas pelo pâncreas digerem o amido (*i. e.*, amilase), os lipídios (*i. e.*, a lipase) e as proteínas (*i. e.*, tripsina e outras enzimas proteolíticas). Dentro das células acinares, enzimas digestivas proteolíticas são sintetizadas e acondicionadas separadamente na região de Golgi dentro de vacúolos condensados e são transportadas na forma inativa, denominada zimogênio, até as porções apicais da célula. Quando estimuladas, são liberadas para o dúctulo central do ácino por exocitose.

A fisiologia normal envolve a secreção de enzimas inativas no duodeno, onde são convertidas em uma forma ativa pela enteroquinase, uma enzima da borda em escova secretada pelos enterócitos do intestino delgado. A conversão do tripsinogênio em tripsina ativa proporciona a enzima desencadeadora, que, subsequentemente, converte os outros zimogênios em enzimas ativas (e-Figura 39.1).

A patogênese da pancreatite aguda continua incompletamente compreendida. Com base em modelos experimentais, o evento desencadeante parece envolver a ativação intra-acinar da tripsina a partir do tripsinogênio, resultando em lesão intracelular aguda, autodigestão pancreática e potencial de complicações sistêmicas profundas após a entrada das enzimas ativadas na corrente sanguínea. A lesão das células acinares resulta em resposta inflamatória sistêmica, que envolve múltiplas citocinas, incluindo o fator de ativação plaquetária, o fator de necrose tumoral α (TNF-α) e várias interleucinas. Os eventos iniciais podem incluir obstrução do ducto pancreático (p. ex., cálculos biliares, tumor pancreático), hiperdistensão do ducto pancreático (p. ex., em consequência de colangiopancreatografia retrógrada endoscópica [CPRE]), refluxo de sucos biliares ou duodenais para o ducto pancreático, alterações na permeabilidade do ducto pancreático, isquemia do órgão e hiperestimulação colinérgica induzida por toxina (Figura 39.2).

Durante a hospitalização inicial para pancreatite aguda, é apropriado determinar a etiologia, particularmente as causas passíveis de afetar o manejo agudo. A causa da pancreatite aguda é prontamente identificada em 70 a 90% dos pacientes após a avaliação inicial, que consiste em anamnese, exame físico, exames laboratoriais focados e exames de imagem de rotina. Os cálculos biliares são responsáveis por 45% dos casos de pancreatite aguda; o etilismo é responsável por 35% dos casos; as causas diversas são responsáveis por 10%; e as causas idiopáticas, por 10 a 20% (Tabela 39.1).

Pancreatite por cálculos biliares

A incidência de pancreatite aguda nos pacientes com cálculos biliares é de cerca de 0,17% ao ano. Os cálculos biliares aumentam o risco relativo de pancreatite em 25 a 35 vezes. A pancreatite por cálculos biliares é mais comum em mulheres do que em homens. Existe a teoria de que a passagem de um cálculo biliar provoca a obstrução transitória do ducto pancreático, precipitando a pancreatite aguda. Deve-se suspeitar de pancreatite aguda por cálculos biliares quando está associada à elevação transitória das enzimas hepáticas, particularmente em níveis de alanina aminotransferase (ALT) superiores a 150 UI/ℓ. A maioria dos cálculos passa espontaneamente pela ampola e não exige intervenção (discutido adiante).

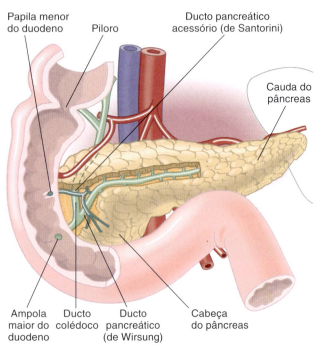

Figura 39.1 Anatomia normal do pâncreas.

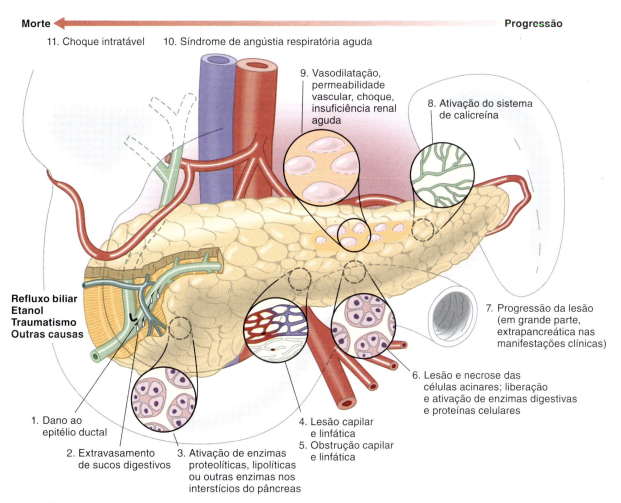

Figura 39.2 A fisiologia da pancreatite aguda não está totalmente elucidada, porém, como esse esquema mostra, é provável que haja uma cascata de eventos, que começa com a liberação de substâncias tóxicas no parênquima e termina com choque e morte. O dano ao epitélio ductal ou a lesão das células acinares podem resultar de refluxo biliar, aumento da pressão intraductal, etilismo ou traumatismo. (Adaptada de Grendell JH: The pancreas. In Smith LH Jr, Thier SO, editors: Pathophysiology: the biological principles of disease, ed 2, Philadelphia, 1985, WB Saunders, p 1228.)

Pancreatite alcoólica

A pancreatite alcoólica aguda é a segunda forma mais comum de pancreatite nos EUA. Cerca de 10% dos indivíduos com transtorno por uso de álcool desenvolvem episódios de pancreatite, que são indistinguíveis de outras formas de pancreatite aguda. O consumo prolongado de álcool etílico (4 a 5 doses diariamente, por um período de mais de 5 anos) é necessário para o desenvolvimento de pancreatite associada ao álcool. O tipo de álcool etílico consumido não afeta o risco, e o consumo compulsivo na ausência de uso maciço e prolongado raramente precipita o desenvolvimento de pancreatite aguda. Os alcoólicos com pancreatite aguda mais comumente apresentam doença crônica subjacente. Entretanto, alguns têm pancreatite alcoólica aguda verdadeira, visto que nem todos os pacientes progridem para a pancreatite crônica, mesmo com consumo continuado de bebidas alcoólicas. O mecanismo da lesão pancreática, os fatores genéticos e ambientais que influenciam o seu desenvolvimento em alcoólicos e o motivo de apenas uma pequena proporção de alcoólicos desenvolver pancreatite não estão bem elucidados (ver "Pancreatite crônica").

Hipertrigliceridemia

A hipertrigliceridemia é a terceira causa mais identificável de pancreatite, e níveis séricos de triglicerídios superiores a 1.000 mg/dℓ podem precipitar episódios de pancreatite aguda. O soro dos pacientes pode ser lactescente (leitoso), devido às concentrações aumentadas de quilomícrons. Os distúrbios tanto primários quanto secundários do metabolismo das lipoproteínas estão associados à pancreatite hipertrigliceridêmica. Embora a patogênese exata da pancreatite hipertrigliceridêmica ainda não tenha sido elucidada, a liberação de ácidos graxos livres pela lipase pode causar dano às células acinares do pâncreas ou ao endotélio capilar. As principais modalidades de tratamento para o manejo inicial da hipertrigliceridemia consistem em aférese com plasmaférese terapêutica e insulina. A redução dos níveis séricos de triglicerídios para menos de 200 mg/dℓ consegue evitar o desenvolvimento de pancreatite e, tipicamente, é realizada com uma combinação de dieta e medicamentos.

Pancreatite fármaco-induzida

Os fármacos parecem causar menos de 5% de todos os casos de pancreatite aguda, embora centenas de medicamentos tenham sido implicados. Os medicamentos mais fortemente associados à pancreatite aguda incluem azatioprina, 6-mercaptopurina, didanosina, ácido valproico, inibidores da enzima conversora de angiotensina (IECA), eluxadolina e mesalazina. Embora existam vários mecanismos patogênicos potenciais de pancreatite fármaco-induzida, o mais comum consiste em reação de hipersensibilidade. Essa reação tende a ocorrer 4 a 8 semanas após o início do medicamento e não está relacionada

Tabela 39.1 Causas de pancreatite aguda.

Obstrução
Cálculos biliares
Tumores: ampular ou pancreático
Parasitas: espécies de *Ascaris* ou *Clonorchis*
Anomalias de desenvolvimento: pâncreas *divisum*, coledococele, pâncreas anular
Divertículos duodenais periampulares
Esfíncter de Oddi hipertensivo
Obstrução de alça duodenal aferente

Toxinas
Álcool etílico
Álcool metílico
Veneno de escorpião: a estimulação colinérgica excessiva provoca salivação, sudorese, dispneia e arritmias cardíacas; observado principalmente nas Índias Ocidentais (Antilhas e Bahamas)
Inseticidas organofosforados

Medicamentos
Associações definidas (documentadas com reexposição): azatioprina ou 6-mercaptopurina, ácido valproico, estrogênios, tetraciclina, metronidazol, nitrofurantoína, pentamidina, furosemida, sulfonamidas, metildopa, citarabina, cimetidina, ranitidina, sulindaco, didesoxicitidina
Prováveis associações: tiazídicos, ácido etacrínico, fenformina, procainamida, clortalidona, L-asparaginase

Distúrbios metabólicos
Hipertrigliceridemia, hipercalcemia, doença renal terminal

Traumatismo
Acidental: traumatismo contuso do abdome (p. ex., acidente automobilístico, de bicicleta)
Iatrogênico: pós-operatório, colangiopancreatografia retrógrada endoscópica

Doenças infecciosas
Parasitárias: ascaridíase, clonorquíase
Virais: vírus da caxumba, vírus da rubéola, vírus das hepatites A, B e C, vírus Coxsackie B, vírus ECHO, adenovírus, citomegalovírus, vírus varicela-zóster, vírus Epstein-Barr, vírus da imunodeficiência humana
Bacteriana: *Mycoplasma, Campylobacter jejuni*, tuberculose, espécies de *Legionella*, leptospirose

Doenças vasculares
Isquemia: hipoperfusão (p. ex., pós-cirurgia cardíaca) ou êmbolos ateroscleróticos
Vasculite: lúpus eritematoso sistêmico (LES), poliarterite nodosa (PAN), hipertensão maligna

Distúrbios idiopáticos
Responsáveis por 10 a 30% dos pacientes com pancreatite
Até 60% apresentam cálculos biliares ocultos (p. ex., microlitíase biliar, lama biliar)
Causas menos comuns: disfunção do esfíncter de Oddi, mutações no regulador transmembrana da fibrose cística

Outros distúrbios
Úlcera péptica penetrante
Doença de Crohn do duodeno
Distúrbios associados à gravidez
Associações pediátricas: síndrome de Reye, fibrose cística
Pancreatite autoimune

---

com a dose. Com a reexposição ao fármaco, a pancreatite sofre recorrência em questão de horas a dias. O segundo mecanismo consiste em suposto acúmulo de um metabólito tóxico passível de causar pancreatite, em geral depois de vários meses de uso. A pancreatite causada por medicamentos é habitualmente leve a autolimitada.

Hereditariedade

As causas hereditárias de pancreatite incluem mutações nos genes que codificam o tripsinogênio catiônico (*PRSS1*), o inibidor da tripsina secretora pancreático (inibidor de serina protease Kazal tipo 1 [*SPINK1*]), o regulador da condutância transmembrana da fibrose cística (*CFTR*), a quimiotripsina C (*i. e.*, caldecrina) (*CTRC*), o receptor sensível ao cálcio (*CASR*) e a claudina-2. Além da pancreatite aguda, a ocorrência de mutações nesses genes aumenta o risco de desenvolvimento de diabetes melito e câncer pancreático.

O valor dos testes genéticos na pancreatite aguda idiopática é controverso. O diagnóstico dessas doenças genéticas contribui pouco para o manejo direto, visto que não existe terapia específica. De modo semelhante, a divulgação inadvertida dos resultados dos testes genéticos protege o seguro de saúde dos pacientes, mas pode ter impacto em outras decisões financeiras, como invalidez e seguro de vida. Entretanto, a identificação de uma causa genética subjacente pode evitar a necessidade de outros exames, possibilitar um planejamento familiar mais informado e permitir melhor vigilância das complicações, incluindo câncer pancreático. A decisão de realizar testes genéticos deve ser tomada apenas com a participação e orientação de um conselheiro experiente.

Neoplasia

O adenocarcinoma ductal pancreático primário, os tumores ampulares, as metástases para o pâncreas e as neoplasias mucinosas papilares intraductais constituem causas incomuns de pancreatite aguda. O mecanismo da pancreatite é presumivelmente secundário à obstrução do ducto pancreático. Essas causas devem ser consideradas em pacientes com idade superior a 40 anos. Foi relatada a ocorrência de pancreatite em até 10% dos pacientes com câncer pancreático (ver Capítulo 58).

Tabagismo

O tabagismo já foi considerado um fator de risco, devido ao seu sinergismo com o etilismo. Entretanto, os estudos realizados sugeriram que o tabagismo é um fator de risco independente para as pancreatites aguda e crônica por mecanismos que ainda não estão esclarecidos.

Pancreatite autoimune

A pancreatite autoimune (PAI) é uma doença benigna que representa duas condições inflamatórias imunomediadas distintas, porém sobrepostas, do pâncreas, designadas como PAI dos tipos 1 e 2. O tipo 1 é a forma clássica e mais comum de PAI. Histologicamente, caracteriza-se por infiltrado linfoplasmocitário periductal, fibrose estoriforme, flebite obliterativa e imunocoloração da imunoglobulina G4 (IgG4) abundante (> 10 células IgG4 positivas por campo de grande aumento).

A manifestação mais comum da PAI é a icterícia obstrutiva, que é muito semelhante à icterícia induzida pelo câncer de pâncreas, com aumento focal da cabeça do pâncreas. A PAI também pode se manifestar como pancreatite aguda em até 15 a 30% dos indivíduos, e constata-se a PAI em cerca de 5% dos pacientes avaliados para pancreatite aguda ou crônica. A PAI tem um pico de incidência na sexta ou sétima décadas de vida e tende a afetar os homens duas vezes mais frequentemente do que as mulheres. Os níveis séricos de IgG4 estão elevados em mais de duas vezes o limite superior da normalidade na maioria dos pacientes. Em geral, a TC demonstra aumento difuso do pâncreas com realce tardio (margem) e ducto pancreático principal atenuado e difusamente irregular. Mais de 60% dos indivíduos apresentam comprometimento clínico e histológico de outros órgãos, como a árvore biliar, o retroperitônio, as glândulas lacrimais e salivares, os linfonodos, os tecidos periorbitais, os rins, a glândula tireoide, os pulmões, as meninges, a aorta, as mamas, a próstata, o pericárdio e a pele. Embora a maioria dos pacientes responda no início aos glicocorticoides, uma parcela significativa sofre recidiva após a interrupção dos glicocorticoides. Os agentes imunomoduladores têm sido utilizados em pacientes que não respondem aos esteroides, que sofrem recidiva ou que não podem ser desmamados dos esteroides.

Uma forma menos comum de PAI (PAI do tipo 2) tem apresentação clínica e radiográfica semelhante no pâncreas; entretanto, diferentemente da doença do tipo 1, o tipo 2 exige confirmação histológica de lesão pancreática do ducto central idiopática. Outras características essenciais de doença do tipo 1 estão ausentes, de modo que os níveis de IgG4 estão normais e outros órgãos não estão acometidos. De forma semelhante, a PAI do tipo 2 responde aos esteroides, porém, diferentemente da doença do tipo 1, a recidiva é incomum.

Pâncreas *divisum*

Com aproximadamente 4 semanas de gestação, o pâncreas dorsal forma-se como evaginação do duodeno; logo em seguida, forma-se o pâncreas ventral a partir do divertículo hepático (e-Figura 39.2). Com aproximadamente 8 semanas de vida intrauterina, o pâncreas ventral sofre rotação posterior ao duodeno e passa a se localizar posterior e inferiormente à porção cefálica do pâncreas dorsal, com fusão associada dos ductos principais. Se a fusão for incompleta, o ducto de Wirsung drena apenas o pâncreas ventral através da ampola maior, enquanto o ducto de Santorini drena a maior parte do pâncreas (i. e., o pâncreas dorsal) através da ampola acessória relativamente pequena (ampola menor). Essa anomalia, denominada *pâncreas divisum*, ocorre em 5 a 10% da população geral e está associada às pancreatites aguda e crônica.

As teorias formuladas sugerem que a pancreatite resulte de obstrução relativa ao fluxo do ducto dorsal principal através da ampola menor. A papilotomia endoscópica, a colocação de *stent* através da papila menor e a esfincteroplastia cirúrgica são manobras terapêuticas que podem reduzir a incidência de pancreatite recorrente ao aumentar a drenagem através da papila menor. Embora existam estudos que parecem demonstrar uma associação entre o pâncreas *divisum* e a pancreatite, há controvérsia sobre o fato de o pâncreas *divisum* ser realmente uma causa de pancreatite aguda recorrente.

Apresentação clínica

A dor abdominal persistente constitui a característica fundamental da pancreatite aguda. Nos casos atípicos, os pacientes podem apresentar falência orgânica inexplicada ou íleo paralítico pós-operatório. Em geral, o início da dor é súbito, intenso e agrava-se em decúbito dorsal. A dor está habitualmente localizada na parte superior do abdome e pode se irradiar para o dorso, o tórax e os flancos. É comum a ocorrência de náuseas e vômitos. O exame físico geralmente revela dor intensa à palpação da parte superior do abdome, que, às vezes, está associada à defesa.

As enzimas pancreáticas, as substâncias vasoativas (p. ex., cininas) e outras substâncias tóxicas (p. ex., elastase, fosfolipase A$_2$) são liberadas pelo pâncreas inflamado e extravasam ao longo dos planos fasciais no espaço retroperitoneal, na bolsa omental e na cavidade peritoneal. Esses materiais causam irritação química e contribuem para o desenvolvimento de íleo paralítico, peritonite química, perdas de líquido rico em proteínas para o terceiro espaço, hipovolemia e hipotensão. As moléculas tóxicas podem alcançar a circulação sistêmica por vias linfáticas e venosas e contribuem para a necrose da gordura subcutânea e a lesão de órgãos-alvo, incluindo choque, insuficiência renal e insuficiência respiratória (i. e., atelectasia, derrames e síndrome de angústia respiratória aguda [SARA]). O sinal de Grey Turner (i. e., equimose no flanco) ou o sinal de Cullen (i. e., equimose na região periumbilical) podem estar associados à pancreatite hemorrágica.

Os problemas metabólicos, que são comuns na doença grave, consistem em hipocalcemia, hiperglicemia e acidose. A hipocalcemia é mais comumente causada por hipoalbuminemia concomitante. Outros mecanismos incluem a formação de complexos de cálcio com ácidos graxos livres liberados, degradação do paratormônio (PTH) circulante induzida por protease e incapacidade do PTH de liberar cálcio do osso.

A pancreatite aguda está associada a várias complicações locais e vasculares, como disseminação local de inflamação para órgãos contíguos. As mais comuns incluem coleções de líquido peripancreáticas, formação de pseudocistos, obstrução do duodeno ou ducto biliar e insuficiência exócrina ou endócrina. As complicações menos comuns incluem formação de fístula pancreática, trombose vascular (i. e., veias esplênica, porta e mesentérica superior), necrose do cólon e desenvolvimento de pseudoaneurisma arterial. A tripsina pode ativar o plasminogênio em plasmina e induzir a lise do coágulo. Entretanto, a tripsina também pode ativar a protrombina e a trombina e provocar trombose, levando à coagulação intravascular disseminada.

As coleções de líquido peripancreático agudas são acúmulos de líquido peripancreático confinados por planos fasciais peripancreáticos normais sem parede definida que encapsule a coleção. Essas coleções de líquido ocorrem durante as primeiras 4 semanas após a pancreatite intersticial. Quando uma coleção de líquido peripancreático aguda localizada persiste por mais de 4 semanas, ela provavelmente evoluirá para um pseudocisto pancreático.

Os pseudocistos pancreáticos (e-Figura 39.3) são coleções encapsuladas de líquido com paredes inflamatórias bem definidas, que geralmente estão localizadas fora do pâncreas, com necrose mínima ou nenhuma necrose. Ocorrem 4 semanas, no mínimo, após o início da pancreatite aguda. Embora a maioria dos pseudocistos permaneça assintomática, os sintomas de apresentação podem incluir dor abdominal, saciedade precoce, náuseas e vômitos, devido à compressão do estômago ou da saída gástrica. Os pseudocistos de rápido crescimento podem sofrer ruptura e hemorragia, causar obstrução da árvore biliar extra-hepática, erodir as estruturas adjacentes e se tornar infectados.

O termo *coleção necrótica aguda* descreve um acúmulo não organizado de líquido heterogêneo e material necrótico no contexto da pancreatite necrosante. A necrose pode afetar o parênquima pancreático ou o tecido peripancreático, ou ambos. A necrose pancreática delimitada é uma coleção madura e encapsulada de necrose pancreática ou peripancreática que habitualmente ocorre mais de 4 semanas após o início da pancreatite necrosante.

A síndrome compartimental abdominal é diagnosticada quando a pressão intra-abdominal ultrapassa 20 mmHg e há sinais de insuficiência respiratória, renal ou vascular recente. Normalmente, a hipertensão intra-abdominal ocorre de modo precoce e resulta de inflamação pancreática e terceiro espaço de líquido. A síndrome compartimental abdominal está associada a uma taxa de mortalidade que varia de até 50 a 75% em vários relatos. O tratamento sugerido consiste em analgésicos, sedação, descompressão com sonda nasogástrica e restrição hídrica. Se essas medidas não produzirem melhora, recomenda-se a descompressão com cateter percutâneo, seguida de laparotomia cirúrgica, se a descompressão não tiver sucesso. A capacidade dessa abordagem de melhorar os resultados constitui o foco de pesquisas em andamento.

Diagnóstico e diagnóstico diferencial

O diagnóstico de pancreatite aguda baseia-se em uma combinação de fatores clínicos, bioquímicos e radiológicos. O diagnóstico de pancreatite aguda requer duas das três características seguintes: dor abdominal característica da pancreatite aguda; níveis séricos de amilase ou de lipase, ou ambos, de pelo menos três vezes o limite superior da normalidade; e achados característicos de pancreatite aguda em exames de imagem.

Podem ocorrer níveis séricos elevados de amilase em uma ampla variedade de outras condições, como perfuração intestinal, obstrução ou isquemia intestinal, apendicite aguda, colecistite, doença tubo-ovariana e insuficiência renal. Os níveis séricos de amilase podem estar normais em pacientes com hipertrigliceridemia ou com pancreatite aguda induzida por álcool. A lipase sérica é preferida por ser mais sensível e mais específica do que a amilase sérica para o diagnóstico de pancreatite aguda. O nível sérico de lipase permanece normal em algumas condições não pancreáticas associadas à elevação dos níveis séricos de amilase, incluindo macroamilasemia (*i. e.*, formação de grandes complexos moleculares entre a amilase e imunoglobulinas anormais), distúrbios das glândulas salivares e doença tubo-ovariana, mas pode apresentar elevação semelhante na apendicite, na doença renal e na colecistite. A concentração sérica de lipase é mais sensível que a da amilase, visto que permanece elevada por mais tempo e pode ser diagnóstica mesmo em pacientes que procuram atendimento médico vários dias após o início dos sintomas. As medições repetidas das enzimas pancreáticas séricas têm pouco valor na avaliação do progresso clínico, e a magnitude da elevação dos níveis séricos de amilase ou de lipase não tem nenhuma correlação com a gravidade da pancreatite.

A tomografia computadorizada (TC) com agente de contraste ou a ressonância magnética (RM) do pâncreas devem ser usadas para pacientes cujo diagnóstico não esteja claro ou que não consigam melhorar nas primeiras 48 a 72 horas após a internação. Os achados de imagem que sustentam a presença de pancreatite aguda incluem aumento do pâncreas, alterações inflamatórias peripancreáticas e coleções de líquido extrapancreáticas. O exame de imagem não exclui o diagnóstico de pancreatite aguda, visto que o pâncreas aparece normal em 15 a 30% dos indivíduos com doença leve. A TC com contraste também é útil para avaliar a gravidade da doença, com base na presença e na extensão das complicações, como necrose pancreática e coleções agudas de líquido peripancreático. Deve-se efetuar um exame de imagem do pâncreas após a reposição polêmica adequada para minimizar o risco de nefrotoxicidade induzida por meio de contraste.

A RM é preferida para pacientes com alergia a agentes de contraste e insuficiência renal, visto que as imagens ponderadas em T2 sem contraste de gadolínio também podem, de forma semelhante, diagnosticar a presença de necrose pancreática. Um exame de imagem precoce (nas primeiras 72 horas após o início dos sintomas) pode subestimar a existência e a extensão da necrose pancreática. Deve-se suspeitar de pancreatite por cálculos biliares em pacientes com elevação transitória das provas de função hepática, particularmente elevação de mais de três vezes nos níveis séricos de ALT. Deve-se efetuar uma ultrassonografia transabdominal em todos os pacientes com pancreatite aguda quando se considera um diagnóstico de pancreatite por cálculos biliares.

Prognóstico

A distinção entre pancreatite aguda intersticial e necrosante tem implicações prognósticas importantes (Figura 39.3). A *pancreatite intersticial* caracteriza-se por microcirculação intacta e realce uniforme da glândula na TC com contraste. Já a *pancreatite necrosante* caracteriza-se por ruptura da microcirculação pancreática, de modo que não há realce de grandes áreas (> 3 cm ou > 30%) de parênquima pancreático na TC contrastada. Cerca de 20 a 30% dos pacientes com pancreatite aguda apresentam pancreatite necrosante.

O achado de necrose pancreática é preditivo de um curso mais grave, particularmente com infecção do tecido pancreático necrótico, também denominada *necrose infectada*. A infecção constitui um forte determinante da gravidade da doença e responde por uma grande porcentagem de mortes por pancreatite aguda. Observa-se o desenvolvimento de necrose infectada em 30 a 50% dos pacientes com pancreatite necrosante aguda, mas não naqueles com doença intersticial. Deve-se suspeitar de necrose infectada em pacientes com síndrome da resposta inflamatória sistêmica (SRIS) ou disfunção orgânica. O diagnóstico pode ser estabelecido se for observada a presença de gás extraluminal na TC contrastada. Mais comumente, efetua-se uma aspiração por agulha guiada por TC para coloração de Gram e cultura do material necrótico, ou são administrados antibióticos empiricamente, com base na suspeita clínica após a obtenção de culturas apropriadas. Para o tratamento da necrose infectada, são utilizados antibióticos que penetram no tecido pancreático, como cefalosporinas, carbapenéns, quinolonas e metronidazol.

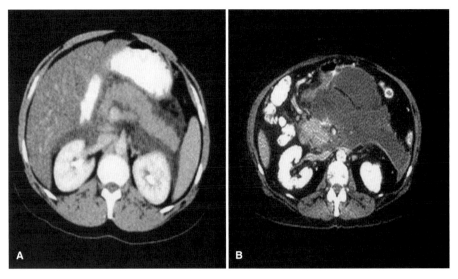

Figura 39.3 Tomografia computadorizada contrastada, demonstrando a pancreatite intersticial (**A**) e a pancreatite necrosante (**B**).

Deve-se efetuar uma avaliação de risco em todos os pacientes para estratificar a gravidade da doença. A classificação atual inclui as formas leve, moderada e grave. A pancreatite aguda leve, que é a forma mais comum, caracteriza-se pela ausência de falência de órgãos e necrose pancreática. Em geral, a pancreatite leve não requer exames de imagem do pâncreas, e os pacientes recuperam-se em vários dias, com restauração da função pancreática e arquitetura da glândula normais. Os pacientes com pancreatite aguda leve respondem por 80% de todos os episódios e por menos de 5% da taxa global de mortalidade.

A pancreatite moderadamente grave caracteriza-se por complicações locais e/ou falência transitória de órgãos durante um período de menos de 48 horas. As complicações locais incluem necrose pancreática (com ou sem infecção) e coleções agudas de líquido peripancreático ou pseudocistos pancreáticos. A morte por pancreatite moderadamente grave é muito menos comum do que nos casos de pancreatite grave.

A pancreatite aguda grave é definida por falência de órgãos persistente, que se estende por mais de 48 horas. Ocorre pancreatite aguda grave em 15 a 20% dos pacientes. A maioria dos indivíduos com falência de órgãos persistente apresenta doença necrosante subjacente. Os sistemas respiratório, cardiovascular e renal são mais comumente afetados. A morte precoce (na primeira semana) resulta, com mais frequência, de falência múltipla de órgãos, causada pela liberação de mediadores inflamatórios e citocinas. A morte tardia mais provavelmente resulta de infecção local ou sistêmica. Os riscos de infecção e de morte correlacionam-se com a gravidade da doença e a necrose pancreática. A taxa de mortalidade global aproxima-se de 30% entre pacientes com falência de órgãos persistente.

Apesar da importância de reconhecer a doença grave, os pacientes são, em sua maioria, inicialmente internados sem necrose nem falência de órgãos, e foram definidos métodos para prever os indivíduos com maior probabilidade de progredir para a doença grave durante os primeiros dias de hospitalização. Uma combinação de avaliação clínica, sistemas de pontuação, marcadores séricos e TC contrastada fornece as informações prognósticas mais úteis (Tabela 39.2). Independentemente do fator prognóstico escolhido, existem limitações significativas na previsão da gravidade da doença.

Os preditores clínicos de resultado desfavorável incluem doenças comórbidas graves, idade avançada ($\geq$ 60 anos), obesidade e uso prolongado e maciço de álcool. Os achados laboratoriais associados ao aumento da mortalidade incluem elevação da ureia no sangue ($>$ 20 mg/dℓ) na admissão ou elevação durante as primeiras 24 horas de internação, hemoconcentração devido ao terceiro espaço de líquidos, que se reflete por um hematócrito elevado de 44 ou mais na admissão e marcadores séricos que refletem uma resposta inflamatória sistêmica robusta, como nível de proteína C reativa superior a 150 mg/dℓ (sensibilidade de 80%, especificidade de 76%, valor preditivo positivo de 67% e valor preditivo negativo de 86%). Os exames de imagem

Tabela 39.2 Preditores de pancreatite grave.

Critério	Indicações prognósticas
Sinais[a]	Frequência cardíaca: $>$ 90 bpm
	Temperatura: $>$ 38°C ou $<$ 36°C
	Contagem de leucócitos: $>$ 12.000 ou $<$ 4.000 células/$\mu\ell$ ou $>$ 10% de bastões
	Frequência respiratória: $>$ 20 bpm ou Pa$_{O_2}$ $<$ 32 mmHg
Características do paciente	Doenças comórbidas
	Idade $>$ 55 anos
	Obesidade (IMC $>$ 30 kg/m^2)
Valores laboratoriais	Nível de ureia de 20 mg/dℓ ou mais e qualquer elevação da ureia durante as primeiras 24 h de admissão, associada ao aumento da mortalidade
	Creatinina sérica $>$ 1,8 mg/dℓ nas primeiras 24 h
	Hemoconcentração com Hct $\geq$ 44 na admissão ou ausência de redução do Hct nas primeiras 24 a 48 h com reposição volêmica são preditores de pancreatite grave
	Marcador sérico refletindo uma resposta inflamatória sistêmica, PCR $>$ 150 mg/dℓ
Achados nos exames de imagem	Derrame pleural
	Necrose pancreática
	Coleções de líquido extrapancreático agudas
Sistemas de pontuação	
Critérios de Ranson	Onze indicadores prognósticos, incluindo cinco disponíveis na admissão (idade $>$ 55 anos, contagem de leucócitos $>$ 16.000/mm^3, glicose $>$ 200 mg/dℓ, LDH $>$ 350 UI/ℓ, AST $>$ 250 U/ℓ) e seis medidos no fim das primeiras 48 h (Hct reduzido $>$ 10, ureia $>$ 5 mg/dℓ, P$_{O_2}$ $<$ 60 mmHg, déficit de base $>$ 4 mEq/ℓ, cálcio sérico $<$ 8 mg/dℓ, sequestro de líquido estimado $>$ 6 ℓ), taxa de mortalidade de 10 a 20% para três a cinco sinais e de $>$ 50% para seis ou mais sinais
Sistema Acute Physiologic and Chronic Health Evaluation (APACHE II)	Calculado pela atribuição de pontos com base em idade, frequência cardíaca, temperatura, frequência respiratória, pressão arterial média, Pa$_{O_2}$, pH, potássio, sódio, creatinina, Hct, leucócitos, ECG e estado anterior de saúde
Bedside Index for Severity of Acute Pancreatitis (BISAP)	Cinco variáveis disponíveis nas primeiras 24 h: ureia $>$ 25 mg/dℓ; comprometimento do estado mental (ECG $<$ 15), achado de SRIS, idade $>$ 60 anos e derrame pleural no exame de imagem. Cada variável acrescenta um ponto à pontuação total, e as pontuações de 3, 4 e 5 correspondem, respectivamente, a taxas de mortalidade de 5,3, 12,7 e 22,5%

[a]A SRIS predispõe à disfunção de múltiplos órgãos e à necrose pancreática. A SRIS é definida por dois ou mais desses critérios que persistem por mais de 48 horas. *AST*, aspartato aminotransferase; *ECG*, escala de coma de Glasgow; *Hct*, hematócrito; *IMC*, índice de massa corporal; *LDH*, lactato desidrogenase; *PCR*, proteína C reativa; *SRIS*, síndrome da resposta inflamatória sistêmica.

preditores de um resultado grave incluem derrame pleural observado em radiografia de tórax nas primeiras 24 horas ou imagem do pâncreas com identificação de necrose. Infelizmente, a evidência de pancreatite aguda grave na TC só aparece após os achados clínicos, e uma TC precoce pode subestimar a gravidade do distúrbio.

A pancreatite grave é prevista por disfunção orgânica, incluindo choque (pressão arterial sistólica < 90 mmHg), insuficiência respiratória ($Pa_{O_2} \le 60$ mmHg) e lesão aguda (creatinina > 2,0 mg/ℓ após a hidratação). A SRIS predispõe à disfunção de múltiplos órgãos e à necrose pancreática.

Os sistemas de pontuação bem estabelecidos incluem os critérios de Ranson, o Acute Physiologic and Chronic Health Evaluation II (APACHE II), o APACHE combinado com a pontuação para obesidade (APACHE-O), o Sistema de Pontuação de Glasgow e o Bedside Index for Severity of Acute Pancreatitis (BISAP). Com pontuações crescentes, aumenta a probabilidade de um resultado complicado, prolongado e fatal. Infelizmente, como esses sistemas de pontuação apresentam uma elevada taxa de resultados falso-positivos (i. e., em muitos pacientes com pontuação alta, não há desenvolvimento de pancreatite grave), eles não são usados universalmente. Durante as primeiras 48 a 72 horas, a elevação do hematócrito ou da ureia, a persistência da SRIS após a reposição volêmica ou a presença de necrose pancreática ou peripancreática em imagens de corte transversal constituem evidências de pancreatite grave em progressão.

Tratamento

Os primeiros passos no manejo de pacientes com pancreatite aguda podem diminuir a gravidade, a morbidade e a mortalidade (Figura 39.4). A prevenção de complicações depende, em grande parte, do monitoramento, da hidratação vigorosa e do reconhecimento precoce de necrose pancreática e coledocolitíase. Os pacientes com disfunção de múltiplos órgãos e aqueles com previsão de desenvolvimento de doença grave correm maior risco de resultados adversos e devem ser tratados, quando possível, em uma unidade de cuidados com capacidade de monitoramento intensivo e equipe multiprofissional.

Cuidados de suporte

Os pacientes com pancreatite aguda recebem tratamento de suporte com hidratação intravenosa agressiva, analgésicos parenterais e repouso intestinal. Recomenda-se o uso de oxigênio suplementar inicialmente para todos os pacientes. A aspiração por sonda nasogástrica está indicada para o alívio sintomático de pacientes com náuseas, vômitos e íleo. Nenhum tratamento específico é efetivo para limitar as complicações sistêmicas. Os agentes que colocam o pâncreas para repousar (p. ex., somatostatina, calcitonina, glucagon, antagonistas do receptor H_2) e os inibidores enzimáticos (p. ex., aprotinina, mesilato de gabexato) não demonstraram reduzir a morbidade e a mortalidade relacionadas com a doença.

Antibióticos

A antibioticoterapia não é mais recomendada para pacientes com necrose estéril, devido à falta de benefício comprovado. Para pacientes com suspeita de necrose infectada, os antibióticos apropriados são iniciados antes da confirmação do diagnóstico, e a escolha inicial deve levar em consideração os prováveis organismos patogênicos e a capacidade dos agentes antimicrobianos de penetrar nos tecidos pancreáticos necróticos. Após a obtenção dos resultados de cultura, os antibióticos podem ser individualizados adequadamente.

Manejo hídrico

A reposição volêmica vigorosa é importante para manter a microcirculação e a perfusão do pâncreas durante a fase inicial da pancreatite aguda. A hidratação intravenosa agressiva precoce durante as primeiras 12 a 24 horas após o início dos sintomas se traduz em benefício potencial, com redução da necrose pancreática e da falência de órgãos. A hidratação vigorosa é de pouco valor depois de 24 horas. O cristaloide, o líquido intravenoso preferido, é administrado em uma velocidade inicial de 250 a 500 mℓ/hora ou 5 a 10 mℓ/kg/h, com infusão em bolo anterior para indivíduos com grave depleção de volume. A solução de lactato de Ringer pode constituir a reposição de cristaloide preferida, visto que, em um estudo comparativo, reduziu a incidência de marcadores inflamatórios em mais de 80%, em comparação com a infusão de solução salina normal. Recomenda-se a terapia dirigida por metas para pacientes com pancreatite aguda. A terapia dirigida por metas é definida como a titulação dos líquidos intravenosos a intervalos de poucas horas para alvos clínicos e bioquímicos específicos de perfusão (p. ex., frequência cardíaca, pressão arterial, débito urinário, ureia e hematócrito). É preciso ter cautela com o paciente idoso e aqueles que apresentam comprometimento cardiovascular ou renal subjacente.

Analgesia

Apesar da preocupação teórica de que a analgesia narcótica possa resultar em espasmo do esfíncter de Oddi e agravamento da pancreatite, não há evidências que sustentem a suspensão de narcóticos de pacientes com pancreatite aguda. O médico deve considerar o uso liberal de analgesia controlada pelo paciente, embora essa abordagem não tenha sido comparada prospectivamente com analgesia com solicitação. Não há evidências que indiquem a superioridade de um opiáceo específico. Em pacientes com administração de doses repetidas de analgésicos narcóticos, deve-se monitorar a saturação de oxigênio, devido aos riscos de hipoxia não reconhecida.

Cuidados nutricionais

Os pacientes com pancreatite aguda leve podem começar a alimentação oral nas primeiras 24 horas de admissão, sem aguardar a resolução da dor ou a normalização dos níveis séricos de enzimas pancreáticas. A introdução precoce de uma dieta sólida com baixo teor de gordura é tão segura quanto a abordagem tradicional de avanço progressivo de uma dieta líquida clara e está associada a menor tempo de permanência hospitalar.

Para pacientes com previsão de pancreatite grave ou íleo do intestino delgado, a introdução precoce da ingestão oral pode não ser tolerada, devido a dor abdominal pós-prandial, náuseas e vômitos. Para esses indivíduos, a nutrição pode ser nasoentérica ou nasogástrica. A alimentação enteral é preferível à nutrição parenteral total (NPT), visto que é menos dispendiosa do que a NPT e está associada à redução da infecção sistêmica, da necessidade de intervenção cirúrgica, da falência de órgãos e da taxa de mortalidade. Em geral, a alimentação enteral é bem tolerada, mesmo por pacientes com íleo paralítico. A alimentação nasogástrica oferece uma alternativa segura à alimentação nasojejunal, visto que parece ser igualmente segura e efetiva. A nutrição parenteral deve ser reservada para pacientes que não conseguem obter aporte calórico suficiente por via enteral ou para aqueles em que o acesso enteral não pode ser mantido.

Manejo da recorrência e necrose

Pancreatite por cálculos biliares. O risco de recorrência da pancreatite por cálculos biliares (ver também Capítulo 45) é tão alto quanto 50 a 75% nos primeiros 6 meses após o episódio inicial, e recomenda-se a colecistectomia antes da alta hospitalar para pacientes com episódios leves de pancreatite. A colecistectomia realizada durante a admissão inicial de pacientes com suspeita de pancreatite por cálculos biliares está associada à redução substancial da taxa de mortalidade e das complicações relacionadas com cálculos biliares, da readmissão devido

Capítulo 39 Doenças do Pâncreas 439

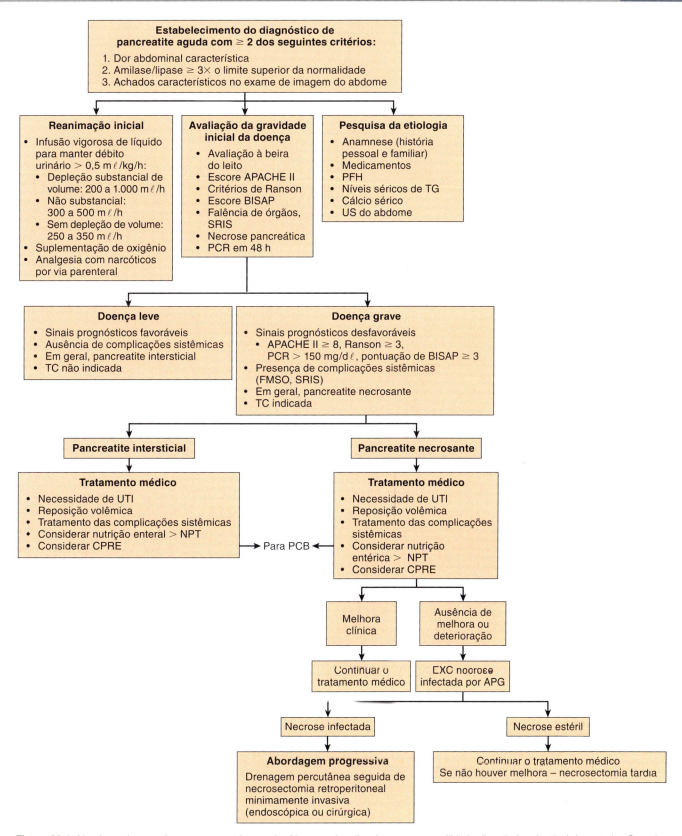

Figura 39.4 Algoritmo do manejo para pancreatite aguda. Algumas das diretrizes, como a utilidade diagnóstica do nível de proteína C reativa (PCR), exigem validação adicional. O uso de antibióticos, incluindo o tipo de duração do tratamento, continua sendo examinado, e essas abordagens sugeridas provavelmente serão modificadas com o achado de estudos futuros. *APACHE II*, Acute Physiologic and Chronic Health Evaluation II; *APG*, aspiração percutânea guiada por TC; *BISAP*, Bedside Index for Severity of Acute Pancreatitis; *CPRE*, colangiopancreatografia retrógrada endoscópica; *EXC*, excluir; *FMSO*, falência de múltiplos sistemas de órgãos; *NPT*, nutrição parenteral total; *PCB*, pancreatite por cálculos biliares; *PFH*, provas de função hepática; *SRIS*, síndrome da resposta inflamatória sistêmica; *TC*, tomografia computadorizada; *TG*, triglicerídios; *US*, ultrassonografia; *UTI*, unidade de terapia intensiva.

à pancreatite recorrente e das complicações pancreaticobiliares. A colecistectomia com frequência é retardada em pacientes com pancreatite grave para possibilitar melhor exposição da anatomia ductal por ocasião da cirurgia. A CPRE urgente (Vídeo 39.1) com identificação e remoção de cálculos do ducto biliar é recomendada para pacientes com coledocolitíase documentada nos exames de imagem, colangite ou forte evidência de obstrução biliar atual, conforme sugerido pelos exames de imagem e dados laboratoriais. A esfincterotomia biliar que deixa a vesícula biliar *in situ* é considerada uma alternativa efetiva para pacientes que não são candidatos à colecistectomia.

Coleções de líquido agudas e pseudocistos. As coleções de líquido peripancreático agudas não exigem nenhuma terapia específica, a não ser terapia de suporte padrão para a pancreatite aguda. A maioria permanece estéril e sofre reabsorção espontânea durante as primeiras semanas após o início da pancreatite aguda. Quando uma coleção de líquido peripancreático aguda e localizada persiste por mais de 4 semanas, é provável que ela evolua para um pseudocisto pancreático. Enquanto os pacientes com pseudocistos assintomáticos devem ser acompanhados, deve-se considerar a drenagem do pseudocisto para os que são sintomáticos. As indicações para drenagem de pseudocistos incluem suspeita de infecção ou aumento progressivo com sintomas associados, incluindo obstrução biliar, dor abdominal, saciedade precoce, náuseas e vômitos, devido à compressão do estômago ou à obstrução da saída gástrica. Em pacientes sintomáticos, se o pseudocisto estiver maduro e encapsulado, o tratamento pode envolver drenagem endoscópica, cirúrgica ou percutânea. Com base na disponibilidade de experiência, a drenagem guiada por ultrassom endoscópico (USE) é preferida com cistogastrostomia ou cistoduodenostomia.

Necrose pancreática e extrapancreática estéril. A necrose pancreática estéril é geralmente tratada com cuidados médicos de suporte durante as primeiras semanas, mesmo em pacientes com falência de múltiplos órgãos. Após a redução do processo inflamatório pancreático agudo e a coalescência em uma estrutura encapsulada (p. ex., necrose pancreática delimitada), pode ser necessária a realização de desbridamento para a dor abdominal intratável, os vômitos causados por compressão extrínseca do estômago ou do duodeno, obstrução biliar, déficit de crescimento ou toxicidade sistêmica persistente. O desbridamento é retardado por pelo menos 4 a 6 semanas após o início da pancreatite e pode ser realizado por uma combinação de técnicas endoscópicas, radiológicas e cirúrgicas. A necrose pancreática assintomática não justifica uma intervenção, independentemente da extensão e da localização.

Necrose pancreática e extrapancreática infectada. O desenvolvimento de infecção na coleção necrótica constitui a principal indicação para terapia. O desenvolvimento de febre, leucocitose e piora da dor abdominal sugere infecção do tecido necrótico. A TC pode revelar evidências de bolhas de ar na cavidade necrótica.

A necrose pancreática infectada é mais bem tratada com drenagem ou desbridamento, ou ambos. Não se recomenda a aspiração de rotina por agulha fina guiada por TC para o diagnóstico de necrose infectada, visto que os sinais clínicos e os exames de imagem são acurados na maioria dos pacientes. Além disso, há uma alta taxa de resultados falso-negativos das amostras. Assim, a consideração de desbridamento é justificada quando houver suspeita de necrose infectada, mesmo se a infecção não for documentada. O consenso é de que os melhores desfechos são obtidos quando as intervenções invasivas são adiadas por um período mínimo de 4 semanas após o início da doença, para possibilitar a liquefação dos tecidos necróticos e a formação de margem fibrosa ao redor da necrose (*i. e.*, necrose pancreática delimitada). Esse intervalo de tempo facilita a drenagem e o desbridamento e reduz o risco de complicações ou morte. Os pacientes com necrose infectada são inicialmente tratados com antibiótico de amplo

espectro e suporte clínico, para possibilitar o encapsulamento das coleções necróticas, o que facilita a intervenção e reduz as complicações de sangramento e perfusão. Quando há deterioração clínica dramática, os pacientes não estão estáveis e não é viável aguardar esse período, de modo que é necessária a intervenção precoce com colocação de dreno percutâneo.

O manejo tradicional da necrose pancreática infectada tem sido a necrosectomia cirúrgica a céu aberto com irrigação fechada por cateteres de demora, necrosectomia com drenagem fechada sem irrigação ou necrosectomia e tamponamento aberto. As abordagens cirúrgicas abertas estão associadas a altas taxas de morbidade (34 a 95%) e mortalidade (11 a 39%). Uma abordagem progressiva mais conservadora que utiliza a drenagem percutânea com cateter como tratamento inicial tornou-se preferida, e, hoje, um atraso no tratamento invasivo é padrão. A abordagem progressiva consiste em administração de antibióticos, drenagem percutânea, quando necessária, e, depois de um prazo de várias semanas, desbridamento minimamente invasivo, se houver necessidade. Essa abordagem é superior à necrosectomia aberta tradicional em relação ao risco de complicações importantes ou morte. Se a abordagem percutânea não for bem-sucedida, é seguida por desbridamento retroperitoneal vídeo-assistido (DRVA) menos invasivo ou drenagem transluminal endoscópica, com ou sem necrosectomia, contanto que se disponha de um especialista.

PANCREATITE CRÔNICA

Definição e epidemiologia

A pancreatite crônica caracteriza-se por inflamação, fibrose e perda irreversível da função das células acinares (exócrinas) e das células das ilhotas (endócrinas). Esse distúrbio contrasta com a pancreatite aguda, que normalmente não é progressiva. As duas condições podem se sobrepor, visto que episódios recorrentes de pancreatite aguda podem levar à pancreatite crônica, e os indivíduos com pancreatite crônica podem sofrer exacerbações de pancreatite aguda. A incidência anual de pancreatite crônica varia de 5 a 12 casos por 100 mil indivíduos, e a prevalência é de cerca de 50 casos por 100 mil indivíduos.

Patologia

A pancreatite crônica pode ser classificada utilizando um sistema denominado "TIGAR-O", que se refere a *t*óxico-metabólica, *i*diopática, *g*enética, *a*utoimune, pancreatite aguda *r*ecorrente e grave e *o*bstrutiva (Tabela 39.3). A causa mais comum de pancreatite crônica é o alcoolismo crônico, que é responsável por 45 a 65% dos casos. O álcool etílico pode causar episódios de pancreatite aguda; entretanto, por ocasião do episódio inicial, as anormalidades estruturais e funcionais com frequência indicam pancreatite crônica subjacente. Como a maioria dos etilistas não desenvolve pancreatite, o pressuposto é de que devem coexistir influências genéticas, dietéticas ou ambientais não identificadas com o uso do álcool etílico. O tabagismo constitui um fator de risco causal e dose-dependente para a pancreatite crônica. O efeito do tabagismo é sinérgico com o consumo de álcool etílico e contribui significativamente para o desenvolvimento e a progressão da doença.

Vinte por cento dos pacientes norte-americanos com pancreatite crônica não têm uma causa imediatamente demonstrável. A pancreatite por cálculos biliares, que constitui a principal causa de pancreatite aguda, raramente evolui para pancreatite crônica. A pancreatite com calcificações é uma causa importante de pancreatite crônica no sul da Índia e em outras partes dos trópicos. A pancreatite autoimune, as mutações genéticas (*CFTR, SPINK1, PRSS1, CTRC, CASR*), a obstrução (p. ex., tumores, disfunção do esfíncter de Oddi, pâncreas *divisum*), a hipertrigliceridemia e a hipercalcemia são exemplos potenciais de casos inicialmente considerados idiopáticos.

Tabela 39.3 Causas de pancreatite crônica (TIGAR-O).

Tóxico-metabólica
Álcool etílico
Tabaco
Hipercalcemia
Hipertrigliceridemia
Insuficiência renal crônica

Idiopática
Início precoce
Início tardio
Tropical

Genética
Autossômica dominante – tripsinogênio catiônico (PRSS1)
Autossômica recessiva – CFTR, SPINK1, quimiotripsina C

Autoimune
Isolada (tipos 1 e 2)
Sindrômica (Sjögren, doença inflamatória intestinal, colangite biliar primária)

Pancreatite aguda recorrente
Pancreatite aguda grave pós-necrótica
Pós-irradiação
Vascular isquêmica

Obstrutiva
Benigna – pâncreas divisum, disfunção do esfíncter de Oddi, estenose do ducto pancreático pós-traumática
Neoplásica – adenocarcinoma do ducto pancreático, NMPI, neoplasia mucinosa papilar intraductal

CFTR, regulador da condutância transmembrana da fibrose cística; NMPI, neoplasia mucinosa papilar intraductal; PRSS1, serina protease 1; SPINK1, inibidor da serina peptidase Kazal tipo 1.

Apresentação clínica

Os pacientes com pancreatite crônica apresentam, em sua maioria, dor episódica ou contínua. Em determinadas ocasiões, os pacientes têm insuficiência exócrina ou endócrina na ausência de dor. Outros pacientes são assintomáticos, e constata-se a presença de pancreatite crônica incidentalmente em exames de imagem.

A dor da pancreatite crônica é tipicamente epigástrica, irradia-se com frequência para o dorso, está associada, em algumas ocasiões, a náuseas e vômitos e pode ser parcialmente aliviada quando o indivíduo se senta com as costas retificadas ou inclina o corpo para a frente. Com frequência, a dor agrava-se 15 a 30 minutos após a ingestão de alimento. No início da evolução da pancreatite crônica, a dor pode ocorrer em episódios isolados; à medida que a condição progride, a dor tende a se tornar contínua.

A dor da pancreatite crônica é pouco compreendida. As possíveis causas incluem inflamação do pâncreas, aumento da pressão intrapancreática, inflamação neural e causas extrapancreáticas, como estenose do ducto colédoco e do duodeno.

Ocorre intolerância à glicose com certa frequência na pancreatite crônica, porém o diabetes melito franco geralmente se manifesta de modo tardio na evolução da doença. O diabetes melito em pacientes com pancreatite crônica é diferente do diabetes melito do tipo 1 típico, visto que as células alfa do pâncreas, que produzem glucagon, também são afetadas, aumentando o risco de hipoglicemia.

A insuficiência endócrina ou exócrina clinicamente significativa (i. e., deficiência de proteínas e lipídios) só ocorre quando há perda de mais de 90% da função pancreática. Em geral, a esteatorreia ocorre antes da deficiência de proteínas, visto que a atividade lipolítica diminui mais rapidamente do que a proteólise. A insuficiência pancreática exócrina (IPE) leve pode assumir a forma de plenitude abdominal ou má absorção de vitaminas lipossolúveis (A, D, E, K) e de vitamina B_{12}, embora a deficiência clinicamente sintomática de vitaminas seja incomum. Como a redução da absorção de vitamina D pode resultar em osteoporose, osteopenia e fraturas, recomenda-se uma avaliação periódica dos níveis de vitamina D e densitometria óssea. A IPE mais grave pode levar à má absorção franca e perda de peso.

Diagnóstico e diagnóstico diferencial

Devido ao considerável risco associado à biopsia direta do pâncreas, o diagnóstico de pancreatite crônica normalmente se baseia em exames indiretos da estrutura e da função do pâncreas. Em geral, as alterações estruturais acentuadas exibem uma correlação com o comprometimento funcional grave. Entretanto, na pancreatite crônica em estágio inicial, anormalidades leves da função pancreática podem preceder as alterações morfológicas observadas em exames de imagem. Os exames da estrutura pancreática podem permanecer normais, mesmo quando já existe deterioração avançada da função pancreática.

As avaliações laboratoriais das enzimas pancreáticas séricas, como amilase e lipase, frequentemente são normais no contexto da pancreatite crônica bem estabelecida, mesmo durante as exacerbações dolorosas. Os níveis séricos das enzimas pancreáticas não confirmam nem descartam o diagnóstico.

Provas de função pancreática

As provas de função avaliam a reserva secretora da função ductal ou da função acinar do pâncreas ao medir a secreção de íons bicarbonato (HCO_3^-) ou as enzimas digestivas, respectivamente. Os exames diretos (p. ex., estimulação da secretina) envolvem a estimulação do pâncreas por meio da administração de secretagogos hormonais. Os exames indiretos medem as consequências da insuficiência pancreática, e, embora estejam mais amplamente disponíveis, os resultados em geral não são anormais até que a produção de enzimas tenha diminuído em mais de 90%. Assim, esses exames são insensíveis para a insuficiência pancreática precoce. Os médicos recorrem preferencialmente a métodos não invasivos para evitar os desafios associados às provas diretas de função pancreática. Os exames indiretos clinicamente disponíveis de função pancreática incluem análises da gordura fecal, elastase fecal e tripsina sérica.

O teste de estimulação da secretina aproveita a resposta normal das células ductulares do pâncreas para secretar HCO_3^- em resposta à secretina fisiológica e administrada de modo exógeno. A constatação de que a produção de HCO_3^- está diminuída no início do curso da pancreatite crônica levou ao uso desse teste para diagnosticar a doença em estágio inicial (com sensibilidade de 95%). O exame envolve a colocação oral de um cateter gastroduodenal de duplo lúmen para aspiração e medição quantitativa da produção de enzimas pancreáticas e HCO_3^- antes e após a estimulação com secretina intravenosa. Esse teste é realizado principalmente em pacientes com suspeita de pancreatite crônica que apresentam dor abdominal crônica, porém resultados negativos ou equívocos nos exames de imagem. Concentrações máximas de HCO_3^- do líquido pancreático inferiores a 80 mEq/ℓ indicam insuficiência pancreática. O teste de estimulação com secretina tem sido raramente usado na prática clínica, visto que é muito trabalhoso e está associado a desconforto. Os métodos de coleta endoscópica simplificaram a coleta de líquido pancreático e tornaram o exame mais apropriado para uso clínico.

A determinação da gordura fecal de 72 horas é algumas vezes usada para a detecção de esteatorreia (gordura fecal > 7 g/24 h), porém o exame não é específico para insuficiência pancreática exócrina. Esse exame também carece de sensibilidade, visto que a esteatorreia só ocorre na pancreatite crônica avançada. Como o teste quantitativo de gordura fecal é inconveniente, desagradável para os pacientes e propenso a erros laboratoriais, utiliza-se de preferência um ensaio qualitativo na prática clínica para a avaliação de má absorção.

A determinação da elastase fecal constitui o exame indireto não invasivo mais comumente utilizado para o diagnóstico de insuficiência pancreática exócrina. A elastase, uma protease sintetizada pelas células acinares do pâncreas, é útil na avaliação da insuficiência, visto que é estável nas fezes, não é afetada pela reposição de enzimas pancreáticas e exibe uma boa correlação com os resultados das provas de função pancreática estimulada. A insuficiência exócrina moderada a grave baseia-se em valores da elastase fecal inferiores a 200 μg/g de fezes. Podem ser obtidos resultados falso-positivos nas doenças diarreicas, devido ao efeito de diluição.

Exames da estrutura

Os exames de imagem TC, ultrassonografia e RM podem revelar alterações da pancreatite crônica, que consistem em anormalidades ductais (p. ex., dilatação, cálculos, paredes em pontas irregulares e ectasia dos ramos laterais), anormalidades do parênquima (p. ex., calcificação, falta de homogeneidade, atrofia), alterações do contorno da glândula e pseudocistos (e-Figura 39.4). Os exames de imagem são, com frequência, normais ou inconclusivos nos estágios iniciais da doença (e-Figura 39.4). A TC e a RM também são úteis na identificação de complicações da pancreatite crônica, como pseudocistos, trombose venosa portoesplênica, pseudoaneurismas arteriais e fístulas do ducto pancreático.

Com frequência, a TC é considerada o exame inicial preferido para o diagnóstico de pancreatite crônica. A colangiopancreatografia por ressonância magnética constitui uma modalidade de imagem diagnóstica não invasiva, que possibilita a visualização do parênquima pancreático semelhante à TC, porém com melhor imagem do ducto, resultando em maior sensibilidade para o diagnóstico de pancreatite crônica. As imagens de RM do ducto pancreático assemelham-se àquelas obtidas por CPRM, porém sem o risco de precipitar pancreatite aguda. A estimulação do pâncreas com secretina IV melhora a visualização do ducto pancreático principal e dos ramos laterais, o que pode melhorar a acurácia diagnóstica para a pancreatite crônica. A CPRE fornece informações estruturais confiáveis sobre o sistema ductular pancreático, incluindo dilatação ductal, estenoses, ramos laterais anormais, pseudocistos comunicantes e cálculos e fístulas ductais. A CPRE é altamente efetiva para visualizar esses achados ductais e relacionados com o ducto, com sensibilidade para o diagnóstico de pancreatite crônica de 71 a 93% e especificidade de 89 a 100%. A principal limitação da CPRE é o desenvolvimento de pancreatite aguda relacionada com o procedimento em até 5% dos pacientes. Assim, a CPRE não deve ser usada para fins diagnósticos, mas sim reservada para pacientes com pancreatite crônica estabelecida quando se recomenda a terapia endoscópica (discutida adiante).

A ultrassonografia endoscópica (USE) como exame de imagem diagnóstico para pancreatite crônica depende de achados quantitativos e qualitativos do tecido parenquimatoso e dos ductos. A USE parece ser igualmente ou mais sensível do que outros exames da estrutura e da função pancreáticas. Um grupo de consenso internacional propôs os critérios de Rosemont para o diagnóstico de pancreatite crônica. Os principais critérios incluem focos hiperecoicos com sombra, que indicam cálculos no ducto pancreático, e lobularidade parenquimatosa com aspecto faveolado. Os critérios menores consistem em cistos, dilatação do ducto principal (≥ 3,5 mm de diâmetro), contorno irregular do ducto pancreático, ramos laterais dilatados (≥ 1 mm de diâmetro),

parede do ducto hiperecoica, cordões parenquimatosos, focos hiperecoicos sem sombra e lobularidade com glóbulos não contíguos. Na ausência de qualquer um desses critérios, o diagnóstico de pancreatite crônica é improvável, ao passo que a detecção de quatro ou mais critérios torna provável esse diagnóstico, mesmo quando outros exames de imagem ou provas de função pancreática ainda estão normais.

Tratamento

Má absorção

O tratamento da IPE é melhor realizado com terapia de reposição das enzimas pancreáticas (TREP). As preparações comerciais consistem, em sua maior parte, em pancreatina, que é o extrato em pó congelado por choque de pâncreas suíno contendo lipase, amilase, tripsina e quimiotripsina.

Para o tratamento da má absorção por IPE, é necessário fornecer aproximadamente 10% da produção normal de enzimas pancreáticas. Isso se traduz em cerca de 30.000 unidades internacionais (UI) ou o equivalente a 90.000 unidades da farmacopeia dos EUA (USP) de lipase por refeição. Para a maioria dos pacientes, a dose recomendada depende do tamanho e da natureza da refeição (i. e., do teor de gordura), da função pancreática residual e dos objetivos terapêuticos (i. e., eliminação da esteatorreia, redução dos sintomas abdominais de má digestão ou melhora da nutrição). Devido à secreção residual de lipase pancreática e à secreção fisiológica de lipase gástrica, é apropriado iniciar a terapia com 40.000 a 50.000 USP de lipase a cada refeição e metade dessa quantidade nos lanches. A administração de microesferas ou microcomprimidos encapsulados, estáveis em ácido, preenchidos com enzimas pancreáticas, aumentou acentuadamente a eficácia da suplementação enzimática. As preparações enzimáticas devem ser tomadas com as refeições. Se houver necessidade de tomar mais de 1 cápsula/comprimido por refeição, pode ser benéfico tomar parte da dose no início e o restante durante a refeição.

Outros fatores podem agravar a esteatorreia, como crescimento bacteriano excessivo concomitante no intestino delgado, que pode ocorrer em até 25% dos pacientes com pancreatite crônica. O crescimento bacteriano excessivo pode ser causado por hipomotilidade, devido à inflamação pancreática ou ao uso crônico de analgésicos narcóticos.

Dor

O maior desafio no tratamento da pancreatite crônica é controlar a dor abdominal. A dor pode melhorar com o tempo, porém a evolução não é previsível, e a melhora pode levar anos. A terapia é direcionada para os mecanismos responsáveis pela dor pancreática, incluindo hiperestimulação pancreática, isquemia, obstrução dos ductos, inflamação e hiperalgesia neuropática. A dor pode surgir nos estágios iniciais da pancreatite crônica, antes que os exames de imagem possam demonstrar alterações morfológicas. Os pacientes com pancreatite crônica correm maior risco de câncer de pâncreas, que pode causar uma mudança no padrão da dor, e as causas extrapancreáticas de dor também precisam ser sempre consideradas.

O manejo da dor deve ser feito de maneira sequencial e começar com modificações do estilo de vida, como abstinência de álcool e de tabaco, dieta com baixo teor de gordura e suplementação de enzimas pancreáticas, seguidas de uma abordagem sequencialmente mais agressiva e invasiva para falhas sintomáticas, embora se deva reconhecer que o placebo, por si só, é efetivo em até 30% dos pacientes. Várias abordagens podem ser consideradas para o alívio da dor crônica.

1. Abstinência de tabaco e de álcool etílico. A abstinência diminui a frequência dos episódios dolorosos e reduz a probabilidade de deterioração da função pancreática e desenvolvimento de câncer de pâncreas.

2. Analgésicos. A maioria dos pacientes com dor crônica necessita de analgésico. Os analgésicos não opioides, como o paracetamol e anti-inflamatórios não esteroides (AINEs), são usados como tratamento inicial. Se possível, deve-se evitar o uso de opioides, devido ao risco de abuso, tolerância e adição. Quando considerados necessários, prescreve-se inicialmente o uso de opioides fracos (p. ex., tramadol ou codeína) antes do escalonamento para os opioides mais fortes (p. ex., morfina, oxicodona, fentanila) se a dor não for adequadamente controlada. O risco de dependência de opioides não é conhecido nesse contexto. Entretanto, os pacientes com comportamentos aditivos anteriores, como uso de substâncias com álcool etílico ou tabaco, correm maior risco de dependência e drogadição. São necessárias práticas seguras de prescrição de opioides, com rigoroso monitoramento dos sintomas e adesão do paciente a um plano bem definido, que inclua consentimento livre e esclarecido do paciente, acompanhamento regular, pesquisa de substâncias psicoativas na urina e consulta do programa de monitoramento e prescrição dos órgãos reguladores.

3. Supressão da secreção. A reposição oral de enzimas pancreáticas, o análogo da somatostatina e a nutrição enteral são tratamentos propostos para diminuir a dor ao reduzir a secreção pancreática. Essas terapias têm benefício não comprovado e não são rotineiramente recomendadas como adjuvantes como terapia da dor. Quando a TREP é iniciada para o manejo da dor, as pancrelipases sem revestimento entérico (i. e., preparações de enzima pancreáticas) são preferidas, uma vez que as preparações com revestimento entérico teoricamente liberam suas enzimas mais distalmente no intestino, longe dos enterócitos estimuladores de colecistocinina (CCK).

4. Modificação da transmissão neural. Os gabapentinoides, incluindo a pregabalina, têm sido usados de forma efetiva para o tratamento de transtornos de dor neuropática, incluindo neuropatia diabética e dor neuropática de origem central. Com base na constatação de que a dor pancreática é acompanhada de alterações semelhantes no processamento central da dor, os estudos realizados sugerem um benefício com a pregabalina usada como tratamento adjuvante para diminuir a dor associada à pancreatite crônica. De modo semelhante, os antidepressivos tricíclicos, os inibidores seletivos da recaptação de serotonina e os inibidores da recaptação de serotonina-norepinefrina podem ser administrados em fase experimental.

5. Técnicas neuroablativas, como bloqueio do plexo celíaco, podem ser realizadas por meio de injeção de um anestésico local e de um esteroide na região dos gânglios celíacos. Esse procedimento pode ser realizado por meio de orientação endoscópica (i. e., USE) ou radiológica percutânea. Os resultados são decepcionantes, com redução da dor em uma minoria de indivíduos (15 a 50%), que não é durável, com redução ou alívio da dor por até 1 a 6 meses.

6. Antioxidantes. O estresse oxidativo pode causar dano direto às células acinares pancreáticas por diversas vias. A suplementação com antioxidantes, como selênio, vitaminas C e E e metionina, pode aliviar a dor e reduzir o estresse oxidativo. Em um ensaio clínico randomizado, a redução do número de dias com dor por mês foi maior para os pacientes que receberam antioxidantes, em comparação com os que receberam placebo (7,4 versus 3,2 dias). Os pacientes que receberam antioxidante também foram mais propensos a ficar sem dor (32 versus 13%).

7. Descompressão endoscópica. A descompressão endoscópica do ducto pancreático constitui uma opção para a obstrução causada por estenoses, cálculos ou disfunção do esfíncter de Oddi. As terapias endoscópicas incluem esfincterotomia pancreática, dilatação da estenose, remoção do cálculo por meio de litotripsia por ondas de choque (intracorpórea ou extracorpórea) e colocação temporária de stent plástico. Foi relatado alívio completo ou parcial da dor em cerca de 50 a 80% de pacientes cuidadosamente selecionados durante um acompanhamento que se estendeu por 3 a 4 anos.

8. Cirurgia. A drenagem cirúrgica do ducto pancreático, habitualmente com pancreaticojejunostomia lateral (i. e., procedimento de Puestow), pode ser oferecida aos pacientes com dilatação do ducto pancreático principal (> 6 mm de diâmetro). Foi relatada redução da dor em cerca de 80% dos pacientes. Esse procedimento é seguro e apresenta uma taxa de mortalidade operatória de menos de 5%. Entretanto, apenas 35 a 60% dos pacientes ficam livres de dor no acompanhamento de 5 anos. Para pacientes com sistemas ductais pancreáticos sem obstrução nem dilatação, com doença predominante na cabeça do pâncreas, pode-se oferecer a ressecção da parte da glândula acometida com doença focal por meio de pancreaticoduodenectomia ou ressecção da cabeça do pâncreas com preservação do duodeno, também denominada procedimento de Frey ou Beger. Pacientes altamente selecionados com doença difusa do parênquima pancreático, refratários a outras formas de terapia, podem se beneficiar da pancreatectomia total com autotransplante de células das ilhotas pancreáticas.

Manejo e complicações

As complicações da pancreatite crônica consistem em pseudocistos, fístulas pancreáticas, obstrução biliar, câncer de pâncreas, supercrescimento bacteriano do intestino delgado e varizes gástricas isoladas devido à trombose da veia esplênica.

Fístulas pancreáticas. Ocorrem fístulas pancreáticas em consequência da ruptura do ducto, resultando em coleções localizadas de líquido, ascite ou derrames pleurais. O tratamento consiste em repouso intestinal, colocação endoscópica de stent no ducto pancreático e administração de um análogo da somatostatina. Pode haver necessidade de intervenção cirúrgica se essa abordagem conservadora não for bem-sucedida.

Complicações vasculares. A veia esplênica segue o seu trajeto ao longo da face posterior do pâncreas, onde pode ser afetada por inflamação de pancreatite ou neoplasia maligna, levando à trombose. A trombose da veia esplênica pode resultar em varizes isoladas do fundo gástrico. Em geral, a esplenectomia é curativa para pacientes que desenvolvem hemorragia de varizes gástricas.

A formação de pseudoaneurisma constitui uma complicação da pancreatite aguda e crônica. Os vasos afetados, incluindo as artérias hepática, esplênica, pancreaticoduodenal e gastroduodenal, situam-se próximo ao pâncreas. A TC ou a RM mostram o pseudoaneurisma como uma estrutura vascular com dilatação cística no pâncreas ou adjacente a ele. A USE com Doppler pode mostrar o fluxo sanguíneo dentro do pseudoaneurisma. A angiografia mesentérica confirma o diagnóstico e fornece uma forma de terapia, visto que é possível efetuar embolização seletiva do pseudoaneurisma durante o procedimento. A cirurgia para pseudoaneurismas com sangramento é difícil e está associada a uma elevada taxa de morbidade e de mortalidade.

Obstrução biliar e duodenal. Ocorre obstrução sintomática do ducto biliar ou do duodeno, ou de ambos, em alguns pacientes com pancreatite crônica. A dor pós-prandial e a saciedade precoce são características da obstrução duodenal, ao passo que a dor e a colestase (algumas vezes com colangite resultante) sugerem estenose do ducto biliar. Essas complicações resultam mais comumente de inflamação ou de fibrose na cabeça do pâncreas ou um de pseudocisto adjacente.

Pode-se tentar a colocação endoscópica de stent quando existem estenoses do ducto biliar; entretanto, com frequência são refratárias e exigem tratamento prolongado. Os casos de falha endoscópica podem ser tratados com descompressão biliar cirúrgica. A importância da descompressão é ressaltada pela observação de que ela consegue reverter a fibrose biliar secundária associada à obstrução do ducto biliar.

CARCINOMA DO PÂNCREAS

Definição e epidemiologia

O adenocarcinoma ductal pancreático (ACDP) constitui a quarta causa principal de morte relacionada com câncer nos EUA, com cerca de 45 mil novos casos diagnosticados anualmente (ver também Capítulo 58). O pico de incidência do ACDP ocorre na sétima década de vida. Observa-se uma predominância modesta de homens em relação às mulheres (risco relativo de 1,4:1), e os indivíduos negros apresentam uma incidência 30 a 40% maior de ACDP do que os brancos nos EUA.

Muitos fatores ambientais foram implicados como fatores que aumentam o risco de câncer pancreático. O tabagismo constitui o fator mais consistente, e aumento do risco é atribuído às aminas aromáticas encontradas na fumaça do cigarro. Outros fatores de risco incluem obesidade, falta de atividade física e diabetes melito. Os estudos que avaliaram a relação entre dieta e câncer de pâncreas são inconclusivos. A dieta ocidental (i. e., alta ingestão de gordura e de carne, sobretudo carnes defumadas ou processadas) tem sido associada ao desenvolvimento de câncer pancreático em muitos estudos. A pancreatite crônica também aumenta o risco de ACDP (risco relativo de até 13 vezes), sobretudo nos indivíduos que apresentam pancreatite hereditária e pancreatite tropical. Os estudos epidemiológicos realizados não conseguiram encontrar uma associação consistente entre o consumo de álcool etílico ou de café e o desenvolvimento de câncer de pâncreas.

Até 10% dos pacientes com câncer pancreático apresentam história familiar da doença, porém a maioria não pode ser identificada com um distúrbio genético conhecido. As doenças genéticas reconhecidas que predispõem ao câncer de pâncreas incluem pancreatite hereditária (gene PRSS1), câncer colorretal hereditário sem polipose, polipose adenomatosa familiar, cânceres de mama e de ovário hereditários (genes PALB2 e BRCA2), síndrome de Peutz-Jeghers (gene STK11), síndrome do nevo atípico e melanoma familiar (gene CDKN2A), ataxia-telangiectasia (gene ATM) e síndrome de Von Hippel-Lindau (gene VHL). Deve-se considerar o rastreamento para a detecção de lesões pré-cancerosas ou cânceres precoces em indivíduos com risco cumulativo previsto de ACDP superior a 5% ou risco relativo (RR) de 5 ou mais (com ≥ 2 parentes portadores de ACDP, incluindo ≥ 1 de primeiro grau ou existência de mutação germinativa de um gene predisponente ≥ 2 parentes com ACDP ou ≥ 1 parente de primeiro grau, ou síndrome de Peutz-Jeghers mesmo quando não houver história familiar) e elegíveis para possível ressecção pancreática após a discussão dos riscos e benefícios desse rastreamento. Embora a vigilância por exames de imagem de coortes de famílias de alto risco seja praticada em alguns centros de especialização, não há consenso sobre os métodos ideais nem sobre a frequência de rastreamento do câncer de pâncreas. O rastreamento com USE e/ou RM pode ser considerado, porém não há comprovação de melhora das taxas de sobrevida.

Patologia

Mais de 95% das neoplasias malignas do pâncreas originam-se do pâncreas exócrino. O termo câncer de pâncreas refere-se, habitualmente, ao adenocarcinoma ductal do pâncreas, que representa 85 a 90% de todas as neoplasias pancreáticas. Neoplasia do pâncreas exócrino é um termo mais abrangente, que inclui células ductais e acinares pancreáticas neoplásicas e suas células-tronco (p. ex., pancreatoblastoma). Outros cânceres exócrinos menos comuns incluem os carcinomas adenoescamosos, carcinomas de células escamosas (espinocelulares), carcinoma de células em anel de sinete e carcinomas indiferenciados. As neoplasias que surgem do pâncreas endócrino (i. e., tumores de células das ilhotas ou neuroendócrinos) compreendem não mais do que 5% das neoplasias pancreáticas.

Os cânceres pancreáticos são compostos de vários elementos distintos, como células cancerosas do pâncreas, estroma tumoral e células-tronco. A lesão precursora do câncer de pâncreas é a neoplasia intraepitelial pancreática, que progride da displasia leve (PanIN grau 1) para a displasia mais grave (PanIN graus 2 e 3) e, por fim, para o carcinoma invasivo.

Apresentação clínica

As manifestações clínicas do carcinoma pancreático podem ser inespecíficas e, com frequência, são insidiosas. A apresentação clínica depende, em grande parte, da localização e do estágio do tumor. O ACDP localizado na cabeça do pâncreas (70 a 80%) é, com frequência, mais sintomático do que aquele localizado no corpo ou na cauda do pâncreas (20 a 30%). A maior parte dos ACDP já alcançou um estágio avançado por ocasião do diagnóstico. Os sinais e sintomas iniciais comuns do câncer de pâncreas consistem em icterícia, perda de peso e dor abdominal. Em geral, a dor é constante, com irradiação para o dorso. Como a maioria dos cânceres começa na cabeça do pâncreas, os pacientes podem exibir icterícia obstrutiva ou uma grande vesícula biliar palpável (i. e., sinal de Courvoisier).

A icterícia indolor constitui a manifestação mais comum em pacientes com lesão potencialmente ressecável e curável. Além disso, podem ocorrer anorexia, náuseas e vômitos, bem como transtornos emocionais, como depressão. As manifestações menos comuns incluem tromboflebite superficial (i. e., sinal de Trousseau), pancreatite aguda, diabetes melito, ascite, síndromes paraneoplásicas (p. ex., síndrome de Cushing), hipercalcemia, hemorragia digestiva, trombose da veia esplênica e massa abdominal palpável.

Diagnóstico e estadiamento

A meta do exame de imagem na investigação de suspeita de carcinoma pancreático é estabelecer o diagnóstico com alto grau de certeza e determinar a ressecabilidade em pacientes que sejam candidatos à ressecção cirúrgica. Com frequência, o diagnóstico de câncer de pâncreas é sugerido pelo achado de massa pancreática nos exames de imagem. Além disso, podem ser observadas evidências de dilatação do ducto pancreático, metástases hepáticas, invasão de vasos ou dilatação do ducto colédoco quando há obstrução biliar. O aspecto nos exames de imagem pode ser impossível de distinguir das causas benignas de massas pancreáticas, como pancreatite focal ou pancreatite autoimune. A TC por multidetectores com fase tripla do protocolo do pâncreas (i. e., fases arterial, arterial tardia e venosa) constitui o melhor exame inicial para o diagnóstico e o estadiamento do câncer de pâncreas, visto que identifica a lesão expansiva e fornece uma avaliação de metástases hepáticas ou invasão vascular. A TC apresenta sensibilidade de 90 a 97% na identificação de ACDP, embora seja menos sensível para o diagnóstico de pequenas lesões (< 2 cm) com sensibilidade de 65 a 75%. A TC não é sensível para detectar metástases nodais. A RM é uma modalidade de imagem alternativa com acurácia semelhante à TC para o diagnóstico e o estadiamento do ACDP. A USE é superior à TC e à RM para a detecção de pequenas lesões do pâncreas e deve ser realizada quando houver forte suspeita de ACDP, apesar da ausência de lesão expansiva em outras modalidades de exame de imagem. Recomenda-se a aspiração por agulha fina guiada por USE (com sensibilidade de 85 a 90% e especificidade próxima de 100%) quando a confirmação histológica altera o manejo, como confirmação de neoplasia maligna em doença não ressecável antes de iniciar os cuidados paliativos, confirmação de tumor potencialmente ressecável antes da terapia neoadjuvante e suspeita de massa não visível em imagens de corte transversal.

As técnicas de imagem são altamente acuradas para o reconhecimento de doença não ressecável, porém são um tanto limitadas para identificar a doença ressecável, visto que pode haver metástases ocultas

($<$ 1 cm de diâmetro) na superfície do fígado ou no peritônio. A laparoscopia de estadiamento pode reduzir a morbidade e o custo da ressecção cirúrgica a céu aberto do tumor. A sua realização deve ser considerada em pacientes com maior probabilidade de doença metastática oculta (*i. e.*, aqueles com tumores do corpo ou da cauda do pâncreas), que pareçam ter doença potencialmente ressecável na TC (metade dos quais apresenta metástases peritoneais ocultas), pacientes com grandes tumores ($>$ 3 cm) primários, pacientes com exames de imagem que sugiram doença metastática oculta e pacientes com nível inicial de CA 19-9 muito elevado ($>$ 1.000 unidades/mℓ).

O uso de marcadores tumorais para o diagnóstico do carcinoma de pâncreas tem fornecido resultados decepcionantes. O marcador tumoral CA 19-9 tem sensibilidade de 70 a 80% e especificidade de 85 a 95% para o diagnóstico de pacientes selecionados que já apresentam sinais e sintomas que sugiram câncer de pâncreas. No entanto, para cânceres em estágio inicial, o CA 19-9 tem sensibilidade limitada. O uso do CA 19-9 exige a presença do antígeno do grupo sanguíneo Lewis, e 5 a 10% da população não apresentam esse antígeno. A maior utilidade do CA 19-9 é a identificação de metástase oculta em pacientes com tumores aparentemente ressecáveis, monitoramento de pacientes após cirurgia aparentemente curativa e acompanhamento de pacientes submetidos à quimioterapia para doença avançada. A elevação dos níveis de CA 19-9 sugere doença recorrente, mesmo na ausência de lesões radiologicamente detectáveis.

Tratamento

A divisão dos pacientes com ACDP em categorias ressecável, ressecável limítrofe, localmente avançada e metastática é clinicamente útil (Tabela 39.4).

Doença ressecável

Infelizmente, apenas 10 a 20% dos carcinomas na cabeça do pâncreas e dos cânceres raros do corpo e da cauda são ressecáveis para fins de cura. Os critérios atuais para ressecabilidade incluem ausência de metástases a distância e ausência de comprometimento tumoral das artérias principais (artéria mesentérica superior, tronco celíaco e artéria hepática comum). O comprometimento venoso requer permeabilidade vascular, e os critérios para ressecabilidade dependerão da experiência do cirurgião e da capacidade dele de realizar uma reconstrução vascular.

Não se recomenda a CPRE pré-operatória universal para pacientes com obstrução biliar, devido à falta de benefício comprovado e ao potencial de aumentar os eventos adversos. Recomenda-se o uso seletivo de CPRE com colocação de *stent* biliar para pacientes com obstrução biliar e apresentação clínica de colangite, prurido intratável, hiperbilirrubinemia acentuada ou quando a cirurgia for adiada para terapia neoadjuvante. O sucesso clínico da CPRE é alcançado em mais de 90% desses pacientes, com taxa aceitável de complicações de menos de 5%. No momento de colocação do *stent*, as técnicas de coleta de amostra de tecido por CPRE podem confirmar um diagnóstico de neoplasia maligna do pâncreas (com sensibilidade de 30 a 60% e especificidade de 100%).

A cirurgia padrão para o câncer da cabeça do pâncreas ou do processo uncinado é o procedimento de Whipple (*i. e.*, pancreaticoduodenectomia). A ressecção de Whipple consiste na retirada da cabeça do pâncreas, da parte distal do ducto colédoco, da vesícula biliar, do duodeno, da parte proximal do jejuno, do antro pilórico e dos linfonodos regionais. A reconstrução exige pancreaticojejunostomia, hepaticojejunostomia e gastrojejunostomia. A versão do procedimento de Whipple com preservação do piloro deixa o estômago intacto. A taxa de mortalidade cirúrgica para esse procedimento é de cerca de 3% quando realizado por cirurgiões experientes em pâncreas. Indica-se a terapia adjuvante para todos os pacientes após a ressecção de ACDP, independentemente do estágio pTNM, visto que melhora as taxas de sobrevida sem progressão e global.

Doença localmente avançada e limítrofe ressecável

O termo *limítrofe ressecável* é reservado para pacientes que apresentam tumor focal contíguo com as artérias viscerais (tronco celíaco, artéria mesentérica superior [AMS] ou artéria hepática comum), definido como o contato do tumor com menos da metade da circunferência da parede do vaso ou oclusão de um curto segmento da veia mesentérica superior (VMS) ou da confluência VMS-veia porta. Esta última é considerada uma contraindicação mais relativa do que absoluta para a ressecção curativa, visto que alguns cirurgiões realizam a ressecção com reconstrução vascular para indivíduos selecionados nessas circunstâncias. Além disso, no caso dos tumores da cauda do pâncreas, o encarceramento da veia esplênica não impede necessariamente a ressecabilidade. A doença localmente avançada refere-se a pacientes com câncer não ressecável devido ao encarceramento arterial ($>$ 180° ou $>$ 50% da circunferência do vaso da AMS, do tronco celíaco ou da artéria hepática comum ou oclusão da VMS/VP, sem opção para reconstrução.

O uso de quimiorradioterapia neoadjuvante pré-operatória, em um esforço de converter pacientes com doença limítrofe não ressecável ou localmente avançada em um estado passível de ressecção aumentou a taxa global de ressecção, porém não foi demonstrada diferença na sobrevida.

Doença metastática ou não ressecável

Embora a prática varie de acordo com as instituições, a maioria dos cirurgiões considera um câncer de pâncreas categoricamente irressecável se houver envolvimento extrapancreático, incluindo ampla extensão linfática peripancreática, comprometimento nodal além dos tecidos peripancreáticos ou metástases a distância (p. ex., fígado, peritônio, omento, locais extra-abdominais). Outras indicações de irressecabilidade incluem envolvimento vascular (*i. e.*, contato de tumor com mais da metade da circunferência do vaso) ou envolvimento

---

Tabela 39.4 Definições das categorias de tratamento do adenocarcinoma ductal pancreático.

Doença ressecável	Nenhuma evidência de disseminação do tumor fora do pâncreas
	Ausência de comprometimento da artéria mesentérica superior (AMS), do tronco celíaco ou da artéria hepática comum (AHC)
	Sem invasão da veia mesentérica superior (VMS) ou da veia porta (VP)
Doença metastática	Evidências de disseminação para outros órgãos (em geral, o fígado, os pulmões ou o peritônio)
Doença limítrofe ressecável	Tumor contíguo ($<$ 50% da circunferência do vaso) com o tronco celíaco, a AMS ou a AHC
	Comprometimento, porém VMS ou VP pérvias ou oclusão de um segmento curto com opção de reconstrução
Doença localmente avançada	Envolvimento arterial ($>$ 180° ou 50% da circunferência do vaso) da AMS, do tronco celíaco ou da AHC
	Oclusão de VMS/VP sem capacidade de reconstrução cirúrgica

direto da artéria mesentérica superior, da aorta, do tronco celíaco ou da artéria hepática, conforme definido pela ausência de um plano de gordura entre o tumor e essas estruturas na TC.

Os pacientes com câncer de pâncreas metastático ou inoperável devem receber tratamento com apoio multidisciplinar, baseado em metas de cuidados, preferências do paciente, capacidade funcional (PS, *performance status*) e sistemas de suporte social. Se a inscrição para o protocolo não estiver disponível ou for recusada, deve-se oferecer a quimioterapia sistêmica convencional, visto que ela proporciona benefício ao melhorar os sintomas relacionados com a doença e a sobrevida global.

- Para pacientes com idade inferior a 75 anos com PS ECOG (Eastern Cooperative Oncology Group) de 0 a 1 e nível de bilirrubina inferior a 1,5 mg/dℓ, deve-se oferecer o protocolo quimioterápico FOLFIRINOX (irinotecano + oxaliplatina + folinato de cálcio + 5-fluoruracila) ou gencitabina mais nab-paclitaxel (paclitaxel ligado a albumina)
- Para pacientes com PS ECOG de 2 e nível de bilirrubina inferior a 1,5 LSN (limite superior da normalidade), deve-se oferecer gencitabina mais nab-paclitaxel ou gencitabina
- Para pacientes com PS ECOG de 0 a 2 e nível de bilirrubina de 1,5 LSN ou mais ou comorbidades, deve-se oferecer gencitabina
- Para pacientes com PS ECOG de 3 a 4, deve-se oferecer o melhor cuidado de suporte.

Para pacientes com câncer inoperável e estado funcional precário, as intervenções paliativas para alívio da icterícia, da dor e da obstrução intestinal frequentemente se tornam o foco da terapia. Quando é observada doença avançada durante a operação, o cirurgião precisa determinar se deve efetuar uma cirurgia paliativa adicional. Derivação biliar é indicada para pacientes com icterícia obstrutiva. A derivação duodenal está indicada quando as características sugerem obstrução pilórica iminente. Dispõe-se de abordagens endoscópicas paliativas alternativas para pacientes que não são submetidos à cirurgia exploradora.

Prognóstico

O carcinoma de pâncreas é responsável, nos EUA, por cerca de 5% das mortes por câncer. O prognóstico global é sombrio, visto que menos de 20% dos pacientes continuam vivos depois do primeiro ano após o diagnóstico, e apenas 7% sobrevivem até o quinto ano. Embora 15 a 20% dos pacientes tenham doença ressecável por ocasião do diagnóstico inicial, a maioria apresenta câncer localmente avançado ou metastático. A sobrevida mediana é de 8 a 12 meses para pacientes com doença localmente avançada e não ressecável e de 3 a 6 meses para os que apresentam metástases por ocasião do diagnóstico.

A ressecção de Whipple para cânceres da cabeça do pâncreas constitui a única chance de cura. Entretanto, a sobrevida mediana após a cirurgia é de 15 a 20 meses. A sobrevida em 5 anos após pancreaticoduodenectomia com margem negativa (R0) é de cerca de 25 a 30% após a ressecção com linfonodos negativos e de 10% para a doença com linfonodos positivos. A taxa de sobrevida global em 5 anos é de 10 a 25%, e até 50% dos pacientes que sobrevivem por 5 anos acabam morrendo de câncer recorrente. Os fatores de prognóstico sombrio incluem tumor de alto grau, tumor volumoso, níveis elevados de CA 19-9 antes e depois da cirurgia, margens cirúrgicas positivas e metástases para linfonodos.

Para uma discussão mais profunda desses tópicos, ver Capítulo 135, "Pancreatite", e Capítulo 185, "Câncer Pancreático", em *Goldman-Cecil Medicina*, 26ª edição.

LEITURA SUGERIDA

Baron TE, DiMaio CJ, Wang AY, et al: American Gastroenterological Association Clinical Practice update: management of pancreatic necrosis, Gastroenterology 158:67–75, 2020.

Fogel EL, Shahda S, Sandrasegaran K, et al: A multidisciplinary approach to pancreas cancer in 2016: a review, Am J Gastroenterol 112:537–554, 2017.

Forsmark CE: Management of chronic pancreatitis, Gastroenterology 144:1282–1291, 2013.

Gardner TB, Adler DG, Forsmark CE: ACG clinical guideline: chronic pancreatitis, Am J Gastroenterol, 2020.

Hidalgo M: Pancreatic cancer, N Engl J Med 362:1605–1617, 2010.

Paulson AS, Cao HS, Tempero MA, et al: Therapeutic advances in pancreatic cancer, Gastroenterology 144:1316–1326, 2013.

Singh VK, Yadav D, Garg PK: Diagnosis and management of chronic pancreatitis: a review, JAMA 322:2422–2434, 2019.

Tenner S, Baillie J, DeWitt J, et al: American College of Gastroenterology guideline: management of acute pancreatitis, Am J Gastroenterol 108:1400–1415, 2013.

Vege SS, DiMagno MJ, Forsmark CE, et al: Initial medical treatment of acute pancreatitis: American Gastroenterological Association Institute Technical review, Gastroenterology 154:1103–1139, 2018.

Whitcomb DC: Genetic risk factors for pancreatic disorders, Gastroenterology 144:1292–1302, 2013.

Yadav D, Lowenfels AB: The epidemiology of pancreatitis and pancreatic cancer, Gastroenterology 144:1252–1261, 2013.

SEÇÃO 7

Doenças do Fígado e das Vias Biliares

40 Exames Laboratoriais
nas Doenças Hepáticas, 448

41 Icterícia, 451

42 Hepatites Aguda e Crônica, 456

43 Insuficiência Hepática Aguda, 465

44 Cirrose Hepática
e suas Complicações, 468

45 Doenças da Vesícula Biliar
e dos Ductos Biliares, 479

40

Exames Laboratoriais nas Doenças Hepáticas

Michael B. Fallon, Ester Little

INTRODUÇÃO

O fígado é um órgão grande e complexo envolvido em importantes funções metabólicas, secretoras e nutricionais. É crucial para a homeostase da glicose, na síntese e secreção de bile, e na síntese de lipoproteínas e proteínas plasmáticas, incluindo fatores da coagulação e armazenamento de vitaminas (vitaminas B_{12}, A, D, E e K). Constitui também o local de biotransformação, destoxificação e excreção de inúmeros compostos endógenos e exógenos.

Tendo em vista a diversidade das funções do fígado, as manifestações clínicas das doenças hepáticas são variadas e podem ser muito sutis. O primeiro passo na avaliação de um paciente com doença hepática é fazer a anamnese, e sinais de doença hepática também podem ser identificados no exame físico (p. ex., icterícia, colúria, acolia, hemorragia digestiva, angiomas aracneiformes, eritema palmar, hepatomegalia, esplenomegalia, ascite e asterixe). A anamnese e os achados físicos orientam o conjunto de exames laboratoriais iniciais solicitados.

EXAMES BIOQUÍMICOS HEPÁTICOS

Os exames mais amplamente solicitados para avaliar o fígado são os níveis séricos de aspartato e alanina aminotransferases (AST e ALT), de fosfatase alcalina (ALP), de gamaglutamiltranspeptidase (GGT), de bilirrubina e de albumina, bem como o tempo de protrombina. Esses exames são comumente referidos como "provas de função hepática". Entretanto, essa designação é enganosa, visto que (1) eles não refletem de modo acurado a função do fígado, (2) a obtenção de níveis anormais pode indicar doenças que afetam outros órgãos, e (3) podem estar normais em pacientes com doença hepática avançada. Mais adequada é a bioquímica hepática, que abrange exames que refletem os padrões de anormalidades observados em lesões das células hepáticas e biliares.

Padrões de anormalidades nos exames bioquímicos hepáticos

Existem basicamente três padrões de anormalidades na bioquímica hepática: um deles reflete o dano aos hepatócitos ou dano hepatocelular (AST e ALT), outro reflete colestase e dano às células biliares (ALP e GGT) e o último ocorre quando os pacientes apresentam uma elevação isolada da bilirrubina.

Os exames são interpretados com base nos limites de normalidade e podem variar entre diferentes laboratórios. Entretanto, no caso da ALT, sabe-se agora que o limite de normalidade deve ser o mesmo para todos, e muitas sociedades profissionais incluíram os seguintes níveis em suas diretrizes: a ALT normal varia de 29 a 33 unidades/ℓ em homens adultos e de 19 a 25 unidades/ℓ em mulheres adultas. A Tabela 40.1 apresenta os exames bioquímicos do fígado mais comuns e as doenças associadas a cada conjunto de exames.

Lesão hepatocelular

A ALT e a AST são enzimas intracelulares que catalisam a transferência do grupo α-amino do aspartato ou da alanina para o grupo α-ceto do ácido cetoglutárico, o que resulta na formação de piruvato ou de ácido oxaloacético, respectivamente. A vitamina B_6 é necessária para a ocorrência dessa reação. Quando há lesão ou morte celular, a AST e a ALT são liberadas na circulação. A ALT é encontrada

Tabela 40.1 Exames bioquímicos hepáticos.

Exame bioquímico	O que ele reflete	Doenças associadas
Aspartato aminotransferase e alanina aminotransferase	Lesão hepatocelular	Hepatite viral, hepatite autoimune (HAI), hepatite alcoólica, hemocromatose, hepatite isquêmica, síndrome de Budd-Chiari, deficiência de α_1-antitripsina, doença de Wilson e fármacos
Fosfatase alcalina e gamaglutamiltranspeptidase	Colestase, lesão das células biliares e processos infiltrativos	Colangite biliar primária (CBP), colangite esclerosante primária (CEP), síndromes colestáticas familiares, colangiopatia da AIDS, colestase da gravidez, obstrução biliar por cálculos ou câncer, fármacos, sarcoidose, amiloidose e infiltração por neoplasia maligna
Elevação isolada da bilirrubina	Aumento da produção e comprometimento da captação, conjugação ou excreção de bilirrubina	Hemólise, síndromes de Gilbert, Crigler-Najjar, Dubin-Johnson e Rotor
Diminuição da albumina e prolongamento do tempo de protrombina	Comprometimento da função de biossíntese do fígado	Insuficiência hepática, hepatite aguda grave e doença hepática avançada com cirrose

Capítulo 40 Exames Laboratoriais nas Doenças Hepáticas

predominantemente nos hepatócitos e é mais específica, enquanto a AST também é encontrada no coração, nos pulmões, nos rins, no pâncreas, no cérebro e no músculo esquelético.

Na maioria dos distúrbios hepatocelulares (*i. e.*, hepatite viral, hepatite autoimune, hemocromatose, doença de Wilson e algumas lesões hepáticas induzidas por fármacos), a ALT está mais elevada do que a AST ou igual a ela. Entretanto, na doença hepática alcoólica, essa razão é invertida. Uma razão acima de 2 é observada em 70% dos pacientes com doença hepática alcoólica conhecida, enquanto o seu valor é de mais de 3 em 96%. O consumo crônico e significativo de álcool etílico leva à deficiência de vitamina B. O efeito da deficiência de vitamina B_6 é mais proeminente na ALT do que na AST, resultando então em aumento na razão AST/ALT. Não raramente, a AST também está mais elevada do que a ALT nos pacientes com doença hepática gordurosa não alcoólica (DHGNA), mimetizando a doença hepática alcoólica.

A magnitude da elevação dos níveis de aminotransferases também ajuda a identificar a possível causa do dano hepático. Observa-se elevação acentuada, superior a 15 vezes o limite superior da normalidade (LSN), na hepatite viral aguda, na toxicidade por paracetamol, na hepatopatia hipóxica (choque, isquemia, hipoxemia) ou na obstrução aguda dos ductos biliares. Elevações mais modestas, habitualmente de 10 a 15 vezes o LSN, são observadas na hepatite alcoólica, na hepatite autoimune, na doença de Wilson, na síndrome de Budd-Chiari e na infiltração maligna do fígado (habitualmente por câncer de mama, câncer de pulmão de pequenas células, linfoma, melanoma). Nos pacientes com hepatite viral crônica, os níveis de ALT e de AST raramente são superiores a 10 vezes o LSN, exceto durante exacerbações da hepatite B crônica. Elevações de menos de quatro vezes o LSN são mais comumente observadas na DHGNA, na hemocromatose, na deficiência de α_1-antitripsina, na doença celíaca e na doença da tireoide. Após progressão do dano hepático para a cirrose, a elevação das aminotransferases é leve e os níveis podem estar normais. Por outro lado, pode ocorrer elevação significativa da ALT e da AST em doenças não relacionadas com o fígado, tais como a rabdomiólise e a insolação. Além do paracetamol, diversos medicamentos podem causar elevação das aminotransferases em diferentes níveis de magnitude, entre eles diclofenaco, fluoxetina, isoniazida, cetoconazol, lisinopril, fenitoína, rifampicina, ritonavir e estatinas.

A taxa de redução dos níveis de AST e de ALT à medida que o paciente melhora também pode ajudar a identificar a causa. Um declínio mais rápido sugere isquemia ou resolução de obstrução biliar aguda.

Colestase

Alterações dos níveis séricos de ALP e GGT indicam colestase e lesão das células biliares. A ALP no soro compreende um grupo de isoenzimas derivadas do fígado, do intestino, do osso e da placenta. A isoenzima hepática (ALP-1) é encontrada nas células da mucosa que revestem os ductos biliares e ela aumenta em resposta à lesão dos ductos biliares por inflamação ou obstrução. Nessas circunstâncias, a GGT e a 5′-nucleotidase (5′-NT) são liberadas simultaneamente. Assim, a elevação da ALP sem elevação da GGT e da 5′-NT indica uma causa não hepática. O fracionamento das diferentes isoenzimas da ALP por eletroforese pode ser útil para detectar fontes alternativas.

A ALP não diferencia a colestase intra-hepática da extra-hepática. Os exemplos de distúrbios que causam *colestase intra-hepática* incluem a colangite biliar primária (CBP), a colangite esclerosante primária (CEP), infecções (colangiopatia da AIDS), as síndromes colestáticas familiares, a colestase da gravidez, a nutrição parenteral total, a colangiopatia isquêmica, a rejeição de aloenxerto hepático, a hepatopatia congestiva (congestão hepática secundária à insuficiência cardíaca direita), alguns medicamentos (amiodarona, esteroides anabólicos, clavulanato de amoxicilina, carbamazepina, estrogênios,

naproxeno, fenitoína, rifampicina) e doenças infiltrativas (sarcoidose, amiloidose, infiltração maligna do fígado). As causas de *colestase extra-hepática* incluem cálculos ou tumores dos ductos biliares, divertículo da ampola de Vater, pancreatite crônica e câncer de pâncreas.

A ALP frequentemente está abaixo da faixa normal nos pacientes com doença de Wilson, sobretudo quando eles apresentam insuficiência hepática aguda, nos quais a bilirrubina está desproporcionalmente elevada em comparação com a ALP.

A GGT é muito inespecífica e, além das doenças hepáticas, pode estar elevada em doenças pancreáticas, no infarto agudo do miocárdio, na insuficiência renal, no alcoolismo, na doença pulmonar obstrutiva crônica (DPOC) e durante o uso de vários medicamentos. Conforme assinalado anteriormente, a 5′-NT não estaria elevada nessas condições.

Elevação isolada da bilirrubina

Os pacientes com doenças hepatocelulares e colestase também apresentam, com frequência, elevações da bilirrubina secundárias ao extravasamento de bilirrubina no soro. Entretanto, alguns pacientes têm bilirrubina elevada com níveis normais de ALT, AST, ALP e GGT, uma condição denominada *elevação isolada da bilirrubina*. Nesses casos, o primeiro passo é fracionar a bilirrubina para determinar se a elevação é causada por aumento da bilirrubina não conjugada (indireta) ou da conjugada (direta). Uma elevação dos níveis de *bilirrubina não conjugada* resulta de superprodução (hemólise), de redução da captação (doença de Gilbert) ou de comprometimento da conjugação (síndrome de Crigler-Najjar). Já a elevação dos níveis de *bilirrubina conjugada* deve-se a diminuição da excreção nos ductos biliares (síndromes de Dubin-Johnson e de Rotor) ou extravasamento do pigmento dos hepatócitos para o soro.

Uma discussão mais detalhada sobre colestase e elevação isolada da bilirrubina pode ser encontrada no Capítulo 41.

FUNÇÃO DE BIOSSÍNTESE DO FÍGADO

Albumina

De 300 a 500 g de albumina estão distribuídos pelos líquidos corporais, e o fígado adulto sintetiza 15 g de albumina por dia. A concentração sérica de albumina reflete a taxa de síntese, a degradação e o volume de distribuição. A síntese de albumina é influenciada por vários fatores, tais como estado nutricional, pressão oncótica do soro, hormônios e citocinas. A meia-vida da albumina no soro é de 14 a 20 dias. São observados baixos níveis de albumina na disfunção hepática prolongada ou na insuficiência hepática aguda, e a redução na concentração de albumina reflete diminuição de sua síntese.

A hipoalbuminemia nem sempre reflete disfunção na biossíntese do fígado. Várias outras condições podem diminuir os níveis séricos de albumina, o que inclui desnutrição, síndrome nefrótica, enteropatia perdedora de proteínas e inflamação sistêmica.

Fatores da coagulação e tempo de protrombina

O fígado é o principal local de síntese de 11 fatores da coagulação, incluindo os fatores I, II, V, VII, IX, X, XII e XIII. Ocorre deficiência de fatores da coagulação em estágios mais graves ou mais avançados de doenças hepáticas. Esses fatores podem ser medidos de modo individual ou indiretamente pela determinação do tempo de protrombina (TP).

O TP é dependente dos fatores II, V, VII e X, todos os quais são sintetizados no fígado. O prolongamento do TP não é específico de doenças hepáticas e pode ser observado em vários distúrbios congênitos ou adquiridos. Quando essas condições são excluídas, um TP prolongado habitualmente é secundário à deficiência de vitamina K (ingestão dietética inadequada, icterícia obstrutiva prolongada, má absorção intestinal ou uso prolongado de antibióticos de amplo espectro) ou à má utilização da vitamina K devido à doença hepática avançada. A administração de uma única dose parenteral de vitamina K normaliza o TP nos casos de deficiência dessa vitamina.

A magnitude do prolongamento do TP reflete a gravidade da doença hepática; entretanto, o TP não se correlaciona com a coagulação nem com o risco de sangramento em pacientes com cirrose. De fato, nos pacientes com cirrose, há também diminuição na síntese de fatores anti-hemostáticos, e alguns pacientes tornam-se relativamente hipercoaguláveis e correm maior risco de formação de coágulos apesar do prolongamento do TP. Esse é um conceito importante e, com frequência, mal compreendido.

Gamaglobulinas

A elevação de gamaglobulinas individuais pode ser sugestiva de doenças hepáticas específicas. Alguns exemplos incluem elevação da imunoglobulina G (IgG) em pacientes com hepatite autoimune, elevação da imunoglobulina M (IgM) na CBP e elevação da imunoglobulina A (IgA) em pacientes com cirrose alcoólica. A doença relacionada à IgG4 é um fenômeno autoimune, em que o aumento dos níveis de IgG4 provoca disfunção em múltiplos órgãos, incluindo os ductos biliares (colangiopatia relacionada à IgG4).

Marcadores específicos de doenças hepáticas

São necessários exames laboratoriais específicos para o diagnóstico de algumas doenças hepáticas.

- α_1-**Antitripsina ($\alpha1AT$):** pode ser quantificada e, se estiver diminuída, pode-se determinar o fenótipo A1AT
- **Hepatite autoimune:** anticorpo antinuclear (ANA), anticorpo antimúsculo liso (ASMA), anticorpo antimicrossomal hepático/renal do tipo 1 (anti-LKM1)
- **Colangite biliar primária:** anticorpo antimitocondrial (AMA)
- **Hemocromatose:** painel do ferro (ferro sérico, capacidade total de ligação do ferro, saturação da transferrina e ferritina) e mutações do gene HFE
- **Doença de Wilson:** níveis séricos de ceruloplasmina e níveis urinários de cobre
- **Vírus:** diferentes vírus (p. ex., vírus das hepatites A, B, C, D, e E, vírus Epstein-Barr, citomegalovírus e herpes-vírus) que causam hepatite são detectados pela reação em cadeia da polimerase.

Biomarcadores de fibrose hepática

A biopsia hepática é o "padrão-ouro" para a avaliação da histopatologia hepática. Embora suas complicações sejam poucas, trata-se de um exame invasivo, e a necessidade de métodos menos invasivos para avaliar a fibrose levou a vários estudos na busca de marcadores indiretos de fibrose hepática. Muitos desses testes combinaram marcadores clínicos e séricos e foram validados em populações específicas, particularmente na hepatite C crônica e na DHGNA. É necessário ter cautela quando se utilizam os resultados em outras populações de pacientes. Além disso, os marcadores séricos não são específicos do fígado, e locais de inflamação concomitante contribuem para a alteração dos níveis séricos.

Esses testes são usados para diferenciar pacientes com estágios mais significativos de fibrose e de cirrose (estágios 3 e 4) daqueles com fibrose mínima ou ausente (estágios 0 e 1). Os estágios baseiam-se no escore METAVIR e variam de 0 a 4, em que o estágio 4 corresponde à cirrose.

Exemplos desses testes incluem os seguintes:

- O **escore APRI** baseia-se na AST e na contagem de plaquetas (elevação da AST/contagem de plaquetas) $\times$ 100. Foi estudado principalmente em pacientes com infecção por HCV, coinfecção por HCV e HIV, doença hepática alcoólica e DHGNA
- **FibroSure®** ou **FibroTest®** utilizam a medição da α_2-macroglobulina, da α_2-globulina, da gamaglobulina, da apolipoproteína A1, da GGT e da bilirrubina total. Utilizam também a idade e o sexo do paciente. Os resultados classificam os pacientes como portadores de fibrose leve, fibrose indeterminada ou fibrose significativa. Foram mais bem estudados em pacientes com HCV e apresentam melhor especificidade do que sensibilidade
- **HepaScore®** utiliza a combinação de bilirrubina, GGT, ácido hialurônico, α_2-macroglobulina, idade e sexo. Seu desempenho assemelha-se ao do FibroTest®
- O **índice FIB 4** combina a contagem de plaquetas, a ALT, a AST e a idade. Foi mais bem estudado no HCV e na DHGNA
- O **escore de fibrose da DHGNA** considera a idade do paciente, o índice de massa corporal (IMC), a glicemia, as aminotransferases, a contagem de plaquetas e a albumina.

Outros exames incluem produtos da síntese ou da degradação do colágeno, enzimas envolvidas na biossíntese ou na degradação da matriz, glicoproteínas da matriz extracelulares e proteoglicanos/glicosaminoglicanos.

O uso rotineiro desses painéis na prática clínica não está claramente estabelecido, e alguns especialistas sugerem o seu uso em associação com modalidades de imagem.

Os exames de imagem que aplicam ondas mecânicas e que medem a sua velocidade de propagação através do tecido hepático utilizando a ultrassonografia e a RM tornaram-se mais facilmente disponíveis. Esses exames têm sido aplicados em um espectro mais amplo de doenças hepáticas e apresentam sensibilidade e especificidade mais elevadas do que as provas sorológicas. Todavia, nesse momento, nenhum desses exames substitui por completo a biopsia hepática.

LEITURA SUGERIDA

Gao Y, Zheng J, Liang P, et al: Liver fibrosis with two-dimensional US shear-wave elastography in participants with chronic hepatitis B: a prospective multicenter study, Radiology 289:407–415, 2018.

Newsome PN, Cramb R, Davison SM, et al: Guidelines on the management of abnormal liver blood tests, Gut 67:6–19, 2018.

Northup PG, Caldwell SH: Coagulation in liver disease: a guide for the clinician, Clin Gastroenterol Hepatol 11:1064–1074, 2013.

Poynard T, De Ledinghen V, Zarski JP, et al: Relative performances of FibroTest, Fibroscan, and biopsy for the assessment of the stage of liver fibrosis in patients with chronic hepatitis C: a step toward the truth in the absence of a gold standard, J Hepatol 56:541–548, 2012.

Rockey D, Caldwell SH, Goodman ZD, et al: AASLD position paper: liver biopsy, Hepatology 49:1017–1044, 2009.

Sebastiani G, Halfon P, Castera L, et al: Comparison of three algorithms of non-invasive markers of fibrosis in chronic hepatitis C, Aliment Pharmacol Ther 35:92–104, 2012.

Tapper EB, Saini SC, Sengupta N: Extensive testing or focused testing of patients with elevated liver enzymes, J Hepatol 66:313–319, 2017.

41

Icterícia

Mohanad T. Al-Qaisi, Mashal Batheja, Michael B. Fallon

INTRODUÇÃO

Icterícia refere-se à condição em que a pele, a túnica conjuntiva sobre a esclera e outras mucosas apresentam uma pigmentação amarelada causada por níveis séricos elevados de bilirrubina (hiperbilirrubinemia). O termo deriva da palavra grega *icterus*, que significa "amarelo". Os níveis séricos normais de bilirrubina variam de 0,5 a 1 mg/dℓ, e as concentrações plasmáticas de bilirrubina precisam, tipicamente, ultrapassar 2,5 mg/dℓ para que a icterícia se torne clinicamente evidente.

Embora a icterícia seja comumente causada por doença hepática e das vias biliares, ela tem muitas causas, de modo que não é surpreendente que o diagnóstico e o manejo da condição venham desafiando os médicos há séculos. Na maioria dos casos, a icterícia ou a hiperbilirrubinemia por si sós não constituem uma condição patológica, porém são um sinal de uma ou mais doenças que se originam do fígado e do sangue ou que os afetam. Entretanto, existe uma exceção notável: nos recém-nascidos, os níveis elevados de bilirrubina podem resultar em alterações cerebrais patológicas. Nessa condição, que é conhecida como icterícia central ou *kernicterus* (*kern* é a palavra alemã para "núcleo"), a elevação persistente da bilirrubina não conjugada leva à sua deposição nos núcleos da base do cérebro. Esse processo pode ser evitado e tratado e, portanto, justifica um reconhecimento especial para se evitar dano ao cérebro em desenvolvimento.

METABOLISMO DA BILIRRUBINA

A hiperbilirrubinemia pode ser classificada com base nas três fases do metabolismo hepático da bilirrubina: captação, conjugação e excreção na bile (a etapa limitante de velocidade). Além disso, a icterícia pode ser classificada em causas pré-hepáticas, hepáticas e pós-hepáticas (Tabela 41.1). Embora as abordagens sejam complementares, esta última classificação pode ser mais útil para o médico.

A principal fonte de bilirrubina é a hemoglobina liberada dos eritrócitos senescentes, e o fígado atua como o principal local de metabolismo e excreção. Anormalidades em qualquer etapa da produção, do metabolismo ou da excreção da bilirrubina podem levar a um aumento da bilirrubina sérica e ao desenvolvimento de icterícia clínica. Em condições normais, os eritrócitos humanos têm um tempo de vida de cerca de 120 dias. À medida que envelhecem, os eritrócitos são degradados e removidos da circulação por fagócitos. A maior parte da bilirrubina (80%) origina-se da degradação da hemoglobina liberada por essas células, enquanto o restante deriva da eritropoese não efetiva na medula óssea e do catabolismo da mioglobina e das hemoproteínas hepáticas como as isoenzimas do citocromo P450. A taxa de produção normal de bilirrubina é de aproximadamente 4 mg/kg de peso corporal por dia (e-Figura 41.1).

À medida que os eritrócitos são destruídos no sistema reticuloendotelial (SRE), a hemoglobina livre é fagocitada pelos macrófagos e, em seguida, degradada em heme e em globina. O anel heme é clivado pela enzima heme oxigenase microssomal para formar biliverdina (*verdina* = "verde"), que é então convertida no pigmento tetrapirrólico bilirrubina pela enzima citosólica biliverdina redutase. Essa bilirrubina não conjugada (ou "indireta") é liberada no plasma, onde fica firmemente ligada à albumina. Como a bilirrubina não conjugada é insolúvel em água, ela não pode ser excretada na urina ou na bile. Entretanto, ela é permeável em ambientes ricos em lipídios e, portanto, consegue atravessar a barreira hematencefálica e a placenta.

O complexo bilirrubina não conjugada-albumina é transportado até o fígado. Uma vez no espaço de Disse, esse complexo se dissocia. A bilirrubina não conjugada é transportada através da membrana plasmática basolateral das células hepáticas e se liga a proteínas de ligação intracelulares (ligandinas). Em seguida, é conjugada com ácido glicurônico pela enzima uridina difosfato glicuronil transferase (UDP-GT) para formar monoglicurídio e diglicurídio de bilirrubina, o que torna a molécula hidrossolúvel. Essa bilirrubina conjugada (ou "direta") é excretada na bile por meio de um transporte ativo através da membrana canalicular por uma proteína de transporte canalicular multiespecífica. Nos indivíduos saudáveis, a maior parte da bilirrubina circula na forma não conjugada, e menos de 5% da bilirrubina circulante aparece em sua forma conjugada. Se houver comprometimento de sua excreção biliar, a bilirrubina conjugada pode sair da membrana basolateral e retornar à circulação, causando então aumento dos níveis plasmáticos. Como a bilirrubina conjugada é hidrossolúvel e menos firmemente ligada à albumina do que a sua forma não conjugada, ela é facilmente filtrada pelo glomérulo e aparece na urina escurecendo-a (colúria). Uma vez na bile, a bilirrubina entra no intestino, onde as bactérias a convertem em tetrapirróis (urobilinogênios) incolores, que são excretados nas fezes. Até 20% do urobilinogênio é reabsorvido e sofre circulação êntero-hepática ou excreção na urina.

MEDIÇÃO LABORATORIAL DA BILIRRUBINA

A *reação de van den Bergh*, que é o teste mais comumente usado para a detecção da bilirrubina nos líquidos biológicos, combina a bilirrubina com o ácido sulfanílico diazotizado para formar um composto colorido. A fração de reação direta é aproximadamente equivalente à bilirrubina conjugada, e a fração de reação indireta (total menos a fração direta) à bilirrubina não conjugada. Essa característica fornece uma maneira de classificar a icterícia em duas categorias: hiperbilirrubinemia não conjugada e hiperbilirrubinemia conjugada.

HIPERBILIRRUBINEMIA NÃO CONJUGADA

Os mecanismos que causam hiperbilirrubinemia não conjugada incluem superprodução, comprometimento da captação hepática e diminuição da conjugação da bilirrubina. Habitualmente, esses distúrbios não estão associados a uma doença hepática significativa.

Etiologia da hiperbilirrubinemia

Existem muitas causas potenciais de hiperbilirrubinemia, e as principais categorias estão resumidas na Tabela 41.1. É útil considerá-las mecanicamente como condições que afetam o equilíbrio da produção, do metabolismo hepático e da excreção de bilirrubina. A causa clássica de superprodução de bilirrubina é a hemólise, enquanto a causa mais comum de comprometimento da captação e do metabolismo da bilirrubina é a cirrose ou uma outra doença hepática (hepatite viral, hepatotoxinas ou isquemia). A obstrução dos ductos biliares devido a câncer (tradicionalmente colangiocarcinoma ou câncer de cabeça do pâncreas), cálculos ou estenoses constitui a causa mais comum de icterícia obstrutiva. Como diversos mecanismos estão frequentemente envolvidos em determinado paciente, a avaliação da icterícia pode ser complexa.

Icterícia pré-hepática

A icterícia pré-hepática está associada à produção excessiva de bilirrubina (Figura 41.1), que mais frequentemente resulta de hemólise (intravascular ou extravascular), de resolução de grandes hematomas ou de lesão mecânica dos eritrócitos, como na coagulação intravascular disseminada (ver Capítulo 48). Determinadas doenças genéticas podem levar a aumento da hemólise e, portanto, à icterícia hemolítica. A anemia falciforme é a causa clássica, porém outras são a deficiência de glicose 6-fosfato desidrogenase e a esferocitose hereditária. As doenças infecciosas também podem causar hemólise direta (p. ex., malária) ou indiretamente (p. ex., lesão autoimune). A icterícia que resulta de hemólise é, caracteristicamente, leve, e os níveis séricos de bilirrubina raramente ultrapassam 5 mg/dℓ na ausência de doença hepática coexistente. A eritropoese não efetiva, que pode estar significativamente aumentada na anemia megaloblástica, também leva à icterícia leve.

Deve-se considerar a possibilidade de hemólise ao se investigar hiperbilirrubinemia não conjugada por meio de exame do esfregaço de sangue periférico (e, em alguns casos, esfregaço e biopsia da medula óssea), bem como por meio de medições da contagem de reticulócitos, haptoglobina, lactato desidrogenase (LDH), fragilidade dos eritrócitos e teste de Coombs, quando indicado.

Icterícia hepática ou hepatocelular

Tipicamente, existe uma reserva considerável no fígado, de modo que a icterícia de origem hepatocelular pode indicar lesão ou disfunção significativas. O diagnóstico diferencial é amplo, visto que o fígado é suscetível a muitas formas diferentes de lesão (Figura 41.2). As categorias mais comuns consistem em hepatite viral, exposição a toxinas (p. ex., álcool etílico, tetracloreto de carbono, amanita e, cada vez mais, fitoterápicos e suplementos), medicamentos (INH, antibióticos), distúrbios autoimunes (p. ex., hepatite autoimune, colangite biliar primária [CBP], colangite esclerosante primária [CEP]) e tumores hepáticos (primários ou metastáticos). O comprometimento da captação hepática de bilirrubina pode constituir uma causa de hiperbilirrubinemia não conjugada. Quando presente, é tipicamente causado por competição pela captação de bilirrubina com fármacos como a rifampicina. A remoção do agente competitivo habitualmente leva à resolução da icterícia.

Comprometimento da conjugação

Outra causa comum de hiperbilirrubinemia não conjugada é a síndrome de Gilbert, um distúrbio benigno que afeta até 7% da população. Representa uma variante normal que não está associada a doença hepática intrínseca. Em vez disso, manifesta-se tipicamente durante a segunda ou a terceira década de vida como uma hiperbilirrubinemia não conjugada leve que é exacerbada pelo jejum ou por estresse físico. A maioria dos indivíduos afetados apresenta um nível total de bilirrubina inferior a 3 mg/dℓ, principalmente da fração não conjugada (indireta). A variante genética subjacente responsável é uma anormalidade homozigota no elemento TATAA da região promotora do gene UDP-GT que resulta em níveis enzimáticos mais baixos. O diagnóstico é fortemente sugerido por hiperbilirrubinemia não conjugada no contexto de níveis normais das enzimas hepáticas, ausência de doença

---

Tabela 41.1 Classificação da icterícia e causas representativas.

Causas pré-hepáticas

Hiperbilirrubinemia predominantemente não conjugada

Hemólise (p. ex., doença falciforme, anemia hemolítica autoimune, prótese valvar cardíaca mecânica com destruição acelerada dos eritrócitos)

Hemólise induzida por micróbios (malária, leptospirose)

Eritropoese não efetiva (p. ex., anemias megaloblásticas)

Resolução de hematoma

Causas hepáticas

Hiperbilirrubinemia não conjugada

Diminuição da captação hepática

    Fármacos terapêuticos que interferem na captação da bilirrubina (p. ex., rifampicina, metformina, metimazol, propiltiouracila, clopidogrel, trimetoprima/sulfametoxazol)

    Fitoterápicos (p. ex., *Teucrium viscidum*, cava-cava, chaparral [*Larrea*], *Chelidonium majus*)

    Hipertireoidismo

    Diminuição da proteínas de ligação citosólicas e de sua captação (p. ex., recém-nascidos ou prematuros)

    Desvio de sangue para fora do fígado (hipertensão portal ou derivação cirúrgica)

Diminuição da conjugação devida à atividade limitada da glicuronil transferase

    Síndrome de Gilbert

    Síndrome de Crigler-Najjar dos tipos I e II

    Icterícia neonatal

    Icterícia do leite materno

    Inibição induzida por fármacos (p. ex., cloranfenicol)

Hiperbilirrubinemia predominantemente conjugada

Comprometimento da excreção hepática

    Colestase familiar (síndrome de Dubin-Johnson, síndrome de Rotor, colestase recorrente benigna, colestase da gravidez)

    Lesão hepatocelular por distúrbios infiltrativos (hemocromatose, deficiência de α_1-antitripsina, linfoma, sarcoidose, metástases extensas)

    Cirrose hepática

    Hepatite

    Colestase induzida por fármacos (clorpromazina, estolato de eritromicina, isoniazida, halotano e muitos outros)

    Cirrose biliar primária

    Insuficiência cardíaca congestiva

    Sepse

Causas pós-hepáticas

Obstrução biliar extra-hepática

    Obstrução do ducto colédoco por cálculos biliares

    Tumores benignos e malignos do pâncreas

    Tumores dos ductos biliares (colangiocarcinoma) e da ampola de Vater

    Estenoses biliares (pós-cirúrgicas, relacionadas com cálculos biliares, colangite esclerosante primária)

    Doenças congênitas (atresia biliar, fibrose cística)

    Colangiopatia infecciosa

    Pancreatite crônica (fibrose da cabeça do pâncreas)

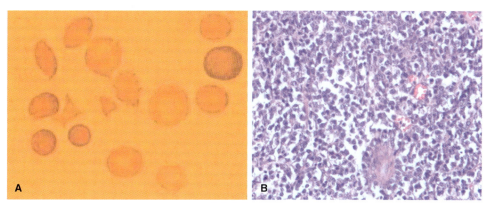

Figura 41.1 Anemia hemolítica associada a linfoma. **A.** Esfregaço sanguíneo mostrando os eritrócitos destruídos. **B.** Linfoma.

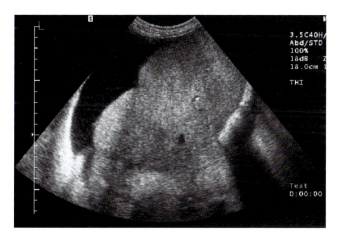

Figura 41.2 Ultrassonografia mostrando um fígado cirrótico com atrofia, contornos irregulares e ascite.

hepática diagnosticada e ausência de evidências de hemólise. Em geral, a biopsia hepática não é indicada, e não há justificativa para a terapia. Entretanto, o nível de bilirrubina diminui significativamente com a administração de fenobarbital. É importante estar atento para essa causa comum de hiperbilirrubinemia não conjugada de modo que o paciente possa ser tranquilizado, podendo-se então evitar o uso de exames de maior custo ou invasivos. Embora a evolução da síndrome de Gilbert geralmente tenha sido considerada benigna, algumas vezes os indivíduos com essa condição correm maior risco de desenvolver cálculos biliares. Por outro lado, os pacientes com a síndrome de Gilbert poderiam correr menor risco de desenvolver doença cardiovascular, visto que a bilirrubina não conjugada apresenta propriedades antioxidantes que podem oferecer algum efeito protetor e diminuir a progressão da aterosclerose.

A síndrome de Crigler-Najjar constitui outra causa de hiperbilirrubinemia não conjugada. Nessa síndrome, os níveis de bilirrubina podem estar muito mais elevados devido a uma diminuição ou ausência geneticamente determinadas da atividade da UDP-GT. A conjugação também pode ser prejudicada por defeitos adquiridos leves da UDP-GT induzidos por fármacos como o cloranfenicol.

ICTERÍCIA NEONATAL

Cerca de 50% dos recém-nascidos a termo e 80% dos prematuros desenvolvem icterícia, que habitualmente aparece 2 a 4 dias após o nascimento e desaparece espontaneamente depois de 1 a 2 semanas. A maioria dos casos de icterícia em recém-nascidos ocorre por dois motivos principais. Em primeiro lugar, as vias enzimáticas e de transporte responsáveis pelo metabolismo da bilirrubina são relativamente imaturas e não conseguem conjugar bilirrubina de forma tão eficiente ou tão rápida quanto nos adultos. Em segundo lugar, a produção de bilirrubina está aumentada. Desses dois mecanismos, o principal defeito encontra-se na conjugação da bilirrubina, que pode causar hiperbilirrubinemia não conjugada leve a moderada entre o segundo e o quinto dias de vida, com duração até o oitavo dia nos partos vaginais ou por volta de 14 dias nos prematuros. Essa icterícia neonatal é habitualmente inócua, e não há necessidade de nenhuma terapia específica, além de observação atenta.

A hiperbilirrubinemia não conjugada patológica e mais grave pode ocorrer em recém-nascidos e, em geral, é causada por uma combinação de hemólise secundária à incompatibilidade de grupos sanguíneos e conjugação defeituosa. Essa icterícia neonatal é uma condição grave que exige atenção imediata, visto que a hiperbilirrubinemia grave pode resultar em dano neurológico (*kernicterus*) permanente. O tratamento de escolha consiste em fototerapia fornecida por iluminação convencional ou por luz de fibra óptica; ela reduz a icterícia neonatal (com base na avaliação dos níveis séricos de bilirrubina) em comparação com a ausência de tratamento. A fototerapia de baixo limiar, em comparação com a de alto limiar, reduz o comprometimento do neurodesenvolvimento e a perda auditiva, como também diminui o nível sérico de bilirrubina no quinto dia em lactentes com peso ao nascer extremamente baixo. Entretanto, ela aumenta a duração da fototerapia e não influencia a taxa de mortalidade ou a taxa de exsanguinotransfusão. A fototerapia com fonte de luz próxima, em comparação com a fototerapia com fonte de luz distante, tem duração menor em lactentes com hiperbilirrubinemia. Se não houver melhora da icterícia com a fototerapia, é necessário investigar outras causas da icterícia neonatal.

HIPERBILIRRUBINEMIA CONJUGADA

A hiperbilirrubinemia conjugada está associada ao comprometimento na formação e na excreção de *todos os componentes* da bile, uma situação denominada *colestase*. Os dois principais mecanismos da hiperbilirrubinemia conjugada são a excreção defeituosa de bilirrubina dos hepatócitos na bile (colestase intra-hepática) e a obstrução mecânica ao fluxo de bile pelos ductos biliares.

Comprometimento da excreção hepática (colestase intra-hepática)

A colestase intra-hepática pode resultar de uma ampla variedade de condições, tais como as que comprometem o transporte canalicular (p. ex., determinados medicamentos, citocinas inflamatórias circulantes durante a sepse) e as que causam destruição dos pequenos ductos biliares intra-hepáticos. Por exemplo, a CBP é uma doença hepática progressiva crônica que ocorre principalmente nas mulheres e que se caracteriza por destruição lenta e desaparecimento subsequente dos pequenos ductos biliares lobulares ao longo do tempo. A redução gradual no número de ductos biliares leva à colestase progressiva, à inflamação porta, à fibrose e, eventualmente, à cirrose. Ocorre uma perda semelhante de ductos intra-hepáticos como resultado de rejeição crônica após transplante de fígado.

A colestase induzida por fármacos é cada vez mais comum, e a causa subjacente pode consistir em mecanismos imunomediados ou idiossincrásicos. Em alguns casos, há hepatite associada com lesão celular significativa (isso pode levar a dano hepatocelular e a elevações dos níveis de alanina aminotransferase [ALT] e aspartato aminotransferase [AST]). Os medicamentos representativos incluem, porém não estão limitados a, nitrofurantoína, contraceptivos orais, esteroides anabólicos, eritromicina, cimetidina, sais de ouro, clorpromazina, proclorperazina, imipramina, sulindaco, tolbutamida, ampicilina e outros antibióticos à base de penicilina. Tendo em vista o amplo acesso a fármacos nas sociedades ocidentais e a natureza imprevisível dos efeitos adversos hepáticos, é necessário ter um alto índice de suspeição em relação à colestase induzida por fármacos. Em geral, a lesão hepática induzida por fármacos é considerada um diagnóstico de exclusão após uma avaliação minuciosa ter descartado a possibilidade de outras etiologias virais, autoimunes e metabólicas.

A colestase intra-hepática da gravidez (CIG), também conhecida como icterícia idiopática da gravidez, é um distúrbio colestático que se caracteriza por prurido sem exantema cutâneo e elevação dos níveis de aminotransferases (frequentemente até 100 UI/ℓ), de fosfatase alcalina, de 5-nucleotidase e de concentrações de bilirrubina total e direta. Os níveis totais de bilirrubina raramente ultrapassam 6 mg/dℓ. Os níveis de γ-glutamiltranspeptidase estão normais ou apenas modestamente elevados. A CIG ocorre no segundo ou no terceiro trimestre de gravidez, habitualmente com resolução espontânea dentro de 2 a 3 semanas após o parto. O diagnóstico é sugerido pela combinação de prurido e resultados anormais das provas de função hepática com exclusão de outras causas como cálculos biliares ou doença hepática intrínseca. A CIG está associada a maior risco de desfecho perinatal adverso, o que inclui parto prematuro, eliminação de mecônio e morte fetal.

A causa da CIG não está totalmente definida, porém fatores genéticos, hormonais e ambientais provavelmente estão envolvidos. Há uma alta incidência de CIG no Chile e em algumas outras regiões, e há estudos em andamento sobre potenciais fatores contribuintes genéticos. Como os desfechos adversos parecem ocorrer predominantemente depois da 37ª semana de gestação, o manejo por uma equipe obstétrica experiente e a consideração de parto prematuro são justificados. O ácido ursodesoxicólico pode ser efetivo para melhorar o prurido materno e os resultados das provas de função hepática. Entretanto, nenhum medicamento demonstrou reduzir o risco para o feto.

A síndrome hemofagocítica, também conhecida como linfo-histiocitose hemofagocítica (LHH), é uma doença hiperinflamatória incomum causada por hipercitocinemia grave. Manifesta-se como febre, esplenomegalia e icterícia, e ocorre hemofagocitose patológica na medula óssea e em outros tecidos. A LHH primária ou familiar, também denominada linfo-histiocitose eritrofagocítica familiar, é uma doença autossômica recessiva heterogênea que tem sido mais prevalente nos casos de consanguinidade parental. A LHH secundária está associada a neoplasia maligna, imunodeficiência e infecção, particularmente infecção viral. Na LHH, há um defeito inerente das células *natural killer* e dos linfócitos T citotóxicos, de modo que eles não conseguem lidar efetivamente com o agente infeccioso ou o antígeno. As biopsias hepáticas na LHH revelam dilatação sinusoidal com histiocitose hemofagocítica.

A icterícia pós-operatória ocorre tipicamente 1 a 10 dias após a cirurgia e apresenta uma incidência de cerca de 15% após cirurgia cardíaca e de 1% após cirurgia abdominal eletiva. É de origem multifatorial e com aumento da carga de bilirrubina em decorrência de sangramento e transfusões de sangue, bem como com comprometimento da conjugação e da secreção de bilirrubina causado por citocinas inflamatórias. Tipicamente, ocorre resolução completa com o passar do tempo.

Na doença hepatocelular, todas as três etapas do metabolismo da bilirrubina hepática estão afetadas. A excreção, que é a etapa limitante de velocidade, habitualmente é a mais afetada, resultando então em uma hiperbilirrubinemia predominantemente conjugada.

A icterícia pode ser profunda na hepatite aguda (ver Capítulo 42) sem implicações prognósticas adversas. Entretanto, na doença hepática crônica, a icterícia persistente habitualmente implica redução irreversível da função hepática e prognóstico sombrio.

Icterícia pós-hepática

A icterícia pós-hepática, também denominada icterícia obstrutiva, resulta de obstrução completa ou parcial dos ductos biliares intra-hepáticos ou extra-hepáticos (Figura 41.3 e e-Figura 41.2). As causas mais comuns consistem em cálculos biliares no ducto colédoco e

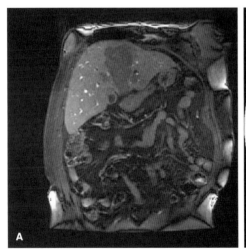
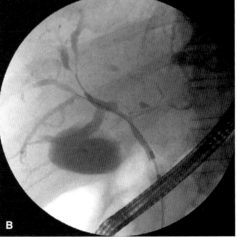

Figura 41.3 Carcinoma hepatocelular comprimindo os ductos biliares. **A.** Vista sagital de tomografia computadorizada do abdome. **B.** Colangiopancreatografia retrógrada endoscópica mostrando múltiplas estenoses dos ductos biliares.

tumores da cabeça do pâncreas. Não raramente, o primeiro sinal de câncer de pâncreas é a icterícia. Outras causas incluem estenoses do ducto colédoco em consequência de cirurgia prévia ou passagem de cálculos biliares. Deve-se considerar a colangite esclerosante primária no contexto de icterícia e estenoses primárias que podem ser visualizadas em exames de imagem (colangiopancreatografia por ressonância magnética [CPRM] ou colangiopancreatografia retrógrada endoscópica [CPRE]). As causas menos comuns incluem atresia biliar congênita, pancreatite, pseudocistos pancreáticos e parasitas como tremátodeos hepáticos (p. ex., *Clonorchis sinensis*, *Dicrocoelium dendriticum*, *Opisthorchis viverrini*).

A síndrome de Mirizzi é uma causa incomum de icterícia pós-hepática observada em 0,7 a 1,4% dos pacientes após colecistectomia. Essa síndrome é causada pela compressão extrínseca de um cálculo impactado no ducto cístico que comprime e/ou obstrui o ducto colédoco (Tabela 41.1). A biliopatia hipertensiva portal (ou biliopatia vascular) caracteriza-se por anormalidades anatômicas e funcionais dos ductos intra-hepáticos, extra-hepáticos e pancreáticos em pacientes com hipertensão portal associada a obstrução extra-hepática da veia porta do fígado ou, com menos frequência, cirrose. Essas alterações morfológicas, que consistem em dilatação e estenose da árvore biliar, são causadas por colaterais venosos extensos que se desenvolvem na tentativa de descomprimir o bloqueio venoso porta. A condição é habitualmente assintomática até progredir para um estágio mais avançado como cirrose biliar.

A doença esclerosante relacionada à imunoglobulina G4 (IgG4) foi reconhecida como uma doença distinta que é passível de afetar ductos e vesícula biliares, pâncreas e outros locais. Na maioria dos casos, a doença pancreaticobiliar relacionada à IgG4 está associada a níveis séricos elevados de IgG4, plasmócitos IgG4-positivos extensos e infiltração de linfócitos em vários graus levando à fibrose. São utilizados vários sistemas estabelecidos para diagnosticar a doença IgG4. Eles baseiam-se em uma combinação de achados de exames de imagem do pâncreas, do ducto biliar e de outros órgãos; de achados sorológicos; de achados histológicos do pâncreas; e da resposta à terapia com corticosteroides.

ABORDAGEM CLÍNICA PARA A AVALIAÇÃO DA ICTERÍCIA

O diagnóstico diferencial de icterícia é amplo, daí ser necessário obter uma anamnese completa e exame físico juntamente com o uso criterioso de exames laboratoriais e de imagem de modo a definir a etiologia subjacente. A icterícia aparece como uma coloração amarelada da pele e da esclera. Outras condições podem mimetizar essa apresentação (p. ex., carotenemia, doença de Addison, ingestão de quinacrina), porém a coloração da esclera e da mucosa está ausente nessas condições. Por exemplo, na hipercarotenemia, a coloração amarelo-alaranjada normalmente envolve apenas as palmas das mãos e as plantas dos pés.

A impressão clínica de icterícia é confirmada por níveis séricos elevados de bilirrubina, habitualmente superiores a 3 mg/dℓ. A etapa inicial mais importante é definir se a icterícia é predominantemente causada por elevação da bilirrubina não conjugada ou conjugada. Se a icterícia for principalmente o resultado de bilirrubina não conjugada, é necessário pesquisar hemólise e outras condições com redução da sobrevida dos eritrócitos. Nos pacientes com bilirrubina conjugada elevada, o desafio clínico reside em determinar se a obstrução biliar ou a redução da excreção hepática é responsável (ver Capítulo 40).

Na icterícia colestática causada por obstrução biliar, o nível de fosfatase alcalina normalmente está aumentado em mais de três vezes o normal, enquanto os níveis séricos de transaminases estão habitualmente elevados em menos de cinco a 10 vezes (e-Figura 41.3; ver Capítulo 40). Os pacientes com colestase também podem desenvolver prurido e má absorção de gorduras e de vitaminas lipossolúveis (vitaminas A, D, E e K). Causas mais específicas de obstrução biliar são sugeridas por dor abdominal recorrente e náuseas (cálculos biliares) ou por dor epigástrica que se irradia para o dorso com perda de peso e distensão da vesícula biliar (carcinoma da cabeça do pâncreas). Na obstrução biliar completa, a hiperbilirrubinemia conjugada é proeminente e geralmente alcança um pico em cerca de 30 mg/dℓ na ausência de insuficiência renal. A icterícia induzida por fármacos pode ser acompanhada de eosinofilia. Pode ser útil indagar sobre o uso de fármacos que sabidamente causam colestase, bem como realizar provas sorológicas para anticorpo antimitocondrial em casos de suspeita de CBP, e CPRE ou CPRM para avaliação de CEP.

Na icterícia produzida por doença hepatocelular (ver Capítulos 40 e 42), os níveis séricos de transaminases estão caracteristicamente elevados em mais de 10 vezes, enquanto os níveis de fosfatase alcalina estão menos de três vezes o normal. As evidências de dano hepatocelular estão comumente associadas e incluem prolongamento do tempo de protrombina, hipoalbuminemia e manifestações clínicas de disfunção hepática (eritema palmar, angiomas aracneiformes, ginecomastia e ascite). Uma avaliação cuidadosa deve incluir indagações sobre o uso de fármacos conhecidos por causarem lesão hepatocelular, etilismo, fatores de risco para hepatite viral e doença hepática preexistente. Em geral, há a necessidade de exames laboratoriais mais selecionados, como testes sorológicos para hepatite (ver Capítulo 42).

A e-Figura 41.3 apresenta uma abordagem diagnóstica para a icterícia. Se houver suspeita de obstrução extra-hepática, devem-se efetuar exames não invasivos, como ultrassonografia ou tomografia computadorizada, para determinar se os ductos biliares estão dilatados. Se for constatada dilatação dos ductos em exames de imagem não invasivos, a colangiografia direta (endoscópica ou radiológica) fornece a abordagem mais confiável para o manejo e o tratamento potencial da icterícia colestática. Se a colestase intra-hepática for sugerida clinicamente e a obstrução extra-hepática for excluída por métodos não invasivos ou por colangiografia direta, então a ênfase deve ser colocada em exames laboratoriais adicionais para definir a causa específica. Algumas vezes, há a necessidade de biopsia hepática para definir um diagnóstico histológico específico, descartar a possibilidade de outras causas de doença e avaliar o grau de lesão e de fibrose.

Para uma discussão mais profunda sobre este tópico, ver Capítulo 138, "Abordagem ao Paciente com Icterícia ou Provas de Função Hepática Anormais", em *Goldman-Cecil Medicina*, 26ª edição.

LEITURA SUGERIDA

Berk PD: Approach to the patient with jaundice or abnormal liver tests In Goldman L, Ausiello D, editors: Cecil textbook of medicine, ed 22, Philadelphia, 2004, Saunders, pp 897–905.

Pathak B, Sheibani L, Lee RH: Cholestasis of pregnancy, Obstet Gynecol Clin North Am 37:269–282, 2010.

Suárez V, Puerta A, Santos LF, et al.: Portal hypertensive biliopathy: a single center experience and literature review, World J Hepatol 5:137–144, 2013.

Trauner M, Wagner M, Fickert P, et al.: Molecular regulation of hepatobiliary transport systems: clinical implications for understanding and treating cholestasis, J Clin Gastroenterol 39(4 Suppl 2):S111–S124, 2005.

Vlachou PA, Khalili K, Jang HJ, et al.: IgG4-related sclerosing disease: autoimmune pancreatitis and extrapancreatic manifestations, Radiographics 31:1379–1402, 2011.

Woodgate P, Jardine LA: Neonatal jaundice, Clin Evid (Online) Epub Sep 15, 2011. Available at: http://www.ncbi.nlm.nih.gov/pubmed/21920055. Accessed September 19, 2014.

42

Hepatites Aguda e Crônica

Nayan M. Patel, Jen Jung Pan, Michael B. Fallon

INTRODUÇÃO

O termo *hepatite* designa inflamação do fígado. Ele é aplicado em uma ampla categoria de condições clinicopatológicas que resultam de danos produzidos por lesões virais, tóxicas, metabólicas, farmacológicas ou imunomediadas ao fígado.

HEPATITE AGUDA

A *hepatite aguda* implica uma condição inflamatória de início recente com duração de menos de 6 meses. Pode culminar na resolução completa do dano hepático com retorno da função e da estrutura normais ou com rápida progressão da lesão aguda para a necrose extensa e um desfecho fatal. Dependendo da etiologia, alguns pacientes também podem progredir e desenvolver hepatite crônica. As causas mais comuns de hepatite aguda são virais (hepatites A a E) e não virais, tais como lesão hepática induzida por fármacos, álcool etílico, toxinas, hepatite autoimune e doença de Wilson.

Hepatite viral aguda

A hepatite viral aguda clássica é causada por cinco vírus hepatotrópicos (Tabela 42.1), porém outros vírus, como o citomegalovírus (CMV), o herpes-vírus e o vírus Epstein-Barr, também podem causar lesão hepática.

Todos os vírus hepatotrópicos são vírus de ácido ribonucleico (RNA), com exceção do vírus da hepatite B (HBV), que tem genoma de ácido desoxirribonucleico (DNA).

O vírus da hepatite A (HAV) é um vírus de RNA de fita simples não envelopado que é classificado na família Picornaviridae e no gênero *Hepatovirus*. É estável em temperatura moderada e pH baixo, o que possibilita sua sobrevida no ambiente e a transmissão por via orofecal. A evolução é, em geral, autolimitante e não leva à infecção crônica.

O vírus da hepatite E (HEV) pertence ao gênero *Hepevirus* na família Hepeviridae e apresenta quatro genótipos. O HEV1 e o HEV2 são restritos aos seres humanos, e são transmitidos por meio de água contaminada nos países em desenvolvimento. O HEV1 ocorre principalmente na Ásia, enquanto o HEV2 é encontrado na África e no México. O HEV3 e o HEV4 infectam seres humanos, suínos e outras espécies de mamíferos, e são responsáveis por casos esporádicos de hepatite E autóctone tanto em países em desenvolvimento quanto desenvolvidos. O HEV3 apresenta distribuição mundial, enquanto o HEV4 ocorre principalmente no Sudeste Asiático. Embora sejam tipicamente autolimitantes, podem ocorrer insuficiência hepática aguda e descompensação hepática em gestantes, em indivíduos desnutridos ou em pacientes com doença hepática preexistente. Além disso, os pacientes com transplantes de órgãos sólidos podem desenvolver infecção crônica por HEV.

Tabela 42.1 Características das hepatites virais agudas.

	Hepatite A	Hepatite B	Hepatite C	Hepatite D	Hepatite E
Agente causal	Vírus de RNA de 27 a 28 nm	Vírus de DNA de 42 nm	Vírus de RNA de 55 a 65 nm	Vírus de RNA de 36 a 43 nm	Vírus de RNA de 27 a 34 nm
	Não envelopado	Envelopado	Envelopado	Envelopado	Não envelopado
Transmissão	Fecal-oral	Transmitida por sangue, relação sexual, percutânea, perinatal	Semelhante à do HBV; transmissão vertical e por relação sexual é incomum	Semelhante à do HBV	Semelhante à do HAV; transfusão; transmissão vertical
Período de incubação (dias)	15 a 50	30 a 180	14 a 180	Semelhante ao do HBV	15 a 60
Início	Agudo	Agudo, insidioso	Insidioso	Agudo, insidioso	Agudo, insidioso
Doença fulminante (%)	0,01 a 0,5	1	< 0,1	5 a 20	1 a 2
Hepatite crônica	Não	Sim	Sim	Sim/não	Sim/não
Tratamento	De suporte	Análogos de nucleosídios/nucleotídios; IFN-α	AAD ± ribavirina	IFN-α	De suporte; ribavirina
Profilaxia	Higiene; imunoglobulina, vacina	Semelhante à do HAV	Higiene	Higiene, vacina contra HBV	Higiene, vacina

AAD, antiviral de ação direta; *HAV*, vírus da hepatite A; *HBV*, vírus da hepatite B; *IFN-α*, interferona-α.

O HBV é um pequeno vírus de DNA que pertence à família Hepadnaviridae. Cerca de 250 milhões de indivíduos são portadores do HBV em todo o mundo e, destes, 75% residem na Ásia e no Pacífico Ocidental. Pode ocorrer infecção pelo HBV tanto aguda quanto crônica. A infecção crônica pelo vírus da hepatite B é uma causa importante de carcinoma hepatocelular em todo o mundo, e pode ocorrer sem cirrose devido à integração do DNA do HBV nos hepatócitos.

O vírus da hepatite C (HCV) é um RNA de fita simples de sentido positivo que pertence à família Flaviviridae e que foi classificado como único membro do gênero *Hepacivirus*. Aproximadamente 74 milhões de indivíduos são infectados pelo HCV em todo o mundo e 2,4 milhões no EUA. O HBV apresenta oito genótipos (designados como A a H), enquanto o HCV tem seis genótipos (1 a 6). Tanto o HBV quanto o HCV são transmitidos por via parenteral. O HBV está presente em praticamente todos os líquidos corporais e excrementos dos portadores. A transmissão ocorre mais comumente pelo sangue e hemoderivados, por agulhas contaminadas e pelo contato sexual. Historicamente, o HCV era a principal causa de hepatite pós-transfusional antes de 1992. Atualmente, constitui a causa mais comum de hepatite em usuários de substâncias psicoativas por via intravenosa. Os Centers for Disease Control and Prevention (CDC) recomendam atualmente um rastreamento único de indivíduos nascidos entre 1945 e 1965 para a hepatite C devido à alta prevalência da doença nessa coorte de nascimentos.

O vírus da hepatite D (HDV) é classificado em um gênero separado da família Deltaviridae. Trata-se de um pequeno vírus de RNA defeituoso que só consegue se propagar em um indivíduo que apresenta infecção por HBV coexistente, seja após transmissão simultânea dos dois vírus, seja por superinfecção de um portador de HBV estabelecido. O HDV tem pelo menos oito genótipos, quatro dos quais (genótipos 5 a 8) parecem ser exclusivamente de origem africana. Dos 250 milhões de portadores crônicos de HBV em todo o mundo, mais de 15 milhões apresentam evidências sorológicas de exposição ao HDV. À semelhança do HBV, o HDV é transmitido por via parenteral por meio de exposição a sangue ou líquidos corporais infectados. Como há evidências de transmissão sexual, os indivíduos com atividade sexual de alto risco correm maior risco de infecção.

Manifestações clínicas e laboratoriais

Tipicamente, a hepatite viral aguda envolve um período de incubação assintomático desde a exposição até o aparecimento inicial de sinais/sintomas. Dependendo do tipo de hepatite viral, isso pode levar semanas a meses. Em seguida, ocorre uma fase prodrômica com duração de vários dias, que é caracterizada por manifestações sistêmicas e gastrintestinais, o que inclui mal-estar, fadiga, anorexia, náuseas, vômitos, mialgia e cefaleia. Os pacientes podem apresentar febre baixa (Figura 42.1). As manifestações clínicas da hepatite A dependem da idade do hospedeiro: menos de 30% das crianças pequenas infectadas apresentaram hepatite sintomática, enquanto cerca de 80% dos adultos infectados tinham hepatite aguda grave com acentuada elevação dos níveis séricos das aminotransferases (Figura 42.2). Em 5 a 10% dos casos de hepatites B e C agudas, ocorrem artrite e urticária que se assemelham à doença do soro, e elas são atribuídas à deposição de imunocomplexos. Podem ocorrer também alterações do paladar e do olfato. Em pouco tempo, aparecem icterícia com bilirrubinúria e acolia (fezes claras), que frequentemente são acompanhadas de melhora na sensação de bem-estar do paciente. O fígado habitualmente está doloroso à palpação e aumentado de tamanho, e cerca de um quinto dos pacientes apresenta esplenomegalia. De forma notável, muitos pacientes com hepatite viral aguda são assintomáticos ou apresentam sintomas sem icterícia (hepatite anictérica). Nesses casos, o indivíduo frequentemente não procura assistência médica.

A alanina aminotransferase (ALT) e a aspartato aminotransferase (AST) são liberadas dos hepatócitos agudamente danificados, e seus níveis séricos podem aumentar 20 vezes ou mais acima do normal. Um nível sérico elevado de bilirrubina (> 2,5 a 3 mg/dℓ) resulta em icterícia e é definido como hepatite ictérica. Valores superiores a 20 mg/dℓ são incomuns e exibem de forma geral uma correlação com a gravidade da doença. As elevações dos níveis séricos de fosfatase alcalina (ALP) são habitualmente limitadas a três vezes os níveis normais, exceto nos casos de hepatite colestática. Mais comumente, o hemograma completo revela leucopenia leve com linfócitos atípicos. Além disso, podem ser encontradas anemia e trombocitopenia. A fase ictérica de hepatite viral aguda pode durar dias a semanas e é seguida por resolução gradual dos sintomas e dos valores laboratoriais.

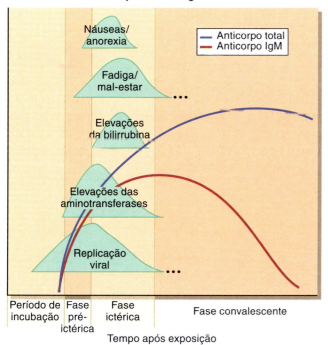

Figura 42.1 Evoluções clínica, laboratorial e sorológica típica da hepatite viral aguda autolimitante. *IgM*, imunoglobulina M.

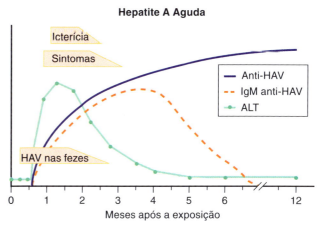

Figura 42.2 Evolução sorológica da hepatite A aguda. *ALT*, alanina aminotransferase; *HAV*, vírus da hepatite A; *IgM*, imunoglobulina M.

Diagnóstico

A hepatite viral aguda pode ser diagnosticada diretamente pela detecção dos ácidos nucleicos do vírus infectante, ou indiretamente pela demonstração de uma resposta imune no hospedeiro (Tabelas 42.2 e 42.3). O vírus Epstein-Barr e a hepatite por CMV fazem parte do diagnóstico diferencial e também podem ser diagnosticados pelo aparecimento de anticorpos específicos da classe imunoglobulina M (IgM).

Na hepatite B aguda, são encontrados no soro o antígeno de superfície do vírus da hepatite B (HBsAg) e o antígeno e (HBeAg). Ambos são habitualmente eliminados nos primeiros 3 meses na infecção aguda autolimitante, porém o HBsAg pode persistir em alguns pacientes com doença não complicada por 6 meses a 1 ano. Depois de um período variável, a eliminação do HBsAg é seguida pelo aparecimento de anticorpos dirigidos pelo antígeno de superfície da hepatite B (anti-HBs),

que confere imunidade a longo prazo. Os anticorpos contra o antígeno do cerne da hepatite B (anti-HBc) e contra o antígeno e (anti-HBe) aparecem na fase aguda da doença, porém nenhum proporciona imunidade. Durante o período de janela sorológica, a IgM anti-HBc, um marcador de replicação viral ativa sugestivo de infecção recente, pode constituir a única evidência de infecção pelo HBV (Figura 42.3).

Todo paciente que é positivo para HBsAg deve ser testado para anticorpos contra o HDV (IgG anti-HDV), que persistem mesmo após o indivíduo ter eliminado a infecção pelo HDV. A infecção ativa por HDV é atualmente confirmada pela detecção do RNA do HDV no soro com ensaios sensíveis da reação em cadeia da polimerase (PCR, do inglês *polymerase chain reaction*) em tempo real. Entretanto, devido à variabilidade da sequência do genoma, os ensaios do RNA do HDV podem produzir resultados falso-negativos. A pesquisa de

Tabela 42.2 Marcadores sorológicos das hepatites virais.

Agente	Marcador	Definição	Importância
HAV	IgM anti-HAV	Anticorpo IgM anti-HAV	Marcador de infecção aguda ou recente
	IgG anti-HAV	Anticorpo IgG anti-HAV	Marcador de infecção aguda ou prévia; pós-vacinação; confere imunidade protetora
HBV	HBsAg	Antígeno de superfície da hepatite B	O achado de HBsAg indica que o indivíduo pode transmitir a infecção
	HBeAg	Antígeno e da hepatite B	Transitoriamente positivo na infecção aguda; pode persistir na infecção crônica; reflexo da replicação ativa do vírus e alta infecciosidade
	Anti-HBs	Anticorpo contra o antígeno de superfície	Marcador de infecção aguda autolimitante; pós-vacinação; confere imunidade protetora
	Anti-HBe	Anticorpo contra o antígeno e	Transitoriamente positivo na convalescença; positivo na infecção crônica antes da soroconversão; habitualmente reflexo de baixa infecciosidade
	IgM anti-HBc	Anticorpo IgM contra o antígeno do cerne	Marcador de infecção aguda ou exacerbação de infecção crônica
	IgG anti-HBc	Anticorpo IgG contra o antígeno do cerne	Aparece no início dos sintomas na infecção aguda e persiste durante a vida; não é observado em indivíduos vacinados sem infecção prévia
HCV	Anti-HCV	Anticorpo anti-HCV	Marcador das infecções aguda e crônica; não proporciona imunidade
HDV	IgM anti-HDV	Anticorpo IgM anti-HDV	Positivo na infecção aguda, negativo na infecção anterior, porém persiste em uma grande proporção de pacientes com infecção crônica
	IgG anti-HDV	Anticorpo IgG anti-HDV	Positivo em todos os indivíduos expostos ao HDV e persistência em longo prazo, mesmo após eliminação do vírus
HEV	IgM anti-HEV	Anticorpo IgM anti-HEV	Marcador de infecção aguda ou recente[a]
	IgG anti-HEV	Anticorpo IgG anti-HEV	Marcador de infecção crônica ou anterior[a]

[a]O teste sorológico não é confiável, e a soroconversão pode nunca ocorrer em indivíduos imunossuprimidos. *HAV*, vírus da hepatite A; *HBV*, vírus da hepatite B; *HCV*, vírus da hepatite C; *HDV*, vírus da hepatite D; *HEV*, vírus da hepatite E; *IgG*, imunoglobulina G; *IgM*, imunoglobulina M.

Tabela 42.3 Interpretação dos marcadores diagnósticos na hepatite B.

	HBsAg	HBeAg	IgM anti-HBc	IgG anti-HBc	Anti-HBs	Anti-HBe	DNA do HBV no sangue
Infecção aguda	+	+	+	+	−	+/−	Elevado
Infecção aguda autolimitante	−	−	+	+	+	+/−	−
Vacinados	−	−	−	−	+	−	−
Infecção crônica							
HBeAg positivo	+	+	−	+	−	−	Elevado
HBeAg negativo	+	−	−	+	−	+	Baixo
Escape imune	+	−	−	+	−	+	Elevado
Infecção oculta	−	−	−	+	−	+/−	Muito baixo
Reativação de infecção crônica	+	+	+/−	+	−	+/−	Elevado

Anti-HBe, anticorpo contra o antígeno e da hepatite B; *Anti-HBs*, anticorpo contra o antígeno de superfície da hepatite B; *DNA do HBV*, ácido desoxirribonucleico do vírus da hepatite B; *HBeAg*, antígeno e da hepatite B; *HBsAg*, antígeno de superfície da hepatite B; *IgG anti-HBc*, anticorpo imunoglobulina G contra o antígeno do cerne da hepatite B; *IgM anti-HBc*, anticorpo imunoglobulina M contra o antígeno do cerne da hepatite B.

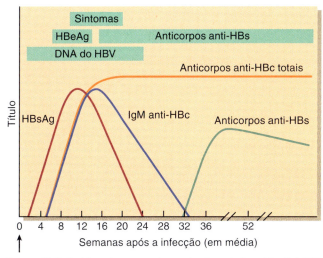

Figura 42.3 Cinética dos marcadores do vírus da hepatite B (HBV) durante a hepatite B aguda de autorresolução. A *seta* indica infecção. *HBc*, cerne do vírus da hepatite B; *HBeAg*, antígeno e do vírus da hepatite B; *HBs*, superfície do vírus da hepatite B; *HBsAg*, antígeno de superfície do vírus da hepatite B; *IgM*, imunoglobulina M.

anticorpos IgM anti-HDV continua válida nos pacientes que apresentam resultados negativos para o RNA do HDV mas que têm manifestações clínicas de doença hepática relacionada ao HDV. Embora não haja manifestação patognomônica, a suspeita de coinfecção ativa por HDV deve ser maior na insuficiência hepática aguda do que a infecção aguda por HBV.

A hepatite C aguda pode ser detectada nas primeiras 2 semanas após a exposição por meio de ensaio de PCR sensível para o RNA do HCV. Ocorre desenvolvimento de anticorpos séricos contra o HCV nas primeiras 12 semanas após a exposição ou dentro de 4 a 5 semanas após a detecção de anormalidades bioquímicas. É importante assinalar que eles não são anticorpos neutralizantes e não conferem imunidade (Figura 42.4). Por ocasião do aparecimento dos sinais/sintomas, 30% dos pacientes não são diagnosticados quando submetidos a imunoensaio enzimático (EIA, do inglês *enzyme immunoassay*) sérico para anticorpo anti-HCV isoladamente.

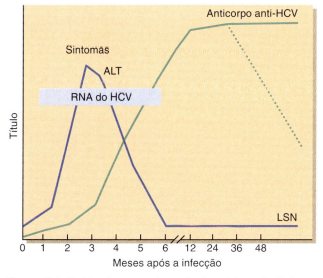

Figura 42.4 Cinética dos marcadores do vírus da hepatite C durante a fase aguda de autorresolução da hepatite C. *ALT*, alanina aminotransferase; *LSN*, limite superior do normal.

Dispõe-se também de EIAs comerciais para hepatite E para a detecção de anticorpos das classes IgM e IgG; entretanto, eles não têm sensibilidade nem especificidade. O diagnóstico de infecção por HEV deve ser estabelecido por ensaios de PCR em pacientes imunossuprimidos, visto que o teste sorológico não é confiável, e a soroconversão pode nunca ocorrer.

Complicações

Hepatite colestática. Em alguns pacientes, mais comumente durante a infecção por HAV, ocorre um período prolongado, porém autolimitante, de colestase (bilirrubina total > 10 mg/dℓ) que se caracteriza por hiperbilirrubinemia conjugada acentuada, elevação da ALP e prurido. Pode ser necessária uma investigação adicional para descartar a possibilidade de obstrução biliar (ver Capítulos 40, 41 e 45).

Hepatite recidivante. Por motivos desconhecidos, até 10% dos pacientes apresentam recidiva da infecção pelo HAV após uma resolução inicial. Trata-se de uma recidiva bioquímica, porém frequentemente com sintomas clínicos mais leves, e tipicamente apresenta resolução espontânea.

Hepatite fulminante. Ocorre necrose hepática maciça em menos de 1% dos pacientes com hepatite viral aguda; resulta em uma condição devastadora e frequentemente fatal, denominada insuficiência hepática aguda. Essa condição é discutida de modo detalhado no Capítulo 43.

Hepatite crônica. A hepatite A não progride para doença hepática crônica, embora, em determinadas ocasiões, tenha evolução recidivante. A persistência de níveis elevados de ALT e de AST, de antígenos virais ou de ácidos nucleicos além de 6 meses em pacientes com hepatite B ou C sugere evolução para hepatite crônica, embora a hepatite aguda de resolução lenta possa, em determinadas ocasiões, exibir essas anormalidades laboratoriais por até 12 meses e com resolução completa final. Cerca de 60% dos receptores de transplante de órgãos infectados pelo HEV não eliminam o vírus e desenvolvem hepatite crônica. A hepatite crônica é abordada de modo detalhado posteriormente neste capítulo.

Complicações raras. Muito ocasionalmente, a hepatite viral aguda é seguida por anemia aplásica, que tende a afetar principalmente os pacientes do sexo masculino e resulta em uma taxa de mortalidade superior a 80%. Foi também relatada a ocorrência de pancreatite, miocardite, pericardite, derrame pleural e complicações neurológicas, incluindo síndrome de Guillain-Barré, meningite asséptica e encefalite. As manifestações extra-hepáticas, como a crioglobulinemia e a glomerulonefrite, estão associadas às hepatites B e C, enquanto a poliarterite nodosa (PAN) está associada à hepatite B. Essas manifestações são mais comuns nos pacientes que não conseguem eliminar o HBV ou o HCV agudos e desenvolvem hepatite crônica.

Manejo[1]

A não ser que sejam complicados por hepatite fulminante, os casos de hepatite A, B e E agudas são habitualmente autolimitantes e o manejo consiste em cuidados de suporte, que incluem repouso,

---

[1]N.R.T.: Segundo a Organização Pan-Americana da Saúde (OPAS), o número de casos e mortes relacionados às hepatites virais vem crescendo nas Américas. Os dados estão em novo relatório que aponta 10.000 novas infecções por hepatite B e 23.000 novas infecções e 84.000 mortes pela doença anualmente. Além dos números alarmantes, o baixo índice de diagnósticos também é uma preocupação: apenas 18% das pessoas convivendo com a hepatite B foram diagnosticados, e dessas, apenas 3% estão recebendo tratamento; na hepatite C, foram apenas 22% dos diagnósticos de doentes crônicos e 18% que estão sob tratamento.
Ver Nota Técnica número 122/2011-CGAHV/DCCI/SVS/MS sobre critérios para o uso de tenofovir alafenamida (TAF) e orientações provisórias acerca do tratamento da hepatite B no Sistema Único de Saúde (SUS) em http://www.aids.gov.br/pt-br/legislacao/nota-tecnica-no-1222022-cgahvdccisvsms.

manutenção de hidratação e ingestão dietética adequadas, bem como evitar o consumo de bebidas alcoólicas. Pode haver necessidade de hospitalização para os pacientes que não conseguem tolerar a ingestão oral e para aqueles com evidências de deterioração da função hepática, como na encefalopatia ou na coagulopatia hepáticas.

Em geral, as hepatites A e E podem ser consideradas como não infecciosas depois de 3 semanas, enquanto a hepatite B é potencialmente infecciosa para contatos sexuais ao longo de seu curso, embora o risco seja baixo após a eliminação do HBsAg. Os estudos de terapia antiviral na hepatite B aguda não demonstraram um benefício claro, porém alguns especialistas defendem o uso de análogos de nucleosídios/nucleotídios especificamente no contexto da insuficiência hepática aguda devida à hepatite B. O tratamento da hepatite C aguda nem sempre é necessário, visto que 20 a 50% dos pacientes eliminam espontaneamente o vírus. Tipicamente, isso ocorre nos primeiros 6 meses após a infecção. Se for tomada a decisão para iniciar o tratamento, as diretrizes atuais sugerem o monitoramento do RNA do HCV por 12 a 16 semanas antes de iniciar a terapia para permitir uma possível eliminação espontânea. Devido à segurança e à eficácia dos agentes antivirais de ação direta (AADs), o mesmo esquema de medicação para a hepatite C crônica é recomendado para a hepatite por HCV aguda.

Prevenção[2]

Nos pacientes com hepatite A ou E, tanto as fezes quanto o sangue contêm vírus durante as fases prodrômica e ictérica inicial. As medidas gerais de higiene devem incluir a lavagem das mãos dos contactantes, assim como manuseio cuidadoso, descarte e esterilização dos excrementos, das roupas contaminadas e dos utensílios. A vacinação contra o HAV é apropriada para as crianças com mais de 1 ano, viajantes para áreas endêmicas, indivíduos com imunodeficiência ou doença hepática crônica, e aqueles que apresentam comportamentos ou praticam ocupações de alto risco. Com base nos resultados de ensaios clínicos randomizados, a vacinação contra o HAV é preferível à imunoglobulina para a profilaxia pós-exposição. Graças à disponibilidade de duas vacinas candidatas, uma das quais já está licenciada para uso na China, a prevenção de HEV por meio de vacinação é atualmente uma possibilidade real.

O HBV raramente é transmitido por líquidos corporais, a não ser o sangue; entretanto, é extremamente infeccioso, e a adesão estrita às precauções universais é obrigatória. Os esforços para a prevenção da hepatite B têm envolvido o uso de imunoglobulina contra a hepatite B (HBIG) e vacinas HBV recombinantes. A profilaxia com HBIG após exposição ao sangue ou à mucosa deve ser administrada nos primeiros 7 dias juntamente com a vacina HBV. A vacinação preventiva é atualmente recomendada para os indivíduos de alto risco – profissionais de saúde, pacientes submetidos a hemodiálise, pacientes com doença hepática crônica, residentes e funcionários de instituições de cuidados do sistema carcerário, e homens homossexuais sexualmente ativos – e seu uso é defendido universalmente para as crianças. Nos EUA, recomenda-se a administração da primeira vacina contra a hepatite B nas primeiras 12 a 24 horas após o nascimento.

Não existe uma estratégia de prevenção aceita além das precauções universais em relação ao HCV, e a imunoglobulina sérica não é útil para a profilaxia pós-exposição. O advento do rastreamento disseminado de hemocomponentes para a hepatite C fez com que essa infecção se tornasse uma raridade após a administração de transfusões.

---

[2]N.R.T.: No Brasil, ver Calendário Vacinal, no *site* da Sociedade Brasileira de Imunização, para diferentes grupos etários e pessoas com necessidades especiais (https://sbim.org.br/calendarios-de-vacinacao).

Doença hepática alcoólica

O consumo abusivo de etanol continua sendo uma causa importante de doença hepática no mundo ocidental. Os três principais achados anatomopatológicos resultantes do abuso de álcool etílico são esteatose hepática, hepatite alcoólica e cirrose. Esses achados não são mutuamente exclusivos e todos podem ser encontrados no mesmo paciente. As primeiras duas condições são potencialmente reversíveis. A cirrose alcoólica é discutida no Capítulo 44.

Mecanismo da lesão

Os mecanismos da lesão hepática causada pelo álcool etílico são complexos. O etanol e seus metabólitos, o acetaldeído e o fosfato de nicotinamida adenina dinucleotídio, são diretamente hepatotóxicos e causam numerosos distúrbios metabólicos. A indução de citocromo P-450 (*i. e.*, CYP2E1) estimula espécies oxidativas reativas e vias das citocinas, sobretudo o fator de necrose tumoral-α (TNF-α, do inglês *tumor necrosis factor*-α). Isso é crucial no processo de iniciação e perpetuação da lesão hepática, bem como na ocorrência de fibrose por meio de ativação das células estreladas. O excesso de álcool etílico promove aumento da permeabilidade intestinal, e a endotoxemia resultante dos lipopolissacarídeos (LPS) bacterianos leva à inflamação hepática devido à suprarregulação do TNF-α.

Os efeitos hepatotóxicos do álcool etílico variam de modo considerável entre os indivíduos com base na dose, na duração, nos padrões de consumo, no sexo, na etnia, nos fatores genéticos e nas comorbidades passíveis de afetar o fígado. A quantidade de álcool etílico ingerido constitui o fator de risco mais importante para o desenvolvimento de doença hepática alcoólica. As mulheres apresentam um limiar de lesão mais baixo do que os homens e menos álcool desidrogenase gástrica em comparação com os homens. O risco de cirrose hepática aumenta nos homens que consomem mais de 60 a 80 gramas de álcool etílico por dia e nas mulheres que consomem mais de 20 gramas de álcool etílico por dia. Desnutrição e outras formas de doença hepática crônica podem potencializar os efeitos tóxicos do álcool etílico sobre o fígado.

Características clínicas e patológicas

A esteatose hepática alcoólica pode se manifestar como uma hepatomegalia descoberta de modo incidental ou como níveis elevados de aminotransferases em exames de sangue de rastreamento. O único sintoma pode consistir em um desconforto vago no quadrante superior direito do abdome. Icterícia é um achado raro, e as aminotransferases estão apenas levemente elevadas (< 5 vezes o normal). A biopsia hepática mostra gordura difusa ou centrolobular ocupando a maior parte dos hepatócitos.

A hepatite alcoólica é uma entidade distinta caracterizada por inflamação hepática aguda, que está associada a uma alta taxa de morbidade e de mortalidade em sua forma mais forma grave. Na biopsia hepática, caracteriza-se pela tríade histológica de corpúsculos de Mallory, infiltração por leucócitos polimorfonucleares, e uma rede de tecido conjuntivo interlobular circundando os hepatócitos e as veias centrais (fibrose pericelular, perivenular e perissinusoidal). Os pacientes com hepatite alcoólica podem ser assintomáticos ou podem estar extremamente doentes com insuficiência hepática. Outros sinais/sintomas comuns incluem anorexia, náuseas, vômitos, perda de peso e dor abdominal. Se os pacientes apresentarem febre, é necessário descartar a possibilidade de infecção. A icterícia de instalação rápida é comum, pode ser pronunciada e tem características colestáticas que exigem diferenciação da doença das vias biliares (ver Capítulos 40, 41 e 45). O exame físico pode revelar sinais cutâneos de doença hepática crônica, incluindo angiomas aracneiformes e eritema palmar. Além disso, podem ocorrer ginecomastia, aumento da glândula parótida, atrofia testicular e queda dos pelos corporais. Podem ocorrer ascite e encefalopatia hepática. As aminotransferases estão apenas moderadamente elevadas (200 a 400 U/ℓ) na hepatite alcoólica em comparação com outras formas de hepatite aguda. A razão AST/ALT quase sempre ultrapassa 2:1, diferentemente do que ocorre na hepatite viral, em que as aminotransferases habitualmente exibem um aumento paralelo. A contagem de leucócitos pode estar notavelmente aumentada.

Diagnóstico

Com frequência, é difícil obter um histórico de consumo excessivo e prolongado de álcool etílico nos pacientes com doença hepática alcoólica. Entretanto, os achados na anamnese, no exame físico e na bioquímica sanguínea são, com frequência, suficientes para estabelecer o diagnóstico de hepatite alcoólica. Muitos pacientes com suspeita ou constatação de consumo excessivo de álcool etílico podem apresentar outras causas além do álcool etílico que estejam contribuindo para a doença hepática (p. ex., hepatite viral crônica). Assim, quando outras causas de doença hepática forem sugeridas e a ingestão de álcool etílico for incerta, pode ser necessária a obtenção de testes sorológicos apropriados e biopsia de fígado para estabelecer o diagnóstico.

Tratamento

A abstinência alcoólica completa é a medida mais importante. Os cuidados de suporte meticulosos, incluindo alimentação enteral para os pacientes com anorexia grave, são cruciais na hepatite alcoólica aguda. Se não houver contraindicações (*i. e.*, infecção, hemorragia digestiva ou insuficiência renal), alguns pacientes com hepatite alcoólica podem se beneficiar do tratamento com corticosteroides. Um valor calculado da função discriminante (FD) superior a 32 (em que FD = 4,6 × [tempo de protrombina (em segundos) − controle (em segundos)] + bilirrubina total [em mg/dℓ]) identifica um subgrupo de pacientes que têm mais probabilidade de se beneficiar do uso de corticosteroides, porém esses indivíduos apresentam doença hepática avançada e alta taxa de mortalidade. De forma semelhante, um escore do Model for End-stage Liver Disease (MELD) superior a 21 estima uma taxa de mortalidade de 20% em 90 dias. A pentoxifilina, um antagonista do TNF-α por via oral, comprovadamente reduziu o risco de insuficiência renal, mas não a taxa de mortalidade, em um único ensaio clínico randomizado, porém outros ensaios clínicos não constataram efeitos benéficos.

Complicações e prognóstico

A esteatose hepática alcoólica sofre resolução completa com a interrupção do consumo de álcool etílico. Pode ocorrer também resolução da hepatite alcoólica, porém ela geralmente progride para cirrose, que já pode existir por ocasião do diagnóstico inicial, ou para insuficiência hepática e morte. A hepatite alcoólica é frequentemente complicada pelo desenvolvimento de encefalopatia, ascite, lesão renal aguda e hemorragia digestiva (ver Capítulo 44). Os pacientes com FD acima de 32 correm alto risco de morte. O modelo de Lille combina seis variáveis reproduzíveis (idade, insuficiência renal, albumina, tempo de protrombina, bilirrubina e evolução da bilirrubina no dia 7), é altamente preditivo de morte em 6 meses e ajuda a orientar a terapia com corticosteroides quando esta é iniciada. Uma pontuação superior a 0,45 estima uma taxa de sobrevida em 6 meses de 25% em comparação com uma taxa de sobrevida de 85% quando a pontuação é inferior a 0,45.

Lesão hepática induzida por fármacos

A lesão hepática induzida por fármacos (LHIF) refere-se à lesão hepática causada por fármacos ou outros agentes químicos e representa um tipo especial de reação adversa a medicamentos. São reconhecidos mais de mil medicamentos e suplementos como causa de hepatotoxicidade.

Os antibióticos continuam sendo os medicamentos mais comumente responsáveis pela LHIF nos EUA e na Europa; a incidência anual de LHIF associada a antibióticos é de 1 em 10 mil a 100 mil indivíduos.

A LHIF pode ser classificada pelo padrão de lesão hepática observado. A *lesão hepatocelular aguda* caracteriza-se por níveis séricos elevados de ALT e elevações mínimas de ALP sérica. A *lesão colestática* caracteriza-se por um nível desproporcionalmente elevado de ALP, que é sintetizada e liberada pelos ductos biliares lesionados. A lesão hepática que apresenta características tanto hepatocelulares quanto colestáticas é denominada *lesão hepática mista*. Dependendo das hepatotoxinas envolvidas, a LHIF também pode ser classificada em duas grandes categorias: previsível e imprevisível. As hepatotoxinas previsíveis, como o paracetamol e o tetracloreto de carbono, causam uma lesão hepática dependente da dose. O paracetamol constitui atualmente a principal causa de insuficiência hepática aguda potencialmente fatal nos EUA e na Europa. As hepatotoxinas imprevisíveis causam LHIF de maneira idiossincrásica. As reações idiossincrásicas são difíceis de prever e não são dependentes da dose. Em geral, tendem a ocorrer nos primeiros 3 meses após iniciar um medicamento. A sua ocorrência é relativamente rara nos indivíduos com características genéticas e ambientais únicas.

Manifestações clínicas e laboratoriais

Os sinais/sintomas da LHIF assemelham-se àqueles associados à hepatite viral e consistem em mal-estar, anorexia, náuseas, vômitos, dor abdominal no quadrante superior direito, icterícia, acolia e colúria (urina cor de chá). Os pacientes com LHIF colestática também podem apresentar prurido. Podem ocorrer febre e exantema, que constituem características essenciais de hipersensibilidade, na LHIF causada por determinados medicamentos, tais como os anticonvulsivantes e o sulfametoxazol-trimetoprima. Pode surgir o desenvolvimento de hepatite colestática ou mista relacionada com a amoxicilina-ácido clavulânico logo após a interrupção do medicamento, habitualmente em 2 a 3 semanas. A nitrofurantoína causa caracteristicamente hepatite crônica depois de muitas semanas, meses ou mesmo anos de terapia e, com frequência, está associada à existência de anticorpos antinucleares (ANA) séricos.

Diagnóstico

O diagnóstico de LHIF representa um desafio devido à falta de características clínicas ou exames laboratoriais específicos ou uniformes na maioria dos casos. É essencial ter um alto nível de suspeita de LHIF para o diagnóstico, e é importante excluir outras causas possíveis de lesão hepática. Em geral, a LHIF ocorre nos primeiros 3 meses após o início de um medicamento, mas pode ser observada depois de períodos mais longos. O Russel-Uclaf Causality Assessment Method (RUCAM) fornece uma avaliação objetiva e consistente, mas pode ser complicado para uso clínico de rotina. Além disso, um estudo realizado por Grant e Rockey sugeriu que a opinião de um especialista supera o RUCAM no estabelecimento do diagnóstico de LHIF. Existe definitivamente a necessidade de um método simples, acurado e reprodutível para o diagnóstico de LHIF.

A hepatite E parece ser um diagnóstico alternativo pequeno, porém importante, para a suspeita de LHIF. Dos 318 pacientes que participaram do estudo multicêntrico U.S. Drug-Induced Liver Injury Network (DILIN) com suspeita de hepatotoxicidade por fármacos, nove (3%) foram positivos para IgM anti-HEV.

Tratamento

A base do manejo da LHIF consiste na retirada do agente agressor e em cuidados de suporte, que habitualmente são suficientes nos casos de LHIF leve a moderada. Deve-se evitar uma reexposição ao fármaco

Seção 7 Doenças do Fígado e das Vias Biliares

implicado. Encontram-se disponíveis terapias específicas para alguns tipos de LHIF. A administração de *N*-acetilcisteína (NAC) no momento oportuno para combater a superdosagem de paracetamol pode salvar a vida. A NAC também melhora os desfechos de pacientes com insuficiência hepática aguda precoce de outras etiologias diferentes do paracetamol. Os corticosteroides provavelmente não são efetivos para a LHIF causada pela maioria dos fármacos; entretanto, algumas vezes utiliza-se um curto ciclo de esteroides para a LHIF imunomediada com manifestações de exantema, febre e eosinofilia. O ácido ursodesoxicólico é seguro e, possivelmente, acelera a resolução da icterícia e do prurido.

Complicações e prognóstico

Com cuidados de suporte e a interrupção do fármaco agressor, ocorre, em geral, rápida resolução da LHIF leve a moderada. Já a lesão hepática colestática pode levar muitas semanas e até meses para uma resolução completa. Em determinadas ocasiões, a LHIF colestática evolui para uma lesão permanente dos ductos biliares com a denominada síndrome do desaparecimento dos ductos biliares. Os pacientes podem desenvolver uma lesão hepática progressiva ou desenvolver uma insuficiência hepática aguda que se manifesta com encefalopatia e coagulopatia, exigindo então transplante hepático.

HEPATITE CRÔNICA

A *hepatite crônica* é definida como um processo inflamatório sustentado do fígado com mais de 6 meses de duração. Na apresentação inicial, pode ser difícil diferenciar a hepatite crônica da hepatite aguda com base em critérios clínicos ou histológicos apenas. Com exceção da hepatite A, a hepatite viral aguda, sobretudo aquela causada por HBV ou HCV, pode evoluir para a hepatite crônica. A esteato-hepatite não alcoólica (EHNA) constitui atualmente a causa mais frequente de hepatite crônica nos EUA e na Europa Ocidental. Diversos fármacos podem causar hepatite crônica, tais como metildopa, isoniazida, minociclina, propiltiouracila e hidralazina. Ao contrário da hepatite aguda, é algumas vezes difícil identificar um agente etiológico nos casos de hepatite crônica. A patogênese dessas formas idiopáticas pode representar doença autoimune quiescente, LHIF ou EHNA anteriores não detectadas, infecção viral negativa para anticorpos ou lesão hepática colestática diagnosticada de modo incorreto (p. ex., cirrose biliar primária [CBP], colangite esclerosante primária [CEP]).

Hepatite viral crônica

Nos países ocidentais, a infecção aguda pelo HBV ocorre habitualmente em adultos; 5 a 10% dos pacientes não conseguem eliminar o vírus e desenvolvem hepatite crônica. Em outras áreas, a transmissão vertical e a aquisição na infância são comuns. As crianças infectadas nos primeiros 2 anos após o nascimento apresentam uma taxa muito mais alta de hepatite B crônica. A infecção pelo HBV sem evidências de qualquer dano hepático pode persistir, o que resulta em portadores assintomáticos de hepatite B. Na Ásia e na África, muitos desses portadores parecem ter contraído o vírus de mães infectadas durante os dois primeiros anos de vida (transmissão vertical).

Os pacientes positivos para HBsAg e HBeAg e que apresentam um elevado nível de DNA do HBV no sangue ($>$ 20.000 UI/mℓ) juntamente com níveis séricos elevados de aminotransferases encontram-se em uma fase de alta replicação (Tabela 42.3). Em contrapartida, os pacientes em uma fase de baixa replicação são positivos para HBsAg e anti-HBe, apresentam baixo nível de DNA do HBV no sangue ($<$ 20.000 UI/mℓ) e têm níveis quase normais ou normais de aminotransferases. Esses indivíduos provavelmente têm HBV com mutação do promotor do pré-cerne e/ou cerne. Os pacientes infectados pelo HBV na fase de alta

replicação correm risco elevado de cirrose e de carcinoma hepatocelular. Esses pacientes, bem como os que já evoluíram para a cirrose precoce, são os principais candidatos à terapia antiviral.

Atualmente, oito medicamentos estão aprovados para o tratamento de adultos com hepatite B crônica nos EUA, tais como a interferona-α e a sua forma peguilada e seis análogos de nucleosídios/nucleotídios (lamivudina, telbivudina, adefovir dipivoxila, tenofovir disoproxila, entecavir e tenofovir alafenamida). A principal meta da terapia é eliminar ou suprimir permanentemente o HBV e, assim, reduzir a atividade da hepatite e retardar ou limitar a progressão da doença hepática. É importante iniciar a terapia com um análogo de nucleosídio/nucleotídio que tenha uma alta barreira genética à resistência, como o entecavir ou o tenofovir, como manejo de primeira linha. Os estudos de acompanhamento a longo prazo mostraram que a terapia à base de interferona aumenta a depuração sorológica do HBsAg ao longo do tempo. A eliminação sorológica do HBsAg é menos comum nos pacientes tratados com análogos de nucleosídios/nucleotídios em vez da terapia à base de interferona. Todos os pacientes com HBV crônico correm risco de carcinoma hepatocelular e devem ser submetidos a rastreamento com base na idade, no sexo e na etnia. O risco de carcinoma hepatocelular diminui com a redução da carga viral.

Nos pacientes com coinfecção por HBV e HDV, o destino do HDV é determinado pela resposta do hospedeiro ao HBV, que em mais de 95% dos adultos resulta em eliminação viral. Em contrapartida, a superinfecção por HDV em um indivíduo com hepatite B crônica resulta habitualmente em infecção crônica por HDV. O tratamento com análogos de nucleosídios/nucleotídios não é efetivo para reduzir a replicação do HDV. A prática aceita para o tratamento de infecção crônica por HDV consiste em interferona peguilada semanalmente durante pelo menos 48 semanas. Nos pacientes com alta concentração de DNA do HBV, o acréscimo de um potente análogo de nucleosídio/nucleotídio para inibir a replicação do HBV é uma atitude lógica, porém sua eficácia a longo prazo ainda não foi definida.

Ocorre o desenvolvimento de hepatite C crônica em até 75% dos indivíduos agudamente expostos ao HCV (Figura 42.5). Cerca de 1,6% da população dos EUA (4,1 milhões de pessoas) é positiva para anticorpos contra o HCV (anti-HCV), e 2,4 milhões de indivíduos têm infecção crônica.[3] Até 20% dos casos de HCV progridem para a cirrose, habitualmente dentro de 20 a 30 anos após a infecção. O HCV apresenta seis genótipos principais, dos quais o genótipo 1 é o mais comum nos EUA, seguido pelos genótipos 2 e 3. O genótipo ajuda a determinar o esquema e a duração do tratamento. O objetivo da terapia antiviral consiste em obter resposta virológica (RV12) ou cura persistentes, que são definidas como níveis indetectáveis de RNA do HCV 12 semanas após a interrupção do tratamento. Os medicamentos atuais para a hepatite C são muito efetivos e promovem cura em 98 a 99% dos pacientes virgens de tratamento. Esses agentes AADs de segunda geração mais recentes têm como alvo a replicação do HCV, aumentaram drasticamente as taxas de cura, reduziram a duração do tratamento e minimizaram os efeitos colaterais. Esses medicamentos atuam por meio de novos mecanismos de ação, cujos alvos são as enzimas do HCV necessárias para a replicação do vírus, tais como a NS5B polimerase, a NS3/4 protease e a proteína NS5A do HCV.

---

[3] N.R.T.: No Brasil, um modelo matemático desenvolvido em 2016 estimava que cerca de 657 mil pessoas tinham infecção ativa pelo HCV e, portanto, indicação de tratamento. Entre os anos 1999 e 2018, foram notificados 359.673 casos de hepatite C no Brasil. A maioria das pessoas infectadas pelo HCV desconhece seu diagnóstico. A maior prevalência de hepatite C é em pessoas com mais de 40 anos, sendo mais frequentemente encontrada nas regiões Sul e Sudeste do Brasil. Pessoas submetidas a hemodiálise, encarceradas, usuárias de drogas e vivendo com HIV são exemplos de populações mais vulneráveis à infecção pelo HCV.

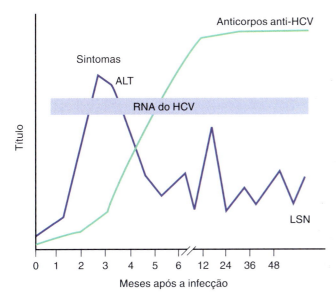

Figura 42.5 Cinética dos marcadores do vírus da hepatite C (HCV) durante a hepatite C aguda que evolui para infecção crônica. *ALT*, alanina aminotransferase; *LSN*, limite superior do normal.

A interferona-α peguilada e a ribavirina são agora medicamentos históricos para o tratamento da hepatite C crônica e os pacientes eram tratados durante 24 ou 48 semanas, com taxas de RV persistente de 50% e alta incidência de efeitos colaterais.

O consumo de carne de caça, de produtos suínos ou de mexilhões por receptores de transplantes de órgãos pode resultar em infecção por HEV, que é mais comumente assintomática e sem icterícia. Cerca de 60% dessas infecções tornam-se crônicas, e até 10% dos pacientes evoluem para a cirrose. O tratamento consiste na redução cuidadosa da imunossupressão, que resulta em eliminação viral em 30% dos pacientes submetidos à monoterapia com ribavirina.

Hepatite autoimune

A hepatite autoimune (HAI) tem várias formas clínicas que compartilham achados histológicos típicos, o que inclui inflamação hepática significativa com preponderância de plasmócitos e fibrose. A HAI do tipo 1, ou clássica, caracteriza-se por hipergamaglobulinemia, bem como autoanticorpos ANA ou anticorpos contra o músculo liso (ASMA, do inglês *anti-smooth muscle antibodies*) em até 80% dos casos. A HAI do tipo 2 caracteriza-se pela presença de anticorpos antimicrossomais hepáticos/renais (anti-LKM1, do inglês *liver/kidney microsomal antibodies*) e pela ausência de ANA e ASMA. A variante do tipo 1 pode afetar pessoas de qualquer idade ou sexo, enquanto a variante do tipo 2, menos comum, acomete principalmente meninas e mulheres jovens. Um terceiro tipo de HAI com anticorpos contra o antígeno hepático solúvel ou o antígeno fígado-pâncreas (anti-SLA/LP, do inglês *soluble liver antigen or liver-pancreas antigen*) não é mais considerado como entidade única, visto que esses anticorpos também podem ser encontrados nas variantes dos tipos 1 e 2. Existem também variantes de sobreposição incomuns de HAI que apresentam características tanto da HAI quanto de outras doenças hepáticas, tais como a CBP ou a CEP.

A HAI não tem características patognomônicas, e o diagnóstico é estabelecido por uma combinação de fatores. Um algoritmo de diagnóstico simplificado, que inclui a presença de autoanticorpos, hipergamaglobulinemia, histologia típica do fígado e ausência de hepatite viral, demonstrou ser útil na identificação de pacientes com HAI. Manifestações extra-hepáticas, tais como amenorreia, exantema, acne, vasculite, tireoidite e síndrome de Sjögren, são comuns. As evidências de insuficiência hepática e de doença crônica na biopsia hepática são frequentemente discerníveis por ocasião do diagnóstico. As indicações para tratamento incluem provas anormais de função hepática e inflamação hepática significativa na biopsia.

Os corticosteroides constituem a base do tratamento, tipicamente em associação com azatioprina como agente poupador de esteroides. Esse esquema é eficaz na maioria dos pacientes (> 80%) e, em muitos casos, prolonga a sobrevida.

Doença hepática gordurosa não alcoólica

A doença hepática gordurosa não alcoólica (DHGNA) tem um espectro de apresentações desde esteatose simples, que habitualmente não progride para a doença hepática avançada, até EHNA, que pode exibir ou levar à cirrose. Trata-se da causa mais comum de anormalidades nas provas de função hepática entre adultos nos EUA e na Europa Ocidental. A DHGNA é comumente observada nos indivíduos com obesidade central, hipertensão arterial sistêmica, diabetes melito e hiperlipidemia, embora também possa ser observada nos indivíduos com peso normal. A resistência à insulina desempenha um papel central na fisiopatologia da DHGNA. As estimativas indicam que cerca de 80 a 100 milhões de norte-americanos apresentam DHGNA; destes, 18 milhões têm EHNA e quase 20% exibem sinais de doença avançada (*i. e.*, fibrose confluente, cirrose) no exame histológico.

A biopsia hepática constitui o "padrão-ouro" para o diagnóstico de EHNA. Foi elaborado o NAFLD Activity Score, que representa a soma das pontuações para esteatose, inflamação lobular e balonização dos hepatócitos que são tipicamente observados na biopsia hepática. Esse escore varia de 0 a 8, e uma pontuação de 5 ou mais é considerada como diagnóstica de EHNA. A biopsia hepática é invasiva, de alto custo e pode causar complicações, tais como um pequeno risco de morte (0,01 a 0,1%). A realização da biopsia hepática diminuiu com o advento das mais recentes avaliações não invasivas para fibrose e esteatose hepáticas. A biopsia do fígado é usada predominantemente para os casos de incerteza diagnóstica quanto à etiologia da doença. A ultrassonografia e a RM conseguem determinar a fibrose ao medir a rigidez do fígado com a tecnologia de elastografia transitória e também podem estimar o grau de esteatose.

Atualmente, não existe um tratamento aprovado pela FDA para a EHNA. Ensaios clínicos de agentes que têm como alvo terapêutico o desenvolvimento de esteatose e fibrose hepáticas estão em andamento e demonstraram efeitos benéficos sobre a fibrose hepática. Entretanto, a redução do peso corporal com uma meta de 5 a 7% de perda e a prática regular de exercícios físicos estão associadas a melhoras bioquímica e histológica e constituem importantes componentes da terapia. A vitamina E e a pioglitazona comprovadamente melhoram a inflamação hepática nos pacientes não diabéticos com EHNA, porém não são recomendadas rotineiramente devido às questões relacionadas com a sua segurança em longo prazo e efeitos colaterais.

Hepatites genética e metabólica

A *hemocromatose* é uma doença genética autossômica recessiva na qual baixos níveis do hormônio regulador do ferro, a hepcidina, causam defeitos do sistema sensor das reservas de ferro e absorção excessiva de ferro pelo sistema digestório. Nos EUA, cerca de 1 em cada 250 indivíduos brancos tem a condição; entretanto, a expressão clínica é variável. Tipicamente, são usados os valores elevados de ferritina e de saturação de transferrina para rastreamento de pacientes com evidências de doença hepática crônica e para orientar a necessidade de testes genéticos adicionais. A maioria dos pacientes com hemocromatose é homozigota para a mutação C282Y no gene *HFE*, e um subgrupo de indivíduos que são heterozigotos para ambas as mutações C282Y e H63D pode desenvolver sobrecarga de ferro. A sobrecarga de ferro é muito incomum nos indivíduos homozigotos para a mutação H63D. Mutações genéticas em várias outras proteínas envolvidas na detecção do ferro também estiveram associadas à sobrecarga de ferro, porém elas não são testadas rotineiramente na prática clínica.

A hemocromatose é uma doença sistêmica na qual há deposição de ferro nas células parenquimatosas de vários órgãos, tais como o fígado, o coração, o pâncreas e a hipófise. Os pacientes podem desenvolver cirrose hepática e câncer de fígado, insuficiência cardíaca, diabetes melito, hipogonadismo e artralgias. É necessário um alto índice de suspeita para detectar o distúrbio nos estágios iniciais. O tratamento padrão para a hemocromatose consiste na flebotomia terapêutica. Para os pacientes que não podem ser submetidos à flebotomia, pode-se oferecer a terapia de quelação.

A *doença de Wilson* é uma condição genética autossômica recessiva que resulta de mutações no gene *ATP7B* localizado no cromossomo 13. Essas mutações resultam em acúmulo excessivo de cobre em diversos órgãos, mais notavelmente o fígado, a córnea e o cérebro. A prevalência da doença na maioria das populações é de aproximadamente um em 30 mil nascidos vivos. A doença de Wilson pode ocorrer em qualquer idade. A medição da excreção de cobre na urina de 24 horas, o exame da córnea com lâmpada de fenda à procura dos anéis de Kayser-Fleischer e a medição direta do cobre hepático confirmam o diagnóstico. Durante toda a vida os pacientes devem receber tratamento de quelação com penicilamina ou trientina. Pode-se utilizar zinco para manter níveis estáveis de cobre no corpo.

A *deficiência de* α_1-*antitripsina* (AAT) é uma doença genética autossômica recessiva do cromossomo 14 que causa retenção de AAT no fígado, resultando então em dano hepático. A AAT é um inibidor de protease da enzima proteolítica elastase. O produto gênico normal é designado como PiM, e as variantes da deficiência são PiS (50 a 60%) e PiZ (10 a 20%). Os fenótipos dos portadores mais comuns são PiMS e PiMZ, e os fenótipos da doença são PiZZ, PiSS e PiSZ. O diagnóstico é sustentado por baixos níveis séricos de AAT e coloração positiva para diastase de inclusões de AAT hepatocelulares na biopsia hepática. O teste fenotípico no soro tem sido o padrão-ouro tradicional para estabelecer o diagnóstico. Entretanto, o teste de genotipagem já está disponível e é amplamente utilizado. A doença pulmonar resulta da perda dos efeitos protetores nos pacientes com baixos níveis circulantes de AAT. A terapia de reposição com AAT constitui uma opção para os pacientes com doença pulmonar, porém não é útil para os que apresentam doença hepática.

Para uma discussão mais profunda sobre este tópico, ver Capítulos 139, "Hepatite Viral Aguda", e 140, "Hepatites Virais Crônicas e ❖ Hepatite Autoimune", em *Goldman-Cecil Medicina*, 26ª edição.

LEITURA SUGERIDA

Asselah T, Marcellin P: Interferon free therapy with direct acting antivirals for HCV, Liver Int 33(Suppl 1):93–104, 2013.

Feldman M, Friedman LS, Brandt LJ: Sleisenger and Fordtran's gastrointestinal and liver disease-2 Volume Set,ed 10, 2015, Chapters 78-82.

Grant LM, Rockey DC: Drug-induced liver injury, Curr Opin Gastrointesterol 28:198–202, 2012.

Hughes SA, Wedemeyer H, Harrison PM: Hepatitis delta virus, Lancet 378:73–85, 2011.

Jeong SH, Lee HS: Hepatitis A: clinical manifestations and management, Intervirology 53:15–19, 2010.

Kamar N, Bendall R, Legrand-Abravanel F, et al: Hepatitis E, Lancet 379:2477-2488, 2012.

Liaw YF: Impact of therapy on the outcome of chronic hepatitis B, Liver Int 33(Suppl 1):111–115, 2013.

43

Insuficiência Hepática Aguda

Anil Seetharam, Michael B. Fallon

DEFINIÇÕES

A insuficiência hepática aguda (IHA) é uma condição rara caracterizada por rápida deterioração da função hepática que resulta em alteração do estado mental e coagulopatia em indivíduos sem doença hepática preexistente. Uma definição funcional amplamente aceita inclui razão normalizada internacional (RNI) superior a 1,5 e alteração do estado mental de qualquer grau (encefalopatia) em um indivíduo sem cirrose preexistente e doença com menos de 26 semanas de duração. A disfunção associada de múltiplos sistemas orgânicos e a encefalopatia com probabilidade de herniação do tronco encefálico exigem um reconhecimento imediato e a transferência do paciente para uma unidade de terapia intensiva (UTI). Embora possam ser utilizados tratamento etiológico específico e medidas de suporte, o transplante de fígado continua sendo a única chance de cura para os pacientes que não apresentam recuperação espontânea.

PATOGÊNESE

A IHA resulta de grave e inexorável inflamação com necrose dos hepatócitos e colapso da estrutura arquitetônica do fígado. Essa característica contrasta com as alterações da cirrose e as complicações da hipertensão porta que dominam a doença hepática crônica (ver Capítulo 44). A IHA pode resultar de infecção pelos vírus hepatotrópicos A, B, C, D ou E (ver Capítulo 42) ou pelo herpes-vírus simples (HSV). Além disso, a exposição idiossincrática ou dependente da dose a hepatotoxinas, tais como paracetamol, isoniazida (INH), halotano, ácido valproico ou toxinas de cogumelos (*Amanita phalloides*), pode provocar IHA. A síndrome de Reye, uma doença que afeta predominantemente as crianças, e a esteatose hepática da gravidez frequentemente se assemelham à IHA e se caracterizam por infiltração gordurosa microvesicular e pouca necrose hepatocelular. As causas raras de IHA incluem doença de Wilson, isquemia hepática, hepatite autoimune e neoplasia maligna (e-Figuras 43.1 e 43.2).

APRESENTAÇÃO CLÍNICA

A apresentação clínica consiste em icterícia progressiva e encefalopatia hepática sem evidências clínicas de doença hepática crônica subjacente. Outras manifestações comuns, porém inespecíficas, incluem náuseas, vômitos, perda de apetite, dor na parte superior direita do abdome devida à hepatomegalia, febre, fadiga, colúria e acolia. Tipicamente, há a predominância do comprometimento da função metabólica e de síntese do fígado, e a hipertensão porta é muito menos comum em comparação com os pacientes que apresentem cirrose estabelecida.

DIAGNÓSTICO

A apresentação clínica da IHA pode ser dramática, com icterícia e manifestações sistêmicas avançadas como primeiras indicações de doença grave e potencialmente fatal. É essencial obter uma anamnese completa focada na exposição potencial a vírus e hepatotoxinas, na gravidez, em evento associado à hipotensão e em indícios sugestivos de causas autoimunes.

Os exames laboratoriais iniciais devem se concentrar na avaliação da gravidade da disfunção hepática e na detecção de possível exposição ao paracetamol, para a qual é preciso iniciar imediatamente o tratamento com um antídoto específico. Outros exames laboratoriais especializados destinam-se a identificar causas virais específicas – pesquisa de imunoglobulina M (IgM) anti-hepatite A, antígeno de superfície da hepatite B (HBsAg), IgM contra o antígeno do cerne da hepatite B (anti-HBc), antígeno da hepatite D, anticorpo anti-hepatite C e/ou RNA do vírus da hepatite C, IgM anti-hepatite E, IgM antivaricela e IgM anti-herpes-vírus simples – ou outras causas (p. ex., nível de ceruloplasmina ou marcadores autoimunes). A esteatose hepática aguda da gravidez pode evoluir para a IHA no período periparto; entretanto, deve-se efetuar um teste de gravidez em todas as mulheres em idade fértil, visto que as doenças virais (HSV, hepatite E) podem ter evolução mais grave durante a gravidez.

Um nível sérico negativo de paracetamol não exclui a possibilidade de superdosagem por esse agente, visto que o fármaco é rapidamente depurado do sangue. É importante ressaltar que, nos países ocidentais, a superdosagem de paracetamol é responsável por aproximadamente 50% de todos os casos de IHA e por 20% de todos os casos de supostas causas indeterminadas. Doses baixas de paracetamol (ou compostos que contenham paracetamol) podem precipitar IHA no contexto do consumo consistente de álcool etílico devido à ativação constitutiva (pelo etanol) das vias do citocromo produzindo metabólitos tóxicos do paracetamol.

O exame de imagem do fígado, incluindo ultrassonografia com Doppler, pode ser utilizado para avaliar a arquitetura hepática e o influxo e efluxo sanguíneos do fígado. Apesar de não ser obrigatória, pode-se considerar uma biopsia hepática para avaliar a etiologia; com frequência, a biopsia é realizada por via transjugular por causa da coagulopatia e da acuidade da doença.

TRATAMENTO

O tratamento da IHA é, em grande parte, de suporte, visto que, com frequência, não se dispõe de tratamento específico para a causa subjacente da insuficiência hepática. Entretanto, muitos processos que resultam em necrose generalizada dos hepatócitos e em IHA são eventos transitórios, e, com frequência, ocorre regeneração dos hepatócitos com recuperação da função hepática quando os pacientes sobrevivem ao dano inicial. Os efeitos tóxicos do paracetamol e a hipotensão que causam necrose hepática são exemplos. Em contrapartida, a IHA que resulta de hepatite viral ou de lesão hepática induzida por fármacos (LHIF) idiossincrásica tem, tipicamente, evolução mais prolongada e prognóstico incerto. Em ambos os casos, o tratamento de suporte meticuloso em UTI demonstrou melhorar a sobrevida. Os pacientes com IHA devem ser tratados em centros com experiência nessa doença e com um programa de transplante de fígado. Numerosas complicações sistêmicas podem resultar da IHA, e cada uma delas precisa ser cuidadosamente identificada e tratada (Tabela 43.1). À medida que a insuficiência hepática progride, pode surgir uma síndrome de falência de múltiplos órgãos que pode incluir encefalopatia, coagulopatia, infecção e insuficiência renal.

A *encefalopatia hepática* constitui frequentemente o primeiro e mais dramático sinal de insuficiência hepática. A patogênese precisa da encefalopatia hepática na IHA permanece incerta e provavelmente é multifatorial; entretanto, difere daquela associada à doença hepática crônica ou à hipertensão porta em dois aspectos importantes. Em primeiro lugar, responde frequentemente à terapia apenas quando a função hepática melhora e, em segundo lugar, está frequentemente associada à hipoglicemia ou ao edema cerebral, duas outras causas de coma passíveis de tratamento. A terapia para a encefalopatia hepática na IHA difere discretamente dos princípios delineados no Capítulo 44. O uso de lactulose pode ser considerado (por via oral ou por tubo nasogástrico), porém a sua administração deve ser interrompida se não houver melhora significativa do estado mental. A rifaximina, um antibiótico não absorvível, pode ser administrada como adjuvante por via oral ou pelo tubo NG. A intubação é frequentemente necessária para proteger as vias respiratórias da aspiração e possibilitar a ventilação nos pacientes com encefalopatia avançada.

O *edema cerebral*, cuja patogênese é desconhecida, é uma importante causa de morte na IHA. Pode ser difícil diferenciar o edema cerebral da encefalopatia hepática, e a TC da cabeça frequentemente não é confiável, visto que as alterações da arquitetura observadas no edema podem ocorrer tardiamente em relação à progressão clínica.

Pode-se considerar a medição da pressão intracraniana (PIC), embora ela esteja associada a complicações, inclusive sangramento. A meta é manter a PIC inferior a 20 mmHg enquanto se mantém uma pressão de perfusão cerebral (calculada como a pressão arterial média menos a PIC) superior a 60 mmHg. As medidas de suporte para limitar a elevação da PIC incluem: controle da agitação, elevação da cabeça em 20 a 30°, hiperventilação, vasopressores sistêmicos para manter a pressão arterial média, administração de manitol, coma induzido por barbitúricos, e transplante de fígado imediato.

À medida que a função de síntese hepática se deteriora, pode ocorrer *hipoglicemia* como resultado de comprometimento da gliconeogênese hepática e degradação da insulina. Todos os pacientes que correm risco devem receber infusões intravenosas (IV) de glicose a 10% e monitoramento frequente dos níveis de glicemia. Outras anormalidades metabólicas ocorrem comumente, o que inclui hiponatremia, hipopotassemia, alcalose respiratória e acidose metabólica. Portanto, indica-se o monitoramento frequente dos eletrólitos e do pH do sangue. A terapia renal substitutiva pode ser empregada para regular o equilíbrio ácido-básico/eletrolítico, sendo as modalidades contínuas preferidas à hemodiálise intermitente.

O *sangramento* ocorre com frequência e é comumente causado por erosões gástricas no contexto de comprometimento da síntese dos fatores da coagulação e tempo de protrombina prolongado. Todos os pacientes devem receber vitamina K e supressão profilática do ácido gástrico. A administração de plasma fresco congelado é reservada para os casos de sangramento clinicamente significativo ou procedimentos importantes, incluindo monitoramento da PIC e colocação de acesso venoso central. Os exames na IHA constaram redução concomitante e proporcional nos níveis plasmáticos de pró-coagulantes e proteínas anticoagulantes naturais em associação a elevação significativa nos níveis plasmáticos do fator VIII (FVIII) e do fator de Von Willebrand,

Tabela 43.1 Manejo de problemas selecionados na insuficiência hepática fulminante.		
Sistema orgânico	**Patogênese**	**Medidas de suporte**
Encefalopatia hepática	Diminuição da função dos hepatócitos	Identificação das causas passíveis de tratamento (p. ex., hipoglicemia, fármacos usados para sedação, sepse, hemorragia digestiva, desequilíbrio eletrolítico, diminuição da P_{O_2}, aumento da P_{CO_2}) Lactulose e rifaximina
Edema cerebral	Inflamação sistêmica e local e neurotoxinas circulantes, incluindo amônia arterial	Elevação da cabeceira do leito de 20 a 30° Hiperventilação (redução da P_{CO_2}) Colocação de monitor de pressão intracraniana Manitol
Renal	Lesão pré-renal devida a diminuição do volume circulante efetivo, necrose tubular aguda ou funcional levando a desequilíbrio ácido-básico/eletrolítico	Terapia renal substitutiva contínua
Cardiovascular	Baixa resistência vascular sistêmica Diminuição do tônus vascular central que compromete a oxigenação dos tecidos periféricos	Reanimação intravenosa (IV) com soro fisiológico e mudança para a solução de NaCl a 0,45% contendo 75 mEq/ℓ de bicarbonato de sódio se acidótica Suporte com vasopressores para manter pressão arterial média de pelo menos 75 mmHg ou pressão de perfusão cerebral de 60 a 80 mmHg
Hematológico	Redução concomitante dos níveis de proteínas pró-coagulantes e proteínas anticoagulantes naturais juntamente com elevação do fator VIII (FVIII) e do fator de Von Willebrand resultando em redução da capacidade de geração de trombina	Vitamina K, 10 mg IV 1 vez Plasma fresco congelado, concentrado de plaquetas e rFVIII geralmente reservados para sangramento ativo ou necessidade de procedimento invasivo Supressão do ácido gástrico para evitar hemorragia digestiva luminal
Infeccioso	Disfunção imune	Hemocultura e culturas de urina e do aspirado traqueal de vigilância quando aplicável Baixo limiar para iniciar a terapia com antibióticos de amplo espectro e antifúngicos

o que resulta em uma capacidade de geração de trombina em geral eficiente, apesar de reduzida, em comparação com controles saudáveis. A hemostasia global, avaliada pela tromboelastografia (TEG), pode ser normal graças a vários mecanismos compensatórios, mesmo nos pacientes com acentuada elevação da RNI.

Até 80% dos pacientes com IHA desenvolvem infecção em algum momento da doença; foram implicadas infecções tanto bacterianas (cerca de 80% das infecções) quanto fúngicas (cerca de 20%). Os pacientes correm maior risco de infecção como resultado da imunidade comprometida em consequência da insuficiência hepática e da necessidade de monitoramento invasivo. Pode ocorrer infecção grave sem febre ou leucocitose. Por isso, são recomendadas e justificadas culturas frequentes quando houver alterações abruptas das condições clínicas do paciente, e deve haver um baixo limiar para iniciar a antibioticoterapia.

Embora seja frequentemente empregado para orientar a avaliação, nenhum modelo prognóstico isolado discrimina os pacientes que irão se recuperar de maneira espontânea e os que necessitarão de transplante. O United States Acute Liver Failure Study Group (ALFSG) inscreveu prospectivamente mais de 1.900 indivíduos com IHA tratados com ou sem transplante e sua meta era elaborar um modelo para a IHA para prever a sobrevida sem transplante em 21 dias. Os dados demográficos clínicos e os parâmetros laboratoriais foram coletados na ocasião da inscrição e registrados de modo seriado por até 1 semana. As variáveis de valor prognóstico adotadas no modelo preditivo incluíram: grau de coma por ocasião da admissão, etiologia da insuficiência hepática e necessidade de vasopressores, bem como os valores da RNI e da bilirrubina na admissão. O modelo previu corretamente o desfecho em 66,3% dos indivíduos, superando discretamente os critérios históricos do King's College e o escore do Model for End-stage Liver Disease (MELD).

O *transplante de fígado* (ver Capítulo 44) tem sido realizado com sucesso em pacientes com IHA e constitui o tratamento de escolha para os pacientes que não parecem ter probabilidade de recuperação espontânea. Devido ao alto risco de deterioração clínica abrupta, a abordagem ideal é que os potenciais candidatos sejam transferidos para centros de transplante antes do desenvolvimento de complicações significativas (p. ex., coma, edema cerebral, hemorragia, infecção). Os indivíduos com IHA que preenchem os critérios do programa de transplante para listagem nos EUA recebem o estado 1A, o que os coloca no nível de prioridade máxima na lista de espera.

PROGNÓSTICO

A etiologia da IHA e o grau de encefalopatia hepática constituem determinantes fundamentais do prognóstico. Os pacientes cuja IHA resulta de superdosagem de paracetamol ou de hepatite viral A ou B têm taxa de sobrevida melhor do que os pacientes com doença de Wilson ou com etiologia indeterminada. A taxa de sobrevida a curto prazo para os pacientes com IHA em coma é de 20% sem transplante de fígado.

Atualmente, a IHA responde por cerca de 8% de todos os transplantes de fígado, conforme dados do Scientific Registry of Transplant Recipients (SRTR), com taxas de sobrevida em 1 ano de 84% nos EUA. Os pacientes que sobrevivem sem transplante também apresentam excelente prognóstico, visto que o tecido hepático apresenta, em geral, regeneração normal independentemente da causa da IHA.

LEITURA SUGERIDA

Bernal W, Wendon J: Acute liver failure, N Engl J Med 369(26): 2525–3, 2013.

Koch DG, Tillman H, Durkalski V, Lee WM, Reuben A: Development of a model to predict transplant-free survival of patients with acute liver failure, Clin Gastroenterol Hepatol 14(8):1199–1206, 2016.

Lee WM, Larson AM, Stravitz RT: AASLD position paper: the management of acute liver failure—update 2011. Available at: http://www.aasld.org/practiceguidelines/Documents/AcuteLiverFailureUpdate2011.pdf.

44

Cirrose Hepática e Suas Complicações

Shivang Mehta, Michael B. Fallon

CIRROSE HEPÁTICA

Definição

A cirrose é uma doença lentamente progressiva que se caracteriza pela formação de tecido fibroso e cicatricial no fígado que acaba substituindo os hepatócitos normais e comprometendo o fluxo sanguíneo porta. A fibrose pode ser o resultado autoperpetuante de muitos processos iniciais, tais como agravos infeciosos, inflamatórios, tóxicos, metabólicos, genéticos e vasculares que levam ao dano hepático. As manifestações clínicas da cirrose desenvolvem-se, em sua maioria, como resultado de hipertensão porta, disfunção hepatocelular ou alteração da diferenciação celular.

Etiologia

A doença hepática alcoólica, a esteato-hepatite não alcoólica (EHNA) e a infecção pelo vírus da hepatite C (HCV) constituem as causas mais comuns de cirrose em países industrializados. O vírus da hepatite B (HBV) é a principal causa na Ásia e na maior parte da África. Existem muitas outras causas significativas de cirrose, incluindo cirrose biliar (primária e secundária), hepatite autoimune, doenças hereditárias (p. ex., deficiência de α_1-antitripsina) e lesão induzida por fármacos, que exigem avaliação específica. Entretanto, um número significativo de pacientes com cirrose na apresentação não tem uma causa prontamente identificável. Esses casos são referidos como de origem idiopática ou criptogênica, permanecendo então como diagnóstico de exclusão. As condições comuns e incomuns que podem levar à cirrose estão listadas na Tabela 44.1. A hepatite crônica ativa, a doença hepática gordurosa não alcoólica (DHGNA)/EHNA e a deficiência de α_1-antitripsina são discutidas no Capítulo 42.

Tabela 44.1 Causas comuns de cirrose.

Consumo abusivo de álcool etílico

Esteato-hepatite não alcoólica

Hepatite viral (hepatites B, C e D crônicas)

Cirrose cardíaca

Insuficiência cardíaca direita crônica

Pericardite constritiva

Lesão hepática induzida por fármaco (LHIF)

Hepatite autoimune

Cirrose biliar primária

Hemocromatose (primária e secundária)

Doença de Wilson

Deficiência de α_1-antitripsina

Patologia

A sequência típica de eventos que leva ao desenvolvimento de cirrose envolve lesão significativa dos hepatócitos seguida por reparo não efetivo que resulta em fibrose hepática. Dependendo do mecanismo, a lesão pode ser de natureza aguda ou crônica. A resposta fibrótica à lesão leva ao desenvolvimento de nódulos circundados por tecido fibroso, que consistem em focos de hepatócitos em regeneração, formação de membranas fibrovasculares, rearranjo dos vasos sanguíneos e, por fim, cirrose. Essa ruptura da arquitetura lobular hepática normal distorce o leito vascular e contribui para o desenvolvimento de hipertensão porta e derivação intra-hepática. Quanto à morfologia macroscópica, a cirrose pode ser referida como macronodular (nódulos de regeneração > 3 mm), comumente observada em consequência de hepatite crônica ativa, ou como micronodular (nódulo de regeneração < 3 mm), uma característica típica da cirrose alcoólica ou da cirrose de origem mista.

Apresentação clínica

Os sinais/sintomas da cirrose hepática são, com frequência, inespecíficos nos estágios iniciais e consistem em fadiga, mal-estar, fraqueza, alteração do peso, anorexia e náuseas. Com a progressão da hipertensão porta ou a perda de hepatócitos, ocorrem aumento da circunferência abdominal, disfunção sexual, alteração do estado mental e hemorragia digestiva. Os achados físicos dependem do estágio de apresentação. A Tabela 44.2 destaca os mecanismos patogênicos subjacentes a esses diversos sinais/sintomas.

Diagnóstico

Devido às reservas significativas de função hepática, os pacientes com cirrose frequentemente são assintomáticos, e o diagnóstico é estabelecido no modo incidental por ocasião do exame físico ou de exames laboratoriais. Como alternativa, os pacientes apresentam de forma abrupta complicações específicas da cirrose com risco à vida, sobretudo sangramento varicoso, ascite, peritonite bacteriana espontânea e encefalopatia hepática (EH). Se houver suspeita de cirrose em bases clínicas, o diagnóstico pode ser estabelecido de forma confiável por uma combinação de achados clínicos, laboratoriais e de imagem na maioria dos casos. Embora a biopsia hepática ainda seja considerada o "padrão-ouro" para o diagnóstico acurado, surgiram novas modalidades não invasivas para estimar a fibrose. As modalidades predominantes utilizadas para avaliar de forma não invasiva a fibrose são FibroSure®, FibroScan® (elastografia por ultrassonografia com uso de onda de cisalhamento) e elastografia por ressonância magnética (ERM). Com esses avanços, a biopsia agora é realizada com mais frequência para definir o estágio e a gravidade da doença, avaliar o prognóstico e monitorar a resposta ao tratamento.

Capítulo 44 Cirrose Hepática e Suas Complicações

Tabela 44.2 Manifestações clínicas e patogênese da cirrose.

Sinais e sintomas	Patogênese
Constitucionais	
Fadiga, anorexia, mal-estar, fraqueza, perda de peso	Disfunção hepática de síntese ou metabólica
Cutâneos	
Angiomas aracneiformes, eritema palmar	Alteração do metabolismo dos estrogênios e dos androgênios
Icterícia	Diminuição da excreção de bilirrubina
Cabeça de medusa	Derivação portossistêmica devida à hipertensão porta
Endócrinos	
Ginecomastia, atrofia testicular, diminuição dos pelos corporais em homens	Alteração do metabolismo dos estrogênios e dos androgênios
Diminuição da libido, virilização e irregularidades menstruais em mulheres	
Gastrintestinais	
Dor abdominal	Hepatomegalia, carcinoma hepatocelular
Edema abdominal	Ascite devida à hipertensão porta
Hemorragia digestiva	Hemorragia de varizes devida à hipertensão porta
Hematológicos	
Anemia, leucopenia, trombocitopenia	Hiperesplenismo secundário à hipertensão porta
Equimoses	Redução na síntese dos fatores da coagulação
Neurológicos	
Alteração do padrão do sono, sonolência, confusão, asterixe	Disfunção hepatocelular: incapacidade de metabolizar a amônia a ureia

Achados laboratoriais

A disfunção hepatocelular resulta em redução da síntese de proteínas (hipoalbuminemia), hiperbilirrubinemia, baixos níveis de ureia no sangue e níveis séricos elevados de amônia. A hipertensão porta causa hiperesplenismo, que resulta em anemia, trombocitopenia e leucopenia. Os pacientes com ascite frequentemente desenvolvem hiponatremia dilucional como resultado da retenção renal ávida de sódio (Na^+) e de água. As enzimas hepáticas alanina aminotransferase (ALT) e aspartato aminotransferase (AST) são bons marcadores de necrose ativa dos hepatócitos, enquanto elevações da fosfatase alcalina e da bilirrubina desproporcionais à ALT e à AST sugerem obstrução biliar intra-hepática ou extra-hepática. FibroSure® é um exame laboratorial que consiste em um painel composto de bilirrubina total, GGT, α_2-macroglobulina, haptoglobina e apolipoproteína A1 corrigidas para a idade e o sexo de modo a fornecer um substituto para a fibrose avançada validado em populações com hepatites B e C.

Exames de imagem

Vários exames de imagem, incluindo a ultrassonografia (US) com ou sem Doppler da vasculatura venosa porta e hepática, a tomografia computadorizada (TC) e a ressonância magnética (RM), apresentam perfis complementares na avaliação de suspeita de cirrose. Os achados que sustentam o diagnóstico de cirrose incluem aumento relativo dos lobos hepático esquerdo e caudado como resultado de atrofia do lobo direito; nodularidade superficial; e características de hipertensão porta, tais como ascite, varizes intra-abdominais e esplenomegalia.

A elastografia transitória (FibroScan®) é uma modalidade não invasiva mais recente que fornece uma medida indireta de fibrose e cirrose hepáticas por meio do cálculo da rigidez do fígado. Uma rigidez hepática anormal sugere fibrose subjacente. Quando existem manifestações clínicas e laboratoriais de cirrose, esse achado pode evitar a necessidade de biopsia hepática diagnóstica em alguns pacientes. Outra modalidade é a US com velocidade de onda de cisalhamento (50 Hz), que utiliza a velocidade dentro do fígado para determinar a sua rigidez.

A ERM é um acréscimo à imagem fornecida pela RM que incorpora vibrações acústicas em todo o fígado para determinar a rigidez hepática. Atualmente, trata-se da modalidade não invasiva mais acurada, porém limitada pela disponibilidade e pelo custo. A biopsia é mais invasiva e, em geral, é reservada para situações em que os resultados de exames não invasivos são indeterminados ou quando há dúvida sobre a causa da doença hepática.

COMPLICAÇÕES DA CIRROSE

As principais sequelas da cirrose, que estão ilustradas de modo esquemático na Figura 44.1, podem ser amplamente categorizadas em apresentações de disfunção hepatocelular e hipertensão porta. As inter-relações fisiopatológicas entre essas complicações são descritas nas seções seguintes.

Disfunção hepatocelular

A perda de massa de hepatócitos que ocorre na cirrose resulta em comprometimento na síntese de muitas proteínas importantes, o que, por sua vez, leva a hipoalbuminemia, produção deficiente de fatores da coagulação dependentes de vitamina K e redução na capacidade de destoxificação hepática (ver Capítulos 40 a 43 para obter detalhes). Além disso, há declínio na capacidade de conjugação e excreção da bilirrubina.

Hipertensão porta

Em circunstâncias normais, a circulação porta é um sistema de baixa pressão com apenas alterações pequenas na pressão à medida que o sangue flui da veia porta através do fígado para dentro da veia cava inferior. O gradiente de pressão venosa hepática (GPVH), que reflete a pressão sinusoidal, é o gradiente entre a pressão venosa hepática ocluída e a pressão venosa hepática livre medida por cateterismo direto. Os valores normais do GPVH variam entre 3 e 5 mmHg. Na cirrose, a distorção da arquitetura hepática pelo tecido fibroso e por nódulos regenerativos, juntamente com o aumento do tônus vascular

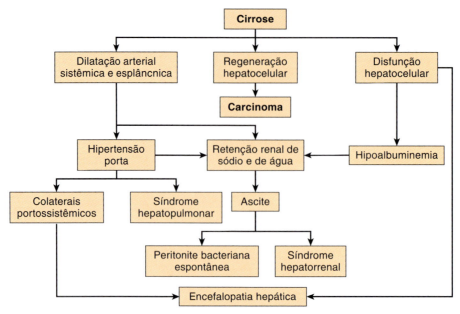

Figura 44.1 Inter-relações das complicações da cirrose.

intra-hepático, leva a um aumento da resistência ao fluxo venoso porta e consequente hipertensão porta. A hipertensão porta é definida como um GPVH superior a 5 mmHg, e normalmente ocorre desenvolvimento de complicações clinicamente significativas com valores superiores a 10 mmHg.

Embora a cirrose seja a causa mais importante de hipertensão porta, qualquer processo que aumente a resistência ao fluxo sanguíneo porta pelas vias efluxo venoso pré-sinusoidais, sinusoidais ou hepáticos pode resultar em hipertensão porta (Tabela 44.3). Além disso, a cirrose está associada a aumento do débito cardíaco, o que leva a maior fluxo sanguíneo esplâncnico, agravando ainda mais a hipertensão porta. É importante reconhecer que o GPVH aumenta de modo confiável apenas na hipertensão porta sinusoidal.

Tabela 44.3 Causas de hipertensão porta.

Aumento da resistência ao fluxo
Pré-sinusoidais
Extra-hepática
  Oclusão da veia porta do fígado ou da veia esplênica
Intra-hepáticas
  Esquistossomose
  Fibrose hepática congênita
  Sarcoidose
Sinusoidais
Cirrose (muitas causas)
Hepatite alcoólica
Pós-sinusoidais
Extra-hepáticas
  Síndrome de Budd-Chiari
  Causas cardíacas: pericardite constritiva
Intra-hepática
  Doença veno-oclusiva

Aumento do fluxo sanguíneo porta
Esplenomegalia não causada por doença hepática
Fístula arterioporta

Na hipertensão porta sustentada, há formação de colaterais portossistêmicos, que têm o benefício de diminuir as pressões portais à custa de evitar o fígado. Os principais locais de formação de colaterais incluem a junção gastresofágica, o retroperitônio, o reto e o ligamento falciforme do fígado (colaterais abdominais e periumbilicais). Do ponto de vista clínico, os colaterais mais importantes são os que conectam a veia porta à veia ázigo por meio dos vasos dilatados e tortuosos (varizes) na submucosa do fundo gástrico e do esôfago.

HEMORRAGIA VARICOSA

Definição e patologia

As varizes são veias anormalmente grandes que são mais comumente reconhecidas próximo à junção gastresofágica ou na parede do estômago. As varizes gastresofágicas desenvolvem-se habitualmente quando o GPVH excede 10 mmHg, e o risco de ruptura de varizes aumenta quando o gradiente ultrapassa 12 mmHg. Mais comumente, ocorre sangramento de grandes varizes no esôfago quando a alta tensão nas paredes desses vasos leva à sua ruptura. Entre as varizes gástricas, as varizes do fundo gástrico apresentam a maior taxa de hemorragia e podem sangrar com gradientes de pressão porta inferiores a 12 mmHg.

Apresentação clínica

A hemorragia varicosa manifesta-se habitualmente como hematêmese indolor, melena ou hematoquezia, o que tipicamente leva ao comprometimento hemodinâmico devido à pressão porta mais alta. O sangramento é ainda mais agravado pelo comprometimento da síntese hepática de fatores de coagulação e pela trombocitopenia em consequência de hiperesplenismo.

Tratamento

O manejo das varizes gastresofágicas consiste em prevenção do sangramento inicial (profilaxia primária), tratamento da hemorragia varicosa aguda e prevenção de ressangramento (profilaxia secundária) (Figura 44.2). Se as varizes forem grandes, a profilaxia primária é comumente realizada com agentes bloqueadores beta-adrenérgicos não

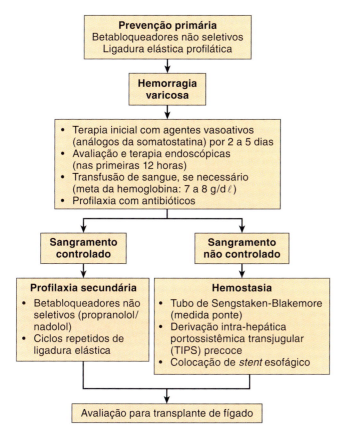

Figura 44.2 Prevenção e tratamento do sangramento de varizes.

seletivos (BBNS), tais como propranolol e nadolol. A vigilância das varizes por meio de esofagogastroduodenoscopia (EGD) só é defendida se a ligadura elástica por endoscopia (LEE) for a modalidade de tratamento inicial. A EGD é recomendada a cada 2 a 8 semanas até a obliteração das varizes e, em seguida, em 3 a 6 meses, podendo a vigilância subsequente ser realizada a cada 6 a 12 meses. A LEE periódica também é efetiva se o paciente tiver contraindicações ou intolerância aos betabloqueadores. Não se deve usar a terapia com mononitrato de isossorbida para profilaxia, visto que demonstrou aumentar os eventos adversos. A LEE e os BBNS não devem ser usados em combinação para prevenção do primeiro sangramento de varizes.

Quando existem varizes, 5 a 15% dos pacientes apresentam um episódio inicial de sangramento anualmente, e esse episódio está associado a um risco de mortalidade significativo (7 a 15%) em 6 semanas. O manejo consiste em estabilização (via respiratória, respiração e circulação) e em transfusões de sangue para manter um nível de hemoglobina de 7 a 8 g/dℓ. A combinação de terapia farmacológica com endoscópica constitui o padrão atual para o controle do sangramento e é superior a qualquer terapia isoladamente. Devem-se administrar antibióticos intravenosos profiláticos precocemente, visto que eles reduzem o risco de infecção, ressangramento e morte.

A terapia farmacológica atual consiste em octreotida, um análogo da somatostatina, que é amplamente utilizado em virtude de seu perfil de segurança satisfatório. Esse agente é mais bem instituído antes do exame endoscópico. A terapia endoscópica inclui LEE ou escleroterapia, ou ambas. A LEE constitui a modalidade preferida, tendo em vista a menor incidência de efeitos adversos e complicações. Nos pacientes com hemorragia varicosa gástrica, a ablação endoscópica das varizes com cola de cianoacrilato é superior à LEE, embora essa terapia não esteja aprovada nos EUA. Tamponamento por balão (tubo de Sengstaken-Blakemore, tubo de Linton ou tubo de Minnesota) ou *stent* esofágico têm sido utilizados como medidas temporárias reservadas apenas quando a terapia endoscópica tiver falhado no contexto de uma hemorragia maciça. Metanálise recente de estudos limitados de *stent* esofágico *versus* tamponamento por balão revelou que a colocação de *stent* esofágico promoveu melhora no controle do sangramento, apesar dos problemas com a migração do *stent*. Além disso, há evidências de que a colocação precoce (nas primeiras 72 horas após admissão) de uma derivação intra-hepática portossistêmica transjugular (TIPS, do inglês *transjugular intrahepatic portosystemic shunt*) em um subgrupo de pacientes com doença hepática avançada melhora a sobrevida após o sangramento. O efeito colateral mais comum da TIPS é a encefalopatia pós-procedimento.

As recomendações para profilaxia secundária na prevenção de ressangramento consistem em uma combinação de betabloqueadores não seletivos (propranolol e nadolol) e obliteração das varizes por meio de ciclos repetidos de LEE. Nos pacientes submetidos à TIPS, a perviedade precisa ser avaliada de maneira regular por US com Doppler.

Prognóstico

De modo geral, a frequência e as taxas de mortalidade por hemorragia varicosa parecem estar diminuindo nos EUA nessas últimas duas décadas. Entretanto, a hemorragia varicosa é potencialmente fatal e, depois de um episódio inicial, o risco de ressangramento aproxima-se de 60%, com taxa de mortalidade de cerca de 33% se não for instituída a profilaxia secundária.

ASCITE

Definição e patologia

A ascite representa o acúmulo excessivo de líquido na cavidade peritoneal. Embora a cirrose seja a causa mais comum de ascite, existem também outras causas importantes (Tabela 44.4). A sequência precisa de eventos que levam ao desenvolvimento de ascite cirrótica permanece controversa.

Diagnóstico

O exame físico é relativamente insensível para detecção de pequenos volumes de ascite, porém protrusão dos flancos, macicez móvel e evidências de hipertensão porta (p. ex., veias distendidas na parede abdominal e cabeça de Medusa) tornam-se evidentes com volumes crescentes de líquido. A US do abdome mostra-se sensível e específica, e é amplamente utilizada no rastreamento. Quando existe líquido, a paracentese abdominal constitui a abordagem mais rápida e mais direta para confirmação de líquido na cavidade abdominal e caracterização inicial da causa. Além das medidas padrão, como contagem de células, o gradiente de albumina soro-ascite (GASA), que é proporcional à pressão porta sinusoidal, é calculado da seguinte forma:

$$\text{GASA} = \text{(concentração de albumina sérica)} - \text{(concentração de albumina no líquido ascítico)}$$

Um GASA elevado (> 1,1 g/dℓ) exibe uma boa correlação com hipertensão porta como provável causa do acúmulo de líquido (Tabela 44.4).

Apresentação clínica

Em geral, os pacientes relatam aumento da circunferência abdominal, plenitude dos flancos e ganho de peso com ou sem edema periférico. A ascite torna-se clinicamente detectável quando o acúmulo de líquido supera 500 mℓ. A macicez móvel à percussão constitui o sinal clínico mais sensível de ascite, porém é necessária a presença de cerca de 1.500 mℓ de líquido para uma detecção confiável.

Tabela 44.4 Classificação da ascite.

GASA elevado (> 1,1 g/dℓ)	GASA baixo (< 1,1 g/dℓ)
Cirrose	Carcinomatose peritoneal
Hepatite alcoólica	Tuberculose peritoneal
Congestão hepática crônica	Doença pancreática e biliar
Insuficiência cardíaca ventricular direita	Síndrome nefrótica
Síndrome de Budd-Chiari	
Pericardite constritiva	
Metástases hepáticas maciças	
Mixedema	
Ascite mista	

GASA, gradiente de albumina soro-ascite.

Tratamento

O manejo da ascite cirrótica depende da causa. Os pacientes com GASA elevado (> 1,1 g/mℓ), que é usado como medida substituta para pressões porta elevadas, habitualmente respondem à restrição de sal (< 2 g/dia) e a diuréticos para estimular a perda renal de Na^+. A administração de espironolactona, um antagonista da aldosterona, suplementada com um diurético de alça (p. ex., furosemida), é efetiva em cerca de 90% dos pacientes. A diurese deve ser monitorada rigorosamente, visto que uma terapia diurética agressiva pode resultar em distúrbios eletrolíticos (p. ex., hiponatremia, hipopotassemia) e em hipovolemia, levando então ao comprometimento da função renal e potencialmente precipitando EH. A restrição hídrica é implementada quando a concentração sérica de sódio for inferior a 120 a 125 mEq/ℓ.

Prognóstico

A ascite refratária, que ocorre em até 10% dos pacientes com cirrose, é definida como a persistência de ascite tensa apesar da terapia diurética máxima (espironolactona, 400 mg/dia, e furosemida, 160 mg/dia) ou desenvolvimento de azotemia ou distúrbios eletrolíticos com doses submáximas de diuréticos. O tratamento consiste em paracenteses repetidas de grande volume e expansão do volume com albumina (retirada de 6 a 8 g/ℓ de líquido), TIPS em candidatos apropriados e, por fim, transplante de fígado (Figura 44.3). As derivações peritoneovenosas são raramente usadas e são reservadas para os pacientes que não são candidatos a paracentese, TIPS ou transplante.

PERITONITE BACTERIANA ESPONTÂNEA

Definição e patologia

Os pacientes cirróticos podem desenvolver infecção do líquido ascítico na ausência de uma fonte óbvia de contaminação ou fonte cirurgicamente tratável, uma condição conhecida como peritonite bacteriana espontânea (PBE) aguda. O mecanismo exato de contaminação do líquido ascítico não está claro. Fatores como supercrescimento bacteriano, alteração da motilidade e aumento da permeabilidade intestinal causando translocação transitória de bactérias para a corrente sanguínea e eventual semeadura do líquido peritoneal podem contribuir. A microbiologia da PBE inclui mais comumente *Escherichia coli* e Enterobacteriaceae (*Klebsiella*). Além disso, podem ser encontrados microrganismos gram-positivos como espécies de *Streptococcus* (*viridans*), *Enterococcus* e *Pneumococcus*. Com o uso de antibióticos profiláticos para a PBE, passaram a ser isolados os microrganismos gram-positivos. Os anaeróbios são incomuns, e um único microrganismo é isolado em cultura na maioria dos casos. O achado de múltiplos microrganismos sugere perfuração intestinal ou outras causas de peritonite.

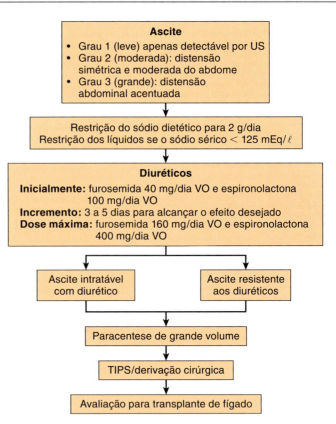

Figura 44.3 Manejo da ascite na cirrose. *TIPS*, derivação intra-hepática portossistêmica transjugular; *US*, ultrassonografia.

Apresentação clínica

As manifestações clínicas consistem em febre, dor abdominal e sinais de irritação peritoneal, particularmente nos casos avançados. Com frequência, a infecção inicial é clinicamente silenciosa ou se manifesta com agravamento da EH, diarreia, íleo paralítico ou insuficiência renal.

Diagnóstico

A paracentese diagnóstica deve ser considerada em todo paciente com ascite cirrótica que sofre deterioração clínica. O diagnóstico de PBE é altamente provável se for encontrada alta concentração (> $250/mm^3$) de leucócitos polimorfonucleares (PMN, do inglês *polymorphonuclear leukocytes*) no líquido ascítico, e esse achado deve levar à instituição de terapia empírica enquanto se aguardam os resultados de hemocultura e de cultura do líquido ascítico. O uso de métodos diagnósticos rápidos à beira do leito, como tiras reagentes de esterase leucocitária, não é rotineiramente recomendado, tendo em vista a sua baixa sensibilidade. Entretanto, a inoculação de garrafas de hemocultura para microrganismos aeróbios e anaeróbios com as primeiras amostras de líquido peritoneal obtidas à beira do leito aumenta significativamente o rendimento do isolamento de agentes potenciais.

Tratamento

Em geral, os pacientes são tratados com uma cefalosporina de terceira geração por via intravenosa (p. ex., ceftriaxona, 2 g a cada 24 horas). As quinolonas, em particular o ciprofloxacino, são rotineiramente usadas nos EUA, contanto que o paciente não tenha tido exposição prévia e não esteja em choque franco. A resposta ao tratamento é habitualmente observada em 72 horas; a terapia é continuada por um mínimo de 5 dias, mas pode se estender por até 14 dias. Pode-se repetir a análise do líquido peritoneal se a recuperação for tardia ou para assegurar que o líquido ascítico esteja estéril após o tratamento. Foi constatado que a administração de albumina intravenosa no dia 1 (1,5 g/kg) e no dia 3 (1 g/kg) diminui a incidência de disfunção renal e melhora a sobrevida a curto prazo na PBE.

Prognóstico

A taxa de recorrência é elevada, até 70% em 1 ano, e a taxa de mortalidade em 1 ano com um episódio prévio de PBE é de 50 a 70%. A profilaxia antibiótica por períodos prolongados é indicada para reduzir a taxa de recorrência para aproximadamente 20%. Deve-se considerar a profilaxia por breves períodos para os pacientes com cirrose e ascite que estejam hospitalizados com hemorragia digestiva alta. Os esquemas profiláticos comuns para a PBE incluem fluoroquinolonas (ciprofloxacino, 500 mg/dia; norfloxacino, 400 mg/dia) e sulfametoxazol-trimetoprima (1 comprimido de dupla concentração ao dia). A profilaxia antibiótica por períodos prolongados pode levar à infecção por microrganismos resistentes produtores de betalactamase de espectro estendido (ESBL, do inglês *extended-espectrum* β*-lactamase*) ou *Staphylococcus aureus* resistente à meticilina (MRSA, do inglês *methicillin-resistant Staphylococcus aureus*).

SÍNDROME HEPATORRENAL

Definição e patologia

A síndrome hepatorrenal (SHR) é uma forma de insuficiência renal funcional que ocorre na presença de disfunção de síntese hepática significativa e ascite. Foram propostos três mecanismos para a disfunção renal: vasodilatação arterial esplâncnica, vasoconstrição arterial renal e disfunção cardíaca.

Apresentação clínica e diagnóstico

Tipicamente, os pacientes com SHR apresentam ascite avançada e outras manifestações de cirrose, porém não são sintomáticos nos demais aspectos. Entretanto, alguns pacientes apresentam redução do débito urinário ou sinais de encefalopatia. Não existe exame laboratorial ou de imagem que possa ser usado isoladamente para estabelecer o diagnóstico de SHR. Entretanto, a probabilidade de desenvolver SHR em 5 anos em pacientes com cirrose e ascite é de 40%, e se observa o desenvolvimento de SHR em cerca de 30% dos pacientes cirróticos que são internados com PBE. Por conseguinte, justifica-se uma alta suspeita clínica juntamente com uma abordagem sistemática do diagnóstico baseada no preenchimento de determinados critérios.

Em 2015, o International Club of Ascites (ICA) elaborou critérios diagnósticos atualizados que incorporam novas definições de lesão renal aguda (LRA):

1. Cirrose com ascite.
2. Diagnóstico de LRA de acordo com os critérios do ICA: aumento de 50% nos níveis séricos de creatinina a partir dos valores basais conhecidos ou que supostamente ocorreram nos 7 dias anteriores *OU* elevação de 0,3 mg/dℓ (26,4 μmol/ℓ) do nível sérico de creatinina em menos de 48 h.
3. Ausência de resposta depois de pelo menos 2 dias de retirada dos diuréticos e expansão do volume com albumina (1 g/kg de peso corporal/dia até um máximo de 100 g/dia).
4. Ausência de choque.
5. Falta de tratamento corrente ou recente com fármacos nefrotóxicos.
6. Ausência de doença renal parenquimatosa conforme indicado por proteinúria superior a 500 mg/dia, micro-hematúria (> 50 hemácias/campo de grande aumento) ou achados anormais na US renal.

Há dois tipos de SHR: a SHR-LRA do tipo 1 e a SHR-DRC (doença renal crônica) do tipo 2. A SHR-LRA caracteriza-se pela elevação dos níveis séricos de creatinina de 0,3 mg/dℓ ou mais em 48 horas ou pela elevação de 50% ou mais a partir do valor basal de acordo com o documento de consenso do ICA *e/ou* débito urinário de 0,5 mℓ/kg de peso corporal ou menos por mais de 6 horas. A SHR-DRC é definida como taxa de filtração glomerular estimada (TFGe) inferior a 60 mℓ/min/1,73 m² durante 3 meses ou maior na ausência de outras causas (estruturais).

Tipicamente, os rins permanecem normais do ponto de vista histológico e podem readquirir a sua função normal em caso de recuperação da função hepática (p. ex., após transplante de fígado). Foi demonstrada uma substancial vasoconstrição cortical na angiografia, e essa vasoconstrição reverte-se quando esses rins são transplantados em pacientes que não apresentam cirrose.

Tratamento e prognóstico

A taxa de mortalidade é alta na SHR, de modo que a prevenção é importante. Em todos os pacientes com cirrose, os fatores precipitantes (p. ex., diuréticos, lactulose, anti-inflamatórios não esteroides, inibidores da enzima conversora de angiotensina) devem, se possível, ser evitados. Os pacientes devem ser prontamente diagnosticados e tratados para quaisquer sinais de PBE, e devem ser infundidas soluções coloides (albumina) se forem observados níveis crescentes de creatinina. A prevenção do sangramento de varizes também deve ser otimizada por meio de profilaxias primária e secundária.

Os estudos realizados demonstraram um aumento da taxa de mortalidade com LRA em pacientes cirróticos hospitalizados. Várias terapias clínicas estão atualmente em revisão, incluindo o uso de terlipressina, um análogo do receptor de vasopressina V_1, em associação com albumina para a SHR do tipo 1. Outros estudos avaliaram a combinação de octreotida, midodrina (um agonista alfa-adrenérgico) e albumina intravenosa. Foi também relatado que a TIPS estabiliza ou até mesmo melhora a função renal, principalmente nos pacientes com SHR-DRC. Entretanto, uma importante limitação da TIPS é a possibilidade de agravamento da função hepática na cirrose descompensada. O transplante de fígado tornou-se o tratamento aceito para a SHR, visto que constitui a única intervenção terapêutica conhecida que reverte o processo. No entanto, ele é limitado pela rápida progressão da SHR e pela falta de órgãos disponíveis.

ENCEFALOPATIA HEPÁTICA

Definição

A EH é uma síndrome neuropsiquiátrica complexa e reversível que ocorre em pacientes com doença hepática crônica, hipertensão porta ou derivação portossistêmica. A EH também é observada em pacientes com insuficiência hepática aguda. Desenvolve-se em cerca de 30 a 45% dos pacientes cirróticos, e, quando ocorre, a probabilidade de sobrevida é de aproximadamente 23% em 3 anos.

Fisiopatologia

Acredita-se que a patogênese da EH no contexto da cirrose seja multifatorial e possa diferir nas doenças hepática aguda e crônica. Os fatores contribuintes incluem remoção hepática inadequada de neurotoxinas endógenas potenciais, alteração da permeabilidade da barreira hematencefálica e neurotransmissão anormal. A elevação dos níveis sanguíneos de amônia, derivados tanto da desaminação de aminoácidos quanto da hidrólise bacteriana de compostos nitrogenados no intestino, tem sido o fator mais bem estudado, porém o seu papel específico na patogênese da EH permanece incerto. Já foram investigados muitos outros fatores contribuintes potenciais para a EH, incluindo aumento do tônus do sistema neurotransmissor inibitório de GABAA/benzodiazepínico, ativação da proteína translocadora (PTBR) astrocítica de 18 kDa, produção de compostos endógenos do tipo benzodiazepínico, alteração do metabolismo cerebral, deficiência de zinco, aumento dos níveis de serotonina, suprarregulação dos receptores de H1, alteração da produção de melatonina e deposição de manganês nos núcleos da base.

Apresentação clínica

As manifestações clínicas da EH incluem distúrbios da função neurológica superior, tais como transtornos intelectuais e de personalidade, demência, incapacidade de copiar diagramas simples (apraxia construtiva), comprometimento do nível de consciência, alterações da função neuromuscular (asterixe, hiper-reflexia, mioclonia) e, muito ocasionalmente, síndrome do tipo Parkinson e paraplegia progressiva. Uma das primeiras manifestações da EH franca é a alteração do ciclo normal de sono-vigília.

Diagnóstico

Não existe nenhum exame laboratorial ou de imagem que possibilite estabelecer um diagnóstico específico de EH. Com efeito, trata-se de uma síndrome clínica. Os níveis sanguíneos de amônia são frequentemente medidos, porém os níveis elevados não são sensíveis nem específicos de EH. Testes neuropsicométricos e neurocognitivos, como o Portosystemic Encephalopathy Syndrome Test (PSET) e o mais antigo Stroop Color-Word Test, avaliam a atenção, a concentração, as habilidades motoras finas e a orientação do paciente, e demonstraram ser altamente específicos para o diagnóstico de EH, porém são razoavelmente trabalhosos. Em consequência, foi criado um aplicativo para *smartphone*, conhecido como EncephalApp®, que incorpora o teste de Stroop e que foi validado para uso na detecção da EH

oculta/mínima. É indispensável que as causas reversíveis de disfunção neurológica, como hipoglicemia, hematoma subdural, meningite e superdosagem de substâncias, sejam consideradas e descartadas no início do diagnóstico diferencial de alteração do estado mental em pacientes com cirrose.

Classificação da encefalopatia hepática

Existem três tipos principais de EH: o tipo A (Agudo), que está associado à insuficiência hepática aguda; o tipo B (*Bypass*), que está associado a derivações portossistêmicas na ausência de doença hepática; e o tipo C (Cirrose), que está associado à cirrose hepática e é subdividido em tipos episódico, persistente e mínimo.

A EH foi ainda classificada com base nos critérios de West Haven de 0 a 4. Uma nova nomenclatura, denominada classificação de Spectrum of Neurocognitive Impairment in Cirrhosis (Sonic), foi proposta para melhorar o reconhecimento das formas mais precoces de EH que exigem testes especializados para a sua detecção e para facilitar os estudos de pesquisa. Os pacientes são divididos em indivíduos que não estão comprometidos, aqueles com EH encoberta e aqueles com EH franca (Tabela 44.5).

Tratamento

O tratamento da EH começa com a identificação e a abordagem de quaisquer fatores precipitantes (Tabela 44.6), a redução e a eliminação de substratos para a geração de compostos nitrogenados, e a prevenção da absorção intestinal de amônia. No passado, a restrição proteica era considerada importante na prevenção da produção excessiva de amônia; entretanto, os estudos realizados demonstraram que a restrição dietética de proteínas não promove benefícios significativos.

Tabela 44.5 Estágios clínicos da encefalopatia hepática definidos pelos critérios de West Haven e a classificação Sonic proposta.

Critérios de West Haven			Sonic			
Grau	Função intelectual	Função neuromuscular	Classificação	Estado mental	Testes especiais	Asterixe
0	Normal	Normal	Não comprometido	Não comprometido	Normais	Ausente
Mínimo	Achados normais nos exames. Alterações sutis no trabalho ou ao dirigir veículos	Anormalidades menores de percepção visual ou nos testes psicométricos ou de números	EH encoberta	Não comprometido	Anormais	Ausente
1	Alterações da personalidade, déficits de atenção, irritabilidade, estado deprimido	Tremor e incoordenação				
2	Alterações no ciclo de sono-vigília, letargia, alterações do humor e comportamentais, disfunção cognitiva	Asterixe, marcha atáxica, anormalidades da fala (lenta e arrastada)	EH franca	Comprometido	Anormais	Presente (ausente no coma)
3	Alteração do nível de consciência (sonolência), confusão, desorientação e amnésia)	Rigidez muscular, nistagmo, clônus, sinal de Babinski, hiporreflexia				
4	Torpor e coma	Reflexo oculocefálico, ausência de resposta a estímulos nocivos				

SONIC, Spectrum of Neurocognitive Impairment in Cirrhosis. (Adaptada de Nevah MI, Fallon MB: Hepatic encephalopathy, hepatorenal syndrome, hepatopulmonary syndrome, and systemic complications of liver disease. In Feldman M, Friedman LS, Brandt LJ, editors: Sleisenger and Fordtran's gastrintestinal and liver disease, ed 9, Philadelphia, 2010, Saunders.)

Tabela 44.6 Encefalopatia hepática: fatores precipitantes.

Hemorragia digestiva

Aumento da proteína dietética

Constipação intestinal

Infecção

Fármacos depressores do sistema nervoso central (benzodiazepínicos, opiáceos, antidepressivos tricíclicos)

Deterioração da função hepática

Hipopotassemia: mais frequentemente induzida por diuréticos

Azotemia: mais frequentemente induzida por diuréticos

Alcalose: mais frequentemente induzida por diuréticos

Hipovolemia: mais frequentemente induzida por diuréticos

Pode-se considerar a restrição proteica por curtos períodos para os pacientes com encefalopatia grave, porém a restrição prolongada está associada a agravamento da desnutrição. O tratamento com fórmulas ricas em aminoácidos de cadeia ramificada não promoveu melhora da encefalopatia ou redução da taxa de mortalidade.

Os dissacarídeos não absorvíveis (p. ex., lactulose) constituem a base do tratamento da EH. Esses agentes são fermentados em ácidos orgânicos pelas bactérias colônicas e pelos processos que reduzem o pH das fezes, e capturam o NH_4^+ no cólon, diminuindo, assim, a sua absorção. Além disso, o efeito catártico da lactulose elimina a amônia e outros compostos nitrogenados. Os pacientes geralmente são orientados a ter duas a três evacuações de fezes moles por dia como meta da terapia com lactulose. A redução e a eliminação dos substratos de compostos nitrogenados também podem ser obtidas pela administração de enemas e pelo uso de antibióticos não absorvíveis, como a rifaximina, nos pacientes que não toleram ou que não respondem à lactulose. A rifaximina, 550 mg VO duas vezes/dia, foi aprovada pela agência norte-americana Food and Drug Administration (FDA) para o tratamento da EH e apresenta um perfil de efeitos colaterais favoráveis; entretanto, seu custo é o fator limitante. Outros agentes que afetam a motilidade intestinal e a geração de amônia estão sendo avaliados, tais como a acarbose e os probióticos.

SÍNDROME HEPATOPULMONAR E HIPERTENSÃO PORTOPULMONAR

Os efeitos da cirrose e da hipertensão porta na circulação pulmonar manifestam-se como dois distúrbios distintos: a síndrome hepatopulmonar (SHP) e a hipertensão portopulmonar (HPoP).

Síndrome hepatopulmonar

A SHP ocorre em 5 a 30% dos pacientes com cirrose e é uma doença progressiva. Caracteriza-se por anormalidades nas trocas gasosas (aumento do gradiente alveoloarterial e hipoxemia) em consequência de dilatação vascular intrapulmonar. A dilatação vascular leva à remodelação vascular e à angiogênese, o que resulta em comprometimento da transferência de oxigênio dos alvéolos para o fluxo central de eritrócitos dentro dos capilares. Em geral, essa derivação intrapulmonar da direita para a esquerda funcional melhora significativamente com a administração de oxigênio a 100%. Foi também relatada a ocorrência de SHP em casos de obstrução do fluxo venoso hepático sem cirrose.

Diagnóstico

A SHP é diagnosticada com base em uma alta suspeita clínica e na medição de um gradiente alveoloarterial de oxigênio aumentado no ar ambiente associado ou não a hipoxemia. O gradiente é calculado pela análise da gasometria arterial. A SHP é classificada de leve, em que a pressão parcial arterial de oxigênio (Pa_{O_2}) é superior a 80 mmHg, a muito grave ($Pa_{O_2} < 50$ mmHg). A derivação intrapulmonar é demonstrada por ecocardiografia com contraste, na qual se injeta solução salina agitada em uma veia periférica durante a realização da ecocardiografia bidimensional. O aparecimento tardio de microbolhas nas câmaras cardíacas esquerdas (mais de três a seis ciclos cardíacos após a injeção) indica vasodilatação intrapulmonar. A visualização precoce de microbolhas nas câmaras cardíacas esquerdas indica derivação intracardíaca. Outros exames, tais como radiografia de tórax, TC e provas de função pulmonar, são realizados para descartar a presença de distúrbios cardiopulmonares intrínsecos.

Apresentação clínica

As manifestações clínicas variam desde anormalidades subclínicas nas trocas gasosas até hipoxemia profunda causando dispneia significativa. Classicamente na SHP, a dispneia é mais grave na posição ortostática e melhora com o decúbito (ortodeoxia e platipneia, respectivamente). Os pacientes também podem apresentar hipoxemia noturna acentuada.

Rastreamento e tratamento

O rastreamento por oximetria de pulso foca, tipicamente, os pacientes com valores inferiores a 96% em repouso no ar ambiente para avaliação adicional. Entretanto, dados recentes sugerem que isso pode não representar uma ferramenta de rastreamento adequada. No momento atual, não existe terapia farmacológica estabelecida para a SHP. Uma avaliação recente de agentes mais novos, como o sorafenibe, não mostrou melhora significativa. O transplante de fígado continua sendo a única opção e ele consegue reverter a SHP na maioria dos pacientes. O uso da TIPS no tratamento da SHP não está estabelecido.

Prognóstico

A SHP apresenta taxa de mortalidade de até 40% em 2,5 anos.

Hipertensão portopulmonar

A HPoP é definida como hipertensão arterial pulmonar no contexto da hipertensão porta.

Diagnóstico e patologia

O diagnóstico de HPoP baseia-se totalmente nos resultados do cateterismo cardíaco direito. Os valores diagnósticos incluem pressão arterial pulmonar média superior a 25 mmHg em repouso ou 30 mmHg durante o exercício, pressão capilar pulmonar encunhada inferior a 15 mmHg, e resistência vascular pulmonar superior a 240 dinas, todos na presença de hipertensão porta ou doença hepática, ou ambas. A HPoP é classificada de acordo com a pressão arterial pulmonar média como leve (> 25 a 35 mmHg), moderada (35 a 50 mmHg) ou grave (> 50 mmHg). Os pacientes com HPoP leve não parecem ter aumento do risco cirúrgico. A HPoP moderada apresenta um alto risco intraoperatório e deve ser clinicamente controlada antes do transplante. A presença de HPoP grave é geralmente considerada como uma contraindicação para a cirurgia. Os mecanismos exatos da HPoP não estão bem elucidados. Histologicamente, ela apresenta características semelhantes àquelas da hipertensão pulmonar.

Apresentação clínica

O sintoma mais comum de HPoP consiste em dispneia aos esforços, porém muitos pacientes cirróticos com HPoP são assintomáticos.

Tratamento

Além do tratamento voltado para os sintomas (oxigênio para a dispneia e diuréticos para a sobrecarga de volume), o manejo clínico da HPoP assemelha-se ao da hipertensão arterial pulmonar. Os fármacos mais comumente usados no tratamento da HPoP consistem em prostaciclinas (intravenosas, inaladas ou subcutâneas), tratamentos orais incluindo inibidores da fosfodiesterase, e antagonista do receptor de endotelina.

Se a HPoP moderada responder à terapia, pode-se considerar o transplante de fígado. Entretanto, não foi estabelecido se o sucesso do transplante de fígado reverte de forma confiável a HPoP. O transplante de fígado é contraindicado para a HPoP grave devido às suas elevadas taxas de morbidade e mortalidade. Entretanto, não foram realizados ensaios clínicos randomizados dedicados a essas terapias até ao ensaio clínico PORTICO. PORTICO foi um estudo clínico multicêntrico, duplo-cego e controlado por placebo da macitentana, um antagonista do receptor de endotelina. A macitentana melhorou a resistência vascular pulmonar sem hepatotoxicidade. Estão sendo estudados os agentes mais recentes.

Prognóstico

A HPoP não tratada está associada a altas taxas de morbidade e de mortalidade; o tempo de sobrevida médio a partir do diagnóstico é de 15 meses. Um estudo do Registry of Evaluate Early and Long-term Pulmonary Arterial Hypertension Disease Management (REVEAL) com base nos EUA mostrou uma taxa de sobrevida em 5 anos de 40% a partir do momento do diagnóstico em pacientes com HPoP.

CARCINOMA HEPATOCELULAR

Epidemiologia

O câncer de fígado é o quinto câncer mais comum em homens e o sétimo mais comum em mulheres em todo o mundo. O CHC é o tipo mais comum de câncer de fígado. Nos EUA, aproximadamente 90% dos cânceres de fígado são CHC, enquanto os colangiocarcinomas são responsáveis pela maior parte do restante. Em outras áreas do mundo, tais como a África Subsaariana, a China, o Japão e o Sudeste Asiático, o CHC é uma das neoplasias malignas mais frequentes e uma importante causa de morte, sobretudo de homens de meia-idade.

Etiologia

Com frequência, o CHC surge em um fígado cirrótico e está estreitamente associado à hepatite viral crônica. Foi demonstrado que o DNA do HBV integra-se ao genoma da célula hospedeira, onde pode inativar genes supressores de tumor e ativar oncogenes. Nas áreas de alta prevalência, a vacinação para evitar a infecção pelo HBV reduziu a incidência de CHC. Os mecanismos fisiopatológicos exatos que levam à gênese do tumor em pacientes com outras causas de cirrose (p. ex., hemocromatose, álcool etílico, infecção pelo vírus da hepatite C) continuam pouco compreendidos. Os fatores de risco para o desenvolvimento do CHC e suas manifestações clínicas estão listados na Tabela 44.7.

Diagnóstico

A Tabela 44.8 fornece uma lista das técnicas de imagem atualmente usadas para a detecção do CHC e os achados mais comuns. Em alguns casos, pode ser necessária uma amostra de tecido para confirmar o diagnóstico, porém ela não é imprescindível se houver manifestações clínicas e radiológicas típicas, sobretudo se forem acompanhadas de elevação dos níveis séricos de alfafetoproteína (AFP). O algoritmo de Hepatic Carcinoma Early Detection Screening (HES) para a detecção precoce do CHC foi elaborado e validado na coorte Veterans affairs (VA).

Tabela 44.7 Carcinoma hepatocelular.

Associações
Infecção crônica pelo vírus da hepatite B
Infecção crônica pelo vírus da hepatite C
Hemocromatose (com cirrose)
Cirrose (alcoólica, criptogênica)
Ingestão de aflatoxina, exposição ao Thorotrast®[1]
Deficiência de α_1-antitripsina
Administração de androgênios

Apresentações clínicas comuns
Dor abdominal
Massa abdominal
Perda de peso
Deterioração da função hepática

Manifestações incomuns
Ascite sanguinolenta
Embolia tumoral (pulmão)
Icterícia
Obstrução da veia hepática ou da veia porta do fígado
Efeitos metabólicos
Eritrocitose
Hipercalcemia
Hipercolesterolemia
Hipoglicemia
Ginecomastia
Feminização
Porfiria adquirida

Achados clínicos e laboratoriais
Sopro ou atrito hepático
Nível sérico de alfafetoproteína > 400 ng/mℓ

[1]N.R.T.: Thorotrast® é uma suspensão de dióxido de tório radioativo que foi usada como meio de contraste até meados da década de 1950.

Tabela 44.8 Características do carcinoma hepatocelular em exames de imagem.

Ultrassonografia
Lesão massiva com ecogenicidade variável, porém habitualmente hipoecoica

Tomografia computadorizada dinâmica
Fase arterial: rápido realce do tumor
Fase venosa: rápida redução do realce do tumor em relação ao parênquima

Ressonância magnética
Imagens ponderadas em T1: hipointensas
Imagens ponderadas em T2: hiperintensas
Após a administração de gadolínio, o tumor aumenta de intensidade

O algoritmo inclui idade do paciente, nível de ALT, contagem de plaquetas, e nível atual ou taxa de alteração do nível de AFP. Comprovadamente, melhorou a detecção precoce de pacientes com cirrose em comparação com o nível de AFP isoladamente.

Estadiamento

Embora sejam utilizados muitos sistemas de estadiamento para o CHC, o sistema Barcelona Clinic Liver Cancer (BCLC) é o mais comumente usado.

Tratamento

Os pacientes com cirrose bem compensada podem ser submetidos a ressecção cirúrgica ou transplante de fígado, com taxa de sobrevida em 5 anos de até 70%. As opções não cirúrgicas incluem injeção percutânea de etanol, quimioembolização transarterial (TACE, do inglês *transarterial chemoembolization*) e ablação por radiofrequência (RF). Durante muitos anos, o tratamento de primeira linha foi o sorafenibe (um inibidor da angiogênese e receptor de tirosinoquinase) para uso em pacientes com CHC não ressecável. Entretanto, recentemente, outro agente, o lenvatinibe, foi aprovado pela FDA e atua pelo mesmo mecanismo; ambos os fármacos demonstraram prolongar a sobrevida desses pacientes. A FDA também aprovou agentes de segunda linha, tais como regorafenibe, cabozantinibe e nivolumabe.

Prognóstico

Para os pacientes com doença multifocal disseminada e naqueles com invasão vascular, o prognóstico é sombrio, com taxa de sobrevida em 5 anos de 5 a 6%. Assim, a ênfase deve ser colocada na prevenção da hepatite viral e outras causas de doença hepática e no rastreamento por US de pacientes que correm maior risco, incluindo aqueles com cirrose diagnosticada.

DOENÇA VASCULAR DO FÍGADO

Os distúrbios da vasculatura hepática são incomuns e consistem em trombose da veia porta (TVP), trombose da veia hepática (síndrome de Budd-Chiari) e doença veno-oclusiva. Em geral, os pacientes afetados apresentam hipertensão porta com ou sem disfunção hepática associada simulando cirrose.

Trombose da veia porta do fígado

Definição e etiologia

A trombose da veia porta pode se desenvolver após traumatismo abdominal contuso, infecção da veia umbilical, sepse neonatal, doenças inflamatórias intra-abdominais (p. ex., pancreatite) ou estados de hipercoagulabilidade, e em associação à cirrose. As doenças mieloproliferativas (incluindo policitemia vera, trombocitose essencial e mielofibrose) estão sendo reconhecidas agora como possíveis causas de TVP. Em um estudo, foi constatado que até 25 a 65% dos pacientes com trombose da veia esplâncnica na ausência de cirrose tinham uma doença mieloproliferativa. A mutação de Janus quinase 2 (JAK2) é um marcador de doença mieloproliferativa e é frequentemente investigada nos pacientes com TVP. A doença produz as manifestações da hipertensão porta, porém a histologia do fígado permanece, habitualmente, normal.

Diagnóstico

O diagnóstico é estabelecido por angiografia, porém as modalidades de imagens não invasivas, como US com Doppler, TC e RM, podem revelar trombos, circulação colateral próxima à veia porta do fígado e esplenomegalia. Na TVP de longa duração, ocorre desenvolvimento de canais venosos tortuosos no coágulo organizado, o que resulta em transformação cavernosa.

Tratamento

Na TVP aguda, pode-se tentar a trombólise, porém a anticoagulação com varfarina continua sendo a base da terapia. Na maioria dos pacientes, ocorre recanalização do trombo nos primeiros 6 meses após o início da anticoagulação. As recomendações para a duração da anticoagulação após um evento agudo variam e, em geral, são de 3 a 6 meses. Pode-se utilizar anticoagulação a longo prazo nos casos de trombose crônica, particularmente quando associada a estados de hipercoagulabilidade.

Existe a preocupação de que a anticoagulação possa precipitar hemorragia varicosa, que surge em consequência de hipertensão porta. Entretanto, os estudos realizados não mostraram aumento do risco de sangramento varicoso em pacientes anticoagulados com TVP crônica. De fato, os estudos sugerem que a anticoagulação profilática (enoxaparina) é válida para fins de prevenção de TVP e descompensação hepática na cirrose. Se ocorrer hemorragia varicosa, o melhor manejo consiste em obliteração endoscópica. A profilaxia com betabloqueadores para evitar sangramento varicoso pode diminuir a pressão porta e potencialmente propagar o trombo, daí não ser habitualmente recomendada. Se o tratamento endoscópico falhar, pode-se tentar a abordagem cirúrgica com derivação portossistêmica, porém esse procedimento é, com frequência, difícil devido à ausência de vasos permeáveis adequados. O uso da TIPS também foi estudado na TVP não oclusiva e pode ser benéfico no estabelecimento de perviedade da veia porta do fígado para futuras intervenções, como o transplante de fígado, em vez de anticoagulação isoladamente.

Síndrome de Budd-Chiari

Definição e etiologia

A oclusão das principais veias hepáticas ou da veia cava inferior, sobretudo nos segmentos intra-hepáticos e supra-hepáticos, causa a síndrome de Budd-Chiari. A maioria dos casos está associada a doença hematológica (p. ex., policitemia vera, hemoglobinúria paroxística noturna, trombocitose essencial, outras doenças mieloproliferativas), gravidez, uso de contraceptivos orais, tumores (particularmente CHC) ou outras causas de um estado de hipercoagulabilidade (p. ex., mutação do fator V de Leiden, deficiência das proteínas C e S). O traumatismo abdominal e as teias congênitas da veia cava também estão relacionados com a síndrome de Budd-Chiari. Cerca de 20% dos casos são idiopáticos, porém muitos desses pacientes apresentam doença mieloproliferativa subclínica precoce ou mutações genéticas associadas a estado de hipercoagulabilidade.

Apresentação clínica

A síndrome de Budd-Chiari pode se manifestar de forma aguda, possivelmente em associação à insuficiência hepática aguda, ou pode se manifestar como doença subaguda ou crônica. Na forma aguda, o paciente apresenta dor no quadrante superior direito do abdome, hepatomegalia, ascite e icterícia, enquanto na forma subaguda ou crônica o paciente apresenta principalmente hipertensão porta. A elevação dos níveis séricos de bilirrubina e de transaminase pode ser leve, porém a função hepática frequentemente fica comprometida, e com hipoalbuminemia profunda e coagulopatia.

Diagnóstico

O diagnóstico pode ser estabelecido de forma não invasiva por meio de US com Doppler, que mostra redução ou ausência de fluxo sanguíneo da veia hepática, e TC, que mostra enchimento tardio ou ausente das veias hepáticas e hipertrofia do lobo caudado. A angiorressonância magnética também pode demonstrar esses achados. A venografia hepática é particularmente útil se os resultados dos exames de imagem não invasivos não forem conclusivos. Com frequência, a venografia revela incapacidade de cateterizar e visualizar as veias hepáticas; pode-se demonstrar também o padrão aracneiforme característico dos vasos colaterais, e a veia cava inferior pode parecer comprimida devido à hepatomegalia ou a um aumento do lobo caudado. Na biopsia

Seção 7 Doenças do Fígado e das Vias Biliares

hepática, são observadas congestão centrolobular, hemorragia e necrose (fígado em noz-moscada), e ocorre desenvolvimento de cirrose nos pacientes com obstrução crônica.

Tratamento

O tratamento deve ser individualizado e depende do modo e da gravidade da apresentação, bem como da causa potencial da doença. A terapia de suporte para aliviar a ascite e o edema (p. ex., restrição dietética de sódio, diuréticos) e a anticoagulação crônica podem ser consideradas para os pacientes com síndrome de Budd-Chiari crônica, nos quais não é possível usar os métodos para descomprimir a congestão. A trombólise seguida por anticoagulação é mais útil nos pacientes com formas agudas da doença. Em pacientes selecionados (como os que apresentam teias venosas, estenoses ou trombose de um único vaso), pode-se utilizar a angioplastia com ou sem colocação de *stent*. As modalidades descompressivas são mais úteis antes do desenvolvimento de cirrose e consistem nas derivações portocava intra-hepática transjugular e portocava laterolateral. Nos pacientes com cirrose, o transplante de fígado seguido de anticoagulação continuada é frequentemente considerado a melhor opção.

Doença veno-oclusiva

Definição e etiologia

A doença veno-oclusiva hepática, também denominada síndrome da obstrução sinusoidal, frequentemente ocorre após terapia citorredutora e antes do transplante de medula óssea, mas também pode surgir após exposição a determinados fármacos ou fitoterápicos (p. ex., azatioprina, alcaloides de pirrolizidina). A lesão das células endoteliais leva a uma obstrução no nível das vênulas e dos sinusoides hepáticos.

Apresentação clínica

A doença é caracterizada por icterícia, hepatomegalia dolorosa e retenção hídrica. As manifestações clínicas podem ser rapidamente progressivas e levar à disfunção de múltiplos órgãos e à morte em 20 a 25% dos pacientes.

Diagnóstico

Deve-se suspeitar clinicamente do diagnóstico se o paciente apresentar ganho de peso, dor epigástrica ou no quadrante superior direito do abdome e icterícia nas primeiras 3 a 4 semanas após transplante de medula óssea. As anormalidades laboratoriais incluem hiperbilirrubinemia, elevação das transaminases e, nos casos graves, disfunção profunda da síntese. A US do abdome com Doppler pode revelar ascite, reversão do fluxo na veia porta do fígado e elevação do índice de resistência da artéria hepática. A biopsia hepática é diagnóstica e habitualmente é realizada com uma abordagem transjugular. As vantagens dessa abordagem em comparação com a via percutânea incluem capacidade de medir o GPVH (que tipicamente está elevado na doença veno-oclusiva) e menor incidência de sangramento.

Tratamento

As formas leves da doença podem responder de maneira favorável à terapia de suporte apenas. Na doença moderada a grave, os tratamentos com ativador do plasminogênio tecidual e heparina, antitrombina III, prostaglandina E_1 e glutamina mais vitamina E têm sido tentados, embora a eficácia dessas terapias não tenha sido claramente estabelecida. A defibrotida (uma mistura de oligonucleotídios de fosfodiéster de fita simples de origem suína) foi avaliada como uma opção de tratamento potencial para a doença veno-oclusiva grave; entretanto, as evidências de sua eficácia têm sido ambíguas.

TRANSPLANTE DE FÍGADO

Escore MELD

O escore do Model for End-stage Liver Disease (MELD) foi originalmente calculado com base na concentração sérica de creatinina, no tempo de protrombina (razão normalizada internacional [RNI]) e nível de bilirrubina, e tem sido usado para prever a taxa de mortalidade a curto prazo na cirrose e para priorizar os pacientes que aguardam um transplante de fígado. Entretanto, em 2016, foi feito um ajuste no escore MELD para incluir o nível de sódio sérico, agora comumente referido como MELD-Na. O escore MELD-Na varia de 6 a 40. Escores mais altos estão associados a uma doença mais avançada e a um aumento previsto da taxa de mortalidade. Os pacientes são, tipicamente, considerados para o transplante de fígado quando o escore MELD-Na alcança 15.

Prognóstico

O transplante de fígado é um procedimento muito bem-sucedido nos pacientes com doença hepática progressiva, avançada e intratável nos demais aspectos. Os avanços nas técnicas cirúrgicas e nos cuidados de suporte, o uso de ciclosporina e tacrolimo para imunossupressão e a cuidadosa seleção dos pacientes contribuíram para os excelentes resultados do transplante de fígado. Entre 70 e 80% dos pacientes submetidos a transplante de fígado sobrevivem por pelo menos 5 anos, e habitualmente com boa qualidade de vida. Nos EUA, a indicação mais comum para transplante de fígado é a doença hepática crônica que resulta do consumo de álcool etílico. Outras doenças hepáticas para as quais o transplante é comumente realizado incluem cirrose da DHGNA, vírus da hepatite C, hepatite autoimune, cirrose biliar primária e colangite esclerosante primária. Os pacientes com hepatite B são candidatos ao transplante de fígado quando podem receber imunoglobulina anti-hepatite B ou análogos de nucleosídios para ajudar a evitar a recorrência. Foram também obtidos resultados excelentes em pacientes selecionados com insuficiência hepática aguda (ver Capítulo 43). O transplante de fígado para a doença hepatobiliar maligna tem sido menos bem-sucedido devido à doença recorrente no fígado transplantado.

Para uma discussão mais profunda sobre este tópico, ver Capítulo 144, "Cirrose e Suas Sequelas", em *Goldman-Cecil Medicina*, ❖ 26ª edição.

LEITURA SUGERIDA

Angeli Paolo, Garcia-Tsao G, Nadim MK, Parikh CR. News in pathophysiology, definition and classification of hepatorenal syndrome: a step beyond the international Club of ascites (ICA) consensus document, J Hepatol 71(4):811–822, 2019.

Garcia–Tsao G, Abraldes JG, Berzigotti A, Bosch J. Portal hypertensive bleeding in cirrhosis: Risk stratification, diagnosis, and management: 2016 practice guidance by the American Association for the study of liver diseases, Hepatology 65(1):310–335, 2017.

Kamath PS, Kim W: The model for end-stage liver disease (MELD), Hepatology 45:797–805, 2007.

Kim WR, Biggins SW, Kremers WK, et al: Hyponatremia and mortality among patients on the liver-transplant waiting list, N Engl J Med 359(10):1018–1026, 2008.

Krowka MJ, Miller DP, Barst RJ, et al: Portopulmonary hypertension: a report from the US-based REVEAL registry, Chest 141:906–915, 2012.

Runyon BA: Management of adult patients with ascites due to cirrhosis: update 2012, AASLD Practice Guideline, AASLD 3(1):5–8, 2012.

Valla DC: Thrombosis and anticoagulation in liver disease, Hepatology 47:1384–1393, 2008.

Villa E, Cammà C, Marietta M, et al: Enoxaparin prevents portal vein thrombosis and liver decompensation in patients with advanced cirrhosis, Gastroenterology 143:1253–1260, 2012.

45

Doenças da Vesícula Biliar e dos Ductos Biliares

Stacie A. F. Vela, Michael B. Fallon

INTRODUÇÃO

A vesícula biliar e os ductos biliares transportam a bile do fígado para os intestinos, um processo fundamental para a digestão de gordura e a absorção de lipídios e de vitaminas lipossolúveis. As doenças da vesícula biliar e dos ductos biliares estão entre as mais comuns e as de maior custo de todas as doenças do sistema digestório. Este capítulo examina os principais distúrbios da vesícula biliar e dos ductos biliares com foco na colelitíase. O leitor deve consultar o Capítulo 41 para conhecer uma discussão detalhada sobre o metabolismo da bilirrubina e a abordagem diagnóstica da icterícia, bem como o Capítulo 35 para acessar uma revisão das várias técnicas de imagem utilizadas para examinar os ductos biliares.

ANATOMIA E FISIOLOGIA BILIARES NORMAIS

A Figura 45.1 fornece um resumo da anatomia básica do fígado e dos ductos biliares. O fígado produz 500 a 1.500 mℓ de bile por dia. O produto secretor de cada hepatócito contém ácidos biliares, fosfolipídios e colesterol, que são transportados através da membrana apical para o espaço canalicular entre as células. Esses canalículos se fundem para formar ductos colédocos intra-hepáticos maiores e, em seguida, o ducto hepático comum. Durante o jejum, as contrações tônicas do esfíncter de Oddi, localizado na região da ampola de Vater, deslocam cerca da metade da bile através do ducto cístico para a vesícula biliar, onde ela é armazenada e concentrada por meio de reabsorção da água. A colecistocinina, que é liberada após a entrada do alimento no intestino delgado, produz o relaxamento do esfíncter de Oddi, permitindo então um fornecimento programado de um bólus de bile ao intestino. Os ácidos biliares estão presentes em concentrações milimolares. Trata-se de moléculas detergentes que têm componentes tanto lipossolúveis quando hidrossolúveis. O colesterol é secretado pelo fígado no intestino, onde sofre excreção fecal (e-Figura 41.1, Capítulo 41). No lúmen intestinal, os ácidos biliares solubilizam a gordura dietética e promovem a sua digestão e absorção. Em sua maior parte, os ácidos biliares são eficientemente reabsorvidos pela mucosa no intestino delgado, particularmente na parte terminal do íleo. Em seguida, são reciclados para o fígado para nova excreção, um processo denominado *circulação êntero-hepática*.

DOENÇAS DA BEXIGA URINÁRIA

Cálculos biliares (colelitíase)

A formação de cálculos biliares constitui um importante problema de saúde que afeta 10 a 15% da população adulta. As complicações advindas dos cálculos biliares constituem uma importante causa de internações hospitalares relacionadas com condições gastrintestinais. Nos EUA, a colelitíase leva à realização de mais de 750 mil colecistectomias anualmente, o que torna esse procedimento a cirurgia abdominal eletiva mais comum e com custos estimados em US$ 6,5 bilhões por ano. Os cálculos biliares são de dois tipos: 75% são formados de colesterol, enquanto 25% consistem em cálculos pigmentados (pretos ou marrons). Estes últimos são compostos de bilirrubinato de cálcio e outros sais de cálcio. Os fatores de risco para a colelitíase são apresentados na Tabela 45.1.

Patogênese da colelitíase

Os três principais fatores que levam à formação de cálculos biliares de colesterol são a supersaturação de colesterol da bile, a nucleação e a hipomotilidade da vesícula biliar. São influenciados tanto pela constituição genética quanto por fatores intestinais (Figura 45.2).

O fígado é o órgão mais importante na regulação das reservas corporais totais de colesterol. Uma vez secretado, o colesterol, que é insolúvel em água, é solubilizado na bile por meio da formação de micelas mistas com ácidos biliares e fosfolipídios. Na maioria dos indivíduos, há mais colesterol na bile do que pode ser mantido em solução estável. Isso é ainda mais pronunciado no contexto de resistência à insulina. À medida que a bile se torna supersaturada, moléculas microscópicas de colesterol agregam-se em vesículas coalescentes que se cristalizam, um processo designado como *nucleação*. A deposição gradual de camadas adicionais de colesterol leva ao aparecimento de cálculos macroscópicos. Os fatores que influenciam a nucleação incluem o tempo de trânsito da bile; a contração da vesícula biliar; a composição da bile (concentrações de colesterol, fosfolipídios e sais biliares); e a presença de bactérias, mucina e glicoproteínas, que podem atuar como nicho para iniciar a formação de cristais de colesterol. A interação de fatores *pronucleantes* e *antinucleantes* na vesícula biliar pode determinar se haverá formação de cálculos biliares de colesterol a partir da bile supersaturada. A lama biliar é uma mistura superconcentrada de ácidos biliares, bilirrubina, colesterol, muco e proteínas que exibe vários graus de fluidez e que tem propensão a precipitar em uma forma semissólida ou sólida.

Os fatores fisiopatológicos que levam à formação de cálculos pigmentares não estão bem elucidados; entretanto, o aumento na produção de conjugados de bilirrubina (estados hemolíticos), os níveis elevados de cálcio (Ca^{2+}) e de bicarbonato (HCO_3^-) biliares, a cirrose e a desconjugação bacteriana da bilirrubina a uma forma menos solúvel estão todos associados à formação de cálculos pigmentares. Os cálculos pigmentares pretos, que são compostos principalmente de bilirrubinato de cálcio, são formados na bile estéril da vesícula biliar e são comuns em estados hemolíticos crônicos, em casos de cirrose e em pacientes com ressecção ileal. Os cálculos pigmentares marrons, que são compostos principalmente de sais de cálcio, são formados nos ductos colédocos e são observados quando há infecção dos ductos biliares.

Seção 7 Doenças do Fígado e das Vias Biliares

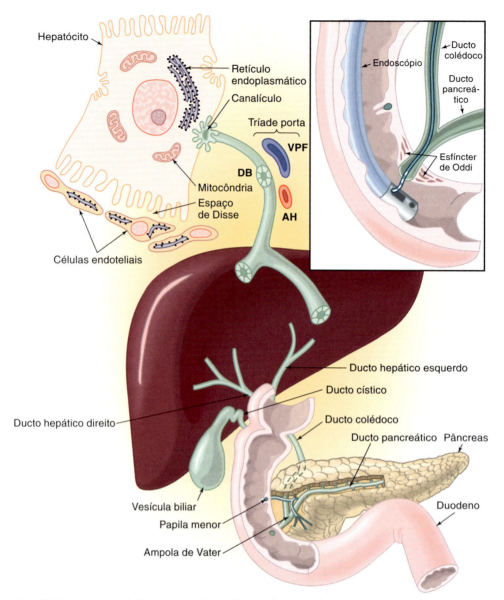

Figura 45.1 Anatomia e histologia normais do fígado e dos ductos biliares. Os materiais destinados ao metabolismo ou à excreção pelo fígado (como bilirrubina não conjugada) entram no leito sinusoidal e atravessam a barreira endotelial e o espaço de Disse. A bilirrubina não conjugada é captada pelo hepatócito, conjugada com glicuronídio para se tornar hidrossolúvel e excretada na bile através da membrana canalicular do hepatócito. Os canalículos desembocam nos dúctulos biliares (DBs), que levam aos ductos interlobulares (pequenos), septais (médios) e grandes ductos colédocos intra-hepáticos e, por fim, aos principais ramos do ducto colédoco. As áreas porta, ou tríades porta, são compostas principalmente pela veia porta do fígado (VPF), pela artéria hepática (AH) e por ramos dos DBs. Durante o jejum, a contração tônica do esfíncter de Oddi, localizado na região da ampola de Vater, desvia cerca da metade da bile através do ducto cístico para a vesícula biliar, onde ela é armazenada e concentrada para ser liberada posteriormente durante as refeições. Uma doença em qualquer nível da árvore biliar pode levar à colestase e à icterícia obstrutiva. O *detalhe* mostra um procedimento de colangiopancreatografia retrógrada endoscópica. Ver Figuras 45.5, 45.6 e 45.7 para conhecer exames de imagem em doenças específicas dos ductos biliares.

Tabela 45.1 Fatores de risco para a colelitíase.

Primários	
Idade	Gravidez
Obesidade	Diabetes melito
Sexo feminino	Baixo nível socioeconômico
Perda de peso rápida	Sedentarismo
Origem étnica (p. ex., povos nativos americanos)	Nutrição parenteral total
	Hemólise
Secundários	Cirrose
Medicamentos: contraceptivos orais, ceftriaxona, octreotida, diuréticos tiazídicos	Doença de Crohn
	Parasitas biliares (p. ex., *Clonorchis sinensis*)
	Ressecção da parte terminal do íleo

Capítulo 45 Doenças da Vesícula Biliar e dos Ductos Biliares

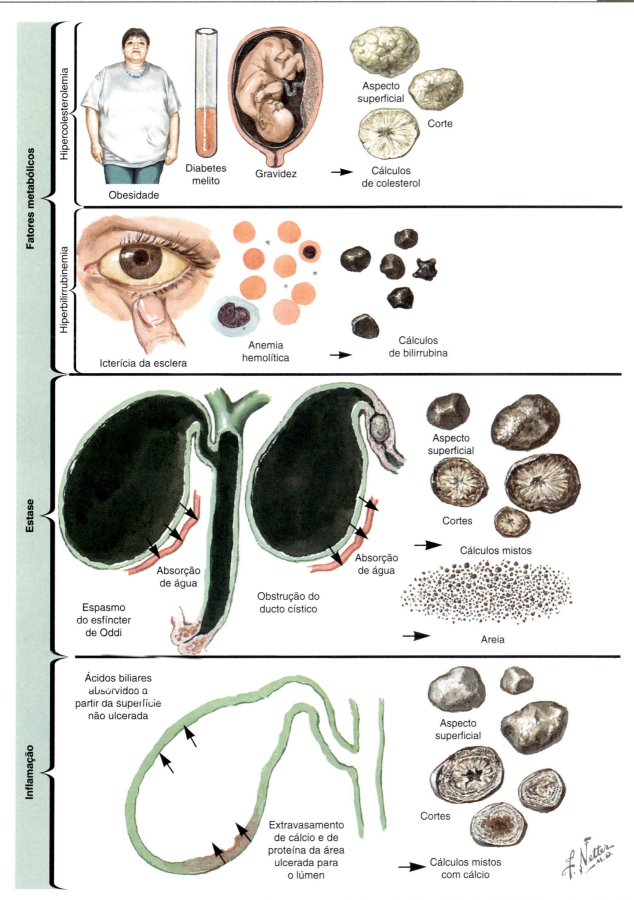

Figura 45.2 Colelitíase: formação de cálculos. (De Reynolds JC, Ward PJ, Martin JA et al. *The Netter Collection of Medical Illustrations*, 2nd edition, Volume 9, Digestive System, Part III: Liver, Biliary Tract, and Pancreas. Elsevier, 2016, Plate 2-13, Page 116.)

Muitos dos fatores predisponentes reconhecidos para colelitíase e lama biliar podem ser compreendidos em termos do esquema fisiopatológico descrito anteriormente:

1. A saturação do colesterol biliar é aumentada pela resistência à insulina, pelos estrogênios, pela multiparidade, pelos contraceptivos orais, pela obesidade, pela rápida perda de peso e por doença na parte terminal do íleo que diminui o reservatório de ácidos biliares.
2. A nucleação é intensificada por parasitas biliares, infecção bacteriana recorrente dos ductos biliares, alteração do microbioma intestinal e antibióticos como a ceftriaxona, que tem a tendência a se concentrar e a se cristalizar com o cálcio na árvore biliar. A nutrição parenteral total e as transfusões de sangue também promovem o acúmulo de pigmento biliar e a *gelificação* da lama.
3. A estase biliar é causada por hipomotilidade da vesícula biliar (em consequência de gravidez, somatostatina ou jejum), estenoses do ducto colédoco, cistos do colédoco, parasitas biliares e nutrição parenteral total.

Manifestações clínicas dos cálculos biliares

Os cálculos biliares ocorrem em algum momento da vida em 10 a 20% dos americanos. Entre 50 e 60% desses indivíduos permanecem assintomáticos, porém cerca de um terço desenvolve cólica biliar ou colecistite crônica, enquanto 15% desenvolvem complicações agudas. O curso natural da colelitíase é descrito na Figura 45.3. A obstrução dos ductos biliares em qualquer nível por cálculos ou lama constitui a causa subjacente das manifestações clínicas da doença por cálculos biliares. Pode ocorrer obstrução por cálculos biliares no nível do ducto cístico, do ducto hepático comum, do ducto colédoco ou da ampola de Vater (Figuras 45.1 e 45.3). Os sintomas surgem em consequência da contração da vesícula biliar durante a obstrução transitória do cisto por cálculos biliares, e a obstrução persistente do ducto cístico leva a inflamação ou infecção sobrepostas da vesícula biliar (*i. e.*, colecistite aguda). A obstrução da parte distal do ducto colédoco pode resultar em dor abdominal, colangite (infecção dos ductos biliares) ou pancreatite (como resultado da obstrução do ducto pancreático). Um grande cálculo no ducto cístico pode causar obstrução do ducto colédoco e

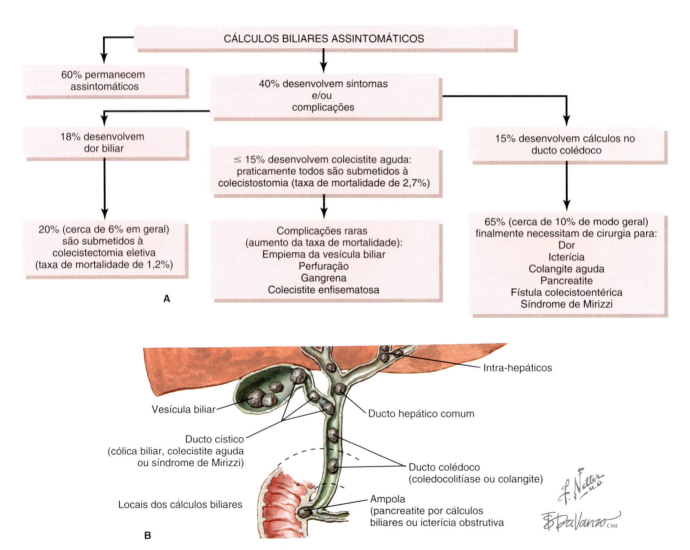

Figura 45.3 Curso natural dos cálculos biliares assintomáticos. **A.** São mostradas as síndromes clínicas associadas a cálculos biliares, e os números representam a porcentagem aproximada de adultos que desenvolvem um ou mais desses sintomas ou complicações ao longo de um período de 15 a 20 anos. Durante esse período, cerca de 30% dos indivíduos com cálculos biliares são submetidos à cirurgia. (O risco de desenvolver complicações de cálculos biliares varia de modo considerável entre as séries. Os números fornecidos representam aqueles derivados dos estudos mais recentes.) **B.** Manifestações clínicas dos cálculos sintomáticos. Estão assinalados os locais dos bloqueios associados a várias condições. (Parte B de Reynolds JC, Ward PJ, Martin JA et al. *The Netter Collection of Medical Illustrations*, 2nd edition, Volume 9, Digestive System, Part III: Liver, Biliary Tract, and Pancreas. Elsevier, 2016, Plate 2-14, Page 117.)

Tabela 45.2 Diagnóstico diferencial de colelitíase.

Úlcera péptica
Doença do refluxo gastresofágico
Dispepsia não ulcerosa
Síndrome do intestino irritável
Disfunção do esfíncter de Oddi
Hepatite e peri-hepatite (síndrome de Fitz-Hugh-Curtis)
Abscesso hepático
Nefrolitíase
Pielonefrite
Abscesso perinéfrico
Pneumonia
Angina de peito
Pancreatite
Ruptura de gravidez ectópica
Apendicite

é designado como *síndrome de Mirizzi*. As condições comuns que devem ser consideradas no diagnóstico diferencial da colelitíase estão listadas na Tabela 45.2.

Cálculos biliares assintomáticos

Até 75% dos cálculos biliares são clinicamente "silenciosos" e, com frequência, são um achado incidental durante uma US abdominal realizada por outro motivo. O risco de desenvolver sintomas é baixo, em média de 2 a 3% por ano, 10% em 5 anos e 1 a 2% por ano com complicações importantes. O manejo expectante é uma escolha adequada para a população em geral. Deve-se considerar a colecistectomia profilática nos grupos que correm risco aumentado de desenvolver complicações, incluindo (1) pacientes com diabetes melito, que apresentam taxas de morbidade e mortalidade maiores por colecistite aguda; (2) pacientes com vesícula biliar calcificada (vesícula biliar em porcelana), grandes pólipos biliares ou grandes cálculos (> 3 cm), que estão associados a aumento de risco de carcinoma de vesícula biliar; (3) pacientes com anemia falciforme, cujas crises hepáticas podem ser difíceis de diferenciar da colecistite aguda; (4) crianças com cálculos biliares, visto que elas frequentemente desenvolvem doença sintomática; e (5) povos nativos americanos, que têm predisposição ao câncer de vesícula biliar no contexto de cálculos biliares.

Cálculos biliares sintomáticos e cólica biliar

A *colelitíase sintomática* é definida por dor na vesícula biliar associada a cálculos biliares. A *cólica biliar* refere-se ao conjunto de sinais/sintomas apresentados quando a vesícula biliar se contrai contra a obstrução da saída. Classicamente, a cólica biliar começa como uma dor constante no epigástrio ou no quadrante superior direito do abdome. O início é súbito, alcança um platô de intensidade no decorrer de alguns minutos, e, em seguida, desaparece gradualmente ao longo de 30 minutos a várias horas. A dor referida pode ser sentida na ponta da escápula ou no ombro direito. Podem ocorrer náuseas e vômitos, porém febre e massa palpável (sinais de colecistite aguda) não são evidentes. Nos pacientes com cálculos biliares, podem ocorrer outros sinais/sintomas, tais como dispepsia, intolerância a alimentos gordurosos, distensão abdominal e flatulência, pirose e eructação; entretanto, essas manifestações são inespecíficas e, com frequência, ocorrem em indivíduos com vesículas biliares normais.

Os cálculos biliares são mais bem demonstrados por US transabdominal; portanto, trata-se do exame inicial recomendado para avaliar a colelitíase. A sensibilidade e a especificidade da US são superiores a 90%, porém a acurácia cai para 20% no tocante à visualização de cálculos no ducto colédoco. Essa limitação foi superada pela ultrassonografia endoscópica (USE) (Vídeo 45.1) e pela colangiopancreatografia por ressonância magnética (CPRM), ambas as quais apresentam uma acurácia de 90 a 95% para a detecção de colelitíase e cálculos do ducto colédoco. A TC, frequentemente realizada no serviço de emergência para avaliação da dor abdominal, consegue identificar cálculos biliares, porém não é tão confiável nem tem tão boa relação custo/benefício quanto a ultrassonografia. A colecistografia oral não é mais usada para a avaliação rotineira de cálculos biliares.

Se houver indicação de remoção da vesícula biliar, a colecistectomia laparoscópica substitui a colecistectomia a céu aberto como tratamento de escolha para a dor biliar recorrente. Tipicamente, a colecistectomia a céu aberto é reservada para pacientes selecionados de alto risco (p. ex., cirurgia abdominal prévia com aderências, obesidade, cirrose). Se houver suspeita de coledocolitíase, a colecistectomia laparoscópica pode ser acompanhada de colangiopancreatografia retrógrada endoscópica (CPRE) perioperatória (ver detalhe da Figura 45.1 e Capítulo 35) ou colangiografia intraoperatória. Os fatores preditivos de coledocolitíase incluem icterícia, pancreatite, resultados anormais das provas hepáticas e dilatação do ducto colédoco.

A colecistectomia alivia a dor biliar em praticamente todos os pacientes com coledocolitíase e evita o desenvolvimento de complicações futuras. A dissolução de cálculos biliares de colesterol pela administração oral de ácido quenodesoxicólico ou ácido ursodesoxicólico é bem-sucedida em pacientes altamente selecionados, porém é lenta e de alto custo, e exige administração durante toda a vida. Muito ocasionalmente, são usados métodos alternativos para eliminar os cálculos biliares, como dissolução e fragmentação por contato de cálculos.

Colecistite aguda

A *colecistite aguda* refere-se a distensão, edema, isquemia, inflamação e infecção secundária da vesícula biliar. Tipicamente, resulta de obstrução do ducto cístico por cálculos biliares ou, menos comumente, por câncer de vesícula biliar ou lama biliar. A característica clínica essencial da colecistite aguda é o início agudo de dor abdominal superior de várias horas de duração. A dor aumenta gradualmente de intensidade e, tipicamente, localiza-se no epigástrio ou no hipocôndrio direito, e com radiação para a região lombar direita, para a região escapular direita e para o ombro direito. É comum a ocorrência de náuseas, vômitos, anorexia e febre baixa. Ao contrário da dor biliar, a dor da colecistite aguda não desaparece espontaneamente. Nos pacientes com colecistite aguda, os achados no exame físico podem incluir parada inspiratória à palpação do quadrante superior direito (sinal de Murphy), febre e, menos comumente, icterícia leve ou vesícula biliar palpável.

As complicações da colecistite aguda consistem em colecistite enfisematosa (em indivíduos com diabetes melito ou idosos e em pacientes imunossuprimidos), empiema, gangrena e perfuração da vesícula biliar. A perfuração da vesícula biliar pode ocorrer diretamente no peritônio ("livre") ou através de uma fístula colecistoentérica, e há migração dos cálculos biliares e obstrução intestinal (íleo biliar). A síndrome de Mirizzi refere-se à icterícia profunda resultante de compressão extrínseca do ducto colédoco por um cálculo impactado no ducto cístico no colo da vesícula biliar.

A abordagem diagnóstica para a suspeita de colecistite aguda é semelhante àquela para a dor biliar. A US transabdominal, que demonstra a presença de cálculos biliares, juntamente com líquido pericolecístico, espessamento da parede da vesícula biliar e hipersensibilidade localizada quando a sonda de ultrassom é colocada sobre a vesícula biliar (sinal de Murphy ultrassonográfico), fornece fortes evidências de suporte para a colecistite aguda. A US é segura e amplamente disponível, e surgiu como exame de escolha inicial por não ser invasiva, além de ter boa relação custo/benefício. A cintigrafia com radionuclídios após administração intravenosa de ácido di-isopropiliminodiacético (DISIDA, do inglês *diisopropyl iminodiacetic acid*) ou de ácido iminodiacético hepatobiliar (HIDA, do inglês *hepatobiliary iminodiacetic acid*) marcados com tecnécio-99m também é acurada. Se a vesícula biliar se encher com o isótopo, isso indica que a colecistite aguda é altamente improvável; se o material de contraste entrar no ducto biliar e no duodeno sem visualização da vesícula biliar, a presença de colecistite aguda é fortemente confirmada.

Devido ao alto risco de colecistite aguda recorrente, a maioria dos pacientes precisa se submeter à colecistectomia, que frequentemente é realizada nas primeiras 24 a 48 horas após a apresentação ou, com menos frequência, 4 a 8 semanas após um episódio agudo (Figura 45.4). A colecistostomia pode ser realizada para os pacientes que apresentam alto risco cirúrgico. Tipicamente, são utilizados antibióticos quando houver febre ou leucocitose. O manejo expectante é reservado para os pacientes com doença não complicada que não sejam bons candidatos cirúrgicos e para aqueles cujo diagnóstico não esteja bem definido.

Colecistite acalculosa

A colecistite acalculosa é uma condição inflamatória aguda que ocorre em pacientes sem cálculos biliares. Representa cerca de 5% de todos os casos de colecistite aguda e está associada a taxas mais altas de morbidade e de mortalidade do que a colecistite aguda calculosa. Classicamente, a colecistite acalculosa está associada à tríade de jejum prolongado, imobilidade e instabilidade hemodinâmica, como a que pode ocorrer em pacientes em estado crítico, sobretudo se necessitarem de nutrição parenteral total ou transfusões de sangue. A isquemia e a estase da vesícula biliar são consideradas importantes na patogênese. É também observada em pacientes com AIDS, frequentemente em associação à infecção por citomegalovírus ou por *Cryptosporidium*. Dor abdominal, febre e leucocitose (a tríade clássica) juntamente com características ultrassonográficas de espessamento da parede da vesícula biliar e sinal de Murphy positivo na ausência de cálculos biliares devem levantar a suspeita dessa entidade. À semelhança da colecistite aguda, a vesícula biliar não é visualizada na cintigrafia com HIDA. O manejo consiste na administração de antibióticos e na realização de colecistectomia. Se o estado geral do paciente for grave, a vesícula biliar pode ser drenada por via percutânea como medida contemporizadora (ponte até a cirurgia). Se um paciente não for candidato à colecistectomia, alguns centros especializados têm experiência na colocação endoscópica de um *stent* de metal diretamente do estômago ou do duodeno para dentro da vesícula biliar para fins de drenagem.

Colecistite crônica

Colecistite crônica é um termo usado pelos patologistas para descrever a infiltração crônica da vesícula biliar por células inflamatórias na histopatologia. Acredita-se que a colecistite crônica seja um processo inflamatório em evolução causado por episódios repetidos de obstrução de baixo grau da vesícula biliar ao longo de um período de dias a anos e que resulta em traumatismo e inflamação recorrentes da mucosa. Os sintomas são os de cólica biliar sem as manifestações clínicas da colecistite aguda. Os cálculos biliares constituem os agentes causadores na maioria dos pacientes. Entretanto, existe pouca correlação entre o número de cálculos biliares e o grau de inflamação da parede da vesícula biliar. Em aproximadamente 12% dos pacientes com colecistite crônica, não há cálculos demonstráveis. O diagnóstico é estabelecido em um paciente com cálculos biliares que apresenta sinais e sintomas clínicos sem outra causa óbvia. A US transabdominal é o melhor exame inicial, e a USE pode ser usada para demonstrar a microlitíase (cálculos biliares ≤ 3 mm) se não forem visualizados cálculos biliares no exame de imagem inicial. O tratamento consiste em colecistectomia laparoscópica, porém há a necessidade de conversão para a colecistectomia a céu aberto em até 5% dos casos.

Pólipos da vesícula biliar

Os pólipos da vesícula biliar são projeções da mucosa da vesícula biliar, que são observados em até 5% dos indivíduos normais submetidos à US da vesícula biliar. Essas lesões não são, em sua maioria, neoplásicas, porém hiperplásicas ou representam depósitos lipídicos (colesterolose). O diagnóstico diferencial inclui pólipos de colesterol, adenomiomatose, pólipos inflamatórios, adenomas e câncer de vesícula biliar. Os fatores associados a aumento do risco de neoplasia maligna incluem idade superior a 60 anos, tamanho de mais de 1 cm, presença de cálculos biliares e aumento de tamanho em exames de imagem subsequentes. A colecistectomia é indicada se existirem um ou mais desses fatores de risco ou se o paciente apresentar sintomas biliares. Os pólipos com menos de 1 cm devem ser monitorados com US periódicas.

Carcinoma da vesícula biliar

O carcinoma da vesícula biliar é relativamente incomum, porém apresenta uma alta taxa de casos fatais. A incidência e a mortalidade são mais altas em países da América Latina (p. ex., Chile) e no Sudeste Asiático. Com frequência, o carcinoma da vesícula biliar produz uma doença disseminada avançada com perda de peso, icterícia, prurido e grande massa no quadrante superior direito. Os sintomas podem se assemelhar aos da colecistite aguda ou crônica, particularmente se o tumor for pequeno. Os fatores de risco incluem pólipos da vesícula biliar, vesícula biliar em porcelana, cistos do colédoco, cálculos biliares e junção pancreaticobiliar anormal. Embora os tumores em estádio inicial possam ser tratados cirurgicamente, a maioria dos casos é diagnosticada em um estádio avançado e é incurável.

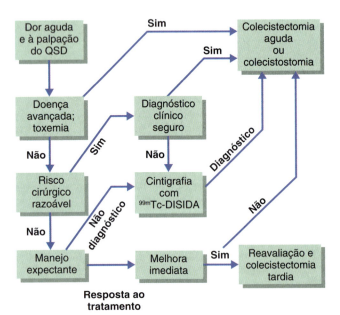

Figura 45.4 Algoritmo para o manejo da dor no quadrante superior direito (QSD) do abdome e da dor à palpação em pacientes com suspeita de colecistite aguda. Esse esquema baseia-se em uma política de cirurgia precoce (convencional ou laparoscópica) para pacientes apropriados e colecistostomia (cirúrgica ou percutânea) para pacientes com alto risco cirúrgico. *99mTc-DISIDA*, ácido di-isopropiliminodiacético marcado com tecnécio-99m.

Discinesia da vesícula biliar

A discinesia da vesícula biliar é um distúrbio causado por motilidade ou contração anormais da vesícula biliar na ausência de cálculos biliares resultando em sintomas de cólica biliar. Os exames laboratoriais e os achados no exame de imagem do abdome são habitualmente normais. A cintigrafia com HIDA pode revelar diminuição da fração de ejeção da vesícula biliar, ou pode ocorrer uma dor reproduzível com a administração de colecistocinina (CCK). Em geral, a colecistectomia revela colecistite acalculosa.

DOENÇAS DOS DUCTOS BILIARES

Coledocolitíase

Nos países ocidentais, a maioria dos cálculos encontrados no ducto colédoco (coledocolitíase) origina-se na vesícula biliar. Até 15% dos indivíduos com colelitíase desenvolvem coledocolitíase (Figura 45.5). Menos comumente, pode haver formação *de novo* de cálculos na árvore biliar. Os cálculos do ducto colédoco podem ser assintomáticos (30 a 40%) ou podem produzir cólica biliar e icterícia. A colangite aguda e a pancreatite aguda são duas complicações importantes. O diagnóstico é confirmado pelos resultados das provas de função hepática e pelos exames de imagem do abdome. A US transabdominal constitui a modalidade de imagem inicial de escolha, com sensibilidades de 20 a 90% para a detecção de cálculo e de 55 a 90% para a detecção de dilatação do ducto colédoco. A USE e a CPRM substituíram a CPRE para o diagnóstico de cálculos do ducto colédoco; as sensibilidades e as especificidades são de 94% e 95%, respectivamente, para a USE e de 93% e 94% para a CPRM. A CPRE é reservada para as intervenções terapêuticas.

Colangite aguda

A colangite aguda (supurativa) é uma infecção potencialmente fatal dos ductos biliares e que pode resultar de coledocolitíase. Habitualmente, a árvore biliar é um ambiente estéril. Quando existe obstrução, a migração de bactérias patogênicas pode causar infecção grave, com taxa de mortalidade de até 30%. As manifestações clínicas clássicas consistem em dor abdominal, icterícia e febre (tríade de Charcot). É importante assinalar que os achados clínicos podem estar ausentes ou atípicos em indivíduos idosos ou pacientes imunossuprimidos.

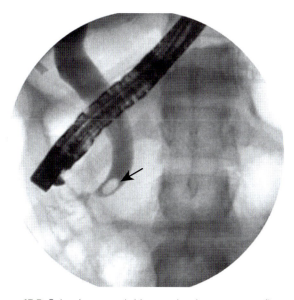

Figura 45.5 Colangiograma obtido na colangiopancreatografia retrógrada endoscópica mostrando um cálculo do ducto colédoco.

A colangite pode ser leve, moderada ou grave, e nesse último caso leva rapidamente a sepse, choque e morte. O diagnóstico baseia-se em um quadro clínico e laboratorial compatível (resultados anormais das provas de função hepática e leucocitose) em conjunto com evidências nos exames de imagem ou na endoscopia de cálculos do ducto colédoco.

O tratamento da colangite aguda inclui a administração de antibióticos de amplo espectro e a remoção imediata dos cálculos, tipicamente com CPRE e esfincterotomia (Vídeo 45.2). O momento adequado para a realização da CPRE deve ser planejado com base na gravidade da doença. Subsequentemente, a colecistectomia é realizada após a estabilização do paciente.

Pancreatite por cálculos biliares

A coledocolitíase e a colecistite aguda são complicadas por evidências bioquímicas de inflamação pancreática em até 30 e 15% dos pacientes, respectivamente. Existem dois mecanismos propostos pelos quais os cálculos biliares induzem pancreatite: o refluxo de bile para o ducto pancreático devido à obstrução transitória da ampola e a obstrução na ampola secundária a cálculos ou a edema. Deve-se efetuar uma avaliação da árvore biliar com US transabdominal, CPRM ou USE no contexto da pancreatite por cálculos biliares de modo a avaliar a presença de coledocolitíase. Os exames laboratoriais isoladamente podem ser enganosos, visto que o edema da cabeça do pâncreas durante a pancreatite pode causar colestase. Se a coledocolitíase for confirmada, deve-se realizar uma CPRE com esfincterotomia. Tendo em vista que a pancreatite por cálculos biliares sofre recorrência em 25% dos pacientes, deve-se efetuar uma colecistectomia após a recuperação clínica de um episódio de pancreatite.

Neoplasias malignas biliares

O colangiocarcinoma e o câncer da ampola de Vater são incomuns nos EUA. O colangiocarcinoma pode surgir em qualquer nível do sistema biliar e é classificado como intra-hepático (25%) ou extra-hepático (75%). É mais comum em homens idosos e ocorre predominantemente naqueles com 50 a 70 anos. Os fatores de risco consistem em colangite esclerosante primária (CEP), cistos do colédoco, colite ulcerativa crônica, trematódeos hepáticos e colangite piogênica recorrente (colângio-hepatite oriental). Os pacientes com esses tipos de câncer habitualmente apresentam icterícia indolor ininterrupta, embora a necrose e a descamação do tumor possam causar obstrução biliar intermitente e aparecimento de sangue oculto nas fezes. O colangiocarcinoma localizado na bifurcação do ducto colédoco extra-hepático (50% dos casos) é conhecido como *tumor de Klatskin* (Figura 45.6). A cura cirúrgica só é possível em apenas uma pequena proporção de pacientes com colangiocarcinoma. Se o tumor não for ressecável, pode-se indicar uma drenagem biliar paliativa. Recentemente, o transplante de fígado também se tornou uma opção para pacientes cuidadosamente selecionados com doença localizada porém irressecável.

Causas não malignas de obstrução biliar
Estenoses biliares

As estenoses biliares benignas habitualmente resultam de lesão cirúrgica ou de pancreatite crônica. As estenoses biliares que resultam de lesão cirúrgica podem causar sintomas até mesmo anos após o dano inicial. O diagnóstico precoce é importante, visto que as estenoses que causam obstrução parcial são clinicamente assintomáticas e podem causar uma cirrose biliar secundária. Deve-se suspeitar de estenose biliar em todo paciente com histórico de cirurgia no quadrante superior direito do abdome ou com uma pancreatite crônica que apresente níveis séricos persistentemente elevados de fosfatase alcalina e gamaglutamil transpeptidase. A dilatação endoscópica com balão, com ou sem colocação de *stent* ou reparo cirúrgico, é útil em pacientes selecionados.

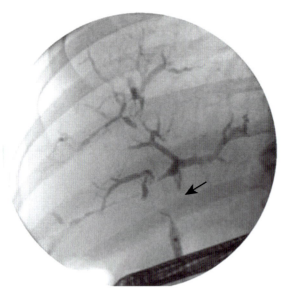

Figura 45.6 Colangiograma obtido na colangiopancreatografia retrógrada endoscópica mostrando um tumor de Klatskin na bifurcação do ducto colédoco.

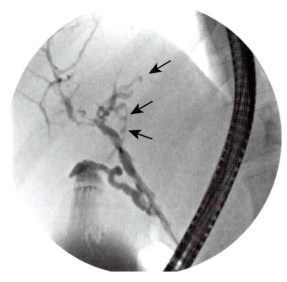

Figura 45.7 Colangiograma obtido na colangiopancreatografia retrógrada endoscópica mostrando o aspecto em colar de contas característico dos ductos colédocos intra-hepáticos e extra-hepáticos em um paciente com colangite esclerosante primária.

Outras causas de obstrução biliar

Anormalidades estruturais, tais como cistos do colédoco, doença de Caroli (dilatação segmentar congênita do ducto colédoco intra-hepático) e os divertículos duodenais, podem causar obstrução do ducto colédoco, frequentemente com uma coledocolitíase secundária resultante de estase biliar. A hemobilia com obstrução intermitente do ducto colédoco por coágulos de sangue pode ser causada por lesão hepática, neoplasias malignas ou aneurismas da AH. Os parasitas biliares sempre devem ser considerados como causa de obstrução biliar no contexto epidemiológico apropriado. *Ascaris lumbricoides* é uma causa comum de colangite e icterícia na América do Sul, na África e no subcontinente indiano. *Clonorchis sinensis* é o agente etiológico da colângio-hepatite oriental na Coreia e no Sudeste Asiático, como também em imigrantes nos EUA. O trematódeo hepático *Fasciola hepatica* é uma importante causa de estenoses biliares e colangite em todo o mundo, mais comumente nos Andes bolivianos.

Colangite esclerosante primária

A CEP é uma condição idiopática de fibrose inflamatória crônica e obliteração não malignas e não bacterianas dos ductos colédocos intra-hepáticos e extra-hepáticos. Ocorre mais comumente em homens jovens (dois terços dos pacientes têm menos de 45 anos), e frequentemente em associação com colite ulcerativa. Cerca de 70% dos pacientes com CEP apresentam colite ulcerativa. O espectro clínico da CEP é amplo e abrange desde pacientes assintomáticos com níveis anormais das enzimas hepáticas (normalmente, concentração elevada de fosfatase alcalina) até aqueles indivíduos com episódios recorrentes de febre, calafrios, dor abdominal e icterícia. O diagnóstico de CEP é estabelecido por CPRM ou CPRE, que apresentam alterações características (aspecto em colar de contas) do ducto colédoco intra-hepático e/ou extra-hepático (Figura 45.7).

Não existe terapia comprovada para a CEP, embora o ácido ursodesoxicólico e o metotrexato estejam sendo usados em alguns centros. Outras formas de terapia incluem antibióticos profiláticos para prevenção da colangite bacteriana recorrente, tratamento do prurido e reposição de vitaminas lipossolúveis. A dilatação endoscópica de uma estenose biliar dominante durante a CPRE constitui um tratamento efetivo da colestase em pacientes selecionados. A maioria dos indivíduos com CEP avançada finalmente progride para a doença hepática terminal, e a avaliação para transplante de fígado é apropriada na doença avançada. Um terço dos pacientes com CEP desenvolverá colangiocarcinoma; por isso, justifica-se a realização de exames clínicos e laboratoriais completos (testes de função hepática e marcadores de câncer como CA 19-9) mais acompanhamento radiológico.

Disfunção do esfíncter de Oddi

A disfunção do esfíncter de Oddi é um distúrbio benigno que pode levar à obstrução não calculosa do fluxo de bile ou do suco pancreático no nível da junção pancreaticobiliar. Tipicamente, os pacientes apresentam uma inexplicada dor abdominal de tipo biliar com ou sem resultados elevados nas provas de função hepática e com ou sem dilatação do ducto colédoco. Para um grupo selecionado de pacientes, a esfincterotomia endoscópica ou cirúrgica é valiosa. A identificação dos pacientes que se beneficiariam pode constituir um desafio e é controversa, visto que a disfunção do esfíncter de Oddi pode ser difícil de distinguir da dor abdominal funcional.

Para uma discussão mais profunda deste tópico, ver Capítulo 146, "Doenças da Vesícula Biliar e dos Ductos Biliares", em *Goldman-Cecil Medicina*, 26ª edição.

Agradecimentos

Os autores agradecem o trabalho de Matthew P. Spinn, que contribuiu para este capítulo na edição anterior.

LEITURA SUGERIDA

Adeel S, Khan AS, Dageforde LA: Cholangiocarcinoma, Surg Clin North Am 99(2):315–335, 2019.

Hyun JJ, Kozarek RA: Sphincter of Oddi dysfunction: sphincter of Oddi dysfunction or discordance? What is the state of the art in 2018? Curr Opin Gastroenterol 34(5):282–287, 2018.

Pezzilli R, Zerbi A, Campra D, Capurso G, Golfieri R, Arcidiacono PG, et al: Consensus guidelines on severe acute pancreatitis, Dig Liver Dis 47(7):532–543, 2015.

Sulzer JK, Ocuin LM: Cholangitis, Surg Clin North Am 99(2):175–184, 2019.

Tazuma S, Unno M, Igarashi Y, Inui K, Uchiyama K, Kai M, et al: Evidence-based clinical practice guidelines for cholelithiasis 2016, J Gastroenterol 52(3):276–300, 2017.

SEÇÃO 8

Doenças Hematológicas

46 Hematopoese e Insuficiência Hematopoética, 488

47 Distúrbios Clonais das Células-Tronco Hematopoéticas, 502

48 Distúrbios dos Eritrócitos, 523

49 Distúrbios Clínicos dos Granulócitos e dos Monócitos, 536

50 Distúrbios dos Linfócitos, 542

51 Hemostasia Normal, 559

52 Distúrbios da Hemostasia: Hemorragia, 568

53 Distúrbios da Hemostasia: Trombose, 589

46

Hematopoese e Insuficiência Hematopoética

Eunice S. Wang, Nancy Berliner

HEMATOPOESE

A hematopoese é o processo de formação e desenvolvimento das células do sangue. Os constituintes do sangue periférico surgem por meio de um processo complexo e cuidadosamente regulado de ontogenia. A célula-tronco hematopoética (CTH) pluripotente mantém-se por autorrenovação e sofre diferenciação em múltiplas linhagens para produzir os números e os tipos apropriados de células no compartimento do sangue circulante (Tabela 46.1). O sistema hematopoético é único, visto que passa constantemente por esse ciclo completo de maturação no qual uma célula primitiva dá origem a células de estágio terminal altamente especializadas, todas com diferentes tempos de vida e em números diferentes.

A medula óssea precisa ter a capacidade de produzir células para compensar a rápida renovação normal das células hematopoéticas resultante da senescência, do uso normal e da migração para os espaços teciduais. Além disso, precisa ter capacidade de reserva para produzir células adicionais em resposta a demandas incomuns que surgem em decorrência de sangramento, infecção ou outros tipos de estresse. A compreensão do ciclo repetido de ontogenia e autorrenovação das células que responde a esses desafios proporciona um importante entendimento dos mecanismos normais e patológicos envolvidos na hematologia.

Tecidos hematopoéticos

A hematopoese começa no saco vitelino embrionário, onde os eritroblastos imaturos em ilhotas de sangue formam as primeiras células hemoglobinizadas. Depois de 6 semanas de gestação, o fígado fetal começa a produzir células linfocitoides, megacariócitos e eritroblastos primitivos, e o baço torna-se um local secundário de eritropoese.

Em seguida, a hematopoese muda para o seu local definitivo na medula óssea, o principal local de hematopoese ao longo de toda a vida no hospedeiro normal.

No início da vida, todos os ossos do feto contêm medula óssea regenerativa, porém com a idade a medula óssea é progressivamente substituída por gordura. Nos adultos, a medula óssea ativa existe apenas no esqueleto axial (*i. e.*, no esterno, nas vértebras, na pelve e nas costelas) e nas extremidades proximais do fêmur e do úmero. Em consequência, as amostras de medula óssea, que são necessárias para o estabelecimento de muitos diagnósticos hematológicos, habitualmente são obtidas da crista ilíaca ou do esterno. Em condições patológicas que estressam a capacidade do espaço medular, conforme observado nas doenças associadas à fibrose medular (p. ex., doenças mieloproliferativas crônicas) ou na anemia hemolítica hereditária grave (p. ex., talassemia maior), pode ocorrer restabelecimento da hematopoese extramedular em locais de hematopoese fetal, sobretudo no baço.

Teoria das células-tronco da hematopoese

Foi formulada a hipótese de que todas as células hematopoéticas maduras originam-se de uma pequena população de células-tronco pluripotentes. Essas células, que representam menos de 1% de todas as células da medula óssea, não exibem características morfológicas distintas e são mais bem definidas pelas suas propriedades funcionais únicas.

As células-tronco apresentam duas características distintas. Em primeiro lugar, são extremamente resilientes e produtivas, capazes de reabastecer continuamente números enormes de granulócitos, linfócitos e eritrócitos durante a vida. A demanda de um suprimento contínuo e flutuante de células sanguíneas exige um sistema hematopoético com

Tabela 46.1 Valores normais das células do sangue periférico.		
Tipo e tamanho de célula	**Média**	**Variação**
Hemoglobina (Hb)	Mulheres: 14 g/dℓ Homens: 15,5 g/dℓ	Mulheres: 12 a 16 g/dℓ Homens: 13,5 a 17,5 g/dℓ
Hematócrito (Ht)	Mulheres: 41% Homens: 47%	Mulheres: 36 a 46% Homens: 41 a 53%
Contagem de reticulócitos	60.000/μℓ (1%)	35.000 a 85.000/μℓ (0,5 a 1,5%)
Volume corpuscular médio (VCM)		80 a 100 fℓ
Contagem de plaquetas	250.000/μℓ	150.000 a 400.000/μℓ
Contagem total de leucócitos	7.400/μℓ	4.500 a 11.000/μℓ
Neutrófilos	4.400/μℓ (40 a 60%)	1.800 a 7.700/μℓ
Linfócitos	2.500/μℓ (20 a 40%)	1.000 a 4.800/μℓ
Monócitos	300/μℓ (< 5%)	200 a 950 (4 a 11%)

Capítulo 46 Hematopoese e Insuficiência Hematopoética

a capacidade de produzir um grande número de células selecionadas em um curto período de tempo. Por exemplo, uma infecção fulminante por microrganismos invasores desencadeia a liberação de neutrófilos, enquanto a hipoxia ou a perda aguda de sangue levam a um aumento na produção de eritrócitos. Em segundo lugar, as CTHs representam uma população de células autorrenováveis que consegue manter seus números enquanto fornece um suprimento contínuo de células progenitoras de muitas linhagens diferentes.

Apesar desse vasto potencial proliferativo, em condições normais, as CTHs são, em sua maioria, quiescentes, e algumas delas sofrem expansão ou diferenciação em determinado momento. Entretanto, a sua capacidade de proliferação é notável. Estudos realizados com camundongos submetidos a radiação letal demonstraram que algumas células transplantadas (*i. e.*, células da unidade formadora de colônias do baço [CFU-S, do inglês *spleen colony-forming unit*]) têm a capacidade de regenerar a hematopoese de múltiplas linhagens.

Os sinais que regulam a diferenciação das células-tronco pluripotentes em progenitores condicionados não são conhecidos. Os dados disponíveis sugerem que a primeira etapa no condicionamento das linhagens é um evento estocástico (ao acaso); acredita-se que os estágios subsequentes de maturação ocorram sob a influência de fatores de crescimento ou citocinas (Tabela 46.2). As citocinas atuam sobre diferentes células por meio de receptores específicos de citocinas. A ativação do receptor induz vias de transdução de sinal, que levam a alterações na transcrição de genes e a proliferação e diferenciação finais das células. Esses fatores de crescimento também atuam como fatores de sobrevivência para as células hematopoéticas em desenvolvimento ao impedir a *apoptose* (*i. e.*, morte celular programada). Esse processo ocorre no meio celular da medula óssea, onde a hematopoese depende, em parte, das células não hematopoéticas (*i. e.*, fibroblastos, células endoteliais, osteoblastos e adipócitos) que compõem esse microambiente. As pesquisas na área da biologia das CTHs concentraram-se em descobrir como essas células são reguladas por fatores de crescimento, por ligantes de superfície celular únicos e por interações essenciais das células-tronco com as células do microambiente circundante (*i. e.*, células estromais mesenquimais, adipócitos, células imunes) dentro das regiões especializadas da medula denominadas *nichos de células-tronco*.

Via de diferenciação hematopoética

Acredita-se que a hematopoese prossiga ao longo de uma hierarquia rigorosamente regulada (Figura 46.1) e seja governada por efeitos de fatores de transcrição intrínsecos e de citocinas no microambiente da medula óssea. À medida que mais células primitivas amadurecem sob a influência de citocinas reguladoras específicas, elas sofrem várias divisões celulares e tornam-se *células progenitoras* condicionadas para uma linhagem. Elas perdem também a sua capacidade de autorrenovação. Morfologicamente, essas células blastoides inespecíficas são transformadas em células que podem ser identificadas pela sua cor, formato e conteúdos granular e nuclear. Do ponto de vista funcional, elas adquirem receptores de superfície celular característicos e exibem respostas a sinais específicos.

Tabela 46.2 Citocinas e suas atividades.

Acrônimo	Nome	Efeito sobre a hematopoese (e possíveis aplicações clínicas)
EPO	Eritropoetina	Estimulação da proliferação e da maturação dos progenitores eritroides; produzida pelos rins em resposta à anemia e à hipoxia; clinicamente importante para a anemia associada a baixos níveis de EPO (p. ex., insuficiência renal, anemia de doença crônica)
G-CSF	Fator estimulador de colônias de granulócitos	Estimulação da proliferação e da maturação dos granulócitos; efeito mais amplo, visto que também aumenta a liberação de células-tronco no sangue periférico; clinicamente importante para o tratamento da neutropenia e para a mobilização de células-tronco para transplante
GM-CSF	Fator estimulador de colônias de granulócitos-monócitos	Proliferação dos precursores dos granulócitos e dos monócitos; papel incerto na hematopoese no estado de equilíbrio dinâmico (camundongos com deficiência do gene *GM-CSF* ainda se desenvolvem normalmente e não há comprometimento significativo da hematopoese até 12 semanas de vida)
TPO	Trombopoetina	Proliferação dos megacariócitos; estudos clínicos da TPO recombinante foram interrompidos, devido à formação de autoanticorpos em alguns pacientes
M-CSF	Fator estimulador de colônias de monócitos	Proliferação dos monócitos
IL-2	Interleucina 2	Proliferação de linfócitos T
IL-3	Interleucina 3 (fator estimulador de múltiplas colônias)	Proliferação de granulócitos e monócitos; efeitos amplos, que parecem aumentar a proliferação de células-tronco; não tem uso clínico, diferenciação de basófilos e eosinófilos a partir de células-tronco hematopoéticas primitivas
IL-4	Interleucina 4	Proliferação de linfócitos B, diferenciação de basófilos e eosinófilos
IL-5	Interleucina 5	Proliferação de linfócitos T e B; proliferação e diferenciação de eosinófilos, diferenciação de basófilos e eosinófilos
IL-11	Interleucina 11	Proliferação de megacariócitos; em fase de teste clínico
LIF	Fator inibitório da leucina	Proliferação de células-tronco e megacariócitos
SCF	Fator de células-tronco (ligante kit)	Proliferação de células progenitoras; efeitos amplos sobre múltiplas linhagens

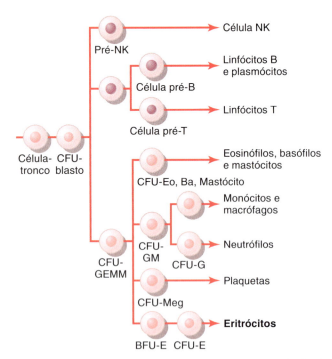

Figura 46.1 Desenvolvimento das células da medula óssea. *Ba*, Basófilo; *BFU*, unidade formadora de blastos (do inglês *blast-forming unit*); *CFU*, unidade formadora de colônias (do inglês *colony-forming unit*); *E*, eritroide; *Eo*, eosinófilo; *G*, granulócito; *GEMM*, granulócito-eritrócito-macrófago-megacariócito; *GM*, granulócito-macrófago; *Meg*, megacariócito; *NK*, *natural killer*.

Os granulócitos em maturação e as células eritroides sofrem várias outras divisões celulares na medula óssea, enquanto os linfócitos seguem para o timo e os linfonodos para sofrer maior desenvolvimento. Os megacariócitos cessam a sua divisão celular, porém continuam com a replicação nuclear. Por fim, essas células são liberadas da medula óssea como eritrócitos, mastócitos, granulócitos, monócitos, eosinófilos, macrófagos e plaquetas totalmente funcionais.

Células-tronco pluripotentes

A CTH pluripotente é morfologicamente indistinguível e é mais bem identificada pela sua expressão do antígeno de diferenciação celular, CD34, e pela sua capacidade de formar colônias pluripotentes *in vitro*. Sob a influência da interleucina-1 (IL-1), da IL-3, da IL-6, da tirosinoquinase do tipo FMS 3 (FLT3) e de um fator de célula-tronco específico (ligante KIT [KITLG], ou fator *steel*), essa célula amadurece em uma célula-tronco de linhagem mieloide (*i. e.*, célula da unidade formadora de colônias de granulócitos-eritrócitos-macrófagos-megacariócitos [CFU-GEMM]) ou em uma célula-tronco de linhagem linfoide. Na presença do fator estimulador de colônias de granulócitos-macrófagos (GM-CSF) e da IL-3, a célula-tronco mieloide diferencia-se ainda mais em células-filhas de suas linhagens nomeadas (Figura 46.1). A célula-tronco linfopoética torna-se uma célula pré-B ou um protimócito (célula pré-T) e deixa a medula para maturação adicional.

Linhagem eritroide

Os precursores eritroides primitivos que surgem a partir da célula-tronco mieloide são denominados células eritroides da unidade de crescimento rápido. Em seguida, essas células se diferenciam em células da unidade formadora de colônias eritroides (CFU-E), que são as células progenitoras condicionadas dos eritrócitos. As células da CFU-E expressam receptores para a eritropoetina (EPO), uma molécula de 18 kDa produzida por células intersticiais renais em resposta a estados de baixa oxigenação ou anemia. A EPO suprarregula a proliferação de células da CFU-E e promove a sua maturação em proeritroblastos e reticulócitos, que começam a sintetizar hemoglobina (Tabela 46.2).

Linhagens de granulócitos e monócitos

O GM-CSF humano atua precocemente na via hematopoética para regular a maturação da célula-tronco CFU-GEMM. A diferenciação desse precursor mieloide em progenitores condicionados específicos ocorre sob a direção do CSF de granulócitos (G-CSF) e do CSF de monócitos (Tabela 46.2). As células da CFU de granulócitos sofrem uma transformação sequencial em mieloblastos facilmente reconhecíveis, em mielócitos e, por fim, em neutrófilos polimorfonucleares imaturos com seus núcleos polissegmentados característicos. Em contrapartida, as células das CFUs de monócitos retêm um único núcleo à medida que amadurecem de monoblastos para promonócitos e para monócitos e, algumas vezes, para macrófagos.

Outras linhagens

Os eosinófilos e os basófilos desenvolvem-se a partir de células da CFU-GEMM sob a influência da IL-5 e da IL-3 mais IL-4, respectivamente. A aquisição de seu conteúdo granular específico ajuda a distinguir seus precursores daqueles dos monócitos iniciais.

O desenvolvimento das plaquetas é morfologicamente distinto das outras linhagens. As células da CFU-GEMM diferenciam-se em células da CFU de megacariócitos, assim denominadas porque elas cessam precocemente a sua divisão celular, mas não a replicação nuclear. Os megacariócitos são as únicas células do corpo com a capacidade de duplicar seu conteúdo de DNA (*i. e.*, endomitose). Ao longo de vários ciclos celulares, o megacariócito em maturação finalmente adquire várias vezes o conteúdo nuclear de outras células em sua preparação para a dissolução final em plaquetas com uma fração do citoplasma de outras células hematopoéticas. Dois fatores de crescimento, a trombopoetina (TPO) e a IL-11, aumentam as contagens de plaquetas ao promover o desenvolvimento dos megacariócitos (Tabela 46.2).

Plasticidade das células-tronco

Dados estimulantes desafiaram o paradigma convencional de diferenciação hierárquica das CTHs. Evidências laboratoriais demonstraram que as CTHs podem ser induzidas a se diferenciar em progenitores mais imaturos, que têm a capacidade de cruzar linhagens e de se transdiferenciar em inúmeras células não linfo-hematopoéticas, tais como os precursores endoteliais vasculares, os miócitos, os hepatócitos, as células epiteliais gastrintestinais e os neurônios. Essa plasticidade das CTHs constitui uma propriedade intrínseca das células-tronco adultas e/ou fusão de células hematopoéticas com outras células teciduais, e gera a necessidade de uma investigação mais aprofundada das CTHs adultas como recurso renovável e dinâmico para o reparo e a regeneração dos tecidos.

SÍNDROMES DA INSUFICIÊNCIA HEMATOPOÉTICA PRIMÁRIA

As doenças das CTHs que desorganizam o padrão regulado normal do desenvolvimento das células-tronco podem resultar em produção deficiente de progênie madura (*i. e.*, anemia aplásica), em superprodução de progênie madura (*i. e.*, doença mieloproliferativa crônica) ou em falha na diferenciação com produção de formas imaturas em excesso (*i. e.*, mielodisplasia e leucemia aguda). A *insuficiência hematopoética*, que é definida como a incapacidade das CTHs de produzir quantidades normais de células sanguíneas maduras, manifesta-se clinicamente como uma pancitopenia periférica (*i. e.*, diminuição na produção de todas as linhagens de células sanguíneas).

Embora a disfunção da medula óssea que produz pancitopenia possa resultar de várias causas hematológicas e não hematológicas (Tabela 46.3), os distúrbios de insuficiência medular primária caracterizam-se por um acentuado comprometimento da capacidade da CTH de reabastecer o reservatório de células-tronco. As síndromes da insuficiência medular podem surgir em decorrência de defeitos intrínsecos da CTH, o que inclui disposição hereditária das linhagens germinativas e eventos mutacionais hematopoéticos clonais relacionados com a idade. Em outros casos, os distúrbios de insuficiência medular resultam de danos extrínsecos às CTHs normais. As modalidades de tratamento para os distúrbios da insuficiência hematopoética primária incluem a administração de fatores de crescimento exógenos e de imunossupressores, como também o transplante de células-tronco alogênicas.

Fatores de crescimento de uso clínico

A descoberta dos fatores que influenciam a hematopoese normal levou a importantes aplicações terapêuticas para os pacientes com defeitos na produção de células hematopoéticas. O achado de que as células hematopoéticas condicionadas de cada linhagem podem ser estimuladas a proliferar e a se diferenciar por citocinas específicas (Tabela 46.2) tem sido terapeuticamente útil. Os avanços na tecnologia do DNA levaram à síntese e à purificação de proteínas recombinantes humanas (rh) com atividade biológica semelhante *in vivo*. A administração desses produtos em pacientes possibilitou uma manipulação bem-sucedida de células maduras no sangue periférico. Por exemplo, a EPO exógena tornou-se um pilar fundamental no manejo da anemia causada por insuficiência renal, quimioterapia e síndromes da insuficiência medular. O uso do G-CSF ou do GM-CSF em pacientes com neutropenia febril e infecção ou sepse documentadas após quimioterapia ou radioterapia reduziu as permanências no hospital e encurtou o período de alto risco de infecção. Acredita-se que a administração de GM-CSF melhore as respostas imunes do hospedeiro a infecções fúngicas. O G-CSF em altas doses também é usado de forma rotineira para mobilizar as células-tronco da medula CD34$^+$ no sangue periférico para a sua coleta antes e depois de transplante de células-tronco em pacientes com enxerto de células-tronco tardio (discutido posteriormente).

Os ensaios iniciais de fatores de crescimento de TPO para estimular a produção de plaquetas foram interrompidos devido ao desenvolvimento de anticorpos anti-TPO humanos em alguns pacientes levando à trombocitopenia grave. São utilizados clinicamente agentes trombopoéticos de segunda geração, que não exibem nenhuma semelhança estrutural com a TPO mas que foram projetados para se ligar ao receptor de TPO e ativá-lo. O romiplostim é uma proteína de fusão Fc-peptídio recombinante denominada peptícorpo que, quando administrada por meio de uma injeção subcutânea semanal, pode aumentar a contagem de plaquetas, diminuir a necessidade de transfusão de plaquetas, e melhorar a qualidade de vida de pacientes com trombocitopenia imunomediada crônica refratária. O eltrombopague é um agonista orgânico pequeno da TPO que está disponível por via oral, aumenta as contagens de plaquetas e diminui o sangramento em pacientes semelhantes. A utilidade clínica do eltrombopague, quando acrescentado a esquemas imunossupressores para o tratamento da anemia aplásica, confirma o seu papel como ativador da produção de CTHs.

Transplante de células-tronco hematopoéticas

Tipos de transplante

Melhor compreensão da biologia das CTHs promoveu o desenvolvimento de técnicas para manipular essas células para fins terapêuticos. Os efeitos antitumorais da maioria dos agentes quimioterápicos e da radioterapia são dependentes da dose e ambos causam a principal toxicidade limitante da dose da mielossupressão. Já foram desenvolvidos vários modos de transplante de células-tronco.

No *transplante autólogo*, a própria medula óssea ou as células-tronco do sangue periférico (CTSPs) do paciente são coletadas durante a remissão após quimioterapia em alta dose ou administração de G-CSF. Essas células são criopreservadas, descongeladas e reinfundidas. Essa abordagem está associada a maior risco de recidiva como resultado da reinfusão de um produto de células-tronco que pode ter permanecido contaminado com células tumorais; em geral, ela é considerada terapeuticamente equivalente à administração de vários ciclos de quimioterapia em alta dose com intenção não curativa.

No *transplante de células-tronco (TCT) alogênico*, a medula óssea hematopoética de funcionamento anormal é erradicada e substituída por medula óssea normal ou células-tronco de uma fonte compatível de um doador aparentado ou não aparentado. A quimioterapia em alta dose associada ou não à irradiação corporal total é usada para destruir a medula óssea do paciente, e é seguida de infusão de novas células-tronco que enxertam e restauram a hematopoese normal. Ocorrem mortalidade e morbidade relacionadas ao tratamento devido a complicações infecciosas durante os períodos de citopenia e desenvolvimento de *doença do enxerto* versus *hospedeiro (DEVH)*, um fenômeno autoimune em que linfócitos intactos na medula transplantada atacam os tecidos do hospedeiro. Apesar das melhoras nos cuidados de suporte e na terapia imunomoduladora, as taxas de mortalidade associadas ao transplante permanecem na faixa de 10 a 30%, mesmo em pacientes mais jovens. Para reduzir o risco de DEVH, todos os potenciais doadores e pacientes são testados para compatibilidade do antígeno leucocitário humano (HLA, do inglês *human leukocyte antigen*) e proteínas do complexo principal de histocompatibilidade e do complexo menor de histocompatibilidade expressas em todas as células. Já foram identificados três antígenos de HLA principal da classe I (*i. e.*, A, B e C) e três antígenos do complexo de histocompatibilidade da classe II (*i. e.*, DP, DQ e DR). Os *loci* dos genes HLA estão firmemente ligados no cromossomo 6 e quase sempre são herdados como um único grupo de genes, ou *haplótipo*. Todas as crianças são uma meia correspondência (*i. e.*, haploidênticas) a cada um de seus

---

Tabela 46.3 Diagnóstico diferencial da pancitopenia.

Distúrbios primários da medula óssea
- Anemia aplásica
- Síndromes da anemia aplásica congênita
- Anemia de Fanconi
- Síndrome de Shwachman-Diamond
- Disqueratose congênita
- Anemia aplásica adquirida
- Síndrome mielodisplásica hipocelular
- Mielofibrose
- Hemoglobinúria paroxística noturna
- Leucemias agudas: leucemia linfocítica aguda, leucemia mieloide aguda
- Leucemia de células pilosas

Doenças sistêmicas com efeitos secundários na medula óssea
- Tumor sólido metastático para a medula óssea
- Doenças autoimunes: lúpus eritematoso sistêmico, síndrome de Sjögren
- Deficiências nutricionais: vitamina B$_{12}$, folato, alcoolismo
- Infecções: sepse fulminante de qualquer causa, vírus, brucelose, erliquiose (riquétsia)
- Doenças de armazenamento: doença de Gaucher, doença de Niemann-Pick
- Defeitos anatômicos: hiperesplenismo

pais, e os irmãos têm uma probabilidade de 25% de serem HLA idênticos entre si. Os transplantes de doadores não aparentados com HLA compatíveis têm taxas mais altas de DEVH do que os transplantes de doadores aparentados com HLA compatíveis como resultado de outras incompatibilidades menores de HLA. Os pacientes que receberam transplante de célula-tronco incompatível com o HLA correm risco de DEVH aguda, rejeição da medula e aplasia fatal da medula. As taxas de morbidade e de mortalidade associadas a transplantes de HLA incompatíveis podem ser proibitivas. Os pacientes com menos de 50 anos são considerados os melhores candidatos a essa terapia intensiva, embora essa situação esteja mudando graças às novas modalidades de suporte.

Acredita-se agora que os efeitos imunológicos das células alogênicas transplantadas sejam tão ou mais importantes do que a citorredução na obtenção de uma cura de neoplasias malignas hematológicas. As evidências indicam que a excelente resposta dos pacientes ao TCT alogênico pode estar em grande parte relacionada com a supressão ativa da doença original (residual) ou recidivante do paciente pelas células imunes do doador do enxerto recém-transplantado, o que é referido como *efeito do enxerto* versus *leucemia (EVL)*. Os estudos realizados documentaram que as infusões de linfócitos do doador (ILD) podem restaurar a remissão em pacientes com evidências iniciais de recidiva após TCT alogênico para a leucemia mieloide crônica. Por outro lado, os procedimentos que minimizam a reatividade entre doador e hospedeiro aumentam a recidiva da doença. Por exemplo, há aumento na taxa de recidiva entre pacientes submetidos a transplante de células-tronco singênicas (de gêmeos idênticos) e pacientes que recebem medula óssea com depleção de linfócitos T na tentativa de reduzir a DEVH.

O reconhecimento dos benefícios imunológicos do TCT alogênico levou ao desenvolvimento do transplante de células-tronco alogênico de *intensidade reduzida* (também conhecido como *não mieloablativo*). Esses transplantes constituem hoje o padrão de cuidados em pacientes adultos que não seriam elegíveis para esquemas tradicionais de transplante mieloablativo devido à idade ($>$ 55 anos) ou a outras comorbidades, ou sem doadores disponíveis com HLA totalmente compatíveis. São administrados esquemas de condicionamento e imunossupressores em doses suficientes para permitir o enxerto de células-tronco do doador sem uma citorredução agressiva. Esses denominados "minitransplantes" resultam em medula óssea quimérica (*i. e.*, constituída de parte do paciente e parte do doador) e não se caracterizam por períodos significativos de citopenias ou comprometimento hematopoético. Com o passar do tempo, a maioria dos pacientes que respondem apresenta conversão em medula óssea totalmente derivada do doador. O uso de esquemas imunossupressores mais recentes também possibilitou aos pacientes receber transplantes de familiares que tenham compatibilidade de HLA de apenas 50% (os denominados transplantes de *haplótipos idênticos* ou *haploidênticos*). Quase todos os pacientes têm parentes, irmãos, filhos ou mesmo netos 50% compatíveis (haploidênticos), possibilitando, assim, que vários familiares sirvam como doadores. Embora viáveis e bem tolerados em muitos pacientes, os transplantes haploidênticos estão associados a um risco aumentado de recidiva da doença devido à redução dos efeitos do EVL e, portanto, são mais bem utilizados para os pacientes com um controle ideal da doença por ocasião do procedimento. Embora historicamente usado no tratamento de distúrbios malignos primários de células-tronco como leucemia, o potencial terapêutico do TCT alogênico está agora sendo cada vez mais direcionado para os pacientes com condições hematológicas não malignas (p. ex., anemia aplásica, anemia falciforme, imunodeficiências congênitas), tumores sólidos (p. ex., carcinoma de células renais, melanoma) e, particularmente, doenças autoimunes (p. ex., amiloidose, lúpus sistêmico, esclerose múltipla).

Fontes de células-tronco hematopoéticas

Historicamente, o TCT alogênico tem utilizado células-tronco da medula óssea de doadores obtidas por aspiração da crista ilíaca posterior e infundidas por via intravenosa após mieloablação e terapia imunossupressora. O processo de enxertia ("pega") ou de reconstituição da função hematopoética normal leva várias semanas. Com frequência, os pacientes necessitam de transfusões quase diárias de plaquetas e hemácias, e permanecem hospitalizados durante esse período de neutropenia prolongada para minimizar as infecções bacterianas, virais e fúngicas potencialmente fatais. Outras complicações incluem mucosite grave, cistite hemorrágica, DEVH, doença recidivante e falha de enxertia ("pega").

A descoberta de que o tratamento com o G-CSF em altas doses mobiliza grande número de progenitores hematopoéticos CD34$^+$ e células-tronco de locais da medula óssea para o sangue circulante (*i. e.*, um aumento de 10 a 15 vezes acima dos níveis basais) levou ao uso rotineiro de CTSPs coletadas por procedimentos de aférese em lugar de células-tronco da medula óssea para transplante alogênico. Em comparação com as células-tronco derivadas da medula, as CTSPs "pegam" (enxertia) mais rapidamente após a mieloablação. Os pacientes submetidos a transplantes alogênicos com CTSPs apresentam uma redução do tempo de recuperação dos neutrófilos, menores necessidades de transfusão, menos dias de internação hospitalar, e taxas semelhantes de DEVH aguda e de desfechos de sobrevida em longo prazo do que os pacientes com transplante tradicional de medula óssea. Como as coletas de CTSPs frequentemente contêm três a quatro vezes mais células-tronco CD34$^+$ e 10 vezes mais células linfoides do que os enxertos de medula óssea, podem ocorrer taxas mais elevadas de DEVH crônica.

As células-tronco de sangue do cordão umbilical (SCU) constituem uma fonte rica de CTHs CD34$^+$ imaturas. No passado, as exigências menos estritas de compatibilidade HLA para as CTHs do SCU possibilitaram o uso desses transplantes como terapia para pacientes sem doadores com um HLA totalmente compatível. Embora ainda sejam considerados experimentais, alguns centros de transplantes relataram desfechos em longo prazo após transplantes de CTHs do SCU semelhantes aos obtidos de transplantes de medula óssea ou de CTSPs convencionais para doenças hematológicas primárias. Entretanto, os números relativamente limitados de células-tronco CD34$^+$ encontrados em unidades de SCU coletadas respondem por uma recuperação hematopoética muito mais lenta após o procedimento e por um risco estatisticamente maior de não enxertia ("pega") em comparação com outras fontes de células-tronco. Por isso, os procedimentos de transplante de SCU têm sido limitados aos pacientes pediátricos e adultos mais jovens ou aos pacientes adultos para os quais há mais de uma unidade de SCU com HLA compatível.

Anemia aplásica

Definição e epidemiologia

A anemia aplásica (AA) é uma doença rara caracterizada por pancitopenia com medula óssea acentuadamente hipocelular. Essa doença foi descrita pela primeira vez em 1888 por Paul Ehrlich, que observou que amostras de medula óssea de necropsia de uma mulher jovem que morrera de anemia e neutropenia graves eram extremamente hipoplásicas. Estudos posteriores demonstraram que os pacientes com AA grave apresentam apenas uma fração do número normal de células-tronco pluripotentes, apesar das células do estroma medular funcionais normais e dos níveis normais ou até mesmo elevados de citocinas estimuladoras. A incidência de AA varia de um a cinco casos por milhão de pessoas na população geral. Ocorre predominantemente em adultos jovens (20 a 25 anos) e idosos (60 a 65 anos). A incidência é três vezes maior nos países em desenvolvimento (p. ex., Tailândia e China) em comparação com os países ocidentais industrializados (p. ex., Europa e Israel), um fato que não é explicado por diferenças na exposição a substâncias/fármacos ou radiação.

Etiologia

A AA surge como distúrbio hereditário, como síndrome adquirida ou como fenômeno idiopático. Um pequeno número de casos ocorre no contexto de um distúrbio de insuficiência medular congênita, incluindo anemia de Fanconi, síndrome de Schwachman-Diamond e disqueratose congênita. O mais comum desses distúrbios, a anemia de Fanconi, é uma doença autossômica recessiva que surge como resultado de mutações em genes que codificam proteínas de reparo do DNA. As causas conhecidas da AA adquirida são numerosas (Tabela 46.4) e variam desde exposição à radiação mieloablativa até vírus comuns e medicamentos. A toxicidade prévia da medula óssea por fármacos, produtos químicos (p. ex., benzeno, hidrocarbonetos cíclicos encontrados em produtos derivados do petróleo, borracha, cola, inseticidas, corantes químicos) ou radiação predispõe à AA, visto que esses agentes provocam lesão direta das CTHs em proliferação e diferenciação ao induzir dano ao DNA. Em contrapartida, a quimioterapia citotóxica, sobretudo com agentes alquilantes, e a radioterapia afetam todas as células de ciclo rápido e, com frequência, induzem uma aplasia reversível da medula óssea. Apesar dessas muitas causas, a AA é, na maioria dos casos, idiopática.

A etiologia da AA adquirida e da AA congênita parece estar mecanicamente ligada por manutenção anormal dos telômeros. Os telômeros são sequências de nucleotídios repetidas que cobrem e protegem as extremidades dos cromossomos contra a degradação. A divisão celular leva a uma erosão normal dos telômeros. Quando os telômeros alcançam um comprimento criticamente curto, as células cessam de proliferar, tornam-se senescentes e sofrem apoptose, frequentemente com dano associado ao DNA e instabilidade genômica. A enzima telomerase nas CTHs normais preserva os telômeros longos e promove a quiescência e um tempo de vida celular prolongado. Os pacientes com disqueratose congênita autossômica dominante apresentam mutações nos genes de complexos de telomerase, o que predispõe ao envelhecimento prematuro e ao aumento da insuficiência medular no contexto de um encurtamento acelerado dos telômeros. Um terço dos pacientes com AA adquirida também tem telômeros curtos, provavelmente devido a uma combinação de fatores genéticos, ambientais e epigenéticos.

Os linfócitos autorreativos do hospedeiro podem destruir a hematopoese normal na AA. Nos pacientes com AA, as células do estroma da medula óssea e os níveis de citocinas são normais. O fato de que a AA também ocorre em doenças de desregulação imunológica e após infecções virais sugere ainda mais um mecanismo imunomediado para a doença. Uma hipótese aventada é a de que substâncias ou antígenos virais apresentados ao sistema imune desencadeiam respostas dos linfócitos T citotóxicos que persistem e destroem as células-tronco normais. Apenas um em 100 mil pacientes desenvolve AA grave como reação medicamentosa idiossincrásica. Não se sabe se esses indivíduos apresentam uma sensibilidade geneticamente predisposta a exposições comuns (p. ex., anti-inflamatórios não esteroides, sulfonamidas, vírus Epstein-Barr).

Apresentação clínica

O início clínico da AA pode ser insidioso ou abrupto. Com frequência, os pacientes queixam-se de sintomas relacionados com as citopenias: fraqueza, fadiga, dispneia ou palpitações decorrentes de anemia, sangramento gengival, epistaxe, petéquias, púrpura causada por baixas contagens de plaquetas, ou infecções bacterianas recorrentes causadas por baixa contagem de neutrófilos ou neutrófilos não funcionantes. Em alguns casos, os pacientes relatam uma síndrome respiratória superior recente. O exame físico pode ser normal ou podem ser encontradas equimoses e complicações hemorrágicas. Os pacientes com AA congênita podem ter várias anormalidades.

Diagnóstico e diagnóstico diferencial

A confirmação diagnóstica de AA exige uma biopsia de medula óssea para confirmar a hipocelularidade e descartar a possibilidade de outros processos medulares. A celularidade normal da medula óssea varia de 30 a 50% até os 70 anos e é inferior a 20% depois dos 70 anos (e-Figura 46.1 A). Em contrapartida, a celularidade da medula óssea nos pacientes com AA habitualmente varia de 5 a 15%, e apresenta aumento do acúmulo de gordura e poucos plasmócitos, linfócitos e células hematopoéticas ou nenhum deles (e-Figura 46.1 B). Na AA, as células progenitoras e precursoras hematopoéticas são morfologicamente normais, porém o seu número é inferior a 1% em relação aos níveis normais e elas são acentuadamente disfuncionais com redução da capacidade de formar colônias de células progenitoras diferenciadas *in vitro*. Uma medula óssea hipocelular com evidências de aumento dos blastos, displasia das células hematopoéticas (p. ex., pseudoanomalia de Pelger-Huët, micromegacariócitos) (e-Figura 46.2) e células clonais citogeneticamente anormais no sangue periférico ou na medula óssea é diagnóstica de leucemia aguda ou de mielodisplasia, e não de AA. Nos pacientes jovens, um diagnóstico de anemia de Fanconi é estabelecido pela demonstração de aumento de sensibilidade de células em culturas ao dano cromossômico induzido por mitomicina e diepoxibutano em testes especiais. Embora os pacientes com AA apresentem, tipicamente, baixa contagem de reticulócitos devido à baixa produção de eritrócitos e à escassez de células sanguíneas (e-Figura 46.3 A) e eritrócitos macrocíticos (e-Figura 46.3 B) no esfregaço de sangue periférico, esses achados não são diagnósticos, visto que pacientes com outros distúrbios primários da medula óssea podem exibir achados semelhantes.

Tratamento e prognóstico

O tratamento da AA baseia-se na gravidade da doença e nas manifestações clínicas. Os pacientes com citopenias leves podem ser monitorados de maneira expectante. Entretanto, os pacientes com AA grave com base nas contagens de células no sangue periférico (definidas como contagem de neutrófilos $< 500/\mu\ell$, contagem de plaquetas $< 20.000/\mu\ell$, anemia com contagem de reticulócitos corrigida $< 1\%$ e celularidade da medula óssea de 5 a 10%) apresentam uma sobrevida mediana precária de 2 a 6 meses sem tratamento. Como a maioria desses pacientes morre de infecções fulminantes, justifica-se o

---

Tabela 46.4 Causas da anemia aplásica adquirida.

Fármacos (relacionados com a dose): agentes quimioterápicos, antibióticos (cloranfenicol, sulfametoxazol-trimetoprima)

Causas idiossincrásicas (muitas não comprovadas): cloranfenicol, quinacrina, anti-inflamatórios não esteroides, anticonvulsivantes, ouro, sulfonamidas, cimetidina, penicilamina

Toxinas: benzenos e outros hidrocarbonetos, inseticidas

Infecção viral: hepatite, vírus Epstein-Barr, vírus da imunodeficiência humana (HIV)

Doença imune: doença do enxerto *versus* hospedeiro na imunodeficiência, hipogamaglobulinemia

Hemoglobinúria paroxística noturna (HPN)

Exposição à radiação

Gravidez

tratamento de suporte com antibióticos de amplo espectro, agentes antifúngicos e agentes antivirais para aqueles que apresentam neutropenia avançada. As transfusões de hemácias e de plaquetas podem ajudar os pacientes profundamente sintomáticos.

As abordagens terapêuticas atuais para a AA concentram-se na substituição das CTHs defeituosas por meio de transplante de células-tronco e controle da resposta imune hiperativa com ativação das CTHs. Todos os pacientes jovens com AA grave e um doador de medula óssea com HLA compatível devem ser considerados para o TCT alogênico, que oferece a melhor chance de cura definitiva. Antes do TCT alogênico, precisam ser cuidadosamente considerados os esquemas de condicionamento para os pacientes com AA que apresentam anormalidades congênitas. Embora a sobrevida a longo prazo seja excelente para os pacientes com menos de 30 anos submetidos a transplante de um irmão doador (75 a 90%), a morbidade devida ao próprio transplante e o manejo das complicações a longo prazo são problemas contínuos. Os resultados para os pacientes com mais de 40 anos ou para os que não têm doador aparentado com HLA compatível são precários.

Os supostos mecanismos imunes envolvidos na aplasia induzida por fármacos levaram ao uso de abordagens imunossupressoras para o tratamento da AA em pacientes de idade mais avançada, para os que não têm doador compatível e/ou que são de outro modo inelegíveis para o TCT alogênico. O tratamento da AA com fármacos convencionais, como ciclofosfamida em altas doses, demonstrou ser geralmente muito tóxico. Entretanto, a terapia imunossupressora (TIS) utilizando uma combinação de globulina antitimócito (ATG, do inglês *anti-thymocyte globulin*) e ciclosporina (um inibidor específico de linfócitos T) restaura a função medular e a independência de transfusões de hemácias ou de plaquetas em até 70% dos pacientes com sobrevida em 5 anos de 90%. Os efeitos colaterais da ATG consistem em anafilaxia e doença do soro como resultado de antígenos estranhos presentes nos antissoros e, em geral, são autolimitantes. O eltrombopague é um fármaco mimético da TPO por via oral, originalmente desenvolvido pela sua capacidade de estimular a produção de plaquetas por meio de sua ligação a receptores MPL nos megacariócitos. Dados *in vitro* sugeriram que a administração de altas doses de TPO exógena também podem estimular a proliferação e a manutenção de CTHs que expressam receptores de TPO, apesar dos altos níveis de TPO endógena nos pacientes com AA. O tratamento dos pacientes com AA grave e refratária com eltrombopague levou a respostas hematológicas em 44% dos casos. Posteriormente, o eltrombopague foi acrescentado à ATG e à ciclosporina (CSA) de primeira linha para a AA recém-diagnosticada e resultou em taxas globais de resposta de 80 a 94% após 6 meses, e com excelente sobrevida a longo prazo. Foram obtidas respostas hematológicas completas em numerosos pacientes, e houve acentuada melhora da celularidade medular e nos números de células-tronco e células progenitoras hematopoéticas medidas. Essa combinação de três fármacos (ATG, CSA e eltrombopague) tornou-se agora o padrão de cuidados para o primeiro tratamento dos pacientes com AA grave.

Como a produção de citocinas endógenas é habitualmente alta nos pacientes com AA, o uso rotineiro de fatores de crescimento, tais como o G-CSF, a EPO ou o fator de células-tronco, não é, tipicamente, efetivo. Apesar dos elevados níveis de TPO endógena nos pacientes com AA cuja doença é refratária, a administração prolongada de eltrombopague como terapia de manutenção, associada ou não a outra imunossupressão (ATG, CSA), pode ter algum efeito nas contagens sustentadas de células sanguíneas a longo prazo. Os pacientes que sobrevivem ao tratamento inicial da AA continuam correndo maior risco de desenvolvimento de outras doenças hematológicas primárias, tais como mielodisplasia, leucemia e hemoglobinúria paroxística noturna (HPN). Uma proporção de pacientes com AA também pode sofrer recidiva e perda das respostas hematológicas ao longo do tempo. A recorrência pode justificar retratamento com ATG, androgênios e os novos agentes imunossupressores.

Hemoglobinúria paroxística noturna

Definição, epidemiologia e etiologia

A HPN é uma doença rara caracterizada por hemólise intravascular, trombose venosa e insuficiência da medula óssea. A condição surge em decorrência da expansão de CTHs pluripotentes que contêm uma mutação somática de complementação no gene de fosfatidilinositol glicana da classe A (*PIGA*). A perda de *PIGA*, que codifica um componente lipídico da membrana (*i. e.*, glicosilfosfatidilinositol [GPI]), produz células hematopoéticas anormais e deficientes em dezenas de proteínas que normalmente estão ligadas à superfície celular pela âncora GPI. As manifestações da HPN resultam da falta das proteínas ligadas ao GPI (CD55 e CD59), que habitualmente protegem os eritrócitos e as plaquetas do ataque mediado pelo complemento. A perda de CD55 ou de CD59 leva ao aumento da destruição imune das células sanguíneas. A liberação de hemoglobina dos eritrócitos fragmentados provoca sintomas da doença, especificamente episódios súbitos e irregulares de eliminação de urina de cor escura. O nome "hemoglobinúria paroxística noturna" deriva da observação de que a urina escura é eliminada com mais frequência à noite ou nas primeiras horas da manhã, visto que a urina se concentrou à noite durante o sono. Na realidade, a hemólise nesse distúrbio é um processo contínuo e não ocorre exclusivamente à noite, mas também durante o dia, quando pode não ser tão óbvia para pacientes ou médicos.

As células sanguíneas provenientes de clones anormais da HPN podem apresentar deficiência de GPI completa (células do tipo III) ou parcial (células do tipo II). O grau de deficiência de GPI está associado à gravidade das manifestações clínicas. Tipicamente, as células deficientes em GPI coexistem na medula óssea com várias populações de células normais que expressam GPI (células do tipo I). Pequenas quantidades de clones de HPN anormais em pacientes com AA ou com síndrome mielodisplásica (SMD) sugerem uma sobreposição significativa nas causas dessas três doenças. Isso levou a uma reclassificação da HPN como HPN clássica e HPN no contexto de outro distúrbio específico da medula óssea. A supressão da hematopoese normal pelo sistema imune do hospedeiro direta ou indiretamente por um distúrbio precedente ou coexistente parece criar um ambiente medular que favorece a expansão seletiva de clones de células-tronco da HPN e sua progênie de células sanguíneas deficiente em relação à hematopoese normal.

Apresentação clínica

Tipicamente, os pacientes são indivíduos mais jovens com queixas crônicas variáveis de dor abdominal, disfagia, disfunção erétil (nos homens) e letargia intensa devido à distonia do músculo liso em consequência da depleção dos níveis circulantes de óxido nítrico pela hemoglobina livre. Nem todos os pacientes afetados apresentam sinais/sintomas. Apesar da hemólise contínua, os pacientes apresentam exacerbações agudas intermitente ou frequentemente durante períodos de infecção, traumatismo e estresse, cujo tratamento pode ser difícil. Além da hemólise, os indivíduos com HPN são suscetíveis a tromboses recorrentes potencialmente fatais e doença renal tanto aguda quanto crônica.

Diagnóstico e diagnóstico diferencial

O diagnóstico de HPN é, tipicamente, estabelecido pela identificação de deficiência parcial ou completa da proteína GPI nos eritrócitos e granulócitos. Em geral, isso é determinado pela perda da expressão de CD59, CD55, CD16 ou CD24 em uma população clonal. Os exames

Capítulo 46 Hematopoese e Insuficiência Hematopoética

laboratoriais revelam uma hemólise intravascular contínua e de baixo grau com aumento dos níveis de lactato desidrogenase (LDH) que se correlaciona com a gravidade da própria hemólise e dos sintomas. As citopenias, em particular a anemia, frequentemente tornam os pacientes dependentes de transfusão, e ocorre uma hemoglobinúria contínua devido à liberação de hemoglobina plasmática livre dos compartimentos intracelulares. Cerca de 15% dos pacientes com HPN apresentam resolução espontânea da doença sem sequelas a longo prazo, o que sugere que, por motivos desconhecidos, as mutações *PIGA* podem aparecer de forma transitória e desaparecer espontaneamente em populações normais de células hematopoéticas.

Tratamento

O eculizumabe é um anticorpo monoclonal humanizado que se liga com alta afinidade à proteína C5 do complemento e impede a hemólise intravascular mediada pelo complemento terminal nos pacientes com HPN. A terapia com eculizumabe diminui a hemólise e a hemoglobinúria, reduz as necessidades de transfusões de hemácias, melhora a insuficiência renal crônica e está associada a melhora significativa da qualidade de vida e da sobrevida de pacientes com HPN. A incidência de eventos trombóticos potencialmente fatais é reduzida em mais de 80%, o que provavelmente contribui para a melhora significativa da sobrevida global. Embora esse agente esteja associado a um suposto aumento do risco de infecções meningocócicas devido ao bloqueio mediado pelo complemento, a segurança e a eficácia a longo prazo da terapia sustentada com eculizumabe administrada por mais de 5 anos parecem superar os potenciais riscos do tratamento prolongado. Uma versão de ação mais longa recém-desenvolvida do eculizumabe oferece aos pacientes que necessitam de terapia durante toda a vida com esse inibidor do complemento maior conveniência e administração ambulatorial menos frequente. Agentes mais recentes direcionados para diferentes estágios da via do complemento estão atualmente em investigação clínica para a HPN e outras anemias hemolíticas ativadas pelo complemento. Outra abordagem para a HPN inclui cuidados de suporte com transfusões, suplementação de ferro e de ácido fólico e TCT alogênico em pacientes selecionados com intenção curativa. A trombose venosa documentada é tratada com anticoagulação completa durante toda a vida.

Prognóstico

Apesar dos avanços no tratamento e na anticoagulação adequada, a HPN continua sendo uma doença potencialmente fatal. Em metade dos pacientes, ocorre uma trombose venosa envolvendo as veias cerebrais e intra-abdominais, o que constitui a causa de morte em até um terço dos casos, embora o fator desencadeante do aumento do risco trombótico não esteja totalmente elucidado. Outras causas de morbidade e de mortalidade são os efeitos colaterais da AA progressiva e um risco em longo prazo de 5% de transformação leucêmica. Historicamente, a sobrevida mediana a partir do diagnóstico é de 10 a 15 anos, e um terço dos pacientes morre nos primeiros 5 anos. Não se sabe se a terapia com eculizumabe em longo prazo pode modificar o curso natural da doença, que constitui a meta de um registro internacional de pacientes com HPN.

Síndrome mielodisplásica

Definição e epidemiologia

A SMD é um grupo biologicamente heterogêneo de distúrbios da medula óssea que se caracteriza por hematopoese inefetiva e desordenada em uma ou mais das principais linhagens de células mieloides: células eritroides, neutrófilos e seus precursores, e megacariócitos. Os pacientes apresentam uma ou mais citopenias, apesar do número normal ou aumentado de células hematopoéticas na medula óssea.

A maturação desordenada é acompanhada de aumento da apoptose intramedular, o que contribui para a diminuição da liberação de células maduras na periferia. A SMD primária é predominantemente uma doença de indivíduos idosos e ocorre em cerca de um em cada 500 pacientes entre 60 e 75 anos.

Etiologia

A exposição prévia à radioterapia, à quimioterapia mielotóxica e a produtos químicos orgânicos como benzeno e formaldeído tem estado associada ao desenvolvimento da denominada SMD "secundária". Esse distúrbio pode ocorrer em qualquer idade e compreende 10 a 15% de todos os casos diagnosticados de SMD. A SMD relacionada à terapia é definida como uma condição que surge meses a anos após uma quimioterapia anterior e que envolve qualquer agente citotóxico, particularmente agentes alquilantes e antraciclinas, radiação ionizante, terapia com anticorpos radiomarcados ou TCT alogênico para qualquer câncer ou condição não relacionada ao câncer. Como a SMD relacionada à terapia tipicamente evolui de modo acelerado para uma doença mais agressiva, esses casos foram reclassificados com a LMA relacionada à terapia e tratados de acordo (ver Capítulo 47).

Embora a maioria restante dos casos de SMD tenha sido anteriormente considerada idiopática, dados recentes demonstraram que a hematopoese clonal relacionada com a idade está na base do desenvolvimento da SMD em muitos indivíduos idosos. Análises genômicas extensas de amostras do sangue periférico de indivíduos saudáveis nos demais aspectos identificaram certas anormalidades moleculares clonais, tais como mutações de *DNMT3A*, *TET2* e *ASXL1*, presentes em células hematopoéticas vários anos antes do desenvolvimento de distúrbios hematológicos manifestos, ou até mesmo contagens anormais de células sanguíneas. Os indivíduos que apresentam uma única citopenia e pelo menos uma mutação clonal em uma medula óssea normal quanto à sua morfologia ou que têm um cariótipo de medula clonal foram designados como portadores de *CCSI (citopenia clonal de significado indeterminado)*. O aumento no número de mutações e a ocorrência de mutações específicas têm estado associados a risco aumentado de evolução para neoplasia maligna hematológica, sendo o maior risco observado nos pacientes com duas ou mais mutações, as mutações *RUNX1*, *JAK2V617F* ou *p53*. O manejo ideal desses indivíduos, dos quais uma proporção inevitavelmente desenvolverá neoplasias malignas mieloides, não está determinado, porém muitos médicos decidem monitorar rigorosamente esses pacientes por meio de contagens de células sanguíneas de modo intermitente. A SMD também é considerada uma síndrome de precursores cujo risco global de transformação em leucemia mieloide aguda (LMA) é de 25 a 30%. Sabe-se agora que a progressão da lesão das CTHs mieloides clonais para a insuficiência hematopoética de múltiplas linhagens e aumento do crescimento de mieloblastos reflete um *continuum* de doença, que varia desde a hematopoese clonal até a SMD e subsequente LMA (ver Capítulo 47).

Apresentação clínica

Os pacientes com SMD são encaminhados, em sua maioria, para investigação de um achado incidental de citopenia periférica. Os indivíduos sintomáticos exibem habitualmente achados relacionados com os efeitos secundários das citopenias: sangramento e hematomas causados por trombocitopenia, infecção causada por leucopenia, ou fadiga e dispneia relacionadas com a anemia. Em geral, o exame físico é normal, porém 25% ou mais dos pacientes podem apresentar esplenomegalia. Em alguns indivíduos com SMD, o desenvolvimento de lesões cutâneas com febre (*i. e.*, dermatose neutrofílica febril aguda [síndrome de Sweet]) pode anunciar a transformação da SMD em leucemia aguda. A evolução da doença na SMD varia amplamente com base em informações prognósticas específicas (ver adiante), o que inclui o número e a gravidade das citopenias e a existência de anormalidades cariotípicas. Embora os pacientes com uma SMD de menor risco possam viver uma vida normal, a maioria deles acaba morrendo prematuramente de complicações relacionadas às citopenias, à insuficiência medular ou à evolução para a LMA; na doença de maior risco, a sobrevida mediana varia de meses a menos de 2 anos.

Diagnóstico e diagnóstico diferencial

O diagnóstico de SMD exige evidências de displasia de pelo menos 10% das células hematopoéticas mieloides da medula ou de 5 a 19% de blastos da medula, citopenia periférica em uma ou mais linhagens mieloides e ausência de outras causas conhecidas de citopenia. A Organização Mundial da Saúde (OMS) também define a SMD em qualquer medula, independentemente da morfologia, que contenha anormalidades cariotípicas patognomônicas; por exemplo, aberrações nos cromossomos 5 e 7 ou 3, ou mais aberrações (cariótipo complexo).

Com frequência, as evidências morfológicas de alterações displásicas diagnósticas de SMD exigem uma revisão hematopatológica especializada. A revisão do esfregaço de sangue periférico pode mostrar anormalidades morfológicas características além das citopenias. Em geral, as células eritroides são macrocíticas, frequentemente com pontilhado basofílico. Muitas vezes, os neutrófilos são hipogranulares e hipolobulados com uma morfologia nuclear bilobada característica, denominada *pseudoanomalia de Pelger-Huët*. Essa anomalia deve ser antecipada quando contagens diferenciais automatizadas relatam um número inusitadamente grande de bastões. A medula óssea na SMD é, tipicamente, normocelular ou hipercelular, porém 10% dos pacientes podem ter medula óssea hipocelular. Em geral, ocorrem alterações displásicas em todas as três linhagens celulares. As células eritroides aparecem megaloblásticas, e ocorre o surgimento de células multinucleadas ou um desenvolvimento nuclear citoplasmático assincrônico. Além disso, podem ser observados micromegacariócitos extremamente pequenos e megacariócitos agranulares. A série mieloide mostra maturação deficiente com desvio para a esquerda para formas mieloides hipogranuladas mais imaturas. Embora seja comum haver um número elevado de blastos mieloides, números crescentes de blastos indicam progressão para a leucemia aguda. A microscopia eletrônica da medula óssea revela alterações celulares (*i. e.*, cromatina nuclear proeminente, vacúolos citoplasmáticos e bolhas) características de aumento da apoptose (ver exemplos na e-Figura 46.4).

No passado, a SMD era classificada com base na morfologia displásica da medula óssea e na porcentagem de blastos como um dos cinco subtipos: anemia refratária (AR), anemia refratária com sideroblastos em anel (ARSA), anemia refratária com excesso de blastos (AREB), anemia refratária com excesso de blastos em transformação (AREBT) e leucemia mielomonocítica (LMMC). Posteriormente, esses cinco subtipos foram expandidos para oito subtipos, pois houve o reconhecimento da displasia de múltiplas linhagens como uma importante característica (p. ex., citopenia refratária com displasia de múltiplas linhagens, citopenia refratária com displasia de múltiplas linhagens e sideroblastos em anel) e a reclassificação da LMMC como síndrome mieloproliferativa-mielodisplásica (SMD) (Tabela 46.5). A SMD com anormalidade citogenética 5q− isolada foi estabelecida como uma síndrome clínica distinta.

Tabela 46.5 Classificação das síndromes mielodisplásicas pela Organização Mundial da Saúde.

Classe	Definição
Anemia refratária	Sangue: anemia, ausência ou raros blastos
	MO: displasia eritroide apenas, < 5% de blastos e < 15% de sideroblastos em anel
Anemia refratária com sideroblastos em anel (ARSA)	Sangue: anemia, ausência de blastos
	MO: ≥ 15% de sideroblastos em anel, displasia eritroide apenas, < 5% de blastos
Citopenia refratária com displasia de múltiplas linhagens (CRDM)	Sangue: citopenias (bicitopenia ou pancitopenia), ausência ou raros blastos, < 1 × 10⁹/ℓ monócitos
	MO: displasia em ≥ 10% das células de duas ou mais linhagens de células mieloides, < 5% de blastos, ausência de bastonetes de Auer, < 15% de sideroblastos em anel
Citopenia refratária com displasia de múltiplas linhagens e sideroblastos em anel (CRDM-SA)	Sangue: citopenias (duas ou mais), ausência ou raros blastos, ausência de bastonetes de Auer e < 1 × 10⁹/ℓ monócitos
	MO: displasia em ≥ 10% das células de duas ou mais linhagens de células mieloides, < 5% de blastos, ≥ 15% de sideroblastos em anel, ausência de bastonetes de Auer
Anemia refratária com excesso de blastos do tipo 1 (AREB-1)	Sangue: citopenias, < 5% de blastos, ausência de bastonetes de Auer, < 1 × 10⁹/ℓ monócitos
	MO: displasia de uma linhagem ou de múltiplas linhagens, 5 a 9% de blastos, ausência de bastonetes de Auer
Anemia refratária com excesso de blastos do tipo 2 (AREB-2)	Sangue: citopenias, 5 a 19% de blastos, bastonetes de Auer ± < 1 × 10⁹/ℓ monócitos
	MO: displasia de uma única linhagem ou de múltiplas linhagens, 10 a 19% de blastos, ± bastonetes de Auer
Síndrome de mielodisplásica não classificável (SMD-NC)	Sangue: citopenias, ausência ou raros blastos, ausência de bastonetes de Auer
	MO: displasia de uma única linhagem em uma linhagem mieloide, < 5% de blastos, ausência de bastonetes de Auer
SMD associada a del(5q) isolada	Sangue: anemia, habitualmente contagem de plaquetas normal ou aumentada, < 5% de blastos
	MO: megacariócitos normais a aumentados com núcleos hipolobulados, < 5% de blastos, anormalidade citogenética isolada de deleção 5q, ausência de bastonetes de Auer

MO, medula óssea.

Capítulo 46 Hematopoese e Insuficiência Hematopoética

A SMD/LMA relacionada com a terapia é definida como uma evidência de displasia medular após quimioterapia, radioterapia ou outra terapia mieloablativa anteriores. Embora pacientes com SMD com anemia refratária e excesso de blastos ou citopenia refratária com displasia de múltiplas linhagens habitualmente não evoluam de modo satisfatório, a classificação morfológica da SMD correlaciona-se apenas aproximadamente com a sobrevida global.

O curso natural e o tratamento de alguns subtipos de SMD estão mais estreitamente associados a anormalidades citogenéticas e moleculares específicas, o que exige a realização de cuidadosos estudos moleculares durante a avaliação inicial. Por exemplo, a SMD caracterizada pela deleção do braço curto do cromossomo 7 (7p−) ou por anormalidades citogenéticas complexas, tais como a monossomia do 7 ou a trissomia do 8, frequentemente apresenta mutações nos genes supressores de tumor p53 e desfechos clínicos universalmente precários. Em contrapartida, os pacientes com uma SMD caracterizada por uma deleção isolada no braço longo do cromossomo 5 (*i. e.*, síndrome do 5q−) são predominantemente mulheres de idade mais avançada com anemia macrocítica refratária, contagens de plaquetas normais ou elevadas e melhor prognóstico clínico global. Com frequência, esses pacientes vivem por vários anos com transfusões intermitentes de hemácias, correm baixo risco de transformação leucêmica e frequentemente respondem à terapia com lenalidomida (ver adiante).

Para um terço à metade dos pacientes com citopenia e displasia mieloide com cariótipo medular normal, o diagnóstico de SMD deve ser de exclusão após a avaliação de outras causas potenciais de insuficiência medular e pancitopenia (Tabela 46.3). A SMD nunca deve ser diagnosticada em estados de doença aguda, durante a hospitalização crônica ou nos primeiros 6 meses de terapia mielotóxica conhecida, incluindo radioterapia ou quimioterapia para qualquer câncer ou indicações não relacionadas ao câncer. Devem-se considerar outras causas, tais como deficiência de vitamina B_{12} ou de folato, etilismo crônico, uso de medicamentos ou suplementos de venda livre, e infecções, inclusive a infecção pelo vírus da imunodeficiência humana (HIV). Os pacientes com possível SMD e medula óssea hipocelular também devem ser investigados à procura de AA e/ou HPN.

Prognóstico

Embora vários sistemas de classificação de risco tenham sido desenvolvidos para prever os desfechos de pacientes com SMD, a previsão acurada do prognóstico da SMD continua sendo um trabalho em andamento. A classificação original (OMS) foi desenvolvida por um grupo de trabalho internacional para ser utilizada na detecção inicial da doença e classifica os pacientes com base na idade, nas citopenias, no cariótipo e nos blastos medulares em diferentes categorias de risco (Tabela 46.5). Com base na crítica de que a classificação original baseia-se apenas nas características dos pacientes no início da doença e inclui casos hoje considerados como leucemia mieloide aguda, foi projetado outro sistema de escore prognóstico baseado na classificação da OMS (WPSS), que enfatiza a morfologia, o cariótipo e a dependência de transfusão em qualquer momento durante o curso da SMD (Tabela 46.6). A International Prognostic Scale (IPSS) divide os pacientes com SMD em cinco novas categorias de risco e foi validada para prever a sobrevida global e a evolução leucêmica para SMD em qualquer momento do acompanhamento (Tabela 46.7). Para complicar ainda mais a situação, dados derivados de vários bancos de dados internacionais e que abrangeram 7.012 pacientes foram analisados para gerar mais um novo sistema de classificação, o Revised International Prognostic Scoring System (R-IPSS), que inclui anormalidades cariotípicas mais abrangentes (Tabela 46.8). Em geral, com o uso de qualquer um desses sistemas, os pacientes com SMD podem ser divididos em três categorias de risco gerais – doença de baixo risco, doença de risco intermediário (baixo a alto) ou doença de risco alto a muito alto – e tratados de acordo com essa classificação.

Tabela 46.6 Sistema de escore prognóstico baseado na classificação da Organização Mundial da Saúde (WPSS) para distúrbios mielodisplásicos.

Fator	Pontuação[a]			
	0	1	2	3
Categoria da OMS	AR, ARSA, 5q−	CRDM, CRDM-SA	AREB-1	AREB-2
Cariótipo[b]	Bom	Intermediário	Ruim	–
Necessidade de transfusão[c]	Nenhuma	Alguma		

[a]Os grupos de risco foram determinados da seguinte maneira: muito baixo (pontuação total = 0), baixo (1), intermediário (2), alto (3 a 4) e muito alto (5 a 6). [b]O cariótipo foi o seguinte: bom: normal, −Y, del(5q), del(20q); ruim: complexo (≥ 3 anormalidades), anomalias do cromossomo 7; e intermediário: outras anormalidades. [c]A dependência de transfusão de hemácias foi definida como a necessidade de pelo menos uma transfusão de hemácias a cada 8 semanas durante um período de 4 meses. *5q−*, Síndrome mielodisplásica com del(5q) isolada e blastos medulares < 5%; *AR*, anemia refratária; *AREB-1*, anemia refratária com excesso de blastos do tipo 1; *AREB-2*, anemia refratária com excesso de blastos do tipo 2; *ARSA*, anemia refratária com sideroblastos em anel; *CRDM*, citopenia refratária com displasia de múltiplas linhagens; *CRDM-SA*, citopenia refratária com displasia de múltiplas linhagens e sideroblastos em anel; *OMS*, Organização Mundial da Saúde; *SMD*.

Tabela 46.7 Sistema de escore prognóstico internacional para os distúrbios mielodisplásicos (IPSS).

Pontuação	Blastos	Cariótipo	Citopenias[a]	Pontuação total	Sobrevida mediana (anos)
0	< 5%	Normal −,Y, 5q−, 20q−	0 a 1 citopenia	0	5,7
0,5	5 a 10%	Todas as outras anormalidades	2 a 3 citopenias	0,5 a 1	3,5
1		Anormal 7, > 3 anormalidades		1,5 a 2	1,2
1,5	11 a 20%			2,5 ou mais	0,4
2	21 a 30%				

[a]As citopenias são definidas como níveis de hemoglobina < 10 g/dℓ, de neutrófilos < 1.500/µℓ e de plaquetas < 100.000/µℓ.

Seção 8 Doenças Hematológicas

Tabela 46.8 Sistema de escore prognóstico internacional revisado para as síndromes mielodisplásicas (R-IPSS).

Subgrupos de prognóstico (% de pacientes)	Anormalidades citogenéticas	Sobrevida mediana (anos)[a]	Evolução mediana para LMA, 25%[b] (anos)[b]	Razão de risco SG/LMA[b]	Razão de risco SG/LMA[c]
Muito bom (3 a 4%)[c]	−Y, del(11q)	5,4	NA	0,7/0,4	0,5/0,5
Bom (66 a 72%)	Normal, del(5q), del(12p), del(20q), dupla incluindo del(5q)	4,8	9,4	1/1	1/1
Intermediário (13 a 19%)[c]	del(7q), +8, +19, i(17q), qualquer outro clone independente único ou duplo	2,7	2,5	1,5/1,8	1,6/2,2
Ruim (4 a 5%[c])[c]	−7, inv(3)/t(3q)/del(3q), dupla incluindo −7/del(7q), complexas: 3 anormalidades	1,5	1,7	2,3/2,3	2,6/3,4
Muito ruim (7%)[c]	Complexas: > 3 anormalidades	0,7	0,7	3,8/3,6	4,2/4,9

[a]Análise multivariada, $N = 7.012$; dados de pacientes no banco de dados do International Working Group for Prognosis in MDS (IWG-PM). [b]LMA 25% indica o intervalo de tempo para o desenvolvimento de LMA em 25% dos pacientes. [c]$N = 2.754$. *LMA*, Leucemia mieloide aguda; *NA*, não alcançado; *SG*, sobrevida global. (Dados de Schanz J, Tüchler H, Solé F et al: New comprehensive cytogenetic scoring system for primary myelodysplastic syndromes and oligoblastic AML following MDS derived from an international database merge, J Clin Oncol 30:820-829, 2012.)

O sequenciamento do genoma completo de amostras de SMD não tratadas revelou que pelo menos 78% dos pacientes são portadores de uma ou mais mutações oncogênicas. Embora mais de 40 genes sofram mutações recorrentes na SMD, a maioria está alterada em menos de 5% dos pacientes com SMD, o que reflete a enorme heterogeneidade biológica desse distúrbio. Os genes implicados na SMD estão envolvidos em sinalização celular, metilação do DNA, regulação da cromatina e, o mais importante, *splicing* do RNA. Vários estudos mostraram que diversas mutações gênicas individuais, entre as quais *EZH2*, *DNMT3A*, *SF3B1*, *TET2*, *NRAS*, *TP53*, *RUNX1* e *ASXL1*, são preditivas dos desfechos da SMD independentemente da classificação IPSS e podem melhorar o prognóstico baseando-se apenas nas características clínicas. Entretanto, nenhum dos atuais modelos de prognóstico da SMD, como o IPSS revisado, considera atualmente as mutações somáticas. A elaboração de novos modelos prognósticos que incorporem assinaturas mutacionais é ansiosamente aguardada para aprimorar ainda mais o prognóstico e o tratamento de pacientes com SMD em um futuro próximo.

Tratamento

Os maiores conhecimentos adquiridos na fisiopatologia da hematopoese inefetiva que caracteriza a SMD levaram a diversas opções terapêuticas, que idealmente devem ser individualizadas com base na preferência do paciente, no nível de desempenho, na biologia da doença e, o mais importante, na categoria de risco prognóstico.

Pacientes de risco baixo a intermediário baixo

Transfusões, quelação do ferro e fatores de crescimento. Como a maioria dos pacientes com SMD consiste em indivíduos idosos que não toleram ou não desejam uma intervenção agressiva sem esperança de cura, os pacientes com doença assintomática de baixo risco que continuem independentes de transfusão são, tipicamente, observados de modo expectante. Os indivíduos com anemia sintomática e trombocitopenia podem receber transfusões de hemácias e de plaquetas de suporte para manter a qualidade de vida. Devem-se tomar cuidados especiais para iniciar a quelação do ferro (desferroxamina ou deferiprona oral) para evitar as complicações da sobrecarga de ferro causadas pelo fornecimento de 200 a 250 mg de ferro com cada unidade de hemácias transfundidas. O acúmulo de ferro em excesso inicialmente nos macrófagos e, por fim, no parênquima hepático, no miocárdio, na pele e no pâncreas pode levar a hemocromatose secundária ou sobrecarga de ferro transfusional com sinais/sintomas clínicos de insuficiência hepática e cardíaca, hiperpigmentação e diabetes melito. Para reduzir isso, os pacientes dependentes de transfusão com baixos níveis séricos endógenos de EPO frequentemente recebem fator de crescimento de EPO recombinante para reduzir as necessidades de transfusão. De modo semelhante, os indivíduos com neutropenia crônica que apresentam infecções recorrentes ou refratárias podem se beneficiar do tratamento com G-CSF ou GM-CSF administrado isoladamente ou acrescido à EPO e dos esquemas de antibióticos para evitar infecções potencialmente fatais.

O luspatercepte é o primeiro agente de uma classe de proteínas de fusão recombinantes que deriva do receptor de activina humano ligado a uma proteína derivada da imunoglobulina G. Esse agente atua por meio de sua ligação a ligantes selecionados da superfamília do TGF-β para reduzir a sinalização aberrante e aumentar a eritropoese de estágio avançado. Ao interferir nos sinais que suprimem a produção de eritrócitos, esse fármaco melhora a capacidade dos pacientes de produzir seus próprios eritrócitos, reduzindo, dessa maneira, a necessidade de transfusões. Em um ensaio clínico randomizado, o luspatercepte reduziu com segurança e efetividade a carga transfusional em mais da metade dos pacientes com SMD de menor risco (definida como risco muito baixo, baixo e intermediário) com sideroblastos em anel que não tinham respondido anteriormente ou que não eram elegíveis para agentes estimuladores da eritropoese.

Terapia imunossupressora. Alguns subgrupos de SMD exibem uma sobreposição significativa com a AA e a HPN, visto que a insuficiência hematopoética em todas essas condições é mediada, em parte, por células autoimunes que destroem de modo seletivo CTHs normais. Pacientes jovens com SMD de baixo risco e que apresentavam um haplótipo HLA-DR15 demonstraram melhora de 30 a 50% nas contagens após terapia imunossupressora de linfócitos T com ATG ou ciclosporina. Foi também relatado que pacientes com SMD com trissomia do 8 isolada com e sem clones de HPN demonstrados responderam à imunossupressão com ou sem o uso associado de eculizumabe.

Síndrome do 5q menos. Os pacientes com SMD de menor risco caracterizada por deleções no braço longo do cromossomo 5 (aberração 5q−) apresentam, tipicamente, anemia com contagens de plaquetas preservadas. Muitos exibem um subtipo de doença que é extraordinariamente sensível à terapia com lenalidomida, um agente imunomodulador que exerce efeitos de anticrescimento sobre as células da SMD e sobre seu microambiente medular circundante. São obtidas respostas completas e duráveis após terapia com lenalidomida em até 66% dos pacientes com SMD e síndrome do 5q−, e em alguns pacientes essas respostas são acompanhadas de desaparecimento do clone citogenético anormal na medula óssea. Os defeitos na função das proteínas ribossômicas, especificamente a proteína da subunidade ribossômica RPS14, foram implicados como causa de SMD com síndrome do 5q−, e paralelamente houve achados que envolvem uma subunidade ribossômica diferente (RPS19) na síndrome medular congênita, a anemia de Diamond-Blackfan. Os estudos realizados demonstraram que a lenalidomida tem como alvo vias de sinalização aberrantes causadas por haploinsuficiência de genes específicos em uma região comumente deletada no cromossomo 5 (*i. e.*, *SPARC*, *RPS14*, *CDC25C* e *PPP2CA*). O agente tem como alvo específico clones del(5q) enquanto também promove a eritropoese e o repovoamento da medula óssea com células normais. A lenalidomida induz respostas em até um terço dos pacientes com SMD sem 5q− que demonstram um defeito específico na diferenciação eritroide no perfil de expressão gênica.

Pacientes com SMD de risco intermediário a alto

Terapia epigenética. O reconhecimento de que modificações epigenéticas dos clones de CTHs anormais na SMD afetam o crescimento e a apoptose celulares e são centrais na patogênese da doença levou à aplicação terapêutica bem-sucedida de dois inibidores da DNA metiltransferase (*i. e.*, azacitidina e decitabina) para essa doença. Acredita-se que esses dois agentes, denominados *agentes hipometilantes* (*AHMs*), revertam a hipermetilação anormal e o silenciamento de genes nas CTHs anormais. Embora não sejam curativos, os AHMs constituem a base da terapia para os pacientes com SMD de maior risco que não são elegíveis e/ou que não desejam se submeter ao TCT alogênico. Em um ensaio clínico de fase III de pacientes com SMD de risco intermediário 2 a alto risco, a azacitidina prolongou significativamente a sobrevida global em comparação com a quimioterapia citotóxica ou os cuidados de suporte apenas. A azacitidina retardou o tempo levado para a transformação leucêmica em dois terços dos pacientes com SMD dependente de transfusão, reduziu as necessidades de transfusão e melhorou a qualidade de vida em comparação com o suporte transfusional isoladamente. Esses resultados foram os primeiros a demonstrar que qualquer terapia poderia alterar o curso natural da SMD e estabeleceram a azacitidina como padrão de referência para o tratamento. A decitabina, um composto relacionado à azacitidina, é um agente hipometilante alternativo aprovado para os pacientes com SMD de alto risco com base nos resultados de diversos estudos mostrando que esse agente induzia taxas de remissão mais altas e reduzia as necessidades de transfusão em comparação com os cuidados de suporte e os controles históricos. Embora a decitabina ainda não tenha resultado em um benefício de sobrevida global nos pacientes com SMD, a menor duração de administração (5 dias para a decitabina *versus* 7 dias para a azacitidina) e a natureza mais mielossupressora desse agente fizeram com que fosse preferido para alguns pacientes com SMD de maior risco e com contagens aumentadas de leucócitos e/ou blastos.

A terapia hipometilante que resulta em modificação crônica (epigenética) das células da SMD difere da quimioterapia citotóxica em vários aspectos. A administração prolongada de um AHM é necessária para induzir e manter a eficácia. As respostas terapêuticas não são frequentemente observadas até pelo menos 4 a 6 meses após o início do tratamento e, uma vez alcançadas, exigem administração mensal contínua para manter a resposta e a independência em relação às transfusões. Além disso, não há a necessidade de respostas medulares, visto que os pacientes com SMD tratados com azacitidina que não obtiveram remissão completa definida ainda sobreviveram significativamente mais do que os pacientes que receberam apenas cuidados de suporte. Ainda não foi esclarecido se os desfechos da terapia com agentes hipometilantes diferem em relação ao estado mutacional dos

pacientes com SMD. Em um estudo, foram relatados desfechos mais favoráveis em pacientes com SMD de prognóstico sombrio caracterizada por mutações TP53 que receberam um esquema de decitabina durante 10 dias. Apesar dos resultados positivos da terapia com AHM em muitos indivíduos com SMD, nenhum paciente foi curado, porém as remissões duradouras são raras. Os pacientes cuja doença progrediu com a terapia com AHMs apresentam sobrevida global curta e, portanto, idealmente devem ser encaminhados para o uso de agentes investigacionais e/ou para o TCT alogênico.

Transplante de células-tronco. À semelhança de outros distúrbios das células-tronco hematológicas, a única opção curativa para os pacientes com SMD ainda é o TCT alogênico, que idealmente deve ser realizado durante a remissão completa. Tipicamente, o transplante é oferecido por ocasião do diagnóstico a todos os pacientes com SMD com menos de 40 anos que tenham um irmão doador com HLA compatível. As taxas de sobrevida sem doença em longo prazo para os pacientes com doença de baixo risco são de mais de 50%. Entretanto, as elevadas taxas de mortalidade, de morbidade e de recidiva associadas a transplantes de doadores incompatíveis ou não aparentados ou a transplante em pacientes com SMD de idade mais avançada limitaram em geral o uso desses transplantes em indivíduos com doença de alto risco. No passado, os pacientes com SMD de risco intermediário 2 ou de alto risco (*i. e.*, SMD com anormalidades citogenéticas que predisponham à transformação leucêmica ou a altos níveis de blastos ou com pontuações intermediário 2 ou mais alta nos sistemas de classificação IPSS) (Tabelas 46.5 a 46.9) recebiam esquemas de quimioterapia baseados na leucemia aguda (ver Capítulo 47) projetados para erradicar as células blásticas em rápida proliferação, e não as células disfuncionais da SMD. Como essa terapia para os pacientes com SMD está associada a uma alta taxa de recidiva nos primeiros 12 a 18 meses e não demonstra um prolongamento significativo da sobrevida global até mesmo para os pacientes que obtêm uma remissão, os agentes hipometilantes estão sendo cada vez mais oferecidos a esses indivíduos. De qualquer modo, o TCT alogênico subsequente oferece o melhor desfecho em longo prazo na maioria dos pacientes com SMD.

Os desfechos após o TCT alogênico podem ser previstos com base na biologia molecular da SMD. Mais de 90% dos pacientes com SMD que são submetidos ao TCT alogênico apresentarão pelo menos uma mutação somática com certas mutações, tais como *TP53*, *RAS* e *JAK2V617F*, associadas a uma sobrevida mais curta e a um aumento do risco de recorrência da doença após o transplante. A persistência ou a eliminação de qualquer mutação gênica associada à SMD pré-transplante também são importantes. A detecção de uma mutação com uma frequência de alelo variante de pelo menos 0,5% nos 30 dias seguintes ao transplante teve correlação com a progressão da doença. Esses achados apontam para a importância de melhorar as opções de tratamento para a SMD antes da realização do TCT alogênico para obter desfechos ótimos.

PERSPECTIVAS PARA O FUTURO

As modernas tecnologias de sequenciamento genômico revolucionaram as pesquisas em biologia das células-tronco e síndromes de insuficiência medular, possibilitando então uma avaliação paralela de centenas de genes, vias e processos biológicos. O estudo da função das CTHs nas síndromes de insuficiência medular fornece indícios sobre vias moleculares específicas afetadas em muitas doenças de células-tronco hematopoéticas e não hematopoéticas. Essas observações estão ampliando o nosso conhecimento sobre a complexa interação de AA, HPN e SMD. A compreensão da plasticidade e das funções reguladoras das células-tronco promete novos caminhos terapêuticos para uma ampla variedade de doenças.

Tabela 46.9 Terapias sugeridas para as síndromes de insuficiência da medula óssea.

População de pacientes	Tratamento recomendado
SMD de baixo risco (SMD-BR).	Transfusões (primeira linha), fatores de crescimento, quelação do ferro, ensaios clínicos (agentes hipometilantes)
SMD de baixo risco com sideroblastos em anel	Luspatercepte (com sideroblastos em anel), transfusões, quelação do ferro
SMD del(5q)	Lenalidomida
SMD hipoplásica	Terapia imunossupressora (ATG)
SMD de risco intermediário a alto (SMD-RA)	Agentes hipometilantes (azacitidina, decitabina) ou quimioterapia de indução baseada na LMA intensiva (ver Capítulo 47) ± transplante de células-tronco alogênico, suporte transfusional, quelação do ferro, ensaios clínicos
SMD mutante TP53	Decitabina (esquema de 10 dias)
SMD relacionada à terapia	Tratamento para a LMA relacionada à terapia (ver Capítulo 47), agentes hipometilantes, transplante de células-tronco alogênico
SMD mutante IDH1/IDH2	Ensaios clínicos (ivosidenibe, enasidenibe, terapia à base de venetoclax)
Hemoglobinúria paroxística noturna (HPN)	Eculizumabe, anticoagulação (tromboses anteriores)
Anemia aplásica grave	Terapia imunossupressora (ATG, ciclosporina A, eltrombopague), danazol (anormalidades dos telômeros), transplante de células-tronco alogênico
Hematopoese clonal de potencial indeterminado (CHIP)/citopenia clonal de significado indeterminado (CCSI)	Monitoramento rigoroso do hemograma completo com consideração de biopsia de medula óssea e perfil mutacional repetido se houver desenvolvimento de citopenia progressiva, modificação dos fatores de risco cardiovasculares

A caracterização do complexo panorama genômico da SMD revelou que quase 80% dos casos caracterizam-se por pelo menos uma mutação oncogênica, e mais de 40 genes únicos sofrem mutação de modo recorrente. É necessário realizar muito mais pesquisa para determinar a melhor maneira de incorporar essa vasta quantidade de informações ao prognóstico de pacientes com SMD. Além disso, estima-se que até 10 a 15% dos pacientes com SMD, particularmente os mais jovens, têm a doença que se origina de síndromes hereditárias de predisposição genética familiar e com mutações de linhagem germinativa em genes como *DDX1* e *RUNX1*, que promovem o desenvolvimento aberrante das células mieloides. Por conseguinte, é fundamental a obtenção cuidadosa dos históricos pessoal e familiar de qualquer indivíduo com distúrbios de insuficiência medular. Recomenda-se fortemente o encaminhamento de rotina de pacientes com SMD com menos de 50 anos e/ou com histórico familiar ou mutações gênicas específicas detectadas em testes moleculares.

Nesses últimos anos, diversos agentes direcionados para as manifestações biológicas únicas da hematopoese ineficaz nas síndromes da insuficiência medular passaram a ocupar uma posição de destaque no tratamento dessas doenças. Esses fármacos incluem o eculizumabe na HPN, os agentes imunossupressores e o eltrombopague na AA e em subgrupos de SMD, a azacitidina e a decitabina na SMD de maior risco, e a lenalidomida na SMD 5q−. Os avanços no TCT alogênico, particularmente o uso agora generalizado de protocolos de transplante de intensidade reduzida e haploidênticos, tornaram essa opção uma realidade para muitos indivíduos que, no passado, não teriam sido elegíveis para esse procedimento que prolonga a vida.

Os ensaios clínicos atuais estão investigando ativamente uma nova tendência em direção a terapias personalizadas para assinaturas biológicas específicas de SMD. Os exemplos incluem um agente de reativação de p53 (APR-246) para a SMD com mutação de p53, um inibidor da telomerase (imetelstate) para a SMD de risco intermediário-baixo, um conjugado de toxina e anticorpo direcionado para CD123 (tagraxofuspe) para SMD, e múltiplos inibidores de pontos de controle imunológico acrescentados à terapia hipometilante para a SMD de maior risco. Os ensaios clínicos em andamento também estão investigando a tradução potencial de múltiplos agentes recentemente aprovados para a leucemia mieloide aguda para pacientes com SMD de alto risco tendo em vista as sobreposições clínica e biológica significativas dessas duas doenças. São incluídos o enasidenibe para a SMD com mutação *IDH2*, o ivosidenibe para a SMD com mutação *IDH1* e, mais importante, venetoclax mais azacitidina ou decitabina ou citarabina em dose baixa para a SMD independente do estado mutacional (ver Capítulo 47).

Por fim, a contribuição das CTHs para as questões de saúde global está sendo cada vez mais reconhecida e explorada. O sequenciamento genômico possibilitou discernir que muitos indivíduos saudáveis sem anormalidades hematológicas francas têm, de fato, mutações gênicas somáticas clonais nas células-tronco hematopoéticas e nas células progenitoras (denominadas *hematopoese clonal de potencial indeterminado* [*CHIP*, do inglês *clonal hematopoiesis of indeterminate potential*]). A incidência da CHIP parece aumentar com a idade do indivíduo, provavelmente devido a eventos mutacionais ao longo do tempo e a outros fatores genéticos e predisponentes ambientais ainda não determinados. Com o passar do tempo, os indivíduos com CHIP correm risco aumentado de desenvolver cânceres hematológicos manifestos, sobretudo a SMD relacionada à terapia/LMA após exposição a agentes mielossupressores (quimioterapia ou radioterapia) e dependente da mutação específica identificada. Em muitos pacientes, a identificação de novas citopenias (denominadas *citopenias clonais de significado indeterminado* [*CCSI*]) pode representar o próximo passo no *continuum* para o desenvolvimento da SMD. A CHIP tem estado associada a outros problemas de saúde. Em um estudo, a CHIP esteve associada a um risco quase duas vezes maior de desenvolver coronariopatia em indivíduos sem outros fatores de risco. Modelos pré-clínicos de CHIP em camundongos demonstraram que a condição está ligada à aterosclerose acelerada potencialmente devido a maiores processos inflamatórios subjacentes basais. Existem estudos em andamento que estão investigando a melhor forma de utilizar essas informações para fins preventivos e/ou terapêuticos.

Para uma discussão mais aprofundada sobre estes tópicos, ver Capítulo 147, "Hematopoese e Fatores de Crescimento Hematopoéticos", em *Goldman-Cecil Medicina*, 26ª edição.

LEITURA SUGERIDA

Bejar R, Stevenson KE, Caughey BA, et al: Validation of a prognostic model and the impact of mutations in patients with lower-risk myelodysplastic syndromes, J Clin Oncol 30:3376–3382, 2012.

Duncavage EJ, Jacoby MA, Chang GS, et al: Mutation clearance after transplantation for myelodysplastic syndrome, N Engl J Med 379(11):1028–1041, 2018.

Fenaux P, Mufti GJ, Hellstrom-Lindberg E, et al: Efficacy of azacitidine compared with that of conventional care regimens in the treatment of higher-risk myelodysplastic syndromes: a randomised, open-label, phase III study, Lancet Oncol 10(3):223–232, 2009.

Fenaux P, Platzbecker U, Mufti GJ, et al. The MEDALIST trial: results of a phase 3, randomized, double-blind, placebo-controlled study of Luspatercept to treat anemia in patients with very low-, low-, or intermediate-risk myelodysplastic syndromes (MDS) with ring sideroblasts (RS) who require red blood cell (RBC) transfusions. Abstract #1. Presented at the 2018 ASH Annual Meeting, December 2, 2018, San Diego, CA.

Germing U, Schroeder T, Kaivers J, et al: Novel therapies in low- and high-risk myelodysplastic syndromes, Expert Rev Hematol12(10):893–908, 2019.

Hillmen P, Muus P, Roth A, et al.: Long-term safety and efficacy of sustained eculizumab treatment in patients with paroxysmal nocturnal haemoglobinuria, Br J Haematol 162:2–73, 2013.

Jaiswal S, Natarajan P, Silver AJ, et al: N Engl J Med 377(2):111–121, 2017.

Krönke J, Fink EC, Hollenbach PW, et al.: Lenalidomide induces ubiquination and degradation of CK1alpha in del(5q) MDS, Nature 523(7559):183–188, 2015.

Lindsley RC, Saber W, Mar BG, et al: Prognostic mutations in myelodysplastic syndrome after stem cell transplantation, N Engl J Med 376(6):536–547, 2017.

Olnes MJ, Scheinberg P, Calvo KR, et al: Eltrombopag and improved hematopoiesis in refractory aplastic anemia, N Engl J Med 367:11–19, 2012.

Papaemmanuil E, Gerstung M, Malcovati L, et al: Clinical and biological implications of driver mutations in myelodysplastic syndromes, Blood 122:3616–3627, 2013.

Platzbecker U: Treatment of MDS, Blood 133(10):1096–1107, 2019.

Risitano AM: Paroxysmal nocturnal hemoglobinuria and the complement system: recent insights and novel anticomplement strategies, Adv Exp Med Biol 735:155–172, 2013.

Steensma DP, Bejar R, Jaiswal S, et al: Clonal hematopoiesis of indeterminate potential and its distinction from myelodysplastic syndrome, Blood 126(1):9–16, 2015.

Townsley DM, Scheinberg P, Winkler T, et al: Eltrombopag for treatment of thrombocytopenia-associated disorders, N Engl J Med 376(16):1540–1550, 2017.

Welch JS, Petti AA, Miller CA, et al: TP53 and decitabine in acute myeloid leukemia and myelodysplastic syndrome, N Engl J Med 375(21):2023–2036, 2016.

47

Distúrbios Clonais das Células-Tronco Hematopoéticas

Eunice S. Wang, Nancy Berliner

INTRODUÇÃO

A transformação maligna envolve defeitos combinados na maturação e na diferenciação das células. A teoria da oncogênese em múltiplas etapas sugere que esses defeitos frequentemente são separáveis e contribuem para uma progressão sequencial de uma célula normal para uma célula totalmente transformada. O ciclo contínuo das células hematopoéticas fornece um meio para o desenvolvimento de anormalidades genéticas clonais que sustenta um modelo em múltiplas etapas. Os defeitos clonais das células-tronco hematopoéticas dão origem a vários distúrbios pré-malignos e malignos. Os danos primários de maturação dão origem a distúrbios mielodisplásicos (ver Capítulo 46), enquanto a perda do controle normal da proliferação resulta em doença mieloproliferativa, que abrange as leucemias aguda e crônica.

NEOPLASIAS MIELOPROLIFERATIVAS

Definição e etiologia

As neoplasias mieloproliferativas (NMPs), anteriormente conhecidas como doenças mieloproliferativas crônicas, são distúrbios clonais de células-tronco caracterizados por leucocitose, trombocitose, eritrocitose, esplenomegalia e hipercelularidade da medula óssea. A caraterística essencial das NMPs é a incapacidade de uma célula-tronco multipotente transformada responder aos mecanismos normais de retroalimentação que regulam a massa das células hematopoéticas. As células-tronco de pacientes com uma NMP exibem um crescimento de colônias clonais *in vitro* quando cultivadas em soro sem a adição de citocinas exógenas, e essa técnica foi historicamente usada como teste diagnóstico para as NMPs. Tradicionalmente, as NMPs têm sido divididas em quatro distúrbios clássicos com base no tipo predominante de célula hiperproliferativa: policitemia vera (PV), trombocitose essencial (TE), mielofibrose primária (MFP; isto é, mielofibrose idiopática ou metaplasia mieloide agnogênica) e leucemia mieloide crônica (LMC). A síndrome hipereosinofílica, a mastocitose e outras doenças menos comuns caracterizadas por proliferação profusa de células mieloides também são consideradas NMPs, porém não são tradicionalmente incluídas entre esses subgrupos "clássicos" de doenças (Tabela 47.1).

A patogênese da NMP surge de processos mutacionais e biológicos que resultam em quinases disfuncionais que promovem o crescimento e a expansão contínuos de células mieloides. Com frequência, isso é acompanhado de uma produção aberrante de citocinas que afeta o microambiente medular, de um desvio gradual da produção de células hematopoéticas da medula óssea para locais extramedulares no fígado e no baço, e de uma alteração da coagulação. Na LMC, uma translocação recíproca bem descrita entre os cromossomos 9 e 22, denominado "cromossomo Filadélfia", resulta em uma proteína de fusão da região do grupo de quebra (BCR, do inglês *breakpoint cluster region*)-vírus da leucemia de Abelson (ABL, do inglês *Abelson leukemia*)

Tabela 47.1 Classificação da Organização Mundial da Saúde de 2016 para as neoplasias mieloides.

1. Leucemia mieloide aguda
2. SMD
3. NMPs
   a. Leucemia mieloide crônica
   b. Policitemia vera
   c. Trombocitemia essencial
   d. Mielofibrose primária
   e. Leucemia neutrofílica crônica
   f. Leucemia eosinofílica crônica sem outra categorização
   g. Síndrome hipereosinofílica
   h. Mastocitose
   i. NMPs não classificáveis
4. SMD, NMP
5. Neoplasias mieloides associadas a eosinofilia e anormalidades dos PDGF-RA, PDGF-RB ou FGF-R1.

FGF-R1, Receptor do fator de crescimento dos fibroblastos 1; *NMP*, neoplasia mieloproliferativa; *PDGF-RA*, polipeptídio receptor α do fator de crescimento derivado das plaquetas; *PDGF-RB*, polipeptídio receptor β do fator de crescimento derivado das plaquetas; *SMD*, síndrome mielodisplásica. (De Swerdlow SH, Campo E, Harris NL, Jaffe ES, Pileri SA, Stein H, Thiele J. WHO Classification of Tumours of Haematopoietic and Lymphoid Tissues (Revised Fourth Edition), IARC, 2016.)

(BCR/ABL) com atividade de quinase constitutiva. Na PV, na MFP e na TE, foi identificada uma mutação envolvendo a substituição de fenilalanina por valina na posição 617 (V617F) de *Janus quinase 2 (JAK2)* na maioria dos pacientes, e essa mutação é responsável pelas propriedades anormais de crescimento que caracterizam esses distúrbios de células-tronco. Nos pacientes com NMP que não apresentam mutação *JAK2V617F* verdadeira, foi demonstrada uma suprarregulação das vias de sinalização JAK-STAT devido a outras etiologias, o que revela a existência de mecanismos comuns de ação em todas as NMPs. Outras mutações comumente identificadas em células da NMP incluem *CALR*, *ASXL1* e *RUNX1*.

As complicações clínicas da NMP surgem em decorrência da produção excessiva de uma ou mais linhagens no sangue. Com o tempo, todas as NMPs podem sofrer uma evolução clonal com aquisição de eventos citogenéticos e moleculares adicionais que levam à transformação blástica e, por fim, à leucemia aguda. Com exceção da LMC, trata-se de uma complicação rara e tardia. Embora todas as NMPs estejam relacionadas quanto ao seu mecanismo, ainda existem diferenças significativas na apresentação clínica de cada doença, o que justifica uma consideração terapêutica específica para cada tipo, conforme discutido adiante.

POLICITEMIA VERA

Definição e epidemiologia

A PV, que significa literalmente "aumento do número de eritrócitos no sangue", é uma síndrome caracterizada por aumento significativo da massa eritrocitária no sangue periférico em decorrência de um defeito clonal das células-tronco hematopoéticas (CTHs) multipotentes. A PV é relativamente incomum, pois tem uma incidência de apenas um a três em 100 mil indivíduos e com idade mediana de 65 anos por ocasião do diagnóstico.

Apresentação clínica

A PV é um distúrbio clonal primário de células-tronco de origem desconhecida que se caracteriza por eritrocitose predominante associada a outras anormalidades hematopoéticas. Embora metade dos pacientes apresente leucocitose ou trombocitose concomitantes, a eritrocitose é a característica primordial e a causa das complicações clínicas mais graves dessa doença. Tipicamente, os pacientes queixam-se de cefaleia, problemas visuais, confusão mental e prurido após o banho. É comum a ocorrência de eventos vasculares oclusivos, tais como acidente vascular encefálico (AVE), ataques isquêmicos transitórios (AITs), isquemia miocárdica e dor, parestesias ou gangrena dos dedos. Podem ocorrer tromboses pulmonar, venosa profunda, hepática e da veia porta. Paradoxalmente, os pacientes também têm predisposição a eventos hemorrágicos, tais como hemorragia digestiva e sangramento da mucosa causados por anormalidade da função plaquetária, bem como necrose isquêmica a jusante da oclusão vascular. O exame físico pode revelar oclusão da veia central da retina, cianose avermelhada, isquemia dos dedos e esplenomegalia.

Diagnóstico e diagnóstico diferencial

Quando os pacientes são diagnosticados pela primeira vez com uma concentração de hemoglobina elevada por unidade de volume (*i. e.*, eritrocitose), a avaliação inicial deve se concentrar em definir se essa elevação reflete um aumento da massa eritrocitária (*i. e.*, eritrocitose absoluta ou policitemia) ou massa eritrocitária normal no contexto de diminuição do volume plasmático (*i. e.*, eritrocitose relativa causada por redução do volume intravascular ou outras causas). Esta última condição não constitui uma policitemia verdadeira (Tabela 47.2). A policitemia ou a eritrocitose absoluta referem-se a um aumento absoluto da massa eritrocitária causado por um incremento na produção de eritrócitos. Em condições normais, a capacidade do corpo de aumentar a produção de eritrócitos em estados de hipoxemia, anemia, hemólise ou perda aguda de sangue assegura um fornecimento contínuo de oxigênio aos tecidos. Em resposta a estímulos fisiológicos, os precursores das células-tronco pluripotentes são ativados pela eritropoetina (EPO) para sofrer diferenciação em células progenitoras eritroides e, por fim, em eritrócitos contendo hemoglobina. Quando o número de eritrócitos maduros é adequado, um mecanismo de retroalimentação negativa suprime a produção adicional de EPO, e o nível sérico de hemoglobina permanece normal.

A PV já foi um diagnóstico de exclusão com base em elevação da massa eritrocitária, esplenomegalia, trombocitose, leucocitose, ausência de hipoxemia, e outras causas secundárias de policitemia e níveis elevados de fosfatase alcalina dos leucócitos e níveis séricos de proteína de ligação à vitamina B_{12}. Os eritrócitos no sangue periférico frequentemente aparecem microcíticos com ou sem deficiência de ferro. O exame da medula óssea mostra hipercelularidade com uma pronunciada hiperplasia das células da linhagem eritroide. As características citogenéticas por ocasião do diagnóstico são habitualmente normais. O desenvolvimento de anormalidades citogenéticas clonais anuncia a transformação nos estágios avançados da doença. A descoberta de mutações no gene *JAK2* em 97% dos pacientes com PV, bem como de outras mutações (como *CALR* e *ASXL1*), mais os achados que elucidaram a fisiopatologia subjacente da doença levaram a novos critérios diagnósticos (Tabela 47.3). A suspeita de um diagnóstico de PV pode agora ser confirmada em indivíduos com níveis elevados de hemoglobina e/ou hematócrito pela realização de um teste para mutação *JAK2*, pelo exame de medula óssea demonstrando a proliferação de três linhagens e pela detecção de níveis séricos subnormais de EPO.

Tratamento e prognóstico

O reconhecimento e o tratamento precoces da PV são importantes, visto que os pacientes com PV não tratados apresentam taxas de morbidade e mortalidade significativas por causa das complicações tromboembólicas que afetam as circulações cerebral, coronariana e mesentérica. Em 20% dos pacientes, ocorrem sintomas de tromboses arterial e venosa, e a trombose ainda é uma causa comum de morte. Sem tratamento, até metade dos pacientes com PV pode morrer de complicações tromboticas nos primeiros 18 meses após o estabelecimento do diagnóstico. O reconhecimento do risco de um paciente para complicações tromboticas que limitam a vida determina se há a necessidade de terapia para transformar a PV em uma doença progressiva crônica.

O ácido acetilsalicílico (AAS) em baixas doses e o tratamento da trombocitose assintomática diminuem os eventos tromboembólicos

---

Tabela 47.2 Causas de eritrocitose.

I. Eritrocitose relativa ou espúria (massa eritrocitária normal)
  A. Hemoconcentração devido à desidratação (p. ex., diarreia, sudorese, diuréticos, privação de água, vômitos, etanol, hipertensão arterial sistêmica, pré-eclâmpsia, feocromocitoma, intoxicação por monóxido de carbono)

II. Eritrocitose verdadeira ou absoluta
  A. Policitemia vera
  B. Policitemia congênita primária
  C. Eritrocitose secundária devido a
   1. Causas congênitas (p. ex., mutação ativadora do receptor de eritropoetina)
   2. Hipoxia causada por envenenamento por monóxido de carbono, hemoglobina de alta afinidade pelo oxigênio, residência em grandes altitudes, doença pulmonar crônica, síndromes de hipoventilação como apneia do sono, *shunt* cardíaco da direita para a esquerda, defeitos neurológicos envolvendo o centro respiratório
   3. Causas não hipóxicas com produção patológica de eritropoetina
    a. Doença renal (p. ex., cistos, hidronefrose, estenose da artéria renal, glomerulonefrite focal, transplante renal)
    b. Tumores (p. ex., câncer de células renais, carcinoma hepatocelular, hemangioblastoma cerebelar, fibromioma uterino, tumores suprarrenais, meningioma, feocromocitoma)
   4. Causas associadas a fármacos
    a. Terapia com androgênios
    b. Terapia com fator de crescimento da eritropoetina exógeno

Adaptada de Hoffman R, Benz EJ, Shattil SJ et al., editors: Hematology: basic principles and practice, ed 2, New York, 1995, Churchill Livingstone.

Tabela 47.3 Critérios diagnósticos da Organização Mundial da Saúde de 2016 para a policitemia vera.

Critérios maiores[a,b]

1. Hemoglobina (Hb) > 16,5 g/dℓ (homens), > 16 mulheres); *ou* hematócrito (Ht) > 49% (homens), > 48% (mulheres) *ou* aumento da massa eritrocitária (mais de 25% acima do valor normal médio previsto)
2. Biopsia de medula óssea mostrando hipercelularidade para a idade com crescimento de três linhagens (pan-mielose), incluindo proliferações eritroide, granulocítica e megacariocítica proeminentes com megacariócitos maduros pleomórficos (diferenças de tamanho)
3. Presença da mutação *JAK2* ou éxon 12 JAK2

Critérios menores

1. Nível sérico subnormal de eritropoetina

[a]O diagnóstico de PV exige o preenchimento de todos os três critérios maiores ou dos primeiros dois critérios maiores e um critério menor. [b]O critério número 2 (biopsia de medula óssea) pode não ser necessário nos casos de eritrocitose absoluta sustentada: níveis de hemoglobina de 18,5 g/dℓ em homens (hematócrito de 55,5%) ou de 16,5 g/dℓ em mulheres (hematócrito de 49,5%), na presença do critério maior 3 e do critério menor. Entretanto, a mielofibrose inicial (presente em até 20% dos pacientes) só pode ser detectada por meio de biopsia de medula óssea; esse achado pode prever uma progressão mais rápida para a mielofibrose franca (MF pós-PV). (De Swerdlow SH, Campo E, Harris NL, Jaffe ES, Pileri SA, Stein H, Thiele J. WHO Classification of Tumours of Haematopoietic and Lymphoid Tissues (Revised Fourth Edition), IARC, 2016.)

nos pacientes com PVs de baixo e de alto riscos e são particularmente importantes para os pacientes idosos com fatores de risco cardiovascular significativos. Nos pacientes mais jovens, os anti-inflamatórios não esteroides (AINEs) e os agentes antiagregantes plaquetários devem ser usados de modo criterioso devido ao risco de hemorragia gastrintestinal. Os adultos com mais de 60 anos e com histórico de trombose, leucocitose, valores elevados de hematócrito e fatores cardiovasculares clínicos correm alto risco de eventos vasculares subsequentes. Embora seja possível, o risco de transformação da PV em leucemia mieloide aguda (LMA) continua relativamente baixo, com taxas de 2,3% em 10 anos e de 5,5% em 15 anos.

A terapia varia de acordo com os critérios de risco. Para os pacientes mais jovens com menores fatores de risco cardiovascular, a flebotomia intermitente e a profilaxia com AAS continuam sendo os pilares do tratamento e, em geral, resultam em anemia ferropriva, o que reduz ainda mais a taxa de produção de eritrócitos.

A terapia citorredutora é indicada para os pacientes que não conseguem tolerar e/ou que não respondem à flebotomia, para os pacientes de idade mais avançada com histórico e/ou fatores de risco coexistentes para eventos cardiovasculares e para os pacientes com esplenomegalia sintomática. As terapias comumente usadas consistem em hidroxiureia (*i. e.*, um agente citotóxico oral em baixa dose, que não parece aumentar o risco leucêmico), interferona α peguilada (*i. e.*, para pacientes jovens e mulheres durante a gravidez) e anagrelida (*i. e.*, um agente megacariotóxico oral para o tratamento da trombocitose refratária). A escolha da terapia é frequentemente individualizada para que o indivíduo atenda melhor às exigências de estilo de vida tendo em vista a cronicidade dessa doença. O principal objetivo do tratamento nos indivíduos de risco mais alto com PV consiste em reduzir a longo prazo a massa eritrocitária, que é refletida na manutenção de valores de hematócrito inferiores a 45% em homens (e comumente abaixo de 42% em mulheres). Em um ensaio clínico prospectivo multicêntrico, os pacientes adultos com PV (em grande parte homens) randomizados para manter um alvo terapêutico do hematócrito inferior a 45%

com uso de hidroxiureia, flebotomia, ou ambas, tiveram uma taxa significativamente menor de morte cardiovascular (2,7% *versus* 9,8%) e de trombose acentuada do que aqueles cujo hematócrito-alvo foi mantido em um nível mais alto, ou seja, entre 45 e 50%. À semelhança de todos os distúrbios mieloproliferativos, o início da terapia citorredutora pode precipitar uma hiperuricemia, que resulta em gota secundária e cálculos de ácido úrico, justificando então um tratamento com alopurinol.

Embora os agentes quimioterápicos em baixa dose (p. ex., clorambucila, bussulfano) tenham sido historicamente usados no tratamento da leucocitose e da trombocitose que não respondem à hidroxiureia, esses agentes deixaram de ser utilizados em virtude do aumento de toxicidade e do risco de uma LMA secundária. Em um ensaio clínico randomizado do ruxolitinibe, um inibidor do receptor de tirosinoquinase que tem como alvo as vias de sinalização JAK1/2 constitutivamente ativas, em pacientes com PV que não responderam à terapia anterior com hidroxiureia, foi confirmado que esse agente é efetivo na redução da frequência de flebotomia e de esplenomegalia em indivíduos refratários. Foram também relatadas reduções nas contagens de leucócitos e de plaquetas após terapia com ruxolitinibe. Com o tratamento efetivo, a sobrevida a longo prazo dos pacientes com PV permanece excelente.

TROMBOCITOPENIA ESSENCIAL

Definição e epidemiologia

A TE (também conhecida como trombocitemia primária) é um distúrbio de células-tronco pluripotentes que resulta predominantemente em níveis elevados de plaquetas e leucócitos. A função plaquetária e o tempo de sobrevida permanecem normais. A TE é um distúrbio incomum, e um número crescente de casos é identificado em exames laboratoriais de rotina de pacientes assintomáticos. Embora a idade mediana por ocasião do diagnóstico seja de 60 a 65 anos, 10 a 25% dos pacientes têm menos de 40 anos.

Apresentação clínica

Até dois terços dos pacientes são sintomáticos. Os sinais/sintomas vasomotores consistem em cefaleia, tontura, alterações visuais e eritromelalgia (*i. e.*, dor em queimação e eritema dos pés e das mãos). Podem ocorrer complicações trombóticas arteriais graves, como AITs, AVEs, convulsões, angina e infarto do miocárdio. Muito ocasionalmente, os pacientes apresentam púrpura ou hematomas cutâneos. O risco de hemorragia digestiva é inferior a 5%.

Diagnóstico e diagnóstico diferencial

As contagens elevadas de plaquetas (trombocitose) podem ocorrer como um processo reativo em consequência de outras causas (p. ex., infecções bacterianas, sepse, deficiência de ferro, doenças autoimunes, doenças malignas), que precisam ser excluídas antes de se considerar o diagnóstico de TE. O diagnóstico exige a existência de uma contagem de plaquetas superior a $450.000 \times 10^9/\ell$ com mutações nos genes *JAK2*, *CALR* ou *MPL* e ausência de trombocitose reativa. Tipicamente, a histologia da medula óssea revela uma proliferação predominante da linhagem megacariocítica e pouca ou nenhuma proliferação granulocítica ou eritroide, ou fibrose por fibras de reticulina. Os exames imuno-histoquímicos e citogenéticos da medula óssea são essenciais para excluir a possibilidade de mielodisplasia, mielofibrose ou cromossomo Filadélfia, que são diagnósticos de LMC (Tabela 47.4). Diferentemente da PV, a mutação *JAK2V617F* só é encontrada em metade das amostras de pacientes com TE, porém o achado de outros marcadores clonais, como um cariótipo anormal, auxilia o estabelecimento do diagnóstico.

> **Tabela 47.4** Critérios diagnósticos da Organização Mundial da Saúde de 2016 para a trombocitemia essencial.
>
> Critérios maiores[a]
> 1. Contagem de plaquetas ≥ 450 × 10⁹/ℓ
> 2. Biopsia de medula óssea mostrando proliferação principalmente da linhagem dos megacariócitos com elevação no número de megacariócitos maduros aumentados com núcleos hiperlobulados. Não há desvio para a esquerda significativo da granulopoese dos neutrófilos ou da eritropoese e, muito ocasionalmente, há aumento pequeno (grau 1) das fibras de reticulina
> 3. Não preenche os critérios da OMS para LMC BCR-ABL1+, PV, MFP, SMD ou outras neoplasias mieloides
> 4. Existência de mutação JAK2, CALR ou MPL
>
> Critérios menores
> 1. Existência de um marcador clonal (p. ex., cariótipo anormal) ou ausência de sinais de trombocitose reativa

[a]O diagnóstico de TE exige o preenchimento de todos os quatro critérios maiores ou três critérios maiores e um critério menor. *LMC,* Leucemia mieloide crônica; *MFP,* mielofibrose primária; *OMS,* Organização Mundial da Saúde; *PV,* policitemia vera; *SMD,* síndrome mielodisplásica. (De Swerdlow SH, Campo E, Harris NL, Jaffe ES, Pileri SA, Stein H, Thiele J. WHO Classification of Tumours of Haematopoietic and Lymphoid Tissues (Revised Fourth Edition), IARC, 2016.)

Tratamento e prognóstico

Os pacientes com TE são os que têm os desfechos mais favoráveis de todos os pacientes com NMP, com taxas de sobrevida em longo prazo típicas e semelhantes às de pacientes de controle saudáveis de idade equivalente. À semelhança da PV, a redução da sobrevida global está associada às características de alto risco, tais como idade avançada (> 60 anos), histórico de trombose, e leucocitose. O risco de transformação leucêmica é extremamente baixo (3 a 4%) em comparação com outras NMPs. Entretanto, a taxa de morbidade causada por complicações hemorrágicas e trombóticas recorrentes é elevada e não pode ser prevista de modo confiável a partir da contagem de plaquetas ou das anormalidades da função plaquetária. Como o tratamento precisa ser vitalício para controlar a doença, a avaliação dos fatores de risco e o relato de sinais e sintomas clínicos determinam as escolhas terapêuticas. Todos os pacientes beneficiam-se do manejo agressivo dos fatores de risco cardiovasculares, tais como tabagismo, hipertensão arterial sistêmica, obesidade e hipercolesterolemia.

Embora o AAS com revestimento entérico em baixa dose possa ser usado em todos os pacientes para aliviar as manifestações neurológicas e ele esteja associado a um risco mínimo de sangramento, a trombocitose excessiva (contagem de plaquetas > 1.000 × 10⁹/ℓ) pode estar associada a sangramento excessivo devido a uma síndrome de von Willebrand adquirida.

Embora os pacientes jovens e as gestantes frequentemente não sejam tratados até se tornarem sintomáticos, é mais provável que os adultos mais velhos (> 60 anos) e os pacientes com histórico de trombose, doença de longa duração ou fatores de risco cardiovasculares significativos se beneficiem da adição de agentes redutores de plaquetas. A hidroxiureia, um agente citotóxico e mielossupressor oral, constitui o fármaco de primeira linha mais comum e, em geral, é bem tolerada e apresenta baixos riscos leucemogênicos em longo prazo. A anagrelida, um agente oral que inibe a agregação plaquetária e a maturação dos megacariócitos, também é usada, principalmente como um fármaco de segunda linha após insucesso da hidroxiureia. Esse agente está associado a efeitos colaterais agudos, tais como retenção de líquido, palpitações, hemorragia (quando do uso concomitante de AAS) e aumento do risco de transformação em mielofibrose. Ambos os fármacos são teratogenos conhecidos e, portanto, não podem ser usados em uma fração significativa de pacientes com TE, ou seja, mulheres jovens em idade fértil. Como as pacientes com TE apresentam uma alta incidência de perda fetal, recomenda-se o uso de interferona α (uma citocina que altera os mecanismos biológicos do clone maligno, mas que não atravessa a placenta) com profilaxia com baixas doses de heparina ou de AAS para melhorar os desfechos da gravidez nessas pacientes.

MIELOFIBROSE PRIMÁRIA (IDIOPÁTICA)

Definição e epidemiologia

A MFP, também conhecida como mielofibrose idiopática ou, anteriormente, metaplasia mieloide agnogênica, é um distúrbio clonal de células-tronco que se caracteriza por fibrose excessiva e anormal da medula óssea, resultando em insuficiência medular e organomegalia. A MFP é uma doença crônica rara que habitualmente é observada em indivíduos idosos. A incidência anual da MFP é de 0,5 caso por 100.000 indivíduos.

Etiologia

Acredita-se que um precursor mieloide anormal dê origem a megacariócitos displásicos, que produzem níveis elevados de fatores angiogênicos ou de crescimento dos fibroblastos. Essas citocinas atuam sobre os fibroblastos normais e outras células do estroma, um processo que estimula a proliferação excessiva e a deposição de colágeno (e-Figura 47.1 A a C). Com o passar do tempo, o aumento da fibrose da medula óssea leva à liberação prematura de precursores hematopoéticos multipotentes na periferia (e-Figura 47.1 D e E). Em seguida, essas células migram e se restabelecem em outros locais, deslocando, assim, a hematopoese para fora da medula óssea e para outros tecidos, especificamente o baço e o fígado. Esse processo é denominado hematopoese extramedular. Cerca de 5 a 10% dos casos de MF surgem em indivíduos com diagnósticos prévios de PV ou de TE e cuja doença evolui ao longo do tempo para a MF. Esses casos são referidos como MF secundária ou pós-PV/TE e se caracterizam pela mesma biologia e sintomas clínicos da doença.

Diagnóstico e diagnóstico diferencial

No início da doença, os pacientes podem ser assintomáticos e com achados incidentais de contagens hematológicas anormais nos exames laboratoriais de rotina. Embora possam ocorrer baixas contagens hematológicas, o número total de plaquetas e de eritrócitos por ocasião do diagnóstico pode estar aumentado ou normal dependendo do grau de hematopoese extramedular compensatória. A análise do perfil do sangue periférico comumente revela alterações leucoeritroblásticas, que são caracterizadas por eritrócitos em formato de lágrima, por plaquetas gigantes, e por células mieloides, eritroides e leucócitos imaturos não leucêmicos.

O diagnóstico de MFP é estabelecido pela demonstração de fibrose da medula óssea com acentuado aumento das fibras de reticulina ou de colágeno ou aumento da celularidade da medula óssea. Outras causas subjacentes de fibrose da medula óssea neoplásica e não neoplásica (Tabela 47.5) devem ser descartadas. Deve-se efetuar um teste para *JAK2, BCR/ABL* ou outras mutações diagnósticas e marcadores citogenéticos antes de se estabelecer um diagnóstico de MFP (Tabela 47.6). Em alguns casos, foram observadas alterações préfibróticas precoces na medula óssea, que significam uma fase inicial do desenvolvimento de MF.

Seção 8 Doenças Hematológicas

Tabela 47.5 Causas de fibrose da medula óssea.

I. Causas neoplásicas
  a. Doenças mieloproliferativas crônicas: mielofibrose idiopática crônica, leucemia mieloide crônica, policitemia vera
  b. Leucemia megacarioblástica aguda
  c. Mielodisplasia com mielofibrose
  d. Tricoleucemia
  e. Leucemia linfoblástica aguda
  f. Mieloma múltiplo
  g. Carcinoma metastático
  h. Mastocitose sistêmica
	II. Causas não neoplásicas
	  a. Doenças granulomatosas: infecções micobacterianas, infecções fúngicas, sarcoidose
	  b. Doença óssea de Paget
	  c. Hipoparatireoidismo ou hiperparatireoidismo
	  d. Osteodistrofia renal
	  e. Osteoporose
	  f. Deficiência de vitamina D
	  g. Doenças autoimunes: lúpus eritematoso sistêmico, esclerose sistêmica

Tabela 47.6 Critérios diagnósticos da Organização Mundial da Saúde de 2016 para a mielofibrose primária.

Mielofibrose primária (MFP): MFP pré-fibrótica/precoce (pré-MFP)

Critérios maiores[a]

1. Proliferação e atipia dos megacariócitos **sem fibrose por fibras de reticulina > grau 1** e acompanhada de aumento da celularidade da medula óssea ajustada para a idade, de proliferação granulocítica e, com frequência, de diminuição da eritropoese
2. Os critérios da OMS para LMC *BCR-ABL1+*, PV, SMD ou outra neoplasia mieloide não são preenchidos
3. Existência de mutação *JAK2, CALR* ou *MPL* ou na ausência de fibrose por fibras de reticulina reativa leve na medula óssea

Critérios menores

1. Existência de um ou mais dos seguintes confirmada em duas determinações consecutivas
   a. Anemia não atribuída a uma comorbidade
   b. Leucocitose $\geq 11 \times 10^9/\ell$
   c. Esplenomegalia palpável
   d. Níveis de LDH acima do limite superior do normal da faixa de referência da instituição

Mielofibrose primária (MFP)

Critérios maiores[a]

1. Proliferação e atipia dos megacariócitos acompanhada de fibrose por fibras de reticulina e/ou colágeno (grau 2 a 3)
2. Os critérios da OMS para LMC *BCR-ABL1+*, PV, SMD ou outra neoplasia mieloide não são preenchidos
3. Existência de mutação *JAK2, CALR* ou *MPL* ou na sua ausência, achado de outro marcador clonal[b] ou ausência de evidências de fibrose reativa da medula óssea

Critérios menores

1. Existência de um ou mais dos seguintes confirmada em duas determinações consecutivas
   a. Anemia não atribuída a uma comorbidade
   b. Leucocitose $\geq 11 \times 10^9/\ell$
   c. Esplenomegalia palpável
   d. Nível de LDH acima do limite superior do normal da faixa de referência da instituição
   e. Leucoeritroblastose

[a]O diagnóstico de MFP pré-fibrótica/precoce exige todos os critérios maiores e pelo menos um critério menor. O diagnóstico de MFP franca exige que sejam preenchidos todos os três critérios maiores e pelo menos um critério menor. [b]Se não for encontrada uma das três principais mutações clonais, a pesquisa em busca das mutações mais frequentes (*ASXL1, EZH2, TET2, IDH1/IDH2, SRFS2, SF3B1*) é útil na determinação da natureza clonal da doença. *LDH*, lactato desidrogenase; *LMC*, leucemia mieloide crônica; *PV*, policitemia vera; *OMS*, Organização Mundial da Saúde; *SMD*, síndrome mielodisplásica. (De Swerdlow SH, Campo E, Harris NL, Jaffe ES, Pileri SA, Stein H, Thiele J. WHO Classification of Tumours of Haematopoietic and Lymphoid Tissues (Revised Fourth Edition), IARC, 2016.)

Apresentação clínica

Embora muitos pacientes sejam assintomáticos por ocasião do diagnóstico, com o passar do tempo a maioria queixa-se de fadiga progressiva e dispneia relacionadas com a anemia ou de saciedade precoce e dor no quadrante superior esquerdo do abdome associada a esplenomegalia e infarto esplênico. Em mais da metade desses pacientes, ocorre o desenvolvimento de uma hepatoesplenomegalia maciça devida à hematopoese extramedular. Os pacientes com doença mais avançada apresentam tipicamente manifestações sistêmicas, tais como febre, perda de peso, sudorese noturna, caquexia, prurido e dor óssea, que podem ser debilitantes. À medida que a insuficiência medular evolui, surgem complicações como neutropenia, trombocitopenia e anemia como resultado de uma hematopoese inefetiva devida a alterações fibróticas e à perda da celularidade da medula óssea. O sangramento da coagulação intravascular disseminada oculta constitui um risco, assim como as infecções que surgem em decorrência da neutropenia. A hematopoese extramedular nas cavidades peritoneal e pleural e no sistema nervoso central (SNC) também pode causar sintomas.

Tratamento e prognóstico

A sobrevida mediana dos pacientes com MFP é baixa e varia de 2 a 5 anos após o diagnóstico. Os fatores prognósticos adversos mais comumente aceitos no início da doença incluem idade acima de 65 anos, concentração de hemoglobina inferior a 10 g/dℓ, contagem de leucócitos superior a $25 \times 10^9/\ell$, alta porcentagem de blastos circulantes ($\geq 1\%$) e manifestações clínicas sistêmicas. Outros fatores clínicos importantes incluem leucopenia, trombocitopenia (plaquetas $< 100 \times 10^9/\ell$), hepatoesplenomegalia maciça, necessidade de transfusão de hemácias e anormalidades citogenéticas desfavoráveis. Com o tempo, a doença pode progredir de uma fase crônica para uma fase acelerada, e ocorre transformação para leucemia aguda em 8 a 20% dos pacientes. O tratamento da LMA relacionada com a MFP habitualmente não é efetivo. Outras causas de morte não leucêmica incluem insuficiência cardíaca, infecção, hemorragia intracraniana e embolia pulmonar.

A terapia clínica para a MFP depende da categoria de risco dos pacientes. Assim, os pacientes assintomáticos de baixo risco podem ser tratados de maneira expectante. Todos os indivíduos com uma anemia sintomática beneficiam-se de transfusões paliativas e da administração de EPO recombinante, de androgênios (p. ex., danazol) e de talidomida em baixa dose ou derivados da talidomida (*i. e.*, lenalidomida) com ou sem esteroides para manter níveis adequados de eritrócitos. Nos pacientes mais jovens ou nas gestantes, os sintomas causados por excesso de trombocitose e leucocitose ou por uma hematopoese extramedular progressiva podem ser tratados com hidroxiureia como agente de primeira linha ou com interferona α peguilada. A esplenomegalia crescente é mais bem tratada com terapia médica,

Capítulo 47 Distúrbios Clonais das Células-Tronco Hematopoéticas

visto que a esplenectomia aberta está associada a taxas de morbidade e mortalidade cirúrgicas significativas, e a irradiação do baço é mal tolerada, exceto como uma abordagem paliativa. Os pacientes jovens com MFP de risco intermediário a alto e possíveis doadores com HLA compatível devem ser considerados para um transplante de células-tronco (TCT) alogênico potencialmente curativo em centros médicos acadêmicos.

Embora nem todos os pacientes com MFP tenham a mutação *JAK2V617F*, quase todos apresentam uma ativação constitutiva das vias de sinalização de JAK1 e JAK2, o que os torna potencialmente responsivos ao tratamento com os novos inibidores de JAK1/2. O ruxolitinibe é o primeiro inibidor oral de JAK aprovado pela FDA para o tratamento de pacientes com mielofibrose de risco intermediário ou alto, independente do estado mutacional de *JAK2*, incluindo a MFP e a mielofibrose decorrente de PV ou TE anteriores. Em dois ensaios clínicos de fase III prospectivos e randomizados, a terapia com ruxolitinibe para pacientes com mielofibrose foi comparado com placebo (ensaio clínico COMFORT-I) e com a melhor terapia disponível (ensaio clínico COMFORT-II), respectivamente. Os pacientes nos quais foi administrado ruxolitinibe tiveram redução do volume do baço significativamente maior e melhora geral dos sintomas de dor abdominal, saciedade precoce, sudorese noturna e dor muscular, todos correlacionados com melhora global da qualidade de vida. As atualizações de ambos os ensaios clínicos demonstraram um prolongamento significativo da sobrevida global nos pacientes tratados com ruxolitinibe em comparação com os grupos de controle, embora nenhum dos estudos tenha sido projetado com essa avaliação final. Os efeitos colaterais do ruxolitinibe consistem em citopenias, especificamente a anemia, que ocorrem nas primeiras 6 a 8 semanas de terapia, bem como em cefaleia, tontura e aumento do risco de reativação do herpes-vírus simples (HSV). Recentemente, um segundo inibidor de JAK2, o fedratinibe, foi aprovado para o tratamento da MF de risco intermediário e alto como alternativa e/ou falha anterior da terapia com ruxolitinibe. Outros inibidores de JAK2 estão em fase de desenvolvimento clínico ativo como agentes isolados. Terapias combinadas avaliando a segurança e a eficácia de novos agentes que atuam sobre os mecanismos envolvidos isoladamente ou acrescentados a inibidores de JAK2 também estão em andamento, e os resultados preliminares sugerem que possam estar no horizonte tratamentos ainda mais efetivos para a MFP.

LEUCEMIA MIELOIDE CRÔNICA

Definição, epidemiologia e patologia

A LMC e a NMP mais comum, pois representa 15 a 20% de todas as leucemias e afeta um em 100 mil indivíduos. A idade mediana por ocasião do diagnóstico é de 53 anos, porém pacientes de qualquer idade podem ser afetados. A LMC caracteriza-se por um aumento predominante da linhagem de células granulocíticas associado a hiperplasias eritroide e plaquetária concomitantes. Trata-se de uma característica única entre as NMPs na sua etiologia e no curso natural, incluindo a transformação inevitável em leucemia aguda se não for tratada. A LMC foi a primeira doença hematológica maligna que demonstrou estar associada a uma anormalidade cromossômica específica. Mais de 95% dos pacientes com LMC apresentam expansão clonal de uma célula-tronco que adquiriu o cromossomo Filadélfia, uma translocação equilibrada entre os cromossomos 9 e 22 que é designada como t(9;22) (q34;q11). Essa translocação justapõe o gene *ABL* do cromossomo 9 (região q34) para o gene *BCR* no cromossomo 22 (região q11) e gera um gene de fusão *BCR/ABL* oncogênico. O produto gênico, a proteína BCR/ABL, é uma tirosinoquinase

receptora citoplasmática, desregulada e constitutivamente ativa que induz um fenótipo leucêmico nas células-tronco hematopoéticas. A expressão da proteína de fusão BCR/ABL ativa múltiplas vias de transdução de sinais *downstream*, o que possibilita a proliferação independente de citocina e a regulação estromal, e torna as células resistentes à quimioterapia e à morte celular programada normal.

Diagnóstico e diagnóstico diferencial

Os exames laboratoriais em pacientes com LMC revelam, tipicamente, acentuada elevação da contagem de leucócitos (contagem mediana de $170 \times 10^9/\ell$) com baixos níveis de fosfatase alcalina leucocitária, níveis elevados de ácido úrico e lactato desidrogenase, e trombocitose. Na LMC de fase crônica, no exame do esfregaço de sangue periférico é encontrado um complemento completo de células mieloides em todos os estágios de desenvolvimento granulocítico, incluindo mieloblastos imaturos (habitualmente < 5%), mielócitos, metamielócitos, basófilos, eosinófilos, bastões e neutrófilos. Em contrapartida, o esfregaço de sangue periférico nos estados reativos de hiperplasia granulocítica (*i. e.*, reação leucemoide) causados por infecção aguda ou sepse consiste predominantemente em neutrófilos e bastões maduros, e há poucos mielócitos, basófilos e eosinófilos. A medula óssea na LMC é densamente hipercelular, com predomínio esmagador de células mieloides em todos os estágios de desenvolvimento (e-Figura 47.2). O diagnóstico diferencial da LMC inclui aleucocitose reativa (p. ex., na infecção ativa ou na sepse com acentuada resposta neutrofílica) e outras NMPs (p. ex., mielofibrose).

Para o estabelecimento do diagnóstico de LMC, é necessária a detecção do cromossomo Filadélfia em exames citogenéticos-padrão e/ou transcritos BCR/ABL anormais com o uso de análise por meio de reação em cadeia da polimerase-transcriptase reversa (RT-PCR) ou hibridização *in situ* por fluorescência (FISH, do inglês *fluorescent in situ hybridization*). A investigação do gene de fusão *BCR/ABL* utiliza os mesmos métodos para monitorar a doença e a resposta à terapia. Os procedimentos extremamente sensíveis e quantitativos de RT-PCR possibilitam a detecção de até uma única célula BCR/ABL positiva em 10^5 e 10^6 células periféricas, bem como a medição do estado da doença em amostras de sangue periférico e de medula óssea. Foi constatado que um subgrupo de pacientes com LMC sem cromossomo Filadélfia detectável possui produtos de fusão BCR/ABL detectáveis por RT-PCR, o que indica uma translocação subcromossômica resultando no mesmo produto gênico patológico.

Apresentação clínica

Até 40% dos pacientes recém-diagnosticados com LMC são inicialmente assintomáticos, e o diagnóstico é estabelecido a partir de resultados laboratoriais incidentais. Outros indivíduos apresentam fadiga, letargia, dispneia, perda de peso, fragilidade capilar e saciedade precoce. Em geral, é encontrada esplenomegalia no exame físico.

O curso natural da LMC é dividida em três fases: crônica, acelerada e blástica (Tabela 47.7). Tipicamente, a maioria dos pacientes é diagnosticada durante a *fase crônica da LMC*, um estágio de baixa atividade com duração de 3 a 7 anos. As contagens de leucócitos no sangue periférico estão elevadas e com eosinofilia e basofilia (> 20%), porém com poucos blastos periféricos ou medulares (< 5%). Se a contagem de células do sangue periférico for controlada, os pacientes ficam efetivamente assintomáticos durante esse período.

Por fim, a doença entra na *fase acelerada*, que se caracteriza por febre, perda de peso, agravamento da esplenomegalia e dor óssea relacionada com a rápida renovação das células da medula óssea. A contagem de leucócitos eleva-se com o aumento do número de blastos circulantes ou da medula óssea variando de 10 a 19%. O aumento na porcentagem de basófilos do sangue periférico (> 20%) resulta em

Tabela 47.7 Definição das fases da leucemia mieloide crônica.

Fase	Definição	Objetivo da terapia
Fase crônica (FC)	< 10% de blastos < 20% de basófilos no sangue periférico	Prevenção da progressão para a FA/FB, erradicação de *BCR/ABL* molecular
Fase acelerada (FA)	Mieloblastos no sangue periférico ≥ 10% e < 20% Mieloblastos e promielócitos combinados no sangue periférico ≥ 30% Basófilos no sangue periférico ≥ 20% Contagem de plaquetas ≤ 100 × 10⁹/ℓ não relacionada com a terapia Anormalidades citogenéticas clonais adicionais em células Ph+	Controle do hemograma completo, retorno à FC e evitar a progressão para a FB
Fase blástica (FB)	≥ 20% de blastos (mieloides ou linfoides) no sangue periférico, na medula óssea ou em ambos Infiltrados extramedulares de células leucêmicas	Terapia da leucemia aguda, ponte para transplante de células-tronco alogênico

produção de histamina com sintomas de prurido, diarreia e rubor. Durante essa fase, os pacientes podem desenvolver esplenomegalia crescente, trombocitopenia persistente ou trombocitose e leucocitose com o achado de novas anormalidades citogenéticas clonais nas células da medula óssea.

A *fase de crise blástica da LMC* marca a evolução para a leucemia aguda, em que a medula óssea é substituída por 20% ou mais de blastos mieloides ou linfoides imaturos com perda associada de elementos celulares maduros normais da medula óssea e da periferia e proliferação extramedular de blastos. Tipicamente, os pacientes não tratados morrem em algumas semanas a meses. É importante observar que dois terços dos pacientes desenvolvem LMA, enquanto os outros desenvolvem leucemia linfoblástica aguda, um achado que confirma que a célula neoplásica inicial é uma célula-tronco precoce capaz de diferenciação em múltiplas linhagens.

Tratamento

LMC de fase crônica

Historicamente, os agentes citotóxicos orais, tais como hidroxiureia e bussulfano, reduziam efetivamente o número de células mieloides em pacientes com LMC na fase crônica, porém não alteravam o prognóstico em longo prazo nem impediam a progressão para a crise blástica.

Os inibidores orais da tirosinoquinase de BCR-ABL constituem a base da terapia atual para a LMC. O primeiro inibidor identificado, o mesilato de imatinibe (anteriormente conhecido como STI-571), foi anunciado como a primeira terapia molecular bem-sucedida para o câncer e inaugurou uma nova era de tratamento da condição. O imatinibe é um inibidor oral competitivo racionalmente elaborado a partir de múltiplas tirosinoquinases, o que inclui ABL, BCR/ABL, receptor do fator de crescimento derivado das plaquetas (PDGFR, do inglês *platelet-derived growth-factor receptor*) e KIT. A inibição da fosforilação de BCR/ABL resulta em bloqueio das vias de sinalização e do crescimento *downstream*, e induz a apoptose das células positivas para *BCR-ABL*. Estudos pré-clínicos demonstraram que o imatinibe inibiu poderosamente o crescimento de linhagens celulares da LMC que expressam BCR/ABL e de células progenitoras *in vitro*, como também prolongou a sobrevida em modelos de tumores animais.

As respostas ao tratamento da LMC com inibidor de BCR-ABL1 são definidas como remissões hematológicas (*i. e.*, restauração das contagens normais de células do sangue periférico), citogenéticas (*i. e.*, perda do cromossomo Filadélfia determinada por análise cariotípica ou FISH normal) e moleculares (*i. e.*, redução de três *logs* ou mais dos transcritos de *BCR/ABL* detectáveis abaixo de um valor basal-padrão por RT-PCR) (Tabela 47.8). Após o estabelecimento do diagnóstico, os pacientes tipicamente iniciam a terapia com um inibidor da

tirosinoquinase (TKI) e com cuidadoso monitoramento de efeitos tóxicos e da resposta clínica. São utilizados ensaios padronizados de RT-PCR para *BCR/ABL* para medir a resposta da doença em nível molecular dentro de 3, 6 e 12 meses após a instituição da terapia. Os primeiros ensaios clínicos de imatinibe, conduzidos em 1998, foram notáveis por causa do aparecimento de uma taxa de remissão hematológica de 96% nos pacientes que receberam uma dose superior a 300 mg/dia durante 4 semanas. Em um terço dos indivíduos, foi obtida uma remissão citogenética depois de 8 semanas. O imatinibe

Tabela 47.8 Critérios para as respostas e as recidivas hematológicas, citogenéticas e moleculares na leucemia mieloide crônica.

Resposta hematológica completa
* Normalização completa das contagens do sangue periférico com contagem de leucócitos < 10 × 10⁹/ℓ
* Contagem de plaquetas < 450 × 10⁹/ℓ
* Ausência de células imaturas no sangue periférico, tais como mielócitos, promielócitos ou blastos
* Ausência de sinais e sintomas de doença com resolução da esplenomegalia palpável

Resposta citogenética
* Resposta citogenética completa: ausência de metáfases Ph-positivas
* Resposta citogenética importante: 0 a 35% de metáfases Ph-positivas
* Resposta citogenética parcial: 1 a 35% de metáfases Ph-positivas
* Resposta citogenética menor: > 35 a 65% de metáfases Ph-positivas

Resposta molecular
* Resposta molecular precoce: *BCR-ABL1* (IS) ≤ 10% em 3 e 6 meses
* Resposta molecular importante: *BCR-ABL1* (IS) ≤ 0,1% ou ≥ 3 log de redução no mRNA *BCR-ABL1* em relação ao valor basal padronizado, se não houver disponibilidade de qPCR (IS)
* A resposta molecular completa é descrita de forma variável e é mais bem definida pelo nível de sensibilidade do ensaio (p. ex., resposta molecular de 4.5)

Recidiva
* Qualquer sinal de desaparecimento da resposta (definida como recidiva hematológica ou citogenética)
* O aumento de 1 log nos níveis de transcrito de *BCR-ABL1* com perda da resposta molecular importante deve levar a uma avaliação da medula óssea à procura de desaparecimento da resposta citogenética completa, porém não é definido em si como recidiva (p. ex., recidiva hematológica ou citogenética)

IS, international Scale (escala internacional); *qPCR*, reação em cadeia da polimerase quantitativa.

demonstrou ser superior a essas terapias anteriores em indivíduos com LMC na fase crônica recém-diagnosticada, pois houve respostas citogenéticas completas em quase 90% dos pacientes e taxa global de sobrevida de 89%. O fato de que os pacientes que obtiveram remissão podiam apresentar uma doença estável por vários anos, até mesmo décadas, demonstrou de forma conclusiva que esse fármaco poderia efetivamente alterar o curso natural dessa patologia.

Apesar desses resultados, na maioria dos pacientes que obtêm respostas citogenéticas com o uso do imatinibe, constata-se a persistência de células-tronco leucêmicas com positividade para LMC *BCR/ABL* por meio de testes moleculares sensíveis. Pode ser necessário continuar a terapia com imatinibe durante toda a vida para controlar a doença, e até mesmo pacientes com excelente controle da LMC em fase crônica por meio de terapia com imatinibe continuam correndo risco de progressão da doença e fracasso do tratamento devido ao desenvolvimento de células da LMC resistentes ao imatinibe e/ou não adesão do paciente à terapia. Estima-se que até um terço dos pacientes com LMC na fase crônica que iniciaram a terapia com imatinibe acabará interrompendo o medicamento devido à intolerância a longo prazo de seus efeitos colaterais (p. ex., náuseas, vômitos, problemas gastrintestinais, edemas periférico e periorbital) ou ao desenvolvimento de resistência ao agente.

Para resolver esses problemas, foram desenvolvidos quatro TKIs de BCR/ABL de nova geração para o tratamento da LMC: o dasatinibe, o nilotinibe, o bosutinibe e o ponatinibe (Tabela 47.9). Todos apresentam aumento da potência *in vitro* contra a BCR/ABL quinase em comparação com o imatinibe. Atualmente, quatro deles (imatinibe, dasatinibe, nilotinibe, bosutinibe) são indicados para a terapia inicial da LMC em fase crônica. Em múltiplos ensaios clínicos randomizados que compararam o imatinibe *versus* dasatinibe ou nilotinibe ou bosutinibe em pacientes com LMC de fase crônica recém-diagnosticado, foi confirmado que esses TKIs de nova geração superaram o imatinibe, conforme indicado por um número significativamente maior de indivíduos que obtiveram respostas citogenética e moleculares completas em momentos específicos em comparação com aqueles tratados com imatinibe. Entretanto, até o momento, nenhum desses TKIs mais recentes melhorou significativamente a sobrevida global ou livre de transformação a longo prazo em comparação com o imatinibe. Além disso, enquanto cada um desses TKIs de nova geração foi comparado de forma randomizada com o imatinibe, nenhum foi comparado com qualquer outro TKI além do imatinibe. Por essa razão, continuam sendo recomendadas as formulações genéricas do imatinibe de disponibilidade recente como base da terapia inicial para a LMC de fase crônica.

Foram desenvolvidos diferentes sistemas de pontuação (Tabela 47.10) para prever os resultados de pacientes com LMC na fase crônica recém-diagnosticados. Esses escores utilizam a idade do paciente, o tamanho do baço, o número de plaquetas e a porcentagem de mieloblastos, bem como a basofilia e a eosinofilia periféricas, para dividir os pacientes portadores de doença de baixo, de risco intermediário e de alto risco. Na era atual da terapia com TKI, a obtenção de marcos citogenéticos e moleculares no primeiro ano de terapia demonstrou ser muito mais preditiva do resultado clínico do que esses sistemas de pontos. Entretanto, o cálculo desses escores provou ser útil para orientar a seleção da terapia inicial por ocasião da apresentação. Os pacientes com escores de baixo risco e de risco intermediário podem receber imatinibe na dose-padrão, enquanto os pacientes de risco mais alto, particularmente os indivíduos mais jovens que apresentam contagens de leucócitos muito altas e/ou esplenomegalia maciça, podem ser tratados com TKIs de segunda geração (dasatinibe, nilotinibe, bosutinibe). Como alternativa, se o imatinibe for utilizado em pacientes de maior risco, pode-se justificar um monitoramento mais rigoroso para detectar a necessidade de mudança para outro TKI. Por fim, tendo em vista os numerosos TKIs disponíveis para a terapia inicial, a excelente resposta global ($>$ 90% para todos os TKIs) e a possibilidade de que os pacientes possam precisar permanecer em tratamento durante anos, senão pelo resto da vida, a consideração de outros fatores que têm impacto na tolerabilidade e na adesão do paciente a longo prazo está agora recebendo maior atenção na seleção dos fármacos. Esses fatores incluem a preferência do paciente (*i. e.*, administração uma vez *versus* duas vezes/dia com alimentos *versus* estômago vazio), outras comorbidades médicas (*i. e.*, doenças cardiovasculares *versus* pulmonar *versus* gastrintestinais) que podem ser exacerbadas pelas toxicidades específicas associadas aos TKI, e as interações medicamentosas (*i. e.*, inibidores da bomba de prótons e dasatinibe) (Tabela 47.9).

Tabela 47.9 Inibidores orais de BCR-ABL1 para a terapia da LMC.

Nome do fármaco	Dose do fármaco	Perfil de toxicidade
Mesilato de imatinibe	400 mg/dia VO	Náuseas, vômitos, diarreia, edema periférico ou periorbital, mialgias, mielossupressão, aumento nas provas de função hepática, exantoma, derrame pleural e pericárdico
Dasatinibe	100 mg/dia VO	Hipertensão arterial pulmonar, derrame pleural e pericárdico, cefaleia, mielossupressão, hemorragia cerebral (raramente), ascite, edema periférico ou pulmonar
Nilotinibe	400 mg VO 2 vezes/dia (evitar a ingestão de alimento 2 h antes e 1 h depois do medicamento)	Doença oclusiva arterial periférica, prolongamento de QTC, pancreatite, hepatotoxicidade, mielossupressão, hiperglicemia, morte súbita, exantema
Bosutinibe	500 mg/dia VO	Diarreia, mielossupressão, anormalidades da função hepática, retenção hídrica (edema pulmonar ou periférico, derrame pleural e pericárdico), desconforto GI, exantema
Ponatinibe	15 a 45 mg/dia VO (45 mg/dia até a remissão; em seguida, 15 a 30 mg)	Trombose e oclusão arteriais e venosas incluindo infarto do miocárdio e acidente vascular encefálico fatais (até 35% dos pacientes), insuficiência cardíaca, hepatotoxicidade, risco cardiovascular, exantema grave, pancreatite, hepatotoxicidade, hemorragia (cerebral, digestiva), arritmias cardíacas, retenção hídrica, hipertensão, exantema, mielossupressão
Ascimimabe (ensaio clínico de fase 1)	Ainda não determinada	Pancreatite, aumento dos níveis de lipase, fadiga, cefaleia, artralgias, hipertensão, trombocitopenia

Seção 8 Doenças Hematológicas

Tabela 47.10 Sistemas de pontuação para cálculo do risco na leucemia mieloide crônica recém-diagnosticada.

Escore de risco	Cálculo	Categoria de risco
Escore Sokal 1	Exp 0,0116 × (idade − 43,4) + 0,0345 × (baço − 7,51) + 0,188 × [(contagem de plaquetas ÷ 700)2 − 0,563] + 0,0887 × (blastos − 2,10)	Baixo < 0,8 Intermediário 0,8 a 1,2 Alto > 1,2
Escore Hasford (EURO) 2	(0,6666 × idade [0 quando < 50 anos; 1, caso contrário] + 0,042 × tamanho do baço [cm abaixo da margem costal] + 0,0584 × porcentagem de blastos + 0,0413 × porcentagem de eosinófilos + 0,2039 × basófilos [0 quando basófilos < 3%; 1, caso contrário] + 1,0956 × contagem de plaquetas [0 quando plaquetas < 1.500 × 10⁹/ℓ; 1, caso contrário]) × 1.000	Baixo ≤ 780 Intermediário > 780 a ≤ 1.480 Alto > 1.480
Escore de sobrevida a longo prazo 3 EUTOS (ELTS)	0,0025 × (idade/10)3 + 0,0615 × tamanho do baço em cm abaixo da margem costal + 0,1052 × blastos no sangue periférico + 0,4104 × (contagem de plaquetas/1.000) − 0,5	Baixo ≤ 1,5680 Intermediário > 1,5680, porém ≤ 2,2185 Alto > 2,2185

A calculadora *online* para o escore ELTS pode ser encontrada em: https://www.leukemia-net.org/content/leukemias/cml/elts_score/index_eng.html. O cálculo do risco relativo baseado no escore de Sokal ou de Hasford (EURO) pode ser encontrado em: https://www.leukemia-net.org/content/leukemias/cml/euro__ and_sokal_score/index_eng.html.

Talvez o melhor indicador do sucesso clínico da terapia com inibidores de BCR-ABL para a LMC seja o fato de que agora é possível (com cuidadoso monitoramento) interromper permanentemente a terapia com TKI em uma proporção de pacientes com doença na fase crônica que obtiveram respostas moleculares ótimas e duráveis durante a terapia. Os candidatos à "suspensão da terapia com TKI" são indivíduos com LMC na fase crônica tratados com um TKI aprovado durante pelo menos 3 anos e que obtiveram uma resposta molecular maior com duração de pelo menos 2 anos. É importante ressaltar que os pacientes não devem ter nenhum histórico de LMC na fase acelerada ou blástica e nem terem demonstrado resistência clínica ou mutacional à terapia anterior com TKI. Além disso, eles precisam estar dispostos a efetuar visitas mensais ou bimestrais durante pelo menos 2 anos após a interrupção do medicamento para a realização de testes moleculares frequentes. Embora o nilotinibe seja o único TKI com indicação regulamentar para interrupção do fármaco, os resultados de diversos ensaios clínicos sugerem que a interrupção de qualquer TKI em pacientes que preencham esses critérios resulta em uma taxa de sucesso de 40 a 50% (*i. e.*, os pacientes são capazes de finalmente interromper a terapia de forma permanente). Os 50 a 60% restantes sofrerão recorrência da doença, que é refletida pelo reaparecimento de doença molecular detectável por meio de PCR quantitativa (qPCR). Se forem detectados precocemente, quase todos (detectados por transcritos *BCR-ABL* reemergentes sem terapia) podem retomar a terapia com TKI com nova obtenção de remissão molecular maior. Alguns pacientes desenvolvem sintomas musculoesqueléticos leves a graves após a suspensão do TKI (condição denominada "síndrome de abstinência de TKI"), que são controlados com medicação sintomática.

A estratégia terapêutica mais comum para os pacientes com LMC na fase crônica intolerantes ou resistentes à terapia de primeira linha com TKI com base na ausência de obtenção de marcos moleculares e citogenéticos consiste em mudar para outro TKI. A análise mutacional por ocasião da recidiva (Tabela 47.9) é fundamental, visto que até metade dos pacientes com LMC que desenvolvem resistência ao imatinibe apresenta células cancerígenas que carregam mutações de um único nucleotídio no gene *BCR/ABL*. Essas mutações resultam em mudanças conformacionais da BCR/ABL quinase que alteram a ligação do fármaco e seus efeitos inibitórios. Por essa razão, recomenda-se que os pacientes que necessitam de uma terapia de segunda linha ou outra terapia realizem testes para a identificação de mutações como um guia potencial para o tratamento. Sabe-se que os indivíduos com LMC cuja doença esteja associada a uma mutação em *T315I* são resistentes ao imatinibe, ao nilotinibe, ao dasatinibe e ao bosutinibe, mas não ao ponatinibe, um inibidor de BCR/ABL de terceira geração. O uso do ponatinibe, um inibidor de BCR/ABL de terceira geração altamente potente, é restrito aos pacientes com LMC na fase crônica, acelerada ou blástica que não responderam e/ou que foram intolerantes a pelo menos duas terapias anteriores com TKI ou cujo teste de mutação demonstra uma mutação no domínio de tirosinoquinase *BCR-ABL T315I*, que confere resistência a todos os outros TKIs. O ponatinibe não é recomendado para o tratamento de pacientes com LMC na fase crônica recém-diagnosticada devido aos eventos adversos de oclusão arterial (incluindo infarto do miocárdio fatal, AVE e doença vascular periférica grave, que ocorre em até 35% dos pacientes), tromboembolismo venoso, insuficiência cardíaca e hepatotoxicidade. Nos pacientes com LMC que não responderam a três ou mais TKIs, o tratamento com asciminibe, um novo inibidor alostérico de BCR-ABL, demonstrou atividade promissora. Esse agente liga-se a um sítio miristoil da proteína BCR-ABL1 e, assim, bloqueia o BCR-ABL1 em uma conformação inativa por meio de um mecanismo distinto de todos os outros inibidores da ABL quinase. Como o asciminibe tem como alvo o BCR-ABL1 tanto nativo quanto mutado, ele também é efetivo contra células da LMC que abrigam a mutação *gatekeeper T315I*. Em um ensaio clínico de fase 1, quase metade (48%) dos pacientes obteve uma resposta molecular maior em 12 meses, incluindo oito de 14 pacientes com intolerância ou resistência prévias ao ponatinibe.

Os pacientes cuja doença não responde e/ou que são intolerantes a diversos TKIs também podem receber tratamento com mepessuccinato de omacetaxina, um produto alcaloide natural com comprovadas atividade antitumoral e eficácia na LMC. Seus mecanismos de ação são distintos daqueles dos TKIs e envolvem a inibição da síntese de proteínas e a indução da apoptose nas células tumorais. Vários ensaios clínicos confirmaram a atividade desse agente em pacientes com LMC que não respondiam a múltiplos TKIs e/ou que apresentavam a mutação T315I. Duas grandes desvantagens são a necessidade de injeções subcutâneas administradas duas vezes/dia por 7 a 14 dias a cada 28 dias por mês e a mielossupressão associada ao tratamento, que pode justificar uma redução da dose ou a interrupção do fármaco.

LMC na fase acelerada ou blástica

Infelizmente, os pacientes com LMC na fase acelerada ou blástica tratados com um TKI de nova geração apresentam, em sua maioria, apenas respostas hematológicas e citogenéticas transitórias. Para esses indivíduos, a modalidade ideal de tratamento continua sendo a terapia com TKI com agentes de geração mais nova com ou sem quimioterapia adicional, ou os ensaios clínicos seguidos de TCT alogênico. Foi relatado que o novo inibidor de BCR-ABL alostérico, o asciminibe, induziu respostas hematológicas em sete de oito pacientes com LMC na fase acelerada, com duração mediana de resposta de mais de 11 meses. Os pacientes com LMC na fase blástica frequentemente são submetidos à quimioterapia de indução com esquemas para a leucemia aguda com inibição concomitante de BCR/ABL. Entretanto, o transplante continua sendo a única terapia curativa conhecida para esses casos. Antes do advento da terapia direcionada com inibidores da BCR/ABL quinase, oferecia-se rotineiramente o potencialmente curativo TCT alogênico por ocasião do diagnóstico de LMC na fase crônica aos pacientes jovens com um doador com HLA compatível. As evidências indicaram que a resposta excelente (50 a 75%) dos pacientes com LMC ao TCT estava relacionada, em parte, à supressão ativa da doença pelo enxerto recém-transplantado, o que foi denominado *efeito do enxerto* versus *leucemia*. Atualmente, tendo em vista o excelente controle e a baixa toxicidade geral dos inibidores de BCR/ABL a longo prazo para a LMC na fase crônica, juntamente com as taxas de morbidade e de mortalidade conhecidas de 20 a 30% após o TCT alogênico, o transplante é agora considerado uma opção apenas para os pacientes com a doença na fase acelerada ou blástica ou com LMC na fase crônica que não responde a diversas linhas terapêuticas anteriores. Após o TCT alogênico, o padrão de cuidados agora considerado consiste em retomar a terapia de manutenção com TKI durante pelo menos 12 meses no período pós-transplante para evitar a recidiva da doença.

Prognóstico

De modo geral, a transformação da LMC de um câncer progressivamente fatal em um câncer em que quase 90% dos pacientes permanecem vivos com doença estável em tratamento com quinase oral e em que 10% podem suspender permanentemente a terapia depois de 5 anos continua sendo uma das maiores conquistas da terapia oncológica nessa última década. A sobrevida global mediana para os pacientes com LMC na fase crônica aumentou acentuadamente, ou seja, de alguns meses para alguns anos na primeira metade do século XX até 6 anos para os pacientes tratados com interferona. Na era da terapia de inibição de BCR/ABL, a expectativa do tempo de vida global é a de que seja quase normal na maioria dos pacientes que recebem terapia com TKI a longo prazo, e diversos estudos demonstraram que o risco de morte nesses indivíduos não é decorrente das complicações relacionadas com a LMC, mas do aumento de causas cardíacas e vasculares. Por essa razão, um foco na abordagem atual da LMC é determinar como equilibrar melhor as toxicidades a longo prazo da terapia com TKI com seus benefícios. Embora o padrão de cuidados a pacientes com LMC que respondem de forma ideal ao tratamento consista na continuação indefinida da terapia com TKI, indivíduos selecionados com excelentes respostas moleculares duradouras a terapia com TKI durante pelo menos 3 anos são agora elegíveis para a suspensão da terapia com uma taxa de sucesso a longo prazo de 40 a 50%. Apesar desse avanço terapêutico, a verdadeira cura da LMC permanece inatingível para a maioria dos pacientes. Os estudos clínicos em andamento estão concentrados em estratégias para aumentar ainda mais essa porcentagem por meio de abordagens direcionadas para as células-tronco da LMC e o uso combinatório de TKI.

LEUCEMIAS AGUDAS

Definição e epidemiologia

As leucemias agudas são doenças hematopoéticas clonais clinicamente agressivas que surgem devido à transformação maligna de uma célula-tronco hematopoética precoce. Nos adultos, as leucemias agudas são relativamente incomuns e ocorrem em 8 a 10 de 100.000 indivíduos (em comparação com 42 de 100.000 para o câncer de próstata e 62 de 100.000 para o câncer de mama). As leucemias agudas são classificadas com base na linhagem celular em LMA ou em leucemia linfocítica ou linfoblástica aguda (LLA) com base na morfologia, na citogenética, em marcadores de superfície celular e citoplasmáticos, e em estudos moleculares. Entre 80 e 90% dos diagnósticos de leucemia em adultos consistem em LMA. Em contrapartida, 80 a 90% das leucemias em lactentes e crianças consistem em LLA, que constitui o câncer mais comum diagnosticado nessa faixa etária.

Patologia

A patogênese da leucemia aguda é complexa e se caracteriza por um alto grau de heterogeneidade biológica. Muitos pacientes com leucemia aguda apresentam anormalidades cromossômicas clonais características detectáveis e mutações que levam à transformação maligna de células-tronco hematopoéticas normais que apresentam marcadores de linhagem mieloide ou linfoide. A proliferação descontrolada resultante dessas células imaturas incapazes de sofrer diferenciação adicional (*i. e.*, blastos) resulta na substituição da medula óssea por células malignas, na leucocitose periférica com e sem citopenias graves, e em uma rápida insuficiência hematopoética. Os fatores de risco conhecidos para a leucemia incluem exposição à radiação em alta dose e exposição ocupacional a produtos químicos como o benzeno. Até 10% dos pacientes com neoplasias malignas prévias tratados com quimioterapia mielossupressora e/ou radioterapia desenvolvem a LMA "relacionada à terapia" (LMA-t). Os indivíduos com LMA-t com quimioterapia anterior geralmente receberam agentes alquilantes (p. ex., clorambucila, melfalana, mostarda nitrogenada) ou inibidores da topoisomerase II (p. ex., epipodofilotoxinas). Os pacientes com distúrbios de instabilidade cromossômica, tais como síndrome de Down, síndrome de Bloom, anemia de Fanconi e ataxia telangiectasia, também têm uma incidência aumentada de leucemia.

Diagnóstico e diagnóstico diferencial

A distinção entre a LMA e a LLA é crucial para o diagnóstico, a terapia e o prognóstico. A LMA pode ser diferenciada da LLA pela morfologia celular e pelo achado de bastonetes de Auer (algumas vezes múltiplos em células da leucemia promielocítica aguda), que são formados pela agregação de grânulos mieloides (e-Figura 47.3 C). A imunofenotipagem adicional das células blásticas com o uso de antígenos de superfície celular, citoquímica e imuno-histoquímica confirma a origem mieloide ou linfoide das células. Os subgrupos morfológicos da LLA e da LMA foram originalmente definidos pela classificação franco-americano-britânica (FAB) e, mais recentemente, pela classificação da Organização Mundial da Saúde (OMS) de 2016, que incorpora as informações biológicas mais recentes, especificamente aquelas relacionadas às mutações e às aberrações citogenéticas recorrentes (Tabela 47.11).

Apresentação clínica

Os pacientes apresentam evidências clínicas de insuficiência da medula óssea semelhante a outros distúrbios hematopoéticos. As complicações da doença consistem em anemia, infecção e sangramento decorrente de citopenias periféricas. Os blastos em proliferação que infiltram a medula óssea podem causar dor óssea. Eles também podem invadir outros órgãos e resultar em linfadenopatias periférica, mediastinal e abdominal, hepatoesplenomegalia, infiltração cutânea e comprometimento meníngeo.

Tratamento

A terapia para a leucemia aguda é dividida em vários estágios. A *terapia de indução* é direcionada para reduzir o número de blastos leucêmicos a um nível indetectável e restaurar a hematopoese normal (*i. e.*, remissão completa). Entretanto, na remissão completa, há persistência de doença significativa, o que exige uma terapia adicional. A subsequente *terapia de consolidação* envolve a continuação da quimioterapia com os mesmos agentes para induzir a eliminação de células leucêmicas adicionais.

Tabela 47.11 Classificação das leucemias agudas.

Classificação FAB da leucemia mieloide aguda (LMA)

M0: Leucemia mielocítica aguda com diferenciação mínima
M1: Leucemia mielocítica aguda sem maturação
M2: Leucemia mielocítica aguda com maturação (predominantemente mieloblastos e promielócitos)
M3: Leucemia promielocítica aguda
M4: Leucemia mielomonocítica aguda
M5: Leucemia monocítica aguda
M6: Eritroleucemia
M7: Leucemia megacariocítica

Classificação FAB da leucemia linfoblástica aguda (LLA)

L1: Células predominantemente pequenas (duas vezes menores do que o linfócito normal), população homogênea, variante infantil
L2: Maior que L1, população mais heterogênea; variante do adulto
L3: Grandes células do tipo Burkitt, citoplasma abundante vacuolado

Classificação da OMS 2016 da leucemia aguda

I. Leucemia mieloide aguda (LMA)
  A. LMA com anormalidades genéticas recorrentes
   - LMA com t(8;21)(q22;q22); *RUNX1-RUNX1T1*
   - LMA com inv(16)(p13;q22) ou t(16;16)(p13;q22); *CBFB/MYH11*
   - Leucemia promielocítica aguda (LMA com t[15;17][q22;q12]; *PML/RARA*
   - LMA com t(9;11)(p21.3;q23.3); *MLLT3-KMT2A*
   - LMA com t(6;9)(p23;q34.1); *DEK-NUP214*
   - LMA com inv(3)(q21.3;q26.2) ou t(3;3)(q21.3;q26.2); *GATA2,MECOM*
   - LMA (megacarioblástica) com t(1;22)(p13.3; q13.3); *RBM15-MKL1*
   - LMA com *BCR-ABL1*
   - LMA com *NPM1* mutante
   - LMA com mutações bialélicas de *CEBPA*
   - LMA com *RUNX1* mutado
  B. LMA com alterações relacionadas à mielodisplasia
  C. Neoplasias mieloides relacionadas à terapia
  D. LMA sem outra especificação
   - LMA com diferenciação mínima
   - LMA sem maturação
   - LMA com maturação
   - Leucemia mielomonocítica aguda
   - Leucemia monoblástica/monocítica aguda
   - Leucemia eritroide pura
   - Leucemia megacarioblástica aguda
   - Leucemia basofílica aguda
   - Pan-mielose aguda com mielofibrose
  E. Sarcoma mieloide
  F. Proliferações mieloides associadas à síndrome de Down
  G. Neoplasia de células dendríticas plasmocitoides blásticas
  H. Leucemias agudas de linhagem ambígua
II. Neoplasias linfoides precursoras
  A. Leucemia linfoblástica B/linfoma linfoblástico sem outra especificação
  B. Leucemia/linfoma linfoblástico B com anormalidades genéticas recorrentes
   - Leucemia/linfoma linfoblástico B com t(9;22)(q34.1;q11.2); *BCR-ABL1*
   - Leucemia/linfoma linfoblástico B com t(v;11q23.3); rearranjo de *KMT2A*
   - Leucemia/linfoma linfoblástico B com t(12;21)(p13.2;q22.1); *ETV6-RUNX1*
   - Leucemia/linfoma linfoblástico B com hiperdiploidia
   - Leucemia/linfoma linfoblástico B com hipodiploidia
   - Leucemia/linfoma linfoblástico B com t(95;14)(q31.1,q32.1); *IGH/IL3*
   - Leucemia/linfoma linfoblástico B com t(;19)(q23;p13.3); *TCF3-PBX1*
   - Leucemia/linfoma linfoblástico B tipo *BCR-ABL1*
   - Leucemia/linfoma linfoblástico B com iAMP21
  C. Leucemia linfoblástica T/linfoma linfoblástico
   - Leucemia linfoblástica precursora de linfócitos T precoces
  D. Leucemia/linfoma linfoblástico NK

CBF, Fator de ligação do núcleo; *ETO*, proteína oito-vinte-um; *FAB*, franco-americano-britânica; *LLM*, leucemia de linhagem mista; *MYH11*, gene da cadeia pesada da miosina; *OMS*, Organização Mundial da Saúde; *PML*, leucemia promielocítica; *RARA*, receptor de ácido retinoico α; *SMD*, síndrome mielodisplásica primária. (De Swerdlow SH, Campo E, Harris NL, Jaffe ES, Pileri SA, Stein H, Thiele J. WHO Classification of Tumours of Haematopoietic and Lymphoid Tissues (Revised Fourth Edition), IARC, 2016.)

Capítulo 47 Distúrbios Clonais das Células-Tronco Hematopoéticas

Com o desenvolvimento de uma variedade mais ampla de agentes efetivos, foi introduzida a *terapia de intensificação*. Ela envolve o uso de terapia em alta dose com diferentes fármacos sem reação cruzada para eliminar as células com potencial resistência primária ao esquema de indução. A *terapia de manutenção* emprega a quimioterapia intermitente em baixas doses, que é administrada por um período prolongado para evitar a ocorrência subsequente de recidiva da doença. O objetivo desse tratamento é induzir remissão (> 5% de blastos na medula óssea e recuperação das contagens normais de células no sangue periférico).

Prognóstico

Os fatores prognósticos clínicos adversos para a LMA e a LLA são semelhantes, apesar das abordagens de tratamento amplamente diferentes. Em ambas as leucemias, as anormalidades citogenéticas e moleculares representam os melhores preditores independentes de sobrevida global (Tabelas 47.11 a 47.13). Os fatores clínicos que fornecem uma previsão de resultado insatisfatório diferem de acordo com o tipo específico de leucemia, porém geralmente incluem idade avançada (> 35 anos na LLA, > 60 anos na LMA), doença secundária ou relacionada à terapia, distúrbio hematológico antecedente, contagem inicial elevada de leucócitos (50 a 100 × 10^9/ℓ), baixo nível de desempenho e comorbidades, doença extramedular, tempo prolongado (> 4 semanas) ou ausência de resposta ao tratamento inicial, e doença residual mínima (DRM) detectável apesar da remissão morfológica.

Leucemia mieloide aguda

Definição e epidemiologia

A LMA representa um grupo biologicamente heterogêneo de neoplasias com resultados clínicos amplamente divergentes. As taxas de cura a longo prazo (sobrevida > 5 anos) variam de 5 a 60% após quimioterapia isolada, e globalmente a cura alcança 20 a 30%. A LMA acomete principalmente adultos de idade mais avançada, ou seja, os indivíduos com 65 anos em média por ocasião do diagnóstico.

Tabela 47.12 Classificação da leucemia mieloide aguda pela European Leukemia Net (ELN) (2017).

Categoria de risco	Anormalidade genética
Favorável	t(8;21)(q22;q22.1); *RUNX1-RUNX1T1* inv(16)(p13.1;q22) ou t(16;16)(p13.1;q22): *CBFB-MYH11* *NPM1* mutada sem *FLT3-DIT* ou com *FLT3-DIT*baixa *CEBPA* mutada bialélica
Intermediário	*NPM1* mutado e *FLT-DIT*alta *NPM1* de tipo selvagem sem *FLT3-DIT* ou com *FLT3-DIT*baixa (sem lesões genéticas adversas) t(9;11)(p21.3;q23.3): *MLLT3-KMT2A* Anormalidades citogenéticas não classificadas como favoráveis nem como adversas
Adverso	t(6;9)(p23;q34.1); *DEK-NUP214* t(v;11q23.3): rearranjo de *KMT2A* t(9;22)(q34.1:q11.2): *BCR-ABL1* inv(3)(q21.3q26.2) ou t(3;3)(q21.3;q26.2); *GATA2, MECOM (EV11)* −5 ou del(5q); −7; −17/abn(17p) Cariótipo complexo, cariótipo monossômico *NPM1* de tipo selvagem e *FLT3-DIT*alta *RUNX1* mutado *ASXL1 mutado* *TP53* mutado

De Dohner H, Estey EH, Grimwade D et al. Diagnosis and management of AML in adults: 2017 ELM recommendations from an international expert panel. Blood 129(4): 424-447, 2017.
DIT, Duplicações internas em *tandem*.

Tabela 47.13 Fatores prognósticos na leucemia linfoblástica aguda.

Fator	Favorável	Desfavorável
Idade	2 a 10 anos	< 2 anos ou > 10 anos
Contagem de leucócitos por ocasião do diagnóstico	< 30.000/μℓ	> 50.000/μℓ
Fenótipo	Precursor B	Precursor T
Número de cromossomos	Hiperdiploidia	Pseudo/hipodiploidia, quase tetraploidia
Anormalidade cromossômica	t(12;21)	Alterações do *MYC*: t(8;14), t(2;8), t(8;22), alterações da leucemia de linhagem mista (11q23) Cromossomo Filadélfia: t(9;22) produzindo *BCR-ABL*
Doença do sistema nervoso central por ocasião do diagnóstico	Não	Sim
Sexo	Mulheres	Homens
Etnia	Brancos	Afro-americanos, hispânicos
Tempo de ocorrência da remissão	Curto (7 a 14 dias)	Tempo prolongado para a remissão ou incapacidade de obtê-la

Apresentação clínica

Com mais frequência, os pacientes apresentam complicações relacionadas com uma citopenia progressivamente grave, tais como infecção em decorrência de leucopenia, falta de ar ou fadiga devida à anemia, ou sangramento causado por trombocitopenia. Os pacientes com LMA também podem apresentar emergências clínicas agudas únicas, que exigem estabilização imediata. A leucostase (*i. e.*, a síndrome da hiperleucocitose), causada por altos níveis de blastos circulantes (> 80.000 a 100.000), leva a infiltrados pulmonares difusos e desconforto respiratório agudo. Os blastos também podem provocar lesão da vasculatura circundante, causando então sangramento e tromboses do SNC potencialmente fatais. Os números elevados de blastos resultam na liberação de produtos da degradação celular (*i. e.*, síndrome da lise tumoral) que leva à hipopotassemia, à acidose e à hiperuricemia com consequente insuficiência renal.

O tratamento da leucostase deve ser instituído o mais rápido possível em todos os pacientes com contagens de leucócitos superiores a 100 a 200 $\times$ 10⁹/ℓ. O tratamento consiste em leucaférese, hidroxiureia e instituição de quimioterapia de indução para inibir a produção adicional de células tumorais circulantes. A hidratação, a alcalinização da urina para reduzir a cristalização do ácido úrico, o alopurinol ou a rasburicase, ou uma combinação destas medidas, devem ser iniciados conforme indicado. As transfusões de hemácias são frequentemente contraindicadas para os pacientes com número elevado de células blásticas circulantes devido ao risco de aumentos adicionais da viscosidade do sangue. As complicações do SNC, tais como hemorragia intracraniana, invasão de nervos cranianos e meningite leucêmica, são tratadas com irradiação de emergência do cérebro inteiro ou radiação direcionada aos locais afetados.

Tipicamente, a avaliação laboratorial de pacientes com LMA revela contagens de leucócitos que varia desde níveis neutropênicos (< 1 $\times$ 10⁹/ℓ) até leucocitose extrema (> 100.000 $\times$ 10⁹/ℓ). São achados comuns trombocitopenia significativa, anemia normocítica e blastos periféricos circulantes. Tipicamente, o aspirado e a biopsia de medula óssea mostram numerosos mieloblastos (20 a 100%) e produção diminuída de células maduras normais.

Diagnóstico

Os aspirados de medula óssea e/ou as amostras diagnósticas de sangue periférico exigem avaliação por meio de morfologia (e-Figura 47.3), citometria de fluxo, análises citogenéticas e moleculares para distinguir entre LMA e LLA e para determinar subgrupos biológicos de LMA para fins prognósticos e terapêuticos.

No passado, os subgrupos de LMA eram em grande parte classificados com base em critérios morfológicos e coloração imuno-histoquímica como subtipos FAB de M0 a M7, definidos em grande parte pelo estágio de diferenciação celular das células anormais (Tabela 47.11). Alguns subgrupos da classificação FAB correlacionam-se com síndromes clínicas específicas, o que ajuda a determinar as abordagens de tratamento e o prognóstico. O subtipo mais comum de LMA do adulto na classificação FAB é M2. Os pacientes com LMA M3 (*i. e.*, leucemia promielocítica aguda) frequentemente apresentam um sangramento espontâneo devido à coagulação intravascular disseminada (discutida posteriormente). Os pacientes com LMA M4 ou M5 (*i. e.*, leucemias mielomonocítica-monocítica agudas) apresentam níveis elevados de leucócitos circulantes e podem ter um edema gengival decorrente da infiltração tecidual com blastos leucêmicos. Os pacientes com leucemia megacarioblástica (LMA M7) apresentam fibrose medular significativa e, em geral, exibem organomegalia e pancitopenia semelhantes àquelas observadas nos pacientes com mielofibrose e metaplasia mieloide.

Análises genômicas em grande escala de amostras de LMA revelaram a enorme complexidade molecular dessa doença e identificaram numerosas mutações gênicas capazes de refinar ainda mais o prognóstico da LMA juntamente com o cariótipo. Por exemplo, até um terço dos pacientes com LMA de cariótipo normal exibe ativação constitutiva do receptor de tirosinoquinase 3 tipo FMS (FLT3) como resultado de mutações pontuais ou duplicações internas em *tandem* (DITs) que não são observadas em testes de cariótipo de rotina. Mutações de *FLT3 DIT* em pacientes com LMA predizem taxas mais baixas de remissão, taxas elevadas de recidiva e sobrevida global mais curta em comparação com pacientes com LMA *FLT3*-negativa. Os pacientes com maior carga tumoral de *FLT3 DIT* (refletida pela razão entre *FLT3* mutante e tipo selvagem ou razão alélica) apresentam prognósticos particularmente sombrios, enquanto os indivíduos com baixa razão alélica de *FLT3 DIT* podem ter resultados semelhantes aos pacientes com *FLT3* do tipo selvagem. As mutações que indicam melhor sobrevida global após quimioterapia incluem mutações bialélicas no fator de transcrição CCAAT/proteína de ligação amplificadora α (*CEBPA*) e na nucleofosmina 1 (*NPM1*) na ausência de *FLT3 DIT* (Tabelas 47.11 e 47.12).

A classificação e o prognóstico da LMA foram aprimorados em 2016 pela OMS para reconhecer a existência de subtipos biológicos com anormalidades genéticas únicas, tais como t(8;21), inv(16), t(15;17) e t(9;11), bem como mutações de *BCR-ABL1*, *CEBPA* bialélica e *RUNX1*. Outras categorias incluem a LMA com alterações relacionadas com a mielodisplasia (definidas pela presença de displasia de várias linhagens, resultados clínicos e patológicos anteriores e/ou aberrações cariotípicas características) e a LMA relacionada com a terapia (baseada no histórico clínico de quimioterapia, radioterapia ou outra terapia mieloablativa anteriores ao diagnóstico de LMA). Neste último caso, qualquer displasia medular juntamente com citopenias é hoje considerado como uma LMA relacionada com a terapia, e não como SMD, independentemente da contagem de blastos (Tabela 47.11).

Tratamento e prognóstico

A quimioterapia administrada em pacientes previamente não tratados com LMA mudou drasticamente nos últimos anos devido ao advento de vários novos medicamentos para subgrupos clínicos e biológicos específicos da doença. Durante décadas, soube-se que os fatores clínicos preditivos de prognóstico sombrio incluíam idade avançada (> 60 anos), distúrbio hematológico relacionado com a terapia ou antecedente (denominado LMA secundária), baixo índice de desempenho, contagens iniciais elevadas de leucócitos (> 20 a 30 mil a > 100 mil) e presença de doença fora da medula óssea. A doença extramedular inclui comprometimento leucêmico do sistema nervoso central, da pele e dos tecidos moles (sarcoma mieloide ou granulocítico) e comprometimento de qualquer outro órgão fora da medula óssea e do sangue periférico. Embora esses fatores clínicos ainda sejam considerados, atualmente os aspectos mais importantes que afetam as decisões de tratamento de pacientes recém-diagnosticados consistem em (1) funcionalidade geral/comorbidades e (2) categoria de risco da LMA.

A LMA é conhecida como uma doença biologicamente heterogênea e com grandes diferenças nos resultados baseados na doença subjacente. O prognóstico de risco inicial da LMA era baseado principalmente nas aberrações cariotípicas, que resistiram ao teste do tempo como preditores independentes mais robustos da resposta às abordagens com quimioterapia intensiva (à base de citarabina e antraciclina). Entretanto, os avanços recentes nas tecnologias moleculares e genômicas lançaram muita luz sobre o papel de diversas mutações genéticas na patogênese da LMA. Foram identificados genes envolvidos em pelo menos oito processos biológicos diferentes em amostras de LMA primária. A classificação mais recente de risco para a LMA, proposta pela European Leukemia Net, reconhece três categorias de risco (risco favorável, intermediário e adverso), que incorporam informações citogenéticas e moleculares diagnósticas (Tabela 47.12). Como a presença de certas mutações "acionáveis" (especificamente *CBF*, *FLT3*, *NPM1*, *IDH1* e *IDH2*) podem alterar significativamente a seleção da terapia inicial, recomenda-se que os testes moleculares que avaliam essas aberrações sejam realizados rapidamente (tempo de resposta de 3 a 5 dias) em todos os casos de LMA suspeitada (Tabela 47.12).

Tratamento baseado em subgrupos da doença

Pacientes com menos de 60 anos e/ou aptos para quimioterapia intensiva. Os esquemas de indução "tradicionais", administrados no ambiente hospitalar, consistem em 7 dias de citosina arabinosídeo (*i. e.*, citarabina) e 3 dias de antraciclina (*i. e.*, daunorrubicina ou idarrubicina) em alta dose, e é comumente referido como "7+3". Uma vez obtidas a remissão morfológica (blastos medulares < 5%) e a recuperação das contagens (leucócitos > 1.000, plaquetas > 100.000/mcℓ), são administrados dois a quatro ciclos adicionais de quimioterapia de consolidação com citarabina em alta dose, com ou sem antraciclina, durante 4 a 6 meses. Os esquemas de indução-padrão 7+3 levam a uma remissão completa em 60 a 80% dos adultos mais jovens com LMA *de novo*. São obtidas taxas mais baixas de remissão em adultos de mais idade (> 60 anos) e em pacientes com doenças hematológicas antecedentes que evoluíram para a LMA. Uma vez alcançada uma remissão completa após a indução, os pacientes podem receber quimioterapia de consolidação adicional ou tratamento com TCT alogênico ou autólogo (ver Capítulo 46). As decisões sobre o melhor momento para a realização do TCT em pacientes são guiadas, com mais frequência, por fatores de risco clínico e pela categoria de risco prognóstico. Embora sejam obtidos resultados clínicos melhores quando os pacientes são submetidos à TCT após quimioterapia de indução inicial (*i. e.*, durante a primeira remissão completa) em vez de sua realização após a recidiva da doença, os esquemas quimioterápicos também são mais efetivos na primeira remissão do que após o transplante e podem ser mais bem tolerados do que o TCT, que está associado a uma taxa de mortalidade global de 25 a 30%. Os pacientes cuja LMA não responde à terapia de indução inicial apresentam um prognóstico geral sombrio e são elegíveis para tratamento com esquemas que contenham citarabina em altas doses ou para terapia em baixa dose que incorpore agentes hipometilantes (azacitidina, decitabina) e/ou agentes experimentais para a obtenção de remissão.

O tratamento de indivíduos mais jovens (< 60 anos) com LMA deve ser ajustado com base na classificação de risco específica da LMA (Figura 47.1). Os pacientes com LMA de risco favorável, que é caracterizada pelas aberrações t(8;21), inv(16) ou del(16q), são singularmente responsivos à quimioterapia de indução seguida de dois a quatro ciclos de consolidação com citosina arabinosídeo em alta dose. Podem-se obter taxas de sobrevida no longo prazo de 5 anos de 55 a 60%. Foi demonstrada melhoria adicional dos resultados com a adição de gentuzumabe ozogamicina (GO), um anticorpo conjugado dirigido contra o antígeno de superfície CD33+ expresso na maioria dos blastos mieloides. Em metanálise de cinco ensaios clínicos randomizados controlados, a adição de terapia de indução e consolidação à base de GO 7+3 melhorou em 20% a taxa de sobrevida global em comparação com a quimioterapia isoladamente. Os pacientes com LMA com características favoráveis potencialmente responsivos à quimioterapia com citarabina em alta dose são incentivados a adiar o TCT até o momento da recidiva.

Algumas aberrações citogenéticas conferem um prognóstico sombrio e estão associadas a resistência e/ou recidiva precoce após esquemas-padrão de quimioterapia. Essas anormalidades citogenéticas de "risco adverso" incluem deleções no cromossomo 5 ou 7, inv(3q), t(3;3), t(6;9), t(9;22) (também conhecido como cromossomo Filadélfia), cariótipo monossômico e três ou mais anormalidades cariotípicas (*i. e.*, cariótipo complexo). As mutações associadas a um prognóstico sombrio são *FLT3-DIT*, *RUNX1*, *ASXL1* e *TP53*. As taxas de remissão para esses subtipos de LMA citogenéticos e moleculares de risco adverso são baixas; se for obtida uma remissão, os pacientes continuam apresentando alto risco de recidiva nos primeiros 12 meses devido à presença de doença refratária à quimioterapia. As taxas de sobrevida global para a LMA de prognóstico sombrio são de 5 a 15%. O TCT alogênico é recomendado e representa a melhor chance de cura a longo prazo para pacientes com LMA de risco adverso como doença associada a características citogenéticas e moleculares desfavoráveis, doença hematológica anterior ou doença relacionada com a terapia ou doença refratária primária. Os pacientes com LMA de risco adverso com menos de 60 anos submetidos a transplante de medula óssea alogênico de um doador compatível apresentam taxas de sobrevida global a longo prazo de 40 a 60% em comparação com taxas de cura de apenas 5 a 20% após quimioterapia convencional. Para os indivíduos mais jovens com LMA de risco adverso

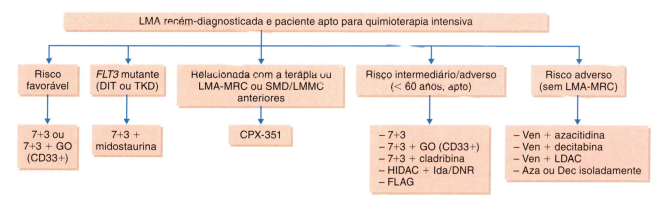

Figura 47.1 Tratamento de pacientes com leucemia mieloide aguda (LMA) recém-diagnosticada e considerados aptos para quimioterapia intensiva. *7+3*, 7 dias de citarabina por infusão contínua, 100 a 200 mg/m^2/dia, mais 3 dias de antraciclina (daunorrubicina, 45 a 90 mg/m^2/dia, ou idarrubicina, 12 mg/m^2/dia); *Aza*, azacitidina; *CD33+*, antígeno de superfície que expressa CD33; *CPX-351*, formulação lipossomal de citarabina e daunorrubicina; *Dec*, decitabina; *DIT*, duplicação interna em *tandem*; *DNR*, daunorrubicina; *FLAG*, esquema de quimioterapia intensiva consistindo em fludarabina, citarabina de dose intermediária e G-CSF; *FLT3*, tirosinoquinase tipo fms 3; *GO*, gentuzumabe ozogamicina; *HIDAC*, citarabina em alta dose; *Ida*, idarrubicina; *LDAC*, citarabina em baixa dose; *LMA*, leucemia mieloide aguda; *LMA-MRC*, leucemia mieloide aguda com alterações relacionadas com mielodisplasia; *LMMC*, leucemia mielomonocítica crônica (um subtipo de SMD); *SMD*, síndrome mielodisplásica; *TKD*, mutação do domínio da tirosinoquinase; *Ven*, venetoclax.

apropriada para quimioterapia intensiva, a abordagem preferida consiste em indução baseada em 7+3 (sem GO) seguida de TCT alogênico na primeira remissão.

Os resultados da quimioterapia intensiva-padrão à base de citarabina e antraciclina em pacientes com LMA relacionada com a terapia (LMA-t) ou LMA secundária (LMA-s) decorrente de síndrome mielodisplásica (SMD) anterior e com alterações relacionadas à SMD (LMA-MRC) permanecem sombrios. A taxa de sobrevida em longo prazo varia de 10 a 20% independentemente da idade, e o TCT alogênico é universalmente considerado como a única abordagem curativa. Os pacientes com 60 anos ou mais que apresentam esses subtipos de LMA de tratamento difícil (LMA-t, LMA-s, LMA com MRC) obtêm melhores taxas de remissão e sobrevida global prolongada, particularmente no contexto de TCT alogênico subsequente, após tratamento com uma formulação lipossomal de citarabina e daunorrubicina (anteriormente conhecida como CPX-351) em comparação com a infusão padrão de citarabina e daunorrubicina. Foi especulado que a melhor farmacocinética do medicamento, especificamente o aumento no fornecimento e na retenção do fármaco na medula óssea, pode levar a melhor erradicação dos blastos da LMA nesses subgrupos específicos.

As mutações de *FLT3* constituem as alterações gênicas mais comuns na LMA e representam uma mutação "acionável", visto que os pacientes com LMA com mutação de *FLT3* beneficiam-se do tratamento com um TKI oral para vias de sinalização de FLT3 mutante, à semelhança dos inibidores de BCR/ABL na LMC. Nos pacientes recém-diagnosticados com doença com mutação de *FLT3*, a adição de midostaurina, um TKI de FLT3 de primeira geração, à quimioterapia inicial de indução e consolidação com citarabina e antraciclina melhorou a sobrevida global (mas não a taxa de remissão) em comparação com a quimioterapia isoladamente. É importante assinalar que esses resultados melhores em parte dependeram da realização de TCT alogênico na maioria dos pacientes com LMA com mutação de *FLT3* por ocasião da remissão.

A outra metade dos pacientes com LMA apresenta uma citogenética de risco intermediário, que é definida como a existência de cariótipo normal, trissomia do 8, t(9;11), ou outras anormalidades citogenéticas não incluídas nos outros grupos. Esses pacientes apresentam uma taxa de sobrevivência a longo prazo de 30 a 45% com a quimioterapia-padrão 7+3 (Tabela 47.12). As mutações acionáveis nos genes *FLT3*, *NPM-1*, *IDH1* e *IDH2* ocorrem com mais frequência na doença de risco intermediário e apresentam implicações terapêuticas e prognósticas significativas. Diversos esquemas de indução alternativos diferentes do 7+3 foram explorados para melhorar o prognóstico de pacientes com LMA de riscos intermediário e adverso. Eles incluíram a substituição de citarabina em dose intermitente com doses mais altas, em vez da infusão desse fármaco por 7 dias, e a adição de outros agentes (como cladribina ou fludarabina) à citarabina e à antraciclina na tentativa de aumentar as respostas. A adição de GO ao esquema 7+3 demonstrou melhorar a sobrevida global na LMA de risco intermediário, embora em grau muito menor (5,7%) do que nos pacientes com risco favorável. Os riscos de GO incluem mielossupressão prolongada com complicações hemorrágicas associadas e aumento do risco de doença veno-oclusiva (DVO) fatal, particularmente nos pacientes submetidos a TCT alogênico subsequentemente. Recentemente, a taxa de DVO parece ter diminuído significativamente (4%) com o uso de doses fracionadas de GO (i. e., 3 mg/m² nos dias 1, 4 e 7). Os pacientes com LMA de risco intermediário com prognóstico desfavorável (com base em dados clínicos ou moleculares) idealmente devem ser submetidos a TCT alogênico, em particular os indivíduos mais jovens com poucas comorbidades e doadores familiares aparentados. Os pacientes que não são elegíveis para transplante alogênico devido à idade avançada, outros problemas clínicos ou falta de doadores com HLA compatível podem receber quimioterapia ou TCT autólogo. Há controvérsia sobre o fato de o transplante autólogo melhorar ou não os resultados da LMA em comparação com a quimioterapia isoladamente. Entretanto, as taxas de sobrevida a longo prazo após transplante autólogo variam de 20 a 40% e são pelo menos equivalentes àquelas dos esquemas de quimioterapia de consolidação para esses pacientes.

Os indivíduos com 60 anos ou mais e/ou não aptos para terapia agressiva dispõem agora de várias opções terapêuticas (Figura 47.2). Como a idade mediana por ocasião do diagnóstico da LMA é de 65 anos, uma considerável proporção de pacientes com LMA consiste em indivíduos idosos com comorbidades significativas ou doenças hematológicas ou malignas anteriores, o que os torna candidatos inadequados para esquemas intensivos de quimioterapia de indução ou para TCT mieloablativo. As complicações infecciosas continuam sendo a principal causa de morbidade e de mortalidade durante a quimioterapia intensiva em pacientes internados, apesar dos avanços no suporte profilático com fatores de crescimento, antibióticos e agentes antifúngicos. As baixas taxas de remissão esperadas (30 a 50%) e as altas taxas de mortalidade e de morbidade associadas à indução representam razões adicionais para que muitos pacientes recusem a terapia agressiva. Felizmente, dispõe-se agora de várias opções terapêuticas especificamente para o tratamento desses indivíduos idosos que, no passado recente, teriam recebido apenas terapia de suporte com hidroxiureia, suporte transfusional isolado e cuidados paliativos.

Os pacientes com mais de 75 anos e/ou aqueles não aptos e que decidem não receber terapia intensiva dispõem agora de uma variedade de opções de quimioterapia em baixa dose. Historicamente, os esquemas de quimioterapia para os pacientes de idade mais avançada consistiam em citarabina em baixa dose (LDAC, do inglês *low-dose cytarabine*) ou terapia com agentes hipometilantes (AHMs) (azacitidina, decitabina). Esses esquemas têm sido bem tolerados, porém ambos estão associados a taxas de resposta decepcionantes e a uma duração de sobrevida mediana inferior a 6 a 7 meses. A citarabina subcutânea em baixa dose resultou em taxas de remissão de cerca de 18%, enquanto os AHMs induziram remissões de 20 a 47%. Alguns

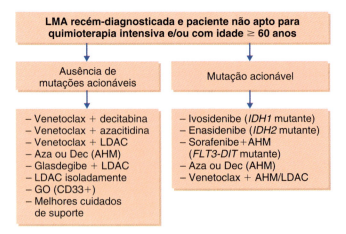

Figura 47.2 Tratamento de pacientes com leucemia mieloide aguda recém-diagnosticada e considerados não aptos para quimioterapia intensiva e/ou com idade de 60 anos ou mais. *AHM*, Agentes hipometilantes consistindo em azacitidina e decitabina; *Aza*, azacitidina; *CD33+*, antígeno de superfície que expressa CD33; *Dec*, decitabina; *FLT3*, tirosinoquinase do tipo fms 3; *GO*, gentuzumabe ozogamicina; *IDH1*, isocitrato desidrogenase isoforma 1; *IDH2*, isocitrato desidrogenase isoforma 2; *LDAC*, citarabina em baixa dose; *LMA*, leucemia mieloide aguda.

indivíduos tratados com um AHM também apresentam melhora hematológica, estabilização da doença e sobrevida global prolongada, mesmo na ausência de remissão completa.

Os esquemas de combinação que acrescentam agentes terapêuticos aos AHMs ou à LDAC constituem agora o novo padrão de cuidados para os indivíduos incapazes de receber quimioterapia intensiva. O venetoclax é um inibidor oral altamente potente de BCL-2, do qual as células da LMA dependem para sua viabilidade. A adição de venetoclax à terapia com um AHM em pacientes idosos não aptos resultou em remissão em 67% dos indivíduos, e a sobrevida global foi de 17,5 meses em média. Convém assinalar que quase dois terços dos pacientes com fatores prognósticos tradicionalmente desfavoráveis, tais como citogenética de risco adverso, idade de 75 anos ou mais e LMA secundária, obtiveram remissão completa ou remissão completa com recuperação incompleta das contagens. O venetoclax combinado com LDAC resultou em taxas de resposta global ligeiramente mais baixas (54%) e em subgrupos específicos, incluindo LMA com citogenética de risco adverso (42%) e secundária (35%). Os pacientes que anteriormente receberam terapia com um AHM para a SMD antes do tratamento com venetoclax e LDAC também apresentaram taxas de remissão mais baixas (33%) em comparação com a ausência de exposição prévia aos AHMs (62%). Os eventos adversos incluíram mielossupressão significativa com risco de infecção, sepse e pneumonia levando à morte precoce em uma proporção de pacientes. O glasdegibe é um inibidor oral da sinalização *sonic hedgehog* importante para a sobrevida e a expansão das células-tronco da leucemia, pois apresenta atividade mínima como agente único, porém com melhora da eficácia quando combinado com LDAC. A adição de glasdegibe à LDAC melhorou substancialmente a taxa de remissão para 19% e estendeu a sobrevida global para 8,8 meses em comparação com a LDAC isoladamente (4,9 meses). O tratamento foi bem tolerado, e houve relativamente pouca mielossupressão ou citopenia. A excelente tolerabilidade desse esquema, com relativamente pouca mielossupressão e capacidade de tratar os pacientes completamente no ambiente ambulatorial, o torna uma opção para pacientes selecionados. A monoterapia com gentuzumabe ozogamicina representa mais uma opção para esses pacientes com LMA CD33+ com sobrevida de menos de 6 meses.

As decisões de tratamento também podem ser alteradas pela presença de mutações acionáveis nos genes *FLT3*, *IDH1* e *IDH2*. Os pacientes com doença *IDH1* ou *IDH2* mutantes são elegíveis para receber terapia com inibidores orais de IDH1 (ivosidenibe) e IDH2 (enasidenibe), respectivamente. Esses agentes, originalmente avaliados no contexto de recidiva/doença refratária, resultam em uma taxa de resposta global de aproximadamente 40% e são bem tolerados quando não há mielossupressão. Uma toxicidade incomum dos inibidores da IDH consiste no desenvolvimento da síndrome de diferenciação, que é semelhante àquela observada no tratamento da leucemia promielocítica aguda (LPA) e caracterizada por contagem elevada de leucócitos, febre, edema e infiltrados pulmonares. Convém ressaltar que os pacientes com LMA com *IDH1/2* mutantes também apresentaram taxas de resposta muito altas (80 a 90%) após a administração de venetoclax mais AHM/LDAC, tornando então esse esquema preferido em relação aos inibidores direcionados da IDH para terapia inicial quando passível de ser tolerado em pacientes específicos.

A adição de um TKI de FLT3 de primeira geração (sorafenibe) à terapia com um AHM é recomendada para a terapia inicial da LMA com *FLT3-DIT* mutante nos pacientes inaptos. O uso de um TKI de última geração para essa indicação está atualmente em fase de investigação. O venetoclax mais AHM ou LDAC também é efetivo na LMA com *FLT3* mutante, o que levanta a questão de se o TKI FLT3 ou o venetoclax ser o melhor parceiro terapêutico para combinar com um AHM na LMA com mutação de *FLT3*. Entretanto, dados clínicos e pré-clínicos recentes sugeriram que as mutações de *FLT3* podem constituir um mecanismo geral de resistência à terapia à base de venetoclax.

Doença recidivada ou refratária. À semelhança dos pacientes recém-diagnosticados, os indivíduos com recidiva da LMA após terapia inicial-padrão ou refratários à terapia devem ser avaliados quanto à sua capacidade geral de tolerar uma terapia agressiva *versus* menos agressiva direcionada para a procura de mutações acionáveis (Figura 47.3).

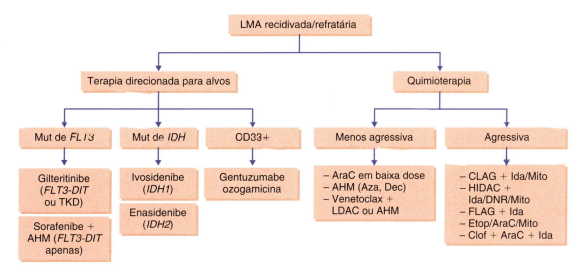

Figura 47.3 Tratamento de pacientes com leucemia mieloide aguda recidivada/refratária. *AHM*, Agentes hipometilantes consistindo em azacitidina e decitabina; *AraC*, citarabina; *Aza*, azacitidina; *CD33+*, expressão do antígeno de superfície CD33; *CLAG*, esquema de quimioterapia intensiva incluindo cladribina, citarabina em dose intermediária e G-CSF; *Clof*, clofarabina; *Dec*, decitabina; *DIT*, mutação de duplicação interna em tandem; *DNR*, daunorrubicina; *Etop/AraC/Mito*, esquema de quimioterapia intensiva consistindo em etoposídeo, citarabina em dose intermediária e mitoxantrona; *FLAG*, esquema de quimioterapia intensiva consistindo em fludarabina, citarabina de dose intermediária e G-CSF; *FLT3*, tirosinoquinase tipo fms 3; *HIDAC*, citarabina em alta dose; *Ida*, idarrubicina; *IDH*, isocitrato desidrogenase; *IDH1*, isocitrato desidrogenase isoforma 1; *IDH2*, isocitrato desidrogenase isoforma 2; *LDAC*, citarabina em baixa dose; *LMA*, leucemia mieloide aguda; *Mito*, mitoxantrona; *TKD*, mutação do domínio de tirosinoquinase.

Seção 8 Doenças Hematológicas

A tecnologia de sequenciamento de célula única e de última geração demonstrou a importância de testes moleculares repetidos no momento de recorrência da LMA. A evolução ou a emergência clonal como consequência de terapia anterior podem levar a um perfil mutacional significativamente diferente na recidiva do que na apresentação inicial da LMA, e com implicações terapêuticas substanciais. Por exemplo, os pacientes com LMA com mutação de *FLT3* recidivada/refratária (com mutações de DIT e TKD) beneficiam-se mais da monoterapia com um potente TKI de FLT3 de última geração, o gilteritinibe, do que da terapia com quimioterapia intensiva ou em baixa dose. Tanto a taxa de remissão completa (37% *versus* 17%) quanto a sobrevida global (9,3 *versus* 5,6 meses) melhoram com a monoterapia com TKI FLT3 em comparação com qualquer esquema que não contenha TKI FLT3. Os pacientes com doença com *IDH1* ou *IDH2* mutantes recidivada/refratária podem ser tratados com ivosidenibe (inibidor da IDH1) ou enasidenibe (inibidor da IDH2) com taxas de remissão completa de 20% e taxas de resposta global de 40%.

Os pacientes com LMA recorrente não caracterizada por mutações acionáveis podem ser tratados com esquemas agressivos de quimioterapia de resgate (*i. e.*, programas que contenham cladribina ou fludarabina) ou com quimioterapia em baixa dose (*i. e.*, venetoclax mais AHM ou LDAC, AHM ou LDAC ou GO isoladamente). Se possível, todos os pacientes com LMA recidivada/refratária devem ser considerados para TCT alogênico e ensaios clínicos. As terapias experimentais para a LMA, incluindo o TCT alogênico não tradicional, resultaram em remissões a longo prazo duráveis em uma proporção de indivíduos idosos com LMA e devem ser usadas com base na preferência do paciente, no estado geral de saúde e na disponibilidade de um doador apropriado com HLA compatível.

Leucemia promielocítica aguda

Definição, epidemiologia e patologia

A LPA, anteriormente conhecida como subtipo M3 da LMA pela classificação FAB (Tabela 47.11), é uma neoplasia maligna rara que representa 10 a 15% dos casos de LMA em adultos. A incidência é mais alta em pacientes mais jovens (com idade mediana de 40 anos). Nos EUA, a incidência anual varia de 600 a 800 casos. A LPA é diferente das outras leucemias agudas em virtude de sua biologia singular. Do ponto de vista morfológico, os blastos da LPA consistem em células promielocíticas imaturas distintas que contêm grandes grânulos e, tipicamente, um elevado número de bastonetes de Auer diagnósticos de LMA. A LPA caracteriza-se por uma translocação cromossômica – t(15;17)(q22;q12) – envolvendo o gene da leucemia promielocítica (PML, do inglês *promyelocytic leukemia*) no cromossomo 15 e o gene do receptor de ácido retinoico α (*RARA*) no cromossomo 17. O sequestro da resultante fusão PML/RARA com outras proteínas produz um complexo que reprime a transcrição gênica essencial para a diferenciação granulocítica, o que efetivamente interrompe a diferenciação das células leucêmicas no estágio promielócito.

Apresentação clínica

Clinicamente, os pacientes com LPA apresentam, com frequência, uma hemorragia potencialmente fatal causada por coagulação intravascular disseminada relacionada a altos níveis de fatores pró-coagulantes liberados dos grânulos da LPA. As complicações do sangramento no SNC e em outros locais podem ser rapidamente fatais se a doença não for reconhecida e tratada como emergência médica. Todos os pacientes com suspeita de LPA devem receber empiricamente terapia com ácido *all-trans*-retinoico (ATRA) (discutida posteriormente) e devem ser tratados de forma agressiva com transfusões de plasma fresco congelado, fibrinogênio e plaquetas até a resolução da coagulopatia e confirmação da doença. Diferentemente dos pacientes com outros subtipos de LMA, os pacientes com LPA tipicamente apresentam citopenias, em vez de leucocitose. Os indivíduos com LPA de alto risco são definidos como aqueles que apresentam contagens de leucócitos superiores a $10 \times 10^9/\ell$.

Tratamento e prognóstico

Quando tratada de modo adequado, a LPA é a leucemia aguda mais curável em adultos. O ponto central no tratamento da LPA consiste no uso de agentes que induzem a diferenciação terminal dos promielócitos leucêmicos seguida de senescência e apoptose espontânea. O ATRA é um derivado oral da vitamina A que demonstrou superar a interrupção do crescimento e possibilitar a diferenciação das células blásticas imaturas da LPA em neutrófilos por meio de alteração da configuração do *PML/RARA*, possibilitando então a transcrição gênica normal.

Os pacientes que iniciaram o uso de ATRA precisam ser rigorosamente observados quanto ao desenvolvimento da síndrome de diferenciação do ácido retinoico ou da LPA, que é um distúrbio cardiopulmonar agudo potencialmente fatal caracterizado por derrames e infiltrados pulmonares bilaterais. Esse distúrbio semelhante à serosite é atribuído à adesão das células neoplásicas em diferenciação à vasculatura pulmonar e está associado a uma taxa de mortalidade de 5 a 10%. O tratamento consiste em início precoce de corticosteroides e indução agressiva da diurese. Nos casos graves, o ATRA deve ser temporariamente suspenso.

Embora o ATRA isoladamente induza remissões clínicas em até 90% dos pacientes com LPA, as elevadas taxas de recidiva observadas após a monoterapia levaram à prática de combinar o ATRA com antraciclina com ou sem quimioterapia com citarabina no esquema de indução inicial. Com o uso dessa abordagem, as taxas de remissão completa da LPA aumentaram para 90 e 95%, e foi obtida uma remissão a longo prazo em mais de dois terços dos pacientes com LPA tratados com esquemas-padrão de quimioterapia de indução, consolidação e manutenção contendo ATRA.

Os pacientes com LPA recidivada têm sido tratados com trióxido de arsênico, um composto de ocorrência natural utilizado tanto como veneno quanto como medicamento em muitos países. A terapia com arsênico em baixa dose promove a diferenciação e a apoptose das células da LPA e induz taxas de remissão em até 90% dos casos de LPA recidivada. A síndrome de diferenciação da LPA e o prolongamento do intervalo QT no ECG constituem efeitos colaterais comuns da terapia com arsênico. Com base na sua tolerabilidade e citotoxicidades não sobrepostas com os fármacos citotóxicos convencionais, o arsênico tem sido usado com sucesso para a terapia de consolidação em pacientes com LPA e melhorou os desfechos clínicos.

Apesar de serem altamente efetivos, os esquemas de combinação de ATRA e quimioterapia para pacientes com LPA recém-diagnosticada estão associados a uma taxa de mortalidade global de 10 a 20% durante o primeiro mês de tratamento. A maioria das mortes resulta de hemorragia descontrolada, síndrome de diferenciação e complicações da mielossupressão prolongada após terapia citotóxica, sobretudo em indivíduos idosos. Para abordar essas preocupações, um ensaio clínico de fase III randomizou pacientes com LPA de risco mais baixo para uma terapia de diferenciação dupla com ATRA e arsênico isoladamente (sem quimioterapia citotóxica) ou para ATRA e quimioterapia-padrão durante a indução e a consolidação. O ensaio clínico demonstrou que o tratamento com ATRA mais arsênico não foi inferior ao ATRA associado à quimioterapia e que não esteve associado a aumento dos efeitos tóxicos. É importante ressaltar que os resultados do ensaio clínico levaram ao estabelecimento da terapia de diferenciação isolada sem qualquer agente citotóxico como o padrão de cuidados para os pacientes com LPA de risco mais adverso. Os pacientes com células *PML/RARA*-positivas residuais após a terapia-padrão de

Capítulo 47 Distúrbios Clonais das Células-Tronco Hematopoéticas

indução e consolidação contendo ATRA e arsênico devem ser considerados para o TCT autólogo ou alogênico. Os indivíduos com LPA de alto risco devem continuar a citarabina com ou sem antraciclinas, como também a indução, a consolidação e a manutenção com ATRA e arsênico com intenção curativa. Tendo em vista as elevadas taxas de cura, o TCT autólogo ou alogênico não é indicado para a LPA, exceto para a doença recidivada (que frequentemente está associada à doença do SNC). Estão sendo desenvolvidas formulações orais de arsênico mais novas.

Leucemia linfoblástica aguda

Definição, epidemiologia e patologia

A LLA é uma neoplasia de linfoblastos imaturos que expressam marcadores de linhagem de linfócitos B ou T. A LLA é predominantemente uma neoplasia maligna pediátrica, e a maioria dos casos ocorre em crianças com menos de 6 anos. Nos EUA, foram diagnosticados 5.960 novos casos em 2018, e ocorreram 1.470 mortes. A idade mediana de início foi de 15 anos, e 27% dos casos foram diagnosticados em indivíduos com mais de 45 anos.

O sistema anterior de classificação FAB dividia a LLA em três subtipos (*i. e.*, L1, L2 e L3) com base na morfologia das células malignas (e-Figura 47.3). O sistema da OMS reclassificou a doença como LLA de linfócitos B ou de linfócitos T precursores com base na linhagem de antígenos de superfície celular específicos encontrados nessas células durante o processo normal de maturação (Tabela 47.11). A LLA de linfócitos T representa 15 a 25% dos diagnósticos do distúrbio. Mais de 50% dos casos de LLA de linfócitos T apresentam mutações ativadoras em *NOTCH1*, um regulador crucial do destino dos linfócitos T. Um terço dos casos de LLA de linfócitos B em adultos e 20% dos casos pediátricos estão associados à detecção de t(9;22), o cromossomo Filadélfia.

Apresentação clínica

Com frequência, os pacientes apresentam citopenias que comportam risco à vida ou complicações da leucostase. No exame físico, é comum encontrar aumento dos linfonodos, do fígado, do baço ou dos testículos. Manifestações neurológicas como cefaleia, déficits de nervos cranianos ou neuropatias recentes podem indicar comprometimento do SNC. Várias características clínicas e biológicas no diagnóstico têm sido tradicionalmente identificadas como fatores de prognóstico sombrio para a sobrevida (Tabela 47.13). Esses incluem idade do paciente (na população pediátrica, < 2 anos ou > 10 anos; em adultos, > 35 anos), contagem elevada de leucócitos na apresentação ($> 100.000/\mu\ell$), fenótipo de precursor T, número anormal de cromossomos (pseudo/hipodiploidia ou quase tetraploidia) e anormalidades cromossômicas específicas (como cariótipo complexo ou cromossomo Filadélfia).

Tratamento

LLA recém-diagnosticada. Os progressos na compreensão e no tratamento dessa doença ao longo dessas últimas décadas levaram a taxas de cura superiores a 90% em crianças com LLA. Apesar desse sucesso, apenas 20 a 40% dos pacientes adultos com LLA obtêm cura, e os indivíduos idosos demonstram uma sobrevida em 5 anos inferior a 20%. Os desfechos mais adversos para os adultos são atribuídos às diferenças nos mecanismos biológicos da doença nas várias faixas etárias e à incapacidade dos pacientes idosos de tolerar a quimioterapia intensiva ou os procedimentos de transplante necessários para obter uma resposta em longo prazo.

O tratamento-padrão da LLA é demorado e envolve a administração de múltiplos agentes quimioterápicos durante 2 a 3 anos. Tipicamente, para os pacientes adultos a quimioterapia de indução inclui vincristina, corticosteroides e L-asparaginase com adição de uma antraciclina, citarabina ou ciclofosfamida (ou uma combinação). Tendo em vista a propensão das células da LLA a se localizar no SNC e nos testículos (os denominados santuários das células leucêmicas, uma vez que a quimioterapia sistêmica-padrão não penetra nesses locais), a administração de rotina de quimioterapia intratecal por ocasião do diagnóstico seguida de múltiplos tratamentos adicionais para evitar a disseminação da leucemia no SNC é considerada como um adjuvante necessário para a quimioterapia sistêmica em todos os pacientes. Os indivíduos mais jovens com LLA CD20+ e Ph-negativa demonstraram ter desfechos piores do que aqueles com LLA-B CD20-negativa. A adição de anticorpo anti-CD20 (rituximabe), que é ativo contra antígenos de linfócitos B nos linfoblastos anormais, comprovadamente melhorou os desfechos da quimioterapia nesses indivíduos. O benefício dos anticorpos anti-CD20 em pacientes de idade mais avançada é menos certo.

As taxas atuais de remissão completa após quimioterapia de indução variam de 97 a 99% em crianças e de 75 a 90% em adultos. Após a normalização da hematopoese, tipicamente os pacientes são submetidos à terapia de consolidação e intensificação com os mesmos medicamentos, incluindo metotrexato em alta dose, citarabina e asparaginase, para erradicar a doença. Em seguida, a quimioterapia de manutenção por até 2 a 3 anos após obter uma remissão inicial é habitualmente recomendada para todos os pacientes. O tratamento prolongado tem por objetivo eliminar os clones leucêmicos de crescimento lento, evitar uma futura transformação ou destruir a doença oculta em outros locais, particularmente no SNC.

Embora os fatores clínicos (*i. e.*, idade avançada, doença positiva para cromossomo Filadélfia, contagem elevada de leucócitos na apresentação ou tempo prolongado até a primeira remissão) sejam importantes, as abordagens terapêuticas atuais para a LLA tanto em crianças quanto em adultos são principalmente guiadas pela existência de doença residual mensurável (ou mínima) (DRM). A DRM é definida como a detecção de linfoblastos malignos por PCR altamente sensível ou citometria de fluxo de múltiplos parâmetros após terapia de indução e de consolidação no momento da remissão morfológica da medula óssea. A DRM foi estabelecida como um preditor independente de recidiva da doença e de sobrevida mais curta com ou sem TCT alogênico subsequente. Os pacientes com LLA de linfócitos B CD19+ e DRM são habitualmente tratados com blinatumomabe, um anticorpo de cadeia simples biespecífico, que se liga ao receptor CD3 dos linfócitos T e ao antígeno CD19 dos linfócitos B expresso pelos linfoblastos malignos. A ligação dupla de CD3 e de CD19 pelo blinatumomabe aproxima os linfócitos T reativos das células tumorais, redireciona a lise dos linfócitos T e elimina a doença. Já foi constatado que a administração de blinatumomabe em pacientes com LLA em remissão clínica, porém com evidências de DRM após quimioterapia-padrão, erradica a doença detectável em 76% dos pacientes.

Na LLA, assim como na LMA, quanto pior for o prognóstico, mais cedo é necessário oferecer o transplante. Os pacientes que apresentam DRM são considerados portadores de um distúrbio quimiorresistente, e os estudos realizados mostraram que os pacientes com LLA de alto risco claramente se beneficiam do TCT alogênico, de preferência de um irmão com HLA compatível, durante a primeira remissão. Infelizmente, os desfechos dos pacientes com LLA de alto risco sem doador com HLA compatível são insatisfatórios, e esses indivíduos devem buscar opções alternativas ao transplante ou terapias experimentais. Não foi observado para esses pacientes um benefício significativo com o transplante autólogo em comparação com a quimioterapia-padrão. Em contrapartida, os pacientes com LLA de baixo risco ou de risco-padrão, sobretudo os pacientes pediátricos, com altas taxas de remissão a longo prazo e de sobrevida após as quimioterapias convencional e de manutenção são recomendados a evitar o TCT alogênico, a não ser que haja recidiva da doença.

Atualmente, a terapia para a LLA está sendo cada vez mais adaptada para populações específicas de pacientes (Tabela 47.14), o que inclui adolescentes e adultos jovens, bem como indivíduos idosos e aqueles com positividade para LLA cromossomo Filadélfia (Ph+), LLA Ph-*like* e subtipos de LLA de linfócitos T (LLA-T).

A idade continua sendo um importante determinante da terapia da LLA. Historicamente, os pacientes adultos com diagnóstico de LLA recebiam esquemas de tratamento com doses atenuadas ou até mesmo omissão (*i. e.*, asparaginase) dos mesmos agentes quimioterápicos usados de modo rotineiro com tanto sucesso em pacientes pediátricos. Isso se deve às taxas significativamente mais altas de toxicidade relacionada com o tratamento e de morte em adultos mais velhos com comorbidades clínicas e tolerância diminuída à quimioterapia prolongada. Em contrapartida, vários ensaios clínicos retrospectivos e prospectivos demonstraram que pacientes adolescentes e adultos jovens (15 a 39 anos) podem se beneficiar de regimes de quimioterapia "inspirados nos esquemas pediátricos" com intensificação da dose de corticosteroides, vincristina, asparaginase e quimioterapia intratecal. Isso se reflete nas melhores taxas de sobrevida global de mais de 70%. Por outro lado, os adultos mais velhos (> 60 anos) estão cada vez mais recebendo esquemas de baixa intensidade elaborados para preservar os desfechos e, ao mesmo tempo, minimizar os efeitos tóxicos. Para melhorar ainda mais as respostas, ensaios clínicos recentes exploraram a adição de blinatumomabe e de anticorpos anti-CD20 à quimioterapia, e os resultados foram promissores.

A LLA que expressa o cromossomo Filadélfia (Ph+) é um subtipo de LLA que, no passado, era notoriamente quimiorresistente e que ocorre muito mais comumente em adultos do que em crianças. O tratamento foi drasticamente modificado pela incorporação dos TKIs de BCR-ABL1 de última geração aos esquemas convencionais de quimioterapia (Tabela 47.9). O dasatinibe é um TKI de segunda geração com penetração conhecida no SNC e que proporciona desfechos superiores aos do imatinibe associado a quimioterapia. O ponatinibe é um TKI de terceira geração com atividade contra as células da LLA que apresentam mutações de *BCR-ABL1* tirosinoquinase que conferem resistência a outros TKIs. Embora estejam associados a aumento de complicações cardiovasculares e trombóticas, o ponatinibe e a quimioterapia resultam em taxas de resposta muito altas e em taxas de remissão em 3 anos de mais de 80%. Atualmente, a sobrevida global em 5 anos para a LLA Ph+ varia entre 60 e 70%, o que levanta a questão de saber se o TCT alogênico deve ser realizado em todos os pacientes ou apenas quando há DRM+ persistente após terapia de primeira linha. A terapia inicial com um TKI em combinação com corticosteroides leva agora a taxas de remissão quase universais sem exigir o uso de agentes citotóxicos. Os pacientes de idade mais avançada com LLA Ph+ agora podem receber muito menos quimioterapia do que anteriormente, como também podem continuar a terapia com respostas sustentadas durante meses, talvez anos.

As análises genômicas revelaram um subgrupo biológico de LLA com padrões de expressão gênica semelhantes à LLA Ph+, porém sem evidências da proteína BCR-ABL ou t(9;22). Esse denominado subtipo de LLA "Ph-*like*" ocorre em até 30% dos pacientes adolescentes e adultos jovens, e está associado à etnia hispânica e a desfechos insatisfatórios. A descoberta de mutações específicas de quinase nesses pacientes, tais como *JAK1*, *JAK2*, *ABL2*, *CRLF2*, levou à realização de ensaios clínicos que incorporaram TKIs específicos (*i. e.*, ruxolitinibe, dasatinibe) ao esquema de tratamento para aumentar a eficácia antileucêmica.

A LLA de linfócitos T ocorre com frequência muito inferior à da doença de linfócitos B, e até recentemente acreditava-se que ela conferisse um prognóstico mais sombrio após os esquemas-padrão de quimioterapia para a LLA. A nelarabina é um análogo da purina que é incorporado aos linfoblastos malignos, levando então à inibição da síntese de DNA e à apoptose. Esse agente isolado resultou em taxas de resposta global de 20 a 30% em pacientes com LLA-T recidivada/refratária. Esse fármaco está sendo incorporado aos esquemas de tratamento iniciais, particularmente para os pacientes de alto risco com LLA, e até o momento os resultados são animadores.

Tabela 47.14 Tratamento da leucemia linfoblástica aguda.

Tratamento	População de pacientes	Observações clínicas
Quimioterapia de indução intensiva	Pacientes pediátricos recém-diagnosticados	Taxas de remissão elevadas de > 90%; sobrevida a longo prazo em pacientes pediátricos > 90% *versus* 30 a 40% em adultos
Esquemas inspirados nos pediátricos	Adolescentes e adultos jovens recém-diagnosticados	Melhora da sobrevida em 3 anos de 73%; intensificação da dose de esteroides, quimioterapia intratecal (IT), asparaginase e vincristina
Esquemas de quimioterapia de baixa intensidade	Adultos de idade mais avançada recém-diagnosticados	Quimioterapia em dose mais baixa com omissão da antraciclina
Rituximabe (anticorpo anti-CD20)	Pacientes mais jovens com doença CD20+	Acrescentado à quimioterapia-padrão; não é indicado para pacientes de idade mais avançada ou para a doença CD20-negativa
Inibidores de BCR-ABL1	LLA Ph-positiva	Combinados com esteroides e quimioterapia-padrão
Binatumomabe (anticorpo biespecífico CD19-CD3)	LLA DRM+ e CD19+ refratária recidivada	Toxicidades da síndrome de liberação de citocinas e efeitos sobre o SNC. Elimina a DRM em > 70%. Sobrevida global de 7,7 meses na doença recidivada
Inotuzumabe ozogamicina	LLA CD22+ recidivada/refratária	Risco de doença veno-oclusiva (15%) e hepatotoxicidade, particularmente com transplante de células-tronco alogênico anterior
Tisagenlecleucel (linfócitos T com receptor de antígeno quimérico CD19)	LLA CD19+ recidivada/refratária em indivíduos com 25 anos e mais jovens	Taxas de resposta de 80%. Os efeitos tóxicos da liberação de citocinas e os sintomas neurológicos exigem tratamento com esteroides e anticorpo anti-IL-6

DRM, doença residual mínima; *IL-6*, interleucina 6; *IT*, intratecal; *LLA*, leucemia linfoblástica aguda; *SNC*, sistema nervoso central.

Doença recidivada ou refratária. Embora possam surgir recorrências tardias a qualquer momento, a maioria das recidivas da LLA ocorre nos primeiros 2 anos após o diagnóstico inicial com recorrência de células leucêmicas quimiorresistentes na medula óssea, no SNC ou nos testículos. Para todos os pacientes com LLA recidivada deve-se considerar uma terapia adicional seguida de TCT alogênico, que representa a única cura conhecida para a doença. O TCT autólogo não é rotineiramente recomendado. As taxas de resposta global à quimioterapia de resgate com múltiplos fármacos que incorpora os mesmos agentes usados na terapia de primeira linha variam de 20 a 50%, e a duração das segundas remissões são inferiores a 6 meses. Outros agentes quimioterápicos especificamente indicados para a doença recidivada incluem a nelarabina para a LLA-T, a clofarabina para os pacientes com menos de 21 anos e uma formulação lipossomal de vincristina para os pacientes que receberam pelo menos duas linhas anteriores de terapia. Cada medicamento induz respostas clínicas em até um terço dos pacientes que receberam tratamento intensivo prévio com um único fármaco com toxicidade tolerável.

Talvez as estratégias mais interessantes para a terapia da LLA envolvam as tecnologias que exploram especificamente as respostas imunes do hospedeiro ao induzir respostas. Numerosas imunoterapias direcionadas para os antígenos CD19 e CD22 das células leucêmicas foram incorporadas na terapia geral para a LLA, bem como para outras as neoplasias malignas linfoides. O blinatumomabe resulta em melhora significativa da sobrevida global (7,7 meses) em comparação com a quimioterapia-padrão (4 meses). Os pacientes com menor carga de doença medular e que recebem tratamento na primeira recidiva são os que mais se beneficiam, e 30% deles prosseguem para o TCT alogênico. Os efeitos colaterais característicos da terapia consistem em sintomas neurológicos (que variam desde alteração do estado mental até convulsões e encefalopatia) e na síndrome da liberação de citocinas, que se caracteriza por febre, instabilidade hemodinâmica e lesão orgânica potencialmente fatal. A gravidade das complicações está relacionada com a magnitude da carga tumoral e é maior do que a experimentada na terapia da LLA DRM-positiva com blinatumomabe.

O inotuzumabe é um anticorpo dirigido contra CD22 conjugado a um agente causador de dano ao DNA (caliqueamicina). A ligação desse conjugado anticorpo-fármaco ao CD22 de superfície expresso na superfície das células da LLA leva à sua internalização, à indução de quebra de fitas de DNA e à morte celular. Em um ensaio clínico controlado randomizado, o inotuzumabe induziu maiores respostas globais (88%) em pacientes com primeira recidiva da LLA do que a quimioterapia-padrão (32%) Quarenta por cento dos pacientes que receberam inotuzumabe foram submetidos a um subsequente TCT alogênico. Entretanto, 15% desenvolveram DVO, que foi, em grande parte, fatal e ocorreu principalmente nos indivíduos com TCT alogênico anterior que receberam múltiplas doses de terapia.

As imunoterapias celulares que revolucionaram a abordagem a todas as neoplasias malignas de linfócitos B foram validadas pela primeira vez para o tratamento da LLA-B recidivada. Os linfócitos (células) T com receptor de antígeno quimérico (CAR-T, do inglês *chimeric antigen receptor T*) são linfócitos T autólogos coletados de pacientes com LLA recidivada e geneticamente modificados *ex vivo* para expressar receptores de antígenos quiméricos CD19. Isso efetivamente reprograma essas células para reconhecer e destruir as células tumorais que expressam CD19. A infusão de uma dose única de células CAR-T (tisagenlecleucel) após quimioterapia para depleção de linfócitos em indivíduos (crianças e adultos jovens) com LLA refratária com múltiplas recidivas levou à erradicação completa da doença em 80 a 90% dos casos. Embora a liberação de citocinas mediada pelo CAR-T e a neurotoxicidade sejam potencialmente fatais, as estratégias para reduzir esses eventos adversos com a administração precoce de esteroides e do anticorpo anti-IL-6 (tocilizumabe) possibilitaram que as células CAR-T fossem administradas com sucesso em numerosos centros acadêmicos por todo o mundo.

PERSPECTIVAS PARA O FUTURO

Os conhecimentos sobre os fundamentos moleculares e biológicos das NMPs e da leucemia aguda levaram ao aparecimento de novas abordagens terapêuticas que transformaram o manejo clínico de cada uma dessas doenças nos últimos anos.

Doença mieloproliferativa

Não é demais sobrevalorizar a importância do sucesso espetacular do imatinibe como terapia direcionada para alvos na LMC. Como primeira terapia bem-sucedida baseada na compreensão da patogênese, o imatinibe tornou-se emblemático da tradução de uma compreensão da patogênese da doença em inovações tangíveis no tratamento clínico. Atualmente, existem quatro novos TKIs de última geração para a terapia de LMC além do imatinibe. O melhor indicador de como esses agentes alteraram o curso natural da doença é a constatação de que certos pacientes com doença indetectável sustentada por 2 a 3 anos são agora capazes de interromper permanentemente a terapia com TKI sem recorrência da doença.

De modo semelhante, a descoberta de mutações *JAK2* em doenças mieloproliferativas distintas da LMC abriu novos caminhos para a intervenção direcionada a doenças para as quais a terapia anterior era, em grande parte, de suporte. A inibição de JAK2 hoje constitui a terapia-padrão para a PV e a MF independentemente do estado de mutação de *JAK2*. Agentes mais novos estão em fase de investigação ativa para a terapia das NMPs, tais como agentes hipometilantes (AHMs), inibidores de *MDM2*, conjugados anticorpo-fármaco e agentes antifibrose.

Leucemia aguda

As leucemias agudas são neoplasias malignas clinicamente agressivas com taxas de sobrevida de semanas a poucos meses se não forem tratadas. A disponibilidade de vários agentes de terapia molecular e não molecular para diferentes subgrupos biológicos modificou o panorama terapêutico para essas doenças. A primeira leucemia aguda que exemplificou isso foi a LPA. A descoberta da ligação entre o receptor de ácido retinoico e as origens da LPA forneceu importantes conhecimentos sobre a sensibilidade única dessa doença à terapia com ATRA e preparou o caminho para a implementação bem-sucedida da terapia de diferenciação dupla com ATRA e arsênico. Esse esquema marcou pela primeira vez a cura de uma leucemia aguda sem quimioterapia citotóxica ou TCT.

Atualmente, a LLA pediátrica é considerada um câncer altamente curável, pois apresenta remissão em longo prazo e taxas de sobrevida de mais de 90%. Os pacientes com doença recidivada são elegíveis para receber os mais recentes avanços nas novas abordagens de imunoterapia. A terapia com células CAR-T[1] revolucionou o tratamento não apenas da LLA, mas também de todas as neoplasias malignas de linfócitos B, como o linfoma e o mieloma. Todavia, a durabilidade da resposta e a recidiva da doença continuam sendo um grande problema. Não se sabe ao certo se os pacientes submetidos à terapia com CAR-T também devem se submeter subsequentemente ao TCT alogênico. Os anticorpos como o anticorpo anti-CD20 (rituximabe), o agente

---

[1]N.R.T.: No Brasil, as primeiras terapias que utilizam CAR-T foram aprovadas pela Anvisa em 2022. A primeira, que foi autorizada em fevereiro, pode ser indicada para leucemia linfoide aguda e linfoma difuso de linfócitos B. A segunda terapia, aprovada em março, é preconizada para mieloma múltiplo.

biespecífico CD19-CD3 (blinatumomabe) e o conjugado anticorpo-fármaco anti-CD22 (inotuzumabe) expandiram o arsenal de estratégias para o tratamento da LLA. A incorporação de inibidores orais da BCR/ABL quinase de última geração à quimioterapia de rotina para a LLA positiva para o cromossomo Filadélfia modificou as expectativas para esse subtipo.

A adaptação da terapia ao subtipo de doença, bem como às diferentes faixas etárias (pacientes pediátricos, adolescentes e adultos jovens, e idosos) resultou em uma verdadeira terapia personalizada. As orientações futuras incluem o uso de agentes que reconhecidamente sejam efetivos no contexto da doença recidivada/ refratária em um estágio mais precoce do tratamento, durante a indução e/ou a consolidação. Os exemplos incluem a terapia inicial com blinatumomabe e dasatinibe para doença Ph+ ou o inotuzumabe mais mini-hiper CVD (ciclofosfamida e dexametasona com redução de 50% da dose, sem antraciclina, metotrexato com redução de 75% da dose, citarabina 0,5 g/m^2 × 4 doses) ou células CAR-T com testagem para DRM.

Na LMA, o "padrão-ouro" (7+3) da quimioterapia de indução desde a década de 1970 foi finalmente substituído, pelo menos em indivíduos não aptos e de idade mais avançada, pela terapia à base de venetoclax. O venetoclax resulta em taxas de resposta global de 60 a 70% e fornece um novo esquema de base ao qual se acrescentam potencialmente novos agentes experimentais. Os inibidores de agente único de *FLT3*, *IDH1* e *IDH2* mutantes demonstraram ser superiores à quimioterapia convencional nos pacientes com doença mutante apropriada. Os novos ensaios clínicos estão explorando combinações de agentes direcionados (inibidores de FLT3 e IDH) com diferentes estruturas de quimioterapia (*i. e.*, venetoclax mais AHM) ou entre si (*i. e.*, venetoclax e gilteritinibe). O desenvolvimento de estratégias de TCT alogênico de intensidade reduzida e haploidêntico possibilitou uma oportunidade de cura da doença em pacientes idosos com LMA. Em breve abordagens semelhantes poderão fornecer novas possibilidades para o tratamento de outras leucemias agudas associadas a translocações cromossômicas patognomônicas e a aberrações genéticas e moleculares.

LEITURA SUGERIDA

Arber DA, Orazi A, Hasserjian R, et al: The 2016 revision to the World Health Organization classification of myeloid neoplasms and acute leukemia, Blood 127(20):2391–2405, 2016.

Baxter EJ, Scott LM, Campbell PJ, et al: Acquired mutation of the tyrosine kinase JAK2 in human myeloproliferative disorders, Lancet 365(9464):1054–1061, 2005.

Byrd J, Mrozek K, Dodge R, et al: Pretreatment cytogenetic abnormalities are predictive of induction success, cumulative incidence of relapse, and overall survival in adult patients with de novo acute myeloid leukemia, Blood 100(13):4325–4336, 2002.

Cortes JE, Heidel JH, Hellman A, et al: Randomized comparison of low dose cytarabine with or without glasdegib in patients with newly diagnosed acute myeloid leukemia or high-risk myelodysplastic syndrome, Leukemia 33(2):379–389, 2019.

DiNardo CD, Pratz K, Pullarkat V, et al: Venetoclax combined with decitabine or azacitidine in treatment-naive, elderly patients with acute myeloid leukemia, Blood 133(1):7–17, 2019.

DiNardo CD, Stein EM, de Botton S, et al: Durable remissions with ivosidenib in IDH1-mutated relapsed or refractory AML, N Engl J Med 378(25):2386–2398, 2018.

Dohner H, Estey EH, Grimwade D, et al: Diagnosis and management of AML in adults: 2017 ELM recommendations from an international expert panel, Blood 129(4):424–447, 2017.

Döhner H, Estey EH, Amadori S, et al: Diagnosis and management of acute myeloid leukemia in adults: recommendations from an international expert panel, on behalf of the European LeukemiaNet, Blood 115(3):453–474, 2010.

Harrison CN, Campbell PJ, Buck G, et al: Hydroxyurea compared with anagrelide in high-risk essential thrombocythemia, N Engl J Med 353(1):33–45, 2005.

Harrison CN, Vannucchi AM, Kiladjian JJ, et al: Long-term findings from COMFORT-II, a phase 3 trial of ruxolitinib versus best available therapy for myelofibrosis, Leukemia 30(8):1701–1707, 2016.

Hasford J, Pfirrmann M, Hehlmann R, et al: A new prognostic score for survival of patients with chronic myeloid leukemia treated with interferon alfa. Writing Committee 3 for the Collaborative CML Prognostic Factors Project Group, J Natl Cancer Inst 90(11):850–858, 1998.

Hughes TP, Mauro MJ, Cortes JE, et al: Asciminib in chronic myeloid leukemia after ABL kinase inhibitor failure, N Engl J Med 381(24):2315–2326, 2019.

Kantarjian HM, DeAngelo DJ, Stelljes M, et al: Inotuzumab ozogamicin versus standard therapy for acute lymphoblastic leukemia, N Engl J Med 375(8):740–753, 2016.

Kantarjian H, Stein A, Gokbuget N, et al: Blinatumomab versus chemotherapy for advanced acute lymphoblastic leukemia, N Engl J Med 376(9):836–847, 2017.

Lambert J, Pautas C, Terre C, et al: Gemtuzumab ozogamicin for *de novo* acute myeloid leukemia: final efficacy and safety updates from the open-label, phase III ALFA-0701 trial, Haematologica 104(1):113–119, 2019.

Landolfi R, Marchioli R, Kutti J, et al: Efficacy and safety of low-dose aspirin in polycythemia vera, N Engl J Med 350(2):114–124, 2004.

Maude SL, Laetsch TW, Buechner J, et al: Chimeric antigen receptor T cells for sustained remissions in leukemia, N Engl J Med 378(5):439–448, 2018.

Perl S, Martinelli G, Cortes JE, et al: Gilteritinib or chemotherapy for relapsed or refractory *FLT3*-mutated AML, N Engl J Med 381(18):1728–1740, 2019.

Pfirrman M, Baccarani M, Saussele S, et al: Prognosis of long-term survival considering disease-specific death in patients with chronic myeloid leukemia, Leukemia 30(1):48–56, 2016.

Pullarkat V, Slovak ML, Kopecky KJ, et al: Impact of cytogenetics on the outcome of adult acute lymphocytic leukemia: results of the Southwest Oncology Group 9400 study, Blood 111(5):2563–2572, 2008.

Sokal J, Cox EB, Baccarani M, et al: Prognostic discrimination in "good-risk" chronic granulocytic leukemia, Blood 63(4):789–799, 1984.

Stein EM, DiNardo CD, Pollyea DA, et al: Enasidenib in mutant IDH2 relapsed or refractory acute myeloid leukemia, Blood 130(6):722–731, 2017.

Stock W, Luger SM, Advani AS, et al: A pediatric regimen for older adolescents and young adults with acute lymphoblastic leukemia: results of CALGB 10403, Blood 133(14):1548–1559, 2019.

Stone RM, Mandrekar SJ, Sanford BL, et al: Midostaurin plus chemotherapy for acute myeloid leukemia with a FLT3 mutation, N Engl J Med 377(5):454–464, 2017.

Vannucchi AM, Kiladjian JJ, Greisshammer M, et al: Ruxolitinib versus standard therapy for treatment of polycythemia vera, N Engl J Med 372(5):426–435, 2015.

Wei AH, Strickland SA, Hou JZ, et al: Venetoclax combined with low-Dose cytarabine for previously untreated patients with acute myeloid leukemia: results from a phase Ib/II study, J Clin Oncol 37(15):1277–1284, 2019.

48

Distúrbios dos Eritrócitos

Ellice Wong, Michal G. Rose, Nancy Berliner

ESTRUTURA E FUNÇÃO NORMAIS DOS ERITRÓCITOS

Os eritrócitos ou hemácias fornecem oxigênio a todos os tecidos do corpo e transportam dióxido de carbono de volta aos pulmões para excreção. O eritrócito é especialmente adaptado para desempenhar essas funções; tem formato de disco bicôncavo, o que maximiza a área de superfície da membrana para a troca gasosa e apresenta um citoesqueleto e uma estrutura de membrana que possibilitam deformação suficiente para atravessar a microvasculatura. A passagem através de capilares cujo diâmetro pode corresponder a um quarto do diâmetro em repouso do eritrócito torna-se possível devido à existência de interações das proteínas da membrana (banda 3 e glicoforina) com as proteínas citoplasmáticas subjacentes que compõem o citoesqueleto do eritrócito (espectrina, anquirina e proteína 4.1).

O eritrócito maduro não contém núcleo e depende durante toda a sua vida de proteínas sintetizadas antes da expulsão do núcleo e da liberação da célula da medula óssea para a circulação periférica. Cerca de 98% das proteínas citoplasmáticas do eritrócito maduro consistem em hemoglobina. O restante é constituído principalmente por proteínas enzimáticas, como aquelas necessárias para o metabolismo anaeróbio e o desvio da hexose monofosfato.

Defeitos em qualquer uma das características estruturais intrínsecas do eritrócito podem resultar em anemia hemolítica. As anormalidades da membrana ou das proteínas do citoesqueleto constituem as causas de alterações na forma e na flexibilidade dos eritrócitos. Os defeitos inatos nas vias enzimáticas do metabolismo da glicose diminuem a resistência ao estresse oxidativo, e as anormalidades hereditárias da estrutura e da síntese de hemoglobina levam à polimerização da hemoglobina anormal (doença falciforme) ou a precipitação de cadeias de hemoglobina desequilibradas (talassemia). Todas essas alterações resultam em diminuição da sobrevida dos eritrócitos.

O oxigênio é transportado pela hemoglobina, um tetrâmero composto por duas cadeias α, duas cadeias do tipo β (β, γ ou δ) e quatro moléculas de heme, cada uma composta por uma molécula de protoporfirina complexada com ferro. Durante a vida fetal, a principal hemoglobina é a hemoglobina fetal (HbF: $\alpha_2\gamma_2$), e a mudança da HbF para a hemoglobina adulta (HbA: $\alpha_2\beta_2$) ocorre no período perinatal. Por volta de 4 a 6 meses de vida, o nível de HbF já caiu para cerca de 1% da hemoglobina total. A HbA$_2$ ($\alpha_2\delta_2$) é uma hemoglobina adulta menor que representa cerca de 1% da hemoglobina adulta (Tabela 48.1).

APRESENTAÇÃO CLÍNICA

A anemia, que é definida como a redução da massa de eritrócitos, representa um importante sinal de doença. Pode ser causada pela diminuição da produção de eritrócitos em decorrência de deficiências

Tabela 48.1 Estrutura e distribuição das hemoglobinas humanas.

Nome da hemoglobina (Hb)	Distribuição	Estrutura
A	95 a 98% da Hb adulta	$\alpha_2\beta_2$
A$_2$	1,5 a 3,5% da Hb adulta	$\alpha_2\delta_2$
F	Fetal, 0,5 a 1% da Hb adulta	$\alpha_2\gamma_2$
Gower 1	Embrionária	$\zeta_2\varepsilon_2$
Gower 2	Embrionária	$\alpha_2\varepsilon_2$
Portland	Embrionária	$\zeta_2\gamma_2$

nutricionais, doença hematológica primária ou resposta à doença sistêmica. A anemia também pode ser causada por um aumento da perda de sangue ou pela destruição celular por hemólise. A hemólise pode resultar de anormalidades intrínsecas ou destruição imunomediada dos eritrócitos, como também de um processo vascular sistêmico. A investigação em busca de anemia constitui um componente fundamental da avaliação do paciente e, com frequência, fornece dados valiosos sobre doenças sistêmicas. A Figura 48.1 fornece uma visão geral do diagnóstico diferencial de anemia.

Os sinais/sintomas da anemia refletem tanto a gravidade quanto a velocidade com que ocorreu a redução da massa eritrocitária. Os pacientes com hemorragia aguda podem apresentar manifestações clínicas de choque hipovolêmico. A hemólise maciça pode resultar em comprometimento neurológico ou colapso cardiovascular. Entretanto, a maioria dos pacientes desenvolve anemia mais lentamente e apresenta poucos sinais/sintomas. As queixas habituais consistem em fadiga, diminuição da tolerância ao exercício, dispneia e palpitações. Nos pacientes com doença arterial coronariana (DAC), a anemia pode precipitar angina. No exame físico, palidez é o principal sinal de anemia. Os pacientes podem apresentar taquicardia e, com frequência, têm sopros de fluxo significativos. Aqueles com hemólise frequentemente apresentam icterícia e esplenomegalia. Os indivíduos com deficiência de ferro apresentam, em determinadas ocasiões, alotriofagia (*i. e.*, desejo de ingerir gelo ou substâncias que não sejam alimentos, tais como terra, condição também conhecida como pica ou picacismo).

AVALIAÇÃO LABORATORIAL

Os principais componentes da avaliação laboratorial da anemia são a contagem de reticulócitos, o esfregaço de sangue periférico, os índices eritrocitários, os estudos nutricionais e, em alguns casos, o aspirado e a biopsia de medula óssea.

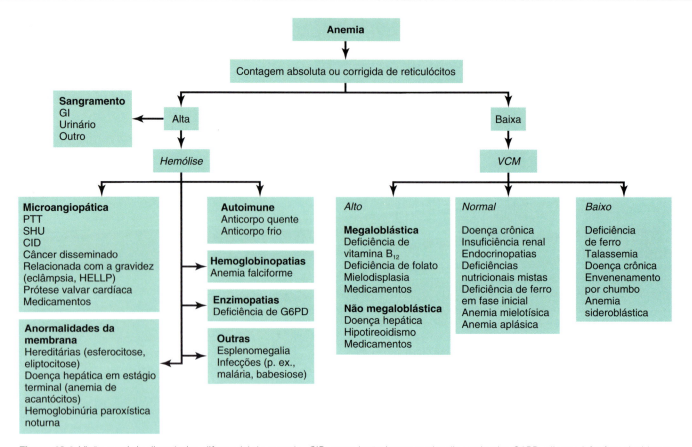

Figura 48.1 Visão geral do diagnóstico diferencial de anemia. *CID*, coagulação intravascular disseminada; *G6PD*, glicose-6-fosfato desidrogenase; *GI*, gastrintestinal; *HELLP*, hemólise, níveis elevados de enzimas hepáticas e baixa contagem de plaquetas; *PTT*, púrpura trombocitopênica trombótica; *SHU*, síndrome hemolítico-urêmica; *VCM*, volume corpuscular médio.

A *contagem de reticulócitos* possibilita a distinção fundamental entre a anemia decorrente de falha primária da produção de eritrócitos e a anemia decorrente de aumento da destruição dos eritrócitos ou sangramento. Os eritrócitos recém-liberados da medula ainda contêm pequenas quantidades de RNA, e essas células, denominadas *reticulócitos*, podem ser detectadas com o uso de contadores automatizados e corantes fluorescentes de ligação a ácidos nucleicos ou manualmente pela coloração do esfregaço de sangue periférico com novo azul de metileno ou outros corantes supravitais. Em resposta à anemia, a produção de eritropoetina (EPO) aumenta, promovendo então a produção e a liberação de mais reticulócitos. Assim, o número de reticulócitos no sangue periférico reflete a resposta da medula óssea à anemia.

A contagem de reticulócitos pode ser expressa como porcentagem do número total de eritrócitos ou como um número absoluto. Nos pacientes sem anemia, a contagem normal de reticulócitos é de 0,5 a 1,5% dos eritrócitos ou 20.000 a 75.000/µℓ. Quando a anemia é causada pela diminuição da sobrevida dos eritrócitos, a resposta adequada da medula óssea resulta em uma contagem de reticulócitos superior a 2% e em uma contagem absoluta de mais de 100.000/µℓ. Se a contagem de reticulócitos não estiver elevada, deve-se investigar a causa de falha na produção de eritrócitos. As contagens de reticulócitos que são expressas como porcentagem da contagem total de eritrócitos precisam ser corrigidas no caso de anemia, visto que a diminuição do número de hemácias circulantes aumenta a porcentagem de reticulócitos sem qualquer aumento na liberação a partir da medula óssea. A *contagem de reticulócitos corrigida* é calculada multiplicando-se a contagem de reticulócitos pela razão entre o hematócrito do paciente e o hematócrito normal. Um cálculo adicional, o índice de reticulócitos, ou índice de produção de reticulócitos (IPR), determina se a contagem de reticulócitos é compatível com o grau de anemia presente. O IPR corrige tanto o grau de anemia quanto a liberação de reticulócitos a partir da medula óssea pela multiplicação da razão entre o hematócrito do paciente e um hematócrito normal pela porcentagem de reticulócitos, e o valor obtido é dividido por um fator de maturação. O fator de maturação significa o tempo em dias para que ocorra maturação dos eritrócitos (que varia de 1 para um hematócrito ≥ 40% a 2,5 para um hematócrito < 20%). Um IPR superior a 3 é considerado uma resposta adequada por parte da medula óssea (p. ex., por aumento da destruição de eritrócitos ou sangramento) enquanto um IPR inferior a 2 indica uma resposta inadequada (p. ex., comprometimento da produção de eritrócitos).

A avaliação do *esfregaço de sangue periférico* fornece indícios importantes sobre a causa da anemia. O exame morfológico dos eritrócitos é especialmente importante na avaliação da anemia associada à reticulocitose, na qual o exame do esfregaço é essencial para distinguir entre hemólise imune (que resulta em esferócitos) e hemólise microangiopática (que causa a formação de esquistócitos ou a fragmentação de eritrócitos). As alterações associadas a outras causas de anemia incluem hemácias falciformes e hemácias em alvo, que são características das hemoglobinopatias; hemácias em forma de lágrima e eritrócitos nucleados associados à mielofibrose e à infiltração medular; parasitas intracorpusculares na malária e na babesiose; e deformidades em forma de lápis associadas à deficiência grave de ferro. O exame de células mieloides e de plaquetas também pode ser útil. O achado de neutrófilos hipersegmentados e de grandes plaquetas sustenta o diagnóstico de anemia megaloblástica, enquanto blastos imaturos são muito sugestivos de leucemia. A Figura 48.2 apresenta alguns achados comuns no esfregaço de sangue periférico de pacientes com anemia.

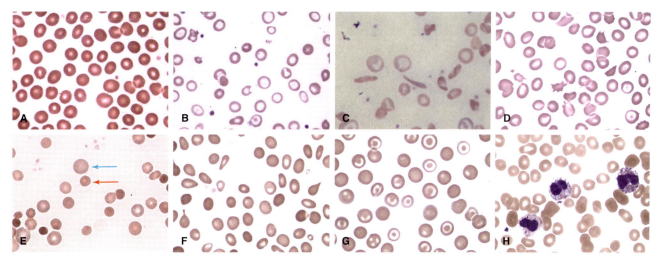

Figura 48.2 Esfregaços de sangue periférico em pacientes com anemia. **A.** Eritrócitos normais. **B.** Anemia ferropriva. **C.** Anemia falciforme. **D.** Anemia hemolítica microangiopática. **E.** Esferocitose (*seta azul*) e reticulocitose (*seta vermelha*) na anemia hemolítica autoimune. **F.** Hemácias em forma de lágrima na mielofibrose. **G.** Hemácias em alvo. **H.** Pseudoanomalia de Pelger-Huet na mielodisplasia.

Nos pacientes com anemia e contagem elevada de reticulócitos, a produção vigorosa de novas células eritroides sugere que a função da medula óssea está normal e respondendo adequadamente ao estresse inerente à condição. Nessa situação, o exame da medula óssea raramente é indicado, visto que ele mostrará simplesmente uma hiperplasia eritroide, e habitualmente sem qualquer anormalidade patológica primária da medula óssea. Nesses casos, a avaliação deve se concentrar em determinar se a causa da consumpção de eritrócitos é o sangramento ou a hemólise. Em contrapartida, o exame de medula óssea é mais frequentemente necessário para a avaliação da anemia hipoproliferativa. Após descartar a possibilidade de anormalidades comuns, tais como deficiência de ferro e outras carências nutricionais, a aspiração e a biopsia de medula óssea são indicadas para investigar anormalidades como infiltração da medula óssea, comprometimento da medula óssea por doença granulomatosa, aplasia da medula óssea ou mielodisplasia.

O *volume corpuscular médio* (VCM) é extremamente útil no diagnóstico de anemia com baixa contagem de reticulócitos (anemia hipoproliferativa). O tamanho dos eritrócitos (medido em fentolitros por eritrócito) é utilizado para caracterizar a anemia como microcítica (VCM < 80), normocítica (VCM de 80 a 96) ou macrocítica (VCM > 96).

AVALIAÇÃO DAS ANEMIAS HIPOPROLIFERATIVAS

Anemias microcíticas

O diagnóstico diferencial da anemia microcítica é apresentado na Tabela 48.2. Microcitose e hipocromia constituem as características fundamentais das anemias causadas por defeitos na síntese de hemoglobina, que podem refletir falha na síntese de heme ou anormalidades na produção de globina. A principal causa de anemia microcítica é a deficiência de ferro, na qual a falta de síntese de heme resulta em ausência de ferro para incorporação ao anel de porfirina (ver discussão adiante). Até 30% dos pacientes com anemia da inflamação crônica apresentam microcitose. O envenenamento por chumbo bloqueia a incorporação do ferro ao heme, o que também resulta em anemia microcítica.

As anemias sideroblásticas surgem da incapacidade de sintetizar o anel de porfirina, habitualmente em decorrência da inibição das enzimas da via de síntese do heme. A anemia sideroblástica congênita pode responder à piridoxina, um cofator para várias das enzimas da via de síntese do heme. A causa mais comum de anemia sideroblástica adquirida é o etilismo; o etanol inibe a maioria das enzimas na via de síntese do heme. Nas síndromes talassêmicas (ver seção "Hemoglobinopatias"), ocorre falha na síntese de globina. Todos esses distúrbios levam à diminuição da concentração de hemoglobina corpuscular média (HCM), resultando então em hipocromia e diminuição das dimensões dos eritrócitos (*i. e.*, VCM baixo).

Anemia ferropriva

A deficiência de ferro constitui a principal causa de anemia em todo o mundo. Embora a manifestação da anemia ferropriva clássica seja uma anemia microcítica, a fase inicial da deficiência de ferro está

Tabela 48.2 Diagnóstico diferencial da anemia com baixa contagem de reticulócitos.

Anemia microcítica (VCM < 80 fℓ/hemácia)
Deficiência de ferro
Talassemia menor
Anemia da inflamação crônica
Anemia sideroblástica
Envenenamento por chumbo

Anemia macrocítica (VCM > 100 fℓ/hemácia)
Anomias megaloblásticas
Deficiência de folato
Deficiência de vitamina B$_{12}$
Anemia megaloblástica induzida por fármacos
Mielodisplasia
Macrocitose não megaloblástica
Doença hepática
Hipotireoidismo
Reticulocitose

Anemia normocítica (VCM de 80 a 100 fℓ/hemácia)
Deficiência de ferro em fase inicial
Anemia aplásica
Distúrbios mieloftísicos
Endocrinopatias
Anemia da inflamação crônica
Anemia da insuficiência renal
Deficiência nutricional mista

VCM, volume corpuscular médio.

associada à anemia normocítica. Portanto, a deficiência de ferro deve ser considerada em todos os pacientes com anemia, e os índices de ferro devem fazer parte da avaliação de qualquer paciente com anemia hipoprodutiva independentemente do VCM.

O ferro é adquirido na dieta a partir de fontes de heme (*i. e.*, carne bovina, frango, peixe) e de fontes não heme (p. ex., cereais e vegetais como o espinafre). O ferro heme é mais bem absorvido do que o ferro não heme. A absorção de ferro aumenta na deficiência deste mineral, na hipoxia, na eritropoese não efetiva e na hemocromatose hereditária (mais comumente causada por mutações no gene *HFE*). O ferro é absorvido na parte proximal do intestino delgado e transportado na célula ligado à ferroportina e através do plasma ligado à transferrina. Sua captação nos precursores eritroides é mediada pelo receptor de transferrina. A absorção de ferro pelo intestino é ainda regulada pela hepcidina (ver "Anemia da inflamação"). O ferro fora das células produtoras de hemoglobina é armazenado na ferritina. Os homens e as mulheres apresentam concentrações corporais totais de ferro de 50 mg/kg e 40 mg/kg, respectivamente. Entre 60 e 75% do ferro são encontrados na hemoglobina. Uma pequena quantidade (2 mg/kg) é encontrada nas enzimas heme e não heme, e 5 mg/kg ocorrem na mioglobina. O restante é armazenado na ferritina, que reside principalmente no fígado, na medula óssea, no baço e no músculo. A capacidade de excreção do ferro é limitada, e ocorre sobrecarga de ferro nos pacientes com absorção excessiva no sistema digestório (como resultado de eritropoese não efetiva ou hemocromatose congênita) e naqueles que recebem transfusões crônicas. A sobrecarga de ferro leva ao aumento da deposição deste mineral nesses tecidos e em uma deposição secundária em órgãos endócrinos e outros órgãos, o que resulta em disfunção hepática, insuficiência cardíaca, diabetes melito e outras anormalidades endócrinas.

A causa mais frequente de deficiência de ferro é a perda de sangue oculta. Em todos os homens e nas mulheres na pós-menopausa que apresentam deficiência de ferro, deve-se investigar se há a presença de hemorragia digestiva e de neoplasia maligna independentemente da detecção de sangue oculto. Antes da menopausa, a deficiência de ferro está mais frequentemente relacionada com a perda deste mineral na menstruação (cerca de 15 mg por mês) e durante a gravidez (cerca de 900 mg por gravidez). A infecção por *Helicobacter pylori* pode causar deficiência de ferro, mesmo na ausência de sangramento intestinal. A carência dietética de ferro é mais comum nas mulheres multíparas em idade fértil, nas crianças pequenas cujo crescimento ultrapasse a sua ingestão de ferro e nos lactentes que ingerem principalmente leite à custa da ingestão de alimentos contendo ferro.

Avaliação laboratorial. Conforme assinalado anteriormente, na fase inicial da deficiência de ferro não são observadas a microcitose e a hipocromia características da deficiência clássica de ferro. O exame do esfregaço de sangue na fase avançada da deficiência de ferro frequentemente revela eritrócitos hipocrômicos, hemácias em alvo e hemácias alongadas em forma de lápis. A deficiência de ferro está frequentemente associada à trombocitose reativa.

O diagnóstico de deficiência de ferro baseia-se nos índices do mineral no sangue periférico, entre eles a concentração de ferro, a capacidade total de ligação do ferro (TIBC, do inglês *total-iron binding capacity*), a saturação da transferrina e a concentração de ferritina. A saturação da transferrina é a razão entre o ferro sérico e a concentração de transferrina; normalmente, ela é de pelo menos 20%. A deficiência de ferro resulta em diminuição do ferro sérico e aumento da capacidade de ligação do ferro, o que diminui essa razão para menos de 10%. As condições inflamatórias crônicas (p. ex., infecção, inflamação, neoplasia maligna) com frequência diminuem tanto o ferro quanto a TIBC, porém a saturação da transferrina habitualmente permanece acima 20%. O nível de ferritina constitui um reflexo das reservas de ferro corporal total. O fígado sintetiza ferritina em

proporção ao ferro corporal total, e a presença de um nível inferior a 12 ng/mℓ sustenta fortemente um diagnóstico de deficiência de ferro. Infelizmente, a ferritina é um reagente de fase aguda, e ocorre elevação dos seus níveis no contexto de febre, doença inflamatória, infecção ou outros estresses. Entretanto, os níveis de ferritina em resposta ao estresse frequentemente não aumentam acima de 100 ng/mℓ, e níveis superiores a 100 ng/mℓ habitualmente descartam a possibilidade de deficiência de ferro.

Se a medição indireta dos índices de ferro não confirmar ou refutar definitivamente um diagnóstico de deficiência de ferro, pode-se considerar uma prova terapêutica de suplementação de ferro. Como alternativa, pode-se efetuar um exame da medula óssea para obter uma avaliação direta das reservas de ferro medular. O achado de ferro na medula exclui a possibilidade de anemia ferropriva, visto que ocorrerá depleção das reservas de ferro da medula óssea antes de qualquer queda na produção de eritrócitos como resultado da deficiência de ferro. Em contrapartida, a ausência completa de ferro na medula óssea confirma o diagnóstico de deficiência deste mineral.

Tratamento. A suplementação de ferro oral (p. ex., sulfato ferroso ou gliconato ferroso 3 ou 4 vezes/dia) tem sido o padrão de tratamento para a deficiência de ferro não complicada, porém a adesão do paciente ao tratamento é, com frequência, limitada pelos efeitos colaterais gastrintestinais, principalmente constipação intestinal ou diarreia dependente da dose. Entretanto, os dados atuais sugerem que a dose-padrão de ferro pode ser contraproducente. Um estudo recente demonstrou que a administração de uma grande dose oral de ferro estimula um aumento da hepcidina (regulador do equilíbrio do ferro), que, por sua vez, suprime ainda mais a absorção do ferro até 48 horas depois, o que sustenta uma estratégia de dosagem em dias alternados. Nas mulheres com deficiência de ferro sem anemia, a absorção cumulativa de ferro foi superior naquelas que receberam doses em dias alternados em relação àquelas que fizeram uso de doses diárias e com melhor tolerância. São necessários estudos prospectivos de maior porte em pacientes com anemia ferropriva para confirmar esses achados. Em geral, o ferro deve ser administrado por vários meses após a resolução da anemia, de modo a possibilitar a reconstituição das reservas deste mineral.

Nos pacientes com má absorção, incapacidade completa de tolerar ferro oral ou demandas de ferro que ultrapassem a reposição com suplementos orais, pode-se administrar ferro por via parenteral. Historicamente, o ferro por via intravenosa, especificamente ferrodextrana de alto peso molecular, tem estado associado a anafilaxia e foi subsequentemente retirado dos mercados em todo o mundo. As formulações mais recentes de ferro parenteral são seguras e efetivas, o que inclui ferrodextrana de baixo peso molecular, gliconato férrico, sacarato de hidróxido férrico, ferrumoxitol, isomaltosídeo de ferro e carboximaltose férrica. Conforme assinalado anteriormente, todos os homens e as mulheres após a menopausa com deficiência de ferro necessitam de avaliação à procura de hemorragia digestiva.

Anemias macrocíticas

Existem duas categorias de anemias macrocíticas hipoprodutivas: as anemias megaloblásticas e as anemias macrocíticas não megaloblásticas. As anemias megaloblásticas surgem de uma falha na síntese de DNA e resultam em falta de sincronismo entre a maturação do núcleo e o citoplasma das células hematopoéticas. As anemias macrocíticas não megaloblásticas habitualmente refletem anormalidades da membrana em decorrência de defeitos no metabolismo do colesterol, e são mais comumente encontradas nos pacientes com doença hepática avançada ou hipotireoidismo grave. Uma reticulose superior a 10% provoca elevação do VCM em hemogramas automatizados, visto que os reticulócitos são maiores do que os eritrócitos maduros.

Anemias megaloblásticas

As anemias megaloblásticas resultam de um bloqueio na síntese de precursores de nucleotídios essenciais do DNA, o que provoca parada do ciclo celular na fase S. Ocorre maturação citoplasmática, porém a maturação do núcleo é interrompida. As células assumem uma aparência bizarra com grandes núcleos imaturos circundados por citoplasma de aparência mais madura. A interferência na síntese de DNA afeta todas as células em rápida divisão, de modo que os pacientes com síndromes megaloblásticas frequentemente apresentam pancitopenia e sintomas gastrintestinais como diarreia e má absorção. Nas mulheres, ocorrem alterações megaloblásticas da mucosa cervical que podem causar resultados anormais nos esfregaços de Papanicolaou. As causas mais comuns de anemia megaloblástica consistem em deficiências de vitamina B_{12} ou de folato, medicamentos que inibem a síntese de DNA ou que bloqueiam o metabolismo do folato, e mielodisplasia.

Deficiência de cobalamina. A cobalamina (vitamina B_{12}) é absorvida a partir da proteína animal na dieta. O processo de absorção e metabolismo da cobalamina é complexo, visto que ela sempre está ligada a outras proteínas. No estômago, as vitaminas ligadas à proteína são liberadas pela digestão com pepsina e são ligadas à haptocorrina (transcobalamina I). Na parte proximal do duodeno, as proteases pancreáticas digerem a cobalamina da haptocorrina, e a cobalamina liga-se ao fator intrínseco (FI), também conhecido como transcobalamina III. O FI é secretado pelas células parietais do estômago e medeia a absorção da cobalamina através do receptor cubam no íleo distal. No interior da célula da mucosa ileal, o complexo FI-cobalamina é novamente digerido, e a cobalamina é liberada no plasma ligada à haptocorrina e à transcobalamina II.

No interior da célula, a cobalamina é um cofator para duas enzimas intracelulares: a L-metilmalonil-coenzima A (CoA) mutase e a homocisteína-metionina metiltransferase (Figura 48.3). A metilmalonil-CoA mutase é uma enzima mitocondrial que atua no ciclo do ácido cítrico para converter metilmalonil-CoA em succinil-CoA. A enzima citoplasmática, a homocisteína-metionina metiltransferase, é necessária para a transferência de grupos metila do N-metiltetra-hidrofolato para a homocisteína para formar metionina. O tetra-hidrofolato desmetilado é necessário como doador de carbono na conversão da desoxiuridina em desoxitimidina. A ausência de cobalamina resulta em *sequestro* do tetra-hidrofolato em sua forma metilada, que bloqueia a síntese de timidina 5′-trifosfato para incorporação no DNA. As alterações megaloblásticas induzidas pela deficiência de cobalamina são mediadas por essa deficiência funcional de folato, o que explica a semelhança nas anormalidades hematológicas induzidas pela deficiência de cobalamina e de folato.

Causas da deficiência de cobalamina. A causa mais comum de deficiência de cobalamina é a anemia perniciosa, uma doença autoimune associada à atrofia das células parietais gástricas, à secreção deficiente de ácido gástrico e à ausência do FI. Com frequência, são encontrados anticorpos anticélula parietal e anti-FI nos pacientes com anemia perniciosa e outras condições autoimunes, tais como diabetes melito do tipo 1 (DM1), vitiligo, doença de Graves, doença de Addison e hipoparatireoidismo. Muitas outras lesões do sistema digestório podem interferir na absorção de cobalamina (Tabela 48.3). A gastrectomia causa perda da função das células parietais e secreção de FI. A insuficiência pancreática interfere na digestão do complexo haptocorrina-cobalamina, o que dificulta a ligação da cobalamina ao FI e a absorção ileal. A ressecção do íleo terminal impede a absorção de vitamina B_{12}, assim como as doenças que afetam a função da mucosa ileal, tais como a doença de Crohn, o espru, a tuberculose intestinal e o linfoma. Como as reservas corporais de cobalamina são grandes e a perda diária é baixa, as suas reservas permanecem adequadas por 3 a 4 anos mesmo se houver uma interrupção abrupta de sua ingestão; não há desenvolvimento de sinais de deficiência de cobalamina até que tenha ocorrido uma absorção defeituosa por vários anos. A deficiência nutricional de cobalamina é rara e só é observada nos indivíduos que seguiram dietas veganas estritas que excluam todos os produtos de origem animal por muitos anos. Filhos de mulheres veganas que são amamentados também correm risco de desenvolver deficiência de cobalamina.

Deficiência de folato. Os vegetais folhosos, as frutas e a proteína animal são ricos em folato. Entretanto, como o folato é destruído pelo cozimento prolongado, as frutas e os vegetais frescos constituem as fontes mais confiáveis. Em consequência, a deficiência nutricional de folato é comum nos indivíduos desnutridos que consomem uma quantidade muito pequena de frutas e vegetais frescos. A deficiência de folato também pode ser causada por aumento das demandas, conforme observado na gravidez, na hemólise ou na dermatite esfoliativa, e por aumento das perdas, que ocorre com a diálise (Tabela 48.4). O folato é absorvido na parte proximal do intestino delgado, e a má absorção também pode levar à sua deficiência.

Outras causas da anemia megaloblástica. Os fármacos e as toxinas constituem causas comuns da anemia megaloblástica. Alguns fármacos, tais como metotrexato e sulfa, atuam como antagonistas diretos do folato e mimetizam a sua deficiência. Os agentes quimioterápicos análogos das

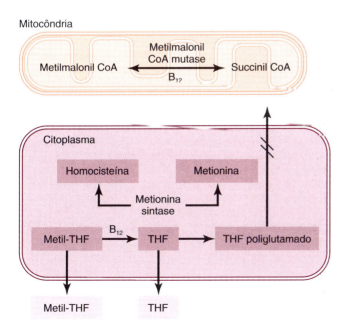

Figura 48.3 Vias metabólicas do ácido fólico e da cobalamina. *CoA*, Coenzima A; *THF*, tetra-hidrofolato.

Tabela 48.3 Causas da deficiência de cobalamina.
Má absorção de vitamina B_{12}
Anemia perniciosa
Gastrectomia parcial ou total
Insuficiência pancreática
Supercrescimento bacteriano
Doenças do íleo terminal
Infecção por tênia
Hábitos nutricionais (veganos)
Deficiência congênita de fator intrínseco ou haptocorrina

Tabela 48.4 Causas da deficiência de folato.

Insuficiência dietética
Aumento das necessidades de folato
Gravidez
Lactação
Hemólise
Dermatite esfoliativa
Neoplasia maligna

Má absorção
Espru
Doença de Crohn
Síndrome do intestino curto

Medicamentos antifolato
Agentes quimioterápicos (p. ex., metotrexato, pemetrexede)
Sulfas

purinas e das pirimidinas (p. ex., azatioprina, 5-fluoruracila) são inibidores diretos da síntese de DNA. Os agentes antivirais causam alterações megaloblásticas por meio de mecanismos que ainda não estão bem esclarecidos. O álcool etílico interfere no metabolismo do folato ao aumentar o efeito da deficiência nutricional concomitante e frequente de folato. A síndrome mielodisplásica aparece comumente como anemia macrocítica, e principalmente na série eritroide são observadas alterações megaloblásticas.

Manifestações clínicas da anemia megaloblástica. O desenvolvimento de anemia megaloblástica é habitualmente gradual, o que proporciona um tempo adequado para a expansão concomitante do plasma de modo a evitar a hipovolemia. Em consequência, frequentemente os pacientes exibem uma anemia grave na apresentação. Podem ter a pele amarelada como resultado de uma combinação de palidez devida à redução da massa eritrocitária e icterícia em decorrência da eritropoese não efetiva e da hemólise intramedular. Alguns pacientes apresentam glossite e queilose. Os pacientes com anemia grave habitualmente têm um VCM superior a 110 fℓ/hemácia, embora a deficiência de ferro concomitante, causada por má absorção secundária a alterações megaloblásticas nos intestinos, possa diminuir a macrocitose. Os pacientes frequentemente apresentam pancitopenia.

O esfregaço de sangue periférico revela grandes hemácias ovais (macro-ovalócitos), neutrófilos hipersegmentados e grandes plaquetas. A medula óssea é hipercelular e com alterações megaloblásticas e precursores da série eritroide anormalmente grandes. Além disso, a destruição intramedular dos eritrócitos (hematopoese não efetiva) causa elevação das concentrações de bilirrubina (o que explica a icterícia anteriormente descrita) e da lactato desidrogenase.

A deficiência de cobalamina está associada a anormalidades neurológicas que não são observadas com outras causas de anemia megaloblástica. Os sinais neurológicos podem variar amplamente desde uma perda sutil da percepção vibratória e da propriocepção em decorrência da desmielinização das colunas dorsais até uma demência franca e doença neuropsiquiátrica. As alterações neurológicas podem ocorrer sem anemia, sobretudo se o paciente com deficiência de cobalamina for tratado com folato, que corrige as manifestações hematológicas da anemia megaloblástica mas que não trata as anormalidades neurológicas. Acredita-se que as manifestações neurológicas da deficiência de cobalamina sejam secundárias à perda de função da enzima mitocondrial metilmalonil-CoA mutase. Uma explicação proposta é que a incapacidade de metabolizar ácidos graxos de cadeia ímpar, o que resulta em sua incorporação imprópria na mielina, provoque a

disfunção neurológica. Isso explica por que esses achados são observados exclusivamente nos pacientes com deficiência de cobalamina e não ocorrem naqueles que apresentam as anemias megaloblásticas causadas por anormalidades na via do folato.

Os níveis séricos de cobalamina e de folato devem ser medidos nos pacientes com anemia megaloblástica, visto que as alterações megaloblásticas na mucosa intestinal podem causar uma concomitante má absorção de folato quando há deficiência de cobalamina e vice-versa. Os níveis de folato eritrocitário refletem melhor as reservas de folato corporal e devem ser medidos se uma deficiência for clinicamente sugerida, mas os níveis séricos de folato estiverem normais. Entretanto, estudos recentes mostraram que muitos pacientes com anemia perniciosa apresentam níveis séricos normais de cobalamina. Os níveis de homocisteína estão elevados na deficiência de cobalamina e de folato, enquanto os níveis de ácido metilmalônico estão elevados na deficiência de cobalamina. Esses níveis devem ser medidos se for suspeitada uma deficiência de cobalamina mesmo que os níveis séricos de cobalamina estejam dentro da faixa normal. Os anticorpos anti-FI e anticélula parietal podem ajudar a determinar a causa da deficiência de cobalamina.

Tratamento da anemia megaloblástica. Para os pacientes com deficiência de cobalamina, a administração de cobalamina oral e parenteral em altas doses é comprovadamente efetiva. A dose oral deve ser de pelo menos 1.000 μg por dia. Os pacientes com anormalidades neurológicas ou que não aderem aos medicamentos e aqueles que não responderam ao tratamento oral devem receber terapia parenteral (1.000 μg por via subcutânea ou intramuscular) várias vezes por semana em quatro a oito doses. Em seguida, deve-se instituir a terapia de manutenção com 1.000 μg por via parenteral por mês. O tratamento com cobalamina deve ser acompanhado de terapia com folato devido ao possível desenvolvimento concomitante de deficiência secundária de folato quando a produção de eritrócitos aumenta com a disponibilidade de cobalamina. O tratamento da anemia perniciosa deve ser mantido durante toda a vida.

Os pacientes com deficiência de folato devem receber reposição com 1 a 5 mg/dia de folato oral. Conforme assinalado anteriormente, é fundamental ter certeza de que os pacientes não tenham deficiência de cobalamina: a reposição de folato pode corrigir os parâmetros hematológicos nos pacientes com deficiência de cobalamina, porém não melhorará as sequelas neurológicas.

Após o tratamento da anemia megaloblástica, ocorre habitualmente uma rápida resposta. Em 2 dias após a terapia, já é observada reticulocitose e ela alcança um pico em 7 a 10 dias. Apesar da rápida resolução da neutropenia, a hipersegmentação dos neutrófilos pode persistir por vários dias. Durante esse período, ocorrem rápidas proliferação e renovação celulares, o que pode precipitar hipopotassemia, hiperuricemia ou hipofosfatemia. Os pacientes também devem ser monitorados para se detectar o desenvolvimento de deficiência de ferro, que pode ocorrer quando há aumento da hematopoese. A anemia e outras citopenias devem responder por completo em 1 a 2 meses, porém as manifestações neurológicas da deficiência de cobalamina melhoram lentamente e podem ser irreversíveis.

Anemias normocíticas

O diagnóstico diferencial de anemia normocítica hipoprodutiva é extenso. A maioria das anemias nutricionais que causam microcitose ou macrocitose começa como anemia normocítica. Os pacientes com deficiências nutricionais combinadas podem apresentar um VCM normal. A medição dos níveis de EPO pode ser útil no diagnóstico de anemia decorrente de insuficiência renal, e muitas das anemias associadas a inflamação crônica e a endocrinopatias exibem um nível deprimido de EPO. Entretanto, a interpretação dos níveis de EPO pode ser difícil nos pacientes com anemia leve, visto que os patamares habitualmente não aumentam acima da faixa normal até que ocorra uma redução do hematócrito para menos de 30%. Mesmo com um hematócrito de 30%, o nível de EPO frequentemente está dentro da faixa normal, porém esses níveis estão inadequadamente baixos no contexto da anemia. Níveis elevados de EPO sugerem a existência de uma resposta inadequada da medula óssea à anemia e aumentam a probabilidade de ocorrência de anemia mieloftísica ou insuficiência primária da medula óssea. Nos pacientes cujo diagnóstico não esteja bem esclarecido após exames nutricionais e endócrinos de rotina, indica-se o exame da medula óssea para descartar a possibilidade de condições patológicas primárias da medula.

Anemia da inflamação

A anemia da inflamação (anteriormente denominada anemia da doença crônica) ocorre nos pacientes com doenças inflamatórias crônicas, infecciosas, malignas ou autoimunes. Os indivíduos apresentam baixos níveis séricos de ferro; entretanto, ao contrário dos índices de ferro encontrados na anemia ferropriva, a capacidade de ligação do ferro também está reduzida, e a saturação da transferrina habitualmente é superior a 10%. Com frequência, os níveis de ferritina estão elevados, tanto como reagente de fase aguda quanto como reflexo da incorporação diminuída de ferro. Esses pacientes apresentam níveis inapropriadamente altos de hepcidina, um reagente de fase aguda que facilita o metabolismo da ferroportina e que reduz tanto a absorção intestinal quanto a mobilização do ferro dos macrófagos. As citocinas, incluindo o fator de necrose tumoral, as interleucinas e a interferona, também participam na anemia da inflamação, visto que induzem a hepcidina e aumentam diretamente a resistência à EPO nos progenitores eritroides. Os pacientes apresentam deficiência de EPO absoluta ou relativa, incorporação deficiente de ferro nos eritrócitos em desenvolvimento e redução do tempo de sobrevida dos eritrócitos. A prevalência da anemia da inflamação aumenta com a idade; com mais probabilidade, esse aumento está relacionado às comorbidades associadas à idade e é mediado por aumento das citocinas inflamatórias e resistência relativa à EPO.

Tratamento das anemias normocíticas. A base do manejo da anemia da inflamação crônica é o tratamento da condição subjacente e a correção das deficiências nutricionais. Deve-se oferecer suplementação de ferro a todos os pacientes com um nível de ferritina inferior a 100 ng/mℓ. Os agentes estimuladores eritroides (AEEs) comprovadamente reduzem as necessidades de transfusão em muitos desses pacientes. Entretanto, estudos randomizados e metanálises mostraram que o seu uso está associado a aumento na incidência de eventos tromboembólicos arteriais e venosos, a maior risco de morte por câncer e à redução do tempo de sobrevida. Os AEEs devem ser evitados nos pacientes com câncer se eles estiverem sendo tratados com intenção curativa e, em todos os outros indivíduos com câncer, só devem ser oferecidos após cuidadosa discussão sobre os riscos e os benefícios (recomendação de grau IB).

Anemia da doença renal crônica

A maioria dos pacientes com taxa de filtração glomerular inferior a 30 mℓ/min apresentam uma anemia que reflete principalmente baixos níveis de EPO. Os AEEs podem ajudar a evitar o uso de transfusões nessa população; entretanto, sua utilização tem estado associada a aumento do risco de acidente vascular encefálico (AVE), trombose do acesso, hipertensão arterial sistêmica e até mesmo morte em alguns estudos, particularmente quando os níveis de hemoglobina tiverem sido normalizados. Por essa razão, a maioria das diretrizes recomenda uma concentração-alvo de hemoglobina de 10 a 11,5 g/dℓ quando se administram AEEs em pacientes com doença renal crônica (grau IB). À semelhança do manejo da anemia da inflamação crônica, as deficiências nutricionais devem ser corrigidas antes do uso de um AEE. A avaliação e o tratamento das síndromes de insuficiência medular primária e das neoplasias malignas hematológicas são discutidos nos Capítulos 46 e 47, respectivamente.

AVALIAÇÃO DA ANEMIA COM RETICULOCITOSE

Uma contagem elevada de reticulócitos no contexto da anemia indica a existência de uma resposta compensatória da medula normal à perda prematura de eritrócitos. A hemólise consiste na destruição prematura de eritrócitos no sistema reticuloendotelial (hemólise extrínseca) ou nos vasos sanguíneos (hemólise intrínseca ou intravascular). O sangramento agudo é a única outra condição que causa anemia com reticulocitose. O diagnóstico diferencial da anemia hemolítica é apresentado na Tabela 48.5.

Enquanto o exame do esfregaço de sangue periférico é útil para caracterizar qualquer anemia, ele é absolutamente essencial na avaliação da anemia hemolítica. O exame morfológico dos eritrócitos é útil para distinguir a hemólise imune da anemia hemolítica microangiopática. Além disso, outras anormalidades morfológicas dos eritrócitos são características de doenças específicas, tais como doença falciforme (células falciformes), defeitos enzimáticos (hemácias *mordidas* [*bite cells*]) e anormalidades da membrana eritrocitária (esferócitos, eliptócitos, estomatócitos).

Tabela 48.5 Diagnóstico diferencial da anemia hemolítica.

Anemia hemolítica imune
Hemólise mediada por imunoglobulina G (anticorpo quente)
Hemólise mediada por imunoglobulina M (anticorpo frio)

Hemólise de causas extrínsecas ao eritrócito
Hemólise microangiopática
Coagulação intravascular disseminada
Púrpura trombocitopênica trombótica
Pré-eclâmpsia, eclâmpsia, síndrome HELLP
Medicamentos (mitomicina, ciclosporina, gencitabina)
Hemólise valvar
Esplenomegalia
Infecção (p. ex., malária, babesiose)

Anemia hemolítica causada por distúrbios da membrana do eritrócito
Anormalidades hereditárias da membrana
Esferocitose hereditária
Eliptocitose hereditária
Piropoiquilocitose hereditária
Estomatocitose hereditária

Anormalidades da membrana adquiridas
Hemoglobinúria paroxística noturna
Anemia de acantócitos

Hemólise causada por enzimopatias eritrocitárias
Deficiência de glicose-6-fosfato desidrogenase
Outras deficiências enzimáticas

Hemoglobinopatias
Doença falciforme
Outras síndromes falciformes
Talassemia

HELLP, hemólise, níveis elevados de enzimas hepáticas, baixa contagem de plaquetas em associação à pré-eclâmpsia.

Anemia hemolítica imune

A hemólise imunomediada resulta do revestimento da membrana eritrocitária com anticorpos ou complemento, ou com ambos. Pode ser mediada por anticorpos imunoglobulina G (IgG) (anticorpo *quente*) ou por anticorpos IgM (anticorpo *frio*). As designações *quente* e *frio* referem-se à temperatura na qual ocorre a ligação máxima do anticorpo, e as síndromes clínicas causadas por esses dois tipos de anticorpos são distintas.

O diagnóstico de anemia hemolítica baseia-se nos testes de antiglobulina (Coombs) direto e indireto. Para a realização do teste de Coombs direto, os eritrócitos do paciente são misturados com antissoros ou anticorpos monoclonais dirigidos contra imunoglobulinas e complemento humanos. Em seguida, os eritrócitos são monitorados à procura de aglutinação, cuja presença confirma a existência de anticorpo ou de complemento nos eritrócitos do paciente. O teste de Coombs indireto é realizado por meio da mistura do soro do paciente com eritrócitos AB0 compatíveis e, em seguida, combinando essa mistura com antissoros contra a IgG; o teste de Coombs indireto possibilita a avaliação de anticorpos no soro do paciente.

Anemia hemolítica mediada por IgG (quente)

A anemia hemolítica autoimune (AHAI) clássica é causada por anticorpos IgG dirigidos contra antígenos eritrocitários. A hemólise do tipo quente pode ser primária (idiopática) ou pode estar associada a doenças autoimunes, distúrbios linfoproliferativos ou fármacos. Os pacientes apresentam anemia aguda, icterícia e contagem elevada de reticulócitos. Alguns indivíduos têm esplenomegalia. O esfregaço de sangue periférico revela esferócitos (Figura 48.2 E). A análise laboratorial confirma a presença de IgG na membrana eritrocitária, conforme demonstrado por um teste de Coombs positivo; em alguns pacientes, os eritrócitos também são recobertos com complemento. Alguns pacientes não apresentam reticulocitose; neles, o anticorpo pode estar destruindo tanto os reticulócitos quanto os eritrócitos maduros.

A base da terapia para a AHAI consiste nos corticosteroides. Os pacientes são habitualmente tratados com 1 a 2 mg/kg de prednisona e, quando eles respondem, as doses são reduzidas lentamente ao longo de vários meses. Os indivíduos que não respondem à prednisona ou nos quais a prednisona não possa ser reduzida de modo gradual podem ser tratados com outros agentes imunossupressores, tais como ciclofosfamida, azatioprina, clorambucila ou rituximabe. Alguns pacientes respondem à imunoglobulina intravenosa. A esplenectomia mostra-se efetiva em muitos pacientes que são refratários ou resistentes aos corticosteroides, e está associada a maiores taxas de resposta sustentada do que outras terapias imunossupressoras em pacientes resistentes aos corticosteroides. Todavia, os indivíduos que não respondem e que apresentam uma hemólise contínua após a esplenectomia correm alto risco de eventos tromboembólicos secundários.

Os anticorpos quentes medeiam a *hemólise induzida por fármacos*. Existem vários mecanismos pelos quais os fármacos podem induzir uma AHAI (Tabela 48.6). A penicilina produz hemólise por meio de sua ligação aos eritrócitos e atuando como hapteno; o anticorpo é dirigido contra o fármaco, e só ocorre hemólise na presença deste último. A hemólise do tipo 2 é causada pela formação de um complexo anticorpo-fármaco que se liga à membrana do eritrócito e ativa o complemento. Os fármacos associados a esse tipo de hemólise incluem a quinidina, a quinina e a rifampicina. Outros agentes, tais como a metildopa e a procainamida, causam hemólise ao induzir a produção de anticorpos antieritrocitários *verdadeiros* dirigidos contra Rh e outros antígenos eritrocitários. O anticorpo pode persistir na ausência do fármaco, porém nem todos os pacientes com um teste de Coombs positivo têm evidências de hemólise.

Anemia hemolítica mediada por IgM (frio)

A hemólise imune do tipo frio habitualmente é pós-infecciosa. Os agentes infecciosos associados mais comuns são o *Mycoplasma pneumoniae* e o vírus Epstein-Barr (EBV). São produzidos anticorpos IgM contra o antígeno eritrocitário I (*Mycoplasma*) ou i (EBV). Os anticorpos ligam-se a temperaturas mais baixas, que são encontradas nos dedos das mãos e dos pés e se ligam ao complemento. Em seu retorno à circulação central, a IgM separa-se do eritrócito e deixa o complemento ligado. O teste de Coombs é negativo para IgG e IgM, porém positivo para o complemento. A hemólise é autolimitante, raramente grave e desaparece com terapia de suporte. Nos casos de hemólise grave exigindo transfusão, o paciente deve ser mantido aquecido, e o sangue deve ser mantido quente por meio de um aquecedor para minimizar qualquer hemólise adicional.

A doença da crioaglutinina é uma hemólise crônica mediada por anticorpos IgM que habitualmente é observada em associação a doenças linfoproliferativas. Em geral, a hemólise é de baixo grau; quando grave, responde inadequadamente aos esteroides e à esplenectomia.

Tabela 48.6 Anemia hemolítica autoimune induzida por fármacos.

Tipo	Mecanismo	Fármacos comuns implicados	Teste de Coombs direto	Teste de Coombs indireto
1	Mediada por hapteno	Penicilina Cefalotina	Positivo para IgG Positivo ou negativo para complemento	Positivo apenas na presença do fármaco
2	Mediada por imunocomplexos	Quinina Quinidina Fenacetina Rifampicina Isoniazida Tetraciclina Clorpromazina	Negativo para IgG Positivo para o complemento	Positivo apenas na presença do fármaco
3	Anticorpo antieritrócito verdadeiro	Metildopa Levodopa Procainamida Ibuprofeno Interferona-α	Positivo para IgG Negativo para o complemento	Positivo também na ausência do fármaco

IgG, imunoglobulina G.

Capítulo 48 Distúrbios dos Eritrócitos

A hemólise aguda grave mediada por IgM pode responder à plasma-férese, ao rituximabe e ao tratamento dirigido contra o distúrbio linfoproliferativo quando este existe. A terapia de suporte consiste em evitar a exposição ao frio.

Hemólise de causas extrínsecas ao eritrócito

Hemólise microangiopática

A anemia hemolítica microangiopática (AHMA) é causada pela destruição traumática dos eritrócitos enquanto atravessam pequenos vasos. As principais causas da AHMA incluem púrpura tromboci-topênica trombótica e síndrome hemolítico-urêmica (PTT/SHU) (Tabela 48.5 e Figura 48.1). As outras causas incluem síndromes rela-cionadas à gravidez, tais como pré-eclâmpsia e eclâmpsia; a síndrome HELLP (*hemólise, níveis elevados de enzimas hepáticas [liver] e baixa [low] contagem de plaquetas*); fármacos; e câncer metastático. Pode-se observar um quadro hemolítico semelhante na hemólise traumática nos pacientes com valva cardíaca danificada (nativa ou prótese).

O achado de esquistócitos (eritrócitos fragmentados) no esfregaço de sangue periférico confirma o diagnóstico de AHMA (Figura 48.2 D). O achado de tempos normais de protrombina e de tromboplastina parcial sustenta o diagnóstico de PTT/SHU em relação à coagulação intravascular disseminada. O diagnóstico e o manejo são descritos com mais detalhes no Capítulo 52.

Infecção

A hemólise pode ser causada por infecção direta dos eritrócitos por parasitas, tais como na malária, na babesiose e na bartonelose. Uma hemólise grave fulminante pode ocorrer na sepse por clostrídios, na qual as toxinas bacterianas provocam dano direto à membrana.

Anemias hemolíticas causadas por distúrbios da membrana dos eritrócitos

Anormalidades da membrana herdadas

A *esferocitose hereditária* (EH) é causada por anormalidades congê-nitas heterogêneas nas proteínas do citoesqueleto do eritrócito (Tabela 48.7). A maioria dos pacientes com EH apresenta mutações de herança dominante na espectrina ou na anquirina. A EH carac-teriza-se por anemia hemolítica, esplenomegalia e esferócitos proemi-nentes no sangue periférico. Os esferócitos são o resultado do *condicionamento* dos eritrócitos no baço, durante o qual as células endoteliais dos seios venosos e as células reticuloendoteliais removem porções da membrana anormal causadas pela desorganização do citoesqueleto. Os esferócitos refletem a perda da membrana, o que diminui a razão entre membrana e citoplasma. Como uma alta razão entre membrana e citoplasma é responsável pelo formato bicôncavo e flexível do eritrócito normal, o eritrócito perde as suas características morfológicas bicôncavas e assume uma forma esferocítica com a perda da membrana. Os esferócitos são menos flexíveis e podem ser destruídos na microvasculatura. O achado laboratorial característico da EH consiste em aumento da fragilidade osmótica, que é causado pela perda de distensibilidade associada à diminuição da membrana de superfície. A EH é geralmente um distúrbio leve com hemólise bem compensada. Tipicamente, os pacientes apresentam exacerbações durante as infecções ou quando recebem medicamentos mielossu-pressores. Os indivíduos com hemólise significativa devem receber suplementação de folato. Muitos deles necessitam de colecistectomia para cálculos pigmentares. A anemia grave e sintomática é tratada com esplenectomia parcial ou total.

A *eliptocitose hereditária* (ElH) é causada por mutações de herança dominante que afetam as interações das proteínas da membrana com as proteínas citoplasmáticas subjacentes. As anormalidades mais comuns afetam as interações com a espectrina e a proteína 4.1, o que faz com que os eritrócitos se tornem elípticos. À semelhança da EH, os pacientes habitualmente apresentam hemólise leve e esplenomegalia.

A *piropoiquilocitose hereditária* (PPH) é uma doença recessiva rara que é frequentemente causada pela herança de dois distúrbios diferentes da membrana (p. ex., um alelo para a EH e um alelo para a ElH). Os pacientes apresentam hemólise grave com microesferócitos e eliptócitos no esfregaço de sangue periférico. À semelhança da EH, o tratamento para a anemia sintomática na ElH e na PPH é a esplenectomia.

A *estomatocitose hereditária* é causada por mutações autossômicas dominantes que levam a anormalidades na permeabilidade e no volume dos eritrócitos, em uma forma hiper-hidratada, em uma forma desidratada ou em uma forma quase normal. Essas membranopatias raras são heterogêneas na sua apresentação, e apresentam formas sindrômicas e não sindrômicas que exibem graus variáveis de anemia hemolítica e que são confirmadas por testes genéticos. O tratamento é de suporte, porém deve-se evitar a esplenectomia devido ao risco aumentado de trombose em determinados tipos, e é preciso ter cuidado para distinguir essa condição da esferocitose hereditária, para a qual a esplenectomia constitui o tratamento indicado.

Mais informações sobre as anemias hemolíticas causadas por distúrbios hereditários da membrana podem ser encontradas no Capítulo 152, "Anemias Hemolíticas: Defeitos da Membrana e do Metabolismo dos Eritrócitos", em *Goldman-Cecil Medicina*, 26ª edição. ❖

Anormalidades da membrana adquiridas

Hemoglobinúria paroxística noturna. A hemoglobinúria paroxística noturna (HPN) é uma doença clonal adquirida que está associada à anormalidade da regulação do complemento. Os eritrócitos normais são protegidos da lise celular mediada por complemento pela presença de proteínas de membrana, incluindo o fator acelerador da decom-posição (DAF [do inglês *decay-accelerating factor*] ou CD55) e o inibidor da lise reativa da membrana (MIRL [do inglês *membrane inhibitor of reactive lysis*] ou CD59). Ambas as proteínas são membros de uma família de proteínas que estão presas à membrana por uma âncora de glicosil fosfatidilinositol (GPI). Os pacientes com HPN apresentam mutações clonais da fosfatidilinositol glicana A (PIG-A), a enzima

Tabela 48.7 Anormalidades congênitas da membrana eritrocitária.

Condição	Proteínas anormais da membrana	Herança
Esferocitose	Espectrina, anquirina, banda 3, proteína 4.2	Autossômica dominante Recessiva (rara)
Eliptocitose	Espectrina, proteína 4.1	Autossômica dominante Recessiva (rara)
Piropoiquilocitose	Espectrina	Recessiva
Estomatocitose	Defeito na permeabilidade do canal de sódio	Autossômica dominante

necessária para a síntese de GPI. Essas mutações surgem nas células-tronco hematopoéticas e, posteriormente, todas as células hematopoéticas carecem de proteínas ancoradas com GPI. A ausência de proteínas ancoradas com GPI torna os eritrócitos suscetíveis à lise mediada por complemento. O diagnóstico pode ser estabelecido por citometria de fluxo para documentar a ausência de CD55 ou de CD59 na superfície dos eritrócitos ou dos leucócitos.

A HPN é um distúrbio clonal de células-tronco com várias características únicas. Os pacientes sofrem de hemólise intravascular aguda episódica com liberação de hemoglobina livre, o que resulta na hemoglobinúria que deu o nome à doença. A urina escura pigmentada com hemoglobina é mais proeminente pela manhã após a sua concentração durante a noite. Os pacientes também são suscetíveis a complicações trombóticas venosas, incluindo síndrome de Budd-Chiari, trombose da veia porta, trombose vascular encefálica, e veias periféricas. A doença está associada a risco de desenvolvimento de mielodisplasia, mielofibrose, leucemia aguda ou anemia aplásica. Além disso, os indivíduos com anemia aplásica que respondem à terapia imunossupressora frequentemente desenvolvem clones do tipo HPN. No passado, o tratamento era, em grande parte, de suporte. Entretanto, o manejo com eculizumabe e ravulizumabe, anticorpos monoclonais que se ligam ao componente C5 do complemento, comprovadamente reduz a hemólise e as necessidades de transfusão nessa doença. O eculizumabe também reduz os eventos tromboembólicos; esse *endpoint* ainda não foi abordado no ravulizumabe mais recentemente aprovado. Os pacientes jovens devem ser considerados para um transplante de células-tronco alogênicas.

Anemia de acantócitos. Os acantócitos são células com morfologia anormal da membrana encontradas nos pacientes com doença hepática avançada, desnutrição grave, má absorção ou asplenia. A membrana adquire protrusões como resultado de lipídios anormais. As alterações estão associadas a uma hemólise leve, embora nos pacientes com doença hepática avançada seja difícil distinguir a hemólise do hiperesplenismo. Podem ser observadas alterações semelhantes nos pacientes com abetalipoproteinemia.

Anemias hemolíticas causadas por distúrbios das enzimas eritrocitárias

Deficiência de glicose-6-fosfato desidrogenase

A glicose-6-fosfato desidrogenase (G6PD) é uma enzima fundamental na via de derivação da hexose monofosfato. Ao manter reservas intracelulares de glutationa reduzida, protege os eritrócitos da oxidação da membrana e da hemoglobina (Figura 48.4). O gene para a G6PD reside no cromossomo X e, portanto, quase todos os pacientes com deficiência de G6PD são do sexo masculino. A maioria das mutações de G6PD é encontrada em populações africanas e mediterrâneas, mais provavelmente pelo fato de que elas apresentam resistência à malária. A forma africana de deficiência de G6PD é relativamente leve, enquanto a forma mediterrânea é grave.

A ausência de G6PD torna os eritrócitos sensíveis ao estresse oxidativo. Na vigência de infecção, acidose da inflamação ou substâncias oxidativas, a hemoglobina precipita, causando então hemólise. Muitos fármacos estão associados à hemólise no contexto da deficiência de G6PD, tais como sulfonamidas, antimaláricos, dapsona, ácido acetilsalicílico (AAS) e fenacetina. O diagnóstico deve ser considerado em pacientes do sexo masculino de origem africana ou mediterrânea que apresentam evidências de hemólise no contexto de infecção aguda ou exposição recente a fármacos oxidantes. Os pacientes com a variante mediterrânea da deficiência de G6PD podem desenvolver hemólise com exposição a favas (favismo). As hemácias com hemoglobina precipitada contêm corpúsculos de Heinz, que podem ser visualizados por meio de coloração do esfregaço de sangue periférico com violeta

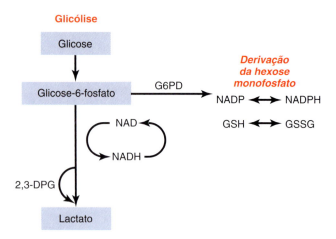

Figura 48.4 Metabolismo dos eritrócitos. *2,3-DPG*, 2,3-difosfoglicerato; *G6PD*, glicose-6-fosfato desidrogenase; *GSH*, glutationa reduzida; *GSSG*, glutationa reduzida e oxidada; *NAD*, nicotinamida adenina dinucleotídio; *NADH*, forma reduzida do NAD; *NADP*, fosfato de nicotinamida adenina dinucleotídio; *NADPH*, forma reduzida do NADP.

de metila. Essas inclusões são removidas no baço, o que leva ao achado adicional de hemácias "mordidas" no esfregaço de sangue. O diagnóstico pode ser confirmado pela medição dos níveis de G6PD no sangue periférico. Entretanto, os reticulócitos e os eritrócitos jovens de pacientes com deficiência de G6PD apresentam níveis enzimáticos mais elevados; consequentemente, se o diagnóstico for provável, os pacientes com nível normal de G6PD devem ser mais uma vez testados em um momento livre de episódio agudo, quando a porcentagem de eritrócitos jovens é alta. Nesses indivíduos, o objetivo da prevenção da hemólise é evitar o estresse oxidativo, sobretudo os fármacos implicados como causadores de hemólise. A esplenectomia é recomendada somente para os pacientes com hemólise episódica ou crônica grave.

Outras deficiências enzimáticas

Foi relatado que as deficiências enzimáticas como causas raras de anemia hemolítica envolvem quase todas as enzimas da via glicolítica. A mais comum dessas deficiências é a carência de piruvato quinase. Os genes autossômicos codificam essas enzimas e o padrão de herança é, portanto, autossômico recessivo.

Mais informações sobre as anemias hemolíticas causadas por deficiências enzimáticas hereditárias podem ser encontradas no Capítulo 152, "Anemias Hemolíticas: Defeitos da Membrana e do Metabolismo dos Eritrócitos", em *Goldman-Cecil Medicina*, 26ª edição.

Hemoglobinopatias

As hemoglobinopatias são distúrbios causados por mutações que resultam na síntese de hemoglobinas quantitativa ou qualitativamente anormais. As mais comuns são as síndromes falciformes e as talassemias, que, à semelhança da deficiência de G6PD, surgiram em regiões do mundo com malária endêmica.

Doença falciforme

A doença falciforme, a mais comum das síndromes falciformes, resulta de uma mutação pontual que causa uma substituição do ácido glutâmico por valina no sexto aminoácido do gene da β-globina. Surgiu como mutação independente em diversas populações na África, na Índia, no Mediterrâneo e no Oriente Médio. A substituição de um resíduo hidrofílico por hidrofóbico torna a hemoglobina falciforme (HbS) desoxigenada menos solúvel e, portanto, suscetível à polimerização e à precipitação. A taxa de precipitação da HbS é extremamente sensível à concentração intracorpuscular de hemoglobina desoxigenada. Portanto, há um aumento da falcização quando essa concentração está elevada, seja por alterações na hidratação celular (desidratação), seja por alterações na curva de dissociação do oxigênio (p. ex., hipoxia, acidose, grandes altitudes).

Manifestações agudas. Em sua maioria, as complicações agudas da doença falciforme estão relacionadas à vasoclusão (Tabela 48.8). Podem ocorrer em qualquer parte do corpo crises dolorosas secundárias a oclusões da microvasculatura e à isquemia de órgãos e tecidos, porém a dor é sentida mais comumente nos membros, no tórax, no abdome e no dorso. As crises dolorosas são comumente precipitadas por infecções, desidratação, mudanças rápidas de temperatura e gravidez. Entretanto, com frequência, nenhuma causa precipitante óbvia é identificada para uma crise dolorosa aguda.

A vasoclusão na circulação pulmonar pode constituir uma complicação particularmente sombria da doença falciforme. Ela resulta na *síndrome torácica aguda*, que se caracteriza por dor torácica, hipoxemia e infiltrados pulmonares. Os papéis da infecção, do infarto e da trombose *in situ* na síndrome torácica aguda são indistinguíveis, porém todos os pacientes devem receber antibióticos para uma suposta pneumonia. Como a hipoxemia predispõe a maior falcização e ao aumento do comprometimento respiratório, a síndrome torácica aguda é potencialmente fatal e constitui uma indicação para exsanguinotransfusão de emergência.

Os eventos neurológicos constituem uma causa importante de morbidade nos pacientes com doença falciforme. Nas crianças, ocorrem oclusões agudas de grandes vasos com taxa de recorrência de 70% se não houver tratamento; esses AVEs são uma indicação para exsanguinotransfusão a longo prazo, que demonstrou diminuir a taxa de oclusões repetidas. Por motivos pouco compreendidos, essas oclusões de grandes vasos raramente ocorrem nos adultos. Esses podem sofrer AVEs hemorrágicos como resultado de dilatação aneurismática de vasos em proliferação que se formam em resposta às micro-oclusões repetidas nos vasos cerebrais.

Qualquer agravo tóxico ou infeccioso que suprima de modo transitório a atividade da medula óssea pode causar uma *crise aplásica*. A redução do tempo de sobrevida do eritrócito na doença falciforme torna os pacientes extremamente dependentes de uma atividade contínua e vigorosa da medula óssea, e os curtos intervalos de diminuição da formação de reticulócitos podem causar uma anemia profunda. Mais dramáticas são as infecções associadas ao parvovírus B19, que infecta diretamente os precursores eritroides. Os cuidados de suporte são habitualmente tudo o que é necessário. Entretanto, alguns pacientes

desenvolvem necrose da medula óssea com um quadro leucoeritroblástico; esse desenvolvimento pode ser ainda mais complicado por embolização da medula óssea para os pulmões.

Determinados leitos vasculares são especialmente propensos às complicações da doença falciforme. A medula renal é extremamente suscetível ao dano por vasoclusão, visto que a sua alta tonicidade e baixa tensão de oxigênio aumentam significativamente a concentração de HbS. Todos os pacientes com doença falciforme desenvolvem defeitos na capacidade de concentrar a urina, e na idade adulta são uniformemente isostenúricos. É comum a ocorrência de episódios agudos de hematúria secundária à necrose papilar.

O baço é outro local onde a falcização recorrente se dá uniformemente. Embora na infância o baço consiga sequestrar células sanguíneas, todos os pacientes na idade adulta tornam-se funcionalmente asplênicos em decorrência de infartos repetidos da microvasculatura. Esse fator contribuinte aumenta a suscetibilidade dos pacientes com doença falciforme a infecções por microrganismos encapsulados. A infecção aguda ainda é uma causa significativa de morte. Por motivos pouco esclarecidos, os pacientes com doença falciforme são particularmente propensos à osteomielite, e existe uma incidência muito alta de *Salmonella* como microrganismo causal.

Manifestações crônicas. A doença falciforme costumava ser um distúrbio da infância. Conforme mais pacientes foram sobrevivendo até a idade adulta, tornou-se evidente que os episódios repetidos de vasoclusão levam ao dano de quase todos os órgãos-alvo (Tabela 48.8). A insuficiência renal e a insuficiência pulmonar constituem as principais causas de morte nos pacientes adultos com doença falciforme. Outras complicações a longo prazo incluem úlceras cutâneas crônicas, retinopatia e disfunção hepática. Além disso, a maioria dos pacientes necessita de colecistectomia por causa da existência de cálculos pigmentares.

Tratamento. O tratamento da doença falciforme ainda é, em grande parte, de suporte. As crises dolorosas são tratadas com líquidos, suplementação de oxigênio e analgésicos. Os pacientes com indícios de infecção devem receber antibióticos. Deve-se administrar transfusões nos indivíduos com anemia sintomática. A exsanguinotransfusão é indicada para a síndrome torácica, o AVE, a necrose da medula óssea e o priapismo. As indicações mais controversas para a exsanguinotransfusão incluem dor intratável e resposta lenta a outras medidas de suporte. A meta da exsanguinotransfusão é alcançar um nível de 30 a 40% de HbS. Conforme já assinalado, os pacientes que sofreram um AVE trombótico de grandes vasos devem ser submetidos à exsanguinotransfusão crônica.

A hidroxiureia tem sido o principal agente modificador da doença para os pacientes com doença falciforme. O tratamento com hidroxiureia, um agente que aumenta a concentração de HbF nos pacientes com doença falciforme, reduz a incidência de crises vasoclusivas. A eficácia da hidroxiureia nos pacientes com crises recorrentes foi demonstrada em um estudo randomizado, e estudos de acompanhamento revelaram uma vantagem em termos de sobrevida para os indivíduos tratados com hidroxiureia. Mais recentemente, foram aprovados pela FDA três outros agentes; dois deles reduziram ainda mais as crises falciformes (L-glutamina e crizanlizumabe), enquanto o terceiro aumentou os níveis de hemoglobina (voxelotor). Em um estudo randomizado, a terapia com L-glutamina demonstrou um número significativamente menor de crises falciformes, e os pacientes em ambos os braços já tinham recebido, em sua maioria, hidroxiureia. Foi sugerido que a L-glutamina reduz o estresse oxidativo e as potenciais crises dolorosas ao aumentar a nicotinamida adenina dinucleotídio reduzida nas hemácias falciformes. Em outro ensaio clínico randomizado, o crizanlizumabe, um inibidor da P-selectina, também reduziu de forma substancial as crises falciformes. A P-selectina deflagra o processo de adesão dos leucócitos ao endotélio vascular durante a

Tabela 48.8 Manifestações clínicas da doença falciforme.

Manifestações agudas	Manifestações crônicas
Crise vasoclusiva	Doença renal crônica
Crise dolorosa	Isostenúria
Síndrome torácica aguda	Insuficiência renal crônica
Priapismo	Doença pulmonar crônica
Eventos vasculares encefálicos	Hepatopatia falciforme
Acidente vascular encefálico	Retinopatia proliferativa
trombótico	Necrose avascular
Acidente vascular encefálico	Úlceras cutâneas
hemorrágico	
Crise aplásica	
Sequestro esplênico	
Osteomielite	

inflamação que leva à vasoclusão. Mais recentemente, o voxelotor, um agente que inibe a polimerização da HbS ao estabilizar o estado oxigenado da hemoglobina, levou à redução da hemólise e à melhora da anemia, e agora constitui uma terapia aprovada pela FDA.

O único tratamento curativo para a doença falciforme é o transplante de células-tronco alogênicas, embora a falta de doadores compatíveis permaneça uma barreira.

Outras síndromes falciformes

Hemoglobina C. A hemoglobina C (HbC) é causada por outra substituição, ácido glutâmico por lisina, na sexta posição da cadeia da β-globina. A HbC homozigota causa sintomas muito leves de anemia e, em geral, é clinicamente silenciosa. Os pacientes com hemoglobina S-C (HbSC) são heterozigotos compostos para a HbS e a HbC. Esses indivíduos são sintomáticos, porém as manifestações clínicas são mais leves do que as dos pacientes com HbS homozigota (HbSS). Apresentam hematócrito mais alto, porém a maior viscosidade agrava a retinopatia. Não sofrem infartos esplênicos; ao contrário dos pacientes com HbSS, eles habitualmente apresentam esplenomegalia. Em consequência, esses apresentam, em certas ocasiões, episódios de esplenomegalia aguda associada a reduções significativas da concentração de hemoglobina e do hematócrito (crise de sequestro esplênico). Embora essas crises também ocorram nas crianças com HbSS, a asplenia funcional impede essa complicação nos adultos com HbSS.

β-Talassemia falciforme. Os pacientes que são heterozigotos duplos para a HbS e a β-talassemia apresentam um espectro de doença dependente do nível de β-globina produzida. A β⁺-talassemia falciforme é uma doença mais leve que a HbSS, provavelmente devido à concentração intracorpuscular diminuída de HbS. Os pacientes com β⁰-talassemia falciforme (ver discussão adiante) não produzem cadeias β normais e exibem essencialmente o mesmo fenótipo dos pacientes com HbSS.

Talassemia

As síndromes talassêmicas (Tabela 48.9) formam um grupo heterogêneo de distúrbios associados à síntese diminuída ou ausente das cadeias de α ou β-globina. As síndromes talassêmicas graves estão associadas à anemia hemolítica grave e são diagnosticadas nos primeiros anos de vida. Entretanto, as formas leves de talassemia menor frequentemente causam uma anemia microcítica leve com pouca ou nenhuma evidência de hemólise. Com frequência, essas síndromes são confundidas com deficiência de ferro devido à diminuição do VCM.

β-Talassemia. Já foram descritas mais de 100 mutações que levam à β-talassemia que causa redução ou ausência na expressão do *locus* da β-globina. A expressão diminuída de β-globina pode ser causada por mutações estruturais na região codificadora do gene que resultam em mutações sem sentido, RNA mensageiro (RNAm) truncado e ausência de expressão de globina intacta a partir do alelo afetado (β⁰-talassemia). Entretanto, numerosas mutações que resultam em diminuição da transcrição, ou tradução ou alteração do *splicing* do RNAm da β-globina levam à redução, mas não eliminação, da expressão da cadeia de globina do alelo afetado (β⁺-talassemia).

A síntese defeituosa de cadeias de globina na β-talassemia causa diminuição da produção normal de hemoglobina e produção de um pequeno excesso de cadeias α. A diminuição na síntese normal de hemoglobina resulta em anemia hipocrômica, enquanto as cadeias α em excesso formam complexos de cadeias α insolúveis e causam hemólise. Nas síndromes talassêmicas leves, as cadeias α em excesso não são suficientes para causar uma hemólise significativa, e o principal achado consiste em anemia microcítica. Nas formas graves de talassemia, ocorre hemólise tanto no sangue periférico quanto na medula óssea, e há uma intensa expansão secundária da produção de eritrócitos na medula óssea. A expansão do espaço medular provoca graves anormalidades esqueléticas, e a eritropoese não efetiva também constitui um poderoso estímulo para a absorção de ferro pelo intestino.

O espectro clínico da β-talassemia reflete a heterogeneidade das lesões moleculares que causam a doença (Tabela 48.9). A β-talassemia maior resulta de β⁰-talassemia homozigota, levando então à anemia hemolítica grave; esses pacientes são diagnosticados no primeiro ano de vida e dependem de transfusões desde o nascimento. Os indivíduos com β-talassemia intermédia também possuem dois alelos de β-talassemia, porém pelo menos um deles é uma mutação β⁺ leve. Esses pacientes têm anemia hemolítica crônica grave, porém não necessitam de transfusões. Por causa da eritropoese não efetiva, os pacientes exibem hiperabsorção crônica de ferro e, na ausência de transfusões, desenvolvem sobrecarga de ferro. A β-talassemia menor é habitualmente causada por β-talassemia heterozigota, embora possa refletir a herança de duas mutações talassêmicas leves. São pacientes nos quais a deficiência de ferro é, com frequência, diagnosticada de modo incorreto. Os exames revelam níveis normais ou aumentados de ferro com saturação normal desse mineral. A detecção de um aumento compensatório da HbA$_2$ e HbF na eletroforese da hemoglobina confirma o diagnóstico.

Tabela 48.9 Síndromes talassêmicas.

Distúrbio	Anormalidade genética	Fenótipo clínico
β-Talassemia		
Talassemia maior (anemia de Cooley)	β⁰-Talassemia homozigota	Hemólise grave, eritropoese não efetiva, dependência de transfusões, sobrecarga de ferro
Talassemia intermédia	Talassemia β⁰ e β⁺ heterozigota composta	Hemólise moderada, anemia grave, mas não dependente de transfusões; sobrecarga de ferro
Talassemia menor	Talassemia β⁰ ou β⁺ heterozigota	Microcitose, anemia leve
α-Talassemia		
Hidropisia fetal	–/–	Anemia grave, anasarca intrauterina devida à insuficiência cardíaca congestiva; morte *in utero* ou ao nascimento
Hemoglobina H	α–/__	Anemia microcítica e hemólise leve; não dependente de transfusões
Traço de α-talassemia	αα/__ (α-talassemia 1) ou –α/–α (α-talassemia 2)	Anemia microcítica leve
Portador silencioso	–α/αα	Hemograma completo normal

α-Talassemia. A α-talassemia quase sempre é causada por mutações que provocam deleção de um ou mais dos *loci* da cadeia α no cromossomo 16. Existem quatro *loci* de cadeia α, com duas cópias quase idênticas do gene da α-globina em cada cromossomo. Portanto, o espectro da α-talassemia reflete a falta de um, dois, três ou todos os quatro genes de α-globina (Tabela 48.9). Em geral, as manifestações clínicas da α-talassemia são mais leves que as da β-talassemia por dois motivos. Em primeiro lugar, a existência de quatro genes de cadeia α possibilita uma síntese adequada de cadeias α, a não ser que haja deleção de três ou quatro *loci*. Em segundo lugar, os tetrâmeros de cadeia β são mais solúveis do que seus correspondentes de cadeia α e não causam hemólise. Os pacientes com perda de um único gene de cadeia α são portadores silenciosos e apresentam hematócrito e VCM normais. Os indivíduos com deleção de duas cadeias α, seja no mesmo cromossomo (−−/αα, denominada α-thal 1), seja em cromossomos diferentes (−α/−α; α-thal 2), apresentam anemia microcítica e leve. Aqueles que herdam um alelo α-thal 1 e um alelo α-thal 2 (−−/−α) apresentam a doença da hemoglobina H. A hemoglobina H é o resultado da produção excessiva de cadeias β, especificamente $β_4$; provoca anemia hemolítica leve e mínima ou nenhuma destruição eritrocitária intramedular. A herança do alelo α-thal 2 homozigoto resulta em ausência funcional de *loci* da cadeia α e é incompatível com a vida. O feto não produz hemoglobina funcional após o desenvolvimento embrionário, visto que a HbF também necessita de cadeias α. As cadeias γ livres formam tetrâmeros, denominados *hemoglobina Barts*. A hemoglobina Barts apresenta afinidade extremamente alta pelo oxigênio, e a incapacidade de liberar oxigênio nos tecidos periféricos resulta em insuficiência cardíaca congestiva (ICC) grave e anasarca, um quadro clínico denominado *hidropisia fetal*. Os fetos afetados são natimortos ou morrem logo após o parto.

Tratamento. Embora o manejo de pacientes com talassemia seja principalmente de suporte (terapia transfusional, suplementação de ácido fólico, quelação do ferro quando necessário), um agente de maturação eritroide modificador da doença, o luspatercepte, foi recentemente aprovado pela FDA. O luspatercepte liga-se a ligantes de TGFβ específicos, inibindo então a sinalização Smad2/3 aberrante e resultando em melhora da eritropoese. Um ensaio clínico randomizado do luspatercepte demonstrou redução da carga transfusional em adultos primariamente com β-talassemia.

Mais informações sobre as talassemias, a doença falciforme e outras hemoglobinopatias podem ser encontradas no Capítulo 153, "Talassemias", e no Capítulo 154, "Doença Falciforme e Outras Hemoglobinopatias", em *Goldman-Cecil Medicina*, 26ª edição.

PERSPECTIVAS PARA O FUTURO

A anemia é cada vez mais reconhecida como um marcador de aumento de morbidade e mortalidade em adultos com uma ampla variedade de condições clínicas, tais como insuficiência renal, neoplasia maligna, doença cardíaca, condições inflamatórias e outras doenças crônicas. Os avanços na compreensão da fisiopatologia da anemia da inflamação crônica estão contribuindo para os conhecimentos sobre o metabolismo do ferro e sobre os papéis que as citocinas desempenham na hematopoese. Esses progressos possibilitam o desenvolvimento de novas terapias para os pacientes com anemia e sobrecarga de ferro. Os avanços no transplante de células-tronco contribuirão para a capacidade de tratar e potencialmente curar várias hemoglobinopatias, e também estão sendo desenvolvidas abordagens de terapia gênica.

LEITURA SUGERIDA

Andrews NC: Forging a field: the golden age of iron biology, Blood 112:219–230, 2008.

Auerbach M, Macdougall I: The available intravenous iron formulations: History, efficacy, and toxicology, Hemodial Int 21:S83–S92, 2017.

Bain BJ: Diagnosis from the blood smear, N Engl J Med 353:498–507, 2005.

Bennett CL, Silver SM, Djulbegovic B, et al: Venous thromboembolism and mortality associated with recombinant erythropoietin and darbepoetin administration for the treatment of cancer-associated anemia, J Am Med Assoc 299:914–924, 2008.

Cappellini MD, et al: The Believe trial: results of a phase 3, randomized, double-blind, placebo-controlled study of luspatercept in adult beta-thalassemia patients who require regular red blood cell (RBC) transfusions. Abstract #164, ASH Annual Meeting, December 1, 2018; San Diego, CA.

Finberg KE: Unraveling mechanisms regulating systemic iron homeostasis, Hematology Am Soc Hematol Educ Program 2011:532–537, 2011.

Ganz T: Anemia of inflammation, N Engl J Med 381:1148–1157, 2019.

Kenneth AI, Kutlar A, Kanter J, et al: Crizanlizumab for the prevention of pain crises in sickle cell disease, N Engl J Med 376:429–439, 2017.

Kidney Disease: Improving Global Outcomes (KDIGO): Anemia Work Group: KDIGO clinical practice guidelines for anemia in chronic kidney disease, Kidney Int Suppl 2:279–335, 2012.

Lee JW, Sicre de Fontbrune F, Wong Lee Lee L, et al: Ravulizumab (ALXN1210) vs eculizumab in adult patients with PNH naïve to complete inhibitors: the 301 study, Blood 133:530–539, 2019.

Lin JC: Approach to anemia in the adult and child. In Hoffman R, Benz EJ, Silberstein LE, et al, editors: Hoffman: hematology—basic principles and practice, ed 7, Philadelphia, 2018, Elsevier, pp 458–467.

Moretti D, Goede JS, Zeder C, et al: Oral iron supplements increase hepcidin and decrease iron absorption from daily or twice-daily doses in iron-depleted young women, Blood 126:1981–1989, 2015.

Niihara Y, et al: A phase 3 trial of L-glutamine in sickle cell disease, N Engl J Med 379:226–235, 2018.

Stabler SP: Vitamin B12 deficiency, N Engl J Med 368:149–160, 2013.

Stoffel NU, Cercamondi CI, Brittenham G, et al: Iron absorption from oral iron supplements given on consecutive versus alternative days and as single morning doses versus twice-daily split in iron-depleted women: two open-label, randomized controlled trials, Lancet Haematol 4:PE524–E533, 2017.

Thompson A, Walters MC, Kwiatkowski J, et al: Gene therapy in patients with transfusion-dependent β-thalassemia, N Engl J Med 378:1479–1493, 2018.

Vichinsky E, Hoppe CC, Ataga KI, et al: A phase 3 randomized trial of voxelotor in sickle cell disease, N Engl J Med 381:509–519, 2019.

Yutaka N, Miller ST, Kanter J, et al: A phase 3 trial of L-glutamine in sickle cell disease, N Engl J Med 379:226–235, 2018.

49

Distúrbios Clínicos dos Granulócitos e dos Monócitos

Ellice Wong, Michal G. Rose, Nancy Berliner

INTRODUÇÃO

Os leucócitos fornecem a principal defesa do organismo contra a infecção bacteriana. Os granulócitos (primariamente neutrófilos) e os monócitos são células fagocíticas que podem matar bactérias ingeridas por meio da geração de intermediários reativos. Os monócitos também liberam mediadores inflamatórios que aumentam a atividade dos linfócitos. A função dos linfócitos é discutida no Capítulo 50.

DESENVOLVIMENTO, ESTRUTURA E FUNÇÃO NORMAIS DOS GRANULÓCITOS

Neutrófilos

Os neutrófilos (*i. e.*, leucócitos polimorfonucleares [PMN]) são os leucócitos predominantes no sangue periférico. São morfologicamente reconhecíveis pelo seu núcleo segmentado característico e pelos grânulos citoplasmáticos que são funcionalmente importantes (Figura 49.1).

Os neutrófilos matam as bactérias intracelulares por meio de quimiotaxia, marginação, adesão e fagocitose (Figura 49.2). A *quimiotaxia* refere-se ao movimento ordenado da célula em direção a um estímulo atrativo, como formil peptídios bacterianos ou fragmentos do complemento (*i. e.*, C3b e C5a). Na *marginação*, os neutrófilos deslocam-se em direção às células endoteliais que revestem as paredes dos vasos sanguíneos. Os neutrófilos ligam-se às células endoteliais por meio da interação das glicoproteínas de superfície do neutrófilo (*i. e.*, CD11b/CD18) com moléculas de adesão endoteliais (*i. e.*, a molécula de adesão intercelular 1 e a molécula de adesão leucocitária endotelial 1) em um processo denominado *adesão*. Em resposta a um estímulo quimiotático, os neutrófilos aderentes movem-se em direção ao alvo ao longo da superfície endotelial.

As síndromes de deficiência de adesão dos leucócitos (DAL) estão associadas ao comprometimento da migração dos leucócitos (sobretudo neutrófilos) da vasculatura para os tecidos, o que resulta em neutrofilia, incapacidade de formação de pus, cicatrização deficiente de feridas e infecções bacterianas recorrentes. Esse grupo raro de doenças congênitas caracteriza-se por defeitos da betaintegrina, anormalidades do receptor de selectina, bem como perda do receptor C3b (que medeia a fagocitose induzida por opsonina). Por conseguinte, a doença resulta tanto da falha de adesão quanto da falha de fagocitose das bactérias opsonizadas.

A *fagocitose* exige o reconhecimento de bactérias ou resíduos-alvo pelo neutrófilo. Os alvos são opsonizados pela ligação superficial de imunoglobulina ou do fator C3b do complemento. O neutrófilo tem

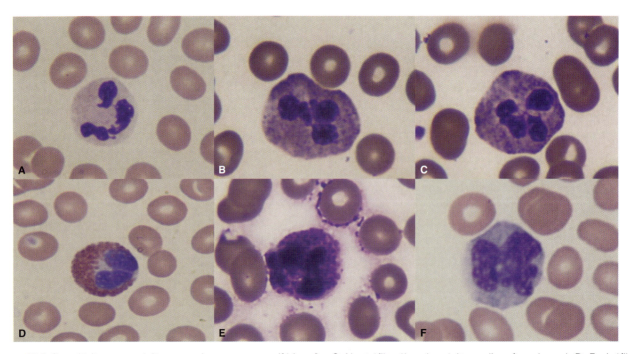

Figura 49.1 Granulócitos e monócitos normais no sangue periférico. **A** a **C.** Neutrófilos (*i. e.*, leucócitos polimorfonucleares). **D.** Eosinófilos. **E.** Basófilos. **F.** Monócitos. (Cortesia de Robert J. Homer, MD, PhD, Yale School of Medicine, New Haven, Conn.)

Capítulo 49 Distúrbios Clínicos dos Granulócitos e dos Monócitos

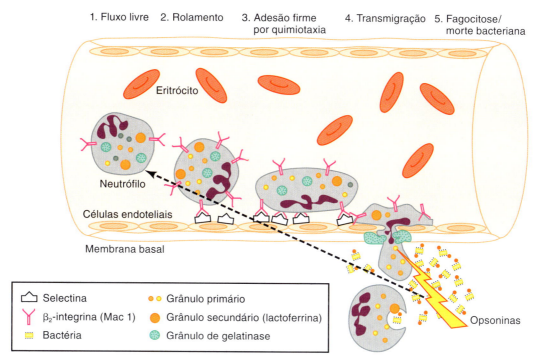

Figura 49.2 A sequência de ativação dos neutrófilos mostra os processos de rolamento, contato com a parede do vaso, fixação, diapedese e fagocitose. *Mac 1*, antígeno do macrófago 1 (CDI Ib/CD18).

receptores de superfície para o C3b e para a porção Fc da imunoglobulina G, o que possibilita o reconhecimento e a ligação do alvo opsonizado. Em seguida, o alvo é incorporado em um vacúolo fagocítico, que se funde com os grânulos do neutrófilo no interior da célula.

A *morte intracelular* ocorre por mecanismos dependentes e independentes de oxigênio. O conteúdo dos grânulos primários, incluindo catepsina G, defensinas e lisozima, degrada a parede celular da bactéria e mata o microrganismo-alvo. Entretanto, o principal mecanismo de morte bacteriana é a *explosão respiratória*. A estimulação do neutrófilo ativa um complexo de oxidase ligado à membrana que gera superóxido por meio da transferência de um elétron do fosfato de nicotinamida adenina dinucleotídio (NADPH, do inglês *nicotinamide-adenine dinucleotide phosphate*) reduzido. A interação do superóxido com água gera íons hidroxila. A mieloperoxidase catalisa a formação de íon hipoclorito a partir do peróxido de hidrogênio e do cloreto. A NADPH oxidase é uma enzima de múltiplas subunidades. A ausência ou a diminuição de atividade de qualquer subunidade compromete a destruição bacteriana e resulta em doença granulomatosa crônica, um distúrbio congênito em que os pacientes têm predisposição a infecções bacterianas potencialmente fatais.

Mais recentemente, as *armadilhas extracelulares de neutrófilos* (NETS, do inglês *neutrophil extracellular traps*) foram propostas como o mecanismo extracelular na atividade antimicrobiana induzida por neutrófilos. Foi constatado que os neutrófilos ativados liberam ácidos nucleicos com histonas e proteínas granulares extracelularmente para capturar e matar bactérias.

Os grânulos dos neutrófilos conferem a essas células seu aspecto característico e desempenham importantes funções na ativação e destruição mediadas pelos neutrófilos. Os *grânulos primários* surgem no início da diferenciação mieloide e são encontrados nos neutrófilos e nos monócitos. Eles contêm um grande número de proteínas, incluindo a mieloperoxidase, as hidrolases ácidas e as proteases neutras. Esses grânulos fundem-se com o vacúolo fagocítico e auxiliam na digestão das bactérias ingeridas. Os *grânulos secundários* surgem posteriormente na via de diferenciação e conferem ao neutrófilo seu aspecto granular característico (denso em elétrons). Esses grânulos contêm lactoferrina, transcobalamina, e as enzimas modificadoras da matriz colagenase e gelatinase. Com a estimulação dos neutrófilos, ocorre a liberação dos grânulos no espaço extracelular. A lactoferrina e a transcobalamina atuam como proteínas antibacterianas sequestrando o ferro e a vitamina B_{12} das bactérias, enquanto a colagenase e a gelatinase degradam o tecido conjuntivo no local da inflamação.

Já foram descritas anormalidades nos grânulos dos neutrófilos em síndromes clínicas raras. A ausência de mieloperoxidase surpreendentemente provoca sintomas leves e pode estar associada a defeitos no controle das infecções fúngicas. A deficiência secundária de grânulos é rara e está associada a discreto aumento no risco de infecções bacterianas.

Eosinófilos e basófilos

Além dos neutrófilos, os eosinófilos e os basófilos são granulócitos que se originam a partir de precursores mieloides na medula óssea; deslocam-se rapidamente da medula óssea para o sangue e, em seguida, para os tecidos periféricos, onde participam nas reações alérgicas e inflamatórias. À semelhança dos neutrófilos, têm grânulos secundários que lhes conferem uma aparência característica e que são funcionalmente importantes. Em condições normais, esses dois tipos de células ocorrem em pequeno número.

Embora os eosinófilos consigam realizar fagocitose, a maioria das atividades dessas células é mediada pela liberação do conteúdo dos grânulos. O número de eosinófilos está elevado em parasitoses e helmintíases, nas quais se acredita que essas células atuem na resposta alérgica a esses microrganismos. A contagem de eosinófilos também está elevada nas reações alérgicas e nas colagenoses, o que liga a sua função à imunomodulação. As síndromes hipereosinofílicas, nas quais é possível observar contagens extremamente altas de eosinófilos, são raras, e a hipereosinofilia pode estar associada a danos ao pulmão, ao sistema nervoso periférico e aos tecidos endocárdicos. O diagnóstico diferencial de eosinofilia é apresentado na Tabela 49.1.

Seção 8 Doenças Hematológicas

Tabela 49.1 Diagnóstico diferencial da eosinofilia.

Causas	Comentários
Infecção[a]	Particularmente por parasitas; menos comumente por micobactérias
Doenças alérgicas[a]	Fármacos, asma, rinite alérgica, atopia, urticária
Doenças pulmonares[a]	Doença de Churg-Strauss, pneumonia de Löffler, infiltrados pulmonares com eosinofilia
Reações a fármacos*	Habitualmente desaparecem quando o fármaco é interrompido
Neoplasia maligna[a]	Paraneoplásica, linfoma de células T angioimunoblástico, linfomas de Hodgkin e não Hodgkin
Doenças do tecido conjuntivo[a]	Artrite reumatoide, fasciite eosinofílica, vasculite
Síndrome hipereosinofílica primária	Mais de 6 meses com > 1.500 eosinófilos/$\mu\ell$ sem outra causa aparente

[a]Formas reativas.

Os basófilos desempenham um papel nas reações de hipersensibilidade imediata e em condições inflamatórias crônicas, tais como tuberculose, colite ulcerativa e artrite reumatoide. O seu número também aumenta de modo notável na leucemia mieloide crônica.

Monócitos

Os monócitos originam-se a partir de um precursor mieloide comum juntamente com os granulócitos sob a influência do fator estimulador de colônias de granulócitos-macrófagos (GM-CSF, do inglês *granulocyte-macrophage colony-stimulating factor*) e do fator estimulador de colônias de macrófagos (M-CSF, do inglês *macrophage colony-stimulating factor*). Em sua maioria, os monócitos circulantes sofrem marginação ao longo das paredes dos vasos sanguíneos; eles migram dos vasos para os tecidos, onde se tornam macrófagos.

A linhagem de monócitos-macrófagos desempenha muitas funções diversas. Essas células fagocíticas realizam a quimiotaxia, a fagocitose e a destruição intracelular de modo muito semelhante aos neutrófilos. São particularmente importantes na eliminação de espécies infecciosas de micobactérias, fungos e protozoários.

Os monócitos interagem com outros componentes do sistema imune. São células apresentadoras de antígenos para os linfócitos T, são capazes de citotoxicidade celular e secretam citocinas. Os macrófagos (*i. e.*, monócitos diferenciados) que processam antígenos e os apresentam aos linfócitos T adotam diferentes formas em tecidos distintos, tais como células de Langerhans na pele, células interdigitadas no timo e células dendríticas nos linfonodos. As células apresentadoras de antígenos não são fagocitárias, e o processo pelo qual elas internalizam o antígeno não está totalmente elucidado. Os antígenos proteicos são parcialmente digeridos e expressos na superfície da célula em associação a antígenos do complexo principal de histocompatibilidade da classe II (Ia). Essa característica possibilita a interação com linfócitos T auxiliares e sua ativação. Outros macrófagos, tais como as células de Kupffer do fígado e os macrófagos alveolares do pulmão, têm participação importante na remoção de partículas e resíduos celulares, bem como de eritrócitos senescentes da circulação.

Os monócitos exercem um efeito de citotoxicidade dependente e independente de anticorpos contra células tumorais. A citotoxicidade é exacerbada pelo fator de necrose tumoral, pela interleucina-1 e pela interferona, que são secretados pelos monócitos. Os monócitos secretam um grande número de proteínas imunomoduladoras (p. ex., fator de necrose tumoral, interleucina-1, interferona), citocinas (p. ex., fator estimulador de colônias de granulócitos [G-CSF, do inglês *granulocyte colony-stimulating factor*], GM-CSF), proteínas de coagulação, proteínas de adesão celular e proteases.

Pode ocorrer monocitose em condições inflamatórias e hematológicas primárias. Infecções como tuberculose, endocardite e sífilis estão comumente associadas à monocitose reativa. As neoplasias malignas hematológicas, tais como a leucemia mielomonocítica crônica, a leucemia mielomonocítica juvenil e alguns tipos de leucemia mieloide aguda, apresentam monocitose clonal como característica marcante. A monocitose reativa também ocorre em alguns linfomas.

A monocitopenia é observada em estados de estresse, incluindo sepse grave, e como resultado da quimioterapia mielossupressora. Além disso, podem ser observadas baixas contagens de monócitos em estados de insuficiência adquirida da medula óssea, incluindo a anemia aplásica e a síndrome mielodisplásica (SMD), bem como na tricoleucemia (reticuloendoteliose leucêmica). A monocitopenia associada à deficiência de células *natural killer* e ao linfoma de células B tem estado ligada a distúrbios que envolvem mutações de GATA2 ou SAMD9L.

DETERMINANTES DO NÚMERO DE NEUTRÓFILOS PERIFÉRICOS

Em sua maioria, os precursores dos granulócitos são encontrados na medula óssea, onde ocorre maturação durante 6 a 10 dias. Os precursores medulares representam 20% da massa dos granulócitos, enquanto o reservatório de armazenamento constitui 75% da sua massa. Os neutrófilos periféricos representam apenas 5% da massa total dos granulócitos.

Os neutrófilos circulam entre a medula óssea e os tecidos periféricos. Mais da metade dos neutrófilos aderem ao endotélio vascular (marginação). Acreditava-se que a meia-vida de um neutrófilo na circulação fosse de 6 a 12 horas, porém estudos mais recentes sugerem que ela pode ser de até 3 a 4 dias. Após a sua migração para os tecidos, os neutrófilos sobrevivem mais 1 a 4 dias. Portanto, a contagem de neutrófilos periféricos representa uma amostra de menos de 5% do reservatório total de granulócitos e é obtida durante um intervalo muito curto do tempo de vida total dos neutrófilos.

A contagem de leucócitos do sangue periférico é um reflexo inadequado da cinética dos granulócitos. Anormalidades no número de neutrófilos podem surgir rapidamente e podem refletir uma alteração na produção de granulócitos da medula óssea ou um deslocamento entre vários compartimentos celulares. Uma contagem elevada de leucócitos do sangue periférico pode resultar de aumento na produção da medula óssea, ou pode refletir a mobilização dos neutrófilos do reservatório marginado ou liberação do reservatório medular. De modo semelhante, uma baixa contagem de granulócitos pode refletir diminuição na produção da medula óssea, aumento da marginação ou sequestro no baço, ou aumento na destruição de células periféricas.

A *contagem total de leucócitos do sangue periférico* representa a soma de linfócitos, monócitos e granulócitos. A importância da elevação ou da redução da contagem de leucócitos depende da natureza dos elementos celulares que estão aumentados ou diminuídos. *Leucocitose* é um termo inespecífico que pode indicar aumento dos linfócitos (*i. e.*, linfocitose) ou dos neutrófilos (*i. e.*, neutrofilia). Em casos raros, os aumentos refletem números excessivos de monócitos, eosinófilos ou basófilos.

A elevação extrema da contagem de leucócitos para mais de 50.000 células/$\mu\ell$ de sangue com liberação prematura de precursores mieloides de maturação inicial, é denominada *reação leucemoide*, que pode estar associada a inflamação e infecção. Ela exige a consideração de um diagnóstico de doença mieloproliferativa, sobretudo leucemia mieloide crônica (LMC). O exame do esfregaço de sangue periférico pode revelar alterações características que são indícios do distúrbio subjacente. Um esfregaço leucoeritroblástico mostra granulócitos imaturos, eritrócitos em formato de lágrima, eritrócitos nucleados e plaquetas aumentadas. Essas alterações refletem infiltração da medula óssea (*i. e.*, mielotísica) por tecido fibroso, granulomas ou neoplasia. À semelhança da leucocitose, a leucopenia pode refletir linfopenia ou neutropenia. Em geral, a neutropenia é definida por uma contagem absoluta de neutrófilos inferior a 1.500/μℓ, embora as faixas de referência entre laboratórios possam variar ligeiramente.

NEUTROFILIA

A neutrofilia habitualmente resulta de outros processos e raramente indica um distúrbio hematológico primário (Tabela 49.2). Entretanto, os pacientes com elevação persistente da contagem de neutrófilos, sobretudo em associação a um hematócrito ou contagem de plaquetas elevados, devem ser avaliados para se descartar a possibilidade de existência de neoplasia mieloproliferativa primária. Pode-se efetuar uma avaliação do sangue periférico para o produto de fusão BCR/ABL para considerar a possibilidade de existência de LMC, e os ensaios para mutações de JAK2 V617F, JAK2 éxon 12, calreticulina e MPL podem ajudar a considerar a ocorrência de neoplasias mieloproliferativas diferentes da LMC.

A neutrofilia relacionada com infecção aguda, estresse, exposições tóxicas como tabagismo ou administração de corticosteroides reflete primariamente desmarginação e, em geral, é transitória. A neutrofilia persistente habitualmente reflete uma estimulação crônica da medula óssea. Entretanto, o aspirado e a biopsia de medula óssea raramente são indicados na investigação da neutrofilia. A exceção é representada pelos pacientes que exibem alterações leucoeritroblásticas, para os quais o exame e a cultura de medula óssea podem ser indicados para considerar a possibilidade de tuberculose ou infecção fúngica, infiltração da medula por tumor ou fibrose medular. Devem-se efetuar exames citogenéticos e moleculares para ajudar a eliminar o diagnóstico de neoplasias malignas da medula óssea e se deve obter material da medula óssea para a cultura à procura de micobactérias e fungos.

NEUTROPENIA

Diagnóstico diferencial

A neutropenia pode refletir diminuição de produção, aumento do sequestro ou destruição periférica de neutrófilos (Tabela 49.3). Os pacientes devem ser inicialmente avaliados em busca de esplenomegalia para considerar a possibilidade de sequestro.

Para os pacientes assintomáticos e para aqueles cujos exames anteriores não estejam disponíveis, deve-se considerar a possibilidade de neutropenia constitucional ou cíclica, o que pode ser avaliado por meio de contagens seriadas do sangue periférico. A contagem normal de neutrófilos varia entre grupos étnicos e é mais comumente menor em indivíduos de ascendência africana em comparação com indivíduos brancos (*i. e.*, neutropenia étnica benigna [NEB] ou constitucional). Já foi demonstrado que a ausência do antígeno Duffy dos eritrócitos está associada à NEB. Como o antígeno Duffy é utilizado pelo parasita *Plasmodium vivax* para penetrar no eritrócito, acredita-se que a seleção positiva para o alelo nulo tenha conferido proteção aos indivíduos na África Ocidental contra a malária, e com vantagem em termos de sobrevida. A neutropenia cíclica é um distúrbio relativamente benigno no qual ocorrem alterações cíclicas em todas as linhagens de células hematopoéticas, porém de forma mais acentuada na linhagem dos neutrófilos. Com contagens mínimas de neutrófilos, os pacientes podem apresentar infecções, porém a condição é, com frequência, clinicamente silenciosa. Em contrapartida, os pacientes com agranulocitose congênita ou neutropenia congênita grave (NCG) apresentam no período perinatal uma neutropenia profunda e infecções. A síndrome de Kostmann é um subgrupo de NCG que foi descrita há mais de 50 anos como uma doença autossômica recessiva; estudos posteriores demonstraram que a NCG pode refletir mutações autossômicas dominantes, autossômicas recessivas, ligadas ao X ou esporádicas.

Cerca de 50% dos casos de NCG autossômica dominante e quase 100% dos casos de neutropenia cíclica estão associados a mutações hereditárias no gene da elastase dos neutrófilos. Acredita-se que as mutações produzam uma proteína elastase mal enovelada dos neutrófilos, que se acumula no retículo endoplasmático e ativa a resposta à proteína desenovelada. Essa complexa resposta de estresse celular coordena a degradação da proteína mal enovelada no retículo endoplasmático e pode desencadear a apoptose celular se o estresse for grave. Estudos posteriores estabeleceram que a NCG autossômica

---

Tabela 49.2 Diagnóstico diferencial da neutrofilia.

Doença hematológica primária
Neutrofilia congênita
Deficiência de adesão dos leucócitos
Distúrbios mieloproliferativos

Devida a outros processos patológicos
Infecção (aguda ou crônica)
Estresse agudo
Fármacos (p. ex., esteroides, lítio)
Estimulação de citocinas (p. ex., fator estimulador de colônias de granulócitos)
Inflamação crônica
Neoplasia maligna
Anemia mielotísica
Hiperestimulação da medula óssea
Hemólise crônica, trombocitopenia imune
Recuperação de mielossupressão
Asplenia
Tabagismo
Distúrbios metabólicos e endócrinos (p. ex., gravidez, eclâmpsia, tempestade tireoidiana, doença de Cushing)

Tabela 49.3 Diagnóstico diferencial da neutropenia.

Diminuição da produção de neutrófilos	Aumento da destruição periférica
Causa congênita e/ou constitucional	Sepse
Neutropenia constitucional	Destruição imune
Neutropenia crônica benigna	Relacionada a fármacos
Síndrome de Kostmann	Associada a doença vascular
Neutropenia cíclica	do colágeno
Causa pós-infecciosa	Isoimune (em recém-nascidos)
Deficiência nutricional	Leucemia de grandes linfócitos
(vitamina B_{12}, folato, cobre)	granulares
Causa induzida por fármacos	Hiperesplenismo e/ou sequestro
Insuficiência medular primária	
Anemia aplásica	
Síndromes mielodisplásicas	
Leucemias agudas	

recessiva (*i. e.*, a síndrome de Kostmann) é causada por mutações no gene *HAX1*, que codifica uma proteína mitocondrial que é necessária para a estabilização da membrana mitocondrial. A ausência de HAX1 resulta em perda do potencial de membrana mitocondrial e indução de apoptose.

Até que o G-CSF se tornasse disponível, a maioria dos pacientes com NCG morria nos primeiros anos de vida, porém a disponibilidade da terapia com citocinas prolongou a sobrevida. Entretanto, a NCG também está associada a um aumento significativo na incidência de leucemia aguda, uma complicação que se torna evidente à medida que os pacientes sobrevivem por mais tempo. Até 30% dos pacientes com NCG desenvolvem leucemia mieloide aguda no decorrer de 10 anos. Nesses indivíduos, a leucemia mieloide aguda frequentemente está associada a mutações de truncamento no receptor de G-CSF. Essas mutações somáticas adquiridas podem contribuir para a patogênese da leucemia, porém não contribuem para a neutropenia congênita. O papel das mutações do receptor de G-CSF na patogênese da transformação leucêmica é controverso, assim como a relação entre a terapia com G-CSF e a aquisição dessas mutações.

Pode ocorrer neutropenia durante ou após infecções virais, bacterianas ou micobacterianas. A neutropenia pós-viral é particularmente comum nas crianças e, provavelmente, reflete o aumento da consumpção de neutrófilos e a supressão viral da produção de neutrófilos pela medula óssea. A neutropenia pode ser observada como uma complicação da sepse fulminante e está associada a um prognóstico sombrio.

A neutropenia induzida por fármacos pode refletir uma mielossupressão dependente de dose ou uma resposta imune idiossincrásica. A primeira constitui uma das complicações mais comuns dos agentes quimioterápicos e também é frequente com o uso de antibióticos como sulfametoxazol-trimetoprima. O cloranfenicol provoca mielossupressão dependente da dose, embora sua complicação mais sombria seja a ocorrência de uma reação idiossincrásica rara que dá origem à aplasia medular. Os fármacos mais comumente associados à neutropenia incluem clozapina, sulfassalazina, ticlopidina e os agentes antitireoidianos tionamidas. Na maioria dos casos, a neutropenia induzida por fármacos responde rapidamente à interrupção do agente agressor. A administração de G-CSF pode acelerar a recuperação.

A neutropenia autoimune pode ser observada como doença primária ou como manifestação secundária de doença autoimune sistêmica ou doença linfoproliferativa. A neutropenia autoimune primária é um distúrbio de lactentes e crianças pequenas que sofre resolução espontânea em mais de 90% dos pacientes no decorrer de 2 anos. A neutropenia autoimune secundária comumente acompanha o lúpus eritematoso sistêmico. Embora não seja em geral clinicamente grave, a neutropenia é, com frequência, um marcador da atividade da doença.

A neutropenia na artrite reumatoide pode estar associada à esplenomegalia (*i. e.*, síndrome de Felty) e faz parte do espectro da leucemia de grandes linfócitos granulares (GLG). A leucemia de GLG é uma expansão clonal dos linfócitos T supressores. Os pacientes que desenvolvem leucemia de GLG em associação à artrite reumatoide compartilham um haplótipo HLA-DR4 comum com os pacientes que apresentam síndrome de Felty, o que sugere que eles tenham um espectro comum de doença. Na ausência de artrite reumatoide, a leucemia de GLG também constitui uma causa relativamente comum de neutropenia adquirida em pacientes idosos. Dados recentes ligaram a leucemia de GLG a mutações no gene *STAT3*.

Avaliação laboratorial

A não ser que exista a probabilidade de diagnóstico de neutropenia étnica benigna ou cíclica, a avaliação do paciente com neutropenia deve incluir a interrupção de todos os fármacos potencialmente agressores e a realização de testes sorológicos para excluir a possibilidade de colagenose. Diferentemente da avaliação de pacientes com leucocitose, o exame da medula óssea é indicado precocemente para os pacientes com neutropenia e, com frequência, ele é diagnóstico. A neutropenia frequentemente reflete uma doença hematológica primária, e o exame da medula óssea possibilita os diagnósticos de síndromes de insuficiência medular, leucemia e SMD. Na ausência de insuficiência da medula óssea, outras causas de neutropenia podem produzir um quadro característico da medula óssea. Todos os pacientes submetidos a exame de medula óssea devem efetuar testes citogenéticos e moleculares para auxiliar no diagnóstico de SMD.

O início súbito de uma agranulocitose que não afeta as plaquetas ou os eritrócitos é, tipicamente, atribuível à exposição a fármacos ou toxinas. O exame da medula óssea raramente é necessário. A neutropenia induzida por fármacos provoca uma característica parada de maturação das células mieloides, e isso é detectado no exame da medula óssea. Em vez da inibição verdadeira da maturação dos neutrófilos, esse achado reflete a destruição imune dos precursores mieloides, que deixa apenas as células mais imaturas.

Tratamento

A abordagem terapêutica dos pacientes com neutropenia depende do grau de redução da contagem de neutrófilos. Em geral, contagens de neutrófilos entre 1.000 e 1.500/$\mu\ell$ não estão associadas a um comprometimento significativo da resposta do hospedeiro à infecção bacteriana e não exigem intervenção, além daquela necessária para o diagnóstico e o tratamento da causa subjacente. Os pacientes com contagens de neutrófilos entre 500 e 1.000/$\mu\ell$ devem ser alertados sobre o discreto aumento do risco de infecção, embora raramente sejam encontrados problemas graves nos pacientes com neutrófilos funcionais e contagens superiores a 500/$\mu\ell$.

Os indivíduos com contagens de neutrófilos inferiores a 500/$\mu\ell$ correm risco significativo de infecção, embora isso seja particularmente verdadeiro para aqueles com neutropenia aguda ou induzida por quimioterapia. Em contrapartida, os pacientes com neutropenia idiopática crônica podem ser assintomáticos e ter contagens absolutas de neutrófilos abaixo de 100. Todos os pacientes com contagens de neutrófilos inferiores a 500/$\mu\ell$ devem ser instruídos a notificar o médico ao primeiro sinal de infecção ou febre, e esses indivíduos precisam receber tratamento agressivo com antibióticos intravenosos independentemente da documentação de uma fonte ou microrganismo infectante. Os pacientes com uma redução significativa da contagem de neutrófilos pode exibir poucos sinais de infecção, visto que grande parte da resposta inflamatória no local de infecção é gerada pelos próprios neutrófilos.

Nos pacientes com neutropenia imunomediada grave, os corticosteroides e a imunoglobulina intravenosa podem ser úteis para elevar a contagem de neutrófilos e evitar complicações infecciosas. O G-CSF pode aumentar a contagem de eritrócitos no sangue periférico e pode ajudar a resolver as infecções na neutropenia induzida por fármacos, incluindo a quimioterapia. Ele tem sido eficaz para alguns pacientes com neutropenia imunomediada e para aqueles com SMD.

Para uma discussão mais profunda sobre estes tópicos, ver Capítulo 158, "Leucocitose e Leucopenia", em *Goldman-Cecil Medicina*, 26ª edição. ❖

PERSPECTIVAS PARA O FUTURO

Já foram realizados progressos significativos na elucidação da patogênese molecular da neutropenia congênita grave e da neutropenia cíclica. Os compostos que modulam a resposta a proteínas desenoveladas podem auxiliar no tratamento desses distúrbios. Outros estudos

Capítulo 49 Distúrbios Clínicos dos Granulócitos e dos Monócitos

da base molecular da diferenciação mieloide estão estabelecendo a importância da função dos fatores de transcrição na maturação dos neutrófilos e estão fornecendo maior discernimento na patogênese da leucemia e da mielodisplasia. Suas descobertas podem delinear vias com pontos de entrada para a intervenção terapêutica nas neoplasias malignas mieloides.

LEITURA SUGERIDA

Aktari M, Curtis B, Waller EK: Autoimmune neutropenia in adults, Autoimmun Rev 9:62–68, 2009.

Andres E, Maloisel F: Idiosyncratic drug-induced agranulocytosis and acute neutropenia, Curr Opin Hematol 15:15–21, 2008.

Beekman R: Touw IP: G-CSF and its receptor in myeloid malignancy, Blood 115:5131–5136, 2010.

Berliner N: Lessons from congenital neutropenia: 50 years of progress in understanding myelopoiesis, Blood 111:5427–5432, 2008.

Berliner N: Leukocytosis and leukopenia. In Goldman L, Schafer AI, editors: Goldman-Cecil Medicine, ed 26, Philadelphia, 2019, Elsevier Saunders.

Brinkmann V, Reichard U, Goosmann C, et al: Neutrophil extracellular traps kill bacteria, Science 303:1532–1535, 2004.

Dinauer MC, Coates TD: Disorders of phagocyte function. In Hoffman R, Benz EJ, Heslop H, Weitz J, editors: Hematology: basic principles and practice, ed 7, Philadelphia, 2018, Elsevier, pp 691–709.

Glogauer M: Disorders of phagocyte function. In Goldman L, Schafer AI, editors: Goldman-Cecil Medicine, Philadelphia, 2011, Elsevier Saunders, p 24.

Mortaz E, Alipoor SD, Adcock IM, Mumby S, Koenderman L: Update on Neutrophil Function in Severe Inflammation, Front Immunol 9:1–14, 2018.

Nauseef WM, Borregaard N: Neutrophils at work, Nature Immunology 15:602–611, 2014.

Pillay J, den Braber I, Vrisekoop N, et al: In vivo labeling with $2H_2O$ reveals a human neutrophil lifespan of 5.4 days, Blood 116:625–627, 2010.

Rappoport N, Simon AJ, Amariglio N, Rechavi G: The Duffy antigen receptor for chemokines, ACKR1,- 'Jeanne DARC' of benign neutropenia, Br J Haematol 184:497–507, 2019.

Xia J, Link DC: Severe congenital neutropenia and the unfolded protein response, Curr Opin Hematol 15:1–7, 2008.

Yipp BG, Paul K: NETosis: how vital is it? Blood 122:2784–2794, 2013.

Zhang R, Shah MV, Loughran Jr TP: The root of many evils: indolent large granular lymphocyte leukaemia and associated disorders, Hematol Oncol 28:105–117, 2010.

50

Distúrbios dos Linfócitos

Iris Isufi, Stuart Seropian

INTRODUÇÃO

O linfócito é a célula central do sistema imune. Os linfócitos atuam como mediadores da resposta imune adaptativa fornecendo especificidade ao sistema imune ao responder a patógenos específicos e conferindo imunidade duradoura à reinfecção. Os linfócitos originam-se das células-tronco hematopoéticas situadas na medula óssea e produzem todos os elementos celulares do sangue. As duas principais classes funcionais de linfócitos – os linfócitos B (células B) e os linfócitos T (células T) – distinguem-se pelo seu local de desenvolvimento, pelos receptores antigênicos e por sua função.

Os principais distúrbios dos linfócitos consistem em transformações neoplásicas de subgrupos específicos de linfócitos que resultam em vários tipos de linfomas ou leucemias, em defeitos congênitos ou adquiridos no desenvolvimento ou na função dos linfócitos com consequente imunodeficiência, e em respostas fisiológicas à infecção ou estimulação antigênica que levam à linfadenopatia, à linfocitose ou à linfocitopenia.

DESENVOLVIMENTO, FUNÇÃO E LOCALIZAÇÃO DOS LINFÓCITOS

Linfócitos B

Os linfócitos B caracterizam-se por imunoglobulinas de superfície (*i. e.*, anticorpos). Sua principal função consiste em provocar uma resposta imune humoral a antígenos por meio da produção de anticorpos específicos contra esses antígenos.

Os linfócitos B desenvolvem-se na medula óssea por meio de uma série de etapas altamente coordenadas que envolvem o rearranjo sequencial dos genes das cadeias pesadas e leves das imunoglobulinas e a expressão de proteínas de superfície celular específicas dos linfócitos B (Figura 50.1). O rearranjo dos genes das imunoglobulinas resulta na produção de um grande repertório de linfócitos B, e cada um deles caracteriza-se por uma molécula de imunoglobulina com uma especificidade antigênica exclusiva. Os linfócitos B maduros migram da medula óssea para o tecido

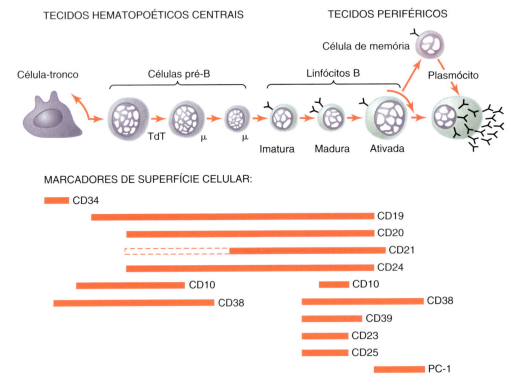

Figura 50.1 Maturação dos linfócitos B. *Parte superior*, as mudanças que ocorrem na produção e na maturação das imunoglobulinas. *Parte inferior*, o aparecimento e o desaparecimento dos marcadores de superfície. *TdT*, desoxinucleotidil transferase terminal. (Adaptada de Ferrarini M, Grossi CE, Cooper MD: Cellular and molecular biology of lymphoid cells. In Handin RI, Lux SE, Stossel TP, editors: *Blood: Principles and Practice of Hematology*, Philadelphia, 1995, JB Lippincott, p 643.)

linfático distribuído por todo o corpo e são facilmente identificados pela imunoglobulina de superfície celular e por antígenos que são específicos dos linfócitos B, tais como CD19, CD20 e CD21.

Em resposta à ligação do antígeno à imunoglobulina de superfície celular, os linfócitos B maduros são ativados, proliferam e se diferenciam em plasmócitos de estágio terminal, que perdem a maioria dos marcadores de superfície dos linfócitos B e produzem grandes quantidades de anticorpos solúveis. Os distúrbios neoplásicos dos linfócitos B surgem em diferentes estádios do desenvolvimento, e os linfomas de células B podem exibir morfologia e expressão de antígenos de superfície celular (i. e., imunofenótipo) extremamente variadas.

Linfócitos T

Os linfócitos T desempenham várias funções na resposta imune, incluindo aquelas consideradas como respostas imunes celulares clássicas. Os precursores dos linfócitos T migram da medula óssea para o timo, onde se diferenciam em subgrupos de linfócitos T maduros e sofrem seleção para eliminar os linfócitos T autorreativos que respondem a autopeptídios. No timo, os precursores dos linfócitos T passam por um processo coordenado de diferenciação que envolve o rearranjo e a expressão dos genes dos receptores de células T (TCRs, do inglês *T-cell receptors*), como também a aquisição de proteínas de superfície celular que são exclusivas dos linfócitos T, tais como CD3, CD4 e CD8.

À medida que os linfócitos T amadurecem no timo, perdem a proteína CD4 ou CD8. Os linfócitos T maduros são compostos por dois grupos principais: linfócitos CD4$^+$ e CD8$^+$. Após a maturação e a seleção dos linfócitos T no timo, os linfócitos T CD4$^+$ e CD8$^+$ maduros migram para os linfonodos, o baço e outros locais do sistema imune periférico. Os linfócitos T maduros constituem cerca de 80% dos linfócitos do sangue periférico, 40% das células dos linfonodos e 25% das células linfáticas esplênicas.

Os subgrupos de linfócitos T CD4$^+$ e CD8$^+$ maduros medeiam funções imunes distintas. Os linfócitos T CD8$^+$ (*linfócitos T citotóxicos*) destroem as células infectadas por vírus ou estranhas e suprimem as funções imunes. Os linfócitos T CD4$^+$ (*linfócitos T auxiliares*) ativam outras células imunes, tais como os linfócitos B ou os macrófagos, por meio da produção de citocinas e contato celular direto.

À semelhança dos linfócitos B, os linfócitos T expressam TCRs únicos que reconhecem antígenos peptídicos específicos. Diferentemente dos linfócitos B, os linfócitos T respondem apenas aos peptídios que são processados intracelularmente e ligados (ou apresentados) a proteínas apresentadoras de antígenos de superfície celular especializadas, que são designadas como moléculas do complexo principal de histocompatibilidade (MHC, do inglês *major histocompatibility complex*). Os linfócitos T CD4$^+$ e CD8$^+$ são restritos à classe MHC em sua resposta a complexos peptídio-MHC. Os linfócitos T CD4$^+$ reconhecem fragmentos peptídicos antigênicos quando são apresentados por moléculas do MHC da classe II, enquanto os linfócitos T CD8$^+$ reconhecem fragmentos peptídicos antigênicos quando são apresentados por moléculas do MHC da classe I. A ligação do TCR a um complexo peptídio-MHC específico desencadeia sinais de ativação que levam à expressão de produtos gênicos que medeiam a ampla diversidade de funções auxiliares dos linfócitos T CD4$^+$ ou das funções efetoras citotóxicas dos linfócitos CD8$^+$.

Sistema linfático

Os linfócitos estão localizados no tecido linfático periférico, que é o local de interação antígeno-linfócito e de ativação dos linfócitos. O tecido linfático periférico é composto pelos linfonodos, pelo baço e pelo tecido linfático da mucosa. Os linfócitos circulam continuamente por esses tecidos através dos sistemas vascular e linfático.

Os linfonodos são tecidos linfáticos altamente organizados que constituem os locais de convergência do sistema de drenagem linfática que transporta antígenos da linfa drenada para os linfonodos, onde são retidos. O linfonodo consiste em um córtex externo e uma medula interna (Figura 50.2). O córtex é organizado em folículos linfáticos compostos predominantemente por linfócitos B. Alguns dos folículos contêm áreas centrais ou centros germinativos onde linfócitos B ativados proliferam após entrar em contato com um antígeno específico, que são circundados por uma zona do manto. Os linfócitos T exibem uma distribuição mais difusa nas áreas paracorticais que circundam os folículos.

O baço retém os antígenos do sangue, e não os do sistema linfático, e constitui o local de eliminação dos eritrócitos senescentes. Os linfócitos no baço residem nas áreas descritas como polpa branca, que circundam as arteríolas que entram no órgão. À semelhança dos linfonodos, os linfócitos B e T são segregados em uma bainha linfática periarteriolar, que é composta por linfócitos T e folículos associados compostos por linfócitos B.

Os tecidos linfáticos associados à mucosa (MALTs, do inglês *mucosa-associated lymphoid tissues*) coletam os antígenos das superfícies epiteliais e incorporam o tecido linfático associado ao intestino (i. e., tonsilas, adenoides, apêndice e placas de Peyer do intestino delgado) e os agregados de linfócitos difusamente organizados em outros locais da mucosa.

Os linfócitos circulam no sangue e nos adultos representam 20 a 40% dos leucócitos do sangue periférico, enquanto a proporção é maior nos recém-nascidos e nas crianças. Os linfócitos do sangue periférico são, em sua maioria, linfócitos T, enquanto os linfócitos restantes consistem, em grande parte, em linfócitos B. Uma pequena porcentagem de células linfáticas do sangue periférico representa uma terceira categoria de células linfáticas, conhecidas como células *natural killer* (NK). Essas células não possuem as moléculas de superfície celular características dos linfócitos B ou T e seus genes de imunoglobulinas ou de TCR não sofrem rearranjo. Morfologicamente, as células NK são grandes, têm um citoplasma abundante contendo

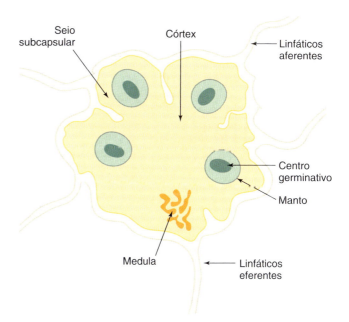

Figura 50.2 Estrutura do linfonodo normal. A área cortical contém os folículos, que consistem em um centro germinativo e uma zona do manto. A medula contém um complexo de canais que levam aos linfáticos eferentes.

grânulos azurófilos e, com frequência, elas são denominadas *grandes linfócitos granulares*. Do ponto de vista funcional, fazem parte do sistema imune inato e respondem de modo inespecífico a uma ampla gama de patógenos sem exigir exposição antigênica prévia.

NEOPLASIA DE ORIGEM LINFÁTICA

A transformação maligna de linfócitos leva a vários tipos de cânceres linfáticos, o que inclui tumores que se originam de linfócitos T, de linfócitos B ou de células NK. As neoplasias malignas linfoides habitualmente acometem os tecidos linfáticos, mas podem surgir ou se disseminar para qualquer local. Os principais grupos clínicos de neoplasias malignas do sistema linfáticos incluem os linfomas não Hodgkin (LNHs), o linfoma de Hodgkin, as leucemias linfocíticas e as discrasias de plasmócitos.

Linfomas não Hodgkin

Definição e epidemiologia

Os LNHs compreendem um grupo heterogêneo de neoplasias malignas do sistema linfático que apresentam diferentes características histológicas, células de origem, imunofenótipos, fatores biológicos moleculares, manifestações clínicas, prognósticos e desfechos com a terapia. De acordo com a base de dados Surveillance, Epidemiology, and End Results (SEER), os LNHs constituem o sétimo tipo de câncer mais comum e com estimativa de ocorrência de 74.200 casos em 2019 e morte de 19.970 pacientes por essas doenças. Os LNHs, que ocorrem em uma idade mediana de 67 anos, são mais comuns em homens e em indivíduos brancos. A taxa de LNHs aumentou lentamente entre 2000 e 2010, porém tem diminuído também lentamente desde então. A taxa anual de mortalidade caiu em média de 2,2% de 2007 para 2016.

Histopatologia

Tendo em vista a heterogeneidade dos LNHs, os sistemas de classificação têm sido planejados para identificar subtipos histopatológicos específicos que mantenham correlação com entidades clínicas distintas. Esses sistemas vêm evoluindo de maneira constante ao longo dos últimos 50 anos à medida que foram identificadas correlações entre os comportamentos histopatológico e biológico. Esquemas de classificação histopatológica tentaram correlacionar subtipos de LNHs malignos com equivalentes celulares normais. A classificação da Organização Mundial da Saúde (OMS) (Tabela 50.1) é a mais atual e incorpora características morfológicas, imunofenótipo e aspectos genéticos e moleculares com ênfase nas implicações biológicas e terapêuticas. Os LNHs mais comumente encontrados nos EUA são o linfoma difuso de grandes células B (LDGCB), o linfoma folicular, o linfoma de pequenos linfócitos ou leucemia (*i. e.*, leucemia linfocítica crônica [LLC]) e o linfoma de células do manto.

Etiologia

A causa da maioria dos LNHs não é conhecida. Na maioria dos pacientes, não é possível identificar qualquer predisposição genética aparente ou fator epidemiológico ou ambiental. Muitos dos subtipos de LNH apresentam translocações cromossômicas patognomônicas, que frequentemente envolvem um *locus* de imunoglobulina (ou *locus* de TCR nos LNHs de células T) e um oncogene ou gene regulador do crescimento. A causa desses rearranjos cromossômicos aberrantes é desconhecida.

Os pacientes com síndromes de imunodeficiência congênita ou com distúrbios autoimunes correm risco aumentado de LNH. Os vírus humanos oncogênicos desempenham um papel etiológico em algumas das variantes menos comuns de LNH. O vírus Epstein-Barr (EBV)

está associado a vários LNHs biologicamente agressivos, incluindo os linfomas difusos agressivos relacionados com a síndrome da imunodeficiência adquirida (AIDS), os distúrbios linfoproliferativos que surgem em pacientes imunossuprimidos após transplante de órgãos, e a forma do linfoma de Burkitt endêmico na África. O vírus linfotrópico de células T humano do tipo 1 (HTLV-1, do inglês *human T-cell lymphotropic virus type 1*) exibe uma relação causal com a leucemia de células T/linfoma do adulto, que é endêmico em áreas do Japão e da bacia do Caribe. O herpes-vírus humano 8 (HHV-8) do sarcoma de Kaposi tem sido implicado em uma variante de LNH difuso agressivo que surge em cavidades serosas e é encontrado quase exclusivamente nos pacientes infectados pelo vírus da imunodeficiência humana (HIV).

Vários linfomas indolentes têm estado associados a agentes infecciosos que parecem promover indiretamente a linfomagênese por meio de uma estimulação antigênica crônica que resulta em proliferação de linfócitos B. A infecção por *Helicobacter pylori* está ligada aos linfomas MALT gástricos dessa maneira; a erradicação da infecção com antibióticos está frequentemente associada à regressão do linfoma.

Apresentação clínica

Embora numerosos subtipos de LNH sejam reconhecidos, a maioria das entidades pode ser considerada conceitualmente como clinicamente indolente (*i. e.*, de baixo grau) ou agressiva (*i. e.*, de alto grau). Tipicamente, os linfomas indolentes exibem crescimento lento, nem sempre necessitam de terapia e apresentam uma longa evolução natural. Pode-se obter um histórico clínico de adenopatia recorrente e com regressão. Inicialmente, em cerca de 20% dos pacientes com LNH, ocorrem manifestações sistêmicas, tais como febre, perda de peso ou sudorese noturna. Esses sintomas são mais comuns nos indivíduos com subtipos agressivos de LNH. Os linfomas agressivos estão associados a uma sobrevida limitada na ausência de terapia.

A maioria dos pacientes com LNH apresenta uma linfadenopatia indolor que acomete uma ou mais cadeias de linfonodos periféricos. O LNH pode acometer locais extranodais, e os pacientes podem exibir vários sinais/sintomas que refletem o local de comprometimento. Os locais comuns de doença extranodal incluem o sistema digestório, a medula óssea ou lesões ósseas focais, o fígado, a pele e o anel de Waldeyer na nasofaringe e na orofaringe, embora praticamente qualquer local possa ser afetado. Os subtipos agressivos de LNH tendem a ocorrem mais em locais extranodais do que os linfomas indolentes.

O comprometimento do sistema nervoso central (SNC), incluindo a disseminação leptomeníngea, raramente ocorre com os subtipos indolentes, porém é observado com as variantes agressivas. Os LNHs mais agressivos (*i. e.*, linfomas de Burkitt e linfoblástico) tendem a se disseminar para as leptomeninges.

Diagnóstico e diagnóstico diferencial

Existem muitas causas de linfadenopatia além das neoplasias malignas linfocíticas (Tabela 50.2). A anamnese completa e um exame físico cuidadoso são importantes antes da realização de uma biopsia de linfonodos. A investigação de linfadenopatia pode ser organizada de acordo com a localização dos linfonodos aumentados (*i. e.*, localizados ou generalizados) e os sinais/sintomas clínicos.

Com mais frequência, a linfadenopatia cervical é causada por infecções das vias respiratórias superiores, o que inclui as síndromes da mononucleose infecciosa, as síndromes virais e a faringite bacteriana. A adenopatia axilar, inguinal ou femoral unilateral pode ser causada por infecções da pele que acometem os membros, incluindo a febre da arranhadura do gato. A linfadenopatia generalizada pode

Tabela 50.1 Classificação de 2016 da OMS das neoplasias linfocíticas, histiocíticas e dendríticas maduras.

Neoplasias de células B maduras

Leucemia linfocítica crônica/linfoma de pequenos linfócitos
Linfocitose de células B monoclonais[a]
Leucemia prolinfocítica de células B
Linfoma de zona marginal esplênico
Tricoleucemia
Linfoma linfoplasmocítico
    Macroglobulinemia de Waldenström
Gamopatia monoclonal de significado indeterminado (MGUS), IgM[a]
Doença da cadeia pesada μ
Doença da cadeia pesada γ
Doença da cadeia pesada α
Gamopatia monoclonal de significado indeterminado (MGUS), IgG/A[a]
Mieloma de plasmócitos
Plasmocitoma solitário do osso
Plasmocitoma extraósseo
Doenças de depósito de imunoglobulinas monoclonais[a]
Linfoma de zona marginal extralinfonodal de tecido linfático associado à
    mucosa (linfoma MALT)
Linfoma de zona marginal linfonodal
Linfoma folicular
    Neoplasia folicular *in situ*[a]
    Linfoma folicular do tipo duodenal[a]
Linfoma folicular do tipo pediátrico[a]
Linfoma cutâneo primário de centro folicular
Linfoma de células do manto
    Neoplasia de células do manto *in situ*[a]
Linfoma difuso de grandes células B (LDGCB), SOE
    Células do tipo B do centro germinativo[a]
    Células do tipo B ativadas[a]
Linfoma de grandes células B rico em células T/histiócitos
LDGCB primário do sistema nervoso central (SNC)
LDGCB cutâneo primário do tipo perna
EBV+ LDGCB, SOE[a]
LDGCB associado à inflamação crônica
Granulomatose linfomatoide
Linfoma de grandes células B mediastinal (tímico) primário
Linfoma de grandes células B intravascular
Linfoma de grandes células B ALK+
Linfoma plasmablástico
Linfoma com efusão primária
Linfoma de Burkitt
Linfoma de células B de alto grau com MYC e BCL2 e/ou rearranjos de BCL6[a]
Linfoma de células B de alto grau, SOE[a]
Linfoma de células B não classificável com características intermediárias
    entre o LDGCB e o linfoma de Hodgkin clássico

Neoplasias de células T e células NK maduras

Leucemia prolinfocítica de células T
Leucemia de grandes linfócitos granulares de células T
Leucemia de células NK agressiva
Linfoma de células T EBV+ sistêmico da infância[a]
Distúrbio linfoproliferativo semelhante a hidroa vaciniforme[a]
Leucemia/linfoma de células T em adultos
Linfoma de células NK/T extralinfonodal do tipo nasal
Linfoma de células T associado a enteropatia
Linfoma de células T intestinal epiteliotrópico monomórfico[a]
Linfoma de células T hepatoesplênico
Linfoma de células T semelhante a paniculite subcutâneo
Micose fungoide
Síndrome de Sézary
Distúrbios linfoproliferativos de células T CD30+ cutâneos primários
    Papulose linfomatoide
    Linfoma anaplásico de grandes células cutâneo primário
Linfoma de células T $\gamma\delta$ cutâneo primário
Linfoma de células T periférico, SOE
Linfoma de células T angioimunoblástico
Linfoma anaplásico de grandes células, ALK+
Linfoma anaplásico de grandes células, ALK−[a]

Linfoma de Hodgkin

Linfoma de Hodgkin de predomínio nodular linfocitário
Linfoma de Hodgkin clássico
    Linfoma de Hodgkin clássico com esclerose nodular
    Linfoma de Hodgkin clássico rico em linfócitos
    Linfoma de Hodgkin clássico de celularidade mista
    Linfoma de Hodgkin clássico com depleção de linfócitos

Distúrbios linfoproliferativos pós-transplante (DLPTs)

DLPT com hiperplasia plasmocitária
DLPT com mononucleose infecciosa
DLPT com hiperplasia folicular florida[a]
DLPT polimórfico
DLPT monomórfico (células dos tipos B e T/NK)
DLPT com linfoma de Hodgkin clássico

[a]Denota novas entidades. Entidades provisórias, as entidades de células histiocíticas e dendríticas não estão incluídas. *ALK*, quinase de linfoma anaplásico; *EBV*, vírus Epstein-Barr; *NK*, natural-killer; *SOE*, sem outra especificação.

ser causada por infecções sistêmicas (p. ex., HIV, citomegalovírus), reações medicamentosas, doenças autoimunes ou uma das síndromes da linfadenopatia sistêmica. Se a causa da linfadenopatia persistente não for aparente após uma avaliação completa, deve-se efetuar uma biopsia excisional de linfonodos. Um linfonodo supraclavicular aumentado sugere fortemente neoplasia maligna, e deve-se sempre obter uma amostra.

O diagnóstico acurado de linfoma exige uma biopsia excisional de um linfonodo ou uma biopsia generosa do tecido linfático acometido. Uma biopsia por aspiração com agulha fina ou por agulha

raramente é suficiente. A análise da amostra patológica deve incluir exame histológico de rotina e imunofenotipagem, imuno-histoquímica, análise cromossômica, teste de hibridização *in situ* fluorescente (FISH, do inglês *fluorescence in situ hybridization*) e estudos moleculares. A imunofenotipagem pode determinar a célula de origem (*i. e.*, linfócito B, linfócito T, célula NK ou célula não linfática), e o padrão de antígenos de superfície celular auxilia na subclassificação. No caso dos LNHs de linfócitos B, a imunofenotipagem também pode revelar se o processo é de origem monoclonal (*i. e.*, neoplásico) ao determinar se a imunoglobulina de superfície está restrita à cadeia leve κ ou λ.

Tabela 50.2 Causas da linfadenopatia.

Doenças infecciosas

Virais: síndromes de mononucleose infecciosa (citomegalovírus, vírus Epstein-Barr), síndrome da imunodeficiência adquirida, rubéola, herpes-vírus simples (HSV), hepatite infecciosa

Bacterianas: infecção localizada com adenopatia regional (estreptococos, estafilococos), doença da arranhadura do gato (*Bartonella henselae*), brucelose, tularemia, listeriose, peste bubônica (*Yersinia pestis*), cancroide (*Haemophilus ducreyi*)

Fúngicas: coccidioidomicose, histoplasmose

Chlamydia: linfogranuloma venéreo, tracoma

Micobacterianas: escrófula, tuberculose, hanseníase

Protozoários: toxoplasmose, tripanossomíase

Espiroquetas: doença de Lyme, sífilis, leptospirose

Doenças imunológicas

Artrite reumatoide

Lúpus eritematoso sistêmico

Doença mista do tecido conjuntivo

Síndrome de Sjögren

Dermatomiosite

Doença do soro

Reações medicamentosas: fenitoína, hidralazina, alopurinol

Doenças malignas

Linfomas

Tumores sólidos metastáticos para linfonodos: melanoma, pulmão, mama, cabeça e pescoço, sistema digestório, sarcoma de Kaposi, tumor primário desconhecido, renal, próstata

Proliferações atípicas do sistema linfático

Hiperplasia do linfonodo gigante

Transformação de centros germinativos

Doença de Castleman

Doenças diversas e doenças de causa desconhecida

Linfadenite dermatopática

Sarcoidose

Linfadenopatia por imunoglobulina G4 (IgG4)

Amiloidose

Síndrome do linfonodo mucocutâneo (doença de Kawasaki)

Histiocitose sinusal (síndrome de Rosai-Dorfman)

Granulomatose multifocal de células de Langerhans (eosinofílica)

Doenças de depósito lipídico: doenças de Gaucher e de Niemann-Pick

---

A imuno-histoquímica que utiliza corantes para avaliar os níveis de expressão de proteínas como MYC e BCL-2 fornece informações prognósticas. Em alguns casos, são necessários análise citogenética ou estudos moleculares de rearranjo dos genes de imunoglobulinas ou TCR para determinar o subtipo patológico de linfoma ou para estabelecer um processo monoclonal. A análise dos cromossomos pode revelar um cariótipo complexo frequentemente associado a um prognóstico mais sombrio ou à deleção do cromossomo 17p, no qual se encontra o *locus* do gene supressor de tumor p53. As sondas da FISH podem identificar, entre outras anormalidades, translocações como t(8;14), que leva a uma alta expressão de MYC no linfoma de Burkitt; t(14;18), que leva à expressão desregulada do gene *BCL-2* no linfoma folicular de células B; ou t(11;14), que leva à superexpressão da ciclina D1 (um regulador da transição G1-S) no linfoma de células do manto. Se a biopsia de linfonodo não for diagnóstica e se persistir um aumento inexplicável de linfonodos, deve-se repetir a biopsia.

Para os pacientes com comprometimento da medula óssea e do sangue periférico, como no linfoma linfocítico de pequenas células ou na LLC, o diagnóstico pode ser estabelecido com base na imunofenotipagem dos linfócitos do sangue periférico por citometria de fluxo. É preciso tomar cuidado para descartar a possibilidade de linfoma agressivo com linfonodos ou locais extranodais envolvidos em um paciente com linfoma de baixo grau ou indolente, como o linfoma linfocítico de pequenas células confinado ao sangue ou à medula óssea.

Tratamento

Uma vez estabelecido o diagnóstico de linfoma, os pacientes devem ser submetidos a uma avaliação completa para estadiamento (Tabela 50.3). O estadiamento determina a extensão do comprometimento, fornece informações prognósticas e pode influenciar a escolha da terapia. A modificação Lugano da classificação de estadiamento Ann Arbor é usada para o estadiamento dos pacientes com LNH e linfoma de Hodgkin (Tabela 50.4).

Diversos exames auxiliares podem ser realizados em situações específicas. Por exemplo, deve-se efetuar um teste para HTLV-1 e HIV se houver suspeita de leucemia de células T do adulto/linfoma. Os pacientes com um histórico clínico sugestivo de imunodeficiência ou com fatores de risco comportamentais devem ser testados para HIV. Uma seriografia esôfago-estômago-duodeno (SEED) ou uma endoscopia digestiva alta podem ser indicadas para os com sintomas gastrintestinais ou para aqueles com risco de comprometimento gastrintestinal (*i. e.*, linfomas de células do manto ou outros linfomas envolvendo o anel de Waldeyer). A escolha da terapia é guiada pelo estádio, pelo subtipo específico e por considerações clínicas como idade e condição do paciente. Dispõe-se de vários novos agentes para a terapia de neoplasias linfocíticas (Tabela 50.5). Esses agentes podem ser combinados ou usados com quimioterapia tradicional.

Tabela 50.3 Avaliação para o estadiamento dos linfomas.

Procedimentos de avaliação necessários

Biopsia da lesão com análise por hematopatologista experiente

Anamnese com atenção para a existência ou não de sintomas B

Exame físico com atenção para as áreas com linfonodos (incluindo anel de Waldeyer) e tamanho do fígado e do baço

Exame de sangue-padrão:

    Hemograma completo

    Lactato desidrogenase e β_2-microglobulina

    Avaliação da função renal

    Provas de função hepática

    Cálcio, ácido úrico

Aspirado e biopsia de medula óssea

Exames radiológicos incluindo:

    Radiografia de tórax (incidências posteroanterior e lateral)

    TC de tórax, abdome e pelve

    PET (no linfoma de Hodgkin e linfomas agressivos)

Procedimentos necessários em determinadas circunstâncias

Radiografias simples de osso dos locais sintomáticos ou de áreas anormais na cintigrafia óssea

TC ou RM do cérebro e da medula espinal quando houver sinais ou sintomas neurológicos

Eletroforese das proteínas do soro e da urina

Punção lombar com citologia do líquido cerebrospinal (linfomas de Burkitt e linfoblástico)

PET, Tomografia por emissão de pósitrons; *RM*, ressonância magnética; *Sintomas B*, febre, sudorese e perda de peso > 10% do peso corporal; *TC*, tomografia computadorizada.

Capítulo 50 Distúrbios dos Linfócitos **547**

Tabela 50.4 Sistema de estadiamento para o linfoma de Hodgkin e linfomas não Hodgkin.

Estádio[a]	Comprometimento	Estado extranodal
I	Um linfonodo ou grupo de linfonodos adjacentes	Lesões extranodais isoladas sem comprometimento nodal
II	Dois ou mais grupos de linfonodos no mesmo lado do diafragma	Estádio I ou II por extensão nodal com comprometimento extranodal contíguo limitado
II volumoso	Conforme anteriormente com doença volumosa[b]	
III	Linfonodos em ambos os lados do diafragma; linfonodos acima do diafragma com comprometimento do baço	
IV	Comprometimento extralinfático não contíguo adicional	

[a]Os sistemas de estadiamento para o linfoma de Hodgkin e linfomas não Hodgkin são semelhantes. Para o linfoma de Hodgkin, a existência ou não de sintomas deve ser documentada em cada designação de estádio: A (assintomático) ou B (febre, sudorese e perda de peso > 10% do peso corporal). [b]Para o linfoma de Hodgkin, a doença volumosa inclui massa nodal > 10 cm ou > 1/3 do diâmetro transtorácico.

Tabela 50.5 Novos agentes terapêuticos usados no linfoma e nos distúrbios plasmocitários.

Classe	Agentes	Alvo	Mecanismo de ação	Indicações
Anticorpos monoclonais	Rituximabe Obinutuzumabe	CD20	Citotoxicidade mediada por complemento e dependente de anticorpo. Apoptose das células tumorais	A maioria dos linfomas de células B
	Daratumumabe	CD38		Mieloma múltiplo
Conjugado anticorpo/ fármaco	Brentuximabe	CD30	Anticorpo ligado a inibidor da tubulina liberado nas células tumorais	Linfoma de Hodgkin e linfomas CD30+
	Polatuzumabe	CD79a		LDGCB
Agentes imunomoduladores	Talidomida Lenalidomida Pomalidomida	Cereblon, imunomodulação	Ligação à proteína cereblon, ativação do complexo E3 ubiquitina ligase	Mieloma múltiplo
Inibidores da quinase				
Inibidores da BTK	Ibrutinibe Acalabrutinibe Zanubrutinibe	Tirosinoquinase de Bruton	Bloqueio da sinalização do receptor de células B	LLC, LCM, LZM, MW
Inibidores da PI3K				LLC, LF
	Idelalisibe Copanlisibe	Fosfatidilinositol-3- quinase	Bloqueio da sinalização do receptor de células B	
Inibidor da BCL-2	Venetoclax	BCL-2	Bloqueia a proteína antiapoptótica BCL-2 levando à morte celular programada	LLC
Inibidores do proteassoma	Bortezomibe Carfilzomibe Ixazomibe	Proteassoma	Inibição da degradação de proteínas tóxicas nas células malignas	Mieloma múltiplo LCM
Células CAR-T	Axicabtageno ciloleucel Tisagenlecleucel	CD19	Ligação direta do linfócito T produzido por engenharia genética aos linfócitos B malignos	LDGCB LLA

BTK, Tirosinoquinase de Bruton; CART-T, células T com receptor de antígeno quimérico; LCM, linfoma de células do manto; LDGCB, linfoma difuso de grandes células B, LF, linfoma folicular; LLA, leucemia linfocítica aguda; LLC, leucemia linfocítica crônica; LZM, linfoma de zona marginal; MW, macroglobulinemia de Waldenström; PI3K, fosfatidilinositol 3-quinase.

Subtipos de linfoma

Linfomas não Hodgkin indolentes. As condições comuns de baixo grau ou indolentes incluem o linfoma folicular, o linfoma linfocítico de pequenas células (que é idêntico à LLC) e os linfomas de zona marginal.

O linfoma folicular (LF) é responsável por 20% dos linfomas do adulto e é o linfoma indolente mais comum. Trata-se de uma neoplasia de linfócitos B clonais maduros que histologicamente conserva a arquitetura nodular no linfonodo, que é infiltrado por pequenos linfócitos de aparência madura. O imunofenótipo é positivo para marcadores de superfície (CD10, CD19, CD20, CD21) e negativo para CD5. Os linfomas foliculares caracterizam-se pela translocação t(14;18)

que justapõe o *locus* da cadeia pesada da imunoglobulina (IGH, do inglês *immunoglobulin heavy chain*) com o gene da LLC de células B/ linfoma 2 (*BCL2*) antiapoptótico; a proteína BCL2 é superexpressa uniformemente nos linfomas foliculares, imortalizando então as células afetadas. Acredita-se que mutações adicionais de função e a alteração da função dos linfócitos T no microambiente maligno atuem na patogênese.

O linfoma folicular é uma neoplasia indolente de baixo grau com uma longa evolução natural (a sobrevida mediana aproxima-se de 10 anos), porém 70% dos pacientes apresentam a doença em estádio avançado (III/IV) por ocasião do diagnóstico, frequentemente com comprometimento da medula óssea, e para a maioria dos pacientes a cura não é considerada viável com as modalidades-padrão de tratamento. O LNH folicular acaba se transformando em um linfoma mais agressivo, que do ponto de vista histopatológico caracteriza-se por infiltrados difusos de grandes células e, clinicamente, pela rápida expansão de linfonodos ou massas tumorais, pela elevação dos níveis de lactato desidrogenase (LDH) e pelo aparecimento de sintomas relacionados com a doença.

O manejo dos linfomas foliculares é influenciado pelo estádio. Para os poucos pacientes com doença em estádio inicial (I/alguns linfomas não volumosos em estádio II) após o estadiamento clínico, a opção adequada consiste em radioterapia (RT). Graças à RT linfática locorregional, mais da metade dos indivíduos com doença em estádio inicial alcançam uma remissão durável ou a cura.

Para os pacientes com doença em estádio avançado, o tratamento é mais controverso. Embora o LNH indolente em estádio avançado seja responsivo a vários tipos de tratamento, a sua incurabilidade e longa evolução natural levaram à prática de adiar o tratamento até que haja o desenvolvimento de sintomas. Essa estratégia é denominada *conduta expectante*. Um estudo prospectivo de intervenção precoce comparou a observação com o anticorpo monoclonal anti-CD20 rituximabe isoladamente e com rituximabe seguido de manutenção, porém não encontrou nenhuma diferença nas taxas de sobrevida global ou de transformação histológica. As indicações para tratamento incluem os problemas estéticos ou mecânicos causados pelo aumento dos linfonodos, a alta carga tumoral, as manifestações sistêmicas e as evidências de comprometimento da medula óssea.

Várias opções de tratamento estão disponíveis, o que inclui anticorpos monoclonais, agentes com alvos moleculares, agentes imunomoduladores, agentes quimioterápicos e anticorpos radiomarcados. Para a maioria dos pacientes, o tratamento adequado consiste no anticorpo monoclonal quimérico contra linfócito B rituximabe associado ou não a quimioterapia sistêmica. A adição de rituximabe à quimioterapia aumentou as taxas de resposta, a duração da remissão e, em alguns estudos, a sobrevida global (evidência de nível I obtida de pelo menos um ensaio clínico controlado, randomizado e adequadamente projetado).

A escolha da quimioterapia a ser combinada com rituximabe pode ser influenciada pela idade do paciente e sua condição clínica. Existem várias opções, porém nenhum esquema demonstrou ser superior em termos de sobrevida global. Em um ensaio clínico randomizado, a combinação de bendamustina, um agente singular com propriedades semelhantes aos agentes alquilantes e análogos da purina, mais rituximabe pareceu vantajosa em comparação com o esquema CHOP (*i. e.*, ciclofosfamida, hidroxidaunorrubicina, Oncovin® [vincristina] e prednisona) mais rituximabe em relação a toxicidade, taxa de resposta e sobrevida livre de progressão (evidência de nível I).

A maioria dos pacientes responde ao tratamento, e pelo menos um terço obtém remissão clínica completa. A combinação bendamustina-rituximabe resulta em tempo mediano de progressão de 5 a 6 anos. Tipicamente, o tratamento com agentes citotóxicos é interrompido quando se obtém uma resposta máxima; entretanto, o rituximabe pode ser continuado em um esquema intermitente para manter a remissão. Em estudos randomizados, foi demonstrado que ele prolonga os tempos de remissão (evidência de nível I). O risco de recorrência e as considerações sobre o custo podem influenciar o uso dessa terapia, visto que o rituximabe também pode ser administrado no momento da recorrência com desfechos semelhantes.

Após e recidiva de um paciente, podem ser obtidas remissões subsequentes que, entretanto, são frequentemente menos duráveis em comparação com a primeira delas. As opções terapêuticas para os pacientes que apresentam recidiva incluem a quimioterapia, frequentemente com um fármaco ou uma combinação com medicamentos diferentes daqueles usados no início. Os indivíduos em recidiva também podem ser tratados com rituximabe como agente único. Para aqueles refratários a esse fármaco, foram desenvolvidos vários anticorpos anti-CD20 humanizados. O obinutuzumabe é um anticorpo anti-CD20 humanizado modificado por glicoengenharia que apresenta uma amplificada função citotóxica celular dependente de anticorpo. Apresenta atividade como agente único na recidiva do LF e demonstrou produzir altas taxas de resposta em combinação com a quimioterapia. Imunomoduladores como a lenalidomida também exercem forte atividade em combinação com anticorpos anti-CD20 no contexto de recidiva. O idelalisibe e o copanlisibe, que são inibidores da PI3 quinase, apresentam uma taxa de resposta global de 56% com duração mediana da resposta de 12 meses. Anticorpos anti-CD20 marcados radioativamente, como o ibritumomabe tiuxetana (marcado com ítrio), também têm sido usados nos pacientes com linfoma folicular recidivado ou refratário, e têm estado associados a taxas elevadas de resposta. A administração de anticorpos radiomarcados exige tratamento em um centro especializado com experiência em medicina nuclear e tem limitado o uso desses agentes. Para os pacientes que apresentam evidências clínicas ou histopatológicas de transformação em linfoma de grau mais alto, deve-se oferecer um tratamento que seja apropriado para uma histologia difusa agressiva (ver adiante).

A quimioterapia em alta dose com transplante autólogo de células-tronco ou alogênicas para os LNHs foliculares pode ser apropriada para pacientes selecionados com doença recorrente ou refratária. O acompanhamento a longo prazo de pacientes submetidos a transplante alogênico sugere que alguns são curados com essa modalidade, porém a morbidade associada ao transplante alogênico tem limitado o seu uso generalizado para linfomas indolentes.

Além dos LNHs foliculares, os linfomas MALT e os linfomas de zona marginal estreitamente relacionados são considerados subtipos indolentes de baixo grau. Tendo em vista o excelente prognóstico, a natureza localizada e a longa evolução natural dos linfomas MALT, eles habitualmente são tratados de modo conservador com modalidades de tratamento local (*i. e.*, radiação ou cirurgia) e evitando-se o uso de quimioterapia sistêmica. O anticorpo monoclonal rituximabe apresenta atividade contra os linfomas MALT e pode ser usado quando se deseja uma terapia sistêmica. Os linfomas MALT gástricos apresentam uma associação elevada com infecção por *H. pylori*, e podem ser obtidas remissões com a erradicação da infecção. Por conseguinte, os antibióticos constituem o tratamento de primeira linha para o linfoma MALT gástrico positivo para *H. pylori*.

Linfomas não Hodgkin agressivos. Os LNHs agressivos incluem o LDGCB, o linfoma de alto grau com rearranjos C-MYC e BCL-2 e/ou BCL-6, o linfoma de células B não classificável com características intermediárias entre o LDGCB e o linfoma de Hodgkin clássico, o linfoma de Burkitt, o linfoma linfoblástico, o linfoma anaplásico de grandes células e os linfomas de células T periféricas. Em sua maioria, os linfomas agressivos originam-se a partir de linfócitos B; os linfomas de células T agressivos são tratados de modo semelhante, porém apresentam um prognóstico geral mais sombrio em comparação com seus homólogos de células B.

O LDGCB é o subtipo mais comum de LNH, pois representa até 30% dos LNHs do adulto em países ocidentais. Os pacientes apresentam massas nodais de rápido crescimento; cerca de 30% têm febre, sudorese noturna ou perda de peso, e 40% podem exibir comprometimento de órgãos externos aos linfonodos. Diferentemente dos pacientes com LNH de baixo grau, a terapia deve ser oferecida imediatamente a todos os indivíduos com histologia agressiva, visto que esses linfomas comportam risco à vida e são potencialmente curáveis. Independentemente do estádio, a terapia inicial-padrão para todos os pacientes com LNH difuso e agressivo consiste em um esquema de poliquimioterapia que inclui uma antraciclina em combinação com rituximabe.

Para o LDGCB, o esquema de tratamento mais amplamente usado é o CHOP mais rituximabe (R-CHOP). Os pacientes com doença em estádio inicial (I/II não volumosa) podem receber RT local após um mínimo de três ciclos de R-CHOP se houver necessidade de limitar a exposição à quimioterapia. Já aqueles com doença em estádio avançado necessitam de seis ciclos de R-CHOP; o papel da radiação local em sítios de doença volumosa na presença de doença em estádio avançado não está bem estabelecido. Podem-se obter remissões completas com o R-CHOP ou com esquemas semelhantes, e mais de 50% dos pacientes são curados. A identificação dos biomarcadores prognósticos para o subgrupo de pacientes que respondem de modo menos satisfatório ou que estão sofrendo uma recidiva precoce da doença é uma prioridade.

No início dos anos 2000, o perfil de expressão gênica (PEG), que utiliza microarranjos, lançou uma luz significativa sobre a heterogeneidade biológica do LDGCB. Foram identificadas três assinaturas distintas que correspondem às potenciais células de origem (CDOs): o linfoma de células tipo B do centro germinativo (BCG), o linfoma de células tipo B ativadas (CBA) e o linfoma mediastinal primário de grandes células B (LMPB), com cerca de 15% de casos não classificáveis. O subtipo BCG origina-se de centroblastos, enquanto o subtipo CBA surge a partir de uma célula plasmoblástica imediatamente antes da saída do centro germinativo. Essas assinaturas gênicas têm implicações prognósticas, e os LDGCB-BCG apresentam uma sobrevida global mais favorável do que os casos de CBA. O LMPB tem um perfil de CDOs que se assemelha ao do linfoma de Hodgkin e prognóstico mais favorável do que qualquer subtipo de LDGCB.

Além das CDOs, os subtipos moleculares de LDGCB apresentam um impacto prognóstico. Até 15% dos casos de LDGCB contêm translocações que envolvem o gene *MYC* no cromossomo 8q24 em combinação com translocações de *BCL-2* e/ou *BCL-6* (referidas como LNH de "duplo ou triplo evento"). O *C-MYC* é um pró-oncogene que codifica um fator de transcrição que, quando desregulado, leva à proliferação celular e à sobrevida descontroladas. O *BCL-2* é um oncogene no cromossomo 8q21 que, quando translocado, leva à desregulação da proteína antiapoptótica BCL-2. O *BCL-6* é um regulador mestre da reação do centro germinativo e um repressor transcricional. O LNH de duplo ou triplo evento apresenta o pior desfecho clínico e não é suficientemente tratado com R-CHOP. A maioria dos pacientes tem doença em estádio avançado, nível elevado de LDH, e comprometimento da medula óssea e do SNC. Em geral, são utilizados esquemas mais intensivos, tais como o EPOCH-R em dose ajustada (etoposídeo, prednisona, vincristina [Oncovin®], ciclofosfamida, hidroxidaunorrubicina [doxorrubicina]-rituximabe) ou o Hiper-CVAD-R (doses hiperfracionadas de ciclofosfamida, vincristina, doxorrubicina, dexametasona rituximabe).

As proteínas MYC e BCL-2 podem estar superexpressas no LDGCB na ausência de translocação gênica. Esses linfomas de "dupla expressão" apresentam um prognóstico intermediário. A maioria dos casos de linfoma de duplo evento é de origem BCG, enquanto a maioria dos casos de linfomas de dupla expressão é de origem CBA.

Muitos estudos investigaram as alternativas à terapia R-CHOP, incluindo o estudo de combinações de quimioterapia mais intensiva ou com adição de novos agentes como ibrutinibe ou lenalidomida. Até o momento, essas abordagens em grande parte foram incapazes de mostrar a obtenção de melhorias no controle da doença e na sobrevida para os pacientes de risco-padrão, de modo que o R-CHOP continua sendo o modelo de cuidados básicos para o tratamento inicial da maioria dos pacientes.

Os estudos publicados de consolidação com quimioterapia em alta dose e transplante autólogo de células-tronco (TACT) após indução com R-CHOP também foram, em grande parte, negativos.

Em particular, o TACT não anula o impacto prognóstico negativo das translocações de *C-MYC*. Em um estudo retrospectivo, não foi identificada nenhuma diferença na sobrevida livre de recidiva e na sobrevida global com o TACT em pacientes com duplo evento que receberam esquemas intensificados de tratamento inicial, tais como o DA-EPOCH-R (EPOCH-R de dose ajustada) ou o HiperCVAD-R. Entretanto, foi observado um benefício em termos de sobrevida com o TACT em pacientes com duplo evento tratados com R-CHOP, o que ressaltou os desfechos inferiores obtidos com esse esquema nessa população específica de indivíduos.

Os pacientes que recidivam após alcançar uma remissão podem ser curados com quimioterapia em alta dose e TACT, que é a terapia-padrão se a recidiva da doença permanecer responsiva a doses regulares de quimioterapia. Na era pré-rituximabe, as taxas de cura com quimioterapia de resgate e TACT aproximaram-se de 50%. Entretanto, o grande estudo CORAL sobre o linfoma mostrou que os pacientes que receberam rituximabe com CHOP como parte da terapia inicial apresentaram uma SLP (sobrevida livre de progressão) precária de 21%. Aqueles que apresentaram recidiva no primeiro ano de tratamento com R-CHOP também tiveram desfechos muito ruins.

Essa população de pacientes com recidiva de alto risco é agora objeto de ensaios clínicos com terapia com células T com receptor de antígeno quimérico (CAR-T, do inglês *chimeric antigen receptor T-cell*). Nesse tipo de imunoterapia celular, linfócitos T autólogos dos pacientes são coletados e geneticamente modificados para expressar um receptor de células T quimérico que reconheça um ou mais antígenos de superfície, como CD19, na célula do linfoma. Existem dois produtos de CAR-T aprovados pela FDA para os pacientes cuja doença não responde adequadamente à terapia de resgate: o tisagenlecleucel e o axicabtageno ciloleucel. As taxas de remissão completa são da ordem de 40% para um grupo de pacientes com desfechos precários nos demais aspectos. Essas terapias estão sendo comparadas com o TACT em ensaios clínicos randomizados. Apesar de eficácia promissora, a terapia com células CAR-T pode resultar em considerável toxicidade, o que inclui a síndrome da liberação de citocinas, neurotoxicidade, citopenias, hipogamaglobulinemia e infecções. Os pacientes são cuidadosamente monitorados por uma equipe multiprofissional de médicos com experiência no uso de terapias celulares.

Linfomas de células do manto. O linfoma de células do manto (LCM) representa 3 a 10% dos LNHs do adulto nos países ocidentais e é mais comum em homens idosos. Os indivíduos brancos têm maior incidência em comparação com os de outras etnias. A idade mediana de apresentação é de 68 anos. Os linfomas de células do manto são neoplasias de células B maduras que parecem surgir na zona do manto do folículo linfático e que exibem um imunofenótipo altamente característico e expressam o antígeno CD5 e outros marcadores de células B, porém com ausência da expressão de CD23, o que os diferencia da LLC. Os linfomas de células do manto caracterizam-se por uma translocação cromossômica t(11;14) patognomônica que justapõe o gene da cadeia pesada da imunoglobulina (*locus* 14q32) com o gene *BCL1*, que codifica a proteína promotora de crescimento ciclina D1. Na maioria dos casos, a demonstração por imuno-histoquímica da translocação ou da expressão da proteína ciclina D1 possibilita o estabelecimento de um diagnóstico definitivo. A classificação patológica em subtipo blastoide ou pleomórfico e a alta taxa de proliferação constituem características associadas a um comportamento mais agressivo e desfecho insatisfatório. As mutações TP53, Notch-1 e Notch-2 também estão associadas a uma evolução clínica agressiva. Com diferentes manifestações clínicas e vias moleculares, são reconhecidos dois subtipos de LCM na classificação de 2016 da OMS: o LCM nodal, que é a variante mais comum e que exibe uma evolução clínica agressiva e múltiplas mutações oncogênicas; e um subtipo leucêmico não nodal de LCM observado em 10 a 20% dos pacientes, que apresenta uma evolução clínica indolente. Estes últimos pacientes têm linfocitose, esplenomegalia e comprometimento da medula óssea.

Habitualmente, é prescrita quimioterapia sistêmica combinada com rituximabe, porém é difícil obter remissões duráveis. A quimioterapia em alta dose com TACT é frequentemente usada durante a primeira remissão para os pacientes mais jovens e tem estado associada a remissões mais duráveis (evidência de nível II-1, que é uma evidência obtida de ensaios clínicos controlados bem projetados sem randomização). Os pacientes com mutações TP53 não se beneficiam da quimioterapia em altas doses e são preferencialmente inscritos em ensaios clínicos de novos agentes. Dispõem-se de vários agentes e esquemas para aqueles que não são candidatos a transplante e para os pacientes com doença recorrente.

O ibrutinibe e o acalabrutinibe, que são inibidores da tirosino-quinase de Bruton (BTK, do inglês *Bruton tyrosine kinase*), e o inibidor de BCL-2 venetoclax, em combinação com anticorpos anti-CD20, demonstraram ter notável atividade na recidiva do LCM. Esses fármacos também estão sendo investigados como tratamento de primeira linha em combinação com imunoquimioterapia ou em combinações sem quimioterapia. Existem ensaios clínicos em andamento de terapia com células CAR-T no LCM que fornecem uma esperança para os pacientes que progrediram com o uso de inibidores da BTK. O TCT alogênico pode produzir cura em 30% dos pacientes com LCM e é considerado para aqueles com recidiva ou com mutações TP53.

Linfomas não Hodgkin de alto grau. Os dois subtipos de alto grau, o linfoma de Burkitt (LB) e o linfoma linfoblástico, são raros na população adulta. Entretanto, esses subtipos são importantes, visto que são potencialmente curáveis com terapia apropriada e, com frequência, exigem tratamento hospitalar urgente por ocasião do diagnóstico em virtude de sua natureza altamente agressiva, crescimento rápido e tendência a sofrer lise tumoral no início da terapia.

O linfoma linfoblástico em adultos é agressivo e é considerado o equivalente linfomatoso da leucemia linfocítica de células T aguda. O linfoma linfoblástico de células B é menos comum. Em geral, o linfoma linfoblástico acomete homens jovens e envolve o mediastino e a medula óssea, e tem propensão a sofrer recidiva nas leptomeninges.

O linfoma de Burkitt é um linfoma de células B raro em adultos que é altamente agressivo e exibe propensão a acometer a medula óssea e o SNC. Citogeneticamente, o linfoma de Burkitt caracteriza-se pela translocação t(8;14) patognomônica que transfere o oncogene *MYC* do cromossomo 8 para um local próximo aos amplificadores dos genes da cadeia pesada de anticorpos (*locus IGH*) no cromossomo 14. Na África Central, onde o linfoma de Burkitt é endêmico em crianças, ele habitualmente está associado ao EBV. Todavia, nos EUA é raro que o linfoma de Burkitt esporádico seja positivo para EBV. Recentemente, o linfoma do tipo Burkitt com aberrações 11q foi incluído na classificação da OMS como uma entrada provisória. As aberrações do 11q são particularmente frequentes nos hospedeiros imunocomprometidos, tais como os pacientes após transplante de órgãos. São encontradas mutações ID3 recorrentes em cerca de 30% dos casos de LB, e o ID3 foi recentemente implicado como um gene supressor de tumor e com um papel na patogênese.

O linfoma de Burkitt e os linfomas linfoblásticos exigem tratamento com poliquimioterapia intensiva, incluindo a quimioterapia intratecal para prevenção de recidiva leptomeníngea. Esses linfomas sofrem rápida lise tumoral no início da quimioterapia, e todos os pacientes precisam receber profilaxia contra a síndrome da lise tumoral antes e no decorrer do primeiro ciclo de quimioterapia. A profilaxia inclui hidratação, alcalinização da urina, alopurinol, e a cogitação de terapia com rasburicase para uma rápida diminuição dos níveis elevados de ácido úrico.

Prognóstico

Foram identificadas diversas variáveis prognósticas para o LNH, e foram planejados esquemas prognósticos específicos para as doenças comuns, tais como LDGCB, LNH folicular e linfomas de células do manto. Os preditores de baixa sobrevida para a maioria dos subtipos incluem estádio avançado (III/IV) no início, comprometimento de múltiplos locais extranodais da doença, nível elevado de LDH, sintomas B (p. ex., febre, sudorese noturna, perda de peso) e baixo estado de desempenho.

O Índice Prognóstico Internacional (IPI) estratifica os pacientes com base na idade, no desempenho, no estádio, e no número de locais extranodais. A probabilidade de cura e a sobrevida a longo prazo livre de doença variam de mais de 75% para os pacientes com nenhum ou um fator adverso para menos de 50% para os pacientes que apresentam quatro ou mais fatores adversos.

Os fatores associados a uma redução da sobrevida no LNH folicular incluem idade avançada, estádio avançado, anemia, múltiplos locais de linfonodos (mais de quatro) e níveis elevados de LDH. Os pacientes com três ou mais desses fatores apresentam uma sobrevida mediana de 5 anos, ou seja, aproximadamente metade daquela dos pacientes com nenhum ou um fator de risco. As anormalidades citogenéticas e moleculares que resultam em aumento da proliferação e sobrevida das células do linfoma estão no centro das atenções como variáveis prognósticas, e alguma melhora dos desfechos foi obtida por meio de estratégias de tratamento inicial agressivo e terapias celulares.

Em geral, os linfomas de células T agressivos têm prognóstico mais sombrio do que o LNH de células B, e normalmente os pacientes são considerados candidatos a estudos de investigação e transplante imediato. Entretanto, o linfoma anaplásico de grandes células (LAGC) ALK+ apresenta desfecho favorável com quimioterapia isoladamente. O conjugado anticorpo anti-CD30/fármaco brentuximabe-vedotina possui forte atividade no LAGC e em outros tipos de linfomas de células T que expressam CD30.

Para uma discussão mais aprofundada sobre esses tópicos, ver Capítulo 176, "Linfomas não Hodgkin", em *Goldman-Cecil Medicina*, 26ª edição.

Linfoma de Hodgkin

O linfoma de Hodgkin (LH) é uma neoplasia maligna de linfonodos caracterizada pela célula de Reed-Sternberg (RS) neoplásica em um processo inflamatório de fundo. O linfoma de Hodgkin responde por 10% dos linfomas, e em 2019 ocorreram cerca de 8.110 novos casos diagnosticados nos EUA. Trata-se do linfoma mais comum entre adultos jovens. O pico de incidência do LH é observado entre 20 e 35 anos. A incidência do LH e a taxa de mortalidade diminuíram nessa última década.

A causa do linfoma de Hodgkin ainda não foi totalmente esclarecida. Os fatores de risco incluem histórico de mononucleose infecciosa, alto nível socioeconômico, imunossupressão (p. ex., infecção pelo HIV, transplante de aloenxerto, fármacos imunossupressores) e doenças autoimunes. Embora o EBV seja frequentemente detectado nos pacientes, não foi estabelecido para ele um papel etiológico direto.

Histopatologia

O linfoma de Hodgkin é diagnosticado pela identificação da célula de RS maligna no tecido linfático acometido. A célula de RS clássica é grande e binucleada, e cada núcleo contém um nucléolo proeminente em "olhos de coruja". Embora a origem celular da célula de RS esteja sendo debatida por décadas, os estudos moleculares confirmaram que as células de RS consistem em células B com rearranjo clonal do *locus IG* de linhagem germinativa. Diferentemente do LNH, a maior parte do infiltrado nos linfonodos no LH é habitualmente composta por células inflamatórias reativas benignas, e pode ser difícil identificar as células de RS. A imunofenotipagem das células RS revela positividade para CD30 (Ki-1) e CD15, e negatividade para CD20, CD45 e imunoglobulina citoplasmática ou de superfície. O EBV é identificado nas células de RS em cerca de 50% dos casos.

Os subtipos patológicos do LH clássico incluem quatro variantes – esclerose nodular (EN), celularidade mista (CM), depleção de linfócitos (DL) e predomínio de linfócitos (PL) – mais a variante não clássica predomínio nodular linfocitário (PNL). A forma de EN é a mais comum (60 a 80%) e se caracteriza por faixas fibrosas que separam o linfonodo em nódulos e pelo tipo lacunar de células de RS. É o tipo predominante encontrado em adolescentes e adultos jovens, e normalmente envolve o mediastino e locais dos linfonodos supradiafragmáticos. No tipo de CM (15%), a esclerose em faixa está ausente, e as células de RS são facilmente identificadas em um infiltrado inflamatório difuso que é mais heterogêneo do que aquele observado na variante de EN. A variante PL (5%) caracteriza-se por células de RS clássicas em um fundo de pequenos linfócitos. A DL é uma variante rara (< 1%) que está associada à idade avançada, à infecção pelo HIV e a um baixo nível socioeconômico. As características patológicas do LH com DL consistem em uma notável escassez de células inflamatórias e existência de camadas de células de RS.

A variante de PLN é uma entidade distinta que está mais estreitamente relacionada com o LNH indolente do que com o LH clássico. A forma de PLN caracteriza-se por um padrão de crescimento nodular com variantes de células de RS que apresentam núcleos polilobulados (i. e., células em pipoca), e as células de RS clássicas habitualmente estão ausentes. O imunofenótipo dessas células variantes é distinto daquele das células de RS clássicas, pois há a expressão de antígenos das células B (CD19 e CD20) e CD45 e ausência de CD15 e CD30. A existência de CD20 possibilita o uso terapêutico do rituximabe, um agente que normalmente não é utilizado no linfoma de Hodgkin clássico. A variante de PLN responde por 5% dos casos de linfoma de Hodgkin, apresenta forte preponderância masculina e tende a envolver os linfonodos periféricos, porém com preservação do mediastino. O prognóstico é excelente, embora as recidivas tardias sejam mais comuns do que no LH clássico.

Apresentação clínica

O linfoma de Hodgkin surge nos linfonodos, mais comumente no mediastino ou no pescoço, e se dissemina para linfonodos contíguos ou não contíguos, incluindo os linfonodos retroperitoneais e o baço. À medida que a doença progride, ela pode se espalhar por via hematogênica e acometer locais extranodais, tais como a medula óssea, o fígado e o pulmão. Diferentemente do LNH, o linfoma de Hodgkin raramente surge em locais extranodais, embora possa envolver locais extranodais por disseminação contígua a partir de um linfonodo adjacente (p. ex., vértebras a partir de linfonodos retroperitoneais, parênquima pulmonar a partir de linfonodos hilares).

Em geral, o linfoma de Hodgkin produz um aumento indolor dos linfonodos, mais frequentemente no pescoço. A adenopatia mediastinal pode ser detectada de modo incidental em um paciente assintomático em radiografia de tórax de rotina. A adenopatia mediastinal ou hilar maciça, havendo ou não um comprometimento pulmonar adjacente, pode causar tosse, dispneia, sibilos ou estridor. Na apresentação clínica, cerca de um terço dos pacientes apresenta sintomas constitucionais de febre, sudorese noturna ou perda de peso (i. e., sintomas B). O prurido generalizado está associado ao subtipo de EN, e os pacientes podem apresentar um histórico de prurido preocupante meses a anos antes do estabelecimento do diagnóstico. Muito ocasionalmente, os pacientes também podem se queixar de um imediato e acentuado desconforto torácico induzido por álcool etílico e cuja etiologia é incerta, embora tal evento tenha sido observado em pacientes com LH e síndromes carcinoides.

Sem tratamento, a evolução natural é inexorável, embora frequentemente lenta, com progressão para acometer múltiplos locais nodais seguida de disseminação hematogênica para a medula óssea, o fígado e outras vísceras. À medida que a doença avança, os pacientes apresentam sintomas B, mal-estar, caquexia e complicações infecciosas. Os indivíduos com doença progressiva finalmente morrem de complicações relacionadas à insuficiência da medula óssea ou a infecção.

O estadiamento acurado do LH recém-diagnosticado é importante para o planejamento do tratamento, o prognóstico e a avaliação da resposta à terapia. Utiliza-se uma modificação da classificação de Ann Arbor (Tabela 50.4), e se acrescenta o sufixo A ou B para denotar a ausência ou presença, respectivamente, de sintomas B. O estadiamento de um paciente recém-diagnosticado é semelhante ao de pacientes com LNH (Tabela 50.3). Inclui anamnese e exame físico; hemograma completo com velocidade de hemossedimentação (VHS) e sorologia para HIV; tomografia computadorizada (TC) do tórax, do abdome e da pelve; tomografia por emissão de pósitrons (PET); e, em casos selecionados, aspirado e biopsia de medula óssea. Outros exames de imagem (p. ex., radiografia de osso, ressonância magnética [RM] da coluna) devem ser obtidos apenas se os sintomas apresentados sugerirem comprometimento dessas estruturas. Os pacientes também precisam de avaliação das funções cardíaca e pulmonar antes da administração de quimioterapia, bem como teste para hepatite B, devido ao risco de reativação durante a quimioterapia. As informações obtidas dessa investigação não invasiva definem o estádio clínico de um paciente com LH.

Diagnóstico e diagnóstico diferencial

O diagnóstico exige uma biopsia adequada do tecido nodal acometido. A imunofenotipagem é realizada de forma rotineira para confirmar o diagnóstico estabelecido na microscopia óptica de rotina e para diferenciar o LH do LNH morfologicamente semelhantes (p. ex., linfoma de grandes células B rico em células T, linfoma anaplásico de grandes células).

Tratamento

O linfoma de Hodgkin é altamente curável, e a taxa de cura ultrapassa 80% com o uso das modalidades de tratamento atuais. O manejo ideal, que inclui o estabelecimento da duração da quimioterapia e o uso e a dose de RT, é determinado pelo estádio (i. e., estádio inicial [I/II] versus estádio avançado [III/IV]) e características prognósticas adicionais. Como a maioria dos pacientes consiste em adultos jovens e apresenta uma sobrevida livre de doença a longo prazo, o objetivo da terapia mudou para minimizar a morbidade e a mortalidade relacionadas com o tratamento sem sacrificar o potencial curativo. A RT primária raramente é usada devido às toxicidades tardias, que consistem em risco substancial de tumores sólidos secundários dentro do campo de radiação uma década ou mais após a irradiação, incluindo o alto risco de câncer de mama nas pacientes jovens. As sequelas a longo prazo historicamente observadas das doses-padrão de irradiação do tórax incluem disfunção da tireoide (habitualmente hipotireoidismo) e doença arterial coronariana (DAC) acelerada.

Para os pacientes com linfoma de Hodgkin em estádio inicial (I/II), mais frequentemente é prescrito o esquema de quimioterapia ABVD (i. e., doxorrubicina [Adriamycin®], bleomicina, vimblastina e dacarbazina), que pode ser seguido por um ciclo de irradiação em baixa dose (< 30 Gy) dos linfonodos envolvidos, que não tem estado associado a maior risco de tumores sólidos secundários. A duração da quimioterapia e a dose de radiação dependem de o paciente apresentar doença em estádio inicial favorável ou desfavorável. A definição de doença favorável habitualmente incorpora ausência de massa mediastinal volumosa, pequeno número de linfonodos envolvidos, ausência de sintomas B, idade mais jovem e baixa VHS. Tipicamente, os pacientes com doença em estádio inicial favorável recebem dois a quatro ciclos de ABVD seguidos por 20 Gy de RT, enquanto são necessários quatro a seis ciclos de ABVD e 30 Gy de RT para os pacientes com doença desfavorável (evidência de nível I). A opção de quimioterapia de ciclo limitado sem RT também foi confirmada como viável em um estudo randomizado. A escolha do tratamento na doença em estádio inicial exige uma conversa detalhada com o paciente sobre os efeitos colaterais e os potenciais riscos das opções de tratamento.

Os pacientes com linfoma de Hodgkin em estádio avançado (III/IV) são tratados principalmente com quimioterapia. O esquema ABVD é a opção inicial mais amplamente utilizada nos EUA. O esquema ABVD é mais efetivo e menos tóxico do que o mais antigo esquema MOPP (*i. e.*, mostarda nitrogenada, vincristina [Oncovin®], procarbazina e prednisona) e não causa as sequelas a longo prazo de esterilidade, infertilidade ou leucemias induzidas por tratamento associadas ao MOPP (nível de evidência I). As preocupações a longo prazo com o esquema ABVD incluem potencial de miocardiopatia (doxorrubicina), toxicidade pulmonar (bleomicina) e neuropatia (vincristina). Cerca de 60% dos pacientes com doença em estádio III ou IV são curados com seis ciclos de ABVD. Um ensaio clínico randomizado recente confirmou a eficácia do ABVD com a eliminação da bleomicina depois de dois ciclos completos de terapia em pacientes com evidência de resposta precoce ao tratamento.

Nos pacientes com doença avançada, o esquema intensivo BEACOPP (*i. e.*, bleomicina, etoposídeo, doxorrubicina [Adriamycin®], ciclofosfamida, vincristina [Oncovin®], prednisolona e procarbazina) tem estado associado a taxas mais altas de resposta completa e à ausência de falha do tratamento em comparação com os esquemas à base de ABVD. No entanto, não ocorreu aumento da sobrevida global em todos os estudos (evidências de nível I). O esquema BEACOPP é usado cada vez mais em pacientes selecionados com características de alto risco. Pode ocorrer toxicidade gonadal com infertilidade permanente após o uso de BEACOPP, e foi relatado um aumento do risco de leucemia secundária. É preciso considerar as sequelas tardias e as toxicidades agudas ao escolher esse esquema.

Tipicamente, não é prescrita RT combinada com quimioterapia para a doença em estádio avançado. Todavia, nos pacientes com doença mediastinal volumosa, a irradiação consolidativa para o mediastino após completar a quimioterapia diminuiu a taxa de recidiva.

A avaliação da resposta à terapia envolve repetir a avaliação para estadiamento (*i. e.*, exame físico, TC e PET) durante e após o término do tratamento. Na doença avançada, a PET realizada no meio do tratamento depois de dois ciclos completos de ABVD fornece informações prognósticas, visto que a persistência de atividade metabólica nos locais tumorais correlaciona-se com a resistência ou a recidiva subsequentes da doença. Por outro lado, os pacientes podem ser curados, apesar do achado comum de uma anormalidade residual na TC (p. ex., aumento de linfonodos, massa mediastinal residual) quando não se observa doença residual na PET. Uma PET persistentemente positiva durante e após o tratamento com anormalidades radiográficas residuais está associada a elevada taxa de recidiva subsequente, e, nesses pacientes, deve-se considerar a necessidade imediata de biopsia repetida ou terapia de resgate. O mais intensivo esquema BEACOPP pode aumentar a taxa de cura primária nesses casos. A maioria dos pacientes destinados a sofrer recidiva apresentam este evento nos primeiros 2 anos; entretanto, as recidivas depois de 5 anos são raras, exceto nos pacientes com a variante de PLN.

Os pacientes que apresentam recidiva ou que não respondem à terapia inicial têm várias opções de terapia secundária, que ainda podem ser curativas. A terapia de segunda linha frequentemente é utilizada com um plano para a realização de quimioterapia em alta dose e transplante autólogo de células hematopoéticas, e ela pode estar associada a uma cura em pacientes hem doença quimiossensível (evidência de nível I).

Os novos agentes efetivos no tratamento do LH recorrente incluem o brentuximabe vedotina, uma imunotoxina composta por um anticorpo dirigido contra CD30 ligado a um agente antitubulina, como também o nivolumabe e o pembrolizumabe, que são inibidores de pontos de controle. O brentuximabe está associado a altas taxas de resposta, incluindo respostas completas em mais de 30% dos pacientes com recidiva da doença após transplante autólogo (evidência de nível II-1). Um estudo randomizado de brentuximabe *versus* placebo após transplante para pacientes com LH de alto risco mostrou um prolongamento significativo da sobrevida livre de progressão. Os inibidores de pontos de controle também são agentes altamente ativos nos pacientes com LH com doença recorrente ou refratária. Espera-se que cerca de dois terços dos pacientes respondam à terapia, embora sejam observadas respostas completas em uma minoria deles. O transplante alogênico, que também pode ser considerado para os pacientes com bom desempenho clínico, tem potencial curativo. A nova terapia de transplante de doadores haploidênticos (semicompatíveis), que incorpora a ciclofosfamida pós-procedimento, demonstrou resultados alentadores, com menor taxa de morbidade relacionada com o transplante, e constitui uma área de investigação ativa.

Prognóstico

Os pacientes com linfoma de Hodgkin são, em sua maioria, curados. Os fatores prognósticos que influenciam o risco de recidiva ou a sobrevida incluem histologia de CM ou DL, sexo masculino, grande número de linfonodos envolvidos, idade acima dos 40 anos, existência de sintomas B, VHS alta e doença volumosa (*i. e.*, alargamento do mediastino em mais de um terço ou massa de mais de 10 cm). O International Prognostic Score, baseado em sete variáveis no momento do diagnóstico, é um preditor de desfecho validado na doença avançada.

Leucemias linfocíticas

Leucemias linfocíticas agudas

As leucemias linfocíticas agudas que surgem a partir de linfócitos B ou T precursores são descritas de modo detalhado no Capítulo 47.

Leucemia linfocítica crônica e linfoma linfocítico de pequenas células

Definição e epidemiologia. A LLC de células B é uma doença maligna dos linfócitos caracterizada por expansão e acúmulo de pequenos linfócitos que se originam de linfócitos B. A LLC é essencialmente idêntica ao linfoma linfocítico de pequenas células B, porém representa a forma leucêmica da doença. A LLC constitui a forma mais comum de leucemia nos EUA e afeta duas vezes mais homens do que mulheres. Foram estimados 20.720 novos casos em 2019 e 3.930 mortes. Embora possa ocorrer em qualquer fase da vida, a sua incidência aumenta com a idade, e mais de 90% dos casos são diagnosticados em adultos com mais de 50 anos.

A causa da LLC é desconhecida. O agrupamento familiar da LLC sugere uma base genética em alguns casos. Os parentes de primeiro grau de pacientes com LLC apresentam um risco 8,5 vezes maior de desenvolver LLC e um aumento de 2,6 vezes no risco de desenvolvimento de outro linfoma indolente. O risco de desenvolver LLC aumenta com a exposição a solventes orgânicos, agente laranja e inseticidas. Fatores dietéticos e de estilo de vida não estiveram associados a um aumento no risco de LLC.

A LLC é precedida de um estádio clinicamente assintomático que envolve a proliferação de células B clonais. Essa condição é designada como linfocitose B monoclonal (LBM). A LBM pode ser detectada em mais de 5% dos indivíduos com mais de 60 anos. O risco de uma transformação em LLC exigindo tratamento é de aproximadamente 1% ao ano. Esses pacientes devem estar sob observação.

Patologia. A forma comum de LLC é uma proliferação clonal de células B maduras que expressam marcadores característicos deste tipo celular e baixos níveis de imunoglobulina M (IgM) de superfície de cadeia leve refletindo a origem clonal dessa neoplasia maligna.

O imunofenótipo diagnóstico da LLC é singular e exibe expressão de CD5 e CD23 juntamente com os marcadores de células B maduras CD19, CD20 (expressão fraca) e CD21. Embora não se tenha identificado nenhuma anormalidade cromossômica patognomônica, 30 a 50% dos pacientes exibem anormalidades citogenéticas, mais ainda se forem usados ensaios sensíveis como a FISH. As anormalidades mais frequentes envolvem os cromossomos 12 (frequentemente trissomia do 12), 13 e 14. As anormalidades citogenéticas dos cromossomos 11 e 17 estão associadas a um prognóstico adverso.

Podem ocorrer mutações que contribuem para o desenvolvimento da LLC em qualquer estádio do desenvolvimento das células B. As células da LLC que se originam de células B que não passaram e não sofreram a reação de centro germinativo de linfonodos apresentam genes não mutados da região variável da cadeia pesada das imunoglobulinas (IgVH, do inglês *immunoglobulin heavy-chain variable-region*) e são definidas como LLC não mutada (LLC-U [*unmutaded*]). As células da LLC que apresentam mutação somática de imunoglobulina (Ig) expressam genes IgVH mutados e são definidas como LLC mutada (LLC-M). Os genes IgVH não mutados estão associados a uma forma mais agressiva de LLC.

A via do receptor de células B tem sido reconhecida como a mais proeminente ativada nas células da LLC. O receptor de células B na LLC é ativado por meio do reconhecimento e da ligação dos autoantígenos e antígenos presentes no microambiente. Ocorre a ativação de várias quinases, tais como a BTK, a tirosinoquinase do baço (SYK) e a fosfatidilinositol 3-quinase (PI3K). Isso desencadeia uma cascata de sinalização que ativa vias a jusante, incluindo a via do *NF*κβ, o que, em última análise, promove a sobrevida e a proliferação de células B malignas.

Diagnóstico e diagnóstico diferencial. O diagnóstico de LLC é frequentemente estabelecido de modo incidental em uma contagem de células sanguíneas de rotina que revela leucocitose com predominância de pequenos linfócitos. A análise por citometria de fluxo do sangue periférico ou o aspirado de medula óssea revelam a característica população de células B clonais que são positivas para CD5 e CD23. Há expressão monoclonal de Ig kappa ou lambda e expressão ausente ou fraca de CD20, CD79b e FMC7. Os esfregaços de medula óssea ou do sangue periférico revelam uma predominância de pequenos linfócitos com nucléolos imperceptíveis; com frequência, são observadas células rompidas (*i. e.*, sombras celulares). O exame dos linfonodos envolvidos revela um infiltrado difuso de pequenos linfócitos que apaga a arquitetura normal.

A LLC precisa ser diferenciada das causas reativas de linfocitose e de outras formas de linfoma ou leucemia. O linfoma de células do manto pode ter aparência morfologicamente semelhante, bem como imunofenótipo parecido, embora tipicamente o CD23 esteja ausente, e a expressão da ciclina D1 seja detectada. É necessária uma linfocitose absoluta de mais de 5.000 células/μℓ para o diagnóstico de LLC.

Apresentação clínica. As células da LLC acumulam-se na medula óssea, no sangue periférico, nos linfonodos e no baço, resultando então em linfocitose, linfadenopatia, esplenomegalia e, por fim, diminuição da função da medula óssea. Com frequência, a LLC também está associada a uma desregulação imune manifestada como hipogamaglobulinemia e com maior risco de infecções bacterianas e fenômenos autoimunes, tais como a anemia hemolítica Coombs-positiva ou a trombocitopenia imune. Alguns pacientes apresentam linfadenopatia, sintomas relacionados às citopenias ou infecções recorrentes. À medida que a doença progride, os indivíduos desenvolvem uma linfadenopatia generalizada, hepatoesplenomegalia e insuficiência da medula óssea. Pode ocorrer morte por complicações infecciosas ou insuficiência da medula óssea após os pacientes se tornarem refratários ao tratamento. Em cerca de 5% dos casos, a LLC transforma-se em um linfoma difuso de grandes células altamente maligno e que pode ser rapidamente fatal. Essa transformação é comumente designada como síndrome de Richter.

Tratamento. Normalmente, a LLC é uma doença de baixo grau caracterizada por uma longa evolução natural com progressão lenta ao longo de anos ou décadas. A sobrevida mediana é superior a 6 anos. A extensão da doença (estádio) no início constitui o melhor preditor de sobrevida. As aberrações genômicas, tais como as deleções de 17p ou 11q e a presença de IgVH não mutado, constituem preditores de sobrevida mediana significativamente mais curta nos pacientes com doença em estádio inicial.

Como a terapia-padrão não é curativa e a LLC pode ter uma fase assintomática de vários anos de duração, o tratamento específico frequentemente é suspenso até haver sinais de progressão da doença ou desenvolvimento de sintomas (p. ex., linfadenopatia volumosa, sintomas constitucionais como febre, citopenias causadas pela infiltração da medula óssea). A taxa de aumento da contagem de leucócitos também pode ser utilizada para prever o desenvolvimento de sintomas e a necessidade de terapia.

Quando há a necessidade de tratamento, dispõe-se de várias opções. A idade do paciente, sua condição médica e a presença de anormalidades citogenéticas podem influenciar a escolha da terapia. Os agentes quimioterápicos ativos incluem vários fármacos alquilantes (p. ex., clorambucila, ciclofosfamida), o análogo de nucleosídio fludarabina ou o novo agente bendamustina. Em 2005, o esquema fludarabina/ ciclofosfamida (FC) tornou-se um padrão de tratamento em combinação com o rituximabe (FCR), e alcançou altas taxas de remissão completa. O regime FCR demonstrou melhorar a sobrevida global em pacientes com LLC em um ensaio clinico randomizado de fase 3. Isso ocorreu à custa de maior risco de infecções, particularmente nos pacientes de idade mais avançada que toleram melhor a bendamustina e o rituximabe (BR). Existe também o risco de lesão das células-tronco da medula óssea. Entretanto, os pacientes com del(17p) não responderam aos esquemas à base de fludarabina e tiveram uma sobrevida mediana de apenas 16 meses após tratamento de primeira linha. O esquema FCR demonstrou fornecer o maior benefício para os pacientes jovens com bom estado de desempenho portadores de LLC mutada com IgVH. Alguns desses indivíduos não sofreram recidiva durante mais de 10 anos de acompanhamento e podem ter sido curados. Para esse subgrupo de pacientes, o potencial de cura precisa ser equilibrado com os riscos associados ao FCR, incluindo neoplasias malignas secundárias.

O rituximabe, um anticorpo anti-CD20 monoclonal, apresenta atividade contra a LLC, porém é mais efetivamente usado em combinação com agentes quimioterápicos.

A maioria dos pacientes responde à terapia com uma redução significativas da carga tumoral. Os indivíduos com doença recorrente ou refratária podem responder a uma lista crescente de anticorpos monoclonais. O alentuzumabe, um anticorpo monoclonal humanizado dirigido contra a molécula CD52 que ocorre na maioria dos linfócitos, mostra-se eficaz, inclusive nos pacientes com deleção de 17p, embora a duração mediana da resposta seja de apenas 8 meses nesse subgrupo de pacientes. Outros agentes incluem os anticorpos anti-CD20, o ofatumumabe e o obinutuzumabe, que demonstraram melhorar a duração da remissão nos pacientes previamente não tratados quando administrados em associação com a clorambucila (evidência de nível I).

Nesses últimos anos, a melhor compreensão dos mecanismos de proliferação das células da LLC mediados por meio de sinalização de BCR e *NF*κβ levou ao desenvolvimento de vários inibidores dirigidos para alvos com perfil de eficácia/toxicidade favorável. Em 2013 e 2014, respectivamente, o inibidor da BTK ibrutinibe e o inibidor da PI3K idelalisibe demonstraram ser altamente ativos nos pacientes com LLC refratária e de alto risco [del(17p), del(11q) e IgVH não mutado]. Com 3 anos de acompanhamento, uma porcentagem sem precedente de 50% de pacientes com del(17p) em uso de ibrutinibe estavam vivos e sem progressão da doença. Em 2016, o inibidor de BCL-2 venetoclax mostrou ser ativo em pacientes com LLC refratária e de alto risco. Um ensaio clínico randomizado de fase 3 que comparou o esquema venetoclax-rituximabe com o bendamustina-rituximabe mostrou uma grande vantagem na SLP de 2 anos (84,9% *versus* 26,3%) no grupo do venetoclax-rituximabe. Isso também foi válido entre pacientes com del(17p), pois a SLP de 2 anos foi de 81,5% *versus* 27,8%. As comparações randomizadas do ibrutinibe com ou sem rituximabe com BR ou FCR em pacientes com LLC não tratados também favorecem a terapia à base de ibrutinibe com melhora na SLP.

Com o uso continuado do ibrutinibe, pode haver o desenvolvimento de mutações de resistência, e estão em fase de desenvolvimento inibidores da BTK de última geração. As estratégias de combinação com inibidores de BCL-2 para evitar a resistência estão em estudos de fase 3. A terapia com células CAR-T também demonstrou ter atividade na LLC resistente ao ibrutinibe. Embora o transplante alogênico possa proporcionar uma cura por meio de um fenômeno imune de enxerto *versus* leucemia, ele tem o potencial de morbidade e mortalidade significativas, e tem sido adiado na maioria dos algoritmos de tratamento da LLC para dar espaço às novas terapias promissoras direcionadas para alvos.

Os pacientes que desenvolvem fenômenos autoimunes necessitam de tratamento com corticosteroides, e se pode administrar gamaglobulina intravenosa para reduzir a frequência de infecções em pacientes que desenvolveram hipogamaglobulinemia. O desenvolvimento de uma massa mediastinal em rápida expansão, a ocorrência de sintomas constitucionais e níveis séricos elevados de LDH sugerem a transformação da doença em um linfoma difuso de grandes células (*i. e.*, síndrome de Richter), o que está associado a um prognóstico sombrio.

Distúrbios de plasmócitos

Os distúrbios, ou discrasias, de plasmócitos constituem um grupo de doenças de células B clonais que estão relacionadas entre si devido à produção e à secreção da imunoglobulina monoclonal denominada *proteína M*. A característica laboratorial das discrasias de plasmócitos consiste em uma molécula de imunoglobulina homogênea (completa ou parte dela) que pode ser detectada no soro ou na urina por eletroforese das proteínas. Do ponto de vista clínico, esses distúrbios podem se caracterizar pelos efeitos sistêmicos da proteína M e pelos efeitos diretos da infiltração do osso e da medula óssea. Por exemplo, a amiloidose primária resulta em lesão tecidual em decorrência da deposição de cadeias leves produzidas por uma população clonal de plasmócitos na ausência de uma proliferação observável do clone de plasmócitos. A macroglobulinemia de Waldenström é um distúrbio com características de LNH e de distúrbios de plasmócitos. A condição é discutida nesta seção devido aos efeitos clínicos distintos da paraproteína IgM produzida nessa doença.

A discrasia de plasmócitos mais comum é a *gamopatia monoclonal de significância indeterminada* (GMSI), seguida do mieloma múltiplo e do estreitamente relacionado plasmocitoma, que é um tumor solitário composto de plasmócitos clonais do osso ou do tecido mole extramedular. As discrasias de plasmócitos menos comuns incluem a síndrome POEMS (polineuropatia, organomegalia, endocrinopatia, gamopatia monoclonal e anormalidades da pele [*skin*]) (ver adiante neste capítulo), também conhecida como mieloma osteosclerótico, doença da cadeia pesada e amiloidose primária.

Quando uma proteína M é encontrada na eletroforese das proteínas séricas de um indivíduo sem doença associada aparente e na ausência de qualquer outra evidência laboratorial ou clínica de distúrbio de plasmócito, é designada como GMSI. A GMSI é definida por baixos níveis séricos de proteína M (< 3 g/dℓ); ausência da proteína de Bence Jones na urina; menos de 10% de plasmócitos clonais na medula óssea; e ausência de anemia, hipercalcemia, insuficiência renal e lesões ósseas líticas. A GMSI é mais comum do que o mieloma, e a sua frequência aumenta com a idade, pois ocorre em 3% da população com mais de 50 anos. A GMSI é considerada uma condição pré-maligna, e os pacientes, em comparação com a população geral, correm risco aumentado (de sete vezes) de apresentarem mieloma franco ou discrasias malignas de plasmócitos relacionadas. Entretanto, a progressão da GMSI para uma neoplasia de plasmócitos franca só ocorre em cerca de 1% dos pacientes por ano.

É difícil distinguir os pacientes com GMSI não progressiva e estável dos pacientes nos quais haverá finalmente o desenvolvimento de mieloma múltiplo. O risco de progressão é maior entre os pacientes com IgA ou proteínas M do tipo IgM, nos pacientes com concentrações iniciais de proteína M superiores a 1,5 g/dℓ e naqueles com uma proporção anormal entre cadeias leves κ e λ livres. Embora não haja nenhuma evidência definitiva de que o monitoramento de indivíduos com diagnóstico de GMSI possa melhorar a sobrevida, recomenda-se que os pacientes sejam submetidos a avaliação anual, incluindo eletroforese do soro, para detectar a ocorrência de progressão para mieloma múltiplo antes do início dos sintomas ou das complicações evidentes.

As proteínas M podem ser encontradas em outras condições benignas e malignas além das discrasias de plasmócitos (Tabela 50.6). Cerca de 10% dos pacientes com LLC apresentam níveis detectáveis de IgG ou IgM monoclonais em seu soro. As proteínas M também podem ser detectadas em uma variedade de distúrbios autorreativos ou infecciosos.

Mieloma múltiplo

Definição e epidemiologia. O mieloma múltiplo é um distúrbio maligno de plasmócitos caracterizado por infiltração neoplásica da medula óssea e do osso e pela presença de imunoglobulina monoclonal ou de cadeias leves no soro ou na urina. A causa do mieloma é incerta.

A doença é mais comum em homens do que em mulheres e em afro-americanos do que em indivíduos brancos. O risco de mieloma aumenta com o envelhecimento, com idade mediana de 69 anos por ocasião do diagnóstico (dados da SEER). Houve um número estimado de 32.110 novos casos nos EUA em 2019. O risco de mieloma aumenta para os pacientes com parentes de primeiro grau que apresentam discrasias de plasmócitos. Foram descritas associações com exposições ocupacionais a solventes orgânicos, pesticidas, produtos à base de petróleo e radiação ionizante; entretanto, a maioria dos pacientes com mieloma não tem nenhum histórico de exposição a esses agentes.

Patologia. A célula tumoral exibe características de um plasmócito diferenciado que está adaptado para a síntese e a secreção em alta taxa de imunoglobulinas. As biopsias de medula óssea ou as biopsias ósseas tendo como alvo os locais tumorais revelam uma infiltração por plasmócitos com restrição de cadeia leve, o que define a clonalidade. Os marcadores de superfície celular úteis para a identificação e a enumeração dos plasmócitos incluem CD38, CD138 e cadeias leves de imunoglobulina; o marcador de células B CD20 tipicamente está ausente e ajuda a diferenciar outros distúrbios linfoproliferativos do mieloma.

Podem ser detectadas aberrações genéticas na maioria dos pacientes com mieloma se forem usados testes de sensibilidade adequados. A cariotipagem-padrão e o exame de FISH são realizados de forma

Capítulo 50 Distúrbios dos Linfócitos

Tabela 50.6 Classificação dos distúrbios associados à secreção de imunoglobulina monoclonal (proteína M).

Distúrbio	Padrão da proteína M
Neoplasias de plasmócitos	
Mieloma múltiplo	IgG > IgA > IgD; ± cadeia leve livre ou cadeia leve apenas (κ > λ)
Mieloma solitário ósseo	IgG > IgA > IgD; ± cadeia leve livre ou cadeia leve apenas (κ > λ)
Plasmocitoma extramedular	IgA > IgG > IgD; ± cadeia leve livre ou cadeia leve apenas (κ > λ)
Macroglobulinemia de Waldenström	IgM ± cadeia leve livre (κ > λ)
Doença da cadeia pesada	Fragmento ou cadeias γ, α, μ pesados
Amiloidose primária	Cadeia leve livre (λ > κ)
Gamopatia monoclonal de significância indeterminada	IgG > IgM > IgA, habitualmente sem secreção de cadeia leve urinária
Outras neoplasias de células B	
Leucemia linfocítica crônica	Secreção ocasional de proteína M; IgM > IgG
Linfomas não Hodgkin de células B; doença de Hodgkin	Secreção ocasional de proteína M; IgM > IgG
Neoplasias não linfocíticas	
Leucemia mieloide crônica	Nenhum padrão consistente
Carcinomas (p. ex., cólon, mama, próstata)	Nenhum padrão consistente
Distúrbios autoimunes ou autorreativos	
Doença da crioaglutinina	IgM κ mais comum
Crioglobulinemia mista	IgM ou IgA
Síndrome de Sjögren	IgM
Distúrbios inflamatórios, de armazenamento ou infecciosos diversos	
Líquen mixedematoso	IgG λ
Doença de Gaucher	IgG
Cirrose, sarcoide, doenças parasitárias, acidose renal	Nenhum padrão consistente

Ig, Imunoglobulina. (Adaptada de Salmon SE: Plasma cell disorders. In Wyngaarden JB, Smith LH Jr, editors: *Cecil Textbook of Medicine,* ed 18, Philadelphia, 1988, WB Saunders, p 1026.)

rotineira em amostras de medula óssea para determinar a presença de anormalidades de significado prognóstico, tais como as translocações que envolvem o *locus* da cadeia pesada de imunoglobulina no cromossomo 14, a hiperploidia ou as anormalidades dos cromossomos 1, 13 ou 17.

Diagnóstico e diagnóstico diferencial. O mieloma precisa ser distinguido de distúrbios relacionados, incluindo GMSI e plasmocitoma. O diagnóstico de mieloma múltiplo é estabelecido pela identificação de algu ma combinação de aumento (> 10%) no número de plasmócitos na medula óssea, proteína M sérica diferente de IgM superior a 3 g/dℓ ou presença de proteína clonal na urina. O mieloma assintomático (*i. e.,* mieloma em estádio I ou "mieloma indolente") é diagnosticado quando são identificados plasmócitos clonais em 10 a 59% da medula óssea ou quando ocorre proteína monoclonal em uma quantidade superior a 3 g/dℓ na ausência de lesão relacionada ao órgão-alvo, elevação significativa nas cadeias leves livres clonais, ou evidência de doença óssea ou imagens avançadas (RM corporal total ou PET-TC).

Os pacientes com uma disfunção orgânica relacionada à doença (p. ex., anemia, lesões ósseas líticas, hipercalcemia, disfunção renal) são considerados como portadores de mieloma sintomático; nesses casos, indica-se o tratamento. A infecção recorrente com hipogamaglobulinemia também é considerada um critério para mieloma sintomático. O plasmocitoma solitário é diagnosticado quando se identifica um tumor solitário de plasmócitos clonais no osso ou no tecido mole na ausência de comprometimento da medula óssea ou de outra lesão relacionada aos órgãos-alvo.

A avaliação do paciente com suspeita de mieloma inclui biopsia da medula óssea; medições da hemoglobina, do cálcio, da função renal e da proporção entre cadeias leves κ e λ livres; eletroforese das proteínas do soro e da urina; imunoeletroforese; e exame do esqueleto. A PET e a RM são consideradas para uma avaliação adicional da doença óssea e podem ser necessárias para os pacientes com doença oligossecretora ou não secretora de modo a definir a doença e proceder a uma avaliação após a terapia. As cintigrafias ósseas convencionais são menos úteis em virtude da natureza osteolítica do mieloma.

Cerca de 20% dos pacientes com mieloma múltiplo não apresentam proteína M sérica detectável pela eletroforese-padrão, porém têm cadeias leves livres circulantes, que podem ser detectadas por meio de ensaios para cadeias leves livres no soro. As cadeias leves livres podem aparecer na urina (*i. e.,* proteína de Bence Jones) e também podem ser detectadas em uma coleta de urina de 24 horas por eletroforese das proteínas urinárias. Os ensaios para cadeias leves livres são muito sensíveis e podem fornecer uma medição da proteína clonal em pacientes com suspeita de doença não secretora gerada por outros métodos. As cadeias leves livres apresentam meia-vida relativamente curta (2 a 6 horas) na circulação em comparação com uma meia-vida de semanas para as moléculas de imunoglobulina intactas e, portanto, podem ser utilizadas para obter uma avaliação mais rápida da resposta da doença uma vez iniciada a terapia. Em casos raros, os pacientes podem ter um mieloma não secretor verdadeiro sem proteína M sérica ou urinária detectável por qualquer ensaio.

Apresentação clínica. As manifestações clínicas do mieloma múltiplo consistem nos efeitos diretos da infiltração da medula óssea e dos ossos pelos plasmócitos malignos, nos efeitos sistêmicos da proteína M e nos efeitos da deficiência concomitante da imunidade humoral que ocorre nessa doença. A dor óssea constitui o sintoma mais comum. Tipicamente, as radiografias de osso mostram lesões osteolíticas em saca-bocado, frequentemente em associação a uma osteopenia generalizada e a fraturas patológicas. As lesões ósseas podem aparecer como massas expansivas associadas à compressão da medula espinal. A hipercalcemia causada pelo extenso comprometimento ósseo é comum no mieloma e pode dominar o quadro clínico. A anemia, que causa fadiga, ocorre na maioria dos pacientes como resultado da infiltração da medula óssea e da supressão da hematopoese; granulocitopenia e trombocitopenia são menos comuns.

Os pacientes com mieloma são suscetíveis a infecções bacterianas devido ao comprometimento da produção e ao aumento do catabolismo das imunoglobulinas normais. São comuns as infecções urinárias por microrganismos gram-negativos, assim como as infecções das vias respiratórias causadas por *Streptococcus pneumoniae, Staphylococcus aureus, Haemophilus influenzae* e *Klebsiella pneumoniae.*

Em cerca de 25% dos pacientes com mieloma, ocorre insuficiência renal. Com frequência, a causa deste evento é multifatorial; hipercalcemia, hiperuricemia, infecção e deposição de amiloide podem contribuir. Ocorre também uma lesão tubular direta devido à excreção de cadeias leves. Em virtude de suas propriedades físico-químicas, as proteínas M podem causar efeitos diversos, tais como crioglobulinemia, hiperviscosidade, amiloidose e anormalidades da coagulação resultantes da interação da proteína M com plaquetas ou fatores da coagulação.

Existem vários sistemas de estadiamento ou de classificação para o mieloma. O Revised International Staging System (R-ISS) para o mieloma identifica três estádios com prognósticos distintos com base nos níveis de β_2-microglobulina e albumina, LDH e anormalidades citogenéticas/FISH (Tabela 50.7).

Tratamento. A maioria dos pacientes com mieloma apresenta uma doença sintomática em estádio avançado e necessita de terapia. Os indivíduos com mieloma assintomático podem ter uma evolução indolente e nem sempre necessitam de terapia imediata. Ocorre progressão da doença em uma taxa de 5 a 10% por ano. Os pacientes devem ser monitorados quanto à progressão da doença por meio de quantificação seriada da proteína M e das cadeias leves livres no soro,

e devem ser avaliados à procura de sinais ou sintomas relacionados com a doença. Para aqueles com plasmocitoma solitário ósseo ou plasmocitomas extramedulares, em particular na região da cabeça e do pescoço, a RT local pode induzir remissões prolongadas e constitui o tratamento de escolha. Nos pacientes com plasmocitoma solitário ósseo, a RM de rotina da coluna frequentemente revela a presença de doença óssea assintomática em outros locais, que deve ser tratada como mieloma sintomático.

Os indivíduos com mieloma sintomático necessitam de terapia sistêmica e de cuidados de suporte meticulosos. Embora o mieloma não seja uma neoplasia maligna curável, a terapia sistêmica prolonga a sobrevida e melhora acentuadamente a qualidade de vida. As opções de tratamento aumentaram nessas últimas duas décadas para incluir diversos compostos novos em três grandes classes de agentes: os agentes imunomoduladores, os inibidores do proteassoma e os anticorpos monoclonais. Esses fármacos podem ser usados como agentes isolados ou em combinações para uma terapia mais intensiva. Tipicamente, os novos fármacos são administrados em associação com altas doses de dexametasona, o que constitui uma potente terapia antimieloma. Os imunomoduladores incluem a talidomida, a lenalidomida e a pomalidomida. Os inibidores do proteassoma incluem o bortezomibe, o carfilzomibe e o ixazomibe. O daratumumabe, um anticorpo monoclonal anti-CD38, foi aprovado para uso nos EUA em 2015. Esses agentes suplantaram em grande parte os agentes quimioterápicos tradicionais como pilar do tratamento inicial e das terapias secundárias, visto que são eficazes e bem tolerados. Foram desenvolvidos múltiplos esquemas de combinação, que também incorporam agentes quimioterápicos em doses modestas.

A talidomida é o primeiro imunomodulador da classe e foi inicialmente usada como sedativo no Reino Unido na década de 1960; entretanto, foi constatado que ela causa defeitos congênitos (focomelia) quando administrada para combater as náuseas durante a gravidez. As propriedades antiangiogênicas da talidomida posteriormente levaram a seu desenvolvimento como agente antineoplásico. O alvo molecular da classe dos imunomoduladores foi recentemente elucidado como sendo o cereblon, uma proteína E3 ligase crucial para a atividade de fatores de transcrição específicos dos linfócitos B que influenciam a viabilidade celular do mieloma. Tipicamente, os imunomoduladores são combinados com dexametasona e, quando administrados como terapia inicial, possuem boa tolerabilidade e resultam em altas taxas de resposta.

A toxicidade relacionada com a talidomida consiste em neuropatia periférica, constipação intestinal, sonolência e exantema. Os imunomoduladores de última geração apresentam um perfil de efeitos colaterais mais favorável. O mais provável é a ocorrência de mielossupressão, porém com menos frequência surgem neuropatia e manifestações sistêmicas. A lenalidomida, um imunomodulador de segunda geração, é mais comumente usada na América do Norte em virtude de sua tolerabilidade favorável. Um efeito colateral incômodo e exclusivo dos programas de combinação de imunomoduladores-esteroides é o desenvolvimento de trombose venosa profunda em até 25% dos pacientes, de modo que é necessária alguma forma de terapia preventiva.

O bortezomibe é o primeiro fármaco da classe dos inibidores do proteassoma e constitui uma terapia importante para os pacientes com fatores de risco citogenéticos adversos. Tipicamente, o bortezomibe é administrado por via subcutânea e pode causar trombocitopenia, astenia e neuropatia.

A maioria dos pacientes responde à terapia inicial com redução da dor óssea, da hipercalcemia e da anemia em associação a um declínio do nível de proteína M. A escolha da terapia inicial depende de estádio, risco citogenético e de o paciente ser candidato à quimioterapia em alta dose e ao TACT. O uso de quimioterapia em alta dose com agentes alquilantes seguida de infusão de células-tronco periféricas autólogas

---

Tabela 50.7 Sistema de estadiamento internacional revisado para o mieloma múltiplo.

Estádio	Critérios	Taxa de sobrevida em 5 anos (meses)
I	B2M < 3,5 mg/ℓ Albumina ≥ 3,5 g/dℓ LDH ≤ LSN Anormalidades cromossômicas de risco-padrão por FISH	82
II	Não estar em estádio I ou II	62
III	B2M > 5,5 mg/ℓ Anormalidades cromossômicas de alto risco ou LDH elevado	40

As anormalidades cromossômicas de alto risco incluem deleção de 17p e/ou translocação de t(4;14) e/ou t(14;16). *B2M,* β_2-Microglobulina. "Palumbo A et al. Revised international staging system for multiple myeloma: a report from International Myeloma Working Group. *J Clin Oncol,* 2015;33:2863).

Capítulo 50 Distúrbios dos Linfócitos

durante a primeira ou a segunda remissão melhora a sobrevida livre de progressão e a qualidade de vida em comparação com a terapia convencional. Embora essa abordagem não seja curativa, ela representa uma importante opção para alguns pacientes e exibe um perfil de toxicidade aceitável, mesmo em indivíduos de mais idade. O transplante alogênico de células-tronco ou de medula óssea pode estar associado a uma remissão durável em pacientes selecionados, porém está também associado a um elevado risco a curto prazo de morbidade e mortalidade. Os pacientes que apresentam recidiva após a terapia-padrão ou o transplante podem ser medicados com esquemas alternativos de quimioterapia ou com novas terapias combinadas incluindo agentes e fármacos quimioterápicos mais novos. O primeiro agente da classe de *inibidores seletivos de exportação nuclear*, o selinexor, foi recentemente acrescentado ao arsenal antimieloma como uma terapia de quinta linha para os pacientes com recidiva ou com doença refratária. A terapia com células CAR-T demonstrou altas taxas de resposta em ensaios clínicos, e se espera que ela em breve se torne disponível como terapia-padrão.

Os cuidados de suporte direcionados para as complicações antecipadas do mieloma constituem um importante aspecto do manejo clínico. A reabsorção óssea pode ser reduzida com injeções regulares dos difosfonatos, ácido zoledrônico ou pamidronato, que diminuem a dor e as fraturas patológicas. O anticorpo monoclonal denosumabe tem como alvo o RANKL, inibe a atividade osteoclástica, e também pode ser usado no tratamento da doença óssea. As lesões ósseas, sobretudo as que envolvem os ossos de sustentação do peso, podem exigir uma irradiação paliativa para controle da dor e prevenção de fraturas patológicas. As lesões ósseas vertebrais podem levar à compressão da medula espinal com consequente piora da dorsalgia e dos sintomas neurológicos. Os sintomas sugestivos de compressão raquimedular exigem uma avaliação imediata com RM da coluna vertebral e, se necessário, irradiação localizada das áreas acometidas.

É importante evitar as nefrotoxinas, inclusive os meios de contraste intravenosos, para prevenção da insuficiência renal. Todos os pacientes devem receber vacinas antipneumocócicas e contra *H. influenzae*, e a gamaglobulina intravenosa pode ser útil na prevenção de infecções recorrentes em pacientes com uma hipogamaglobulinemia profunda. O uso de eritropoetina pode aliviar a anemia e diminuir a necessidade de transfusões de sangue em pacientes com uma anemia relacionada ao tratamento ou com concomitante insuficiência renal.

Prognóstico. O mieloma múltiplo é considerado incurável, porém a sobrevida global desses pacientes melhorou de forma considerável graças aos novos agentes e ao TACT. A sobrevida em 5 anos, conforme relatada pela base de dados SEER, é de 52,2%.

O prognóstico depende do estádio da doença e do perfil citogenético. Os pacientes com cariótipo adverso, incluindo t(14;16), t(4;14) e deleção de 17p, têm prognóstico menos favorável e são considerados candidatos a terapias mais intensivas ou à investigação clínica. Os fatores adversos também incluem estádio avançado, comprometimento da função renal, níveis elevados de LDH, níveis séricos diminuídos de albumina e elevação dos níveis de β_2-microglobulina.

Macroglobulinemia de Waldenström

A macroglobulinemia de Waldenström (MW) é uma neoplasia maligna de linfócitos plasmocitoides que secretam grandes quantidades de IgM. É um distúrbio crônico que afeta pacientes idosos (idade mediana de 64 anos) e que compartilha características dos linfomas de baixo grau e do mieloma. Diferentemente do mieloma, a macroglobulinemia de Waldenström está associada à linfadenopatia e à hepatoesplenomegalia; e, embora ocorra invariavelmente comprometimento da medula óssea, as lesões líticas e a hipercalcemia são raras. A investigação diagnóstica para a MW deve incluir a análise por meio de reação

em cadeia da polimerase em busca de mutação no gene *MYD88*, que é encontrada na maioria dos pacientes e apresenta relevâncias diagnóstica e terapêutica.

As principais manifestações clínicas da MW consistem em uma anemia sintomática e na síndrome da hiperviscosidade causada pelas propriedades físicas da IgM. Em contraste com a IgG, a IgM permanece em grande parte confinada ao espaço intravascular e, à medida que os seus níveis aumentam, a viscosidade do plasma também aumenta. Podem ocorrer epistaxe, hemorragias retinianas, tontura, confusão mental e insuficiência cardíaca congestiva em consequência da síndrome da hiperviscosidade. Cerca de 10% das proteínas IgM exibem propriedades de crioglobulinas, e os pacientes apresentam sintomas da crioglobulinemia ou da síndrome da crioaglutinina demonstrados como acrocianose, fenômeno de Raynaud, e sintomas vasculares ou anemia hemolítica precipitada pela exposição ao frio. Alguns pacientes com MW apresentam neuropatia periférica que antecede o aparecimento do processo neoplásico.

A abordagem e o tratamento da MW assemelham-se aos de outros linfomas de células B de baixo grau. O uso da fludarabina ou de um agente alquilante, tipicamente empregado associado à prednisona e ao rituximabe, mostra-se efetivo para diminuir a adenopatia e a esplenomegalia e para controlar o pico de proteína M, embora não seja curativo. O rituximabe possui atividade contra a MW, assim como o inibidor de proteassoma bortezomibe. A administração de rituximabe como agente único pode ser complicada pelo agravamento inicial da hiperviscosidade nos pacientes com alta carga de IgM. O novo agente ibrutinibe, um inibidor da tirosinoquinase de Bruton, constitui uma terapia oral efetiva para a macroglobulinemia de Waldenström e pode ser combinado com rituximabe. Embora as remissões completas sejam raras, os pacientes que respondem à terapia apresentam uma sobrevida mediana de 4 anos, e alguns deles sobrevivem por mais de uma década.

Distúrbios de plasmócitos de ocorrência rara

A doença da cadeia pesada é uma neoplasia linfoplasmocitoide rara caracterizada pela produção de uma cadeia pesada defeituosa do tipo γ, α, ou μ. As manifestações clínicas variam de acordo com o tipo de cadeia pesada secretada. A doença da cadeia pesada do tipo γ está associada a linfadenopatia, comprometimento do anel de Waldeyer com edema do palato, e sintomas constitucionais. A doença da cadeia pesada do tipo α, também conhecida como linfoma do Mediterrâneo, caracteriza-se pela infiltração linfática do intestino delgado com diarreia associada e má absorção. A doença da cadeia pesada de tipo μ está associada à LLC.

Amiloidose primária. A amiloidose AL primária é uma doença sistêmica caracterizada pela deposição de cadeias leves de imunoglobulina em órgãos e tecidos que resulta em vários sinais/sintomas causados por disfunção orgânica. As complicações comuns consistem em insuficiência cardíaca congestiva, diátese hemorrágica, síndrome nefrótica e neuropatia periférica. Os pacientes com amiloidose primária podem responder a tratamentos selecionados semelhantes aos prescritos para o mieloma. A combinação de bortezomibe, ciclofosfamida e dexametasona mostra-se efetiva em alguns indivíduos. Determinados pacientes podem responder adequadamente à quimioterapia em alta dose e ao suporte de células-tronco autólogas, porém há aumento do risco de morbidade e mortalidade se ocorrer uma disfunção significativa de órgãos-alvo como miocardiopatia. É importante assinalar que nem toda amiloidose é AL (de cadeia leve), e a documentação da fonte e do tipo de proteína amiloide é vital para um manejo adequado.

Síndrome POEMS. A síndrome POEMS é uma doença rara caracterizada por polineuropatia, lesões ósseas escleróticas, endocrinopatia, gamopatia monoclonal e lesões cutâneas. A causa dessa síndrome permanece desconhecida, mas a doença é progressiva e causa grave incapacidade, formação de terceiro espaço e níveis elevados do fator de crescimento do endotélio vascular (VEGF, do inglês *vascular endothelial growth factor*). Tipicamente, as cadeias leves λ monoclonais estão elevadas. A RT é uma opção para a doença óssea limitada. A terapia em altas doses e o TACT são efetivos nos pacientes com doença extensa.

Para uma discussão mais aprofundada sobre estes tópicos, ver Capítulo 178, "Distúrbios de Plasmócitos", e Capítulo 179, "Amiloidose", em *Goldman-Cecil Medicina*, 26ª edição.

DISTÚRBIOS CONGÊNITOS E ADQUIRIDOS DA FUNÇÃO DOS LINFÓCITOS

Vários distúrbios congênitos afetam a maturação ou a função dos linfócitos e resultam em imunodeficiência. Os distúrbios adquiridos da função dos linfócitos são muito mais comuns do que os distúrbios congênitos. A infecção pelo HIV constitui a causa infecciosa mais importante de imunodeficiência adquirida (ver Capítulo 103). Os pacientes com infecção pelo HIV correm maior risco de LNH. Os LNHs que ocorrem no contexto do HIV apresentam uma histologia difusa e agressiva de linfócitos B e incluem o LDGCB e o linfoma de Burkitt. Com frequência, estão associados à infecção por EBV e muitas vezes encontram-se em estádio avançado (III ou IV) por ocasião do diagnóstico e com comprometimento de locais extranodais.

Os pacientes com LNH associado ao HIV são potencialmente curáveis com os esquemas de poliquimioterapia usados no tratamento do LNH encontrado na população geral. O tratamento da infecção subjacente pelo HIV com terapia antirretroviral (TAR) altamente ativa melhorou o desfecho e o prognóstico de pacientes com LNH associado ao HIV.

Os indivíduos que receberam transplante alogênico de órgão necessitam de agentes imunossupressores potentes (p. ex., ciclosporina, tacrolimo, micofenolato, corticosteroides, metotrexato) para evitar a doença enxerto *versus* hospedeiro (DEVH), no caso do transplante de medula óssea, ou a rejeição do aloenxerto, no caso de transplante de órgãos sólidos. Esses medicamentos causam disfunção dos linfócitos T com um estado de imunodeficiência associado, o que aumenta o risco de distúrbio linfoproliferativo pós-transplante (DLPT). O DLPT é um distúrbio linfoproliferativo associado ao EBV caracterizado por uma população polimórfica ou monomórfica de linfócitos B, que podem ser monoclonais ou policlonais. Os pacientes são tratados com redução das doses dos agentes imunossupressores sempre que possível. Os indivíduos com doença polimórfica antes do transplante de órgãos podem responder de modo adequado a essa abordagem. Aqueles que não são candidatos à interrupção da imunossupressão devido à rejeição de aloenxerto ou os indivíduos que desenvolvem doença monomórfica podem responder melhor ao rituximabe isoladamente ou em combinação com quimioterapia.

LEITURA SUGERIDA

Canellos GP, Anderson JR, Propert KJ, et al: Chemotherapy of advanced Hodgkin's disease with MOPP, ABVD, or MOPP alternating with ABVD, N Engl J Med 327:1478–1484, 1992.

Cheson B, Fisher R, Barrington S, et al: Recommendations for initial evaluation, staging, and response assessment of Hodgkin and non-Hodgkin lymphoma: the Lugano classification, J Clin Oncol 32:3059–3068, 2014.

Coiffier B, Lepage E, Briere J, et al: CHOP chemotherapy plus rituximab compared with CHOP alone in elderly patients with diffuse large-B-cell lymphoma, N Engl J Med 346:235–242, 2002.

Dispenzieri A: POEMS Syndrome: 2019 Update on diagnosis, risk-stratification, and management, Am J Hematol 94(7):812–827, 2019.

Engert A, Plütschow A, Eich HT, et al: Reduced treatment intensity in patients with early-stage Hodgkin's lymphoma, N Engl J Med 363:640–652, 2010.

Fisher RI, Gaynor ER, Dahlberg S, et al: Comparison of a standard regimen (CHOP) with three intensive chemotherapy regimens for advanced non-Hodgkin's lymphoma, N Engl J Med 328:1002–1006, 1993.

Geisler CH, Kolstad A, Laurell A, et al: Long-term progression-free survival of mantle cell lymphoma after intensive front-line immunochemotherapy with in vivo purged stem cell rescue: a nonrandomized phase 2 multicenter study by the Nordic Lymphoma Group, Blood 112:2687–2693, 2008.

Hasenclever D, Diehl V: A prognostic score for advanced Hodgkin's disease. International prognostic factors project on advanced Hodgkin's disease, N Engl J Med 339:1506–1514, 1998.

Howlader N, Noone AM, Krapcho M, et al (eds): SEER Cancer Statistics Review, Bethesda, MD, 1975-2016, National Cancer Institute, based on November 2018 SEER data submission, posted to the SEER web site. https://seer.cancer.gov/csr/1975_2016/. Accessed April 2019.

Kyle RA, Therneau TM, Rajkumar SV, et al: A long-term study of prognosis in monoclonal gammopathy of undetermined significance, N Engl J Med 346:564–569, 2002.

Maloney DG, Grillo-Lopez AJ, White CA, et al: IDEC-C2B8 (rituximab) anti-CD20 monoclonal antibody therapy in patients with relapsed low-grade non-Hodgkin's lymphoma, Blood 90:2188–2195, 1997.

McSweeney PA, Niederwieser D, Shizuru JA, et al: Hematopoietic cell transplantation in older patients with hematologic malignancies: replacing high-dose cytotoxic therapy with graft-versus-tumor effects, Blood 97:3390–3400, 2001.

Philip T, Guglielmi C, Hagenbeek A, et al: Autologous bone marrow transplantation as compared with salvage chemotherapy in relapses of chemotherapy-sensitive non-Hodgkin's lymphoma, N Engl J Med 33:1540–1545, 1995.

Rummel MJ, Niederle N, Maschmeyer G, et al: Bendamustine plus rituximab versus CHOP plus rituximab as first-line treatment for patients with indolent and mantle-cell lymphomas: an open-label, multicentre, randomised, phase 3 non-inferiority trial, Lancet 381:1203–1210, 2013.

Singhal S, Mehta J, Desikan R, et al: Antitumor activity of thalidomide in refractory multiple myeloma, N Engl J Med 341:1565–1571, 1999.

Swerdlow SH, Harris NL, Jaffe ES, et al: World Health Organization classification of tumours of hematopoietic and lymphoid tissues, revised ed 4, Lyon, 2017, IARC Press.

Wang ML, Rule S, Martin P: Targeting BTK with ibrutinib in relapsed or refractory mantle-cell lymphoma, N Engl J Med 369:507–516, 2013.

51

Hemostasia Normal

Lauren Shevell, Alfred I. Lee

INTRODUÇÃO

A hemostasia é o equilíbrio fisiológico entre as forças pró-coagulantes e anticoagulantes que respondem pela integridade estrutural do sistema vascular enquanto mantêm o fluxo sanguíneo circulante. A ocorrência de lesão vascular desencadeia a coagulação, que resulta na formação de um tampão localizado de plaquetas e fibrina no local de lesão para impedir a perda de sangue. Esse processo é seguido por contenção do coágulo, cicatrização da ferida, dissolução eventual do coágulo e regeneração do tecido. Nos indivíduos saudáveis, as reações pró-coagulantes e anticoagulantes ocorrem de modo contínuo e equilibrado de maneira que o sangramento seja contido, enquanto os vasos sanguíneos permanecem simultaneamente patentes para fornecer um fluxo sanguíneo adequado aos órgãos. Se houver ruptura de qualquer um desses processos devido a defeitos hereditários ou a anormalidades adquiridas, a hemostasia prejudicada pode resultar em diátese hemorrágica ou doença tromboembólica.

Tradicionalmente, a hemostasia tem sido conceituada em duas partes: *hemostasia primária*, que resulta em adesão e ativação das plaquetas; e *hemostasia secundária*, que resulta em ativação e regulação da cascata da coagulação. Entretanto, estudos mais recentes demonstram haver uma considerável interação dos componentes hemostáticos primários e secundários.

Este capítulo trata brevemente dos mecanismos fisiológicos e interdependentes da hemostasia vascular, o que inclui o equilíbrio normal das funções pró-coagulantes e anticoagulantes da parede dos vasos sanguíneos e das plaquetas, as interações receptor-ligante que são de enorme importância para a hemostasia, bem como as vias entrelaçadas e altamente complexas que representam a cascata da coagulação.

FISIOLOGIA DO SISTEMA VASCULAR

O fluxo sanguíneo no sistema arterial difere daquele no sistema venoso, e impõe diferentes exigências à coagulação. Nas artérias pressurizadas, a ocorrência de um dano vascular relativamente pequeno pode levar rapidamente à exsanguinação maciça; por essa razão, a resposta pró-coagulante nas artérias precisa interromper rapidamente o sangramento. As plaquetas são fundamentais para a resposta arterial; inicialmente, elas detêm a perda de sangue e, em seguida, proporcionam uma superfície ativa para os fatores solúveis da coagulação de modo a localizar e acelerar a formação de fibrina para um coágulo de fibrina resistente. Em contrapartida, um fluxo mais lento na circulação venosa resulta em sangramento mais lento, uma característica que torna as plaquetas menos essenciais; em vez disso, o equilíbrio da hemostasia venosa depende mais da taxa de geração de trombina. Essas diferenças são ressaltadas clinicamente pelos agentes antitrombóticos usados nesses distintos contextos clínicos: são utilizados agentes antiplaquetários, tais como o ácido acetilsalicílico (AAS) e o clopidogrel, para evitar a trombose das artérias coronárias e cerebrais, enquanto são administrados anticoagulantes, tais como as heparinas, a varfarina e os anticoagulantes orais diretos (p. ex., inibidores diretos da trombina como a dabigatrana ou inibidores de Xa como a rivaroxabana ou a apixabana), para o tratamento e a profilaxia das doenças venosas.

Dependendo das circunstâncias, as células endoteliais vasculares que revestem as superfícies luminais dos vasos sanguíneos contribuem com forças pró-coagulantes e anticoagulantes. Quando a vasculatura está intacta, as células endoteliais saudáveis exercem atividade anticoagulante para manter a fluidez do sangue. Esse processo é efetuado por meio de vários mecanismos. Em primeiro lugar, as células endoteliais atuam como uma barreira separando o sangue dos pró-coagulantes subendoteliais, tais como o fator tecidual (FT) e o colágeno (Figura 51.1 A). As células endoteliais também contribuem para o equilíbrio hemostático por meio da secreção de vários produtos, o que inclui prostaciclina, óxido nítrico, adenosina difosfatase e o inibidor da via do fator tecidual (TFPI, do inglês *tissue factor pathway inhibitor*). A liberação de prostaciclina e de óxido nítrico pelas células endoteliais promove o relaxamento do músculo liso vascular, reduzindo então a lesão de cisalhamento. Esses produtos químicos também promovem a geração de monofosfato de adenosina cíclico (cAMP, do inglês *cyclic adenosine monophosphate*) ao inibir a ativação e a agregação das plaquetas. A adenosina difosfatase degrada o difosfato de adenosina (ADP) extracelular liberado pelas plaquetas tolhendo o recrutamento das plaquetas para o coágulo de plaquetas em crescimento. O TFPI atua ao reduzir o início da cascata da coagulação (descrita de modo detalhado na seção "Término da coagulação").

Quando as células endoteliais sofrem dano físico ou ativação, seu equilíbrio de propriedades coagulantes é deslocado em direção a um estado pró-coagulante. Isso é mediado pelas próprias células endoteliais e pela matriz subendotelial, que fica exposta quando ocorre ruptura da parede vascular. As células endoteliais ativadas expressam ligantes em suas superfícies que permitem a adesão plaquetária e o aumento das respostas inflamatórias. São eles: a selectina E e a selectina P, as integrinas β_1 e β_2, a molécula de adesão das células endoteliais às plaquetas 1 (PECAM-1, do inglês *platelet EC* [de células endoteliais] *adhesion molecule-1*) e os multímeros do fator von Willebrand (FVW) (Tabela 51.1). Na superfície ativada das células endoteliais, os multímeros de FVW localizam e promovem a adesão plaquetária, enquanto as integrinas medeiam a adesão e a migração transendotelial subsequente de leucócitos para os tecidos. Após a ocorrência de dano às células endoteliais, a matriz subendotelial exposta também se liga a multímeros de FVW para aumentar ainda mais a adesão plaquetária. As proteínas pró-coagulantes subendoteliais, tais como a trombospondina, a fibronectina e, particularmente, o colágeno, atuam como ligantes para capturar as plaquetas e como ativadores das plaquetas aderentes. O colágeno, em particular, é tanto um ligante de plaquetas quanto um forte agonista das plaquetas, e ele induz a liberação dos grânulos alfa e densos das plaquetas e a expressão

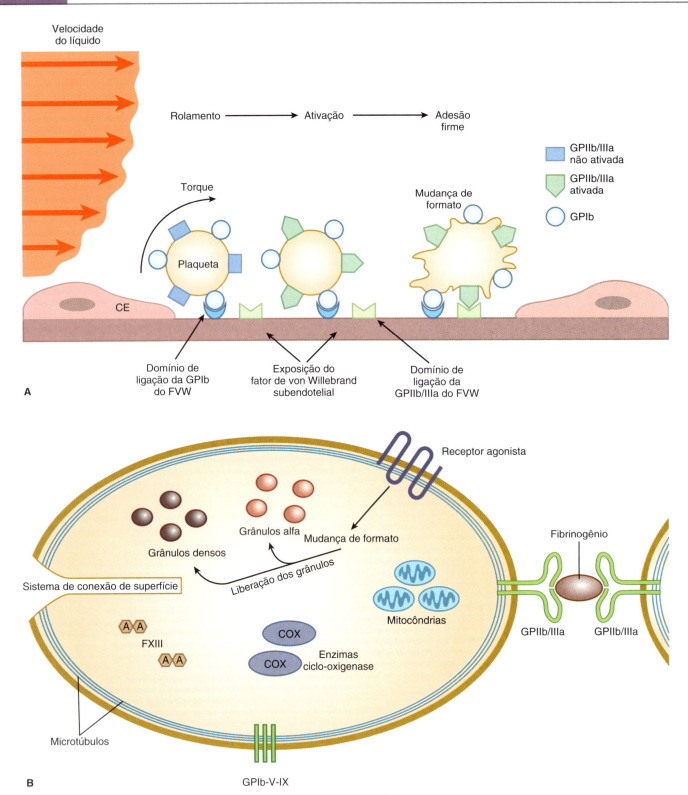

Figura 51.1 A. Interações adesivas que produzem a ligação estável das plaquetas ao fator de von Willebrand (FVW) subendotelial. A ligação inicial entre a glicoproteína Ib (GPIb) plaquetária e o seu domínio de ligação no FVW é rápida, porém tem meia-vida curta, e o resultado consiste em um movimento de rolamento causado pelo torque gerado pelo fluxo de sangue. A interação FVW-GPIb produz uma sinalização transmembranar que ativa a plaqueta para modificar sua forma e simultaneamente transforma a GPIIb/IIIa em uma conformação ativada capaz de se ligar a um domínio de arginina-glicina-aspartato distinto no FVW. Essa adesão secundária faz com que a plaqueta possa aderir firmemente ao FVW subendotelial exposto. **B.** Anatomias interna e externa de uma plaqueta. A plaqueta consiste em vários componentes externos, transmembranares e internos importantes que ajudam a promover a ativação, a adesão, a agregação/aglutinação das plaquetas e a hemostasia geral baseada nos fatores da coagulação. São mostrados os aspectos mais importantes e clinicamente relevantes da anatomia das plaquetas. Os detalhes sobre as etapas que levam à ativação plaquetária e à liberação dos grânulos e do conteúdo citosólico são discutidos no texto. *A*, Subunidades A do fator XIII; *CE*, célula endotelial; *COX*, ciclo-oxigenase; *FXIII*, fator XIII; *GP*, complexo de glicoproteína.

FISIOLOGIA DAS PLAQUETAS

As plaquetas são células anucleadas que medem 2 a 4 μm de diâmetro e que se originam do citoplasma dos megacariócitos (Figura 51.1 B). Cada megacariócito contribui com 1.000 a 3.000 plaquetas durante o seu tempo de vida. Após a sua liberação na circulação, as plaquetas sobrevivem por 7 a 10 dias. A contagem normal de plaquetas varia entre 150.000 e 450.000/$\mu\ell$; para a hemostasia, são necessárias apenas cerca de 7.100 plaquetas/$\mu\ell$ por dia se as estruturas vasculares estiverem intactas (*i. e.*, na ausência de cirurgia ou traumatismo recente) e se não houver um aumento no consumo normal de plaquetas (p. ex., como pode ocorrer na sepse ou na coagulação intravascular disseminada).

O tempo de sangramento, uma medição *in vivo* da hemostasia, é habitualmente de menos de 8 minutos se a contagem de plaquetas estiver dentro do limite normal. Esse tempo de sangramento é usado como um teste de rastreamento para defeitos da função plaquetária, DVW e, algumas vezes, outros distúrbios hemorrágicos. O tempo de sangramento depende da contagem de plaquetas e estará naturalmente prolongado se a contagem de plaquetas cair para menos de 100.000/$\mu\ell$. Portanto, no contexto de trombocitopenia, não se pode utilizar um tempo de sangramento prolongado para determinar se o sangramento é causado por função anormal das plaquetas, pela DVW, por outro problema hemorrágico ou pela trombocitopenia. Como o tempo de sangramento é um teste *in vivo* altamente variável, dependente do operador e que causa trauma ao paciente, a maioria dos laboratórios utiliza hoje o Platelet Function Analyzer-100 (PFA-100®) (Figura 52.2, no Capítulo 52), que usa sangue anticoagulado para examinar o tempo necessário para que as plaquetas formem um tampão em resposta ao colágeno e ao ADP, ou ao colágeno e à epinefrina (*i. e.*, o "tempo de fechamento"). O PFA-100® é semelhante ao tempo de sangramento, visto que ambos são usados para avaliar a função plaquetária e para rastrear a DVW; entretanto, não são capazes de distinguir entre trombocitopenia e função plaquetária anormal quando a contagem de plaquetas é inferior a 100.000/$\mu\ell$.

Ativação das plaquetas

Na presença de lesão vascular, as plaquetas são recrutadas para a área por meio da exposição a agonistas locais (colágeno, epinefrina e trombina) e pela liberação de agonistas dentro das plaquetas no microambiente local (ADP, tromboxano). Os ativadores plaquetários mais potentes, que são o colágeno e a trombina, interagem com seus receptores plaquetários específicos para ativar fortemente as plaquetas. A epinefrina por si só não é um poderoso agonista plaquetário, porém a estimulação do receptor alfa-adrenérgico nas plaquetas as prepara para a ativação sinérgica por agonistas relativamente fracos como o ADP. As plaquetas também liberam compostos ativadores, o que inclui o tromboxano A_2 (TXA_2), que é formado no citosol da plaqueta após clivagem mediada pela ciclo-oxigenase 1 (COX1) do ácido araquidônico, que é então liberado no ambiente do coágulo. O TXA_2 é um agonista plaquetário e vasoconstritor, e sofre rápida degradação em seu subproduto inerte, o tromboxano B_2. De forma notável, os papéis precisos dos diferentes agonistas plaquetários dependem de uma hierarquia espacial dentro do tampão plaquetário. A trombina ativa as plaquetas dentro do núcleo do tampão hemostático, enquanto o ADP e o TXA_2 ativam as plaquetas na camada frouxamente acondicionada que envolve o núcleo.

De particular importância clínica, a atividade plaquetária da COX1 é irreversivelmente inibida pelo AAS, que bloqueia a formação de TXA_2 durante toda a vida da plaqueta por meio de uma ligação covalente que provoca um impedimento estérico no local ativo. Em contrapartida, os anti-inflamatórios não esteroides (AINEs) ligam-se de modo reversível e competitivamente no local ativo; assim, os efeitos

Tabela 51.1 Propriedades dos coagulantes das células endoteliais.

Pró-coagulantes	Anticoagulantes
Colágeno	Vasodilatação
Fator VIII	Adenosina difosfatase
Fibronectina	Sulfatos de heparina
Integrinas	Óxido nítrico
Molécula de adesão das células endoteliais às plaquetas 1 (PECAM-1)	Prostaciclina
Selectinas (E e P)	Trombomodulina
Vasoconstrição	Inibidor da via do fator tecidual
Fator de von Willebrand	Ativador do plasminogênio tecidual

de ligantes de conformação ativa como a glicoproteína IIb/IIIa (GPIIb/IIIa, também conhecida como integrina $\alpha_{IIb}\beta_3$) (descrita de modo detalhado mais adiante). Outro mediador pró-coagulante fundamental exposto com a lesão das células endoteliais é o FT, que é constitutivamente expresso por células musculares lisas subendoteliais e fibroblastos. Conforme assinalado mais adiante, o FT é o principal iniciador do sistema de coagulação solúvel que, juntamente com as plaquetas ativadas, resulta na formação de um coágulo definitivo de plaqueta-fibrina.

FATOR DE VON WILLEBRAND

O FVW é um componente essencial da coagulação. A proteína FVW, produzida pelas células endoteliais e pelos megacariócitos, é armazenada dentro das plaquetas nos grânulos alfa e dentro das células endoteliais em grânulos semelhantes a bastonetes, conhecidos como corpúsculos de Weibel-Palade. Tanto nas plaquetas quanto nas células endoteliais, as proteínas FVW multimerizam-se no aparelho de Golgi. Cerca de 95% dos multímeros de FVW são constitutivamente liberados no plasma e podem ser detectados em géis de eletroforese como formas de FVW de alto peso molecular, peso molecular intermediário e baixo peso molecular. Os 5% restantes dos multímeros de FVW são armazenados nos grânulos alfa das plaquetas ou nos corpúsculos de Weibel-Palade das células endoteliais na forma de multímeros ultragrandes de FVW. Após estimulação das plaquetas ou dano às células endoteliais, os multímeros ultragrandes de FVW são liberados no plasma e apresentam alta afinidade pelas plaquetas e pelo colágeno subendotelial, formando então estruturas semelhantes a cordas que precisam ser clivadas em proteínas FVW menores para desempenhar uma função adequada. A clivagem de multímeros ultragrandes de FVW é efetuada por uma metaloproteinase, a ADAMTS13 (uma desintegrina e metaloproteinase com motivo de trombospondina tipo 1, membro 13). Além de sua ligação às plaquetas e ao colágeno subendotelial, o FVW no plasma desempenha um segundo papel na ligação e na estabilização do fator VIII da coagulação, como também na prevenção de sua degradação.

A importância do FVW é clinicamente ressaltada pela doença de von Willebrand (DVW), a condição hemorrágica hereditária mais comum em todo o mundo, caracterizada por defeitos na quantidade ou na atividade da proteína FVW, e, alternativamente, pela púrpura trombocitopênica trombótica, uma doença hereditária ou adquirida que surge em decorrência de defeitos na ADAMT13 que levam ao acúmulo de multímeros ultragrandes de FVW e causam trombose microvascular, consumpção de plaquetas, cisalhamento dos eritrócitos e múltiplas complicações de órgãos-alvo.

antiplaquetários dos AINEs dependem da presença contínua de níveis plasmáticos de AINE. A COX2 é uma isoforma induzida da enzima ciclo-oxigenase que está presente nos leucócitos e que medeia a inflamação e a dor. As plaquetas maduras não têm atividade de COX2, o que fornece a justificativa para o desenvolvimento de inibidores seletivos de COX2 para diminuir a inflamação sem aumentar o risco de sangramento da disfunção plaquetária (e diminuir o risco de efeitos colaterais gastrintestinais, que não serão abordados aqui). Entretanto, as células endoteliais dependem de atividade da COX2 para sintetizar a prostaciclina, um composto antitrombogênico. A infrarregulação da prostaciclina, associada à função plaquetária preservada, inclina o equilíbrio hemostático em favor da formação de coágulos. Tendo em vista esse processo, ensaios clínicos em larga escala demonstraram que os inibidores altamente seletivos da COX2 aumentam a probabilidade de hipertensão arterial sistêmica e de eventos vasculares, incluindo infarto agudo do miocárdio e acidente vascular encefálico.

Adesão das plaquetas

A ativação das plaquetas leva a uma mudança funcional no seu formato, que passa de um disco para uma esfera irregular com extensões de pseudópodes, bem como à exposição de domínios de ligação da plaqueta. Isso aumenta a capacidade de adesão plaquetária e maximiza a interação dos fatores da coagulação com a superfície da plaqueta. A adesão plaquetária inicial é principalmente mediada pelo complexo glicoproteína 1b-IX-V (GP1b-IX-V) na superfície da plaqueta de ligação ao FVW multimérico, que é imobilizado por aderência ao colágeno subendotelial exposto. A ligação fraca do complexo GP1b-IX-V ao FVW contribui para a sinalização transmembranar com efeitos a jusante, que incluem uma mudança no formato das plaquetas (Figura 51.1 A) e uma mudança da GPIIb/IIIa (integrina $\alpha_{IIb}\beta_3$) de um estado de baixa afinidade para um estado de alta afinidade, facilitando então a ligação desta última ao fibrinogênio e ao FVW (Figura 51.1 B). A deficiência do complexo GP1b-IX-V leva à síndrome de Bernard-Soulier, um distúrbio hemorrágico congênito caracterizado por plaquetas gigantes e disfuncionais.

A GPIIb/IIIa (integrina $\alpha_{IIb}\beta_3$) é um membro da superfamília das integrinas e é o receptor mais abundante na superfície das plaquetas. Antes da ativação plaquetária, o receptor de GPIIb/IIIa ($\alpha_{IIb}\beta_3$) fica na superfície da plaqueta e tem baixa afinidade de ligação. Entretanto, com a ativação da plaqueta e sua consequente mudança conformacional, o receptor GPIIb/IIIa adota uma conformação de alta afinidade, que facilita a ligação ao FVW, fixando fortemente as plaquetas à superfície subendotelial e ao fibrinogênio, ligando as plaquetas entre si e reforçando o tampão plaquetário. Além disso, após a ligação ao FVW, o lado citosólico do receptor GPIIb/IIIa ($\alpha_{IIb}\beta_3$) liga-se ao citoesqueleto da plaqueta, promovendo então mudanças adicionais no formato das plaquetas e disseminação por meio da reorganização do citoesqueleto. Esses papéis da GPIIb/IIIa ($\alpha_{IIb}\beta_3$) na adesão das plaquetas e na formação do tampão plaquetário fornecem a justificativa para o uso de antagonistas de GPIIb/IIIa ($\alpha_{IIb}\beta_3$) no tratamento da doença arterial coronariana. Convém ressaltar que as mutações no gene que codifica GPIIb/IIIa ($\alpha_{IIb}\beta_3$) causam a trombocitemia de Glanzmann, outro distúrbio hemorrágico congênito que leva à disfunção plaquetária.

Secreção das plaquetas

Após ativação, os grânulos densos e os grânulos alfa dentro das plaquetas fundem-se com a membrana canalicular e liberam seu conteúdo pró-coagulante no líquido extracelular. Os grânulos densos contêm serotonina, ADP, ATP, cálcio ionizado e histamina. Tanto a serotonina quanto o ADP ativam e recrutam plaquetas para os locais de lesão vascular. Além disso, a serotonina, à semelhança do TXA_2, atua como um vasoconstritor. O ADP atua puramente como agonista

plaquetário por meio do receptor P2RY12 ligado à proteína G e tem propriedades vasoativas. A importância da liberação dos grânulos densos é ilustrada pela ocorrência de sangramento grave em pacientes com deficiências congênitas dos grânulos densos, tais como a síndrome de Hermansky-Pudlak ou a síndrome de Chediak-Higashi.

Os grânulos alfa contêm numerosas proteínas, incluindo muitas moléculas adesivas (fibrinogênio, FVW, trombospondina), mitógenos celulares (fator de crescimento derivado das plaquetas, fator transformador de crescimento beta), fatores da coagulação (fator V) e receptores fisiologicamente importantes (selectina P, $\alpha_{IIb}\beta_3$). A importância dos grânulos alfa das plaquetas é ilustrada nos pacientes com a síndrome das plaquetas cinzentas, uma deficiência hereditária dos grânulos alfa que leva ao sangramento. Outros componentes das plaquetas, incluindo o fator XIII, também são liberados com a ativação plaquetária e atuam como estabilizadores do coágulo (Figura 51.1 B).

COAGULAÇÃO

Modelo da cascata da coagulação

A cascata da coagulação clássica (Figura 51.2 A), descrita pela primeira vez há 50 anos, apresenta dois pontos de partida, as vias intrínseca e extrínseca, que fluem em uma cascata sequencial de reações proteolíticas e que convergem para uma via comum. A via comum culmina com a geração de trombina, que converte o fibrinogênio em fibrina. Em seguida, a fibrina produz uma ligação cruzada das plaquetas e fortalece o tampão plaquetário.

No modelo clássico, a coagulação começa pela via extrínseca, que é iniciada pela exposição do FT e do fator VIIa ativado levando à ativação do fator X na via comum.

A via intrínseca é iniciada pela ativação de proteínas que circulam no plasma – ou seja, o fator XII (fator Hageman), o cininogênio de alto peso molecular (HMWK [do inglês *high-molecular-weight kininogen*], também conhecido como fator Fitzgerald), e a pré-calicreína (PK, também conhecida como fator Fletcher). Essa via também é referida como via de ativação por contato, visto que essas proteínas são ativadas por contato com superfícies de carga negativa. O fator XIIa e o HMWK ativam o fator XI, levando então à ativação do fator IX, que, juntamente com o fator VIII, ativa o fator X para iniciar a via comum (Figura 51.2). A importância dessa cascata da coagulação intrínseca é demonstrada nos pacientes com hemofilias, que são distúrbios hemorrágicos congênitos devidos às deficiências de fator VIII (hemofilia A), de fator IX (hemofilia B) ou de fator X (hemofilia C).

De forma notável, todos os pró-coagulantes são produzidos quase exclusivamente no fígado, a não ser o fator VIII, que é produzido tanto nas células sinusoidais hepáticas quanto nas células endoteliais, e o FVW, que é produzido nas células endoteliais e nos megacariócitos. Os fatores pró-coagulantes II, VII, IX e X e as proteínas anticoagulantes C e S sofrem modificação pós-traducional na forma de gamacarboxilação dependente de vitamina K dos domínios aminoterminais, que é fundamental para a ligação do cálcio e a determinação da estrutura tridimensional das proteínas. A importância da gamacarboxilação dependente da vitamina K é demonstrada pelo anticoagulante varfarina, que atua ao bloquear a vitamina K epóxido redutase, reduzindo, assim, a geração dessas proteínas específicas.

No modelo clássico da coagulação, o tempo de protrombina (TP) serve como medida da atividade da via extrínseca, enquanto o tempo de tromboplastina parcial ativada (TTPa) mede a atividade da via intrínseca. Terapeuticamente, o TP e o TTPa são usados para guiar a dosagem de varfarina e de heparina, respectivamente. Embora o modelo clássico da coagulação seja viável para alguns cenários clínicos, modelos mais recentes fizeram progressos para elucidar e descrever de maneira mais acurada a fisiologia e a interação complexa dos diferentes componentes da coagulação.

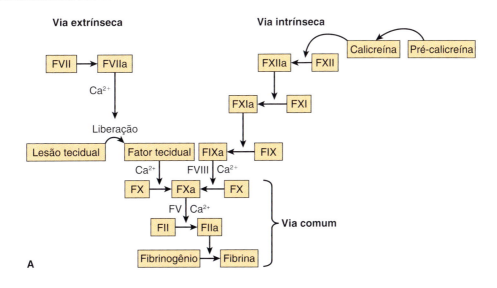

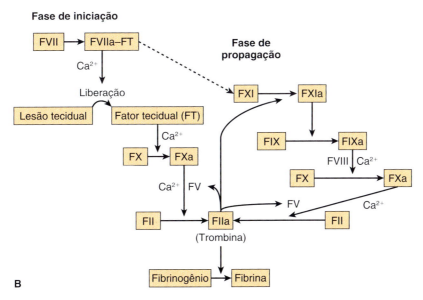

Figura 51.2 A. Visão clássica da cascata da coagulação. As vias *extrínseca* e *intrínseca* definidas em laboratório permitem o monitoramento da anticoagulação por medições seriadas do tempo de protrombina (TP) e do tempo de tromboplastina parcial (TTP), respectivamente. O TP monitora principalmente a atividade do fator VII, enquanto o TTP é melhor medição do fator XI e dos fatores hemofílicos VIII e IX. Ambos os ensaios detectam a deficiência dos fatores da via comum (II, V e X). **B.** Na visão mais moderna da cascata da coagulação, o início da coagulação começa com a exposição ao fator tecidual (FT), que se combina com pequenas quantidades de fator (F) VIIa circulante para formar o complexo tenase extrínseco (Xase) e gerar FXa. O FXa forma o complexo de protrombinase com o FII e o FVa, gerando então pequenas quantidades de trombina (FIIa), que começa a clivar o fibrinogênio em monômeros fracos de fibrina na fase de iniciação da coagulação. A capacidade da trombina de ativar fatores, particularmente na superfície da plaqueta ativada, é responsável pela propagação da resposta coagulante. A trombina gera o FXIa, que, por sua vez, ativa o FIX. O complexo FT-VIIa (antes de ser desativado pelo TFPI) também gera FIXa. Em seguida, o FVIIIa ativado pela trombina combina-se com o FIXa para formar o complexo Xase intrínseco, gerando então grandes quantidades de complexo FXa e protrombinase na superfície da plaqueta de modo a amplificar ainda mais a geração de trombina. As grandes quantidades de trombina agora produzem monômeros de fibrina o suficiente para formar polímeros estáveis e o coágulo de fibrina.

Modelo de coagulação baseado em células

O modelo de coagulação baseado em células (Figura 51.2 B) foi amplamente estabelecido como o modelo de coagulação *in vivo* mais fisiologicamente acurado. Esse modelo propõe que a coagulação ocorre sobre a superfície de diferentes células em três etapas: iniciação, amplificação e propagação.

A *fase de iniciação* começa quando o FT exposto na superfície das células endoteliais liga-se a quantidades picomolares de fator VIIa, que está constantemente presente na circulação. O complexo VIIa-FT (denominado Xase extrínseca) ativa os fatores IX e X. A conversão de uma pequena quantidade do fator X em Xa produz uma quantidade minúscula de trombina. A quantidade quase trivial de trombina desencadeia uma retroalimentação para ativar o fator XI, o que leva à *amplificação* da geração de trombina. O fator VIII, convenientemente levado ao local de sangramento pelo seu transportador FVW, também é ativado pela trombina, uma etapa que produz liberação de FVW. Em seguida, o fator VIIIa forma um complexo com quantidades picomolares de fator IXa gerado pelo complexo FT-VIIa durante a fase de iniciação para criar o complexo VIIIa-IXa, conhecido como complexo Xase intrínseco. De forma notável, a geração do fator IXa pelo complexo FT-VIIa é limitada pelo TFPI, de modo que o fator IX é secundariamente ativado pelo fator XIa ligado à plaqueta (catalisado pelo fator XIIa em associação com o cininogênio de alto peso molecular), fornecendo então quantidades suficientes de fator IXa no complexo Xase intrínseco. A formação desse complexo na superfície das plaquetas anuncia a *fase de propagação*, e a mudança da via primária de geração de Xa a partir do complexo FT-VIIa, o complexo Xase extrínseco, para o Xase intrínseco. Essa mudança tem uma significativa vantagem cinética, visto que o complexo Xase intrínseco exibe uma eficiência 50 vezes maior do que o Xase extrínseco. Mais de 96% da trombina total gerada durante a coagulação ocorrem durante a fase de propagação. A diátese hemorrágica associada à hemofilia é um testemunho da importância fisiológica da geração exuberante de trombina provocada pela mudança de Xase extrínseco para Xase intrínseco. O TTPa, que mede a fase de iniciação da coagulação iniciada por um estimulante *in vitro* artificial, é prolongado por deficiências graves dos fatores VIII ou IX, porém é a geração de trombina durante a fase de propagação, uma função que não é avaliada pelo TTPa, que está mais comprometida na hemofilia.

A trombina gerada durante a fase de iniciação é um potente ativador plaquetário. A plaqueta ativada expressa receptores para os fatores VIIIa e IXa, e a ligação dessas proteases ativas em complexo com a fosfatidilserina da membrana aumenta a ligação do substrato da enzima, o fator X, o que eleva a eficiência cinética do complexo Xase intrínseco. A plaqueta ativada (Tabela 51.2) também aumenta a coagulação ao fornecer o coágulo em desenvolvimento com uma membrana de superfície plaquetária ativada (*i. e.*, lipídios aniônicos, primariamente fosfatidilserina) e abundante fator V, que está armazenado nos grânulos das plaquetas. Em seguida, o fator V é prontamente ativado em fator Va pela quantidade minúscula de trombina produzida pelo complexo FT-VIIa. Em combinação com os fosfolipídios de membrana e com o cálcio, o fator Xa ativado e seu cofator Va formam o complexo protrombinase, que cliva a protrombina em trombina.

Tabela 51.2 Propriedades pró-coagulantes das plaquetas.

Interações receptor-ligante que promovem a adesão
GPIb-IX-V-FVW[a]
GPIIb/IIIa-fibrinogênio e GPIIb/IIIa-FVW[b]
GPIa/IIa-colágeno[c]
Selectina P-ligante de glicoproteína de selectina P 1[d]

Interações receptor-ligante que medeiam a ativação
GPV-trombina
GPVI-colágeno

Proteínas dos grânulos alfa secretadas
Ligantes (fibrinogênio, fibronectina, trombospondina, vitronectina, fator de von Willebrand)
Enzimas (α_2-antiplasmina; fatores V, VIII e XI)
Anti-heparina (fator plaquetário 4)

Agonistas dos grânulos densos secretados
Difosfato de adenosina, serotonina

Componentes e funções das plaquetas que promovem a coagulação
Formação de tromboxano A_2, expressão de fosfatidilserina

[a]O complexo GPIb-IX-V é também conhecido como CD42. [b]O complexo GPIIb/IIIa (integrina $\alpha_{IIb}\beta_3$) é também conhecido como CD41. [c]A GPIIa é também conhecida como CD29. [d]A selectina P é também conhecida como CD62P e o ligante de glicoproteína de selectina P 1 como CD162. *GP*, Glicoproteína.

O complexo protrombinase é mais de 100 mil vezes mais eficiente na conversão da protrombina em trombina do que o fator Xa livre atuando apenas na protrombina. O papel dos efeitos pró-coagulantes das plaquetas ativadas sobre a trombose é destacado pela síndrome de Scott, uma condição em que a membrana de fosfolipídio da plaqueta não se modifica em resposta à ativação, de modo que não há rearranjo da fosfatidilserina da superfície da membrana interna para a superfície da membrana externa, o que leva à diminuição da geração de trombina e ao prolongamento do sangramento como resultado de disfunção plaquetária.

É interessante assinalar que o polifosfato demonstrou desempenhar um papel fundamental na coagulação e que ele atua como pró-coagulante iniciando a coagulação por vários mecanismos. Em primeiro lugar, o polifosfato contém numerosas superfícies com cargas aniônicas negativas que levam à ativação do fator XII plasmático, do HMWK e da PK, que desencadeiam a via intrínseca. O polifosfato também atenua os efeitos inibitórios do TFPI, aumenta a ativação dos fatores V e IX, e leva ao espessamento das fibrilas de fibrina, aumentando a polimerização da fibrina.

Término da coagulação

A rápida produção de trombina em uma área localizada de lesão vascular pode levar rapidamente a uma coagulação extensa se não for controlada; por esse motivo, existem vários mecanismos para assegurar a modulação adequada. Isso inclui inibidores endógenos da via da coagulação (Figura 51.3) que limitam o início da coagulação, diluição de pró-coagulantes no local da lesão pelo fluxo sanguíneo, e remoção e inativação dos fatores ativados.

Os anticoagulantes endógenos podem evitar a geração de trombina ou inativar a trombina já formada. Entre os anticoagulantes endógenos que têm como alvo a geração de trombina, o mais precoce no processo da coagulação é o TFPI. O TFPI atua ao inativar tanto o fator Xa quanto o complexo FT-VIIa. O TFPI é constitutivamente liberado pelas células endoteliais na microvasculatura. O TPFI nascente exerce atividade direta apenas contra o fator Xa; entretanto, após exposição ao Xa, ele adquire atividade contra o complexo FT-VIIa. De forma notável, o inibidor da C1 esterase também inibe fatores no início da cascata da coagulação, o que inclui o fator XIIa e PK, embora uma deficiência do inibidor de C1 esterase, que causa angioedema, não resulte em um estado de hipercoagulabilidade.

O anticoagulante natural mais importante é a antitrombina (AT), que inativa vários fatores ativados na cascata da coagulação, incluindo os fatores IIa (trombina), IXa, Xa, XIa e XIIa. A AT está fisiologicamente presente em mais de duas vezes a concentração da maior concentração local de trombina que pode ser alcançada durante a coagulação. A atividade da AT contra a trombina é mil vezes potencializada pelos proteoglicanos endógenos de sulfato de heparina associados às células endoteliais. Este é também o mecanismo de anticoagulação utilizado pelos medicamentos anticoagulantes heparina, heparina de baixo peso molecular e fondaparinux. As membranas de superfície das plaquetas e o fator plaquetário 4 protegem a trombina de sua inativação no coágulo. Entretanto, qualquer trombina que escape para a circulação é imediatamente inibida pela AT, e a trombina livre é neutralizada instantaneamente. Portanto, a geração precoce de trombina fundamentalmente depende da proteção pela membrana plaquetária ativada de modo a permitir tempo suficiente para efetuar a transição da fase de iniciação para a fase de propagação. De modo notável, durante a fase de iniciação, o fator Xa ligado às plaquetas é protegido da inativação pelo TFPI e pela AT.

A proteína C ativada (PCA) tem propriedades anticoagulantes, anti-inflamatórias e pró-fibrinolíticas que a tornam um importante regulador da trombose e da inflamação. À semelhança do TFPI, a proteína C torna-se

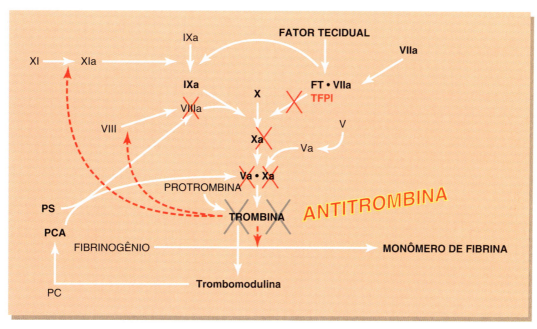

Figura 51.3 Vias anticoagulantes endógenas. O inibidor da via do fator tecidual (TFPI) inativa a estimulação do fator tecidual (FT) e bloqueia o complexo FT-VIIa-X. Além disso, a cascata da coagulação é infrarregulada ainda mais pelos anticoagulantes naturais. Essa inibição é, em parte, gerada pela trombina, que ativa a trombomodulina. A antitrombina circulante inibe a atividade da trombina e a geração de Xa da trombina. O complexo de trombina e trombomodulina ativa a proteína C (PC), que é transformada em proteína C ativada (PCA), que se combina com a proteína S (PS) para clivar e inativar os fatores VIIIa e Va, o que bloqueia ainda mais a geração de trombina.

ativada somente após o início da coagulação. A trombina formada liga-se à trombomodulina, um proteoglicano associado às superfícies das células endoteliais e dos monócitos. A trombina ligada à trombomodulina perde a sua habilidade pró-coagulante como ativadora das plaquetas e formadora do coágulo de fibrina e, em vez disso, ativa a proteína C. Na superfície das células endoteliais, a proteína C nascente liga-se ao receptor de proteína C das células endoteliais (EPCR, do inglês *EC* [de células endoteliais] *protein C receptor*), que a posiciona para a sua ativação pela trombina adjacente ligada à trombomodulina. Em uma reação que é intensificada pelo EPCR e pela proteína S, a PCA inativa os fatores Va e VIIIa (componentes dos complexos Xase e protrombinase, respectivamente), limitando, assim, a autoamplificação pró-coagulante. Notavelmente, uma mutação comum no fator V conhecida como fator V de Leiden resulta na substituição da arginina na posição 506 pela glutamina, o que torna o fator V mutado resistente à clivagem pela PCA e resultando em um estado de hipercoagulabilidade. À semelhança de outros fatores da coagulação, a membrana plaquetária ativada protege os fatores Va e VIIIa da inativação pela PCA. Além de seus efeitos sobre a geração de trombina, a PCA neutraliza o inibidor do ativador do plasminogênio 1 (PAI-1 [do inglês *plasminogen activator inhibitor-1*], que é descrito de modo mais detalhado na seção sobre fibrinólise) para aumentar a remodelagem do coágulo. A PCA também tem propriedades anti-inflamatórias; a PCA recombinante reduz a produção do fator de necrose tumoral α após exposição a endotoxina, e camundongos com deficiência de proteína C exibem níveis mais elevados de citocinas pró-inflamatórias.

Já foram identificadas várias outras moléculas como fatores que contribuem para os efeitos antitrombóticos. Conforme discutido anteriormente, a prostaciclina e o óxido nítrico, que são liberados pelas células endoteliais, exercem propriedades antitrombóticas por meio de vasodilatação e inibição da agregação e adesão plaquetárias. A proteína poli(adenosina 5′-difosfato [ADP]-ribose) polimerase (PARP) regula os níveis de mRNA do FT. Os macrófagos ativados e os monócitos expressam FT em suas superfícies, e a modulação do mRNA do FT pode evitar certo grau de trombose no contexto da inflamação. A trombospondina 5 (também conhecida como proteína da matriz oligomérica da cartilagem), uma proteína da matriz extracelular, demonstrou inibir a trombina e a agregação plaquetária dependente de trombina em modelos murinos.

Arquitetura do coágulo de fibrina

A arquitetura do coágulo de fibrina é surpreendentemente variável. Embora aspectos genéticos tenham participação inquestionável na determinação da estrutura do coágulo, dois fatores dominantes são as concentrações locais de trombina e de fibrinogênio, cujas reações produzem os filamentos de fibrina. Tipicamente, um microambiente rico em trombina resulta em fibras mais finas e de ligação cruzada mais firme, o que torna o coágulo de fibrina praticamente impermeável às enzimas líticas. Em locais pobres em trombina, os filamentos de fibrina são mais espessos e sua estrutura é mais porosa, tornando então o coágulo vulnerável à trombólise. De modo semelhante, altas concentrações de fibrinogênio estão associadas a trombos maiores, cuja rede apertada e rígida os torna menos deformáveis e mais resistentes à lise. Baixas concentrações de fibrinogênio produzem um coágulo menos compacto, que é altamente propenso a lise. Conforme assinalado anteriormente, um dos principais papéis do polifosfato na trombose é a sua contribuição para a formação de fibrilas de fibrina mais espessas.

O fator XIII é fundamental na estabilização do coágulo em formação. Esse fator circula no plasma e também é armazenado nas plaquetas (Figura 51.1 B). De forma notável, 50% da atividade total de estabilização da fibrina no sangue reside na plaqueta e é liberado por ativação. O fator XIIIa ativado pela trombina liga-se à fibrina e efetua ligações cruzadas com as unidades de fibrina, tornando-as, assim, menos permeáveis e mais resistentes à lise. Além disso, o fator XIIIa efetua ligações cruzadas do principal inibidor da plasmina, a α₂-antiplasmina, diretamente com a fibrina, posicionando-a então para a neutralização de qualquer plasmina invasora.

Fibrinólise

O sistema fibrinolítico (Figura 51.4) opera para restaurar a permeabilidade e evitar a oclusão dos vasos saudáveis pela fibrina. Durante a formação do coágulo, o fator Xa e a trombina estimulam as células endoteliais saudáveis a liberar o ativador do plasminogênio do tipo tecidual (t-PA, do inglês *tissue-type plasminogen activator*) e o ativador do plasminogênio do tipo uroquinase (u-PA), que ativam o plasminogênio em plasmina. Em seguida, a plasmina cliva os filamentos de fibrina do tampão plaquetário, produzindo então os produtos de degradação da fibrina, incluindo o dímero D. Além disso, o fator XIIIa também é clivado pela plasmina, o que desestabiliza ainda mais o tampão plaquetário ao reduzir a ligação cruzada da fibrina.

O grande excesso de plasminogênio no plasma determina que, em circunstâncias normais, as concentrações de t-PA e de u-PA constituem a etapa de limitação da velocidade na formação de plasmina. A eficiência cinética do t-PA é melhorada em pelo menos uma ordem de magnitude na presença de fibrina. Isso ajuda a manter o t-PA mais ativo no microambiente do coágulo. Por outro lado, o u-PA parece exigir a ligação às plaquetas ativadas para deflagrar a sua capacidade de liberar a plasmina.

Os mediadores plasmáticos que inativam a plasmina formada (p. ex., α_2-antiplasmina e, possivelmente, α_2-macroglobulina) ou que bloqueiam a formação de fibrina (p. ex., PAI-1) atuam para conter a fibrinólise. A α_2-antiplasmina inativa rapidamente a plasmina no plasma, porém sua concentração é menor do que a concentração de plasminogênio e, portanto, pode ser depletada enquanto a plasmina continua sendo formada. Além disso, a proteína α_2-antiplasmina estabelece ligações cruzadas com o coágulo de fibrina, proporcionando então resistência à clivagem pela plasmina. O PAI-1 é encontrado em excesso molar de várias vezes no plasma e também é liberado pelas células endoteliais e pelas plaquetas ativadas, protegendo, assim, os coágulos de sua lise prematura. Os níveis plasmáticos de PAI-1 são extremamente variáveis devido ao padrão circadiano de secreção. Os polimorfismos do gene *PAI-1*, que levam a níveis mais elevados de PAI-1, estão associados a maior risco de doença tromboembólica, enquanto as raras deficiências congênitas da proteína PAI-1 estão associadas a aumento da tendência hemorrágica.

Outro mediador que limita a fibrinólise nas proximidades do coágulo é o inibidor da fibrinólise ativado pela trombina (TAFI, do inglês *thrombin activator fibrinolysis inhibitor*). O TAFI é sintetizado em uma forma inativa pelo fígado e circula no plasma, possivelmente em um complexo com o plasminogênio. O TAFI cliva resíduos de lisina específicos da fibrina, que de outro modo promoveriam a ligação de enzimas fibrinolíticas (p. ex., plasmina). O TAFI necessita de plasmina ou de trombina para a sua ativação. Entretanto, sua ativação pela trombina requer quantidades extraordinariamente grandes de trombina livre. Por outro lado, a trombomodulina associada às células endoteliais aumenta em 1.250 vezes a ativação do TAFI induzida pela trombina, o que a torna um cofator essencial e predominantemente disponível apenas na interface entre o sangue e a parede do vaso.

Além da superfície das células endoteliais, os macrófagos também são fundamentais para a fibrinólise. Os macrófagos degradam o coágulo de fibrina por meio de proteólise lisossomal por um mecanismo independente da plasmina. O macrófago liga-se à fibrina e ao fibrinogênio por meio de seu receptor de integrina de superfície CD11b/18. Essa ligação é seguida da internalização do complexo no lisossomo, onde a fibrina e o fibrinogênio são degradados.

O reparo e a regeneração teciduais constituem os pontos fisiológicos finais da coagulação, e eles finalmente levam à dissolução do coágulo à base de fibrina. Além do t-PA e do u-PA, os ativadores da via intrínseca calicreína, fator XIIa e fator XIa também geram plasmina ativa a partir do plasminogênio. A ligação do plasminogênio aos receptores de superfície celular promove a sua própria ativação em plasmina, colocando-o então em proximidade com o t-PA e o coágulo de fibrina e protegendo a plasmina de sua inativação pela α_2-antiplasmina circulante. Por fim, a plasmina dissolve a matriz de fibrina para produzir peptídios solúveis de fibrina e dímero D, como também ativa as metaloproteinases, que degradam ainda mais o tecido danificado. Os fibroblastos e os leucócitos migram para a ferida, um processo mediado pela ligação de selectina, e essas células inflamatórias atuam em conjunto com fatores de crescimento secretados pelos leucócitos e pelas plaquetas ativadas para intensificar o reparo vascular e a regeneração dos tecidos.

Exames laboratoriais da coagulação

Conforme descrito anteriormente, para fins de exames laboratoriais, a via extrínseca da cascata clássica da coagulação é medida pelo TP, enquanto a via intrínseca é medida pelo TTPa. O TP é avaliado pela medição da interação do fator VIIa circulante com a adição exógena de FT (também conhecido como tromboplastina). O TP é altamente

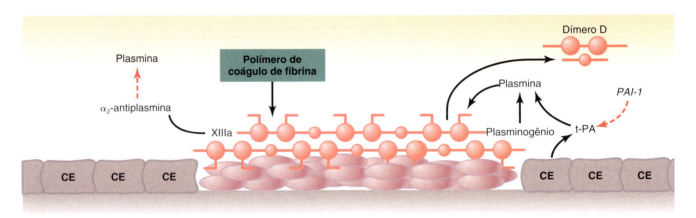

Figura 51.4 A fibrinólise equilibrada limita o coágulo de plaquetas-fibrina. O tampão plaquetário e as matrizes de fibrina são reforçados pela incorporação do fator XIIIa no coágulo de fibrina. O fator XIIIa liga também a α_2-antiplasmina ao coágulo para protegê-lo da fibrinólise mediada pela plasmina. Ao mesmo tempo, as células endoteliais (CEs) intactas adjacentes secretam o ativador do plasminogênio tecidual (t-PA). O t-PA que escapa do inibidor do ativador do plasminogênio 1 (PAI-1) converte o plasminogênio ligado ao coágulo em plasmina e leva à degradação do coágulo de fibrina e à liberação de peptídios solúveis de fibrina e dímero D. Portanto, a detecção de dímero D circulante indica habitualmente uma fibrinólise ativa.

sensível a deficiências dos fatores II, V, VII e X, todas associadas a sangramento, porém não é afetado pelas deficiências dos fatores da via intrínseca (*i. e.*, fatores XII, XI, IX ou VIII).

Como os fatores II, VII e X também são dependentes da vitamina K e o fator VII tem a meia-vida mais curta, o TP também é o principal teste laboratorial usado para monitorar a terapia com varfarina. O grau de prolongamento do TP pela varfarina depende da potência do agente tromboplastina e do instrumento de coagulação específicos usados para o ensaio. Um exame de sangue conhecido como razão normalizada internacional (RNI), que é calculada dividindo o TP do paciente por um TP de controle médio, leva esses fatores em consideração de modo a padronizar as variações entre laboratórios nas medições do TP e constitui o teste preferido para o monitoramento de varfarina.

A medição do TTPa baseia-se na ativação por contato *in vitro* (p. ex., estimulação do plasma com um composto de carga elétrica negativa como o caulim). O TTPa é sensível às deficiências de fatores nas vias de contato (*i. e.*, PK, HMWK e fator XII), intrínseca (fatores IX, X e XI) e comum (fatores II, V e X), mas não às na via extrínseca (fator VII). Conforme assinalado anteriormente, as deficiências dos fatores VIII, IX ou XI compreendem a base das hemofilias congênitas A, B e C, respectivamente, todas as quais se caracterizadas por sangramento. Em contrapartida, as deficiências de PK, de HMWK e do fator XII, apesar de prolongarem o TTPa, não resultam em um sangramento significativo.

O TTPa também é extremamente sensível à heparina não fracionada e é usado para monitorar a atividade da heparina, embora o índice terapêutico do TTPa nos pacientes em uso de heparina seja bastante amplo devido às flutuações naturais nas medições do TTPa. Como alternativa, a heparina, a heparina de baixo peso molecular (HBPM) e a atividade do fondaparinux podem ser medidas por meio de atividade anti-Xa, que avalia o nível de inibição do fator Xa.

Em ambientes cirúrgicos, de unidades de traumatismo e de unidades de terapia intensiva, pode haver a necessidade de obtenção imediata de testes de coagulação. Um exame específico realizado no local de assistência usado para uma testagem da coagulação em tempo real é a tromboelastografia (TEG), um teste de hemostasia global. A TEG utiliza sangue total para monitorar todos os componentes da hemostasia, incluindo as fases de iniciação e de término da cascata da coagulação, a fibrinólise e a função plaquetária. A TEG comprovadamente melhora os desfechos no traumatismo ao orientar a terapia transfusional, e pode ser útil na cirurgia e na avaliação da coagulação dos pacientes com doença hepática avançada, embora a sua utilidade fora dessas indicações esteja incerta.

LEITURA SUGERIDA

Büller HR, Bethune C, Bhanot S, et al: Factor XI antisense oligonucleotide for prevention of venous thrombosis, N Engl J Med 372(3):232–240, 2015.

Esmon CT: The protein c pathway, Chest 124(26s), 2003.

Ho K, Pavey W: Applying the cell-based coagulation model in the management of critical bleeding, Anaesth Intensive Care 45(2):166–176, 2017.

Hoffman M, Monroe 3rd DM: A cell-based model of hemostasis, Thromb Haemost 85(6):958–965, 2001.

Manly DA, Boles J, Mackman N: Role of tissue factor in venous thrombosis, Annu Rev Physiol 73:515–525, 2011.

Morrissey JH, Choi SH, Smith SA: Polyphosphate: an ancient molecule that links platelets, coagulation, and inflammation, Blood 119(25):5972–5979, 2012.

Shen J, Sampietro S, Wu J, et al: Coordination of platelet agonist signaling during the hemostatic response in vivo, Blood Adv 1(27):2767–2775, 2017.

52

Distúrbios da Hemostasia: Hemorragia

Aric Parnes

INTRODUÇÃO

A complexa rede que mantém um equilíbrio entre sangramento e coagulação funciona em perfeita coordenação. Entretanto, cada componente dessa rede pode falhar. Este capítulo descreve os desequilíbrios que resultam em sangramento. Trata dos distúrbios plaquetários, das anormalidades vasculares e das deficiências dos fatores da coagulação. Além de rever a fisiopatologia e as manifestações clínicas desses distúrbios, apresenta uma abordagem geral para a avaliação de um paciente com hemorragia e a maneira de tratar cada uma dessas doenças. O desequilíbrio a favor da coagulação é discutido em outro capítulo.

HEMOSTASIA

A hemostasia, que se refere à capacidade de interromper o sangramento, pode ser simplificada em duas fases, denominadas hemostasia primária e hemostasia secundária. Entretanto, a realidade é mais complexa do que isso, visto que a hemostasia primária e a hemostasia secundária frequentemente interagem e se misturam. A hemostasia primária reflete uma fase inicial da ativação, adesão e agregação das plaquetas com o auxílio do fator de von Willebrand. A hemostasia secundária envolve a ativação dos fatores da coagulação em uma cascata para aumentar e estabilizar a coagulação. A cascata da coagulação é explicada com mais detalhes no Capítulo 51. Para que ocorra sangramento, é preciso que a integridade do endotélio seja rompida, mais comumente por traumatismo ou cirurgia, mas algumas vezes por um defeito vascular. Independentemente do evento desencadeante, ocorre a liberação de colágeno e de outros ativadores das plaquetas do tecido endotelial para desencadear a hemostasia primária, enquanto a liberação do fator tecidual ativa a cascata da coagulação.

AVALIAÇÃO INICIAL DO SANGRAMENTO

A avaliação do sangramento exige anamnese e exame físico cuidadosos. A anamnese deve incluir os detalhes do evento hemorrágico em curso, bem como os dos eventos hemorrágicos anteriores. O sangramento espontâneo sem qualquer evento traumático é sugestivo de grave defeito da hemostasia. Eventos recorrentes de hemorragia ao longo da vida e histórico familiar desses eventos sugerem uma doença congênita, enquanto um sangramento a despeito de "testes de estresse hemostáticos" anteriores como uma cirurgia ou uma extração dentária sem sangramento fala a favor de um distúrbio adquirido ou o efeito de um medicamento. Os distúrbios da hemostasia primária que incluem as causas de trombocitopenia, de disfunção plaquetária ou de doenças do fator de von Willebrand levam à ocorrência de um sangramento superficial mucocutâneo, enquanto os distúrbios da hemostasia secundária com falta de fatores da coagulação provocam um sangramento mais profundo, como, por exemplo, hematomas musculares, hemartroses e hemorragias intracranianas. O sangramento superficial

pode consistir em hematomas de fácil aparecimento, sangramento gengival ao escovar os dentes, epistaxe frequente e sangramento menstrual intenso. Ao se obter o histórico familiar, é fundamental distinguir entre doença genética ligada ao X (p. ex., hemofilias A e B) e doença autossômica, como a maioria dos casos de doença de von Willebrand. O padrão de herança ligado ao X no caso das hemofilias A e B significa que doença mais grave se manifesta mais nos homens do que nas mulheres e, posteriormente, pode pular gerações.

Distinções semelhantes aparecem no exame físico. As hemartroses resultam em edema, hipersensibilidade e calor moderado nas articulações, e a ocorrência de múltiplas hemorragias articulares provoca artrite e deformidade. Sem exames de imagem ou laboratoriais, a hemartrose pode ser indistinguível da artrite séptica ou de outras causas de dor articular. Classicamente, os distúrbios plaquetários resultam em petéquias, que consistem em pequenas hemorragias subcutâneas que tipicamente aparecem nas pernas e que constituem o resultado do efeito da gravidade. Algumas vezes, são observadas anomalias vasculares no exame físico. Por exemplo, pequenos vasos ectásicos, propensos ao sangramento, podem ser observados na mucosa oral de indivíduos com telangiectasia hemorrágica hereditária.

A doença hepática pode causar sangramento devido ao declínio na produção de fatores da coagulação e à diminuição da contagem de plaquetas como resultado de hiperesplenismo e redução da produção de trombopoetina pelo fígado. As manifestações características da doença hepática podem estar óbvias ao exame físico, casos da icterícia e da distensão abdominal por ascite, porém podem passar despercebidas se não forem procuradas. Isso inclui angioma aracneiforme ("aranha vascular"), ginecomastia, contratura de Dupuytren e asterixe.

As causas raras de anemia aplásica podem ser determinadas pelo exame físico. Os pacientes com anemia de Fanconi apresentam baixa estatura, manchas café com leite, eminências tenares hipoplásicas e ausência do osso rádio. A disqueratose congênita, uma doença de telômeros curtos, leva à leucoplasia, à distrofia ungueal e a máculas hiperpigmentadas.

É importante ressaltar que o momento em que se realiza um exame físico completo e os exames laboratoriais subsequentes precisa ser ajustado de modo a controlar o sangramento rápido e a instabilidade hemodinâmica. As vias respiratórias, a respiração e a circulação (os ABCs, do inglês *airways, breathing, circulation*) são uma prioridade em situações de emergência, e é fundamental reconhecer que o sangramento pode progredir rapidamente. A hemorragia potencialmente fatal exige tratamento imediato enquanto se procede simultaneamente à realização de exames complementares. A perda de sangue com risco à vida não se limita ao traumatismo ou ao sistema digestório, mas também inclui pequenos sangramentos próximos às vias respiratórias ou ao pescoço e hemorragias em torno de outros órgãos vitais. A frequência cardíaca e a pressão arterial são os primeiros sinais vitais determinados na avaliação do volume da perda de sangue.

Capítulo 52 Distúrbios da Hemostasia: Hemorragia

AVALIAÇÃO LABORATORIAL DA HEMORRAGIA

A avaliação laboratorial inicial do paciente com sangramento (Tabela 52.1) deve incluir um hemograma completo, tempo de protrombina (TP), tempo de tromboplastina parcial ativada (TTPa) e fibrinogênio (Figura 52.1). O hemograma completo constitui a primeira etapa fundamental nessa avaliação, visto que inclui a contagem de plaquetas, bem como a hemoglobina e o hematócrito, que são essenciais para monitorar a velocidade da perda de sangue (assim como os sinais vitais). O hemograma completo também inclui o volume corpuscular médio (VCM), que mede as dimensões dos eritrócitos. Um VCM baixo pode sugerir perda crônica de sangue mais lenta, o que resulta em deficiência de ferro. O esfregaço de sangue periférico deve ser examinado para confirmar a existência de trombocitopenia. Ocorre pseudotrombocitopenia quando as plaquetas sofrem agregação devida a anticorpos anti-EDTA e, assim, são reconhecidas como leucócitos em vez de plaquetas pelos contadores automatizados. Outros achados úteis no esfregaço de sangue periférico incluem esquistócitos, que sugerem anemia hemolítica microangiopática. Dacrócitos (hemácias em formato de lágrima) com leucócitos e eritrócitos imaturos caracterizam o esfregaço de sangue mieloftísico, que indica a substituição da medula óssea por tumor sólido, linfoma, granuloma ou fibrose.

O TP e o TTPa são duas medições gerais comumente usadas da cascata da coagulação. O TP avalia as vias extrínseca e comum, que consistem em fatores da coagulação, por ordem de ativação: VII, X, V, II e fibrinogênio. O TTPa cobre as vias intrínseca e comum: os fatores da coagulação XII, XI, IX, VIII, X, V, II e o fibrinogênio. Tanto o TP quanto o TTPa tornam-se anormais nas deficiências da via comum (X, V, II e fibrinogênio) ou nos casos de múltiplas deficiências de fatores da coagulação envolvendo as vias intrínseca e extrínseca. A razão normalizada internacional (RNI) representa um correlato padronizado do TP, de modo que as medições da anticoagulação dependente de vitamina K podem ser comparadas, apesar de variações interlaboratoriais. TP e TTPa anormais devem ser novamente medidos para fins de confirmação. Podem ser cogitadas deficiências específicas de fatores da coagulação com base na elevação do TP ou do TTPa, e as atividades desses fatores podem ser testadas para confirmar o diagnóstico e monitorar os efeitos do tratamento.

As deficiências de fatores podem ser congênitas (p. ex., hemofilia A) ou adquiridas (p. ex., hemofilia adquirida, doença hepática, coagulação intravascular disseminada [CID]). A pesquisa de anticoagulante circulante (teste de mistura) consegue distinguir a deficiência de um fator que resulta de um declínio de produção de uma diminuição consequente à inibição por autoanticorpo. Nesse exame laboratorial, o plasma do paciente é combinado com o plasma de controle de modo a obter a reposição dos fatores ausentes e corrigir os tempos anormais de coagulação (i. e., o TP ou o TTP prolongados tornam-se normais). O resultado é considerado positivo quando não ocorre a correção devida à presença de inibidor que bloqueia o fator do plasma de controle normal. Os testes de mistura podem ser úteis para a identificação de anticoagulante lúpico, que é importante para o diagnóstico da síndrome do anticorpo antifosfolipídio (ver Capítulo 53); entretanto, o anticoagulante lúpico não influencia o sangramento e não deve ser incluído no diagnóstico diferencial do paciente com hemorragia.

O fibrinogênio pode estar diminuído em decorrência de redução na produção ou consumo, como na CID. O ensaio é de fácil realização, rápido e de baixo custo, devendo ser solicitado no início da avaliação do paciente com hemorragia. Muitos ensaios de fibrinogênio incorporam a função na medição quantitativa; todavia, como essa informação pode não estar prontamente disponível, o tempo de trombina consegue medir a função do fibrinogênio por meio de acréscimo de trombina ao plasma e, em seguida, medição da conversão do fibrinogênio em fibrina.

De modo semelhante, a função plaquetária pode ser útil se houver suspeita de defeito na hemostasia primária, porém a contagem de plaquetas e o teste do fator de von Willebrand são normais. Muitos medicamentos diferentes podem induzir uma disfunção plaquetária, porém esses distúrbios com frequência não são clinicamente significativos e raramente são congênitos. A função plaquetária pode ser avaliada pela agregação plaquetária ou pelo Platelet Function Analyzer-100 (PFA-100®; Figura 52.2), que utilizam ativadores plaquetários para desencadear a ativação das plaquetas e sua agregação. Diferentes ativadores plaquetários, tais como adenosina difosfato (ADP), colágeno, epinefrina e ristocetina, detectam diferenças sutis na função plaquetária. Não é surpreendente que esses testes não funcionem quando as plaquetas estão ausentes ou sua contagem é baixa. O tempo de sangramento, que mede o intervalo de tempo até a interrupção do sangramento após se efetuar uma pequena incisão no antebraço como um indicador da função plaquetária, não deve mais ser efetuado, visto que numerosos estudos demonstraram suas baixas sensibilidade, especificidade e reprodutibilidade, como também sua significativa variabilidade técnica.

A pesquisa em busca da doença de von Willebrand (DVW) é tão complicada quanto a própria doença, que apresenta diversos subtipos, cada um deles com diferentes maneiras de diagnóstico. Um painel

Tabela 52.1 Exames de rastreamento para hemostasia.

Exame laboratorial	Aspecto da hemostasia testado	Causas das anormalidades
Hemograma completo e esfregaço de sangue periférico	Contagem e características morfológicas das plaquetas	Trombocitopenia, trombocitose, síndromes das plaquetas cinzentas e das plaquetas gigantes
Tempo de protrombina (TP)	Vias dependentes do fator VII	Deficiência de vitamina K e uso de varfarina, doença hepática, CID, deficiência de fatores (VII, V, X, II), inibidor de fatores
Tempo de tromboplastina parcial ativada (TTPa)	Vias dependentes dos fatores XI, IX e VIII	Heparina, CID, anticoagulante lúpico,[a] DVW, deficiência de fatores (XII,[a] XI, IX, VIII, V, X, II), inibidor de fatores
Tempo de trombina	Fibrinogênio	Heparina, hipofibrinogenemia, disfibrinogenemia, CID
Agregação plaquetária e análise da função plaquetária	Função das plaquetas e do FVW	AAS, DVW, doença do *pool* plaquetário
Anticoagulante circulante	Inibidores ou deficiências de fatores	Correção do tempo de coagulação anormal para deficiência de fator, ausência de correção quando existe inibidor

[a]O anticoagulante lúpico e a deficiência de fator XII não estão associados à ocorrência de sangramento. *AAS*, ácido acetilsalicílico; *CID*, coagulação intravascular disseminada; *DVW*, doença de von Willebrand; *FVW*, fator de von Willebrand.

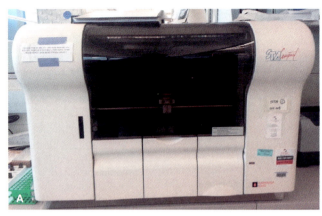

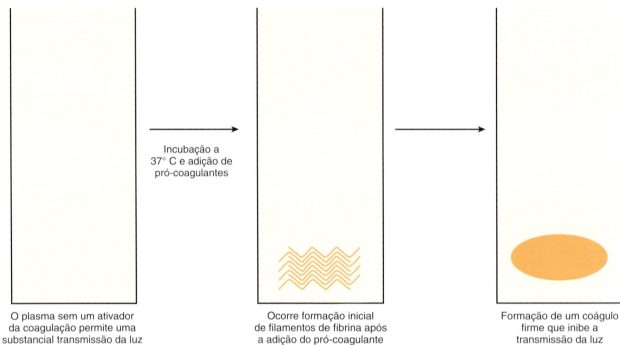

Figura 52.1 Metodologia básica subjacente à medição do tempo de protrombina (TP) e do tempo de tromboplastina parcial ativada (TTPa). **A.** Aparelho típico usado para a realização de ensaios de coagulação básicos e complexos. **B.** As amostras de plasma são incubadas a 37° C e, em seguida, misturadas com fator tecidual e fosfolipídio (TP) ou com ativador de superfície e fosfolipídio (TTPa). O período de tempo para a formação do coágulo bloquear a passagem da luz através da amostra é medido e comparado com uma faixa de referência. O prolongamento do TP ou do TTPa está associado a muitos defeitos da coagulação congênitos ou adquiridos. Valores anormais do TP ou do TTPa são tipicamente seguidos por ensaios mais específicos de fatores da coagulação dependendo do tipo de prolongamento e da suspeita da doença clínica subjacente.

típico para o fator de von Willebrand (FVW) inclui a atividade do FVW (uma prova funcional medida pela ligação do FVW às plaquetas mediada pela ristocetina), o antígeno do FVW (o nível quantitativo) e o fator da coagulação VIII, que declina sem seu estabilizador, o FVW. Outros testes que podem ser necessários para determinar o subtipo de DVW incluem a análise dos multímeros de FVW, o ensaio de ligação FVW-fator VIII e a medição da agregação plaquetária conforme induzida pela ristocetina (RIPA). Como qualquer distúrbio congênito, o sequenciamento de genes pode constituir a única maneira de confirmar o diagnóstico, porém isso demanda tempo e aumenta os custos, e, com frequência, o resultado é normal nos casos leves de DVW.

Outros exames laboratoriais úteis na avaliação do sangramento incluem a atividade do fator Xa para medição do efeito da heparina de baixo peso molecular, a neutralização da heparina (com heparinase, brometo de hexadimetrina ou protamina) e o tempo de lise do coágulo de euglobina como medida da fibrinólise, o tempo levado para dissolver um coágulo de fibrina. Atualmente, ainda não se dispõe de métodos para medição das concentrações plasmáticas ou da atividade da nova classe de anticoagulantes, os anticoagulantes orais diretos (ACODs). Como a deficiência de vitamina C (escorbuto) pode causar sangramento, a medição do ácido ascórbico pode ser útil quando houver suspeita de deficiência de nutrientes. A tromboelastografia (TEG) e a tromboelastometria rotacional (ROTEM, do inglês *rotational thromboelastometry*) utilizam torque para medir a coagulação do sangue total. Esses métodos têm muitos defensores, porém permanecem em fase de investigação. Uma rápida abordagem para identificar possíveis causas de sangramento (Figura 52.3) considera várias categorias principais de doenças: (1) DVW, trombocitopenia ou anormalidades da função plaquetária; (2) baixos níveis de múltiplos fatores da coagulação em decorrência de deficiência de vitamina K, doença hepática ou CID; (3) deficiência de um único fator (habitualmente hereditária); e, mais raramente, (4) aquisição de um inibidor de um fator da coagulação como o fator VIII. A investigação laboratorial é mais eficiente quando realizada nesse contexto.

Capítulo 52 Distúrbios da Hemostasia: Hemorragia 571

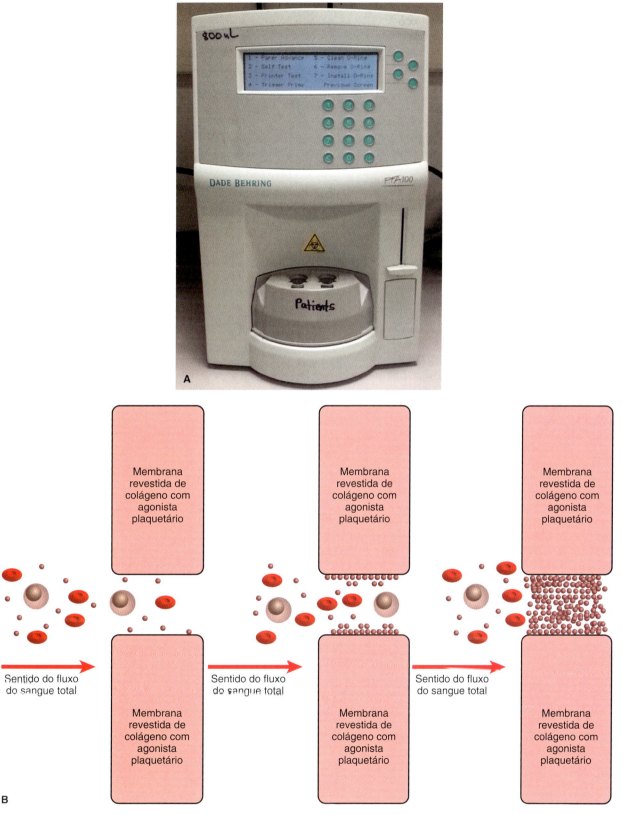

Figura 52.2 Metodologia subjacente ao Platelet Function Analyzer-100 (PFA-100®). **A.** As plaquetas do sangue total são direcionadas para uma abertura à base de colágeno. A membrana é infundida com um potente agonista plaquetário (i. e., adenosina difosfato ou epinefrina). **B.** O fluxo das plaquetas pelos canais do aparelho induz uma ativação baseada no cisalhamento, que, em conjunto com os agonistas, deve produzir uma onda inicial de adesão e agregação plaquetárias. Com o tempo, as plaquetas ativadas continuam sofrendo agregação, fechando então a abertura e impedindo o fluxo de sangue total. O tempo levado para a oclusão da abertura é medido em segundos e comparado com uma faixa de referência. Tempos de fechamento anormalmente prolongados podem estar associados à doença de von Willebrand devido à dependência em relação à adesão nesse ensaio ou a um defeito funcional das plaquetas devido à dependência em relação à agregação para o fechamento completo da abertura.

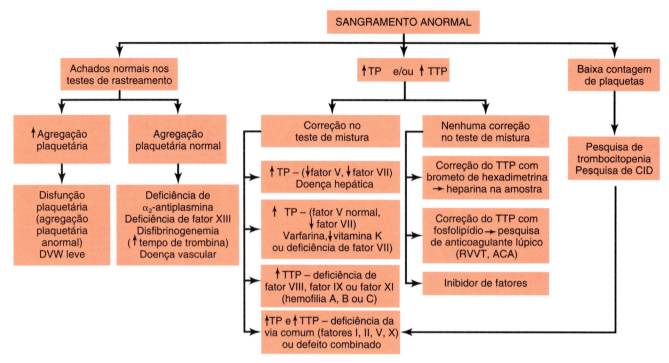

Figura 52.3 Algoritmo para avaliação do sangramento. São utilizados exames laboratoriais de rastreamento para deficiências de plaquetas e de fatores para estreitar a investigação diagnóstica de sangramento, seguidos por pesquisa de fatores específicos e outros testes de coagulação (p. ex., testes de mistura, dímero D) para confirmar o diagnóstico. *ACA*, anticorpo anticardiolipina; *CID*, coagulação intravascular disseminada; *DVW*, doença de von Willebrand; *RVVT*, tempo baseado no teste do veneno da víbora de Russell; *TP*, tempo de protrombina; *TTP*, tempo de tromboplastina parcial; ↑, aumento; ↓, diminuição.

SANGRAMENTO CAUSADO POR DISTÚRBIOS VASCULARES

A púrpura vascular (*i. e.*, hematomas) é definida como um sangramento causado por anormalidades estruturais intrínsecas dos vasos sanguíneos ou por infiltração inflamatória de vasos sanguíneos (*i. e.*, vasculite). Embora a púrpura vascular habitualmente cause sangramento na vigência de contagens de plaquetas e coagulograma normais, a vasculite e o dano vascular podem ser graves o suficiente para causar uma secundária consumpção de plaquetas e de fatores da coagulação.

Nos pacientes de idade mais avançada, com frequência ocorrem degradação do colágeno e adelgaçamento do tecido subcutâneo que recobre os vasos sanguíneos (*i. e.*, púrpura senil), e alterações atróficas semelhantes da pele constituem um efeito comum da terapia com esteroides. Outra causa adquirida de púrpura vascular é o escorbuto (*i. e.*, deficiência de vitamina C [ácido ascórbico]). Os pacientes com escorbuto apresentam sangramento em torno dos folículos pilosos individuais (*i. e.*, hemorragia perifolicular) e pelos em formato de saca-rolhas. Na parte superior das coxas são encontradas equimoses em um padrão clássico em sela. O sangramento gengival é causado por gengivite, e não por um defeito do tecido subcutâneo. Os pacientes edêntulos com escorbuto não apresentam hemorragia gengival, e a possibilidade de escorbuto não deve ser descartada por causa disso.

Os defeitos congênitos da parede vascular podem causar equimoses/hematomas. Essas síndromes raras incluem o pseudoxantoma elástico, um defeito das fibras elásticas da vasculatura associado a hemorragia digestiva e geniturinária grave, e a síndrome de Ehlers-Danlos, que se caracteriza pela presença de colágeno anormal nos vasos sanguíneos e nos tecidos subcutâneos. Ambas as síndromes causam equimoses na pele, porém apenas os pacientes com pseudoxantoma elástico desenvolvem uma significativa hemorragia digestiva.

Outro defeito hereditário da parede vascular associado à hemorragia digestiva é a telangiectasia hemorrágica hereditária (síndrome de Osler-Weber-Rendu). Esse distúrbio caracteriza-se por degeneração da parede dos vasos sanguíneos que resulta em lesões angiomatosas semelhantes a bolhas de sangue nas mucosas, incluindo lábios e sistema digestório. A frequência de sangramento causado pela ruptura dessas lesões aumenta com a idade, e as lesões no sistema digestório comumente causam um significativo sangramento crônico resultando em anemia ferropriva.

O aparecimento súbito de púrpura palpável (*i. e.*, hemorragias elevadas e localizadas na pele) associado a exantema e febre pode ser causado por vasculite asséptica ou séptica. A vasculite séptica pode ser provocada por meningococemia e outras infecções bacterianas e, com frequência, é acompanhada de trombocitopenia e prolongamento dos tempos de coagulação. Uma causa de vasculite asséptica nas crianças pequenas e nos adolescentes é a púrpura de Henoch-Schönlein, uma vasculite da pele, do sistema digestório e dos rins que habitualmente é acompanhada por dor abdominal em consequência de hemorragia na parede intestinal. Essa síndrome pode ocorrer após um pródromo viral e parece ser causada por uma reação de hipersensibilidade à imunoglobulina A (IgA), conforme evidenciado por imunocomplexos séricos de IgA e alterações histopatológicas renais que se assemelham à nefropatia por IgA.

A terapia para o sangramento dos distúrbios vasculares depende do diagnóstico. A púrpura senil e a púrpura induzida por esteroides habitualmente não necessitam de tratamento. O escorbuto é corrigido pela suplementação de vitamina C. Nos distúrbios congênitos, incluindo a síndrome de Ehlers-Danlos, a telangiectasia hemorrágica hereditária e o pseudoxantoma elástico, os pacientes devem evitar medicamentos (p. ex., ácido acetilsalicílico) que possam agravar a tendência hemorrágica e devem receber terapia de suporte (p. ex., suplementação de ferro, transfusão de hemácias). A administração sistêmica de estrogênio a pacientes com telangiectasia hemorrágica hereditária pode ajudar a diminuir a epistaxe ao induzir a metaplasia escamosa da mucosa nasal, que protege as lesões de traumatismo.

O tratamento da vasculite séptica concentra-se no uso de antibióticos apropriados. No caso de vasculite asséptica, os esteroides e os agentes imunossupressores são mais efetivos. Quando a vasculite é grave o suficiente para causar uma consumpção de plaquetas e de fatores da coagulação (ver seção sobre coagulação intravascular disseminada), pode-se indicar o uso de transfusões de plaquetas, crioprecipitado e plasma fresco congelado (PFC).

SANGRAMENTO CAUSADO POR TROMBOCITOPENIA

Na trombocitopenia, não ocorre sangramento até que a contagem de plaquetas seja inferior a 20.000/$\mu\ell$, a não ser que haja uma concomitante disfunção plaquetária, como frequentemente ocorre nas síndromes mielodisplásicas ou quando o paciente utilizou AAS ou um anti-inflamatório não esteroide (AINE) (Figura 52.4). As contagens de plaquetas abaixo de 100.000/$\mu\ell$ podem ser problemáticas após um traumatismo ou durante uma cirurgia. Como a maioria dos pacientes não apresenta sangramento na trombocitopenia leve (50.000 a 150.000/$\mu\ell$), frequentemente o tratamento não é necessário, porém a trombocitopenia deve ser investigada para determinar a causa e a trajetória esperada, e para elaborar um plano para quando houver necessidade de tratamento. Em geral, a trombocitopenia resulta de declínio na produção de plaquetas, de hiperesplenismo/sequestro ou de destruição/consumpção. Entretanto, pode ser um desafio determinar em que categoria é necessário concentrar a atenção. A biopsia de medula óssea pode ajudar, visto que a hiperplasia dos megacariócitos indica aumento de produção, uma maneira de compensar a destruição periférica das plaquetas, enquanto a hipoplasia dos megacariócitos sugere diminuição na produção de plaquetas. Contudo, a biopsia de medula óssea frequentemente não é necessária na avaliação. Em geral, o hiperesplenismo está associado a aumento do baço, porém pode-se observar hiperatividade esplênica quando o tamanho do baço está normal, como na púrpura trombocitopênica imune. Por outro lado, nem todos os baços de tamanho aumentado estão associados a hiperesplenismo (Figura 52.4).

Diminuição da produção de plaquetas pela medula óssea

A diminuição da produção de plaquetas na medula óssea caracteriza-se por diminuição ou ausência de megacariócitos no aspirado e na biopsia de medula óssea. Ocorrem supressão da megacariopoese normal após dano à medula óssea e destruição de células-tronco (conforme observado na quimioterapia citotóxica); destruição do microambiente normal da medula óssea e substituição das células-tronco normais por doença maligna invasiva, aplasia, infecção (p. ex., tuberculose miliar) ou mielofibrose; defeitos intrínsecos específicos, porém raros, das células-tronco megacariocíticas; e anormalidades metabólicas que afetam a maturação dos megacariócitos.

Trombocitopenia induzida por fármacos

Muitos fármacos provocam uma trombocitopenia imunomediada. Entretanto, alguns exercem um efeito citotóxico direto sobre as células-tronco e os megacariócitos, causando então diminuição na produção de plaquetas. O exemplo clássico é a quimioterapia citotóxica usada nas neoplasias malignas. Esses fármacos são usados para interromper a divisão das células malignas, porém têm o mesmo efeito sobre as células proliferativas não malignas, como as que se encontram na medula óssea. Com frequência, essa mielossupressão resulta em trombocitopenia, bem como em neutropenia e anemia. Outros fármacos/substâncias podem ter efeitos semelhantes, tais como os diuréticos tiazídicos e o álcool etílico. A confirmação diagnóstica provém da recuperação das plaquetas após a retirada da medicação. Em geral, ocorre recuperação nos primeiros 7 dias, embora ela possa levar várias semanas. Após lesões repetidas, as células-tronco podem não se recuperar, o que resulta em trombocitopenia crônica.

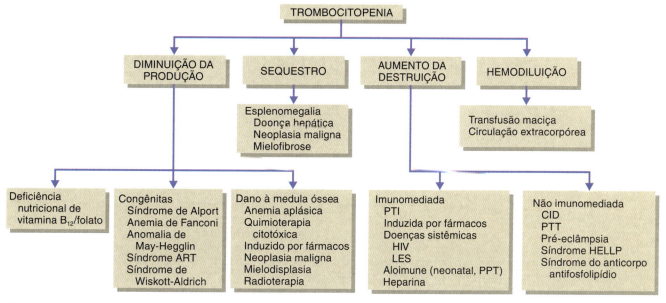

Figura 52.4 Diagnóstico diferencial da trombocitopenia. Os distúrbios que resultam em diminuição do número de plaquetas circulantes podem ser classificados de acordo com quatro mecanismos fisiopatológicos: hipoprodução, sequestro, destruição periférica e hemodiluição. A anamnese, o exame físico e a avaliação da medula óssea habitualmente estreitam o número de causas possíveis. *ART*, síndrome da ausência de rádio e trombocitopenia; *CID*, coagulação intravascular disseminada; *HELLP*, hemólise, elevação das enzimas hepáticas e baixa contagem de plaquetas em associação à gravidez; *HIV*, vírus da imunodeficiência humana; *LES*, lúpus eritematoso sistêmico; *PPT*, púrpura pós-transfusional; *PTI*, púrpura trombocitopênica imune; *PTT*, púrpura trombocitopênica trombótica.

Trombocitopenia associada à nutrição

As deficiências de cobre, de folato e de vitamina B_{12} podem causar trombocitopenia. Entretanto, tipicamente elas causam outras citopenias antes de afetar a produção de plaquetas. A anemia megaloblástica refere-se aos efeitos de uma síntese de DNA comprometida na medula óssea causando dissincronia entre a maturação lenta do núcleo e a maturação contínua do citoplasma, mas a síntese de proteínas não é afetada. Esse processo resulta em grandes precursores eritroides, denominados megaloblastos, e em grandes eritrócitos maduros (macrócitos). Determinados medicamentos podem ter esse efeito: azatioprina, 5-fluoruracila, metotrexato e outros. As deficiências de folato e de vitamina B_{12} constituem as causas clássicas de anemia megaloblástica e, quando graves, podem causar pancitopenia. Essas insuficiências são mais comumente causadas tanto por má absorção devida à interferência autoimune do fator intrínseco (anemia perniciosa) quanto por outras causas de gastrite atrófica, doença celíaca ou cirurgia gastrintestinal anterior. Com menos frequência, as deficiências de folato e de vitamina B_{12} surgem em consequência de uma dieta precária (p. ex., veganos estritos e alcoólicos), defeito hereditário da transcobalamina ou competição da infecção pelo parasita *Diphyllobothrium latum* para a absorção de vitamina B_{12}.

A deficiência de cobre provoca leucopenia e anemia antes de afetar a produção de plaquetas. Ela ocorre em duas circunstâncias: em primeiro lugar, por má absorção na doença celíaca e após cirurgias intestinais anteriores; e, em segundo lugar, devido ao bloqueio do transporte de cobre causado por excesso de zinco. Os níveis de zinco devem ser testados quando o nível de cobre está baixo. Ocorre excesso de zinco devido ao uso de creme para dentaduras contendo zinco e ao uso inadequado de suplementos desse mineral.

Invasão da medula óssea

Quando a medula óssea é substituída por elementos não medulares, o espaço para a hematopoese torna-se limitado. Além disso, há o comprometimento do microambiente necessário para fornecer nutrientes adequados, fatores de crescimento e estimulação neuroendócrina. O protótipo da doença de invasão medular é a mielofibrose, que pode ser primária (doença mieloproliferativa crônica) ou secundária em decorrência de outra doença mieloproliferativa (policitemia vera, trombocitemia essencial), neoplasia maligna hematológica, doença autoimune ou infecção. Muito ocasionalmente, a mielofibrose está associada à mastocitose e à osteogênese imperfeita sistêmicas. Na mielofibrose, a medula óssea é substituída por filamentos fibróticos que fazem com que as células eritroides imaturas (eritrócitos nucleados) e as células mieloides ("desvio para a esquerda") entrem na corrente sanguínea. Além disso, os eritrócitos tornam-se deformados (dacrócitos) à medida que se espremem entre os espaços estreitos. Essa combinação de dacrócitos e células sanguíneas imaturas é denominada esfregaço de sangue mieloftísico. Ele pode ser observado quando a medula óssea é substituída por tecido fibrótico, células malignas, ou granuloma da sarcoidose ou da tuberculose. A confirmação da invasão medular exige uma biopsia de medula óssea.

Síndrome mielodisplásica

A síndrome mielodisplásica (SMD) (ver também Capítulo 47) é um distúrbio clonal de células-tronco que resulta em hematopoese ineficaz e citopenias de uma única linhagem ou de várias linhagens. O diagnóstico exige biopsia de medula óssea. A displasia (células de aspecto anormal) na medula óssea e as citopenias preenchem os critérios para o diagnóstico. Os subtipos dependem do número de blastos na medula óssea (tem de ser $< 20\%$), do número de linhagens envolvidas e do achado ou ausência de sideroblastos em anel, que se constituem em células eritroides nucleadas com mitocôndrias carregadas de ferro que circundam o núcleo (cuja visualização exige coloração específica para ferro). As citopenias tendem a progredir lentamente ao longo de meses a anos. Na SMD, ocorrem infecções em consequência da neutropenia, sintomas de anemia, e equimoses/sangramento na ausência de traumatismo ou com microtraumatismo devido à trombocitopenia. É também um precursor da leucemia mieloide aguda (LMA).

Antes do advento do sequenciamento de última geração (NGS, do inglês *next-generation sequencing*), a comprovação da clonalidade na SMD era um desafio, visto que cerca de um terço dos casos apresenta uma citogenética normal. Hoje, o NGS tornou-se parte rotineira da avaliação diagnóstica e fornece informações prognósticas, bem como, ocasionalmente, mutações passíveis de constituir o alvo para tratamento. O RUNX1 é um fator de transcrição que leva à suprarregulação do receptor de trombopoetina. Quando o RUNX1 apresenta mutação patológica como parte da SMD ou de leucemia, os pacientes desenvolvem trombocitopenia.

Estudos recentes descobriram mutações associadas à SMD em indivíduos com hemograma normal. Essas mutações, tais como DNMT3A, TET2 e ASXL1, entre outras, conferem um risco aumentado para SMD/LMA (e doença cardíaca). O estado de ocorrência de mutações associadas à SMD, porém com hemograma normal, é denominado hematopoese clonal de potencial indeterminado (CHIP, do inglês *clonal hematopoiesis of indeterminate potential*). Os dados do sequenciamento gênico estão sendo rapidamente incorporados na patogênese, no diagnóstico e no tratamento da SMD e de outras neoplasias malignas hematológicas.

Outras neoplasias malignas hematológicas

Qualquer neoplasia maligna hematológica pode causar trombocitopenia por meio de invasão medular, e isso é especialmente comum nas leucemias agudas e nos linfomas agressivos. A leucemia linfocítica crônica (LLC) progride lentamente até que finalmente causa uma trombocitopenia em consequência da invasão da medula óssea (definida como estágio IV de Rai). Além disso, a LLC em qualquer estágio pode causar trombocitopenia como resultado da destruição imunomediada das plaquetas.

Anemia aplásica

A anemia aplásica pode causar pancitopenia grave e ocorre quando os elementos hematopoéticos da medula óssea são substituídos por células adiposas. O diagnóstico exige a realização de biopsia de medula óssea para mostrar a diminuição da celularidade (hipoplasia). Uma vez estabelecido o diagnóstico, é preciso investigar a causa da insuficiência medular. A anemia aplásica pode ser causada por doenças congênitas ou adquiridas. As causas congênitas incluem a anemia de Fanconi (mutações no gene *FANC* que levam à instabilidade cromossômica), a disqueratose congênita (mutações no complexo da telomerase resultando em telômeros curtos), a síndrome de Shwachman-Diamond (mutação no gene *SBDS* levando à disfunção ribossômica) e a trombocitopenia amegacariocítica (mutações nos genes *c*-mpl da trombopoetina ou do receptor de trombopoetina).

As causas adquiridas de anemia aplásica incluem os efeitos de determinados medicamentos, tais como cloranfenicol, sulfa, fármacos antitireoidianos, ouro, alopurinol e quimioterápicos; determinadas infecções, tais como hepatite, HIV e vírus Epstein-Barr (EBV); e a hemoglobinúria paroxística noturna (HPN). A HPN é causada por uma mutação adquirida no gene *PIG-A*, que fornece um revestimento protetor em torno dos eritrócitos (CD55 e CD59). O CD55 e o CD59 impedem a ligação do complemento e a hemólise dos eritrócitos. Quando ausentes, como ocorre na HPN, os pacientes sofrem uma hemólise crônica que causa a urina escura que se acumula durante a noite, daí a designação de hemoglobinúria noturna. Com frequência, os pacientes com HPN desenvolvem anemia aplásica (ver Capítulo 46).

A anemia aplásica é tratada com transfusões de suporte de hemácias e plaquetas, quando necessário, imunossupressão (globulina antitimócito e ciclosporina), fatores de crescimento das plaquetas (eltrombopague) e, algumas vezes, transplante de células-tronco. Curiosamente, o eltrombopague, o fator de crescimento das plaquetas, aumenta as contagens de leucócitos e eritrócitos, bem como das próprias plaquetas, visto que também existem receptores de trombopoetina nas células-tronco.

As outras doenças congênitas que causam trombocitopenia são discutidas em seções posteriores sobre disfunção plaquetária.

Sequestro de plaquetas

Até 30% das plaquetas circulantes são normalmente sequestradas para dentro do baço a qualquer momento. A trombocitopenia causada por esse sequestro é comum quando o baço está aumentado, como na doença hepática avançada. A contagem das plaquetas continua diminuindo à medida que o baço se torna maior. Muito ocasionalmente, a contagem de plaquetas é inferior a 50.000/$\mu\ell$. Além da doença hepática crônica, os linfomas esplênicos, a leucemia mieloide crônica e outras doenças mieloproliferativas, as hemoglobinopatias e a doença de Gaucher, uma doença de armazenamento de glicolipídio hereditária, podem causar esplenomegalia com citopenias.

Pode-se suspeitar do diagnóstico de sequestro de plaquetas pelos achados do exame físico ou por exames de imagem que demonstram a existência de esplenomegalia. Tipicamente, os exames de medula óssea revelam contagem e morfologia normais de megacariócitos. Tendo em vista a falta de testes específicos para o sequestro de plaquetas, frequentemente o diagnóstico depende da exclusão de outras causas de trombocitopenia.

Com frequência, o tratamento da trombocitopenia causada por esplenomegalia depende da causa subjacente do aumento de tamanho do baço. A esplenectomia resolve imediatamente a trombocitopenia quando esta é causada por hiperesplenismo. Entretanto, esse procedimento precisa ser ponderado contra as complicações potenciais da cirurgia, risco aumentado de trombose e maior risco permanente de infecção.

Destruição das plaquetas

As plaquetas podem ser removidas da circulação sanguínea de várias maneiras. Um processo comum consiste em um mecanismo imune em que anticorpos são dirigidos contra as plaquetas devido a uma doença autoimune (p. ex., púrpura trombocitopênica imune [PTI]) ou ao efeito de um fármaco. Outra forma de destruição das plaquetas ocorre por consumpção, como ocorre, por exemplo, na CID ou na linfo-histiocitose hemofagocítica (LHH).

Destruição imunomediada das plaquetas

A destruição imune das plaquetas é tipicamente mediada por anticorpos. A destruição das plaquetas pode ser ainda dividida em formas autoimunes (i. e., anticorpo contra autoantígenos) e formas aloimunes (i. e., anticorpo contra antígenos não próprios). A trombocitopenia autoimune é a forma mais comumente encontrada de destruição imunomediada das plaquetas. Ela pode ser um distúrbio primário direcionado apenas contra as plaquetas, ou uma complicação secundária de outra doença autoimune como o lúpus eritematoso sistêmico (LES). A destruição aloimune das plaquetas é rara e é encontrada em recém-nascidos como resultado de anticorpos maternos produzidos contra antígenos plaquetários do feto ou em indivíduos submetidos a uma transfusão crônica que formam aloanticorpos contra antígenos plaquetários estranhos.

Na trombocitopenias autoimune e aloimune, a destruição imune das plaquetas é causada por níveis aumentados de anticorpos antiplaquetários policlonais dirigidos contra receptores de glicoproteína da membrana plaquetária, mais frequentemente neoepítopos crípticos da glicoproteína IIb/IIIa (GPIIb/IIIa) e, menos comumente, da glicoproteína Ib (GPIb) ou antígenos leucocitários humanos (HLAs, do inglês *human leukocyte antigens*). O revestimento da plaqueta com esses anticorpos leva à sua opsonização por receptores Fc nos macrófagos no sistema reticuloendotelial (SRE). As plaquetas recobertas por anticorpos são depuradas pelo baço e, em menor grau, pelo fígado.

Esses distúrbios envolvem um aumento dramático na produção de plaquetas na medula óssea, que se reflete por um número aumentado de megacariócitos medulares. As plaquetas mais jovens produzidas apresentam um conteúdo relativamente alto de grânulos, proporcionando então um aumento na função hemostática. O exame de medula óssea à procura de quantidades normais ou aumentadas de megacariócitos pode ajudar a diferenciar a destruição das plaquetas de sua produção diminuída.

A trombocitopenia que resulta de uma depuração imune pode ser grave, e frequentemente a sobrevida das plaquetas é reduzida de seu tempo normal de 7 a 10 dias para menos de 1 dia. Apesar da trombocitopenia grave, o sangramento intenso ou a morte por hemorragia são incomuns, em parte porque a função das plaquetas jovens está aumentada e em parte porque o número necessário de plaquetas circulantes para manter a integridade vascular é relativamente baixo, que se estima ser de 7.100/$\mu\ell$ por dia.

Púrpura trombocitopênica imune. A destruição autoimune das plaquetas é designada como PTI. Pode ser primária ou secundária a outras doenças autoimunes (p. ex., LES), neoplasia maligna hematológica (particularmente LLC) ou infecções, essas em sua maior parte virais. A PTI nas crianças é autolimitante em mais de 80% dos casos, e, com frequência, esses pacientes recuperam-se sem tratamento. Entretanto, nos adultos, permanece frequentemente como uma doença remitente ou recidivante crônica. Nas crianças e nos adultos, as apresentações são as mesmas, ou seja, petéquias ao exame físico e sangramento mucocutâneo. A contagem de plaquetas é variada, mas pode ser extremamente baixa, muitas vezes inferior a 10.000/$\mu\ell$ e, em certas ocasiões, abaixo do limite de detecção. Bolhas de sangue na boca (púrpura úmida) estão associadas a maior risco de uma hemorragia potencialmente fatal, como no sistema nervoso central (SNC), o que justifica uma rápida intervenção. As mortes por hemorragia são raras nas crianças ($<$ 2%), porém a taxa de mortalidade é maior se a PTI for crônica. A hemorragia fatal nos adultos é de aproximadamente 5%.

A integridade das outras linhagens celulares constitui uma característica da PTI, de modo que apenas as plaquetas estão afetadas. Há duas ressalvas a essa regra. Em primeiro lugar, os pacientes com sangramento podem se tornar anêmicos; e, em segundo lugar, a PTI pode se sobrepor à anemia hemolítica autoimune (AHAI) quente. Quando a PTI ocorre em associação com a AHAI, a doença é denominada síndrome de Evans e tende a ser mais resistente ao tratamento. O exame confirmatório para o componente hemolítico autoimune quente é o teste de Coomb de antiglobulina direto, que acrescenta soros anti-IgG e anti-C3 ao soro do paciente. Os anticorpos adicionados ligam-se aos autoanticorpos, que estão ligados aos eritrócitos, causando então a sua aglutinação. A aglutinação dos eritrócitos, que é a marca de um teste positivo, pode ser visualizada em tubo de ensaio.

Além do teste de Coombs para a síndrome de Evans, não existe nenhum exame confirmatório para a PTI, de modo que se trata de um diagnóstico de exclusão. O teste para anticorpos antiplaquetários tem baixas sensibilidade e especificidade e não deve influenciar na tomada de decisão do tratamento, de modo que o seu papel diagnóstico é duvidoso. De modo semelhante, o volume plaquetário médio (VPM) tende a aumentar na PTI, visto que as plaquetas mais jovens são maiores. Todavia, o VPM carece de sensibilidade e de especificidade e, portanto, não pode ser confiável. A biopsia de medula óssea, que revela um aumento dos megacariócitos à medida que a medula óssea tenta compensar a destruição periférica das plaquetas, pode ser útil, particularmente nos casos incertos, porém geralmente não é necessária. Com mais frequência, a confirmação do diagnóstico de PTI reside na sua resposta ao tratamento.

A PTI pode estar associada ao HIV e à hepatite. Ela também pode constituir a manifestação de apresentação do LES. Os pacientes devem ser submetidos a rastreamento para essas doenças e tratados se tiverem alguma delas, visto que o tratamento da doença subjacente também ajudará a controlar a PTI.

A terapia para a PTI começa com corticosteroides, embora o tratamento não seja necessário se a contagem de plaquetas estiver estável acima de 20 a 50.000/$\mu\ell$. Um recente ensaio clínico de controle randomizado constatou um tempo de resposta mais rápido e mais respostas completas com o uso de 40 mg/dia de dexametasona em pulsos durante 4 dias e repetidos em ciclos mensais em comparação com uma redução prolongada da prednisona. Um benefício adicional foi a diminuição da exposição a longo prazo total aos esteroides, que está associada a muitas complicações, tais como ganho de peso, infecção e osteoporose. As taxas de resposta foram altas, assim como as recidivas. Nos pacientes que sofrem recidiva, podem ser úteis ciclos repetidos de dexametasona, porém são frequentemente necessárias outras opções terapêuticas. As imunoglobulinas intravenosas (IGIVs) à base de 1 g/kg/dia por 1 a 2 dias ou 400 mg/kg/dia por 5 dias são dois esquemas comuns usados como terapia de primeira linha com ou sem corticosteroides. As taxas de resposta assemelham-se àquelas dos corticosteroides, porém atuam ao remover o autoanticorpo, bem como ao bloquear os receptores Fc nos macrófagos esplênicos. A recomendação de uma terapia de segunda linha para a PTI não está bem definida e é controversa. A esplenectomia, que exibe taxas de resposta de cerca de 50%, oferece uma cura potencial, porém os pacientes frequentemente optam por abordagens não invasivas. As recidivas após a esplenectomia justificam a pesquisa de um baço acessório omitido durante a cirurgia.

O rituximabe é um anticorpo monoclonal quimérico cujo alvo é o CD20, um antígeno de células B, atuando, assim, para diminuir a produção de autoanticorpos. É administrado por infusão intravenosa semanalmente durante 4 semanas. As taxas de resposta, que podem levar semanas, são em torno de 60%, e, com frequência, ocorrem recidivas depois de 1 ano. As reações de hipersensibilidade à infusão são comuns com o rituximabe. A infecção, apesar de rara, também é uma preocupação. Os trombomiméticos são uma classe mais nova e de alta eficácia. Atuam como agonistas da trombopoetina e são apresentados em uma forma injetável subcutânea, denominada romiplostim, que é administrada em doses semanais, ou como agente oral, denominado eltrombopague, já mencionado como tratamento para a anemia aplásica. A opção terapêutica mais recente na PTI é o fostamatinibe, uma pequena molécula inibidora Syk que impede a ligação dos macrófagos às plaquetas opsonizadas, diminuindo, assim, a consumpção de plaquetas sem afetar a produção de autoanticorpos, o que é semelhante a um dos mecanismos das IGIVs. Todas essas novas terapias direcionadas para alvos são de elevado custo, de modo que os pacientes precisam ser intolerantes ou não ter respondido aos esteroides antes de usá-las.

Existem muitas outras opções de tratamento que têm sido usadas com sucesso moderado. A imunoglobulina anti-Rh(D) pode ser utilizada para saturar os receptores Fc nos macrófagos esplênicos, o que impede que essas células possam consumir as plaquetas. Provavelmente, há uma inibição competitiva e um bloqueio do sistema fagocítico mononuclear/SRE pelos eritrócitos sensibilizados no baço. Entretanto, isso só funciona se os pacientes tiverem sangue do tipo Rh(D)+, ainda tiverem baço e não apresentarem uma concomitante anemia hemolítica. O danazol, a azatioprina, o micofenolato, a ciclosporina e a ciclofosfamida podem regular a autoimunidade. Nos pacientes com sangramento, são necessárias transfusões de plaquetas, mesmo se as plaquetas transfundidas forem destruídas juntamente com as plaquetas endógenas. As transfusões de plaquetas devem ser continuadas até a cessação do sangramento.

Destruição das plaquetas induzida por fármacos. A destruição imunomediada das plaquetas associada a fármacos específicos é, com frequência, uma causa despercebida de trombocitopenia. Diferentemente de alguns dos fármacos mencionados anteriormente (p. ex., agentes quimioterápicos), que atuam por meio da supressão direta da produção de megacariócitos, os fármacos nessa categoria de trombocitopenia induzem uma resposta imune contra antígenos plaquetários.

Os fármacos podem induzir uma resposta autoimune por meio de vários mecanismos. Um deles é o desenvolvimento de uma resposta de anticorpos contra as moléculas solúveis do fármaco. Quando os medicamentos solúveis ligam-se à membrana plaquetária, os anticorpos induzidos por fármacos atuam para destruir as plaquetas circulantes por meio do SRE. Outros mecanismos da trombocitopenia induzida por fármacos incluem a formação de um neoantígeno imunogênico por meio de interações fármaco-plaqueta (resposta de hapteno) com reação cruzada dos autoanticorpos contra fármacos com antígenos plaquetários. Em certas ocasiões, há a formação de imunocomplexos que incluem o fármaco e as plaquetas circulantes.

Historicamente, as formulações à base de quinidina ou de quinina estavam entre a primeira classe de fármacos associada a anticorpos antiplaquetários. Os anticorpos podem ser detectados por testes que utilizam um fármaco acoplado a uma proteína carreadora. À medida que aumentou o reconhecimento da trombocitopenia induzida por fármacos, foi relatado que numerosos medicamentos, incluindo antibióticos, anticonvulsivantes, psicofármacos e agentes antiplaquetários, medeiam a destruição das plaquetas (Tabela 52.2).

Tabela 52.2 Fármacos de uso comum associados à trombocitopenia imune.	
Classe de fármacos	**Exemplos**
Antibióticos	Penicilinas
	Cefalosporinas (cefalotina, ceftazidima)
	Vancomicina
	Sulfonamidas (sulfisoxazol)
	Rifampicina
	Linezolida
	Quinina
Antiepilépticos, antipsicóticos e sedativo-hipnóticos	Benzodiazepínicos (diazepam)
	Haloperidol
	Carbamazepina
	Lítio
	Fenitoína
Anti-hipertensivos	Diuréticos (clorotiazida)
	Inibidores da enzima conversora de angiotensina (ramipril)
	Metildopa
Analgésicos e anti-inflamatórios	Paracetamol
	Ibuprofeno
	Naproxeno
Agentes antiplaquetários	Abciximabe
	Tirofibana
Anticoagulantes	Heparina
	Heparina de baixo peso molecular

A heparina também induz trombocitopenia; todavia, diferentemente de outros fármacos, essa reação leva paradoxalmente a um estado pró-trombótico denominado síndrome da trombocitopenia induzida por heparina (TIH). O mecanismo da trombocitopenia induzida por heparina e seus efeitos pró-trombóticos são discutidos de modo mais detalhado no Capítulo 53.

Quando se obtém a anamnese dos pacientes com trombocitopenia de início agudo, uma cuidadosa revisão de todos os medicamentos usados, em particular aqueles iniciados pouco antes do desenvolvimento de baixas contagens de plaquetas, pode ajudar a deduzir a causa e reverter o declínio da contagem de plaquetas. Independentemente do mecanismo de indução, o desenvolvimento de trombocitopenia está temporalmente relacionado com a exposição ao fármaco e, em geral, é rápido. A interrupção do fármaco agressor resulta em aumento da contagem de plaquetas no decorrer de dias a semanas. Para alguns pacientes com trombocitopenia prolongada após a retirada do fármaco, a imunossupressão com esteroides ou com IGIVs (2 g/kg em duas ou três doses fracionadas) pode restaurar as contagens basais de plaquetas.

Embora a confirmação da trombocitopenia induzida por fármacos frequentemente possa ser feita por meio de testes para anticorpos com especificidades de fármacos, eles não estão rotineiramente disponíveis, pois são realizados apenas por laboratórios de referência especializados, e o seu resultado leva semanas, prazo no qual o fármaco agressor já foi identificado pela sua interrupção e recuperação da contagem de plaquetas. Quando houver suspeita de trombocitopenia induzida por fármacos, os médicos não devem aguardar os resultados dos testes de anticorpos específicos para fármacos antes de interromper os potenciais agentes agressores.

Aloimunização plaquetária. Os pacientes nos quais são administradas múltiplas transfusões de plaquetas, como os que apresentam a SMD, podem desenvolver aloanticorpos contra plaquetas, o que torna as futuras transfusões de plaquetas menos benéficas. Alguns não respondem à transfusão de plaquetas. A aloimunização pode ser avaliada por meio de contagens seriadas de plaquetas após a administração de uma transfusão de plaquetas para confirmar a elevação esperada. Um teste com painel de anticorpos reativos também pode ser útil. Esse exame fornece uma porcentagem de antígenos HLA que reagem com os anticorpos do paciente tendo em vista a probabilidade de que o paciente receberá uma transfusão plaquetária aleatória. Para superar essa destruição plaquetária nos pacientes aloimunizados, podem-se transfundir plaquetas HLA-compatíveis, porém o banco de sangue pode levar dias para encontrar as unidades compatíveis corretas (ver seção "Falha da transfusão de plaquetas e refratariedade às plaquetas").

Trombocitopenia aloimune fetal e neonatal. Ocorre trombocitopenia aloimune fetal e neonatal (TAIFN) quando a mãe é homozigota para um aloantígeno plaquetário incomum, mais frequentemente o antígeno plaquetário humano 1b (HPA-1b, do inglês *human platelet antigen 1b*) no receptor de GPIIIa plaquetário, e o feto expressa o haplótipo HPA-1a herdado do pai. A patogênese da trombocitopenia aloimune é análoga ao mecanismo pelo qual a sensibilização ao Rh(D) induz a doença hemolítica do recém-nascido. A mãe é exposta ao antígeno HPA-1a durante a primeira gravidez; e, durante essa gestação ou em gestações posteriores, ela produz altos títulos de anticorpo IgG contra HPA-1a. Esses anticorpos atravessam a placenta, reagem com as plaquetas com positividade para HPA-1a do feto, e causam a destruição das plaquetas periféricas por meio do SRE.

Com frequência, suspeita-se do diagnóstico de TAIFN quando se observa em exames de imagem um sangramento fetal *in utero* ou quando um recém-nascido saudável sob os demais aspectos apresenta um sangramento inesperado ou hematomas associados à trombocitopenia

(tipicamente com contagens de plaquetas de 50.000 a 75.000/$\mu\ell$ ou menos). Um histórico materno de TAIFN constitui um forte preditor de sua ocorrência em futuras gestações.

Após suspeitar do diagnóstico de TAIFN, ele pode ser confirmado pelo exame do soro materno para anticorpos anti-HPA e pela tipagem das plaquetas da mãe e do pai. Embora o sangramento possa ser grave nos casos de TAIFN, o anticorpo não necessariamente é preditor de ocorrência de sangramento *in utero* por ocasião do parto ou nos primeiros dias de vida, e ele é usado principalmente para confirmação.

A transfusão de plaquetas maternas lavadas (lavadas para remover os anticorpos anti-HPA-1a da mãe) ou de plaquetas aleatórias sem antígeno HPA-1a e a administração de IGIVs são úteis para tratar o sangramento e restaurar a contagem de plaquetas. Nos recém-nascidos que se recuperam do sangramento, há poucos déficits de longa duração causados pela TAIFN após a retirada dos anticorpos maternos da circulação. Para as futuras gestações, as IGIVs, com ou sem corticosteroides, são administradas semanalmente durante todo o segundo e o terceiro trimestres para evitar a TAIFN.

Púrpura pós-transfusional. Nos adultos, pode ocorrer uma trombocitopenia aloimune após transfusão, que é conhecida como púrpura pós-transfusional (PPT). Como nos recém-nascidos, essa condição depende da exposição a um aloantígeno plaquetário comum que não existe nas plaquetas nativas do paciente. Por exemplo, pode ocorrer PPT após transfusão de um hemocomponente para uma mulher que não tenha HPA-1a e que foi anteriormente aloimunizada a esse antígeno durante uma gestação ou transfusão. Como mais de 95% dos doadores de sangue expressam HPA-1a e o antígeno é eliminado pelas plaquetas, qualquer hemocomponente pode conter HPA-1a. Embora não se tenha ainda uma compreensão clara, alguns pesquisadores especularam que os antígenos HPA solúveis são depositados nas plaquetas endógenas e resultam em sua rápida depuração por aloanticorpos anti-HPA.

O diagnóstico de PPT pode ser confirmado pela demonstração de anticorpos anti-HPA no soro de um indivíduo afetado. Tipicamente, os pacientes são tratados com IGIVs, e as transfusões adicionais devem provir de doadores que careçam do HPA implicado. Embora o HPA-1a seja a causa mais comum de trombocitopenia aloimune, outros aloantígenos plaquetários podem causar essa síndrome clínica (Tabela 52.3).

Destruição não imunomediada das plaquetas

Coagulação intravascular disseminada. Uma das causas mais comuns e potencialmente fatais de destruição plaquetária não imune é a CID, que está associada a sepse, neoplasia maligna, doença hepática avançada e outros distúrbios que desencadeiam a liberação de endotoxina ou que provocam grave dano aos tecidos (Tabela 52.4). Na CID causada por sepse bacteriana, a endotoxina circulante induz a expressão do fator tecidual nos monócitos circulantes e nas células endoteliais, um processo que leva a uma impressionante geração de trombina e fibrina. Ocorre deposição de fibrina por toda a vasculatura com uma concomitante fibrinólise relativamente inadequada, o que leva a uma vasculopatia microangiopática trombótica e a subsequente dano de órgãos. A ativação das plaquetas e dos fatores circulantes pela trombina finalmente sobrecarrega a capacidade de síntese da medula óssea e do fígado, respectivamente, resultando então em trombocitopenia e prolongamento do TP e do TTPa.

Embora a principal lesão da CID seja a produção de trombina e de coágulo, habitualmente o desfecho clínico consiste em uma coagulopatia consumptiva com depleção de plaquetas e de fatores da coagulação. O sangramento da mucosa, sobretudo no sistema digestório, e a exsudação de locais de punção intravenosa constituem sinais de CID.

Os níveis de fibrinogênio diminuem na CID, mas podem ser normais nos estágios compensados mais iniciais e da reação de fase aguda ao distúrbio subjacente, o que aumenta a produção e a secreção

Tabela 52.3 Base molecular da trombocitopenia aloimune.

Glicoproteína	Alelos (aloantígenos)	Fenótipo/frequência	Aminoácidos e localização
IIIa	HPA-1a/1b	0,98/0,25	Leucina/prolina; 33
Ib	HPA-2a/2b	0,99/0,14	Treonina/metionina; 145
IIb	HPA-3a/3b	0,91/0,70	Isoleucina/serina; 843
IIIa	HPA-4a/4b	0,99/0,01	Arginina/glutamina; 143
Ia	HPA-5a/5b	0,99/0,21	Ácido glutâmico/lisina; 505
IIIa	HPA-6a/6b	ND	Prolina/ácido glutâmico; 407
IIIa	HPA-7a/7b	ND	Prolina/ácido glutâmico; 407
IIIa	HPA-8a/8b	ND	Arginina/cistina; 636

HPA, antígeno plaquetário humano; *ND*, dados não disponíveis.

Tabela 52.4 Causas da coagulação intravascular disseminada.

Sepse ou endotoxina

Bacteriemia por bactérias gram-negativas

Dano tecidual

Traumatismo

Lesão craniana fechada

Queimaduras

Hipoperfusão ou hipotensão

Doença maligna

Adenocarcinoma

Leucemia promielocítica aguda (LPA)

Distúrbios vasculares primários

Vasculite

Hemangioma gigante (síndrome de Kasabach-Merritt)

Aneurisma de aorta

Trombo mural cardíaco

Causas exógenas

Veneno de serpente

Infusões de fatores ativados (concentrado de complexo pró-trombínico)

de fibrinogênio. A CID não deve ser descartada quando o fibrinogênio está na faixa normal. A fibrinólise na CID é desencadeada pela formação de coágulos de fibrina e pela ação do ativador do plasminogênio do tipo tecidual. Os exames laboratoriais mostram níveis aumentados de produtos de degradação da fibrina (*i. e.*, clivagem de monômeros de fibrina) e do dímero D (*i. e.*, clivagem das ligações fibrina-fibrina), embora esses achados sejam inespecíficos. O esfregaço de sangue periférico frequentemente apresenta esquistócitos. Os esquistócitos são observados em outras anemias hemolíticas microangiopáticas, tais como a púrpura trombocitopênica trombótica/síndrome hemolítico-urêmica (PTT/SHU), porém estas levam a uma coagulação excessiva, e não a sangramento (ver Capítulo 53).

A CID crônica pode ser desencadeada por consumpção de plaquetas e de fatores em grandes coágulos sanguíneos associada a aneurismas, hemangiomas e trombos murais. Outra causa de CID crônica é a doença maligna, frequentemente adenocarcinoma ou leucemia promielocítica aguda. Nesses distúrbios, as células malignas promovem a formação de trombina por meio da secreção de fator tecidual, cisteína proteases que ativam o fator X, indução da ligação plaqueta-ligante e suprarregulação do inibidor do ativador do plasminogênio-1 (PAI-1, do inglês *plasminogen activator inhibitor-1*) das células endoteliais ou da ciclo-oxigenase 2 (COX2). A CID crônica associada a neoplasia maligna habitualmente provoca uma consumpção de fatores o suficiente para resultar em prolongamento do TP e do TTPa. Clinicamente, os pacientes apresentam tromboflebite migratória (*i. e.*, síndrome de Trousseau) ou endocardite trombótica (marântica) não bacteriana.

A terapia para a CID deve ter por objetivos (1) o tratamento do distúrbio subjacente, como antibióticos para a sepse ou quimioterapia para a doença maligna; (2) uma terapia hemostática de suporte, incluindo plaquetas, crioprecipitado (para fibrinogênio) e PFC (para fatores da coagulação); e (3) a interrupção da ativação de fatores da coagulação e de plaquetas. Para essa última abordagem, a anticoagulação habitualmente não é indicada, a não ser que o equilíbrio entre atividade procoagulante e anticoagulante favoreça ativamente a coagulação, como a tromboembolia arterial com trombo mural ou a tromboflebite migratória. Essas complicações trombóticas da CID crônica são frequentemente resistentes à terapia com varfarina e, em geral, exigem uma terapia anti-Xa mais intensiva com heparina não fracionada ou heparina de baixo peso molecular.

Trombocitopenia com hipertensão induzida pela gravidez. A trombocitopenia leve em mulheres grávidas, denominada trombocitopenia gestacional, representa um efeito da hemodiluição à medida que o volume plasmático aumenta durante a gravidez, uma resposta fisiológica normal que pode levar a contagens de plaquetas na faixa de 100.000 a 150.000/$\mu\ell$; essas contagens não estão associadas a sangramento materno ou fetal. Entretanto, a hipertensão induzida pela gravidez pode resultar em contagens de plaquetas inferiores a 100.000/$\mu\ell$, e essa condição pode estar associada a complicações.

O espectro da hipertensão induzida pela gravidez inclui a hipertensão que progride para a proteinúria e a disfunção renal (*i. e.*, pré-eclâmpsia) e, em seguida, para o edema cerebral e convulsões (*i. e.*, eclâmpsia). A trombocitopenia pode aparecer como um achado tardio que acompanha a hipertensão induzida pela gravidez, e frequentemente ela ocorre por ocasião do parto ou no fim do terceiro trimestre. A síndrome HELLP na gravidez (caracterizada por hemólise, elevação das enzimas hepáticas e baixa contagem de plaquetas) ocasionalmente está associada à hipertensão. A trombocitopenia associada à hipertensão induzida pela gravidez ou à síndrome HELLP pode resultar do metabolismo anormal das prostaglandinas vasculares ou de uma disfunção placentária que leva à consumpção de plaquetas, vasculopatia e oclusões microvasculares. Ambos os distúrbios são habitualmente revertidos pelo parto e pela liberação da placenta. Em certas ocasiões, há a necessidade de IGIVs ou de plasmaférese quando não ocorre resolução do distúrbio após o parto.

Linfo-histiocitose hemofagocítica. A LHH é uma doença fatal de desregulação dos linfócitos T e das células NK que causa ativação dos macrófagos e de respostas inflamatórias extremas das citocinas. Os histiócitos fagocitam sangue na medula óssea e em outros órgãos. Ocorrem citopenias, febre, esplenomegalia, anormalidades da função hepática, coagulopatia e níveis elevados de ferritina (tipicamente > 1.000). Nas crianças, podem ser identificadas causas congênitas como defeitos da perforina ou da fusão dos grânulos. Em adultos, uma neoplasia maligna subjacente (habitualmente linfoma) catalisa a síndrome e é fatal se não houver transplante de células-tronco. De outro modo, o tratamento consiste em etoposídeo, esteroides e outros agentes imunossupressores. Quando o distúrbio está associado a uma doença reumatológica, utiliza-se o nome de síndrome de ativação dos macrófagos.

Trombocitopenia de consumpção e dilucional. Além do sequestro, da hipoprodução e da destruição como causas de trombocitopenia, as baixas contagens de plaquetas ocasionalmente resultam de consumpção e hemodiluição. Nesses casos, a fisiopatologia da trombocitopenia é diretamente atribuível à causa subjacente do sangramento, frequentemente um traumatismo significativo.

A hemorragia maciça provoca consumpção de plaquetas endógenas na tentativa de conter o sangramento, e as plaquetas são consumidas mais rapidamente do que podem ser liberadas pelo baço ou produzidas na medula óssea. Os esforços de reanimação após traumatismo, incluindo a infusão maciça de soluções intravenosas, concentrado de hemácias e PFC, resultam em diluição do número de plaquetas circulantes. A combinação de consumpção e diluição de plaquetas durante o traumatismo pode ter consequências catastróficas e, historicamente, é uma importante causa de morte nesse contexto. Além de identificar a origem do sangramento volumoso, as transfusões agressivas de plaquetas no contexto do traumatismo podem proporcionar um benefício máximo na superação dos efeitos de consumpção e diluição (ver seção "Terapia plaquetária padrão").

SANGRAMENTO CAUSADO POR DEFEITOS DA FUNÇÃO PLAQUETÁRIA

As capacidades de adesão das plaquetas à vasculatura danificada e de recrutamento de plaquetas adicionais no coágulo são essenciais para a hemostasia primária, particularmente quando os pacientes sofrem traumatismo ou são submetidos a uma cirurgia. Diferentemente do sangramento causado por trombocitopenia, os indivíduos com defeitos da função plaquetária apresentam um sangramento devido à incapacidade de adesão ou agregação apropriadas das plaquetas em resposta a estímulos *in vivo*.

Esses distúrbios qualitativos das plaquetas são mais frequentemente observados nos indivíduos com contagens plaquetárias normais ou quase normais. Com frequência, a avaliação depende de testes que avaliam a função (em vez do número) das plaquetas circulantes. Do ponto de vista epidemiológico, os defeitos qualitativos adquiridos das plaquetas são encontrados com muito mais frequência do que seus correspondentes congênitos.

Causas adquiridas de disfunção plaquetária
Terapia antiplaquetária

A anamnese do paciente e o rastreamento pré-operatório devem investigar se ele está em uso de medicamentos que interfiram na função plaquetária, tais como o AAS e os AINEs. O AAS bloqueia irreversivelmente o metabolismo do ácido araquidônico, e todas as plaquetas expostas são afetadas de modo irreversível de modo que essas plaquetas não respondem à estimulação, mesmo após a interrupção do AAS. O padrão característico de agregação plaquetária induzida pelo AAS é mostrado na Tabela 52.5 e na Figura 52.5.

Os anti-inflamatórios não esteroides (AINEs) (p. ex., indometacina) inibem irreversivelmente a ciclo-oxigenase (COX), e a função plaquetária é restaurada nas primeiras 48 horas após a interrupção do medicamento. O sangramento que ocorre após a maioria dos procedimentos cirúrgicos e que está associado ao AAS ou aos AINEs habitualmente é leve, de modo que pode não haver a necessidade de suspender o AAS antes da cirurgia, particularmente tendo em vista que a disfunção plaquetária induzida por esse agente é desejável nos pacientes com risco de acidente vascular encefálico ou infarto do miocárdio.

O efeito do AAS é restrito à COX1, e vários AINEs apresentam diferentes afinidades relativas pela COX1 e a COX2. A COX2 é uma enzima induzível que é sintetizada nas células endoteliais em resposta às citocinas inflamatórias. A supressão da COX2 reduz a síntese da prostaglandina I_2 (*i. e.*, prostaciclina) das células endoteliais, uma molécula que apresenta efeitos antitrombóticos por meio da inibição da agregação plaquetária. O efeito efetivo de AINEs não seletivos sobre o equilíbrio pró-trombótico ou antitrombótico favorece o sangramento, visto que a inibição da COX1 induzida pelos AINEs significa o bloqueio da produção de tromboxano A_2 nas plaquetas. Em contrapartida, o aumento do risco cardiovascular com a administração de inibidores

---

Tabela 52.5 Distúrbios que causam agregação plaquetária anormal.

Distúrbio	Resposta ao agonista				
	Epinefrina	**ADP**	**Colágeno**	**Ácido araquidônico**	**Ristocetina**
Ácido acetilsalicílico e AINEs	OP	OP	NL, ↓[a]	↓	NL
Doença de Glanzmann	Ausente	Ausente	Ausente	Ausente	OP
Síndrome de Bernard-Soulier	NL	NL	NL	NL	Ausente
Doença da deficiência de armazenamento de plaquetas	↓	OP	↓	NL, ↓	OP
Síndrome de Hermansky-Pudlak	↓	OP	↓	NL	OP
Síndrome da plaqueta cinzenta	↓	↓	↓	NL	NL
Doença de von Willebrand	NL	NL	NL	NL	↓, NL[b]

[a]O ácido acetilsalicílico resulta em diminuição da agregação com a maioria das doses de colágeno. [b]Na doença de von Willebrand do tipo 2B, os pacientes apresentam aumento da agregação com baixa dose de ristocetina e agregação diminuída ou normal com doses-padrão de ristocetina. *ADP,* Adenosina difosfato; *AINEs,* anti-inflamatórios não esteroides; *NL,* normal; *OP,* onda primária de agregação apenas; ↓, diminuição.

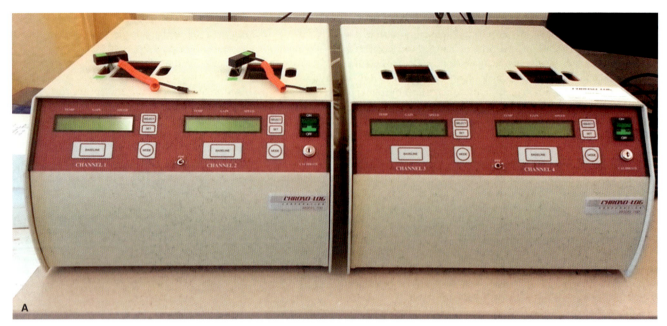
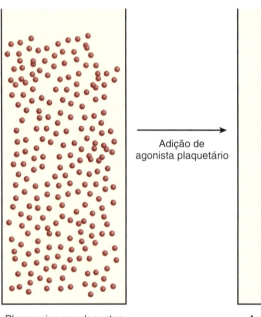

Figura 52.5 Metodologia subjacente à agregometria por transmissão de luz. **A.** Um típico agregômetro por transmissão de luz de laboratório. **B.** A função plaquetária é diretamente proporcional à transmissão da luz nesse ensaio. O plasma rico em plaquetas, que impede a transmissão da luz, é exposto a vários agonistas (*i. e.*, adenosina difosfato, epinefrina, colágeno, ácido araquidônico e ristocetina). À medida que as plaquetas começam a sofrer agregação ou aglutinação, a transmissão da luz aumenta com o tempo e tipicamente é refletida como onda primária ou secundária de agregação para a maioria dos agonistas. A baixa transmissão de luz ou a ausência de aumento na transmissão está tipicamente correlacionada com a diminuição da função plaquetária.

mais seletivos da COX2 é provavelmente atribuível à falta de produção de prostaciclina pelas células endoteliais induzida pela COX2, produção esta acoplada à integridade da função plaquetária (*i. e.*, sem inibição do tromboxano A_2 por meio de bloqueio da COX2).

Outra categoria de agentes antiplaquetários atua independentemente das vias das COX1/2. Esses fármacos são antagonistas do receptor P2Y12 (p. ex., clopidogrel, prasugrel). Eles interrompem a função por meio de sua ligação irreversível ao receptor de superfície do agonista plaquetário, a ADP. Os antagonistas do receptor P2Y12 são usados principalmente como uma terapia anticoagulante adjuvante para os indivíduos com risco de trombose associada à doença arterial coronariana e ao acidente vascular encefálico. Esses fármacos podem inibir a ativação plaquetária no local de lesão de forma não diferente do efeito observado no indivíduo em uso de AAS, e podem potencializar ainda mais o sangramento.

Independentemente do tipo de agente utilizado, a interrupção de um fármaco antiplaquetário constitui o primeiro passo razoável para um paciente que apresenta um sangramento moderado a grave durante a terapia. A suspensão do AAS não ajuda as plaquetas afetadas, visto que a sua inibição é irreversível, porém essa interrupção permite que as plaquetas recém-produzidas estejam livres do efeito do fármaco e possam atuar adequadamente no local da lesão.

Além de interromper o fármaco agressor, o sangramento causado pelo AAS ou por outros agentes antiplaquetários pode ser controlado pela infusão de 1-desamino-(8-D-arginina)-vasopressina (DDAVP, desmopressina), embora os resultados de ensaios clínicos de pequeno porte tenham sido ambíguos em relação ao seu benefício para a função plaquetária e a cessação do sangramento. Em certas ocasiões, há a necessidade de transfusão de plaquetas. Na maioria dos casos, uma única transfusão de plaquetas de quatro a seis unidades de doadores aleatórios (ou uma unidade de aférese) contribui o suficiente com plaquetas normais (> 10% do número circulante total) para restaurar a hemostasia primária. De forma semelhante, a disfunção plaquetária e o sangramento causados por outros fármacos são tratados por meio da interrupção do medicamento e, quando necessário, pela administração de transfusões de plaquetas (Tabela 52.6).

Disfunção plaquetária urêmica

A insuficiência renal pode estar associada ao acúmulo de proteínas tóxicas que induzem altos níveis de formação de óxido nítrico pelas células endoteliais vasculares e que inibem a função plaquetária. O estado urêmico também pode suprimir as vias secretoras das plaquetas e a adesão plaquetária ao endotélio exposto por meio de mecanismos que não estão bem elucidados. Entretanto, o estado urêmico faz com que o indivíduo corra risco de um sangramento relacionado à disfunção plaquetária. Como não se dispõe de nenhum teste formal, deve-se suspeitar do diagnóstico nos indivíduos com insuficiência renal aguda ou crônica que apresentam sangramento.

A curto prazo, o tratamento da disfunção plaquetária urêmica consiste na administração de DDAVP. Esse fármaco aumenta o fator de von Willebrand circulante, o que ajuda a superar alguns dos déficits plaquetários associados à uremia. A transfusão de hemácias também parece ajudar ao aumentar o volume, empurrando, assim, as plaquetas para as margens do vaso sanguíneo, onde elas se tornam facilmente ativadas e com mais tendência a formar um tampão nos espaços entre as células endoteliais. A longo prazo, os estrogênios conjugados apresentam algum benefício no tratamento. As transfusões de plaquetas podem ter uma utilidade marginal nos pacientes com sangramento potencialmente fatal e insuficiência renal aguda, porém o efeito desse tratamento é de curta duração, visto que as plaquetas transfundidas adquirem rapidamente o defeito urêmico. A transfusão de plaquetas não deve ser considerada como terapia de primeira linha para a maioria das formas de sangramento urêmico. Em última análise, pode ser necessária a terapia de substituição renal, incluindo diálise ou transplante renal.

Causas congênitas de disfunção plaquetária

Defeitos das glicoproteínas plaquetárias

Os defeitos qualitativos hereditários das plaquetas incluem anormalidades dos receptores e dos grânulos das plaquetas. A síndrome de Bernard-Soulier e a trombastenia de Glanzmann são dois distúrbios raros, porém bem caracterizados, do receptor de plaquetas.

A síndrome de Bernard-Soulier é causada pela diminuição da expressão da GPIb plaquetária de superfície, um receptor fundamental para o fator de von Willebrand e, menos comumente, pela diminuição da função da mesma GPIb. A síndrome é caracterizada por trombocitopenia leve, plaquetas grandes e manifestações hemorrágicas leves a moderadas. Em geral, o diagnóstico é estabelecido na infância, porém alguns pacientes podem ser adultos. O exame laboratorial para a síndrome de Bernard-Soulier revela ausência de resposta de agregação plaquetária à ristocetina (Tabela 52.5 e Figura 52.5), apesar da atividade adequada do FVW.

A trombastenia de Glanzmann caracteriza-se por prolongamento do tempo de sangramento e por níveis anormalmente baixos de expressão da GPIIb/IIIa plaquetária (receptor para o FVW e o fibrinogênio) ou, menos comumente, por expressão normal, porém com ausência de função da GPIIb/IIIa, enquanto a contagem de plaquetas permanece normal. Os pacientes habitualmente apresentam sangramento na infância. Enquanto os indivíduos com a síndrome de Bernard-Soulier exibem uma elevação do volume plaquetário médio (VPM), o VPM está normal na trombastenia de Glanzmann. Nos casos dessa última condição, a testagem da agregação plaquetária confirma resposta ausente ou diminuída a todos os agonistas, com exceção da ristocetina (Tabela 52.5 e Figura 52.5).

Na síndrome de Bernard-Soulier e na trombastenia de Glanzmann, as transfusões de plaquetas corrigem o sangramento. Entretanto, devido ao elevado risco de aloimunização quando são realizadas transfusões frequentes de plaquetas (particularmente devido à falta de GPIb ou de GPIIb/IIIa nesses pacientes), essa terapia deve ser usada com moderação. Em vez disso, o fator VIIa pode ser usado com alta eficácia em ambas as doenças. A DDAVP tem algum efeito benéfico na síndrome de Bernard-Soulier.

Defeitos secretores ou dos grânulos plaquetários

Os distúrbios hereditários dos grânulos plaquetários são definidos pelo tipo de grânulo ausente ou defeituoso. A doença da deficiência de armazenamento de plaquetas (SPD, do inglês *storage pool deficiency*) caracteriza-se por diminuição relativa ou ausência de grânulos densos e por correspondente sangramento moderado a grave da mucosa. A liberação do conteúdo dos grânulos densos que recrutam e ativam as plaquetas está comprometida. A SPD tem uma onda secundária de agregação diminuída ou ausente em resposta à maioria dos agonistas (Tabela 52.5 e Figura 52.5).

A síndrome de Hermansky-Pudlak é uma deficiência de grânulos densos associada a albinismo oculocutâneo, nistagmo e fibrose pulmonar. Múltiplos defeitos gênicos foram atribuídos à síndrome de Hermansky-Pudlak e causam disfunção lisossômica. Os pacientes podem apresentar um sangramento espontâneo, porém o sangramento ocorre mais frequentemente com procedimentos cirúrgicos ou traumatismos. Isso é problemático sobretudo para os pacientes submetidos a transplante de pulmão para a fibrose pulmonar.

Tabela 52.6 Fármacos que afetam a função plaquetária.

Inibidores fortes

Abciximabe (e outros compostos anti-GPIIb/IIIa ou anti-RGD)

Ácido acetilsalicílico (frequentemente contido em medicamentos de venda livre)

Clopidogrel, ticlopidina (bloqueadores do receptor de ADP)

Anti-inflamatórios não esteroides

Inibidores moderados

Antibióticos (penicilinas, cefalosporinas, nitrofurantoína)

Dextrana

Fibrinolíticos

Heparina

Hetamido

Inibidores fracos

Álcool

Nitroglicerina

Nitroprusseto

ADP, adenosina difosfato; *GP*, glicoproteína; *RGD*, arginina-glicina-aspartato.

A síndrome de Chédiak-Higashi é um distúrbio raro dos grânulos densos caracterizado por sangramento leve, albinismo parcial e infecções piogênicas recorrentes. É causada por uma mutação no gene *LYST* que leva à desregulação dos lisossomos. São observadas grandes inclusões (grânulos) cinza-azuladas e irregulares nos neutrófilos e em outros leucócitos. Muitos pacientes com a síndrome de Chédiak-Higashi desenvolvem uma fase acelerada com LHH.

A síndrome da plaqueta cinzenta caracteriza-se pela presença de plaquetas incolores ou cinzentas no esfregaço de sangue periférico. A microscopia eletrônica confirma a perda dos grânulos α ou de seu conteúdo. Uma mutação no gene *NBEAL* interrompe o deslocamento das vesículas, levando então à deficiência dos grânulos α. Os pacientes com a síndrome da plaqueta cinzenta relatam um sangramento leve, e o teste de agregação detecta redução da resposta à epinefrina, à ADP e ao colágeno.

A trombocitopenia com plaquetas pequenas é característica da síndrome de Wiskott-Aldrich, um distúrbio recessivo ligado ao X com eczema e imunodeficiência que pode ser diagnosticado pela ausência de expressão de CD43 nos linfócitos T. Uma mutação do gene *WAS* resulta em um defeito da actina do citoesqueleto seguido de deficiência dos grânulos densos das plaquetas. A maioria dos pacientes com a síndrome de Wiskott-Aldrich não sobrevive sem transplante de células-tronco.

A anomalia de May-Hegglin e as doenças relacionadas do gene da cadeia pesada de miosina 9 (*MYH9*, do inglês *myosin heavy-chain 9*) caracterizam-se por plaquetas gigantes e corpúsculos de Döhle (*i. e.*, inclusões basofílicas nos leucócitos). A contagem de plaquetas é baixa, e é comum haver histórico familiar de sangramento, visto que o padrão de herança é autossômico dominante. Diferentemente das outras doenças discutidas nessa seção, as doenças do *MYH9* apresentam grânulos e agregação plaquetária normais, porém a mutação de *MYH9* compromete o citoesqueleto das plaquetas, o que afeta a retração do coágulo. Com agonistas da trombopoetina, as plaquetas adicionais produzidas também são disfuncionais, porém o aumento quantitativo das plaquetas pode ser suficiente para interromper o sangramento.

Todos os distúrbios de disfunção plaquetária são tratados pela abstenção do uso de fármacos antiagregantes plaquetários e pelo controle hormonal da menstruação nas mulheres e transfusão de plaquetas quando ocorre sangramento.

Terapia com transfusão de plaquetas

Terapia plaquetária padrão

As transfusões de plaquetas derivadas do sangue total de doadores saudáveis podem ser usadas para interromper ou evitar sangramento. As duas grandes categorias de suporte com transfusão de plaquetas baseiam-se nas condições anteriormente discutidas: transfusões profiláticas de plaquetas para a trombocitopenia em pacientes sem sangramento e transfusão de plaquetas para sangramento agudo.

No paciente com trombocitopenia sem sangramento, vários "gatilhos" podem exigir uma transfusão de plaquetas na ausência de hemorragia franca. Os pacientes submetidos à quimioterapia podem apresentar trombocitopenia grave e devem ser transfundidos quando as contagens de plaquetas forem inferiores a 10.000/$\mu\ell$ para evitar a ocorrência de sangramento espontâneo. Trata-se de um limiar seguro e adequado para os pacientes com um quadro clínico relativamente não complicado, sem febre, sepse ou sangramento. O limiar de 10.000/$\mu\ell$, que foi rigorosamente estabelecido por meio de vários ensaios clínicos prospectivos, randomizados e controlados, diminui de maneira significativa a frequência de transfusões de plaquetas e, assim, reduz os riscos associados às múltiplas exposições a hemocomponentes. Se o paciente apresentar condições que compliquem o quadro clínico, podem-se administrar transfusões profiláticas quando as contagens de plaquetas forem inferiores a 20.000/$\mu\ell$, embora esse limiar não esteja rigorosamente baseado em evidências de ensaios clínicos.

Para os pacientes submetidos a procedimentos invasivos ou que sofrem um traumatismo, é razoável administrar transfusões de plaquetas quando as contagens forem inferiores a 50.000/$\mu\ell$. São recomendadas contagens de plaquetas mais altas ($> 100.000/\mu\ell$) para os pacientes submetidos a uma cirurgia neurológica. Os limiares de 50.000/$\mu\ell$ e 100.000/$\mu\ell$ baseiam-se principalmente na experiência e em diretrizes publicadas. Faltam ensaios clínicos para esses contextos.

No paciente com sangramento agudo, a decisão de transfundir plaquetas depende de diversos fatores, dos quais a trombocitopenia é o critério mais direto e útil. Contagens de plaquetas acima de 50.000/$\mu\ell$ constituem uma meta razoável para a maioria dos casos de sangramento agudo, enquanto contagens superiores a 100.000/$\mu\ell$ podem ser necessárias para o sangramento neurológico.

Deve-se suspeitar de disfunção plaquetária congênita ou adquirida nos pacientes com sangramento agudo. Os indivíduos com sangramento significativo que tomaram um antiagregante plaquetário como o AAS podem se beneficiar do uso de transfusão de plaquetas independentemente das contagens basais. Outra consideração é o volume de hemocomponentes e de líquidos recebidos. As vítimas de traumatismo podem receber mais de 10 unidades de concentrado de hemácias, além de plasma, expansores de volume e solução salina. A reanimação com grandes volumes de líquido (≥ 10 unidades transfundidas) reduz a contagem de plaquetas para menos de 50% dos valores basais, resultando então em uma coagulopatia dilucional significativa. Nesse contexto, é preciso obter contagens repetidas de plaquetas e se devem administrar transfusões liberais de plaquetas para manter uma hemostasia adequada. De forma semelhante, há a necessidade de reposição de fatores da coagulação durante a transfusão maciça (ver seção "Coagulopatia dilucional").

Os bancos de sangue fornecem plaquetas coletadas de doadores aleatórios e plaquetas de aférese (e-Figura 52.1). As plaquetas coletadas de doadores aleatórios consistem em concentrados de plaquetas de quatro a seis doadores combinados em uma grande dose. Para o paciente adulto com trombocitopenia não complicada, uma única unidade de concentrado de plaquetas de doadores aleatórios tipicamente eleva a contagem de plaquetas em cerca de 8.000 a 10.000/$\mu\ell$. Pode-se esperar que entre quatro e seis unidades combinadas promovam uma elevação das contagens em 30.000 a 60.000 plaquetas/$\mu\ell$. As plaquetas de aférese são coletadas de um doador com o uso de instrumentos de aférese automatizados. A dose dessas *plaquetas de um único doador* é quase equivalente àquela de seis unidades de plaquetas combinadas, e se estima que o aumento da contagem de plaquetas seja de até 50.000/$\mu\ell$ em um paciente sem complicações.

Com base nos incrementos esperados e nos objetivos típicos da transfusão descritos anteriormente, uma mistura de plaquetas de doadores aleatórios (seis unidades combinadas) ou uma plaquetaférese devem elevar as contagens de plaquetas o suficiente para melhorar a trombocitopenia e evitar o sangramento espontâneo. Essas doses também devem ser suficientes para interromper ou impedir o sangramento associado à trombocitopenia nos contextos de procedimentos invasivos, traumatismo leve a moderado ou sangramento associado à disfunção plaquetária. Para o paciente com complicações (p. ex., trombocitopenia com hemorragia intracraniana, traumatismo maciço), podem ser necessárias doses adicionais de plaquetas para se obter uma hemostasia adequada.

Falha da transfusão de plaquetas e refratariedade às plaquetas

As transfusões de plaquetas nos pacientes trombocitopênicos não são bem-sucedidas em todos os casos. A uremia provoca disfunção adquirida das plaquetas transfundidas, o que limita a sua capacidade hemostática *in vivo*. Os pacientes que apresentam trombocitopenia devido a certas condições, como a PTI, habitualmente não exibem aumento das contagens de plaquetas após transfusão, visto que os autoanticorpos circulantes provocam uma rápida destruição das plaquetas tanto endógenas quanto infundidas (exógenas). Esse fenômeno, conhecido como refratariedade à transfusão de plaquetas, pode ser causado por muitos outros problemas do receptor, tais como febre, sepse, esplenomegalia e CID. Embora a fisiopatologia da refratariedade seja bem compreendida em condições como a PTI ou a CID (em que as plaquetas são eliminadas da circulação), dispõe-se de poucos dados para sugerir a razão pela qual os indivíduos com condições como febre ou infecção apresentam uma resposta inadequada à transfusão de plaquetas.

Na abordagem de um paciente com refratariedade à transfusão de plaquetas, o médico deve considerar se ela é mediada por fatores imunes ou não imunes. A refratariedade imune indica uma depuração mediada por anticorpos. Nos casos de refratariedade mediada por processos não imunes, como na febre ou na CID, as condições subjacentes habitualmente reduzem a sobrevida das plaquetas transfundidas ao longo do tempo, porém não afetam a recuperação imediata das contagens de plaquetas.

Uma abordagem diagnóstica padrão para a refratariedade às plaquetas envolve a contagem de plaquetas 10 minutos a 1 hora após a conclusão da transfusão de plaquetas. Tipicamente, o paciente com refratariedade não imune apresenta um aumento inicial em 10 minutos, porém ocorre em seguida um aumento atenuado da contagem de plaquetas 1 hora após a transfusão, e com declínio subsequente mais rápido do que o esperado devido ao distúrbio subjacente. Para os pacientes com esse tipo de refratariedade às plaquetas, a abordagem da doença subjacente frequentemente aumenta a eficiência das transfusões de plaquetas.

Para os pacientes com refratariedade imunomediada às plaquetas, não há praticamente aumento nas contagens de plaquetas, mesmo minutos após a conclusão de uma transfusão. Com mais frequência, os anticorpos antiplaquetários são encontrados nos indivíduos com transfusões recorrentes. A exposição repetida a hemoderivados pode induzir aloanticorpos, mais comumente contra antígenos HLA. Com o passar do tempo e múltiplas exposições a transfusões, o título de aloanticorpos pode aumentar acentuadamente e causar rápida depuração de plaquetas incompatíveis após a infusão.

No paciente aloimunizado, a imunossupressão não consegue diminuir os níveis de aloanticorpos plaquetários, e os esforços para melhorar a recuperação plaquetária após a transfusão concentram-se na identificação de unidades de plaquetas compatíveis. O primeiro passo no manejo da transfusão do paciente aloimunizado consiste em fornecer plaquetas compatíveis para o antígeno AB0 de modo a minimizar a depuração causada por anticorpos AB0 de ocorrência natural; isso é frequentemente útil, visto que as plaquetas expressam antígenos A e B em sua superfície. Se essa etapa não conseguir aumentar as contagens de plaquetas, devem-se obter plaquetas de doadores que carecem dos antígenos-alvo para os aloanticorpos detectados. Uma estratégia consiste em usar o soro do paciente para uma prova cruzada com unidades de doadores de plaquetas e selecionar as unidades que demonstrarem compatibilidade para uma transfusão subsequente.

Se as plaquetas compatíveis na prova cruzada não induzirem uma recuperação adequada, o banco de sangue deve fornecer plaquetas compatíveis com o sistema HLA do receptor na esperança de evitar anticorpos dirigidos contra o HLA. As plaquetas compatíveis com o HLA são coletadas de doadores compatíveis por aférese a intervalos frequentes até a recuperação da contagem de plaquetas do paciente e até não haver mais dependência de transfusões. Muitos bancos de sangue e serviços de transfusão tentaram resolver o problema da aloimunização HLA das plaquetas por meio de prevenção. Eles fornecem hemocomponentes submetidos a filtração para reduzir o conteúdo de leucócitos, um processo denominado *leucorredução*.

Como a contaminação de leucócitos constitui a principal fonte de exposição ao HLA, a sua remoção pode ser muito efetiva na prevenção de aloimunização subsequente, mesmo em pacientes cronicamente transfundidos.

SANGRAMENTO CAUSADO PELA DOENÇA DE VON WILLEBRAND

A doença de von Willebrand é causada por uma deficiência ou uma disfunção do fator de von Willebrand. Como o FVW é crucial para a hemostasia primária, a sua deficiência resulta em um sangramento fácil e tipicamente superficial (hematoma, mucosa). Entretanto, o FVW é um estabilizador do fator VIII e, quando o FVW está baixo, o fator VIII é rapidamente eliminado, resultando então em declínio dos níveis de fator VIII e elevação do TTPa. Se os níveis de fator VIII estiverem baixos o suficiente, o paciente pode apresentar um sangramento mais profundo, como nas hemofilias A e B, com hematomas musculares, hemartroses e sangramento no sistema nervoso central. O FVW é sintetizado nas células endoteliais e nos megacariócitos, e funciona no plasma para mediar a adesão plaquetária ao local danificado. O FVW é uma grande proteína multimérica; os maiores multímeros contêm o maior número de sítios de adesão e conferem maior capacidade hemostática do que as moléculas menores de FVW. Nos pacientes com baixos níveis de FVW, a adesão das plaquetas aos vasos danificados é retardada.

A DVW é classificada em três subtipos principais (e-Tabela 52.1). A DVW do tipo 1 resulta de um declínio no antígeno do FVW. O declínio no antígeno do FVW acompanha paralelamente o declínio da atividade do FVW. A DVW do tipo 2 representa uma disfunção do FVW que leva a um declínio mais significativo da atividade do FVW do que do antígeno do FVW. A DVW do tipo 3 é a condição mais grave. Os pacientes com DVW do tipo 3 não produzem nenhum FVW.

Doença de von Willebrand do tipo 1

A DVW do tipo 1 é o tipo mais comum. Embora sua gravidade possa variar significativamente, esse tipo tende a ser leve. A causa nem sempre é clara, visto que muitos casos de DVW do tipo 1 apresentam uma sequência gênica normal do FVW. Portanto, outros fatores precisam atuar, como as taxas de secreção, de armazenamento e de depuração do FVW. O tipo sanguíneo O está associado a um declínio de 25% nos níveis de FVW. Entretanto, esse declínio não afeta as taxas de sangramento, possivelmente devido a um aumento da secreção e à diminuição da depuração do FVW com a idade. A herança da DVW do tipo 1 tende a ser autossômica dominante. Os níveis de antígeno do FVW declinam paralelamente com a atividade do FVW, que é expressa como FVW:ristocetina (RCo), e com a gravidade crescente. O FVW:RCo mede a capacidade do FVW (plasmático) do paciente de aglutinar plaquetas normais na presença de ristocetina. Um valor de FVW:RCo de 30 a 49% é referido como "FVW baixo", mas não uma DVW verdadeira. O critério diagnóstico para a DVW é um valor de FVW:RCo inferior a 30%. É prudente repetir o teste do FVW, visto que ocorre uma significativa variabilidade individual e entre laboratórios.

Os níveis de FVW também aumentam com a idade, a inflamação, a doença hepática e os estrogênios, como durante o uso de contracepção oral ou durante a gravidez. Os pacientes com DVW leve a moderada raramente apresentam sangramento durante a gravidez à medida que aumentam os níveis basais de FVW. Entretanto, dias a semanas após o parto, o sangramento torna-se mais comum com a queda dos níveis para os valores basais originais. As mulheres grávidas devem ser alertadas quanto a essa possibilidade de modo que entrem em contato com o médico caso ocorra sangramento pós-parto. É necessário avaliar cuidadosamente o sangramento pós-parto para que ele não seja ignorado e considerado como lóquios esperados.

O tratamento para a DVW concentra-se nas modalidades que aumentam o FVW. A DDAVP aumenta a produção de FVW e sua liberação a partir das reservas nos corpos de Weibel-Palade das células endoteliais. Ela aumenta também os níveis de fator VIII. O aumento dos níveis de FVW pode ser detectado em poucos minutos após a administração de DDAVP por via intravenosa ou intranasal. Antes de utilizar a DDAVP para a prevenção de sangramento em cirurgias ou no tratamento de hemorragia aguda, deve-se proceder a um teste com DDAVP, em que os níveis de FVW e de fator VIII são medidos em condições basais e, a seguir, em intervalos de tempo especificados (p. ex., 1 hora, 2 horas e 6 horas) após a administração de DDAVP, de modo a confirmar uma resposta adequada. Uma vez realizado esse teste, pode-se administrar 0,3 μg/kg de DDAVP por via intravenosa (limitada a uma dose máxima de 20 μg) 30 a 60 minutos antes da cirurgia, e se pode prescrever DDAVP intranasal de modo que os pacientes possam se tratar em casa ou as mulheres possam se tratar durante períodos menstruais maciços.

As desvantagens da DDAVP consistem em efeitos colaterais comuns, tais como rubor, cefaleia, mal-estar e náuseas, mas também, e de forma importante, hiponatremia, que se torna mais grave a cada dose. Isso pode ser evitado ao instruir os pacientes a incorporar uma interrupção temporária do fármaco de 1 semana depois de cada três doses e ao se limitar a ingestão de água livre durante os dias de administração da DDAVP. A interrupção temporária do fármaco também é importante devido ao desenvolvimento de taquifilaxia, o que significa que as doses subsequentes têm uma redução na sua capacidade de elevar os níveis de FVW (*i. e.*, a terceira dose não funciona tão bem quanto a primeira) à medida que as reservas de FVW se esgotam. Quando a resposta à DDAVP é inadequada ou quando os pacientes não toleram o fármaco, é necessário usar concentrados de FVW. Os concentrados de FVW são apresentados como derivados do plasma ou em forma recombinante. O FVW recombinante não contém fator VIII, enquanto o FVW derivado do plasma apresenta fator VIII ligado. Essa diferença é importante nas decisões de tratamento, visto que muitos pacientes com DVW também apresentam baixos níveis de fator VIII. Nessa situação, é necessário proceder à reposição tanto do FVW quanto do fator VIII para um tratamento efetivo do sangramento agudo. Assim, se o FVW recombinante for utilizado, é necessário administrar também uma infusão separada de concentrado de fator VIII se esse fator estiver baixo. Para os pacientes gravemente afetados que necessitam de profilaxia (infusão regular de FVW para prevenção do sangramento espontâneo), qualquer tipo de produto é adequado, visto que os níveis de fator VIII tornam-se normais várias horas após a infusão de FVW, uma vez que esse fator estabiliza o fator VIII endógeno. Se os níveis basais de FVW forem considerados zero, os concentrados de FVW de 50 U/kg por via intravenosa produzirão um aumento de 100% no FVW. A meia-vida desses produtos é de cerca de 12 horas, de modo que as doses devem ser repetidas a cada 12 a 24 horas.

Doença de von Willebrand do tipo 2

A DVW do tipo 2 caracteriza-se por mutações heterozigóticas que produzem um defeito qualitativo na molécula de FVW. Como o defeito provoca disfunção do FVW, a DDAVP, que aumentará os níveis de FVW endógeno disfuncional, pode não funcionar tão bem quanto para a DVW do tipo 1.

Uma variedade de mutações do FVW pode causar uma outra categoria de DVW, a do tipo 2A, que resulta em diminuição da secreção de FVW ou em aumento da depuração por meio da ADAMTS-13 (uma desintegrina e metaloprotease com domínios 13 do tipo trombospondina-1). Esses pacientes exibem uma atividade FVW:RCo desproporcionalmente baixa em comparação com o nível de antígeno do FVW (FVW RCo:Ag < 0,6), e se constata a ausência de multímeros de FVW grandes ou de alto peso molecular (e-Tabela 52.1). A agregação

plaquetária fica diminuída em resposta à ristocetina. Os pacientes com a DVW do tipo 2A respondem ao concentrado de FVW e, menos comumente, à DDAVP.

A DVW do tipo 2B representa uma mutação de ganho de função no éxon 28 do FVW que aumenta a ligação do FVW ao receptor de GP1b das plaquetas. Isso leva a uma trombocitopenia leve que se agrava com a exposição à DDAVP. Por conseguinte, a DDAVP é contraindicada na DVW do tipo 2B. Não há multímeros de alto peso molecular, e a agregação plaquetária é aumentada pela ristocetina (e-Tabela 52.1). Os pacientes são tratados com concentrado de FVW.

O mesmo cenário pode ser encontrado na DVW do tipo plaqueta (anteriormente denominada pseudo-DVW), em que a mutação não ocorre no FVW, porém no receptor de GP1b, o que também aumenta a interação do FVW com a GP1b. A GP1b pode ser sequenciada para verificar o diagnóstico. Esses pacientes são tratados com transfusões de plaquetas, e não com FVW, visto que esse fator está normal.

A DVW do tipo 2M apresenta uma mutação do FVW que causa diminuição da ligação ao receptor de GP1b, situação oposta à DVW do tipo 2B. Esses pacientes apresentam contagens de plaquetas e multímeros de FVW normais. O sangramento gastrintestinal é mais comum na DVW do tipo 2M do que em outros tipos. Alguns pacientes com DVW do tipo 2M respondem à DDAVP, porém a maioria necessita de concentrados de FVW. A versão plaquetária da DVW do tipo 2M é denominada síndrome de Bernard-Soulier, que é causada por uma mutação da GP1b que leva à diminuição da ligação do FVW (ver seção "Causas congênitas de disfunção plaquetária").

Na DVW do tipo 2N, a molécula anormal de FVW apresenta uma diminuição da afinidade de ligação pelo fator VIII, o que diminui a sobrevida do fator VIII e produz um fenótipo de sangramento semelhante à hemofilia A (p. ex., hemartroses), exceto que afeta igualmente os homens e as mulheres, visto que apresenta um padrão de herança autossômico recessivo, o que difere das hemofilias A e B ligadas ao X. Deve-se considerar o diagnóstico de DVW do tipo 2N nas mulheres que apresentam hemofilia A. Os níveis de FVW estão normais, visto que a região mutada está isolada no sítio de ligação do fator VIII e não afeta as outras funções do FVW. Para confirmar o diagnóstico, laboratórios de referência disponibilizam testes para a ligação do FVW ao fator VIII. Os baixos níveis de fator VIII não respondem de modo satisfatório às infusões de fator VIII, visto que o fator infundido sofre rápida depuração sem o FVW funcional para a sua estabilização. Assim, a DVW do tipo 2N é tratada com concentrados de FVW com ou sem concentrados de fator VIII.

Doença de von Willebrand do tipo 3

Os pacientes com DVW do tipo 3 apresentam uma completa deficiência de FVW, frequentemente como resultado da herança de dois alelos anormais do FVW (*i. e.*, heterozigoto composto). Trata-se do tipo DVW mais grave e que pode mimetizar a hemofilia, visto que os níveis de fator VIII também estão acentuadamente diminuídos sem a proteção do FVW. A DVW do tipo 3 não responde à DDAVP e necessita de FVW com concentrados de fator VIII para o tratamento do sangramento. Muitos pacientes com DVW do tipo 3 necessitam de profilaxia regular com infusão de concentrados de FVW a cada 2 a 3 dias para evitar a ocorrência de um sangramento espontâneo.

Doença de von Willebrand adquirida

A forma adquirida da DVW habitualmente aparece como um grave defeito do tipo 2A na ausência de multímeros de FVW maiores em um paciente sem histórico de sangramento. A DVW adquirida é causada pela depuração anormal dos multímeros de FVW maiores e está associada a trombocitemia essencial, gamopatias monoclonais, mieloma múltiplo, distúrbios linfoproliferativos e outras neoplasias

Capítulo 52 Distúrbios da Hemostasia: Hemorragia

malignas. Em alguns pacientes, nenhuma etiologia é aparente. Diferentemente da PTI, a DVW adquirida não está associada à gravidez. A DVW adquirida tem sido tratada com sucesso com IGIVs e tratamento do distúrbio subjacente. Outra causa de depuração anormal de multímeros de FVW que resulta em DVW adquirida é a estenose aórtica crítica (síndrome de Heyde). Esta é corrigida com sucesso com reparo cirúrgico.

SANGRAMENTO CAUSADO POR DISTÚRBIOS DOS FATORES DA COAGULAÇÃO

Diferentemente dos distúrbios das plaquetas e do fator de von Willebrand, que favorecem a ocorrência de sangramento mucocutâneo, os defeitos dos fatores da coagulação geralmente causam hemorragias mais profundas, tais como sangramento nos músculos e nas articulações. Como o tampão plaquetário inicial não é solidificado pela hemostasia secundária, os efeitos consistem em degradação do coágulo e, algumas vezes, sangramento tardio.

Os resultados dos exames laboratoriais de rastreamento são anormais na maioria dos pacientes com deficiências significativas de fatores da coagulação (e-Tabela 52.2, Tabela 52.1 e Figura 52.1), embora os indivíduos com deficiências leves possam apresentar sangramento e valores dos fatores da coagulação apenas limítrofes à anormalidade. À semelhança das outras anormalidades da hemostasia previamente discutidas, os problemas relacionados com os fatores da coagulação podem ser classificados como deficiências congênitas ou adquiridas.

Deficiências congênitas de fatores da coagulação

Hemofilias A e B

Depois da DVW, a hemofilia A e a hemofilia B constituem as duas deficiências de fatores da coagulação mais comuns, e elas correspondem às deficiências de fator VIII e de fator IX, respectivamente. Com uma incidência de 1:10.000 nascidos vivos do sexo masculino, a hemofilia A é aproximadamente quatro vezes mais comum do que a hemofilia B. Ambas estão ligadas ao X e são clinicamente indistinguíveis uma da outra. Embora sejam mais proeminentes nos indivíduos do sexo masculino, as mulheres também podem apresentar hemofilia como portadoras sintomáticas e pelo desvio da inativação do cromossomo X (i. e., favorecendo um cromossomo sobre o outro).

Foram identificadas mais de 2 mil mutações diferentes que causam hemofilia A e mais de mil que causam hemofilia B. Cerca de 50% dos pacientes com hemofilia A grave apresentam inversão de uma grande porção do gene no íntron 22 (inversão 22) que resulta em perda completa da atividade. Mutações menores de perda de sentido tendem a resultar em doença leve ou moderada. Um terço dos pacientes consiste em casos de novo; portanto, não há histórico familiar.

As hemofilias A e B são estratificadas de acordo com a sua gravidade. A hemofilia grave é definida como uma atividade de fator de menos de 1%; a hemofilia moderada, como uma atividade de fator de 1 a 5%; e a hemofilia leve, como uma atividade de fator de 6 a 40%. Essas distinções parecem ser pequenas, porém não o são. Os pacientes gravemente afetados apresentam um sangramento frequente e espontâneo. Os indivíduos moderadamente afetados sofrem, em certas ocasiões, um sangramento espontâneo, enquanto os pacientes levemente afetados em geral só apresentam sangramento após traumatismo ou cirurgia. As articulações e os músculos constituem os locais mais comuns de hemorragias, porém pode ocorrer sangramento em qualquer local. As hemorragias são potencialmente fatais, sobretudo quando são intracranianas. As hemartroses causam inflamação intra-articular e hiperplasia sinovial. O dano subsequente à cartilagem e ao osso agrava-se com hemorragias repetidas. A artropatia hemofílica

resulta em dor crônica e limitações na função articular. Antes do advento da profilaxia, os pacientes frequentemente necessitavam de artroplastia no início da vida.

Atualmente, a abordagem de pacientes com sangramento frequente consiste em profilaxia por meio de autoinfusão intravenosa de fator a intervalos de poucos dias para manter níveis basais detectáveis de fator e de modo que não ocorra sangramento espontâneo. Quando ocorrem hemorragias agudas, os pacientes são instruídos a infundir o fator o mais cedo possível. Os indivíduos mais gravemente afetados sabem como efetuar uma autoinfusão intravenosa em casa. A DDAVP administrada por via intravenosa ou intranasal pode elevar rapidamente os níveis de fator VIII nos pacientes com hemofilia A leve, mas não naqueles gravemente afetados. O fármaco tampouco eleva os níveis de fator IX nos pacientes com hemofilia B.

Uma terapia recentemente aprovada para profilaxia é o emicizumabe, um anticorpo biespecífico que mimetiza a função do fator VIII por meio de sua ligação aos fatores IXa e X. O emicizumabe apresenta várias vantagens em relação aos tradicionais produtos de fatores. Em primeiro lugar, a administração é subcutânea, e não venosa como no caso de todos os outros produtos de fatores anteriores. Em segundo lugar, sua meia-vida é substancialmente mais longa. A meia-vida do fator tradicional era de aproximadamente 12 horas, algumas vezes estendida para quase 24 horas pela adição de componentes extras, tais como polietilenoglicol, albumina ou domínio do receptor Fc da imunoglobulina, que retardam o metabolismo do fator VIII. A meia-vida do emicizumabe é de 30 dias. A terceira vantagem do emicizumabe é o fato de que ele não é um fator da coagulação; portanto, os inibidores do fator VIII não interferem na sua eficácia. As desvantagens do emicizumabe são as de que os ensaios de coagulação (TTP, fator VIII e outros) não fornecem mais resultados acurados e que o fármaco é apenas usado para profilaxia, de modo que os sangramentos agudos são ainda tratados por meio de infusão de fator VIII, embora o sangramento agudo seja significativamente menos comum com o emicizumabe *versus* profilaxia tradicional com o fator VIII. O emicizumabe atua apenas na deficiência de fator VIII, e não na hemofilia B.

Os inibidores continuam sendo o maior problema para os pacientes com hemofilia. Em até um terço dos indivíduos com hemofilia A (muito menos comum na hemofilia B), há a formação de um aloanticorpo contra o fator VIII ou IX, o que bloqueia a utilidade das infusões de fatores. Nessa situação, é necessário um desvio (*bypass*) para atuar sobre o inibidor na cascata da coagulação para tratar a hemorragia. Existem dois tipos de agentes de *bypass*: o fator VII ativado e os concentrados de complexo de protrombina e fator 4 ativado (CCPa), que contêm os fatores ativados II, VII, IX e X. Os títulos de inibidores podem ser medidos em unidades Bethesda (UB); uma UB é definida como a quantidade de inibidor que neutraliza 50% da atividade do fator. Os inibidores em altos títulos (> 5 UB) neutralizam por completo a atividade de concentrados de fatores infundidos, enquanto os inibidores em baixos títulos podem ser superados pelo uso de doses mais altas de fator, porém com o risco de subsequentemente aumentar os títulos. Algumas vezes, os inibidores são transitórios, algumas vezes permanentes e outras vezes capazes de serem erradicados por meio da indução de imunotolerância com administrações frequentes de altas doses de fator para dessensibilizar os pacientes ao fator. Os indivíduos com inibidores apresentam doença mais grave e respondem inadequadamente aos tratamentos disponíveis. Os inibidores tornam uma doença já dispendiosa muito mais cara.

Cabe ressaltar que, historicamente, muitos pacientes hemofílicos continuam lutando contra as sequelas do vírus da imunodeficiência humana (HIV) e da hepatite viral após contraí-los de sangue e produtos de fatores contaminados nas décadas de 1980 e 1990. De fato, uma grande porcentagem de indivíduos com hemofilia morreu de complicações dessas infecções. O fator recombinante foi desenvolvido na

Seção 8 — Doenças Hematológicas

década de 1990, e a maioria dos pacientes passou a utilizá-lo, embora os produtos de fatores derivados do plasma tenham novamente ficado seguros por meio de testes virais e procedimentos de inativação. Além disso, em um ensaio clínico randomizado controlado de grande porte, foi constatado que o fator derivado do plasma leva a menos inibidores do que o fator recombinante; contudo, a maioria dos pacientes continua usando produtos recombinantes.

O futuro deu um rápido salto para os pacientes hemofílicos com terapias curativas para a hepatite C, emicizumabe, outros agentes novos que em breve estarão disponíveis e a chegada iminente da terapia gênica por meio do DNA de fatores da coagulação implantado no fígado por um vetor viral. Diversos estudos de terapia gênica demonstraram um sucesso inicial e já existem ensaios clínicos de fase III que aprovam seu esperado uso mais amplo nos próximos anos.

Hemofilia C

A hemofilia C refere-se à deficiência do fator XI. Embora seja uma etapa antes do fator IX na cascata da coagulação, a deficiência de fator XI é muito diferente das hemofilias A e B. Em primeiro lugar, o sangramento tende a ser mucocutâneo, semelhante ao observado nos distúrbios plaquetários e do FVW. Em segundo lugar, o risco de sangramento não acompanha paralelamente o nível de atividade do fator e tende a ser leve. Por exemplo, alguns pacientes sem nenhuma atividade de fator XI raramente apresentam sangramento. O risco de sangramento é mais bem determinado pelo histórico de sangramento do paciente; portanto, a necessidade de reposição de fator pré-operatório depende de o indivíduo ter ou não uma tendência ao sangramento. Nos EUA, a reposição do fator XI é efetuada com PFC. Alguns países dispõem de concentrado de fator XI. A hemofilia C é herdada de modo autossômico recessivo e é comum no povo judeu asquenaze.

Outras deficiências congênitas de fatores

Podem ocorrer deficiências em qualquer fator da coagulação (e-Tabela 52.2). Em geral, os pacientes com deficiência de fator V carecem de fator V plasmático e fator V plaquetário, como também apresentam sangramentos articular e muscular semelhantes aos pacientes com hemofilia. Alguns indivíduos que apresentam deficiência plasmática de fator V são assintomáticos até serem submetidos ao estresse da cirurgia ou do traumatismo, e se acredita que esses pacientes tenham níveis normais de fator V plaquetário. Muito ocasionalmente, os pacientes herdam combinações de deficiências de fatores, tais como as deficiências combinadas dos fatores V e VIII. Algumas deficiências de fatores dispõem de concentrados de fatores específicos para tratamento, tais como fator VIIa, fator X e fator XIII. Entretanto, outras não têm concentrados específicos disponíveis, e devem ser tratadas com PFC.

Nos recém-nascidos, a deficiência de fator XIII manifesta-se com um sangramento tardio do coto umbilical ou uma hemorragia intracraniana. O sangramento é tardio, porém significativo. A deficiência de fator XIII não afeta o TP ou o TTPa. Ela é diagnosticada por meio de rastreamento em busca de aumento da solubilidade do coágulo em ureia; se houver uma dissolução anormalmente rápida do coágulo, deve-se efetuar um ensaio imunossorvente ligado à enzima (ELISA) para se conhecer o nível preciso de fator XIII. A deficiência de fator XIII é tratada com concentrado de fator XIII ou com crioprecipitado. Em virtude da meia-vida longa do fator XIII, a terapia profilática para a deficiência grave só é fornecida em doses únicas em um esquema recorrente de 3 a 4 semanas.

O fibrinogênio (fator I) atua como um ligante de ponte para o receptor plaquetário GPIIb/IIIa na plaqueta-matriz plaquetária em locais de dano vascular. Atua também nas etapas finais da cascata da coagulação para formar o coágulo de fibrina após ativação da trombina (fator IIa). Esse duplo papel leva a um fenótipo variado de sangramento com sangramentos superficial e mais profundo nos defeitos do fibrinogênio. As anormalidades congênitas do fibrinogênio incluem baixos níveis (hipofibrinogenemia), ausência de fibrinogênio (afibrinogenemia) e funcionamento anormal do fibrinogênio (disfibrinogenemia). O diagnóstico pode ser estabelecido por meio de ensaios de rastreamento (e-Tabela 52.2), exames laboratoriais para medir os níveis de fibrinogênio, e testes como o tempo de trombina, que foram desenvolvidos para medir a função do fibrinogênio. O tempo de reptilase também pode confirmar a disfibrinogenemia; a heparina não interfere nesse ensaio, como o faz com o tempo de trombina. Nos distúrbios do fibrinogênio, o TP e o TTPa estão prolongados. Podem-se utilizar concentrados de fibrinogênio para reposição; entretanto, se não estiverem disponíveis, o crioprecipitado oferece altas concentrações de fibrinogênio em comparação com o PFC.

Inibidores adquiridos de fatores

Os inibidores adquiridos podem ocorrer na hemofilia congênita, conforme descrito anteriormente (ver seção "Hemofilias A e B"), mas também podem ser observados em indivíduos nascidos com um sistema de coagulação normal. Os inibidores adquiridos do fator VIII são os mais comuns e estão associados à gravidez, à doença autoimune e à neoplasia maligna, sobretudo os distúrbios linfoproliferativos. Alguns são idiopáticos. Os mecanismos subjacentes aos inibidores adquiridos de fatores ainda não estão bem elucidados.

O diagnóstico de inibidor adquirido pode ser estabelecido por meio de técnicas laboratoriais semelhantes àquelas descritas para os pacientes com hemofilia congênita. Um teste de mistura pode ser de importância fundamental na avaliação. Consiste em misturar plasma de controle com o plasma do paciente com correção de quaisquer deficiências, a não ser que exista um inibidor, visto que este também bloqueará o fator existente no plasma de controle. Para o tratamento do sangramento nos pacientes com inibidores adquiridos dos fatores VIII ou IX, são administrados o fator VIIa ou o CCPa para promover a hemostasia em um ponto da cascata da coagulação afastado do local de ação do inibidor. O rituximabe, um agente anti-CD20, tornou-se a base para o tratamento bem-sucedido juntamente com esteroides, e deve ser iniciado o mais rápido possível para erradicar o inibidor.

Pode ocorrer uma deficiência adquirida de fator X nos pacientes com amiloidose, uma condição na qual as cadeias leves anormais circulantes adsorvem e removem o fator X, produzindo então baixos níveis e sangramento grave.

Deficiência de vitamina K

O sangramento em pacientes internados e ambulatoriais cujo estado seja grave pode ser causado por deficiências adquiridas de fatores da coagulação devidas à insuficiência de vitamina K. Como a vitamina K é lipossolúvel, a doença das vias biliares pode interferir na sua absorção. Os antibióticos podem esterilizar o intestino e reduzir as fontes bacterianas de vitamina K. Outros fármacos, como a colestiramina, bloqueiam diretamente a absorção de vitamina K. A deficiência de vitamina K também pode refletir um estado nutricional precário devido a má absorção, doença crônica ou ingestão oral reduzida nos pacientes que estão aguda ou cronicamente doentes.

Os fatores II, VII, IX e X são fatores pró-coagulantes dependentes da vitamina K, enquanto as proteínas C e S são anticoagulantes naturais dependentes da mesma vitamina. Além da deficiência de vitamina K associada a doença, o anticoagulante varfarina bloqueia a γ-carboxilação dependente de vitamina K dos fatores II, VII, IX e X e provoca uma diminuição aguda dos níveis de fator VII funcional, visto que esse fator tem *in vivo* a meia-vida mais curta (4 a 6 horas) de todos os fatores dependentes da vitamina K. Os indivíduos que apresentam sangramento durante a terapia com varfarina podem ser tratados com vitamina K ou, para o sangramento potencialmente fatal, com um concentrado de complexo protrombínico (CCP) de fator 4 ou infusão de PFC.

Coagulopatia dilucional

À semelhança das plaquetas, pode ocorrer depleção dos fatores da coagulação devido aos efeitos dilucionais de uma transfusão de hemácias puras ou da administração de volumes maciços de expansores de volume ou solução salina. Para cada transfusão de 10 unidades de hemácias em condições agudas, ocorre uma concomitante elevação da RNI para mais de 2. O sangramento agudo e o traumatismo também podem levar à consumpção de fatores da coagulação circulantes.

No contexto de traumatismo, é importante manter uma atividade adequada dos fatores da coagulação por meio de transfusões de plasma. As evidências da literatura sobre traumatismo sugerem que, para otimizar a hemostasia, a razão entre transfusão de hemácias e transfusão de plasma deve aproximar-se de 1:1. Entretanto, mesmo essa abordagem pode não restaurar totalmente os fatores da coagulação esgotados. Os efeitos da coagulopatia dilucional devem ser monitorados por testes repetidos de TP e de TTPa e sustentados por uma estratégia liberal de transfusão de plasma. Conforme anteriormente descrito (ver seção "Terapia plaquetária padrão"), os cuidadores também precisam ser vigilantes em relação à reposição de plaquetas.

Doença hepática

Ao contrário dos pacientes com deficiência de vitamina K ou daqueles em uso de varfarina, os pacientes com doença hepática apresentam baixos níveis da maioria dos fatores, não apenas dos fatores dependentes de vitamina K. A exceção é o fator VIII. Em geral, os níveis de fator VIII estão normais na doença hepática, visto que esse fator é produzido nas células endoteliais e nos megacariócitos. Aparentemente em contraste com isso, os níveis de fator VIII nos pacientes com hemofilia A normalizam-se após um transplante de fígado, pois o fator VIII é sintetizado nas células endoteliais do fígado transplantado. Se os níveis de fator VIII estiverem diminuídos nos pacientes com doença hepática, deve-se considerar a possibilidade de uma CID sobreposta.

Na avaliação de prolongamento do TP, é útil a determinação dos níveis de fator VII e de um fator não dependente de vitamina K, como o fator V. Na deficiência de vitamina K, o nível de fator VII está baixo, enquanto o do fator V está normal; já os níveis de ambos os fatores estão baixos em pacientes com doença hepática generalizada. O TP é uma medida sensível da função hepática e ele se torna prolongado nos pacientes com distúrbios hepáticos até mesmo leves; a elevação precede uma diminuição significativa dos níveis de albumina ou de pré-albumina, e habitualmente coincide com alterações das transaminases. Nos pacientes com doença hepática leve a moderada, ocorre prolongamento do TP, porém o TTPa habitualmente permanece dentro da faixa normal. Na doença hepática grave, o TP torna-se ainda mais prolongado, enquanto o TTPa também se torna anormal.

Outras causas de sangramento na doença hepática incluem CID associada, inibição da função e da produção de plaquetas, remoção de plaquetas devido ao hiperesplenismo e níveis aumentados do ativador de plasminogênio tecidual. O tratamento do sangramento associado à doença hepática baseia-se principalmente na reposição de fatores da coagulação por meio de transfusões de plasma, embora elas apenas corrijam temporariamente as anormalidades. O transplante de fígado constitui o único tratamento definitivo para esses defeitos de síntese.

Perda ou defeitos adquiridos do fibrinogênio

Os distúrbios congênitos do fibrinogênio foram descritos anteriormente, porém as causas adquiridas são mais comuns, como a CID, que causa consumpção do fibrinogênio, e doença hepática, em que defeitos na modificação pós-traducional do fibrinogênio levam a disfunção ou disfibrinogenemia. As moléculas anormais de fibrinogênio não realizam ligação cruzada normal nem polimerização, o que resulta em sangramento.

SANGRAMENTO EM PACIENTES COM VALORES LABORATORIAIS NORMAIS

Algumas vezes, o teste confirmatório de um distúrbio hemorrágico não é esclarecedor. Pacientes com diátese hemorrágica devido à doença do tecido conjuntivo e a causas vasculares podem apresentar testes da coagulação normais. A deficiência de vitamina C pode levar ao sangramento em consequência de doença adquirida do tecido conjuntivo (escorbuto). Os baixos níveis de FVW e as deficiências leves dos fatores da coagulação podem não prolongar o TP e o TTPa. A deficiência de fator XIII não afeta o TP, o TTPa e outros testes. Os testes de fibrinólise (inibidor do ativador do plasminogênio-1, alfa-2 antiplasmina, plasminogênio e ativador do plasminogênio tecidual) podem identificar causas raras de sangramento. Com frequência, os casos com relato de sangramento significativo permanecem sem solução.

Terapia com transfusão de plasma e de fatores da coagulação

Para os pacientes que apresentam um ou vários defeitos nas proteínas da coagulação, dispõe-se de várias opções para terapia de reposição. O produto mais amplamente usado para a reposição de fatores da coagulação é o PFC (e-Figura 52.2). O PFC é coletado a partir do sangue total de doadores saudáveis e é congelado nas primeiras 8 horas após a coleta; contém níveis normais (*i. e.*, terapêuticos) de todos os fatores da coagulação necessários para manter a hemostasia. O PFC constitui uma excelente escolha para a reposição de fatores da coagulação em muitas condições, tais como insuficiência hepática e deficiências de fatores II, V, X e XI.

O PFC é comumente usado em associação com a terapia com vitamina K para reversão da varfarina antes de procedimentos invasivos ou do início do sangramento. A dose apropriada de PFC baseia-se no peso e não depende da extensão do prolongamento nos testes de coagulação isoladamente. A administração de 10 a 15 mℓ/kg de PFC deve ser suficiente para substituir os fatores da coagulação deficientes e para corrigir os valores de coagulação anormais. Pressupondo-se um volume de cerca de 200 mℓ por unidade de PFC, uma dose razoável para um indivíduo de 70 kg é de quatro unidades. A administração é sensível ao tempo, visto que na infusão ocorre degradação dos fatores da coagulação em meias-vidas-padrão. Para assegurar uma hemostasia adequada, o PFC deve ser fornecido imediatamente antes de um procedimento planejado.

Em alguns casos, os pacientes não consegue tolerar a infusão do grande volume de PFC necessário para reverter estados de coagulopatia. O CCP proporciona rápida reversão do TP e do TTPa prolongados sem a necessidade de grandes volumes de PFC. O CCP de quatro fatores é um concentrado liofilizado de origem humana que contém os fatores II, VII, IX e X e que pode ser reconstituído em pequenos volumes e administrado por injeção intravenosa em bólus. Um CCP de quatro fatores foi aprovado para uso clínico em 2013 pela Food and Drug Administration (FDA) dos EUA. Um CCP variante (FEIBA) que contém os fatores II, VII, IX e X ativados é usado como agente de *bypass* para o tratamento do sangramento no contexto da presença de um inibidor e é administrado em doses de 50 a 100 U/kg a cada 8 a 12 horas.

A vitamina K pode ser administrada além da infusão de plasma ou de concentrados de fatores da coagulação. A reposição oral ou parenteral de vitamina K (1 a 10 mg/dia durante 1 a 3 dias) restaura a síntese de fatores da coagulação nos pacientes com função hepática normal e deficiência de vitamina K.

Para os pacientes com hemofilia A ou B, dispõe-se de múltiplos concentrados de fatores VIII e IX recombinantes ou derivados de seres humanos e inativados para vírus (ver seção "Hemofilias A e B"). Os pacientes com hemofilia grave frequentemente infundem eles próprios o fator profilático de forma regular (25 a 50 U/kg 3 vezes/semana para a hemofilia A; 50 a 100 U/kg 2 vezes/semana para a hemofilia B) e aumentam a sua dose ou frequência de infusão quando reconhecem a ocorrência de sangramento interno, sofrem traumatismo ou são submetidos a procedimentos dentários (e-Tabela 52.3). Os pacientes com hemofilia A leve podem não precisar de infusões de fator para cirurgias de pequeno porte. Frequentemente, a sua doença é tratada com DDAVP (0,3 μg/kg) ou agentes antifibrinolíticos, tais como ácido tranexâmico, 1.300 mg três vezes/dia, ou ácido ε-aminocaproico, 4 g a cada 4 a 6 horas.

A maioria dos pacientes com hemofilia necessita de infusões de fatores profilaticamente ou por ocasião de cirurgia ou traumatismo. Os produtos de fator VIII são infundidos a cada 8 a 12 horas, e 1 U/kg de concentrado de fator VIII aumenta a atividade do fator VIII plasmático em 2%; teoricamente, 50 U/kg de fator VIII produzem uma atividade de fator VIII de 100% em um paciente com hemofilia A grave. O fator IX apresenta meia-vida mais longa e é infundido a cada 18 a 24 horas; é necessário administrar 1 U/kg para um aumento de 1% na atividade do fator IX (i. e., 100 U/kg para 100% de atividade). Nos pacientes com hemofilia, a cirurgia de grande porte exige terapia intensiva com fator VIII de modo a alcançar níveis normais (> 80%) no período intraoperatório e no período pós-operatório imediato para evitar a formação de hematoma na ferida. A dose de fatores (e-Tabela 52.3) é ajustada para baixo a partir dessa intensidade dependendo da gravidade do agravo, da resposta do paciente às infusões anteriores de fatores da coagulação e do desenvolvimento de inibidores dos fatores da coagulação.

Os pacientes com hemofilia que apresentam inibidores necessitam de agentes de *bypass*, pois eles possibilitam a ativação das vias extrínseca e comum da cascata da coagulação. O CCP de quatro fatores ativados é administrado em doses de 50 a 100 U/kg a cada 6 a 12 horas.

Outro agente de *bypass* amplamente usado é o fator VII ativado (fator VIIa), um fator recombinante administrado na dose de 90 μg/kg a cada 2 horas até que o sangramento seja controlado. Esse agente é utilizado para controlar o sangramento nos pacientes com inibidores da hemofilia, hemofilia adquirida, deficiência congênita de fator VII e trombastenia de Glanzmann. Esse fator ativado também tem sido usado com sucesso na síndrome de Bernard-Soulier.

Vários produtos de concentrado de FVW derivado do plasma inativado para vírus e um FVW recombinante encontram-se disponíveis. Os produtos de FVW derivados do plasma também contêm fator VIII e são particularmente úteis para o sangramento ou para profilaxia na DVW moderada a grave quando os níveis de fator VIII estão baixos. O FVW recombinante não tem fator VIII; portanto, há a necessidade de infusão adicional de fator VIII se os níveis desse fator estiverem baixos, como pode ocorrer na DVW.

Terapia com transfusão de crioprecipitado

O crioprecipitado é um hemocomponente frequentemente negligenciado, porém importante para o tratamento de vários distúrbios hemorrágicos. É preparado por meio do aquecimento do plasma congelado e da remoção do precipitado. Contém uma gama estreita de fatores da coagulação, porém comporta altas concentrações de fibrinogênio, fator VIII, FVW e fator XIII. Uma grande vantagem do crioprecipitado é que uma única unidade média tem apenas 10 a 20 mℓ (e-Figura 52.3).

Com base no seu conteúdo e pequeno volume, o crioprecipitado mostra-se útil para a reposição de fibrinogênio na CID ou nos pacientes com hipofibrinogenemia ou disfibrinogenemia. O crioprecipitado pode ser conveniente para a deficiência isolada de fator XIII ou para a consumpção de fator XIII na CID. Evidências crescentes sugerem que o FVW e o fator VIII no crioprecipitado podem ser usados para superar o sangramento na uremia por meio de aumento das propriedades de adesão das plaquetas circulantes.

Mais frequentemente, o crioprecipitado é administrado para a hipofibrinogenemia, e a dosagem apropriada deve levar em consideração o volume plasmático total do paciente, os níveis basais e os níveis desejados de fibrinogênio. Na maioria dos casos de sangramento associado à hipofibrinogenemia, é razoável uma meta de mais de 100 mg/dℓ de fibrinogênio. Para um adulto de 70 kg com nível de fibrinogênio inferior a 100 mg/dℓ, um *pool* de 10 unidades (volume total de cerca de 150 a 200 mℓ) deve fornecer fibrinogênio suficiente. Para os protocolos posológicos mais complexos, como no caso de crianças, pacientes obesos ou aqueles com hipofibrinogenemia extrema, recomenda-se com veemência o parecer do banco de sangue para cálculos específicos.

PERSPECTIVAS PARA O FUTURO

Novas modalidades continuam sendo desenvolvidas para o diagnóstico de pacientes com distúrbios hemorrágicos. Por exemplo, os ensaios que medem a geração de trombina, a tromboelastografia (TEG) e a tromboelastometria rotacional (ROTEM) oferecem uma visão quantitativa da coagulação, o que pode fornecer mais informações sobre a origem do sangramento anormal do que os testes atuais. Também estão sendo desenvolvidas alternativas e melhorias na transfusão, o que inclui células coletadas de células progenitoras induzidas, que podem ser personalizadas para necessidades específicas. Os progressos continuam no desenvolvimento e na aplicação de novas terapias para a hemofilia. Por fim, a terapia e a edição gênicas prenunciam uma grande mudança na hematologia e na assistência médica em geral.

LEITURA SUGERIDA

Altomare I, Wasser J, Pullarkat V: Bleeding and mortality outcomes in ITP clinical trials: a review of thrombopoietin mimetics data, Am J Hematol 87:984–987, 2012.

Hayward CP, Moffat KA, Liu Y: Laboratory investigations for bleeding disorders, Semin Thromb Hemost 38:742–752, 2012.

Hod E, Schwartz J: Platelet transfusion refractoriness, Br J Haematol 142:348–360, 2008.

Kearon C, Akl EA, Ornelas J, et al: Antithrombotic therapy for VTE disease, ed 10, American College of Chest Physicians Guideline and Expert Panel Report, Chest 149:315–352, 2016.

Levy JH, Greenberg C: Biology of factor XIII and clinical manifestations of factor XIII deficiency, Transfusion 53:1120–1131, 2013.

Mahlangu J, Oldenburg J, Paz-Priel I, et al: Emicizumab prophylaxis in patients who have hemophilia A without inhibitors, N Engl J Med 379:811–822, 2018.

Mannucci PM: New therapies for von Willebrand disease, Hematology Am Soc Hematol Educ Program 590–595, 2019.

Menegatti M, Biguzzi E, Peyvandi F: Management of rare acquired bleeding disorders, Hematology Am Soc Hematol Educ Program 80–87, 2019.

Roback JD, Caldwell S, Carson J, et al: Evidence-based practice guidelines for plasma transfusion, Transfusion 50:1227–1239, 2010.

Rydz N, James PD: Why is my patient bleeding or bruising?, Hematol Oncol Clin North Am 26:321–344, viii, 2012.

Seligsohn U: Treatment of inherited platelet disorders, Haemophilia 18(Suppl 4):161–165, 2012.

Sharma R, Haberichter SL: New advances in the diagnosis of von Willebrand disease, Hematology Am Soc Hematol Educ Program 596–600, 2019.

Wada H, Matsumoto T, Hatada T: Diagnostic criteria and laboratory tests for disseminated intravascular coagulation, Expert Rev Hematol 5:643–652, 2012.

Weyand AC, Pipe SW: New therapies in hemophilia, Blood 133:389–398, 2019.

Winkelhorst D, Murphy MF, Greinacher A, et al.: Antenatal management in fetal and neonatal alloimmune thrombocytopenia: a systematic review, Blood 129:1538–1547, 2017.

53

Distúrbios da Hemostasia: Trombose

Rebecca Zon, Nathan T. Connell

PATOLOGIA DA TROMBOSE

A tríade de Virchow define os mecanismos patológicos subjacentes à trombose: diminuição do fluxo sanguíneo, dano à parede vascular e desequilíbrio que favorece os fatores pró-coagulantes em relação aos fatores anticoagulantes. Os dois primeiros fatores estão claramente localizados em leitos vasculares específicos. Embora o último elemento da tríade possa ser sistêmico, os dados mostram uma regulação pelo menos parcial do equilíbrio hemostático por região anatômica. Por exemplo, a deficiência congênita de antitrombina, de proteína C ou de proteína S tipicamente leva a tromboembolismo venoso (TEV) dos membros inferiores. Em contrapartida, os distúrbios hereditários de hipercoagulabilidade associados ao fator V de Leiden e a mutações da protrombina G20210A não apenas provocam TEV nos membros inferiores, mas também estão associados à trombose das veias e seios cerebrais.

Essa regulação hemostática nos tecidos vasculares é mediada por múltiplos fatores, que incluem (1) sinais microambientais, como o estresse de cisalhamento decorrente da turbulência no fluxo alterado dos vasos danificados, o que afeta a expressão pelas células endoteliais (CEs) da trombomodulina, do fator tecidual e da óxido nítrico sintase, bem como a ativação das plaquetas; (2) sinalização específica de subtipos de CE (p. ex., o estresse de cisalhamento suprarregula a óxido nítrico sintase da aorta, mas não da artéria pulmonar); (3) diferenças na regulação transcricional de proteínas da CE, tais como o fator de von Willebrand (FVW) e a sua protease de clivagem ADAMTS13; e (4) a importante e cada vez mais reconhecida ligação entre inflamação e trombose, que é mediada em ambas as fisiologias por ligantes de selectina e integrina.

Aterotrombose

Essa seção discute de modo sucinto os fatores hematológicos que predispõem à trombose no contexto da placa aterosclerótica (aterotrombose). Os mecanismos fisiopatológicos da aterogênese são discutidos no Capítulo 8.

Aterotrombose e fibrinólise

Além da regulação da hemostasia dirigida pelas CEs, a interação dessas células com o sistema fibrinolítico é importante no desenvolvimento da doença ateroembólica, visto que afeta o grau de propagação do coágulo. A quebra de polímeros de fibrina estáveis em produtos de degradação da fibrina, incluindo os segmentos de dímero D que são medidos rotineiramente no laboratório para a detecção de trombose recente, é mediada pela plasmina. A plasmina é produzida a partir de sua forma inativa, o plasminogênio, pelo ativador do plasminogênio de tipo tecidual (t-PA, do inglês *tissue-type plasminogen activator*), cuja atividade é regulada pelo inibidor do ativador do plasminogênio 1 (PAI-1, do inglês *plasminogen activator inhibitor-1*). A presença de níveis anormais de t-PA e de PAI-1 está epidemiologicamente associada a aumento do risco de trombose arterial, porém o grau de contribuição dos níveis absolutos para a trombose arterial permanece controverso. Por essa razão, a utilidade clínica atual das medições de t-PA e de PAI-1 é limitada.

Existe uma correlação entre níveis mais elevados de PAI-1 e a doença aterosclerótica, que provavelmente se deve aos fatos de que o PAI-I está acentuadamente aumentado na inflamação generalizada e de que há uma interação conhecida entre trombose e inflamação. Isso é particularmente evidente nos pacientes com diabetes melito do tipo 2 (DM2) com infarto agudo do miocárdio (IAM) e acidente vascular encefálico (AVE). Níveis sistemicamente elevados de PAI-1 podem impedir a remoção de trombos dos vasos, enquanto localmente contribuem para o aumento da deposição de fibrina no lúmen dos vasos. Atualmente, existem agentes que indiretamente diminuem os níveis de PAI-1, o que inclui os inibidores da enzima conversora de angiotensina (IECAs) e os medicamentos para diabetes melito (tiazolidinedionas e metformina). O primeiro antagonista de PAI-1, a tiplaxtinina, foi estudado em modelos experimentais e foi constatado que ele diminui o TEV e a aterosclerose, embora o ensaio clínico tenha sido interrompido devido a desfechos[1] de risco-benefício desfavoráveis. Além disso, as metanálises demonstraram que polimorfismos de PAI-1 4G/5G representam um possível *locus* para maior risco de TEV, que é ainda mais alto nos pacientes que apresentam distúrbios trombofílicos genéticos.

Hiper-homocisteinemia na doença arterial

Níveis plasmáticos elevados de homocisteína (HCY) estão ligados à aterotrombose. As raras síndromes congênitas (p. ex., deficiência de cistationina β-sintase) que se caracterizam por homocistinúria e hipercromocisteinemia estão associadas ao TEV e à aterosclerose prematura. A HCY elevada induz disfunção e apoptose das CEs, desencadeando então as vias normais da coagulação projetadas para responder à lesão das CEs, porém sem a correspondente suprarregulação da função anticoagulante dependente de CEs (p. ex., proteína C ativada [PCA]). Assim, até mesmo elevações moderadas da HCY podem contribuir para a doença arterial coronariana, periférica e cerebral. Níveis levemente elevados de HCY estão associados à forma termolábil da enzima metileno tetra-hidrofolato redutase (MTHFR), que resulta de um polimorfismo (C677T) na região de codificação do sítio de ligação de MTHFR. Essa isoforma ocorre em 30 a 40% da população geral e introduz um ponto de ajuste mais alto para a

---

[1]N.R.T.: Em estatística, o termo "desfecho clínico" descreve alterações mensuráveis da saúde, da função ou da qualidade de vida que resultam dos cuidados prestados ao paciente. Em estudos clínicos, o termo "desfecho" refere-se a uma variável medida, como o volume máximo de oxigênio ou o escore de fadiga PROMIS).

regulação da concentração de HCY (o substrato para MTHFR), particularmente quando existe uma deficiência relativa de folato. De fato, a deficiência de qualquer um dos cofatores vitamínicos do metabolismo da HCY (folato, vitamina B_6 e vitamina B_{12}) pode levar a uma hiper-homocisteinemia leve.

A redução dos níveis de HCY por meio de suplementação com vitamina B_6, vitamina B_{12} e folato provavelmente constitui o meio mais efetivo de reduzir elevações modestas da HCY. Entretanto, essa suplementação e, em última análise, os níveis mais baixos de HCY não diminuem o risco aterotrombótico, independentemente da causa da hiper-homocisteinemia ou da presença de polimorfismo de MTHFR. Portanto, a origem da conexão entre os níveis elevados de HCY e a trombose permanece incompleta, e as pesquisas continuam a procurar os fatores associados que possam ligar a HCY e a hipercoagulabilidade.

Papel das plaquetas na aterotrombose

Embora as anormalidades associadas às CEs claramente influenciem a hemostasia, a ativação e a adesão das plaquetas também são fundamentais no desenvolvimento da aterotrombose, particularmente nos pacientes com síndrome coronariana aguda (SCA) ou AVE isquêmico. As terapias antiplaquetárias constituem as principais modalidades para manter a permeabilidade das artérias em curto e longo prazos, particularmente após revascularização do miocárdio. A terapia com antiagregantes plaquetários pode ser direcionada contra funções específicas das plaquetas, tais como formação de tromboxano A_2 mediada pela ciclo-oxigenase (COX), interação da adenosina difosfato (ADP) com o seu receptor plaquetário, e ligação do complexo de glicoproteínas IIb/IIIa (GPIIb/IIIa) ao fibrinogênio para agregação (Tabela 53.1).

O ácido acetilsalicílico (AAS) é, há muito tempo, um pilar no tratamento do IAM, da angina *pectoris* e do AVE devido à sua irreversível ação de inibição da COX plaquetária, um processo que bloqueia a liberação de tromboxano A_2. O AAS impede efetivamente a agregação plaquetária durante o tempo de vida da plaqueta (7 a 10 dias). Entretanto, o AAS é habitualmente incapaz de inibir a ativação, a secreção e a agregação plaquetárias pela trombina ou outros agonistas fortes, tais como o colágeno. Portanto, o bloqueio de outras vias de ativação das plaquetas é importante para os pacientes que correm risco de trombose arterial.

Tabela 53.1 Terapias antiplaquetárias.

Inibidores da ciclo-oxigenase
Ácido acetilsalicílico
AINEs (não seletivos da COX2) diferentes do ácido acetilsalicílico

Antagonistas do P2Y12
Prasugrel
Ticagrelor
Clopidogrel

Inibidores da fosfodiesterase
Dipiridamol
Prostaciclina

Bloqueadores do GPIIb/IIIa
Abciximabe
Integrilina
Tirofibana

AINEs, anti-inflamatórios não esteroides; *COX2*, ciclo-oxigenase 2; *GPIIb/IIIa*, complexo de glicoproteínas IIb/IIIa.

Alguns medicamentos usados no tratamento do AVE ou da doença da artéria coronária (DAC) (*i. e.*, clopidogrel e prasugrel) bloqueiam especificamente a interação do P2Y12 da plaqueta, o receptor de ADP, com o ADP presente no meio do coágulo, diminuindo, assim, o recrutamento das plaquetas ao impedir o ADP liberado no local de ativar plaquetas adicionais.

Os ensaios clínicos CHANCE (2013) e POINT (2018) mostraram uma redução do risco de AVE de 90 dias com a combinação AAS/clopidogrel em comparação com o AAS isoladamente, embora os resultados em relação ao aumento do risco de sangramento com terapia antiplaquetária dupla (TAPD) sejam conflitantes entre os ensaios clínicos. Na doença arterial periférica (DAP) sintomática, em que o fluxo nos membros é deficiente devido à placa aterosclerótica, o uso do clopidogrel é benéfico em comparação com o AAS (demonstrado pelo ensaio clínico CAPRIE 1996), porém não há nenhum benefício adicional do uso do clopidogrel e do AAS em conjunto em comparação com a monoterapia com clopidogrel (demonstrado pelo ensaio clínico MATCH 2004).

A terapia com AAS e um inibidor do P2Y12 (clopidogrel, prasugrel ou ticagrelor) também diminui o risco de trombose do *stent* e os eventos cardiovasculares subsequentes após intervenção coronariana percutânea (ICP) e deve ser administrada durante pelo menos 12 meses, a não ser que o paciente tenha um alto risco de sangramento. O ensaio clínico PLATO (2009) mostrou que, na SCA, o prasugrel e o ticagrelor reduzem ainda mais os eventos isquêmicos cardiovasculares em comparação com o clopidogrel, embora estejam associados a maior risco de sangramento. Esse efeito ocorre porque as interações medicamentosas e os genótipos de citocromos variantes não afetam de modo significativo a produção dos metabólitos ativos do prasugrel e do ticagrelor; o resultado consiste em uma inibição maior e mais rápida da agregação plaquetária mediada pelo receptor P2Y12 na maioria dos pacientes. O ensaio clínico EUCLID mostrou que, na DAP, não foi obtida nenhuma melhora com o uso do ticagrelor em comparação com o clopidogrel em termos de morte cardiovascular, IAM ou AVE.

Apesar de seu amplo uso, uma proporção significativa dos pacientes (até um terço) demonstra uma resistência plaquetária funcional ao clopidogrel. Nessas circunstâncias, o clopidogrel é inadequadamente metabolizado à sua forma ativa devido a polimorfismos no gene do citocromo P-450, o *CYP2C19*, que causam perda de função. O prasugrel, que é o inibidor mais potente, não é afetado por genótipos do citocromo P-450, embora fatores não genéticos, tais como renovação, absorção e complacência das plaquetas, também desempenhem papéis importantes na variabilidade da resposta.

Uma terceira via de bloqueio da ativação plaquetária tem como alvo o complexo GPIIb/IIIa, o principal receptor plaquetário para ligação do fibrinogênio e do FVW. O abciximabe, um anticorpo monoclonal modificado, impede a ligação do GPIIb/IIIa ao fibrinogênio e bloqueia a agregação plaquetária após angioplastia, colocação de *stent* ou trombólise farmacológica. O abciximabe comprovadamente reduz a incidência de episódios isquêmicos agudos recorrentes após revascularização do miocárdio por via percutânea nos pacientes com IAM ou angina instável, em grande parte porque diminui a incidência de trombose mediada por plaquetas no vaso relacionado ao infarto durante e após o procedimento. Outros bloqueadores do GPIIb/IIIa, incluindo eptifibatida e tirofibana, interferem nos locais de ligação de arginina-glicina-aspartato GPIIb/IIIa (RGD); são utilizados de forma aguda para administração parenteral em pacientes com SCA ou para manter a permeabilidade coronariana após uma ICP. A trombocitopenia é uma complicação rara ($< 2\%$) de todos os inibidores do GPIIb/IIIa; está mais provavelmente relacionada com a exposição a neoepítopos no receptor e à destruição imunomediada das plaquetas. A depuração do fármaco normalmente leva à resolução da trombocitopenia em 1 semana. Deve-se considerar a transfusão de plaquetas

Capítulo 53 Distúrbios da Hemostasia: Trombose

apenas se houver um significativo sangramento trombocitopênico devido à maior incidência de trombose do *stent* após implante de *stent* com transfusão de plaquetas.

As novas estratégias adicionais para mediar a atividade das plaquetas incluem inibição das nucleotídio cíclico fosfodiesterases (p. ex., dipiridamol, cilostazol) e bloqueio do receptor ativado por proteinase 1 (PAR-1, do inglês *proteinase-activated receptor 1*). Mais provavelmente, os inibidores da fosfodiesterase têm múltiplos mecanismos de ação; resultam em diminuição da transdução intraplaquetária de sinal, o que compromete a sua capacidade de resposta. O PAR-1 é um dos dois alvos principais reconhecidos para estimulação das plaquetas pela trombina, sendo o outro o PAR-4. O benefício potencial da adição de inibidores da fosfodiesterase ou de PAR-1 ao AAS e/ou clopidogrel (p. ex., prevenção de reestenose na aterotrombose) está sendo avaliado. Conforme mostrado no ESPS-2 (1996) e no ESPRIT (2006), a combinação AAS/dipiridamol superou o AAS isoladamente na prevenção secundária de AVEs isquêmicos – as diretrizes atuais recomendaram a monoterapia com AAS ou AAS/dipiridamol como prevenção secundária para o AVE isquêmico. Além disso, para os casos de AVE recente, parece não haver nenhuma diferença nas taxas de recorrência de AVE isquêmico quando o AAS/dipiridamol é comparado com o clopidogrel, conforme mostrado no ensaio clínico PRoFESS (2008). Atualmente, qualquer uma dessas opções ou a monoterapia com AAS é recomendada após a ocorrência de AVE isquêmico não cardioembólico; não se recomenda o uso do AAS em combinação com o clopidogrel, pois há aumento do risco de sangramento (ensaio clínico POINT 2018).

Com o uso de inibidores plaquetários, médicos e pacientes também precisam considerar o risco de sangramento se estiverem recebendo uma terapia anticoagulante. Os ensaios clínicos RE-DUAL (2017) e WOEST (2013) concluíram que, nos pacientes sob anticoagulação antes da ICP, recomenda-se utilizar adicionalmente apenas clopidogrel, em vez de AAS/clopidogrel após ICP, tendo em vista o aumento do risco de sangramento com terapia tripla.

Tromboembolismo venoso: fatores de risco hereditários

O equilíbrio entre a formação de trombina e as vias anticoagulantes tem sido extensivamente estudado nos pacientes com deficiências hereditárias de anticoagulantes naturais (Tabela 53.2). Esses indivíduos têm predisposição ao TEV, que inclui trombose venosa profunda (TVP) e embolia pulmonar (EP).

Fator V de Leiden

O distúrbio hereditário mais comum que leva ao TEV é a mutação do fator V de Leiden (FVL), embora ele continue sendo um fator de risco bastante fraco para TEV geral. Cerca de 5% dos indivíduos de ascendência europeia são heterozigotos para o FVL. A mutação do FVL aumenta o risco de TEV ao diminuir a suscetibilidade do fator Va à inativação mediada pela PCA e ao comprometer a atividade de cofator PCA do fator V na inativação do fator VIIIa, ambos levando a um aumento na geração de trombina. A resistência à PCA pode ser demonstrada por testes de coagulação especializados nos quais a adição de PCA não consegue inibir a geração de trombina. Cerca de 25% dos pacientes com seu primeiro episódio de TEV são heterozigotos para FVL, e essa porcentagem aumenta para quase 60% entre aqueles com TEV recorrente ou com forte histórico familiar de TEV.

A mutação heterozigota do FVL apresenta um risco sete vezes maior de TEV. Entretanto, aos 50 anos, apenas 25% dos indivíduos com mutação heterozigota do FVL sofreram TEV em comparação com porcentagens muito mais altas em outras trombofilias hereditárias. O risco de TEV em indivíduos com mutação do FVL torna-se mais significativo na presença de concomitantes fatores de risco *adquiridos*, tais como imobilização, gravidez ou uso de contraceptivos orais. A mutação da protrombina G20210A demonstra um efeito sinérgico com a mutação do FVL, o que não ocorre com a mutação da MTHFR. Os indivíduos com mutação homozigota de FVL apresentam um aumento de 20 a 80 vezes no risco de TEV. A resistência à PCA *sem* a mutação do FVL ocorre raramente. A mutação do fator V de Cambridge, embora seja muito menos comum do que a mutação do FVL, apresenta uma mutação semelhante em um sítio de clivagem da PCA (Arg306) e está associada a resistência à PCA e trombose. Outros alelos menores do fator V, incluindo o haplótipo 6755 A/G (D2194G) R2, podem aumentar a resistência à PCA. Quando esse haplótipo está em um cromossomo diferente da mutação do FVL, ele diminui a transcrição normal do fator V e aumenta a razão entre FVL e fator V normal.

Protrombina G20210A

Outra mutação associada à trombofilia hereditária é a mutação da protrombina G20210A, que ocorre na região não traduzida 3′ do gene da protrombina. Essa mutação leva a níveis de protrombina mais altos do que o normal e a um aumento de duas vezes no risco de TEV. A mutação heterozigota é encontrada em cerca de 3% dos indivíduos

---

Tabela 53.2 Associações dos achados laboratoriais de prevalência e risco relativo de trombose.[a]

Provalência na população geral	RR venoso	RR arterial
Hiper-homocisteinemia (25%)	1 a 2	1,16
Resistência à proteína C ativada (5%)		
FVL heterozigoto	7	1
FVL homozigoto	20 a 80	
Mutação da protrombina G20210A (1 a 2%)		
Heterozigota	2 a 5	1
Homozigota	> 5	1
Homozigosidade de GPIIIb/IIIa HPA-Ib das plaquetas (2 a 3%)		4 (IM em homens)
Deficiência de proteína C (0,2 a 0,5%)	7	1
Deficiência de proteína S (0,1%)	8,5	1
Deficiência de AT (0,02 a 0,05%)	8	1
Disfibrinogenemia (rara)	≈1	1,5

[a]Os dados de prevalência e risco relativo variam amplamente, muitas vezes com resultados conflitantes. Essa informação representa uma interpretação dos dados coletados de diversas fontes, principalmente metanálises. *AT*, antitrombina; *FVL*, fator V de Leiden; *GPIIb/IIIa*, complexo de glicoproteína IIb/IIIa; *HPA-1b*, antígeno plaquetário humano 1b; *IM*, infarto do miocárdio; *RR*, risco relativo.

de ascendência europeia, porém é identificada em cerca de 15% dos pacientes com TEV. Os pacientes homozigotos para a protrombina G20210A são raros, porém se acredita que o seu risco relativo de TEV seja de cerca de 10 vezes. Ainda não foi definido exatamente como a mutação da protrombina afeta o desenvolvimento de trombos, porém as alterações na poliadenilação do RNA mensageiro (mRNA) da protrombina durante a transcrição parecem estar envolvidas. A distribuição dos níveis circulantes de protrombina sobrepõe-se significativamente entre indivíduos com e sem a mutação, de modo que os níveis de fator II não são úteis para o diagnóstico da condição. O diagnóstico do genótipo G20210A é estabelecido pelo exame do DNA do paciente para essa mutação específica; não se dispõe de nenhum rastreamento nem de ensaios funcionais.

Deficiência hereditária de anticoagulantes naturais

As deficiências das proteínas anticoagulantes naturais (antitrombina, proteína C e proteína S) são menos comuns do que o FVL ou a protrombina G20210A; contudo, é mais provável que provoquem um TEV sintomático em uma idade mais precoce. Apenas cerca da metade dos casos de TEV que ocorrem em pacientes com essas deficiências está associada a fatores de risco adquiridos, tais como gravidez, cirurgia ou imobilização. As deficiências de antitrombina, proteína C ou proteína S são detectadas por meio de ensaios funcionais ou antigênicos, visto que algumas mutações causam uma redução quantitativa do fator, enquanto outras produzem uma proteína disfuncional. Muitas mutações gênicas têm estado associadas a essas deficiências, porém nenhuma é predominante. Em conjunto, as deficiências de antitrombina (AT), de proteína C e de proteína S respondem por menos de 5 a 10% de todos pacientes com TEV.

A antitrombina é um anticoagulante de ocorrência natural que forma complexos com sulfatos de heparina endógenos para inibir a trombina e o fator Xa formados. A deficiência heterozigota de antitrombina leva a níveis de atividade de antitrombina abaixo de 70% do normal e a um aumento de 20 vezes no risco de TEV. Em 50% desses pacientes, o TEV ocorre habitualmente aos 25 anos. São conhecidas mais de 200 mutações associadas. As mutações homozigotas são muito raras, provavelmente devido à sua letalidade *in utero*.

As causas adquiridas de deficiência de antitrombina são mais comuns. Como a antitrombina apresenta baixo peso molecular, ela é perdida na proteinúria da síndrome nefrótica. A deficiência adquirida de antitrombina é comum nos pacientes que recebem terapia com asparaginase para a leucemia linfocítica aguda e também pode estar associada à doença veno-oclusiva hepática grave após transplante de células-tronco; a antitrombina e a proteína C podem ser consumidas excessivamente na microvasculatura hepática danificada. Baixos níveis de antitrombina também estão associados a desfechos piores nos pacientes cujo estado é grave. O tratamento bem-sucedido de pacientes sintomáticos com deficiência heterozigota de antitrombina tem consistido em reposição a curto prazo com plasma fresco congelado ou proteína AT recombinante, que habitualmente é associada à anticoagulação com heparina não fracionada (HNF). A terapia prolongada para a deficiência congênita de proteínas tem consistido principalmente em varfarina, embora os anticoagulantes orais diretos tenham se tornado cada vez mais populares devido à ausência da necessidade de atividade de antitrombina funcional de modo a produzir um efeito anticoagulante.

O complexo de trombina e trombomodulina na superfície das CEs ativa a proteína C; a PCA acoplada a seu cofator, a proteína S, cliva e inativa os fatores Va e VIIIa. Essas ações infrarregulam os complexos de protrombinase e tenase, respectivamente, para diminuir a taxa de geração de trombina. À semelhança da deficiência de antitrombina, as deficiências heterozigotas de proteína C e de proteína S são observadas na trombose venosa e, em certas ocasiões, na trombose arterial em pacientes mais jovens (com idade mediana de ocorrência de 20 a 40 anos).

A rara deficiência homozigota de proteína C manifesta-se no recém-nascido como *púrpura fulminante* com TEV generalizado e necrose da pele. Foi relatada uma apresentação clínica semelhante em adultos com deficiência heterozigota de proteína C após instituição de terapia com varfarina sem uma simultânea heparinização; essa condição é denominada *necrose cutânea induzida por varfarina*. Em cerca de um terço desses pacientes, há uma deficiência hereditária de proteína C, enquanto o restante parece apresentar uma deficiência adquirida, possivelmente associada à deficiência de vitamina K. A varfarina é um antagonista da vitamina K que inibe a produção de proteína C dependente de vitamina K; em virtude de sua meia-vida curta, os níveis de proteína C caem rapidamente antes do declínio dos níveis dos fatores pró-coagulantes II, IX e X. Esse desequilíbrio logo após o início da varfarina favorece um estado pró-coagulante e pode resultar em trombose microvascular disseminada. Por essa razão, os pacientes com um TEV ativo devem ser totalmente anticoagulados com HNF ou com heparina de baixo peso molecular (HBPM) antes do início da terapia concomitante com varfarina. A HNF ou a HBPM devem ser continuadas durante pelo menos 48 horas, quando então a varfarina exerce seu efeito terapêutico completo.

De modo semelhante, a deficiência hereditária de proteína S tem sido implicada na necrose cutânea induzida por varfarina. A deficiência de proteína S é comumente adquirida na doença aguda. A proteína S circula em uma forma livre e é ligada pela proteína de ligação ao complemento 4b (C4b); apenas a proteína S livre é ativa como cofator para a proteína C. Como a proteína de ligação de C4b é um reagente de fase aguda, o seu aumento na presença de doença grave pode diminuir o nível de proteína S livre. Observa-se um efeito semelhante na gravidez normal.

A terapia a curto prazo para a deficiência homozigota de proteína C ou para a deficiência duplamente heterozigota de proteína C ou S, particularmente no contexto da púrpura fulminante neonatal, inclui plasma ou concentrado de proteína C com anticoagulação com dose completa de HNF. Os níveis funcionais e antigênicos de antitrombina, proteína S e proteína C podem ser avaliados para definir se a deficiência funcional é causada por uma proteína disfuncional ou por diminuição de síntese. À semelhança da deficiência de AT, a terapia inicial com heparina, seguida de um tratamento prolongado com varfarina, tem sido bem-sucedida na deficiência heterozigota de proteína C ou S. Conforme esperado, os níveis de proteína C e de proteína S diminuem durante a terapia com varfarina; por essa razão, para uma avaliação adequada das proteínas C e S, o paciente precisa não estar tomando varfarina quando for realizado o teste.

Trombose venosa: fatores de risco adquiridos
Cirurgia e internação médica

As doenças médicas e cirúrgicas estão associadas a um aumento do risco trombótico; esses fatores de risco *adquiridos* são bem aceitos, embora as características fisiopatológicas que favorecem a trombose possam estar incertas (Tabela 53.3). A estase do fluxo sanguíneo constitui um fator de risco claro para a formação de trombos (p. ex., TEV em pacientes internados imobilizados). Outras situações de alto risco, incluindo cirurgia (particularmente ortopédica) e traumatismo, estão igualmente associadas a imobilização e estase do fluxo sanguíneo dos membros inferiores. Quando se investiga minuciosamente qualquer evidência de trombose, tanto a cirurgia quanto o traumatismo podem estar associados a uma incidência extremamente alta (> 50%) de TEV. A embolia gordurosa e o dano tecidual também podem contribuir para o risco de TEV com cirurgia e traumatismo, particularmente no traumatismo craniano fechado que resulta em uma liberação

Tabela 53.3 Fatores de risco adquiridos para trombose.

Doenças médicas e cirúrgicas

Anticorpo antifosfolipídio, anticoagulante lúpico

Valvas cardíacas artificiais

Fibrilação atrial (não valvar)

Insuficiência cardíaca congestiva

Anemias hemolíticas (hemólise autoimune, anemia falciforme, púrpura trombocitopênica trombótica, hemoglobinúria paroxística noturna)

Hiperlipidemia

Imobilização

Neoplasia maligna

Doenças mieloproliferativas com trombocitose

Síndrome nefrótica

Procedimentos ortopédicos

Gravidez

Traumatismo, embolia gordurosa

Medicamentos

Trombocitopenia induzida por heparina

Contraceptivos orais, terapia de reposição hormonal

Concentrados de complexo de protrombina

---

maciça de fator tecidual. Com frequência, para proteger contra a EP, são colocados filtros profiláticos na veia cava inferior (VCI) nos pacientes com traumatismo, particularmente nos indivíduos de alto risco para os quais a anticoagulação seja contraindicada devido ao risco aumentado de sangramento; todavia, continua havendo um alto risco de formação de trombos proximalmente ao filtro e com subsequente EP. Os filtros na VCI devem ser removidos tão logo os pacientes possam ser anticoagulados com segurança.

Todos os pacientes médicos hospitalizados devem ser considerados para a tromboprofilaxia venosa com HNF ou HBPM. Os fatores que aumentam o risco de sangramento e que argumentam contra a anticoagulação incluem trombocitopenia (tipicamente com contagem de plaquetas < 50.000), coagulopatia (com ou sem doença hepática) e hemorragia recente. Os fatores de risco que justificam uma profilaxia agressiva incluem neoplasia maligna, TEV anterior, imobilização e condições trombofílicas.

Gravidez e perda fetal

A gravidez é um estado hipercoagulabilidade associado à estase venosa. O risco de TEV durante a gravidez e no período pós-parto para as mulheres com trombofilia identificada é cerca de cinco vezes maior do que o risco para as mulheres não grávidas. A gravidez aumenta as proteínas pró-coagulantes, incluindo fibrinogênio, FVW e fatores VII, VIII e X, e diminui os anticoagulantes naturais, tais como a proteína S e a antitrombina, bem como os inibidores fibrinolíticos, tais como o PAI-1 e o inibidor da fibrinólise ativado pela trombina (TAFI, do inglês *thrombin activator fibrinolysis inhibitor*). Pode ocorrer TEV a qualquer momento durante a gravidez ou o puerpério. O risco de TEV pós-parto é significativamente maior nas mulheres com qualquer uma das seguintes condições: natimorto, parto prematuro, hemorragia obstétrica, cesariana, comorbidades clínicas ou índice de massa corporal (IMC) pré-gestacional acima de 30 kg/m^2.

A trombofilia materna hereditária pode agravar o estado pró-coagulante da gravidez e predispor a mãe tanto à perda fetal quanto ao TEV. Os principais fatores de risco herdados associados para perda fetal incluem mutação do FVL, mutação da protrombina G20210A, deficiência de antitrombina e deficiência da proteína C ou da proteína S. O risco relativo de perda fetal é acentuadamente maior em gestantes com histórico de TEV, embora esse risco específico pareça estar restrito ao período após 9 semanas de gestação. De fato, a trombofilia hereditária pode ser protetora contra a perda fetal durante as primeiras 9 semanas, possivelmente por limitar a toxicidade do oxigênio para o embrião em desenvolvimento inicial. Portanto, as indicações recomendadas para se avaliar o risco de trombofilia hereditária em mulheres que procuram engravidar são histórico de TEV ou de perda fetal recorrente após 9 semanas de gestação quando não for possível identificar outra causa específica (p. ex., síndrome do anticorpo antifosfolipídio). Tanto a deficiência de antitrombina quanto a hiper-homocisteinemia também estiveram associadas ao descolamento prematuro da placenta.

Na ausência de trombofilia hereditária identificada ou de diagnóstico de síndrome do anticorpo antifosfolipídio (discutida posteriormente), não foi identificada utilidade para a terapia anticoagulante profilática com perda recorrente da gravidez, embora o AAS profilático esteja sendo cada vez mais usado em muitas mulheres com gravidez de alto risco.

Contraceptivos orais e reposição hormonal

O uso de contraceptivos orais que contêm estrogênio está associado a aumento do risco de TEV, e se observa uma elevação semelhante do risco logo após a instituição da terapia de reposição hormonal nas mulheres na pós-menopausa. A heterozigosidade concomitante para a mutação do FVL aumenta sinergicamente o risco de TEV nas mulheres que tomam contraceptivos orais à base de estrogênio ou estão submetidas à terapia de reposição hormonal (TRH). Mulheres tabagistas (cigarros) que fazem uso contraceptivos orais correm risco aumentado de trombose, possivelmente pelo aumento da reatividade das plaquetas mediada pelo aumento da síntese de tromboxano. Do lado arterial, as evidências epidemiológicas apontam claramente para o tabagismo como o principal fator de risco cardiovascular. Paradoxalmente, a maioria dos dados sugere um papel protetor para a TRH na doença cardiovascular. Conforme discutido anteriormente, a resistência adquirida à PCA e a redução dos níveis de proteína S tanto livre quanto funcional ocorrem com o uso de contraceptivos orais.

TEV na neoplasia maligna

O TEV é a segunda causa principal de morte em neoplasias malignas. Ocorre TEV em um amplo espectro de neoplasias malignas, como as neoplasias malignas produtoras de mucina (*i. e.*, pancreática, gástrica, ovariana), gastrintestinal, de pulmão, mama, linfoma e outras neoplasias. Curiosamente, o elemento da tríade de Virchow mais afetado pode variar; assim, por exemplo, sabe-se que o adenocarcinoma aumenta a hipercoagulabilidade, enquanto o linfoma pode levar ao TEV por compressão dos vasos sanguíneos e, portanto, estase do fluxo sanguíneo.

Quando ocorre um TEV idiopático em um indivíduo sem câncer, necessariamente não se justifica uma investigação intensiva à procura de neoplasia maligna oculta e esta busca não demonstrou melhorar as taxas de morbidade e mortalidade subsequentes relacionadas ao câncer, conforme demonstrado no ensaio clínico SOME (2015). Entretanto, uma vez estabelecido o diagnóstico de câncer em pacientes com TEV anterior, esses indivíduos correm risco aumentado de eventos subsequentes de TEV, sobretudo se houver mutação do FVL ou da protrombina G20210A. A profilaxia com HBPM após TEV associado a neoplasia maligna proporciona uma prevenção superior em comparação com a varfarina, possivelmente devido à melhor manutenção de um estado anticoagulado. Os anticoagulantes orais diretos (ACODs) estão sendo cada vez mais usados tendo em vista os numerosos ensaios clínicos recentes (ver seção "Terapia para TEV na neoplasia maligna").

No caso especial das doenças mieloproliferativas (p. ex., trombocitemia essencial), frequentemente existem mecanismos fisiológicos anormais das plaquetas que causam hiperagregação e exigem uma inibição específica das plaquetas (ver seção "Hipercoagulabilidade e distúrbios plaquetários").

Outras condições pró-trombóticas

Conforme descrito anteriormente, a trombose na síndrome nefrótica está associada à perda de antitrombina pelos rins. A hemólise é um estado pró-trombótico geral que parece ser mediado pela destruição de células sanguíneas, talvez por meio de exposição aumentada a fosfolipídios da membrana pró-coagulantes. Tem sido observada hemólise com complicações tromboembólicas em pacientes com valvas cardíacas artificiais, doença falciforme e outras anemias hemolíticas, incluindo a anemia hemolítica autoimune com teste de Coombs positivo. No caso de hemoglobinúria paroxística noturna (HPN), a ativação do complemento pode mediar diretamente a ativação das plaquetas, e a terapia com o inibidor do complemento eculizumabe diminuiu significativamente a taxa de doença tromboembólica na HPN.

A ativação e a depuração das plaquetas parecem constituir as principais manifestações pró-trombóticas da trombocitopenia induzida por heparina (TIH) e da púrpura trombocitopênica trombótica (PTT).

Além disso, a coagulação intravascular disseminada (CID) crônica está classicamente associada a determinadas neoplasias malignas, tais como a adenocarcinoma mucinoso e a leucemia promielocítica. Nesse contexto, conhecido como síndrome de Trousseau, existe um risco aumentado de neoplasia maligna para um TEV que não está relacionado com a CID.

Síndrome do anticorpo antifosfolipídio

Outro distúrbio pró-trombótico adquirido é a síndrome do anticorpo antifosfolipídio (SAF). A SAF é um distúrbio primário diferente da associação ocasional do anticoagulante lúpico ou de anticorpos antifosfolipídios com outras doenças autoimunes, tais como o lúpus eritematoso sistêmico (LES). A conexão etiológica com o LES não foi ainda totalmente definida, porém a reposição do sistema imune do hospedeiro após o transplante de células-tronco hematopoéticas para o LES refratário tem o potencial de erradicar o anticoagulante lúpico e o risco tromboembólico. Todas as manifestações da SAF estão relacionadas com a hipercoagulabilidade, incluindo trombose venosa ou arterial recorrente, trombocitopenia causada pela depuração de plaquetas na microcirculação e perda fetal recorrente em consequência de insuficiência vascular placentária. Os marcadores sorológicos da SAF incluem *anticorpos anticardiolipina, anticorpos anti-β_2-glicoproteína I e anticoagulantes lúpicos*. Os Sydney Consensus Criteria for Antiphospholipid Syndrome (também conhecidos como critérios de Sapporo revisados) constituem o padrão atual para o diagnóstico de SAF. O diagnóstico exige tanto o critério clínico de trombose ou de perda fetal relacionada à trombose confirmadas radiológica ou patologicamente quanto o critério laboratorial de testes positivos em duas ou mais ocasiões com intervalo de pelo menos 12 semanas. Os anticorpos anticardiolipina e antiglicoproteínas são detectados por ensaio imunossorvente ligado a enzima (ELISA, do inglês *enzyme-linked immunosorbent assay*), enquanto os anticoagulantes lúpicos são definidos pela correção de testes de coagulação dependente de fosfolipídios prolongados (mais comumente, o tempo de tromboplastina parcial [TTP] de fase hexagonal ou o tempo de coagulação do veneno de víbora Russell) com adição de excesso fosfolipídio. Assim, o termo *anticoagulante lúpico* é um termo incorreto; a sua presença predispõe o paciente à coagulação, e não ao sangramento, e o risco de trombose é maior quando se detecta a presença de anticoagulante lúpico. Outro aspecto enganoso dessa nomenclatura é o fato de que os anticorpos reativos contra fosfolipídios são, na realidade, dirigidos contra proteínas de ligação de fosfolipídios no plasma (p. ex., anticorpo anti-β_2-glicoproteína I, anexina V, protrombina). O anticorpo anti-β_2-glicoproteína I é detectado por imunoensaio, e títulos elevados desse marcador também estão correlacionados com risco tromboembólico.

Nas pacientes com perda gestacional recorrente no contexto da SAF, a administração de HBPM durante a gravidez pode ajudar a reduzir os abortos.

Hipercoagulabilidade e distúrbios plaquetários

A trombocitemia essencial e a policitemia vera são distúrbios mieloproliferativos clonais comumente associados a mutações somáticas no gene *JAK2*. Na trombocitemia essencial, são também encontradas mutações em CALR e MPL em indivíduos negativos para mutações de *JAK2*. São totalmente (trombocitemia essencial) ou parcialmente (policitemia vera) caracterizadas por trombocitose, e os pacientes com esses distúrbios correm risco aumentado de trombose. A agregometria plaquetária nesses distúrbios frequentemente revela respostas anormais, particularmente à epinefrina e à ADP. Entretanto, a agregação anormal não corresponde a um risco de sangramento ou trombose. Os pacientes com policitemia vera, em particular, apresentam alta incidência de trombose nas circulações mesentérica, porta e venosa hepática.

Ocorrem complicações trombóticas, tanto arteriais quanto venosas, na trombocitemia essencial, mesmo em pacientes jovens. O risco de trombose arterial na trombocitemia essencial (e provavelmente também na mielofibrose primária e na policitemia vera) é ainda mais aumentado caso tenha havido uma trombose anterior ou a presença da mutação *JAK2* V617F. Portanto, a profilaxia com AAS em baixa dose é provavelmente justificada nos pacientes com trombocitemia essencial de alto risco e outras doenças mieloproliferativas.

O aumento da renovação das plaquetas na trombocitose também está associado a complicações tromboembólicas, mas isso não envolve necessariamente contagens elevadas de plaquetas, como foi demonstrado por estudos de sobrevida de plaquetas radioativas e por um aumento das plaquetas reticuladas (jovens) na trombocitopenia essencial trombótica. Além disso, o tratamento bem-sucedido de pacientes sintomáticos com AAS aumenta a sobrevida das plaquetas ao diminuir a depuração plaquetária. A terapia concomitante para evitar as complicações trombóticas da trombocitose inclui a redução da contagem de plaquetas com hidroxiureia, alfainterferona preguilada ou anagrelida. As evidências sugerem que os pacientes com trombocitemia essencial que correm alto risco de trombose (trombose prévia ou indivíduos com mais de 60 anos) são tratados mais efetivamente com a combinação de hidroxiureia e AAS em baixa dose. Os indivíduos com trombocitose reativa (secundária) em consequência de anemia ferropriva, infecção crônica ou artrite reumatoide geralmente não apresentam aumento do risco trombótico e não necessitam da profilaxia com AAS.

Trombocitopenia induzida por heparina

A TIH precisa ser distinguida das outras formas de trombocitopenia imune induzidas por fármacos devido às suas complicações *tromboticas* potencialmente catastróficas e às suas características fisiopatológicas únicas. Quase 25% dos pacientes expostos à HNF desenvolvem anticorpos (detectados por ELISA) que reconhecem o complexo de heparina e o fator plaquetário 4 (FP4), sendo este último liberado pelas plaquetas ativadas, embora a maioria não desenvolva a síndrome clínica de TIH. Quando esses indivíduos recebem novamente heparina, entre 5 e 10% desenvolvem TIH, a maioria com contagens de plaquetas entre 50.000 e 100.000/$\mu\ell$. A TIH raramente ocorre nos pacientes que não foram anteriormente expostos à heparina (incidência de 0,3%).

Capítulo 53 Distúrbios da Hemostasia: Trombose

A cirurgia constitui um fator de risco específico para a TIH. A incidência de TIH em pacientes cirúrgicos é de cerca de 2,6% em comparação com 1,7% em pacientes médicos. Ocorrem anticorpos anti-TIH com alta frequência nos pacientes submetidos à cirurgia cardíaca com circulação extracorpórea ou a um procedimento ortopédico como a artroplastia de quadril. A incidência de TIH nos pacientes que receberam apenas HBPM é muito menor, ou seja, de apenas cerca de um décimo da incidência observada com o uso de HNF. Entretanto, o mecanismo da trombocitopenia com a HNF e a HBPM parece ser semelhante: a ligação do anticorpo contra o complexo heparina-FP4 ao receptor Fc das plaquetas causa transdução de sinal e ativação plaquetária com aumento da geração de trombina na superfície das plaquetas.

O diagnóstico é predominantemente clínico (p. ex., com o uso do algoritmo 4Ts para escore da TIH – magnitude da *t*rombocitopenia, cronologia [*timing*] da redução da contagem das plaquetas, sequelas *t*rombóticas e exclusão de outras causas de *t*rombocitopenia), porém o ELISA rápido detecta os anticorpos contra o complexo heparina-FP4 no soro. A principal desvantagem do ELISA é que esse ensaio não indica se o complexo de anticorpo é um ativador funcional das plaquetas; portanto, ele é sensível, porém não específico para a TIH. O ensaio de liberação de serotonina é o teste funcional para a TIH; detecta a ativação das plaquetas após exposição ao anticorpo sérico na presença de nível terapêutico de heparina. Entretanto, pode-se utilizar uma baixa probabilidade de TIH com base no escore 4Ts para excluir o diagnóstico de TIH.

Na TIH, a resposta pró-coagulante baseada na trombina incorpora as plaquetas em coágulos microcirculatórios, levando então à trombocitopenia. Cerca de 30% dos pacientes com TIH apresentam complicações tromboembólicas francas, que podem ser graves ou potencialmente fatais. Na TIH, podem ocorrer eventos tromboembólicos antes, concomitantemente e após o desenvolvimento de trombocitopenia e com frequência aproximadamente igual. Embora a trombose seja mais frequente nos pacientes com TIH e doença cardiovascular concomitante, bem como naqueles que recebem heparina em dose plena, qualquer dose de heparina (mesmo as lavagens de cateter intravenoso com heparina) pode resultar em trombose na TIH. Pode também ocorrer doença tromboembólica arterial e venosa até mesmo várias semanas após a interrupção da heparina, o que é talvez um efeito mediado pela ligação do glicosaminoglicano das CEs ao FP4, que atua como alvo para os anticorpos da TIH circulantes.

A interrupção de toda a heparina é fundamental; além disso, embora o anticorpo possa ter sido induzido pelo tratamento com HNF, mais de 80% desses anticorpos exibem uma reação cruzada com a HBPM. Por conseguinte, a terapia preferida para uma anticoagulação a curto prazo nos pacientes com TIH consiste em um inibidor direto da trombina (IDT), como a argatrobana ou a bivalirudina, que não constitui um alvo para os anticorpos heparina-FP4. De fato, como a taxa de eventos para trombose subsequente, amputação de membro e morte está aumentada nos pacientes com TIH, mesmo se não tiveram trombose na apresentação, a terapia com IDT é obrigatória após a interrupção da heparina. A escolha do IDT pode ser determinada por outras condições clínicas; por exemplo, a insuficiência renal retarda a depuração da bivalirudina, aumentando então o risco de sangramento, enquanto a argatrobana é depurada pelo metabolismo hepático. Para os pacientes que desenvolvem TIH após a administração já iniciada de varfarina, além de efetuar uma substituição por um IDT, deve-se administrar vitamina K para corrigir os níveis de proteína C. Embora não tenha sido aprovado pela Food and Drug Administration (FDA) dos EUA para esse contexto clínico, o fondaparinux, um inibidor indireto de Xa de pentassacarídeo sintético, tem a vantagem de sua administração subcutânea uma vez/dia sem a necessidade de monitoramento laboratorial e sem qualquer efeito sobre a razão normalizada internacional (RNI). Os ACODs também constituem uma opção atrativa para tratamento, e existem ensaios clínicos em curso para determinar a sua segurança e eficácia.

A terapia com um IDT deve ser continuada até que a contagem de plaquetas seja superior a 100.000 a 150.000/$\mu\ell$. Em seguida, pode-se acrescentar a varfarina, e as duas terapias devem sobrepor-se durante pelo menos 5 dias com a RNI dentro de um nível terapêutico durante pelo menos 48 horas. Como os IDTs prolongam a RNI, um nível terapêutico de varfarina depois de 5 dias pode resultar em uma RNI supraterapêutica (habitualmente > 4); a redução gradual da dose do IDT à medida que aumenta a RNI constitui uma estratégia lógica de manejo. Uma vez interrompidos os IDTs, é essencial repetir a medição da RNI depois de 4 a 6 horas para confirmar sua permanência dentro da faixa terapêutica.

Se não houver trombose com TIH, a duração total da anticoagulação deve ser de pelo menos 4 semanas; quando houver trombose, a anticoagulação deve ser continuada por 3 a 6 meses. A varfarina nunca deve ser utilizada como opção inicial para o tratamento da TIH e não deve ser instituída posteriormente sem cobertura simultânea com um IDT, visto que ela pode induzir uma deficiência adquirida de proteína C, o que leva à gangrena venosa de membro. Uma característica primordial da depleção de proteína C na TIH consiste na elevação súbita da RNI (para > 3,5) após uma dose única de varfarina; nessa circunstância, a varfarina deve ser interrompida e o paciente deve receber reposição com vitamina K. Os indivíduos com histórico de TIH que necessitam de cirurgia exigindo circulação extracorpórea podem ser reexpostos com segurança a um breve curso de HNF sistêmica se o ELISA for negativo para anticorpo pelo menos 100 dias após a exposição anterior à HNF.

Púrpura trombocitopênica trombótica

Outra causa de trombocitopenia em decorrência de ativação e depuração plaquetárias é a PTT. Nos pacientes com PTT congênita ou familiar, as mutações na protease de clivagem do FVW, a ADAMTS13 (desintegrina e metaloproteinase com padrão recorrente de trombospondina do tipo 1, membro 13 [*a* *d*isintegrin *a*nd *m*etalloproteinase with *t*hrombospondin type 1 motif, member 13]), anulam a sua atividade. Os pacientes com PTT adquirida habitualmente apresentam um anticorpo que bloqueia a função normal da protease de clivagem do FVW para menos de 10% do normal. Os multímeros ultragrandes de FVW liberados pelas CEs normalmente se fixam às CEs por meio da selectina-P e formam longas cadeias que aderem às plaquetas e as agregam na microcirculação. A ADAMTS13 infrarregula o tamanho desses multímeros por meio de seu acoplamento aos domínios A1/A3 do FVW e clivagem no sítio A2. Na PTT, a função deficiente de clivagem da protease leva ao aumento dos multímeros maiores de FVW de maior peso molecular, que são mais efetivos na ancoragem e na ativação das plaquetas. Por sua vez, eles causam aumento da adesão e da depuração das plaquetas *sem* ativar a cascata da coagulação. Portanto, tanto o tempo de protrombina (TP) quanto o TTP estão normais na PTT, diferentemente do caso da CID.

A PTT após quimioterapia (mitomicina C) ou em associação a gravidez, transplante de células-tronco, lúpus ou infecção pelo HIV parece ter um mecanismo patogênico de trombose semelhante. A trombocitopenia (frequentemente grave) é acompanhada de microangiopatia com esquistócitos no esfregaço e de aumento do nível sérico de lactato desidrogenase. Os sinais/sintomas são causados por oclusões microvasculares em vários órgãos, sobretudo nos rins e no cérebro. A pêntade clássica (febre, trombocitopenia, hemólise microangiopática, sintomas neurológicos e insuficiência renal) é observada em menos de 5% dos pacientes com PTT. Tipicamente, o diagnóstico é estabelecido com base na avaliação clínica de trombocitopenia e anemia hemolítica microangiopática; na maioria dos laboratórios, os

Seção 8 Doenças Hematológicas

ensaios da atividade e da inibição da ADAMTS13 não têm um tempo de execução rápido. Os escores de previsão clínica (p. ex., o escore PLASMIC) são úteis como uma informação clínica adicional na decisão de iniciar o tratamento da PTT, porém não podem ser usados por si sós para excluir a possibilidade de PTT. Em estudos de validação, são encontrados alguns pacientes que apresentam determinado nível de atividade da ADAMTS13, e menos de 10% apresentaram baixas pontuações no PLASMIC.

O tratamento da PTT familiar baseia-se na reposição da atividade de clivagem da protease com transfusão de plasma. Além disso, a PTT adquirida exige a remoção do anticorpo. Esta última é realizada por plasmaférese terapêutica, em que o plasma do paciente é removido (plasmaférese) e substituído por plasma fresco congelado, que frequentemente é transformado em "plasma reduzido por crioprecipitado ou criossobrenadante ou plasma depletado por crioprecipitado" para reduzir os multímeros ultragrandes de FVW no plasma transfundido. Com frequência, são administrados corticosteroides simultaneamente, porém qualquer benefício adicional à plasmaférese permanece incerto. As transfusões de plaquetas são relativamente contraindicadas na PTT devido ao risco de trombose, e elas não devem ser administradas para trombocitopenia na ausência de um sangramento significativo. Quando a plasmaférese não consegue produzir remissão da PTT adquirida ou quando ocorre uma recidiva precoce, a terapia imunossupressora com anti-CD20 pode ser bem-sucedida, e os dados sugerem que a administração imediata de rituximabe diminui o risco de recidiva. A taxa de mortalidade associada à PTT grave (definida por uma atividade indetectável da ADAMTS13) continua significativa, ou seja, de quase 10% dentro de 18 meses após terapia com plasmaférese. A reposição de ADAMTS13, que está presente no plasma fresco congelado e no crioprecipitado, constitui um potencial tratamento. Os ensaios clínicos mostraram que a terapia anti-FVW com caplacizumabe gera benefício em termos de redução do número de dias de plasmaférese necessários para obter uma contagem de plaquetas normal, bem como em relação às reduções da taxa de mortalidade, embora com aumento do risco de sangramento. Ainda não foi definido o grupo ideal de pacientes que devem receber caplacizumabe em associação a outras terapias para a PTT. O caplacizumabe não atua sobre o autoanticorpo subjacente que causa deficiência de ADAMTS13, e o uso de rituximabe para a erradicação do inibidor tem mais probabilidade de ser benéfico nos pacientes que estão recebendo terapia com caplacizumabe.

A *síndrome hemolítico-urêmica* (SHU) faz parte do espectro de doenças da PTT e também está associada a trombos plaquetários microvasculares. Entretanto, a anemia hemolítica e a insuficiência renal da SHU não são habitualmente acompanhadas de comprometimento neurológico, e, em geral, a SHU não produz o mesmo grau de trombocitopenia ou de microangiopatia da PTT. Além disso, menos de 3% dos casos de SHU estão associados a qualquer redução na atividade de clivagem de FVW da protease. Diferentemente da PTT, a SHU é habitualmente diagnosticada nas crianças (e menos comumente nos adultos) que apresentam uma colite hemorrágica causada por bactérias produtoras da toxina do tipo Shiga, particularmente o sorotipo de *Escherichia coli* O157:H7. A SHU atípica (*i. e.*, sem diarreia ou toxina do tipo Shiga) raramente está associada a outras infecções bacterianas ou à desregulação do complemento devida a mutações ou polimorfismos nos fatores H, I e B. Essas mutações aumentam a ativação plaquetária por meio da decomposição de complemento (C3) na superfície das plaquetas. Os casos atípicos de SHU são aqueles clinicamente compatíveis com SHU e que não estão associados a bactérias produtoras de toxinas. Alguns casos de SHU, em particular as formas atípicas, podem responder temporariamente à plasmaférese em conjunto com a hemodiálise de manutenção até haver recuperação da função renal. Os dados disponíveis sustentam o uso da terapia anti-C5a do complemento com eculizumabe para evitar o dano mediado pelo complemento associado a essa doença. Mais recentemente, uma forma modificada do eculizumabe com meia-vida mais longa, o ravulizumabe, foi aprovada para tratamento da SHU atípica, o que permitiu aos pacientes um intervalo mais longo entre as infusões terapêuticas.

AVALIAÇÃO CLÍNICA DA TROMBOSE

A abordagem aos pacientes com tromboembolismo é definida pela anamnese, pelos resultados dos exames laboratoriais e até mesmo pelos achados físicos. Os eventos que desencadeiam o TEV incluem imobilização, procedimentos ortopédicos e cirúrgicos, uso de contraceptivos orais e gravidez. O TEV recorrente (trombofilia) pode se manifestar em uma idade precoce ou em locais trombóticos incomuns (p. ex., vasos cerebrais), e pode ser acompanhado de histórico familiar de TEV, o que sugere uma doença hereditária. O risco de TEV adquirido pode estar associado a distúrbios sistêmicos, tais como hemólise (p. ex., HPN, anemia hemolítica autoimune), desordens vasculares do colágeno (p. ex., lúpus) ou várias doenças malignas (p. ex., adenocarcinoma). Em contrapartida, a doença tromboembólica arterial é mais comumente sobreposta à ruptura de placa aterosclerótica (p. ex., doença arterial coronariana) ou a distúrbios ateroembólicos (p. ex., AVE isquêmico, DAP). A doença vascular arterial está principalmente associada a fatores de risco metabólicos, incluindo hipertensão arterial sistêmica, hipercolesterolemia e diabetes melito. A abordagem clínica da doença trombótica é adaptada para a localização da doença (arterial *versus* venosa e leito vascular específico) e para as anormalidades do endotélio vascular, das plaquetas ou dos fatores da coagulação solúveis que predispõem o paciente ao risco tromboembólico.

Diagnóstico laboratorial

O TEV recorrente é uma forte indicação para a realização de exames laboratoriais em busca das causas de trombofilia, sobretudo nos pacientes com menos de 50 anos, pacientes com um TEV inexplicável e aqueles com parentes em primeiro grau com relato de TEV. É necessário definir quaisquer fatores de risco que possam predispor esses indivíduos à recorrência, bem como quaisquer distúrbios hereditários que possam exigir aconselhamento familiar ou evitar riscos ambientais adicionais. A investigação atual para trombofilia no TEV inclui o seguinte: (1) resistência à PCA, (2) genotipagem para a protrombina G20210A, (3) ensaio para anticoagulante lúpico e sorologias para anticorpos anticardiolipina e anti-β_2-glicoproteína I, (4) níveis funcionais de AT e de proteína C, e (5) proteína S livre (Tabela 53.4). A genotipagem para mutação do FVL pode substituir a resistência à PCA e também determina se o paciente é heterozigoto ou homozigoto,

---

Tabela 53.4 Avaliação laboratorial da trombose venosa.

Resistência à proteína C ativada, fator V de Leiden

Anticoagulante lúpico

Sorologia para anticorpos anticardiolipina, anti-β_2-glicoproteína I

Nível de homocisteinemia: em jejum ou após carga de metionina

Mutação de protrombina G20210A

Atividade antitrombina

Atividade da proteína C

Nível de proteína S livre

Hemoglobinúria paroxística noturna (em pacientes selecionados)

Doenças mieloproliferativas (em pacientes selecionados)

Capítulo 53 Distúrbios da Hemostasia: Trombose

embora possa omitir as variantes raras de resistência à PCA. Os pacientes precisam estar sem varfarina durante esses testes, que não devem ser realizados durante o episódio agudo, pois nessas circunstâncias ocorrem alterações nos níveis de proteína.

A utilidade dos exames laboratoriais nos contextos da aterotrombose e do tromboembolismo arterial não está bem definida. Se houver doença mieloproliferativa, o uso de hidroxiureia e/ou AAS pode ser justificado pela contagem de plaquetas e pelas provas de função plaquetária, porém tipicamente são utilizados modelos de previsão de risco com base na idade e na trombose prévia para orientar as decisões de manejo. Nos pacientes com uma doença arterial incomum ou recorrente, outros exames podem ser justificados, o que inclui níveis de t-PA e PAI-1 e pesquisa de disfibrinogenemia (tempo de trombina e índice de atividade de antígeno), todos os quais devem ser realizados em consulta com hematologistas.

TERAPIA PARA TROMBOEMBOLISMO VENOSO

Uma vez diagnosticado o TEV, é necessário instituir imediatamente a terapia. Na maioria dos pacientes, as opções de anticoagulação incluem inicialmente heparina, HBPM ou os anticoagulantes orais diretos (ACODs) mais recentes (i. e., apixabana, rivaroxabana) e, em seguida, varfarina ou ACODs. Os ACODs edoxabana e dabigatrana exigem uma anticoagulação parenteral inicial antes de seu uso, porém a apixabana e a rivaroxabana podem ser iniciadas como terapia inicial em doses mais altas. A terapia trombolítica é indicada para os pacientes com coágulos venosos proximais extensos ou EP. São utilizados filtros na VCI nos pacientes com contraindicações para anticoagulação, complicações da anticoagulação (habitualmente sangramento ativo) ou falha da anticoagulação (EP recorrente). Os filtros na VCI diminuem claramente a incidência de EP precoce, porém o seu uso também está associado à trombose no local de inserção e a complicações tardias de trombose da VCI, bem como a uma incidência de 10 a 20% de síndrome pós-flebítica. Nos pacientes que podem ser anticoagulados com segurança, os filtros na VCI não reduzem o risco de embolia pulmonar e parecem estar associados a maior risco de EP. Com frequência, são utilizados filtros na VCI temporariamente nas vítimas de traumatismo, e esses filtros parecem ser eficazes quando colocados durante um período inferior a 7 a 10 dias.

Frequentemente, a HNF é a terapia de anticoagulação de escolha para muitos pacientes internados devido a sua meia-vida curta e reversibilidade, porém a HBPM está sendo cada vez mais utilizada para essa indicação. A HNF é iniciada como um bólus intravenoso de 80 U/kg seguido de infusão contínua de 18 U/kg/hora. Doses de HNF acima de 30.000 U/dia demonstraram ser mais eficazes na prevenção de TEV recorrente. A HNF é monitorada por meio do TTP, e a faixa terapêutica de TTP determinada por cada hospital corresponde a níveis de anti-Xa de 0,3 a 0,7 U/mℓ. Muitos hospitais estabeleceram protocolos para o ajuste da infusão de HNF com base no peso do paciente e no monitoramento do TTP.

A HNF deve ser continuada durante pelo menos 5 dias (por mais tempo em pacientes com coágulos extensos) e pode ser interrompida após o paciente ter sido plenamente anticoagulado com varfarina (RNI ≥ 2 por 2 dias consecutivos). Alguns pacientes aos quais são administradas grandes doses de heparina (habitualmente > 40.000 U/dia) não desenvolvem um TTP terapêutico. Essa resistência à heparina pode ser causada por vários mecanismos, incluindo aumento das proteínas de ligação à heparina, antídotos (p. ex., protamina) e diminuição da antitrombina. Com frequência, observa-se uma resistência *aparente* à heparina nos pacientes com doença inflamatória coexistente com níveis plasmáticos elevados de fator VIII e fibrinogênio; indica-se o monitoramento direto dos níveis de anti-Xa. É importante lembrar que o nível de anti-Xa é uma medida do nível anticoagulante no sangue, mas não é uma medida direta do efeito anticoagulante presente. Alguns pacientes podem necessitar de um nível mais elevado de anti-Xa para obter anticoagulação terapêutica.

A HBPM constitui uma excelente alternativa à HNF no tratamento do tromboembolismo e dos eventos coronarianos agudos. Os pequenos elementos de tamanho controlado da HBPM estimulam a atividade da antitrombina que é mais restrita ao fator Xa em comparação com a HNF, que apresenta efeitos sobre a trombina, o fator IX e o fator XI, além de outros fatores. As vantagens práticas da HBMP sobre a HNF incluem aumento da meia-vida plasmática, resposta à dose mais previsível, permitindo uma dose fixa intermitente, menor incidência de TIH *de novo* (10 a 20% da taxa para a HNF) e redução significativa das necessidades de monitoramento. Os níveis de HBPM estão prolongados na insuficiência renal, e, nessas circunstâncias, pode ser necessário monitorá-los e ajustá-los com base nos níveis de anti-Xa. Normalmente, os níveis máximos de anti-Xa (0,5 a 1 U/mℓ para uma dose 2 vezes/dia e 1 a 2 U/mℓ para uma dose 1 vez/dia) ocorrem entre 3 e 5 horas após a injeção subcutânea de HBPM. Como no caso da HNF, a mudança de HBPM para varfarina no manejo a longo prazo pode ser efetuada após a obtenção de valores terapêuticos de RNI durante pelo menos 2 dias.

Em geral, ocorrem níveis supraterapêuticos de RNI na terapia com varfarina, com ou sem sangramento. Nos pacientes com elevação moderada dos valores de RNI (> 5) e pouco ou nenhum sangramento, a interrupção temporária da varfarina e a reinstituição do fármaco em uma dose de manutenção mais baixa podem ser suficientes. Nos pacientes com valores de RNI mais altos (5 a 9) que não apresentam sangramento grave, a varfarina deve ser suspensa, e devem-se administrar doses baixas (1 a 2,5 mg/dia) de vitamina K oral para alcançar níveis terapêuticos de RNI; se a função gastrintestinal estiver problemática, pode-se administrar vitamina K parenteral. Se houver um significativo sangramento ativo com valores elevados de RNI, particularmente se houver a necessidade de cirurgia para corrigir o sangramento, uma combinação de vitamina K e transfusão de plasma (ver Capítulo 52) corrigirá rapidamente a RNI. A RNI pode se tornar elevada como resultado do uso concomitante de fármacos que aumentam os níveis de varfarina livre (Tabela 53.5). Sempre que houver sangramento

Tabela 53.5 Diretrizes para a duração da anticoagulação profilática após TEV.

Condição	Duração da terapia
Trombose venosa distal ou superficial	3 a 12 semanas
Primeiro episódio de TEV proximal	
Nenhum fator de risco	3 a 6 meses[a]
Fator de risco passível de correção (p. ex., cirurgia, traumatismo)	3 a 6 meses
Neoplasia maligna	A longo prazo[b]
Síndrome do anticorpo antifosfolipídio	A longo prazo
Fator de risco hereditário[c]	> 6 meses
TEV/EP recorrentes	Permanente

[a]A avaliação do dímero D depois de 3 a 6 meses auxilia na decisão de interromper a profilaxia. [b]A terapia em longo prazo precisa ser ajustada individualmente de acordo com a presença de outras doenças, risco de sangramento, presença de fatores de risco transitórios e facilidade de adesão ao tratamento. [c]Os fatores de risco hereditários incluem fator V de Leiden; protrombina 20210A; e deficiências de antitrombina, proteína C ou proteína S. *EP*, embolia pulmonar; *TEV*, tromboembolismo venoso (que inclui trombose venosa profunda, embolia pulmonar e trombose cerebral ou de seios venosos).

como uma complicação da anticoagulação, é necessário considerar seriamente os riscos de sangramento futuro e verificar se o paciente necessita de colocação de um filtro para profilaxia.

Recentemente, os ACODs têm sido usados como maior frequência, visto que a sua eficácia e segurança já foram avaliadas em muitas circunstâncias. Para os pacientes com TVP aguda, as opções de anticoagulação inicial (na primeira ou segunda semana) incluem os inibidores orais do fator Xa rivaroxabana ou apixabana (além da HBPM anteriormente mencionada, fondaparinux subcutâneo ou heparina não fracionada). A decisão do agente a ser utilizado baseia-se no risco de sangramento, no conforto do médico, nas comorbidades do paciente e nos custos. As doses são as seguintes: rivaroxabana, 15 mg 2 vezes/dia durante 21 dias e, em seguida, 20 mg/dia; apixabana, 10 mg 2 vezes/dia durante 7 dias e, em seguida, 5 mg 2 vezes/dia. Para terapia de manutenção em longo prazo, os ACODs aprovados pela FDA são os seguintes: inibidores diretos do fator Xa (rivaroxabana, apixabana, edoxabana), inibidores da trombina (dabigatrana); conforme já assinalado, a varfarina, a HBPM e o fondaparinux também podem ser usados para terapia em longo prazo. As dosagens são as seguintes: dabigatrana, 150 mg 2 vezes/dia (exige ajuste da dose renal de 75 mg 2 vezes/dia se a CrCl for de 15 a 30), edoxabana (após anticoagulação parenteral de fase aguda). Os ACODs não são recomendados quando existe um comprometimento renal grave. Entretanto, a dose de apixabana pode ser ajustada para o comprometimento renal e outras variáveis. Se o nível de creatinina sérica for superior a 1,5, o paciente tiver mais de 80 anos ou pesar 60 kg ou menos, deve-se diminuir a dose de apixabana para 2,5 mg por via oral 2 vezes/dia. O RE-COVER (2009) demonstrou que, em pacientes com TEV agudo, o inibidor oral direto da trombina, dabigatrana, foi tão efetivo quanto a varfarina na redução do risco de recorrência e está associado a menor sangramento. O benefício é que os ACODs apresentam menos variabilidade na faixa terapêutica em comparação com a varfarina, e não é necessário verificação da RNI quando os pacientes estiverem em uso de ACODs, como ocorre com a varfarina.

Em resumo, com base nas mais recentes diretrizes de terapia antitrombótica para o TEV (Antithrombotic Therapy for VTE Disease: CHEST Guideline and Expert Panel Report) (2016), para a TVP da perna ou a EP sem câncer, a dabigatrana, a rivaroxabana, a apixabana ou a edoxabana são preferíveis ao antagonista da vitamina K como tratamento para os 3 meses de terapia de manutenção.

A duração do tratamento varia de acordo com a TVP não provocada ou provocada, localização do coágulo e TVP inicial ou recorrente. Para a maioria dos pacientes com um primeiro episódio de TVP (provocada e não provocada, proximal e distal), o tratamento deve ter duração de 3 meses. Em caso de TVP proximal ou EP e risco de sangramento baixo a moderado, o tratamento deve ser estendido para mais de 3 meses. Nos pacientes com TEV recorrente, independentemente do risco de sangramento, a duração deve ser superior a 3 meses e, dependendo dos fatores de risco de sangramento e comorbidades do paciente, pode-se recomendar uma anticoagulação por tempo indeterminado. A duração da terapia de mais de 3 meses não foi totalmente especificada e varia de caso a caso. Para os pacientes que receberam pelo menos 6 a 12 meses de terapia anticoagulante e que se encontram em equilíbrio clínico para continuar a anticoagulação, a rivaroxabana em baixa dose (10 mg 1 vez/dia) ou a apixabana (2,5 mg 2 vezes/dia) são seguras e efetivas para reduzir o risco de TEV com pouco ou nenhum aumento do risco de sangramento, conforme demonstrado nos ensaios clínicos EINSTEIN Choice e AMPLIFY-EXT, respectivamente.

Após interromper a anticoagulação para a TVP proximal não provocada ou para a EP, as diretrizes sugerem o uso de AAS em vez de nenhum AAS para prevenção da TVP recorrente nos pacientes sem contraindicação para o AAS, porém nos quais os anticoagulantes não são continuados.

Terapia para TEV na neoplasia maligna

Nos pacientes com neoplasia maligna, a HBPM é preferida à varfarina. Com base no ensaio clínico CLOT, conduzido em 2003, a dalteparina (HBPM) apresentou menor risco de TEV recorrente e nenhum aumento do risco de sangramento ou de mortes em comparação com a varfarina. Esses dados foram confirmados nos ensaios clínicos LITE e ONCENOX de 2006. O Hokusai VTE Trial (2018) demonstrou que, nos pacientes com TEV e neoplasia maligna, a edoxabana não foi inferior à dalteparina para o TEV recorrente em um estudo aberto, porém apresentou maior risco de sangramento. Para neoplasias malignas específicas, como o câncer do sistema digestório, a HBPM é preferível à edoxabana para anticoagulação em longo prazo (ver Raskob, 2017). Além disso, alguns estudos recomendam não utilizar a edoxabana se a CrCl for superior a 95, embora os dados que recomendam evitar essa medicação no TEV não estejam claros. O ensaio clínico-piloto SELECT-D comparou a rivaroxabana com a dalteparina no TEV associado a câncer e mostrou uma redução da taxa de TEV recorrente no grupo de tratamento com rivaroxabana em comparação com a dalteparina, porém constatou um aumento na taxa de sangramento não significativo. Existem vários ensaios clínicos atuais que estão estudando apixabana *versus* dalteparina para pacientes com TEV associado a neoplasias malignas: o Caravaggio Trial está em andamento, e os resultados preliminares do ADAM-VTE sugerem baixo risco de sangramento e baixas taxas de recorrência do TEV.

Em resumo, com base nas mais recentes diretrizes Antithrombotic Therapy for VTE Disease: CHEST Guideline and Expert Panel Report (2016) para os pacientes com TEV associado a câncer, recomenda-se a HBPM, em vez de outros agentes, como terapia nos primeiros 3 meses, enquanto as diretrizes ASCO sugerem que os ACODs podem ser utilizados como terapia de primeira linha. Conforme assinalado anteriormente, a duração da terapia para o TEV depende do tipo de câncer (riscos de coagulação e de sangramento) e do plano de tratamento para a neoplasia maligna.

Tendo em vista as interações conhecidas e a falta de dados de segurança, os ACODs não devem ser prescritos aos pacientes que estão recebendo inibidores da glicoproteína P e inibidores fortes de CYP3A, o que inclui medicamentos como carbamazepina, fenitoína, cetoconazol, ritonavir, rifampicina e outros. Certos antibióticos (i. e., eritromicina ou claritromicina) podem aumentar os níveis de ACODs, particularmente nos indivíduos com disfunção renal.

Profilaxia do TEV

Mesmo com o advento dos ACODs, tanto a varfarina quanto a HBPM são frequentemente usadas para o tratamento do TEV. A varfarina deve ser iniciada durante as primeiras 24 horas após a instalação do TEV concomitantemente com a heparina. O TP é prolongado nas primeiras horas pela varfarina devido à rápida diminuição dos níveis de fator VII; entretanto, a anticoagulação terapêutica com varfarina não ocorre até que haja também uma redução dos outros fatores dependentes de vitamina K (II, IX e X). A anticoagulação terapêutica com varfarina é habitualmente obtida nos primeiros 4 a 5 dias com a dose adequada do fármaco; a HNF e a HBPM podem ser interrompidas durante pelo menos 2 dias consecutivos após elevação da RNI para mais de 2. Um problema de longa data associado à anticoagulação com varfarina é a variabilidade interpessoal da resposta da RNI; pelo menos 50% dessa variabilidade na sensibilidade à varfarina podem ser explicados pelos polimorfismos nos genes *CYP2C9* e *VKORC1*. Embora esses polimorfismos tenham sido incorporados em modelos para prever a dosagem segura e terapêutica de varfarina, a maioria dos médicos simplesmente começa a dosar e ajustar a terapia conforme necessário com base no monitoramento periódico.

A faixa terapêutica da RNI depende da condição que predispõe o paciente ao tromboembolismo. A profilaxia após um TEV não complicado em um paciente sem fatores de risco conhecidos exige uma RNI entre 2 e 3. Em contrapartida, a profilaxia com varfarina para os pacientes com SAF e TEV recorrente pode exigir uma RNI de até 3 a 4 (Tabela 53.6)

A duração da profilaxia com varfarina ou HBPM varia dependendo das circunstâncias do TEV, do risco de sangramento e do potencial de recorrência. Em geral, quanto maior o período de anticoagulação com varfarina, menor a probabilidade de recorrência. A varfarina a curto prazo (6 semanas) é menos efetiva na prevenção de recorrência do que os cursos mais prolongados (6 meses). Os pacientes com fatores de risco transitórios definidos, como cirurgia ortopédica, apresentam baixas taxas de recorrência, mesmo com terapia a curto prazo; entretanto, a tromboprofilaxia prolongada (> 21 dias) após artroplastia total de quadril é mais eficaz do que a terapia de menor duração (7 a 10 dias). Não está bem claro se os inibidores orais de Xa e a dabigatrana fornecem benefício adicional em relação à HBPM para a tromboprofilaxia após artroplastia total de quadril ou joelho (Tabela 53.7).

Tabela 53.6 Fármacos que influenciam os níveis de varfarina.

Aumento dos níveis de varfarina: prolongamento da RNI

↓ Depuração da varfarina
Dissulfiram
Metronidazol
Sulfametoxazol-trimetoprima
↓ Ligação da varfarina às proteínas
Fenilbutazona
↑ Renovação da vitamina K
Clofibrato

Diminuição dos níveis de varfarina: valor subterapêutico da RNI

↑ Metabolismo hepático da varfarina
Barbitúricos
Rifampicina
↓ Absorção da varfarina
Colestiramina

↑, Aumento; ↓, diminuição; *RNI*, razão normalizada internacional.

Tabela 53.7 Faixa terapêutica da razão normalizada internacional (RNI) para a varfarina.

Grupo de pacientes	Faixa da RNI
Trombose venosa	
Tratamento	2 a 3
Profilaxia	1,5 a 2,5
Valvas cardíacas artificiais	
Teciduais	2 a 2,5
Mecânicas	3 a 4
Fibrilação atrial (não valvar)	
Profilaxia	1,5 a 2,5
Anticoagulante lúpico	
Tratamento, profilaxia	2 a 3
Tromboembolismo refratário	3 a 4

Além disso, os ACODs foram estudados como tromboprofilaxia em condições específicas do paciente. O ensaio clínico MARINER avaliou pacientes que tiveram alta após doença clínica com risco aumentado de TEV e mostrou que a rivaroxabana na dosagem de 10 mg/dia via oral durante 45 dias após a alta não reduziu o TEV ou a taxa de mortalidade do TEV em comparação com o placebo.

Em contrapartida, os pacientes com TEV "não provocado" (*i. e.*, fora do contexto de traumatismo, cirurgia, imobilização, gravidez ou câncer) apresentam taxas de recorrência significativas mesmo após 3 a 6 meses de terapia com varfarina. Como o risco de recorrência nos pacientes com TEV proximal não provocado ou EP é relativamente baixo quando os níveis de dímero D estão normais 3 semanas após a interrupção da anticoagulação, essa medida pode ajudar os médicos a decidir se há a necessidade de anticoagulação depois de 3 a 6 meses.

Tendo em vista o aumento do risco de recorrência nos pacientes sem fatores de risco reversíveis para TEV, algumas vezes justifica-se o uso prolongado de anticoagulação. Dois estudos avaliaram o uso de 100 mg de AAS *versus* placebo após terapia de anticoagulação para TEV não provocado. O estudo ASPIRE 2012 constatou uma tendência não significativa para menor número de eventos de TEV recorrente e uma tendência não significativa para maior risco de sangramento, enquanto o estudo WARFASA 2012 forneceu uma demonstração estatisticamente significativa de menos recorrências de TEV sem qualquer diferença na ocorrência de um sangramento maior. Acredita-se que os ensaios clínicos tenham desfechos diferentes devido à falta no estudo ASPIRE de potência estatística pré-especificada, de diferenças nos critérios de inclusão e o fato de que apenas dois terços dos pacientes nesse estudo receberam 6 meses ou mais de anticoagulação antes de iniciar o AAS.

Além disso, o ensaio clínico EINSTEIN-CHOICE demonstrou que, nos pacientes com TEV que completaram 6 a 12 meses de anticoagulação, houve redução do risco de TEV recorrente sem sangramento significativo com o uso de 10 ou 20 mg/dia de rivaroxabana em comparação com 100 mg/dia de AAS. No estudo AMPLIFY-EXIT, outro inibidor oral do fator Xa, a apixabana, foi estudado para a anticoagulação prolongada em doses de 5 mg (para tratamento) ou 2,5 mg (para profilaxia), e foi constatada uma redução estatística do número de casos de TEV recorrente sem aumento do risco de sangramento em comparação com o placebo.

Assim, o tratamento atual para o TEV agudo não provocado consiste na administração de rivaroxabana ou de apixabana por 6 meses seguida por redução da dose desses agentes. Para os pacientes com TEV provocado, a prática de anticoagulação inicial é a mesma, porém ela pode ser interrompida 3 meses após a resolução do fator de risco desencadeante.

As evidências também indicam que os distúrbios hereditários de hipercoagulabilidade (p. ex., mutação do FVL) provavelmente conferem maior risco de TEV ou de EP ao longo da vida, porém a duração da terapia é determinada com base no primeiro episódio de TEV ter sido provocado ou não provocado. Alguns estudos mostraram que os riscos de sangramento associados ao uso de varfarina de baixa intensidade em longo prazo são favoravelmente equilibrados por uma redução na incidência de trombose recorrente. Portanto, a trombofilia hereditária justifica a continuação da anticoagulação por um período mais prolongado dependendo da existência de outras doenças clínicas do paciente e de circunstâncias transitórias terem ou não predisposto o paciente ao TEV. Os indivíduos que desenvolvem TEV recorrente após a interrupção da anticoagulação devem receber uma anticoagulação por períodos prolongados independentemente da existência de uma causa definida de trombofilia. Aqueles com SAF e um primeiro episódio de TEV correm risco muito alto de TEV recorrente (até 50% por ano) após a interrupção da anticoagulação, o que justifica de modo evidente a investigação em busca de anticorpo antifosfolipídio. A Tabela 53.8 sugere diretrizes gerais para a duração da terapia com varfarina em

Tabela 53.8 Anticoagulantes orais diretos (ACODs) e suas indicações.

ACODs	Indicações
Dabigatrana	Inibidor direto da trombina para fibrilação atrial não valvar (para prevenção de AVE e embolia em outros locais que não o SNC); terapia de manutenção de TEV (após terapia inicial); profilaxia de TEV após artroplastia de quadril
Rivaroxabana	Anti-Xa para fibrilação atrial não valvar (para a prevenção de AVE e embolia em outros locais que não o SNC); tratamento do TEV e profilaxia subsequente; e profilaxia de TEV após artroplastia de quadril ou de joelho
Apixabana	Anti-Xa para fibrilação atrial não valvar (para prevenção de AVE e embolia em outros locais que não o SNC); terapia inicial ou de manutenção de TEV; profilaxia de TEV após artroplastia de quadril ou de joelho
Edoxabana	Anti-Xa para prevenção de TEV como terapia de manutenção (após terapia inicial); prevenção de embolia na fibrilação atrial; estudada para o tratamento do TEV em pacientes com neoplasia maligna; com um aumento do risco de sangramento, não é inferior à dalteparina (uma HBPM)

AVE, acidente vascular encefálico; *SNC*, sistema nervoso central; *TEV*, tromboembolismo venoso; *Xa*, fator X ativado.

grupos específicos de pacientes. Como a varfarina é um teratógeno, deve-se proceder a uma concomitante contracepção efetiva nas mulheres em idade fértil.

Profilaxia para tromboembolismo venoso em cirurgias ortopédicas

Os estudos RECORD1 e RECORD3 (ambos publicados em 2008) demonstraram a melhor eficácia do uso de rivaroxabana por um período breve em relação ao uso de enoxaparina também por um período breve na prevenção do TEV após artroplastia de quadril e de joelho, respectivamente, sem aumento do risco de sangramento. O estudo RECORD2 (2008) demonstrou que o uso prolongado de rivaroxabana foi mais efetivo na prevenção do TEV do que o uso de enoxaparina por um curto período, e sem aumento das taxas de sangramento após artroplastia de quadril.

Anticoagulação profilática em pacientes hospitalizados com doença clínica

Os estudos MEDENOX, PREVENT e ARTEMIS demonstraram resultados promissores da tromboprofilaxia hospitalar com HBPM, pois houve redução do risco relativo de 45 a 63% em comparação com o placebo. Nos pacientes hospitalizados com uma doença aguda, o estudo MAGELLAN (2013) apontou que o uso de rivaroxabana por um breve período (10 mg/dia durante 10 dias) não é inferior ao uso de enoxaparina pelo mesmo período (40 mg/dia durante 10 dias) na prevenção do TEV, embora aumente o risco de sangramento. Foi também constatado que o uso estendido da rivaroxabana (10 mg/dia, durante 35 ± 4 dias) é superior ao uso de enoxaparina por breves períodos para a prevenção do TEV e suas complicações, porém também apresentou aumento do risco de sangramento.

O ensaio clínico APEX estudou pacientes com doenças agudas e mostrou que a betrixabana de duração estendida por 35 a 42 dias não reduziu o *endpoint*[2] primário de coágulo proximal assintomático ou de TEV sintomático em comparação com a enoxaparina-padrão por 6 a 14 dias.

Anticoagulação profilática no ambiente ambulatorial em pacientes de alto risco com neoplasia maligna

O ensaio clínico CASSINI avaliou pacientes ambulatoriais com câncer com alto risco de tromboembolismo (escore de Khorana ≥ 2) e se a rivaroxabana em baixa dose (10 mg/dia) é mais efetiva do que o placebo

na redução da incidência de tromboembolismo venoso. A rivaroxabana não resultou em uma diminuição estatisticamente significativa do tromboembolismo incidente no decorrer de 180 dias em comparação com o placebo, e apresentou um aumento pequeno e não estatisticamente significativo do risco de sangramento; entretanto, quando apenas o tempo em relação ao fármaco foi considerado, houve uma redução absoluta do TEV com a rivaroxabana em comparação com o placebo. Por outro lado, o ensaio clínico AVERT estudou a apixabana na dosagem de 2,5 mg 2 vezes/dia *versus* placebo em pacientes ambulatoriais com câncer com risco intermediário a alto de tromboembolismo venoso (escore de Khorana ≥ 2). A apixabana profilática reduziu o risco de TEV nesses pacientes, porém aumentou o risco de episódios hemorrágicos maiores. O sangramento significativo foi mais comum nos pacientes com neoplasia maligna GI ou GU. É interessante assinalar que as populações do ensaio clínico eram diferentes, e o estudo AVERT tinha uma proporção significativa de pacientes com linfoma, enquanto o ensaio clínico CASSINI apresentava maior proporção de pacientes com câncer de pâncreas.

Terapia antitrombótica durante a gravidez

As heparinas, tanto a HNF quanto a HBPM, são a opção mais segura para o tratamento e a prevenção da trombose venosa durante a gravidez. A heparina não atravessa a placenta, ao contrário da varfarina, que provoca uma característica embriopatia fetal. A varfarina também causa hemorragia fetal e descolamento prematuro da placenta, e deve ser evitada durante a gravidez. O TEV ou a EP durante a gravidez devem ser tratados com HNF por via intravenosa por 5 a 10 dias seguida por um esquema de HNF subcutânea de dose ajustada começando com 20.000 U a cada 12 horas, sendo a dose ajustada para obter um TTP superior a 1,5 vez o valor basal nas primeiras 6 horas após a injeção. Uma alternativa atraente para a HNF durante a gravidez é a HBPM, que pode ser administrada por via subcutânea 1 a 2 vezes/dia e que não exige monitoramento. Os filtros na VCI suprarrenal também têm sido usados com sucesso durante a gravidez sem morbidade significativa. Nas mulheres com SAF que engravidam, a terapia é fundamental para evitar a perda fetal. O AAS é combinado com doses profiláticas de HNF por via subcutânea (10.000 a 15.000 U/dia em doses fracionadas) ou com HBPM (para alcançar um nível de anti-Xa de 0,1 a 0,3 U/mℓ). Quando essas mulheres apresentam um histórico de doença tromboembólica, são utilizadas doses terapêuticas de HBPM ou de HNF associadas ao AAS.

A heparina deve ser interrompida no momento do trabalho de parto e durante o parto, embora o risco de hemorragia não seja alto durante o parto, sobretudo se os níveis de anti-Xa forem inferiores a 0,7 U/mℓ. Uma preocupação com a anticoagulação residual no parto é o risco de hematoma espinal com a anestesia epidural; essa preocupação foi relatada tanto com a HNF quanto com a HBPM. O nível

---

[2]N.R.T.: Em estatística, o termo *endpoint* refere-se ao parâmetro analisado (p. ex., alteração em relação ao valor basal do escore de fadiga PROMIS após 6 semanas). Um *endpoint* clínico refere-se a um dos desfechos desejados de um estudo clínico ou a qualquer alteração ou sinal que motive a saída do paciente do estudo.

Capítulo 53 Distúrbios da Hemostasia: Trombose

seguro de anti-Xa para um procedimento epidural não é conhecido. Pode-se utilizar sulfato de protamina para neutralizar a HNF se o TTP estiver prolongado durante o trabalho de parto e o parto; entretanto, a HBPM é apenas parcialmente revertida (10%) pela protamina.

A anticoagulação durante o período pós-parto pode ser realizada com heparina (HNF ou HBPM) ou varfarina; esses fármacos não são contraindicados durante a amamentação. As mulheres que estão recebendo varfarina por um longo prazo (p. ex., para valvopatia cardíaca) e que desejam engravidar precisam mudar para uma dose anticoagulante plena de HNF ou de HBPM; o tratamento com varfarina pode ser reiniciado após o parto.

Há evidências limitadas que sustentam o uso de ACODs durante a gravidez. Existem preocupações sobre maior incidência de abortos e de anomalias fetais com o uso desses anticoagulantes. Atualmente, não se dispõe de dados suficientes para mostrar a segurança e sugerir o uso dos ACODs durante a gravidez, de modo que eles não são recomendados.

Anticoagulação perioperatória

Um problema clínico comum é o manejo da anticoagulação nos pacientes que necessitam de cirurgia. Nessa situação, os princípios de cuidados refletem a necessidade de hemostasia adequada durante e imediatamente após procedimentos cirúrgicos, bem como a importância fundamental de reiniciar a anticoagulação o mais rápido possível no pós-operatório, visto que a própria cirurgia representa um relativo estado hipercoagulável. O risco percebido de tromboembolismo nos pacientes com fibrilação atrial claramente influencia o manejo da anticoagulação perioperatória. Nessa situação clínica, o escore CHADS-2 (insuficiência cardíaca, hipertensão arterial sistêmica, idade, diabetes melito e AVE [cardiac failure, hypertension, age, diabetes e stroke]) estima o risco pós-operatório de AVE e, assim, determina a necessidade de passar para a anticoagulação com HNF/HBPM quando o antagonista da vitamina K for interrompido. Para os pacientes com TEV que são anticoagulados por um breve período (< 1 mês), os procedimentos cirúrgicos eletivos devem ser adiados. Se esses pacientes necessitarem de uma cirurgia de urgência, a interrupção da anticoagulação e a colocação de um filtro temporário na VCI podem constituir a melhor opção. Para a maioria dos indivíduos que estão recebendo anticoagulação a longo prazo para o TEV, tipicamente não se usa a heparina pré-operatória e o antagonista da vitamina K deve ser interrompido durante pelo menos 4 dias antes da cirurgia para possibilitar a queda gradativa da RNI para menos de 1,5, nível seguro para cirurgia. No período pós-operatório, a heparina intravenosa (ou a HBPM subcutânea) pode ser usada com segurança para anticoagulação até que os níveis terapêuticos de RNI sejam alcançados após o reinício da varfarina. Cada vez mais, o reinício de um ACOD no período pós-operatório em uma dose terapêutica pré-operatória é seguro e efetivo para evitar a necessidade de ponte com terapia parenteral. Como em todas as diretrizes, as circunstâncias individuais do paciente podem exigir mudanças. Assim, por exemplo, a instituição de heparina imediatamente após um procedimento cirúrgico de grande porte seria contraindicada devido ao alto risco de hemorragia, e pode ser necessário adiar a reinstituição da anticoagulação por 12 a 24 horas no pós-operatório.

O risco de TEV pós-operatório nos pacientes submetidos à artroplastia de quadril ou de joelho sem anticoagulação pós-operatória é estimado em 6% pelo escore de Caprini. Assim, a profilaxia do TEV

é o padrão de cuidado. O ensaio clínico EPCAT II de 2018 mostrou que a tromboprofilaxia estendida com 81 mg de AAS não foi inferior à rivaroxabana na dosagem de 10 mg/dia durante 5 dias na prevenção de TEV sintomático nos pacientes de baixo risco após artroplastia de quadril ou de joelho.

Para uma discussão mais aprofundada sobre este tópico, ver Capítulo 162, "Abordagem ao Paciente com Hemorragia e Trombose", em ❖ *Goldman-Cecil Medicina*, 26ª edição.

LEITURA SUGERIDA

Adam SS, McDuffie JR, Lachiewicz PF, et al: Comparative effectiveness of new oral anticoagulants and standard thromboprophylaxis in patients having total hip or knee replacement, Ann Intern Med 159:275–284, 2013.

Barbui T, Finazzi G, Carobbio A, et al: Development and validation of an international prognostic score of thrombosis in World Health Organization-essential thrombocythemia (IPSET-thrombosis), Blood 120:5128–5133, 2012.

Basurto L, Sánchez L, Díaz A, et al: Differences between metabolically healthy and unhealthy obesity in PAI-1 level: Fibrinolysis, body size phenotypes and metabolism, Thrombosis Research vol 180:110–114, 2019.

Beer PA, Erber WN, Campbell PJ, et al: How I treat essential thrombocythemia, Blood 117:1472–1482, 2011.

Brilakis ES, Patel VG, Banerjee S: Medical management after coronary stent implantation, JAMA 310:189–198, 2013.

Carrier M, Abou-Nassar K, Mallick R, et al: AVERT Investigators. Apixaban to prevent venous thromboembolism in patients with cancer, N Engl J Med 380(8):711–719, 2019.

Cattaneo M: The platelet P2Y12 receptor for adenosine diphosphate: congenital and drug-induced defects, Blood 117:2102–2112, 2011.

Connors JM: Thrombophilia testing and venous thrombosis, N Engl J Med 377(12):1177–1187, 2017.

Cuker A, Gimotty PA, Crowtheer MA, et al: Predictive value of the 4Ts scoring system for heparin-induced thrombocytopenia, Blood 120:4160–4167, 2012.

Dobromirski M, Cohen AT: How I manage venous thromboembolism risk in hospitalized patients, Blood 120:1562–1569, 2012.

Douketis JD: Perioperative management of patients who are receiving warfarin therapy: an evidence-based and practical approach, Blood 117:5044–5049, 2011.

Khorana AA, Soff GA, Kakkar AK, et al: CASSINI Investigators. Rivaroxaban for thromboprophylaxis in high-risk ambulatory patients with cancer, N Engl J Med 380(8):720–728, 2019.

Lameijer H, Aalberts J, van Veldhuisen D, et al: Efficacy and safety of direct oral anticoagulants during pregnancy; a systematic literature review, Thrombosis Research 169:123–127, 2018.

Raskob GE, van Es N, Verhamme P, et al: Hokusai VTE Cancer Investigators. Edoxaban for the treatment of cancer-associated venous thromboembolism, N Engl J Med 378(7):615–624, 2018.

Scully M, Cataland SR, Peyvandi F, et al: HERCULES Investigators. Caplacizumab treatment for acquired thrombotic thrombocytopenic purpura, N Engl J Med 380(4):335–346, 2019.

Sobieraj DM, Leo S, Coleman CI, et al: Prolonged versus standard-duration venous thromboprophylaxis in major orthopedic surgery, Ann Intern Med 156:720–727, 2012.

Sultan AA, Tata LJ, West J, et al: Risk factors for first venous thromboembolism around pregnancy: a population-based cohort study from the United Kingdom, Blood 121:3953–3961, 2013.

Tosetto A, Iorio A, Marcucci M, et al: Predicting disease recurrence in patients with previous unprovoked venous thromboembolism: a proposed prediction score (DASH), J Thromb Haemost 366:1019–1025, 2012.

SEÇÃO 9

Oncologia

54 Biologia do Câncer, 604

55 Epidemiologia do Câncer, 612

56 Princípios da Terapia do Câncer, 619

57 Câncer de Pulmão, 626

58 Cânceres do Sistema Digestório, 634

59 Cânceres Geniturinários, 640

60 Câncer de Mama, 647

61 Cânceres Ginecológicos, 654

62 Outros Tumores Sólidos (Câncer de Cabeça e Pescoço, Sarcomas, Melanoma, Carcinoma de Sítio Primário Desconhecido), 663

63 Complicações do Câncer e de seu Tratamento, 668

54

Biologia do Câncer

Andre De Souza, Wafik S. El-Deiry

INTRODUÇÃO

O câncer é uma doença genética complexa, definida pela transição de uma célula normal, governada por processos que controlam a sua replicação, para uma célula cancerosa, que se caracteriza por proliferação e disseminação desenfreadas. O cenário subjacente da genética do câncer está agora totalmente definido para muitos tipos de câncer, auxiliado pelas tecnologias em evolução utilizadas no sequenciamento de genes. Numerosos avanços terapêuticos na última década concentraram-se com sucesso em alvos moleculares identificados pelo estudo das mutações genéticas. Este capítulo analisa os elementos essenciais da biologia do câncer e as alterações genéticas subjacentes fundamentais que a direcionam.

GENÉTICA DO CÂNCER

O câncer é uma doença genética. Os carcinógenos são agentes mutagênicos químicos ou agravos físicos que resultam em alterações do DNA. Cada um desses agravos provoca alterações diferentes, com desfechos distintos para uma célula cancerosa. Essas alterações também podem se originar de mutações aleatórias que ocorreram por falha dos mecanismos de reparo do DNA.

As alterações gênicas mais comuns no câncer consistem em mutações pontuais não sinônimas. Uma mutação pontual sinônima é uma troca de um único nucleotídio (também denominada polimorfismo de nucleotídio único [SNP] ou variante de nucleotídio único [SNV]), que não afeta o aminoácido resultante final e, portanto, não afeta a função de uma proteína. Em contrapartida, uma mutação não sinônima resulta em uma mudança de aminoácido, que pode ser benéfica para a sobrevida de uma célula cancerosa. O Dr. Bert Volgelstein descreveu a aquisição gradual de mutações como condutores ou desencadeadores (*drivers*) de progressão do câncer. Utilizando os estágios histopatológicos progressivos do câncer colorretal como modelo, ele descreveu a carcinogênese como uma sequência de alterações em genes como APC, KRAS, TP53 e SMAD4 (do inglês *small mothers against decapentaplegic homolog 4*). Ao reconhecer o TP53 como gene supressor de tumor e determinar o seu papel central na transformação de um adenoma pré-neoplásico em câncer colorretal, o Dr. Volgelstein ligou o gene supressor de tumor mais comum a uma das neoplasias malignas humanas mais prevalentes. Ele ainda desvendou o papel das mutações como "condutores" e "passageiros" na patogênese do câncer e sua heterogeneidade. As alterações genéticas associadas ao câncer possibilitaram o desenvolvimento de testes de rastreamento que poderiam ser usados para a detecção precoce e a prevenção do desenvolvimento do câncer.

A variação no número de cópias ou a amplificação gênica denotam a perda ou o ganho de uma cópia inteira de um gene. Quando uma célula apresenta cópias extras de genes, ela pode produzir duas vezes ou mais proteínas. Em contrapartida, quando apenas partes de um gene são perdidas (deleções) ou sequências anômalas são inseridas entre a sequência completa do gene (inserções), esses eventos são denominados *indels* (inserções e deleções). As *indels* têm a capacidade de ativar o sistema imune. Por que isso ocorre? Quando proteínas transcritas a partir de genes com *indels* são submetidas à verificação regular da saúde das células, que denominamos apresentação de antígeno, elas parecem ser mais estranhas às células imunes do que mutações pontuais. Por fim, o mau funcionamento da mitose pode levar à fusão de segmentos distintos de cromossomos. Em seguida, a seleção natural pode favorecer fusões gênicas de eventos de translocação que estimulam a sobrevida celular. Nas últimas décadas, foram realizados muitos progressos para desvendar as fusões oncogênicas em várias leucemias e tumores sólidos (Figura 54.1). O cromossomo Filadélfia clássico na leucemia mieloide crônica cria uma fusão dos genes *BCR-ABL*. Os inibidores da tirosinoquinase, como o imatinibe, bloqueiam a capacidade de transformação do *BCR-ABL* e levam ao prolongamento da sobrevida dos pacientes. O gene *BCL-2* translocado no linfoma folicular pode ser terapeuticamente inibido pelo venetoclax, ao passo que várias fusões de NRTK que conduzem ao câncer podem ser tratadas com larotrectinibe ou entrectinibe. Outras translocações comuns no linfoma de Burkitt, no sarcoma de Ewing ou no câncer de próstata são bem conhecidas, porém ainda não foram usadas como alvos terapêuticos.

MICROAMBIENTE DO TUMOR

Os tecidos são compostos de inúmeras células, e cada uma delas contribui para um estado de homeostasia que controla o crescimento descontrolado das células individuais. Nossa compreensão do câncer está evoluindo de uma doença celular para uma enfermidade de tecidos.

Há um corpo crescente de evidências de que as células derivadas da medula óssea e do estroma contribuem para a evolução do câncer. Foi demonstrado que as células supressoras derivadas de linhagem mieloide (CSDM) suprimem as células *natural killer* (NK) e os linfócitos T citotóxicos (CD8+) no microambiente do tumor, ao passo que os fibroblastos associados ao câncer (FAC) sintetizam a matriz extracelular espessa (desmoplasia), que serve como suporte e escudo para fármacos direcionados contra tumores ricos em estroma, como o câncer de pâncreas (Figura 54.2). O microambiente tumoral (MAT) é complexo e inclui múltiplas células imunes, estromais e endoteliais, matriz extracelular alterada, citocinas pró-inflamatórias, imunossupressoras e quimioatraentes e alterações físicas, como hipoxia, alteração do metabolismo do tumor, levando a um pH baixo, e um metaboloma desregulado. O MAT promove a progressão do câncer e a resistência à terapia.

Capítulo 54 Biologia do Câncer

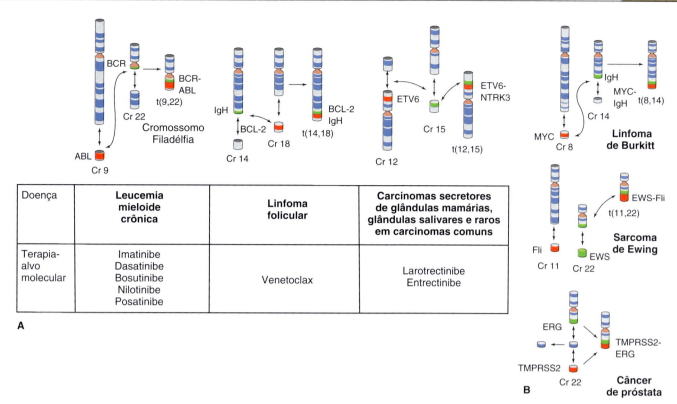

Figura 54.1 Translocações cromossômicas e ativação de oncogenes no câncer humano. **A.** São representadas várias translocações clássicas associadas a diferentes tipos de câncer, com os medicamentos aprovados pela Food and Drug Administration (FDA) usados no seu tratamento. Isso inclui a leucemia mieloide crônica t(9,22) (BCR-ABL), o linfoma folicular t(14,18) (*IgH/BCL2*) e fusões do gene *NTRK* que ocorrem em vários tumores sólidos (p. ex., *ETV-6/NTRK3*). **B.** Principais translocações cromossômicas associadas ao linfoma de Burkitt t(8,14) (*MYC/IgH*), ao sarcoma de Ewing e a outros sarcomas (*EWS/FLI*) e câncer de próstata (*TMPRSS2/ERG*). Outras translocações estão sendo reconhecidas, visto que contribuem para a resistência à terapia, incluindo *ESR1*, cuja translocação (não mostrada) confere resistência à terapia hormonal no câncer de mama. Não são mostradas as translocações comuns no linfoma de células do manto t(11,14) (Ciclina D, IgH) ou outros genes *NTRK*, como *NTRK1* e *NTRK2*. Cr, Cromossomo.

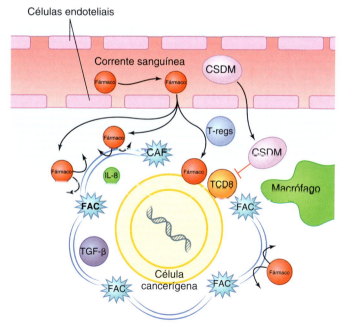

Figura 54.2 O microambiente do tumor promove a progressão do câncer e impede a sua terapia. O microambiente tumoral (MAT) é composto de diferentes tipos de células, além das células cancerígenas. O MAT de um tumor em crescimento normalmente tem regiões hipóxicas, pH baixo devido ao metabolismo alterado e baixos níveis de nutrientes. Os fibroblastos associados ao câncer (FAC) criam uma malha espessa de tecido conjuntivo, que atua como barreira mecânica ao fornecimento de fármacos para as células cancerígenas. Essa camada de tecido conjuntivo também é conhecida como desmoplasia, aqui estilizada como *curvas concêntricas azuis*. Uma pequena molécula ou fármaco biológico é representada como *círculos vermelhos* que atravessam o revestimento endotelial de um vaso sanguíneo. Embora algum fármaco alcance a célula tumoral, outras moléculas do fármaco chocam-se contra a camada desmoplásica. À medida que o câncer evolui, o organismo tenta combatê-lo com uma resposta imune adaptativa, que, por fim, fornece linfócitos T citotóxicos (TCD8) para matar as células cancerosas, auxiliada por mediadores químicos, como a interleucina-6 (IL-6), e atenuada por fatores imunossupressores, como o fator transformador de crescimento β (TGF-β). As células imunossupressoras incluem macrófagos e linfócitos T reguladores (T-regs). Os linfócitos T citotóxicos caracterizam-se por receptores transmembrana específicos, as proteínas do grupo de diferenciação (CD) 8, e são reguladas, em parte, por células supressoras derivadas de linhagem mieloide (CSDM), que amortecem uma resposta imune hiperestimulada que, de outro modo, resultaria em doença autoimune. As CSDMs são produzidas na medula óssea e atravessam os espaços das células endoteliais para tornar os linfócitos T CD8 anérgicos. As CSDMs são sequestradas por tumores para servir como um dos mecanismos de evasão imune. Alguns desses conceitos foram recentemente resumidos em uma análise das características físicas essenciais do câncer. (De Nia HT, Munn LL, Jain RK: *Science* October 2020; 370[546]: 1-11.)

CARACTERÍSTICAS ESSENCIAIS DO CÂNCER

As características essenciais do câncer foram estabelecidas por Hanahan e Weinberg e atualizadas em 2011. Essas características são produtos de mutações condutoras, que incapacitam as pressões seletivas que restringem o crescimento do tumor. As características essenciais incluem aquisição de imortalidade, instabilidade genômica, vias de sinalização proliferativas hiperativas, ruptura dos pontos de controle do crescimento, angiogênese, reprogramação do metabolismo, invasão e metástase e escape imune.

Imortalidade: supressão da apoptose e ativação da telomerase

A apoptose ou morte celular programada ocorre em células adultas quando o dano ao DNA ou outras formas de estresse celular desencadeiam um programa suicida para salvar o organismo como um todo. Esse programa é acionado por ligantes extracelulares (via extrínseca) ou por mediadores intracelulares (via intrínseca). O ligante extracelular FASL ou TRAIL (nas células imunes) ou os ligantes solúveis (no espaço extracelular) ligam-se aos receptores FASL e TRAIL na célula que sofre apoptose. A via intrínseca culmina na liberação do citocromo c no citosol. A ativação de caspases em resposta às vias extrínseca ou intrínseca de morte celular resulta em clivagem proteolítica de milhares de proteínas celulares, que resultam em desprendimento da célula, retração, fragmentação nuclear e incorporação por macrófagos. Várias proteínas reguladoras pró e antiapoptóticas, como Bcl-2, estão desreguladas no câncer (Figuras 54.3 a 54.5). O encurtamento dos telômeros constitui o principal processo de cronometragem celular, evitado apenas pela enzima telomerase, que se encontra em estado dormente na maioria dos tecidos. A reativação da telomerase induz a imortalidade das células cancerígenas e constitui um evento fundamental precoce na carcinogênese. Entretanto, a telomerase como alvo ainda não está significativamente explorada na terapia do câncer.

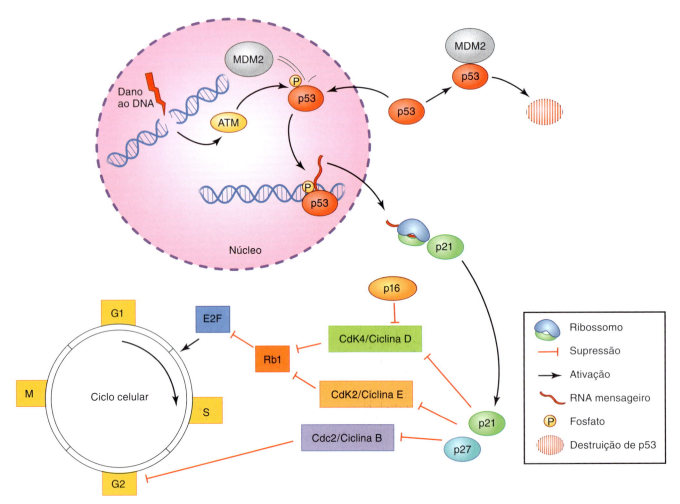

Figura 54.3 O dano ao DNA interrompe o ciclo celular. O dano ao DNA, como, por exemplo, após a exposição à radiação ionizante, desencadeia a fosforilação ATM da proteína p53. Outras quinases induzidas pelo dano ao DNA incluem ATR, Chk1 e Chk2 (não mostrados). A proteína p53 é constitutivamente marcada para destruição proteassômica pela E3 ligase do MDM2; a fosforilação da p53 estabiliza a proteína ao bloquear a sua ligação ao MDM2. A proteína p53 ativa transcricionalmente a expressão do gene p21 (*CDKN1A, WAF1*). A proteína p21 é o ponto de controle celular de todos os três complexos de CDK e ciclina (CDk4/Ciclina D, CDK2/Ciclina E, CDC2/Ciclina B). Por conseguinte, a p53, por meio do p21, interrompe o ciclo celular para possibilitar o reparo após o dano ao DNA e, assim, impedir o desenvolvimento de câncer. O *TP53* é o gene mais comumente mutado no câncer humano. A proteína p27 é outro inibidor universal de complexos de CDK. Em contrapartida, a proteína p16, codificada pelo gene *CDKN2A*, inibe o complexo CDK4/Ciclina D. A inibição dos complexos CDK4 e CDK2 permite que o RB não fosforilado se ligue às proteínas E2F e iniba a entrada das células na fase S, onde ocorre a replicação do DNA. Os inibidores de CDK4 e 6 são aprovados para terapia do câncer de mama com receptor de estrogênio positivo. Inibidores de MDM2, ATR, ATM, Chk1 e Chk2 estão atualmente em fase de ensaios clínicos para terapia do câncer. A letra "*p*" denota proteína, seguida do peso molecular em quilodáltons, como p21 e p53. As *setas* indicam processos de ativação em uma via. Os símbolos "*T*" *em vermelho* indicam a supressão de uma via. *ATM*, ataxia telangiectasia mutada; *CDK*, quinase dependente de ciclina; *E2F*, família de fatores de transcrição que ativam genes necessários para a fase S; *MDM2, mouse double minute 2*; *RB*, retinoblastoma.

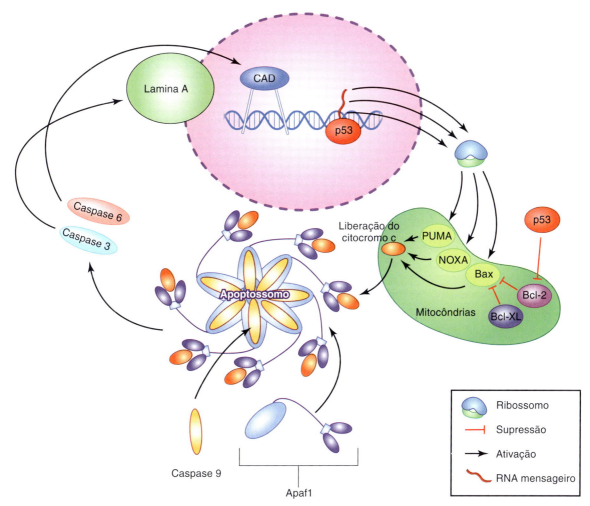

Figura 54.4 A quimioterapia que provoca dano ao DNA ativa a p53, levando à morte das células tumorais por meio da via intrínseca de apoptose. Esta figura mostra o papel central da proteína p53 na via da apoptose intrínseca, que culmina na ativação do apoptossomo. A ativação de oncogenes ou as quimioterapias citotóxicas que causam dano ao DNA estabilizam e ativam a proteína p53. Se houver reparo do dano, as células sobrevivem e não sofrem transformação. Se houver dano em excesso, as células sofrem morte celular dependente de p53. Quando a p53 está mutada no câncer, a sua função supressora de tumor é perdida. Como parte de sua função normal após dano ao DNA, a proteína p53 modula a via intrínseca da apoptose ao regular o equilíbrio das proteínas pró-apoptóticas PUMA, NOXA e BAX e das proteínas antiapoptóticas BCL-XL e BCL-2, resultando na liberação do citocromo c das mitocôndrias. Quando o citocromo c se liga ao apoptossomo, um multímero de caspase 9 e APAF1, ele ativa as caspases 3 e 6, que promovem a destruição da membrana nuclear por fragmentação da lamina A e DNA pela CAD. A letra "*p*" denota proteína, seguida do peso molecular em quilodáltons, como na p53. As *setas* indicam processos de ativação em uma via. Os *símbolos* "*T*" *em vermelho* indicam a supressão de uma via. *APAF1*, fator ativador de protease da apoptose 1; *BAX*, X associado a BCL; *BCL-2*, linfoma de células B 2; *BCL-XL*, BCL extragrande; *CAD*, desoxirribonuclease ativada por caspase; *NOXA*, termo latim para dano; *PUMA*, mediador suprarregulado da apoptose por p53. Para uma análise mais detalhada da via da apoptose e da sua exploração na terapia do câncer, ver Carneiro BA, El-Deiry WS, *Nat. Rev. Clin. Oncol*, 2020 Jul;17(7):395-417.

Instabilidade genômica: comprometimento dos genes de reparo do DNA

As alterações nos genes de reparo do DNA aumentam a carga de mutação tumoral. Foi também observado que algumas células cancerosas têm cromossomos frágeis, propensos à quebra. Enquanto algumas células tumorais têm instabilidade cromossômica, outras apresentam instabilidade de microssatélites, caracterizada por mutações que, com frequência, incluem sequências de DNA repetitivas. Essa instabilidade de microssatélites (MSI) é o resultado de mutações em genes de reparo do DNA. Quando o sistema de reparo se torna defeituoso, o número de mutações aumenta. O número total de mutações em uma célula cancerosa é denominado carga de mutação tumoral. A MSI correlaciona-se com a carga de mutação tumoral. O processamento das proteínas mutantes das células tumorais com alta MSI no retículo endoplasmático e a sua apresentação pelo complexo principal de histocompatibilidade I (MHC-I) como neoantígeno são preditores da resposta à imunoterapia. Além disso, mutações em componentes do complexo FANC (incluindo os genes *BRCA*) afetam o reparo de quebras de fita dupla do DNA, resultando em deficiência de recombinação homóloga (HRD), observada em subgrupos de pacientes com câncer de ovário, mama, próstata e pâncreas. Alguns desses cânceres utilizam um sistema de reparo de DNA de resgate, o sistema poli-ADP ribose polimerase (PARP), que pode constituir um alvo de inibidores, um conceito frequentemente denominado letalidade de síntese (em particular, nas células com *BRCA* mutado). Os inibidores da PARP são medicamentos orais disponíveis na clínica de oncologia para pacientes com HRD. Tanto a MSI quanto a HRD podem ser adquiridas por meio de mutações de linhagem germinativa (herdadas dos pais) ou somáticas (que se originam no tumor).

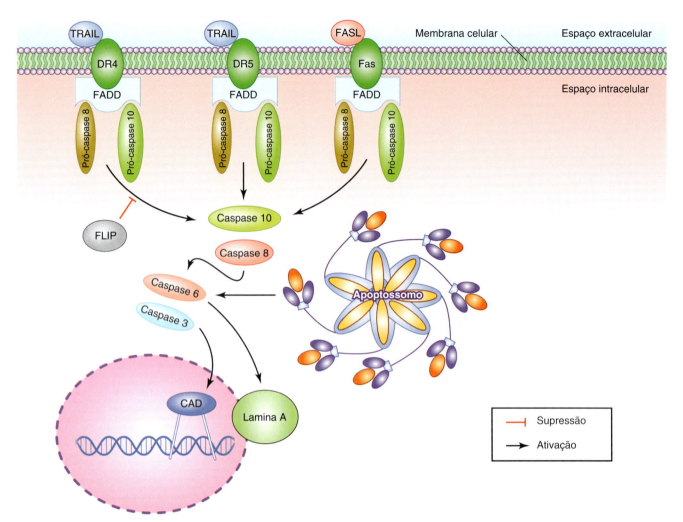

Figura 54.5 O sistema imune inato, por meio da via de apoptose extrínseca, elimina as células transformadas. Moléculas extracelulares (TRAIL e FASL) ligam-se a receptores transmembrana (DR4, DR5 e FAS), ancorando a proteína adaptadora intracelular FADD à membrana celular. Em seguida, a FADD recruta iniciadores pró-caspase 8 e pró-caspase 10, que são, então, clivadas em suas formas ativas, a caspase 8 e a caspase 10. Essa reação de ativação é rigorosamente regulada por c-FLIP. O apoptossomo, um multímero de caspase 9 e APAF1, leva à ativação das caspases 3 e 6 executoras, promovendo a destruição da membrana nuclear pela lamina A e a fragmentação do DNA pela CAD, respectivamente. Os genes *TRAIL*, *DR5* e *FAS* são regulados pela p53. A letra "*p*" denota uma proteína, seguida do peso molecular em quilodáltons, como em p53. As *setas* indicam processos de ativação na via. Os *símbolos* "*T*" indicam supressão de uma via. *DR*, receptor de morte; *FADD*, proteína associada a FAS com domínio de morte; *FAS*, antígeno de superfície associado a FS-7 (uma linhagem celular); *FASL*, ligante de FAS; *FLIP*, proteína inibidora da enzima conversora de interleucina-1 beta tipo FADD; *TRAIL*, ligante indutor de apoptose relacionado com o fator de necrose tumoral. Para uma análise mais detalhada da via de apoptose e da sua exploração na terapia do câncer, ver Carneiro BA, El-Deiry WS, *Nat. Rev. Clin. Oncol.* 2020 Jul;17(7):395-417.

Proliferação desencadeada por oncogenes

As mutações oncogênicas convertem uma célula normal em célula cancerígena (Figura 54.6). Com frequência, os oncogenes ativam vias que são importantes para o câncer. Por exemplo, a leucemia mieloide crônica (LMC) ocorre quando o proto-oncogene *ABL* do cromossomo 9 é translocado para o gene *BCR* no cromossomo 22. A nova proteína formada pela expressão do gene combinado *BCR-ABL* envia sinais promotores de crescimento descontrolados para o núcleo. Uma mutação ativadora em um alelo de um oncogene habitualmente é suficiente para promover a tumorigênese (p. ex., *KRAS*).

Como os oncogenes ativam vias que impulsionam o crescimento do câncer, a sua descoberta levou ao desenvolvimento específico de fármacos que têm como alvo os produtos desses genes e as vias que eles controlam. Por exemplo, em pacientes com câncer de mama, a amplificação de HER2 serve como biomarcador que identifica as pacientes que se beneficiarão do tratamento com um anticorpo monoclonal anti-HER2, o trastuzumabe. De forma semelhante, as mutações ativadoras em EGFR servem para identificar pacientes com câncer de pulmão de não pequenas células que melhorarão com o uso de medicamentos (erlotinibe, gefitinibe, afatinibe, dacomitinibe, osimertinibe), que inibem especificamente a forma mutada do EGFR. Outro exemplo é fornecido por mutações de BRAF no melanoma, que são inibidas pelos fármacos dabrafenibe, vemurafenibe e encorafenibe aprovados pela FDA. Esse paradigma – identificar um oncogene mutado, encontrar um fármaco específico capaz de inibir a proteína mutante ativada e tratar os pacientes que apresentam a mutação específica com um fármaco que afeta a proteína mutada – demonstrou repetidamente ser uma abordagem bem-sucedida. Recentemente, o uso de uma mutação condutora KRAS G12C específica como alvo foi obtido por meio de uma pequena molécula que se liga covalentemente à cisteína, e essa abordagem parece ser eficaz em alguns pacientes com câncer de pulmão de não células pequenas e câncer de cólon.

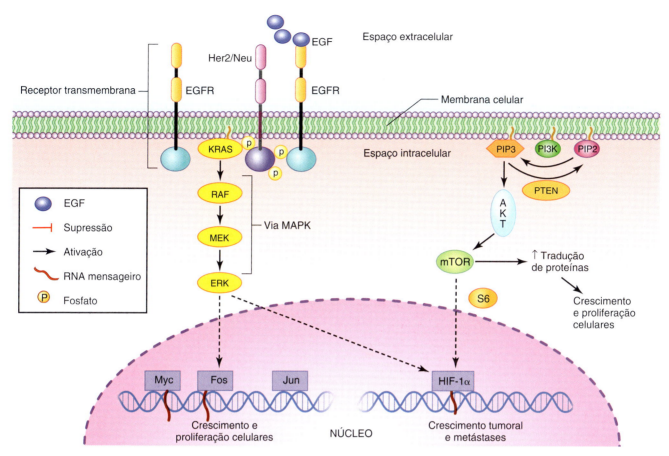

Figura 54.6 Princípios de sinalização de câncer intracelular e terapia direcionada para alvos. Os ligantes são moléculas extracelulares, como o fator de crescimento epidérmico (EGF), que se liga a um receptor transmembrana, conhecido como receptor de EGF (EGFR), para ativar as vias intracelulares do câncer. Estão ilustradas aqui a via MAPK (proteinoquinase ativada por mitógeno) e a via fosfatidilinositol-3-quinase/alvo da rapamicina em mamíferos (PI3K/mTOR). Essas vias convergem para programas genéticos proliferativos mediados por fatores de transcrição, incluindo mielocitomatose (Myc), Fos, Jun, fator indutor de hipoxia 1α (HIF-1α) e outros. Esses fatores de transcrição ativam genes que promovem o crescimento e a proliferação das células, bem como o crescimento do tumor e das metástases. O principal efeito da sinalização de mTOR é estimular a tradução de proteínas, que é necessária para o crescimento e a proliferação das células. A terapia moderna contra o câncer evoluiu para incluir agentes terapêuticos direcionados especificamente para a maior parte dessas proteínas promotoras de tumor. Exemplos incluem o trastuzumabe (Her2/neu), o cetuximabe (EGFR), o dabrafenibe (RAF), o trametinibe (MEK), o copanlisibe (PI3K), o mTOR (everolimo) e muitos outros. A letra "p" em amarelo denota fosfato. As setas indicam processos de ativação na via. Os símbolos "T" em vermelho indicam a supressão de uma via. A ativação de Myc, Fos e Jun pela via de MAPK e de HIF-1α pelo mTOR e S6 quinase é indireta. AKT, retrovírus transformador de cepa murina AK (o AKT também é conhecido como PKB [proteinoquinase B]); ERK, quinase regulada por sinal extracelular; Her2/neu, receptor de EGF humano-2/neural; KRAS, sarcoma de rato Kirsten; MEK, MAP (proteína ativada por mitógeno/ERK quinase; PIP3, fosfatidilinositol (3,4,5)-trifosfato; PTEN, fosfatase e homólogo da tensina; RAF, fibrossarcoma de rápida aceleração.

Outros avanços significativos envolveram o desenvolvimento e a aprovação pela FDA dos inibidores de Ret, o selpercatinibe e o pralsetinibe, para vários tipos de tumores, incluindo câncer de pulmão de não pequenas células. O capmatinibe inibe os cânceres de pulmão de não pequenas células mutantes com salto de éxon Met, ao passo que os inibidores da via *sonic hedgehog*, o vismodegibe e o sonidegibe, são usados no tratamento do carcinoma basocelular avançado. As pesquisas em andamento têm por objetivo usar como alvo outras vias oncogênicas, como as vias de Wnt/Betacatenina e Notch (Figura 54.7).

Os genes supressores de tumor interrompem os pontos de controle (*checkpoints*) do crescimento

A inativação de ambos os alelos de um gene supressor de tumor (p. ex., retinoblastoma, *RB1*) resulta em câncer, mais comumente por uma mutação herdada em um alelo, seguida de perda da heterozigosidade devido a eventos epigenéticos ou aneuploidia (perda ou ganho de partes de cromossomos). O gene supressor de tumor *TP53* é o gene mais comumente mutado no câncer humano. A proteína p53 é um fator de transcrição que ativa vários genes, como p21 (WAF1), e múltiplos genes que induzem morte celular (Figuras 54.3 a 54.5). A mutação desse gene *TP53* pode ser herdada (síndrome de Li Fraumeni) em famílias que apresentam taxas mais altas de uma variedade de leucemia, sarcoma, câncer de mama e tumores cerebrais, ou, mais comumente, é adquirida durante o crescimento do câncer. A perda de duas cópias de um gene supressor de tumor que leva ao câncer foi prevista pela hipótese dos dois eventos de Knudson. Os genes supressores de tumor podem ser inativados por genes virais, como E6 e E7 do papilomavírus humano (HPV) que têm como alvo p53 e Rb. HPV dos tipos 16 e 18 pode causar câncer de colo do útero e câncer de cabeça e pescoço, e existe uma vacina preventiva.

Hipoxia, angiogênese, invasão e metástases

Sob a pressão hipóxica do microambiente tumoral, as células cancerosas mudam o seu metabolismo para a glicólise aeróbica. Esse efeito de Warburg

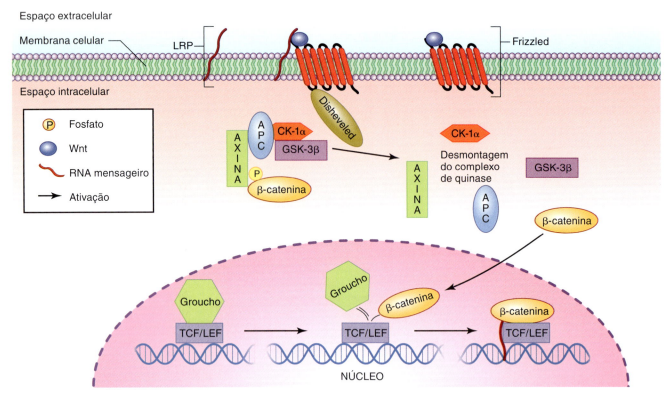

Figura 54.7 A via de sinalização do câncer intracelular de betacatenina está envolvida no desenvolvimento do câncer. A molécula extracelular Wnt aciona as proteínas transmembrana, a proteína relacionada com o receptor de LDL (LRP) e frizzled, que ativam a proteína adaptadora intracelular, disheveled. Em seguida, a proteína disheveled procede à desmontagem do complexo de quinase composto pelas proteínas polipose adenomatosa do cólon (APC), axina, glicogênio sintase quinase-3β (GSK-3β) e caseína quinase-1α (CK-1α). Esse complexo de quinase normalmente decompõe a betacatenina ao marcá-la para a sua destruição por meio de fosforilação. Entretanto, a ativação da proteína disheveled pela proteína frizzled ligada à molécula de Wnt promove a desmontagem do complexo de quinase, estabilizando a betacatenina. Por fim, a betacatenina atravessa a membrana nuclear, deslocando o repressor de transcrição groucho, que permite a atividade transcricional de TCF/LEF, que ativa genes-alvo, como *MYC* e o gene da ciclina D (*CCND1*). Essa via está desregulada na maioria dos cânceres de cólon por meio da mutação *APC* (nas formas tanto esporádicas quanto hereditárias de câncer de cólon, como polipose adenomatosa familiar). Em outros tumores, as mutações de β-catenina são mais comumente observadas. Essa via permanece em grande parte inexplorada para o desenvolvimento de terapia contra o câncer. Inibidores de GSK-3β, Wnt e β-catenina estão atualmente em fase de desenvolvimento. As *setas* indicam processos de ativação em uma via celular. *TCF/LEF*, fator de células T/fator de ligação amplificador linfoide; *Wnt*, wingless/integrated.

desvia os metabólitos intermediários do ciclo de Krebs para a produção de ácidos nucleicos e aminoácidos, favorecendo o crescimento celular. Embora as mutações que afetam enzimas do ciclo de Krebs sejam incomuns no câncer (*i. e.*, fumarato hidratase em certos tumores renais e succinato desidrogenase nos feocromocitomas), a isocitrato desidrogenase (IDH) 1 ou 2 é comumente mutada em alguns tumores do cérebro e dos ductos biliares e na leucemia mieloide aguda e constitui o alvo dos fármacos aprovados pela FDA, o ivosidenibe (inibidor de IDH1 mutante) e o enasidenibe (inibidor de IDH2 mutante). Além disso, a suprarregulação de um fator de transcrição, conhecido como fator indutor de hipoxia, induz a superexpressão dos fatores de crescimento do endotélio vascular (VEGF). Em seguida, o VEGF coopta as células endoteliais para formar novos vasos aberrantes (angiogênese), possibilitando a massa em crescimento de sobreviver à hipoxia. Esses vasos de paredes inadequadas permitem a evasão das células cancerígenas para a corrente sanguínea, dando início à colonização de órgãos distantes (metástase). Os inibidores da angiogênese incluem os agentes biológicos bevacizumabe, ramucirumabe e ziv-aflibercepte, bem como algumas pequenas moléculas, como sunitinibe, sorafenibe, regorafenibe, lenvatinibe, cabozantinibe, entre outras. Por fim, a hipoxia suprarregula vários fatores de transcrição (Snail, Slug, TWIST, ZEB 1 e 2) que coordenam a desregulação da adesão intercelular, promovendo alterações fenotípicas (transição epitelial-mesenquimal), que possibilitam a migração celular e as metástases. A importância das vias de hipoxia é tão grande que o Prêmio Nobel de Fisiologia ou de Medicina de 2019 foi concedido a William G. Kaelin, Gregg L. Semenza e Peter J. Ratcliffe.

Evasão do sistema imune

O sistema imune está constantemente matando as células cancerígenas. Sob a pressão dessa constante vigilância imune, as células cancerosas com mutações aleatórias que possibilitam a reexpressão de genes úteis que normalmente estão inativos sobrevivem. Entre os genes envolvidos nessa "evasão do sistema imune", um dos mais estudados é o *PD-L1* (ligante de morte programada 1). Em geral, o *PD-L1* é expresso na placenta, impedindo que o sistema imune ataque o feto, que, em última análise, é um corpo estranho. Quando tumores expressam *PD-L1*, ele se liga ao seu receptor PD-1 nos linfócitos T CD8[+] citotóxicos, tornando-os inefetivos. Uma das terapias mais revolucionárias em oncologia consiste no uso de anticorpos monoclonais contra *PD-L1* e outros denominados pontos de controle imunológicos (Figura 54.8). Esses anticorpos monoclonais têm sido tão bem-sucedidos que os cientistas James Allison e Tasuku Honjo, que foram os responsáveis por trazê-los à clínica, receberam o Prêmio Nobel de Fisiologia ou Medicina em 2018.

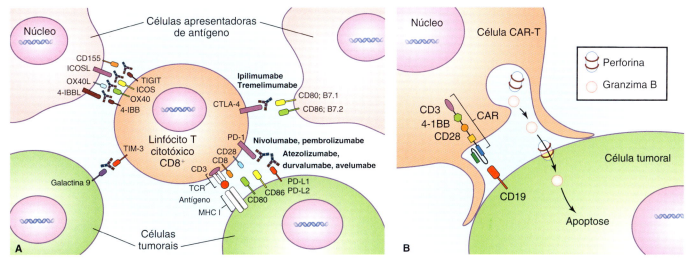

Figura 54.8 Imunoterapia do câncer. **A.** Alvos para a terapia de pontos de controle imunológicos do câncer. A figura mostra um linfócito T citotóxico CD8+, uma célula apresentadora de antígeno e uma célula tumoral. Essas interações celulares podem ocorrer em um tumor primário, em linfonodos de drenagem ou em locais de metástases. À direita do linfócito (célula) T, estão pontos de controle imunológicos que foram usados com sucesso como alvos na terapia do câncer com anticorpos já aprovados pela FDA. Os exemplos incluem o ipilimumabe e o tremelimumabe, que têm como alvo o CTLA-4, o nivolumabe e o pembrolizumabe, cujo alvo é o PD-1, e o atezolizumabe, o avelumabe e o durvalumabe, que têm como alvo o PD-L1. Essas terapias estão sendo atualmente combinadas com quimioterapia ou com terapia direcionada para alvos na clínica. À esquerda da célula T, há vários pontos de controle imunológicos, para os quais estão sendo testadas várias terapias em ensaios clínicos, incluindo os alvos de células T TIGIT, ICOS, OX40, TIM-3 e 4-1BB. **B.** A terapia de células T com receptor de antígeno quimérico (CAR-T) foi desenvolvida e já está aprovada pela FDA para leucemia linfocítica aguda e linfoma difuso de grandes células B. A figura mostra uma célula CAR-T produzida por engenharia com uma sinapse imune, com ligação de diferentes receptores, liberação de granzima B e perforina, levando à apoptose de uma célula tumoral-alvo.

O Dr. Steven Rosenberg observou que os linfócitos T (ou células T) que combatem o câncer podem ser removidos dos pacientes, cultivados *ex vivo* e usados como terapia para o câncer. Essa terapia com células adotivas foi reforçada quando Carl June selecionou células derivadas do paciente (autólogas), por meio de esferas magnéticas especiais, introduziu anticorpos preparados por engenharia genética, ligados a receptores de pontos de controle imunológicos (*imune checkpoint receptors*) por vetores virais, e as infundiu de volta ao mesmo paciente que doou as células. A terapia de células T com receptor de antígeno quimérico (CAR) foi desenvolvida para atingir proteínas de superfície em diversos tumores, como CD19 na leucemia linfocítica aguda, e foi aprovada pela FDA em 2017. O primeiro paciente tratado em um ensaio clínico em 2012 estava livre de câncer até 2020. Células CAR-T prontas para uso, extraídas de doadores alogênicos e submetidas à engenharia para evitar a rejeição pelo receptor estão em fase de desenvolvimento. Células *natural killer*-CAR (CAR-NK) provenientes do cordão umbilical também estão em desenvolvimento.

LEITURA SUGERIDA

Chae YK, Anker JF, Carneiro BA, et al: Genomic landscape of DNA repair genes in cancer, Oncotarget 7(17):23312–23321, 2016.

Classon M, Harlow E: The retinoblastoma tumour suppressor in development and cancer, Nat Rev Cancer 2(12):910–917, 2002.

El-Deiry WS: p21(WAF1) Mediates cell-cycle inhibition, relevant to cancer suppression and therapy, Cancer Res 76(18):5189–5191, 2016.

Hanahan D, Weinberg RA: Hallmarks of cancer: the next generation, Cell 144(5):646–674, 2011.

Kamps R, Brandão RD, Bosch BJ, et al: Next-Generation sequencing in oncology: genetic Diagnosis, Risk prediction and cancer classification, Int J Mol Sci (2)18, 2017.

Koike T, Kimura N, Miyazaki K, et al: Hypoxia induces adhesion molecules on cancer cells: a missing link between Warburg effect and induction of selectin-ligand carbohydrates, Proc Natl Acad Sci U S A 101(21):8132–8137, 2004.

Shay JW: Role of Telomeres and telomerase in Aging and cancer, Cancer Discov 6(6):584–593, 2016.

Vogelstein B, Lane D, Levine AJ: Surfing the p53 network, Nature 408(6810):307–310, 2000.

55

Epidemiologia do Câncer

Gary H. Lyman, Nicole M. Kuderer

INTRODUÇÃO

No mundo inteiro, mais de 18 milhões de indivíduos são diagnosticados com câncer e quase 10 milhões morrem anualmente dessa doença. Ao mesmo tempo, o número de sobreviventes de câncer em todo o mundo está aumentando acentuadamente a cada ano. Nos EUA, em 2020, estima-se que mais de 1,8 milhão de indivíduos tenham sido diagnosticados com câncer, com uma taxa de incidência ajustada para a idade de 448 por 100 mil habitantes. Ao mesmo tempo, mais de 600 mil indivíduos morreram de câncer, com taxa de mortalidade ajustada para a idade de 158 por 100 mil habitantes. O câncer tornou-se a principal causa de morte de mulheres e homens com idade entre 40 e 80 anos e a segunda causa principal de morte para a maioria das outras faixas etárias, incluindo crianças com idade entre 1 e 14 anos.

Os principais tipos de novos casos de câncer invasivo e de mortes por cânceres específicos são mostrados na Tabela 55.1. Enquanto os cânceres de mama[1] e de próstata constituem as formas não cutâneas mais comuns de câncer em mulheres e homens, respectivamente, o câncer de pulmão é a principal causa de mortalidade específica por

---

[1]N.R.T.: Segundo o INCA, no Brasil, excluindo-se os tumores de pele não melanoma, o câncer de mama é o mais incidente em mulheres de todas as regiões, com taxas mais altas nas regiões Sul e Sudeste. Para o ano de 2022, foram estimados 66.280 casos novos, o que representa uma taxa ajustada de incidência de 43,74 casos por 100 mil mulheres (ver https://www.inca.gov.br/controle-do-cancer-de-mama/dados-e-numeros/incidencia#:~:text=Para%20o%20ano%20de%202022,territ%C3%B3rio%20e%20programar%20a%C3%A7%C3%B5es%20locais).

Tabela 55.1 Estatísticas do câncer nos EUA em 2020.[2]

Estimativa de novos casos de câncer[a]

Mulheres (912.930)		Homens (893.660)	
Mama	30%	Próstata	21%
Pulmão e brônquio	12%	Pulmão e brônquio	13%
Cólon e reto	8%	Cólon e reto	9%
Corpo do útero	7%	Bexiga urinária	7%
Tireoide	4%	Melanoma da pele	7%
Melanoma da pele	4%	Rim e pelve renal	5%
Linfoma não Hodgkin	4%	Linfoma não Hodgkin	5%
Rim e pelve renal	3%	Cavidade oral e faringe	4%
Pâncreas	3%	Leucemia	4%
Leucemia	3%	Pâncreas	3%
Todos os outros locais	22%	Todos os outros locais	22%

Estimativa de mortes por câncer

Mulheres (285.360)		Homens (321.160)	
Pulmão e brônquio	22%	Pulmão e brônquio	23%
Mama	15%	Próstata	10%
Cólon e reto	9%	Cólon e reto	9%
Pâncreas	8%	Pâncreas	8%
Ovário	5%	Fígado e ducto biliar intra-hepático	6%
Corpo do útero	4%	Leucemia	4%
Fígado e ducto biliar intra-hepático	4%	Esôfago	4%
Leucemia	3%	Bexiga urinária	4%
Linfoma não Hodgkin	3%	Linfoma não Hodgkin	4%
Cérebro e outro local do sistema nervoso	3%	Cérebro e outro local do sistema nervoso	3%
Todos os outros locais	24%	Todos os outros locais	25%

[2]N.R.T.: Ver estatísticas de câncer no Brasil em https://www.gov.br/inca/pt-br/assuntos/cancer/numeros. [a]Com exclusão dos cânceres basocelular e espinocelular da pele e do carcinoma *in situ*, exceto bexiga urinária. (Dados de Siegel RL, Miller KD, Jemal A: Cancer statistics, 2020. CA: A Cancer Journal for Clinicians. [70]1:7-30, 2020.)

câncer, respondendo por quase 30% das mortes por câncer em ambos os sexos. As taxas de mortalidade para os cânceres gástrico e de colo do útero diminuíram de forma constante durante décadas, ao passo que as taxas globais de mortalidade por câncer diminuíram cerca de 20% desde o seu auge, no início da década de 1990, com os maiores declínios observados nos cânceres colorretal, de próstata e de pulmão em homens e nos cânceres colorretal e de mama em mulheres (Figura 55.1). As disparidades na ocorrência e na taxa de mortalidade por câncer persistem, apesar da redução da taxa de mortalidade global do câncer ajustada para a idade. Nos EUA, a incidência de câncer permanece mais alta em indivíduos brancos, provavelmente devido às suas altas taxas de cânceres de pulmão e de mama femininos. Entretanto, os homens negros continuam apresentando a maior incidência de câncer específica de gênero nos homens e as maiores taxas de mortalidade, apesar de consideráveis reduções na taxa de mortalidade por câncer em todos os gêneros e raças. Enquanto

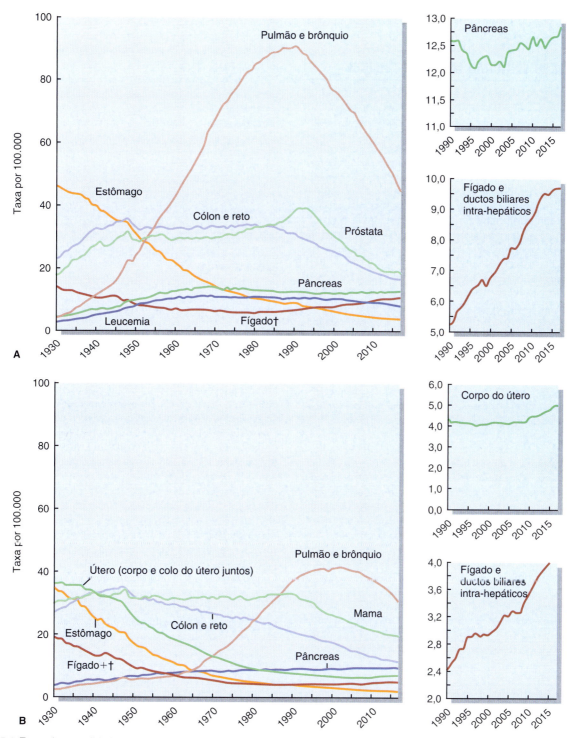

Figura 55.1 Taxas de mortalidade por câncer nos EUA, de 1930 a 2017. **A.** Homens. **B.** Mulheres. †Inclui cânceres dos ductos biliares intra-hepáticos, de vesícula biliar e outros cânceres biliares. (De Siegel RL, Miller KD, Jemal A: Cancer statistics, 2020, CA: A Cancer Journal for Clinicians [70]1:7-30, 2020.)

as mulheres brancas apresentam a maior incidência de câncer entre mulheres, as mulheres negras têm a maior taxa de mortalidade por câncer específico de gênero, apesar das taxas gradualmente em declínio para todas as raças. Nos países desenvolvidos, as taxas de mortalidade por câncer são consistentemente mais altas nas pessoas de grupos raciais e étnicos minoritários, sobretudo afro-americanos, e nas pessoas de níveis socioeconômicos mais baixos. As maiores taxas de mortalidade nas minorias raciais e étnicas não são totalmente explicadas por diferenças no estágio por ocasião do diagnóstico. Fatores socioeconômicos, acesso ao tratamento adequado e comorbidades representam outros determinantes da maior taxa de mortalidade por câncer.

MÉTODOS DE EPIDEMIOLOGIA DO CÂNCER

Os epidemiologistas estudam a variação das doenças entre populações e os fatores que influenciam essa variação. A proporção de indivíduos com doença na população, em determinado momento, é a *prevalência*, ao passo que as *taxas de incidência e de mortalidade* representam o número de eventos em uma população durante um período definido (p. ex., cânceres por 100.000 por ano). Para facilitar as comparações das taxas entre populações, elas frequentemente são ajustadas para a idade, o sexo, a raça ou outras características demográficas. A associação entre uma característica ou exposição com risco de câncer é geralmente avaliada em estudos de coorte ou de caso-controle. Os *estudos de coorte* geralmente são prospectivos e avaliam a ocorrência de doença em indivíduos expostos e não expostos, ao passo que os *estudos de caso-controle* avaliam a experiência de exposição em indivíduos com e sem doença. O *risco relativo (RR)* é uma medida da associação entre exposição e doença, em que estimativas acima de 1,0 representam aumento de risco. Em estudos de caso-controle, o RR é estimado pela razão de chances (*odds ratio*), visto que os tamanhos das populações expostas e não expostas frequentemente não são conhecidos. Quanto maior for a população do estudo, mais precisa será a estimativa de associação entre exposição e doença. Entretanto, a interpretação correta dos resultados precisa explorar se houve introdução de qualquer erro ou viés durante o desenho ou a análise do estudo. Fatores de confusão (variáveis de confusão) podem obscurecer ou enfraquecer uma associação verdadeira ou criar uma falsa associação, devido à associação entre o fator e a exposição e a doença. A confusão pode ser avaliada e ajustada em uma análise estratificada ou multivariada se o potencial fator de confusão for reconhecido e se for adequadamente medido nos dados. Em geral, não é seguro supor que todos os possíveis fatores de confusão tenham sido considerados. Por conseguinte, a inferência causal raramente é justificada na base de um único estudo, porém evolui gradualmente com a repetição do estudo e a consideração de outras informações, incluindo resultados em animais e outros resultados laboratoriais, a força da associação e uma cuidadosa consideração dos prováveis fatores de confusão. As intervenções na prevenção e no rastreamento do câncer geralmente são estudadas em ensaios clínicos controlados e randomizados, que exigem um grande número de participantes, monitoramento rigoroso quanto à adesão na intervenção, acompanhamento em longo prazo e averiguação apropriada da doença e do estado livre de doença.

FATORES DE RISCO

Genéticos

Os fatores de risco para o desenvolvimento de câncer podem ser agrupados em genéticos (herdados) ou adquiridos. Apesar de importante para nossa compreensão da carcinogênese, apenas uma pequena proporção de cânceres é herdada de modo mendeliano. As neoplasias herdadas de forma autossômica dominante incluem retinoblastomas, síndromes de neoplasia endócrina múltipla (NEM) e polipose colônica. Várias outras condições pré-neoplásicas demonstram herança mendeliana com penetrância variável. Várias neoplasias malignas comuns demonstram padrões de risco familiares com baixa penetrância, incluindo câncer de mama e câncer colorretal. Dispõe-se de testes genéticos e de medidas preventivas potenciais para várias síndromes de câncer hereditário (Tabela 55.2). Embora se disponha de testes genéticos para vários genes de suscetibilidade ao câncer identificados, é preciso ter cuidado na seleção de indivíduos para esses testes. Esse tipo de teste exige uma compreensão razoável da genética do câncer, bem como da população-alvo e de questões éticas, econômicas e sociais relevantes.

Ao mesmo tempo, mutações somáticas adquiridas são universalmente identificadas em células malignas, algumas das quais levam claramente ao desenvolvimento e à progressão do câncer. Embora mutações genéticas aleatórias ocorram com frequência, os proto-oncogenes envolvidos no crescimento e na proliferação das células, os genes supressores de tumor envolvidos na regulação da proliferação celular e os genes de reparo de mau pareamento associados à instabilidade cromossômica são cruciais na carcinogênese, no crescimento, na progressão e na invasão do tumor e nas metástases. Felizmente, a taxa de mutação espontânea é relativamente baixa, e, em geral, é necessário mais de um evento mutacional para que ocorra transformação carcinogênica completa, resultando em malignidade.

Estilo de vida

Os fatores de risco adquiridos para câncer incluem fatores do estilo de vida, bem como exposição ocupacional e outra exposição ambiental a substâncias carcinogênicas. Os principais fatores de risco do estilo de vida incluem tabagismo, etilismo e outros fatores dietéticos, bem como falta de atividade física (Tabela 55.3).

Tabagismo

Os produtos do tabaco são, sem dúvida, o principal fator contribuinte isolado para a incidência de câncer e morte em todo o mundo. Os tabagistas correm 20 vezes ou mais risco de desenvolver câncer, em comparação com não fumantes, e o tabagismo constitui a maior causa isolada de câncer de pulmão. Nos EUA, o tabagismo é responsável por um terço de todos os cânceres, contribuindo para mais de 1 milhão de indivíduos anualmente com estimativa de morte por cânceres induzidos por tabaco em todo o mundo. A maioria dos cânceres de pulmão é atribuível ao tabagismo, e a exposição passiva ao fumo (tabagismo passivo) aumenta o risco de câncer de pulmão em não fumantes. Fumar cigarros e charutos e mascar tabaco constituem os principais fatores de risco para os cânceres de cabeça, pescoço, boca e esôfago e estão associados ao desenvolvimento de câncer de estômago, pâncreas, rim, bexiga e colo do útero. Embora o uso de tabaco tenha diminuído nos EUA ao longo das duas últimas décadas, ele continua inaceitavelmente alto, sobretudo em mulheres mais jovens, e continua aumentando em muitas partes do mundo em desenvolvimento.

Nutrição

A dieta e o peso corporal parecem desempenhar um importante papel na causalidade do câncer. O consumo excessivo de álcool etílico constitui, claramente, um fator de risco significativo para câncer de fígado, cabeça e pescoço, esôfago e mama. A obesidade e a ingestão dietética de gordura estão associadas a cânceres de cólon e de mama, porém a natureza exata dessa relação ainda está em fase de investigação. A adiposidade central ou visceral tanto em homens quanto em mulheres

Tabela 55.2 Testes genéticos para síndromes selecionadas de cânceres hereditários.

Câncer: genes envolvidos	Medidas de prevenção
Mama	
BRCA-1, BRCA-2	Mastectomia profilática
PTEN, STK-11, TP53	Moduladores seletivos dos receptores de estrogênio
	Medidas de estilo de vida
	Aumento da intensidade de rastreamento, incluindo RM de mama
Câncer de mama lobular e câncer gástrico	Mastectomia profilática
	Gastrectomia profilática
CDH-1 (E-caderina)	Aumento da intensidade de rastreamento, incluindo RM de mama
	Moduladores seletivos dos receptores de estrogênio
Ovário	
BRCA-1, BRCA-2	Ooforectomia profilática
	Contraceptivos orais
Cólon	
Polipose adenomatosa familiar (PAF)	Colectomia profilática
	Anti-inflamatórios não esteroides
APC	Medidas de estilo de vida
Câncer de cólon hereditário sem polipose (HNPCC)	Medidas de estilo de vida
	Anti-inflamatórios não esteroides
MLH-1, MSH-2	Aumento da vigilância
MSH-6, PMS-2	Histerectomia abdominal total e ooforectomia profiláticas
Polipose associada a MYH	Medidas de estilo de vida
MYH	Anti-inflamatórios não esteroides
	Colectomia profilática
Útero	
PTEN, MLH-1, MSH-6, PMS-2	Histerectomia profilática
	Aumento da vigilância

MYH, homólogo mutY; RM, ressonância magnética.

Tabela 55.3 Fatores de risco de câncer.

Fatores do estilo de vida	Cânceres associados
Tabagismo	Pulmão, brônquio, esôfago, cabeça e pescoço, estômago, pâncreas, rim, bexiga, colo do útero
Alto consumo de álcool etílico	Fígado, reto, mama, cavidade oral, faringe, laringe, esôfago
Obesidade, alto teor de gordura dietética	Cólon, mama, endométrio, rim, pâncreas, esôfago, próstata
Baixo teor de fibras na dieta	Cólon
Estilo de vida sedentário	Cólon, mama

Exposições ambientais	Cânceres associados
Papilomavírus humano (HPV): 16,18	Colo do útero
Vírus das hepatites B e C (HBV e HCV)	Cânceres de fígado e hepatocelular
Asbesto	Mesotelioma e outros tipos de câncer de pulmão
Radônio	Pulmão
Radiação ultravioleta	Melanoma, carcinomas basocelular e espinocelular
Radiação ionizante	Leucemia, tireoide, pulmão, mama

está associada ao aumento da incidência e da taxa de mortalidade por vários tipos de câncer, incluindo cânceres de endométrio e mama em mulheres após a menopausa, de rim, vesícula biliar, pâncreas, esôfago, cólon e próstata.

Infecção

Várias infecções crônicas, incluindo bacterianas, virais e parasitárias, têm sido associadas a risco aumentado de diferentes tipos de câncer. Em certas partes do mundo em desenvolvimento, a infecção por *Schistosoma haematobium* constitui uma importante causa de carcinoma de células escamosas da bexiga. Os vírus tanto de DNA quanto RNA têm sido associados a cânceres humanos. Os vírus associados a neoplasias malignas humanas incluem o vírus Epstein-Barr (EBV) (câncer de nasofaringe e linfoma de Burkitt) e o vírus da leucemia de células T humano tipo I (HTLV-1). Pacientes com a síndrome da imunodeficiência adquirida (AIDS) associada ao vírus da imunodeficiência humana (HIV) correm maior risco de sarcoma de Kaposi, linfoma não Hodgkin e carcinoma espinocelular anogenital. As infecções crônicas pelos vírus da hepatite B e da hepatite C têm sido associadas ao desenvolvimento de carcinoma hepatocelular. Os papilomavírus humanos (HPV) 16 e 18 foram associados ao câncer de colo do útero, e dispõe-se de vacinas contra essas cepas virais e as que causam verrugas genitais.

Câncer e síndrome respiratória aguda grave por coronavírus 2 (SARS-CoV-2)

A pandemia da SARS-CoV-2 de 2020 colocou os pacientes com câncer em risco desproporcionalmente maior de contrair covid-19, bem como maior risco de complicações clínicas graves, incluindo hospitalização, necessidade de cuidados intensivos e suporte ventilatório e maior risco de mortalidade. O motivo desse impacto é multifatorial e inclui maior exposição ao sistema de saúde e pacientes e equipe infectados, bem como maior risco de imunossupressão em consequência das terapias para doença e câncer. Outros fatores que levam a maior risco incluem idade avançada, uma ou mais comorbidades clínicas graves e complicações concomitantes de outros agentes infecciosos, bem como uma série de disparidades demográficas e geográficas.

Tendo-se em vista a crise súbita e urgente dessa pandemia global, grande parte da informação epidemiológica atualmente disponível surgiu dos esforços de colaboração coletiva para reunir rápida e amplamente o máximo de informações possíveis sobre o impacto da covid-19 em pacientes com câncer e seu tratamento. A principal força motriz foi a necessidade de reunir e disseminar essas informações o mais rápido possível para fins clínicos e de saúde pública ou contenção e mitigação. Embora a experiência de casos resultantes e os estudos de coorte tenham fornecido informações muito importantes e oportunas provenientes do mundo inteiro, isso veio com desafios analíticos e de interpretação. O confundimento por indicação[3] foi uma complicação da pressa em avaliar intervenções tanto preventivas quanto terapêuticas nesses estudos, em grande parte não controlados e não randomizados. Enquanto isso, estudos epidemiológicos convencionais em grande escala estão em desenvolvimento e deverão fornecer informações em longo prazo e mais confiáveis sobre o risco da covid-19 em pacientes com câncer. Esses estudos também podem fornecer dados sobre os fatores concomitantes que mais impactam o risco de infecção no paciente em estado crítico e preditores relacionados com a doença e o tratamento de desfechos graves e até mesmo fatais, enquanto se aguarda o desenvolvimento de tratamentos efetivos e vacinas. Mesmo assim, a disseminação essencialmente exponencial da SARS-CoV-2 tanto globalmente quanto em vários locais específicos e o aparente sucesso, ainda que limitado, de medidas de mitigação, como distanciamento social e uso de máscaras, rememoraram as medidas epidemiológicas e de saúde pública do passado, que são igualmente, se não mais relevantes hoje, importantes para pacientes com câncer.

Radiação

Radiação não ionizante. O excesso de radiação ultravioleta (UV) está inquestionavelmente associado a risco aumentado de câncer de pele, incluindo carcinomas basocelulares e espinocelulares, bem como melanoma cutâneo, com taxas observadas que aumentam diretamente com a exposição diária à luz solar. Acredita-se que a maior parte dos efeitos nocivos da exposição ao sol esteja relacionada com o dano direto ao DNA associado à exposição ao comprimento de onda intermediário UVB. O uso de câmaras de bronzeamento artificial e outras exposições frequentes à luz solar geram preocupação específica, tendo-se em vista o rápido aumento das taxas de melanoma em indivíduos mais jovens.

Radiação ionizante. A radiação ionizante é, seguramente, o carcinógeno mais estudado e tem sido associada de modo inequívoco a risco aumentado de neoplasias malignas hematológicas e de vários tumores sólidos em seres humanos. As neoplasias malignas induzidas por radiação, incluindo leucemia e tumores sólidos, são mais estudadas em pessoas que trabalham com radiação e mineiros, em sobreviventes das bombas atômicas lançadas em Hiroshima e Nagasaki na Segunda Guerra Mundial e em pessoas expostas à radiação para várias indicações clínicas. O risco excessivo de câncer por exposição à radiação pode apresentar um período de latência que varia de alguns anos (leucemia) a décadas (tumores sólidos) e que se correlaciona com a dose de exposição cumulativa. À medida que os sobreviventes das bombas atômicas do Japão envelhecem, as estimativas do risco associado de câncer continuam aumentando.

As fontes naturais são responsáveis por pelo menos 80% da exposição humana à radiação, mais notavelmente do radônio.[4] Foi estimado que a exposição ao radônio constitui a segunda causa principal de câncer de pulmão, devido à exposição de baixo nível disseminada no ambiente residencial. No ambiente ocupacional, existe uma forte interação do tabagismo com o radônio, de modo que a maior parte dos cânceres de pulmão induzidos por radônio ocorre em tabagistas. A exposição iatrogênica é responsável pela maior parte da exposição anual média remanescente à radiação nos EUA. Há evidências crescentes de que a exposição repetida à radiação de vários exames de imagem, como TC, sobretudo em uma idade jovem, esteja associada a risco aumentado de câncer posteriormente na vida.

Substâncias químicas

Vários agentes farmacológicos têm sido associados ao aumento do risco de cânceres específicos. À semelhança da radiação, esses agentes podem ser usados no ambiente ocupacional, para uso diagnóstico ou terapêutico, bem como para diversos propósitos no ambiente doméstico. Os compostos químicos orgânicos e inorgânicos ligados a cânceres humanos incluem benzeno (leucemia), benzidina (bexiga), arsênio, fuligem e alcatrão de hulha (pulmão e pele) e pó de madeira (nasal). Não há dúvidas de que o asbesto é, provavelmente, a causa mais comum de câncer ocupacional, devido à sua ligação com o desenvolvimento de mesotelioma e outros tipos de câncer de pulmão. Nos EUA, quase todos os mesoteliomas diagnosticados estão associados à exposição prévia ao asbesto. Existe uma forte interação da exposição ao asbesto com o tabagismo para o câncer de pulmão.

Diversos medicamentos estão associados a risco aumentado de câncer, incluindo agentes alquilantes, antraciclinas e outras classes de quimioterapia do câncer e imunossupressores. O uso de estrogênio por mulheres após a menopausa aumenta o risco de câncer de endométrio, mas as taxas caem quando o estrogênio é combinado com progesterona. Os estrogênios sintéticos, como o dietilestilbestrol (DES), administrados a mulheres durante a gravidez, aumentam o risco de câncer vaginal na prole. Exposições a produtos químicos carcinogênicos relacionados com o estilo de vida, mencionados anteriormente, incluem múltiplos carcinógenos em produtos do tabaco e fatores dietéticos, como aflatoxinas, em muitas partes do mundo.

PREVENÇÃO DO CÂNCER

As estratégias de prevenção do câncer podem ser consideradas como primárias ou secundárias, com base na sua capacidade de reduzir o risco de exposição ou de detectar o câncer em um estágio inicial, quando a intervenção consegue modificar a história natural da

---

[3]N.R.T.: Distorção que modifica a associação entre uma exposição e um desfecho, causada pela presença de uma indicação para a exposição, que é a verdadeira causa do desfecho.

[4]N.R.T.: Ao contrário dos países do primeiro mundo, o Brasil ainda não tem uma legislação que trate do radônio ambiental. A Unicamp iniciou um estudo em 2022 sobre as concentrações de radônio em residências, escolas e locais de trabalho, ambientes em que as pessoas permanecem por longos períodos. Essa pesquisa está sendo realizada em colaboração com a Comissão Nacional de Energia Nuclear (CNEN).

doença. Estratégias de prevenção primária razoáveis incluem reduzir os riscos do estilo de vida (abandono do tabagismo; uso de protetor solar; adesão a uma dieta com baixo teor de gordura e alto teor de fibras), evitar riscos ocupacionais ou ambientais e realizar quimioprevenção (Tabela 55.3).

Mudanças de estilo de vida

O abandono do tabagismo é, sem dúvida, a estratégia de prevenção de câncer disponível mais direta e efetiva. Mais de 1 milhão de pessoas morrem de cânceres induzidos por tabaco em todo o mundo a cada ano, e o tabaco é responsável por um terço de todos os diagnósticos de câncer nos EUA. Embora os programas de prevenção e controle do tabaco tenham resultado em um declínio na prevalência do tabagismo nos EUA, o uso de tabaco continua alto e vem aumentando em vários países. Há também evidências de estudos epidemiológicos de que outras mudanças no estilo de vida, incluindo prática regular de exercícios físicos e modificação da dieta, também reduzam o risco de câncer. A adiposidade central está associada ao aumento da incidência e da taxa de mortalidade de vários tipos de câncer, incluindo câncer de mama e de endométrio. A ingestão suficiente de frutas e vegetais parece reduzir o risco de cânceres gástrico e de esôfago. É também importante evitar a exposição excessiva ao sol e o bronzeamento artificial para reverter a tendência crescente atual de malignidades cutâneas. A redução da exposição a agentes carcinogênicos conhecidos é uma meta importante no ambiente ocupacional, assim como no ambiente doméstico. As evidências de uma associação entre a poluição atmosférica e a incidência de câncer de pulmão ilustram a dificuldade que pode estar envolvida. Contudo, existe a esperança de que o uso prudente de substâncias químicas potencialmente carcinogênicas e da radiação no ambiente médico minimizará as exposições a contextos em que o benefício claramente supere os danos potenciais.

Quimioprevenção

Os agentes quimiopreventivos são medicamentos, vacinas ou micronutrientes (p. ex., minerais, vitaminas) utilizados para prevenir o desenvolvimento de câncer. Tanto os ensaios clínicos randomizados quanto os estudos epidemiológicos sugeriram que várias estratégias conseguem reduzir o risco de alguns tipos comuns de câncer. Dados recentes de vários estudos forneceram evidências sugestivas de que o uso diário de ácido acetilsalicílico (AAS) reduza o risco de vários tipos de câncer, incluindo câncer de cólon e melanoma. As evidências disponíveis sugerem que a vacinação contra a hepatite B consegue reduzir a incidência de câncer hepatocelular. A vacina contra cepas específicas do papilomavírus humano (HPV) oferece a forte promessa de prevenir o câncer de colo do útero.

RASTREAMENTO DO CÂNCER

Os programas de rastreamento de câncer devem ser capazes de detectar estados pré-malignos ou câncer em estágio inicial antes do aparecimento dos sintomas com sensibilidade relativamente alta. De forma semelhante, para que o rastreamento do câncer seja útil, é preciso que haja tratamento disponível capaz de melhorar o desfecho dos pacientes com doença pré-maligna ou em estágio inicial. Esses programas de rastreamento de câncer também precisam, idealmente, ser não invasivos, baratos e associados a alta especificidade (baixa taxa de resultados falso-positivos). A identificação de indivíduos de alto risco pode ser valiosa para a aplicação efetiva e custo-efetiva de aconselhamento e testes genéticos, bem como de esforços de rastreamento de câncer.

A interpretação adequada dos resultados dos estudos de rastreamento de câncer precisa considerar tanto o *viés do tempo de antecipação*

quanto o *viés de duração da doença*. O tempo de antecipação é o intervalo de tempo entre a detecção da doença por rastreamento e o aparecimento real de doença sintomática. O diagnóstico da doença em estágio mais inicial por meio de rastreamento pode fazer parecer que o paciente viveu por mais tempo, mesmo quando a sobrevida do paciente a partir do início da doença não foi alterada. O viés de duração da doença ocorre quando subgrupos do câncer em estudo apresentam diferentes velocidades de crescimento. O rastreamento tem maior probabilidade de detectar cânceres de crescimento lento, devido à maior prevalência de indivíduos assintomáticos com tumores de crescimento lento do que com tumores de crescimento rápido. Por conseguinte, os pacientes cujo câncer é detectado por rastreamento parecem ter sobrevida mais longa como resultado do rastreamento, quando, na verdade, a evolução mais longa de sua doença resulta do comportamento do próprio tumor. Enquanto ensaios clínicos controlados e randomizados de programas de rastreamento de câncer exigem muitos participantes e levam anos para serem concluídos, esses ensaios clínicos são necessários para estimar de forma acurada o desempenho do rastreamento e abordar o viés de tempo de antecipação (*lead-time bias*) e o viés de duração da doença (*length-time bias*).

É importante assinalar que os testes de rastreamento também podem estar associados a resultados falso-negativos e falso-positivos. Os *resultados falso-negativos* não levam a um diagnóstico correto, e, portanto, os pacientes não têm a oportunidade de receber um tratamento precoce e efetivo. Os *resultados falso-positivos* também podem causar prejuízo, levando à realização de exames e tratamento desnecessários, além de contribuir para os custos e o estresse emocional dos pacientes.

Atualmente, são recomendados vários testes de rastreamento do câncer, incluindo exame clínico e mamografia para detecção do câncer de mama, esfregaço de Papanicolaou e testes de DNA do HPV para detecção de displasia ou câncer de colo do útero, colonoscopia para detectar pólipos ou câncer de cólon e toque retal e PSA sérico para a detecção do câncer de próstata. Recentemente, foi recomendada a TC com baixa dose de radiação para rastreamento apropriado de indivíduos de alto risco para câncer de pulmão, com base em vários ensaios clínicos controlados e randomizados de grande porte.

LEITURA SUGERIDA

Col ditz GA, Sellers TA, Trapido E: Epidemiology-Identifying the causes and preventability of cancer, Nat Rev Cancer 6:75–83, 2006.

Dai M, Liu D, Liu M, Zhou F, Li G, Chen Z, et al: Patients with cancer appear more vulnerable to SARS-COV-2: a multicenter study during the COVID-19 Outbreak, Cancer Discov 10(6):783–791, 2020.

Desai A, Warner J, Kuderer N, Thompson M, Pinter C, Lyman G, Lopes G: Crowdsourcing a crisis response for COVID-19 in oncology, Nat Cancer Apr 21:1–4, 2020.

Detterbeck FC, Mazzone PJ, Naidich DP, et al: Screening for lung cancer: diagnosis and management of lung cancer, 3rd ed: American College of Chest Physicians evidence-based clinical practice guidelines, Chest 143:e78S–e92S, 2013.

Kuderer NM, Choureiri TK, Shah DP, et al: Clinical impact of COVID-19 on patients with cancer (CCC19): a cohort study, Lancet 395:1907–1918, 2020.

Kushi LH, Doyle C, McCullough M, et al: American Cancer Society Guidelines on nutrition and physical activity for cancer prevention: reducing the risk of cancer with healthy food choices and physical activity, CA Cancer J Clin 62:30–67, 2012.

Lyman GH, Dale DC, Wolff DA, et al: Acute myeloid leukemia or myelodysplastic syndrome in randomized controlled clinical trials of cancer chemotherapy with granulocyte colony-stimulating factor: a systematic review, J Clin Oncol 28:2914–2924, 2010.

Raaschou-Nielsen O, Andersen ZJ, Beelen R, et al: Air pollution and lung cancer incidence in 17 European cohorts: prospective analyses from the

European Study of Cohorts for Air Pollution Effects (ESCAPE), Lancet Oncol 14:813–822, 2013.

Rivera DR, Peters S, Panagiotou OA, et al: Utilization of COVID-19 treatments and clinical outcomes among patients with cancer: a COVID-19 and Cancer Consortium (CCC19) cohort study, Cancer Discovery, 2020 (epub ahead of print July 22 2020).

Schottenfeld D, Beebe-Dimmer JL: Advances in cancer epidemiology: understanding causal mechanisms and the evidence for implementing interventions, Annu Rev Public Health 26:37–60, 2005.

Schottenfeld D, Beebe-Dimmer J: Alleviating the burden of cancer: a perspective on advances, challenges and future directions, Cancer Epidemiol Biomarkers Prev 15:2049–2055, 2006.

Siegel RL, Miller KD, Jemal AJ: Cancer statistics, CA Cancer J Clin 70:7–30, 2020, 2020.

Smith RA, Brooks D, Cokkinides V, et al: Cancer screening in the United States, 2013: a review of current American Cancer Society guidelines, current issues in cancer screening, and new guidance on cervical cancer screening and lung cancer screening, CA Cancer J Clin 63:88–105, 2013.

56

Princípios da Terapia do Câncer

Davendra P. S. Sohal, Alok A. Khorana

INTRODUÇÃO

O tratamento do câncer abrange diversas modalidades e agentes em rápida expansão: modalidades locorregionais (cirurgia, radioterapia), modalidades sistêmicas (quimioterapia, terapia molecular, imunoterapia) e agentes para cuidados de suporte. A cirurgia e a radioterapia são seguras e efetivas para cânceres localizados, e as técnicas continuam sendo aprimoradas. Entretanto, na maioria dos contextos (sobretudo nos estágios avançados), o câncer é uma doença sistêmica e, assim, exige tratamento sistêmico. A quimioterapia – a "primeira geração" de fármacos contra o câncer – constitui a base atual do tratamento sistêmico. O aumento explosivo de nosso conhecimento da biologia e da genômica do câncer possibilitou o desenvolvimento de agentes direcionados para alvos específicos e fármacos que controlam o sistema imune para combater o câncer. Muitos novos medicamentos foram aprovados pela Food and Drug Administration (FDA), e um número ainda maior encontra-se em fase de ensaios clínicos – mais do que qualquer outra classe de medicamentos. Além disso, o tratamento do câncer está associado a muitos efeitos colaterais. Por conseguinte, o controle dos sintomas constitui um componente muito importante da terapia do câncer. Todas essas modalidades fazem o tratamento do câncer ser obrigatoriamente realizado por equipes multiprofissionais em centros especializados em oncologia. Este capítulo analisa os princípios dos vários componentes da terapia do câncer.

DIAGNÓSTICO E ESTADIAMENTO

O tratamento definitivo do câncer normalmente exige um diagnóstico histológico. Esse diagnóstico envolve, comumente, a necessidade de biopsia invasiva, de modo a obter material suficiente para avaliar a morfologia e a natureza invasiva do tumor, bem como a expressão de vários marcadores moleculares. Exames não invasivos, como exames de imagem, substituem, em raros casos, o diagnóstico histológico. (Existem exceções ocasionais, como nível elevado de α-fetoproteína, com evidências no exame de imagem de um paciente com cirrose, que pode ser usado para estabelecer um diagnóstico de carcinoma hepatocelular.)

Uma vez estabelecido o diagnóstico de câncer, o próximo passo, na maioria dos tumores de órgãos sólidos, consiste em determinar sistematicamente a extensão da disseminação do tumor, um processo denominado *estadiamento*. O estadiamento do tumor pode ser clínico ou anatomopatológico. O *estadiamento clínico* envolve o exame físico e exames de imagem, como ultrassonografia (US) direcionada (percutânea ou com uso de dispositivos de endoscopia invasivos), tomografia computadorizada (TC), ressonância magnética (RM), tomografia por emissão de pósitrons (PET) do corpo inteiro e cintigrafias, geralmente em alguma combinação, dependendo da propensão de determinados tumores a se propagarem para determinados órgãos. O *estadiamento anatomopatológico* é mais definitivo e segue o método de tumor-linfonodo-metástase (TNM) elaborado pelo American Joint Committee on Cancer e pela International Union Against Cancer. Esse sistema exige uma cuidadosa avaliação da amostra de ressecção primária segundo três parâmetros: (1) as dimensões e a extensão da invasão do tumor primário (o escore T); (2) o número e a localização dos linfonodos regionais com comprometimento histológico (o escore N); e (3) a existência ou não de metástases a distância (o escore M). O escore M baseia-se em informações obtidas dos estadiamentos clínico e patológico. Em seguida, os escores TNM são agrupados em um estágio anatomopatológico, tipicamente de I a IV, refletindo uma carga crescente da doença. O estádio final de TNM tem implicações tanto prognósticas quanto terapêuticas. Por exemplo, um câncer de cólon ressecado, que invade a túnica muscular, envolve 2 dos 16 linfonodos, porém não apresenta evidências de metástase a distância, é um câncer de cólon em estágio T2 N1 M0 (estágio III). A probabilidade de recorrência do tumor é de 40 a 50%, e recomendam-se 3 a 6 meses de quimioterapia após a cirurgia. Por outro lado, se não houver comprometimento dos linfonodos (T2 N0 M0, estágio I), a probabilidade de recorrência é de menos de 10%, e, em geral, a quimioterapia não é recomendada.

Os *biomarcadores* fornecem informações prognósticas adicionais, como ausência de receptores hormonais ou expressão de HER2 no câncer de mama, que são indicadores de prognóstico sombrio. Esses marcadores também podem ser preditivos; por exemplo, a superexpressão de HER2 no câncer de mama é preditiva de resposta ao trastuzumabe. De forma semelhante, mutações de *KRAS* no câncer colorretal indicam ausência de resposta a anticorpos (p. ex., cetuximabe, panitumumabe) direcionados contra o receptor do fator de crescimento epidérmico (EGFR) (Figura 56.1). Os biomarcadores, tanto prognósticos quanto preditivos, fornecem informações importantes além do estágio formal do TNM. Como existe um número crescente de biomarcadores identificados, um painel é habitualmente testado com o uso de plataformas de sequenciamento de última geração (NGS, do inglês *next-generation sequencing*), que conseguem fazer o sequenciamento de centenas de genes relevantes para identificar mutações pontuais, translocações, alterações no número de cópias e nível de expressão de alterações. Todas essas informações são compiladas em uma avaliação final, que estabelece se o câncer é ou não curável.

O próximo passo consiste em avaliar a condição clínica geral do paciente em relação a comorbidades que afetam a função dos principais órgãos e a capacidade funcional do paciente, denominada *capacidade funcional*. Essa capacidade é avaliada por vários métodos baseados na anamnese, como o Eastern Cooperative Oncology Group (ECOG) ou o índice de desempenho de Karnofsky. Os pacientes com baixa capacidade funcional ou comorbidades importantes não se beneficiam da terapia direcionada para o câncer e correm maior risco de sofrer eventos adversos. Essa avaliação abrangente – diagnóstico, estadiamento, marcadores prognósticos e preditivos e condição do paciente – determina o plano de tratamento: curativo ou paliativo.

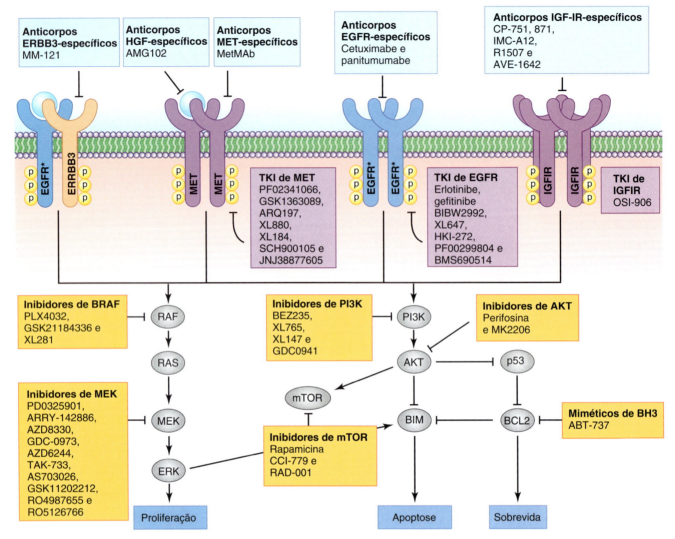

Figura 56.1 Via do receptor do fator de crescimento epidérmico (EGFR) e alvos terapêuticos relacionados. A figura mostra os receptores transmembrana da família do EGFR e as moléculas envolvidas na transdução de sinal a jusante, que, em última análise, levam ao controle de proteínas fundamentais que afetam a sobrevida, o crescimento e a proliferação das células. *ErbB-3*, glicoproteína da família do EGFR; *HGF*, fator de crescimento hepático; *IGF-IR*, receptor do fator de crescimento semelhante à insulina I; *MET*, receptor tirosinoquinase de HGF.

PRINCÍPIOS DE CIRURGIA PARA O CÂNCER

A cirurgia consegue prevenir o câncer pela remoção de lesões pré-cancerosas ou órgãos que correm alto risco de câncer (p. ex., mastectomia bilateral em mulheres com defeitos hereditários que possam levar ao câncer de mama). A cirurgia também possibilita estabelecer o diagnóstico de câncer por biopsia; auxilia o estadiamento pela amostragem de linfonodos; constitui tratamento definitivo pela retirada do tumor primário; reconstrói o membro ou o órgão sacrificado; e constitui tratamento paliativo para o câncer (p. ex., *bypass* intestinal para obstrução, descompressão da medula espinal ou procedimentos ortopédicos para prevenção ou tratamento de fraturas patológicas). Procedimentos invasivos, como biopsias e inserção de vários dispositivos de acesso, tubos, *stents*, cateteres e drenos, também são realizados por especialistas intervencionistas, como radiologistas, gastrenterologistas e pneumologistas.

Quando um câncer de órgão sólido é localizado, a cirurgia constitui o tratamento curativo mais efetivo disponível. A intenção é a retirada completa do tumor, dos linfonodos regionais e do tecido envolvido adjacente, com margem segura de tecido normal.

Na cirurgia, o tumor é isolado e quase nunca é aberto durante o procedimento. Aprimoramentos na cirurgia do câncer incluem o uso crescente de métodos minimamente invasivos em tipos selecionados de câncer e a identificação de um linfonodo sentinela pela injeção de um corante durante a cirurgia, o que evita dissecção completa dos linfonodos se o linfonodo sentinela não estiver afetado pelo câncer.

PRINCÍPIOS DE RADIOTERAPIA

Algumas vezes, a radioterapia (RT) pode ser usada como opção definitiva, seja isoladamente ou em combinação com terapia sistêmica. Ao contrário da cirurgia, a irradiação local ou regional consegue preservar a estrutura e a função do órgão, melhorando a qualidade de vida dos pacientes. Por exemplo, a associação de RT e quimioterapia no câncer de laringe localizado tem desfechos semelhantes aos da cirurgia, porém possibilita a preservação da laringe. A RT também é efetiva no contexto paliativo, em que ela é utilizada para controlar vários distúrbios relacionados com o câncer, como dor, obstrução mecânica de um órgão luminal e sangramento.

Capítulo 56 Princípios da Terapia do Câncer

A radiação ionizante provoca dano ao DNA celular direta ou indiretamente por meio de intermediários de radicais livres. As células são mais suscetíveis à radiação durante as fases M e G_2 do ciclo celular. A meta da RT é fornecer a maior dose possível ao tumor, com toxicidade mínima para os tecidos normais adjacentes. O fracionamento da radiação total planejada em pequenas doses diárias aproveita a diferença na capacidade de reparo entre o tecido normal e o tecido maligno e melhora a tolerância do tecido normal. Os efeitos biológicos da radiação podem ser modificados por numerosos fatores, como o teor de oxigênio no tecido irradiado e o uso de quimioterapia para sensibilizar o tecido à radiação.

A meta do planejamento na radioterapia é definir de maneira precisa a dose e o volume a ser irradiado. A dose de radiação é medida em unidades de dose absorvida, gray (Gy), que substituiu a unidade mais antiga, o rad (1 Gy = 100 rad). As sessões de RT convencional fornecem 1,8 a 2 Gy/dia em 5 dias por semana, durante um período de 5 a 6 semanas. Para tratamento paliativo, podem ser usadas doses mais altas por fração, de modo a fornecer uma dose efetiva durante um período mais curto.

A radiação ionizante pode ser administrada na forma de feixe externo com o uso de um acelerador linear para gerar elétrons ou radiografias de alta energia. Os elétrons têm profundidade de penetração limitada e são úteis para tumores superficiais. As radiografias de alta energia fornecem a radiação profundamente no corpo, enquanto reduzem a dose na pele quando entram. A braquiterapia utiliza fontes radioativas para fornecer radiação ionizante (raios gama) diretamente ao tumor. Um exemplo é a implantação de sementes de iodo-125 na próstata como terapia definitiva para o câncer de próstata inicial. As abordagens atuais para melhorar a RT incluem o uso de tecnologia avançada, que possibilita a administração de uma dose maior de radiação a áreas específicas do tumor, e preservação do tecido normal (RT conformacional e de intensidade modulada).

A lesão do tecido normal pela RT pode ser aguda ou tardia. Os efeitos agudos ocorrem dias a semanas após a irradiação e são observados principalmente em tecidos de rápida proliferação, como a pele e a mucosa gastrintestinal. A gravidade depende da dose total, porém normalmente é possível reparar o dano. Os efeitos tardios, como necrose, fibrose ou falência de órgãos, aparecem vários meses ou anos após a irradiação e dependem do tamanho das frações. Outra complicação tardia da RT é o desenvolvimento de neoplasias malignas secundárias de órgãos no campo de radiação, algumas vezes décadas após a radioterapia.

PRINCÍPIOS DE TERAPIA CLÍNICA

O termo *quimioterapia* refere-se ao uso de agentes citotóxicos, isolados ou em combinação, para o tratamento sistêmico do câncer. Esses fármacos são, em sua maior parte, agentes antiproliferativos gerais, que são mais efetivos contra tumores de rápido crescimento e que apresentam efeitos adversos significativos sobre os tecidos normais que também se dividem rapidamente, como a medula óssea e a túnica mucosa do sistema digestório. Agentes mais recentes, incluindo anticorpos monoclonais e inibidores da transdução de sinais, são dirigidos contra alvos, que são relativamente específicos das células tumorais e que, portanto, podem exibir menos toxicidade. Esses fármacos são classificados separadamente da quimioterapia como agentes de *terapia direcionada para alvos moleculares*. A classe mais nova de fármacos antineoplásicos é a imunoterapia. Esses fármacos estimulam o maquinário de linfócitos T citotóxicos para causar morte das células cancerosas por mecanismos imunes nativos. Relacionado com essa imunoterapia, está o uso do arsenal de linfócitos T de um doador (transplante de células-tronco) ou do próprio indivíduo (linfócitos T com receptor de antígeno quimérico).

Mecanismos da quimioterapia

Os agentes quimioterápicos podem ser específicos do ciclo celular ou inespecíficos do ciclo celular. Os agentes inespecíficos exercem maior efeito nas células que atravessam o ciclo celular, mas também afetam aquelas que não estão no ciclo. Os agentes específicos do ciclo celular afetam apenas as células que se encontram no ciclo. Os agentes quimioterápicos são ainda classificados de acordo com o seu mecanismo de ação em agentes alquilantes, antimetabólitos, antibióticos antitumorais e inibidores do fuso mitótico (Tabela 56.1). A maioria dos agentes

Tabela 56.1 Agentes quimioterápicos comumente usados.

Fármaco	Tipos de câncer tratados	Classe específica ou mecanismo de ação	Efeitos colaterais comuns
Específicos do ciclo celular			
5-Fluoruracila	Gastrintestinal, cabeça e pescoço, mama	Antimetabólito, inibe a timidilato sintase	Mielossupressão, mucosite, diarreia
Gencitabina	Pâncreas, pulmão, mama, bexiga	Antimetabólito, análogo da desoxicitidina	Mielossupressão, náuseas, vômitos
Metotrexato	LLA, coriocarcinoma, bexiga, linfoma	Antimetabólito, antagonista do ácido fólico	Mielossupressão, mucosite, insuficiência renal aguda
Doxorrubicina	Mama, pulmão, LNH	Antraciclina, intercala-se no DNA	Mielossupressão, náuseas, vômitos, cardiomiopatia
Irinotecano	Colorretal, pulmão	Camptotecina, inibidor da topoisomerase I	Mielossupressão, diarreia
Paclitaxel	Mama, pulmão, sarcoma de Kaposi, ovário	Alcaloide vegetal, inibe a formação de microtúbulos	Mielossupressão, reação de hipersensibilidade, neuropatia
Vincristina	LLA, linfomas, mieloma, sarcoma	Alcaloide vegetal, rompe a montagem dos microtúbulos	Neuropatia periférica, constipação intestinal
Inespecíficos do ciclo celular			
Ciclofosfamida	Mama, LNH, LLC, sarcoma	Agente alquilante, ligação cruzada com o DNA	Mielossupressão, cistite hemorrágica, náuseas, vômitos
Cisplatina	Pulmão, bexiga, ovário, testículo, cabeça e pescoço	Agente alquilante, ligação cruzada com o DNA	Nefrotoxicidade, náuseas, vômitos, ototoxicidade, neuropatia sensitiva

LLA, leucemia linfoblástica aguda; *LLC*, leucemia linfocítica crônica; *LNH*, linfoma não Hodgkin.

quimioterápicos suprime a medula óssea, com aumento do risco de infecções neutropênicas, anemia e sangramento exacerbado. Para a maioria dos fármacos, os esquemas de tratamento envolvem doses sucessivas, a cada 2 a 4 semanas. Esse intervalo entre doses sucessivas, conhecido como *ciclo* de quimioterapia, possibilita a recuperação do hemograma e de outros efeitos colaterais antes da administração da próxima dose. O conceito de *intensidade da dose* também é importante. A morte celular com a quimioterapia segue a cinética de primeira ordem: determinada dose do fármaco mata apenas uma fração de células tumorais. A curva de dose-resposta para agentes quimioterápicos é escarpada. Por conseguinte, quanto maior for a dose administrada, maior será a morte: um aumento de 2 vezes na dose pode levar ao aumento de 10 vezes na morte de células tumorais. Isso também significa que a redução da dose pode afetar de modo adverso a taxa final de cura. O encurtamento da duração dos ciclos de quimioterapia com o suporte de fatores de crescimento – uma abordagem "posológica densa" – demonstrou melhorar a sobrevida em pacientes selecionados, em comparação com a quimioterapia tradicional para o câncer de mama.

Os agentes quimioterápicos administrados de forma isolada raramente curam o câncer. Assim, foram desenvolvidos esquemas de quimioterapia combinada para vários tipos de cânceres. A terapia combinada provoca morte celular máxima e proporciona maior cobertura de células resistentes; além disso, pode impedir ou retardar o desenvolvimento de células resistentes. Os fármacos usados em combinação são escolhidos em virtude de sua conhecida eficácia como agentes únicos, enquanto apresentam diferentes mecanismos de ação e perfis de toxicidade que não se sobrepõem. Esses esquemas são comumente designados por acrônimos, como CHOP (ciclofosfamida, doxorrubicina, vincristina e prednisona) para o linfoma ou FOLFOX (5-fluoruracila, leucovorina e oxaliplatina) para o câncer colorretal.

Indicações da quimioterapia

Os desfechos da quimioterapia em geral para cânceres localizados ou avançados estão resumidos na Tabela 56.2. Quimioterapia *adjuvante* refere-se a seu uso após a ressecção do tumor primário. Aqui, a quimioterapia é direcionada contra supostas micrometástases sistêmicas em pacientes que correm alto risco de recorrência. No exemplo do câncer

---

Tabela 56.2 Eficácia da terapia clínica em tipos selecionados de câncer.

Cura possível mesmo na doença avançada
Câncer de testículo
Leucemia aguda: linfocítica, promielocítica, mielocítica selecionada
Linfomas: linfoma de Hodgkin, linfomas não Hodgkin selecionados
Tumores sólidos da infância: rabdomiossarcoma, sarcoma de Ewing, tumor de Wilms
Coriocarcinoma
Câncer de pulmão de pequenas células

Cura provável na doença locorregional
Câncer de mama
Câncer colorretal
Câncer de próstata
Câncer renal
Câncer de cabeça e pescoço

Possível controle em longo prazo na doença avançada
Melanoma
Câncer de pulmão de não pequenas células
Leucemia mieloide crônica

---

de cólon em estágio III (descrito anteriormente), a quimioterapia adjuvante por 3 a 6 meses após a ressecção do tumor primário consegue reduzir a probabilidade do paciente de desenvolver câncer recorrente de 50 para 25%. A quimioterapia adjuvante comprovadamente aumenta as taxas de cura em muitos outros tipos de câncer.

A quimioterapia *neoadjuvante* ou *pré-operatória* refere-se ao uso de quimioterapia antes da cirurgia, algumas vezes em associação com radioterapia. Se for bem-sucedida, a terapia neoadjuvante consegue reduzir o tamanho do tumor e, consequentemente, possibilita menor retirada de tecido normal, como nodulectomia, em vez de mastectomia no câncer de mama ou cirurgia com preservação de membro, em lugar de amputação, no sarcoma de membros.

A quimioterapia pode ser curativa em determinados tipos de câncer, como tumores de células germinativas, linfomas e leucemias. Com mais frequência, a quimioterapia é prescrita para pacientes com doença metastática para a qual a cirurgia ou a RT não é efetiva. Mesmo quando não for curativa, a quimioterapia frequentemente prolonga a sobrevida e melhora os sinais/sintomas relacionados com o câncer e a qualidade de vida do indivíduo.

Limitações da quimioterapia

A quimioterapia é curativa apenas em determinadas circunstâncias, visto que ela é inerentemente limitada pelos efeitos colaterais (*i. e.*, a dose máxima). Existem vários motivos para a quimioterapia em doses padrão não curar o câncer. Em primeiro lugar, a cinética das células tumorais as protege naturalmente contra a quimioterapia. Quando a quimioterapia foi inicialmente desenvolvida, acreditava-se que os tumores contivessem uma porcentagem de células que atravessavam o ciclo celular. Entretanto, a maioria dos tumores humanos exibe uma cinética de crescimento gompertziana – isto é, a taxa de duplicação das células tumorais *diminui* progressivamente à medida que aumenta o tamanho do tumor. Por conseguinte, a fração de crescimento dos tumores é maior quando o tumor é clinicamente indetectável. Quando o paciente se torna sintomático e apresenta doença clinicamente evidente, a fração de crescimento dos tumores pode ser inferior a 5%. A quimioterapia pode ser bem-sucedida no contexto adjuvante (quando a carga da doença é mínima), porém raramente resulta em cura quando existem metástases.

Em segundo lugar, as células cancerosas podem se tornar resistentes à quimioterapia. Uma das formas mais importantes de resistência é intrínseca e é mediada por uma bomba de efluxo da membrana celular conservada durante a evolução, denominada *glicoproteína P*. A resistência também pode ser adquirida após um período de exposição a agentes quimioterápicos por uma variedade de mecanismos. Por exemplo, as células tumorais podem diminuir a captação de metotrexato ao reduzir a expressão do transportador de folato, ou podem amplificar a expressão da enzima-alvo, a timidilato sintase, quando tratadas com 5-fluoruracila.

Em terceiro lugar, as mutações no gene *TP53* são comuns em vários tipos de câncer. A proteína TP53 interrompe o ciclo celular e medeia a apoptose quando ocorre dano ao DNA. Se não houver TP53 funcional, as células cancerosas ficam protegidas da apoptose induzida pela quimioterapia.

Terapia direcionada para alvos moleculares

As limitações da quimioterapia, somadas à maior compreensão da biologia das células cancerosas, levaram ao desenvolvimento de uma nova classe de fármacos direcionados contra alvos que são relativamente específicos das células cancerosas: fatores de crescimento e moléculas de sinalização, que são essenciais para a proliferação das células tumorais; proteínas do ciclo celular; reguladores da apoptose; e moléculas mediadoras de interações tumor-hospedeiro, como angiogênese e imunidade tumoral. Esses agentes incluem anticorpos monoclonais direcionados contra antígenos de superfície celular ou fatores de crescimento, inibidores do receptor de tirosinoquinase específicos ou de múltiplos alvos, inibidores da transdução de sinais específicos, oligonucleotídios antissentido e terapias gênicas. Outros agentes estão em fase de desenvolvimento. Os efeitos colaterais habituais da quimioterapia, como mielossupressão, náuseas, vômitos, diarreia e alopecia, não são necessariamente observados com esses fármacos. No entanto, outras toxicidades específicas da terapia molecular exigem cuidadoso monitoramento e manejo (Tabela 56.3).

O fármaco direcionado para alvo molecular mais bem conhecido é o imatinibe, que inibe tanto o BCR-ABL, o produto de fusão constitutivamente ativo que se origina do cromossomo Filadélfia da LMC, quanto a KIT (c-kit, CD117), que está superexpressa em tumores estromais gastrintestinais (GIST). A administração oral diária de imatinibe resulta em respostas hematológicas completas em mais de 90% dos pacientes na LMC de fase crônica e em respostas parciais em mais de 50% dos pacientes com GIST metastático. O ibrutinibe é outro agente novo, cujo alvo é a tirosinoquinase de Bruton, com excelente eficácia na LLC e na macroglobulinemia de Waldenström.

Em muitas outras neoplasias malignas, há múltiplas vias de sinalização redundantes que estão desreguladas. Cada vez mais, são desenvolvidos inibidores da tirosinoquinase com múltiplos alvos (em oposição a alvos específicos) para tratar esses tipos de câncer. O sorafenibe e o sunitinibe são dois exemplos desses agentes que inibem diversas vias, incluindo o fator de crescimento do endotélio vascular (VEGF), o fator de crescimento derivado das plaquetas (PDGF) e KIT. Os estudos realizados mostraram que esses fármacos são efetivos em cânceres renais e hepáticos.

Os fármacos direcionados para alvos aumentam a eficácia da quimioterapia por meio de vários mecanismos. Por exemplo, os antagonistas do EGFR, o cetuximabe e o panitumumabe, aumentam a eficácia da quimioterapia à base de irinotecano no câncer colorretal e da RT definitiva no câncer orofaríngeo. A disponibilidade desses agentes aumentou o número de combinações de medicamentos que podem ser usados em determinados tipos de câncer. À medida que múltiplas combinações de quimioterapia e terapia direcionada para alvos moleculares se tornaram disponíveis para o câncer de cólon avançado, o tempo de sobrevida mediano de pacientes com essa doença aumentou mais de duas vezes. A terapia direcionada para alvos

Tabela 56.3 Exemplos de agentes usados na terapia direcionada para alvos moleculares.

Fármaco	Cânceres tratados	Alvos	Efeitos colaterais comuns
Anticorpos monoclonais			
Alentuzumabe	LLC	CD52	Mielossupressão, febre, exantema
Bevacizumabe	Colorretal, renal, de pulmão	VEGF	Hipertensão arterial sistêmica, proteinúria, sangramento, tromboembolismo
Cetuximabe	Colorretal	EGFR	Exantema
Ipilimumabe	Melanoma metastático	CTLA4	Tempestade de liberação de citocinas
Ofatumumabe	LLC	CD20	Exantema, diarreia, infecção das vias respiratórias
Panitumumabe	Colorretal	EGFR	Exantema
Pertuzumabe	Mama	HER2	Exantema, diarreia
Rituximabe	LNH	CD20	Reação à infusão, reações cutâneas
Trastuzumabe	Mama	HER2/Neu	Reação à infusão, insuficiência cardíaca congestiva
Inibidores da transdução de sinais			
Axitinibe	Renal	VEGF, PDGF, KIT	Hipertensão, síndrome mão-pé, diarreia
Crizotinibe	Pulmão	EML4-ALK	Edema, diarreia
Dasatinibe	LMC	BCR-ABL	Mielossupressão, derrames pleurais
Imatinibe	LMC, GIST	BCR-ABL	Diarreia, retenção hídrica, mielossupressão
Erlotinibe	Pulmão, pâncreas	EGFR tirosinoquinase	Exantema, diarreia
Gefitinibe	Pulmão	EGFR tirosinoquinase	Exantema, hipertensão
Ibrutinibe	LLC, macroglobulinemia de Waldenström	Tirosinoquinase de Bruton	Infecções bacterianas
Imatinibe	LMC, GIST	BCR-ABL	Diarreia, retenção hídrica, mielossupressão
Lapatinibe	Mama	HER2, EGFR	Exantema, diarreia
Regorafenibe	GIST, colorretal	VEGF	Hipertensão arterial sistêmica, hepatotoxicidade, disfonia
Sunitinibe	Renal, GIST	VEGF, PDGF, KIT	Exantema, diarreia, fadiga
Sorafenibe	Fígado, renal	VEGF, PDGF, KIT	Hipertensão arterial sistêmica, fadiga, diarreia, síndrome mão-pé
Vandetanibe	Medular da tireoide	VEGF, PDGF, RET	Exantema, dor abdominal, diarreia
Vemurafenibe	Melanoma	BRAF	Exantema, lesões cutâneas, artralgia
Outros			
Ácido all-trans-retinoico	Leucemia promielocítica	Agente de diferenciação	Toxicidade da vitamina A, síndrome do ácido retinoico, hiperlipidemia
Azacitidina	Mielodisplasia	Agente hipometilante	Mielossupressão, reações no local de injeção
Bortezomibe	Linfoma, mieloma	Inibidor do proteassomo	Exantema, náuseas, vômitos, neuropatia
Everolimo	Renal, mama, neuroendócrino	Inibidor de mTOR	Hiperglicemia, diarreia, fadiga

CTLA4, proteína associada ao linfócito T citotóxico 4; EGFR, receptor do fator de crescimento epidérmico; GIST, tumor estromal gastrintestinal; LLC, leucemia linfocítica crônica; LMC, leucemia mielocítica crônica; LNH, linfoma não Hodgkin; mTOR, alvo da rapamicina em mamíferos; VEGF, fator de crescimento do endotélio vascular.

Terapia endócrina

Os cânceres que se originam de órgãos regulados por hormônios, como mama e próstata, são suscetíveis a mecanismos de controle hormonal, mesmo quando metastáticos. A terapia endócrina consiste no uso de agentes tanto hormonais quanto anti-hormonais que atuam como antagonistas ou como agonistas parciais.

Muitas pacientes com câncer de mama metastático expressam receptores de hormônios (estrogênio ou progesterona) nas células tumorais. A maioria dessas pacientes responde ao tamoxifeno, um modulador do receptor de estrogênios, ou a inibidores da aromatase (letrozol, anastrozol ou exemestano), que inibem a produção de esteroides suprarrenais. São observadas respostas semelhantes em homens com câncer de próstata metastático tratados com agonistas do hormônio liberador do hormônio luteinizante, leuprorrelina ou gosserrelina, que diminuem os níveis de testosterona até valores semelhantes aos obtidos por castração.

Em pacientes selecionados com cânceres de mama e de próstata, a doença metastática pode ser controlada durante anos apenas com terapia endócrina. O tamoxifeno e os inibidores da aromatase também constituem tratamentos adjuvantes extremamente efetivos após a ressecção do câncer de mama. Além disso, o tamoxifeno comprovadamente reduz a incidência de câncer de mama em 50% das mulheres saudáveis que correm alto risco de desenvolver câncer de mama.

Medicina personalizada

As terapias direcionadas para alvos – inibidores de quinase, anticorpos, hormônios – só funcionam quando as células cancerosas contêm seus alvos específicos. O paradigma da avaliação de amostras de tecido à procura desses alvos para possibilitar o uso de fármacos direcionados contra eles é denominado *medicina/oncologia de precisão* ou *personalizada*. O tempo e os custos envolvidos na análise de alterações genômicas do tumor de um paciente são agora muito reduzidos. Além do DNA, é possível efetuar também análises transcriptômicas (RNA), epigenômicas (metilação do DNA) e de polimorfismo de nucleotídio único (SNP em *array*). Vários tipos de câncer já foram sequenciados por completo. Esse trabalho cria "bibliotecas de referência" contra as quais o tumor de um paciente pode ser testado. Com base nos achados dessas análises, é possível recomendar fármacos ou esquemas específicos para cada paciente. A maioria das terapias direcionadas para alvos moleculares e até mesmo as imunoterapias têm marcadores moleculares preditivos: os exemplos proeminentes incluem instabilidade de microssatélites, carga mutacional do tumor, fusões de *NTRK* e *FGFR*, mutações de *KRAS* e *BRAF* e superexpressão de HER2 e cMET. Uma história de sucesso proeminente foi a do câncer de pulmão, em que terapias direcionadas para mutações do EGFR, fusões de ALK, alterações de MET e outras constituem agora opções de primeira linha com benefício clínico muito maior do que os agentes citotóxicos tradicionais.

Imunoterapia

Os agentes de *imunoterapia* atuam ao alterar a resposta imune do hospedeiro ao tumor. Esses agentes estimulam diretamente o maquinário dos linfócitos T citotóxicos ou anulam os mecanismos inibitórios que mantêm essas células quiescentes, com o resultado de que os linfócitos T se tornam preparados para reconhecer e matar as células cancerosas. As vacinas contra o câncer, como a vacina de células dendríticas sipuleucel-T, para o câncer de próstata, exploram a existência de antígenos tumorais específicos que podem atuar como alvos dos linfócitos T estimulados. Contudo, até o momento, seu uso é limitado a alguns contextos.

Mais recentemente, anticorpos direcionados contra CTLA4 e PD1, que são receptores inibitórios na superfície dos linfócitos T citotóxicos (ou PD-L1, o ligante nas células tumorais que responde ao PD1) tiveram grande sucesso no tratamento de várias neoplasias malignas. Esses inibidores de pontos de controle imunológicos – assim denominados porque bloqueiam os "pontos de controle" (*checkpoints*) moleculares que normalmente inibem os linfócitos T citotóxicos – desencadeiam a resposta imune do corpo para reconhecer as células cancerosas como "estranhas" e matá-las. Isso é semelhante à resposta do enxerto-*versus*-tumor usada no transplante de células-tronco hematopoéticas (TCTH) alogênico; apenas aqui, o sistema imune nativo do corpo é preparado para obter o efeito desejado, com muito menos toxicidade. Um efeito tóxico importante dessa abordagem é a possibilidade de reação "autoimune", em que a citotoxicidade descontrolada dos linfócitos T provoca dano às células e aos tecidos normais. Esses medicamentos são agora usados de modo rotineiro no tratamento de melanoma, câncer renal e câncer de pulmão e produzem respostas clínicas notavelmente duráveis.

A capacidade de atuação desses inibidores de pontos de controle depende, em grande parte, de sua capacidade de considerar as células cancerosas como "diferentes" das células normais. Como as células cancerosas frequentemente exibem mutações que levam à produção de proteínas anormais, esses neopeptídios atuam como neoantígenos para os linfócitos T, possibilitando sua identificação diferencial e a marcação das células cancerosas como alvos. Portanto, quanto maior for a carga mutacional do tumor, maior será a probabilidade de eficácia desses fármacos. Isso é evidente nos tumores com alta carga mutacional, como o melanoma associado à luz ultravioleta, o câncer de pulmão associado ao tabagismo e os cânceres com alta instabilidade de microssatélites, que respondem muito bem a esses fármacos.

Transplante de células-tronco

O modelo tradicional do uso da imunidade de linfócitos (células) T para combater o câncer tem sido o transplante de células-tronco alogênico. Com o uso de células-tronco coletadas (geralmente da medula óssea de um doador HLA-compatível), a resposta imune desencadeada pelas células doadoras, denominada efeito *enxerto-versus-tumor*, pode levar a curas duradouras em várias leucemias. Entretanto, os transplantes alogênicos só podem ser oferecidos a uma minoria de pacientes, devido à disponibilidade limitada de doadores compatíveis (sobretudo no caso de minorias étnicas) e à incapacidade de pacientes idosos e daqueles com comorbidades de tolerar esse procedimento. Para aumentar a disponibilidade de doadores, o sangue do cordão umbilical está sendo estudado como fonte de células-tronco.

As complicações do transplante de células-tronco estão relacionadas principalmente com os efeitos tóxicos da quimioterapia e da radioterapia nos órgãos vitais, como os pulmões e o fígado. A morbidade em longo prazo e a mortalidade após o transplante alogênico podem resultar da *doença enxerto-versus-hospedeiro* (DEVH) e de complicações dos agentes imunossupressores usados para tratá-la.

Terapia com células CAR-T

O mais novo avanço no campo do uso da citotoxicidade dos linfócitos (células) T para eliminar as células cancerosas consiste em células T com receptor de antígeno quimérico (CAR-T). Isso envolve a extração de células T de um paciente com câncer e, em seguida, a modificação delas por de métodos de edição de genes CRISPR/Cas9 ou vetores retrovirais ou lentivirais. Esse processo de edição liga um receptor quimérico à superfície dessas células T: o receptor quimérico combina-se com um local de ligação de antígeno específico da célula cancerosa e um local de ativação das células T. Em seguida, as células preparadas são infundidas de volta ao paciente após a depleção das células T nativas pela quimioterapia. A significativa atividade dos linfócitos T citotóxicos provoca uma "tempestade de citocinas", que exige cuidados de suporte agressivos, porém que leva finalmente a respostas clínicas duráveis nas leucemias e nos linfomas. A eficácia dessa abordagem está atualmente sendo testada em pacientes com neoplasias malignas de órgãos sólidos.

AVALIAÇÃO DA RESPOSTA

A eficácia das terapias moleculares contra o câncer é avaliada por vários métodos e recebeu seu próprio vocabulário. Em pacientes com doença metastática, todos os locais conhecidos da doença são monitorados por exames físicos e exames de imagem seriados. As respostas são julgadas de acordo com critérios internacionalmente aceitos, chamados de Response Evaluation Criteria in Solid Tumors (RECIST). O desaparecimento de todas as lesões conhecidas é denominado *resposta completa*, ao passo que a redução de 30% ou mais no tamanho é denominada *resposta parcial*. O aparecimento de novas lesões ou o aumento do tamanho das lesões conhecidas em 20% são denominados *progressão da doença* e implicam o fracasso do tratamento. Um tumor que não responde nem progride é denominado *doença estável*.

A porcentagem de pacientes que apresentam uma resposta é denominada *taxa de resposta* ao agente ou agentes que estão sendo administrados. Novos fármacos são frequentemente avaliados com base nas taxas de resposta. Contudo, a obtenção de uma resposta não implica a cura. Até mesmo um fármaco com taxa de resposta de 100% não é curativo se todos os pacientes sofrerem recidiva. Portanto, o "padrão-ouro" para medir a eficácia de um fármaco é considerado como a obtenção de melhora na *sobrevida global* ou seu substituto, *sobrevida livre de doença* – o intervalo de tempo durante o qual o paciente permanece vivo sem doença. O uso de terapias de segunda linha efetivas pode minimizar as diferenças de sobrevida entre dois tratamentos prescritos como terapia inicial, e, nesse contexto, a sobrevida livre de doença pode servir como importante parâmetro na avaliação de novos esquemas. Cada vez mais, os parâmetros de qualidade de vida, como uso de analgésicos ou desfechos relatados pelo paciente, também estão sendo usados para avaliar a eficácia dos fármacos no tratamento paliativo.

CUIDADOS DE SUPORTE

As intervenções com cuidados de suporte podem melhorar a segurança e a tolerabilidade dos tratamentos do câncer. Muitos medicamentos podem diminuir os efeitos colaterais relacionados com a quimioterapia. Os antagonistas do receptor de serotonina e os antagonistas do receptor de neurocinina-1, em associação com medicamentos antieméticos mais antigos, podem controlar as náuseas e os vômitos induzidos pela quimioterapia. O fator estimulador de colônias de granulócitos (filgrastim) e o fator estimulador de colônias de granulócitos-macrófagos (sargramostim) estimulam a proliferação e a diferenciação das células progenitoras mieloides e podem prevenir ou minimizar a duração da neutropenia induzida pela quimioterapia e diminuir a probabilidade de febre neutropênica. Esses agentes também são utilizados para mobilizar e coletar células-tronco para transplante.

Os cuidados de suporte são parte integrante do tratamento do câncer, sobretudo em contextos não curativos. Os aspectos paliativos do tratamento do câncer abordam não apenas os sintomas físicos em determinadas síndromes de dor, mas também preocupações psicossociais e espirituais. A quimioterapia e a radioterapia frequentemente são usadas com intenção paliativa e conseguem melhorar a qualidade de vida dos pacientes.

Agradecimentos

O Dr. Khorana gostaria de agradecer o apoio de Sondra and Stephen Hardis Endowed Chair in Oncology Research e dos National Institutes of Health (U01-HL143402).

LEITURA SUGERIDA

DeVita VT, Rosenberg SA: Two hundred years of cancer research, N Engl J Med 366:2207–2214, 2012.

Khalil DN, Smith EL, Brentjens RJ, Wolchok JD: The future of cancer treatment: immunomodulation, CARs and combination immunotherapy, Nat Rev Clin Oncol 13:273–290, 2016.

Mardis ER: The impact of next-generation sequencing on cancer genomics: from discovery to clinic, Cold Spring Harb Perspect Med 3:a036269, 2019.

57

Câncer de Pulmão

Zoe G. S. Vazquez, Jason M. Aliotta, Christopher G. Azzoli

DEFINIÇÃO E EPIDEMIOLOGIA

Nos EUA, o câncer de pulmão é a segunda neoplasia maligna mais comum e a principal causa de morte por câncer. Em todo o mundo, estima-se que 1 milhão de pessoas morram de câncer de pulmão a cada ano. Apesar dos avanços recentes na compreensão da biologia e da genética do câncer de pulmão e do advento de novos agentes terapêuticos para o seu tratamento, a taxa de sobrevida em 5 anos para pacientes com câncer de pulmão é inferior a 20%. A sobrevida em longo prazo relativamente curta decorre, em parte, do fato de que a maioria dos pacientes com câncer de pulmão se encontra em um estágio avançado da doença por ocasião do diagnóstico.

Historicamente, o câncer de pulmão tem sido dividido em dois tipos principais: o *carcinoma de pulmão de pequenas células* (CPPC) (e-Figura 57.1) e o *carcinoma de pulmão de não pequenas células* (CPNPC). É cada vez mais importante reconhecer os subtipos de CPNPC (com base em diferenças histológicas ou genéticas), e é fundamental fazê-lo ao selecionar a terapia farmacológica para o CPNPC em estágio IV (metastático). Os subtipos histológicos de CPNPC incluem o adenocarcinoma (40% dos cânceres de pulmão) (e-Figura 57.2), o carcinoma de células escamosas ou espinocelular (30% dos cânceres de pulmão) (e-Figura 57.3), o carcinoma de grandes células ou indiferenciado (10% dos cânceres de pulmão) (e-Figura 57.4) e alguns subtipos histológicos pouco diferenciados sem outra especificação (SOE).

Uma história atual ou pregressa de tabagismo ainda é o principal fator de risco conhecido para o desenvolvimento do câncer de pulmão. O CPPC, em particular, está tão ligado etiologicamente ao tabagismo que a sua prevalência (atualmente, < 15% de todos os cânceres de pulmão) está caindo à medida que a prevalência do tabagismo diminui. Ainda assim, até 15% dos CPNPC recém-diagnosticados (em geral, adenocarcinoma) são observados em indivíduos que nunca foram fumantes. Nesses últimos anos, foi reconhecido que o câncer de pulmão em tabagistas é diferente do câncer de pulmão em indivíduos não tabagistas, e isso tem impacto no prognóstico, na base genética e na resposta à imunoterapia.

Em geral, o risco de câncer de pulmão é proporcional ao número de maços de cigarro-anos fumados (maços por dia × anos de tabagismo), com pico de incidência na sexta e na sétima décadas de vida. Os ex-fumantes correm risco persistente de câncer de pulmão ao longo da vida. O tabagismo passivo também constitui um fator de risco para o câncer de pulmão em uma parcela de não fumantes que desenvolvem a doença. Os não fumantes que vivem com fumantes correm 30% maior risco de desenvolver câncer de pulmão do que aqueles que vivem com não fumantes. Outros fatores de risco para o câncer de pulmão incluem riscos ambientais, como exposição ao asbesto e ao petróleo. O tabagismo é considerado um importante cofator do câncer de pulmão no contexto da exposição ao asbesto. A exposição ao radônio também aumenta o risco de desenvolver câncer de pulmão (ver Capítulo 55).

Uma lista cada vez maior de alterações genéticas tem sido identificada em termos de proto-oncogenes e genes supressores de tumor. Foram reconhecidos subgrupos moleculares-genômicos singulares de câncer de pulmão, incluindo os que abrigam (1) o receptor do fator de crescimento epidérmico (*EGFR/ERBB1*) mutado, (2) o homólogo do oncogene do vírus do sarcoma de rato Kirsten (*KRAS*) mutado e o (3) rearranjo cromossômico 2p23 da quinase de linfoma anaplásico (*ALK*), mais comumente conhecido como *EML4-ALK*, uma fusão com a proteína tipo 4 associada ao microtúbulo de equinoderma (*EML4*). É importante ressaltar que essas alterações oncogênicas fornecem informações para a seleção de fármacos direcionados para genes, visto que o câncer é dependente de uma única via oncogênica para a proliferação e/ou sobrevida sustentadas (dependência oncogênica).

Várias terapias moleculares foram aprovadas pela Food and Drug Administration (FDA) dos EUA para o CPNPC avançado contendo mutação do *EGFR* (gefitinibe, erlotinibe, afatinibe, osimertinibe) ou o rearranjo de *ALK* 2p23 (crizotinibe, ceritinibe, alectinibe, brigatinibe, lorlatinibe). Os cânceres de pulmão com mutações de *EGFR* são mais frequentemente identificados em indivíduos que nunca fumaram ou naqueles com história de tabagismo leve. Com mais frequência, pertencem ao subtipo adenocarcinoma e são encontrados mais comumente em mulheres e em pacientes de ascendência do Leste Asiático. Os cânceres de pulmão com mutação de *KRAS* são encontrados principalmente em pacientes com história de tabagismo mais significativa. Os cânceres de pulmão com *EGFR* mutado e aqueles com rearranjo *ALK* 2p23 são tipicamente observados em populações de pacientes mais jovens, com idade mediana de cerca de 55 anos por ocasião do diagnóstico.

HISTOPATOLOGIA

Subgrupos histológicos

Carcinomas de pulmão de não pequenas células

Os cânceres de pulmão são classificados, em sua maioria, no principal subgrupo histológico de CPNPC. Destes, *adenocarcinomas* e *carcinomas de células escamosas* (*espinocelulares*) são os mais comuns.

Adenocarcinomas. O adenocarcinoma é o subtipo de câncer de pulmão mais comumente diagnosticado, representando cerca de 40% dos diagnósticos de câncer de pulmão e 65 mil mortes a cada ano nos EUA. É o subtipo histológico diagnosticado com mais frequência em indivíduos que nunca fumaram. Os adenocarcinomas primários de pulmão são habitualmente encontrados na periferia do pulmão (75%) (e-Figura 57.5), ao contrário dos carcinomas espinocelulares, que podem surgir nas vias respiratórias centrais.

Do ponto de vista histológico, os adenocarcinomas formam, tipicamente, estruturas glandulares e produzem mucina. As mutações de *EGFR* são mais comumente associadas ao adenocarcinoma de pulmão não mucinoso, ao passo que o subtipo mucinoso está mais frequentemente associado ao *KRAS* mutado. Em geral, as células tumorais exibem coloração positiva para a citoqueratina 7 (CK7) e o fator de transcrição da tireoide 1 (TTF-1), ao passo que apresentam coloração negativa para a citoqueratina 20 (CK20). Os *adenocarcinomas lepídicos* (anteriormente conhecidos como carcinomas bronquioloalveolares) crescem ao longo dos espaços alveolares e possibilitam a entrada de ar no tumor. Esses adenocarcinomas se manifestam como infiltrados pulmonares em *vidro fosco* translúcidos na tomografia computadorizada (TC). Os adenocarcinomas mucinosos podem causar consolidação pulmonar densa e podem ser acompanhados de produção copiosa de escarro, conhecida como *broncorreia*.

Carcinomas de células escamosas (espinocelulares). Os carcinomas de células escamosas (CECs) originam-se na camada epitelial da parede brônquica. As células epiteliais colunares normais sofrem metaplasia, displasia e, em seguida, formação de carcinoma localizado (*carcinoma in situ*), que pode se estender ainda mais e invadir além da mucosa brônquica, à medida que adquire um fenótipo invasivo maligno completo. A maioria dos CECs surge dentro das vias respiratórias centrais (e-Figura 57.6). Portanto, pode ocorrer obstrução do lúmen das vias respiratórias, levando ao colapso do pulmão ou à pneumonia pós-obstrutiva. Embora possam ocorrer necrose e formação de cavidades em qualquer tipo de tumor pulmonar, essa característica é mais comum nos CECs. Os CECs de pulmão têm menor potencial de disseminação metastática, em comparação com os adenomas invasivos. Histologicamente, os CECs podem ser distinguidos de outros CPNPCs pelos achados de queratinização, formação de pérolas, ponte intercelular e coloração positiva para p40 e/ou p63.

Carcinomas adenoescamosos. Os carcinomas adenoescamosos constituem entre 0,4 e 4% de todos os cânceres de pulmão, e seu prognóstico é mais sombrio. Eles têm componentes tanto do adenocarcinoma quanto do CEC, constituindo, cada um deles, pelo menos 10% do tumor. É importante reconhecer a heterogeneidade intratumoral e a histologia mista dos CPNPCs, sobretudo quando o diagnóstico se baseia em uma única biopsia por agulha. A maioria das diretrizes de patologia molecular recomenda a análise genética de pequenas amostras de biopsia, de modo a não omitir mutações gênicas que possam ser alvo de fármacos, que são mais comuns ao adenocarcinoma.

Carcinomas sarcomatoides. Os carcinomas sarcomatoides, também conhecidos como *carcinomas de células gigantes* ou *pleiotrópicos*, são cânceres de pulmão de alto grau com prognóstico sombrio, mas que podem abrigar oncogenes condutores (sobretudo mutação do tipo *skipping* do éxon 14 do gene *MET*) que possam ser alvos de fármacos ou que sejam especialmente suscetíveis a inibidores de pontos de controle (*checkpoints*) imunológicos.

CPNPC sem outra especificação. Esses CPNCPs são tumores pouco diferenciados, que desafiam uma classificação específica baseada em sua histologia e perfil de imunofenotipagem, mas que ainda podem ser divididos em subtipos com base em análises de mutações gênicas.

Carcinoma de pulmão de pequenas células

As células do CPPC originam-se de células neuroendócrinas pulmonares e estão frequentemente associadas a síndromes paraneoplásicas (Tabela 57.1). Em geral, a localização dos CPPCs é peri-hilar. Com frequência, originam-se dos brônquios principais e apresentam adenopatia maligna associada (e-Figura 57.7). Esses tumores exibem alta propensão a metástases, mais comumente para os linfonodos torácicos, ossos, fígado, glândulas suprarrenais e cérebro. A maioria dos pacientes já tem doença metastática por ocasião da apresentação. O CPPC é um tumor de pulmão agressivo. Com efeito, sem tratamento, o tempo de sobrevida mediano de pacientes com CPPC é de menos de 5 meses. A sobrevida global de todos os pacientes é de 5% em 5 anos, e não houve melhora nas últimas décadas.

Subtipos moleculares-genômicos

Atualmente, o câncer de pulmão é cada vez mais considerado uma doença com subgrupos genéticos distintos (Tabela 57.2). Muitas dessas alterações moleculares-genômicas podem fornecer informações sobre o uso de terapias direcionadas para alvos moleculares e prever as respostas obtidas.

Receptor do fator de crescimento epitelial mutante

O teste para mutação do *EGFR* e a terapia direcionada para alvos moleculares são essenciais nos cuidados de pacientes com CPNPC em estágio IV (metastático). As mutações ativadoras-sensibilizadoras de *EGFR* somáticas específicas são preditivas da resposta clínica aos inibidores de *EGFR* tirosinoquinase (gefitinibe, erlotinibe, afatinibe, osimertinibe). Em geral, essas mutações são encontradas em indivíduos com adenocarcinoma que nunca fumaram. As mutações de *EGFR* são mais prevalentes em mulheres e em pacientes asiáticos (30%, em comparação com 7 a 10% em indivíduos brancos).

Tabela 57.1 Síndromes paraneoplásicas associadas ao câncer de pulmão.

Síndrome	Tipo celular	Mecanismo
Osteoartropatia pulmonar hipertrófica e baqueteamento digital	Todas, exceto pequenas células	Desconhecido
Hiponatremia	Pequenas células é o tipo mais comum; pode ser de qualquer tipo	SIHAD, produção ectópica de hormônio antidiurético pelo tumor
Hipercalcemia	Em geral, célula escamosa	Metástases ósseas, fator ativador dos osteoclastos, hormônio tipo paratormônio, prostaglandinas
Síndrome de Cushing	Em geral, pequenas células	Produção ectópica de ACTH
Síndrome miastênica de Eaton-Lambert	Em geral, pequenas células	Anticorpos contra canais de cálcio sensíveis à voltagem em > 75%; afeta a atividade dos canais de cálcio neuronais pré-sinápticos
Outros distúrbios neuromiopáticos	Pequenas células é o tipo mais comum; pode ser de qualquer tipo	Anticorpos antinucleares neuronais, também conhecidos como anti-Hu; outros desconhecidos
Tromboflebite	Todos os tipos	Desconhecido

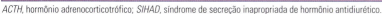

ACTH, hormônio adrenocorticotrófico; *SIHAD*, síndrome de secreção inapropriada de hormônio antidiurético.

Tabela 57.2 Subtipos moleculares-genômicos selecionados de CPNPC.

Oncogene	Classe de alterações moleculares-genômicas	Características
Mutante *EGFR*	Mutações de perda de sentido somáticas (mais comuns com *L858R* no éxon 21) e deleções do éxon 19	Mais frequente em asiáticos, mulheres, indivíduos que nunca fumaram ou tabagistas leves; mais frequentemente do subtipo adenocarcinoma Sensibilização a inibidores de *EGFR*: gefitinibe, erlotinibe, afatinibe, osimertinibe A mutação *T790M* no *EGFR* é resistente ao gefitinibe, erlotinibe, afatinibe
EML4-ALK	Translocação cromossômica *ALK 2p23*	3 a 7% dos CPNPCs Mais comum em tabagistas leves (< 10 maços-ano) ou indivíduos que nunca fumaram Sensibilização a inibidores de *ALK*: crizotinibe, ceritinibe, alectinibe, brigatinibe, lorlatinibe
Mutante *KRAS*	Mutações somáticas	Encontrado em 15 a 25% dos adenocarcinomas de pulmão Mais comumente observado em ex-fumantes ou fumantes de cigarros atuais Não existe tratamento direcionado para alvos moleculares que seja efetivo atualmente, porém inibidores covalentes de *G12C* estão em fase 2 de desenvolvimento
Mutante *BRAF*	Mutações somáticas	Pertence a uma família de serina-treonina proteinoquinases Identificado em 1 a 3% dos casos Apenas *BRAF V600E* é sensível a trametinibe, dabrafenibe
Mutante *HER2*	Inserção do éxon 20	Foram identificadas alterações de *HER2* em cerca de 2 a 4% dos CPNPCs Na população selecionada de pacientes negativos para mutação *EGFR/KRAS/ALK*, as mutações de *HER2* podem alcançar até 6% Predominantemente encontrado em mulheres, não tabagistas; predominantemente do subtipo adenocarcinoma Pode estar associado à sensibilidade aos fármacos direcionados para HER2 (trastuzumabe, lapatinibe, pertuzumabe e T-DM1)
STK11/LKB1	Mutações inativadoras, deleção	Gene supressor de tumor Frequência mutacional em cerca de 17 a 35% dos CPNPCs, associado à resistência à inibição de pontos de controle imunológicos
Fusão *RET*	Translocações cromossômicas	Ocorrem em adenocarcinomas de pulmão (1 a 2%). Respondem a vandetanibe e cabozantinibe com toxicidade fora do alvo molecular. TKIs direcionados para alvos moleculares com menos efeitos colaterais estão em fase avançada de desenvolvimento
Fusão *ROS-1*	Translocações cromossômicas	*ROS-1* é um receptor de tirosinoquinase da família do receptor de insulina Foram identificadas fusões *ROS-1* em cerca de 2% dos CPNPCs Mais comumente encontrado em indivíduos mais jovens, mais provavelmente em indivíduos que nunca fumaram, com representação exagerada de pacientes asiáticos Uma estrutura proteica semelhante a outros RTK leva à sobreposição na lista de fármacos ativos (crizotinibe, entrectinibe, ceritinibe, lorlatinibe)
MET	Variante de *splicing* alternativa, mutações, amplificação, hiperexpressão de receptores	O proto-oncogene *MET* é um receptor de tirosinoquinase que se liga ao fator de crescimento do hepatócito (HGF) A amplificação do gene *MET* pode ser encontrada em 2 a 4% dos CPNPCs, ao passo que a superexpressão de sua proteína receptora é muito mais comum. Pode responder ao crizotinibe A mutação do tipo *skipping* no éxon 14 de *MET* resulta em cânceres de pulmão que respondem ao crizotinibe. Vários inibidores mais potentes de *MET* estão em fase avançada de desenvolvimento
NTRK	Translocações cromossômicas	Raro, < 1%. Os genes *NTRK* codificam os receptores de tropomiosina quinases, que são receptores para o fator de crescimento dos nervos. Quando detectados no câncer de pulmão, os pacientes respondem aos TKIs larotrectinibe e entrectinibe.

CPNPC, câncer de pulmão de não pequenas células; *EGFR*, receptor do fator de crescimento epitelial; *FDA*, Food and Drug Administration; *RTK*, receptor tirosinoquinase; *TKI*, inibidor de tirosinoquinase.

Rearranjo de *ALK* 2p23

A fusão *EML4-ALK* é um condutor (*driver*) oncogênico que ocorre em 3 a 7% dos CPNPCs e é encontrado com mais frequência em tabagistas leves (< 10 maços-ano) ou em indivíduos que nunca fumaram. Na maioria dos casos, as fusões *EML4-ALK* não se sobrepõem a outras mutações oncogênicas de *EGFR* ou *KRAS*. Os pacientes com rearranjos de *ALK* podem ser tratados com inibidores de *ALK* (crizotinibe, ceritinibe, alectinibe, brigatinibe, lorlatinibe).

Rearranjo de *ROS-1*

O *ROS-1* é um receptor de tirosinoquinase da família dos receptores de insulina. São encontrados rearranjos do gene *ROS-1* em aproximadamente 2% dos CPNPCs. Existe uma homologia de proteínas entre o domínio de *ALK* e *ROS-1* quinase, de modo que as listas de fármacos ativos se sobrepõem. Os medicamentos aprovados pela FDA para *ROS-1* incluem o crizotinibe e o entrectinibe. Outros inibidores de *ALK* (ceritinibe, lorlatinibe) mostram-se efetivos contra o *ALK* e o *ROS-1*.

KRAS mutante

As mutações do gene *KRAS* são incomuns nos CECs, porém são encontradas em 15 a 25% dos adenocarcinomas de pulmão. As mutações de *KRAS* são mais comumente observadas em ex-fumantes ou tabagistas atuais do que em indivíduos que nunca fumaram ou em tabagistas leves. Atualmente, não existe tratamento aprovado pela FDA para o *KRAS* mutado, porém modificadores covalentes da oncoproteína *KRAS G12C* mostram-se promissores e passaram para a fase 2 nos ensaios clínicos.

Genoma do câncer de pulmão

Na última década, o projeto The Cancer Genome Atlas (TCGA) forneceu uma compreensão mais abrangente do câncer de pulmão ao definir muitas de suas nuances em nível genômico. A análise do adenocarcinoma de pulmão pelo TCGA identificou uma taxa de mutação somática exônica relativamente alta (em média, 12 eventos por megabase), semelhante à taxa encontrada no carcinoma de pulmão de células escamosas. Foram identificados três subtipos de expressão distintos do adenocarcinoma de pulmão a partir de dados de sequenciamento do RNA: bronquioide, magnoide e escamoide. Além disso, foi constatada a expressão de múltiplas fusões de genes nos adenocarcinomas de pulmão, e foram descobertos diversos mecanismos para a inativação do gene supressor de tumor *CDKN2A*.

Para os CPNPCs de células escamosas, um achado mais inesperado no estudo do TCGA foi a identificação de mutações de perda de função no gene *HLA-A*, que desempenha um importante papel na apresentação de antígeno de superfície celular do tumor e no reconhecimento imune. Esse achado é considerado a primeira evidência de alterações genômicas de câncer somáticas que escapam do sistema imune pela modificação de seus antígenos de superfície. Já foram identificados alvos terapêuticos potenciais na maioria dos tumores, oferecendo novas oportunidades terapêuticas de investigação para a terapia direcionada para alvos moleculares no câncer de pulmão.

APRESENTAÇÃO CLÍNICA

Os sinais/sintomas iniciais do câncer de pulmão são habitualmente inespecíficos (tosse, dispneia, produção de escarro, dor torácica, perda de peso) e, com frequência, são atribuídos à bronquite ou à pneumonia. Com frequência, o câncer já invadiu estruturas adjacentes ou desenvolveu metástases quando reconhecido pela primeira vez, causando sinais/sintomas que refletem o local de comprometimento. Por exemplo, a destruição de vasos sanguíneos pode causar hemoptise, ao passo que a invasão da pleura ou da parede torácica pelo tumor pode causar dor torácica pleurítica. O comprometimento do nervo laríngeo recorrente esquerdo ou do esôfago pode causar rouquidão ou disfagia, respectivamente. Podem ocorrer derrames pleurais devido ao comprometimento direto da pleura pelo tumor ou à obstrução do fluxo linfático a partir dos linfonodos mediastinais (e-Figura 57.8). Por um mecanismo semelhante, pode haver formação de derrames pericárdicos malignos, que podem progredir para o *tamponamento cardíaco*. Os pacientes podem desenvolver déficits neurológicos focais, devido à compressão da medula espinal ou a metástases cerebrais. A obstrução da veia cava superior (VCS) pode resultar em *síndrome da veia cava superior*, com edema da face e dos membros superiores, devido ao comprometimento do retorno venoso. Os tumores no ápice do pulmão (denominados *tumores de Pancoast* ou *tumores do sulco superior* [e-Figura 57.9]) podem invadir estruturas adjacentes da parede torácica e comprimir o plexo braquial, resultando em fraqueza e/ou dor do membro superior ipsilateral. A erosão da cadeia simpática cervical pelo tumor provoca *síndrome de Horner*, com ptose, miose e anidrose na face e na fronte.

O exame físico pode ser normal, mas pode revelar alterações nos pulmões, que refletem o impacto do tumor, como: estertores (p. ex., pneumonia pós-obstrutiva [e-Figura 57.10]); sibilos inspiratórios, sugestivos de obstrução das vias respiratórias; macicez à percussão nas bases dos pulmões, devido ao derrame pleural subjacente; e aumento dos linfonodos nas áreas supraclavicular (e-Figura 57.11) ou cervical e axilar. Os locais mais comuns de metástases são os linfonodos, o fígado (e-Figura 57.12), o cérebro, as glândulas suprarrenais, os rins e os pulmões.

DIAGNÓSTICO E DIAGNÓSTICO DIFERENCIAL

Prevenção e rastreamento

A estratégia de prevenção mais efetiva do câncer de pulmão é o abandono do tabagismo. Além disso, a United States Preventive Services Task Force (USPSTF) recomenda o rastreamento do câncer de pulmão por meio de TC sem contraste e com baixa dose de radiação anualmente em pacientes com idade entre 55 e 80 anos que sejam fumantes atuais ou ex-fumantes que abandonaram o tabagismo há menos de 15 anos, com histórico de tabagismo de 1 maço por dia durante 30 anos (ou equivalente a 30 maços-ano). Essa recomendação baseia-se em um ensaio clínico prospectivo que mostrou redução de 20% na taxa de mortalidade específica por câncer de pulmão em uma população de fumantes inveterados submetidos a rastreamento por TC.

Investigação diagnóstica e estadiamento

O diagnóstico precoce do câncer de pulmão é essencial e pode levar à cura no caso de um tumor maligno. A investigação diagnóstica deve considerar a idade e o sexo do paciente, a história de tabagismo, a história familiar de câncer de pulmão e de outros tipos de câncer e outros fatores de risco relevantes.

Quando houver suspeita de câncer de pulmão, seja incidentalmente ou devido a sintomas, é essencial estabelecer um diagnóstico histológico, a não ser que o paciente não seja elegível para tratamento, devido à comorbidade. Após a pesquisa de metástases, o local de biopsia deve ser escolhido para determinar o estágio mais alto do tumor, se isso for exequível. Se o tumor aparente estiver confinado ao tórax, a broncoscopia é adequada para massas centrais, e a aspiração por agulha transtorácica, para lesões periféricas. Deve-se obter uma amostra de derrame pleural para pesquisa de células malignas, que indicaria doença em estágio IV (metastática).

A TC contrastada de tórax, incluindo imagens do abdome, é útil para delinear a localização e o tamanho do tumor primário, para examinar os linfonodos mediastinais e para detectar doença pleural e metástases suprarrenais ou hepáticas. A TC tem capacidade limitada para diferenciar linfadenopatia benigna de linfadenopatia maligna no mediastino. A tomografia por emissão de pósitrons (PET) com 18-fluorodesoxiglicose (FDG) é mais sensível e mais específica do que a TC na detecção de metástases nos linfonodos mediastinais e pode detectar metástases inesperadas em outros locais. Em princípio, qualquer suspeita de metástases mediastinais ou extratorácicas identificadas por exame de imagem apenas deve ser confirmada por amostragem de tecido antes que o paciente deixe de ser considerado candidato à cirurgia. As técnicas de estadiamento invasivo dos linfonodos mediastinais incluem aspiração por agulha guiada por ultrassonografia endobrônquica (USEB) e/ou mediastinoscopia. A USEB é melhor para o reconhecimento de metástases de linfonodos. A mediastinoscopia pode avaliar a disseminação mediastinal da doença em pacientes sem evidências definidas de comprometimento dos linfonodos no exame de imagem e é utilizada para descartar a possibilidade de metástases para linfonodos antes da cirurgia. A PET é limitada na sua capacidade de detectar lesões cerebrais, e a ressonância magnética (RM) do cérebro

com meio de contraste intravenoso (ou TC, se não for possível realizar a RM) deve ser efetuada se houver suspeita de metástases cerebrais ou antes de cirurgia para estágio IB ou estágio superior. As cintigrafias ósseas são úteis quando houver suspeita de metástases ósseas sintomáticas.

Uma vez estabelecido o diagnóstico de câncer de pulmão, o estadiamento é necessário para definir o prognóstico e o tratamento. O estadiamento do CPNPC determina a indicação de ressecção cirúrgica para cura, radioterapia e/ou quimioterapia. O sistema tumor-linfonodo-metástases (TNM) é usado para o estadiamento dos CPNPCs (Tabela 57.3). No sistema de estadiamento TNM, os pacientes são classificados como portadores de doença em estágio I a IV (Tabela 57.4). No estadiamento do CPPC, são empregadas as designações do Veterans Administration Lung Study Group de estágio limitado (confinado a um hemitórax) e estágio extenso (além de um hemitórax). A quimiorradioterapia combinada com intenção curativa é considerada para o CPPC em estágio limitado, ao passo que o CPPC com estágio extenso é tratado com quimioterapia paliativa.

Tabela 57.3 Sistema de estadiamento TNM para câncer de pulmão (2018).

T (tumor primário)

TX	O tumor primário não pode ser avaliado
	Ou tumor comprovado por células malignas no escarro ou no lavado brônquico, porém não visualizado por exame de imagem ou broncoscopia
T0	Nenhuma evidência de tumor primário
Tis	Carcinoma *in situ*
T1	Tumor ≤ 3 cm em sua maior dimensão, circundado por pulmão ou pleura visceral, sem evidência broncoscópica de invasão mais proximal do que o brônquio lobar (*i. e.*, não está no brônquio principal)
T1a	Tumor ≤ 1 cm em sua maior dimensão
T1b	Tumor > 1 cm, porém ≤ 2 cm em sua maior dimensão
T1c	Tumor > 2 cm, porém ≤ 3 cm em sua maior dimensão
T2	Tumor > 3 cm, porém ≤ 5 cm ou tumor com qualquer uma das seguintes características (os tumores T2 com essas características são classificados como T2a se tiverem ≤ 4 cm):
	• Envolve o brônquio principal
	• Invade localmente a pleura visceral
	• Invade localmente o diafragma
	• Associado à atelectasia obstrutiva (parcial ou todo o pulmão)
T2a	Tumor > 3 cm, porém ≤ 4 cm em sua maior dimensão
T2b	Tumor > 4 cm, porém ≤ 5 cm em sua maior dimensão
T3	Tumor > 5 cm ou tumor com invasão local de qualquer uma das seguintes estruturas:
	• Parede torácica (incluindo tumores do sulco superior)
	• Nervo frênico
	• Pericárdio parietal
	OU
	Se o tumor estiver associado a um nódulo satélite no mesmo lobo
T4	Tumor de qualquer tamanho que invada qualquer uma das seguintes estruturas:
	• Mediastino
	• Coração ou grandes vasos
	• Traqueia
	• Nervo laríngeo recorrente
	• Esôfago
	• Vértebras
	• Carina
	OU
	Se o tumor estiver associado a um nódulo satélite ipsilateral em um lobo diferente

(continua)

Tabela 57.3 Sistema de estadiamento TNM para câncer de pulmão (2018). (*continuação*)

N (linfonodos regionais)

NX	Os linfonodos regionais não podem ser avaliados
N0	Sem metástases nos linfonodos regionais
N1	Metástases em linfonodos peribrônquicos ipsilaterais e/ou hílares ipsilaterais e linfonodos intrapulmonares, incluindo comprometimento por extensão direta
N2	Metástases em linfonodo(s) mediastinal ipsilateral e/ou subcarinal
N3	Metástase em linfonodo(s) mediastinal contralateral, hilar contralateral, escaleno ipsilateral ou contralateral ou supraclavicular

M (metástase a distância)

MX	As metástases a distância não podem ser avaliadas
M0	Ausência de metástase a distância
M1	Metástase a distância
M1a	Nódulo(s) tumoral(is) separado(s) em um lobo contralateral; tumor com nódulos pleurais ou derrame pleural (ou pericárdico) maligno
M1b	Metástase extratorácica única ou comprometimento de um único linfonodo distante
M1c	Múltiplas metástases extratorácicas

Tabela 57.4 Estadiamento utilizando o escore TNM (AJCC 8ª edição).

	N0	N1	N2	N3
T1a	Precoce (estágio I-II)		Localmente avançado (estágio IIIa)	
T1b				
T1c				
T2a				
T2b				
T3				
T4				
M1a/b/c	Metastático (estágio IV)		Localmente avançado (estágio IIIb)	

O CPNPC metastático é subdividido em doença confinada ao tórax (M1a) – derrame pleural/pericárdico maligno ou nódulo(s) tumoral(is) separado(s) no pulmão contralateral, que apresenta melhor prognóstico em comparação com pacientes com doença disseminada no fígado, nos ossos, no cérebro ou na glândula suprarrenal (M1b/M1c). Nos pacientes com doença amplamente disseminada, o prognóstico é melhor naqueles com um único local de metástase em um único órgão (M1b), em comparação com múltiplas metástases (M1c).

Nódulo pulmonar solitário

Um *nódulo pulmonar solitário* (NPS) é uma lesão única e arredondada no pulmão, com 3 cm ou menos de diâmetro. Embora essas lesões sejam comumente cânceres de pulmão em determinadas populações de pacientes, o diagnóstico diferencial de NPS inclui muitos outros processos malignos e benignos. Além do câncer de pulmão primário (adenocarcinoma; e-Figura 57.5), outras causas possíveis incluem tumores carcinoides brônquicos e metástases de neoplasias malignas extrapulmonares (p. ex., melanoma maligno, sarcoma e cânceres de cólon, rim, mama e testículo). As etiologias benignas incluem tumores benignos do pulmão (hamartomas) (e-Figura 57.13), granulomas infecciosos (de doenças fúngicas, incluindo histoplasmose e coccidioidomicose e doença micobacteriana), abscesso pulmonar, anormalidades vasculares (malformação arteriovenosa), atelectasia redonda (e-Figura 57.14) e pseudotumor (líquido pleural sequestrado em uma fissura).

As características radiográficas de um NPS podem ser úteis para o diagnóstico. É mais provável que lesões maiores sejam malignas. Lesões com 4 a 7 mm de diâmetro em pacientes sem história pregressa de câncer têm probabilidade de 0,9% de serem malignas, e essa probabilidade aumenta para 18% nas lesões com 8 mm a 2 cm de diâmetro e para 50% naquelas com mais de 2 cm de diâmetro. Os tumores benignos tendem a apresentar margens distintas e lisas, ao passo que os tumores malignos frequentemente têm margens irregulares ou espiculadas. Padrões de calcificação centrais, em pipoca, difusos e laminados (casca de cebola) estão associados a tumores benignos. Em contrapartida, as lesões com calcificações excêntricas (assimétricas) ou pontilhadas são, mais provavelmente, malignas (e-Figura 57.15). É importante avaliar a taxa de progressão de um NPS ou sua estabilidade ao comparar exames de imagem com exames anteriores, quando disponíveis. É improvável que um NPS que não mudou de tamanho durante mais de 2 anos seja maligno, com exceção dos nódulos em vidro fosco, que podem representar um carcinoma *in situ* de crescimento lento.

TRATAMENTO

Câncer de pulmão de pequenas células

Em certas ocasiões, os CPPCs podem ser ressecados se não forem encontradas evidências de metástase; entretanto, os CPPCs são tratados, em sua maioria, com quimioterapia para a doença sistêmica.

O CPPC de estágio limitado recebe quimiorradioterapia combinada com intenção curativa. O paciente com CPPC de estágio extenso recebe quimioterapia com intenção paliativa. A combinação de carboplatina e etoposídeo apresenta a menor taxa de efeitos colaterais e a melhor sobrevida, tornando-a a quimioterapia de escolha para a doença em estágio extenso. Dados recentes de fase 3 demonstraram melhora na sobrevida global com o acréscimo do inibidor do ponto de controle imunológico (IPCI), o atezolizumabe, ao tratamento de primeira linha com carboplatina mais etoposídeo. Os pacientes anteriormente tratados podem se beneficiar de outra sessão de carboplatina e etoposídeo se obtiverem controle da doença de pelo menos 6 meses com a terapia inicial. As terapias de segunda linha incluem topotecana ou outros inibidores do ponto de controle imunológicos (nivolumabe ou pembrolizumabe) para pacientes que não receberam o tratamento de primeira linha com atezolizumabe. É possível obter respostas duráveis à quimioterapia e à radioterapia, com sobrevida em longo prazo. Todavia, a recidiva com resistência terapêutica progressiva é comum, apesar da resposta ao tratamento inicial. A irradiação craniana profilática melhora a sobrevida global na doença em estágio limitado após a conclusão da quimiorradioterapia. A irradiação craniana profilática também é preferida para pacientes com doença em estágio extenso após a obtenção de uma boa resposta à quimioterapia primária, porém evidências recentes mostram que a vigilância ativa é uma alternativa razoável.

Câncer de pulmão de não pequenas células

Doença em estágio inicial (estágios I e II)

A cirurgia é potencialmente curativa para o CPNPC em estágio inicial e está indicada para pacientes com doença em estágio I ou II que sejam elegíveis como candidatos à cirurgia. A ressecção anatômica (lobectomia ou pneumonectomia) é preferida para a retirada do tumor primário, bem como de seus linfonodos de drenagem (doença N1). As ressecções menores (ressecções em cunha ou segmentectomias) são preferidas para preservar o pulmão nos tumores periféricos clinicamente N0 que tenham 2 cm ou menos de diâmetro, cânceres radiograficamente não invasivos (padrão em vidro fosco), em pacientes com função pulmonar limitada ou em múltiplos cânceres de pulmão primários. A radioterapia estereotáxica corporal (SBRT) ou a ablação térmica direcionada por agulha pode ser usada para curar CPNPC em estágio I que não seja passível de cirurgia, devido a comorbidades clínicas. Quando houver suspeita de disseminação para os linfonodos, os pacientes incapazes de tolerar ressecção anatômica são mais bem tratados como tendo doença localmente avançada.

Doença localmente avançada (estágios IIIA e IIIB)

O CPNPC em estágio III é uma doença heterogênea, em que a estratégia de tratamento ideal não está bem clara. Na doença em estágio IIIA/N2, pode-se oferecer a terapia de "tripla modalidade", com quimioterapia neoadjuvante ou quimiorradioterapia seguida de cirurgia. Os pacientes com CPNPC em estágio III não são, em sua maioria, candidatos cirúrgicos e são tratados com quimiorradioterapia. seguida de bloqueio dos pontos de checagem imunológicos.

Doença metastática avançada (estágio IV)

A realização de um teste molecular do material de biopsia é fundamental para a seleção dos medicamentos paliativos ideais para pacientes com CPNPC em estágio IV. Os tumores que não apresentam mutação passível de ser alvo molecular de um fármaco (pacientes de "tipo selvagem") devem ser tratados com inibidores de pontos de controle imunológicos, isoladamente ou em combinação com quimioterapia. Estudos clínicos prospectivos e randomizados (fase 3) mostraram que a terapia direcionada para genes é superior à quimioterapia para o CPNPC em estágio IV com mutações ativadoras-sensibilizadoras de *EGFR* ou rearranjo do gene *ALK*. Além disso, estudos de grupo único (fase 2) mostraram respostas duráveis à terapia direcionada para alvos moleculares em pacientes com mutações *BRAF V600E*, *EGFR* rara e *HER2* ou com rearranjos gênicos *ROS-1*, *RET*, *MET* ou *NTRK*, com desfechos superiores à quimioterapia (e-Figura 57.16).

Esses medicamentos direcionados para alvos moleculares proporcionam um controle duradouro da doença, mas não curam os pacientes. A resistência adquirida aos medicamentos leva inevitavelmente à progressão da doença e à morte. Pode-se repetir a biopsia para determinar o mecanismo molecular da resistência adquirida à terapia direcionada para alvos, que pode ser usada para fornecer informações para a seleção subsequente dos fármacos. Padrões de resistência têm sido usados para aprimorar a seleção de fármacos de primeira linha. Por exemplo, o mecanismo predominante da resistência ao gefitinibe/erlotinibe/afatinibe consiste na emergência da mutação *EGFR T790M* (localizada no éxon 20), que é responsável por cerca de 50% de todos os casos resistentes. Os pacientes que apresentam progressão da doença apesar da terapia com gefitinibe/erlotinibe/afatinibe são rotineiramente testados para a mutação *T790M* e, quando esta é encontrada, são candidatos à terapia com osimertinibe. O osimertinibe de primeira linha provou ser superior ao gefitinibe/erlotinibe em um ensaio clínico randomizado de fase 3.

Podem ocorrer alterações genéticas adquiridas em genes "fora do alvo", deslocando o sinal oncogênico para as denominadas "vias de desvio". Essas alterações incluem alvos passíveis de serem atacados por fármacos, como mutações *BRAF* ou *HER2*, rearranjos *RET* e amplificação de *MET*. Os adenocarcinomas podem sofrer transformação histológica e apresentar células escamosas ou CPPC. Os padrões de sensibilidade primária e de resistência adquirida podem orientar diversas linhas de terapia em pacientes com alterações genéticas de *EGFR*, *ALK* e *ROS-1*, mantendo a sua orientação de manejo distinta em comparação com pacientes de tipo selvagem.

Em pacientes de tipo selvagem, a decisão sobre usar ou não quimioterapia baseia-se na medição da expressão do ligante de morte programada 1 (PD-L1). O PD-L1 expresso nas células cancerosas ou em células imunes próximas liga-se ao receptor de PD-1 nas células T e bloqueia a imunidade anticâncer. Os pacientes com expressão de PD-L1 em mais de 50% das células cancerosas são candidatos ao pembrolizumabe como monoterapia, um IPCI que é um anticorpo IgG monoclonal contra PD-L1. Em um ensaio clínico de fase 3, o pembrolizumabe foi associado a melhor sobrevida e a menos eventos adversos do que a quimioterapia em pacientes com CPNPC metastático sem mutações *EGFR* ou *ALK* e com alta expressão de PD-L1.

A quimioterapia citotóxica mais pembrolizumabe é utilizada para pacientes de tipo selvagem com baixa expressão de PD-L1. Os agentes citotóxicos incluem a platina (carboplatina ou cisplatina), que causa quebras do DNA de dupla fita, combinada com fármacos que bloqueiam a síntese de DNA (pemetrexede, gencitabina) ou a mitose celular (paclitaxel, docetaxel, *nab*-paclitaxel, vinorelbina). A quimioterapia citotóxica diminui a contagem de neutrófilos, o que pode levar à septicemia. Os IPCIs causam efeitos colaterais autoimunes, mais comumente dermatite, colite ou tireoidite, mas também inflamação de órgãos vitais (pneumonite, hepatite, nefrite), o que exige a interrupção do IPCI e a consideração do uso de corticosteroides. A terapia com fármacos direcionados para alvos moleculares não é desprovida de dificuldades ou de efeitos colaterais perigosos, como exantema cutâneo, diarreia, efeitos colaterais gastrintestinais e, raramente, toxicidade cardíaca ou pulmonar.

PROGNÓSTICO

O fator prognóstico de maior importância no câncer de pulmão é o estágio TNM da doença por ocasião do diagnóstico inicial. Capacidade funcional baixa e perda de peso constituem fatores prognósticos negativos para a sobrevida dos pacientes com câncer de pulmão.

Para uma discussão mais profunda sobre este tópico, ver Capítulo 182, "Câncer de Pulmão e Outras Neoplasias Pulmonares", em *Goldman-Cecil Medicina*, 26ª edição.

LEITURA SUGERIDA

Gandhi L, Rodriguez-Abreau D, Gadgeel S, et al: Pembrolizumab plus chemotherapy in metastatic non-small-cell lung cancer, N Engl J Med 378(22):2078–2092, 2018.

Hirsch FR, Jänne PA, Eberhardt WE, et al: Epidermal growth factor receptor inhibition in lung cancer: status 2012, J Thorac Oncol 8:373–384, 2013.

Imielinski M, Berger AH, Hammerman PS, et al: Mapping the hallmarks of lung adenocarcinoma with massively parallel sequencing, Cell 150:1107–1120, 2012.

National Lung Screening Trial Research Team, Aberle DR, Adams AM, et al: Reduced lung-cancer mortality with low-dose computed tomographic screening, N Engl J Med 365:395–409, 2011.

Reck M, Rodriguez-Abreu D, Robinson AG, et al: Pembrolizumab versus chemotherapy for PD-L1-positive non-small-cell lung cancer, N Engl J Med 375(19):1823–1833, 2016.

Rosell R, Bivona TG, Karachaliou N: Genetics and biomarkers in personalization of lung cancer treatment, Lancet 382:720–731, 2013.

Sequist LV, Waltman BA, Dias-Santagata D, et al: Genotypic and histological evolution of lung cancers acquiring resistance to EGFR inhibitors, Sci Transl Med 3(75):75ra26, 2011.

58

Cânceres do Sistema Digestório

Khaldoun Almhanna

INTRODUÇÃO

Os cânceres do sistema digestório estão entre as neoplasias malignas mais comuns no mundo todo. Nos EUA, eram esperados aproximadamente 300 mil novos casos de câncer gastrintestinal em 2018, com uma estimativa de 150 mil mortes. Em geral, os cânceres do sistema digestório são neoplasias malignas epiteliais – carcinomas – com padrões anatomopatológicos bem definidos de transformação neoplásica. A incidência de neoplasias malignas do sistema digestório está aumentando. O rastreamento e a detecção precoce já foram estabelecidos para o câncer de cólon e o câncer hepatocelular. As populações asiáticas devem ser submetidas a rastreamento para cânceres gástrico e de esôfago. Os fatores de risco, as apresentações e o manejo das neoplasias malignas do sistema digestório são específicos do local. Em geral, o manejo envolve procedimentos diagnósticos avançados e tratamento multidisciplinar, incluindo endoscopia avançada, quimioterapia, radioterapia e intervenção cirúrgica. As complicações da doença avançada, como obstrução intestinal e biliar, insuficiência hepática, sangramento e comprometimento da nutrição, desempenham um papel significativo no prognóstico e na taxa de mortalidade dessas doenças. Avanços recentes em imunoterapia e nos inibidores dos pontos de controle (*checkpoints*), apesar de promissores, ainda não melhoraram substancialmente o desfecho global dessas doenças.

CÂNCER DE ESÔFAGO

Epidemiologia

As taxas de incidência de câncer de esôfago variam de acordo com a região geográfica, com a maior incidência observada na Ásia e na África Oriental, e a incidência mais baixa, em países ocidentais. A incidência de carcinoma de células escamosas (CCE) ou espinocelular nos EUA está diminuindo, ao passo que a incidência de adenocarcinoma, principalmente na junção gastresofágica, está aumentando, em parte, devido à obesidade, à doença de refluxo e ao esôfago de Barrett.

Histopatologia

O CCE é observado comumente na parte superior do esôfago e está associado a tabagismo, etilismo e alimentação. Acredita-se que o consumo de bebidas quentes em algumas regiões geográficas seja responsável por maior incidência de CCE (p. ex., China, Irã). Por outro lado, a maioria dos adenocarcinomas surge em locais do esôfago com alterações decorrentes da exposição ao ácido gástrico (o chamado esôfago de Barrett). Curiosamente, apenas 50% dos pacientes com esôfago de Barrett relatam refluxo crônico. O risco de desenvolver câncer de esôfago aumenta em pelo menos 30 vezes em pacientes com esôfago de Barrett e é maior quando existe displasia de alto grau.

Apresentação clínica

Disfagia progressiva e perda de peso são os sinais/sintomas iniciais mais comuns em pacientes com câncer de esôfago. Perda de sangue crônica, que leva à anemia ferropriva, também não é uma apresentação rara. Uma história de doença do refluxo de longa data não é tão comum quanto o esperado. Os tumores em estágio inicial são habitualmente assintomáticos e são diagnosticados como parte da investigação de hemorragia digestiva ou acompanhamento do esôfago de Barrett.

Diagnóstico e estadiamento

A endoscopia digestiva alta (EDA) continua sendo o exame complementar preferido para o câncer de esôfago. O diagnóstico de câncer exige exame histológico do tumor primário ou, em caso de doença avançada, de lesões metastáticas. A ultrassonografia endoscópica (USE) fornece imagens detalhadas da profundidade da invasão na parede do esôfago (estágio T) e da linfadenopatia periesofágica (estágio N). A USE também visualiza o lobo esquerdo do fígado e consegue identificar lesões metastáticas (estágio M). Recomenda-se a broncoscopia para pacientes com tumores localizados na carina ou acima dela. A tomografia computadorizada (TC) com contraste e a tomografia por emissão de pósitrons com 18-fluorodesoxiglicose (FDG-PET) são úteis na detecção de doença metastática oculta.

Tratamento

O câncer de esôfago em estágio inicial com linfonodos negativos (T1a: invasão na mucosa) pode ser tratado com ressecção endoscópica da mucosa. Os tumores T1b (tumor que invade a submucosa) devem ser tratados com cirurgia inicial. Para a doença localmente avançada, recomenda-se a terapia multimodal. A quimioterapia e a radioterapia concomitantes neoadjuvantes, seguidas de ressecção cirúrgica, constituem o padrão de cuidados, pelo menos nos EUA. A quimioterapia e a radioterapia definitivas constituem uma alternativa aceitável para pacientes que não são candidatos à cirurgia. A combinação de carboplatina e paclitaxel com radioterapia constitui, no momento, a terapia neoadjuvante mais comumente usada (quimioterapia administrada antes da cirurgia) ou definitiva. A esofagectomia pode ser realizada com técnica transtorácica (de Ivor-Lewis) ou trans-hiatal, com desfechos clínicos comparáveis.

O câncer de esôfago avançado (estágio IV) é extremamente letal, com desfecho sombrio. A meta do tratamento é melhorar a sobrevida e a qualidade de vida. Vários agentes quimioterápicos são comprovadamente benéficos em pacientes com câncer de esôfago avançado como agente único ou em combinação com 5-fluoruracila (5-FU), agentes de platina, irinotecano e taxanos.

Dois agentes direcionados para alvos moleculares, o trastuzumabe, um anticorpo monoclonal dirigido contra o receptor do fator de crescimento epidérmico humano 2 (HER2), e o ramucirumabe, um anticorpo monoclonal contra o receptor do fator de crescimento do endotélio vascular 2 (VEGFR 2), mostraram ter atividade no câncer de esôfago metastático quando combinados com quimioterapia. O trastuzumabe está indicado para pacientes com superexpressão de Her-2 neu. Os anticorpos anti-PD-1/PDL-1 recém-desenvolvidos estão mostrando alguma atividade promissora nesse contexto para pacientes com doença metastática que progrediu com a terapia de primeira linha. Estudos em andamento estão avaliando esses agentes isoladamente e em combinação com quimioterapia e radioterapia. Os cuidados de suporte e a terapia localizada para o tumor primário podem estar indicados para auxiliar o alívio de dor, obstrução, sangramento e outras manifestações localizadas. O suporte nutricional nessa população de pacientes é sempre um desafio e pode exigir nutrição parenteral.

CÂNCER GÁSTRICO

Epidemiologia

O adenocarcinoma gástrico é uma das neoplasias malignas mais comuns em todo o mundo. A doença tem apresentado um notável declínio na sua incidência e mortalidade mundiais em decorrência, em parte, da refrigeração e da diminuição do uso de conservantes alimentares, bem como do reconhecimento da infecção por *Helicobacter pylori* como fator de risco. Entretanto, essa neoplasia continua sendo comum em países asiáticos (China, Japão e Coreia), no Oriente Médio e na Europa Oriental, colocando-a entre os cinco cânceres mais comuns em todo o mundo.

Histopatologia

Existem dois subtipos histológicos principais de adenocarcinoma gástrico: o tipo difuso e o tipo intestinal. A incidência do tipo difuso (indiferenciado) está aumentando e está associada a idade mais jovem, achado de células em anel de sinete, metástases precoces e prognóstico mais sombrio. O tipo intestinal (diferenciado) é observado em pacientes com idade mais avançada, é diferenciado pela metaplasia intestinal de base e apresenta incidência em declínio e prognóstico ligeiramente melhor. O principal evento carcinogênico nos carcinomas difusos é a perda da expressão da E-caderina, a proteína responsável pelas conexões intercelulares e pela organização dos tecidos epiteliais.

Apresentação clínica

Perda de peso, náuseas e epigastralgia são as manifestações mais comuns do câncer gástrico no diagnóstico inicial. Além disso, os pacientes frequentemente apresentam saciedade precoce (no subtipo linite plástica), disfagia (junção gastresofágica ou tumores de cárdia) e hemorragia digestiva. Sinais/sintomas de doença metastática distante podem ser observados no diagnóstico. Os locais metastáticos mais comuns consistem em fígado, superfícies peritoneais (causando ascite), linfonodos distantes e, menos comumente, ovários (tumor de Krukenberg) e pulmões.

Diagnóstico

AEDA é o exame complementar padrão para a obtenção de tecido e a localização do tumor. A USE ajuda no estadiamento TNM em combinação com TC de tórax, abdome e pelve. O papel da PET ainda está evoluindo. O diagnóstico de linite plástica pode ser um desafio, visto que as lesões francas da mucosa frequentemente não são evidentes. As características radiológicas e endoscópicas podem orientar o diagnóstico, bem como biopsias profundas. A laparoscopia de estadiamento consegue identificar 20 a 30% dos pacientes com câncer gástrico, cuja investigação é negativa, poupando o paciente

de uma laparotomia desnecessária. A endoscopia de rastreamento é recomendada em países de alta incidência, bem como em pacientes de alto risco.

Tratamento

A cirurgia continua sendo o pilar do tratamento da doença não metastática. As áreas mais controversas no tratamento cirúrgico do câncer gástrico consistem em decidir sobre a realização de gastrectomia total para tumores no terço superior do estômago *versus* gastrectomia parcial para tumores nos dois terços inferiores. A extensão da dissecção dos linfonodos também é controversa. A dissecção D2 estendida para remover o estômago, todos os linfonodos circundantes e o baço é superior e recomendada, em vez da dissecção D1 (dissecção limitada apenas dos linfonodos perigástricos), porém está associada a taxas de morbidade e mortalidade excessivas e deve ser realizada por um cirurgião experiente. Para a doença localmente avançada, além da cirurgia, tanto a quimioterapia perioperatória com esquema à base de platina quanto a quimiorradiação com 5-FU constituem uma abordagem aceitável. Para doença metastática, a quimioterapia paliativa de primeira e segunda linhas consegue melhorar os desfechos, inclusive a sobrevida. À semelhança do câncer do esôfago (mencionado anteriormente), o trastuzumabe e o ramucirumabe demonstraram ter atividade na doença metastática quando combinados com a quimioterapia. O papel dos inibidores dos pontos de controle imunológicos no câncer gástrico ainda está evoluindo, como no câncer de esôfago.

Prognóstico

Os desfechos clínicos dependem do estágio por ocasião do diagnóstico. As taxas de sobrevida em 5 anos são de 65, 40, 15 e 5% para os estágios I, II, III e IV, respectivamente. Os desfechos de sobrevida no Japão e na Coreia são melhores do que na maioria dos países ocidentais, e essa disparidade pode ser atribuída à endoscopia de rastreamento de rotina ou a diferenças na biologia da doença.

CÂNCER PANCREÁTICO

Epidemiologia

O câncer de pâncreas é a oitava causa de morte por câncer em todo o mundo e é mais comum na parte ocidental do planeta (ver Capítulo 39). Tabagismo, obesidade e pancreatite crônica são fatores de risco clínicos estabelecidos. O risco de câncer de pâncreas aumenta com mutações hereditárias em *BRCA1*, *BRCA2* e *PALB2* e com síndromes familiares. As neoplasias mucinosas papilares intraductais (NMPI) do pâncreas correm risco de sofrer degeneração maligna, e o seu manejo consiste comumente em vigilância.

Histopatologia

O adenocarcinoma ductal do pâncreas constitui o principal tipo histológico de câncer de pâncreas (85% dos casos). O adenocarcinoma desenvolve-se com um acúmulo de mutações no epitélio do ducto pancreático. Ocorre progressão histológica em vários estágios de neoplasia intraepitelial pancreática, levando ao adenocarcinoma invasivo com reação desmoplásica. As neoplasias neuroendócrinas do pâncreas são compostas de células epiteliais neoplásicas, com diferenciação neuroendócrina fenotípica. Os tumores neuroendócrinos pancreáticos são neoplasias malignas incomuns, que se originam a partir das células endócrinas no pâncreas. Podem ser não funcionais ou podem secretar hormônios, como insulina (insulinoma), gastrina (gastrinoma), glucagon (glucagonoma) ou peptídio intestinal vasoativo (VIPoma).

Apresentação clínica

As manifestações iniciais mais comuns em pacientes com adenocarcinoma ductal de pâncreas consistem em dor, icterícia e perda de peso. O início recente de diabetes melito tipo 2 (DM2) em um adulto com idade superior a 50 anos sem fatores de risco francos relacionados com a obesidade deve levantar a suspeita de câncer de pâncreas. O tromboembolismo venoso está comumente associado ao câncer de pâncreas e, raramente, é a manifestação inicial de câncer de pâncreas. Em geral, os tumores neuroendócrinos do pâncreas são diagnosticados de maneira incidental ou podem causar sintomas relacionados com o excesso de produção hormonal, incluindo hipoglicemia (insulinoma), síndrome de Zollinger-Ellison (gastrinoma), hiperglicemia (glucagonoma) e diarreia com distúrbios eletrolíticos (VIPoma).

Diagnóstico

A ultrassonografia do abdome pode ser utilizada como exame de rastreamento inicial se houver suspeita de câncer de pâncreas. A TC ou a ressonância magnética (RM) conseguem identificar melhor as lesões e sua relação com os vasos circundantes, bem como doença metastática. A USE e a colangiopancreatografia retrograda endoscópica (CPRE) ajudam a visualizar melhor as lesões, a aliviar qualquer obstrução pela colocação de *stent* e a obter confirmação histológica por meio de biopsia com aspiração com agulha fina ou escovados dos ductos biliares. A cintigrafia com receptor de somatostatina pode ser útil para a localização de tumores neuroendócrinos ocultos.

Tratamento

Os adenocarcinomas de pâncreas são alguns dos tumores mais difíceis de tratar. A sua localização anatômica os torna candidatos inadequados à ressecção. Apenas 15 a 20% dos pacientes são candidatos à ressecção cirúrgica por ocasião do diagnóstico, visto que o tumor frequentemente afeta o eixo arterial celíaco e a artéria e a veia mesentéricas superiores e até mesmo a veia porta do fígado. O procedimento de Whipple (pancreatoduodenectomia) e a pancreatectomia distal constituem as cirurgias padrão; entretanto, a taxa de sobrevida global em 5 anos após a ressecção de adenocarcinoma de pâncreas é inferior a 20%.

O valor da terapia adjuvante após a ressecção não está bem estabelecido. Estudos recentes com esquemas de múltiplos agentes, como combinação de 5-FU, irinotecano e oxaliplatina (FOLFIRINOX) ou gencitabina e nab-paclitaxel combinados, também demonstraram proporcionar melhora da sobrevida global no câncer de pâncreas metastático e após a ressecção. A observação do paciente apenas ou o uso de análogos da somatostatina são aceitáveis como tratamento de primeira linha para os tumores neuroendócrinos não ressecáveis do pâncreas. Estudos recentes de tumores neuroendócrinos também demonstraram melhora dos desfechos com agentes direcionados para alvos moleculares, como everolimo e sunitinibe. O tratamento paliativo dos sinais/sintomas representa um importante componente dos cuidados. Deve-se considerar o encaminhamento precoce para cuidados paliativos, particularmente de pacientes sintomáticos com adenocarcinoma. Encaminhamento para nutricionistas, prescrição de opioides, realização de bloqueio do plexo celíaco, drenagem biliar e cirurgias paliativas podem ajudar a melhorar a qualidade de vida dos pacientes.

Prognóstico

O adenocarcinoma de pâncreas apresenta prognóstico muito sombrio. A taxa de sobrevida global em 5 anos continua sendo inferior a 10%. A sobrevida não melhorou substancialmente nas últimas décadas, ao contrário de vários outros tipos de câncer. O tumor neuroendócrino tem um prognóstico melhor, dependendo do estágio e do grau do tumor, com sobrevida medida em anos.

COLANGIOCARCINOMAS (CÂNCERES DAS VIAS BILIARES)

Epidemiologia

Os colangiocarcinomas (cânceres das vias biliares) surgem a partir do epitélio biliar intra-hepático e extra-hepático dos ductos biliares. Os cânceres de vesícula biliar ou da ampola de Vater são algumas vezes incluídos com os colangiocarcinomas, porém apresentam fatores de risco e comportamento clínico diferentes. Apesar de ser incomum nos EUA, a incidência dos colangiocarcinomas tem aumentado por motivos pouco esclarecidos. Os fatores de risco estabelecidos incluem colangite esclerosante, colelitíase, colecistite, doença hepática crônica, exposição a toxinas, síndrome metabólica e infecções. O câncer de vesícula biliar é prevalente sobretudo nos países da América do Sul – particularmente o Chile –, bem como nos países do Sudeste Asiático.

Histopatologia

A maioria dos colangiocarcinomas consiste em adenocarcinomas. A coloração imuno-histoquímica pode parecer semelhante àquela de outras neoplasias malignas, em particular câncer de pâncreas e neoplasias malignas da parte alta do sistema digestório. Exames de imagem e correlação clínica podem auxiliar o diagnóstico diferencial.

Apresentação clínica

Icterícia indolor, prurido, colúria e acolia constituem habitualmente as manifestações iniciais do colangiocarcinoma extra-hepático e são causadas por obstrução biliar. Em geral, o colangiocarcinoma intra-hepático manifesta-se como dor vaga no quadrante superior direito do abdome ou é um achado incidental em exames de imagem. O câncer de vesícula biliar é, algumas vezes, um achado incidental durante exame histológico após colecistectomia, que é comumente realizada quando há suspeita de colelitíase ou colecistite.

Diagnóstico

A US transabdominal pode ser realizada para confirmar a dilatação biliar; entretanto, para confirmar o diagnóstico de colangiocarcinoma, é necessário realizar uma TC ou colangiopancreatografia por ressonância magnética (CPRM). Em alguns pacientes, utiliza-se a CPRE como primeiro exame, visto que possibilita a visualização direta da área suspeita, ajuda a obter um diagnóstico tecidual e possibilita a intervenção terapêutica para aliviar a obstrução. A USE pode ajudar a identificar a localização do tumor e a sua extensão.

Tratamento

Uma ressecção cirúrgica com margens negativas constitui o único tratamento curativo para o colangiocarcinoma intra-hepático e extra-hepático. Os colangiocarcinomas distais têm maior taxa de ressecção completa (R0), em comparação com os colangiocarcinomas proximal e intra-hepático. Em geral, a quimioterapia adjuvante (associada ou não à radioterapia), após a ressecção curativa, é recomendada e baseia-se em metanálises. Tratamento adjuvante à base de gencitabina, platina e 5-fluoruracila é habitualmente recomendado.

A ressecção cirúrgica com dissecção de linfonodos constitui o tratamento padrão para o câncer de vesícula biliar, bem como para o câncer da ampola de Vater. O papel da terapia adjuvante é menos bem definido nesse contexto. O tratamento do câncer de vesícula biliar é semelhante ao do colangiocarcinoma, ao passo que as recomendações após a ressecção do câncer de ampola de Vater são menos claras. Muitos médicos recomendam apenas vigilância, tendo-se em vista o prognóstico mais favorável do câncer de ampola de Vater em comparação com outros tipos de câncer das vias biliares e a falta de dados que sustentem uma vantagem de sobrevida com terapia adicional. No entanto, alguns oncologistas tendem a tratar esses pacientes como se fizessem a ressecção do câncer de pâncreas, mesmo aqueles com histologia intestinal. A inscrição em ensaios clínicos é sempre preferida.

O tratamento com gencitabina e cisplatina é o padrão para o colangiocarcinoma e o câncer de vesícula biliar em estágio IV. O carcinoma da ampola de Vater em estágio IV é tratado como câncer de pâncreas. O perfil do tumor e o papel da terapia direcionada para alvos moleculares estão evoluindo. O prognóstico geral ainda é sombrio para todas essas neoplasias malignas em estágio IV, com sobrevida global mediana inferior a 12 meses.

Prognóstico

Mesmo após a ressecção curativa, o prognóstico do colangiocarcinoma é sombrio. A taxa de sobrevida global em 5 anos varia de 30% em pacientes com linfonodos negativos a 2% naqueles com doença metastática. A inscrição em ensaios clínicos é sempre recomendada. Vários novos agentes e vias estão sendo avaliados nessa população de pacientes.

CARCINOMA HEPATOCELULAR

Epidemiologia

O carcinoma hepatocelular (CHC) ou câncer de fígado primário é comum em todo o mundo. Trata-se da segunda causa mais comum de morte relacionada com câncer em homens em todo o mundo.

Histopatologia

A maioria dos CHCs surge no contexto de cirrose subjacente, lembrando que etilismo, hepatite B e hepatite C são as causas mais comuns de cirrose hepática. Outras doenças causam cirrose, como hemocromatose, cirrose biliar primária e deficiência de α_1-antitripsina. A cirrose envolve a lesão crônica dos hepatócitos e a consequente regeneração celular, que fornece o substrato para o desenvolvimento de câncer: estresse das citocinas inflamatórias, ciclo celular constante e desenvolvimento e diferenciação celulares aberrantes.

Apresentação clínica

Com frequência, o CHC é mascarado pela doença hepática subjacente. A distensão abdominal por ascite, a fadiga, a perda de massa muscular, a anorexia e a encefalopatia são características da cirrose. A descompensação hepática aguda ou a dor no quadrante superior direito podem anunciar o desenvolvimento de CHC. O CHC também pode ser um achado incidental durante a vigilância de rotina por ultrassonografia de rastreamento em pacientes com cirrose.

Diagnóstico

O CHC é uma dessas neoplasias malignas raras para as quais o diagnóstico pode ser estabelecido sem confirmação histológica. Os critérios não histológicos para o diagnóstico incluem cirrose subjacente, nível elevado de α-fetoproteína (> 400 ng/mℓ) e aparência característica na TC com contraste ou RM (realce arterial e rápido *washout*). Entretanto, na ausência de cirrose subjacente, é necessário estabelecer um diagnóstico histológico. Para pacientes com cirrose, um programa de vigilância com incorporação de medições regulares da α-fetoproteína e ultrassom pode detectar as lesões precoces.

Tratamento

Para as lesões pequenas, a ressecção cirúrgica pode ser curativa. A avaliação pré-operatória da função hepática é fundamental para assegurar que o paciente seja um candidato apropriado para a ressecção parcial do fígado. O transplante de fígado constitui uma opção para casos de CHC, bem como para a cirrose subjacente. São utilizados critérios rigorosos, como os critérios de Milão (*i. e.*, tumor solitário de ≤ 5 cm ou até três tumores, cada um com < 3 cm, sem invasão vascular), para determinar os pacientes elegíveis para transplante. Para aqueles que não são elegíveis para abordagens cirúrgicas, a ablação por radiofrequência, a quimioembolização transarterial, a embolização com ítrio-90 e a injeção percutânea de etanol podem proporcionar um controle local. Até recentemente, o sorafenibe, um inibidor de múltiplas quinases, era o único tratamento aprovado para o CHC metastático. Nos últimos 2 anos, dois outros inibidores de quinase, o lenvatinibe e o cabozantinibe, foram aprovados para o tratamento do CHC. Os inibidores dos pontos de controle imunológicos, incluindo o pembrolizumabe e o nivolumabe, estão aprovados pela Food and Drug Administration (FDA) para o tratamento de segunda linha do CHC após o fracasso dos inibidores de tirosinoquinase.

Prognóstico

O prognóstico do CHC é frequentemente determinado pela gravidade da doença hepática subjacente. A taxa de sobrevida em 5 anos aproxima-se de 50% com ressecção cirúrgica completa ou com transplante de fígado. No CHC avançado, o tempo de sobrevida global mediano com terapia é de aproximadamente 1 ano.

CÂNCER COLORRETAL

Epidemiologia

O câncer colorretal é o terceiro câncer mais comum, bem como a terceira causa mais comum de morte relacionada com o câncer nos EUA, com aproximadamente 150 mil novos casos diagnosticados a cada ano. Em todo o mundo, o câncer colorretal representa um problema crescente e constitui um dos cânceres mais comuns. Parece haver uma associação aumentada entre câncer de cólon e dieta rica em gordura, consumo de carne vermelha, baixo conteúdo de fibra alimentar, obesidade e etilismo. Em contrapartida, o aumento da atividade física e o uso de suplementos de estrogênio, folato, vitaminas, ácido acetilsalicílico e anti-inflamatórios não esteroides (AINEs) parecem ser protetores. História pregressa de doença inflamatória intestinal (DII) constitui um fator de risco para o câncer colorretal.

Histopatologia

O adenocarcinoma de cólon passa de um epitélio normal para o câncer franco de maneira sequencial, conforme ilustrado na Figura 58.1. Os cânceres de cólon surgem, em sua maioria, a partir de pólipos. Os pólipos hamartomatosos habitualmente não são neoplásicos, mas podem fazer parte da polipose juvenil ou da polipose de Peutz-Jeghers, que sofre transformação maligna. Os pólipos serrilhados, de 10 mm ou mais com displasia, devem ser tratados como adenoma de alto risco. Os pólipos adenomatosos são os pólipos neoplásicos mais comuns no cólon e podem evoluir e se tornar câncer.

Várias anormalidades hereditárias levam à predisposição genética ao câncer de cólon. Essas síndromes são responsáveis por 3 a 5% de todos os cânceres de cólon. Podem ser divididas em síndromes associadas a pólipos subjacentes e síndromes sem pólipos. A polipose adenomatosa familiar (PAF) clássica é causada por uma mutação autossômica dominante no gene *APC*. Existem inúmeros pólipos no cólon – centenas a milhares – que começam a se formar durante a adolescência, levando ao desenvolvimento de câncer no início da vida adulta. Pacientes com PAF atenuada apresentam menos pólipos e desenvolvimento posterior de neoplasia maligna. A polipose associada a *MYH* é causada por uma mutação autossômica recessiva no gene *MYH*, e o fenótipo simula o da PAF atenuada. A síndrome de

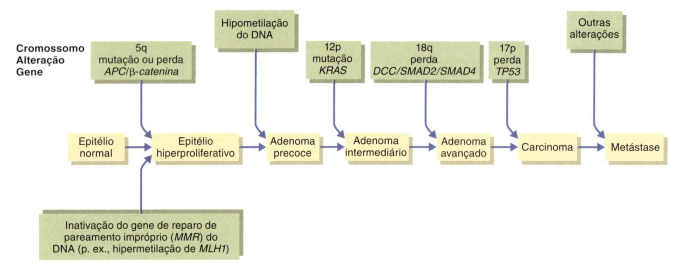

Figura 58.1 Modelo de carcinogênese colorretal. Vários genes estão envolvidos na progressão sequencial do epitélio colônico normal em adenocarcinoma.

Peutz-Jeghers, a polipose juvenil e a síndrome de Cowden são outras condições incomuns que estão associadas a uma predisposição hereditária a pólipos colorretais que levam ao câncer.

A síndrome não polipose clássica consiste em câncer colorretal não polipose hereditário, também denominado síndrome de Lynch. Mutações recessivas de linhagem germinativa em genes envolvidos na via de reparo de pareamento impróprio (*MSH2*, *MSH3*, *MSH6*, *MLH1*, *MLH3*, *PMS1*, *PMS2*) levam ao adenocarcinoma. Esses casos são indistinguíveis dos casos esporádicos associados a reparo de pareamento impróprio defeituoso, exceto para a história familiar de câncer de cólon e outros cânceres associados na síndrome hereditária (p. ex., câncer endometrial, de ovário, estômago e intestino delgado).

Apresentação clínica

Hematoquezia e alteração do ritmo intestinal são as manifestações clássicas do câncer de cólon. Os casos iniciais são essencialmente assintomáticos e, em geral, são identificados por meio de rastreamento. Os casos avançados podem se manifestar como obstrução ou perfuração intestinais, sangramento retal franco, perda de peso, dor abdominal e ascite, devido a metástases hepáticas ou peritoneais. Os cânceres associados à via de reparo de pareamento impróprio apresentam algumas características típicas: estão localizados do lado direito, são mais comuns em mulheres e ocorrem em pacientes mais jovens. Em geral, são pouco diferenciados e localmente avançados, sem comprometimento significativo dos linfonodos.

Diagnóstico

O rastreamento do câncer colorretal é uma importante ferramenta de saúde pública. Os métodos de rastreamento incluem pesquisa de sangue oculto nas fezes, exames de imagem (enema de bário, colonografia guiada por TC) e endoscopia (retossigmoidoscopia flexível, colonoscopia). A colonoscopia é o padrão-ouro para confirmação visual e diagnóstico histológico de câncer de cólon. Uma vez estabelecido o diagnóstico de câncer, a TC de tórax, abdome e pelve está indicada para investigar doença distante. A RM da pelve ou a USE são usadas no câncer retal para determinar a localização exata do tumor e a sua extensão antes da terapia neoadjuvante.

Tratamento

Para pacientes que apresentam doença ressecável, a ressecção cirúrgica constitui o tratamento de escolha. Recomenda-se a remoção do segmento afetado do cólon, com o mesentério associado, que contém todos os linfonodos de drenagem. Esses procedimentos estão sendo cada vez mais realizados por via laparoscópica, resultando em diminuição da morbidade perioperatória. As decisões sobre o uso de quimioterapia após a cirurgia (*i. e.*, quimioterapia adjuvante) baseiam-se nos achados anatomopatológicos. Para a doença em estágio I (T1 ou T2, N0), não se recomenda nenhuma quimioterapia. Para doença em estágio III (qualquer T, N+), recomenda-se fortemente a quimioterapia. O tratamento padrão consiste em uma combinação de uma fluoropirimidina (5-FU, capecitabina) com oxaliplatina, administrada durante 6 meses. Para doença em estágio II (T3 ou T4, N0), os dados são controversos. Recomenda-se uma cuidadosa avaliação dos riscos-benefícios para cada paciente, de modo a determinar se a quimioterapia adjuvante é apropriada. O câncer retal está associado a elevada taxa de recorrência local, que pode levar a morbidade significativa. Para melhorar os desfechos, a quimioterapia e a radioterapia pré-operatórias são usadas, e a cirurgia deve incluir excisão mesorretal total.

Para o câncer colorretal metastático, as opções de tratamento consistem em agentes quimioterápicos, como fluoropirimidinas, oxaliplatina e irinotecano. O advento das terapias direcionadas para alvos moleculares melhorou os desfechos clínicos. Essas terapias incluem agentes antiangiogênicos (bevacizumabe, zivaflibercepte, ramucirumabe), anticorpos contra o receptor do fator de crescimento epidérmico (cetuximabe, panitumumabe). Os inibidores de múltiplas quinases (regorafenibe) e a trifluridina-tipiracil (Lonsurf®) foram aprovados pela FDA para pacientes cujo câncer evolui após a quimioterapia de primeira e de segunda linhas, porém a eficácia é apenas modesta. Outra opção para pacientes com câncer colorretal metastático que apresentam tumor MSI-H/dMMR é a imunoterapia. O inibidor de ponto de controle imunológico, nivolumabe, como agente único ou em combinação com ipilimumabe, é aprovado pela FDA para pacientes cujo câncer evolui após a terapia padrão. O câncer de cólon é uma das poucas neoplasias malignas em que alguns casos de doença metastática também podem ser curados por terapia sistêmica agressiva e cirurgia. Por conseguinte, recomenda-se vigilância rigorosa após o tratamento do câncer inicial para a detecção de recorrências precoces. A vigilância deve incluir avaliação física regular, TC e medição dos níveis séricos de antígeno carcinoembrionário (CEA), uma proteína sintetizada de modo desproporcional por células epiteliais malignas. O aumento da atividade física e as modificações da dieta (redução da carne vermelha e da gordura; aumento do consumo de frutas, vegetais e fibras) após o tratamento têm sido associados à melhora dos desfechos. Outro componente importante dos cuidados do câncer colorretal é a avaliação do risco familiar, visto que se trata de uma doença comum, em que 7.500 casos a cada ano nos EUA são atribuíveis a síndromes hereditárias. Deve-se efetuar o encaminhamento do paciente para aconselhamento genético se houver suspeita de uma síndrome desse tipo.

Prognóstico

Entre os cânceres do sistema digestório, o câncer colorretal é o que apresenta melhor prognóstico geral. Para a doença não metastática, a taxa de sobrevida em 5 anos varia de 50 a 95%, dependendo da extensão do comprometimento de linfonodos. Para a doença metastática, terapias mais recentes, administradas de modo sucessivo, podem levar a um tempo de sobrevida global mediano de mais de 2 anos. É crucial a detecção precoce por meio de rastreamento, o que pode melhorar os desfechos.

CÂNCER ANAL

Epidemiologia

O câncer anal é uma neoplasia maligna incomum, com cerca de 7 mil casos notificados anualmente nos EUA. Está fortemente associado à infecção pelo papilomavírus humano (HPV). É também mais comum em indivíduos com infecção pelo vírus da imunodeficiência humana (HIV) e naqueles que praticam relações sexuais anais receptivas, mais provavelmente devido à baixa imunidade do hospedeiro e ao aumento da transmissão do HPV, respectivamente. O condiloma acuminado é uma lesão precursora desse câncer.

Histopatologia

A histologia é típica de CCE (espinocelular), com lâminas de células queratinizadas hiperproliferativas. O HPV, sobretudo os tipos 16 e 18, provoca inativação dos genes supressores de tumor, *TP53* e *RB1*, por meio das proteínas virais E6 e E7, predispondo ao desenvolvimento final de carcinoma. A inflamação local crônica devido à DII ou às fissuras e fístulas anais recorrentes também podem levar ao câncer anal.

Apresentação clínica

As manifestações iniciais comuns são localizadas, como prurido ou dor, sangramento, corrimento e sensação de massa perianais. Nos casos de doença subjacente crônica, como a doença de Crohn, a existência de uma lesão anal ou perianal que não cicatriza, apesar do bom controle da doença em outros locais, deve levantar a suspeita de neoplasia maligna.

Diagnóstico

O exame físico é adequado para a identificação de lesões suspeitas. Deve-se obter biopsia para confirmar o diagnóstico. A avaliação para disseminação distante deve incluir TC de tórax, abdome e pelve. Deve-se dedicar atenção especial para o exame dos linfonodos inguinais, visto que são locais comuns de disseminação precoce.

Tratamento

O câncer anal é uma das poucas neoplasias malignas sólidas passíveis de cura sem ressecção cirúrgica. No caso de lesões iniciais e muito pequenas, a excisão completa pode ser suficiente. Entretanto, na maioria dos casos, a modalidade curativa padrão consiste em quimioterapia combinada com 5-FU e mitomicina, juntamente com radioterapia. Esse esquema apresenta toxicidades significativas em curto prazo, que devem ser tratadas de forma agressiva. Esse tratamento pode evitar a necessidade de uma cirurgia de grande porte que resultaria em colostomia permanente.

Prognóstico

Mais de 70% dos casos podem ser curados com quimiorradiação. A recidiva da doença é geralmente tratada com excisão cirúrgica (se for local) ou quimioterapia sistêmica (se for distante). A vacinação generalizada contra o HPV, os esfregaços de Papanicolaou anais em populações de alto risco e a melhora na prevenção e no tratamento da infecção pelo HIV devem diminuir a incidência do câncer anal.

LEITURA SUGERIDA

Bang YJ, Van Cutsem E, Feyereislova A, et al: Trastuzumab in combination with chemotherapy versus chemotherapy alone for treatment of HER2-positive advanced gastric or gastro-oesophageal junction cancer (ToGA): a phase 3, open-label, randomised controlled trial, Lancet 376:687–697, 2010.

Conroy T, Desseigne F, Ychou M, et al: FOLFIRINOX versus gemcitabine for metastatic pancreatic cancer, N Engl J Med 364:1817–1825, 2011.

Grothey A, Van Cutsem E, Sobrero A, et al: Regorafenib monotherapy for previously treated metastatic colorectal cancer (CORRECT): an international, multicentre, randomised, placebo-controlled, phase 3 trial, Lancet 381:303–312, 2013.

Hvid-Jensen F, Pedersen L, Drewes AM, et al: Incidence of adenocarcinoma among patients with Barrett's esophagus, N Engl J Med 365:1375–1383, 2011.

Valle J, Wasan H, Palmer DH, et al: Cisplatin plus gemcitabine versus gemcitabine for biliary tract cancer, N Engl J Med 362:1273–1281, 2010.

van Hagen P, Hulshof MC, van Lanschot JJ, et al: Preoperative chemoradiotherapy for esophageal or junctional cancer, N Engl J Med 366:2074–2084, 2012.

Von Hoff DD, Ervin T, Arena FP, Chiorean EG, et al: Increased survival in pancreatic cancer with nab-paclitaxel plus gemcitabine, N Engl J Med 369(18):1691–1703, 2013.

Yao JC, Shah MH, Ito T, et al: Everolimus for advanced pancreatic neuroendocrine tumors, N Engl J Med 364:514–523, 2011.

59

Cânceres Geniturinários

Andre De Souza, Benedito A. Carneiro, Anthony Mega, Timothy Gilligan

CARCINOMA DE CÉLULAS RENAIS

Definição e epidemiologia

O carcinoma de células renais (CCR) representa aproximadamente 3 a 5% de todas as neoplasias malignas e 85% dos tumores renais. Trata-se do sexto câncer mais comum em homens e do oitavo câncer mais comum em mulheres, com cerca de 74 mil novos casos diagnosticados nos EUA em 2019, que contribuirão com 14.770 mortes. Além da idade e do sexo masculino, a maioria dos pacientes não apresenta nenhum fator de risco identificável. A idade mediana por ocasião do diagnóstico é de cerca de 65 anos, e a incidência é duas vezes maior nos homens do que nas mulheres. Tabagismo, obesidade e hipertensão arterial sistêmica (HAS) constituem fatores de risco bem estabelecidos para o CCR. Os tabagistas correm risco relativo 2 vezes maior do que os não fumantes, ao passo que a HAS está associada a 70% de aumento do risco. O CCR também é mais comum em pacientes com insuficiência renal em estágio terminal (DRET). Um pequeno número de casos (3%) de CCR é herdado. Aproximadamente 65% dos casos de CCR são diagnosticados como doença localizada, com sobrevida estimada em 5 anos de 92%. A sobrevida em 5 anos para pacientes com doença avançada é de 12%.

O CCR hereditário mais comum é a síndrome de Von Hippel-Lindau (VHL), um distúrbio autossômico dominante que se caracteriza pelo desenvolvimento de múltiplos tumores vasculares, incluindo CCR de células claras. Os eventos genéticos subjacentes à síndrome de VHL (mutações causadoras de proteína truncada ou deleções do gene *VHL* com perda de função) também ocorrem em tumores de células claras esporádicos (não hereditários), resultando em notável dependência de vasos sanguíneos do CCR para seu crescimento. As pesquisas realizadas sobre essa síndrome levaram a opções de tratamentos modificados para a doença avançada (ver discussão adiante).

Histopatologia

Os subtipos histológicos do CCR caracterizam-se por aspectos genéticos, alterações histológicas e fenótipos clínicos distintos. O CCR de células claras (75% de todos os CCR) é o subtipo mais comum, caracterizado pela inativação do gene *VHL*. Os menos comuns são os subtipos papilar, cromófobo e não classificados e o CCR medular, que ocorre quase exclusivamente em pacientes com traço falciforme. Embora esses subtipos de CCR sejam biologicamente distintos, as abordagens cirúrgicas atuais não costumam ser influenciadas pelo subtipo. Entretanto, o subtipo histológico tem impacto no tratamento clínico da doença avançada.

Diagnóstico e diagnóstico diferencial

As massas no rim podem ser benignas ou malignas, com crescente probabilidade de natureza maligna com o aumento de tamanho. Os CCRs de células claras são, em sua maioria, distinguíveis com base no seu realce pelo contraste. Outras considerações relacionadas com massas renais incluem tumores benignos (p. ex., oncocitoma), doença metastática de outro local primário (raro), angiomiolipoma e tumor benigno contendo lipídios (que ocorre mais comumente em mulheres jovens) e processos infecciosos. O diagnóstico é estabelecido com base em uma biopsia ou no momento da nefrectomia, embora o aspecto radiográfico de cada um dos diagnósticos diferenciais seja, com frequência, característico.

Apresentação clínica

O CCR é mais comum em homens (2:1), e a idade mediana na apresentação é de aproximadamente 65 anos. Os pacientes com idade inferior a 46 anos por ocasião do diagnóstico de CCR e os que apresentam massas renais multifocais ou bilaterais devem ser considerados para aconselhamento genético, visto que essas características estão associadas ao CCR hereditário. Nos EUA, os CCRs são diagnosticados, em sua maioria, como achados incidentais em exames de imagem (70% dos casos). Os sinais e sintomas clássicos consistem em hematúria, dor no flanco e massa abdominal palpável. As manifestações sistêmicas incluem dor causada por metástases ósseas ou adenopatia, sintomas respiratórios relacionados com o comprometimento do parênquima pulmonar ou sintomas neurológicos quando a apresentação ocorre com metástases cerebrais. Ocorrem também sintomas com síndromes paraneoplásicas. Em geral, a massa renal é detectada na tomografia computadorizada (TC), com aspecto característico de CCR (*i. e.*, extremamente vascular). Posteriormente, realiza-se uma investigação completa para estadiamento, incluindo TC do tórax. A TC ou RM do cérebro são realizadas quando os sinais ou sintomas sugerem metástases cerebrais, e recomenda-se uma cintigrafia óssea quando o paciente também relata dor óssea ou é encontrada elevação da fosfatase alcalina. Em geral, o diagnóstico é estabelecido por ocasião da nefrectomia, embora uma biopsia da massa renal possa ser indicada, como no caso de um paciente com metástases a distância, que não é submetido à nefrectomia, ou de um paciente com pequena massa renal, que inicialmente pode ser observada.

Tratamento

Massas renais

Algumas massas renais (cerca de 20%) não são cancerosas, e a probabilidade de neoplasia maligna aumenta com o tamanho, de modo que é necessário considerar uma biopsia diagnóstica para lesões com menos de 4 cm para confirmar o diagnóstico e orientar o tratamento local ou as estratégias de vigilância. Se a massa identificada apresentar aspecto radiográfico sugestivo de CCR, frequentemente não há necessidade de biopsia antes da cirurgia, e as massas de maior tamanho tendem a exibir essas características. O diagnóstico diferencial para massas renais com realce inclui neoplasias malignas distintas do CCR (p. ex., carcinoma urotelial das partes altas do sistema urinário), metástases e tumores benignos. A observação inicial constitui uma opção para massas renais pequenas, mesmo se foram comprovadamente CCR. Séries retrospectivas definiram essa abordagem para massas renais com menos de 4 cm em um grupo selecionado de pacientes com comorbidades significativas ou expectativa de vida limitada. A velocidade de crescimento é de aproximadamente 3 mm/ano, e a incidência relatada de desenvolvimento de metástases é muito baixa. Se a cirurgia for realizada, a retirada de qualquer parte do rim (nefrectomia parcial ou cirurgia com preservação de néfrons) ou de todo o rim (nefrectomia radical) constitui o padrão de tratamento, dependendo de diversos fatores, como extensão e anatomia do tumor, função renal nativa e habilidade do cirurgião. Os desfechos relacionados com o câncer são equivalentes, embora a função renal seja mais bem preservada com a nefrectomia parcial. Outra opção de tratamento das massas renais consiste em exposição a extremos de temperatura: congelamento (crioterapia) ou queimação (ablação por radiofrequência). Em geral, essa abordagem é usada quando existem contraindicações para a cirurgia, comorbidades significativas e/ou tumores pequenos (< 3 cm). Embora as taxas de sobrevida livre de metástases e de sobrevida específica do câncer para a nefrectomia parcial e as técnicas de ablação sejam comparáveis, as taxas de recorrência local podem ser mais altas com a ablação. Recomenda-se uma biopsia da massa renal antes da ablação para confirmar o diagnóstico e orientar as estratégias subsequentes de vigilância.

Cirurgia no carcinoma de células renais metastático

A retirada do tumor renal primário quando existe doença metastática (i. e., nefrectomia citorredutora) tem sido realizada em pacientes com boa capacidade funcional, doença extrarrenal limitada e baixa taxa de comorbidades, com base nos resultados de pacientes que receberam tratamento sistêmico com interferona alfa (INF-α) na década de 1990. Entretanto, os resultados de um ensaio clínico randomizado mostraram que o tratamento sistêmico isoladamente com o sunitinibe, um inibidor

da tirosinoquinase (TKI) atual, proporcionou uma sobrevida global comparável àquela da nefrectomia seguida de sunitinibe em pacientes com doença de risco intermediário ou alto, mas esse estudo não abordou a nefrectomia citorredutora em pacientes com doença de risco satisfatório. Além disso, a retirada cirúrgica de locais metastáticos solitários está associada a controle da doença em até 30% de pacientes altamente selecionados.

Em um ensaio clínico randomizado, foi demonstrado que o tratamento de 1 ano de duração com sunitinibe administrado após a nefrectomia (i. e., tratamento adjuvante) melhorou a sobrevida livre de doença de pacientes com alto risco de recorrência, porém não foi relatada diferença na sobrevida global ou na qualidade de vida. A seleção dos pacientes e a tomada de decisão compartilhada são fundamentais à luz das toxicidades do tratamento, da falta de benefício demonstrado na sobrevida global e dos resultados negativos de outros ensaios clínicos. Até o momento, nenhuma evidência de ensaios clínicos demonstrou melhora no desfecho de pacientes com administração de terapia sistêmica antes da nefrectomia (i. e., tratamento neoadjuvante).

Terapia sistêmica para o carcinoma de células renais metastático

As opções iniciais para o CCR metastático – terapia hormonal e quimioterapia – produziram benefícios apenas mínimos (Tabela 59.1). A imunoterapia com as citocinas interleucina-2 (IL-2) e INF-α produziu benefícios modestos, e a maioria dos benefícios foi observada em pacientes altamente selecionados que apresentam uma resposta completa durável a altas doses de IL-2. A descoberta de que o CCR de células claras depende da estimulação da via do fator de crescimento do endotélio vascular (VEGF), que resulta da inativação do gene *VHL*, levou ao desenvolvimento clínico de vários inibidores da via do VEGF, que incluem TKI e anticorpos monoclonais contra o VEGF (Tabela 59.1). Em geral, 70 a 75% dos pacientes que recebem tratamento com esses medicamentos apresentam alguma redução ou estabilização da carga

Tabela 59.1 Abordagens terapêuticas no carcinoma de células renais metastático.

Agente	Taxa de resposta objetiva	SLP (meses)	Comentários
Terapia hormonal	2%	N/A	Papel paliativo limitado no tratamento do CCR metastático
Quimioterapia	5 a 6%	N/A	Geralmente não utilizada
Interleucina-2	Cerca de 20 a 25% (alta dose)	3,1	Taxa de resposta completa durável de 7 a 8%
Interferona-α	10 a 15%	4,7	Melhora modesta da sobrevida global, em comparação com terapia inativa
Inibidores do VEGF[a]	Cerca de 30%	9 a 11	Os efeitos tóxicos comuns consistem em fadiga, mucosite, síndrome mão-pé, diarreia, hipertensão arterial sistêmica e hipotireoidismo
Inibidores do ponto de checagem[b]	25 a 42%	4,6 a 11	Os efeitos adversos incluem fadiga, prurido e hipotireoidismo relacionado com o sistema imune, colite, insuficiência suprarrenal. Foram observadas taxas de resposta completa de 9% com a combinação de nivolumabe (anti-PD-1) e ipilimumabe (anti-CTLA4)
Inibidores de mTOR[c]	2 (refratário ao tratamento) a 9% (virgem de tratamento)	4	Aumento da sobrevida global com a monoterapia com tensirolimo *versus* monoterapia com interferona em pacientes de risco alto
			A toxicidade inclui fadiga, mucosite, exantema e hipertrigliceridemia/hiperglicemia/hipercolesterolemia
Inibidor de mTOR (everolimo) + lenvatinibe	41%	14,6	A combinação de everolimo com lenvatinibe melhorou os desfechos em comparação com a monoterapia com everolimo

[a]Inibidores do VEGF: sorafenibe, sunitinibe, pazopanibe, axitinibe. [b]Agentes anti-PD-1, como o prembrolizumabe e o avelumabe, também foram combinados com axitinibe. [c]Inibidores de mTOR: tensirolimo, everolimo. *CCR*, carcinoma de células renais; *mTOR*, alvo da rapamicina em mamíferos; *N/A*, não aplicável; *SLP*, sobrevida livre de progressão; *VEGF*, fator de crescimento do endotélio vascular.

tumoral. Os períodos de controle da doença normalmente duram vários meses, embora possam se estender por vários anos em uma pequena minoria de pacientes. A incorporação de inibidores de pontos de checagem imunes, como anticorpos contra a proteína 4 associada a linfócitos T citotóxicos (CTLA-4) e contra o receptor de morte programa 1 (PD-1) ou seu ligante (PD-L1), representa outro avanço relevante no tratamento do CCR metastático. Esses agentes promovem uma resposta imune antitumoral ao bloquear a estimulação dos receptores de PD-1 ou CTLA-4 que suprimem a função imune dos linfócitos T. Eles têm atividade antitumoral significativa como monoterapia anti-PD-1 (p. ex., nivolumabe) ou em combinação com ipilimumabe (anti-CTLA4). Os anticorpos anti-PD-1 e PD-L1 (prembrolizumabe e avelumabe, respectivamente) também demonstraram uma forte atividade antitumoral em combinação com o inibidor de multiquinases, axitinibe. Os inibidores do alvo da rapamicina em mamíferos (mTOR) representam alternativas de tratamento como monoterapia ou em combinação com o inibidor de multiquinases, o lenvatinibe. Os dados que sustentam o uso de TKI e de inibidores do ponto de checagem para o CCR são mais fortes para o CCR de células claras, porém o tratamento ideal do CCR não de células claras é muito menos bem definido. No contexto das opções cada vez mais numerosas de tratamento, os avanços realizados nos biomarcadores de resposta ao tratamento, bem como dos condutores (*drivers*) moleculares de prognóstico, orientarão o sequenciamento ideal dos agentes utilizados.

Prognóstico

O prognóstico do câncer renal localizado é determinado, em grande parte, pelo estágio e pelo grau do tumor primário. Na doença metastática, esquemas estabelecidos dividem os pacientes em grupos prognósticos, com base na capacidade funcional, no tempo decorrido do diagnóstico até a doença metastática e nos valores laboratoriais (lactato desidrogenase [LDH], hemoglobina, cálcio e contagens de neutrófilos e plaquetas). Os grupos de baixo risco, risco intermediário e alto risco apresentam sobrevida mediana de cerca de 43, 22 e 8 meses, respectivamente.

CÂNCER DE BEXIGA
Definição e epidemiologia

O carcinoma urotelial de bexiga representa 4% de todas as neoplasias malignas e é responsável por cerca de 3% das mortes relacionadas com o câncer nos EUA. É mais comum em países desenvolvidos e constitui o quarto câncer mais comum entre homens e o nono entre mulheres nos países ocidentais. O tabagismo constitui um fator de risco estabelecido para o câncer de bexiga, e a taxa de incidência é quatro vezes maior nos tabagistas do que em não tabagistas. Acredita-se que as exposições ocupacionais a uma variedade de agentes que contêm aminas aromáticas, como hidrocarbonetos clorados e hidrocarbonetos aromáticos policíclicos, sejam responsáveis por até 20% de todos os cânceres de bexiga. A suscetibilidade genética é cada vez mais reconhecida como importante fator de risco. O risco de câncer de bexiga duplica em parentes de primeiro grau de pacientes com câncer de bexiga. Fatores genéticos hereditários, como variantes de acetiladores lentos de *N*-acetiltransferase 2 (NAT2) e genótipos de glutationa *S*-transferase Mu 1 (GSTM1)-nulos, são fatores de risco estabelecidos.

Histopatologia

O carcinoma urotelial é o subtipo histológico predominante nos EUA e na Europa, onde é responsável por 90% de todos os cânceres de bexiga. O adenocarcinoma, o carcinoma de células escamosas (CEC) (espinocelular) e os cânceres de pequenas células respondem pela maior parte dos 10% restantes, embora existam partes do mundo onde os carcinomas não uroteliais são mais comuns. A parede da bexiga é constituída por quatro camadas: urotélio (o revestimento epitelial mais interno), a lâmina própria, a muscular própria (músculo detrusor) e a adventícia (serosa).

Apresentação clínica

O carcinoma urotelial de bexiga é mais comum em homens (3:1), e a idade mediana de apresentação é de 73 anos. Cerca de 75% dos casos recém-diagnosticados de carcinoma urotelial de bexiga não invadem o músculo; os 25% restantes exibem invasão *de novo* da parede muscular da bexiga na apresentação.

Normalmente, os pacientes com câncer de bexiga apresentam hematúria indolor na apresentação, porém a manifestação inicial pode consistir em sintomas miccionais irritativos (polaciúria, urgência e disúria). Os pacientes com doença mais avançada podem apresentar dor no flanco ou pélvica progressiva devido à extensão direta da doença ou em consequência de obstrução ureteral.

Diagnóstico e diagnóstico diferencial

A avaliação inicial envolve, tipicamente, cistoscopia no consultório, com coleta de urina para citologia. A avaliação do sistema urinário superior com urografia por TC ou pielografia retrógrada também é importante. Quando se identifica um tumor na bexiga, os pacientes devem ser submetidos à ressecção transuretral do tumor de bexiga (RTUTB) sob anestesia para a obtenção de tecido para diagnóstico histológico. A inclusão do músculo na peça patológica é necessária para descartar a possibilidade de invasão muscular. Para pacientes que apresentam doença com invasão muscular, a TC do tórax está indicada, ao passo que a cintigrafia óssea é realizada em pacientes com dor óssea. Os novos casos de carcinoma urotelial de bexiga são, em sua maioria, divididos em estágios: Ta (comprometimento do revestimento epitelial), T1 (invasão da lâmina própria) ou carcinoma *in situ* (CIS) (Figura 59.1); esses cânceres normalmente são agrupados e considerados como câncer de bexiga sem invasão muscular (CBSIM).

Os pacientes com carcinoma urotelial da bexiga de baixo grau e baixo estágio continuam correndo alto risco de recidiva sem invasão muscular, porém com baixo risco de progressão para a doença em estágio mais avançado. Em contrapartida, os pacientes com doença de grau intermediário ou de alto grau correm risco aumentado de recorrência e progressão para a doença com invasão muscular e metastática. O comprometimento secundário da bexiga por outros tipos de câncer (p. ex., linfoma, sarcoma) é incomum.

Tratamento
Doença confinada à bexiga

Os carcinomas uroteliais de bexiga sem invasão muscular de baixo grau normalmente são tratados por RTUTB e administração intravesical de agentes citotóxicos. A doença recorrente multifocal de baixo grau é tratada pela administração intravesical do bacilo Calmette-Guérin (BCG). O CBSIM de alto grau (incluindo CIS) é tratado com BCG ou cistectomia.

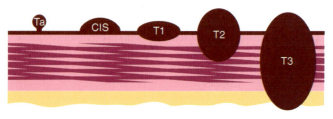

Figura 59.1 Apresentações do câncer de bexiga com base na profundidade de invasão. *CIS*, carcinoma *in situ*.

O tratamento ideal do câncer de bexiga com invasão muscular consiste em cistectomia radical e linfadenopatia pélvica bilateral. Para pacientes que não são considerados bons candidatos cirúrgicos ou que recusam a cistectomia, outras opções são radioterapia (RT) com feixe externo ou quimiorradiação e RTUTB.

A poliquimioterapia (PQT) à base de cisplatina administrada antes da cistectomia (*i. e.*, quimioterapia neoadjuvante) melhorou a sobrevida com base em evidências de nível I. Embora não tenha sido avaliado de forma prospectiva no contexto neoadjuvante, o esquema de gencitabina mais cisplatina (GC) substituiu amplamente a combinação mais antiga de metotrexato, vimblastina, doxorrubicina e cisplatina (M-VAC). Ensaios clínicos em andamento estão avaliando o valor da imunoterapia perioperatória.

Doença metastática

Evidências de nível I de vários ensaios clínicos de fase III fornecem provas de que a quimioterapia à base de cisplatina (*i. e.*, M-VAC ou GC) em pacientes com doença metastática *de novo* resulta em um tempo de sobrevida mediano na faixa de 14 a 15 meses, com probabilidade de cura em 5 a 15% dos pacientes. Este último grupo é constituído principalmente por pacientes com doença metastática nodal.

Embora não existam ensaios clínicos de fase III randomizados concluídos para comparar a quimioterapia à base de cisplatina com a terapia à base de carboplatina em pacientes com carcinoma urotelial de bexiga avançado, vários ensaios clínicos de fase II randomizados relataram atividade superior com esquemas à base de cisplatina. Todavia, entre 30 e 50% dos pacientes com formas avançadas de carcinoma urotelial de bexiga não são elegíveis para a cisplatina, devido à insuficiência renal concomitante, tipicamente como consequência de comorbidade renal relacionada com a idade ou a obstrução extrínseca associada à doença. A imunoterapia com inibidores de pontos de controle imunológicos, como pembrolizumabe (anti-PD-1) e atezolizumabe (anti-PD-L1), é aprovada pela Food and Drug Administration (FDA) para pacientes não elegíveis para cisplatina, cujos tumores exibem alta expressão de PD-L1 (o ponto de corte específico da expressão de PD-L1 é específico para o inibidor de ponto de controle imunológico usado), bem como para pacientes que já receberam esses fármacos ou que não são elegíveis para carboplatina.

O manejo da doença avançada após a terapia de primeira linha evoluiu, com várias opções para além da quimioterapia com um único agente. Os novos tratamentos incluem inibidores dos pontos de controle imunológicos PD1 e PD-L1 e o TKI, o erdafitinibe, direcionado para o receptor do fator de crescimento dos fibroblastos 3 (FGFR3) em tumores que apresentam mutações ativadoras de FGFR3 ou fusões gênicas. O melhor sequenciamento de agentes além do tratamento de primeira linha ainda não foi definido. Anticorpos dirigidos contra a proteína de superfície celular e que liberam cargas citotóxicas (conjugados de anticorpo-fármaco), como o anticorpo antinectina-4, enfortumabe, que libera o fármaco citotóxico, a vedotina, e o sacituzumabe (anticorpo monoclonal humano que tem como alvo o antígeno 2 da superfície celular dos trofoblastos humanos), com a carga de inibidor de topoisomerase SN-38, demonstraram ter atividade antitumoral promissora no câncer de bexiga avançado. Ensaios clínicos em andamento estão comparando esses fármacos com tratamentos padrão. O enfortumabe vedotina teve aprovação acelerada nos EUA para pacientes que já haviam recebido quimioterapia à base de platina e inibidor do ponto de controle imunológico ou não elegíveis para essas terapias.

Prognóstico

Normalmente, pacientes com CBSIM de baixo grau e baixo estágio não progridem para invasão muscular. A doença não altera a expectativa de vida, porém está associada à morbidade e ao uso de recursos de cuidados de saúde e exige acompanhamento em longo prazo. Os pacientes que apresentam doença com invasão muscular, que são submetidos à cistectomia, correm risco de falência sistêmica, com base no estágio T e na extensão do comprometimento linfonodal. Os pacientes com doença confinada ao órgão, sem comprometimento linfonodal, apresentam taxas de cura superiores a 50%. Os pacientes com doença metastática têm um tempo de sobrevida mediano na faixa de 14 a 16 meses com terapia sistêmica, e apenas um pequeno subgrupo (5 a 15%) são pacientes que têm sobrevida em longo prazo, embora os bloqueadores dos pontos de controle imunológicos e as novas terapias direcionadas para alvos moleculares possam modificar essas métricas no futuro próximo.

CÂNCER DE PRÓSTATA

Definição, epidemiologia e rastreamento

O câncer de próstata é a neoplasia maligna mais comum em homens nos EUA; em 2019, foram diagnosticados mais de 174 mil casos, com 31 mil mortes. O risco de diagnóstico e morte ao longo da vida é de cerca de 12 e 2,4%, respectivamente. A incidência diminuiu desde que a United States Preventative Service Task Force (USPSTF) recomendou não efetuar o rastreamento baseado no antígeno prostático específico (PSA) em 2012 (recomendação D). Em 2018, a USPSTF revisou a recomendação para a tomada de decisão compartilhada com homens com idade entre 55 e 69 anos (recomendação C). Evidências obtidas de ensaios clínicos randomizados revelaram que os programas de rastreamento baseados no PSA em homens com idade entre 55 e 69 anos evitam 1,3 morte por câncer de próstata e três casos de câncer de próstata metastático por mil homens submetidos a rastreamento. A USPSTF fez uma recomendação contra o rastreamento com PSA em homens com idade a partir de 70 anos (recomendação D).

Diversos fatores de risco, incluindo idade, raça, fatores dietéticos e fatores genéticos, foram associados ao câncer de próstata. A idade mediana por ocasião do diagnóstico é de 65 anos, e homens mais jovens (< 40 anos) raramente desenvolvem câncer de próstata. Os homens afro-americanos correm maior risco de desenvolver câncer de próstata em comparação com homens brancos (16 *versus* 11% de risco de diagnóstico ao longo da vida). Embora seja possível que o rastreamento ofereça maior benefício para homens afro-americanos, não há evidências conclusivas para sustentar recomendações de rastreamento com base na raça. Um homem com parentes de primeiro grau afetados por câncer de próstata corre um risco 5 a 10 vezes maior de câncer de próstata. Enquanto o alto consumo de gordura animal tem sido associado ao aumento do risco de câncer de próstata, nenhum alimento, vitamina ou suplemento alimentar demonstrou reduzir a probabilidade de se ter um diagnóstico da doença.

Em um ensaio clínico de quimioprevenção de grande porte (SELECT), foi demonstrado que a ingestão de selênio e de vitamina D não diminui o risco de câncer de próstata. Dois estudos que avaliaram os inibidores da 5α-redutase, finasterida e dutasterida, demonstraram uma redução de 23 a 25% no risco relativo de câncer de próstata. Apesar desses benefícios, o uso desses fármacos permanece baixo. Os efeitos adversos, como disfunção erétil, perda da libido e ginecomastia, com a preocupação de um pequeno aumento na incidência de tumores de alto grau, resultaram em baixa aceitação e adoção desses agentes.

Apresentação clínica

Como o câncer de próstata pode ser detectado em pequenos subgrupos, até mesmo com níveis muito baixos de PSA (*i. e.*, < 1 ng/mℓ) não existe um valor "normal" de PSA abaixo do qual não haja risco de câncer de próstata. Os valores de PSA podem ser afetados por toque retal, ejaculação, infecção, andar de bicicleta e obstrução urinária.

A maioria dos homens com doença precoce não apresenta sintomas; entretanto, ocorrem polaciúria, urgência, noctúria e hesitação. Hematúria ou hematospermia deve levar à consideração de câncer de próstata. Um resultado anormal no toque retal (massa/nódulo assimétricos) também é sugestivo de câncer.

Os homens com câncer de próstata metastático avançado são mais frequentemente sintomáticos. Tendo-se em vista a propensão à metástase óssea, é comum a ocorrência de dor esquelética. Devido à frequência de metástases na coluna vertebral, a compressão maligna da medula espinal e a consequente lesão neurológica fazem parte da história natural do câncer de próstata. O achado de adenopatia no abdome e na pelve também é comum, assim como a ocorrência de trombose venosa profunda; assim, os pacientes podem apresentar edema dos membros inferiores. Os pacientes também podem apresentar obstrução urinária com hidronefrose, devido à obstrução ureteral ou à obstrução da saída da bexiga. Também já foram descritos sinais/sintomas constitucionais, como perda de peso e sudorese noturna, sobretudo quando há metástase visceral.

Diagnóstico e estadiamento

Os pacientes com câncer de próstata são, em sua maioria, diagnosticados com doença local por meio de biopsias com agulha oca que possibilita a coleta de cilindros de tecido (12 fragmentos). A ressonância magnética (RM) multiparamétrica está sendo cada vez mais utilizada na avaliação inicial de pacientes com PSA anormal. A RM é interpretada utilizando o Prostate Imaging-Reporting and Data System (PI-RADS), uma escala de 1 a 5, em que os números mais altos indicam maior probabilidade de câncer clinicamente significativo (escore de Gleason de 7 a 10). Em pacientes com RM PI-RADS de 3 a 5, pode-se efetuar biopsias guiadas por RM para melhorar a acurácia diagnóstica.

Uma vez estabelecido o diagnóstico, a estratificação de risco com base no nível de PSA, no escore de Gleason e no estágio clínico torna-se crucial para definir o tratamento. Cintigrafias ósseas e TC não estão indicadas para homens com diagnóstico recente de câncer de próstata, a não ser que eles tenham certas características de risco intermediário e de alto risco. Além do estágio, do grau e do nível de PSA, as características importantes que determinam o tratamento incluem idade, comorbidades, preferências do paciente e expectativa de vida.

Histopatologia, prognóstico e mutações genéticas

O adenocarcinoma representa mais de 95% de todos os cânceres de próstata. Os subtipos histológicos restantes incluem neoplasias neuro-endócrinas (carcinoma de pequenas células), escamosas (espinocelulares) e basocelulares.

O sistema de escore de Gleason é fundamental no manejo do câncer de próstata, porém a sua interpretação exige experiência em patologia. A pontuação baseia-se no padrão de crescimento e no grau de diferenciação e varia de 3 a 5 (em que 5 é o menos diferenciado). O escore de Gleason composto é obtido pela soma dos valores numéricos dos dois padrões de diferenciação mais prevalentes. Por exemplo, se uma amostra tiver principalmente um padrão de grau 3 e secundariamente um padrão de grau 4, a pontuação é registrada como 7 (3 + 4). Em 2016, a Organização Mundial da Saúde (OMS) definiu um novo sistema de graduação da próstata para melhorar os estratos prognósticos. O sistema de graduação histológica da OMS inclui cinco grupos de graus, conforme definido na Tabela 59.2.

O prognóstico e o manejo primário do câncer de próstata localizado dependem do estágio do tumor (T), do nível de PSA, do grau de tumor e do número de biopsias positivas. A estratificação do risco inclui câncer de próstata de risco muito baixo, baixo risco, risco intermediário favorável, risco intermediário desfavorável, alto risco e risco muito alto.

Tabela 59.2 Sistema de graduação histológica do câncer de próstata da OMS/ISUP.

Grupo de grau 1	Gleason 3 + 3 = 6
Grupo de grau 2	Gleason 3 + 4 = 7
Grupo de grau 3	Gleason 4 + 3 = 7
Grupo de grau 4	Gleason 4 + 4 = 8, 3 + 5 = 8, 5 + 3 = 8
Grupo de grau 5	Gleason 4 + 5 = 9, 5 + 4 = 9, 5 + 5 = 10

ISUP, International Society of Urological Pathology; *OMS*, Organização Mundial da Saúde.

Foi constatada mutação patológica dos genes da via de reparo do DNA, como *BRCA1/2*, *ATM* e *CHEK2*, em cerca de 20% dos cânceres de próstata metastáticos e resistentes à castração (CPRCm) e em 8 a 12% dos casos de câncer de próstata localizado. As mutações de *BRCA2* foram associadas a cânceres de próstata mais agressivos, com taxas mais altas de recorrência e de mortalidade. As recomendações para aconselhamento genético em homens com câncer de próstata incluem a ocorrência de câncer de próstata metastático *de novo*, história familiar significativa de câncer de próstata, mama e pâncreas, doença com escore de Gleason de 8 a 10 e herança judaica asquenaze.

Tratamento

As opções de tratamento disponíveis para o câncer de próstata localizado consistem em prostatectomia radical, RT (feixe externo ou braquiterapia) e vigilância ativa. A recomendação de consenso defende a vigilância ativa sobre o tratamento primário para o câncer de próstata de risco muito baixo e de baixo risco (escore de Gleason 6, PSA < 10 ng/mℓ, baixa carga tumoral). A seleção entre prostatectomia radical e RT se baseia na estratificação do risco e nas preferências do paciente. A cirurgia está associada ao risco de incontinência urinária e disfunção erétil. A RT apresenta taxas mais baixas de incontinência urinária, mas também provoca disfunção erétil. As complicações tardias da RT consistem em cistite por radiação e proctite. Há um pequeno aumento no risco de segundas neoplasias malignas após a RT, sobretudo câncer de bexiga em tabagistas. A RT primária para pacientes de risco intermediário e de alto risco é, com frequência, combinada com privação de androgênios, levando a efeitos adversos adicionais.

Quando os pacientes já apresentam doença avançada, a terapia de privação androgênica (castração química ou cirúrgica) é amplamente utilizada. A terapia de privação androgênica intermitente constitui uma alternativa efetiva para pacientes cujo único sinal de recorrência consiste em elevação dos níveis de PSA. Em homens com doença metastática, utiliza-se a terapia contínua com agonista ou antagonista do hormônio liberador do hormônio luteinizante (LHRH). A terapia de privação androgênica também tem efeitos colaterais importantes, incluindo sudorese noturna, ondas de calor, disfunção erétil, ganho de peso, perda da massa muscular, fadiga, perda óssea e síndrome metabólica. Em pacientes com câncer de próstata metastático, ensaios clínicos controlados e randomizados relataram uma sobrevida global mais longa quando a terapia de privação androgênica foi combinada com qualquer um dos seguintes quatro medicamentos: abiraterona (um novo inibidor de CYP17A1), quimioterapia com docetaxel ou antagonistas do receptor de androgênios, enzalutamida e apalutamida.

A saúde óssea representa um importante problema em homens com câncer de próstata. A osteoporose devido à terapia de privação androgênica e os eventos esqueléticos decorrentes de metástases são comuns. Dispõe-se de dois agentes para prevenir essas complicações: o ácido zoledrônico, um bifosfonato, e o denosumabe, um inibidor do ligante RANK. Seu benefício é observado principalmente em

Capítulo 59 Cânceres Geniturinários

homens com CPRCm e metástase esquelética. Todos os homens que recebem terapia de privação androgênica devem ser aconselhados a efetuar rastreamento e prevenção para osteoporose, e podem-se administrar bifosfonato ou denosumabe em dose mais baixa se houver perda óssea significativa.

Todos os pacientes com câncer de próstata metastático acabam desenvolvendo câncer de próstata resistente à castração (CPRC), definido por progressão sorológica, clínica ou objetiva no contexto de nível de testosterona castrado. Embora o mecanismo do CPRC não esteja bem elucidado, dispõe-se atualmente de várias opções de tratamento. Sipuleucel-T, um produto de células apresentadoras de antígeno autólogas, que demonstrou prolongar a sobrevida em um ensaio clínico randomizado, é algumas vezes usado como pré-quimioterapia, porém o seu uso tem sido limitado pelo fato de não estar associado à redução dos níveis de PSA, de modo que não é possível determinar se ele está controlando o câncer. Se não for usado no contexto sensível à castração, pode-se prescrever abiraterona ou um dos novos antagonistas dos receptores de androgênio (enzalutamida, apalutamida ou darolutamida). O rádio 223 melhora os desfechos de sobrevida e diminui os eventos esqueléticos em homens com metástase esquelética sintomática e sem metástase visceral ou volumosa de tecidos moles. Dois agentes quimioterápicos, o docetaxel e o cabazitaxel, constituem opções terapêuticas. Por fim, os inibidores da poli-ADP ribose polimerase (PARP) são benéficos em pacientes com CPRCm e defeito documentado no reparo de DNA.

CÂNCER DE TESTÍCULO

Definição e epidemiologia

Estima-se que 9.610 novos casos de câncer de testículo serão diagnosticados em homens nos EUA em 2020, e existe a previsão de que 440 homens morrerão por causa dessa doença. O câncer de testículo representa 1% de todos os cânceres em homens. A sua incidência varia amplamente entre grupos raciais e regiões geográficas. Nos EUA, trata-se do câncer mais comumente diagnosticado em homens com idade entre 20 e 40 anos, porém raramente é diagnosticado antes dos 15 anos ou depois dos 55 anos. É quatro vezes mais comum em brancos do que em negros. A incidência aumentou em mais de 50% desde 1975. Os fatores de risco incluem criptorquidia, história pessoal ou familiar de câncer de testículo, disgenesia gonadal e síndrome de Klinefelter. A criptorquidia aumenta o risco no testículo não descido e no testículo contralateral normalmente descido. A orquidopexia para criptorquidia antes da puberdade diminui o risco de câncer de testículo.

Histopatologia

Cerca de 98% dos cânceres de testículo consistem em tumores de células germinativas; os outros são constituídos por linfomas, tumores estromais do cordão sexual e adenocarcinomas da rede do testículo. Os tumores de células germinativas são divididos em duas grandes categorias: seminomas e não seminomas (*i. e.*, tumores de células germinativas não seminomatosos ou TCGNS). Os seminomas são, por definição, 100% seminomas, ao passo que a maioria dos TCGNS consiste em uma mistura de dois ou mais dos cinco tipos de tumores de células germinativas: seminoma, carcinoma embrionário, teratoma, tumor do saco vitelino e coriocarcinoma. Um tumor que contém quaisquer elementos de carcinoma embrionário, teratoma, tumor do saco vitelino ou coriocarcinoma é considerado como TCGNS, mesmo se a maior parte do tumor consistir em seminoma. Como os seminomas não produzem α-fetoproteína (AFP), os pacientes que têm níveis significativamente elevados de AFP apresentam TCGNS, independentemente da histopatologia.

Diagnóstico e diagnóstico diferencial

Sempre que houver suspeita de tumor testicular, deve-se efetuar uma ultrassonografia transescrotal; se for observada massa com suspeita de câncer, o procedimento diagnóstico padrão é a orquiectomia inguinal. Orquiectomia ou biopsia transescrotais estão contraindicadas, devido ao risco de semeadura do tumor no escroto e alteração do padrão de disseminação. O diagnóstico diferencial inclui linfoma testicular, torção, epididimite, orquite e outras lesões escrotais benignas.

Apresentação clínica

Com mais frequência, o câncer de testículo manifesta-se como aumento, massa ou endurecimento testiculares. Pode ou não ser doloroso espontaneamente ou à palpação, e a dor não descarta a possibilidade de diagnóstico de câncer. Além disso, podem ocorrer atrofia testicular, ginecomastia, dor lombar e doença tromboembólica.

O estadiamento do câncer exige a medição dos níveis séricos de AFP pós-orquiectomia, gonadotrofina coriônica humana (β-HCG) e LDH, bem como pesquisa de metástases em linfonodos e órgãos, que deve ser feita por meio de TC do abdome e da pelve e TC ou radiografia de tórax. Os testículos drenam para os linfonodos retroperitoneais, e a disseminação para linfonodos retroperitoneais constitui a doença em estágio II. Na prática, o câncer de testículo é dividido em três categorias: estágio I (localizado), sem evidências de disseminação para linfonodos ou além; estágio II (regional), com aumento dos linfonodos retroperitoneais, porém sem metástases a distância; e doença disseminada. A forma disseminada inclui a doença em estágio I ou II, em que os níveis séricos de AFP e/ou β-HCG estão persistentemente elevados após a orquiectomia, a doença em estágio II volumosa e toda doença em estágio III. As metástases para outros órgãos ou para linfonodos pélvicos ou outros linfonodos não peritoneais representam a doença em estágio III, assim como a disseminação para linfonodos retroperitoneais no contexto de marcadores tumorais séricos acentuadamente elevados. A doença disseminada é dividida em três categorias: doença de risco baixo, de risco intermediário e de alto risco. O tratamento difere nos diferentes grupos de risco.

Tratamento

Em geral, o manejo dos seminomas em estágio I e TCGNS consiste em vigilância após a cirurgia. O risco de recidiva é de cerca de 18% para os seminomas e de 30% para os TCGNS. Para seminomas puros, o maior tamanho do tumor e a invasão linfovascular estão, cada um deles, associados a maior risco de recorrência. Para não seminomas, a invasão linfovascular tem sido mais fortemente associada a risco de recidiva, e tumores que consistem em carcinoma puro ou predominantemente embrionário também correm risco aumentado. As alternativas à vigilância incluem quimioterapia com carboplatina como único agente ou RT para os seminomas e quimioterapia com bleomicina e etoposídeo e cisplatina (BEP) ou dissecção de linfonodos retroperitoneais (DLNRP) para os TCGNS. A sobrevida específica em longo prazo para a doença em estágio I é de 99%, independentemente de qual dessas abordagens é utilizada.

Em geral, o manejo dos seminomas em estágio II consiste em RT ou quimioterapia (com BEP ou etoposídeo mais cisplatina [EP]). A quimioterapia é preferida quando o volume da doença é de mais de 5 cm e, algumas vezes, para tumores menos volumosos. O manejo dos TCGNS em estágio II depende do volume da doença e dos níveis séricos de AFP e β-HCG. Se um desses marcadores estiver elevado, prefere-se a quimioterapia, independentemente do volume da doença. Se nenhum dos linfonodos tiver mais de 2 cm e houver menos de seis linfonodos aumentados, pode-se considerar a DLNRP ou a quimioterapia. Quando a doença é mais volumosa, é preferível prescrever quimioterapia.

O tratamento da doença em estágio III depende dos locais de metástases e dos níveis de marcadores tumorais séricos. Para doença de baixo risco, são prescritos três ciclos de quimioterapia com BEP ou quatro ciclos de quimioterapia com EP. Para doença de risco intermediário e de alto risco, são prescritos quatro ciclos de quimioterapia BEP (ou quimioterapia com etoposídeo, ifosfamida e cisplatina [VIP]). No TCGNS, deve-se proceder à ressecção de todas as massas residuais após a quimioterapia, se possível. Nos casos de seminoma, massas residuais são tipicamente observadas, a não ser que cresçam. Às vezes, massas residuais após a quimioterapia com mais de 3 cm em pacientes com seminoma puro são avaliadas com FDG-PET/TC, porém o valor dessa abordagem é limitado pela incidência de resultados falso-positivos. Os pacientes com seminomas puros e massas residuais após a quimioterapia são os únicos pacientes com câncer de testículo que devem ser considerados para PET.

Para a doença recidivada após a quimioterapia, é prescrita quimioterapia de resgate, administrada em doses-padrão ou em altas doses com suporte de células-tronco hematopoéticas.

Prognóstico

Em geral, a taxa de sobrevida em longo prazo específica para o câncer de testículo é de 96%. Com base no estágio, as taxas de sobrevida são de 99% para o estágio I, 96% para o estágio II e 73% para o estágio III. Com base na categoria de risco de doença disseminada, a sobrevida é de cerca de 90% para a doença de baixo risco, de cerca de 80% para doença de risco intermediário e de cerca de 50% para a doença de alto risco.

LEITURA SUGERIDA

Burger M, Oosterlinck W, Konety B, et al: ICUD-EAU international consultation on bladder cancer 2012: non–muscle-invasive urothelial carcinoma of the bladder, Eur Urol 63:36–44, 2012.

Calabrò F, Albers P, Bokemeyer C, et al: The contemporary role of chemotherapy for advanced testis cancer: a systematic review of the literature, Eur Urol 61:1212–1220, 2012.

Capitanio U, Bensalah K, Bex A, et al: Epidemiology of renal cell carcinoma, Eur Urol 75(1):74–84, 2019.

Choueiri TK, Motzer RJ: Systemic therapy for metastatic renal-cell carcinoma, N Engl J Med 376(4):354–366, 2017.

Cooperberg MR, Carroll PR, Klotz L, et al: Active surveillance for prostate cancer: progress and promise, J Clin Oncol 29:3669–3676, 2011.

Eulitt P, Bjurlin M, Milowsky M: Perioperative systemic therapy for bladder cancer, Curr Opin Urol 29(3):220–226, 2019.

Gakis G, Efstathiou J, Lerner S, et al: ICUD-EAU international consultation on bladder cancer 2012: radical cystectomy and bladder preservation for muscle-invasive urothelial carcinoma of the bladder, Eur Urol 63:45–57, 2013.

Gourdin T: Optimization of therapies for men with advanced prostate cancer, Curr Opin Oncol 31(3):188–193, 2019.

Honecker F, Aparicio J, Berney D, et al: ESMO consensus conference on testicular germ cell cancer: diagnosis, treatment and follow-up, Ann Oncol 29(8):1658–1686, 2018.

Inamura K: Prostate cancer: understanding their molecular pathology and the 2016 WHO Classification, Oncotarget 9(18):14723–14737, 2018.

James N, Hussain S, Hall E, et al: Radiotherapy with or without chemotherapy in muscle-invasive bladder cancer, N Engl J Med 366:1477–1478, 2012.

James ND, Sydes MR, Clarke NW, et al: STAMPEDE investigators addition of docetaxel, zoledronic acid, or both to first-line long-term hormone therapy in prostate cancer (STAMPEDE): survival results from an adaptive, multiarm, multistage, platform randomised controlled trial, Lancet 387:1163–1177, 2016.

Kasivisvanathan V, Ranikko A, Borghi M, et al: MRI-Targeted or standard biopsy for prostate cancer diagnosis, N Engl J Med 378:1767–1777, 2018.

Motzer RJ, Escudier B, McDermott DF, et al: Nivolumab versus everolimus in advanced renal-cell Carcinoma, N Engl J Med 373(19):1803–1813, 2015.

Motzer RJ, Penkov K, Haanen J, et al: Avelumab plus axitinib versus sunitinib for advanced renal-cell carcinoma, N Engl J Med 380(12):1103–1115, 2019.

Motzer RJ, Tannir NM, McDermott DF, et al: Nivolumab plus ipilimumab versus sunitinib in advanced renal-cell carcinoma, N Engl J Med 378(14):1277–1290, 2018.

Nadal R, Bellmunt J: Management of metastatic bladder cancer, Cancer Treat Rev 76:10–21, 2019.

Ravaud A, Motzer RJ, Pandha HS, et al: Adjuvant sunitinib in high-risk renal-cell carcinoma after nephrectomy, N Engl J Med 375(23):2246–2254, 2016.

Rini BI, Plimack ER, Stus V, et al: Pembrolizumab plus axitinib versus sunitinib for advanced renal-cell carcinoma, N Engl J Med 380(12):1116–1127, 2019.

Siegel R, Miller K, Ahmedin J: Cancer statistics 2019, CA Cancer J Clin 69:7–34, 2019.

United States Preventative Service Task Force recommendation Statement. JAMA 319(18): 1901–1913, 2018.

60

Câncer de Mama

Mary Anne Fenton, Rochelle Strenger

EPIDEMIOLOGIA

Nos EUA e em todo o mundo, o câncer de mama é a neoplasia maligna mais comum em mulheres. Nos EUA, em 2019, aproximadamente 271.270 novos casos foram diagnosticados, dos quais 268.600 em mulheres e 2.670 em homens. O câncer de mama é a segunda causa principal de morte por câncer em mulheres nos EUA.[1] A taxa de mortalidade projetada por câncer de mama em 2019 foi estimada em 42.260 (41.760 mulheres e 500 homens com câncer de mama). Uma mulher corre risco de desenvolver câncer de mama de 12,4% ao longo da vida, e esse risco aumenta com a idade (Tabela 60.1). Nos EUA, o risco de morte por câncer de mama diminuiu em 39% entre 1989 e 2015, devido à detecção precoce e ao tratamento mais efetivo, e a taxa de sobrevida em 5 anos atualmente é de 90%. Para a maioria dos tumores sólidos, uma sobrevida de 5 anos é preditiva de cura. Entretanto, infelizmente, no caso do subtipo de câncer de mama com receptor de estrogênio (RE+), as recorrências sistêmicas continuam ocorrendo depois de 20 anos.

Nem todas as mulheres compartilham igualmente melhores desfechos associados ao câncer de mama. As barreiras socioeconômicas limitam o acesso à detecção e às terapias efetivas. Além disso, existem diferenças étnicas significativas na incidência e no desfecho do câncer

Tabela 60.1 Probabilidades específicas da idade de desenvolver câncer de mama invasivo em mulheres nos EUA.

Idade	Probabilidade em 10 anos (%)	Ou 1 em
20	0,1	1.567
30	0,5	220
40	1,5	68
50	2,3	43
60	3,4	29
70	3,9	25
Durante toda a vida	12,4	8

Nota: a probabilidade é entre as mulheres sem câncer no início de cada faixa etária, com base em casos diagnosticados em 2012-2014 American Cancer Society, Inc. Surveillance Report 2017. De Desantis C, Ma J, Goding Sauer A et al. Breast Cancer Statistics, 2017, Racial Disparity and Mortality by State, CA Cancer J Clin 67;439-448, 2017.

de mama. Embora o câncer de mama seja menos comum em mulheres afro-americanas, é mais provável que elas apresentem manifestações clínicas em um estágio mais avançado, maior incidência do subtipo triplo negativo mais agressivo e maior taxa de mortalidade específica por câncer de mama. A diferença observada na taxa de mortalidade está relacionada, em parte, com comorbidades da biologia do tumor, acesso e adesão da paciente ao tratamento.

FATORES DE RISCO

O risco de câncer de mama em uma mulher aumenta com a idade (Tabela 60.1), com risco cumulativo ao longo da vida de 12%. Dito de outra forma, uma em cada 8 mulheres nos EUA desenvolverá câncer de mama durante a vida. Os fatores reprodutivos, como menarca precoce, menopausa tardia, primeiro nascido vivo depois dos 35 anos ou nuliparidade, correlacionam-se com aumento discreto do risco de câncer de mama. História pessoal positiva de mamas densas e achados em biopsia de mama de hiperplasia ductal atípica (HDA) ou carcinoma lobular *in situ* (CLIS) aumentam em 4 vezes o risco de câncer de mama.

O risco de câncer de mama aumenta quando há história familiar de câncer de mama e de outros tipos de câncer, como cânceres de ovário, de pâncreas de alto risco e de próstata. Quando há um familiar com câncer de mama, o risco aumenta em 2 vezes. A predisposição à mutação gênica BRCA1/2 para câncer de mama familiar aumenta o risco de câncer de mama em mais de quatro vezes (Tabela 60.2).

Genética do câncer de mama

Cerca de 10% dos cânceres de mama estão associados a mutações genéticas hereditárias. Os primeiros genes de alta penetrância, *BRCA1* e *BRCA2*, foram identificados por meio de rastreamento de famílias com câncer de mama de início precoce. Mutações nos genes supressores de tumor *BRCA1/2* também estão associadas ao câncer de ovário e a outras neoplasias malignas. As recomendações de rastreamento e diretrizes para testes genéticos e aconselhamento de organizações, como Medicare e National Comprehensive Cancer Network (NCC) Guidelines, concentram-se em pessoas com histórias familiares materna e paterna de câncer na primeira, segunda e terceira gerações, incluindo a idade de início.

As diretrizes da NCCN de 2019 recomendam o encaminhamento para aconselhamento genético de pacientes com diagnóstico de câncer de mama com idade inferior a 50 anos ou com diagnóstico de doença tripla negativa (RE/RP, HER2-negativo) com menos de 60 anos, dois tumores primários de mama em um familiar com diagnóstico de câncer de mama com menos de 50 anos, familiar com câncer de ovário, paciente ou parente do sexo masculino com câncer de mama e ascendência judaica da Europa Oriental, que podem correr risco de mutações fundadoras. Infelizmente, muitas pessoas desconhecem sua história familiar de câncer, incluindo o local do câncer e a idade de início (Tabela 60.3).

---

[1] N.R.T.: No Brasil, excluindo os tumores de pele não melanoma, o câncer de mama é o mais incidente em mulheres de todas as regiões, com taxas mais altas nas regiões Sul e Sudeste. Para o ano de 2022, foram estimados 66.280 novos casos, o que representa uma taxa ajustada de incidência de 43,74 casos por 100 mil mulheres (INCA, 2019).

Tabela 60.2 Fatores de risco para o câncer de mama.

		Risco relativo
História familiar de câncer de mama	Parente em primeiro grau	2
	Mais de um parente em primeiro grau	3 a 4
	Portador da mutação *BRCA1/2*	> 4
Idade superior a 65 anos		> 4,0
Menarca precoce	Idade < 12	1,1 a 2
Nulípara		1,1 a 2
Primeiro parto	> 35 anos	1,1 a 2
Menopausa tardia	> 55 anos	1,1 a 2
Nunca ter amamentado		1,1 a 2
Obesidade após a menopausa (IMC ≥ 30)		1,1 a 2
Mamas densas na mamografia		4
Lesões mamárias proliferativas	Hiperplasia ductal atípica	4
	Carcinoma lobular *in situ*	
Radioterapia em alta dose do tórax	Linfoma de Hodgkin aos 10 a 30 anos	2,1 a 4

IMC, índice de massa corporal. (Dados da American Cancer Society. Breast Cancer Facts and Figures 2017-2018 Atlanta, GA; American Cancer Society, 2017.)

Tabela 60.3 Diretrizes da NCCN para encaminhamento para aconselhamento genético, 2019.

Sem história pregressa de câncer de mama	História pessoal de câncer de ovário
	História familiar de câncer de pâncreas
	História familiar de câncer de próstata metastático
	Ancestralidade judaica da Europa Oriental e história pessoal de câncer de mama ou câncer de próstata de alto grau de Gleason de 7 ou mais em um membro da família
Paciente com câncer de mama	Idade inferior a 50 anos
	Câncer de mama triplo negativo com idade inferior a 60 anos
	Câncer de ovário
	Dois tumores primários da mama
	Câncer de mama masculino
	Câncer de pâncreas
	Maior ou igual a dois parentes com câncer de mama
	Familiar com câncer de mama, câncer de próstata com pontuação 7 ou mais de Gleason ou metastático

Dados da National Comprehensive Cancer Network Genetic/familial high-risk assessment: breast/ovarian version 3.2019 http://www.nccn. org/professionals/physician_gls/pdf/breast. pdf. Acesso em 25 de setembro de 2019.

A identificação de uma mutação de alta penetrância em um parente sem câncer de mama fornece a oportunidade de considerar o uso de estratégias preventivas e de detecção precoce. Antes de 2012, a testagem genética para câncer de mama concentrava-se na pesquisa de *BRCA1/2* e era realizada pelo método Sanger de sequenciamento de um único fragmento de DNA de cada vez, uma técnica de sequenciamento que omite grandes deleções. O sequenciamento de última geração (NGS) possibilita a pesquisa de diversos genes, e o número de "mutações clinicamente acionáveis" aumentou para além do *BRCA1/2*. Pacientes cuja pesquisa de *BRCA1/2* forneceu resultados negativos antes de 2012 devem ser encaminhadas para aconselhamento genético, e os exames devem ser atualizados. Se houver metástases, as pacientes com mutações de *BRCA1/2* (gBRCA1/2) de linhagem germinativa podem ser candidatas à terapia com inibidor da PARP (ver seção sobre câncer de mama metastático).

APRESENTAÇÃO CLÍNICA E DIAGNÓSTICO

Nos EUA, mais de 50% dos cânceres de mama são detectados na mamografia de rastreamento, e 33% dos casos são identificados por meio de autodetecção ou massa mamária clinicamente detectada. Na maioria dos casos de massas detectadas por meio de mamografia ou ultrassonografia (US), as calcificações e lesões clinicamente palpáveis são passíveis de biopsia por agulha grossa para estabelecer o diagnóstico, determinar a histologia do câncer de mama, avaliar o grau do tumor e avaliar a expressão de RE, RP e HER2 por imunohistoquímica. A existência ou não do receptor de estrogênio (RE), do receptor de progesterona (RP) e do receptor do fator de crescimento epidérmico humano 2/neu (HER2) é prognóstica de sobrevida e fornece uma previsão da resposta do câncer de mama às terapias sistêmicas. As pacientes que apresentam massa palpável devem ser encaminhadas para mamografia e ultrassonografia (US) diagnósticas e biopsia. Se o exame de imagem e a biopsia estiverem

de acordo com a apresentação e o exame clínico da paciente, ela deve ser encaminhada a um cirurgião de mama.

Tradicionalmente, a histologia e o estágio anatômico do câncer de mama têm sido a base para o estágio da paciente, o prognóstico e a tomada de decisão para cirurgia, radioterapia e assistência oncológica. Na prática atual e conforme delineado na mais recente 8ª edição da American Joint Commission (AJCC), *Staging Manual*, o estado de RE, RP, HER2, o grau do tumor e a genômica têm impacto sobre o prognóstico do câncer de mama no estágio prognóstico desse câncer.

Histologia

O câncer de mama origina-se das células epidérmicas da unidade ductolobular terminal e progride em um *continuum* de hiperplasia intraductal, atipia, carcinoma ductal *in situ* (CDIS) até invasão através da membrana basal do ducto.

Carcinoma ductal *in situ*

O CDIS é um distúrbio clonal de células cancerosas contidas dentro da membrana basal do ducto lactífero, com potencial de progressão para o carcinoma ductal invasivo (Figura 60.1). Vinte e cinco por cento dos cânceres de mama diagnosticados a cada ano nos EUA são classificados como CDIS (Tis, Estágio 0). Quinze a cinquenta por cento dos CDIS progridem para câncer invasivo. O tratamento para o CDIS consiste em excisão com margens negativas de 2 mm e irradiação localizada da mama. O CDIS de baixo grau com menos de 2,5 mm, considerado CDIS de "baixo risco", pode ser tratado apenas com excisão. A opção de "conduta expectante" está sendo investigada em estudos em andamento sobre as características moleculares do CDIS. Pacientes com CDIS não correm risco de disseminação sistêmica, a não ser que o carcinoma progrida ou sofra recorrência como doença invasiva.

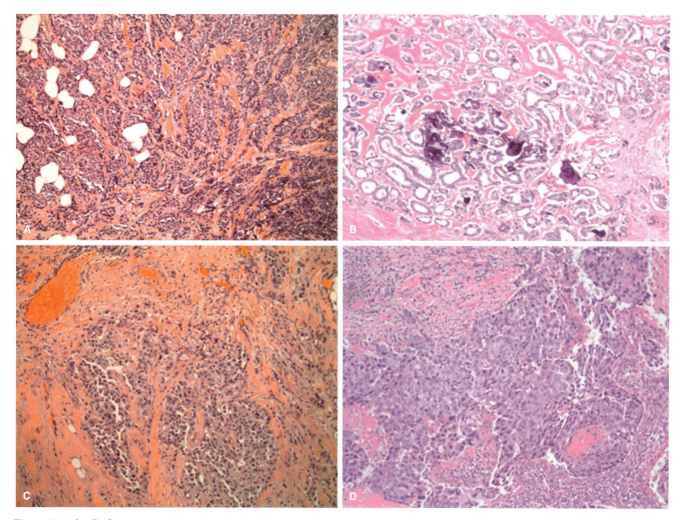

Figura 60.1 A a D. Quatro casos de carcinoma ductal invasivo. (Fonte: Korourian S: Infiltrating carcinomas of the breast: not one disease. In: Bland K, editor. The Breast: Comprehensive Management of Benign and Malignant Diseases, 145-155.e4, 64, 2018, Elsevier Press.)

O CDIS tratado com mastectomia tem uma taxa de recorrência regional local de menos de 1%. A taxa de recorrência de nodulectomia e radiação é de 6 a 16%, em que 50% das recorrências são invasivas. Não há diferença na sobrevida para mastectomia *versus* nodulectomia/radioterapia (RT). Para o CDIS RE-positivo, o tamoxifeno ou o anastrozol (reservado para pacientes na pós-menopausa) reduzem a recorrência local em 32% e o câncer de mama contralateral em 50%.

Carcinoma lobular *in situ*

O CLIS é um espectro de células lobulares com potencial variável de invasão. Uma paciente com CLIS e/ou HDA corre risco aumentado de câncer de mama bilateral. As pacientes com CDIS, CLIS e hiperplasia atípica são candidatas à redução de risco com moduladores seletivos dos receptores de estrogênio (SERM), como tamoxifeno e raloxifeno, ou inibidores da aromatase.

Câncer de mama invasivo

O câncer de mama é classificado histologicamente pela sua morfologia e grau, com base no pleomorfismo nuclear, na formação glandular e no índice mitótico. O sistema de classificação mais comumente usado é o Bloom Richardson ou Nottingham, em que o grau 1 é menos agressivo, e o grau 3, mais agressivo, com maior potencial de invasão.

O **carcinoma ductal infiltrante** (**CDI**) (49 a 75%) é o tipo histológico mais comum, e ocorre como densidade na mamografia e avaliação macroscópica. O comportamento clínico do CDI depende do grau e da expressão de RE, RP e HER2. O **carcinoma lobular invasivo** (**CLI**) compreende 5 a 15% dos cânceres de mama invasivos, apresenta discreto aumento no risco de câncer de mama bilateral e leve propensão à disseminação mesentérica abdominal. O CLI caracteriza-se por infiltração tecidual por um tipo de célula, perda da heterozigosidade ou cromossomo 16q e ausência de e-caderina epitelial. O **carcinoma medular** (3 a 9%) está associado a mutações de linhagem germinativa de *BRCA1* e a maior grau. O aspecto histológico é descrito como bordas circunscritas, em vez de invasão por um tipo de célula. Os subtipos **mucinoso e tubular de câncer de mama**, de 1 a 2% e de 1 a 3%, respectivamente, são menos comuns e apresentam menor risco de metástase sistêmica.

ESTADIAMENTO DO CÂNCER DE MAMA

Aproximadamente 90% dos cânceres de mama estão inicialmente confinados à mama e à axila. A avaliação clínica abrange a anamnese, incluindo: uma cuidadosa revisão dos sistemas; rastreamento de sinais ou sintomas de metástase, como cefaleia, perda de peso e dor óssea; apresentação clínica e avaliação laboratorial, incluindo hemograma completo, provas de função hepática e fosfatase alcalina. O estadiamento clínico do câncer de mama baseia-se no exame clínico das mamas, incluindo inspeção à procura de secreção ou retração do mamilo, depressão da pele, ulceração, eritema, edema e massas palpáveis, bem como palpação dos linfonodos supraclaviculares, axilares e cervicais.

O **câncer de mama inflamatório** (Figura 60.2) é um subtipo agressivo de câncer de mama com invasão tumoral dos linfáticos dérmicos, que se manifesta com rápidas alterações cutâneas de edema, eritema e aspecto em *casca de laranja* (*peau d'orange*) envolvendo mais de um terço da mama. As pacientes com câncer de mama considerado em estágio clínico III ou com sinais ou sintomas de metástases a distância devem ser encaminhadas para estadiamento sistêmico, com cintigrafia óssea e tomografia computadorizada (TC) e, em casos selecionados, tomografia por emissão de pósitrons (PET). Se for observado um local suspeito no estadiamento, deve-se efetuar uma biopsia para confirmar a disseminação distante do câncer de mama.

O estadiamento do câncer de mama baseia-se no estadiamento de câncer anatômico da AJCC, que usa o tamanho do tumor (T em centímetros), metástase para linfonodos regionais (N) e metástase a distância (M). O sistema TNM tem importância prognóstica. Na oitava edição do *Staging Manual* da AJCC, publicada em 2019, o estágio clínico (c) e o estágio histopatológico (p) são suplementados com um estágio prognóstico histopatológico adicional, que incorpora o grau e a superexpressão de RE, RP e gene *HER2*. Por exemplo, pacientes com tumores T2 (2 a 5 cm) linfonodos negativos (N0) RE-positivos e HER2-negativos com perfis de expressão gênica, como uma pontuação do Oncotype® Recurrence Score de menos de 11, apresentam um excelente prognóstico de 5 anos. Isso se reflete no estágio prognóstico histopatológico da 8ª edição da AJCC de 1A (anteriormente, pelo sistema da 7ª edição da AJCC, o estágio da paciente seria IIA).

TRATAMENTO

A história do câncer de mama engloba dados novos e antigos. O tamoxifeno, a primeira terapia direcionada para o câncer, foi aprovado pela Food and Drug Administration (FDA) para o câncer de mama metastático RE-positivo em 1977. Como tratamento adjuvante para o tipo mais comum de câncer de mama, o tamoxifeno comprovadamente reduz a recorrência sistêmica em 50%. Descobertas científicas das vias de resistência ao tamoxifeno levaram a estratégias terapêuticas adicionais para o câncer de mama RE-positivo, incluindo inibição da aromatase para diminuir a produção de estrogênio em pacientes após a menopausa, supressão ovariana da produção de estrogênio antes da menopausa e infrarregulação do receptor de estrogênio com fulvestranto. Descobertas recentes levaram à aprovação, pela FDA, de inibidores do ciclo celular da ciclina D 4/6 em combinação com terapia endócrina, promovendo melhora da sobrevida global de pacientes com câncer de mama metastático RE-positivo.

Com base no perfil de expressão gênica, o câncer de mama RE-positivo é ainda subdividido em luminal A, com assinatura de baixa proliferação celular e alta resposta à terapia endócrina, e em luminal B, com assinatura de alta proliferação celular e maior taxa de recorrência, indicando uma insensibilidade endócrina relativa e sensibilidade à quimioterapia relativamente maior. Na era atual da medicina personalizada, os perfis de expressão gênica, como o teste Oncotype® Recurrence Score do câncer de mama RE-positivo e linfonodo negativo, conseguem identificar pacientes que podem prescindir da quimioterapia.

Outras aplicações da medicina personalizada para o câncer de mama metastático incluem rastreamento de amostras de tumor com sequenciamento genômico para mutações acionáveis com agentes direcionados para alvos específicos. As pacientes com câncer de mama com mutação de PIK3CA, RE-positivo e em estágio IV apresentam melhor sobrevida livre de progressão (SLP) com o inibidor de PIK3CA, o alpelisibe. Cerca de 10% das pacientes com câncer de mama abrigam mutações somáticas em genes supressores de tumor específicos, como *BRCA1* e *BRCA2*. Essas pacientes correm maior risco de câncer de mama e outras neoplasias malignas com idade precoce de início. Algumas pacientes portadoras desses genes são candidatas a rastreamento mais intenso e a estratégias de prevenção. Pacientes com doença em estágio IV que são portadoras de mutação *BRCA1/2* podem se beneficiar da terapia com inibidor da PARP.

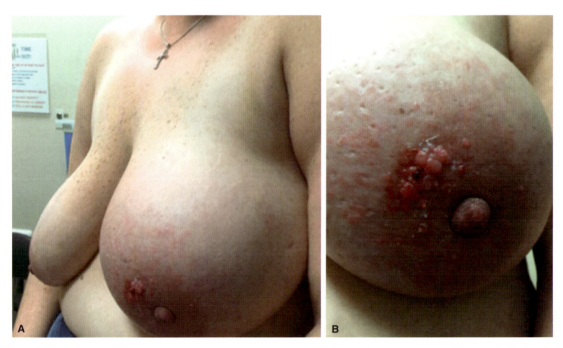

Figura 60.2 **A** e **B.** Câncer de mama inflamatório com eritema e edema que ocupam a maior parte da mama. (Fonte: Somlo G, Jones V: Inflammatory breast cancer. In: Bland K, editor. The Breast: Comprehensive Management of Benign and Malignant Diseases, 2018, Elsevier Press.)

Câncer de mama em estágio inicial

Terapia local

Ensaios clínicos de câncer de mama em estágios I e II demonstram desfechos equivalentes de sobrevida global por meio de cirurgia de preservação de mama com nodulectomia ou mastectomia segmentar para obter margens cirúrgicas negativas e RT com feixe externo da mama, em comparação com mastectomia radical modificada e dissecção axilar. Pacientes com 70 anos ou mais com doença RE+ em estágio I dispostas a se submeter a 5 anos de terapia endócrina apresentam uma sobrevida global equivalente com ou sem radiação, e a RT pode ser omitida com segurança.

Infelizmente, nem todas as pacientes com câncer de mama são candidatas à preservação da mama. Pacientes com doença multicêntrica (mais de um quadrante da mama), calcificações extensas de aspecto maligno, incapacidade cirúrgica de obter margens negativas, RT prévia da mama, distúrbio do tecido conjuntivo ou que não têm acesso a um centro de RT são candidatas à mastectomia. As pacientes com câncer de mama inflamatório necessitam de quimioterapia neoadjuvante antes da cirurgia, de modo a erradicar a metástase do câncer linfático dérmico da pele. Além disso, as pacientes que apresentam grandes tumores irressecáveis ou uma alta razão tumor/mama são candidatas à quimioterapia neoadjuvante ou à terapia endócrina para reduzir o estágio do tumor e possibilitar a preservação da mama.

Para pacientes sem linfonodos palpáveis ao exame clínico, o estadiamento do linfonodo sentinela com retirada e exame do primeiro linfonodo de drenagem reflete de forma acurada o estado das metástases axilares. Com base no ensaio clínico ACOSZ-0011 de pacientes com linfonodos axilares clinicamente negativos cujo estágio é determinado pelos linfonodos sentinela (com até dois linfonodos positivos), a RT e a terapia sistêmica proporcionam um controle local adequado.

Terapia sistêmica

Estimativa prognóstica de recorrência sistêmica. A indicação para estadiamento do câncer de mama consiste em calcular o risco de metástase sistêmica e ajudar a direcionar a terapia. Historicamente, os indicadores mais acurados consistem em tamanho do tumor, metástase axilar, grau do tumor e expressão de RE, RP e HER2 com expressão neu. A expressão de RE, RP e gene *HER2* é detectada por imuno-histoquímica (IHQ). Um resultado não esclarecedor de HER2 na IHC é avaliado por meio de duplicação do gene *HER2* detectada por hibridização *in vitro* (ISH).

Outro capítulo no manejo do câncer de mama é a terapia sistêmica para reduzir o risco de recorrência por meio de eliminação da doença micrometastática. Terapia sistêmica efetiva para o câncer de mama é o resultado da participação da paciente em ensaios clínicos sequenciais randomizados e bem desenhados e na identificação de terapias sistêmicas efetivas para diminuir a recorrência. O uso de assinaturas genômicas na medicina personalizada possibilita superar a época de "quimioterapia para todas" e compreender quais cânceres de mama são sensíveis à quimioterapia ou necessitam de quimioterapia. Ferramentas como o PREDICT.NHS.UK calculam o risco de morte com base na idade da paciente, no estágio anatômico e nos fatores prognósticos e auxiliam médicos e pacientes com a estimativa do risco de recorrência e redução da taxa de mortalidade a partir de quimioterapia, terapia endócrina e ensaios genômicos validados.

Terapia para o câncer de mama RH+

O câncer de mama positivo para receptores hormonais (RH+) constitui a forma mais comum de câncer de mama, e a positividade RH é prognóstica de melhor sobrevida em 5 anos livre de doença, em comparação com tumores de mama RH-negativos. A RH-positividade também fornece uma previsão das pacientes que responderão a terapias antiestrogênicas, embora o risco de recorrência local e sistêmica se estenda por mais de 10 anos e a sua ocorrência seja estimada em uma taxa de 2% ao ano.

O tamoxifeno foi a primeira "terapia-alvo", e a expressão de RE foi o primeiro biomarcador de resposta à terapia. O Early Breast Cancer Trialists Group (EBCTCG) publicou várias metanálises de ensaios clínicos sobre o câncer de mama. Os ensaios clínicos do EBCTCG sobre tamoxifeno no câncer de mama RH+ mostraram uma redução da recorrência sistêmica em 50% e da taxa de mortalidade em 25%; a redução na recorrência continua depois de 5 anos. Outras melhoras incrementais para subgrupos de pacientes incluem supressão ovariana para pacientes na pré-menopausa RH+ de alto risco e adição de inibidores da aromatase para pacientes após a menopausa. Com base no risco persistente de recorrências tardias na doença RH+, ensaios clínicos de terapia endócrina estendida com tamoxifeno ou inibidores da aromatase mostraram uma redução ainda maior na recorrência da doença. As terapias estendidas e a supressão ovariana têm um custo de aumento dos efeitos colaterais e sintomas, como ondas de calor (fogacho), diminuição da densidade óssea e, no caso do tamoxifeno, aumento do sangramento vaginal e risco de câncer endometrial.

Um subgrupo de pacientes RH+ é menos responsivo à terapia endócrina. Na era atual da medicina personalizada, os perfis de expressão gênica, como o Oncotype® Recurrence Score para câncer de mama RH+ e negativo para linfonodos, avaliam 16 genes, incluindo genes de RE, proliferação e invasão, e fornecem uma previsão do risco de recorrência com a terapia endócrina, bem como uma resposta à quimioterapia. As pacientes com tipo luminal A apresentam uma baixa pontuação no Oncotype® Recurrence Score e podem prescindir da quimioterapia, ao passo que pacientes do tipo luminal B podem obter benefício da adição de quimioterapia à terapia endócrina. Os resultados desses ensaios podem ser usados por médicos para discussões de risco-benefício com suas pacientes.

Cerca de 20% dos cânceres de mama são HER2-positivos. A superexpressão do gene *HER2* é um marcador de um fenótipo mais agressivo. A terapia direcionada para alvo com trastuzumabe, um anticorpo monoclonal humanizado contra HER2, em combinação com quimioterapia, diminui a recorrência sistêmica em 40%. Desde a identificação do trastuzumabe, foram descobertos outros anticorpos monoclonais direcionados contra o HER2, que demonstraram ter utilidade clínica. O pertuzumabe, um anticorpo monoclonal dirigido contra HER2 que impede a heterodimerização do HER2 e a ativação celular quando acrescentado ao trastuzumabe e à quimioterapia, melhora clinicamente a taxa de resposta patológica. Orientações futuras com terapias direcionadas para o HER2 podem ter a capacidade de adaptar a terapia com base na resposta e potencialmente reduzir a quimioterapia para pacientes HER2-positivas.

O câncer de mama triplo negativo, definido como ausência de expressão de RE, RP e HER2, é um fenótipo agressivo de câncer de mama que representa 10 a 15% de todos os cânceres de mama. A análise *array* de genes identificou seis subtipos. O câncer de mama triplo negativo tem uma elevada taxa de recorrência sistêmica, que, em geral, acontece nos primeiros 5 anos de diagnóstico. Em virtude das elevadas taxas de recorrência e da expectativa de vida reduzida após a recorrência do câncer de mama triplo negativo, deve-se considerar a quimioterapia sistêmica para um câncer de mama triplo negativo com mais de 0,5 cm. A quimioterapia neoadjuvante pode ser considerada se o tamanho do tumor ultrapassar 2 cm.

Câncer de mama metastático

O câncer de mama metastático é "tratável, porém não curável", e, embora a meta da terapia seja paliativa, muitas pacientes viverão por meses a anos com terapia sistêmica. Os locais mais frequentes de recorrência sistêmica do câncer de mama incluem osso, pulmão, fígado para o câncer lobular, recorrências abdominais, incluindo ovários e mesentério. As pacientes que apresentam evidências clínicas ou radiográficas de recorrência sistêmica devem efetuar uma biopsia para confirmar o diagnóstico, incluindo avaliação da expressão de RE, RP e HER2 das células metastáticas. Os resultados de uma pequena série indicam que o estado de receptores na metástase pode mudar a partir do câncer de mama original em cerca de 10% das vezes. O sequenciamento de última geração do rastreamento de metástases tumorais para mutações acionáveis pode orientar a terapia para o câncer em pacientes que apresentam estágio IV RE-positivo com mutação de PIK3CA, de modo a incluir o alpelisibe e o fulvestranto. Para o câncer de mama triplo-negativo, a pesquisa de expressão do ligante da morte programada 1 (PD-L1) fornece uma previsão da resposta à terapia com inibidores do ponto de controle (*checkpoint*) com atezolizumabe. A quimioterapia com um único agente para o câncer de mama em estágio IV é tão efetiva quanto a poliquimioterapia. A poliquimioterapia é reservada para pacientes com risco de crise visceral.

Câncer de mama metastático RE-positivo e HER2-negativo

A doença metastática apenas óssea pode ter um longo intervalo livre de doença, e as pacientes podem viver muitos meses a anos com tratamento como uma doença crônica. A recorrência do câncer de mama RE-positivo nos primeiros 6 meses após o início da terapia antiestrogênica pode indicar resistência primária à terapia endócrina. Embora a taxa de resposta à quimioterapia seja mais rápida, na ausência de crise visceral iminente, não há nenhuma vantagem em termos de sobrevida da quimioterapia em comparação com a terapia endócrina inicial.

Câncer de mama triplo-negativo

Infelizmente, a recorrência sistêmica do câncer de mama triplo-negativo (CMTN) acontece com frequência nos primeiros 2 anos após o diagnóstico. As opções de quimioterapia para o câncer de mama RE-positivo em estágio IV resistente à terapia endócrina ou CMTN incluem antraciclinas, taxanos, eribulina, carboplatina e outros agentes.

As terapias direcionadas para alvo de subtipos de CMTN ampliaram as opções para pacientes selecionadas. As pacientes com mutações da linhagem germinativa *BRCA1/2* podem se beneficiar do controle da doença com um inibidor de poliadenosina difosfato ribose polimerase (PARP). O olaparibe e o talazoparibe foram aprovados pela FDA para o câncer de mama *HER2*-negativo associado a *BRCA*, com base na melhora da sobrevida livre de progressão. A inibição do ponto de controle (*checkpoint*) imune constitui uma das muitas vias para o câncer escapar do sistema imune. Os tumores que expressam PD-L1 podem ativar a PD-1 nas células imunes que infiltram o tumor, resultando em apoptose das células imunes. No ensaio clínico Impassion130 de terapia com inibidores do ponto de controle (*checkpoint*), as células imunes que infiltram o tumor com expressão de 1% ou mais de PD-L1 obtêm um aumento na sobrevida livre de progressão com nab-paclitaxel e atezolizumabe.

Circunstâncias especiais
Metástase óssea

Os inibidores dos osteoclastos, o bifosfonato ácido zoledrônico ou o denosumabe, um inibidor do ligante RANK, prolongam o tempo para a ocorrência de eventos relacionados com os ossos, como fraturas patológicas, ou a necessidade de cirurgia ou radioterapia para metástases ósseas. Os riscos incluem disfunção renal, hipocalcemia e osteonecrose.

Sobrevida

Uma paciente com câncer torna-se uma sobrevivente de câncer no dia do diagnóstico, independentemente de no momento apresentar ou não sinais da doença ou de estar convivendo com câncer de mama avançado ou metastático. Nos EUA, existem 15 milhões de sobreviventes de câncer. Quarenta por cento consistem em sobreviventes de câncer de mama. O relatório do Institute of Medicine sobre a sobrevida ao câncer assinala a transição das pacientes do tratamento ativo para o estado de sobrevivente de câncer. A preocupação com pacientes "perdidas na transição" levou a American College of Surgeons Commission on Cancer e a American Society of Clinical Oncology (ASCO) a recomendarem a criação de um plano de sobrevida para a paciente e o médico do atendimento primário e de cuidados de acompanhamento como padrões de qualidade.

Adesão à terapia endócrina

Estima-se que 50% das pacientes com câncer de mama RE-positivo não completam a terapia endócrina adjuvante devido a efeitos colaterais ou a barreiras, como custo. Os efeitos colaterais que podem afetar a qualidade de vida e a adesão ao tratamento incluem as ondas de calor da menopausa, induzidas por quimioterapia, tamoxifeno ou inibidores da aromatase. Um estudo recente mostrou melhora das ondas de calor e da qualidade do sono com o uso da terapia cognitivo-comportamental. As artralgias causadas por inibidores da aromatase podem ser atenuadas com revezamento de esquemas de fármacos e/ou acupuntura, duloxetina ou ioga.

Disfunção sexual

Infelizmente, a disfunção sexual constitui um efeito colateral comum após um diagnóstico de câncer de mama, decorrente de cirurgia, RT, quimioterapia e terapia endócrina adjuvante. Os médicos devem fazer perguntas abertas sobre questões de intimidade para aliviar as preocupações das pacientes. As pacientes percebem mudança na autoimagem, diminuição do desejo sexual, ressecamento vaginal e dispareunia. As intervenções efetivas podem incluir o uso de hidratantes e lubrificantes vaginais, gabapentina e venlafaxina para as ondas de calor (fogacho), lidocaína tópica para o vestíbulo hipersensível e encaminhamento a um especialista em saúde sexual.

Preservação da fertilidade

A gravidez após um diagnóstico de câncer de mama não parece aumentar o risco de recorrência desse câncer, com base em estudos de caso-controle. A fertilidade pode ser comprometida pela quimioterapia, e as opções de preservação da fertilidade incluem a coleta de oócitos e a fertilização *in vitro*. Uma regra geral consiste em evitar a gravidez por 2 anos após o diagnóstico, visto que esse período representa um momento de alto risco de recorrência do câncer. O ensaio PROMISE acompanhará uma coorte de mulheres após o diagnóstico de câncer de mama e o tratamento para determinar os desfechos das mulheres com câncer de mama que optam por interromper a terapia endócrina adjuvante para engravidar.

Linfedema

O linfedema da mama e do braço pode constituir uma complicação da cirurgia e pode ser exacerbado pela RT. Esse efeito colateral pode ser atenuado por fisioterapia, massagem manual e sutiãs e mangas de compressão.

Câncer de mama masculino

O câncer de mama masculino representa 1% de todos os cânceres de mama nos EUA. Cerca de 2.500 homens são diagnosticados com câncer de mama anualmente, e 500 homens morrem a cada ano de câncer de mama. Os fatores de risco para câncer de mama masculino incluem mutações de *gBRCA2*, síndrome de Klinefelter, criptorquidia ou lesão testicular e exposição à radiação ambiental, conforme documentado em sobreviventes das bombas atômicas. Os pacientes com câncer de mama masculina não estão representados em ensaios clínicos. Os dados disponíveis sobre o câncer de mama masculino provêm principalmente de pequenos estudos de coorte. Assim como no câncer de mama em mulheres, a incidência aumenta com a idade; entretanto, ao contrário delas, a incidência em homens é ligeiramente maior nos homens negros do que nos brancos não hispânicos. A apresentação consiste em massa mamária palpável. A avaliação inicial inclui mamografia diagnóstica, ultrassonografia e biopsia com agulha grossa. No diagnóstico histopatológico, 90% dos casos são RE-positivos e HER2-positivos. As opções cirúrgicas e a terapia sistêmica são semelhantes às recomendadas para seus equivalentes femininos. O tamoxifeno reduz o risco de doença sistêmica no câncer de mama masculino, e os efeitos colaterais assemelham-se aos observados em mulheres. A utilidade da terapia com inibidor da aromatase é desconhecida no contexto adjuvante ou metastático.

Câncer de mama em mulheres mais velhas

O risco de câncer de mama aumenta com a idade (Tabela 60.1). Nos EUA, uma mulher corre um risco de 1 em 8 de diagnóstico de câncer de mama. A maioria das pacientes com diagnóstico de câncer de mama é RE-positiva e tem mais de 65 anos. Pacientes a partir dos 70 anos com doença RE-positiva em estágio 1 que estão dispostas a se submeter a 5 anos de terapia endócrina apresentam uma sobrevida global equivalente com ou sem radioterapia e, portanto, podem omitir a RT com segurança. Para mulheres com mais de 70 anos com câncer de mama mais agressivo ou em estágio mais avançado, a estimativa de risco de recorrência, expectativa de vida, existência de comorbidades e toxicidades das terapias é necessária para individualizar a terapia. Ferramentas como "ePrognosis" podem ser usadas para estimativas da expectativa de vida com base nas comorbidades, ao passo que PREDICT. NHS.UK é usada para a estimativa da taxa de mortalidade com base no estágio do tumor e nas características prognósticas.

RASTREAMENTO

Um desfecho dos avanços nas técnicas de imagem das mamas foi a detecção mais precoce de cânceres de mama invasivo e não invasivo. Múltiplas diretrizes tentaram abordar o rastreamento de mulheres sem sintomas de câncer de mama. Em 2019, o American College of Physicians publicou uma declaração de orientação atualizada que aborda o uso da mamografia de rastreamento em mulheres com idade entre 50 e 74 anos.

Essas diretrizes não abordam pacientes de alto risco, como aquelas com história pessoal de câncer de mama, mamografia anterior anormal ou que apresentam uma mutação genética que reconhecidamente predisponha a aumento do risco de câncer de mama.

CONCLUSÃO E ORIENTAÇÕES FUTURAS

A sobrevida global em 5 anos do câncer de mama é de 90%, devido à sua detecção precoce e às terapias efetivas, como quimioterapia e terapia endócrina. Infelizmente, a quimioterapia e a terapia endócrina têm efeitos colaterais em curto e longo prazos, como fadiga, cardiotoxicidade, neuropatia, ondas de calor (fogacho) e disfunção sexual. Na era da medicina personalizada, o perfil de expressão gênica de cânceres de mama RE-positivos e linfonodo-negativos identificou uma grande proporção de pacientes que não se beneficiam da quimioterapia. Ensaios clínicos prospectivos em andamento ajudarão na tomada de decisão para pacientes com câncer de mama RE-positivo e linfonodo-positivo. Para pacientes com câncer de mama RE-positivo em estágio IV, os inibidores de CDK 4/6 e os inibidores PIK3CA parecem prolongar o tempo de progressão. O câncer de mama triplo-negativo continua apresentando uma alta proporção de pacientes com recidiva e que morrem alguns anos após o diagnóstico; novas terapias estão atualmente em ensaios clínicos de fase 3.

LEITURA SUGERIDA

Bland KI, Copeland III EM, Klimberg VS, Gradishar WJ: The breast: comprehensive management of benign and malignant diseases, ed 5, Elsevier Inc, 2018.

DeSantis CE, etal: Breast cancer statistics, 2017, racial disparity in mortality by state, CA Cancer J Clin 67:439–448, 2017.

Giordano S: Breast cancer in men, N Engl J Med 378:2311–2320, 2018.

National Comprehensive Cancer Network Breast Cancer Version 3.2019. http://www.nccn.org/professionals/physician_gls/pdf/breast.pdf. Accessed September 25, 2019.

National Comprehensive Cancer Network Genetic/Familial High-Risk Assessment: Breast/Ovarian Version 3.2019. http://www.nccn.org/professionals/physician_gls/pdf/breast.pdf. Accessed September 25, 2019.

Runowicz C, Leach CR, Henry NL, et al: ACS/ASCO breast cancer survivorship guidelines, J Clin Oncol 34:611–635, 2015.

Screening for Breast Cancer in Average-risk Women: A guidance statement from the American College of Physicians, Ann Intern Med 170(8):547–560, 2019. https://doi.org/10.7326/M18-2147.

Siegel R, Miller KD, Jemal A: Cancer statistics, 2019 CA Cancer J Clin 69:7–34, 2019.

61

Cânceres Ginecológicos

Christina Bandera, Tarra B. Evans, Don Dizon

CÂNCER DE OVÁRIO

Epidemiologia

O câncer de ovário é o câncer ginecológico mais difícil de curar, visto que mais de 70% dos casos apresentam doença metastática e, em mais de 80% dos casos, há recorrências, apesar do tratamento. O câncer de ovário é o sétimo câncer mais comum que afeta mulheres em todo o mundo. Na América do Norte, na Europa, na Austrália e na Nova Zelândia, ele constitui a causa mais comum de morte por neoplasia maligna ginecológica.[1]

O risco de uma mulher desenvolver câncer de ovário ao longo da vida é de 1,4%. Os cânceres de ovário são, em sua maioria, esporádicos; entretanto, uma história familiar de câncer de ovário constitui o fator de risco mais forte para o desenvolvimento da doença, devido a mutações genéticas hereditárias. Por exemplo, as mutações de *BRCA1* e *BRCA2* herdadas apresentam risco de desenvolvimento de câncer de ovário de 40 a 60% e de 15 a 20%, respectivamente. A síndrome de Lynch, o resultado de mutações herdadas em genes de reparo de mau pareamento, pressagia um risco de 12% de câncer de ovário.

Atualmente, as diretrizes recomendam que todas as mulheres com carcinoma de ovário recebam aconselhamento genético. Dispõe-se de testagem de múltiplos genes para a detecção de mutações passíveis de conferir maior risco para o desenvolvimento da doença, e isso pode ajudar a orientar as recomendações de tratamento. Além disso, o rastreamento genético possibilita a identificação de familiares com risco, que podem se beneficiar da remoção profilática dos ovários e das tubas uterinas, bem como de programas de rastreamento especializados para outros tipos de câncer (ver Capítulo 55).

Outros fatores de risco significativos para câncer de ovário incluem fatores reprodutivos associados ao aumento da ovulação, como menarca precoce, menopausa tardia e nuliparidade. Os fatores de proteção contra o câncer de ovário incluem gravidez, amamentação e uso de contraceptivos orais. O pó de talco tem sido associado à contaminação por amianto, e o seu uso no períneo foi estudado quanto a uma ligação potencial com o câncer de ovário, com resultados conflitantes.[2]

---

[1] N.R.T.: Segundo a Federação Brasileira das Associações de Ginecologia e Obstetrícia (Febrasgo), o câncer de ovário ocorre em cerca de 6 mil mulheres por ano no Brasil, e sua taxa de mortalidade é de 80%. (Fonte: Febrasgo Position Statement Massa anexial: diagnóstico e manejo julho de 2020 em www.febrasgo.org.br/images/pec/CNE_pdfs/Position-Statement-FEBRASGO_Massa-anexial_diagnstico-e-manejo-PT.pdf.

[2] N.R.T.: Em agosto de 2022, a Johnson & Johnson (J&J) anunciou que começará a usar amido de milho em todo talco infantil que vende ao redor do mundo. Em maio de 2020, a empresa disse que encerraria as vendas do talco tradicional nos EUA e no Canadá, após milhares de ações judiciais que questionavam a segurança do produto. O talco de bebê tradicional sairá do mercado globalmente em 2023.

Histopatologia

O carcinoma de ovário refere-se a uma família de tumores que se originam do revestimento epitelial do ovário, da tuba uterina e do peritônio. Mais recentemente, passou-se a acreditar que a maioria dos cânceres de ovário se origine na tuba uterina, devido ao achado concomitante e frequente de carcinoma intraepitelial tubário seroso (CITS) pré-maligno. O tipo celular mais comum é o carcinoma seroso, mas também há os padrões endometrioide, mucinoso e de células claras.

As neoplasias ovarianas limítrofes constituem uma categoria incomum de neoplasia ovariana, com prognóstico favorável, que pode se disseminar e recidivar, mas que não apresenta invasão tecidual. O tratamento é cirúrgico, visto que esses tumores não respondem à quimioterapia.

Os cânceres de ovário não epiteliais representam menos de 5% dos cânceres de ovários e originam-se de células do cordão sexual, células do estroma e células germinativas do ovário. Com frequência, esses tumores raros ocorrem em adolescentes, e a classificação histopatológica determina o tratamento e o prognóstico.

Apresentação clínica

O câncer de ovário é, com frequência, denominado câncer que "sussurra", uma vez que os sinais/sintomas são sutis e inespecíficos. Podem ocorrer distensão, dor abdominal, distúrbio gastrintestinal e sintomas vesicais, com o desenvolvimento de carcinomatose difusa, com nódulos de câncer e ascite em todo o abdome e a pelve. O câncer é frequentemente detectado durante um exame de imagem para a investigação de sintomas gastrintestinais ou geniturinários de ocorrência súbita. Os locais comuns de metástases incluem o omento, as superfícies peritoneais, os linfonodos na pelve e no abdome e derrames pleurais. As metástases a distância para os pulmões, o fígado, os ossos e o cérebro são menos comuns. Mais de 70% das pacientes são diagnosticadas com doença para além da pelve considerada de estágio IIIC ou IV.

Diagnóstico e estadiamento

O câncer de ovário é diagnosticado com confirmação histológica de massa pélvica ou tecido anormal, normalmente identificados na ultrassonografia (US), tomografia computadorizada (TC) ou ressonância magnética (RM). Deve-se suspeitar de câncer de ovário avançado no exame de imagem que revela massa anexial acompanhada de ascite, carcinomatose peritoneal ou aumento dos linfonodos pélvicos e para-aórticos. Pacientes com massa ovariana complexa e aumentada, sem evidências de doença metastática, devem ser submetidas à cirurgia para ressecção da massa, com todo esforço para evitar a ruptura da integridade da neoplasia, uma vez que a sua ruptura pode disseminar o câncer, quando presente. Se for constatada doença disseminada no exame de imagem, o médico pode recomendar biopsia do tumor sólido guiada por imagem, drenagem da ascite ou ressecção cirúrgica para a obtenção de tecido para diagnóstico histológico.

Capítulo 61 Cânceres Ginecológicos

Tabela 61.1 Adição de bevacizumabe de manutenção para terapia de primeira linha no câncer de ovário, mostrando melhora da sobrevida livre de progressão (SLP) em dois estudos.

Estudo	Randomização	N	SLP mediana	Hazard ratio	Valor P	Vantagem de sobrevida
GOG-218	C/P + placebo	625	10,3 meses	0,91	0,16	Não
	C/P + bev	625	11,2 meses	0,72	< 0,001	
	C/P + bev → 7 bev-M	623	14,1 meses			
ICON7	C/P	764	17,3	0,81	0,004	Sim (para casos com alto risco de PD)
	C/P + bev → 7 bev-M	764	19,0			

bev, bevacizumabe; bev-M, manutenção com bev; C/P, cisplatina + paclitaxel; PD, progressão da doença. (Dados de Burger RA et al. NEJM 2011; 365:2473-83; Perren TJ et al. NEJM 2011; 365:2484-96; Tewari et al. J Clin Oncol. 2019;37:2317-28.)

O antígeno de carboidrato 125 (CA 125), um biomarcador tumoral, é uma glicoproteína do tipo mucina secretada na corrente sanguínea por células cancerosas. O CA 125 pode ser útil na investigação inicial para monitorar a resposta ao tratamento, porém o teste não deve ser usado para fins de diagnóstico isoladamente, visto que esse marcador é inespecífico. O CA 125 pode estar elevado em condições não cancerosas, como menstruação, tumores ovarianos benignos, endometriose, miomas, infecção pélvica, insuficiência cardíaca congestiva (ICC) e derrames pleurais.

O estágio do câncer de ovário é determinado pela revisão da avaliação clínica, histopatológica e radiológica. A doença em estágio inicial é limitada aos ovários ou às tubas uterinas (estágio I da FIGO [International Federation of Gynecology and Obstetrics]) ou à pelve verdadeira (estágio II). A carcinomatose difusa ou a adenopatia abdominal/pélvica (estágio III da FIGO) e metástases a distância para locais como parênquima hepático, pulmões, osso e cérebro (estágio IV da FIGO) constituem a doença em estágio avançado.

Tratamento

O tratamento para carcinoma de ovário supostamente em estágio inicial consiste em ressecção cirúrgica e estadiamento para avaliação de doença metastática. Como o câncer de ovário pode se disseminar por meio do desprendimento de células peritoneais, por via linfática ou pela corrente sanguínea, o estadiamento inclui remoção de ovários, tubas uterinas, útero, omento, linfonodos e biopsias do peritônio. Para os cânceres de alto grau isolados no ovário ou o câncer com qualquer sinal de disseminação para além do ovário, é prescrita quimioterapia adjuvante. O tratamento padrão exige a administração intravenosa de carboplatina e paclitaxel a cada 3 semanas. Para o carcinoma de ovário em estágio inicial, não há consenso sobre a necessidade de administrar três ou seis ciclos. Um estudo que analisou o impacto da histologia sobre os desfechos após a quimioterapia sugeriu que, em comparação com três ciclos, o esquema de seis ciclos foi associado a um risco significativamente menor de recorrência para mulheres com câncer seroso (hazard ratio [HR][3] 0,33, intervalo de confiança [IC] 95% de 0,14 a 0,77), mas não para aquelas com câncer não seroso (HR 0,94, IC 95% de 0,60 a 1,49). Continua-se recomendando seis ciclos para mulheres com câncer de ovário em estágio inicial, embora haja um limiar mais baixo para a interrupção do tratamento depois de três ciclos para mulheres com câncer não seroso, se optarem por parar ou se ocorrerem efeitos colaterais.

Na doença em estágio avançado, a equipe de assistência precisa decidir se deve iniciar o tratamento com uma cirurgia "citorredutora" primária ou quimioterapia neoadjuvante (QTNA). Prefere-se a citorredução quando o exame de imagem sugere que todo o tumor visível pode ser ressecado no momento da cirurgia. A QTNA é preferida em caso de baixa probabilidade de efetuar citorredução da doença não visível ou para pacientes com fatores de risco perioperatórios significativos relacionados com comorbidades e debilidades, o que está de acordo com as diretrizes clínicas ASCO/SGO nessa população de pacientes. Depois de três a quatro ciclos de QTNA, as pacientes são avaliadas para cirurgia de citorredução de intervalo (CCI), seguida de quimioterapia adicional. Um ensaio clínico randomizado mostrou uma vantagem de sobrevida para a quimioterapia intraperitoneal aquecida em pacientes submetidas a uma CCI; existem ensaios clínicos confirmatórios em andamento. Em ambos os casos, a terapia adjuvante está indicada, e sugere-se que as pacientes recebam até três ciclos após a cirurgia, de modo a completar pelo menos seis ciclos totais de quimioterapia. Por fim, os dados disponíveis mostram que o bevacizumabe confere uma vantagem de sobrevida livre de progressão, embora isso não tenha se traduzido em um benefício de sobrevida global no ensaio clínico norte-americano, GOG 218 (Tabela 61.1).

Após a quimioterapia de primeira linha, as mulheres com diagnóstico recente de câncer de ovário devem receber tratamento de manutenção com um inibidor da poli-ADP-ribose polimerase (PARP). Diversos ensaios clínicos mostraram que o tratamento está associado à melhora significativa na sobrevida livre de doença, sobretudo quando existe mutação no BRCA (mBRCA, de linhagem germinativa ou somática), e existe um ensaio clínico que também sustenta o seu uso em combinação com bevacizumabe em pacientes sem mutação, porém com evidências de deficiência de recombinação homóloga (DRH). Enquanto o niraparibe foi associado à vantagem de sobrevida em mulheres sem mBRCA ou DRH, o benefício foi muito menor do que aquele observado em outros grupos. Assim, enquanto se oferece a inibição da PARP como tratamento de manutenção para todas as pacientes após a conclusão da terapia adjuvante, recomenda-se fortemente essa abordagem para mulheres com mBRCA ou evidências de DRH.

Para o câncer de ovário recorrente pode ser prescrita quimioterapia adicional, e pode-se considerar a realização de cirurgia se houver locais ressecáveis de doença limitada. Se houver recorrência em 6 meses após completar o tratamento primário à base de platina, o tumor é considerado "sensível à platina", e prefere-se o retratamento com uma combinação de platina. Nessas pacientes, as evidências disponíveis sustentam o uso de inibidores da PARP no contexto de manutenção, independentemente do achado de mBRCA ou de DRH nas pacientes. Quando a recorrência se dá em menos de 6 meses, o câncer é considerado "resistente à platina", e deve-se escolher um agente alternativo. Pacientes com câncer de ovário recorrente não têm doença curável; por conseguinte, devem-se oferecer ensaios clínicos às pacientes, sempre que possível.

---

[3] N.R.T.: Hazard ratio (HR), ou razão de risco, tem significado semelhante ao do risco relativo (RR). Trata-se da probabilidade de algum participante que não teve o evento até determinado momento tê-lo agora. HR compara, portanto, a incidência instantânea com que os eventos ocorrem em diferentes grupos.

Prognóstico

O câncer de ovário precoce é frequentemente curável com cirurgia e quimioterapia. A doença em estágio I tem sobrevida em 5 anos de 80 a 90%, ao passo que a doença em estágio II apresenta sobrevida em 5 anos de 60 a 70%. Infelizmente, as pacientes com doença em estágio avançado habitualmente apresentam recorrência e desenvolvem resistência ao tratamento. Por fim, o tratamento passa a ser o melhor suporte. A obstrução intestinal por carcinomatose maciça constitui um evento terminal comum em mulheres com câncer de ovário. A sobrevida em 5 anos para mulheres com doença em estágios III a IV varia de 18 a 50%, dependendo do padrão da doença.

CÂNCER DO CORPO DO ÚTERO (ENDOMETRIAL)

Epidemiologia

O câncer endometrial é o câncer ginecológico mais comum na América do Norte e na Europa Setentrional e Oriental. Mundialmente, trata-se da sexta neoplasia maligna mais comum em mulheres, classificada como a 14ª causa de morte por câncer.

O desenvolvimento de câncer endometrial está associado ao aumento do estrogênio circulante sem progesterona para equilibrar a estimulação do revestimento do endométrio. A obesidade constitui um forte fator de risco, devido aos níveis elevados de estrogênio circulante por meio da conversão dos androgênios em estrogênio pela aromatase nos adipócitos. Outros fatores de risco relacionados com o aumento do estrogênio incluem ciclos menstruais anovulatórios, nuliparidade, menarca precoce, menopausa tardia, neoplasias ovarianas produtoras de estrogênio (tecomas benignos e disgerminomas malignos) e reposição de estrogênio sem o uso de progesterona protetora. O tratamento do câncer de mama com tamoxifeno bloqueia a ação do estrogênio na mama, porém exerce efeitos pró-estrogênicos sobre o endométrio, resultando em aumento de 2 a 5 vezes no risco de câncer endometrial depois de 5 anos de uso.

As mulheres com síndrome de Lynch hereditária (ver seção sobre epidemiologia do câncer de ovário) apresentam um risco de 60% ao longo da vida de desenvolver câncer endometrial e necessitam de rastreamento com biopsia de endométrio anual; uma vez passada a idade fértil, recomenda-se histerectomia com salpingo-ooforectomia bilateral. O diabetes melito e a hipertensão arterial sistêmica estão associados ao aumento do risco de câncer endometrial. O tabagismo está associado à diminuição da taxa de câncer endometrial, provavelmente devido à associação a baixos níveis circulantes de estrogênio.

Histopatologia

Tradicionalmente, o câncer endometrial tem sido dividido em tipos 1 e 2. Os cânceres de endométrio tipo 1 são induzidos por hormônios e surgem a partir de neoplasia intraepitelial endometrioide (NIE) precursora hiperplásica. Em geral, esses cânceres de tipo endometrioide de baixo grau se limitam ao útero e têm um bom prognóstico. O câncer endometrial tipo 2 constitui a forma mais agressiva, mais provavelmente devido às metástases, e apresenta um prognóstico mais sombrio. As histologias do tipo 2 incluem endometrioide de alto grau, seroso, de células claras e carcinossarcoma. Mais recentemente, a análise genômica tem sido usada para estratificar o câncer endometrial em quatro grupos: (1) gene *POLO* ultramutado; (2) tumores com instabilidade de microssatélites hipermutadas; (3) baixo número de cópias; e (4) número elevado de cópias (tumores serosos e um quarto dos tumores endometrioides de alto grau). Os dados disponíveis sugerem que os grupos fornecem informações prognósticas em termos de sobrevida livre de progressão, e os tumores de tipo POLE são os que exibem melhor prognóstico, enquanto aqueles com número elevado de cópias têm o pior prognóstico.

Os cânceres mesenquimais do útero são raros e incluem processos como o sarcoma, que surge a partir da parede do miométrio do útero, e cânceres que se originam a partir das células do estroma endometrial.

Apresentação clínica

Os estudos realizados mostram que 70 a 90% das mulheres com câncer endometrial apresentam sangramento após a menopausa. Antes da menopausa, o sinal mais comum consiste em sangramento vaginal irregular e intenso. Um esfregaço de Papanicolaou (Pap) anormal ou um exame de imagem do útero anormal também podem levar ao diagnóstico de câncer de endométrio. Os cânceres mesenquimais podem provocar sangramento uterino anormal ou dor.

Diagnóstico e estadiamento

Após a menopausa, qualquer sangramento uterino, até mesmo uma pequena perda de sangue, deve ser investigado à procura de câncer de endométrio. A investigação deve incluir um exame ginecológico completo, com coleta de amostras e exame de imagem do endométrio (a espessura normal do endométrio é ≤ 4 mm após a menopausa). A biopsia de endométrio pode ser realizada no consultório e tem alta sensibilidade quando o revestimento endometrial mede 11 mm ou menos. Maior espessura do endométrio exige avaliação adicional, com dilatação e curetagem (D&C) do útero para descartar definitivamente a possibilidade de neoplasia maligna. Antes da menopausa, episódios de sangramento persistente entre as menstruações também devem ser investigados com amostragem endometrial e exames de imagem, sobretudo quando existem fatores de risco conhecidos para câncer de endométrio.

Se for identificado um câncer de alto grau na amostragem endometrial, recomenda-se a TC do abdome e da pelve para investigar doença metastática.

O estadiamento do câncer endometrial é cirúrgico. A doença em estágio I da FIGO consiste em câncer limitado ao útero, ao passo que o estágio II envolve o estroma do colo do útero. O estágio III inclui a doença que acomete os ovários, as tubas uterinas e os linfonodos regionais. O estágio IV é definido como carcinomatose peritoneal, metástases hepáticas ou outras metástases para além do abdome e da pelve.

Tratamento

A não ser que seja identificada doença metastática disseminada no exame de imagem pré-operatório, o tratamento padrão para o câncer endometrial consiste em histerectomia simples (Figura 61.1), com salpingo-ooforectomia bilateral e exame dos linfonodos à procura de metástases. Se o útero for pequeno, esse procedimento pode ser realizado com técnica laparoscópica ou robótica. A laparotomia é indicada quando o útero é grande e não pode ser extraído por via vaginal. A avaliação do linfonodo sentinela substituiu, em grande parte, a linfadenectomia pélvica e para-aórtica. Esse procedimento envolve a injeção de corante no colo do útero e a retirada dos linfonodos que captam o corante. As vantagens da dissecção do linfonodo sentinela incluem cirurgia limitada e mais direcionada, com menor risco de complicações cirúrgicas, como linfedema dos membros inferiores.

O câncer endometrial em estágio inicial com histologia de baixo grau, que invade menos de 50% do miométrio, tem excelente prognóstico de cura com cirurgia apenas. Os protocolos de terapia adjuvante no câncer endometrial após o estadiamento cirúrgico são complexos. No planejamento do tratamento, é importante a realização de uma cuidadosa análise dos fatores de risco patológicos por uma equipe multiprofissional que considere as comorbidades da paciente. As recomendações podem incluir braquiterapia da cúpula da vagina, irradiação pélvica e/ou quimioterapia. Os tumores em estágio 1 que invadem mais de 50% do miométrio são, tipicamente, tratados com radiação vaginal para prevenir a recorrência local do câncer. Para os

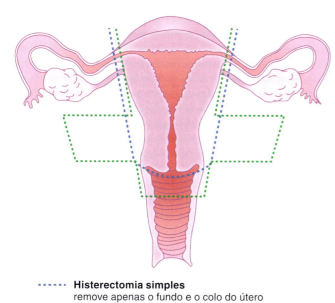

Histerectomia simples
remove apenas o fundo e o colo do útero

Histerectomia radical
inclui o tecido parametrial que circunda o colo do útero e parte superior da vagina

Figura 61.1 A histerectomia simples envolve a retirada do útero, incluindo o fundo e o colo do útero. A histerectomia radical estende a margem cirúrgica, com remoção do tecido parametrial circundante e parte superior da vagina.

tumores com comprometimento do estroma cervical, é prescrita radioterapia (RT) pélvica total adicional. Se forem identificadas metástases de linfonodos ou comprometimento para além do útero, recomenda-se tipicamente quimioterapia com carboplatina e paclitaxel por via intravenosa, associada ou não à RT. Algumas pacientes com câncer de alto grau, como o subtipo seroso, também se beneficiam da quimioterapia, mesmo se o câncer for isolado do útero.

O tratamento para o câncer endometrial recorrente é adaptado ao local de recorrência. Em geral, a recorrência na vagina é tratada com irradiação localizada. As recorrências a distância com frequência exigem quimioterapia à base de platina; entretanto, um câncer endometrial metastático de baixo grau pode responder à terapia hormonal antiestrogênica isoladamente. Para pacientes que progridem com a quimioterapia de primeira linha, devem-se efetuar ensaios clínicos. Até o momento, não existe agente aprovado pela Food and Drug Administration (FDA) para tratamento de segunda linha ou outra linha para essas pacientes.

Um subgrupo de mulheres com câncer de endométrio em estágio inicial pode optar por não fazer histerectomia padrão; isso inclui mulheres jovens que desejam preservar a fertilidade e mulheres idosas ou debilitadas, cujo risco cirúrgico seja elevado. Essas mulheres podem ser tratadas com altas doses de progesterona, utilizando um dispositivo intrauterino (DIU) secretor de progesterona ou comprimidos orais. Foram relatadas taxas de sucesso superiores a 80% em mulheres com cânceres de baixo grau sem evidências de invasão do miométrio na RM realizada antes do tratamento. É preconizada vigilância contínua ou realização de histerectomia após a gravidez para mulheres jovens. Para pacientes debilitadas, a terapia com progesterona é mantida indefinidamente.

Prognóstico

O câncer endometrial isolado no útero é curável em 80 a 90% dos casos. As taxas de cura para a doença mais avançada são menores, ao passo que a doença em estágio IV avançado permanece incurável. Infelizmente, para mulheres com câncer endometrial que ocorre na forma de carcinomatose, a taxa de sobrevida em 5 anos é inferior a 25%.

CÂNCER DE COLO DO ÚTERO

Epidemiologia

O câncer de colo do útero é o câncer ginecológico mais evitável. Infelizmente, continua sendo a neoplasia maligna mais comum do sistema genital feminino em todo o mundo e é uma das principais causas de morte relacionada com o câncer nos países em desenvolvimento. Nos EUA, é o terceiro câncer ginecológico mais comum. O principal fator de risco para o desenvolvimento do câncer de colo do útero é a infecção por um subtipo de alto risco do papilomavírus humano (HPV). Como quase todos os cânceres de colo do útero resultam de alterações citopatológicas associadas ao HPV, a infecção pelo vírus é considerada uma causa necessária no desenvolvimento da doença. A incidência e a taxa de mortalidade do câncer de colo do útero são influenciadas pelo acesso aos programas de rastreamento. Assim, os ambientes pobres em recursos, com acesso limitado ao rastreamento com esfregaço de Papanicolaou, apresentam taxas mais altas de morbidade e mortalidade por câncer de colo do útero. Outros fatores de risco para câncer de colo do útero incluem tabagismo, imunossupressão e exposição ao dietilestilbestrol (DES).

O HPV infecta o sistema genital feminino por transmissão sexual. Os subtipos são denominados de alto risco quando estão associados à doença pré-invasiva ou invasiva do colo do útero. Existem 15 subtipos principais de HPV de alto risco associados ao desenvolvimento de câncer de colo do útero; entretanto, o HPV 16 e o 18 são responsáveis por 50% e 20% dos casos de câncer de colo do útero, respectivamente. Enquanto muitas mulheres eliminam o HPV, a persistência da infecção por esse vírus está associada a risco aumentado de desenvolver neoplasia pré-invasiva ou câncer do colo do útero invasivo. Em virtude da relação causal entre o HPV e o câncer de colo do útero, foram desenvolvidas vacinas contra subtipos de HPV de alto risco para prevenir o desenvolvimento de patologia cervical associada ao HPV. Em 2006, a FDA aprovou o uso da vacina quadrivalente para prevenção de lesões anogenitais, que fornece cobertura para seis subtipos de HPV de alto risco para mulheres de 9 a 26 anos. Atualmente, a única vacina aprovada pela FDA nos EUA é a Gardasil 9®, que fornece cobertura para os tipos de HPV 6, 11, 16, 18, 31, 33, 45, 52 e 58 para mulheres de 9 a 45 anos.[4]

Histopatologia

A camada celular externa do colo do útero, situada dentro da vagina, é composta de epitélio escamoso. O canal endocervical é constituído de epitélio colunar. A região onde o epitélio colunar endocervical é substituído por epitélio escamoso – a zona de transformação – serve como

---

[4]N.R.T.: No Brasil, segundo a SBIm, existe a vacina HPV4, composta pelas proteínas L1 dos HPVs tipos 6, 11, 16 e 18. O Programa Nacional de Imunizações (PNI) disponibiliza a vacina para meninas de 9 a 14 anos, meninas de 15 anos que já tenham tomado uma dose, meninos de 11 a 14 anos e indivíduos de 9 a 26 anos de ambos os sexos nas seguintes condições: convivendo com HIV/AIDS, pacientes oncológicos em quimioterapia e/ou radioterapia e transplantados de órgãos sólidos ou de medula óssea. A Sociedade Brasileira de Pediatria (SBP), a Sociedade Brasileira de Imunizações (SBIm) e a Federação Brasileira das Associações de Ginecologia e Obstetrícia (Febrasgo) recomendam a vacinação de meninas e mulheres de 9 a 45 anos e meninos e jovens de 9 a 26 anos, o mais precocemente possível. Homens e mulheres em idades fora da faixa de licenciamento também podem ser beneficiados com a vacinação, de acordo com critério médico.

principal local de lesões pré-invasivas e invasivas do colo do útero relacionadas com o HPV. Os cânceres de colo do útero são, em sua maioria, carcinomas escamosos (75%) e adenocarcinomas (25%). Outros tipos de câncer de colo do útero extremamente raros são os tipos neuroendócrino, adenoescamoso, de células claras e carcinoma indiferenciado.

Apresentação clínica

Na doença em estágio inicial, as pacientes são normalmente assintomáticas. Quando existem sinais/sintomas, com frequência eles consistem em sangramento vaginal anormal, sangramento durante a relação sexual, corrimento e desconforto pélvico.

O câncer de colo do útero dissemina-se por extensão local para os tecidos adjacentes, seguida de metástase para os linfonodos e, na sequência disseminação hematológica. As pacientes com doença em estágio avançado podem apresentar sintomas relacionados com o comprometimento de estruturas circundantes. A infiltração local pelo tumor pode resultar em sangramento vaginal significativo e dor pélvica ou queixas urinárias ou intestinais. Com frequência, constata-se que essas pacientes apresentam uma grande massa cervical no exame físico ou de imagem.

Diagnóstico e estadiamento

O diagnóstico da maioria dos cânceres de colo de útero é estabelecido por meio de biopsias de colo do útero realizadas em consequência de rastreamento com teste de Papanicolaou que identifica anormalidades na citologia cervical ou persistência do HPV de alto risco. Em pacientes que não foram submetidas a rastreamento de rotina com Papanicolaou, o câncer de colo do útero é diagnosticado por meio de biopsias de tecido cervical ou massas macroscopicamente anormais. Independentemente da citologia do esfregaço de Papanicolaou, as pacientes com subtipos de HPV de alto risco persistentes devem ser submetidas à biopsia diagnóstica à procura de patologia cervical.

O estadiamento clínico e radiológico do câncer de colo do útero é feito pelo sistema da FIGO em estágios I a IV. As subcategorias de cada estágio baseiam-se na extensão da doença. O câncer de colo do útero é classificado em doença em estágio inicial (estágios IA-IB1), doença localmente avançada (estágios IB2-IVA) e doença metastática (estágio IVB). Os cânceres em estágio inicial consistem em pequenos tumores limitados ao colo do útero. A doença localmente avançada refere-se a tumores maiores e aos que invadiram para além do útero e se estendem até as estruturas pélvicas adjacentes, incluindo a bexiga e o reto. A doença metastática refere-se ao câncer que se disseminou para além dos órgãos pélvicos para locais distantes. É importante proceder a um exame físico completo e a um exame pélvico minucioso para avaliar a disseminação tanto localizada quanto distante da doença.

As modalidades de exames de imagem úteis na avaliação da extensão da doença no câncer de colo do útero incluem TC do tórax, abdome e pelve; tomografia por emissão de pósitrons-tomografia computadorizada (PET/TC), que, com frequência, é útil na avaliação do comprometimento linfonodal ou de metástases menores; e a RM, que pode auxiliar a avaliação da disseminação local para tecidos moles e estruturas pélvicas adjacentes. Quando o exame de imagem identifica locais de doença metastática, deve-se efetuar uma biopsia guiada por exame de imagem para confirmação do estágio.

Tratamento

O tratamento para o câncer de colo do útero depende de a doença estar em estágio inicial, ser localmente avançada ou apresentar metástases a distância. Tanto os tumores em estágio inicial quanto aqueles localmente avançados são tratados com intenção curativa. A doença em estágio inicial é tratada cirurgicamente por meio de histerectomia simples ou histerectomia radial (Figura 61.1). Realiza-se dissecção dos linfonodos pélvicos como parte do procedimento, com exceção dos tumores menores (profundidade de invasão < 3 mm) e ausência de evidências de invasão do espaço linfovascular. Em pacientes de idade fértil com doença em estágio inicial que desejam manter a fertilidade, as opções consistem em excisão com formato de cone ou traquelectomia (remoção cirúrgica apenas do colo do útero), sendo o útero mantido intacto para futura gravidez.

No caso de tumores maiores (> 4 cm) do colo do útero e doença localmente avançada, quimioterapia e RT concomitantes são fundamentais. A quimioterapia (cisplatina ou cisplatina e 5-fluoruracila) é usada como radiossensibilizador para aumentar a efetividade da radiação. A quimiorradiação na doença localmente avançada está associada à melhora da sobrevida e à redução das taxas de recorrência. O tratamento cirúrgico não é recomendado para tumores cervicais maiores e doença localmente avançada, visto que o objetivo da cirurgia é obter margens negativas. Com a cirurgia, os grandes tumores e a doença localmente avançada apresentam taxas mais altas de recorrência, diminuição da sobrevida e alta probabilidade de necessidade de RT pós-operatória, que está associada ao aumento das taxas de complicações quando comparada com a RT sem cirurgia prévia.

Infelizmente, o câncer de colo do útero amplamente metastático não é curável, e o tratamento tem por objetivo controlar a propagação da doença e aliviar os sintomas incômodos. É prescrita quimioterapia combinada à base de platina, com acréscimo de bevacizumabe para melhorar os desfechos de sobrevida. Nessas pacientes, a irradiação pélvica é reservada para fins paliativos, reduzindo a carga da doença pélvica sintomática ou controlando o sangramento vaginal. Quando há recorrência apesar da quimioterapia de primeira linha, recomenda-se efetuar um teste para PD-L1, visto que a FDA aprovou o pembrolizumabe, um inibidor do ponto de controle (*checkpoint*) imune, para uso nessas pacientes quando os tumores são positivos.

Para pacientes com doença recorrente localizada na parte central da pelve e sem evidências de disseminação metastática distante, a exenteração pélvica, que remove as estruturas pélvicas remanescentes com desvio da urina e das fezes, pode ser curativa, porém está associada a altas taxas de morbidade perioperatória. Para pacientes com doença recorrente que não são candidatas ao tratamento cirúrgico ou à RT, a quimioterapia, como cisplatina e paclitaxel ou gencitabina, pode ajudar a controlar a doença.

Novos avanços no tratamento do câncer de colo do útero estão agora examinando o papel da vacinação contra HPV para doença ativa, bem como a utilização de imunoterapia como parte do manejo sistêmico.

Prognóstico

Os desfechos no câncer de colo do útero dependem do estágio por ocasião do diagnóstico. As pacientes com comprometimento de linfonodos apresentam maiores taxas de recidiva e prognóstico mais sombrio. As taxas de sobrevida em 5 anos são de aproximadamente 92, 56 e 17% para a doença localizada, regional e distante, respectivamente.

CÂNCER DE VULVA

Epidemiologia

O câncer de vulva é o câncer ginecológico que mais frequentemente passa despercebido e, nos EUA, constitui o quarto câncer ginecológico mais comum. O risco de uma mulher desenvolver câncer de vulva ao longo da vida é de cerca de 0,3%. A maioria desses cânceres origina-se de neoplasia intraepitelial vulvar (NIV) pré-invasiva associada ao HPV oncogênico ou de alterações autoimunes ou inflamatórias relacionadas, como líquen escleroso, que leva à NIV diferenciada (NIVd). Enquanto o câncer de vulva ocorre mais comumente em mulheres com mais de 60 anos, o câncer de vulva relacionado com o HPV

Capítulo 61 Cânceres Ginecológicos

acomete mais comumente mulheres mais jovens. Sinais atípicos da vulva estão associados a risco aumentado de desenvolvimento de melanomas vulvares. Outros fatores de risco para o desenvolvimento de câncer de vulva incluem idade avançada, tabagismo, infecção pelo HIV e história pessoal de câncer de colo do útero ou lesões pré-invasivas no colo do útero.

Histopatologia

A vulva é constituída de clitóris, monte do púbis, lábios maiores e menores do pudendo, vestíbulo e corpo do períneo. O carcinoma de células escamosas (CCE) ou espinocelular responde por mais de 80% de todos os cânceres de vulva. Os melanomas constituem o segundo tipo mais comum, representando 10%, seguido dos carcinomas basocelulares (2 a 4%), carcinomas verrucosos – variante indolente de CCE – e sarcomas (1 a 2%). A doença de Paget da vulva é uma neoplasia intraepitelial de tipo glandular, que pode se tornar adenocarcinoma ou abrigar um adenocarcinoma subjacente. Os carcinomas da glândula de Bartholin respondem por 0,1 a 5% dos cânceres de vulva e, tipicamente, consistem em adenocarcinomas. Outros tipos mais raros de câncer de vulva incluem tumores de células germinativas, carcinoma urotelial/de células de transição e tumores neuroendócrinos.

Apresentação clínica

Em geral, os cânceres de vulva manifestam-se como lesão vulvar solitária, irritativa ou pruriginosa, que pode ser plana, elevada, endurecida, cauliforme, ulcerada ou com coloração. Em algumas ocasiões, as lesões são multifocais ou podem estar associadas a sangramento vulvar ou disúria. Os cânceres de vulva sofrem metástase por extensão local, drenagem linfática para os linfonodos inguinofemorais e disseminação hematogênica para locais distantes. As pacientes com doença em estágio mais avançado podem apresentar evidências de uma grande massa ulcerada ou verrucosa (semelhante à verruga), que se estende para os tecidos circundantes ou que envolve grandes áreas da vulva, da vagina ou da margem anal. Com frequência, é possível palpar linfonodos inguinais aumentados. Outros sinais relacionados com extensão local da doença podem incluir dor vulvar profunda, obstrução do óstio externo da uretra ou disúria. Como o desenvolvimento do câncer de vulva geralmente é indolente, a maioria das pacientes que inicialmente apresenta doença localmente avançada ou em estágio avançado consiste em mulheres idosas que não procuram assistência ginecológica de rotina ou têm acesso limitado a esse atendimento.

Diagnóstico e estadiamento

O diagnóstico e o estadiamento do câncer de vulva são patológicos. Tanto as pacientes quanto os médicos frequentemente ignoram sintomas de prurido e desconforto perineal, que são típicos do câncer. As pacientes com lesão suspeita ou incômoda na vulva devem ser submetidas a uma biopsia para investigar câncer de vulva. Além da biopsia da lesão macroscópica para confirmação histológica, deve-se efetuar um exame pélvico completo, incluindo inspeção visual de toda a vulva, da vagina, do colo do útero e do ânus. Os linfonodos inguinais são palpados à procura de adenopatia inguinofemoral. Os linfonodos aumentados devem ser submetidos à biopsia para determinar se há comprometimento canceroso ou se são linfonodos reativos.

Após a confirmação histológica, a próxima etapa é determinar a extensão da doença. O estadiamento do câncer de vulva é efetuado por meio de uma combinação de exame clínico, confirmação histopatológica e achados radiográficos. As modalidades de exames de imagem úteis incluem TC de tórax, abdome e pelve ou PET/TC. A RM frequentemente pode ser útil em casos ambíguos para caracterizar melhor a extensão local da doença nos tecidos moles circundantes e pode ajudar na tomada de decisão quanto à cirurgia.

Os cânceres de vulva disseminam-se por extensão local e por meio de canais linfáticos para os linfonodos inguinofemorais e, em seguida, linfonodos pélvicos. A doença em estágio I da FIGO define um tumor confinado à vulva. A doença em estágio II envolve a extensão do câncer para as estruturas perineais adjacentes, incluindo uretra, ânus e terço inferior da vagina. A doença em estágio III consiste em tumor que envolve os linfonodos inguinofemorais, ao passo que o tumor em estágio IV envolve os dois terços superiores da uretra e da vagina ou qualquer estrutura distante. Cerca de 60% dos cânceres de vulva são encontrados no local primário por ocasião do diagnóstico, enquanto cerca de um terço é diagnosticado com disseminação regional, e aproximadamente 6% apresentam metástase a distância.

Tratamento

O tratamento do câncer de vulva depende do subtipo histológico e do estágio da doença. Os ciclos de tratamento para o câncer de vulva devem ser individualizados, visto que muitas pacientes afetadas são idosas ou clinicamente debilitadas.

Para pacientes com doença em estágio inicial aparente, o tratamento consiste em ampla excisão local radical da lesão, com margem lateral de pelo menos 2 cm. Como o estado dos linfonodos inguinofemorais constitui o fator prognóstico mais importante, deve-se proceder a uma avaliação dos linfonodos inguinais para tumores com mais de 1 mm de profundidade de invasão. A dissecção do linfonodo sentinela para diagnóstico de comprometimento linfonodal substituiu, em grande parte, a dissecção completa dos linfonodos inguinais, visto que está associada a menor morbidade perioperatória. Os linfonodos inguinais bilaterais são avaliados à procura de tumores da linha média e tumores com mais de 4 cm. A RT pós-operatória, que está associada à melhora dos desfechos de sobrevida, é normalmente recomendada se dois ou mais linfonodos estiverem acometidos ou se houver disseminação extracapsular nodal.

Para cânceres de vulva que se propagaram para além da vulva, o tratamento é altamente individualizado, com cuidadosa consideração das metas de cuidados e do estado funcional da paciente. Tipicamente, esses tumores não são passíveis de tratamento cirúrgico, e as opções de tratamento incluem quimiorradiação primária, RT de modo isolado, RT paliativa para locais complicados de doença ou quimioterapia sistêmica. A quimiorradiação com quimioterapia sensibilizante com cisplatina é considerada superior à RT isolada para a doença localmente avançada. Em geral, são irradiados o tumor primário, os linfonodos inguinofemorais e os linfonodos pélvicos. Se houver um tumor primário residual após a irradiação, a sua ressecção, quando tecnicamente viável, pode melhorar a sobrevida ou aliviar os sintomas. Uma abordagem de cuidados paliativos para fornecer cuidados de suporte é importante para pacientes que apresentam doença em estágio avançado, visto que elas frequentemente têm uma alta carga de sintomas pré e pós-radiação.

As pacientes que apresentam metástases a distância são tratadas com quimioterapia sistêmica, como carboplatina e paclitaxel, e pode-se oferecer a RT em doses paliativas para locais de doença altamente sintomáticos. O câncer de vulva recorrente é tratado com excisão cirúrgica se for localizado na vulva. Administram-se carboplatina/paclitaxel por via sistêmica para o câncer de vulva recorrente em locais distantes.

Prognóstico

O fator prognóstico mais importante no câncer de vulva é o comprometimento dos linfonodos inguinofemorais. As taxas estimadas de sobrevida em 5 anos para a doença localizada, regional e distante são de 86, 53 e 19%, respectivamente. Os fatores de risco para doença recorrente incluem comprometimento dos linfonodos inguinofemorais,

Seção 9 Oncologia

margens cirúrgicas pós-operatórias estreitas (< 5 mm) e maior estágio da doença por ocasião do diagnóstico. Pacientes com câncer de vulva associado ao HPV apresentam desfechos melhores com RT em relação ao câncer de vulva não associado ao HPV.

CÂNCER DE VAGINA

Epidemiologia

O câncer de vagina primário é o câncer ginecológico mais raro, representando apenas 1 a 2% das neoplasias malignas ginecológicas. A extensão de cânceres primários de útero, colo do útero e vulva ou a existência de metástase de outro local primário deve ser descartada para confirmar a origem vaginal. Em geral, o câncer de vagina é diagnosticado em mulheres com idade superior a 60 anos. Os fatores de risco incluem HPV de alto risco, exposição ao DES *in utero*, HIV, história pregressa de pré-câncer ou de câncer de colo do útero e existência de neoplasia intraepitelial vaginal de alto grau.

Histopatologia

O principal subtipo histopatológico de câncer de vagina é o CCE ou espinocelular (90%). Os tipos menos comuns incluem adenocarcinomas, como de células claras (8 a 14%), melanomas, sarcomas, linfomas, tumores neuroendócrinos e do saco vitelino.

Apresentação clínica

A maioria das pacientes com câncer de vagina apresenta sangramento vaginal ou corrimento vaginal anormal. Como alternativa, pacientes assintomáticas são diagnosticadas por meio de biopsia de uma lesão macroscopicamente anormal por ocasião de um exame pélvico anual de rotina ou biopsia dirigida por colposcopia após a detecção de citologia cervical ou vaginal anormal. As lesões têm uma ampla gama de aspectos e podem ser moles, friáveis, nodulares, elevadas, papilares, planas, eritematosas, hiper ou hipopigmentadas. As lesões são mais comumente encontradas no terço superior da vagina, porém lesões distais também podem ser observadas. Os cânceres de vagina primários disseminam-se por extensão direta, pelos linfáticos e por via hematológica para locais distantes. A drenagem linfática da parte superior da vagina envolve linfonodos ilíacos internos, ao passo que a parte inferior da vagina drena para os linfonodos inguinais. As pacientes com doença mais avançada podem apresentar sinais/sintomas relacionados com extensão local, como micção ou defecação dolorosas; dor pélvica, vulvar ou vaginal; hematoquezia ou hematúria.

Diagnóstico e estadiamento

O diagnóstico de câncer de vagina é estabelecido por confirmação histológica por meio de biopsia do tumor visível. Como a maioria dos cânceres de vagina resulta de metástase de outro local primário, é importante descartar a possibilidade de outros cânceres ginecológicos primários do colo do útero, útero, ovários ou vulva, bem como câncer não ginecológicos que podem apresentar extensão vaginal, como os cânceres colorretal ou uretral/vesical.

O câncer de vagina em estágio I da FIGO inclui pequenos tumores limitados à vagina. A doença em estágio II estende-se através das paredes vaginais. Os tumores em estágio III invadem a parede pélvica ou o terço inferior da vagina e podem obstruir o fluxo urinário ou causar hidronefrose. Os tumores em estágio IV incluem metástases linfonodais e disseminação para o reto, a bexiga ou locais distantes.

O câncer de vagina é o único câncer ginecológico cujo estadiamento permanece clínico (exame físico, cistoscopia, proctoscopia, radiografia de tórax). Entretanto, modalidades de imagem mais avançadas, como RM pélvica, PET/TC ou TC de tórax, abdome e pelve, podem ser usadas para ajudar a avaliar a extensão completa da doença não detectada apenas pelo exame clínico. Embora esses exames ajudem a orientar o tratamento, eles não são atualmente usados para determinar o estágio da doença.

Tratamento

O tratamento do câncer de vagina baseia-se na localização do tumor e no estágio da doença. Com exceção da doença em estágio I confinada à mucosa, para o câncer de vagina, é normalmente prescrita uma combinação de quimioterapia primária e RT.

Uma consideração importante para ressecção cirúrgica no câncer de vagina é a localização (parte superior ou inferior da vagina), bem como o tamanho da lesão, visto que a meta é a obtenção de margens de ressecção negativas. As candidatas a tratamento cirúrgico primário do câncer de vagina incluem pacientes com doença em estágio I limitada à parte superior ou inferior da vagina. Essas lesões são mais bem tratadas por meio de cirurgia quando superficiais e menores que 2 cm. A cirurgia tornou-se a base do tratamento para essas lesões, com taxas de sobrevida que variam de 75 a 100%. Se o tumor vaginal incluir a parte superior da vagina, pode-se proceder à histerectomia radical com vaginectomia superior radical e dissecção de linfonodos pélvicos. Para a doença em estágio I localizada na parte inferior da vagina, vaginectomia radical e potencialmente vulvovaginectomia podem ser realizadas, com dissecção dos linfonodos inguinofemorais.

Para tumores em estágios II a IV, a quimiorradiação primária constitui a base do tratamento, visto que está associada a melhor controle da doença e à redução das taxas de recorrência locorregional. Tendo-se em vista a raridade do câncer de vagina, existem poucos estudos realizados, e, com frequência, as abordagens de tratamento derivam de desfechos favoráveis demonstrados em cânceres de colo do útero por meio do uso de uma combinação de quimioterapia e RT. Se houver recorrência pélvica central do câncer de vagina após a RT, a exenteração pélvica total é curativa em cerca de 50% dos casos corretamente selecionados.

Prognóstico

Os desfechos no câncer de vagina variam de acordo com o estágio por ocasião do diagnóstico, refletindo o tamanho do tumor e a disseminação da doença. A doença em estágio I apresenta prognóstico mais favorável, com taxas de sobrevida que variam de 70 a 90%, e o tratamento nesse estágio inicial pode ser curativo. Em geral, as taxas de sobrevida relativa em 5 anos no câncer de vagina são de 67, 52 e 19% para a doença localizada, regional e distante, respectivamente. O melanoma vaginal tem prognóstico extremamente sombrio, com taxa de sobrevida em 5 anos de 15%.

DOENÇA TROFOBLÁSTICA GESTACIONAL E NEOPLASIA TROFOBLÁSTICA GESTACIONAL

Epidemiologia

A doença trofoblástica gestacional (DTG) e a neoplasia trofoblástica gestacional (NTG) são condições ginecológicas incomuns, visto que se originam do tecido fetal. A DTG é um crescimento benigno do tecido placentário que decorre de uma gravidez anormal. Nos EUA, a frequência é de 1:1.000 a 1:1.500 gestações, e, na Ásia, de 1:125 gestações. Os motivos propostos para a variação regional incluem hereditariedade e diferenças dietéticas, como alimentação com baixo teor de vitamina A e gordura animal no Oriente. Enquanto a DTG é considerada benigna, ela pode ser precursora da NTG, que é um processo neoplásico associado à gravidez. A NTG inclui gravidez molar invasiva, coriocarcinoma, tumor trofoblástico de sítio placentário (TTSP) e tumores trofoblásticos epitelioides (TTE).

Histopatologia

O termo "mola completa" refere-se a uma gravidez anormal que contém apenas DNA paterno. Por exemplo, um óvulo desprovido de DNA materno pode ser fertilizado por um espermatozoide que se duplica ou por dois espermatozoides (mais comumente XX ou XY, com todo o DNA paterno). Uma mola "parcial" refere-se a um óvulo com DNA materno que foi fertilizado por dois espermatozoides (69 XXX, 69 XXY ou 69XYY) (Figura 61.2). Uma mola invasiva é uma gravidez molar que cresceu no tecido miometrial. O coriocarcinoma é uma forma agressiva de câncer, que pode ocorrer após gravidez normal, aborto ou gravidez molar completa e que é composto de citotrofoblasto e sinciciotrofoblasto. Pode estar associado à extensão local além do útero e doença metastática. O TTSP surge no leito placentário de uma gravidez antecedente e apresenta a aparência patológica de lâminas de trofoblasto intermediário invadindo a parede do miométrio do útero. O TTE é composto de trofoblasto intermediário de tipo coriônico neoplásico. O coriocarcinoma, o TTSP e o TTE podem ocorrer após gestações molares e não molares.

Apresentação clínica

A maioria das gestações molares apresenta sintomas de sangramento, dor, hiperêmese e tamanho do útero demasiado grande para as datas suspeitas. O hormônio da gravidez, a gonadotrofina coriônica humana (hCG), está anormalmente elevado nos casos de gravidez molar completa. Em geral, a ultrassonografia pélvica revela vesículas globulares que são patognomônicas da doença (Figura 61.3). Outros sintomas mais raros podem incluir cistos tecoluteínicos e hipertireoidismo, causados pela subunidade alfa da hCG, que simula os efeitos do hormônio tireoestimulante.

Normalmente, as molas invasivas apresentam sangramento, devido à doença uterina ou vaginal. A NTG também pode se manifestar com sintomas de hemoptise (doença pulmonar), queixas abdominais (doença abdominal) ou sintomas neurológicos (doença cerebral). O coriocarcinoma frequentemente se manifesta com altos níveis de hCG e sangramento em locais metastáticos. O TTSP e o TTE podem surgir anos após uma gravidez anterior e normalmente apresentam baixas elevações dos níveis de hCG e massa uterina no exame de imagem.

Diagnóstico e estadiamento

Quando a apresentação clínica e os exames de imagem sugerem uma gravidez molar, a avaliação patológica dos produtos da concepção obtidos no momento da D&C confirma o diagnóstico. Embora a maioria dos pacientes com gravidez molar seja curada com D&C apenas, 20% apresentarão uma estabilização, elevação ou persistência dos níveis de hCG ao longo do tempo sem explicação por outras

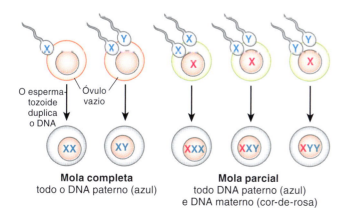

Figura 61.2 Gravidez molar completa *versus* gravidez molar parcial. (Adaptada de Ning F et al. F1000Research. 2019;8:428.)

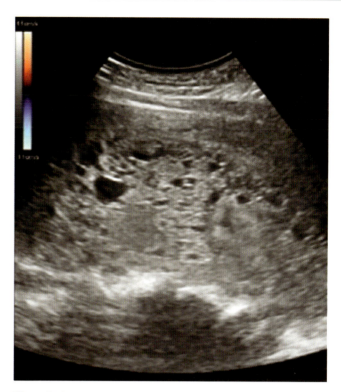

Figura 61.3 Ultrassonografia mostrando o padrão clássico em tempestade de neve de uma mola completa com 24 semanas de gestação. (Fonte: J Ultrasound Med 2020;39:597-613.)

causas, confirmando o diagnóstico de NTG. Quando isso ocorre, deve-se efetuar uma investigação para metástase, incluindo exame físico para metástase vaginal, radiografia de tórax, TC de abdome e pelve ou tórax e consideração de TC ou RM da cabeça. A biopsia da NTG é perigosa, visto que essas lesões têm propensão a sofrer sangramento excessivo; por conseguinte, não há necessidade de obter uma amostra de tecido para diagnóstico.

Os sistemas de estadiamento mais comumente usados para a NTG são o sistema de estadiamento da FIGO, que reflete os locais de metástases, e o sistema de escore prognóstico da OMS, que leva em consideração diversos fatores prognósticos, como idade da paciente, tipo e momento da gravidez antecedente, nível de hCG pré-tratamento, tamanho do tumor, locais e número de metástases e tratamento com quimioterapia. As metástases de baixo risco incluem doença nos pulmões e na vagina, ao passo que as metástases de alto risco envolvem outros órgãos, como o cérebro e o fígado.

Tratamento

O principal tratamento da gravidez molar consiste em D&C, seguida por monitoramento semanal dos níveis de hCG até serem indetectáveis. Para a mola invasiva isolada no útero, a histerectomia pode ser um tratamento curativo para mulheres que não desejam preservar a fertilidade. Caso contrário, é prescrita quimioterapia para a NTG, e os esquemas são determinados pela estratificação das pacientes em categorias de baixo e de alto risco. Se não houver evidências de doença metastática identificada (baixo risco), a quimioterapia com um único agente é administrada, usando metotrexato ou dactinomicina. Se for identificada doença metastática de alto risco, ou se a doença persistir apesar do tratamento com um único agente, é prescrito um esquema agressivo, como a combinação de etoposídeo, metotrexato, dactinomicina, leucovorina cálcica, ciclofosfamida e vincristina (EMA-CO). O TTSP e o TTE diferem por serem menos quimiorresponsivos, de modo que são tipicamente tratados com histerectomia e remoção cirúrgica de metástases. O uso de quimioterapia para o TTSP e o TTE é controverso.

Prognóstico

Para pacientes com NTG de baixo risco, a taxa de cura com quimioterapia com um único agente é de quase 100%. As taxas de cura quando existe doença metastática dependem do local da doença. As taxas de sobrevida para metástases pulmonares, cerebrais e hepáticas são maiores do que 90, 70 a 90% e 40 a 50%, respectivamente. O prognóstico é sombrio se for identificado TTSP ou TTE metastático.

LEITURA SUGERIDA

Brown J, Naumann RW, Seckl MJ, Schink J: 15 years of progress in gestational trophoblastic disease: scoring, standardization, and salvage, Gynecol Oncol 144(1):200–207, 2017.

Harkenrider MM, Markham MJ, Dizon DS, et al: Moving forward in cervical cancer—enhancing susceptibility to DNA repair inhibition and damage: NCI clinical trials planning meeting report, J Natl Cancer Inst djaa041, 2020. https://doi.org/10.1093/jnci/djaa041.

Konstantinopoulos PA, Lheureux S, Moore KNL: PARP inhibitors for ovarian cancer: current indications, future combinations, and novel assets in development to target DNA damage repair. American Society of Clinical Oncology Educational Book 40 (April 30, 2020):e116-e131. https://doi.org/10.1200/EDBK_288015.

Liontos M, Kyriazoglou A, Dimitriadis I, et al: Systemic therapy in cervical cancer: 30 years in review, Crit Rev Oncol Hematol 137:9–17, 2019.

McAlpine J, Leon-Castillo A, Bosse T: The rise of a novel classification system for endometrial carcinoma; integration of molecular subclasses, J Pathol 244(5):538–549, 2018.

Wright AA, Bohlke K, Armstrong DK, et al: Neoadjuvant chemotherapy for newly diagnosed, advanced ovarian cancer: society of gynecologic oncology and American society of clinical oncology clinical practice guideline, J Clin Oncol 34(28):3460–3473, 2016.

62

Outros Tumores Sólidos (Câncer de Cabeça e Pescoço, Sarcomas, Melanoma, Carcinoma de Sítio Primário Desconhecido)

Christopher G. Azzoli, Ariel E. Birnbaum, Maria Constantinou, Thomas A. Ollila

INTRODUÇÃO

O câncer de cabeça e pescoço, o melanoma, o sarcoma e o carcinoma de sítio primário desconhecido (CSPD) são neoplasias malignas distintas que apresentam, cada uma delas, epidemiologia, histopatologia, tratamento e prognóstico distintos. Os cânceres de cabeça e pescoço e o melanoma são mais comuns, ao passo que os sarcomas e o CSPD são relativamente raros. Avanços recentes na compreensão da biologia molecular do câncer e nas imunoterapias aprimoraram o diagnóstico e o tratamento dessas doenças.

CÂNCER DE CABEÇA E DE PESCOÇO

Definição e epidemiologia

Os cânceres de cabeça e pescoço são carcinomas de células escamosas (espinocelulares) que surgem do revestimento mucoso da cavidade oral, da orofaringe, da hipofaringe e da laringe. Outros cânceres que surgem na cabeça e no pescoço incluem cânceres de glândulas salivares e de tireoide. Eles diferem quanto a biologia, apresentação, história natural, histopatologia e terapia.

Nos EUA, o câncer de cabeça e pescoço representa 4% dos novos diagnósticos de câncer. Em 2019, as estimativas foram de 53 mil pacientes diagnosticados com câncer de cabeça e pescoço, com 10.860 mortes. Historicamente, tabagismo e etilismo têm sido os maiores fatores de risco para o desenvolvimento dessa doença. Nos últimos 20 anos, o papilomavírus humano (HPV) foi responsável pelo aumento da incidência de carcinoma espinocelular de orofaringe. Os pacientes com câncer de orofaringe associado ao HPV são, tipicamente, mais jovens do que os pacientes com doença HPV-negativa e, com frequência, apresentam uso mínimo de tabaco ou de álcool. O carcinoma espinocelular de nasofaringe é incomum nos EUA e difere de outros cânceres de cabeça e pescoço, em virtude de sua associação ao vírus Epstein-Barr (EBV).

Histopatologia

Cerca de 95% de todos os cânceres que se originam do epitélio escamoso de cabeça e pescoço são carcinomas de células escamosas (espinocelulares). Outros cânceres incluem melanoma de mucosa, adenocarcinomas e cânceres neuroendócrinos. Os cânceres pouco diferenciados têm prognóstico mais sombrio.

Os cânceres de orofaringe associados ao HPV, que são cada vez mais comuns, diferem no seu perfil molecular dos cânceres HPV-negativos. Os cânceres HPV-negativos estão associados a mutações no gene supressor de tumor TP53 e à diminuição da expressão da proteína reguladora do ciclo celular, p16-INK4a. Os cânceres HPV-positivos exibem um TP53 de tipo selvagem com aumento da expressão de p16-INK4a. A expressão de P16 por coloração imuno-histoquímica superior a 70% estabelece o diagnóstico de doença HPV-positiva.

A maioria, mas nem todos, dos carcinomas de nasofaringe é não queratinizante e está associada à infecção por EBV, que é detectada por imuno-histoquímica para RNA codificador de Epstein-Barr (EBER).

Apresentação clínica

Os sinais/sintomas iniciais do câncer de cabeça e pescoço dependem da localização do câncer primário e da extensão da doença local. Os tumores da nasofaringe podem se manifestar com bloqueio da tuba auditiva ou epistaxe. Os cânceres da cavidade oral apresentam uma lesão ulcerativa dolorosa. Os cânceres de orofaringe associados ao HPV apresentam aumento dos linfonodos cervicais, que, com frequência, são maiores que a lesão primária. Os cânceres de laringe e hipofaringe provocam disfagia e rouquidão.

Diagnóstico e estadiamento

O diagnóstico de carcinoma de células escamosas (CEC) ou espinocelular exige a realização de biopsia. Uma laringoscopia direta e biopsia são recomendadas para encontrar o local de origem. Os pacientes que apresentam linfadenopatia cervical e nenhum sítio primário aparente devem ser submetidos a biopsias aleatórias da base da língua e de tecidos circundantes e, com frequência, a uma tonsilectomia. Tomografia computadorizada (TC), ressonância magnética (RM) e tomografia por emissão de pósitrons (PET) são usadas para detectar o comprometimento de linfonodos e doença metastática.

Tratamento e prognóstico

O prognóstico do câncer de cabeça e pescoço depende do estágio do tumor. O estadiamento TNM da American Joint Committee of Cancer (AJCC), oitava edição, incorpora o estado do HPV em seu sistema de estadiamento, especificamente para a base da língua e as tonsilas. Os pacientes com doença em estágio inicial (sem linfadenopatia cervical) têm excelente prognóstico. A maioria dos cânceres é diagnosticada no estágio localmente avançado, que se disseminou para os linfonodos cervicais. A sobrevida média de 5 anos para todos os pacientes é de aproximadamente 50%.

O prognóstico para a doença associada ao HPV é habitualmente melhor. Tanto a biologia da doença quanto as comorbidades afetam o prognóstico. Os pacientes HPV-negativos correm maior risco de desenvolver um segundo câncer primário de pulmão e de esôfago.

A cirurgia e a radioterapia (RT) são potencialmente curativas para o câncer de cabeça e pescoço. O câncer de cabeça e pescoço em estágio IV ainda pode ser curado se o tratamento conseguir abranger toda a doença. A quimioterapia por si só não é curativa. A combinação de quimioterapia e RT melhora as taxas de cura. A combinação também é mais tóxica do que a RT isoladamente. A escolha do tratamento é determinada pela localização do tumor e pela extensão da doença. O câncer localmente avançado normalmente exige uma combinação de cirurgia, RT e quimioterapia. A RT pode ser usada, em vez da cirurgia, para preservar a função do órgão. No câncer de laringe, pode-se usar a quimiorradioterapia sem a necessidade de remover a laringe. A quimiorradioterapia possibilita a preservação de órgãos, porém apresenta toxicidade tanto aguda quanto crônica.

A doença que se disseminou pelo sangue para locais distantes não é curável. A quimioterapia pode ser usada para controlar a doença e prolongar a vida. Um grande avanço na terapia clínica para o câncer de cabeça e pescoço metastático consiste nos inibidores de pontos de controle (*checkpoint*) imunológicos anti-PD1 (pembrolizumabe e nivolumabe), que proporcionam controle imunomediado e durável para um subgrupo de pacientes. À semelhança de outros cânceres metastáticos, recomendam-se a inscrição em ensaios clínicos e a integração precoce de consultores de cuidados paliativos para o tratamento ideal do paciente.

MELANOMA

Definição e epidemiologia

O melanoma é uma forma agressiva de câncer de pele que se origina dos melanócitos, uma célula produtora de pigmento encontrada no estrato basal da epiderme. O melanoma representa 1% de todos os cânceres de pele, porém é o quinto câncer mais comum em homens e mulheres.

A incidência de melanoma aumentou rapidamente nas últimas cinco décadas. Estima-se que foram diagnosticados 96.480 casos de melanoma nos EUA em 2019, com aproximadamente 7.230 mortes. O melanoma é mais comum em indivíduos com idade entre 65 e 74 anos. A exposição aos raios ultravioleta (UV) constitui o principal fator de risco para o desenvolvimento de melanoma.

Os indivíduos com alta exposição solar recreativa/intermitente, queimaduras solares com bolhas na infância ou adolescência e exposição à radiação UV artificial em camas de bronzeamento correm maior risco de desenvolvimento de melanoma. Além disso, história familiar de melanoma e determinados traços fenotípicos, como pele clara, cabelo ruivo ou loiro, olhos claros, múltiplos nevos e nevos atípicos ou congênitos também parecem aumentar o risco.

Histopatologia

O melanoma pode ser classificado com base em quatro subtipos histopatológicos principais: o melanoma de disseminação superficial (MDS), o melanoma nodular (MN), o melanoma lentigo maligno (MLM) e o melanoma lentiginoso acral (MLA).

O MDS é o subtipo mais comum, que representa 70% de todos os melanomas. Em geral, ele afeta indivíduos com idade entre 30 e 50 anos. Esses melanomas se disseminam em um padrão de crescimento radial e se desenvolvem na pele exposta ao sol de forma intermitente, frequentemente em um nevo preexistente. Em geral, o MDS aparece no tronco em homens e nas pernas em mulheres. Clinicamente, aparece como lesão plana com margens irregulares.

O MN representa 10 a 15% de todos os melanomas. Apresenta uma fase de crescimento vertical e, em geral, está associado à invasão da derme por ocasião do diagnóstico, tendo, portanto, um prognóstico mais sombrio. Manifesta-se clinicamente como nódulo profundamente pigmentado, em geral preto-azulado ou polipoide; entretanto, 5% dos melanomas nodulares são amelanóticos (sem pigmento). Desenvolve-se habitualmente *de novo* no tronco, na cabeça e no pescoço de indivíduos de meia-idade.

O MLM representa 5% de todos os melanomas. Afeta indivíduos de mais idade, com pico de incidência na sétima a oitava décadas de vida. Origina-se a partir de uma grande placa marrom na pele cronicamente danificada pelo sol (lentigo). O lentigo maligno está associado à progressão lenta e pode evoluir por várias décadas antes de invadir a derme.

O MLA é incomum e representa menos de 5% de todos os melanomas. Trata-se do tipo mais comum observado em asiáticos e afro-americanos. A idade mediana por ocasião do diagnóstico é de 65 anos. O MLA surge nas faces palmar, plantar e subungueal, sendo a matriz ungueal o local mais comum; esse subtipo não está associado à exposição solar. Clinicamente, aparece como uma placa marrom-escura a preta nas palmas das mãos, nas plantas dos pés ou sob as unhas.

As características histopatológicas com relevância prognóstica incluem a profundidade de invasão (espessura de Breslow) e a ulceração. A espessura de Breslow representa a profundidade de invasão do melanoma a partir da camada epidérmica superior; é medida em milímetros e define o estágio T. Trata-se de um dos fatores prognósticos e preditivos mais importantes do comprometimento de linfonodos. O risco de propagação linfonodal aumenta com a profundidade da invasão. A existência de metástases para linfonodos nos melanomas com espessura inferior a 0,8 mm é de menos de 5% e aumenta para 40% em pacientes com melanomas primários cuja espessura de Breslow é superior a 4 mm.

Outro preditor adverso para o desenvolvimento de metástases de melanoma é a existência de ulceração microscópica no local primário. Os pacientes com melanoma localizado ulcerado apresentam redução significativa da sobrevida em 5 anos, de 80 para 55%.

Apresentação clínica

A maioria dos pacientes com melanoma cutâneo apresenta doença confinada ao local primário.

Cerca de 10% dos pacientes têm doença disseminada para os linfonodos regionais, e 4% apresentam metástases a distância por ocasião do diagnóstico. Várias lesões benignas compartilham características morfológicas com o melanoma, dificultando o diagnóstico. Uma lesão que muda de formato, tamanho ou cor deve ser considerada suspeita. Os melanomas surgem comumente em um nevo preexistente em áreas expostas ao sol, como face, parte superior do dorso e membros.

Os critérios ABCDE abrangem diversas características que aumentam a acurácia do exame de pele para a detecção de melanoma: assimetria (A), irregularidade das margens (bordas) (B), mudança de cor (C), diâmetro de mais de 6 mm (D) e evolução ou mudança (E).

O melanoma pode metastatizar para locais regionais, como pele, tecido subcutâneo ou linfonodos de localização próxima, ou para locais distantes, como pele, pulmão, fígado, cérebro e osso. Deve-se efetuar regularmente um exame regional da pele e dos linfonodos. Os sintomas da doença avançada são altamente variáveis.

Diagnóstico e diagnóstico diferencial

O exame histopatológico com biopsia excisional constitui o padrão-ouro para o diagnóstico de melanoma. Essa abordagem possibilita avaliação de profundidade suficiente para assegurar que a lesão não seja seccionada na base da biopsia. A profundidade da invasão orienta a tomada de decisão cirúrgica quanto à necessidade de biopsia do linfonodo sentinela (amostra do primeiro linfonodo para o qual as células cancerosas têm probabilidade de se disseminar) e o tamanho ideal da margem de ressecção com excisão subsequente. Quando não for possível efetuar uma biopsia excisional, recomenda-se uma biopsia *punch* (em saca-bocado) de espessura total. As biopsias com raspagem podem resultar na obtenção de uma amostra inadequada e na subestimativa da profundidade da lesão. O diagnóstico histológico baseia-se na morfologia característica e na coloração imuno-histoquímica para marcadores como S100, HMB45 e MART1/Melan A.

Em geral, não é necessário solicitar exames de imagem para estadiamento quando a espessura do melanoma é fina (< 1 mm) ou intermediária (1 a 4 mm). A probabilidade de se detectar doença

Capítulo 62 Outros Tumores Sólidos (Câncer de Cabeça e Pescoço, Sarcomas, Melanoma...

metastática é baixa. Pacientes com melanomas espessos (> 4 mm) ou com metástase para linfonodos detectada no exame clínico ou por meio de biopsia do linfonodo sentinela correm alto risco de disseminação da doença e devem ser submetidos a estadiamento radiográfico por meio de TC do tórax, abdome e pelve. Metástases para o cérebro ocorrem em 10 a 40% dos pacientes com melanoma, e justifica-se um exame de imagem como RM do cérebro para qualquer paciente com sintomas neurológicos.

Tratamento e prognóstico

O prognóstico do melanoma pode ser estimado de forma acurada pelo sistema de estadiamento TNM do AJCC. A sobrevida global depende da espessura do tumor primário e da existência e do número de metástases para linfonodos regionais. A ulceração tumoral e uma elevada taxa mitótica estão associadas a prognóstico sombrio. A doença metastática é incurável, e a evolução clínica depende do padrão e da extensão da disseminação. Um nível sérico elevado de lactato desidrogenase (LDH) é um fator de prognóstico sombrio independente para pacientes com metástases.

A cirurgia com amplas margens constitui a base da terapia curativa para a doença não metastática. A margem ideal depende da profundidade de invasão e da localização da lesão primária, porém normalmente é de 1 a 2 cm. Recomenda-se a biopsia do linfonodo sentinela (primeiro linfonodo para o qual as células cancerosas tendem a se disseminar) para todos os pacientes com melanoma de espessura intermediária (1 a 4 mm), e a sua realização também deve ser considerada em pacientes com melanomas T1b de 0,8 a 1,0 mm ou de menos de 0,8 mm com ulceração. Apesar da ressecção cirúrgica adequada do melanoma primário, 15 a 36% dos pacientes com melanoma em estágio inicial sem comprometimento de linfonodos apresentam recorrência da doença ou metástases.

Os pacientes que apresentam doença micrometastática para o linfonodo sentinela podem escolher entre observação cuidadosa com ultrassonografia de rotina dos linfonodos ou dissecção completa e imediata de linfonodos. Entretanto, os estudos realizados mostraram que a realização imediata de dissecção dos linfonodos não melhorou a sobrevida específica do melanoma nesse grupo de pacientes. Todos os pacientes com aumento dos linfonodos que são positivos para melanoma, na ausência de metástases a distância, devem ser submetidos à dissecção completa dos linfonodos.

Recentemente, os agentes antimorte programada (PD-1), nivolumabe e pembrolizumabe, obtiveram aprovação da Food and Drug Administration (FDA) para o tratamento de pacientes com alto risco de recorrência após a ressecção completa – isto é, aqueles com comprometimento de linfonodos. Esses anticorpos monoclonais são inibidores de pontos de controle (*checkpoint*) imunológicos que bloqueiam reguladores negativos da função imune dos linfócitos T, levando à ativação do sistema imune. A terapia com duração de 1 ano está associada a uma sobrevida livre de recidiva significativamente mais longa.

Cerca de 50% dos melanomas cutâneos apresentam mutações ativadoras do proto-oncogene *BRAF*, um componente da via de sinalização da proteinoquinase ativada por mitógeno (MAPK). A via da MAPK é importante na proliferação, na diferenciação e na apoptose das células. A inibição de BRAF-MEK por terapia de combinação com dabrafenibe e trametinibe está associada a melhor benefício clínico e constitui uma opção adjuvante alternativa para pacientes cujos tumores contêm uma mutação de *BRAF* V600.

A imunoterapia e os inibidores de quinase constituem a base fundamental da terapia sistêmica para pacientes com melanoma metastático. Os anticorpos anti-PD1 e os anticorpos anti-CTLA4 (ipilimumabe) realmente promovem respostas duráveis com melhora da sobrevida. No melanoma mutante *BRAF* V600, o uso de inibidores de BRAF com inibidores de MEK levou a uma alta taxa de resposta

(70%) e a uma rápida resposta à indução e ao controle dos sintomas, com sobrevida livre de progressão de aproximadamente 12 meses.

Em geral, a quimioterapia citotóxica não é efetiva para o melanoma metastático. Com frequência, a RT é usada para metástases cerebrais ou sintomas do sistema nervoso central, dor associada às metástases ósseas, compressão da medula espinal e metástases cutâneas e subcutâneas superficiais.

SARCOMA

Definição e epidemiologia

Os sarcomas são tumores sólidos heterogêneos de origem mesenquimal, com mais de 70 subtipos clinicopatológicos diferentes. Esses tumores são amplamente categorizados como sarcomas do osso ou sarcomas de tecidos moles. Nos EUA, em 219, a expectativa foi de 12.750 novos diagnósticos de sarcoma de tecidos moles e de 3.500 novos diagnósticos de sarcoma ósseo, causando quase 7 mil mortes. De modo geral, os sarcomas representam menos de 1% de todos os novos diagnósticos de câncer em adultos; entretanto, são relativamente comuns em crianças e representam 15% de todas as neoplasias malignas pediátricas.

Os sarcomas são, em sua maioria, esporádicos, porém os fatores de risco incluem exposição prévia à radiação, carcinógenos químicos e predisposição genética (polipose adenomatosa familiar [PAF] e síndrome de Li-Fraumeni). A infecção pelo herpes-vírus humano 8 (HHV-8) está associada ao desenvolvimento do sarcoma de Kaposi. As anormalidades genéticas que definem o sarcoma são, em sua maioria, esporádicas e não hereditárias.

Os sarcomas de tecidos moles podem ser classificados pelo seu local anatômico de origem: cabeça e pescoço, visceral, retroperitoneal, intra-abdominal e dos membros. Essa categorização é útil para o estadiamento, a avaliação do prognóstico e o estabelecimento de uma abordagem terapêutica. Os sarcomas de tecidos moles mais comuns são tumores estromais gastrintestinais (GIST, do inglês *grastrointestinal stromal tumors*), sarcoma pleomórfico, lipossarcoma, leiomiossarcoma e sarcoma sinovial. Os sarcomas ósseos encontrados com mais frequência são a família Ewing de sarcomas, os condrossarcomas e os osteossarcomas.

Apresentação clínica

Tendo-se em vista a heterogeneidade desse grupo de doenças, incluindo diferenças na biologia do tumor e no seu local anatômico de origem, a apresentação clínica é altamente variável. Os sarcomas de tecidos moles dos membros e da cabeça e pescoço habitualmente se manifestam como massa de crescimento progressivo e, com frequência, indolor. Os sarcomas viscerais e intra-abdominais, incluindo GIST, são normalmente achados incidentais e não são sintomáticos até que sejam localmente avançados. Com frequência, os sinais/sintomas são inespecíficos, mas podem incluir saciedade precoce, plenitude abdominal, distensão abdominal ou desconforto. Os sarcomas ósseos, como o sarcoma de Ewing e o osteossarcoma, geralmente se manifestam com dor. Os locais mais comumente acometidos são o fêmur, a tíbia e o úmero. O exame físico pode revelar massa, que, em geral, é dolorosa à palpação. Os sintomas podem estar presentes durante vários meses antes do estabelecimento do diagnóstico. A maioria dos pacientes apresenta doença localmente confinada por ocasião do diagnóstico. Os pulmões e os ossos constituem os locais mais comuns de disseminação metastática.

Diagnóstico e diagnóstico diferencial

O diagnóstico de sarcoma só pode ser estabelecido por confirmação histológica, que exige biopsia de tecido. Com frequência, há necessidade de grandes amostras de biopsia para identificar e subclassificar de maneira acurada o sarcoma. O sarcoma precisa ser distinguido de neoplasias malignas mais comuns, como linfoma, melanoma e carcinoma pouco diferenciado. O diagnóstico de sarcoma baseia-se na morfologia característica, mas pode ser auxiliado pelo uso de exames imuno-histoquímicos e moleculares.

Por exemplo, o sarcoma de Ewing frequentemente está associado a uma translocação recíproca característica entre os cromossomos 11 e 22, t(11:22), resultando em rearranjos gênicos entre a família de genes EWS e ETS. O sarcoma sinovial caracteriza-se por uma translocação recíproca t(X;18), resultando em uma proteína de fusão SS18-SSX quimérica. Foram identificados dezenas de outros rearranjos gênicos, de modo que é frequentemente necessário um exame histopatológico molecular de rotina para estabelecer um diagnóstico específico.

No caso dos sarcomas ósseos, as radiografias simples frequentemente demonstram uma mistura de componentes líticos e blásticos com edema associado dos tecidos moles. Para o osteossarcoma, a reação periosteal produz aspecto de "explosão solar", visto que o novo osso se forma em ângulos retos ao tumor, em oposição ao aspecto em "casca de cebola" causado pela disposição em camadas do osso reativo, que está mais comumente associado ao sarcoma de Ewing.

Tratamento e prognóstico

A cirurgia constitui o principal tratamento para a doença localmente confinada. A RT antes ou depois da cirurgia pode diminuir a probabilidade de recorrência local. A quimioterapia pode ser usada no sarcoma ressecável para determinados subtipos histológicos (principalmente sarcoma de Ewing e osteossarcoma), de modo a melhorar o controle local e diminuir o risco de recorrências a distância; contudo, não se sabe ao certo se os fármacos melhoram a sobrevida global em pacientes com sarcoma ressecável.

Ocasionalmente, os pacientes com sarcoma metastático beneficiam-se da remoção cirúrgica da doença. Entretanto, uma vez detectada a disseminação metastática, a intenção da terapia consiste principalmente em controlar a doença, e não em curá-la. A quimioterapia consegue reduzir a carga tumoral geral e minimizar os sinais/sintomas relacionados com o câncer.

Historicamente, os fármacos mais ativos para o sarcoma eram agentes citotóxicos, como doxorrubicina, ifosfamida e gencitabina. Esses fármacos causam dano ao DNA ou bloqueiam sua produção e inibem a divisão celular. Os fármacos mais recentes também bloqueiam a divisão celular. A trabectedina é um agente que provoca dano ao DNA e que é usado como tratamento de resgate do lipossarcoma metastático ou leiomiossarcoma. A eribulina é um inibidor não taxano dos microtúbulos que bloqueia a divisão celular e é utilizado no lipossarcoma previamente tratado.

Outros fármacos novos apresentam diversos mecanismos de ação e refletem a biologia diversa do sarcoma. O imatinibe é uma pequena molécula, um inibidor da tirosinoquinase (TKI), que bloqueia a atividade de KIT e é altamente ativo em pacientes com GIST, que são comumente causados por mutações de KIT. O imatinibe é usado para controlar o GIST metastático e melhora a sobrevida quando combinado com cirurgia em pacientes com GIST ressecável. O pazopanibe e o regorafenibe são TKIs de múltiplos alvos que foram testados em pacientes com sarcomas de tecidos moles (excluindo o GIST e o lipossarcoma). A atividade desses fármacos é limitada, e eles proporcionam apenas alguns meses a mais de controle da doença em comparação com o placebo. Outros TKIs com múltiplos alvos têm atividade limitada contra o condrossarcoma, o cordoma, o osteossarcoma e os tumores desmoides. Uma pequena porcentagem de sarcomas (menos de 1%) apresenta mutação no gene do receptor de tirosinoquinase neurotrófico (NTRK), que responde aos inibidores de TRK (larotrectinibe, entrectinibe).

As imunoterapias atualmente disponíveis têm apenas atividade limitada no tratamento do sarcoma. A terapia anti-PD1 com um único agente raramente é efetiva, exceto em 1% dos sarcomas com alta instabilidade de microssatélites (IMS-A) ou deficiência de reparo de mau pareamento (dMMR). Uma combinação de fármacos anti-PD1 e anti-CTLA4 está sendo desenvolvida para pacientes não selecionados. Em protocolos de pesquisa, foi constatada a atividade dos linfócitos T com receptor de antígeno quimérico (CAR) para o tratamento do sarcoma sinovial, tornando-o um dos primeiros tumores sólidos a ser o alvo de imunoterapia celular.

CARCINOMA DE SÍTIO PRIMÁRIO DESCONHECIDO

Definição e epidemiologia

Os CSPDs são definidos quando uma neoplasia maligna é identificada, porém não é possível identificar nenhum sítio primário após exame histopatológico, exames de imagem complementares ou procedimentos invasivos. Outrora responsáveis por 5 a 10% das neoplasias malignas, os avanços nas técnicas histopatológicas reduziram a frequência dos CSPDs para 3 a 5% de todas as neoplasias malignas. Os pacientes com CSPD tendem a ser mais idosos, com idade mediana de 65 a 90 anos. Os CSPDs são heterogêneos, e o adenocarcinoma, o CEC, os tumores neuroendócrinos e o carcinoma pouco diferenciado preenchem os critérios. Existe um debate de se os CSPDs são apenas neoplasias malignas cujo sítio primário não é encontrado ou se realmente representam uma entidade separada.

Em geral, é prescrita quimioterapia à base de platina, a não ser que a alta suspeita clínica de um sítio primário forneça uma orientação mais específica. O perfil molecular sugere que o CSPD resulta, com frequência, de câncer oculto de pulmão, rim, bexiga ou pancreatobiliar.

Apresentação clínica

Muitos pacientes com CSPD apresentam doença avançada. Os sintomas podem ser baseados na localização da doença metastática ou em queixas gerais inespecíficas, como fadiga, febre, anorexia ou perda de peso. Exemplos de sinais e sintomas iniciais podem incluir déficit neurológico decorrente de doença metastática do cérebro ou da medula espinal, ascite ou sintomas generalizados associados à neoplasia maligna, como aumento do risco de eventos trombóticos, hipercalcemia, síndrome paraneoplásica ou dor. Alguns pacientes com CSPD manifestam a doença mais cedo apenas com sintomas leves, como aumento de linfonodos ou lesão cutânea. Além disso, alguns são identificados incidentalmente em exames de imagem realizados para outra indicação.

Diagnóstico e histopatologia

Quando se considera a origem de um câncer metastático, é importante obter uma anamnese completa e efetuar um exame físico, incluindo exame de mama, GU/pélvico e toque retal; revisão das neoplasias malignas prévias e exames de imagem disponíveis (TC do tórax/abdome/pelve, que deve incluir o pescoço se houver doença nos linfonodos axilares ou supraclaviculares). Uma cuidadosa análise histopatológica do material de biopsia é fundamental. A imuno-histoquímica constitui a primeira etapa na avaliação histopatológica. O adenocarcinoma representa cerca de 70% dos CSPDs, seguido do carcinoma pouco diferenciado (20%), do CEC (cerca de 5%) e do carcinoma neuroendócrino e outros subtipos raros (menos de 1%). É preciso ter cautela na avaliação dos carcinomas pouco diferenciados, visto que a escolha do tratamento para uma doença específica poderia ser radicalmente diferente. Por exemplo, geralmente são prescritos agentes moleculares ou imunológicos para o melanoma, em vez de quimioterapia, como seria o caso para um CSPD.

A imuno-histoquímica pode demonstrar o local de origem. Por exemplo, no caso de tumores pouco diferenciados, o achado de S100 e HMB45 apoia o diagnóstico de melanoma, ao passo que o CD45 é sugestivo de linfoma. Cromogranina e sinaptofisina sugerem uma diferenciação neuroendócrina. A citoqueratina 5 (CK5) e a CK6 são fortemente expressas por CEC, ao passo que o padrão de expressão de CK7 e CK20 consegue limitar o diagnóstico diferencial dos adenocarcinomas.

Múltiplos grupos já tentaram definir as características genéticas e moleculares dos CSPDs. O sucesso do perfil de expressão gênica para determinar a origem do CSPD varia amplamente nos relatórios publicados, de 33 a quase 100%, dependendo da técnica e da população de pacientes estudada. O perfil de expressão gênica aponta para as vias biliares, o sistema urotelial, a região colorretal e o pulmão como locais comuns.

Tratamento e prognóstico

Os desfechos no CSPD continuam ruins, com sobrevida mediana de 8 a 12 meses. Apesar dos avanços em muitos tipos de câncer, a sobrevida de pacientes com CSPD não melhorou em mais de 30 anos. Como o CSPD está, em geral, disseminado no momento de sua apresentação, o tratamento é habitualmente de intenção mais paliativa do que curativa. Há situações em que a histologia sugere um tipo favorável, como, por exemplo, um tumor de células germinativas e linfoma, de modo que a cura ainda poderia ser possível. Às vezes, os CSPDs são identificados como doença localizada, e, nesse caso, deve-se tentar um tratamento definitivo.

Por exemplo, uma mulher que apresenta adenocarcinoma isolado nos linfonodos axilares unilaterais deve ser avaliada e tratada como portadora de câncer de mama localmente avançado, mesmo quando os exames de imagem não demonstram uma neoplasia maligna primária da mama. De forma semelhante, um paciente com CEC isolado nos linfonodos cervicais na sua apresentação deve receber terapia para câncer de cabeça e pescoço localmente avançado, mesmo se não for identificada uma lesão primária. Em ambas as circunstâncias, a terapia pode ser curativa. Outra situação clínica para a qual a terapia específica é benéfica é o de um homem jovem com tumor de tórax pouco diferenciado na linha média; nesse caso, uma resposta favorável a um esquema de quimioterapia para câncer de células germinativas pode levar a uma sobrevida em longo prazo.

Ainda não foi comprovado se o perfil de expressão gênica e o sequenciamento de última geração podem ou não melhorar os desfechos. Um ensaio clínico multicêntrico de fase II de 130 pacientes com tratamento guiado pela expressão gênica *versus* carboplatina e paclitaxel empíricos no CSPD constatou desfechos inferiores não estatisticamente significativos com sobrevida de 1 ano em 44% no grupo guiado *versus* 55% no grupo empírico. Apesar desses resultados, existe a esperança de que, com um estudo mais aprofundado, o perfil de expressão gênica possa fornecer uma orientação para melhorar os desfechos.

LEITURA SUGERIDA

D'Angelo SP, Melchiori L, Merchant MS, et al: Antitumor activity associated with prolonged persistence of adoptively transferred NY-ESO-1 c259T cells in synovial sarcoma, Cancer Discov 8(8):944–957, 2018.

Drilon A, Laetsch TW, Kummar S, et al: Efficacy of larotrectinib in TRK fusion-positive cancers in adults and children, N Engl J Med 378(8):731–739, 2018.

El Rassy E, Pavlidis N: The current evidence for a biomarker-based approach in cancer of unknown primary, Cancer Treat Rev 67:21–28, 2018.

Hainsworth JD, Rubin MS, Spigel DR, et al: Molecular gene expression profiling to predict the tissue of origin and direct site-specific therapy in patients with carcinoma of unknown primary site: a prospective trial of the Sarah Cannon Research Institute, J Clin Oncol 31(2):217–223, 2013.

Hayashi H, Kurata T, Takiguchi Y, et al: Randomized phase II trial comparing site-specific treatment based on gene expression profiling with carboplatin and paclitaxel for patients with cancer of unknown primary site, J Clin Oncol 37(7):570–579, 2019.

Pollack SM, Ingham M, Spraker MB, Schwartz GK: Emerging targeted and immune-based therapies in sarcoma, J Clin Oncol 36(2):125–135, 2018.

Siegel RL, Miller KD, Jemal A: Cancer statistics, 2019, CA Cancer J Clin 69(1):7–34, 2019.

Tawbi HA, Burgess M, Bolejack V, et al: Pembrolizumab in advanced soft-tissue sarcoma and bone sarcoma (SARC028): a multicentre, two-cohort, single-arm, open-label, phase 2 trial, Lancet Oncol 18(11):1493–1501, 2017.

Wisco OJ, Sober AJ: Prognostic factors for melanoma, Dermatol Clin 30:469–485, 2012.

Zandberg DP, Bhargava R, Badin S, et al: The role of human papillomavirus in nongenital cancers, CA Cancer J Clin 63:57–81, 2013.

63

Complicações do Câncer e de seu Tratamento

Pamela Egan, Ari Pelcovits, John Reagan

INTRODUÇÃO

Existem inúmeras complicações do câncer e de seu tratamento. Embora muitas dessas complicações exijam o manejo especializado de hematologistas e oncologistas, todos os médicos que atendem esses pacientes devem estar preparados para reconhecer suas manifestações e entender tanto o seu manejo básico quanto as indicações de encaminhamento para especialistas.

As complicações do câncer podem ser localizadas ou sistêmicas (Tabela 63.1). Os tratamentos para o câncer, que podem consistir em radioterapia, quimioterapia e terapia hormonal, têm efeitos colaterais e complicações potencialmente significativos. Em sua maioria, essas complicações são temporárias, porém algumas, como a neuropatia periférica, podem se tornar permanentes (Tabela 63.2). As complicações da terapia específica para o câncer podem afetar não apenas a qualidade de vida dos pacientes com câncer, mas também resultar em atrasos ou interrupção dos tratamentos, hospitalização e até mesmo morte. O manejo das complicações relacionadas com o câncer e o seu tratamento frequentemente exigem uma abordagem multidisciplinar. Este capítulo destaca algumas complicações importantes do câncer e de seu tratamento.

TROMBOSE ASSOCIADA AO CÂNCER

Epidemiologia

O tromboembolismo venoso (TEV) é uma complicação comum do câncer e, com frequência, a manifestação inicial. Cerca de 15% dos pacientes com câncer desenvolvem TEV durante a doença, que constitui importante causa de morte de pacientes com câncer.

Patologia

Os principais fatores desencadeantes do estado de hipercoagulabilidade em pacientes com câncer são os fatores pró-coagulantes associados às células tumorais. Outros fatores contribuintes incluem: imobilização

Tabela 63.2 Complicações do tratamento do câncer.

Alopecia
Citopenias
Estomatite
Hipertensão arterial sistêmica
Náuseas e vômitos
Neoplasias malignas secundárias
Neuropatia periférica
Neutropenia febril
Ondas de calor
Síndrome de lise tumoral
Toxicidade cutânea
Trombose/infecções de acesso central

devido à doença; compressão venosa pelo tumor e consequente estase vascular; quimioterapias, como compostos de platina e inibidores do fator de crescimento do endotélio vascular (VEGF); terapias hormonais; e cateteres venosos centrais colocados para tratamento ou no contexto de doença crítica. Os cânceres gástricos, cerebrais e de pâncreas representam o maior risco para o desenvolvimento de TEV, porém qualquer tipo de tumor pode desencadear um estado de hipercoagulabilidade, incluindo cânceres hematológicos.

Apresentação clínica

Os sinais e sintomas que devem levar à investigação à procura de TEV incluem dispneia, dor torácica, taquicardia, febre baixa inexplicável, dor na panturrilha e edema dos membros superiores ou inferiores. Os pacientes podem se apresentar no ambiente hospitalar ou ambulatorial, e até mesmo os que já estão anticoagulados ainda podem sofrer trombose. O TEV pode ser um achado incidental em exames para estadiamento, e, em geral, esses casos devem ser tratados mesmo se forem assintomáticos.

O escore de Khorana é uma ferramenta de avaliação de risco validada e amplamente utilizada que calcula o risco de desenvolvimento de TEV em pacientes com câncer. Esse escore pode ser usado para orientar a necessidade de anticoagulação profilática nesses pacientes.

Tratamento

O tratamento do TEV associado ao câncer com heparina de baixo peso molecular (HBPM) é, há muito tempo, o padrão-ouro. Em um ensaio clínico de importância fundamental, a HBPM comprovadamente reduz a taxa de recorrência de TEV em pacientes com câncer, em comparação com a varfarina. Mais recentemente, os anticoagulantes orais diretos (ACODs), a apixabana, a edoxabana e a rivaroxabana,

Tabela 63.1 Complicações do câncer.

Localizadas	Sistêmicas
Compressão raquimedular/ síndrome da cauda equina	Anemia relacionada com o câncer
	Anorexia/caquexia
Dor relacionada com o câncer	Fadiga relacionada com o câncer
Efusões (derrames) malignas	Hipercalcemia
Fraturas patológicas	Síndrome de lise tumoral
Metástases cerebrais	Síndromes paraneoplásicas
Obstrução visceral	Trombose associada ao câncer
Síndrome da veia cava superior	

Capítulo 63 Complicações do Câncer e de seu Tratamento

foram estudados em comparação com a HBPM em pacientes com câncer. A edoxabana demonstrou não ser inferior à HBPM na redução do risco de recorrência de TEV, ao passo que a apixabana e a rivaroxabana se mostraram superiores no que concerne a esse desfecho. Alguns ACODs causam mais complicações hemorrágicas em determinados subgrupos de pacientes com câncer, e a decisão quanto ao uso desses agentes deve ser tomada em consulta com um hematologista. As interações medicamentosas, incluindo certos agentes quimioterápicos, também podem impedir o uso de ACODs. A duração da anticoagulação depende do contexto clínico e exige uma abordagem mais diferenciada do que a que pode ser descrita detalhadamente aqui. Em geral, os filtros na veia cava inferior (VCI) só devem ser colocados se os pacientes tiverem uma forte indicação de anticoagulação simultaneamente com uma forte contraindicação.

COMPRESSÃO RAQUIMEDULAR

Epidemiologia

Cerca de 3% dos pacientes com câncer desenvolvem compressão raquimedular em consequência de sua doença. A compressão raquimedular é mais prevalente em pacientes com cânceres de pulmão e de próstata, bem como naqueles com mieloma múltiplo.

Patologia

A maioria dos casos ocorre na coluna torácica, seguida da coluna lombar e, depois, da coluna cervical. Em geral, ocorre compressão raquimedular quando o tumor se estende do osso para o espaço extradural ou como resultado de fratura patológica. A compressão raquimedular provoca obstrução do fluxo venoso e resulta em edema vasogênico. Quando a doença extradural ocorre abaixo do nível de L1-L2 (onde termina o cone medular), observa-se o desenvolvimento da síndrome da cauda equina.

Apresentação clínica

Em geral, o primeiro sintoma de compressão raquimedular é a dor. Os pacientes descrevem dor que é agravada no decúbito dorsal ou durante uma manobra de Valsalva, podendo interferir no sono. Pode haver fraqueza motora e déficits sensitivos, especificamente anestesia em sela, por ocasião do diagnóstico. Entretanto, esses sintomas são normalmente prenúncio de compressão avançada da medula espinal e estão associados à menor probabilidade de recuperação funcional. Os pacientes também podem apresentar retenção urinária (inicialmente) ou incontinência intestinal ou vesical (posteriormente).

Diagnóstico

Deve-se ter uma alta suspeita clínica de compressão raquimedular quando pacientes com câncer diagnosticado relatam dor lombar de aparecimento recente, que deve ser rapidamente investigada por meio de exames de imagem da coluna vertebral. Embora as radiografias simples de vértebras possam certamente revelar anormalidades, como lesões líticas ou fraturas vertebrais, não se deve perder tempo com a obtenção desses exames, visto que os resultados negativos no contexto de uma alta suspeita clínica não descartam a possibilidade de compressão raquimedular. A ressonância magnética (RM) constitui a modalidade de diagnóstico por imagem preferida e deve ser obtida, a menos que haja contraindicação à RM, caso em que a mielografia por tomografia computadorizada (TC) deve ser realizada. Recomenda-se a obtenção de um exame de imagem de toda a coluna vertebral mesmo quando os sintomas forem localizados, visto que, com frequência, há comprometimento de múltiplos níveis vertebrais.

Tratamento

Dexametasona e analgesia narcótica constituem os pilares do tratamento imediato da compressão raquimedular. A dose ideal de corticosteroide é controversa. A dosagem mais amplamente aceita de dexametasona é de 10 mg por via intravenosa, seguida de 4 a 6 mg por via intravenosa a cada 6 horas, embora alguns profissionais defendam uma dose inicial alta de até 96 mg. Entretanto, já foi constatado que essa dose elevada resulta em toxicidade significativa, com benefício questionável.

A cirurgia e a radioterapia (RT) são os pilares da terapia definitiva para a compressão raquimedular. Estudos randomizados de grande porte demonstraram evidências conflitantes sobre os benefícios da cirurgia seguida de RT *versus* RT isoladamente. Embora os déficits neurológicos sejam normalmente considerados como indicação clara para intervenção cirúrgica, as metas do tratamento, as características do paciente e do tumor e a existência de comorbidades devem ser considerados na decisão sobre o curso mais adequado de terapia.

SÍNDROME DA VEIA CAVA SUPERIOR

Definição

A síndrome da veia cava superior (VCS) na neoplasia maligna resulta de obstrução do fluxo por compressão externa ou por trombose intravascular. A VCS tem paredes finas e, portanto, é facilmente comprimida. As causas malignas mais comuns consistem em câncer de pulmão e linfoma.

Apresentação clínica

Os sinais e sintomas iniciais da síndrome da VCS dependem da taxa de obstrução do vaso. A compressão lenta possibilita o desenvolvimento de colaterais da veia ázigo, do plexo mamário interno, do plexo venoso paraespinal, da veia torácica lateral e do sistema venoso esofágico. Destas tributárias colaterais, a veia ázigo é a mais importante, visto que a obstrução abaixo de seu nível não é bem tolerada. Os sinais/sintomas podem ser súbitos ou insidiosos. A maioria dos pacientes apresenta dispneia (60 a 70%) e edema facial ou do pescoço (50%). Tosse, dor, edema do braço e disfagia são menos comuns. Os sinais/sintomas são, com frequência, posicionais e exacerbados pela inclinação do corpo para a frente ou posição de decúbito. Os achados no exame físico incluem distensão venosa no pescoço e na parede torácica, edema facial, pletora, cianose e edema dos membros superiores.

Diagnóstico

Em geral, as radiografias simples de tórax são anormais; o alargamento mediastinal (64%) e o derrame pleural (26%) são os achados mais comuns. O diagnóstico é mais bem estabelecido por tomografia computadorizada com contraste do tórax. A TC revela a localização e o tamanho das massas, trombose intravascular e drenagem venosa colateral. Quando a síndrome da VCS constitui a manifestação inicial de neoplasia maligna, o diagnóstico anatomopatológico é o primeiro passo para estabelecer a modalidade inicial adequada de tratamento.

Tratamento

As metas são alívio dos sinais/sintomas com urgência e tratamento da neoplasia maligna subjacente. As medidas gerais de suporte consistem em elevação da cabeça e administração de glicocorticoides e diuréticos. É essencial não iniciar radioterapia ou a administração de glicocorticoides antes da obtenção de uma biopsia, visto que essas terapias podem comprometer o diagnóstico anatomopatológico. O manejo específico depende da patologia subjacente. A quimioterapia constitui a opção de primeira linha preferida para as neoplasias malignas quimiossensíveis, como linfoma, câncer de pulmão de pequenas células ou tumores de células germinativas. Para o câncer de pulmão de não pequenas células e outros tumores menos quimiossensíveis, a radioterapia inicial pode ser preferida.

Pode-se obter alívio sintomático nas primeiras 2 semanas, embora seja frequentemente temporário. Por essa razão, deve-se iniciar o tratamento sistêmico o mais rápido possível com quimioterapia, quimiorradiação ou ressecção cirúrgica. Os sintomas persistentes que não são aliviados por quimioterapia ou radioterapia e aqueles graves o suficiente para justificar uma intervenção antes do diagnóstico podem ser controlados com sucesso por meio de colocação de *stent* endovascular, com ou sem angioplastia com balão. O tratamento da síndrome da VCS relacionada com o cateter devido à trombose consiste em anticoagulação. A decisão sobre a retirada do cateter depende do caso. Normalmente, os cateteres podem permanecer no local, contanto que continuem a funcionar sem nenhuma evidência de propagação de coágulos.

HIPERCALCEMIA

Epidemiologia

A hipercalcemia constitui uma complicação do câncer em até 10% dos casos e ocorre em neoplasias malignas tanto hematológicas quanto sólidas. As etiologias mais comuns consistem em mieloma múltiplo, câncer de mama e carcinoma de células escamosas.

Patologia

Os mecanismos que levam à hipercalcemia incluem osteólise, devido ao comprometimento ósseo, ou produção tumoral de proteína relacionada com paratormônio (PTHrP), calcitriol ou citocinas. O hiperparatireoidismo primário sempre deve ser descartado, mesmo em pacientes com câncer. Como a maioria dos pacientes com câncer também apresenta hipoalbuminemia, os níveis de cálcio devem ser corrigidos, ou devem-se obter os níveis de cálcio ionizado.

Apresentação clínica

Os sinais/sintomas iniciais de hipercalcemia consistem em alteração do estado mental, constipação intestinal, polidipsia, poliúria, náuseas, vômitos e bradicardia. Muitos pacientes também apresentam hipovolemia, devido à poliúria. A gravidade das manifestações clínicas depende do tempo transcorrido até o desenvolvimento de hipercalcemia, em vez do nível absoluto de cálcio.

Tratamento

Antes de mais nada, todos os suplementos de cálcio, a vitamina D e os diuréticos devem ser interrompidos. A reidratação agressiva inicial com solução salina, 200 a 300 mℓ/hora, deve ser iniciada para manter um alto débito urinário. Essa reanimação hídrica deve ser feita com cuidado em pacientes com comprometimento da função cardíaca ou renal, enquanto se pode considerar a administração de diuréticos de alça para manter o débito urinário em todos os pacientes que apresentam sinais de sobrecarga de volume.

O tratamento mais definitivo para quase todos os casos de hipercalcemia em pacientes com câncer concentra-se nos bisfosfonatos, que inibem a atividade dos osteoclastos e a reabsorção óssea. O pamidronato e o ácido zoledrônico por via intravenosa são os dois bisfosfonatos mais comumente usados. Em uma análise combinada, o ácido zoledrônico foi associado a maior taxa de normalização do cálcio e controle mais prolongado. A resposta do cálcio aos bisfosfonatos pode levar alguns dias, de modo que é necessário proceder a uma rápida redução do cálcio, e, em seguida, pode-se administrar calcitonina subcutânea (4 unidades/kg), 2 a 4 vezes/dia. Ocorre

taquifilaxia com a calcitonina, de modo que o seu uso deve ser limitado a 48 horas. A calcitonina aumenta a excreção renal de cálcio e reduz a reabsorção óssea. Em última análise, o manejo deve incluir o controle da doença subjacente, que, no caso do mieloma e do linfoma, inclui glicocorticoides. Com frequência, hipercalcemia recente ou recorrente indica progressão da doença ou resistência ao tratamento, e a terapia é sistêmica.

NEUTROPENIA FEBRIL

Definição

A neutropenia febril é outra complicação comum da quimioterapia e é definida como temperatura de 38°C sustentada por 1 hora ou como uma única leitura de 38,3°C no contexto de uma contagem de neutrófilos inferior a 1.000/$\mu\ell$. O risco de neutropenia febril aumenta com a intensidade do esquema de quimioterapia e a gravidade e a duração da neutropenia. Pode levar a atrasos ou a interrupções do tratamento, hospitalização prolongada, diminuição da qualidade de vida e aumento das taxas de morbidade e mortalidade. A neutropenia febril é uma emergência médica, e devem-se evitar atrasos na sua avaliação e tratamento.

Tratamento

Embora a maioria dos casos seja tratada no hospital, os pacientes de baixo risco podem, em certas ocasiões, receber tratamento ambulatorial bem-sucedido. A American Society of Clinical Oncology (ASCO) publicou diretrizes para o manejo de pacientes ambulatoriais, que se baseiam em um sistema de pontuação de estratificação de risco, incluindo os escores da Multinational Association for Supportive Care in Cancer (MASCC) e do Clinical Index of Stable Febrile Neutropenia (CISNE). Devem-se obter anamnese e exame físico de todos os pacientes para identificar possíveis fontes focais de infecção. Deve-se dispensar uma atenção para a presença de mucosite e edema ou endurecimento e eritema ao redor de cateteres de demora como possíveis fontes de infecção. A investigação inicial deve incluir um perfil bioquímico completo, hemograma completo com contagem diferencial, dois conjuntos de hemoculturas, exame de urina e radiografia de tórax. As diretrizes da ASCO permitem variação institucional da obtenção de um conjunto de hemoculturas a partir de dispositivos de acesso venoso central.

A instituição imediata de antibióticos de amplo espectro tão logo seja identificada a presença de neutropenia febril é fundamental. A terapia antimicrobiana empírica deve consistir em um betalactâmico ativo contra *Pseudomonas*, como cefepima ou piperacilina-tazobactam, para pacientes que necessitam de tratamento hospitalar e em uma fluoroquinolona para aqueles cujo perfil de risco possibilita tratamento ambulatorial. Os pacientes com fatores de risco para resistência aos antimicrobianos devem ter os seus esquemas adaptados de acordo; por exemplo, deve-se acrescentar vancomicina se o quadro clínico for compatível com pneumonia ou se houver instabilidade hemodinâmica. Com frequência, não se identifica a fonte, e, nesse caso, os antibióticos são continuados até que a contagem de neutrófilos ultrapasse 500 (contanto que a febre desapareça). Quando se identifica a fonte, a duração do antibiótico é determinada pelo curso padrão para o tipo específico de infecção. Alguns esquemas quimioterápicos de alto risco incluem o uso de fatores de crescimento mieloides profiláticos, como filgrastim ou pegfilgrastim, para reduzir a duração da neutropenia e, consequentemente, o risco de desenvolver neutropenia febril. Não se recomenda o uso rotineiro de suporte com fator de crescimento no manejo da neutropenia febril quando não existe doença crítica, visto que há poucas evidências que sustentem o seu uso nesse cenário clínico.

NÁUSEAS E VÔMITOS INDUZIDOS POR QUIMIOTERAPIA

Definição

Náuseas e vômitos constituem efeitos adversos comuns da quimioterapia, porém a prevenção e o manejo dessa toxicidade evoluíram de maneira substancial nas últimas duas décadas. Em geral, as náuseas e os vômitos são classificados como agudos, tardios ou antecipatórios. Ocorrem náuseas e vômitos agudos durante as primeiras 24 horas de tratamento, ao passo que as náuseas tardias surgem 2 a 5 dias após o início do tratamento. Os pacientes com altos níveis de ansiedade ou controle prévio inadequado das náuseas também podem sofrer sintomas na antecipação de iniciar o tratamento. O risco de náuseas e vômitos induzidos por quimioterapia é maior em pacientes mais jovens, mulheres e aqueles com história de cinetose.

Patologia

O mecanismo pelo qual a quimioterapia induz náuseas é complexo. Os mecanismos propostos envolvem a transmissão de sinais de receptores de neurotransmissores no intestino para o trato nuclear solitário, a área postrema e o gerador de padrão central (no tronco encefálico) e envolvem os neurotransmissores dopamina, serotonina e substância P.

Tratamento

A melhor abordagem terapêutica é a prevenção. O protocolo antiemético profilático depende do esquema de quimioterapia e do risco de êmese (Tabela 63.3). Ensaios clínicos randomizados estabeleceram que a combinação de um antagonista do receptor de neurocinina 1 (NK1) (aprepitanto ou fosaprepitanto), um antagonista do receptor de serotonina 5HT3 (ondansetrona), olanzapina e dexametasona constitui o esquema de escolha para a quimioterapia altamente emetogênica. Para a quimioterapia moderadamente emetogênica, recomenda-se um esquema de três fármacos, um antagonista do receptor de NK1, uma antagonista de 5HT3 e dexametasona, embora para alguns esquemas apenas um antagonista do receptor 5HT3 e dexametasona isoladamente possam ser adequados. Todos os pacientes devem receber um antagonista do receptor de dopamina, como proclorperazina, ou um antagonista do receptor de 5HT3, como ondansetrona, como terapia de resgate para náuseas intermitentes, e, em algumas circunstâncias, o acréscimo de olanzapina para náuseas e vômitos inesperados é apropriado.

A dexametasona constitui o tratamento preferido para náuseas e vômitos tardios na quimioterapia alta e moderadamente emetogênica. As náuseas ou os vômitos antecipatórios são mais bem tratados com controle adequado dos sintomas nos ciclos iniciais. Quando ocorrem, a melhor opção consiste em terapia comportamental, e os benzodiazepínicos podem ser úteis como terapia adjuvante.

TOXICIDADE DERMATOLÓGICA

Muitos agentes quimioterápicos e direcionados para alvos moleculares estão associados à toxicidade dermatológica, que pode resultar em morbidade para o paciente, alterar a qualidade de vida e afetar a dosagem terapêutica.

Apresentação clínica

Em 70 a 80% dos pacientes, são observadas erupções acneiformes com agentes direcionados contra o receptor do fator de crescimento epidérmico (EGFR). O exantema é habitualmente eritematoso, com erupções pustulopapulares na face, no couro cabeludo e na parte superior do tronco.

Eritema palmoplantar (síndrome mão-pé) ocorre quando são usados agentes quimioterápicos, como 5-fluoruracila e capecitabina, ou com inibidores da tirosinoquinase, como sorafenibe, sunitinibe e regorafenibe. As manifestações podem diferir discretamente entre as classes de fármacos, porém, em geral, envolvem vermelhidão simétrica das palmas das mãos ou das plantas dos pés. O eritema pode ser acompanhado de formigamento e dor. Com a progressão, podem ocorrer bolhas dolorosas ou descamação da pele. Os sinais/sintomas são frequentemente observados em áreas de pressão, como plantas dos pés após a permanência prolongada em pé ou após correr.

Tratamento

O tratamento da erupção cutânea associada às terapias anti-EGFR é adaptado para a gravidade da erupção cutânea e pode incluir esteroides tópicos, antibióticos orais (minociclina ou doxiciclina) e modificação da dose ou interrupção do medicamento. Protetores solares, redução da exposição ao sol e loções para a pele seca podem ser usados para prevenção. No caso da síndrome mão-pé, as medidas preventivas são úteis, como protetores solares e aplicação rotineira de loção nas mãos e nos pés. O tratamento mais efetivo consiste em uma breve pausa da terapia (em geral, por vários dias, até que ocorra a resolução completa), seguida de retomada, porém com uma dose reduzida do agente desencadeante.

SÍNDROME DE LISE TUMORAL

Definição

Ocorre síndrome de lise tumoral (SLT) quando as células tumorais sofrem ruptura e liberam o seu conteúdo tóxico na corrente sanguínea. Essa síndrome ocorre mais comumente em neoplasias malignas hematológicas, como leucemias agudas e linfoma não Hodgkin, mas pode ser observada em quase todas as neoplasias malignas. Em geral, é desencadeada pelo início da terapia de neoplasias malignas agressivas, mas pode ocorrer de forma espontânea, sobretudo quando há uma alta carga tumoral.

Tabela 63.3 Risco de náuseas e vômitos induzidos pela terapia do câncer.

Risco emético	Porcentagem de pacientes afetados	Agentes representativos	Antieméticos preventivos recomendados
Alto	> 90	Cisplatina, ciclofosfamida em alta dose	Antagonista de NK1 + antagonista de 5HT3 + olanzapina + dexametasona
Moderado	30 a 90	Oxalilatina, doxorrubicina, irinotecano	Antagonista de NK1 + antagonista de 5HT3 + dexametasona
Baixo	10 a 30	Paclitaxel, etoposídeo, gencitabina	Antagonista de 5HT3 OU dexametasona
Mínimo	< 10	Vincristina, bleomicina	Nenhuma profilaxia de rotina

5HT3, receptor de serotonina; *NK1*, neurocinina 1.

Patologia

A lise das células tumorais causa a liberação do conteúdo intracelular, incluindo ácidos nucleicos, potássio e fosfato, na corrente sanguínea. A degradação dos ácidos nucleicos resulta em altos níveis de ácido úrico, que pode precipitar nos túbulos renais e causar lesão renal aguda (LRA). Os níveis elevados de fosfato resultam em precipitação de fosfato de cálcio, que pode causar hipocalcemia sintomática, lesão tubular renal e arritmias cardíacas. Os altos níveis de potássio também podem resultar em arritmias cardíacas potencialmente fatais.

Diagnóstico

O reconhecimento de pacientes que correm alto risco de SLT deve anteceder a terapia, e a maioria dos pacientes nessa categoria recebe alopurinol profilático antes de iniciar o tratamento. O diagnóstico formal de SLT é guiado pelos critérios de Cairo-Bishop, que envolvem a identificação de anormalidades laboratoriais sugestivas de SLT (hiperpotassemia, hipocalcemia, hiperfosfatemia e hiperuricemia) e de critérios clínicos (LRA, arritmia cardíaca e convulsão). O diagnóstico imediato de SLT é fundamental para o tratamento e a prevenção de distúrbios eletrolíticos potencialmente fatais.

Tratamento

O tratamento envolve hidratação agressiva e manejo cuidadoso das anormalidades eletrolíticas. Os pacientes recebem 2 a 3 ℓ de soro fisiológico durante 24 horas, o que, algumas vezes, é potencializado com diuréticos de alça para aumentar o débito urinário. O alopurinol, quando não administrado como medida preventiva, é administrado em uma dose de 300 mg/dia. Se o nível de ácido úrico ultrapassar 8 ou se estiver aumentando rapidamente, administra-se rasburicase para a redução dos níveis séricos de ácido úrico, embora a magnitude do benefício em relação à preservação da função renal não tenha sido solidamente estabelecida. A maioria dos pacientes com diagnóstico de SLT precisa de monitoramento rigoroso, com verificações laboratoriais 3 a 4 vezes/dia e monitoramento por telemetria para arritmias cardíacas; algumas vezes, esses pacientes necessitam de cuidados na unidade de terapia intensiva (UTI).

TOXICIDADE DOS INIBIDORES DE PONTOS DE CONTROLE IMUNOLÓGICOS

Definição

O uso dos inibidores de pontos de controle imunológicos recém-descobertos (p. ex., pembrolizumabe, nivolumabe) está modificando de maneira radical o prognóstico e o tratamento de várias neoplasias malignas. Entretanto, com esses novos fármacos, veio também uma nova toxicidade induzida por imunoterapia. Quase todos esses agentes estão relacionados com uma resposta de tipo autoimune induzida pelos medicamentos, resultando em inflamação de vários sistemas orgânicos. Essas respostas incluem colite, hepatite, pneumonite, dermatite, encefalite e hipofisite (pan-hipopituitarismo).

Fisiopatologia

Os inibidores dos pontos de controle imunológicos interferem na ação das células cancerosas sobre o sistema imune. Os antígenos de superfície celular coestimuladores, como PD-1/PDL-1 e CTLA-4, que são necessários para a ativação do sistema imune, são frequentemente infrarregulados por marcadores de superfície das células tumorais.

A imunoterapia reativa o sistema imune, removendo os bloqueios tumorais e possibilitando que o próprio sistema imune do indivíduo ataque as células tumorais. Ao fazê-lo, o sistema imune pode ser mobilizado indiscriminadamente, resultando em sua ativação não apenas contra o câncer, mas também contra o próprio tecido saudável do paciente.

Diagnóstico

Deve-se considerar a ocorrência de toxicidade imunomediada em todos os pacientes que recebem imunoterapia e apresentam sinais/sintomas consistentes com fenômenos imunomediados. Esses sintomas incluem diarreia (colite), dispneia ou tosse (pneumonite), lesões cutâneas (dermatite) ou alteração mental (encefalite). Além disso, os pacientes também são monitorados à procura de evidências laboratoriais de hepatite e hipofisite (mais especificamente, hipotireoidismo). Esses sinais e sintomas podem ser leves e tratados de modo sintomático; todavia, em raras ocasiões, são potencialmente fatais.

Tratamento

Os pacientes com sinais e sintomas leves frequentemente podem ser tratados de modo sintomático enquanto continuam tomando a medicação, ou com breve interrupção do tratamento, que pode ser reiniciado após a resolução dos sinais e sintomas. Em pacientes com achados de hipotireoidismo, pode-se iniciar a reposição com hormônio tireoidiano sem a necessidade de interrupção dos inibidores de pontos de controle imunológicos. Nos casos mais graves, como necessidade recente de oxigênio, diarreia grave ou elevações significativas nas provas de função hepática (PFH), a imunoterapia precisa ser interrompida, e corticosteroides devem ser iniciados, na tentativa de diminuir a resposta inflamatória, geralmente em doses de 1 a 2 mg/kg de metilprednisolona (ou seu equivalente) ao dia. Em raros casos de toxicidade grave, utiliza-se uma medicação imunomoduladora, como micofenolato de mofetila ou infliximabe, além dos corticosteroides. Na maioria dos casos, deve-se solicitar o parecer de um especialista para orientar o manejo dessas toxicidades.

Para uma discussão mais profunda deste tópico, ver Capítulo 73, ❖ "Distúrbios Trombóticos: Estados Hipercoaguláveis", Capítulo 232, "Glândulas Paratireoides, Hipercalcemia e Hipocalcemia" e Capítulo 372, "Lesões Mecânicas e Outras Lesões de Coluna Vertebral, Raízes dos Nervos e Medula Espinal", em *Goldman-Cecil Medicina*, 26ª edição.

LEITURA SUGERIDA

Hesketh P, Kris MG, Basch E, et al: Antiemetics: american society of clinical oncology clinical practice guideline update, J Clin Oncol 35(28):3240–3261, 2017.

Howard SC, Jones DP, Pui CH: The tumor lysis syndrome, N Engl J Med 364:1844–1854, 2011.

Kraaijpoel N, Carrier M: How I treat cancer-associated venous thromboembolism, Blood 133:291–298, 2019.

Lawton AJ, Lee KA, Cheville AL, et al: Assessment and management of patients with metastatic spinal cord compression: a multidisciplinary review, J Clin Oncol 37(1):61–71, 2019.

Postow MA, Sidlow R, Hellmann MD: Immune-related adverse events associated with immune checkpoint blockade, N Eng J Med 378:158, 2018.

Taplitz R, Kennedy EB, Bow EJ, et al: Outpatient management of fever and neutropenia in adults treated for malignancy: American Society of Clinical Oncology and Infectious Diseases Society of America Clinical Practice Guideline Update, J Clin Oncol 36(14):1443–1453, 2018.

SEÇÃO 10

Doenças Endócrinas e Metabólicas

64 Eixo Hipotálamo-Hipofisário, 674

65 Glândula Tireoide, 684

66 Glândulas Suprarrenais, 694

67 Endocrinologia Reprodutiva Masculina, 707

68 Diabetes Melito, Hipoglicemia, 712

69 Obesidade, 730

70 Desnutrição, Avaliação Nutricional e Suporte Nutricional em Pacientes Adultos, 739

71 Distúrbios do Metabolismo dos Lipídios, 746

64

Eixo Hipotálamo-Hipofisário

Diana Maas, Jenna Sarvaideo

ANATOMIA E FISIOLOGIA

A hipófise situa-se na base do crânio, em uma estrutura óssea denominada sela turca. Pesa aproximadamente 600 mg e é composta de três lobos, a adeno-hipófise (lobo anterior), a neuro-hipófise (lobo posterior) e o lobo intermediário. O lobo intermediário regride nos seres humanos por volta da 15ª semana de gestação e não existe na glândula normal do adulto. O pedículo infundibular, que contém a circulação do plexo porta, conecta o hipotálamo à hipófise. A hipófise é envolvida por estruturas importantes, que podem ser comprometidas pelo seu aumento de tamanho, incluindo o quiasma óptico, localizado superiormente à glândula, e os seios cavernosos, situados em ambos os lados da glândula. Cada um dos seios cavernosos contém a artéria carótida interna e os nervos cranianos III, IV, V1, V2 e VI (Figura 64.1).

A adeno-hipófise produz seis hormônios que são sintetizados por tipos específicos de células: o hormônio adrenocorticotrófico (ACTH), o hormônio foliculoestimulante (FSH), o hormônio luteinizante (LH), o hormônio do crescimento (GH), a prolactina (PRL) e o hormônio tireoestimulante (TSH ou tireotropina). Esses hormônios são regulados por peptídios estimuladores e inibitórios produzidos no hipotálamo, que são levados para a adeno-hipófise pelo sistema porta do infundíbulo. A neuro-hipófise constitui cerca de 20% da massa total da hipófise e armazena e secreta dois hormônios peptídicos principais: a vasopressina (AVP ou hormônio antidiurético) e a ocitocina. Esses hormônios neuro-hipofisários são sintetizados pelos núcleos supraóptico e paraventricular do hipotálamo e são transportados até a neuro-hipófise em grânulos neurossecretores ao longo do trato supraóptico hipofisário (Tabela 64.1).

Nos exames de imagem, a hipófise normal do adulto apresenta margem superior plana e aproximadamente 8 a 10 mm de altura. A adeno-hipófise exibe um sinal homogêneo na ressonância magnética (RM), que é o método de imagem preferido, e realce homogêneo após a administração intravenosa de um meio de contraste (Figura 64.1). A neuro-hipófise distingue-se da adeno-hipófise na RM ponderada em T1 como ponto brilhante na face posterior da glândula, melhor visualizado em corte sagital. Acredita-se que o aspecto brilhante resulte do AVP e/ou de vesículas de fosfolipídio dentro da neuro-hipófise normal.

TUMORES HIPOFISÁRIOS

Os tumores hipofisários representam aproximadamente 10 a 15% dos tumores intracranianos. Eles constituem os tumores mais comuns na sela turca, são responsáveis por mais de 90% das massas que se desenvolvem nessa área e, em geral, são benignos. É difícil determinar a sua verdadeira incidência, visto que são frequentemente assintomáticos, porém a prevalência é de 10 a 20% em exames de imagem. A maioria dos tumores hipofisários tem crescimento lento; entretanto, alguns apresentam maiores taxas de crescimento e podem ser invasivos. Os carcinomas de hipófise são muito raros e são definidos pela presença de metástase não contígua com o tumor original ou pela disseminação no líquido cerebrospinal.

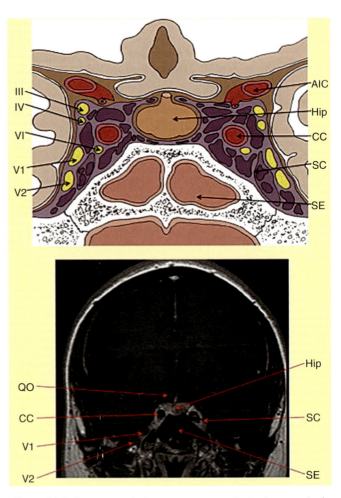

Figura 64.1 Corte coronal e imagem correspondente de ressonância magnética da hipófise e das estruturas circundantes, incluindo os nervos cranianos III (oculomotor), IV (troclear), V1 (ramo do nervo trigêmeo, nervo oftálmico), V2 (ramo do nervo trigêmeo, nervo maxilar) e VI (abducente). *AIC*, artéria carótida interna; *CC*, artéria carótida (parte intracavernosa); *Hip*, hipófise; *QO*, quiasma óptico; *SC*, seio cavernoso (à esquerda); *SE*, seio esfenoidal. (Fonte: Jesurasa A, Kailaya-Vasan A, Sinha S: Surgery for pituitary tumors, Surgery 29:428-433, 2011, Figure 1.)

Tabela 64.1 Eixo hipófise-hormônios dos órgãos-alvo.

Hormônio hipotalâmico	Célula-alvo da hipófise	Hormônio hipofisário afetado	Glândula periférica-alvo	Hormônio periférico afetado
Estimulador				
Adeno-hipófise				
Hormônio de liberação da tireotropina (TRH)	Tireotrofo	Hormônio tireoestimulante (TSH)	Glândula tireoide	Tiroxina (T_4)
				Tri-iodotironina (T_3)
Hormônio de liberação do hormônio do crescimento (GHRH)	Somatotrofo	Hormônio do crescimento (GH)	Fígado	Fator de crescimento semelhante à insulina I (IGF-I)
Hormônio de liberação das gonadotrofinas (GnRH)	Gonadotrofo	Hormônio luteinizante (LH)	Ovário	Progesterona
			Testículo	Testosterona
		Hormônio foliculoestimulante (FSH)	Ovário	Estradiol
			Testículo	Inibina
Hormônio de liberação da corticotropina	Corticotrofo	Hormônio adrenocorticotrófico (ACTH)	Glândula suprarrenal	Cortisol
Neuro-hipófise				
Vasopressina (AVP)			Rim	
Ocitocina			Útero	
			Mama	
Inibitório				
Somatostatina	Somatotrofo	GH	Fígado	IGF-I
	Tireotrofo	TSH	Glândula tireoide	T_4 e T_3
Dopamina	Lactotrofo	Prolactina (PRL)	Mama	

Os tumores hipofisários são classificados pelo seu tamanho e capacidade secretora. Os tumores com menos de 10 mm de diâmetro são denominados *microadenomas*, ao passo que as lesões com 10 mm ou mais são denominadas *macroadenomas*. Os tumores produtores de hormônios são denominados *adenomas secretores*, ao passo que os que não secretam hormônios são conhecidos como *adenomas não secretores*. Os tumores hipofisários podem ser compostos de qualquer um dos tipos de células da adeno-hipófise, e os tumores pluri-hormonais são constituídos de vários tipos de células. Os tumores hipofisários secretores de PRL são o tipo mais comum. A Tabela 64.2 fornece uma revisão da prevalência dos vários tumores de hipófise, ao passo que a Tabela 64.3 descreve os exames de rastreamento usados para determinar se um novo tumor hipofisário é ou não secretor de hormônio.

As manifestações clínicas dos tumores hipofisários habitualmente são causadas pela produção excessiva ou deficiente de hormônios ou por efeito expansivo. As manifestações clínicas comuns do efeito expansivo da hipófise incluem cefaleias, defeitos do campo visual e paralisia de nervos cranianos. A extensão superior de um tumor provoca compressão do quiasma óptico e causa hemianopsia bitemporal. A sua extensão lateral para dentro dos seios cavernosos resulta em oftalmoplegia, diplopia ou ptose, devido à compressão dos nervos cranianos III, IV ou VI, ou dor facial em consequência da compressão dos nervos V1 ou V2. O comprometimento do tecido hipofisário normal por um tumor pode causar perda hormonal ou hipopituitarismo. Os exames de rastreamento e as causas da deficiência de hormônios hipofisários são apresentados nas Tabelas 64.3 e 64.4, respectivamente.

DISTÚRBIOS DOS HORMÔNIOS DA ADENO-HIPÓFISE

Prolactina

Definição e epidemiologia

O polipeptídio PRL maduro contém 199 aminoácidos e é formado após a clivagem proteolítica de um peptídio líder de 28 aminoácidos do pró-hormônio da PRL (pré-PRL). A síntese e a secreção de PRL pelos lactotrofos hipofisários encontra-se sob controle inibitório tônico da dopamina derivada do hipotálamo, que mantém os níveis basais de PRL. Os fatores que estimulam a síntese e a secreção de PRL, além de reduzir a disponibilidade de dopamina para os lactotrofos, incluem hormônio de liberação da tireotropina (TRH), estrogênio, polipeptídio intestinal vasoativo (VIP), AVP, ocitocina e fator de crescimento epidérmico.

Os níveis de PRL aumentam fisiologicamente durante a gravidez. Depois do parto, a PRL induz e mantém a lactação. A hiperprolactinemia, independentemente de sua etiologia, pode causar hipogonadismo por meio de seu efeito inibitório sobre a liberação de gonadotrofinas, infertilidade, galactorreia e/ou perda óssea em decorrência do hipogonadismo.

Tabela 64.2 Prevalência dos tumores hipofisários.

Tumor	Prevalência (%)
Adenomas secretores de prolactina	40 a 45
Adenomas secretores de gonadotropinas	20
Adenomas secretores de hormônio do crescimento	10 a 15
Adenomas secretores de hormônio adrenocorticotrófico	10 a 15
Adenomas de células nulas	5 a 10
Adenomas secretores de hormônio tireoestimulante	1 a 2

Seção 10 Doenças Endócrinas e Metabólicas

Tabela 64.3 Exames bioquímicos para distúrbios da hipófise.

Distúrbio	Exames
Tumor hipofisário	
Adenomas secretores de GH	IGF-I
	TOTG: medição do nível de glicemia e GH (0, 60, 120 min)
Adenomas secretores de PRL	Prolactina sérica basal
Adenomas secretores de ACTH	Nível de cortisol livre na urina de 24 h e creatinina
	Teste de supressão noturno com 1 mg de dexametasona
	Cortisol salivar às 23 h
	ACTH sérico
Adenomas secretores de TSH	TSH sérico, T_4 livre, T_3 livre, subunidade alfa
Adenomas secretores de gonadotropinas	FSH, LH, subunidade alfa, estradiol (mulheres), testosterona (homens)
Hipopituitarismo	
Deficiência de GH	IGF-I
	Teste de estimulação com glucagon
	Arginina-GHRH (GHRH não disponível nos EUA)
	Arginina-L-DOPA
	TTI
Deficiência de gonadotropinas	Mulheres: estradiol basal, LH, FSH
	Homens: testosterona em jejum de 8 h (total; livre), LH, FSH
Deficiência de TSH	TSH sérico, T_4 livre
Deficiência de ACTH	ACTH e cortisol em jejum às 8 h
	Teste de estimulação com cosintropina (1 μg e 250 μg)

ACTH, hormônio adrenocorticotrófico; *CRH*, hormônio de liberação da corticotropina; *FSH*, hormônio foliculoestimulante; *GH*, hormônio do crescimento; *GHRH*, hormônio de liberação do hormônio do crescimento; *IGF-I*, fator de crescimento semelhante à insulina I; *LH*, hormônio luteinizante; *PFT*, prova de função da tireoide; *PRL*, prolactina; T_3, tri-iodotironina; T_4, tiroxina; *TOTG*, teste oral de tolerância à glicose; *TSH*, hormônio tireoestimulante; *TTI*, teste de tolerância à insulina.

Tabela 64.4 Causas de deficiência de hormônios hipofisários.

Causas	Exemplos
Massas selares	Microadenomas hipofisários, craniofaringeomas
Tratamento de tumores selares, parasselares e hipotalâmicos	Cirurgia de hipófise/hipotálamo, radioterapia, radiocirurgia (*gamma knife*)[1]
Doenças infiltrativas	Hipofisite linfocítica, hemocromatose, sarcoidose
Traumatismo	Traumatismo cranioencefálico, traumatismo perinatal
Vasculares	Síndrome de Sheehan, apoplexia hipofisária
Medicamentos	Opiáceos, glicocorticoides
Infecções	Fúngicas, tuberculose (TB)
Genéticas	Deficiências combinadas ou isoladas de hormônios hipofisários
De desenvolvimento	Hipoplasia ou aplasia da hipófise, malformações cerebrais e cranianas da linha média
Sela vazia	

[1]N.R.T.: a técnica de cirurgia estereotáxica (ou radiocirurgia) mais utilizada é conhecida como *gamma knife*. É preciso mencionar que a cirurgia estereotáxica é, na verdade, a aplicação precisa e bem focalizada de radiação. Na *gamma knife*, é usado um capacete para manter a cabeça do paciente na posição correta, e o tumor é localizado por TC ou RM. Trata-se de um procedimento indolor, externo, sem sangramento ou risco de infecção.

Os prolactinomas e a hiperprolactinemia são mais comuns em mulheres, com pico de prevalência entre 25 e 35 anos. A prevalência média de pacientes tratados clinicamente para a hiperprolactinemia é de cerca de 20 por 100 mil em homens e de cerca de 90 por 100 mil em mulheres. Os prolactinomas são raros na infância e na adolescência.

Apresentação clínica

A apresentação clínica de um prolactinoma varia de acordo com a idade e o sexo do paciente. Em geral, ocorre em mulheres jovens com irregularidade menstrual, galactorreia e infertilidade. Ocorre galactorreia em 50 a 80% das mulheres afetadas. Os homens podem relatar diminuição da libido e disfunção erétil como resultado do hipogonadismo causado pela secreção reduzida de LH e de FSH. Entretanto, esses tumores normalmente são diagnosticados após o aparecimento de sintomas de compressão tumoral, como cefaleia, déficits neurológicos e alterações visuais. Galactorreia e ginecomastia são raras nos homens. Devido à apresentação inicial de irregularidade menstrual em mulheres, os microprolactinomas são mais comuns em mulheres, ao passo que os macroprolactinomas são mais frequentes em homens e em mulheres após a menopausa.

Diagnóstico e diagnóstico diferencial

A hiperprolactinemia é diagnosticada por níveis séricos de PRL acima do limite superior da normalidade. A amostra pode ser coletada a qualquer hora do dia. Para os prolactinomas, os níveis séricos de PRL com frequência acompanham paralelamente o tamanho do tumor. Em geral, um nível de PRL superior a 250 ng/mℓ estabelece um diagnóstico de prolactinoma, porém os prolactinomas menores podem apresentar níveis mais baixos. Não há necessidade de teste dinâmico para o diagnóstico de hiperprolactinemia.

Dois tipos de artefatos podem ser observados durante a medição padrão da PRL: a presença de macroprolactina e o efeito gancho. Quando uma paciente com hiperprolactinemia leve não apresenta as manifestações clínicas esperadas da hiperprolactinemia (p. ex., galactorreia, distúrbios menstruais, infertilidade), deve-se considerar a possibilidade de macroprolactina. A macroprolactina é uma forma polimérica da PRL que é biologicamente inativa. A maioria dos ensaios para PRL disponíveis no comércio não detecta a macroprolactina, que pode ser detectada de forma barata no soro por meio de precipitação com polietilenoglicol. A incidência estimada de macroprolactina responsável por uma proporção significativa de hiperprolactinemia é de 10 a 20%. Deve-se considerar o efeito gancho em um paciente que apresenta massa hipofisária muito grande e elevação apenas discreta da PRL. O efeito gancho é um artefato do ensaio que ocorre quando níveis séricos muito elevados de PRL saturam os anticorpos no ensaio imunorradiométrico de dois locais padrão, resultando em níveis falsamente baixos. Esse artefato pode ser superado ao repetir a medição da PRL em uma diluição da amostra de soro de 1:100.

Ocorrem aumentos fisiológicos da PRL na gravidez, no estresse físico ou emocional, no exercício físico e na estimulação da parede torácica. Hiperprolactinemia leve a moderada (25 a 200 mg/mℓ), associada a massa hipofisária grande, é mais provavelmente causada por um tumor não secretor de PRL, com compressão do pedículo infundibular e inibição do transporte de dopamina para o lactotrofo. Outras causas comuns de hiperprolactinemia estão relacionadas na Tabela 64.5. Alguns fármacos, como a metoclopramida e a risperidona, podem aumentar a PRL para mais de 200 ng/mℓ.

Tratamento e prognóstico

O manejo clínico com um agonista dopaminérgico – bromocriptina ou cabergolina – é recomendado. Os agonistas da dopamina normalizam a PRL, diminuem o tamanho do tumor e restauram a função gonadal em mais de 80% dos pacientes com prolactinomas. Devido à rapidez e à eficácia dos agonistas da dopamina no tratamento desses tumores, esses fármacos também constituem o tratamento inicial para prolactinomas que causaram comprometimento da visão, déficits neurológicos ou disfunção hipofisária.

A cabergolina, o fármaco mais recente, é preferida a outros agonistas da dopamina, visto que tem maior eficácia na normalização dos níveis de PRL e na redução do tamanho do tumor, além de apresentar menos efeitos colaterais. Os efeitos colaterais mais comumente observados com agonistas da dopamina consistem em náuseas, vômitos, tontura ortostática, vertigem e congestão nasal. Devido à preocupação com a ocorrência de valvopatia cardíaca relacionada com a cabergolina, que foi relatada em pacientes com doença de Parkinson tratada com doses mais altas de cabergolina do que as utilizadas nos prolactinomas, recomenda-se a realização de ecocardiograma basal e ausculta cardíaca a intervalos regulares quando os pacientes fazem uso de mais de 2 mg por semana. A ressecção transesfenoidal do tumor está indicada para pacientes que não conseguem tolerar os agonistas da dopamina ou que não respondem ao tratamento clínico. Não há necessidade de tratamento para pacientes que apresentam microprolactinomas assintomáticos.

Os estudos realizados demonstraram que os agonistas da dopamina podem ser interrompidos com segurança em pacientes que mantêm níveis normais de PRL por 2 anos ou que não apresentam tumor visível com baixas doses de agonista da dopamina. Uma vez interrompido o agonista da dopamina, é necessário verificar os níveis de PRL a cada 3 meses durante 1 ano e, em seguida, anualmente. A RM só deve ser realizada se houver novamente elevação dos níveis de PRL. O risco de recorrência após a interrupção do medicamento varia de 26 a 69% e é previsto pelo nível inicial de PRL e pelo tamanho do tumor.

Hormônio do crescimento

Definição

O GH é um hormônio polipeptídico de cadeia simples que consiste em 191 aminoácidos e é sintetizado, armazenado e secretado pelos somatotrofos da adeno-hipófise. A secreção de GH é regulada por dois fatores derivados do hipotálamo: o hormônio de liberação do hormônio do crescimento (GHRH) e a somatostatina. O GHRH estimula a liberação de GH dos somatotrofos, ao passo que a somatostatina a inibe. O GH estimula a secreção do fator de crescimento semelhante à insulina I (IGF-I) pelo fígado. O IGF-I circula no sangue ligado a proteínas de ligação; embora existam seis proteínas de ligação no soro, mais de 80% do IGF-I estão ligados a uma proteína denominada IGFBP3. Após o nascimento e até a puberdade, o GH e o IGF-I são fundamentais para determinar o crescimento longitudinal do esqueleto, a maturação do esqueleto e a massa óssea. Na idade adulta, são essenciais na manutenção da arquitetura do esqueleto e da massa óssea. O GH também exerce efeitos sobre o metabolismo de carboidratos, lipídios e proteínas, visto que antagoniza a ação da insulina, aumenta a lipólise e a produção de ácidos graxos livres e aumenta a síntese de proteínas.

Deficiência de hormônio do crescimento

Epidemiologia. A deficiência de GH de início na infância é mais comumente idiopática, mas pode ser genética ou pode estar associada a malformações anatômicas congênitas no cérebro ou na região selar. Nos adultos, a causa mais comum de deficiência de GH é um macroadenoma hipofisário e seu tratamento; ocorre deficiência de um ou mais hormônios hipofisários em 30 a 60% desses casos. A incidência de hipopituitarismo 10 anos após a irradiação da região selar é de aproximadamente 50%.

Apresentação clínica. As crianças com deficiência de GH apresentam retardo do crescimento, baixa estatura e hipoglicemia de jejum. As manifestações da deficiência de GH em adultos consistem em redução

Tabela 64.5 Causas de hiperprolactinemia.

Causas	Exemplos
Medicamentos	Metildopa, estrogênios, metoclopramida, domperidona, neurolépticos e antipsicóticos
Dano ao hipotálamo-pedículo infundibular	Distúrbios infiltrativos (sarcoidose), irradiação do cérebro, traumatismo, cirurgia, tumores
Hipofisárias	Prolactinomas, macroadenomas hipofisários não secretores de PRL com compressão do infundíbulo
Clínicas	Insuficiência renal, hipotireoidismo primário

da densidade óssea, diminuição da força muscular e desempenho nos exercícios, redução da massa corporal magra com aumento da massa de gordura e adiposidade abdominal, intolerância à glicose e resistência à insulina, perfil lipídico anormal, incluindo níveis elevados de lipoproteína de baixa densidade (LDL) e de triglicerídios, com diminuição da lipoproteína de alta densidade (HDL), humor deprimido e comprometimento do bem-estar psicossocial.

Diagnóstico e diagnóstico diferencial. Em virtude da natureza pulsátil da secreção hipofisária de GH, uma única medição aleatória dos níveis séricos de GH não é útil para o diagnóstico de deficiência de GH. Em adultos com deficiência de GH devido a tumor hipofisário e hipopituitarismo concomitante envolvendo qualquer um dos outros três hormônios hipofisários, a obtenção de um baixo nível de IGF-I é suficiente para o diagnóstico de deficiência de GH, e não se justifica a realização de teste provocativo. São observados níveis de IGF-I falsamente baixos na desnutrição, na doença aguda, na doença celíaca, no diabetes melito inadequadamente controlado e na doença hepática. As crianças tendem a apresentar maior variação nos níveis de IGF-I, que não correspondem ao verdadeiro estado do GH, de modo que é necessário efetuar um teste provocativo.

O teste de estimulação, o "padrão-ouro" histórico, consiste em hipoglicemia induzida por insulina (teste de tolerância à insulina ou TTI). Hipoglicemia sintomática com nível sérico de glicose inferior a 45 mg/dℓ constitui um potente estímulo para a secreção de GH, e a resposta normal do GH é superior a 10 ng/mℓ em crianças e superior a 5 ng/mℓ em adultos. Devido à indisponibilidade de GHRH nos EUA, que é tão sensível e específico quanto o TTI na estimulação da secreção de GH, a estimulação com glucagon está sendo utilizada, sobretudo em adultos com doença cardíaca isquêmica ou convulsões. No adulto, uma resposta normal ao teste de estimulação com glucagon é definida por um pico de GH superior a 3 ng/mℓ para indivíduos com peso normal; entretanto, em pacientes obesos, utiliza-se um ponto de corte de 1 ng/mℓ.

Tratamento e prognóstico. A Food and Drug Administration (FDA) aprovou o hormônio de crescimento humano recombinante (hGH) na população tanto adulta quanto pediátrica. O hGH é usado em condições que envolvem ausência completa de GH associada a grave retardo do crescimento ou deficiência parcial de GH, resultando em baixa estatura. A baixa estatura é definida como altura de mais de 2,5 desvios-padrão abaixo da média para crianças normais de idade correspondente, velocidade de crescimento inferior ao 25º percentil, atraso da idade óssea e altura prevista do adulto inferior à altura média dos pais. Outras condições aprovadas pela FDA para o uso de hGH incluem síndrome de Turner, síndrome de Prader-Willi, doença renal crônica, perda da massa muscular associada à síndrome da imunodeficiência adquirida (AIDS), deficiência do gene *SHOX*, síndrome de Noonan e crianças que foram pequenas para a idade gestacional (PIG). São usadas avaliações clínicas combinadas, bem como uma resposta inadequada do GH hipofisário ao teste provocativo, para a avaliação da deficiência de GH na infância. São recomendadas doses mais altas de GH para crianças sem distúrbios de deficiência de GH ou com deficiência parcial de GH.

Em adultos, o hGH é administrado como injeção subcutânea diária, com dose inicial de 0,1 a 0,3 mg, que é aumentada a intervalos de 6 semanas, com base na resposta clínica, nos efeitos colaterais e nos níveis de IGF-I. Em adultos, as contraindicações absolutas para a terapia com hGH incluem neoplasia ativa, hipertensão intracraniana e retinopatia diabética proliferativa; o diabetes melito descontrolado e a doença da tireoide não tratada são contraindicações relativas. Os efeitos colaterais da terapia com hGH são normalmente transitórios e consistem em artralgias, retenção de líquido, síndrome do túnel do carpo e intolerância à glicose. Outros efeitos colaterais em crianças incluem deslizamento da epífise da cabeça do fêmur e hidrocefalia.

Acromegalia ou hipersecreção de hormônio do crescimento

Definição e epidemiologia. A acromegalia é traduzida literalmente como aumento anormal das extremidades do esqueleto. É causada pela hipersecreção de GH na idade adulta. Em crianças, a secreção excessiva de GH antes do fechamento da lâmina epifisial leva ao gigantismo. Em ambos os casos, a causa quase sempre consiste em tumor hipofisário secretor de GH. Cerca de 30% dos adenomas de hipófise secretores de GH também secretam PRL, sendo considerados bi-hormonais. A incidência de acromegalia é de cerca de 2 a 4 por milhão de indivíduos, e a idade média por ocasião do diagnóstico é de 40 a 50 anos. Os tumores secretores de GH são causados por uma expansão clonal de somatotrofos puros ou somatomamotrofos mistos. Várias anormalidades genéticas podem ser encontradas nos adenomas hipofisários secretores de GH, incluindo síndrome McCune-Albright, neoplasia endócrina múltipla (NEM) dos tipos 1 e 4, complexo de Carney e adenoma hipofisário isolado familiar.

Apresentação clínica. A acromegalia é uma doença rara, e a alteração dos sinais e sintomas é lenta e insidiosa. O período habitual desde o aparecimento dos sinais e sintomas até o estabelecimento do diagnóstico é de 8 a 10 anos, período durante o qual muitos pacientes passam por tratamentos clínicos e cirúrgicos devido a muitas das anormalidades metabólicas e morbidades causadas pelo excesso de GH. Os achados clínicos característicos dessa doença incluem alterações físicas do osso e do tecido mole e múltiplas anormalidades endócrinas e metabólicas (Tabela 64.6).

Tabela 64.6 Características clínicas da acromegalia.

Alteração	Manifestações
Alterações somáticas	
Alterações acrais	Aumento de tamanho das mãos e dos pés
Alterações musculoesqueléticas	Artralgias
	Prognatismo
	Má oclusão
	Síndrome do túnel do carpo
Alterações cutâneas	Sudorese
	Acrocórdones
	Nevos
Alterações do cólon	Pólipos
	Carcinoma
Sinais/sintomas cardiovasculares	Cardiomegalia
	Hipertensão arterial sistêmica
Visceromegalia	Língua
	Tireoide
	Fígado
Alterações endócrinas e metabólicas	
Reprodução	Anormalidades menstruais
	Galactorreia
	Diminuição da libido
Metabolismo dos carboidratos	Comprometimento da tolerância à glicose
	Diabetes melito
	Resistência à insulina
Lipídios	Hipertrigliceridemia

Diagnóstico e diagnóstico diferencial. Pode-se medir o nível sérico de IGF-I para diagnosticar o excesso de GH na maioria dos pacientes com acromegalia. Uma alternativa é o teste oral de tolerância à glicose, que utiliza uma carga de glicose de 75 g. Normalmente, a glicose suprime os níveis de GH para menos de 1 ng/mℓ depois de 2 horas; em pacientes com acromegalia, os níveis de GH podem aumentar paradoxalmente, permanecer inalterados ou diminuir, porém não abaixo de 1 ng/mℓ. A maioria dos pacientes com acromegalia apresenta tumores hipofisários secretores de GH, e cerca de 70% dos casos de acromegalia exibem macroadenomas hipofisários. Raramente, a hipersecreção de GH é causada por tumores secretores de GHRH ectópico, incluindo hamartomas hipotalâmicos e gangliocitomas, tumores de células das ilhotas pancreáticas, carcinoma de pulmão de pequenas células, carcinoides, adenomas suprarrenais e feocromocitomas. Foi também relatada a ocorrência de secreção de GH ectópico em cânceres de pâncreas, pulmão e mama.

Tratamento e prognóstico. O tratamento da acromegalia exige tanto o tratamento do tumor quanto a normalização dos níveis de GH e de IGF-I, bem como manejo das comorbidades e das anormalidades metabólicas causadas pelo excesso de GH. Com frequência, o tratamento exige o uso de várias modalidades para obter o controle adequado da doença. O principal tratamento é quase sempre a cirurgia transesfenoidal, sendo a taxa de cura diretamente proporcional ao tamanho do tumor. Pacientes com microadenomas intrasselares têm taxa de cura de 75 a 95% com a cirurgia. Em pacientes com macroadenomas não invasivos, a remoção cirúrgica resulta em normalização dos níveis de GH e de IGF-I em 40 a 68% dos pacientes.

Cerca de 40 a 60% dos tumores não são controlados com cirurgia apenas, em virtude da invasão do seio cavernoso ou da invasão intracapsular intra-aracnóidea. Outras opções incluem terapia clínica primária ou citorredução primária do tumor, seguida de terapia clínica para controle hormonal e/ou radioterapia para o tumor residual. A radioterapia convencional consegue normalizar os níveis de GH e de IGF-I em mais de 60% dos pacientes, porém são necessários 10 a 15 anos para obter uma resposta máxima. A radiocirurgia (técnica *gamma knife*) de dose única tem uma taxa de remissão de 5 anos de 29 a 60%. Observa-se a ocorrência de hipopituitarismo em mais de 50% dos pacientes nos primeiros 5 a 10 anos após a radioterapia.

Atualmente, são utilizadas três classes de medicamentos para o tratamento da acromegalia: agonistas da dopamina, ligantes do receptor de somatostatina (LRS), como octreotida, lanreotida e pasireotida, e antagonistas do receptor de GH. Os LRS atuam principalmente por meio dos subtipos 2 e 5 do receptor de somatostatina (com exceção da pasireotida, que atua por meio dos receptores dos subtipos 1, 2, 3 e 5), causando diminuição da secreção tumoral de GH. Na acromegalia, os LRS estão indicados para tratamento de primeira linha quando existe uma baixa probabilidade de cura cirúrgica, após a falha da cura cirúrgica da hipersecreção de GH e para a obtenção de controle do GH e do IGF-I enquanto se aguarda a radioterapia alcançar o seu efeito máximo. Os LRS reduzem os níveis de GH e de IGF-I para valores normais em 40 a 65% dos pacientes e diminuem o tamanho do tumor em aproximadamente 50% dos casos. Os efeitos colaterais do LRS consistem em diarreia, cólicas abdominais, flatulência e colelitíase (15%).

O pegvisomanto é o único antagonista do receptor de GH disponível; modifica a ação periférica do GH via bloqueio dos receptores de GH localizados no fígado. O pegvisomanto está indicado para pacientes que apresentam elevação persistente do IGF-I, mesmo com doses máximas de LRS. Esse fármaco é altamente efetivo no tratamento da acromegalia e normaliza os níveis de IGF-I em 97% dos pacientes; observam-se elevações transitórias das enzimas de função hepática em 25% dos pacientes tratados e crescimento de tumor em menos de 2%. Após o início do pegvisomanto, os níveis de GH estão frequentemente elevados e não são mais úteis para orientar o tratamento.

A cabergolina é o mais eficaz dos agonistas da dopamina para o tratamento da acromegalia, porém é efetivo em menos de 10% dos pacientes, atuando melhor nos tumores bi-hormonais (secretores de PRL e de GH).

Hormônio tireoestimulante

Definição

O TSH é uma glicoproteína secretada pelas células tireotróficas da adeno-hipófise. É composto de subunidades alfa e beta, sendo a subunidade beta responsável pela sua atividade biológica específica. A liberação do TSH é regulada pelo TRH (estimulador) e pela somatostatina (inibitória). Além disso, está sujeito à retroalimentação (*feedback*) negativa dos hormônios tireoidianos liberados pela glândula tireoide. A avaliação do eixo hipófise-tireoide exige a verificação dos níveis de TSH, bem como dos hormônios liberados pela glândula tireoide (*i. e.*, tiroxina [T_4] e tri-iodotironina [T_3]).

Deficiência de hormônio tireoestimulante

Definição e epidemiologia. A deficiência de TSH resulta em hipotireoidismo secundário. A secreção diminuída de TSH pela hipófise fornece uma estimulação inadequada para a liberação de T_3 e T_4 pela glândula tireoide. A prevalência estimada da deficiência de TSH é de cerca de 1 em 80.000 a 120.000 indivíduos. As causas mais comuns de deficiência de TSH são encontradas na Tabela 64.4, que lista as causas de hipopituitarismo.

Apresentação clínica. Os sinais e sintomas habituais de hipotireoidismo consistem em ganho de peso, fadiga, intolerância ao frio e constipação intestinal. Se a condição for causada por um tumor selar subjacente, pode haver também sintomas de efeito expansivo, dependendo do tamanho do tumor.

Diagnóstico e diagnóstico diferencial. O hipotireoidismo secundário caracteriza-se por baixos níveis de T_4 livre, bem como nível baixo ou inapropriadamente normal de TSH. O diagnóstico diferencial inclui síndrome do eutireoidiano doente, que frequentemente é observada em pacientes com doença aguda. Essa síndrome não exige intervenção, e os resultados laboratoriais normalizam-se após a resolução da doença aguda.

Tratamento e prognóstico. O manejo concentra-se na reposição dos hormônios tireoidianos, como no hipotireoidismo primário. Entretanto, utiliza-se a medição da T_4 livre, em vez do TSH, como guia para ajustar a terapia. A possibilidade de insuficiência suprarrenal subjacente sempre deve ser excluída e tratada antes da correção do hipotireoidismo secundário, de modo a evitar a precipitação de uma crise suprarrenal.

Tumores hipofisários secretores de hormônio tireoestimulante

Definição e epidemiologia. Os tumores hipofisários secretores de TSH são raros e caracterizam-se pela liberação inadequada de TSH, que é refratário ao mecanismo de retroalimentação (*feedback*) negativa dos hormônios liberados pela glândula tireoide. A prevalência dos adenomas hipofisários secretores de TSH é de 1 a 2 casos por milhão na população geral. A patogênese dos tumores hipofisários secretores de TSH é desconhecida.

Apresentação clínica. A idade mais comum de apresentação é no início da quinta década de vida, e não há predileção de gênero. As manifestações clínicas iniciais podem resultar do efeito expansivo do tumor, ou, mais comumente, são observados sinais e sintomas de hipertireoidismo, como perda de peso, tremores, intolerância ao calor e diarreia. Bócio difuso é encontrado em até 80% dos pacientes. Com frequência, esses tumores são inicialmente diagnosticados de modo incorreto como hipertireoidismo primário, e os pacientes são tratados de forma inadequada com iodo radioativo. Às vezes, o TSH produzido por esses tumores é biologicamente inativo, e os tumores são diagnosticados como achado incidental em exames de imagem.

Diagnóstico e diagnóstico diferencial. O diagnóstico é confirmado pelo achado de níveis de TSH e subunidade alfa elevados ou inapropriadamente normais, bem como níveis elevados de hormônios tireoidianos (T_4 e T_3 livres e totais). O diagnóstico diferencial deve incluir resistência genética a hormônio tireoidiano e hipertiroxinemia eutireoidiana, que se caracteriza por níveis normais de TSH, T_4 total elevada, T_4 livre normal e níveis elevados de globulina de ligação da tiroxina. Exames de imagem (RM) só devem ser efetuados após a confirmação bioquímica, devido à alta incidência de tumores hipofisários incidentais.

Tratamento e prognóstico. A cirurgia (ressecção transesfenoidal) é o tratamento de primeira linha. A radioterapia pode ser usada se a cirurgia for recusada ou se for contraindicada, porém a normalização dos hormônios tireoidianos pode levar anos. Análogos da somatostatina (p. ex., octreotida, lanreotida) são prescritos como tratamento farmacológico de primeira linha para o hipertireoidismo persistente após a cirurgia. A maioria dos pacientes tratados com LRS obtém controle dos sintomas de tireotoxicose com normalização da função da tireoide, bem como redução da carga tumoral.

Hormônio adrenocorticotrófico

O ACTH é um hormônio peptídico de 39 aminoácidos, formado a partir de uma molécula precursora, a pró-opiomelanocortina (POMC), e sintetizado e secretado pelos corticotrofos da adeno-hipófise. É estimulado pelo hormônio de liberação da corticotropina (CRH) do hipotálamo. Por sua vez, o ACTH estimula a liberação de glicocorticoides e de androgênios pelo córtex suprarrenal.

Deficiência de hormônio adrenocorticotrófico

Definição. A deficiência de ACTH provoca insuficiência suprarrenal secundária, levando à diminuição do cortisol e dos androgênios suprarrenais. A secreção de aldosterona pelas glândulas suprarrenais não é prejudicada, visto que é mantida via eixo renina-angiotensina. As causas da deficiência de ACTH podem ser encontradas na Tabela 64.4. A insuficiência suprarrenal central (secundária e terciária) é mais comumente iatrogênica, causada pelo uso de esteroides para outras doenças.

Apresentação clínica. A insuficiência suprarrenal tanto primária quanto central caracteriza-se por perda de peso, fadiga, fraqueza muscular, sintomas ortostáticos, náuseas, vômitos, diarreia e dor abdominal. As anormalidades bioquímicas incluem hiponatremia, hipoglicemia, eosinofilia e anemia. É importante assinalar que a hiperpigmentação da pele e a hiperpotassemia são observadas apenas na insuficiência suprarrenal primária, e não na deficiência de ACTH.

Diagnóstico e diagnóstico diferencial. Em geral, um nível sérico de cortisol em jejum às 8 h superior a 10 mcg/dℓ não indica insuficiência suprarrenal, ao passo que um valor inferior a 3 mcg/dℓ é fortemente sugestivo de insuficiência suprarrenal. Níveis inapropriadamente baixos de cortisol pela manhã e de ACTH provavelmente sugerem insuficiência suprarrenal secundária. Com frequência, é conveniente efetuar um teste de estimulação com ACTH. Esse teste mede a resposta do cortisol ao ACTH sintético ou cosintropina. Os níveis de ACTH e de cortisol são medidos em condições basais, seguidos dos níveis de cortisol em 30 e 60 minutos. Um pico de cortisol plasmático superior

a 14 mcg/dℓ por cromatografia líquida acoplada à espectrometria de massas em *tandem* (LC-MS/MS) é considerado uma resposta normal. É importante ter em mente que, se a insuficiência suprarrenal secundária for recente, as glândulas suprarrenais podem responder adequadamente no início à cosintropina, visto que elas não tiveram tempo de sofrer atrofia.

Tratamento. Deve-se iniciar a terapia com glicocorticoides para reposição, na forma de hidrocortisona (10 mg pela manhã e 5 mg à tarde) ou prednisona (5 a 7,5 mg/dia). É importante orientar o paciente sobre a dosagem de estresse de esteroides. Em geral, não há necessidade de mineralocorticoides em pacientes com insuficiência suprarrenal secundária central.

Tumores hipofisários secretores de hormônio adrenocorticotrófico (doença de Cushing)

Definição e epidemiologia. Os tumores hipofisários secretores de ACTH (por definição, doença de Cushing) respondem por cerca de 80% dos casos de síndrome de Cushing; em geral, são microadenomas. A síndrome de Cushing inclui qualquer condição de hipercortisolismo, independentemente da causa. Observa-se uma preponderância feminina (relação entre mulheres e homens de cerca de 3:1). A estimulação crônica por ACTH em excesso provoca hiperplasia difusa simples e bilateral das glândulas suprarrenais ou, algumas vezes, hiperplasia multinodular, levando, em ambos os casos, à produção excessiva de cortisol.

Apresentação clínica. Os sinais e sintomas da doença de Cushing estão relacionados com o hipercortisolismo e consistem em obesidade central, hirsutismo, pletora facial, estrias violáceas, panículo adiposo supraclavicular e dorsocervical e fraqueza muscular proximal (Figura 64.2). Outras manifestações da doença de Cushing incluem diabetes melito tipo 2 (DM2), hipertensão arterial sistêmica, dislipidemia, doença arterial coronariana (DAC) prematura, osteoporose e hipogonadismo.

Diagnóstico e diagnóstico diferencial. Três testes diferentes são realizados em associação para avaliar o hipercortisolismo endógeno. A coleta de urina de 24 horas pode revelar níveis elevados de cortisol, porém esse teste não é confiável em pacientes com disfunção renal. Um segundo teste, o teste de supressão com 1 mg de dexametasona, mede o nível de cortisol em jejum às 8 horas após a administração de uma dose de 1 mg de dexametasona às 23 h da noite anterior. A supressão do cortisol para menos de 1,8 µg/dℓ é considerada uma resposta normal. Outro exame complementar é a dosagem do cortisol salivar à noite, com coleta de saliva às 23 horas em duas noites consecutivas. O teste baseia-se em um ciclo do sono normal. Os indivíduos em uso de esteroides inalatórios ou tópicos não são bons candidatos, devido à elevada taxa de resultados falso-positivos. Um único achado positivo não é suficiente para estabelecer esse diagnóstico, e o exame precisa ser repetido e confirmado com testes adicionais. Devido ao potencial de superprodução cíclica de ACTH por esses tumores, recomenda-se repetir o teste em indivíduos com alta suspeita clínica, porém com teste inicial negativo.

O hipercortisolismo patológico deve ser diferenciado da ativação fisiológica do eixo hipotálamo-hipófise-suprarrenal ou da pseudossíndrome de Cushing, que pode ser observada em certas condições, como doença crítica, transtornos alimentares, alcoolismo, gravidez, doença neuropsiquiátrica grave e diabetes melito mal controlado. O teste de estimulação com desmopressina (DDAVP) pode ser útil para distinguir pacientes com doença de Cushing daqueles que apresentam pseudossíndrome de Cushing. Além disso, o hipercortisolismo patológico pode ser dependente ou independente de ACTH. Uma vez estabelecido o diagnóstico de hipercortisolismo dependente de ACTH, deve-se efetuar uma RM da hipófise à procura de adenoma corticotrófico; todavia,

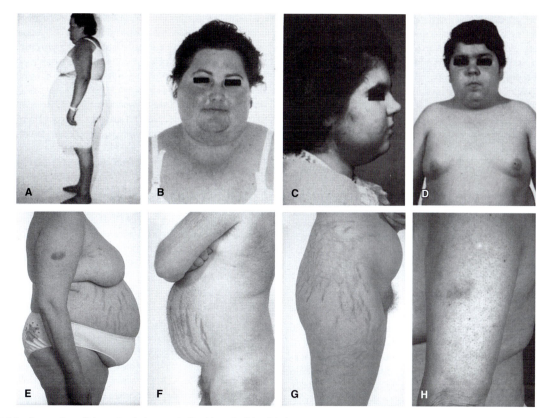

Figura 64.2 Manifestações clínicas da síndrome de Cushing. **A.** Obesidade centrípeta e alguma obesidade generalizada e cifose dorsal em uma mulher de 30 anos com doença de Cushing. **B.** Face de lua cheia, pletora, hirsutismo e panículos adiposos supraclaviculares aumentados na mesma mulher de **A**. **C.** Arredondamento facial, hirsutismo e acne em uma menina de 14 anos com doença de Cushing. **D.** Obesidade central e generalizada e face de lua cheia em um menino de 14 anos com doença de Cushing. Obesidade centrípeta típica com estrias abdominais lívidas em uma mulher de 41 anos (**E**) e em um homem de 40 anos (**F**) com doença de Cushing. **G.** Estrias em uma paciente de 24 anos com hiperplasia suprarrenal congênita medicada com doses excessivas de dexametasona como terapia de reposição. **H.** Equimoses típicas e pele fina em paciente com doença de Cushing. Nesse caso, a equimose ocorreu sem lesão óbvia. (Fonte: Larsen PR, Kronenberg H, Melmed S et al.: Williams Textbook of Endocrinology, ed 10, Philadelphia, 2003, Saunders.)

40 a 45% dos tumores hipofisários secretores de ACTH não são identificados na RM. Nos casos com tumores hipofisários ausentes ou pequenos e síndrome de Cushing dependente de ACTH, o cateterismo do seio petroso inferior (IPSS) para ACTH com estimulação do CRH diferencia a superprodução de ACTH hipofisária da ectópica ao demonstrar um gradiente hipofisário-periférico de ACTH.

Tratamento e prognóstico. O tratamento envolve a remoção do tumor hipofisário por um neurocirurgião experiente. As opções após a falha da ressecção incluem reoperação, suprarrenalectomia bilateral, radioterapia ou farmacoterapia. Os agentes farmacoterapêuticos incluem cetoconazol, metirapona, mitotano, cabergolina, pasireotida e mifepristona. Nos casos graves, pode-se utilizar o etomidato por via intravenosa para estabilizar os pacientes para a cirurgia. A remissão em longo prazo após a ressecção de microadenoma hipofisário varia de 69 a 98%, com taxa de recorrência de 3 a 19%.

Gonadotropinas

Definição

As duas gonadotropinas – o LH e o FSH – são hormônios glicoproteicos sintetizados e secretados pelos gonadotrofos na adeno-hipófise. Ambos são compostos de uma subunidade alfa e uma subunidade beta, sendo esta última responsável pela função biológica específica de cada hormônio. Esses hormônios se ligam aos receptores nas gônadas (ovários e testículos) e modulam a função gonadal. A secreção é regulada pelo hormônio de liberação das gonadotropinas (GnRH) do hipotálamo e por retroalimentação dos esteroides sexuais circulantes (estrogênio e testosterona).

Deficiência de gonadotropinas (hipogonadismo hipogonadotrópico)

Definição. O hipogonadismo hipogonadotrópico caracteriza-se por baixos níveis de esteroides sexuais (estrogênio ou testosterona), bem como níveis baixos ou inapropriadamente normais de FSH e de LH.

Apresentação clínica. Os sinais e sintomas dependem do momento de início e da extensão da deficiência de gonadotropinas. Se ocorrer durante a vida fetal, a deficiência pode causar genitália ambígua. Se ocorrer após o nascimento, porém antes da puberdade, pode causar atraso ou ausência do desenvolvimento sexual. O início após a puberdade provoca distúrbios menstruais em mulheres e disfunção sexual e ginecomastia em homens. Podem ocorrer osteoporose e infertilidade em ambos os sexos.

Diagnóstico e diagnóstico diferencial. O diagnóstico é estabelecido pela presença de níveis baixos ou inapropriadamente normais de FSH e de LH, bem como baixos níveis de esteroides sexuais (estrogênio ou testosterona). As causas da deficiência de gonadotropinas podem ser congênitas (síndrome de Kallman, síndrome de Prader-Willi, displasia septo-óptica) ou adquiridas, como na hemocromatose, hiperprolactinemia, tumores selares, irradiação craniana e distúrbios inflamatórios e infiltrativos.

Tratamento e prognóstico.

Tratamento e prognóstico. Nas mulheres, a terapia de reposição na forma de estrogênio oral ou transdérmico deve ser continuada até a idade da menopausa natural. A progesterona é essencial em mulheres com útero intacto para prevenir a hiperplasia endometrial. Nos homens, a reposição de testosterona está disponível em várias formas, como injeções, microesferas implantáveis, vários géis e adesivos. A testosterona exógena não restaura a fertilidade e, de fato, inibe a espermatogênese. Tanto em homens quanto em mulheres, o tratamento para a fertilidade exige o uso de gonadotropinas.

Tumores hipofisários secretores de gonadotropinas

Definição e epidemiologia. Os tumores hipofisários secretores de gonadotropinas são considerados não funcionais. Em geral, são grandes e conhecidos como os macroadenomas mais comuns. Esses tumores podem secretar FSH, LH e/ou subunidade alfa. Os adenomas hipofisários não funcionantes constituem o segundo adenoma hipofisário mais comum depois dos prolactinomas. A sua prevalência é de 7 a 22 por 100 mil indivíduos.

Diagnóstico e diagnóstico diferencial. Os tumores hipofisários secretores de gonadotropinas normalmente se manifestam com sinais e sintomas de efeito expansivo. Os pacientes também podem apresentar sintomas de deficiências de hormônios hipofisários. A avaliação hormonal revela níveis elevados de FSH, LH e/ou subunidade alfa na ausência de baixos níveis de estrogênio ou testosterona. A coloração com imunoperoxidase do tecido tumoral também é necessária para o estabelecimento do diagnóstico, particularmente em mulheres na pós-menopausa, quando as gonadotropinas estão adequadamente elevadas.

Tratamento e prognóstico. O principal tratamento consiste em remoção cirúrgica transesfenoidal, que geralmente é bem-sucedida. A radioterapia pode ser usada como agente adjuvante, devido às grandes dimensões desses tumores por ocasião do diagnóstico. A terapia clínica não é usada, visto que não existe medicamento efetivo.

DISTÚRBIOS DOS HORMÔNIOS DA NEURO-HIPÓFISE

A AVP e a ocitocina são os dois hormônios produzidos no hipotálamo e armazenados e liberados pela neuro-hipófise.

Diabetes insípido

Definição

O diabetes insípido (DI) caracteriza-se pela deficiência de AVP e excreção de grandes volumes de urina diluída. O DI central (que se origina na neuro-hipófise) pode ser familiar, devido a uma mutação autossômica dominante no gene da vasopressina, que afeta o funcionamento dos neurônios produtores de AVP. Pode ser também secundário (adquirido) a tumores intrasselares e suprasselares, infiltração do hipotálamo e neuro-hipófise, infecção, traumatismo ou cirurgia ou como parte de uma doença autoimune. A Tabela 64.7 fornece uma lista mais extensa de causas de diabetes insípido.

Apresentação clínica

Poliúria (definida como a excreção de mais de 3 ℓ de urina por dia) e polidipsia constituem as características clínicas essenciais do DI.

Diagnóstico e diagnóstico diferencial

O DI pode ser central, causado pela deficiência de AVP, ou nefrogênico, causado pela resistência à AVP. Enquanto o acesso à água livre for mantido e o mecanismo da sede estiver intacto, os pacientes com DI normalmente conseguem manter níveis séricos de sódio e osmolalidade normais. O teste de privação de água é o principal teste usado para estabelecer o diagnóstico e diferenciar a causa do DI. Nos pacientes com DI, o nível de sódio e a osmolalidade do soro aumentam em resposta à privação de água. A resposta a um análogo sintético da vasopressina é analisada se não forem observadas a elevação normal da osmolalidade urinária e a redução do volume urinário. Os pacientes com DI central respondem ao análogo sintético com aumento da osmolalidade urinária e diminuição do volume de urina. Em contrapartida, os pacientes com DI nefrogênico não respondem à vasopressina sintética. Os pacientes com DI central parcial apresentam resposta limitada. A polidipsia primária caracteriza-se por aumento da ingestão de água sem deficiência ou resistência à AVP. Pacientes com polidipsia primária concentram a urina sem a necessidade de vasopressina sintética. A copeptina, também derivada do pró-hormônio (precursor) da arginina-vasopressina, está sendo estudada recentemente como substituto da arginina-vasopressina para diferenciar as formas central e nefrogênica de DI da polidipsia primária, usando uma medição direta da copeptina plasmática estimulada por solução salina hipertônica, em vez do teste de privação de água indireto.

Tratamento

A reposição com DDAVP, um análogo da AVP, está disponível nas formas oral (desmopressina), parenteral e intranasal. A vasopressina aquosa é um análogo da AVP de ação mais curta, que pode ser administrada por via subcutânea no período pós-operatório imediato. Devido à natureza transitória do DI e a uma possível mudança para uma fase transitória da síndrome de secreção inapropriada de hormônio antidiurético (SIHAD) no paciente submetido à cirurgia de hipófise, a AVP é administrada com cautela e não como medicamento programado, de modo a evitar a hiponatremia.

Síndrome de secreção inapropriada de hormônio antidiurético

A SIHAD é descrita na discussão da hiponatremia no Capítulo 25.

Tabela 64.7 Causas de diabetes insípido.
Diabetes insípido central
Idiopático
Familiar
Hipofisectomia
Infiltração do hipotálamo e da neuro-hipófise
Histiocitose de células de Langerhans
Granulomas
Infecção
Tumores (intrasselares e suprasselares)
Autoimune
Diabetes insípido nefrogênico
Idiopático
Familiar
Mutação do gene do receptor V_2
Mutação do gene aquaporina-2
Doença renal crônica (p. ex., pielonefrite crônica, doença renal policística ou doença cística medular)
Hipopotassemia
Hipercalcemia
Anemia falciforme
Medicamentos
Lítio
Fluoreto
Demeclociclina
Colchicina

LEITURA SUGERIDA

Biller BM, Grossman AB, Stewart PM, et al: Treatment of adrenocorticotropin-dependent Cushing's syndrome: a consensus statement, J Clin Endocrinol Metab 93:2454–2462, 2008.

Dichtel LE, Yuen KCJ, Bredella MA, et al: Overweight/obese adults with pituitary disorders require lower peak growth hormone cutoff values on glucagon stimulation testing to avoid overdiagnosis of growth hormone deficiency, J Clin Endocrinol Metab 99(12):4712–4719, 2014.

Fenske W, Refardt J, Chifu I, et al: A copeptin-based approach in the diagnosis of diabetes insipidus, N Engl J Med 379(5):428–439, 2018.

Fleseriu M, Petersenn S: Medical management of Cushing's disease: what is the future? Pituitary 15:330–341, 2012.

Freda P, Beckers A, Katznelson L, et al: Pituitary incidentaloma: an Endocrine Society clinical practice guideline, J Clin Endocrinol Metab 96:894–904, 2011.

Melmed S, Casanueva F, Hoffman A, et al: Diagnosis and treatment of hyperprolactinemia: an Endocrine Society clinical practice guideline, J Clin Endocrinol Metab 96:273–288, 2011.

Melmed S, Colao A, Barkan A, et al: Guidelines for acromegaly management: an update, J Clin Endocrinol Metab 94:1509–1517, 2009.

Melmed S: Medical progress: acromegaly, N Engl J Med 355:2558–2573, 2006.

Melmed S: The pituitary, ed 4, 2017, Elsevier.

Nieman L, Biller B, Findling J, et al: The diagnosis of Cushing's syndrome: an Endocrine Society clinical practice guideline, J Clin Endocrinol Metab 93:1526–1540, 2008.

Swearingen B, Biller B: Diagnosis and management of pituitary disorders, New York, 2008, Humana Press.

Ueland GÅ, Methlie P, Øksnes M, et al: The short cosyntropin test revisited: new normal reference range using LC-MS/MS, J Clin Endocrinol Metab 103(4):1696–1703, 2018.

65

Glândula Tireoide

Theodore C. Friedman

INTRODUÇÃO

A glândula tireoide secreta tiroxina (T_4) e tri-iodotironina (T_3), que modulam a utilização de energia e a produção de calor, além de facilitarem o crescimento. A glândula consiste em dois lobos laterais unidos por um istmo (e-Figura 65.1). O peso da glândula adulta é de 10 a 20 g. Ao microscópico, a glândula tireoide é composta de vários folículos que contêm coloide circundado por uma única camada de epitélio tireoidiano. As células foliculares sintetizam a tireoglobulina, que é armazenada na forma de coloide. A biossíntese de T_4 e de T_3 ocorre por iodação das moléculas de tirosina na tireoglobulina.

FISIOLOGIA DOS HORMÔNIOS TIREOIDIANOS

Síntese dos hormônios tireoidianos

O iodo dietético é essencial para a síntese dos hormônios tireoidianos. O iodo, após a sua conversão em iodeto no estômago, sofre rápida absorção pelo sistema digestório. Após o transporte ativo da corrente sanguínea através da membrana basal da célula folicular, o iodeto é oxidado enzimaticamente pela tireoide peroxidase, que também medeia a iodação dos resíduos de tirosina na tireoglobulina, para formar monoiodotirosina e di-iodotirosina. As moléculas de iodotirosina acoplam-se para formar T_4 (3,5,3′,5′-tri-iodotironina) ou T_3 (3,5,3′-tri-iodotironina). Uma vez iodada, a tireoglobulina que contém a T_4 e a T_3 recém-formadas é armazenada nos folículos. A secreção de T_4 e de T_3 livres na circulação ocorre após a digestão proteolítica da tireoglobulina, que é estimulada pelo hormônio tireoestimulante (TSH). A desiodação da monoiodotirosina e da di-iodotirosina pela iodotirosina desiodinase libera iodo, que, então, retorna ao reservatório de iodo da tireoide (e-Figura 65.2).

Transporte dos hormônios tireoidianos

A T_4 e a T_3 estão fortemente ligadas às proteínas transportadoras séricas: globulina de ligação da tiroxina (TBG), pré-albumina de ligação da tiroxina e albumina. As frações não ligadas ou livres são as frações biologicamente ativas, que representam apenas 0,04% da T_4 total e 0,4% da T_3 total.

Metabolismo periférico dos hormônios tireoidianos

A glândula tireoide normal secreta T_4, T_3 e T_3 reversa, uma forma biologicamente inativa de T_3. A maior parte da T_3 circulante provém da desiodação da T_4 circulante nos tecidos periféricos. A desiodação de T_4 pode ocorrer no anel externo (5′-desiodação), com produção de T_3 (3,5,3′-tri-iodotironina), ou no anel interno (5-desiodação), com produção de T_3 reversa (3,3′,5′-tri-iodotironina).

Controle da função da tireoide

O hormônio de liberação da tireotropina (TRH) do hipotálamo é transportado via sistema porta hipotalâmico-hipofisário para os tireotrofos da adeno-hipófise, estimulando a síntese e a liberação de TSH (Figura 65.1). Por sua vez, o TSH aumenta a captação de iodeto pela tireoide e a iodação da tireoglobulina, libera T_3 e T_4 da glândula tireoide por meio de aumento da hidrólise da tireoglobulina e estimula o crescimento das células da tireoide. A hipersecreção de TSH resulta em aumento da glândula (bócio). A T_3 circulante exerce inibição da liberação de TRH e de TSH por retroalimentação negativa.

Efeitos fisiológicos dos hormônios tireoidianos

Os hormônios tireoidianos aumentam a taxa metabólica basal por meio do aumento do consumo de oxigênio e da produção de calor em vários tecidos do corpo. Esses hormônios também exercem efeitos específicos em vários sistemas orgânicos (Tabela 65.1). Esses efeitos se tornam exagerados no hipertireoidismo e reduzidos no hipotireoidismo e são responsáveis pelos sinais e sintomas bem conhecidos desses dois distúrbios.

AVALIAÇÃO DA TIREOIDE

É essencial proceder a um cuidadoso exame da glândula tireoide na avaliação de um paciente com doença de tireoide (Vídeo 65.1). A função e a estrutura da glândula tireoide podem ser avaliadas por: (1) determinação dos níveis séricos de hormônios tireoidianos; (2) exame de imagem para determinação do tamanho e da arquitetura da glândula tireoide; (3) medição de autoanticorpos antitireoidianos; e (4) biopsia por punção aspirativa por agulha fina (PAAF) da glândula tireoide.

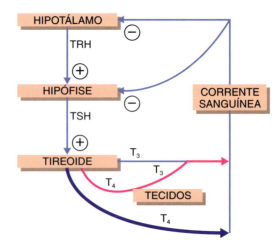

Figura 65.1 Eixo hipotálamo-hipófise-tireoide. A T_4 é convertida em T_3 nos tecidos periféricos. T_3, tri-iodotironina; T_4, tiroxina; TRH, hormônio de liberação da tireotropina; TSH, hormônio tireoestimulante.

Tabela 65.1 Efeitos fisiológicos do hormônio tireoidiano.

Sistema	Efeitos
Cardiovascular	Aumento da frequência cardíaca e do débito cardíaco
Gastrintestinal	Aumento da motilidade intestinal
Esquelético	Aumento da renovação e da reabsorção ósseas
Pulmonar	Manutenção do impulso hipóxico e hipercápnico normal no centro respiratório
Neuromuscular	Aumento da renovação das proteínas musculares e aumento da velocidade de contração e relaxamento dos músculos
Metabolismo dos lipídios e dos carboidratos	Aumento da gliconeogênese e glicogenólise hepáticas, bem como absorção intestinal de glicose
	Aumento da síntese e da degradação do colesterol
	Aumento da lipólise
Sistema nervoso simpático	Aumento do número de receptores beta-adrenérgicos no coração, no músculo esquelético, nos linfócitos e nas células adiposas
	Diminuição dos receptores alfa-adrenérgicos cardíacos
	Aumento da sensibilidade às catecolaminas
Hematopoético	Aumento do 2,3-difosfoglicerato eritrocitário, facilitando a dissociação do oxigênio da hemoglobina, com aumento do oxigênio disponível aos tecidos

Testes dos níveis séricos de hormônios tireoidianos

A medição da T_4 sérica total e da T_3 total indica a quantidade total de hormônio ligado às proteínas de ligação da tireoide por meio de radioimunoensaio. Os níveis totais de T_4 e de T_3 estão elevados no hipertireoidismo e baixos no hipotireoidismo. O aumento da produção de TBG (conforme observado na gravidez ou na terapia com estrogênio) aumenta os níveis totais de T_4 e de T_3 sem hipertireoidismo real. De modo semelhante, os níveis totais de T_4 e de T_3 estão baixos, apesar do eutireoidismo, em condições associadas a baixos níveis das proteínas de ligação da tireoide (p. ex., diminuição congênita, enteropatia perdedora de proteínas, cirrose, síndrome nefrótica). Portanto, é necessário realizar exames adicionais para avaliar os níveis de hormônios livres, que refletem a atividade biológica. Os níveis de T_4 e de T_3 livres podem ser medidos diretamente ou por diálise ou ultrafiltração e, na maioria das instituições, substituíram a medição dos níveis totais de T_4 e de T_3.

O nível sérico de TSH é medido por um ensaio imunométrico de terceira geração, que discrimina de maneira acurada entre níveis normais de TSH e níveis abaixo da faixa normal. Assim, o ensaio para TSH pode estabelecer o diagnóstico de hipertireoidismo clínico (elevação dos níveis de T_4 e T_3 livres e nível suprimido de TSH) e do hipertireoidismo subclínico (níveis normais de T_4 e T_3 livres e nível suprimido de TSH). No hipertireoidismo, a T_3 livre pode estar elevada, embora haja nível normal de T_4 livre. No hipotireoidismo primário (tireoidiano), o nível sérico de TSH é supranormal, devido à diminuição da inibição por retroalimentação. O TSH normalmente está baixo, mas pode ser normal no hipotireoidismo secundário (hipofisário) ou terciário (hipotalâmico).

As medições da tireoglobulina sérica mostram-se úteis no acompanhamento de pacientes com carcinoma papilífero ou folicular de tireoide. Após a tireoidectomia e a terapia de ablação com iodo 131 (^{131}I), os níveis de tireoglobulina devem ser inferiores a 0,5 ng/mℓ enquanto o paciente estiver em tratamento supressor com levotiroxina. Os níveis acima desse valor indicam a possibilidade de doença persistente ou metastática.

A calcitonina é produzida pelas células C da tireoide e desempenha um papel menor na homeostasia do cálcio. As medições da calcitonina são valiosas no diagnóstico do carcinoma medular de tireoide e no monitoramento dos efeitos da terapia para essa entidade.

Exame de imagem da tireoide

O pertecnetato de tecnécio-99m (^{99m}Tc) concentra-se na glândula tireoide e pode ser medido com uma câmara gama, fornecendo informações sobre o tamanho e o formato da glândula e a localização da atividade funcional na glândula (cintigrafia da tireoide). A cintigrafia da tireoide é frequentemente realizada com uma avaliação quantitativa da captação de iodo radioativo (^{123}I) pela glândula. Os nódulos funcionantes da tireoide são denominados nódulos *quentes* (hipercaptantes), ao passo que os nódulos *frios* (hipocaptantes) não são funcionantes. Em geral, a neoplasia maligna está associada a um nódulo frio, e 16% dos nódulos frios cirurgicamente removidos são malignos.

A avaliação da tireoide por ultrassonografia (US) é útil na diferenciação de nódulos sólidos dos nódulos císticos, bem como para determinar quais pacientes devem ser submetidos à PAAF. O uso da US da tireoide em pacientes com nódulos da tireoide é discutido mais adiante.

Anticorpos antitireoidianos

Podem-se medir no soro autoanticorpos dirigidos contra vários componentes antigênicos da glândula tireoide, incluindo tireoglobulina (anti-Tg), peroxidase tireoidiana (anti-TPO, anteriormente denominados *anticorpos antimicrossomais*) e receptor de TSH. Um resultado fortemente positivo para anticorpos anti-TPO indica doença autoimune da tireoide. Ocorre elevação do anticorpo contra o receptor de TSH na doença de Graves (ver discussão mais adiante).

Biopsia da tireoide

A PAAF de um nódulo (e-Figura 65.3) para obtenção de células da tireoide para avaliação citológica constitui a melhor maneira de diferenciar a doença benigna da maligna. A PAAF requer amostras de tecido adequadas e interpretação por um citologista experiente.

HIPERTIREOIDISMO

A tireotoxicose é a síndrome clínica que resulta de níveis elevados dos hormônios tireoidianos circulantes. As manifestações clínicas da tireotoxicose resultam dos efeitos fisiológicos diretos dos hormônios tireoidianos, bem como do aumento da sensibilidade às catecolaminas. A taquicardia, o tremor, o olhar fixo, a sudorese e o retardo palpebral são todos causados pela hipersensibilidade às catecolaminas.

Sinais e sintomas

A Tabela 65.2 fornece uma lista dos sinais e sintomas do hipertireoidismo. A crise tireotóxica ou *tempestade tireoidiana* é uma complicação potencialmente fatal do hipertireoidismo, que pode ser precipitada por cirurgia, terapia com iodo radioativo ou estresse grave (p. ex., diabetes melito descontrolado, infarto agudo do miocárdio, infecção aguda). Os pacientes desenvolvem febre, rubor, sudorese, taquicardia significativa, fibrilação atrial e insuficiência cardíaca. Com frequência, ocorrem agitação psicomotora significativa, inquietação, *delirium* e coma. As manifestações gastrintestinais podem incluir náuseas, vômitos e diarreia. A hiperpirexia desproporcional a outros achados clínicos é patognomônica da tempestade tireoidiana.

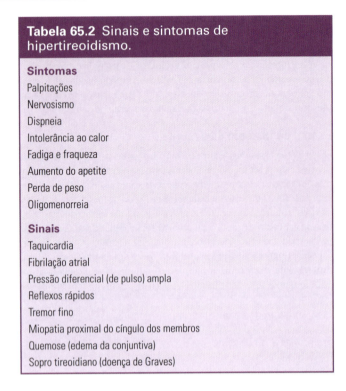

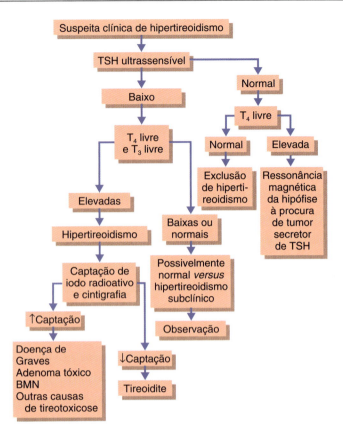

Figura 65.2 Algoritmo para o diagnóstico diferencial de hipertireoidismo. *BMN*, bócio multinodular; *RIA*, radioimunoensaio; *RM*, ressonância magnética; T_3, tri-iodotironina; T_4, tiroxina; *TSH*, hormônio tireoestimulante.

Diagnóstico diferencial

Em geral, a tireotoxicose reflete o excesso de secreção de hormônios tireoidianos em consequência de doença de Graves, adenoma tóxico, bócio multinodular ou tireoidite (Tabela 65.3 e Figura 65.2). Entretanto, pode resultar da ingestão excessiva de hormônio tireoidiano ou, raramente, da produção de hormônio tireoidiano de um local ectópico (como no *struma ovarii*).

Doença de Graves

A doença de Graves, que constitui a causa mais comum de tireotoxicose, é uma doença autoimune mais comum em mulheres, com pico de incidência entre 20 e 50 anos. Observa-se uma ou mais das seguintes manifestações: (1) bócio; (2) tireotoxicose; (3) doença ocular que varia desde lacrimejamento até proptose, paralisia dos músculos extraoculares e perda de visão devido ao comprometimento do nervo óptico; e (4) dermopatia da tireoide, geralmente observada como espessamento significativo da pele pré-tibial que não é depressível (*mixedema pré-tibial*). (É preciso não confundir esse uso do termo mixedema com aquele descrito adiante na discussão das manifestações clínicas do *hipotireoidismo*.)

Patogênese. A tireotoxicose na doença de Graves é causada pela produção exagerada de um anticorpo que se liga ao receptor de TSH. Essas imunoglobulinas estimulantes da tireoide aumentam o crescimento das células da tireoide e a secreção de hormônios tireoidianos. A oftalmopatia resulta da infiltração inflamatória dos músculos extraoculares por linfócitos, com deposição de mucopolissacarídeos. A reação inflamatória que contribui para os sinais oculares na doença de Graves pode ser causada pela sensibilização dos linfócitos a antígenos que são comuns aos músculos orbitais e à glândula tireoide.

Apresentação clínica. As manifestações comuns da tireotoxicose (Tabela 65.2) constituem aspectos característicos de pacientes mais jovens com doença de Graves. Além disso, os pacientes podem apresentar bócio difuso ou os sinais oculares característicos da doença de Graves. Os pacientes de mais idade com frequência não exibem as manifestações clínicas floridas da tireotoxicose, e a condição, denominada *hipertireoidismo apático*, manifesta-se na forma de embotamento afetivo, labilidade emocional, perda de peso, fraqueza muscular, insuficiência cardíaca congestiva (ICC) e fibrilação atrial resistente à terapia padrão.

Os sinais oculares associados à doença de Graves também podem ocorrer como manifestação inespecífica do hipertireoidismo de qualquer causa (p. ex., olhar fixo tireoidiano). Na doença de Graves, um infiltrado inflamatório específico dos tecidos orbitais resulta em edema periorbital, congestão da conjuntiva e edema, proptose, fraqueza dos músculos extraoculares ou dano ao nervo óptico com comprometimento visual (e-Figura 65.4).

O mixedema pré-tibial (dermopatia tireoidiana) (e-Figura 65.5) ocorre em 2 a 3% dos pacientes com doença de Graves e resulta em espessamento da pele sobre a parte inferior da tíbia, que não é depressível. A onicólise, caracterizada pela separação das unhas dos dedos das mãos de seus leitos, ocorre frequentemente em pacientes com doença de Graves. Pode ocorrer também hipocratismo ou baqueteamento digital.

Diagnóstico. Os níveis elevados de T_4 ou T_3 totais ou livres (ou ambos) e a supressão do TSH confirmam o diagnóstico clínico de tireotoxicose. O anticorpo dirigido contra o receptor de TSH habitualmente está elevado, e a sua medição pode ser útil em pacientes com sinais oculares que não apresentam outras características clínicas. O aumento da captação de ^{123}I diferencia a doença de Graves da tireoidite subaguda precoce ou de Hashimoto, visto que a captação é baixa no hipertireoidismo. A ressonância magnética ou a US da órbita normalmente revelam aumento dos músculos orbitais, independentemente da observação ou não de sinais clínicos de oftalmopatia.

Tratamento. São utilizadas três modalidades de tratamento para controlar o hipertireoidismo da doença de Graves: fármacos antitireoidianos, iodo radioativo e cirurgia. Na Europa, na América Latina e no Japão, os fármacos antitireoidianos constituem a terapia preferida, ao passo que, nos EUA, a principal terapia consiste em iodo radioativo. Entretanto, mais recentemente, os fármacos antitireoidianos estão se tornando a base do tratamento para doença de Graves em todo o mundo.

Fármacos antitireoidianos. As tiocarbamidas – propiltiouracila, metimazol e carbimazol – bloqueiam a síntese de hormônios tireoidianos por meio da inibição da tireoide peroxidase. A propiltiouracila também inibe parcialmente a conversão periférica de T_4 em T_3. O tratamento clínico é normalmente administrado por um período prolongado (1 a 3 anos), com redução gradual da dose até que ocorra remissão espontânea. Muitos pacientes podem continuar com baixas doses de tiocarbamidas por longos períodos sem efeitos colaterais significativos. Uma abordagem consiste em diminuir gradualmente a dose enquanto a T_4 e a T_3 são mantidas na faixa normal, deixando os pacientes com baixas doses de tiocarbamidas se os níveis de T_4 e de T_3 permanecerem altos após a redução gradual. Após a interrupção da medicação, 40 a 60% dos pacientes permanecem em remissão. Os que sofrem recidiva podem retomar a terapia com tiocarbamidas ou podem se submeter à cirurgia definitiva ou ao tratamento com iodo radioativo. Os efeitos colaterais do esquema com tiocarbamidas consistem em prurido e exantema (em cerca de 5% dos pacientes), elevação dos níveis séricos das enzimas de função hepática, icterícia colestática, artralgias agudas e, raramente, agranulocitose ($< 0,5\%$ dos pacientes).

O metimazol demonstrou ser mais efetivo na normalização dos níveis de hormônios tireoidianos e levou a menor taxa de elevação das transaminases hepáticas e de leucopenia do que a propiltiouracila; atualmente, constitui o tratamento clínico preferido para o hipertireoidismo. O metimazol pode ser administrado 1 vez/dia, desde que a dose total seja de 30 mg ou menos, o que leva a maior adesão ao tratamento, enquanto a PTU é habitualmente administrada 2 a 3 vezes/dia. No início do tratamento, durante a fase aguda da tireotoxicose, podem-se usar bloqueadores dos receptores beta-adrenérgicos para ajudar a aliviar a taquicardia, a hipertensão arterial sistêmica e a fibrilação atrial em pacientes sintomáticos. À medida que os níveis dos hormônios tireoidianos retornam ao normal, o tratamento com beta-bloqueadores é suspenso progressivamente.

Iodo radioativo. Iodo radioativo (^{131}I) pode ser usado no tratamento de adultos com doença de Graves. Entretanto, 80 a 90% dos pacientes tornam-se hipotireoidianos após a radioterapia e necessitam de reposição com hormônio tireoidiano durante toda a vida. Conforme discutido mais adiante, uma porcentagem de pacientes tratados com levotiroxina para o hipotireoidismo continua apresentando sintomas de hipotireoidismo após a normalização do TSH; isso levou a uma mudança no paradigma de que o iodo radioativo constitui o tratamento preferido do hipertireoidismo, com maior ênfase no uso de tiocarbamidas. Já foi constatado que o ^{131}I aumenta a taxa de mortalidade por câncer. O ^{131}I está contraindicado para gestantes, porém não aumenta o risco de defeitos congênitos na prole concebida após a terapia com ^{131}I. Pacientes com tireotoxicose grave, tireoide muito grande ou doença cardíaca subjacente devem se tornar eutireoidianos por meio de medicação antitireoidiana antes de receber iodo radioativo, visto que o tratamento com ^{131}I pode causar a liberação de hormônio tireoidiano pré-formado da glândula tireoide, o que poderia precipitar arritmias cardíacas e exacerbar os sinais/sintomas de tireotoxicose.

Após a administração de iodo radioativo, ocorre a diminuição da glândula tireoide; os pacientes tornam-se eutireoidianos e, posteriormente, hipotireoidianos ao longo de um período de 6 semanas a 3 meses. Os níveis séricos de T_4 livre e de TSH devem ser monitorados, e deve-se instituir reposição com levotiroxina quando ocorrer hipotireoidismo. O hipotireoidismo sempre ocorre após a tireoidectomia total cirúrgica, frequentemente após a tireoidectomia subtotal ou a administração de iodo radioativo e em menor porcentagem de pacientes após a medicação antitireóidea. Por esse motivo, é obrigatório efetuar monitoramento ao longo da vida de todos os pacientes com doença de Graves.

Cirurgia. A tireoidectomia subtotal ou total é o tratamento de escolha para pacientes com glândulas muito grandes e sintomas obstrutivos, para pacientes com tireoide multinodular e, algumas vezes, para mulheres que desejam engravidar no próximo ano. É fundamental que o cirurgião tenha experiência em cirurgia da tireoide. No pré-operatório, os pacientes recebem 6 semanas de tratamento com fármacos antitireoidianos para garantir que estejam eutireoidianos no momento da cirurgia. Duas semanas antes da cirurgia, administra-se uma solução saturada oral de iodeto de potássio diariamente para diminuir a vascularização da glândula. No pós-operatório, ocorrem hipoparatireoidismo permanente e paralisia do nervo laríngeo recorrente em menos de 2% dos pacientes, embora a taxa de hipocalcemia pós-operatória transitória seja mais alta.

A orbitopatia de Graves pode ser tratada com glicocorticoides, radioterapia orbital ou cirurgia. Recentemente, foi constatado que o selênio é efetivo para a orbitopatia de Graves.

Adenoma tóxico

Nódulos tóxicos solitários, que normalmente são benignos, ocorrem com mais frequência em pacientes de idade mais avançada. As manifestações clínicas são as da tireotoxicose. O exame físico revela um nódulo solitário distinto. A investigação laboratorial mostra níveis de TSH suprimidos e níveis significativamente elevados de T_3, muitas vezes com elevação apenas moderada de T_4. A cintigrafia da tireoide revela um nódulo quente (hipercaptante) no lobo afetado, com supressão parcial ou completa do lobo não afetado. Em geral, os nódulos tóxicos solitários são tratados com iodo radioativo. Ocorre eutireoidismo se o lobo não afetado apresentar captação suprimida na cintigrafia da tireoide, e, com frequência, ocorre hipotireoidismo se o lobo não afetado não exibir captação suprimida. Para os nódulos grandes, pode ser necessária uma lobectomia unilateral após a administração de fármacos antitireoidianos para tornar o paciente eutireoidiano.

Bócio multinodular tóxico

Ocorre bócio multinodular tóxico em pacientes idosos com bócio multinodular de longa duração, sobretudo aqueles que residem em regiões com deficiência de iodo quando são expostos ao aumento do iodo dietético ou a meios de contraste radiológicos contendo iodo. Com frequência, as manifestações clínicas iniciais consistem em taquicardia, insuficiência cardíaca e arritmias. O exame físico revela um bócio nodular. O diagnóstico é confirmado pelas características laboratoriais de TSH suprimido, níveis elevados de T_3 e de T_4 e cintigrafia da tireoide que revela múltiplos nódulos funcionantes. O tratamento de escolha consiste frequentemente em ablação com [131]I. A ablação é efetiva sobretudo em pacientes com tireoides pequenas e alto grau de captação radioativa. Tireoides maiores podem exigir cirurgia.

Hipertireoidismo subclínico

No hipertireoidismo subclínico, os níveis de T_4 e T_3 totais e livres são normais, enquanto o TSH está suprimido. As causas dessa condição incluem manifestação precoce de qualquer forma de hipertireoidismo (p. ex., doença de Graves, adenoma tóxico, bócio multinodular tóxico). Como esses pacientes, em particular aqueles de idade mais avançada, correm maior risco de arritmias cardíacas, muitos pacientes com níveis de TSH persistentemente suprimidos devem ser tratados com tiocarbamidas, betabloqueadores ou, menos comumente, iodo radioativo. A diminuição da densidade mineral óssea constitui outra indicação para tratamento.

Tireoidite

A tireoidite pode ser classificada como aguda, subaguda ou crônica. Embora a tireoidite acabe resultando em hipotireoidismo clínico, a apresentação inicial consiste, com frequência, em hipertireoidismo como resultado da liberação aguda de T_4 e T_3. O hipertireoidismo causado por tireoidite pode ser prontamente diferenciado de outras causas de hipertireoidismo pela captação suprimida de iodo radioativo na glândula tireoide, refletindo a diminuição da produção de hormônios pelas células danificadas.

Uma doença mais rara, a tireoidite supurativa aguda, é causada por infecção, habitualmente bacteriana. Os pacientes apresentam febre alta, vermelhidão da pele sobrejacente e dor à palpação da tireoide; a condição pode ser confundida com tireoidite subaguda. Se as hemoculturas forem negativas, a PAAF deve identificar o microrganismo. O tratamento intensivo com antibióticos e, em algumas ocasiões, a incisão e a drenagem são necessários.

Tireoidite subaguda

A tireoidite subaguda (também conhecida como tireoidite de de Quervain ou tireoidite granulomatosa) é uma doença inflamatória aguda da glândula tireoide, provavelmente causada por uma infecção viral e que regride por completo em 90% dos casos. Os pacientes com tireoidite subaguda queixam-se de febre e dor na região anterior do pescoço. O paciente pode apresentar sinais e sintomas de hipertireoidismo. O achado clássico no exame físico consiste em glândula tireoide extremamente dolorosa à palpação. Os achados laboratoriais variam com o curso da doença. No início, o paciente pode apresentar sintomas tireotóxicos, com níveis séricos elevados de T_4, TSH sérico deprimido e baixa captação de iodo radioativo na cintigrafia da tireoide. Posteriormente, o estado da tireoide flutua entre as fases eutireoidiana e hipotireoidiana, podendo retornar ao eutireoidismo. O aumento da captação do iodo radioativo na cintigrafia reflete a recuperação da glândula. Em geral, o tratamento inclui ácido acetilsalicílico (AAS) em altas doses ou outros anti-inflamatórios não esteroides (AINEs), porém pode ser necessário um ciclo curto de prednisona se a dor e a febre forem graves. Durante a fase hipotireoidiana, pode-se indicar reposição com levotiroxina.

A tireoidite pós-parto assemelha-se à tireoidite subaguda em sua evolução clínica. Em geral, ocorre nos primeiros 6 meses após o parto e segue o curso trifásico de hipertireoidismo, hipotireoidismo e, em seguida, eutireoidismo, embora possa se desenvolver apenas com hipotireoidismo. Algumas pacientes apresentam tireoidite crônica subjacente.

Tireoidite crônica

A tireoidite crônica (tireoidite de Hashimoto ou linfocítica), que é causada pela destruição da arquitetura normal da tireoide por infiltração linfocítica, resulta em hipotireoidismo e bócio. A tireoidite fibrosante de Riedel ou *struma* de Riedel consiste provavelmente em uma variante da tireoidite de Hashimoto; caracteriza-se por uma substancial fibrose da tireoide, que resulta em massa tireoidiana de consistência pétrea. A tireoidite de Hashimoto é mais comum em mulheres, sendo a causa mais comum de bócio e hipotireoidismo nos EUA. Ocasionalmente, os pacientes com tireoidite de Hashimoto apresentam hipertireoidismo transitório, com baixa captação de iodo radioativo devido à liberação de T_4 e T_3 na circulação. A tireoidite crônica pode ser diferenciada da tireoidite subaguda, visto que, na primeira, a glândula é indolor à palpação e são encontrados anticorpos antitireoidianos em título elevado. O anticorpo anti-TPO (contra a peroxidase tireoidiana) é normalmente encontrado no início e costuma persistir por vários anos. O anticorpo anti-TPO não reflete a tireoidite de Hashimoto e não fornece informações adicionais, além do achado de anticorpo anti-TPO. Os níveis séricos de T_3 e de T_4 estão normais ou baixos; quando baixos, o TSH está elevado. A PAAF da tireoide revela linfócitos e células de Hürthle (células foliculares basofílicas aumentadas). O hipotireoidismo e o aumento significativo da glândula (bócio) são indicações para a terapia com levotiroxina. São administradas doses adequadas de levotiroxina para normalizar os níveis de TSH e diminuir o bócio. Evidências recentes de persistência dos sintomas de fadiga profunda, má qualidade do sono e dor articular (apesar da suplementação com levotiroxina que promove eutireoidismo) sugerem que os sintomas estejam relacionados com a doença autoimune em si, e não com o hipotireoidismo.

Tireotoxicose factícia

Pacientes com tireotoxicose factícia ingerem doses excessivas de tiroxina, frequentemente na tentativa de perder peso, e apresentam manifestações típicas da tireotoxicose. Os níveis séricos de T_3 e T_4 estão elevados e o TSH está suprimido, assim como a concentração sérica de tireoglobulina. Não há captação de iodo radioativo. Os pacientes podem necessitar de psicoterapia.

Causas raras de tireotoxicose

Ocorre *struma ovarii* quando um teratoma ovariano contém tecido tireoidiano que secreta hormônio tireoidiano. Uma cintigrafia do corpo confirma o diagnóstico ao demonstrar a captação de iodo radioativo na pelve.

A mola hidatiforme é causada por proliferação e edema do trofoblasto durante a gravidez, com produção excessiva de gonadotropina coriônica, que tem atividade intrínseca semelhante ao TSH. Ocorre remissão do hipertireoidismo com o tratamento cirúrgico e clínico da gravidez molar.

HIPOTIREOIDISMO

O hipotireoidismo é uma síndrome clínica causada pela deficiência de hormônios tireoidianos. Em lactentes e crianças, o hipotireoidismo provoca retardo do crescimento e desenvolvimento e pode resultar em retardo motor e déficit intelectual permanente. As causas congênitas de hipotireoidismo incluem agenesia (ausência completa de tecido tireoidiano), disgenesia (glândula tireoide ectópica ou lingual), tireoide hipoplásica, disormonogênese da tireoide e doenças congênitas da hipófise. O hipotireoidismo de início no adulto resulta em redução da velocidade dos processos metabólicos e é reversível com tratamento. Em geral, o hipotireoidismo é primário (insuficiência da tireoide), mas pode ser secundário (deficiência hipotalâmica ou hipofisária) ou, raramente, resultar de resistência no receptor de hormônio tireoidiano (Tabela 65.4).

Em adultos, a tireoidite autoimune (tireoidite de Hashimoto) constitui a causa mais comum de hipotireoidismo. Essa condição pode ser isolada ou pode constituir parte da síndrome de insuficiência poliglandular do tipo II (síndrome de Schmidt), que também inclui diabetes melito insulinodependente, insuficiência suprarrenal, anemia perniciosa, vitiligo, insuficiência gonadal, hipofisite, doença celíaca, miastenia *gravis* e cirrose biliar primária. As causas iatrogênicas de hipotireoidismo consistem em terapia com ^{131}I, tireoidectomia e tratamento com lítio, amiodarona, opioides e glicocorticoides, bem como inibidores de CTLA-4 e PD-1 (agentes para imunoterapia do câncer), em que as últimas duas classes de fármacos causam tireoidite indolor e hipertireoidismo transitório, seguido de hipotireoidismo. A deficiência ou o excesso de iodo também pode causar hipotireoidismo.

Apresentação clínica

A apresentação clínica do hipotireoidismo (Tabela 65.5) depende da idade de início e da gravidade da deficiência. Recém-nascidos/lactantes com hipotireoidismo congênito (também denominado *cretinismo*) podem apresentar problemas de alimentação, hipotonia, inatividade, fontanela posterior aberta e face e mãos edematosas. Ocorrem déficit intelectual, baixa estatura e puberdade tardia se o tratamento for retardado.

O hipotireoidismo em adultos desenvolve-se habitualmente de forma insidiosa. Com frequência, os pacientes queixam-se de fadiga, letargia e ganho de peso gradual durante vários anos antes que o diagnóstico seja estabelecido. Uma fase de relaxamento tardia dos reflexos tendíneos profundos (reflexos *suspensos*) constitui um valioso sinal clínico que é característico do hipotireoidismo grave. A infiltração subcutânea por mucopolissacarídeos, que se ligam à água, provoca edema. Essa condição, denominada *mixedema*, é responsável pelo espessamento e pela aparência inchada dos pacientes com hipotireoidismo grave.

O hipotireoidismo grave sem tratamento pode resultar em *coma mixedematoso*, que se caracteriza por hipotermia, fraqueza extrema, torpor, hipoventilação, hipoglicemia e hiponatremia e que, com frequência, é precipitado por exposição ao frio, infecção ou psicofármacos. (É preciso não confundir o emprego do termo mixedema aqui com o *mixedema pré-tibial* observado na doença de Graves, que se refere à dermopatia da tireoide – espessamento da pele sem depressão.)

Diagnóstico

Devido ao caráter sutil das manifestações iniciais do hipotireoidismo, o diagnóstico precoce exige um elevado índice de suspeita em pacientes com um ou mais sinais e sintomas (Tabela 65.5), embora o hipotireoidismo seja frequentemente detectado em pacientes que

---

Tabela 65.4 Causas de hipotireoidismo.

Hipotireoidismo primário

Autoimune

Tireoidite de Hashimoto

Parte da síndrome de insuficiência poliglandular, tipo II

Iatrogênico

Terapia com [131]I

Tireoidectomia

Induzido por fármacos

Deficiência de iodo

Excesso de iodo

Lítio

Amiodarona

Fármacos antitireoidianos

Opioides

Glicocorticoides

Inibidores de CTLA-4

Inibidores de PD-1

Congênitas

Agenesia da tireoide

Disgenesia da tireoide

Tireoide hipoplásica

Defeitos de biossíntese

Hipotireoidismo secundário

Disfunção hipotalâmica

Neoplasias

Tuberculose

Sarcoidose

Histiocitose de células de Langerhans

Hemocromatose

Radioterapia

Disfunção hipofisária

Neoplasias

Cirurgia de hipófise

Necrose hipofisária pós-parto

Hipopituitarismo idiopático

Excesso de glicocorticoides (síndrome de Cushing)

Tratamento com radiação da hipófise

Tabela 65.5 Manifestações clínicas do hipotireoidismo.

Crianças

Incapacidades de aprendizagem

Deficiência intelectual

Baixa estatura

Idade óssea atrasada

Puberdade tardia

Adultos

Fadiga

Intolerância ao frio

Ganho de peso

Constipação intestinal

Irregularidades menstruais

Pele seca, áspera e fria

Edema periorbitário e periférico

Reflexos tardios

Bradicardia

Artralgias, mialgias

têm os níveis de TSH determinados como parte dos exames laboratoriais de rotina. Os sintomas iniciais que frequentemente passam despercebidos incluem irregularidades menstruais (em geral, menorragia), artralgias e mialgias.

As anormalidades laboratoriais em pacientes com hipotireoidismo primário consistem em níveis séricos elevados de TSH e baixos níveis de T_4 livre e total. Um nível sérico baixo ou normal-baixo de TSH matinal na presença de disfunção hipotalâmica ou hipofisária caracteriza o hipotireoidismo secundário. Com frequência, os níveis séricos de T_4 livre e total estão nos limites inferiores do normal.

O hipotireoidismo frequentemente está associado à hipercolesterolemia e à fração elevada da creatina fosfoquinase do músculo esquelético (MM) (a fração representativa do músculo esquelético). Em geral, a anemia é normocítica e normocrômica, mas pode ser macrocítica (com deficiência de vitamina B_{12} em consequência de anemia perniciosa associada) ou microcítica (causada por deficiências nutricionais ou perda de sangue menstrual em mulheres). Como o anticorpo anti-TPO é normalmente positivo na tireoidite de Hashimoto, a principal causa de hipotireoidismo em adultos, a sua medição é útil para decidir se o tratamento com levotiroxina é apropriado em pacientes com hipotireoidismo subclínico (discutido mais adiante).

Tratamento

O hipotireoidismo deve ser tratado inicialmente com levotiroxina sintética (T_4). A administração de levotiroxina resulta em níveis fisiológicos de T_3 e T_4 biodisponíveis. A levotiroxina tem meia-vida de 8 dias, de modo que ela precisa ser administrada apenas 1 vez/dia. A dose de reposição média de levotiroxina para adultos é de 75 a 150 μg/dia. Em adultos saudáveis, uma dose inicial adequada é de 1,6 μg/kg/dia. Em alguns pacientes idosos e pacientes com doença cardíaca, deve-se aumentar gradualmente a levotiroxina, começando com 25 μg/dia e aumentando a dose em 25 μg a cada 2 semanas; todavia, a maioria dos pacientes pode receber inicialmente e de maneira segura uma dose de reposição plena. A resposta terapêutica à levotiroxina deve ser monitorada clinicamente e com medição dos níveis séricos de TSH 6 a 8 semanas após o ajuste posológico. Níveis de TSH entre 0,5 e 2 mU/ℓ são considerados ideais. Como a medição do TSH não constitui um guia útil em pacientes com hipotireoidismo secundário (disfunção hipofisária ou hipotalâmica), esses pacientes devem receber levotiroxina até que a T_4 livre esteja na faixa média ou superior do normal.

Estudos recentes sugeriram que uma porcentagem de pacientes tratados com levotiroxina para hipotireoidismo continua apresentando sintomas de hipotireoidismo, apesar da normalização do TSH. Além disso, um estudo de grande porte constatou que mais de 20% dos pacientes atireóticos (pacientes com ausência ou deficiência funcional da glândula tireoide) medicados com levotiroxina não mantiveram valores de T_3 ou de T_4 livres dentro da faixa normal, apesar dos níveis normais de TSH. Isso reflete a inadequação da desiodação periférica para compensar a ausência de secreção de T_3. Como resultado desses estudos, há um renovado interesse (acompanhado de muita controvérsia) no tratamento de pacientes com hipotireoidismo que não tiveram resposta clínica adequada à reposição de levotiroxina com uma combinação de levotiroxina e liotironina (uma forma sintética de T_3) ou preparações de tireoide dessecada que contêm levotiroxina e liotironina.

Nos pacientes com coma mixedematoso, administra-se uma dose de ataque de 500 a 800 μg de levotiroxina por via intravenosa, seguida de 100 μg/dia de levotiroxina, hidrocortisona (100 mg IV, três vezes ao dia) e hidratação venosa. Devem-se administrar corticosteroides antes da tiroxina em condições autoimunes. O evento precipitante subjacente deve ser corrigido. Pode haver necessidade de assistência respiratória e tratamento da hipotermia com cobertores térmicos. Embora o coma mixedematoso esteja associado a elevada taxa de mortalidade, apesar do tratamento adequado, muitos pacientes melhoram em 1 a 3 dias.

Hipotireoidismo subclínico

No hipotireoidismo subclínico, os níveis de T_4 e T_3 livres ou totais estão normais ou normais-baixos, enquanto o TSH está discretamente elevado. Alguns desses pacientes desenvolvem hipotireoidismo franco. A decisão sobre o momento adequado de tratar pacientes que apresentam níveis levemente elevados de TSH é controversa. Com frequência, recomenda-se que os pacientes sejam tratados com levotiroxina se tiverem níveis de TSH superiores a 5 mU/ℓ em duas ocasiões e teste para anticorpo anti-TPO positivo ou bócio. Se o paciente não apresentar bócio apreciável e forem obtidos resultados negativos na pesquisa de anticorpo anti-TPO, muitos especialistas sugerem que a levotiroxina só deva ser administrada se os níveis de TSH forem superiores a 10 mU/ℓ em duas ocasiões. Outros especialistas sugerem o tratamento com níveis mais baixos de TSH, dependendo da resposta dos anticorpos anti-TPO.

BÓCIO

Bócio refere-se ao aumento da glândula tireoide. Pacientes com bócio podem ser eutireoidianos (bócio simples), hipertireoidianos (bócio nodular tóxico ou doença de Graves) ou hipotireoidianos (bócio atóxico ou tireoidite de Hashimoto). O aumento da glândula tireoide (com frequência, focal) também pode resultar de adenoma ou carcinoma da tireoide. No bócio atóxico, a síntese inadequada de hormônios tireoidianos leva à estimulação do TSH com consequente aumento da glândula tireoide. A deficiência de iodo (bócio endêmico) era antigamente a causa mais comum de bócio atóxico. Desde a ampla disponibilidade de sal iodado, o bócio endêmico tornou-se menos comum na América do Norte.

As substâncias bociogênicas são agentes passíveis de causar bócio, e o iodo e lítio são as duas substâncias químicas ou fármacos que frequentemente provocam bócio. Os agentes bociogênicos naturais incluem tioglicosídios encontrados em vegetais, como repolho, brócolis, couve-de-bruxelas, nabo, couve-flor, couve e outros vegetais verdes. Outros alimentos que são bociogênicos incluem soja e seus derivados, amendoim, espinafre, batata-doce e algumas frutas (p. ex., morango, pera e pêssego). Defeitos na biossíntese dos hormônios tireoidianos podem causar bócio associado a hipotireoidismo (ou, com compensação adequada, eutireoidismo).

Um exame cuidadoso da tireoide, com testes para hormônios tireoidianos, pode revelar a causa do bócio. Tireoide lisa e simétrica, frequentemente com sopro, e hipertireoidismo sugerem doença de Graves. Uma glândula tireoide nodular com hipotireoidismo e anticorpos antitireoidianos positivos é compatível com tireoidite de Hashimoto. Bócio difuso e liso com hipotireoidismo e anticorpos antitireoidianos negativos indicam deficiência de iodo ou defeito de biossíntese. O bócio pode se tornar muito grande e estender-se subesternalmente, causando disfagia, angústia respiratória ou rouquidão. A avaliação por US ou a cintigrafia com iodo radioativo delineia a glândula tireoide, e a medição do nível de TSH determina a atividade funcional do bócio.

Os bócios hipotireoidianos são tratados com hormônio tireoidiano, em dose suficiente para normalizar os níveis de TSH. Anteriormente, os bócios eutireoidianos eram tratados com levotiroxina; entretanto, a regressão com levotiroxina é improvável e não é mais recomendada. A cirurgia está indicada para o bócio atóxico apenas se surgirem sintomas obstrutivos ou ocorrer extensão subesternal substancial.

NÓDULOS SOLITÁRIOS DA TIREOIDE

Os nódulos de tireoide são comuns. Podem ser detectados clinicamente em cerca de 4% da população e são encontrados em cerca de 50% da população na necropsia. Os nódulos benignos da tireoide consistem normalmente em adenomas foliculares, nódulos coloides, cistos benignos ou tireoidite nodular. Os pacientes podem apresentar um nódulo proeminente no exame clínico, porém a US da tireoide pode revelar múltiplos nódulos. Embora os nódulos sejam, em sua maioria, benignos, uma pequena porcentagem é maligna. Felizmente, a maior parte dos tipos de câncer de tireoide consiste em neoplasias malignas de baixo grau.

O principal fator etiológico do câncer de tireoide consiste na exposição à radiação de cabeça e pescoço na infância ou na adolescência. Anteriormente, a radioterapia era usada em pacientes com timo aumentado, doença tonsilar, hemangioma ou acne. A exposição à radiação de usinas nucleares (p. ex., Chernobyl, na Ucrânia; Fukushima Daiichi, no Japão) contribui para o aumento da incidência de câncer de tireoide. Em pacientes com história pregressa de irradiação, deve-se efetuar uma US da tireoide e repeti-la a cada 5 anos.

Todos os pacientes com nódulo de tireoide detectado pelo próprio paciente ou durante um exame físico por um médico devem ser submetidos à US da glândula. Os pacientes que apresentam nódulos da tireoide assintomáticos, incidentais e não suspeitos detectados por um exame de imagem realizado por outros motivos devem ser encaminhados para US diagnóstica da tireoide apenas se preencherem os seguintes critérios: (1) idade inferior a 35 anos com expectativa de vida normal e nódulo de 1 cm ou mais ou (2) a partir de 35 anos com expectativa de vida normal e nódulo de 1,5 cm ou mais. Os radiologistas dispõem de um laudo padrão e escore padrão na US da tireoide, denominado TI-RADS, que varia de 1 (aspecto muito benigno) a 5 (possível aspecto maligno) (Figura 65.3). Dessa maneira, a classificação TI-RADS ajuda a distinguir qual paciente com nódulo de tireoide precisa ser submetido à biopsia. Se a pontuação do TI-RADS for 3 e o nódulo tiver mais de 2,5 cm, se a pontuação for 4 e o nódulo for maior que 1,5 cm ou se a pontuação for 5 e o nódulo for maior que 1 cm, recomenda-se uma PAAF. Se a pontuação TI-RADS for mais baixa e o nódulo for menor, recomenda-se repetir a US em 1 ano; para nódulos ainda menores e de aspecto mais benigno, não é necessário acompanhamento. A PAAF pode ser realizada sob orientação de ultrassom, se possível.

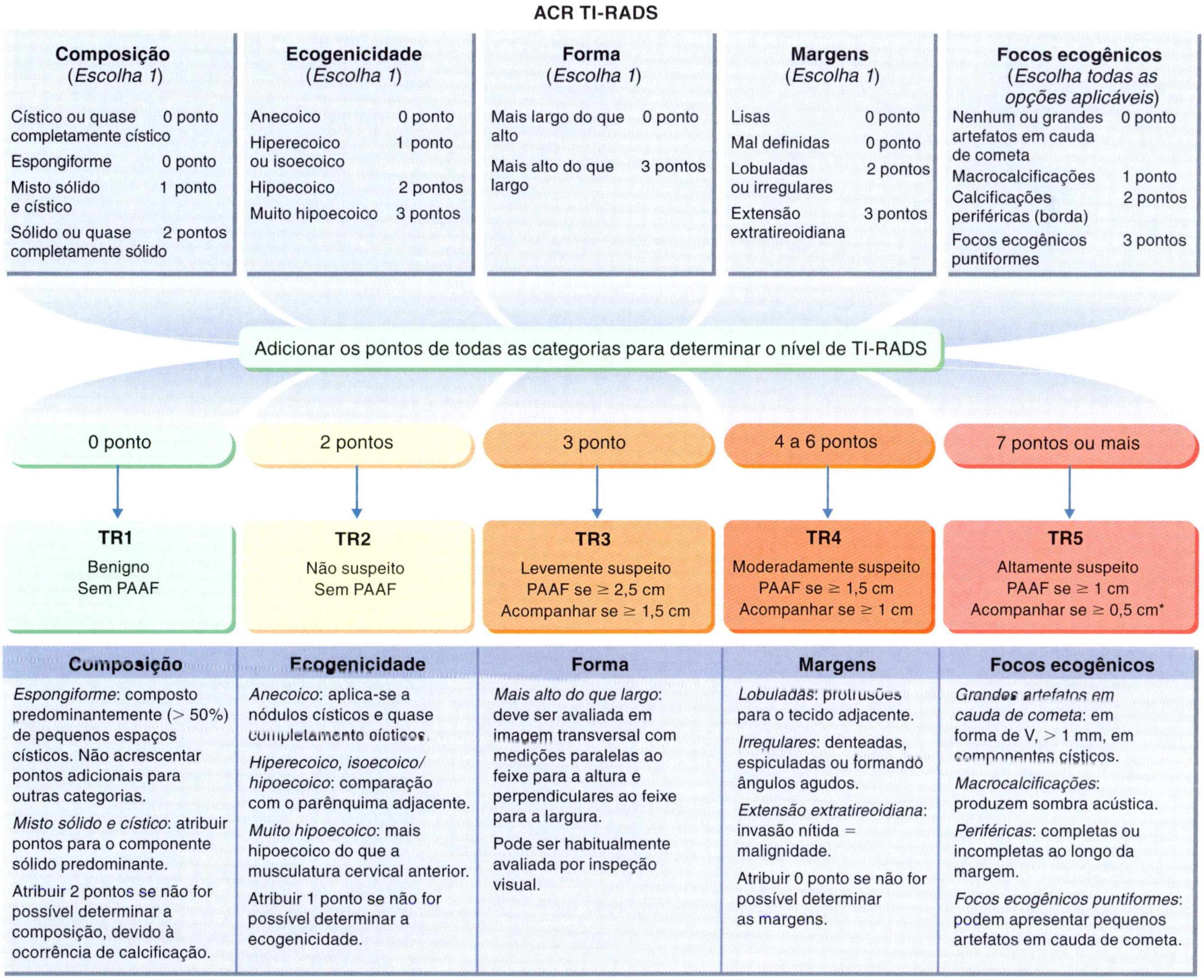

ACR TI-RADS

Composição (*Escolha 1*)	Ecogenicidade (*Escolha 1*)	Forma (*Escolha 1*)	Margens (*Escolha 1*)	Focos ecogênicos (*Escolha todas as opções aplicáveis*)
Cístico ou quase completamente cístico — 0 ponto	Anecoico — 0 ponto	Mais largo do que alto — 0 ponto	Lisas — 0 ponto	Nenhum ou grandes artefatos em cauda de cometa — 0 ponto
Espongiforme — 0 ponto	Hiperecoico ou isoecoico — 1 ponto	Mais alto do que largo — 3 pontos	Mal definidas — 0 ponto	Macrocalcificações — 1 ponto
Misto sólido e cístico — 1 ponto	Hipoecoico — 2 pontos		Lobuladas ou irregulares — 2 pontos	Calcificações periféricas (borda) — 2 pontos
Sólido ou quase completamente sólido — 2 pontos	Muito hipoecoico — 3 pontos		Extensão extratireoidiana — 3 pontos	Focos ecogênicos puntiformes — 3 pontos

Adicionar os pontos de todas as categorias para determinar o nível de TI-RADS

0 ponto	2 pontos	3 ponto	4 a 6 pontos	7 pontos ou mais
TR1 Benigno Sem PAAF	**TR2** Não suspeito Sem PAAF	**TR3** Levemente suspeito PAAF se ≥ 2,5 cm Acompanhar se ≥ 1,5 cm	**TR4** Moderadamente suspeito PAAF se ≥ 1,5 cm Acompanhar se ≥ 1 cm	**TR5** Altamente suspeito PAAF se ≥ 1 cm Acompanhar se ≥ 0,5 cm*

Composição	Ecogenicidade	Forma	Margens	Focos ecogênicos
Espongiforme: composto predominantemente (> 50%) de pequenos espaços císticos. Não acrescentar pontos adicionais para outras categorias.	*Anecoico*: aplica-se a nódulos císticos e quase completamente císticos.	*Mais alto do que largo*: deve ser avaliada em imagem transversal com medições paralelas ao feixe para a altura e perpendiculares ao feixe para a largura.	*Lobuladas*: protrusões para o tecido adjacente.	*Grandes artefatos em cauda de cometa*: em forma de V, > 1 mm, em componentes císticos.
Misto sólido e cístico: atribuir pontos para o componente sólido predominante.	*Hiperecoico, isoecoico/hipoecoico*: comparação com o parênquima adjacente.	Pode ser habitualmente avaliada por inspeção visual.	*Irregulares*: denteadas, espiculadas ou formando ângulos agudos.	*Macrocalcificações*: produzem sombra acústica.
Atribuir 2 pontos se não for possível determinar a composição, devido à ocorrência de calcificação.	*Muito hipoecoico*: mais hipoecoico do que a musculatura cervical anterior.		*Extensão extratireoidiana*: invasão nítida = malignidade.	*Periféricas*: completas ou incompletas ao longo da margem.
	Atribuir 1 ponto se não for possível determinar a ecogenicidade.		Atribuir 0 ponto se não for possível determinar as margens.	*Focos ecogênicos puntiformes*: podem apresentar pequenos artefatos em cauda de cometa.

*Refere-se à discussão dos microcarcinomas papilíferos para nódulos TR5 de 5 a 9 mm.

Figura 65.3 Gráfico mostrando as cinco categorias com base nos critérios do American College of Radiology (ACR) para exame de imagem da tireoide, sistema de relatório e dados (TI-RADS), níveis de TR e critérios para punção aspirativa com agulha fina (PAAF) ou ultrassonografia (US) de acompanhamento. Notas explicativas são fornecidas na parte inferior.

Seção 10 Doenças Endócrinas e Metabólicas

O sistema Bethesda para citopatologia da tireoide (Tabela 65.6) é utilizado para relatar os resultados da PAAF. Atualmente, podem ser realizados testes moleculares em amostras de PAAF para ajudar a determinar se as lesões foliculares têm características moleculares de neoplasia maligna e se elas devem ser removidas.

Embora os nódulos benignos da tireoide fossem tratados, no passado, por meio de supressão com levotiroxina, essa abordagem não é mais recomendada, visto que é incomum que ocorra redução substancial dos nódulos da tireoide com levotiroxina.

CARCINOMA DE TIREOIDE

Os tipos e as características dos carcinomas da tireoide são apresentados na Tabela 65.7. O carcinoma papilífero está associado à invasão local e à disseminação para linfonodos. Os indicadores de prognóstico sombrio incluem invasão da cápsula da glândula, tamanho de mais de 2,5 cm, idade de início acima de 45 anos, variante de células altas ou células de Hürthle e comprometimento de linfonodos. O carcinoma folicular é um pouco mais agressivo do que o carcinoma papilífero e pode se disseminar por invasão local de linfonodos ou por via hematogênica para o osso, o cérebro ou o pulmão. Muitos tumores apresentam tipos celulares tanto papilíferos quanto foliculares. Os pacientes podem ter metástases antes do diagnóstico da lesão primária da tireoide. O carcinoma anaplásico tende a ocorrer em indivíduos de idade mais avançada, é muito agressivo e provoca rapidamente dor, disfagia e rouquidão.

O carcinoma medular da tireoide origina-se de células parafoliculares produtoras de calcitonina e é mais maligno do que o carcinoma papilífero ou folicular. É multifocal e dissemina-se tanto local quanto distalmente. Pode ser esporádico ou familiar. Quando familiar, é herdado como padrão autossômico dominante e faz parte da neoplasia endócrina múltipla (NEM) do tipo IIA (carcinoma medular da tireoide, feocromocitoma e hiperparatireoidismo) ou da NEM do tipo IIB (carcinoma medular da tireoide, neuromas da mucosa, ganglioneuromas intestinais, biotipo marfanoide e feocromocitoma). O achado de níveis séricos basais elevados de calcitonina confirma o diagnóstico. Deve-se pesquisar mutações do proto-oncogene *RET* em pacientes com carcinoma medular; se houver mutações, é necessário examinar todos os parentes de primeiro grau.

Tabela 65.6 Sistema de Bethesda para relatório citopatológico da tireoide.

Classe de Bethesda	Diagnóstico	Configuração	Notas
I	Não diagnóstico/insatisfatório	Repetir a PAAF (sob orientação do ultrassom)	
II	Benigno	Acompanhamento clínico e US repetida e possível necessidade de biopsia repetida se o paciente ou o médico perceberem crescimento do nódulo	
III	Atipia de significado indeterminado (ASI) ou lesão folicular de significado indeterminado (LFSI)	Se o laudo do patologista for LFSI/ASI, deve-se efetuar outra biopsia 3 a 6 meses após a biopsia inicial. A PAAF repetida deve incluir uma amostra para teste molecular, e, se o laudo da patologia ainda mostrar LFSI/ASI, a amostra deve ser então enviada para teste molecular, cujos resultados orientarão o tratamento adicional. Se ainda não houver certeza sobre a necessidade de cirurgia, deve-se efetuar US para determinar o crescimento do nódulo ou alterações características (pontuação mais alta do TI-RADS). Se não houver crescimento nem alterações características, o nódulo pode ser observado	Deve-se obter também o nível de anticorpo anti-TPO, visto que podem ocorrer LFSI/ASI no contexto de uma glândula de Hashimoto, e a sua medição pode ajudar o patologista. Pode-se usar o teste molecular para determinar a probabilidade de malignidade
IV	Neoplasia folicular (NF) ou suspeita de neoplasia folicular (SNF)	Se a biopsia inicial revelar NF/SNF, deve-se repetir a biopsia dentro de 3 a 6 meses, incluindo uma amostra para teste molecular, cujos resultados orientarão o tratamento adicional	Os carcinomas foliculares não podem ser diagnosticados por meio de PAAF, visto que o diagnóstico definitivo exige identificação de invasão capsular/vascular. O teste molecular pode ser usado para determinar a probabilidade de malignidade
V	Suspeita de malignidade	Igual ao maligno	
VI	Maligno	Encaminhamento para cirurgia se o nódulo for > 1 cm. Nódulos com carcinoma papilífero de menos de 1 cm podem não exigir a sua retirada, e deve-se discutir a opção de US seriadas (a cada 6 a 12 meses) com o paciente. Se o paciente se sentir mais confortável com a cirurgia, esta também pode ser uma opção	As neoplasias malignas mais comuns da tireoide são neoplasias bem diferenciadas com prognóstico favorável. Destas, a mais comum é o carcinoma papilífero da tireoide. Outras neoplasias malignas incluem carcinoma medular de tireoide, carcinoma de tireoide pouco diferenciado, carcinoma de tireoide indiferenciado (anaplásico), carcinoma de células escamosas e linfoma maligno. Podem ocorrer também metástases de outras neoplasias malignas para a tireoide

Anti-TPO, antiperoxidase tireoidiana; *PAAF*, punção aspirativa por agulha fina; *US*, ultrassonografia.

Capítulo 65 Glândula Tireoide

Tabela 65.7 Características dos cânceres de tireoide.

Tipo de câncer	Porcentagem de cânceres de tireoide	Idade de início (anos)	Tratamento	Prognóstico
Papilífero	85	40 a 80	Lobectomia ou tireoidectomia, os casos agressivos devem ser submetidos à ablação com iodo radioativo	Bom
Folicular	10	45 a 80	Lobectomia ou tireoidectomia nos casos agressivos	Razoável a bom
Medular	3	20 a 50	Tireoidectomia e dissecção de linfonodos do compartimento central	Razoável
Anaplásico	1	50 a 80	Istmossectomia seguida de radioterapia paliativa	Sombrio
Linfoma	1	25 a 70	Radioterapia ou quimioterapia ou ambas	Razoável

Tratamento

A lobectomia pode ser realizada em pacientes de baixo risco. Isso inclui nódulos papilares com menos de 2,5 cm, pontuação do TI-RADS inferior a 4, ausência de linfonodos cervicais na US do pescoço e a maioria dos tumores foliculares. Os nódulos de menos de 1 cm com carcinoma papilífero podem ser observados. Entretanto, os pacientes de maior risco com tumores maiores (> 3 cm) e/ou linfonodos positivos devem ser submetidos à tireoidectomia total. Não é necessária dissecção cervical central de rotina, exceto se linfonodos forem visualizados no exame de imagem pré-operatório ou se o cirurgião identificar nódulos durante a cirurgia.

Os pacientes submetidos à lobectomia habitualmente não necessitam de reposição com hormônio tireoidiano, porém devem ter os níveis de TSH monitorados. Se o TSH ultrapassar a faixa normal, deve-se iniciar a levotiroxina. Os níveis de tireoglobulina desses pacientes devem ser medidos, e deve-se efetuar uma US da tireoide a cada 6 meses nos primeiros 2 anos e, em seguida, anualmente. Um nível de tireoglobulina superior a 30 ng/ml e/ou o aumento de um nódulo no lobo contralateral ou linfonodos devem chamar a atenção para doença recorrente e devem ser avaliados para conclusão da tireoidectomia.

Após a tireoidectomia total, os pacientes de baixo risco com carcinomas pequenos podem receber doses de levotiroxina suficientes para manter o nível de TSH na faixa normal-baixa ou levemente suprimida e devem ser monitorados com determinações dos níveis séricos de tireoglobulina e US do pescoço realizada anualmente. Se os níveis séricos de TSH forem estáveis, deve-se acompanhar a tendência dos níveis de tireoglobulina, e a elevação progressiva dos valores gera preocupação. Idealmente, a tireoglobulina deve ser inferior a 0,5 ng/ml, embora valores abaixo de 2,5 ng/ml possam não exigir uma intervenção se a US da tireoide não revelar tecido tireoidiano detectável. Pacientes com grandes lesões e aqueles com alto risco de persistência ou doença metastática devem ser tratados com iodo radioativo, com administração de levotiroxina em dose suficiente, de modo a suprimir o nível sérico de TSH para valores subnormais por cerca de 5 anos após a tireoidectomia; depois disso, os níveis normais de TSH podem ser acompanhados se não for observado sinal de recorrência do tumor.

Uma elevação dos níveis séricos de tireoglobulina sugere recorrência do câncer de tireoide e deve exigir investigação de recorrência e/ou metástases. A avaliação é realizada por meio de cintigrafia corporal total com ^{131}I em condições de estimulação do TSH, o que aumenta a captação de ^{131}I pelo tecido tireoidiano. Podem ser obtidos níveis elevados de TSH pela retirada da suplementação de tiroxina por 6 semanas ou pelo tratamento com TSH humano recombinante administrado enquanto o paciente mantém a reposição de hormônio tireoidiano. Esta última evita o hipotireoidismo sintomático. As lesões locais ou metastáticas que captam ^{131}I na cintigrafia corporal total podem ser tratadas com iodo radioativo após a interrupção da reposição de hormônio tireoidiano, enquanto aquelas que não absorvem ^{131}I podem ser extirpadas cirurgicamente ou pode ser prescrita radioterapia localizada. A quimioterapia convencional tem eficácia limitada no câncer de tireoide diferenciado, porém os agentes biológicos mais novos direcionados para a patogênese molecular desses tumores parecem ser promissores.

O carcinoma medular de tireoide exige tireoidectomia total com remoção dos linfonodos centrais no pescoço. A conclusão do procedimento e o monitoramento para recorrência são determinados pelas medições dos níveis séricos de calcitonina.

O carcinoma anaplásico é tratado por meio de istmossectomia para confirmar o diagnóstico e prevenir a compressão da traqueia, seguida de radioterapia paliativa. As opções para os linfomas da tireoide são radioterapia e/ou quimioterapia.

O prognóstico para os carcinomas de tireoide bem diferenciados é satisfatório. A idade do paciente por ocasião do diagnóstico e o sexo constituem os fatores de prognóstico mais importantes. Homens com mais de 40 anos e mulheres com mais de 50 anos apresentam maiores taxas de recorrência e de mortalidade do que pacientes mais jovens. A taxa de sobrevida em 5 anos para pacientes com carcinoma medular invasivo é de 50%, ao passo que o tempo médio de sobrevida para o carcinoma anaplásico é de 6 meses.

Para uma discussão mais profunda deste tópico, ver Capítulo 213, "Tireoide", em *Goldman-Cecil Medicina*, 26ª edição.

LEITURA SUGERIDA

Burch HB: Drug effects on the thyroid, N Engl J Med 381(8):749–761, 2019.

Cibas ES, Ali SZ: The 2017 Bethesda system for reporting thyroid cytopathology, Thyroid 27:1341–1346, 2017.

Gullo D, Latina A, Frasca F, et al: Levothyroxine monotherapy cannot guarantee euthyroidism in all athyreotic patients, PloS One 6:e22552, 2011.

Haugen BR, Alexander EK, Bible KC, et al: 2015 American thyroid association management guidelines for adult patients with thyroid nodules and differentiated thyroid cancer: the American Thyroid Association Guidelines Task Force on Thyroid Nodules and Differentiated Thyroid Cancer, Thyroid 26:1–133, 2016.

Ross DS, Burch HB, Cooper DS, et al: 2016 American Thyroid Association Guidelines for Diagnosis and Management of Hyperthyroidism and Other Causes of Thyrotoxicosis, Thyroid 26(10):1343–1421, 2016.

Welch HG, Doherty GM: Saving thyroids—overtreatment of small papillary cancers, N Engl J Med 379:310–312, 2018.

Wiersinga WM: Do we need still more trials on T4 and T3 combination therapy in hypothyroidism? Eur J Endocrinol 161:955–959, 2009.

66

Glândulas Suprarrenais

Theodore C. Friedman

FISIOLOGIA

As glândulas suprarrenais (Figura 66.1) situam-se no polo superior de cada rim e são compostas de duas regiões distintas: o córtex e a medula. O córtex suprarrenal é constituído por três zonas anatômicas: a *zona glomerulosa* externa, que secreta o mineralocorticoide aldosterona; a *zona fasciculada* intermediária, que secreta cortisol; e a *zona reticular* interna, que secreta androgênios suprarrenais. A medula suprarrenal, que está localizada no centro da glândula suprarrenal, está funcionalmente relacionada com o sistema nervoso simpático e secreta as catecolaminas epinefrina e norepinefrina em resposta ao estresse.

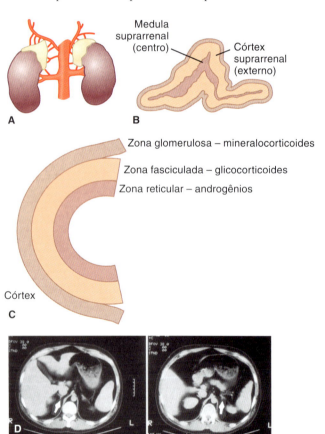

Figura 66.1 A. Localização anatômica das glândulas suprarrenais. **B.** Distribuição do córtex e da medula da glândula suprarrenal. **C.** Zonas do córtex suprarrenal. **D.** Imagens de ressonância magnética do abdome, mostrando a posição e o tamanho relativo das glândulas suprarrenais renais (*setas*). (**D**, De Nieman LK: Adrenal cortex. In Goldman L, Schafer AI, editors: Goldman-Cecil medicine, ed 24, Philadelphia, 2012, Saunders, Figure 234-1.)

A síntese de todos os hormônios esteroides começa com o colesterol e é catalisada por várias reações reguladas mediadas por enzimas (Figura 66.2). Os glicocorticoides afetam o metabolismo, a função cardiovascular, o comportamento e as respostas inflamatórias e imunes (Tabela 66.1). O cortisol, que é o glicocorticoide humano natural, é secretado pelas glândulas suprarrenais em resposta ao hormônio adrenocorticotrófico (ACTH), um neuropeptídio de 39 aminoácidos que é regulado pelo hormônio de liberação da corticotropina (CRH) e pela vasopressina (AVP), produzidos no hipotálamo (ver Capítulo 64). Os glicocorticoides exercem uma ação de retroalimentação (*feedback*) negativa sobre a secreção de CRH e ACTH. O eixo hipotálamo-hipófise-suprarrenal (HHSR) (Figura 66.3) interage e influencia as funções dos eixos reprodutivo, de crescimento e da tireoide em muitos níveis, com importante participação dos glicocorticoides em todos os níveis.

O sistema renina-angiotensina-aldosterona (Figura 66.4) é o principal regulador da secreção de aldosterona. As células justaglomerulares renais secretam renina em resposta à diminuição do volume circulante e à redução da pressão de perfusão renal. A renina é a enzima limitadora da velocidade que cliva a molécula de angiotensinogênio de 60 kDa, sintetizada pelo fígado, para produzir o decapeptídio bioinativo, a angiotensina I. A angiotensina I é rapidamente convertida no octapeptídio angiotensina II pela enzima conversora de angiotensina nos pulmões e em outros tecidos. A angiotensina II é um potente vasopressor que estimula a produção de aldosterona, mas que não estimula a do cortisol. A angiotensina II é o regulador predominante da secreção de aldosterona, porém a concentração plasmática de potássio, o volume plasmático e o nível de ACTH também influenciam a secreção de aldosterona. O ACTH também medeia o ritmo circadiano da aldosterona, e, como resultado, a concentração plasmática de aldosterona é mais alta pela manhã. A aldosterona liga-se ao receptor de mineralocorticoides do tipo I. Em contrapartida, o cortisol liga-se aos receptores tanto de mineralocorticoides do tipo I quanto de glicocorticoides do tipo II. A enzima intracelular, a 11β-hidroxiesteroide desidrogenase (11β-HSD) do tipo II, que catabolisa o cortisol a cortisona inativa, limita a ligação funcional ao primeiro receptor. A disponibilidade de cortisol para ligação ao receptor de glicocorticoides é modulada pela 11β-HSD do tipo I, que realiza a interconversão do cortisol e da cortisona. A ligação da aldosterona ao receptor de mineralocorticoides no citosol leva à absorção de sódio (Na^+) e de potássio (K^+) e à secreção de hidrogênio (H^+) pelos túbulos renais. Os consequentes aumento do Na^+ plasmático e redução do K^+ plasmático fornecem um mecanismo de retroalimentação para suprimir a secreção de renina e, posteriormente, de aldosterona.

Os precursores dos androgênios suprarrenais incluem a desidroepiandrosterona (DHEA) e seu sulfato e a androstenediona. Esses precursores são sintetizados na zona reticular, sob a influência do ACTH e de outros fatores estimuladores dos androgênios suprarrenais. Embora tenham atividade androgênica intrínseca mínima, eles contribuem

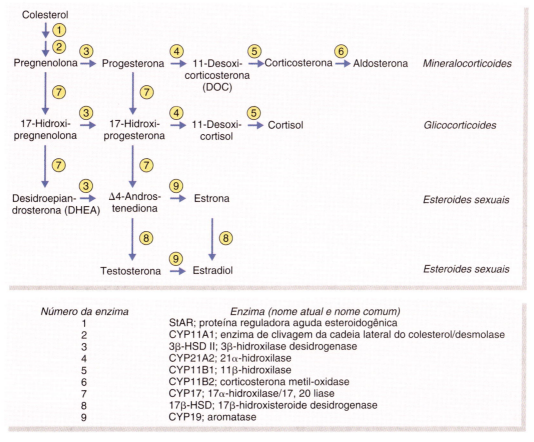

Figura 66.2 Vias de biossíntese de esteroides.

Tabela 66.1 Ações dos glicocorticoides.

Homeostasia metabólica
Regulam o nível de glicemia (efeitos permissivos sobre a gliconeogênese)
Aumentam a síntese de glicogênio
Aumentam os níveis de insulina (efeitos permissivos sobre os hormônios lipolíticos)
Aumentam o catabolismo, diminuem o anabolismo (exceto a gordura), inibem o eixo do hormônio do crescimento
Inibem o eixo reprodutivo
Estimulam o receptor de mineralocorticoides pelo cortisol

Tecidos conjuntivos
Causam perda de colágeno e de tecido conjuntivo

Homeostasia do cálcio
Estimulam os osteoclastos, inibem os osteoblastos
Reduzem a absorção intestinal de cálcio, estimulam a liberação do paratormônio, aumentam a excreção urinária de cálcio, diminuem a reabsorção de fosfato

Função cardiovascular
Aumentam o débito cardíaco
Aumentam o tônus vascular (efeitos permissivos sobre os hormônios pressores)
Aumentam a retenção de sódio

Comportamento e função cognitiva
Fadiga diurna
Hiperexcitação noturna
Diminuição da memória em curto prazo
Diminuição da cognição
Euforia ou depressão

Sistema imune
Aumentam a concentração intravascular de leucócitos
Diminuem a migração de células inflamatórias para os locais de lesão
Suprimem o sistema imune (timólise; supressão de citocinas, prostanoides, cininas, serotonina, histamina, colagenase e ativador do plasminogênio)

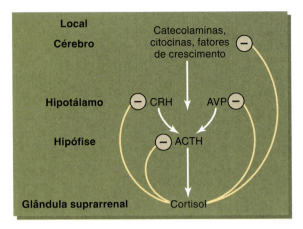

Figura 66.3 Eixo hipotálamo-hipófise-suprarrenal do cérebro. Os sinais (−) indicam retroalimentação negativa. *ACTH*, hormônio adrenocorticotrófico; *AVP*, arginina vasopressina; *CRH*, hormônio de liberação da corticotropina.

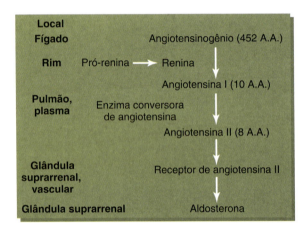

Figura 66.4 Eixo renina-angiotensina-aldosterona. *A.A.*, aminoácidos.

para a androgenicidade pela sua conversão periférica em testosterona e di-hidrotestosterona. Em homens adultos, níveis excessivos de androgênios suprarrenais têm consequências clínicas insignificantes; todavia, em mulheres, resultam em acne, hirsutismo e virilização. Devido à produção gonadal de androgênios e estrogênios e à secreção de norepinefrina pelos gânglios simpáticos, as deficiências de androgênios suprarrenais e catecolaminas não são clinicamente reconhecidas.

SÍNDROMES DE HIPOFUNÇÃO ADRENOCORTICAL

Insuficiência suprarrenal

A insuficiência de glicocorticoides pode ser primária, decorrente da destruição ou da disfunção do córtex suprarrenal, ou secundária, em consequência da hipossecreção de ACTH (Tabela 66.2). A Tabela 66.3 fornece uma lista de medicamentos e suplementos que afetam os níveis de cortisol. A destruição autoimune das glândulas suprarrenais (doença de Addison) constitui a causa mais comum de insuficiência suprarrenal primária no mundo industrializado e responde por cerca de 65% dos casos. Em geral, tanto a secreção de glicocorticoides quanto a dos mineralocorticoides estão diminuídas nessa condição, que, se não for tratada, pode ser fatal. Pode ocorrer também deficiência isolada de glicocorticoides ou de mineralocorticoides, e está se tornando evidente que a insuficiência suprarrenal leve (à semelhança do hipotireoidismo subclínico, discutido no Capítulo 65) também deve ser

Tabela 66.2 Síndromes de hipofunção adrenocortical.

Distúrbios suprarrenais primários
Deficiência combinada de glicocorticoides e mineralocorticoides
Autoimune
  Doença autoimune isolada (doença de Addison)
  Síndrome autoimune poliglandular, tipo I
  Síndrome autoimune poliglandular, tipo II
Infecciosa
  Tuberculose
  Fúngica
  Citomegalovírus
  Vírus da imunodeficiência humana (HIV)
Vascular
  Hemorragia suprarrenal bilateral
  Sepse
  Coagulopatia
  Trombose, embolia
  Infarto suprarrenal
Infiltração
  Carcinoma e linfoma metastático
  Sarcoidose
  Amiloidose
  Hemocromatose
Congênita
  Hiperplasia suprarrenal congênita
  Deficiência de 21-hidroxilase
  Deficiência de 3β-ol desidrogenase
  Deficiência de 20,22-desmolase
  Falta de responsividade da glândula suprarrenal ao ACTH
  Hiperplasia suprarrenal congênita
  Adrenoleucodistrofia
  Adrenomieloneuropatia
Iatrogênica
  Suprarrenalectomia bilateral
  Medicamentos e suplementos: ver Tabela 66.3
Deficiência de mineralocorticoides sem deficiência de glicocorticoides
  Deficiência de corticosterona metil oxidase
  Defeito isolado da zona glomerulosa
  Terapia com heparina
  Doença crítica
  Inibidores da enzima conversora de angiotensina (IECA)

Distúrbios suprarrenais secundários
Insuficiência suprarrenal secundária
Disfunção hipotálamo-hipofisária
Glicocorticoides exógenos
Após a retirada de tumor secretor de ACTH
Hipoaldosteronismo hiporreninêmico
Nefropatia diabética
Doenças tubulointersticiais
Uropatia obstrutiva
Neuropatia autonômica
Anti-inflamatórios não esteroides (AINEs)
Agentes beta-adrenérgicos

ACTH, hormônio adrenocorticotrófico.

Capítulo 66 Glândulas Suprarrenais

Tabela 66.3 Medicamentos e suplementos que afetam os níveis de cortisol.

Tipo de fármacos e substâncias	Nome genérico	Efeito sobre o cortisol	Comentários
Fármacos para Cushing	**Cetoconazol**	↓	Diminui a biossíntese de cortisol
	Mifepristona	↑	Bloqueia o cortisol no receptor
	Análogos da somatostina (octreotida, lanreotida, pasireotida)	↓	Diminuem levemente o cortisol
	Metirapona	↓	Alta taxa de insuficiência suprarrenal
	Etomidato	↓	Pode ser administrado IV
	Mitotano	↓	Adrenolítico
Antidepressivos	**Citalopram**	↑	
	Sertralina	↑	
	Fluoxetina	–	
	Imipramina	↓	
	Desipramina	↓	
	Trazodona	↓	
	Mirtazapina	↓	
Antipsicóticos	Olanzapina	↓	
	Quetiapina	↓	
Ansiolíticos	Temazepam	↓	
	Alprazolam	↓	
	Lorazepam	↓/–	Há relatos pessoais de redução do cortisol, sem efeito com base na literatura
Agentes da dopamina	Cabergolina	↓	Efeito variável
	Bromocriptina	↓	Efeito variável
	Metoclopramida	↑	
	Metilfenidato	↑	Encontrado em um estudo, mas não em outro
Anti-hipertensivo	**Clonidina**	↓	
Opioides/antiopioides	Loperamida	↓	
	Morfina, metadona, codeína	↓	
	Buprenorfina	↓	
	Naloxona	↑	
	Naltrexona	↑	Não foi elucidado se a naltrexona em baixa dose exerce o mesmo efeito
Substâncias psicoativas	**Heroína**	↓	
	Cocaína	↑	
	Álcool etílico	↑	
	Tabaco/nicotina	↑	
Hormônios	Progesterona	↓	Liga-se ao receptor de cortisol, de modo que podem ocorrer características cushingoides, mesmo se os níveis de cortisol estiverem diminuídos
	Megestrol	↓	Usado para ganho de peso
	Hormônio do crescimento (GH)	↓	Aumenta o catabolismo do cortisol
	Hormônio tireoidiano	↓	Aumenta o catabolismo do cortisol
	Raloxifeno	↓	Usado para a osteoporose
	Estrogênios, contraceptivos orais	–	Aumentam a proteína de ligação ao cortisol e o nível de cortisol total, não afetam o cortisol livre
	DHEA	↓	
	Desmopressina	↑	
	Ocitocina	↓	Relatos informais de redução do colesterol

(continua)

Seção 10 Doenças Endócrinas e Metabólicas

Tabela 66.3 Medicamentos e suplementos que afetam os níveis de cortisol. (*continuação*)

Tipo de fármacos e substâncias	Nome genérico	Efeito sobre o cortisol	Comentários
Medicamentos para diabetes	Rosiglitazona	↓/−	Estudos iniciais constataram uma redução do cortisol, que não foi confirmada por estudos adicionais
	Pioglitazona	↓/−	
Suplementos	**Fosfatidil serina**	↓	Efetiva à noite
	Gingko biloba	↓	
	Erva-de-são-joão (*Hypericum perforatum*)	↑	
	Rhodiola (fitoterápico, adaptogênico)	↓	

Os **negritos** indicam efeito substancial.

diagnosticada e, em alguns casos, tratada. A função da medula suprarrenal normalmente é preservada. Cerca de 80% dos pacientes com doença de Addison apresentam anticorpos antissuprarrenais direcionados contra a 21α-hidroxilase (CYP21A2); todavia, na prática clínica, isso pode ser menor, devido à baixa qualidade dos testes comerciais para autoanticorpos.

A tuberculose (TB) costumava ser a causa mais comum de insuficiência suprarrenal. Entretanto, a sua incidência no mundo industrializado diminuiu desde a década de 1960 e, agora, representa apenas 15 a 20% dos pacientes com insuficiência suprarrenal; em 50% desses pacientes, podem-se observar glândulas suprarrenais calcificadas. As causas raras de insuficiência suprarrenal estão listadas na Tabela 66.2. Muitos pacientes com infecção pelo vírus da imunodeficiência humana (HIV, do inglês *human immunodeficiency virus*) apresentam diminuição da reserva suprarrenal, sem insuficiência suprarrenal franca.

A doença de Addison pode fazer parte de duas síndromes poliglandulares autoimunes distintas. A tríade de hipoparatireoidismo, insuficiência suprarrenal e candidíase mucocutânea caracteriza a *síndrome autoimune poliglandular do tipo I*, também denominada poliendocrinopatia autoimune I (APECED), que normalmente se manifesta na infância. Outras manifestações menos comuns consistem em hipotireoidismo, insuficiência gonadal, má absorção gastrintestinal, diabetes melito insulinodependente (DMID), alopecias areata e total, anemia perniciosa, vitiligo, hepatite ativa crônica, ceratopatia, hipoplasia do esmalte dentário e das unhas, hipofisite, asplenia e colelitíase. A *síndrome autoimune poliglandular do tipo II*, também denominada *síndrome de Schmidt*, caracteriza-se por doença de Addison, doença autoimune da tireoide (doença de Graves ou tireoidite de Hashimoto) e DMID. Outras doenças associadas incluem anemia perniciosa, vitiligo, insuficiência gonadal, hipofisite, doença celíaca, miastenia *gravis*, cirrose biliar primária, síndrome de Sjögren, lúpus eritematoso e doença de Parkinson. Essa síndrome geralmente se desenvolve em adultos.

As manifestações comuns de insuficiência suprarrenal consistem em anorexia, perda de peso, aumento da fadiga, vômitos ocasionais, diarreia e ânsia por sal. Além disso, podem ocorrer dores musculares e articulares, dor abdominal e tontura postural. Com frequência, ocorre pigmentação aumentada (inicialmente mais significativa nas superfícies extensoras, nas pregas palmares e na mucosa bucal) secundariamente ao aumento da produção hipofisária de ACTH e outros peptídios relacionados (e-Figura 66.1). As anormalidades laboratoriais podem incluir hiponatremia, hiperpotassemia, acidose metabólica leve, azotemia, hipercalcemia, anemia, linfocitose e eosinofilia. Pode ocorrer também hipoglicemia, particularmente em crianças.

A insuficiência suprarrenal aguda é uma emergência médica, e o tratamento não deve ser adiado enquanto se aguardam os resultados laboratoriais. Quando o paciente se encontra em estado crítico com hipovolemia, deve-se obter uma amostra de plasma para medição do cortisol, ACTH, aldosterona e renina, e, em seguida, deve-se iniciar o tratamento com hidrocortisona (*bolus* de 100 mg IV) e solução salina por via parenteral. A insuficiência suprarrenal induzida por sepse é reconhecida por um nível basal de cortisol inferior a 10 μg/dℓ ou por alteração do cortisol de menos de 9 μg/dℓ após a administração de 0,25 mg de ACTH (1-24) (cosintropina). Na doença grave, a albumina e a globulina de ligação ao cortisol (CBG) estão baixas, resultando em baixos níveis de cortisol total, mas não de cortisol livre; por conseguinte, um baixo nível de cortisol total não confirma diagnóstico de insuficiência suprarrenal nesse contexto.

No caso de paciente com sintomas crônicos sugestivos de insuficiência suprarrenal descritos anteriormente, é necessário efetuar a medição do cortisol plasmático basal de manhã cedo e/ou um teste de cosintropina. Esses exames não são recomendados para pacientes sem sintomas de insuficiência suprarrenal. Neste último teste, administra-se 0,25 mg de cosintropina por via intravenosa ou intramuscular, e o nível de cortisol plasmático é medido depois de 0, 30 e 60 minutos. Uma resposta normal é uma concentração plasmática de cortisol superior a 18 μg/dℓ a qualquer momento durante o teste. Um paciente com concentração basal de cortisol plasmático pela manhã inferior a 5 μg/dℓ e concentração de cortisol após a estimulação inferior a 18 μg/dℓ provavelmente apresenta insuficiência suprarrenal e deve receber tratamento. Uma concentração basal de cortisol plasmático pela manhã entre 10 e 18 μg/dℓ em associação a uma concentração de cortisol estimulado inferior a 18 μg/dℓ provavelmente indica um comprometimento da reserva suprarrenal e a necessidade de receber reposição de cortisol em condições de estresse (ver discussão adiante). Os contraceptivos orais e os estrogênios orais aumentam os níveis de CBG; consequentemente, uma paciente em uso desses agentes pode apresentar níveis normais de cortisol basal ou estimulado por cosintropina e apresentar baixo nível de cortisol livre, o que dificulta a interpretação do teste nesses casos.

Uma vez estabelecido o diagnóstico de insuficiência suprarrenal, é necessário fazer a distinção entre insuficiência suprarrenal primária e secundária. A insuficiência suprarrenal secundária resulta da estimulação inadequada do córtex suprarrenal pelo ACTH (ver Capítulo 64). Não ocorre hiperpigmentação. Além disso, como os níveis de mineralocorticoides estão normais na insuficiência suprarrenal secundária, não há sintomas de desejo insaciável de sal, nem as anormalidades laboratoriais de hiperpotassemia e acidose metabólica, embora se possa observar hiponatremia. Além disso, podem ocorrer hipotireoidismo, hipogonadismo e deficiência de hormônio do crescimento. Para distinguir a insuficiência suprarrenal primária da secundária, deve-se obter o nível plasmático basal de ACTH pela manhã, bem como o nível sérico de aldosterona e a atividade da renina plasmática (ARP). Um nível plasmático de ACTH superior a 20 pg/mℓ (normal, 5 a 30 pg/mℓ) é consistente com insuficiência suprarrenal primária, ao passo que a obtenção de um valor abaixo de 20 pg/mℓ provavelmente representa insuficiência suprarrenal secundária. Um valor de ARP superior a 3 ng/mℓ/hora no contexto de níveis diminuídos de aldosterona é compatível com insuficiência suprarrenal primária, ao passo que um valor inferior a 3 ng/mℓ/hora provavelmente indica insuficiência suprarrenal secundária. O teste de cosintropina de 1 hora fornece valores suprimidos na insuficiência suprarrenal crônica tanto primária quanto secundária.

A insuficiência suprarrenal secundária ocorre comumente após a suspensão de glicocorticoides exógenos. O tratamento com glicocorticoides em dias alternados, quando viável, resulta em menos supressão do eixo HHSR do que a terapia diária com glicocorticoides. A recuperação completa do eixo HHSR pode levar 1 ano ou mais, e a etapa limitadora de taxa parece ser a recuperação dos neurônios produtores de CRH.

Em condições de estresse, ocorre aumento da secreção de cortisol. Por conseguinte, o conceito de fadiga suprarrenal, proposto por alguns profissionais de saúde alternativa, carece de validade biológica.

Após a estabilização da insuficiência suprarrenal aguda, os pacientes com doença de Addison necessitam de terapia de reposição durante toda a vida com glicocorticoides e mineralocorticoides. Muitos pacientes recebem doses excessivas de glicocorticoides e doses insuficientes de mineralocorticoides. Como o tratamento excessivo com glicocorticoides resulta em ganho de peso insidioso e osteoporose, recomenda-se a dose mínima de cortisol passível de ser tolerada sem sintomas de insuficiência glicocorticoide (em geral, dor articular, dor abdominal e diarreia). Recomenda-se um esquema inicial de 10 a 15 mg de hidrocortisona logo pela manhã, mais 5 mg de hidrocortisona em torno de 15 horas, que simula a dose fisiológica; em certas ocasiões, uma terceira dose é necessária. Enquanto a reposição de glicocorticoides é bastante uniforme na maioria dos pacientes, a necessidade de reposição mineralocorticoide varia acentuadamente. A dose inicial de fludrocortisona, um mineralocorticoide sintético, deve ser de 100 μg/dia (com frequência, em doses fracionadas), e a dosagem deve ser ajustada para manter o valor padrão de ARP entre 1 e 3 ng/mℓ/h.

Sob o estresse de uma doença menor (p. ex., náuseas, vômitos, febre > 38°C), a dose de hidrocortisona deve ser dobrada pelo menor período possível. A incapacidade de ingerir comprimidos de hidrocortisona pode exigir a sua administração parenteral. Os pacientes submetidos a um grande evento estressante (p. ex., cirurgia que exija anestesia geral, traumatismo significativo) devem receber 150 a 300 mg de hidrocortisona parenteral ao dia (em doses fracionadas), com rápida redução para a reposição normal durante a recuperação. Todos os pacientes devem utilizar uma pulseira de informação médica e devem ser instruídos quanto ao uso de injeções intramusculares de hidrocortisona de emergência ou, como alternativa, de supositórios de hidrocortisona.

Hipoaldosteronismo hiporreninêmico

A deficiência de mineralocorticoides pode resultar de diminuição da secreção de renina pelos rins. A hipoangiotensinemia resultante leva a hipoaldosteronismo com hiperpotassemia e acidose metabólica hiperclorêmica. A concentração plasmática de sódio habitualmente está normal, porém o volume plasmático total está, com frequência, deficiente. A ARP e os níveis de aldosterona estão baixos e não respondem a estímulos, incluindo hipopotassemia. O diabetes melito e as doenças tubulointersticiais do rim constituem as condições subjacentes que mais comumente levam ao comprometimento do aparelho justaglomerular. Um subgrupo de hipoaldosteronismo hiporreninêmico é causado por insuficiência autonômica e constitui uma causa

frequente de hipotensão ortostática. Estímulos como postura ereta ou depleção de volume, mediados por barorreceptores, não causam uma resposta normal da renina. A administração de agentes farmacológicos, como AINEs, IECAs e antagonistas beta-adrenérgicos, também pode provocar condições de hipoaldosteronismo. A administração de sal, frequentemente com fludrocortisona, e o agonista do receptor α_1, a midodrina, são efetivos na correção da hipotensão ortostática e de anormalidades eletrolíticas causadas pelo hipoaldosteronismo.

Hiperplasia suprarrenal congênita

A hiperplasia suprarrenal congênita (HSRC) refere-se a distúrbios autossômicos recessivos da biossíntese de esteroides suprarrenais, que resultam em deficiências de glicocorticoides e de mineralocorticoides e em aumento compensatório na secreção de ACTH (Figura 66.2). Existem cinco tipos principais de HSRC, e as manifestações clínicas de cada tipo dependem dos esteroides que estão presentes em excesso e que estão deficientes. A deficiência de CYP21A2 é o mais comum desses distúrbios e responde por cerca de 95% dos pacientes com HSRC. Nessa condição, há falha da 21-hidroxilação da 17-hidroxiprogesterona e progesterona em 11-desoxicortisol e 11-desoxicorticosterona, respectivamente, com produção deficiente de cortisol e de aldosterona. A deficiência de cortisol leva ao aumento da liberação de ACTH, resultando em hiperplasia suprarrenal e superprodução de 17-hidroxiprogesterona e progesterona. O aumento da produção de ACTH também leva ao aumento da biossíntese de androstenediona e DHEA, que pode ser convertida em testosterona. Os pacientes com deficiências de CYP21A2 podem ser divididos em dois fenótipos clínicos: deficiência clássica de 21-hidroxilase, que normalmente é diagnosticada por ocasião do nascimento ou durante a infância, e deficiência de 21-hidroxilase de início tardio, que se desenvolve durante ou após a puberdade. Dois terços dos pacientes com deficiência clássica de CYP21A2 apresentam vários graus de deficiência de mineralocorticoides (forma perdedora de sal), enquanto o terço restante apresenta a forma não perdedora de sal (forma virilizante simples). Tanto a diminuição da produção de aldosterona quanto o aumento das concentrações de precursores que são antagonistas dos mineralocorticoides (progesterona e 17-hidroxiprogesterona) contribuem para a perda de sal.

A deficiência de 21-hidroxilase de início tardio representa uma variante alélica da deficiência clássica de 21-hidroxilase e caracteriza-se por defeito enzimático leve. Essa deficiência é a doença autossômica recessiva mais comum em seres humanos e é encontrada com alta frequência em judeus asquenazi. Em geral, a síndrome desenvolve-se na época da puberdade, com sinais de virilização (hirsutismo e acne) e amenorreia ou oligomenorreia. Esse diagnóstico deve ser considerado em mulheres que apresentam hirsutismo e anormalidades menstruais inexplicáveis ou infertilidade.

O exame inicial mais útil para o diagnóstico da deficiência clássica de 21-hidroxilase é a determinação da 17-hidroxiprogesterona plasmática. A obtenção de um valor superior a 200 ng/dℓ é compatível com o diagnóstico. O diagnóstico de deficiência de 21-hidroxilase de início tardio baseia-se no achado de um nível plasmático elevado de 17-hidroxiprogesterona (> 1.500 ng/dℓ) 30 minutos após a administração de 0,25 mg de ACTH sintético (1-24).

O tratamento da deficiência de 21-hidroxilase clássica visa repor os glicocorticoides e os mineralocorticoides, suprimir a produção excessiva de ACTH e de androgênios e possibilitar o crescimento e a maturação sexual normais em crianças. Uma abordagem proposta para o tratamento da deficiência de 21-hidroxilase clássica recomenda reposição fisiológica com hidrocortisona e fludrocortisona em todos os pacientes afetados. É possível prevenir os efeitos virilizantes com o uso de um antiandrogênio (espironolactona ou flutamida). Embora o tratamento tradicional para a deficiência de 21-hidroxilase de início

Seção 10 Doenças Endócrinas e Metabólicas

tardio seja a dexametasona (0,5 mg/dia), o uso de um antiandrogênio, como a espironolactona (100 a 200 mg/dia) ou a flutamida (125 mg/dia), provavelmente é de igual efetividade e apresenta menos efeitos colaterais. A reposição de mineralocorticoides não é necessária na deficiência de 21-hidroxilase de início tardio.

A deficiência de 11β-hidroxilase (CYP11B1) responde por cerca de 5% dos pacientes com HSRC. Nessa condição, ocorre bloqueio das conversões de 11-desoxicortisol em cortisol e de 11-desoxicorticosterona em corticosterona (o precursor da aldosterona). Em geral, os pacientes afetados apresentam hipertensão e hipopotassemia, devido a quantidades aumentadas de precursores com atividade mineralocorticoide. Ocorre virilização, à semelhança da deficiência de 21-hidroxilase, e observa-se também uma forma de início tardio, que se manifesta como excesso de androgênio. O diagnóstico é estabelecido com base no achado de níveis plasmáticos elevados de 11-desoxicortisol, tanto em condição basal quanto após a estimulação com ACTH.

As formas raras de HSRC incluem deficiência de 3β-HSD do tipo II, deficiência de 17α-hidroxilase (CYP17) e deficiência da proteína reguladora aguda esteroidogênica (StAR). As pacientes com diagnóstico anterior de deficiência de 3β-HSD do tipo II tinham mais provavelmente síndrome do ovário policístico (SOP), que está associada a níveis elevados de DHEAS.

SÍNDROMES DE HIPERFUNÇÃO ADRENOCORTICAL

A hipersecreção do hormônio glicocorticoide cortisol resulta em síndrome de Cushing, um distúrbio metabólico que afeta o metabolismo dos carboidratos, das proteínas e dos lipídios (Tabela 66.1). A hipersecreção de mineralocorticoides, como a aldosterona, resulta em uma síndrome de hipertensão arterial sistêmica e em distúrbios eletrolíticos.

Síndrome de Cushing

Fisiopatologia

A síndrome de Cushing refere-se a qualquer condição de excesso de glicocorticoides endógenos, ao passo que a doença de Cushing se refere a um tumor hipofisário secretor de ACTH, que leva ao excesso de glicocorticoides. Observa-se aumento da produção de cortisol nos estados tanto fisiológico quanto patológico (Tabela 66.4). Ocorre hipercortisolismo fisiológico com estresse durante o último trimestre de gravidez e em indivíduos que praticam regularmente exercícios extenuantes. As condições patológicas de elevação dos níveis de cortisol incluem a síndrome de Cushing exógena ou endógena e vários transtornos psiquiátricos, como depressão, alcoolismo, anorexia nervosa, transtorno do pânico e abstinência de álcool etílico ou de narcóticos.

A síndrome de Cushing pode ser causada pela administração exógena de ACTH ou de glicocorticoides ou pela produção endógena excessiva desses hormônios. A síndrome de Cushing endógena é dependente ou independente de ACTH. A dependência do ACTH é observada em 85% dos pacientes e inclui fontes hipofisárias de ACTH (doença de Cushing), bem como fontes ectópicas. A doença de Cushing hipofisária responde por 90% dos pacientes com síndrome de Cushing dependente de ACTH. A secreção ectópica de ACTH ocorre mais comumente em pacientes com carcinoma de pulmão do tipo pequenas células. Esses pacientes são de idade mais avançada, normalmente apresentam história pregressa de tabagismo e exibem principalmente sinais e sintomas de câncer de pulmão, em vez de aqueles da síndrome de Cushing. Em contrapartida, pacientes com síndrome do ACTH ectópico clinicamente aparente apresentam principalmente tumores de pulmão, timo ou carcinoides pancreáticos. As causas independentes de ACTH respondem por 15% dos pacientes com síndrome de Cushing

---

Tabela 66.4 Síndromes de hiperfunção adrenocortical.

Estados de excesso de glicocorticoides

Estados fisiológicos

Estresse

Exercício extenuante

Último trimestre de gravidez

Estados patológicos

Transtornos psiquiátricos (pseudodistúrbios de Cushing)

Depressão

Alcoolismo

Anorexia nervosa

Transtornos do pânico

Abstinência de álcool e de substâncias

Estados dependentes de ACTH

    Adenoma hipofisário (doença de Cushing)

    Síndrome do ACTH ectópico

    Carcinoide brônquico

    Carcinoide de timo

    Tumor de células das ilhotas pancreáticas

    Carcinoma de pulmão do tipo pequenas células

    Secreção ectópica de CRH

Estados independentes de ACTH

    Adenoma suprarrenal

    Carcinoma suprarrenal

    Doença suprarrenal micronodular

Fontes exógenas

Ingestão de glicocorticoides

Ingestão de ACTH

Estados de excesso de mineralocorticoides

Aldosteronismo primário

Adenoma secretor de aldosterona

Hiperplasia suprarrenal bilateral

Carcinoma secretor de aldosterona

Hiperaldosteronismo remediável com glicocorticoides

Deficiências de enzimas suprarrenais

Deficiência de 11β-hidroxilase

Deficiência de 17α-hidroxilase

Deficiência de 11β-hidroxiesteroide desidrogenase do tipo II

Mineralocorticoides exógenos

Alcaçuz

Carbenoxolona

Fludrocortisona

Hiperaldosteronismo secundário

Associado à hipertensão arterial sistêmica

    Hipertensão acelerada

    Hipertensão renovascular

    Administração de estrogênio

    Tumores secretores de renina

Sem hipertensão arterial sistêmica

    Síndrome de Bartter

    Nefropatia perdedora de sódio

    Acidose tubular renal

    Abuso de diuréticos e laxativos

    Estados edematosos (cirrose, nefrose, insuficiência cardíaca congestiva)

ACTH, hormônio adrenocorticotrófico; *CRH*, hormônio de liberação da corticotropina.

e incluem adenomas suprarrenais, carcinomas da glândula suprarrenal, doença suprarrenal micronodular e doença suprarrenal macronodular autônoma. A razão entre mulheres e homens para as formas não cancerosas de síndrome de Cushing é de 4:1.

Apresentação clínica

Os sinais clínicos, sintomas e achados laboratoriais comuns de hipercortisolismo observados em pacientes com síndrome de Cushing estão listados na Tabela 66.5. Com frequência, os pacientes com síndrome de Cushing apresentam alguns dos sinais e sintomas discutidos aqui, mas não todos. Em geral, a obesidade é centrípeta, com perda da massa muscular dos braços e das pernas, o que é distinto do ganho de peso generalizado observado em pacientes com obesidade idiopática. Podem ocorrer face redonda (denominada *face de lua cheia*) e coxim adiposo dorsocervical (*giba de búfalo*) na obesidade não relacionada com a síndrome de Cushing, ao passo que a pletora facial e a gordura supraclavicular são mais específicas da síndrome de Cushing. Pacientes com síndrome de Cushing podem apresentar fraqueza muscular proximal; consequentemente, a incapacidade de levantar-se de um agachamento ou de pentear o próprio cabelo é uma manifestação reveladora. Com frequência, os pacientes apresentam transtornos de sono e insônia, hiperexcitabilidade à tarde e à noite, alterações do humor e outras anormalidades psicológicas. Além disso, ocorrem disfunção cognitiva e fadiga intensa. Nas mulheres afetadas, as irregularidades menstruais frequentemente precedem outras manifestações cushingoides. Pacientes de ambos os sexos se queixam de perda da libido, e os homens afetados apresentam queixas frequentes de disfunção erétil. Acne ou hirsutismo de início na idade adulta em mulheres também podem sugerir síndrome de Cushing. As estrias cutâneas observadas em pacientes com síndrome de Cushing são frequentemente violáceas (*i. e.*, roxas ou vermelho-escuras, devido à ocorrência de hemorragia nas estrias), dependendo do nível de hipercortisolismo. O adelgaçamento da pele no dorso das mãos é um sinal específico em adultos mais jovens com síndrome de Cushing. As fotografias antigas de pacientes são extremamente úteis para avaliar a progressão dos estigmas físicos da síndrome de Cushing.

Os achados laboratoriais associados na síndrome de Cushing incluem níveis plasmáticos elevados de fosfatase alcalina, granulocitose, trombocitose, hipercolesterolemia, hipertrigliceridemia e intolerância à glicose e/ou diabetes melito. Em geral, ocorrem hipopotassemia ou alcalose em pacientes com hipercortisolismo grave como resultado da síndrome do ACTH ectópico.

Diagnóstico

Se a anamnese e os achados no exame físico forem sugestivos de hipercortisolismo, o diagnóstico de síndrome de Cushing habitualmente pode ser estabelecido com a coleta de urina de 24 horas e a determinação do cortisol livre urinário (CLU). Esse exame é extremamente sensível para o diagnóstico de síndrome de Cushing, visto que, em 90% dos pacientes afetados, o nível inicial de CLU é superior a 50 μg/24 horas (Figura 66.5).

O cortisol é normalmente secretado de maneira diurna: a concentração plasmática é mais alta nas primeiras horas da manhã (entre 6 h e 8 h) e mais baixa em torno de meia-noite. A maioria dos pacientes com síndrome de Cushing apresenta atenuação da variação diurna. Níveis plasmáticos de cortisol à noite superiores a 50% dos valores matinais são considerados compatíveis com a síndrome de Cushing.

Tabela 66.5 Sinais, sintomas e anormalidades laboratoriais do hipercortisolismo.

Característica	Porcentagem de pacientes
Redistribuição da gordura (coxim adiposo dorsocervical e supraclavicular, emaciação temporal, obesidade centrípeta, ganho de peso)	95
Irregularidades menstruais	80 (de mulheres afetadas)
Pele fina e pletora	80
Face de lua cheia	75
Aumento do apetite	75
Transtornos do sono	75
Hiperexcitabilidade noturna	75
Hipertensão arterial sistêmica	75
Hipercolesterolemia e hipertrigliceridemia	70
Alteração do estado mental (concentração deficiente, diminuição da memória, euforia)	70
Diabetes melito e intolerância à glicose	65
Estrias	65
Hirsutismo	65 (de mulheres afetadas)
Fraqueza muscular proximal	60
Transtornos psicológicos (labilidade emocional, depressão, mania, psicose)	50
Diminuição da libido e disfunção erétil	50 (de homens afetados)
Acne	45
Osteoporose e fraturas patológicas	40
Púrpura	40
Cicatrização deficiente de feridas	40
Virilização	20 (de mulheres afetadas)
Edema	20
Aumento das infecções	10
Cataratas	5

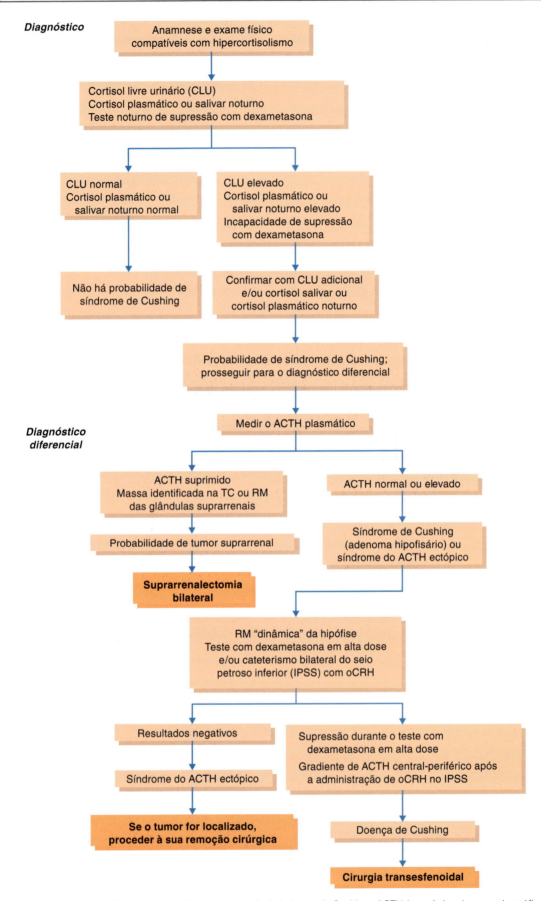

Figura 66.5 Fluxograma para a avaliação de um paciente com possível síndrome de Cushing. *ACTH*, hormônio adrenocorticotrófico; *RM*, ressonância magnética; *TC*, tomografia computadorizada.

Devido à dificuldade em obter níveis plasmáticos de cortisol à noite, foi desenvolvida a medição do cortisol salivar noturno para a avaliação do hipercortisolismo. Esse teste tem alto grau de sensibilidade e de especificidade para o diagnóstico da síndrome de Cushing e é conveniente para os pacientes. Podem ser necessárias várias medições do CLU ou do cortisol salivar para diagnosticar ou excluir a possibilidade de síndrome de Cushing, sobretudo em indivíduos com sinais e sintomas convincentes e progressivos de hipercortisolismo.

O teste de supressão noturna com dexametasona tem sido amplamente usado no rastreamento de pacientes que podem apresentar hipercortisolismo. Administra-se 1 mg de dexametasona por via oral às 23 h ou à meia-noite, e determina-se o cortisol plasmático na manhã seguinte, às 8 h. Um nível plasmático de cortisol matinal superior a 1,8 μg/dℓ sugere hipercortisolismo. Esse teste produz um número significativo de resultados falso-positivos e falso-negativos, porém é recomendado nas diretrizes de consenso da Endocrine Society de 2008.[1]

Diagnóstico diferencial

Uma vez estabelecido o diagnóstico de síndrome de Cushing, é necessário definir a causa do hipercortisolismo por meio de exames bioquímicos que avaliam o eixo HHSR; devem ser acompanhados de exames de imagem e, algumas vezes, cateterismo venoso. A abordagem inicial consiste em medir os níveis basais de ACTH, que estão normais ou elevados na doença de Cushing e na síndrome do ACTH ectópico, porém suprimidos na síndrome de Cushing suprarrenal primária. Os pacientes com níveis suprimidos de ACTH podem ser submetidos a exames de imagem das glândulas suprarrenais. Para distinguir entre doença de Cushing e síndrome do ACTH ectópico, podem-se efetuar o teste de supressão com dexametasona de 2 dias ou o teste de supressão com dexametasona noturno de 8 mg e cateterismo simultâneo bilateral do seio petroso inferior (IPSS).

No teste de supressão com dexametasona (teste de Liddle), administra-se de 0,5 mg de dexametasona por via oral a cada 6 horas, por 2 dias (dose baixa), seguida de 2 mg de dexametasona a cada 6 horas, por mais 2 dias (dose alta). No segundo dia de dexametasona em alta dose, o nível de CLU estará suprimido para menos de 10% do valor obtido na coleta basal em pacientes com adenomas hipofisários, mas não em pacientes com síndrome do ACTH ectópico ou com tumores suprarrenais secretores de cortisol. O teste de Liddle tem algumas desvantagens metodológicas, e os resultados devem ser interpretados com cautela; outros testes confirmatórios devem ser realizados antes que a cirurgia seja recomendada.

Um teste noturno de supressão com dexametasona em alta dose pode ser útil para estabelecer a causa da síndrome de Cushing. Nesse teste, o nível basal de cortisol é medido às 8 h e, em seguida, são administrados 8 mg de dexametasona por via oral às 23 h. Às 8 h da manhã seguinte, determina-se o nível plasmático de cortisol. A supressão, que ocorre em pacientes com doença de Cushing hipofisária, é definida por diminuição do nível plasmático de cortisol para menos de 50% do nível basal.

O IPSS bilateral é um procedimento acurado e seguro para diferenciar a doença de Cushing hipofisária da síndrome do ACTH ectópico. O sangue venoso da adeno-hipófise drena para os seios cavernosos e, em seguida, para os seios petrosos superior e inferior. São obtidas amostras de plasma venoso para determinação do ACTH de ambos os seios petrosos inferiores, bem como a coleta de amostra periférica simultânea, antes e depois de *bolus* intravenoso de hormônio de liberação da corticotropina ovino (oCRH). Gradientes significativos em condições basais e após a estimulação com oCRH entre o seio petroso

e a amostra de sangue periférico sugerem doença de Cushing hipofisária. Nas medições basais, um gradiente de concentração de ACTH de 1,6 ou mais entre uma amostra de qualquer um dos seios petrosos e a amostra de sangue periférico sugere fortemente a presença de doença de Cushing hipofisária, ao passo que pacientes com síndrome do ACTH ectópico ou com adenomas suprarrenais não apresentam gradiente de ACTH entre as amostras do seio petroso e do sangue periférico. Após a administração de oCRH, a obtenção de um gradiente central-periférico de mais de 3,2 é consistente com a doença de Cushing hipofisária. Um gradiente de ACTH ipsilateral do lado do tumor é encontrado em 70 a 80% dos pacientes com doença de Cushing hipofisária. Embora esse procedimento exija um radiologista com experiência em IPSS, esse exame está disponível em muitos estabelecimentos de cuidados terciários. O exame não pode ser efetuado para distinguir pacientes com síndrome de Cushing daqueles sem a doença, pois o teste precisa ser realizado quando o paciente apresenta hipercortisolemia, tornando-o menos útil naqueles com secreção episódica de cortisol.

A ressonância magnética (RM) com gadolínio é o procedimento preferido para a localização de adenoma hipofisário. Em muitos centros, realiza-se uma RM *dinâmica*; a hipófise é visualizada à medida que o gadolínio entra na glândula e sai dela. Como se identifica um adenoma hipofisário não funcionante na RM da hipófise em aproximadamente 10% dos indivíduos normais, o exame de imagem da hipófise não deve ser o único critério para o diagnóstico de doença de Cushing hipofisária.

Tratamento

O tratamento preferido para todas as formas de síndrome de Cushing consiste em cirurgia apropriada ou, em alguns casos, radioterapia (ver Capítulo 64). Uma opção mais atrativa para muitos pacientes com doença de Cushing que apresentam hipercortisolemia persistente após a cirurgia de hipófise é a suprarrenalectomia bilateral, seguida de reposição com glicocorticoides e mineralocorticoides ao longo da vida.

Em pacientes com síndrome do ACTH ectópico, a meta é localizar o tumor por meio de exames apropriados, de modo que possa ser removido cirurgicamente. A suprarrenalectomia unilateral constitui o tratamento de escolha em pacientes com adenoma suprarrenal secretor de cortisol. Os carcinomas suprarrenais secretores de cortisol inicialmente devem ser extirpados cirurgicamente; entretanto, o prognóstico é sombrio, e apenas 20% dos pacientes sobrevivem por mais de 1 ano após o diagnóstico.

O tratamento clínico do hipercortisolismo pode ser necessário para preparar pacientes que estão sendo submetidos ou que foram submetidos à irradiação da hipófise e estão aguardando seus efeitos antes da cirurgia; pode ser também necessário para aqueles que não são candidatos à cirurgia ou que decidem não a fazer. O cetoconazol, o *o,p′*-DDD (mitotano), a metirapona, a aminoglutetimida, a mifepristona (aprovada pela Food and Drug Administration [FDA] para a síndrome de Cushing quando acompanhada de hipertensão ou intolerância à glicose/diabetes melito) e o trilostano são os agentes mais comumente usados para bloqueio da glândula suprarrenal, que podem ser administrados isoladamente ou em combinação. O análogo da somatostatina, a pasireotida, que diminui o ACTH e que pode reduzir o tamanho do tumor, é um fármaco aprovado pela FDA para o tratamento de Cushing.

Excesso primário de mineralocorticoides
Fisiopatologia

As causas do aldosteronismo primário (Tabela 66.4) consistem em adenoma produtor de aldosterona (75%), hiperplasia suprarrenal bilateral (25%), carcinoma suprarrenal (1%) e hiperaldosteronismo remediável com glicocorticoides (< 1%). Os defeitos das enzimas

---

[1]N.R.T.: Ver atualização em Consensus on Diagnosis and Management of Cushing's Disease: a Guideline Update (https://www.ncbi.nlm.nih.gov/pmc/articles/PMC8743006; 2021).

suprarrenais (deficiências de 11β-HSD do tipo II, 11β-hidroxilase e 17α-hidroxilase) e o excesso aparente de mineralocorticoides (devido à ingestão de alcaçuz ou carbenoxolona, que inibem a 11β-HSD do tipo II, ou devido a um defeito congênito dessa enzima) também constituem estados de hiperatividade mineralocorticoide funcional. O aldosteronismo secundário (Tabela 66.4) resulta de hiperatividade do sistema renina-angiotensina.

O aldosteronismo primário é normalmente reconhecido durante a avaliação de hipertensão arterial sistêmica ou de hipopotassemia e representa uma forma de hipertensão potencialmente curável. Até 5% dos pacientes com hipertensão arterial sistêmica apresentam aldosteronismo primário. Em geral, esses pacientes têm entre 30 e 50 anos, e a razão mulheres/homens é de 2:1.

Apresentação clínica

Hipertensão arterial sistêmica, hipopotassemia e alcalose metabólica constituem as principais manifestações clínicas do hiperaldosteronismo, e a maioria das manifestações iniciais está relacionada com a hipopotassemia. Em pacientes com hipopotassemia leve, os sintomas consistem em fadiga, fraqueza muscular, noctúria, lassidão e cefaleias. Se houver hipopotassemia mais grave, podem ocorrer polidipsia, poliúria, parestesias e até mesmo paralisia intermitente e tetania. A pressão arterial pode variar de minimamente elevada até muito alta. Pode-se observar sinal de Trousseau ou de Chvostek positivo em consequência da alcalose metabólica.

Diagnóstico e tratamento

Inicialmente, deve-se documentar a hipopotassemia quando houver hipertensão arterial sistêmica (Figura 66.6), embora existam casos leves de hiperaldosteronismo sem hipopotassemia. O paciente precisa ter ingestão adequada de sal e deve interromper os diuréticos antes da medição do potássio. Deve-se obter o nível plasmático de aldosterona pela manhã (medido em ng/dℓ), bem como o valor da ARP (em ng/mℓ/hora). Uma razão entre aldosterona sérica e ARP superior a 20, com nível sérico de aldosterona acima de 15 ng/dℓ, sugere o diagnóstico de hiperaldosteronismo. Devem-se efetuar exames confirmatórios para hiperaldosteronismo, como carga de sódio oral, infusão de solução salina, supressão com fludrocortisona ou estimulação com captopril.

Uma vez estabelecido o diagnóstico de hiperaldosteronismo primário, é importante distinguir entre um adenoma produtor de aldosterona e hiperplasia bilateral, visto que o primeiro é tratado com cirurgia, enquanto a hiperplasia bilateral é tratada clinicamente. Deve-se efetuar uma tomografia computadorizada (TC) das glândulas suprarrenais para localizar o tumor. Antes da cirurgia, o exame de imagem deve ser confirmado com cateterismo venoso da glândula suprarrenal para cortisol, devido ao alto grau de incidentalomas suprarrenais. O paciente deve ser submetido à suprarrenalectomia unilateral se for observado um adenoma distinto em uma das glândulas suprarrenais, com glândula contralateral normal, e a amostragem venosa suprarrenal lateraliza para o lado do adenoma. Pacientes nos quais os achados de exames bioquímicos e de localização sejam consistentes com hiperplasia bilateral devem ser tratados clinicamente com diurético poupador de potássio, geralmente eplerenona ou espironolactona. Podem ocorrer hiperaldosteronismo e hipertensão arterial sistêmica secundária à ativação do sistema renina-angiotensina em pacientes com hipertensão acelerada, naqueles com hipertensão renovascular, indivíduos que recebem terapias com estrogênio e, raramente, pacientes com tumores secretores de renina. Ocorre hiperaldosteronismo sem hipertensão arterial sistêmica em pacientes com síndrome de Bartter, nefropatia perdedora de sódio ou acidose tubular renal, bem como em pessoas que abusam de diuréticos ou laxantes.

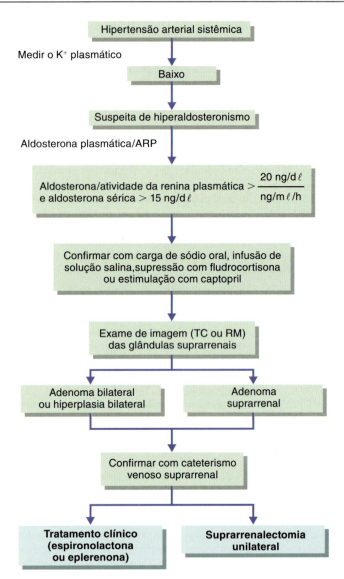

Figura 66.6 Fluxograma para a avaliação de um paciente com provável hiperaldosteronismo primário. A aldosterona plasmática é medida em ng/dℓ, ao passo que a atividade da renina plasmática (ARP) é medida em ng/mℓ/hora. *RM*, ressonância magnética; *TC*, tomografia computadorizada.

HIPERFUNÇÃO DA MEDULA SUPRARRENAL

A medula suprarrenal sintetiza as catecolaminas norepinefrina, epinefrina e dopamina a partir do aminoácido tirosina. A norepinefrina, a principal catecolamina produzida pela medula da glândula suprarrenal, tem ações predominantemente α-agonistas e causa vasoconstrição. A epinefrina atua principalmente nos receptores β e exerce efeitos inotrópicos e cronotrópicos positivos sobre o coração, causando vasodilatação periférica e elevação das concentrações plasmáticas de glicose em resposta à hipoglicemia. A ação da dopamina circulante não está bem esclarecida. Enquanto a norepinefrina é sintetizada no sistema nervoso central e nos neurônios pós-ganglionares simpáticos, a epinefrina é sintetizada quase totalmente na medula suprarrenal. A contribuição da medula suprarrenal para a secreção corporal total de epinefrina é relativamente pequena. A hipofunção da medula suprarrenal tem pouco efeito fisiológico, ao passo que a hipersecreção de catecolaminas provoca a síndrome clínica do feocromocitoma.

Feocromocitoma

Fisiopatologia

Embora os feocromocitomas possam ocorrer em qualquer gânglio simpático do corpo, mais de 90% deles surgem na medula suprarrenal. A maioria dos tumores extrassuprarrenais ocorre no mediastino ou no abdome. Feocromocitomas suprarrenais bilaterais são encontrados em cerca de 5% dos casos e podem ocorrer como parte de síndromes familiares. O feocromocitoma ocorre como parte da neoplasia endócrina múltipla do tipo IIA ou IIB. A primeira, o tipo IIA, também é conhecida como síndrome de Sipple e caracteriza-se por carcinoma medular da tireoide, hiperparatireoidismo e feocromocitoma. O tipo IIB caracteriza-se por carcinoma medular de tireoide, neuromas em mucosas (língua, lábios, sistema digestório), ganglioneuromas intestinais, biotipo marfanoide e feocromocitoma. Os feocromocitomas também estão associados à neurofibromatose, ao hemangioblastoma cerebelo-retiniano (doença de von Hippel-Lindau) e à esclerose tuberosa.

Apresentação clínica

Como a maioria dos feocromocitomas secreta norepinefrina como principal catecolamina, a hipertensão arterial sistêmica (com frequência, paroxística) é o achado mais comum. Outros sintomas consistem na tríade de cefaleia, palpitações e sudorese, bem como empalidecimento da pele, diarreia, ansiedade, náuseas, fadiga, perda de peso e dores abdominal e torácica. Esses sintomas podem ser precipitados por estresse emocional, exercício, anestesia, pressão abdominal ou ingestão de alimentos que contenham tiramina. Pode ocorrer também hipotensão ortostática. Amplas flutuações da pressão arterial são características, e a hipertensão arterial sistêmica associada ao feocromocitoma habitualmente não responde aos medicamentos anti-hipertensivos padrão. Além disso, podem ocorrer anormalidades cardíacas, bem como reações idiossincrásicas.

Diagnóstico e tratamento

Embora as medições dos níveis de catecolaminas fracionadas e de metanefrina na urina sejam frequentemente usadas para rastreamento, os níveis plasmáticos de metanefrina e normetanefrina livres são os melhores testes para confirmação ou exclusão do feocromocitoma. Um nível plasmático de metanefrina livre superior a 0,61 nmol/ℓ e um nível plasmático de normetanefrina livre acima de 0,31 nmol/ℓ são consistentes com o diagnóstico de feocromocitoma. Se esses níveis estiverem apenas levemente elevados, pode-se efetuar um teste de supressão com clonidina. Em pacientes com feocromocitoma, os níveis permanecem inalterados ou aumentam. Uma vez estabelecido o diagnóstico de feocromocitoma, deve-se efetuar uma TC das glândulas suprarrenais. Os feocromocitomas intrassuprarrenais são, em sua maioria, prontamente visíveis nesse exame e apresentam realce com contraste. Se a TC for negativa, os feocromocitomas extrassuprarrenais normalmente podem ser localizados por metaiodobenzilguanidina marcada com iodo 131 (^{131}I-MIBG), tomografia por emissão de pósitrons (PET), cintigrafia com octreotida ou RM do abdome. Os feocromocitomas exibem alta intensidade de sinal em imagens ponderadas em T2 na RM.

O tratamento do feocromocitoma é cirúrgico se for possível localizar a lesão. Os pacientes devem ser submetidos a bloqueio α com fenoxibenzamina, 1 a 2 semanas antes da cirurgia. Cerca de 5 a 10% dos feocromocitomas são malignos. A ^{131}I-MIBG ou a quimioterapia podem ser úteis, porém o prognóstico é sombrio. A α-metil-p-tirosina, um inibidor da tirosina hidroxilase, a enzima limitadora de velocidade na biossíntese de catecolaminas, pode ser usada para diminuir a secreção de catecolaminas pelo tumor.

Massa suprarrenal incidental

Massas suprarrenais clinicamente inaparentes podem ser identificadas de maneira inadvertida durante um exame complementar ou durante o tratamento de outras condições clínicas não relacionadas com os sinais e sintomas de doença suprarrenal; são comumente conhecidas como *incidentalomas* (e-Figura 66.2). Alguns desses tumores secretam uma pequena quantidade de cortisol em excesso, levando a uma condição que costumava ser denominada síndrome de Cushing subclínica e que agora é designada como *excesso de cortisol autônomo leve* (*MACE*) ou *secreção de cortisol autônomo*, uma condição associada a determinadas comorbidades, como hipertensão arterial sistêmica, intolerância à glicose/ao diabetes melito, obesidade, dislipidemia, osteoporose e aumento de eventos cardiovasculares. Essa condição não progride para a síndrome de Cushing franca. Recomenda-se a realização de um teste com administração noturna de 1 mg de dexametasona para todos os pacientes com massa suprarrenal identificada em exame de imagem. O nível de cortisol matinal após a administração de dexametasona entre 1,8 e 5 µg/dℓ sugere possível secreção autônoma de cortisol, que normalmente não exige cirurgia, enquanto valores acima de 5 µg/dℓ devem levar à síndrome de Cushing, conforme descrito anteriormente. Em determinadas circunstâncias, deve-se proceder à remoção cirúrgica. Pacientes com hipertensão arterial sistêmica também devem efetuar medições da concentração sérica de potássio, concentração plasmática de aldosterona, ARP e metanefrinas livres no plasma (apenas se o valor de atenuação na TC sem contraste for superior a 10 unidades Hounsfield). A cirurgia deve ser considerada para todos os pacientes com tumores funcionais do córtex suprarrenal, que sejam hormonalmente ativos ou maiores que 4 cm. Os tumores não associados à secreção hormonal, que sejam menores que 4 cm e apresentem características benignas no exame de imagem não necessitam de acompanhamento.

Câncer suprarrenal primário

Os carcinomas suprarrenais primários são raros, com uma incidência de 1 a 5 por 1 milhão de pessoas. A relação entre mulheres e homens é de 2,5:1, e a idade média no início é de 40 a 50 anos. Cerca de 25% dos pacientes apresentam sinais/sintomas, como dor abdominal, perda de peso, anorexia e febre. Oitenta por cento dos carcinomas suprarrenais primários são funcionais, sendo mais comum a secreção isolada de glicocorticoides (45%) ou a secreção de glicocorticoides mais androgênios (45%).

Na apresentação, a disseminação metastática é evidente em 75% dos casos. A massa suprarrenal volumosa descoberta de maneira incidental é, mais provavelmente, maligna. Recomenda-se a ressecção de tumores com mais de 6 cm e, com frequência, daqueles com mais de 4 cm. Em pacientes que não apresentem câncer conhecido, as massas suprarrenais que demonstram ser malignas são, em sua maioria, carcinomas adrenocorticais primários, ao passo que, em pacientes com neoplasia maligna conhecida, a massa suprarrenal tem probabilidade de ser uma metástase em cerca de 75% dos casos.

O tratamento dos carcinomas adrenocorticais consiste em cirurgia. Em geral, esses cânceres são resistentes à radioterapia e à quimioterapia, porém o composto adrenolítico, mitotano, demonstrou melhorar a sobrevida. Os carcinomas adrenocorticais apresentam prognóstico sombrio, com taxas de sobrevida global em 5 anos de menos de 20%.

Para uma discussão mais profunda deste tópico, ver Capítulo 214, "Córtex Suprarrenal", em *Goldman-Cecil Medicina*, 26ª edição.

LEITURA SUGERIDA

Annane D, Pastores SM, Rochwerg B, et al: Guidelines for the diagnosis and management of critical illness-related corticosteroid insufficiency (CIRCI) in critically ill patients (Part I): Society of Critical Care Medicine (SCCM) and European Society of Intensive Care Medicine (ESICM) 2017, Intensive Care Med 43:1751–1763, 2017.

Bornstein SR, Allolio B, Arlt W, et al: Diagnosis and treatment of primary adrenal insufficiency: an Endocrine Society clinical practice guideline, J Clin Endocrinol Metab 101:364–389, 2016.

Fassnacht M, Arlt W, Bancos I, et al: Management of adrenal incidentalomas: European Society of Endocrinology clinical practice guideline in collaboration with the European Network for the Study of Adrenal Tumors, Eur J Endocrinol 175:G1–G34, 2016.

Nieman LK, Biller BM, Findling JW, et al: The diagnosis of Cushing's syndrome: an Endocrine Society clinical practice guideline, J Clin Endocrinol Metab 93:1526–1540, 2008.

Rushworth RL, Torpy DJ, Falhammar H: Adrenal crisis, N Engl J Med 381:852–861, 2019.

Speiser PW, Arlt W, Auchus RJ, et al: Congenital adrenal hyperplasia due to steroid 21-hydroxylase deficiency: an Endocrine Society clinical practice guideline, J Clin Endocrinol Metab 103:4043–4088, 2018.

Endocrinologia Reprodutiva Masculina

Glenn D. Braunstein

INTRODUÇÃO

Os testículos são compostos de células de Leydig (intersticiais), que secretam testosterona e estradiol, e túbulos seminíferos, que produzem espermatozoides. Os testículos são regulados pelo hormônio luteinizante (LH) e pelo hormônio foliculoestimulante (FSH), que são secretados pela adeno-hipófise sob a influência de um hormônio decapeptídico hipotalâmico, o hormônio de liberação das gonadotropinas (GnRH) (Figura 67.1). O LH estimula as células de Leydig a secretar testosterona, que exerce retroalimentação (*feedback*) negativa sobre a hipófise e o hipotálamo para inibir a produção adicional de LH. O FSH estimula a produção de espermatozoides por meio de sua interação com as células de Sertoli nos túbulos seminíferos. A inibição do FSH por retroalimentação ocorre por meio de esteroides gonadais, bem como por intermédio da inibina, uma glicoproteína produzida pelas células de Sertoli.

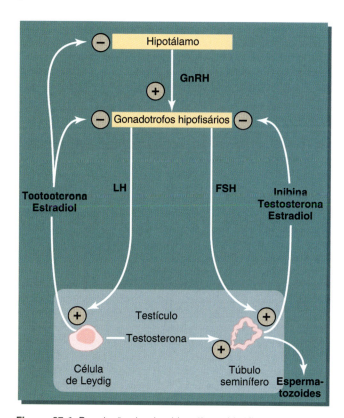

Figura 67.1 Regulação do eixo hipotálamo-hipófise-testicular. Os símbolos (+) e (−) indicam retroalimentação positiva e negativa, respectivamente. *FSH*, hormônio foliculoestimulante; *GnRH*, hormônio de liberação das gonadotropinas; *LH*, hormônio luteinizante.

A avaliação bioquímica do eixo hipotálamo-hipófise-células de Leydig é efetuada por meio da determinação das concentrações séricas de LH e de testosterona, enquanto o espermograma e os níveis séricos de FSH fornecem uma avaliação do eixo hipotálamo-hipófise-túbulos seminíferos. A capacidade da hipófise de liberar gonadotropinas pode ser avaliada dinamicamente por meio da estimulação do GnRH, ao passo que a capacidade de secreção de testosterona pelos testículos pode ser avaliada por meio de injeções de gonadotropina coriônica humana (HCG), um hormônio glicoproteico que tem atividade biológica semelhante à do LH.

HIPOGONADISMO

Hipogonadismo é definido como deficiência de testosterona ou espermatogênese defeituosa. Com frequência, observa-se a coexistência de ambos os distúrbios. As manifestações clínicas da deficiência de androgênios dependem do momento de início e do grau de deficiência. A testosterona é necessária para o desenvolvimento do ducto de Wolff em epidídimo, ducto deferente, glândulas seminais e ductos ejaculatórios, bem como para a virilização dos órgãos genitais externos por meio do principal metabólito intracelular da testosterona, a di-hidrotestosterona (DHT). Em consequência, a deficiência pré-natal precoce de androgênio leva à formação de genitália ambígua e ao pseudo-hermafroditismo masculino. A deficiência de androgênios que ocorre posteriormente durante a gestação pode resultar em micropênis ou *criptorquidia*, a ausência unilateral ou bilateral de testículos no escroto em decorrência da falha da descida normal dos testículos.

Durante a puberdade, os androgênios são responsáveis pela diferenciação sexual masculina, que consiste em crescimento do escroto, do epidídimo, dos ductos deferentes, das glândulas seminais, da próstata, do pênis, da musculatura esquelética e da laringe. Além disso, os androgênios estimulam o crescimento dos pelos axilares, púbicos, faciais e corporais e aumentam a atividade das glândulas sebáceas. São também responsáveis, via conversão em estrogênios, pelo crescimento e pela fusão das lâminas epifisiais, um processo observado clinicamente como *estirão do crescimento puberal*. A deficiência pré-puberal de androgênio resulta em desenvolvimento muscular deficiente, diminuição da força e da resistência, voz aguda, pelos axilares e púbicos esparsos e ausência de pelos faciais e corporais. Os ossos longos dos membros inferiores e superiores podem continuar a crescer sob a influência do hormônio do crescimento (GH); essa condição resulta em proporções eunucoides (*i. e.*, envergadura que ultrapassa a altura total em ≥ 5 cm) e maior crescimento dos membros inferiores em relação à altura total. A deficiência pós-puberal de androgênio pode resultar em diminuição da libido, disfunção erétil, baixa energia, rugas finas nos cantos dos olhos e da boca e diminuição dos pelos faciais e corporais.

Seção 10 Doenças Endócrinas e Metabólicas

O hipogonadismo masculino pode ser classificado em três categorias de acordo com o nível do defeito (Tabela 67.1). As doenças que afetam diretamente os testículos resultam em *hipogonadismo primário* ou *hipergonadotrópico*, que se caracteriza por oligospermia ou azoospermia e baixos níveis de testosterona, porém com elevações dos níveis de LH e de FSH, devido à diminuição na regulação por retroalimentação negativa da hipófise e do hipotálamo pelos androgênios, estrogênios e inibina. Em contrapartida, o hipogonadismo decorrente de lesões no hipotálamo ou na hipófise dá origem ao *hipogonadismo hipogonadotrópico*; os baixos níveis de testosterona ou a espermatogênese ineficaz resultam de concentrações inadequadas das gonadotropinas. A terceira categoria de hipogonadismo resulta de defeitos na ação dos androgênios.

Distúrbios hipotalâmico-hipofisários

O *pan-hipopituitarismo* ocorre congenitamente, devido a defeitos estruturais, ou como resultado da produção ou da liberação inadequadas dos fatores de liberação hipotalâmicos. A condição pode ser adquirida por meio de substituição por tumores, infarto por insuficiência vascular, distúrbios infiltrativos, doenças autoimunes, traumatismo e infecções.

A *síndrome de Kallmann* é uma forma de hipogonadismo hipogonadotrópico que está associada ao comprometimento da capacidade de discriminação de odores, seja incompleto (*hiposmia*), seja completo (*anosmia*). Essa síndrome resulta de defeito na migração dos neurônios de GnRH do placódio olfatório para o hipotálamo. Por conseguinte, representa uma deficiência de GnRH. Os pacientes permanecem em um estado pré-puberal, com pequenos testículos de consistência elástica e desenvolvem eunucoidismo (e-Figura 67.1).

A *hiperprolactinemia* pode resultar em hipogonadismo hipogonadotrópico, visto que a elevação da prolactina inibe a liberação normal de GnRH, diminui a efetividade do LH nas células de Leydig e inibe algumas das ações da testosterona no órgão-alvo. A normalização dos níveis de prolactina por meio de retirada de um fármaco agressor, por meio de remoção cirúrgica do adenoma de hipófise ou com o uso de agonistas da dopamina reverte essa forma de hipogonadismo.

Perda ponderal ou doença sistêmica em homens pode causar outra forma de hipogonadismo secundário, conhecida como *disfunção hipotalâmica*. A perda de peso ou a doença induz um defeito na liberação hipotalâmica de GnRH e resulta em baixos níveis de gonadotropina e de testosterona. Essa condição é comumente observada em pacientes com câncer, síndrome da imunodeficiência adquirida (AIDS, do inglês *acquired immune deficiency syndrome*) ou processos inflamatórios crônicos. O uso prolongado de opioides e a administração de doses terapêuticas de glicocorticoides podem suprimir a produção de gonadotropina e causar hipogonadismo secundário.

Anormalidades gonadais primárias

A causa congênita mais comum de insuficiência testicular primária é a *síndrome de Klinefelter*, que acomete cerca de 1 em cada 600 nascidos vivos do sexo masculino e normalmente é causada pela não disjunção cromossômica materna na meiose, que resulta em um genótipo XXY. Na puberdade, os achados clínicos incluem: grau variável de hipogonadismo; ginecomastia; testículos pequenos e firmes, com menos de 2 cm em seu eixo longitudinal (testículos normais têm 3,5 cm ou mais); azoospermia; proporções esqueléticas eunucoides e elevações dos níveis de FSH e de LH (e-Figura 67.2). A insuficiência gonadal primária também é encontrada em pacientes com outra condição congênita, a *distrofia miotônica*, que se caracteriza por fraqueza progressiva, atrofia dos músculos da face, do pescoço, da mão e dos membros inferiores, calvície frontal e miotonia.

Cerca de 3% dos recém-nascidos a termo do sexo masculino apresentam *criptorquidia*, cuja correção é espontânea durante o primeiro ano de vida na maioria dos casos; consequentemente, em torno de 1 ano, a incidência dessa condição cai para cerca de 0,8%. Quando os testículos permanecem na posição intra-abdominal, a temperatura corporal leva à espermatogênese defeituosa e à oligospermia. A função das células de Leydig habitualmente permanece normal, resultando em níveis normais de testosterona no adulto.

A *anorquia bilateral*, também conhecida como síndrome dos testículos evanescentes, é uma condição rara em que os órgãos genitais externos estão totalmente formados, o que indica a produção de grandes quantidades de testosterona e de DHT durante a embriogênese inicial. Entretanto, o tecido testicular desaparece antes ou pouco depois do nascimento, e o resultado é um escroto vazio. Essa condição pode ser diferenciada da criptorquidia por um teste de estimulação com HCG. Pacientes com criptorquidia apresentam aumento dos níveis séricos de testosterona após uma injeção de HCG, o que não ocorre em pacientes com anorquia bilateral.

A *insuficiência gonadal adquirida* tem numerosas causas. Os túbulos seminíferos do adulto são suscetíveis a várias lesões, e a falha desses túbulos é observada após certas infecções, como caxumba, orquite gonocócica ou virchowiana, irradiação, lesão vascular, traumatismo, etilismo e uso de agentes quimioterápicos, sobretudo agentes alquilantes. A concentração sérica de FSH pode estar normal ou elevada, dependendo do grau de dano aos túbulos seminíferos. O compartimento de células de Leydig também pode ser danificado por essas mesmas condições. Além disso, alguns homens exibem um declínio gradual da função testicular à medida que envelhecem, possivelmente devido à insuficiência microvascular. Os pacientes com diminuição da produção de testosterona podem apresentar clinicamente diminuição da libido e da potência sexual, labilidade emocional, fadiga e sintomas vasomotores, como fogacho ("ondas de calor"). Nessa situação, a concentração sérica de LH habitualmente está elevada.

Defeitos na ação dos androgênios

Quando a testosterona ou seu metabólito, a DHT, liga-se ao receptor de androgênio nas células-alvo, o receptor é ativado e liga-se ao DNA; a consequente estimulação da transcrição, a síntese de proteínas e o

---

Tabela 67.1 Classificação do hipogonadismo masculino.

Distúrbios hipotalâmico-hipofisários (hipogonadismo secundário)

Pan-hipopituitarismo

Deficiência isolada de gonadotropinas

Síndromes congênitas complexas

Hiperprolactinemia

Disfunção hipotalâmica

Distúrbios gonadais (hipogonadismo primário)

Síndrome de Klinefelter e defeitos cromossômicos associados

Distrofia miotônica

Criptorquidia

Anorquia bilateral

Falha dos túbulos seminíferos

Falha das células de Leydig no adulto

Deficiência das enzimas de biossíntese dos androgênios

Defeitos na ação androgênica

Feminização testicular (insensibilidade completa aos androgênios)

Insensibilidade incompleta aos androgênios

Deficiência de 5α-redutase

crescimento celular constituem coletivamente a ação androgênica. A ausência de receptores de androgênio provoca a síndrome de *feminização testicular*, uma forma de pseudo-hermafroditismo masculino. Esses indivíduos geneticamente masculinos apresentam criptorquidia, porém têm fenótipo feminino. Como os androgênios são inativos durante a embriogênese, não ocorre fusão das pregas labioescrotais, resultando em uma vagina curta. As tubas uterinas, o útero e a porção superior da vagina não existem, visto que as células de Sertoli testiculares fetais secretam o hormônio antimülleriano (fator inibidor mülleriano) durante o desenvolvimento fetal inicial. Na puberdade, esses pacientes exibem aumento das mamas, visto que os testículos secretam uma pequena quantidade de estradiol e os tecidos periféricos convertem a testosterona e os androgênios suprarrenais em estrogênios. Não há crescimento de pelos axilares e púbicos, visto que isso exige a ação dos androgênios. As concentrações séricas de testosterona estão elevadas como resultado da estimulação contínua pelas concentrações elevadas de LH. O LH está elevado devido à incapacidade da testosterona de atuar por meio de retroalimentação negativa no hipotálamo. Os pacientes podem apresentar formas incompletas de insensibilidade aos androgênios causada por mutações pontuais que afetam o gene do receptor de androgênios e, do ponto de vista clínico, esses indivíduos exibem graus variáveis de pseudo-hermafroditismo masculino.

Os pacientes sem a enzima 5α-redutase necessária para a conversão da testosterona em DHT nascem com *escroto bífido*, que reflete a fusão anormal das pregas labioescrotais, e *hipospadias*, em que o óstio externo da uretra está localizado na área perineal ou no corpo do pênis. Na puberdade, a produção de androgênios é suficiente para superar, em parte, o defeito; o escroto, o pênis e a massa muscular aumentam, e esses pacientes parecem se desenvolver em homens fisiologicamente normais.

Diagnóstico

A Figura 67.2 ilustra um algoritmo para a avaliação laboratorial do hipogonadismo em um homem fenotípico. É necessário obter as concentrações séricas de LH, FSH e testosterona, e deve-se efetuar um espermograma. Um baixo nível de testosterona associado a concentrações baixas de gonadotropinas indica uma anormalidade hipotalâmico-hipofisária, que precisa ser avaliada com determinação dos níveis séricos de prolactina e exame de imagem. Concentrações elevadas de gonadotropinas associadas a níveis normais ou baixos de testosterona refletem uma anormalidade testicular primária. Se os testículos não forem palpáveis no escroto e a *ordenha* cuidadosa da parte inferior do abdome do paciente não induzir a descida dos testículos retráteis para o escroto, deve-se efetuar um teste de estimulação com HCG. A elevação das concentrações séricas de testosterona indica a existência de tecido testicular funcional, e pode-se estabelecer um diagnóstico de criptorquidia. A ausência de elevação da testosterona sugere anorquia bilateral. Testículos pequenos e firmes no escroto são altamente sugestivos de síndrome de Klinefelter, e esse diagnóstico precisa ser

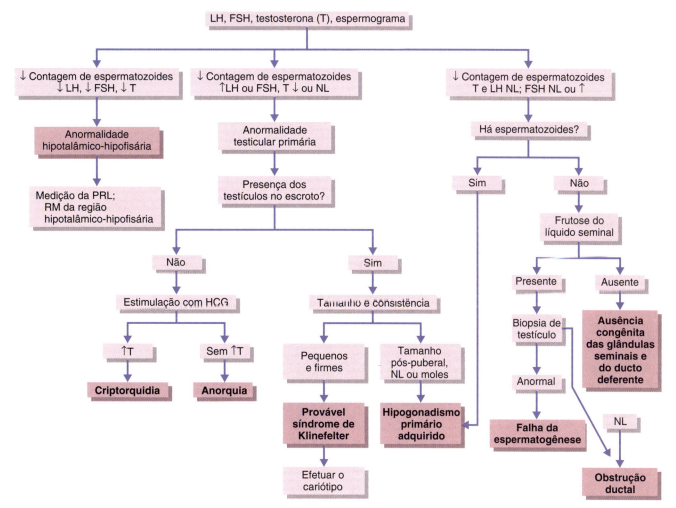

Figura 67.2 Avaliação laboratorial do hipogonadismo. ↑, elevado; ↓, diminuído ou baixo; *FSH*, hormônio foliculoestimulante; *HCG*, gonadotropina coriônica humana; *LH*, hormônio luteinizante; *NL*, normal; *PRL*, prolactina; *RM*, ressonância magnética.

confirmado por cariótipo cromossômico. Testículos com diâmetro maior que 3,5 cm e de consistência normal ou moles indicam hipogonadismo primário adquirido pós-puberal.

Se a principal anormalidade consistir em contagem insuficiente de espermatozoides, com ou sem elevação dos níveis de FSH, deve-se efetuar uma diferenciação entre distúrbio ductal e hipogonadismo primário adquirido. Se existirem espermatozoides, pelo menos os ductos de um testículo estão pérvios, e essa condição indica um defeito testicular adquirido. Se o paciente não tiver espermatozoides no ejaculado, o fator responsável pode ser um distúrbio testicular ou ductal primário. As glândulas seminais secretam frutose no líquido seminal. Portanto, o achado de frutose no ejaculado deve ser seguido por biopsia de testículo para determinar se o defeito resulta de falha da espermatogênese ou de obstrução dos ductos que levam dos testículos às glândulas seminais. A ausência de frutose no líquido seminal indica ausência congênita das glândulas seminais e do ducto deferente.

Infertilidade masculina

A incapacidade de conceber depois de 1 ano de relações sexuais desprotegidas afeta cerca de 15% dos casais, e os fatores masculinos parecem ser responsáveis em cerca de 20% dos casos. Os fatores femininos são responsáveis por aproximadamente 40%, e existe um fator do casal em cerca de 25% dos casos, com cerca de 15% indefinidos. Além dos defeitos na espermatogênese que ocorrem em pacientes com distúrbios hipotalâmicos, hipofisários, testiculares ou da ação androgênica, o hipertireoidismo, o hipotireoidismo, as anormalidades das glândulas suprarrenais e as doenças sistêmicas podem resultar em espermatogênese defeituosa, assim como microdeleções do material genético no cromossomo Y. Distúrbios dos ductos deferentes, glândulas seminais e próstata também podem levar à infertilidade, assim como doenças que afetam o esfíncter da bexiga, que resultam em *ejaculação retrógrada*, em que os espermatozoides passam para dentro da bexiga, em vez de seguir o seu trajeto pelo pênis. Defeitos anatômicos do pênis (conforme observado em pacientes com hipospadias), técnica inadequada do coito e a existência de anticorpos antiespermatozoides no sistema genital masculino ou feminino também estão associados à infertilidade.

Terapia para hipogonadismo e infertilidade

O tratamento da deficiência de androgênios em pacientes que apresentam anormalidades hipotalâmico-hipofisárias ou testiculares primárias é mais bem efetuado com o uso de testosterona exógena – por injeção intramuscular (IM) de ésteres de testosterona de ação intermediária (1 a 3 semanas) ou longa (3 meses) ou adesivos transdérmicos ou gel de testosterona. Dispõe-se, também, de microesferas de testosterona bucais, nasais e subcutâneas, embora sejam usadas com menos frequência. A terapia com testosterona aumenta a libido, a potência sexual, a massa muscular, a força, a resistência atlética, o crescimento de pelos na face e no corpo e a densidade óssea. O efeito colateral mais comum consiste em eritrocitose. Outros efeitos colaterais incluem acne, retenção de líquido, hiperplasia prostática benigna e, raramente, apneia do sono. Essa terapia é contraindicada para pacientes com câncer de próstata.

Se a fertilidade for desejada, os pacientes com anormalidades hipotalâmicas podem desenvolver virilização e espermatogênese com o uso de GnRH administrado de maneira pulsátil subcutânea (SC) por meio de uma bomba externa. A estimulação direta dos testículos em pacientes com anormalidades hipotalâmicas ou hipofisárias pode ser obtida com o uso de gonadotropinas exógenas, que aumentam a produção de testosterona e de espermatozoides. Se houver insuficiência testicular primária e o paciente tiver oligospermia, pode-se tentar

concentrar os espermatozoides para inseminação intrauterina ou fertilização *in vitro*. Se a azoospermia for causada por obstrução ductal, pode-se proceder ao reparo da obstrução, ou pode-se efetuar aspiração dos espermatozoides do epidídimo para fertilização *in vitro*.

GINECOMASTIA

A *ginecomastia* refere-se ao aumento benigno da mama masculina, que resulta da proliferação do componente glandular. Essa condição comum é encontrada em cerca de 70% dos meninos puberais e em cerca de um terço dos adultos de 50 a 80 anos. Os estrogênios estimulam e os androgênios inibem o desenvolvimento glandular mamário, e a ginecomastia resulta do desequilíbrio entre as ações estrogênicas e androgênicas no tecido mamário. Essa condição pode resultar de aumento absoluto dos estrogênios livres, de diminuição dos androgênios livres endógenos, de insensibilidade dos tecidos aos androgênios ou de aumento da sensibilidade do tecido mamário aos estrogênios. A Tabela 67.2 fornece uma lista das condições comuns associadas à ginecomastia.

A ginecomastia precisa ser diferenciada do aumento adiposo das mamas sem proliferação glandular e de outros distúrbios das mamas, em particular o carcinoma de mama. O *câncer de mama masculino* manifesta-se habitualmente como massa unilateral, excêntrica, de

Tabela 67.2 Condições associadas à ginecomastia.

Condições fisiológicas

Neonatal

Puberal

Involutiva

Condições patológicas

Neoplasias

    Testicular

    Suprarrenal

    Produção ectópica de gonadotropina coriônica humana

Insuficiência gonadal primária

Hipogonadismo secundário

Defeitos enzimáticos na produção de testosterona

Síndromes de insensibilidade aos androgênios

Doença hepática

Desnutrição com realimentação

Diálise

Hipertireoidismo

Atividade excessiva da aromatase extraglandular

Fármacos

    Estrogênios e agonistas dos estrogênios

    Gonadotropinas

    Antiandrogênios ou inibidores da síntese de androgênios

    Agentes citotóxicos

    Terapia antirretroviral (TAR) altamente ativa

    Espironolactona

    Cimetidina

    Hormônio do crescimento (GH)

Álcool etílico

Infecção pelo vírus da imunodeficiência humana (HIV)

Idiopática

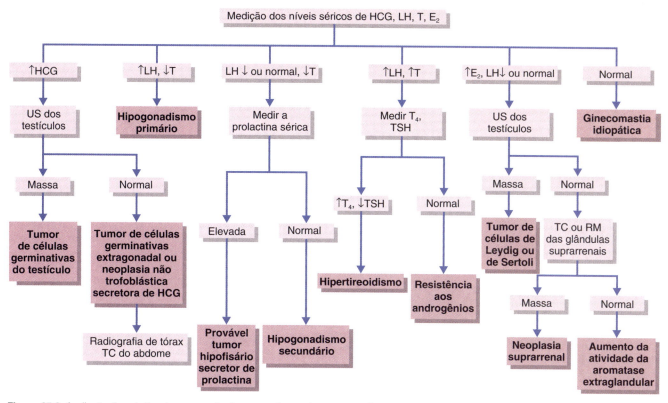

Figura 67.3 Avaliação diagnóstica das causas de ginecomastia com base em medições dos níveis séricos de gonadotropina coriônica humana (HCG), hormônio luteinizante (LH), testosterona (T) e estradiol (E$_2$). ↑, aumento; ↓, diminuição; *RM*, ressonância magnética; *T$_4$*, tiroxina; *TC*, tomografia computadorizada; *TSH*, hormônio tireoestimulante; *US*, ultrassonografia. (De Braunstein GD: Gynecomastia, N Engl J Med 328:490-495, 1993.)

consistência dura ou firme que está fixada aos tecidos subjacentes. Pode estar associado a depressão ou retração da pele ou a crostas ou secreção do mamilo. Em contrapartida, a ginecomastia ocorre concentricamente ao redor do mamilo e não está fixada às estruturas subjacentes. Embora o exame físico habitualmente seja suficiente para diferenciar a ginecomastia do carcinoma de mama, pode ser necessária mamografia ou ultrassonografia.

A ginecomastia dolorosa espontaneamente e à palpação em um adolescente puberal deve ser monitorada com exames periódicos, visto que, na maioria dos pacientes, a ginecomastia puberal desaparece no primeiro ano. Quando descoberta de modo incidental em um adulto, a ginecomastia assintomática exige investigação cuidadosa do consumo de álcool etílico, substâncias ou medicamentos; disfunção hepática, pulmonar ou renal; e sinais e sintomas de hipogonadismo ou de hipertireoidismo. Na ausência dessas condições, apenas o acompanhamento do paciente é necessário. Em contrapartida, quando um adulto apresenta início recente de ginecomastia dolorosa progressiva, é necessário determinar as funções da tireoide, hepática e renal. Se os resultados das provas forem normais, devem ser determinadas as concentrações séricas de HCG, LH, testosterona e estradiol. Uma avaliação adicional deve ser realizada de acordo com o esquema delineado na Figura 67.3.

A remoção da substância agressora ou a correção da condição subjacente que causa ginecomastia pode resultar em regressão do tecido glandular mamário. Se a ginecomastia persistir, pode-se efetuar uma tentativa com antiestrogênios (p. ex., tamoxifeno) sem indicação formal durante 3 meses para verificar se ocorre regressão. Ginecomastia persistente (mais de 1 ano) geralmente apresenta um componente fibrótico que não responde aos medicamentos. Nesses casos, a correção habitualmente exige remoção cirúrgica do tecido.

Para uma discussão mais profunda sobre este tópico, ver Capítulo 223, "Endocrinologia Reprodutiva e Infertilidade", em *Goldman-Cecil Medicina*, 26ª edição.

LEITURA SUGERIDA

Bhasin S, Brito J, Cunningham GR, et al: Testosterone therapy in men with hypogonadism: an Endocrine Society clinical practice guideline, J Clin Endocrinol Metab 103:1715–1744, 2018.

Gravholt CH, Chang S, Wallentin M, Fedder J, Moore P, Skakkebaek A: Klinefelter syndrome: integrating genetics, neuropsychology, and endocrinology, Endocr Rev 39:389–423, 2018.

Irwin GM: Erectile dysfunction, Clinics in Office Practice 46:249–255, 2019.

Pan MM, HGockenberry MS, Kirby EW, Lipshultz LI: Male infertility diagnosis and treatment in the era of in vitro fertilization and intracytoplasmic sperm injection, Med Clin N Amer 102:337–347, 2018.

Practice Committee of the American Society for Reproductive Medicine in collaboration with the Society for Male Reproduction and Urology: Evaluation of the azoospermic male: a committee opinion, Fertil Steril 109:777–782, 2018.

Sansone A, Romanelli F, Sansone M, Lenzi A, Luigi LD: Gynecomastia and hormones, Endocrine 55:37–44, 2017.

Shepard CL, Kraft KH: The nonpalpable testis: a narrative review, J Urol 198:1410–1417, 2017.

68

Diabetes Melito, Hipoglicemia[1]

Robert J. Smith

DIABETES MELITO

Definição e critérios diagnósticos

O diabetes melito (DM) não é uma doença única, mas, sim, um grupo de distúrbios que surgem como consequência da deficiência absoluta ou relativa do hormônio insulina. As ações inadequadas da insulina na estimulação da captação de glicose pelos tecidos do corpo e na regulação do metabolismo dos carboidratos, lipídios e proteínas resultam em *hiperglicemia*. Outros distúrbios metabólicos, além da hiperglicemia, ocorrem tipicamente no DM não controlado, incluindo alteração da dinâmica das lipoproteínas e níveis elevados de ácidos graxos livres. Essas anormalidades contribuem para as consequências clínicas agudas e crônicas do DM.

Os critérios utilizados para diagnosticar DM em homens e mulheres não grávidas estão resumidos na Tabela 68.1. O diagnóstico pode ser estabelecido com base em um nível de glicemia em jejum de 126 mg/dℓ ou mais, uma glicemia aleatória (*i. e.*, determinada a qualquer momento em associação às refeições ou ao jejum) de 200 mg/dℓ ou mais ou em um nível de glicose de 2 h de 200 mg/dℓ ou mais como parte do teste oral de tolerância à glicose de 75 g. Como alternativa, o DM pode ser diagnosticado se o nível de hemoglobina A_{1c} (HbA_{1c}) alcançar 6,5% ou mais. A HbA_{1c}, uma medida da porcentagem de hemoglobina nos eritrócitos circulantes que é glicosilada, correlaciona-se com os níveis médios de glicose circulante. A HbA_{1c} é um indicador da glicemia média dos 2 a 3 meses precedentes. Como a HbA_{1c} se acumula progressivamente ao longo da vida do eritrócito, podem

ser obtidos valores espúrios nos estados de alteração da renovação dos eritrócitos (p. ex., com várias anemias) ou em algumas hemoglobinopatias que aumentam ou diminuem a suscetibilidade da hemoglobina à glicosilação. Em pacientes com elevações acentuadas da glicemia ou da HbA_{1c} e sinais/sintomas coincidentes típicos de hiperglicemia (p. ex., poliúria e polidipsia), o diagnóstico pode ser estabelecido com base em um único resultado do teste. No caso de elevações menos pronunciadas da glicose e paciente assintomático, o diagnóstico deve ser confirmado pela repetição do teste em um dia diferente.

Os pacientes que apresentam elevações discretas dos níveis plasmáticos de glicose que não alcançam o limiar para o diagnóstico de DM (p. ex., níveis de HbA_{1c} entre 5,7 e 6,4%) correm maior risco de progressão para DM e, portanto, são considerados portadores de *pré-diabetes*. Os pacientes com pré-diabetes, cuja glicemia em jejum varia entre 100 e 125 mg/dℓ, são mais especificamente diagnosticados como portadores de *glicemia em jejum alterada*, ao passo que aqueles com níveis plasmáticos de glicose pós-prandiais de 2 h entre 140 e 199 mg/dℓ (medidos de forma mais confiável após uma carga padronizada de 75 g de glicose oral) apresentam *tolerância à glicose diminuída* (Tabela 68.1). Embora nem todos os indivíduos com pré-diabetes se tornem diabéticos, a taxa de progressão média para o diabetes franco é de aproximadamente 6% ao ano. Há, também, evidências obtidas de estudos observacionais de que o estado pré-diabético está associado ao aumento do risco de doença cardiovascular.

Diabetes melito gestacional (DMG) é um termo aplicado ao diabetes reconhecido pela primeira vez durante a gravidez. Os limiares mais amplamente aceitos para o diagnóstico de DMG consistem em um nível de glicose plasmática em jejum de 92 mg/dℓ ou mais em qualquer fase da gestação e, no teste oral de tolerância à glicose de 75 g realizado com 24 a 28 semanas de gestação, valores de 92 mg/dℓ ou mais em jejum, 180 mg/dℓ ou mais em 1 h ou 153 mg/dℓ ou mais em 2 h após uma carga de glicose (Tabela 68.2). O DM não tratado na gravidez está associado a aumento de malformações fetais, problemas no parto e, possivelmente, complicações mais frequentes do diabetes na mãe.

Tabela 68.1 Critérios para o diagnóstico de diabetes melito.

Medida	Normal	Pré-diabetes	Diabetes melito
Glicose plasmática (mg/dℓ)			
Jejum[a]	< 100	100 a 125[b]	≥ 126
Pós-carga de 2 h[c]	< 140	140 a 199[d]	≥ 200
Aleatória[e]			≥ 200
Hemoglobina A_{1c} (%)	≤ 5,6	5,7 a 6,4	≥ 6,5

[a]Em jejum: sem ingestão calórica por ≥ 8 h. [b]Glicemia em jejum alterada. [c]Pós-carga: após uma carga padronizada de 75 g de glicose oral ou após uma refeição. [d]Tolerância à glicose diminuída. [e]Aleatória: qualquer hora do dia, não relacionada com as refeições. (Dados de American Diabetes Association Standards of Medical Care in Diabetes 2019, Diabetes Care 42[Suppl 1]:S13-S28, 2019.)

Tabela 68.2 Critérios para o diagnóstico de diabetes melito gestacional.

Medida	Limiar diagnóstico (mg/dℓ)
Glicose plasmática	
Em jejum[a]	≥ 92
Após uma carga de 75 g de glicose oral	
1 h	≥ 180
2 h	< 153

[a]Em jejum: sem ingestão calórica por ≥ 8 h. (Dados de American Diabetes Association Standards of Medical Care in Diabetes 2019, Diabetes Care 42[Suppl 1]:S13-S28, 2019.)

[1]N.R.T.: Ver Diretriz oficial da Socidade Brasileira de Diaebetes em https://diretriz.diabetes.org.br.

Classificação etiológica

Uma vez estabelecido o diagnóstico com base no nível elevado de glicemia ou de HbA_{1c}, é importante definir o subtipo específico de DM a partir de uma combinação de características fisiopatológicas clínicas e moleculares (Tabela 68.3).

O *diabetes melito tipo 1* (DM1) caracteriza-se pela destruição significativa das células beta produtoras de insulina nas ilhotas de Langerhans do pâncreas e pela dependência da terapia com insulina para a sobrevida do indivíduo. Na literatura médica mais antiga, os termos *diabetes melito de início juvenil* ou *diabetes melito insulino-dependente* eram usados para referir-se ao DM1. Essa terminologia não é mais empregada, visto que não é incomum que o DM1 surja na idade adulta, e, além disso, várias outras formas de DM com frequência exigem tratamento com insulina. O DM1 representa 5 a 10% de todos os casos de diabetes melito nos EUA. Na maioria dos pacientes, ele envolve mecanismos autoimunes que levam à destruição das células beta (*tipo 1A*). Raros indivíduos não têm marcadores para autoimunidade e são classificados como portadores de *diabetes melito do tipo 1B* (*idiopático*). A maioria dos pacientes com DM1 progride para deficiência acentuada de insulina ao longo de um período de várias semanas a meses após a apresentação inicial. Um número menor de indivíduos com evidências de autoimunidade das células beta, porém com progressão da doença muito mais lenta, têm uma forma variante de DM1 que foi designada como *diabetes autoimune latente do adulto* (LADA, do inglês *latent autoimmune diabetes of adulthood*).

Em pacientes com elevações acentuadas de glicose e cetoacidose associada, particularmente se forem jovens e não obesos, existe uma alta probabilidade de diagnóstico de DM1. Esse diagnóstico pode ser confirmado pela medição dos autoanticorpos contra descarboxilase do ácido glutâmico (GAD65), insulina, tirosina fosfatases (IA-2 e IA2-beta) e transportador de zinco 8 (ZnT8), com vários deles frequentemente obtidos como painel, bem como por evolução clínica

que demonstra a necessidade contínua de insulina para controlar a hiperglicemia. Pode-se medir o nível de peptídio C em jejum posteriormente durante a doença para confirmar a deficiência acentuada de secreção de insulina. O peptídio C é um fragmento do precursor da insulina, a proinsulina, que é clivado durante a síntese de insulina. É secretado e circula proporcionalmente à produção endógena de insulina, porém está ausente nas preparações de insulina exógena injetadas.

O *diabetes melito tipo 2* (DM2) é um subtipo heterogêneo e clinicamente definido que responde por mais de 90% de todos os casos de diabetes melito nos EUA. Em geral, apresenta início gradual, com progressão ao longo de muitos anos ou até mesmo décadas. Com frequência, há preservação prolongada da capacidade pelo menos parcial de secreção de insulina, bem como evidências de resistência à insulina. A maioria dos pacientes tem obesidade associada (80 a 90%), embora um subgrupo de pacientes com quadro clínico típico de DM2 não apresente obesidade. Em geral, o DM2 pode ser presumivelmente diferenciado do DM1 pelo seu curso indolente associado a fatores de risco, como obesidade, e pela hiperglicemia mais leve e ausência de cetoacidose, devido à secreção residual de insulina. Se houver suspeita clínica de DM1 com base em uma idade mais precoce de início, grau de hiperglicemia, ausência de obesidade ou ocorrência de cetoacidose, um painel de autoanticorpos (que deve ser negativo) e os níveis de peptídio C (que devem ser positivos) podem ser medidos.

Um número crescente de etiologias do diabetes melito distintas do DM1 e do DM2 é classificado em uma ampla categoria, denominada *outros tipos específicos*. Embora essas formas de diabetes sejam incomuns (< 5% de todos os casos de diabetes), é importante reconhecê-las na prática clínica. Incluem um grupo de doenças autossômicas dominantes, monogênicas hereditárias, que anteriormente eram denominadas *diabetes do tipo maturidade de início na juventude* (*MODY*); muitos desses pacientes apresentam características clínicas semelhantes às do DM2, porém com início tipicamente antes dos 25 anos. Os pacientes com mutações do fator nuclear alfa-1 dos hepatócitos (MODY3) são particularmente sensíveis às sulfonilureias, ao passo que os que apresentam mutações da glicoquinase (MODY2) têm elevações leves e não progressivas dos níveis de glicemia e, com frequência, não necessitam de tratamento, exceto durante a gravidez. Como o diagnóstico genético pode orientar o plano de tratamento desses indivíduos, os pacientes com DM de início precoce, ausência de marcadores autoimunes e história familiar sugestiva de herança autossômica dominante devem ser considerados para o sequenciamento do gene *MODY*.

As causas monogênicas muito menos comuns incluem mutações nos receptores de insulina ou em vários outros genes envolvidos na ação da insulina. A doença pancreática exócrina como resultado de distúrbios como pancreatite crônica ou de cirurgia resulta em perda das células alfa das ilhotas produtoras de glucagon, bem como das células beta produtoras de insulina. Com frequência, esses pacientes apresentam maior sensibilidade à insulina e mais propensão à hipoglicemia do que pacientes com DM1, devido à ausência dos efeitos contrarreguladores do glucagon sobre a insulina. É importante reconhecer os distúrbios endócrinos com produção excessiva de hormônios que neutralizam a insulina, como o hormônio do crescimento (GH) na acromegalia ou o cortisol na síndrome de Cushing, como causas de DM, visto que a remoção da fonte de hormônio em excesso pode levar à resolução do estado diabético. Muitos fármacos têm sido associados ao DM, sobretudo glicocorticoides.

A categoria DMG inclui qualquer mulher na qual o DM é reconhecido pela primeira vez durante a gravidez e, em geral, representa DM2.

Tabela 68.3 Classificação etiológica do diabetes melito.

Diabetes melito tipo 1 (DM1)
Imunomediado (tipo 1A)
Idiopático (tipo 1B)

Diabetes melito tipo 2 (DM2)

Outros tipos específicos
Defeitos genéticos da função das células beta
    Diabetes do tipo maturidade de início na juventude (MODY) e outros distúrbios
Defeitos genéticos na ação da insulina
    Mutações e outros distúrbios do receptor de insulina
Doenças do pâncreas exócrino
Endocrinopatias
    Síndrome de Cushing, acromegalia e outros distúrbios
Induzido por fármacos ou substâncias químicas
    Glicocorticoides mais comuns
Infecções
Formas incomuns de diabetes melito imunomediado
    Anticorpos bloqueadores do receptor de insulina e outros distúrbios
Outras síndromes genéticas algumas vezes associadas ao diabetes

Diabetes melito gestacional (DMG)

Classificação compatível com os American Diabetes Association Standards of Medical Care in Diabetes 2019, Diabetes Care 42 (Suppl 1):S13-S28, 2019.

Diabetes melito tipo 1

Epidemiologia e patologia

As principais características do DM1, em contraste com o DM2, estão resumidas na Tabela 68.4. O pico de incidência é observado entre 6 e 14 anos, porém o início, em aproximadamente metade dos pacientes com DM1, ocorre depois dos 20 anos. O papel dos fatores genéticos no risco de DM1 é sustentado pelo aumento observado da incidência de DM1 em familiares de pacientes afetados: cerca de 5% em irmãos, 6% em filhos de pai diabético e 2% em filhos de mãe diabética. Foi aventada a hipótese de que a destruição imune das células beta seja predisposta por fatores de risco genéticos e precipitada por fatores ambientais, que incluem, possivelmente, desencadeantes microbianos, químicos e dietéticos (Figura 68.1). Acredita-se que a atuação de uma combinação de fatores genéticos e ambientais possa explicar a concordância alta, porém não absoluta, observada em gêmeos monozigóticos (30 a 50%).

A prevalência do DM1 varia de maneira substancial em diferentes populações. Por exemplo, é relativamente alto no noroeste da Europa e muito mais baixa em partes da Ásia. Nos EUA, a prevalência geral é de cerca de 2,4 casos por mil indivíduos. O início frequente antes dos 20 anos faz o DM1 ser uma das doenças crônicas e graves mais comuns da infância. Trata-se do subtipo mais comum de DM na infância, representando cerca de 70% de todos os casos, ao passo que o DM2 representa a maior parte do restante. O LADA, uma forma variante incomum de DM1 autoimune, caracteriza-se por início na idade adulta e evolução com episódios de agravamento e melhora mais prolongada do que o típico do DM1.

O início do DM1 franco segue uma fase pré-clínica de duração variável (que, em geral, se estende por meses a anos), durante a qual há destruição das células beta, devido, predominantemente, a mecanismos imunes celulares (células mononucleares, principalmente linfócitos T CD8$^+$). Acredita-se que os autoanticorpos (contra a descarboxilase do ácido glutâmico, insulina, tirosina fosfatases e transportador de zinco 8) sejam produzidos, em sua maior parte, em resposta à exposição de antígenos das células beta e das ilhotas pancreáticas e não atuem como mediadores primários do processo destrutivo. Entretanto, a demonstração de um ou mais autoanticorpos representa a maneira mais sensível e útil de confirmar a doença pré-clínica em pacientes de risco (p. ex., parentes de primeiro grau de pacientes com DM1).

O complemento de células beta em um indivíduo saudável normalmente proporciona capacidade de secreção de insulina em excesso suficiente para manter os níveis de glicemia até que ocorra perda de 80 a 90% das células beta. Em alguns pacientes, a perda subclínica de células beta pode ser desmascarada, resultando em hiperglicemia e, possivelmente, cetoacidose diabética (CAD) durante o curso de uma doença intercorrente, como infecção das vias respiratórias superiores incidental. Isso reflete a falta de reserva adequada de insulina para compensar a resistência à insulina induzida pelo estresse. Após a instituição de terapia com insulina e outras medidas, ocorre resolução da resistência à insulina induzida por estresse, e pode haver melhora na função das células beta. Em seguida, alguns pacientes remetem para um estado em que não há necessidade de insulina. Esse fenômeno, denominado período de *lua de mel*, pode durar várias semanas até 1 ano. Em geral, os pacientes devem continuar a administração de insulina em doses baixas o suficiente para serem toleradas durante esse intervalo, visto que se pode esperar que a função progressiva das células beta finalmente resulte em hiperglicemia recorrente e, potencialmente, em CAD.

O rastreamento do DM1 não faz parte dos cuidados médicos padrão. A determinação dos autoanticorpos em indivíduos com história familiar de DM1 pode ajudar a definir o risco, porém não fornece uma previsão confiável do momento de início ou tampouco orienta os cuidados clínicos. O rastreamento para doenças da tireoide, das glândulas suprarrenais ou outros distúrbios autoimunes associados deve ser considerado individualmente em pacientes com DM1.

Tabela 68.4 Comparação geral dos dois tipos mais comuns de diabetes melito.

	Tipo 1	Tipo 2
Terminologia anterior	Diabetes melito insulinodependente, tipo 1, diabetes de início juvenil	Diabetes melito não insulinodependente, tipo 2, diabetes de início no adulto
Idade de início	Em geral, < 30 anos, particularmente na infância e na adolescência, porém em qualquer idade	Em geral, > 40 anos, porém cada vez mais em pessoas mais jovens
Predisposição genética	Moderada, fatores ambientais necessários para a expressão; concordância de 35 a 50% em gêmeos monozigóticos; múltiplos genes candidatos propostos	Forte; concordância de 60 a 90% em gêmeos monozigóticos; muitos genes candidatos propostos
Associações ao antígeno leucocitário humano	Ligação a DQA e DQB, influenciada por DRB3 e DRB4 (DR2 protetor)	Nenhuma conhecida
Outras associações	Autoimune; doença de Graves, tireoidite de Hashimoto, vitiligo, doença de Addison, anemia perniciosa	Heterogêneo, subclassificação contínua baseada na identificação de processos patogênicos e defeitos genéticos específicos
Fatores precipitantes e de risco	Em grande parte desconhecidos; microbianos, químicos, dietéticos, outros	Idade, obesidade (central), sedentarismo, diabetes gestacional prévio
Achados no diagnóstico	85 a 90% dos pacientes apresentam um e, em geral, mais de um autoanticorpo contra GAD65, insulina, IA-2, IA-2β, ZnT8	Possivelmente, complicações (microvasculares e macrovasculares) causadas por hiperglicemia significativa no período assintomático precedente
Níveis de insulina endógena	Baixos ou ausente	Habitualmente presentes (deficiência relativa), hiperinsulinemia precoce
Resistência à insulina	Apenas com hiperglicemia ou obesidade coincidente	Presente na maioria dos casos
Jejum prolongado	Hiperglicemia, cetoacidose	Euglicemia
Estresse, retirada da insulina	Cetoacidose	Hiperglicemia não cetótica, ocasionalmente cetoacidose

GAD, descarboxilase do ácido glutâmico; *IA-2, IA-2β*, proteína associada ao insulinoma 2 e 2β (tirosina fosfatases); *ZnT8*, transportador de zinco 8.

Capítulo 68 Diabetes Melito, Hipoglicemia

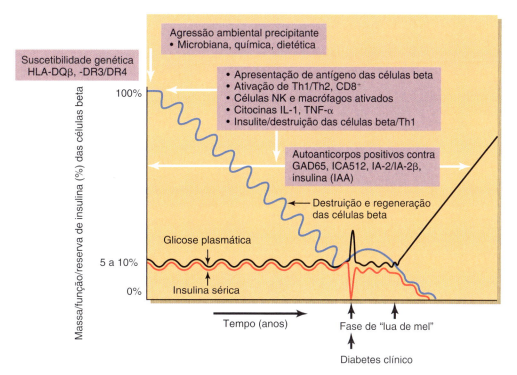

Figura 68.1 História natural do diabetes melito tipo 1. A fase de lua de mel com melhora temporária da função das células beta ocorre com o início da insulinoterapia por ocasião do diagnóstico clínico. *GAD*, descarboxilase do ácido glutâmico; *HLA*, antígeno leucocitário humano; *IA-2*, *IA-2β*, tirosina fosfatases; *ICA*, anticorpo contra as células das ilhotas; *ICA512*, autoantígeno 512 das células nas ilhotas (fragmento de IA-2); *IL-1*, interleucina 1; *NK, natural killer*; *Th1*, subgrupo de linfócitos T auxiliares CD4+ responsáveis pela imunidade celular; *Th2*, subgrupo de linfócitos T auxiliares CD4+ responsáveis pela imunidade humoral; *TNF-α*, fator de necrose tumoral α.

Apresentação clínica

Com maior frequência, as manifestações clínicas do DM1 são decorrentes da hiperglicemia e da consequente diurese osmótica. Em geral, os pacientes relatam dias a semanas de agravamento da poliúria, bem como polidipsia (como resposta compensatória à hipovolemia e ao aumento da osmolalidade sérica). A poliúria pode ser evidente como incontinência noturna ou incontinência diurna em crianças e como noctúria em adultos. Tipicamente, também há perda de peso, e, com frequência, os pacientes queixam-se de astenia e letargia. Cerca de 25% dos pacientes com DM1 progridem para a CAD por ocasião da apresentação clínica.

Tratamento

O manejo do DM1 envolve correção da hiperglicemia, do déficit hídrico e da CAD, caso ocorra, além da busca de possíveis fatores precipitantes ou passíveis de causar complicações, como infecção. O tratamento inicial do DM1 deve ser associado à orientação dos pacientes e seus familiares (adequada para a idade do paciente) sobre as habilidades necessárias no manejo da administração de insulina, automonitoramento da glicemia, nutrição e exercícios físicos. Essa orientação é, com frequência, melhor realizada por uma equipe formada por médico, educadores (em geral, enfermeiros ou farmacêuticos especialmente treinados) e nutricionista. O aconselhamento médico, a orientação do paciente e o suporte psicológico devem ser efetuados de maneira contínua, em longo prazo e de maneira individualizada. A meta primária do controle da glicose é minimizar o grau de hiperglicemia e seus consequentes riscos de complicações em longo prazo do diabetes, enquanto são evitados os riscos agudos e crônicos de hipoglicemia. Os cuidados médicos devem incluir o controle dos níveis sanguíneos de lipídios, pressão arterial e outros fatores passíveis de afetar os riscos de complicações do DM em longo prazo. Avaliações de rotina dos cuidados com os pés, da função dos nervos periféricos, do estado da retina e da função renal devem ser efetuadas para detectar complicações incipientes do DM e possibilitar intervenções precoces de tratamento. Outras fontes devem ser consultadas para obter informações sobre questões específicas relacionadas com o manejo do DM1 em crianças e adolescentes.

Controle da glicemia. Os pacientes com DM1 têm absoluta necessidade de insulina exógena. O Diabetes Control and Complications Trial (DCCT) e outros estudos estabeleceram que o melhor controle da glicemia em pacientes com DM1 diminui as complicações microvasculares em longo prazo (retinopatia, nefropatia e neuropatia). Um estudo de acompanhamento dos mesmos pacientes (o estudo Epidemiology of Diabetes Interventions and Complications [EDIC]) também demonstrou taxas de morbidade e mortalidade cardiovascular menores com o manejo intensivo da insulina. Com base nesses e em outros estudos, a meta mais aceita para a HbA_{1c} no DM1 é de 7,0%, embora indivíduos selecionados possam ter a meta segura de HbA_{1c} de 6,5%. Para pacientes que têm dificuldade de perceber a hipoglicemia ou que apresentam outros fatores que complicam o controle da glicemia (p. ex., insuficiência renal), é apropriado estabelecer a meta individualizada da HbA_{1c} de 8% ou até mesmo mais alta.

Existem muitas formulações de insulina. Elas diferem na velocidade de absorção, no grau de pico dos níveis sanguíneos e na duração da ação após a injeção subcutânea (Tabela 68.5). A diferente cinética das formulações de insulina humana recombinante provém da formação de complexos específicos com proteínas e zinco. Além disso, dispõe-se de vários análogos de insulina humana que apresentam cinética rápida ou lenta como consequência da solubilidade alterada nos locais de injeção subcutânea. As formulações de insulina são fornecidas, em sua maioria, em uma concentração de 100 U/mℓ (U-100), e algumas estão disponíveis em concentrações mais altas

Tabela 68.5 Tipos de insulina.[a]

Tipo de insulina	Nome genérico	Momento de injeção pré-prandial (h)	Início (h)	Pico (h)	Duração (h)	Glicemia mais baixa (h)
Ação rápida	Lispro[b]	0 a 0,2	0,1 a 0,5	0,5 a 2	< 5	2 a 4
	Asparte[c]	0 a 0,2	0,1 a 0,3	0,6 a 3	3 a 5	1 a 3
	Glulisina[d]	0 a 0,25 (15 min antes de uma refeição ou nos primeiros 20 min após iniciar uma refeição	0,15 a 0,3	0,5 a 1,5	1 a 5,3	2 a 4
Ação curta	Regular	0,5 a 1	0,3 a 1	2 a 6	4 a 8	3 a 7
Ação intermediária	NPH	0,5 a 1	1 a 3	6 a 15	16 a 26	6 a 13
Ação longa	Glargina[e,f]	1 vez/dia[g] ou 2 vezes/dia (aproximadamente a cada 12 h)	1 a 4	Pouco ou nenhum pico	10,8 a > 24	Antes da dose seguinte
	Detemir[f]	1 vez/dia[g] ou 2 vezes/dia (aproximadamente a cada 12 h)	1 a 4	Pouco ou nenhum pico	12 a 24	Antes da dose seguinte
	Degludeca	1 vez/dia	0,5 a 1,5	Pouco ou nenhum pico	42	Antes da dose seguinte
Pré-misturada humana						
NPH/regular	70/30	0,5 a 1	0,5 a 1	2 a 12	14 a 24	3 a 12
NPH/regular	50/50	0,5 a 1	0,5 a 1	2 a 5	14 a 24	3 a 12
Análogo da insulina pré-misturado						
NPL/lispro	75/25	0,25	0,15 a 0,25	1	14 a 24	–
NPA/asparte	70/30	0,25	0,15 a 0,3	2 a 4	24	–
NPL/lispro	50/50	0,25	0,15 a 0,25	1	14 a 24	–

[a]Os perfis de tempo dependem de vários fatores, incluindo dose, local anatômico de injeção, método (os perfis nesta tabela são para injeções subcutâneas), duração do DM, tipo de DM, grau de resistência à insulina, nível de atividade física, presença de obesidade e temperatura corporal. A cronologia da injeção pré-prandial depende dos valores de glicemia pré-prandial e do tipo de insulina. [b]Análogo da insulina com reversão da lisina e da prolina nas posições 28 e 29 da cadeia beta na molécula de insulina. [c]Análogo da insulina com substituição da prolina por ácido aspártico na posição 28 da cadeia B da molécula de insulina. [d]Análogo da insulina com substituição da asparagina por lisina na posição 3 da cadeia B e da lisina por ácido glutâmico na posição 29 da cadeia B da molécula de insulina. [e]Análogo da insulina com substituição da asparagina por glicina na posição 21 da cadeia A e adição de duas argininas à extremidade carboxiterminal da cadeia B da molécula de insulina. [f]Não se deve misturar a glargina ou detemir na mesma seringa com outras insulinas. [g]Administrar no mesmo horário diariamente, sem relação com as refeições. A administração pela manhã pode resultar em maior redução da glicose e menos hipoglicemia noturna. *NPA*, asparte protamina neutra; *NPH*, protamina neutra de Hagedorn; *NPL*, lispro protamina neutra.

(200 ou 500 U/mℓ). O automonitoramento do nível de glicemia (AMNG) por pacientes que utilizam glicosímetros é fundamental para a implementação de um esquema de insulina efetivo. Idealmente, o AMNG deve ser realizado com a maior frequência possível: em jejum, pré-prandial, 2 h pós-prandiais, ao deitar-se e, em certas ocasiões, às 2 ou 3 h. Os valores e horários são salvos na maioria dos medidores para revisão posterior. É útil que os pacientes registrem manualmente esses dados em um fluxograma, e é possível baixar os dados do medidor em um computador. Os registros do AMNG são mais úteis quando anotados com detalhes relevantes sobre a ingestão de alimentos, a prática de exercício ou a ocorrência de sintomas. Em geral, as determinações da HbA$_{1c}$ devem ser obtidas a cada 3 meses.

O manejo da maioria dos casos de DM1 deve consistir em *insulinoterapia intensiva*, envolvendo múltiplas (três ou mais) injeções subcutâneas diárias ou infusão subcutânea contínua de insulina (ISCI) com o uso de uma bomba de insulina. Esquemas de múltiplas injeções, também denominados *terapia basal e em bolus*, normalmente envolvem injeções de um análogo de insulina de ação longa (glargina, detemir ou degludeca), 1 ou 2 vezes/dia, para estabelecer um nível basal estável de insulina. A insulina regular ou um análogo de insulina de ação rápida é adicionalmente injetado três ou mais vezes/dia (antes de cada refeição e, algumas vezes, antes dos lanches) para proporcionar picos pós-prandiais adequados dos níveis de insulina. Em geral, uma vez estabilizados os níveis de glicemia com um esquema, as doses de insulina de ação longa são mantidas constantes de dia para dia.

As doses de insulina de ação rápida podem ser mantidas constantes, com esforços para consumir uma quantidade fixa de carboidratos e calorias totais em cada refeição. Como alternativa, melhor controle e maior flexibilidade podem ser obtidos se as doses de insulina de ação rápida forem ajustadas de acordo com o nível de glicemia (medido antes de cada refeição) e as calorias de carboidratos ingeridas na refeição. Os análogos da insulina de ação longa, glargina e detemir, não podem ser misturados em uma única seringa com outras insulinas; por essa razão, os esquemas de *bolus* basal frequentemente exigem quatro ou mais injeções ao dia.

Para pacientes recém-diagnosticados com DM1, uma dose inicial típica de insulina consiste em um total de 0,2 a 0,4 U/kg/dia, com a expectativa de que esta aumentará para 0,6 a 0,7 U/kg/dia com o tempo. Cerca da metade da dose total deve ser administrada como insulina basal. A glargina basal ou a insulina detemir podem ser administradas em uma dose única diária (pela manhã ou ao deitar-se) ou podem ser necessárias duas doses igualmente fracionadas, dependendo da resposta da glicemia do paciente. A degludeca normalmente requer apenas uma injeção diária. Para um esquema basal que utiliza insulina de ação intermediária (NPH), são administrados dois terços da dose normalmente pela manhã e um terço ao deitar-se. Isso diminui o risco de hipoglicemia noturna e estabelece o momento do pico máximo de NPH para corresponder aproximadamente à refeição do meio-dia. O componente de ação rápida da dose de insulina diária é distribuído antes das refeições, de acordo com o seu tamanho e conteúdo.

A bomba de insulina (infusão subcutânea contínua de insulina, ISCI) representa o método preferido de administração de insulina para muitos pacientes com DM1. Esses pequenos dispositivos que podem ser usados no corpo contêm um reservatório de insulina de ação rápida, que é infundida por um cateter subcutâneo de fácil colocação. Uma bomba controlada por microprocessador fornece a infusão de insulina basal e pode ser programada para ajustar as taxas basais em múltiplos pontos durante o dia, de acordo com as necessidades predeterminadas do paciente. O paciente ainda instrui a bomba a fazer injeções de insulina em *bolus* para cobrir refeições, lanches ou correções necessárias na hiperglicemia. Estudos controlados mostraram que é possível obter um controle da glicemia modestamente melhor com a ISCI, em comparação com esquemas basais e de *bolus* com múltiplas injeções diárias. Quando usada adequadamente, a ISCI representa o meio mais flexível de gerenciar as doses de insulina, com opções para ajustes das doses e suplementação que não exigem injeções separadas. As limitações incluem a necessidade de maior participação do paciente, falta de um reservatório protetor de insulina subcutânea de ação longa e falha da bomba. O DM1 recém-diagnosticado deve ser tratado por um período (pelo menos 6 a 12 meses) com injeção intermitente de insulina antes de se considerar a transição para o uso de uma bomba. Durante a transição das injeções intermitentes de insulina para a ISCI em um paciente com níveis bem controlados de glicemia ($HbA_{1c} \leq 7,0\%$), a dose diária total de insulina normalmente é diminuída em 10 a 20% inicialmente.

Muitos pacientes com ISCI necessitam de infusão basal um pouco mais rápida nas primeiras horas da manhã para acomodar o *fenômeno do amanhecer*, período de diminuição da sensibilidade à insulina secundária a alterações circadianas na secreção de hormônios contrarreguladores da insulina, como o hormônio do crescimento (GH) e o cortisol. Ajustes na taxa basal também podem ser necessários em outras horas do dia, devido a alterações na sensibilidade à insulina (p. ex., em resposta ao exercício). Os *bolus* de insulina pré-prandial são calculados para incluir uma dose de correção, se necessário, com base no nível de glicemia pré-prandial, mais uma dose de cobertura da refeição, calculada a partir da razão individual predeterminada de carboidrato/insulina do paciente. Com frequência, é mais efetivo que o paciente seja acompanhado em um ambiente especializado durante a transição para a ISCI, de modo que um orientador experiente (com frequência, um enfermeiro especialmente treinado) possa ajudar na orientação necessária do paciente. Dispõe-se de dispositivos que fornecem monitoramento contínuo da glicose (MCG), como dispositivo separado ou integrado em uma bomba de insulina com sensor. Alguns destes últimos dispositivos têm a capacidade de interromper automaticamente o fornecimento de insulina por um período proscrito em resposta a baixos níveis de glicemia como proteção contra a hipoglicemia (úteis sobretudo para a hipoglicemia noturna). Uma bomba de insulina com sensor consegue ajustar a taxa de infusão de insulina basal com base nos dados do MCG, porém ainda exige controle manual dos *bolus* de insulina pré-prandiais e confirmação periódica da glicemia capilar.

A insulinoterapia intensiva não é adequada para todos os pacientes com DM1. Alguns pacientes não estão dispostos ou são incapazes de efetuar o monitoramento frequente necessário da glicose, seguir a adesão à dieta e administrar múltiplos *bolus* de insulina. Em outros pacientes, o controle rigoroso da glicemia e dos baixos alvos da HbA_{1c}, que constituem os objetivos da insulinoterapia intensiva, podem não ser viáveis. Por exemplo, pode haver um aumento do risco de hipoglicemia, devido à neuropatia autônoma e à incapacidade de perceber a hipoglicemia, ou a neuropatia gastrintestinal pode causar gastroparesia, resultando em variações imprevisíveis da digestão e da absorção de nutrientes. Nessas circunstâncias, as abordagens mais simples para

a insulinoterapia e o controle da glicemia, anteriormente denominadas *insulinoterapia convencional*, podem ser apropriadas. Por exemplo, esse esquema pode ser baseado em duas injeções ao dia de insulina de ação intermediária, com ou sem insulina de ação curta ou rápida. Como exemplo, um *esquema misto-fracionado* utiliza formulações de NPH/regular ou NPH/lispro (ou asparte ou glulisina) 2 vezes/dia. No início, são administrados dois terços da dose diária total estimada antes do desjejum e um terço antes do jantar; em cada um desses momentos, dois terços da insulina são administrados como NPH, e um terço, como insulina regular ou de ação rápida. A quantidade de cada tipo de insulina em cada um dos momentos de injeção é então ajustada de acordo com os níveis medidos de glicemia, com a expectativa de que o pico da NPH matinal cobrirá o almoço, de que as insulinas de ação rápida cobrirão as outras refeições e de que a NPH garantirá o controle adequado da glicemia basal. A administração de duas injeções diárias é possível misturando as insulinas de ação intermediária e de ação rápida em uma única seringa. Dispõe-se, também, de preparações de insulina pré-misturadas, como 70% de NPH e 30% de insulina de ação rápida ou 50% de NPH e 50% de insulina regular, para injeção com seringas ou com canetas de insulina pré-carregadas. As insulinas pré-misturadas proporcionam maior facilidade de uso, porém têm menos tendência a alcançar um bom controle glicêmico.

Manejo da hipoglicemia. Independentemente do esquema de tratamento específico, os pacientes com DM1 precisam aprender a controlar a hipoglicemia. Em geral, os pacientes apresentam sintomas adrenérgicos (p. ex., sudorese, ansiedade, tremores) à medida que os níveis de glicemia diminuem abaixo da faixa normal (< 50 a 70 mg/dℓ). Se um paciente estiver tomando betabloqueadores, sintomas como taquicardia e tremores podem ser atenuados ou podem estar ausentes. Se a redução dos níveis de glicose for acentuada o suficiente, os pacientes podem apresentar sintomas do sistema nervoso central (SNC), desde dificuldade em pensar com clareza até confusão, obnubilação e perda da consciência. Se o baixo nível de glicemia for confirmado (p. ex., < 70 mg/dℓ), o paciente deve ingerir 10 a 15 g de carboidrato de absorção rápida. Para um nível de glicose inferior a 50 mg/dℓ, aconselha-se a ingestão de 20 a 30 g de carboidrato. O carboidrato pode ser fornecido como suco de laranja ou bolachas, ou o paciente pode carregar comprimidos de glicose ou espremer tubos de solução de glicose (adquiridos em farmácias) para uso no tratamento da hipoglicemia. O nível de glicemia deve ser novamente determinado depois de 15 min, e o tratamento deve ser repetido, se necessário, até haver resolução da hipoglicemia. Uma alternativa é injetar glucagon. Para pacientes com história de hipoglicemia grave o suficiente (incluindo perda da consciência) para exigir a assistência de outras pessoas, é frequentemente útil treinar um familiar na aplicação de injeções de glucagon. Na presença de hipoglicemia grave, existe o risco de lesão, como queda ou acidente automobilístico, bem como dano neurológico se a hipoglicemia for sustentada.

Manejo nutricional. O manejo nutricional adequado constitui um componente essencial de um programa de tratamento efetivo do DM1, tanto para facilitar o controle da glicemia quanto para reduzir os riscos de complicações do diabetes em longo prazo. Os pacientes devem trabalhar com um médico profissional treinado em cuidados com o diabetes para estabelecer metas nutricionais. Em vez de estabelecer porcentagens ou fontes específicas de carboidratos, proteínas e gorduras, a dieta deve ser individualizada de acordo com o estilo de vida, o esquema de exercícios, os hábitos alimentares, a cultura e os recursos financeiros do paciente.

A maioria das dietas concentra-se na medição e no controle das quantidades, em vez de ter como foco as fontes de carboidratos. Os pacientes podem aprender a calcular os gramas de carboidratos em

Seção 10 Doenças Endócrinas e Metabólicas

uma refeição (*contagem de carboidratos*) como meio de assegurar a ingestão de uma quantidade consistente de carboidratos. Como alternativa, podem usar a contagem de carboidratos em cada refeição como parte de uma estratégia que possibilite variações diárias no consumo, com ajustes das doses de insulina na hora das refeições de acordo com uma *relação insulina/carboidrato* predeterminada e específica do paciente.

Tendo-se em vista a contribuição do excesso de peso corporal para o aumento do risco cardiovascular, a meta fundamental do manejo nutricional deve consistir em manter o peso corporal normal ou obter uma redução do peso em pacientes com sobrepeso ou obesidade. Os transtornos alimentares, como compulsão alimentar, anorexia e bulimia, são relativamente comuns no DM1, particularmente entre pacientes mais jovens do sexo feminino.

Exercício. O exercício físico regular deve ser incentivado por seus efeitos benéficos no controle de peso, nos riscos de complicações em longo prazo e na qualidade global de vida. A recomendação geral de vários grupos de especialistas é de 30 min ou mais de exercício físico de intensidade moderada em pelo menos 5 dias por semana. O exercício físico queima calorias proporcionalmente à sua duração e intensidade e pode resultar em aumento da sensibilidade à insulina após o exercício (às vezes, com duração de muitas horas). Com frequência, é mais efetivo para os pacientes agendarem períodos de exercícios com relação temporal consistente com as refeições e as injeções de insulina. O nível de glicemia deve ser determinado antes e após o exercício, e este não deve ser realizado se o nível inicial de glicemia for baixo (devido ao risco aumentado de hipoglicemia) ou se for superior a 250 mg/dℓ (devido ao risco de induzir maior elevação da glicemia e desenvolvimento de cetose). Os pacientes com DM1 devem ser incentivados a procurar praticar atividades atléticas adequadas para sua idade e saúde geral, incluindo esportes competitivos, porém isso deve ser feito apenas com atenção cuidadosa para monitoramento da glicemia e ajustes apropriados no esquema de insulina e na dieta.

Diabetes melito tipo 2
Epidemiologia e patologia

O DM2 é um distúrbio extraordinariamente comum que afeta quase 10% da população nos EUA e apresenta uma prevalência semelhante na maioria dos outros países desenvolvidos ou em desenvolvimento. Muitos outros indivíduos (cerca de 8% da população dos EUA) apresentam um estado pré-diabético. O DM2 caracteriza-se por graus variáveis de resistência à insulina e de deficiência de insulina, que se acredita que sejam o resultado do impacto de fatores ambientais em um antecedente de risco genético. As principais características do DM2, em contraste com o DM1, estão resumidas na Tabela 68.4. A prevalência do DM2 aumentou mais de 10 vezes nos últimos 50 anos, impulsionada principalmente pelo aumento da ingestão calórica e pela diminuição do exercício da população, com consequente obesidade. Mais de 80% dos pacientes com DM2 são obesos. O pico de incidência do DM2 é observado na quinta e sexta décadas de vida; entretanto, o DM2 atualmente é responsável por até 30% dos casos de diabetes infantil em algumas populações. O risco cumulativo de desenvolver DM2 durante a vida é de aproximadamente 40% entre os descendentes de um único genitor afetado e de cerca de 70% se ambos os pais estiverem afetados. Nos EUA, a incidência de DM2 é maior do que em populações hispânicas/latinas, entre afro-americanos e em algumas populações do leste asiático, em comparação com populações de ascendência da Europa Setentrional e Ocidental. Acredita-se que isso resulte, em parte, dos efeitos de fatores socioeconômicos e culturais (p. ex., diferenças no consumo de alimentos de baixo custo e calóricos), bem como de diferenças genéticas entre essas populações.

Acredita-se que a predisposição genética possa refletir a influência combinada de mais de cem genes. Não foi identificado nenhum gene isolado ou pequeno grupo de genes com influência dominante sobre o risco de diabetes em qualquer população.

O DM2 normalmente é precedido de uma fase pré-clínica ou pré-diabética prolongada, durante a qual ocorre deterioração gradual da tolerância à glicose (Figura 68.2). Esse processo se estende ao longo de uma década ou mais, em média, com acentuada variação individual na taxa de progressão. Os pacientes são, em sua maioria, resistentes à insulina durante a fase pré-clínica, porém são capazes de compensar por meio da produção de insulina suficiente para manter a euglicemia. Com o tempo, há uma deterioração progressiva na capacidade de compensar a resistência à insulina. Isso está associado à diminuição da massa de células beta durante a fase pré-clínica do DM2, porém observa-se ainda a presença de células beta residuais em quantidade substancial (normalmente 40 a 50% do complemento normal) por ocasião do desenvolvimento de hiperglicemia franca. Portanto, há comprometimento da função, bem como redução do número de células beta no DM2. À medida que os níveis de glicemia aumentam, a própria hiperglicemia pode contribuir para a progressão do estado diabético por meio de maior diminuição da secreção de insulina e resistência à insulina por meio de mecanismos que não estão bem elucidados (referidos como *glicotoxicidade*).

O rastreamento de certas populações de alto risco para DM2 e pré-diabetes pela determinação da glicose plasmática em jejum ou aleatória é considerado custo-efetivo. Cerca de 25% dos indivíduos com DM2 e uma porcentagem ainda maior daqueles com pré-diabetes não são diagnosticados. A Tabela 68.6 fornece um resumo das recomendações do grupo de especialistas da ADA para rastreamento com base na idade, nos fatores de estilo de vida, história familiar e etnia. Devido à natureza insidiosa do DM2, os pacientes correm alto risco de desenvolver complicações por ocasião do diagnóstico clínico (ver discussão mais adiante).

Apresentação clínica

Muitos pacientes são assintomáticos e são diagnosticados com um teste de glicemia de rotina. Os níveis de glicose no sangue que aumentam o suficiente para ultrapassar o limiar renal para a reabsorção de glicose ($>$ 170 mg/dℓ) induzem a diurese osmótica, resultando nos sintomas de apresentação típicos de poliúria e polidipsia, bem como em visão turva secundária aos desvios osmóticos na lente. Os pacientes também podem apresentar perda de peso ou infecções bacterianas do trato urinário ou fúngicas cutâneas na apresentação. A diurese osmótica secundária à hiperglicemia pode levar a anormalidades eletrolíticas e até mesmo ocasionalmente a um grave estado hiperosmolar associado a sinais e sintomas clínicos, incluindo fadiga, fraqueza e, por fim, comprometimento do estado mental, que pode variar de confusão até coma (ver discussão posterior). Isso ocorre com mais frequência em pacientes idosos, que podem apresentar comprometimento da função renal basal. Diferentemente dos pacientes com DM1, aqueles com DM2 em geral exibem atividade residual da insulina suficiente para suprimir parcialmente a lipólise, o que os protege contra o desenvolvimento de CAD. Em um subgrupo de pacientes com DM2, pode haver desenvolvimento de CAD, refletindo, possivelmente, variações individuais no grau de supressão da secreção de insulina por glicotoxicidade.

Em consequência da exposição prolongada à hiperglicemia e dos distúrbios metabólicos associados, os pacientes com DM2 podem já ter desenvolvido complicações microvasculares ou macrovasculares em longo prazo do diabetes por ocasião do diagnóstico. Por esse motivo, os pacientes podem sofrer um evento cardiovascular, como infarto agudo do miocárdio, para, em seguida, descobrir de modo incidental que eles apresentam DM2.

Capítulo 68 Diabetes Melito, Hipoglicemia

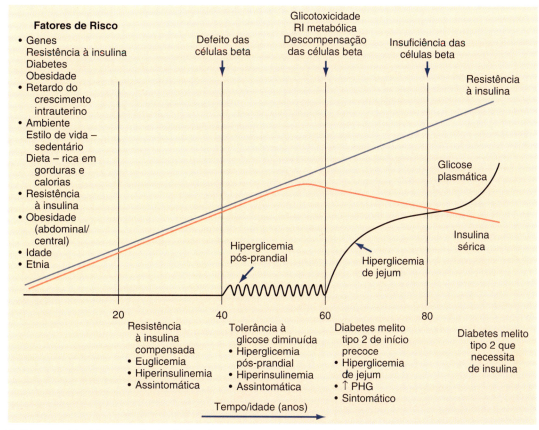

Figura 68.2 História natural do diabetes melito tipo 2. Os números para os marcadores de tempo/idade em anos para as diferentes fases de descompensação das células beta para o diabetes franco e um estado que necessita de insulina são guias aproximados. Certos grupos são mais sensíveis à insulina e necessitam de maior perda de função das células beta para a precipitação de diabetes, em comparação com indivíduos obesos e resistentes à insulina, que desenvolvem diabetes após pequenos declínios da função das células beta. O uso de insulina em pacientes com diabetes melito tipo 2 varia de modo considerável e não é dependente da idade. PHG, produção hepática de glicose; RI, resistência à insulina.

Tabela 68.6 Critérios de rastreamento para diabetes melito em adultos assintomáticos.

1. Deve-se considerar a realização de teste para diabetes em todos os indivíduos ≥ 45 anos; se for normal, o teste deve ser repetido em um intervalo de 3 anos
2. O teste deve ser considerado em uma idade mais jovem (< 30 anos) ou realizado com mais frequência em indivíduos que:
   a. Apresentam IMC ≥ 25 kg/m² (≥ 23 kg/m² em ásio-americanos)
   b. Têm um estilo de vida sedentário
   c. Têm um parente de primeiro grau com diabetes melito (i. e., gonitor ou irmão)
   d. São membros de uma população étnica de alto risco (p. ex., afro-americano, latino/hispano-americano, nativo americano, asiático americano, das ilhas do Pacífico)
   e. Mulheres com diagnóstico de diabetes gestacional
   f. Apresentam hipertensão (≥ 140/90 mmHg)
   g. Têm um nível de HDL-colesterol < 35 mg/dℓ (0,9 mmol/ℓ) e/ou nível de triglicerídios > 250 mg/dℓ (2,82 mmol/ℓ)
   h. Apresentam outras condições clínicas associadas à resistência à insulina (p. ex., SOP, acantose nigricans)
   i. Têm histórico de doença cardiovascular
   j. Tiveram pré-diabetes em teste anterior (ver critérios na Tabela 68.1); devem ser testados anualmente

DM1, diabetes melito tipo 1; *DM2*, diabetes melito tipo 2; *HbA1c*, hemoglobina glicosilada; *HDL*, lipoproteína de alta densidade; *IMC*, índice de massa corporal (peso [kg]/altura [m²]); *SOP*, síndrome dos ovários policísticos. (Adaptada de American Diabetes Association Clinical Practice Recommendations 2013, Diabetes Care 36[Suppl 1]:S11-S66, 2013.)

Síndrome metabólica. A suscetibilidade à doença cardiovascular aumenta ainda mais em decorrência da associação frequente de resistência à insulina, pré-diabetes e DM2 com outros fatores de risco cardiovasculares, incluindo obesidade abdominal ou visceral, dislipidemia e hipertensão. O termo *síndrome metabólica* tem sido aplicado a pacientes que exibem uma combinação desses fatores de risco. Vários grupos de especialistas propuseram critérios diagnósticos diferentes, porém sobrepostos, para a síndrome metabólica. O National Cholesterol Education Program Adult Treatment Panel III (ATP III) define essa síndrome como a presença de quaisquer três das cinco características seguintes:

1. Nível de glicemia em jejum ≥ 100 mg/dℓ ou tratamento farmacológico para a elevação do nível de glicemia.
2. Colesterol de lipoproteína de alta densidade (HDL) < 40 mg/dℓ em homens ou < 50 mg/dℓ em mulheres ou tratamento farmacológico para HDL-colesterol baixo.
3. Triglicerídios plasmáticos ≥ 150 mg/dℓ ou tratamento farmacológico para triglicerídios elevados.
4. Obesidade abdominal (cintura ≥ 102 cm em homens ou ≥ 88 cm em mulheres).
5. Pressão arterial ≥ 130/85 mmHg ou tratamento farmacológico para a hipertensão.

Há controvérsias sobre o fato de a síndrome metabólica representar uma entidade patológica distinta, porém o seu reconhecimento chama a atenção para o agrupamento frequente de fatores de risco cardiovasculares.

Tratamento

Pacientes com DM2 devem receber aconselhamento nutricional desde o momento do diagnóstico. Esse aconselhamento deve incluir esforços para a perda de peso em pacientes com sobrepeso ou obesidade. Ajustes na dieta, particularmente reduções na ingestão de calorias, podem rapidamente melhorar os níveis de glicemia em muitos pacientes independentemente de outras intervenções. Em alguns pacientes, a redução de peso em apenas 10 a 20% do peso corporal pode ter efeitos benéficos acentuados sobre a resistência à insulina e a glicemia.

De acordo com os níveis iniciais de glicemia, a presença ou a ausência de sintomas relacionados com a hiperglicemia e a presença de outras condições médicas passíveis de causar complicações, pode-se tomar uma decisão quanto ao tratamento inicial do paciente com dieta apenas ou com a instituição também de medicamentos. Os pacientes com hiperglicemia acentuada, déficit de líquidos, alteração do estado mental relacionado com o estado hiperosmolar e CAD devem ser internados para tratamento agudo (ver discussão mais adiante).

Na maioria dos pacientes, o tratamento do DM2 pode ser realizado de modo ambulatorial. Dispõe-se de diretrizes úteis *online* na American Diabetes Association (ADA) e na European Association for the Study of Diabetes. A maioria dos grupos de especialistas recomenda iniciar com um ou dois medicamentos hipoglicemiantes orais (dependendo do grau de hiperglicemia), com progressão para um terceiro agente oral ou para insulina se esse esquema inicial demonstrar ser ineficaz. Em pacientes com hiperglicemia acentuada ($\geq$ 300 mg/dℓ ou HbA_{1c} > 10%), deve-se considerar a administração de insulina desde o início. Normalmente, há uma perda gradualmente progressiva da função das células beta no DM2, que algumas vezes se estende por muitos anos, resultando em uma necessidade, com o passar do tempo, de doses maiores ou de agentes hipoglicemiantes orais e, com frequência – e em última análise –, do uso de insulina. À semelhança do DM1, o manejo geral do DM2 deve incluir não apenas o tratamento da hiperglicemia, mas também intervenções para avaliar, diminuir os riscos e tratar as complicações microvasculares e macrovasculares em longo prazo.

Controle da glicemia. O United Kingdom Prevention of Diabetes Study (UKPDS) e outros ensaios clínicos controlados e randomizados estabeleceram que melhor controle da glicemia diminui o risco de complicações microvasculares em longo prazo (retinopatia, nefropatia e neuropatia) no DM2. O risco parece aumentar de forma progressiva, começando com qualquer incremento acima da normoglicemia. Dados de ensaios clínicos randomizados não demonstraram de maneira convincente a melhora dos desfechos macrovasculares (*i. e.*, doença cardiovascular) em resposta à melhora do controle da glicose no DM2. Os pacientes com DM2, em particular aqueles de idade mais avançada ou que apresentam comorbidades passíveis de causar complicações, podem ter capacidade limitada de gerenciar um esquema de controle rigoroso da glicemia, bem como aumento da suscetibilidade aos efeitos adversos da hipoglicemia. Portanto, é necessário estabelecer metas de HbA_{1c} de modo individualizado, de tal maneira que os benefícios da melhora das complicações microvasculares estejam equilibrados com os riscos de hipoglicemia. Enquanto uma HbA_{1c} de 7% ou menos constitui um alvo apropriado para pacientes mais jovens com DM2, um valor de 8% ou menos pode constituir um alvo aceitável e mais seguro para pacientes idosos com complicações de condições médicas e expectativa de vida limitada. A HbA_{1c} deve ser medida a cada 6 meses ou a intervalos de 3 meses se o controle da glicose for instável ou se houver ajuste no esquema de tratamento. O AMNG deve ser realizado de maneira regular se os pacientes forem tratados com agentes passíveis de causar hipoglicemia (sulfonilureias, meglitinidas e insulina). O AMNG regular geralmente não é necessário para pacientes em uso de fármacos que não causam hipoglicemia, embora seja aconselhável efetuar um teste durante doenças intercorrentes ou na presença de sintomas sugestivos de hiperglicemia.

Agentes farmacológicos (antidiabéticos) não insulínicos no DM2. Dispõe-se de agentes farmacológicos não insulínicos de muitas classes diferentes para o tratamento do DM2, alguns dos quais são administrados por via oral, enquanto outros estão disponíveis na forma de injeção (Tabela 68.7). Quando o uso de agentes farmacológicos não insulínicos é apropriado, a metformina geralmente é preferida como terapia de primeira linha, devido à sua eficácia na redução da glicose, à ausência de ganho de peso e de hipoglicemia, ao perfil de segurança e à sua tolerabilidade favorável, com base em muitos anos de experiência clínica e baixo custo. Para pacientes que são incapazes de tolerar a metformina, a escolha de um fármaco alternativo pode ser influenciada por determinadas considerações, como eficácia na redução da

Tabela 68.7 Agentes antidiabéticos não insulínicos de acordo com a classe de fármacos.[a]

Classe de fármacos	Agentes disponíveis (nome genérico)	Via de administração	Modo de ação
Biguanida	Metformina	Oral	Sensibilizador da insulina
Inibidores do SGLT2	Canaglifozina, dapaglifozina, empaglifozina, ertuglifozina	Oral	Aumentam a excreção urinária de glicose
Agonistas do receptor de GLP-1	Dulaglutida, exenatida, liraglutida, lixisenatida, semaglutida	Injeção subcutânea, semaglutida oral	Miméticos da incretina
Inibidores da DPP-4	Alogliptina, linagliptina, saxagliptina, sitagliptina	Oral	Amplificadores da incretina
Tiazolidinedionas	Pioglitazona, rosiglitazona	Oral	Sensibilizadores da insulina
Sulfonilureias	Glipizida, gliburida, glimeperida, gliclazida, clorpropamida, tolazamida	Oral	Secretagogos da insulina
Megletinidas	Repaglinida, nateglinida	Oral	Secretagogos da insulina
Inibidores da α-glicosidase	Acarbose, miglitol	Oral	Retardam a digestão/absorção dos carboidratos
Miméticos da amilina	Pranlintida	Injeção subcutânea	Retardam o esvaziamento gástrico, suprimem o glucagon

[a]Consultar as informações atuais do fabricante para detalhes sobre combinações disponíveis, prescrição e segurança. *DPP-4*, dipeptidil peptidase 4; *GLP-1*, peptídio semelhante ao glucagon 1; *SGLT2*, cotransportador de sódio e glicose 2.

glicose, preferência do paciente por um agente oral *versus* injetável, possíveis efeitos adversos (p. ex., hipoglicemia, ganho de peso ou retenção de líquidos), presença de comorbidades (doença cardiovascular, insuficiência cardíaca ou insuficiência renal crônica) e custo. Para pacientes com doença cardiovascular aterosclerótica estabelecida ou doença renal crônica (DRC), deve-se considerar o uso de um inibidor do cotransportador de sódio-glicose (SGLT2) ou um agonista do receptor de peptídio semelhante ao glucagon 1 (GLP-1) com benefício estabelecido para a doença cardiovascular ou a DRC. Para pacientes com doença cardíaca aterosclerótica e insuficiência cardíaca ou alto risco de insuficiência cardíaca, um inibidor de SGLT2 pode ser mais apropriado. Os inibidores da dipeptidil peptidase 4 (DPP-4) representam outra opção razoável como agentes bem tolerados, com segurança cardiovascular estabelecida. Quando o custo do medicamento representa um problema crítico, uma sulfonilureia é uma escolha razoável, embora esses medicamentos tenham as desvantagens de induzir ganho de peso modesto e causar hipoglicemia. A pioglitazona é outro agente de baixo custo que é efetivo na redução dos níveis de glicemia, mas que está associada ao aumento do risco de retenção hídrica e insuficiência cardíaca.

Se um fármaco isolado for tolerado, mas não conseguir controlar adequadamente os níveis de glicemia, a prática usual é manter esse medicamento e adicionar um segundo de uma classe de fármacos distinta, sendo a escolha do agente influenciada pelos fatores mencionados anteriormente. Em pacientes com hiperglicemia acentuada (p. ex., com $HbA_{1c} \geq 1,5\%$ acima da meta), que não seja considerada grave o suficiente para merecer tratamento com insulina, podem-se utilizar dois agentes desde o início. Isso tem a vantagem potencial de obter mais rapidamente o controle da glicemia, porém a desvantagem de expor os pacientes aos potenciais efeitos colaterais do uso simultâneo de dois medicamentos. Dispõe-se de muitas preparações de combinação para a administração de mais de um medicamento; elas são mais convenientes para os pacientes e, algumas vezes, menos dispendiosas do que o uso de vários medicamentos separadamente.

Os agentes antidiabéticos não insulínicos disponíveis estão resumidos aqui e na Tabela 68.7. As informações atualizadas do fabricante devem ser consultadas antes de prescrever esses medicamentos para garantir informações atualizadas e adequadamente detalhadas sobre fármacos disponíveis de modo isolado e em combinações e seu uso efetivo e seguro.

Metformina. A metformina é um agente oral da classe das biguanidas, que produz seus efeitos mais proeminentes ao diminuir a gliconeogênese e, portanto, ao reduzir a produção hepática de glicose. Esse efeito de sensibilização à insulina está associado a um baixo risco de hipoglicemia. A metformina tem sido usada por mais de 30 anos e está disponível em uma forma genérica de baixo custo. A dose inicial habitual é de 500 mg, 1 ou 2 vezes/dia, com incrementos a intervalos de várias semanas até um máximo habitual de 2.000 mg/dia, em duas ou três doses fracionadas. Normalmente, a metformina diminui a HbA_{1c} em até 1,5%. Outros benefícios incluem perda de peso modesta (cerca de 3 kg, em média) e pequena melhora no perfil dos lipídios plasmáticos (diminuição da lipoproteína de baixa densidade [LDL]-colesterol e triglicerídios e aumento da HDL). As reações adversas consistem em efeitos gastrintestinais e, raramente, acidose láctica. O fármaco deve ser evitado em pacientes com taxa de filtração glomerular estimada (TFGe) de < 30 mℓ/min/1,73 m^2 e administrado em dose reduzida com uma TFGe de 30 a 45 mℓ/min/1,73 m^2.

Inibidores do SGLT2. A canagliflozina, a dapagliflozina, a empagliflozina e a ertugliflozina atuam ao inibir o SGLT2. O SGLT2 medeia mais de 90% da reabsorção de glicose no túbulo renal proximal, e o fármaco diminui os níveis de glicemia ao promover a excreção de glicose na urina. Isso normalmente resulta em diminuição da HbA_{1c} na faixa de 0,5 a 1,0%, além de uma perda de peso modesta (2 a

3 kg em média) e redução da pressão arterial. O mecanismo de ação é independente da insulina, e essa classe de medicamentos não causa hipoglicemia. Ensaios clínicos randomizados, prospectivos e em larga escala mostraram diminuição de eventos cardiovasculares significativos em pacientes com DM2 com doença cardiovascular estabelecida com o uso de canagliflozina e empagliflozina. Esses estudos, além de um ensaio clínico semelhante com dapagliflozina em pacientes com DM2 com história de doença cardiovascular mais leve, mostraram diminuição dos casos de internação para insuficiência cardíaca e progressão da nefropatia diabética. Em consequência, os medicamentos dessa classe parecem ser uma escolha adequada em pacientes com doença cardiovascular estabelecida ou nefropatia diabética. As preocupações quanto aos potenciais efeitos colaterais incluem infecções urinárias e genitais, hipotensão, lesão renal aguda, fraturas na presença de baixa densidade mineral óssea, aumento de amputações de membros inferiores e CAD. Serão necessários mais estudos para validar os benefícios e os efeitos adversos potenciais desses medicamentos e determinar se algumas dessas respostas são específicas de membros individuais dessa classe de fármacos. São administrados por via oral 1 vez/dia, com dosagem específica para cada medicamento.

Inibidores do receptor de peptídio semelhante ao glucagon 1. O GLP-1 é um dos vários hormônios produzidos no intestino delgado (denominados *incretinas*) que modificam a motilidade gastrintestinal e a secreção de insulina. Os agonistas do receptor de GLP-1, a dulaglutida, a exenatida, a liraglutida, a lixisenatida e a semaglutida, ligam-se aos receptores de GLP-1 e melhoram o controle da glicemia ao aumentar a secreção de insulina dependente de glicose, retardar o esvaziamento gástrico, suprimir a produção pós-prandial de glucagon e diminuir a ingestão de alimentos por meio de aumento da saciedade. Isso resulta em diminuição da HbA_{1c} em 0,5 a 1,5% e em perda de peso modesta (na faixa de 3 kg). Há evidências de melhores resultados cardiovasculares para vários desses agentes em pacientes com doença cardiovascular estabelecida e, possivelmente, melhora nos resultados de DRC. Podem constituir uma escolha favorável como medicamentos de segunda linha para o controle da glicemia, se a perda de peso for uma meta, e em pacientes com doença cardiovascular estabelecida, com atenção para os dados disponíveis sobre agentes específicos. Em virtude de sua eficácia relativamente alta, os agonistas do receptor de GLP-1 constituem uma opção razoável a ser considerada antes de iniciar a insulina em pacientes que não sejam adequadamente controlados com outros agentes. Os membros dessa classe de fármacos são administrados, em sua maioria, por injeção com canetas pré-carregadas, 2 vezes/dia, 1 vez/dia ou 1 vez/semana, dependendo do medicamento específico, e a semaglutida também está disponível em uma forma de administração por via oral. Os efeitos colaterais mais comuns consistem em náuseas e, algumas vezes, diarreia, provavelmente relacionados com os efeitos sobre a motilidade gastrintestinal; esses fármacos não devem ser usados em pacientes com história de pancreatite ou em combinação com inibidores da DPP-4.

Inibidores de dipeptidil peptidase 4. Os inibidores da DPP-4 (alogliptina, linagliptina, saxagliptina e sitagliptina) bloqueiam a desativação do GLP-1 (descrito na seção anterior) e o peptídio insulinotrópico dependente de glicose (GIP), hormônios peptídicos que são importantes na regulação da homeostasia da glicose. Os inibidores da DPP-4 são administrados por via oral e resultam em diminuição da HbA_{1c} na faixa de 0,5 a 1,0%. Apresentam baixo risco de causar hipoglicemia, têm efeitos neutros sobre resultados de doenças cardiovasculares e peso corporal e podem ser usados no contexto da DRC com reduções da dose específicas do agente. Em geral, apresentam perfis de efeitos colaterais favoráveis, porém há uma preocupação de que alguns membros da classe possam aumentar o risco de insuficiência cardíaca. Não devem ser usados em combinação com agonistas do receptor de GLP-1.

Pioglitazona. A pioglitazona, uma tiazolidinediona, ativa o receptor ativado por proliferador de peroxissomas γ nuclear, o que leva a alterações nas taxas de transcrição de vários genes. O efeito final consiste em redução da resistência à insulina, resultando em aumento da captação de glicose nos tecidos periféricos e diminuição da produção hepática de glicose. Normalmente, a pioglitazona reduz a HbA_{1c} em 0,5 a 1,4% e está disponível como medicamento de baixo custo. Está associada a um baixo risco de hipoglicemia, porém os efeitos colaterais potenciais incluem ganho de peso, retenção de líquidos e insuficiência cardíaca, hepatotoxicidade, preocupações relativas ao aumento do risco de fraturas em casos de baixa densidade óssea e ligação potencial ao câncer de bexiga. A rosiglitazona, outro membro dessa classe de fármacos, é pouco utilizada, em virtude de sua ligação potencial ao aumento de eventos cardiovasculares.

Sulfonilureias. As sulfonilureias estimulam a secreção de insulina endógena por meio de sua ligação a canais de potássio nas células beta e sua ativação. Em pacientes com função residual adequada das células beta, esses fármacos podem reduzir os níveis de HbA_{1c} em 1 a 2%. Os medicamentos dessa classe têm sido usados clinicamente por mais de 40 anos, e muitas sulfonilureias genéricas e de baixo custo estão disponíveis, as quais diferem na sua duração de ação, metabolismo e forma de depuração. Como as sulfonilureias podem aumentar a secreção de insulina até mesmo na ausência de hiperglicemia, esses fármacos têm um potencial significativo de causar hipoglicemia. Os pacientes precisam ser instruídos sobre como reconhecer e tratar a hipoglicemia antes de iniciar uma sulfonilureia. Os fatores que aumentam o risco de hipoglicemia com o uso de sulfonilureias incluem idade avançada, nutrição inadequada, ingestão de álcool e insuficiências hepática e renal. Outras desvantagens dessa classe de fármacos são a tendência a causar ganho de peso e uma preocupação ainda não resolvida sobre maior risco de eventos cardiovasculares.

Meglitinidas. A repaglinida e a nateglinida ativam os canais de potássio das células beta e, assim, estimulam a secreção endógena de insulina por meio de um mecanismo semelhante ao das sulfonilureias, embora geralmente resultem em menor redução do nível de glicemia do que as sulfonilureias. Apresentam ação rápida e têm menos tendência a causar hipoglicemia do que as sulfonilureias. Seu uso tem sido limitado pelo alto custo e pela falta de vantagem sobre as sulfonilureias.

Inibidores da α-glicosidase. Os inibidores da α-glicosidase, a acarbose e o miglitol, são agentes orais que melhoram a glicemia ao inibir a degradação enzimática de carboidratos complexos no lúmen do intestino delgado. Eles têm efeitos hipoglicemiantes modestos, reduzindo a HbA_{1c} na faixa de 0,5 a 0,8%. Seu uso é limitado pela frequente ocorrência de flatulência e diarreia como consequência dos carboidratos não digeridos que alcançam regiões intestinais mais baixas.

Pranlintida. A pranlintida é um análogo estável do peptídio da célula beta, a amilina, cujas ações consistem em retardar o esvaziamento gástrico, exercer um efeito de saciedade que diminui a ingestão de alimentos e diminui o glucagon pós-prandial. A pranlintida não é amplamente usada, devido à necessidade de múltiplas injeções e à eficácia limitada na redução da HbA_{1c}.

Tratamento com insulina no DM2.
Em pacientes que apresentam um controle inadequado da glicemia com agentes orais, a insulina pode ser iniciada como suplemento basal ao esquema oral. As escolhas usadas com frequência incluem glargina ou detemir (1 ou 2 vezes/dia), degludeca (1 vez/dia) ou NPH (1 vez ao deitar-se) (ver discussão mais adiante e Tabela 68.5 para mais detalhes sobre os diferentes tipos de insulina). Normalmente, as doses iniciais encontram-se na faixa de 10 U (ou podem ser calculadas de maneira mais específica como 0,2 U/kg), com aumentos de 2 a 4 U a intervalos de 3 dias ou mais, com base na resposta da glicemia. Os regimes de agentes orais são comumente simplificados no momento de iniciar a insulina (p. ex., mudança de vários agentes para um único agente oral). Para pacientes que não conseguem um controle adequado com insulina basal, administra-se uma insulina de ação rápida para cobertura nas refeições. Com frequência, nessas circunstâncias, todos os agentes orais são interrompidos, e o controle da glicemia é obtido com o uso de insulina exógena isolada. Em comparação com pacientes com DM1, os que apresentam DM2 podem não necessitar de uma equivalência tão rigorosa de carboidratos com as doses de insulina nas refeições, talvez devido a alguma secreção de insulina residual. Por isso, as bombas de insulina são usadas com menos frequência em pacientes com DM2.

Manejo nutricional e controle do peso.
Os pacientes devem receber aconselhamento de um nutricionista e devem ser auxiliados no desenvolvimento de um plano nutricional individualizado para o seu estilo de vida, exercícios, cultura e recursos financeiros. As diretrizes de muitos grupos atuais de especialistas permitem uma flexibilidade das quantidades relativas de carboidratos, gorduras e proteínas. O manejo nutricional no DM2 frequentemente tem um foco principal na obtenção de reduções da ingestão calórica e perda de peso. A perda de peso pode ser mais difícil de ser obtida, devido a uma tendência de alguns agentes antidiabéticos orais e da insulina a induzir certo grau de ganho de peso.

Uma importante meta do manejo nutricional deve consistir em equilibrar os momentos e as quantidades de macronutrientes ingeridos com os medicamentos e os exercícios, de modo a ajudar a alcançar as metas de controle da glicemia sem que haja períodos de hipoglicemia.

Para pacientes com sobrepeso ou obesidade, é frequentemente prático estabelecer uma meta inicial de perda de 5 a 10% do peso corporal. Isso pode melhorar de modo significativo o controle do diabetes e aumentar a motivação do paciente, para então estabelecer metas de maior perda de peso (ver Capítulo 69).

Os procedimentos de cirurgia bariátrica representam um método para alcançar a perda de peso e melhora potencialmente dramática da glicemia e dos fatores de risco para complicações em longo prazo no DM2. Normalmente, os pacientes apresentam melhora no controle da glicemia e menor necessidade de medicamentos antidiabéticos dentro de poucos dias após a realização do procedimento de derivação gástrica em Y de Roux. Acredita-se que isso cause mudanças nos hormônios intestinais e em fatores metabólicos independentes da perda de peso. Os efeitos benéficos sobre o controle da glicose surgem de maneira mais gradual após a colocação de uma banda gástrica ajustável, gastrectomia vertical ou outro dispositivo. Ensaios clínicos randomizados que compararam a cirurgia bariátrica com a terapia nutricional médica isoladamente para perda de peso mostraram maior eficácia na obtenção das metas da HbA_{1c} com a cirurgia, e alguns estudos demonstraram taxas acentuadas de remissão, em que 75% ou mais dos pacientes se tornaram normoglicêmicos sem qualquer agente antidiabético (ver Capítulo 69).

Exercício.
O exercício físico deve ser incentivado no DM2 como um importante componente dos esquemas de perda de peso e por seus efeitos benéficos na redução dos riscos de complicações em longo prazo. A recomendação geral de vários grupos de especialistas é de 30 min ou mais de exercício físico de intensidade moderada em pelo menos 5 dias por semana, porém o esquema precisa ser altamente individualizado de acordo com as capacidades do paciente e as limitações impostas por outras condições clínicas, como doença cardiovascular. Pacientes que não queiram ou que sejam incapazes de realizar exercícios aeróbicos significativos devem ser encorajados a fazer caminhadas diárias ou outras atividades físicas dentro de suas limitações.

Padrões de cuidados no DM1 e no DM2 para além do controle da glicemia

Os pacientes com DM1 ou DM2 devem ser submetidos a uma série de avaliações e intervenções a determinados intervalos. Isso inclui a medição da pressão arterial e o exame dos pés a cada consulta médica. Os pacientes que fumam devem receber aconselhamento a cada consulta sobre a importância e as estratégias de abandono do tabagismo. Um exame oftalmológico com dilatação da pupila deve ser realizado anualmente ou com mais frequência em pacientes que apresentam doença ocular diabética. Um exame odontológico também deve ser realizado pelo menos uma vez por ano. Dentro de 5 anos após o início da doença no DM1 e por ocasião do diagnóstico no DM2, os pacientes devem efetuar a medição anual da razão albumina/creatinina na urina, com confirmação se o resultado for elevado (> 30 mg de albumina por grama de creatinina). Deve-se obter um perfil de lipídios em jejum anualmente. O ácido acetilsalicílico (75 a 162 mg/dia) é normalmente recomendado para prevenção secundária de doença cardiovascular (uso sustentado por evidências de ensaio clínico) ou para prevenção primária em pacientes com risco cardiovascular de 10 anos superior a 10% (com base na opinião de especialistas). A vacina contra a gripe deve ser administrada anualmente; deve-se efetuar uma imunização pneumocócica uma vez e, em seguida, repeti-la depois dos 65 anos (ver as recomendações mais recentes dos Centers for Disease Control and Prevention [CDC]).

Manejo do diabetes durante uma doença intercorrente

O DM frequentemente exige mudanças no esquema de controle da glicemia durante uma doença intercorrente, de modo a acomodar diminuições potenciais na ingestão de nutrientes e aumentos da resistência à insulina secundária à liberação de hormônios do estresse relacionada com a doença. Pacientes com DM1 necessitam de insulina exógena em todos os momentos para evitar a ocorrência de hiperglicemia acentuada e CAD, mesmo se forem incapazes de consumir nutrientes durante uma doença (p. ex., gastrenterite). Dependendo do grau e da duração da interrupção da ingestão de alimentos, eles podem necessitar de redução parcial e transitória na dose de insulina, bem como de monitoramento mais frequente da glicose. Como alternativa, se estiverem consumindo uma dieta normal, podem necessitar de um aumento modesto da dose de insulina, devido à resistência à insulina relacionada com o estresse da doença. Pacientes com DM2 em uso de agentes orais que são submetidos a procedimentos cirúrgicos ou que são internados por doenças graves frequentemente exigem a interrupção dos agentes orais e o uso de insulina para controlar a glicemia até a retomada dos padrões de alimentação normais.

Para pacientes hospitalizados, as metas de glicose no sangue são ajustadas para prevenir a ocorrência de hiperglicemia acentuada e, ao mesmo tempo, proteger contra a hipoglicemia. Em caso de doença não crítica, os alvos típicos de glicemia incluem níveis mais baixos de 90 a 100 mg/dℓ, níveis pré-prandiais inferiores a 140 mg/dℓ e níveis aleatórios inferiores a 180 mg/dℓ. Para pacientes em estado crítico, pode haver necessidade de infusão intravenosa de insulina para possibilitar ajuste posológico rápido, e a faixa de glicemia recomendada pela maioria dos grupos de especialistas é de 140 a 180 mg/dℓ.

Diabetes melito gestacional

O ambiente hormonal da gravidez resulta em resistência à insulina e, portanto, predispõe ao desenvolvimento ou ao desmascaramento do DM durante a gravidez. O DMG, que ocorre em 2 a 5% de todas as gestações, está associado a consequências tanto para a mãe quanto para o feto se não for tratado. Por esse motivo, o rastreamento para DMG é realizado rotineiramente entre a 24ª e a 28ª semana de gestação em mulheres com idade superior a 25 anos e em mulheres mais jovens que preenchem um ou mais dos critérios de risco na Tabela 68.6 (2a a 2d e 2g). As mulheres que correm alto risco (*i. e.*, aquelas com obesidade, história pessoal de DMG, glicosúria ou parente de primeiro grau com DM) devem ser submetidas a rastreamento na primeira consulta obstétrica ou pré-natal. Uma abordagem amplamente aceita para rastreamento é um teste oral de tolerância à glicose de 2 h com 75 g, com valores de corte (*cutoff*) especificados na Tabela 68.2.

Uma discussão detalhada da abordagem para o manejo do DMG, bem como do DM preexistente durante a gravidez, está além do escopo deste capítulo. Os princípios fundamentais consistem em dieta, exercícios físicos e hipoglicemiantes orais ou insulina, se necessário. As metas de glicemia são estabelecidas em um valor mais baixo do que nas mulheres não grávidas, devido à importância de minimizar a exposição do feto à hiperglicemia: jejum, 95 mg/dℓ (5,3 mmol/ℓ) ou menos; 1 h pós-prandial, 140 mg/dℓ (7,8 mmol/ℓ) ou menos; e 2 h pós-prandial, 120 mg/dℓ (6,7 mmol/ℓ) ou menos. Os níveis de HbA$_{1c}$ podem ser úteis para confirmar a ocorrência de hiperglicemia antes de sua descoberta durante a gravidez, porém têm valor limitado no manejo do DMG. As mulheres com DMG devem ser reavaliadas com um teste de tolerância à glicose de 75 g dentro de 6 a 12 semanas após o parto, momento em que aproximadamente 10% ainda terão diabetes franco. Até 40% das mulheres com DMG desenvolverão DM nos 20 anos subsequentes, e esse risco varia de modo substancial, dependendo da origem étnica e da presença de obesidade. A gravidez serve como teste provocativo e não constitui um fator de risco para o futuro desenvolvimento de diabetes.

Manejo da descompensação metabólica grave no diabetes melito

Cetoacidose diabética

A CAD desenvolve-se mais comumente em pacientes com DM1 (cerca de 2,5 casos por 100 pacientes com DM1 por ano). Além disso, pode ocorrer em pacientes com DM2, particularmente durante a doença aguda (infecção grave, doença médica ou traumatismo) e em um subgrupo de pacientes com DM2 *propenso à cetose*. A CAD está presente em cerca de 25% dos pacientes com DM1 por ocasião do diagnóstico e, com mais frequência, desenvolve-se quando pacientes com DM1 conhecido param de tomar a insulina prescrita. Trata-se de uma condição potencialmente fatal, cuja taxa de mortalidade global é de cerca de 1 a 2%, com a maioria das mortes decorrente de condições médicas complicadas ou precipitantes, em vez dos distúrbios metabólicos da própria CAD.

A fisiopatologia da CAD resulta dos efeitos combinados da deficiência de insulina e aumento dos níveis de *hormônios contrarreguladores* (*de estresse*) *da insulina*. Com a deficiência de insulina, os níveis de glicose aumentam em consequência da diminuição de captação e metabolismo pelos tecidos do corpo, degradação das reservas de glicogênio hepático (*glicogenólise*) e produção efetiva de glicose pelo fígado e pelo rim (*gliconeogênese*). O catabolismo das proteínas musculares em consequência dos baixos níveis de insulina leva à liberação de aminoácidos, que fornecem um substrato que impulsiona ainda mais a gliconeogênese. Devido à síntese endógena de glicose, os níveis de glicemia aumentam acentuadamente, mesmo em jejum. Níveis de glicose no sangue superiores a 170 mg/dℓ resultam em glicosúria. A excreção de glicose na urina exige a excreção concomitante de grandes quantidades de água e eletrólitos (Na^+ e K^+). Os pacientes apresentam poliúria, porém são incapazes de compensar adequadamente e passam a ter depleção progressivamente maior de líquidos e eletrólitos.

A diurese osmótica caracteriza-se por perdas de água maiores que as de eletrólitos, o que leva ao aumento progressivo da hiperosmolalidade. Devido à deficiência de insulina, ocorrem diminuição da *lipogênese* e *lipólise* acelerada, levando a níveis elevados de ácidos graxos livres circulantes, que atuam como substrato para a síntese hepática de corpos cetônicos (β-hidroxibutirato, acetoacetato e acetona). O β-hidroxibutirato e o acetoacetato são ácidos, e a elevação de seus níveis plasmáticos contribui para o desenvolvimento de acidose metabólica.

Esses processos podem resultar da simples deficiência de insulina, porém são frequentemente exacerbados por uma doença subjacente ou precipitante, como infecção. A infecção resulta em resistência à insulina secundária a níveis aumentados de *hormônios do estresse* (cortisol, catecolaminas, glucagon e hormônio do crescimento). Dessa maneira, há a geração de uma série de alças de retroalimentação positiva, que levam a uma hiperglicemia cada vez mais acelerada, depleção de líquidos e eletrólitos, cetose e acidose metabólica. É necessária mais do que uma simples restauração da dosagem de insulina, e os pacientes normalmente precisam ser internados e submetidos a intervenções de múltiplos componentes.

Os sintomas de apresentação comuns na CAD consistem em poliúria, sede e polidipsia, perda de peso recente (particularmente no diabetes de início recente), visão turva, fraqueza, anorexia, náuseas e vômitos, dor abdominal (que pode simular um abdome agudo) e alterações do estado mental, que variam de sonolência até coma. A CAD e esses sintomas associados habitualmente evoluem em 2 a 4 dias, mas podem ter o seu início em menos de 12 h em pacientes que usam bombas de insulina. No exame físico, o paciente normalmente apresenta evidência de desidratação, em particular depleção do volume intravascular, incluindo diminuição do turgor da pele, hipotensão e taquicardia (mais bem avaliada na pele que cobre o esterno e a fronte). A pele pode estar quente e seca como resultado dos efeitos vasodilatadores da acidose, e a hipotensão acentuada deve causar preocupação quanto à possibilidade de colapso vascular iminente. Com frequência, os pacientes apresentam respirações profundas e rápidas (respiração de Kussmaul) como compensação respiratória para a acidose metabólica, bem como odor frutado característico em seu hálito, devido à acetona exalada. O diagnóstico é estabelecido em pacientes que apresentam: (1) nível de glicemia elevado (> 250 mg/dℓ); (2) cetonemia moderada a grave (β-hidroxibutirato > 5 mmol/ℓ ou níveis de cetona positivos por Ketostix® em uma diluição do soro de 1:2 ou mais); e (3) acidose (pH $< 7,3$ ou bicarbonato plasmático ≤ 15 mEq/ℓ). As medições das cetonas urinárias podem ser enganosas, visto que elas podem ser positivas durante o jejum, na ausência de CAD.

Além dos exames complementares já mencionados, a avaliação adicional deve incluir: eletrólitos, ureia, creatinina, fosfato, provas de função hepática e amilase; gasometria arterial ou venosa mista (incluindo pH); hemograma completo; exame de urina; eletrocardiograma; e radiografias de tórax. O hiato aniônico sérico, que normalmente é superior a 12 mEq/ℓ na CAD, deve ser calculado (hiato aniônico = $[Na^+] - [Cl^- + HCO_3^-]$). A osmolalidade sérica deve ser medida diretamente ou calculada: osmolalidade estimada $= (2 \times [Na^+]) + ([\text{glicose em mg/d}\ell]/18)$.

As causas precipitantes de CAD incluem infecção (mais comum), infarto agudo do miocárdio (incluindo infarto silencioso), processos inflamatórios (apendicite, pancreatite) e medicamentos (particularmente glicocorticoides).

O tratamento da CAD deve ser iniciado imediatamente com a instituição de medidas para corrigir as anormalidades que comportam risco à vida, incluindo deficiência de insulina, depleção de líquidos e eletrólitos, depleção de potássio (K^+) e acidose metabólica. Em um esquema típico, administra-se insulina regular ou um análogo da insulina de ação rápida na forma de *bolus* (0,1 U/kg), seguido de infusão intravenosa contínua de 0,1 U/kg/hora. A glicose plasmática é monitorada a cada hora até que seja inferior a 250 mg/dℓ, e a taxa de infusão de insulina é ajustada, se necessário, para alcançar uma taxa de declínio da glicose no sangue de 75 a 100 mg/dℓ/hora, de modo a evitar complicações potenciais de rápidos desvios na osmolalidade.

No momento de iniciar a insulina, é essencial começar a reposição de líquidos e eletrólitos. O déficit de líquido inicial deve ser estimado com base na magnitude da perda de peso (se for conhecida), no ressecamento das mucosas, no turgor cutâneo e na presença ou não de hipotensão postural, com o reconhecimento de que as perdas na CAD habitualmente variam de 3 a 8 ℓ. Um programa típico para reposição de líquidos intravenosos começa com 1 ℓ de solução salina normal na primeira hora. A solução salina normal pode então ser continuada com 15 mℓ/minuto durante uma segunda hora, dependendo da gravidade estimada da depleção hídrica inicial. Em seguida, esse esquema pode ser mudado para solução salina a 0,45% com 7,5 mℓ/minuto nas próximas 2 h e gradualmente reduzido para obter uma reposição completa do déficit hídrico, estimado em aproximadamente 8 h. Durante esse tempo, o paciente deve ser monitorado com frequência para distensão venosa jugular e ausculta do tórax, de modo a assegurar a detecção precoce de sobrecarga de líquidos. A pressão venosa central deve ser monitorada em pacientes que correm risco de insuficiência cardíaca congestiva.

Há necessidade de reposição de potássio em todos os pacientes, e o monitoramento e a reposição devem ser efetuados com cuidado para assegurar que os pacientes não desenvolvam hipopotassemia ou hiperpotassemia potencialmente prejudiciais. O débito urinário deve ser verificado com o uso de um cateter de Foley, se necessário, antes de iniciar a reposição de K^+. A não ser que os pacientes apresentem anúria, a reposição de K^+ deve ser iniciada nas primeiras 1 a 2 h após o início da insulina. Um objetivo fundamental é sempre manter o K^+ sérico acima de 3,5 mEq/ℓ, e é particularmente importante administrar K^+ no início do tratamento se houver hipopotassemia inicial ou se for administrado bicarbonato para corrigir a acidose, visto que esta última ação provoca um deslocamento do K^+ extracelular para dentro das células. Normalmente, o potássio é interrompido se o nível sérico de K^+ for de 5 mEq/ℓ ou mais; caso contrário, é administrado como parte do esquema de líquido intravenoso, 10 a 40 mEq/hora, dependendo dos níveis séricos medidos. O K^+ sérico deve ser monitorado a cada 2 h se for inferior a 4 mEq/ℓ ou superior a 5 mEq/ℓ.

A infusão de bicarbonato em geral deve ser evitada, porém precisa ser considerada em pacientes com pH inferior a 7, nível sérico de bicarbonato abaixo de 5,0 mEq/ℓ, concentração de K^+ superior a 6,5 mEq/ℓ, hipotensão que não responde à reposição de líquidos, insuficiência ventricular esquerda grave ou depressão respiratória. Nessas circunstâncias, podem ser infundidos 50 a 100 mEq (1 a 2 ampolas) de bicarbonato IV durante 2 h. O nível de fosfato sérico deve ser medido, e deve-se considerar a reposição de fosfato se o nível cair abaixo de 1 mg/dℓ, particularmente se houver insuficiência cardíaca coincidente, depressão respiratória ou anemia hemolítica. Nessas circunstâncias, 20 a 30 mEq/ℓ de potássio ou fosfato de sódio podem ser adicionados aos líquidos IV. A reposição de fosfato não é recomendada com reduções menos acentuadas dos níveis séricos, visto que isso não demonstrou melhorar os resultados na CAD e pode levar ao desenvolvimento de hipocalcemia ou hipomagnesemia.

Com a resolução da CAD, é importante continuar fornecendo insulina adequada para a resolução efetiva da cetose, cuja correção pode ser mais lenta que a das outras anormalidades. Isso pode ser obtido pela adição de glicose ao esquema intravenoso (p. ex., glicose a 5% em NaCl a 0,45%) quando os níveis de glicemia diminuem para menos de 200 a 250 mg/dℓ e infusão contínua de insulina, 1 a 2 U/hora.

Em pacientes com resolução da CAD, a transição para a insulina subcutânea pode ser feita quando o paciente estiver clinicamente estável com sinais vitais normais, quando a acidose estiver totalmente corrigida, o paciente for capaz de ingerir líquidos VO sem náuseas ou vômitos e quando quaisquer condições precipitantes (p. ex., infecção) estiverem controladas.

Estado hiperosmolar hiperglicêmico

Ocorre um estado hiperosmolar hiperglicêmico (EHH) quase exclusivamente em pacientes com DM2, um terço deles sem diagnóstico prévio. Em geral, os pacientes são idosos e, com frequência, apresentam comprometimento da função renal. A deficiência de insulina, frequentemente exacerbada pela resistência à insulina resultante do estresse de uma doença intercorrente, leva a hiperglicemia, glicosúria e diurese osmótica. Entretanto, a persistência de alguma secreção endógena de insulina suprime a lipólise e a cetogênese o suficiente para prevenir a cetoacidose. Em geral, os pacientes com EHH desenvolvem hiperglicemia mais acentuada, déficits hidreletrolíticos e hiperosmolalidade, em comparação com aqueles com CAD. O EHH comumente se desenvolve de maneira insidiosa ao longo de dias a semanas, e os pacientes são vulneráveis ao desenvolvimento de hiperglicemia mais grave e a déficits de volume ao longo desse período extenso.

O EHH está associado a infecções (40%), uso de diuréticos (35 a 40%) e residência em clínicas de repouso (25 a 30%). Outros fatores precipitantes e passíveis de complicar a doença podem incluir obstrução intestinal, trombose mesentérica, embolia pulmonar, diálise peritoneal, hematoma subdural e uma extensa lista de medicamentos. A taxa de mortalidade global ultrapassa a da CAD (10 a 40%), e as taxas maiores de mortalidade estão associadas a idade superior a 70 anos, residência em casa de repouso e osmolalidade ou concentração sérica de Na^+ mais altas. Clinicamente, os pacientes apresentam evidências de déficits hidreletrolíticos acentuados e tendem a ter anormalidades neurológicas mais proeminentes que aqueles com CAD, incluindo confusão, obnubilação e coma.

A terapia para o EHH segue os mesmos princípios gerais que para a CAD, com necessidade de maior reposição de volume (normalmente, 8 a 12 ℓ no EHH totalmente desenvolvido). A restauração dos déficits hidreletrolíticos deve ser efetuada mais lentamente do que na CAD (p. ex., ao longo de 36 a 72 h). A insulinoterapia só deve ser instituída após o início da reidratação. Há necessidade de reposição de K^+, porém em menor quantidade do que na CAD. Os pacientes com EHH podem ser mais sensíveis à insulina do que aqueles com CAD e podem necessitar de doses menores de insulina. Tendo em vista a grave desidratação e a predisposição à trombose vascular, deve-se fornecer habitualmente uma profilaxia com heparina. Apesar da hiperglicemia muito acentuada do EHH, os pacientes podem ser capazes de finalmente retornar aos medicamentos orais.

Complicações crônicas do diabetes

As complicações crônicas do DM1 e do DM2 são semelhantes e consistem em complicações microvasculares (nefropatia, retinopatia e neuropatia) e macrovasculares ou cardiovasculares (doença arterial coronariana, doença vascular periférica e doença vascular encefálica). As complicações em longo prazo do DM resultam em morbidade substancial e redução do tempo médio de vida em aproximadamente 10 anos. Os possíveis mecanismos envolvidos nas complicações microvasculares e macrovasculares incluem a ativação da via do poliol (com acúmulo de sorbitol), formação de proteínas glicadas e produtos finais de glicação avançada (ligação cruzada de proteínas glicadas), anormalidades no metabolismo dos lipídios, aumento da lesão oxidativa, hiperinsulinemia, hiperperfusão de certos tecidos, hiperviscosidade, disfunção plaquetária (agregação aumentada), disfunção endotelial e ativação de vários fatores de crescimento.

Complicações microvasculares

Retinopatia. A retinopatia diabética afeta quase todos os pacientes com DM1 e 60 a 80% daqueles com DM2 20 anos após o diagnóstico de diabetes. Trata-se da causa mais comum de cegueira em indivíduos entre 20 e 74 anos no mundo desenvolvido. A incidência e a progressão da retinopatia diabética aumentam com a duração do DM, o controle insatisfatório da glicemia, o tipo de diabetes (DM1 mais do que DM2) e a coexistência de hipertensão arterial sistêmica, tabagismo, dislipidemia, nefropatia e gravidez.

As intervenções precoces frequentemente são benéficas para retardar ou, algumas vezes, reverter a retinopatia diabética, porém a maioria dos pacientes não apresenta sintomas até que as lesões estejam avançadas. Por esse motivo, recomenda-se um rastreamento oftalmológico anual, que deve começar 5 anos após o diagnóstico em DM1 e por ocasião do diagnóstico no DM2.

Na retinopatia não proliferativa, a progressão para a perda visual em pacientes com edema macular clinicamente significativo é melhorada por meio de fotocoagulação a *laser* focal. A fotocoagulação panretiniana melhora os resultados em pacientes com retinopatia proliferativa, bem como no subgrupo de pacientes com DM2 com retinopatia diabética não proliferativa grave. Os pacientes que tiveram hemorragia vítrea e perda visual resultante podem ter uma restauração significativa da visão com vitrectomia. Os pacientes com edema macular também podem se beneficiar de farmacoterapia com antifator de crescimento endotelial vascular (VEGF) por injeção intravítrea. Além da retinopatia diabética, os pacientes com DM correm maior risco de desenvolver cataratas.

Nefropatia. A nefropatia diabética constitui a causa mais comum de doença renal em estágio terminal (DRET) nos países desenvolvidos (cerca de 30% dos casos). Entretanto, o risco de progressão para DRET tem diminuído acentuadamente nas últimas décadas. A DRET agora parece afetar menos de 10% dos pacientes. O risco de desenvolver doença renal avançada no DM é aumentado pelo controle precário da glicemia, hipertensão arterial sistêmica, tabagismo e, possivelmente, uso de contraceptivos orais, obesidade, dislipidemia e idade mais avançada.

A nefropatia diabética é primariamente uma glomerulopatia, com características histopatológicas que incluem expansão mesangial, espessamento da membrana basal glomerular e esclerose glomerular. Muitos, mas nem todos os pacientes, desenvolvem albuminúria no início da doença, e o nível de albumina correlaciona-se com a taxa de progressão e com o grau de lesão renal. Por essa razão, os pacientes devem ser monitorados anualmente quanto à ocorrência de albuminúria, começando 5 anos após o diagnóstico no DM1 e por ocasião do diagnóstico no DM2. A medição da razão entre microalbumina e creatinina em uma amostra de urina aleatória é adequada, visto que essa razão tem uma boa correlação com os resultados das coletas de 24 h. A excreção de 30 a 300 mg de albumina por grama de creatinina (*albuminúria moderadamente aumentada*) indica probabilidade de nefropatia diabética. Excreção de albumina superior a 300 mg por grama de creatinina (*albuminúria substancialmente aumentada*) indica alto risco de progressão para a proteinúria na faixa nefrótica e DRET.

Esforços para alcançar a meta da glicemia e controlar rigorosamente a pressão arterial (adequada para a idade e para o perfil de risco global) devem fazer parte da estratégia de prevenção primária da nefropatia em todos os pacientes com DM. Para pacientes com mais de 300 mg de proteína por grama de creatinina e TFGe maior que 30 mℓ/min/1,73 m^2, deve-se considerar a administração de canagliflozina para o controle da glicemia, visto que esse fármaco demonstrou retardar a progressão para a DRET. A pressão arterial deve ser mantida abaixo de 140/90 mmHg, a não ser que haja alguma contraindicação. Em pacientes com alto risco de eventos cardiovasculares adversos, deve-se considerar a meta de 130/80 mmHg.

Os inibidores da enzima conversora de angiotensina (IECAs) ou os bloqueadores dos receptores da angiotensina (BRAs) constituem os agentes de primeira linha preferíveis. Os bloqueadores dos canais de cálcio diltiazem e verapamil podem ser usados como alternativas em pacientes que sejam incapazes de tolerar IECAs ou BRAs, ou como terapia aditiva em pacientes que necessitem de vários medicamentos para controlar a pressão arterial. Com frequência, também há necessidade de diuréticos e restrição moderada de Na^+ para alcançar as metas de pressão arterial.

Neuropatia. A probabilidade de desenvolvimento de neuropatia diabética aumenta com a duração da doença e é influenciada pelo grau de controle glicêmico (ocorrendo, em geral, em até 70% dos indivíduos com DM). Qualquer parte do sistema nervoso periférico ou autônomo pode ser afetada. A *polineuropatia periférica*, que ocorre mais comumente, manifesta-se em geral como polineuropatia primariamente sensitiva, distal e bilateral simétrica (com ou sem comprometimento motor) em uma distribuição de *luva e meia*. A dor, a dormência, as hiperestesias e as parestesias progridem para a perda sensitiva. Essa condição, bem como a perda da propriocepção, podem levar à marcha anormal, com traumatismo repetido e possibilidade de fraturas dos ossos tarsais, resultando, algumas vezes, no desenvolvimento de articulações de Charcot.[2] Essas alterações levam a pressões anormais nos pés, que, com a atrofia dos tecidos moles relacionada com a insuficiência arterial periférica, resultam em úlceras de pé, que podem progredir para a osteomielite e a gangrena. É essencial efetuar um exame neurológico regular e detalhado em todos os pacientes para identificar a perda precoce de toque leve (com o uso de um monofilamento de tamanho 5,07/10 g), dos reflexos e da percepção vibratória.

A neuropatia autônoma é uma segunda forma comum de neuropatia diabética, que pode surgir com a polineuropatia distal ou separadamente. Os sinais/sintomas resultantes podem ser debilitantes, como hipotensão postural, que leva a quedas ou síncope, gastroparesia, enteropatia com constipação intestinal ou diarreia e obstrução da bexiga com retenção urinária. A neuropatia autônoma diabética com doença vascular contribui para a disfunção erétil em homens. A disfunção gastrintestinal com neuropatia autônoma pode complicar os esforços para alcançar o controle da glicemia, visto que causa absorção variável dos alimentos. A suspeita de diagnóstico de neuropatia autônoma pode ser fortalecida pela demonstração de perda da variabilidade normal na frequência cardíaca com respirações profundas ou manobra de Valsalva.

Outras manifestações menos comuns da neuropatia diabética incluem *polirradiculopatias* das raízes nervosas torácicas e lombares, *mononeuropatias* periféricas e de nervos cranianos e neuropatias assimétricas de múltiplos nervos periféricos (mononeuropatia múltipla). A amiotrofia diabética, que provoca atrofia e fraqueza musculares, afeta com mais frequência os músculos anteriores da coxa e o cíngulo do membro inferior e é uma forma incomum de neuropatia diabética que muitas vezes desaparece depois de vários meses.

A principal abordagem para todas as neuropatias diabéticas consiste em esforços para melhorar o controle da glicemia. Os ensaios clínicos realizados mostraram diminuição do desenvolvimento de polineuropatia distal, com melhora da glicemia no DM1. É também particularmente importante que pacientes com neuropatias recebam cuidados regulares dos pés, incluindo autoinspeção diária dos pés, exame médico regular e intervenções precoces de calos em formação, infecções ou outras lesões nos pés. As polineuropatias dolorosas causam morbidade

substancial e são difíceis de tratar. Os fármacos de primeira linha incluem amitriptilina, venlafaxina, duloxetina e pregabalina. Para pacientes que não respondem adequadamente a um medicamento, pode-se testar a terapia combinada com dois medicamentos de classes diferentes. Tratamentos alternativos que são efetivos em alguns pacientes incluem creme tópico de capsaicina, adesivo de lidocaína, ácido α-lipoico, *spray* tópico de dinitrato de isossorbida e neuroestimulação elétrica transcutânea (TENS, do inglês *transcutaneous electrical nerve stimulation*). A *gastroparesia* secundária à neuropatia autônoma pode melhorar sintomaticamente com metoclopramida ou domperidona (antagonistas da dopamina D2), eritromicina (agonista da motilina) para o supercrescimento bacteriano, cisaprida (agonista colinérgico) ou mosaprida (agonista seletivo do receptor 5-HT4 de serotonina). A diarreia pode responder à loperamida ou a difenoxilato e atropina. A hipotensão ortostática pode ser tratada por meio de atenção a fatores mecânicos, como elevação da cabeceira da cama, passagem gradual da posição deitada para a posição ortostática, uso de meias compressivas e, algumas vezes, uso do mineralocorticoide fludrocortisona.

Complicações macrovasculares

O risco de doença macrovascular, como doença cardiovascular, ataques isquêmicos transitórios (AITs) e acidentes vasculares encefálicos (AVEs), e de doença vascular periférica aumenta 2 a 4 vezes e é responsável por 70 a 80% das mortes em pacientes com DM. Acredita-se que esse risco aumentado seja o resultado do metabolismo alterado no diabetes, bem como da ocorrência frequente de fatores de risco associados em pacientes diabéticos, incluindo hipertensão arterial sistêmica e dislipidemia. O rastreamento para doença macrovascular e os fatores predisponentes foram discutidos anteriormente. As abordagens para diminuir o risco de doença macrovascular devem incluir a otimização do controle da glicemia (incluindo a consideração de medicamentos específicos para o DM2, que podem diminuir o risco de eventos cardiovasculares, conforme discutido anteriormente), perda de peso para pacientes com sobrepeso e obesidade, abandono do tabagismo, controle da pressão arterial e tratamento da dislipidemia. (ver Capítulo 71 para mais detalhes sobre o manejo da dislipidemia.)

HIPOGLICEMIA

Definição

A hipoglicemia ocorre com mais frequência em pacientes com DM1 ou DM2 em circunstâncias nas quais a insulina ou outras terapias antidiabéticas resultam em diminuição dos níveis de glicemia abaixo do limite inferior do normal (< 50 a 60 mg/dℓ para a maioria dos laboratórios). Isso pode ser causado pelo tratamento excessivo com agentes hipoglicemiantes, falha na ingestão antecipada de calorias ou combinação de maior utilização de glicose e aumento da sensibilidade à insulina induzida pelo exercício.

A hipoglicemia ocorre muito menos comumente como distúrbio primário em pacientes que não apresentam diabetes tratado com medicamentos. Nessas circunstâncias, pode ser difícil identificar a hipoglicemia clinicamente significativa com base apenas nas medições da glicose no sangue, visto que o limite inferior normal da glicemia varia nos indivíduos e é influenciado pela duração do jejum e pelo sexo. Níveis plasmáticos de glicose durante o jejum em homens diminuem para cerca de 55 mg/dℓ em 24 h e para 50 mg/dℓ em 48 e 72 h, ao passo que, em mulheres na pré-menopausa, podem diminuir para até 35 mg/dℓ em 24 h, sem sintomas de hipoglicemia. Na avaliação das determinações de glicose, é importante reconhecer que os níveis plasmáticos são aproximadamente 15% mais altos do que os níveis de glicose no sangue total. A hipoglicemia clinicamente significativa pode

---

[2]N.R.T.: Também conhecidas como neuro/osteoartropatias, consistem na degeneração/destruição progressiva das articulações em pacientes com propriocepção e percepção de dor anormais. Existem dois tipos: atrófica e hipertrófica.

ser mais prontamente estabelecida quando os pacientes manifestam a tríade de Whipple, que consiste na combinação de: (1) sintomas sugestivos de hipoglicemia, (2) baixos níveis documentados de glicose plasmática ($<$ 50 a 60 mg/dℓ) e (3) resolução imediata dos sintomas quando a hipoglicemia é corrigida.

Sinais e sintomas

Os sinais e sintomas típicos de hipoglicemia estão listados na Tabela 68.8. Os sintomas *autônomos* resultam do efluxo neural simpático, que ocorre como parte da resposta contrarregulatória à hipoglicemia. Embora a maioria dos pacientes pareça recuperar por completo a função do SNC após um episódio neuroglicopênico, existe risco de dano cerebral irreversível ou de morte associado a episódios prolongados ou repetidos de neuroglicopenia grave.

Patologia

Podem ocorrer distúrbios hipoglicêmicos quando há uma superprodução de hormônios que reduzem as concentrações de glicose, produção deficiente de hormônios que atuam para elevar os níveis de glicemia, deficiência de substratos para a síntese endógena de glicose ou alterações nas células e tecidos que resultam em aumento do consumo de glicose.

Classificação etiológica

As causas de hipoglicemia por categorias etiológicas estão listadas na Tabela 68.9.

Induzida por fármacos e substâncias

As causas mais comuns de hipoglicemia consistem em excesso de insulina ou secretagogos da insulina (sobretudo sulfonilureias) administrados no tratamento do DM. O etanol pode causar hipoglicemia, mais frequentemente no contexto de alcoolismo crônico em um indivíduo com depleção nutricional após o consumo compulsivo de bebidas alcoólicas por vários dias ou mais. Nessas circunstâncias, ocorre depleção das reservas de glicogênio hepático e o processo de metabolismo do álcool etílico bloqueia a gliconeogênese ao privar o fígado de nicotinamida adenina dinucleotídio (NAD+). Os agentes farmacológicos comumente usados que têm sido associados à hipoglicemia incluem betabloqueadores (em particular, antagonistas β_2-adrenérgicos não seletivos), IECAs, pentamidina (por meio de efeitos tóxicos sobre as células beta), quinina e quinolonas.

Excesso de insulina endógena ou hormônios semelhantes à insulina

A *hipoglicemia alimentar* é um distúrbio no qual ocorrem baixos níveis de glicemia, normalmente 90 a 180 min após as refeições, em pacientes que foram submetidos à cirurgia pilórica, com consequente esvaziamento gástrico acelerado. Isso difere da *síndrome do esvaziamento rápido* (*dumping*) mais comum, que resulta do aporte rápido de uma carga osmótica no intestino delgado e de deslocamentos associados de líquido, com resposta autônoma que não está associada à hipoglicemia. "Hipoglicemia reativa" é agora um termo ultrapassado, que anteriormente era aplicado aos sinais/sintomas adrenérgicos que ocorrem 2 a 4 h após uma refeição em pacientes não hipoglicêmicos; esses indivíduos apresentam alívio dos sintomas com alimentação frequente e abstenção do consumo de refeições ricas em carboidratos.

Os tumores de células beta das ilhotas pancreáticas (*insulinomas*) podem causar hipoglicemia por meio da produção excessiva de insulina de forma desregulada. São incomuns (1 em 250.000 pacientes-ano), porém é importante reconhecê-los quando ocorrem. Em geral, os insulinomas são pequenos (1 a 2 cm), benignos ($>$ 90%), solitários ($>$ 90%) e confinados ao pâncreas endócrino (99%). Alguns pacientes

Tabela 68.8 Sinais e sintomas de hipoglicemia.

Autônomos

Sudorese	Palpitações	Fome
Palidez	Taquicardia	Náuseas
Ansiedade	Hipertensão arterial sistêmica	Vômitos
Tremor		Parestesias
	Irritabilidade	

Neuroglicopênicos

Dificuldade em pensar	Tontura	Convulsões
Fadiga, fraqueza	Visão turva	Perda da consciência
Sonolência	Confusão	Coma
Cefaleia	Comportamento anormal	Morte

Tabela 68.9 Classificação etiológica dos distúrbios hipoglicêmicos que se manifestam em adultos.

Induzidos por fármacos ou substâncias
Agentes antidiabéticos (insulina, sulfonilureias, meglitinidas)
Álcool etílico
Outros agentes farmacológicos (betabloqueadores, IECAs, pentamidina, quinina, quinolonas e muitos outros)

Alteração da função gastrintestinal
Hipoglicemia alimentar

Hipersecreção de insulina pelas células beta
Insulinoma
Hipoglicemia pancreatogênica sem insulinoma (com ou sem cirurgia bariátrica)

Neoplasias de células não ilhotas
Secreção de fator de crescimento semelhante à insulina 2 pelo tumor
Consumo de glicose pelo tumor

Autoimunes
Anticorpos anti-insulina circulantes
Anticorpos ativadores do receptor de insulina

Deficiências endócrinas
Glicocorticoides (insuficiência suprarrenal), GH, catecolaminas, glucagon

Doença grave
Sepse
Insuficiência hepática
Insuficiência renal

Desnutrição
Anorexia nervosa

GH, hormônio do crescimento; *IECAs*, inibidores da enzima conversora de angiotensina.

exibem evolução indolente, que se estende por muitos anos antes do diagnóstico; entretanto, os insulinomas podem provocar hipoglicemia profunda. Existe a tendência de que os sintomas adrenérgicos se tornem suprimidos em consequência de exposições repetidas à hipoglicemia, e os sintomas neuroglicopênicos podem predominar, incluindo anormalidades comportamentais algumas vezes bizarras. Os pacientes podem se alimentar com frequência em resposta à hipoglicemia e apresentam ganho ponderal moderado.

A *hipoglicemia pancreatogênica sem insulinoma* é um distúrbio que pode se manifestar de modo semelhante aos insulinomas; todavia, a patologia envolve hipertrofia e hiperplasia das células beta, em vez da presença de um tumor bem-definido. Mais recentemente, foi descrito o desenvolvimento de hipoglicemia com hiperplasia semelhante das células beta em alguns pacientes meses a anos após a cirurgia de derivação gástrica em Y de Roux.

As *neoplasias de células não pertencentes às ilhotas pancreáticas* constituem uma causa rara de hipoglicemia. Produzem um fator de crescimento semelhante à insulina (IGF), normalmente uma forma parcialmente processada de IGF-II, designada como *IGF-II grande*, que pode ter efeitos semelhantes à insulina. Em geral, os tumores são grandes e malignos e, com mais frequência, estão localizados no espaço retroperitoneal, no abdome ou na cavidade torácica. Os tipos de tumor incluem hemangiopericitomas, carcinomas hepatocelulares, linfomas, carcinomas adrenocorticais, carcinoides gastrintestinais e tumores mesenquimais. Alguns tumores grandes causam hipoglicemia na ausência de fatores semelhantes à insulina detectáveis.

Deficiências hormonais

As deficiências nos hormônios contrarreguladores da insulina, que normalmente atuam para elevar os níveis de glicose, podem resultar em hipoglicemia ou contribuir para o seu desenvolvimento. Um exemplo é fornecido pelos baixos níveis de corticosteroides causados por insuficiência adrenocorticoide primária ou secundária. Deficiências de outros hormônios, como as catecolaminas, o glucagon e o hormônio do crescimento (GH), também podem causar hipoglicemia.

Doença grave

Pode ocorrer hipoglicemia durante uma doença grave por meio de vários mecanismos diferentes em associação com sepse, insuficiência hepática e insuficiência renal. Os pacientes com doença grave parecem ser particularmente vulneráveis à hipoglicemia quando estão desnutridos, embora a desnutrição isolada raramente esteja associada à hipoglicemia.

Abordagem do diagnóstico

Para pacientes que apresentam hipoglicemia bem documentada, o diagnóstico é, com frequência, evidente ou fortemente sugerido pelo contexto clínico, anamnese e achados no exame físico. A hipoglicemia induzida por insulina ou por outros agentes hipoglicemiantes em pacientes diabéticos com frequência torna-se imediatamente aparente com base na anamnese. Pode-se suspeitar de hipoglicemia induzida por álcool etílico em um paciente com história conhecida ou suspeita de etilismo e consumo compulsivo de álcool etílico. A identificação de outros fármacos ou substâncias possíveis como causa de hipoglicemia exige anamnese minuciosa, e pode-se esperar a resolução do processo se o medicamento suspeito for interrompido. O paciente pode apresentar diagnóstico conhecido de insuficiência suprarrenal, ou esta pode ser sugerida por outros achados clínicos (p. ex., hipotensão ortostática, aumento da pigmentação da pele) ou pelo desenvolvimento de sensibilidade à insulina acentuadamente aumentada em um paciente com DM1. O paciente pode ser portador de tumor conhecido, sugerindo a possibilidade de neoplasia de células não pertencentes às ilhotas pancreáticas como causa de hipoglicemia. Pode haver história pregressa de cirurgia de derivação em Y de Roux, levantando a possibilidade de hiperplasia de células beta. A ocorrência concomitante de sepse, insuficiência hepática, insuficiência renal, desnutrição profunda ou um diagnóstico de anorexia nervosa sugere uma dessas possíveis causas subjacentes.

Foram desenvolvidos vários algoritmos para orientar a avaliação da hipoglicemia documentada ou potencial, incluindo uma abordagem recomenda por um grupo de especialistas publicada pela Endocrine Society. Se houver uma oportunidade de observar o paciente durante um episódio sintomático de hipoglicemia suspeita, deve-se obter uma amostra de plasma, se possível, antes do tratamento para a determinação de glicose, insulina, proinsulina, peptídio C, β-hidroxibutirato e rastreamento para sulfonilureias e meglitinidas. A hipoglicemia pode ser rapidamente confirmada de modo provisório com medidor e posteriormente confirmada por análise laboratorial. Após a obtenção de amostras de sangue para os testes descritos, deve-se administrar glicose VO (15 a 30 g) ou IV (25 g ou 1 ampola de glicose a 50%) e deve-se observar a recuperação dos níveis de glicose e dos sintomas.

Para pacientes com hipoglicemia suspeita ou confirmada que se desenvolve especificamente em jejum, pode ser possível reproduzir a condição por meio de observação de várias horas de jejum diurno, com ou sem jejum noturno anterior. O mesmo painel de exames laboratoriais descrito anteriormente pode ser obtido se ocorrerem sintomas sugestivos de hipoglicemia. Para pacientes que se queixam de sintomas de hipoglicemia pós-prandial (nas primeiras 5 h após uma refeição), deve-se fornecer uma refeição mista (e não uma carga de glicose pura), com coleta de amostras de sangue em condições basais e, a seguir, a cada 30 min, durante 5 h.

Para pacientes que não manifestam hipoglicemia com os procedimentos do teste descrito, apesar de forte suspeita de hipoglicemia, a abordagem mais frequentemente utilizada consiste em jejum de 72 h, de acordo com um protocolo desenvolvido na Clínica Mayo. São obtidas amostras de sangue a cada 6 h e no fim do teste. O teste é concluído com 72 h ou em um momento anterior se o nível plasmático de glicose diminuir (com o uso de glicosímetro) com sintomas associados para 45 mg/dℓ (2,5 mmol/ℓ) ou menos ou para menos de 55 mg/dℓ (3 mmol/ℓ) em um paciente com documentação prévia de tríade de Whipple. No fim do período do teste de 72 h, o paciente recebe 1 mg de glucagon IV, e são obtidas coletas de sangue em 10, 20 e 30 min, quando, então, o paciente recebe uma refeição. A amostra de sangue final obtida ao término do jejum (antes da administração de glucagon) é também analisada para β-hidroxibutirato e um painel de sulfonilureia/meglitinida.

Para qualquer um desses protocolos de testes, a ocorrência de elevações da insulina, da proinsulina e do peptídio C associada à hipoglicemia ao mesmo tempo é compatível com insulinoma, hiperplasia de células beta, efeitos de um secretagogo da insulina (sulfonilureia ou meglitinida) ou anticorpos contra a insulina. A elevação desses três hormônios durante uma refeição de teste em um paciente que foi submetido à cirurgia gástrica é sugestiva de hipoglicemia alimentar. Os níveis plasmáticos de insulina, proinsulina e peptídio C não estão elevados em pacientes com hipoglicemia secundária a neoplasias extrapancreáticas. Em geral, esse diagnóstico pode ser confirmado pela evidência de um grande tumor com várias técnicas de exames de imagem. Níveis elevados de insulina, bem como baixas concentrações de proinsulina e de peptídio C na presença de hipoglicemia, constituem uma indicação para administração de insulina exógena. A hipoglicemia factícia secundária à administração de insulina ou de secretagogo da insulina é incomum e tem sido observada em indivíduos com ou sem diabetes melito.

Tratamento

A etapa terapêutica mais importante na hipoglicemia é a identificação e o tratamento das causas subjacentes, como fármacos, etilismo, infecção grave, tumores e hipoadrenalismo. Em geral, a ocorrência de hipoglicemia pode ser substancialmente melhorada em pacientes com hipoglicemia alimentar por meio de modificação do regime alimentar, com refeições pequenas e frequentes, e ao se evitarem fontes concentradas de carboidratos de rápida digestão e absorção.

Capítulo 68 Diabetes Melito, Hipoglicemia

A hipoglicemia de tumores de células que não pertencem às ilhotas pancreáticas é tratada por meio de ressecção do tumor, se possível. Para os casos de tumores não ressecáveis, um procedimento de citorredução pode ser efetivo na redução da hipoglicemia. A hipoglicemia em pacientes com insulinomas pode ser curada por meio de ressecção. A hipoglicemia persistente secundária a insulinoma irressecável algumas vezes pode ser tratada de forma efetiva com diazóxido, análogos de somatostatina de ação longa (octreotida ou lanreotida), verapamil ou fenitoína. Para pacientes com hiperplasia de células beta após a cirurgia bariátrica, o tratamento de primeira linha consiste em modificações da dieta, com pequenas refeições mais frequentes e sem concentração de carboidratos, para diminuir a secreção de insulina induzida por refeições.

Para uma discussão mais profunda deste tópico, ver Capítulo 216, "Diabetes Melito", e Capítulo 217, "Hipoglicemia e Distúrbios das Células das Ilhotas Pancreáticas", em *Goldman-Cecil Medicina*, 26ª edição.

LEITURA SUGERIDA

ACOG Practice Bulletin No. 190: Gestational diabetes mellitus. Committee on practice bulletins—obstetrics, Obstet Gynecol 131:e49–e64, 2018.

American Diabetes Association Standards of Medical Care in Diabetes 2019: Diabetes Care 42(Suppl 1):S1–S193, 2019.

Cryer PE, Axelrod L, Grossman AB, et al: Evaluation and management of adult hypoglycemic disorders: an Endocrine Society clinical practice guideline, J Clin Endocrinol Metab 94:709–728, 2009.

Davies MJ, D'Alessio DA, Fradkin J, et al: Management of hyperglycemia in type 2 diabetes, 2018. A consensus report by the American Diabetes Association (ADA) and the European Association for the Study of Diabetes (EASD), Diabetes Care 41:2669–2701, 2018.

Eckel RH, Grundy SM, Zimmet PZ: The metabolic syndrome, Lancet 365:1415–1428, 2005.

Forbes JM, Cooper ME: Mechanisms of diabetic complications, Physiol Rev 93:137–188, 2013.

Nathan DM, Cleary PA, Backlund JY, et al: Intensive diabetes treatment and cardiovascular disease in patients with type 1 diabetes. Diabetes Control and Complications Trial/Epidemiology of Diabetes Interventions and Complications (DCCT/EDIC) Study Research Group, N Engl J Med 353:2643–2653, 2005.

Pathak V, Pathak NM, O'Neill CL, et al: Therapies for type 1 diabetes: current scenario and future perspectives, Clin Med Insights Endocrinol Diabetes 12:1179551419844521, 2019.

Pop-Busu R, Boulton AJM, Feldman EL, et al: Diabetic neuropathy: a position statement by the American Diabetes Association, Diabetes Care 40:136–154, 2017.

Sanyoura M, Philipson LH, Naylor R: Monogenic diabetes in children and adolescents: recognition and treatment options, Curr Diab Rep 18:58, 2018. https://doi.org/10.1007/s11892-018-1024-2.

Seaquist ER, Anderson J, Childs B, et al: Hypoglycemia and diabetes: a report of a workgroup of the American Diabetes Association and the Endocrine Society, J Clin Endocrinol Metab 98:1845–1859, 2013.

Tauschmann M, Hovorka R: Technology in the management of type 1 diabetes mellitus—current status and future prospects, Nat Rev Endocrinol 14:464–475, 2018.

Torres JM, Cox NJ, Philipson LH: Genome wide association studies for diabetes: perspective on results and challenges, Pediatr Diabetes 14:90–96, 2013.

Warren AM, Knudsen ST, Cooper ME: Diabetic nephropathy: an insight into molecular mechanisms and emerging therapies, Expert Opin Ther Targets 23:579–591, 2019.

69

Obesidade

Osama Hamdy, Marwa Al-Badri

DEFINIÇÃO E EPIDEMIOLOGIA

A *obesidade* é uma doença comumente definida como um índice de massa corporal (IMC) igual ou superior a 30 kg/m^2 (peso [kg]/(altura [m])^2). Um IMC de 30 a 34,9 é considerado obesidade de classe 1, de 35 a 39,9, obesidade de classe 2, e 40 ou mais, obesidade de classe 3 ou grave. O termo "obesidade mórbida" anteriormente era aplicado a indivíduos com peso de pelo menos 45 kg a mais do que o peso corporal desejável ou, em geral, cerca de 60% a mais do peso corporal desejável; o termo também tem sido aplicado a qualquer indivíduo com IMC superior ou igual a 40 kg/m^2.

Há um crescente reconhecimento das limitações para definir a obesidade com base no IMC, devido à correlação variável existente entre o IMC e a quantidade de gordura corporal em diferentes populações étnicas (genéticas) ou em indivíduos com diferentes graus de muscularidade. Muitos pesquisadores e médicos estão passando a utilizar uma definição que estabelece a obesidade como excesso de gordura corporal suficiente para conferir risco. De acordo com a porcentagem de gordura corporal, a obesidade é definida em homens como uma porcentagem de gordura corporal superior a 25%, com valores limítrofes de 21 a 25%, e, em mulheres, como uma porcentagem de gordura corporal superior a 33%, com valores limítrofes de 31 a 33%.

A ligação da obesidade ao risco cardiometabólico, à distribuição da gordura corporal e à circunferência abdominal é mais importante do que medir a porcentagem de gordura corporal ou IMC isoladamente. Os indivíduos que acumulam gordura visceral no abdome e que clinicamente têm maior circunferência abdominal (obesidade metabólica) correm risco muito maior de doenças cardiovasculares (DCV) e de diabetes melito (DM) do que aqueles com o mesmo IMC ou a mesma porcentagem de gordura corporal, porém com menor circunferência abdominal. O National Cholesterol Education Program Adult Treatment Panel III (ATP III) incluiu uma circunferência abdominal superior a 102 cm em homens norte-americanos ou superior a 88 cm em mulheres norte-americanas entre os cinco critérios que definem a síndrome cardiometabólica. Apesar de suas limitações, o IMC ainda é uma medida simples, que se mostra útil na estimativa dos riscos de saúde de uma pessoa e na comparação dos desfechos entre ensaios clínicos.

Nos últimos 30 anos, houve um aumento dramático da porcentagem de adultos e de crianças nos EUA que apresentam sobrepeso (definido como IMC de 25 a 30) ou obesidade. De acordo com o National Health and Nutrition Examination Survey (NHANES) de 2015-2016, conduzido pelos Centers for Disease Control and Prevention (CDC), 39,8% dos adultos norte-americanos estavam obesos, incluindo 7,6% com obesidade grave, e outros 31,8% tinham sobrepeso. Isso foi mais do que o dobro da prevalência fornecida nos dados do NHANES de 1976-1980 (15%). Os mexicano-americanos tiveram a maior porcentagem de obesidade ajustada por idade (49,25%),

seguidos de todos os indivíduos hispânicos (46,85%), negros não hispânicos (45,8%) e brancos não hispânicos (37,95%). Mais recentemente, parece ter ocorrido uma redução da taxa de aumento da obesidade ou até mesmo um nivelamento. Em 2017, nos EUA, a prevalência aparentemente variou de modo significativo entre os estados, de 20% ou menos no Colorado, no Havaí e no Distrito de Columbia para 35% ou mais em sete estados (Alabama, Arkansas, Iowa, Louisiana, Mississipi, Oklahoma e Virgínia Ocidental). Em geral, a maior prevalência de obesidade em adultos foi observada nas regiões Sul (32,4%) e Centro-Oeste (32,3%), ao passo que ocorreu menor prevalência nas regiões Nordeste (27,7%) e Oeste (26,1%). A porcentagem de crianças e adolescentes com sobrepeso ou obesidade quase triplicou desde 1980. Atualmente, 18,5% das crianças e dos adolescentes com idade entre 2 e 19 anos estão obesos, incluindo 5,6% com obesidade grave, ao passo que outros 16,6% apresentam sobrepeso. Os dados do NHANES de 1976 a 1980 e de 2015 a 2016 mostram que a prevalência da obesidade aumentou de 5 para 13,9% em crianças com idade entre 2 e 5 anos e de 5 para 20,6% em indivíduos de 12 a 19 anos. Entre crianças de idade pré-escolar de baixa renda, a prevalência de obesidade aumentou entre 1998 e 2016 de 13 para 13,9%, e a da obesidade grave, de 1,8 a 2,1%.

O sobrepeso e a obesidade com seus problemas de saúde associados têm impacto econômico significativo no sistema de saúde dos EUA em decorrência de despesas médicas diretas e custos indiretos (p. ex., perda do tempo de trabalho e de produtividade). Os custos médicos da obesidade e seus problemas de saúde associados respondem por 10% das despesas médicas totais dos EUA.

PATOLOGIA DA OBESIDADE

A obesidade desenvolve-se como consequência de interações genéticas e ambientais, de modo que os indivíduos geneticamente propensos que levam um estilo de vida sedentário e que consomem mais calorias correm maior risco. Por exemplo, é 80% mais provável que os filhos de pais obesos desenvolvam obesidade, e acredita-se que isso resulte da combinação de influências genéticas e ambientais.

As contribuições genéticas para a obesidade são mais comumente consideradas como reflexo dos efeitos combinados de variações em múltiplos genes e só raramente parecem resultar de um defeito em um único gene poderoso. Defeitos monogênicos identificados em animais experimentais têm sido úteis para demonstrar os mecanismos do apetite e da saciedade. Posteriormente, foram identificadas mutações em alguns desses mesmos genes em raras formas humanas de obesidade genética. Por exemplo, mutações de perda de função no gene da leptina e no receptor celular de leptina foram identificadas pela primeira vez como causa de obesidade em camundongos de laboratório (camundongos *ob/ob* e *db/db*, respectivamente). A leptina é um hormônio produzido nos adipócitos, principalmente na gordura subcutânea.

Trata-se de um potente fator de saciedade, que atua no núcleo arqueado do hipotálamo para reduzir a produção de neuropeptídio Y, um estimulador da ingestão de alimentos. Após a sua descoberta em camundongos, foram identificadas mutações no gene da leptina como causa de uma forma rara de obesidade humana hereditária. Os indivíduos afetados desenvolvem obesidade acentuada na infância, em consequência do aumento da ingestão de alimentos. A secreção de leptina normalmente segue um padrão circadiano, com níveis mais elevados à tarde e à noite. A perda da secreção de leptina tem efeitos particularmente acentuados durante essas horas, resultando em um fenômeno conhecido como síndrome do comer noturno, em que os pacientes tendem a consumir grandes quantidades de alimento durante a noite.

Outros defeitos monogênicos, identificados como causas raras de obesidade humana, incluem mutações com perda de função em genes que codificam a carboxipeptidase E, receptores de melanocortina-4 ou de melanocortina-3 e receptores de serotonina-2C ou de serotonina-1B. A obesidade também é uma característica de muitas outras doenças genéticas, em que os mecanismos específicos da obesidade não estão tão bem elucidados. Essas diferentes síndromes podem ter padrões de herança autossômicos dominantes, autossômicos recessivos ou ligados ao X, compatíveis com múltiplas causas genéticas. Entre os mais conhecidos desses distúrbios, destaca-se a síndrome de Bardet-Biedl, uma doença autossômica recessiva caracterizada por obesidade e outras anormalidades, como hipogonadismo em homens, deficiência intelectual, distrofia retiniana, polidactilia e malformações renais. Na síndrome de Prader-Willi, a perda de porções do braço longo do cromossomo 15 (q11-13) está associada a obesidade, tônus muscular deficiente no primeiro ano de vida, defeitos na cognição, anormalidades comportamentais (irritabilidade), baixa estatura e hipogonadismo hipogonadotrófico.

Embora mutações monogênicas conhecidas sejam responsáveis por apenas uma pequena porcentagem da obesidade humana, há evidências de influências hereditárias disseminadas em formas mais comuns de obesidade humana. Por exemplo, em estudos de gêmeos e adotados, ambos os membros de pares de gêmeos idênticos tendem a se tornar obesos de acordo com o mesmo padrão de peso que seus pais biológicos, mesmo quando criados separados. A taxa metabólica, a atividade física espontânea e a resposta térmica aos alimentos parecem ser hereditárias em grau variável, porém ainda não foram identificados genes específicos que contribuam para as formas prevalecentes de obesidade humana. Análises genômicas realizadas em grandes populações identificaram múltiplos genes ou regiões genéticas em que os polimorfismos estão associados a risco de obesidade. Incluem polimorfismos em genes para o receptor de melanocortina-4 (uma proteína envolvida nas vias de supressão do apetite no hipotálamo, fator neurotrófico derivado do cérebro (que desempenha um papel no balanço energético), receptor β₃-adrenérgico (que atua no acúmulo de gordura visceral) e receptor ativado por proliferador de peroxissomas γ2 (PPAR-γ2), um fator de transcrição envolvido na diferenciação dos adipócitos, ou próximo a esses genes. Foram identificados vários outros locais de variação genética associados ao aumento do risco de obesidade para os quais a existência de potenciais ligações mecanicistas com a obesidade ainda não é aparente. Foi formulada a hipótese de que o componente hereditário de formas comuns de obesidade humana provém dos efeitos de variações nesses genes e em muitos outros genes ainda não identificados, que atuam de forma tanto aditiva quanto sinérgica.

Os fatores ambientais importantes que impulsionam o recente aumento da prevalência da obesidade incluem o aumento da ingestão calórica (refletindo maior disponibilidade de alimentos ricos em calorias e de baixo custo) e a diminuição do gasto energético (em consequência da diminuição da atividade física). Nível socioeconômico mais baixo, escolaridade mais baixa, abandono do tabagismo e alto consumo de carboidratos com elevado índice glicêmico foram identificados como fatores de confusão (confundidores) específicos da obesidade. Outros fatores passíveis de influenciar o risco de obesidade incluem crescimento intrauterino, ganho de peso durante a gravidez, alterações hormonais na menopausa, história pregressa de depressão, uso de medicamentos antipsicóticos e fatores capazes de alterar a retroalimentação (*feedback*) entre o aporte e o consumo de energia.

Muitos hormônios afetam o apetite e a ingestão de alimentos. A grelina, que é secretada pelo fundo gástrico, é um importante hormônio da fome. Os endocanabinoides, por meio de seus efeitos sobre os receptores endocanabinoides no cérebro, aumentam o apetite, promovem a absorção de nutrientes e favorecem a lipogênese. O hormônio melanocortina, por meio de seus efeitos sobre vários receptores de melanocortina no cérebro, modifica o apetite. Enquanto isso, vários hormônios intestinais desempenham funções significativas ao influenciar a saciedade, incluindo o peptídio semelhante ao glucagon-1 (GLP-1), o neuropeptídio YY (PYY) e a colecistocinina. A leptina e a amilina pancreática são outros poderosos hormônios da saciedade. Em última análise, o aumento da gordura corporal total resulta do aumento da ingestão de energia, que ultrapassa o gasto energético. Isso ocorre graças a influências genéticas e ambientais, bem como a características comportamentais individuais.

PATOLOGIA DOS RISCOS DE SAÚDE ASSOCIADOS À OBESIDADE

O tecido adiposo não é apenas um depósito passivo de lipídios. Os adipócitos também atuam como um complexo órgão endócrino ativo com produtos metabólicos e secretores (hormônios, pró-hormônios, citocinas e enzimas), que desempenham um importante papel no metabolismo geral do corpo. As relações entre a obesidade e a resistência à insulina e a disfunção endotelial (o estágio inicial da aterosclerose) são mediadas pela liberação de vários hormônios do tecido adiposo. Esses hormônios, denominados adipocitocinas ou adipocinas, compreendem um grupo de proteínas farmacologicamente ativas, de baixo e médio pesos moleculares, que exercem efeitos autócrinos e parácrinos e que constituem produtos conhecidos dos sistemas inflamatório e imune. Eles desempenham um importante papel na fisiologia do tecido adiposo e na iniciação de anormalidades metabólicas e cardiovasculares, não apenas em indivíduos com sobrepeso e obesidade, mas também em indivíduos magros com maior massa de gordura visceral. Essas adipocinas incluem a adiponectina, a leptina, o fator de necrose tumoral α (TNF-α), a interleucina-6 (IL-6), a resistina, o inibidor do ativador do plasminogênio 1 (PAI-1), o angiotensinogênio e a proteína quimioatraente de monócitos 1 (MCP-1). Uma quantidade aumentada de tecido adiposo ou a sua distribuição desproporcional entre as regiões central e periférica do corpo estão relacionadas com a alteração nos níveis séricos desses fatores. Com exceção da leptina e da adiponectina, as adipocinas são produzidas tanto a partir de adipócitos quanto de macrófagos residentes no tecido adiposo nos tecidos estromais que circundam os adipócitos. Por motivos desconhecidos, o aumento da gordura corporal está associado ao aumento do número de macrófagos do tecido adiposo e à sua produção de citocinas.

A *adiponectina humana* é um polipeptídio de 244 aminoácidos relativamente abundante no plasma, que representa 0,01% das proteínas plasmáticas totais. A expressão do gene da adiponectina no tecido adiposo está associada à obesidade, à resistência à insulina e ao diabetes melito tipo 2 (DM2). A hipoadiponectinemia está mais fortemente relacionada com o grau de resistência à insulina do que ao grau de adiposidade ou intolerância à glicose. Os polimorfismos genéticos podem influenciar a regulação da adiponectina e levar a variações em seus níveis entre diferentes indivíduos. Vários estudos conduzidos em seres humanos mostraram que a adiponectina em altos níveis protege contra o desenvolvimento de DM2 e apontam para o possível uso futuro da adiponectina como indicador de risco de diabetes melito. São observadas baixas concentrações plasmáticas de adiponectina em pacientes com doença arterial coronariana (DAC), e são encontrados níveis mais baixos em pacientes com diabetes melito e DAC do que naqueles sem DAC. Na obesidade, uma redução de 10% no peso corporal leva ao aumento significativo da adiponectina (40 a 60%) em pacientes com e sem diabetes melito. A adiponectina também está envolvida na modulação das respostas inflamatórias por meio de atenuação dos efeitos inflamatórios mediados pelo TNF-α, regulação da função endotelial e inibição da proliferação das células musculares lisas vasculares induzida por fatores de crescimento.

A *leptina* é um hormônio derivado dos adipócitos de 167 aminoácidos que circula no plasma nas formas tanto livre quanto ligada. Ela afeta o balanço energético ao ativar centros específicos no hipotálamo para diminuir a ingestão de alimentos, aumentar o gasto energético, modular o metabolismo da glicose e da gordura e alterar a função neuroendócrina. Os níveis plasmáticos de leptina aumentam de forma exponencial com o aumento da massa de gordura (4 vezes maior em indivíduos obesos, em comparação com indivíduos magros em um estudo), e acredita-se que isso reflita a resistência à leptina na obesidade. A terapia com leptina em pacientes com lipodistrofia reduziu os níveis de glicemia, melhorou o metabolismo hepático e periférico da glicose estimulado pela insulina e reduziu o conteúdo hepático e muscular de triglicerídios, sugerindo que a leptina atue como sinal que contribui para a regulação da sensibilidade corporal total à insulina. Foi também constatado que a leptina está independentemente associada à mortalidade cardiovascular. Embora tanto a adiponectina quanto a leptina estejam integralmente relacionadas com a resistência à insulina, a adiponectina tem uma relação mais forte com as reservas de gordura abdominal visceral, ao passo que a leptina está mais estreitamente relacionada com a gordura subcutânea.

O tecido adiposo, sobretudo a gordura visceral e a gordura intermuscular, serve como importante fonte de TNF-α e de quantidades substanciais de IL-6. Os níveis dessas duas citocinas pró-inflamatórios se correlacionam com a obesidade e estão fortemente relacionadas com a resistência à insulina. Vários estudos demonstraram uma forte ligação entre o TNF-α e a doença cardiovascular. Os níveis plasmáticos de TNF-α estão aumentados em indivíduos com doença cardiovascular prematura, independentemente da sensibilidade à insulina. Em contrapartida, os níveis circulantes de TNF-α diminuem após a redução do peso corporal, paralelamente à melhora da função endotelial.

A *resistina* é uma proteína de sinalização rica em cisteína e derivada dos adipócitos que é expressa predominantemente no tecido adiposo branco e que também pode ser detectada no soro. Acredita-se que a resistina atue em locais distantes do tecido adiposo, à semelhança de outras adipocinas, e contribua para a resistência à insulina na obesidade. O *PAI-1* é outro peptídio bioativo produzido pela gordura subcutânea e visceral. Seus níveis circulantes se correlacionam melhor com a gordura visceral do que com a adiposidade subcutânea e constituem um forte preditor de DAC. Níveis elevados de PAI-1 estão associados ao aumento da coagulabilidade do sangue. A melhora na sensibilidade à insulina por meio de redução do peso corporal ou uso de medicamentos diminui os níveis circulantes de PAI-1. Essa redução se correlaciona com a magnitude da perda de peso e o declínio dos níveis séricos de triglicerídios.

As gorduras visceral, subcutânea e intermuscular diferem na produção de adipocinas específicas, apontando para diferenças na função endócrina entre esses três depósitos adiposos. A remoção de uma quantidade significativa de gordura subcutânea por meio de lipoaspiração em indivíduos obesos, com e sem diabetes melito, resultou em redução dos níveis séricos de leptina, porém não alterou os níveis séricos de outras citocinas nem de qualquer outro parâmetro metabólico. Tampouco melhorou a sensibilidade à insulina ou diminuiu o nível sérico elevado de insulina observado inicialmente nesses indivíduos. Em modelos animais, a remoção da gordura subcutânea resultou em aumento do volume de gordura mesentérica e produção aumentada de TNF-α pela gordura visceral. Embora a remoção cirúrgica de gordura visceral não tenha sido tentada em seres humanos, dois estudos de envelhecimento em modelos de roedores mostraram que a remoção da gordura visceral diminui a produção de adipocinas inflamatórias e melhora a tolerância à glicose e a sensibilidade à insulina. Mais recentemente, foi demonstrado que as adipocinas inflamatórias também são secretadas pela gordura intramuscular e subfascial e em excesso daquelas secretadas pela gordura visceral abdominal. Observa-se acúmulo excessivo de gordura intermuscular e subfascial (mioesteatose) com o envelhecimento tanto em homens quanto em mulheres, que está fortemente associado à resistência à insulina.

Riscos associados à obesidade

Os indivíduos com sobrepeso ou obesidade correm maior risco de desenvolver as seguintes condições de saúde:

- Síndrome cardiometabólica
- DM2
- Hipertensão arterial sistêmica
- Dislipidemia
- Cardiopatia isquêmica
- Insuficiência cardíaca congestiva
- Fibrilação atrial
- Osteoartrite
- Acidente vascular encefálico (AVE)
- Doença da vesícula biliar
- Esteatose hepática e esteato-hepatite não alcoólica (EHNA)
- Apneia obstrutiva do sono
- Asma
- Refluxo gastresofágico (DRGE)
- Alguns tipos de câncer (de endométrio, mama e cólon)
- Distúrbios ginecológicos (menstruação anormal, infertilidade, síndrome do ovário policístico)
- Disfunção erétil
- Depressão.

A perda de peso de 7 a 10% está associada à redução do risco para muitos desses distúrbios, se não todos eles. Estudos recentes mostraram que uma redução significativa de peso (de 15 a 25% do peso corporal inicial) após a cirurgia bariátrica em pacientes com obesidade da classe 2 e classe 3 com DM2 pode resultar em remissão parcial ou completa do DM, sobretudo em pacientes com DM de aparecimento recente.

DIAGNÓSTICO E AVALIAÇÃO DA OBESIDADE

A forma de obesidade que ocorre caracteristicamente em homens – obesidade androide ou abdominal ("em forma de maçã") – está estreitamente associada a complicações metabólicas, como resistência à insulina, hipertensão arterial sistêmica, dislipidemia e hiperuricemia. Em contrapartida, a obesidade ginecoide ou feminina típica ("em forma de pera"), em que a gordura se acumula nos quadris e nas regiões glútea e femoral, está associada a complicações metabólicas mais leves. A razão cintura-quadril (RCQ) tem sido usada para diferenciar essas formas de obesidade. Uma razão superior a 1,0 em homens ou superior a 0,8 em mulheres, que é um indicador de deposição de gordura visceral e obesidade abdominal, correlaciona-se com aumento dos riscos para a saúde.

Os exames laboratoriais padrão usados na avaliação da obesidade devem incluir os seguintes:

- Painel lipídico em jejum
- Provas de função hepática
- Provas de função da tireoide
- Glicose plasmática em jejum
- Hemoglobina A1c (A1C).

Anteriormente, a técnica padrão-ouro para medir a gordura corporal total era a *hidrodensitometria* (pesagem subaquática). Essa técnica se baseia no princípio de que o tecido adiposo é menos denso do que o músculo. Atualmente, utiliza-se a *densitometria por dupla emissão de raios X* (*DXA*) para medir de forma acurada a composição corporal, sobretudo a massa de gordura e a massa magra. A DXA tem a vantagem adicional de medir a distribuição de gordura regional. É mais acurada do que as medidas antropométricas e é mais custo-efetiva do que a tomografia computadorizada (TC) ou a ressonância magnética (RM). Entretanto, a DXA não consegue diferenciar os depósitos de gordura subcutânea da gordura periférica intramuscular. A impedância bioelétrica é um método mais simples e menos dispendioso para medir a gordura corporal total, porém é acentuadamente afetada pelo estado de hidratação do corpo e é menos acurada do que a DXA.

O *IMC* é amplamente utilizado como medida de obesidade. É calculado dividindo-se o peso corporal em quilogramas do indivíduo pelo quadrado de sua altura em metros; como alternativa, o peso em libras multiplicado por 703 é dividido pelo quadrado da altura em polegadas. Um IMC entre 19 e 27 tem pouca associação com risco cardiometabólico em indivíduos brancos. Ocorrem consequências adversas para a saúde com um IMC de 27 ou mais, e essas consequências aumentam com níveis crescentes de IMC. Os riscos associados ao aumento do IMC são mais pronunciados em pacientes de idade mais avançada.

A *circunferência abdominal* ou a *RCQ*, ou ambas, são frequentemente usadas para estimar indiretamente o volume de gordura intra-abdominal em estudos epidemiológicos. Embora essas medidas tenham uma boa correlação com o volume de gordura intra-abdominal, conforme medido por TC, elas são menos acuradas do que a TC. Atualmente, a circunferência abdominal é a medida antropométrica mais fácil para uso rotineiro por profissionais de saúde para calcular a adiposidade visceral e monitorar alterações no volume de gordura visceral.

As técnicas padrão-ouro atuais para medir o volume de gordura visceral são a TC (no nível das vértebras L IV e L V) e a RM do abdome. Esses métodos não são amplamente utilizados, devido ao seu elevado custo. Diferentemente da TC, a RM exige uma definição adicional do tecido adiposo, ajustando as configurações no aparelho de RM.

Dispõe-se de vários *softwares* comerciais para o cálculo do volume de gordura visceral, e é possível subdividir ainda mais a gordura corporal em pelo menos três compartimentos separados e mensuráveis: gorduras subcutânea, intramuscular e visceral.

A determinação do volume de gordura visceral por meio de ultrassonografia (US) do abdome tem sido investigada para uso em pesquisa e ambientes clínicos. Vários estudos constataram uma boa correlação entre o volume de gordura intra-abdominal medido por US do abdome e aquela medida por TC do abdome. As medidas devem ser realizadas com o paciente em decúbito dorsal no fim de uma inspiração tranquila, com compressão do transdutor contra o abdome. A gordura intra-abdominal é quantificada com base na distância entre o peritônio e a coluna lombar. Os estudos realizados demonstraram que a gordura intra-abdominal medida por US tem uma associação mais forte com os fatores de risco metabólico para DAC do que circunferência abdominal ou a RCQ. Recentemente, a gordura visceral tem sido medida por meio de *impedância bioelétrica*, porém essa técnica é menos acurada que a TC. As determinações da gordura intra-hepática por US, TC e *elastografia transitória de vibração controlada* (VCTE) têm valor clínico significativo. A determinação do volume de gorduras intermuscular e subfascial por meio de TC foi investigada para uso em pesquisa, porém ainda não foi aplicada no ambiente clínico de rotina.

TRATAMENTO DA OBESIDADE

As diretrizes atuais para o tratamento da obesidade estão resumidas na Tabela 69.1. A intervenção preferida varia com o nível de obesidade, com base em cinco categorias de IMC. As quatro principais opções terapêuticas são a modificação do estilo de vida (dieta e exercício), modificação comportamental, intervenção farmacológica e cirurgia bariátrica. Em geral, são obtidos melhores resultados com uma combinação de diferentes intervenções, em vez de uma única modalidade.

Modificação do estilo de vida

Os principais componentes da modificação efetiva do estilo de vida incluem, com mais frequência, intervenções dietéticas estruturadas e programas individualizados de atividade física. As estratégias de modificação do comportamento e a educação do paciente também são fundamentais para obter e manter a meta de perda de peso. Devem-se utilizar diretrizes dietéticas baseadas em evidências para elaborar um plano individualizado para o paciente em consulta com um nutricionista ou um nutrólogo. Em primeiro lugar, a ingestão calórica diária deve ser reduzida em 250 a 500 calorias. Reduções razoáveis e graduadas ajudam o paciente a continuar o plano dietético recomendado por maior tempo. As calorias diárias provenientes de carboidratos

Tabela 69.1 Diretrizes para a seleção do tratamento com base na categoria de índice de massa corporal (IMC).[a]

Tratamento	Categoria de IMC				
	25 a 26,9	27 a 29,9	30 a 34,9	35 a 39,9	≥ 40
Dieta, atividade física, terapia comportamental	Sim, com comorbidades	Sim, com comorbidades	Sim	Sim	Sim
Farmacoterapia	Não	Sim, com comorbidades	Sim	Sim	Sim
Cirurgia bariátrica	Não	Não	Sim, com comorbidades	Sim, com comorbidades	Sim, com comorbidades

[a]"Sim" indica que o tratamento está indicado, independentemente de comorbidades. (De National Institutes of Health [NIH], National Heart, Lung, and Blood Institute [NHLBI], North American Association for the Study of Obesity [NAASO]: The practical guide to the identification, evaluation, and treatment of overweight and obesity in adults. NIH Publication No. 00-4084, Bethesda, Md., October 2000, NIH. http://www.nhlbi.nih.gov/files/docs/guidelines/prctgd_c.pdf. Acessado em novembro de 2014.)

devem ser reduzidas para aproximadamente 40 a 45% da ingestão, com uma ingestão diária total de carboidratos não inferior a 130 g/dia. Com exceção dos pacientes com comprometimento renal (depuração da creatinina < 60 mℓ/min) ou com microalbuminúria significativa, a ingestão de proteína não deve ser inferior a 1,2 g/kg de peso corporal ajustado (peso corporal ajustado = peso corporal ideal + 0,25 [peso atual − peso corporal ideal]). Isso normalmente representa 20 a 30% da ingestão calórica total e destina-se a minimizar a perda de massa corporal magra durante a redução do peso. Os 30 a 35% remanescentes da ingestão de calorias devem consistir em gordura. As gorduras *trans* devem ser eliminadas, e deve-se reduzir o consumo de gordura saturada, sobretudo carne de vaca e seus derivados. Os planos de refeição também devem incluir fibras solúveis em quantidades substanciais (p. ex., de frutas frescas) e fibras insolúveis (p. ex., de vegetais) e consumo de carboidratos saudáveis, em particular alimentos com baixo índice glicêmico e alto teor de fibras. Recomenda-se a ingestão de aproximadamente 14 g de fibras por 1.000 calorias (20 a 35 g de fibras).

A ingestão calórica deve ser reduzida ao longo do tempo até alcançar a perda de peso. A meta é conceber um plano individualizado que possa ser mantido em longo prazo. Muitos pacientes consideram útil receber uma intervenção dietética estruturada que inclua sugestões específicas para refeições e lanches diários. Essas dietas estruturadas aumentam a adesão do paciente e podem ser mais fáceis de seguir do que uma lista de diretrizes gerais. A substituição de refeição nutricionalmente completa (p. ex., na forma de *shakes* ou barras) pode ser útil para alguns pacientes, em particular no início de um programa de redução do peso. Se for usada a substituição de refeições, podem ser acrescentados lanches de 100 a 200 calorias (p. ex., frutas e nozes) no desjejum, no almoço e entre as refeições. Um estudo recente mostrou que um plano estruturado de refeições que inclua cardápios, lista de lanches e substituições de refeições em pacientes obesos com DM2 resultou em uma perda de peso de 2,7 a 3,5 kg em 16 semanas, em comparação com planos de refeições individualizados.

Cada paciente deve se encontrar com um fisiologista do exercício para elaborar um plano individualizado que seja compatível com seu estilo de vida, suas capacidades e seus potenciais riscos cardiovasculares. Como os indivíduos idosos frequentemente têm dificuldade em praticar exercícios, esse processo exige cuidadosa atenção. Um plano de exercícios equilibrados deve incorporar uma mistura de exercícios cardiovasculares, de alongamento e de força e deve ser graduado para aumentar gradativamente em duração e intensidade. Os pacientes podem começar com 10 a 20 min diários de alongamento e exercício aeróbico (p. ex., marcha de intensidade moderada), com aumentos progressivos subsequentes. Qualquer exercício deve ser precedido de um período de aquecimento para minimizar as lesões.

Ensaios clínicos de modificação do estilo de vida em longo prazo, como o Diabetes Prevention Program, estabeleceram 150 min de exercício por semana como meta. Diretrizes mais recentes recomendam 60 a 90 min de exercício por dia, com mínimo de 150 a 175 min por semana necessário para obter um benefício de perda de peso. A ênfase deve ser concentrada no exercício de intensidade moderada, como caminhada de 20 min, em vez de exercícios extenuantes. Como os pacientes que não estão acostumados a se exercitar podem ter dificuldade em incorporar a atividade física na prática diária, é também importante utilizar uma variedade de exercícios para manter o interesse. Foi constatado que o aumento da duração do exercício para 300 min/semana ajuda a manutenção da redução do peso em longo prazo. Sessões curtas e frequentes de exercício, de apenas 10 min cada uma, podem aumentar a adesão do paciente a um esquema de exercícios e aumentar a duração total do exercício.

Modificação comportamental e orientação do paciente

A intervenção cognitivo-comportamental e a orientação do paciente constituem importantes componentes de programas bem-sucedidos de perda de peso. Sempre que possível, a intervenção cognitivo-comportamental deve ser conduzida por um psicólogo experiente. Os princípios fundamentais da intervenção incluem, tipicamente, estabelecimento de metas comportamentais, técnicas de controle de estímulos, reestruturação definitiva, habilidades de comunicação assertiva, manejo do estresse e prevenção de recaídas. O suporte cognitivo-comportamental realizado em grupo com encontros semanais frequentemente é bem-sucedido. Os pacientes devem aprender a definir metas *SMART* (*specific, measurable, action-oriented, realistic, time-limited*; específicas, mensuráveis, orientadas para a ação, realistas e limitadas no tempo). Pode ser útil enfatizar exemplos da vida real (p. ex., relatos de sucesso, aprendizado com diário de bordo, compromisso reforçado para o progresso). A estratégia de modificação comportamental deve ajudar o paciente a identificar fatores precipitantes de afastamento da dieta (p. ex., horários, tipos de alimentos ou exercícios, situações, sentimentos), superação de desafios (planejamento antecipado, atraso e distração, resolução de problemas), manejo dos pensamentos negativos automáticos ("desvios dos pensamentos"), lidar com compulsões por meio de ingestão deliberada e estratégica de nutrientes, prevenção de recaídas utilizando o aprendizado do "diário de bordo", programação da alimentação social e estabelecimento de planos pessoais de manutenção do peso.

Tratamento farmacológico da obesidade

Vários medicamentos antiobesidade estão atualmente aprovados pela Food and Drug Administration (FDA) para uso nos EUA. Esses fármacos incluem o orlistate, a fentermina, a lorcasserina, uma combinação de fentermina e topiramato de ação longa, a liraglutida e uma combinação de bupropiona e naltrexona. Em geral, todos esses medicamentos estão indicados para pacientes com IMC de 30 kg/m^2 ou mais ou com IMC de 27 kg/m^2 ou mais com outras comorbidades relacionadas com o peso (p. ex., diabetes melito, hipertensão arterial sistêmica, dislipidemia, apneia obstrutiva do sono) em associação com restrição calórica, aumento da atividade física e modificações comportamentais.

Orlistate

O orlistate limita a ingestão calórica por meio da inibição da degradação da gordura mediada pela lipase no sistema digestório. Esse mecanismo resulta em redução de aproximadamente 30% da absorção de gordura e em aumento do teor de gordura fecal. Além da perda de peso, o uso do orlistate tem sido associado a diminuição da incidência de DM, melhores concentrações de colesterol total e de LDL-colesterol e melhora da pressão arterial e do controle glicêmico em pacientes com diabetes melito. Entretanto, foi constatada uma discreta redução dos níveis sanguíneos de HDL-colesterol. A maioria dos pacientes desenvolve efeitos colaterais, com graus variáveis de diarreia, flatulência, fezes oleosas, urgência fecal e, raramente, incontinência fecal. Há também risco aumentado de colelitíase. Os eventos colaterais gastrintestinais são habitualmente proporcionais à ingestão de gordura. Os pacientes devem tomar suplementos de vitaminas lipossolúveis A, D, E e K para prevenir possíveis deficiências. A dose habitual de orlistate é de 120 mg antes de cada refeição. No Brasil, não é necessária receita médica para a compra de orlistate. A dose mais baixa é menos efetiva, porém está associada a menos efeitos colaterais.

Fentermina

A fentermina está aprovada para tratamento em curto prazo da obesidade (até 6 meses). Como a fentermina tem ações semelhantes às das anfetaminas, ela pode elevar a pressão arterial, aumentar a frequência cardíaca e estimular o sistema nervoso central (causando, com frequência, insônia), além de suprimir o apetite. A dose recomendada de fentermina é de 30 mg, 1 vez/dia. A combinação de fentermina com antidepressivos tricíclicos ou com inibidores da monoamina oxidase (IMAOs) pode resultar em elevação substancial da pressão arterial e em outras reações graves, devido aos níveis elevados de serotonina no sangue.

Lorcasserina

A lorcasserina é um agonista seletivo do receptor de serotonina (5-hidroxitriptamina), com especificidade para o subtipo de receptor 5-HT2C. Acredita-se que a ativação desses receptores no hipotálamo possa ativar a produção de pró-opiomelanocortina (POMC) e, consequentemente, promover a perda de peso por meio de sinais de saciedade. A lorcasserina apresenta seletividade cem vezes maior para o receptor 5-HT2C *versus* o receptor 5-HT2B estreitamente relacionado. A ativação do receptor 5-HT2B por agentes menos seletivos, como a fenfluramina e a dexfenfluramina, foi associada à valvopatia cardíaca grave, porém não há evidências desse efeito adverso com o uso da lorcasserina. Os ensaios clínicos realizados mostraram que 47,5% dos pacientes tratados com lorcasserina perderam pelo menos 5% de seu peso corporal inicial, ao passo que 22,6% perderam pelo menos 10% em 1 ano. O tratamento com lorcasserina também resultou em níveis de HbA_{1C} significativamente mais baixos em pacientes com DM2 e melhor perfil lipídico, com diminuição da pressão arterial em estudos clínicos.

A lorcasserina está aprovada pela FDA para uso como adjuvante de dieta com redução das calorias e atividade física para o manejo crônico do peso corporal em pacientes com valores iniciais de IMC de 30 kg/m^2 ou mais e naqueles com IMC de 27 kg/m^2 ou mais e com pelo menos uma comorbidade relacionada com o peso. É administrada em uma dose de 10 mg, 2 vezes/dia, ou 20 mg da forma de liberação prolongada (XR), 1 vez/dia. Em geral, os efeitos colaterais são leves a moderados, e os mais comuns consistem em cefaleia, infecção das vias respiratórias superiores, nasofaringite, sinusite, tontura, náuseas e fadiga. A agência norte-americana Drug Enforcement Administration (DEA) classificou a lorcasserina como fármaco de classe IV, devido às suas propriedades alucinógenas, que podem levar a complicações psiquiátricas.[1]

Fentermina e topiramato de ação longa

A fentermina é um supressor do apetite e estimulante da classe das anfetaminas e fenetilamina (ver discussão anterior para detalhes sobre o uso da fentermina isoladamente para redução do peso). O topiramato é um anticonvulsivante que demonstrou ter efeitos colaterais de perda de peso. Foi constatado que a combinação de fentermina com baixas doses de topiramato exerce efeitos sinérgicos sobre a perda de peso. À semelhança da lorcasserina, esse comprimido combinado está indicado como adjuvante de uma dieta hipocalórica e programa de exercícios físicos para controle crônico do peso corporal. Os ensaios clínicos realizados mostraram uma perda de peso médio depois de 1 ano de 10,9% para pacientes que receberam a dose máxima (fentermina/topiramato, 15 mg/92 mg) e de 5,1% para aqueles que tomaram a dose inicial recomendada (3,75 mg/23 mg). O medicamento é tomado 1 vez/dia pela manhã para evitar a insônia causada pelo componente fentermina. A dose inicial de 3,75 mg/23 mg é administrada por 2 semanas antes da titulação para 7,5 mg/46 mg por mais 12 semanas. Se o paciente não perder pelo menos 3% do peso corporal basal com a dose mais alta, o medicamento pode ser interrompido, ou a dose pode ser aumentada para 11,25 mg/69 mg por mais 2 semanas, antes

de um aumento adicional para a dose máxima de 15 mg/92 mg. Se um paciente não tiver perdido pelo menos 5% do peso corporal basal depois de 12 semanas, o medicamento é suspenso gradualmente. Os efeitos colaterais consistem em parestesias, xerostomia, constipação intestinal, acidose metabólica, nasofaringite, infecção das vias respiratórias superiores e cefaleia.

Os dados disponíveis indicam que fetos expostos durante o primeiro trimestre ao topiramato (quando utilizado isoladamente como anticonvulsivante) correm risco aumentado (9,6%) de fissura labial, associada ou não à fenda palatina. Por esse motivo, o fármaco não deve ser administrado a mulheres em idade fértil, a não ser que seja utilizado um método efetivo de contracepção e que um teste de gravidez seja realizado mensalmente durante o uso do medicamento. A associação fentermina/topiramato pode aumentar a frequência cardíaca em repouso em até 20 batimentos por minuto (bpm), de modo que o medicamento deve ser usado com cautela em pacientes com história pregressa de doença cardíaca ou vascular encefálica. O topiramato também aumenta o risco de pensamentos ou comportamentos suicidas e transtornos do humor, incluindo depressão, ansiedade e insônia. Além disso, pode causar disfunção cognitiva, incluindo redução da concentração ou atenção, dificuldade de memória e alterações de fala ou linguagem, particularmente dificuldades em encontrar as palavras. O seu uso está contraindicado para pacientes com glaucoma de ângulo fechado, visto que ele aumenta a pressão intraocular e o risco de perda permanente da visão.

Buprobriona e naltrexona

Acredita-se que essa combinação provoque redução do apetite e aumento do gasto energético por meio de aumento da atividade dos neurônios POMC. A bupropiona é um antagonista da recaptação de dopamina e norepinefrina que aumenta a atividade da dopamina no cérebro e, por sua vez, leva à redução do apetite e ao aumento do gasto energético ao aumentar a atividade dos neurônios POMC. A naltrexona bloqueia os receptores de opioides nos neurônios POMC, impedindo a inibição desses neurônios por retroalimentação e aumentando ainda mais a atividade da POMC.

O comprimido combinado de 8 mg de naltrexona e 90 mg de bupropiona é inicialmente tomado 1 vez/dia, pela manhã, durante 1 semana; em seguida, efetua-se um aumento de um comprimido a cada semana até alcançar a dose efetiva de dois comprimidos, 2 vezes/dia. A perda de peso média depois de 56 semanas de dose total de 32 mg de naltrexona/360 mg de bupropiona foi de 8,4% do peso corporal inicial (6,4% na análise de intenção de tratar). Os principais efeitos colaterais consistem em náuseas, constipação intestinal, cefaleia, vômitos, tontura e insônia. A bupropiona também aumenta o risco de pensamentos suicidas, à semelhança de todos os outros antidepressivos.

Liraglutida

A liraglutida é um análogo do GLP-1. O GLP-1 é um regulador fisiológico do apetite e da ingestão de calorias, e o receptor de GLP-1 é encontrado em várias áreas do cérebro envolvidas na regulação do apetite. Os análogos do GLP-1, como a liraglutida, são usados no manejo do DM2, porém a dose de liraglutida para indicação de obesidade é muito maior, de até 3 mg/dia por injeção subcutânea, em comparação com uma dose máxima de 1,8 mg/dia para o tratamento do DM2. A dose é aumentada de forma gradual a cada semana, de 0,6 mg/dia para 1,2, 1,8, 2,4 e, por fim, 3 mg/dia para reduzir as náuseas. A perda de peso médio com 3 mg de liraglutida ao dia durante 56 semanas é de cerca de 5,9%. Os efeitos colaterais consistem em náuseas, vômitos, constipação intestinal, diarreia ou, raramente, pancreatite aguda. Há uma advertência da FDA sobre a possibilidade de desenvolvimento de carcinoma medular da tireoide, que foi observado em animais experimentais durante estudos pré-clínicos, embora essa ocorrência seja muito rara em seres humanos.

---

[1]N.R.T.: No Brasil, em 2020, houve a suspensão da comercialização da lorcasserina por causa da associação ao desenvolvimento de neoplasias (Resolução nº 929, de 31 de março de 2020).

Outros fármacos para tratamento em curto prazo da obesidade

Além da fentermina, dispõe-se nos EUA de três outros medicamentos aprovados pela FDA para tratamento em curto prazo (8 a 12 semanas) da obesidade: dietilpropiona, fendimetrazina e benzfetamina. Qualquer um desses fármacos pode ser utilizado como adjuvante em um regime de redução do peso baseado em restrição calórica para pacientes com IMC inicial de 30 kg/m^2 ou mais, que não responderam a um regime isolado apropriado de redução do peso.

Cirurgia bariátrica

Atualmente, existem três grandes categorias de procedimentos cirúrgicos bariátricos: (1) restrição gástrica pura; (2) restrição gástrica com alguma má absorção, representada pela derivação gástrica em Y de Roux (DGYR); e (3) restrição gástrica com má absorção intestinal significativa. Nos EUA, o número de procedimentos bariátricos realizados aumentou de um número estimado de 13.365, em 1998, para quase 228 mil, em 2017. A cirurgia bariátrica é considerada o tratamento indicado para adultos com obesidade de classe 3 (IMC ≤ 40 kg/m^2). Em pacientes com obesidade menos grave (IMC de 35 a 40 kg/m^2), a cirurgia bariátrica pode ser considerada se houver uma ou mais comorbidades de alto risco, como doença cardiopulmonar potencialmente fatal (p. ex., apneia obstrutiva do sono grave, miocardiopatia relacionada com a obesidade) ou DM2 não controlado. Algumas vezes, a cirurgia bariátrica é realizada em pacientes com DM ou síndrome metabólica e IMC de 30 a 35 kg/m^2, embora as evidências atuais de benefício nessa faixa de peso sejam limitadas. Para adolescentes com idade inferior a 17 anos que alcançaram a maturidade esquelética (em geral, 13 anos para as meninas e 15 anos para os meninos), a cirurgia bariátrica tem sido recomendada com diferentes diretrizes: IMC de 35 a 40 kg/m^2 com pelo menos uma comorbidade grave (p. ex., DM2, apneia obstrutiva do sono, pseudotumor cerebral) ou IMC de 50 kg/m^2 ou mais, com comorbidades menos graves. As contraindicações para a cirurgia bariátrica incluem alto risco cirúrgico (p. ex., insuficiência cardíaca congestiva, angina instável), abuso de substâncias psicoativas e psicopatologia significativa.

Os três procedimentos bariátricos mais comuns são a DGYR, a gastrectomia vertical (GV) e a banda gástrica ajustável laparoscópica (BGAL). Atualmente, o procedimento bariátrico mais comum nos EUA é a gastrectomia vertical. Outros procedimentos, como desvio biliopancreático (DBP), desvio biliopancreático com *switch* duodenal (DBP/SD) e procedimentos cirúrgicos bariátricos em estágios, são menos comumente realizados. A Figura 69.1 mostra diferentes tipos de procedimentos bariátricos comumente realizados. Os procedimentos de restrição gástrica induzem perda de peso ao promover saciedade precoce e limitar a ingestão de alimentos.

A GBAL está associada a uma taxa de mortalidade operatória muito baixa (0,1%). Entretanto, resulta em perda significativamente menor de excesso de peso em 5 anos e 10 anos, com maior risco de readquirir o peso, em comparação com a DGYR e a gastrectomia vertical. A BGAL demonstrou ser segura em pacientes com idade superior a 55 anos. As complicações associadas a esse procedimento incluem deslizamento da banda, erosão da banda, falha do balão, mau posicionamento da porta de injeção, infecções da banda e da porta e dilatação esofágica. Alguns desses problemas foram reduzidos com o uso de um método diferente de inserção da banda e revisão da conexão da porta. Como a superfície de absorção de todo o intestino delgado permanece intacta, as deficiências nutricionais são raras.

Na DGYR, procede-se à transecção da parte superior do estômago, criando, assim, uma bolsa gástrica proximal muito pequena, com capacidade de 10 a 30 mℓ. A bolsa gástrica é anastomosada a um segmento jejunal proximal em Y de Roux, contornando o estômago remanescente, o duodeno e uma pequena porção do jejuno. O comprimento padrão da alça de Roux (alimentar) é de cerca de 50 a 100 cm, ao passo que a alça biliopancreática mede 15 a 50 cm. Em consequência, a DGYR serve para limitar a ingestão de alimentos e induz algumas deficiências nutricionais, como deficiências de vitamina B$_{12}$, vitamina B$_1$ (tiamina), ferro, cálcio, cobre e vitamina D, que podem ser corrigidas por meio de suplementação. Além disso, pode levar à desnutrição proteica. A síndrome de esvaziamento rápido (*dumping*) é outra complicação que ocorre como resultado das alterações mecânicas e hormonais que são comumente observadas após qualquer procedimento restritivo gástrico, como DGYR. O principal tratamento para a síndrome de esvaziamento rápido (*dumping*) consiste em modificação da dieta para a prevenção dos sintomas.

A gastrectomia vertical (GV) é outra cirurgia restritiva popular, na qual o estômago é reduzido em cerca de 25% de seu tamanho original por meio de remoção cirúrgica de grande parte do fundo gástrico, resultando em uma estrutura tubular. Embora esse procedimento reduza permanentemente as dimensões do estômago, pode ocorrer posteriormente dilatação do estômago. Com frequência, o procedimento é realizado por técnica laparoscópica. A gastrostomia vertical é um procedimento semelhante realizado por gastroenterologistas por meio de gastroscopia, sem remoção cirúrgica do fundo gástrico. As deficiências nutricionais são menos comuns na GV em comparação com a DGYR e incluem vitamina D, vitamina B$_{12}$, vitamina B$_1$, ácido fólico e ferro. A síndrome de esvaziamento rápido (*dumping*) também pode ocorrer, porém em menor grau do que aquela observada na DGYR. Isso pode ser causado por aumento da motilidade gástrica em consequência do aumento da pressão intraluminal no estômago remanescente.

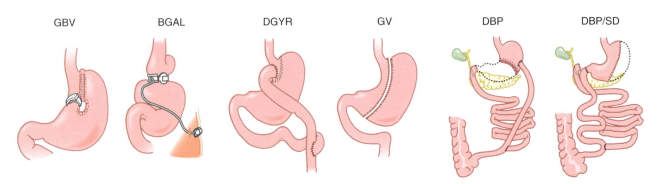

Figura 69.1 Procedimentos bariátricos comuns. *BGAL*, banda gástrica ajustável laparoscópica; *DBP*, desvio biliopancreático; *DBP/SD*, DBP com *switch* duodenal; *DGYR*, derivação gástrica em Y de Roux; *GBV*, gastroplastia em banda vertical; *GV*, gastrectomia vertical.

Na atualidade, os procedimentos bariátricos são realizados, em sua maioria, por via laparoscópica. Essa abordagem tem as vantagens de menos complicações da ferida, menos dor no pós-operatório, menor tempo de internação e recuperação pós-operatória mais rápida com eficácia comparável.

A Agency for Healthcare Research and Quality (AHRQ) identificou uma taxa de mortalidade hospitalar de 0,19% para todas as altas de cirurgia bariátrica nos EUA. Metanálise mostrou que a taxa de mortalidade por cirurgia bariátrica em 30 dias foi de 0,08%, e a taxa de mortalidade depois de 30 dias, de 0,31%. A cirurgia bariátrica não é uniformemente um procedimento de "baixo risco", e é obrigatório proceder a uma seleção criteriosa dos pacientes e a cuidados perioperatórios diligentes. A seleção e a orientação dos pacientes no pré-operatório, bem como um cuidadoso acompanhamento pós-cirúrgico, são importantes para a obtenção de resultados bem-sucedidos.

A taxa de mortalidade associada aos procedimentos cirúrgicos bariátricos padrão em um centro com experiência não deve ultrapassar 1,5 a 2%. A taxa de mortalidade cirúrgica é inferior a 0,5% em centros especializados em cirurgia bariátrica. Taxas de mortalidade superiores a 2% sugerem uma relação risco-benefício que provavelmente é inaceitável.

Os benefícios da cirurgia bariátrica vão além da restrição calórica e da perda de peso. A derivação do intestino anterior promove melhora das respostas fisiológicas dos hormônios intestinais envolvidos na regulação da glicose e controle do apetite, incluindo grelina, GLP-1 e peptídio YY[3-36] (PYY). As melhoras mecânicas incluem redução da sustentação do peso corporal pelas articulações, melhor complacência pulmonar e redução do tecido adiposo ao redor do pescoço, o que pode aliviar a obstrução das vias respiratórias e a apneia do sono.

Em uma extensa metanálise de 22 mil cirurgias bariátricas, os pacientes perderam, em média, 61% do excesso de peso corporal e apresentaram melhoras no DM2, na hipertensão arterial sistêmica, na apneia do sono e na dislipidemia. O efeito benéfico da cirurgia bariátrica no DM2 é um dos desfechos mais importantes observados, em que a DGYR, a GV e os procedimentos de má absorção demonstram o maior impacto. Duração mais curta do DM e maior perda de peso são preditores independentes de remissão parcial ou completa do DM após cirurgia bariátrica. A melhora dos níveis de glicemia em jejum ocorre antes de o paciente alcançar perda de peso significativa. Pacientes tratados com insulina exibem redução significativa das necessidades de insulina, e a maioria dos pacientes com DM2 consegue interromper a insulinoterapia nas 6 semanas após a cirurgia. Em alguns pacientes, a euglicemia é mantida por até 5 anos após DGYR e GV. Dois estudos controlados e randomizados recentes compararam a DGYR com uma intervenção intensiva no estilo de vida de pacientes moderadamente obesos com DM2 e constataram a superioridade da DGYR na indução de remissão do DM e redução do uso de medicamentos hipoglicemiantes.

A perda de peso após a cirurgia bariátrica má absortiva geralmente alcança seu ponto mais baixo depois de 12 a 18 meses. Ao longo da década seguinte, há recuperação de aproximadamente 10% do peso corporal. Nos procedimentos puramente restritivos, a incapacidade em obter uma perda de peso ideal tem sido associada ao aumento do consumo de líquidos caloricamente densos que conseguem passar pelo estoma sem produzir saciedade.

Outros procedimentos aprovados pela FDA incluem *marca-passo gástrico*. No marca-passo gástrico, são utilizados eletrodos implantáveis para induzir perda de peso. Esse desfecho foi inicialmente descoberto com o uso de dispositivos marca-passos gástricos para gastroparesia em pacientes com DM. Atualmente, trata-se de um procedimento aprovado pela FDA para o manejo da obesidade.

O *sistema de aspiração gástrica* é uma técnica de manejo da obesidade que consiste na colocação endoscópica de um tubo de gastrostomia e conjunto de sifão, que permite ao paciente efetuar a aspiração do conteúdo gástrico 20 min após o consumo da refeição, 3 vezes/dia. A aspiração leva cerca de 10 min e remove aproximadamente 30% das calorias ingeridas. Os efeitos colaterais consistem em dor, vazamento ou deslocamento do tubo e problemas relacionados com o local do estoma.

Os *balões intragástricos* são usados para ocupar espaço no estômago. Cada balão inflado com ar ocupa um volume de cerca de 250 mℓ. Podem ser colocados até três balões durante um período de tratamento de 6 meses; em seguida, esses balões são esvaziados e removidos por meio de procedimento endoscópico.

PROGNÓSTICO

Embora dados clínicos recentes mostrem que os pacientes, em média, conseguem manter uma perda de peso de 4 a 6,9% durante 10 dias com intervenção intensiva e contínua no estilo de vida clinicamente supervisionada, muitos pacientes são submetidos a intervenções menos intensivas e recuperam a perda inicial de peso no decorrer de meses ou anos. A recuperação do peso até mesmo após a cirurgia bariátrica não é incomum e, com mais frequência, ocorre 2 anos após a perda de peso máxima. Uma perda de 10 a 20% do peso corporal inicial está associada à diminuição do gasto energético total e em repouso, uma alteração que retarda ainda mais a perda de peso. De forma semelhante, o ganho de peso está associado ao aumento do gasto energético, o que retarda maior ganho de peso. Essas observações sugerem que o corpo humano adota um ponto de ajuste (*setpoint*) biológico ou mecanismo que tende a manter o peso corporal e dão suporte à teoria de que o comportamento não é o único determinante da obesidade. Embora a intensa intervenção em longo prazo no estilo de vida de pacientes obesos com DM2, que resulta em perda de peso de cerca de 5%, consiga diminuir significativamente os riscos de doença renal crônica e depressão e melhorar ainda mais o controle da glicose, pressão arterial, aptidão física e alguns parâmetros lipídicos em pacientes com DM2 e obesidade, ela não demonstrou reduzir os eventos cardiovasculares nem a taxa de mortalidade. Maior compreensão da genética e da regulação hormonal da obesidade pode ajudar os pesquisadores a criarem ferramentas de intervenção mais efetivas e de longa duração.

Para uma discussão mais aprofundada deste tópico, ver Capítulo 207, "Obesidade", em *Goldman-Cecil Medicina*, 26ª edição.

LEITURA SUGERIDA

Aldahi W, Hamdy O: Adipokines, inflammation, and the endothelium in diabetes, Curr Diabetes Rep 3:293–298, 2003.

Angrisani L, Lorenzo M, Borrelli V: Laparoscopic adjustable gastric banding versus Roux-en-Y gastric bypass: 5-year results of a prospective randomized trial, Surg Obes Relat Dis 3:127–134, 2007.

Chang SH, Stoll CR, Song J, et al: The effectiveness and risks of bariatric surgery: an updated systematic review and meta-analysis, 2003-2012, JAMA Surg 149:275–287, 2014.

Després J-P, Moorjani S, Lupien PJ, et al: Regional distribution of body fat, plasma lipoproteins, and cardiovascular disease, Arteriosclerosis 10:497–511, 1990.

Hales CM, Carroll MD, Fryar CD: Ogden CL prevalence of obesity among adults and youth: United States, 2015–2016. NCHS data brief, no 288, Hyattsville, MD, 2017, National Center for Health Statistics.

Hamdy O: Obesity chapter. Medscape. https://emedicine.medscape.com/article/123702-overview. Updated: Mar 20, 2018.

Hamdy O: The role of adipose tissue as an endocrine gland, Curr Diabetes Rep 5:317–319, 2005.

Hamdy O, Carver C: The Why WAIT program: improving clinical outcomes through weight management in type 2 diabetes, Curr Diabetes Rep 8:413–420, 2008.

Hamdy O, Mottalib A, Morsi A, et al: Long-term effect of intensive lifestyle intervention on cardiovascular risk factors in patients with diabetes in real-world clinical practice: a 5-year longitudinal study, BMJ Open Diabetes Res Care 5(1):e000259, 2017.

Ikramuddin S, Korner J, Lee WJ, et al: Roux-en-Y gastric bypass vs intensive medical management for the control of type 2 diabetes, hypertension, and hyperlipidemia: the Diabetes Surgery Study randomized clinical trial, J Am Med Assoc 309:2240–2249, 2013.

Look AHEAD Research Group, Wing RR, Bolin P, et al: Cardiovascular effects of intensive lifestyle intervention in type 2 diabetes, N Engl J Med 369:145–154, 2013.

Maggard MA, Shugarman LR, Suttorp M, et al: Meta-analysis: surgical treatment of obesity, Ann Intern Med 142:547–559, 2005.

Mottalib A, Salsberg V, et al: Effects of nutrition therapy on HbA1c and cardiovascular disease risk factors in overweight and obese patients with type 2 diabetes, Nutr J 17(1):42, 2018.

Schauer PR, Bhatt DL, Kirwan JP, et al: Bariatric surgery versus intensive medical therapy for diabetes—5-year outcomes, N Engl J Med 376(7):641–651, 2017.

Schauer PR, Kashyap SR, Wolski K, et al: Bariatric surgery versus intensive medical therapy in obese patients with diabetes, N Engl J Med 366:1567–1576, 2012.

Sjostrom L, Lindroos AK, Peltonen M, et al: Swedish Obese Subjects Study Scientific Group. Lifestyle, diabetes, and cardiovascular risk factors 10 years after bariatric surgery, N Engl J Med 351:2683–2693, 2004.

Strauss RS, Bradley LJ, Brolin RE: Gastric bypass surgery in adolescents with morbid obesity, J Pediatr 138:499–504, 2001.

Desnutrição, Avaliação Nutricional e Suporte Nutricional em Pacientes Adultos

Thomas R. Ziegler

DESNUTRIÇÃO EM PACIENTES HOSPITALIZADOS

Numerosas pesquisas realizadas em países desenvolvidos no século XXI continuam demonstrando uma taxa frequente de desnutrição energético-proteica, bem como depleção de micronutrientes específicos em pacientes hospitalizados com doenças crônicas e naqueles que necessitam de internação hospitalar eletiva ou de emergência. Com frequência, pacientes hospitalizados recebem cotas inadequadas de calorias, proteínas, vitaminas e minerais durante a sua permanência no hospital, e a ingestão livre de dietas prescritas é comumente inadequada. Os estudos realizados demonstraram que o agravamento da desnutrição é comum durante a hospitalização. Isso é problemático, visto que o aporte adequado de macronutrientes essenciais (energia, carboidratos, proteínas/aminoácidos e gorduras) e de micronutrientes (vitaminas, minerais e eletrólitos) é fundamental para estrutura e função das células e dos órgãos, massa muscular, reparo tecidual, função imune, capacidade ambulatorial e recuperação ideais do paciente. A perda significativa da massa corporal magra (predominantemente do músculo esquelético) e as deficiências de vitaminas e minerais específicos estão amplamente associadas a fraqueza e fadiga, aumento das taxas de infecção, cicatrização deficiente de feridas e convalescença tardia. Essa relação é particularmente evidente em pacientes com desnutrição energético-proteica crônica e perda de peso corporal associadas à doença.

Em geral, pacientes com doenças agudas ou crônicas passaram por vários dias a vários meses de diminuição contínua ou intermitente da ingestão de alimentos, devido a anorexia, sinais/sintomas gastrintestinais, depressão e ansiedade, entre outros fatores clínicos. Eles também podem ter sofrido restrição da ingestão de alimentos devido a cirurgias ou procedimentos diagnósticos ou terapêuticos e recuperação desses procedimentos. Alguns pacientes apresentam perdas anormais de nutrientes em consequência de diarreia (p. ex., com distúrbios crônicos de má absorção e má digestão ou diarreia infecciosa), vômitos, poliúria (conforme observado no diabetes melito não controlado), drenagem de feridas, diálise, ou outras causas. Alguns medicamentos, como corticosteroides, agentes quimioterápicos, medicamentos antirrejeição e diuréticos, estão associados a comprometimento do músculo esquelético, lesão do sistema digestório ou perda de eletrólitos ou vitaminas hidrossolúveis. O repouso no leito e a acentuada diminuição da deambulação são comuns em ambientes ambulatoriais e hospitalares e estão associados a perda da massa musculoesquelética e comprometimento da síntese de proteínas.

As doenças catabólicas e críticas estão associadas ao aumento concomitante das concentrações sanguíneas de hormônios "contrarreguladores" derivados das glândulas suprarrenais e do pâncreas (p. ex., cortisol, catecolaminas, glucagon); à liberação de citocinas pró-inflamatórias das células imunes, endoteliais e epiteliais estimuladas, como as interleucinas (p. ex., IL-1, IL-6, IL-8) e o fator de necrose tumoral-α (TNF-α); e à resistência dos tecidos periféricos a hormônios anabólicos, como insulina e fator de crescimento semelhante à insulina-I (IGF-I). Essas alterações nos hormônios e nas citocinas aumentam a disponibilidade de substratos metabólicos endógenos que são fundamentais para as funções celular e orgânica, a cicatrização de feridas e a sobrevida do hospedeiro (p. ex., glicose via glicogenólise e gliconeogênese, aminoácidos provenientes da degradação do músculo esquelético e ácidos graxos livres via lipólise). Essa combinação de diminuição do aporte de nutrientes e aumento das perdas de nutrientes teciduais (como resultado das ações desses hormônios e citocinas), bem como aumento das demandas de energia (calorias), proteínas e micronutrientes, devido a inflamação, infecção e citocinemia, é responsável pela perda da massa muscular e pela depleção de micronutrientes comumente observadas em pacientes clínicos com doenças agudas e crônicas. As causas comuns de desnutrição energético-proteica e de depleção de micronutrientes em pacientes clínicos são apresentadas na Tabela 70.1. A obesidade tornou-se um distúrbio clínico generalizado e é uma forma de desnutrição; é considerada detalhadamente no Capítulo 69.

AVALIAÇÃO NUTRICIONAL

A avaliação seriada do estado nutricional é um componente extremamente importante dos cuidados médicos de rotina. Os principais objetivos consistem em: detectar depleção preexistente de proteínas corporais, reservas de energia e micronutrientes; identificar fatores de risco para desnutrição (Tabela 70.1); e tomar medidas para prevenir deficiências de nutrientes, depleção da massa corporal magra e perda do músculo esquelético. Ainda não há exames padrão-ouro que possam fornecer um índice do estado nutricional geral. As concentrações sanguíneas de micronutrientes específicos (p. ex., cobre, zinco, tiamina, 25-hidroxivitamina D, vitamina B_6, folato, vitamina B_{12}) e eletrólitos (p. ex., magnésio, potássio, fósforo) são importantes para orientar as necessidades e as respostas à reposição. A avaliação nutricional envolve a integração de vários fatores, incluindo história patológica pregressa (clínica e cirúrgica) do paciente, tipo e gravidade da doença subjacente aguda ou crônica e evolução clínica e cirúrgica prevista, locais e volume de líquido drenado, achados do exame físico, relato de alteração do peso corporal (magnitude e período), padrão de ingestão alimentar, uso de suplementos nutricionais, incluindo administração prévia de nutrição enteral (NE) ou de nutrição parenteral (NP) especializada, avaliação da função do órgão e hidratação atuais e determinação das concentrações sanguíneas de determinados minerais, vitaminas e eletrólitos (e-Tabela 70.1). Na unidade de terapia intensiva (UTI), o peso corporal com frequência reflete a administração recente de soluções intravenosas e, tipicamente, é muito maior do que o peso corporal "seco" ou pré-operatório, que é o melhor parâmetro a ser usado.

Seção 10 Doenças Endócrinas e Metabólicas

Tabela 70.1 Causas comuns de desnutrição energético-proteica e depleção de micronutrientes em pacientes clínicos com doenças agudas e crônicas.

Diminuição da ingestão espontânea de alimentos decorrente de anorexia como resultado de doença crônica ou aguda, sinais/sintomas gastrintestinais (p. ex., náuseas, vômitos, dor abdominal) ou depressão e ansiedade

Restrição da ingestão de alimentos necessária para cirurgias ou procedimentos diagnósticos ou terapêuticos e em consequência de disfunção do sistema digestório após esses procedimentos

Perdas anormais de macronutrientes e micronutrientes do corpo em decorrência de má absorção (p. ex., espru celíaco, síndrome do intestino curto, doença inflamatória intestinal, fibrose cística, diarreia), má digestão (p. ex., pancreatite), vômitos, poliúria (p. ex., no diabetes melito), drenagem de feridas ou terapia de substituição renal

Períodos de aumento do gasto energético (demandas calóricas), das demandas de proteínas e de micronutrientes (p. ex., doença crítica, exacerbação da inflamação)

Efeitos catabólicos dos hormônios contrarreguladores (p. ex., cortisol, catecolaminas, glucagon), liberação de citocinas pró-inflamatórias de células imunes estimuladas e células endoteliais e epiteliais, como interleucinas (p. ex., IL-1, IL-6, IL-8) e fator de necrose tumoral-α (TNF-α), e resistência dos tecidos periféricos aos hormônios anabólicos, insulina e fator de crescimento semelhante à insulina-I (IGF-I)

Repouso no leito, diminuição da deambulação e paralisia química durante a ventilação mecânica (perda da massa de músculo esquelético, devido ao comprometimento da síntese de proteínas)

Administração de fármacos que induzem a degradação do músculo esquelético, lesão do sistema digestório ou perda de eletrólitos e vitaminas hidrossolúveis (p. ex., corticosteroides, agentes quimioterápicos, diuréticos, esquemas imunossupressores)

Privação socioeconômica, cuidadores inadequados, dificuldades de locomoção no ambiente domiciliar

Aporte inadequado de calorias, proteínas e micronutrientes essenciais (vitaminas, minerais, oligoelementos) durante a hospitalização

A integração dos fatores apresentados na e-Tabela 70.1 fornece informações importantes sobre a probabilidade de os pacientes serem adequadamente nutridos, apresentarem desnutrição energético-proteica leve, moderada ou grave ou terem depleção ou deficiência de vitaminas, minerais ou eletrólitos específicos. Os pacientes que sofreram perda de peso involuntária de 5 a 10% ou mais de seu peso corporal habitual nas semanas ou meses anteriores, os pacientes com menos de 90% de seu peso corporal ideal (PCI) e aqueles que têm um índice de massa corporal (IMC) inferior a 18,5 kg/m^2 devem ser cuidadosamente avaliados, visto que provavelmente estão desnutridos.

Nos pacientes hospitalizados, em particular os que estão na UTI, as concentrações circulantes de proteínas (p. ex., albumina, pré-albumina) frequentemente estão muito baixas e não são úteis como biomarcadores do estado nutricional proteico, tendo-se em vista a sua falta de especificidade. Em geral, as concentrações plasmáticas de albumina e de pré-albumina caem durante inflamação ou infecção ativa, na doença crítica e após lesão traumática (devido à interrupção da síntese pelo fígado e ao catabolismo das proteínas do sangue). São acentuadamente afetadas por fatores não nutricionais, como hidratação, extravasamento capilar, diminuição da síntese hepática e aumento da depuração do sangue. Devido à meia-vida circulante longa da albumina (18 a 21 dias), as concentrações sanguíneas permanecem baixas, apesar da alimentação adequada, e demoram para responder à reposição nutricional, independentemente de outros fatores (variáveis) de confusão. A pré-albumina tem meia-vida circulante muito mais curta (de vários dias), e níveis sanguíneos seriados podem ser utilizados como indicador geral do estado proteico em pacientes ambulatoriais clinicamente estáveis. A e-Tabela 70.2 ilustra achados do exame físico que podem estar associados à depleção de nutrientes específicos.

As necessidades energéticas podem ser estimadas com o uso de equações padrão, como a equação de Harris-Benedict, que incorpora a idade, o gênero, o peso corporal e a altura do paciente para determinar o gasto energético basal (GEB) (e-Tabela 70.1). As European and American Clinical Practice Guidelines recentemente publicadas sugerem que a meta adequada de energia para a maioria dos pacientes pode ser estimada em 20 a 25 kcal/kg/dia (utilizando o peso corporal seco clínico pré-hospitalar mais recente), que é aproximadamente equivalente ao GEB medido ou estimado, multiplicado por 1,0 a 1,3. Os ensaios clínicos randomizados controlados em andamento são desenhados para definir melhor as diretrizes de dosagem calórica em pacientes hospitalizados e pacientes na UTI.

Em geral, menos calorias são administradas agora a pacientes de UTI (conforme discutido posteriormente). O uso dos dados obtidos de um aparelho de registro metabólico à beira do leito (calorímetro indireto), que mede a expiração para determinar o consumo de oxigênio e a produção de dióxido de carbono, fornece um valor acurado do gasto energético verdadeiro na maioria das situações e pode ser muito útil (e-Tabela 70.1).

Em pacientes de UTI, até mesmo doses calóricas mais baixas (equivalentes a 15 a 20 kcal/kg de peso seco/dia) têm sido defendidas por alguns, com base em complicações conhecidas da superalimentação (ver discussão adiante) e dados limitados de desfecho clínico em função da dose de energia. Em pacientes clinicamente estáveis, desnutridos e não internados na UTI, que necessitam de reposição nutricional, doses mais altas de calorias (até 35 kcal/kg/dia) parecem ser geralmente bem toleradas se for evitada a síndrome de realimentação (ver discussão adiante). Em indivíduos obesos (definidos para esses cálculos como pacientes com 20 a 25% acima do peso corporal ideal), deve-se usar o valor do peso corporal ajustado para o cálculo das necessidades de energia e de proteínas, conforme determinado pela seguinte equação:

$$\text{Peso corporal ajustado} = (\text{peso atual} - \text{PCI}) \times 0{,}25 + \text{PCI}.$$

As diretrizes para a administração de proteínas ou de aminoácidos são fornecidas na e-Tabela 70.3. Estudos realizados em pacientes de UTI não queimados indicam que cargas proteicas de mais de 2,0 g/kg/dia podem não ser utilizadas de forma eficiente para a síntese de proteínas, e o excesso é oxidado, contribuindo para a azotemia. Na maioria dos pacientes catabólicos que necessitam de alimentação especializada, a dose de proteína recomendada é de 1,5 g/kg/dia em indivíduos com função renal normal. Isso é cerca de duas vezes a cota dietética recomendada (CDR) para adultos saudáveis, que é de 0,8 g/kg/dia. A dose de proteína administrada deve ser ajustada (reduzida) em função do grau e da velocidade de instalação da azotemia (na ausência de tratamento com diálise) e da hiperbilirrubinemia (e-Tabela 70.3). Essas estratégias levam em consideração a relativa incapacidade dos pacientes catabólicos de usar eficientemente os nutrientes exógenos e o conhecimento de que a maior parte da reposição de proteínas e de tecido magro ocorre durante um período de várias semanas a meses no decorrer da convalescença pós-hospitalar. Energia não proteica adequada é crucial para que os aminoácidos sejam efetivamente utilizados na síntese de proteínas e não sejam oxidados para a produção de energia (trifosfato de adenosina, ou ATP). A dose comumente recomendada de proteínas/aminoácidos varia de 1,2 a 1,5 g/kg/dia para a maioria dos adultos com funções renal e hepática normais (50 a 100% acima da CDR de 0,8 g/kg/dia), embora algumas

Capítulo 70 Desnutrição, Avaliação Nutricional e Suporte Nutricional em Pacientes Adultos

diretrizes recomendem doses mais altas (de até 2,0 a 2,5 g/kg/dia) em condições específicas, como em pacientes que necessitam de terapia de substituição renal ou em queimaduras.

SUPORTE NUTRICIONAL

A Tabela 70.2 fornece uma lista das situações clínicas comuns nas quais o suporte oral/NE ou NP especializado pode ser indicado. Nesses contextos, a consulta com uma equipe multiprofissional de suporte nutricional, quando disponível, comprovadamente reduz as complicações e os custos e aumenta o uso adequado da NE e da NP em centros médicos tanto acadêmicos quanto comunitários.

Suporte nutricional oral

A suplementação nutricional oral inclui o fornecimento de dietas orais balanceadas de alimentos habituais, suplementados com nutrientes líquidos (ou sólidos), suplementos proteicos (p. ex., soro de leite [whey] hidrolisado ou caseína em pó que podem ser misturados com bebidas dietéticas), suplementos multivitamínico-minerais de alta potência e/ou micronutrientes específicos necessários para tratar um déficit diagnosticado (p. ex., zinco, cobre, vitaminas B_6, B_{12}, D). Dispõem-se de suplementos especiais projetados para pacientes com insuficiência renal crônica (com calorias concentradas e baixos teores de proteínas e eletrólitos), assim como inúmeras formulações elaboradas para outras categorias específicas de doenças (ver discussão adiante). Vários estudos mostraram que a convalescença após estresses, como artroplastia total do quadril ou cirurgia do sistema digestório,

é reforçada com a adição de um ou dois recipientes por dia de suplementos de nutrientes líquidos completos. Esses suplementos fornecem calorias, carboidratos, proteínas de alta qualidade, gordura e micronutrientes, são isentos de lactose e glúten e podem conter pequenos peptídios e triglicerídios de cadeia média (TCM) que promovem a absorção de aminoácidos e de gordura, respectivamente. Algumas formulações também contêm fibras solúveis ou prebióticos (p. ex., fruto-oligossacarídeos) para diminuir a diarreia. É provavelmente prudente prescrever para pacientes ambulatoriais que apresentam ou que correm risco de desnutrição (e-Tabelas 70.1 e 70.2) e que conseguem tolerar medicamentos orais um multivitamínico-mineral oral potente, pelo menos durante vários meses.

Administração de nutrição enteral

Os pacientes com as condições descritas na Tabela 70.2 podem apresentar sistema digestório funcional, mas não conseguem consumir uma dieta oral adequada, devido a condições clínicas ou cirúrgicas (p. ex., ventilação mecânica, pancreatite, demência, disfagia, traumatismo ou queimaduras). Embora a NP seja comumente administrada nessas situações, essa prática não é baseada em evidências. As diretrizes acadêmicas sugerem fortemente que suplementos nutricionais orais ou nutrição enteral devem ser prescritos, se houver indicação de suporte nutricional especializado em pacientes com sistema digestório funcional ("se o intestino funciona, use-o"). A NE é mais fisiológica, está associada a menos complicações infecciosas, mecânicas e metabólicas graves e é de menor custo do que a NP. Embora não estejam baseadas em evidências, as contraindicações comuns para a NE incluem íleo paralítico, isquemia intestinal e instabilidade hemodinâmica, exigindo o uso de vasopressores em doses médias a altas, incapacidade de ter acesso ao sistema digestório, obstrução intestinal, vômitos intratáveis, diarreia grave e peritonite.

A e-Tabela 70.4 mostra as principais características das formulações de alimentação líquida completa comuns administradas por via enteral e os tipos de pacientes para os quais são tipicamente prescritas. Esses produtos podem ser utilizados para suplementação oral de nutriente, quando tolerados. Quando administradas em volumes adequados, as dietas líquidas fornecem nutrição completa para a maioria dos pacientes, embora alguns pacientes de UTI e pacientes com má absorção ou outras condições possam ter necessidades especiais (ver discussão adiante).

A alimentação pode ser fornecida por tubos nasogástricos (NG) convencionais no estômago ou por tubos NG ou nasojejunais de pequeno calibre, tubos de gastrostomia percutânea ou tubos de jejunostomia, ou tubos de gastrojejunostomia percutânea (nos quais o acesso gástrico pode ser utilizado para aspiração, e o acesso jejunal, para alimentação). A alimentação gástrica pode ser administrada de forma contínua ou em bolus, ao passo que a alimentação pelo intestino delgado precisa utilizar uma infusão lenta e contínua via bomba de infusão para evitar diarreia. A nutrição enteral deve ser iniciada lentamente (p. ex., 10 a 20 mℓ/h) por 8 a 24 horas, e a velocidade deve ser lentamente aumentada até a meta estabelecida, em incrementos de 8 a 24 horas, para fornecer as necessidades calóricas e proteicas calculadas nas 24 a 48 horas seguintes, dependendo da tolerância clínica e das condições clínicas. As diretrizes recentes enfatizam a colocação de pacientes que recebem nutrição enteral em decúbito dorsal com elevação da cabeceira da cama, o aumento cauteloso da alimentação (com avaliação seriada de diarreia, náuseas, vômitos, distensão abdominal e resíduos gástricos significativos) e o uso de agentes procinéticos e/ou alimentação pós-pilórica, se a alimentação por via gástrica não for bem tolerada. Os dados recentes sugerem que volumes maiores de resíduos gástricos (p. ex., > 250 mℓ) geralmente são bem tolerados em pacientes que recebem nutrição enteral.

Tabela 70.2 Algumas indicações clínicas para suporte nutricional oral/enteral ou parenteral especializado.

O paciente apresenta atualmente desnutrição proteica ou energético-proteica moderada a grave ou tem evidências de déficit específico de um ou mais micronutrientes essenciais

Paciente com perda de peso corporal involuntária de 5 a 10% ou mais do seu peso corporal habitual nas semanas ou meses anteriores, com peso abaixo de 90% do peso corporal ideal ou IMC inferior a 18,5 kg/m²

A ingestão de alimentos em um hospital ou unidade ambulatorial provavelmente é < 50% das necessidades por mais de 5 a 10 dias, devido à doença subjacente

Paciente com estresse catabólico grave (p. ex., internado em UTI, infecção grave) e aporte adequado de nutrientes improvável por > 3 a 5 dias

Após uma cirurgia de grande porte no sistema digestório ou outra operação importante (p. ex., artroplastia do quadril, ressecção parcial de órgãos)

Doença clínica associada à disfunção prolongada do sistema digestório (> 5 a 10 dias) (diarreia, náuseas e vômitos, hemorragia digestiva, íleo adinâmico grave, obstrução parcial) e/ou síndrome do intestino curto, diarreia crônica ou grave, ou outros distúrbios disabsortivos

Situações clínicas nas quais a ingestão adequada de alimentos está contraindicada ou significativamente diminuída, como insuficiência respiratória ou outra falência aguda ou grave de órgãos, demência, disfagia, quimioterapia ou radioterapia, doença inflamatória intestinal, pancreatite, fístula enterocutânea de alto débito, alcoolismo, drogadição

DPOC, infecção crônica ou outra doença inflamatória ou catabólica crônica com ingestão insuficiente de nutrientes documentada e/ou perda de peso recente

---

DPOC, doença pulmonar obstrutiva crônica; IMC, índice de massa corporal; NP, nutrição parenteral; UTI, unidade de terapia intensiva.

Com base principalmente nos resultados de estudos realizados em animais, a NA está associada a melhor função da barreira intestinal, diminuição das complicações infecciosas, menos hipermetabolismo e redução das taxas de morbidade e mortalidade em modelos catabólicos, em comparação com a NP. Em ensaios clínicos randomizados, foram demonstrados desfechos clínicos salutares em pacientes com pancreatite que receberam NE no jejuno, em comparação com a NP. As diretrizes atuais da Society for Critical Care Medicine (SCCM) e da American Society for Parenteral e Enteral Nutrition (ASPEN) recomendam o início precoce da NE (nas primeiras 24 a 48 horas) em pacientes de UTI que não conseguem atingir necessidades calóricas adequadas (p. ex., > 60%) com dieta e suplementos orais apenas, particularmente em pacientes com desnutrição existente. Muitos estudos mostraram que os pacientes de UTI na verdade recebem apenas 60 a 75% da nutrição enteral prescrita pelos médicos. Isso pode ocorrer como resultado da intolerância à nutrição enteral (p. ex., grande volume de resíduos gástricos, vômitos, diarreia, deslocamento dos tubos) ou da suspensão da alimentação para a realização de exames complementares ou intervenções terapêuticas. Embora a NP suplementar (ver discussão posterior) seja comumente prescrita para pacientes que são incapazes de alcançar taxas de nutrição enteral adequadas para as suas necessidades, essa prática permanece controversa, devido ao número limitado de bons ensaios clínicos. Atualmente, existem estudos rigorosos em andamento para investigar a eficácia dessa abordagem, motivados por dados que sugerem que um aumento do déficit calórico efetivo (i. e., a diferença entre as demandas calóricas diárias e as calorias efetivas diariamente fornecidas, somadas ao longo do tempo) está associado a desfechos clínicos piores em pacientes de UTI clínicos e cirúrgicos.

A maioria dos pacientes ambulatoriais, dos pacientes hospitalizados em enfermarias que não UTI e dos pacientes internados na UTI tolera fórmulas entéricas padrão e baratas, administradas por via gástrica ou intestinal, que fornecem entre 1 e 1,5 kcal/mℓ. Dispõe-se de uma grande variedade de produtos de nutrição enteral para uso clínico. O produto específico escolhido deve ser baseado nas condições clínicas e na função subjacente dos órgãos, conforme delineado na e-Tabela 70.4. Como os produtos de NE podem ser comercializados sem dados de eficácia obtidos em ensaios clínicos controlados e randomizados, continua havendo uma clara necessidade desses ensaios clínicos para determinar as formulações ideais de NE para diferentes condições clínicas.

As complicações da alimentação enteral incluem diarreia. A diarreia é comum em pacientes hospitalizados que recebem nutrição enteral, porém é tipicamente causada por fatores independentes da alimentação, incluindo administração de antibióticos, medicamentos que contêm sorbitol ou hipertônicos (p. ex., elixir de paracetamol) e infecções. A diarreia causada pela nutrição enteral em si ocorre por causa de rápida administração da fórmula, em pacientes com doença subjacente da mucosa intestinal e naqueles com hipoalbuminemia grave, que provoca edema da parede intestinal. O uso de uma fórmula enteral contendo fibras é, algumas vezes, útil para diminuir a diarreia. Outras complicações da nutrição enteral incluem aspiração da alimentação enteral para o pulmão; problemas mecânicos com tubos de alimentação por via nasal, incluindo desconforto, sinusite, erosão da mucosa faríngea ou esofágica em decorrência de traumatismo local pelo tubo; e, no caso de tubos de alimentação percutânea, extravasamento no local de entrada, soluções de continuidade na pele, celulite e dor. As complicações metabólicas da nutrição enteral incluem desequilíbrios hídricos, hiperglicemia, anormalidades eletrolíticas, azotemia e, em determinadas ocasiões, síndrome da realimentação (discutida adiante). Em geral, se a alimentação enteral for considerada necessária por mais de 4 a 6 semanas, deve-se colocar um tubo de alimentação percutâneo.

Em pacientes que recebem nutrição enteral e insulina subcutânea (SC) ou intravenosa para controle da hiperglicemia, pode ocorrer hipoglicemia significativa devido à ação contínua da insulina se a nutrição enteral for suspensa inadvertidamente ou para exames complementares ou intervenções terapêuticas. Nos pacientes hospitalizados que recebem nutrição enteral, o nível de glicemia deve ser monitorado diariamente (ou várias vezes ao dia, quando indicado), ao passo que os eletrólitos do sangue (incluindo magnésio, potássio e fósforo) e a função renal devem ser monitorados várias vezes por semana (ou diariamente na UTI). Outros exames de bioquímica do sangue devem ser realizados pelo menos 1 vez/semana. Isso deve ser acompanhado de monitoramento rigoroso do balanço hídrico (incluindo urina, fezes e drenagem) e tolerância do sistema digestório. Quando os pacientes conseguem ingerir alimentos, a nutrição enteral deve ser diminuída e, em seguida, interrompida (p. ex., com contagens diárias das calorias por um nutricionista). Para pacientes que necessitam de nutrição enteral domiciliar, é importante consultar profissionais do serviço social para garantir cuidados e acompanhamento adequados.

A administração de NE precisa ser individualizada para as necessidades específicas de cada paciente. Com o objetivo de determinar o método adequado de fornecimento da NE, a integridade e a capacidade funcional do sistema digestório, a existência e o grau de desnutrição, as doenças subjacentes e a tolerância do paciente precisam ser avaliados antes e após o início da nutrição enteral. Podem ocorrer complicações gastrintestinais, mecânicas e metabólicas, bem como aspiração pulmonar do alimento, em pacientes recebendo nutrição por via enteral. Por conseguinte, é essencial monitorar rigorosamente os pacientes que recebem nutrição enteral, de modo a identificar quaisquer complicações.

Um estudo randomizado recente de 894 adultos em estado crítico e clinicamente semelhantes com distúrbios clínicos ou cirúrgicos em sete centros acadêmicos distribuiu os pacientes para uma subalimentação enteral permissiva (40 a 60% das necessidades energéticas calculadas) versus NE padrão (70 a 100% das necessidades energéticas calculadas), com ingestão diária semelhante de proteína (cerca de 60 g/dia). Durante a intervenção, o grupo com subalimentação permissiva recebeu 835 mais ou menos 297 kcal/dia versus 1.299 mais ou menos 467 kcal/dia no grupo-padrão; não houve nenhuma diferença na mortalidade ou em outros resultados clínicos.

Administração de nutrição parenteral

O princípio básico ao se considerar a terapia com NP é o fato de que o paciente tem de ser incapaz de obter aporte adequado de nutrientes por via enteral. A NP inclui a administração de misturas-padrão completas de nutrientes, que contêm glicose, L-aminoácidos, emulsão lipídica, eletrólitos, vitaminas e minerais (além de alguns medicamentos, quando indicado, como insulina ou octreotida) administradas por veia periférica ou central. A administração de NP completa a pacientes com disfunção do sistema digestório tornou-se um padrão de cuidados na maioria dos hospitais e UTIs em todo o mundo, embora o uso individualmente nas instituições seja muito variável. A NP salva a vida de pacientes com insuficiência intestinal (p. ex., síndrome do intestino curto). Os dados disponíveis indicam que a NP beneficia pacientes com desnutrição preexistente moderada a grave ou doença crítica ao diminuir a taxa de morbidade global e, possivelmente, a taxa de mortalidade, em comparação com pacientes que recebem terapia com NE ou hidratação (glicose intravenosa) inadequada isoladamente. Um consenso está surgindo, baseado em estudos rigorosos recentes de doenças críticas, de que a NP provavelmente não deveria ser iniciada até 3 a 4 dias após a internação na UTI em pacientes que não toleram NE adequada.

Capítulo 70 Desnutrição, Avaliação Nutricional e Suporte Nutricional em Pacientes Adultos

Em comparação com a NP, a NE é menos cara, provavelmente mantém melhor a estrutura e a função da mucosa intestinal, é mais segura em termos de complicações mecânicas e metabólicas (ver discussão adiante) e está associada a taxas reduzidas de infecções hospitalares. Por conseguinte, a via enteral de alimentação deve ser utilizada e avançada, sempre que possível, e o volume de NP administrado deve ser correspondentemente reduzido.

As indicações geralmente reconhecidas para NP incluem as seguintes situações:

1. Pacientes com síndrome de intestino curto ou outras condições que provocam insuficiência intestinal (p. ex., distúrbios de motilidade, obstrução, íleo paralítico, doença inflamatória intestinal grave), sobretudo aqueles com desnutrição preexistente.
2. Pacientes clinicamente estáveis, nos quais a nutrição enteral adequada (p. ex., > 50% das demandas) seja improvável por 7 a 10 dias, devido a uma doença subjacente.
3. Pacientes com estresse catabólico grave que necessitam de cuidados em UTI, nos quais o aporte enteral adequado de nutrientes é improvável por mais de 3 a 5 dias.

Não há motivos para suspender a NP em pacientes hospitalizados por qualquer período se apresentarem desnutrição preexistente moderada a grave e o suprimento de suas demandas por via oral ou enteral for considerado improvável.

As contraindicações geralmente aceitas para NP incluem as seguintes condições:

1. Se o sistema digestório estiver funcional e houver acesso para nutrição enteral.
2. Se a NP for considerada necessária por 5 dias ou menos.
3. Se o paciente não conseguir tolerar o líquido intravenoso extra necessário para a NP ou apresentar hiperglicemia grave ou anormalidades eletrolíticas no dia planejado de início da NP.
4. Se o paciente tiver infecção não controlada da corrente sanguínea ou instabilidade hemodinâmica grave.
5. Se a inserção de um novo acesso intravenoso apenas para NP representar um risco indevido com base no julgamento clínico.
6. De forma individualizada, se o suporte nutricional agressivo não for desejado pelo paciente competente ou por seu representante legal, como em pacientes pré-mórbidos ou naqueles com doença terminal.

A NP pode ser administrada como soluções em veia periférica ou em veia central por cateter percutâneo na veia subclávia ou veia jugular interna para infusão na veia cava superior (não tunelizado no ambiente hospitalar), por cateter venoso central tunelizado subcutâneo (p. ex., cateter de Hickman) ou acesso venoso central (para NP domiciliar crônica), ou por cateter central inserido perifericamente (PICC). Embora os dados sejam limitados, é claramente preferível que a NP venosa central em longo prazo seja realizada em casa com o uso de um cateter venoso central tunelizado, em vez de um PICC, devido à maior taxa de complicações locais (p. ex., flebite, ruptura do cateter) e, possivelmente, infecções associadas ao cateter com o uso de PICC.

A Tabela 70.3 mostra uma comparação do conteúdo típico de líquido, macronutrientes e micronutrientes de soluções de NP periférica e central. A NP completa fornece emulsões lipídicas intravenosas (LIV) como fonte de energia e de ácidos graxos linoleico e linolênico essenciais. Nos EUA, historicamente a única emulsão lipídica disponível no comércio era à base de óleo de soja (OS); hoje, uma emulsão de óleo de soja/azeite intravenosa, uma mistura de óleo de soja/triglicerídios de cadeia média intravenosa, uma emulsão de óleo de peixe/triglicerídios de cadeia média/azeite/óleo de soja e uma emulsão à base de óleo de peixe foram aprovadas pela Food and Drug Administration (FDA) para uso na NP. As diferentes formulações variam no teor e na dosagem de ácidos graxos. O uso de emulsões à base de óleo de soja tem sido associado a níveis séricos elevados de bilirrubina, doença hepática associada à insuficiência intestinal e colestase em alguns pacientes, sobretudo com doses crônicas superiores a 1,0 g/kg/dia. Revisões recentes de LIV contendo óleo de peixe reduziram os marcadores inflamatórios, melhoraram os níveis de triglicerídios e as enzimas hepáticas e reduziram as complicações infecciosas em pacientes de UTI. Quando comparadas com as emulsões LIV à base de óleo de soja, as emulsões LIV à base de azeite constituem uma alternativa segura, porém as diferenças clínicas e metabólicas entre essas duas emulsões LIV não foram estatisticamente significativas.

A velocidade máxima recomendada de infusão de emulsão lipídica é de aproximadamente 1,0 g/kg/dia; entretanto, doses maiores podem ser administradas para uso de menor duração no ambiente hospitalar e são bem toleradas. A maioria dos pacientes consegue eliminar bem os triglicerídios do plasma após a administração intravenosa de emulsão lipídica. É importante monitorar os níveis sanguíneos de triglicerídios em condições basais e, em seguida, aproximadamente 1 vez/semana ou conforme indicado para avaliar a depuração da gordura intravenosa. Os níveis de triglicerídios devem ser mantidos abaixo de 400 mg/dℓ para reduzir o risco de pancreatite ou diminuição da capacidade de difusão pulmonar em pacientes com doença pulmonar obstrutiva crônica grave.

Tabela 70.3 Composição de soluções típicas de nutrição parenteral.

Componente[a]	NP periférica	NP central
Volume (ℓ/dia)	2 a 3	1 a 1,5
Glicose (%)	5	10 a 25
Aminoácidos (%)[b]	2,5 a 3,5	3 a 8
Lipídios (%)[c]	3,5 a 5,0	2,5 a 5,0
Sódio (mEq/ℓ)	50 a 150	50 a 150
Potássio (mEq/ℓ)	20 a 35	30 a 50
Fósforo (mmol/ℓ)	5 a 10	10 a 30
Magnésio (mEq/ℓ)	8 a 10	10 a 20
Cálcio (mEq/ℓ)	1,5 a 5	2,5 a 5
Oligoelementos[d]		
Vitaminas[e]		

[a]Os eletrólitos na nutrição parenteral (NP) são ajustados, quando indicado, para manter níveis séricos medidos de forma seriada dentro da faixa normal. A porcentagem de sais de sódio e de potássio na forma de cloreto é aumentada para corrigir a alcalose metabólica, ao passo que a porcentagem de sais na forma de acetato é aumentada para corrigir a acidose metabólica. Acrescenta-se insulina regular à NP, quando necessário, para alcançar as metas de glicemia (infusões separadas de insulina IV são comumente necessárias quando ocorre hiperglicemia em pacientes da UTI). [b]Fornecem todos os aminoácidos essenciais e vários aminoácidos não essenciais. A dose de aminoácidos é reduzida ou elevada para alcançar a meta em função do grau de azotemia ou hiperbilirrubinemia em pacientes com insuficiência renal ou hepática, respectivamente. [c]O lipídio é administrado na forma de emulsão à base de óleo de soja ou de azeite/óleo de soja nos EUA. Óleo de peixe, azeite, triglicerídios de cadeia média IV e combinações deles também estão agora disponíveis para uso na NP. O lipídio é tipicamente misturado com glicose e aminoácidos na mesma bolsa de infusão de NP (solução "tudo em um"). [d]Os oligoelementos adicionados de maneira diária à NP venosa periférica e central consistem em misturas de cromo, cobre, manganês, selênio e zinco (esses elementos também podem ser suplementados individualmente). [e]As vitaminas adicionadas diariamente à NP venosa periférica e central consistem em misturas de vitaminas A, B₁ (tiamina), B₂ (riboflavina), B₃ (niacinamida), B₆ (piridoxina), B₁₂, C, D e E, biotina, folato e ácido pantotênico. A vitamina K é adicionada de modo individual (p. ex., para pacientes com cirrose hepática). Vitaminas específicas também podem ser suplementadas individualmente.

A administração venosa central de NP possibilita que maiores concentrações de glicose (3,4 kcal/g) e de aminoácidos (4 kcal/g) sejam fornecidas como soluções hipertônicas; por conseguinte, são necessários volumes menores de emulsão lipídica para alcançar as metas calóricas (Tabela 70.3). As demandas de potássio, magnésio e fósforo são, em geral, maiores com a NP venosa central, em comparação com a NP por veia periférica. As concentrações mais altas de glicose e de aminoácidos possibilitam que a maioria dos pacientes alcance as metas calóricas e de aminoácidos com apenas 1 a 1,5 ℓ de NP por dia. Na NP por veia central, as prescrições iniciais geralmente fornecem 60 a 70% das calorias diferentes de aminoácidos como glicose e 30 a 40% das calorias diferentes de aminoácidos na forma de emulsão lipídica. Essas porcentagens são ajustadas, quando indicado, com base nos níveis sanguíneos de glicose e de triglicerídios, respectivamente. Com base em dados abrangentes que associam a hiperglicemia com as taxas de morbidade e mortalidade hospitalares, grupos de especialistas agora recomendam um rigoroso controle da glicemia na UTI (entre 80 e 130 a 150 mg/dℓ) e monitoramento atento da glicemia. As infusões intravenosas separadas de insulina devem ser habitualmente administradas na UTI quando pacientes que recebem NP venosa central desenvolvem hiperglicemia.

As demandas específicas de oligoelementos e vitaminas IV não foram rigorosamente definidas para subgrupos de pacientes, e, na maioria dos pacientes estáveis, a terapia é direcionada para fornecer as doses recomendadas publicadas, utilizando preparações intravenosas padronizadas para manter os níveis sanguíneos dentro da faixa normal (Tabela 70.3). Vários estudos mostraram que uma proporção significativa de pacientes de UTI apresenta baixos níveis de zinco, selênio, vitamina C, vitamina E e vitamina D, apesar de receber NP (ou NE) especializada. A depleção desses nutrientes essenciais pode comprometer a capacidade antioxidante, a imunidade, a cicatrização de feridas e outras funções orgânicas importantes, e recomenda-se a suplementação se as concentrações séricas forem baixas. Por exemplo, o zinco (e outros micronutrientes, como o cobre) provavelmente deve ser aumentado na NP de pacientes com queimaduras, feridas grandes, perdas significativas de líquido pelo sistema digestório e outras condições, se as concentrações séricas indicarem níveis baixos. Dados recentes sugerem que a depleção de tiamina não é incomum em pacientes que recebem terapia diurética crônica, terapia de substituição renal ou naqueles com má absorção grave.

A complicação mais comum da NP por veia periférica consiste em flebite local decorrente do uso do cateter. Nesses casos, uma pequena dose de hidrocortisona e heparina é tipicamente adicionada à solução. As alterações nos eletrólitos sanguíneos podem ser tratadas por meio de ajuste da concentração na prescrição de NP periférica. Em geral, a hipertrigliceridemia responde bem à redução da dose total de lipídios da NP. A NP por veia central está associada a uma taxa muito maior de complicações mecânicas, metabólicas e infecciosas do que a NP por acesso venoso periférico. As complicações mecânicas incluem aquelas relacionadas com a inserção do cateter venoso central (p. ex., pneumotórax, hemotórax, mau posicionamento do cateter, trombose). As complicações infecciosas consistem em infecções da corrente sanguínea relacionadas com o cateter e infecções não relacionadas com o cateter. O risco dessas infecções parece ser aumentado com o uso de acesso venoso central diferente da veia subclávia (p. ex., veia jugular, veia femoral) e cateteres de uso múltiplo com acessos para infusão de NP não exclusivos, que são utilizados para fins adicionais, como coleta de sangue ou administração de medicamentos. Níveis de glicemia inadequadamente controlados ($>$ 140 a 180 mg/dℓ) não são incomuns em pacientes que necessitam de NP venosa central e estão associados a risco aumentado de infecção hospitalar. Os fatores de risco para hiperglicemia incluem controle precário da glicemia no início da NP; uso de altas concentrações de glicose ($>$ 10%) nos primeiros dias de administração da NP ou aumento excessivamente rápido da carga total de glicose; administração insuficiente de insulina exógena; monitoramento inadequado das respostas da glicemia à administração de NP por veia central; e administração de corticosteroides e agentes vasopressores, como norepinefrina (que estimulam a gliconeogênese e causam resistência à insulina).

Os estudos sobre a eficiência da utilização de nutrientes e complicações metabólicas em pacientes gravemente catabólicos sugerem que quantidades menores de energia total e proteínas/aminoácidos devem ser administradas em comparação com aquelas fornecidas rotineiramente no passado, em particular nos pacientes instáveis e de UTI. Altas cargas de calorias, carboidratos, aminoácidos e gordura ("hiperalimentação") são facilmente administradas por NP venosa central, mas podem induzir complicações metabólicas graves, incluindo superprodução de dióxido de carbono, azotemia, hiperglicemia, alterações eletrolíticas e esteatose e lesão hepáticas (e-Tabela 70.5). As doses de glicose e de lipídios na NP devem ser aumentadas ao longo de vários dias após o início, e deve-se efetuar um rigoroso monitoramento dos níveis de glicemia, eletrólitos, triglicerídios, provas de função orgânica, balanço hídrico e evolução clínica.

A *síndrome da realimentação* com a administração de NP em veia central é relativamente comum em pacientes de risco, incluindo aqueles com desnutrição preexistente, depleção de eletrólitos, alcoolismo ou períodos prolongados de terapia de hidratação intravenosa (p. ex., soro glicosado a 5%) sem suporte nutricional, todos os quais são comuns em pacientes hospitalizados. A síndrome da realimentação é mediada pela administração excessiva de glicose intravenosa ($>$ 150 a 250 g, por exemplo, em 1 ℓ de NP contendo 15 a 25% de glicose). Isso, por sua vez, estimula acentuadamente a liberação de insulina, que reduz rapidamente as concentrações sanguíneas de potássio, magnésio e, em particular, fósforo como resultado de deslocamentos intracelulares e utilização nas vias metabólicas dos carboidratos. A administração de altas doses de carboidratos também consome tiamina, que é necessária como cofator para o metabolismo dos carboidratos e que pode precipitar sintomas de deficiência de tiamina (e-Tabela 70.2), particularmente em pacientes com nutrição deficiente em tiamina em condições basais. A hiperinsulinemia também tende a causar retenção de sódio e de líquido no nível do rim. Em conjunto, a retenção de líquido e de sódio, a queda dos eletrólitos (o que pode provocar arritmias) e o hipermetabolismo decorrente do aporte excessivo de calorias podem levar à insuficiência cardíaca, sobretudo em pacientes com cardiopatia preexistente e atrofia do músculo cardíaco, devido à desnutrição energético-proteica prolongada. A prevenção da síndrome da realimentação exige: vigilância para identificar os pacientes em risco; uso de concentrações de glicose de NP inicialmente baixas; fornecimento empírico de doses mais altas de potássio, magnésio e fósforo, com base nos níveis sanguíneos atuais e na função renal; e tiamina suplementar (100 mg/dia durante 3 a 5 dias).

Se for indicada NP domiciliar, o médico da atenção primária deve consultar profissionais do serviço social para identificar empresas de cuidados domiciliares e profissionais de suporte nutricional adequados para avaliar o acesso venoso, o estado metabólico e a prescrição de NP domiciliar, além de providenciar cuidados de acompanhamento e monitoramento da NP. É importante não prescrever alta hospitalar rápida de pacientes com início recente de NP. A obtenção de um acesso venoso adequado e o monitoramento do equilíbrio hidreletrolítico por um período de 2 a 3 dias constituem aspectos importantes dos cuidados da maioria dos pacientes submetidos à NP e são obrigatórios para aqueles com desnutrição grave e aqueles que correm risco de síndrome da realimentação.

Para uma discussão mais profunda deste tópico, ver Capítulo 203, "Desnutrição Proteico-Calórica", e Capítulo 204, "Desnutrição: Avaliação e Suporte", em *Goldman-Cecil Medicina*, 26ª edição.

Capítulo 70 Desnutrição, Avaliação Nutricional e Suporte Nutricional em Pacientes Adultos

LEITURA SUGERIDA

Arabi VM, Aldawood AS, Haddad SH, et al: Permissive underfeeding or standard enteral feeding in critically ill adults, New Engl J Med 372:2398–2408, 2015.

Blaauw R, Osland E, Sriram K, et al: Parenteral provision of micronutrients to adult patients: an expert consensus paper, JPEN J Parenter Enteral Nutr 43(Suppl 1):S5–S23, 2019.

Boullata J, Carrera A, Harvey L, et al: ASPEN safe practices for enteral nutrition therapy, JPEN J Parenter Enteral Nutr 41:36–46, 2017.

Casaer MP, Mesotten D, Hermans G, et al: Early versus late parenteral nutrition in critically ill adults, N Engl J Med 365:506–517, 2011.

Doig GS, Simpson F, Sweetman EA, et al: Early PN Investigators of the ANZICS clinical trials group: early parenteral nutrition in critically ill patients with short-term relative contraindications to early enteral nutrition: a randomized controlled trial, J Am Med Assoc 309:2130–2138, 2013.

Harvey SE, Parrott F, Harrison DA, et al: Trial of the route of early nutritional support in critically ill adults, N Eng J Med 371:1673–1684, 2014.

Honeywell S, Zelig R, Radler DR: Impact of intravenous lipid emulsions containing fish oil on clinical outcomes in critically ill surgical patients: a literature review, JPEN J Parenter Enteral Nutr 26:112–122, 2019.

Manzanares W, Langlois PL, Hardy G: Intravenous lipid emulsions in the crucially ill: an update, Curr Opin Crit Care 22:308–315, 2016.

McClave SA, Taylor BE, Martindale RG, et al: Guidelines for the provision and assessment of nutrition support therapy in the adult critically ill patient: society of critical care medicine (SCCM) and American Society for Parenteral and Enteral Nutrition (A.S.P.E.N.), JPEN J Parenter Enteral Nutr 40(2):159–211, 2016.

Singer P, Blaser AR, Berger MM, et al: ESPEN guidelines on clinical nutrition in the intensive care unit, Clin Nutr 38:48–79, 2019.

Ziegler TR: Nutrition support in critical illness: bridging the evidence gap, N Engl J Med 365:562–564, 2011.

Ziegler TR: Parenteral nutrition in the critically ill patient, N Engl J Med 361:1088–1097, 2009.

71

Distúrbios do Metabolismo dos Lipídios

Russell Bratman, Geetha Gopalakrishnan

DEFINIÇÃO E EPIDEMIOLOGIA

Os lipídios, como os ácidos graxos livres (AGL), o colesterol e os triglicerídios (TG), são moléculas hidrofóbicas que se ligam a proteínas para o seu transporte. Os AGLs não esterificados são transportados como ânions complexados à albumina. Os lipídios complexos esterificados são transportados em partículas de lipoproteínas. As lipoproteínas têm um cerne hidrofóbico (ésteres de colesterol e triglicerídios) e uma monocamada de superfície anfifílica (fosfolipídios, colesterol não esterificado e apolipoproteínas). A ultracentrifugação separa as lipoproteínas em cinco classes, com base na sua densidade (Tabela 71.1).

As proteínas na superfície das lipoproteínas (*i. e.*, as apolipoproteínas) ativam enzimas e receptores que guiam o metabolismo dos lipídios. A ocorrência de defeitos na síntese e no catabolismo das lipoproteínas resulta em dislipidemia. Nos EUA, a prevalência da dislipidemia é de aproximadamente 20% e varia de acordo com a população estudada. Segundo estimativas, 70% dos indivíduos com cardiopatia isquêmica apresentam dislipidemia. Nos ensaios clínicos realizados, o tratamento da dislipidemia melhorou tanto a cardiopatia isquêmica quanto as taxas de mortalidade de todas as causas. Duas classes de lipídios, os triglicerídios e o colesterol, têm participação significativa, porém modificável, na patogênese da aterosclerose e, portanto, constituem o foco deste capítulo.

HISTOPATOLOGIA

No lúmen intestinal, os triglicerídios e os ésteres de colesterol da dieta são hidrolisados pela lipase pancreática para produzir glicerol, AGL e colesterol livre. Os ácidos biliares auxiliam a formação de gotículas anfifílicas, conhecidas como micelas. As micelas possibilitam a absorção de glicerol e de AGL na célula intestinal. O transporte de colesterol livre é mediado por um gradiente de colesterol que existe entre o lúmen e a célula intestinal. No interior da célula, o glicerol combina-se com três cadeias de ácidos graxos para formar triglicerídios, enquanto o colesterol é esterificado para formar ésteres de colesterol. Os quilomícrons são formados a partir de triglicerídios (85% da massa dos quilomícrons) e ésteres de colesterol organizados com lipoproteínas de superfície. Os quilomícrons entram na circulação e adquirem mais apolipoproteínas de superfície, como apo C-II e apo E, de partículas de lipoproteína de alta densidade (HDL) (Figura 71.1). A apo C-II ativa a lipoproteína lipase (LPL), que está localizada no endotélio capilar. A LPL hidrolisa os triglicerídios de quilomícrons do cerne para liberar AGL. Os AGLs atuam como fonte de energia. O excesso de AGLs é armazenado no tecido adiposo ou utilizado na síntese hepática de lipoproteínas. O remanescente de quilomícrons pobre em triglicerídios é, então, eliminado da circulação por receptores hepáticos de LDL. Esses receptores são ativados pela apo E, localizada na superfície dos quilomícrons.

As lipoproteínas de densidade muito baixa (VLDL) são sintetizadas pelo fígado (Figura 71.1) utilizando os AGLs e o colesterol obtidos a partir da circulação ou sintetizados pelo fígado. Qualquer condição capaz de aumentar o fluxo de AGL para o fígado, como diabetes melito (DM) mal controlado, aumentará a produção de VLDL. O fígado procede à montagem dos triglicerídios (55% da massa de VLDL), colesterol (20%) e apolipoproteínas de superfície para formar partículas de VLDL. A apo C-II, o cofator da LPL, hidrolisa o cerne de triglicerídios das partículas de VLDL para gerar o remanescente de VLDL ou lipoproteína de densidade intermediária (IDL). A IDL, sem os triglicerídios (25%), pode ser depurada da circulação por receptores de LDL mediados por apo E, ou pode ser ainda mais hidrolisada para formar lipoproteínas de baixa densidade (LDL). As partículas de LDL são pobres em triglicerídios (5% da massa de LDL) e consistem principalmente em ésteres de colesterol (60%) e apolipoproteína. A apo B100 na superfície da LDL liga-se aos receptores de LDL e facilita a depuração de LDL da circulação. O LDL-colesterol internalizado é utilizado para sintetizar hormônios, produzir membranas celulares e armazenar energia.

No fígado, o LDL-colesterol é usado na síntese de ácidos biliares (Figura 71.1), que são secretados no lúmen intestinal, com colesterol livre. Os ácidos biliares ajudam a transportar a gordura. Cerca de 50% do colesterol e 97% dos ácidos biliares que entram no lúmen são reabsorvidos para a circulação. O colesterol reabsorvido regula a síntese de receptores de colesterol e LDL.

Tabela 71.1 Propriedades das lipoproteínas.

Classe de lipoproteína	Densidade (g/mℓ)	Origem	Apolipoproteínas	Lipídio
Quilomícrons	< 0,95	Intestino	B48, C-II, E	TG (85%), colesterol (10%)
VLDL	< 1,006	Fígado	B100, C-II, E	TG (55%), colesterol (20%)
IDL	1,006 a 1,019	Catabolismo das VLDL	B100, E	TG (25%), colesterol (35%)
LDL	1,019 a 1,063	Catabolismo das IDL	B100	TG (5%), colesterol (60%)
HDL	1,063 a 1,25	Fígado, intestino	A-I, E	TG (5%), colesterol (20%)

HDL, lipoproteína de alta densidade; *IDL*, lipoproteína de densidade intermediária; *LDL*, lipoproteína de baixa densidade; *TG*, triglicerídio; *VLDL*, lipoproteína de densidade muito baixa.

Capítulo 71   Distúrbios do Metabolismo dos Lipídios   747

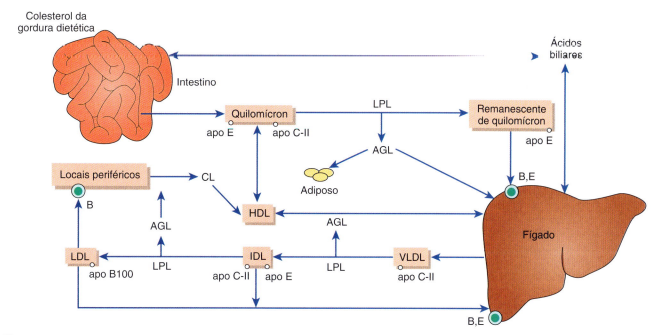

Figura 71.1 Metabolismo normal das lipoproteínas plasmáticas (ver texto para mais detalhes). *AGLs*, ácidos graxos livres (não esterificados); *apo*, apolipoproteína; *B,E*, receptor de membrana para lipoproteínas singular que contém apo B e apo E (sinônimo do receptor de LDL); *CL*, colesterol livre (não esterificado); *HDL*, lipoproteína de alta densidade; *IDL*, lipoproteína de densidade intermediária; *LDL*, lipoproteína de baixa intensidade; *LPL*, lipoproteína lipase; *VLDL*, lipoproteína de densidade muito baixa.

Muitas células do corpo, incluindo as células do parênquima hepático, sintetizam colesterol (Figura 71.2). O acetato é convertido em 3-hidroxi-3-metilglutaril-coenzima A (HMG-CoA). A HMG-CoA redutase converte a HMG-CoA em ácido mevalônico, que, em seguida, é convertido em colesterol por meio de uma série de etapas. A HMG-CoA redutase catalisa a etapa limitadora de velocidade na via de síntese do colesterol. Os fármacos que inibem essa enzima diminuem a biossíntese de colesterol e as reservas celulares de colesterol. A classe de fármacos que inibem os inibidores da HMG-CoA é denominada "estatinas". A internalização das partículas de LDL nas células é regulada por retroalimentação (*feedback*) negativa (Figura 71.2). Um equilíbrio (balanço) negativo do colesterol aumenta a expressão

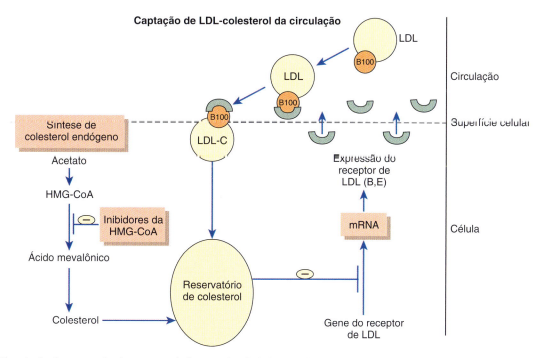

Figura 71.2 Regulação da expressão do receptor de lipoproteína de baixa densidade (LDL) (ver mais detalhes no texto). *B100*, apolipoproteína B100; *B,E*, receptor de membrana para lipoproteínas que contém apo B e apo E (sinônimo de receptor de LDL); *HMG-CoA*, 3-hidroxi-3-metilglutaril-coenzima A; *LDL-C*, LDL-colesterol; *mRNA*, RNA mensageiro.

Seção 10 Doenças Endócrinas e Metabólicas

de receptores de LDL e a captação subsequente de colesterol da circulação. Um equilíbrio (balanço) positivo do colesterol nas células suprime a expressão dos receptores de LDL e diminui a captação de LDL-colesterol pelas células. Em seguida, a LDL circulante penetra nos macrófagos e em outros tecidos por meio de receptores de depuração. Como os receptores de depuração não são regulados, essas células acumulam um excesso de colesterol no seu interior, resultando na formação de células espumosas e placas ateromatosas.

O efeito antiaterogênico da HDL é atribuído à remoção do excesso de colesterol de locais teciduais e de outras lipoproteínas. A HDL é sintetizada no fígado e no intestino (Figura 71.1). O excesso de fosfolipídios, o colesterol e as apolipoproteínas em quilomícrons remanescentes, VLDL, IDL e LDL são transferidos para partículas de HDL e, portanto, aumentam a massa de HDL. A apo A-I, uma lipoproteína de superfície nas partículas de HDL, mobiliza o colesterol dos reservatórios intracelulares e aceita o colesterol liberado durante a lipólise das lipoproteínas ricas em triglicerídios. Ativa também a lecitina-colesterol-aciltransferase (LCAT), uma enzima que esterifica o colesterol. Esses ésteres de colesterol se movem da superfície hidrofílica da HDL para o cerne hidrofóbico. A proteína de transferência de éster de colesterol (CETP) transfere ésteres de colesterol do cerne de HDL para outras lipoproteínas, como VLDL. Essas lipoproteínas liberam colesterol em locais periféricos para a síntese de hormônios e membranas celulares.

Os defeitos na produção ou na remoção de lipoproteínas resultam em dislipidemia. Condições tanto genéticas quanto adquiridas foram implicadas na patogênese dos distúrbios dos lipídios (Tabelas 71.2 e 71.3). Esses distúrbios são discutidos mais adiante no capítulo.

APRESENTAÇÃO CLÍNICA

A dislipidemia desempenha um papel significativo no desenvolvimento da aterosclerose. O aumento da incidência da cardiopatia isquêmica em pessoas com níveis elevados de LDL-colesterol e baixos níveis de HDL-colesterol é bem documentado. O excesso de LDL pode resultar na formação de placas de colesterol que se depositam nas artérias (ateroma), na pele e nos tendões (xantomas), nas pálpebras (xantelasma) e na íris (arco corneano). O impacto dos triglicerídios na doença vascular é menos claro. Distúrbios metabólicos como o diabetes melito (DM) e a obesidade frequentemente estão associados à doença vascular e à hipertrigliceridemia. É difícil separar o impacto aterogênico de outros elementos associados aos distúrbios metabólicos do efeito da hipertrigliceridemia. Entretanto, em vários estudos baseados em populações, foi constatada uma correlação entre níveis anormais de triglicerídios e maior risco de cardiopatia isquêmica. Hipertrigliceridemia acentuada (> 1.000 mg/dℓ) está associada à síndrome de quilomicronemia, caracterizada por pancreatite e xantomas.

Tabela 71.2 Distúrbios genéticos do metabolismo dos lipídios.

Distúrbio	Defeito genético	Dislipidemia
Hipercolesterolemia familiar	Mutação no gene que codifica o receptor de LDL	Níveis elevados de CT e LDL
	Mutação de ganho de função no gene *PCSK9*	
	Mutação no gene da apolipoproteína B100	
Elevação da Lp(a) plasmática	Aumento da ligação da LDL à apolipoproteína(a)	Níveis elevados de Lp(a)
Hipercolesterolemia poligênica	Aumento da ligação da lipoproteína contendo apo E-4 ao receptor de LDL, resultando em infrarregulação do receptor de LDL	Níveis elevados de CT e LDL
Hiperlipoproteinemia combinada familiar	Distúrbio poligênico associado à produção hepática aumentada de VLDL, resultando em aumento da produção de LDL e diminuição da produção de HDL; alguns indivíduos têm uma mutação no gene de LPL que afeta a expressão e a função da LPL	Níveis elevados de CT, LDL e TG Baixos níveis de HDL
Disbetalipoproteinemia familiar	Menor afinidade da apo E2 pelo receptor de LDL	Níveis elevados de TG, CT e LDL
Deficiência de lipoproteína lipase	Mutação no gene *LPL*	Níveis elevados de TG
Deficiência de apolipoproteína C-II	Diminuição da ativação da LPL, devido a uma deficiência de apo CII	Níveis elevados de TG
Hipertrigliceridemia familiar	Produção hepática excessiva de VLDL e aumento do catabolismo da HDL	Níveis elevados de TG Baixos níveis de HDL

CT, colesterol total; *HDL*, lipoproteína de alta densidade; *LDL*, lipoproteína de baixa densidade; *Lp(a)*, lipoproteína(a); *TG*, triglicerídio; *VLDL*, lipoproteína de densidade muito baixa.

Tabela 71.3 Mecanismos da hiperlipidemia secundária.

Clínica	Lipoproteína elevada	Mecanismo
Diabetes melito	Quilomícron, VLDL, LDL	Aumento da produção de VLDL e diminuição da depuração de VLDL/LDL
Obesidade	Quilomícron, VLDL, LDL	Aumento da produção de VLDL e diminuição da depuração de VLDL/LDL
Lipodistrofia	VLDL	Aumento da produção de VLDL
Hipotireoidismo	LDL, VLDL	Diminuição da depuração de LDL/LDL
Estrogênio	VLDL	Aumento da produção de VLDL
Glicocorticoides	VLDL, LDL	Aumento da produção de VLDL e conversão em LDL
Álcool etílico	VLDL	Aumento da produção de VLDL
Síndrome nefrótica	VLDL, LDL	Aumento da produção de VLDL e conversão em LDL

LDL, lipoproteína de baixa densidade; *VLDL*, lipoproteína de densidade muito baixa.

Tabela 71.4 Prevenção do risco cardiovascular.

	Prevenção primária (40 a 75 anos)		Prevenção secundária
Avaliação do risco	LDL de 70 a 190 ou risco de 10 anos de DCVAS de 7,5 a 20% ou diabetes melito	LDL > 190 ou risco de 10 anos de DCVAS > 20% ou diabetes melito com fatores de risco	DCVAS conhecida
Dose de estatinas	Intensidade moderada	Estatina de alta intensidade	Alta intensidade para reduzir o LDL-C > 50%
Alvo da LDL	< 100	< 100	< 50 a 70

DCVAS, doença cardiovascular aterosclerótica.

DIAGNÓSTICO

A dislipidemia é definida por níveis de colesterol total, TG ou LDL superiores ao 90º percentil ou por um nível de HDL inferior ao 10º percentil para a população em geral. Como os quilomícrons persistem no plasma por até 10 horas após uma refeição, são necessárias determinações do colesterol total em jejum, TG e lipoproteínas para estabelecer o diagnóstico. Isso é aconselhável para confirmar a dislipidemia com duas determinações separadas.

Os níveis de colesterol total, triglicerídios e HDL podem ser medidos diretamente. Em geral, os níveis de VLDL e de LDL são calculados. Se a concentração de TG for inferior a 400 mg/dℓ, calcula-se então a VLDL ao dividir o nível de triglicerídios por 5. O LDL-colesterol é estimado ao subtrair a VLDL e a HDL do colesterol total. Isso é conhecido como equação de Friedewald. O LDL-colesterol calculado com essa equação é usado para definir alvos terapêuticos na maioria dos ensaios clínicos e diretrizes de tratamento. Entretanto, o valor calculado de LDL-colesterol perde progressivamente sua acurácia com o aumento dos níveis de TG e não deve ser estimado se os níveis de triglicerídios forem superiores a 400 mg/dℓ. Nesse caso, dispõe-se de ensaios para medir diretamente a concentração de LDL-colesterol. Além disso, a anormalidade das lipoproteínas associada a níveis de TG superiores a 400 mg/dℓ pode ser identificada pela inspeção do soro. Quando o nível de triglicerídios ultrapassa 350 mg/dℓ, o soro torna-se turvo. Após refrigeração, uma camada branca na superfície (sobrenadante) representa o excesso de quilomícrons, ao passo que um infranadante opaco e disperso reflete uma disfunção da VLDL.

Em geral, recomenda-se o início do rastreamento universal aos 35 anos nos homens e aos 45 anos nas mulheres. Poucos dados apoiam o benefício em longo prazo do rastreamento universal de indivíduos mais jovens. A maioria das diretrizes sugere rastreamento seletivo de crianças com história familiar de anormalidade das lipoproteínas ou de doença vascular prematura. A determinação dos níveis basais de lipídios também é recomendada para adultos com cardiopatia isquêmica, fatores de risco para cardiopatia isquêmica ou equivalente de cardiopatia isquêmica (*i. e.*, doença sintomática da artéria carótida, doença arterial periférica, aneurisma de aorta abdominal ou DM). Os fatores de risco para cardiopatia isquêmica incluem hipertensão arterial sistêmica, DM, tabagismo e história familiar de cardiopatia isquêmica prematura (*i. e.*, parente de primeiro grau do sexo masculino afetado < 55 anos ou parente de primeiro grau do sexo feminino < 65 anos). O rastreamento inicial pode consistir na determinação dos níveis séricos de colesterol total e HDL-colesterol com ou sem jejum. O início do tratamento baseia-se em um risco de 10 anos e vitalício de doença cardiovascular aterosclerótica (DCVAS) (Tabela 71.4). Os indivíduos que não alcançam o limiar para tratamento devem ser submetidos a rastreamento a cada 3 a 5 anos.

TRATAMENTO

O tratamento dos níveis séricos elevados de colesterol total e LDL-colesterol pode retardar o desenvolvimento e a progressão da cardiopatia isquêmica. Metanálise de ensaios clínicos de prevenção primária e secundária indica que a taxa de mortalidade por cardiopatia isquêmica diminui em cerca de 15% para cada redução de 10% nos níveis séricos de colesterol. As estratégias de tratamento do LDL-colesterol baseiam-se em indicadores de risco. Há fortes evidências de que as modificações dietéticas conseguem reduzir o LDL-colesterol e os níveis de TG (Tabela 71.5). Entretanto, as evidências de que as modificações dos lipídios induzidas pelo estilo de vida melhoram os desfechos cardiovasculares são limitadas. Numerosas evidências apoiam o uso das estatinas na prevenção primária e secundária da cardiopatia isquêmica (Tabelas 71.4 e 71.6). Os efeitos do tratamento com estatinas podem ser avaliados depois de 1 a 2 meses. Outros agentes podem ser considerados se as metas-alvo não forem alcançadas com a dose máxima dos medicamentos (Tabela 71.7).

É necessário um painel de lipídios em jejum para diagnosticar a hipertrigliceridemia. Os níveis de triglicerídios superiores a 200 mg/dℓ são classificados como anormais. Os níveis limítrofes variam de 150 a 200 mg/dℓ, e os valores normais são inferiores a 150 mg/dℓ. Recomenda-se um programa de dieta e exercícios para todos os indivíduos com níveis anormais de triglicerídios. Entretanto, pode-se considerar o uso de tratamentos farmacológicos para reduzir os níveis de triglicerídios se as concentrações em jejum forem superiores a 200 mg/dℓ, particularmente se o indivíduo correr risco de cardiopatia isquêmica ou de pancreatite (Tabela 71.7). Deve-se considerar a administração de fibratos, óleo de peixe e ácido nicotínico se os níveis de triglicerídios forem superiores a 500 mg/dℓ. Entretanto, para níveis abaixo de 500 mg/dℓ, as estatinas constituem a terapia de primeira linha.

Baixas concentrações de HDL-colesterol (< 40 mg/dℓ) também podem aumentar o risco de cardiopatia isquêmica. No Framingham Heart Study, cada redução de 5 mg/dℓ na HDL aumentou o risco de infarto agudo do miocárdio (IAM). Tanto as modificações no estilo de vida (p. ex., dieta com baixo teor de gordura saturada, prática de exercícios físicos) quanto a terapia farmacológica (p. ex., ácido nicotínico, fibrato) podem melhorar os níveis de HDL-colesterol. Entretanto, as metas-alvo e as recomendações quanto ao tratamento não foram estabelecidas, devido à falta de evidências.

Tabela 71.5 Recomendações para ingestão nutricional.

Nutrição	Ingestão recomendada
Gordura total	25 a 35% das calorias totais
Saturada	< 7%
Poli-insaturada	< 10%
Monoinsaturada	< 20%
Carboidratos	50 a 60% das calorias totais
Proteína	15% das calorias totais
Colesterol	< 200 mg/dia
Fibra	20 a 30 g/dia

Tabela 71.6 Estatinas.

Estatinas em alta intensidade: redução do LDL-C em > 50%	Estatinas em intensidade moderada: redução do LDL-C em 30 a 50%	Estatinas em baixa intensidade: redução do LDL-C em 30%
Atorvastatina 40 a 80 mg	Atorvastatina 10 a 20 mg	Sinvastatina 10 mg
Rosuvastatina 20 a 40 mg	Rosuvastatina 5 a 10 mg	Pravastatina 10 a 20 mg
	Sinvastatina 20 a 40 mg	Lovastatina 20 mg
	Pravastatina 40 a 80 mg	Fluvastatina 20 a 40 mg
	Lovastatina 40 mg	Pitavastatina 1 mg
	Fluvastatina 80 mg	
	Pitavastatina 2 a 4 mg	

Tabela 71.7 Fármacos comumente usados no tratamento da hiperlipidemia.

Classe de fármacos	LDL (% de alteração)	HDL (% de alteração)	Triglicerídios (% de alteração)	Efeitos colaterais
Inibidores da HMG-CoA	↓ 20 a 60	↑ 5 a 10	↓ 10 a 30	Hepatotoxicidade, miosite, rabdomiólise; aumento do efeito da varfarina
Inibidores da absorção de colesterol	↓ 17	Nenhum efeito	↓ 7 a 8	Enzimas hepáticas anormais em combinação com inibidor da HMG-CoA, mialgia, hepatite, rabdomiólise, pancreatite, aumento potencial do risco de câncer e morte por câncer
Inibidor da PCSK9	↓ 38 a 72	↑ 4 a 9	↓ 2 a 23	Reação no local de injeção, hipersensibilidade, anticorpo neutralizador do fármaco
Ácido bempedoico	↓ 15 a 19	Nenhuma alteração	Nenhuma alteração	Hiperuricemia, ruptura de tendão, pode potencializar a miopatia relacionada com as estatinas
Sequestradores de ácidos biliares	↓ 15 a 30	Ligeiro aumento	Nenhum efeito	Náuseas, distensão, cólica, função hepática anormal; interfere na absorção de outros fármacos, como varfarina e tiroxina
Ácido fíbrico	↓ 6 a 20	↑ 5 a 20	↓ 41 a 53	Náuseas, cólica, mialgias, hepatotoxicidade, aumento do efeito da varfarina
Ácido nicotínico	↓ 10 a 25	↑ 15 a 35	↓ 25 a 30	Hepatotoxicidade, hiperuricemia, hiperglicemia, rubor, prurido, náuseas, vômitos, diarreia
Ácidos graxos ômega-3	Variável	↑ 5 a 9	↓ 23 a 45	Eructação, perversão do paladar, dispepsia

HMG-CoA, hidroximetilglutaril coenzima A redutase; *PCSK9*, pró-proteína convertase subtilisina kexina do tipo 9.

Modificação do estilo de vida

A modificação do estilo de vida deve constituir o primeiro passo no manejo da hiperlipidemia (Tabela 71.5). A restrição da ingestão dietética de gordura reduz o colesterol total em aproximadamente 15% e o LDL-colesterol em 25%. As dietas com baixo teor de gordura que limitam a quantidade de gordura saturada promovem a expressão dos receptores de LDL e aumentam a captação de LDL-colesterol da circulação. Em contrapartida, a gordura saturada infrarregula os receptores hepáticos de LDL e aumenta a LDL circulante. Como as gorduras insaturadas (poli-insaturadas e monoinsaturadas) geralmente não têm esse efeito, elas constituem a forma preferida de ingestão de gordura. Entretanto, as gorduras poli-insaturadas que contêm ácidos graxos com uma configuração de dupla ligação *trans* em vez de *cis* (ácidos graxos *trans*) aumentam os níveis plasmáticos de colesterol de maneira semelhante à da gordura saturada.

Para limitar a ingestão de ácidos graxos saturados e insaturados *trans*, é necessário efetuar substituições calóricas apropriadas. O aumento do conteúdo de carboidratos para alcançar essa meta pode aumentar a síntese hepática de triglicerídios. Foi recomendada uma substituição dietética com fibras solúveis (p. ex., farelo de aveia), visto que essas fibras têm efeito limitado sobre os níveis de triglicerídios.

Elas também se ligam aos ácidos biliares no intestino e, portanto, diminuem os níveis de colesterol. Outras gorduras poli-insaturadas, como os ácidos graxos ômega-3, são cardioprotetoras. São abundantes em peixes gordurosos, óleo de linhaça, óleo de canola e nozes. Elas reduzem a produção de VLDL, inibem a agregação plaquetária e diminuem a cardiopatia isquêmica. Até mesmo duas porções por semana de peixe, como salmão, podem ser benéficas.

A restrição alimentar de gordura (< 10%) é essencial para o tratamento da hipertrigliceridemia acentuada. Outros fatores, como o consumo de carboidratos e de álcool etílico, também podem aumentar a síntese de triglicerídios. A restrição da ingestão de álcool etílico para uma ou duas porções por semana e a adesão a uma dieta com baixo teor de gordura e rica em fibras melhorarão a hipertrigliceridemia.

Foi demonstrado que o exercício aumenta a atividade de LPL. Até mesmo uma única seção de exercício pode reduzir os níveis de triglicerídios e aumentar a HDL. O impacto do exercício na LDL é menos claro. Com exercícios de intensidade baixa a moderada, a depuração das partículas de VLDL aumenta a produção de LDL. Entretanto, esse efeito não é observado com programas de exercício de alta intensidade. Ocorre uma redução do LDL-colesterol com o exercício de alta intensidade, e esse efeito é independente da perda de peso.

Farmacoterapia

Além das modificações na dieta e no exercício, são prescritos agentes farmacológicos para reduzir o risco cardiovascular e alcançar as metas terapêuticas. O algoritmo para o risco de DCVAS é usado para calcular um risco de 10 anos de doença cardíaca ou acidente vascular encefálico (AVE). Esse algoritmo calcula o risco por meio da avaliação dos seguintes fatores: história de DCVAS, níveis de LDL-colesterol, idade, diagnóstico atual de diabetes melito, sexo, raça, níveis de colesterol total, HDL colesterol, hipertensão controlada por medicamentos e história de tabagismo. A história das seguintes condições é considerada como DCVAS conhecida: síndrome coronariana aguda, infarto agudo do miocárdio, angina estável, revascularização coronariana, AVE, ataque isquêmico transitório ou doença arterial periférica. O perfil de risco cardiovascular determina o plano terapêutico, incluindo a dose dos medicamentos e os alvos de LDL em indivíduos com idade entre 40 e 75 anos (Tabelas 71.4 e 71.6). Os pacientes de alto risco podem necessitar de medicamentos adicionais para alcançar as metas desejadas. O provável benefício de cada agente precisa ser balanceado contra os potenciais efeitos adversos quando se determina a terapia farmacológica (Tabela 71.7). Em indivíduos com idade inferior a 40 anos ou com risco de 10 anos abaixo de 7,5%, recomenda-se modificação do estilo de vida, a não ser que sejam observados potencializadores de risco, como história familiar de DCVAS prematura, LDL-colesterol superior a 160 mg/dℓ, doença renal crônica e síndrome metabólica.

A HMG-CoA redutase é a enzima limitadora de velocidade envolvida na biossíntese do colesterol. A inibição dessa enzima diminui o reservatório intracelular de colesterol e, posteriormente, aumenta a captação de LDL-colesterol da circulação. Os inibidores da HMG-CoA redutase (p. ex., atorvastatina e rosuvastatina) aumentam a utilização do colesterol, diminuem a síntese de VLDL e aumentam a síntese de HDL. Em consequência, são observados níveis mais baixos de LDL e de triglicerídios e níveis mais altos de HDL com o tratamento. Em metanálise de ensaios clínicos de prevenção das cardiopatias isquêmicas primária e secundária, foram constatadas reduções das taxas de mortalidade cardiovascular e de todas as causas com o uso de terapia com estatinas. Esses agentes limitam a progressão e até mesmo podem causar regressão da aterosclerose coronariana. Por esse motivo, representam a terapia de primeira linha no manejo dos níveis anormais de LDL-colesterol e prevenção de desfechos cardiovasculares. A elevação das enzimas hepáticas e a toxicidade muscular constituem potenciais complicações relacionadas com a dose. Pode ocorrer miosite com estatinas isoladamente, porém o risco é maior quando as estatinas são usadas em associação com ácido nicotínico ou com derivados do ácido fíbrico.

A ezetimiba é um inibidor de Niemann-Pick C1 *Like* 1 (NPC1L1). A NPC1L1 é uma proteína que ajuda no transporte do colesterol através da borda em escova do intestino. A ezetimiba inibe essa enzima e, portanto, diminui a absorção de colesterol e, consequentemente, aumenta a utilização do colesterol e diminui os níveis de LDL-colesterol. A ezetimiba pode ser usada como agente isolado ou em associação com um inibidor da HMG-CoA redutase para reduzir os níveis de LDL-colesterol. Em combinação com uma estatina, esse agente pode reduzir eventos cardiovasculares em indivíduos de alto risco.

Os inibidores da pró-proteína convertase subtilisina kexina do tipo 9 (PCSK9) representam uma nova fronteira empolgante na redução do LDL-colesterol. A PCSK9 é uma protease cuja função é a degradação dos receptores de LDL. A inibição dessa protease aumenta a sobrevida dos receptores de LDL, o que, por sua vez, leva à redução do LDL-colesterol circulante. Os dois agentes aprovados pela FDA, o evolocumabe e o alirocumabe, são anticorpos monoclonais dirigidos contra a PCSK9, que são administrados por injeção subcutânea a cada 2 a 4 semanas. Esses agentes estão indicados para pacientes com LDL superior a 190 mg/dℓ ou com DCVAS considerada de alto risco, que não obtiveram a redução desejada da LDL com estatina e ezetimiba. O custo dessas terapias é significativo e pode constituir um fator limitante. A terapia *antisense* (oligonucleotídios injetáveis para prevenir a tradução do mRNA) contra o mRNA de PCSK9 é uma área de investigação ativa.

O ácido bempedoico inibe a trifosfato de adenosina citrato liase, uma enzima na via de biossíntese do colesterol. Essa enzima está a montante da 3-hidroxi-3-metilglutaril-CoA redutase, o alvo das estatinas. O ácido bempedoico isoladamente ou em combinação com outros agentes reduz o LDL-colesterol e é recomendado para indivíduos que não toleram as estatinas e não conseguem alcançar as metas, bem como em circunstâncias nas quais os inibidores da PCSK9 não constituem uma opção.

Os fármacos que interferem na absorção de colesterol a partir do lúmen intestinal aumentam a utilização do colesterol e diminuem seus níveis circulantes. Os agentes sequestradores de ácidos biliares (p. ex., colestiramina, colestipol e colesevelam) ligam-se aos ácidos biliares no lúmen intestinal e aumentam a excreção fecal. De modo subsequente, o fígado utiliza mais LDL-colesterol para a síntese de ácidos biliares. A diminuição das reservas celulares de colesterol suprarregula os receptores de LDL e diminui a quantidade de LDL-colesterol na circulação. São observados aumentos discretos do HDL-colesterol com esse agente em consequência do aumento da formação intestinal de HDL. O tratamento está associado à redução da incidência de cardiopatia isquêmica. Os sequestradores de ácidos biliares podem ser usados isoladamente para a disfunção lipídica leve ou em combinação com outro agente hipolipemiante, como um inibidor da HMG-CoA redutase. Anormalidades da função hepática e sintomas gastrintestinais (p. ex., náuseas, distensão abdominal, cólicas) constituem efeitos colaterais comuns que limitam o uso dos agentes sequestradores de ácidos biliares. Além disso, interferem na absorção de outros fármacos, como varfarina e tiroxina.

Os derivados do ácido fíbrico, como genfibrozila e fenofibrato, aumentam a oxidação dos AGLs no músculo e no fígado. A redução da lipogênese no fígado diminui a VLDL e a produção subsequente de LDL. Os derivados do ácido fíbrico também aumentam a atividade da LDL e a síntese de HDL. Como resultado, o tratamento normalmente está associado não apenas a níveis mais baixos de triglicerídios e de LDL, mas também a níveis mais elevados de HDL. Foi demonstrada a redução dos eventos cardiovasculares em um subgrupo de indivíduos com níveis elevados de triglicerídios ($>$ 200 mg/dℓ) e baixos níveis de HDL ($<$ 40 mg/dℓ), porém não foi confirmada a ocorrência de qualquer melhora dos eventos cardiovasculares ou da taxa de mortalidade de todas as causas com o uso desses agentes. Hepatotoxicidade e miosite são efeitos colaterais potenciais dos derivados do ácido fíbrico, e esses fármacos também interferem no metabolismo da varfarina, exigindo ajuste posológico desta.

O ácido nicotínico tem efeito antilipolítico e, portanto, diminui o influxo de AGL para o fígado. Em consequência, ocorre redução da síntese hepática de VLDL e da produção de LDL. O ácido nicotínico também diminui o catabolismo da HDL. Com o tratamento, são observados níveis mais baixos de triglicerídios e LDL e níveis mais altos de HDL. Além disso, o ácido nicotínico estimula o ativador do plasminogênio tecidual e evita a ocorrência de trombose. Reduz também a lipoproteína(a) ou Lp(a), que é um fator de risco independente para o desenvolvimento de doença vascular (discutida mais adiante). O efeito cardioprotetor do ácido nicotínico pode estar ligado ao seu efeito sobre a Lp(a) e a HDL. Os efeitos colaterais consistem em hepatotoxicidade, hiperuricemia, hiperglicemia e rubor.

Os ácidos graxos ômega-3 reduzem a produção de VLDL e, posteriormente, diminuem os níveis de triglicerídios (em 35%). Eles também aumentam modestamente a HDL (3%) e a LDL (5%). O impacto sobre os lipídios pode ser observado ao longo de meses a anos e exige doses de tratamento de até 3 a 4 g de óleo de peixe por dia. Os ácidos graxos ômega-3 constituem 30% dos suplementos de óleo de peixe e 85% das preparações farmacológicas prescritas (*i. e.*, Lovaza® e Vascepa®).[1] Nos ensaios clínicos realizados, tanto Lovaza® quanto Vascepa® na dose de 4 g/dia reduziram os níveis de triglicerídios em 45%. Os suplementos de óleo de peixe parecem ser um meio razoável e econômico de reduzir os níveis de triglicerídios, e os efeitos colaterais consistem em eructação, perversão do paladar e dispepsia. Um ensaio clínico de grande porte demonstrou recentemente que a Vascepa® (éster etil do ácido eicosapentaenoico [EPA]) reduz a incidência de eventos cardiovasculares em pacientes com doença cardiovascular, níveis de LDL bem controlados e elevações modestas dos triglicerídios.

Outros agentes a serem considerados são a neomicina, a lomitapida e o mipomerseno. O uso desses agentes pode ser considerado no manejo de pacientes com elevações refratárias de LDL. A neomicina forma um complexo com ácido biliar e reduz os níveis de LDL. Além disso, inibe a produção de apolipoproteína(a) no fígado e diminui a Lp(a). É recomendada como terapia adjuvante para pacientes com hipercolesterolemia familiar e excesso de Lp(a). Os efeitos colaterais importantes consistem em nefrotoxicidade e ototoxicidade. A lomitapida inibe a proteína de transferência de triglicerídios microssomal no fígado e diminui a apo B. Com o tratamento, são observadas reduções significativas dos níveis de LDL (até 50%). A hepatotoxicidade representa um grave evento adverso associado a esse agente. O mipomerseno é outro fármaco aprovado para uso na hipercolesterolemia familiar homozigótica. Liga-se ao RNA mensageiro da apo B e inibe a produção desta última. A apo B é um componente estrutural das VLDL, IDL e LDL. O tratamento reduz o nível de LDL em até 50%. Os efeitos colaterais incluem sintomas gripais, reações no local de injeção, elevações das enzimas hepáticas e hepatotoxicidade. O perfil de efeitos colaterais e os custos da lomitapida e do mipomerseno limitam o uso desses medicamentos para indivíduos com hipercolesterolemia familiar homozigótica.

DISTÚRBIOS DOS LIPÍDIOS

Diversos distúrbios específicos de superprodução ou remoção defeituosa das lipoproteínas resultam em dislipidemia (Tabelas 71.2 e 71.3). Esses distúrbios frequentemente são familiares, porém também é necessário considerar as causas secundárias. Comorbidades (DM, hipotireoidismo), medicamentos (estrogênio, glicocorticoides, bloqueadores dos receptores beta-adrenérgicos) e fatores de estilo de vida (dieta, etilismo) aumentam a produção e a depuração das lipoproteínas. A abordagem desses fatores frequentemente consegue normalizar os níveis séricos de lipídios. Se as anormalidades persistirem, pode ser necessário considerar a avaliação de fatores genéticos, bem como a prescrição de medicamentos.

Hipercolesterolemia familiar

A hipercolesterolemia familiar (HF) é uma doença autossômica dominante que altera a síntese e a função dos receptores de LDL. É causada por mutações em um dos três genes que diminuem a depuração das

partículas de LDL e aumentam os níveis circulantes de LDL. As mutações gênicas que resultam em HF exibem efeito aditivo, com manifestações clínicas mais graves ocorrendo em indivíduos com mutações homozigotas ou heterozigotas compostas. Um defeito no gene do receptor de LDL (apo B/E) é a causa mais comum de HF. Os defeitos do receptor são classificados com base na atividade do receptor: receptor negativo (atividade < 2%) e receptor defeituoso (atividade de 2 a 25%). Os defeitos no gene *PCSK9* e da apolipoproteína B são menos comuns. A PCSK9 é uma serina protease produzida pelo fígado. Liga-se ao receptor de LDL, resultando em sua internalização e, por fim, na sua destruição. A mutação de ganho de função no gene *PCSK9* resulta em diminuição da expressão dos receptores de LDL, diminuição do catabolismo da LDL e aumento do LDL-colesterol. A mutação no gene da apolipoproteína B resulta em redução da ligação das partículas de LDL aos receptores de LDL. O defeito da proteína apo B100 manifesta-se de maneira mais branda que o defeito do receptor de LDL (apo B/E). Isso se deve ao fato de que a depuração das partículas remanescentes mediada por apo E ainda é funcional.

A forma homozigótica da mutação do receptor de LDL é rara. Os indivíduos afetados manifestam o distúrbio precocemente na vida, com níveis elevados de colesterol total (600 a 1.000 mg/dℓ) e LDL-colesterol (550 a 950 mg/dℓ). Os níveis de triglicerídios e de HDL-colesterol estão normais. Esses pacientes desenvolvem cardiopatia isquêmica, estenose da aorta devido à aterosclerose da raiz da aorta e xantomas tendíneos (com frequência, no tendão do calcâneo). Se a condição permanecer sem tratamento, os pacientes com hipercolesterolemia familiar homozigota morrem tipicamente de IAM antes dos 20 anos. A forma heterozigota da HF afeta 1 em cada 500 indivíduos. O defeito parcial no receptor resulta em células que exigem metade do número normal de receptores de LDL totalmente funcionais. Esses indivíduos apresentam concentrações mais baixas de colesterol total (> 300 a 600 mg/dℓ) e de LDL-colesterol (250 a 500 mg/dℓ) do que aqueles que apresentam a forma homozigota. A cardiopatia isquêmica prematura e os xantomas tendíneos são achados clínicos característicos.

Embora o diagnóstico de hipercolesterolemia familiar possa ser estabelecido por testes genéticos, o diagnóstico é habitualmente feito com base nas características clínicas. Níveis elevados de colesterol total (> 300 mg/dℓ) e de LDL-colesterol (> 250 mg/dℓ) em um indivíduo com história pessoal ou familiar de cardiopatia isquêmica prematura e xantomas tendíneos identificam pacientes com risco de hipercolesterolemia familiar. O tratamento exige dieta com baixo teor de gordura (< 20% das calorias totais) e de colesterol (< 100 mg/dia) em combinação com fármacos. Em geral, os pacientes com hipercolesterolemia familiar necessitam de vários medicamentos, incluindo estatina em alta intensidade, ezetimiba e/ou inibidores da PCSK9 para reduzir os níveis de colesterol até a faixa-alvo. Para pacientes que não conseguem alcançar as metas, pode-se considerar uma intervenção adicional com transplante de fígado para fornecer receptores funcionais, cirurgia de derivação ileal para diminuir a absorção gastrintestinal de ácidos biliares, aférese de LDL para remover o excesso de LDL e novas terapias com lomitapida e mipomerseno.

Elevação da lipoproteína(a) plasmática

A Lp(a) é uma forma especializada de LDL, cuja montagem ocorre fora das células a partir da apolipoproteína(a) e da LDL. A Lp(a), em níveis elevados, interfere na fibrinólise ao competir com o plasminogênio. Isso resulta em diminuição da trombólise e aumento da formação de coágulos. A Lp(a) liga-se também aos macrófagos, promovendo a formação de células espumosas e de placas ateroscleróticas. Deve-se considerar o rastreamento de indivíduos com história familiar ou pessoal de cardiopatia isquêmica prematura sem dislipidemia associada ou quando a terapia para redução dos níveis séricos de colesterol não teve sucesso. O diagnóstico pode ser estabelecido pela

---

[1]N.R.T.: Cada cápsula de 1 g contém pelo menos 8.900 mg dos ésteres etil de ácidos graxos ômega-3. Eles são predominantemente uma combinação de nove ésteres etil do ácido eicosapentaenoico (EPA, aproximadamente 465 mg) e ácido docosa-hexaenoico 10 (DHA, aproximadamente 375 mg).

documentação de níveis de Lp(a) superiores a 30 mg/dℓ em um paciente com cardiopatia isquêmica prematura. O principal objetivo da terapia é diminuir os níveis de LDL-colesterol com medicamentos como as estatinas, a ezetimiba e os inibidores da PCSK9. A niacina também pode reduzir os níveis de Lp(a); entretanto, a eficácia dessa estratégia na prevenção da DCVAS permanece não comprovada.

Hipercolesterolemia poligênica

A hipercolesterolemia em uma população deve-se, em grande parte, a pequenas influências de muitos genes diferentes. A natureza exata desses defeitos genéticos não está bem definida, porém a apo E participa na patogênese. A apo E4 nos quilomícrons e nos remanescentes de VLDL tem alta afinidade pelo receptor de LDL. A ligação elevada de lipoproteínas contendo apo E4 aos receptores de LDL pode infrarregular a síntese de receptores de LDL e aumentar os níveis circulantes de LDL. Fatores ambientais, como a dieta, podem influenciar a produção de quilomícrons e de VLDL, resultando em infrarregulação do receptor de LDL em condições de apo E4 elevada. Isso leva a maior propensão à cardiopatia isquêmica, e recomenda-se o tratamento com agentes redutores de LDL-colesterol com base nos fatores de risco (Tabela 71.7).

Hiperlipoproteinemia combinada familiar

A hiperlipoproteinemia combinada familiar (HLCF) é uma doença poligênica que afeta 1 a 2% da população. Fatores como dieta, intolerância à glicose e medicamentos influenciam a apresentação fenotípica. Na HLCF, o fígado sintetiza VLDL em excesso. A VLDL é hidrolisada pela LPL para produzir LDL. A ocorrência de mutações no gene *LPL* que afeta a sua expressão ou função pode diminuir a eficiência do catabolismo das VLDL. A disfunção de LPL é observada em um terço dos pacientes com HLCF. A diminuição da atividade da LPL aumenta os níveis circulantes de VLDL-triglicerídios; além disso, há disponibilidade de menos partículas remanescentes de VLDL para a síntese de HDL. Por conseguinte, a HLCF precisa ser considerada em todos os pacientes com nível de colesterol total superior a 250 mg/dℓ, níveis de triglicerídios acima de 150 mg/dℓ ou HDL-colesterol inferior a 35 mg/dℓ.

Não existem exames complementares definitivos, porém o rastreamento familiar pode ajudar a confirmar o diagnóstico. O fenótipo de HLCF é variável, com indivíduos que apresentam níveis elevados de LDL-colesterol, níveis elevados de VLDL-triglicerídios ou ambos, com base no defeito genético e em fatores ambientais. Em geral, os pacientes também apresentam altos níveis de apo B (> 120 mg/dℓ) e baixa razão entre LDL-colesterol e apo B100 (< 1,2). Esses pacientes acumulam pequenas partículas densas de LDL, que se acredita sejam aterogênicas e possam contribuir para a cardiopatia isquêmica prematura. Os xantomas e xantelasmas não constituem uma característica desse distúrbio. Os indivíduos afetados necessitam de dieta com baixo teor de gordura e de colesterol, bem como vários medicamentos hipolipemiantes, para alcançar as metas. As estatinas são recomendadas para reduzir o LDL-colesterol e para diminuir o risco de doença cardiovascular e morte. Com frequência, considera-se a adição de ezetimiba, derivados do ácido fíbrico, niacina e ácido graxo ômega-3 para atingir as metas de LDL-colesterol e triglicerídios. Entretanto, esses fármacos não diminuem os eventos cardiovasculares nem melhoram a sobrevida global.

Disbetalipoproteinemia familiar

A apo E na superfície das partículas de lipoproteínas liga-se aos receptores de LDL e viabiliza a depuração das partículas remanescentes da circulação. O alelo de apo E2 tem menor afinidade pelos receptores de LDL do que a apo E3 ou a apo E4. Em indivíduos homozigotos para apo E2, a LPL hidrolisa o cerne de triglicerídio e os quilomícrons resultantes ricos em colesterol. As partículas remanescentes de VLDL e IDL acumulam-se na circulação. A expressão desse fenótipo normalmente exige uma condição precipitante que aumente a produção de lipoproteínas (p. ex., diabetes melito, etilismo) ou diminua sua depuração (p. ex., hipotireoidismo). Além da mutação autossômica recessiva mais comum da apo E, descrita anteriormente, foram relatadas várias mutações de apo E que resultam em um fenótipo autossômico dominante que se manifesta na infância. Cardiopatia isquêmica prematura, doença vascular periférica e xantomas que acometem os sulcos palmares são manifestações clínicas marcantes. Os indivíduos com disbetalipoproteinemia familiar apresentam níveis elevados de colesterol total (300 a 400 mg/dℓ) e TG (300 a 400 mg/dℓ). O diagnóstico definitivo exige a realização de teste genético para a identificação de homozigose ou mutação da apo E2. O tratamento das condições coexistentes, como DM e hipotireoidismo, consegue normalizar os níveis de lipídios nos homozigotos para apo E2. Se os níveis-alvo não forem alcançados, devem-se considerar também dieta e medicamentos hipolipemiantes, como derivados do ácido fíbrico e inibidores da HMG-CoA redutase.

Quilomicronemia familiar

Mutações no gene *LPL*, que resultam em deficiência na síntese ou função da LPL, resultam em aumento dos quilomícrons e das partículas de VLDL circulantes e hipertrigliceridemia grave. A deficiência homozigótica de LPL é rara. Manifesta-se na infância com níveis de triglicerídios superiores a 1.000 mg/dℓ. A deficiência heterozigótica de LPL, que ocorre em 2 a 4% da população, exige habitualmente um fator precipitante, como DM não controlado ou terapia com estrogênio, para a manifestação do fenótipo. Esses indivíduos apresentam hipertrigliceridemia moderada (250 a 750 mg/dℓ), que pode aumentar para níveis superiores a 1.000 mg/dℓ com fatores secundários. Isso pode resultar na síndrome de quilomicronemia, que se caracteriza por hipertrigliceridemia acentuada (> 1.000 a 2.000 mg/dℓ), pancreatite, xantomas eruptivos, lipemia retiniana e hepatoesplenomegalia. A inspeção visual demonstra um plasma lipêmico. Após a refrigeração por 12 horas, pode ser observado sobrenadante cremoso (aumento dos quilomícrons) e/ou infranadante de plasma turvo (aumento das VLDL). A documentação de diminuição da atividade LPL confirma o diagnóstico. O tratamento primário consiste em dieta com baixo teor de gordura (< 10% das calorias totais ou 20 a 25 g/dia). Os fatores secundários, como DM não controlado e etilismo, devem ser abordados, e pode ser necessário o uso de agentes redutores de VLDL (p. ex., derivados do ácido fíbrico, niacina) para prevenir hipertrigliceridemia grave.

Deficiência de apolipoproteína C-II

A apo C-II é um cofator ativador para a LPL. A deficiência de apo C-II é um distúrbio autossômico recessivo raro, que leva ao aumento dos níveis de quilomícrons e VLDL na circulação, resultando em hipertrigliceridemia grave. As manifestações clínicas assemelham-se às da deficiência de LPL, incluindo hipertrigliceridemia (> 1.000 mg/dℓ) e sintomas de pancreatite, xantomas eruptivos, lipemia retiniana e hepatoesplenomegalia. As recomendações quanto ao tratamento incluem manejo adequado dos fatores secundários, como DM e hipotireoidismo, restrição da gordura dietética (< 10% das calorias) e terapia farmacológica (p. ex., derivados do ácido fíbrico). Para a hipertrigliceridemia grave, pode-se considerar a transfusão de plasma (com apo C-II).

Hipertrigliceridemia familiar

A hipertrigliceridemia familiar é uma doença autossômica dominante, caracterizada pela superprodução de VLDL hepática. O defeito ou a mutação exata não são conhecidos. Fatores secundários que aumentam a VLDL, como DM, etilismo e terapia com estrogênio, parecem exacerbar essa condição. O nível sérico baixo de HDL associado à hipertrigliceridemia familiar está relacionado com o aumento do catabolismo. Os indivíduos com essa condição apresentam hipertrigliceridemia (200 a 500 mg/dℓ) e baixo nível de HDL-colesterol (< 35 mg/dℓ) na apresentação. Esse diagnóstico é considerado em indivíduos com história familiar ou pessoal de hipertrigliceridemia, cardiopatia isquêmica e níveis normais de LDL. O infranadante turvo após a refrigeração noturna do plasma identifica um distúrbio do metabolismo das VLDLs. O tratamento começa com o manejo dos fatores secundários que podem exacerbar a condição. A restrição da gordura dietética (< 10% das calorias) e a terapia medicamentosa com óleo de peixe, niacina e derivados do ácido fíbrico devem ser iniciadas se as metas não forem alcançadas.

Para uma discussão mais profunda deste tópico, ver Capítulo 195, "Distúrbios do Metabolismo dos Lipídios", em *Goldman-Cecil Medicina*, 26ª edição.

LEITURA SUGERIDA

Eckel RH, Jakicic JM, Ard JD, et al: 2013 AHA/ACC guideline on lifestyle management to reduce cardiovascular risk, Circulation 129:S76–S99, 2014.

Grundy SM, Stone NJ, Bailey AL, et al: 2018 AHA/ACC multisociety guideline on the management of blood cholesterol, J Am Coll Cardiol 73:e285, 2019.

Jellinger PS, Handelsman Y, Rosenblit PD, et al: American association of clinical endocrinologist and American College of Endocrinology guidelines for the management of dyslipidemia and prevention of cardiovascular disease, Endocr Pract 23:1–87, 2017.

U.S. Preventive Services Task Force: Statin use for the primary prevention of cardiovascular disease in adults: Preventive medication: U.S. Preventive Services Task Force recommendation statement, 2016, Available at: https://www.uspreventiveservicestaskforce.org/Page/Document/RecommendationStatementFinal/statin-use-in-adults-preventive-medication1. Accessed June 2020.

SEÇÃO 11

Saúde da Mulher

72 Tópicos de Saúde da Mulher, 756

72

Tópicos de Saúde da Mulher

Vidya Gopinath, Yael Tarshish, Kelly McGarry

INTRODUÇÃO

O campo da saúde da mulher surgiu a partir do reconhecimento de que determinadas condições clínicas são exclusivas das mulheres. Existem diferenças específicas de sexo e gênero na manifestação e no manejo de doenças. As diferenças sexuais são definidas como as variações entre homens e mulheres devidas à composição e à expressão específicas de seus cromossomos. As diferenças de gênero são derivadas de origens socioculturais. Por exemplo, as mulheres são desproporcionalmente impactadas por pobreza, violência por parceiro íntimo (VPI), moradia instável, transtornos por uso de substâncias psicoativas, falta de transporte, falta de plano de saúde e a necessidade de encontrar creches, que impõem barreiras ao atendimento e, portanto, influenciam sua saúde. As variações nos desfechos de saúde entre homens e mulheres estão relacionadas a uma interação complexa de diferenças de estilo de vida, ambientais, comportamentais, moleculares e celulares.

A saúde da mulher como especialidade concentra-se nas condições exclusivas das mulheres, como também nas doenças que afetam desproporcionalmente as mulheres e que se apresentam de forma diferente ou são abordadas de maneiras específicas para elas. Os diagnósticos exclusivos das mulheres incluem síndrome do ovário policístico, irregularidades menstruais e endometriose. As condições que afetam desproporcionalmente as mulheres incluem câncer de mama, osteoporose, lúpus, hipotireoidismo e incontinência urinária. As mulheres têm maior suscetibilidade para desenvolver certas condições. Por exemplo, uma mulher que fuma o mesmo número de cigarros que um homem tem probabilidade 20 a 70% maior de desenvolver câncer de pulmão. As mulheres também são mais suscetíveis à doença hepática induzida pelo álcool etílico. Entre os indivíduos que consomem de 28 a 41 bebidas alcoólicas por semana, os riscos relativos de cirrose induzida pelo álcool etílico são de 17 nas mulheres e de 7 nos homens. Durante uma relação sexual desprotegida, é 10 vezes mais provável que as mulheres contraiam o vírus da imunodeficiência humana (HIV) do que os homens. O campo da saúde da mulher tornou-se mais robusto e inclui profissionais de várias disciplinas: obstetras-ginecologistas; médicos especialistas em medicina interna; médicos com subespecialidades e conhecimento de medicina interna, medicina de família e medicina de emergência; radiologistas; e cirurgiões. A farmacocinética e a farmacodinâmica de inúmeros medicamentos têm diferenças específicas em relação ao sexo que estão sendo descobertas e demandam mais estudos. O National Institutes of Health fez progressos significativos na inclusão de mulheres em ensaios clínicos; elas vinham sendo historicamente excluídas por inúmeros motivos, incluindo as preocupações sobre as flutuações hormonais que afetam os dados e sobre os efeitos teratogênicos nas mulheres que estavam ou poderiam engravidar. Em 1977, a Food and Drug Administration (FDA) dos EUA recomendou a exclusão das mulheres com "potencial para engravidar" dos estudos clínicos de fase 1 e fase 2 iniciais.

Há agora um crescente reconhecimento da necessidade de estudos de pesquisa para analisar completamente as diferenças específicas entre os sexos e incluir tanto homens como mulheres.

As sementes dessa disparidade na pesquisa e na representação derivam em parte do fato de que as mulheres têm sido sub-representadas no campo da medicina. Em 1849, Elizabeth Blackwell obteve o primeiro diploma de medicina concedido a uma mulher americana, mas o avanço das médicas foi gradual. Em 1950, apenas 6% dos médicos atuantes eram do sexo feminino. Atualmente, as médicas representam 36% da força de trabalho. Em 2017, pela primeira vez, o número de mulheres matriculadas nas faculdades de medicina dos EUA ultrapassou o número de homens, com as mulheres representando 50,7% dos 21.338 novos matriculados em comparação com 49,8% em 2016. Dadas essas estatísticas, as mulheres terão um impacto cada vez maior na formação da profissão e do mundo dos cuidados de saúde.

Neste capítulo, focamos as questões médicas exclusivas das mulheres e destacamos o que se sabe sobre as diferenças de sexo e de gênero em doenças comuns. Nós reconhecemos que sexo biológico e gênero não são sinônimos. Nossa meta é incluir as minorias sexuais e reconhecer que alguns tópicos podem ser relevantes apenas para as mulheres biológicas ou as mulheres que optam por ter relações sexuais com homens. Para discussões mais detalhadas sobre tópicos específicos, consulte os capítulos apropriados deste livro e a 26ª edição de *Goldman-Cecil Medicina*.

CICLO MENSTRUAL

O ciclo menstrual é um processo hormonal complexo que resulta na liberação de um único oócito, ou óvulo imaturo. O ciclo menstrual consiste em duas fases: a fase folicular e a fase lútea. A fase folicular começa com o primeiro dia da menstruação. Vários folículos crescem até que um único folículo dominante seja selecionado. Enquanto isso, a espessura do endométrio uterino aumenta gradualmente. A fase folicular termina no dia anterior ao pulso de hormônio luteinizante (LH, do inglês *luteal hormone*), que marca o primeiro dia da fase lútea. O pico de LH inicia a liberação do folículo do ovário para percorrer a tuba uterina até a cavidade uterina. A fase lútea termina quando o oócito é fertilizado e se implanta no endométrio ou quando não ocorre fertilização, momento em que os níveis de estradiol e progesterona diminuem. Sem altos níveis de estradiol ou progesterona, a irrigação sanguínea do endométrio diminui, o que leva à descamação do revestimento endometrial e, portanto, marca o início da menstruação. As mudanças fisiológicas que definem o ciclo menstrual, incluindo as variações nos hormônios, no revestimento uterino e na temperatura corporal basal matinal, estão representadas graficamente na Figura 72.1. O ciclo menstrual médio de uma mulher adulta é de 28 a 35 dias. A variabilidade na duração do ciclo é comum durante a adolescência; entre as idades de 20 a 40 anos, as mulheres tendem a ter ciclos consistentes.

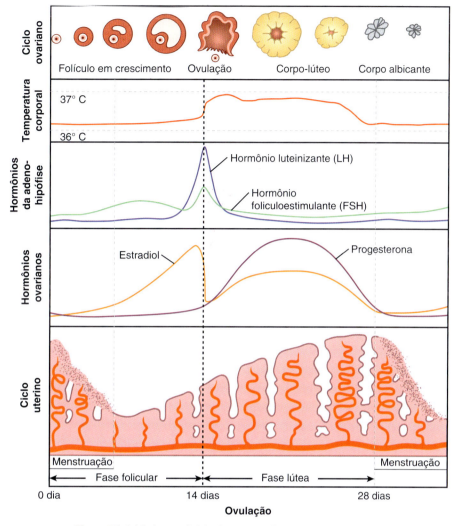

Figura 72.1 Mudanças fisiológicas que definem o ciclo menstrual.

Os distúrbios menstruais são comuns e categorizados como amenorreia ou sangramento uterino anormal. A amenorreia é definida como a ausência de menstruação em uma mulher sexualmente madura. É dividida em amenorreia primária ou secundária. Essas anormalidades podem indicar distúrbios do sistema genital ou podem ser um sinal precoce de uma importante doença sistêmica subjacente. Sempre tem de ser feito um teste de gravidez para descartar a possibilidade de gravidez em casos de amenorreia, como também uma anamnese minuciosa e um exame físico completo.

Amenorreia primária

A amenorreia primária é mais frequentemente causada por anormalidades genéticas ou anatômicas. É definida como a ausência de menarca aos 15 ou 16 anos apesar do desenvolvimento sexual normal ou como as ausências de menarca aos 13 ou 14 anos e de desenvolvimento sexual. O desenvolvimento mamário, a existência de útero e os níveis de LH, hormônio foliculoestimulante (FSH), hormônio tireoestimulante (TSH) e prolactina são fatores importantes na determinação da causa da amenorreia primária. A investigação pode incluir cariotipagem e exames de imagem pélvica ou cerebral. A causa mais comum de amenorreia primária é a disgenesia gonadal, que é encontrada na síndrome de Turner. A segunda causa mais comum é a agenesia mülleriana, uma malformação congênita que resulta em falta de desenvolvimento uterino e hipoplasia vaginal. Se houver útero, pode ser identificada uma obstrução da via de saída, como um hímen imperfurado ou um septo vaginal transverso. Os níveis de FSH e LH conseguem diferenciar entre amenorreia hipotalâmica funcional e insuficiência ovariana primária.

Amenorreia secundária

Amenorreia secundária é a ausência de menstruação por 3 meses nas mulheres com menstruação regular ou por 6 meses nas mulheres com menstruação irregular que não estejam grávidas nem amamentando. A oligomenorreia consiste em menstruação irregular ou infrequente, com duração do ciclo geralmente maior que 35 a 40 dias ou menos de nove ciclos menstruais em 12 meses, e está frequentemente associada à anovulação crônica ou à oligo-ovulação. A causa mais comum de amenorreia secundária é a gravidez. A lactação causa amenorreia por até 6 meses nas mulheres que estão amamentando exclusivamente. A amenorreia prolongada pode ocorrer após a interrupção de alguns contraceptivos hormonais, especialmente o acetato de medroxiprogesterona de depósito (DMPA, do inglês *depot medroxyprogesterone acetate*). A possibilidade de menopausa deve ser aventada em uma mulher com mais de 45 anos.

A amenorreia e a oligomenorreia podem ser causadas por alterações patológicas em qualquer ponto do eixo endométrio-ovário-hipófise-hipotálamo. O diagnóstico diferencial para outras causas de amenorreia secundária é amplo. A maioria dos casos está associada à síndrome dos ovários policísticos (SOP), à amenorreia hipotalâmica, à hiperprolactinemia ou à insuficiência ovariana primária.

A SOP e o hiperandrogenismo estão associados a hirsutismo, acne e histórico de menstruação irregular. A amenorreia hipotalâmica pode ser funcionalmente causada por estresse, mudança de peso, dieta ou exercício físico, ou um transtorno alimentar. Cefaleia e déficits de campo visual são sugestivos de doença hipotálamo-hipofisária, enquanto galactorreia sugere hiperprolactinemia. A insuficiência ovariana manifesta-se como deficiência de estrogênio, cujos sintomas são ondas de calor (fogachos), ressecamento vaginal e diminuição da libido. Os exames laboratoriais iniciais incluem FSH, TSH, prolactina e, possivelmente, testosterona total. Ressonância magnética (RM) da hipófise, teste do progestógeno e histeroscopia podem fazer parte da investigação se os testes iniciais não forem reveladores.

Sangramento uterino anormal

O sangramento uterino anormal (SUA) ocorre em aproximadamente um terço das mulheres em algum momento de suas vidas. Termos como menorragia e metrorragia foram atualizados em 2011 pela International Federation of Gynecology and Obstetrics. Os especialistas recomendam o uso dos termos sangramento menstrual intenso (SMI), que é definido como um sangramento ovulatório por mais de 8 dias ou que interfere na qualidade de vida, e sangramento uterino anormal com disfunção ovulatória (SUA-O), que é definido como um sangramento irregular.

Na classificação PALM-COEIN, a etiologia do SMI e do SUA-O é dividida em causas estruturais e não estruturais. As quatro principais causas estruturais são *p*ólipo, *a*denomiose, *l*iomioma e *m*alignidade ou hiperplasia. As cinco causas não estruturais são *c*oagulopatia e disfunções *o*vulatória, *e*ndometrial, *i*atrogênica e ainda *n*ão classificadas.

Os elementos-chave da anamnese incluem detalhes sobre o sangramento, o que inclui o início, a duração, o padrão e o volume. A anamnese e as informações sobre dor à palpação das mamas e cólicas antes do início do sangramento podem estabelecer evidências de ciclos ovulatórios. A avaliação também deve confirmar a origem do sangramento como uterino e não gastrintestinal, urinário ou vulvar. A possibilidade de gravidez deve ser descartada em todas as pacientes, incluindo aquelas que estejam usando métodos de contracepção ou neguem ser sexualmente ativas.

A avaliação inclui exame pélvico com espéculo vaginal e exame bimanual para caracterização do útero. Devem ser solicitados esfregaços de Papanicolaou e culturas de amostras do colo do útero para investigar doença ou infecção do colo do útero. Os exames laboratoriais devem incluir hemograma completo, estudos da tireoide e ferritina sérica. Também pode ser solicitado um coagulograma porque uma fração significativa (5 a 32%) das mulheres com sangramento menstrual intenso tem um distúrbio hemorrágico subjacente.

A amostragem endometrial deve ser realizada nas mulheres com 45 anos ou mais e nas mulheres com menos de 45 anos que correm risco de hiperplasia ou câncer endometriais (*i. e.*, mulheres obesas ou com históricos de anovulação crônica, de fracasso de terapia clínica ou de sintomas persistentes). Quando houver suspeita de anormalidades estruturais, deve ser solicitada uma ultrassonografia (US) transvaginal.

O manejo do sangramento anormal depende da patologia subjacente identificada e do grau da anemia causada pelo sangramento. Mulheres hemodinamicamente instáveis podem necessitar de curetagem uterina ou estrogênio intravenoso. Para aquelas hemodinamicamente estáveis, o controle do sangramento geralmente é obtido por meio de associação de estrogênio e progesterona, geralmente na forma de anticoncepcionais orais. Quando houver contraindicação ao uso de estrogênio, podem ser usados dispositivos intrauterinos (DIUs) liberadores de levonorgestrel e progestinas orais em altas doses.

Com frequência, o sangramento irregular persiste mesmo com a medicação hormonal, mas diminui com o tempo. Para as mulheres que não necessitam de contracepção, os anti-inflamatórios não esteroides (AINEs) podem ser prescritos porque comprovadamente diminuem o sangramento. A suplementação-padrão de ferro é recomendada para as pacientes com resultante anemia ou deficiência de ferro. As opções cirúrgicas incluem tratamentos menos invasivos, tais como ablação endometrial e ablação da artéria uterina, bem como terapia definitiva com histerectomia. Geralmente, estes são reservados para as mulheres que não responderam a outros tratamentos, recusam a terapia clínica a longo prazo e não desejam uma gravidez futura.

CONTRACEPÇÃO

Aproximadamente 62% das mulheres em idade fértil nos EUA estão usando alguma forma de contracepção e 99% das mulheres que já foram sexualmente ativas com homens usaram uma forma de contracepção na vida. No entanto, quase metade das gestações nos EUA é indesejada. Ao ajudar as pacientes a escolher um método contraceptivo, muitas variáveis importantes devem ser consideradas. A preferência da paciente e a probabilidade de adesão a determinado método são componentes importantes a serem considerados na seleção de um modo de contracepção. A eficácia depende do uso apropriado. As experiências passadas das pacientes com diferentes formas de contracepção e suas preferências pessoais ajudam a prever quão bem elas irão aderir aos esquemas atuais. Estudos observacionais demonstraram que as relações médico-paciente são importantes no planejamento familiar.

A obtenção de uma anamnese meticulosa é importante para determinar quais métodos são apropriados para determinada paciente. Alguns distúrbios clínicos podem tornar determinada escolha muito arriscada para uma paciente, mas fornecer um benefício à saúde para outra. Por exemplo, os anticoncepcionais orais que aumentam o risco de trombose são contraindicados para as pacientes com um importante histórico familiar de trombose venosa, mas podem corrigir a anemia naquelas com menorragia. O histórico sexual da paciente e a avaliação do risco de infecções sexualmente transmissíveis (ISTs) influenciam a escolha do contraceptivo e a orientação sobre o uso de métodos de barreira.

Métodos de contracepção

Os métodos de barreira incluem diafragma, capuz cervical, e preservativos masculino e feminino. Esses métodos não interrompem a fertilidade além do momento de uso. O diafragma e o capuz cervical precisam ser ajustados por um médico e, portanto, exigem avaliação médica. A cada contato sexual, o espermicida precisa ser aplicado e o dispositivo precisa ser deixado no local por 6 a 8 horas após a relação sexual para ser eficaz. O preservativo masculino pode ser adquirido na farmácia sem receita médica e está entre as opções mais custo-efetivas; tem o benefício adicional de reduzir a transmissão de ISTs. A prevenção da concepção e da transmissão de ISTs depende do uso correto e consistente: o preservativo masculino precisa ser usado durante todo o ato sexual. O preservativo feminino também é vendido sem receita médica e protege contra a transmissão de ISTs, embora haja menos dados sobre a diminuição desta transmissão em comparação com os preservativos masculinos.

Os contraceptivos hormonais combinados são a forma mais comum de controle hormonal da natalidade. Tipicamente, eles contêm uma dose baixa de estrogênio ($\leq$ 35 μg) e uma de várias progestinas. Os métodos de administração incluem comprimidos, adesivos transdérmicos e anéis intravaginais. Esses métodos apresentam contraindicações semelhantes e o mesmo mecanismo contraceptivo: a prevenção da ovulação. Os anticoncepcionais orais combinados (AOCs) são classificados como monofásicos, que liberam uma dose constante de hormônio durante todo o ciclo menstrual, ou multifásicos, que contêm níveis variáveis de hormônios a serem ingeridos ao longo do mês. Os AOCs monofásicos são preferidos porque foram mais amplamente estudados, estão associados a melhora na variabilidade do humor em mulheres suscetíveis em comparação com as formulações multifásicas, e são mais simples de usar. Nenhum benefício claro foi demonstrado para os AOCs multifásicos. Os AOCs de ciclo contínuo ou estendido resultam em sangramentos de privação menos frequentes e mais controle sobre o momento de sua ocorrência, embora isso possa estar associado a sangramentos mais imprevisíveis. Após a interrupção dos contraceptivos hormonais combinados, tipicamente a menstruação retorna em 1 mês. A fertilidade e a menstruação são esperadas em todas as mulheres nos 90 dias seguintes à interrupção da medicação.

O adesivo transdérmico é aplicado semanalmente durante 3 semanas por mês seguidas de 1 semana sem o adesivo para possibilitar o sangramento de privação. O adesivo é aplicado em um local diferente do corpo a cada vez. Ele fornece uma dose média mais alta de estrogênio, mas doses máximas mais baixas. Uma diferença fundamental entre os AOCs e o adesivo é que o último não sofre metabolismo hepático de primeira passagem; assim, o adesivo tem menos interações medicamentosas e exige doses hormonais máximas mais baixas para ser efetivo em comparação com os AOCs. O retorno à fertilidade pode ocorrer imediatamente após a descontinuação do adesivo porque os hormônios exógenos atingem níveis muito baixos em 3 dias.

O anel é inserido por via vaginal, é deixado no local por 3 semanas e depois removido por 1 semana para possibilitar o sangramento de privação. Esquemas estendidos são possíveis e um novo anel é inserido no mesmo dia em que o anterior é removido. Isso pode ser feito a cada 3 semanas por até 1 ano para retardar o sangramento de privação, embora esteja associado a sangramentos leves. O adesivo e o anel são opções razoáveis para as pacientes preocupadas em tomar uma medicação diária.

As contraindicações à contracepção hormonal combinada estão relacionadas ao componente estrogênio. Tais impedimentos incluem histórico pessoal de evento tromboembólico ou mutação trombogênica conhecida, acidente vascular encefálico (AVE), doença arterial coronariana (DAC), hipertensão arterial sistêmica não controlada, enxaqueca com aura, tabagismo após os 35 anos, câncer de mama, neoplasias dependentes de estrogênio, sangramento vaginal anormal não diagnosticado, tumores hepáticos e gravidez. Não há evidências de que os AOCs causem ganho de peso. Após seu início, algumas pacientes relatam aumento da sensibilidade mamária, náuseas e distensão abdominal. A maioria dos sintomas desaparece rapidamente com o uso contínuo. Tipicamente, o sangramento irregular desaparece em 3 meses. Se os AOCs forem iniciados mais de 5 dias após o início da menstruação, recomenda-se o uso de outro método de contracepção por 7 dias.

Os potenciais benefícios não contraceptivos dos AOCs incluem regulação do fluxo menstrual e melhora nas recorrências de cisto ovariano, endometriose, dor pélvica crônica, acne, síndrome do ovário policístico, hiperandrogenismo e *mittelschmerz* (i. e., dor no meio do ciclo). O uso prolongado de AOCs tem estado associado a um risco reduzido de cânceres de endométrio e de ovário ao longo da vida. A densidade óssea é maior nas mulheres na perimenopausa que usaram AOCs em comparação com aquelas que não usaram.

Os contraceptivos à base de progesterona apenas são uma opção para as mulheres intolerantes ao estrogênio ou com risco aumentado de eventos tromboembólicos. Eles podem ser ingeridos continuamente sem um intervalo sem hormônios. As contraindicações incluem DAC ativa, câncer de mama, tumor hepático e flebite. Eles são discretamente menos eficazes do que os AOCs, e as mulheres podem apresentar um sangramento de escape. Eles têm duração de ação e meia-vida curtas; portanto, precisam ser ingeridos na mesma hora todos os dias. É necessário o uso de outro método de contracepção se uma dose for ingerida com mais de 3 horas de atraso. Após a cessação, o retorno da fertilidade é rápido. Em comparação com os AOCs, a ovulação não é suprimida de forma consistente.

O DMPA é uma injeção somente de progesterona administrada a cada 12 semanas. Os principais efeitos colaterais incluem sangramento irregular (que desaparece com o tempo) e amenorreia (50% em 1 ano). Ganho ponderal, alterações no cabelo e acne são outros efeitos colaterais possíveis. A FDA emitiu um aviso nas embalagens dos medicamentos contendo DMPA alertando que esse composto pode diminuir a densidade óssea, especialmente nas adolescentes e mulheres na perimenopausa. Esta possível associação entre uso de DMPA e risco de fratura permanece controversa e sem dados definitivos; entretanto, um estudo de coorte retrospectivo não encontrou diferença significativa no risco de fratura. O retorno à fertilidade pode ser retardado e depende do peso corporal: as mulheres com peso corporal mais baixo concebem mais cedo após a interrupção em comparação com as mulheres com peso corporal mais alto. Se a concepção for desejada para 1 a 2 anos após o início de um método contraceptivo, o DMPA não é recomendado.

O DIU pode ser uma ótima opção para as mulheres que não desejam engravidar nos 5 a 10 anos seguintes. Em todo o mundo, é o método de contracepção reversível mais utilizado. Dois tipos de DIU estão disponíveis nos EUA e ambos são tão efetivos quanto a esterilização. O DIU de cobre pode ser deixado no local por 10 anos. Existem quatro DIUs liberadores de progesterona disponíveis nos EUA e, dependendo da formulação, eles podem ser deixados por 3 a 5 anos. O DIU de cobre pode estar associado a um sangramento menstrual mais intenso e cólicas. O DIU de progesterona pode inicialmente apresentar um sangramento de escape, mas quase 50% das usuárias passam a apresentar amenorreia. O retorno da fertilidade é rápido após a remoção do DIU.

Nos EUA, o implante subdérmico contraceptivo de progesterona foi originalmente comercializado como Implanon® e agora é Nexplanon®. Ao contrário do Implanon®, o Nexplanon® é radiopaco. Trata-se de uma haste de progesterona de 40 mm que é implantada sob a pele da parte superior do braço e é altamente efetivo durante 3 anos. Pode ser colocado em consultórios e é útil na redução da dismenorreia, mas está associado a menstruações irregulares.

A contracepção de emergência (CE) pós-coito[1] pode ser alcançada com uma ou várias opções hormonais ou com a colocação de um DIU de cobre. A CE não é considerada abortiva; ela interrompe a ovulação ou impede a fertilização. O DIU de cobre é a opção mais efetiva e pode ser usado em até 5 dias após uma relação sexual desprotegida. Os contraceptivos hormonais orais podem ser usados em uma dose de CE especificamente formulada (Plan B®)[2] ou *off-label* com um esquema de AOCs. A recomendação é o uso de Plan B® em até 72 horas após uma relação sexual desprotegida. Está disponível sem receita médica. A eficácia da contracepção hormonal diminui com o aumento do índice de massa corporal (IMC) para acima de 25 kg/m². A única contraindicação absoluta à CE é a gravidez.

---

[1]N.R.T.: Atualmente, são aprovados pelo Ministério da Saúde para uso no Brasil:
– Método Yuzpe – compreende uma dose de 0,50 mg de levonorgestrel + 100 μg de etinilestradiol em duas tomadas com intervalo de 12 horas e deve ser usado até 72 horas após a relação sexual desprotegida
– Levonorgestrel – um comprimido de 1,5 mg ou dois comprimidos de 0,75 mg em uma única dose ou 1 comprimido a cada 12 horas. O seu uso deve ser feito até 5 dias após a relação sexual desprotegida, mas a eficácia é maior quanto antes for utilizado. Esta opção está disponível no SUS.

[2]N.R.T.: Consiste em levonorgestrel, comprimidos de 1,5 mg.

INFERTILIDADE

De acordo com os Centers for Disease Control (CDC), 12% das mulheres norte-americanas têm problemas para conceber. No entanto, a infertilidade é uma condição clínica singular porque envolve um casal, e não um indivíduo. A infertilidade consiste na falha em conceber após 1 ano de relações sexuais regulares sem método de contracepção em mulheres com menos de 35 anos ou após 6 meses em mulheres com 35 anos ou mais. O termo fecundabilidade é a probabilidade de engravidar em um ciclo menstrual. O comprometimento da fecundidade descreve as mulheres que têm dificuldade em engravidar ou levar uma gravidez a termo. Não está claro se a prevalência de infertilidade mudou ou se o aumento da conscientização sobre a infertilidade é devido à combinação de fatores como o adiamento da gravidez para mais tarde na vida, os avanços tecnológicos e o aumento da conscientização sobre a infertilidade. Provavelmente, as causas da infertilidade são variadas entre os diferentes grupos demográficos e socioeconômicos.

A infertilidade pode ser causada por fatores femininos e/ou fatores masculinos. Aproximadamente 20 a 30% dos casais apresentam uma infertilidade inexplicável. A anamnese deve se concentrar nos históricos menstrual e contraceptivo, de cirurgias, de disfunção sexual, de medicamentos e de eventos familiares de menopausa precoce ou distúrbios reprodutivos. O exame físico deve incluir avaliações pélvica, de tireoide e de mama. A causa feminina mais comum é um distúrbio da ovulação (20 a 35%), seguido por doença tubária (20 a 25%) e fatores uterinos (5 a 15%). A disfunção ovulatória pode ser avaliada a partir do relato da paciente, mas até um terço das mulheres com menstruação normal é anovulatório; portanto, podem ser utilizadas medidas objetivas para confirmar a ovulação com níveis de progesterona e LH, avaliação do muco cervical e temperatura corporal basal. Tipicamente, a investigação inclui níveis de TSH, FSH e prolactina nas mulheres com menstruação irregular. A avaliação masculina inicial inclui espermograma e histórico reprodutivo. Exames adicionais são realizados por especialistas em reprodução e podem incluir avaliação da reserva ovariana por meio de US transvaginal e histerossalpingografia para visualizar o útero e as tubas uterinas e constatar a permeabilidade tubária. Para a maioria dos casais, o diagnóstico de infertilidade está associado a um estresse significativo e a conscientização de um profissional pode ajudar a mitigar seus efeitos.

COMPLICAÇÕES DA GRAVIDEZ E RISCO DE DOENÇAS FUTURAS

Durante a gravidez, uma mulher é tipicamente atendida por seu obstetra. No entanto, as mulheres com condições clínicas complexas ou complicações na gravidez podem precisar de um especialista em medicina materno-fetal (MMF). A MMF é uma subespecialidade que trata de gestações de alto risco, bem como de complicações inesperadas na gravidez, tais como traumatismo para a mãe, trabalho de parto prematuro e sangramento. O obstetra pode solicitar o parecer de outros especialistas para o controle de condições como hipertensão arterial sistêmica, doença renal, doença da tireoide, diabetes melito e cardiopatias.

A gravidez pode estar associada a exacerbações de doenças crônicas, desmascarando então uma nova doença ou prevendo doenças futuras. Uma compreensão das consequências a longo prazo de determinadas complicações na gravidez pode facilitar a transição de volta para a atenção primária.

O diabetes gestacional afeta 4 a 8% das gestações nos EUA. Todas as gestantes que recebem cuidados obstétricos de rotina são rastreadas para diabetes gestacional. As mulheres com histórico de diabetes gestacional correm risco aumentado de diabetes melito mais tarde na vida.

Elas devem ser rastreadas 6 a 12 semanas após o parto com um teste oral de tolerância à glicose e avaliadas com critérios diagnósticos de diabetes não gestacional. Elas devem fazer exames ao longo da vida pelo menos a cada 3 anos.

As mulheres cujas gestações foram complicadas por um distúrbio hipertensivo gestacional, tais como pré-eclâmpsia ou hipertensão gestacional, correm risco aumentado de uma subsequente hipertensão arterial essencial. Um histórico de pré-eclâmpsia está associado à duplicação do risco de doença cardíaca e AVE e ao aumento de quatro vezes do risco de hipertensão. Atualmente, não há rastreamento adicional ou intervenções preventivas recomendadas para essas mulheres.

MENOPAUSA

A menopausa é definida como a ausência de menstruação por 12 meses consecutivos ou a cessação do ciclo menstrual devido à ooforectomia. Nos EUA, a idade média da menopausa é de 51 anos, e varia de 40 a 58 anos. A menopausa natural antes dos 40 anos é considerada insuficiência ovariana prematura. A menopausa após os 55 anos é considerada menopausa tardia. A expectativa de vida das mulheres nos EUA é de quase 80 anos; portanto, muitas mulheres passam pelo menos um terço de sua vida no período pós-menopausa. Embora manifestações como fogachos e ressecamento vaginal ocorram durante a menopausa, para as mulheres o processo em si é uma parte normal do envelhecimento.

Transição da perimenopausa para a menopausa

A transição para a menopausa pode ser errática e prolongada por um período de 5 a 10 anos. É caracterizada por alterações ovarianas e endócrinas que, em última análise, resultam na depleção das reservas de oócitos primordiais e na cessação da produção de estrogênio ovariano. Uma perda acelerada de folículos começa por volta dos 37 anos e está correlacionada com uma discreta elevação dos níveis de FSH e com diminuição nos níveis de inibina. À medida que a concentração de FSH aumenta, a fase folicular do ciclo diminui. Um dos primeiros sinais clínicos do climatério é o encurtamento do ciclo menstrual de uma duração média de 30 dias nos primeiros anos férteis para 25 dias no início do climatério.

Mais tarde, na transição para a menopausa, os poucos folículos remanescentes respondem mal ao FSH, podendo então ocorrer anovulação. Os ciclos menstruais tornam-se erráticos com períodos prolongados de oligomenorreia. A ovulação ainda pode ocorrer, e as mulheres neste período de tempo são aconselhadas a continuar a contracepção efetiva até 12 meses de amenorreia. Em última análise, quando os folículos ovarianos estão esgotados, o ovário não secreta mais estradiol, mas continua a secretar andrógenos devido à estimulação contínua pelo LH.

Sinais/sintomas da perimenopausa

Quase 75% das mulheres apresentam irregularidades menstruais e geralmente são a primeira alteração notada pelas mulheres no climatério. Embora sejam esperadas alterações no fluxo menstrual e a maioria das mulheres possa ser tranquilizada, os médicos precisam estar cientes dos padrões de sangramento que podem representar uma patologia subjacente e que portanto precisam ser investigados.

Os transtornos do sono no climatério são um fenômeno bem documentado. Os fogachos podem perturbar os padrões de sono e interferir na sua qualidade, o que resulta em fadiga, irritabilidade e dificuldade de concentração. Ressecamento vaginal e dispareunia são manifestações comuns que podem interferir na função sexual e aumentar o risco de infecções urinárias. Outra manifestação geniturinária que ocorre mais frequentemente com a idade é a incontinência

Capítulo 72 Tópicos de Saúde da Mulher

urinária, que acomete cerca de 25% das mulheres após a menopausa. A etiologia é multifatorial. O endotélio da bexiga e da uretra torna-se mais frágil e menos elástico, e o tônus uretral diminui com a idade. Prolapso uterino, cistoceles, retoceles e aumento do IMC aumentam o risco de incontinência urinária.

A mudança no humor é uma queixa comum durante o climatério, mas não foi estabelecida uma relação causal entre as flutuações hormonais e os transtornos do humor. É mais provável que as mulheres que sofrem de uma significativa depressão no climatério tenham apresentado depressão mais cedo em suas vidas, sobretudo em momentos de alteração hormonal (p. ex., depressão pós-parto, transtorno disfórico pré-menstrual [TDPM]). Os transtornos do humor no climatério devem ser abordados da mesma maneira que em outras idades.

Além dos sintomas de humor, muitas mulheres no climatério se queixam de dificuldades de concentração e de memória. Um grande estudo de coorte multiétnico e multissítio, o Study of Women's Health Across the Nation (SWAN), demonstrou que as mulheres apresentaram um declínio pequeno e transitório das habilidades cognitivas durante o climatério. No entanto, a ansiedade e a depressão também tiveram efeitos negativos independentes na cognição. A maioria dos estudos epidemiológicos não demonstra um risco aumentado de depressão ou declínio das habilidades cognitivas durante o climatério.

Fogachos ou sintomas vasomotores são característicos da menopausa. Nos EUA, até 75% das mulheres que vivenciam a menopausa natural e 90% daquelas que vivenciam a menopausa cirúrgica apresentam sintomas vasomotores. Os fogachos podem ocorrer algumas vezes por ano ou várias vezes por dia; 10 a 15% das mulheres sentem fogachos muito frequentes ou graves. Na maioria delas, os sintomas vasomotores são autolimitantes e duram em média 1 a 2 anos; no entanto, até 25% das mulheres podem apresentar sintomas por mais de 5 anos.

A causa exata de um fogacho não está compreendida, embora esteja relacionada a um distúrbio da termorregulação hipotalâmica. O fogacho consiste em um início súbito de sensação de calor na face e na parte superior do corpo que varia de leve a muito desconfortável. Isso pode ser acompanhado por uma transpiração significativa e tipicamente dura 2 a 4 minutos. Pode ser seguido por calafrios. Existem diferenças raciais e étnicas no relato de fogachos, pois as mulheres afro-americanas apresentam taxas mais altas em comparação com as mulheres brancas, hispânicas e asiáticas, que experimentam taxas mais baixas. A frequência dos fogachos também é afetada por tabagismo, obesidade e estresse.

Na década de 1950, o uso de estrogênio para aliviar os fogachos tornou-se generalizado. Em 1975, um estudo publicado no *New England Journal of Medicine* mostrou que as mulheres que usaram estrogênio por mais de 7 anos tiveram aumento de 14 vezes no câncer uterino. Pesquisas subsequentes determinaram que o risco aumentado de hiperplasia endometrial e câncer uterino é reduzido a praticamente zero quando a progestina concomitante em baixa dose é continuada por 12 a 13 dias por mês. As mulheres em uso de estrogênio com útero intacto devem se submeter à terapia com progesterona para evitar hiperplasia e câncer de endométrio.

A terapia hormonal da menopausa (THM) consiste no uso de estrogênio ou de estrogênio e progesterona combinados para as mulheres com útero intacto. A THM ainda é o tratamento mais efetivo dos sintomas vasomotores da menopausa. Ela também está aprovada pela FDA para o manejo da atrofia urogenital e a prevenção da osteoporose. As evidências sugerem que doses ultrabaixas de estrogênio são suficientes para evitar a perda óssea. Embora não esteja aprovada pela FDA para o tratamento da osteoporose, existem algumas pesquisas que apoiam seu uso na prevenção de fraturas e no aumento da densidade óssea.

Os primeiros estudos epidemiológicos demonstraram diminuição dos eventos de DAC nas mulheres em uso da THM. No entanto, uma conclusão oposta foi encontrada em ensaios randomizados direcionados. Um grande estudo demonstrou um efeito global nulo, mas um número aumentado de eventos de DAC no primeiro ano de tratamento. Outro grande estudo controlado randomizado para avaliar a THM foi interrompido precocemente porque havia mais danos do que benefícios com a intervenção do tratamento. Portanto, a THM não é recomendada para a prevenção primária de DAC ou doença crônica.

Terapia pós-menopausa

Terapia hormonal

A terapia com estrogênio e estrogênio-progesterona é apropriada e constitui o tratamento mais efetivo para os sintomas vasomotores moderados a graves. Se a terapia hormonal for iniciada, deve ser usada a dose mais baixa necessária para tratar os sintomas e geralmente em curto prazo. As mulheres com útero precisam de progesterona e estrogênio. A THM combinada é recomendada por 3 a 5 anos no total se iniciada e limitada pelo aumento do risco de câncer de mama. A terapia apenas com estrogênio tem um perfil de risco mais favorável e pode ser usada por 7 anos nas mulheres sem útero. Os contraceptivos orais podem ser usados para o controle dos sintomas da menopausa nas mulheres que necessitam de contracepção até os 51 anos. A dose de estrogênio nos contraceptivos orais é quatro a sete vezes maior do que na THM e, portanto, o uso de AOCs confere um risco desnecessário após a menopausa. Uma recomendação para determinar a capacidade para a transição da contracepção oral para a THM é verificar os níveis de FSH aos 50 anos para avaliar a menopausa. A administração de estrogênio pode ser oral, transdérmica ou tópica. Existem algumas pequenas diferenças em seu perfil de risco. Por exemplo, o estrogênio transdérmico está associado à diminuição da pressão arterial em comparação com a administração oral. Quando administrado por via transdérmica, o estrogênio não sofre metabolismo hepático, o que resulta em queda da produção de angiotensina, diminuindo assim a pressão arterial. A THM precisa ser reduzida gradualmente porque a interrupção abrupta pode causar a recorrência dos sintomas.

Para as mulheres que apresentam principalmente sintomas vaginais como ressecamento vaginal ou atrofia urogenital, que são referidos como "sintomas geniturinários da menopausa", o estrogênio pode ser usado por via transvaginal. O estrogênio transvaginal pode ser administrado em altas doses, tendo neste caso o perfil de risco de THM sistêmica oral ou transdérmica. Nas mulheres que têm útero, o estrogênio transvaginal de baixa dose não exige o uso de progesterona e não confere os mesmos riscos que o estrogênio sistêmico. Por exemplo, o anel de estrogênio de baixa dose libera 7,5 mcg de estradiol diariamente em comparação com o anel de alta dose, que libera 50 a 100 mcg diariamente e é considerado um estrogênio sistêmico.

Terapias não hormonais

Durante a década de 1990, constatou-se que os antidepressivos mais recentes que afetam a serotonina e/ou a norepinefrina (inibidores seletivos da recaptação de serotonina [ISRSs] e inibidores seletivos da recaptação de norepinefrina [ISRNs]) melhoravam os fogachos. Os ensaios controlados randomizados que estudaram os efeitos dos ISRSs e dos ISRNs nos sintomas vasomotores demonstraram uma variada eficácia, mas uma grande metanálise e revisão sistêmica descobriu que todos os ISRSs foram mais efetivos que o placebo; o escitalopram foi considerado o mais efetivo. No entanto, o único tratamento não hormonal aprovado pela FDA para fogachos é a paroxetina.

A gabapentina e a pregabalina também diminuem a intensidade e a frequência dos fogachos. Um estudo descobriu que a eficácia da gabapentina é comparável à dos ISRSs. A clonidina é outra opção não hormonal, mas é considerada de segunda linha porque tipicamente é mal tolerada devido à tontura e à xerostomia. Na prática, os ISRSs e os ISRNs e a combinação gabapentina/pregabalina são comumente usados *off-label* devido à eficácia demonstrada.

Terapia complementar

Até 75% das mulheres na menopausa usaram alguma forma de tratamento alternativo ou complementar para aliviar os sintomas da menopausa. Opções comportamentais, tais como usar roupas em camadas de modo a poder tirar algumas peças quando ocorrem os fogachos, praticar exercícios físicos regularmente, adotar técnicas de redução de estresse e evitar gatilhos conhecidos são seguras e podem ser úteis para muitas mulheres. A terapia cognitivo-comportamental também tem uma discreta efetividade. Alguns dos remédios fitoterápicos mais comuns para os sintomas da menopausa incluem isoflavonas, fitoestrogênios (p. ex., soja, grão-de-bico, trevo-vermelho) e *Actaea racemosa*. Nenhuma dessas terapias é melhor que o placebo na redução dos fogachos.

DOR, SECREÇÃO E MASSAS NAS MAMAS

Dor mamária, massas nas mamas e secreção mamilar são queixas comuns. As mulheres que apresentam sintomas mamários muitas vezes temem que qualquer anormalidade indique a existência de um processo maligno. Embora seja essencial manter o câncer de mama no diagnóstico diferencial ao longo da avaliação clínica, a maioria das queixas relacionadas à mama não são manifestações do câncer. Por exemplo, em estudos recentes a dor mamária foi um sintoma inicial em cerca de 6% das mulheres que tiveram câncer de mama, enquanto 70% das mulheres relatam dor mamária ao longo de sua vida.

Mastalgia

A dor mamária pode se originar do próprio tecido mamário, a denominada "mastalgia verdadeira", ou ser referida da parede torácica. A dor na parede torácica é frequentemente isolada na região medial ou lateral da mama. Os nervos intercostais originados de T3 a T5 suprem a mama e o mamilo. Qualquer irritação ao longo de seu trajeto pode provocar dor na mama. As causas de irritação do nervo incluem espondilose cervical e torácica, doença pulmonar e cálculos biliares.

A mastalgia verdadeira é frequentemente classificada como dor cíclica ou não cíclica. As etiologias da dor não cíclica incluem traumatismo, mastite, tromboflebite superficial, cistos ou tumores. A dor mamária cíclica é o tipo mais comum de dor mamária e é dependente de hormônio. O início da dor ocorre durante as semanas anteriores à menstruação, e o início da menstruação marca a resolução. Uma etiologia unificadora da dor mamária cíclica permanece incerta. Os estudos demonstram que progesterona, prolactina, razão de ácidos graxos e tipo de receptores de estrogênio podem desempenhar um papel. A dor mamária nas mulheres em terapia de reposição hormonal sugere que os hormônios têm um impacto causal; entretanto, a manipulação hormonal, em vez da concentração de estrogênio, parece influenciar a ocorrência de dor. A ingestão de cafeína não demonstrou ter qualquer impacto no desenvolvimento da mastalgia, apesar da crença popular.

Com frequência, a avaliação da mastalgia consiste no rastreamento do câncer de mama apropriado para a idade. Dor focal e dor que piora progressivamente são indicações para a solicitação de exames de imagem. Infelizmente, o relato de sintomas que seguem um padrão cíclico *versus* não cíclico não ajudou a diferenciar as etiologias da dor.

As pesquisas mostram que a maioria das mulheres que apresentam mastalgia responde bem à tranquilização. Ajustes no tipo de sutiã ou um suporte mamário adicional durante a noite melhoram os níveis

de dor. Os tratamentos com efetividade comprovada para a dor cíclica incluem danazol, tamoxifeno, progestógenos e progesterona, bem como terapias não hormonais, incluindo os ISRSs e o extrato do arbusto *Vitex agnus castus* (rico em flavonoides, óleos essenciais, diterpenos e glicosídeos). O uso de danazol e de tamoxifeno é limitado pelos efeitos colaterais desses medicamentos. Os AINEs e as injeções de esteroides têm se mostrado efetivos no manejo da dor na parede torácica.

Secreção mamilar

Com base na anamnese e no exame físico, a secreção mamilar pode ser classificada em três categorias para orientar a avaliação e o manejo. Se a secreção for serosa, sanguinolenta ou serossanguinolenta, espontânea, unilateral, originária de um único ducto e reprodutível ao exame, a mamografia e a US são recomendadas para as mulheres com mais de 30 anos. Recomenda-se uma US como avaliação inicial para as mulheres com menos de 30 anos. Se a secreção for leitosa e bilateral, deve ser feito um teste de gravidez seguido por investigação de galactorreia. A investigação inclui a medição dos níveis de TSH e de prolactina. Nas mulheres com mais de 40 anos, se a secreção não for espontânea, originar-se de múltiplos ductos e não puder ser caracterizada como serosa, sanguínea ou serossanguinolenta, recomenda-se mamografia diagnóstica mais US. Para as mulheres com menos de 40 anos, são apropriadas a observação e a orientação sobre como evitar a manipulação dos mamilos. Em resumo, a secreção mamilar sugestiva de malignidade ocorre sem provocação, é persistente, unilateral, presente em uma paciente mais velha, é serosa, sanguínea ou serossanguinolenta ou está associada a massa ou nódulo.

Massas mamárias

Existem quatro categorias de massas mamárias: abscessos, massas benignas, tumores benignos e câncer. As massas benignas são divididas em não proliferativas (*i. e.*, cistos), proliferativas sem atipia (*i. e.*, fibroadenomas) e hiperplasia atípica, que orientam a avaliação adicional e predizem o risco de se tornarem malignas. As massas cancerosas são tipicamente indolores, ocorrem nas mulheres mais velhas e não variam de acordo com o ciclo menstrual. Embora os cânceres de mama tenham sido caracteristicamente descritos como duros e imóveis com bordas irregulares, nenhum achado de autoexame ou exame clínico distingue de forma confiável a massa benigna do câncer.

Para as mulheres com mais de 30 anos, qualquer massa palpável exige a realização de mamografia diagnóstica. A avaliação diagnóstica adicional depende de uma combinação de características radiográficas (*i. e.*, sólida *versus* preenchida com líquido) classificada de acordo com o Breast Imaging Reporting Data System (BI-RADS) e o nível de suspeita clínica. Por exemplo, se a massa obtiver a classificação BI-RADS de 1, recomenda-se uma US. Se a US for considerada BI-RADS 4, segue-se a biópsia de tecido. Para as massas classificadas como BI-RADS 1 a 3, os achados na US em combinação com a suspeita clínica orientam a avaliação adicional *versus* a observação. Para as mulheres com menos de 30 anos, se a suspeita clínica de malignidade for baixa, pode-se observar a massa por vários ciclos menstruais. Se a suspeita clínica for alta, a US é o primeiro exame de imagem. O BI-RADS da US orienta a solicitação de outros exames complementares. Se as biópsias forem negativas para malignidade ou os exames de imagem determinarem que a massa é um cisto, as massas são removidas cirurgicamente e os cistos aspirados somente se a paciente for sintomática.

Rastreamento do câncer de mama

O câncer de mama é o mais comum nas mulheres. Apesar da sua significativa prevalência, apresenta a alta taxa de sobrevida em 5 anos próxima a 90%, o que é atribuído à detecção precoce e ao tratamento efetivo.

Os fatores de alto risco para câncer de mama incluem histórico pessoal de câncer de mama, diagnóstico prévio de lesão mamária de alto risco, mutação genética associada ao risco de desenvolver câncer de mama ou radioterapia torácica prévia. Embora outros fatores de risco como menarca precoce, início tardio da menopausa, uso de anticoncepcional oral ou de terapia hormonal da menopausa, aumento da densidade mamária na mamografia e parente com histórico de câncer de mama tenham sido identificados, eles não alteram a categorização de médio ou alto risco de acordo com a maioria das diretrizes. O rastreamento consiste em mamografia para as pacientes de risco médio e RM mais mamografia para as pacientes de alto risco. Diferentes sociedades médicas e organizações internacionais de saúde oferecem diferentes orientações sobre a idade adequada para iniciar o rastreamento do câncer de mama nas mulheres com risco médio. Essas diretrizes mudam com base nos resultados dos modelos de risco-benefício e nos dados atuais disponíveis. Nos EUA, as recomendações atuais da US Preventive Services Task Force (USPSTF) são para a realização de triagem de mulheres de risco médio aos 50 anos e continuar a cada 2 anos até a idade de 75 anos. Deve ocorrer entre a paciente e o médico a tomada de decisão compartilhada sobre o início do rastreamento entre 40 e 49 anos. Em contrapartida, o American College of Obstetrics and Gynecology (ACOG) recomenda que o rastreamento seja iniciado aos 40 anos. Os danos da mamografia de rastreamento incluem os resultados falso-positivos que podem levar ao sobrediagnóstico e ao sobretratamento. O autoexame e o exame de mama como parte de um exame físico de rotina para fins de rastreamento não são mais recomendados pela maioria das sociedades médicas.

RASTREAMENTO DO CÂNCER DO COLO DO ÚTERO

O rastreamento do colo do útero é um exemplo importante de sucesso na medicina preventiva na segunda metade do século XX: as taxas de mortalidade diminuíram 50% entre 1975 e 2008. Entre as mulheres com câncer do colo do útero, 50% delas não tinham feito um rastreamento nos 3 a 5 anos anteriores. O sucesso do rastreamento depende do fato de que o câncer do colo do útero progride lentamente.

As infecções por cepas de papilomavírus humano (HPV) de alto risco (16 e 18) são responsáveis por aproximadamente 70% dos casos de câncer do colo do útero. O pico de incidência da infecção pelo HPV ocorre nas mulheres com menos de 25 anos, mas a maioria dessas infecções é transitória. Aproximadamente 10% das mulheres permanecem positivas para HPV 5 anos após a infecção. As diretrizes atuais recomendam que os esfregaços de Papanicolaou com exame citológico a partir dos 21 anos sejam repetidos a cada 3 anos se forem normais. Aos 30 anos, tanto a citologia quanto o teste de HPV podem ser realizados e, se ambos forem negativos, o teste pode ser espaçado a cada 5 anos até os 65 anos. No esfregaço de Papanicolaou, as células da amostra do colo do útero são analisadas à procura de lesões intraepiteliais escamosas (LIE). A LIE identificada no relatório citológico exige uma biopsia do colo do útero via colposcopia. Os resultados da biopsia são classificados em termos de lesão intraepitelial cervical (LIC) 1, 2 ou 3. Dependendo do seu grau, são tratadas e monitoradas para a detecção de uma possível progressão para câncer de acordo com um algoritmo de vigilância diferente do rastreamento normal. Além disso, as recomendações de rastreamento diferem para as mulheres que tiveram exposição ao dietilestilbestrol (DES) no útero ou para aquelas imunocomprometidas. Os CDC recomendam a vacinação para HPV a partir dos 11 e 12 anos (ver *Vacinas dos CDC e Doenças Evitáveis* no *site* https://www.cdc.gov/vaccines/vpd/index.html para conhecer as recomendações completas).

OSTEOPOROSE

Oitenta por cento dos 10 milhões de norte-americanos com osteoporose são mulheres. O risco de osteoporose aumenta com a idade. O estrogênio protege os ossos e muitas mulheres apresentam uma perda significativa de densidade óssea nos 5 a 7 anos após a menopausa. Aproximadamente uma em cada duas mulheres com mais de 50 anos sofrerá uma fratura óssea devido à osteoporose. Essas fraturas estão associadas a significativas morbidade e mortalidade direta e indiretamente relacionadas à fratura, o que inclui infarto agudo do miocárdio, embolia pulmonar, perda de independência, diminuição da qualidade de vida e múltiplas hospitalizações. De 21 a 30% das pacientes com fratura de colo do fêmur morrem dentro de 1 ano.

A USPSTF recomenda o rastreamento de osteoporose com avaliação da densidade óssea nas mulheres brancas de risco médio com 65 anos ou mais. O método mais comum de avaliação da densidade óssea é a absorciometria de raios X de dupla energia (DXA, do inglês *dual-energy x-ray absorptiometry*) do quadril e da coluna lombar. Existem várias ferramentas de avaliação de risco para osteoporose em uma mulher. A mais utilizada é a FRAX. Os fatores de risco para osteoporose incluem histórico familiar de fratura de quadril, tabagismo, uso prolongado de esteroides e baixo peso corporal. As mulheres com menos de 65 anos e com pelo menos um fator de risco devem ter seu risco de osteoporose avaliado e, em seguida, ter sua densidade óssea verificada se o risco for igual ao de uma mulher branca de 65 anos sem fatores de risco. A recomendação é baseada no risco de osteoporose em mulheres brancas por serem historicamente a população estudada. A origem étnica influencia o risco e o manejo da osteoporose, e as minorias raciais são diagnosticadas e tratadas com menos frequência. As mulheres com osteoporose que são tratadas apresentam uma redução moderada na fratura osteoporótica. As opções de tratamento incluem bifosfonatos, estrogênio e raloxifeno. Recomenda-se que as pacientes com osteopenia e osteoporose recebam doses adequadas de cálcio e vitamina D via dieta e/ou suplementos.

VIOLÊNCIA POR PARCEIRO ÍNTIMO[3]

A VPI é um problema de saúde pública evitável que afeta uma em cada quatro mulheres norte-americanas durante a vida. Quase metade das vítimas de feminicídio nos EUA é morta por um parceiro íntimo masculino atual ou anterior. A VPI é qualquer comportamento que cause danos físico, sexual ou psicológico por um parceiro íntimo ou cônjuge atual ou anterior. Existem inúmeras consequências para a saúde além dos efeitos diretos da VPI, tais como depressão, transtornos de ansiedade, dor crônica e transtorno de estresse pós-traumático (TEPT). Mesmo quando os indícios na anamnese ou no exame físico são evidentes, a VPI muitas vezes permanece não diagnosticada pelos profissionais de saúde.

---

[3]N.R.T.: O crime de feminicídio íntimo está previsto na legislação desde a entrada em vigor da Lei nº 13.104/2015, que modificou o art. 121 do Código Penal (Decreto-Lei nº 2.848/1940) para prever o feminicídio como circunstância qualificadora do crime de homicídio: o assassinato de uma mulher cometido por razões da condição de ser do sexo feminino, isto é, quando o crime envolve "violência doméstica e familiar e/ou menosprezo ou discriminação à condição de mulher".

Os parâmetros que definem a violência doméstica contra a mulher, por sua vez, estão estabelecidos pela Lei Maria da Penha (Lei nº 11.340) desde 2006: qualquer ação ou omissão com base no gênero que lhe cause morte, lesão, sofrimento físico, sexual ou psicológico e dano moral ou patrimonial, no âmbito da unidade doméstica, da família ou em qualquer relação íntima de afeto, independentemente de orientação sexual.

A USPSTF recomenda que os médicos façam rastreamento de VPI nas mulheres em idade fértil e encaminhem aquelas com resultado positivo para os serviços de apoio. As evidências mais fortes apoiam o rastreamento em gestantes ou puérperas, mas a recomendação é rastrear todas as mulheres em idade fértil. Existem vários instrumentos de triagem para detectar a VPI. Ao rastrear e discutir a VPI, o médico tem de ser imparcial, compassivo e garantir a confidencialidade. Os médicos devem normalizar a entrevista de rastreamento com uma explicação de que a VPI é um importante problema de saúde.

Os fatores de risco identificados para vitimização por VPI incluem idade mais jovem, sexo feminino, nível socioeconômico mais baixo, e histórico familiar ou pessoal de violência. A suspeita de VPI deve aumentar quando há relato de idas frequentes ao pronto-socorro, demora na procura de tratamento, explicação inconsistente de lesões, faltas a consultas, abortos repetidos, início tardio do pré-natal ou abandono de medicamentos. Se uma paciente apresentar afeto inadequado, parceiro excessivamente atento ou verbalmente abusivo, isolamento social aparente e relutância em se despir ou dificuldade no exame dos órgãos genitais ou do reto, os profissionais devem aventar a possibilidade de VPI. As pacientes que sofrem de VPI apresentam uma gama diversificada de queixas que incluem sintomas somáticos e psicológicos, bem como ISTs. As mulheres com rastreamento positivo para VPI devem ser avaliadas quanto ao risco de dano imediato. Elas devem receber informações sobre planejamento de segurança e uma lista de recursos locais e nacionais.

OBESIDADE, SÍNDROME METABÓLICA E SÍNDROME DOS OVÁRIOS POLICÍSTICOS

Obesidade/síndrome metabólica[4]

As taxas de obesidade (IMC > 30) aumentaram nas últimas décadas, e nos EUA atingiram uma taxa de 40% em adultos em 2016. No geral, a obesidade parece afetar igualmente homens e mulheres, embora a distribuição por renda varie de acordo com o sexo. As mulheres do grupo socioeconômico mais baixo têm as maiores taxas de obesidade. Os homens nos grupos socioeconômicos mais altos e mais baixos apresentaram maior taxa de obesidade em comparação com o grupo de renda média. A obesidade aumenta o risco de muitas doenças. Nas mulheres, a obesidade central (razão cintura-quadril > 0,9) prediz o risco de DAC. O risco de muitos cânceres (p. ex., de endométrio, de mama, de rim, de ovário) é aumentado para os indivíduos obesos. A obesidade tem implicações específicas para as mulheres durante a gravidez, aumentando então o risco de inúmeras complicações relacionadas à gestação, incluindo diabetes melito gestacional, macrossomia fetal, hipertensão arterial sistêmica, distocia de ombro e parto cesariano, além de contribuir para complicações pós-parto como trombose e infecção. A obesidade também está associada a menstruações irregulares e taxas mais altas de anovulação.

O risco de doença cardiovascular relacionado à síndrome metabólica parece ter uma correlação mais forte nas mulheres. Existem várias definições de síndrome metabólica. A mais comumente utilizada define síndrome metabólica como a existência de três ou mais dos cinco fatores de risco que aumentam a chance de desenvolver cardiopatia ou AVE: obesidade central, níveis elevados de triglicerídeos, baixos níveis de colesterol HDL, hipertensão arterial sistêmica e glicemia de jejum alterada. As mulheres com síndrome metabólica devem ser monitoradas e aconselhadas sobre seu risco aumentado de eventos cardiovasculares e diabetes melito.

Síndrome dos ovários policísticos

A SOP é um distúrbio endócrino complexo sem etiologia conhecida que afeta aproximadamente 5 a 10% das mulheres em todo o mundo. Os principais critérios diagnósticos são excesso androgênico, disfunção ovulatória e/ou ovários policísticos. Os critérios mais usados são os de Rotterdam 2003 e o diagnóstico de SOP exige dois dos três critérios mencionados anteriormente. Os fatores de risco para SOP incluem parentes de primeiro grau com SOP, diabetes melito, obesidade e certos grupos étnicos, tais como os mexicano-americanos. Os efeitos reprodutivos e metabólicos incluem anovulação, infertilidade, acne, hirsutismo, obesidade, esteatose hepática não alcoólica e síndrome metabólica. O aumento da resistência à insulina é uma consequência significativa da síndrome, pois aumenta o risco de diabetes melito do tipo 2 (DM2), sobretudo nas mulheres obesas. Portanto, as mulheres com diagnóstico de SOP precisam ser rastreadas para diabetes melito.

O manejo da SOP é basicamente sintomático. Para as mulheres com sobrepeso ou obesidade, são recomendadas modificações no estilo de vida. Os AOCs são a primeira linha na SOP para regular a menstruação e diminuir o hiperandrogenismo nas mulheres que não tentam conceber. Após os AOCs, o tratamento de segunda linha para hiperandrogenismo é um antiandrogênico como a espironolactona ou a finasterida. A sensibilidade à insulina pode ser aumentada com metformina e tiazolidinedionas. A metformina também regula a menstruação. Esses medicamentos são contraindicados durante a gravidez e é necessária uma forma efetiva de contracepção, pois esses fármacos são teratogênicos. As mulheres com SOP muitas vezes lutam para conceber. Frequentemente, são necessários os agentes indutores de ovulação, tais como o citrato de clomifeno ou o letrozol. As mulheres com SOP correm maior risco de cânceres de endométrio e de ovário. Os AOCs diminuem o risco de hiperplasia endometrial e reduzem o risco de câncer endometrial.

FIBROMIALGIA

A prevalência da fibromialgia varia de 2 a 8% dependendo dos critérios diagnósticos utilizados. Historicamente, o diagnóstico de fibromialgia tem sido significativamente mais comum nas mulheres. Os critérios diagnósticos originais envolviam o número de pontos dolorosos à palpação detectados no exame físico. Ou as mulheres eram propensas a relatar mais pontos dolorosos ou a manifestação dos sintomas entre mulheres e homens diferia, o que levou a um número desproporcional de mulheres com a doença em comparação com os homens. No entanto, com a mudança nos critérios diagnósticos, a doença apresenta uma razão menor mulheres/homens (2:1). Desde 2011, o diagnóstico é determinado por um questionário sobre os sintomas. Por causa do vago conjunto de sintomas e da falta de achados laboratoriais, tem sido um diagnóstico complicado e controverso que continua evoluindo.

A fibromialgia é caracterizada por dor persistente, transtornos do sono e fadiga com duração superior a 3 meses. Acredita-se que a dor seja impulsionada pela forma como o sistema nervoso central (SNC) interpreta o aporte nociceptivo periférico. O SNC amplia determinado sinal com base nos níveis de neurotransmissores, que então intensifica a resposta à dor. O fenômeno álgico centralizado pode estar associado a condições álgicas crônicas que apresentam fisiopatologia semelhante envolvendo um sistema orgânico específico, tais como cefaleia crônica, dismenorreia, síndrome do intestino irritável, cistite intersticial ou endometriose. Além disso, acredita-se que 10 a 30% das condições reumatológicas tenham fibromialgia como diagnóstico associado. Provavelmente, a etiologia é multifatorial e envolve influência do ambiente, infecção e predisposição genética.

---

[4]N.R.T.: Ver Mapa da Obesidade da Associação Brasileira para o Estudo de Obesidade e Síndrome Metabólica (ABESO) em https://abeso.org.br/obesidade-e-sindrome-metabolica/mapa-da-obesidade/.

Capítulo 72 Tópicos de Saúde da Mulher

O exame físico sem outros achados além de dor difusa à palpação é característico. As recomendações terapêuticas envolvem uma abordagem integrada incluindo modalidades farmacológicas e não farmacológicas. Os estudos mostram que os gabapentinoides, os inibidores da recaptação de serotonina e de norepinefrina, e o gama-hidroxibutirato têm eficácia no tratamento dos sintomas da fibromialgia. A escolha do medicamento deve ser orientada pelo sintoma predominante, mas vários agentes de diferentes classes podem ser usados para um efeito sinérgico. Educação geral centrada na paciente, exercícios físicos, terapia cognitivo-comportamental, bem como algumas terapias de medicina complementar e alternativa como *tai chi*, ioga, acupuntura e injeções de pontos-gatilho, foram comprovadamente efetivos e aumentaram a funcionalidade. Estabelecer expectativas em torno do fato de que a fibromialgia é uma doença crônica que precisa ser manejada é uma parte importante do atendimento clínico a essas pacientes.

CISTITE INTERSTICIAL/BEXIGA HIPERSENSÍVEL

Cistite intersticial, ou síndrome da bexiga dolorosa (SBD), é um diagnóstico que evoluiu, mudou de nome e incluiu diferentes critérios diagnósticos ao longo do tempo. Com base na literatura da Society for Urodynamics and Female Urology (SUFU), que foi adaptada pela American Urological Association, a definição atual de cistite intersticial é: "uma sensação desagradável (dor, pressão, desconforto) percebida como relacionada à bexiga urinária e associada a sintomas do sistema urinário inferior com duração superior a 6 semanas na ausência de infecção ou outras causas identificáveis." A cistite intersticial afeta desproporcionalmente as mulheres, e os estudos relatam razões variando de 2:1 a 8:1. A condição apresenta-se mais frequentemente na quarta década de vida. Os escores de qualidade de vida demonstram um significativo impacto funcional negativo. O diagnóstico envolve a exclusão de infecção ou outras causas fisiológicas dos sintomas. Nenhum exame laboratorial auxilia no diagnóstico da doença; entretanto, os anticorpos antinucleares são achados frequentes e podem confundir o diagnóstico. Com base nos sintomas e nos fatores de risco, diferentes modalidades de imagem podem ser empregadas.

A etiologia exata permanece desconhecida. As possibilidades incluem disfunção epitelial, inflamação neurogênica no nível do urotélio e ativação de mastócitos levando a uma resposta aumentada à dor. Têm sido aplicadas à cistite intersticial teorias envolvendo a amplificação central de um sinal de dor semelhantes à fisiopatologia usada para explicar a dor na fibromialgia. A cistite intersticial da lesão de Hunner é definida pela presença de áreas de mucosa avermelhadas bem circunscritas e com pequenos vasos irradiando em direção à fibrose central visualizada na cistoscopia. Essa forma da doença ocorre com mais frequência nas pacientes mais velhas e apresenta mais sintomas graves e menos outras condições álgicas crônicas associadas. O tratamento envolve uma dieta de eliminação com diminuição progressiva dos alimentos com alto teor de ácido e de potássio. Podem ser realizados por um urologista uma fulguração e um eletrocautério.

As pacientes sem lesões identificáveis são mais propensas a ter dispareunia, vulvodinia e sintomas intestinais, além de ter mais comorbidades. As diretrizes para o tratamento envolvem iniciar com opções conservadoras e progredir para medidas mais agressivas apenas no caso de fracasso dos tratamentos iniciais. Frequentemente, o manejo começa com modificações da dieta. Outras abordagens não farmacológicas incluem fisioterapia do assoalho pélvico, terapia cognitivo-comportamental e uma terapia complementar como acupuntura e massagem. Os antidepressivos tricíclicos e os anti-histamínicos promovem diminuição dos sintomas e aumento da capacidade funcional. As injeções intravesicais de Botox® (toxina botulínica) e as combinações de dimetilsulfóxido, heparina ou lidocaína, bem como os bloqueios nervosos e neuromoduladores, têm se mostrado efetivos.

INFECÇÃO PELO VÍRUS DA IMUNODEFICIÊNCIA HUMANA

O HIV demanda uma atenção especial à saúde da mulher devido a fatores epidemiológicos e fisiopatológicos. Nos EUA, apenas 7% das pessoas com infecções conhecidas pelo HIV eram mulheres quando a epidemia começou; no entanto, elas atualmente já representam 25% da população de pessoas vivendo com HIV, e representaram 20% das novas infecções em 2017. Há maior incidência nas taxas de infecção nas mulheres afro-americanas, o que aponta para uma desigualdade na educação sobre a transmissão do HIV e no acesso aos cuidados. Os contatos sexuais heterossexuais causam a maioria das infecções pelo HIV nas mulheres. O sexo vaginal desprotegido é um risco muito maior para as mulheres do que para os homens, e o sexo anal desprotegido apresenta um risco maior do que o sexo vaginal desprotegido.

O próprio vírus causa um impacto fisiológico diferente nas mulheres: elas normalmente têm cargas virais mais baixas do que os homens, apesar do mesmo nível de contagem de linfócitos T CD4. No entanto, as taxas de progressão da doença e as infecções oportunistas são semelhantes em homens e mulheres. A conscientização das infecções ginecológicas como manifestações iniciais do HIV/AIDS é importante no tratamento das mulheres. Para aquelas em idade fértil, o aconselhamento sobre o risco de transmissão vertical e de infecção pelo leite materno são considerações importantes.[5]

Embora a terapia antirretroviral e o monitoramento de acompanhamento sejam semelhantes para homens e mulheres com HIV/AIDS, a atenção primária geral para as mulheres com HIV exige considerações especiais. O risco de anormalidades e câncer do colo do útero está relacionado ao grau de imunossupressão, à idade e à coinfecção por genótipos de HPV de alto risco (16, 18, 52 e 58). É mais provável que as mulheres com infecção pelo HIV evoluam mais rapidamente para o câncer do colo do útero. Os CDC recomendam a realização de dois exames citológicos de amostra do colo do útero em intervalos de 6 meses no primeiro ano após o diagnóstico de HIV e depois anualmente. Se houver três exames normais, o teste pode ser realizado a cada 3 anos. Para obter mais detalhes, consulte as diretrizes de infecção oportunista pelo HIV em *CDC.gov*. As neoplasias intraepiteliais vulvar e perianal são mais comuns nas mulheres com HIV do que naquelas soronegativas; portanto, quaisquer lesões encontradas precisam de avaliação cuidadosa.

TRANSTORNOS ALIMENTARES

Os transtornos alimentares são perturbações nos comportamentos alimentares de uma pessoa que resultam em comprometimento significativo da saúde ou psicossocial. Eles geralmente envolvem ter uma imagem corporal distorcida. Os transtornos alimentares comuns incluem transtorno da compulsão alimentar periódica, bulimia nervosa e anorexia nervosa. A idade média de início é entre 18 e 21 anos. A prevalência ao longo da vida de transtorno da compulsão alimentar periódica, bulimia nervosa e anorexia nervosa é de 2,8%, 1% e 0,6%, respectivamente. As taxas de transtornos alimentares estão aumentando, e as mulheres brancas tendem a ser desproporcionalmente afetadas. De acordo com o National Institute of Mental Health, a prevalência de transtornos alimentares varia entre duas e cinco vezes mais nas mulheres do que nos homens. Em contrapartida, alguns

---

[5] N.R.T.: Ver Protocolo Clínico e Diretrizes Terapêuticas para Prevenção da Transmissão Vertical de HIV, Sífilis e Hepatites Virais, 2ª edição revisada, 2022, em http://antigo.aids.gov.br/pt-br/pub/2022/protocolo-clinico-e-diretrizes-terapeuticas-para-prevencao-da-transmissao-vertical-de-hiv#:~:text=Protocolo%20Clinico%20e%20Diretrizes%20Terap%C3%AAuticas,vertical%2C%20tratando%20especialmente%20da%20sa%C3%BAde.

estudos baseados na prática clínica encontraram uma prevalência 20 a 30 vezes maior nas mulheres. Há uma alta comorbidade com outros transtornos mentais, principalmente transtornos de ansiedade. Os médicos que cuidam de adolescentes devem monitorar o peso e o IMC, como também rastrear alterações na imagem corporal e comportamentos que sugiram transtornos alimentares. Vários instrumentos de triagem estão disponíveis. Os sintomas somáticos são comuns e incluem dispneia, dor torácica, cefaleia e distúrbios gastrintestinais. O vômito autoinduzido está associado a erosão do esmalte dentário, aumento das dimensões da glândula parótida, cicatrizes ou calos no dorso da mão, e complicações esofágicas como a síndrome de Mallory-Weiss. Os indivíduos com transtornos alimentares devem ser avaliados quanto a complicações clínicas graves que exijam hospitalização. Sinais vitais instáveis, síndrome da realimentação moderada a grave e desidratação são indicações de internação para estabilização clínica. O tratamento a longo prazo da anorexia pode exigir internação hospitalar se houver resposta mínima ao tratamento ambulatorial ou se o peso permanecer abaixo de 70 a 75% do peso corporal ideal. O manejo dos transtornos alimentares geralmente requer uma abordagem multidisciplinar com um médico de atenção primária, um psicólogo e um nutricionista. Tipicamente, o tratamento do transtorno da compulsão alimentar periódica consiste na terapia cognitivo-comportamental. O manejo da bulimia inclui uma combinação de farmacoterapia, da qual a fluoxetina é a primeira linha, e psicoterapia. O tratamento para a anorexia consiste em reabilitação nutricional e psicoterapia. Se os indivíduos não responderem ao tratamento ambulatorial, eles podem precisar de hospitalização para monitoramento mais próximo e tratamento mais intensivo.

DOENÇA CARDIOVASCULAR

A DAC continua sendo a principal causa de morte para mulheres e homens; no entanto, existem diferenças significativas de sexo e gênero na epidemiologia, na fisiopatologia e nas manifestações clínicas da doença cardiovascular. As mulheres com cardiopatia isquêmica são mais propensas do que os homens a apresentar sintomas atípicos, tais como fadiga, dor abdominal, indigestão, náuseas e vômitos, e dispneia. Esses sintomas não clássicos podem explicar parcialmente por que as mulheres tendem a procurar os cuidados de saúde mais tarde do que os homens. Mesmo quando elas procuram atendimento de saúde, demora mais tempo para ser feito o diagnóstico e para ser instituída a intervenção médica do que nos homens. As mulheres também são mais propensas a ter morte súbita cardíaca na apresentação. Elas são menos propensas a receber terapias comprovadamente efetivas, tais como betabloqueadores, ácido acetilsalicílico (AAS), trombolíticos e estatinas, e são menos frequentemente encaminhadas para exames invasivos e cirurgia de revascularização do miocárdio (CRM). Em comparação com os homens, as mulheres também são mais propensas a morrer após um infarto agudo do miocárdio e uma CRM. As desigualdades raciais impactam o manejo das doenças cardíacas: as mulheres afro-americanas recebem terapia de reperfusão e angiografia coronariana em taxas mais baixas, e as taxas de mortalidade hospitalar são mais altas em comparação com as mulheres brancas.

As mulheres que apresentam uma síndrome coronariana aguda mais frequentemente exibem artérias coronárias sem trombo, mas com êmbolos distais. Isso aponta para a ocorrência de diferenças fisiopatológicas na cardiopatia isquêmica com base no sexo. A vasorreatividade e a disfunção endotelial são mais comuns nas mulheres, o que é demonstrado no fenômeno da dissecção espontânea de artéria coronária, uma causa subdiagnosticada de síndromes coronarianas agudas (SCA) observada nas mulheres entre 45 e 60 anos e associada à gravidez e ao puerpério. A síndrome de *takotsubo* (miocardiopatia de estresse) representa cerca de 8% dos casos de SCA nas mulheres, enquanto é a causa de menos de 1% dos casos de SCA nos homens. As mulheres com cardiopatia isquêmica tendem a apresentar SCA em média 7 a 10 anos mais tarde do que os homens. A predominância da doença após a menopausa sugere o papel protetor dos estados de estrogênio mais elevados. O estrogênio eleva os níveis de colesterol HDL e influencia a progressão e a regressão da placa aterosclerótica. O estrogênio também pode ser benéfico devido às suas propriedades vasodilatadoras, anti-inflamatórias e antioxidantes.

A maioria das evidências usadas para orientar o tratamento da doença coronariana nas mulheres é baseada em estudos que envolveram predominantemente homens. Os tratamentos e as intervenções estudados podem não induzir o mesmo benefício e podem até causar danos. Por exemplo, devido à tendência de as mulheres terem artérias menores e menos lesões, os exames iniciais não invasivos têm maior probabilidade de produzir resultados falso-positivos que levam a exames invasivos para avaliação de DAC obstrutiva.

ACONSELHAMENTO PRECONCEPTIVO E CUIDADOS PRÉ-GRAVIDEZ

O aconselhamento preconceptivo envolve uma combinação de anamnese (com históricos social, familiar e patológico) para avaliar os riscos potenciais para a mãe e o feto e oferecer orientações sobre como manter um estilo de vida saudável, adotar uma suplementação nutricional e evitar toxinas em potencial. Os primeiros passos de uma consulta envolvem avaliar o desejo da paciente de engravidar, discutir quais fatores estão influenciando sua decisão e oferecer contracepção se a gravidez não for desejada. As mulheres com um histórico patológico ou familiar de distúrbios genéticos podem se beneficiar de um aconselhamento genético formal. Na consulta feita antes de a paciente engravidar, o exame de sangue é avaliado e as imunizações podem ser administradas.

Todos os medicamentos prescritos e de venda livre, assim como os suplementos fitoterápicos, precisam ser revisados para identificar potenciais teratógenos. Os fármacos não considerados necessários para o bem-estar da mãe devem ser interrompidos. Isso nem sempre é possível ou indicado para as mulheres com condições clínicas crônicas porque o risco de interromper a medicação supera o dano potencial ao feto. Todas as mulheres que planejem engravidar ou que possam engravidar devem ser aconselhadas a ingerir um multivitamínico diário com ácido fólico (400 μg) para reduzir os riscos de defeitos do tubo neural e de outras anomalias congênitas, o que inclui defeitos cardiovasculares, defeitos urinários e fenda labial.

As condições clínicas que sabidamente aumentam o risco de desfechos adversos da gravidez para mulheres e seus filhos incluem obesidade, diabetes melito, doenças da tireoide, distúrbios convulsivos, hipertensão arterial sistêmica, artrite reumatoide, doença renal crônica, trombofilias, asma e doenças cardiovasculares. O cuidado preconceptivo dessas condições melhora os desfechos da gravidez. Geralmente, as pacientes são encaminhadas para um atendimento à gravidez de alto risco para avaliação. Abordar a obesidade antes da gestação é importante porque, embora IMCs mais altos levem a desfechos adversos tanto para a mulher quanto para o recém-nascido, a perda de peso não deve ocorrer durante a gravidez.

Aproximadamente 1% das gestações nos EUA é complicada pelo diabetes melito (DM) pré-gestacional. O diabetes melito gestacional (DMG) ocorre em aproximadamente 7% das gestações. O DMG tem taxa de recorrência elevada (30 a 80%) em gestações subsequentes e risco significativamente aumentado para o desenvolvimento futuro de DM2. Nas mulheres com DM pré-gestacional e DMG, o controle adequado do DM reduz o risco de malformações congênitas. A meta de HbA_{1C} antes da concepção é inferior a 6,5%.

O hipertireoidismo e o hipotireoidismo manifestos ocorrem em aproximadamente 0,2 e 2,5% de todas as gestações, respectivamente. O tratamento adequado da doença da tireoide melhora os desfechos da gravidez. Aproximadamente 70 a 80% das mulheres com artrite reumatoide experimentam remissão da doença durante a gravidez, embora as demais mulheres tenham doença ativa ou piora na gravidez. Aquelas com lúpus eritematoso sistêmico (LES) geralmente apresentam exacerbações na gravidez. O LES aumenta o risco de desfechos fetais adversos, o que inclui aborto espontâneo, restrição do crescimento fetal e parto prematuro. A taxa de mortalidade materna está associada a condições como hipertensão pulmonar (especialmente a síndrome de Eisenmenger), cardiopatia congênita com hipoxia e classe funcional importante e arritmias.

Para o bem-estar geral da mulher e para o desenvolvimento do feto, é importante investigar o uso de substâncias psicoativas e fornecer apoio em relação à abstinência de tabaco, de álcool etílico e de substâncias ilícitas para abordar as questões relacionadas à fertilidade. A avaliação laboratorial de rotina inclui título de anticorpos contra rubéola, título de anticorpos contra varicela (nas mulheres com histórico negativo de varicela), antígeno de superfície da hepatite B e um hemograma completo para avaliar hemoglobinopatia. As mulheres devem fazer triagem para HIV, clamídia e sífilis.

A imunidade contra sarampo, caxumba, rubéola, tétano, difteria, poliomielite e varicela deve ser assegurada por vacinação. As mulheres devem receber a vacina antigripal na gravidez devido ao risco aumentado de complicações da infecção por influenza. Idealmente, as mulheres devem receber todas as vacinas indicadas pelo menos 1 mês antes da concepção. As vacinas vivas (p. ex., rubéola) não devem ser administradas durante a gravidez.

DEPRESSÃO PERINATAL

A depressão durante a gravidez e no puerpério é uma ocorrência significativa e comum nas parturientes. Embora estejam surgindo mais esforços para entender a causa, o impacto e o manejo adequado, o estigma e o subdiagnóstico levaram à perda de oportunidades de fornecer cuidados adequados às mulheres. A definição e a categorização do tipo específico de depressão nesse período variam, o que dificulta o estudo, o reconhecimento e o tratamento. A depressão perinatal delineada pelo ACOG é definida como episódios maiores ou menores de depressão que ocorrem durante a gravidez ou nos primeiros 12 meses após o parto. O *Diagnostic and Statistical Manual of Mental Disorders* (DSM-V), no entanto, define a depressão pós-parto (DPP) como o aparecimento de sintomas depressivos nas primeiras 4 semanas após o parto. Os estudos mostram que 33% das mulheres com DPP apresentaram sintomas durante a gravidez, enquanto 27% apresentaram sintomas pré-gravidez. Em 2016, a USPSTF emitiu uma recomendação para rastreamento de rotina de depressão na população adulta geral, e especificamente incluindo gestantes e puérperas, que destaca a depressão perinatal como uma condição digna de atenção, mas ao mesmo tempo não a delineia claramente de outros tipos de doenças.

As alterações no sono, no apetite e na libido causadas diretamente pelas responsabilidades associadas aos cuidados com o recém-nascido podem complicar a avaliação da depressão pós-parto com base na sintomatologia. Após o parto, 50% das mulheres experimentam uma mudança de humor, que é chamada de melancolia pós-parto ou *blues* puerperal, marcada por emoções intensificadas e transitórias que duram ao longo das primeiras semanas após o nascimento. A melancolia pós-parto pode evoluir para a DPP. São comuns no puerpério ansiedade ou obsessão em relação à saúde e à segurança do recém-nascido; o grau em que esses pensamentos e sentimentos levam a um estado debilitante varia e, portanto, impulsiona o diagnóstico da condição psicológica da DPP. Os estudos de DPP descobriram que 20% das mulheres com esse diagnóstico têm pensamentos suicidas. Os fatores de risco para DPP incluem depressão e ansiedade durante a gravidez, experiência traumática de parto, histórico de depressão e complicações na saúde do recém-nascido.

A fisiopatologia é multifatorial, provavelmente incluindo influências genéticas, hormonais, imunes e sociais. Embora as alterações hormonais tenham sido consideradas o centro da DPP, os estudos não conseguiram demonstrar uma associação clara entre os níveis reprodutivos nas mulheres com DPP. O manejo deve ser orientado pela gravidade dos sintomas. Os primeiros passos envolvem fornecer apoio em torno das necessidades psicossociais e de autocuidado, o que inclui estimular a prática de exercícios físicos e o sono. Nos casos moderados, recomendam-se a terapia cognitivo-comportamental e a prescrição de um ISRS. Nos casos graves, são acrescentadas outras classes de antidepressivos se a mudança do ISRS não promover melhora. A eletroconvulsoterapia (ECT) é recomendada quando houver tendência suicida e/ou psicose. A FDA aprovou recentemente um tratamento para depressão pós-parto grave que consiste em uma formulação intravenosa de alopregnanolona, um esteroide que atua nos receptores GABA. No entanto, a aplicabilidade apenas às mulheres com sintomas graves e o custo limitam o uso atual desse medicamento.

DISFUNÇÃO SEXUAL

Disfunção sexual é um termo que descreve várias questões relacionadas à saúde sexual que causam sofrimento pessoal. A etiologia é muitas vezes multifatorial com componentes psicológicos, socioculturais, biológicos e fisiológicos. É experimentada por aproximadamente 40% das mulheres nos EUA. As mulheres em torno da menopausa, entre as idades de 45 e 65 anos, são as mais comumente afetadas. Muitas vezes tal disfunção é subdiagnosticada e subtratada. Numerosas condições clínicas podem afetar a função sexual devido a mudanças no desejo, excitação, orgasmo ou dor. O próprio envelhecimento está associado à diminuição da libido e da capacidade de resposta sexual. O declínio do estrogênio durante a menopausa causa adelgaçamento do epitélio vaginal, diminuição da elasticidade vaginal e diminuição da lubrificação. Alguns medicamentos também estão implicados na disfunção sexual, mais comumente os ISRSs. A avaliação inclui uma anamnese completa (incluindo histórico sexual) e o exame físico também deve incluir testes para IST. O manejo depende da etiologia, que frequentemente é multifatorial. Algumas opções de tratamento incluem fisioterapia pélvica, psicoterapia ou terapia sexual e intervenções baseadas em *mindfulness*. As opções farmacológicas são limitadas, mas existem dois medicamentos recentemente aprovados pela FDA. A flibanserina[6] é um medicamento oral diário aprovado pela FDA para as mulheres na pré-menopausa com baixo desejo sexual; no entanto, seu uso é limitado por um aviso de tarja preta: interação com o álcool etílico, náuseas e tonturas significativas. A bremelanotida,[7] uma injeção subcutânea administrada conforme necessário antes da atividade sexual, foi aprovada em junho de 2019 pela FDA para as mulheres na pré-menopausa com baixo desejo sexual. Terapias hormonais como estrogênio sistêmico e testosterona têm sido

---

[6]N.R.T.: Até outubro de 2022, essa substância não tinha sido liberada pela Anvisa.

[7]N.R.T.: Até outubro de 2022, essa substância não tinha sido liberada pela Anvisa.

usadas em esquema *off label*.[8] Na Women's Health Initiative, não foi constatado que o estrogênio sistêmico melhore a disfunção sexual após a menopausa. Na maioria dos estudos, descobriu-se que a testosterona melhora a disfunção sexual na peri e na pós-menopausa. A testosterona é metabolizada em estrogênio; portanto, seu uso pode estar associado a sangramento uterino anormal e sintomas mamários.

DOR PÉLVICA

A dor pélvica é caracterizada como aguda ou crônica, e ambos os tipos são comumente encontrados na prática da atenção primária. A dor pélvica aguda geralmente se manifesta durante horas a dias e pode ser de origem ginecológica, gastrintestinal ou urológica. As condições potencialmente fatais, o que inclui gravidez ectópica rota e apendicite, precisam ser descartadas. As causas ginecológicas incluem complicações da gravidez, infecção pélvica aguda e patologia ovariana, incluindo cisto e torção.

A dor pélvica crônica (DPC) é localizada na parte inferior do abdome, tem pelo menos 6 meses de duração e é intensa o suficiente para causar comprometimento funcional ou exigir tratamento. Aproximadamente 10% dos encaminhamentos ginecológicos ambulatoriais são por causa de DPC. A anamnese realizada na avaliação da DPC deve incluir características da dor, revisão completa dos sistemas orgânicos, histórico patológico (clínico, cirúrgico, ginecológico e obstétrico), e um histórico psiquiátrico e social completo que inclua episódios de violência doméstica quando criança ou na idade adulta e episódios de abuso de substâncias psicoativas.

As condições mais comumente associadas à DPC são endometriose, doença inflamatória pélvica crônica, cistite intersticial, síndrome do intestino irritável, mialgia do assoalho pélvico, dor miofascial e neuralgia. A cistite intersticial, ou síndrome da bexiga dolorosa (SBD), é um diagnóstico clínico que consiste em dor, sensação de pressão ou desconforto relacionado à bexiga e associado a sintomas do sistema urinário inferior com duração superior a 6 semanas e ocorrendo na ausência de infecção ou outras causas identificáveis. Transtornos da saúde mental, incluindo abuso de substâncias psicoativas, somatização, depressão e abuso físico ou sexual, também podem causar DPC e sua identificação é importante para que as mulheres não precisem realizar exames e intervenções desnecessários.

O exame físico deve avaliar as áreas focais de dor, cicatrizes, hérnias ou massas no abdome, e deve também ser realizado um exame pélvico. Após a identificação do diagnóstico mais provável, um tratamento empírico direcionado pode ser instituído e monitorado em termos de eficácia. Deve ser considerada uma investigação adicional se a paciente não responder ou se os sintomas mudarem. Se a terapia empírica e uma investigação completa não produzirem um diagnóstico, pode ser considerada a laparoscopia para identificar a patologia pélvica.

Qualquer etiologia periférica identificada para a DPC deve ser tratada; entretanto, a DPC de etiologia incerta é comum e não tem tratamento definitivo. Dependendo da causa subjacente, as estratégias de tratamento podem incluir aplicação de calor (para a dor musculoesquelética),

---

[8]N.R.T.: Em 3 de maio de 2022, o Conselho Nacional de Saúde (CNS) promoveu um seminário sobre o uso de medicamentos *off-label*, como são conhecidos os remédios desenvolvidos para determinadas doenças e utilizados no tratamento de outras enfermidades. O debate foi impulsionado pela Lei nº 14.313/2022, sancionada no dia 22/03/2022, que permite ao Sistema Único de Saúde (SUS) receitar e aplicar esse tipo de medicação. A lei destaca que o SUS pode receitar medicamentos com indicações diferentes da bula aprovada pela Agência Nacional de Vigilância Sanitária (Anvisa), desde que tenham sido recomendados pela Comissão Nacional de Incorporação de Tecnologias no Sistema Único de Saúde (Conitec).

aconselhamento e encaminhamento psiquiátrico, encaminhamento para um gastrenterologista, medicamentos (p. ex., gabapentina para a dor neuropática, AINEs, contraceptivos hormonais), histerectomia e procedimentos de transecção nervosa. As abordagens multidisciplinares, incluindo medicamentos e intervenções que considerem fatores dietéticos e psicossociais, podem ser superiores ao tratamento farmacológico isolado.

GÊNERO E MINORIAS SEXUAIS FEMININAS

As necessidades de saúde das minorias sexuais e de gênero têm significativa sobreposição com a população em geral, mas demandam atenção e sensibilidade específicas, dadas as barreiras significativas aos cuidados e as diferenças tanto nas preocupações com a saúde sexual quanto em certas questões médicas. As mulheres que fazem sexo com mulheres têm diversas origens raciais, étnicas e socioeconômicas, e podem optar por se identificar como lésbicas, *gays*, bissexuais ou transgênero. As minorias de gênero, como os indivíduos que se identificam como transgênero ou *queer*, identificam e/ou expressam um gênero diferente do gênero tradicionalmente associado ao sexo atribuído no nascimento. As minorias sexuais e de gênero são significativamente mais propensas do que as mulheres heterossexuais a sofrer discriminação implícita e explícita durante as consultas de saúde. Muitos médicos não coletam dados do histórico sexual nem perguntam sobre a orientação sexual. Os profissionais de saúde podem inadvertidamente pressupor heterossexualidade e adotar atitudes heterossexistas, tornando mais difícil para os pacientes revelar sua orientação sexual. A falta de competência cultural significa que os médicos não entendem a terminologia apropriada sobre identidade de gênero e orientação sexual, o que pode criar mais desafios nas relações médico-paciente.

As taxas de ISTs nas mulheres que fazem sexo com mulheres não estão bem estudadas; no entanto, a suposição de que haja menor risco de uma IST nesse tipo de relação sexual em comparação com a relação heterossexual não é baseada em pesquisas adequadas. A relação sexual entre mulheres possibilita a transmissão da infecção via líquido vaginal, sangue menstrual, contato de mucosas e brinquedos sexuais. Protetores bucais, preservativos ou lâminas de látex fornecem uma barreira para a transmissão de infecções bacterianas e virais. A colocação de preservativos em brinquedos sexuais e a sua limpeza entre os usos conseguem diminuir a propagação de infecções. A lubrificação também pode diminuir a transmissão de infecções ao evitar a ruptura e o sangramento das áreas mucosas. As taxas de vaginose bacteriana são maiores nas mulheres que fazem sexo com mulheres, o que sugere sua transmissibilidade, e a condição deve ser classificada como uma IST.

As minorias sexuais devem receber os mesmos cuidados de saúde preventivos adequados à idade e exames de câncer que as mulheres heterossexuais. No caso de indivíduos transgênero, a decisão de rastrear câncer de mama ou câncer de colo do útero deve ser baseada na anatomia e nos riscos atuais em oposição à identidade de gênero do indivíduo. O reconhecimento de que a relação do indivíduo com o órgão que necessita de rastreamento do câncer pode ser disfórica deve orientar como os rastreamentos são apresentados e discutidos durante uma consulta clínica.

O estresse sexual e das minorias de gênero como resultado do preconceito e da discriminação sistêmica tem impactos diretos e indiretos na saúde dos indivíduos. Estudos recentes comparando a saúde e os fatores de risco de saúde em indivíduos autoidentificados como lésbicas, *gays* ou bissexuais (LGB) e em heterossexuais demonstram que os indivíduos LGB têm taxas mais altas de sofrimento psicológico, consumo excessivo de álcool etílico e tabaco, obesidade, doenças cardiovasculares, diabetes melito do tipo 2, e cânceres de mama e ginecológico em comparação com as mulheres heterossexuais. Essas desigualdades não são explicadas por quaisquer diferenças biológicas inatas entre indivíduos heterossexuais/cisgênero e minorias sexuais/de gênero, mas são fortemente influenciadas pelo estresse sofrido pelas minorias e pela diminuição do acesso aos cuidados médicos. As taxas de violência perpetrada por parceiro íntimo ao longo da vida são mais altas para as lésbicas, os bissexuais e os transgênero. Embora as diferenças nos desfechos de saúde para minorias sexuais e de gênero não alterem as recomendações de rastreamento, a conscientização do médico é importante para atender às necessidades de saúde física e emocional de todos os pacientes.

LEITURA SUGERIDA

American College of Obstetricians and Gynecologists' Committee on Practice Bulletins—Gynecology: Practice bulletin No. 164: diagnosis and management of benign breast disorders, Obstet Gynecol 127(6):e141–e156, 2016.

Bots SH, Peters SAE, Woodward M: Sex differences in coronary heart disease and stroke mortality: a global assessment of the effect of ageing between 1980 and 2010, BMJ Glob Health 2(2):e000298, 2017.

Clayton AH, Margarita Valladares Juarez E: Female sexual dysfunction, Med Clin 103(4):681–698, 2019.

Eriksen EF, Díez-Pérez A, Boonen S: Update on long-term treatment with bisphosphonates for postmenopausal osteoporosis: a systematic review, Bone 58(January):126–135, 2014.

Guy J, Peters MG: Liver disease in women: the influence of gender on epidemiology, natural history, and patient outcomes, Gastroenterol Hepatol 9(10):633–639, 2013.

Han E, Nguyen L, Sirls L, Peters K: Current best practice management of interstitial cystitis/bladder pain syndrome, Ther Adv Urol 10(7):197–211, 2018.

Iddon J, Dixon JM: Mastalgia, BMJ 347(December):f3288, 2013.

Infertility Workup for the Women's Health Specialist—ACOG. n.d. https://www.acog.org/Clinical-Guidance-and-Publications/Committee-Opinions/Committee-on-Gynecologic-Practice/Infertility-Workup-for-the-Womens-Health-Specialist?IsMobileSet=false. Accessed July 3, 2019.

Kaunitz AM: Abnormal uterine bleeding in reproductive-age women, J Am Med Assoc, 2019, https://doi.org/10.1001/jama.2019.5248.

Kodner C: Common questions about the diagnosis and management of fibromyalgia, Am Fam Physician 91(7):472–478, 2015.

Mehler PS: Diagnosis and care of patients with anorexia nervosa in primary care settings, Ann Intern Med 134(11):1048–1059, 2001.

Millett ERC, Peters SAE, Woodward M: Sex differences in risk factors for myocardial infarction: cohort study of UK biobank participants, BMJ 363(November):k4247, 2018.

Nonhormonal Management of Menopause-Associated Vasomotor Symptoms: 2015 Position Statement of the North American Menopause Society. 2015. Menopause 22 (11): 1155-1172; quiz 1173-1174.

Stewart DE, Vigod SN: Postpartum depression: pathophysiology, treatment, and emerging therapeutics, Annu Rev Med 70(January):183–196, 2019.

SEÇÃO 12

Saúde do Homem

73 Tópicos de Saúde do Homem, 772

73

Tópicos de Saúde do Homem

Niels V. Johnsen, Douglas F. Milam, Joseph A. Smith, Jr.

INTRODUÇÃO

A saúde do homem tornou-se uma subespecialidade que inclui médicos de cuidados primários, urologistas e endocrinologistas, entre outros. As necessidades e preocupações com a saúde dos homens estão se tornando mais evidentes e muitas vezes exigem a experiência daqueles com interesse nos tópicos de saúde dos homens. Este capítulo visa abordar os distúrbios benignos que são exclusivos dos homens porque envolvem especificamente a genitália masculina e o sistema genital. As malignidades geniturinárias masculinas e a infertilidade são abordadas nos Capítulos 59 e 67.

DEFICIÊNCIA DE TESTOSTERONA

Definição e epidemiologia

A prescrição e o uso de testosterona nos EUA aumentaram dramaticamente na última década. No entanto, muitos homens continuam a não receber tratamento quando apropriado devido a falta de conhecimento do médico ou preocupações clínicas sem suporte, enquanto outros continuam a receber testosterona apesar da falta de uma indicação clínica clara. Além disso, as escaladas no *marketing* direto ao consumidor e o surgimento de centros bem divulgados dedicados exclusivamente ao manejo de distúrbios de saúde masculinos aumentaram ainda mais o interesse e o desejo dos pacientes de receber terapia com testosterona.

Anteriormente referida por vários termos diferentes, a *deficiência de testosterona* é a terminologia preferida e adotada pela American Urological Association (AUA) para descrever a condição de baixa testosterona sérica em homens em conjunto com seus sinais ou sintomas associados. A verdadeira prevalência da deficiência de testosterona não é conhecida. As estimativas variam entre 2 e 77% da população masculina dos EUA. Essa grande variabilidade decorre da inconsistências tanto nas definições de deficiência de testosterona aplicadas na literatura, quanto nas variabilidades nos ensaios e valores de corte usados para determinar os baixos níveis séricos de testosterona.

A deficiência de testosterona não se refere apenas a um baixo nível sérico desse hormônio sexual; mas, por definição, requer sinais ou sintomas clínicos adicionais associados à baixa testosterona sérica. As recomendações anteriores tentaram quantificar um montante necessário de sintomas ou sinais associados para o diagnóstico de deficiência de testosterona em um paciente com baixa testosterona sérica total; no entanto, as diretrizes atuais da AUA simplesmente afirmam que os pacientes devem ter pelo menos um sinal ou sintoma além de baixos níveis séricos do hormônio para o diagnóstico. Os sintomas incluem fadiga, depressão, disfunção erétil, disfunção cognitiva, diminuição da libido e diminuição da resistência, bem como sinais como perda de pelos no corpo, ganho de peso ou perda de massa muscular magra. Infelizmente, enquanto alguns sinais e sintomas são mais sugestivos de deficiência de testosterona, muitos são inespecíficos e muitas vezes podem ser manifestações de outras doenças ou estados patológicos (Tabela 73.1). Assim, é vital que os médicos tenham uma compreensão completa da deficiência de testosterona a fim de garantir que os pacientes recebam cuidados adequados quando indicado e não quando não indicado.

Fisiopatologia

A testosterona é produzida principalmente pelos testículos como resultado da estimulação pelo hormônio luteinizante (LH, do inglês *luteinizing hormone*) secretado pela adeno-hipófise, que, por sua vez, é impulsionada pelo hipotálamo. Esse eixo hipotálamo-hipófise-gonadal (HHG) muitas vezes pode ser comprometido pelo envelhecimento, e vários estudos mostram que a prevalência de deficiência de testosterona aumenta significativamente com o avançar da idade. Podem ocorrer interrupções no eixo HHG em vários pontos e levar a diferentes classificações de deficiência de testosterona. O *hipogonadismo primário* é uma condição decorrente de insuficiência testicular, na qual os testículos não conseguem produzir quantidades adequadas de testosterona (e espermatozoides), apesar da estimulação adequada pelo LH da adeno-hipófise. O *hipogonadismo secundário*, por outro lado, é um

Tabela 73.1 Sinais e sintomas da deficiência de testosterona.	
Sinais e sintomas específicos	**Sinais e sintomas menos específicos**
Redução do desejo (libido) e da atividade sexuais	Diminuição da energia e da autoconfiança
Diminuição das ereções espontâneas	Sentindo-se triste, humor deprimido
Desconforto mamário, ginecomastia	Poucas concentração e memória
Menos pelos axilares e pubianos e menos barbear	Transtorno do sono e sonolência
Testículos muito pequenos ou encolhendo	Anemia leve (normocrômica, normocítica)
Infertilidade e baixa contagem de espermatozoides	Redução do volume e da força musculares
Perda de altura e baixa densidade mineral óssea	Aumento da gordura corporal e do índice de massa corporal
Ondas de calor e suores	Diminuição do desempenho físico ou no trabalho

baixo nível sérico de testosterona como resultado da falha da hipófise em secretar LH suficiente. Nesse estado, as células de Leydig do testículo não são adequadamente estimuladas e, portanto, não produzem testosterona. O *hipogonadismo secundário* pode ser o resultado de processos patológicos como tumores hipofisários, hemocromatose ou apneia obstrutiva do sono.

Como o andrógeno predominante nos homens, a testosterona circula na corrente sanguínea em quatro formas distintas. Aproximadamente 44% da testosterona está fortemente ligada à globulina ligadora de hormônios sexuais (SHBG, do inglês *sex hormone-binding globulin*) e representa o componente não biodisponível da testosterona sérica. No entanto, 50% estão fracamente ligados à albumina, 4% fracamente ligados à globulina ligadora de corticotropina e 2% circulando livremente na corrente sanguínea e representando a forma biodisponível de testosterona. No entanto, os 2% de testosterona circulante que não está ligada às proteínas séricas é a forma mais bioquimicamente ativa de testosterona e é referida como testosterona livre (TL).

Os testes laboratoriais de testosterona total (TT) medem as formas ligada e não ligada de testosterona. Nos pacientes com níveis séricos de TT limítrofes baixos ou naqueles com níveis de TT normais baixos com significativos sinais ou sintomas associados, a medição da TL pode ser útil para se fazer um diagnóstico clínico. Níveis aumentados de SHBG no soro podem diminuir o nível de TL à medida que mais testosterona se liga à SHBG. O nível de SHBG pode aumentar com tabagismo, consumo excessivo de café, idade e processos patológicos como hepatite e hipertireoidismo. Portanto, níveis aumentados de SHBG podem contribuir para a deficiência de testosterona. Por outro lado, enquanto a obesidade pode diminuir os níveis de SHBG, ela também pode contribuir para a deficiência de testosterona por meio da conversão periférica de testosterona em estrogênio dentro das células adiposas. Por fim, condições como exercícios físicos extremos, uso de drogas recreativas, deficiência nutricional, estresse, uso de certos medicamentos e doenças agudas podem diminuir transitoriamente a testosterona sérica.

Apresentação clínica

Baixos níveis de testosterona podem afetar a saúde geral, sexual, física e psicológica de um paciente. Esses sintomas são agrupados de acordo com sua relação específica com a deficiência de testosterona (ver Tabela 73.1). Vários estudos categorizaram e usaram os sintomas da deficiência de testosterona de diferentes maneiras. Por exemplo, um ensaio clínico que analisou a incidência de deficiência de testosterona definiu a síndrome como a presença de três de 12 sintomas clínicos combinados com um baixo nível sérico de TL ou TT, enquanto em um estudo semelhante os pacientes foram considerados com deficiência de testosterona se tivessem um TT baixo e exibissem três sintomas sexuais específicos. As diretrizes atuais afirmam que os médicos devem usar essas diferentes sintomatologias como um meio para determinar a adequação e o benefício potencial de verificar o nível sérico de testosterona de um paciente, além de observar que a diminuição da libido é o sintoma de apresentação mais comum.

Diagnóstico

Por várias razões, o diagnóstico de deficiência de testosterona não é simples. Pelas definições mais simples, o diagnóstico requer um nível sérico baixo de testosterona em pelo menos duas ocasiões separadas em conjunto com pelo menos um sintoma clínico. A maioria das diretrizes clínicas sugere medir a TT matinal em qualquer homem adulto que tenha sintomas associados à deficiência de testosterona e, se o nível revelar-se baixo, repetir um teste matinal subsequente usando o mesmo ensaio para confirmar a testosterona baixa. Recomenda-se

uma coleta de sangue de manhã cedo, dada a variação diurna dos níveis séricos de testosterona. De acordo com a AUA, um nível sérico de TT inferior a 300 ng/dℓ serve como o valor limiar apropriado para identificar a deficiência de testosterona. No entanto, deve-se notar que há uma variabilidade significativa entre os diferentes ensaios de testosterona que pode alterar a faixa de normalidade para cada teste em particular; portanto, os profissionais devem certificar-se de avaliar seus intervalos específicos de ensaio ao fazer determinações para a terapia. Nos pacientes altamente sintomáticos com TT limítrofe ou normal, a TL deve ser avaliada; no entanto, os testes de TL não são recomendados inicialmente devido a maior variabilidade, aumento do tempo e aumento dos custos. Além disso, a triagem de homens assintomáticos para níveis baixos de testosterona não é clinicamente necessária ou apropriada.

Nos homens com níveis de testosterona limítrofes, a medição repetida do nível de testosterona matinal é necessária porque pode haver uma significativa variabilidade diurna. Idealmente, os níveis devem ser verificados dentro de 4 horas após acordar (geralmente entre 7 e 11 horas), quando os níveis de testosterona estão mais altos. Não é necessário jejuar antes de um teste laboratorial de testosterona; no entanto, em um estudo de 2013, houve uma redução de 25% nos níveis de TT em homens saudáveis 60 minutos após um teste oral de tolerância à glicose. O treinamento de força também pode diminuir transitoriamente os níveis séricos de testosterona em homens saudáveis (mas normalmente não fora da faixa normal).

Os níveis de testosterona não devem ser verificados durante uma doença aguda ou subaguda. No entanto, os médicos devem adotar um limiar mais baixo para verificar o nível de testosterona nos pacientes com doenças crônicas que sabidamente causam uma concentração sintomaticamente mais baixa desse hormônio sexual, tais como diabetes melito (DM), doença pulmonar obstrutiva crônica, doença artrítica inflamatória, doença renal, vírus da imunodeficiência humana (HIV), obesidade, síndrome metabólica e hemocromatose. De fato, alguns argumentaram que os pacientes que têm massa hipofisária, perda de peso associada ao HIV, anemia inexplicável, uso crônico de narcóticos ou de esteroides devem ter seus níveis de testosterona verificados independentemente dos sintomas.

Nos pacientes com TT baixa confirmada na presença de sintomas, os níveis de LH devem ser verificados para determinar a etiologia da deficiência de testosterona e descartar a presença de hipogonadismo secundário. Os pacientes com deficiência de testosterona com baixo LH provavelmente têm um defeito no nível do hipotálamo ou na hipófise (hipogonadismo hipogonadotrófico), enquanto aqueles com níveis elevados de LH têm um defeito testicular primário (hipogonadismo hipergonadotrófico). Há uma série de condições que podem causar hipogonadismo hipogonadotrófico, o que inclui síndrome de Kallmann, tumores hipofisários, distúrbios infiltrativos da hipófise como hemocromatose ou sarcoidose, hiperprolactinemia e traumatismo craniano prévio. Os pacientes com esses distúrbios merecem uma investigação adicional para determinar a fonte da deficiência de testosterona, tais como medições de prolactina sérica ou possivelmente uma avaliação endócrina. Por outro lado, o hipogonadismo hipergonadotrófico pode ser resultado de infecção prévia ou traumatismo nos testículos, dano autoimune ou possivelmente síndrome de Klinefelter, o que levaria ao cariótipo para o diagnóstico.

Os homens com mais de 40 anos que estão sendo considerados para reposição de testosterona devem ter seu nível de antígeno prostático específico (PSA, do inglês *prostate-specific antigen*) medido e um exame de toque retal (TR) realizado para avaliar a próstata. Se qualquer um for anormal, o encaminhamento a um urologista deve ser considerado. A Tabela 73.2 fornece diretrizes úteis para avaliar uma possível deficiência de testosterona. Para os pacientes com deficiência documentada de testosterona que estão interessados em

Tabela 73.2 O que fazer e o que não fazer no diagnóstico de deficiência de testosterona.

Verifique a testosterona total (TT) em todos os homens adultos sintomáticos > 40 anos

Confirme os resultados baixos de testosterona com um segundo teste

Verifique pela manhã

Adote um limiar mais baixo para verificar a testosterona nos pacientes com certas doenças crônicas

Considere medir o nível de prolactina e de LH nos pacientes com baixa testosterona

Verifique os níveis de hematócrito e de PSA antes de iniciar a terapia com testosterona

Não verifique o nível de testosterona durante a doença aguda ou subaguda

Não comece com a medição da testosterona livre

Não monitore o tratamento com testosterona com medições de testosterona livre

Não considere a terapia com testosterona em um paciente tentando gerar um filho

LH, Hormônio luteinizante; *PSA*, antígeno prostático específico.

fertilidade futura, deve ser realizada a avaliação da medicina reprodutiva porque a terapia com testosterona diminui acentuadamente a produção de espermatozoides. Caso ocorra, o retorno da espermatogênese normal leva um tempo variável.

Tratamento

A terapia com testosterona é recomendada para os homens com deficiência de testosterona confirmada em dois testes separados e que também apresentam sinais ou sintomas associados à deficiência, ou nos casos selecionados mencionados anteriormente. O objetivo principal da terapia com testosterona é proporcionar alívio dos sintomas, fazendo com que os pacientes retornem aos níveis fisiológicos normais desse hormônio sexual. Isso, por sua vez, pode melhorar sintomas como disfunção erétil, diminuição da libido, anemia, humor depressivo ou baixa densidade mineral óssea. No entanto, os dados não são tão claros quanto aos benefícios da terapia com testosterona na melhora da função cognitiva, fadiga ou medidas de síndrome metabólica. Os pacientes também devem ser informados de que, embora os dados sobre os riscos ou benefícios cardiovasculares da terapia com testosterona atualmente estejam inconclusivos, níveis baixos de testosterona representam fator de risco conhecido para doença cardiovascular (DCV). Os médicos também devem obter um hematócrito basal, pois se sabe que a policitemia (hematócrito > 52%) ocorre muito mais frequentemente nos homens medicados com testosterona. Isso é especialmente verdadeiro para aqueles que estão recebendo injeções intramusculares de testosterona e para aqueles com implantes de *pellets* hormonais. Muitas vezes a policitemia pode ser tratada com um ajuste posológico, mas ocasionalmente exigirá flebotomia ou o parecer de um hematologista.

Existem numerosas formulações de reposição de testosterona. Nos EUA, as formas mais comumente usadas são enantato ou cipionato de testosterona por injeção intramuscular (IM), adesivos transdérmicos de testosterona, géis de testosterona e *pellets* implantáveis de liberação programada. O objetivo da terapia deve ser atingir um nível sérico de TT no tercil médio do intervalo de referência para o ensaio que está sendo usado. Devido à frequência de irritação significativa da pele com o adesivo de testosterona, muitos profissionais preferem uma das outras modalidades, geralmente com base na preferência do paciente. Há também o risco de transferência com a aplicação de gel, o que é preocupante sobretudo para quem entra em contato com gestantes ou

crianças pequenas. Para a divulgação dos detalhes sobre dosagem e formulações, a AUA Guideline on Evaluation and Management of Testosterone Deficiency fornece uma tabela abrangente com recomendações. Não entanto, geralmente as aplicações diárias de gel mimetizam a variação diurna com a aplicação no início da manhã, produzem níveis de testosterona no tercil médio e provocam uma taxa relativamente baixa de policitemia. A injeção intramuscular (muitas vezes quinzenal) não produz variação diurna, causa níveis muito altos de testosterona inicialmente que muitas vezes caem para níveis subterapêuticos antes da próxima injeção, e é mais suscetível de provocar policitemia do que as preparações em gel. Os *pellets* (implantes subcutâneos) não mimetizam a variação diurna, muitas vezes provocam policitemia, mas têm a vantagem de possibilitar intervalos posológicos de até 6 meses.

Efeitos colaterais da terapia com testosterona

A terapia com testosterona causa diminuição da produção de espermatozoides e, geralmente, diminuição do volume testicular, como também pode causar acne, pele oleosa e aumento da sensibilidade mamária. A reposição de testosterona não é um tratamento para a infertilidade e, na verdade, tem sido investigada como um método de contracepção masculina. Os pacientes que estão interessados em ter filhos não devem tomar testosterona e aqueles com desejo de fertilidade futura devem ser informados de que o retorno da espermatogênese normal após a cessação da testosterona é variável. Se necessário, gonadotrofina coriônica humana (HCG, do inglês *human chorionic gonadotropin*), moduladores seletivos do receptor de estrogênio (MSRE), inibidores da aromatase, ou uma combinação destes, podem ser administrados em homens com deficiência de testosterona que desejam preservar a fertilidade.

Além disso, como discutido anteriormente, a testosterona pode aumentar os níveis de hematócrito e causar policitemia com risco de morte. Geralmente, os pacientes experimentam um aumento nos primeiros 6 meses de tratamento, e posteriormente ocorre um platô. Se o hematócrito se tornar significativamente elevado, a reposição de testosterona deve ser suspensa e retomada apenas com uma dose modificada após a normalização dos níveis. Ocasionalmente, os pacientes necessitam de flebotomia para evitar ou tratar uma policitemia perigosa.

A terapia com testosterona pode piorar a apneia obstrutiva do sono e a insuficiência cardíaca congestiva; portanto, os pacientes nos quais essas condições não foram tratadas não devem iniciar a terapia com testosterona. Os dados atuais sugerem que a terapia com testosterona não piora os níveis de lipoproteínas de alta densidade e não há evidências definitivas ligando a terapia com testosterona a um risco aumentado de eventos venotrombóticos.

Terapia com testosterona e a próstata

Anteriormente, era defendido que a terapia com testosterona devia ser evitada nos homens com histórico de câncer de próstata, dada a conhecida associação da testosterona com a fisiopatologia do câncer de próstata. Embora este tópico permaneça controverso, vários clínicos agora tratam os pacientes com deficiência confirmada de testosterona e histórico de câncer de próstata em casos selecionados. As diretrizes atuais da AUA afirmam que não há evidências adequadas para se quantificar a relação risco-benefício da terapia com testosterona nos homens com histórico de câncer de próstata. No entanto, naqueles com histórico de prostatectomia com patologia de baixo risco, os estudos atuais não mostram aumento do risco de recorrência do câncer com a terapia com testosterona. Resultados semelhantes foram observados em pacientes com câncer de próstata de baixo risco tratados com radiação. No entanto, os indivíduos com histórico de câncer de alto risco tratados por radiação apresentaram aumentos nos valores de PSA pós-tratamento e devem ser alertados sobre os riscos da terapia com testosterona. Esses pacientes, assim como aqueles com câncer de próstata ativo ou recorrente que desejam terapia com testosterona, devem ser encaminhados para centros com experiência e *expertise* nesse cenário clínico.

Monitoramento do tratamento com testosterona

Os pacientes em terapia com testosterona devem fazer exames laboratoriais regulares para confirmar que os níveis séricos apropriados de testosterona estejam sendo alcançados. Como afirmado anteriormente, a terapia deve ser direcionada para atingir o tercil médio do normal no ensaio de testosterona específico que está sendo usado. Em geral, os pacientes que usam géis ou adesivos, bem como formulações intranasais, devem ter os níveis verificados dentro de 4 semanas após o início do tratamento e, em seguida, a cada 6 a 12 meses uma vez em dosagem constante. Para aqueles em uso de formulações injetáveis de ação curta, geralmente é recomendado verificar os níveis de testosterona após quatro ciclos e depois a cada 6 a 12 meses. Para os indivíduos que em 3 a 6 meses atingem os níveis-alvo de testosterona mas ainda não sentem que seus sintomas incitantes melhoraram, provavelmente a terapia com testosterona deve ser descontinuada em todos eles, exceto em casos selecionados (p. ex., pacientes com perda de densidade mineral óssea documentada anteriormente).

DISFUNÇÃO ERÉTIL[1]

A disfunção erétil (DE) é definida como a incapacidade de atingir e/ou manter uma ereção suficiente para um desempenho sexual satisfatório e é conhecida por afetar cerca de 150 milhões de homens em todo o mundo. De acordo com o Massachusetts Male Aging Study, 52% dos homens com mais de 40 anos sofrem de algum grau de disfunção erétil, e a prevalência desse distúrbio triplica entre as idades de 40 e 70 anos. Aos 70 anos, 15% dos homens apresentarão uma disfunção erétil completa. Embora a idade e a saúde física sejam os preditores mais importantes do início da disfunção erétil, o tabagismo continua sendo um dos fatores de estilo de vida modificáveis mais importantes que afetam o risco de disfunção erétil.

Recentemente, muitas clínicas que tratam especificamente a disfunção erétil e a saúde sexual masculina foram abertas em todos os EUA, e foram projetadas para atender a uma crescente necessidade de tratamento dessa condição. No entanto, essas clínicas geralmente cobram taxas por tratamentos e medicamentos que os médicos da atenção primária podem fornecer e que muitas vezes são cobertos pelos planos de saúde. Portanto, é mais importante do que nunca que os médicos da atenção primária tenham uma compreensão completa do processo dessa doença e de seu manejo a fim de fornecer cuidados adequados e supervisionados.

Mecanismo da ereção

Os sinais aferentes capazes de iniciar a ereção podem se originar no cérebro, como na estimulação psicogênica, ou ser resultado da estimulação tátil periférica. Embora não haja um centro bem-definido para as ereções psicogênicas, o lobo temporal parece ser importante nesse processo. O plexo pélvico recebe informações dos sistemas nervosos simpático e parassimpático e propaga esses sinais para os nervos cavernosos do pênis. As fibras simpáticas envolvidas originam-se na medula espinal toracolombar, enquanto as fibras parassimpáticas originam-se do segundo ao quarto segmentos sacrais da medula espinal (S2 a S4). Os sinais sensoriais somáticos aferentes são transportados do pênis pelo nervo pudendo para as raízes nervosas S2 a S4. Essa informação é então encaminhada tanto para os centros autônomos do cérebro quanto para a medula espinal. A inervação parassimpática está amplamente envolvida na obtenção de uma ereção (tumescência), enquanto a inervação simpática e adrenérgica é vital no processo de finalização de uma ereção (detumescência).

A estimulação sexual e a propagação resultante da sinalização eferente pelo plexo pélvico provocam a liberação de óxido nítrico (NO, do inglês *nitric oxid*) pelos nervos cavernosos na junção neuromuscular no nível do músculo liso dos corpos cavernosos do pênis (Figura 73.1). Subsequentemente, o NO ativa a guanilil ciclase, que converte trifosfato de guanosina (GTP) em monofosfato de guanosina cíclico (cGMP). A proteinoquinase G é ativada pelo cGMP e, por sua vez, ativa várias proteínas que causam diminuição da concentração intracelular de íons cálcio (Ca^{2+}). A diminuição da concentração de Ca^{2+} no músculo liso resulta em relaxamento muscular, dilatação da artéria cavernosa, aumento do fluxo sanguíneo e subsequente tumescência. Com a expansão dos corpos cavernosos resultante do aumento do fluxo sanguíneo, os seios venosos que geralmente drenam o pênis são comprimidos e o fluxo venoso a partir do pênis é reduzido, possibilitando então uma persistente elevação da pressão dentro do pênis e a manutenção da ereção. No fim da ereção, os nervos simpáticos liberam norepinefrina, o que resulta em contração do músculo liso e detumescência. Da mesma forma, a fosfodiesterase do tipo 5 (PDE5) atua dentro das células musculares lisas do tecido cavernoso para degradar o cGMP, encerrando então a propagação da cascata de sinalização para a ereção.

Causas da disfunção erétil

Embora muitas vezes multifatorial na etiologia, a DE geralmente pode ser classificada em dois tipos: DE psicogênica e DE orgânica. A DE psicogênica já foi considerada o tipo mais comum; entretanto, os avanços na compreensão da mecânica e da neurofisiologia da função erétil identificaram outras causas mais comuns. Como resultado, acredita-se agora que a DE psicogênica seja responsável por menos de 15% dos pacientes atendidos por urologistas. Os homens com DE

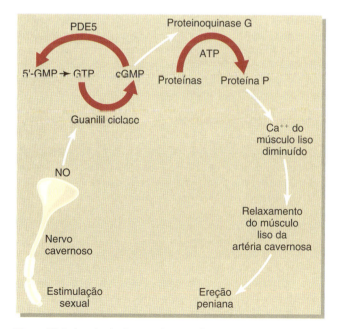

Figura 73.1 A estimulação sexual causa a liberação de óxido nítrico (NO) pelo nervo cavernoso na junção neuromuscular. *ATP*, trifosfato de adenosina; *GMP*, monofosfato de guanosina; *cGMP*, monofosfato de guanosina cíclico; *GTP*, trifosfato de guanosina; *PDE5*, fosfodiesterase do tipo 5.

---

[1] N.R.T.: Ver diretrizes para tratamento de disfunção erétil da Sociedade Brasileira de Urologia, 23 de março de 2019, em https://amb.org.br/wp-content/uploads/2021/08/DISFUNCAO-ERETIL-TRATAMENTO-MEDICAMENTOSO-FINAL-2019.pdf.

psicogênica têm fisiologias vascular e neural intactas e muitas vezes apresentam ereções noturnas ou com autoestimulação, mas continuam a ter dificuldades com a DE. Isso está mais frequentemente relacionado a questões como depressão, estresse, ansiedade ou outras doenças psiquiátricas.

A forma orgânica representa a maioria dos casos de DE na prática clínica e pode ser classificada como vasculogênica, neurogênica, endocrinológica ou uma combinação destas. Para muitos pacientes, a doença arterial aterosclerótica resulta em um influxo vascular deficiente, o que afeta a capacidade de obter uma ereção. Estimativas recentes sugerem que a aterosclerose sozinha seja responsável por até 60% dos casos de DE nos homens com mais de 60 anos. Além disso, nos homens norte-americanos o diagnóstico de DE tem estado fortemente associado a DCVs futuras.

Doença cardiovascular

Nos EUA, doença vascular aterosclerótica, hiperlipidemia, tabagismo e hipertensão arterial sistêmica são causas frequentes de DE. Essas relações não são surpreendentes, uma vez que a ereção é alcançada por uma combinação de relaxamento do músculo liso arteriolar e aumento da resistência venosa dos canais que penetram na parede dos corpos cavernosos. A DCV pode diminuir a capacidade erétil pela diminuição do fluxo sanguíneo para as artérias penianas, pela obstrução mecânica do lúmen vascular ou, mais comumente, pela disfunção endotelial resultante. A disfunção endotelial é a causa mais comum de DE, na qual há uma interrupção do mecanismo de controle neural da função do músculo liso vascular devido à diminuição da capacidade das células endoteliais de liberar NO, o que resulta em redução do fluxo sanguíneo e da pressão nos corpos cavernosos. Dada esta estreita relação entre DE e DCV, os homens que apresentam DE devem ser submetidos a avaliação e tratamento adequados dos fatores de risco cardiovascular. Aqueles que apresentam DE de início recente na quarta década de vida correm risco aproximadamente 15 vezes maior de um evento miocárdico.

Os principais vasos sanguíneos que suprem os corpos cavernosos são as artérias cavernosas, que são ramos terminais da artéria pudenda interna. As doenças de grandes e pequenas artérias podem diminuir a pressão sanguínea no corpo do pênis e levar à diminuição do alongamento e da rigidez do pênis. A doença veno-oclusiva no pênis também é uma causa significativa de DE. Nesses pacientes, muitas vezes o fluxo arterial é adequado, mas há o comprometimento da capacidade de evitar extravasamento de sangue para fora do pênis pelo sistema venoso. Como tal, esses indivíduos geralmente apresentam uma rigidez inicial normal, mas perdem rapidamente a ereção antes que ocorra a ejaculação.

Disfunção erétil neurogênica

Como o sistema nervoso é fundamental na fisiologia da ereção, qualquer doença que afete o cérebro, a medula espinal ou os nervos periféricos pode causar DE. Por exemplo, demência, mal de Parkinson e acidente vascular encefálico (AVE) são doenças do cérebro associadas à DE. Os pacientes com lesão raquimedular comumente apresentam DE. Por causa de uma via de reflexo espinal intacta, a maioria dos pacientes com lesão raquimedular responde à estimulação tátil, mas geralmente necessita de terapia farmacológica para manter a ereção durante a relação sexual. A lesão iatrogênica dos nervos durante uma cirurgia (p. ex., prostatectomia, cirurgia retal) também é uma causa comum de DE neurogênica. A DE neurogênica devida à diminuição da sensibilidade tátil peniana pode ocorrer com o aumento da idade.

Distúrbios endócrinos

A testosterona desempenha um papel permissivo na função erétil, e muitos distúrbios endócrinos conseguem diminuir direta ou indiretamente os níveis plasmáticos de testosterona livre ou ligada.

No entanto, embora a deficiência de testosterona seja uma causa primária incomum de DE, visto que a capacidade erétil é apenas parcialmente dependente de andrógenos, as diretrizes atuais da AUA recomendam verificar os níveis séricos matinais de testosterona nos homens com DE para confirmar que eles não apresentam deficiência de testosterona. Tipicamente, os pacientes com deficiência de testosterona apresentam diminuição ou ausência da libido, além de perda da rigidez erétil. Se a deficiência de testosterona for confirmada em dois exames de sangue matinais separados, deve ser oferecida a terapia com este hormônio sexual. Se a rigidez erétil não melhorar com 3 a 6 meses de terapia com testosterona, a suplementação do hormônio deve ser descontinuada. A terapia com testosterona não é indicada para os pacientes com níveis normais de testosterona circulante e DE.

O distúrbio endócrino mais comum que afeta a capacidade erétil é o DM. Além de causar aterosclerose e doença microvascular, o DM afeta tanto o sistema nervoso autônomo quanto o somático, incluindo a perda da função dos nervos autônomos longos. A perda da função desses longos neurônios colinérgicos resulta em interrupções do braço eferente do arco reflexo erétil. O DM também parece provocar disfunção da junção neuromuscular no nível do músculo liso arterial nos corpos cavernosos penianos. Os estudos indicaram uma acentuada diminuição das concentrações de acetilcolina e de NO nas trabéculas dos corpos cavernosos em pacientes diabéticos. Esses achados provavelmente representam uma combinação de perda neural e disfunção da junção neuromuscular. Outros distúrbios endócrinos, tais como hipotireoidismo, hipertireoidismo e disfunção suprarrenal, também podem causar DE. Devido à ocorrência incomum de distúrbios da tireoide e das glândulas suprarrenais nos pacientes que procuram tratamento para a DE, a testagem desses eixos não faz parte da investigação rotineira da DE.

Disfunção erétil induzida por medicamentos

Muitos medicamentos comumente prescritos podem causar ou contribuir para a diminuição da função erétil. A Tabela 73.3 lista as principais classes de medicamentos implicados na DE e aponta com que frequência esses fármacos interferem na função erétil. Em alguns pacientes, a troca de medicamentos pode restaurar a função erétil. No entanto, proceder diretamente ao tratamento da DE geralmente é uma opção melhor em todos os casos, exceto naqueles mais diretos.

Terapias clínicas e cirúrgicas

Desde a introdução da sildenafila em 1998, foi adotado o *Process of Care Model for the evaluation and treatment of ED*. Este modelo torna o médico da assistência primária o primeiro cuidador dos pacientes com DE. As terapias atualmente disponíveis para a DE incluem inibidores orais da PDE5, alprostadil intrauretral, injeção intracavernosa de agente vasoativo, dispositivos de constrição a vácuo e implante de prótese peniana. Embora uma abordagem de tratamento gradual começando com agentes orais e progredindo para intervenções terapêuticas mais invasivas tenha sido defendida, muitos especialistas em saúde do homem agora preconizam a avaliação individualizada dos pacientes e a garantia de que todas as opções sejam discutidas (Figura 73.2). Todos os pacientes que são candidatos a medicações orais devem, em geral, experimentá-las antes dos procedimentos mais invasivos devido ao seu relativo alto sucesso e baixo perfil de risco; no entanto, nem todos os indivíduos precisam avançar incrementalmente pela cadeia de medidas de tratamento, desde que estejam plenamente informados sobre as opções disponíveis. A tomada de decisão informada e esclarecida por parte do paciente é fundamental para a progressão bem-sucedida do processo de cuidado. O encaminhamento do paciente é baseado principalmente na necessidade ou no desejo de investigação diagnóstica especializada e manejo.

Tabela 73.3 Frequência de rigidez erétil diminuída e disfunção ejaculatória por classe de medicamento.

Classe de medicamento	Rigidez erétil diminuída	Disfunção ejaculatória
Antagonistas beta-adrenérgicos	Comum	Menos comum
Simpaticolíticos	Esperada	Comum
α_1-agonistas	Incomum	Incomum
α_2-agonistas	Comum	Menos comum
Antagonistas α_1	Incomum	Menos comum[a]
Inibidores da enzima conversora de angiotensina	Incomum	Incomum
Diuréticos	Menos comum	Incomum
Antidepressivos	Comum[b]	Incomum[c]
Antipsicóticos	Comum	Comum
Anticolinérgicos	Menos comum	Incomum

[a]Os pacientes conseguem ejacular, mas a ejaculação retrógrada é observada em 5 a 30% deles. [b]Incomum com inibidores da recaptação de serotonina. [c]Ejaculação retardada ou inibida com inibidores da recaptação de serotonina.

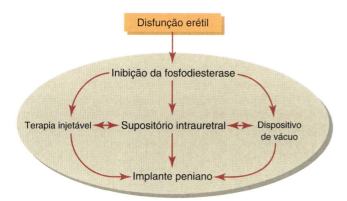

Figura 73.2 Algoritmo de tratamento lógico para disfunção erétil.

Mais importante ainda, todos os homens com comorbidades que sabidamente afetem negativamente a função erétil devem ser informados de que modificações no estilo de vida, tais como reorientação alimentar e aumento da atividade física, podem ter um significativo impacto positivo em sua função erétil.

Inibidores orais da fosfodiesterase do tipo 5

A terapia clínica atual é baseada na inibição da PDE5, que degrada o cGMP em 5′-GMP inativo, conforme mostrado na Figura 73.1. Sildenafila, vardenafila, avanafila e tadalafila competitivamente inibem a degradação de cGMP pela PDE5. O uso de um inibidor da PDE5 resulta em uma rigidez erétil melhorada, mesmo nos pacientes com síntese diminuída de NO ou de cGMP. No entanto, nem todos os pacientes respondem à inibição da PDE5. São necessárias estimulação sexual adequada e vias neurais e vasculares intactas para produzir níveis apropriados de NO e de cGMP para aumentar o fluxo sanguíneo da artéria peniana profunda. Os inibidores da PDE5 são comprovadamente efetivos em homens com formas vasculogênicas, psicogênicas, neurogênicas e mistas de DE. A taxa de resposta global aos inibidores da PDE5 é de 70%.

A menos que seja contraindicada, a inibição da PDE5 deve ser considerada a terapia de primeira linha para a maioria dos homens. A combinação de inibidores da PDE5 e bloqueadores dos receptores alfa-adrenérgicos (frequentemente prescritos para homens com sintomas do trato urinário inferior relacionados ao aumento da próstata) pode resultar em uma hipotensão transitória; entretanto, em geral, é seguro associar α-bloqueadores seletivos como tansulosina e alfluzosina a qualquer inibidor da PDE5, principalmente quando o paciente já está se submetendo à terapia com o α-bloqueador. No entanto, os inibidores da PDE5 não devem ser usados concomitantemente com nitrato devido ao risco significativo de queda sinérgica (> 25 mmHg) na pressão arterial. O acompanhamento periódico é necessário para determinar a eficácia terapêutica, avaliar os efeitos colaterais relacionados à inibição da PDE5 e detectar quaisquer alterações no estado de saúde. Os efeitos colaterais comumente relatados incluem cefaleia e rubor, enquanto alguns pacientes relataram alterações na visão devido à inibição não intencional da PDE6 na retina.

Terapia intrauretral com alprostadil

Quando a inibição da PDE5 não foi bem-sucedida, um possível tratamento clínico de segunda linha é a administração intrauretral de prostaglandina E_1 (alprostadil). Os *pellets* de alprostadil são inseridas diretamente na uretra com o uso de um aplicador próprio e, em seguida, difundem-se para o tecido circundante, iniciando então uma cascata de segundos mensageiros envolvendo o monofosfato de adenosina cíclico (cAMP) e induzindo a ereção. Este método de administração parte do princípio que existem comunicações venosas substanciais entre o corpo esponjoso que envolve a uretra e o corpo cavernoso e que tal procedimento é efetivo em muitos pacientes que não respondem aos inibidores orais da PDE5. Vários homens têm dificuldade em iniciar esse tipo de tratamento devido ao desconforto ou à preocupação com o uso do aplicador; portanto, pode ser benéfico administrar a primeira dose no consultório. Para lubrificar a uretra, os pacientes devem urinar antes da inserção do *pellet*.

Até um terço dos pacientes sente dor peniana normal e transitória em queimação, e isso deve ser discutido antes do tratamento. Tonturas e pré-síncope são complicações incomuns. O alprostadil intrauretral resulta em uma ereção de início rápido após a administração e o risco de priapismo é mínimo. Ele pode ser usado com maior eficácia em combinação com inibidores da PDE5. Pode ocorrer uma transitória dor em queimação na parceira sexual que é causada pelo extravasamento do medicamento da uretra para a vagina. Este método de obtenção da ereção também é contraindicado para homens que tenham relações sexuais com gestantes devido aos riscos de transferência mencionados. Isso pode ser controlado usando-se um preservativo.

Injeção intracavernosa

A injeção de agentes vasodilatadores nos corpos cavernosos provoca ereção ao estimular a dilatação do músculo liso da artéria do corpo do pênis. Mais de 90% dos pacientes com DE respondem a esse tipo de terapia. Sozinhos ou em combinação, os agentes comumente usados incluem alprostadil, papaverina e fentolamina. Como monoterapia, o alprostadil é o mais comumente usado. Dos três, apenas o alprostadil foi avaliado em ensaios clínicos rigorosos e tem aprovação de comercialização específica da Food and Drug Administration dos EUA para tratamento da DE. A fentolamina é frequentemente usada para potencializar a ação da papaverina e pode ser combinada com alprostadil e papaverina. Esses fármacos vasoativos podem ser formulados com diferentes combinações de medicamentos e concentrações para obter maior eficácia e diminuição dos efeitos colaterais. Nos EUA, *BiMix*® e *TriMix*® são termos frequentemente usados para se referir a uma combinação de dois ou três desses medicamentos, respectivamente.

Os efeitos colaterais mais comuns desse tipo de tratamento são hematomas e dor peniana (50%). A dor peniana é mais comum nos pacientes jovens e geralmente é mais intensa com o alprostadil. Portanto, uma combinação usando alprostadil em dose mais baixa ou formulações de papaverina e fentolamina isoladamente podem ser benéficas nos pacientes mais jovens. Outros riscos mais graves da terapia injetável incluem priapismo e fibrose no corpo do pênis. O priapismo ocorre em 1 a 4% dos pacientes; contudo, é mais comumente relatado naqueles com DE neurogênica, especialmente homens jovens com lesão raquimedular. É incomum uma significativa curvatura peniana adquirida devida à fibrose do corpo do pênis (doença de Peyronie) e geralmente ela ocorre após vários anos de terapia injetável. A curvatura peniana parece ser menos comum com o uso de alprostadil do que com papaverina. O problema mais comum da injeção intracavernosa, no entanto, é a continuação do tratamento, isto porque em 1 ano até 50 a 60% dos pacientes param de usar a técnica devido às baixas tolerância e satisfação.

Tal como acontece com o alprostadil intrauretral, o tratamento inicial deve ser realizado sob a supervisão de um médico. A medicação pode ser injetada usando-se um *kit* de seringa de medicação independente ou uma seringa de insulina de calibre 29 com a medicação retirada de um frasco refrigerado. É aconselhável começar com uma pequena dose de teste e aumentá-la lentamente até alcançar o efeito desejado ao longo de várias semanas. O paciente não deve usar a medicação mais de uma vez em um período de 24 horas e deve ser instruído a procurar atendimento médico imediatamente em caso de ereções prolongadas com duração superior a 4 horas. Tipicamente, a administração da dose de teste deve ser realizada pela manhã e o paciente deve permanecer próximo ao consultório médico para monitorar o priapismo. Se um paciente desenvolver priapismo, ele geralmente desaparece sem sequelas após a injeção intracavernosa de fenilefrina em um ambiente onde a pressão arterial e a frequência cardíaca possam ser monitoradas continuamente. As diretrizes formais para o tratamento do priapismo estão disponíveis no *site* da AUA.

Dispositivos de constrição a vácuo

Os dispositivos de constrição a vácuo envolvem o pênis em um tubo de plástico com vedação hermética na base do pênis. O ar é bombeado para fora do cilindro, criando então um vácuo e puxando o sangue para os corpos cavernosos, o que resulta na ereção peniana. Uma faixa de constrição é então deslizada do cilindro para a base do pênis para reduzir o efluxo venoso e manter a ereção. O uso simultâneo de um dispositivo de vácuo e um inibidor da PDE5 é seguro e comprovadamente melhora a rigidez peniana; portanto, promove a satisfação do paciente com o dispositivo de vácuo. Alguns dos efeitos colaterais comuns que afetam a satisfação do paciente com esses dispositivos são sensação de frio, dormência e hematomas no pênis, bem como a natureza complicada do processo.

Prótese peniana

Uma prótese peniana é um dispositivo semirrígido ou inflável que é implantado no pênis em centro cirúrgico sob anestesia geral. Esses dispositivos possibilitam que os homens alcancem ereções rígidas adequadas para a penetração e a função sexual. Nas séries contemporâneas, a maioria dos pacientes prefere os dispositivos infláveis às opções semirrígidas devido à ereção mais natural quando insuflado e um pênis totalmente flácido quando desinflado. Embora o implante de uma prótese peniana seja mais invasivo do que as outras técnicas, este dispositivo é a opção mais efetiva a longo prazo para o tratamento da DE, pois cerca de 90% dos homens e suas parceiras ficam satisfeitos com o resultado.

Foram feitos importantes aprimoramentos no *design* das próteses penianas implantáveis para torná-las mais duráveis e resistentes às infecções. Os aprimoramentos nas conexões entre tubos e cilindros no corpo do pênis reduziram a taxa de falhas mecânicas para menos de 5% em 5 anos. Para diminuir o risco de infecção, os componentes agora também apresentam revestimentos especiais que contêm antibióticos ou absorvem antibióticos aplicados topicamente no momento da implantação.

DOENÇA DE PEYRONIE

A doença de Peyronie (DP) é uma condição adquirida do pênis que envolve fibrose da túnica albugínea que resulta em contratura e, finalmente, curvatura e/ou deformidade peniana. A DP ocorre em até 6% dos homens nos EUA. Por motivos psicológicos e funcionais, esta doença pode ser bastante debilitante para os homens. Além do constrangimento relacionado ao aspecto do pênis, muitos homens vivenciam depressão, dificuldades de relacionamento e diminuição da qualidade de vida, além de dor e dificuldade na atividade sexual tanto para si quanto para seus parceiros. Houve vários avanços significativos na última década no manejo da DP, progredindo de um processo de doença puramente cirúrgico para um que agora é frequentemente passível de terapias injetáveis minimamente invasivas.

Fisiopatologia

A DP é resultado de fibrose na túnica albugínea do pênis e se acredita ser secundária a repetitivos traumatismos microvasculares e deformação ao longo do tempo. Embora alguns indivíduos relatem uma significativa lesão peniana anterior, a maioria não se lembra de um evento incitante. A evolução natural da própria DP também é variável. A maioria dos homens relata exacerbação gradual do arqueamento associada a dor peniana por vários meses antes de procurar um médico. No caso dos indivíduos que permanecem sem tratamento para a DP após procurarem um médico, aproximadamente 12% observarão melhora em sua curvatura ao longo do ano seguinte, enquanto o restante permanecerá estável ou piorará com o tempo.

A DP é definida temporalmente por fases *ativas* e *estáveis* da doença. A fase ativa é geralmente caracterizada por mudanças no grau de curvatura ao longo do tempo, bem como por outros graus de mudanças na modelagem peniana, tais como o desenvolvimento de aspecto de "ampulheta" ou induração. A principal característica da fase ativa da doença, entretanto, é a dor, sobretudo com a ereção. A fase estável da doença é definida pela ocorrência por pelo menos 3 meses de curvatura estável e inalterada e/ou outra deformidade. A dor à manipulação deve desaparecer assim que o paciente atinge a fase estável da doença.

Diagnóstico diferencial

A curvatura peniana adquirida devida à DP pode ser difícil de diferenciar da curvatura peniana congênita em alguns indivíduos, especialmente aqueles que se tornam sexualmente ativos mais tarde na vida. Os pacientes com curvatura congênita geralmente apresentam uma curvatura ventral vitalícia e nenhuma placa fibrótica palpável compatível com a DP. Um traumatismo peniano agudo pode causar dor e/ou induração e pode ser confundido com a fase ativa da DP. Muito ocasionalmente, os pacientes com fraturas penianas agudas desenvolvem DP mais tarde na vida devido à deposição inadequada de colágeno após a lesão.

Avaliação

A manifestação inicial mais comum nos pacientes com DP é a curvatura dorsal (o pênis curva-se em direção ao abdome) com uma placa fibrótica palpável no dorso do pênis. No entanto, há uma enorme variação no grau e na extensão da curvatura que os pacientes podem desenvolver, pois muitos deles apresentam curvaturas compostas ventral, lateral ou multiplanar. Além disso, muitos pacientes desenvolvem o aspecto de "ampulheta" mencionado anteriormente devido à constrição circunferencial da túnica albugínea por fibrose dentro dos corpos cavernosos. Foi demonstrado que a DP ocorre simultaneamente nos pacientes com contratura de Dupuytren das mãos ou com doença de Ledderhose da fáscia plantar; portanto, eles também devem ser avaliados adequadamente para essas doenças. Embora alguns pacientes ocasionalmente apresentem fotografias de seu pênis ereto para avaliação, os profissionais devem se sentir à vontade para induzir uma ereção farmacológica para avaliar o grau, a extensão e a localização da curvatura no consultório. Uma concomitante ultrassonografia (US) peniana duplex pode ser útil para avaliar a integridade vascular do pênis, bem como para detecção de possíveis calcificações da placa fibrótica, mas esta técnica só é mais bem realizada por indivíduos especificamente treinados.

As medições do comprimento peniano e a notação específica sobre a localização e as dimensões da placa são úteis para determinar as estratégias de tratamento. Um histórico sexual completo é igualmente vital na avaliação inicial. O grau ou a extensão da DE tem de ser determinado porque a DP geralmente coexiste com a DE e a ocorrência desta última condição influencia as opções de tratamento em potencial. O tratamento da curvatura peniana devida à doença de Peyronie não melhorará a diminuição da rigidez peniana. Da mesma forma, deve ser obtido um relato minucioso da duração e da estabilidade da curvatura, bem como da ocorrência de dor nas ereções e/ou relações sexuais, para determinar se o paciente está na fase ativa ou estável da doença.

Tratamento

Fase ativa

A doença em fase ativa representa um processo fisiológico contínuo no qual a deposição de colágeno é incompleta e variável. Muitas tentativas foram feitas no passado para alterar este processo por meio do uso de medicamentos; no entanto, nenhuma terapia comprovada foi eficaz, além da simples administração de anti-inflamatórios não esteroides (AINEs) para a dor associada à doença ativa. Não são indicadas intervenções cirúrgicas para a DP durante a fase ativa da doença. Embora várias terapias orais propostas tenham sido previamente defendidas com a esperança de evitar ou reverter a curvatura, atualmente não há evidências suficientes para seu uso. Foram realizados vários ensaios observacionais e de controle randomizados com a medicação oral mais comumente usada, a vitamina E, mas nenhum deles constatou eficácia na redução da curvatura, da dor ou da progressão da doença. A meta primária do manejo de pacientes na fase ativa da doença é o controle dos sintomas com AINEs.

Fase estável

Para os pacientes na fase estável da DP na qual a curvatura do pênis esteja constante há pelo menos 3 meses e não haja dor significativa às ereções, o tratamento é voltado para a melhora da função sexual e da qualidade de vida. Na ausência de incômodo do paciente, não há

indicação médica urgente para intervir na DP. As decisões de tratamento são baseadas nos desejos do paciente e adaptadas de acordo com o grau de função erétil, tolerância a cada intervenção e capacidade de se submeter à anestesia geral.

Terapia de injeção intralesional. Atualmente, existem dois medicamentos comumente usados para a DP que são injetados diretamente na placa fibrosa dos pacientes e têm se mostrado efetivos na melhora da curvatura. A alfainterferona foi a primeira terapia de injeção intralesional amplamente bem-sucedida usada em pacientes com DP. Este medicamento reduz a taxa de proliferação de fibroblastos nos tecidos, diminuindo, assim, a deposição de colágeno extracelular. A alfainterferona é comprovadamente eficaz na melhora da curvatura e do tamanho da placa.

Mais recente, porém, houve em 2013 a aprovação pela FDA da colagenase *Clostridium histolyticum* (CCH) para uso nos pacientes com DP. Esse medicamento contém uma enzima colagenase que, quando injetada diretamente nas lesões de Peyronie, degrada enzimaticamente o colágeno intersticial, melhorando então a curvatura. O estudo IMPRESS, que levou à aprovação da CCH pela FDA para pacientes com DP, consistiu em até quatro ciclos de 6 semanas com cada ciclo incluindo duas injeções de CCH com 24 a 72 horas de intervalo. Em comparação com um grupo de controle com solução salina, o grupo de tratamento foi significativamente melhor, com melhora média de 34% na curvatura (17°) no grupo de tratamento em comparação com 18% (9°) no grupo de controle. Embora este estudo tenha excluído indivíduos com curvaturas inferiores a 30°, bem como aqueles com curvaturas ventrais e placas, alguns médicos agora extrapolaram esses dados para tratar os indivíduos inicialmente não elegíveis com base nesses critérios de inclusão. Embora nenhum teste direto tenha sido realizado, a CCH parece ser mais efetiva na diminuição da curvatura peniana do que a alfainterferona.

Embora a terapia de injeção intralesional seja geralmente segura e minimamente invasiva, existem alguns riscos associados. Os homens que recebem alfainterferona correm risco significativo de desenvolver sinusite, sintomas gripais e edema peniano. Em contrapartida, a CCH tem estado associada a eventos adversos graves raros como fratura peniana, enquanto a maioria dos pacientes desenvolveu efeitos colaterais adversos leves, tais como dor, edema, hematomas ou ereções dolorosas. Por fim, os pacientes podem necessitar de até 24 semanas de terapia para alcançar a melhora máxima na curvatura, o que pode dissuadir alguns indivíduos.

Terapia cirúrgica. A meta da terapia cirúrgica da DP é corrigir a deformidade peniana (curvatura e/ou ampulheta) e possibilitar que o paciente retorne a ter relações sexuais satisfatórias. Para os indivíduos com DP que não estão interessados ou não são candidatos às terapias de injeção intralesional, existem três opções cirúrgicas primárias. O principal determinante da terapia cirúrgica oferecida é o grau de DE do paciente. A melhora da curvatura peniana em um paciente que não conseguia obter ereção suficiente e satisfatória melhorará a qualidade de vida desse indivíduo. Para aqueles com uma DE significativa apesar da farmacoterapia, pode ser realizada a colocação de uma prótese peniana (como discutido anteriormente), e muitas vezes com as manobras adjuntas discutidas posteriormente para obter o endireitamento.

O procedimento mais comumente realizado para os homens com DP é a plicatura da túnica. Neste procedimento, o lado convexo do pênis é encurtado com a colocação de suturas diretamente na túnica albugínea oposta à placa fibrosa na face contralateral do pênis. Este procedimento pode resultar em um perceptível encurtamento peniano e é mais reservado para os homens com comprimento peniano esticado o suficiente antes da cirurgia, bem como para aqueles com graus de curvatura leves a moderados. As técnicas de plicatura não corrigem a deformidade em ampulheta ou outras deformidades de endentação, mas é improvável que tenham qualquer impacto negativo significativo na função erétil.

Uma abordagem alternativa, particularmente para os homens com curvaturas mais significativas ou para aqueles em que uma técnica de plicatura possa ter um impacto muito significativo no comprimento do pênis, é a incisão (ou excisão) da placa e o enxerto. Neste procedimento, a placa da DP é identificada e incisada (ou excisada se muito calcificada). A incisão da placa alivia a tensão que a placa fibrosa estava aplicando ao pênis ao fazer com que ele se curve, o que possibilita o retorno à posição normal sem sacrificar o comprimento. O defeito resultante na túnica albugínea é então enxertado usando tecidos autólogos (i. e., veia safena) ou outros materiais de enxerto (foram utilizados aloenxertos, xenoenxertos ou enxertos sintéticos). É importante ressaltar que este procedimento pode ser usado para corrigir a deformidade em ampulheta e outras deformidades de endentação que outras técnicas não conseguem. Embora essa técnica mantenha o comprimento do pênis, há preocupações crescentes relacionadas à DE pós-operatória, pois até 30% dos homens relatam novo início ou piora da DE após o procedimento. No entanto, em geral, as taxas de satisfação e de endireitamento são superiores a 80% para as técnicas de plicatura e enxerto.

HIPERPLASIA PROSTÁTICA BENIGNA

A hiperplasia prostática benigna (HPB) é um aumento não maligno da próstata e é amplamente prevalente em homens mais velhos. Estima-se que mais de 90% de todos os homens desenvolverão evidências histológicas de HPB ao longo da vida, com pelo menos 50% desses homens desenvolvendo sintomas do sistema urinário inferior (SSUIs) que os levam a procurar atendimento médico. Em termos gerais, os SSUIs podem ser divididos em dois grupos: sintomas miccionais obstrutivos e sintomas de bexiga hiperativa (Tabela 73.4).

Embora a maioria dos pacientes que procuram atendimento médico para a HPB o faça por causa dos SSUIs associados, esses mesmos sintomas também podem resultar de outras doenças, tais como DM, doença da coluna vertebral, mal de Parkinson, esclerose múltipla e doença cerebrovascular (Figura 73.3). É importante avaliar todos os pacientes quanto a essas condições não relacionadas à HPB para garantir que o manejo adequado seja fornecido. Também é importante prestar muita atenção ao uso de medicamentos porque vários fármacos usados na população idosa podem provocar sintomas urológicos, incluindo sintomas miccionais obstrutivos e hiperativos. Por fim, a HPB em si é um diagnóstico histológico e não exige intervenção. A intervenção é indicada apenas para os indivíduos em que a HPB esteja resultando em sintomas incômodos ou complicações relacionadas a um esvaziamento vesical prejudicado.

Fisiopatologia

O crescimento da próstata e o subsequente desenvolvimento da HPB ocorrem sob a influência da testosterona e do seu subproduto metabolicamente mais ativo: a di-hidrotestosterona (DHT). A testosterona

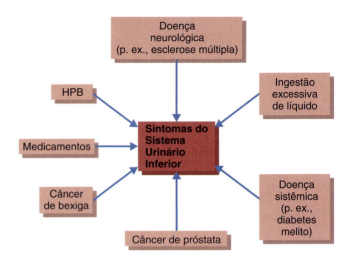

Figura 73.3 Causas dos sintomas do sistema urinário inferior (SSUIs). HPB, Hiperplasia prostática benigna.

produzida pelos testículos é convertida em DHT pela ação da enzima 5α-redutase na própria próstata. A DHT é o principal andrógeno intracelular na próstata e se acredita que ela seja responsável pelo desenvolvimento e pela manutenção das características de crescimento celular hiperplásico da HPB.

A HPB desenvolve-se predominantemente no tecido prostático periuretral, que é referido como *zona de transição* (Figura 73.4). O crescimento do tecido nesta área leva ao fenômeno da obstrução da saída da bexiga (OSB), que causa SSUIs. A OSB ocorre como resultado de dois mecanismos: primeiro, obstrução mecânica pelo aumento do volume tecidual na zona periuretral da próstata; e, segundo, obstrução dinâmica causada pela diminuição do relaxamento do colo vesical durante a micção e aumento do tônus da musculatura lisa no colo vesical e na próstata. Também importante, mas menos bem caracterizada, é a resposta do músculo detrusor ao aumento da resistência de saída proporcionada por esses dois mecanismos. À medida que a resistência da saída da bexiga aumenta, a bexiga responde aumentando a força de contração. Este trabalho adicional resulta em alterações físicas e mecânicas na função da bexiga ao longo do tempo e pode contribuir para a sintomatologia de bexiga hiperativa nos pacientes com OSB.

No início da OSB, a bexiga consegue compensar a elevada resistência de saída; no entanto, com obstrução persistente, o paciente geralmente desenvolve SSUIs, particularmente dificuldade em iniciar o jato, jato fraco, hesitação e intermitência. Esses sintomas frequentemente levam os pacientes a procurar atendimento médico. Mais tarde, durante o curso do processo obstrutivo, a parede da bexiga torna-se espessa e perde a complacência. A subsequente perda de complacência resulta na diminuição da capacidade funcional da bexiga, o que exacerba os sintomas de bexiga hiperativa do paciente, tais como urgência e polaciuria.

Diagnóstico

A avaliação inicial de um paciente com SSUIs sugestivos de HPB deve incluir uma anamnese minuciosa que se concentre nos sintomas urinários, bem como um histórico patológico que inclua comorbidades e quaisquer procedimentos cirúrgicos anteriores, condições gerais de saúde e uso de tabagismo e etilismo. A avaliação dos sintomas pode ser facilitada com o uso do AUA Symptom Index (também conhecido como *International Prostate Symptom Score* [IPSS]). Trata-se de um questionário autoaplicável, já validado e composto por sete questões relacionadas aos sintomas de HPB e OSB.

Tabela 73.4 Sintomas da síndrome do sistema urinário inferior.

Bexiga hiperativa	Esvaziamento obstrutivo
Polaciuria	Hesitação
Noctúria	Fluxo lento
Urgência	Micção que para e reinicia
Incontinência de urgência	Sensação de esvaziamento incompleto

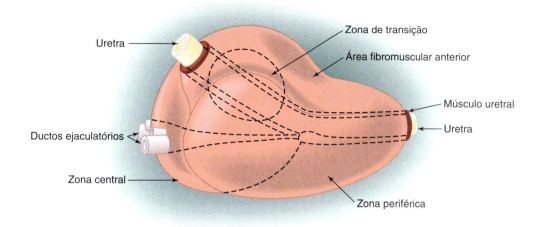

Figura 73.4 Anatomia zonal da próstata.

O AUA Symptom Index classifica os sintomas miccionais como leves (0 a 7), moderados (8 a 19) ou graves (20 a 35). Instrumentos validados como o AUA Symptom Index são úteis inicialmente como uma avaliação geral da gravidade dos sintomas e durante as consultas de acompanhamento para avaliar a efetividade de quaisquer intervenções clínicas ou cirúrgicas.

Deve ser realizado um exame físico geral que inclua toque retal e um exame neurológico focado. A urinálise, seja por tira reagente, seja por exame microscópico do sedimento urinário, também é obrigatória para descartar hematúria e evidências de infecção urinária. A glicosúria pode ser um achado significativo, principalmente se não foi identificada previamente, porque pode indicar poliúria contribuindo para os SSUIs do paciente. As diretrizes iniciais da prática clínica para o diagnóstico de HPB recomendavam uma dosagem de creatinina sérica para avaliar a função renal em todos os pacientes com sinais ou sintomas sugestivos de HPB. No entanto, esta recomendação foi retirada devido ao seu baixo rendimento para a detecção de insuficiência renal secundária à uropatia obstrutiva. Portanto, a medição da creatinina sérica não é mais uma parte rotineira da investigação da HPB. De acordo com as mesmas diretrizes da prática clínica, a medição do PSA é opcional durante a avaliação inicial. O PSA pode funcionar como um substituto para a medição do volume da próstata, além de ser um exame de rastreamento para o câncer de próstata. O estudo Medical Therapy of Prostatic Symptoms (MTOPS), patrocinado pelos National Institutes of Health, demonstrou que o PSA aumenta linearmente com o volume da próstata e que um nível de PSA superior a 4 ng/mℓ representa um risco de 9% de necessidade de terapia cirúrgica para doenças benignas em um período de 4,5 anos.

Os seguintes exames adicionais devem ser considerados ao se avaliarem pacientes com HPB, especificamente quando a terapia cirúrgica estiver sendo considerada. A urofluxometria é um método não invasivo de medição da taxa de fluxo urinário. A taxa de fluxo urinário máximo, $Q_{máx}$, é considerada a medida mais útil para identificar pacientes com OSB. No entanto, uma $Q_{máx}$ diminuída sozinha não é diagnóstica de OSB porque os pacientes com taxas de fluxo diminuídas podem tê-las devido à contração vesical prejudicada, em vez de obstrução física. Os valores típicos variam de 25 mℓ/segundo em um homem jovem sem OSB a 10 mℓ/segundo ou mais lento em um homem com OSB significativa. A medição do resíduo urinário pós-miccional (RPM) pode ser realizada por cateterismo uretral ou, preferencialmente, por US. Volumes elevados de RPM indicam risco aumentado de retenção urinária aguda e, por fim, da necessidade de intervenção cirúrgica. Além disso, Resíduos elevados colocam os pacientes em risco de formação de cálculos na bexiga, infecções urinárias ou deterioração renal com retenção a longo prazo. O estudo MTOPS demonstrou que 7% dos homens com um RPM maior que 39 mℓ necessitaram de intervenção cirúrgica em um período de 4,5 anos. A elevação do RPM para mais de 200 mℓ levanta a questão sobre a existência de comprometimento funcional da bexiga e justifica uma avaliação adicional com testes urodinâmicos.

A avaliação de rotina do sistema urinário superior (rins e ureteres) com urografia excretora ou US não é recomendada para o paciente com uma HPB mediana, a menos que haja uma patologia urinária concomitante (i. e., hematúria, infecção urinária, insuficiência renal, histórico de cirurgia urológica ou de nefrolitíase). Da mesma forma, a ultrassonografia transretal (USTR), a TC ou a RM não são rotineiramente recomendadas para a terapia não cirúrgica, mas devem ser consideradas na avaliação do tamanho da próstata antes da intervenção cirúrgica, pois isso pode influenciar a seleção da técnica a ser utilizada.

Diagnóstico diferencial

Várias condições podem causar SSUIs no envelhecimento masculino. O toque retal e o PSA são úteis na distinção entre HPB e câncer de próstata, mas nenhum deles é diagnóstico. O câncer de próstata em estádio inicial é tipicamente assintomático e os pacientes podem ter ambas as condições simultaneamente. Embora o teste de PSA não seja suficientemente sensível nem específico para diferenciar de maneira confiável a HPB do câncer de próstata, ele é útil para estratificar o risco de um paciente para câncer de próstata e para avaliar a necessidade de uma investigação adicional de câncer de próstata. Embora persista a controvérsia em torno do uso do PSA para o rastreamento do câncer de próstata, em geral os pacientes entre 40 e 55 anos e que têm maior risco de câncer de próstata (i. e., homens afro-americanos e/ou aqueles com histórico familiar) e todos os homens com idades entre 55 e 69 anos devem se engajar na tomada de decisão compartilhada com seus médicos assistentes para discutir os riscos e benefícios do rastreamento do câncer de próstata e tomar uma decisão individualizada sobre o rastreamento. Os homens com PSA elevados ou alterações no toque retal devem ser encaminhados a um urologista para avaliação e tratamento adicionais.

A prostatite é outra condição que pode causar SSUIs. Pode resultar de infecção bacteriana ou de um processo inflamatório não bacteriano, e os sintomas podem substancialmente se sobrepor aos da HPB, particularmente nos homens mais velhos. DM, doenças neurológicas como o mal de Parkinson ou doença cerebrovascular e outras condições do sistema urinário como a estenose uretral podem resultar em SSUIs nos pacientes com HPB. Finalmente, muitos medicamentos, particularmente aqueles com significativos efeitos colaterais anticolinérgicos, podem causar sintomas que mimetizam aqueles associados à HPB.

Manejo clínico

O manejo clínico é a opção de primeira linha preferida para os pacientes diagnosticados com SSUIs devidos à HPB, e a maioria deles pode ser efetivamente tratada com um mínimo de efeitos colaterais apenas com medicação. Em geral, o manejo clínico é iniciado para os pacientes com escores de sintomas da AUA moderados a graves. No entanto, se não houver indicação cirúrgica (retenção urinária refratária, hidronefrose associada ou não a insuficiência renal, infecções urinárias recorrentes, hematúria macroscópica recorrente ou cálculos vesicais), a decisão de iniciar ou não qualquer terapia é principalmente do paciente. Cada indivíduo tem uma percepção diferente de seus sintomas: a noctúria duas vezes por noite pode ser um incômodo menor para alguns, mas pode representar um problema significativo para outros. Não há escore absoluto de sintomas da AUA ou outra medição objetiva que determinem a necessidade de iniciar a terapia para a HPB sintomática. Cada paciente deve ser avaliado individualmente e o curso do tratamento deve ser adaptado à situação específica do indivíduo.

Antagonistas alfa-adrenérgicos

Os α-bloqueadores são os medicamentos mais comumente prescritos para o tratamento dos SSUIs associados à HPB. O colo vesical e a próstata são ricamente inervados com receptores alfa-adrenérgicos, especificamente receptores α_{1a}, que constituem cerca de 70 a 80% do número total de receptores α nessas áreas. Os receptores α_{1b} modulam a contração do músculo liso vascular e estão localizados no colo vesical e na próstata em menor grau.

Doxazosina, terazosina, tansulosina e alfuzosina de liberação prolongada são antagonistas dos receptores α de ação prolongada. Normalmente, esses medicamentos são administrados 1 vez/dia, geralmente na hora de dormir, para minimizar o potencial efeito colateral de hipotensão ortostática. Eles atuam por meio de receptores α_1 e podem causar vasodilatação, o que resulta em hipotensão e tontura transitórias. A redução dos níveis tensionais é maior nos pacientes com histórico de hipertensão arterial sistêmica (redução média de 10 a 15 mmHg) em relação aos pacientes normotensos (redução média de 1 a 4 mmHg). Em termos globais, 10 a 20% dos pacientes apresentam alguns dos efeitos colaterais (geralmente transitórios) desses medicamentos, o que inclui tontura, astenia, cefaleia, edema periférico e congestão nasal. Recomenda-se a titulação da dose para a doxazosina e a terazosina para minimizar a ocorrência de efeitos adversos e otimizar a resposta terapêutica. Geralmente, a resposta máxima é observada em 1 a 2 semanas com doxazosina e em 3 a 6 semanas com terazosina. Em termos globais, esses medicamentos reduzem os escores dos sintomas em 40 a 50% e melhoram as taxas de fluxo urinário em 40 a 50% em cerca de 60 a 65% dos pacientes tratados.

A tansulosina é um antagonista seletivo do receptor α_{1a} com meia-vida longa. Tem um grau significativamente menor de ligação não específica do receptor α em comparação com outros antagonistas do receptor α. Portanto, são menos comumente observados efeitos colaterais como hipotensão postural e tontura. Esse fármaco não afeta sensivelmente a pressão arterial nos pacientes hipertensos ou normotensos. Geralmente, a resposta máxima é observada nas primeiras 1 a 2 semanas após o início da terapia.

Um efeito colateral notável desta classe de medicamentos relatado em uma proporção significativa de indivíduos é a ejaculação retrógrada. Nessa condição, o ejaculado é impelido pelo colo vesical para a bexiga, em vez de sair pela uretra, como resultado do aumento do relaxamento dos tecidos da próstata e do colo vesical. Embora isso não seja medicamente perigoso, pode ser desconcertante para muitos homens que desconhecem esse possível efeito colateral. A tansulosina e a silodosina apresentam as maiores taxas de ejaculação retrógrada dos α-bloqueadores prescritos regularmente.

Inibidores da 5α-redutase (finasterida e dutasterida)

A finasterida e a dutasterida bloqueiam a conversão intracelular da testosterona em DHT inibindo a ação da enzima 5α-redutase. Isso resulta em uma redução aproximada de 18 a 25% no tamanho da próstata ao longo de 6 a 12 meses. O tratamento é mais eficaz na redução dos sintomas e na prevenção da progressão da doença nos pacientes com próstatas grandes (> 40 g), embora evidências recentes sugiram que a melhora sintomática e a estabilização da progressão da doença possam ocorrer em homens tratados com próstatas tão pequenas quanto 30 g. A inibição da 5α-redutase também demonstrou diminuir o risco de retenção urinária e de subsequente intervenção cirúrgica, o que também é predominantemente naqueles pacientes com glândulas maiores. A resposta inicial é observada em 6 meses e o efeito máximo ocorre 12 a 18 meses após o início da terapia. Os dados do estudo MTOPS demonstraram que, nos homens com próstatas grandes, a terapia combinada com um α-bloqueador e um inibidor da 5α-redutase foi mais efetiva do que a monoterapia. Portanto, muitos homens são colocados em terapia concomitante.

Deve-se notar que a finasterida e a dutasterida reduzem o PSA sérico em cerca de 50%. Isso deve ser levado em consideração ao se interpretarem os valores de PSA para rastreamento de câncer de próstata em homens que estejam tomando esses agentes. Após 6 meses de terapia, o nível efetivo de PSA em um paciente em uso de finasterida ou dutasterida pode ser calculado dobrando o valor de PSA medido. O PSA livre (a porcentagem de PSA não ligado a proteínas) também é reduzido em cerca de 50%. O uso de finasterida ou dutasterida pode resultar em disfunção sexual, o que inclui diminuição da rigidez erétil, diminuição da libido e diminuição do volume ejaculado. A DE causada pela terapia com um inibidor da 5α-redutase é reversível e retorna à linha de base dentro de 2 a 6 meses após a descontinuação da terapia.

Inibidores da fosfodiesterase do tipo 5

Embora mais frequentemente considerados como medicamentos para o tratamento da DE, a sildenafila, a vardenafila e a tadalafila têm se mostrado eficazes no tratamento de sintomas urinários relacionados à HPB. Conforme discutido anteriormente, esses medicamentos impedem a degradação do cGMP pela PDE5. Isso resulta em níveis mais baixos de cálcio intracelular e, consequentemente, relaxamento da musculatura lisa. Esse processo funciona na vasculatura do pênis, bem como nas células musculares lisas da próstata, da uretra e do colo vesical. Vários ensaios randomizados, duplos-cegos e controlados por placebo mostraram melhoras significativas dos SSUIs em homens tratados com um regime de 1 vez/dia de um desses medicamentos. Embora não tenha sido conclusivamente demonstrado que os inibidores da PDE5 sejam mais eficazes do que os α-bloqueadores, parece que a combinação dos dois medicamentos funciona melhor do que qualquer um deles sozinho. Os efeitos colaterais comuns desses fármacos são cefaleia, congestão nasal e rubor facial.

Medicamentos anticolinérgicos

Para a maioria dos homens, os sintomas de bexiga hiperativa constituem um grande componente dos SSUIs associados à HPB. Como discutido anteriormente, muitos homens com OSB de longa data apresentam sintomas de urgência, polaciuria e noctúria. Uma das melhores maneiras de tratar esses sintomas de bexiga hiperativa é com o uso diário de medicamentos anticolinérgicos, tais como oxibutinina, tolterodina ou solifenacina. A combinação de medicamentos anticolinérgicos com α-bloqueadores resultou em maior melhora dos SSUIs, da qualidade de vida e dos escores de sintomas da AUA em homens com sintomas de bexiga hiperativa devido à HPB do que o uso de qualquer agente em monoterapia. Os efeitos colaterais típicos desta classe de medicamentos incluem boca seca, constipação intestinal, náuseas e comprometimento da cognição. O risco de retenção urinária relacionado ao uso desses medicamentos parece ser mínimo.

Manejo cirúrgico

Terapia minimamente invasiva[2]

Embora a ressecção transuretral (RTU) da próstata ainda seja o padrão para o tratamento cirúrgico da HPB, esforços substanciais têm sido dedicados ao desenvolvimento de métodos menos invasivos e menos mórbidos de tratamento de pacientes com uma HPB sintomática. Isso levou à descoberta de várias terapias minimamente invasivas primariamente usando-se várias plataformas de energia para causar a destruição do tecido dentro da próstata. Realizadas em consultório, essas técnicas são mais reservadas para os pacientes com próstatas menores e elas podem aumentar transitoriamente a obstrução da saída da bexiga por 1 a 2 semanas devido ao edema pós-procedimento. A redução máxima do tecido e o efeito do tratamento geralmente ocorrem em 12 semanas.

A termoterapia com vapor de água e a termoterapia transuretral por micro-ondas (TUMT, do inglês *transurethral microwave thermotherapy*) são os métodos minimamente invasivos mais amplamente utilizados no tratamento da HPB sintomática. Na terapia de vapor de água, uma agulha oca é colocada no tecido prostático sob visualização cistoscópica, que é usada para injetar o vapor. O tecido circundante é imediatamente coagulado. Vários locais de punção são escolhidos com base na anatomia prostática. Durante a TUMT, transdutores montados em cateter usam energia de micro-ondas para aquecer o tecido prostático, resultando então em necrose coagulativa e encolhimento da próstata. A redução subsequente no volume da zona de transição da próstata resulta em melhora nas taxas de fluxo e nos escores de sintomas. A ablação por agulha transuretral (TUNA, do inglês *transurethral needle ablation*), que usa energia de radiofrequência de baixo nível para efetuar alterações semelhantes na próstata, não é mais recomendada pelas diretrizes da AUA. A terapia termal com vapor de água e a aquablação são procedimentos de consultório que demonstraram eficácia semelhante à TUMT nos pacientes com próstatas menores que 80 g, embora as taxas de retratamento possam ser maiores do que com outras intervenções. Por fim, o procedimento de elevação da uretra prostática, que envolve a colocação de implantes transprostáticos permanentes para abrir mecanicamente a uretra e melhorar a micção, mostrou-se eficaz em homens com próstatas pequenas e sem um apreciável lobo mediano.

Os efeitos colaterais mais comuns desses tratamentos são piora temporária nos sintomas da bexiga hiperativa, retenção urinária transitória, hematúria e disfunção ejaculatória. No entanto, a ejaculação anterógrada é geralmente preservada nos homens submetidos à terapia térmica com vapor de água e aos procedimentos de elevação da uretra prostática; portanto, os pacientes devem ser adequadamente orientados. Foram relatadas complicações tardias como estenose uretral e

DE, mas elas são significativamente menos comuns do que com as abordagens cirúrgicas tradicionais. Os principais benefícios dessas terapias menos invasivas são a redução das morbidades cirúrgicas tradicionais (p. ex., sangramento), dos riscos associados à anestesia geral ou raquidiana e das taxas de complicações a longo prazo como incontinência, DE e contraturas do colo vesical e da uretra. Além disso, a maioria desses procedimentos pode ser realizada com segurança em esquema ambulatorial, seja no consultório, seja em uma unidade de cirurgia ambulatorial.

As taxas de sucesso para as terapias minimamente invasivas são intermediárias entre aquelas alcançadas com o tratamento clínico e as da terapia cirúrgica tradicional, com 65 a 75% dos pacientes experimentando melhora sintomática e melhores taxas de fluxo. A durabilidade a longo prazo dessas terapias parece ser boa, mas atualmente ela está sendo avaliada.

Manejo cirúrgico

A RTU ainda é o "padrão-ouro" para o tratamento cirúrgico da HPB sintomática. Um procedimento de RTU envolve a remoção da zona de transição da próstata por meio do uso de um citoscópio passado através da uretra usando-se uma alça de eletrocautério cortante. Os objetivos da cirurgia são reduzir o tecido prostático da zona de transição no nível da cápsula prostática e criar uma aparência suave e aberta para a uretra prostática e o colo vesical. Os aprimoramentos na técnica convencional incluíram o corte eletrocirúrgico bipolar, que possibilita o uso de irrigação com soro fisiológico (NaCl a 0,9%) e elimina os riscos associados à potencial absorção sistêmica de soluções de irrigação hipotônicas.

Novas terapias realizadas em sala de cirurgia evoluíram e hoje produzem resultados finais semelhantes ou melhores que os da RTU. A enucleação com *laser* de hólmio (HoLEP, do inglês *holmium laser enucleation*) é uma técnica cirúrgica realizada por urologistas especialmente treinados, e é geralmente indicada para próstatas de grande porte (> 80 g). Nesse procedimento, todo o adenoma prostático é "enucleado" da cápsula da próstata e então removido pela uretra após morcelação. Outros procedimentos incluem as várias formas de vaporização do tecido da zona de transição da próstata. Em contraste com a RTU e a HoLEP, nenhum pedaço da próstata é removido com esses procedimentos, pois o tecido é vaporizado. Os vários procedimentos de vaporização incluem a terapia com *laser* de fosfato de potássio titanilo (KTP ou GreenLight), também chamada de fotovaporização da próstata, e a vaporização plasmática bipolar da próstata. As taxas de incontinência urinária, de ejaculação retrógrada e de estenose uretral são todas mais altas após procedimentos na sala de cirurgia do que após terapias em consultório. A morbidade perioperatória, incluindo a necessidade de transfusão de sangue, embora substancialmente diminuída por melhorias técnicas, também é maior após a RTU e procedimentos semelhantes. No entanto, com exceção da enucleação, a ressecção eletrocirúrgica padrão da próstata (RTU) é o tratamento cirúrgico mais eficaz para a HPB sintomática. As taxas de sucesso, medidas pela melhora nas pontuações de sintomas e pelo aumento nas taxas de fluxo urinário, são de 80 a 90% após a RTU.

A incisão transuretral (ITU) da próstata é um procedimento cirúrgico mais limitado, embora ainda realizado sob anestesia no centro cirúrgico, que consiste na incisão do colo vesical e da uretra prostática proximal. Geralmente, esse procedimento é reservado para homens com próstatas menores (< 30 g) que apresentam SSUIs significativos. Embora seja mais invasiva do que as terapias baseadas em calor, suas taxas de sucesso se aproximam das da RTU em pacientes devidamente selecionados. A morbidade após a ITU é significativamente menor do que após a RTU, mas a durabilidade a longo prazo do alívio dos sintomas é menor do que a observada na RTU.

---

[2]N.R.T.: Ver diretrizes para terapia minimamente invasiva da Sociedade Brasileira de Urologia em https://amb.org.br/files/diretrizes/2022/02/HIPER-PLASIA_PROST%C3%81TICA_BENIGNA_-_TERAPIA_MINIMAMENTE_INVASIVA_-_FINAL_-_2018.pdf.

Seção 12 Saúde do Homem

Tabela 73.5 Sucesso no tratamento clínico *versus* cirúrgico da hiperplasia prostática benigna.

Grau de melhoria	Bloqueadores α_1	Finasterida	RTU	ITU	Cirurgia aberta
Sintomas (%)	48	31	82	73	79
Taxa de fluxo (%)	40 a 50	17	120	100	185
Probabilidade média (%) de alcançar as melhorias almejadas	74	67	88	80	98

ITU, incisão transuretral da próstata; *RTU*, ressecção transuretral da próstata.

A enucleação cirúrgica (prostatectomia simples) é reservada para os pacientes com glândulas muito grandes. Tradicionalmente realizado por meio de uma incisão abdominal inferior aberta, este procedimento envolve uma incisão no colo vesical ou na cápsula da próstata e, em seguida, a remoção do adenoma prostático de dentro da cápsula prostática. Embora as taxas de sucesso sejam altas, a taxa de complicações como sangramento e incontinência é maior do que com qualquer uma das outras abordagens cirúrgicas tradicionais (Tabela 73.5). Com os avanços na tecnologia robótica, esta cirurgia agora está sendo realizada com uma abordagem laparoscópica assistida por robô que reduziu significativamente a morbidade associada. Para muitas instituições, a prostatectomia simples assistida por robô ou a HoLEP continuam a ser a base para o tratamento de próstatas sintomáticas muito grandes.

Conclusão

O manejo dos SSUIs resultantes da HPB passou pela notável mudança de uma abordagem principalmente cirúrgica para uma abordagem mais médica. Essa evolução do atendimento, juntamente com o envelhecimento da população dos EUA, resultou em mudança no atendimento a esses pacientes do urologista para o médico da atenção primária. Se não houver SSUIs graves ou indicações para uma intervenção cirúrgica precoce, o médico da atenção primária pode agora tratar com sucesso a maioria dos casos de HPB leve a moderada. Se não houver nenhuma ou uma mínima resposta à terapia, muitas opções minimamente invasivas e cirúrgicas estão agora disponíveis, todas com grande sucesso.

DOENÇAS ESCROTAIS BENIGNAS

Massas escrotais benignas são algumas das queixas mais comuns dos homens que se apresentam aos seus prestadores de cuidados primários. Embora preocupações sérias como câncer testicular ou hérnia inguinal encarcerada devam sempre ser consideradas, a maioria dessas massas é benigna. Anamnese completa e exame físico por si sós provavelmente levarão ao diagnóstico correto; a US escrotal pode ser usada para confirmar um diagnóstico ou ajudar a encontrar o diagnóstico para aqueles com achados de exame ambíguos.

Varicocele

A varicocele escrotal é uma dilatação anormal das veias do plexo pampiniforme que correm ao longo do funículo espermático e pode ser palpada como uma "bolsa de vermes" com ou sem o paciente realizar a manobra de Valsalva em posição ortostática. Ao examinar um indivíduo em busca de uma patologia escrotal, é importante que o paciente fique em posição ortostática. A varicocele clínica é aquela que pode ser palpada ao exame físico. Como a ocorrência de varicoceles aumenta com a idade, a literatura registra uma prevalência bastante variável. A prevalência de varicocele unilateral palpável do lado esquerdo está entre 6,5 e 22%, e a de varicocele palpável bilateral varia de 10 a 20%. A prevalência de varicocele palpável isolada do lado direito é inferior a 1%. No entanto, devido a uma associação muito rara de varicocele isolada do lado direito com malignidade retroperitoneal, muitos médicos realizam imagens axiais nos pacientes com varicocele unilateral do lado direito. Em geral, uma varicocele do lado esquerdo não tem relevância clínica, a menos que possa ser palpada no exame físico. Uma varicocele que é acidentalmente encontrada durante a US escrotal e não é palpável ao exame é considerada uma condição subclínica e normalmente não justifica intervenção.

As varicoceles palpáveis e não palpáveis são mais comumente encontradas incidentalmente e, na maioria dos casos, não têm relevância clínica. No entanto, varicoceles palpáveis podem causar atrofia testicular ipsilateral, desconforto e/ou afetar os parâmetros do espermograma. Portanto, é importante que o médico compare o tamanho dos testículos nos pacientes que desejam fertilidade futura. Se o exame físico não for claro, a US escrotal pode ser usada para medir com acurácia o tamanho de ambos os testículos. Qualquer paciente que deseje ter filhos no futuro e tenha uma discrepância de tamanho maior que 20% deve ser monitorado atentamente e possivelmente encaminhado a um urologista. Embora as varicoceles sejam mais comumente encontradas incidentalmente, elas também podem ser detectadas durante uma investigação para infertilidade por fator masculino, dor escrotal ou atrofia testicular assintomática.

A fisiopatologia da varicocele é pouco compreendida, mas envolve dilatação da veia espermática interna e transmissão de pressão hidrostática aumentada através de válvulas venosas disfuncionais. A estase de sangue no sistema venoso perturba a troca de calor em contracorrente que é responsável pela manutenção da temperatura testicular e pode resultar em dano ao parênquima testicular e espermatogênese prejudicada.

As varicoceles são a causa mais comum tanto de infertilidade masculina primária (o paciente não teve filhos) quanto de infertilidade masculina secundária (o paciente teve pelo menos um filho), e representam 33% dos casos. No entanto, a maioria dos homens com uma varicocele palpável é capaz de gerar filhos sem dificuldade. Em um homem com infertilidade e varicocele palpável, o espermograma geralmente revela baixa contagem de espermatozoides e morfologia e motilidade espermáticas anormais. Após a correção cirúrgica de uma varicocele em um paciente com infertilidade, os parâmetros do sêmen melhoram em 60 a 80% e as taxas de gravidez subsequentes variam de 20 a 60%.

Geralmente, os profissionais realizam US escrotal em qualquer paciente com dor testicular crônica para determinar sua origem. As varicoceles são comumente encontradas durante essa avaliação, mas geralmente apenas as varicoceles palpáveis (clínicas) são consideradas como fontes de dor. Se uma varicocele não palpável for encontrada na US, o paciente não deve ser informado de que é a causa de sua dor. No entanto, os indivíduos com varicoceles palpáveis e dor testicular crônica devem ser encaminhados para tratamento porque mais de 80% desses homens terão melhora da dor após a correção cirúrgica.

As técnicas cirúrgicas comuns para o tratamento de uma varicocele incluem ligadura retroperitoneal alta da veia espermática interna, varicocelectomias microcirúrgicas inguinal e subinguinal, varicocelectomia laparoscópica e embolização da veia gonadal. A abordagem inguinal com amplificação microscópica tem o maior sucesso e as menores taxas de complicações e recorrência. A complicação mais comum é a formação de hidrocele, enquanto um problema raro é uma inadvertida ligadura da artéria testicular resultando em atrofia e perda do testículo. Não é indicada intervenção cirúrgica para as varicoceles subclínicas (não palpáveis).

Espermatocele (cisto do epidídimo)

Espermatoceles e cistos do epidídimo são dilatações dos tubos que conectam o testículo ao epidídimo (ductos eferentes). Embora sejam tecnicamente sinônimos, muitos médicos referem-se às lesões pequenas como cistos do epidídimo e às maiores como espermatoceles. Essas lesões císticas são muito comuns e são encontradas em 29% dos homens assintomáticos na US. Após uma vasectomia, 35% dos homens desenvolvem uma nova pequena espermatocele, fato que sugere que a obstrução distal dos vasos provavelmente contribui para o seu desenvolvimento.

Ao exame físico, as espermatoceles são massas um tanto móveis e de consistência firme, separadas e distinguíveis da borda lisa do testículo. Pode ser possível a transiluminação das lesões maiores, mas na prática isso raramente é realizado. As espermatoceles são preenchidas com um líquido claro que geralmente contém quantidades abundantes de espermatozoides. Se a lesão não puder ser transiluminada, é aconselhável realizar uma US escrotal para distinguir espermatocele de massa sólida ou de outras lesões testiculares. Deve-se notar que, mesmo identificadas na imagem, as massas sólidas do epidídimo são em grande maioria benignas. No entanto, é prudente o encaminhamento a um urologista para avaliação de risco. Pequenas espermatoceles e cistos do epidídimo tipicamente não têm relevância clínica e geralmente não são a fonte da dor testicular crônica de um paciente. Eles podem ser removidos cirurgicamente se forem grandes ou estiverem causando desconforto para o paciente.

Epididimite aguda

A epididimite aguda é uma síndrome clínica que pode se manifestar com febre, dor escrotal aguda, edema e induração significativos do epidídimo. A epididimite é mais frequentemente causada por disseminação bacteriana retrógrada da bexiga ou uretra para os vasos e depois para os epidídimos. Nos homens com menos de 35 anos, os agentes causadores mais comuns são aqueles microrganismos associados a infecções sexualmente transmissíveis (ISTs) – a saber, *Neisseria gonorrhoeae* e *Chlamydia trachomatis*. Nos homens mais velhos, a epididimite aguda geralmente é causada por uma bactéria coliforme, como *Escherichia coli*, e muitas vezes ocorre em associação com outras infecções urinárias baixas ou obstrução da saída da bexiga.

A consideração mais importante no diagnóstico da epididimite aguda é diferenciar esta doença da torção testicular aguda. O exame físico pode ser inespecífico, embora edema e dor à palpação do epidídimo focal sejam sugestivos, e o achado de leucócitos e bactérias na urina indique uma etiologia infecciosa. A US escrotal com Doppler pode ser extremamente útil para diferenciar epididimite aguda de torção nos casos difíceis, visto que o epidídimo apresentará um fluxo vascular aumentado (hiperemia), enquanto a torção mostrará fluxo nulo ou diminuído dentro do testículo.

Os pacientes com epididimite aguda apresentam uma inflamação significativa que também pode envolver o testículo (epididimite-orquite). Os homens com epididimite grave envolvendo o testículo frequentemente apresentam manifestações sistêmicas. Na maioria dos casos, o tratamento inicial deve consistir em antibióticos, AINEs e, possivelmente, narcóticos orais. Em alguns casos, podem ser necessários antibióticos de amplo espectro ou mesmo internação hospitalar.

Em geral, os pacientes com menos de 35 anos devem ser tratados com ceftriaxona e doxiciclina. Os indivíduos mais velhos geralmente são tratados empiricamente com uma fluoroquinolona por 2 a 4 semanas. As complicações associadas à epididimite aguda incluem formação de abscesso, formação de hidrocele reativa, infarto testicular, infertilidade e epididimite crônica ou orquialgia.

Hidrocele

A hidrocele é uma coleção de líquido estéril localizada entre as camadas parietal e visceral da túnica vaginal do escroto. São comumente vistas em adultos hidroceles não comunicantes e geralmente elas circundam o testículo e o funículo espermático. As hidroceles comunicantes são mais comuns nas crianças e na verdade representam hérnias inguinais indiretas. Essas hidroceles comunicantes contêm apenas líquido e não intestino ou gordura porque a abertura na cavidade peritoneal é pequena. As hidroceles comunicantes podem ser diferenciadas das hidroceles não comunicantes no exame físico empurrando-se suavemente o líquido para fora do escroto e para dentro do peritônio, ou pelo relato de flutuação das dimensões do volume de líquido ao longo do dia ou em pé e deitado.

Os pacientes com hidrocele não comunicante geralmente apresentam queixas de peso no escroto, dor escrotal ou aumento da massa escrotal. Geralmente o diagnóstico é feito facilmente com base no exame físico e na transiluminação da bolsa escrotal. Se o testículo não for palpável, pode ser realizada uma US para descartar a possibilidade de um tumor testicular associado a uma hidrocele secundária ou reativa. As hidroceles não comunicantes são causadas pelo aumento da secreção ou pela diminuição da reabsorção do líquido seroso pela túnica vaginal. Infecção, traumatismo, cirurgia, doença neoplásica e doença linfática são causas em muitos adultos, enquanto o restante dos casos é idiopático.

As hidroceles assintomáticas são benignas e não exigem tratamento, a menos que seja desejado pelo paciente. O tratamento definitivo de hidroceles sintomáticas exige intervenção cirúrgica. Embora a taxa de recorrência seja significativamente maior com aspiração e escleroterapia, essa abordagem pode ser uma boa opção quando os pacientes são considerados maus candidatos à cirurgia. Os procedimentos de hidrocelectomia envolvem a drenagem do líquido seroso com excisão da túnica vaginal redundante ou a plicatura do saco sem excisão. Após a cirurgia, as taxas de recorrência de hidrocele e dor crônica são de 9% e 1%, respectivamente.

Torção testicular

A torção testicular é considerada uma verdadeira emergência urológica. O testículo é irrigado pela artéria testicular (um ramo da aorta), por um ramo da artéria vesical inferior e pela artéria cremastérica (um ramo da artéria epigástrica inferior). Todos os três vasos chegam ao testículo pelo funículo espermático. A torção do funículo espermático compromete o fluxo arterial e a drenagem venosa. Se a torção não for desfeita em 6 a 8 horas, é provável que ocorram infarto testicular e necrose hemorrágica. Tipicamente, os pacientes têm menos de 21 anos, embora a torção testicular possa ocorrer mais tarde na vida. Atrasos na apresentação e no diagnóstico são mais comuns na população de pacientes adultos e muitas vezes estão relacionados a fatores do paciente e do médico.

Os sinais e sintomas característicos da torção testicular aguda são início agudo de dor escrotal, edema, náuseas, vômitos, desaparecimento das rugas normais da pele escrotal, ausência de reflexo cremastérico, e testículo sensível, girado e elevado. O diagnóstico de torção testicular permanece clínico; no entanto, nos casos ambíguos, se o equipamento de US estiver prontamente disponível e a realização do exame não afetar negativamente o paciente que segue imediatamente para a sala de cirurgia, a US escrotal pode ser realizada antes da cirurgia. Em muitos casos, a exploração cirúrgica é realizada quando o índice de suspeita é alto e os exames de imagem não estão disponíveis. A US com Doppler é extremamente útil para diferenciar a torção testicular de outras causas de escroto agudo, tais como epididimite aguda, torção do apêndice testicular e traumatismo, conforme discutido anteriormente.

É possível desfazer a torção testicular por meio de manipulação manual do testículo no escroto no pronto-socorro ou no consultório médico. Depois de administrar no paciente narcóticos por via parenteral, a torção do testículo pode ser corrigida por meio de uma tração delicada para baixo e, geralmente, girando-o lateralmente (como abrir um livro). Se isso for bem-sucedido, o testículo se desenrolará como uma mola e retornará à sua posição normal, propiciando então alívio imediato da dor ao paciente. Mesmo que o procedimento seja bem-sucedido, os pacientes ainda devem ser levados ao centro cirúrgico para uma orquipexia bilateral para evitar ocorrências futuras.

Os princípios cirúrgicos importantes incluem distorção cirúrgica e avaliação da viabilidade testicular na sala de cirurgia. Se o testículo for considerado viável, a orquipexia bilateral é realizada com a técnica de fixação de três pontos (suturas colocadas medial, lateral e inferiormente). Se houver infarto, recomenda-se a orquiectomia. A orquipexia do testículo contralateral é sempre realizada simultaneamente. Quando o diagnóstico e a cirurgia ocorrem em tempo hábil, as taxas de salvamento testicular aproximam-se de 70%. A terapia cirúrgica retardada diminui significativamente a taxa de salvamento para aproximadamente 40%.

LEITURA SUGERIDA

Alleman WG, Gorman B, King BF, et al: Benign and malignant epididymal masses evaluated with scrotal sonography: clinical and pathologic review of 85 patients, J Ultrasound Med 27:1195–1202, 2008.

Baillargeon J, Urban RJ, Ottenbacher KJ, et al: Trends in androgen prescribing in the United States, 2001 to 2011, JAMA Intern Med 173:1465–1466, 2013.

Bhasin S, Cunningham GR, Hayes FJ, et al: Testosterone therapy in men with androgen deficiency syndromes: an endocrine society clinical practice guideline, J Clin Endocrinol Metab 95:2536–2559, 2010.

Burnett AL, Nehra A, Breau RH, et al: Erectile dysfunction: AUA guideline, J Urol 200:633, 2018.

Capoccia E, Levine LA: Contemporary review of Peyronie's disease treatment, Curr Urol Rep 19:51, 2018.

Cappelleri JC, Rosen RC: The Sexual Health Inventory for Men (SHIM): a 5-year review of research and clinical experience, Int J Impotence Res 17:307–319, 2005.

Carson CC, Lue TF: Phosphodiesterase type 5 inhibitors for erectile dysfunction, Br J Urol Int 96:257–280, 2005.

Costa P, Potempa A-J: Intraurethral alprostadil for erectile dysfunction: a review of the literature, Drugs 72:2243–2254, 2012.

D'Amico AV, Chen MH, Roehl KA, et al: Preoperative PSA velocity and the risk of death from prostate cancer after radical prostatectomy, N Engl J Med 351:125–135, 2004.

Eggener SE, Roehl KA, Catalona WJ: Predictors of subsequent prostate cancer in men with a prostate specific antigen of 2.6 to 4.0 ng/ml and an initially negative biopsy, J Urol 174:500–504, 2005.

Feldman HA, Goldstein I, Hatzichristou DG, et al: Impotence and its medical and psychosocial correlates: results of the massachussets male aging study, J Urol 151:54–61, 1994.

Ficarra V, Crestani A, Novara G, et al: Varicocele repair for infertility: what is the evidence? Curr Opin Urol 22:489–494, 2012.

Foster HE, Dahm P, Kohler TS, et al: Surgical management of lower urinary tract symptoms attributed to benign prostatic hyperplasia: AUA guideline amendment 2019, J Urol 202:592, 2019.

Gelbard M, Goldstein I, Hellstrom WJG, et al: Clinical efficacy, safety and tolerability of collagenase clostridium histolyticum for the treatment of Peyronie disease in 2 large double-blind, randomized, placebo controlled phase 3 studies, J Urol 190:199–207, 2013.

Kaplan SA, Roehrborn CG, Rovner ES, et al: Tolterodine and tamsulosin for treatment of men with lower urinary tract symptoms and overactive bladder: a randomized controlled trial, J Am Med Assoc 296:2319–2328, 2006.

Karmazyn B, Steinberg R, Kurareid L, et al: Clinical and radiographic criteria of the acute scrotum in children: a retrospective study in 172 boys, Pediatr Radiol 35:302–310, 2005.

Kostis JB, Jackson G, Rosen R, et al: Sexual dysfunction and cardiac risk (the second Princeton Consensus Conference), Am J Cardiol 96:313–321, 2005.

Lowe FC, McConnell JD, Hudson PB, et al: for the Finasteride Study Group, Long-term 6-year experience with finasteride in patients with benign prostatic hyperplasia, Urology 61:791-796, 2003.

Lue TF: Erectile dysfunction, N Engl J Med 342:1802, 2000.

McConnell JD, Roehrborn CG, Bautista OM, et al, for the Medical Therapy of Prostatic Symptoms (MTOPS) Research Group: The long-term effect of doxazosin, finasteride, and combination therapy on the clinical progression of benign prostatic hyperplasia, N Engl J Med 349:2387-2398, 2003.

Meriggiola MC, Bremner WJ, Costantino A, et al: Low dose of cyproterone acetate and testosterone enanthate for contraception in men, Hum Reprod 13:1225–1229, 1998.

Morgentaler A, Caliber M: Safety of testosterone therapy in men with prostate cancer, Expert Opin Drug Saf 1, 2019.

Morgentaler A, Traish A, Hackett G, et al: Diagnosis and treatment of testosterone deficiency: updated recommendations from the lisbon 2018 international consultation for sexual medicine, Sex Med Rev, 2019.

Mulhall JP, Trost LW, Brannigan RE, et al: Evaluation and management of testosterone deficiency: AUA guideline, J Urol 200:423, 2018.

Nehra A, Alterowitz R, Culkin DJ, et al: Peyronie's disease: AUA guideline, J Urol 194:745, 2015.

Neiderberger C: Microsurgical treatment of persistent or recurrent varicocele, J Urol 173:2079–2080, 2005.

Nieschlag E, Swerdloff R, Behre HM, et al: Investigation, treatment, and monitoring of late-onset hypogonadism in males: ISA, ISSAM, and EAU recommendations, J Androl 27:135–137, 2006.

Rhoden EL, Morgentaler A: Risks of testosterone-replacement therapy and recommendations for monitoring, N Engl J Med 350:482–492, 2004.

Roehrborn CG, Kaplan SA, Jones JS, et al: Tolterodine extended release with or without tamsulosin in men with lower urinary tract symptoms including overactive bladder symptoms: effects of prostate size, Eur Urol 55:472–479, 2009.

Sessions AE, Rabinowitz R, Hulbert WC, et al: Testicular torsion: direction, degree, duration and disinformation, J Urol 169:663–665, 2003.

Shridharani A, Lockwood G, Sandlow J: Varicocelectomy in the treatment of testicular pain: a review, Curr Opin Urol 22:499–506, 2012.

Stewart CA, Yafi FA, Knoedler M, et al: Intralesional injection of interferon-α2b improves penile curvature in men with Peyronie's disease independent of plaque location, J Urol 194:1704–1707, 2015.

Svartberg J, Midtby M, Bønaa KH, et al: The associations of age, lifestyle factors and chronic disease with testosterone in men: the Tromsø Study, Eur J Endocrinol 149:145–152, 2003.

Wang C: Phosphodiesterase-5 inhibitors and benign prostatic hyperplasia, Curr Opin Urol 20:49–54, 2010.

Wu FCW, Tajar A, Beynon JM, et al: Identification of late-onset hypogonadism in middle-aged and elderly men, N Engl J Med 363:123–135, 2010.

Yafi FA, Pinsky MR, Sangkum P, et al: Therapeutic advances in the treatment of Peyronie's disease, Andrology 3:650, 2015.

SEÇÃO 13

Doenças dos Metabolismos Ósseo e Mineral

74 **Fisiologia Normal das Homeostasias do Mineral e do Osso, 788**

75 **Distúrbios dos Minerais no Sangue, 798**

76 **Doenças Ósseas Metabólicas, 807**

77 **Osteoporose, 816**

74

Fisiologia Normal das Homeostasias do Mineral e do Osso

Clemens Bergwitz, John J. Wysolmerski

HOMEOSTASIA DO CÁLCIO

As concentrações circulantes de cálcio livre (ou ionizado) são mantidas dentro de uma estreita faixa normal por vários mecanismos homeostáticos complexos. A manutenção de níveis estáveis de cálcio é importante por pelo menos três motivos. Em primeiro lugar, o cálcio juntamente com o fósforo forma a *hidroxiapatita*, o principal mineral contido no esqueleto. A hidroxiapatita é responsável pela integridade estrutural dos ossos e também fornece uma reserva metabólica de cálcio para manter os níveis circulantes se o cálcio não estiver prontamente disponível a partir do meio ambiente. As reduções do conteúdo de mineral do esqueleto comprometem sua integridade biomecânica e resultam em fraturas. Em segundo lugar, a concentração de cálcio ionizado circulante influencia a excitabilidade da membrana nos tecidos muscular e nervoso. Um aumento nos níveis séricos de cálcio provoca refratariedade à estimulação dos neurônios e das células musculares, o que pode levar à fraqueza muscular e até mesmo ao coma. Em contrapartida, a redução nos níveis de cálcio ionizado aumenta a excitabilidade neuromuscular, o que pode se traduzir clinicamente em convulsões ou cãibras e contrações musculares espontâneas, designadas como *espasmo carpopodálico* ou *tetania*. Por fim, o cálcio intracelular contribui para várias funções celulares, incluindo reações enzimáticas, sinalização intracelular, trânsito vesicular e organização do citoesqueleto. Por conseguinte, todas as células necessitam de uma fonte estável de cálcio no líquido extracelular para a sua função adequada. Os médicos recorrem rotineiramente a vários medicamentos que regulam os canais e as concentrações intracelulares de cálcio para manipular a função celular no tratamento de uma ampla variedade de doenças humanas.

Os níveis circulantes totais de cálcio, que habitualmente são medidos para fins diagnósticos, situam-se normalmente entre 8,5 e 10,5 mg/dℓ (4 mg/dℓ = 1 mmol/ℓ). Deste valor total, cerca de 50% do cálcio circulam na forma de cálcio livre ou ionizado; 5% circulam como complexos insolúveis, tais como sulfato, fosfato e citrato de cálcio; e o restante (45%) está ligado às proteínas séricas, principalmente a albumina. O cálcio ionizado livre é importante para os processos fisiológicos ou as condições fisiopatológicas. Enquanto as alterações no cálcio total habitualmente refletem mudanças nos níveis de cálcio ionizado, em alguns casos há uma alteração do cálcio sérico total sem mudança nos níveis de cálcio ionizado. Por exemplo, se o nível de albumina sérica diminuir como resultado de cirrose hepática ou síndrome nefrótica, o cálcio sérico total também diminui, porém a concentração sérica de cálcio ionizado permanece normal. Portanto, a medição do nível sérico de cálcio ionizado diretamente ou a partir das fórmulas 1 e 2 pode ser clinicamente importante.

A fórmula 1 (Payne RB, Little AJ, Williams RB, Milner JR: Interpretation of serum calcium in patients with abnormal plasma proteins, Br Med J 4:643-646, 1973) é a seguinte:

$$Ca_{Ad} \text{ (mmol/}\ell) = Ca_T \text{ (mmol/}\ell) + 0,025 \text{ (40 − albumina, g/}\ell)$$

A fórmula 2 (Pfitzenmeyer P, Martin I, d'Athis P et al.: A new formula for correction of total calcium level into ionized serum calcium values in very elderly hospitalized patients, Arch Gerontol Geriatrics 45:151-157, 2007) é a seguinte:

$$Ca^{2+} \text{ (mmol/}\ell) = 0,188 − 0,00469 \text{ de proteína (g/}\ell) + 0,0110 \text{ de albumina (g/}\ell) + 0,401 \text{ Ca}_{Ad} \text{ (mmol/}\ell)$$

Uma visão geral da economia do cálcio é apresentada na Figura 74.1. Conforme ilustrado, o nível de cálcio circulante é influenciado por três fluxos principais de cálcio: (1) a absorção efetiva do cálcio da dieta no intestino, (2) o armazenamento de cálcio e a sua liberação do "depósito" de hidroxiapatita no esqueleto, e (3) a filtração e a excreção efetiva de cálcio pelos rins. A homeostase do cálcio e os distúrbios do metabolismo do cálcio envolvem a regulação hormonal dos fluxos entre esses três compartimentos.

Fluxos de cálcio para dentro e para fora do líquido extracelular

Absorção intestinal de cálcio

A ingestão média de cálcio na dieta de um adulto é de aproximadamente 1.000 mg/dia. Cerca de 300 mg do total são absorvidos (*i. e.*, absorção unidirecional de cerca de 30%), principalmente no duodeno e na parte proximal do jejuno. Entretanto, cerca de 150 mg de cálcio por dia são secretados pelo fígado (na bile), pelo pâncreas (nas secreções pancreáticas) e pelas glândulas intestinais no lúmen do intestino. Por conseguinte, a absorção efetiva (denominada *absorção fracionada*) de cálcio é de aproximadamente 15% da ingestão, e cerca de 85% do cálcio que entra no lúmen intestinal é excretado diariamente nas fezes.

A eficiência da absorção de cálcio é regulada na célula epitelial do intestino delgado, o enterócito, pela forma ativa da vitamina D, a 1,25-di-hidroxivitamina D (1,25[OH]$_2$D), também denominada *calcitriol*. As elevações da 1,25(OH)$_2$D aumentam a absorção de cálcio, enquanto a diminuição de 1,25(OH)$_2$D reduz a absorção de cálcio dietético. A absorção do cálcio da dieta pode ser aumentada a curto prazo pelo aumento da ingestão de cálcio ou pelo aumento das concentrações plasmáticas de 1,25(OH)$_2$D ou ambos. Os aumentos patológicos do cálcio sérico (*i. e.*, hipercalcemia) podem ser causados por elevações do nível circulante de 1,25(OH)$_2$D (p. ex., na sarcoidose) ou pela ingestão excessiva de cálcio (*i. e.*, síndrome do leite-álcali). Por outro lado, a hipocalcemia pode resultar de declínio dos níveis de 1,25(OH)$_2$D (p. ex., insuficiência renal crônica, hipoparatireoidismo, deficiência de vitamina D).

Processamento renal do cálcio

Pressupondo-se uma taxa de filtração glomerular (TFG) de 100 mℓ/min e um nível sérico de cálcio de 10 mg/dℓ, a carga filtrada de cálcio pelos rins é de cerca de 10.000 mg/dia, o que torna os rins os reguladores

Capítulo 74 Fisiologia Normal das Homeostasias do Mineral e do Osso

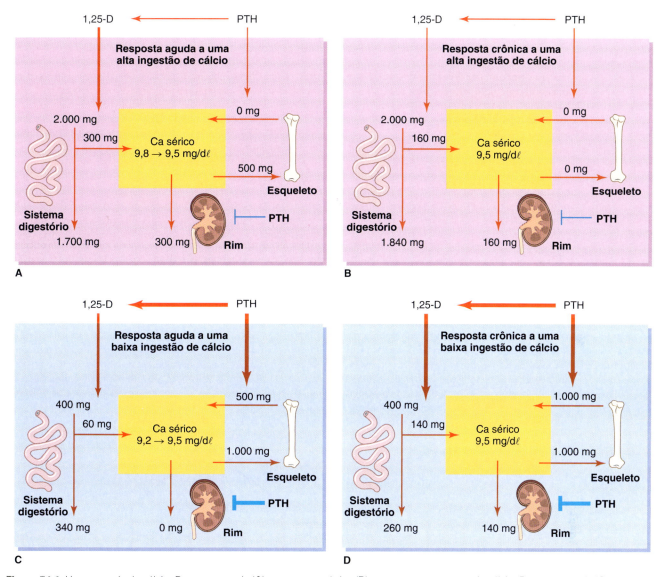

Figura 74.1 Homeostasia do cálcio. Resposta aguda (**A**) e resposta crônica (**B**) a aumentos no aporte de cálcio. Resposta aguda (**C**) e resposta crônica (**D**) a reduções no aporte de cálcio. Os detalhes são fornecidos no texto. *PTH*, paratormônio; *1,25(OH)₂D*, 1,25-di-hidroxicolecalciferol (calcitriol). Conversão SI: 1 mg de cálcio = 0,4 mmol de cálcio.

instantâneos mais importantes da concentração sérica de cálcio. Em consequência, a ocorrência de um distúrbio no processamento renal de cálcio (p. ex., uso de diuréticos tiazídicos, hipoparatireoidismo) pode provocar anormalidades significativas na homeostasia do cálcio sérico.

Dos 10.000 mg de cálcio filtrados no glomérulo a cada dia, cerca de 9.000 mg (90%) sofrem uma reabsorção *proximal* no túbulo contorcido proximal, na parte reta e no ramo ascendente espesso da alça de Henle. Os 90% são absorvidos juntamente/em competição com a reabsorção de sódio e de cloreto, e não estão sujeitos à regulação pelo paratormônio (PTH). Os 10% (1.000 mg) restantes que chegam ao túbulo distal são regulados pelo PTH, que estimula a reabsorção renal de cálcio. O efeito anticalciúrico do PTH é extremamente eficiente, e concentrações elevadas de PTH conseguem essencialmente eliminar a excreção de cálcio na urina. Essa ação constitui um potente mecanismo de retenção de cálcio em condições de privação desse mineral (p. ex., baixo teor de cálcio na dieta, deficiência de vitamina D, má absorção intestinal) e pode contribuir para a hipercalcemia em condições patológicas, como no hiperparatireoidismo primário. Por sua vez, a ausência de ação do PTH provoca hipercalciúria e nefrolitíase

no hipoparatireoidismo. Devido à preservação da ação do PTH nos túbulos distais de indivíduos com pseudo-hipoparatireoidismo, a hipocalciúria caracteriza essa rara doença genética, que é causada por uma resistência do órgão-alvo ao PTH nos túbulos proximais que leva à hipovitaminose D e à hipocalcemia, apesar dos níveis frequentemente elevados de PTH.

Cerca de 150 mg de cálcio são excretados pelos rins diariamente na urina final de um indivíduo saudável. Se o rim filtrar 10.000 mg de cálcio a cada dia, e se forem excretados 150 mg na urina final, ocorrerá reabsorção de 9.850 mg (98,5%) em locais proximais e distais. Por conseguinte, um indivíduo saudável encontra-se em equilíbrio zero de cálcio em relação ao mundo externo: ingestão (1.000 mg/dia) − débito ([850 mg/dia nas fezes] + [150 mg/dia na urina]) = 0.

Biologia do esqueleto e homeostasia do cálcio

O esqueleto contém cerca de 1,2 kg de cálcio em um homem adulto e 1 kg em uma mulher adulta. A maior parte desse cálcio encontra-se na forma de cristal de hidroxiapatita, um sal de fosfato de cálcio. O cálcio contribui de maneira importante para a integridade estrutural do esqueleto, e, por sua vez, o esqueleto serve como um reservatório quantitativamente grande para o acréscimo e a retirada de cálcio para dentro e para fora do compartimento de líquido extracelular (LEC) em momentos apropriados.

O esqueleto do adulto é composto por dois tipos de osso: o osso cortical e o osso trabecular (ou esponjoso). O osso cortical predomina no crânio e nas diáfises dos ossos longos, enquanto o osso trabecular predomina em outros locais, tais como a parte distal do rádio, os corpos vertebrais e os trocânteres do fêmur.

O osso não é um tecido inerte; na verdade, ele é continuamente renovado. O esqueleto do adulto é totalmente remodelado a cada 3 a 10 anos. A remodelação talvez seja mais bem apreciada se considerarmos que os cirurgiões ortopédicos têm o hábito de intencionalmente corrigir as fraturas de maneira imperfeita, sabendo que os processos normais de remodelação óssea restaurarão o formato original do osso com o passar do tempo.

As células que regulam a renovação óssea podem ser divididas naquelas que removem osso velho, naquelas que fornecem osso novo (Figura 74.2) (ver Capítulo 76) e naquelas que regulam esses dois processos. As células que removem ou reabsorvem o osso velho são denominadas osteoclastos. Trata-se de grandes células multinucleadas metabolicamente ativas derivadas da fusão de macrófagos circulantes. Após fixação à superfície do osso, os osteoclastos formam uma zona de vedação sobre a superfície óssea na qual secretam prótons (i. e., ácidos), proteases (p. ex., colagenase) e enzimas que digerem os proteoglicanos (p. ex., hialuronidase). O ácido solubiliza os cristais de hidroxiapatita liberando cálcio, enquanto as enzimas digerem as proteínas ósseas e os proteoglicanos (p. ex., colágeno, osteocalcina, osteopontina),

que constituem o componente não mineral ou osteoide do osso. Os osteoclastos movem-se ao longo da superfície das placas ósseas trabeculares e perfuram túneis no osso cortical com a liberação periódica do conteúdo digerido dentro das zonas seladas no espaço da medula óssea, criando, dessa maneira, depressões de reabsorção, que são denominadas lacunas de Howship, na superfície do osso trabecular. O cálcio disponibilizado contribui para o reservatório de cálcio do LEC, e os produtos proteolíticos liberados, como as ligações cruzadas de desoxipiridinolina (i. e., fragmentos de colágeno e hidroxiprolina), podem ser clinicamente usados como índices de reabsorção óssea.

A formação de novo osso é realizada pelos osteoblastos, que se originam de células do estroma da medula óssea ou de células de revestimento da superfície óssea. Os osteoblastos sintetizam e secretam os componentes da fase não mineral do osso, que é denominada osteoide. Os componentes consistem principalmente em proteínas e incluem colágeno, osteopontina, osteonectina, osteocalcina, proteoglicanos e inúmeros fatores de crescimento, incluindo o fator transformador do crescimento β e o fator de crescimento semelhante à insulina I. Os osteoblastos também produzem fosfatase alcalina, que inativa o inibidor da mineralização, o pirofosfato, e o colágeno do tipo 1, que forma na matriz óssea estruturas semelhantes a cabos; além disso, eles facilitam a deposição de hidroxiapatita entre esses cabos proteináceos. Tanto a isoforma da fosfatase alcalina específica do osso quanto o procolágeno podem ser usados clinicamente como índices de formação óssea. A manutenção no osso do equilíbrio correto entre proteína e mineral fornece a combinação de complacência e resistência necessária para suportar as forças biomecânicas encontradas pelo esqueleto.

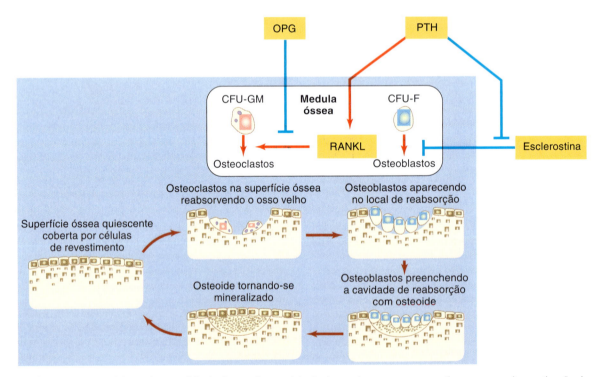

Figura 74.2 Componentes celulares da remodelação óssea. A remodelação óssea é um processo contínuo que envolve a ativação dos precursores dos osteoclastos na linhagem dos macrófagos (i. e., unidades formadoras de colônias de progenitores de granulócitos-macrófagos [CFU-GM, do inglês *colony-forming units of granulocyte-macrophage progenitors*]) pelo RANKL que se transformam em osteoclastos de reabsorção ativa que perfuram túneis na superfície do osso para produzir lacunas de reabsorção. A reabsorção óssea pode ser inibida pelos bisfosfonatos, que são tóxicos para os osteoclastos, ou pelos anticorpos que inibem o RANKL, como o receptor chamariz osteoprotegerina (OPG). Os precursores dos osteoblastos na linhagem de células do estroma da medula óssea de fibroblastos (CFU-F) aparecem em seguida e se tornam ativos nos locais de reabsorção anterior; secretam novo osteoide, que posteriormente mineraliza para preencher as lacunas criadas pela reabsorção óssea osteoclástica. Ambos os processos são estimulados pelo PTH, que tolhe o inibidor da formação óssea, a esclerostina. Os análogos do PTH e os anticorpos que inibem a esclerostina podem ser usados para estimular a formação óssea.

Nessa última década, a atenção concentrou-se em um terceiro tipo de célula óssea anteriormente subestimado, o osteócito. Essas células são descendentes dos osteoblastos e estão incorporadas na fase mineralizada do osso. Normalmente, os osteócitos conectam-se uns com os outros e com as células na superfície mineral por meio de longos prolongamentos dendríticos. Os prolongamentos dendríticos permeiam extensamente a fase mineralizada do osso através de uma rede canalicular elaborada. Os osteócitos são essenciais na detecção de tensão biomecânica dentro do osso, e, por meio de suas extensões celulares para a superfície óssea, transmitem sinais que atraem, ativam ou reprimem os osteoclastos e os osteoblastos. Dessa maneira, eles determinam que áreas do esqueleto necessitam da formação de novo osso e que áreas precisam ser alvo de reabsorção óssea osteoclástica, uma função essencial para a remodelação estrutural adequada do tecido ósseo.

A remodelação óssea envolve a remoção coordenada do osso velho por meio de reabsorção óssea osteoclástica, que é estimulada pelo ativador do receptor do ligante do fator nuclear κB (RANKL, do inglês *receptor activator of nuclear factor κB ligand*) e seguida pela formação de osso novo por meio de formação óssea osteoblástica. Esse processo ocorre em locais distintos, denominados unidades de remodelação óssea, que, conforme descrito anteriormente, provavelmente são determinados pelos osteócitos. Nos adultos, a homeostasia do esqueleto exige um cuidadoso equilíbrio entre as atividades dos osteoclastos e as dos osteoblastos de modo que a mesma quantidade de osso que é removida pelos osteoclastos seja substituída pelos osteoblastos. Esse processo é realizado por uma complexa e parcialmente compreendida série de três vias de comunicação entre os osteoclastos, os osteoblastos e os osteócitos que são moduladas por hormônios sistêmicos. A alteração das atividades relativas dessas células pode resultar em um efetivo movimento de cálcio para fora ou para dentro do esqueleto em uma base fisiológica, porém um desequilíbrio prolongado entre as atividades dos osteoclastos e as dos osteoblastos pode resultar em doença. Por exemplo, uma remodelação óssea excessiva leva à osteoporose, enquanto a ausência de remodelação óssea resulta em doença óssea adinâmica, e ambas as condições podem predispor a fraturas. A remodelação óssea também é explorada terapeuticamente. Os agentes anabólicos para a osteoporose, tais como os inibidores da esclerostina ou do paratormônio e os análogos proteicos relacionados ao paratormônio, estimulam a atividade dos osteoblastos para a produção de novo osso. Em contrapartida, os agentes antirreabsortivos, tais como os estrogênios, os fármacos semelhantes aos estrogênios, os bisfosfonatos e os inibidores do RANKL, reduzem a reabsorção óssea para melhorar a massa e as propriedades mecânicas do osso.

A remodelação óssea é importante na homeostase sistêmica do cálcio. Os osteoclastos são mobilizados para liberar cálcio do esqueleto em situações de necessidade de modo a manter uma concentração sérica normal de cálcio e evitar o desenvolvimento de hipocalcemia. Por outro lado, o osteoide não mineralizado produzido pelos osteoblastos serve para depositar o excesso de cálcio de modo a evitar a hipercalcemia. Em circunstâncias normais, os osteoclastos resultam na liberação de cerca de 500 mg de cálcio por dia do esqueleto para o compartimento do LEC. Ao mesmo tempo, os osteoblastos produzem osteoide, que sofre mineralização em uma taxa tal que cerca de 500 mg de cálcio do LEC são depositados em novos locais no esqueleto. Do ponto de vista dos fluxos homeostáticos normais mostrados na Figura 74.1, o esqueleto encontra-se em um equilíbrio de cálcio zero com o LEC, e o organismo como um todo está em equilíbrio zero de cálcio com o ambiente externo.

Tendo em vista a complexidade desse sistema homeostático do cálcio e a importância de manter um controle rigoroso dos níveis séricos desse mineral, existe uma necessidade óbvia de regulação sistêmica de integração dos fluxos de cálcio através dos compartimentos GI, esquelético e renal. Os dois principais hormônios reguladores metabólicos que coordenam essas atividades são o PTH e a forma ativa da vitamina D, a 1,25(OH)$_2$D.

Hormônios reguladores

Paratormônio

O PTH é um hormônio peptídico produzido pelas quatro glândulas paratireoides (Figura 74.3 e Tabela 74.1). Essas glândulas estão localizadas atrás dos lobos da tireoide, estando duas à direita e duas à esquerda. Por meio do sensor de cálcio – um receptor acoplado à proteína G para o cálcio que está localizado na superfície das células das paratireoides –, a concentração sérica de cálcio ionizado é continuamente monitorada. Nesse sistema extremamente sensível, reduções mínimas (p. ex., 0,1 mg/dℓ) do cálcio ionizado no soro levam à secreção de PTH, e pequenos incrementos nos níveis séricos de cálcio levam à supressão da secreção de PTH.

O PTH é secretado como um hormônio peptídico de 84 aminoácidos, que é rapidamente clivado (meia-vida de cerca de 3 a 5 minutos) pelas células de Kupffer no fígado em uma forma aminoterminal ativa

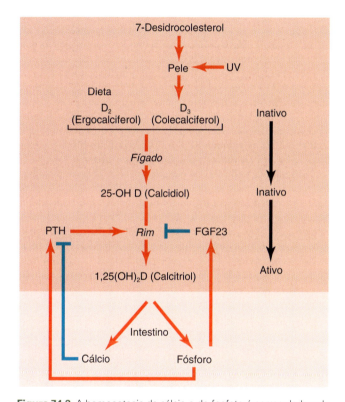

Figura 74.3 A homeostasia do cálcio e do fosfato é corregulada pelo paratormônio (PTH). O PTH é secretado como uma proteína de 84 aminoácidos, que é clivada no fígado nas formas derivadas aminoterminal e carboxiterminal (C-term). As ações das formas intactas aminoterminais do PTH estão listadas na Tabela 74.1. O hormônio estimula a síntese da forma ativa da 1,25(OH)$_2$D, o 1,25-di-hidroxicolecalciferol, a partir de seus precursores biologicamente inativos, as vitaminas D$_2$ e D$_3$, que são produzidas na pele ou absorvidas da dieta no sistema digestório, e da 25-hidroxilada no fígado e nos rins. A 1,25(OH)$_2$D estimula a absorção do cálcio e do fosfato da dieta no sistema digestório. Ao contrário do PTH, o fator de crescimento dos fibroblastos 23 (FGF23, do inglês *fibroblast growth factor 23*) estimula a excreção renal de fosfato e inibe a última etapa (1α-hidroxilação) da ativação da vitamina D. Embora tanto o PTH quanto o FGF23 reduzam os níveis de fosfato, o PTH responde primariamente às mudanças nos níveis circulantes de cálcio, enquanto o FGF23 responde às alterações nos níveis de fosfato. Suas diferentes ações sobre a síntese de vitamina D refletem suas ações primárias distintas, visto que o PTH aumenta os níveis de 1,25-vitamina D para ajudar a restaurar os baixos níveis de cálcio para patamares normais, enquanto o FGF23 suprime os níveis de 1,25-vitamina D para ajudar a normalizar os níveis elevados de fosfato.

Seção 13 Doenças dos Metabolismos Ósseo e Mineral

Tabela 74.1 Ações hormonais.

Hormônio	S-Ca	U-Ca	P-Pi	U-Pi	S-1,25(OH)₂-D	S-Mg	U-Mg	Outros
PTH	↑	↓	↓	↑	↑	=	=	Estimula a remodelação óssea, induz hipotensão
FGF23	=/↓	=/↓	↓	↑	↓	=	=	Inibe as lâminas de crescimento e resulta em baixa estatura, causa hipertrofia ventricular esquerda
1,25(OH)₂D	↑	↑	↑	↑	↓	=	=	Inibe a secreção de PTH e estimula a síntese de FGF23
EGF1	=/↓	=/↑	=	=	=/↓	↑	↓	

EGF1, Fator de crescimento epidérmico 1; *FGF23*, fator de crescimento dos fibroblastos 23; *P-Pi*, fosfato inorgânico plasmático; *PTH*, paratormônio; *S-Ca*, cálcio sérico; *S-Mg*, magnésio sérico; *U-Ca*, cálcio urinário; *U-Mg*, magnésio urinário; *U-Pi*, fosfato inorgânico urinário; *1,25(OH)₂D*, 1,25 di-hidroxivitamina D.

e em um fragmento carboxiterminal inativo. O monitoramento contínuo da concentração sérica de cálcio pelas glândulas paratireoides, a secreção imediata de PTH em resposta à hipocalcemia, e a rápida depuração do PTH após a secreção permitem que a glândula paratireoide e o PTH regulem os níveis séricos de cálcio rapidamente e com notável precisão.

O PTH tem como alvo três órgãos: dois diretamente e o terceiro indiretamente. Nos rins, o PTH estimula a reabsorção de cálcio no túbulo distal ao inibir a excreção urinária de cálcio. O PTH também inibe a reabsorção de fosfato e de bicarbonato pelos túbulos proximais, o que induz fosfatúria e hipofosfatemia mais acidose tubular renal proximal, respectivamente. O PTH também estimula a produção da forma ativa da vitamina D, a 1,25(OH)₂D, pelos túbulos renais. Essas ações do PTH sobre os rins são rápidas e diretas.

O segundo alvo do PTH é o esqueleto. O PTH pode mobilizar imediatamente o cálcio do esqueleto por meio da atividade dos osteoclastos e do osteócitos sem ativar a formação óssea, o que é importante para o rápido fornecimento de cálcio ao LEC. Se o PTH mantiver-se elevado ao longo de vários dias a semanas, ele também estimula a atividade dos osteoblastos diretamente e por meio da inibição da liberação de esclerostina pelos osteócitos para a produção de novo osso. Essa elevação prolongada do PTH estimula a reabsorção óssea de maneira excessiva em comparação com a formação óssea para manter uma liberação efetiva de cálcio do esqueleto para o LEC de modo que o esqueleto possa ajudar a evitar a hipocalcemia nos estados de deficiência nutricional de cálcio ou de má absorção ou deficiência de vitamina D.

O terceiro órgão-alvo é o intestino, que é afetado indiretamente pelo PTH. Por meio do aumento na síntese renal de 1,25(OH)₂D, o PTH pode levar a maior absorção intestinal de cálcio para o fornecimento de mais cálcio da dieta ao LEC, uma resposta que não é imediata, mas que ocorre ao longo de vários dias de estimulação do PTH. Em seu conjunto, o PTH é secretado em resposta à hipocalcemia, e suas ações combinam-se para restaurar as baixas concentrações séricas de cálcio para valores normais ao evitar as perdas renais de cálcio, liberar cálcio do esqueleto e, indiretamente, estimular (por meio da 1,25[OH]₂D) aumentos na absorção intestinal de cálcio.

Vitamina D

A vitamina D ocorre em duas formas: ergocalciferol (vitamina D₂) e colecalciferol (vitamina D₃) (Figura 74.3 e Tabela 74.2). Ambas as substâncias são precursores inativos. Uma das formas (vitamina D₃) deriva principalmente da pele exposta à luz solar, enquanto a outra (vitamina D₂) origina-se de esteróis vegetais na dieta. A vitamina D₂, a vitamina D₃ ou ambas podem ser encontradas em multivitamínicos e suplementos dietéticos comerciais.

Os dois precursores são constitutivamente convertidos em seus respectivos derivados de 25-hidroxivitamina D (25[OH]D) no fígado por meio das ações da enzima vitamina D 25-hidroxilase (CYP2R1). A 25(OH)D também é denominada calcidiol e apresenta afinidade

mil vezes menor pelo receptor de vitamina D (VDR, do inglês *vitamin D receptor*) quando comparada com a 1,25(OH)₂D, porém constitui uma útil medição laboratorial clínica do estado da vitamina D (*i. e.*, reposição ou deficiência) dos pacientes com hipocalcemia, osteomalacia ou raquitismo, osteoporose, má absorção intestinal e outras condições semelhantes. Além disso, uma doença hepática grave como a cirrose impede essa 25-hidroxilação e leva a uma síndrome de deficiência de vitamina D denominada osteodistrofia hepática.

A 25(OH)D é convertida ou ativada no túbulo renal proximal pela enzima 25-hidroxivitamina D₃ 1α-hidroxilase (CYP27B1) na forma ativa da vitamina, 1,25(OH)₂D, que também é denominada calcitriol. O PTH aumenta os níveis de 1,25(OH)₂D ao estimular a sua formação por meio da atividade da CYP27B1, enquanto também inibe a sua degradação por meio da atividade de outra enzima, CYP24A1 (24-hidroxilase), que converte a 1,25(OH)₂D em seu metabólito inativo, 24,25(OH)₂D. A ação primária da 1,25(OH)₂D consiste em regular a absorção intestinal de cálcio. O PTH, por meio da 1,25(OH)₂D, regula indiretamente a absorção do cálcio da dieta pelo intestino. A hipocalcemia do hipoparatireoidismo resulta, em parte, de uma absorção intestinal inadequada de cálcio. Por outro lado, o hiperparatireoidismo está associado à hipercalciúria e à nefrolitíase, que resultam diretamente de aumentos dos níveis circulantes de 1,25(OH)₂D. Por conseguinte, a medida de 1,25(OH)₂D pode ser usada como um indicador da função das paratireoides e da absorção intestinal de cálcio.

Devido à afinidade com o receptor de vitamina D, o calcidiol em altas doses pode ser usado no tratamento do hipoparatireoidismo. Entretanto, as versões 1α-hidroxiladas (doxercalciferol), que podem ser 25-hidroxiladas pela CYP2R1 no fígado, ou o calcitriol, tornaram-se o padrão de tratamento para esses distúrbios.

Calcitonina

A calcitonina é produzida pelas células parafoliculares ou C da glândula tireoide em resposta à hipercalcemia. Já foi considerada um essencial hormônio regulador do cálcio. A calcitonina em doses farmacológicas reduz os níveis séricos de cálcio por meio da inibição da reabsorção óssea osteoclástica, que é usada em situação de emergência juntamente com a hidratação para o rápido tratamento da hipercalcemia potencialmente fatal; todavia, esse efeito desaparece rapidamente devido à taquifilaxia (*i. e.*, dessensibilização dos osteoclastos). Existem poucas evidências de que a calcitonina tenha relevância homeostática nos seres humanos, embora pareça contribuir para a regulação da homeostasia do cálcio e do esqueleto durante os ciclos reprodutivos em fêmeas de roedores.

Integração da homeostase do cálcio

A ingestão de cálcio superior ao normal (Figura 74.1 A) resulta em discreta elevação dos níveis séricos de cálcio. A elevação do cálcio é detectada pelas glândulas paratireoides, que suprimem a secreção de PTH,

Tabela 74.2 Preparações de metabólitos do fosfato e da vitamina D.

Preparações de fosfato	Conteúdo de fósforo	Conteúdo de potássio (K)	Conteúdo de sódio (Na)
Neutra-Phos® em pó (para misturar com líquido)	250 mg/envelope	270 mg	164 mg
Neutra-Phos-K® em pó (para misturar com líquido)	250 mg/envelope	556 mg	0 mg
K-Phos® em comprimidos (para misturar em líquido, acidificante)	114 mg/comprimido	144 mg	0 mg
K-Phos® MF em comprimidos (não é necessário misturar, acidificante)	126 mg	45 mg	67 mg
K-Phos® #2 (dupla concentração de K-Phos® MF)	250 mg	90 mg	133 mg
K-Phos® Neutral em comprimidos (não acidificante, não há necessidade de misturar)	250 mg	45 mg	298 mg
Solução de Phospho-Soda® (as pequenas doses podem ser fornecidas sem diluir)	127 mg/mℓ	0 mg/mℓ	152 mg/mℓ
Solução de Joule (preparada por farmácias de manipulação)	30 mg/mℓ	0 mg/mℓ	17,5 a 20 mg/mℓ

Vitamina D e agentes relacionados	Preparações disponíveis
Vitamina D	
Calciferol	Solução: 8.000 UI/mℓ
	Comprimidos: 25.000 e 50.000 UI
Di-hidrotaquisterol	
DHT	Solução: 0,2 mg/mℓ
	Comprimidos: 0,125, 0,2 e 0,4 mg
1,25-di-hidroxivitamina D	
Calcitriol	Cápsulas de 0,25 e 0,5 μg e solução de 1 μg/mℓ
Calcijex®	Ampolas para uso IV contendo 1 ou 2 g do medicamento por mℓ
1α-hidroxivitamina D	
Alfacalcitriol	Cápsulas de 0,25, 0,5 e 1 μg
	Solução oral (gotas): 2 μg/mℓ
	Solução para uso IV: 2 μg/mℓ
Análogos da vitamina D	
Paricalcitol	Cápsulas de 1 e 2 mcg
	Solução injetável de 2 e 5 mcg/mℓ
Doxercalciferol	Cápsulas de 0,5, 1 e 2,5 μg
	Solução injetável de 2 mcg/mℓ

Conversão SI: 1 mg de fósforo = 0,32 mmol de fósforo; 1 μg de vitamina D = 40 UI de vitamina D. (De Carpenter TO, Imel EA, Holm IA, Jan de Beur SM, Insogna KL. A clinician's guide to X-linked hypophosphatemia. J Bone Miner Res. 2011 Jul;26(7):1301-0. https://doi.org/10.1002/jbmr.340. Epub 2011 May 2.)

causando então um aumento rápido e acentuado da excreção renal de cálcio pelo túbulo distal. Além disso, diminui imediatamente a atividade osteoclástica, o que reduz a reabsorção óssea continuada, porém possibilita a entrada contínua de cálcio do LEC no osteoide não mineralizado. Esses dois efeitos provocam uma rápida redução a curto prazo do cálcio sérico para os níveis normais. Entretanto, se uma dieta com alto teor de cálcio for mantida por períodos prolongados, essas adaptações serão insuficientes. A perda renal continuada de cálcio leva à hipercalciúria (com nefrolitíase e nefrocalcinose), e a formação óssea osteoblástica sem oposição resulta em mineralização excessiva do esqueleto (*i. e.*, osteopetrose).

São necessárias duas respostas adicionais (Figura 74.1 B) para evitar os efeitos adversos a longo prazo da dieta rica em cálcio. Em primeiro lugar, a supressão subaguda ou crônica de PTH reduz os níveis circulantes de 1,25(OH)$_2$D. Isso diminui a eficiência da absorção de cálcio do intestino, a entrada de cálcio no LEC e sua excreção urinária. Em segundo lugar, a redução crônica do PTH resulta em declínio crônico da atividade osteoblástica. Não há formação de osteoide, e a capacidade de depositar cálcio no esqueleto diminui.

Por outro lado, durante breves períodos de deficiência de cálcio na dieta (Figura 74.1 C), conforme observado entre as refeições, o nível sérico de cálcio diminui de maneira quase imperceptível e os níveis de PTH aumentam, o que reduz imediatamente a excreção renal de cálcio. Ao mesmo tempo, uma ativação aguda dos osteoclastos e dos osteócitos libera o cálcio do esqueleto para o LEC. A combinação de redução da perda urinária de cálcio e aumento do efluxo de cálcio do esqueleto normaliza rapidamente o nível de cálcio no sangue.

A longo prazo, a resposta inicial torna-se inadequada e leva à desmineralização do esqueleto. É necessária uma solução de prazo mais longo, e a adaptação é dupla (Figura 74.1 D). Em primeiro lugar, uma baixa ingestão crônica de cálcio, como a que pode ocorrer em um indivíduo com intolerância à lactose, leva a uma elevação crônica do PTH, e, ao longo de vários dias a semanas, isso resulta em elevação do nível de 1,25(OH)$_2$D, o que aumenta a eficiência da absorção de cálcio do intestino (*i. e.*, aumento da absorção fracionada de cálcio) para compensar a redução na ingestão dietética. Em segundo lugar, uma elevação crônica do PTH leva a um aumento na atividade dos osteoblastos para equilibrar o aumento da atividade osteoclástica.

Nessa adaptação em estado de equilíbrio a uma dieta com baixo teor de cálcio, os níveis de PTH estão elevados, e ocorrem aumentos acoplados nas atividades dos osteoclastos e dos osteoblastos (*i. e.*, aumento da renovação óssea), porém as perdas finais de cálcio do esqueleto são insignificantes ou normais. Essas adaptações fisiológicas são válidas para as reduções discretas do cálcio dietético; todavia, em casos de grave restrição de cálcio ou de má absorção, as elevações crônicas e mais significativas do PTH podem resultar em um desequilíbrio com absorção óssea maior do que a formação óssea e perda crônica de osso.

Do ponto de vista evolutivo, à medida que a vida passou do ambiente marinho rico em cálcio para o ambiente terrestre em que a disponibilidade de cálcio era imprevisível, foi desenvolvido um complexo e elegante mecanismo regulador para possibilitar a sobrevivência sem exigir adaptações comportamentais intencionais aos imprevistos do suprimento de cálcio. Conforme discutido no Capítulo 75, os distúrbios que causam hipercalcemia ou hipocalcemia são sempre causados por anormalidades nas interfaces do LEC com o intestino, os rins e o esqueleto. O médico só precisa se lembrar dessas premissas homeostáticas para dissecar o processo fisiopatológico com precisão e viabilizar o tratamento efetivo do distúrbio subjacente.

HOMEOSTASE DO FOSFATO

O fósforo é um elemento inorgânico, e é abreviado como *P* na literatura físico-química. A molécula biologicamente relevante é o íon fosfato divalente de carga negativa (HPO_4^{2-}), também designado como fosfato inorgânico (Pi). O fosfato é um importante tampão fisiológico e, em pH neutro no sangue, é dividido entre as espécies HPO_4^{2-} (divalente) e $H_2PO_4^-$ (monovalente). Os laboratórios de análises clínicas utilizam diferentes métodos para medir o fosfato (ensaios colorimétricos) ou o fósforo (fotometria de chama), porém as medições do fosfato são convertidas em fósforo (1 mg/dℓ de fosfato contém 0,32 mmol/ℓ de fosfato, que é igual a 0,32 mmol/ℓ de fósforo). Os médicos precisam ter em mente que as preparações de fósforo frequentemente citam a massa do sal fosfato, que inclui oxigênio, sódio e potássio. O teor de fósforo varia de acordo com a preparação específica prescrita, o que deve ser considerado em consulta com o farmacêutico e o formulário do hospital.

O Pi participa da regulação de numerosos processos biológicos fundamentais para a vida. O Pi é um componente integral da dupla-hélice do DNA, transporta oxigênio da hemoglobina para as células e vice-versa utilizando o 2,3-difosfoglicerato (2,3-DPG), atua na sinalização intracelular por meio de quinases que ligam grupos fosfato a outras moléculas, viabiliza sistemas mensageiros intracelulares fundamentais como o monofosfato de adenosina cíclico (cAMP) e os fosfatos de inositol, mantém o estado redox intracelular básico por meio do sistema de fosfato de nicotinamida adenina dinucleotídio (NADP-NADPH) e atua como comporta para a via metabólica da glicose por meio da glicose 6-fosfato.

A maior parte do fósforo é intracelular e exibe a forma de Pi ou organofosfato. Além de suas funções intracelulares essenciais, o Pi tem uma função extracelular fundamental. O ânion emparelha-se com o cálcio na rede cristalina de hidroxiapatita, proporcionando então integridade estrutural ao esqueleto (discutido anteriormente). Como o cálcio, o fosfato é crucial para a força do esqueleto, e a ocorrência de distúrbios da homeostasia do fósforo, como o raquitismo hipofosfatêmico, leva a fraturas ósseas patológicas. O esqueleto também atua como importante local de armazenamento de fosfato, que é acessado nos momentos de deficiência grave de fosfato.

As amplas funções intracelulares do Pi têm dois corolários. Em primeiro lugar, pode ocorrer uma deficiência intracelular de Pi clinicamente significativa sem hipofosfatemia pronunciada. Em segundo lugar, a deficiência de Pi potencialmente fatal frequentemente não é reconhecida, visto que suas manifestações (*i. e.*, níveis reduzidos de consciência, hipotensão, dependência do respirador e fraqueza muscular) são inespecíficas, porém comuns, em ambientes de unidade de terapia intensiva. Um médico perspicaz aprende a reconhecer a debilidade generalizada como sinal potencial de deficiência de Pi. Nesse contexto, a reposição de Pi pode ter resultados notáveis.

Ao contrário da regulação da concentração sérica de cálcio, que é muito rigorosa, a regulação da concentração sérica de fosfato é relativamente liberal. Os níveis séricos de fosfato são mantidos na faixa de 2,5 a 4,5 mg/dℓ, que é mais ampla do que a faixa das concentrações normais de cálcio. Além disso, a faixa normal dos lactentes é mais alta, entre 3,5 e 5,5 mg/dℓ, e diminui para a faixa do adulto nos primeiros anos de vida. Mesmo assim, a regulação das concentrações extracelulares de Pi não é menos importante, visto que tanto a hipofosfatemia quanto a hiperfosfatemia podem causar doenças. O Pi é encontrado em abundância na maioria das dietas, e apenas 33% da absorção intestinal de Pi são regulados principalmente pela $1,25(OH)_2D$, enquanto 67% ocorrem de forma não regulada. Em contrapartida, a sua excreção é rigorosamente regulada nos túbulos proximais renais pelo PTH e pelo fator de crescimento dos fibroblastos 23 (FGF23).

A Figura 74.4 mostra os principais fluxos de fosfato que definem os níveis circulantes, bem como a economia global do fosfato. A caixa representa o LEC e, como no caso do cálcio, apresenta interfaces com o sistema digestório, os rins, e o esqueleto. Como a maior parte do fosfato está contida nas células, a "caixa-preta" de fosfato tem uma interface quantitativamente significativa com o compartimento intracelular.

Absorção intestinal de fosfato

Uma dieta normal contém cerca de 1.200 a 1.600 mg de fósforo, e cerca de dois terços dessa quantidade, ou seja, 800 a 1.200 mg, são absorvidos a cada dia. Essa absorção fracionada fixa de cerca de 67% ocorre no duodeno e no jejuno. No mundo normal de abundância de fosfato, essa ingestão é mais do que suficiente. Nas condições de deficiência dietética de fósforo, como ocorre no alcoolismo crônico, em UTIs, na má absorção intestinal ou com o uso de antiácidos que se ligam ao fosfato, a incapacidade de absorção adequada de fósforo representa um desafio fisiológico para o qual não existe "remédio fisiológico".

Fluxos de fosfato do esqueleto

À semelhança do cálcio, a reabsorção óssea osteoclástica e a formação osteoblástica de novo osso (Figura 74.2) levam à saída ou à entrada de fosfato do esqueleto, respectivamente. Em condições fisiopatológicas, os fluxos de fosfato do esqueleto podem se tornar importantes. Por exemplo, a destruição do esqueleto no mieloma múltiplo ou em síndromes de imobilização grave resulta em hipercalcemia e hiperfosfatemia, que podem causar nefrocalcinose e insuficiência renal. Por outro lado, as metástases osteoblásticas nos cânceres de próstata e de mama, bem como a "síndrome da fome óssea" após uma paratireoidectomia, podem causar uma hipofosfatemia clinicamente significativa. Embora o fósforo tenha sido considerado um passageiro passivo com o cálcio no processo de regulação do cálcio, descobertas recentes sugerem que o FGF23, cujos níveis são determinados pelas concentrações de fosfato, estimula a mineralização da matriz óssea independentemente do cálcio ao suprimir a osteopontina e ao estimular a atividade da fosfatase alcalina.

Fluxos intracelulares-extracelulares de fosfato

O fosfato é transferido do compartimento extracelular para o intracelular. Isso se torna importante em determinadas situações clínicas. Por exemplo, no estabelecimento da acidose metabólica, o fosfato deixa o compartimento intracelular e pode levar ao desenvolvimento de hiperfosfatemia, enquanto em condições de alcalose, as concentrações séricas de fosfato diminuem, e ocorre hipofosfatemia à medida que o fosfato entra no compartimento intracelular.

Em parte, o nível intracelular de fosfato tem importantes implicações clínicas no contexto de lesão por esmagamento (i. e., rabdomiólise) e de síndrome da lise tumoral. Em ambas as condições, grandes cargas de fosfato intracelular são liberadas no LEC e resultam em hipocalcemia, convulsões, nefrocalcinose e insuficiência renal. Por outro lado, a glicose desloca o fosfato para dentro das células como glicose 6-fosfato, e a reposição calórica intravenosa ou oral excessiva no paciente subnutrido pode resultar em hipofosfatemia grave e morte súbita.

Processamento renal do fosfato

A regulação da excreção renal de fósforo constitui o mecanismo mais importante para manter uma concentração sérica normal de fósforo. Como o cálcio, o fosfato é filtrado pelo glomérulo, e 90% são reabsorvidos (i. e., reabsorção tubular do fosfato filtrado [TRP, do inglês *tubular reabsortion of filtered phosphate*]). Os 10% restantes são excretados (i. e., excreção fracionada de fósforo [FE_{Pi}, do inglês *fractional excretion of phosphorus*]). A FE_{Pi} pode ser calculada em uma amostra de urina de uma única micção com o uso da fórmula 3:

FE_{Pi} = (Pi urinário [mg/dℓ]/creatinina urinária [mg/dℓ]) (creatinina sérica [mg/dℓ]/fósforo sérico [mg/dℓ])

O cálculo da TRP é simples a partir da fórmula 4:

TRP = 1 − FE_{Pi} (expressa em % quando multiplicado por 100)

O processamento renal do fósforo é mais bem considerado como um processo regulado pela reabsorção tubular máxima (Tm). Normalmente, a TmP/TFG é idêntica à concentração sérica normal de fósforo no sangue, que é de 2,5 a 4,5 mg/dℓ. Se a concentração sérica de fosfato aumentar acima desse nível, ocorre fosfatúria, e, como resultado, o fósforo sérico retorna à sua faixa normal. Se a concentração sérica de fosfato cair abaixo desse nível, ocorre uma reabsorção completa do fosfato filtrado à medida que a TRP se aproxima de 100%.

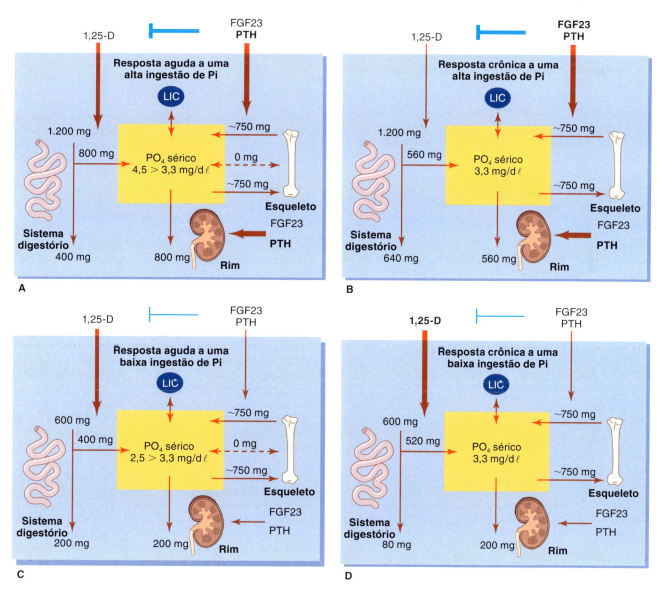

Figura 74.4 Homeostasia do fosfato. Resposta aguda (**A**) e resposta crônica (**B**) a aumentos no aporte de fosfato. Resposta aguda (**C**) e resposta crônica (**D**) a diminuições no aporte de fosfato. Os detalhes são fornecidos no texto. *FGF23*, fator de crescimento dos fibroblastos 23; *LIC*, líquido intracelular; *PTH*, paratormônio; *1,25(OH)₂D*, 1,25-di-hidroxicolecalciferol (calcitriol). Conversão SI: 1 mg de fósforo = 0,32 mmol de fósforo.

Assim, a TmP/TFG pode ser considerada como uma represa no reservatório de fosfato, sobre a qual o excesso de fosfato é derramado e cujo nível controla a concentração de fósforo sérico. A TmP/TFG não é fixa, mas pode aumentar ou diminuir dependendo das necessidades metabólicas e das condições metabólicas predominantes (descritas mais adiante).

A TRP pode ser usada para deduzir a TmP/TFG a partir do nomograma de Bijvoet, que é mostrado na Figura 74.5. A determinação do processamento renal de Pi pelo cálculo da TRP e dedução da TmP/TFG mostra-se extremamente útil na prática clínica, visto que é o ponto central inicial para se determinar se a hipofosfatemia é principalmente de origem renal ou não renal.

Hormônios reguladores

Fator de crescimento dos fibroblastos

Além do PTH, que é considerado há muito tempo como fosfatúrico, a privação experimental de fósforo dietético em animais de laboratório e seres humanos leva a um aumento independente de PTH na TmP/TFG, e uma dieta rica em fosfato resulta em declínio independente de PTH da TmP/TFG. Nessas últimas duas décadas, o principal hormônio fosfatúrico ou fosfatonina responsável pela regulação do processamento renal de fosfato foi identificado como sendo o fator de crescimento dos fibroblastos 23 (FGF23). O FGF23 também afeta os hormônios reguladores do cálcio. Entretanto, o principal regulador do FGF23 é o fosfato, enquanto o principal regulador do PTH é o cálcio. O FGF23, juntamente com o FGF19 e o FGF21, define uma família de fatores de crescimento de fibroblastos endócrinos evolutivamente conservados. O FGF23 desencadeia suas ações fosfatúricas nos túbulos proximais e distais renais por meio da ativação de um complexo correceptor composto pelo FGFR1c e pela alfa klotho (aKL). Ele atua também de maneira independente da aKL para suprimir a CYP27B1 e estimular a CYP24A1, o que leva à inativação da 1,25(OH)$_2$D. Isso requer dois receptores diferentes: o FGFR3 e o FGFR4. O efeito final dessas ações consiste em diminuição do nível de fosfato sérico. O FGF23 também suprime o PTH, estimula a mineralização óssea e inibe a síntese de eritrócitos mediada pela eritropoetina, que constituem ações bem menos compreendidas.

O FGF23 é produzido pelos osteoblastos e pelos osteócitos. Sua expressão gênica é estimulada por uma série de fatores, incluindo a 1,25(OH)$_2$D e fatores da matriz óssea como a endopeptidase neutra reguladora de fosfato ligada ao X (PHEX, do inglês *phosphate-regulating neutral endopeptidase X-linked*), o gene mutado na hipofosfatemia ligada ao X (HLX). O fosfato estimula a secreção de FGF23 pós-tradução, presumivelmente por meio do aumento da atividade da o-glicosilase, GALNT3, que evita a inativação do FGF23. A ocorrência de mutações no sítio de o-glicosilação do FGF23 estabiliza e, portanto, aumenta sua bioatividade, e é responsável pelo raquitismo hipofosfatêmico autossômico dominante (RHAD). O FGF23 também é o fator responsável pela maioria das síndromes hipofosfatêmicas paraneoplásicas, também designadas como osteomalacia induzida por tumor (OIT).

HOMEOSTASIA DO MAGNÉSIO

O magnésio é um cátion divalente cuja homeostasia é paralela à do fósforo. À semelhança do Pi, o magnésio é principalmente intracelular, pois as concentrações intracelulares são muito superiores às extracelulares. Ambas as substâncias governam os processos reguladores intracelulares cruciais. No caso do magnésio, esses processos incluem eventos fundamentais, tais como replicação e transcrição do DNA, tradução do RNA, uso de trifosfato de adenosina (ATP) como fonte de energia, e secreção regulada de hormônios peptídicos.

Ambas as substâncias são abundantes em todos os tipos de células. Como tanto o magnésio quanto o fósforo são bem supridos em dietas vegetarianas e carnívoras, houve pouca pressão evolutiva para desenvolver uma complexa rede reguladora, e, à semelhança do fosfato, as concentrações séricas de magnésio não são rigidamente reguladas. Como o magnésio é principalmente intracelular, a medição dos níveis séricos pode fornecer estimativas falsas do verdadeiro estado do magnésio corporal total e intracelular. Como esse mineral é essencial para processos fundamentais como a transcrição gênica e o uso de energia celular, a deficiência de magnésio potencialmente fatal com frequência não é reconhecida, visto que seus sintomas são inespecíficos: fraqueza, dependência de respirador, síndromes neurológicas difusas (incluindo convulsões) e colapso cardiovascular.

O magnésio tem peso molecular (PM) de 24 (1 mol = 24 g) e, por ser divalente, um equivalente é 12 g. As medições do magnésio no sangue são frequentemente expressas em miligramas por decilitro (mg/dℓ) ou em miliequivalentes por litro (mEq/ℓ). Os suplementos orais de magnésio são expressos em miligramas por comprimido ou miliequivalentes por frasco, e os valores da excreção urinária de magnésio são fornecidos em miliequivalentes ou miligramas por 24 horas. À semelhança do cálcio e do fosfato, vale a pena examinar os fluxos diários do magnésio. Na Figura 74.6, os valores do magnésio são fornecidos em unidades de miligramas e miliequivalentes.

Conforme observado no caso do fósforo, o magnésio apresenta interfaces quantitativamente importantes com o intestino, o esqueleto, os suprimentos intracelulares e os rins. Em nível do intestino, o magnésio está amplamente disponível em dietas normais, e cerca de um terço da quantidade ingerida é absorvido em grande parte sem mecanismo regulador. Em circunstâncias normais, devido à abundância do magnésio

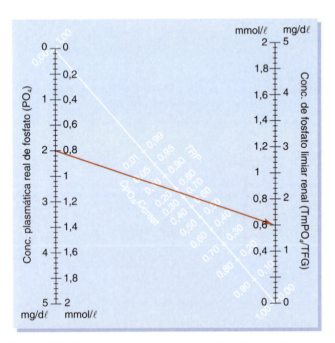

Figura 74.5 O nomograma mostra a reabsorção tubular máxima para a taxa de filtração glomerular do fósforo (TmP-TFG). Ele possibilita a conversão da excreção fracionada de fósforo (ou seu inverso, a reabsorção tubular do fosfato filtrado [TRP]) na TmP-TFG. A TRP é calculada, e uma linha é traçada (*seta vermelha*) do nível sérico de fósforo (*linha vertical à esquerda*) atravessando a TRP (*linha diagonal do meio*) até a *linha vertical à direita*, que representa a TmP/TFG. Os valores de TmP são fornecidos em milimolar e miligrama por decilitro. Os valores de TmP abaixo de 1 mmol ou 2,5 mg/dℓ são anormais na hipofosfatemia e indicam perda renal de fosfato. C_{creat}, Concentração de creatinina; C_{PO4}, concentração de fosfato.

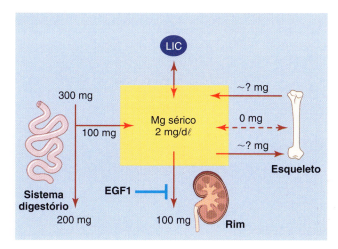

Figura 74.6 Homeostasia do magnésio. Ver nomenclatura na Figura 74.1 e detalhes no texto.

na dieta, não ocorre deficiência desse mineral. Entretanto, a deficiência como resultado de absorção dietética insuficiente pode ocorrer no alcoolismo, no uso de inibidores da bomba de prótons (IBPs) ou ciclosporina, na unidade de terapia intensiva na qual não é fornecida frequentemente nutrição adequada, ou na má absorção intestinal.

O magnésio é incorporado aos cristais de hidroxiapatita no esqueleto à medida que ocorre mineralização do osteoide e é liberado por reabsorção óssea osteoclástica (Figura 74.3). Em termos quantitativos, esses fluxos são pequenos.

Muitos casos de deficiência de magnésio são causados por perdas renais excessivas. Os exemplos funcionais incluem a magnesúria que acompanha infusões de solução salina, aminoglicosídios, diuréticos ou etilismo; e os estados de hiperaldosteronismo secundário, tais como cirrose hepática e ascite. Ocorre deficiência genética de magnésio como resultado de mutações na claudina 16 e na claudina 19 (*CLCN16* e *CLCN19*), que codificam canais de cálcio e de magnésio paracelulares no ramo ascendente espesso, e no potencial receptor transitório melastatina 6 (TRPM6) nos túbulos renais distais. Ocorre hipomagnesemia semelhante à síndrome de Gitelman em várias das síndromes de Bartter.

À semelhança do cálcio e do fósforo, a excreção fracionada de magnésio (FE_{Mg}, do inglês *fractional excretion*) pode ser calculada e deve ser usada como índice para determinar se o rim está conservando adequadamente o magnésio em estados de hipomagnesemia, ou se a perda renal de magnésio constitui a causa da hipomagnesemia. A FE_{Mg} normal é de 2 a 4%. Os indivíduos com hipomagnesemia apresentam valores de FE_{Mg} abaixo de 1 a 2%.

Assim como o fosfato, a homeostase do magnésio pode ser mais bem considerada como um processo regulado pela Tm renal (ver "Processamento renal do fosfato"), em que o Tm renal para o magnésio é estabelecido em um nível fixo de cerca de 2,2 mg/dℓ. Nesse cenário, existe magnésio dietético abundante, e a ingestão excessiva desse mineral é controlada pelo escoamento do excesso de magnésio para a urina quando a Tm de 2,2 mg/dℓ é ultrapassada. Em contrapartida, quando há deficiência de magnésio na dieta, o que se equipara evolutivamente com a deficiência calórica, a escassez a curto prazo é evitada quando os níveis séricos caem para abaixo da Tm renal de 2,0 mg/dℓ.

Hormônios reguladores

A importância dos reguladores hormonais na homeostasia do magnésio é atualmente incerta. A hipomagnesemia recessiva isolada é causada por mutações de perda de função no gene do fator de crescimento epidérmico (*EGF1*; Tabela 74.1). O EGF1 é magnesiotrópico, visto que atua de forma autócrina ou parácrina para estimular a expressão de TRPM6 nos túbulos contorcidos distais dos rins, o que aumenta a reabsorção de Mg da urina. Seu papel como hormônio magnesiotrópico é ainda mais sustentado pela ocorrência de hipomagnesemia nos pacientes com câncer que são tratados com o anticorpo anti-EGF humano/murino quimérico, o cetuximabe, ou com inibidores da EGFR tirosinoquinase (*i. e.*, erlotinibe). A deficiência de magnésio pode resultar em insuficiência das glândulas paratireoides e, portanto, em hipocalcemia em virtude de seu importante papel na secreção de hormônios peptídicos.

PERSPECTIVAS PARA O FUTURO

Embora possa parecer que a homeostasia do cálcio, do PTH, da vitamina D, do magnésio e do fósforo e a biologia óssea estejam bem compreendidas, muitos dos detalhes fisiológicos descritos neste capítulo foram elucidados apenas nesses últimos 10 a 15 anos, e novas proteínas reguladoras (p. ex., fator de crescimento dos fibroblastos 23, fator de crescimento epidérmico 1) e doenças continuam sendo identificadas. Essa área de pesquisa é dinâmica, e ainda existem muitas perguntas sem resposta.

LEITURA SUGERIDA

Carpenter TO, Bergwitz C, Insogna K: Phosphorus homeostasis and related clinical disorders. In Bilezikian JP, Martin TJ, Clemens TL, Rosen CJ, editors: Principles of bone biology, ed 4, 2019, Elsevier Inc., p. 469.

Carpenter TO, Imel EA, Holm IA, Jan de Beur SM, Insogna KL: A clinician's guide to X-linked hypophosphatemia, J Bone Miner Res 26(7):1381–1388, 2011.

Chande S, Bergwitz C: Role of phosphate sensing in bone and mineral metabolism, Nat Rev Endocrinol 14(11):637–655, 2018.

Melmed S, Polonsky KS, Larsen PR, et al: In Williams textbook of endocrinology, ed 12, Philadelphia, 2012, Saunders.

Rosen CJ, editor: The American Society for Bone and Mineral Research primer on metabolic bone diseases and disorders of mineral metabolism, ed 8, Washington, D.C., 2013, American Society for Bone and Mineral Research.

Schlingmann KP, Konrad M: Magnesium homeostasis. In Bilezikian JP, Martin TJ, Clemens TL, Rosen CJ, editors: Principles of bone biology, ed 4, 2019, Elsevier Inc., p. 509.

75

Distúrbios dos Minerais no Sangue

Emily M. Stein, Yi Liu, Elizabeth Shane

INTRODUÇÃO

Este capítulo fornece uma visão geral dos distúrbios metabólicos que podem afetar os níveis séricos de cálcio, fósforo e magnésio. Analisaremos os distúrbios que se manifestam tanto na forma de excesso quanto de deficiência. Ver Capítulo 74 para conhecer as descrições do metabolismo normal do cálcio, do fósforo e do magnésio. Analisaremos de maneira sucinta a fisiopatologia desses distúrbios, os sinais, os sintomas e as estratégias usadas para o seu tratamento. Na avaliação de um paciente, é fundamental considerar um diagnóstico diferencial amplo para cada anormalidade metabólica. Em todos os distúrbios metabólicos, a intensidade das manifestações iniciais pode variar drasticamente dependendo não apenas da magnitude do valor anormal, mas de quão agudamente ele se manifesta. Os pacientes com anormalidades crônicas podem apresentar poucos sintomas, enquanto os que exibem alterações mais agudas provavelmente são mais sintomáticos. Até mesmo entre pacientes que apresentam múltiplas condições passíveis de resultar em distúrbios metabólicos, os diagnósticos mais comuns ainda são os mais prováveis. Por exemplo, um paciente com neoplasia maligna que desenvolve hipercalcemia pode ter uma hipercalcemia humoral de malignidade; todavia, deve-se considerar também a probabilidade de hiperparatireoidismo (HPT) primário.

DISTÚRBIOS DO METABOLISMO DO CÁLCIO

Hipercalcemia

Fisiopatologia

O cálcio sérico é rigorosamente regulado pelo movimento de cálcio ionizado entre o esqueleto, os intestinos, os rins e as proteínas de ligação no soro. Há desenvolvimento de hipercalcemia quando ocorrem anormalidades no movimento do cálcio entre o líquido extracelular (LEC) e um desses compartimentos, ou quando há uma ligação anormal do cálcio às proteínas séricas. A hipercalcemia provoca hiperpolarização das membranas celulares neuromusculares, que se tornam refratárias à estimulação, o que pode resultar em diversos sintomas, tais como distúrbios neuropsiquiátricos, anormalidades gastrintestinais, disfunção renal, sintomas musculoesqueléticos e doença cardiovascular.

A "caixa-preta" fisiológica descrita no Capítulo 74 deve ser considerada quando se estabelece o diagnóstico ou quando se institui o tratamento de pacientes com hipercalcemia. As causas de hipercalcemia podem ser agrupadas em distúrbios factícios (p. ex., anormalidades nas proteínas séricas) mediados pelas glândulas paratireoides, não mediados pelas glândulas paratireoides, relacionados com medicamentos e diversos. O diagnóstico diferencial para a hipercalcemia é apresentado na Tabela 75.1.

Sinais e sintomas

O cálcio está incluído no painel metabólico básico-padrão e, como resultado, a hipercalcemia assintomática é frequentemente descoberta por meio de exames laboratoriais de rotina. O desenvolvimento de sintomas em um paciente depende de vários fatores, tais como o grau de hipercalcemia e a velocidade com a qual ela se desenvolve. Tipicamente, quando o cálcio sérico absoluto é superior a 13 mg/dℓ, os pacientes são sintomáticos. Um aumento gradual do nível sérico de cálcio, mesmo dentro da faixa grave acima de 15 mg/dℓ, pode causar menos sintomas do que uma rápida elevação para 13 mg/dℓ. O estado geral de saúde e a idade do indivíduo com hipercalcemia influenciam a gravidade dos sintomas. Estes podem ser mais graves nos pacientes idosos.

A hipercalcemia pode causar uma hipoatividade do músculo liso que resulta em constipação intestinal e íleo paralítico. Nos pacientes com hipercalcemia grave, podem ocorrer pancreatite e úlcera péptica, embora com menos frequência. A hipercalcemia também está associada a disfunção neurológica, cuja gravidade pode variar de leve confusão até coma. O comprometimento renal pode resultar de hipercalcemia por meio de vários mecanismos. A hipercalcemia provoca constrição arteriolar aferente e ativação do receptor de cálcio no néfron distal, o que reduz a taxa de filtração glomerular (TFG). Além disso, ela pode causar uma forma de diabetes insípido nefrogênico com polidipsia e poliúria associadas. Em consequência, ocorre uma redução do volume do LEC, e a TFG diminui ainda mais. A hipercalcemia pode causar diretamente dano aos rins por meio da deposição de cristais de fosfato de cálcio no interstício renal (*i. e.*, nefrocalcinose ou nefrite intersticial), bem como na urina, levando então à nefrolitíase e à uropatia obstrutiva. A hipercalcemia pode ter graves efeitos adversos sobre o coração, incluindo arritmias. As anormalidades no eletrocardiograma incluem encurtamento do intervalo QTc, prolongamento do intervalo PR, complexo QRS alargado e bradicardia. Foram relatados supradesnivelamentos de ST mimetizando infarto agudo do miocárdio. Nos pacientes com hipercalcemia, também é comum a fraqueza muscular.

Diagnóstico diferencial

Hiperproteinemia. Cerca de 50% do cálcio circulante estão ligados à albumina sérica e a outras proteínas. Elevações dos níveis das proteínas séricas resultam em aumento artificial nas concentrações séricas de cálcio total, mas não nas de cálcio ionizado. Esse incremento é comumente observado em situações de depleção de volume e desidratação. Os pacientes com hipercalcemia em decorrência de hiperproteinemia não exibem sinais ou sintomas. Nessa condição, o tratamento deve ser evitado, visto que ele pode realmente resultar em hipocalcemia.

Hipercalcemia relacionada com o paratormônio

Hiperparatireoidismo. Tanto o hiperparatireoidismo primário quanto a forma terciária caracterizam-se por hipercalcemia. Os pacientes que apresentam hiperparatireoidismo secundário (HPTS)

Tabela 75.1 Distúrbios associados à hipercalcemia.

Hipercalcemia relacionada ao PTH	Hipercalcemia não mediada por PTH
Hiperparatireoidismo primário	Hipercalcemia associada à malignidade
Hiperparatireoidismo terciário	Hipercalcemia humoral de malignidade
Hipercalcemia hipocalciúrica familiar ou hipercalcemia benigna familiar	Hipercalcemia causada por linfomas secretores de 1,25-di-hidroxivitamina D$_3$ (1,25[OH]$_2$D$_3$)

Hipercalcemia não mediada por PTH (continuação):

Hipercalcemia associada à malignidade
- Hipercalcemia humoral de malignidade
- Hipercalcemia causada por linfomas secretores de 1,25-di-hidroxivitamina D$_3$ (1,25[OH]$_2$D$_3$)
- Hipercalcemia causada por invasão óssea direta

Distúrbios granulomatosos
- Sarcoide
- Beriliose
- Corpo estranho
- Tuberculose
- Coccidioidomicose
- Blastomicose
- Histoplasmose
- Hanseníase granulomatosa
- Granuloma eosinofílico
- Histiocitose
- Doença inflamatória intestinal

Distúrbios endócrinos diferentes do hiperparatireoidismo
- Hipertireoidismo
- Feocromocitoma
- Crise addisoniana
- Tumor produtor de peptídio intestinal vasoativo (VIPoma); síndrome da diarreia aquosa, hipopotassemia e acloridria (WDHA)

Síndrome leite-álcali

Nutrição parenteral total (NPT)
- NPT contendo cálcio em pacientes com diminuição da taxa de filtração glomerular
- NPT crônica em pacientes com síndrome do intestino curto

Imobilização e renovação óssea elevada (risco particularmente alto em indivíduos que apresentam as seguintes condições)
- Esqueleto juvenil
- Doença de Paget
- Mieloma e câncer de mama com metástases ósseas
- Hiperparatireoidismo primário leve
- Hiperparatireoidismo secundário (p. ex., em decorrência de diálise peritoneal ambulatorial contínua)

Medicamentos
- Tiazídicos
- Aminofilina
- Lítio
- Estrogênio/antiestrogênio no câncer de mama com metástases ósseas (exacerbação estrogênica)
- Vitamina D e derivados (calcitriol, di-hidrotaquisterol)
- Vitamina A (incluindo derivados do ácido retinoico)
- Foscarnete
- Agentes anabólicos (teriparatida, abaloparatida)

---

em resposta a outras anormalidades como deficiência de vitamina D, deficiência de cálcio ou doença renal crônica apresentarão valores de cálcio sérico francamente baixos ou na faixa normal baixa. Entretanto, é importante assinalar a possível coexistência desses distúrbios. Pode ser necessária uma avaliação completa das comorbidades do paciente e dos seus exames laboratoriais para estabelecer o diagnóstico correto ou uma combinação de diagnósticos.

Hiperparatireoidismo primário. O hiperparatireoidismo primário (HPTP), que é devido à superprodução de paratormônio (PTH) por glândulas paratireoides anormais, constitui, de longe, a causa mais comum de hipercalcemia entre pacientes saudáveis nos demais aspectos. Em cerca de 85% dos pacientes com HPT, um adenoma de paratireoide solitário é responsável pela secreção excessiva de PTH, ao passo que, em cerca de 15% dos casos, há hiperplasia de múltiplas glândulas. Muito ocasionalmente, o HPT resulta de um carcinoma das glândulas paratireoides. O diagnóstico de HPT é relativamente simples nos pacientes que apresentam hipercalcemia associada à elevação franca dos níveis séricos de PTH. Entretanto, é importante assinalar que, em um paciente com função normal das glândulas paratireoides, a síntese e a secreção de PTH devem ser suprimidas pela hipercalcemia. Por conseguinte, um nível de PTH dentro da faixa normal deve ser considerado inapropriadamente alto no contexto da hipercalcemia e pode indicar um hiperparatireoidismo subjacente. A deficiência concomitante de vitamina D, que predispõe à hipocalcemia, pode mascarar os níveis elevados de cálcio em pacientes com HPT; nesses casos, a hipercalcemia pode se tornar evidente somente após a reposição de vitamina D. Outras características bioquímicas típicas do HPT incluem hipofosfatemia, aumento dos níveis de 1,25(OH)$_2$D e de cloreto, e redução do bicarbonato sérico.

Muitos pacientes com diagnóstico de HPTP são assintomáticos e apresentam níveis séricos de cálcio na faixa levemente elevada. Como tipicamente o cálcio sérico é incluído em painéis de bioquímica, esse diagnóstico é, com frequência, estabelecido quando a hipercalcemia é descoberta durante exames laboratoriais de rotina. Com menos frequência, os pacientes podem apresentar sintomas como osteoporose, dor óssea e nefrolitíase. Os cálculos renais são mais frequentemente compostos de oxalato de cálcio e, menos comumente, de fosfato de cálcio. A osteoporose é comum entre pacientes com HPT. No padrão de densitometria clássico do HPT, a densidade mineral óssea (DMO) permanece relativamente preservada na coluna, é mais baixa no quadril e particularmente baixa no terço do rádio. Isso se deve ao fato de que o terço do rádio é um local predominantemente cortical, o que o faz suscetível aos efeitos do excesso de PTH. Embora raro atualmente, o HPT grave pode causar as manifestações esqueléticas clássicas conhecidas como *osteíte fibrosa cística*, que é caracterizada por cistos ósseos e "tumores marrons" que consistem em coleções de osteoclastos misturados com tecido fibroso e osso reticulado pouco mineralizado (ver Capítulo 76). Alguns pacientes com HPT podem desenvolver doença renal em consequência dos mecanismos anteriormente descritos.

Muito ocasionalmente, o HPT faz parte das síndromes da neoplasia endócrina múltipla (NEM). Nesse caso, está associado a tumores neuroendócrinos da hipófise e do pâncreas (NEM 1) e a feocromocitomas e carcinoma medular da tireoide (NEM 2).

Hiperparatireoidismo terciário. O HPT terciário refere-se à hipercalcemia associada ao HPT que ocorre no contexto de uma estimulação prolongada das glândulas paratireoides. A estimulação hipocalcêmica crônica das glândulas paratireoides leva finalmente à hiperplasia das glândulas. As glândulas anormais deixam de responder adequadamente às elevações do cálcio sérico, resultando, por fim, em hipercalcemia. Isso tipicamente é observado nos pacientes com insuficiência renal crônica e pode ser observado após transplante renal.

Hipercalcemia hipocalciúrica familiar. A hipercalcemia hipocalciúrica familiar (HHF), ou *hipercalcemia benigna familiar,* é uma doença genética autossômica dominante causada por mutações inativadoras heterozigóticas do receptor sensor de cálcio. Em decorrência do defeito, as glândulas paratireoides interpretam os níveis séricos normais de cálcio como baixos, aumentam o PTH em resposta, e ocorre elevação do cálcio sérico. Nesse distúrbio, o PTH situa-se na faixa normal alta a ligeiramente alta. Tipicamente, a hipercalcemia é leve, ou seja, na faixa de 11 a 12 mg/dℓ. Além disso, ocorre expressão de receptores de cálcio anormais nos rins, o que leva a uma conservação renal inapropriada de cálcio e à hipocalciúria, exacerbando então ainda mais a hipercalcemia. Com exceção da hipocalciúria, os pacientes com HHF exibem perfis bioquímicos semelhantes aos do HPTP. Entretanto, os indivíduos afetados são assintomáticos e não desenvolvem sequelas adversas da HHF. É fundamental distinguir os dois distúrbios, particularmente nos pacientes que estão sendo considerados para uma paratireoidectomia, visto que os indivíduos com HHF não necessitam de nenhuma intervenção. Diferentemente da apresentação leve dos indivíduos heterozigotos, os pacientes homozigotos habitualmente desenvolvem uma hipercalcemia grave na lactância que exige uma paratireoidectomia total urgente.

Hipercalcemia não mediada por paratormônio

Hipercalcemia associada à malignidade. A neoplasia maligna constitui a causa mais comum de hipercalcemia em pacientes hospitalizados. O câncer pode levar à hipercalcemia por meio de vários mecanismos, a maioria deles independente do PTH. Tipicamente, a hipercalcemia ocorre em pacientes com neoplasias malignas em estádio terminal e progride rapidamente. Cerca de 50% dos pacientes morrem nos primeiros 30 dias após o desenvolvimento de hipercalcemia associada à malignidade (HCAM). Em geral, a hipercalcemia ocorre nos pacientes com grandes cargas tumorais, mas também pode ser observada naqueles que apresentam tumores neuroendócrinos pequenos, tais como os tumores de células das ilhotas e os carcinoides brônquicos. Os tumores que comumente causam hipercalcemia incluem câncer de mama, renal, de células escamosas, carcinomas de ovário, mieloma múltiplo e linfoma.

A hipercalcemia humoral de malignidade (HHM) resulta da secreção excessiva da proteína relacionada ao paratormônio (PTHrP) por células tumorais. Trata-se da causa mais comum de HCAM, pois representa aproximadamente 80% dos casos. A PTHrP atua no mesmo receptor do PTH e pode induzir efeitos sistêmicos semelhantes. A PTHrP mimetiza as ações do PTH sobre os rins para promover a retenção de cálcio e sobre o esqueleto para ativar os osteoclastos e induzir reabsorção óssea. Tipicamente, a PTHrP é produzida em baixos níveis em indivíduos saudáveis; entretanto, níveis excessivos podem causar uma hipercalcemia significativa. Os pacientes com HHM apresentam elevações da PTHrP e redução nos níveis de PTH, 1,25-di-hidroxivitamina D_3 (1,25[OH]$_2$D) e fósforo sérico (ver Capítulo 74). Os tumores classicamente associados à HHM incluem carcinomas de células escamosas (*i. e.,* laringe, pulmão, colo do útero e esôfago) e carcinomas renais, de ovário e de mama. Na HHM, a hipercalcemia ocorre tipicamente na ausência de metástases ósseas. Se a ressecção ou a ablação do tumor forem possíveis, a hipercalcemia é revertida.

Outra etiologia da HCAM é a invasão tumoral local do esqueleto, um processo denominado *hipercalcemia osteolítica local* (HOL). A HOL representa cerca de 20% dos pacientes com HCAM. Ao contrário do que ocorre na HHM, esses indivíduos frequentemente apresentam metástases esqueléticas extensas. O tumor primário consiste mais comumente em câncer de mama ou em uma neoplasia hematológica como mieloma múltiplo, leucemia ou linfoma. Os fatores locais secretados por tumores na medula óssea induzem a reabsorção óssea osteoclástica. Incluem a PTHrP, a proteína inflamatória de macrófagos 1α (MIP-1α, do inglês *macrophage inflammatory protein 1α*), o ligante

do fator nuclear de ativação de receptor κB (RANKL, do inglês *receptor-activating nuclear factor-κB ligand*), a interleucina-6 e a interleucina-1. Tipicamente, os pacientes com HOL apresentam hipercalcemia e hiperfosfatemia como resultado da reabsorção óssea excessiva. Os níveis de PTH, PTHrP e 1,25(OH)$_2$D estão reduzidos, o que reflete uma resposta supressiva apropriada à hipercalcemia.

Uma terceira forma rara de HCAM é a secreção de 1,25(OH)$_2$D por linfomas e disgerminomas. O aumento da 1,25(OH)$_2$D leva à hiperabsorção de cálcio intestinal, bem como à reabsorção óssea. Essa condição assemelha-se mecanicamente à hipercalcemia que ocorre na doença granulomatosa (ver adiante).

Doenças granulomatosas. Outro tipo de hipercalcemia independente de PTH ocorre nos pacientes com uma doença granulomatosa como sarcoidose, tuberculose e infecções fúngicas (Tabela 75.1). Nessas condições, os granulomas contêm a enzima 1α-hidroxilase e, portanto, têm a capacidade de converter a 25-hidroxivitamina D inativa em seu metabólito ativo, a 1,25(OH)$_2$D. A hipercalcemia resulta de hiperabsorção intestinal de cálcio e, em menor grau, da reabsorção óssea induzida pela 1,25(OH)$_2$D. Em consequência do aumento da atividade da 1α-hidroxilase, os pacientes com esses distúrbios são suscetíveis ao desenvolvimento de hipercalcemia quando expostos à luz solar, à radiação ultravioleta ou a quantidades relativamente triviais de vitamina D dietética. O excesso de 1,25(OH)$_2$D resulta em elevação do nível sérico de fósforo e em supressão do PTH endógeno. Hipercalcemia e hiperfosfatemia combinadas podem resultar em nefrocalcinose e insuficiência renal.

Outros distúrbios endócrinos. Embora o HPT seja mais comum, outros distúrbios endócrinos também podem causar hipercalcemia. O hipertireoidismo pode causar uma hipercalcemia leve por meio de aumento da reabsorção óssea impulsionado pelos níveis elevados de hormônios tireoidianos. Isso pode ocorrer em até metade dos pacientes com esse distúrbio. Habitualmente, o nível sérico de cálcio nesses indivíduos é inferior a 11 mg/dℓ.

A hipercalcemia também pode ser observada em pacientes com feocromocitoma. Nos indivíduos com feocromocitoma como parte da NEM 2, a hipercalcemia pode resultar diretamente do HPTP, que também faz parte dessa síndrome. Em outros pacientes, a hipercalcemia deve-se à secreção de PTHrP pelo feocromocitoma. A hipercalcemia também foi relatada em pacientes com hipoadrenalismo e naqueles com VIPomas, um tipo de tumor de células das ilhotas pancreáticas.

Síndrome leite-álcali. Conforme descrito no Capítulo 74, a absorção de cálcio da dieta habitualmente é bem regulada. Entretanto, a ingestão de muito cálcio, particularmente de suplementos, pode exceder a capacidade reguladora desse sistema e resultar em hipercalcemia. Essa situação pode ocorrer em pacientes que ingerem muito carbonato de cálcio ou outros antiácidos para úlcera péptica contendo cálcio. Essa condição, conhecida como síndrome leite-álcali, consiste na tríade de hipercalcemia, alcalose metabólica e lesão renal aguda. Uma hipercalcemia grave é comum e pode levar à insuficiência renal. Tipicamente, a ingestão de cálcio pelos pacientes com síndrome leite-álcali ultrapassa 4 g/dia e pode estar situada na faixa de 10 a 20 g/dia.

Nutrição parenteral. Os pacientes que estão recebendo nutrição tanto enteral quanto parenteral podem desenvolver hipercalcemia. Os esquemas de alimentação enteral hipercalórica podem conter muito cálcio, o que pode levar a uma forma de síndrome leite-álcali. Os pacientes com comprometimento renal correm maior risco de desenvolver hipercalcemia nesse contexto. Foi também descrita a ocorrência de hipercalcemia em pacientes tratados com nutrição parenteral total (NPT). Em alguns casos, a hipercalcemia resulta dos altos teores de cálcio, vitamina D ou alumínio existentes na solução de NPT. Com frequência, os pacientes que desenvolvem hipercalcemia apresentam a síndrome do intestino curto e estão em NPT a longo prazo.

Imobilização. Pode ocorrer hipercalcemia no contexto da imobilização. A imobilização ativa a reabsorção óssea mediada pelos osteoclastos e inibe a atividade dos osteoblastos, desacoplando então a renovação óssea. Em consequência, há um movimento substancial e rápido de cálcio do esqueleto para o LEC. Essa condição está associada à hipercalciúria e à nefrolitíase por cálcio. Se não for tratada, pode resultar em grave desmineralização do esqueleto. Tipicamente, para que ocorra a hipercalcemia relacionada à imobilização, os pacientes precisam estar totalmente imobilizados por várias semanas e ter uma concomitante predisposição subjacente à hipercalcemia devido à elevada renovação óssea. Essa condição é mais comumente observada em adultos jovens ou crianças e em pacientes com HPT, doença de Paget, metástases esqueléticas ou mieloma múltiplo. O tratamento mais efetivo para a hipercalcemia relacionada à imobilização consiste na retomada da sustentação do peso corporal. Se a hipercalcemia for grave, também podem ser usados hidratação e medicamentos antirreabsortivos para diminuir o nível de cálcio sérico.

Medicamentos. Os fármacos passíveis de causar hipercalcemia incluem diuréticos tiazídicos, lítio, aminofilina, teofilina, vitaminas D e A, foscarnete e agentes osteoanabólicos como a teriparatida e a abaloparatida.

Tratamento da hipercalcemia

Os pacientes com hipercalcemia leve e assintomática podem não necessitar de tratamento imediato. Para a hipercalcemia grave (Ca > 14 mg/dℓ) ou sintomática, o tratamento inicial consiste em hidratação intravenosa, calcitonina e agentes antirreabsortivos como os bisfosfonatos ou o denosumabe. Em geral, inicia-se em primeiro lugar a expansão do volume com solução salina isotônica. Os diuréticos de alça devem ser evitados, a não ser que os pacientes tenham sobrecarga de volume ou insuficiência cardíaca. A calcitonina por via subcutânea, que apresenta rápido início de ação, geralmente é administrada além dos líquidos nas primeiras 48 horas. Entretanto, devido ao rápido desenvolvimento de taquifilaxia na terapia com calcitonina, ela deve ser interrompida depois de 24 a 48 horas. Com frequência, há a necessidade do uso concomitante de bisfosfonatos por via intravenosa, de preferência o ácido zoledrônico, particularmente nos pacientes com hipercalcemia de malignidade. O denosumabe é uma opção alternativa para os pacientes que são refratários aos bisfosfonatos ou que apresentam uma disfunção renal que impeça o uso de bisfosfonatos. Esses medicamentos têm início de ação mais lento, razão pela qual é importante instituir um tratamento concomitante com líquidos e calcitonina quando for necessária uma rápida correção do cálcio. O cinacalcete, um agente calcimimético tipicamente prescrito para pacientes com HPT secundário devido a doença renal crônica (DRC), também pode ser administrado para tratar a hipercalcemia grave do HPT terciário ou devido a carcinoma de glândula paratireoide. Os glicocorticoides constituem o tratamento preferido para a hipercalcemia causada pela superprodução de 1,25-vitamina D relacionada à doença granulomatosa ou a linfomas. Nos casos de hipercalcemia grave que são refratários ao tratamento clínico ou de pacientes com uma DRC avançada, pode-se efetuar uma diálise com dialisado de cálcio baixo ou zero.

Em última análise, a terapia para a hipercalcemia deve ser direcionada para a reversão da anormalidade fisiopatológica subjacente. Os pacientes com HPT primário sintomático devem ser submetidos à paratireoidectomia. Para os indivíduos assintomáticos com HPTP, as indicações para a cirurgia incluem osteoporose, cálculos renais, redução da função renal e concentração sérica de cálcio superior a 1 mg/dℓ da faixa normal. Os outros pacientes podem ser monitorados de modo conservador. Naqueles que não desejam ou que são incapazes de se submeter a uma cirurgia, pode-se tentar o tratamento clínico da hipercalcemia com bisfosfonatos. Conforme assinalado anteriormente, a hipercalcemia hipocalciúrica familiar não necessita de tratamento.

O tratamento da hipercalcemia relacionada a doenças granulomatosas concentra-se na correção do distúrbio subjacente. As medidas incluem baixa ingestão dietética de cálcio, baixa ingestão de vitamina D, exposição limitada ao sol e hidratação. Se a hipercalcemia for grave, podem-se administrar glicocorticoides.

Os distúrbios associados a um aumento da absorção intestinal de cálcio (p. ex., sarcoide, síndrome leite-álcali, linfomas secretores de 1,25[OH]$_2$D$_3$) devem ser tratados com uma ingestão limitada de cálcio e de vitamina D. É necessário interromper os medicamentos que induzam hipercalcemia.

Hipocalcemia

Fisiopatologia

A hipocalcemia pode ser causada por vários mecanismos. A hipocalcemia aparente pode resultar de uma redução das proteínas séricas que se ligam ao cálcio, tipicamente a albumina. Nesses pacientes, o cálcio ionizado e o cálcio corrigido para albumina estarão normais. O aumento do fosfato sérico pode causar hipocalcemia por meio de aumento no produto de solubilidade cálcio-fosfato. A excreção renal aumentada de cálcio ou a redução da absorção intestinal de cálcio podem causar hipocalcemia. A hipocalcemia também pode resultar da perda de cálcio do LEC para o esqueleto, que pode ocorrer no contexto de algumas neoplasias malignas, após paratireoidectomia (síndrome da fome óssea) ou com o uso de certos medicamentos como bisfosfonatos, denosumabe, agentes quelantes e foscarnete. Muitos distúrbios que causam uma hipocalcemia grave o fazem ao atuar simultaneamente sobre vários desses processos. Para fornecer um tratamento efetivo, é preciso considerar e abordar todos os mecanismos pelos quais determinado distúrbio provoca hipocalcemia. A hipocalcemia reduz a diferença de potencial através das membranas celulares, produzindo então hiperexcitabilidade nas células neuromusculares, que podem disparar espontaneamente (ver Capítulo 74).

Sinais e sintomas

Os sinais iniciais de hipocalcemia no exame físico estão relacionados com a hiperexcitabilidade neuromuscular. A hipocalcemia pode causar parestesias, convulsões e contrações do músculo esquelético (*i. e.*, espasmo carpopedal ou tetania). O *sinal de Trousseau* descreve a contração espontânea dos músculos do antebraço em resposta à inflação de um manguito de pressão arterial ao redor do braço até acima da pressão sistólica. O *sinal de Chvostek* descreve a contração dos músculos faciais que é provocada em resposta ao toque suave do nervo facial em sua saída da glândula parótida. No eletrocardiograma, a hipocalcemia pode se manifestar como um prolongamento do intervalo QTc. Os pacientes com hipocalcemia também podem apresentar sintomas mais generalizados, tais como fadiga, fraqueza e dor abdominal. À semelhança da hipercalcemia, a gravidade dos sintomas está relacionada com a gravidade e a cronicidade do hipocalcemia.

Diagnóstico diferencial

Os distúrbios que podem levar à hipocalcemia estão resumidos nas seções seguintes e na Tabela 75.2.

Hipoalbuminemia. A maior parte do cálcio sérico está ligada à albumina. Níveis séricos de albumina baixos resultam em baixa concentração do cálcio total, embora os valores do cálcio ionizado permaneçam normais. Essa situação é comumente observada nos pacientes com cirrose, síndrome nefrótica, desnutrição e queimaduras graves. A fórmula que costuma ser usada na correção do cálcio sérico para baixos níveis de albumina sérica é a seguinte: cálcio corrigido = cálcio total medido + (0,8 × [4 − albumina medida]). Essa fórmula deve ser usada para confirmar a hipocalcemia.

Tabela 75.2 Diagnóstico diferencial da hipocalcemia.

Hipoparatireoidismo
  Cirúrgico
  Idiopático e autoimune
  Doenças infiltrativas
  Doença de Wilson (cobre)
  Hemocromatose
  Sarcoidose
  Câncer (de mama) metastático
  Congênito
  Isolado, esporádico
  Síndrome de DiGeorge
  Lactente de mãe com hiperparatireoidismo
Hereditário
  Ligado ao X
  Mutações ativadoras do receptor de cálcio (subunidade $G\alpha11$) das glândulas paratireoides
  Mutação do peptídio sinalizador do paratormônio (PTH)
  Mutação de *GCM2* (anteriormente *GCMB*)
Pseudo-hipoparatireoidismo
  Tipo Ia: resistência a múltiplos hormônios, osteodistrofia hereditária de Albright
  Tipo Ib: resistência ao PTH sem outras anormalidades
  Tipo Ic: resistência específica ao PTH devido a um defeito na subunidade catalítica do complexo PTH-receptor
  Tipo II: resistência específica ao PTH, defeito pós-receptor da adenilciclase, indefinido
Distúrbios da vitamina D
  Ausência de exposição aos raios ultravioleta
  Deficiência de vitamina D
  Má absorção de gordura
  Raquitismo dependente de vitamina D, deficiência de 1α-hidroxilase renal, defeitos do receptor 1,25-di-hidroxivitamina D
  Insuficiência renal crônica
  Insuficiência hepática

Hipoalbuminemia
Sepse
Hipermagnesemia e hipomagnesemia
Formação óssea rápida
  Síndrome da fome óssea após paratireoidectomia ou tireoidectomia
  Metástases osteoblásticas
  Terapia com vitamina D para osteomalacia, raquitismo
Hiperfosfatemia
  Lesão por esmagamento, rabdomiólise
  Insuficiência renal
  Lise tumoral
  Administração excessiva de fosfato (PO_4) (VO, IV, VR)
Medicamentos
  Mitramicina, plicamicina
  Bisfosfonatos
  Denosumabe
  Calcitonina
  Fluoreto
  Ácido etilenodiaminotetracético (EDTA)
  Citrato
  Meio de contraste intravenoso
  Foscarnete
  Cisplatina
Pancreatite
  Hipoalbuminemia
  Hipomagnesemia
  Formação de sabões de cálcio

IV, via intravenosa; *VO*, via oral; *VR*, via retal.

Hipoparatireoidismo. No hipoparatireoidismo, os baixos níveis de paratormônio resultam em hipocalcemia devido à diminuição da absorção intestinal de cálcio e à redução da reabsorção de cálcio no túbulo renal distal. O hipoparatireoidismo ocorre mais comumente como complicação de uma cirurgia no pescoço ou em consequência de doença autoimune. Tipicamente, o hipoparatireoidismo pós-operatório ocorre após cirurgia de tireoide, glândulas paratireoides ou laringe. Pode ocorrer hipoparatireoidismo autoimune como uma entidade isolada ou como parte da síndrome poliglandular autoimune, na qual pode estar associado a insuficiência suprarrenal primária (doença de Addison), diabetes melito do tipo 1, doença autoimune da tireoide, vitiligo e candidíase mucocutânea. Outras causas menos comuns de hipoparatireoidismo incluem hipoparatireoidismo congênito como parte da síndrome de DiGeorge, insuficiência isolada das glândulas paratireoides ou mutações genéticas. Muito ocasionalmente, o hipoparatireoidismo é causado por condições infiltrativas, tais como sarcoidose, hemocromatose, infecção pelo HIV e neoplasia maligna (*i. e.*, câncer de mama).

O diagnóstico de hipoparatireoidismo é estabelecido pelo achado de níveis séricos de PTH inapropriadamente baixos em um paciente com hipocalcemia. A concentração de fósforo costuma estar normal alta ou francamente elevada, enquanto as concentrações plasmáticas de $1,25(OH)_2D$ estão reduzidas. O hipoparatireoidismo prolongado pode estar associado à calcificação assintomática dos núcleos da base na tomografia computadorizada e em radiografias simples do crânio.

O tratamento do hipoparatireoidismo tem sido historicamente direcionado para o aumento da absorção intestinal de cálcio por meio da administração de grandes doses desse mineral (até 6 a 8 g de cálcio elementar por dia) juntamente com vitamina D ativa ($1,25[OH]_2D$) em doses de 0,25 a 1 μg/dia. Com esse esquema, é possível induzir uma hiperabsorção intestinal suficiente de cálcio para superar a capacidade dos rins de excretá-lo. Todavia, esse tratamento pode exacerbar a hipercalciúria, com consequente nefrocalcinose e nefrolitíase, o que torna fundamental o monitoramento do cálcio na urina de 24 horas. Os diuréticos tiazídicos podem ser usados como tratamento adjuvante para estimular a reabsorção renal de cálcio, reduzir a hipercalciúria e elevar o cálcio sérico. O tratamento deve ter por objetivo manter a concentração sérica de cálcio dentro da faixa normal baixa.

A aprovação do PTH 1-84 recombinante pela FDA para o hipoparatireoidismo crônico forneceu uma importante opção para o tratamento de modo a reduzir o risco de alguns dos efeitos adversos das altas doses de cálcio e de calcitriol.

Pseudo-hipoparatireoidismo. No grupo de distúrbios conhecidos como pseudo-hipoparatireoidismo, os pacientes são resistentes às ações do PTH. Nesses distúrbios, a resistência pode resultar de várias mutações inativadoras diferentes na proteína de transdução de sinal $G_{s\alpha}$. A forma mais comum de pseudo-hipoparatireoidismo, o tipo Ia, também conhecido como *osteodistrofia hereditária de Albright,* está associada a uma resistência a múltiplos hormônios e exibe um fenótipo clássico: baixa estatura, encurtamento do quarto e do quinto metacarpais e metatarsais, obesidade, déficit intelectual, calcificações subcutâneas e manchas café com leite. Nesses pacientes, os exames laboratoriais demonstram hipocalcemia e hiperfosfatemia semelhantes às do hipoparatireoidismo. Todavia, os níveis de PTH estão paradoxalmente elevados. O tratamento envolve suplementação com cálcio e análogos da vitamina D ativa.

Deficiência de vitamina D. A vitamina D é necessária em quantidades suficientes para a manutenção do nível sérico de cálcio. A vitamina D ativa, $1,25(OH)_2D$, é necessária para a absorção intestinal de cálcio. Para manter níveis suficientes de vitamina D, o indivíduo precisa ter uma ingestão adequada desta vitamina (dieta e suplementos) ou exposição suficiente à luz solar para a produção cutânea da vitamina. Como o cálcio e a vitamina D são absorvidos no intestino delgado, os pacientes com uma doença inflamatória gastrintestinal, como a doença celíaca ou a síndrome do intestino curto, ou com cirurgia prévia da parte superior do intestino correm risco de deficiência de vitamina D e hipocalcemia. Os indivíduos com doença hepática geralmente apresentam deficiência de vitamina D em parte devido ao comprometimento da 25-hidroxilação. Como a maior parte da conversão da 25-hidroxivitamina D em $1,25(OH)_2D$ ocorre nos rins (ver Capítulo 74), os pacientes com redução da função renal frequentemente apresentam baixos níveis de $1,25(OH)_2D$, o que pode causar redução da absorção intestinal de vitamina D e hipocalcemia. A deficiência grave de vitamina D pode resultar em osteomalacia ou raquitismo (ver Capítulo 76). Algumas síndromes genéticas que afetam a conversão da vitamina D ou que causam resistência à vitamina podem resultar em hipocalcemia grave. O tratamento em longo prazo com altas doses dos medicamentos anticonvulsivantes mais antigos, como a fenitoína ou o fenobarbital, ou seus derivados, pode levar à hipocalcemia e à osteomalacia.

Sepse. A sepse causada por microrganismos tanto gram-positivos quanto gram-negativos tem estado associada à hipocalcemia. Os mecanismos envolvidos não estão bem elucidados. Embora a hipocalcemia que ocorre no quadro da sepse seja tipicamente leve, está associada a um prognóstico sombrio.

Distúrbios do magnésio. A hipocalcemia pode resultar de baixos níveis de magnésio. Isso ocorre mais comumente nos pacientes com alcoolismo, desnutrição, má absorção intestinal e quimioterapia à base de cisplatina. A deficiência de magnésio provoca uma forma de hipoparatireoidismo funcional que é devida à secreção diminuída de PTH e à resistência ao PTH nos rins e no esqueleto. Essas anormalidades podem ser rapidamente revertidas por meio da reposição de magnésio. Paradoxalmente, em casos raros, a hipermagnesemia pode causar hipocalcemia. O magnésio, à semelhança do cálcio, é um cátion divalente. Em concentrações muito altas, pode mimetizar as ações do cálcio e suprimir o PTH, causando então hipoparatireoidismo e hipocalcemia.

Hiperfosfatemia. O fosfato liga-se avidamente ao cálcio e, portanto, o seu excesso pode causar hipocalcemia. Essa situação pode ser observada nos distúrbios que causam hiperfosfatemia grave, tais como rabdomiólise (p. ex., lesões por esmagamento), insuficiência renal e síndrome da lise tumoral. A hiperfosfatemia grave também pode ser causada pela ingestão de grandes quantidades de purgantes contendo fosfato na preparação para colonoscopia, pela perfuração inadvertida do reto durante a administração de enemas de fosfato e pela administração de grandes doses de fosfato por via intravenosa. Nesses exemplos, o início da hiperfosfatemia é agudo, e a hipocalcemia é imediata e grave. Podem ocorrer convulsões como uma primeira manifestação. O tratamento envolve a redução dos níveis séricos de fósforo. Não se deve administrar cálcio intravenoso aos pacientes hiperfosfatêmicos, visto que os sais de cálcio-fosfato podem precipitar-se nos tecidos moles.

Recalcificação e formação óssea rápida. As taxas aumentadas de mineralização óssea que ultrapassam a taxa de reabsorção óssea levam a uma efetiva entrada de cálcio no esqueleto e podem causar hipocalcemia. Isso ocorre classicamente nos pacientes com hiperparatireoidismo após paratireoidectomia, uma situação conhecida como "síndrome da fome óssea". Nesses indivíduos, as taxas pré-operatórias de remodelação óssea são muito altas, porém a formação e a reabsorção estão acopladas. Nos pós-operatório, com a queda aguda do PTH, o mesmo ocorre com as taxas de reabsorção óssea osteoclástica. Entretanto, a taxa elevada de remineralização óssea prossegue. Em consequência desse desequilíbrio, há um influxo final de cálcio e de fósforo no esqueleto. Esse distúrbio pode persistir por várias semanas após a cirurgia e pode exigir tratamento com doses muito altas de cálcio e metabólitos da vitamina D. A hipocalcemia devido à rápida captação do osso também pode ocorrer quando existem significativas metástases ósseas osteoblásticas, que são observadas mais comumente no câncer de próstata ou de mama.

Pancreatite. Nos pacientes com pancreatite, há a formação de sabões de ácidos graxos pelas lipases liberadas do pâncreas inflamado. Em seguida, as lipases livres autodigerem as gorduras omental e retroperitoneal em íons de carga elétrica negativa, que se ligam firmemente ao cálcio no LEC, resultando então em hipocalcemia. A hipocalcemia é reversível pela infusão de cálcio e termina espontaneamente quando a pancreatite melhora. O desenvolvimento de hipocalcemia em pacientes com pancreatite é um sinal de prognóstico sombrio.

Medicamentos. Vários medicamentos podem causar hipocalcemia, incluindo aqueles usados no tratamento da hipercalcemia e da osteoporose, tais como bisfosfonatos, denosumabe e cinacalcete. Os compostos de fluoreto (p. ex., gás anestésico), os agentes quelantes como o ácido etilenodiaminotetracético (EDTA) e o citrato em hemoderivados armazenados, os meios de contraste radiográficos intravenosos, o agente antiviral foscarnete, e uma quimioterapia que inclua cisplatina, 5-fluoruracila e ácido folínico podem todos causar hipocalcemia. Os pacientes com deficiência de vitamina D não diagnosticada podem ser particularmente suscetíveis ao desenvolvimento de hipocalcemia quando recebem um desses medicamentos.

DISTÚRBIOS DO METABOLISMO DO FOSFATO

Hiperfosfatemia

Fisiopatologia

O fosfato é fundamental em muitos processos celulares onipresentes, o que inclui síntese e replicação do DNA, produção e uso de energia, captação de oxigênio e seu fornecimento pelos eritrócitos, e manutenção do estado redox (ver Capítulo 74). Pode haver desenvolvimento de hiperfosfatemia como resultado de um dos três mecanismos seguintes: diminuição da excreção renal, aumento da carga de fosfato em um contexto agudo e redistribuição para o espaço extracelular. A hiperfosfatemia crônica pode levar a calcificações dos tecidos moles. A maioria das dietas apresenta naturalmente teores substanciais de fosfato, que é depurado pelos rins. Entretanto, à medida que a TFG declina para abaixo de 20 a 30 mg/dℓ, a capacidade renal de excretar fosfato diminui. Os pacientes com DRC em estágio 4 e 5 (TFG abaixo de 30 mℓ/min) frequentemente exibem algum grau de hiperfosfatemia. Conforme já assinalado, o fosfato em excesso liga-se avidamente ao cálcio e pode causar hipocalcemia.

Sinais e sintomas

Em geral, a hiperfosfatemia é identificada de modo incidental em exames de sangue de rotina. Não há sinais ou sintomas específicos.

Diagnóstico diferencial

O diagnóstico diferencial da hiperfosfatemia é apresentado nas seções seguintes e na Tabela 75.3.

Tabela 75.3 Causas de hiperfosfatemia.

Artificial
    Hemólise
Aumento da ingestão gastrintestinal
    Enemas retais
    Purgantes orais de fosfato de sódio
    Hemorragia digestiva
Grandes cargas de fosfato
    K-Phos® (associação de fósforo e potássio)
    Transfusões de sangue
Redistribuição para o espaço extracelular
    Síndrome da lise tumoral
    Rabdomiólise (lesão por esmagamento)
    Hemólise
Redução da depuração renal
    Insuficiência renal crônica ou aguda
    Hipoparatireoidismo
    Acromegalia
    Calcinose tumoral

Pseudo-hiperfosfatemia. Pode ocorrer hiperfosfatemia de modo artificial como resultado da hemólise de eritrócitos nos tubos de coleta de sangue. Esse efeito também é comumente observado com o potássio, outro íon com altas concentrações intracelulares. Deve-se considerar a hemólise como causa quando se observa a ocorrência concomitante de hiperfosfatemia e hiperpotassemia inexplicáveis. Nessa circunstância, deve-se obter uma nova coleta de sangue e repetir a dosagem.

Redução da depuração renal. A depuração renal de fosfato constitui o principal mecanismo para a manutenção da homeostasia do fosfato. A doença renal aguda ou crônica pode causar hiperfosfatemia. O paratormônio promove a excreção de fosfato no néfron proximal. Por conseguinte, os pacientes que apresentam hipoparatireoidismo tendem a ter níveis de fosfato sérico altos normais ou francamente elevados.

Na *calcinose tumoral*, a capacidade dos rins de depurar o fosfato fica comprometida devido a mutações genéticas nas proteínas envolvidas na depuração renal do fosfato ou como resultado de uma DRC avançada. Essa depuração reduzida leva à hiperfosfatemia crônica e ao acúmulo de sais de cálcio-fosfato ao redor das grandes articulações do esqueleto apendicular. As crianças e os adolescentes apresentam concentrações séricas mais altas de fosfato do que os adultos e são mais propensos a essa condição.

Aumento da ingestão. Pode ocorrer hiperfosfatemia quando há uma sobrecarga oral de fosfato. Isso é mais comumente observado nos pacientes que usam purgantes contendo fosfato como preparação para a colonoscopia. A perfuração inadvertida do reto durante a administração de um enema de fosfato de sódio com subsequente liberação de grandes quantidades de fosfato diretamente na cavidade peritoneal também pode provocar hiperfosfatemia. Uma hemorragia digestiva alta também pode levar à liberação de uma grande carga de fosfato, que sofre absorção sistêmica com consequente desenvolvimento de hiperfosfatemia.

Cargas sistêmicas de fosfato. Uma grande carga de fosfato fornecida ao LEC por meio de medicamentos de administração intravenosa ou de fontes endógenas como a necrose muscular ou tumoral pode resultar em hiperfosfatemia. A hiperfosfatemia é observada com frequência nos pacientes que estão recebendo grandes doses de fosfato de potássio para a hipopotassemia (ver Capítulo 74).

Redistribuição para o espaço extracelular. A hiperfosfatemia pode resultar da rápida destruição de grandes quantidades de tecido. Na síndrome da lise tumoral, os grandes tumores respondem à quimioterapia com morte celular generalizada e, portanto, substancial liberação de fosfato. Isso é comumente observado no tratamento do linfoma de Burkitt. Na rabdomiólise aguda, o fosfato é liberado do músculo esquelético danificado. Na hemólise grave, o fosfato armazenado nos eritrócitos é liberado e se desloca para o espaço extracelular. Em cada uma dessas condições, o comprometimento renal também é comum, e o excesso de fosfato associado a agravamento da disfunção renal pode resultar em insuficiência renal progressiva, hipocalcemia grave, convulsões e até mesmo morte.

Hipofosfatemia

Sinais e sintomas

Como o fosfato desempenha um papel onipresente e de importância crucial nos processos celulares, níveis baixos de fosfato são potencialmente fatais. A hipofosfatemia pode resultar em sinais e sintomas inespecíficos e generalizados que incluem desde fraqueza generalizada e mal-estar até hipotensão, insuficiência respiratória, insuficiência cardíaca congestiva e coma. Com frequência, a hipofosfatemia ocorre nos pacientes em estado grave. Esses indivíduos correm alto risco devido à nutrição oral limitada, bem como à exposição a diuréticos intravenosos e a infusões de solução salina que aceleram as perdas renais de fosfato. Com a correção do fosfato sérico, os pacientes podem obter uma recuperação completa do estado mental e da capacidade respiratória.

A hipofosfatemia crônica leva a defeitos na mineralização do osso, um fenômeno denominado *raquitismo* nas crianças ou *osteomalacia* nos adultos. Essas síndromes provocam fraqueza, dor óssea, arqueamento dos ossos longos, e fraturas ou pseudofraturas (ver Capítulo 76). A hipofosfatemia pode passar despercebida se o fosfato não for rotineiramente verificado, visto que os sintomas são inespecíficos. A mineralização deficiente pode causar baixa densidade mineral óssea, e a osteomalacia pode ser confundida com osteoporose nesses pacientes se não for adequadamente identificada. Esta é uma distinção de importância crítica, visto que o tratamento da osteoporose pode realmente exacerbar o distúrbio subjacente de mineralização. À semelhança da hipofosfatemia aguda em pacientes em estado crítico, os indivíduos com hipofosfatemia crônica apresentarão melhora drástica com a correção dos níveis de fosfato. Ocorre resolução da dor óssea, e os pacientes em cadeira de rodas podem recuperar sua capacidade ambulatorial total.

Diagnóstico diferencial

A hipofosfatemia pode resultar da perda renal excessiva de fosfato, de sua absorção intestinal diminuída ou de deslocamentos do fosfato intracelular para o LEC (Tabela 75.4). Uma vez detectado o baixo nível sérico de fosfato, a coleta de urina para medição da reabsorção tubular máxima de fosfato (TmP) pode ajudar a identificar a causa (ver Capítulo 74). Quando os níveis séricos de fosfato estão baixos, a reabsorção renal deve ser alta como resposta compensatória. TmP baixa em um paciente com hipofosfatemia indica, portanto, déficit renal.

Perdas renais excessivas de fosfato. Os pacientes com hipofosfatemia em decorrência de perdas renais apresentarão uma baixa TmP. Uma excreção renal de fosfato inapropriadamente aumentada pode resultar de um fator circulante *versus* um defeito intrínseco na reabsorção renal de fosfato. O PTH é fosfatúrico, e o HPT pode causar hipofosfatemia nos pacientes com função renal normal. A hipofosfatemia pode ser observada nos pacientes com HPTP ou com HPTS devido à deficiência de vitamina D e à má absorção de cálcio. A deficiência de vitamina D pode levar à diminuição da absorção gastrintestinal de cálcio e ao HPT secundário, resultando então em excreção

Capítulo 75 Distúrbios dos Minerais no Sangue

Tabela 75.4 Causas de hipofosfatemia.

Ingestão inadequada de fosfato (PO$_4$)
- Inanição
- Má absorção
- Uso de antiácidos quelantes de PO$_4$
- Alcoolismo

Perdas renais de PO$_4$
- Hiperparatireoidismo primário, secundário ou terciário
- Hipercalcemia humoral de malignidade (proteína relacionada ao paratormônio)
- Diuréticos, calcitonina
- Raquitismo hipofosfatêmico ligado ao X
- Raquitismo hipofosfatêmico autossômico dominante
- Osteomalacia oncogênica
- Síndrome de Fanconi
- Alcoolismo

Mineralização esquelética excessiva
- Síndrome da fome óssea após paratireoidectomia
- Metástases osteoblásticas
- Cura da osteomalacia, raquitismo

Deslocamento do PO$_4$ para o líquido extracelular
- Recuperação da acidose metabólica
- Alcalose respiratória
- Realimentação da inanição, glicose intravenosa

urinária aumentada de fosfato. Um baixo nível sérico de fosfato pode constituir o primeiro indício de grave deficiência de vitamina D. A PTHrP também é fosfatúrica e, em consequência, os pacientes com hipercalcemia humoral de malignidade frequentemente apresentam hipofosfatemia.

Certos distúrbios genéticos podem levar a uma significativa perda renal de fosfato (ver Capítulo 76). A maioria desses distúrbios genéticos resulta em níveis elevados de fator de crescimento dos fibroblastos 23 (FGF23), uma proteína circulante que inibe a absorção intestinal de fosfato e diminui a reabsorção renal de fosfato, o que resulta em hipofosfatemia. Esses distúrbios incluem a hipofosfatemia ligada ao X (HLX), também denominada *raquitismo resistente à vitamina D,* em que ocorre uma mutação inativadora na enzima PHEX que regula o FGF23. No raquitismo hipofosfatêmico autossômico dominante (RHAD), ocorrem mutações no FGF23 que alteram a sua degradação. A osteomalacia oncogênica, ou *osteomalacia induzida por tumor,* é uma síndrome adquirida de perda renal de fosfato. Nessa condição, tumores mesenquimais secretam quantidades excessivas de FGF23. Os distúrbios difusos adquiridos ou hereditários dos túbulos renais proximais, como a síndrome de Fanconi, podem levar à hipofosfatemia em decorrência da perda renal de fosfato.

Os diuréticos tiazídicos e de alça são potentes agentes fosfatúricos, e seu uso sem uma terapia de reposição de fosfato pode levar à hipofosfatemia. O etanol em excesso também pode exercer esse efeito. O tenofovir, um fármaco antirretroviral que está sendo cada vez utilizado no tratamento e na prevenção da infecção pelo HIV, também pode induzir perda renal de fosfato. Em alguns casos, o tenofovir pode causar síndrome de Fanconi com perda renal de glicose, ácido úrico, aminoácidos e bicarbonato, além do fosfato. Como resultado da perda significativa de fosfato, esses pacientes podem apresentar dor óssea, fraqueza e fraturas devido à desmineralização esquelética e à osteomalacia.

Diminuição da absorção intestinal. A hipofosfatemia que resulta da ingestão inadequada de fosfato está associada a uma TmP elevada. Como os alimentos são, em sua maioria, ricos em fosfato, é raro que um indivíduo com uma dieta normal desenvolva deficiência de fosfato. Entretanto, pode ocorrer deficiência em situações de grave privação calórica, tais como anorexia nervosa, campos de prisioneiros de guerra, doença grave prolongada, síndromes de má absorção e alcoolismo crônico. Nos três primeiros distúrbios, a ingestão calórica é baixa, e ocorre pouco consumo de fosfato. Em contrapartida, no alcoolismo, a ingestão calórica total pode até ser alta, mas provém principalmente do álcool, que não contém fosfato. O uso de antiácidos de ligação do fosfato como os géis de hidróxido de alumínio pode levar a deficiência grave de fosfato, hipofosfatemia e osteomalacia.

Deslocamento do fosfato intracelular. O fosfato pode ser deslocado do soro para o compartimento intracelular como resultado da formação aumentada de compostos de carboidratos fosforilados. A insulina aumenta a taxa de captação de glicose nas células e a sua fosforilação subsequente em glicose-6-fosfato. Os pacientes com cetoacidose diabética necessitam de reposição de fosfato para evitar a hipofosfatemia. No contexto de uma depleção significativa das reservas de fosfato, o rápido consumo oral de carboidratos ou a administração parenteral de glicose podem precipitar uma hipofosfatemia profunda e morte súbita devido à insuficiência respiratória ou circulatória.

O aumento nas taxas de mineralização óssea pode resultar na entrada de grandes quantidades de fosfato no esqueleto com consequente hipofosfatemia. Um exemplo é a síndrome da fome óssea que ocorre após uma paratireoidectomia, quando há uma queda aguda no PTH e na reabsorção óssea (ver seção sobre hipocalcemia). A hipofosfatemia em consequência do aumento da captação pelo esqueleto também pode ser observada nos pacientes com metástases osteoblásticas e após tratamento do raquitismo deficiente em vitamina D ou da osteomalacia da deficiência de vitamina D.

Tratamento

A reposição de fosfato oral constitui o método ideal para a correção da hipofosfatemia. Em geral, o fosfato é fornecido em duas a quatro doses fracionadas de 2.000 a 4.000 mg/dia. Doses superiores a 1.000 a 2.000 mg/dia podem causar diarreia e outros efeitos colaterais gastrintestinais, particularmente no início. Podem ser úteis aumentos graduais nas doses para minimizar os efeitos GI. O fosfato intravenoso só deve ser administrado aos pacientes para os quais a administração oral não seja uma opção. Podem ser necessárias doses intravenosas de até 500 a 800 mg/dia. É necessário efetuar um monitoramento frequente dos níveis séricos de fosfato, de cálcio e de creatinina. Recentemente, o burosumabe, um anticorpo monoclonal contra o FGF23, foi aprovado pela FDA para o tratamento da HLX.

DISTÚRBIOS DO METABOLISMO DO MAGNÉSIO

Hipermagnesemia

Sinais e sintomas

A hipermagnesemia clinicamente significativa é incomum. O sintoma mais comum consiste em sonolência. Ao exame, os pacientes apresentam hiporreflexia e, por fim, se não forem tratados, um eventual colapso neuromuscular, respiratório e cardiovascular final. A hipermagnesemia também pode levar à hipocalcemia devido aos seus efeitos sobre o PTH (ver seção "Hipocalcemia").

Diagnóstico diferencial

Normalmente, a hipermagnesemia é observada em dois contextos: nos pacientes com insuficiência renal grave que estão recebendo antiácidos contendo magnésio e nas mulheres que estão recebendo grandes

Seção 13 Doenças dos Metabolismos Ósseo e Mineral

doses de sulfato de magnésio por via intravenosa para eclâmpsia ou pré-eclâmpsia (Tabela 75.5). A hipermagnesemia leve é comum nos pacientes submetidos à diálise, porém a hipermagnesemia grave só ocorre nas situações de insuficiência renal acompanhada de administração parenteral ou oral de sais de magnésio, caso do uso de antiácidos contendo magnésio ou ligantes de fosfato. Nas mulheres tratadas para eclâmpsia, a hipermagnesemia ocorre, porém raramente é grave, visto que tipicamente essas pacientes são submetidas a rigoroso monitoramento por meio de exames laboratoriais e exames físicos.

Hipomagnesemia

Sinais e sintomas

A hipomagnesemia é comum, particularmente entre pacientes em estado grave no ambiente de UTI. À semelhança da hipofosfatemia, a hipomagnesemia nem sempre é detectada. O magnésio é fundamental para muitos processos biológicos, e a hipomagnesemia pode causar hipocalcemia, convulsões e parestesias, bem como muitos sintomas neuromusculares, cardiovasculares e respiratórios.

Diagnóstico diferencial

O diagnóstico diferencial da hipomagnesemia é apresentado nas seções seguintes, bem como na Tabela 75.5.

Ingestão inadequada. A ingestão inadequada de magnésio é comum em alcoólicos e outros indivíduos desnutridos. Pode ocorrer como parte de uma síndrome de má absorção intestinal e em associação a vômitos contínuos ou aspiração nasogástrica.

Perdas renais excessivas. As perdas renais excessivas de magnésio são comuns na prática clínica. Os diuréticos tiazídicos e de alça causam perdas renais de magnésio, e as infusões de solução salina podem ter um efeito semelhante. A aldosterona pode induzir perda renal de magnésio.

Isso pode ser observado nos pacientes com hiperaldosteronismo primário e, mais comumente, no hiperaldosteronismo secundário em decorrência de cirrose, depleção de volume e insuficiência cardíaca congestiva. A diurese osmótica também pode causar perda renal de magnésio, o que é comumente observado nos pacientes com diabetes melito inadequadamente controlado. Alguns medicamentos nefrotóxicos, tais como cisplatina, antibióticos aminoglicosídios e anfotericina, induzem lesão tubular renal proximal e perda renal grave de magnésio. A hipopotassemia, a hipercalcemia e a hipercalciúria também podem levar a uma excreção renal aumentada de magnésio. Nas doenças que levam à lesão tubular proximal, como a síndrome de Fanconi e a nefrite intersticial, pode ocorrer perda de magnésio.

Tratamento

A reposição de magnésio pode ser feita por via intramuscular ou intravenosa. Um esquema de tratamento típico consiste em 24 a 48 mEq (3 a 6 g) de sulfato de magnésio administrados ao longo de 24 horas. Dispõe-se também de sais de magnésio orais, como o óxido de magnésio; entretanto, a dosagem oral é limitada aos casos leves que necessitam de baixas doses devido aos efeitos catárticos das altas doses de magnésio oral.

LEITURA SUGERIDA

Bilezikian JP, Bandeira L, Khan A, et al: Hyperparathyroidism, Lancet 391(10116):168–178, 2018.

Bilezikian JP, editor: The American Society for Bone and Mineral Research primer on metabolic bone diseases and disorders of mineral metabolism. Regulation of calcium homeostasis, ed 9, Orlando, FL, 2019, American Society for Bone and Mineral Research, pp 165–172.

Bilezikian JP, editor: The American Society for Bone and Mineral Research primer on metabolic bone diseases and disorders of mineral metabolism. Magnesium homeostasis, ed 9, Orlando, FL, 2019, American Society for Bone and Mineral Research, pp 173–179.

Bilezikian JP, editor: The American Society for Bone and Mineral Research primer on metabolic bone diseases and disorders of mineral metabolism. Primary Hyperparathyroidism, ed 9, Orlando, FL, 2019, American Society for Bone and Mineral Research, pp 619–628.

Bilezikian JP, editor: The American Society for Bone and Mineral Research primer on metabolic bone diseases and disorders of mineral metabolism. Non-Parathyroid hypercalcemia, ed 9, Orlando, FL, 2019, American Society for Bone and Mineral Research, pp 639–645.

Bilezikian JP, editor: The American Society for Bone and Mineral Research primer on metabolic bone diseases and disorders of mineral metabolism. Disorders of Phosphate Homeostasis, ed 9, Orlando, FL, 2019, American Society for Bone and Mineral Research, pp 674–683.

Bilezikian JP, editor: The American Society for Bone and Mineral Research primer on metabolic bone diseases and disorders of mineral metabolism. Disorders of mineral metabolism in childhood, ed 9, Orlando, FL, 2019, American Society for Bone and Mineral Research, pp 705–712.

Christov M, Juppner H: Insights from genetic disorders of phosphate homeostasis, Semin Nephrol 33:143–157, 2013.

Kinoshita Y, Fukumoto S: X-Linked hypophosphatemia and FGF23-related hypophosphatemic diseases: prospect for new treatment, Endocr Rev 39(3):274–291, 2018.

Nazeri AS, Reilly Jr RF: Hereditary etiologies of hypomagnesemia, Nat Clin Pract Nephrol 4:80–89, 2008.

Nesbitt MA, Hanan FM, Howles SA, et al: Mutations affecting G-protein subunit alpha-11 in hypercalcemia and hypocalcemia, N Engl J Med 368:2476–2486, 2013.

Stewart AF: Translational implications of the parathyroid calcium receptor, N Engl J Med 351:324–326, 2004.

Zagzag J, Hu MI, Fisher SB, et al: Hypercalcemia and cancer: differential diagnosis and treatment, CA Cancer J Clin 68(5):377–386, 2018.

Tabela 75.5 Causas de hipermagnesemia e de hipomagnesemia.

Hipermagnesemia
- Insuficiência renal acompanhada de uso de antiácidos contendo magnésio
- Administração parenteral de sulfato de magnésio para eclâmpsia

Hipomagnesemia
- Ingestão inadequada
- Inanição
- Má absorção
- Alcoolismo
- Vômitos, aspiração nasogástrica
- Perdas renais excessivas
- Diuréticos
- Infusão de solução salina
- Aldosteronismo secundário
- Cirrose
- Insuficiência cardíaca congestiva
- Diurese osmótica, hiperglicemia
- Cisplatina, antibióticos aminoglicosídios, anfotericina
- Hipopotassemia
- Hipercalcemia, hipercalciúria
- Doenças tubulares proximais
- Defeitos genéticos

76

Doenças Ósseas Metabólicas

Marcella D. Walker, Thomas J. Weber

INTRODUÇÃO

Doença óssea metabólica (DOM) é um termo abrangente que descreve um grupo heterogêneo de distúrbios esqueléticos produzidos por alterações focais ou difusas na remodelação e/ou mineralização ósseas, frequentemente com anormalidades associadas no metabolismo mineral. A densidade mineral óssea (DMO) é habitualmente afetada, embora, em alguns casos, permaneça normal. A etiologia varia de acordo com o distúrbio, porém inclui causas metabólicas, fisiopatológicas, nutricionais, genéticas, tóxicas, infecciosas e outras causas. Essa família de distúrbios abrange condições comuns, como a osteoporose (ver Capítulo 77), condições menos comuns, como a osteomalacia, bem como distúrbios raros, como a osteopetrose. Este capítulo fornece uma visão geral com foco nas doenças mais comuns (Tabela 76.1). A homeostasia e a histopatologia normais do esqueleto são analisadas no Capítulo 74 e na Figura 76.1 A.

A apresentação clínica da DOM é variável, incluindo desde achados incidentais assintomáticos em exames laboratoriais ou radiografias até dor óssea incapacitante, fraqueza muscular, deformidade esquelética e fraturas. Os exames laboratoriais e radiológicos comuns são úteis na avaliação da DOM e, com frequência, podem ser diagnósticos (Tabelas 76.2 e 76.3). O "padrão-ouro" para avaliar o metabolismo ósseo tanto estático quanto dinâmico, apesar de raramente necessário com base na anamnese, continua sendo a biopsia de osso não descalcificado da crista ilíaca anterior marcado com tetraciclina. A biopsia óssea possibilita a avaliação da atividade dos osteoclastos e dos osteoblastos, bem como da mineralização do osteoide. São necessários cortes não descalcificadas (Figura 76.1 A a F), visto que a descalcificação mediada por ácido realizada durante a patologia de rotina remove o cálcio e não possibilita a distinção entre osso maduro mineralizado e osteoide não mineralizado, que pode ser normal ou patológico. Como a tetraciclina é incorporada nos cristais de hidroxiapatita à medida que o osteoide mineraliza e fluoresce sob microscopia de fluorescência, a sua administração a pacientes antes da obtenção de uma biopsia possibilita avaliar as taxas e a eficácia da formação e da mineralização do osso (Figura 76.1 B e F).

DOENÇA ÓSSEA DE PAGET

A doença de Paget, ou *osteíte deformante*, é a segunda DOM mais comum após a osteoporose e nos EUA afeta 2 a 3% dos adultos com mais de 55 anos. A incidência varia geograficamente e de acordo com a raça/etnia (mais frequente em descendentes de europeus), e pode estar em declínio. Ao contrário de muitas outras condições como a osteoporose, que afetam todo o esqueleto, geralmente a doença de Paget é um distúrbio focal da remodelação óssea. A doença de Paget pode ser *monostótica* ou *poliostótica* (que afeta um ou vários ossos). As lesões originais podem se expandir, porém raramente há

Tabela 76.1 Condições, doenças e medicamentos que causam ou contribuem para doença óssea metabólica.

Osteoporose (ver também Capítulo 77)
Doença óssea de Paget
Osteomalacia e raquitismo
    Síndromes da vitamina D
    Síndromes hipofosfatêmicas
    Hipofosfatasia
    Medicamentos (anticonvulsivantes, alumínio)
    Acidose metabólica
Doença óssea do hiperparatireoidismo
Osteodistrofia renal/osteoporose após transplante
Doenças genéticas
    Fenótipos de massa óssea baixa
      • Osteogênese imperfeita
      • Síndrome da osteoporose-pseudoglioma
      • Osteoporose ligada ao X
    Fenótipos de massa óssea elevada
      • Osteopetrose
      • Autossômica dominante (LRP-5)
      • Doença de Van Buchem e esclerosteose
    Desenvolvimento esquelético desorganizado
      • Displasia fibrosa
Doenças infiltrativas
    Mieloma múltiplo
    Mastocitose
    Linfoma, leucemia
    Sarcoide
    Histiocitose maligna
    Doença de Gaucher
    Doenças hemolíticas (p. ex., talassemia, anemia falciforme)

desenvolvimento de novas lesões. Pode envolver qualquer parte do esqueleto, porém a pelve, as vértebras, o crânio, o fêmur e a tíbia são os locais mais comumente afetados.

A doença de Paget caracteriza-se por um aumento da reabsorção óssea causado por osteoclastos anormais seguido de rápida formação de osso "reticulado" estruturalmente fraco e pouco organizado (Figura 76.1 C). O aumento acentuado da atividade osteoblástica é responsável pelas lesões escleróticas típicas observadas em radiografias simples (Figura 76.2 A a C), pela captação aumentada de radionuclídeo na cintigrafia óssea (Figura 76.2 D) e pela elevação concomitante dos níveis séricos de fosfatase alcalina, que é um subproduto proteico da formação óssea e que constitui a característica bioquímica fundamental da doença de Paget. A patogênese da doença de Paget é desconhecida,

808 Seção 13 Doenças dos Metabolismos Ósseo e Mineral

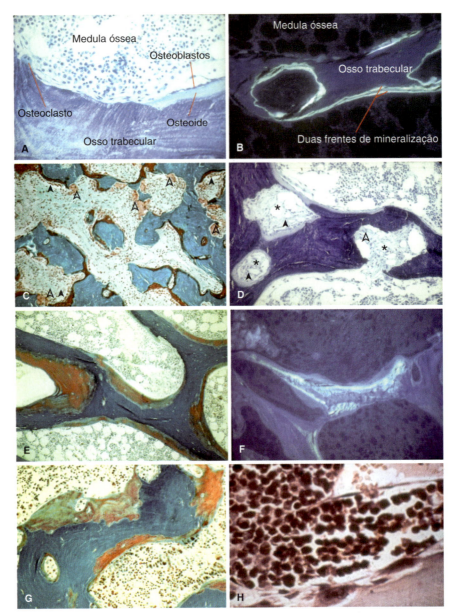

Figura 76.1 A. Histologia óssea normal mostrando uma unidade de remodelação óssea normal, conforme observado em biopsia de crista ilíaca anterior humana não descalcificada. À esquerda, um osteoclasto multinucleado moveu-se através da superfície óssea trabecular mineralizada 1 ou 2 semanas antes, reabsorvendo (removendo) então o osso velho. Na extrema direita, a superfície óssea é coberta por osteoide secretado pelos osteoblastos sobrejacentes. Entre as superfícies cobertas por osteoclastos e osteoblastos do osso trabecular, existem numerosas células fibroblastoides planas, designadas como *células de revestimento*. Não há osteócitos visíveis nessa seção. **B.** Biopsia óssea marcada com tetraciclina de um paciente com doença óssea do hiperparatireoidismo. Observe as linhas paralelas amarelas brilhantes na superfície do osso trabecular. Essas linhas representam os dois conjuntos de marcação de tetraciclina, que ocorreram com intervalo de 14 dias. A partir desses conjuntos, a taxa de mineralização pode ser descrita em micrômetros (mícrons) por dia, a denominada *taxa de aposição mineral*, que está acentuadamente aumentada neste exemplo, como é típico da doença óssea do hiperparatireoidismo. Compare com o exemplo **F**, que não tem marcação por tetraciclina. **C.** Doença de Paget. Reabsorção do osso trabecular por osteoblastos enormes e abundantes, altamente multinucleados (*pontas de seta vazadas*) e quantidade comparavelmente grande de osteoblastos (*pontas de seta sólidas*) que está produzindo osso novo, porém desorganizado. O espaço medular é substituído por células fibrosas. **D.** O hiperparatireoidismo primário apresenta as características clássicas da osteíte fibrosa cística. Existem muito mais osteoides, osteoblastos (*pontas de seta sólidas*) e osteoclastos (*ponta de seta vazada*) do que no exemplo normal (**A**). Foram criados três grandes microcistos (*asteriscos*) pela agressiva reabsorção óssea osteoclástica. Esses microcistos são responsáveis pelo componente *cístico* da osteíte fibrosa cística. O espaço medular, sobretudo dentro dos microcistos, é preenchido por fibroblastos, que compõem o componente *fibroso* da osteíte fibrosa cística. **E.** Osteomalacia ou raquitismo. Observe a quantidade abundante de osteoides parcial e caoticamente mineralizados (*cor laranja*). Essas suturas são as suturas osteoides espessas, que representam o osteoide que foi produzido por osteoblastos, mas que é incapaz de mineralizar, o que constitui o defeito de assinatura na osteomalacia e no raquitismo. **F.** A marcação com tetraciclina revela a ausência completa de mineralização, que é diagnóstica de osteomalacia ou raquitismo. Compare com o exemplo **B**. **G.** Osteodistrofia renal. Essa fotomicrografia de biopsia de um paciente submetido a diálise mostra muitas das características clássicas da osteodistrofia renal, incluindo evidências de uma agressiva reabsorção óssea osteoclástica (*i. e.*, numerosas lacunas osteoclásticas na superfície do osso em comparação com as superfícies lisas no exemplo **A** e áreas abundantes de mineralização parcial e caótica do osteoide (*cor laranja*). **H.** Doença óssea infiltrativa, exemplificada pelo mieloma múltiplo. A medula óssea é substituída por plasmócitos, e dois grandes osteoclastos nas lacunas estão reabsorvendo ativamente a superfície do osso trabecular.

Tabela 76.2 Exames complementares na avaliação da doença óssea metabólica.

Avaliação laboratorial
- Níveis séricos de cálcio, fosfato, magnésio
- Fosfatase alcalina (total e específica a osso)
- Metabólitos da vitamina D (25-hidroxivitamina D e 1,25-di-hidroxivitamina D)
- Creatinina
- Paratormônio (PTH)
- Cálcio e creatinina na urina de 24 h
- Fósforo e creatinina em jejum na urina de 2 h
- Marcadores de formação e reabsorção ósseas

Exames de imagem
- Radiografias
- Absorciometria por raios X de dupla energia (DEXA)
- Cintigrafia óssea com tecnécio-99

Histopatologia
- Biopsia óssea marcada com tetraciclina

Tabela 76.3 Marcadores bioquímicos de várias doenças ósseas metabólicas.

	Cálcio	Fosfato	PTH	25-hidroxivitamina D	1,25-di-hidroxivitamina D	Fosfatase alcalina
Deficiência de vitamina D com osteomalacia	Baixo ou normal baixo	Baixo ou normal baixo	Alto	Baixa	Alta ou normal alta	Alta
Perda renal de fosfato com osteomalacia	Normal	Baixo	Normal ou alto	Normal	Baixa ou normal baixa	Alta
Doença de Paget	Normal	Normal	Normal ou alto	Dependente da ingestão; frequentemente baixa	Normal	Alta
Hiperparatireoidismo primário	Alto	Baixo ou normal baixo	Alto	Dependente da ingestão; frequentemente baixa	Alta ou normal alta	Alta ou normal alta

porém pode haver contribuição tanto de variantes genéticas quanto de vírus. Até 30% dos pacientes com doença de Paget apresentam histórico familiar, e vários genes foram implicados, tais como *SQSTM1*, *ZNF687*, *CSF-1*, *RANK* e *PML*, entre outros. As evidências sugerem que a doença de Paget possa resultar de infecção crônica por paramixovírus como sarampo, vírus sincicial respiratório ou cinomose canina.

Os pacientes são, em sua maioria, assintomáticos e diagnosticados de modo incidental pela elevação do nível sérico de fosfatase alcalina em exames de rotina ou em radiografias realizadas por outros motivos. Entretanto, dependendo da localização e da extensão das lesões, os pacientes podem apresentar dor óssea; deformidades esqueléticas, tais como arqueamento dos ossos longos, fraturas e osteoartrite, e sinais de compressão nervosa (p. ex., surdez, estenose espinal). As sequelas raras incluem hipercalcemia (em pacientes imobilizados) e insuficiência cardíaca de alto débito. Como as lesões pagéticas são muito vasculares, a pele sobre os ossos afetados pode estar quente. A complicação mais temida (rara) é o desenvolvimento de osteossarcoma em uma lesão pagética (< 1%).

A doença de Paget é, tipicamente, diagnosticada com o uso de marcadores bioquímicos de remodelação óssea e exames radiológicos. Na maioria dos pacientes, a elevação dos níveis séricos de fosfatase alcalina total constitui um indicador adequado e sensível da atividade da doença. Entretanto, o nível sérico de fosfatase alcalina específica de osso é um indicador mais sensível nos pacientes com baixa atividade doença ou quando os níveis de fosfatase alcalina de origem hepática estão baixos. A cintigrafia óssea por ocasião do diagnóstico define a localização e a extensão das lesões pagéticas (Figura 76.2 D). As radiografias das áreas afetadas podem confirmar a doença de Paget e elas se mostram úteis para avaliar as complicações e a progressão local da doença (Figura 76.2 A a C).

As metas terapêuticas consistem em alívio dos sintomas e prevenção das complicações. As indicações para tratamento incluem alívio dos sintomas (p. ex., dor óssea, cefaleia, complicações neurológicas), diminuição do fluxo sanguíneo no pré-operatório para minimizar o sangramento durante uma cirurgia eletiva envolvendo um local pagético, controle da hipercalcemia, e prevenção de futuras complicações da doença local progressiva (arqueamento dos ossos longos, perda auditiva devida ao comprometimento do osso temporal, e complicações neurológicas decorrentes do comprometimento do forame magno ou vertebral). Há evidências de qualidade moderada apenas para a redução da dor com terapia com bisfosfonatos.

O tratamento da doença de Paget envolve uma combinação de medidas não farmacológicas (*i. e.*, fisioterapia) e farmacológicas, incluindo agentes antirreabsortivos e analgésicos. Os bisfosfonatos, que constituem a base do tratamento, diminuem a reabsorção óssea em sítios pagéticos por meio da inibição dos osteoclastos. O ácido zoledrônico por via intravenosa constitui o tratamento de primeira linha e leva a uma normalização mais rápida e sustentada da fosfatase alcalina do que os bisfosfonatos orais. A cirurgia pode ser necessária para uma fratura iminente ou completa através do osso pagético, para realinhamento de articulações artríticas, e para uma artroplastia total do quadril ou dos joelhos afetados.

OSTEOMALACIA E RAQUITISMO

Apesar de serem comuns nos EUA e em todo o mundo, a osteomalacia e o raquitismo frequentemente são subestimados e negligenciados. A osteomalacia e o raquitismo são, essencialmente, os mesmos distúrbios; entretanto, por definição, o raquitismo ocorre nas crianças com lâminas de crescimento abertas (*i. e.*, epífises), enquanto a osteomalacia ocorre em adultos com esqueleto maduro. Nesses distúrbios, a

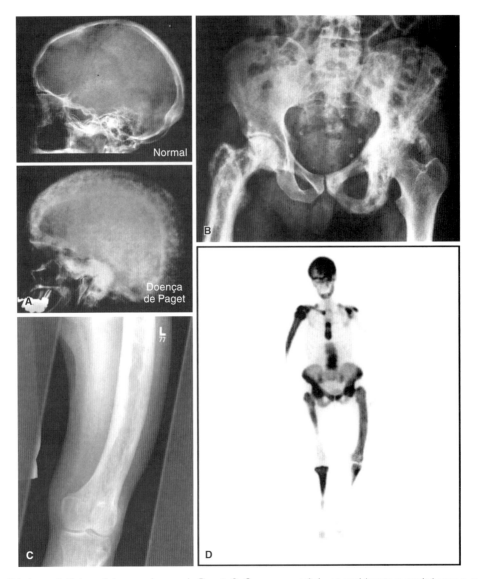

Figura 76.2 Anormalidades radiológicas típicas na doença de Paget. **A.** Compare o crânio normal (*parte superior*) com o crânio (*parte inferior*) com aspecto clássico de chumaços de algodão, expansão da calvária e osteosclerose da parte petrosa do osso temporal. **B.** Comprometimento assimétrico clássico da pelve com mistura de lesões líticas e blásticas. **C.** Deformidade em arqueamento do fêmur com um espessamento acentuado do córtex. **D.** Cintigrafia de corpo inteiro demonstrando a doença de Paget poliostótica.

anormalidade fundamental consiste na incapacidade de mineralização (*i. e.*, formação de cristais de hidroxiapatita) do osteoide, o precursor do osso mineralizado. Apesar da produção de osteoide, há um defeito no processo de mineralização. Isso resulta em acúmulo de suturas osteoides espessas características na biopsia óssea (Figura 76.1 E e F) e redução do conteúdo mineral ósseo que o torna mecanicamente inferior, levando então a fraturas por estresse ou pseudofraturas, fraturas francas, arqueamento dos ossos longos, e outras deformidades esqueléticas (Figura 76.3 A a C).

Os distúrbios de mineralização decorrem de desordens na vitamina D, no cálcio ou no fósforo ou de inibidores da mineralização/desenvolvimento da matriz. A deficiência de vitamina D (baixo nível de 25-hidroxivitamina D) constitui a causa mais comum de raquitismo e osteomalacia e, em geral, é causada por ingestão deficiente ou má absorção. Entretanto, podem ocorrer comprometimento da produção hepática, perda renal excessiva ou catabolismo acelerado da vitamina D na doença hepática avançada, na síndrome nefrótica ou com o uso de anticonvulsivantes, respectivamente. A ocorrência de mutações nas enzimas P450 que regulam o metabolismo da vitamina D (1α-hidroxilase e 25-hidroxilase) e no receptor de vitamina D (VDR, do inglês *vitamin D receptor*) constituem causas muito mais raras de raquitismo e osteomalacia.

Os distúrbios hipofosfatêmicos são causas menos comuns de osteomalacia, porém frequentemente manifestam-se com sintomas mais graves. Essas condições incluem doenças hereditárias ou adquiridas, raquitismo hipofosfatêmico ligado ao X (HLX) e osteomalacia induzida por tumor, respectivamente, devido ao metabolismo alterado ou à superprodução de uma proteína "fosfatonina", o fator de crescimento dos fibroblastos 23 (FGF23, do inglês *fibroblast growth factor 23*), bem como outras condições de perda renal de fosfato, como a síndrome de Fanconi.

As toxinas que interferem na mineralização, tais como alumínio, flúor e metais pesados (p. ex., cádmio), também podem causar osteomalacia. Além disso, como os sais de cálcio são solúveis em ácido, as acidoses metabólicas crônicas podem resultar em osteomalacia ou raquitismo. Mutações na fosfatase alcalina tecidual inespecífica (TNSALP,

Capítulo 76 Doenças Ósseas Metabólicas

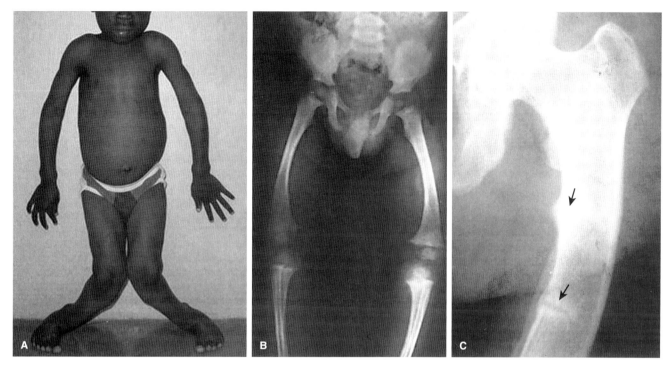

Figura 76.3 A. Exemplo típico de raquitismo com arqueamento dos fêmures e das tíbias, aumento do punho devido ao alargamento metafisário e rosário raquítico, e aumento das junções costocondrais das costelas. **B.** Radiografia do esqueleto de uma criança com raquitismo. Os ossos de sustentação do peso dos membros inferiores apresentam arqueamento, e as epífises estão abertas, mosqueadas e exageradas. **C.** As zonas de Looser ou pseudofraturas (*setas*) são características da osteomalacia ou do raquitismo. As epífises fechadas indicam que o paciente é um adulto. Essa radiografia é diagnóstica de osteomalacia. (**A**, De Thacher TD, Pludowski P, Shaw NJ, Mughal MZ, Munns CF, Högler W. Nutritional rickets in immigrant and refugee children. Public Health Rev. 2016 Jul 22;37:3.)

do inglês *tissue nonspecific alkaline phosphatase*) resultam em acúmulo excessivo no esqueleto do inibidor da mineralização de ocorrência natural, o pirofosfato, causando então hipofosfatasia (HFF). A HFF, que é potencialmente fatal nos recém-nascidos devido à insuficiência respiratória em decorrência da falta de mineralização das costelas, manifesta-se em uma forma menos grave nos adultos com dor óssea, fraturas por estresse dos membros inferiores e doença dentária/perda dos dentes, embora possa ser uma fonte de morbidade significativa. Por fim, a osteomalacia raramente é causada por defeitos inerentes da matriz óssea, como na *osteogênese imperfeita (OI)* do tipo VI.

Nas crianças, o raquitismo manifesta-se com diminuição do crescimento longitudinal, alargamento das metáfises dos ossos longos (tíbia) e arqueamento, mas também pode incluir sequelas dentárias e outras sequelas esqueléticas (*i. e.*, rosário raquítico devido ao aumento das junções costocondrais). Nos adultos, a osteomalacia manifesta-se com dor óssea, fraqueza muscular proximal, fraturas e dificuldade na marcha. O diagnóstico de osteomalacia é sugerido pelos sinais e sintomas anteriormente descritos. Os exames bioquímicos, particularmente o fósforo sérico, a vitamina D (25-hidroxivitamina D_3 e $1,25[OH]_2D_3$), o paratormônio (PTH) e a fosfatase alcalina, refletem a biopatologia subjacente. A fosfatúria inapropriada com baixo transporte tubular máximo para o fósforo ou baixa taxa de filtração glomerular, medidos com fósforo e creatinina em jejum na urina de 2 horas (ver Capítulo 75), caracteriza os distúrbios da perda renal de fosfato.

Os sinais radiológicos característicos da osteomalacia são as fraturas por estresse, também conhecidas como zonas de Looser ou pseudofraturas de Milkman, principalmente em ossos de sustentação do peso. Essas fraturas podem ser identificadas em radiografias simples, porém pode haver a necessidade de tomografia computadorizada (TC), RM ou cintigrafia óssea de corpo inteiro (Figura 76.3 C).

A DMO medida por absorciometria por raios X de dupla energia ou DEXA é habitualmente baixa, embora com frequência seja errôneo presumir que a causa seja osteoporose. Diante disso, e tendo em vista que alguns tratamentos para osteoporose (*i. e.*, bisfosfonatos) possam agravar a osteomalacia, o médico deve rever a lista fornecida na Tabela 76.1 e excluir os distúrbios de mineralização alternativos antes de recomendar os tratamentos convencionais para osteoporose. Por fim, embora o diagnóstico de osteomalacia com frequência possa ser estabelecido clinicamente, o diagnóstico definitivo nos casos incertos baseia-se na biopsia de osso não descalcificado marcado com tetraciclina, que quantifica o grau de defeito de mineralização (Figura 76.1 E e F).

O tratamento do raquitismo ou da osteomalacia depende da etiologia subjacente. O ergocalciferol ou o colecalciferol com suplementação de cálcio leva à consolidação das fraturas e a redução da dor na deficiência grave de vitamina D. Os sais orais de fósforo e os análogos da vitamina D ativados, como o calcitriol, melhoram a osteomalacia no raquitismo hipofosfatêmico, embora a redução específica dos níveis de FGF23 com anticorpo monoclonal também melhore a dor óssea e a consolidação das fraturas no raquitismo HLX. O tratamento de crianças com HFF por meio de TNSALP recombinante pode salvar a vida e reduz acentuadamente a dor e a incapacidade. A identificação e a retirada de medicamentos/toxinas que causem inibição da mineralização geralmente melhoram os sintomas da osteomalacia. O tratamento dessas doenças é gratificante, visto que as respostas são frequentemente notáveis e com restauração da função normal nos pacientes com grave incapacidade.

DOENÇA ÓSSEA DO HIPERPARATIREOIDISMO

A doença óssea do hiperparatireoidismo pode ser uma causa importante de morbidade esquelética, embora a apresentação clínica varie amplamente dependendo da natureza e da gravidade do distúrbio subjacente das paratireoides. Os pacientes com hiperparatireoidismo primário (HPTP), que é caracterizado por níveis séricos elevados de cálcio e de PTH de um adenoma ou uma hiperplasia de paratireoide, tipicamente não apresentam sintomas relacionados com a remodelação óssea acelerada devido ao excesso de PTH. Todavia, em muitos pacientes, a osteopenia ou a osteoporose podem ser detectadas por DEXA, que frequentemente revela perda óssea no terço proximal do rádio e na parte proximal do fêmur ricos em osso cortical com preservação da coluna lombar rica em osso esponjoso. O risco de fraturas, sobretudo o risco de fraturas vertebrais, também fica aumentado no HPTP, porém muitas fraturas vertebrais são clinicamente ocultas (i. e., apenas identificadas por exame de imagem da coluna).

O hiperparatireoidismo secundário (HPTS), que se caracteriza por uma elevação fisiológica do PTH que ocorre em resposta à hipocalcemia e/ou à deficiência de 25-hidroxivitamina D_3, também está associado à perda óssea em locais ricos em osso cortical. O HPTS quase sempre ocorre na doença renal crônica (DRC) avançada como resultado de hipocalcemia crônica, hiperfosfatemia e baixos níveis de calcitriol $(1,25[OH]_2 D_3)$, bem como em estados de má absorção como a derivação gástrica. O hiperparatireoidismo terciário caracteriza-se por hipercalcemia e níveis elevados de PTH em decorrência de um HPTS de longa duração, habitualmente de doença renal em estágio terminal (DRET; ver Capítulo 30). No hiperparatireoidismo terciário, a estimulação crônica das glândulas paratireoides resulta em hiperplasia ou adenomas e função autônoma dessas glândulas.

Nos pacientes com elevação acentuada e crônica dos níveis de PTH, pode ocorrer o desenvolvimento da doença óssea grave do hiperparatireoidismo, que é conhecida como *osteíte fibrosa cística* (OFC). A OFC era comum nos pacientes com HPTP nos EUA antes do início do rastreamento bioquímico de rotina, que começou na década de 1970, porém hoje ocorre em menos de 2% dos pacientes. A OFC continua sendo frequente em regiões do mundo onde o cálcio não é rotineiramente medido. Hoje em dia, a condição é observada tipicamente nas formas secundária e terciária de hiperparatireoidismo (a partir da DRET) grave, prolongado e não controlado e no carcinoma de paratireoide. A OFC, uma doença esquelética de *alta renovação*, caracteriza-se por aumentos acoplados da reabsorção óssea osteoclástica e da síntese osteoblástica de osteoide, por taxas aceleradas de mineralização óssea acompanhadas de microcistos no córtex e nas trabéculas (a parte *cística* da OFC), e por aumento do número de fibroblastos e estroma medular (a parte *fibrosa* da OFC) (Figura 76.1 B e D). Os níveis de marcadores de formação óssea (i. e., fosfatase alcalina e osteocalcina) e de reabsorção (i. e., telopeptídios N-terminais e C-terminais) habitualmente estão aumentados, o que reflete a histologia óssea. As características radiológicas essenciais da OFC consistem em desmineralização da calvária em sal e pimenta, reabsorção dos tufos das falanges terminais e da parte distal das clavículas, reabsorção subperiosteal da face radial do córtex das segundas falanges (Figura 76.4) e tumores marrons (i. e., coleções de osteoclastos que produzem lesões líticas macroscópicas) da pelve e dos ossos longos. Os pacientes com OFC podem apresentar dor óssea ou fraturas.

O tratamento envolve a normalização ou a redução das concentrações elevadas de PTH. Nos pacientes com OFC, a paratireoidectomia curativa normaliza a bioquímica e leva à resolução dos sinais radiológicos. Nos indivíduos com hiperparatireoidismo sem OFC, porém com osteopenia ou osteoporose, a DMO tipicamente aumenta de forma acentuada após a paratireoidectomia, sobretudo na coluna lombar. Se a hipercalcemia for leve e a DMO normal, pode não haver a necessidade de tratamento. A terapia clínica com cinacalcete, um *calcimimético* (que mimetiza a ação do cálcio no receptor sensível ao cálcio), pode ser usada para reduzir os níveis de PTH nos pacientes com carcinoma de paratireoide cuja ressecção cirúrgica não teve sucesso, bem como nos pacientes com hipercalcemia grave devido ao hiperparatireoidismo primário ou terciário e que não são candidatos à cirurgia. Em certas ocasiões, pode ocorrer hipocalcemia após paratireoidectomia nos pacientes com doença mais grave, uma condição conhecida como *síndrome da fome óssea* (ver Capítulo 75).

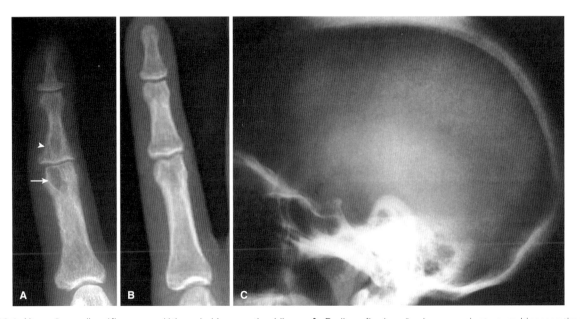

Figura 76.4 Alterações radiográficas esqueléticas do hiperparatireoidismo. **A.** Radiografia de mão de um paciente com hiperparatireoidismo primário. A *seta* indica um tumor de células gigantes (tumor marrom) típico, que consiste em uma coleção de osteoclastos que resultam em alterações macrocísticas do osso. A *ponta de seta* indica a face radial irregular de uma falange devido à reabsorção óssea subperiosteal, que é típica do hiperparatireoidismo. O tumor marrom e a reabsorção subperióstea preenchem e desaparecem quando o tumor agressor ou a hiperplasia da paratireoide são ressecados. **B.** Radiografia de mão normal para comparação. Não se observa tumor marrom, e as faces periosteais das falanges são lisas. **C.** Aspecto clássico de sal e pimenta do crânio no hiperparatireoidismo. As faces periosteais do córtex interno e do córtex externo ou lâminas da calvária são indistintas como resultado da reabsorção óssea subperiosteal. A vista lateral da calvária é turva e indistinta, e mostra micropontuações. (Cortesia de J. Towers, MD, e D. Armfield, MD, University of Pittsburgh, Pittsburgh, Penn.)

O HPTS decorrente de deficiência de vitamina D é tratado com vitamina D_3 (colecalciferol) ou D_2 (ergocalciferol) orais. Dependendo da situação clínica, o HPTS da DRET pode ser tratado com uma combinação da forma ativa da vitamina D ($1,25[OH]_2D_3$ [calcitriol] ou análogos), suplementação de cálcio, ligantes de fosfato e cinacalcete. Em algumas poucas ocasiões, é necessária uma paratireoidectomia para a doença óssea do hiperparatireoidismo relacionada com o HPTS.

OSTEODISTROFIA RENAL

A *osteodistrofia renal* (ODR) refere-se às alterações da renovação, mineralização e morfologia do osso que ocorrem na DRC. Tipicamente, a ODR está associada a anormalidades dos níveis séricos de cálcio, fosfato, PTH e FGF23 ou do metabolismo da vitamina D e também pode estar acompanhada de calcificação vascular e de tecidos moles. O termo *doença renal crônica-distúrbio mineral e ósseo* (*DRC-DMO*) descreve o distúrbio sistêmico que envolve anormalidades do metabolismo tanto mineral quanto ósseo na DRC.

A ODR pode ocorrer precocemente já no estágio 2 da DRC e é prevalente entre pacientes com DRC em estágio 4 a 5. Além disso, até mesmo a DRC leve e moderada confere um risco aumentado de fratura. A fisiopatologia da ODR é complexa e está relacionada a alterações no metabolismo tanto hormonal quanto mineral. No início da DRC, a redução da excreção de fósforo leva a um aumento na produção e nos níveis circulantes de FGF23. O HPTS resulta da hipocalcemia devido à hiperfosfatemia e sua precipitação com fosfato nos tecidos moles, bem como produção renal deficiente de $1,25[OH]_2D_3$ (ver Capítulos 30 e 75).

Podem ocorrer vários tipos de ODR, que são classificados como ODR de alta renovação (OFC), de baixa renovação (doença óssea adinâmica [DOA]), osteomalacia ou ODR mista. A biopsia óssea transilíaca marcada com tetraciclina é a única maneira confiável de distinguir o tipo de ODR presente, embora os níveis de PTH e de fosfatase alcalina possam fornecer uma orientação não invasiva (normalmente elevados na OFC). A OFC e a osteomalacia foram comuns no passado, porém a sua prevalência diminuiu, enquanto houve aumento da DOA. As razões disso ainda não estão totalmente esclarecidas, assim como os mecanismos que levam ao desenvolvimento de um tipo de ODR *versus* outro, porém podem estar relacionadas com o grau de elevação do PTH e outros fatores patogênicos.

Conforme assinalado anteriormente, a OFC é decorrente da secreção excessiva de PTH que causa aumentos pronunciados em renovação, desmineralização e fraturas ósseas. A OFC pode responder dramaticamente à $1,25(OH)_2D_3$, ao cinacalcete, ou a ambos. A etelcalcetida intravenosa, um calcimimético mais recente, pode ser mais efetiva. Por outro lado, a DOA caracteriza-se por pouca ou nenhuma atividade osteoclástica ou osteoblástica ou osteoide na biopsia óssea. A condição resulta do tratamento excessivo com $1,25[OH]_2D_3$ ou ligantes de cálcio-fosfato, que se acredita que causem uma "supersupressão" de PTH, embora outros fatores também possam contribuir. Os pacientes podem apresentar dor óssea, fraturas, hipercalcemia e calcificação vascular. O tratamento concentra-se na redução da dose de análogos da vitamina D ativos, cinacalcete ou outras medidas. Embora seja uma escolha de tratamento intuitiva, poucos dados confirmam que os agentes osteoanabólicos, como os análogos do PTH, sejam benéficos no tratamento da DOA.

A osteomalacia grave, atualmente incomum na DRC, caracteriza-se por dor óssea, baixa DMO e espessamento das suturas osteoides com defeito de mineralização na biopsia óssea (Figura 76.1 E). Um importante fator que contribuía no passado para a osteomalacia era a deposição de alumínio no osso devido ao uso agora obsoleto de quelantes de fosfato contendo alumínio. Entretanto, mesmo no início da DRC podem ser observados os defeitos mais sutis da mineralização devido ao aumento do fósforo e do FGF23. A osteomalacia associada à DRC pode responder à reposição com $1,25[OH]_2D_3$. A ODR é muito menos comum e pode ser caracterizada por uma doença óssea de alta ou baixa renovação juntamente com osteomalacia (Figura 76.1 G).

OSTEOPOROSE APÓS TRANSPLANTE

Os pacientes que foram submetidos a transplante de órgãos frequentemente apresentam osteoporose e correm alto risco de fratura. O uso pós-transplante de agentes imunossupressores, em particular os glicocorticoides, leva a uma rápida perda óssea. Os glicocorticoides aumentam a reabsorção óssea, reduzem a formação óssea, diminuem a absorção gastrintestinal de cálcio, e aumentam a excreção renal de cálcio levando a uma acentuada perda óssea e, com frequência, fraturas dentro de 6 meses após o início. O tacrolimo e a ciclosporina também estiveram associados à perda óssea.

Entretanto, a diminuição da DMO pode ocorrer antes do transplante como resultado de falência de órgãos e seu tratamento, desnutrição ou má absorção, inatividade ou hipogonadismo. Por exemplo, os pacientes com cirrose biliar primária apresentam redução da função osteoblástica e osteoporose de baixa renovação devido a toxinas colestáticas. Os indivíduos com fibrose cística apresentam má absorção de cálcio e de vitamina D, desnutrição e baixo peso. Naqueles com doença pulmonar terminal ou cardíaca, a inatividade física é um fator contribuinte. Os pacientes com DRET que são submetidos a transplante renal frequentemente apresentam ODR. O rastreamento de pacientes com risco de osteoporose após transplante é de suma importância. Recomenda-se a realização de DEXA pré-transplante, medição da vitamina D e exame de imagem da coluna. A intervenção precoce com terapias para a osteoporose nos pacientes com alto risco de fratura ou perda óssea pós-transplante pode evitar a ocorrência de fraturas pós-transplante.

DOENÇAS GENÉTICAS

Os distúrbios monogênicos que levam a uma DMO anormal (baixa ou alta) ou a uma doença esquelética focal são incomuns, porém a sua descoberta melhorou nossa compreensão da biologia esquelética básica e, por sua vez, levou ao desenvolvimento de novos agentes terapêuticos para a osteoporose.

O distúrbio monogênico mais comum que causa baixa DMO é a OI, cuja gravidade depende do gene subjacente envolvido. Com mais frequência, a OI resulta de mutações nos genes do colágeno do tipo I, embora a doença também possa ser causada por defeitos no processamento do colágeno e na mineralização. Em geral, os pacientes com OI apresentam uma DMO muito baixa com fragilidade esquelética e deformidades, mas também podem ter comprometimento dos tecidos contendo colágeno, o que inclui tendões, pele, olhos e dentes (dentinogênese imperfeita). Uma forma monogênica muito mais rara, porém mecanicamente importante, de baixa DMO é a síndrome de osteoporose-pseudoglioma, que é caracterizada por uma osteoporose autossômica dominante grave e com cegueira. Essa doença resulta de mutações inativadoras no gene da proteína 5 relacionado ao receptor de lipoproteína de baixa densidade (*LRP5*), que atua na via de sinalização WNT dos osteoblastos para aumentar a formação óssea. Foi também descrita uma mutação *WNT* em uma família com osteoporose de início precoce.

Em contrapartida, mutações ativadoras em *LRP5* levam a uma forma autossômica dominante de DMO muito alta. Mutações no gene que codifica um inibidor da via de sinalização WNT, a esclerostina, também levam a um aumento da formação óssea e a fenótipos de alta massa óssea como a doença de Van Buchem e esclerosteose.

Estas últimas descobertas levaram ao desenvolvimento de um anticorpo monoclonal dirigido contra a esclerostina para o tratamento da osteoporose.

Diferentemente dos distúrbios que afetam a formação óssea, a osteopetrose, ou "doença do osso de mármore", refere-se a um grupo de doenças que resultam de mutações que comprometem a reabsorção óssea osteoclástica. Embora a osteopetrose esteja associada a aumento da massa esquelética, o risco de fratura está aumentado, presumivelmente devido a uma alteração nas propriedades dos materiais ou a uma "fragilidade" que resulta em redução da resistência óssea. Dependendo da etiologia genética subjacente, a apresentação clínica é variável, porém as manifestações incluem deformidade esquelética/baixa estatura, fraturas recorrentes e de consolidação deficiente, macrocefalia, anormalidades dentárias, crescimento excessivo dos forames neurais com paralisia de nervos, e comprometimento da hematopoese devido ao supercrescimento ósseo que invade o espaço medular. Os achados radiográficos são diagnósticos e indicam esclerose generalizada, um aspecto de "osso dentro de osso" (a partir do remanescente ósseo esponjoso primário ou da cartilagem calcificada), vértebras em camisa de rúgbi, alargamento das metáfises dos ossos longos (deformidade em frasco de Erlenmeyer), e espessamento da calvária e da base do crânio (Figura 76.5 A a C). Não existe tratamento estabelecido para a osteopetrose.

As doenças ósseas genéticas também podem se manifestar como lesões esqueléticas focais. A displasia fibrosa (DF) é uma rara condição caracterizada por lesões fibroósseas no esqueleto e, algumas vezes, por manifestações extraesqueléticas. É causada por mutações ativadoras no gene *GNAS*, que codifica a subunidade alfa da proteína G estimuladora envolvida na produção e sinalização de monofosfato de adenosina cíclico (cAMP) que causa uma diferenciação anormal entre osteoblastos e osteócitos. As mutações ocorrem após a formação do zigoto e não são herdadas, resultando então em um mosaicismo somático, e a extensão da doença depende do momento de ocorrência da mutação durante o desenvolvimento. Os osteoblastos anormais secretam matriz óssea fibrótica desorganizada, o que origina trabéculas irregulares misturadas dentro de um estroma fibroso de células fusiformes, bem como citocinas que levam à reabsorção óssea nas lesões.

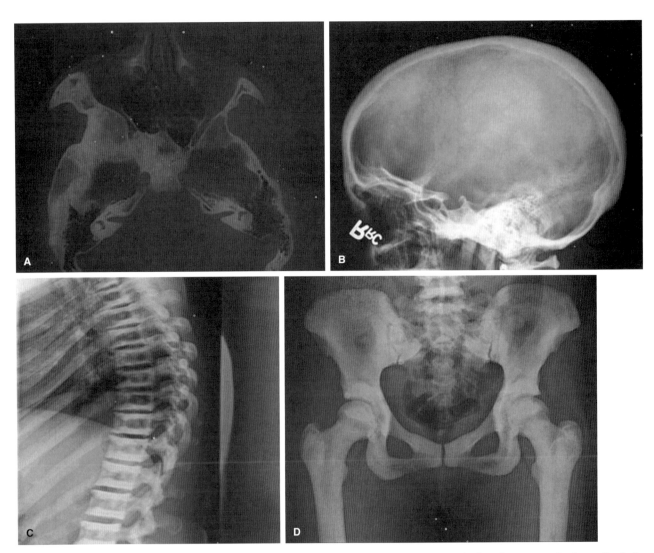

Figura 76.5 A. Tomografia computadorizada de cabeça/face de um paciente com displasia fibrosa indicando a expansão da maxila direita; o córtex está intacto, porém há múltiplas áreas brilhantes e escleróticas e algumas áreas com aspecto de vidro fosco; há estreitamento do seio maxilar direito. **B** a **D.** Achados radiográficos diagnósticos em um paciente com osteopetrose do "adulto". Há esclerose generalizada. **B.** Espessamento da calvária devido à osteopetrose. **C.** A típica coluna vertebral em "camisa de rúgbi" devido a bandas de osso esponjoso primário calcificado. **D.** Pode-se observar um endo-osso ou um aspecto de "osso dentro de osso" na pelve devido à deposição de cartilagem calcificada durante a formação do osso endocondral.

A mineralização óssea anormal também ocorre localmente e algumas vezes de maneira sistêmica relacionada com a produção excessiva de FGF23.

A DF pode envolver um osso (monostótica) ou múltiplos ossos (poliostótica), mas raramente compromete todo o esqueleto (pan-ostótica). A apresentação da DF varia desde achados radiográficos assintomáticos e descobertos de modo incidental até uma incapacidade grave em consequência de fraturas, dor e deformidade esquelética. A DF afeta com mais frequência o crânio e o fêmur, porém a coluna, as costelas e a pelve também são comumente envolvidas. Nas radiografias, as lesões da DF aparecem como lesões medulares expansivas, deformantes, com adelgaçamento cortical e aspecto geral de "vidro fosco" (Figura 76.5 D), mas podem evoluir com o tempo e se tornarem escleróticas. Frequentemente, o diagnóstico é estabelecido radiologicamente por radiografia simples ou TC. Muito ocasionalmente, há a necessidade de biopsia óssea. À semelhança da doença de Paget, a extensão da doença é mais bem avaliada por cintigrafia com tecnécio-99. A DF também pode estar associada a características extraesqueléticas, incluindo manchas café com leite e/ou endocrinopatias hiperfuncionantes (síndrome de McCune-Albright), em decorrência de células descendentes mutantes nos tecidos extraesqueléticos. As neoplasias malignas esqueléticas constituem uma rara complicação da DF. Dependendo da extensão da doença, o manejo inclui analgesia, fisioterapia, cirurgia ortopédica para doença da parte proximal do fêmur ou da coluna, monitoramento dos déficits de nervos cranianos, tratamento das endocrinopatias e dos distúrbios minerais, e bisfosfonatos, embora existam dados limitados sobre a eficácia dos bisfosfonatos.

DOENÇAS ISQUÊMICAS E INFILTRATIVAS

A doença óssea também pode ser decorrente de isquemia ou infiltração do esqueleto. Pode ocorrer lesão isquêmica devido a fármacos/toxinas (excesso de glicocorticoides/álcool etílico), hemoglobinopatias, doenças de armazenamento do glicogênio (p. ex., doença de Gaucher) e excesso de radiação, entre outras causas. As radiografias podem revelar alterações focais ou difusas na DMO, bem como colapso ósseo. No mieloma múltiplo, a infiltração maligna da medula óssea por plasmócitos resulta em ativação excessiva dos osteoclastos, osteoporose grave e, comumente, hipercalcemia (Figura 76.1 H). A mastocitose sistêmica, outra doença linfoproliferativa que pode afetar vários órgãos, incluindo a pele (urticária pigmentosa), o fígado, o baço e os linfonodos, pode causar lesões osteolíticas focais, bem como osteoporose difusa e fraturas. Estas e outras doenças infiltrativas podem levar a osteopenia difusa, dor óssea e fraturas, e essa possibilidade deve ser aventada nos casos de uma osteoporose inexplicável.

LEITURA SUGERIDA

Bilezikian JP: Primer on the metabolic bone diseases and disorders of mineral metabolism, ed 9, Ames Iowa, 2018, J Wiley & Sons and American Society for Bone and Mineral Research.

Christov M, Pereira R, Wesselig-Perry K: Bone biopsy in renal osteodystrophy: continued insights into a complex disease, Curr Opin Nephrol Hypertens 22:210–215, 2013.

Corral-Gudino L, Tan AJ, Del Pino-Montes J, Ralston SH: Bisphosphonates for Paget's disease of bone in adults, Cochrane Database Syst Rev 12:CD004956, 2017.

Khosla S, Westendorf JJ, Oursler MJ: Building bone to reverse osteoporosis and repair fractures, J Clin Invest 118:421–428, 2008.

Lindsay R, Cosman F, Zhao H, et al: A novel tetracycline labeling strategy for longitudinal evaluation of the short term effects of anabolic therapy with a single iliac crest bone biopsy, J Bone Miner Res 21:366–373, 2006.

Moe S, Drueke T, Cunningham J, et al: Definition, evaluation and classification of renal osteodystrophy: a position statement from Kidney Disease: Improving Global Outcomes (KIDIGO), Kidney Int 69:1945–1953, 2006.

Ralston SH: Paget's disease of bone, N Engl J Med 368:644–650, 2013.

Stewart AF: Translational implications of the parathyroid calcium receptor, N Engl J Med 351:324–326, 2004.

77

Osteoporose

Susan L. Greenspan, Mary P. Kotlarczyk

INTRODUÇÃO

A osteoporose, o distúrbio mais comum dos metabolismos ósseo e mineral, afeta cerca de 50% das mulheres e 20% dos homens com mais de 50 anos. O National Institutes of Health Consensus Development Panel on Osteoporosis Prevention define a osteoporose como um distúrbio esquelético caracterizado pelo comprometimento da resistência óssea predispondo o indivíduo a um risco aumentado de fratura. A resistência óssea apresenta dois componentes principais: a densidade óssea e a qualidade do osso. A densidade óssea reflete o pico de massa óssea no adulto e a quantidade de osso perdido na idade adulta. A qualidade do osso é determinada por arquitetura e geometria ósseas, renovação do osso, mineralização e acúmulo de danos (*i. e.*, microfraturas) (Figura 77.1).

DEFINIÇÃO E EPIDEMIOLOGIA

Nos EUA, ocorrem 2 milhões de fraturas osteoporóticas a cada ano. Há quase 300 mil fraturas do colo do fêmur anualmente, e elas estão associadas a uma taxa de mortalidade superior a 20% durante o primeiro ano. A taxa de mortalidade é maior nos homens do que nas mulheres. Mais de 40% dos pacientes com fraturas do colo do fêmur são incapazes de retornar a seu estado ambulatorial anterior, e cerca de 20% são internados em instituições de cuidados prolongados. Quando definidos pela densitometria mineral óssea, 44 milhões de norte-americanos apresentam baixa massa óssea, e 10 milhões têm osteoporose. Embora a morbidade seja menor com fraturas vertebrais, a taxa de mortalidade em 5 anos é semelhante àquela para as fraturas do colo do fêmur. Apenas um terço das fraturas vertebrais radiologicamente diagnosticadas recebe atenção médica.

PATOLOGIA E FATORES DE RISCO

O pico de massa óssea é determinado principalmente por fatores genéticos. Os homens têm maior massa óssea do que as mulheres, e os indivíduos afro-americanos e hispânicos apresentam massa óssea maior do que os indivíduos brancos. Outros fatores que contribuem para o desenvolvimento do pico de massa óssea incluem nutrição e ingestão de cálcio; atividade física; momento da puberdade; doenças crônicas; tabagismo; e uso de medicamentos que prejudicam os ossos, tais como os glicocorticoides.

As causas da perda óssea nos adultos são multifatoriais. O padrão de perda óssea é diferente nas mulheres do que nos homens, e a perda óssea é maior em locais ricos em osso trabecular (p. ex., coluna vertebral) do que em osso cortical (p. ex., colo do fêmur) (Figura 77.2). As mulheres perdem significativamente mais osso trabecular do que os homens. A deficiência de estrogênio durante a menopausa contribui de maneira significativa para a perda óssea nas mulheres, que podem perder de 1 a 5% da massa óssea por ano nos primeiros anos após a menopausa. As mulheres continuam perdendo massa óssea durante todo o resto da vida, e ocorre outra aceleração da perda óssea depois dos 75 anos. O mecanismo dessa perda acelerada na velhice ainda não foi elucidado.

Diversas causas de perda óssea secundária contribuem para a osteoporose e as fraturas. Os medicamentos que comumente provocam perda óssea incluem glicocorticoides, fármacos anticonvulsivantes, excesso de hormônio tireoidiano, heparina, terapia de privação androgênica, inibidores da aromatase e depo-medroxiprogesterona. As doenças endócrinas que resultam em hipogonadismo feminino ou masculino também levam à perda óssea. O hiperparatireoidismo, o hipertireoidismo e o hipercortisolismo comumente causam perda óssea, assim como a deficiência de vitamina D. Os problemas gastrintestinais podem contribuir para a diminuição da absorção de cálcio e de vitamina D (Tabela 77.1). Os fatores de risco para quedas (p. ex., idade, visão deficiente, quedas anteriores, imobilidade, hipotensão ortostática, comprometimento cognitivo, insuficiência de vitamina D, equilíbrio deficiente, problemas de marcha, fraqueza muscular, sarcopenia) também contribuem para as fraturas.

APRESENTAÇÃO CLÍNICA

Diferentemente de muitas outras doenças crônicas com múltiplos sinais e sintomas, a osteoporose é considerada uma doença silenciosa até que ocorram fraturas. Enquanto 90% das fraturas do colo do fêmur ocorrem depois de uma queda, dois terços das fraturas vertebrais são silenciosas e surgem com um estresse mínimo como levantar, espirrar e inclinar-se. Uma fratura vertebral aguda pode resultar em dorsalgia significativa, que diminui gradualmente ao longo de várias semanas com analgésicos e fisioterapia. Os pacientes com uma osteoporose vertebral significativa podem ter perda de altura, cifose e lordose cervical grave, também conhecida como *corcunda de viúva*. O uso prolongado de bisfosfonatos (> 5 anos) pode resultar em uma fratura atípica do fêmur, que pode se manifestar como dor unilateral ou bilateral na coxa e resultar em fratura da diáfise do fêmur sem traumatismo ou com traumatismo mínimo.

Densidade mineral óssea e outras avaliações da massa óssea

Em 1994, a Organização Mundial da Saúde (OMS) desenvolveu um sistema de classificação para a osteoporose e a baixa massa óssea com base em dados de mulheres brancas na pós-menopausa (Tabela 77.2). A osteoporose é definida como a densidade mineral óssea (DMO) inferior ou igual a 2,5 desvios-padrão (DPs) abaixo do pico de massa óssea de adultos jovens (escore T ≤ −2,5 DP). Uma baixa massa óssea (*i. e.*, osteopenia) é definida como a medição da massa óssea entre 1 e 2,5 DPs abaixo do pico da massa óssea do adulto (escore T entre −1 e −2,5 DP). A DMO normal é definida como avaliações iguais ou superiores a 1 DP abaixo do pico de massa óssea do adulto (escore T ≥ −1 DP).

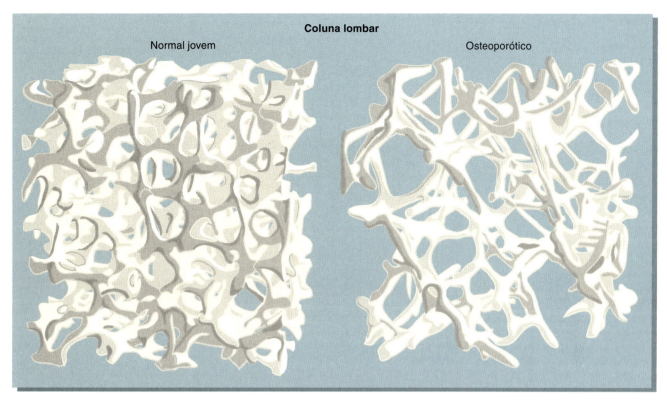

Figura 77.1 Reconstrução tridimensional por microtomografia computadorizada de uma amostra de coluna lombar de uma mulher adulta jovem normal e de uma mulher com osteoporose na pós-menopausa. Na mulher com osteoporose, a massa óssea está reduzida e há deterioração da microarquitetura da estrutura óssea. Enquanto a estrutura de tipo lâmina do osso normal é muito isotrópica, a estrutura do osso osteoporótico mostra principalmente perda dos suportes horizontais; as lâminas tornaram-se hastes finas e mais afastadas umas das outras, e há perda concomitante da conectividade trabecular. Essas alterações levam a uma redução da resistência óssea, que é maior do que seria previsto pela diminuição da densidade mineral óssea. (De Riggs BL, Khosla S, Melton LJ 3rd: Sex steroids and the construction and conservation of the adult skeleton, Endocr Rev 23:279-302, 2002; cortesia de Ralph Mueller, PhD, Swiss Federal Institute of Technology [ETH] e University of Zurich, Suíça.)

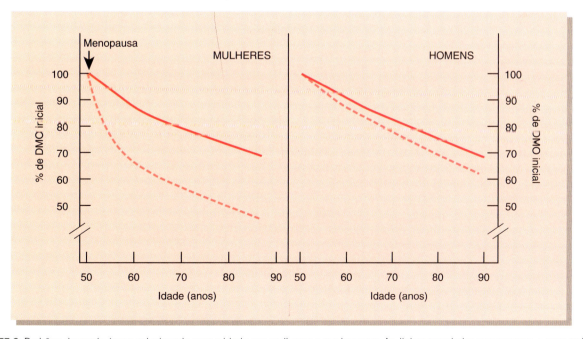

Figura 77.2 Padrões de perda óssea relacionada com a idade em mulheres e em homens. As *linhas tracejadas* representam o osso trabecular, e as *linhas contínuas* o osso cortical. A figura tem como base diversos estudos transversais e longitudinais que usaram absorciometria por raios X de dupla energia. *DMO,* densidade mineral óssea. (De Khosla S, Riggs BL: Pathophysiology of age-related bone loss and osteoporosis, Endocrinol Metab Clin North Am 34:1015-1030, 2005.)

Tabela 77.1 Condições, doenças e medicamentos que causam ou que contribuem para osteoporose e fraturas.

Fatores de estilo de vida
Abuso de álcool
Alta ingestão de sal
Atividade física inadequada
Baixa ingestão de cálcio
Imobilização
Insuficiência de vitamina D
Magreza excessiva
Quedas
Tabagismo (ativo ou passivo)
Vitamina A em excesso

Fatores genéticos
Doença de Gaucher
Doenças de armazenamento do glicogênio
Fibrose cística
Hemocistinúria
Hemocromatose
Hipercalciúria idiopática
Hipofosfatasia
Hipofosfatemia
Histórico parental de fratura do colo do fêmur ou osteoporose
Osteogênese imperfeita
Porfiria
Síndrome de Ehlers-Danlos
Síndrome de Marfan

Estados de hipogonadismo
Amenorreia atlética
Anorexia nervosa e bulimia
Hiperprolactinemia
Hipogonadismo masculino
Insuficiência gonadal secundária
Insuficiência ovariana prematura e primária
Pan-hipopituitarismo
Síndrome de Turner, síndrome de Klinefelter

Distúrbios endócrinos
Diabetes melito (tipos 1 e 2)
Hiperparatireoidismo
Síndrome de Cushing
Tireotoxicose

Distúrbios gastrintestinais
Cirrose biliar primária
Cirurgia gastrintestinal
Derivação gástrica e cirurgia bariátrica
Doença celíaca
Doença inflamatória intestinal
Doença pancreática
Má absorção

Distúrbios hematológicos
Doença falciforme
Gamopatias monoclonais
Hemofilia
Leucemia e linfomas
Mastocitose sistêmica
Mieloma múltiplo
Talassemia

Doenças reumatológicas e autoimunes
Artrite reumatoide
Espondilite anquilosante
Lúpus
Outras doenças reumáticas e autoimunes

Distúrbios neurológicos
Acidente vascular encefálico
Distrofia muscular
Doença de Parkinson
Epilepsia
Esclerose múltipla
Lesão da medula espinal

Diversas condições e doenças
Acidose metabólica crônica
Alcoolismo
Amiloidose
Depressão
Doença óssea pós-transplante
Doença pulmonar obstrutiva crônica
Doença renal terminal
Escoliose idiopática
Hipercalciúria
Infecção pelo vírus da imunodeficiência humana (HIV)/síndrome da
   imunodeficiência adquirida (AIDS)
Insuficiência cardíaca congestiva
Perda de peso
Sarcoidose

Medicamentos
Agentes quimioterápicos para o câncer
Alumínio (em antiácidos)
Antagonistas e agonistas do hormônio de liberação das gonadotropinas (GnRH)
Anticoagulantes (heparina)
Anticonvulsivantes
Barbitúricos
Ciclosporina e tacrolimo
Depo-medroxiprogesterona (contracepção na pré-menopausa)
Glicocorticoides ($\geq$ 5 mg/dia de prednisona ou equivalente por $\geq$ 3 meses)
Hormônios tireoidianos (em excesso)
Inibidores da aromatase
Inibidores da bomba de prótons
Inibidores da recaptação seletiva de serotonina
Lítio
Metotrexato
Nutrição parenteral
Tamoxifeno (uso na pré-menopausa)
Tiazolidinedionas

Adaptada de National Osteoporosis Foundation: Clinician's Guide to Prevention and Treatment of Osteoporosis; 2020 (in press). Disponível em: https://cdn.nof.org/wp-content/uploads/2016/01/995.pdf.

Tabela 77.2 Classificação da osteoporose pela Organização Mundial da Saúde (OMS).	
Classificação	Critérios para densidade mineral óssea
Normal	Igual ou superior a −1 DP do valor médio de pico do adulto jovem
Baixa massa óssea (osteopenia)	Entre −1 e −2,5 DP do valor médio de pico do adulto jovem
Osteoporose	Igual ou inferior a −2,5 DP do valor médio de pico do adulto jovem

DP, desvio-padrão.

O padrão para a avaliação da DMO é a absorciometria por raios X de dupla energia (DEXA, do inglês *dual-energy x-ray absorptiometry*), que tem excelente precisão e acurácia. As medições são realizadas no quadril e na coluna, e, em certa de 30% dos casos, observa-se uma discordância entre essas medições (Figura 77.3). A classificação deve ser feita apenas se duas ou mais vértebras estiverem disponíveis para análise em imagens da coluna devido a uma elevada taxa de erro quando uma única vértebra é avaliada. A classificação baseia-se no valor mais baixo (*i. e.*, coluna vertebral total, quadril total ou colo do fêmur).

Nos pacientes com hiperparatireoidismo, nos quais se observa frequentemente perda de osso cortical, deve-se obter também a DEXA do antebraço usando-se o terço distal do rádio. As avaliações do antebraço podem ser úteis nos pacientes de idade mais avançada que, com frequência, apresentam medições falsamente elevadas da DMO na coluna em consequência de calcificações atípicas de doença articular degenerativa, esclerose ou calcificações aórticas, ou nos pacientes obesos cujo peso ultrapasse o limite da tabela.

A DMO pode ser medida por tomografia computadorizada quantitativa (TCQ) do quadril ou da coluna. Entretanto, dispõe-se de dados menos normativos para a TCQ do quadril, a precisão vertebral é inferior à da DEXA, e as doses de radiação são significativamente maiores do que as da DEXA. A absorciometria de fóton único do antebraço e as medições periféricas como a ultrassonografia do calcanhar também têm sido usadas para avaliar a massa óssea. Entretanto, a classificação da OMS deve ser usada apenas com as medições centrais por DEXA.

A National Osteoporosis Foundation (NOF) recomenda obter uma avaliação da DMO em todas as mulheres com 65 anos ou mais, em homens com 70 anos ou mais independentemente dos fatores de risco, bem como em adultos com 50 anos ou mais que apresentem uma fratura. A NOF também sugere o rastreamento de mulheres mais jovens na pós-menopausa, de homens de 50 a 69 anos com fatores de risco clínicos para fratura e de adultos com uma condição ou em uso de medicamento associados a baixa massa óssea ou perda óssea (Tabela 77.3). Essa recomendação difere das diretrizes da US Preventive Services Task Force (USPSTF) de 2018, que recomendam o rastreamento de mulheres a partir dos 65 anos e de mulheres mais jovens em risco (usando ferramentas de rastreamento), mas que não adotam o rastreamento para homens. As diretrizes da NOF concordam com a orientação da Endocrine Society and International Society for Clinical Densitometry. Dispõe-se de bancos de dados de referência para mulheres e homens brancos, afro-americanos, asiáticos e hispânicos.

O FRAX, uma ferramenta de avaliação de risco de fratura, fornece uma previsão do risco em 10 anos de fratura do colo do fêmur ou de qualquer fratura osteoporótica importante em mulheres e homens entre 40 e 90 anos. Para cada paciente, o FRAX incorpora o escore T do colo do fêmur, a idade, o sexo, a altura, o peso, e fatores de risco específicos, que incluem histórico de fratura em idade adulta, fratura do colo do fêmur dos pais, tabagismo atual, uso de glicocorticoides, artrite reumatoide, etilismo (três doses ou mais por dia) e osteoporose secundária. A previsão do risco de fratura é específica para a raça e o país, e deve ser usada nos pacientes que *não* estejam em terapia.

Dependendo do local a ser avaliado e do tipo de terapia prescrita, a DMO determinada por DEXA habitualmente pode ser monitorada após 2 anos de tratamento. Por exemplo, o osso trabecular, que tem maior área de superfície e é metabolicamente mais ativo do que o osso cortical, tem mais probabilidade de apresentar melhora com agentes antirreabsortivos de ação mais forte. As alterações na massa óssea com a terapia com potentes agentes antirreabsortivos são mais proeminentes na coluna em comparação com outras áreas. A ausência de mudanças na DMO do antebraço com o passar do tempo é comum, apesar da boa precisão. Embora o calcanhar tenha uma alta porcentagem de osso trabecular, a precisão é baixa, e não deve ser realizado monitoramento nesse local.

Todos os pacientes com osteoporose ou baixa massa óssea devem ser investigados à procura de causas secundárias de perda óssea. Essa investigação deve incluir o nível sérico de cálcio (corrigido para albumina) para descartar a possibilidade de hiperparatireoidismo ou desnutrição; o nível de 25-hidroxivitamina D para avaliar a deficiência ou insuficiência de vitamina D; o nível de fosfatase alcalina para avaliação da doença de Paget, neoplasia maligna, cirrose ou deficiência de vitamina D; provas de funções hepática e renal para a avaliação de anormalidades; ensaio do cálcio e da creatinina na urina de 24 horas para avaliar a presença de hipercalciúria ou má absorção; teste para espru nos pacientes com anemia, má absorção ou hipocalciúria; nível de tireotropina para descartar a possibilidade de hipertireoidismo; e eletroforese das proteínas séricas para excluir o mieloma em indivíduos idosos com anemia. Com frequência, a medição do nível de paratormônio (PTH) é necessária para interpretar os níveis de cálcio e de vitamina D. Os níveis de testosterona total são recomendados para homens.

Uma investigação mais extensa pode ser realizada nos casos graves ou incomuns. A biopsia óssea raramente é necessária. Os marcadores de renovação óssea variam de modo considerável na prática clínica, e esses testes habitualmente são reservados para pesquisa. Entretanto, eles podem ser úteis na avaliação da taxa de renovação óssea após uso prolongado de bisfosfonatos ou um período sem uso de bisfosfonatos.

Radiografia

As radiografias convencionais e a avaliação de fraturas vertebrais nos adultos com 50 anos ou mais podem revelar fratura por compressão vertebral, que é diagnóstica de osteoporose (Figura 77.4) mesmo na ausência de DMO. Entretanto, dois terços das fraturas vertebrais por compressão são assintomáticas. A baixa massa óssea pode não ser evidente nas radiografias até que ocorra perda de 30% da massa. Na avaliação da massa óssea, as radiografias podem ser interpretadas inadequadamente devido à superpenetração ou penetração insuficiente do filme. Por conseguinte, as radiografias constituem um indicador fraco de osteoporose (com exceção das fraturas vertebrais), e o diagnóstico deve ser baseado nos resultados da densitometria mineral óssea. A avaliação de fratura vertebral (AFV) frequentemente pode ser realizada em conjunto com uma DEXA-padrão e pode identificar fraturas de compressão de vértebras.

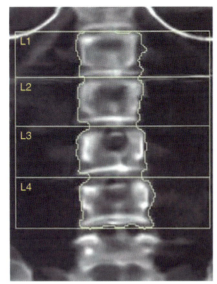
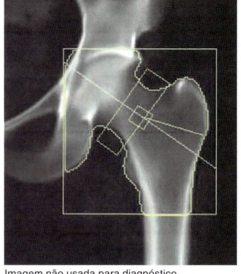

Imagem não usada para diagnóstico
k = 1,131, d0 = 47
116 × 117

Imagem não usada para diagnóstico
k = 1,152, d0 = 51
83 × 90
COLO: 49 × 15

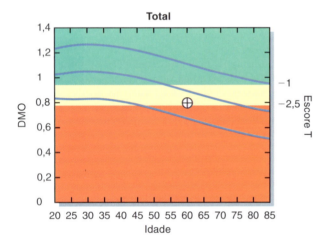
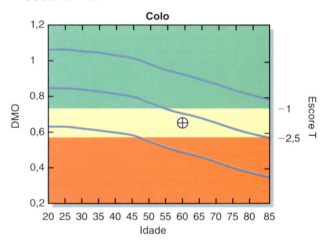

Resumo dos resultados da DEXA:

Região	Área (cm²)	CMO (g)	DMO (g/cm²)	Escore T	Escore Z
L1	10,29	8,63	0,839	−1,4	−0,1
L2	10,69	8,16	0,763	−2,4	−1
L3	11,78	9,50	0,807	−2,5	−1,1
L4	12,51	9,68	0,774	−2,6	−1,1
Total	45,27	35,97	0,794	−2,3	−0,9

DMO total CV 1%, ACF = 1,039, BCF = 1,005, QT = 7,494
Classificação da OMS: Osteopenia
Risco de fratura: aumentado

Resumo dos resultados da DEXA:

Região	Área (cm²)	CMO (g)	DMO (g/cm²)	Escore T	Escore Z
Colo	4,83	3,16	0,655	−1,7	−0,5
Total	28,61	23,10	0,807	−1,1	−0,1

DMO total CV 1%, ACF = 1,039, BCF = 1,005, QT = 5,696
Classificação da OMS: Osteopenia

Figura 77.3 *À esquerda*, a coluna lombar (L1 a L4) desse paciente tem uma densidade mineral óssea (DMO) de 0,794 g/cm² (*círculo branco com uma cruz no gráfico*), que foi medida por absorciometria por raios X de dupla energia (DEXA), e escore T de −2,3. O gráfico do banco de dados de referência mostra níveis de DMO médios correspondentes a idade e sexo de ±2 desvios-padrão (DP) derivados de um banco de dados normativo do fabricante (Hologic, Inc., Bedford, Mass.). O escore T indica a diferença de DP entre a DMO do paciente e a do pico médio previsto correspondente para o sexo de um adulto jovem; o valor z é a diferença em DP entre a DMO do paciente e a DMO média correspondente ao sexo e etnia. *À direita*, esse paciente tem uma DMO do quadril total de 0,807 g/cm² e seu colo do fêmur tem uma DMO de 0,655 g/cm² (*círculo branco com uma cruz no gráfico*), conforme medição por DEXA. O escore T do quadril total é de −1,1 e o escore T do colo do fêmur é de −1,7. O gráfico do banco de dados de referência mostra níveis de DMO médios correspondentes de idade e sexo de ±2 DPs derivados da terceira National Health and Nutrition Examination Survey. O escore T indica a diferença em DP entre a DMO do paciente e o pico médio previsto de DMO do adulto jovem correspondente ao sexo; o escore z é a diferença em DP entre as DMOs do paciente. O risco de fratura em 10 anos (FRAX) é de 15% para uma fratura osteoporótica importante e de 1,6% para uma fratura de quadril (incluindo os fatores de risco relatados: fratura anterior, índice de massa corporal [IMC] = 24,2, usando um banco de dados de indivíduos brancos dos EUA). (Relatório de densitometria óssea para o Horizon bone densitometer, Bedford, Mass., Hologic, Inc.) *ACF*, função de autocorrelação; *BCF*, fator de correção de erro sistemático; *CV*, coeficiente de variação; *QT*, quadril total.

Tabela 77.3 Recomendações da National Osteoporosis Foundation para avaliação da densidade mineral óssea.

- Mulheres com ≥ 65 anos e homens ≥ 70 anos, independentemente dos fatores de risco clínicos
- Mulheres mais jovens na pós-menopausa, mulheres na transição para a menopausa, e homens de 50 a 69 anos com fatores de risco clínicos para fratura
- Adultos que sofrem fratura depois dos 50 anos
- Adultos que apresentam uma condição (p. ex., artrite reumatoide) ou em uso de um medicamento (p. ex., glicocorticoides em dose diária de ≥ 5 mg de prednisona ou equivalente por ≥ 3 meses) associados a baixa massa óssea ou perda óssea

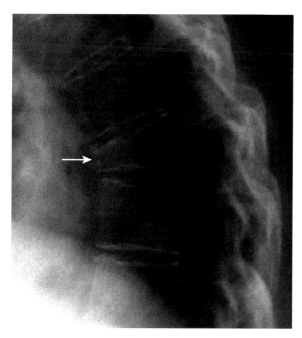

Figura 77.4 Radiografia lateral da coluna mostrando uma fratura de compressão em cunha anterior da coluna torácica.

PREVENÇÃO

As medidas preventivas gerais para todos os pacientes incluem ingestão adequada de cálcio e de vitamina D, exercício físico e técnicas de prevenção de quedas. A dose diária recomendada de cálcio para adultos, conforme revisão pelo Institute of Medicine, é de 1.200 mg para mulheres com 51 anos ou mais e homens com 71 anos ou mais e de 1.000 mg para homens de 50 a 70 anos. A ingestão de cálcio pode ser feita por consumo dietético, suplementação ou combinação de dieta e suplementos. Os suplementos devem consistir em carbonato de cálcio puro ou citrato de cálcio puro, tomados em doses fracionadas de aproximadamente 500 a 600 mg duas vezes/dia. O carbonato de cálcio deve ser tomado com as refeições para a sua melhor absorção, enquanto o citrato de cálcio pode ser tomado com ou sem alimento. Os suplementos de cálcio estão disponíveis em comprimidos ou em formas mastigáveis e líquidas. Alimentos como suco de laranja, cereais, pães e barras nutricionais podem ser enriquecidos com cálcio. Não há nenhum benefício no uso de mais de 1.200 mg/dia, e a ingestão excessiva pode aumentar o risco de cálculos renais e de doença cardiovascular (embora os dados sejam controversos).

A vitamina D é importante para a absorção de cálcio e a mineralização óssea. A vitamina D propicia benefícios não esqueléticos e esteve associada à melhora na força muscular e à prevenção de quedas. A vitamina D provém de duas fontes: dieta e fotossíntese. Como as fontes alimentares de vitamina D limitam-se a apenas determinados alimentos (p. ex., leite enriquecido, iogurte) e os pacientes frequentemente são aconselhados a evitar a exposição ao sol para a prevenção de câncer de pele e rugas, muitos estudos documentaram deficiência e insuficiência de vitamina D em adultos de idade mais avançada. Os pacientes idosos têm uma capacidade reduzida de sintetizar vitamina D na pele. A vitamina D em baixos níveis pode levar ao hiperparatireoidismo secundário.

A vitamina D pode ser ingerida em multivitamínicos, em um suplemento de cálcio ou na forma pura, e está disponível como colecalciferol (D_3) ou ergocalciferol (D_2). Com base em dados de pacientes não internados sem osteoporose, as doses diárias recomendadas pelo Institute of Medicine são de 600 UI por dia para adultos até 70 anos e de 800 UI para aqueles com mais de 70 anos de modo a alcançar um nível de 25-hidroxivitamina D de pelo menos 20 ng/mℓ (50 nmol/ℓ). Entretanto, a NOF sugere 800 a 1.000 UI por dia e um nível de 25-hidroxivitamina D de pelo menos 30 ng/mℓ para uma absorção ideal de cálcio. Os pacientes idosos, os indivíduos com má absorção e os obesos podem necessitar de maiores quantidades de vitamina D. Os pacientes de idade mais avançada com grave deficiência de vitamina D podem receber 50.000 UI de vitamina D uma vez/semana durante 3 meses para alcançar níveis séricos de vitamina D dentro da faixa normal, seguidas de uma dose de manutenção de pelo menos 1.000 UI por dia. O limite superior da ingestão de vitamina D é de 4.000 UI/dia. A vitamina D ativada raramente é necessária e não deve ser administrada de modo regular para a osteoporose na pós-menopausa.

A prática de exercícios de sustentação do peso (caminhada, corrida, dança, *tai chi* etc.) é importante para a manutenção da integridade do esqueleto. Os resultados dos estudos são controversos no que concerne aos diferentes tipos e à duração do exercício para mulheres na pós-menopausa e para homens. Entretanto, os exercícios de sustentação de peso e de treino de resistência habitualmente são sugeridos e demonstraram melhorar a massa óssea ou manter a integridade do esqueleto. Nos pacientes com novas fraturas vertebrais, a fisioterapia é importante para melhorar a postura e aumentar a força dos músculos do dorso.

Como 90% das fraturas do colo do fêmur e um número significativo de fraturas vertebrais ocorrem após uma queda, são sugeridas medidas preventivas para os pacientes idosos frágeis com risco de queda. A proteção contra quedas em casa inclui a instalação de barras de apoio no banheiro e corrimãos nas escadas, evitar o uso de tapetes e cordões soltos, assegurar uma boa iluminação ao lado da cama e remover objetos de fácil acesso na cozinha. Outras medidas de prevenção de quedas incluem a eliminação de medicamentos que causam tontura ou hipotensão postural (se possível), avaliação da necessidade de dispositivos de assistência (p. ex., bengalas, andadores) e assegurar o uso de calçados adequados e uma boa visão. Os benefícios dos protetores de quadril para redução das fraturas do colo do fêmur são decepcionantes e controversos, e a adesão dos indivíduos a esses produtos é, com frequência, ruim.

TRATAMENTO E PROGNÓSTICO

A NOF desenvolveu diretrizes de tratamento que incorporam uma previsão de risco de fraturas em 10 anos. A instituição sugere a implementação de tratamento para mulheres na pós-menopausa e para homens com 50 anos ou mais, conforme mostrado na Tabela 77.4. Além disso, o grupo de especialistas da National Bone Health Alliance (NBHA) publicou uma versão expandida que inclui um quarto critérios para tratamento: fratura da parte proximal do úmero, da pelve ou do punho na presença de osteopenia (escore T entre −1 e −2,5).

Tabela 77.4 Diretrizes da National Osteoporosis Foundation para tratamento.

- Fratura por fragilidade de quadril ou de vértebra em adulto
- Osteoporose por DEXA com escore T ≤ −2,5 DP para a coluna lombar, o quadril total ou o colo do fêmur após avaliação adequada
- Baixa massa óssea por escores T de DEXA entre −1 e −2,5 DP na coluna lombar ou no colo do fêmur e probabilidade em 10 anos de FRAX de fratura de quadril ≥ 3% ou probabilidade em 10 anos de fraturas relacionadas a osteoporose significativa ≥ 20%.

DEXA, absorciometria por raios X de dupla energia; *DP*, desvio-padrão; *FRAX*, ferramenta de avaliação de risco de fratura.

Os pacientes em uso de glicocorticoides podem sofrer fraturas mesmo com uma densidade óssea normal. O American College of Rheumatology sugere que os pacientes que deverão ser tratados com glicocorticoides por 3 meses ou mais realizem uma densitometria óssea e, quando indicado, iniciem terapia antirreabsortiva de acordo com suas diretrizes.

Bisfosfonatos

Os bisfosfonatos constituem a base da prevenção e do tratamento da osteoporose. Esses fármacos inibem a via de síntese de colesterol nos osteoclastos, causando então apoptose precoce e inibindo a migração e a fixação dos osteoclastos. Diferentemente de outros agentes, os bisfosfonatos são incorporados no osso, apresentam meia-vida longa e podem ser reciclados.

Nos EUA, os bisfosfonatos alendronato, risedronato, ibandronato e ácido zoledrônico foram aprovados para prevenção e tratamento da osteoporose. O alendronato pode aumentar a massa óssea em cerca de 8% na coluna e em 4% no quadril no decorrer de 3 anos. Esse aumento tem estado associado à redução de aproximadamente 50% nas fraturas da coluna, do colo do fêmur e do antebraço (Tabela 77.5). O alendronato é prescrito na dose de 35 mg uma vez/semana para a prevenção da osteoporose e em uma dose de 70 mg uma vez/semana para o tratamento da condição. O fármaco foi aprovado para uso em homens e pacientes com osteoporose induzida por glicocorticoides.

O risedronato foi aprovado para a prevenção e o tratamento da osteoporose em uma dose de 35 mg por semana ou de 150 mg por mês, ou como dose tardia de 35 mg por semana após o desjejum. Estudos multicêntricos em grande escala demonstraram melhora na massa óssea de cerca de 6 a 7% na coluna e de 3% no colo do fêmur ao longo de 3 anos. Esses estudos revelaram reduções de aproximadamente 50% nas fraturas vertebrais, de 40% nas fraturas não vertebrais e de 40% nas fraturas do colo do fêmur (Tabela 77.5). O risedronato foi aprovado para o tratamento da osteoporose nos homens e para a prevenção e o tratamento de pacientes com osteoporose induzida por glicocorticoides.

O ibandronato oral foi aprovado para a prevenção e o tratamento da osteoporose na pós-menopausa. Depois de 3 anos de tratamento, o ibandronato aumentou a densidade óssea em 6,5% na coluna e em

Tabela 77.5 Terapias aprovadas pela Food and Drug Administration para prevenção e tratamento da osteoporose.

Agente	Prevenção/ tratamento	Dosagem	Redução das fraturas vertebrais	Redução das fraturas do colo do fêmur	Mulheres/ homens	OP induzida por esteroides
Agentes antirreabsortivos						
Alendronato[a]	Sim/sim	Prev: 35 mg/semana VO Trat: 70 mg/semana VO	Sim	Sim	Sim/sim	Sim
Ibandronato[a]	Sim[b]/sim	150 mg/mês VO, 3 mg a cada 3 meses IV	Sim	Não	Sim/não	Não
Risedronato[a]	Sim/sim	Prev/trat: 35 mg/semana VO, 35 mg/semana VO de liberação prolongada, 150 mg/mês VO	Sim	Sim	Sim/sim	Sim
Ácido zoledrônico[a]	Sim/sim	Prev: 5 mg a cada 2 anos IV Trat: 5 mg/ano IV	Sim	Sim	Sim/sim	Sim
Calcitonina	Não/sim	200 UI/dia intranasal	Sim	Não	Sim/não	Não
Denosumabe	Não/sim	60 mg a cada 6 meses SC	Sim	Sim	Sim/sim	Sim
Terapia hormonal/ estrogênio	Sim[c]/não	Várias preparações disponíveis	Sim	Sim	Sim[d]/não	Não
Raloxifeno	Sim/sim	60 mg/dia VO	Sim	Não	Sim/não	Não
Agentes anabólicos						
Abaloparatida (PTHrP)	Não/sim	80 μg/dia SC	Sim	Não	Sim/sim	Não
Teriparatida (PTH [1-34])	Não/sim	20 μg/dia SC	Sim	Não	Sim/sim	Sim
Agentes de dupla ação						
Romosozumabe	Não/sim	210 mg/mês SC	Sim	Sim	Sim/não	Não

[a]O alendronato, o risedronato, o ibandronato e o ácido zoledrônico são bisfosfonatos. [b]Apenas por via oral. [c]Prevenção ou controle a curto prazo. [d]Para controle. *OP*, osteoporose; *prev*, prevenção; *PTH*, paratormônio; *PTHrP*, peptídio relacionado ao paratormônio; *SC*, administração subcutânea; *trat*, tratamento; *VO*, administração oral.

3,4% no colo do fêmur, e reduziu novas fraturas vertebrais em aproximadamente 60%. Não houve redução nas fraturas não vertebrais ou do colo do fêmur. O fármaco está aprovado em uma dose oral de 150 mg por mês e para tratamento em uma dose intravenosa de 3 mg a cada 3 meses.

O ácido zoledrônico foi aprovado pela FDA para a prevenção e o tratamento da osteoporose na pós-menopausa, da osteoporose em homens e da perda óssea induzida por esteroides. Um importante ensaio clínico de 3 anos demonstrou aumentos de 6,9% da densidade óssea na coluna e de 6% no colo do fêmur, e o fármaco reduziu as fraturas da coluna em 70%, as fraturas não vertebrais em 25%, e as fraturas de quadril em 41%. O ácido zoledrônico é administrado em uma dose intravenosa de 5 mg uma vez por ano para tratamento e 5 mg por via intravenosa a cada 24 meses para fins de prevenção.

Não existe um guia simples para a escolha do bisfosfonato, visto que o processo de seleção dos medicamentos com frequência é determinado pelo custo do medicamento e por considerações da seguradora. Em geral, o alendronato é o bisfosfonato mais comumente prescrito, visto que, em geral, é o menos caro.

Como os bisfosfonatos orais são pouco absorvidos, precisam ser administrados pela manhã com o estômago vazio e com um copo cheio de água. Os pacientes precisam aguardar 30 minutos (quando tomam alendronato e risedronato) a 60 minutos (quando tomam ibandronato) antes de comer, e não devem se deitar. Dispõe-se de uma formulação de liberação prolongada de risedronato, que pode ser tomada após o café da manhã.

Os efeitos colaterais potenciais dos bisfosfonatos consistem em desconforto epigástrico, pirose e esofagite. Os bisfosfonatos intravenosos têm estado associados a uma síndrome do tipo gripal após a infusão. Os bisfosfonatos também podem causar artralgias e mialgias. Eles são contraindicados para os pacientes com insuficiência renal (*i. e.*, taxa de filtração glomerular estimada em 30 a 35 mℓ/minuto). A osteonecrose da mandíbula (ONM) é um raro evento adverso de crescimento ósseo anormal na mandíbula que mais frequentemente está associado ao uso de altas doses de bisfosfonatos intravenosos em pacientes com câncer e com má higiene oral. Muito ocasionalmente, foram relatadas fraturas de fêmur atípicas (FFA) na diáfise após uso prolongado (> 5 anos de administração oral ou > 3 anos de administração intravenosa) de bisfosfonatos. Essas fraturas podem se manifestar com pródromo de dor unilateral ou bilateral da coxa, e podem ocorrer fraturas mesmo com atividade mínima. Essas fraturas são raras após o tratamento da osteoporose, porém comuns nos pacientes com câncer que recebem frequentemente altas doses por via intravenosa.

Denosumabo

O ativador do receptor do fator nuclear κB (RANK, do inglês *receptor activator of nuclear fator-κB*) e seu ligante (RANKL) são mediadores da atividade dos osteoclastos. Quando comparado com o placebo, o denosumabe, um anticorpo dirigido contra o RANKL, produz um aumento relativo da DMO na coluna de 9,2% e no colo do fêmur de 6% ao longo de 3 anos, e reduz as fraturas em 68% na coluna, em 40% no quadril e em 20% em locais não vertebrais. O denosumabe está aprovado pela FDA para mulheres na pós-menopausa e homens com osteoporose, para homens com câncer de próstata e em terapia de privação androgênica, para mulheres na pós-menopausa com câncer de mama tratadas com inibidores da aromatase, e para homens e mulheres que estejam recebendo glicocorticoides. É administrado como injeção subcutânea de 60 mg a cada 6 meses. O denosumabe pode causar hipocalcemia, de modo que o paciente é incentivado a ingerir cálcio na dieta ou com suplementos. Muito ocasionalmente, está associado a exantema ou infecção cutânea, como também à ocorrência de ONM ou FFA. Quando a terapia é interrompida, podem ocorrer perda óssea e fraturas por compressão vertebral, particularmente nos pacientes

com uma prévia fratura vertebral. Foi sugerido que os pacientes mudem para um bisfosfonato oral ou intravenoso. Após a interrupção do denosumabe, o tratamento com teriparatida (uma versão recombinante do paratormônio humano) (ver adiante) pode levar à perda óssea em alguns locais.

Agonistas-antagonistas do estrogênio

Os agonistas-antagonistas do estrogênio eram anteriormente denominados moduladores seletivos dos receptores de estrogênio (SERMs, do inglês *selective estrogen receptor modulators*), visto que apresentam alguns benefícios de tipo estrogênio e de tipo antiestrogênio. O raloxifeno está aprovado para a prevenção e o tratamento da osteoporose em mulheres. O ensaio clínico Multiple Outcomes of Raloxifene Evaluation (MORE) constatou um aumento da massa óssea de 4% na coluna e de 2,5% no colo do fêmur ao longo de 3 anos. Esses aumentos estiveram associados a uma redução aproximada de 50% nas fraturas vertebrais. Não foi observada nenhuma redução nas fraturas não vertebrais ou do colo do fêmur (Tabela 77.5). O tratamento esteve associado à melhora do estado dos lipídios, conforme demonstrado por diminuição dos níveis séricos do colesterol total e do colesterol LDL.

O raloxifeno não está associado à hiperplasia endometrial, e as pacientes não devem apresentar sangramento, nem pequena perda de sangue. Elas não têm hipersensibilidade nem edema das mamas. O raloxifeno diminui o risco de câncer de mama invasivo nas mulheres na pós-menopausa com osteoporose e nas mulheres com alto risco de câncer de mama invasivo. As pacientes têm o mesmo risco pequeno de trombose venosa profunda ou de embolia pulmonar observado com a terapia hormonal. O raloxifeno não alivia os sintomas da pós-menopausa e pode exacerbar as ondas de calor. Os estudos realizados não encontraram um impacto significativo sobre a doença cardiovascular. O raloxifeno pode ser administrado com ou sem alimento em uma dose oral de 60 mg/dia.

Terapia hormonal

Os pesquisadores da Women's Health Initiative, um ensaio clínico multicêntrico de grande porte, randomizado e controlado por placebo que avaliou a terapia com estrogênio, relataram uma redução de 34% nas fraturas do colo do fêmur e das vértebras depois de 5,2 anos. Além da melhora observada na massa óssea, os benefícios incluem melhor perfil lipídico, diminuição da incidência de câncer de cólon e redução dos sintomas da menopausa. Entretanto, devido aos riscos potenciais da terapia hormonal (*i. e.*, eventos cardiovasculares, câncer de mama, trombose venosa profunda, embolia pulmonar e problemas da vesícula biliar), ela só deve ser adotada para a prevenção ou controle dos sintomas da menopausa, e outros agentes devem ser usados para o tratamento da osteoporose. Uma combinação de estrogênio conjugado/bazedoxifeno também está aprovada para a prevenção da osteoporose na pós-menopausa e para outros sintomas da menopausa (ondas de calor).

Paratormônio

O PTH humano recombinante (1-34), ou teriparatida é um agente osteoanabólico que aumenta a DMO espinal em 9,7% e a DMO do colo do fêmur em 2,6% em 18 meses. Seu uso está associado à redução de 65% nas fraturas vertebrais e de 53% nas fraturas não vertebrais. A teriparatida é tomada por até 2 anos em uma dose diária de 20 μg por via subcutânea para mulheres na pós-menopausa e para homens com alto risco de fratura, incluindo os pacientes em uso de glicocorticoides. Os efeitos colaterais consistem em náuseas, cefaleia e tontura, e podem estar associados à perda óssea em alguns locais se o fármaco for iniciado após a interrupção do denosumabe. Após a terapia, os pacientes beneficiam-se da terapia antirreabsortiva para evitar a perda óssea. O PTH humano recombinante (1-84) está aprovado para uso na Europa.

Peptídio relacionado ao paratormônio

O análogo do PTHrP (1-34), a abaloparatida, é um agente anabólico ósseo que aumenta a densidade óssea da coluna em 9,8% e a densidade óssea do colo do fêmur em 3,4% em aproximadamente 12 meses. Um importante ensaio clínico conduzido relatou redução das fraturas vertebrais em 86% e das fraturas não vertebrais em 43%. A abaloparatida pode ser administrada como injeção subcutânea diária de 80 mg por até 2 anos nas mulheres na pós-menopausa. Os efeitos colaterais consistem em náuseas, cefaleia, tontura e palpitações. Está em fase de pesquisa uma formulação em adesivo. Após a terapia, recomenda-se o uso de um agente antirreabsortivo para evitar a perda óssea.

Romosozumabe

O romosozumabe é um anticorpo monoclonal dirigido contra a esclerostina que apresenta duplo mecanismo de ação, visto que aumenta a formação óssea e diminui a reabsorção óssea. Em ensaios clínicos importantes que compararam o fármaco com o placebo, depois de 12 meses o romosozumabe aumentou a densidade óssea em 13,7% na coluna e em 6,2% no colo do fêmur, como também reduziu as fraturas vertebrais em 73% e as do colo do fêmur em 38%. Esse anticorpo monoclonal está aprovado para as mulheres na pós-menopausa com osteoporose por 12 meses como injeção subcutânea mensal de 210 mg. Deve ser seguido de terapia antirreabsortiva para evitar a perda óssea. Muito ocasionalmente está associado a ONM e FFA. Em um estudo no qual o romosozumabe foi comparado com o alendronato, houve aumento no risco de eventos cardiovasculares e acidentes vasculares encefálicos, de modo que o seu uso deve ser evitado nos pacientes que tiveram esses eventos no ano anterior.

Calcitonina

A calcitonina é um peptídio de 32 aminoácidos produzido pelas células parafoliculares da glândula tireoide. Um importante ensaio clínico de tratamento não demonstrou alterações significativas na DMO depois de 3 anos. Todavia, a dose de 200 UI de calcitonina nasal esteve associada a uma redução de 50% nas fraturas vertebrais (Tabela 77.5). Não foi constatada redução nas fraturas não vertebrais ou do colo do fêmur. Existe uma possível associação ao desenvolvimento de câncer. A calcitonina pode reduzir a dor após fratura por compressão vertebral aguda.

Escolha da terapia e terapia sequencial *versus* combinada

A escolha inicial da medicação e da sequência da terapia é importante e é objeto de investigação. Atualmente, a terapia convencional começa com um único agente. A escolha da terapia é habitualmente determinada pelo médico da seguradora e, com frequência, um bisfosfonato antirreabsortivo oral, como o alendronato, é o de menor custo e produz redução do risco de fratura nos principais locais vertebrais, não vertebrais e do colo do fêmur. Se um paciente tiver alguma contraindicação para uso de bisfosfonato oral, como a doença do refluxo gastroesofágico (DRGE), o tratamento é, com frequência, iniciado com um bisfosfonato intravenoso, como o ácido zoledrônico.

O conceito de "tratar para o alvo" baseia-se na premissa de que a instituição de *qualquer* terapia pode *não* ser suficiente para alcançar um nível aceitável de risco. Para os pacientes de alto risco com osteoporose grave, a escolha da terapia inicial deve ser baseada no uso do tratamento mais potente em primeiro lugar (agente anabólico), seguido de tratamento menos potente (agente antirreabsortivo) para manter a integridade do esqueleto. Estudos recentes demonstraram maior redução do risco de fratura vertebral com a terapia anabólica em comparação com a terapia antirreabsortiva.

A terapia combinada com um agente anabólico e um potente antirreabsortivo (denosumabe) demonstrou aumentar mais a DMO do que a monoterapia, porém são necessários estudos sobre a redução de fraturas. Não é indicada a combinação de duas terapias antirreabsortivas.

Duração do tratamento

A osteoporose é uma doença crônica que exige tratamento e acompanhamento durante toda a vida. Recomenda-se que os pacientes sejam reavaliados depois de 5 anos de terapia com bisfosfonatos orais ou depois de 3 anos de terapia com bisfosfonatos intravenosos. Se eles apresentarem osteopenia sem risco de fratura, podem iniciar um período sem bisfosfonato, porém sugere-se uma reavaliação em 1 a 2 anos. Se ainda tiverem osteoporose, se sofreram fratura durante a terapia ou ainda estiverem correndo risco de fratura, a terapia pode ser continuada, porém deve-se considerar uma mudança para outro agente. Depois de 2 anos de terapia anabólica com teriparatida ou abaloparatida ou de 1 ano com romosozumabe, sugere-se uma terapia antirreabsortiva. Não há limite de duração para o denosumabe; todavia, após interromper o tratamento, deve-se considerar uma terapia antirreabsortiva alternativa para evitar a perda óssea.

Vertebroplastia e cifoplastia

A vertebroplastia envolve a injeção de cimento (*i. e.*, polimetilmetacrilato) em uma vértebra comprimida para evitar maior colapso do corpo vertebral. A cifoplastia introduz um balão dentro do corpo vertebral para expandi-lo, seguido de colocação de cimento dentro do corpo vertebral. Essa abordagem expande o corpo vertebral e pode aumentar a altura. Alguns estudos sugerem uma redução significativa e precoce da dor, porém a redução da dor a longo prazo pode assemelhar-se à do placebo. São necessários mais estudos para determinar se podem ser encontradas diferenças nos resultados entre a vertebroplastia e a cifoplastia. Esses procedimentos são apenas recomendados para os pacientes com dor significativa em consequência de fraturas vertebrais e não são realizados de modo rotineiro nos pacientes assintomáticos com osteoporose vertebral.

LEITURA SUGERIDA

Clinician's guide to prevention and treatment of osteoporosis, Washington, D.C., 2020, National Osteoporosis Foundation (in press).

Eastell R, Rosen CJ: Response to Letter to the Editor "Pharmalogical Management of Osteoporosis in Postmenopausal Women: An Endocrine Society Clinical Practice Guidelines," J Clin Endocrinol Metab 104(8):3537–3538, 2019.

Siu A, Allore H, Brown D, Charles ST, Lohman M: National Institutes of Health Pathways Workshop: Research Gaps for Long-Term Drug Therapies for Osteoporotic Fracture Prevention, Ann Intern Med 171(1):51–57, 2019.

U.S. Preventive Services Task Force: Screening for Osteoporosis to Prevent Fractures: US Preventative Services Task Force Recommendation Statement, JAMA 319(24):2521–2531, 2018.

Viswanathan M, Reddy S, Berkman N, Cullen K, Middleton JC, Nicholson WK, et al: Screening to Prevent Osteoporotic Fractures: Updated Evidence Report and Systematic Review for the US Preventative Services Task Force, JAMA 319(24):2532–2551, 2018.

SEÇÃO 14

Doenças Musculoesqueléticas e do Tecido Conjuntivo

78 Abordagem ao Paciente com Doenças Reumáticas, 826

79 Artrite Reumatoide, 831

80 Espondiloartrite, 838

81 Lúpus Eritematoso Sistêmico, 843

82 Esclerose Sistêmica, 855

83 Vasculites Sistêmicas, 862

84 Artropatias Associadas a Cristais, 868

85 Osteoartrite, 874

86 Distúrbios Não Articulares dos Tecidos Moles, 879

87 Manifestações Reumáticas de Doenças Sistêmicas e Síndrome de Sjögren, 883

78

Abordagem ao Paciente com Doenças Reumáticas[1]

Niveditha Mohan

INTRODUÇÃO

As doenças reumáticas abrangem várias condições musculoesqueléticas e sistêmicas que afetam as articulações e os tecidos periarticulares, além de outros sistemas orgânicos do corpo. É necessária uma cuidadosa avaliação clínica para diferenciar os processos localizados dos sistêmicos, para realizar procedimentos diagnósticos lógicos e para iniciar ciclos terapêuticos adequados. A anamnese e o exame físico são fundamentais nesse processo. Os exames laboratoriais são mais confirmatórios do que diagnósticos. A confirmação ou a exclusão de doença sistêmica do tecido conjuntivo com base nos resultados laboratoriais não são confiáveis e, portanto, são imprudentes.

HISTÓRICO MUSCULOESQUELÉTICO

Uma abordagem lógica das queixas musculoesqueléticas é indispensável para estabelecer o diagnóstico correto. As características reveladas pela anamnese que são úteis para distinguir os diferentes tipos de artrite estão listadas nas Tabelas 78.1 e 78.2. O primeiro passo é confirmar que a queixa se origina do sistema musculoesquelético e não consiste em dor referida causada por outra patologia orgânica

---

Tabela 78.1 Características clínicas que são úteis na avaliação da artrite.

Idade, sexo, etnia, histórico familiar

Padrão de comprometimento articular

Monoarticular, oligoarticular, poliarticular

Articulações grandes *versus* pequenas

Simetria

Início insidioso *versus* rápido

Dor inflamatória *versus* não inflamatória (p. ex., rigidez matinal, rigidez articular, longos períodos de inatividade, dor noturna)

Sinais e sintomas constitucionais (p. ex., febre, fadiga, perda de peso)

Sinovite, bursite, tendinite

Comprometimento de outros sistemas orgânicos (p. ex., exantema, lesões de mucosas e lesões ungueais)

Doenças associadas à artrite (p. ex., psoríase, doença inflamatória intestinal)

Anemia, proteinúria, azotemia

Doença articular erosiva

---

[1]N.R.T.: Ver as principais orientações, consensos e diretrizes referentes à avaliação, ao manejo e ao tratamento das doenças reumatológicas em https://www.reumatologiasp.com.br/consensos-e-diretrizes/.

(p. ex., dor no ombro esquerdo devido a doença cardíaca). O próximo passo é definir se a condição é articular ou extra-articular com base na anamnese e na apresentação clínica.

Os dados demográficos fornecem informações úteis. A idade do paciente pode apontar para uma doença reumática específica. As espondiloartropatias são mais comumente diagnosticadas em homens jovens, o lúpus eritematoso sistêmico (LES) em mulheres jovens, a gota em homens de meia-idade e mulheres após a menopausa, e a osteoartrite na população idosa. A dor e o edema assimétricos nos joelhos apresentam diferentes conotações em um paciente de 70 anos em comparação com um paciente de 20 anos.

O estado imunológico pode afetar o diagnóstico de doença reumática. Os pacientes imunocomprometidos devem ser avaliados para artrite infecciosa. Os indivíduos com infecção pelo vírus da imunodeficiência humana (HIV) podem apresentar uma forma grave da síndrome de Reiter ou uma exacerbação súbita de psoríase ou artrite psoriásica.

A anamnese do paciente fornece a base para diferenciar as artropatias inflamatórias das não inflamatórias. A artrite inflamatória caracteriza-se por dor em repouso, rigidez matinal (tipicamente por mais de 60 minutos), enrijecimento das articulações após inatividade (gelificação), e dor à palpação das articulações associada a outros sinais de inflamação como edema, eritema e calor. Na osteoartrite e nas condições musculoesqueléticas não artríticas, geralmente não ocorre dor em repouso, que só é precipitada ou agravada pela atividade física. Inicialmente, algumas articulações osteoartríticas ficam rígidas, porém melhoram com a atividade. O início da doença é abrupto na artrite induzida por cristais, menos abrupto na artrite séptica, e lento e insidioso na maioria dos outros distúrbios.

Os padrões de comprometimento articular são típicos de determinados distúrbios: monoartrite (uma articulação), como na artrite séptica ou induzida por cristais; pauciartrite ou oligoartrite (duas a quatro articulações), como na síndrome de Reiter ou na artrite psoriásica; e poliartrite (cinco ou mais articulações), como na artrite reumatoide (AR) ou no LES. A simetria, as características migratórias, o comprometimento de grandes articulações *versus* pequenas articulações, e as localizações no esqueleto axial *versus* apendicular são aspectos característicos de doenças específicas que devem ser investigados na anamnese do paciente. A entesopatia (*i. e.*, doença na inserção de tendões ou nos ligamentos ao osso) pode indicar espondiloartropatia.

Manifestações sistêmicas, tais como fadiga, perda de peso e febre, ocorrem na doença autoimune sistêmica e na infecção, mas não em condições localizadas. Uma revisão meticulosa dos sistemas orgânicos pode fornecer indícios para o diagnóstico primário pela determinação de síndromes sistêmicas associadas. Embora haja muitas exceções a essas generalizações demográficas e clínicas, elas fornecem pontos de partida úteis quando se avalia um paciente pela primeira vez.

Tabela 78.2 Características diferenciais das artrites comuns.

Doença	Características demográficas	Articulações acometidas	Características especiais	Achados laboratoriais
Gota	Homens, mulheres após a menopausa	Monoarticular ou oligoarticular	Podagra, rápido início de ataque, gota poliarticular, tofos	LS: cristais, contagem elevada de leucócitos, > 80% de PMNs
Artrite séptica	Qualquer idade	Habitualmente articulações grandes	Febre, calafrios	LS: contagem elevada de leucócitos, > 90% de PMNs, cultura
Osteoartrite	Aumenta com a idade	Aquelas que sustentam o peso corporal, mãos		LS não inflamatório
Artrite reumatoide	Qualquer idade, predominantemente mulheres de 20 a 50 anos	Acometimento simétrico, doença de pequenas articulações	Nódulos reumatoides, extra-articular	LS: contagem elevada de leucócitos, > 70% de PMNs
Artrite reativa (síndrome de Reiter)	Homens jovens	Oligoarticular, assimétricas	Uretrite, conjuntivite, pele e mucosas	LS: contagem moderada de leucócitos, > 50% de PMNs
Espondiloartropatia	Homens jovens e de meia-idade	Esqueleto axial, pelve (articulações sacroilíacas)	Uveíte, insuficiência aórtica, entesopatia	
Lúpus eritematoso sistêmico	Mulheres em idade fértil	Mãos, joelhos	Doença articular não erosiva, autoanticorpos, principalmente mononucleares; doença de múltiplos órgãos	LS: contagem baixa a moderada de leucócitos, quase 100% apresentam anticorpos antinucleares

LS, líquido sinovial; PMNs, neutrófilos.

EXAME FÍSICO

Ao exame físico, é necessário avaliar cuidadosamente a amplitude de movimento ativa e passiva em todas as articulações, e se deve investigar também se há dor à palpação, edema, calor, eritema, deformidade e derrames articulares (Figura 78.1). Frequentemente, os pacientes não percebem as anormalidades articulares detectáveis, incluindo deformidades e derrame, que constituem sinais de doença articular. A dor relatada pode ser referida a outro local, que pode ser definido por exame. Com frequência, a dor no joelho é um sinal de doença do quadril e pode ser reproduzida no exame do quadril. A sinovite palpável (i. e., espessamento da sinóvia) é útil no diagnóstico das artrites inflamatórias como a artrite reumatoide.

Diferentes doenças exibem padrões distintos de comprometimento articular que fornecem informações diagnósticas de fundamental importância. Por exemplo, é observado um comprometimento proeminente das articulações interfalângicas distais na psoríase e na osteoartrite inflamatória. O comprometimento do punho e das articulações metacarpofalângicas é quase universal na artrite reumatoide, porém raro na osteoartrite. O exame do esqueleto axial pode revelar diminuição

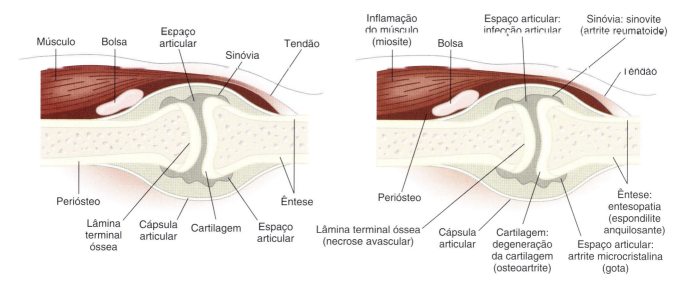

Figura 78.1 Estruturas anatômicas do sistema musculoesquelético (à esquerda). Localizações de doenças musculoesqueléticas (à direita). (De Gordon DA: Approach to the patient with musculoskeletal disease. In Bennett JC, Plum F, editors: Cecil textbook of medicine, ed 20, Philadelphia, 1996, WB Saunders, p 1440.)

da flexão lombar, redução do movimento de rotação da coluna verte-bral e diminuição da expansão do tórax, que constituem características da espondilite anquilosante e de outras espondiloartropatias. Os pacientes podem relatar sintomas em apenas uma articulação, porém o achado de outras articulações afetadas no exame físico pode mudar toda a avaliação.

Como as doenças reumáticas podem acometer qualquer sistema orgânico, deve-se efetuar um exame físico completo em todos os pacientes. Devem ser investigados alopecia e alterações fundoscó-picas (no LES), uveíte (na espondiloartropatia e na artrite juvenil), conjuntivite (na artrite reativa), sintomas da síndrome *sicca* (na síndrome de Sjögren), úlceras da mucosa oral e outras mucosas (na artrite reativa, no LES e na síndrome de Behçet), linfadenopatia (no LES e na síndrome de Sjögren) e lesões cutâneas (na psoríase, na dermatomiosite, na esclerodermia, no LES e nas vasculites). As queixas otorrinolaringológicas recorrentes, como sinusite, devem levantar a suspeita de granulomatose com poliangiite (antes deno-minada granulomatose de Wegener).[2] As lesões da psoríase no couro cabeludo, no umbigo e na prega anal, o espessamento da pele dos dedos das mãos na esclerodermia, e as úlceras das mucosas frequen-temente são negligenciados.

O exame dos pulmões pode fornecer evidências de fibrose inters-ticial (na esclerodermia, no LES, na artrite reumatoide e na miosite); e a avaliação cardíaca pode revelar insuficiência aórtica (no LES e na espondiloartropatia), hipertensão pulmonar (na esclerose sistêmica) ou evidências de miocardiopatia (na esclerose sistêmica, na miosite e na amiloidose). Podem ser auscultados nos pacientes com LES atritos pleurais e pericárdicos. A hepatoesplenomegalia (no LES e na artrite reumatoide) e a distensão abdominal (na esclerodermia) também são indícios clínicos valiosos.

O exame muscular pode revelar fraqueza devido à miosite, à neuro-patia (na vasculite e no LES) ou à miopatia (na miopatia induzida por esteroides). Um exame neurológico completo pode revelar síndrome do túnel do carpo, uma neuropatia periférica como a mono-neurite múltipla (*i. e.*, neuropatia motora ou sensitiva assimétrica observada em muitas vasculites) e doença do sistema nervoso central (no LES e na vasculite). Abortos recorrentes, livedo reticular, fenô-meno de Raynaud e repetidos eventos trombóticos indicam síndrome do anticorpo antifosfolipídio.

O início das doenças reumáticas sistêmicas é habitualmente insidioso, e a evolução clínica é prolongada. Entretanto, a apresen-tação algumas vezes é aguda e depende do sistema orgânico envol-vido. A avaliação inicial precisa determinar se o diagnóstico e o tratamento do problema do paciente exigem atenção urgente. Processos infecciosos exigem tratamento imediato. Inflamação articular aguda, febre e sinais sistêmicos como calafrios, sudorese noturna e leucocitose fornecem evidências que sustentam a ocor-rência de infecção. A artrite gotosa pode compartilhar algumas dessas características clínicas ou todas elas, porém o seu início tende a ser mais abrupto. A inflamação que se estende além das margens da articulação é característica da artrite séptica e é observada apenas na doença por cristais. Os processos não articulares, tais como celulite, bursite séptica, tenossinovite e flebite, podem mimetizar a artrite infecciosa. A análise do líquido sinovial é fundamental para o diagnóstico.

Na ausência de um traumatismo óbvio, podem ocorrer compressão aguda de nervos ou da medula espinal, ruptura de tendão e fraturas. A compressão da medula espinal pode resultar de hérnia de disco ou de subluxação vertebral. Pode ocorrer ruptura de tendão nas artrites inflamatórias, particularmente no punho dos pacientes com artri-te reumatoide. Podem-se também observar fraturas pélvicas e ou-tras fraturas por insuficiência nos pacientes com osteoporose ou osteomalacia.

Os indivíduos com LES ou vasculite sistêmica podem apresentar doença do sistema nervoso central ou periférico, incluindo infartos cerebrais e de nervos periféricos; glomerulonefrite; doença pulmonar inflamatória ou hemorrágica; comprometimento das artérias coro-nárias; infartos intestinais; e infartos dos dedos. Pode haver também ameaça de perda de dedos nos casos de esclerodermia devido ao fenômeno de Raynaud grave e à vasculite. Pode ocorrer crise renal na esclerodermia, e a vasculopatia leva a infartos renais, azotemia, microangiopatia e hipertensão arterial sistêmica grave. A cegueira aguda é uma complicação potencial da arterite de células gigantes, e o diagnóstico exige terapia urgente, mesmo antes da confirmação por biopsia.

A miosite inflamatória aguda deve ser prontamente tratada, visto que pode progredir rapidamente e afetar a musculatura respiratória. Em alguns casos, o comprometimento de órgãos importantes é oculto. Quando se suspeita de doença sistêmica, os pulmões e os rins do paciente devem ser cuidadosamente avaliados.

EXAMES LABORATORIAIS

A análise do líquido sinovial é uma parte importante da investigação da artrite (Tabela 78.3). Ela ajuda a distinguir entre artrite inflama-tória e não inflamatória, e os resultados podem ser diagnósticos de artrite infecciosa ou doença por cristais.

O líquido sinovial consiste em um ultrafiltrado de plasma mais ácido hialurônico secretado pelas células de revestimento sinoviais. A avaliação do líquido sinovial deve incluir contagens total e diferen-cial de células, pesquisa de cristais de urato de sódio e de fosfato de cálcio di-hidratado, coloração de Gram e cultura. Os níveis de glicose e de proteínas do líquido sinovial não são úteis. O exame do líquido sinovial deve ser realizado para todas as artrites agudas e todas as situações nas quais haja probabilidade de infecção articular. Deve ser realizado pelo menos uma vez para avaliar a artrite inflamatória crônica. A aspiração e a análise do líquido antes de iniciar a terapia são essenciais para uma adequada tomada de decisão.

Embora o achado de autoanticorpos seja frequentemente consi-derado característico de doenças reumáticas, a sua utilidade no diag-nóstico de determinados pacientes é muito menor do que se pressupõe comumente. Embora quase 95% dos pacientes com LES tenham anticorpos antinucleares (ANAs), assim como a maioria dos pacientes com esclerodermia e miosite autoimune, a proporção de indivíduos com outras doenças reumáticas com resultados positivos é muito menor. Por outro lado, 15 a 25% dos indivíduos saudáveis apresentam ANAs, algumas vezes em títulos elevados quando são utilizados *kits* de testes comerciais. Os adultos mais velhos e os pacientes com doen-ças sistêmicas não reumáticas, como neoplasias malignas e doenças autoimunes não reumáticas como tireoidite ou hipotireoidismo, têm frequências ainda mais altas de ANAs.

A especificidade muito baixa de um resultado positivo de ANA na ausência de achados clínicos de doença autoimune impede o seu uso na população geral como teste de rastreamento para a doença. Outros autoanticorpos podem ser mais úteis e são discutidos em capítulos subsequentes.

---

[2]N.R.T.: Em 2011, devido às ligações do Dr. Friedrich Wegener com o nazismo, na Segunda Guerra Mundial, o Boards of Directors of the American College of Rheumatology, a American Society of Nephrology e a European League Against Rheumatism recomendaram a troca do epônimo honorífico para uma nomenclatura com base na descrição da doença.

Tabela 78.3 Classificação dos derrames sinoviais pela contagem de leucócitos do líquido sinovial.

Grupo	Diagnósticos pelas amostras	Aspecto	Contagem de leucócitos (por mℓ) do líquido sinovial[a]	PMNs (%)
Normal		Claro, amarelo-pálido	0 a 200	< 10
I. Não inflamatório	Osteoartrite; traumatismo	Claro a levemente turvo	50 a 2.000 (600)	< 30
II. Levemente inflamatório	Lúpus eritematoso sistêmico	Claro a levemente turvo	100 a 9.000 (3.000)	< 20
III. Gravemente inflamatório (não infeccioso)	Gota	Turvo	2.000 a 160.000 (21.000)	≈70
	Pseudogota	Turvo	500 a 75.000 (14.000)	≈70
	Artrite reumatoide	Turvo	2.000 a 80.000 (19.000)	≈70
IV. Gravemente inflamatório (infeccioso)	Infecções bacterianas	Muito turvo	5.000 a 250.000 (80.000)	≈90
	Tuberculose	Turvo	2.500 a 100.000 (20.000)	≈60

[a]Faixa com valores médios entre parênteses. *PMNs,* neutrófilos.

O fator reumatoide é encontrado em cerca de 80% dos pacientes com AR, mas também ocorre em outras doenças reumáticas, infecções crônicas, neoplasias e quase todas as doenças que provocam hiperglobulinemia crônica. Nem os resultados positivos nem os negativos são diagnósticos, e eles devem ser interpretados apenas no contexto clínico. Embora a especificidade do fator reumatoide seja baixa, ele realmente é preditivo de uma doença articular mais agressiva e manifestações extra-articulares.

Os anticorpos contra peptídios citrulinados cíclicos são úteis no diagnóstico de AR, visto que apresentam alta especificidade (> 90%). A sua sensibilidade varia de cerca de 50 a 75%. A pesquisa de anticorpos deve ser solicitada e repetida apenas se ajudar no estabelecimento do diagnóstico, na avaliação do prognóstico ou na mudança do plano de tratamento.

Os resultados da pesquisa de proteínas de fase aguda, proteína C reativa e velocidade de hemossedimentação (VHS) são inespecíficos, porém a obtenção de positividade sugere uma doença inflamatória. Em alguns casos, como nos pacientes com arterite de células gigantes e polimialgia reumática, esses exames podem ser úteis para o diagnóstico e o monitoramento da evolução da doença e da terapia. A anemia sugere doença crônica ou anemia hemolítica. A leucopenia, especialmente a linfopenia, sugere LES, e a trombocitose indica uma inflamação ativa. A leucocitose pode refletir inflamação ou infecção, e a terapia com glicocorticoides também eleva a contagem dos neutrófilos devido à desmarginalização. Deve-se solicitar sempre um exame de urina para os pacientes com doença sistêmica. Proteinúria, hemácias e cilindros devem ser considerados evidências de doença renal oculta. Os exames laboratoriais sempre devem ser considerados no contexto da apresentação clínica.

EXAMES DE IMAGEM

As radiografias frequentemente revelam alterações características de determinadas doenças. Nos pacientes com artrite reumatoide estabelecida, as radiografias podem classicamente revelar doença erosiva das pequenas articulações do punho, do processo estiloide da ulna, das articulações metacarpofalângicas e interfalângicas proximais e das pequenas articulações do pé. As erosões são leves e não reativas. Em contrapartida, a artrite psoriásica erosiva provoca uma reação esclerótica, e o paciente pode apresentar características telescópicas das articulações, também denominadas *deformidades lápis na xícara.* Podem ser observadas grandes erosões com margens escleróticas salientes e pendentes, e até mesmo tofos justarticulares na gota.

Na espondilite anquilosante, a sacroileíte é observada nas radiografias da pelve e apresenta alta especificidade diagnóstica. Nas radiografias da coluna lombar e do tórax, são observados sindesmófitos (*i. e.,* calcificação da margem externa do anel fibroso), osteófitos convergentes, calcificação dos ligamentos espinais e a típica "coluna em bambu" nos estágios avançados. Na osteoartrite, são observados estreitamento do espaço articular, osteófitos e esclerose. A condrocalcinose é um achado comum. Pode ser assintomática ou pode levar à artrite por cristais (*i. e.,* pseudogota). Na artrite aguda, a utilidade das radiografias é bem menor, visto que as alterações ósseas levam tempo para se desenvolver; somente na doença articular séptica é observada destruição nos estágios iniciais.

As modalidades de imagem, tais como ressonância magnética (RM), cintigrafias, ultrassonografia (US) e tomografia computadorizada (TC), são frequentemente úteis na avaliação de doenças dos ossos, das articulações, dos músculos e dos tecidos moles. A US pode ser usada para a detecção de cistos sinoviais, sobretudo os cistos de Baker do joelho, e está sendo usada com mais frequência em unidades ambulatoriais para orientar os procedimentos.

A RM é o procedimento de escolha para avaliar uma necrose avascular precoce do osso, particularmente dos quadris, e a doença meniscal ou do manguito rotador. A RM é a técnica preferida para avaliar doença dos discos intervertebrais com radiculopatia e estenose do canal vertebral, e se mostra útil na avaliação de lesões sólidas de ossos e articulações, incluindo as lesões neoplásicas. A sensibilidade da RM para a detecção de edema (*i. e.,* água) possibilita a avaliação de doenças musculares inflamatórias infecciosas e não infecciosas. A RM é uma modalidade sensível, porém não específica, para a avaliação da osteomielite, propriedades compartilhadas com a cintigrafia. A RM não deve suplantar a avaliação clínica nem a radiografia simples.

Em muitos casos, o diagnóstico só pode ser estabelecido com certeza pelo exame histopatológico do tecido. Pode ser necessária uma biopsia muscular para estabelecer um diagnóstico de doença muscular inflamatória, e a biopsia do nervo pode ser mandatória para a detecção de vasculite. A biopsia de pele é útil para diferenciar as numerosas causas de doença cutânea reumática. Com frequência, a biopsia renal é necessária para determinar o diagnóstico, o tratamento e o prognóstico.

RESUMO

A avaliação da artrite começa com uma anamnese detalhada, que consiste na localização e no padrão de comprometimento articular, na diferenciação de causas inflamatórias das mecânicas e outras causas, e em uma revisão completa dos sistemas orgânicos para determinar as características sistêmicas não articulares. A idade e o sexo do paciente, o histórico familiar, o histórico medicamentoso e a existência de comorbidades influenciam o diagnóstico e o plano de tratamento. Os exames radiográficos e laboratoriais, em particular a análise do líquido sinovial, fornecem informações confirmatórias e, algumas vezes, diagnósticas.

Para uma discussão mais aprofundada sobre esses tópicos, ver
❖ Capítulo 241, "Abordagem ao Paciente com Doença Reumática", em *Goldman-Cecil Medicina,* 26ª edição.

LEITURA SUGERIDA

Felson DT: Epidemiology of the rheumatic diseases. In Koopman WJ, editor: Arthritis and allied conditions, ed 13, Baltimore, 1997, Williams & Wilkins, p 3.

Gordon DA: Approach to the patient with musculoskeletal disease. In Goldman L, Bennett JC, editors: Cecil textbook of medicine, ed 21, Philadelphia, 2000, WB Saunders, pp 1472–1475.

Sergent JS: Approach to the patient with pain in more than one joint. In Kelley WN, Harris Jr ED, Ruddy S, et al, editors: Textbook of rheumatology, ed 5, Philadelphia, 1997, WB Saunders, p 381.

Artrite Reumatoide

Larry W. Moreland, Rayford R. June

DEFINIÇÃO

A artrite reumatoide (AR) é uma doença inflamatória crônica e sistêmica caracterizada por dor articular simétrica e edema, rigidez matinal e fadiga. A evolução da AR é variável, frequentemente com períodos de exacerbações e, com menos frequência, quiescência da doença. Os desfechos variam da raramente observada doença remitente até a doença grave que provoca incapacidade e, em alguns pacientes, morte prematura.

Sem tratamento, a maioria dos pacientes apresenta dano articular progressivo e incapacidade significativa em alguns anos. Desde a introdução do metotrexato em 1985 e dos inibidores do fator de necrose tumoral-α (TNF-α, do inglês *tumor necrosis factor-α*) na década de 1990, houve uma mudança no paradigma do tratamento, e, atualmente, dispõe-se de muitas opções convencionais e biológicas para o tratamento efetivo dessa doença crônica anteriormente debilitante.

EPIDEMIOLOGIA

A AR ocorre em todo o planeta com uma prevalência na Europa e na América do Norte de 0,5 a 1% da população adulta e uma incidência anual de 25 a 50/100.000. A AR é pelo menos duas vezes mais comum em mulheres do que em homens e sua prevalência é maior em populações específicas de pacientes, tais como os povos nativos norte-americanos pima e chippewa, com prevalências respectivas de 5,3 e 6,8%. A doença afeta indivíduos de qualquer idade, porém a idade mais comum de início situa-se entre 50 e 60 anos. A AR é incomum nos homens com menos de 45 anos, porém a incidência aumenta acentuadamente com o avanço da idade. Os fatores de um prognóstico sombrio incluem alta atividade da doença com muitas articulações acometidas, aumento dos marcadores inflamatórios, altos títulos de fator reumatoide (FR) e/ou de anticorpos antipeptídio citrulinado cíclico (CCP, do inglês *cyclic citrullinated peptides*), tabagismo e achado de erosões nas radiografias. Com o advento de novas terapias, a gravidade da doença diminuiu ao longo do tempo com danos radiográficos menos pronunciados e necessidade de menos cirurgias ortopédicas de grande porte, inclusive artroplastias. Todavia, apesar desses avanços, as taxas de incapacidade relacionada com o trabalho permanecem altas para os pacientes com AR. Numerosos estudos demonstraram aumento das taxas de mortalidade para os pacientes com AR em comparação com a população geral, e com risco relativo de 1,3. O aumento da taxa de mortalidade é mais pronunciado em homens do que em mulheres com AR e ele é atribuído a complicações infecciosas e doença cardiovascular.

ETIOLOGIA E GENÉTICA

A causa subjacente específica da AR (*i. e.*, gatilhos no hospedeiro suscetível) é desconhecida. Como a maioria das doenças autoimunes, acredita-se que a AR resulte de uma complexa interação de fatores genéticos e ambientais. A AR pode consistir em múltiplos estímulos ambientais que levam a uma apresentação clínica comum. Não existe um mecanismo único conhecido de iniciação ou perpetuação. Vários gatilhos ambientais, tais como tabagismo, obesidade, exposição a sílica, óleo mineral e solventes orgânicos, têm estado associados ao desenvolvimento de AR. O tabagismo é o que tem maior impacto, particularmente na doença positiva para anticorpos anti-CCP; a doença com positividade para CCP tem apresentação e epidemiologia mais distintas que a doença com negatividade para CCP.

O perfil genético do indivíduo também é crucial na suscetibilidade e na gravidade da AR. Os estudos revelaram uma concordância de 9 a 15% em gêmeos monozigóticos, o que é aproximadamente quatro vezes maior do que a taxa em gêmeos dizigóticos e sinaliza a existência de um componente genético. A AR é uma doença poligenética, com mais de 100 *loci* de suscetibilidade relatados. Os genes com maior impacto situam-se no *locus* de histocompatibilidade principal (MHC, do inglês *major histocompatibility complex*) da classe II, respondendo por cerca de 60% do risco genético para AR. Uma sequência específica no haplótipo HLA-DR envolvido no reconhecimento de antígenos é denominada *epítopo compartilhado*, que está fortemente associado à AR grave e a manifestações extra-articulares. Múltiplas mutações em vários alelos podem então causar alterações no sulco de ligação de peptídio, levando então a uma diminuição da autotolerância. Apesar de sua importância, o epítopo compartilhado não explica por completo a AR, visto que ele também ocorre em apenas 25 a 35% da população branca, enquanto a chance de desenvolver AR nos portadores do epítopo compartilhado é de apenas 1 em 25 (4%). As associações genéticas não MHC e HLA envolvem principalmente vias dentro dos linfócitos T CD4 e vias que afetam as interações de linfócitos T e B, a proliferação celular e as vias de sinalização de citocinas.

A interação de fatores ambientais e genéticos é mais claramente observada com o aumento do risco de AR associada ao tabagismo e aos *loci* MHC da classe II. A associação exata entre os dois não está bem clara, porém as pesquisas mostraram que as bactérias nas doenças periodontal e pulmonar, que aumentam com o tabagismo, podem promover a citrulinação de bactérias, o que leva à produção de anticorpos contra múltiplos peptídios citrulinados diferentes. Os anticorpos anti-CCP estão associados à doença agressiva.

Para uma discussão mais aprofundada sobre esses tópicos, ver Capítulo 248, "Artrite Reumatoide", em *Goldman-Cecil Medicina*, 26ª edição. ❖

PATOLOGIA E PATOGÊNESE

A AR é uma doença heterogênea com patogênese complexa. A AR é um diagnóstico clínico que se apresenta como um único fenótipo clínico, porém o genótipo imunológico patogênico subjacente é mais frequente do que não único. Em vez disso, diversas vias de sinalização frequentemente levam à mesma apresentação clínica.

A AR caracteriza-se por inflamação da sinóvia. Os processos específicos que levam a essa inflamação e à proliferação celular consistem em perda da tolerância, produção de citocinas e produção de autoanticorpos. Diversas vias de sinalização de citocinas estão envolvidas e ocorre a detecção das citocinas predominantes interleucina-1 (IL-1), IL-6, TNF-α e fator estimulador de colônias de granulócitos-macrófagos (GM-CSF, do inglês *granulocyte-macrophage colony-stimulating factor*) no líquido sinovial e no sangue periférico. Conforme já mencionado, na doença positiva para anti-CCP, o local inicial da inflamação pode ser a mucosa periodontal e o pulmão. Muitos avanços foram realizados na compreensão das interações das células e na sinalização de citocinas, porém pouco se sabe sobre a perda da tolerância e o papel dos linfócitos T reguladores no início e na propagação da doença. Muitos conhecimentos adquiridos na patogênese da AR resultaram da análise das respostas à inibição das citocinas (*i. e.*, IL-1, TNF-α e IL-6) e às terapias específicas dirigidas para linfócitos T e B. Por exemplo, as terapias de bloqueio do TNF-α foram inicialmente desenvolvidas para outras doenças, porém foi então constatado que elas são muito efetivas para a AR.

O processo de inflamação e proliferação sinoviais é iniciado por uma interação de células apresentadoras de antígeno (APCs, do inglês *antigen-presenting cells*) e linfócitos T CD4+. As APCs exibem complexos de moléculas MHC da classe II e antígenos peptídicos que se ligam a receptores específicos nos linfócitos T. Ocorre uma expansão clonal de subgrupos de linfócitos T com um segundo sinal apropriado ou coestimulação emitido pelas APCs para os linfócitos T. Os subgrupos de linfócitos T T_H1 e T_H17 predominam nos tecidos sinoviais. Esses tipos de células estimulam os macrófagos sinoviais a secretar citocinas pró-inflamatórias, tais como IL-1, TNF-α, GM-CSF e IL-6, resultando então em ativação de vias inflamatórias.

Além dos processos celulares e das citocinas, o sistema imune humoral também está envolvido na patogênese da AR. Os autoanticorpos encontrados com mais frequência nos pacientes com AR consistem em imunoglobulina M (IgM), FR e anticorpos anti-CCP. O teste positivo para FR e anti-CCP está associado a uma AR erosiva e agressiva, e algumas vezes esses autoanticorpos são detectados no soro anos antes do desenvolvimento de sinais de AR no paciente. Embora não se tenha confirmado a existência de uma ligação causal, os anticorpos anti-CCP, combinados com fatores genéticos e ambientais (p. ex., tabagismo, doença periodontal), estão envolvidos no desenvolvimento da AR. Ainda não se sabe como evitar a AR nos indivíduos com alto risco de desenvolvê-la.

A patogênese da AR ocorre em estágios. Na fase de indução, a anatomia do revestimento sinovial dentro da articulação possibilita o recrutamento de células inflamatórias. Fumaça de cigarro, produtos bacterianos, componentes virais e outros estímulos ambientais amplificam esse processo e promovem desregulação do sistema imune. Uma propensão genética à autorreatividade pode iniciar uma via para a AR que se torna irreversível.

A fase destrutiva, que pode ser dependente ou independente de antígeno, envolve elementos mesenquimais, tais como fibroblastos e sinoviócitos. As erosões ósseas resultam da diferenciação e da ativação locais dos osteoclastos, enquanto o dano à cartilagem parece ser causado por enzimas proteolíticas produzidas por sinoviócitos, macrófagos e neutrófilos do líquido sinovial. A produção de mecanismos contrarreguladores (p. ex., receptores de TNF-α solúveis, citocinas supressoras por intermédio dos linfócitos T reguladores, inibidores da protease, antagonistas naturais de citocinas) não ocorre em níveis altos o suficiente, o que leva a uma perda da tolerância.

As citocinas, que são proteínas semelhantes a hormônios que regulam muitas funções das células imunes, foram implicadas na inflamação sinovial. O meio inflamatório da articulação é dominado por fatores pró-inflamatórios produzidos por macrófagos e fibroblastos, particularmente no revestimento sinovial. Além das quatro citocinas mencionadas anteriormente (IL-1, IL-6, GM-CSF e TNF-α), foram identificadas muitas outras citocinas e quimiocinas em nível de proteína e mRNA na sinóvia.

O dano articular na AR resulta da proliferação da íntima sinovial formando um *pannus* que cresce em excesso, e invade e destrói a cartilagem e o osso adjacentes (Figura 79.1). Os componentes celulares predominantes do *pannus* invasor da sinóvia consistem em sinoviócitos semelhantes a fibroblastos e macrófagos. Os danos à matriz extracelular, que resultam da expansão sinovial, são causados por várias famílias de enzimas, o que inclui serinoproteases, catepsinas e metaloproteinases da matriz.

Para uma discussão mais aprofundada sobre esses tópicos, ver Capítulo 248, "Artrite Reumatoide", em *Goldman-Cecil Medicina*, ❖ 26ª edição.

APRESENTAÇÃO CLÍNICA

Manifestações articulares

A AR manifesta-se como uma poliartrite simétrica que tipicamente começa nas pequenas articulações das mãos e dos pés e que pode progredir para a sinóvia dos punhos, cotovelos, ombros, joelhos e tornozelos. Os pacientes têm um início insidioso de sintomas inflamatórios, que consistem em fadiga, dor e rigidez que se agrava com a inatividade e melhora com o movimento. A rigidez matinal prolongada, que habitualmente tem duração de mais de 1 hora, constitui manifestação clássica da AR (Tabela 79.1). Com frequência, água morna e calor também aliviam essa rigidez. Qualquer articulação diartrodial (sinovial) pode ser acometida, incluindo as articulações dos processos articulares (das vértebras), temporomandibular e cricoaritenóideas. As articulações acometidas ficam edemaciadas, quentes e dolorosas à palpação, e pode haver derrames. A sinóvia, cuja espessura é constituída normalmente por algumas camadas de células, torna-se palpável ao exame (*i. e.*, sinovite).

Em alguns pacientes, a AR sem tratamento progride para a destruição e a deformidade das articulações. Com frequência, as lesões erosivas do osso e da cartilagem são visíveis radiograficamente nas margens do osso e da cartilagem, os locais de fixação sinovial. Nem todos os pacientes com AR apresentam uma doença erosiva e, em muitos estudos atuais, apenas 40% deles exibem erosões radiográficas. A tenossinovite (*i. e.*, inflamação das bainhas tendíneas) resulta em desalinhamento do tendão, alongamento ou encurtamento e exacerbação da subluxação articular.

Na AR, ocorrem deformidades articulares que levam à incapacidade funcional após uma doença articular de longa duração. As deformidades comuns consistem em desvio ulnar nas articulações metacarpofalângicas e subluxação volar nessas mesmas articulações e nos punhos. As contraturas em flexão e extensão nas articulações interfalângicas proximais e distais (IFP e IFD) dos dedos das mãos levam às características deformidades em pescoço de cisne (*i. e.*, contratura em flexão na articulação IFD e hiperextensão na articulação IFP) ou em botoeira (*i. e.*, contratura em flexão na IFP e hiperextensão na articulação IFD).

A sinovite nos punhos pode levar à compressão do nervo mediano e à síndrome do túnel do carpo. Com frequência, a síndrome do túnel do carpo é o primeiro sinal de AR. Muito ocasionalmente, a doença da coluna cervical de longa duração resulta em subluxação do atlas e do áxis e em uma compressão raquimedular potencialmente fatal. A ruptura do líquido sinovial do joelho para a panturrilha (*i. e.*, cisto de Baker) pode simular trombose venosa profunda ou celulite.

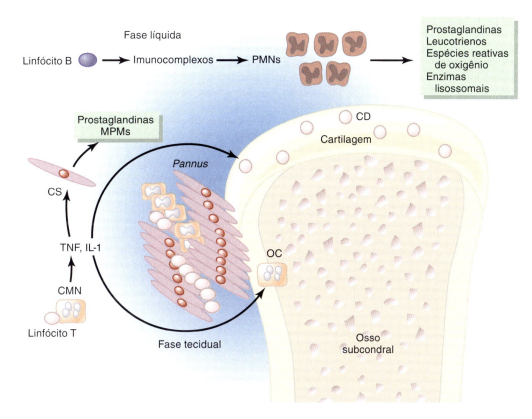

Figura 79.1 Eventos patogenéticos na artrite reumatoide. O *pannus* sinovial proliferativo invade a interface osso-cartilagem. A interleucina-1 (IL-1) e o fator de necrose tumoral-α (TNF-α) ativam as células sinoviais (CS) para produzir prostaglandinas e metaloproteinases da matriz (MPMs). No líquido sinovial, os leucócitos polimorfonucleares (PMNs), ativados por imunocomplexos e pelo complemento, produzem mediadores da inflamação e da destruição. *CD*, condrócitos; *CMN*, célula mononuclear; *OC*, osteoclasto.

Tabela 79.1 Manifestações clínicas da artrite reumatoide.

Rigidez matinal ou gelificação
Edema articular simétrico
Predileção pelos punhos e articulações interfalângicas proximais, metacarpofalângicas e metatarsofalângicas
Erosões do osso e da cartilagem
Subluxação articular e desvio ulnar
Líquido articular inflamatório
Síndrome do túnel do carpo
Cisto de Baker

Tabela 79.2 Manifestações extra-articulares da artrite reumatoide.

Nódulos reumatoides: subcutâneos, pulmonares, esclera
Doença pulmonar intersticial
Vasculite, particularmente na pele e nos nervos periféricos
Pleuropericardite
Esclerite e episclerite
Úlceras de perna
Síndrome de Felty

Manifestações extra-articulares

A AR é uma doença sistêmica na qual podem ocorrer múltiplas manifestações extra-articulares, em particular na AR grave não controlada (Tabela 79.2). Sinais/sintomas sistêmicos são comuns nas fases iniciais e nas exacerbações da doença; esses sintomas consistem em fadiga, febre baixa, perda de peso e mialgia. As manifestações extra-articulares são mais comuns nos pacientes com positividade para o FR, e alguns estudos epidemiológicos mostraram diminuição das manifestações extra-articulares associadas aos tratamentos mais recentes e a um melhor controle da doença.

A manifestação extra-articular mais comum da AR consiste em nódulos reumatoides, que podem ocorrer em 30 a 40% dos pacientes. Trata-se de nódulos palpáveis na pele em pontos de pressão ao longo das superfícies extensoras, em particular nos cotovelos. Os nódulos reumatoides estão associados a FR positivo e tabagismo, e também podem ocorrer nos pulmões, na pleura, no pericárdio, na esclera e em outros locais, incluindo o coração em raros casos. Nos olhos, a AR está comumente associada à ceratoconjuntivite seca com síndrome de Sjögren coexistente e, com menos frequência, à esclerite e à episclerite.

O comprometimento pulmonar na AR pode se manifestar como doença pulmonar intersticial e pode incluir pleuropericardite, provocando então derrames (efusões) pleurais e pericárdicos exsudativos inflamatórios. Os efeitos cardiovasculares da AR podem variar desde uma inflamação de longo prazo levando à doença arterial coronariana acelerada até pericardite e vasculite de vasos de pequeno e médio calibres. A vasculite da AR pode produzir lesões cutâneas (p. ex., úlceras, necrose da pele) e mononeurite múltipla.

Os pacientes com AR frequentemente apresentam manifestações hematológicas comuns, tais como anemia da doença crônica e trombocitose na doença não controlada e de apresentação precoce. Os indivíduos com AR também têm uma aumentada incidência de

Seção 14 Doenças Musculoesqueléticas e do Tecido Conjuntivo

linfoma. A leucemia de linfócitos granulares grandes (LGL) é uma forma específica de leucemia crônica associada à AR. Com frequência, a LGL pode se manifestar como síndrome de Felty (*i. e.*, artrite reumatoide, esplenomegalia e neutropenia). Essa rara complicação pode ser acompanhada de úlceras de perna e vasculite.

Os efeitos colaterais dos medicamentos também devem ser considerados como manifestações extra-articulares da AR. Os nódulos reumatoides podem ser precipitados pelo metotrexato com uma síndrome denominada nodulose por metotrexato e têm de ser diferenciados da AR não controlada. Os inibidores do TNF-α, o agente biológico mais comum para a AR, estão associados à psoríase cutânea e também podem causar lúpus induzido por fármacos.

DIAGNÓSTICO E DIAGNÓSTICO DIFERENCIAL

A AR é um diagnóstico clínico baseado em anamnese minuciosa e exame físico completo. Os sintomas clássicos consistem em rigidez matinal associada com sinovite das pequenas articulações de forma simétrica. Nenhum exame complementar isoladamente confirma com certeza o diagnóstico de AR. Em vez disso, o diagnóstico depende do acúmulo de sinais e sintomas, dados laboratoriais e achados radiológicos característicos. Não há critérios diagnósticos para a AR, porém existe um padrão de características clínicas e exames laboratoriais que ajuda o médico a estabelecer o diagnóstico. Os critérios de classificação são úteis para orientar o diagnóstico clínico da AR e também para criar diretrizes claras para classificar os pacientes em estudos de pesquisa. Os critérios de classificação da AR foram atualizados em 2010 para incluir o teste anti-CCP e foram projetados para incluir a AR precoce (Tabela 79.3). Vários estudos demonstraram a importância

do diagnóstico e do tratamento imediatos para se evitarem a progressão da doença, as deformidades articulares e a incapacidade. Graças a exames diagnósticos específicos, como pesquisa de anti-CCP e incorporação da AR inicial nos novos critérios de classificação, tanto a prática clínica quanto as pesquisas tiveram avanços significativos com o tratamento mais precoce dos pacientes e com melhora subsequente dos desfechos.

O diagnóstico diferencial para AR é amplo e inclui artrite viral (p. ex., parvovírus, rubéola, hepatites B e C), doenças da tireoide, sarcoidose, artrite reativa, artrite psoriásica, síndrome de Sjögren, lúpus eritematoso sistêmico (LES), endocardite bacteriana, febre reumática, doença por deposição de pirofosfato de cálcio (CPPD, do inglês *calcium pyrophosphate disease*), gota tofácea crônica, polimialgia reumática, osteoartrite erosiva e síndrome de fibromialgia. A anamnese e o exame físico, incluindo uma análise completa dos sistemas orgânicos, a persistência ao longo do tempo (6 semanas, de acordo com os critérios de classificação mais recentes; Tabela 79.3) e os exames complementares disponíveis orientam o médico no estabelecimento do diagnóstico. Os exames laboratoriais iniciais na avaliação do paciente devem incluir hemograma completo, painel metabólico abrangente, velocidade de hemossedimentação (VHS), proteína C reativa (PCR), ácido úrico, FR, anti-CCP, ANA por imunofluorescência indireta e teste para hepatites B e C. Outros exames, como sorologias virais e teste de autoanticorpos, devem ser orientados pela apresentação clínica.

O FR é um anticorpo (tipicamente IgM, mas também IgG ou outros) que se liga ao fragmento Fc da IgG. O FR e a IgG unem-se e formam imunocomplexos, que são detectáveis no soro de 70 a 80% dos pacientes com AR ao longo da evolução da doença. Entretanto, o FR não é específico da AR e, com frequência, ocorre em pacientes com LES, síndrome de Sjögren, endocardite infecciosa, sarcoidose, doenças pulmonares e hepáticas (incluindo infecções como as hepatites B e C), bem como em indivíduos saudáveis. Em um dado paciente, o título de FR não se correlaciona com a atividade da doença; entretanto, títulos elevados estão associados a artrite erosiva grave e doença extraarticular. O achado isolado de FR no soro não estabelece um diagnóstico da AR, mas pode ajudar a confirmar a impressão clínica. Uma vez estabelecido o diagnóstico, não há a necessidade de testar repetidamente o FR.

Os anticorpos anti-CCP constituem um marcador mais específico para a AR do que o FR. Os anticorpos anti-CCP são anticorpos dirigidos contra peptídios citrulinados que podem ser testados com um exame diagnóstico. Na presença de pelo menos uma articulação edemaciada, os anticorpos anti-CCP têm alta especificidade (> 95%) para AR. Em comparação com o FR, a especificidade dos anticorpos anti-CCP é maior (96% *versus* 86%), e ambos têm sensibilidade semelhante (67% *versus* 70%) para a AR. Esses anticorpos podem ser detectados vários anos antes do desenvolvimento da AR clínica e estão associados a graves desfechos da AR, o que inclui dano articular radiográfico e prognóstico sombrio. Devido à sua especificidade para a AR, os anticorpos anti-CCP são úteis para diferenciar a AR de outras condições positivas para FR, como síndrome de Sjögren, infecção e hepatite.

Os reagentes de fase aguda, como a VHS e a PCR, habitualmente estão elevados na inflamação ativa, porém não são sensíveis nem específicos para o diagnóstico de AR. Esses testes são úteis para diferenciar a AR de condições não inflamatórias como osteoartrite ou fibromialgia. Entretanto, mesmo quando há evidências clínicas claras de inflamação articular, os valores dos reagentes de fase aguda podem ser normais. Na AR, a inflamação frequentemente leva à anemia da doença crônica e à trombocitose.

Em geral, a análise do líquido sinovial não é necessária quando existe uma clara poliartrite inflamatória crônica. Se apenas uma única articulação estiver afetada, deve ser realizada uma artrocentese para

---

Tabela 79.3 Critérios de classificação do ACR/EULAR de 2010 para artrite reumatoide.

Para os pacientes que apresentam pelo menos uma articulação com sinovite definida e para os quais a sinovite não é mais bem explicada por outra doença.

A. Comprometimento articular (0 a 5 pontos)
   1 articulação grande (0)
   2 a 10 articulações grandes (1)
   1 a 3 articulações pequenas (com ou sem comprometimento de grandes articulações) (2)
   4 a 10 articulações pequenas (ou sem comprometimento de grandes articulações) (3)
   > 10 articulações (com comprometimento de pelo menos uma articulação pequena) (5)

B. Sorologia (0 a 3 pontos)
   FR negativo e anti-CCP negativo (0)
   FR positivo baixo ou anti-CCP positivo baixo (2)
   FR positivo alto ou anti-CCP positivo alto (3)

C. Reagentes de fase aguda (0 a 1 ponto)
   PCR normal e VHS normal (0)
   PCR anormal ou VHS anormal (1)

D. Duração dos sintomas (0 a 1 ponto)
   < 6 semanas (0)
   ≥ 6 semanas (1)

É necessária uma pontuação de pelo menos 6 de 10 pontos para a classificação de artrite reumatoide definida.

ACR, American College of Rheumatology; *CCP*, peptídio citrulinado cíclico; *EULAR*, European League Against Rheumatism; *FR*, fator reumatoide; *PCR*, proteína C reativa; *VHS*, velocidade de hemossedimentação. (De Aletaha D, Neogi T, Silman AJ et al.: 2010 Rheumatoid arthritis classification criteria: an American College of Rheumatology/European League Against Rheumatism collaborative initiative, Arthritis Rheum 62:2569-2581, 2010.)

Capítulo 79 Artrite Reumatoide

descartar a possibilidade de infecção ou de artropatia cristalina na monoartrite. A análise do líquido sinovial é inespecífica, mas pode sustentar o diagnóstico ao revelar um líquido articular inflamatório com contagens de células entre 2.000 e 100.000. Apesar de não fazerem parte dos critérios de classificação da AR de 2010, as radiografias podem revelar a osteopenia periarticular, as erosões ósseas marginais das articulações e o estreitamento uniforme do espaço articular de distribuição simétrica característicos. Com frequência, as radiografias são normais nas fases iniciais da AR, mas podem servir como base para avaliar a progressão da doença ao longo do tempo.

Para uma discussão mais aprofundada sobre esses tópicos, ver ❖ Capítulo 242, "Exames Laboratoriais nas Doenças Reumáticas", Capítulo 243, "Exames de Imagem nas Doenças Reumáticas", Capítulo 247, "Bursite, Tendinite e Outros Distúrbios Periarticulares e Medicina Esportiva" e Capítulo 248, "Artrite Reumatoide", em *Goldman-Cecil Medicina*, 26ª adição.

TRATAMENTO

As metas finais do tratamento da AR consistem em redução da dor e do desconforto, prevenção de deformidades articulares e manutenção das funções física e social normais. Embora não haja cura para a AR, a remissão pode ser mantida em um subgrupo de pacientes. O tratamento começa com uma comunicação efetiva entre o médico e o paciente sobre a natureza da doença e as metas do tratamento.

As opções terapêuticas não farmacológicas incluem redução do estresse articular, frequentemente por meio de fisioterapia e terapia ocupacional. O repouso local de uma articulação inflamada reduz o estresse articular, assim como a redução do peso corporal, a imobilização e o uso de dispositivos de assistência à deambulação. A atividade física vigorosa deve ser evitada durante as exacerbações da doença. Entretanto, a amplitude total de movimento das articulações deve ser mantida por meio de um programa de exercícios graduados de modo a evitar as contraturas e a atrofia muscular. A fisioterapia melhora a força muscular, diminui o estresse articular e mantém a mobilidade da articulação. A terapia ocupacional pode fornecer vários dispositivos para proteger as articulações e executar as atividades diárias com mais facilidade.

Abordagem farmacológica

Os estudos realizados revelaram que a terapia com fármacos antirreumáticos modificadores da doença (DMARDs, do inglês *disease-modifying antirheumatic drugs*) no início da evolução da AR retarda a progressão da doença mais efetivamente do que a terapia tardia. A AR precoce é atualmente definida como a AR nos primeiros meses de diagnóstico, e a AR estabelecida como a AR depois de 6 meses. Deve-se utilizar uma abordagem direcionada para a extensão da atividade da doença de modo a minimizar a inflamação das articulações. O tratamento efetivo com um DMARD consegue melhorar os sinais, os sintomas e a progressão radiográfica, mesmo na doença de longa duração. A inflamação da AR deve ser controlada o mais completamente possível, o mais rápido possível e por mais tempo possível. Os DMARDs convencionais e os DMARDs biológicos evitam a progressão da doença e a incapacidade.

Atividade da doença

O estabelecimento do diagnóstico de AR possibilita ao médico determinar o tratamento e também orienta o paciente sobre a futura evolução da doença, a necessidade de tratamento e o prognóstico. A intensidade do tratamento é orientada pela atividade da doença. Conforme já assinalado, a AR acomete as articulações diartrodiais, porém o padrão exato de comprometimento articular é específico do paciente. Maior número de articulações acometidas significa uma forma mais grave da doença, e esta está associada a desfechos piores. A atividade da doença pode ser definida por várias ferramentas, que combinam informações do exame físico com a contagem do número de articulações edemaciadas e dolorosas à palpação, informações do paciente sobre a sua avaliação global da atividade da AR, e não apenas dor, bem como os exames laboratoriais que demonstram evidências de inflamação, mais comumente VHS e PCR. A meta do tratamento deve ser a ausência de inflamação articular. Uma vez estabelecido o diagnóstico, o paciente deve ser tratado em conjunto com um reumatologista, se este estiver disponível, de modo a usar medições especializadas da atividade da doença com o objetivo de minimizar a inflamação das articulações para a obtenção de remissão ou de uma baixa atividade da doença. Essas medições da atividade da doença incluem DAS28 (medição da atividade da doença de 28 articulações), VHS/PCR, CDAI (Clinical Disease Activity Index), SDAI (Simple Disease Activity Score), RAPID3 (escore de atividade da doença em um questionário curto e simples) e PASDAS (PAS Disease Activity Score baseado em um índice ponderado que inclui sete componentes).

Fármacos antirreumáticos modificadores da doença convencionais

Dispõe-se de muitos DMARDs para o tratamento da AR. Todos os DMARDs convencionais têm início lento, levam 1 a 6 meses para se tornarem plenamente efetivos e exigem rigoroso monitoramento quanto à toxicidade (Tabela 79.4). Uma vez estabelecido o diagnóstico de AR, deve-se iniciar um DMARD.

O metotrexato é universalmente usado como o DMARD primário nos pacientes com AR inicial devido à sua eficácia estabelecida e ao perfil de toxicidade conhecido (evidências obtidas de múltiplos ensaios clínicos controlados e randomizados). Pode ser administrado uma vez por semana por via oral ou parenteral. Os efeitos colaterais conhecidos que precisam ser monitorados incluem úlceras orais, náuseas, hepatotoxicidade, citopenias e pneumonite. Se houver contraindicações ao uso do metotrexato, como uma doença hepática crônica ou o consumo

Tabela 79.4 Fármacos antirreumáticos modificadores da doença convencionais.

Agentes convencionais	Toxicidades
Azatioprina	Infecção, náuseas, mielossupressão, febre, pancreatite
Baricitinibe, tofacitinibe (DMARD oral sintético direcionado)	Taxa de infecção semelhante à dos DMARDs biológicos; toxicidades medular e hepática, hiperlipidemia, contraindicados com agentes biológicos
Hidroxicloroquina	Toxicidade da retina, exige monitoramento oftalmológico
Leflunomida	Toxicidades medular e hepática; usar colestiramina se ocorrerem efeitos colaterais; contraindicada durante a gravidez
Metotrexato[a]	Úlceras orais, náuseas, mielossupressão, pneumonite; contraindicado durante a gravidez e quando houver doença pulmonar grave coexistente; hepatotoxicidade
Sulfassalazina	Náuseas, mielossupressão

[a]DMARD inicial recomendado na AR moderada a grave. *DMARDs*, fármacos antirreumáticos modificadores da doença.

Seção 14 Doenças Musculoesqueléticas e do Tecido Conjuntivo

de mais de duas doses de bebida alcoólica por dia nos homens e uma dose por dia nas mulheres, deve-se administrar um DMARD convencional alternativo como monoterapia (p. ex., sulfassalazina ou hidroxicloroquina). No início da evolução da doença, os AINEs e os corticosteroides em baixas doses em combinação com um DMARD podem ser usados para o rápido controle da inflamação.

Nos casos de fracasso do metotrexato ou de resposta inadequada com continuação da atividade da doença moderada a alta, a escolha subsequente dos DMARDs convencionais e biológicos não é consensual e, em vez disso, baseia-se em fatores clínicos, como via de administração, efeitos colaterais e riscos de eventos adversos, custo, e preferência do paciente e do médico. Com frequência, utiliza-se a terapia combinada com vários DMARDs para o tratamento da AR. Para os pacientes com AR leve, hidroxicloroquina e/ou sulfassalazina podem ser usadas como medicamentos de primeira linha. Em dois ensaios clínicos controlados e randomizados, foi demonstrado que a terapia tripla (combinação de metotrexato, hidroxicloroquina e sulfassalazina) não é inferior aos inibidores biológicos do TNF-α. O tofacitinibe e o baricitinibe formam uma nova classe de DMARDs sintéticos que inibem a Janus quinase (JAK) e reduzem os níveis de citocinas. Os inibidores da JAK constituem uma classe de DMARDs sintéticos que não devem ser combinados com DMARDs biológicos por causa do risco aumentado de infecções.

DMARDs biológicos

Os DMARD biológicos são imunoterapias direcionadas que foram introduzidas na década de 1990 com o início do uso dos inibidores do TNF-α dirigidos para citocinas. Os agentes biológicos são produzidos por células vivas com o uso da tecnologia do DNA recombinante (Tabela 79.5). Os inibidores do TNF-α foram os primeiros dos 10 DMARDs biológicos aprovados pela Food and Drug Administration (FDA) para o tratamento da AR (Tabela 79.3). Dispõe-se de cinco terapias direcionadas para o TNF-α. Os inibidores do TNF-α são os agentes biológicos mais amplamente utilizados por causa da rápida melhora que promovem em pacientes resistentes à terapia com metotrexato. Eles formam uma classe de agentes biológicos recomendados em adição ao metotrexato após o fracasso deste último.

Em sua maioria, os DMARDs biológicos são administrados por via intravenosa ou subcutânea, e são tratamentos bastante caros, porém muito efetivos. Os biossimilares são medicamentos biológicos com estrutura molecular semelhante a um medicamento biológico "irmão" e que não apresentam diferenças clinicamente significativas em relação aos DMARDs biológicos aprovados pela FDA. Dispõe-se de vários biossimilares, e mais desses produtos estão em fase de desenvolvimento como alternativas de menor custo para os DMARDs biológicos. A maioria dos medicamentos biológicos aumenta o risco de infecção, inclusive o risco de reativação da tuberculose (TB). Outras terapias dirigidas para citocinas incluem os antagonistas do receptor de IL-6, o sarilumabe e o tocilizumabe, e a anacinra, que é o antagonista do receptor de IL-1. Os DMARDs biológicos também incluem um inibidor da coestimulação de linfócitos T, o abatacepte, e um agente causador de depleção de linfócitos B, o rituximabe. Todos os pacientes devem ser submetidos a rastreamento para tuberculose 12 meses antes de iniciar o primeiro DMARD biológico. Os DMARDs biológicos não devem ser combinados com outros medicamentos biológicos devido ao aumento no risco de infecções atípicas.

Para uma discussão mais aprofundada sobre esses tópicos, ver Capítulo 33, "Agentes Biológicos e Inibidores da Sinalização", em ❖ *Goldman-Cecil Medicina*, 26ª edição.

Controle sintomático e terapia de ponte

Os DMARDs frequentemente levam 1 a 6 meses para promover a baixa atividade da doença ou remissão. Portanto, os anti-inflamatórios não esteroides (AINEs), que não modificam a doença, são prescritos com frequência no início do processo da doença para um controle sintomático. Os AINEs podem ter efeitos colaterais significativos, tais como nefrotoxicidade e aumento do risco de hemorragia digestiva. Eles devem ser usados com cautela nos pacientes com múltiplas comorbidades clínicas, porém são uma opção para muitos pacientes com doença crônica.

Os glicocorticoides continuam sendo importantes no tratamento da AR, em particular para as exacerbações agudas da doença. Esses agentes são usados para a AR em doses baixas a médias. Os glicocorticoides mostram-se úteis para as exacerbações breves e para diminuir as erosões ósseas; entretanto, a longo prazo seus efeitos colaterais podem ser substanciais. Devem ser usados primariamente em episódios de crises de AR ou de alta atividade da doença como terapia de ponte para produzir efeitos adicionais aos dos DMARDs. Os efeitos colaterais consistem em osteoporose, necrose avascular do osso, obesidade, hipertensão arterial sistêmica e intolerância à glicose. O rastreamento, a prevenção e o tratamento para a osteoporose devem ser considerados em todos os pacientes que estejam recebendo uma terapia prolongada com glicocorticoides para a prevenção da osteoporose induzida por glicocorticoides. Os glicocorticoides intra-articulares constituem um tratamento extremamente efetivo para as exacerbações que envolvam apenas algumas articulações.

Para uma discussão mais aprofundada sobre esses tópicos, ver Capítulo 230, "Osteoporose", em *Goldman-Cecil Medicina*, ❖ 26ª edição.

Cuidados clínicos especializados para a artrite reumatoide

A AR é uma doença crônica que exige cuidados focados nas comorbidades. Os próprios DMARDs exigem um frequente monitoramento laboratorial para toxicidades, o que inclui mielossupressão, hepatotoxicidade e disfunção renal.

Infecção

Todos os pacientes devem ser testados para as hepatites B e C antes de iniciar um DMARD ou um agente biológico. Deve-se efetuar também um teste para tuberculose latente nos 12 meses anteriores com derivado proteico purificado (PPD, do inglês *purified protein derivative*) ou um ensaio de liberação de gamainterferona (IGRA, do inglês *interferon-γ release assay*) antes de iniciar um DMARD biológico. Podem ocorrer infecções oportunistas em pacientes que estiverem

---

Tabela 79.5 Fármacos antirreumáticos modificadores da doença biológicos.

Agente biológico	Mecanismo-alvo
Adalimumabe, certolizumabe, etanercepte, golimumabe, infliximabe	Direcionados para citocinas, anti-TNF-α
Anacinra	Direcionada para citocinas, anti-IL-1
Sarilumabe, tocilizumabe	Direcionados para citocinas, anti-IL-6
Abatacepte	Direcionado para linfócitos T, inibe a coestimulação
Rituximabe	Direcionado para linfócitos B, anti-CD20

IL, interleucina; *TNF*, fator de necrose tumoral.

recebendo DMARDs e terapias biológicas, e a sua presença deve ser considerada nos cuidados clínicos se houver citopenias crônicas ou doença respiratória. Os DMARDs e as terapias biológicas devem ser interrompidos quando o paciente apresentar infecção aguda.

Vacinações

O estado de vacinação deve ser avaliado pelo médico da atenção primária e pelo reumatologista no cuidado aos pacientes com AR. Em condições ideais, as vacinações devem ser feitas durante a doença quiescente, bem como antes de iniciar a terapia imunossupressora. Podem-se administrar vacinas mortas nos pacientes em uso das terapias convencionais com imunossupressores e biológica, porém deve-se evitar o uso de vacinas vivas naqueles que estiverem recebendo terapia biológica. Profilaticamente, se houver risco aumentado, todos os pacientes com AR devem ser vacinados contra pneumococos, vírus influenza e vírus da hepatite B. A vacina contra herpes-zóster deve ser administrada em pacientes com mais de 50 anos. Se for utilizada a vacina viva, ela deve ser administrada antes de iniciar os agentes biológicos ou enquanto estes estiverem suspensos.

Osteoporose

A própria AR constitui um fator de risco para osteoporose e, combinada com o uso de glicocorticoides, pode levar a uma osteoporose grave e subsequente morbidade. Em todo paciente com AR, a saúde óssea deve ser considerada para evitar o desenvolvimento de osteoporose. A saúde óssea pode ser avaliada periodicamente por meio de absorciometria de raios X de dupla energia (DXA, do inglês *dual-energy x-ray absorptiometry*), uma ferramenta de avaliação de risco, incluindo investigação de tabagismo coexistente, histórico familiar de fraturas e suplementação adequada de vitamina D. Recomenda-se um treinamento de força de rotina, bem como exercícios aeróbicos em moderação, para melhorar a saúde óssea e assegurar a estabilização das articulações.

Sistema cardiovascular

A AR constitui um fator de risco para doença cardiovascular devido à inflamação crônica, e deve ser monitorada e tratada. As recomendações de tratamento de dislipidemia atualmente não diferem daquelas rotineiramente direcionadas para as populações de pacientes sem AR. A hipertensão arterial sistêmica exacerbada por dor e por medicamentos coexistentes como AINEs e glicocorticoides deve ser monitorada e tratada de acordo com as diretrizes atuais.

Período perioperatório

É preciso ter cuidado no período pré-operatório, quando o paciente com AR estiver sendo anestesiado, para evitar a subluxação do atlas e do áxis e a compressão da medula espinal. As radiografias da coluna cervical em flexão e em extensão devem ser obtidas antes de cirurgias que exijam anestesia geral de modo a avaliar se existe instabilidade da articulação atlantoccipital. A cirurgia de substituição articular é importante nos pacientes com doença articular destrutiva grave, sobretudo nos joelhos e nos quadris. Os medicamentos devem ser avaliados antes da cirurgia, e com interrupção dos DMARDs biológicos um ciclo de tratamento antes do início. O metotrexato e os DMARDs convencionais podem ser continuados durante o procedimento de artroplastia, e ocorre melhora dos desfechos tanto da cirurgia quanto da AR.

CONCLUSÃO E PROGNÓSTICO

Embora a causa subjacente da AR não seja conhecida, os avanços na biologia celular, na imunologia e na biologia molecular levaram a notáveis avanços terapêuticos para essa doença. Os DMARDs convencionais e biológicos melhoram os desfechos em curto e longo prazos. Podem ocorrer erosões ósseas 1 a 2 anos após o início da doença, e a instituição precoce do tratamento com DMARDs é essencial para evitar maior morbidade.

A positividade para FR e/ou CCP e as manifestações extra-articulares são características da doença grave. O tabagismo é o fator de risco ambiental mais significativo para a AR, e se recomenda sua abolição aos pacientes com risco de AR e aos portadores de AR. A incidência de linfoma e de outras neoplasias malignas aumenta nos pacientes com AR, e a taxa de mortalidade global é elevada pela coexistência de doença cardiovascular e infecção.

Embora até 15% dos pacientes possam ter remissão sem medicamentos, a incapacidade a longo prazo ainda é significativa na maioria deles. Cinquenta por cento dos indivíduos com AR não mais atuam em sua profissão original depois de 10 anos, ou seja, cerca de 10 vezes a taxa observada na população normal. A maioria dos pacientes situa-se entre esses extremos da doença com vários níveis de comprometimento funcional. Alguns apresentam exacerbações e remissões ao longo de um período de anos, e com episódios agudos de exacerbações de uma única ou de várias articulações.

Os futuros avanços na terapia da AR incluirão diretrizes sobre o momento de instituir e de interromper os DMARDs biológicos, novos agentes biológicos direcionados, quando usar biossimilares e abordagens personalizadas com base na compreensão da patogênese individual e da atividade.

LEITURA SUGERIDA

Aletaha D, Neogi T, Silman AJ, et al: 2010 Rheumatoid arthritis classification criteria: an American College of Rheumatology/European League Against Rheumatism collaborative initiative, Arthritis Rheum 62:2569–2581, 2010.

Furer V, Rondaan C, Heijstek MW, et al: 2019 update of the ULAR recommendations for vaccination in adult patients with autoimmune inflammatory rheumatic diseases, Ann Rheum Dis 0:1–14, 2019.

Karlson EW, Ding B, Keenan BT, et al: Association of environmental and genetic factors and gene-environment interactions with risk of developing rheumatoid arthritis, Arthritis Care Res 65:1147–1156, 2013.

Kim K, Band SY, Lee HS, Bae SC: Update on the genetic architecture of rheumatoid arthritis, Nat Rev Rheumatol 13:13–24, 2017.

McInnes IB, Schett G: The pathogenesis of rheumatoid arthritis, N Engl J Med 365:22052219, 2011.

Minichiello E, Semerano L, Boissier MC: Time trends in the incidence, prevalence, and severity of rheumatoid arthritis: a systematic literature review, Joint Bone Spine 83:625–630, 2016.

Moreland LW, O'Dell JR, Paulus HE, et al: A randomized comparative effectiveness study of oral triple therapy versus etanercept plus methotrexate in early aggressive rheumatoid arthritis: the treatment of Early Aggressive Rheumatoid Arthritis Trial, Arthritis Rheum 64:2824–2835, 2012.

O'Dell JR, Mikuls TR, Taylor TH, et al: Therapies for active rheumatoid arthritis after methotrexate failure, N Engl J Med 369:307–318, 2013.

Okada Y, Wu D, Trynka G, et al: Genetics of rheumatoid arthritis contributes to biology and drug discovery, Nature 506:376–381, 2014.

Singh JA, Saag KG, Bridges Jr SL, et al: 2015 American College of Rheumatology Guideline for the Treatment of Rheumatoid Arthritis, Arthritis Care Res 68:1–26, 2016.

Smolen JS, Aletaha D, Mcinnes IB: Rheumatoid arthritis, Lancet 388:2023–2038, 2016.

Smolen JS, Landwe B, et al: EULAR recommendations for the management of rheumatoid arthritis with synthetic and biological disease-modifying antirheumatic drugs: 2016 update, Ann Rheum Dis 17:960–977, 2017.

Sparks JA: Rheumatoid arthritis, Ann Intern Med 170:ITC1–ITC16, 2019.

van der Woude D, van der Helm-van Mil HM: Update on the epidemiology, risk factors, and disease outcomes of rheumatoid arthritis, Best Pract Res Clin Rheumatol 32:174–187, 2018.

80

Espondiloartrite

Douglas W. Lienesch

DEFINIÇÃO

A *espondiloartrite* é uma forma de doença articular inflamatória caracterizada por inflamação do esqueleto axial (coluna vertebral e articulações sacroilíacas) e/ou das articulações periféricas, e está frequentemente associada à inflamação dos olhos, do sistema digestório, do sistema geniturinário e da pele. *Espondiloartrite axial* é o termo utilizado quando a coluna vertebral é o local de inflamação, enquanto a *espondiloartrite periférica* indica inflamação das articulações e dos tecidos periarticulares nos membros.

A característica clínica essencial da espondiloartrite é a inflamação das articulações sacroilíacas (*i. e.*, sacroileíte) e da coluna vertebral (*i. e.*, espondilite). A inflamação dos locais de inserção de tendões (*i. e.*, entesite), a inflamação de dedos inteiros (*i. e.*, dactilite) e a inflamação de uma a quatro articulações dos membros inferiores (*i. e.*, oligoartrite) são achados esqueléticos extravertebrais. São comuns um histórico familiar positivo, inflamação ocular (*i. e.*, uveíte anterior ou conjuntivite) e ausência de fator reumatoide e de nódulos subcutâneos.

A espondiloartrite pode ser ainda subcategorizada com base em outras características clínicas. Os pacientes com espondiloartrite axial com alterações radiográficas típicas, que incluem erosões da articulação sacroilíaca, sindesmófitos vertebrais e anquilose das articulações, apresentam a *espondilite anquilosante*. Na ausência dessas alterações radiográficas, pode haver uma *espondiloartrite axial não radiográfica* se houver sintomas típicos acompanhados de sinais inflamatórios na articulação sacroilíaca ou na coluna vertebral na ressonância magnética (RM). A doença articular inflamatória axial ou periférica no contexto de psoríase ou de doença inflamatória intestinal (DII) é denominada *artrite psoriásica* ou *espondiloartropatia relacionada com DII*, respectivamente. A *artrite reativa* refere-se à espondiloartrite com início dentro de algumas semanas após certos tipos de infecção.

A espondiloartrite está fortemente associada ao antígeno leucocitário humano B27 (HLA-27, do inglês *human leucocyte antigen B27*), um alelo específico do *locus* B dos genes do complexo principal de histocompatibilidade da classe I codificadores de HLA. A frequência de HLA-B27 nos indivíduos brancos é de aproximadamente 8%. Todavia, até 90% dos pacientes brancos com espondilite anquilosante e 80% dos pacientes brancos com artrite reativa ou espondiloartrite juvenil têm positividade para o HLA-B27, e essas porcentagens são ainda mais altas nos pacientes com uveíte. A taxa de positividade para o HLA-B27 nos pacientes com DII ou com psoríase com artrite periférica não é acentuadamente aumentada, a não ser que eles tenham espondilite, caso em que a frequência de HLA-B27 é de 50%. A frequência de HLA-B27 varia amplamente nos outros grupos étnicos e explica a ampla desigualdade da prevalência da espondilite anquilosante em diferentes populações.

A espondilite anquilosante é muito mais comum nos adolescentes do sexo masculino e nos adultos jovens, porém esse achado pode refletir um subdiagnóstico nas mulheres, nas quais as manifestações da doença podem ser mais leves do que nos homens. A artrite reativa é mais comum nos homens quando ocorre após infecção geniturinária por *Chlamydia trachomatis*, porém a distribuição sexual é uniforme entre os pacientes após disenteria. A artrite inflamatória, incluindo a espondilite, afeta cerca de 5 a 8% dos pacientes com psoríase e 10 a 25% dos pacientes com colite ulcerativa ou doença de Crohn. Os homens e as mulheres são igualmente afetados. A prevalência da espondiloartrite, em particular das artrite psoriásica e reativa, aumenta nas populações com altas taxas de infecção pelo vírus da imunodeficiência humana (HIV).

PATOLOGIA

Embora a forte associação do HLA-B27 com a espondiloartrite esteja bem estabelecida, ainda não foi elucidado o seu papel específico na patogênese desse distúrbio. Os modelos animais nos quais roedores transgênicos para o HLA-B27 desenvolvem anormalidades inflamatórias notavelmente semelhantes àquelas observadas nas doenças humanas associadas ao HLA-B27 fornecem evidências indiretas convincentes de um papel patogênico. Quando criados em um ambiente livre de germes, esses animais permanecem sem doença, o que sugere a existência de um fator ambiental adicional importante.

Além das fortes ligações genéticas para o risco de espondiloartrite, existem associações importantes entre agentes bacterianos específicos e a patogênese da doença. A infecção geniturinária por *C. trachomatis* ou a doença diarreica por espécies de *Shigella, Salmonella, Campylobacter* e *Yersinia* podem induzir uma artrite reativa. Outros agentes infecciosos também estão implicados, porém menos comumente. Eles parecem desencadear uma resposta inflamatória, possivelmente em decorrência da persistência de antígenos bacterianos, ou podem causar uma resposta imunológica aberrante à infecção que resulta em um enovelamento incorreto das moléculas de HLA-B27 nas células apresentadoras de antígenos, gerando então uma reação inflamatória persistente.

Nenhuma teoria sobre a patogênese da espondilite explica o espectro clínico desse distúrbio, e existe claramente a necessidade de mais pesquisas para solidificar a compreensão de sua origem. O complexo papel do sistema imunológico na espondiloartrite é ressaltado pela observação de que os pacientes infectados pelo HIV parecem ter mais tendência a apresentar uma doença grave, sobretudo a artrite psoriásica. Quando a infecção pelo HIV é tratada com agentes antivirais, ocorre declínio na incidência de espondiloartrite.

Embora muitos mecanismos celulares e moleculares da doença articular inflamatória tenham sido elucidados, a fisiopatologia da espondiloartrite permanece incompletamente compreendida. A inflamação das articulações sacroilíacas, da coluna vertebral e das enteses constitui uma característica exclusiva desse distúrbio. Os estudos fisiopatológicos realizados mostram que a inflamação origina-se na interface entre o osso e a cartilagem na articulação sacroilíaca, como também no osso e na fibrocartilagem na entese. Observa-se a presença de macrófagos e de linfócitos T CD4+ e CD8+, e o Th17 parece ser fundamental no processo inflamatório. As citocinas pró-inflamatórias interleucina-17 (IL-17), interleucina-23 (IL-23) e fator de necrose tumoral α (TNF-α, do inglês *tumor necrosis factor*-α) são abundantes.

O tecido sinovial torna-se inflamado, e os osteoclastos são ativados, o que leva a uma reabsorção óssea reminiscente da inflamação articular da artrite reumatoide. Ao contrário da artrite reumatoide, a reabsorção óssea precoce é seguida por uma fase secundária, durante a qual predomina uma atividade osteoblástica que leva à formação de novo osso no osso periarticular (*i. e.*, hiperostose) e ao redor das articulações (*i. e.*, osteofitose) ou nos corpos vertebrais (*i. e.*, sindesmófitos). Por fim, ocorre fusão óssea das articulações (anquilose). A relação entre essas fases paradoxais de reabsorção e proliferação ósseas é uma área de investigação ativa.

APRESENTAÇÃO CLÍNICA

Manifestações clínicas comuns da espondiloartrite

Todas as formas de espondiloartrite apresentam considerável sobreposição clínica e são mais facilmente consideradas como um grupo de distúrbios relacionados. A Tabela 80.1 descreve em linhas gerais as manifestações clínicas desses distúrbios. As principais manifestações clínicas comuns a todos eles consistem em dor inflamatória da coluna vertebral e em doença inflamatória de articulações ou de tendões assimétrica e predominantemente dos membros inferiores. Deve-se suspeitar de dor inflamatória na coluna vertebral nos pacientes jovens (< 40 anos) que apresentam um início insidioso de lombalgia crônica ou dor nas nádegas associada a rigidez matinal prolongada e aliviada pelo exercício físico.

A doença articular periférica característica acomete uma a quatro articulações, em geral dos membros inferiores, e pode estar associada à inflamação da inserção de tendões (*i. e.*, entesite) ou a dedos em salsicha (*i. e.*, dactilite). A poliartropatia simétrica, que acomete os membros superiores e que se assemelha clinicamente à artrite reumatoide, é observada em algumas formas de espondiloartrite psoriásica ou está relacionada à DII. Uveíte anterior, entesite, dactilite, alterações psoriásicas na pele ou nas unhas, DII, histórico familiar de espondiloartrite ou histórico de infecção gastrintestinal ou geniturinária sugerem espondiloartrite. Em geral, não há nódulos subcutâneos, fator reumatoide e anticorpos antinucleares.

Em determinado paciente, as manifestações clínicas desses distúrbios podem se acumular durante um período prolongado. Inicialmente, alguns pacientes não apresentam os achados típicos de um distúrbio específico. Nesses casos, considera-se o diagnóstico de espondiloartrite indiferenciada. Dependendo da localização dos sintomas dominantes, a doença precoce pode ser subcategorizada como espondiloartrite predominantemente axial ou espondiloartrite predominantemente periférica. Posteriormente, muitos pacientes apresentam achados clínicos compatíveis com um subtipo específico de espondiloartrite.

A dor inflamatória na coluna vertebral constitui a principal característica da doença axial e resulta da inflamação nas articulações sacroilíacas e em elementos da coluna vertebral. A doença não controlada pode levar à anquilose (*i. e.*, fusão óssea) nas articulações sacroilíacas e em toda a coluna vertebral, culminando então em perda de mobilidade da coluna vertebral e costovertebral, deformidade, e uma fisiologia extrapulmonar restritiva.

Pode ocorrer entesite em muitos locais anatômicos diferentes. Esses incluem processos espinhosos, junções costoesternais, túber isquiático, aponeuroses plantares e tendão do calcâneo (tendão de Aquiles).

Quando ocorre a artrite periférica da espondiloartrite, ela frequentemente começa como um processo oligoarticular assimétrico e episódico que muitas vezes acomete os membros inferiores. A artrite pode progredir e se tornar crônica e incapacitante. Uma característica exclusiva da espondiloartrite é o aparecimento de edema fusiforme de todo um dedo da mão ou do pé, uma condição designada como *dactilite* ou *dedo em salsicha*.

A uveíte anterior, ou inflamação da câmara anterior do olho, é manifestação extra-articular comum da espondiloartrite, particularmente entre os pacientes com positividade para o HLA-B27. Os episódios agudos de uveíte são habitualmente monoculares e dolorosos, e são acompanhados de hiperemia conjuntival e borramento visual. Os episódios recorrentes são comuns e podem levar à cegueira. Esclerite, episclerite e conjuntivite são fenômenos menos comumente associados.

Ocasionalmente, a espondiloartrite acomete outros sistemas orgânicos e pode causar morbidade e mortalidade significativas. A aortite, que ocorre particularmente no segmento ascendente, pode resultar em insuficiência da valva aórtica devido à dilatação da raiz da aorta, à dissecção da aorta e a anormalidades do sistema de condução cardíaca. Pode ocorrer fibrose pulmonar das regiões apicais, frequentemente de modo insidioso. A compressão da medula espinal pode resultar de

---

Tabela 80.1 Comparação das espondiloartrites.

Características	Espondilite anquilosante	Artrite reativa pós-uretral	Artrite reativa pós-disentérica	Artrite enteropática	Artrite psoriásica
Sacroileíte	+++++	+++	++	+	++
Espondilite	++++	+++	++	++	++
Artrite periférica	+	++++	++++	+++	++++
Evolução articular	Crônica	Aguda ou crônica	Aguda ou crônica	Aguda ou crônica	Crônica
HLA-B27	95%	60%	30%	20%	20%
Entesopatia	++	++++	+++	++	++
Manifestações extra-articulares	Olhos, coração	Olhos, sistema GU, oral e/ou sistema digestório, coração	Sistema GU, olhos	Sistema digestório, olhos	Pele, olhos
Outros nomes	Artrite de Bekhterev, doença de Marie-Strümpell	Artrite reativa, ARSA, UNG, artrite por clamídia	Artrite reativa	Doença de Crohn, colite ulcerativa	

ARSA, artrite reativa sexualmente adquirida; *GU*, geniturinário; *HLA*, antígeno leucocitário humano; *UNG*, uretrite não gonocócica; +, prevalência relativa de uma característica específica.
(Dados de Cush JJ, Lipsky PE: The spondyloarthropathies. In Goldman L, Bennett JC, editors: Cecil textbook of medicine, ed 21, Philadelphia, 2000, Saunders, pp 1499-1507.)

subluxação da articulação atlantoaxial, síndrome da cauda equina ou fraturas vertebrais. Em casos raros, a espondiloartrite de longa duração está associada a amiloidose secundária.

Manifestações clínicas específicas da espondiloartrite

Espondilite anquilosante

A principal característica clínica da espondilite anquilosante é a dor inflamatória na coluna vertebral. Com o passar do tempo, o comprometimento das vértebras ascende a partir das articulações sacroilíacas e acomete todos os níveis da coluna vertebral. A perda progressiva de movimento resulta da anquilose da coluna vertebral e das articulações dos processos articulares. O comprometimento costovertebral resulta em diminuição da expansão do tórax e em uma fisiologia pulmonar restritiva.

A perda da mobilidade e a osteoporose secundária dos corpos vertebrais aumentam o risco de fratura traumática da coluna vertebral. O comprometimento axial dos ombros e dos quadris é comum e está associado a um prognóstico mais sombrio. Oligoartrite periférica, entesite e dactilite são mais comuns nas mulheres. O diagnóstico exige a demonstração de sacroileíte radiográfica (i. e., erosões das articulações sacroilíacas, esclerose e anquilose). A uveíte anterior é comum. Aortite, fibrose do lobo superior do pulmão, síndrome da cauda equina e amiloidose são menos comuns e observadas na doença tardia.

Artrite reativa (pós-uretral/pós-disentérica)

Entre as manifestações clínicas singulares da artrite reativa destacam-se uretrite, conjuntivite e algumas lesões dermatológicas (Figura 80.1). A uretrite pode resultar da infecção por clamídia que desencadeia a doença, ou pode consistir na secreção inflamatória estéril observada na doença associada à diarreia. A conjuntivite pode ser leve na artrite reativa e é distinta da uveíte.

A ceratodermia blenorrágica é uma erupção papuloescamosa distinta e habitualmente encontrada nas regiões palmares ou plantares. A balanite circinada é uma erupção cutânea que pode aparecer na glande ou no corpo do pênis de homens com artrite reativa. Podem ocorrer também espessamento ungueal sem depressão e úlceras orais nos pacientes com artrite reativa. Essas lesões podem ser confundidas com achados semelhantes em pacientes que apresentam psoríase e DII, respectivamente.

Os casos são, em sua maioria, autolimitantes. A artrite crônica ou recidivante e a espondilite crônica estão associadas ao HLA-B27 e à infecção por *Chlamydia*.

Artrite psoriásica

São reconhecidos cinco padrões clínicos identificáveis de artrite psoriásica: comprometimento das articulações interfalângicas distais com depressão ungueal; oligoartropatia assimétrica de grandes e pequenas articulações; artrite mutilante, uma artrite destrutiva grave; poliartrite simétrica, que é idêntica à artrite reumatoide; e doença predominantemente axial. Esses padrões não são exclusivos, e a sobreposição clínica é significativa.

Podem ocorrer espondilite ou sacroileíte juntamente com qualquer um dos outros padrões. A prevalência de HLA-B27 está aumentada nos pacientes com espondilite ou sacroileíte, mas não nos pacientes que apresentam os outros padrões. Na maioria dos casos, a doença psoriásica da pele ou das unhas precede a artrite, porém ambas podem ocorrer concomitantemente, ou a doença articular pode preceder o comprometimento cutâneo. Muito ocasionalmente, a doença articular é indistinguível da artrite psoriásica, que pode ocorrer nos pacientes com histórico familiar, porém sem histórico pessoal de doença cutânea psoriásica.

Artrite enteropática: doença inflamatória intestinal

A doença de Crohn e a colite ulcerativa (ver Capítulo 38) estão frequentemente associadas à doença inflamatória da coluna vertebral e à artrite periférica. Tipicamente, a artrite periférica é não erosiva, oligoarticular e episódica, e o grau de comprometimento articular varia com a atividade intestinal. Uma poliartrite simétrica mais crônica pode ocorrer nos pacientes com doença de Crohn.

DIAGNÓSTICO E DIAGNÓSTICO DIFERENCIAL

O diagnóstico de espondiloartrite ainda é clínico, sendo estabelecido pela identificação da evolução típica e de fenômenos no exame físico, pela análise dos exames laboratoriais selecionados e pelo uso de exames de imagem musculoesqueléticos. O diagnóstico é sugerido pela dor inflamatória na coluna vertebral ou pela oligoartrite inflamatória assimétrica crônica dos membros inferiores em duas a quatro articulações. Nesse cenário, os dados que aumentam a probabilidade de espondiloartrite incluem uveíte, psoríase, entesite, dactilite, DII, histórico familiar de espondiloartropatia, nível elevado de proteína C reativa (PCR), HLA-B27, infecção gastrintestinal ou geniturinária anterior, e sacroileíte em imagens de radiografia, tomografia computadorizada (TC) ou ressonância magnética (RM).

A diferenciação da espondiloartrite de outras doenças inflamatórias ou degenerativas das articulações ou da coluna vertebral pode representar um desafio. As artropatias cristalinas podem se manifestar

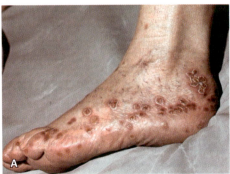 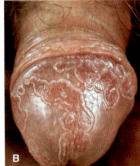 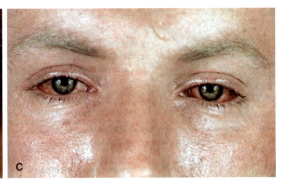

Figura 80.1 Artrite reativa. **A.** Ceratodermia blenorrágica. Pápulas vermelhas a marrons, vesículas e pústulas com erosão central mostrando a formação de crostas características e descamação periférica nas faces dorsolateral e plantar do pé. **B.** Balanite circinada. Erosões úmidas e bem demarcadas com margem circinada micropustulosa e discretamente elevada na glande do pênis. **C.** Conjuntivite bilateral associada à uveíte anterior. (De Fitzpatrick TB, Johnson RA, Wolff K et al.: Color atlas and synopsis of clinical dermatology, ed 3, New York, 1983, McGraw-Hill, pp 393, 395.)

com uma oligoartrite periférica acometendo frequentemente os membros inferiores. Entretanto, a coluna vertebral raramente é envolvida, e podem ser observados cristais intracelulares no líquido sinovial. Em geral, a artrite reumatoide e outras doenças autoimunes sistêmicas manifestam-se com uma poliartrite simétrica dos membros superiores e inferiores associada a sorologias anormais, tais como fator reumatoide, anticorpos antipeptídio citrulinado cíclico (CCP) ou anticorpos antinucleares. A espondiloartrite predominantemente axial precisa ser diferenciada das infecções indolentes das articulações sacroilíacas, das vértebras ou dos discos intervertebrais; da doença degenerativa da coluna vertebral e dos discos intervertebrais (i. e., espondilose); e da hiperostose esquelética idiopática difusa (HEID).

As alterações radiográficas da espondiloartrite são muito específicas e, no contexto clínico correto, aumentam acentuadamente a certeza do diagnóstico. Em geral, sacroileíte constitui o primeiro sinal radiográfico da doença da coluna vertebral e ela resulta em esclerose e erosões das articulações sacroilíacas que acabam levando à fusão óssea (Figura 80.2 A). Muitas alterações radiográficas resultam de espondilite crônica, o que inclui ossificação do anel fibroso, calcificação dos ligamentos espinais, esclerose óssea e corpos vertebrais quadrados, e anquilose das articulações dos processos articulares. Essas alterações podem levar à fusão vertebral e ao aspecto de coluna em bambu (Figura 80.2 B).

Os achados radiográficos progridem ao longo de muitos anos de doença e podem não ser evidentes no seu início. Entretanto, durante esse período pré-radiográfico, a RM demonstra inflamação óssea (i. e., osteíte) e erosão nas articulações sacroilíacas e nos corpos vertebrais, enquanto a TC revela esclerose óssea e erosões articulares.

Podem ocorrer erosões ósseas, esclerose e formação de novo osso em locais de entesite. As erosões na interface osteocartilagínea (i. e., erosões subcondrais), a esclerose e a proliferação óssea constituem as características fundamentais da espondiloartrite que afeta articulações periféricas. Nos casos graves, como a forma de artrite mutilante da artrite psoriásica, pode ocorrer a reabsorção óssea total ou subtotal (i. e., osteólise) de uma falange.

TRATAMENTO

Não foi ainda encontrada cura para nenhuma das formas de espondiloartrite, porém dispõe-se de tratamento efetivo para muitas das suas manifestações. A orientação do paciente a respeito da doença é essencial e possibilita a identificação de familiares afetados e a detecção precoce de manifestações clínicas urgentes como a uveíte. A fisioterapia, incluindo um programa diário de alongamento, ajustes posturais e fortalecimento, ajuda a manter o alinhamento ósseo correto, a reduzir as deformidades e a maximizar a função, sobretudo quando os pacientes apresentam um comprometimento axial. O uso seletivo de cirurgia ortopédica é muito efetivo na correção de deformidades significativas ou instabilidade da coluna vertebral.

Os anti-inflamatórios não esteroides (AINEs) podem proporcionar um alívio significativo da dor e da rigidez da coluna vertebral, e muitos pacientes tomam esses medicamentos continuamente por vários anos. Nenhuma evidência clara indica que os glicocorticoides sistêmicos possam beneficiar os indivíduos com espondiloartrite, e esses agentes são habitualmente evitados. A injeção intra-articular de glicocorticoides nas articulações sacroilíacas ou outras articulações acometidas pode proporcionar um alívio temporário. De forma semelhante, o valor e a eficácia dos agentes imunossupressores mais antigos no tratamento da espondiloartrite axial ainda não foram estabelecidos. Em contrapartida, os ensaios clínicos mostraram que as manifestações periféricas da espondiloartrite melhoram com sulfassalazina e metotrexato. O apremilaste, um inibidor da fosfodiesterase-4, demonstrou eficácia na inflamação articular periférica em pacientes com artrite psoriásica.

Os bloqueadores do TNF-α (i. e., infliximabe, etanercepte, adalimumabe, certolizumabe e golimumabe) representam um avanço substancial no tratamento da espondiloartrite. A eficácia desses agentes está bem estabelecida para os pacientes com inflamação axial que não respondem de modo satisfatório ou totalmente aos AINEs e à fisioterapia. Os bloqueadores do TNF-α conseguem reduzir significativamente a dor, melhorar a função e aumentar a qualidade

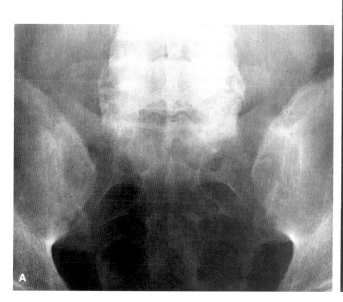
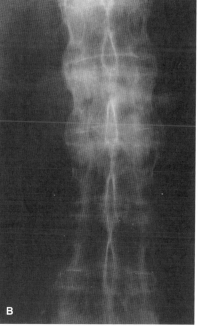

Figura 80.2 A. Sacroileíte bilateralmente simétrica na espondilite anquilosante. **B.** Espondilite lombar na espondilite anquilosante com sindesmófitos marginais e simétricos convergentes e calcificação do ligamento espinal. (De Cush JJ, Lipsky PE: The spondyloarthropathies. In Goldman L, Bennett JC, editors: Cecil textbook of medicine, ed 21, Philadelphia, 2000, Saunders, pp 1499-1507.)

de vida. Além disso, podem evitar ou retardar a progressão da doença e o dano estrutural. Os fármacos são efetivos na artrite psoriásica, suprimem a doença cutânea e ungueal da psoríase, e retardam a progressão radiográfica nas articulações periféricas. O infliximabe e o adalimumabe reduzem a inflamação intestinal na colite ulcerativa e na doença de Crohn, com diminuição concomitante dos sintomas de inflamação das articulações e da coluna vertebral. O ustequinumabe, um inibidor da IL-23, demonstrou ser eficaz na psoríase e na artrite psoriásica, bem como nas manifestações intestinais da DII. O secuquinumabe e o ixequizumabe, que são inibidores da IL-17, apresentam eficácia clínica na psoríase e nas espondiloartrites periférica e axial.

As crises de uveíte exigem os cuidados de um oftalmologista experiente no tratamento das doenças inflamatórias oculares. Os glicocorticoides tópicos ou intraoculares podem ser suficientes, mas pode haver a necessidade de uma terapia sistêmica com glicocorticoides ou com agentes imunossupressores para controlar a inflamação e evitar a perda visual permanente. Com frequência, utiliza-se o metotrexato, e o inibidor do TNF-α adalimumabe apresenta eficácia comprovada.

A artrite reativa é habitualmente autolimitante, e os sintomas articulares são tratados com AINEs ou com injeções intra-articulares de corticosteroides. Quando ocorre o desenvolvimento de artrite crônica ou de espondilite, as intervenções são semelhantes àquelas empregadas para outras formas de espondiloartrite. A avaliação e o tratamento da doença por *C. trachomatis* e das infecções sexualmente transmissíveis (ISTs) associadas nos pacientes com artrite reativa e seus parceiros sexuais são essenciais. O tratamento precoce diminui a frequência de artrite reativa. O uso prolongado de antibióticos não é efetivo para a artrite reativa associada à gastrenterite. Os ensaios clínicos de antibióticos de uso prolongado para a artrite reativa após infecção por *C. trachomatis* tiveram resultados ambíguos, e essa prática exige mais estudos antes que possa ser adotada.

RESUMO

A incapacidade decorrente de espondiloartrite varia de acordo com o subtipo e a gravidade da síndrome específica. Historicamente, os pacientes com espondiloartrite habitualmente apresentavam menor grau de incapacidade em comparação com aqueles com artrite reumatoide. Alguns indivíduos com artrite reativa apresentam uma doença autolimitante sem sequelas a longo prazo. Os pacientes com doença mais grave podem ter deformação e destruição das articulações axiais e periféricas, resultando em significativa incapacidade. Podem ocorrer manifestações extraesqueléticas graves e potencialmente fatais.

Graças ao advento de medicamentos imunossupressores efetivos, como o metotrexato e os agentes biológicos (*i. e.*, inibidores de TNF-α, IL-17 e IL-23), os pacientes com manifestações mais graves conseguem melhora acentuada no controle dos sintomas e na qualidade de vida.

LEITURA SUGERIDA

Sieper J, Poddubnyy D: Axial spondyloarthritis, Lancet, 390:73–84, 2017.

Sieper J, Rudwaleit M, Baraliakos X, et al: The Assessment of Spondyloarthritis international Society (ASAS) handbook: a guide to assess spondyloarthritis, Ann Rheum Dis 68(Suppl III):ii1–ii44, 2009.

Ward MW, Deodhar A, Gensler LS, et al: 2019 update of the American College of Rheumatology/Spondylitis Association of America/Spondylitis Research and Treatment Network recommendations for the treatment of ankylosing spondylitis and nonradiographic axial spondyloarthritis, Arthritis Rheumatol vol. 71(No. 10):1599–1613, 2019.

Lúpus Eritematoso Sistêmico

Sonia Manocha, Tanmayee Bichile, Susan Manzi

DEFINIÇÃO E EPIDEMIOLOGIA

O lúpus eritematoso sistêmico (LES) é uma doença autoimune multissistêmica crônica caracterizada pela produção de autoanticorpos e pela deposição de imunocomplexos que podem levar à inflamação de órgãos e, sem tratamento, a dano orgânico. A causa do LES é, em grande parte, desconhecida. As manifestações clínicas são heterogêneas e variam desde sinais/sintomas mais leves de fadiga ou ulcerações orais, que não ameaçam os órgãos, até um comprometimento orgânico potencialmente fatal com nefrite e doença neurológica. Frequentemente, o diagnóstico de LES representa um desafio em virtude de sua apresentação clínica variada, e pode levar vários anos e exigir consultas com diversos médicos para estabelecer acuradamente um diagnóstico.

Incidência e prevalência

Nos EUA, foram obtidos novos dados sobre a incidência e a prevalência do LES de vários registros de lúpus, incluindo o Michigan, Georgia, California Lupus Surveillance Project (CLSP), o Manhattan Lupus Surveillance Program (MLSP), o registro de base populacional consolidado pelos CDC de Minnesota, e um grande banco de dados nacional de manejo e cuidados. Esses registros sobre lúpus possibilitaram uma estimativa abrangente da incidência e da prevalência em várias etnicidades, o que incluiu afro-americanos, brancos, povos nativos do Alasca/povos nativos norte-americanos, hispânicos e asiáticos.

Ainda existe uma predominância feminina tanto na incidência quanto na prevalência do LES. De modo geral, a incidência e a prevalência do LES variam de 5,2 a 7,4 casos por 100.000 pessoas/ano e de 72,8 a 178 casos por 100.000 pessoas/ano, respectivamente. Continua havendo uma diversidade étnica com maior incidência de LES entre populações étnicas não brancas e em que os afro-americanos apresentam a incidência e a prevalência mais elevadas, seguidos por hispânicos e asiáticos.

Durante os anos férteis, a razão mulheres:homens da prevalência do LES é de 10:1 a 15:1. Essa discrepância de gênero também existe, embora menos distinta (2:1), em crianças pequenas e em indivíduos idosos, o que sugere a existência de influências hormonais.

Taxa de mortalidade

As taxas de mortalidade por LES têm aumentado e diminuído ao longo do tempo. Inicialmente, houve um declínio da taxa de mortalidade de 1968 a 1975, seguido de um aumento uniforme de 1975 a 1999. Esse aumento foi seguido por uma redução constante da taxa de mortalidade depois de 1999. Todavia, apesar dessa diminuição sustentada, a taxa de mortalidade por LES permanece elevada em comparação com indivíduos sem LES. A taxa de mortalidade por LES exibe uma distribuição bimodal na qual a infecção e a atividade da doença tipicamente aumentam a taxa de mortalidade mais precocemente na evolução da condição, enquanto as doenças cardiovascular e renal aumentam a taxa de mortalidade posteriormente na evolução do LES. Além disso, um estudo da taxa de mortalidade de todas as causas que utilizou dados do Medicaid encontrou uma variabilidade étnica na taxa de mortalidade relacionada ao LES mostrando taxa de mortalidade menor em asiáticos e hispânicos em comparação com afro-americanos, brancos ou povos nativos norte-americanos.

PATOLOGIA

Embora a patogênese do LES permaneça pouco compreendida, os indivíduos que desenvolvem essa condição tendem a apresentar uma predisposição genética nos contextos de desregulação do sistema imune, de gatilhos ambientais e de alterações do meio hormonal. A contribuição genética para o LES é reforçada pela alta taxa de concordância em gêmeos monozigóticos (> 20%) e pela menor taxa de concordância em outros irmãos (< 5%). A investigação em busca dos genes envolvidos na patogênese do LES é uma área ativa de pesquisa. Os genes que codificam certos antígenos leucocitários humanos, componentes do sistema complemento, receptores de imunoglobulinas e várias outras proteínas são considerados como candidatos para o LES.

As numerosas anormalidades imunológicas no LES implicam a existência de uma desregulação dos sistemas imunes humoral e celular na patogênese da doença. A desregulação leva à perda da autotolerância e à destruição autoimune dos tecidos saudáveis caracterizada pela produção de autoanticorpos e imunocomplexos. Provavelmente, a heterogeneidade das manifestações clínicas do lúpus e da resposta ao tratamento constitui o resultado dos diferentes perfis genéticos e moleculares de cada paciente. Isso levou à noção do lúpus como um espectro de distúrbios que abrange fenótipos distintos que exigem estratégias personalizadas de manejo.

Vários fatores deflagradores ("gatilhos") ambientais, incluindo microrganismos e exposição à luz ultravioleta, influenciam o desenvolvimento do LES e a atividade lúpica. As notáveis diferenças na prevalência do LES entre gêneros e o efeito da gravidez sobre a atividade da doença sugerem que os hormônios participem na patogênese dessa doença.

APRESENTAÇÃO CLÍNICA

O LES pode afetar praticamente qualquer sistema orgânico. Tipicamente, os pacientes apresentam períodos flutuantes de aumento da atividade da doença, conhecidos como crises, que alternam com períodos de quiescência clínica. A frequência, a intensidade e a duração das crises são altamente variáveis entre os pacientes e, quando não são tratadas, podem levar a danos irreversíveis nos órgãos.

Um desafio no estabelecimento do diagnóstico de LES tem sido a estimativa acurada do início da doença. Com frequência, os pacientes com LES apresentam anticorpos positivos durante muitos anos antes do aparecimento dos sintomas clínicos. O tipo e a gravidade da queixa principal no LES dependem do comprometimento orgânico subjacente por ocasião da apresentação e variam desde sinais/sintomas sistêmicos vagos até o comprometimento de órgãos específicos como convulsões, glomerulonefrite, serosite e trombose. Em um estudo conduzido por Cervera et al., a maioria das manifestações do LES ocorreu nos primeiros 5 anos. O prognóstico a longo prazo no LES varia acentuadamente dependendo de os pacientes serem diagnosticados precoce ou tardiamente.

Manifestações sistêmicas

Os sinais/sintomas sistêmicos do LES consistem em febre, linfadenopatia, perda de peso, mal-estar e fadiga. São inespecíficos e podem estar relacionados com outras etiologias, de modo que é fundamental reconhecer os processos infecciosos em um paciente com LES que apresenta febre. Uma maneira de distinguir a febre causada por infecção da febre do LES seria avaliar a atividade sorológica do lúpus, sobretudo os níveis de complemento, que muitas vezes estão elevados nos pacientes com infecção, visto que são reagentes de fase aguda mas estão diminuídos no contexto do lúpus ativo.

No lúpus, a linfadenopatia é frequentemente cervical e axilar e, em geral, dolorosa, de consistência mole e móvel. A perda ponderal no LES indica um processo inflamatório ativo. Mal-estar e fadiga estão entre as apresentações mais comuns do LES, porém frequentemente difíceis de tratar.

Manifestações mucocutâneas

As manifestações cutâneas do LES são amplamente variáveis e divididas em categorias, que incluem lúpus cutâneo agudo, lúpus cutâneo subagudo e lúpus cutâneo crônico. O lúpus cutâneo agudo abrange uma ampla gama de apresentações. Muitos pacientes apresentarão uma erupção cutânea na região malar, que é descrita como erupção cutânea em asa de borboleta, com eritema e crostas que poupam as pregas nasolabiais. Outras manifestações podem incluir erupção cutânea maculopapular, urticária, lúpus bolhoso e lesões semelhantes às da necrólise epidérmica tóxica (NET).

O lúpus eritematoso cutâneo subagudo (LECS) manifesta-se tipicamente como uma erupção cutânea psoriasiforme ou anular e policíclica.

O lúpus cutâneo crônico pode causar desfiguração e cicatrizes, sendo o lúpus discoide a forma mais comum. Outras formas incluem paniculite lúpica (que consiste em comprometimento inflamatório da gordura subcutânea), lúpus túmido, perniose, sobreposição de líquen plano e lesões da mucosa (oral, nasal, genital).

Essas erupções cutâneas são, em sua maioria, fotossensíveis, o que representa uma resposta exagerada à luz ultravioleta (UV) que provoca eritema, prurido ou sensação de queimação. Tipicamente, as manifestações cutâneas do LES surgem nas primeiras 24 a 48 horas após a exposição aos raios UV.

As ulcerações orais ocorrem em aproximadamente 45% dos pacientes com LES. As que envolvem o palato duro e a mucosa bucal estão mais comumente associadas ao LES. É importante ter em mente que as úlceras orais também podem ser observadas em várias outras comorbidades, como o refluxo de ácido gástrico, bem como nas infecções herpéticas.

A alopecia não cicatricial que envolve a área temporal ou o adelgaçamento difuso do cabelo constituem outras manifestações cutâneas comuns.

Manifestações musculoesqueléticas

A artrite é comum no LES. Em geral, trata-se de uma artrite não erosiva inflamatória. Alguns pacientes desenvolvem deformidades, que são designadas como artropatia de Jaccoud. A mão de um paciente com artropatia de Jaccoud assemelha-se à mão de um indivíduo com artrite reumatoide, exceto pelo fato de que as deformidades são redutíveis (corrigidas manualmente), o que não acontece com as deformidades fixas, e os exames de imagem mostram que não há erosões.

A mialgia é outra manifestação comum do LES, sobretudo durante as crises. A fraqueza muscular em conjunto com níveis elevados de creatinofosfoquinase (CPK) deve levantar a suspeita de miopatia/miosite subjacentes.

Manifestações hematológicas

A leucopenia (definida como uma contagem de leucócitos < 4.000/mℓ), primariamente linfopenia, anemia e trombocitopenia, é comum no LES. A anemia hemolítica autoimune (AHAI) com positividade no teste de Coombs constitui um dos critérios para a classificação do LES. Pode-se observar também trombocitopenia, que é um distúrbio de destruição periférica imunomediada. A síndrome de Evans é rara no LES e é definida como AHAI e trombocitopenia autoimune. A púrpura trombocitopênica trombótica (PTT) também é relatada no LES.

Manifestações cardiopulmonares

O comprometimento cardíaco no LES é múltiplo. O LES pode afetar todas as partes do sistema cardíaco, incluindo o endocárdio, o miocárdio, o pericárdio, as valvas, as vias de condução e as artérias coronárias. A pericardite é a mais comum das manifestações cardíacas no LES. A miocardite é rara, mas pode ser fatal. A endocardite de Libman-Sacks consiste no comprometimento valvar no LES e é descrita como lesões verrucosas estéreis tipicamente observadas nas valvas cardíacas do lado esquerdo. A doença cardiovascular no LES é discutida separadamente.

As manifestações pulmonares no LES podem envolver a pleura, o parênquima e os vasos pulmonares. O comprometimento pleural manifesta-se tipicamente como pleurisia e derrames pleurais. O comprometimento do parênquima pulmonar pode se manifestar como pneumonite lúpica aguda, doença pulmonar intersticial, hemorragia alveolar difusa e síndrome do pulmão encolhido. O comprometimento dos vasos pulmonares manifesta-se tipicamente como embolia pulmonar que está frequentemente associada a anticorpos antifosfolipídios e hipertensão arterial pulmonar.

Manifestações gastrintestinais e hepáticas

As manifestações gastrintestinais (GI) ocorrem em aproximadamente 50% dos pacientes com LES e, com frequência, são difíceis de diagnosticar. As manifestações GI são frequentemente leves, mas podem comportar risco à vida. Embora a dor abdominal aguda no LES seja mais comumente atribuída a etiologias distintas do LES, as causas de dor abdominal aguda relacionadas com o LES incluem pancreatite, serosite, vasculite mesentérica e trombose da veia renal. A hepatite lúpica é um diagnóstico controverso. Têm sido descritos na literatura casos de pacientes com LES que apresentam sinais/sintomas sistêmicos e elevação das enzimas hepáticas cinco vezes ou mais o limite superior da normalidade. Os pacientes com LES que apresentam elevações persistentes das provas de função hepática (PFH) sem outros sintomas devem ser avaliados para a hepatite autoimune (HAI), visto que esta pode ser observada em associação.

Manifestações renais

A nefrite, que se manifesta com hematúria e proteinúria, é uma causa importante de morbidade e de mortalidade nos pacientes com LES. A International Society of Nephrology/Renal Pathology Society (ISN/RPS) revisou a classificação da nefrite lúpica de 1982 da Organização Mundial da Saúde (classes I a VI). A nefrite lúpica de classe IV da

Capítulo 81 Lúpus Eritematoso Sistêmico

Tabela 81.1 Classificação da nefrite lúpica de 2003 da International Society of Nephrology/Renal Pathology Society (ISN/RPS).

Classe I	**Nefrite lúpica mesangial mínima**
	Glomérulos normais na microscopia óptica, porém imunodepósitos mesangiais são detectados por imunofluorescência
Classe II	**Nefrite lúpica proliferativa mesangial**
	Hipercelularidade puramente mesangial de qualquer grau ou expansão da matriz mesangial na microscopia óptica e com imunodepósitos mesangiais
	Alguns depósitos subepiteliais ou subendoteliais isolados podem ser visualizados por imunofluorescência ou microscopia eletrônica, mas não por microscopia óptica
Classe III	**Nefrite lúpica focal[a]**
	Glomerulonefrite focal ativa ou inativa, intracapilar ou extracapilar segmentar ou global que acomete 50% de todos os glomérulos, tipicamente com imunodepósitos subendoteliais focais, com ou sem alterações mesangiais
Classe III (A)	Lesões ativas: nefrite lúpica focal proliferativa
Classe III (A/C)	Lesões ativas e crônicas: nefrite lúpica focal proliferativa e esclerosante
Classe III (C)	Lesões crônicas inativas com cicatrizes glomerulares: nefrite lúpica focal esclerosante
Classe IV	**Nefrite lúpica difusa[b]**
	Glomerulonefrite difusa ativa ou inativa, endocapilar ou extracapilar segmentar ou global que acomete 50% de todos os glomérulos, tipicamente com imunodepósitos subendoteliais difusos, com ou sem alterações mesangiais. Essa classe é dividida em nefrite lúpica segmentar difusa (IV-S), quando 50% dos glomérulos acometidos exibem lesões segmentares, e em nefrite lúpica global difusa (IV-G), quando 50% dos glomérulos acometidos apresentam lesões globais. Lesão glomerular segmentar é aquela acomete menos da metade do tufo glomerular. Essa classe inclui os casos com depósitos difusos nas alças mas com pouca ou nenhuma proliferação glomerular
Classe IV-S (A)	Lesões ativas: nefrite lúpica proliferativa segmentar difusa
Classe IV-G (A)	Lesões ativas: nefrite lúpica proliferativa global difusa
Classe IV-S (A/C)	Lesões ativas e crônicas: nefrite lúpica segmentar difusa proliferativa e esclerosante
Classe IV-G (A/C)	Lesões ativas e crônicas: nefrite lúpica global difusa proliferativa e esclerosante
Classe IV-S (C)	Lesões crônicas inativas com cicatrizes: nefrite lúpica esclerosante segmentar difusa
Classe IV-G (C)	Lesões crônicas inativas com cicatrizes: nefrite lúpica esclerosante global difusa
Classe V	**Nefrite lúpica membranosa**
	Imunodepósitos subepiteliais globais ou segmentares ou suas sequelas morfológicas, visualizados por microscopia óptica e por imunofluorescência ou microscopia eletrônica, com ou sem alterações mesangiais
	A nefrite lúpica da classe V pode ocorrer em combinação com as das classes III ou IV, caso em que todas serão diagnosticadas
	A nefrite lúpica de classe V pode exibir esclerose avançada
Classe VI	**Nefrite lúpica esclerótica avançada**
	Noventa por cento dos glomérulos globalmente esclerosados sem atividade residual

[a]Indica a proporção de glomérulos com lesões ativas e com lesões escleróticas. [b]Indica a proporção de glomérulos com necrose fibrinoide e/ou crescentes celulares. Indica e classifica (leve, moderada, grave) a atrofia tubular, a inflamação e a fibrose intersticiais, a gravidade da arteriosclerose ou outras lesões vasculares. (Dados de Wallace D, Hahn BH: Pathogenesis of lupus nephritis. In Dubois' lupus erythematosus and related syndromes, ed 9, Philadelphia, 2019, Elsevier, p. 273.)

ISN/RPS (*i. e.*, difusa, proliferativa) constitui a forma mais comum e apresenta o prognóstico mais sombrio, mas também a mais suscetível à terapia imunossupressora agressiva. Ver Tabela 81.1 para conhecer mais detalhes.

Manifestações neuropsiquiátricas

As manifestações neuropsiquiátricas do lúpus eritematoso sistêmico (LESNP) podem variar de leves a graves, e o seu diagnóstico pode ser difícil. O LESNP pode envolver qualquer área do sistema nervoso com comprometimento difuso ou focal do sistema nervoso central (SNC), bem como com comprometimento do sistema nervoso periférico (SNP). O comprometimento difuso pode se manifestar como disfunção cognitiva, estado confusional agudo, cefaleia, meningite asséptica e transtornos do humor. O comprometimento focal pode se manifestar como doença cerebrovascular, mielopatia, distúrbios do movimento, síndromes desmielinizantes e convulsões.

Manifestações vasculares

Mais de 40% dos pacientes com LES apresentam o fenômeno de Raynaud. Tipicamente, o fenômeno de Raynaud é descrito como um aumento da sensibilidade ao frio seguido por mudanças bifásicas ou trifásicas da cor com palidez seguida por cianose e hiperemia reativa nos dedos das mãos e dos pés. Outras áreas afetadas pelo fenômeno de Raynaud incluem o nariz, os lóbulos das orelhas, os lábios e os mamilos.

O livedo reticular consiste em uma coloração entrecruzada nos braços ou nas pernas e é comumente observado no LES. O livedo racemoso, que é uma forma mais grave de livedo reticular, pode ser observado nos pacientes com LES e síndrome de Sneddon (doença cerebrovascular isquêmica em conjunto com anticorpos antifosfolipídios [APLs]).

Tipicamente, são observados coágulos venosos (p. ex., embolia pulmonar, trombose venosa profunda) e coágulos arteriais em associação aos APLs e síndrome do anticorpo antifosfolipídio. Além disso,

Seção 14 Doenças Musculoesqueléticas e do Tecido Conjuntivo

podem ocorrer úlceras de perna, gangrena, tromboflebite, infartos da prega ungueal, necrose cutânea e púrpura necrosante. A vasculopatia de pequenos vasos ou vasculite pode ser observada no lúpus e pode representar manifestação potencialmente fatal.

Manifestações oculares

A ceratoconjuntivite seca da síndrome de Sjögren secundária constitui a manifestação ocular mais comum do LES. Embora sejam menos frequentes, podem ocorrer episclerite, esclerite, uveíte, neuropatia óptica e vasculite retiniana.

DIAGNÓSTICO E DIAGNÓSTICO DIFERENCIAL

O LES é um diagnóstico clínico, e não há um exame complementar isolado ou características que sejam definitivamente diagnósticas da doença. Tipicamente, suspeita-se de LES nos pacientes que apresentam sintomas clínicos e achados nos exames sugestivos de doença multissistêmica. Utiliza-se o teste sorológico para confirmar o diagnóstico suspeitado. É importante ressaltar que muitas manifestações clínicas e testes sorológicos que ajudam a diagnosticar o LES podem ser observados em outras doenças. Por exemplo, artralgias, mialgias, febre e erupções cutâneas constituem apresentações comuns em muitas doenças virais que também podem ter positividade para ANA. São relatados anticorpos anti-DNA de fita dupla (anti-dsDNA, do inglês *anti-double-stranded DNA*) nos pacientes com hepatite B e

hepatite C. Podem ocorrer baixos níveis de complemento em pacientes com doença hepática crônica ou com deficiências hereditárias do complemento. Os processos malignos (linfoma e outras neoplasias malignas hematológicas, câncer de órgãos sólidos) são um importante diagnóstico diferencial a considerar em um paciente idoso com sinais/sintomas sistêmicos, linfadenopatia, erupção cutânea, artralgias, mialgias e ANA positivo.

Critérios de classificação

Os critérios de classificação para o LES foram elaborados para agrupar pacientes semelhantes para fins de pesquisa. Existem vários critérios de classificação atualmente usados para o LES. Os critérios de classificação para o LES do American College of Rheumatology (ACR) foram atualizados em 1997. Os pacientes são diagnosticados com LES quando preenchem quatro de 11 critérios (Tabela 81.2).

Os critérios de classificação das Systemic Lupus International Collaborating Clinics (SLICC) foram desenvolvidos em 2012 para melhorar a relevância clínica e incorporar novos conhecimentos na definição da imunopatogênese do LES. De acordo com as diretrizes das SLICC, os pacientes são classificados como portadores de lúpus quando preenchem quatro critérios e com pelo menos um achado clínico e um achado imunológico. Os critérios das SLICC também permitem a classificação de um paciente com LES com doença apenas renal (comprovada por biopsia) na presença de positividade para ANA (Tabela 81.3).

Tabela 81.2 Critérios de 1997 do American College of Rheumatology para a classificação do lúpus eritematoso sistêmico.[a]

Critérios	Definições
Erupção malar	Eritema fixo, plano ou elevado observado sobre as eminências malares que tende a poupar os sulcos nasolabiais
Erupção discoide	Manchas eritematosas elevadas que surgem com descamação ceratótica aderente e tamponamento folicular; podem ocorrer cicatrizes atróficas em lesões mais antigas
Fotossensibilidade	O exantema ocorre como resultado de uma reação incomum à luz solar determinada pelo histórico do paciente e pela observação médica
Úlceras orais	A ulceração oral ou nasofaríngea, que é habitualmente indolor, é observada pelo médico
Artrite	A artrite não erosiva envolve duas ou mais articulações periféricas e se caracteriza por hipersensibilidade, edema ou derrame
Serosite	a. Pleurite: há um histórico convincente de dor pleurítica ou um atrito é ouvido pelo médico ou há evidências de derrame pleural, *ou*
	b. Pericardite: documentada por eletrocardiograma ou atrito ou evidência de derrame pericárdico
Distúrbio renal	a. Proteinúria persistente > 0,5 g/dia ou com pontuação > 3+ se a quantificação não for realizada, *ou*
	b. Cilindros celulares: podem consistir em cilindros hemáticos, de hemoglobina, granulares, tubulares ou mistos
Distúrbio neurológico	a. Convulsões: ocorrem na ausência de fármacos agressores ou distúrbios metabólicos conhecidos (p. ex., uremia, cetoacidose ou desequilíbrio eletrolítico), *ou*
	b. Psicose: ocorre na ausência de fármacos agressores ou distúrbios metabólicos conhecidos (p. ex., uremia, cetoacidose, desequilíbrio eletrolítico)
Distúrbio hematológico	a. Anemia hemolítica: desenvolve-se com reticulocitose, *ou*
	b. Leucopenia: < 4.000/mm³ e documentada em duas ou mais ocasiões, *ou*
	c. Linfopenia: < 1.500/mm³ e documentada em duas ou mais ocasiões, *ou*
	d. Trombocitopenia: < 100.000/mm³ e que se desenvolve na ausência de fármacos agressores
Distúrbio imunológico	a. Anti-DNA de fita dupla: anticorpo contra DNA nativo em títulos anormais, *ou*
	b. Anti-Smith: presença de anticorpo contra o antígeno nuclear de Smith, *ou*
	c. O achado positivo de anticorpos antifosfolipídios baseia-se em (1) níveis séricos anormais de anticorpos anticardiolipina IgG ou IgM, (2) resultado positivo do teste para anticoagulante lúpico utilizando um método-padrão, ou (3) teste sorológico falso-positivo para sífilis que é reconhecidamente positivo durante pelo menos 6 meses e confirmado por teste de imobilização de *Treponema pallidum* ou por teste de absorção de anticorpo treponêmico fluorescente
ANA	Um título anormal de anticorpo antinuclear é documentado por imunofluorescência ou por um ensaio equivalente em qualquer momento e na ausência de fármacos que estejam comprovadamente associados à síndrome do lúpus induzido por fármaco

[a]Essa classificação baseia-se em 11 critérios. Para fins de identificação de pacientes em estudos clínicos, um indivíduo é classificado como portador de LES definido na presença de quatro ou mais dos 11 critérios (cumulativos) durante qualquer intervalo de observação.

Capítulo 81 Lúpus Eritematoso Sistêmico

Tabela 81.3 Critérios de classificação do lúpus eritematoso sistêmico das Systemic Lupus International Collaborating Clinics (SLICC).

Critérios clínicos[a]	Exemplos
1. Lúpus cutâneo agudo	Lúpus bolhoso
	Erupção malar lúpica (não discoide malar)
	Erupção lúpica maculopapular
	Erupção lúpica fotossensível (na ausência de dermatomiosite)
	Lúpus cutâneo subagudo
	Variante de necrólise epidérmica tóxica do LES
2. Lúpus cutâneo crônico	Erupção discoide clássica
	Localizada (acima do pescoço)
	Generalizada (acima e abaixo do pescoço) e com frieiras
	Sobreposição de lúpus discoide/líquen plano
	Lúpus hipertrófico (verrucoso)
	Lúpus eritematoso túmido
	Paniculite lúpica (profunda)
	Lúpus mucoso
3. Úlceras orais	Úlceras de palato, bucais, de língua *ou* nasais (na ausência de outras causas: vasculite, doença de Behçet, infecção, doença inflamatória intestinal, artrite reativa e alimentos ácidos)
4. Alopecia não cicatricial	Adelgaçamento difuso *ou* fragilidade capilar com fios de cabelo quebrados visíveis (na ausência de outras causas: alopecia areata, medicamentos, deficiência de ferro e alopecia androgênica)
5. Sinovite (≥ 2 articulações)	Caracterizada por edema ou derrame *ou* dor à palpação com $\geq$ 30 min de rigidez matinal
6. Serosite	Pleurisia típica por $>$ 1 dia *ou* derrame pleural *ou* atrito pleural
	Dor pericárdica típica por $>$ 1 dia *ou* derrame pericárdico *ou* atrito pericárdico *ou* pericardite pelo ECG (na ausência de outras causas: infecção, uremia e pericardite de Dressler)
7. Renal	Proteína/creatinina urinárias (*ou* proteína de 24 h) $\geq$ 500 mg de proteína/24 h *ou* cilindros hemáticos
8. Neurológico	Estado confusional agudo (na ausência de outras causas: tóxico-metabólicas, uremia e medicamentos)
	Mononeurite múltipla (na ausência de outras causas conhecidas: vasculite primária)
	Mielite
	Neuropatia periférica ou craniana (na ausência de outras causas conhecidas: vasculite primária, infecção e diabetes melito)
	Psicose
	Convulsões
9. Anemia hemolítica	
10. Leucopenia	$<$ 4.000 leucócitos/mm^3 detectados pelo menos uma vez (na ausência de outras causas conhecidas: síndrome de Felty, medicamentos e hipertensão portal)
11. ou linfopenia	$<$ 1.000 linfócitos/mm^3 detectados pelo menos uma vez (na ausência de outras causas conhecidas: corticosteroides, medicamentos e infecção)
12. Trombocitopenia	$<$ 100.000 plaquetas/mm^3 detectadas pelo menos uma vez (na ausência de outras causas conhecidas: medicamentos, hipertensão portal e púrpura trombocitopênica trombótica)
Critérios imunológicos	
1. ANA	Acima da faixa de referência do laboratório
2. Anti-DNA de fita dupla	Acima da faixa de referência do laboratório, exceto ELISA: duas vezes maior do que a faixa de referência do laboratório
3. Anti-Smith	
4. Antifosfolipídio	Qualquer um dos seguintes: anticoagulante lúpico, RPR falso-positiva, anticardiolipina de título médio ou alto (IgA, IgG ou IgM), ou anti-β_2 glicoproteína 1 (IgA, IgG ou IgM)
5. Complemento baixo	C3 baixo
	C4 baixo
	CH50 baixo
6. Teste de Coombs direto	Na ausência de anemia hemolítica

[a]Os critérios são cumulativos. Um paciente é classificado como portador de LES usando-se a nefrite lúpica como único critério (no contexto de ANAs ou anti-dsDNA) *ou* quatro critérios (com pelo menos um dos critérios clínicos e um dos critérios imunológicos). *ANAs*, Anticorpos antinucleares; *ECG*, eletrocardiograma; *ELISA*, ensaio imunossorvente ligado a enzima; *Ig*, imunoglobulina; *LES*, lúpus eritematoso sistêmico; *RPR*, reagina plasmática rápida. (Adaptada de Petri M, Orbai AM, Alarcon GS et al.: Derivation and validation of Systemic Lupus International Collaborating Clinics classification criteria for systemic lupus erythematosus, Arthritis Rheum 64:2677-2686, 2012.)

Seção 14 Doenças Musculoesqueléticas e do Tecido Conjuntivo

Os critérios mais recentes de 2019 resultam da colaboração entre o ACR e a European League against Rheumatism (EULAR) (Tabela 81.4). Existem sete domínios clínicos e três imunológicos. Cada domínio apresenta vários critérios, que são então ponderados. Dentro de cada domínio, apenas o critério de maior peso é contado para a pontuação total. Os pacientes são classificados como portadores de LES se houver positividade para ANA de 1:80 ou superior, pelo menos um critério clínico e uma pontuação de 10 ou mais. Esses critérios de classificação são únicos no sentido de que são os primeiros critérios ponderados para o LES. Eles são combinados com um exame abrangente para ajudar a orientar o diagnóstico de LES.

A marca registrada do LES consiste na presença de vários autoanticorpos que, algumas vezes, podem ser detectados antes da apresentação clínica inicial da condição. A prevalência desses autoanticorpos varia em diferentes coortes de pacientes com LES e grupos étnicos; entretanto, mais de 95% dos pacientes com LES apresentarão positividade para ANA, frequentemente com títulos de 1:160 ou mais. O teste de ANA por imunofluorescência indireta HEP-2 constitui o ensaio preferido ao teste de ELISA direto. A imunofluorescência indireta é expressa em títulos e padrões, sendo o padrão homogêneo (difuso) o mais comum relatado no LES. O teste de ANA não é específico para o diagnóstico de LES, particularmente na presença de

---

Tabela 81.4 Critérios para a classificação do LES de 2019 de EULAR/ACR.

Critérios de entrada

Anticorpos antinucleares (ANAs) em um título ≥ 1:80 em células HEP-2 ou teste positivo equivalente (sempre)

↓

Se ausente, não classificar como LES

Se presente, aplicar os critérios adicionais

↓

Critérios adicionais

Não contar um critério se houver uma explicação mais provável do que o LES

A presença de um critério em pelo menos uma ocasião é suficiente

A classificação do LES exige pelo menos um critério clínico e ≥ 10 pontos

Os critérios não precisam ocorrer simultaneamente

Dentro de cada domínio, apenas o critério de maior peso é contado para a pontuação total[a]

Domínios e critérios clínicos	Pontos	Domínios e critérios imunológicos	Pontos
Sistêmicos		*Anticorpos antifosfolipídios*	
Febre	2	Anticorpos anticardiolipina OU	
		Anticorpos anti-β_2 GPI OU	
		Anticoagulante lúpico	2
Hematológicos		*Proteínas do complemento*	
Leucopenia	3	C3 baixo OU C4 baixo	3
Trombocitopenia	4	C3 baixo E C4 baixo	4
Hemólise autoimune	4		
Neuropsiquiátricos		*Anticorpos específicos do LES*	
Delírio	2	Anticorpo anti-dsDNA[b] OU	
Psicose	3	Anticorpo anti-Smith	6
Convulsões	5		
Mucocutâneos			
Alopecia não cicatricial	2		
Úlceras orais	2		
Lúpus cutâneo subagudo OU discoide	4		
Lúpus cutâneo agudo	6		
Serosos			
Derrame pleural ou pericárdico	5		
Pericardite aguda	6		
Musculoesqueléticos			
Comprometimento articular	6		
Renais			
Proteinúria > 0,5 g/24 h	4		
Nefrite lúpica da classe II ou V na biopsia renal	8		
Nefrite lúpica da classe III ou IV na biopsia renal	10		
Pontuação total:			

↓

Classificar como lúpus eritematoso sistêmico com pontuação ≥ 10 se o critério de entrada for preenchido.

[a]Os critérios adicionais dentro do mesmo domínio não serão contados. [b]Um ensaio com especificidade de 90% contra controles de doença relevantes. *Anti-β_2 GPI*, anti-β_2 glicoproteína 1; *anti-dsDNA*, anti-DNA de fita dupla.

baixos títulos, e, com frequência, pode ser observado em pacientes com envelhecimento normal, infecções virais, neoplasias malignas e outras doenças do tecido conjuntivo.

Os anticorpos anti-dsDNA e anti-Smith são mais específicos em relação ao LES. Os anticorpos anti-Ro são comumente encontrados nos LES e estão associados ao lúpus cutâneo subagudo. Os anticorpos anti-Ro apresentam implicações durante a gravidez, pois há aumento do risco de lúpus neonatal. O anti-U1-RNP está associado a um aumento no risco de hipertensão pulmonar e é discutido com mais detalhes na seção "Síndrome de sobreposição". Os anticorpos anti-histona geralmente estão associados ao lúpus induzido por fármacos, mas podem ser observados em pacientes com lúpus idiopático (Tabela 81.5).

No LES, o sistema complemento desempenha um papel integral na ativação imune. Os baixos níveis de complemento (baixo nível de C3, C4, CH50) frequentemente são considerados como características essenciais da atividade da doença no LES, em particular a doença glomerular, tornando-os uma valiosa ferramenta para os médicos monitorarem a atividade da doença.

Lúpus induzido por fármacos

Muitos medicamentos têm estado associados a sintomas semelhantes ao lúpus e ao desenvolvimento de anticorpos relacionados a essa condição. Em geral, o lúpus induzido por fármacos afeta populações idosas, e os medicamentos causadores comuns incluem procainamida, isoniazida, hidralazina, propiltiouracila, inibidores do fator de necrose tumoral (TNF, do inglês *tumor necrosis factor*), inibidores da bomba de prótons, minociclina, metildopa, levodopa e alfainterferona.

Em geral, os sintomas clínicos manifestam-se como musculoesqueléticos, cutâneos, serosos e hematológicos. Muito ocasionalmente, pode haver comprometimentos renal e do SNC. A desigualdade típica de gênero no LES não é representada no lúpus induzido por fármacos, mas parece haver maior incidência em homens idosos. As sorologias frequentemente presentes incluem ANAs e anticorpos anti-histona. A presença de anticorpos anti-dsDNA é rara e é mais comumente observada nos pacientes que foram expostos a inibidores do TNF *versus* outros medicamentos.

Na maioria dos casos, a remoção do medicamento agressor leva à melhora dos sintomas. Dependendo da gravidade das manifestações, os glicocorticoides também podem ser úteis.

Lúpus neonatal

O lúpus neonatal é uma doença autoimune rara que se desenvolve *in utero* e na qual anticorpos anti-SSA/Ro e/ou anti-SSB/La maternos atravessam a placenta e afetam o feto. O lúpus neonatal foi descrito pela primeira vez em 1957 por G.R. Hogg em um menino a termo de 2 kg que apresentou um completo bloqueio atrioventricular (BAV) e fibrose subendocárdica nascido de mãe com LES. Existe uma probabilidade de 1 a 2% de um filho com lúpus neonatal ser gerado por mães que apresentam anticorpos anti-SSA/Ro ou SSB/La. Nas mulheres que já tiveram um lactente com lúpus neonatal, o risco de ter um filho subsequente com comprometimento cardíaco de lúpus neonatal aumenta de 2 para 19%. O desenvolvimento de BAV é mais comum entre a 18ª e a 24ª semana de gestação nas mulheres com esses anticorpos; por conseguinte, o rastreamento com ausculta dos sons cardíacos fetais e ecocardiografia fetal deve começar na 16ª semana de gestação. Se houver sinais de BAV, a mãe pode ser tratada com corticosteroides fluorados (*i. e.*, dexametasona ou betametasona). Muitas crianças com BAV congênito não sobrevivem ou apresentam morbidades continuadas que exigem o uso de marca-passos.

Outras manifestações do LES neonatal que são mais comuns consistem em erupções cutâneas, citopenias e hepatoesplenomegalia. Em geral, essas manifestações regridem após o lactente começar a produzir seus próprios anticorpos, o que ocorre em torno de 6 a 8 meses de vida. Embora seja comumente uma condição observada em crianças nascidas de mães com LES, pode ocorrer também em outras condições autoimunes ou em mães saudáveis nos demais aspectos com anticorpos anti-SSA/Ro e/ou anti-SSB/La.

Síndrome de sobreposição

Alguns pacientes com características clínicas e laboratoriais de duas ou mais doenças autoimunes apresentam uma síndrome de sobreposição. A doença mista do tecido conjuntivo caracteriza-se por sobreposições do LES, da esclerodermia e da miosite, com títulos elevados de anticorpos anti-U1-RNP. Quando os pacientes exibem múltiplas manifestações autoimunes, mas não preenchem os critérios de uma doença autoimune específica, emprega-se o termo *doença indiferenciada do tecido conjuntivo*. Em alguns casos, esses pacientes estão em uma fase inicial da evolução da doença e, por fim, desenvolvem uma doença autoimune específica.

TRATAMENTO[1]

Não existe cura conhecida para o LES. O manejo pode representar um desafio e tem por objetivo tratar as manifestações orgânicas subjacentes. Com frequência, o tratamento é multifacetado com educação do paciente; um ou mais medicamentos, incluindo anti-inflamatórios, antimaláricos, glicocorticoides e imunossupressores; e controle de outros aspectos, tais como fadiga, depressão e outros fatores psicossociais. Os objetivos gerais do tratamento consistem em alcançar uma baixa atividade ou a remissão da doença e evitar crises com o menor uso possível de glicocorticoides. No momento atual, existem apenas quatro tratamentos aprovados pela FDA para o LES: ácido acetilsalicílico (AAS), glicocorticoides, hidroxicloroquina e belimumabe.

É essencial estabelecer o tipo de LES e a extensão do comprometimento orgânico antes de iniciar o tratamento. Isso é importante tendo em vista que o prognóstico do LES varia de acordo com a gravidade da doença na apresentação.

Todo paciente com LES deve ser instruído sobre as técnicas de proteção solar e sobre o abandono do tabagismo, visto que ambos são importantes gatilhos de crises e atividade da doença. Recomenda-se

---

Tabela 81.5 Prevalência de autoanticorpos no lúpus eritematoso sistêmico.

Autoantígeno-alvo	Positividade (%)
Antígenos nucleares	> 95
DNA de dupla fita	30 a 60
Smith	10 a 44
Ribonucleoproteína (U1-RNP)	25 a 40
SSA/Ro	30 a 40
SSB/La	38
Fosfolipídios	16 a 60
P ribossômico	5 a 10
Histona	21 a 90

Dados de Wallace D, Hahn BH: Other Clinical laboratory tests in SLE. In Dubois' lupus erythematosus and related syndromes, ed 8, Philadelphia, 2013, Saunders, pp 526-531.

---

[1]N.R.T.: A Agência Nacional de Vigilância Sanitária (Anvisa) aprovou, no dia 5 de setembro de 2022, o Saphnelo® (anifrolumabe), um medicamento inédito, para tratamento de pacientes adultos com manifestações moderadas a graves e positivas para autoanticorpos de LES, em adição à terapia padrão. Ver https://www.gov.br/anvisa/pt-br/assuntos/medicamentos/novos-medicamentos-e-indicacoes/saphnelo-anifrolumabe-novo-registro.

o uso de protetor solar com um fator de proteção solar (FPS) mínimo de 30 e, de preferência, com capacidade de bloquear tanto UVA quanto UVB. Aconselha-se evitar a exposição ao sol durante os horários de pico, tipicamente no meio da manhã até o início da noite, bem como o uso de camisas de manga comprida e chapéus de abas largas. O tabagismo não apenas aumenta a taxa de mortalidade por todas as causas, como também agrava a atividade do LES e pode diminuir a eficácia de certos medicamentos como a hidroxicloroquina.

Os anti-inflamatórios não esteroides (AINEs) são comumente usados no tratamento de certas manifestações do LES, o que inclui sintomas musculoesqueléticos, pericardite, pleurisia e febre. Tipicamente, os AINEs são usados como uma terapia de curta duração. Deve-se estar ciente do comprometimento renal antes do início e da continuação dos AINEs. O AAS é frequentemente prescrito para os pacientes com LES que apresentam outros fatores de risco cardíacos para mitigar o aumento de risco de eventos cardiovasculares. Muitas vezes o AAS é prescrito para os pacientes com LES que têm anticorpos antifosfolipídios sem histórico de trombose, bem como para a maioria das gestantes.

Os glicocorticoides ainda são uma modalidade de tratamento muito efetiva no LES. Esses fármacos são de ação rápida e interrompem a inflamação em curso em muitos sistemas orgânicos o que os torna valiosos durante o tratamento inicial e como terapia de ponte para as crises. As doses de glicocorticoides variam amplamente desde esquemas de baixas dosagens em dias alternados até dosagens bem altas de formulações intravenosas (IV). Como regra geral, o uso das doses efetivas mais baixas durante menor período de tempo limita os efeitos colaterais potenciais a longo prazo. O uso prolongado de dosagens moderadas a altas de glicocorticoides leva a maior exposição a doses cumulativas ao longo do tempo e aumento do risco de toxicidade. Isso inclui obesidade, diabetes melito, hipertensão, hiperlipidemia, aterosclerose acelerada, osteoporose com risco aumentado de fratura, necrose avascular, cataratas, glaucoma e aumento do risco de infecções. Para evitar essas toxicidades, são utilizados agentes imunomoduladores ou imunossupressores poupadores de esteroides.

Os agentes antimaláricos constituem o pilar da terapia no LES. A hidroxicloroquina é o agente mais comumente usado, visto que exerce menos efeitos tóxicos na retina do que a cloroquina. A quinacrina é um agente antimalárico sem toxicidade retiniana, porém a formulação oral precisa ser manipulada em uma farmácia especializada. A hidroxicloroquina é um agente imunomodulador que é benéfico no tratamento das manifestações cutâneas e musculoesqueléticas. Foi também demonstrado que ela evita as crises e o dano aos órgãos, modula os fatores de risco para aterosclerose e trombose, e impossibilita a transferência placentária de anticorpos anti-Ro que causam BAV congênito e lúpus neonatal. As diretrizes mais recentes para o rastreamento e a prevenção da retinopatia por hidroxicloroquina sugerem o uso de 5 mg/kg/dia ou menos e monitoramento oftalmológico regular. Para monitorar a toxicidade retiniana, recomenda-se um acompanhamento oftalmológico no primeiro ano e, em seguida, anualmente depois de 5 anos (com mais frequência nos indivíduos de alto risco) com exame oftalmológico com dilatação de pupila, teste de campo visual de Humphrey e tomografia de coerência óptica de domínio espectral (SD-OCT, do inglês *spectral domain optical coherence tomography*). O risco de toxicidade retiniana é dependente de dose e é influenciado pelas comorbidades.

A azatioprina (AZA), o metotrexato (MTX), a leflunomida (LEF) e o micofenolato de mofetila (MMF) são agentes imunossupressores usados no LES. A AZA mostra-se efetiva no tratamento de várias manifestações, tais como lesões cutâneas, doença musculoesquelética e nefrite. O seu uso é seguro durante a gravidez e a lactação. Os efeitos tóxicos consistem em citopenias, hepatotoxicidade com transaminite e aumento do risco de infecções. O MTX é efetivo no tratamento das manifestações cutâneas, da artrite e da serosite. Esse fármaco é teratogênico e deve ser interrompido 3 a 6 meses antes da concepção. A sua toxicidade assemelha-se à da AZA. A LEF atua de modo satisfatório no combate às manifestações cutâneas e musculoesqueléticas. A LEF também é teratogênica e é contraindicada durante a gravidez e a lactação. O MMF é usado há mais de 20 anos no tratamento da nefrite lúpica, porém também é efetivo para a doença cutânea e a serosite. A toxicidade do MMF está primariamente relacionada com intolerância gastrintestinal, citopenias e complicações infecciosas. O ácido micofenólico, que é uma forma ativa do MMF, tem menos intolerância gastrintestinal. O MMF é teratogênico e é contraindicado durante a gravidez e a lactação.

No LES com risco de comprometimento orgânico ou à vida, utiliza-se o agente alquilante ciclofosfamida (CTX). As situações nas quais a CTX é utilizada incluem glomerulonefrite rapidamente progressiva, cerebrite lúpica e hemorragia alveolar difusa. Todavia, esse fármaco está associado a uma significativa toxicidade, sobretudo mielossupressão, cistite hemorrágica, efeitos tóxicos nas gônadas, aumento do risco de infecções e algumas neoplasias malignas. O uso de doses mais baixas de CTX IV resultou em igual eficácia e em menos efeitos colaterais, e substituiu muitos dos esquemas mais antigos.

Há um grande potencial e otimismo em relação aos agentes imunomoduladores biológicos, que se concentram em vários aspectos do sistema imune, tais como linfócitos B, interações de linfócitos B e T, e citocinas. Os agentes mais promissores são aqueles direcionados para os linfócitos B que produzem autoanticorpos. Em 2011, o belimumabe, um anticorpo monoclonal que inibe o estimulador de linfócitos B, foi o primeiro agente terapêutico aprovado para o LES em mais de 50 anos (Tabela 81.6). Existem, em fase de preparação, várias outras terapias biológicas potenciais para o lúpus, e atualmente elas estão sendo testadas em ensaios clínicos.

PROGNÓSTICO

O prognóstico no LES melhorou com o diagnóstico precoce e os avanços realizados no tratamento. Em 1955, a taxa de sobrevida em 5 anos do LES era de 55% e aumentou para 64 a 87% na década de 1980, e, mais recentemente, foi relatada uma taxa de 95%. As taxas de sobrevida são influenciadas pela localização geográfica e pela etnicidade.

Com a redução da taxa de mortalidade associada à atividade do lúpus, o foco tem sido a prevenção e o manejo das comorbidades. A doença cardíaca aterosclerótica prematura, a neoplasia maligna, a saúde óssea e o bem-estar psicossocial podem ser secundários ao estado inflamatório observado no lúpus ou resultantes do tratamento.

CONSIDERAÇÕES ESPECIAIS NO LÚPUS ERITEMATOSO SISTÊMICO

Gravidez

As mulheres com LES têm fertilidade normal, porém apresentam taxas mais altas de perda da gestação (*i. e.*, aborto espontâneo e natimortos) e de parto prematuro (*i. e.*, ruptura prematura de membranas, pré-eclâmpsia e restrição do crescimento intrauterino) do que as mulheres da mesma idade saudáveis. A atividade do lúpus que precede a concepção, particularmente sob a forma de nefrite, hipertensão e síndrome antifosfolipídio (SAF), constitui fator de risco para complicações da gravidez no LES. A própria gravidez pode fazer com que as mulheres com LES corram maior risco de crise, particularmente se a doença estava ativa antes da concepção.

Com cuidadosos rastreamento e planejamento pré-natais, as mulheres com LES podem ter um filho saudável. O monitoramento pré-natal dos anticorpos anti-SSA/Ro e anti-SSB/La e APL e uma

Tabela 81.6 Opções de tratamento no lúpus eritematoso sistêmico.

Medicamento	Mecanismo de ação	Monitoramento	Preocupação com a gravidez
AINEs	Inibem a ciclo-oxigenase, reduzindo a síntese de prostaglandinas e tromboxano	Hemograma completo e painel metabólico completo, cautela com doença renal	Cautela no 1º trimestre, evitar o uso no terceiro trimestre
Glicocorticoides[a]	Inibem várias citocinas	Eletrólitos, pressão arterial, glicemia Cautela com diabetes melito como comorbidade	Podem ser usados. Aumento do risco de baixo peso ao nascer e parto prematuro
Hidroxicloroquina[a]	Mecanismo exato desconhecido. Inibe receptores do tipo *Toll* e várias enzimas	Exame oftalmológico em condições basais (nos primeiros 6 meses após o início), e em seguida anualmente por 5 anos. Se houver fatores de risco aumentados, a cada 6 meses ou anualmente	Segura durante a gravidez e a lactação Pode diminuir o risco de lúpus neonatal em mães com anticorpos anti-Ro ou anti-La
Azatioprina	Inibe os linfócitos T	Verificar TPMT[b] antes de iniciar a sua administração Hemograma completo e painel metabólico completo	Pode ser usada durante a gravidez
Metotrexato	Inibe a di-hidrofolato redutase e a proliferação de linfócitos	Teste de gravidez, sorologia para as hepatites B e C, e radiografia de tórax em condições basais Hemograma completo e painel metabólico completo Cautela com doença renal, hepatite ou uso de álcool etílico	Teratogênico Evitar o uso em homens e mulheres que planejam uma gravidez
Leflunomida	Inibe a síntese de pirimidinas por meio da inibição da di-hidro-orotato desidrogenase	Teste de gravidez, teste de tuberculose em condições basais Hemograma completo e painel metabólico completo	Teratogênica
Micofenolato de mofetila	Inibe a proliferação de linfócitos B e T	Teste de gravidez em condições basais Hemograma completo e painel metabólico completo	Teratogênico
Belimumabe[a]	Dificulta a ligação do estimulador de linfócitos B (BLyS) aos linfócitos, o que inibe a sobrevida dos linfócitos B e diminui a sua diferenciação em plasmócitos produtores de imunoglobulinas	Nenhum teste de rotina	Evitar o uso durante a gravidez e a lactação Não há dados disponíveis suficientes
Ciclofosfamida	Alquila e efetua a ligação cruzada do DNA	Creatinina em condições basais Hemograma completo, exame de urina e painel metabólico completo Pode ser necessário ajustar a dose se houver comprometimento renal	Pode causar insuficiência gonadal Teratogênica Evitar o uso durante a gravidez e a lactação

[a]Denota medicamentos aprovados pela FDA para tratamento do LES. [b]Pesquisa de deficiência de tiopurina metiltransferase.

consulta pré-gravidez com um obstetra que acompanhe gestações de alto risco são fundamentais. Idealmente, as mulheres com LES devem ter quiescência clínica por 6 meses antes de uma gravidez planejada.

Terapia hormonal

A contracepção desempenha um importante papel no planejamento da gravidez para as mulheres com lúpus. Com frequência, é importante evitar uma gravidez indesejada durante períodos de atividade da doença grave e a exposição fetal a fármacos potencialmente teratogênicos.

Como o LES é mais prevalente nas mulheres em idade fértil, tem sido considerada na patogênese a possibilidade de um papel hormonal. Surgiram preocupações de que os compostos contendo estrogênio pudessem induzir uma crise. No passado, os contraceptivos contendo estrogênio foram considerados relativamente contraindicados. Entretanto, ensaios clínicos controlados e randomizados que avaliaram a taxa de crises da doença em mulheres com LES em uso de contraceptivos contendo estrogênio não encontraram diferenças significativas nas taxas de crises graves. Mesmo assim, como regra geral, as mulheres com LES que apresentem APLs devem evitar contraceptivos que contenham estrogênio devido ao risco aumentado de eventos trombóticos. Mais recentemente, os dispositivos intrauterinos (DIUs) estão se tornando uma alternativa recomendada, tendo em vista a sua eficácia e perfil de segurança.

O uso de terapia de reposição hormonal na pós-menopausa para aliviar sintomas vasomotores no LES deve ser restrito às pacientes com negatividade para APLs e na menor dose com menor duração.

Saúde óssea

As mulheres com LES correm risco aumentado de osteoporose devido a múltiplos fatores. Alguns desses fatores são mais específicos do LES, tais como inflamação crônica, doença renal, fotossensibilidade e evitar a exposição ao sol, uso de medicamentos (particularmente glicocorticoides) e insuficiência ovariana prematura, que pode ser devido ao LES ou ao uso de CTX. Além disso, ainda existem os fatores de risco típicos para a osteoporose, tais como tabagismo, etilismo, histórico familiar e baixo IMC. Um aspecto desafiador no tratamento da osteoporose em mulheres jovens com LES é o uso de bisfosfonatos, visto que esses medicamentos não são seguros na gravidez e podem permanecer por anos no corpo após a sua interrupção.

Saúde cardiovascular

À medida que a sobrevida e as terapias para o LES melhoram e os pacientes vivem por mais tempo, a doença cardiovascular (DCV) surgiu como uma importante causa de morbidade e mortalidade. Os pacientes com LES têm cinco a 10 vezes mais probabilidade de apresentar um evento coronariano do que os indivíduos saudáveis. Mais impressionante é o fato de que as mulheres na pré-menopausa entre 35 e 44 anos são 50 vezes mais propensas do que as mulheres saudáveis a sofrer infarto agudo do miocárdio.

As séries de necropsias revelam a doença cardíaca aterosclerótica como um mecanismo subjacente da DCV no LES. A causa da aterosclerose prematura no LES é multifatorial e, provavelmente, inclui mediadores inflamatórios, fatores relacionados com o LES (p. ex., menopausa prematura, terapia com corticosteroides, atividade da doença) e os tradicionais fatores de risco cardiovascular.

Embora não existam orientações firmes para o manejo cardiovascular nos pacientes com LES, as diretrizes atualizadas de 2011 da American Heart Association para prevenção de DCV em mulheres incluíram (pela primeira vez) as doenças autoimunes (i. e., LES e artrite reumatoide) na categoria de risco aumentado. Os médicos devem considerar a DCV aterosclerótica prematura e, independentemente da idade e do sexo, avaliar cuidadosamente os pacientes com LES que apresentam sintomas cardíacos típicos e atípicos.

Síndrome antifosfolipídio secundária

A síndrome antifosfolipídio (SAF) é uma condição caracterizada por aumento do risco de trombose e/ou perda gestacional quando existem APLs. O termo *anticoagulante lúpico* é equivocado, visto que o efeito anticoagulante *in vitro* reflete o prolongamento do tempo de tromboplastina parcial ativada (TTPa), porém o termo não indica diagnóstico de LES nem risco aumentado de sangramento. Com efeito, o anticoagulante lúpico está associado a aumento do risco de eventos trombóticos.

Se ocorrer SAF na ausência de outra doença autoimune, ela é considerada SAF primária. Quando ocorre nos pacientes com LES ou com outra doença autoimune, é considerada SAF secundária. Tanto a SAF primária quanto a secundária apresentam manifestações clínicas semelhantes, e o tratamento também é semelhante. Tipicamente, as manifestações clínicas da SAF consistem em aumento do risco de trombose venosa e arterial, complicações da gravidez, eventos vasculares encefálicos e cardiovasculares, hipertensão pulmonar, endocardite de Libman-Sacks e complicações neurológicas.

A SAF catastrófica (SAFC) é a manifestação mais grave da SAF que afeta múltiplos órgãos com microtromboses, levando então à rápida falência de órgãos e, potencialmente, à morte. A SAFC pode ser difícil de distinguir da sepse ou da PTT.

Para os pacientes com SAF, porém sem eventos trombóticos nem perda gestacional, não é indicada a anticoagulação. Se houver um episódio de trombose vascular, geralmente recomenda-se a anticoagulação vitalícia. A varfarina continua sendo o fármaco de escolha para esses pacientes, apesar do desenvolvimento de vários outros anticoagulantes orais novos. A heparina não fracionada (HNF) e a heparina de baixo peso molecular (HBPM) também são anticoagulantes efetivos para a SAF e são administradas em pacientes que sofrem eventos recorrentes durante a terapia com varfarina ou em mulheres que estejam grávidas ou planejando engravidar (Tabela 81.7).

Neoplasia maligna

Os pacientes com LES correm maior risco de cânceres de órgãos sólidos, bem como de linfoma. Um estudo de coorte internacional multicêntrico realizado pelas SLICC de mais de 16 mil pacientes com LES relatou aumento do risco de neoplasia maligna em comparação com a população em geral. Mais impressionante foi a constatação de um aumento de quatro vezes no risco de linfoma não Hodgkin. Outros cânceres hematológicos, de vulva, de pulmão e de tireoide também estavam aumentados, enquanto os cânceres de mama e endometrial foram observados com menor frequência em mulheres com lúpus. O risco de neoplasia maligna parece ser mais alto no início da evolução da doença, porém ele permanece elevado durante toda a vida do paciente. Embora o aumento dos linfonodos seja manifestação comum do LES, os médicos precisam considerar a possibilidade de neoplasia maligna se não ocorrer resolução da linfadenopatia com o tratamento do LES, se ela não for dolorosa à palpação ou for móvel, ou se ocorrer sem outros sinais/sintomas do lúpus.

Vacinas

Os pacientes com LES correm maior risco de infecções devido à desregulação imune, além do uso de medicamentos imunossupressores. As vacinas são cruciais na prevenção de infecções. Como regra geral, as vacinas vivas atenuadas são contraindicadas para os pacientes com lúpus em uso de agentes biológicos ou medicamentos imunossupressores em altas doses, salvo algumas exceções. Os pacientes com LES devem receber vacinas pneumocócicas (PCV 13 e 23) e vacina antigripal anual. Esses indivíduos correm maior risco de cânceres relacionados com o HPV, e os mais jovens devem receber a vacinação contra HPV para reduzir esse risco. Há também aumento do risco de reativação da varicela-zóster latente. Atualmente, dispõe-se de uma vacina inativada para uso em indivíduos imunocomprometidos, como aqueles com LES. A segurança dessa vacina a longo prazo ainda está sendo avaliada.

Efeitos psicossociais do lúpus eritematoso sistêmico

Ao decidir sobre o manejo do LES, é preciso levar em consideração outros fatores que influenciam os desfechos. Existe uma resposta imune ao estresse agudo, bem como aos traumas físico e emocional. Embora comumente relatada pelos pacientes, tem sido difícil demonstrar nos estudos clínicos uma relação causal entre o estresse e o aumento das crises. De qualquer modo, a ansiedade, a depressão e os determinantes sociais de saúde podem ter impacto na adesão do paciente aos medicamentos e aos planos de tratamento, bem como sobre a qualidade de vida geral, de modo que devem ser considerados nos cuidados de pacientes com lúpus.

Capítulo 81 Lúpus Eritematoso Sistêmico

Tabela 81.7 Critérios de classificação revisados da síndrome antifosfolipídio.

Critérios de classificação[a]	Definição
Critérios clínicos	
1. Trombose vascular	Um ou mais episódios clínicos de trombose arterial, venosa ou de pequenos vasos em qualquer tecido ou órgão
	A trombose tem de ser confirmada por critérios objetivos validados (*i. e.*, achados inequívocos em exames de imagem apropriados ou em exame histopatológico). Para confirmação histopatológica, a trombose deve ocorrer sem evidências significativas de inflamação na parede do vaso
2. Morbidade na gravidez	a. Uma ou mais mortes inexplicadas de feto morfologicamente normal com 10 ou mais semanas de gestação, com morfologia fetal normal documentada por ultrassonografia ou exame direto do feto
	ou
	b. Um ou mais partos prematuros de recém-nascido morfologicamente normal antes de 34 semanas de gestação devido a (i) eclâmpsia ou pré-eclâmpsia grave ou (ii) características reconhecidas de insuficiência placentária
	Ou
	c. Três ou mais abortos espontâneos consecutivos e inexplicados antes de 10 semanas de gestação, com exclusão de anormalidades anatômicas ou hormonais maternas e causas cromossômicas paternas e maternas
Critérios laboratoriais	
1. Anticoagulante lúpico	ACL detectado no plasma em duas ou mais ocasiões com intervalo de pelo menos 12 semanas
2. Anticorpo anticardiolipina	ACA (IgG e/ou IgM) no soro ou no plasma em títulos médios ou elevados (*i. e.*, > 40 unidades GPL ou $>$ percentil 99) em duas ou mais ocasiões com intervalo de pelo menos 12 semanas e medido por um ELISA padronizado
3. Anticorpo anti-β_2 glicoproteína 1	β_2 GPI (IgG e/ou IgM) no soro ou no plasma (em título $>$ percentil 99) detectado em duas ou mais ocasiões com intervalo de pelo menos 12 semanas e medido por um ELISA padronizado

[a]A síndrome do anticorpo antifosfolipídio é diagnosticada se forem preenchidos pelo menos um critério clínico e um critério laboratorial. *ACA*, anticorpo anticardiolipina; *ACL*, anticoagulante lúpico; *β_2 GPI*, anticorpo anti-β_2 glicoproteína 1; *ELISA*, ensaio imunossorvente ligado a enzima; *Ig*, imunoglobulina. (Adaptada de Miyakis S, Lockshin MD, Atsumi T et al.: International consensus statement on an update of the classification criteria for definite antiphospholipid syndrome [APS], J Thromb Haemost 4:295-306, 2006.)

Fadiga

A fadiga é extremamente comum no LES e afeta até 80% dos pacientes. Com frequência, a causa é multifatorial, e é essencial descartar a possibilidade de etiologias reversíveis passíveis de contribuição, tais como doença da tireoide, depressão, sono não reparador, apneia obstrutiva do sono, descondicionamento, nutrição insatisfatória, doença celíaca e deficiências nutricionais, fibromialgia e efeitos colaterais dos medicamentos. Muitas vezes é difícil identificar a causa exata da fadiga, o que torna o manejo um verdadeiro desafio. O tratamento exige a abordagem das causas subjacentes da fadiga, bem como a melhora da nutrição e do sono e o incentivo à prática de exercícios aeróbicos.

Depressão e ansiedade

Os pacientes com LES correm maior risco de depressão e ansiedade, o que tem estado associado a piores desfechos e respostas aos medicamentos. O manejo da depressão e da ansiedade é essencial para o tratamento geral dos pacientes com LES. Juntamente com as modalidades farmacológicas, como os antidepressivos e os ansiolíticos, as intervenções não farmacológicas, como o aconselhamento psicológico, o *biofeedback* e a visualização guiada, devem ser incorporadas ao manejo do lúpus quando apropriado.

RESUMO

O lúpus eritematoso sistêmico é uma doença autoimune multissistêmica crônica caracterizada por períodos de crises e quiescência da doença e, quando não tratado, pode levar a dano orgânico permanente e a aumento da taxa de mortalidade. O diagnóstico de LES pode ser difícil e depende de uma combinação de fatores clínicos e laboratoriais. Os critérios de classificação servem como um lembrete útil das manifestações comuns para auxiliar no estabelecimento do diagnóstico. A heterogeneidade das manifestações

clínicas do lúpus levantou o conceito de lúpus como um espectro de distúrbios com diferentes perfis genéticos e moleculares que definem fenótipos distintos que exigem estratégias de manejo individualizadas.

Os medicamentos antimaláricos ainda são a base do tratamento do LES e geram benefícios além do manejo da atividade da doença. Dispõe-se de agentes imunossupressores e biológicos para as manifestações que não são controladas pelos antimaláricos. É crucial reconhecer o risco aumentado de comorbidades no lúpus, tais como doença cardiovascular, neoplasia maligna e perda óssea. A abordagem dos determinantes sociais de saúde deve constituir parte do plano de tratamento geral no lúpus. Novos agentes em fase de preparação estão sendo atualmente testados para melhorar o manejo e reduzir as taxas de morbidade e mortalidade dos pacientes com LES.

LEITURA SUGERIDA

Arbuckle MR, et al: Development of autoantibodies before clinical onset of systemic lupus erythematosus, N Engl J Med 314:614–619, 1986.

Aringer M, Costenbader K, Daikh D, et al: 2019 European League Against Rheumatism/American College of Rheumatology Classification Criteria for Systemic Lupus Erythematosus, Arthritis Rheumatol 71(9):1400–1412, 2019.

Bernatsky S, Ramsey-Goldman R, Labrecque J: Cancer risk in systemic lupus: an updated international multi-center cohort study, J Autoimmun 42:130–135, 2013.

Borchers AT, Keen CL, Shoenfeld Y, Gershwin ME: Surviving the butterfly and the wolf: mortality trends in systemic lupus erythematosus, Autoimmun Rev 3(6):423–453, 2004.

Buyon JP: Updates on lupus and pregnancy, Bull NYU Hosp Jt Dis 67:271–275, 2009.

Cervera R, Khamashta MA, Font J, et al: Morbidity and mortality in systemic lupus erythematosus during a 10-year period. A comparison of early and late manifestations in a cohort of 1000 patients, Medicine (Baltimore) 82(5):299–308, 2003.

Churg J, Sobin LH: Renal disease: classification and atlas of glomerular disease, Tokyo, 1982, Igaku-Shoin.

Data from Wallace D, Hahn BH: Other clinical laboratory tests in SLE. In Dubois' lupus erythematosus and related syndromes, ed 8, Philadelphia, 2013, Saunders, pp 526–531.

Data modified from Gilliam classification scheme. Gilliam JN, Sontheimer RD: Distinctive cutaneous subsets in the spectrum of lupus erythematosus, J Am Acad Dermatol 4(4):471–475, 1981.

Fanouriakis A, Kostopoulou M, Alunno A, et al: 2019 update of the EULAR recommendations on the management of systemic lupus erythematosus, Ann Rheum Dis 78:736–745, 2019.

Gomez-Puerta J, Barbhaiya M, Guan H, et al: Racial/ethnic variation in all-cause mortality among U.S. medicaid recipients with, systemic lupus erythematosus: an hispanic and asian paradox, Arthritis Rheumatol 67(3):752–760, 2015.

Hochberg MC: Updating the American College of Rheumatology revised criteria for the classification of systemic lupus erythematosus, Arthritis Rheum 40:1725, 1997.

Hull D, Binns BA, Joyce D: Congenital heart block and widespread fibrosis due to maternal lupus erythematosus, Arch Dis Child 41:688–690, 1996.

Izmirly PM, Llanos C, Lee LA, et al: Cutaneous manifestations of neonatal lupus and risk of subsequent congenital heart block, Arthritis Rheumatol 62:1153–1157, 2010.

Llanos C, Izmirly PM, Katholi M, et al: Recurrence rates of cardiac manifestations associated with neonatal lupus and maternal/fetal risk factors, Arthritis Rheumatol 60:3091–3097, 2009.

Manzi S, Meilahn EN, Rairie JE, et al: Age-specific incidence rates of MI and angina in women with SLE: comparison with Framingham study, Am J Epidemiol 145(5):408–415, 1997.

Marmor MF, Kellner U, Lai TYY, et al: Recommendations on Screening for Chloroquine and Hydroxychloroquine Retinopathy (2016 Revision), Ophthalmology 123(6):1386–1394, 2016.

Merola JF, Bermas B, Lu B, et al: Clinical manifestations and survival among adults with SLE according to age of diagnosis, Lupus 23(8):778–784, 2014.

Merrell M, Shulman LE: Determination of prognosis in chronic disease, illustrated by systemic lupus erythematosus, J Chronic Dis 1(1):12–32, 1955.

Modified from Miyakis S, Lockshin MD, Atsumi T, et al: International consensus statement on an update of the classification criteria for definite antiphospholipid syndrome (APS), J Thromb Haemost 4:295-306, 2006.

Modified from Petri M, Orbai AM, Alarcón GS, et al: Derivation and validation of Systemic Lupus International Collaborating Clinics classification criteria for systemic lupus erythematosus, Arthritis Rheum 64:2677–2686, 2012.

Mosca L, Benjamin EJ, Berra K, et al: Circulation 123(11):1243–1262, 2011.

Petri M, Kim MY, Kalunian KC, et al: Combined oral contraceptives in women with systemic lupus erythematosus, N Engl J Med 353(24):2550–2558, 2005.

Sánchez-Guerrero J, Uribe AG, Jiménez-Santana L, et al: A trial of contraceptive methods in women with systemic lupus erythematosus, N Engl J Med 353(24):2539–2549, 2005.

Stojan G, Petri M: Epidemiology of systemic lupus erythematosus: an update, Curr Opin Rheumatol 30(2):144–150, 2018.

Tan EM, Cohen AS, Fries, et al: The 1982 revised criteria of the classification of systemic lupus erythematosus, Arthritis Rheum 25:1271, 1982.

Tench CM, McCurdie I, White PD, D'Cruz DP: The prevalence and associations of fatigue in systemic lupus erythematosus, Rheumatology 39(11):1249–1254, 2000.

Weening JJ, D'Agati VD, Schwartz MM, et al: Classification of glomerulonephritis in systemic lupus erythematosus revisited, Kidney Int 65:521–530, 2004.

Esclerose Sistêmica

Anna Papazoglou, Robyn T. Domsic

INTRODUÇÃO

A esclerose sistêmica (ES) é uma doença autoimune multissistêmica caracterizada por fibroses cutânea e visceral. O termo mais comumente utilizado para se referir a essa doença, *esclerodermia*, reflete essa característica marcante, visto que deriva do grego *scleros*, que significa duro, e *derma*, que significa pele. A patologia e o dano causado pela doença refletem uma complexa interação de lesão vascular, ativação do sistema imune e fibrose excessiva.

O distúrbio pode variar desde uma condição relativamente benigna a uma doença rapidamente progressiva e que leva à morbidade significativa ou à morte. Embora as manifestações cutâneas sejam as características mais óbvias, os comprometimentos visceral e vascular podem ser graves e incapacitantes. O monitoramento para identificar possíveis complicações orgânicas é essencial no cuidado dos pacientes com ES, visto que a detecção e o tratamento precoces podem minimizar a morbidade e a mortalidade. Há pesquisas em andamento com o objetivo de alcançar uma compreensão mais profunda dos complexos mecanismos que levam à ES, o que facilitaria a descoberta de um tratamento curativo.

EPIDEMIOLOGIA

Nos EUA, a incidência anual de ES é de aproximadamente 32 casos por milhão de indivíduos, e a prevalência estimada é de 254 casos por milhão. A incidência e a prevalência variam ligeiramente em todo o mundo, porém normalmente são mais baixas na Europa e na Ásia. A ES afeta com mais frequência as mulheres, pois a razão entre mulheres e homens é de 3 a 5:1. Ocorre em indivíduos de todas as idades, da infância até a velhice, porem a doença afeta com mais frequência indivíduos entre 40 e 60 anos. Há estudos que indicam diferenças na frequência e na gravidade das manifestações clínicas da ES, bem como nas complicações entre homens e mulheres.

Um padrão familiar de herança não é tão evidente na ES quanto em outras doenças do tecido conjuntivo, embora os parentes de primeiro grau pareçam ter um risco um pouco maior. Estudos realizados com gêmeos demonstraram apenas uma taxa de 5% de concordância em gêmeos monozigóticos e dizigóticos, o que implica uma contribuição ambiental significativa para a sua ocorrência. Entretanto, muitos pacientes com ES têm histórico familiar de outras doenças autoimunes (p. ex., doença da tireoide, artrite reumatoide, lúpus eritematoso sistêmico [LES]). Os estudos de associação genômica ampla revelaram um número razoável de genes associados à ES que são compartilhados com outras doenças, tais como a artrite reumatoide e o LES (p. ex., genes do complexo principal de histocompatibilidade das classes I e II, *STAT4, IRF5, TNFSF4, IRF8*). Esses achados sugerem uma predisposição genética compartilhada a condições autoimunes.

PATOLOGIA

A patogênese da ES permanece incerta. Uma combinação de fatores genéticos e ambientais resulta em uma complicada interação de três componentes claramente identificados, que consistem em anormalidades vasculares, anormalidades imunológicas e anormalidades da membrana extracelular levando à fibrose tecidual, que constitui a marca registrada da ES (Figura 82.1).

Postula-se que o evento inicial seja uma lesão tecidual, incluindo dano endotelial, com ativação subsequente das células endoteliais e produção de quimiocina, bem como lesão vascular. A lesão vascular caracteriza-se por obliteração vascular, vasculogênese defeituosa e hipoxia tecidual. São observadas alterações vasculares na pele, e elas também podem ocorrer nos vasos sanguíneos, pulmonares, cardíacos e renais afetando artérias, arteríolas e capilares. Não há evidências de vasculite verdadeira. O comprometimento vascular precoce consiste em um desequilíbrio entre fatores vasodilatadores e vasoconstritores mais a ativação das células endoteliais com consequente migração dos leucócitos e proliferação de células musculares lisas.

A ativação do sistema imune é evidente em vários aspectos. A secreção de múltiplas quimiocinas leva à perpetuação de ciclos de inflamação e de autoimunidade. São detectados autoanticorpos associados à ES em mais de 95% dos pacientes com a condição. Todos os 10 autoanticorpos associados à ES reconhecidos são dirigidos contra antígenos nucleares distintos. Esses autoanticorpos são úteis na classificação dos pacientes, porém o seu papel patogênico ainda não foi esclarecido. Há evidências de ativação de linfócitos T e de um perfil de citocinas predominante de T_H2. Foram relatados níveis elevados de interleucinas (*i. e.*, IL-1, IL-2, IL-2R, IL-4, IL-8, IL-13 e IL-17) e de interferona. O papel das células T_H17 ainda não está compreendido, porém os estudos realizados sugerem que a desregulação desses linfócitos T pró-inflamatórios contribua para a patogênese da doença. Além disso, há cada vez mais evidências de uma desregulação do sistema imune inato nos contextos de macrófagos ativados e de alteração da expressão e função de receptores tipo *Toll*.

A complexa interação entre as quimiocinas produzidas pelas células inflamatórias leva à ativação dos fibroblastos e a uma suposta diferenciação em miofibroblastos. Assim, ocorre superprodução de matriz extracelular, o que resulta em agravamento progressivo da fibrose. Convém assinalar que os fibroblastos são encontrados em maior número na pele e em outros tecidos, e eles desenvolvem um fenótipo ES quando cultivados *in vitro*, produzindo então superabundância de colágeno e sobrevivendo por mais tempo em cultura de tecido. A persistência dos fibroblastos em cultura sugere uma anormalidade perpetuada que não exige estimulação imune continuada. Nessas últimas décadas, evidências crescentes sugerem que os macrófagos sejam importantes na patogênese da ES por meio da secreção de citocinas inflamatórias; entretanto, seu papel exato precisa ser ainda mais

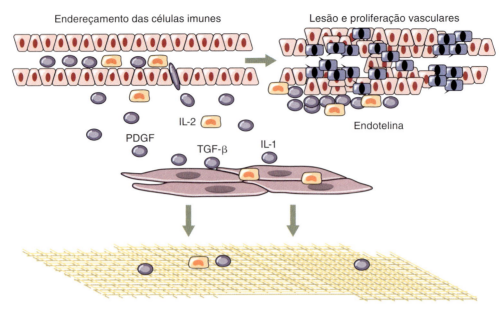

Figura 82.1 Processos patogenéticos na esclerose sistêmica. A lesão vascular leva à proliferação de células endoteliais (*em vermelho*) e de células musculares lisas (*em azul com núcleos pretos*) na íntima. As células imunes, que consistem em linfócitos T (*pequenos, em azul*) e monócitos/macrófagos (*em amarelo com núcleos laranja*), são ativadas e se estabelecem em locais na derme. Os fibroblastos são ativados e depositam grandes quantidades de matriz intersticial. *IL*, interleucina; *PDGF*, fator de crescimento derivado de plaquetas; *TGF-β*, fator transformador do crescimento β.

esclarecido. O fator transformador do crescimento β (TGF-β, do inglês *transforming growth factor* β), especificamente, é secretado por macrófagos, e foi constatado que ele exerce um efeito sobre o mecanismo fibrótico por meio da regulação da função dos fibroblastos, bem como de vários processos importantes na fibrose.

APRESENTAÇÃO CLÍNICA

Os pacientes com ES podem ter várias apresentações clínicas, embora o fenômeno de Raynaud seja a manifestação mais comum (> 95%). Fenótipos distintos podem se manifestar de forma diferente. A ES pode ter muitas manifestações em órgãos internos, produzindo então diversas apresentações clínicas e exigindo protocolos individualizados de investigação.

Classificação de acordo com as manifestações cutâneas

Historicamente, a ES vem sendo dividida em dois subgrupos clínicos principais, que são definidos pelo grau e pela extensão do comprometimento da pele: doença cutânea limitada (cl) e doença cutânea difusa (cd). Os pacientes com EScl apresentam um espessamento da pele que se limita à parte distal dos membros (*i. e.*, abaixo dos cotovelos e dos joelhos), bem como à face. Os pacientes com EScd apresentam alterações distais semelhantes, além do comprometimento dos braços, das coxas ou do tronco em algum momento durante a evolução da doença. Poucos pacientes (< 1%) não apresentam espessamento cutâneo, porém exibem uma ou mais manifestações viscerais típicas da ES. O termo *esclerodermia sine esclerodermia* tem sido usado para descrever os pacientes com comprometimento mínimo ou inexistente da pele, cuja evolução clínica assemelha-se àquela dos indivíduos com EScl.

Os padrões cutâneos distintos são importantes, visto que os pacientes com EScd têm mais tendência a desenvolver complicações de órgãos internos (p. ex., crise renal, comprometimento cardíaco) no início de sua doença, enquanto os que apresentam EScl podem desenvolver comprometimento de órgãos internos em algum momento da evolução da doença, até mesmo décadas após o aparecimento dos primeiros sinais/sintomas. Já foram sugeridos vários critérios de classificação, que não auxiliam muito no diagnóstico de ES, mas que se destinam principalmente a ajudar a classificar os pacientes com ES para estudos (Tabela 82.1). Essas características clínicas derivam de um registro de longa data na University of Pittsburgh. Alguns pacientes com EScl ou EScd podem ter manifestações típicas de outra doença do tecido conjuntivo (mais comumente polimiosite, LES ou alterações semelhantes às da artrite reumatoide) e são considerados portadores de *ES de sobreposição*.

Convém ressaltar que, como uma tentativa de identificação precoce de indivíduos com risco de desenvolvimento futuro de ES, a abordagem do Very Early Diagnosis of Systemic Sclerosis (VEDOSS) foi considerada recentemente como uma ferramenta potencialmente útil para prever o desenvolvimento de ES. Neste momento, seu valor na prática clínica e no trabalho de pesquisa ainda exige melhor compreensão. Essa abordagem, que inclui pacientes com fenômeno de Raynaud, tumefação nos dedos das mãos, positividade para alguns anticorpos de ES e relato de alterações na capilaroscopia ungueal, pode ser útil na identificação de indivíduos com risco de desenvolver doença estabelecida no acompanhamento a curto prazo.

Classificação sorológica

A classificação sorológica refere-se aos autoanticorpos séricos associados à ES. Os pacientes com o mesmo autoanticorpo tendem a apresentar padrão cutâneo, evolução natural da doença e risco de comprometimento de órgãos internos semelhantes.

A classificação sorológica pode ampliar a classificação clínica descrita anteriormente. Por exemplo, 95% dos pacientes com anticorpo anticentrômero têm EScl e correm risco aumentado de hipertensão pulmonar durante a evolução da doença. É mais provável que os indivíduos com anticorpo antitopoisomerase I (*i. e.*, anti-SCL70)

Tabela 82.1 Manifestações da esclerose sistêmica de acordo com a classificação clínica do Pittsburgh Scleroderma Center Database.

Manifestações	Difusa (N = 1.646)	Limitada (N = 2.124)
Cutâneas		
Tumefação dos dedos das mãos	83%	80%
Induração, espessamento da pele	Disseminado: tronco, face, membros	Face, abaixo do joelho e cotovelo
Telangiectasias	62%	65%
Calcinose	10%	13%
Vasculares periféricas		
Fenômeno de Raynaud	95%	98%
Ulcerações digitais	41%	37%
Pulmonares		
Doença pulmonar intersticial	38%	34%
Hipertensão arterial pulmonar	6%	18%
Cardíacas		
Arritmias	12%	10%
Disfunção diastólica	7%	9%
Miocardite	3%	1%
Pericardite	3%	2%
Renais		
Crise renal	16%	3%
Gastrintestinais		
Hipomotilidade esofágica, refluxo	84%	83%
Dismotilidade do intestino delgado	11%	8%
Má absorção	5%	4%
Incontinência	3%	4%
Articulares e musculoesqueléticas		
Atrito tendíneo	51%	6%
Contraturas articulares	87%	37%
Miosite	6%	7%

Dados do University of Pittsburgh Scleroderma Databank, 1980-2018.

ou anti-RNA polimerase III apresentem EScd. Os pacientes com anticorpo anti-RNA polimerase III correm maior risco de crise renal, enquanto os que apresentam anti-SCL70 têm maior frequência de doença pulmonar intersticial.

Os riscos primários de comprometimento de órgãos internos e associações cutâneas são apresentados na Figura 82.2, que ilustra a classificação clínico-sorológica combinada da ES. É raro que os pacientes tenham mais de um autoanticorpo de ES.

Fenômeno de Raynaud e comprometimento vascular periférico

Quase todos os pacientes com ES apresentam fenômeno de Raynaud durante a evolução da doença, e frequentemente como manifestação inicial. O fenômeno de Raynaud é uma resposta vasospástica trifásica ao frio que consiste em palidez associada ou não a cianose (*i. e.*, coloração azulada seguida por hiperemia reativa manifestada por eritema) com uma característica linha distinta de demarcação nos dedos separando as áreas afetadas das não afetadas.

Em alguns pacientes, o fenômeno de Raynaud pode preceder o desenvolvimento das alterações cutâneas em vários anos. Além do fenômeno de Raynaud, os pacientes com ES podem desenvolver uma vasculopatia periférica progressiva. Esta última pode levar à perda do tecido da ponta do dedo, resultando então em cicatrizes depressíveis, úlceras ou gangrena (rara) dos dedos que pode levar à autoamputação. As úlceras nas pontas dos dedos ocorrem com mais frequência nos pacientes que são positivos para autoanticorpos anticentrômero ou antitopoisomerase I. Nesses últimos anos, foram relatadas cada vez mais ulcerações dos membros inferiores em pacientes com ES.

Doença pulmonar intersticial

A doença pulmonar intersticial (DPI) pode ser uma das complicações mais graves da ES e deve ser monitorada de forma rotineira, visto que desempenha um importante papel na mortalidade e na morbidade (ver Capítulo 17). Com frequência, a apresentação inicial consiste em tosse não produtiva e início gradual de dispneia aos esforços ao longo de vários meses a anos. Todavia, o início pode ser abrupto.

Tipicamente, a tomografia computadorizada (TC) de alta resolução do tórax revela alterações fibróticas bibasilares, que podem ser progressivas. As provas de função pulmonar revelam uma redução da capacidade vital forçada (CVF). No exame patológico, o padrão observado com mais frequência consiste em pneumonite intersticial inespecífica (PII) ou PII fibrosante. Os pacientes com autoanticorpo anti-SCL70 e U11/U12 correm maior risco de DPI.

Hipertensão pulmonar

Os pacientes com ES podem desenvolver hipertensão pulmonar das três classificações da Organização Mundial da Saúde (OMS) (ver Capítulos 12 e 18). A hipertensão arterial pulmonar (HAP, grupo 1 da OMS) é a mais comum, com estimativa de 10 a 15% de pacientes que desenvolvem HAP em estudos de coorte. Ocorre mais comumente nos indivíduos com EScl. A apresentação clínica caracteriza-se por dispneia rapidamente progressiva que ocorre ao longo de vários meses. As provas de função pulmonar revelam redução da capacidade de difusão do monóxido de carbono (D_{LCO}) desproporcional a qualquer redução concomitante da CVF.

Com menos frequência, os pacientes com ES desenvolvem hipertensão pulmonar associada à DPI (grupo 3 da OMS) ou hipertensão pulmonar associada à disfunção diastólica ventricular esquerda em decorrência de fibrose miocárdica ou de distúrbios ventriculares esquerdos não associados à ES (grupo 2 da OMS). O rastreamento para todos os tipos de hipertensão pulmonar é realizado por ecocardiograma, e os resultados devem ser confirmados por meio de cateterismo cardíaco direito.

Crise renal esclerodérmica

A crise renal esclerodérmica (CRE) manifesta-se como início abrupto de hipertensão arterial sistêmica acelerada acompanhada de elevação dos níveis séricos de creatinina mais hematúria e proteinúria microscópicas no exame de urina. É comum a ocorrência de anemia hemolítica microangiopática e trombocitopenia. Embora tenha sido outrora a principal causa de morte na ES, a CRE é atualmente tratada por meio de um controle agressivo da pressão arterial com um inibidor da enzima conversora de angiotensina (IECA), que deve ser mantido durante toda a vida.

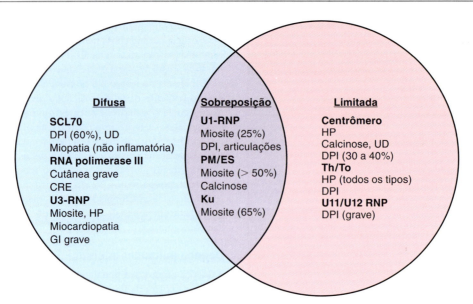

Figura 82.2 Classificação clínico-sorológica da esclerose sistêmica e manifestações de órgãos internos associadas a anticorpos. O texto *em negrito* indica um anticorpo; as manifestações clínicas listadas abaixo estão associadas a esse anticorpo específico. *CRE*, Crise renal da esclerodermia; *ES*, esclerose; *DPI*, doença pulmonar intersticial; *HP*, hipertensão pulmonar; *Ku*, proteína 70/80 kDa (XRCC6/XRCC5); *PM*, polimiosite; *RNP*, ribonucleoproteína; *UD*, úlceras digitais.

O contexto típico para a CRE é a EScd precoce com aumento recente na espessura da pele, atrito tendíneo palpável e anticorpo anti-RNA polimerase III. Durante a EScd ativa e precoce, os pacientes devem verificar a pressão arterial uma vez por semana e relatar qualquer elevação da pressão arterial sistólica 20 mmHg acima do valor basal. A prednisona, administrada em uma dose de 15 mg ou mais ao dia, tem estado associada ao desenvolvimento de CRE e deve ser evitada nos pacientes de risco.

Manifestações cardíacas

Em geral, todas as estruturas cardíacas podem ser afetadas e com graves consequências funcionais subsequentes. A HAP subjacente também contribui para as manifestações cardíacas da ES. Os pacientes com ES apresentam três tipos principais de comprometimento cardíaco: pericardite, miocardite e fibrose miocárdica. Esta última pode levar à insuficiência cardíaca congestiva e a arritmias devido à fibrose do sistema de condução. Essas complicações podem ser assintomáticas e pouco reconhecidas nos pacientes com ES, porém foram encontradas alterações patológicas em 70% deles em séries mais antigas de necropsias. Estudos posteriores que usaram a ressonância magnética (RM) cardíaca confirmaram os achados de necropsia de comprometimento cardíaco subclínico.

A disfunção diastólica está se tornando cada vez mais reconhecida como uma complicação da fibrose e ela pode ser avaliada por meio de ecocardiograma durante o rastreamento de hipertensão pulmonar. Muitas mortes por ES ocorrem de forma repentina, possivelmente devido a arritmias ventriculares. É prudente obter um eletrocardiograma (ECG) em repouso no início da evolução da doença. As palpitações percebidas pelo paciente devem ser abordadas com uma avaliação formal para arritmias cardíacas.

Manifestações do sistema digestório

Pelo menos uma manifestação digestória afeta 80% ou mais dos pacientes com ES, e todas as regiões do sistema digestório podem ser acometidas. O comprometimento do sistema digestório é uma causa significativa de morbidade.

Quando o esôfago é afetado, os pacientes apresentam pirose e/ou regurgitação devido à redução da pressão do esfíncter esofágico inferior e à disfagia distal para alimentos sólidos devido à dismotilidade esofágica. A primeira pode ser determinada por manometria. De forma menos invasiva, a deglutição de bário pode revelar hipoperistalse ou aperistalse para determinar a disfunção esofágica. As alterações neuropáticas e a fibrose da túnica muscular do intestino delgado podem levar à disfunção motora e a sintomas de distensão abdominal pós-prandial. A hipomotilidade do intestino delgado pode levar ao supercrescimento bacteriano, causando então distensão e diarreia. Quando há desenvolvimento de atonia grave do intestino delgado, algumas vezes os pacientes desenvolvem íleo funcional ou pseudo-obstrução intestinal. A nutrição parenteral pode ser necessária para a má absorção grave, que é acompanhada de perda de peso e esteatorreia. À semelhança do intestino delgado, o cólon pode apresentar comprometimento da função motora que leva à constipação intestinal e, em certas ocasiões, à diarreia por transbordamento. Podem-se observar divertículos de abertura larga na borda antimesentérica do cólon. O músculo esfíncter interno do ânus pode se tornar fibrótico, o que resulta em incontinência fecal.

Manifestações musculoesqueléticas

As manifestações musculoesqueléticas são comuns. Os tendões podem se tornar inflamados e fibróticos, particularmente no início da doença difusa. Os atritos tendíneos ou de bolsas são praticamente patognomônicos da ES e, com frequência, indicam progressão para a EScd antes da ocorrência do espessamento generalizado da pele. Com frequência, há o desenvolvimento de contraturas em flexão das articulações dos dedos das mãos nos primeiros anos de ES difusa. Uma artrite verdadeira com sinovite palpável deve levantar a questão de uma condição de sobreposição ou síndrome de Sjögren concomitante, visto que a sinovite não é uma característica típica da ES.

Alguns pacientes desenvolvem miopatia branda com fraqueza e perda da massa muscular proximal leve e não progressiva. Alguns poucos indivíduos, particularmente aqueles com características que se sobrepõem a outras doenças do tecido conjuntivo ou doença mista do tecido conjuntivo, podem desenvolver miosite verdadeira, que pode resultar em morbidade e incapacidade.

DIAGNÓSTICO E DIAGNÓSTICO DIFERENCIAL

O fenômeno de Raynaud é proeminente no diagnóstico diferencial da ES. As características que identificam os pacientes com fenômeno de Raynaud que apresentam ou que podem desenvolver mais tarde ES ou outra doença do tecido conjuntivo consistem em capilares ungueais anormais (*i. e.*, megacapilares, hemorragias, neovascularização e áreas avasculares), perda de tecido nas pontas dos dedos das mãos e positividade para anticorpo antinuclear (ANA). Nenhuma dessas características é encontrada na doença de Raynaud (*i. e.*, fenômeno de Raynaud primário).

A doença mista do tecido conjuntivo (DMTC) também está incluída no diagnóstico diferencial para ES. Os pacientes com DMTC apresentam características de duas ou mais doenças autoimunes e são positivos para anticorpos U1-RNP. Com mais frequência, isso inclui ES, polimiosite e LES. Os pacientes com DMTC podem desenvolver qualquer uma ou todas as seguintes manifestações da ES: fenômeno de Raynaud, inchaço dos dedos das mãos, espessamento cutâneo limitado ou difuso, miosite, DPI, HAP e dismotilidade esofágica.

Algumas vezes, é difícil distinguir os mimetizadores da esclerodermia da ES (Tabela 82.2). Eles incluem a fasciite eosinofílica; as formas localizadas de esclerodermia, como a esclerodermia linear (observada com mais frequência nas crianças); e a morfeia em placas ou generalizada.

A fibrose sistêmica nefrogênica é uma complicação da administração de gadolínio para exames radiográficos que ocorre em pacientes com insuficiência renal. A condição manifesta-se como pápulas induradas, fibróticas, bilaterais e simétricas, placas ou nódulos subcutâneos que podem ser eritematosos e que ocorrem nas pernas ou nas mãos. Com frequência, as lesões são precedidas por edema e, inicialmente, podem ser diagnosticadas de forma incorreta como celulite. Esse diagnóstico deve ser considerado nos pacientes investigados por causa de uma doença fibrótica que apresentem insuficiência renal independentemente da causa da doença renal.

O escleromixedema e o escleredema são doenças fibróticas cutâneas nas quais se observa um acúmulo excessivo de mucina na biopsia de pele. O escleromixedema pode mimetizar a EScd no exame físico ou pode se manifestar com múltiplas lesões cutâneas nodulares e firmes (*i. e.*, mucinose papular). Uma associação frequente é a gamopatia monoclonal (*i. e.*, paraproteína de imunoglobulina [IgG]). Tipicamente, o escleredema acomete a nuca e os ombros, porém preserva a parte distal dos membros. Todos os mimetizadores da ES carecem do fenômeno de Raynaud, do comprometimento característico de órgãos internos na ES e de anticorpos séricos associados à ES.

TRATAMENTO

Em um estudo de fase III controlado por placebo e randomizado, nenhuma terapia eficaz isolada foi demonstrada para a ES. Assim, os pacientes precisam ser adequadamente monitorados quanto ao comprometimento visceral de modo a possibilitar a identificação precoce e a terapia direcionada para as complicações orgânicas específicas. Nesse aspecto, vale a pena solicitar o parecer de um reumatologista. Em geral, os pacientes com esclerodermia difusa precoce ou em evolução tendem a ser considerados para o tratamento com imunossupressão, e as opções terapêuticas especificamente voltadas para os pacientes com ES que apresentem DPI incluem um agente antifibrótico. Tendo em vista a falta de uma terapia aprovada pela Food and Drug Administration (FDA) ou pela European Medicines Agency (EMA), a ES é uma área ativa de pesquisa terapêutica; diversos ensaios clínicos internacionais estão em andamento ou em fase de planejamento. Diante dessa situação, no início da doença os pacientes devem ser encaminhados para um centro de esclerodermia especializado para ter a vantagem dessas oportunidades. O transplante de células-tronco autólogo foi testado nos EUA e na Europa e comprovadamente aumenta a sobrevida livre de eventos e a sobrevida global em pacientes com ES moderada a grave e difusa precoce.

Tabela 82.2 Mimetizadores da esclerodermia.

Distúrbio	Características diferenciais
Outras doenças	
Morfeia	Uma ou mais lesões distintas; distribuição heterogênea ou linear
Fasciite eosinofílica	Flexão dos dedos das mãos sem esclerodactilia; sinal do sulco característico quando os braços são elevados; enrugamento ou depressão da pele do braço e da coxa; eosinofilia do sangue periférico; fibrose fascial e subcutânea profunda
Escleredema (doença de Buschke)	Comprometimento proeminente do pescoço, dos ombros e dos braços; preservação das mãos; associado a diabetes melito
Escleromixedema	Associação com gamopatia, pele liquenoide e espessada, mas não fixada a planos profundos; pode ocorrer fenômeno de Raynaud
Doença do enxerto *versus* hospedeiro	Alterações cutâneas semelhantes às da esclerodermia; vasculopatia
Dermopatia fibrosante nefrogênica	Placas ou nódulos indurados nas pernas ou nos braços com preservação da face; administração de gadolínio em caso de disfunção renal; frequentemente precedida por edema
Reações a agentes ambientais e a fármacos	
Bleomicina	Fibrose cutânea e pulmonar semelhante à esclerodermia
L-triptofano (década de 1980)	Síndrome da eosinofilia-mialgia devido ao contaminante ou ao metabólito L-triptofano (descrita pela primeira vez na década de 1980); febre, eosinofilia, manifestações neurológicas
Solventes orgânicos (p. ex., tricloroetileno)	Clinicamente indistinguível da esclerose sistêmica idiopática
Pentazocina	Lesões localizadas no local de injeção
Síndrome do óleo tóxico	Óleo de colza contaminado (epidemia na Espanha em 1981); semelhante à síndrome da eosinofilia-mialgia
Cloreto de vinila	Lesões vasculares, acro-osteólise, esclerodactilia, sem doença visceral
Gadolínio	Dermopatia fibrosante nefrogênica

A taxa de mortalidade relacionada com o tratamento deve ser ponderada quando se considera a terapia com células-tronco como opção, e não aconselhamos o seu uso apenas para a cura cutânea.

Quanto à avaliação e ao monitoramento, todos os pacientes devem ser submetidos a rastreamento para avaliação de DPI e hipertensão pulmonar durante toda a evolução da doença. As recomendações atuais dos especialistas sugerem que os pacientes com doença difusa precoce sejam monitorados pelo menos uma vez por ano para essas complicações. Os indivíduos com EScd ativa, particularmente se tiverem atrito tendíneo, devem ser submetidos semanalmente ao monitoramento da pressão arterial, visto que o aparecimento abrupto de hipertensão sugere a existência de uma CRE. Nos pacientes com EScd precoce, é também necessário avaliar os escores de espessura da pele para progressão ou regressão da doença cutânea. Tanto para a EScd quanto para a EScl, deve-se considerar a realização de exames iniciais de avaliação da motilidade esofágica, e mais avaliações objetivas devem ser solicitadas com base nos sintomas.

A orientação dos pacientes e dos familiares sobre a doença e um prognóstico acurado com base no subtipo e no estágio da doença podem ser úteis no manejo. Dispõem-se de programas educacionais em fundações espalhadas pelo mundo. Isso inclui a Scleroderma Foundation nos EUA, a Scleroderma Canada, a Scleroderma and Raynaud's UK, a Scleroderma Australia e a World Scleroderma Foundation.

Fenômeno de Raynaud

Medidas não farmacológicas como evitar frio, medir o aquecimento, evitar o uso de ferramentas vibratórias e abandonar o tabagismo são incentivadas em todos os pacientes. São recomendadas medidas farmacológicas, visto que a lesão vascular contínua participa na patogênese.

Os bloqueadores dos canais de cálcio têm sido amplamente utilizados há décadas e, em geral, são bem tolerados pelos pacientes. O nifedipino de ação longa mostra-se efetivo em mais da metade dos pacientes, e outros agentes, como o anlodipino, também são frequentemente prescritos. A losartana, um bloqueador do receptor de angiotensina, reduziu a gravidade e a frequência dos episódios do fenômeno de Raynaud em um ensaio clínico controlado por placebo. Em vários ensaios clínicos controlados, os IECAs não comprovaram ser efetivos. Os inibidores da fosfodiesterase-5 (PDE-5) demonstraram melhorar o fenômeno de Raynaud. Alguns estudos forneceram resultados animadores com o uso de fluoxetina (inibidor seletivo da recaptação de serotonina). A prostaciclina iloprosta é usada como terapia para o fenômeno de Raynaud grave e a isquemia digital. O benefício da terapia com estatinas para o fenômeno de Raynaud tem produzido resultados divergentes, embora gere benefícios na disfunção endotelial, que é um componente da patogênese vascular da ES.

Nos pacientes com ulcerações digitais, pode-se justificar o uso de uma terapia mais agressiva. Os inibidores da PDE-5 têm sido úteis. A nitroglicerina tópica como pasta, gel ou adesivo colocado na base dos dedos das mãos ou sobre o dorso do punho pode ser um adjuvante útil. Em ensaios clínicos randomizados e controlados por placebo, a bosentana, um antagonista do receptor de endotelina, impediu a formação de novas ulcerações digitais em pacientes com ES e fenômeno de Raynaud, embora não tenha sido aprovada pela FDA para essa indicação. A iloprosta, uma prostaciclina administrada por via intravenosa, também demonstrou reduzir as ulcerações digitais e é frequentemente usada na Europa, porém não está aprovada pela FDA nos EUA.

Para os pacientes com úlceras em dedos adjacentes das mãos, deve-se efetuar uma avaliação das artérias ulnar e radial com Doppler arterial ou angiografia, visto que pode ocorrer um grave estreitamento dos calibres das artérias maiores. As intervenções cirúrgicas incluem simpatectomia das artérias digital, radial ou ulnar e *bypass* venoso para oclusão das artérias ulnar ou radial. As injeções tópicas de toxina botulínica A

são potencialmente úteis em pacientes selecionados que são incapazes de tolerar outros tratamentos. Nos pacientes com ES que apresentam úlceras digitais recorrentes ou outros eventos trombóticos, deve-se pesquisar a presença de um estado de hipercoagulabilidade, sobretudo para anticoagulante lúpico. Nessa circunstância, indica-se o uso de ácido acetilsalicílico (AAS) ou outros anticoagulantes.

Doença cutânea

Nenhum agente terapêutico comprovadamente promove melhora clinicamente significativa no espessamento da pele, conforme medido pela pontuação de espessura cutânea de Rodnan modificada em um ensaio clínico randomizado e controlado por placebo para pacientes com EScd. A pontuação de espessura cutânea de Rodnan foi desenvolvida pelo Dr. Gerald Rodnan na University of Pittsburgh. É calculada pela estimativa da espessura da pele em uma escala de 0 a 3 em 17 áreas cutâneas. Os achados negativos em ensaios clínicos terapêuticos foram atribuídos ao tipo de fármacos escolhidos, às populações de pacientes e às configurações dos ensaios clínicos. No passado, foi dispensada atenção considerável ao metotrexato e à D-penicilamina, porém nenhum ensaio clínico demonstrou melhora clinicamente significativa no escore de espessura cutânea. Séries de casos com controles históricos sugeriram efeito benéfico do micofenolato de mofetila, embora tal agente não tenha sido estudado em um ambiente randomizado. A análise de subgrupos do Scleroderma Lung Study 2 sugeriu que tanto a terapia com micofenolato quanto a terapia com ciclofosfamida estiveram associadas a melhora da espessura da pele em pacientes com EScd. Mais recentemente, dois estudos com tocilizumabe não conseguiram demonstrar melhora estatisticamente significativa na pontuação de espessura cutânea, embora se tenha observado melhora clínica durante o ensaio clínico aberto estendido. Atualmente, o micofenolato de mofetila e o metotrexato são comumente prescritos como agentes de primeira linha na EScd.

Crise renal esclerodérmica

O diagnóstico precoce e o início imediato de IECAs são elementos fundamentais para melhorar a sobrevida e os desfechos da CRE. As doses dos IECAs devem ser tituladas de modo a manter níveis tensionais normais, de preferência inferiores a 125/75 mmHg, e se recomenda o tratamento durante toda a vida do paciente. Os agentes de segunda linha para manter o controle da pressão arterial incluem os bloqueadores dos canais de cálcio (BCC). Os betabloqueadores são relativamente contraindicados, visto que existe uma preocupação com o agravamento do fenômeno de Raynaud, bem como com possíveis complicações vasculares.

Mesmo quando os pacientes com CRE tornam-se inicialmente dependentes de diálise, alguns podem apresentar uma reversão lenta do dano vascular renal se a terapia com um IECA for mantida. Como até 50% dos indivíduos com CRE podem sair espontaneamente da diálise, a avaliação para transplante deve ser adiada até pelo menos 2 anos após o início da CRE.

Doença pulmonar intersticial

O reconhecimento precoce da DPI inflamatória é importante se o tratamento visa evitar a progressão para distorção da arquitetura pulmonar e fibrose irreversível. Os ensaios clínicos controlados indicam o benefício potencial do micofenolato de mofetila, particularmente com a detecção precoce da DPI subjacente associada à ES e o início do tratamento. Embora a escolha do micofenolato de mofetila não tenha sido comprovada como mais efetiva em comparação com a ciclofosfamida, observa-se melhor tolerância geral ao fármaco, e o perfil de efeitos colaterais é relativamente mais seguro. Além disso, ensaios clínicos de pequeno porte mostraram resultados promissores com o uso do rituximabe, um anticorpo monoclonal anti-CD20, para as complicações pulmonares fibróticas associadas à esclerodermia subjacente. Dois ensaios clínicos controlados e randomizados do tocilizumabe revelaram resultados alentadores em relação à preservação da função pulmonar. Um ensaio clínico recente de nintedanibe na DPI relacionada à ES demonstrou que a taxa anual de declínio da CVF foi menor com o nintedanibe do que com placebo; nesse ensaio clínico, quase metade dos pacientes estava em uso de terapia com micofenolato. O transplante de pulmão foi considerado para a DPI em estágio terminal. Em todas as situações, o manejo da DPI deve incluir o tratamento da doença esofágica.

Hipertensão pulmonar

Vários agentes foram aprovados pela FDA para o tratamento da HAP (ver Capítulo 18). Aa análises de subgrupos de vários ensaios clínicos de medicamentos controlados por placebo mostraram melhora da ES estabelecida ou da HAP relacionada com doença do tecido conjuntivo. Esses medicamentos incluíram inibidores da fosfodiesterase-5 (p. ex., sildenafila, tadalafila), antagonistas do receptor endotelial (p. ex., bosentana, ambrisentana, macitentana), inibidores solúveis da guanilato ciclase (riociguate) e análogos da prostaciclina (p. ex., treprostinila, epoprostenol, selexipague). Há um interesse crescente no potencial benefício das terapias imunossupressoras para a HAP-ES, além dos vasodilatadores.

Teoricamente, o tratamento de pacientes com doença precoce e menos grave deve melhorar os desfechos. Como os pacientes com HAP relacionada à ES apresentam prognóstico mais sombrio do que aqueles com HAP idiopática, apesar das modernas terapias, os indivíduos com ES e HAP devem ser encaminhados para atendimento em centro terciário especializado em hipertensão pulmonar.

Manifestações cardíacas

Os corticosteroides e a imunossupressão combinados podem ser usados para a miocardite. Recomenda-se o tratamento convencional para a pericardite sintomática (ver Capítulo 10), as arritmias (ver Capítulo 9) e a insuficiência cardíaca diastólica (ver Capítulo 5).

Manifestações gastrintestinais

O refluxo gastresofágico, que ocorre na maioria dos pacientes com ES, pode ser tratado com inibidores da bomba de prótons e medidas conservadoras, incluindo elevação da cabeceira da cama e evitar o consumo de álcool e de cafeína. Se não for tratada, a esofagite de refluxo pode progredir para a formação de estenose esofágica distal.

Os pacientes com grave dismotilidade esofágica, gástrica ou doença do intestino delgado podem melhorar com o uso de agentes procinéticos, tais como a metoclopramida, a eritromicina ou a octreotida. A prescrição de ciclos rotativos de antibióticos pode ajudar em caso de supercrescimento bacteriano. Para o comprometimento avançado do intestino delgado com má absorção, pode haver a necessidade de suplementação de ferro, cálcio e vitaminas lipossolúveis. Em determinadas ocasiões, é necessária a nutrição parenteral total. A ocorrência de anemia ferropriva inexplicada em pacientes com ES sugere a possibilidade de ectasias vasculares do antro pilórico (i. e., estômago em melancia), que são tratadas com fotocoagulação a laser como opção de primeira linha.

Manifestações dos músculos esqueléticos, articulações e tendões

A miopatia branda em geral não é progressiva e é abordada com fisioterapia. Se houver evidências de miosite com níveis séricos elevados de enzimas musculares ou eletromiografia (EMG) ou biopsia muscular anormais, os corticosteroides e os imunossupressores (p. ex., metotrexato, azatioprina) podem ser úteis.

Os pacientes com EScl ou EScd podem desenvolver contraturas das mãos devido ao envolvimento de tendões. A fisioterapia com exercícios diários de alongamento focados nas articulações dos dedos deve ser instituída o mais rápido possível para evitar perda adicional de movimento dos dedos.

Para uma discussão mais aprofundada desses tópicos, ver Capítulo 251, "Esclerose Sistêmica (Esclerodema)", em *Goldman-Cecil* ❖ *Medicina*, 26ª edição.

CONSIDERAÇÕES ESPECIAIS

Os pacientes com ES correm maior risco de desenvolvimento de câncer, sobretudo as neoplasias malignas hematológicas como o linfoma, bem como cânceres de pulmão e de mama. Há pesquisas em andamento focadas na elucidação dos mecanismos patogênicos exatos. Acredita-se que a inflamação subjacente desempenhe um papel importante. A existência de autoanticorpos específicos e o uso de agentes imunossupressores também foram implicados como fatores importantes. Enquanto se aguarda o esclarecimento da fisiopatologia que leva à malignidade, é importante efetuar nos pacientes com ES um rastreamento apropriado para a idade.

LEITURA SUGERIDA

Kowal-Bielecka O, Landewé R, Avouac J, et al: EULAR recommendations for the treatment of systemic sclerosis: a report from the EULAR scleroderma trials and research group (EUSTAR), Ann Rheum Dis 68:620–628, 2009.

Maurer B, Distler O: Emerging targeted therapies in scleroderma lung and skin fibrosis, Best Pract Res Clin Rheumatol 25:843–858, 2011.

Mayes MD: The scleroderma book: a guide for patients and families, New York, 1999, Oxford University Press.

Medsger TA: Natural history of systemic sclerosis and the assessment of disease activity, severity, functional status, and psychologic well-being, Rheum Dis Clin North Am 29:255–275, 2003.

83

Vasculites Sistêmicas

Kimberly P. Liang, Kelly V. Liang

DEFINIÇÃO E EPIDEMIOLOGIA

As vasculites sistêmicas primárias são distúrbios inflamatórios dos vasos sanguíneos que se caracterizam por lesão imunomediada que leva a necrose, trombose, estenose dos vasos ou alguma combinação desses achados. Os vasos de qualquer órgão podem ser afetados, porém cada vasculite é caracterizada pelo acometimento de vasos de diferentes tamanhos preferenciais ou de região e tecido-alvo. Embora esses distúrbios sejam raros, eles podem ameaçar os órgãos ou comportar risco à vida, de modo que o diagnóstico e o tratamento imediatos são necessários. As vasculites são definidas de acordo com os critérios de classificação de 1990 do American College of Rheumatology (ACR) e de 1994 da Chapel Hill Consensus Conference (revisados em 2012) (CHCC) com base no calibre dos vasos geralmente afetados (pequeno, médio ou grande calibre). As vasculites associadas ao anticorpo citoplasmático antineutrófilo (ANCA, do inglês *antineutrophil cytoplasmic antibody*) (VAAs) apresentam associações conhecidas com autoanticorpos característicos. A Figura 83.1 mostra os principais tipos de vasculites. Embora as definições do ACR e da CHCC não tenham sido concebidas como critérios diagnósticos, classificações como estas são importantes para a configuração de estudos de pesquisa clínica, para o tratamento e para o prognóstico. Atualmente, o ACR e a European League Against Rheumatism (EULAR) estão em processo de aprimoramento dos critérios diagnósticos e de classificação para as vasculites primárias.

A determinação da incidência e da prevalência de cada uma das vasculites representa um desafio, tendo em vista a raridade desses distúrbios, os imperfeitos critérios de classificação e definições para fins epidemiológicos, e a existência de algumas sobreposições clinicopatológicas que ocorrem entre determinados tipos (p. ex., VAAs).

Vasculite de pequenos vasos

Vasculites associadas ao anticorpo citoplasmático antineutrófilo

A granulomatose com poliangiite (GPA; anteriormente conhecida como granulomatose de Wegener), a poliangiite microscópica (PAM), a granulomatose eosinofílica com poliangiite (GEPA; anteriormente conhecida como síndrome de Churg-Strauss) e a vasculite limitada aos rins (VLR) afetam os vasos sanguíneos de pequeno e médio calibres e podem estar associadas ao ANCA. Vários estudos mostraram que as VAAs apresentam uma incidência de aproximadamente 10 a 20 por milhão.

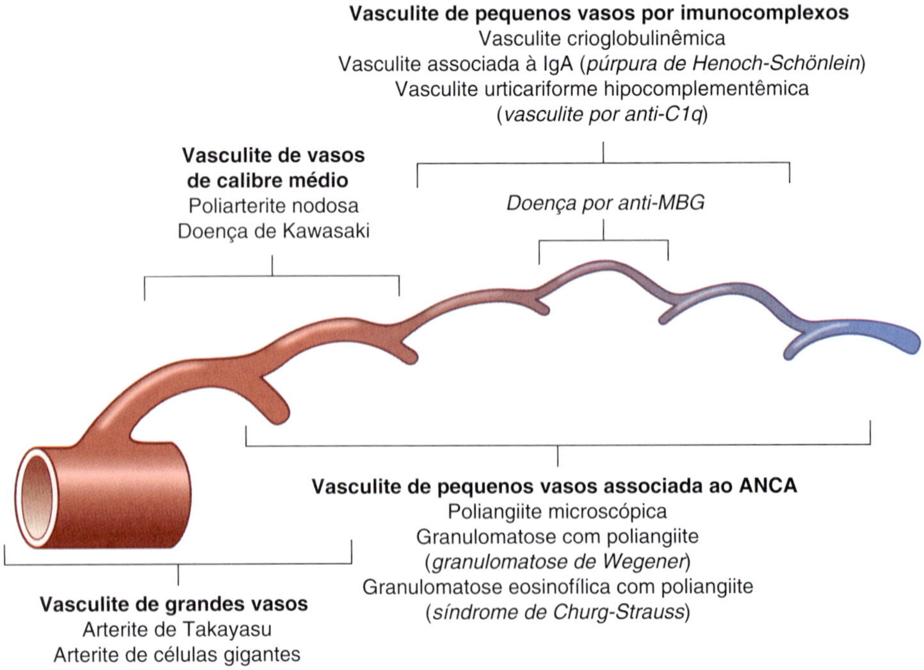

Vasculite de pequenos vasos por imunocomplexos
Vasculite crioglobulinêmica
Vasculite associada à IgA (*púrpura de Henoch-Schönlein*)
Vasculite urticariforme hipocomplementêmica
(*vasculite por anti-C1q*)

Vasculite de vasos de calibre médio
Poliarterite nodosa
Doença de Kawasaki

Doença por anti-MBG

Vasculite de pequenos vasos associada ao ANCA
Poliangiite microscópica
Granulomatose com poliangiite
(*granulomatose de Wegener*)
Granulomatose eosinofílica com poliangiite
(*síndrome de Churg-Strauss*)

Vasculite de grandes vasos
Arterite de Takayasu
Arterite de células gigantes

Figura 83.1 Espectro vascular das vasculites. *MBG*, membrana basal glomerular. (De Jennette JC, Falk RJ, Bacon PA, et al.: 2012 revised International Chapel Hill Consensus Conference Nomenclature of Vasculitides. Arthritis Rheum 2013;65:1-11.)

O pico de idade de início é de 65 a 74 anos, com razão entre mulheres e homens de 1,5:1. A GEPA é a menos comum das VAAs, com incidência de cerca de 1 a 3 por milhão, e também tem uma associação mais fraca com o ANCA em comparação com a GPA e a PAM.

Púrpura de Henoch-Schönlein

A púrpura de Henoch-Schönlein (PHS) é uma vasculite de vasos de pequeno calibre que ocorre mais frequentemente nas crianças pequenas, com pico de idade de início de 4 a 6 anos, embora também possa ocorrer nos adultos. A PHS representa quase 50% de todos os casos de vasculite infantil. Nos jovens com menos de 17 anos, a incidência anual da PHS é de cerca de 20 por 100.000. Os indivíduos do sexo masculino são mais comumente afetados do que os do sexo feminino (aproximadamente 2:1), e a PHS ocorre com mais frequência durante os meses de inverno e de primavera.

Vasculite de vasos de calibre médio

A poliarterite nodosa (PAN) é uma vasculite de vasos médios caracterizada por lesões arteriais aneurismáticas e estenóticas das artérias musculares, frequentemente localizadas em pontos segmentares e de ramificação. Diferentemente da vasculite de pequenos vasos, o comprometimento renal na PAN não se caracteriza por glomerulonefrite, mas por aneurismas e estenoses das artérias renais, que podem resultar em hipertensão arterial sistêmica ou disfunção renal, ou ambas. Além disso, os ANCAs são habitualmente negativos na PAN. A PAN pode ocorrer como uma vasculite primária ou secundária a infecções virais, principalmente hepatite B ou C ou vírus da imunodeficiência humana (HIV). É difícil determinar a incidência dessa vasculite, visto que a PAN e a PAM não eram diferenciadas até 1994.

A doença de Kawasaki é uma vasculite de vasos de calibre médio, e ela é observada com mais frequência nos meninos com menos de 5 anos. Trata-se da segunda vasculite mais comum na infância depois da PHS, representando cerca de 23% de todos os casos de vasculite na infância. Nos EUA, a incidência anual nas crianças com menos de 5 anos é de 20 por 100.000.

Vasculite de vasos de grande calibre

A arterite de células gigantes (ACG), também conhecida como arterite temporal, constitui a forma mais comum de vasculite nos adultos. Trata-se de uma vasculite de vasos de grande calibre que acomete tipicamente os pacientes de ascendência da Europa Oriental e cuja idade média no início é de 70 a 75 anos. Afeta as mulheres mais comumente do que os homens (3:1). Cerca de 40% dos pacientes com ACG apresentam uma condição relacionada, a polimialgia reumática (PMR), que se caracteriza por um início subagudo de dor e de rigidez nos músculos do pescoço, do cíngulo do membro superior e do cíngulo do membro inferior. Entretanto, apenas 10 a 25% dos pacientes com PMR apresentam ou desenvolvem ACG.

A arterite de Takayasu (TAK), ou "doença sem pulso", é rara e ocorre nos vasos de grande calibre, foi inicialmente identificada em mulheres jovens do Leste Asiático, mas que agora é descrita em todo o mundo. Nos adultos, a razão mulheres:homens é de cerca de 8:1, com idade média de 20 anos por ocasião do diagnóstico.

PATOLOGIA

Na maioria das vasculites sistêmicas, a etiologia e a patogênese da doença não são, em grande parte, conhecidas. Foi aventada a contribuição de diversos mecanismos para o desenvolvimento da inflamação vascular e da lesão subsequente com base na suscetibilidade genética (Figura 83.2). Os fatores desencadeantes sugeridos para a doença incluem infecção e exposições ambientais (p. ex., substâncias químicas, poluentes). Na maioria das vasculites, essas associações ainda são motivo de especulação.

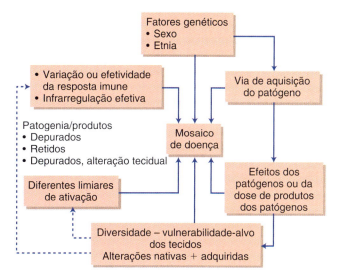

Figura 83.2 Fatores que afetam a vulnerabilidade e a expressão da doença.

As respostas imunes humorais e celulares, a liberação de citocinas, a ativação de quimiocinas e a deposição de imunocomplexos são importantes na patogênese da doença. Os processos protetores e de reparo normais no vaso também podem contribuir para a lesão e a isquemia. Por exemplo, após a ocorrência da lesão, a migração e a proliferação celulares, que ocorrem como parte do reparo do vaso, podem resultar em hiperplasia da túnica íntima, e o ambiente pró-coagulante, que protege contra a hemorragia, pode levar à trombose e à oclusão do vaso. O comprometimento do fluxo sanguíneo nos vasos lesionados resulta em isquemia e dano teciduais. O grau de comprometimento do fluxo sanguíneo varia ao longo de um amplo espectro de gravidade e pode depender do tipo de vasculite, bem como do tamanho e da localização dos vasos envolvidos.

Entre as VAAs, a patologia da GPA tipicamente se caracteriza por inflamação granulomatosa necrosante dos pequenos vasos sanguíneos que irrigam as vias respiratórias superiores e inferiores. Tanto na GPA quanto na PAM, o exame histopatológico revela glomerulonefrite crescêntica pauci-imune necrosante. Na GEPA, observa-se uma forte associação com distúrbios alérgicos e atópicos, incluindo rinite alérgica, polipose nasal e asma. Cerca de 70% dos pacientes com GEPA apresentam níveis elevados de imunoglobulina E (IgE) e eosinofilia do sangue periférico e do tecido. A histopatologia dos pequenos vasos revela tipicamente infiltrados eosinofílicos transmurais com plasmócitos e linfócitos dispersos e granulomas extravasculares.

A patologia da PHS caracteriza-se por vasculite leucocitoclástica de pequenos vasos com identificação de depósitos de IgA na imunofluorescência. Já foram relatados vários agentes infecciosos, incluindo bactérias e vírus, como fatores desencadeantes da PHS.

As alterações histológicas da ACG e da TAK são muito parecidas. Em ambas, os grandes vasos apresentam um infiltrado inflamatório linfoplasmocítico. Células gigantes e granulomas são observados na túnica média, e pode ocorrer arterite com oclusão do lúmen devido à exuberante hiperplasia da túnica íntima. Outras características patológicas incluem proliferação das células musculares lisas vasculares e fragmentação da lâmina elástica interna.

APRESENTAÇÃO CLÍNICA E DIAGNÓSTICO

As manifestações clínicas da vasculite sistêmica são diversas e diferem não apenas entre os distúrbios, mas também entre os pacientes. As manifestações clínicas típicas associadas ao calibre do vaso afetado

Tabela 83.1 Características clínicas típicas com base no calibre dos vasos.[a]

Vasos de grande calibre	Vasos de calibre médio	Vasos de pequeno calibre
Claudicação dos membros	Nódulos cutâneos	Púrpura
Pressões arteriais assimétricas	Úlceras	Lesões vesiculobolhosas
Ausência dos pulsos	Livedo reticular	Hemorragia alveolar
Sopros	Gangrena digital	Glomerulonefrite
Dilatação da aorta	Mononeurite múltipla	Mononeurite múltipla
Estenoses e/ou aneurismas dos principais ramos da aorta	Microaneurismas das artérias mesentéricas e/ou renais	Granulomas extravasculares cutâneos necrosantes
		Hemorragias subungueais
		Esclerite, episclerite, uveíte

[a] Os sinais/sintomas sistêmicos em todos os tipos consistem em febre, perda de peso, mal-estar, anorexia, artralgias e mialgias.

são apresentadas detalhadamente na Tabela 83.1. Em todas as vasculites, podem ocorrer febre, perda de peso, mal-estar, anorexia, artralgias e mialgias.

Vasculite de vasos de pequeno calibre

Vasculites associadas ao anticorpo citoplasmático antineutrófilo

A GPA afeta mais comumente os seios nasais e vias respiratórias superiores, os pulmões e os rins, porém quase qualquer sistema orgânico pode ser atingido. Sinusite refratária crônica, crostas e úlceras nasais, epistaxe, perfurações do septo nasal e otite média são as manifestações iniciais comuns. A inflamação crônica e a destruição da cartilagem nasal podem levar à deformidade característica de "nariz em sela". O comprometimento pulmonar na GPA ou na PAM pode consistir em nódulos pulmonares (frequentemente cavitários na GPA), infiltrados ou hemorragia alveolar difusa devido à capilarite. É importante assinalar que a hemorragia pulmonar com risco à vida pode se manifestar simplesmente como uma dispneia aguda progressiva com hipoxia ou insuficiência respiratória, e não necessariamente como hemoptise. A doença laringotraqueal pode-se manifestar como rouquidão ou estenose subglótica; podem ocorrer também pseudotumores orbitais originados pela GPA, que podem causar compressão do nervo óptico, proptose e/ou paralisias dos músculos extraoculares.

As manifestações renais na GPA, na PAM ou na VLR são aquelas da síndrome nefrítica, o que inclui insuficiência renal aguda, hematúria, hipertensão arterial sistêmica e proteinúria subnefrótica. A microscopia da urina pode revelar hemácias dismórficas. A biopsia renal revela glomerulonefrite crescêntica pauci-imune necrosante. Outras manifestações orgânicas que podem ocorrer na GPA ou na PAM incluem sinais e sintomas neurológicos, cutâneos, musculoesqueléticos, cardiovasculares e sistêmicos. Os pacientes podem apresentar sintomas subagudos (sinusite, artralgias e fadiga durante semanas a meses), ou podem apresentar "síndrome pulmonar-renal" aguda com glomerulonefrite rapidamente progressiva e hemorragia alveolar potencialmente fatal com insuficiência respiratória.

Na GEPA, as características clínicas consistem em asma grave, eosinofilia ($> 1.500/m\ell$) e vasculite que envolve dois ou mais órgãos. O comprometimento orgânico adicional na GEPA pode incluir o sistema nervoso, os rins, a pele, o coração e o sistema digestório. Tipicamente, o comprometimento sinusal na GEPA não é tão destrutivo quanto na GPA, e os infiltrados pulmonares podem ser passageiros.

Com mais frequência, o diagnóstico de qualquer uma das VAAs é estabelecido por meio de biopsia de tecido (p. ex., rim, pulmão, pele, seios nasais, nervo). O teste para ANCA desempenha um importante papel para o diagnóstico na suspeita de vasculite de pequenos vasos e ele se mostra útil na diferenciação entre GPA e PAM. Quase 90% dos pacientes com doença renal apresentam positividade para ANCA. A maioria dos pacientes com GPA apresenta o tipo com antiproteinase 3 (anti-PR3) citoplasmática (cANCA), enquanto a maioria dos pacientes com PAM tem o tipo com antimieloperoxidase (anti-MPO) perinuclear (pANCA). O diagnóstico diferencial para um teste de ANCA positivo inclui efeitos induzidos por fármacos, infecções e outras condições autoimunes. A GEPA pode ser distinguida de outras VAAs com base em um histórico de asma de início na idade adulta ou de rinite alérgica, como também com base em eosinofilia sanguínea ou tecidual.

O diagnóstico diferencial para qualquer vasculite de pequenos vasos deve incluir infecção, distúrbios da coagulação, toxicidade farmacológica, doença aterosclerótica e embólica, neoplasia maligna e vasculites secundárias associadas a outras doenças autoimunes.

Púrpura de Henoch-Schönlein

Os pacientes com PHS exibem, na apresentação, púrpura nos membros inferiores, artrite (tipicamente das grandes articulações), dor abdominal e dor renal (Figura 83.3). Nas crianças, a artrite e a dor abdominal são observadas em cerca de 75% dos casos; as manifestações gastrintestinais podem preceder a púrpura em até 2 semanas e incluem hematoquezia. A manifestação renal mais comum consiste em hematúria microscópica com ou sem proteinúria.

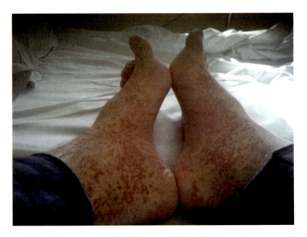

Figura 83.3 Púrpura palpável nos membros inferiores de um paciente com vasculite de pequenos vasos afetando a pele. Essas lesões são "palpáveis", visto que estão levemente elevadas (i. e., palpáveis mesmo com os olhos fechados) e normalmente não empalidecem quando palpadas. (Adaptada de Molyneux ID, Moon T, Webb AK, Morice AH: Treatment of cystic fibrosis associated cutaneous vasculitis with chloroquine, J Cystic Fibrosis 9:439-441, 2010. Copyright 2010 European Cystic Fibrosis Society.)

Com mais frequência, o diagnóstico de PHS baseia-se em evidências clínicas e laboratoriais, embora uma biopsia de pele ou renal que revele deposição de IgA possa ser útil na solidificação do diagnóstico. De acordo com os critérios de classificação da EULAR, os pacientes com PHS devem apresentar púrpura ou petéquias com predominância nos membros inferiores e pelo menos uma das seguintes características: artrite ou artralgias; dor abdominal; histopatologia demonstrando depósito de IgA; e comprometimento renal. O diagnóstico diferencial da PHS inclui outras causas de dor abdominal, outras causas de púrpura na infância, e vasculite de hipersensibilidade. A vasculite de hipersensibilidade também é uma vasculite de pequenos vasos, pode ocorrer tanto em crianças quanto em adultos, e pode ser idiopática ou desencadeada por infecções ou exposições a fármacos. Tipicamente, manifesta-se como vasculite leucocitoclástica (neutrófilos e restos de neutrófilos em pequenos vasos) cutânea isolada que se autolimita com o tratamento da causa subjacente (p. ex., tratamento da infecção, interrupção do fármaco responsável).

Vasculite de vasos médios

Poliarterite nodosa

Os sistemas orgânicos mais comumente afetados na PAN são os sistemas digestório, renal e nervoso. Os aneurismas ou as estenoses mesentéricos que resultam em isquemia intestinal levam aos sintomas de dor abdominal ou "angina intestinal" (dor após ingerir alimentos). Os aneurismas ou as estenoses da artéria renal resultam em hipertensão arterial sistêmica ou disfunção renal, em vez de glomerulonefrite, conforme observado na PAM. O comprometimento neurológico pode se manifestar como mononeurite múltipla (neuropatia periférica motora e sensitiva assimétrica dolorosa que envolve pelo menos duas áreas separadas de nervos). Pode ocorrer orquite, que se manifesta como dor testicular aguda. É comum haver anemia, elevação da velocidade de hemossedimentação (VHS) e/ou da proteína C reativa e hipertensão arterial sistêmica (quando houver comprometimento da artéria renal). Como em todas as vasculites, pode haver também sinais/sintomas sistêmicos.

O diagnóstico de PAN é estabelecido com base nos achados da angiografia ou da biopsia no contexto clínico apropriado. Tipicamente, não são encontrados ANCAs na PAN. Justifica-se a investigação em busca de infecção, incluindo testes para hepatites B e C e HIV, tendo em vista a sua associação conhecida com a PAN. O diagnóstico diferencial inclui a PAM e a vasculite crioglobulinêmica mista (determinada pelo achado de crioglobulinas no sangue). Esta última forma de vasculite compartilha muitas características clínicas com a PAN, tais como neuropatia periférica, artralgias, mialgias, púrpura e associação com hepatite C.

Doença de Kawasaki

A apresentação clínica da doença de Kawasaki consiste em febre de mais de 5 dias de duração, congestão conjuntival, alterações orofaríngeas (língua em morango, descamação da mucosa), alterações periféricas nos membros (descamação cutânea), erupção cutânea polimorfa e linfadenopatia cervical. Também há relatos de artralgias, dor abdominal, hepatite, meningite asséptica e uveíte. Os aneurismas das artérias coronárias, que constituem uma das complicações mais graves dessa vasculite, aparecem nas primeiras 4 semanas após o início da doença e frequentemente são detectáveis por meio de ecocardiografia. Embora as áreas de ectasia e os pequenos aneurismas possam regredir, com frequência os aneurismas maiores persistem e podem resultar em isquemia coronariana a qualquer momento após o desenvolvimento, mesmo na idade adulta. A doença de Kawasaki é uma patologia trifásica que consiste em um período febril agudo de até 14 dias de duração, uma fase subaguda de 2 a 4 semanas, e

uma fase convalescente que pode durar meses a anos. Na fase aguda, a febre é persistente e alta ($> 38,5\ °C$) e responde minimamente aos antipiréticos.

O diagnóstico diferencial é amplo e inclui infecções virais, doenças mediadas por toxinas (p. ex., síndrome do choque tóxico, escarlatina), artrite idiopática juvenil sistêmica, reações de hipersensibilidade e reações a fármacos (p. ex., síndrome de Stevens-Johnson).

Vasculite de vasos de grande calibre

Arterite de células gigantes ou arterite temporal

Na apresentação, os pacientes com ACG exibem mais comumente sinais/sintomas recentes de cefaleia contínua, claudicação da mandíbula, distúrbios visuais (p. ex., amaurose fugaz, diplopia), fadiga e artralgias. Em geral, os pacientes têm mais de 50 anos, apresentam dor à palpação ou espessamento das artérias temporais e elevação da VHS (> 50 mm/h pelo método de Westergren). O início da doença pode ser insidioso ou agudo. Ocorre cegueira devido à neuropatia óptica isquêmica anterior em 10 a 15% dos pacientes com ACG, e ela também pode ser observada no início da doença. Tendo em vista a associação entre a ACG e a PMR, os pacientes com PMR devem ser instruídos sobre os sinais e sintomas da ACG, e aqueles com essa condição devem ser monitorados em busca de sintomas da PMR.

Frequentemente, o diagnóstico de ACG é estabelecido por biopsia da artéria temporal superficial. É importante obter um comprimento suficiente de amostra de tecido (2 a 3 cm), visto que a vasculite pode ter "lesões descontínuas".

Arterite de Takayasu

As manifestações clínicas típicas da TAK incluem diferença de pressão arterial sistólica superior a 10 mmHg entre os dois braços, diminuição dos pulsos das artérias braquial ou radial, ausculta de sopros nas artérias subclávias ou na aorta, claudicação dos membros, dor no pescoço ou na mandíbula, cefaleia, tontura, hipertensão arterial sistêmica, sinais/sintomas sistêmicos, artralgias e mialgias.

Com frequência, o diagnóstico de TAK baseia-se nos exames de imagem vascular que demonstram lesões estenóticas longas e afuniladas ou lesões aneurismáticas na aorta e ramos principais. O diagnóstico diferencial inclui sífilis, espondiloartropatias, artrite reumatoide, doença intestinal inflamatória e distúrbios do tecido conjuntivo. Os exames de imagem vascular, incluindo a angiotomografia computadorizada e a angiografia por ressonância magnética, são tipicamente realizados para diagnóstico e para vigilância da doença.

TRATAMENTO E PROGNÓSTICO

Vasculite de vasos de pequeno calibre

Vasculites associadas ao anticorpo citoplasmático antineutrófilo

Muitas vezes associados a outros agentes, os glicocorticoides são prescritos uniformemente para induzir e manter a remissão nas VAAs. Tipicamente, são iniciados em uma dose equivalente de prednisona de 1 mg/kg/dia com ou sem pulsos de metilprednisolona (1 g/dia por via intravenosa [IV] durante 3 dias) seguida de redução gradual no decorrer de aproximadamente 6 a 12 meses. Além disso, o padrão de cuidados tanto na GPA quanto na PAM tem sido tradicionalmente ciclofosfamida por via oral ou IV por 3 a 6 meses. Isso produz taxas de remissão que variam de 30 a 93% na GPA e de 75 a 89% na PAM.

Em vários ensaios clínicos controlados e randomizados (ensaios clínicos RITUXVAS e RAVE), o rituximabe, um anticorpo monoclonal quimérico anti-CD20 que provoca depleção dos linfócitos B, demonstrou não ser inferior à ciclofosfamida na indução de remissão para as VAAs.

A plasmaférese é frequentemente usada em associação com a terapia de indução de remissão em pacientes com uma doença potencialmente fatal, tal como hemorragia alveolar ou glomerulonefrite rapidamente progressiva (síndrome pulmonar-renal). O estudo MEPEX foi um ensaio clínico controlado e randomizado que comparou a plasmaférese com metilprednisolona em alta dose para a vasculite renal grave. A plasmaférese demonstrou ser superior à metilprednisolona na redução do número de pacientes que permanecem dependentes de diálise. O ensaio clínico PEXIVAS é um ensaio randomizado multicêntrico em andamento que está avaliando a plasmaférese adjuvante e dois esquemas de glicocorticoides orais nas VAAs graves.

Para a GPA limitada (precoce), como a doença confinada às vias respiratórias superiores, o metotrexato pode ser usado para indução de remissão, em vez da ciclofosfamida; essa conclusão foi sustentada pelas evidências obtidas no ensaio clínico NORAM. Em dois ensaios clínicos controlados e randomizados, foi constatada a utilidade do sulfametoxazol-trimetoprima na prevenção de recidivas após indução de remissão na GPA.

Para a GEPA, o mepolizumabe, um anticorpo monoclonal contra interleucina-5, demonstrou recentemente, em um ensaio clínico multicêntrico, duplo-cego e controlado por placebo, ser superior ao placebo na produção de maior proporção de pacientes em remissão e em maior duração da remissão naqueles que sofreram recidiva ou foram refratários à terapia-padrão. Durante um período de 52 semanas, apenas 47% dos pacientes no grupo do mepolizumabe sofreram recidiva em comparação com 81% daqueles no grupo placebo. Por conseguinte, o mepolizumabe está sendo usado atualmente como um agente poupador de esteroides nos pacientes com GEPA que sofrem recidiva ou são refratários à terapia-padrão.

As terapias de manutenção da remissão nas VAAs incluem metotrexato, azatioprina, micofenolato de mofetila e rituximabe (RTX). Em virtude dos riscos conhecidos de câncer de bexiga, cistite hemorrágica e mielossupressão com o uso cumulativo de ciclofosfamida, esse fármaco não é mais prescrito na manutenção da remissão nos pacientes com VAAs. Com base no ensaio clínico MAINRITSAN, recentemente foram encontradas fortes evidências de eficácia do RTX na manutenção da remissão. Nesse estudo, os pacientes com uma recém-diagnosticada ou recidivante GPA, PAM ou VLR associada ao ANCA em remissão completa foram recrutados após um esquema de ciclofosfamida e glicocorticoides. Os indivíduos foram aleatoriamente distribuídos para receber 500 mg de RTX nos dias 0 e 14 e nos meses 6, 12 e 18 após a entrada no estudo ou para receber azatioprina diária até o mês 22. No mês 28, ocorreu uma significativa recidiva em 29% dos pacientes no grupo da azatioprina e em apenas 5% no grupo do RTX. Portanto, atualmente o RTX está sendo prescrito para manter a remissão nas VAAs.

Embora as VAAs já tenham sido consideradas doenças associadas a uma considerável taxa de mortalidade (80% em 2 anos sem tratamento), o prognóstico melhorou de maneira significativa nos últimos 30 anos graças ao avanço dos tratamentos. Atualmente, a sobrevida dos pacientes é relatada em até 45 a 91% em 5 anos. Entre os pacientes com VAAs que apresentam um comprometimento renal na apresentação, 20% desenvolvem doença renal em estágio terminal (DRET) em 5 anos.

Púrpura de Henoch-Schönlein

Nos casos leves, a terapia para a PHS consiste simplesmente nos cuidados de suporte (*i. e.*, hidratação e analgésicos). Entretanto, os glicocorticoides são comumente utilizados para acelerar a resolução dos sintomas; o uso precoce de glicocorticoides tem estado associado a melhores desfechos, sobretudo quando há um grave comprometimento gastrintestinal. Nos casos potencialmente fatais e na insuficiência renal aguda grave, pode-se considerar o uso de agentes imunossupressores adicionais ou de plasmaférese. O prognóstico da PHS é geralmente satisfatório, e menos de 1% dos pacientes desenvolve DRET.

Vasculite de vasos de calibre médio

Poliarterite nodosa

O tratamento da PAN consiste em glicocorticoides e/ou anti-inflamatórios não esteroides (AINEs). Se a doença for grave e persistente ou recidivante, são utilizados agentes imunossupressores adicionais, tais como ciclofosfamida (sobretudo quando houver comprometimento gastrintestinal ou cardíaco), metotrexato, colchicina ou imunoglobulina intravenosa (IGIV). Nos casos de PAN associada à hepatite B ou C, a terapia antiviral é necessária não apenas para obter o controle da infecção viral, mas também para o tratamento da vasculite associada. Os corticosteroides e a ciclofosfamida melhoraram os desfechos dos pacientes, e a taxa de sobrevida em 1 ano é atualmente de 85%. Tipicamente, o prognóstico é pior quando há mais complicações sistêmicas, tais como comprometimento renal ou neurológico.

Doença de Kawasaki

O tratamento para a doença de Kawasaki consiste em ácido acetilsalicílico (AAS) em altas doses (30 a 100 mg/kg/dia) nas primeiras 48 horas e, em seguida, 3 a 5 mg/kg/dia. A IGIV constitui a terapia-padrão e diminuiu significativamente a incidência das complicações dos aneurismas das artérias coronárias nessa doença. A dose inicial de IGIV é de 2 g/kg nos primeiros 10 dias após a apresentação, com pelo menos uma dose sendo tipicamente repetida se a primeira dose de IGIV não melhorar a condição da criança. O prognóstico da doença de Kawasaki, se ela for tratada imediatamente, é satisfatório; entretanto, cerca de 15 a 25% dos pacientes desenvolvem aneurismas das artérias coronárias, o que aumenta as taxas de morbidade e de mortalidade.

Vasculite de vasos de grande calibre

Arterite de células gigantes ou arterite temporal

Os glicocorticoides constituem a base da terapia na ACG. Para evitar a perda da visão, o tratamento deve ser instituído imediatamente (nas primeiras 24 horas) se a suspeita clínica de ACG for alta ou se houver distúrbios visuais. Tipicamente, a dose inicial de glicocorticoides é de 1 mg/kg/dia, e com redução gradual. A maioria dos pacientes necessita de um tratamento com glicocorticoides de 1 a 2 anos de duração; entretanto, a duração pode ser maior, particularmente naqueles que apresentam sintomas de PMR. Na PMR sem ACG, os glicocorticoides em doses mais baixas (10 a 20 mg/dia de equivalente de prednisona) são efetivos e promovem uma rápida resposta clínica.

Se o paciente sofrer recidiva com a redução gradual dos glicocorticoides, outros agentes imunossupressores podem ser prescritos. Em metanálise de três ensaios clínicos controlados e randomizados, o metotrexato demonstrou ser um agente adjuvante benéfico na redução dos riscos de primeira e segunda recidivas na ACG com diminuição significativa da dose cumulativa de glicocorticoides. O AAS em baixa dose é uma terapia adjuvante importante na proteção contra eventos isquêmicos cranianos (evidências de nível II de dois estudos retrospectivos de grande porte). Recentemente, em um ensaio clínico randomizado de grande porte de 1 ano de duração em pacientes com ACG, foi constatado que o tocilizumabe administrado por via subcutânea semanalmente ou a cada 2 semanas mais a redução gradual da prednisona em 26 semanas resultou em remissão livre de glicocorticoides mais sustentada em comparação com ciclos de redução gradual de prednisona de 26 semanas ou 52 semanas mais placebo. Em consequência, o tocilizumabe é agora usado como um efetivo agente poupador de esteroides para manter a remissão na ACG.

Arterite de Takayasu

Os glicocorticoides também constituem a base da terapia para a TAK. Tipicamente, são iniciados em uma dose de 0,5 a 1 mg/kg/dia. Embora a maioria dos pacientes responda à dose inicial, ocorrem recidivas em mais de 50% deles durante a redução gradual dos glicocorticoides. Por conseguinte, são frequentemente prescritos agentes poupadores de esteroides para manutenção da remissão da doença. Os agentes poupadores de esteroides mais comumente prescritos são o metotrexato e a azatioprina. Diferentemente da ACG e da PMR, na TAK os inibidores do fator de necrose tumoral (TNF, do inglês *tumor necrosis factor*) demonstraram ser promissores no tratamento da doença refratária. À semelhança da ACG, acredita-se que AAS em baixas doses possa desempenhar um papel adjuvante benéfico na prevenção de complicações isquêmicas.

As intervenções de revascularização são frequentemente indicadas para os pacientes com TAK cujas manifestações iniciais incluam doença vascular encefálica, doença arterial coronariana, insuficiência aórtica moderada a grave, hipertensão renovascular, claudicação progressiva dos membros ou aumento progressivo do aneurisma. Deve-se efetuar uma intervenção eletiva quando a doença estiver quiescente.

Tanto na ACG quanto na TAK, a aortite – manifestação comum do comprometimento de vasos de grande calibre – aumenta o risco de aneurisma de aorta e de subsequentes dissecção e ruptura. Tanto na ACG quanto na TAK, ocorrem crises da doença na maioria dos pacientes, o que resulta em condições crônicas, progressivas e recidivantes.

CONSIDERAÇÕES ADICIONAIS SOBRE O TRATAMENTO

A terapia imunossupressora está associada a risco aumentado de infecção. Os pacientes que estão recebendo terapia combinada com glicocorticoides em doses moderadas a altas (> 20 mg/dia de equivalentes de prednisona) e outro agente imunossupressor também devem receber profilaxia para pneumonia por *Pneumocystis jirovecii* (anteriormente conhecida como PPC, pneumonia por *Pneumocystis carinii*). Além disso, com frequência as infecções podem mimetizar ou resultar em crises de vasculite sistêmica. A terapia com glicocorticoides nunca deve ser interrompida de modo abrupto, mesmo em caso de infecção, devido ao risco de crise suprarrenal e/ou recidiva da doença. Na maioria dos casos, outros agentes imunossupressores devem ser interrompidos se houver suspeita ou diagnóstico de infecção.

A terapia com glicocorticoides é uma causa comum de perda óssea (osteopenia, osteoporose). Como pode ocorrer uma significativa perda óssea até mesmo nos primeiros 6 meses de tratamento, deve-se iniciar suplementação de cálcio e de vitamina D, e deve ser solicitada densitometria óssea basal. Deve-se também considerar a possibilidade de terapias adicionais para proteção óssea (p. ex., bisfosfonatos). O metotrexato e a ciclofosfamida são teratogênicos, e esta última pode resultar em insuficiência ovariana prematura. Esses fatores precisam ser considerados quando se escolhem terapias para as mulheres em idade fértil. Os agentes imunossupressores também podem estar associados a mielossupressão e riscos adicionais a longo prazo, tais como neoplasia maligna.

Agradecimento

O autor deseja agradecer a assistência de Kathleen Maksimowicz-McKinnon, DO.

Para uma discussão mais aprofundada sobre este tópico, ver Capítulo 254, "Vasculites Sistêmicas", em *Goldman-Cecil Medicina*, 26ª edição.

LEITURA SUGERIDA

Bloch DA, Michel BA, Hunder GG, et al: The American College of Rheumatology 1990 criteria for the classification of vasculitis: patients and methods, Arthritis R heum 33:1068–1073, 1990.

Guillevin L, Pagnoux C, Karras A, et al: Rituximab versus azathioprine for maintenance in ANCA-associated vasculitis, N Engl J Med 371:1771–1780, 2014.

Hoffman GS, Cid MC, Rendt-Zagar KE, et al: Infliximab for maintenance of glucocorticosteroid-induced remission of giant cell arteritis: a randomized trial, Ann Intern Med 146:621–630, 2007.

Hunder GG, Bloch DA, Michel BA, et al: The American College of Rheumatology 1990 criteria for the classification of giant cell arteritis, Arthritis Rheum 33:1122–1128, 1990.

Jennette JC, Falk RJ, Bacon PA, et al: 2012 revised International Chapel Hill Consensus Conference Nomenclature of vasculitides, Arthritis Rheum 65:1–11, 2013.

Jones RB, Tervaert JW, Hauser T, et al: Rituximab versus cyclophosphamide in ANCA-associated renal vasculitis, N Engl J Med 363:211–220, 2010.

Specks U, Merkel PA, Seo P, et al: Efficacy of remission-induction regimens for ANCA-associated vasculitis, N Engl J Med 369:417–427, 2013.

Stone JH, Merkel PA, Spiera R, et al: Rituximab versus cyclophosphamide for ANCA-associated vasculitis, N Engl J Med 363:221–232, 2010.

Stone JH, Tuckwell K, Dimonaco S, et al: Trial of tocilizumab in giant cell arteritis, N Engl J Med 337:317–328, 2017.

Wechsler ME, Akuthota P, Jayne D, et al: Mepolizumab or placebo for eosinophilic granulomatosis with polyangiitis, N Engl J Med 376:1921–1932, 2017.

Weiss PF: Pediatric vasculitis, Pediatr Clin North Am 59:407–423, 2012.

84

Artropatias Associadas a Cristais

Pooja Bhadbhade, Ghaith Noaiseh

GOTA

A gota é um distúrbio resultante da deposição de cristais de urato monossódico (UMS) mono-hidratados, dentro e ao redor dos tecidos das articulações, causando episódios de artrite inflamatória aguda. A gota está associada a hiperuricemia, que é definida como nível sérico de urato superior a 6,8 mg/dℓ. O risco de gota está fortemente associado ao grau de hiperuricemia; entretanto, não é um fator causal suficiente para o desenvolvimento dessa doença.

Tipicamente, a gota manifesta-se como monoartrite aguda e episódica, que afeta os membros inferiores, mas que pode se tornar recorrente, crônica e deformante, acometendo múltiplas articulações. Tofos são patognomônicos da gota e resultam do acúmulo de cristais de urato nos tecidos moles ou nas articulações.

Epidemiologia

Nos EUA, a prevalência da gota é de 3,9%, afetando 8,3 milhões de adultos. A taxa de incidência varia de 0,45 a 1 caso por 1.000 pessoas por ano. Há uma tendência a aumento progressivo da incidência e prevalência, que se acredita esteja relacionado com o envelhecimento da população, o maior uso de determinados medicamentos, como diuréticos, e o aumento da frequência de fatores de risco para hiperuricemia, incluindo obesidade, hipertensão arterial sistêmica, doença renal, doença cardiovascular (DCV) e síndrome metabólica.

É três a seis vezes mais provável que os homens tenham gota do que as mulheres, porém a disparidade sexual diminui com a idade, devido à perda do efeito uricosúrico do estrogênio após a menopausa. Isso também explica por que a gota é menos comum antes da menopausa.

Patogênese

Fisiopatologia da hiperuricemia

O ácido úrico é o produto final do metabolismo das purinas nos seres humanos. Ao contrário de muitas outras espécies, os humanos não têm a enzima uricase, que catalisa a conversão do ácido úrico em alantoína, um metabólito muito solúvel. A maioria dos indivíduos mantém níveis de ácido úrico entre 4 e 6,8 mg/dℓ e um reservatório de ácido úrico corporal total de aproximadamente 1.000 mg. Entretanto, os níveis de ácido úrico podem aumentar, levando à supersaturação do urato no sangue. Cristais de UMS formam-se em alguns pacientes com níveis séricos de ácido úrico superiores a 6,8 mg/dℓ. Apenas cerca de 20% dos pacientes hiperuricêmicos desenvolvem gota durante a vida. Os fatores que controlam a formação de cristais são pouco compreendidos, porém a solubilidade do urato pode ser afetada por temperatura, pH, concentração de sal e componentes da matriz da cartilagem. A cristalização do urato é uma etapa de importância crítica na progressão da hiperuricemia assintomática para a gota clínica. Diferentemente das moléculas de urato solúveis, os cristais de UMS constituem um potente promotor de inflamação aguda.

O reservatório de ácido úrico corporal total depende do equilíbrio entre a ingestão dietética, a síntese e a excreção. Cerca de dois terços da excreção diária de ácido úrico ocorrem nos rins, enquanto o restante é eliminado pelo intestino. A subexcreção renal é a causa de cerca de 90% dos casos de hiperuricemia (Tabela 84.1). Nos 10% restantes, a hiperuricemia é causada pela superprodução de ácido úrico (1.000 mg em uma coleta de urina de 24 horas durante o consumo de uma dieta ocidental padrão) ou por uma combinação de superprodução com subexcreção renal.

A Figura 84.1 fornece um resumo da biossíntese *de novo* e das vias de recuperação do metabolismo das purinas. Anormalidades nas atividades das enzimas essenciais podem levar a um aumento dos níveis séricos de ácido úrico e ao desenvolvimento de gota. A síntese *de novo* das purinas é impulsionada pela enzima 5′-fosforribosil 1-pirofosfato (sintetase). Na hiperatividade da PRPP sintetase, a

Tabela 84.1 Causas de hiperuricemia.	
Superprodução de urato	**Subexcreção de urato**
Distúrbios metabólicos	Insuficiência renal
Deficiência de HGPRT (homozigota ou heterozigota)	Depleção de volume
Hiperatividade da PRPP sintetase	Acidose metabólica (acidose láctica e cetoacidose)
Deficiência de G6PD	Obesidade
Doenças de armazenamento do glicogênio	Etanol
	Medicamentos: salicilato em baixa dose, diuréticos (tiazídicos, diuréticos de alça), ciclosporina, tacrolimo, L-dopa, etambutol
Outras	
Distúrbios mieloproliferativos e linfoproliferativos	Nefropatia hiperuricêmica juvenil familiar
Distúrbios eritropoéticos (anemia hemolítica, anemia megaloblástica, anemia falciforme, talassemia, outras hemoglobinopatias)	Doença renal cística medular
	Nefropatia por chumbo
Tumores sólidos	
Psoríase difusa	
Etanol (particularmente cerveja)	
Medicamentos: agentes citotóxicos, ácido nicotínico	
Frutos do mar, vísceras, carne vermelha	
Frutose	
Obesidade	

G6PD, Glicose-6-fosfato desidrogenase; *HGPRT*, hipoxantina-guanina fosforribosil transferase; *PRPP*, 5-fosforribosil 1-pirofosfato.

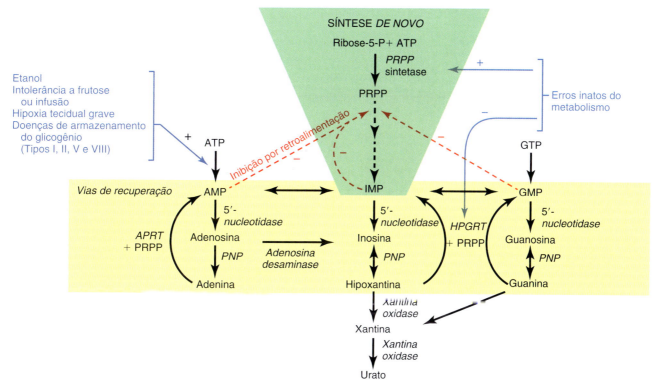

Figura 84.1 Etapas nas vias de produção de urato implicadas na patogênese da hiperuricemia e gota. *ADP*, difosfato de adenosina; *APRT*, adenina fosforribosil transferase; *ATP*, trifosfato de adenosina; *GMP*, monofosfato de guanosina; *GTB*, trifosfato de guanosina; *HPGRT*, hipoxantina-guanina fosforribosil transferase; *IMP*, monofosfato de inosina; *PNP*, purina nucleotídio fosforilase; *PRPP*, 5′-ribosil 1-pirofosfato. (De Choi HK: Epidemiology, pathology, and pathogenesis, chap 12. In Stone JH, Crofford LJ, White PH, editors: Primer on the rheumatic diseases, ed. 13, New York, 2008, Springer.)

superprodução de PRPP aumenta a produção de purinas. Nas vias de recuperação, os produtos intermediários das purinas derivados de tecidos (hipoxantina, guanina e adenina) são reutilizados em vez de sofrer degradação adicional em xantina e ácido úrico. Deficiências na atividade da hipoxantina-guanina fosforribosil transferase (HPGRT) resultam em comprometimento da recuperação de purinas e aumento de substrato para geração de ácido úrico (síndrome de Lysch-Nyhan e síndrome de Kelley-Seegmiller). Em geral, os erros inatos do metabolismo são responsáveis por uma fração pequena da superprodução de ácido úrico.

A maioria dos casos de superprodução de ácido úrico resulta do aumento da reutilização de bases purínicas pelas vias de recuperação (Figura 84.1). Os precursores de purinas provêm de fontes exógenas (dietéticas) ou do metabolismo endógeno (síntese e renovação celular). Os alimentos ricos em purinas, como carne vermelha, vísceras (p. ex., timo, fígado), frutos do mar, bebidas adoçadas com xarope de milho rico em frutose e álcool, compreendem uma parte significativa da carga diária de purinas e podem agravar a hiperuricemia. Por outro lado, o consumo de produtos lácteos com baixo teor de gordura está associado à redução dos níveis séricos de urato e do risco de gota.

Uma proporção muito pequena do urato sérico liga-se às proteínas plasmáticas; assim, o urato é quase totalmente filtrado nos glomérulos. A reabsorção e a secreção subsequentes são controladas por vários transportadores de ácidos orgânicos localizados no lado luminal do epitélio tubular contorcido proximal. Apenas 10% do ácido úrico inicialmente filtrado acabam sendo excretados na urina.

Além do transporte bidirecional de ácido úrico, os transportadores de ácidos orgânicos também são responsáveis pela eliminação de outros ácidos orgânicos e de certos medicamentos. A função desses transportadores é afetada por determinados medicamentos como tiazídicos, ácido acetilsalicílico (AAS) em baixa dose e ciclosporina, resultando em diminuição da excreção de ácido úrico e desenvolvimento de hiperuricemia. Em contrapartida, medicamentos como probenecida e losartana, quando excretados no lúmen tubular, exercem o seu efeito uricosúrico ao deslocar o ácido úrico do transportador, com consequente aumento na excreção de ácido úrico. Certas mutações genéticas que afetam esses transportadores podem levar à subexcreção de ácido úrico. A insuficiência renal pode causar hiperuricemia por meio de diminuição da filtração de ácido úrico.

Fisiopatologia da crise gotosa aguda

Em alguns pacientes com hiperuricemia prolongada, formam-se depósitos teciduais de cristais de UMS, denominados microtofos, na sinóvia e na superfície da cartilagem. Durante uma crise aguda, os microtofos se desfazem, derramando um grande número de cristais de UMS no espaço articular e ativando macrófagos e fibroblastos sinoviais que fagocitam os cristais. Isso, por sua vez, leva à ativação de um complexo multiproteico citosólico, a NALP3 (proteína 3 contendo os domínios NACHT, LRR e PYD) do inflamassoma (Figura 84.2). Há evidências de que, na gota aguda, os cristais de UMS são fagocitados, o que ativa o inflamassoma NLRP3, levando à liberação de interleucina-1β, que, por sua vez, induz a produção adicional de interleucina-1β e outros mediadores inflamatórios e a ativação das células de revestimento e fagócitos sinoviais.

Os cristais de UMS são depurados por células inflamatórias que, em seguida, sofrem apoptose. Isso, juntamente com outros mecanismos, acaba levando à resolução do processo inflamatório agudo, que ocorre tipicamente depois de 10 a 14 dias. Mesmo após resolução completa dos sintomas, um baixo nível de inflamação (inflamação intercrítica)

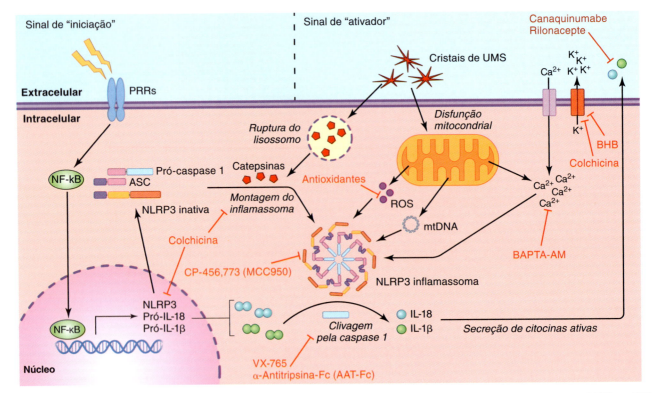

Figura 84.2 Ativação do NLRP3 inflamassoma e alvos potenciais na gota. *ASC*, proteína *speck-like* associada à apoptose com CARD; *mtDNA*, DNA mitocondrial; *NF-kB*, amplificador de cadeia leve kappa do fator nuclear das células B ativadas; *PRRs*, receptores de reconhecimento de padrões; *ROS*, espécies reativas de oxigênio. (De Szekanecz Z, Szamosi S, Kovács GE et al.: The NLRP3 inflammasome–interleukin 1 pathway as a therapeutic target in gout, Arch Biochem Biophys 670:82-93, 2019.)

pode persistir na articulação assintomática nos demais aspectos. Essa inflamação torna-se clinicamente evidente na gota de longa duração, o que contribui para o desenvolvimento de tofos, sinovite crônica, perda da cartilagem e erosões ósseas.

Características clínicas

A gota apresenta três estágios: hiperuricemia assintomática, gota intermitente aguda e gota crônica.

Crises de gota aguda

O quadro clássico da gota aguda consiste no rápido desenvolvimento de artrite inflamatória, envolvendo uma ou, em certas ocasiões, duas articulações. Tipicamente, ocorrem dor intensa, eritema, edema e intensa sensibilidade à palpação. Esse quadro clínico pode ser facilmente confundido com o da artrite séptica ou celulite bacteriana, visto que muitos pacientes desenvolvem intensa resposta inflamatória sistêmica, com febre, calafrios e marcadores inflamatórios elevados. As articulações mais comumente afetadas são a primeira articulação metatarsofalângica (podagra), seguida das articulações do tornozelo, mediopé e joelho. A dor intensifica-se ao longo de 8 a 24 horas. Em geral, ocorre resolução das crises agudas, mesmo sem terapia, em 5 a 14 dias. A resolução clínica é completa, e o paciente fica assintomático entre as crises. Posteriormente, pode ocorrer comprometimento dos membros superiores, afetando as pequenas articulações das mãos, dos punhos e dos cotovelos.

Os fatores que provocam crise incluem uso de diuréticos, etilismo, cirurgia, traumatismo e consumo de alimentos com alto teor de purinas. Cada um desses fatores pode causar flutuações nos níveis séricos de urato. O início da terapia para redução do urato pode desencadear crises na fase inicial pelo mesmo mecanismo.

Gota crônica

Essa fase, denominada gota crônica (também designada como *gota tofácea crônica* ou *gota avançada crônica*), ocorre tipicamente 10 anos ou mais após o início das crises agudas. Ocorre transição para a fase crônica se a hiperuricemia for inadequadamente tratada. Durante essa transição, os períodos intercríticos não são indolores. As articulações envolvidas tornam-se persistentemente desconfortáveis e edemaciadas, embora a intensidade desses sintomas seja significativamente menos pronunciada em comparação com as crises agudas. Sobre essa dor persistente, os episódios agudos de gota continuam ocorrendo, sobretudo se não foi instituída terapia. O comprometimento poliarticular torna-se muito mais frequente nesse período, incluindo articulações dos membros superiores.

A manifestação patognomônica da gota crônica é o *tofo*, uma coleção palpável de cristais de UMS nos tecidos moles ou nas articulações. É detectado em cerca de 75% dos pacientes que tiveram gota por mais de 20 anos. A gravidade e a duração da hiperuricemia determinam a probabilidade de desenvolvimento de tofos. Enquanto os tofos ocorrem, com mais frequência, na primeira articulação metatarsofalângica, dedos das mãos, punho, bolsa do olécrano e hélice da orelha, eles podem ser observados em qualquer parte do corpo. Acredita-se que a infiltração de tofos no osso seja o mecanismo que conduza à erosão óssea e ao dano articular na gota.

Diagnóstico

A apresentação típica da artrite gotosa aguda em uma distribuição articular caraterística é fortemente sugestiva do diagnóstico, sobretudo se já tiverem ocorrido episódios semelhantes que sofreram resolução completa. Entretanto, a detecção de cristais de UMS no líquido sinovial, em bolsas ou tofos continua sendo o "padrão-ouro" para o

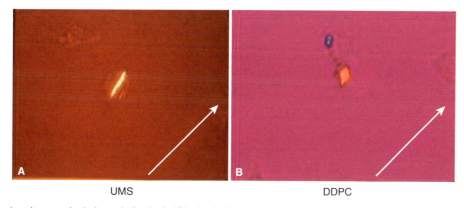

Figura 84.3 Imagem de microscopia de luz polarizada de (**A**) cristais de urato monossódico fortemente birrefringentes negativos e (**B**) cristais de pirofosfato de cálcio di-hidratados fracamente positivos. As *setas* indicam o eixo de polarização. (**A**, adaptada de ACR Slide Collection on the Rheumatic Diseases. Disponível em http://images.rheumatology.org/. Acessado em janeiro de 2015; **B**, adaptada de Saadeh C, Diamond HS: Calcium pyrophosphate deposition disease. Disponível em: http://emedicine.medscape.com/article/330936-overview#showall.)

diagnóstico. A artrocentese é importante não apenas para confirmar suspeita clínica, mas também para descartar a possibilidade de artrite séptica ou outras artropatias associadas a cristais. Durante as crises agudas, cristais de UMS em forma de agulha, intracelulares e fortemente birrefringentes negativos são tipicamente identificados por microscopia de luz polarizada compensada. Os cristais de UMS também podem ser demonstrados na aspiração do tofo (Figura 84.3 A).

A artrite séptica pode coexistir com cristais de urato no líquido sinovial; coloração de Gram e cultura devem ser realizadas e são necessárias para excluir a possibilidade de artrite séptica. O líquido sinovial aspirado tem aparência turva e sua análise revela um líquido inflamatório (> 2.000 leucócitos/microlitro), habitualmente na faixa de 10.000 a 100.000 leucócitos/microlitro. O nível sérico de ácido úrico não é um teste confiável para o diagnóstico durante as crises agudas visto que os níveis de urato podem ser normais ou até mesmo baixos. Os exames laboratoriais podem revelar leucocitose e elevação dos marcadores inflamatórios; ambas são inespecíficas. Entre os episódios, os cristais de UMS com frequência podem ser demonstrados em articulações previamente inflamadas, fornecendo suporte ao diagnóstico.

Características radiológicas

Durante um episódio agudo, a radiografia simples pode mostrar apenas edema dos tecidos moles. Na gota avançada crônica, podem-se observar lesões "em saca-bocado" justarticulares, caracterizadas por margem esclerótica e bordas salientes. O espaço articular é preservado até estágios avançados da doença. Massas de tecido mole podem ser detectadas em pacientes com tofos.

A TC de dupla energia é uma modalidade de imagem não invasiva útil, capaz de identificar e codificar com cores os depósitos de urato em pacientes com gota. A ultrassonografia é uma ferramenta não invasiva promissora no diagnóstico e no manejo da gota.

Gota em pacientes transplantados

Ocorre hiperuricemia com muito mais frequência em pacientes transplantados em uso de ciclosporina do que na população normal. Quando comparados a pacientes com gota clássica, os pacientes transplantados apresentam um período significativamente mais curto de hiperuricemia assintomática (0,5 a 4 anos *versus* 20 a 30 anos), um estágio mais curto de gota intermitente aguda (1 a 4 anos *versus* 10 a 15 anos) e rápido desenvolvimento de tofos já no primeiro ano após o transplante. Os episódios gotosos podem ser atípicos e menos graves, em parte devido ao uso concomitante de prednisona.

Diagnóstico diferencial

A artropatia gotosa aguda deve ser distinguida da artrite séptica e de outras artropatias induzidas por cristais, como a doença de deposição de pirofosfato de cálcio di-hidratado (DDPC). O início da DDPC aguda é habitualmente menos abrupto, as crises tendem a ser de maior duração, estendendo-se por até 1 mês ou mais. Os episódios ocorrem mais frequentemente em grandes articulações como o joelho e o punho. Formas de espondiloartropatias, incluindo artrite reativa, artrite psoriática, espondilite anquilosante e artrite relacionada à doença inflamatória intestinal, também podem se manifestar com artrite monoarticular. Nesses distúrbios, o líquido sinovial é inflamatório, com contagem de leucócitos habitualmente na faixa de 10.000 a 50.000/$\mu\ell$, porém não há cristais, e a cultura do líquido é negativa.

O comprometimento difuso e simétrico das pequenas articulações das mãos e dos pés, que é observado na gota tofácea crônica, pode algumas vezes ser confundido com poliartrite simétrica da artrite reumatoide e nódulos reumatoides. A aspiração de articulações com inflamação crônica ou de um tofo pode ajudar a diferenciar as duas entidades.

Tratamento

As estratégias de manejo devem se concentrar no tratamento dos episódios agudos, tratamento em longo prazo da hiperuricemia, educação do paciente e modificação do estilo de vida.

Manejo do episódio gotoso agudo

Tipicamente, são usados anti-inflamatórios não esteroides (AINEs) – como naproxeno e indometacina –, e todos parecem ser igualmente efetivos. Deve-se iniciar imediatamente com uma dose completa. A terapia deve ser continuada por 7 a 10 dias para assegurar a resolução completa dos sintomas. Os AINEs são inapropriados em pacientes com úlcera péptica, doença inflamatória intestinal (DII) ou insuficiência renal e devem ser usados com cautela em pacientes com risco de eventos cardiovasculares.

A colchicina oral pode ser efetiva se for usada nas primeiras 24 a 48 horas de uma crise aguda. A dose comumente prescrita é de 1,2 mg, seguida de 0,6 mg 1 hora depois no primeiro dia, seguida de redução gradual da dose até a resolução da crise. A colchicina pode causar náuseas e diarreia, e a terapia deve ser interrompida se os sinais ou sintomas forem graves. O uso de colchicina intravenosa deve ser desencorajado, devido ao alto risco de mielossupressão.

A administração intra-articular de corticosteroides é uma terapia muito efetiva para pacientes com doenças monoarticulares ou oligoarticulares, para as quais outras terapias sistêmicas estejam contraindicadas.

Os glicocorticoides por via enteral ou parenteral mostram-se efetivos em pacientes com insuficiência renal, com intolerância aos AINEs ou à colchicina, ou com resistência ao tratamento. Essa abordagem habitualmente é reservada para crises poliarticulares, quando a injeção intra-articular não é prática (i. e., há muitas articulações envolvidas). Em geral, administra-se prednisona, 30 a 50 mg/dia.

A terapia para redução de urato (TRU) *não* deve ser interrompida durante as crises agudas. A instituição imediata da terapia anti-inflamatória no início dos sintomas encurta a duração dos episódios.

Manejo da gota intercrítica e crônica

Terapia para redução de urato. O objetivo do tratamento crônico consiste em prevenir as crises recorrentes e em minimizar o dano às articulações por meio de eliminação dos depósitos tofáceos nas articulações e nos tecidos moles. Isso é obtido pela redução dos níveis de ácido úrico para valores abaixo de 6 mg/dℓ. Deve-se considerar um nível-alvo inferior a 5 mg/dℓ em pacientes com gota tofácea crônica visto que isso pode resultar em redução mais rápida e mais efetiva do tamanho dos tofos e da frequência de crises. As indicações para TRU incluem dois ou mais episódios em um único ano, existência de tofos, doença renal crônica (DRC) em estágio 2 ou mais, artrite gotosa crônica ou nefrolitíase recorrente.

Dispõe-se de três categorias de terapias para redução de urato: agentes uricostáticos, que diminuem a produção de ácido úrico, agentes uricosúricos, que aumentam a excreção renal de ácido úrico, e agentes uricolíticos, que degradam o ácido úrico em outros metabólitos.

A duração ideal da TRU não é conhecida e, em geral, recomenda-se a terapia durante toda a vida. Tipicamente, a TRU é iniciada após a resolução de um episódio agudo.

Terapia uricostática. O alopurinol e o febuxostate são inibidores da xantina oxidase (IXO), que impedem a formação de urato. São efetivos no manejo da gota em indivíduos que apresentam produção excessiva e secreção deficiente de ácido úrico.

O alopurinol continua sendo o agente de redução de urato de primeira linha e mais comumente utilizado, sobretudo para pacientes com insuficiência renal crônica, cálculos de ácido úrico e superprodução de ácido úrico. Se a função renal estiver normal, recomenda-se uma dose inicial de 100 mg/dia, visto que doses mais altas aumentam o risco de hipersensibilidade associado ao alopurinol, uma complicação potencialmente letal. O risco de crises precoces também pode ser aumentado com o uso de doses maiores. A dose deve ser titulada em incrementos de 100 mg, a cada 2 a 5 semanas, até que seja alcançado o nível-alvo de ácido úrico. A dose máxima é de 800 mg/dia. Doses acima de 300 mg/dia podem ser usadas com segurança em pacientes com comprometimento renal. Entre os eventos adversos estão lesões cutâneas (2%), hepatite, vasculite, eosinofilia e mielossupressão.

A hipersensibilidade associada ao alopurinol é um efeito colateral grave. Os fatores de risco incluem uso concomitante de tiazídicos e alergia à penicilina. Podem ocorrer febre, dermatite esfoliativa grave, eosinofilia e insuficiência hepática e renal. O febuxostate pode ser usado em pacientes que não alcançam os níveis-alvo de ácido úrico, apesar da titulação adequada da dose de alopurinol ou em pacientes com efeitos colaterais do alopurinol.

Terapia uricosúrica. A probenecida pode ser usada como TRU de primeira linha em pacientes com excreção deficiente de ácido úrico (< 600 mg em uma coleta de urina de 24 horas) e no caso de contraindicação ou intolerância aos IXO. A probenecida pode ser combinada com um IXO para alcançar o nível-alvo de ácido úrico, pressupondo uma função renal adequada. A probenecida não é efetiva em pacientes com insuficiência renal (taxa de filtração glomerular < 50 mℓ/minuto) e está contraindicada para pacientes com nefrolitíase. Os pacientes devem manter um alto volume de urina por meio da ingestão de pelo menos 1,5 ℓ de líquido por dia. O lesinurade não é prescrito como monoterapia, mas pode ser combinado com um IXO.

Terapia uricolítica. A pegloticase (uricase recombinante peguilada), administrada por via intravenosa a cada 2 semanas, é utilizada em casos refratários à TRU convencional. A rasburicase, outra uricase recombinante, é usada na prevenção da síndrome da lise tumoral, porém não é usada no manejo da gota.

Perspectivas futuras. Conforme assinalado anteriormente, já foi demonstrado que a IL-1 é uma citocina pró-inflamatória que tem papel importante na patogênese dos episódios agudos de gota. Em consequência, antagonistas da IL-1 têm sido um alvo para terapias farmacológicas recentes (Figura 84.2). Incluem anacinra, rilonacepte e canaquinumabe. A anacinra demonstrou ser efetiva no tratamento das crises agudas, enquanto o rilonacepte é mais efetivo na prevenção das crises de gota em virtude de sua meia-vida mais longa. O canaquinumabe é efetivo tanto para as crises agudas quanto para a profilaxia das crises quando combinado com TRU. São necessários mais ensaios clínicos formais para comparar esses agentes com o tratamento convencional da gota.

Terapia profilática não redutora de urato. A profilaxia anti-inflamatória com colchicina em baixa dose ou AINE é habitualmente recomendada em conjunto com TRU para diminuir o risco de crises que frequentemente acompanham o início da TRU. Em geral, o tratamento profilático é continuado por 6 meses após alcançar a meta do ácido úrico sérico.

Modificações no estilo de vida e orientação. O paciente com diagnóstico recente de gota deve ser avaliado quanto a fatores de risco potencialmente modificáveis e doenças associadas, como obesidade, hipertensão arterial sistêmica e hiperlipidemia. Deve-se recomendar a diminuição do consumo de alimentos ricos em purinas (p. ex., mariscos, fígado, timo) e bebidas contendo frutose, bem como redução do consumo de álcool etílico. Os diuréticos devem ser evitados, se possível.

Tratamento da hiperuricemia em pacientes sem gota. Alopurinol e rasburicase têm sido usados para o tratamento e a prevenção da hiperuricemia associada à síndrome da lise tumoral após quimioterapia. Caso contrário, não há evidências para sustentar o seu uso na hiperuricemia assintomática.

DOENÇA DE DEPOSIÇÃO DE PIROFOSFATO DE CÁLCIO DI-HIDRATADO

A DDPC é um distúrbio clinicamente heterogêneo, caracterizado por cristais intra-articulares de pirofosfato de cálcio di-hidratado. Esses cristais são depositados principalmente na cartilagem, na matriz pericelular normalmente não mineralizada da hialina e fibrocartilagem. A calcificação da cartilagem é promovida por alterações no metabolismo do pirofosfato inorgânico (PPi) e matriz extracelular, levando ao acúmulo extracelular de PPi, que é necessário para a formação de cristais de pirofosfato de cálcio di-hidratado. Os cristais são fagocitados por macrófagos sinoviais residentes, ativando o complexo do inflamassoma NALP3 intracelular e levando ao recrutamento e influxo de neutrófilos para o espaço articular.

Tipicamente, a DDPC afeta a população idosa. Até 50% dos indivíduos com mais de 85 anos apresentam evidências radiográficas de acúmulo de cristais de pirofosfato de cálcio di-hidratado na cartilagem (condrocalcinose), porém a maioria é assintomática. As articulações mais comumente envolvidas são os meniscos dos joelhos e a fibrocartilagem triangular do punho. É raro que a DDPC afete pacientes com menos de 50 anos, a não ser que a doença seja familiar ou esteja relacionada com uma anormalidade metabólica (p. ex., hiperparatireoidismo, hemocromatose).

A DDPC pode se manifestar como artrite associada a cristais de pirofosfato de cálcio di-hidratado (pseudogota), artropatia crônica com alterações estruturais da osteoartrite ou pode ser assintomática, ocorrendo como achado incidental da condrocalcinose em exames de imagem. A manifestação clínica mais comum, que é observada em mais de 50% dos pacientes, consiste em um tipo peculiar de osteo-artrite, denominado pseudo-osteoartrite; trata-se de uma artrite não inflamatória que acomete articulações que tipicamente não são afetadas pela osteoartrite, como as articulações do punho, do ombro e meta-carpofalângicas. Nas radiografias, pode-se observar um padrão de artrite poliarticular simétrica crônica, que se assemelha à artrite reuma-toide, e artropatia destrutiva grave, que imita a artrite neuropática.

As crises agudas de pseudogota podem ser precipitadas por trau-matismo, cirurgia (sobretudo paratireoidectomia para hiperparatireoi-dismo) ou doença clínica grave. A administração de viscossuplementação intra-articular também pode desencadear uma crise de DDPC. Em geral, as crises são monoarticulares ou oligoarticulares, semelhantes a uma crise de gota aguda; sem tratamento, podem ter duração de poucos dias a alguns meses. A resposta inflamatória vigorosa aos cristais de pirofosfato de cálcio di-hidratado manifesta-se como calor, eritema e edema na articulação afetada e ao seu redor, assemelhando-se à artrite gotosa aguda. Podem ocorrer febre, elevação da velocidade de hemos-sedimentação e leucocitose.

O diagnóstico é confirmado pela avaliação do líquido sinovial à procura de cristais intracelulares em forma de bastão ou romboides, que exibem birrefringência fracamente positiva à microscopia óptica polarizada compensada (Figura 84.3 B). Os cristais de pirofosfato de cálcio podem ser difíceis de detectar em alguns pacientes e, com fre-quência, passam despercebidos em amostras clínicas.

Condrocalcinose (depósitos radiodensos nas radiografias) é muito sugestiva do diagnóstico no contexto clínico apropriado. A aspiração articular deve ser sempre realizada para descartar a possibilidade de artrite séptica. É importante ressaltar que a infecção articular pode causar desprendimento dos cristais, resultando em inflamação conco-mitante relacionada aos cristais. O líquido sinovial é inflamatório ($>$ 2.000 leucócitos/microlitro).

A terapia para a DDPC está indicada para pacientes sintomáticos. Não existe tratamento efetivo para a remoção dos depósitos de piro-fosfato de cálcio di-hidratado da sinóvia ou da cartilagem. A admi-nistração intra-articular de glicocorticoides nas articulações afetadas é efetiva. Os AINEs também são efetivos, porém a sua toxicidade potencial em pacientes idosos limita seu uso. As crises poliarticulares graves podem exigir ciclos curtos de corticosteroides sistêmicos. Em pacientes com crises frequentes, a colchicina profilática em baixa dose diariamente reduz a frequência das crises.

ARTROPATIA ASSOCIADA À APATITA

O acúmulo anormal de apatita (fosfato de cálcio básico) pode ocorrer em estados de hipercalcemia e outras doenças. Ao contrário dos cris-tais de UMS e de pirofosfato de cálcio di-hidratado, os cristais de fosfato básico de cálcio individuais não são identificáveis na micros-copia polarizada e só podem ser visualizados à microscopia eletrônica. A apresentação mais comum consiste em periarterite calcificada, que tipicamente ocorre no ombro.

O *ombro de Milwaukee* é uma artropatia associada a fosfato básico de cálcio extremamente destrutiva, que tende a acometer mulheres idosas. Caracteriza-se por grande derrame não inflamatório (*i. e.*, $<$ 2.000 leucócitos/microlitro), que provoca destruição do manguito rotador e acentuada instabilidade da articulação do ombro.

Outras manifestações incluem artropatias inflamatórias reversíveis agudas, que se assemelham à gota, designadas como *pseudopseudogota*, e ossificações ao longo da face anterolateral das vértebras, denomi-nadas *hiperostose esquelética idiopática difusa* (HEID). As crises agudas de artrite ou bursite podem ser autolimitadas. A injeção intra-articular ou periarticular de corticosteroides ou o uso de AINEs reduzem a duração e a intensidade dos sintomas.

DOENÇA DE DEPOSIÇÃO DE OXALATO DE CÁLCIO

Na oxalose ocorre deposição de cristais de oxalato de cálcio no teci-do. Na oxalose primária, uma doença metabólica hereditária, isso leva a nefrocalcinose, insuficiência renal e morte precoce. A oxalose secun-dária complica a hemodiálise e a diálise peritoneal em longo prazo; ocorre deposição de cristais no osso, na cartilagem, na sinóvia e no tecido periarticular. O desprendimento de cristais no espaço articular pode resultar em artrite inflamatória de articulações periféricas. Nas radiografias simples podem ser observadas condrocalcinose ou calci-ficações dos tecidos moles. O achado de cristais bipiramidais forte-mente birrefringentes no líquido sinovial é característico. O tratamento com AINEs, corticosteroides intra-articulares ou colchicina resulta habitualmente em melhora moderada.

LEITURA SUGERIDA

Choi HK: Epidemiology, pathology, and pathogenesis, chap 12. In Stone JH, Crofford LJ, White PH, editors: Primer on the rheumatic diseases, ed 13, New York, 2008, Springer.

Dalbeth N, Merriman TR, Stamp LK: Gout, Lancet 388:2039–2052, 2016.

Khanna D, Fitzgerald JD, Khanna PP, et al: 2012 American College of Rheumatology guidelines for management of gout. Part 1: systematic nonpharmacologic and pharmacologic therapeutic approaches to hyperuricemia, Arthritis Care Res 64:1431–1446, 2012.

Khanna D, Khanna PP, Fitzgerald JD, et al. 2012 American College of Rheumatology guidelines for management of gout. Part 2: therapy and anti-inflammatory prophylaxis of acute gouty arthritis, Arthritis Care Res 64:1447–1461, 2012.

85

Osteoartrite

Joanne S. Cunha, Zuhal Arzomand, Philip Tsoukas

DEFINIÇÃO E EPIDEMIOLOGIA

A osteoartrite (OA), também conhecida como doença articular degenerativa, é o tipo mais comum de artrite e de doença musculoesquelética. Trata-se de uma doença das articulações sinoviais que abrange as alterações fisiopatológicas resultantes de alterações na estrutura articular, devido à falha no reparo de lesão articular e experiência de doença do indivíduo, caracterizada mais frequentemente por dor.

A OA afeta mais de 300 milhões de pessoas em todo o mundo. Sua prevalência continua aumentando em decorrência do envelhecimento da população, da epidemia de obesidade e do aumento no número de lesões articulares. Atualmente, mais de 30 milhões de norte-americanos adultos têm alguma forma de OA.

As mãos, os joelhos e os quadris são articulações comumente afetadas nessa doença. A OA da mão e do joelho é a mais comum nas mulheres, sobretudo após os 50 anos. A prevalência radiográfica da OA varia de acordo com a articulação acometida e, com frequência, antecede a OA sintomática, com maior prevalência no joelho e na mão do que no quadril.

Essa doença está associada a morbidade significativa, redução da qualidade de vida e incapacidade. Há evidências crescentes de uma associação entre OA e doença cardiovascular (DCV). Ela é uma das principais causas de incapacidade em longo prazo nos EUA. OA dos membros inferiores é a causa mais comum de dificuldade na marcha ou subida de escadas, impedindo cerca de 100.000 norte-americanos idosos de caminhar independentemente da cama até o banheiro.

A OA tem grande impacto econômico, devido aos custos diretos de assistência médica (p. ex., consultas médicas, exames laboratoriais, medicamentos, cirurgia) e custos indiretos (p. ex., perda de renda, assistência domiciliar). Com o envelhecimento da população dos EUA, espera-se um aumento do ônus relacionado com a osteoartrite nos próximos anos.

FATORES PATOLÓGICOS

As causas da OA são complexas e heterogêneas. Ela pode ser classificada como primária ou idiopática, sem causa específica. A OA secundária apresenta uma causa identificável e é patologicamente idêntica à OA primária. As causas de OA secundária incluem fatores biomecânicos, deformidades congênitas ou de desenvolvimento da articulação que alteram a sua forma, eventos traumáticos, distúrbios metabólicos e condições inflamatórias. Predisposição genética, idade, sexo e obesidade também são fatores de risco proeminentes.

A fisiopatologia da OA não é bem compreendida. A principal característica na sua patogênese consiste em desequilíbrio entre a destruição e o reparo dos tecidos articulares, com falha do processo de reparo e perda progressiva da cartilagem articular com remodelação associada do osso subcondral. Na cartilagem normal, há renovação contínua da matriz extracelular, com equilíbrio entre síntese e degradação. Na OA, observa-se desproporção entre esses dois processos, com excesso de degradação da matriz que ultrapassa a sua síntese. O excesso de degradação resulta da superprodução de fatores catabólicos, como citocinas pró-inflamatórias e espécies reativas de oxigênio (Figura 85.1).

A OA é mais bem definida como insuficiência articular, um processo patológico que envolve a articulação total, incluindo o osso subcondral, os ligamentos, a cápsula articular, a membrana sinovial, os músculos periarticulares e a cartilagem articular. Após traumatismo ósseo ou lesão repetitiva, a insuficiência articular pode resultar de instabilidade da articulação causada por fraqueza muscular e frouxidão dos ligamentos, lesão de nervos e sensibilização e/ou hiperexcitabilidade neuronal.

Os fatores biomecânicos contribuintes incluem traumatismo repetitivo ou isolado da articulação, relacionado com determinadas ocupações ou atividades físicas que envolvem estresse articular repetido e que predispõem à OA precoce. A alteração da forma da articulação contribui para a OA por meio de fatores biomecânicos, como o que pode ser visto no desalinhamento patelar crônico e desenvolvimento de osteoartrite do joelho e deformidade do tipo cam (morfologia anormal da junção do colo do fêmur com a cabeça do fêmur com perda do aspecto esférico da cabeça do fêmur) ou displasia acetabular no desenvolvimento da OA do quadril.

A obesidade pode contribuir para a OA de modo biomecânico ou sistêmico por meio de síndromes metabólicas subagudas ou francas, ambas associadas a inflamação sistêmica de baixo grau. As alterações na constituição relacionadas com a idade resultam em diminuição da massa muscular, com aumento relativo da adiposidade visceral. Isso contribui para a mecânica articular anormal e a inflamação sistêmica de baixo grau. Outros fatores relacionados com a idade incluem mudanças na composição da matriz extracelular e estrutura, que levam a suscetibilidade à degeneração, disfunção mitocondrial com aumento do estresse oxidativo e promoção da atividade catabólica e disfunção dos condrócitos.

As doenças articulares inflamatórias, como a artrite reumatoide (AR), podem resultar em degradação da cartilagem e efeitos biomecânicos que levam à OA secundária. As doenças de deposição de cristais, a osteonecrose, a doença de Paget e os distúrbios metabólicos, como hemocromatose, ocronose, doença de Wilson e doença de Gaucher, também estão associados à osteoartrite secundária. A elevada densidade mineral óssea está associada ao comprometimento do quadril e do joelho. A deficiência de estrogênio pode constituir um fator de risco para a doença do quadril ou do joelho, demonstrando influência hormonal. Estudos de genes candidatos e estudos de genômica ampla identificaram vários marcadores genéticos potenciais. Com frequência, os pacientes têm história familiar de OA ou de artroplastia.

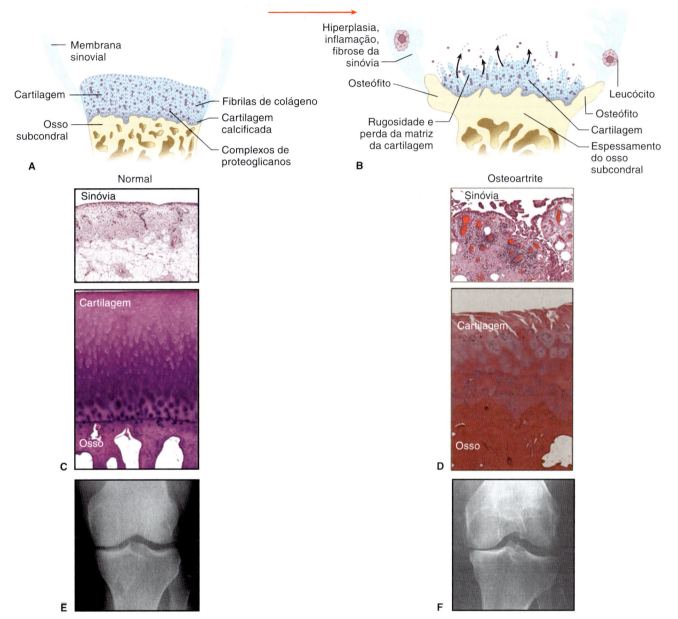

Figura 85.1 Características patológicas dos tecidos articulares na osteoartrite. **A.** Características de articulação sinovial adulta normal. A cartilagem articular do adulto saudável caracteriza-se por face lisa e matriz extracelular (MEC) composta por rede fibrilar de colágeno do tipo II e grandes complexos de proteoglicanos. A MEC é produzida e mantida pelos componentes celulares da cartilagem, os condrócitos. O osso subcondral consiste em uma fina camada cortical e em osso trabecular subjacente. A sinóvia reveste a cápsula articular e fixa-se à interface do osso e da cartilagem. No estado normal, consiste em uma lâmina de revestimento de uma ou duas células de espessura, com tecido conjuntivo frouxo vascularizado subjacente. **B.** Alterações típicas dos tecidos observadas na osteoartrite (OA). As atividades das enzimas (ADAMTS4,5 e MMP-13 em particular) clivam os componentes de proteoglicano e colágeno da MEC, levando à perda dessas moléculas da matriz. À medida que o processo avança, a cartilagem articular torna-se delgada e fibrilar, por fim, são observadas fissuras que se estendem até o osso subjacente. Simultaneamente, ocorre uma resposta de remodelação no osso. Ocorre espessamento da camada de osso subcondral cortical, com crescimento de novo osso nas margens na forma de osteófitos. As alterações da sinóvia observadas em pacientes com OA consistem em hiperplasia da camada de revestimento, inflamação na forma de infiltração de leucócitos e fibrose, o que pode ser observado em vários graus. As fotomicrografias de tecidos articulares humanos que mostram essas características são mostradas em (**C**) (tecidos normais) e (**D**) (tecidos OA). (**C** e **D**, Cortesia de Edward F. DiCarlo, MD, Hospital for Special Surgery, New York, NY. **E** e **F.** Características radiográficas da articulação osteoartrítica. Estado basal do paciente (**E**) versus 3 anos depois (**F**) mostrando as características típicas da progressão da OA, como ocorrência de estreitamento do espaço articular medial e formação de osteófito nas margens articulares. O sistema de classificação clássico de Kellgren e Lawrence pontua as radiografias em cinco categorias (pontuações de 0 a 4) da seguinte maneira: 0 = sem osteoartrite; 1 = pequeno osteófito de significado duvidoso; 2 = osteófito(s) definido(s), possível estreitamento do espaço articular; 3 = múltiplos osteófitos, estreitamento definitivo do espaço articular, alguma esclerose subcondral e possível deformidade das extremidades ósseas; 4 = grandes osteófitos, estreitamento acentuado do espaço articular, esclerose grave do osso subcondral e deformidade definida das extremidades ósseas. (De Byers VV, Vincent TL: Osteoarthritis. In Goldman-Cecil Medicine, 26th edition, eds. Goldman L, Schafer AI, Goldman-Cecil Medicine, 1698-1703.e2, Fig. 246-3.)

A destruição da articulação, incluindo dano à cartilagem articular, formação de osteófitos e remodelação óssea subcondral, é mais bem considerada como falha articular e o produto final de vários fatores etiológicos.

O primeiro achado consiste em fibrilação da camada mais superficial de cartilagem articular. Com o tempo, a ruptura da face articular torna-se mais profunda, com fibrilações que se estendem até o osso subcondral, fragmentação da cartilagem com liberação na articulação, degradação da matriz e, por fim, perda completa da cartilagem, deixando apenas o osso exposto.

No início do processo, a matriz da cartilagem demonstra aumento do teor de água e diminuição do teor de proteoglicanos, ao contrário da desidratação da cartilagem que ocorre com o envelhecimento. A zona divisória, que separa a cartilagem calcificada da zona radial, é invadida por capilares. No início, os condrócitos são metabolicamente ativos e liberam várias citocinas e metaloproteinases, contribuindo para a degradação da matriz. Nos estágios posteriores, isso resulta na penetração de fissuras no osso subcondral e na liberação de cartilagem fibrilada no espaço articular.

Um desequilíbrio entre os inibidores teciduais de metaloproteinases e a produção de metaloproteinases pode ser atuante na OA. O osso subcondral sofre remodelação, e a sua densidade aumenta. Pode haver formação de cavidades ósseas semelhantes a cistos contendo tecido mixoide, fibroso ou cartilaginoso. Osteófitos ou proliferações ósseas nas margens das articulações, no local da interface do osso e da cartilagem, podem se formar nas inserções da cápsula. Os osteófitos contribuem para a restrição do movimento da articulação, e acredita-se que sejam o resultado da formação de novo osso em resposta à degeneração da cartilagem articular, porém o mecanismo preciso envolvido na sua produção permanece desconhecido.

Vários cristais já foram identificados no líquido sinovial e em outros tecidos de articulações osteoartríticas, mais notavelmente pirofosfato de cálcio di-hidratado e hidroxiapatita. Embora esses cristais tenham forte potencial inflamatório, seu papel na patogênese da OA permanece incerto. Com frequência, os cristais são assintomáticos e não se correlacionam com a magnitude ou a gravidade da doença.

A diversidade de fatores de risco que predispõem à OA sugere que muitos agravos às articulações, incluindo traumatismo biomecânico, inflamação articular crônica e erros genéticos e metabólicos, possam contribuir ou desencadear a cascata de eventos que resulta nas características patológicas descritas anteriormente. Em algum momento, o processo de degradação da cartilagem torna-se irreversível. Por causa das alterações progressivas na cartilagem articular, a mecânica da articulação torna-se alterada, perpetuando o processo de degradação.

APRESENTAÇÃO CLÍNICA

A dor constitui a manifestação característica da OA e o sintoma inicial mais comum. Em geral, a dor piora com a atividade física ou a sustentação de peso e melhora com o repouso. Em estágios avançados, a dor também pode ocorrer em repouso. No início da evolução da doença, a dor tende a ser transitória, intermitente e imprevisível. A dor pode ser caracterizada como intensa, e a sua natureza imprevisível constitui uma característica extremamente incômoda que limita a atividade e afeta a qualidade de vida. Com a progressão da doença, a dor tende a se tornar constante, porém é relatada como menos intensa e aflitiva. Outros sintomas proeminentes, como rigidez, fenômeno de gelificação (espessamento transitório do líquido sinovial), fadiga e transtorno do sono, frequentemente levam a limitação funcional e incapacidade.

A dor tende a ser localizada na articulação específica afetada, mas pode ser referida para um local mais distante. A causa da dor não é definida, mas é provavelmente heterogênea. A dor pode resultar de interações de patologia estrutural; inervação motora, sensitiva e autônoma da articulação; e processamento de sinalização de dor nos níveis espinal e cortical. Fatores individuais e ambientais específicos também podem ser importantes. Um subgrupo de pacientes apresenta dor neuropática.

Fatores específicos do paciente modificam a recepção e o relato da dor. O estado afetivo dos pacientes, como depressão, ansiedade e raiva, influencia o nível de dor relatado. O estado cognitivo, incluindo crenças sobre dor, expectativas e memórias de dor passada, e as habilidades de comunicação dos pacientes determinam como a dor é percebida e relatada. Os estudos realizados mostraram que fatores demográficos, como idade, sexo, nível socioeconômico, raça ou etnicidade, e origem cultural podem afetar o relato da dor.

Os pacientes podem apresentar rigidez, sobretudo após inatividade prolongada, porém ela não constitui uma característica importante da OA e, em geral, dura menos de 30 minutos. Os pacientes não relatam manifestações sistêmicas, como febre.

O exame de uma articulação afetada pode revelar dor à palpação e aumento ósseo. Podem ocorrer derrame articular e edema dos tecidos moles no comprometimento do joelho, porém tendem a ser intermitentes. Em geral, não há inflamação persistente com calor, eritema e derrame articulares nem edema dos tecidos moles. Crepitação com o movimento, limitação do movimento articular e deformidade, desalinhamento e frouxidão ou instabilidade da articulação podem ser detectados na avaliação. A deformidade articular, manifestada por subluxação lateral, é fixa e não redutível. Os pacientes podem apresentar fraqueza muscular e anormalidades da marcha.

Já foram identificados vários subtipos de OA. A forma nodal envolve as articulações interfalângicas distais (IFD), também conhecidas como nódulos de Heberden, e as articulações interfalângicas proximais (IFP), também conhecidas como nódulos de Bouchard. É mais comum em mulheres de meia-idade, tipicamente aquelas com forte história familiar (parentes de primeiro grau). A OA inflamatória erosiva está associada a alterações destrutivas proeminentes, sobretudo nas articulações dos dedos das mãos e, com frequência, é bastante sintomática. A OA generalizada caracteriza-se pelo comprometimento das articulações IFD, IFP e primeira articulação carpometacarpal, bem como joelhos, pés e quadris.

DIAGNÓSTICO E DIAGNÓSTICO DIFERENCIAL

O diagnóstico de OA baseia-se nos sinais e sintomas anteriormente descritos. Embora existam alterações radiográficas típicas, elas não são necessárias para estabelecer o diagnóstico clínico. Exames de imagem podem ser usados para confirmar o diagnóstico e excluir outras doenças, porém as radiografias não são sensíveis e podem não mostrar achados no início da evolução da doença. Apesar dos achados radiográficos da OA, a dor pode ter outra origem, como bursite, tendinite ou dor referida. Por exemplo, lesões no quadril podem se manifestar como dor no joelho.

A OA precisa ser diferenciada das doenças articulares inflamatórias, como AR e espondiloartropatias. Essa diferenciação é feita pela identificação do padrão característico de comprometimento articular e natureza da deformidade articular individual. As articulações comumente envolvidas na OA incluem as articulações IFD, IFP, a primeira articulação carpometacarpal, faces articulares da coluna cervical e coluna lombar, quadris, joelhos e primeiras articulações metatarsofalângicas (MTF). O comprometimento das articulações metacarpofalângicas (MCF), do punho, cotovelo, ombro e tornozelo é incomum, exceto no caso de traumatismo, doença congênita ou doença endócrina ou metabólica coexistente.

As características radiográficas da OA incluem estreitamento do espaço articular (marcador da perda da cartilagem); osteófitos e esclerose subcondral (sinais de formação de osso novo, que constitui uma característica típica); e cistos subcondrais (manifestação de degeneração mixoide ou fibrosa do osso subcondral). O atrito ósseo e a remodelação do osso subcondral podem resultar em alterações do formato do osso. A ressonância magnética (RM) consegue mostrar anormalidades morfológicas adicionais, como lesões da medula óssea no osso subcondral, degeneração dos meniscos e sinovite. A ultrassonografia (US) musculoesquelética é uma modalidade de imagem alternativa usada para identificar alterações patológicas osteoartríticas no espaço articular, nos tecidos moles, na cartilagem e nas superfícies ósseas. A US consegue identificar características da OA, como osteófitos, degeneração morfológica da cartilagem, sinovite e líquido sinovial.

A dor e o edema da OA erosiva da mão podem sugerir AR, apesar da ausência de sinais inflamatórios sistêmicos e outras manifestações típicas da AR. Tipicamente, pacientes com OA apresentam fator reumatoide negativo, marcadores inflamatórios normais, como velocidade de hemossedimentação e proteína C reativa, hemograma completo normal e anticorpo antinuclear normal. O exame do líquido sinovial geralmente não é inflamatório, com líquido viscoso claro e contagem normal de leucócitos. A prevalência de resultados falso-positivos para fator reumatoide e anticorpo antinuclear, algumas vezes em títulos significativos, é maior com o aumento da idade. A OA afeta mais comumente as pequenas articulações distais das mãos (articulações IFD>IFP>MCF e punhos), enquanto a AR afeta mais comumente as pequenas articulações proximais das mãos (articulações MCF e punhos >IFP>IFD).

TRATAMENTO

A história natural da OA inclui períodos de relativa estabilidade intercalados com rápida deterioração. O manejo deve ser adaptado individualmente e pode consistir em uma combinação de abordagens não farmacológicas, farmacológicas e cirúrgicas. A meta primária do tratamento é melhorar a dor e a função e reduzir a incapacidade.

Os pacientes devem ser orientados sobre os objetivos do tratamento e a importância das mudanças no estilo de vida, prática de exercícios físicos, ritmo das atividades e outras medidas para reduzir a sobrecarga nas articulações danificadas. O foco inicial deve estar em tratamentos conduzidos pelo próprio paciente, em vez de terapias passivas. Os pacientes devem ser incentivados a aderir a terapias não farmacológicas e farmacológicas. Os fisioterapeutas podem ser úteis no fornecimento de instruções sobre exercícios apropriados para reduzir a dor e preservar a capacidade funcional. Para a OA do joelho e do quadril, dispositivos auxiliares, como dispositivos de assistência à marcha, podem ser úteis. Para os pacientes com OA da primeira articulação carpometacarpal, são recomendadas órteses para mão. Exercícios aeróbicos regulares graduados, exercícios aquáticos, fortalecimento muscular e exercícios de amplitude de movimento são benéficos. Tai chi comprovadamente exerce efeitos benéficos não apenas no tratamento da OA do joelho e do quadril, mas também na melhora da qualidade de vida e depressão.

Os pacientes com sobrepeso devem ser incentivados a perder peso. Uma combinação de perda de peso com dieta e prática de exercícios físicos resulta em melhora tanto da dor quanto da função em comparação com qualquer intervenção isoladamente, embora o controle de peso em longo prazo seja um desafio para os pacientes. Uma joelheira consegue reduzir a dor, melhorar a estabilidade e diminuir o risco de queda em pacientes com OA do joelho e instabilidade leve ou moderada em varo ou valgo. O aconselhamento sobre calçados apropriados também é importante. Órteses para coluna vertebral podem ser benéficas para pacientes com comprometimento significativo da coluna cervical ou lombar. As aplicações locais de calor, ultrassom ou neuroestimulação elétrica transcutânea (TENS) podem ter efeitos benéficos a curto prazo nesses pacientes. Para os pacientes com OA de joelho e quadril, não se recomenda o uso de TENS, visto que os estudos realizados são limitados e não foi constatado benefício. A acupuntura

também pode oferecer benefício sintomático para pacientes com OA, porém a sua eficácia na OA do joelho, quadril e mão ainda é discutível, visto que os estudos conduzidos forneceram resultados variáveis.

A terapia farmacológica proporciona alívio sintomático, porém não altera a evolução da doença. Por conseguinte, a terapia farmacológica deve ser selecionada com base na sua eficácia e segurança relativas. Deve-se considerar o uso concomitante de medicamentos quando houver comorbidades.

O paracetamol (até 3 g/dia com cautela) pode ser um analgésico oral inicial efetivo para a dor leve a moderada, embora possa não fornecer benefício suficiente por si só. Em pacientes com OA sintomática, os anti-inflamatórios não esteroides (AINEs) devem ser usados na menor dose efetiva, porém o seu uso em longo prazo deve ser evitado se possível. Se o paciente correr risco de aumento de toxicidade gastrintestinal, deve-se considerar o uso de um agente seletivo da ciclo-oxigenase-2 (COX2) ou de um AINE não seletivo, com prescrição concomitante de um inibidor da bomba de prótons ou misoprostol para gastroproteção. Todos os AINEs, incluindo agentes não seletivos e seletivos para a COX2, devem ser usados com cautela em pacientes com fatores de risco cardiovascular e doença renal crônica. AINEs tópicos e capsaicina são alternativas efetivas aos analgésicos ou agentes anti-inflamatórios na OA do joelho e da mão e podem ser usados como agentes adjuvantes, sobretudo em pacientes idosos. Se os pacientes não responderem às abordagens anteriormente mencionadas, considerarem outras terapias não efetivas e não forem candidatos à cirurgia, pode-se utilizar também o tramadol, um agonista fraco dos receptores opioides, nesses casos selecionados. Outros opiáceos que não o tramadol não são incentivados, visto que apresentam o risco de aumento dos efeitos adversos, que tipicamente supera seus benefícios. Em pacientes selecionados que utilizaram outras terapias e medicamentos, podem-se administrar opioides diferentes do tramadol pelo menor período de tempo possível, tendo em vista o controle limitado da dor com a maior duração de uso desses medicamentos.

Apesar da popularidade desses produtos, as metanálises realizadas mostraram que a glucosamina e o sulfato de condroitina por via oral têm benefício limitado em pacientes com OA do joelho e, atualmente, esses medicamentos não são recomendados para OA de joelho, quadril ou mão.

Outros agentes, como duloxetina, quando comparados com placebo, demonstraram reduzir a dor e melhorar a função em uma metanálise. A duloxetina pode ser usada no controle da dor, e os estudos realizados mostraram sua eficácia no tratamento da OA.

A injeção ocasional de corticosteroides intra-articulares (habitualmente não mais do que uma vez a cada 4 meses) pode proporcionar benefício sintomático modesto a curto prazo, com toxicidade mínima, especialmente no joelho. Os estudos realizados mostraram que os pacientes que receberam injeções mais frequentes de corticosteroides (i. e., a cada 3 meses) perderam mais volume de cartilagem do que aqueles que receberam uma injeção de corticosteroide a cada 4 meses, porém a relevância dessa perda de cartilagem não é clara. Os pacientes com dor e derrame moderados a graves ou outros sinais locais de inflamação podem ser mais responsivos a essas injeções. O hialuronato intra-articular parece ter pouco ou nenhum efeito benéfico, com base nas evidências atuais. Ensaios clínicos recentes avaliaram injeções de plasma rico em plaquetas e injeções de células-tronco mesenquimais na OA, porém essas injeções não são atualmente recomendadas, devido à preocupação com as técnicas empregadas para sua administração, bem como à heterogeneidade e à falta de padronização das preparações disponíveis.

O manejo cirúrgico inclui artroplastia total, que é extremamente efetiva no alívio da dor, diminuição da incapacidade e melhora da função. Graças aos avanços na técnica cirúrgica e tecnologia, as indicações para artroplastia total ampliaram-se e agora incluem pacientes mais jovens e mais idosos. Outras opções cirúrgicas incluem osteotomia e artroplastia unicompartimental do joelho. O encaminhamento para um cirurgião ortopédico deve ser considerado quando outras opções de tratamento forem esgotadas, e a qualidade de vida estiver muito reduzida, incluindo dor articular que interrompa o sono, restrição na distância de caminhada e limitação na participação das atividades da vida diária. A artroscopia não é recomendada para o manejo da OA do joelho.

PROGNÓSTICO

Tendo em vista a epidemia de obesidade e as cargas de contato acentuadas que aumentaram os locais de peso no joelho, a obesidade é, provavelmente, o fator de risco modificável mais importante para o desenvolvimento e a progressão da osteoartrite do joelho. Um quilograma de perda de peso diminui a carga sobre o joelho em 4 kg. Desalinhamentos em varo e valgo também foram identificados como fatores de risco importantes para a progressão da OA do joelho.

LEITURA SUGERIDA

Blagojevic M, Jinks C, Jeffery A, et al: Risk factors for onset of osteoarthritis of the knee in older adults: a systematic review and meta-analysis, Osteoarthritis Cartilage 18:24–33, 2013.

Helmick CG, Felson DT, Kwoh CK, et al: Estimates of the prevalence of arthritis and other rheumatic conditions in the United States. Part I, Arthritis Rheum 58:15–25, 2008.

Hochberg MC, Altman RD, April KT, et al: American College of Rheumatology 2012 recommendations for the use of nonpharmacologic and pharmacologic therapies in osteoarthritis of the hand, hip, and knee, Arthritis Care Res 64:465–474, 2012.

Hunter DJ, Bierma-Zeinstra S: Osteoarthritis, Lancet 393(10182): 1745–1759, 2019.

Kolasinski SL, Neogi T, Hochberg MC, et al: 2019 American College of Rheumatology/Arthritis Foundation guidelines for the management of osteoarthritis of the hand, hip and knee, Art Rheum 72(2):220–233, 2019.

Litwic A, Edwards MH, Dennison EM, et al: Epidemiology and burden of osteoarthritis, Br Med Bull 105:185–199, 2013.

McAlindon TE, LaValley MP, Harvey WF, et al: Effect of intra-articular triamcinolone vs saline on knee cartilage volume and pain in patients with knee osteoarthritis: a randomized clinical trial, J Am Med Assoc 317:1967–1975, 2017.

Okano T, Mamoto K, Di Carlo M, et al: Clinical utility and potential of ultrasound in osteoarthritis, Radiol Med 124:1101–1111, 2019.

Wang ZY, Shi SY, Li SJ, et al: Efficacy and safety of duloxetine on osteoarthritis knee pain: a meta-analysis of randomized controlled trials, Pain Med 16(7):1373–1385, 2015.

Zhang W, Moskowitz RW, Kwoh CK, et al: OARSI recommendations for the management of hip and knee osteoarthritis, part I: critical appraisal of existing treatment guidelines and systematic review of current research evidence, Osteoarthritis Cartilage 15:981–1000, 2007.

Zhang W, Moskovitz RW, Nuki G, et al: OARSI recommendations for the management of hip and knee osteoarthritis, part II: OARSI evidence-based, expert consensus guidelines, Osteoarthritis Cartilage 16:137–162, 2008.

86

Distúrbios Não Articulares dos Tecidos Moles

Niveditha Mohan

INTRODUÇÃO

Os distúrbios não articulares dos tecidos moles são responsáveis pela maioria das queixas musculoesqueléticas da população em geral. Esses distúrbios abrangem um grande número de condições anatomicamente localizadas (p. ex., bursite, tendinite) e a síndrome da fibromialgia, um distúrbio de dor generalizada. Na maioria das condições não articulares dos tecidos moles, os fatores etiológicos e a patogênese são pouco compreendidos.

Uma vez definida a localização do sintoma (p. ex., dor no ombro), é necessário identificar a estrutura específica envolvida (p. ex., tendão do músculo supraespinal, bolsa subacromial) por meio de anamnese cuidadosa e exame físico. No caso de dorsalgia, a localização anatômica precisa da estrutura envolvida (p. ex., disco intervertebral, articulação dos processos articulares, ligamento, músculo paravertebral) exige, mais provavelmente, a realização de exame de imagem avançado. Quando o paciente se queixa de dor difusa, é fundamental avaliar a contribuição da dor local que pode estar impulsionando a dor difusa por meio de exame físico completo.

EPIDEMIOLOGIA

Não há dados precisos sobre a prevalência ou a incidência da maioria das síndromes não articulares de tecidos moles, porém essas condições representam até 30% de todas as consultas ambulatoriais. A fibromialgia é considerada a causa mais comum de dor musculoesquelética generalizada em mulheres entre 20 e 55 anos. A prevalência média global é de 2,7%.

FATORES ETIOLÓGICOS E PATOGÊNESE

A fisiopatologia precisa da maioria dos distúrbios não articulares de tecidos moles continua desconhecida; todavia, em muitos casos, é possível identificar fatores predisponentes, como traumatismo, uso excessivo, atividades repetitivas (p. ex., cotovelo de tenista, epicondilite lateral) ou fatores biomecânicos (p. ex., discrepância no comprimento dos membros inferiores na bursite trocantérica).

O termo *tendinite* refere-se à inflamação da bainha tendínea, porém pequenas rupturas de tendões, periostite e compressão de nervos foram propostas como mecanismos potenciais. De modo semelhante, embora o termo *bursite* implique inflamação de uma bolsa sinovial (do latim *bursa*), é difícil identificar uma inflamação demonstrável. Em alguns casos (p. ex., bursite aguda do olécrano ou bolsa subcutânea pré-patelar), o mecanismo consiste em uma resposta inflamatória aguda a cristais de urato de sódio depositados nos tecidos moles, manifestação extra-articular da gota. A resposta favorável da tendinite e da bursite aos agentes anti-inflamatórios, incluindo corticosteroides, sustenta o ponto de vista de que pelo menos um componente dessas síndromes resulta de um processo inflamatório.

Fibromialgia é o termo atual usado para referir-se a dor musculoesquelética generalizada crônica quando nenhuma causa alternativa pode ser identificada. A patologia subjacente decorre de alterações na função do sistema nervoso central (SNC), que levam a aumento do processamento nociceptivo (causado pela dor), que resulta no desenvolvimento de sintomas somáticos mediados pelo SNC, como fadiga, transtornos do sono, da memória e do humor, além da dor crônica generalizada. Além disso, podem ocorrer alterações do sistema imune, levando a um estado inflamatório intensificado. Estão surgindo evidências de que parte da biopatologia da fibromialgia inclui alteração da sensibilidade nociceptiva. Com frequência, esse distúrbio começa na infância ou adolescência, e é mais provável que os indivíduos que acabam desenvolvendo fibromialgia apresentem cefaleias, dismenorreia, disfunção da articulação temporomandibular, fadiga crônica, síndrome do intestino irritável e outros distúrbios funcionais do sistema digestório, cistite intersticial/síndrome da bexiga dolorosa, endometriose, e outras síndromes de dor regional (sobretudo dorsalgia e cervicalgia).

APRESENTAÇÃO CLÍNICA

Muitas das síndromes reumáticas de tecidos moles envolvem bolsas subcutâneas, submusculares e subfasciais, tendões, ligamentos e músculos. As bolsas são estruturas saculares fechadas e revestidas por células mesenquimais, que se assemelham às células sinoviais; as bolsas estão estrategicamente localizadas para facilitar o deslizamento dos tecidos. As bolsas subcutâneas (p. ex., do olécrano, subcutânea pré-patelar) formam-se após o nascimento em resposta ao atrito externo normal. As bolsas profundas (p. ex., bolsa subacromial) formam-se habitualmente antes do nascimento em resposta ao movimento entre os músculos e os ossos e podem ou não se comunicar com cavidades articulares adjacentes. As bolsas adventícias (p. ex., sobre a cabeça do primeiro osso metatarsal) formam-se em resposta aos estresses de cisalhamento anormais e não são uniformemente encontradas. Embora a maioria das formas de bursite envolva condições locais e isoladas, algumas podem resultar de condições sistêmicas, como a gota.

A tendinite, a bursite e os distúrbios miofasciais devem ser distinguidos dos distúrbios articulares. Na maioria dos casos, essa diferenciação pode ser feita por meio de um exame cuidadoso da estrutura envolvida (Tabela 86.1). Os princípios gerais do exame musculoesquelético são os seguintes:

1. Observação: se for detectada qualquer deformidade ou intumescimento de tecidos moles, ela é fusiforme (*i. e.*, circundando toda a articulação de maneira simétrica) ou é localizada? A deformidade localizada e não fusiforme distingue os distúrbios não articulares dos articulares.

2. Palpação: a hipersensibilidade álgica (dor à palpação) é localizada ou tem distribuição fusiforme? Há derrame (efusão)? A hipersensibilidade álgica localizada (mais não fusiforme ou na linha articular)

Tabela 86.1 Diferenciação dos distúrbios não articulares de tecidos moles da doença articular.

Manifestação	Distúrbios não articulares de tecido mole	Doença articular
Limitação do movimento	Ativa > passiva	Ativa = passiva
Crepitação das faces articulares (dano estrutural)	0	+/0
Hipersensibilidade álgica		
Sinovial (padrão fusiforme)	0	+
Localizada	+	0
Edema		
Sinovial (padrão fusiforme)	0	+
Local	+/0	0

+, existente; 0, ausente.

distingue os distúrbios não articulares dos articulares. Tipicamente, o derrame (efusão) indica um distúrbio articular.

3. Avaliação da amplitude de movimento: o exame musculoesquelético inclui a avaliação da amplitude de movimento ativa (*i. e.*, o paciente tenta mover a estrutura sintomática) e amplitude de movimento passiva (*i. e.*, o examinador move a estrutura sintomática). Em geral, os distúrbios articulares caracterizam-se por comprometimento igual dos movimentos ativos e passivos como resultado da limitação mecânica do movimento articular, em decorrência de proliferação da sinóvia, derrame (efusão) ou comprometimento das estruturas intra-articulares. O comprometimento do movimento ativo caracteriza os distúrbios não articulares em grau muito maior do que o movimento passivo.

Os sinais e sintomas clínicos consistem em dor, calor e edema no local da bolsa, que são agravados com a atividade e aliviados com o repouso. A bursite pode ser diferenciada da tendinite pela dor durante a amplitude de movimento ativa e passiva; na tendinite, a dor é desencadeada apenas durante a amplitude de movimento ativa. Entretanto, para muitos pacientes, ocorrem bursite e tendinite concomitantes.

As entorses ou distensões musculares são tipicamente diagnosticadas com base em uma história de atividade anterior que provoca o sintoma, juntamente com dor e limitação do movimento quando o músculo é contraído contra resistência. Os sinais e sintomas clínicos

de dor miofascial crônica são mais inespecíficos e caracterizam-se por uma distribuição que frequentemente não é anatômica e estão associados à hiperalgesia na área envolvida.

A síndrome da fibromialgia caracteriza-se por dor generalizada e várias outras manifestações, incluindo insônia, disfunção cognitiva, depressão, ansiedade, cefaleias recorrentes, tonturas, fadiga, rigidez matinal, disestesia dos membros, síndrome do intestino irritável e síndrome da bexiga irritável.

DIAGNÓSTICO E TRATAMENTO

Bursite séptica

As formas superficiais de bursite, em particular a bursite olecraniana e a bursite pré-patelar e, em certas ocasiões, a bursite infrapatelar, são mais frequentemente infectadas ou envolvidas por deposição de cristais das formas mais profundas de bursite, presumivelmente devido à extensão direta de microrganismos através dos tecidos subcutâneos. Mais comumente, o *Staphylococcus aureus* é isolado de bolsas superficiais infectadas. Deve-se suspeitar de bursite séptica se houver celulite, eritema, febre e leucocitose periférica.

O diagnóstico definitivo e a exclusão de infecção de bolsas subcutâneas habitualmente exigem aspiração da bolsa distendida. O líquido da bolsa deve ser avaliado com contagem de células, coloração de Gram e cultura e examinado à procura de cristais.

Bursite não séptica

Com frequência, a bursite não séptica é consequente a uma atividade súbita ou repetitiva não habitual do membro associado. Os dois tipos mais comuns de bursite são as bursites subacromial e trocantérica (Tabela 86.2).

A bursite subacromial é a causa geral mais comum de dor no ombro na parte lateral do braço ou músculo deltoide, que é exacerbada com a abdução do braço. Ocorre como resultado da compressão do tendão do manguito rotador inflamado entre o acrômio e a cabeça do úmero. Como o manguito rotador forma o assoalho da bolsa subacromial, a ocorrência de bursite nessa localização frequentemente resulta de tendinite do manguito rotador. Em algumas ocasiões, a bursite subacromial ou a tendinite do manguito rotador resultam de compressão do tendão do manguito rotador por osteófitos que se originam na articulação acromioclavicular. O diagnóstico diferencial inclui ruptura do manguito rotador, mecanismos patológicos intra-articulares na articulação do ombro, tendinite bicipital, radiculopatia cervical e dor referida do tórax.

Tabela 86.2 Síndromes de bursite

Localização	Sintoma	Achado
Subacromial	Dor no ombro	Hipersensibilidade álgica no espaço subacromial
Olecraniana	Dor no cotovelo	Edema doloroso à palpação do olécrano
Iliopectínea	Dor na virilha	Hipersensibilidade álgica na região inguinal
Trocantérica	Dor na parte lateral do quadril	Hipersensibilidade álgica no trocânter maior
Pré-patelar	Dor na parte anterior do joelho	Edema doloroso à palpação sobre a patela
Infrapatelar	Dor na parte anterior do joelho	Edema doloroso à palpação lateral ou medial ao tendão da patela
Anserina	Dor na parte medial do joelho	Hipersensibilidade álgica medioproximal da tíbia (abaixo da linha articular do joelho)
Isquioglútea	Dor nas nádegas	Hipersensibilidade álgica da espinha isquiática (na prega glútea)
Retrocalcânea	Dor no calcanhar	Edema doloroso à palpação entre a inserção do tendão do calcâneo e o calcâneo
Calcânea	Dor no calcanhar	Hipersensibilidade álgica na parte central do coxim calcâneo

A bursite trocantérica resulta de uma inflamação na inserção dos músculos glúteos no trocânter maior. Provoca dor na parte lateral da coxa, que frequentemente se agrava quando o paciente se deita sobre o lado afetado. As mulheres parecem ter mais propensão a desenvolver essa condição, talvez devido ao aumento da tração dos músculos glúteos como resultado da pelve feminina relativamente mais larga. Outros fatores de risco potenciais incluem ganho de peso, traumatismo local, atividades de uso excessivo, como corrida, e discrepância no comprimento dos membros inferiores (principalmente no membro inferior mais comprido). Acredita-se que esses fatores aumentem a tensão do músculo glúteo máximo na banda iliotibial, provocando inflamação da bolsa. O diagnóstico diferencial de bursite trocantérica inclui radiculopatia lombar (particularmente das raízes nervosas L1 e L2), meralgia parestésica (i. e., compressão do nervo cutâneo lateral da coxa em sua passagem sob o ligamento inguinal), doença da articulação do quadril, e processos patológicos intra-abdominais. Outras síndromes de bursite são menos comuns e estão listadas na Tabela 86.2.

A bursite séptica é tratada com uma combinação de aspirações seriadas da bolsa infectada e administração de antibióticos, inicialmente dirigidos contra S. aureus e, em seguida, ajustados, dependendo dos resultados das culturas do líquido coletado da bolsa. A bursite séptica recorrente pode exigir excisão cirúrgica da bolsa. A abordagem da bursite não séptica deve incluir repouso, aplicação de calor local e, a não ser que contraindicados pela presença de doença ulcerosa péptica, doença renal, ou idade avançada, anti-inflamatórios não esteroides (AINEs).

A abordagem mais efetiva consiste habitualmente na injeção local de um corticosteroide. As bolsas superficiais com edema evidente devem ser aspiradas antes da injeção de corticosteroide. Para as bolsas profundas, como as bolsas subacromial ou trocantérica, a aspiração fornece pouco ou nenhum líquido, e a injeção direta de um corticosteroide sem tentativa de aspiração é razoável. Recomenda-se ter cautela na tentativa de aspiração ou na injeção da bolsa do iliopsoas, bolsa isquiática do músculo glúteo máximo e as bolsas dos músculos gastrocnêmio e semimembranáceo (i. e., cisto de Baker). Essas bolsas estão situadas próximo a importantes estruturas neurais e vasculares, e recomenda-se que a aspiração seja realizada sob orientação ultrassonográfica.

Tendinite

A maioria das síndromes de tendinite resulta de inflamação na bainha do tendão. O uso excessivo com ruptura microscópica do tendão constitui o fator de risco mais comum para a tendinite. Pode ocorrer compressão do tendão por um osteófito, como no tendão do manguito rotador comprimido por um osteófito que se origina da articulação acromioclavicular.

Uma forma comum de tendinite é a epicondilite lateral, também conhecida como *cotovelo de tenista* (Tabela 86.3). Trata-se de uma síndrome de uso excessivo, comum em tenistas, embora possa ser observada em muitos outros contextos que exijam a extensão repetitiva do antebraço (p. ex., pintar acima do nível da cabeça). O diagnóstico é confirmado pela exclusão de patologia articular do cotovelo e achado de dor localizada à palpação do epicôndilo lateral, que é tipicamente exacerbada pela extensão do antebraço contra resistência. As entesopatias, como a tendinite do calcâneo e a tendinite fibular e tibial posterior, podem ocorrer em pacientes com artropatia soronegativa subjacente, como a doença de Reiter ou a artrite psoriásica. Devem-se obter anamnese e avaliação clínica para esses distúrbios no paciente apropriado.

A terapia para tendinite – AINEs, calor local e injeção de corticosteroides – é semelhante à prescrita para bursite. Repouso, fisioterapia, terapia ocupacional e, em determinadas ocasiões, modificação ergonômica são adjuvantes úteis. O objetivo da injeção de corticosteroides na tendinite é infiltrar a bainha do tendão, em vez do próprio tendão, visto que a injeção direta em um tendão pode resultar em sua ruptura. Deve-se evitar a injeção de corticosteroides no tendão do calcâneo, devido à propensão desse tendão à ruptura. O tratamento cirúrgico da tendinite só está indicado após fracasso do tratamento conservador. Por exemplo, a compressão crônica do tendão do músculo supraespinal que é refratária ao tratamento conservador exige descompressão subacromial.

Tabela 86.3 Síndromes de tendinite.

Localização	Sintoma	Achado
Tendão dos músculos extensor curto do polegar e abdutor longo do polegar (tenossinovite de de Quervain)	Dor no punho	Dor ao desvio ulnar do punho, com polegar coberto pelos outros quatro dedos (i. e., teste de Finkelstein)
Tendões dos músculos flexores dos dedos das mãos	Ativação dolorosa ou bloqueio dos dedos em flexão	Nódulo doloroso à palpação no tendão dos músculos flexores na palma da mão sobre a articulação metacarpal
Epicôndilo medial	Dor no cotovelo	Hipersensibilidade álgica do epicôndilo medial
Epicôndilo lateral	Dor no cotovelo	Hipersensibilidade álgica do epicôndilo lateral
Tendão do músculo bíceps braquial	Dor no ombro	Hipersensibilidade álgica ao longo do sulco bicipital
Patela	Dor no joelho	Hipersensibilidade álgica na inserção do tendão da patela
Calcâneo	Dor no calcanhar	Hipersensibilidade álgica do tendão do calcâneo
Tibial posterior	Dor na parte medial do tornozelo	Hipersensibilidade álgica sob o maléolo medial à inversão resistida do tornozelo
Fibular	Dor na parte lateral do mediopé ou tornozelo	Hipersensibilidade álgica sob o maléolo lateral à inversão passiva

Síndrome da fibromialgia

Existem descrições da síndrome da fibromialgia desde tempos longínquos na literatura médica, porém continua sendo um diagnóstico de exclusão, devido à falta de achados diagnósticos ou patológicos objetivos. A síndrome da fibromialgia, conforme designada pela definição de 1990 do American College of Rheumatology (ACR) para uso em ensaios clínicos consiste em uma condição de dor generalizada crônica com pontos dolorosos à palpação (*tender points*) característicos ao exame físico, frequentemente associados a vários sinais/sintomas, como fadiga, transtorno do sono, cefaleia, síndrome do intestino irritável e transtornos do humor. Em 2010, o ACR desenvolveu critérios diagnósticos preliminares baseados apenas nos sintomas, devido a problemas bem documentados com o exame dos pontos dolorosos (Tabela 86.4). Esses critérios não exigem exame desses pontos, porém fornecem uma escala para medir a gravidade dos sintomas que são característicos da fibromialgia e que apresentam boa correlação com os critérios do ACR de 1990.

A apresentação clínica da síndrome da fibromialgia consiste em início insidioso de dor musculoesquelética crônica, difusa e mal localizada, tipicamente acompanhada por fadiga e transtorno do sono. O exame físico revela um sistema musculoesquelético normal, sem deformidade ou sinovite. Entretanto, ocorre hipersensibilidade generalizada, sobretudo nos locais de inserção dos tendões, indicando redução geral do limiar da dor.

Cerca de um terço dos pacientes identifica um traumatismo prévio como fator precipitante dos sintomas, um terço descreve um pródromo viral e outro terço não apresenta fator desencadeante claro. Foram descritas várias apresentações menos típicas, incluindo uma apresentação predominantemente neuropática com parestesias (*i. e.*, dormência

e formigamento) e uma distribuição não dermatomal, uma apresentação com artralgia em vez de mialgia e manifestação do esqueleto axial semelhante à doença degenerativa discal. Muitos pacientes podem ter sido submetidos a exames complementares invasivos e, em alguns casos, a procedimentos inapropriados, como liberação do túnel do carpo ou laminectomias cervicais ou lombares.

As condições que devem ser consideradas no diagnóstico diferencial da síndrome da fibromialgia incluem polimialgia reumática (em pacientes idosos), hipotireoidismo, polimiosite e fase inicial de lúpus eritematoso sistêmico ou artrite reumatoide. Entretanto, os sintomas ocorrem por muitos meses ou anos sem outros sinais ou sintomas de doença do tecido conjuntivo subjacente, o que torna improvável outros diagnósticos.

Os resultados dos exames laboratoriais e radiográficos habitualmente são normais em pacientes com síndrome da fibromialgia. A exclusão de outras condições, como osteoartrite, artrite reumatoide e lúpus eritematoso sistêmico por meio de radiografia, velocidade de hemossedimentação, ensaios para fator reumatoide ou anticorpo antinuclear, e outros testes não é mais considerada necessária para o diagnóstico da síndrome de fibromialgia. A fibromialgia deve ser diagnosticada com base em critérios positivos.

O tratamento da fibromialgia inclui a tranquilização dos pacientes de que a condição não é progressiva, incapacitante ou potencialmente fatal. Uma combinação de opções de tratamento, incluindo medicação e medidas físicas, é útil para a maioria dos pacientes. Os medicamentos considerados úteis em ensaios clínicos duplos-cegos, controlados por placebo e em curto prazo incluem amitriptilina e ciclobenzaprina. Esses medicamentos em doses baixas (p. ex., 10 a 30 mg de amitriptilina, 10 a 30 mg de ciclobenzaprina) são moderadamente efetivos e, em geral, bem tolerados. Os estudos realizados mostraram que antidepressivos mais recentes do grupo dos inibidores da recaptação de serotonina-norepinefrina (p. ex., duloxetina, venlafaxina, bupropiona) e ligantes $\alpha_2\delta$ (p. ex., gabapentina, pregabalina) também são efetivos, sobretudo em combinação com baixas doses de agentes tricíclicos. Atualmente, há um grande interesse dos pacientes pelo uso de canabinoides para o controle da dor crônica, porém há pouquíssimos dados para apoiar o seu uso. Todavia, há evidências de que o uso crônico de opioides não é indicado para esses pacientes, devido ao alto risco de dependência, tolerância e possível agravamento da hiperalgesia nesses pacientes.

Os pacientes devem ser incentivados a assumir um papel ativo no manejo de sua condição. Se possível, devem iniciar um programa de exercícios aeróbicos progressivo e de baixo impacto para melhorar a aptidão muscular e proporcionar sensação de bem-estar. A terapia cognitivo-comportamental comprovadamente melhora significativamente a função. A adesão, a adequação e o acesso a essas modalidades constituem limitações nos pacientes. Uma abordagem combinada mostra-se efetiva na maioria dos pacientes para aliviar os sintomas, embora uma pequena minoria de pacientes necessite de estratégias mais intensivas, como tratamento psiquiátrico ou encaminhamento a um centro especializado em dor.

LEITURA SUGERIDA

Goldenberg DL, Burkhardt C, Crofford L: Management of fibromyalgia syndrome, J Am Med Assoc 292:2388–2395, 2004.

Littlejohn GO: Balanced treatments for fibromyalgia, Arthritis Rheum 50:2725–2729, 2004.

Tabela 86.4 Modificação dos critérios diagnósticos de fibromialgia de 2011 do American College of Rheumatology.

Critérios

1. Zero a 19 locais de dor no índice de dor generalizada (IDG).
2. Seis sintomas autorrelatados, incluindo dificuldade para dormir, fadiga, cognição precária, cefaleia, depressão e dor abdominal. Zero a 3 pontos para fadiga, cognição e sono; 1 ponto para dor abdominal, cefaleia e depressão.
3. Os sintomas existem durante pelo menos 3 meses.
4. Exclusão de outra explicação para a dor.
   A pontuação total é calculada pela soma das pontuações do IDG e sintomas autorrelatados; uma pontuação de 12 a 13 geralmente indica fibromialgia. Foi feita uma modificação dessa pontuação em 2016 para minimizar erros de classificação de distúrbios de dor regional.

As manifestações somáticas incluem dor ou fraqueza muscular, síndrome do intestino irritável, fadiga ou cansaço, transtornos cognitivos ou de memória, cefaleia, dormência ou formigamento, tonturas, insônia, depressão, nervosismo, convulsões, dor ou cólicas abdominais (sobretudo na parte superior do abdome), constipação intestinal, diarreia, náuseas, vômitos, febre, xerostomia, prurido, dor torácica, sibilos, fenômeno de Raynaud, urticária, tinido, redução da acuidade auditiva, pirose, úlceras orais, perda ou alteração do paladar, xeroftalmia, borramento visual, dispneia, perda do apetite, exantema, fotossensibilidade, fragilidade capilar, queda de cabelo, micção frequente ou dolorosa e espasmos da bexiga urinária.

87

Manifestações Reumáticas de Doenças Sistêmicas e Síndrome de Sjögren

Andreea Coca, Ghaith Noaiseh

INTRODUÇÃO

As manifestações reumatológicas podem anunciar várias condições sistêmicas, como neoplasia maligna, endocrinopatia e distúrbios hematológicos (Tabelas 87.1 e 87.2). Os sintomas musculoesqueléticos podem preceder ou acompanhar o diagnóstico dessas doenças. Os pacientes podem queixar-se de dor articular ou muscular, edema de articulações, lesões cutâneas e muitos outros sinais e sintomas.

Tabela 87.1 Condições sistêmicas associadas a manifestações reumáticas.

Neoplasias malignas
Mielodisplasia
Linfoma
Leucemia

Distúrbios reumatológicos paraneoplásicos
RS3PE
Fasciite eosinofílica
Osteoartropatia hipertrófica

Distúrbios hematológicos
Hemofilia
Doença falciforme
Talassemia

Endocrinopatias
Diabetes melito
Hipotireoidismo
Hipertireoidismo
Hiperparatireoidismo
Acromegalia

Distúrbios gastrintestinais
Doença de Whipple
Hemocromatose
Cirrose biliar primária

Outras
Mieloma múltiplo
Amiloidose
Distúrbios reumatológicos relacionados ao HIV
Sarcoidose

RS3PE, sinovite simétrica soronegativa remitente com edema depressível.

Tabela 87.2 Manifestações musculoesqueléticas de doenças endócrinas.

Doença endócrina	Manifestações musculoesqueléticas
Diabetes melito	Síndrome do túnel do carpo
	Artropatia de Charcot
	Capsulite adesiva
	Quiroartropatia (limitação da mobilidade articular)
	Amiotrofia diabética
	Infarto muscular diabético
Hipotireoidismo	Miopatia proximal
	Derrames (efusões) articulares
	Síndrome do túnel do carpo
	Condrocalcinose
Hipertireoidismo	Miopatia
	Osteoporose
	Acropaquia tireoidiana
Hiperparatireoidismo	Miopatia
	Artrite erosiva
	Condrocalcinose
Hipoparatireoidismo	Cãibras musculares
	Calcificações dos tecidos moles
	Espondiloartropatia
Acromegalia	Síndrome do túnel do carpo
	Miopatia
	Fenômeno de Raynaud
	Osteoartrite prematura
Síndrome de Cushing	Miopatia
	Osteoporose
	Necrose avascular

MANIFESTAÇÕES PARANEOPLÁSICAS REUMATOLÓGICAS

O câncer manifesta-se de inúmeras formas e as manifestações reumatológicas paraneoplásicas não são raras. Podem variar desde condições musculoesqueléticas até comprometimento vascular (vasculite leucocitoclástica), miosite, sintomas semelhantes ao lúpus eritematoso sistêmico (LES) e esclerodermia. Os mecanismos fisiopatológicos dos sintomas musculoesqueléticos em um paciente com câncer são, com frequência, desconhecidos e permanecem especulativos. Presume-se a existência de uma associação, se houver uma estreita relação temporal, entre o diagnóstico de uma neoplasia maligna e o início de sintomas musculoesqueléticos, ou se ocorrer resolução da síndrome reumática após tratamento bem-sucedido da neoplasia maligna. Entretanto, em muitos casos, a associação é uma coincidência.

O câncer pode invadir diretamente estruturas articulares ou periarticulares e mimetizar síndromes reumáticas, como no condrossarcoma, no tumor de células gigantes e no sarcoma osteogênico. Podem ocorrer sintomas musculoesqueléticos como fenômenos paraneoplásicos sem comprometimento direto pelo tumor, como na dermatomiosite em pacientes com câncer de ovário.

A incidência de malignidade com manifestações reumáticas é incerta, porém os sintomas musculoesqueléticos ocorrem mais frequentemente com neoplasias malignas hematológicas do que com tumores sólidos. Nenhum exame laboratorial isolado pode confirmar o diagnóstico de uma doença reumática em um paciente com câncer. Todos os pacientes com síndromes reumatológicas devem ser avaliados com anamnese completa, exame físico e rastreamento de malignidade apropriado para a idade.

Osteoartropatia hipertrófica

A osteoartropatia hipertrófica (OAH) caracteriza-se por baqueteamento digital, periostite dos ossos longos e artrite. A artrite é mais proeminente nas grandes articulações, periostite ocorre principalmente nas extremidades distais do fêmur, da tíbia e do rádio. A forma primária da OAH (paquidermoperiostite primária) é habitualmente uma doença autolimitada da infância. A forma secundária pode ser generalizada ou localizada e está principalmente associada ao câncer de pulmão e à doença pulmonar supurativa.

A OAH também está associada a doenças cardiovasculares (p. ex., cardiopatia congênita cianótica, endocardite infecciosa), distúrbios hepatobiliares (p. ex., cirrose hepática, cirrose biliar primária) e doenças gastrintestinais (p. ex., doença inflamatória intestinal, doença celíaca). A periostite sem baqueteamento digital pode ser observada na acropaquia tireoidiana, hipervitaminose A, fluorose, estase venosa, hiperfosfatemia e sarcoidose. O baqueteamento digital crônico isolado, que está principalmente associado à doença pleuropulmonar, não parece causar OAH.

A patogênese da OAH ainda não foi definida, embora vários mecanismos possíveis tenham sido propostos, incluindo o fator de crescimento derivado de plaquetas e o fator de crescimento do endotélio vascular.

A OAH é habitualmente acompanhada de dor óssea e articular associada à periostite periarticular. Em geral, a dor é exacerbada pela posição dependente e aliviada com a elevação do membro. Os sinais típicos de periostite incluem novo osso periosteal ao longo das extremidades distais dos ossos longos, o que pode ser visto em radiografias simples. Quando a periostite não for evidente em radiografias simples, uma cintigrafia óssea é útil para demonstrar evidências precoces de doença. A avaliação radiológica do tórax é importante, devido à associação entre a OAH e neoplasias pulmonares.

Em muitos casos, o tratamento sintomático com anti-inflamatórios não esteroides (AINEs) ou outros analgésicos, enquanto a doença subjacente é tratada, proporciona alívio significativo dos sintomas. Nos casos refratários, foi relatada a eficácia dos bisfosfonatos, como o pamidronato e o ácido zoledrônico.

Poliartrite semelhante à artrite reumatoide

A síndrome semelhante à artrite reumatoide (AR) inflamatória tem sido associada a neoplasias sólidas e neoplasias malignas hematológicas. As características clínicas associadas a essa síndrome paraneoplásica incluem início agudo, doença assimétrica que frequentemente envolve os membros inferiores, sinovite em grandes articulações, que poupa os punhos e as mãos sem erosão óssea e resultados negativos para o fator reumatoide e o anticorpo antipeptídio citrulinado cíclico. Todavia, essas características não são específicas e podem ser confundidas com a AR de início no idoso, AR soronegativa, espondiloartropatia e sinovite simétrica soronegativa remitente com edema depressível (RS3PE).

Sinovite simétrica soronegativa remitente com edema depressível

A RS3PE manifesta-se com início súbito de poliartrite, edema depressível e sintomas constitucionais proeminentes. Mais da metade dos casos de RS3PE estão associados a neoplasia maligna, incluindo neoplasias hematológicas e tumores sólidos. A avaliação do paciente com RS3PE deve levar à investigação de malignidade apropriada para a idade.

Fasciite eosinofílica

A fasciite eosinofílica pode ser facilmente confundida com esclerodermia, manifestando-se com pele tumefeita, algumas vezes endurecida, que progride para espessamento subcutâneo significativo, com eosinofilia periférica característica. Pode ser observada em pacientes com vários distúrbios hematológicos malignos.

Complicações reumatológicas da imunoterapia com inibidores de ponto de controle (*checkpoint*) imunológico

Os inibidores de *checkpoint* imunológico (ICI) são o tipo mais comum de imunoterapia do câncer. Esses fármacos atuam por meio do bloqueio de moléculas inibitórias nos linfócitos T, resultando em aumento da resposta imunomediada dos linfócitos T contra a neoplasia maligna. Infelizmente, apresentam inúmeros efeitos colaterais, dos quais os musculoesqueléticos são predominantes.

A artrite inflamatória pode ocorrer em um padrão semelhante ao da AR ou espondiloartropatia soronegativa. O dano articular pode ser grave, e as erosões são comuns. Na maioria das vezes, a investigação é normal, porém pode haver elevação dos marcadores inflamatórios. A artrite inflamatória leve responde aos AINEs. Em casos de artrite grave, justifica-se o uso de corticosteroides orais, bem como agentes antifator de necrose tumoral (TNF).

A apresentação semelhante à síndrome de Sjögren (SS) manifesta-se principalmente com ressecamento ocular e das mucosas significativo. A maioria dos pacientes não apresenta autoanticorpos. A distinção da SS baseia-se na biopsia das glândulas salivares menores, que demonstra um infiltrado linfocítico difuso de linfócitos T e lesão acinar, um padrão distinto da SS.

Foi descrita a ocorrência de polimialgia reumática e artrite de células gigantes após tratamento com ICI. Os sintomas de polimialgia reumática são típicos, e a patologia na biopsia da artéria temporal pode distinguir entre usuários ou não usuários de ICI.

Foi também descrita a ocorrência de dermatomiosite e polimiosite (PM), com fraqueza da musculatura proximal, elevação das enzimas musculares e anormalidades patognomônicas na eletromiografia (EMG) e ressonância magnética (RM).

Em geral, a monoterapia com esteroides orais tem sido muito efetiva.

Os ICIs também podem modular as doenças autoimunes sistêmicas subjacentes. Em pacientes com AR ou psoríase, até 30% podem apresentar exacerbação durante o tratamento. Entretanto, não se recomenda a interrupção da imunossupressão sistêmica, e os pacientes devem continuar o tratamento.

Doenças autoimunes sistêmicas e malignidade
Síndrome semelhante ao lúpus

Pode-se observar a presença de anticorpos antinucleares (ANA) em pacientes com neoplasias sólidas (p. ex., carcinomas gástricos, de colo do útero e de mama, seminoma testicular), linfoma ou distúrbios

Capítulo 87 Manifestações Reumáticas de Doenças Sistêmicas e Síndrome de Sjögren

mielodisplásicos, porém o significado desses autoanticorpos é pouco compreendido. Não há indicação clínica para investigar uma neoplasia maligna subjacente em um paciente com LES típico. Entretanto, a ocorrência de autoanticorpos semelhantes ao lúpus e de anemia hemolítica Coombs-positiva e trombocitopenia inexplicáveis sem sinais clínicos de doença reumática justificam uma investigação mais detalhada à procura de neoplasia oculta.

Fenômeno de Raynaud e síndrome semelhante à esclerodermia

O súbito início do fenômeno de Raynaud e de uma síndrome semelhante à esclerodermia pode assinalar a existência de um tumor subjacente, como neoplasias malignas hematológicas e carcinomas de fígado, ovário, testículo, bexiga, mama ou estômago. Alterações cutâneas semelhantes à esclerodermia também podem ocorrer em pacientes com mieloma osteosclerótico com *poli*neuropatia, *o*rganomegalia, *e*ndocrinopatia, gamopatia *m*onoclonal e anormalidades cutâneas (*s*kin) (*i. e.*, síndrome POEMS) e naqueles com tumores carcinoides.

As características que sugerem fenômeno de Raynaud secundário incluem idade de início acima de 50 anos, assimetria dos sintomas, sintomas que persistem durante todo o ano e rápida ulceração e necrose dos dedos. O fenômeno de Raynaud secundário também é sugerido por síndromes semelhantes à esclerodermia em pacientes com mais de 50 anos, rápida progressão da esclerose cutânea ou resposta inadequada à terapia. A ausência do fenômeno de Raynaud pode constituir outra característica diferencial da síndrome semelhante à esclerodermia paraneoplásica, visto que o fenômeno de Raynaud ocorre em cerca de 95% dos casos de esclerose sistêmica.

Vasculites

A vasculite raramente está associada a neoplasia maligna e é observada mais comumente em pacientes com distúrbios linfoproliferativos e síndrome mielodisplásica. A vasculite leucocitoclástica cutânea constitui a manifestação mais comum da vasculite paraneoplásica. Embora as apresentações clínicas das vasculites paraneoplásicas sejam indistinguíveis daquelas da forma idiopática, a presença de doença recidivante crônica com citopenias e uma resposta inadequada ao tratamento convencional sugerem malignidade oculta.

Miopatias inflamatórias

A associação entre miopatias inflamatórias e neoplasias malignas foi bem estabelecida. Dermatomiosite e PM apresentam maior risco de neoplasia maligna, principalmente tumores sólidos. As neoplasias malignas são, em sua maior parte, de ovário, pulmão e estômago e são observadas principalmente na população ocidental. A diferenciação entre dermatomiosite ou PM associadas ou não a malignidade pode representar um grande desafio, visto que os níveis de CPK e os achados de biopsia muscular são semelhantes. Imediatamente após o estabelecimento do diagnóstico, todos os pacientes devem ser submetidos a rastreamento para neoplasia maligna apropriada para a idade. Esse rastreamento deve ser repetido a cada 3 a 5 anos, independentemente da atividade da doença. A suspeita de neoplasia maligna deve aumentar significativamente na miosite resistente ao tratamento. A associação de anticorpos anti-P1 55/P1 40 foi descrita como altamente preditiva de dermatomiosite associada ao câncer.

Neoplasias malignas associadas a inibidores do TNF

O adalimumabe e o etanercepte estão disponíveis no mercado desde o fim da década de 1990 e são amplamente utilizados em várias doenças autoimunes sistêmicas e específicas de órgãos. As neoplasias malignas mais comuns foram linfomas de Hodgkin e não Hodgkin. Existe um risco aumentado de câncer de pele não melanoma, porém não há evidências de outras neoplasias malignas.

DISTÚRBIOS HEMATOLÓGICOS COM MANIFESTAÇÕES REUMÁTICAS

Hemofilia

Artropatia hemofílica aguda e dolorosa dos joelhos, cotovelos e tornozelos constitui a manifestação mais comum da hemofilia. Episódios repetidos de hemartrose resultam em proliferação e inflamação crônica da sinóvia, causando artropatia hemofílica crônica. Isso é caracterizado por deformidade articular, anquilose fibrosa e supercrescimento de osteófitos. Tipicamente, as radiografias revelam artrite degenerativa. Além da administração imediata de concentrado de fator da coagulação para reposição, a hemartrose aguda precisa ser tratada de forma conservadora, com aplicação de frio e imobilização articular, seguidas por um programa estruturado de fisioterapia. A aspiração (após a reposição do fator da coagulação) só é necessária se houver suspeita de artrite séptica concomitante ou se a articulação estiver muito tensa.

Doença falciforme

As complicações musculoesqueléticas da doença falciforme incluem crises dolorosas, artropatia, dactilite, osteonecrose e osteomielite. A crise falciforme constitui a característica musculoesquelética mais comum e pode provocar artrite dolorosa das grandes articulações e derrames articulares não inflamatórios adjacentes a áreas de crise óssea. A osteonecrose da cabeça do fêmur, do ombro e da face articular superior da tíbia pode resultar de isquemia ou infarto locais repetidos do osso.

A dactilite, que se manifesta como edema e dor bilaterais das mãos ou dos pés (*i. e.*, síndrome mão-pé), pode ser a primeira manifestação da doença em lactentes e crianças pequenas. Pode estar associada a febre e leucocitose que, acredita-se, seja secundária à isquemia local da medula óssea. O tratamento é de suporte. O aumento do risco de artrite séptica e osteomielite, mais frequentemente por espécies de *Salmonella*, tem sido associado a hemoglobinopatias.

DOENÇAS ENDÓCRINAS

Em geral, as doenças endócrinas manifestam-se com sintomas musculoesqueléticos difusos e mal definidos e dor articular, que mais frequentemente é periarticular. A suspeita clínica de endocrinopatia é, sem dúvida, a etapa diagnóstica mais importante. Os exames laboratoriais clínicos de rotina, como velocidade de hemossedimentação (VHS), proteína C reativa (PCR), ANA, fator reumatoide e nível de ácido úrico, habitualmente não são úteis. Com frequência, as radiografias levantam a suspeita de endocrinopatia e são patognomônicas na doença avançada.

Diabetes melito

Uma das complicações musculoesqueléticas mais comuns do diabetes melito (DM) é a quiroartropatia diabética (*i. e.*, síndrome da mão diabética). Caracteriza-se pelo desenvolvimento insidioso de espessamento céreo da pele dos dedos e das mãos e por contraturas em flexão das articulações metacarpofalângicas (MCF) e articulações interfalângicas (IF). Os pacientes não conseguem pressionar as palmas das mãos juntas por completo, sem deixar um espaço, com os punhos totalmente em flexão (*i. e.*, sinal de oração). Embora essa síndrome esteja associada ao DM de longa data e controle insatisfatório da glicemia, pode desenvolver-se antes do início do DM franco e imitar a esclerodactilia.

Os pacientes podem apresentar contratura de Dupuytren e tenossinovite flexora estenosante (*i. e.*, dedo em gatilho). Pacientes com DM têm mais propensão a desenvolver síndrome do túnel do carpo. A periartrite diabética dos ombros (*i. e.*, capsulite adesiva ou ombro congelado) é mais comum em pacientes com DM, especialmente em mulheres com DM de longa data. A capsulite caracteriza-se pela progressão gradual de dor e restrição do movimento do ombro.

Pacientes com DM de longa data e mal controlado podem desenvolver edema e deformação indolor das articulações, conhecidos como articulações de Charcot ou artropatia neuropática. As articulações tarsais, metatarsofalângicas e tarsometatarsais são mais comumente envolvidas, e a condição pode ser confundida com osteomielite em radiografias.

A hiperostose esquelética idiopática difusa (HEID) é observada em até 20% dos pacientes diabéticos, que tipicamente são obesos e com mais de 50 anos. A HEID está associada a rigidez do pescoço e das costas, em vez de dor. As radiografias laterais da coluna vertebral mostram quatro ou mais vértebras com fusão contígua, que resulta da ossificação do ligamento longitudinal anterior, sem envolvimento dos processos articulares das vértebras.

A amiotrofia diabética (*i. e.*, neuropatia radiculoplexa lombossacral diabética) é notável pelo início agudo ou subagudo de dor intensa nos quadris, nas nádegas ou nas coxas, seguida de fraqueza progressiva do membro afetado. Normalmente, ocorre em homens idosos que apresentam DM relativamente bem controlado.

Ocorre infarto muscular diabético no DM insulinodependente de longa data. Manifesta-se com início súbito de dor e edema na panturrilha, mimetizando a trombose venosa profunda. Os níveis de CK podem estar elevados. Com frequência, é necessária uma biopsia para descartar outras etiologias possíveis.

Doença da tireoide

O hipotireoidismo está associado principalmente à artropatia mixedematosa, afetando sobretudo as grandes articulações, com edema e rigidez. A análise do líquido sinovial revela padrão não inflamatório, e as radiografias são, em geral, normais. Outras manifestações reumatológicas comuns incluem síndrome do túnel do carpo, artralgia inespecífica e quadro do tipo miosite com dor na musculatura proximal e níveis elevados de CK.

O hipertireoidismo está associado a dor e fraqueza da musculatura proximal em até 70% dos pacientes. A osteoporose provavelmente é a manifestação musculoesquelética mais comum desta doença da tireoide.

A acropaquia tireoidiana é manifestação rara da doença de Graves, que se apresenta como edema das mãos, cãibras digitais e periostite. É mais provável em pacientes que já apresentam outras complicações da doença de Graves, principalmente oftalmopatia.

Doença das glândulas paratireoides

As manifestações reumatológicas mais comuns do hiperparatireoidismo primário consistem em dor, fraqueza muscular proximal, condrocalcinose, rupturas de tendões e osteoporose. O hiperparatireoidismo não controlado e de longa duração leva à osteíte fibrosa cística, que é observada principalmente na doença renal em estágio terminal. As radiografias são características, com reabsorção subperiosteal e reabsorção do tufo das falanges distais. Ocasionalmente são observadas erosões, o que torna fácil confundir esse distúrbio com AR. O hiperparatireoidismo secundário é a principal causa de osteodistrofia renal na doença renal crônica.

Acromegalia

A acromegalia está frequentemente associada a artralgia, em grande parte secundária à doença degenerativa que afeta as articulações de sustentação do peso, incluindo a coluna vertebral. As radiografias são características e incluem aposição periosteal de ossos tubulares, deformação da epífise e condrocalcinose. Além disso, a acromegalia também pode estar associada à síndrome do túnel do carpo e à fraqueza muscular proximal. O crescimento excessivo da cartilagem provoca, no início, alargamento do espaço articular, mas acaba resultando em osteoartrite grave, com dor, limitação da amplitude de movimento e deformidade.

DOENÇAS GASTRINTESTINAIS COM MANIFESTAÇÕES REUMÁTICAS

Doença de Whipple

A doença de Whipple é uma doença multissistêmica rara, que afeta com mais frequência o sistema digestório, devido à infecção por *Tropheryma whippelii*. Os sintomas musculoesqueléticos podem preceder o diagnóstico em anos. A oligoartrite migratória intermitente de grandes articulações é típica, porém alguns pacientes apresentam poliartrite florida. Em geral, o líquido sinovial é inflamatório, com células mononucleares predominantes. As radiografias são frequentemente normais.

Hemocromatose

A hemocromatose é uma das doenças genéticas mais comuns em indivíduos de ascendência da Europa setentrional e, com frequência, está associada a artropatia semelhante à osteoartrite, condrocalcinose e osteoporose. A segunda e a terceira articulações MCF de ambas as mãos são tipicamente afetadas, e osteófitos semelhantes a ganchos na face radial dos ossos metacarpais são achados característicos em radiografias, constituindo o sinal de "punho de ferro". Condrocalcinose do punho e do joelho é muito comum em pacientes com hemocromatose. As crises agudas de pseudogota podem ser manifestação clínica predominante. Não há tratamento efetivo, e as flebotomias regulares não são efetivas.

OUTROS DISTÚRBIOS

Mieloma múltiplo

As manifestações reumatológicas do mieloma múltiplo (MM) consistem em dor óssea em consequência de lesões ósseas líticas, fraturas patológicas e osteoporose. Dor toracolombar associada a hipercalcemia, insuficiência renal e anemia sugere a possibilidade de MM. O MM pode se manifestar de forma atípica e mimetizar doenças autoimunes específicas, como SS e LES.

Amiloidose

A amiloidose é um distúrbio do enovelamento das proteínas, em que ocorre deposição de proteínas fibrilares insolúveis no espaço extracelular em um ou mais órgãos, comprometendo a estrutura e a função dos tecidos. As manifestações clínicas e a prevalência dependem do tipo de amiloidose. A proteína amiloide pode ser identificada pela birrefringência verde-maçã na coloração pelo vermelho Congo de uma aspiração do panículo adiposo abdominal ou amostra de biopsia da mucosa retal.

A amiloidose sistêmica de cadeia leve (AL) é uma das formas mais comuns de amiloidose sistêmica. As proteínas amiloides derivadas de cadeias leves monoclonais podem invadir a sinóvia, provocando sinais e sintomas semelhantes aos da AR. A rigidez articular é mais pronunciada na artropatia amiloide, e a deposição de proteína amiloide na articulação do ombro provoca aumento da parte anterior do ombro, denominado *sinal da ombreira*. A deposição de amiloide nos vasos sanguíneos pode se manifestar como claudicação e sintomas

Capítulo 87 Manifestações Reumáticas de Doenças Sistêmicas e Síndrome de Sjögren

semelhantes aos da arterite temporal. A deposição nos músculos também pode levar a fraqueza ou dor e manifesta-se com quadro semelhante a miosite ou pseudo-hipertrofia muscular.

A amiloidose AA sistêmica (anteriormente conhecida como amiloidose secundária) pode complicar qualquer doença inflamatória crônica. As doenças reumatológicas mais comumente complicadas pela amiloidose AA sistêmica são a AR, a artrite idiopática juvenil e a espondilite anquilosante.

Infecção pelo vírus da imunodeficiência humana

Há inúmeras manifestações musculoesqueléticas associadas ao vírus da imunodeficiência humana (HIV), seja como doença específica ou secundárias à terapia antirretroviral (TAR) altamente ativa. Variam desde artralgias e artrite até miosite inflamatória, sarcoidose, AR, LES, SS, miopatia associada à zidovudina, osteopenia, osteomalacia e osteomielite.

A artrite associada ao HIV é não inflamatória, poliarticular e soronegativa, acometendo primariamente as articulações de sustentação do peso. Trata-se de uma condição autolimitada, que responde ao tratamento conservador. Em raros casos há necessidade de AINE ou de corticosteroides em baixa dose para alívio dos sintomas.

A incidência de artrite reativa diminuiu drasticamente desde a introdução da TAR. A apresentação é clássica, com entesopatia, fasciite plantar, dactilite e líquido sinovial inflamatório. Entretanto, pode estar associada a artrite erosiva grave, que geralmente não é observada na artrite reativa não relacionada ao HIV.

O comprometimento muscular na infecção pelo HIV é comum; pode manifestar-se como miopatia inflamatória ou não inflamatória. Antes da TAR, era mais provável que o paciente apresentasse PM, miopatia nemalínica (estruturas semelhantes a bastão nas células musculares) e síndrome consumptiva do HIV. Após o tratamento, miopatia mitocondrial e rabdomiólise são mais comumente encontradas. As doenças ósseas mais comuns em pacientes com HIV são a osteoporose e a necrose avascular, sobretudo em pacientes com contagens muito baixas de linfócitos T CD4.

Sarcoidose

As manifestações clínicas da sarcoidose podem mimetizar as de muitas doenças reumáticas agudas e crônicas. A sarcoidose aguda (também denominada síndrome de Löfgren) manifesta-se com febre, eritema nodoso, linfadenopatia hilar e poliartrite aguda, afetando quase invariavelmente os tornozelos e os joelhos. Em geral, a artrite é autolimitada e tende a ser não deformante e não erosiva.

A artropatia crônica pela sarcoidose é menos comum e, em geral, está associada a doença multissistêmica ativa. O comprometimento ósseo pode ser focal ou generalizado e ocorre em cerca de 5% dos pacientes com sarcoidose. Os cistos ósseos são habitualmente assintomáticos, mas podem se manifestar nas falanges como dedos das mãos em formato de salsicha ou pseudobaqueteamento. As alterações osteolíticas focais podem levar a fraturas patológicas. O envolvimento do músculo pela sarcoidose é frequentemente assintomático, mas pode provocar dor proximal, fraqueza progressiva e atrofia.

SÍNDROME DE SJÖGREN

Definição e epidemiologia

A SS é uma doença autoimune sistêmica crônica, caracterizada por infiltração linfocítica das glândulas salivares e glândulas lacrimais, que leva a ressecamento da mucosa e aumento das glândulas salivares, e por produção de autoanticorpos. Alterações extraglandulares ocorrem em 25 a 30% dos pacientes e podem ser as manifestações iniciais ou surgir durante a evolução da doença.

A prevalência é de aproximadamente 0,1 a 0,6% da população geral. A SS é principalmente uma doença de mulheres de meia-idade, mas pode afetar indivíduos de todas as idades. A razão entre mulheres e homens é de pelo menos 9:1. A SS pode ocorrer como distúrbio primário ou pode estar associada a outras doenças autoimunes, como AR e LES.

Patogênese

A patogênese da SS não é plenamente compreendida. A epitelite autoimune é o modelo mais amplamente aceito de autoimunidade na SS, em que as células epiteliais (CE) glandulares atuam como principal orquestrador da resposta inflamatória, e não apenas como espectador inocente que é danificado pela inflamação circundante. No indivíduo com predisposição genética (p. ex., HLA-DR3-DQ1-positivo), os gatilhos externos, como vírus sialotrópicos ou fatores hormonais, ativam as CE, que então atuam como células apresentadoras de antígeno não profissionais por meio da expressão de moléculas MHC I e II e receptores de tipo *Toll*, secretando citocinas e quimiocinas necessárias para atrair outras células inflamatórias e ativar a imunidade tanto inata quanto adaptativa. Em seu conjunto, essas etapas promovem um ciclo vicioso que perpetua a ativação do sistema imune. Os macrófagos ativados e as células dendríticas produzem interferona do tipo I, que leva ao dano tecidual local. O meio inflamatório atrai e ativa os linfócitos T e B para formar focos linfocíticos. De fato, infiltração linfocítica em torno das estruturas epiteliais das glândulas salivares e de outros tecidos afetados é a característica histopatológica da SS.

Além disso, as CE estão entre as células inflamatórias que produzem o fator ativador de linfócitos B (BAFF ou BLyS), uma molécula essencial que promove a maturação, a proliferação e a sobrevida dos linfócitos B. A hiperatividade de linfócitos B na SS constitui uma característica fundamental da doença, destacada pelo achado de autoanticorpos específicos, como anticorpos anti-Ro/SSA e anti-La/SSB, hipergamaglobulinemia inespecífica, gamopatia monoclonal e desenvolvimento de linfoma não Hodgkin. Além disso, a produção de anticorpos é essencial para a formação de imunocomplexos (IC), o que pode levar a ativação do complemento e dano tecidual ou vasculite, quando eles se depositam nos capilares de determinados órgãos, como a pele, os rins e os nervos periféricos.

Em suma, acredita-se que a imunopatogênese da SS resulte de infiltração linfocítica do epitélio do tecido-alvo, levando ao comprometimento funcional progressivo ou à ativação do complemento mediada por IC e dano tecidual.

Apresentação clínica

Tipicamente, os pacientes apresentam início insidioso da síndrome *sicca* (xeroftalmia e xerostomia persistentes). A diminuição do fluxo lacrimal leva ao dano epitelial da córnea e da conjuntiva, uma condição conhecida como ceratoconjuntivite. Podem ocorrer sensação de areia e de corpo estranho, fotofobia e formação de secreções espessas no canto interno do olho. Os casos não tratados podem resultar em ulcerações da córnea, cicatrizes, infecções bacterianas e comprometimento visual.

Ocasionalmente, os pacientes não se queixam de xerostomia, porém relatam dificuldade na deglutição de alimentos secos. O exame pode revelar ausência de um reservatório de saliva normal sob a língua, mucosa seca e pegajosa, resseção gengival e cáries dentárias. A candidíase oral atrófica é uma complicação menos reconhecida, que habitualmente se manifesta como síndrome da boca ardente e atrofia das papilas na superfície da língua, com ou sem queilite angular, na ausência de exsudato esbranquiçado clássico. O comprometimento das vias respiratórias superiores pode levar ao ressecamento nasal, rinite e sinusite não alérgicas recorrentes e tosse seca. Além disso, podem ocorrer ressecamento vaginal associado com dispareunia e ressecamento cutâneo. Aumento das glândulas salivares ocorre em cerca de 30 a 40% dos pacientes, que se manifesta classicamente como aumento indolor unilateral ou bilateral das glândulas parótidas, que regride espontaneamente em 2 a 3 semanas. Outras manifestações comuns incluem artralgia, mialgia, fadiga e mal-estar.

A SS pode se sobrepor a várias doenças autoimunes não reumáticas, como tireoidite de Hashimoto e doença celíaca. Além dos sintomas específicos da SS, os pacientes podem apresentar inúmeras manifestações extraglandulares, que estão resumidas na Tabela 87.3.

Tabela 87.3 Manifestações sistêmicas da síndrome de Sjögren.

Sistema	Manifestações clínicas
Constitucional	Febre
	Fadiga
Cutâneo	Púrpura: hipergamaglobulinêmica ou vasculite leucocitoclástica associada à crioglobulinemia
	Eritema anular (fotossensível, indistinguível do lúpus eritematoso cutâneo subagudo)
	Urticária
	Xeroderma
Musculoesquelético	Artralgia e mialgia
	Artrite não erosiva (que mimetiza a artrite reumatoide)
	Miopatia inflamatória
Pulmonar	Padrão obstrutivo nas provas de função pulmonar
	Doença pulmonar intersticial (inespecífica, pneumonia intersticial habitual e linfocítica)
	Pneumonia em organização criptogênica
	Bronquiectasia
Renal	Nefrite intersticial
	Acidose tubular renal (tipicamente do tipo I, menos comumente do tipo II)
	Glomerulonefrite membranoproliferativa mediada por crioglobulinas
Sistema nervoso central	Síndrome semelhante à esclerose múltipla
	Mielite transversa
	Disfunção cognitiva
Sistema nervoso periférico	Polineuropatia sensitiva axonal
	Polineuropatia sensorimotora
	Neuropatia de pequenas fibras
	Neuropatia autonômica
	Ganglioneuropatia
	Polineuropatia desmielinizante inflamatória crônica
	Neuropatias cranianas (habitualmente neuralgia do trigêmeo)
	Mononeurite múltipla (associada a vasculite)
Hepatobiliar	Colangite autoimune
Vascular	Fenômeno de Raynaud (sem ulcerações nas pontas dos dedos)
	Vasculite (que afeta vasos de pequeno calibre, habitualmente na pele, nos rins e nervos)
Reticuloendotelial	Linfadenopatia
	Esplenomegalia
Linfoproliferativo	Linfoma não Hodgkin, habitualmente do tipo histológico de zona marginal, sobretudo linfoma relacionado ao tecido linfoide associado à mucosa (MALT)

A transmissão placentária de anticorpos anti-SSA/Ro e anti-SSB/La maternos pode levar à doença neonatal. As pacientes com SS ou com LES que planejam uma família e que apresentam anticorpos anti-Ro/La devem ser orientadas sobre esse risco para o recém-nascido, que ocorre em aproximadamente 2 a 5% dos casos.

Síndrome de Sjögren e linfomas não Hodgkin

Em comparação com a população geral, os pacientes com SS correm um risco 15 a 20 vezes maior de desenvolver linfomas, habitualmente linfoma de células B do tecido linfoide associado à mucosa (MALT). Curiosamente, o linfoma tem a característica de se desenvolver em órgãos onde a doença é ativa, como as glândulas salivares. O aumento unilateral e persistente da glândula parótida na SS é alarmante e exige investigação adicional. Outros fatores de risco associados ao desenvolvimento de linfoma incluem púrpura palpável, esplenomegalia, linfadenopatia, fator reumatoide positivo, crioglobulinas séricas positivas, hipocomplementemia C4, linfopenia e gamopatia monoclonal. Os pacientes que apresentam um ou vários fatores de risco precisam ser rigorosamente monitorados.

Achados laboratoriais

Anticorpos antinucleares e fator reumatoide são encontrados em até 80% e 50% dos casos, respectivamente. Nesses casos, os pacientes podem receber um diagnóstico incorreto de LES ou AR. Anticorpos anti-SSA/Ro e anti-SSB/La são encontrados em 60 a 80% e em 30 a 40% dos pacientes com SS, respectivamente. É comum o achado de hipergamaglobulinemia, anemia de doença crônica e elevação da VHS (relacionada com a hipergamaglobulinemia). O nível sérico de PCR está, habitualmente, normal. Além disso, podem ocorrer linfopenia, neutropenia e trombocitopenia. Crioglobulinas séricas e gamopatia monoclonal ocorrem em 10 a 15% dos casos, respectivamente. Os níveis de C3 e C4 do complemento podem estar diminuídos como marcadores da atividade da doença, porém os baixos níveis de C4 são, em determinadas ocasiões, congênitos.

Diagnóstico

No contexto clinicamente apropriado, como sintomas de ressecamento ou manifestação extraglandular, o diagnóstico é estabelecido com base na demonstração objetiva de disfunção glandular e autoimunidade, avaliada por níveis séricos elevados de anti-SSA/Ro ou por resultado positivo na biopsia de glândula salivar menor. É importante ressaltar que a ausência de sintomas de ressecamento *não* descarta a possibilidade de SS.

Vários testes são utilizados para avaliar a disfunção glandular. Para confirmar a ceratoconjuntivite seca, o teste de Schirmer mede o fluxo lacrimal por um período de 5 minutos com o uso de tiras de papel padronizadas; o umedecimento de 5 mm ou menos é uma evidência objetiva de ressecamento. Trata-se de um teste simples que pode ser realizado rotineiramente na clínica. Um teste de Schirmer normal não descarta a possibilidade de olhos secos. O exame da superfície ocular com lâmpada de fenda, com o uso de gotas de corantes vitais, como lisamina verde ou fluoresceína, avalia a gravidade do dano ocular pela coloração de pontos desvitalizados. O fluxo salivar não estimulado pode ser medido pedindo ao paciente para cuspir em um recipiente durante 5 a 15 minutos; fluxo de saliva igual ou inferior a 0,1 mℓ/min é uma evidência objetiva de ressecamento. Em geral, a biopsia de glândula salivar labial diagnóstica é realizada por meio de coleta de quatro a seis glândulas menores da mucosa interna do lábio inferior. A característica histológica clássica consiste em sialadenite linfocítica focal, formada por focos de 50 ou mais linfócitos agrupados em torno de tecido salivar de aspecto normal (infiltrados periepiteliais) (Figura 87.1).

Capítulo 87 Manifestações Reumáticas de Doenças Sistêmicas e Síndrome de Sjögren

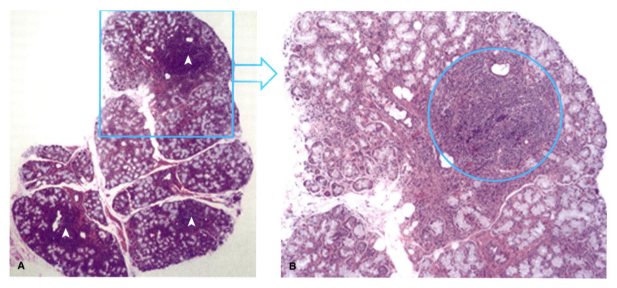

Figura 87.1 **A.** Baixo aumento. Corte transversal de uma glândula salivar menor labial em paciente com SS, revelando sialadenite linfocítica focal. Três focos linfocíticos, cada um deles (*pontas de seta*) com > 50 linfócitos adjacentes ao tecido glandular de aspecto normal. **B.** Grande aumento. Várias centenas de linfócitos formando um foco linfocítico.

Critérios de classificação

Os critérios de classificação do ACR/EULAR de 2016 estão listados na Tabela 87.4. Embora tenham sido elaborados para fins de pesquisa e não sejam considerados critérios diagnósticos, eles podem ser úteis como estrutura diagnóstica em pacientes com suspeita de SS. Esses critérios de classificação são aplicáveis a qualquer paciente com pelo menos um dos seguintes itens:

1. Um sintoma de ressecamento ocular ou oral (xeroftalmia persistente > 3 meses, sensação recorrente de areia ou corpo estranho nos olhos, uso de substitutos de lágrima > 3 vezes/dia, xerostomia persistente > 3 meses ou necessidade de beber líquidos para ajudar na deglutição de alimentos secos).
2. Suspeita de SS com base em comprometimento orgânico sugestivo ou exames laboratoriais anormais, conforme listado na ferramenta ESSDAI (European League Against Rheumatism SS Disease Activity Index). Exemplos incluem tumefação proeminente das glândulas parótidas, diagnóstico recente de polineuropatia sensitiva axonal, neutropenia significativa, hipergamaglobulinemia e hipocomplementemia.

A pesquisa objetiva de ressecamento deve ser realizada após suspender a administração de medicamentos anticolinérgicos por um período de tempo adequado.

Tabela 87.4 Critério de classificação da síndrome de Sjögren primária do ACR/EULAR 2016.

Item	Escore
Glândula salivar labial com sialadenite linfocítica focal e escore de focos de ≥ 1 foco/4 mm²	3
Anti-SSA/Ro positivo	3
Escore de coloração ocular ≥ 5 em qualquer olho	1
Teste de Schirmer ≤ 5 mm/5 min em qualquer olho	1
Taxa de fluxo salivar não estimulado ≤ 0,1 mℓ/min	1

Um escore de ≥ 4 pontos classifica um paciente como portador de SS.

Os critérios de exclusão incluem história pregressa de radioterapia de cabeça e pescoço, infecção ativa pelo vírus da hepatite C (HCV) confirmada pela reação em cadeia da polimerase, AIDS, sarcoidose, amiloidose, doença enxerto-*versus*-hospedeiro (DEVH) e doença relacionada com IgG4.

Diagnóstico diferencial

O diagnóstico diferencial de SS inclui etiologias passíveis de causar sintomas de ressecamento e/ou aumento das glândulas lacrimais/salivares. Numerosos medicamentos com propriedades anticolinérgicas, incluindo produtos de venda livre, podem levar a xerostomia e xeroftalmia. Ansiedade, depressão ou envelhecimento também podem levar a sintomas de ressecamento. A síndrome de linfadenopatia infiltrativa difusa associada ao HIV e doenças infiltrativas como a sarcoidose podem causar xerostomia e tumefação das glândulas parótidas. A doença relacionada com IgG4 está associada a queixas de ressecamento e tumefação persistente das glândulas lacrimais e salivares. Na sialadenose (ou sialose) ocorre tumefação bilateral persistente e habitualmente indolor das glândulas parótidas, associada a alcoolismo, obesidade, diabetes melito, doença hepática crônica e transtornos alimentares. Os achados histológicos incluem infiltrados gordurosos e células inflamatórias mínimas. A síndrome da fibromialgia pode levar a sintomas de ressecamento, juntamente com fadiga e dor musculoesquelética.

Tratamento

A meta da terapia na SS é prevenir as complicações e aliviar os sintomas. As terapias farmacológicas tópicas e sistêmicas podem melhorar os sintomas de ressecamento, porém ainda não se dispõe de agentes terapêuticos capazes de induzir remissão ou de alterar a evolução da doença. Em geral, são utilizados agentes imunossupressores em pacientes com grave comprometimento sistêmico. O tratamento da síndrome *sicca* está resumido na Tabela 87.5.

Os fármacos antirreumáticos orais modificadores das doenças (como azatioprina e metotrexato) não parecem ser efetivos, embora a hidroxicloroquina seja frequentemente usada no tratamento de artralgia, erupções cutâneas e fadiga. A ciclofosfamida pode ser administrada em caso de grave comprometimento orgânico, como neuropatias vasculíticas ou glomerulonefrite. Atualmente, o uso de terapias

Tabela 87.5 Manejo da síndrome *sicca* em pacientes com síndrome de Sjögren.

Tratamento de xeroftalmia	Evitar ambiente seco
	Óculos com câmara de umidade
	Lágrimas artificiais (sem conservantes se forem usadas mais de 4 vezes/dia)
	Géis lubrificantes (na hora de dormir)
	Oclusão (reversível) ou cauterização (irreversível) do ducto de drenagem lacrimal
	Terapia anti-inflamatória tópica (ciclosporina, lifitegraste, corticosteroides)
Tratamento de xerostomia	Evitar ou interromper o uso de medicamentos com propriedades anticolinérgicas, quando possível
	Otimizar a higiene oral (escovação regular, uso de fio dental)
	Pastilhas sem açúcar (para estimular a saliva)
	Saliva artificial
	Produtos tópicos à base de fluoreto
	Secretagogos orais (pilocarpina, cevimelina)

biológicas na SS é experimental; entretanto, o rituximabe tem sido usado em trombocitopenia grave, doença pulmonar intersticial, neuropatias vasculíticas e linfoma não Hodgkin.

LEITURA SUGERIDA

Brito-Zerón P, Baldini C, Bootsma H, et al: Sjögren syndrome, Nat Rev Dis Primers 2:16047, 2016.

Chakravarty SD, Markenson JA: Rheumatic manifestations of endocrine disease, Curr Opin Rheumatol 25(1):37–43, 2013.

Cordner S, De Ceulaer K: Musculoskeletal manifestations of hemoglobinopathies, Curr Opin Rheumatol 15:44–47, 2003.

Goules AV, Tzioufas AG: Lymphomagenesis in Sjögren's syndrome: predictive biomarkers towards precision medicine, Autoimmun Rev 18(2):137–143, 2019.

Ravindran V, Anoop P: Rheumatologic manifestations of benign and malignant haematological disorders, Clin Rheumatol 30:1143–1149, 2011.

Vivino FB, Bunya VY, Massaro-Giordano G, et al: Sjogren's syndrome: an update on disease pathogenesis, clinical manifestations and treatment, Clin Immunol 203:81–121, 2019.

SEÇÃO 15

Doenças Infecciosas

88 Defesas do Hospedeiro
   contra a Infecção, 892

89 Diagnóstico Laboratorial
   das Doenças Infecciosas, 904

90 Febre e Síndromes Febris, 911

91 Bacteriemia e Sepse, 922

92 Infecções do Sistema
   Nervoso Central, 929

93 Infecções de Cabeça e Pescoço, 947

94 Infecções das Vias
   Respiratórias Inferiores, 952

95 Infecções do Coração
   e dos Vasos Sanguíneos, 960

96 Infecções Bacterianas Agudas da
   Pele e das Estruturas Cutâneas, 969

97 Infecções Intra-abdominais, 977

98 Diarreia Infecciosa, 983

99 Infecções Ósseas e Articulares, 990

100 Infecções do Sistema Urinário, 994

101 Infecções Associadas aos
    Cuidados de Saúde, 998

102 Infecções Sexualmente
    Transmissíveis, 1005

103 Infecção pelo Vírus da
    Imunodeficiência Humana, 1015

104 Infecções no Hospedeiro
    Imunocomprometido, 1036

105 Doenças Infecciosas dos Viajantes:
    Infecções por Protozoários e
    Helmintos, 1047

88

Defesas do Hospedeiro contra a Infecção

Richard Bungiro, Edward J. Wing

HOSPEDEIRO *VERSUS* PATÓGENO: VITÓRIA, MORTE OU COEXISTÊNCIA

Muitos fatores determinam se coexistimos pacificamente com nossa flora microbiana normal e também se vivemos ou morremos em um ambiente repleto de uma ampla gama de micróbios potencialmente patogênicos. Fatores como idade, estado nutricional, condições clínicas subjacentes (p. ex., diabetes melito, doença pulmonar crônica) e a natureza da exposição (p. ex., virulência microbiana, tamanho do inóculo) podem afetar nossa resposta à doença infecciosa, cujo desfecho é determinado, em última análise, pelas defesas do hospedeiro, que consistem em barreiras anatômicas (p. ex., pele) e fisiológicas (p. ex., ácido gástrico), respostas imunes inatas (p. ex., fagócitos, receptores de padrão microbianos) e respostas adaptativas, que incluem anticorpos específicos e imunidade celular.

Os seres humanos estão equipados com um sistema de defesa do hospedeiro multifacetado para combater organismos infecciosos, e a interação de um potencial patógeno com um ser humano pode levar a um dos três desfechos básicos: morte do hospedeiro humano, eliminação do patógeno (com ou sem sintomas clínicos) ou relação simbiótica contínua, cuja natureza pode mudar com o passar do tempo e sob pressões biológicas adicionais. Por exemplo, enquanto alguns seres humanos saudáveis são colonizados por *Streptococcus pneumoniae*, pneumonia ou meningite podem ser causadas por cepas virulentas, que levam à morte se as defesas do hospedeiro não conseguirem eliminar o patógeno em tempo. Os indivíduos expostos ao *Mycobacterium tuberculosis* são, em sua maioria, assintomáticos, visto que a resposta imune adaptativa contém o microrganismo em um estado vivo, porém incapaz de replicação (latente). Quase um terço da população mundial é infectada dessa maneira, porém apenas cerca de 10% progridem para a doença ativa. O comprometimento imunológico (p. ex., como resultado da infecção pelo vírus da imunodeficiência humana [HIV]) e determinados fatores, como imunossenescência associada à idade, aumentam o risco de progressão de doença latente para doença ativa.

A natureza assintomática de uma infecção não deve ser automaticamente considerada como latência ou quiescência do patógeno. Por exemplo, a infecção crônica pelo HIV foi, no início, incorretamente caracterizada como apresentando um estágio latente ou silencioso prolongado antes de o hospedeiro desenvolver imunodeficiência e infecções oportunistas. Entretanto, a maioria dos indivíduos infectados pelo HIV não tratados abriga os vírus de replicação ativa, que matam diariamente os linfócitos T CD4$^+$, embora os efeitos agregados não sejam percebidos até que as contagens de linfócitos T CD4$^+$ sejam reduzidas para menos de 200/mℓ, tipicamente depois de 8 a 10 anos de infecção sem tratamento antirretroviral. Os indivíduos infectados são contagiosos para outros, apesar de seu estado relativamente assintomático; por conseguinte, recomenda-se o tratamento (quando disponível) independentemente dos níveis de linfócitos T CD4$^+$. O tratamento interrompe a destruição imune viral e reduz a carga viral no sangue e nas secreções genitais, diminuindo, assim, o risco do indivíduo infectado de transmitir o HIV.

CATEGORIAS DE DEFESAS DO HOSPEDEIRO E RISCOS DE INFECÇÃO

A importância relativa das defesas imunes inata e adaptativa é mais bem ilustrada por indivíduos que apresentam deficiência de determinado componente imunológico. Por exemplo, a quimioterapia do câncer resulta em depleção de células da imunidade inata, como os neutrófilos, tornando o hospedeiro mais suscetível a infecções bacterianas e fúngicas. A deficiência congênita de imunoglobulinas aumenta o risco de infecções, que habitualmente são impedidas por respostas humorais (anticorpos), como aquelas associadas a *Streptococcus pneumoniae* e *Haemophilus influenzae*. A inibição farmacológica do fator de necrose tumoral α (TNF-α) para o tratamento da doença inflamatória crônica, como doença de Crohn ou psoríase, aumenta o risco de desenvolvimento de tuberculose ativa entre indivíduos com infecção latente. Em 1981, médicos perspicazes, ao reconhecer o aumento da incidência de uma pneumonia atípica causada por *Pneumocystis jirovecii* (anteriormente conhecido como *P. carinii*) em homens jovens, soaram o alarme, anunciando o aparecimento de uma nova síndrome de imunodeficiência adquirida (que, por fim, demonstrou afetar principalmente os linfócitos T CD4$^+$), que posteriormente foi atribuída ao HIV.

As defesas do hospedeiro à infecção podem ser classificadas como barreiras não imunológicas, imunidade inata e imunidade específica ou adaptativa. As defesas imunes contra patógenos microbianos são compostas por células e moléculas localizadas no sangue, em locais periféricos, como a pele e regiões da submucosa, e em tecidos linfoides secundários, como os linfonodos, as tonsilas, o baço e as placas de Peyer.

Para uma discussão mais profunda desses tópicos, ver Capítulos 39 a 44 na Seção 7, "Princípios de Imunologia e de Inflamação," em *Goldman-Cecil Medicina*, 26ª edição.

Defesas não imunológicas do hospedeiro

As defesas não imunológicas do hospedeiro incluem barreiras anatômicas e fisiológicas que impedem a entrada de patógenos no corpo. Lesões ou dispositivos que danifiquem ou que ultrapassem as barreiras anatômicas frequentemente levam à infecção. Entre os exemplos, destacam-se queimaduras, cateteres intravenosos, intubação, cateteres urinários, cirurgia e traumatismo.

As defesas das vias respiratórias dependem do muco que aprisiona os patógenos, da ação ciliar e da tosse que eliminam continuamente o muco e os microrganismos dos pulmões e das vias respiratórias superiores. Vírus respiratórios, incluindo o vírus influenza, podem inibir a ação ciliar ou desnudar por completo a mucosa, possibilitando a colonização de bactérias, que causam infecção secundária. Acidente vascular encefálico (AVE), medicamentos e outras causas que reduzam o reflexo da tosse podem levar à depuração deficiente das secreções, do muco e dos patógenos, culminando em infecção pulmonar. O tabagismo e a exposição a toxinas industriais, como sílica, também comprometem de maneira semelhante as defesas pulmonares do hospedeiro, ao reduzir a ação ciliar e inibir a função dos macrófagos alveolares, respectivamente. Os macrófagos alveolares localizados no parênquima pulmonar são cruciais na eliminação inicial e morte dos patógenos.

As defesas gastrintestinais não imunes incluem a acidez gástrica, que mata muitos microrganismos, o vômito e a diarreia, que ajudam a eliminar patógenos do trato gastrintestinal. As bactérias variam acentuadamente na sua suscetibilidade às defesas gastrintestinais do hospedeiro. Por exemplo, apenas 10 bactérias de espécies de *Shigella* podem causar infecção, enquanto são necessárias 10^5 a 10^8 *Vibrio cholerae* para provocar infecção.

O sistema urinário é protegido fisicamente pelo fluxo regular de urina, pela acidez da urina e por peptídios antimicrobianos. Condições que interfiram nesses fatores (p. ex., hipertrofia prostática, cálculos renais) podem levar a estase e infecção. A injeção mecânica de bactérias através da uretra até a bexiga, como pode ocorrer em mulheres durante a relação sexual, pode levar a colonização da bexiga e infecção. Os cateteres urinários ultrapassam as barreiras mecânicas normais, possibilitando a penetração de bactérias na bexiga de forma retrógrada, resultando em infecções urinárias.

A flora microbiológica normal da pele e dos sistemas respiratório e digestório constitui um importante componente das defesas do hospedeiro. A flora normal compete com os patógenos pelos nutrientes e apresenta atividade antimicrobiana própria. Para ilustrar esse fato, algumas bactérias comensais da pele secretam ácido que impede a colonização por espécies que têm mais probabilidade de causar doença. A alteração da flora normal, como a causada por antibioticoterapia, possibilita que microrganismos oportunistas, como *Clostridioides difficile* no intestino e espécies de *Candida* na boca ou na vagina, colonizem e causem doença.

Os órgãos que eliminam os microrganismos da corrente sanguínea e da linfa, incluindo o fígado, o baço e os linfonodos, desempenham um papel essencial após um patógeno ter rompido as barreiras anatômicas primárias. Asplenia aumenta a suscetibilidade de um indivíduo à sepse fulminante causada por bactérias encapsuladas, como *S. pneumoniae*, *Neisseria meningitidis* e *H. influenzae*. A cirrose hepática possibilita que o sangue da veia porta contorne o fígado, aumentando a suscetibilidade à infecção pela flora intestinal.

Imunidade inata

A imunidade inata refere-se a mecanismos de resistência inata, que rapidamente reconhecem patógenos e promovem a inflamação no local da infecção, constituindo, dessa maneira, uma primeira linha de defesa crítica contra patógenos. A Figura 88.1 compara as principais características da imunidade inata e adaptativa. A resposta da imunidade inata é relativamente inespecífica, invariável, rápida e, em grande parte, sem memória. Em contrapartida, a imunidade adaptativa é extremamente específica e diversificada, porém relativamente lenta durante uma infecção primária, exigindo tipicamente vários dias ou até mesmo semanas para alcançar a sua atividade máxima. Entretanto, as respostas adaptativas resultam tipicamente na formação de memória duradoura, que pode ser recuperada no caso de uma infecção secundária, produzindo uma resposta mais rápida e robusta.

As moléculas envolvidas nas respostas imunes inatas incluem citocinas, quimiocinas, integrinas e receptores de padrão. As citocinas são proteínas solúveis que desempenham numerosas funções, como promoção do crescimento e ativação celulares, bem como regulação das respostas imunes adaptativas (Tabela 88.1). Suas funções variam desde a estimulação da produção e ativação das células inflamatórias, incluindo neutrófilos, macrófagos e eosinófilos, até a ação antiviral direta das interferonas. Algumas ativam células endoteliais e causam febre, enquanto outras regulam a resposta inflamatória.

Os gradientes de concentração das quimiocinas no tecido atraem os leucócitos para áreas de inflamação. As integrinas na superfície dos leucócitos possibilitam a adesão a receptores presentes em outros tipos de células, como o endotélio vascular. Essa é a primeira etapa no recrutamento e localização de leucócitos para áreas de inflamação.

Os receptores de reconhecimento de padrões de patógenos nos fagócitos incluem receptores *Toll-like* (TLR), denominados pela sua homologia com a molécula *Toll* que foi originalmente identificada na mosca-da-fruta, a *Drosophila*; receptores semelhantes ao domínio de oligomerização de nucleotídios (frequentemente abreviados como receptores *nod-like* ou NLR); receptores semelhantes à lectina do tipo C (CLR); e receptores semelhantes ao gene I induzível por ácido retinoico (RLR), que são receptores intracelulares que detectam o RNA viral. Os TLRs, que reconhecem características gerais dos micróbios, como o lipopolissacarídeo (LPS) encontrado na parede celular de bactérias gram-negativas, o peptidoglicano encontrado nas paredes celulares das bactérias gram-positivas e os ácidos nucleicos de vírus, foram extensivamente estudados. Os TLRs estão localizados em vários tipos de células imunes, incluindo macrófagos e células dendríticas. Quando um patógeno é detectado pelos TLR na superfície de uma célula ou associados a endossomos, são desencadeadas cascatas de sinalização que levam à ativação de fatores de transcrição nuclear, como o fator nuclear κB (NF-κB). Isso estimula a produção de numerosas citocinas importantes na resposta inflamatória, como interleucina-1 (IL-1), IL-6, IL-10, IL-15, TNF-α e fatores de crescimento (Tabela 88.1). Essas citocinas amplificam a resposta inflamatória ao ativar células efetoras e estimular a produção de muitos outros fatores inflamatórios, como IL-2, interferonas, proteína C reativa, componentes do complemento e fatores de crescimento.

Os fatores do complemento são proteínas solúveis e enzimas que são produzidas como precursores inativos no fígado. Pode ocorrer ativação do complemento em consequência da ligação de imunocomplexos de antígeno-anticorpo pelo fator C1 (a via clássica), da lectina ligadora de manose (MBL) a glicoproteínas microbianas que contêm manose (a via da lectina) ou da via alternativa, que pode ser ativada por componentes da parede celular das bactérias.

Independentemente do modo de ativação do sistema complemento, a cascata resulta na produção de C3 convertase, uma proteína que cliva C3 em fragmentos C3a e C3b. Esse processo é seguido pela produção de uma C5 convertase que cliva C5 em C5a e C5b. O C3a e o C5a, também conhecidos como anafilatoxinas, estimulam a liberação de histamina dos mastócitos, resultando em vasodilatação, aumento da permeabilidade vascular e atração de macrófagos ativados. C3b liga-se à superfície microbiana e, em conjunto com a imunoglobulina G (IgG) específica do patógeno, pode estimular a fagocitose. C5b serve como ponto de nucleação para a montagem do complexo de ataque à membrana (MAC), que consiste em C5b, C6, C7, C8 e múltiplas moléculas de C9. A montagem do MAC resulta na formação de poro, que leva à lise bacteriana. Pacientes com deficiência de qualquer um dos componentes do MAC, de C5 a C9, parecem ser particularmente suscetíveis a microrganismos, como *Neisseria meningitidis* e *N. gonorrhoeae*. O sistema complemento é regulado por numerosos fatores, incluindo o inibidor de C1 solúvel, que provoca degradação do complexo C1, bem como o fator de aceleração de decaimento (DAF) de proteínas ligadas à membrana, que degrada C3 convertases, e protectina, que inibe a formação de MAC. Esses fatores reguladores ajudam a assegurar que o sistema complemento não seja ativado inadequadamente contra as células do hospedeiro.

A resposta inflamatória resulta nos clássicos sinais clínicos de inflamação, incluindo eritema, dor, calor, edema e perda da função. Pode ser iniciada por microrganismos presentes em tecidos, por lesão tecidual ou por disfunção da imunidade adaptativa (p. ex., autoanticorpos). A resposta inclui moléculas inflamatórias, conforme descrito anteriormente, e leucócitos teciduais e migratórios. Os neutrófilos são fundamentais nas manifestações clínicas da inflamação no tecido, e pacientes com neutropenia ou déficits funcionais dos neutrófilos frequentemente não apresentam sinais de inflamação no local de infecção grave.

Os neutrófilos são fagócitos derivados da medula óssea, cuja produção é acentuadamente estimulada pela infecção por meio da ação de fatores de crescimento produzidos por macrófagos, incluindo o fator estimulador de colônias de granulócitos (G-CSF) e o fator estimulador de colônias de granulócitos-macrófagos (GM-CSF). Os neutrófilos circulam no sangue (onde constituem os leucócitos mais abundantes), são atraídos para locais de inflamação e são ativados por fatores quimiotáticos, como formilpeptídios derivados de bactérias, fatores C3a e C5a do complemento, IL-8, interferona e leucotrienos, em particular leucotrieno B_4. Os neutrófilos migram do espaço endovascular para o tecido inflamatório por meio de um processo regulado por integrina, que inclui receptores nos neutrófilos e nas células endoteliais vasculares. Em seguida, os neutrófilos ativados migram utilizando um gradiente quimioatrativo (*i. e.*, quimiocina) para o local de inflamação.

Os neutrófilos são máquinas de matar; contêm grânulos que encerram até 100 moléculas antimicrobianas diferentes. O conteúdo dos grânulos é liberado intracelularmente em fagossomos após a fagocitose de um patógeno ou é liberado extracelularmente na

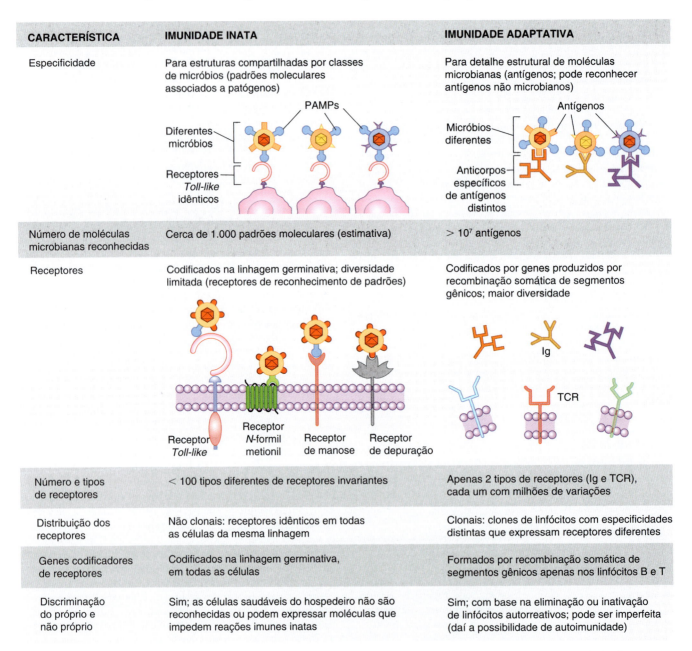

Figura 88.1 Especificidade e receptores da imunidade inata e da imunidade adaptativa. Esta figura é um resumo das características importantes da especificidade e dos receptores da imunidade inata e adaptativa, com ilustração de exemplos selecionados. *Ig*, imunoglobulina (anticorpo); *PAMPs*, padrões moleculares associados a patógenos; *TCR*, receptor de linfócitos T. (De Abbas A. K., Lichtman A. H., Pillai S.: Basic immunology: functions and disorders of the immune system, 6th ed. Philadelphia, Elsevier, 2018.)

Capítulo 88 Defesas do Hospedeiro contra a Infecção

Tabela 88.1 Citocinas.

Citocina e subunidades	Principal célula de origem	Receptor de citocina e subunidades[a]	Principais alvos celulares e efeitos biológicos
Membros da família de citocinas do tipo I			
Interleucina-2 (IL-2)	Linfócitos T	CD25 (IL-2Rα) CD122 (IL-2Rβ) CD132 (γc)	Linfócitos T: proliferação e diferenciação em células efetoras e de memória; promove o desenvolvimento, a sobrevida e a função dos linfócitos T reguladores Células NK: proliferação e ativação Linfócitos B: proliferação, síntese de anticorpos (*in vitro*)
Interleucina-3 (IL-3)	Linfócitos T	CD123 (IL-3Rα) CD131 (βc)	Progenitores hematopoéticos imaturos: maturação induzida de todas as linhagens hematopoéticas
Interleucina-4 (IL-4)	Linfócitos T CD4$^+$ (Th2, Tfh), mastócitos	CD124 (IL-4Rα) CD132 (γc)	Linfócitos B: mudança de isótipo para IgE Linfócitos T: diferenciação, proliferação de linfócitos Th2 Macrófagos: ativação alternativa e inibição da ativação clássica mediada por IFN-γ
Interleucina-5 (IL-5)	Linfócitos T CD4$^+$ (Th2), CLI do grupo 2	CD125 (IL-5Rα) CD131 (βc)	Eosinófilos: ativação, aumento da produção
Interleucina-6 (IL-6)	Macrófagos, células endoteliais, linfócitos T	CD126 (IL-6Rα) CD130 (gp130)	Fígado: síntese de proteína da fase aguda Linfócitos B: proliferação de células produtoras de anticorpo Linfócitos T: diferenciação de Th17
Interleucina-7 (IL-7)	Fibroblastos, células estromais da medula óssea	CD127 (IL-7R) CD132 (γc)	Progenitores linfoides imaturos: proliferação de progenitores precoces de linfócitos T e B Linfócitos T: sobrevida de células *naïve* e de memória
Interleucina-9 (IL-9)	Linfócitos T CD4$^+$	CC129 (IL-9R) CD132 (γc)	Mastócitos, linfócitos B, linfócitos T e células teciduais: sobrevida e ativação
Interleucina-11 (IL-11)	Células estromais da medula óssea	IL-11Rα CD130 (gp130)	Produção de plaquetas
Interleucina-12 (IL-12): IL-12A (p35) IL-12B (p40)	Macrófagos, células dendríticas	CD212 (IL-12Rβ1) IL-12Rβ2	Linfócitos T: diferenciação Th1 Células NK e linfócitos T: síntese de IFN-γ; aumento da atividade citotóxica
Interleucina13 (IL-13)	Linfócitos T CD4$^+$ (Th2), células NKT, CLI do grupo 2, mastócitos	CD213a1 (IL-13Rα1) CD213a2 (IL-13Rα2) CD132 (γc)	Linfócitos B: mudança de isótipo para IgE Células epiteliais: aumento da produção de muco Macrófagos: ativação alternativa
Interleucina-15 (IL-15)	Macrófagos, outros tipos celulares	IL-15Rα CD122 (IL-2Rβ) CD132 (γc)	Células NK: proliferação Linfócitos T: sobrevida e proliferação dos linfócitos T CD8$^+$ de memória
Interleucina-17A (IL-17A) Interleucina-17F (IL-17F)	Linfócitos T CD4$^+$ (Th17), CLI do grupo 3	CD217 (IL-17RA) IL-17RC	Células epiteliais, macrófagos e outros tipos de células: aumento da produção de quimiocinas e citocinas, produção de GM CSF e G-CSF
Interleucina-21 (IL-21)	Linfócitos Th2, linfócitos Th17, linfócitos Tfh	CD360 (IL-21R) CD132 (γc)	Linfócitos B: ativação, proliferação, diferenciação Linfócitos Tfh: desenvolvimento de linfócitos Th17: aumento da produção
Interleucina-23 (IL-23): IL23A (p19) IL-12B (p40)	Macrófagos, células dendríticas	IL-23R CD212 (IL-12Rβ1)	Linfócitos T: diferenciação e expansão dos linfócitos Th17
Interleucina-25 (IL-25; IL-17E)	Linfócitos T, mastócitos, eosinófilos, macrófagos, células epiteliais da mucosa	IL-17RB	Linfócitos T e vários outros tipos de células: expressão de IL-4, IL-5, IL-13
Interleucina-27 (IL 27): IL-27 (p28) EB13 (IL-27B)	Macrófagos, células dendríticas	IL-27Rα CD130 (pg130)	Linfócitos T: intensificação da diferenciação de linfócitos Th1; inibição da diferenciação de linfócitos Th17 Células NK: síntese de IFN-γ?
Fator de células-tronco (ligante c-Kit)	Células estromais da medula óssea	CD117 (KIT)	Células-tronco hematopoéticas pluripotentes: maturação induzida de todas as linhagens hematopoéticas

(*continua*)

Seção 15 Doenças Infecciosas

Tabela 88.1 Citocinas. (continuação)

Citocina e subunidades	Principal célula de origem	Receptor de citocina e subunidades[a]	Principais alvos celulares e efeitos biológicos
CSF de granulócitos-monócitos (GM-CSF)	Linfócitos T, macrófagos, células endoteliais, fibroblastos	CD116 (GM-CSFRα) CD131 (βc)	Progenitores imaturos e condicionados, macrófagos maduros: maturação induzida de granulócitos e monócitos, ativação dos macrófagos
CSF de monócitos (M-CSF, CSF1)	Macrófagos, células endoteliais, células da medula óssea, fibroblastos	CD115 (CSF1R)	Progenitores hematopoéticos condicionados: maturação induzida de monócitos
CSF de granulócitos (G-CSF, CSF3)	Macrófagos, fibroblastos, células endoteliais	CD114 (CSF3R)	Progenitores hematopoéticos condicionados: maturação induzida de granulócitos
Linfopoetina estromal do timo (TSLP)	Queratinócitos, células epiteliais brônquicas, fibroblastos, células musculares lisas, células endoteliais, mastócitos, macrófagos, granulócitos e células dendríticas	Receptor de TSLP CD127 (IL-7R)	Células dendríticas: ativação Eosinófilos: ativação Mastócitos: produção de citocinas Linfócitos T: diferenciação de Th2

Membros da família de citocinas do tipo II

Citocina e subunidades	Principal célula de origem	Receptor de citocina e subunidades[a]	Principais alvos celulares e efeitos biológicos
IFN-α (múltiplas proteínas)	Células dendríticas plasmocitoides, macrófagos	IFNAR1 CD118 (IFNAR2)	Todas as células: estado antiviral, aumento da expressão do MHC da classe I Células NK: ativação
IFN-β	Fibroblastos, células dendríticas plasmocitoides	IFNAR1 CD118 (IFNAR2)	Todas as células: estado antiviral, aumento da expressão do MHC da classe I Células NK: ativação
Interferona-γ (IFN-γ)	Linfócitos T (linfócitos T CD8+, Th1), células NK	CD119 (IFNGR1) IFNGR2	Macrófagos: ativação clássica (aumento das funções microbicidas) Linfócitos B: mudança de isótipo para subclasses de IgG de opsonização e fixação do complemento (estabelecidas em camundongos) Linfócitos T: diferenciação de Th1 Várias células: aumento da expressão de moléculas do MHC da classe I e classe II, aumento do processamento e apresentação do antígeno aos linfócitos T
Interleucina-10 (IL10)	Macrófagos, linfócitos T (principalmente linfócitos T reguladores)	CD210 (IL-10Rα) IL-10Rβ	Macrófagos, células dendríticas: inibição da expressão de IL-12, coestimuladores e MHC da classe II
Interleucina-22 (IL-22)	Linfócitos Th17	IL-22Rα1 ou IL-22Rα2 IL-10Rβ2	Células epiteliais: produção de defensinas, aumento da função de barreira Hepatócitos: sobrevida
Interleucina-26 (IL-26)	Linfócitos T, monócitos	IL-20R1 (IL-10R2)	Não estabelecidos
Interferona-λs (interferonas tipo III)	Células dendríticas	IFNLR1 (IL-28Rα) CD210B (IL-10Rβ2)	Células epiteliais: estado antiviral
Fator inibitório da leucemia (LIF)	Trofectoderma embrionário, células estromais da medula óssea	CD118 (LIFR) CD130 (gp130)	Células-tronco: bloqueio na diferenciação
Oncostatina M	Células estromais da medula óssea	OSMR CD130 (gp130)	Células endoteliais: regulação da produção de citocinas e hematopoéticas Células cancerosas: inibição da proliferação

Citocinas da superfamília do TNF[b]

Citocina e subunidades	Principal célula de origem	Receptor de citocina e subunidades[a]	Principais alvos celulares e efeitos biológicos
Fator de necrose tumoral (TNF, TNFSF-1)	Macrófagos, células NK, linfócitos T	CD120a (TNFRS1) ou CD120b (TNFRSF2)	Células endoteliais: ativação (inflamação, coagulação) Neutrófilos: ativação Hipotálamo: febre Músculo, gordura: catabolismo (caquexia)
Linfotoxina-α (LTα, TNFSF1)	Linfócitos T, linfócitos B	CD120a (TNFRSF1) ou CD120b (TNFRSF2)	Iguais aos do TNF

(continua)

Capítulo 88 Defesas do Hospedeiro contra a Infecção

Tabela 88.1 Citocinas. (*continuação*)

Citocina e subunidades	Principal célula de origem	Receptor de citocina e subunidades[a]	Principais alvos celulares e efeitos biológicos
Linfotoxina-$\alpha\beta$ (LT$\alpha\beta$)	Linfócitos T, células NK, linfócitos B foliculares, células indutoras linfoides	LTαR	Células estromais do tecido linfoide e células dendríticas foliculares: expressão de quimiocinas e organogênese linfoide
BAFF (CD257, TNFSF13B)	Células dendríticas, monócitos, células dendríticas foliculares, linfócitos B	BAFF-R (TNFRSF13C) *ou* TACI (TNFRSF13B) *ou* BCMA (TNFRSF17)	Linfócitos B: sobrevida, proliferação
APRIL (CD256, TNFSF13)	Linfócitos T, células dendríticas, monócitos, células dendríticas foliculares	TACI (TNFRSF13B) *ou* BCMA (TNFRSF17)	Linfócitos B: sobrevida, proliferação
Osteoprotegerina (OPG, TNFRSF11B)	Osteoblastos	RANKL	Células precursoras dos osteoclastos: inibição da diferenciação dos osteoclastos
Citocinas da família da IL-1			
Interleucina-1α (IL-1α)	Macrófagos, células dendríticas, fibroblastos, células endoteliais, queratinócitos, hepatócitos	CD121a (IL-1R1) IL-1RAP *ou* CD121b (IL-1R2)	Células endoteliais: ativação (inflamação, coagulação) Hipotálamo: febre
Interleucina-1β (IL-1β)	Macrófagos, células dendríticas, fibroblastos, células endoteliais, queratinócitos	CD121a (IL-1R1) IL-1RAP *ou* CD121b (IL-1R2)	Células endoteliais: ativação (inflamação, coagulação) Hipotálamo: febre Fígado: síntese de proteínas de fase aguda Linfócitos T: diferenciação de Th17
Receptor antagonista da interleucina-1 (IL-1RA)	Macrófagos	CD121a (IL-1R1) IL-1RAP	Várias células: antagonista competitivo de IL-1
Interleucina-18 (IL-18)	Monócitos, macrófagos, células dendríticas, células de Kupffer, queratinócitos, condrócitos, fibroblastos sinoviais, osteoblastos	CD218a (IL-18Rα) CD218b (IL-18Rβ)	Células NK e linfócitos T: síntese de IFN-γ Monócitos: expressão de GM-CSF, TNF, IL-1β Neutrófilos: ativação, liberação de citocinas
Interleucina-33 (IL-33)	Células endoteliais, células musculares lisas, queratinócitos, fibroblastos	ST2 (IL1R1) Proteína acessória do receptor de IL-1 (IL1RAP)	Linfócitos T: desenvolvimento de linfócitos Th2 CLI: ativação das CLI do grupo 2
Outras citocinas			
Fator transformador de crescimento β (TGF-β)	Linfócitos T (principalmente Tregs), macrófagos, outros tipos de células	TGF-β R1 TGF-β R2 TGF-β R3	Linfócitos T: inibição das funções de proliferação efetoras; diferenciação dos linfócitos Th17 e Treg Linfócitos B: inibição da proliferação; produção de IgA Macrófagos: inibição da ativação; estimulação de fatores angiogênicos Fibroblastos: aumento da síntese de colágeno

[a]Os receptores de citocinas são, em sua maioria, dímeros ou trímeros compostos por diferentes cadeias polipeptídicas, algumas das quais são compartilhadas entre receptores para diferentes citocinas. O conjunto de polipeptídios que compõem um receptor funcional (ligação de citocina mais sinalização) para cada citocina é listado. As funções de cada subunidade polipeptídica não são listadas. [b]Todos os membros da superfamília do TNF (TNFSF) são expressos como proteínas transmembrana de superfície celular, porém apenas os subgrupos que são predominantemente ativos como citocinas solúveis proteoliticamente liberadas estão listados na tabela. Outros membros da TNFSF que atuam predominantemente na forma ligada à membrana não são, estritamente falando, citocinas e não estão listados na tabela. Essas proteínas ligadas à membrana e os receptores de TNFRSF aos quais se ligam incluem OX40L (CD252, TNFSF4):OX40 (CD134, TNFRSF4); CD40L (CD154, TNFSF5):CD40 (TNFRSF5); FasL (CD178, TNFSF6): Fas (CD95, TNFRSF6); CD70 (TNFSF7):CD27 (TNFRSF27); CD153 (TNFSF8):CD30 (TNFRSF8); TRAIL (CD253, TNFSF10):TRAIL-R (TNFRSF10A-D); RANKL (TNFSF11):RANK (TNFRSF11); TWFAK (CD257, TNFSF12):TWEAKH (CD266, TNFRSF12); LIGIT (CD258, TNFSF14):HVEM (TNFRSF14); GITRL (TNFSF18):GITR (CD357, TNFRSF18); e 4-IBBL:4-IBB (CD137). *APRIL*, ligante indutor de proliferação A; *BAFF*, fator ativador de linfócitos B pertencente à família do TNF; *BCMA*, proteína de maturação dos linfócitos B; célula *NK*, célula *natural killer*; célula *NKT*, célula *natural killer* T; *CLI*, células linfoides inatas; *CSF*, fator estimulador de colônias; *IFN*, interferona; *IgE*, imunoglobulina E; *MHC*, complexo principal de histocompatibilidade; *OSMR*, receptor de oncostatina M; *RANK*, ativador do receptor para o ligante do fator nuclear κB; *RANKL*, ligante de RANK; *TACI*, ativador transmembrana e modulador do cálcio e interação de ligante de ciclofilina; *Tfh*, T auxiliar folicular; *Th*, T auxiliar; *TNF*, fator de necrose tumoral; *TNFRSF*, superfamília do receptor de TNF; *TNFSF*, superfamília do TNF; *Treg*, linfócito T regulador. (De Abbas A K, Lichtman A H, Pillai S: Basic immunology: functions and disorders of the immune system, 6th ed. Philadelphia, Elsevier, 2018.)

vizinhança dos patógenos. A fagocitose é acentuadamente intensificada por opsonização (*i. e.*, ligação de anticorpo e complemento) dos patógenos. O principal mecanismo microbicida dos neutrófilos é a explosão de superóxido (*i. e.*, produção do ânion superóxido catalisada pela NADPH oxidase) e, em seguida, dismutação em peróxido de hidrogênio (H_2O_2), o qual, por sua vez, pode ser convertido em ácido hipocloroso (HClO). Muitas outras moléculas contidas nos grânulos, como catepsinas, elastases, defensinas e colagenase, contribuem para o processo microbicida. Existem mecanismos semelhantes em outros fagócitos, como os macrófagos. Mais recentemente, foi constatado que, além da fagocitose e da desgranulação, os neutrófilos ativados produzem armadilhas extracelulares de neutrófilos (AEN), que são redes de cromatina e proteases capazes de imobilizar e matar micróbios patogênicos.

Os eosinófilos, que são encontrados mais nos tecidos do que na circulação, são principalmente importantes nas defesas do hospedeiro contra parasitas multicelulares, como vermes parasitas. O crescimento e a diferenciação dos eosinófilos são promovidos pela IL-5. Os eosinófilos são ativados e recrutados por uma variedade de mediadores, incluindo fatores do complemento e leucotrienos. Os grânulos dos eosinófilos contêm proteínas catiônicas específicas, que são tóxicas para os parasitas. Os eosinófilos também desempenham papéis fundamentais na patogênese das reações alérgicas e doenças como a asma.

Os basófilos no sangue e os mastócitos nos tecidos contêm grânulos com altas concentrações de histamina e outros mediadores inflamatórios. Os basófilos e os mastócitos expressam receptores para fatores do complemento e outros que se ligam à imunoglobulina E (IgE) produzida por linfócitos B. Podem ser ativados pelos fatores do complemento C3a e C5a e pela ligação cruzada da IgE por antígeno na superfície dos mastócitos. A histamina é uma amina de baixo peso molecular de ação curta, que atua por meio de quatro receptores diferentes de histamina. Suas ações incluem broncoconstrição e contração do músculo liso brônquico, prurido, dor, vasodilatação e aumento da permeabilidade vascular. A histamina também participa na secreção de ácido gástrico, na cinetose e na supressão do sono. Os anti-histamínicos comumente usados neutralizam esses efeitos.

Os monócitos no sangue são produzidos na medula óssea e circulam por vários dias na corrente sanguínea. Alguns migram para os tecidos, onde podem se desenvolver em macrófagos, que fagocitam patógenos e resíduos e matam microrganismos quando ativados por produtos bacterianos, como LPS, interferona-γ e outras citocinas.

As propriedades e a função dos macrófagos dependem do tecido. Os macrófagos alveolares no pulmão são continuamente expostos a partículas e patógenos transportados pelo ar, enquanto a micróglia no cérebro tem ambiente e função muito diferentes. Os macrófagos eliminam os restos celulares após a inflamação aguda; portanto, são os guardiões dos tecidos periféricos. Os macrófagos produzem várias citocinas importantes no processo inflamatório, incluindo IL-1, TNF-α, IL-6, IL-15 e fatores de crescimento dos leucócitos.

A febre durante a inflamação e a infecção resulta de citocinas, como a IL-1 e o TNF-α, que são liberadas por macrófagos na circulação. Essas moléculas aumentam o nível de prostaglandinas no hipotálamo, que eleva o ponto de ajuste (*setpoint*) da temperatura normal. Isso estimula os mecanismos termorreguladores para elevar a temperatura corporal central, que exerce efeitos antimicrobianos.

Os macrófagos são cruciais na formação de granulomas. Por exemplo, os macrófagos são de importância crítica no controle de micobactérias álcool-ácido-resistentes, como *M. tuberculosis* ou fungos, isolando os microrganismos viáveis em granulomas. Os macrófagos também apresentam antígenos derivados de patógenos microbianos aos linfócitos T, ajudando a iniciar a resposta imune adaptativa.

As células dendríticas (CD) originam-se de precursores mieloides ou linfocíticos. As células dendríticas da linhagem mieloide (também conhecidas como CD convencionais ou cCD) são encontradas principalmente em tecidos onde os patógenos tendem a entrar no corpo, como a pele, o sistema digestório, o baço e o sistema respiratório. Essas células têm extensões citoplasmáticas ramificadas (o que explica o seu nome) e elas fagocitam o patógeno de maneira semelhante aos macrófagos e, em seguida, migram para órgãos linfoides, onde interagem com os linfócitos T. São as principais células apresentadoras de antígenos (APC) no corpo e são fundamentais para a ativação inicial das respostas imunes adaptativas. As células dendríticas da linhagem linfoide são conhecidas como células dendríticas plasmocitoides (pCD). Como as cCD, as pCD também podem apresentar antígenos para os linfócitos T; entretanto, seu principal papel consiste na produção de grandes quantidades de alfainterferona na infecção viral, fornecendo uma importante primeira linha de defesa.

As células *natural killer* (NK) são grandes linfócitos granulares, que destroem células anormais, incluindo células infectadas por vírus e determinadas células tumorais. As células NK não expressam imunoglobulinas nem receptores de linfócitos T, porém empregam um sistema de receptores ativadores e inibitórios para detectar características de células estressadas, como redução na expressão de moléculas do complexo principal de histocompatibilidade (MHC). Após a sua ativação, as células NK destroem seus alvos por meio da liberação do conteúdo dos grânulos, que incluem a proteína formadora de poros, a perforina, e várias proteases, conhecidas como granzimas, que podem induzir morte das células-alvo por lise ou apoptose. As células NK fazem parte da primeira linha de defesa contra infecções virais, enquanto a imunidade adaptativa está em processo de desenvolvimento. Sabe-se que pacientes com deficiência de células NK exibem alta suscetibilidade à infecção por herpes-vírus, como o vírus varicela-zóster.

Imunidade adaptativa

A resposta imune adaptativa é capaz de produzir mecanismos de proteção extremamente específicos contra patógenos microbianos (Figura 88.1). As respostas adaptativas à maioria dos antígenos que contêm proteínas produzidas por patógenos durante uma exposição primária levam à formação de linfócitos B e T de memória; uma exposição secundária ao mesmo antígeno pode recuperar a memória, resultando em respostas adaptativas que são mais rápidas, de magnitude muito maior e com maior afinidade do que antes (Figura 88.2). A capacidade de proteção do sistema imune adaptativo contra diferentes patógenos é realmente surpreendente. Por meio de um processo conhecido como rearranjo gênico, foi estimado que os linfócitos B podem produzir 10^{12} diferentes moléculas de imunoglobulina, enquanto os linfócitos T podem ter até 10^{18} receptores de linfócitos T (TCR) diferentes para antígenos específicos.

Anticorpos e linfócitos B

Os anticorpos, também conhecidos como imunoglobulinas (Ig), são glicoproteínas variáveis produzidas pelos linfócitos B, que reconhecem motivos (*motifs*) estruturais específicos (epítopos) nas moléculas (antígenos) produzidas por patógenos microbianos. Na defesa antimicrobiana, a ligação de um anticorpo a um patógeno pode inibir (neutralizar) a capacidade do patógeno de infectar uma célula (p. ex., vírus influenza) ou a capacidade de uma toxina (p. ex., toxina tetânica) de ser efetiva; impelir a fagocitose por células fagocíticas, como neutrófilos e macrófagos (*i. e.*, opsonização); ativar a cascata do complemento; ou matar uma célula infectada por meio do processo conhecido como citotoxicidade dependente de anticorpos, em que células imunes inespecíficas nos demais aspectos, como neutrófilos ou macrófagos, conseguem reconhecer anticorpos ligados à superfície das células-alvo e liberar fatores citolíticos.

A defesa do hospedeiro mediada por anticorpos ocorre principalmente no espaço extracelular, ao contrário das defesas do hospedeiro mediadas por linfócitos T, que atuam principalmente em patógenos

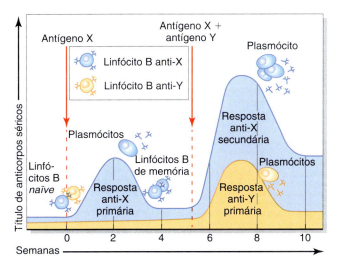

Figura 88.2 Respostas imunes primária e secundária. As propriedades de memória e especificidade podem ser demonstradas por imunizações repetidas com antígenos definidos em animais de laboratório. Os antígenos X e Y induzem a produção de diferentes anticorpos (reflexo da especificidade). A resposta secundária ao antígeno X é mais rápida e maior que a resposta primária (ilustrando a memória) e é diferente da resposta primária ao antígeno Y (refletindo, mais uma vez, a especificidade). Os níveis de anticorpos declinam com o tempo após cada imunização. O nível de anticorpos produzidos é mostrado como valores arbitrários e varia de acordo com o tipo de exposição ao antígeno. Apenas os linfócitos B são mostrados, porém são observadas as mesmas características com as respostas dos linfócitos T a antígenos. O tempo decorrido após a imunização pode ser de 1 a 3 semanas para uma resposta primária e de 2 a 7 dias para uma resposta secundária, porém a cinética varia, dependendo do antígeno e da natureza da imunização. (De Abbas A K, Lichtman A H, Pillai S: Basic immunology: functions and disorders of the immune system, 6th ed. Philadelphia, Elsevier, 2018.)

intracelulares (*i. e.*, aqueles que entram nas células e sobrevivem no seu interior). Os cinco principais isótipos (também conhecidos como classes) de anticorpos estão resumidos na Figura 88.3 (observe que a IgG e a IgA são ainda divididas em subtipos). As funções efetoras mediadas por anticorpos incluem ativação do complemento (IgM e IgG1/2/3), opsonização (IgG), neutralização (IgM, IgG e IgA) e desgranulação dos mastócitos (IgE) que medeia a hipersensibilidade do tipo I. Os anticorpos IgG atravessam a placenta e proporcionam imunidade protetora ao recém-nascido por vários meses após o nascimento. IgA são anticorpos secretores, que atuam nas superfícies das mucosas e que constituem o anticorpo predominante nas secreções externas, como muco, saliva e leite materno. IgE é responsável pelas respostas alérgicas e defesas do hospedeiro contra parasitas. IgM (na forma monomérica) e IgD são encontradas na superfície de linfócitos B *naïve* e atuam na ativação inicial mediada por antígeno dessas células.

A unidade estrutural básica de um anticorpo é composta por duas cadeias "pesadas" (H, do inglês *heavy*) idênticas e por duas cadeias "leves" (L) idênticas (Figura 88.4). Cada cadeia pesada e cada cadeia leve têm regiões constantes e variáveis, sendo a especificidade antigênica mediada por esta última. Os cinco tipos principais de cadeias pesadas são designados *mu, delta, gama, épsilon* e *alfa* ($\mu, \delta, \gamma, \varepsilon$ e α) e definem o isótipo de anticorpo (IgM, IgD, IgG, IgE e IgA). Existem dois tipos de cadeias leves, kappa e lambda (κ e λ), que podem se associar a qualquer uma das cadeias pesadas. O local de ligação do antígeno de cada molécula é composto, em parte, pela região variável de uma cadeia pesada e, em parte, pela região variável de uma cadeia leve. Existem dois desses sítios de ligação para cada monômero de anticorpo, embora os anticorpos secretados possam conter 2, 4 ou 10 sítios de ligação de antígeno idênticos, dependendo de serem secretados como monômero (IgG, IgD, IgE), dímero (IgA) ou pentâmero (IgM) (Figura 88.3).

O receptor de linfócitos B (BCR) é composto pela imunoglobulina específica sintetizada por esse linfócito B associada a moléculas de sinalização na superfície celular. Linfócitos B *naïve* expressam simultaneamente BCR que contém IgM ou IgD monomérica, cada uma com especificidade de antígeno idêntica. Quando inicialmente estimulados, os linfócitos B tipicamente secretam anticorpos IgM pentaméricos. Mais tarde, na resposta imune, um linfócito B pode sofrer um processo que possibilita a troca do isótipo de imunoglobulina produzido (p. ex., de IgM para IgG; ver adiante).

A região constante das duas cadeias pesadas do anticorpo compreende a porção Fc, que se liga a vários receptores de Fc (FcR) na superfície das células imunes (Figura 88.4), mediando funções efetoras, como opsonização, citotoxicidade dependente de anticorpos e desgranulação, dependendo do isótipo e do tipo de célula. Os fatores solúveis do complemento também podem se ligar à porção Fc dos anticorpos que se ligaram a antígenos solúveis ou associados à superfície, com consequente ativação da via clássica do complemento.

Assim como uma criança poderia criar um grande número de estruturas singulares a partir de um pequeno conjunto de blocos de construção, o uso de uma quantidade relativamente pequena de DNA humano consegue criar bilhões de anticorpos diferentes. As duas principais estratégias genéticas que possibilitam aos seres humanos produzir anticorpos específicos contra praticamente qualquer antígeno são conhecidas como rearranjo dos genes de imunoglobulinas e hipermutação somática. O rearranjo dos genes de imunoglobulinas envolve a recombinação de segmentos individuais de genes variável (V), de diversidade (D) e junção (J) para produzir genes funcionais que codificam as cadeias leves e pesadas das imunoglobulinas.

Os seres humanos têm cerca de 130 segmentos V funcionais distribuídos entre os três agrupamentos (*clusters*) de genes de imunoglobulinas (cadeia pesada, cadeia leve kappa e cadeia leve lambda); cada agrupamento (*cluster*) contém quatro a seis segmentos J funcionais, e o agrupamento de cadeia pesada também contém cerca de 25 segmentos D funcionais. Durante o desenvolvimento dos linfócitos B, proteínas conhecidas como genes de ativação da recombinação 1 e 2 (RAG-1/2) medeiam a recombinação aleatória dos segmentos V, D e J em alelos de cadeia pesada e dos segmentos V e J em alelos de cadeia leve em um processo passo a passo. A diversidade de combinação do rearranjo V(D)J é acentuadamente aumentada por eventos de junção flexíveis, que podem levar à inserção ou à deleção de nucleotídios em cada junção. Dessa maneira, pode haver montagem de um conjunto bastante diversificado de cadeias variáveis – talvez até 10^{12}. Outra variação genética surge por meio de um processo conhecido como hipermutação somática, que ocorre nos linfócitos B em proliferação após ativação por antígeno estranho nos tecidos linfoides.

A resposta humoral adaptativa começa com o reconhecimento do antígeno estranho por linfócitos B específicos em órgãos linfoides secundários. Antes de sua ativação, os linfócitos B expressam IgM e IgD, com especificidade particular em suas membranas; após ligação de um antígeno proteico, os linfócitos B internalizam e processam o antígeno e, em seguida, apresentam peptídios derivados dele aos linfócitos T auxiliares (Th) CD4$^+$. A interação com um linfócito Th que expressa um TCR específico para o peptídio derivado do antígeno estranho permite a ativação, a proliferação e a diferenciação de um linfócito B em plasmócitos secretores de anticorpos ou linfócitos B de memória. Os linfócitos B em proliferação podem começar a expressar isótipos de anticorpos diferentes de IgM e IgD (p. ex., IgG, IgA, IgE) por meio de um processo conhecido como mudança de isótipo, que

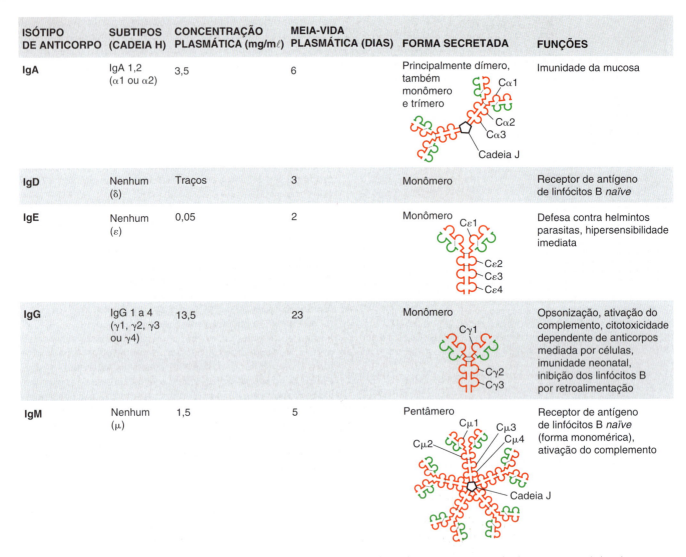

Figura 88.3 Características dos principais isótipos (classes) de anticorpos. Esta figura fornece um resumo de algumas características importantes dos principais isótipos de anticorpos humanos. Os isótipos são classificados com base nas suas cadeias pesadas (H); cada isótipo pode conter uma cadeia leve κ ou λ. Os diagramas esquemáticos ilustram os formatos distintos das formas secretadas desses anticorpos. Observe que a IgA consiste em duas subclasses, denominadas IgA1 e IgA2, enquanto a IgG contém quatro subclasses, denominadas IgG1, IgG2, IgG3 e IgG4. As funções de opsonização e de fixação do complemento da IgG são atribuíveis, em sua maior parte, a IgG1 e IgG3. Os domínios das cadeias pesadas em cada isótipo são marcados. As concentrações plasmáticas e meias-vidas são valores médios encontrados em indivíduos normais. *Ig*, imunoglobulina. (De Abbas A K, Lichtman A H, Pillai S: Basic immunology: functions and disorders of the immune system, 6th ed. Philadelphia, Elsevier, 2018.)

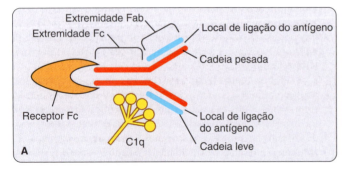
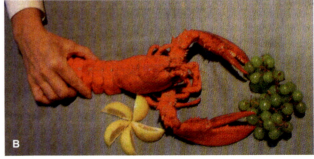

Figura 88.4 Estrutura dos anticorpos. As moléculas de anticorpos são compostas por duas cadeias pesadas (*linhas vermelhas*) e por duas cadeias leves (*linhas azuis*) mantidas juntas por ligações dissulfeto. As duas cadeias pesadas unem-se para formar uma cauda (extremidade Fc), que pode interagir com receptores (FcR) em vários tipos de células. As cadeias pesadas e leves contribuem para a extremidade Fab. Na extremidade 5′ ou aminoterminal, essas cadeias formam dois sítios idênticos de ligação de antígeno, de maneira muito semelhante às pinças de uma lagosta. Próximo da região da dobradiça do anticorpo, há um local de ligação para C1q, o primeiro componente da cascata do complemento. (De Birdsall H: Adaptive immunity: antibodies and immunodeficiencies. In Bennett JE, Dolin R, Blaser M, editors: Mandell, Douglas, and Bennett's principles and practice of infectious diseases, ed 8, Philadelphia, 2015, Saunders.)

Capítulo 88 Defesas do Hospedeiro contra a Infecção

é impulsionado por determinadas citocinas, como IL-4, IL-10, IL-5 e outras produzidas por linfócitos T. A mudança de isótipo, que não afeta a especificidade do anticorpo, possibilita ao hospedeiro tirar proveito das várias funções efetoras mediadas pelos diferentes isótipos (p. ex., fixação do complemento para IgM, atividade de opsonização para IgG). Conforme assinalado anteriormente, os linfócitos B em proliferação também podem sofrer hipermutação somática, um processo pelo qual mutações pontuais são inseridas de forma aleatória no DNA da imunoglobulina. Embora essas mutações sejam, em sua maior parte, deletérias, os linfócitos B portadores de mutações que aumentam a atividade (afinidade) de ligação ao antígeno são selecionados e expandidos, resultando em aumento geral na qualidade da resposta dos anticorpos com o tempo. Esse processo é conhecido como maturação de afinidade. Além disso, a interação dos linfócitos T tipicamente impulsiona a geração de um reservatório de linfócitos B de memória que persistem por toda a vida do indivíduo. Essas células de memória têm a capacidade de ser reativadas por ocasião de exposição subsequente ao antígeno estranho, levando a respostas humorais secundárias, que são mais rápidas, de maior magnitude e de maior afinidade do que a resposta primária (Figura 88.2).

Embora se diga que a maior parte dos antígenos proteicos seja dependente de linfócitos T (*i. e.*, exigem linfócitos Th para melhor ativação dos linfócitos B), alguns antígenos conseguem estimular os linfócitos B a proliferar e produzir anticorpos diretamente mesmo sem linfócitos Th (independentes de linfócitos T). Os antígenos independentes de linfócitos T incluem moléculas derivadas de microrganismos, como LPS, que se ligam a receptores de padrões (p. ex., TLR) nos linfócitos B e que podem estimulá-los sem considerar a especificidade do antígeno. Outros, como polissacarídeos de origem microbiana que contêm epítopos repetidos, envolvem especificamente linfócitos B com força suficiente para prescindir da necessidade de interação de linfócitos Th. Entretanto, mais comumente, os linfócitos B são estimulados pela ação sinérgica de linfócitos Th. O antígeno específico liga-se à imunoglobulina de superfície dos linfócitos B, desencadeando a endocitose, a degradação do antígeno e a apresentação de fragmentos peptídicos em associação a moléculas do MHC de classe II na superfície da célula. Linfócitos Th com TCR específicos para o complexo MHC-peptídio interagem com os linfócitos B; essa interação é estabilizada e fortalecida por meio de moléculas de adesão celular e moléculas de ativação coestimuladoras, como CD28 nos linfócitos T e B7-1/2 (também conhecida como CD80/86) nos linfócitos B. Em seguida, os linfócitos Th produzem moléculas coestimuladoras, como CD40L (que engaja CD40 nos linfócitos B), e citocinas, como IL-4, que impulsionam a ativação e a produção de anticorpos por linfócitos B.

Linfócitos T

Os precursores dos linfócitos T são produzidos na medula óssea e migram para o timo, onde sofrem desenvolvimento e seleção. No término de seu desenvolvimento, a maioria dos linfócitos T expressa moléculas CD4 ou CD8 em sua superfície, juntamente com TCR específicos para determinada combinação de peptídio antigênico e MHC próprio. Durante o desenvolvimento, o TCR é produzido por um processo que envolve o rearranjo do gene V(D)J mediado por RAG-1/2, de maneira amplamente análoga àquela dos linfócitos B. Os linfócitos T convencionais expressam, em sua maioria, TCR que são uma combinação de cadeias alfa e beta de TCR, cada uma com regiões constantes e variáveis; outros expressam TCR que consistem em cadeias gama e delta de TCR.

À medida que a maturação prossegue no timo, os linfócitos T sofrem processos de seleção, que eliminam aqueles cujos TCR exibem baixa afinidade pelo MHC próprio (seleção positiva) ou afinidade demasiado alta para moléculas próprias (seleção negativa).

Dessa maneira, a combinação de seleção positiva e seleção negativa assegura que a ativação dos linfócitos T exija uma combinação de MHC própria e antígeno estranho. Linfócitos T *naïve*, habitualmente localizados em linfonodos regionais ou tecidos semelhantes, como as placas de Peyer no intestino, são sensibilizados pela sua interação com uma APC, como célula dendrítica ou linfócitos B de memória. A APC internaliza e processa o antígeno microbiano e, em seguida, apresenta peptídios derivados desse antígeno ao linfócito T associado. A apresentação do antígeno ocorre em associação com moléculas do MHC (também conhecido como antígeno leucocitário humano ou HLA) da classe II para linfócitos T CD4+ ou moléculas do MHC da classe I para linfócitos T CD8+. Os linfócitos T CD4+ são denominados linfócitos T auxiliares (Th) e desenvolvem-se em subgrupos de linfócitos Th1, Th2 e Th17. Os linfócitos T CD8+ são linfócitos T citotóxicos (LTC; Figura 88.5).

Os linfócitos T CD4+ são cruciais na ativação dos linfócitos B, de outros linfócitos T CD4+, de linfócitos T CD8+ e de células fagocíticas, como macrófagos. Os linfócitos T CD4+ coordenam as defesas do hospedeiro contra patógenos que inicialmente são "capturados" por células fagocitárias via fagocitose ou pinocitose. Por exemplo, as células dendríticas capturam patógenos ou antígenos por fagocitose ou pinocitose e, em seguida, os degradam dentro de fagossomos.

Peptídios antigênicos, que são produzidos pela degradação proteolítica de antígenos proteicos em fagolisossomos, ligam-se de forma não covalente a um sulco no MHC da classe II. Em seguida, o complexo é transportado até a superfície celular para a sua apresentação a linfócitos T que expressam moléculas CD4 em sua superfície. Os linfócitos T CD4+ com especificidade para o antígeno ligam-se então, por meio de seus TCR, ao complexo MHC classe II/antígeno presente na superfície da APC. CD4 também se associa ao MHC II, estabilizando a interação de linfócitos T e APC. Para estabilizar a interação, são necessárias moléculas acessórias, como o antígeno associado à função linfocítica da molécula de adesão 1 (LFA-1) nos linfócitos T, que interagem com a molécula de adesão intercelular 1 (ICAM-1) na APC. Complexos de adesão ativadores, como CD28 nos linfócitos T e B7-1/2 (também conhecido como CD80/86) nas APC, são necessários para a ativação e a proliferação dos linfócitos T. Após ativação, a proliferação dos linfócitos T é impulsionada pela IL-2, que é produzida pelos linfócitos T ativados e que os estimulam em uma alça autócrina.

Os linfócitos Th CD4+ ativados (inicialmente denominados linfócitos Th0) podem ser impulsionados pela IL-12 e outras citocinas para se transformar em linfócitos Th1 ou pela IL-4 e IL-10 para se tornarem linfócitos Th2. A diferenciação dos linfócitos Th17 é impulsionada pelo fator transformador de crescimento β (TGF-β) e pelas IL-6 e IL-23. Os linfócitos Th1 mediam as defesas do hospedeiro contra patógenos intracelulares, como vírus, bactérias (p. ex., *M. tuberculosis*) ou parasitas (p. ex., *Toxoplasma gondii*). Fazem isso por meio da produção de gamainterferona, que ativa células fagocitárias, como macrófagos, que em seguida destroem o patógeno intracelular invasor, e IL-2, que ativa os LTC para lisar as células infectadas.

Por outro lado, os linfócitos T CD4+ ativados podem ser estimulados pela IL-4 a se transformar em linfócitos Th2, que medeiam determinados processos, como imunidade antiparasitária. Os linfócitos Th2 estimulam os linfócitos B a produzir anticorpos contra patógenos extracelulares por meio da produção de IL-4 e estimulam a proliferação de eosinófilos para atividade contra parasitas (p. ex., helmintos) por meio da produção de IL-5.

Os linfócitos Th17 são estimulados pela IL-23 e produzem IL-17, que tem participação importante na amplificação da resposta inflamatória por meio de atração dos neutrófilos até os locais de infecção causada por bactérias extracelulares e, possivelmente, fungos. A complexidade desses subgrupos de linfócitos T CD4+ ainda está sendo explorada.

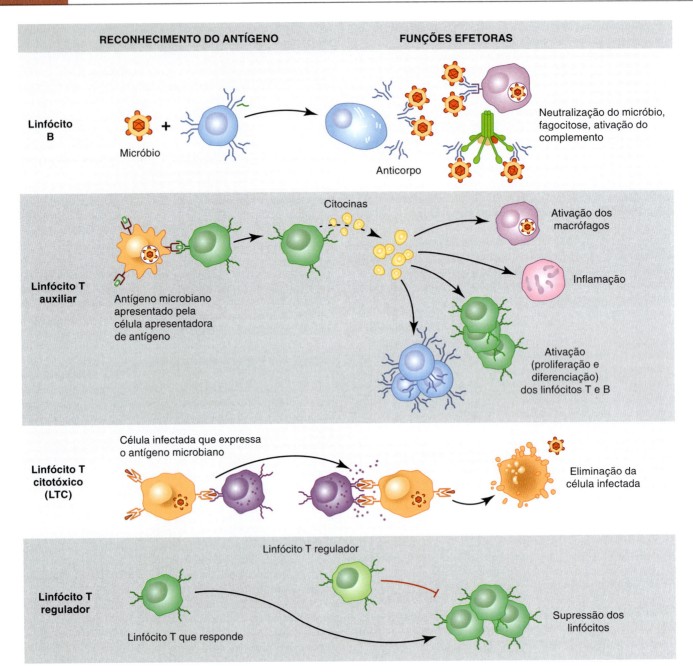

Figura 88.5 Classes de linfócitos. Os linfócitos B reconhecem muitos tipos diferentes de antígenos e desenvolvem-se em células secretoras de antígenos. Os linfócitos T auxiliares reconhecem antígenos na superfície das células apresentadoras de antígenos e secretam citocinas, que estimulam diferentes mecanismos de imunidade e inflamação. Os linfócitos T citotóxicos reconhecem antígenos em células infectadas e destroem essas células. Os linfócitos T reguladores suprimem as respostas imunes (p. ex., a autoantígenos). (De Abbas A K, Lichtman A H, Pillai S: Basic immunology: functions and disorders of the immune system, 6th ed. Philadelphia, Elsevier, 2018.)

Os linfócitos T CD8+ respondem a patógenos que inicialmente entram de forma direta nas células do hospedeiro, como os vírus. Durante a replicação intracelular, as proteínas virais são degradadas no citosol pelo imunoproteassoma, uma variante do complexo enzimático do proteassomo, que normalmente está envolvido na renovação das proteínas celulares. As cadeias peptídicas resultantes de 8 a 10 aminoácidos são transportadas para o retículo endoplasmático, onde se associam a MHC da classe I recém-sintetizadas e são encaminhadas por meio do complexo de Golgi até a superfície celular. Em seguida, os linfócitos T citotóxicos CD8+ podem ligar-se ao complexo MHC da classe I/antígeno apresentado e provocar lise da célula infectada por meio da liberação da perforina, a molécula formadora de poros, e de enzimas indutoras da apoptose, conhecidas como granzimas, ou por meio da ligação do ligante Fas nos linfócitos T citotóxicos ao Fas da célula-alvo, o que também pode induzir apoptose. Os LTCs são produzidos a partir de precursores de linfócitos T citotóxicos *naïve* por meio de associação específica a uma CD que foi "autorizada" por meio de interação com um linfócito Th1 CD4+. A interação com o *cluster* de diferenciação (CD) estimula a produção de IL-2 pelos linfócitos Th1 CD4+ e aumenta a expressão de B7-1/2 (CD80/86) pelos CD. A combinação de sinalização específica de antígeno por meio do TCR, engajamento de CD28 nos linfócitos T CD8+ por B7-1/2 na CD, e IL-2 derivada

Capítulo 88 Defesas do Hospedeiro contra a Infecção

de linfócitos Th1 estimula os linfócitos T CD8+ a se diferenciarem em linfócitos T citotóxicos que, em seguida, provocam lise das células-alvo infectadas, conforme descrito anteriormente.

Além dos linfócitos T efetores, as populações de linfócitos T reguladores modulam a resposta imune. A maioria dos linfócitos T reguladores (Tregs) expressa CD4 e CD25 e o fator de transcrição FOXP3 e ajudam a modular as respostas imunes, em particular aquelas relacionadas com doenças autoimunes, mas também algumas doenças infecciosas.

RESPOSTA DAS DEFESAS DO HOSPEDEIRO A PATÓGENOS

Os seres humanos são constantemente expostos a patógenos microbianos. Microrganismos como *Streptococcus pneumoniae*, estreptococos do grupo A e vírus respiratórios podem colonizar as vias respiratórias. *Staphylococcus aureus*, fungos e muitos outros microrganismos vivem na pele. Já foram identificados milhares de espécies microbianas no sistema digestório; a maior parte é benigna, muitas são benéficas, enquanto algumas são perigosas.

As defesas do hospedeiro precisam reagir de forma contínua e apropriada a agravos às defesas não imunológicas do hospedeiro. Por exemplo, se uma pessoa sofre um ferimento por objeto perfurante, a barreira da pele é rompida e os patógenos podem ser inoculados nos tecidos subcutâneos. Isso estimula respostas inflamatórias, nas quais as citocinas estimulam a expressão de moléculas de adesão e quimiocinas no endotélio vascular. Os neutrófilos na corrente sanguínea ligam-se então ao endotélio, atravessam as paredes dos vasos e migram para os tecidos, onde são atraídos por um gradiente de quimiocinas até o local de dano tecidual e infecção.

Um segundo processo que agride as defesas não imunes do hospedeiro resulta da infecção por vírus respiratórios. Por exemplo, o vírus influenza pode comprometer as defesas das vias respiratórias superiores e inferiores do hospedeiro ao danificar o epitélio respiratório e ao inibir a ação ciliar e a produção de muco. Patógenos bacterianos, mais comumente *S. pneumoniae*, que colonizam as vias respiratórias no hospedeiro normal podem então colonizar e invadir as vias respiratórias inferiores, levando à pneumonia. Microrganismos como *M. tuberculosis* podem escapar das defesas das vias respiratórias superiores e inferiores e alojar-se em macrófagos alveolares no pulmão, onde sobrevivem e multiplicam-se. A interferência na função dos macrófagos alveolares (p. ex., exposição à sílica) aumenta a suscetibilidade à tuberculose.

O sistema imune inato é fundamental durante as fases iniciais da infecção. A resposta é rápida, embora relativamente inespecífica, e elimina o patógeno ou o mantém sob controle até que o sistema imune adaptativo tenha tempo de responder. Os fagócitos, como os macrófagos teciduais, patrulham a periferia e detectam patógenos por meio de receptores de padrões, como TLR. Isso ativa o fagócito, induz a fagocitose e eliminação do patógeno e estimula a produção de citocinas e quimiocinas que iniciam a resposta inflamatória e influenciam o desenvolvimento da resposta adaptativa.

O complemento pode ser ativado de forma inata por patógenos pelas vias alternativa e da lectina, com síntese de produtos que atraem os neutrófilos, opsonizam e lisam patógenos e provocam desgranulação dos mastócitos. A vasodilatação resulta da liberação de histamina, e os neutrófilos circulantes são localizados no endotélio vascular mais próximo do local de invasão por integrinas, atravessam a parede vascular e movem-se ao longo de um gradiente de quimiocinas até o local da infecção. A opsonização ajuda os neutrófilos, os macrófagos e outras células imunes a fagocitar e destruir o patógeno. Essas respostas inflamatórias imediatas e imunes inatas são iniciadas imediatamente e aumentam no decorrer de algumas horas a vários dias. Essas respostas são altamente efetivas, representando um tempo de sobrevida para o hospedeiro, enquanto são produzidas respostas mais específicas do sistema imune adaptativo.

As células dendríticas imaturas nos tecidos periféricos atuam como sentinelas para moléculas estranhas. Por meio de pinocitose e fagocitose iniciadas por TLR e outros receptores, os *clusters* de diferenciação detectam os patógenos; uma vez adquirido o antígeno estranho, os *clusters* de diferenciação migram para os linfonodos regionais. Nesses linfonodos, os *clusters* de diferenciação amadurecem, processam e apresentam o antígeno aos linfócitos T, dando início à resposta imune adaptativa específica. O tipo de resposta depende do tipo de patógeno. Patógenos intracelulares, como *M. tuberculosis*, estimulam resposta mediada por linfócitos T, enquanto *S. pneumoniae*, estimula principalmente uma resposta mediada por anticorpos (humoral) dos linfócitos B. A maioria das infecções produz componentes das respostas celulares e humorais em vários graus, que frequentemente atuam em conjunto. Assim, por exemplo, o vírus influenza induz respostas dos linfócitos B e dos linfócitos T; os anticorpos neutralizam vírus livres e impedem uma infecção adicional do epitélio respiratório, e os LTCs provocam lise das células epiteliais infectadas.

Resposta humoral

No início da infecção, os anticorpos preexistentes e os fatores do complemento reagem diretamente aos patógenos e podem iniciar a lise, a opsonização e a neutralização dos patógenos. Os linfócitos B podem ser ativados por antígenos independentes dos linfócitos T ou por meio de interação com linfócitos T CD4+ para antígenos dependentes de linfócitos T. As populações de linfócitos B proliferam e produzem anticorpos IgM inicialmente e, em seguida, por meio de mudança de isótipo, produzem outros tipos de anticorpos, incluindo IgG, IgE e IgA. Os anticorpos que atuam no espaço extracelular ligam-se a patógenos ou a seus produtos, levando potencialmente a neutralização, aglutinação, opsonização, fixação do complemento, citotoxicidade dependente de anticorpos e desgranulação dos mastócitos.

Resposta mediada por células

Linfócitos T *naïve* com especificidade contra o patógeno invasor são ativados, proliferam e produzem citocinas. Linfócitos T CD4+ sintetizam citocinas que estimulam outros linfócitos T, como os linfócitos T citotóxicos, aumentam a resposta inflamatória geral, ativam os fagócitos para eliminar os patógenos e estimulam a produção de anticorpos. Linfócitos T CD4+ e CD8+ de memória previamente sensibilizados reagem rapidamente com ativação e proliferação em resposta à exposição a patógenos previamente reconhecidos.

LEITURA SUGERIDA

Bennett JE, Dolin R, Blaser M, editors: Mandell, Douglas, and Bennett's principles and practice of infectious diseases, ed 8, Philadelphia, 2015, Saunders.

Medzhitov R, Shevach EM, Trinchieri G, et al: Highlights of 10 years of immunology in nature reviews immunology, Nat Rev Immunol 11:693–702, 2011.

89

Diagnóstico Laboratorial das Doenças Infecciosas[1]

Kimberle Chapin

INTRODUÇÃO

A capacidade de estabelecer um diagnóstico rápido e acurado das doenças infecciosas por patógenos específicos e determinantes de resistência tornou-se a norma em medicina, como resultado da introdução contínua de novas tecnologias. Além disso, diagnósticos complementares, como os que avaliam assinaturas de biomarcadores específicos do hospedeiro, juntamente com algoritmos de *software* para esclarecer o risco (p. ex., probabilidade de sepse) ou o provável grupo específico de patógenos (p. ex., vírus *versus* bactérias), contribuem para o componente de medicina personalizada para a interpretação das doenças infecciosas.

Este capítulo destaca componentes significativos dos exames usados para doenças infecciosas, bem como as tendências em medicina laboratorial e tecnologia diagnóstica, que afetam os cuidados ao paciente. As diretrizes de 2018 da American Society for Microbiology (ASM) e da Infectious Disease Society of America (IDSA) sobre o uso do laboratório de microbiologia para o diagnóstico de doenças infecciosas são abrangentes, resumindo o diagnóstico laboratorial das doenças infecciosas por categorias básicas de doenças (p. ex., respiratórias, genitais), com foco nas diretrizes de práticas de melhor aproveitamento e contendo numerosas tabelas para um rápido acesso às informações. O documento está bem referenciado e é atualizado de modo regular. Existem outros recursos valiosos *online* para uso no caso de patógenos raramente encontrados, como os Centers for Disease Control and Prevention (CDCs) DPDx (https://www.cdc.gov/dpdx/index.html) para infecções parasitárias, que incluem estudos de casos e 360 diagnósticos (https://www.360dx.com/), o que ressalta os novos avanços tecnológicos nas doenças infecciosas, cujo acompanhamento é importante.

STEWARDSHIP DOS EXAMES COMPLEMENTARES

À medida que os exames complementares e resultados relacionados a doenças infecciosas passaram a ser disponibilizados mais próximo do momento de atendimento aos pacientes, os conceitos básicos de aquisição ótima de amostras, seleção de exames, parâmetros de desempenho de exames para determinada população de pacientes e a interpretação dos resultados pelos médicos tornaram-se reconhecidamente mais complexos e um tanto impressionantes. Até 70% dos diagnósticos clínicos de pacientes individuais estão sendo estabelecidos com a ajuda de um resultado de exame laboratorial. O programa de *stewardship* que promove uma abordagem em equipe para otimizar a implementação de testes de microbiologia, a escolha e a interpretação dos testes pelo médico, juntamente com a avaliação dos

resultados para identificar o valor de exames complementares específicos para os cuidados de pacientes tornaram-se um requisito. No caso das doenças infecciosas, isso inclui diagnósticos microbiológicos que demonstraram afetar os cuidados direcionados aos pacientes, a taxa de morbidade, a taxa de mortalidade e os custos dos cuidados de saúde. Estes são agora publicados em uma lista crescente de medidas de qualidade significativas, como mostra o Boxe 89.1.

COLETA DE AMOSTRAS E CANCELAMENTO DE AMOSTRAS INADEQUADAS

A coleta da amostra adequada e sua preservação durante o transporte até o local da realização do teste constituem componentes do diagnóstico das doenças infecciosas, que frequentemente passam despercebidos. Como parte de seu credenciamento e processo de inspeção, os laboratórios adotam procedimentos de coleta e critérios para a rejeição de amostras consideradas inadequadas para processamento. Esses protocolos baseados em evidências asseguram que os resultados possam ser utilizados de modo confiável para tratar os pacientes e fornecem motivos para não realizar pedidos de amostras. Os exemplos incluem o cancelamento de uma amostra de fezes não líquidas para

---

> **Boxe 89.1** Diagnósticos de doenças infecciosas que contribuem para medidas de qualidade de cuidados aos pacientes.
>
> - Teste molecular para toxina de *Clostridioides difficile* e práticas de controle de infecção
> - Identificação rápida e pesquisa de suscetibilidade a antimicrobianos para identificação e tratamento de sepse, de modo a reduzir as taxas de morbidade e mortalidade
> - Teste pré-cirúrgico para colonização com *Staphylococcus aureus* resistente à meticilina (MRSA) e sensível à meticilina (MSSA), permitindo a descontaminação pré-cirúrgica e antibioticoterapia direcionada em procedimentos cirúrgicos de alto risco, de modo a reduzir as infecções no local cirúrgico
> - Rápida identificação de microrganismos e determinantes de resistência para ajudar em programas bem-sucedidos de intervenção e de gestão dos agentes anti-infecciosos
> - Tecnologias com PCR para infecções comuns observadas em ambientes de cuidados de urgência (p. ex., estreptococos do grupo A e vírus influenza), possibilitando terapia adequada e diminuindo o tempo de espera, com maior satisfação do paciente
> - Painéis sindrômicos múltiplos e sequenciamento de última geração (NGS) permitindo a rápida identificação de ameaças à saúde pública e a implementação de estratégias de redução de risco em exposições a surtos (p. ex., patógenos transmissíveis pelo sistema digestório e infecções emergentes).

---

[1]N.R.T.: Ver Guia de Vigilância em Saúde, do Ministério da Saúde, 2019, 3ª edição, em https://bvsms.saude.gov.br/bvs/publicacoes/guia_vigilancia_saude_3ed.pdf.

Capítulo 89 Diagnóstico Laboratorial das Doenças Infecciosas

pesquisa de toxina de *Clostridioides difficile*, visto que é inconsistente para um paciente com infecção por *C. difficile* (ICD) que provoca diarreia aquosa; amostras de urina para cultura recebidas mais de 2 horas após a coleta e não refrigeradas ou sem uso de conservante, o que permite o supercrescimento de bactérias e resultados não interpretáveis com microrganismos mistos; e amostras de sangue ou de material genital para testes de base molecular fornecidos em um dispositivo que não preserve o ácido nucleico-alvo.

Meios líquidos e amostras autocoletadas

A coleta de amostras, incluindo amostras de tecido cirúrgico, foi recentemente descentralizada. Entretanto, as limitações para as amostras que exigem cultura foram minimizadas pelo uso de *swabs* reunidos colocados diretamente em matriz líquida para preservar os microrganismos tanto aeróbicos quanto anaeróbicos e ácidos nucleicos-alvo (p. ex., *E-swabs* [Copan Diagnostics, Inc.]) e *swabs* secos para análise molecular. Além disso, as amostras coletadas pelo próprio paciente *versus* pelo médico mostraram produzir resultados equivalentes ou melhores, aumentar a satisfação do paciente e incentivar o uso adequado dos cuidados de saúde.

Responsabilidade do profissional de saúde pela otimização dos resultados

Todas as pessoas (p. ex., médicos, médicos assistentes, enfermeiros, flebotomistas, pacientes) que coletam amostras devem estar familiarizadas com os dispositivos de coleta apropriados, as técnicas de coleta recomendadas, as exigências dos testes, incluindo pontualidade do transporte para o laboratório ou necessidade de tecido fresco (não colocado em formol) para cultura, de modo a assegurar a identificação ótima do patógeno.

Se o médico solicitar um teste de microbiologia que não seja tipicamente realizado, como identificação de microrganismos anaeróbicos em uma amostra de líquido cerebrospinal (LCS), ou um teste sem critérios de interpretação padronizados (p. ex., antimicrobianos não autorizados pela FDA), é preciso entrar em contato com o laboratório.

MÉTODOS DE DIAGNÓSTICO RÁPIDOS E/OU DIRETOS DE AMOSTRAS

Teste rápido não é mais um termo estranho para um teste direto para doenças infecciosas e o laboratório de microbiologia. Todas as principais áreas de testes diagnósticos, incluindo visualização direta de organismos em amostras, detecção de antígenos específicos de microrganismos, anticorpos, proteínas e ácidos nucleicos, bem como contagens de células e biomarcadores, podem ser realizadas em 1 a 4 horas. Os resultados são fornecidos automaticamente após conclusão no prontuário médico eletrônico (PME) e, com frequência, estão disponíveis durante o tempo em que o profissional de saúde está envolvido com o paciente, permitindo um tratamento imediato.

A Tabela 89.1 fornece uma lista dos métodos de testes diretos comuns liberados ou publicados pela Food and Drug Administration (FDA) dos EUA usados em laboratórios para as principais amostras. Os exemplos incluem colorações simples, como a coloração

Tabela 89.1 Métodos comuns de testes diretos a partir de amostras.

Métodos de teste[a]	Método diagnóstico	Analito detectado
Preparações para coloração de esfregaço	Coloração de Gram	Bactérias, elementos fúngicos, incluindo leveduras e hifas
	Fluorescência	AFD: *Pneumocystis jirovecii*, vírus[b]
		Auramina: micobactérias
		Calcoflúor: pulmões
	Álcool-ácido-resistente especial (Kinyoun), álcool-ácido-resistente parcial (PAF), tinta nanquim[c]	Uso em esfregaço determinado pelo laboratório e com base na amostra de coloração primária[d]
	Coloração de Wright Wright-Giemsa	Diferenciação e contagem de leucócitos (p. ex., *Plasmodium*, *Babesia*)
Antígeno-anticorpo	Aglutinação de látex	Antígeno de *Legionella* ou *Streptococcus pneumoniae* na urina
		Antígeno criptocócico no soro e no LCS
	Ensaio de fluxo lateral para antígeno/anticorpo	Estreptococos do grupo A, RSV, vírus influenza A ou B, *Plasmodium*
	Sorologia para IgG, IgM, *Western blot*	Múltiplos analitos; detecção e/ou confirmação do estado imune e doença aguda
	Biomarcadores	Únicos: pró-calcitonina,[e] proteína C reativa
		Combinação: vários biomarcadores com interpretação algorítmica (p. ex., viral *versus* bacteriana)
Molecular[f]	Hibridização e amplificação de sinal	Levedura, HPV, vaginose ou vaginite bacteriana
	Amplificação do RNA ou DNA, analito único, painéis sindrômicos pequenos ou grandes, diretamente de amostra ou do sangue, baseado no microbioma e interpretação algorítmica	Analitos únicos: enterovírus, estreptococos do grupo A, influenza, RSV; painel com ≤ 5 alvos: patógenos sexualmente transmissíveis (GC, CT, TV, *Mycoplasma genitalium*)
		Amplificação multiplex com ≥ 5 alvos: sepse sanguínea, respiratória, gastrintestinal, patógenos da meningite, com base no microbioma: vaginose/vaginite
		Chip array: múltiplos alvos, HPV, genotipagem de HCV
	Amplificação com quantificação de ácidos nucleicos	HIV, HCV, HBV

(*continua*)

Tabela 89.1 Métodos comuns de testes diretos a partir de amostras. (*continuação*)		
Métodos de teste[a]	**Método diagnóstico**	**Analito detectado**
Sequenciamento Sequenciamento de última geração (NGS)	Genotipagem DNA 16S, 18S, ITS ou livre de células metagenômico	Variantes genéticas de, por exemplo, HIV, HCV, HPV rDNA 16S (procariótico), rDNA 18S (eucariótico), ITS (região não transcrita de fungos repetidos), direcionado ou metagenômico, conseguem diferenciar várias espécies de um tipo de patógeno/tipos de microrganismos selecionados ou teste sem viés, o que possibilita a descoberta de novos patógenos, respectivamente

[a]Teste de 1 hora, no mesmo dia. [b]O anticorpo fluorescente direto (AFD) é específico do microrganismo (p. ex., *P jirovecii*, vírus varicela-zóster, herpes-vírus simples 1 ou 2, citomegalovírus) e melhor do que as colorações histológicas (p. ex., coloração pela prata) e preparações de Tzanck (p. ex., células gigantes nucleadas), que não são específicas e que podem causar confusão pela aparência semelhante em muitas causas infecciosas. A maioria dos testes de AFD para vírus foi substituída por tecnologias moleculares, devido ao fornecimento dos resultados no mesmo dia e aumento da sensibilidade. [c]O antígeno criptocócico do líquido cerebrospinal (LCS) ou do soro é o teste recomendado. A tinta nanquim frequentemente produz resultados falso-positivos e é utilizada pelo laboratório para confirmação de suspeita de levedura em uma coloração de Gram de LCS ou em pacientes positivos para antígeno criptocócico. [d]Por exemplo, o teste álcool-ácido-resistente parcial é realizado se a coloração de Gram revelar ramificação de bastonetes gram-positivos e se houver suspeita de *Nocardia*; o teste álcool-ácido-resistente pode ser realizado se a amostra corada com auramina for positiva. [e]A pró-calcitonina é um biomarcador único utilizado para esclarecimento de sepse bacteriana. Os testes mais recentes com combinação de biomarcadores, juntamente com algoritmos de *machine learning* sugerem maiores especificidade e sensibilidade para a sepse, bem como esclarecimento de doenças virais ou bacterianas em comparação com a PCT ou proteína C reativa tradicional. [f]Exemplos comuns de patógenos estão listados para cada grupo, porém dispõe-se de muito mais analitos. *AFD*, anticorpo fluorescente direto; *CT, Chlamydia trachomatis*; *DNA*, ácido desoxirribonucleico; *FDA*, Food and Drug Administration dos EUA; *GC*, gonococo (*Neisseria gonorrhoeae*); *HBV*, vírus da hepatite B; *HCV*, vírus da hepatite C; *HIV*, vírus da imunodeficiência humana; *HPV*, papilomavírus humano; *Ig*, imunoglobulina; *ITS*, espaçador transcrito interno; *LCS*, líquido cerebrospinal; *RNA*, ácido ribonucleico; *RSV*, vírus sincicial respiratório; *TV, Trichomonas vaginalis*.

de Gram, até reação em cadeia da polimerase (PCR) *nested* para condições sindrômicas (p. ex., painéis gastrintestinais de doenças infecciosas) e testes de referência, como o sequenciamento de última geração (NGS) de DNA livre de células.

Direto e *rápido* não equivalem necessariamente a altos valores preditivos para um resultado de teste verdadeiro-positivo ou verdadeiro-negativo. Os testes comumente usados no passado, em virtude de sua facilidade de uso e custo (p. ex., pesquisa de antígenos de vírus influenza em *swabs* de garganta e coloração com tinta nanquim de amostras de LCS), não são recomendados, visto que é comum a obtenção de resultados falso-negativos e falso-positivos, respectivamente. Da mesma forma, testes diretos que agregam pouco valor para esclarecer o diagnóstico específico, como anticorpo anti-herpes-vírus simples 1 e 2 (HSV-1/2) positivo em um paciente sem vesículas ou PCR positiva para toxina de *C. difficile* em um paciente sem diarreia, podem de fato ser prejudiciais, devido à interpretação incorreta de sua relevância.

INTERPRETAÇÃO DIRETA DE ESFREGAÇOS

A interpretação direta do esfregaço pode ser extremamente útil para confirmar uma suspeita de infecção (p. ex., coloração de Gram do LCS para microrganismos compatíveis com meningite pneumocócica ou elementos fúngicos em tecidos) e, tipicamente, é realizada nas primeiras horas após receber o material. Os esfregaços de amostras estéreis positivos são relatados como resultados críticos. Entretanto, sensibilidade e especificidade altas dependem, muitas vezes, da coleta adequada das amostras (p. ex., obtidas antes da administração do antibiótico), do fornecimento de informações clínicas essenciais (p. ex., estado imune ou viagem) e da experiência do profissional que interpreta o esfregaço.

Colorações especiais

Colorações especializadas para vários microrganismos, possibilitando a obtenção de informações clínicas valiosas, estão sendo cada vez mais enviadas de locais de atendimento clínico para laboratórios de referência para coloração ou PCR. A maioria dos laboratórios de análises clínicas acadêmicos ainda mantém a capacidade de efetuar colorações especiais. A coloração fluorescente com calcofluór (Figura 89.1) e auramina aumentou a sensibilidade para a detecção direta de elementos fúngicos e bacilos álcool-ácido-resistentes (BAAR), respectivamente. A coloração com anticorpo fluorescente direto (AFD) para *Pneumocystis jirovecii*, mais específica e rápida em comparação com a coloração de preparações histológicas, apresenta algumas limitações na sua sensibilidade, de modo que a detecção molecular está se tornando padrão; entretanto, quando positiva, é extremamente útil para o tratamento. De modo semelhante, o exame direto do esfregaço à procura de patógenos do sangue (p. ex., *Babesia* e *Plasmodium*) é muito sensível para a doença aguda, porém fora dos centros médicos acadêmicos, é tipicamente realizada por testes moleculares.

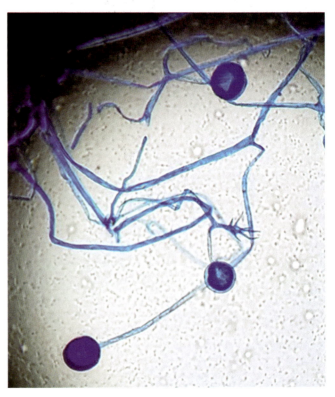

Figura 89.1 Azul de algodão com lactofenol, mostrando hifas de fungos (*Rhizopus* sp.) de uma amostra de ferida.

CULTURA APRIMORADA

Apesar dos avanços no diagnóstico direto e molecular rápido, a cultura continua sendo um dos pilares para o diagnóstico de doença infecciosa em muitos tipos de amostras (feridas, urina, sangue, tecidos), em parte devido à disponibilidade da tecnologia para aumentar a rápida detecção e a identificação de crescimento de colônias, que é custo-efetiva. Os meios especializados, como meios cromogênicos que são diferenciais (a colônia de interesse aparece com uma cor específica, devido aos reagentes adicionados) assim como seletivos (o antibiótico incorporado possibilita o crescimento apenas do patógeno desejado), aceleram a detecção.

As amostras de sangue e BAAR são colocadas em câmaras de incubação com monitoramento contínuo, que sinalizam quando uma amostra torna-se positiva, com base em curvas de crescimento algorítmicas. Uma amostra positiva pode ser identificada a qualquer hora do dia, separada e corada imediatamente após a sinalização positiva e testada para identificação definitiva e pesquisa de sensibilidade a antimicrobianos. Muitos laboratórios utilizam instrumentos automatizados para semear amostras em placas de cultura, possibilitando maior consistência do que a inoculação manual, de modo que as colônias são mais bem isoladas, e é possível determinar a sensibilidade a agentes antimicrobianos 1 a 2 dias antes. De modo semelhante, as incubadoras que são automatizadas e realizam fotografias com lapso de tempo em cada placa, incorporando análise diferencial comparativa e algoritmos de inteligência artificial, podem descartar as placas "sem crescimento" dentro de 24 horas, em comparação com 2 a 5 dias. De modo semelhante, a rápida identificação e a identificação de sensibilidade a antimicrobianos realizadas por uma combinação de microrganismos fluorescentes marcados com sondas de RNA específicas e subsequente fotografia com lapso de tempo do crescimento do microrganismo em várias concentrações de antibióticos possibilita a obtenção de resultados 2 dias mais cedo do que as técnicas tradicionais (Accelerate PhenoTest™).

Ionização e dessorção a *laser* assistida por matriz – espectrometria de massa do tipo tempo de voo

Muitos laboratórios ainda dependem de sistemas automatizados que realizam a identificação do crescimento do microrganismo por métodos fenotípicos bioquímicos e enzimáticos, bem como métodos de crescimento para determinar a sensibilidade a antimicrobianos. Entretanto, como esses sistemas exigem crescimento adicional para que possam ocorrer as reações, a identificação do microrganismo demora mais 1 dia, e a sensibilidade mais outro dia. O maior uso da ionização e dessorção a *laser* assistida por matriz – espectrometria de massa do tipo tempo de voo (MALDI-TOF MS) representa uma mudança metodológica significativa que se tornou padrão em muitos laboratórios. Essa técnica depende da análise espectral de proteínas do microrganismo para sua identificação, leva apenas minutos, em vez de dias, e é muito custo-efetiva. A técnica é descrita na Figura 89.2. A detecção direta de caldo de sangue positivo, após uma etapa de processamento, também é comumente utilizada e possibilita uma variedade de microrganismos mais inclusiva do que os painéis moleculares.

A Tabela 89.2 fornece uma lista dos métodos de identificação rápida mais comumente utilizados a partir de culturas em meio líquido (caldo) positivas (p. ex., sangue) e de crescimento de colônias em placa de cultura. O uso de tecnologias específicas depende da experiência do laboratório, do custo, dos parâmetros de desempenho do teste e da população de pacientes.

Pesquisa de anticorpos e antígenos em sangue e líquidos corporais

A sorologia é valiosa para confirmação de vacinação e/ou resposta (p. ex., rubéola), frequentemente quando uma elevação de 4 vezes no título de anticorpos é a maneira ideal de esclarecer se existe determinada

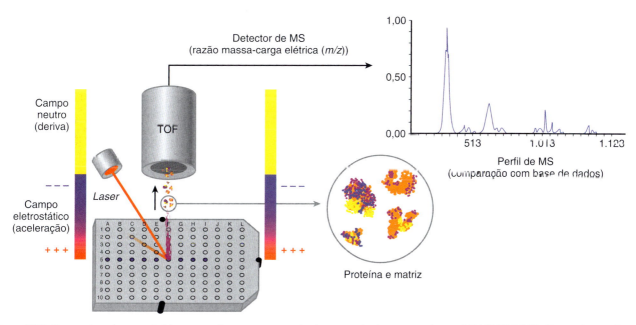

Figura 89.2 Dessorçao a *laser* assistida por matriz – espectrometria de massa do tipo tempo de voo (MALDI-TOF MS). O crescimento bacteriano ou fúngico é selecionado a partir de uma placa de cultura e aplicado diretamente a uma lâmina MALDI. As amostras são recobertas com matriz e secas. Em seguida, as amostras são bombardeadas por *laser*, que resulta em sublimação e ionização da amostra e da matriz. Os íons são separados com base na sua razão massa-carga elétrica em um tubo que mede o tempo que os íons levam para seguir o seu percurso. Uma representação espectral desses íons é gerada e analisada por *software* e gera um perfil que é posteriormente comparado com uma base de dados de espectros de MS de referência e combinados, gerando a identificação. O processo leva apenas alguns minutos. Embora a instrumentação seja de alto custo, a tecnologia foi aprovada pela agência norte-americana Food and Drug Administration e fornece identificação rápida, robusta e confiável.

Seção 15 Doenças Infecciosas

Tabela 89.2 Métodos comuns de identificação rápida a partir de caldo de cultura, colônia ou tecido positivos.[a]

Método	Microrganismos detectados	Tempo	Custo	Conhecimento técnico
Esfregaço fluorescente de PNA Cultura em meio líquido (caldo) positiva	Bactérias, fungos (leveduras)	2 a 4 h	$$	+ +
MALDI-TOF MS Colônia ou caldo positivo	Bactérias, fungos, micobactérias	Minutos a 1 h	$	+
Sondas de hibridização Colônia ou caldo positivo	Bactérias, fungos dimórficos, micobactérias	4 a 8 h	$$$	+ + +
Amplificação[b]	Bactérias, vírus, micobactérias, parasitas	1 a 4 h	$$ a $$$$	+ a + + +
Sequenciamento de última geração, sequenciamento de genoma completo	Bactérias, fungos, micobactérias, vírus, meio ambiente	1 a 3 dias	$$$$	+ + + a + + + +
Combinação de sonda de rRNA fluorescente e análise celular morfocinética de lapso de tempo	Identificação bacteriana e sensibilidade fenotípica rápida	2 a 8 h	$$$	+ +

[a]Os métodos rápidos necessitam de 2 a 24 horas. Os métodos apresentados foram aprovados pela Food and Drug Administration dos Estados Unidos e tiveram o desempenho do teste validado no laboratório de análises clínicas. Devido ao conhecimento técnico necessário e ao custo, alguns desses ensaios podem não estar disponíveis no laboratório de rotina, e os profissionais devem pesquisar a sua disponibilidade. [b]Inclui muitas tecnologias diferentes, como reação em cadeia da polimerase (PCR), amplificação mediada por transcrição (TMA) e amplificação de alça isotérmica (LAMP). *MALDI-TOF*, Ionização e dessorção a *laser* assistida por matriz – espectrometria de massa do tipo tempo de voo; *PNA*, ácido nucleico peptídico; *$*, custo relativo; +, nível relativo de conhecimento necessário.

doença, sobretudo se a IgM for inespecífica (p. ex., *Bartonella*), ou se for a tecnologia diagnóstica primária (p. ex., sífilis). As medições isoladas de anticorpos raramente são úteis para esclarecer o estado da doença (infecção ativa ou passada) ou o modo de transmissão e, com frequência, podem ser mal interpretadas. (p. ex., anticorpo anti-HSV-1/2).

A pesquisa de antígeno criptocócico no LCS e no sangue é a conduta padrão para a detecção de doença criptocócica. De modo semelhante, a pesquisa na urina de antígeno de *Legionella* (*L. pneumophila* do tipo 1) e a pesquisa de na urina de antígeno de *Histoplasma* são testes rápidos e excelentes para essas condições.

DIAGNÓSTICO MOLECULAR

O uso da tecnologia molecular para o diagnóstico de doenças infecciosas constitui o padrão de cuidados em microbiologia, em virtude da facilidade de uso (automação) e dos enormes benefícios clínicos para os cuidados dos pacientes (detecção sensível, específica e rápida). Os ensaios moleculares podem ser realizados em laboratórios de microbiologia ou centrais, com especialidades sobrepostas (p. ex., hematologia, bioquímica). As categorias básicas são mostradas na Tabela 89.1.

Os testes moleculares diretos aprovados pela FDA incluem métodos de hibridização e amplificação. A principal diferença entre esses métodos é que, com os métodos de hibridização, o ácido nucleico não é multiplicado além daquele que já se encontra na amostra. Para ensaios que têm como alvo o DNA, a sensibilidade é limitada, visto que o DNA existe na forma de uma única cópia. Para ensaios direcionados para proteínas ou RNA, a sensibilidade de detecção é pouco aumentada, visto que esses componentes são naturalmente amplificados no micróbio. Os ensaios de hibridização comuns incluem hibridização *in situ* por fluorescência (FISH) para alvos em tecido e o esfregaço de ácido nucleico peptídico (PNA). Os sistemas de ensaio de hibridização conseguem aumentar sua sensibilidade por meio de pareamento com amplificação de sinal, como para o papilomavírus humano (HPV) (*i. e.*, teste Qiagen/Digene HPV™) ou múltiplas interpretações pontuais de captação de sinal da sonda para a rápida identificação do patógeno (*i. e.*, *kit* Accelerate PhenoTest™).

Em contrapartida, os ensaios de amplificação aumentam o número de cópias do ácido nucleico original por meio de vários processos, incluindo PCR, *nested*-PCR,[2] amplificação mediada por transcrição (TMA) e amplificação isotérmica mediada por alça (LAMP). A PCR em tempo real refere-se a amplificação e detecção que ocorrem simultaneamente, o que possibilita a detecção mais rápida do analito. Os ensaios de amplificação conseguem detectar um único analito (p. ex., enterovírus em amostra de LCS) ou um grupo de patógenos para determinada doença a partir de uma única amostra, como infecções sexualmente transmissíveis (ISTs; p. ex., *Chlamydia trachomatis*, *Neisseria gonorrhoeae* e *Trichomonas vaginalis*). Além disso, possibilitam a quantificação da carga viral para fins de tratamento em longo prazo e avaliação da eliminação (*i. e.*, cargas de vírus da imunodeficiência humana (HIV), de vírus da hepatite B e de vírus da hepatite C).

PAINÉIS DE TESTES SINDRÔMICOS

Esses exames detectam um conjunto diversificado de patógenos mais comumente associados a uma condição sindrômica específica, bem como determinantes de resistência múltipla (p. ex., doença respiratória aguda, genes de sensibilidade à meticilina de *S. aureus*). Uma única amostra colocada em um único cartucho é posteriormente testada por amplificação para vários alvos (multiplexação). Existem ensaios multiplex aprovados pela FDA de 3 a 27 alvos para síndromes respiratórias, gastrenterite aguda, sepse, ISTs, vaginite/vaginose bacteriana (VB) e meningite. Os profissionais de saúde precisam estar atentos para o painel de testes sindrômicos em uso, visto que existem vários fabricantes e os patógenos relatados podem variar amplamente (Figura 89.3).

---

[2]N.R.T.: O princípio da *nested*-PCR é o mesmo da PCR convencional, a diferença entre as duas é a origem da amostra contendo o material genético utilizada na reação. Na *nested*-PCR, em vez de ser usada uma amostra primária para fazer a PCR, utiliza-se o produto de uma PCR anterior com um par de *primers* internos ao par utilizado na primeira reação. Essa variação da PCR é utilizada para aumentar a sensibilidade e a especificidade quando as amostras utilizadas não são muito boas.

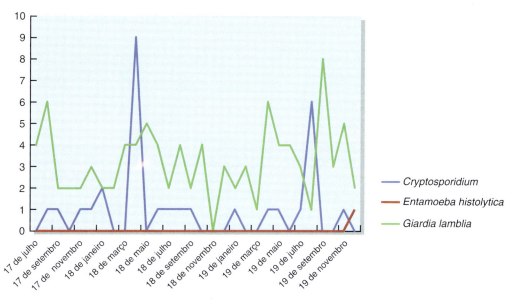

Figura 89.3 Gráfico mostrando os resultados do componente de parasitas de um painel de PCR gastrintestinal multiplex, que identifica patógenos em cerca de 1 hora. A pesquisa de antígenos não é sensível e o esfregaço para parasitas ou o teste de anticorpo fluorescente direto (AFD) para confirmação levam vários dias a semanas. Dois picos de *Cryptosporidium* associados a surtos em abril de 2018 e agosto de 2019 em zoológicos possibilitaram uma rápida resposta pelo Department of Health, limitando as exposições.

SEQUENCIAMENTO DE ÚLTIMA GERAÇÃO 16S, 18S E METAGENÔMICO PARA DETECÇÃO DE PATÓGENOS

Os sequenciamentos 16S e 18S para a identificação de microrganismos procarióticos e eucarióticos são, geralmente, limitados a grupos específicos de microrganismos e utilizados em laboratórios especializados. A análise metagenômica de DNA livre de células (cfDNA) é uma abordagem diagnóstica independente de hipóteses, que tem o potencial de detectar quase qualquer microrganismo no sangue. O sequenciamento é útil em pacientes imunocomprometidos, nos quais podem ser encontrados patógenos incomuns, que variam desde bactérias a vírus, fungos e parasitas e nos quais uma infecção potencial não é identificada por outros métodos.

POINT-OF-CARE TESTING OU TESTE LABORATORIAL REMOTO

A realização de exames complementares no local do atendimento (*point-of-care testing* [PoCT]) oferece resultados rápidos, tipicamente enquanto o paciente ainda se encontra na unidade de saúde, o que possibilita um tratamento direcionado. Essa área continuará crescendo, à medida que os pacientes mudam para cuidados urgentes e atendimento domiciliar. Além disso, as opções de testagem começarão a substituir os testes de antígenos menos sensíveis por testes de base molecular, que são mais custo-efetivos (reduzindo os testes duplicados e diminuindo o número de consultas repetidas) e mais rápidos (resultados em minutos). Eles também terão um *menu* crescente fora dos testes de cuidados urgentes habituais de patógenos de estreptococos do grupo A, vírus influenza/RSV e HIV para incluir outras condições comuns de cuidados agudos, como ISTs, VB, patógenos do sistema urinário e biomarcadores. A diferença nos testes diagnósticos escolhidos nesses contextos (antígeno, PCR, painel sindrômico) dependerá da gravidade clínica do paciente. Os cuidados urgentes pressupõem uma doença menos grave e tratamento rápido direcionado, idealmente com a obtenção dos resultados dos testes uma hora antes da liberação do paciente, enquanto os profissionais do serviço de emergência podem estar avaliando pacientes em estado mais crítico e o teste ajuda a decidir entre a internação ou a alta do paciente para casa.

Testagem no local do atendimento em locais com poucos recursos

É importante assinalar que a PoCT tornou-se viável em ambientes de poucos recursos graças ao desenvolvimento de sistemas moleculares operados por bateria ou sistemas microlíquidos de baixo custo. Existem sistemas para o diagnóstico de tuberculose (TB) e determinantes de resistência, HIV, HPV e ISTs resistentes.

Questões de qualidade da testagem no local do atendimento

Criticamente, devido ao custo, qualquer PoCT deve ser confiável o suficiente para que o profissional de saúde tenha confiança no tratamento direcionado. A compreensão dos valores preditivos dos testes utilizados, seja qual for a situação, é fundamental para a interpretação dos resultados. A PoCT depende do tipo de amostra coletada (p. ex., o *swab* de nasofaringe é melhor do que um *swab* de garganta para pesquisa de vírus influenza A ou B), do analito do teste (p. ex., o desempenho para estreptococos do grupo A é mais confiável do que o teste oral para HIV) e da prevalência da doença no momento do teste em relação à tecnologia do exame diagnóstico (p. ex., teste baseado no antígeno do vírus influenza *versus* teste molecular).

Por exemplo, dados do novo surto de influenza H1N1 demonstraram sensibilidade muito baixa dos testes rápidos de antígenos (cerca de 50%) em comparação com testes moleculares. Quando foi utilizado um painel viral múltiplo, foram identificados outros patógenos virais como causa da doença gripal em mais de 50% dos pacientes internados. Em consequência, ensaios de testes amplificados para vírus influenza, RSV e estreptococos do grupo A foram desenvolvidos pelo Clinical Laboratory Improvement Amendment (CLIA) e cedidos para uso em ambientes de PoCT. O uso de painéis sindrômicos em ambientes de cuidados de urgência é incomum; entretanto, à medida que mais sistemas são providos pelo CLIA, o uso dos painéis sindrômicos será mais comum. Entretanto, clínicas de atendimento de urgência, sobretudo aquelas que atendem pacientes de um sistema de cuidados de saúde específico com maior capacidade de testes, provavelmente serão capazes de incorporar mais PoCTs, inclusive com o recebimento de amostras coletadas pelo próprio paciente. Os custos serão equilibrados pela redução do número de pacientes que recebem cuidados em serviços de emergência de alto custo.

TENDÊNCIAS NO DIAGNÓSTICO DE DOENÇAS INFECCIOSAS

A tendência mais significativa no diagnóstico é que continuará havendo uma rápida mudança à medida que o campo dos exames diagnósticos cresce para atender às mudanças nos sistemas de cuidados de saúde e nos consumidores. Os componentes relevantes estão listados no Boxe 89.2.

Boxe 89.2 Tendências no diagnóstico de doenças infecciosas.

- **Diretrizes e testagem baseada em evidências:** elaboração contínua de diretrizes baseadas em evidências para tratamento do paciente e reembolso dos exames pelos planos de saúde. Uso em tempo real de equipes de gestão de diagnóstico e algoritmos de pedidos de exames dos sistemas de saúde para orientar a implementação, a solicitação e a interpretação adequadas dos exames complementares
- **Plataformas de testagem:** menor dependência de técnicas tradicionais baseadas em culturas, com automatização crescente das culturas na linha de frente (processamento), alíquota para identificação por MALDI-TOF, bem como componentes *back-end* de leitura e interpretação (algoritmos de máquina)
- **Tecnologias moleculares:** maiores disponibilidade e adoção de ensaios de painéis moleculares sindrômicos, bem como determinantes de resistência genética, devido a velocidade e *menus* abrangentes. Uso aceito de detecção de ácido nucleico livre de células e sequenciamento de última geração (NGS) para patógenos de baixo rendimento (p. ex., incomuns ou inesperados) e/ou patógenos com crescimento lento em cultura (p. ex., fungos), sobretudo em pacientes imunocomprometidos
- **Resistência a antimicrobianos e programa de *stewardship*:**[3] padronização de testes rápidos de fenótipo de resistência a agentes antimicrobianos, fornecendo resultados 48 horas mais cedo, em comparação com os antibiogramas convencionais, auxiliando nas iniciativas de gestão de antimicrobianos
- **Infecções emergentes:** vírus, micobactérias, micologia e cultura especializada de patógenos e pesquisa de sensibilidade a antimicrobianos continuarão a ser encaminhados para laboratórios de referência especializados e de saúde pública até que sejam elaborados diagnósticos mais rápidos e fáceis de usar. O aumento mundial das doenças fúngicas vai acelerar o desenvolvimento de testes para fungos. A autorização para uso de emergência de sistemas de testes será procurada por empresas para surtos emergentes de infecções para ajuda na estratégia global
- **Exames no local de atendimento (*point-of-care*):** uso de testes moleculares rápidos e custo-efetivos (microlíquidos ou semelhantes), operados por bateria (ou similar), plataformas portáteis desenvolvidas para PoCT, incluindo clínicas de atendimento de urgência e ambientes com poucos recursos.

---

[3]N.R.T.: O programa de *stewardship* de antibióticos é definido como um conjunto de intervenções coordenadas elaboradas para melhorar e mensurar o uso apropriado de antibióticos ao promover a otimização do esquema antimicrobiano em termos de escolha de medicação, dose, duração de tratamento e via de administração.

LEITURA SUGERIDA

Barenfanger J, Graham DR, Kolluri L, et al: Decreased mortality associated with prompt Gram staining of blood cultures, Am J Clin Pathol 130(6):870–876, 2008.

Blauwkamp TA, Thair S, Rosen MJ, et al: Analytical and clinical validation of a microbial cell-free DNA sequencing test for infectious disease, Nat Microbiol 4(4):663–674, 2019.

Buss SN, Leber A, Chapin K, et al: Multicenter evaluation of the BioFire FilmArray™ gastrointestinal panel for the etiologic diagnosis of infectious gastroenteritis, J Clin Microbiol 53(3):915–925, 2015.

Clark AE, Kaleta EJ, Arora A, Wolk DM: Matrix-assisted laser desorption ionization-time of flight mass spectrometry: a fundamental shift in the routine practice of clinical microbiology, Clin Microbiol Rev 26(3):547–603, 2013.

Friedman DZP, Schwartz IS: Emerging fungal infections: new patients, new patterns, and new pathogens, J Fungi (Basel) 5(3), 2019.

Gaydos CA: Let's take a "Selfie": self-collected samples for sexually transmitted infections, Sex Transm Dis 45(4):278–279, 2018.

Gu W, Miller S, Chiu CY: Clinical metagenomic next-generation sequencing for pathogen detection, Annu Rev Pathol 14:319–333, 2019.

Herberg J, Kaforou M, Wright VJ, IRIS Consortium, et al: Diagnostic test accuracy of a 2-transcript host RNA signature for discriminating bacterial vs viral infection in febrile children, J Am Med Assoc 316(8):835–845, 2016.

Kamat IS, Ramachandran V, Eswaran H, et al: Procalcitonin to distinguish viral from bacterial pneumonia: a systematic review and meta-analysis, Clin Infect Dis 70(3):538–542, 2020.

Kozel TR, Burnham-Marusich AR: Point-of-Care testing for infectious diseases: past, present, and future, J Clin Microbiol 55(8):2313–2320, 2017.

Mermel LA, Jefferson J, Blanchard K, et al: Reducing clostridium difficile incidence, colectomies, and mortality in the hospital setting: a successful multidisciplinary approach, Jt Comm J Qual Patient Saf 39(7):298–305, 2013.

Messacar K, Parker SK, Todd JK, Dominguez SR: Implementation of rapid molecular infectious disease diagnostics: the role of diagnostic and antimicrobial stewardship, J Clin Microbiol 55(3):715–723, 2017.

Miller JM, Binnicker MJ, Campbell S, et al: A guide to utilization of the microbiology laboratory for diagnosis of infectious diseases: 2018 update by the Infectious Diseases Society of America and the American Society for Microbiology, Clin Infect Dis 67(6):e1–e94, 2018.

Pritt BS, Patel R, Kirn TJ, Thomson Jr RB: Point-counterpoint: a nucleic acid amplification test for Streptococcus pyogenes should replace antigen detection and culture for detection of bacterial Pharyngitis, J Clin Microbiol 54(10):2413–2419, 2016.

Saenger A. Right test, right patient, right time, wrong interpretation? American association for clinical chemistry (AACC) Clinical Laboratory News, 2014.

Saraswat MK, Magruder JT, Crawford TC, et al: Preoperative Staphylococcus aureus screening and targeted decolonization in cardiac surgery, Ann Thorac Surg 104(4):1349–1356, 2017.

Tansarli GS, Chapin KC: Diagnostic accuracy of the Biofire® FilmArray® meningitis/encephalitis panel: a systematic review and meta-analysis, Clin Microbiol Infect(19):30615–30619, S1198-743X, 2019.

van Houten CB, de Groot JAH, Klein A, et al: A host-protein based assay to differentiate between bacterial and viral infections in preschool children (OPPORTUNITY): a double-blind, multicentre, validation study, Lancet Infect Dis 17(4):431–440, 2017.

Weiss ZF, Cunha CB, Chambers AB, et al: Opportunities revealed for antimicrobial stewardship and clinical practice with implementation of a rapid respiratory multiplex assay, J Clin Microbiol 57(10), 2019.

90

Febre e Síndromes Febris

Maria D. Mileno

INTRODUÇÃO

A febre é uma das manifestações clínicas que mais comumente exigem avaliação médica. Febre consiste em elevação da temperatura corporal central acima da variação diária normal, que é de 37°C ± 0,4°C. A documentação de febre verdadeira pode fornecer uma importante evidência de processos infecciosos que justificam investigação diagnóstica. Embora febre ocorra na maioria das infecções, ela também ocorre em condições não infecciosas, como doenças autoimunes e inflamatórias, neoplasia maligna e traumatismo.

Este capítulo concentra-se na patogênese da resposta febril, na abordagem do paciente com quadro agudo e febre e do paciente com febre de origem indeterminada (FOI) ou febre de origem obscura (FOO). A febre pode estar associada a infecções, como as que decorrem de exposições a animais, ou a condições clínicas comuns, nas quais pode ser a única queixa ou estar associada a erupções cutâneas e linfadenopatia. Uma palavra de cautela sobre a diferença entre febre verdadeira e factícia é acrescentada no fim do capítulo.

PATOGÊNESE

A termorregulação da temperatura corporal central é um dos mecanismos mais importantes na fisiologia dos mamíferos e seres humanos. Na temperatura central, os sistemas orgânicos humanos atuam em conjunto em seu ponto ideal. O ponto de ajuste (*set point*) termorregulador do hipotálamo é deslocado em resposta a infecção ou inflamação mediada principalmente pelos monócitos e macrófagos do hospedeiro, que são ativados quando entram em contato com substâncias bacterianas exógenas, toxinas ou produtos celulares de traumatismo.

Os monócitos e os macrófagos produzem pequenas proteínas, denominadas *citocinas*, como a interleucina-1 (IL-1), a IL-6 e o fator de necrose tumoral (TNF). São coletivamente conhecidas como *pirógenos endógenos*, visto que aumentam ativamente a temperatura corporal por meio de elevação do ponto de ajuste hipotalâmico, que é a temperatura normal para o corpo controlada pelo hipotálamo. A IL-1 e outros pirógenos endógenos são liberados pelos macrófagos no local da infecção e seguem na corrente sanguínea até o hipotálamo, onde elevam os níveis de prostaglandinas E_2 (PGE_2). O aumento dos níveis de PGE_2 provoca elevação do ponto de ajuste e os mecanismos termorreguladores elevam a temperatura central do corpo. A IL-1 também induz a produção de PGE_2 nos tecidos periféricos, provocando mialgias e artralgias inespecíficas que frequentemente acompanham a febre. Os inibidores das prostaglandinas, como o ácido acetilsalicílico (AAS) ou o paracetamol, bloqueiam a síntese de prostaglandinas e reduzem as temperaturas elevadas.

O controle termorregulador é iniciado a partir de neurônios sensitivos na pele, no abdome e na medula espinal. Os termorreceptores do sistema nervoso central (SNC) detectam e integram as informações sobre a temperatura. Após elevação do ponto de ajuste do hipotálamo, a frequência de disparo dos neurônios no centro vasomotor é alterada, causando vasoconstrição periférica e provocando sensação de frio perceptível nas mãos e nos pés. O sangue é desviado da periferia para os órgãos internos, e esse processo é suficiente para elevar a temperatura corporal central em 1 a 2°C.

Outros mecanismos de sinalização participam na termorregulação. A leptina, um hormônio derivado dos adipócitos, controla ativamente a homeostasia energética, e a termogênese no tecido adiposo contribui para aumentar a temperatura central. A termogênese é importante no combate à infecção e na resposta à produção de calor induzida pelo frio. A febre exerce efeitos antimicrobianos diretos em algumas infecções, como a neurossífilis e a salmonelose, e a temperatura elevada reforça as respostas imunes humorais e celulares. A IL-1 atua independentemente nesses dois sistemas fisiológicos: termorregulação e metabolismo do ferro. A IL-1 pode estimular uma ampla variedade de defesas do hospedeiro para conduzir uma resposta sinérgica à infecção.

A febre também pode ter efeitos deletérios. Pode levar a desorientação e confusão mental em indivíduos com doença cerebral subjacente e em indivíduos idosos saudáveis. A taquicardia pode aumentar o trabalho cardiopulmonar, precipitando insuficiência cardíaca congestiva (ICC) ou infarto agudo do miocárdio em indivíduos com doença cardiopulmonar significativa. A febre deve ser controlada com antipiréticos para proporcionar maior conforto e evitar comprometer indivíduos com múltiplas comorbidades. O paracetamol é preferido para o controle da febre em crianças, devido ao risco de síndrome de Reye com o uso de salicilatos.

Os termos *febre*, *hipertermia* e *hiperpirexia* não são sinônimos. Embora a maioria dos pacientes com temperatura elevada tenha febre ($> 38,3°C$), algumas condições podem aumentar a temperatura corporal ao sobrepujar ou ignorar o mecanismo homeostático normal e podem até mesmo provocar temperaturas corporais acima de 41°C (*i. e.*, hipertermia), que podem ser rapidamente fatais e que não respondem aos antipiréticos. O resfriamento rápido é fundamental para a sobrevida do paciente em condições de hipertermia, como a insolação. Mesmo em indivíduos saudáveis nos demais aspectos, a insolação pode ocorrer após exercício físico vigoroso e exposição prolongada a temperaturas e umidade ambientais altas. A insolação caracteriza-se por temperaturas superiores a 40,6°C, alteração sensorial ou coma e cessação da sudorese. O tratamento consiste em cobrir o paciente com compressas úmidas, seguido por infusão intravenosa de soluções apropriadas para corrigir as perdas hidreletrolíticas.

A hipertermia grave pode ser uma reação hereditária a anestésicos (*i. e.*, hipertermia maligna) ou uma resposta às fenotiazinas (*i. e.*, síndrome neuroléptica maligna). A síndrome serotoninérgica, que frequentemente inclui febre, está classicamente associada à administração simultânea de dois agentes serotoninérgicos (p. ex., inibidores seletivos da recaptação de serotonina [ISRSs] mais tramadol). Além disso, pode ocorrer após o início de um único fármaco serotoninérgico, que aumenta o nível de serotonina de indivíduos que são particularmente sensíveis à serotonina.

Seção 15   Doenças Infecciosas

Ocasionalmente, indivíduos com distúrbios do SNC, como paraplegia, e pessoas com condições dermatológicas graves não conseguem dissipar o calor e apresentam hipertermia.

Hiperpirexia é o termo empregado para referir-se à febre extraordinariamente alta (> 41,5°C), que pode ocorrer em pacientes com infecções graves, mas que é mais comumente observada em indivíduos com hemorragias do SNC.

ABORDAGEM DIAGNÓSTICA DO PACIENTE COM QUADRO AGUDO E FEBRE

Os padrões de febre devem ser considerados na avaliação de indivíduos com quadro agudo e febre. A avaliação inclui a determinação da variação diurna normal da temperatura corporal, que frequentemente persiste quando os pacientes apresentam febre. Normalmente, a temperatura corporal alcança seu máximo no fim da tarde ou no início da noite.

Os calafrios com abalos musculares frequentemente marcam o início da infecção bacteriana, tipicamente bacteriemia, embora possam ocorrer em outras situações clínicas, como febre induzida por fármacos ou reações transfusionais. A ocorrência de amplas flutuações na temperatura pode indicar um abscesso. Deve-se considerar a possibilidade de malária em todo indivíduo com febre que tenha visitado ou vivido em regiões endêmicas de malária ou que apresente febre recorrente acompanhada de episódios de calafrios com abalos musculares e febre alta, separados por um intervalo de 1 a 3 dias de temperatura corporal normal e bem-estar relativo. O momento adequado para a administração de anti-inflamatórios deve ser avaliado visto que esses medicamentos podem alterar ou atenuar a resposta febril. A maioria das doenças infecciosas manifesta-se com febre como achado inicial e com comprometimento subclínico e, por fim, clínico de sistemas orgânicos específicos.

Se ocorrer febre como única queixa ou se ela estiver associada a sinais e sintomas localizados, a abordagem diagnóstica deve consistir na obtenção de uma anamnese completa, incluindo extensa revisão dos sistemas, história medicamentosa, cirúrgica e imunizações, inclusive as da infância. Os antipiréticos podem ser suspensos para possibilitar a avaliação da cronologia da febre. É menos provável que indivíduos idosos, pessoas em uso de corticosteroides e pacientes com doença hepática ou renal crônica apresentem febre. Deve-se avaliar todas as fontes prováveis de doença, inclusive viagens, exposição a *Mycobacterium tuberculosis* e contatos ocupacionais, de lazer, com animais, insetos e sexuais. No caso de viajantes que retornam de países estrangeiros, deve-se considerar itinerários e atividades anteriores, riscos geográficos de doenças e sazonalidade e períodos de incubação de possíveis exposições a doenças.

Infecção viral

As doenças febris agudas em adultos jovens e saudáveis são habitualmente causadas por vírus, que não exigem diagnóstico preciso, visto que são autolimitadas e raramente existem opções terapêuticas. Os sinais e sintomas das vias respiratórias superiores de rinorreia, dor de garganta, tosse e rouquidão resultam, com mais frequência, de infecção por rinovírus, coronavírus, vírus parainfluenza e adenovírus. Ocorrem surtos de adenovírus em indivíduos que vivem em espaços limitados, como quartéis militares ou dormitórios universitários. Infecções por vírus sincicial respiratório, metapneumovírus humano e bocavírus humanos ocorrem em condições semelhantes e, algumas vezes, manifestam-se com pneumonia.

Um coronavírus causa infecção das vias respiratórias superiores potencialmente fatal, denominada *síndrome respiratória do Oriente Médio* (MERS, *Middle East respiratory syndrome*). Esse vírus provoca pneumonia com síndrome de desconforto respiratório agudo (SDRA) ou síndrome de angústia respiratória aguda (SARA) e morte em metade dos indivíduos infectados e é altamente contagioso. Ver Apêndice para uma discussão sobre covid-19.

Sinais e sintomas de meningite ocorrem predominantemente em decorrência de infecções por enterovírus durante os meses de verão, embora o complexo de sintomas justifique tratamento urgente de causas bacterianas enquanto se realiza o processo de diagnóstico. As síndromes febris sem meningite são manifestações mais comuns de infecções enterovirais.

Os vírus transmitidos por artrópodes, como o vírus da encefalite da Califórnia; os vírus da encefalite equina do leste, do oeste e venezuelana; o vírus da encefalite de St. Louis; e o vírus do Nilo Ocidental, podem provocar doenças febris autolimitadas e encefalite. A febre do carrapato do Colorado é uma doença bifásica observada após exposição a carrapatos no noroeste e sudoeste dos EUA; caracteriza-se por febre alta e leucopenia. Um vírus do carrapato *Ixodes scapularis* – o vírus Powassan – tem sido associado a numerosos casos de febre e encefalite na Nova Inglaterra e parte norte do centro-oeste dos EUA.

Vírus influenza causa faringite, tosse, mialgias, artralgias e cefaleia, além da febre e, com frequência, manifesta-se em um padrão epidêmico durante os meses de inverno. É incomum que a febre persista por mais de 5 dias na gripe não complicada. A febre prolongada em indivíduos com *influenza* diagnosticada justifica investigação e tratamento de superinfecção bacteriana. As epidemias de gripe aviária e as cepas pandêmicas H1N1 nesses últimos anos são lembretes preocupantes de que os vírus influenza apresentam notável capacidade de sofrer mutação, produzindo novas cepas imunorresistentes de modo regular. A vacinação antigripal anual preventiva é importante.

As síndromes de mononucleose com febre e aumento detectável dos linfonodos caracterizam infecções pelo vírus Epstein-Barr (EBV), citomegalovírus (CMV), vírus da imunodeficiência humana primária (HIV) e *Toxoplasma gondii* (i. e., toxoplasmose). Outras manifestações dessas infecções incluem resultados anormais das provas de função hepática, sinais e sintomas das vias respiratórias e sintomas neurológicos. O diagnóstico de infecção aguda pelo HIV, que pode provocar uma síndrome mononucleose-símile, é uma questão urgente.

Infecções bacterianas

As bactérias patogênicas conseguem infectar todas as partes do corpo e podem causar um espectro de doença localizada, justificando a antibioticoterapia. Por exemplo, *Staphylococcus aureus* pode causar abscessos na pele ou celulite. Microrganismos altamente patogênicos podem colonizar indivíduos que frequentam unidades de saúde. A questão mais preocupante é a ocorrência de entrada de bactérias na corrente sanguínea. A obtenção de hemoculturas no momento adequado, antes da administração de antibióticos indicados para infecções bacterianas supostas em indivíduos com síndromes clínicas comuns, pode ajudar a identificar patógenos da corrente sanguínea e a definir o curso de tratamento necessário.

A febre pode constituir a manifestação clínica predominante da doença por *S. aureus*. Esse microrganismo e a forma resistente à meticilina (i. e., MRSA) frequentemente causam sepse sem haver um local primário óbvio de infecção. Deve ser considerado em pacientes submetidos a terapia intravenosa ou hemodiálise e em usuários de substâncias intravenosas ou que apresentem dermatite crônica grave. A bacteriemia com estafilococos pode causar semeadura hematogênica dos ossos, resultando em osteomielite, e das valvas cardíacas, levando a endocardite; a bacteriemia também pode refletir esses processos subjacentes. Outras causas comuns de bacteriemia e suas fontes incluem *Streptococcus pneumoniae* (i. e., pneumonia), *Escherichia coli* (i. e., sistema urinário e fontes gastrintestinais), estreptococos (i. e., pele) e anaeróbios (i. e., sistema digestório).

A bacteriemia por *Listeria monocytogenes* é observada predominantemente em indivíduos com imunidade celular deprimida e gestantes. Embora a bacteriemia seja a manifestação mais comum da listeriose nesses hospedeiros, muitos pacientes com listeriose podem

Capítulo 90 Febre e Síndromes Febris

apresentar meningite, o que justifica a realização de punção lombar para cultura do líquido cerebrospinal. A maioria dos casos ocorre em indivíduos com mais de 50 anos.

As febres tifoide e paratifoide são comuns em muitos países de baixa renda. Os pacientes podem apresentar febre isolada como principal manifestação clínica. Os viajantes para seis países respondem por 80% dos casos nos EUA: Índia, México, Filipinas, Paquistão, El Salvador e Haiti. Febre com cefaleia e início insidioso com exame físico normal são comuns, embora possa aparecer um exantema leve e transitório (*i. e.*, manchas rosadas) na segunda semana da doença. Os sinais e sintomas podem consistir em diarreia, constipação intestinal, desconforto abdominal vago e, algumas vezes, tosse seca. O diagnóstico depende da hemocultura ou coprocultura.

Febre com sinais e sintomas localizados

A infecção bacteriana localizada pode ser aparente, como nos casos de abscesso, celulite ou otite média, ou pode ser clinicamente oculta. Pode se desenvolver como síndrome febril indiferenciada. A inspeção cuidadosa das membranas mucosas e da conjuntiva pode revelar petéquias, que constituem pistas para a meningococemia ou endocardite infecciosa. O achado de sopros cardíacos em paciente com febre pode sugerir endocardite e justificar hemoculturas adicionais. Os sinais pulmonares na pneumonia consistem em estertores e evidências de consolidação; entretanto, indivíduos com criptococose, coccidioidomicose, histoplasmose, psitacose, legionelose ou pneumonia por *Pneumocystis* podem exibir poucos sinais. Podem ocorrer pielonefrite e abscessos renais com poucos sinais de localização.

Deve-se suspeitar dessas infecções se houver relato de exposição e comprometimento do estado imune do hospedeiro. É importante avaliar as dimensões do fígado, do baço e dos linfonodos, sobretudo em casos de infecção viral. Uma articulação edemaciada pode indicar artrite séptica. O exame neurológico completo, incluindo nervos cranianos e pesquisa de sinais de irritação meníngea, pode indicar infecção do SNC.

A malária, a sepse bacteriana e as infecções bacterianas de pulmão, sistema urinário, SNC e intestinos, com bacteriemia resultante, justificam a instituição urgente de tratamento empírico enquanto se aguardam a identificação final e os testes de sensibilidade. Para pacientes febris com características que sugiram infecção bacteriana, a avaliação deve incluir hemogramas completos com contagens diferenciais e contagem de plaquetas, esfregaços de sangue para aqueles com risco de malária ou babesiose, exame de urina, culturas de garganta e hemoculturas e radiografia de tórax.

A febre com exantema como característica proeminente justifica a exclusão de doenças infecciosas potencialmente fatais, como meningococemia, síndrome do choque tóxico (SCT) e febre maculosa das Montanhas Rochosas (FMMR). A caracterização da erupção pode ajudar. Indícios de algumas das infecções comuns cuja única manifestação é febre e daquelas que causam febre com exantema são fornecidos nas Tabelas 90.1 a 90.3. As Tabelas 90.4 e 90.5 fornecem uma lista das síndromes comuns associadas a febres importadas ao avaliar viajantes que retornam aos EUA.

Tabela 90.1 Infecções que apresentam febre como característica única ou dominante.

Agente infeccioso ou fonte	Exposição epidemiológica e anamnese	Achados clínicos e laboratoriais distintos
Vírus		
Rinovírus, adenovírus, parainfluenza	Nenhuma (adenovírus em epidemias)	Com frequência, sintomas de IVRS; culturas de garganta e do reto; teste de antígeno viral rápido
Síndrome respiratória do Oriente Médio (MERS)	Viagem para a Península Arábica ou contato do Oriente Médio	Pneumonia com SDRA; teste de antígeno viral do escarro; PCR de locais normalmente estéreis (CDC)
Enterovírus (não poliovírus; vírus Coxsackie, vírus ECHO)	Verão, epidemia	Ocasionalmente, meningite asséptica, exantema, pleurodinia, herpangina; teste sorológico ou de ácido nucleico (PCR)
Influenza	Inverno, epidemia	Cefaleia, mialgias, artralgias; cultura nasofaríngea, teste de antígeno viral rápido
EBV, CMV	Contato pessoal próximo; exposição a sangue ou tocido; exposição ocupacional ou perinatal	Teste Monospot®, anticorpos anti-EBV específicos; PCR para EBV em indivíduos imunocomprometidos; ensaio de frasco de cultura para IgM anti-CMV; ensaio de antigenemia do CMV; DNA do CMV no LCS; cultura e histopatologia de tecidos
Febre do carrapato do Colorado	Regiões do sudoeste e noroeste dos EUA, exposição a carrapatos	Doença bifásica, leucopenia; hemoculturas, culturas do LCS, sorologia ou PCR
Vírus Powassan	Exposição na Nova Inglaterra e parte norte do centro-oeste dos EUA	Alteração do estado mental ou encefalite; IgM sérica e do LCS (CDC)
Bactérias		
Staphylococcus aureus	Usuários de substâncias IV, cateteres IV, hemodiálise, dermatite	Deve-se excluir endocardite; hemoculturas
Listeria monocytogenes	Imunidade celular deprimida	Pode haver também meningite; hemoculturas e culturas do LCS
Salmonella typhi, Salmonella paratyphi	Água ou alimentos contaminados por portador ou paciente	Cefaleia, mialgias, diarreia ou constipação intestinal, manchas rosadas transitórias; hemoculturas, culturas de medula óssea ou fezes
Estreptococos	Valvopatia cardíaca	Febre baixa, fadiga; hemoculturas
Exposição a animais		
Coxiella burnetii (febre Q)	Exposição a gado infectado, animais parturientes	Cefaleia, ocasionalmente pneumonite, hepatite, endocardite com cultura negativa; teste sorológico
Leptospira interrogans	Água contaminada por urina de cães, gatos, roedores, pequenos mamíferos	Cefaleia, mialgias, sufusão conjuntival, doença bifásica, meningite asséptica; teste sorológico

CDC, definição de casos dos Centers for Disease Control and Prevention; *CMV*, citomegalovírus; *EBV*, vírus Epstein-Barr; *IgM*, imunoglobulina M; *IV*, via intravenosa; *IVRS*, infecção das vias respiratórias superiores; *LCS*, líquido cerebrospinal; *PCR*, reação em cadeia da polimerase; *SDRA*, síndrome de desconforto respiratório agudo.

Seção 15 Doenças Infecciosas

Tabela 90.2 Diagnóstico diferencial de agentes infecciosos que produzem febre e exantema.

Lesões eritematosas maculopapulares
Enterovírus
EBV, CMV, *Toxoplasma gondii*
Infecção aguda pelo HIV
Vírus da febre do carrapato do Colorado
Salmonella typhi
Leptospira interrogans
Vírus do sarampo
Vírus da rubéola
Vírus da hepatite B
Treponema pallidum
Parvovírus B19
Herpes-vírus humano 6

Lesões vesiculares
Vírus varicela-zóster (VZV)
Herpes-vírus simples (HSV)
Vírus Coxsackie A
Vibrio vulnificus

Petéquias cutâneas
Neisseria gonorrhoeae
Neisseria meningitidis

Rickettsia rickettsii (febre maculosa das Montanhas Rochosas)
Rickettsia typhi (tifo murino)
Ehrlichia chaffeensis
Vírus ECHO
Streptococcus viridans (endocardite)

Eritrodermia difusa
Estreptococos do grupo A
  (escarlatina, síndrome do choque tóxico)
Staphylococcus aureus (síndrome do choque tóxico)

Exantema distinto
Ectima gangrenoso: *Pseudomonas aeruginosa*
Eritema migratório: doença de Lyme

Lesões nas mucosas
Faringite vesicular: vírus Coxsackie A
Petéquias palatais: rubéola, EBV, escarlatina
  (estreptococos do grupo A)
Eritema: síndrome do choque tóxico
  (*Staphylococcus aureus* e estreptococos do grupo A)
Lesão ulceronodular oral: *Histoplasma capsulatum*
Manchas de Koplik: vírus do sarampo

CMV, citomegalovírus; *EBV*, vírus Epstein-Barr; *HIV*, vírus da imunodeficiência humana.

Tabela 90.3 Febre e exantema na infecção viral.

Vírus	Características da doença	Incubação e sintomas iniciais
Vírus Coxsackie, vírus ECHO	Rubeoliforme maculopapular, 1 a 3 mm, rosa-claro, começa na face e dissemina-se para o tórax e os membros	Época do verão Ausência de prurido ou linfadenopatia
	Estomatite vesicular herpetiforme com exantema periférico (pápulas e vesículas claras sobre uma base eritematosa), incluindo regiões palmares e plantares (doença da mão, pé e boca)	Múltiplos casos em ambiente domiciliar ou epidemia na comunidade Principalmente doenças de crianças
Sarampo	Exantema eritematoso maculopapular que começa na parte superior da face e espalha-se para baixo envolvendo os membros, inclusive as palmas das mãos e plantas dos pés. As manchas de Koplik são azul-acinzentadas sobre uma base vermelha e são encontradas na mucosa bucal, próximo aos segundos molares. Ocorre sarampo atípico em indivíduos que receberam vacina de vírus mortos e, em seguida, são expostos ao sarampo. O exantema começa perifericamente e é urticariforme, vesicular ou hemorrágico	Período de incubação de 10 a 14 dias Inicialmente, sintomas respiratórios superiores graves, coriza, tosse e conjuntivite; em seguida, manchas de Koplik e, posteriormente, exantema
Rubéola	Exantema maculopapular que começa na face e migra para baixo; petéquias no palato mole	Incubação de 12 a 23 dias Adenopatia; auricular posterior, cervical posterior e occipital
Varicela	Erupção vesicular generalizada; lesões pruriginosas em diferentes estágios, desde máculas eritematosas a vesículas e crostas; espalha-se a partir do tronco de modo centrífugo; as lesões do herpes-zóster são dolorosas e, com frequência, acompanham os dermátomos	Incubação de 14 a 15 dias; fim do inverno, início da primavera Herpes-zóster é uma reativação, que ocorre em qualquer estação
Herpes-vírus simples	Primário oral: pequenas vesículas na faringe, na mucosa oral que ulceram; dolorosas espontaneamente e à palpação	Incubação de 2 a 12 dias
	Recorrente: margem vermelha, uma ou poucas lesões, genitais; pode ser assintomático ou podem parecer semelhantes às lesões orais na mucosa genital	
Vírus das hepatites B e C	Pródromo em um quinto; exantema eritematoso maculopapular, urticária Ocorre vasculite leucocitoclástica na hepatite C	Artralgias, artrite; resultados anormais das provas de função hepática; antigenemia da hepatite B
Vírus Epstein-Barr	Exantema maculopapular eritematoso no tronco e parte proximal dos membros Ocasionalmente urticariforme ou hemorrágico	Ocorre transitoriamente em 5 a 10% dos pacientes durante a primeira semana da doença
Vírus da imunodeficiência humana	Exantema maculopapular no tronco, que pode ocorrer como manifestação inicial da infecção	Febre associada, faringite e aumento dos linfonodos, que podem persistir por 2 semanas ou mais

Capítulo 90 Febre e Síndromes Febris

Tabela 90.4 Síndromes e doenças comuns associadas à febre em viajantes que retornam para os EUA.

Faringite	Tosse	Dor abdominal	Artralgia ou mialgia	Diarreia
Difteria	Amebíase (hepática)	Amebíase (intestinal)	Arbovírus	Amebíase (intestinal)
Doença de Lyme	Antraz	Antraz	Babesiose	Antraz
Faringite bacteriana	Doença dos legionários	*Campylobacter enteritis*	Bartonelose	*Campylobacter enteritis*
Febre hemorrágica viral (de Lassa)	EPT	Doença dos legionários	Brucelose	Doença dos legionários
IVRS viral inespecífica	Esquistossomose (aguda)	Esquistossomose (aguda)	Dengue	Esquistossomose (aguda)
Mononucleose infecciosa	Febre por filária	Febre recorrente	Doença de Lyme	Febre recorrente
Poliomielite	Febre Q	Febre tifoide	Doença dos legionários	Febre tifoide em crianças
Psitacose	Febre recorrente	Febres hemorrágicas virais	Eritema nodoso da hanseníase	Febres hemorrágicas virais
Soroconversão do HIV	Febres hemorrágicas virais	Malária	Febre amarela	Malária
Tularemia	Febres tifoide e paratifoide	Melioidose	Febre Q	Melioidose
	Histoplasmose	Peste	Febres hemorrágicas virais	Peste
	IVRS virais inespecíficas	Salmonelose	Febres recorrentes	Salmonelose
	Leishmaniose (visceral)	Sarampo	Febres tifoide e paratifoide	Shigelose
	Malária	Shigelose	Hepatite (viral)	Soroconversão para HIV
	Melioidose	Yersinose	Histoplasmose	Yersinose
	Peste		Leptospirose	
	Pneumonia bacteriana		Malária	
	Sarampo		Peste	
	Síndrome de Loeffler		Poliomielite	
	Tifo		Sífilis secundária	
	Toxocaríase		Soroconversão para HIV	
	Triquinose		Tifo	
	Tuberculose		Toxoplasmose	
	Tularemia		Tripanossomíase (africana)	
			Triquinose	
			Tularemia	

EPT, Eosinofilia pulmonar tropical; *HIV*, vírus da imunodeficiência humana; *IVRS*, infecção das vias respiratórias superiores. (De Beeching N, Fletcher T, Wijaya L: Returned travelers. In Zuckerman JN, editor: Principles and practice of travel medicine, ed 2, Boston, 2013, Wiley-Blackwell, p 271.)

Tabela 90.5 Achados clínicos comuns e infecções associadas após viagem para regiões tropicais.

Achados clínicos	Infecções
Febre e exantema	Dengue, chikungunya, riquetsioses, febre tifoide (as lesões cutâneas podem ser esparsas ou ausentes), infecção aguda pelo HIV, sarampo, esquistossomose aguda
Febre e dor abdominal	Febre tifoide, abscesso hepático amebiano
Febre indiferenciada e contagem de leucócitos normal ou baixa	Dengue, malária, riquetsioses, febre tifoide, chikungunya
Febre e hemorragia	Febres hemorrágicas virais (dengue e outras), meningococemia, leptospirose, riquetsioses
Febre e eosinofilia	Esquistossomose aguda; reação de hipersensibilidade a fármacos; fasciolíase e outras infecções parasitárias (raras)
Febre e infiltrados pulmonares	Patógenos bacterianos e virais comuns; legionelose, esquistossomose aguda, febre Q, melioidose
Febre e alteração do estado mental	Malária cerebral, meningoencefalite viral ou bacteriana, tripanossomíase africana
Síndrome de mononucleose	Vírus Epstein-Barr, citomegalovírus, toxoplasmose, infecção aguda pelo HIV
Febre que persiste por > 2 semanas	Malária, febre tifoide, vírus Epstein-Barr, citomegalovírus, toxoplasmose, infecção aguda pelo HIV, esquistossomose aguda, brucelose, tuberculose, febre Q, leishmaniose visceral (rara)
Febre com início > 6 semanas após a viagem	Malária por *Plasmodium vivax*, hepatite aguda (B, C ou E), tuberculose, abscesso hepático amebiano

HIV, vírus da imunodeficiência humana. (Adaptada dos Centers for Disease Control and Prevention: CDC health information for international travel 2012, New York, 2012, Oxford University Press.)

FEBRE DE ORIGEM INDETERMINADA

As condições febris, em sua maioria, regridem ou são prontamente diagnosticadas e tratadas, porém algumas febres persistem e permanecem inexplicáveis. A Tabela 90.6 fornece as causas mais comuns de febres inexplicadas.

O termo *febre de origem indeterminada* (FOI) ou febre de origem obscura (FOO) identifica um padrão de febre com temperaturas superiores a 38,3ºC em várias ocasiões por mais de 3 semanas após uma investigação diagnóstica inicial que não chegou a um diagnóstico. É importante verificar se os pacientes apresentam ou não febre; até 35% de 347 pacientes admitidos nos National Institutes of Health (NIH) para avaliação de febre prolongada não apresentaram febre significativa ou tiveram febre de origem factícia. Os casos de FOI são classificados como FOI clássica, FOI associada aos cuidados de saúde, FOI neutropênica (imunodeficiente) e FOI relacionada ao HIV. Cada um desses subtipos de FOI pode ter causas únicas.

Tabela 90.6 Causas comuns de febre de origem indeterminada.

Infecções

Abscessos

Brucelose

Citomegalovírus (CMV)

Coccidioidomicose

Doença de Lyme

Doença hepática e das vias biliares

Doença intra-abdominal, subdiafragmática e pélvica

Endocardite infecciosa

Histoplasmose

Infecção pelo vírus da imunodeficiência humana (HIV)

Infecção urinária

Infecções do cateter

Mycobacterium tuberculosis

Osteomielite

Sinusite

Toxoplasmose

Condições autoimunes

Arterite temporal

Artrite reumatoide

Doença de Still do adulto

Lúpus eritematoso sistêmico

Sarcoidose familiar do Mediterrâneo

Neoplasia maligna

Câncer de pâncreas

Cânceres metastáticos

Carcinoma de células renais

Carcinoma hepatocelular

Leucemia

Outras causas

Doença de Kikuchi

Febre periódica (associada ao receptor do fator de necrose tumoral)

Hipertireoidismo

Trombose venosa profunda, embolia pulmonar

Febre clássica de origem indeterminada

As causas mais comuns de FOI clássica incluem infecções, neoplasias malignas e distúrbios inflamatórios não infecciosos; causas diversas e casos não diagnosticados representam as categorias restantes. Historicamente, as infecções têm constituído a maior categoria, representando 25 a 50% dos casos. Os abscessos, a endocardite, a tuberculose, as infecções complicadas do trato urinário e as doenças das vias biliares estão consistentemente entre as causas mais importantes. Os abscessos representam quase um terço das causas infecciosas, e a maioria é de origem intra-abdominal ou pélvica. A perfuração de um divertículo colônico ou a apendicite podem levar, algumas vezes, a grandes abscessos abdominais encapsulados, com poucos sinais de localização.

Durante os últimos 50 anos, o aprimoramento dos exames de imagem e a sua maior acessibilidade fizeram com que os abscessos abdominais ou pélvicos e as neoplasias malignas sejam mais facilmente detectados e tenham menos probabilidade de ser a causa de febre prolongada não diagnosticada. As neoplasias malignas podem induzir febre diretamente por meio da produção e liberação de citocinas pirogênicas e, indiretamente, por meio de necrose espontânea ou induzida ou criação de condições propícias a infecções secundárias. Em geral, as infecções endovasculares são detectáveis por meio de hemoculturas, embora os microrganismos de crescimento lento ou fastidiosos dificultem a detecção.

As infecções, incluindo tuberculose, febre tifoide, malária e abscessos hepáticos amebianos, continuam sendo as causas mais frequentes de FOI em países em desenvolvimento. A incidência de algumas FOIs varia de acordo com a localização geográfica. A FOI clássica pode ocorrer como febre familiar do Mediterrâneo em judeus asquenaze; como doença de Kikuchi, que é uma forma incomum de linfadenite necrosante observada principalmente no Japão; e como febre periódica associada ao receptor de TNF (TRAPS, *TNF receptor-associated periodic fever*), anteriormente denominada febre familiar da Hibérnia, que é uma síndrome de febre periódica hereditária descrita originalmente na Irlanda.

A proporção de casos de FOI devido a doenças inflamatórias não infecciosas e condições não diagnosticadas tem aumentado. Entre as doenças do tecido conjuntivo, artrite reumatoide juvenil (*i. e.*, doença de Still), outras variantes de artrite reumatoide e lúpus eritematoso sistêmico predominam em pacientes mais jovens. Arterite temporal e síndromes de polimialgia reumática são mais comuns em pacientes idosos.

A febre pode estar atenuada ou ausente em até um terço dos indivíduos idosos com condições graves. Com mais frequência, os indivíduos idosos apresentam manifestações clínicas atípicas de doenças infecciosas e não infecciosas comuns. Por exemplo, idosos podem ter tuberculose sem tosse ou febre, endocardite infecciosa com fadiga e perda de peso, porém sem febre, e abscessos abdominais com pouca dor à palpação do abdome no exame físico. É mais provável que leucocitose e aumento do número de bastões estejam associados a infecção grave. A infecção por HIV deve ser considerada como causa possível de FOI em adultos mais velhos, embora habitualmente não seja suspeito no início da FOI.

A febre em viajantes que retornam é causada, com mais frequência, por infecções comuns, como malária e infecções das vias respiratórias ou do sistema urinário. Entretanto, a febre causada por dengue, febre tifoide ou abscesso hepático amebiano é cada vez mais identificada, sobretudo em viajantes internacionais que voltam dos trópicos. A febre de Katayama é uma síndrome febril que ocorre após exposição a esquistossomos de água doce em áreas endêmicas. Pode sofrer resolução espontânea ou pode exigir tratamento com agentes antiparasitários para prevenir sequelas que acarretam morbidade grave. Deve-se obter uma história de viagem, que pode redirecionar toda a investigação.

Febre de origem indeterminada associada aos cuidados de saúde

Algumas FOIs estão associadas a práticas de cuidados de saúde, incluindo procedimentos cirúrgicos, instrumentação do sistema urinário e das vias respiratórias, dispositivos intravasculares, terapia farmacológica e imobilização. As medidas de controle de qualidade são estabelecidas para minimizar e evitar infecções da corrente sanguínea e úlceras de decúbito. Febre relacionada a fármacos, tromboflebite séptica, embolia pulmonar recorrente e colite por *Clostridioides difficile* precisam ser consideradas na investigação de pacientes hospitalizados que desenvolvem febre acima de 38°C por mais de 3 dias, se estavam afebris no momento da internação.

Febre de origem indeterminada associada à imunodeficiência

Os indivíduos imunossuprimidos têm a mais elevada incidência de FOI de todos os pacientes. Devido ao comprometimento das respostas imunes, os sinais de inflamação, além da febre, estão notoriamente diminuídos ou ausentes, resultando em manifestações clínicas atípicas e ausência de anormalidades radiológicas que, de outra forma, levariam a um diagnóstico imediato de infecção. Em pacientes com comprometimento da imunidade celular, a FOI frequentemente resulta de condições distintas das infecções bacterianas piogênicas (p. ex., fungos, CMV).

A neutropenia é uma condição perigosa, que pode ser considerada como subclasse de imunodeficiência. Os indivíduos com neutropenia profunda correm alto risco de infecções bacterianas e fúngicas. Os episódios de febre são comuns em pacientes com neutropenia. Muitos episódios são de curta duração, visto que respondem rapidamente ao tratamento ou constituem manifestações de infecções rapidamente fatais.

A bacteriemia e a sepse podem causar rápida deterioração em pacientes com neutropenia, e deve-se administrar antibióticos empíricos de amplo espectro imediatamente sem aguardar os resultados das culturas. Entretanto, apenas cerca de 35% dos episódios prolongados de neutropenia febril respondem à antibioticoterapia de amplo espectro. Se a febre persistir depois de 3 dias de tratamento com antibióticos de amplo espectro, deve-se considerar a realização de exames complementares para pesquisa de causas fúngicas, juntamente com tratamento antifúngico empírico.

Febre de origem indeterminada relacionada ao vírus da imunodeficiência humana

O advento da terapia antirretroviral (TARV) altamente ativa, com a possível supressão da carga viral do HIV, reduziu acentuadamente a frequência de FOI em pacientes infectados pelo HIV. É necessária uma alta vigilância para testar um novo caso de HIV de maneira prática no contexto de atenção primária. A fase primária da infecção pelo HIV pode ser assintomática ou, algumas vezes, é caracterizada por uma doença semelhante à mononucleose, na qual a febre é a manifestação proeminente (ver Capítulo 103). Após resolução dos sintomas da fase primária da infecção pelo HIV, os pacientes entram em um longo período de infecção subclínica durante a qual estão habitualmente afebris. Nas fases tardias da infecção pelo HIV não tratada, os episódios de febre tornam-se comuns, o que significa, com frequência, uma doença sobreposta. Muitas dessas doenças consistem em infecções oportunistas potencialmente devastadoras, que tendem a se manifestar de forma atípica, devido à imunodeficiência grave. Os pacientes com síndrome da imunodeficiência adquirida (AIDS) não tratada podem apresentar múltiplas infecções simultaneamente, o que ressalta a importância de tratar e documentar a adesão do paciente à TARV.

Após iniciar a TARV efetiva, a carga viral do HIV é efetivamente suprimida, e a frequência de FOI cai acentuadamente em pacientes infectados pelo HIV.

Abordagem ao paciente com febre de origem indeterminada

A avaliação de um paciente com FOI inclui tipicamente a verificação de febre, a consideração do padrão de febre, uma anamnese abrangente, exames físicos repetidos, exames laboratoriais apropriados, exames de imagem essenciais e procedimentos diagnósticos invasivos. O exame físico deve examinar o paciente de maneira mais atenta do que o habitual, visto que as principais anormalidades físicas em pacientes com FOI são sutis e exigem exames repetidos para detectá-las.

A investigação diagnóstica de um paciente com FOI deve concentrar-se na anamnese, no exame físico e nos dados laboratoriais iniciais. Em vez seguir um raciocínio diagnóstico racional, existe a tentação de solicitar diversos exames laboratoriais e de imagem abrangentes. Em vez de levar a um diagnóstico, essa abordagem de "chumbo grosso" pode resultar em enormes despesas, resultados falso-positivos e investigações adicionais desnecessárias que podem ofuscar o verdadeiro diagnóstico.

Um princípio fundamental no manejo da FOI clássica é a necessidade de suspender a terapia, sempre que possível, até que a causa da febre seja determinada, de modo que o tratamento pode ser adaptado a um diagnóstico específico. A exceção é observada no contexto do hospedeiro imunocomprometido, visto que, com maior frequência, há necessidade de tratamento empírico rápido.

Se a febre persistir após investigação diagnóstica exaustiva, a tomografia por emissão pósitrons com fluorodesoxiglicose (18 FDG-PET/TC), se disponível, pode ser útil. Esse exame possibilita o realce de processos inflamatórios agudos e crônicos pela captação de FDG em todos os leucócitos ativados e fornece a resolução espacial necessária que pode contribuir de modo substancial para a identificação da causa da FOI. A exposição à radiação e o custo e o grau de melhora incremental na detecção em relação a outros métodos devem ser cuidadosamente considerados.

O ecocardiograma cardíaco pode ser útil se houver suspeita de endocardite com cultura negativa ou mixoma atrial em pacientes com sopros cardíacos. Os exames mais invasivos, como biopsias de linfonodos, biopsias de medula óssea e biopsias de artéria temporal, devem ser realizados apenas nos casos de forte suspeita clínica e com base nos achados físicos ou naqueles encontrados nos exames de imagem. Deve ser solicitado título de anticorpo contra *S. stercoralis* para indivíduos que residem no sudeste dos EUA e imigrantes de regiões endêmicas do mundo para *Strongyloides stercoralis* – independentemente da ocorrência ou não de febre – para identificar e erradicar o risco de estrongiloidíase fulminante.

CONDIÇÕES E EXPOSIÇÕES ESPECÍFICAS CAUSADORAS DE FEBRE

Febre após exposição a animais

Febre Q

A febre Q é uma infecção zoonótica generalizada, causada pelo patógeno *Coxiella burnetii*, que provoca manifestações agudas e crônicas. A principal fonte de infecção consiste em bovinos, ovinos e caprinos infectados. O microrganismo pode permanecer durante meses no solo e pode ser transportado pelo ar. O início da doença é tipicamente abrupto, e os sintomas mais comuns consistem em febre alta (40°C), fadiga, cefaleia e mialgias. A febre Q aguda é habitualmente uma doença leve, que sofre resolução espontânea em 2 semanas.

Seção 15 Doenças Infecciosas

Em geral, ocorre endocardite por febre Q em pacientes com dano valvar ou imunocomprometimento prévio; com frequência, constitui a manifestação predominante da infecção crônica.

Um ensaio de imunofluorescência constitui o método de referência para o sorodiagnóstico de febre Q. A terapia com doxiciclina só é justificada para pacientes sintomáticos.

Leptospirose

A leptospirose é uma infecção zoonótica com manifestações multifacetadas causadas pelo espiroqueta *Leptospira interrogans*. Apresenta distribuição mundial, porém a maioria dos casos clínicos ocorre nos trópicos. O microrganismo infecta roedores, bovinos, suínos, cães, cavalos, ovinos e cabras e é liberado na urina. Com frequência, os seres humanos são infectados após exposição a fontes ambientais, como água contaminada.

A leptospirose pode se manifestar como doença subclínica, seguida de soroconversão, infecção sistêmica autolimitada ou doença grave e potencialmente fatal, acompanhada de falência de múltiplos órgãos. Em 75 a 100% dos pacientes, a doença aguda manifesta-se com início abrupto de febre, calafrios, mialgias e cefaleia. A sufusão conjuntival em um paciente com doença febril inespecífica acompanhada por linfadenopatia, hepatomegalia e esplenomegalia é sugestiva de leptospirose.

Durante a segunda fase da doença, a febre é menos pronunciada, porém a cefaleia e as mialgias podem ser intensas, e a meningite asséptica constitui manifestação importante. Em alguns pacientes com leptospirose, o quadro clínico é complicado por icterícia (embora insuficiência hepática seja rara), insuficiência renal, uveíte, hemorragia, SDRA (SARA), miocardite e rabdomiólise (*i. e.*, síndrome de Weil).

Como as manifestações clínicas e os achados laboratoriais de rotina da leptospirose não são específicos, é preciso manter um elevado índice de suspeita. Em geral, o diagnóstico é estabelecido por teste sorológico para *L. interrogans*. Os indivíduos sintomáticos necessitam de tratamento com doxiciclina.

Brucelose

A brucelose é uma infecção zoonótica causada por *Brucella melitensis*. É transmitida aos seres humanos por contato com líquidos de animais infectados (p. ex., ovinos, bovinos, caprinos, suínos) ou produtos alimentares derivados, como leite e queijo não pasteurizados.

As manifestações clínicas da brucelose consistem em febre, sudorese noturna, mal-estar, anorexia, artralgias, fadiga, perda de peso e depressão. Os pacientes podem apresentar febre e numerosas queixas, porém sem outros achados objetivos. O início dos sintomas pode ser abrupto ou insidioso, desenvolvendo-se ao longo de vários dias a semanas. Os sistemas musculoesquelético e geniturinário são os locais mais comuns de comprometimento. Em 1 a 2% dos casos, ocorrem neurobrucelose, endocardite e abscessos hepáticos.

Deve-se considerar o diagnóstico de brucelose em um indivíduo com febre inexplicada e queixas inespecíficas, que teve uma possível exposição. De modo ideal, o diagnóstico deve ser estabelecido com base na cultura do organismo a partir do sangue ou de outros locais, como medula óssea. Os testes sorológicos incluem aglutinação em tubo e ensaio imunossorvente ligado à enzima (ELISA). Para adultos com doença não focal, sugere-se o tratamento com doxiciclina e rifampicina.

Febre e exantema

As doenças mais preocupantes associadas à febre e ao exantema são a meningococemia, a síndrome do choque tóxico (SCT) estafilocócico e a FMMR.

Meningite bacteriana

Neisseria meningitidis é a principal causa de meningite bacteriana em crianças e adultos jovens nos EUA. A experiência recente na cidade de Nova York identificou que os pacientes com infecção pelo HIV correm risco aumentado de doença meningocócica.

As manifestações da doença meningocócica podem variar desde febre transitória e bacteriemia até doença fulminante, com morte nas primeiras horas após o aparecimento dos sintomas clínicos. A doença meningocócica sistêmica aguda pode se manifestar como uma das três síndromes seguintes: meningite isolada, meningite acompanhada de meningococemia e meningococemia sem evidências clínicas de meningite.

Os sinais e sintomas iniciais típicos de meningite causada por *N. meningitidis* consistem em início súbito de febre, náuseas, vômitos, cefaleia, diminuição da capacidade de concentração e mialgias em um paciente saudável nos demais aspectos. A erupção cutânea petequial aparece como lesões bem-definidas de 1 a 2 mm de diâmetro, que ocorrem mais frequentemente no tronco e nas partes inferiores do corpo. Mais de 50% dos pacientes apresentam petéquias na apresentação clínica. As petéquias podem coalescer em lesões purpúricas e equimóticas maiores.

Síndrome do choque tóxico estafilocócico

As cepas de *S. aureus* produzem exotoxinas que causam três síndromes: intoxicação alimentar, causada pela ingestão da enterotoxina de *S. aureus*; síndrome da pele escaldada, causada por toxina esfoliativa; e SCT, causada pela toxina da síndrome do choque tóxico 1 (TSST-1) e outras enterotoxinas. Cerca de 50% dos casos relatados de SCT ocorrem durante a menstruação e estão associados ao crescimento bacteriano em tampões extremamente absorventes. A SCT não menstrual tem sido associada a infecções de feridas cirúrgicas e pós-parto, mastite, septorrinoplastia, sinusite, osteomielite, artrite, queimaduras, lesões cutâneas e subcutâneas (sobretudo dos membros, da área perianal e das axilas) e infecções respiratórias após a gripe. Algumas cepas de MRSA conseguem produzir a TSST-1, e os pacientes infectados por essas cepas desenvolvem SCT.

A definição dos Centers for Disease Control and Prevention (CDCs) para um caso confirmado inclui vários critérios. Os pacientes precisam apresentar febre superior a 38,9°C, hipotensão, eritrodermia difusa, descamação (a não ser que o paciente morra antes que possa ocorrer descamação) e comprometimento de pelo menos três sistemas orgânicos. Embora 80 a 90% dos pacientes com SCT tenham *S. aureus* isolado de mucosas ou de locais de ferida, o isolamento desse microrganismo não é necessário para o diagnóstico de SCT estafilocócico.

Riquetsioses[1]

A FMMR é uma doença transmitida por carrapatos potencialmente letal, porém geralmente passível de cura. A maioria dos casos de FMMR ocorre na primavera e no início do verão em áreas endêmicas, particularmente nos estados do centro-sul e sudeste dos EUA, quando as atividades ao ar livre são mais comuns. O agente etiológico, *Rickettsia rickettsii*, é uma bactéria gram-negativa intracelular obrigatória, que habitualmente é transmitida pela picada de carrapato. Até um terço dos pacientes com FMMR comprovada não se lembra de ter sofrido recentemente uma picada de carrapato ou de ter tido contato recente com carrapatos.

---

[1]N.R.T.: Ver Febre maculosa, Aspectos epidemiológicos, clínicos e ambientais, Ministério da Saúde, 2022, 1ª edição em https://www.gov.br/saude/pt-br/centrais-de-conteudo/publicacoes/publicacoes-svs/febre-maculosa/febre-maculosa-aspactos-epidemiologicos-clinicos-e-ambientais.pdf.

Na fase inicial da doença, a maioria dos pacientes apresenta sinais e sintomas inespecíficos, como febre, cefaleia, mal-estar, mialgias, artralgias e náuseas, com ou sem vômitos. A maioria dos pacientes com FMMR desenvolve exantema entre o terceiro e o quinto dia da doença. Tipicamente, o exantema começa com máculas rosadas esbranquiçadas, que evoluem para vermelho-intenso e, depois, tornam-se hemorrágicas. As lesões começam nos punhos, antebraços e tornozelos e, em seguida, disseminam-se para os braços, as coxas, o tronco e a face.

O diagnóstico de FMMR baseia-se em um conjunto de sinais e sintomas em um contexto epidemiológico apropriado (p. ex., área endêmica na primavera ou no início do verão). Nos estágios tardios, o diagnóstico pode ser estabelecido por biopsia da pele e confirmado por sorologia.

O tifo murino é uma doença mundial causada por *Rickettsia typhi*, que é transmitida por pulgas. Provoca uma doença moderadamente grave, caracterizada por febre, exantema e cefaleia. Nos EUA, a doença tem sido relatada no Texas e no sul da Califórnia.

Rickettsia africae, a causa da febre por picada de carrapato africano, ocorre em viajantes que retornam da África Oriental. Os pacientes apresentam uma grande escara associada a uma síndrome febril semelhante à FMMR. As riquetsioses respondem ao tratamento com doxiciclina e justificam o início rápido do tratamento.

Doença de Lyme

A doença de Lyme é uma doença transmitida por carrapatos, causada por espécies patogênicas do espiroqueta *Borrelia burgdorferi* nos EUA. Outras espécies na Europa e na Ásia podem causar apresentações mais agressivas. A doença localizada consiste em eritema migratório em 80% dos pacientes e achados inespecíficos que se assemelham a uma síndrome viral. O eritema migratório é uma mácula em expansão que forma uma lesão anular com centro claro.

A doença de Lyme disseminada precoce com comprometimento neurológico ou cardíaco agudo ocorre habitualmente semanas a vários meses após a picada do carrapato e pode constituir a primeira manifestação da doença. Sintomas inespecíficos (p. ex., cefaleia, fadiga, artralgias) podem persistir por vários meses após o tratamento da doença de Lyme. Não há evidências de que essas queixas subjetivas e persistentes representem uma infecção ativa em curso. É comum a ocorrência de coinfecção por *Babesia* e por *Ehrlichia*, e deve-se considerar a possibilidade dessas infecções em indivíduos com diagnóstico de doença de Lyme.

Ehrlichiose humana

O principal vetor da *Ehrlichia chaffeensis,* o agente causador da ehrlichiose monocítica humana (EMH) é o carrapato-estrela (*Amblyomma americanum).* Os pacientes apresentam tipicamente doença aguda, cujo período de incubação é de 1 a 2 semanas. A maioria dos pacientes apresenta febre, sinais e sintomas inespecíficos, como mal-estar, mialgia, cefaleia e calafrios.

Uma característica que pode diferenciar a EMH da anaplasmose granulocítica humana (AGH), outra doença transmitida por carrapatos causada por *Anaplasma phagocytophilum,* consiste na ocorrência de exantema (macular, maculopapular ou petequial). Esse exantema é observado em cerca de 30% dos pacientes com EMH, porém é raro em pacientes com AGH.

O método diagnóstico preferido e mais amplamente disponível para a ehrlichiose é o teste de anticorpo fluorescente indireto. Deve-se considerar o diagnóstico em todos os pacientes com doença de Lyme ou babesiose. O tratamento com doxiciclina deve ser iniciado em todos os pacientes com suspeita de ehrlichiose ou anaplasmose.

Infecções virais associadas a exantema

As manifestações típicas das infecções virais associadas a exantema podem estabelecer de modo inequívoco a causa de uma síndrome febril.

Por exemplo, a infecção pelo vírus varicela-zóster (VZV) manifesta-se como lesões bem-definidas de varicela ou herpes-zóster. O ressurgimento do sarampo exige a capacidade de reconhecer o seu exantema.

O início agudo de febre alta caracteriza as febres hemorrágicas virais, juntamente com complicações hemorrágicas e altas taxas de mortalidade em alguns casos. Os artrópodes frequentemente transmitem infecções virais, inclusive dengue, que constitui uma das causas mais comuns de febre em viajantes que retornam do exterior (no caso dos EUA).

Febre com linfadenopatia

A linfadenopatia generalizada e a linfadenopatia localizada podem ser manifestações importantes de algumas doenças infecciosas, como síndromes de mononucleose, tuberculose, infecção pelo HIV e infecções piogênicas.

A mononucleose infecciosa caracteriza-se por uma tríade de febre, faringite tonsilar e linfadenopatia. O EBV é um herpes-vírus amplamente disseminado, transmitido por contato íntimo entre indivíduos suscetíveis e indivíduos que eliminam o vírus. O comprometimento dos linfonodos na mononucleose infecciosa é tipicamente simétrico e afeta mais comumente as cadeias cervicais posteriores do que as anteriores. Os linfonodos cervicais posteriores são profundos, localizados abaixo dos músculos esternocleidomastóideos, e precisam ser cuidadosamente palpados. Os linfonodos podem ser grandes e moderadamente dolorosos à palpação. A linfadenopatia também pode se tornar mais generalizada, incluindo aumento do baço, o que distingue a mononucleose infecciosa de outras causas de faringite.

A linfadenopatia atinge seu máximo na primeira semana e, em seguida, diminui gradualmente no decorrer de 2 a 3 semanas. Esplenomegalia é observada em 50% dos pacientes com mononucleose infecciosa e, em geral, começa a regredir na terceira semana da doença.

Deve-se obter uma contagem de leucócitos com contagem diferencial e realizar um teste de anticorpo heterófilo (Monospot®) em pacientes com quadro clínico de mononucleose infecciosa. Se o resultado do teste de anticorpo heterófilo for positivo, não há necessidade de testes adicionais quando o quadro clínico for compatível com mononucleose infecciosa típica. Se o resultado do teste de anticorpo heterófilo for negativo, mas ainda houver forte suspeita clínica de infecção pelo HBV, pode-se repetir o teste Monospot®, visto que os resultados podem ser negativos no início da doença clínica.

Se a síndrome clínica for prolongada, ou se o paciente não apresentar uma síndrome do EBV clássica, deve-se medir imunoglobulinas M (IgM) e G (IgG), contra o antígeno capsular viral (VCA) e o antígeno nuclear de Epstein-Barr (EBNA). A IgG dirigida contra EBNA detectada nas primeiras 4 semanas após o início dos sintomas exclui a infecção primária aguda por EBV como explicação e deve levar a considerar causas EBV-negativas de mononucleose.

Citomegalovírus

O espectro de doenças humanas causadas pelo CMV é diverso e depende, em grande parte, do hospedeiro. A infecção pelo CMV no hospedeiro imunocompetente habitualmente é assintomática ou pode se manifestar como uma síndrome mononucleose-símile. A transmissão ocorre por diversas vias.

A síndrome de mononucleose associada à infecção pelo CMV tem sido descrita como febre tifoide, visto que predominam os sintomas sistêmicos e a febre, e os sinais de linfadenopatia cervical e esplenomegalia não são observados tão comumente quanto na infecção pelo EBV. Achados comuns incluem diarreia, febre, fadiga, dor abdominal e níveis de enzimas hepáticas discretamente anormais. Os pacientes imunocomprometidos, como os que receberam transplantes, podem apresentar infecções graves e potencialmente fatais, como pneumonite, hepatite, colite e retinite. A sorologia fornece evidência indireta de infecção recente pelo CMV com base em alterações dos títulos de anticorpos em diferentes momentos durante a doença clínica. Os testes sorológicos também são úteis para determinar exposição pregressa ao CMV. Essa informação é particularmente relevante para o monitoramento de hospedeiros imunossuprimidos com risco de síndromes de reativação do CMV.

Infecção primária pelo vírus da imunodeficiência humana

A maioria dos casos de nova infecção pelo HIV é assintomática, e os indivíduos sexualmente ativos devem realizar testes de rotina como parte de uma boa atenção primária. Todos os pacientes com síndromes de mononucleose devem efetuar o teste para HIV. As séries publicadas relatam consistentemente que os achados mais comuns da infecção aguda pelo HIV consistem em febre, linfadenopatia generalizada, faringite, exantema, mialgia ou artralgia e cefaleia quando sintomática.

Toxoplasmose

A toxoplasmose, uma infecção de distribuição mundial, é causada pelo parasita protozoário intracelular, *T. gondii*. Os seres humanos podem contrair *Toxoplasma* por meio da ingestão de carne contaminada, transmissão vertical, transfusão de sangue, exposição a oocistos de fezes de gato ou transplante de órgãos.

Os indivíduos imunocompetentes com infecção primária geralmente são assintomáticos, porém a infecção latente pode persistir por toda a vida do hospedeiro. Quando ocorre infecção sintomática, a manifestação mais comum consiste em adenopatia cervical bilateral, simétrica e indolor. Os pacientes podem apresentar cefaleia, febre e fadiga. Em geral, ocorre resolução dos sinais e sintomas em várias semanas. Em pacientes com AIDS ou em outros hospedeiros imunocomprometidos que foram anteriormente infectados, pode ocorrer reativação da infecção por *T. gondii* no cérebro, causando abscessos e encefalite.

Infecções causadoras de linfadenopatia regional

A escrófula (*i. e.*, adenite cervical tuberculosa) desenvolve-se em um padrão subagudo a crônico. A febre baixa geralmente está associada a uma grande massa de linfonodos cervicais fusionados. Em crianças, *M. tuberculosis* constitui o agente etiológico, porém nos adultos, o complexo *Mycobacterium avium* e *Mycobacterium scrofulaceum* são mais comumente encontrados. O tratamento de escolha consiste em excisão cirúrgica.

Doença da arranhadura do gato

A doença da arranhadura do gato, uma condição causada por *Bartonella henselae*, caracteriza-se por linfadenopatia regional autolimitada após arranhadura de gato ou transmissão de outro vetor. Outras manifestações clínicas podem incluir comprometimento de órgãos viscerais, do sistema neurológico e dos olhos. Em 85 a 90% das crianças, a doença da arranhadura do gato manifesta-se como distúrbio cutâneo localizado e de linfonodos próximo ao local de inoculação do microrganismo. Em alguns indivíduos, os microrganismos disseminam-se e infectam o fígado, o baço, os olhos, os ossos e o SNC. Pacientes com doença localizada habitualmente apresentam doença autolimitada, enquanto aqueles com doença disseminada apresentam complicações potencialmente fatais. Deve-se considerar a infecção por *B. henselae* na avaliação inicial da FOI em crianças.

O diagnóstico da doença da arranhadura do gato baseia-se em achados clínicos típicos (*i. e.*, linfadenopatia) associados a provável exposição a gatos ou pulgas. Os exames laboratoriais que sustentam o diagnóstico incluem títulos de anticorpos positivos para *B. henselae* ou biopsia de linfonodo com coloração de Warthin-Starry positiva ou análise do tecido com reação em cadeia da polimerase (PCR).

Infecção piogênica

As infecções por *S. aureus* e por estreptococos do grupo A (EGA) podem provocar linfadenite supurativa aguda. Em geral, são encontrados linfonodos aumentados e dolorosos à palpação nas regiões submandibular, cervical, axilar ou inguinal. Os pacientes apresentam febre e leucocitose. Em geral, os locais primários de infecções consistem em pioderma, faringite e infecções periodontais. O manejo inclui drenagem e administração de antibióticos.

Peste

A peste bubônica é uma síndrome bacteriana causada por *Yersinia pestis,* que habitualmente consiste em febre, cefaleia e linfonodos inguinais, axilares ou cervicais aumentados de tamanho e fundidos. Os linfonodos supuram e drenam espontaneamente. Deve-se considerar o diagnóstico em pacientes com quadro agudo que residem no sudoeste dos EUA com possível exposição a pulgas e roedores. Cocobacilos gram-negativos podem ser observados em aspirados de linfonodos. O aspecto característico da *Y. pestis* em alfinete de segurança com coloração azul-escura dos corpos polares pode ser observado na coloração de Wayson.

Doenças sexualmente transmissíveis

A linfadenopatia inguinal associada a doenças sexualmente transmissíveis (DSTs) pode ser unilateral ou bilateral. Na sífilis primária, os linfonodos aumentados são bem definidos, firmes e indolores à palpação. Linfadenopatia dolorosa à palpação e convergência dos linfonodos ocorrem no linfogranuloma venéreo. A linfadenopatia do cancroide é, com mais frequência, unilateral e manifesta-se com dor e fusão dos linfonodos. A infecção genital primária por herpes-vírus simples (HSV) também causa linfadenopatia inguinal dolorosa.

FEBRE FACTÍCIA E DOENÇA AUTOINDUZIDA

Na maioria das séries de casos, a febre factícia ou doença autoinduzida é uma causa relativamente incomum de FOI, mas pode ocorrer mais frequentemente do que o estimado em geral. Os pacientes com essas condições são, com frequência, mulheres jovens, e 50% tiveram treinamento em algum aspecto dos cuidados de saúde. Essas pessoas frequentemente têm escolaridade alta e são cooperativas, articuladas e manipuladoras da família e dos cuidadores. Os pacientes já não podem mais manipular os termômetros, devido ao uso da termometria eletrônica ou infravermelha, tornando a febre factícia difícil. Os indícios do diagnóstico de febre factícia incluem ausência de aspecto toxêmico, apesar das leituras de temperatura elevada, ausência de taquicardia e ausência de variação diurna. Os pacientes estão bem entre os episódios de febre.

Febre genuína pode ser induzida se um indivíduo injetar ou ingerir substâncias pirogênicas, como suspensões bacterianas, urina ou fezes. Embora a bacteriemia polimicrobiana intermitente possa sugerir um diagnóstico de abscesso intra-abdominal, ela representa uma infecção autoinduzida. A descoberta de agulhas e substâncias injetáveis nos pertences do paciente ajuda o diagnóstico.

Na maioria dos casos, pressupõe-se uma base psicogênica para o comportamento. Entretanto, em um estudo com análises psicológicas detalhadas dos pacientes, não foram encontradas evidências de diagnóstico psiquiátrico importante nos indivíduos com doenças autoinduzidas ou simuladas. As síndromes de Munchausen e Munchausen por procuração representam as formas mais extremas de febre factícia.

Com frequência, os pacientes concordam estoicamente com numerosos procedimentos altamente invasivos para diagnosticar e tratar-se ou tratar seus filhos. Todos esses indivíduos necessitam de avaliações objetivas, porém completas, diplomáticas e compassivas, bem como de cuidados psiquiátricos consideráveis.

LEITURA SUGERIDA

Aduan RP, Fauci AS, Dale DC, et al: Factitious fever and self-induced infection: a report of 32 cases and review of the literature, Ann Intern Med 90:230–242, 1979.

Aduan RP, Fauci AS, Dale DC, et al: Prolonged fever of unknown origin (FUO): a prospective study of 347 patients, Clin Res 26:558A, 1978.

Brown I, Finnigan NA: Fever of unknown origin (FUO). In StatPearls [Internet], Treasure Island (FL), 2019, StatPearls Publishing. [Updated 2018 Nov 18]. Available from: https://www.ncbi.nlm.nih.gov/books/NBK532265.

Cannon J: Perspective on fever: the basic science and conventional medicine, Complement Ther Med 21(Suppl 1):S54–S60, 2013.

Osilla EV, Sharma S: Physiology, temperature regulation. In StatPearls [Internet], Treasure Island (FL), 2019, StatPearls Publishing. [Updated 2019 Mar 16]. Available from: https://www.ncbi.nlm.nih.gov/books/NBK507838.

Weber D, Cohen M, Rutala W: The acutely ill patient with fever and rash. In Bennett JE, Dolin R, Blaser M, editors: MandellDouglas and Bennett's principles and practice of infectious diseases, ed 8, Elsevier, 2015, pp 732–747.

91

Bacteriemia e Sepse

Russell J. McCulloh, Steven M. Opal

DEFINIÇÃO

A sepse é uma causa importante de morbidade e de morte em pacientes hospitalizados. O processo patológico resulta de uma complexa interação das respostas imunes do hospedeiro com os microrganismos infecciosos. Em 2016, um grupo internacional de especialistas divulgou uma definição atualizada da sepse, especificando que se trata de uma disfunção orgânica potencialmente fatal causada por desregulação da resposta do hospedeiro à infecção. As manifestações podem consistir em febre, alterações do estado mental e anormalidades na inflamação e coagulação. Os casos graves podem progredir para a disfunção de múltiplos sistemas orgânicos, seguida de falência de órgãos e morte.

Os critérios diagnósticos para a sepse são apresentados na Tabela 91.1. A "sepse grave," outrora reconhecida como entidade separada e definida por disfunção orgânica mais grave, agora é sinônimo da atual definição de sepse, de modo que esse termo não deve mais

ser utilizado. O choque séptico é uma combinação de sepse e de hipotensão persistente e hipoperfusão tecidual, apesar de reposição volêmica adequada ou da necessidade de administração de vasopressores para manter pressão arterial média (PAM) igual ou superior a 65 mmHg e, além disso, elevação do lactato sérico acima de 2 mmol/ℓ. O *continuum* de manifestações da doença, desde infecção localizada até falência múltipla de órgãos e choque séptico refratário, é apresentado na Figura 91.1.

A sepse é uma situação na qual a inflamação sistêmica induzida por infecção e as respostas de coagulopatia tornaram-se prejudiciais para o hospedeiro. A sepse é um processo infeccioso caracterizado por lesão tecidual em decorrência de hipoperfusão e desregulação imune. O termo *infecção grave* deve ser usado para descrever uma infecção acompanhada de inflamação sistêmica, porém sem evidências de disfunção orgânica distante do local de infecção (*i. e.*, a antiga definição de sepse). Ainda não foi confirmado se essas definições revisadas conseguirão resolver a atual confusão existente na terminologia.

Tabela 91.1 Critérios diagnósticos para sepse.[a]

Critérios gerais
Disfunção orgânica potencialmente fatal, causada por uma resposta desregulada à infecção

Critérios de disfunção orgânica
Alteração na pontuação da *Sequential* (*Sepsis-related*) *Organ Failure Assessment* (SOFA)[b] de $\geq$ 2 pontos. Pode ser usada para medir a gravidade da disfunção orgânica

Pontuação da SOFA (faixa de 0 a 4 por categoria, faixa de pontuação total de 0 a 24)

Critério	0	1	2	3	4
Respiração; PaO_2/FiO_2 (torr)	> 400	$\leq$ 400	$\leq$ 300	$\leq$ 200 com suporte respiratório	$\leq$ 100 com suporte respiratório
Plaquetas ($\times 10^3$/mm^3)	> 150	$\leq$ 150	$\leq$ 100	$\leq$ 50	$\leq$ 20
Bilirrubina (mg/dℓ)	< 1,2	1,2 a 1,9	2,0 a 5,9	6,0 a 11,9	> 12,0
Escala de Coma de Glasgow	15	13 a 14	10 a 12	6 a 9	< 6
Hipotensão[c]	Nenhuma	PAM < 70 mmHg	Dopamina $\leq$ 5 ou dobutamina (ou qualquer dose de vasopressina)	Dopamina > 5 ou epi $\leq$ 0,1 ou norepi $\leq$ 0,1 (ou fenilefrina, *bolus* de 100 a 300 mcg)	Dopamina > 15 ou epi > 0,1 ou norepi > 0,1 (ou *bolus* de fenilefrina > 300 mcg)
Creatinina (mg/dℓ) ou débito urinário (mℓ/dia)	< 1,2	1,2 a 1,9	2,0 a 3,4	3,5 a 4,9 < 500 mℓ/dia	> 5,0 < 200 mℓ/dia

Critérios para choque séptico
Necessidade de vasopressor para manter PAM igual ou superior a 65 mmHg E
Hiperlactatemia (lactato sérico > 2 mmol/ℓ [> 18 mg/dℓ])

[a]Os critérios incluem infecção documentada ou suspeita e algumas das variáveis listadas. [b]Pressupondo uma pontuação basal da SOFA de 0 na maioria dos casos. [c]Os agentes adrenérgicos precisam ser administrados durante pelo menos 1 h para contagem; as doses são em mcg/kg/min. FiO_2, Fração de oxigênio inspirado; *PAM*, pressão arterial média; *PaO_2*, pressão parcial de oxigênio. (De Singer M, Deutschman CS, Seymour CW et al.: The Third International Consensus Definitions for Sepsis and Septic Shock [Sepsis-3], JAMA 315[8]:801-10, 2016.)

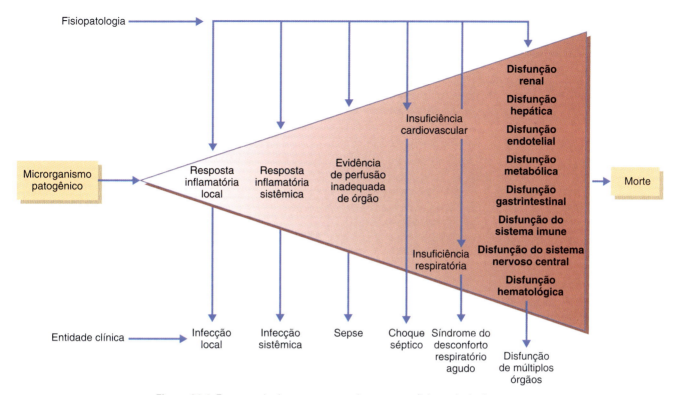

Figura 91.1 Espectro de doença e nomenclatura para a fisiopatologia da sepse.

A compreensão da fisiopatologia da síndrome da sepse demonstrou ser útil na diferenciação e no tratamento de processos inflamatórios graves que se manifestam com sintomas semelhantes à sepse, incluindo pancreatite, traumatismo grave, queimaduras térmicas e certas toxinas ou exposições ambientais. Esses processos podem provocar uma síndrome da resposta inflamatória sistêmica (SIRS/SRIS), porém não apresentam o componente de infecção necessário para estabelecer o diagnóstico de sepse. A notável semelhança clínica entre essas graves inflamações "estéreis" e o choque séptico reflete seus perfis moleculares. Vias de sinalização idênticas para a resposta imune são ativadas por padrões moleculares associados a patógenos (PAMPs) altamente conservados, que são motivos (*motifs*) moleculares reconhecidos por células do sistema imune inato do hospedeiro. Os padrões moleculares associados ao dano (DAMPs) são moléculas liberadas por células lesionadas do hospedeiro, que atuam como sinais de perigo endógeno para promover a resposta inflamatória (ver "Fisiopatologia do choque séptico" mais adiante neste capítulo).

EPIDEMIOLOGIA

É difícil avaliar a incidência mundial de sepse, devido aos dados limitados dos países em desenvolvimento. Nos países industrializados, as taxas relatadas de sepse variam de 22 a 300 casos por 100.000 indivíduos. A sepse pode ser responsável por até 6% das mortes de adultos. Nos EUA, ocorrem anualmente mais de 750.000 casos de sepse e 200.000 mortes relacionadas à sepse. O risco de morte depende da gravidade da doença e de múltiplos fatores do hospedeiro (discutidos adiante). Em geral, as estimativas de morte por sepse variam de 20% nos casos leves a moderados a mais de 60% nos pacientes com choque séptico.

O impacto financeiro dos casos com sepse é imenso. Cada episódio de sepse tem um custo aproximado de 50.000 dólares em gastos com a saúde, um total de mais de 24 bilhões de dólares somente nos EUA em 2016.

As infecções bacterianas constituem a causa mais comum de sepse. As infecções da corrente sanguínea por bactérias respondem pela maior proporção de internações. As taxas são mais altas para prematuros, pessoas de idade avançada (sobretudo com mais de 85 anos) e pacientes com cateteres intravenosos, dispositivos implantados ou morbidades clínicas graves, como queimaduras graves ou neoplasias malignas hematológicas.

Os patógenos mais comumente identificados em infecções da corrente sanguínea são estafilococos (p. ex., *Staphylococcus aureus*), estreptococos do grupo A, *Escherichia coli*, espécies de *Klebsiella*, espécies de *Enterobacter* e *Pseudomonas aeruginosa*. Os pacientes imunocomprometidos e pacientes com cateteres intravasculares em longo prazo correm maior risco de infecções fúngicas da corrente sanguínea por espécies de *Candida*, e algumas espécies podem ser resistentes aos medicamentos antifúngicos comumente usados. Tendo em vista a ampla gama de potenciais patógenos, os médicos enfrentam os desafios duplos de um diagnóstico acurado e estabelecido no momento oportuno e a escolha da terapia empírica adequada.

Vários fatores epidemiológicos podem orientar o médico nos casos de sepse, quando não for identificada nenhuma fonte. A Tabela 91.2 fornece uma lista de microrganismos associados a determinados fatores do hospedeiro que predispõem o paciente à infecção e sepse. Os fatores do hospedeiro associados a desfechos mais graves incluem extremos de idade, uso de medicamentos imunomoduladores e condições clínicas crônicas concomitantes.

Diversos fatores de diagnóstico e tratamento estão associados à gravidade da doença e ao desfecho clínico. A demora na instituição de terapia antimicrobiana efetiva correlaciona-se com desfechos piores. A infecção por microrganismos multirresistentes pode causar um atraso na terapia efetiva e, no caso de alguns microrganismos, sobretudo bacilos entéricos gram-negativos, o atraso pode estar independentemente relacionado com resultados piores. Alguns microrganismos (p. ex., *P. aeruginosa*, *Staphylococcus aureus*) são mais virulentos. O local primário de infecção também é importante; as vias respiratórias

Seção 15 Doenças Infecciosas

Tabela 91.2 Microrganismos comumente identificados em pacientes com sepse, com base em fatores do hospedeiro.

Fator do hospedeiro	Microrganismos a considerar
Asplenia	Microrganismos encapsulados, sobretudo *Streptococcus pneumoniae*, *Haemophilus influenzae*, *Neisseria meningitidis*, *Capnocytophaga canimorsus*
Cirrose hepática	Espécies de *Vibrio*, *Salmonella* e *Yersinia*; microrganismos encapsulados, outros bacilos gram-negativos
Abuso de álcool etílico	Espécies de *Klebsiella*, *S. pneumoniae*
Diabetes melito	Espécies de *Mucormycosis*, *Pseudomonas*, *Escherichia coli*, estreptococos do grupo B
Neutropenia	Bacilos gram-negativos entéricos, espécies de *Pseudomonas*, *Aspergillus*, *Candida*, espécies de *Mucor*, *Staphylococcus aureus*, espécies de estreptococos
Disfunção dos linfócitos T	Espécies de *Listeria*, *Salmonella* e *Mycobacterium*, herpes-vírus (incluindo herpes-vírus simples, citomegalovírus, vírus varicela-zóster)
Síndrome da imunodeficiência adquirida	Espécies de *Salmonella*, *S. aureus*, complexo *Mycobacterium avium*, *S. pneumoniae*, estreptococos do grupo B

são as mais comuns, enquanto o sistema nervoso central é, com frequência, o local de infecção mais letal. O número de sistemas orgânicos envolvidos é importante, com aumento da taxa de mortalidade à medida que aumenta o número de sistemas orgânicos disfuncionais.

PATOLOGIA E IMUNOPATOGENIA

Os achados histopatológicos do choque séptico fatal são, com frequência, bastante brandos no exame macroscópico e até mesmo no exame histológico de amostras de tecido. O achado mais comum consiste em aumento do edema tecidual nos espaços intersticiais e excesso de líquido pulmonar e líquido pleural. Os sinais de formação de membrana hialina e deposição de fibrina nos alvéolos são comuns e indicam o estágio fibroproliferativo da síndrome de desconforto respiratório agudo (SDRA). Às vezes, alterações pontilhadas ou macroscópicas são detectadas nos tecidos suprarrenais. Petéquias difusas em tecidos e superfícies mucosas podem indicar coagulação intravascular disseminada (CID).

Em geral, os rins têm aspecto normal, e a necrose dos tecidos renais é distintamente incomum. O termo *necrose tubular aguda* é incorreto, e o termo *lesão renal aguda* (LRA) é mais apropriado para descrever a perda funcional e habitualmente reversível da função renal encontrada no choque séptico, sem qualquer evidência associada de necrose glomerular ou tubular.

Um importante achado na necropsia é a identificação do foco infeccioso que causou o choque séptico. A infecção focal que precipitou a sepse é prontamente identificável na maioria dos pacientes falecidos, apesar de vários dias a semanas de terapia antimicrobiana aparentemente adequada dirigida contra os patógenos. Se forem realizados exames bioquímicos cuidadosos pouco depois de um paciente sucumbir à sepse, a apoptose excessiva (mas não a necrose) das células efetoras imunes pode ser identificada em pulmões, baço, linfonodos e tecidos hepáticos. A microscopia eletrônica dos tecidos após a morte por sepse frequentemente revela perda das zônulas de oclusão das superfícies epiteliais e endoteliais. A microscopia eletrônica também demonstra tumefação difusa e degradação mitocondriais, bem como depuração de organelas intracelulares (*i. e.*, autofagia).

FISIOPATOLOGIA DO CHOQUE SÉPTICO

Os mecanismos moleculares subjacentes à fisiopatologia básica do choque séptico já foram determinados. A sepse é desencadeada quando um patógeno ou grupo de patógenos rompe as barreiras epiteliais em um local tecidual, escapa da eliminação pelas defesas imunes inatas humorais e celulares e provoca infecção invasiva. Ao entrar nos tecidos do hospedeiro, os patógenos microbianos são detectados pela primeira vez pelas células mieloides do sistema imune inato por meio de receptores de reconhecimento de padrões (p. ex., receptores *Toll-like* [TLRs]) na superfície celular e nos compartimentos endossomais. Os TLRs detectam motivos (*motifs*) moleculares altamente conservados dos micróbios. Entre os exemplos, destacam-se o lipopolissacarídeo (LPS), a endotoxina produzida por bactérias gram-negativas; lipopeptídios bacterianos de bactérias gram-positivas; β-glucanos da parede celular dos fungos; genomas e proteínas de RNA viral; flagelos bacterianos; e DAMPs liberados de células hospedeiras lesionadas, incluindo estruturas intracelulares, como proteínas histonas, DNA mitocondrial e proteína do grupo 1 de alta mobilidade (Figura 91.2).

Os TLRs e receptores de reconhecimento de padrões intracelulares relacionados, incluindo os elementos do inflamassoma, helicases *RIG1-like* (gene 1 induzível por ácido retinoico) e TLR4 microbiano citoplasmático, alertam o hospedeiro sobre a infecção. O TLR4 é o receptor de LPS procurado há muito tempo do sistema imune inato humano. O LPS é liberado da membrana celular de bactérias gram-negativas por ocasião de sua destruição. O LPS liga-se inicialmente a uma proteína carreadora, a proteína de ligação do LPS, e o monômero de LPS é então entregue a um receptor de reconhecimento de padrões de múltiplos ligantes associado à membrana, CD14. Em seguida, os monômeros de LPS são transferidos para uma proteína solúvel (*i. e.*, fator de diferenciação mieloide 2 [MD2]) e ligam-se ao ectodomínio do TLR4. Após esse complexo LPS/MD2/TLR4 estar completo e dimerizado, a sinalização intracelular alerta o hospedeiro sobre o elemento infeccioso invasor. A via induz vários eventos de fosforilação de proteínas adaptadoras e moléculas de sinalização, que terminam em ativação e translocação de fatores de ativação da transcrição, como o fator nuclear κB (NF-κB) no núcleo. Os fatores de transcrição ligam-se a sítios promotores da rede de proteínas de fase aguda, resultando em derramamento agudo de componentes inflamatórios, de defesa do hospedeiro e da coagulação.

Outros TLRs, como o TLR5 (*i. e.*, flagelos bacterianos) e os heterodímeros TLR2/TLR1 e TLR2/TLR6 (*i. e.*, lipopeptídios bacterianos, ácido lipoteicoico e outros elementos de bactérias e fungos), são expressos na superfície celular de células efetoras imunes, que reconhecem diferentes padrões moleculares. Os TLRs específicos de reconhecimento de ácidos nucleicos estão localizados em vacúolos endossomais, onde detectam o DNA microbiano (TLR9), RNA de fita simples (TLR7 e TLR8) e RNA de fita dupla (TLR3).

Há produção de vários elementos do complemento, citocinas, quimiocinas, prostaglandinas, peptídios vasoativos, fator ativador de plaquetas e proteases, resultando em ativação dos neutrófilos, de

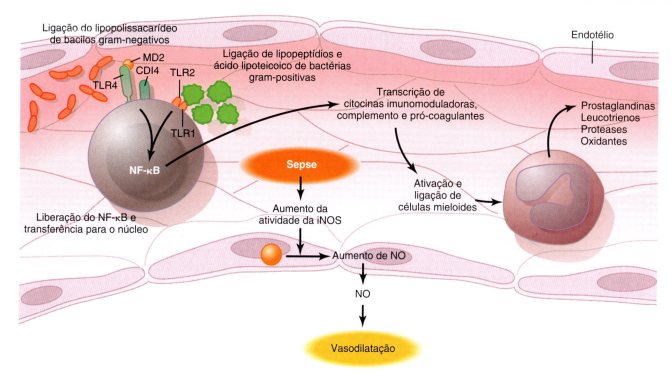

Figura 91.2 Imunopatogenia da sepse. O reconhecimento precoce da infecção da corrente sanguínea começa com a sua detecção por receptores de reconhecimento de padrões: receptor *Toll-like* 4 (TLR4); determinante de grupo 14 (CD14); fator de diferenciação mieloide 2 (MD2) para o lipopolissacarídeo de bactérias gram-negativas e TLR2 para o ácido lipoteicoico e outros elementos de bactérias gram-positivas. A ocupação dos TLR pelos seus ligantes assinala a transcrição dos genes de resposta de fase aguda pelo fator nuclear κB (NF-κB). O choque séptico é iniciado pela liberação sistêmica de uma série de mediadores vasoativos, incluindo óxido nítrico (NO) produzido pela NO sintase induzível por citocina (iNOS).

armadilhas extracelulares de neutrófilos (NET), monócitos, macrófagos, células dendríticas, linfócitos e células endoteliais, em um esforço combinado para isolar o processo infeccioso, eliminar os patógenos e iniciar o processo de reparo do tecido. Esse sistema de defesa elimina eficientemente os patógenos do hospedeiro após lesão local e as pequenas rupturas inevitáveis das barreiras epiteliais por microrganismos que ocorrem ao longo da vida.

Se o processo inflamatório não for controlado e for acompanhado de grande número de patógenos ou até mesmo de certos microrganismos altamente virulentos (p. ex., peste, tularemia, antraz e vírus da febre hemorrágica) contra os quais o hospedeiro não tenha imunidade preexistente, ocorre um processo inflamatório e lesivo generalizado, conhecido como *sepse*, em pouco tempo, que pode ser deletério ou letal para o hospedeiro. A mesma resposta inflamatória que pode salvar a vida na infecção localizada pode tornar-se potencialmente fatal se for sustentada e generalizada.

As membranas endoteliais em todo o corpo são ativadas e transformam-se em superfícies pró-aderentes e pró-coagulantes, que promovem a adesão dos neutrófilos e das plaquetas. Os neutrófilos liberam proteases, citocinas, NET, radicais reativos de oxigênio e prostanoides vasoativos, que danificam as células endoteliais e sua função. A óxido nítrico sintase induzível por citocina é suprarregulada, resultando em geração massiva de óxido nítrico (NO). O NO é um potente vasodilatador e, em combinação com outros peptídios vasoativos e mediadores fosfolipídicos, promove abertura difusa dos leitos capilares e aumento da permeabilidade, com perda dos líquidos intravasculares para os espaços intersticiais. As espécies reativas de oxigênio combinam-se com o NO para gerar intermediários reativos de nitrogênio altamente lesivos (p. ex., peroxinitrito), que danificam a função mitocondrial e induzem apoptose. Há rápido desenvolvimento de hipotensão sistêmica, e sobrevém o choque séptico. É obrigatório que o médico atue imediatamente para corrigir o estado hemodinâmico e resolver a infecção subjacente.

APRESENTAÇÃO CLÍNICA

Apesar dos grandes avanços na compreensão da base fisiopatológica da sepse, o diagnóstico clínico permanece limitado a anamnese, avaliação sintomática e critérios laboratoriais e hemodinâmicos inespecíficos. Além disso, existe a necessidade de instituição imediata de terapia antimicrobiana adequada, tornando o reconhecimento precoce da sepse de importância crítica. Pacientes com achados clínicos, conforme delineado na Tabela 91.1, devem ser submetidos a avaliação minuciosa e imediata à procura de uma possível causa infecciosa, incluindo hemoculturas bacterianas e (quando indicado) cultura de outros líquidos corporais. Os sinais e sintomas de localização devem levar a um exame físico completo e exames de imagem direcionados, de modo a identificar um nicho de infecção. Os defeitos das barreiras naturais de defesa, como dispositivos transcutâneos ou cateteres intravasculares, devem ser avaliados à procura de infecção e removidos se houver suspeita de serem a origem do processo séptico. Para minimizar o possível atraso no reconhecimento e tratamento imediatos da sepse a partir da obtenção de dados laboratoriais, as recomendações de Sepsis-3 incluíram um sistema de pontuação SOFA rápido (qSOFA) à cabeceira do paciente. O qSOFA permite avaliações repetidas à beira do leito de pacientes com risco de desenvolver sepse e baseia-se em três critérios clínicos, valendo, cada um deles, 1 ponto: (a) frequência respiratória igual ou superior a 22 incursões/min; (b) alteração do estado mental; e (c) pressão arterial sistólica (PAS) inferior a 100 mmHg. Uma pontuação qSOFA de 2 ou mais deve levar à investigação adicional sobre causas infecciosas e disfunção orgânica, bem como ao início ou escalonamento da terapia, conforme apropriado. Apesar de sua lógica clínica e simplicidade, a experiência com seu valor preditivo, até o momento, tem sido mista. A apresentação clínica geral da sepse varia amplamente. Muitos pacientes apresentam febre ou calafrios, porém os pacientes de idade mais avançada e aqueles em uso de medicamentos imunomoduladores podem não ter febre. Hipotermia indica um prognóstico mais sombrio ou uma doença mais grave. A taquipneia pode ser um indicador de compensação respiratória para a acidose metabólica subjacente ou um sinal precoce de SDRA.

As alterações do estado mental podem resultar de distúrbios metabólicos causados pela sepse, hipoglicemia, processo infeccioso subjacente ou hipotensão concomitante. Pode ser difícil identificar esse sintoma no paciente idoso com demência, e deve-se ter cautela na avaliação e no tratamento do paciente idoso estável nos demais aspectos, com possíveis alterações do estado mental.

Os achados cutâneos (p. ex., celulite, abscesso) podem fornecer indícios da causa de sepse e podem indicar o estado de perfusão sistêmica periférica. Vários microrganismos podem causar manifestações cutâneas específicas na infecção sistêmica. *S. aureus* e estreptococos podem causar eritrodermia difusa, lesões bolhosas ou descamação generalizada. A bacteriemia causada por vários microrganismos gramnegativos, incluindo *P. aeruginosa* e microrganismos entéricos, pode resultar em ectima gangrenoso, sobretudo em pacientes imunocomprometidos. Essas lesões são redondas e têm 1 a 15 cm de diâmetro com uma área central de necrose e eritema periférico. A infecção por *Neisseria meningitidis* pode resultar, inicialmente, em petéquias nos membros inferiores, que progridem para a púrpura difusa, cuja presença tende a prenunciar o choque séptico e um alto risco de morte. Pode-se observar uma apresentação clínica semelhante em outras doenças infecciosas incomuns, como sepse pneumocócica fulminante no hospedeiro com asplenia ou infecções disseminadas por *Neisseria* em pacientes com deficiências tardias do complemento.

A instabilidade hemodinâmica, sobretudo hipotensão acompanhada ou não de oligúria, está comumente associada à sepse. A instabilidade pode resultar de débito cardíaco deficiente, depleção de líquido intravascular ou baixa resistência vascular sistêmica. No início, a hipotensão pode responder à reposição volêmica intravenosa; nos casos de sepse grave e choque séptico, pode ser necessário suporte adicional com vasopressores. O monitoramento cardíaco intensivo pode ser necessário para avaliar a necessidade relativa de líquidos intravenosos ou vasopressores após tentativas iniciais de reposição volêmica.

Os pacientes com choque séptico podem apresentar taquicardia e hipotensão. Podem ter extremidades relativamente quentes (*i. e.*, choque quente ou distributivo), ou podem apresentar vasoconstrição periférica, com extremidades mosqueadas e frias (*i. e.*, choque frio). O choque quente é o achado predominante na maioria dos pacientes adultos no início do choque séptico, com evidências de vasodilatação difusa, pulso alternante e débito cardíaco alto compensatório, apesar de evidências de diminuição do desempenho miocárdico. O aumento do débito cardíaco é obtido principalmente pelo aumento da frequência cardíaca, na tentativa de manter a pressão arterial e perfundir os órgãos vitais. Se o choque não for imediatamente corrigido, ocorre disfunção miocárdica, e o choque frio evolui nas próximas horas. Pacientes idosos com reservas cardíacas limitadas têm pouca tolerância ao choque e é mais provável que apresentem choque frio. As evidências de choque séptico na apresentação, que é refratário à reposição volêmica precoce, prenunciam um prognóstico sombrio, com taxas de mortalidade superiores a 70%.

Além da hipotensão, a oligúria pode representar o desenvolvimento de LRA. Pode surgir a partir de uma combinação do processo patológico, microrganismos infectantes e medicamentos. As citocinas inflamatórias, as toxinas microbianas, a hipotensão sistêmica e a lesão renal iatrogênica em decorrência de medicamentos podem resultar em LRA. Outras causas de lesão renal incluem lesão intersticial por infecção ou por medicamentos e lesão mediada por imunocomplexos, conforme observado em casos de endocardite.

Além da taquipneia, os sinais e sintomas pulmonares observados em pacientes sépticos consistem em hipoxia acentuada, devido ao edema intersticial, inflamação ou instabilidade hemodinâmica. A SDRA é definida como pressão parcial arterial de oxigênio inferior a 50 mmHg, apesar de a fração de oxigênio inspirado ser superior a 50%, juntamente com infiltrados alveolares difusos e pressão capilar pulmonar por cateter encunhado inferior a 18 mmHg. A SDRA ocorre em até 40% dos pacientes sépticos. A inflamação pulmonar difusa na SDRA resulta em aumento da permeabilidade vascular pulmonar, que complica os esforços de reposição volêmica, visto que o excesso de líquido pode exacerbar o edema pulmonar e a hipoxia. A alteração do estado mental e a miopatia relacionada com a sepse também resultam em comprometimento das vias respiratórias e em esforço respiratório fraco, exigindo suporte ventilatório invasivo.

Os pacientes com sepse podem apresentar alterações hematológicas acentuadas. Podem ter leucocitose neutrofílica, que frequentemente é acompanhada de aumento das contagens de células imaturas, ou podem exibir leucopenia (sobretudo linfopenia) acentuada, frequentemente em casos de choque séptico grave. Com frequência, ocorre neutropenia transitória na fase inicial do choque séptico, que resulta da ativação e adesão dos neutrófilos ao longo da superfície endotelial na microcirculação. Isso é rapidamente seguido por neutrofilia prolongada, visto que as citocinas inflamatórias induzidas pela sepse estimulam a síntese de novos leucócitos pela medula óssea.

Podem ocorrer trombocitopenia e coagulopatia, e os pacientes têm petéquias ou púrpura na apresentação. Os distúrbios graves na coagulação podem provocar CID, que pode levar à deposição de trombina em toda a microcirculação. Ativação e degradação excessivas dos fatores da coagulação podem causar depleção de fatores da coagulação, resultando em hemorragia difusa. O sangramento excessivo da mucosa ao redor dos tubos respiratórios e o sangramento prolongado de locais de punção venosa prenunciam eventos hemorrágicos internos. Pode ocorrer hemorragia digestiva maciça, que pode provocar ou exacerbar a hipotensão e o choque.

Podem-se observar alterações da homeostasia da glicose na apresentação. Isso pode assumir a forma de hiperglicemia em diabéticos que recebem soluções contendo glicose ou que apresentam comprometimento metabólico agudo, devido à infecção. Hipoglicemia é mais comum em pacientes com doença hepática subjacente. O aumento do metabolismo anaeróbico, devido à oxigenação deficiente dos tecidos e associado a disfunção mitocondrial e comprometimento da depuração hepática de ácido láctico, pode resultar em elevação dos níveis séricos de lactato e acidose metabólica.

DIAGNÓSTICO

O diagnóstico acurado de sepse baseia-se na anamnese, no exame físico e na investigação laboratorial geral. Os critérios diagnósticos para a sepse em adultos, com base nos critérios Sepsis-3, estão listados na Tabela 91.1.

A identificação acurada e oportuna da causa infecciosa subjacente é essencial. Para pacientes capazes de fornecer uma história, a investigação de comorbidades clínicas, exposições potenciais, infecções anteriores e anormalidades do sistema imune pode ajudar a orientar a terapia antimicrobiana empírica e a investigação laboratorial, sobretudo as culturas microbianas. Dois conjuntos de hemoculturas obtidas de punção venosa recente e de acessos intravasculares existentes (antes do início da terapia antimicrobiana empírica, quando possível) ajudam

Capítulo 91 Bacteriemia e Sepse

a identificar, em muitos casos, o microrganismo causal. Um estudo recente realizado em mais de 3.000 pacientes reforça o valor de obter hemoculturas diagnósticas antes do tratamento antibiótico. O rendimento diagnóstico foi quase 50% maior para as hemoculturas obtidas no grupo pré-tratamento antibiótico, em comparação com as hemoculturas realizadas após o tratamento com antibióticos (*i. e.*, amostras coletadas 120 minutos após o início da antibioticoterapia). A avaliação sintomática e o exame físico devem sugerir a localização da infecção focal, o que pode ajudar a orientar os exames de imagem e as intervenções para drenagem do pus.

Além das culturas microbianas, vários outros exames laboratoriais podem ajudar a definir a gravidade da doença e fornecer dados basais para monitorar a resposta à terapia. Exames laboratoriais básicos, incluindo hemograma completo com contagem diferencial, bioquímica e níveis de creatinina e aminotransferases, podem ajudar a identificar disfunções orgânicas significativas. A saturação de oxigênio por oximetria de pulso deve ser medida imediatamente para identificar a capacidade de troca gasosa e a necessidade de suporte ventilatório. Coagulograma deve ser solicitado, sobretudo em pacientes com evidências de CID e naqueles que apresentam trombocitopenia. Para pacientes com alteração do estado mental ou acentuada dificuldade respiratória, a gasometria arterial pode ajudar a definir o comprometimento subjacente e a compensação fisiológica e, indiretamente, avaliar a gravidade da doença.

Em geral, os níveis de marcadores inflamatórios, incluindo proteína C reativa e procalcitonina, estão elevados. A elevação do nível de procalcitonina pode ajudar a diferenciar o choque séptico de outras causas de choque e fornecer alguns dados prognósticos, bem como uma medida de resposta à terapia. Nos casos de sepse por pneumonia, a determinação seriada da procalcitonina pode ajudar a orientar a duração da antibioticoterapia.

Outros exames devem ser direcionados para identificar a causa potencial. Quando os pacientes apresentam diarreia grave, deve ser pesquisada infecção por *Clostridioides difficile* associada a antibióticos.

Os exames de imagem devem se concentrar na identificação de fontes infecciosas e facilitar a drenagem de coleções de líquido ou abscessos. A tomografia computadorizada pode ser útil nessas circunstâncias; todavia, para o paciente em estado crítico que não apresenta estabilidade para transporte, devem-se considerar exames radiográficos à beira do leito, sobretudo ultrassonografia.

Várias provas de função fisiológica e testes microbiológicos avançados para diagnóstico são cada vez mais utilizados na prática clínica. Incluem ensaios baseados na reação em cadeia da polimerase (PCR) para a identificação de bactérias e vírus e diversos ensaios para citocinas inflamatórias e outros biomarcadores, isoladamente ou em associação como potenciais auxiliares de diagnóstico e prognóstico.

TRATAMENTO

O choque séptico é uma emergência clínica. O diagnóstico precoce e o tratamento da infecção devem ser acompanhados de tentativas imediatas de restabelecer a hemodinâmica fisiológica, o suporte dos órgãos vitais e o fornecimento de oxigênio aos tecidos. Os pacientes devem ser transferidos para uma unidade de terapia intensiva (UTI) o mais rápido possível para receber monitoramento ótimo, suporte hemodinâmico e cuidados de suporte especializados.

O reconhecimento precoce, a reanimação imediata e a instituição precoce de agentes antimicrobianos apropriados constituem os determinantes mais importantes de um resultado bem-sucedido. Se for apropriado, deve-se efetuar a drenagem dos focos infecciosos (*i. e.*, controle da fonte) o mais rápido possível. Os elementos fundamentais das diretrizes da Surviving Sepsis Campaign de 2016 estão resumidos na Tabela 91.3.[1]

---

[1]N.R.T.: Ver atualização de 2021 (Surviving Sepsis Campaign: International Guidelines for Management of Sepsis and Septic Shock 2021) em https://journals.lww.com/ccmjournal/Fulltext/2021/11000/Surviving_Sepsis_Campaign__International.21.aspx.

Tabela 91.3 Manejo inicial recomendado da sepse em adultos.

- Iniciar a reanimação imediatamente em pacientes com hipotensão ou com nível sérico de lactato > 2 mmol/ℓ
- Coletar amostras para culturas apropriadas antes de iniciar os antibióticos, se isso não atrasar significativamente a terapia
- Pesquisar foco de infecção passível de controle (p. ex., drenagem de abscesso)
- Retirar os cateteres intravasculares, se estiverem potencialmente infectados
- Prescrever antibióticos de amplo espectro na primeira hora de sepse grave e choque séptico. O esquema inicial de antibióticos baseia-se na provável fonte de sepse, nos prováveis patógenos e nos padrões locais de suscetibilidade a antibióticos dos patógenos comuns
- Iniciar a reposição volêmica com soluções cristaloides como primeira escolha. Se forem usadas soluções coloides, evitar os amidos e considerar a albumina em pacientes selecionados que apresentem hipoalbuminemia ou que necessitem de reposição de grande volume de líquido
- Infundir até 30 mℓ/kg de soluções cristaloides durante 15 a 30 min em pacientes sépticos com suspeita de depleção de volume; podem ser necessários volumes maiores de líquidos em alguns pacientes. A meta da reposição volêmica é a pressão venosa central de 8 a 12 mmHg, a pressão arterial média (PAM) ≥ 65 mmHg e a saturação de oxigênio da veia cava superior ≥ 70% ou saturação venosa mista de oxigênio ≥ 65%
- Manter a PAM-alvo ≥ 65 mmHg; se a reposição volêmica não for efetiva no restabelecimento de níveis tensionais adequados, iniciar a administração de vasopressores. Após estabilização dos parâmetros hemodinâmicos, limitar a hidratação para evitar o acúmulo de líquido pulmonar e a exacerbação da hipoxemia
- Prescrever norepinefrina, por acesso central, como vasopressor de escolha. A epinefrina é a segunda escolha, seguida por vasopressina como terapia de recuperação. A dobutamina pode ser útil se houver necessidade de um agente inotrópico. Evitar dopamina, exceto para situações especiais (*i. e.*, baixo risco de taquiarritmia e bradicardia persistente)
- Prescrever concentrado de hemácias quando a concentração de hemoglobina cair para < 7 g/dℓ; a meta do nível de hemoglobina é de 7 a 9 g/dℓ
- A meta é um volume corrente de 6 mℓ/kg em pacientes com síndrome de desconforto respiratório agudo
- Prescrever heparina de baixo peso molecular ou heparina não fracionada para profilaxia da trombose venosa profunda e meias de compressão graduada ou dispositivos de compressão intermitente se a terapia com heparina estiver contraindicada
- Prescrever profilaxia para úlcera de estresse (p. ex., bloqueadores H_2 ou um inibidor da bomba de prótons)
- Prescrever cuidados de suporte especializados; prescrever dieta com pequenas porções durante a primeira semana; aventar o uso de esteroides em dose de estresse se ocorrer choque séptico refratário; manter a glicemia na faixa de 110 a 180 mg/dℓ.

Dados de Dellinger RP, Levy MM et al.: Surviving Sepsis Campaign: international guidelines for the management of severe sepsis and septic shock, 2012, Crit Care Med 41:580-637, 2013.

Tabela 91.4 Recomendações iniciais de antibióticos para pacientes adultos com sepse.

Indicação	Dosagens recomendadas[a]
Cobertura empírica (origem desconhecida)	Vancomicina, 15 mg/kg a cada 12 h, + piperacilina-tazobactam[b] 3,375 g IV a cada 6 h, ou imipeném, 0,5 g IV a cada 6 h, ou meropeném, 1,0 g IV a cada 8 h com ou sem aminoglicosídio (p. ex., tobramicina, 5 mg/kg IV a cada 24 h)[c]
Pneumonia adquirida na comunidade (PAC)	Ceftriaxona, 1 g IV a cada 24 h, + azitromicina, 500 mg IV a cada 24 h, ou uma fluoroquinolona (p. ex., moxifloxacino, 400 mg IV a cada 24 h, ou levofloxacino 750 mg IV a cada 24 h)[d]
Urossepse adquirida na comunidade	Piperacilina-tazobactam, 3,375 g IV a cada 6 h, ou ciprofloxacino, 400 mg IV a cada 12 h
Meningite	Vancomicina, 15 mg/kg IV a cada 6 h, + ceftriaxona, 2 g IV a cada 12 h, + dexametasona, 0,15 mg/kg IV a cada 6 h durante 2 a 4 dias, de preferência antes dos antibióticos; acrescentar ampicilina 2 g IV a cada 4 h se houver suspeita de *Listeria*
Pneumonia nosocomial (hospitalar)	Vancomicina, 15 mg/kg a cada 12 h, + piperacilina-tazobactam, 4,5 g IV a cada 6 h, ou imipeném, 0,5 g IV a cada 6 h, ou meropeném, 1 g IV a cada 8 h, ou cefepima, 2 g IV a cada 8 h, + um aminoglicosídio (p. ex., amicacina, 15 mg/kg IV a cada 24 h, ou tobramicina, 5 a 7 mg/kg IV a cada 24 h) ou levofloxacino, 750 mg IV a cada 24 h. Algumas autoridades no assunto substituem a vancomicina por linezolida, 600 mg IV a cada 12 h, se MRSA for uma preocupação significativa ou se for a causa reconhecida
Neutropenia	Cefepima, 2 g IV a cada 8 h; acrescentar vancomicina, 15 mg/kg IV a cada 12 h, se houver acesso central e se infecção for uma preocupação. Acrescentar cobertura antifúngica com caspofungina, 70 mg IV (1×), em seguida, 50 mg IV a cada 24 h, se a febre persistir ≥ 5 dias. Para suspeita ou comprovação de aspergilose invasiva, voriconazol, 6 mg/kg IV a cada 12 h (2×); em seguida, deve-se usar uma dose de 4 mg/kg IV a cada 12 h
Celulite e infecções cutâneas	Vancomicina, 15 mg/kg IV a cada 12 h. Acrescentar piperacilina-tazobactam 3,375 g IV a cada 6 h em pacientes diabéticos e imunocomprometidos. Se houver suspeita de fasciite necrosante, acrescentar clindamicina 900 mg IV; o desbridamento cirúrgico é crucial

[a]Pressupondo função renal normal; são necessários ajustes posológicos se houver comprometimento da depuração de creatinina. [b]Substituir por aztreonam, 2 g IV a cada 8 h, se o paciente for alérgico à penicilina. [c]Monitorar os níveis de aminoglicosídios (*i. e.*, níveis máximo e mínimo). [d]Substituir por cefepima ou um carbapenêmico e azitromicina ± um aminoglicosídio se o paciente tiver PAC grave ou pneumonia associada aos cuidados de saúde. *IV*, via intravenosa; *MRSA*, *Staphylococcus aureus* resistente à meticilina.

Um elemento essencial no tratamento da sepse é a administração precoce de antibióticos ativos contra o patógeno causador. É melhor instituir o tratamento na primeira hora após o início do choque séptico, e emprega-se habitualmente um esquema antimicrobiano de amplo espectro empírico até a obtenção dos resultados de hemoculturas e de cultura do local de infecção. A Tabela 91.4 fornece um esquema de tratamento inicial sugerido. Não tratar o patógeno causal até sua identificação e perfil de suscetibilidade a antimicrobianos, o que demora alguns dias, está associado a desfechos adversos. Uma vez identificado o patógeno, é importante trocar por monoterapia mais simples.

PROGNÓSTICO

Apesar dos avanços na prática clínica e no tratamento, as taxas de mortalidade da sepse permanecem altas e variam de 20 a 30% em adultos relativamente saudáveis para mais de 80% entre pacientes idosos, imunocomprometidos e com comorbidades clínicas crônicas significativas. Os pacientes podem apresentar astenia significativa, emaciação e debilitação, devido ao catabolismo grave, desnutrição e hospitalização prolongada. Pode ser necessária reabilitação prolongada em uma instalação especializada após a hospitalização inicial, bem como terapia domiciliar adicional. Os pacientes podem apresentar incapacidades permanentes, incluindo comprometimento da função renal ou debilitação persistente devido a procedimentos necessários para tratar a infecção subjacente.

LEITURA SUGERIDA

Anand V, Zhang Z, Kadri SS, et al: Epidemiology of quick sequential organ failure assessment criteria in undifferentiated patients and association with suspected infection and sepsis, Chest 156(2):289–297, 2019.

Angus D, van der Poll T: Severe sepsis and septic shock, N Engl J Med 369:840–851, 2013.

Cheng MP, Stenstrom R, Paqette K, et al: Blood culture results before and after antimicrobial administration in patients with severe manifestations of sepsis: a diagnostic study, Ann Intern Med, 2019. https://doi.org/10.7326/M19-1696.

Hotchkiss RS, Coopersmith CM, McDunn JE, et al: The sepsis seesaw: tilting toward immunosuppression, Nat Med 15:496–497, 2009.

Howell MD, Davis AM: Management of sepsis and septic shock, J Am Med Assoc 317(8):317, 2017.

Melamed A, Sorvillo FJ: The burden of sepsis-associated mortality in the United States from 1999 to 2005: an analysis of multiple-cause-of-death data, Crit Care 13:R28, 2009.

Rhee C, Dantes R, Epstein L, et al: Incidence and trends of sepsis in US hospitals using clinical vs claims data, 2009-2014, J Am Med Assoc 318(13):1241–1249, 2017.

Singer M, Deutschman CS, Seymour CW, et al: The third international consensus definitions for sepsis and septic shock (sepsis-3), J Am Med Assoc 315(8):801–810, 2016.

Vincent JL, Opal SM, Marshall JC, et al: Sepsis definitions: time for a change, Lancet 381:774–775, 2013.91

92

Infecções do Sistema Nervoso Central

Su N. Aung, Allan R. Tunkel

INTRODUÇÃO

As infecções do sistema nervoso central (SNC) podem ser causadas por diversos patógenos, como vírus, bactérias, fungos e parasitas (*i. e.*, protozoários e helmintos). Esses agentes infecciosos conseguem penetrar no SNC por meio de semeadura direta ou disseminação hematogênica e provocam inúmeros sinais e sintomas. A apresentação clínica das infecções do SNC varia, dependendo da virulência do patógeno agressor, da localização da infecção e de fatores subjacentes do hospedeiro. As infecções do SNC podem ter impacto nas estruturas contidas no crânio ou na medula espinal e estão associadas a taxas de morbidade e mortalidade significativas. Este capítulo concentra-se na meningite, na encefalite e em infecções intracranianas e paraespinais focais, bem como nas doenças priônicas.

MENINGITE[1]

Definição

A *meningite*, definida como a inflamação das leptomeninges que cobrem o cérebro e a medula espinal, é identificada por um aumento anormal no número de leucócitos no líquido cerebrospinal (LCS). A inflamação pode ser causada por muitos agentes infecciosos (*i. e.*, bactérias, vírus, fungos e parasitas) e também podem resultar de condições não infecciosas, incluindo tumores ou cistos, medicamentos (p. ex., anti-inflamatórios não esteroides [AINEs], agentes antimicrobianos), doenças sistêmicas (p. ex., lúpus eritematoso sistêmico, doença de Behçet, sarcoidose) ou procedimentos neurológicos (p. ex., neurocirurgia, anestesia raquidiana, injeções intratecais, dispositivos retidos).

---

[1]N.R.T.. O Ministério da Saúde contabiliza que, até 30 de setembro de 2022, foram registrados 5.821 casos e 702 óbitos por meningites de diversas etiologias no Brasil.

A apresentação clínica pode ser aguda, subaguda ou crônica, com base na virulência do agente infeccioso e nas características do paciente. A meningite aguda é uma síndrome caracterizada pelo aparecimento de sintomas em algumas poucas horas a vários dias, enquanto a meningite crônica é, em geral, caracterizada por achados anormais, tanto clínicos como do LCS, que persistem durante pelo menos 4 semanas. A meningite aguda é causada, com maior frequência, por bactérias e vírus, enquanto a meningite crônica é mais frequentemente causada por espiroquetas, micobactérias e fungos. A apresentação clínica também pode variar, dependendo da idade do paciente, das condições de saúde subjacentes, de fatores predisponentes (p. ex., traumatismo cranioencefálico [TCE], neurocirurgia recente, existência de derivação [*shunt*] do LCS ou outros dispositivos retidos) e imunossupressão.

Epidemiologia e etiologia

Meningite bacteriana

A meningite bacteriana está associada a elevadas taxas de morbidade e mortalidade e exige reconhecimento clínico e tratamento imediatos. Mais de 1,2 milhão casos de meningite bacteriana são diagnosticados a cada ano em todo o mundo, com taxas de incidência e mortalidade que variam de acordo com a região, o patógeno e a idade. Os achados do LCS frequentemente consistem em pleocitose (contagem de leucócitos do LCS na faixa de centenas a milhares), habitualmente associada a predomínio de neutrófilos, hipoglicorraquia e nível alto proteína.

Com base em um estudo de vigilância realizado nos EUA de 2003 a 2007, os patógenos que mais comumente causaram meningite bacteriana foram *Streptococcus pneumoniae* (58% dos casos), *Streptococcus agalactiae* (18% dos casos), *Neisseria meningitidis* (14% dos casos), *H. influenzae* (7% dos casos) e *Listeria monocytogenes* (3% dos casos). Os agentes etiológicos específicos podem ser identificados com base na idade do paciente e em vários fatores de risco (Tabela 92.1).

Tabela 92.1 Patógenos bacterianos comuns e fatores que predispõem à meningite.

Fator predisponente	Patógeno bacteriano
Idade	
< 1 mês	*Streptococcus agalactiae, Escherichia coli, Listeria monocytogenes*
1 a 23 meses	*S. agalactiae, E. coli, Haemophilus influenzae, Streptococcus pneumoniae, Neisseria meningitidis*
2 a 50 anos	*S. pneumoniae, N. meningitidis*
> 50 anos	*S. pneumoniae, N. meningitidis, L. monocytogenes*, bacilos gram-negativos aeróbicos
Estado imunocomprometido	*S. pneumoniae, N. meningitidis, L. monocytogenes*, bacilos gram-negativos aeróbicos (incluindo *Pseudomonas aeruginosa*)
Fratura de base de crânio	*S. pneumoniae, H. influenzae*, estreptococos beta-hemolíticos do grupo A
Traumatismo cranioencefálico; pós-neurocirurgia	*Staphylococcus aureus*, estafilococos coagulase-negativos (sobretudo *Staphylococcus epidermidis*), bacilos gram-negativos aeróbicos (incluindo *P. aeruginosa*)

De Hasbun R, van de Beek D, Brouwer MC, Tunkel AR: Acute meningitis. In Bennett JE, Dolin R, Blaser M, editors: Mandell, Douglas, and Bennett's principles and practice of infectious diseases, ed 9, Philadelphia, 2020, Saunders.

Nos EUA, *S. pneumoniae* é o agente etiológico mais comum da meningite bacteriana. A incidência diminuiu desde a introdução de vacinas pneumocócicas conjugadas PCV7 e, mais tarde, PCV13, porém a taxa de mortalidade permanece alta e variando de 18 a 26%. Nos sobreviventes são observadas altas taxas de sequelas neurológicas e complicações sistêmicas, sobretudo em indivíduos com mais de 60 anos. As condições associadas à meningite pneumocócica grave incluem asplenia ou disfunção esplênica, mieloma múltiplo, hipogamaglobulinemia, alcoolismo, desnutrição, doença hepática ou renal crônica e diabetes melito. Com frequência, os pacientes apresentam focos contíguos ou distantes de infecção, como pneumonia, otite média, mastoidite, sinusite e endocardite. TCE associado a extravasamento de LCS é um importante fator de risco para meningite estreptocócica recorrente.

O estreptococo do grupo B (*i. e.*, *S. agalactiae*) é um agente etiológico comum da meningite em recém-nascidos e 52% dos casos ocorrem durante o primeiro ano de vida. Nos EUA, a taxa de mortalidade varia de 7 a 27%, com morbidade substancial em longo prazo observada nos sobreviventes. A meningite por estreptococo do grupo B também pode ocorrer em adultos. Os fatores de risco em adultos incluem idade acima de 60 anos, gravidez ou pós-parto, diabetes melito e outras doenças crônicas e estados de imunossupressão, mas também pode ocorrer em adultos sem condições subjacentes.

Em geral, *Neisseria meningitidis* causa meningite em crianças e em adultos jovens.[2] A maioria dos casos nos EUA é causada por sorogrupos B, C e Y. Os sorogrupos A e W raramente ocorrem nos EUA. Os pacientes com deficiências dos componentes terminais do complemento (C5 a C8 e, talvez, C9) e da properdina apresentam um risco aumentado de infecções meningocócicas, incluindo meningite com taxas significativamente mais altas de sequelas neurológicas. Podem ocorrer surtos de meningite por *N. meningitidis* em indivíduos que vivem em locais próximos, como membros da família, creches, dormitórios universitários e prisões. Foi relatado um surto de doença por sorogrupo C na cidade de Nova Iorque entre homens que fazem sexo com homens, e foram também relatados surtos causados pelo sorogrupo B em *campi* universitários e, mais recentemente, na Rutgers University, Columbia University e University of California San Diego (Centers for Disease Control and Infection [CDC], maio de 2019). Há também um aumento do risco em pacientes em uso de eculizumabe (que inibe o complemento).

A profilaxia está indicada para indivíduos que residem na mesma casa, colegas de quarto, adultos jovens expostos em dormitórios, viajantes que tiveram contato direto com as secreções respiratórias de um paciente índice ou que estavam sentados próximo de um paciente índice durante um voo prolongado e indivíduos que foram expostos a secreções orais (p. ex., beijo íntimo ou profissionais da área de saúde que realizaram respiração boca a boca ou intubação endotraqueal do paciente índice). A quimioprofilaxia deve ser administrada o mais rápido possível se houver indicação, idealmente nas primeiras 24 horas após a identificação do caso índice; em geral, não é benéfica depois de 14 dias. Os agentes antimicrobianos recomendados para profilaxia incluem rifampicina, ciprofloxacino e ceftriaxona. Atualmente, dispõe-se de vacinas que cobrem os sorogrupos

A, C, W, Y (MenACWY) e o sorogrupo B (MenB).[3] A imunização com vacina meningocócica quadrivalente contra os sorogrupos A, C, W e Y é recomendada para crianças e jovens de 11 a 18 anos e indivíduos de 2 meses ou mais com fatores de risco, incluindo asplenia anatômica ou funcional, deficiência persistente de complemento, infecção pelo HIV, indivíduos em uso de eculizumabe, pessoas que viajam para países onde a vacina é recomendada (p. ex., Arábia Saudita, Meca ou *Hajj*),[4] exposição de risco durante surtos e microbiologistas que trabalham com o meningococo. Duas vacinas meningocócicas B foram aprovadas pela Food and Drug Administration (FDA) em 2015 para indivíduos de 10 a 25 anos; a recomendação do Advisory Committee on Immunization Practices é que os adolescentes e adultos jovens, de 16 a 23 anos, podem ser vacinados para proteção em curto prazo contra a maioria das cepas de *N. meningitidis* do sorogrupo B, porém o risco de infecção nos EUA é atualmente baixo.[5]

Entre as cepas tipáveis, *Haemophilus influenzae* do sorotipo b (Hib) era uma causa comum de meningite e epiglotite entre crianças antes do uso generalizado da vacina conjugada contra *H. influenzae* tipo b. A incidência de meningite por *H. influenzae* diminuiu mais de 90% desde a introdução da vacinação. O isolamento desses microrganismos em crianças de mais idade e adultos sugere certas condições subjacentes, como sinusite, otite média, epiglotite, pneumonia, doença pulmonar estrutural, diabetes melito, alcoolismo, esplenectomia ou estados de asplenia, traumatismo cranioencefálico (TCE) com extravasamento do LCS, imunodeficiência, transplante de células-tronco hematopoéticas e quimioterapia ou radioterapia. Na era pós-vacinação Hib, *H. influenzae* não tipável surgiu como causa de infecções invasivas, incluindo meningite, sobretudo em indivíduos idosos e crianças pequenas.

A meningite causada por *Listeria monocytogenes* é mais comum em recém-nascidos, adultos com mais de 50 anos, alcoólicos, adultos imunossuprimidos, gravidez, condições associadas à sobrecarga de ferro e em pacientes com condições crônicas, como diabetes melito, doença vascular do colágeno, doença hepática e doença renal. Tendo em vista a provável porta de entrada por meio do sistema digestório, para esse microrganismo, os surtos de infecção por *Listeria* têm sido associados à ingestão de salada de repolho, vegetais crus, leite e queijo contaminados. Casos esporádicos têm sido associados a salsichas de peru, comprimidos de alfafa, melão, aipo em cubos, patê de carne de porco e carnes processadas. A infecção do SNC por *Listeria* tem sido associada à rombencefalite, que se refere à inflamação do rombencéfalo (tronco encefálico e cerebelo), com achados concomitantes no exame de imagem do encéfalo, e é mais comumente observada em indivíduos imunocompetentes.

A meningite causada por patógenos gram-negativos aeróbicos (p. ex., *Klebsiella* sp., *Escherichia coli*, *Serratia marcescens*, *Pseudomonas aeruginosa*, *Acinetobacter* sp.) está se tornando mais importante como etiologia, sobretudo em pacientes com história de TCE ou submetidos a procedimentos neurocirúrgicos. Entre as pessoas que correm risco estão recém-nascidos, idosos, pacientes imunossuprimidos, aqueles com sepse por microrganismos gram-negativos e, raramente, pessoas com estrongiloidíase disseminada associada à síndrome da hiperinfecção.

---

[2]N.R.T: Entre todas as regiões brasileiras, a região Sul é a que apresenta a maior taxa de incidência de doença meningocócica. Em 2019, foram registrados 17 casos novos/100.000 habitantes na região, enquanto a incidência em todo o Brasil no mesmo ano foi igual a 10 casos novos/100.000 habitantes. Além disso, o sorogrupo W é mais frequente nessa região. Em 2019, em todo o Brasil, 7,7% dos casos de doença meningocócica estavam associados ao sorogrupo W, enquanto, na região Sul, 11,4% dos casos estavam associados a esse sorogrupo.

[3]N.R.T.: Ver Orientações técnico-operacionais para a aplicação de vacina meningocócica ACWY (conjugada) em adolescentes em https://sbim.org.br/images/files/notas-tecnicas/operacionalizacao-vacinacao-meningoacwy-pni-2022.pdf.

[4]N.R.T.: *Hajj* é a peregrinação realizada à cidade de Meca, considerada sagrada pelos muçulmanos.

[5]N.R.T.: Ver calendários de vacinação no Brasil (atualizados em 05/11/2022) em https://sbim.org.br/calendarios-de-vacinacao.

A meningite por *Staphylococcus aureus* é habitualmente encontrada no período inicial após neurocirurgia ou TCE recente, em pacientes com derivações (*shunts*) do LCS ou naqueles com condições subjacentes, como diabetes melito, alcoolismo, doença renal crônica que exija hemodiálise, uso de substâncias injetáveis e neoplasias malignas. *S. aureus*, sobretudo as cepas resistentes à meticilina, é mais comumente observado em ventriculite e meningite associadas aos cuidados de saúde. Meningite por *S. aureus* adquirida na comunidade é observada em pacientes com sinusite, osteomielite e pneumonia.

Meningite viral

A meningite viral é o tipo mais comum de meningite. O perfil do LCS na meningite viral inclui habitualmente pleocitose com contagem elevada de leucócitos na faixa de dezenas a centenas, predomínio linfocítico, normoglicorraquia e elevação das proteínas. A meningite de etiologia viral é, com frequência, menos grave do que a meningite bacteriana, e os sintomas em geral desaparecem de modo espontâneo. Os fatores de risco para a infecção grave incluem idade jovem (menos de 5 anos) e imunossupressão.

Os enterovírus constituem a principal causa identificável de *síndrome da meningite asséptica*, um termo empregado para definir qualquer meningite (sobretudo quando é associada a pleocitose linfocítica) para a qual não se identifica uma causa evidente após avaliação inicial, coloração de rotina e cultura do LCS. De acordo com as estimativas dos CDC, nos EUA, ocorrem 10 a 15 milhões de infecções enterovirais sintomáticas a cada ano; destes, 30.000 a 75.000 consistem em casos de meningite, embora isso provavelmente represente uma subestimativa.

Muitos outros vírus podem causar a síndrome da meningite asséptica, incluindo vírus da caxumba (em populações não imunizadas), vírus da imunodeficiência humana (HIV), vários arbovírus (p. ex., vírus da encefalite de St. Louis, grupo de vírus da encefalite da Califórnia, vírus da febre do carrapato do Colorado, vírus do Nilo Ocidental) e herpes-vírus (incluindo vírus Epstein-Barr [EBV], os herpes-vírus simples [HSV] e o vírus varicela-zóster [VZV]). A síndrome da meningite por HSV está mais comumente associada à infecção genital primária. O DNA do HSV tem sido detectado no LCS de pacientes com a síndrome da meningite linfocítica benigna recorrente (anteriormente conhecida como meningite de Mollaret), em que quase todos os casos são produzidos pelo herpes-vírus simples tipo 2 (HSV-2).

Meningite por espiroquetas

Os espiroquetas mais comumente associados à meningite são *Treponema pallidum* (o agente etiológico da sífilis) e *Borrelia burgdorferi* (o agente etiológico da doença de Lyme). A incidência da meningite sifilítica é maior nos primeiros 2 anos após a infecção inicial e ocorre em 0,3 a 2,4% dos casos não tratados. Houve aumento na incidência global de neurossífilis, e a maioria dos casos é relatada em pacientes com infecção pelo HIV. Com base nos dados de vigilância dos CDC de 2008 a 2015, cerca de 12,5% dos casos de doença de Lyme tiveram manifestações neurológicas, incluindo paralisia facial (8,4%), radiculoneuropatia (3,8%), meningite linfocítica (1,3%) e encefalite (< 1%).

Meningite tuberculosa

Mycobacterium tuberculosis pode resultar em doenças pulmonar e extrapulmonar, incluindo comprometimento do SNC. A meningite tuberculosa é responsável por aproximadamente 15% dos casos de tuberculose (TB) extrapulmonar nos EUA. A doença do SNC é muito mais comum em áreas menos desenvolvidas do mundo. Os fatores associados à reativação de focos latentes e à progressão para a síndrome de TB generalizada tardia incluem idade avançada, terapia com fármacos imunossupressores, HIV/AIDS, transplante, neoplasia maligna, gastrectomia, gravidez, condições clínicas crônicas e contactantes próximos de indivíduos com infecção ativa. A epidemiologia da TB foi influenciada pelo advento da infecção pelo HIV, na qual ocorre doença extrapulmonar (incluindo infecção do SNC) em mais de 70% dos casos com coinfecção.

Meningite fúngica

A incidência de meningite fúngica aumentou de forma dramática nos últimos anos, devido ao número crescente de pacientes imunossuprimidos e ao amplo uso de medicamentos imunossupressores. *Cryptococcus neoformans* é o agente etiológico mais comum da meningite fúngica clinicamente reconhecida, mais comumente diagnosticada em indivíduos imunossuprimidos ou que apresentam condições clínicas crônicas; os pacientes infectados pelo HIV estão incluídos no grupo de maior risco. Foram também documentados casos em indivíduos saudáveis imunocompetentes.

Coccidioides immitis é um fungo dimórfico térmico, que é endêmico nas regiões semiáridas das Américas e áreas desérticas do sudoeste dos EUA (p. ex., Califórnia, Arizona, Novo México, Texas), onde ocorre infecção em cerca de um terço da população. Menos de 1% dos pacientes desenvolve infecção disseminada e um terço a metade daqueles com a doença apresentam envolvimento meníngeo.

Outros fungos causam menos comumente infecção do SNC. *Histoplasma capsulatum* é endêmico nos vales férteis de rios, principalmente as bacias do Rio Mississippi e do Rio Ohio. *Blastomyces dermatitidis* também está distribuído nas bacias dos Rios Mississippi e Ohio, bem como em regiões ao redor dos Grandes Lagos e ao longo do Rio São Lourenço. A meningite por *Candida* é incomum e ocorre como manifestação da candidíase disseminada, habitualmente em recém-nascidos prematuros, indivíduos com dispositivos de drenagem ventricular e como meningite crônica isolada.

Apresentação clínica

Meningite aguda

Tipicamente, adultos com meningite aguda procuram assistência médica horas a dias após o aparecimento da doença. Classicamente, os pacientes com meningite bacteriana aguda apresentam febre, cefaleia, meningismo e sinais de disfunção cerebral (*i. e.*, confusão, *delirium* ou redução do nível de consciência, que varia de letargia até coma). A apresentação pode variar de acordo com a idade, a doença subjacente e o patógeno específico envolvido. A etiologia pode ser muito difícil de distinguir na fase inicial da doença. Na meningite bacteriana, o meningismo pode ser sutil, acentuado ou acompanhado do sinal de Kernig ou do sinal de Brudzinski, embora a sensibilidade desses sinais seja de apenas 5% em adultos. Em 10 a 20% dos casos, são observadas paralisias de nervos cranianos (envolvendo sobretudo os nervos cranianos III, IV, VI e VII) e sinais cerebrais focais. Ocorrem convulsões em cerca de 30% dos pacientes. Adultos mais velhos com meningite bacteriana, sobretudo aqueles com condições subjacentes (p. ex., diabetes melito, doença cardiopulmonar), podem apresentar instalação insidiosa de letargia ou obnubilação, ausência de febre e vários sinais de inflamação meníngea. Adultos mais velhos podem ter bronquite antecedente ou concomitante, pneumonia ou sinusite paranasal.

Tipicamente, a meningite viral é uma doença autolimitada, porém pode ser difícil distinguir os sintomas da meningite bacteriana, sobretudo na fase inicial da doença. As manifestações clínicas da meningite por enterovírus, o agente causal mais comum de meningite viral, dependem da idade do hospedeiro e do estado imunológico. Em adolescentes e adultos, mais da metade dos pacientes apresentam rigidez de nuca. Em geral, os adultos apresentam cefaleia, que frequentemente é intensa e frontal. Fotofobia também é comum em pacientes de mais idade. Os sinais e sintomas inespecíficos incluem vômitos, anorexia, exantema, diarreia, tosse, achados das vias respiratórias superiores (sobretudo faringite) e mialgias. Outros indícios diagnósticos de doença enteroviral são a época do ano (mais prevalente nos meses de verão e outono) e doença epidêmica conhecida na comunidade. A duração da doença na meningite enteroviral é habitualmente de menos de 1 semana, e muitos pacientes relatam melhora após punção lombar, presumivelmente devido à redução da pressão intracraniana.

A meningite associada a infecções por HSV-2 caracteriza-se, em geral, por rigidez de nuca, cefaleia e febre. Pacientes com meningite linfocítica benigna recorrente apresentam caracteristicamente alguns a 10 episódios de meningite com duração de 2 a 5 dias, seguidos por recuperação espontânea. Esses pacientes têm início agudo de cefaleia, febre, fotofobia e meningismo, e cerca de 50% dos pacientes exibem manifestações neurológicas transitórias, como convulsões, alucinações, diplopia, paralisia de nervos cranianos ou alteração da consciência. Ao contrário da encefalite por HSV, a meningite por HSV é habitualmente benigna e desaparece sem tratamento. O segundo herpes-vírus mais comum que causa meningite asséptica é o VZV, que pode ocorrer na ausência da erupção vesicular típica. Os pacientes com meningite causada pelo EBV apresentam um quadro semelhante à mononucleose, com exantema, faringite, linfadenopatia e esplenomegalia.

O vírus do Nilo Ocidental (WNV, do inglês, *West Nile Virus*) provoca doença neuroinvasiva em cerca de 1% dos pacientes com infecções pelo WNV, que é observada, com mais frequência, durante os meses de verão nos EUA. Tipicamente, os sinais/sintomas da meningite por WNV consistem em febre, cefaleia, náuseas, vômitos, rigidez de nuca, fotofobia e, ocasionalmente, exantema maculopapular. Os pacientes podem apresentar sintomas persistentes e demonstram achados neurológicos anormais durante anos após a infecção aguda.

Em pacientes infectados pelo vírus da caxumba, a infecção do SNC provoca febre, vômitos e cefaleia. Em geral, a febre é alta e dura 72 a 96 horas. Esses sinais e sintomas ocorrem habitualmente cerca de 5 dias após o início da parotidite, que é encontrada em cerca de 50% dos casos. Nos casos não complicados, a defervescência resulta tipicamente em recuperação clínica, e a duração total da doença é, em geral, de 7 a 10 dias.

Meningite subaguda ou crônica

A meningite causada por espiroquetas, micobactérias ou fungos no paciente adulto pode persistir por semanas a anos após a apresentação clínica. Inicialmente, o paciente não apresenta sintomas francos, relata cefaleia e febre baixa ou apresenta alteração gradual do estado mental ou outras alterações neurológicas.

A meningite sifilítica (neurossífilis) causada pelo *Treponema pallidum* manifesta-se habitualmente de maneira semelhante a outras formas de meningite asséptica. Os pacientes queixam-se de cefaleia, náuseas e vômitos. Outros achados incluem rigidez de nuca, febre, convulsões, paralisia de nervos cranianos e, menos comumente, outras anormalidades neurológicas focais (p. ex., hemiplegia, afasia e alterações do estado mental). Ocorre sífilis meningovascular como resultado de arterite sifilítica focal. A maioria dos pacientes apresenta sintomas, como cefaleia, vertigem, alterações da personalidade, alterações comportamentais, insônia, convulsões ou déficits neurológicos focais, que podem durar várias semanas a meses. Em casos raros, na ausência de tratamento, os déficits focais podem progredir para o acidente vascular encefálico (AVE), com déficits neurológicos irreversíveis.

A meningite constitui a anormalidade neurológica mais importante da doença de Lyme disseminada aguda e, em geral, ocorre 2 a 10 semanas após o eritema migratório. A cefaleia é o sintoma mais comum da meningite de Lyme. Outros sinais e sintomas incluem fotofobia, náuseas, vômitos e rigidez de nuca. Cerca de 50% dos pacientes com meningite de Lyme apresentam sintomas cerebrais leves, que consistem mais comumente em sonolência, labilidade emocional, depressão, comprometimento da memória e da concentração e sintomas comportamentais. Cerca de 50% dos pacientes podem exibir neuropatias cranianas, com ocorrência de paralisia do nervo facial em 80 a 90% dos casos.

Pacientes com meningite tuberculosa têm um pródromo insidioso caracterizado por mal-estar, cansaço, febre baixa, cefaleia intermitente e alterações da personalidade. Em 2 a 3 semanas, a fase meningítica manifesta-se como cefaleia prolongada, fotofobia, rigidez de nuca, vômitos e confusão. Em alguns adultos, o estágio prodrômico inicial consiste em demência lentamente progressiva, enquanto outros podem exibir uma síndrome de meningite rapidamente progressiva, que é indistinguível da meningite bacteriana piogênica. A febre é um achado inconstante ao exame físico (50 a 98% dos casos). O meningismo e os sinais de irritação meníngea não são achados uniformes e podem estar ausentes em 25 a 80% dos pacientes. Com frequência, os sinais neurológicos focais consistem em paralisias de nervos cranianos unilaterais ou, menos comumente, bilaterais; o nervo craniano VI é mais comumente afetado.

A evolução da meningite fúngica depende do contexto clínico. Os casos podem se manifestar de forma aguda, subaguda ou crônica; alguns dos casos de meningite fúngica podem exibir sintomas que persistem por anos na ausência de tratamento antifúngico. Em contrapartida, os mesmos microrganismos podem provocar sinais e sintomas graves em alguns dias e sem sinais clínicos de irritação meníngea, sobretudo no paciente imunocomprometido. Em pacientes sem síndrome da imunodeficiência adquirida (AIDS), a meningite criptocócica normalmente se manifesta como processo subagudo depois de vários dias a semanas de sintomas. A cefaleia constitui a queixa mais frequente. Além disso, podem ocorrer febre, rigidez de nuca, fotofobia e alterações da personalidade; Em cerca de 50% dos pacientes, ocorrem confusão, irritabilidade e outras alterações da personalidade, refletindo a meningoencefalite. São observadas anormalidades oculares em cerca de 40% dos pacientes, que incluem papiledema e paralisias de nervos cranianos.

Em pacientes com AIDS, a manifestação da meningite criptocócica pode ser sutil, com sintomas mínimos ou nenhum sintoma. Pacientes com AIDS podem relatar apenas cefaleia e letargia. Embora a febre seja comum, ocorrem sinais meníngeos em uma minoria desses pacientes.

Os pacientes com coccidioidomicose meníngea queixam-se habitualmente de cefaleia, febre baixa, perda de peso e alterações do estado mental. Cerca de 50% dos pacientes desenvolvem desorientação, letargia, confusão e perda da memória. Os sinais meníngeos são incomuns. Os sintomas de apresentação da meningite por *Histoplasma* são inespecíficos. Em geral, os sintomas incluem cefaleia e febre. Apenas cerca da metade dos pacientes apresenta sintomas neurológicos focais do estado mental. A meningite por *Candida* também se manifesta com achados inespecíficos e é considerada uma extensão da doença disseminada em indivíduos de risco.

Diagnóstico

O diagnóstico de suspeita clínica de meningite é estabelecido pela análise do LCS obtido por punção lombar (Tabela 92.2). A Tabela 92.3 ilustra os achados gerais do LCS em pacientes com meningite, com base na causa, e as seções seguintes descrevem de modo detalhado os métodos específicos para estabelecer um diagnóstico etiológico.

Capítulo 92 Infecções do Sistema Nervoso Central

Tabela 92.2 Exames do líquido cerebrospinal de pacientes com suspeita de infecção do sistema nervoso central.

Exames de rotina	Exames selecionados com base na suspeita clínica
Contagem de leucócitos com contagem diferencial	Cultura viral[c]
Contagem de eritrócitos[a]	Esfregaços e cultura para bacilos álcool-ácido-resistentes
Concentração de glicose[b]	Teste Venereal Disease Research Laboratory (VDRL)
Concentração de proteína	Preparação de tinta nanquim
Coloração de Gram	Antígeno polissacarídico criptocócico
Cultura bacteriana	Cultura fúngica
	Testes de anticorpos (IgM ou IgG, ou ambos)[d]
	Testes de amplificação de ácido nucleico (p. ex., PCR)[e]
	Citologia[f]
	Citometria de fluxo

[a]Verifique o primeiro e o último tubos; em pacientes com punção traumática, deve haver diminuição no número de hemácias com o fluxo contínuo de LCS. Pode-se utilizar a seguinte fórmula para determinar se os números de hemácias e de leucócitos do LCS são consistentes com uma punção traumática (todas as unidades são número de células/mm cúbico):

$$\text{Número ajustado de leucócitos no LCS} = \text{Número verdadeiro de leucócitos no LCS} - \frac{\text{Leucócitos no sangue} \times \text{Hemácias no LCS}}{\text{Hemácias no sangue}}$$

[b]Compare com a concentração sérica de glicose medida imediatamente antes da punção lombar. [c]O rendimento da cultura viral pode ser baixo. [d]Podem ser úteis para causas específicas de meningite e encefalite. [e]Mais úteis para causas virais específicas de encefalite e causas de meningite crônica. [f]Em pacientes com suspeita de neoplasia maligna. *IgG*, Imunoglobulina G; *IgM*, imunoglobulina M; *LCS*, líquido cerebrospinal; *PCR*, reação em cadeia da polimerase. (De Hasbun R, Tunkel AR: Approach to the patient with central nervous system infection. In Bennett JE, Dolin R, Blaser M, editors: Mandell, Douglas, and Bennett's principles and practice of infectious diseases, ed 9, Philadelphia, 2020, Saunders.)

Tabela 92.3 Achados no líquido cerebrospinal de pacientes com causas infecciosas de meningite.

Causa da meningite	Contagem de leucócitos (células/mm³)	Principal tipo de célula	Glicose (mg/dℓ)	Proteína (mg/dℓ)
Viral	50 a 1.000	Mononuclear[a]	> 45	< 200
Bacteriana	1.000 a 5.000[b]	Neutrofílica[c]	< 40[d]	100 a 500
Tuberculosa	50 a 300	Mononuclear[e]	< 45	50 a 300
Criptocócica	20 a 500[f]	Mononuclear	< 40	> 45

[a]Pode ser neutrofílica no início da apresentação. [b]Pode variar de < 100 a > 10.000 neutrófilos/mm³. [c]Cerca de 10% dos pacientes apresentam predomínio de linfócitos no líquido cerebrospinal (LCS). [d]Deve ser sempre comparada com o nível sérico de glicose simultâneo; na maioria dos casos, a razão da glicose do LCS e glicose sérica é ≤ 0,4. [e]Pode haver um paradoxo terapêutico, em que um predomínio mononuclear torna-se neutrofílico durante a terapia antituberculose. [f]Mais de 75% dos pacientes com síndrome da imunodeficiência adquirida apresentam < 20 células/mm³. (De Hasbun R, Tunkel AR: Approach to the patient with central nervous system infection. In Bennett JE, Dolin R, Blaser M, editors: Mandell, Douglas, and Bennett's principles and practice of infectious diseases, ed 9, Philadelphia, 2020, Saunders.)

Meningite bacteriana

O exame do LCS pela coloração de Gram permite a identificação rápida e acurada do microrganismo etiológico em 60 a 90% dos pacientes com meningite bacteriana, com especificidade de quase 100%. A cultura do LCS constitui o padrão-ouro no diagnóstico e é positiva em 80 a 90% dos pacientes com meningite bacteriana adquirida na comunidade se o LCS for obtido antes do início da terapia antimicrobiana. A probabilidade de identificar o microrganismo diminui em pacientes que receberam terapia antimicrobiana prévia. A esterilização do LCS pode ocorrer mais rapidamente após o início da terapia antimicrobiana por via parenteral do que previamente sugerido, com esterilização completa do LCS contendo meningococos nas primeiras 2 horas e início da esterilização dos pneumococos nas primeiras 4 horas após o início da terapia antimicrobiana.

Vários exames complementares rápidos foram desenvolvidos para ajudar no diagnóstico etiológico de meningite bacteriana. As técnicas de aglutinação de látex detectam os antígenos de *H. influenzae* tipo b, *S. pneumoniae*, *N. meningitidis*, *E. coli* K1 e estreptococos do grupo B; entretanto, como o teste de antígeno bacteriano não parece modificar a decisão quanto à administração de terapia antimicrobiana, e foram relatados resultados falso-positivos, não se recomenda o uso rotineiro

dessa modalidade para a rápida determinação da causa bacteriana da meningite, mas seu uso pode ser considerado para pacientes que foram pré-tratados com agentes antimicrobianos e quando os resultados da coloração de Gram e da cultura do LCS são negativos.

Os testes de amplificação de ácido nucleico, como a reação em cadeia da polimerase (PCR), têm sido usados para amplificar o DNA de pacientes com meningite causada por até 14 patógenos meníngeos, incluindo agentes bacterianos, virais e fúngicos em um teste conhecido como Meningitis/Encephalitis Panel ou BioFire, que apresenta sensibilidade e especificidade muito altas. Apesar do potencial de identificação mais abrangente e rápida, o uso desse teste deve ser reservado para pacientes com alta probabilidade de meningite ou de encefalite sem patógeno identificado nos exames iniciais. Antes de considerar realização desse teste, os pacientes ainda devem ter suas amostras de LCS encaminhadas para coloração de rotina de Gram, cultura e testes para outros patógenos comuns (*i. e.*, PCR para herpesvírus simples e enterovírus) com base na epidemiologia, nos fatores de risco do paciente e na estação do ano. Por conseguinte, esse teste abrangente é comumente reservado para pacientes com exames iniciais negativos, apesar da correlação clínica ou devido à terapia antimicrobiana anterior.

Distinção entre meningite bacteriana e viral

Em pacientes sem coloração de Gram ou cultura do LCS positivas, é frequentemente difícil estabelecer ou descartar o diagnóstico de meningite bacteriana aguda. Uma combinação de características clínicas, com ou sem resultados de exames, foi avaliada para desenvolver modelos na tentativa de prever de forma acurada a probabilidade de meningite bacteriana, em comparação com outras causas potenciais (mais frequentemente vírus). Em metanálise de estudos de validação de escore da meningite bacteriana publicada, em que foram identificados 5.312 pacientes de oito estudos, 4.896 (92%) tinham dados clínicos suficientes para calcular o escore de meningite bacteriana, que identificou crianças com pleocitose do LCS que corriam risco muito baixo de meningite bacteriana. As características de baixo risco incluíram coloração de Gram do LCS negativa, contagem absoluta de neutrófilos do LCS inferior a 1.000 células/mm³, nível de proteína no LCS inferior a 80 mg/dℓ e contagem absoluta de neutrófilos do sangue periférico inferior a 10.000 células/mm³. Apesar da utilidade potencial dessa metanálise e de outros estudos semelhantes, as decisões relacionadas com a terapia empírica devem ser baseadas no julgamento clínico.

Várias proteínas foram examinadas quanto à sua utilidade no diagnóstico de meningite bacteriana aguda. A proteína C reativa (PC-R), detectada no soro ou no LCS, e as concentrações séricas de procalcitonina têm sido elevadas em pacientes com meningite bacteriana aguda e podem ser úteis para discriminar entre meningite bacteriana e viral. Em pacientes com meningite nos quais o resultado da coloração de Gram do LCS é negativa e a análise de outros parâmetros é inconclusiva, as concentrações séricas de PCR ou de procalcitonina que estão normais ou abaixo do limite de detecção têm alto valor preditivo negativo no diagnóstico de meningite bacteriana.

A PCR é a alternativa mais promissora à cultura viral para o diagnóstico de meningite enteroviral. A PCR de transcrição reversa (RT-PCR) enteroviral foi testada em contextos clínicos e foi considerada mais sensível do que a cultura para a detecção de enterovírus; a sensibilidade variou de 86 a 100%, e a especificidade, de 92 a 100% para o diagnóstico de meningite enteroviral. Para pacientes com meningite por HSV-2, a PCR é o teste recomendado para o diagnóstico. Em pacientes com meningite linfocítica benigna recorrente, a detecção do HSV-2 tem sido fortemente associada a casos típicos em pacientes sem sinais ou sintomas de infecção genital.

Meningite por espiroquetas

Para o diagnóstico de neurossífilis, não existe nenhum exame laboratorial de rotina definitivo. A especificidade do teste Venereal Disease Research Laboratory (VDRL) do LCS para o diagnóstico de neurossífilis é alta, porém a sensibilidade é baixa (30 a 70%). Um resultado do teste VDRL reativo do LCS na ausência de contaminação sanguínea é suficiente para o diagnóstico de neurossífilis; um resultado não reagente não exclui o diagnóstico. O diagnóstico de neurossífilis baseia-se em concentrações elevadas de leucócitos ou proteínas ou ambos no LCS, no contexto clínico e sorológico apropriado.

O melhor exame laboratorial atualmente disponível para o diagnóstico da doença de Lyme é a demonstração de anticorpo sérico específico contra *B. burgdorferi*, e a obtenção de um resultado positivo em um paciente com anormalidade neurológica compatível constitui uma forte evidência para o diagnóstico. Todavia, esses testes não são padronizados, e são observadas variações acentuadas entre laboratórios.

Meningite tuberculosa

A identificação de microrganismos tuberculosos no LCS por colorações específicas é difícil, devido à pequena população de microrganismos. Em muitas séries, menos de 25% das amostras tiveram um esfregaço positivo, e menos de 50% tiveram uma cultura positiva. A técnica de PCR para a detecção de fragmentos de DNA micobacteriano em amostras de LCS parece ser uma ferramenta promissora. A técnica Gen-Probe® baseia-se na amplificação de RNA ribossômico derivado do *Mycobacterium tuberculosis*, utilizando uma sonda de DNA marcada. Em um estudo retrospectivo de 5 anos do desempenho desse teste, foram constatadas sensibilidade e especificidade de 94 e 99%, respectivamente, para pacientes com culturas de LCS positivas.

Meningite fúngica

A prova conclusiva da etiologia fúngica de meningite exige a identificação do fungo no LCS, embora as culturas nesse líquido nem sempre sejam positivas em casos de meningite fúngica. O rendimento da cultura do LCS nos casos de meningite criptocócica é excelente para pacientes sem AIDS e com AIDS. O exame do LCS com tinta nanquim continua sendo um teste rápido e efetivo, que é positivo em 50 a 75% dos casos; o rendimento aumenta e alcança 88% entre pacientes com AIDS. Em contrapartida, apenas 25 a 50% dos pacientes com outras causas de meningite fúngica têm culturas de LCS positivas.

Como as culturas podem ser negativas e exigir um longo período antes de fornecer resultados positivos para pacientes com meningite fúngica, exames auxiliares (sobretudo testes sorológicos) podem ser úteis para o diagnóstico. O teste de aglutinação em látex para o antígeno polissacarídico criptocócico é sensível e específico para o diagnóstico de meningite criptocócica. O antígeno polissacarídico criptocócico também pode ser encontrado no soro e no LCS, habitualmente em pacientes gravemente imunossuprimidos, como aqueles com AIDS. Os testes de anticorpos sorológicos (*i. e.*, antígenos coccidioides e de histoplasma) e os testes urinários de antígeno (*i. e.*, antígeno de histoplasma) podem ser úteis em outros casos de meningite fúngica. Como a meningite fúngica constitui, com frequência, uma indicação de doença disseminada, outros ensaios sorológicos que ajudam na identificação da infecção fúngica, como galactomanana (componente da parede celular de *Aspergillus*, que é liberado durante o crescimento) e 1,3-β-D-glucana (componente da parede celular de vários fungos clinicamente importantes), também podem ajudar no diagnóstico.

Tratamento

Tratamento inicial do paciente com meningite aguda

A meningite bacteriana aguda é uma doença que comporta risco à vida, e a detecção precoce, a investigação e a terapia antimicrobiana são fundamentais para reduzir a morbidade e a mortalidade. O manejo inicial de um paciente com suspeita de meningite bacteriana inclui a realização de punção lombar para determinar se os achados do LCS são compatíveis com o diagnóstico (Figura 92.1). Se houver suspeita de meningite, a instituição da terapia antimicrobiana deve ser baseada nos resultados da coloração de Gram que sugerem o patógeno etiológico (Tabela 92.4). Entretanto, se não for possível identificar nenhum agente etiológico por esse meio, ou a realização da punção lombar for retardada, a instituição da terapia antimicrobiana empírica após a obtenção de hemoculturas deve ser baseada na idade do paciente e no estado da doença subjacente (Tabela 92.5).

É razoável prosseguir com a punção lombar sem tomografia computadorizada (TC) do crânio se o paciente não preencher nenhum dos seguintes critérios: convulsões de início recente, estado imunocomprometido, sinais suspeitos de lesões expansivas (*i. e.*, papiledema ou sinais neurológicos focais, sem incluir paralisia de nervos cranianos) ou comprometimento moderado a grave da consciência. Os pacientes com risco devem ser submetidos a TC de crânio antes da punção lombar para a avaliação de aumento da pressão intracraniana (*i. e.*, resultado de uma lesão expansiva intracraniana ou edema generalizado no cérebro) devido ao risco potencial de herniação se for

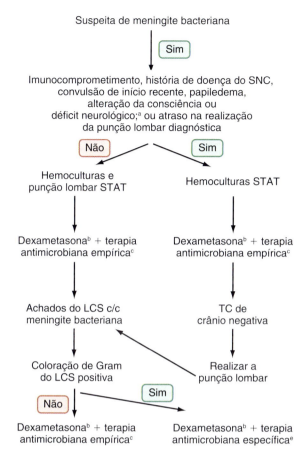

Figura 92.1 Algoritmo de manejo para adultos com suspeita de meningite bacteriana. [a]A paralisia dos nervos cranianos VI ou VII não é uma indicação para atrasar a punção lombar. [b]Ver texto com recomendações para uso da dexametasona adjuvante em pacientes com meningite bacteriana. [c]Ver Tabela 92.5. [d]A dexametasona e a terapia antimicrobiana devem ser administradas imediatamente após a obtenção do LCS. [e]Ver Tabela 92.4. c/c, compatível com; SNC, sistema nervoso central; STAT, a intervenção deve ser feita como emergência; TC, tomografia computadorizada. (De Tunkel AR, Hartman BJ, Kaplan, SL et al.: Practice guidelines for the management of bacterial meningitis, Clin Infect Dis 39:1267-1284, 2004.)

Tabela 92.4 Terapia antimicrobiana recomendada para a meningite bacteriana aguda.

Microrganismo[a]	Terapia antimicrobiana
Haemophilus influenzae tipo b	Cefalosporina de terceira geração
Neisseria meningitidis	Cefalosporina de terceira geração
Streptococcus pneumoniae	Vancomicina mais uma cefalosporina de terceira geração[b,c]
Listeria monocytogenes	Ampicilina ou penicilina G[d]

[a]Patógeno presumivelmente identificado pela coloração de gram-positiva. [b]Cefotaxima ou ceftriaxona. [c]Alguns especialistas acrescentam a rifampicina se a dexametasona também for administrada. [d]Deve-se considerar a adição de um aminoglicosídio. (Adaptada de Tunkel AR, Hartman BJ, Kaplan, SL et al.: Practice guidelines for the management of bacterial meningitis, Clin Infect Dis 39:1267-1284, 2004.)

Tabela 92.5 Terapia empírica para meningite purulenta.

Fator predisponente	Terapia antimicrobiana
Idade	
< 1 mês	Ampicilina mais cefotaxima ou cefepima; ou ampicilina mais um aminoglicosídio
1 a 23 meses	Vancomicina mais uma cefalosporina[a,b] de terceira geração
2 a 50 anos	Vancomicina mais uma cefalosporina[a,b,c] de terceira geração
> 50 anos	Vancomicina mais ampicilina mais uma cefalosporina de terceira geração[a]
Estado imunocomprometido	Vancomicina mais ampicilina mais cefepima ou meropeném
Fratura de base de crânio	Vancomicina mais uma cefalosporina de terceira geração[a]
Traumatismo cranioencefálico; após neurocirurgia	Vancomicina mais ceftazidima, cefepima, ou meropeném

[a]Cefotaxima ou ceftriaxona. [b]Alguns especialistas acrescentam a rifampicina se a dexametasona também for administrada. [c]Acrescentar ampicilina se houver suspeita de meningite causada por Listeria monocytogenes. (Adaptada de Tunkel AR, Hartman BJ, Kaplan, SL et al.: Practice guidelines for the management of bacterial meningitis, Clin Infect Dis 39:1267-1284, 2004.)

realizada uma punção lombar. Nesse contexto, a terapia antimicrobiana empírica emergente e a terapia adjuvante com dexametasona (quando indicada), após a obtenção de hemoculturas, devem ser iniciadas antes da obtenção de neuroimagem.

Terapia antimicrobiana específica para a meningite

Após o isolamento do patógeno meníngeo infectante e a obtenção dos resultados dos testes de suscetibilidade, a terapia antimicrobiana pode ser modificada para o tratamento ideal de pacientes com meningite bacteriana (Tabela 92.6). As doses recomendadas de agentes antimicrobianos para adultos com infecções do SNC são apresentadas na Tabela 92.7.

Um patógeno exige uma discussão especial. A terapia específica para meningite pneumocócica depende da suscetibilidade in vitro do microrganismo à penicilina e às cefalosporinas de terceira geração. Com base na susceptibilidade reduzida das cepas meningíticas de pneumococo à penicilina (cerca de um terço dos microrganismos isolados nos EUA), a penicilina não é recomendada como terapia empírica em pacientes com suspeita de meningite pneumocócica. A combinação de vancomicina com uma cefalosporina de terceira geração (i. e., cefotaxima ou ceftriaxona) é recomendada como esquema empírico. Após a realização dos testes de suscetibilidade do pneumococo isolado, a terapia antimicrobiana pode ser modificada para implementar um tratamento ideal (Tabela 92.7).

Em geral, a meningite viral é uma doença autolimitada benigna. A recuperação dos pacientes com meningite por HSV-2 é habitualmente completa, sem nenhuma sequela neurológica, e ainda não foi esclarecido se o tratamento antiviral altera a evolução da meningite leve.

O esquema antimicrobiano preferido para o tratamento da sífilis do SNC consiste em penicilina G cristalina aquosa por via intravenosa (IV) em uma dose de 18 a 24 milhões de unidades por dia, em doses fracionadas a cada 4 horas, ou por infusão contínua durante 10 a 14 dias. Como alternativa, pode-se utilizar a penicilina procaína (2,4 milhões de unidades por via intramuscular [IM] por dia) mais probenecida (500 mg por via oral [VO], 4 vezes/dia), ambas por 10 a 14 dias.

Em geral, há necessidade de terapia antimicrobiana parenteral para tratar as manifestações neurológicas da doença de Lyme, incluindo a meningite. A recomendação atual consiste em tratar a maioria dos pacientes com meningite de Lyme com ceftriaxona IV, na dose de 2 g ao dia, por 14 dias (faixa de 10 a 28 dias); não há nenhuma evidência que sustente uma duração do tratamento superior a 4 semanas.

Seção 15 Doenças Infecciosas

Tabela 92.6 Terapia antimicrobiana para pacientes com meningite.

Microrganismo	Terapia de escolha
Bactérias	
Haemophilus influenzae	
Betalactamase negativa	Ampicilina
Betalactamase positiva	Ceftriaxona ou cefotaxima
Neisseria meningitidis	
CIM de penicilina < 0,1 μg/mℓ	Penicilina G ou ampicilina
CIM de penicilina 0,1 a 1,0 μg/mℓ	Ceftriaxona ou cefotaxima
Streptococcus pneumoniae	
CIM de penicilina ≤ 0,06 μg/mℓ	Penicilina G ou ampicilina
CIM de penicilina ≥ 0,12 μg/mℓ	
CIM da ceftriaxona ou cefotaxima < 1,0 μg/mℓ	Ceftriaxona ou cefotaxima
CIM da ceftriaxona ou cefotaxima ≥ 1,0 μg/mℓ	Vancomicina[a] mais ceftriaxona ou cefotaxima
Enterobacteriaceae[b]	Ceftriaxona ou cefotaxima
Pseudomonas aeruginosa	Ceftazidima ou cefepima
Acinetobacter baumannii[b]	Meropeném
Listeria monocytogenes	Ampicilina ou penicilina G[c]
Streptococcus agalactiae	Ampicilina ou penicilina G[c]
Staphylococcus aureus	
Sensíveis à meticilina	Nafcilina ou oxacilina
Resistentes à meticilina	Vancomicina[a]
Staphylococcus epidermidis	Vancomicina[a]
Espiroquetas	
Treponema pallidum	Penicilina G
Borrelia burgdorferi	Ceftriaxona ou cefotaxima
Micobactérias	
Mycobacterium tuberculosis	Isoniazida + rifampicina + pirazinamida + etambutol
Fungos	
Cryptococcus neoformans	Preparação de anfotericina B[d] + flucitosina
Coccidioides immitis	Fluconazol
Mucormicose	Anfotericina B lipossomal
Histoplasma capsulatum	Anfotericina B lipossomal
Espécies de *Candida*	Preparação de anfotericina B ± flucitosina

[a]Pode-se considerar a adição de rifampicina; ver texto para indicações. [b]A escolha de um agente antimicrobiano específico precisa ser orientada pelo teste de sensibilidade *in vitro*. [c]Deve-se considerar a adição de um aminoglicosídio. [d]Desoxicolato de anfotericina B, anfotericina B lipossomal ou complexo lipídico de anfotericina B. *CIM*, concentração inibitória mínima.

Tabela 92.7 Doses recomendadas de agentes antimicrobianos para a meningite em adultos com funções renal e hepática normais.

Agente antimicrobiano	Dose diária total[a]	Intervalo entre as doses (h)
Amicacina[b]	15 mg/kg	8
Anfotericina B lipossomal	5 a 7,5 mg/kg	24
Ampicilina	12 g	4
Cefepima	6 g	8
Cefotaxima	8 a 12 g	4 a 6
Ceftazidima	6 g	8
Ceftriaxona	4 g	12 a 24
Complexo lipídico de anfotericina B	5 mg/kg	24
Desoxicolato de anfotericina B	0,6 a 1,0 mg/kg	24
Etambutol[b]	15 mg/kg	24

(*continua*)

Tabela 92.7 Doses recomendadas de agentes antimicrobianos para a meningite em adultos com funções renal e hepática normais. (*continuação*)

Agente antimicrobiano	Dose diária total[a]	Intervalo entre as doses (h)
Fluconazol	400 a 800 mg[c]	24
Flucitosina[d,e]	100 mg/kg	6
Gentamicina[b]	5 mg/kg	8
Isoniazida[d,f]	300 mg	24
Meropeném	6 g	8
Nafcilina	12 g	4
Oxacilina	12 g	4
Penicilina G	24 milhões de unidades	4
Pirazinamida[d]	15 a 30 mg/kg	24
Rifampicina[d]	600 mg	24
Sulfametoxazol-Trimetoprima	10 a 20 mg/kg[g]	6 a 12
Tobramicina[b]	5 mg/kg	8
Vancomicina[h]	30 a 45 mg/kg	8 a 12
Voriconazol[i]	8 mg/kg	12

[a]A não ser que indicado, a terapia é administrada por via intravenosa. [b]Necessidade de monitoramento das concentrações séricas máxima e mínima. [c]Recomenda-se a dose de 800 a 1.200 mg para pacientes com meningite por coccidioides. [d]Administração oral. [e]Manter as concentrações séricas de 50 a 100 $\mu g/d\ell$. [f]Iniciar a terapia em uma dose de 10 mg/kg. [g]Dose baseada no componente trimetoprima; muitos especialistas usariam uma dose de 5 mg/kg a cada 8 h. [h]Manter concentrações séricas mínimas de 15 a 20 $\mu g/m\ell$. [i]Dose de ataque IV de 6 mg/kg a cada 12 h para duas doses; manter as concentrações séricas mínimas de 2 a 5 $\mu g/m\ell$.

Em pacientes com meningite tuberculosa, o princípio mais importante da terapia consiste em seu início precoce, com base em forte suspeita clínica; o tratamento não deve ser adiado até obter a prova de infecção. A identificação pode levar semanas, devido ao crescimento indolente da cultura. A American Thoracic Society, juntamente com os CDC e a Infectious Diseases Society of America, recomendam 2 meses de isoniazida, rifampicina, etambutol e pirazinamida, seguidos de 7 a 10 meses de isoniazida e rifampicina para pacientes com meningite tuberculosa sensível a fármacos. Pode ser necessário individualizar a terapia para meningite tuberculosa, com maior duração da terapia para pacientes que apresentam doença mais grave ou HIV.

A terapia para meningite criptocócica em pacientes com AIDS consiste habitualmente em uma preparação de anfotericina B (*i. e.*, desoxicolato de anfotericina B, anfotericina B lipossomal ou complexo lipídico de anfotericina B) mais flucitosina por 2 semanas, seguida de terapia de consolidação com fluconazol durante 8 semanas. Para pacientes sem AIDS que apresentam meningite criptocócica, o uso ideal de fluconazol está menos esclarecido.

Em uma revisão retrospectiva de pacientes HIV-negativos com criptococose do SNC, os pacientes tiveram mais tendência a receber um esquema de indução contendo anfotericina B e terapia subsequente com fluconazol. A maioria dos especialistas recomenda o fluconazol em altas doses (800 a 1.200 mg/dia) como terapia de primeira linha para a meningite por *Coccidioides*.

O tratamento atual recomendado para a meningite por *Histoplasma* é a anfotericina B lipossomal por 4 a 6 semanas, seguida de itraconazol durante pelo menos 1 ano. A anfotericina B, isoladamente ou em associação com flucitosina, também constitui o tratamento de escolha da meningite por *Candida*.

Terapia adjuvante

Para pacientes adultos com meningite bacteriana, deve-se administrar dexametasona adjuvante aos pacientes com suspeita ou comprovação de meningite pneumocócica. Essa recomendação baseia-se em um ensaio clínico randomizado, duplo-cego e prospectivo, envolvendo 301 adultos com meningite bacteriana. A dexametasona adjuvante foi associada a uma redução da proporção de pacientes que tiveram resultados desfavoráveis (15% *versus* 25%, $P = 0,03$) e da proporção de pacientes que morreram (7% *versus* 15%, $P = 0,04$). Os benefícios foram mais notáveis no subgrupo de pacientes com meningite pneumocócica e naqueles com doença moderada a grave, conforme avaliado pela escala de coma de Glasgow na admissão.

A dexametasona é administrada em uma dose de 10 mg IV, a cada 6 horas, por 4 dias em adultos. A primeira dose deve ser administrada concomitantemente ou imediatamente antes da primeira dose de um agente antimicrobiano para obter uma atenuação máxima da resposta inflamatória do espaço subaracnóideo. A dexametasona adjuvante não deve ser usada em pacientes que já receberam terapia antimicrobiana ou nos quais a meningite não é causada por *S. pneumoniae*. Apesar dos benefícios positivos de dexametasona adjuvante para adultos com meningite bacteriana, conforme descrito anteriormente, o uso rotineiro da dexametasona adjuvante para pacientes com meningite bacteriana em países em desenvolvimento tem sido controverso.

A meningite tuberculosa está associada a morbidade e mortalidade significativas, apesar da disponibilidade de quimioterapia antituberculosa efetiva. O uso de corticosteroides adjuvantes eliminou os sinais e sintomas da doença, e deve-se utilizar o tratamento precoce com dexametasona adjuvante em todos os pacientes com meningite tuberculosa.

Pacientes com meningite criptocócica podem apresentar aumento da pressão intracraniana ou hidrocefalia ou ambos. Para pacientes com déficits neurológicos e evidências de elevação da pressão intracraniana (habitualmente com pressão de abertura > 25 cmH$_2$O), recomenda-se a punção lombar diária. Raramente, em casos de pressão de abertura persistente apesar das punções lombares frequentes com remoção de LCS, pode haver necessidade de derivação cirúrgica do LCS.

ENCEFALITE

Definição

A *encefalite* é uma inflamação do parênquima cerebral, que está associada a disfunção neurológica. Na ausência de evidências patológicas de inflamação cerebral, uma resposta inflamatória no LCS ou anormalidades do parênquima no exame de neuroimagem são usadas, com frequência, como marcadores substitutos de inflamação cerebral. Entretanto, a encefalite pode ocorrer sem pleocitose significativa do LCS ou anormalidades demonstráveis no exame de neuroimagem. A encefalite e a meningite compartilham muitas características. Ambas as síndromes podem se manifestar com febre, cefaleia e alteração do estado mental, embora o paciente com encefalite possa sofrer de alterações mais graves do estado mental.

Há também uma sobreposição clínica entre a encefalite e a encefalopatia, mas os pacientes com encefalopatia apresentam confusão no início do curso da doença, que pode progredir rapidamente para a obnubilação. As causas de encefalopatia incluem distúrbios metabólicos, hipoxia, isquemia, intoxicações, disfunção orgânica, síndromes paraneoplásicas e infecções sistêmicas.

Epidemiologia e etiologia

A encefalite caracteriza-se pela inflamação do cérebro, juntamente com sinais e sintomas de disfunção neurológica. A encefalite resulta em morbidade e mortalidade substanciais e confere uma considerável carga ao sistema de saúde. A taxa de internação, em um estudo, foi de 7,3 por 100.000 indivíduos. A taxa de letalidade entre pacientes com encefalite varia de 3,8 a 7,4% e é significativamente maior entre pacientes que também são infectados pelo HIV. Existe uma alta morbidade entre sobreviventes de encefalite, com consequente perda de produtividade, função, e necessidade de reabilitação prolongada ou cuidados de enfermagem especializados.

As causas infecciosas de encefalite são diversas e incluem vírus (mais comuns), bactérias, fungos e parasitas. Os indícios, na anamnese do paciente, que ajudam na identificação, incluem variação sazonal, localização geográfica, prevalência da doença na comunidade local, histórico de viagens, atividades recreativas, exposições ocupacionais, contato com insetos, contato com animais, histórico de vacinação e estado imune do paciente.

As causas virais mais comumente identificadas de encefalite nos EUA são o herpes-vírus simples tipo 1 (HSV-1), o WNV e os enterovírus, seguidos de outros herpes-vírus (p. ex., VZV). Outros agentes podem ser altamente endêmicos em determinada região (p. ex., vírus La Crosse no centro-oeste norte-americano) ou internacionalmente (p. ex., vírus da raiva, vírus da encefalite japonesa). Os agentes bacterianos, incluindo espécies de *Ehrlichia* e *Rickettsia rickettsii*, constituem causas potencialmente tratáveis de encefalite, e a administração imediata de terapia antimicrobiana apropriada pode salvar a vida do paciente.

Talvez o aspecto da encefalite de maior desafio seja que nenhum patógeno é identificado em 50 a 70% dos casos. Outra dificuldade é a relevância da identificação de um agente infeccioso fora do SNC em um paciente com encefalite; esses agentes podem causar doença sistêmica, que também envolve sintomas neurológicos, mas que não invade necessariamente o SNC de forma direta. Além disso, pode também ser um desafio distinguir a encefalite infecciosa da encefalite pós-infecciosa ou pós-imunização ou encefalomielite; em geral, este último processo é mediado por uma resposta imunológica a uma infecção ou imunização anteriores. Até 10% dos pacientes apresentam uma causa não infecciosa, e os exemplos incluem síndromes paraneoplásicas, vasculites ou distúrbios vasculares do colágeno.

A encefalite mediada por anticorpos refere-se a um grupo de doenças inflamatórias do cérebro, associadas a anticorpos dirigidos contra proteínas de superfície das células neuronais, canais iônicos ou receptores, resultando em sintomas neuropsiquiátricos. Esse grupo de doenças é distinto das doenças autoimunes tradicionais, como lúpus eritematoso sistêmico. A encefalite autoimune pode constituir a terceira causa mais comum de encefalite, e a forma mais comum de encefalite autoimune é o tipo com anticorpos dirigidos contra o receptor N-metil-D-aspartato (NMDAR). Diferentemente das síndromes paraneoplásicas, que estão associadas a anticorpos contra antígenos neurais intracelulares, os anticorpos ligam-se a epítopos extracelulares de proteínas de superfície celular na encefalite autoimune. Os receptores comuns incluem NMDAR, receptor de ácido α-amino-3-hidroxi-5-metil-4-isoxazolpropiônico (AMPAR), receptor do ácido γ-aminobutírico (GABA) e receptor inativado de glioma 1 (LG1). Dois gatilhos potenciais da encefalite autoimune são os tumores e a encefalite viral. Todavia, a maioria dos casos ocorre sem fatores desencadeadores imunológicos aparentes, o que pode sugerir uma predisposição genética a esses distúrbios.

Apresentação clínica

Como a encefalite é raramente confirmada por meios patológicos, os sinais e sintomas de disfunção neurológica são usados como marcadores substitutos e, com frequência, são inespecíficos. Os sinais e sintomas clínicos de encefalite são determinados pela área específica do cérebro envolvida e pela gravidade da infecção. Alguns organismos exibem neurotropismo para determinados locais anatômicos. A infecção pelo HSV-1 quase universalmente envolve o lobo temporal, e a apresentação clínica inclui normalmente convulsões do lobo temporal. Os sinais associados consistem em alterações da personalidade, diminuição da consciência, achados neurológicos focais (incluindo disfagia), parestesias e fraqueza e convulsões focais. Essas alterações do estado mental também podem ser acompanhadas de início súbito de febre e cefaleia.

O envolvimento difuso do cérebro é frequentemente observado nas infecções por arbovírus e está associado a um prejuízo global da função neurológica e coma. A febre e cefaleia precedem, com frequência, o início da alteração do estado mental, que pode variar desde confusão leve até obnubilação. Outras manifestações neurológicas podem incluir alterações de comportamento (p. ex., psicose), paresia ou paralisia focal, paralisia de nervos cranianos e distúrbios do movimento (p. ex., coreia). Cerca de 80% dos pacientes infectados pelo WNV são assintomáticos, e cerca de 20% têm apenas febre. Os pacientes sintomáticos podem apresentar febre, cefaleia, mialgia e paralisia flácida. Em 50% dos pacientes, observa-se uma erupção maculopapular.

O VZV constitui importante causa de encefalite aguda em adultos, frequentemente associada à reativação viral, levando à vasculopatia do SNC. É importante ressaltar que a reativação do SNC pode ocorrer na ausência de lesões cutâneas. Em contrapartida, as crianças exibem sintomas do SNC concomitantemente com varicela ou em uma forma pós-infecciosa.

As evidências de inflamação ou de infecção em locais distantes do SNC podem ser úteis no estabelecimento de um diagnóstico microbiológico em pacientes com encefalite. Por exemplo, as riquetsioses, o VZV e o WNV frequentemente apresentam manifestações cutâneas associadas. A estomatite e as lesões ulcerativas na boca ou o exantema de distribuição periférica podem sugerir infecção por enterovírus. Pacientes com meningoencefalite tuberculosa e fúngica podem apresentar achados pulmonares sugestivos.

A encefalomielite pós-inflamatória é uma síndrome que, com frequência, é classificada erroneamente como encefalomielite, com base na sua apresentação clínica semelhante. O exemplo mais amplamente citado é a encefalomielite disseminada aguda (EMDA), que é observada principalmente em crianças e adolescentes. A EMDA caracteriza-se por lesões mal definidas da substância branca na ressonância magnética (RM), que apresentam realce após a administração de gadolínio. A encefalomielite pós-inflamatória provavelmente é mediada por uma resposta imunológica a um estímulo antigênico antecedente, como infecção ou imunização. As infecções virais associados à EMDA incluem sarampo, caxumba, rubéola, varicela-zóster, EBV, citomegalovírus, herpes simples, hepatite A e vírus coxsackie. As imunizações cronologicamente associadas à EMDA incluem vacinas para encefalite japonesa, febre amarela, sarampo, influenza, varíola, antraz e raiva, porém é difícil estabelecer uma associação causal direta com essas vacinas. Em geral, a EMDA começa entre 2 dias e 4 semanas após o estímulo antigênico, e os pacientes apresentam rápido início de encefalopatia, com ou sem sinais meníngeos. As características neurológicas dependem da localização das lesões.

Em pacientes com encefalite anti-NMDAR, os sintomas prodrômicos, incluindo febre baixa, cefaleia e mal-estar, podem ser observados em cerca de 60% dos pacientes. As características clínicas comuns consistem em alterações comportamentais, psicose, convulsões, déficits de memória e cognitivos, disautonomia, movimentos anormais e alteração da consciência. As mulheres com diagnóstico de encefalite anti-NMDAR apresentam teratoma ovariano em 50% das vezes. Os sintomas são, com mais frequência, neurológicos em crianças e psiquiátricos em adultos; entretanto, na maioria dos casos, os sintomas progridem a uma síndrome semelhante. Em contrapartida, pacientes com encefalite límbica geralmente têm mais de 45 anos e apresentam sintomas como confusão, convulsões, alterações comportamentais e déficits de memória distintos, em que apresentam dificuldade na formação de novas memórias, enquanto as antigas são preservadas.

Diagnóstico

Os exames laboratoriais iniciais devem incluir hemograma completo, provas de função renal e hepática, testes de coagulação e toxicologia do soro e da urina. Uma baixa contagem de leucócitos e de plaquetas e níveis elevados de transaminases hepáticas podem sugerir infecção por *Ehrlichia* ou *Anaplasma*. Deve-se obter uma radiografia de tórax em condições basais, visto que a presença de infiltrado focal pode sugerir determinados patógenos (p. ex., infecções fúngicas ou micobacterianas).

É importante realizar exames de neuroimagem em todos os pacientes com encefalite. A RM é mais sensível na detecção de anormalidades do que a TC e constitui o exame preferido. A RM ponderada por difusão é superior à RM convencional para a detecção de anormalidades de sinal precoce na encefalite viral causada por HSV, enterovírus 71 e WNV. Em pacientes com encefalite por HSV, pode haver edema e hemorragia significativos nos lobos temporais. Os pacientes com encefalite por flavivírus (p. ex., WNV, vírus da encefalite japonesa) podem exibir padrões característicos de lesões de intensidade mista ou hipodensas em imagens ponderadas em T1 do tálamo, dos núcleos da base e do mesencéfalo. Os achados de RM com regiões lineares ponderadas em T2 de alto sinal envolvendo as cápsulas interna e externa (também denominadas "sinal de parênteses") têm sido associados à encefalite equina oriental (infecção por arbovírus) em comparação com outras encefalites virais, embora a frequência desse achado não esteja bem definida, tendo em vista a raridade dessa infecção. Em pacientes com EMDA, a RM habitualmente revela múltiplos focos ou áreas confluentes de anormalidade de sinal na substância branca subcortical e, algumas vezes, na substância cinzenta subcortical na imagem ponderada em T2 e sequências de recuperação de inversão com atenuação do líquido (FLAIR); em geral, as lesões exibem realce e estágios semelhantes de evolução. A RM de crânio é anormal em 30% dos pacientes com encefalite mediada por anticorpos. Os achados positivos incluem aumento do sinal FLAIR envolvendo as regiões cortical, subcortical ou cerebelar.

A eletroencefalografia raramente é específica para determinado patógeno em pacientes com encefalite, porém os resultados podem ser úteis na identificação do grau de disfunção cerebral pela detecção de atividade convulsiva subclínica e podem fornecer informações sobre a área específica envolvida do cérebro. Em mais de 80% dos pacientes com encefalite por HSV, há um foco no lobo temporal com descargas epileptiformes lateralizantes periódicas (PLED).

A punção lombar com análise do LCS (*i. e.*, contagem de células e contagem diferencial, níveis de glicose e de proteínas) e a medição da pressão de abertura devem ser realizadas em todos os pacientes com encefalite, a não ser que haja alguma contraindicação específica. A maioria dos pacientes com encefalite viral apresenta pleocitose de células mononucleares, com contagens de células que variam de 10 a 1.000/mm^3. No início do processo da doença, a pleocitose do LCS pode estar ausente, ou pode haver elevação dos neutrófilos. Embora seja observado um predomínio linfocítico com a progressão da infecção viral, a pleocitose neutrofílica persistente tem sido observada em pacientes com encefalite pelo WNV. Normalmente, a concentração de proteína do LCS está elevada, porém habitualmente inferior a 100 a 200 mg/dℓ, enquanto a concentração de glicose do LCS geralmente está normal. Os pacientes podem apresentar uma alta contagem de hemácias no LCS, devido à encefalite hemorrágica. Em geral, não se recomenda a realização de culturas virais do LCS porque até 10% dos pacientes com encefalite viral apresentam achados totalmente normais nessas culturas. A presença de eosinófilos no LCS pode sugerir certas etiologias, especificamente encefalite causada por helmintos. Uma concentração diminuída de glicose no LCS indica uma etiologia bacteriana, fúngica ou protozoária. O perfil do LCS de pacientes com EMDA assemelha-se ao de pacientes com encefalite viral que apresentam pleocitose linfocítica (embora menos acentuada em comparação com a encefalite infecciosa), alta concentração de proteína e concentração normal de glicose. Além disso, pode haver bandas oligoclonais e índice e síntese elevados de IgG.

A biopsia cerebral foi, em grande parte, substituída por testes moleculares do LCS; entretanto, para certos tipos de infecções, a biopsia cerebral pode ser diagnóstica. Por exemplo, nas infecções da raiva, os corpos de Negri constituem uma característica histopatológica distinta. Pode-se observar a presença de corpos amorfos eosinofílicos intranucleares circundados por um halo em doenças como a encefalite por HSV. Deve-se obter uma biopsia de lesões da pele em pacientes com encefalite que apresentam exantema concomitante, incluindo lesões maculopapulares ou petequiais, e essa biopsia pode ter um alto rendimento na identificação do agente responsável (p. ex., *R. rickettsii*).

Os testes para agentes específicos incluem métodos laboratoriais, como detecção de antígeno, cultura, sorologia e diagnóstico molecular. A encefalite por HSV constitui uma causa relativamente comum e passível de tratamento de encefalite, e deve se efetuar uma PCR para HSV no LCS de todos os pacientes com diagnóstico clínico de encefalite. Pode ser obtido resultado falso-negativo da PCR nas primeiras 72 horas após o início e, se houver forte suspeita de encefalite (p. ex., em um paciente com comprometimento do lobo temporal), recomenda-se repetir a PCR do HSV em uma segunda amostra de LCS dentro de 3 a 7 dias. Para a encefalite por enterovírus e varicela, recomenda-se a PCR do LCS; entretanto, a detecção de anticorpos contra o VZV no LCS parece ter maior sensibilidade do que a detecção do DNA viral. Os testes virais séricos concomitantes algumas vezes são úteis no diagnóstico de encefalite viral. Em um relatório de um surto de enterovírus 71, apenas 31% dos casos tiveram resultados positivos no LCS, com maiores rendimentos a partir de amostras de garganta e fezes para PCR; pode ocorrer eliminação do vírus do trato gastrintestinal várias semanas após a infecção. De modo semelhante, na encefalite pelo EBV, a sorologia incluindo antígenos de capsídio viral (VCA), imunoglobulina M/imunoglobulina G (IgM/IgG) e antiantígeno

Seção 15 Doenças Infecciosas

nuclear de Epstein-Barr (EBNA), é recomendada, além da PCR do LCS, devido aos resultados falso-positivos e falso-negativos associados ao teste de PCR.

Os testes para outros agentes devem ser individualizados, levando-se em consideração as exposições e viagens do paciente, a estação do ano e as características clínicas e laboratoriais. Muitas infecções exigem amostras de soro da fase aguda e convalescente (*i. e.*, pareadas) para determinar o diagnóstico. Uma amostra de soro coletada durante a fase aguda da doença deve ser armazenada e testada paralelamente quando for coletada a amostra de soro convalescente. Os ensaios imunossorventes ligados à enzima (ELISA) de captura de imunoglobulina M (IgM) e imunoglobulina G (IgG) tornaram-se úteis e estão amplamente disponíveis para o diagnóstico de encefalite por arbovírus. A detecção do anticorpo IgM intratecal constitui um método específico e sensível para o diagnóstico da infecção pelo WNV. Existe uma reatividade cruzada substancial entre os flavivírus (p. ex., WNV, vírus da encefalite de St. Louis, vírus da encefalite japonesa); os ensaios de neutralização de redução de placa podem ser úteis para distinguir o flavivírus envolvido no caso de títulos elevados.

Devem-se efetuar testes sorológicos para espécies de *Rickettsia*, *Ehrlichia* e *Anaplasma* em todos os pacientes com encefalite durante a estação apropriada e em caso de viagem ou residência em áreas endêmicas, sobretudo pelo fato de que essas causas são passíveis de tratamento. Além das sorologias, o teste de PCR sérica concomitante para *Anaplasma* é recomendado, visto que a obtenção de um resultado positivo pode ser mais indicativo de infecção aguda. A terapia empírica não deve ser interrompida em pacientes com apresentação clínica compatível, visto que os anticorpos nem sempre são detectáveis no início do curso da doença.

A identificação de anticorpos NMDAR confirma o diagnóstico de encefalite anti-NMDAR. Recomenda-se também a obtenção de anticorpos séricos e do LCS. O diagnóstico deve levar à investigação de tumor em pacientes do sexo feminino; o tumor quase sempre é um teratoma ovariano.

Tratamento

Uma das primeiras etapas mais importantes no manejo da encefalite é considerar as causas tratáveis. Em geral, a terapia antiviral específica limita-se às infecções causadas por herpes-vírus (sobretudo HSV-1 e VZV) e HIV. Por conseguinte, deve-se administrar aciclovir (10 mg/kg IV a cada 8 horas em adultos com função renal normal) a pacientes com encefalite. A terapia empírica para a meningite bacteriana aguda deve ser iniciada quando o exame clínico e os exames laboratoriais forem compatíveis com infecção bacteriana. Se houver suspeita de infecção por riquétsias ou *Ehrlichia*, deve-se administrar doxiciclina empírica. O manejo da infecção pelo WNV consiste em cuidados de suporte.

Em pacientes com suspeita de encefalomielite pós-infecciosa (*i. e.*, EMDA), recomenda-se habitualmente a administração de corticosteroides em altas doses IV (1 g de metilprednisolona IV, diariamente, por pelo menos 3 a 5 dias), seguida de redução gradual oral por 3 a 6 semanas. Em pacientes com encefalite autoimune, a abordagem atual inclui imunoterapia e remoção do gatilho imunológico. Os pacientes são tratados, em sua maioria, com glicocorticoides, imunoglobulina IV ou plasmaférese. Se não houver nenhuma resposta clínica a esses tratamentos, pode-se utilizar o rituximabe ou a ciclofosfamida. O rituximabe pode ser útil para reduzir o risco de recidiva clínica. Além disso, a identificação precoce e a remoção desse gatilho são importantes para a obtenção de um bom resultado (*i. e.*, remoção de teratoma ovariano em pacientes com encefalite anti-NMDAR). O tempo necessário para recuperação, o grau de déficit residual e o risco de recidiva variam de acordo com o tipo de encefalite autoimune. A melhora clínica espontânea é rara. A instituição imediata de imunoterapia está associada a resultados favoráveis.

ABSCESSO CEREBRAL

Definição

O *abscesso cerebral* é uma infecção intracerebral focal, que começa na forma de uma área localizada de cerebrite, seguida de formação de uma coleção de pus.

Patologia e fisiopatologia

Os abscessos cerebrais produzem sintomas e achados semelhantes aos de outras lesões expansivas (p. ex., tumores cerebrais), porém em geral progridem mais rapidamente e afetam as estruturas meníngeas com mais frequência do que os tumores. Os abscessos cerebrais podem surgir em decorrência de vários mecanismos, dos quais o mais comum é a disseminação a partir de um foco contíguo de infecção. Entre os exemplos, destacam-se infecções da orelha média, processos mastoides, seios paranasais, bem como infecções dentárias. Um segundo mecanismo consiste em disseminação hematogênica de um foco distante de infecção. Os abscessos cerebrais, que resultam de disseminação hematogênica, habitualmente são múltiplos e multiloculados e estão associados a maior mortalidade. Os focos originais de infecção incluem doença pulmonar piogênica crônica (p. ex., abscessos pulmonares, bronquiectasia, empiema e fibrose cística), infecções da pele e dos tecidos moles, osteomielite, infecções intra-abdominais, endocardite infecciosa, cardiopatia cianótica e malformações arteriovenosas pulmonares, frequentemente associadas à telangiectasia hemorrágica hereditária. Os traumatismos, em particular os que envolvem ruptura da dura-máter, e os procedimentos neurocirúrgicos invasivos também constituem um mecanismo patogênico para o desenvolvimento de abscesso cerebral. Em 10 a 35% dos pacientes, o abscesso cerebral é criptogênico.

Com frequência, a infecção é polimicrobiana e o(s) patógeno(s) envolvido(s) depende(m) do mecanismo de disseminação, bem como das características do hospedeiro. Os patógenos comumente isolados incluem estreptococos aeróbicos e microaeróbicos e anaeróbios gram-negativos, como *Bacteroides* e *Prevotella*. Os aeróbios gram-negativos e *Staphylococcus* são menos comuns. *Actinomyces*, *Nocardia* e *Candida* são ainda menos prevalentes. Em indivíduos imunossuprimidos, *Aspergillus* e *Toxoplasma* constituem importantes causas de abscessos. A cultura de peças cirúrgicas é positiva em 70% dos pacientes tratados com antibióticos e em 95% dos pacientes submetidos à cirurgia antes da administração de antibióticos.

Apresentação clínica

A evolução clínica do abscesso cerebral varia de indolente até fulminante. O quadro clínico clássico é composto por sinais de infecção sistêmica (p. ex., febre), sinais relacionados ao comprometimento cerebral focal e aqueles devidos a elevação da pressão intracraniana e efeito expansivo. Com frequência, os elementos de uma ou das duas categorias estão ausentes em determinado caso, sobretudo na fase inicial da doença. Por exemplo, quase metade dos pacientes pode não apresentar febre nem leucocitose. A tríade clássica de febre, cefaleia e déficit neurológico focal é observada apenas em cerca de 20% dos pacientes na internação. O início recente de cefaleia é o sintoma mais comum, cuja intensidade pode aumentar em associação a sinais focais relacionados com a localização do abscesso (p. ex., hemiparesia, afasia), seguido de obnubilação e coma. Entretanto, a cefaleia pode ser moderada a intensa e hemicraniana ou generalizada, porém frequentemente carece de características distintivas. As convulsões precedem o diagnóstico em 30% dos casos. Os abscessos por *Toxoplasma* estão frequentemente associados a distúrbios do movimento, devido à sua propensão a envolver os núcleos da base. O período de evolução pode ser breve, de apenas algumas horas, ou longo, estendendo-se por dias a semanas no caso de microrganismos de crescimento mais indolente.

A localização do abscesso cerebral pode se correlacionar com a apresentação clínica (Tabela 92.8). Uma complicação preocupante do abscesso cerebral é a ruptura. O súbito agravamento de cefaleia, com início recente de meningismo, pode significar ruptura do abscesso para o espaço ventricular. Essa ruptura está associada a elevada taxa de mortalidade, que chega a 85% em algumas séries.

Diagnóstico

O exame do LCS deve ser evitado. É raramente diagnóstico, e os resultados podem ser normais. A punção lombar em paciente com lesão expansiva está associada ao risco de herniação transtentorial. Como o abscesso cerebral é semeado a partir de um local periférico de infecção, a investigação de outros locais de infecção pode ajudar a identificar os microrganismos etiológicos e a determinar o tratamento adequado.

A RM com administração IV de gadolínio proporciona melhor visualização dos tecidos moles do que a TC e constitui o exame de imagem de escolha para o diagnóstico de abscessos cerebrais. A RM é muito útil na detecção de múltiplos abscessos e abscessos da fossa posterior. Cerebrite, efeito expansivo e trombose venosa associada podem ser observados. Pode-se repetir o exame ou podem ser obtidas imagens seriadas para determinar a resposta à terapia. No estágio inicial de cerebrite, os resultados da TC podem ser normais, porém a sequência FLAIR da RM é muito sensível para a visualização de edema cerebral. Nas imagens ponderadas em T1, a área de cerebrite é inicialmente visualizada como uma área mal definida e de baixa intensidade de sinal. As imagens ponderadas em T1 nos estágios mais avançados da infecção podem mostrar a formação de uma borda de intensidade de sinal ligeiramente maior e necrose central. Normalmente, a administração de contraste mostra um realce em anel com necrose central. Essa área de necrose central aparece brilhante em imagens ponderadas em difusão e escura em imagens de coeficiente de difusão aparente (ADC) (Figura 92.2). A RM de tumores mostra as características opostas. É importante diferenciar um abscesso cerebral de um tumor para a abordagem estereotáxica de lesões com realce em anel antes da biopsia ou da excisão cirúrgica. Um abscesso deve ser drenado centralmente, enquanto um tumor deve ser submetido a biopsia ao longo de sua borda.

Os fatores de risco do paciente, a localização do abscesso cerebral e os achados característicos na TC ou na RM podem ajudar a identificar o patógeno responsável. Os abscessos cerebrais por *Nocardia* frequentemente são multilobulados. Os abscessos cerebrais por *Listeria* com frequência estão localizados no tronco encefálico. Os achados de infartos cerebrais que se desenvolvem em abscessos cerebrais únicos ou múltiplos, habitualmente nos lobos frontais ou temporais de um paciente com fatores de risco para aspergilose invasiva, devem sugerir o diagnóstico. Os achados, na TC ou na RM, de opacificação dos seios paranasais, erosão do osso e obliteração de planos fasciais profundos podem indicar mucormicose rinocerebral. As lesões isodensas ou hipodensas arredondadas, com realce em anel, visualizadas em imagens de contraste são compatíveis com toxoplasmose do SNC no paciente com quadro compatível.

Tabela 92.8 Localização e apresentação clínica dos abscessos cerebrais.

Local	Apresentação clínica
Lobo frontal	Cefaleia, sonolência, inatenção, deterioração do estado mental, hemiparesia com sinais motores unilaterais e distúrbio motor da fala
Lobo temporal	Cefaleia ipsilateral e afasia (lado dominante); defeito visual
Cerebelo	Ataxia, nistagmo, vômitos e dismetria
Tronco encefálico	Febre, cefaleia, fraqueza facial, hemiparesia, disfagia e vômitos

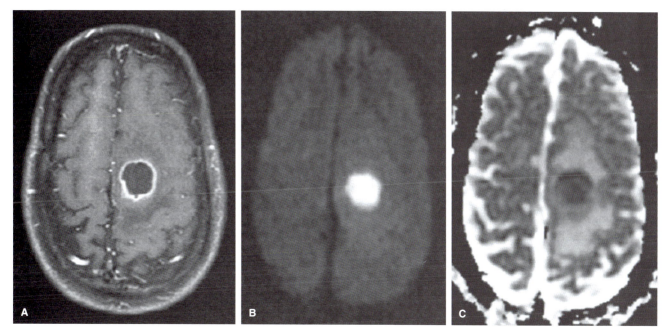

Figura 92.2 Características de um abscesso cerebral na imagem de ressonância magnética. **A.** O meio de contraste mostra uma lesão com realce em anel no lobo frontal esquerdo. **B.** A imagem ponderada em difusão mostra difusão restrita na cavidade, devido a pus viscoso e material celular. **C.** Mapa de coeficiente de difusão aparente correspondente, mostrando material viscoso e escuro na cavidade, com edema circundante.

Tratamento

A suspeita de abscesso cerebral exige intervenção urgente. Deve-se efetuar uma RM ou TC contrastada para comprovar essa suspeita. A não ser que o procedimento cirúrgico represente um risco substancial, é necessário proceder à aspiração da lesão para o diagnóstico microbiano. Deve-se administrar corticosteroides a pacientes com edema significativo porque o efeito expansivo provoca elevação da pressão intracraniana, ou com predisposição à herniação transtentorial. A dexametasona IV em alta dose (16 a 24 mg/dia em quatro doses fracionadas) pode ser usada por um curto período até que a intervenção cirúrgica seja possível. Os corticosteroides podem retardar a formação de uma cápsula ao redor do abscesso cerebral em seus estágios iniciais e a resposta imune à infecção. As convulsões devem ser controladas, visto que a fase tônica de uma crise generalizada eleva a pressão intracraniana. No paciente com abscesso grande, as convulsões podem desencadear herniação cerebral. A profilaxia para as convulsões deve ser iniciada em todos os pacientes com abscessos corticais ou do lobo temporal. São preferidos anticonvulsivantes que possam ser administrados IV.

O sucesso do tratamento dos abscessos cerebrais depende da rápida confirmação do diagnóstico de abscesso, da identificação do patógeno responsável, da intervenção cirúrgica no momento oportuno e da terapia antimicrobiana apropriada. O tratamento antibiótico do abscesso cerebral baseia-se no conhecimento dos patógenos comprovados ou suspeitos e das propriedades dos antibióticos, como capacidade de penetração do fármaco no SNC e espectro de atividade. A antibioticoterapia empírica sem intervenção cirúrgica pode ser usada se for identificada a fonte primária da infecção fora do SNC, em pacientes com cerebrite sem formação de cápsula ou naqueles com múltiplos abscessos pequenos ou abscessos nos núcleos da base ou no tronco encefálico. Se o microrganismo não for conhecido, a terapia empírica pode incluir vancomicina, metronidazol e uma cefalosporina de terceira ou de quarta geração. No caso de abscessos do tronco encefálico, deve-se considerar a possibilidade de infecção por *Listeria*, e o tratamento deve incluir ampicilina IV. Em pacientes infectados pelo HIV com múltiplas lesões de realce em anel, a terapia empírica para a toxoplasmose deve ser iniciada, mesmo se o paciente for soronegativo para *Toxoplasma*. O voriconazol é a terapia antifúngica recomendada para pacientes com fatores de risco e com achados em exames de imagem relacionados com a aspergilose invasiva. A Tabela 92.6 fornece recomendações para outras causas de abscesso cerebral fúngico. A Tabela 92.9 fornece um resumo das condições predisponentes, da microbiologia e do tratamento empírico recomendado dos abscessos cerebrais.

Os pacientes que recebem terapia empírica devem ser acompanhados com TC ou RM repetidas. Os que não respondem devem ser submetidos a intervenção cirúrgica. Um aspecto importante da estratégia de manejo é a erradicação da condição predisponente ou da causa do abscesso cerebral, como infecção oral, de orelha, cardíaca ou pulmonar.

INFECÇÕES PARAMENÍNGEAS

As *infecções parameníngeas* incluem processos que produzem supuração em espaços potenciais que cobrem o cérebro e a medula espinal (*i. e.*, abscesso epidural e empiema subdural) e aqueles que provocam oclusão de seios venosos contíguos e veias cerebrais (*i. e.*, trombose dos seios venosos cerebrais).

Empiema subdural

Definição

O *empiema subdural* refere-se à infecção no espaço entre a dura-máter e a aracnoide-máter.

Tabela 92.9 Condições predisponentes, microbiologia e tratamento empírico[a] dos abscessos cerebrais.

Condição predisponente	Microrganismo habitual	Esquema antimicrobiano
Otite média ou mastoidite	Estreptococos (anaeróbicos e aeróbicos), espécies de *Bacteroides* e *Prevotella*, Enterobacteriaceae	Metronidazol + uma cefalosporina de terceira geração[b]
Sinusite	Estreptococos, *Bacteriodes* sp., Enterobacteriaceae, *Staphylococcus aureus*, *Haemophilus*	Vancomicina + uma cefalosporina de terceira geração[b] + metronidazol
Infecção dentária	Associação de espécies de *Fusobacterium*, *Prevotella*, *Actinomyces* e *Bacteriodes*, estreptococos	Metronidazol + uma cefalosporina de terceira geração[b]
Abscesso pulmonar, empiema, bronquiectasia	Espécies de *Fusobacterium*, *Actinomyces*, *Bacteriodes* e *Prevotella*, estreptococos, *Nocardia* sp.	Cefalosporina de terceira geração[b] + metronidazol + sulfametoxazol-trimetoprima
Endocardite bacteriana	*S. aureus*, estreptococos	Vancomicina[c]
Doença miocárdica congênita	Estreptococos, *Haemophilus* sp.	Cefalosporina de terceira geração[b]
Traumatismo penetrante ou procedimento neurocirúrgico invasivo	*S. aureus*, estreptococos, Enterobacteriaceae, *Clostridioides* sp.	Vancomicina + uma cefalosporina de terceira ou de quarta geração
Neutropenia	Bacilos gram-negativos aeróbicos, espécies de *Aspergillus*, *Mucorales*, espécies de *Candida* e *Scedosporium*	Vancomicina + cefepima; considerar uso de antifúngicos
Infecção pelo HIV	*Toxoplasma gondii*, *Nocardia* sp., *Mycobacterium* sp., *Listeria monocytogenes*, *Cryptococcus neoformans*	Acrescentar pirimetamina + sulfadiazina; considerar isoniazida, rifampicina, pirazinamida e etambutol para possível tuberculose
Transplante	*Aspergillus* sp., *Candida*, *Mucorales*, *Scedosporium* sp., Enterobacteriaceae, *Listeria monocytogenes*, *Nocardia* sp., *Toxoplasma gondii*, *Mycobacterium tuberculosis*	Acrescentar voriconazol + sulfametoxazol-trimetoprima

[a]O tratamento, isto é, uso de antimicrobianos específicos, pode ser modificado com base no isolamento de micróbios específicos, resultados dos antibiogramas e características do paciente (*i. e.*, alergias, fatores de risco). [b]Cefotaxima ou ceftriaxona. [c]Outros agentes devem ser acrescentados, com base em outra etiologia microbiológica provável.

Patologia e fisiopatologia

O empiema subdural craniano responde por 15 a 20% de todas as infecções intracranianas localizadas. Dois terços dos empiemas subdurais resultam de infecções do seio frontal ou das células etmoidais, 20% de infecções da orelha interna, e o restante, de traumatismo ou de procedimentos neurocirúrgicos. O empiema é causado pela extensão direta ou indireta de seios paranasais infectados (tromboflebite retrógrada). O empiema unilateral é mais comum, visto que a foice do cérebro impede a passagem através da linha média, porém podem ocorrer empiemas bilaterais ou múltiplos. Trombose venosa cortical ou abscesso cerebral ocorrem em cerca de 25% dos pacientes. A infecção é metastática em cerca de 5% dos casos, primariamente de uma fonte pulmonar. Em alguns pacientes, o empiema subdural está associado a um abscesso epidural ou meningite. Essas associações ocorrem mais frequentemente em crianças do que em adultos.

Apresentação clínica

A apresentação clínica do empiema subdural craniano pode ser rapidamente progressiva, com sinais e sintomas que resultam da elevação da pressão intracraniana, irritação meníngea ou inflamação cortical focal. Incluem febre, cefaleia intratável, vômitos, rigidez de nuca, déficits neurológicos focais (p. ex., hemiparesia, paralisias oculares, disfasia, pupilas dilatadas, sinais cerebelares ou convulsões) e níveis variáveis de alteração da consciência. Sem tratamento, o estado mental pode declinar para obnubilação, e a massa séptica e o edema cerebral subjacente podem levar a trombose venosa ou morte por herniação. A apresentação clínica do empiema subdural espinal pode consistir em dor radicular e sintomas de compressão da medula espinal, incluindo anestesia em sela, fraqueza dos membros inferiores e incontinência intestinal ou vesical. Pode ocorrer infecção em diversos níveis. A apresentação pode ser difícil de diferenciar do abscesso epidural espinal.

O principal diagnóstico diferencial é a meningite. Ocorrem rigidez de nuca e obnubilação na meningite e no empiema subdural craniano, porém papiledema e déficits lateralizantes são mais comuns no empiema subdural craniano.

Diagnóstico

Punção lombar não deve ser realizada em pacientes com empiema subdural craniano para evitar a ocorrência de herniação cerebral. A TC ou a RM com contraste podem estabelecer o diagnóstico de empiema, mostrando massa extra-axial em formato de crescente, com borda realçada e situada imediatamente abaixo da lâmina interna do crânio sobre as convexidades cerebrais ou nas fissuras inter-hemisféricas. Na RM, o empiema subdural apresenta intensidade de sinal diminuída na imagem ponderada em T1 e aumento da intensidade do sinal na imagem ponderada em T2. À semelhança do abscesso cerebral, o empiema subdural apresenta alta intensidade de sinal nas imagens ponderadas em difusão e baixa intensidade de sinal em mapas ADC.

Tratamento

O tratamento exige drenagem cirúrgica imediata da cavidade do empiema e administração imediata de antibióticos IV direcionados para os organismos encontrados no momento da craniotomia. O uso concomitante de corticosteroides para reduzir o edema e a elevação da pressão intracraniana, bem como anticonvulsivantes para o controle das convulsões, também é importante para reduzir as taxas de morbidade e mortalidade.

ABSCESSO EPIDURAL ESPINAL

Definição e epidemiologia

O *abscesso epidural espinal* é uma infecção do espaço epidural entre a dura-máter e as vértebras ao redor da medula espinal. Pode causar paralisia e morte. Nos EUA, a incidência é de 0,5 a 1,0 caso por 10.000 internações, e a frequência aumenta entre usuários de substâncias injetáveis.

Patologia e fisiopatologia

As infecções do espaço epidural espinal originam-se de disseminação contígua ou de vias hematogênicas de uma fonte distante. A infecção cutânea, sobretudo no dorso, constitui a fonte remota mais comum, principalmente em usuários de substâncias injetáveis. As fontes abdominais, respiratórias e urinárias também são comuns. Com o aumento do uso de cateteres peridurais para o controle da dor, o abscesso e o hematoma epidurais estão sendo cada vez mais relatados.

A anatomia do espaço extradural (peridural) determina a localização do abscesso. Como o tamanho do canal intravertebral permanece relativamente constante, mas a circunferência da medula espinal muda, a formação de abscessos é máxima nas regiões torácica e lombar e mínima na coluna cervical. Devido às conexões frouxas entre a dura-máter e as vértebras, o abscesso pode se estender em diversos níveis, causando manifestações neurológicas graves e extensas.

Os microrganismos etiológicos podem ser identificados por meio de cultura ou coloração de Gram do pus obtido na exploração (90% dos pacientes), hemoculturas (60 a 90%) ou LCS (20%). *S. aureus* constitui o patógeno mais comum, seguido dos estreptococos e microrganismos gram-negativos. Podem ocorrer abscessos tuberculosos em até 25% dos pacientes em populações de alto risco. Em uma epidemia anterior, ocorreu infecção iatrogênica por fungos raros após injeção epidural de corticosteroides contaminados por um patógeno vegetal, *Exserohilum rostratum*, que raramente infecta os seres humanos.

Apresentação clínica

A tríade clássica de febre, dor lombar e déficits neurológicos não é identificada em todos os pacientes, levando ao atraso no diagnóstico. Em geral, os pacientes são febris e apresentam cervicalgia ou dorsalgia aguda ou subaguda. Um achado físico importante é a dor focal à palpação dos processos espinhosos afetados. Rigidez de nuca e cefaleia são comuns. A dor pode ser confundida com lombociatalgia, com um processo abdominal visceral, dor na parede torácica ou doença de disco cervical. Se a doença não for reconhecida nesse estágio, os sintomas podem evoluir em poucas horas a vários dias para fraqueza, perda dos reflexos dos membros inferiores e paralisia distal ao nível vertebral de infecção. Nesse cenário clínico, deve-se obter um exame neurorradiológico urgente, seguido por administração de antibióticos empíricos com corticosteroides concomitantes e avaliação cirúrgica.

Diagnóstico

O diagnóstico é estabelecido por TC ou RM (Figura 92.3). O diagnóstico diferencial inclui mielite transversa, hérnia de disco intervertebral, hemorragia epidural e tumor metastático. Em geral, essas condições podem ser diferenciadas por RM. Com frequência, o abscesso epidural é acompanhado de discite ou de osteomielite dos corpos vertebrais.

Tratamento

A não ser que a cultura e o antibiograma determinem o contrário, deve-se administrar uma penicilina resistente à penicilinase empiricamente como tratamento antiestafilocócico para a suposta infecção bacteriana. Se houver suspeita de resistência à meticilina, deve-se utilizar vancomicina.

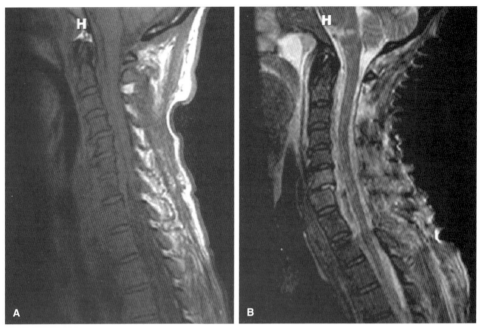

Figura 92.3 Ressonância magnética, mostrando um abscesso epidural causado por *Staphylococcus* na coluna cervical de um paciente com infecção pelo vírus da imunodeficiência humana. **A.** Imagem ponderada em T1 sem contraste, mostrando uma lesão extensa no espaço epidural que se estende da segunda à sétima vértebra cervical. Observe a retificação da coluna cervical. **B.** Após laminectomia de C II a T I e fusão, a imagem de recuperação de inversão de tau curta (STIR) mostra a coleção de líquido no espaço epidural como lesão de alta intensidade de sinal. Observa-se a curvatura normal da coluna.

Tendo em vista a gravidade da doença, pode ser necessária cobertura adicional para microrganismos gram-negativos com uma cefalosporina de terceira ou de quarta geração ou uma fluoroquinolona. Outros agentes empíricos, incluindo antifúngicos, podem ser considerados com base na suspeita clínica e nos fatores de risco do paciente.

A descompressão cirúrgica já foi considerada obrigatória, porém o diagnóstico precoce por RM possibilita terapia clínica efetiva se for iniciada antes da ocorrência de complicações neurológicas. Esses pacientes devem ser monitorados rigorosamente e, se surgirem sinais de deterioração neurológica, a intervenção cirúrgica pode ser necessária.

TROMBOSE SINUSAL

Trombose séptica do seio cavernoso

A trombose séptica do seio cavernoso habitualmente resulta de disseminação de sinusite paranasal (sobretudo do seio esfenoide e células etmoidais) ou, menos comumente, da disseminação de infecção da face e da boca. Os sintomas consistem em cefaleia ou dor facial lateralizada, seguidas, em dias a semanas, por febre e comprometimento da órbita (i. e., proptose e quemose, devido à obstrução da veia oftálmica). Em seguida, ocorre rapidamente paralisia dos nervos oculomotores. Em alguns casos, ocorre disfunção sensitiva nas primeira e segunda divisões do nervo trigêmeo, juntamente com diminuição do reflexo corneano. Isso é seguido por envolvimento adicional do conteúdo orbital contíguo, com papiledema leve e diminuição da acuidade visual, que algumas vezes progride para a cegueira.

A extensão para o seio cavernoso oposto ou para outros seios intracranianos com infarto cerebral ou elevação da pressão intracraniana devido ao comprometimento da drenagem venosa pode resultar em torpor, coma e morte. O LCS está anormal se houver meningite ou infecção paramenínega concomitante. O microrganismo etiológico mais comum é *S. aureus*, seguido pelos estreptococos e pneumococos; microrganismos anaeróbicos e bacilos gram-negativos também podem ser agentes etiológicos.

O diagnóstico de trombose do seio cavernoso é habitualmente estabelecido por RM com venografia por ressonância magnética. A avaliação radiológica inclui imagem dos seios esfenoidais e células etmoidais, que podem exigir drenagem se estiverem infectados. A terapia antimicrobiana empírica deve incluir um agente antiestafilocócico. Uma combinação empírica de metronidazol parenteral, vancomicina e uma cefalosporina de terceira ou de quarta geração pode ter penetração razoável no LCS e no cérebro e, provavelmente, é ativa contra *S. aureus* e os patógenos sinusais habituais.

Trombose do seio transverso

A trombose séptica do seio transverso resulta de infecções agudas ou crônicas da orelha média, incluindo otite média e mastoidite. A infecção dissemina-se pelas veias emissárias que conectam o processo mastoide do osso temporal com o seio venoso transverso; pode até atingir o seio sigmóideo. Os sinais e sintomas consistem em otalgia, seguida, ao longo de várias semanas, por febre, cefaleia, náuseas, vômitos e vertigem. Tumefação do processo mastoide pode ser observada. Podem ocorrer paralisia do sexto nervo craniano e papiledema, porém outros sinais neurológicos focais são raros.

O diagnóstico pode ser estabelecido por RM. Os patógenos comuns da trombose do seio transverso incluem *S. aureus*, estreptococos e *E. coli*; em raros casos foram relatados *Fusobacterium necrophorum* e *Bacteriodes fragilis*. O tratamento inclui um esquema empírico de antibióticos de amplo espectro IV para cobertura dos estafilococos, bacilos gram-negativos e anaeróbicos (i. e., vancomicina com metronidazol e uma cefalosporina de terceira ou de quarta geração). Pode ser necessária drenagem cirúrgica (i. e., mastoidectomia).

Trombose séptica do seio sagital

A trombose séptica do seio sagital é incomum e ocorre como consequência de meningite purulenta, infecções das células etmoidais ou dos seios maxilares que se disseminam pelos canais venosos, face, couro cabeludo, espaço subdural, fraturas expostas de crânio ou infecções de

COMPLICAÇÕES NEUROLÓGICAS DA ENDOCARDITE INFECCIOSA

Epidemiologia

As complicações neurológicas estão entre as complicações extracardíacas mais comuns da endocardite infecciosa e ocorrem em um terço dos pacientes com endocardite bacteriana. Estão associadas a taxa de morbidade significativa e triplicam a taxa de mortalidade da doença. Os êmbolos cerebrais (mas não sistêmicos) da endocardite de valva mitral são cada vez mais comuns. A maioria dos êmbolos, independentemente da causa bacteriana da infecção, ocorre antes ou no início do tratamento. Com 2 semanas de terapia, o risco de embolização diminui drasticamente. Os aneurismas micóticos no cérebro complicam a endocardite em 2 a 10% dos pacientes e são mais comuns na doença aguda do que na subaguda.

Fisiopatologia

O risco de desenvolvimento de complicações neurológicas da endocardite infecciosa depende de várias características, principalmente do tamanho e da localização da vegetação, bem como a duração do tratamento com antibiótico. As vegetações maiores do lado esquerdo que envolvem a valva mitral têm mais tendência a embolizar.

Os êmbolos cerebrais são distribuídos no cérebro proporcionalmente ao fluxo sanguíneo cerebral. A maioria dos êmbolos aloja-se perifericamente nos ramos da artéria cerebral média. Podem ocorrer múltiplos microabscessos, causando encefalopatia difusa. Os aneurismas micóticos ocorrem mais comumente na artéria cerebral média, com localização distal dos aneurismas no vaso. Isso os diferencia dos aneurismas saculares congênitos.

Manifestações clínicas

As complicações neurológicas podem ser as manifestações iniciais da endocardite infecciosa. Os pacientes podem apresentar cefaleia intensa, déficits neurológicos focais, alteração do nível de consciência, mononeuropatia ou convulsões. AVE embólico constitui a complicação mais comum. Outras complicações incluem AVE isquêmico ou hemorrágico, meningite, abscesso cerebral, abscesso epidural espinal e aneurisma intracraniano infectado.

Diagnóstico

O diagnóstico de comprometimento neurológico consequente a endocardite é mais bem estabelecido por TC ou RM. Os achados da RM na endocardite incluem lesões isquêmicas, lesões hemorrágicas, hemorragia subaracnóidea, abscesso cerebral, aneurisma micótico e micro-hemorragias cerebrais. O LCS é anormal em 70% dos pacientes e simula meningite purulenta (i. e., predomínio de polimorfonucleares, níveis elevados de proteína e nível baixo de glicose) ou uma infecção parameníngea (i. e., predomínio linfocítico, elevação modesta das proteínas e nível normal de glicose). Se houver bacteriemia concomitante, as hemoculturas positivas ajudam a identificar o patógeno responsável.

A angiotomografia computadorizada por multidetectores pode ser necessária para o diagnóstico de aneurismas. Abscessos cerebrais pequenos podem complicar a evolução da endocardite, mas abscessos macroscópicos são raros, e a maioria ocorre no contexto da endocardite aguda, em vez de subaguda. Múltiplos microabscessos podem escapar à detecção por TC e não são passíveis de drenagem cirúrgica.

Tratamento

É indicado o tratamento da doença primária com antibiótico. Em geral, o AVE é tratado de modo conservador. Não existem ensaios clínicos controlados para o tratamento de aneurismas micóticos não rotos, porém eles podem ser tratados com antibióticos apenas. Os aneurismas rotos devem ser tratados com uma combinação de antibióticos e cirurgia ou terapia endovascular, visto que a taxa de mortalidade relacionada ao tratamento é maior em pacientes com aneurismas rotos do que com aneurismas não rotos. Os pacientes com endocardite infecciosa que não respondem à terapia clínica conservadora podem ser submetidos a substituição valvar imediata, apesar da hemorragia intracerebral. O equilíbrio entre riscos e benefícios deve ser adaptado a cada paciente individualmente quando se considera a intervenção cirúrgica no contexto de complicações neurológicas, que podem aumentar significativamente o risco de complicações cirúrgicas. Em geral, não se recomenda o uso de anticoagulação, devido ao risco potencial de complicações hemorrágicas e visto que ela não parece reduzir o risco de embolia em pacientes com endocardite infecciosa.

DOENÇAS PRIÔNICAS

Etiologia

Várias doenças humanas têm sido atribuídas a uma proteína infecciosa singular, o príon. A forma infecciosa da proteína priônica é rica em folhas β, é insolúvel em detergentes, multimérica e resistente ao tratamento com proteinase K.

As doenças priônicas (i. e., encefalopatias espongiformes transmissíveis) podem ser classificadas como esporádicas, hereditárias ou adquiridas. A forma mais comum é a doença de Creutzfeldt-Jakob esporádica (DCJe). As formas familiares incluem a síndrome de Gerstmann-Sträussler-Scheinker e a insônia familiar fatal.

As formas adquiridas são causadas pela transmissão de uma proteína priônica (PrP) anormal entre seres humanos ou do gado para seres humanos. A transmissão acidental da DCJ entre seres humanos parece ter ocorrido com enxerto de dura-máter cadavérica, transplante de córnea, administração de hormônio do crescimento ou de gonadotrofina hipofisária humanos, eletrodos de eletroencefalograma contaminados e contaminação de instrumentos cirúrgicos. Essa forma de DCJ foi denominada DCJ iatrogênica (DCJi).

O aparecimento da DCJ variante (DCJv) na Grã-Bretanha, que foi associado ao surto de encefalopatia espongiforme bovina e à contaminação da carne de vaca, aumentou acentuadamente o interesse nesse grupo de doenças. O kuru é outra encefalopatia espongiforme transmissível, que se espalhou na Nova Guiné pelo canibalismo, uma prática que cessou na década de 1950. Atualmente, a doença está quase extinta.[6]

Doença Creutzfeldt-Jakob esporádica
Epidemiologia

A doença da DCJe ocorre em todo o mundo, com incidência de 0,5 a 1,0 caso por milhão de pessoas na população geral por ano.

---

[6]N.R.T.: no Brasil, entre 2005 e 2014, foram notificados 603 casos suspeitos de DCJ. Destes, 55 foram confirmados, 52 foram descartados, 92 foram indefinidos e 404 tiveram a classificação final ignorada ou em branco. Desde que a vigilância da DCJ foi instituída no Brasil, nenhum caso da forma DCJv foi confirmado. Desde 2005, a DCJ integra a Lista das Doenças de Notificação Compulsória.

Patologia

As características histopatológicas da DCJ consistem em alterações espongiformes ou vacuolares no cérebro, sem infiltrados inflamatórios celulares. A isoforma patogênica da proteína priônica pode ser demonstrada no tecido cerebral por meio de coloração imunocitoquímica e análise de *Western blot*. O processo fundamental envolvido na propagação humana de príons consiste na indução intercelular de mau enovelamento da proteína e agregação da proteína priônica mal enovelada.

Manifestações clínicas

Com frequência, a DCJ é diagnosticada incorretamente no início. Os sintomas prodrômicos incluem alteração dos padrões de sono e apetite, perda de peso, alterações do impulso sexual e comprometimento da memória e concentração. Os sinais precoces consistem em desorientação, alucinações, depressão e labilidade emocional, seguidos por demência rapidamente progressiva associada à mioclonia (cerca de 90% dos pacientes). Em geral, a mioclonia é provocada por estímulos táteis, auditivos ou visuais. A DCJ tem início abrupto em 10 a 15% dos pacientes.

Outras manifestações distintivas incluem convulsões, disfunção autônoma e doença do neurônio motor inferior, sugerindo características semelhantes àquelas da esclerose lateral amiotrófica. Ocorre ataxia cerebelar em um terço dos pacientes.

Diagnóstico

A tétrade clínica que sustenta o diagnóstico de DCJ consiste em demência progressiva subaguda, mioclonia, ondas agudas (*sharp*) periódicas típicas no eletroencefalograma e LCS normal. As sequências FLAIR de RM mostram extensa hiperintensidade curvilínea ao longo do neocórtex, denominada *fita cortical*, que afeta os lobos frontal, parietal e temporal (por ordem decrescente de frequência). O exame de rotina do LCS é, habitualmente, normal. O teste para a proteína 14-3-3 no LCS, que é liberada no líquido espinal quando as células cerebrais morrem, no contexto clínico apropriado, sustenta o diagnóstico de DCJ.

Tratamento

Não existe terapia efetiva. A doença é inexoravelmente progressiva. O tempo mediano do início da doença até a morte é de 5 meses, e 90% dos pacientes com DCJ esporádica morrem nos 12 meses seguintes ao aparecimento da doença.

Embora a doença não seja transmissível no sentido convencional, existe um risco no manuseio de material contaminado com a proteína priônica. Deve-se utilizar luvas durante a manipulação de sangue, LCS e outros líquidos corporais. Os instrumentos precisam ser desinfetados e esterilizados adequadamente.

Para uma discussão mais profunda desses tópicos, ver Capítulo 384, "Meningite: Bacteriana, Viral e Outras"; Capítulo 385, "Abscesso Cerebral e Infecções Paramenínges"; Capítulo 386, "Encefalite Viral Aguda"; e Capítulo 387, "Doenças Priônicas", em *Goldman-Cecil Medicina*, 26ª edição.

LEITURA SUGERIDA

Brouwer MC, Thwaites GE, Tunkel AR, et al: Dilemmas in the diagnosis of acute community-acquired bacterial meningitis, Lancet 380:1684–1692, 2012.

Brouwer MC, Tunkel AR, McKhann II GM, van de Beek D: Brain abscess, N Engl J Med 371:447–456, 2014.

Colby DW, Prusiner SB: Prions, Cold Spring Harb Perspect Biol 3: a006833, 2011

Dalmau J, Graus F: Antibody-mediated encephalitis, N Engl J Med 378:840–851, 2018.

Darouiche RO: Spinal epidural abscess, N Engl J Med 355:2012–2020, 2006.

Glaser CS, Honarmand S, Anderson LJ, et al: Beyond viruses: clinical profiles and etiologies associated with encephalitis, Clin Infect Dis 43:1565–1577, 2006.

Greenlee JE: Suppurative intracranial thrombophlebitis. In Roos KL, Tunkel AR, editors: Bacterial infections of the central nervous system, Edinburgh, 2010, Elsevier, pp 101–123.

McGill F, Heyderman RS, Panagiotou S, et al: Acute bacterial meningitis in adults, Lancet 388:306–3047, 2016.

Solomon T, Michael BD, Smith PE, et al: Management of suspected viral encephalitis in adults—association of British neurologists and British infection association national guidelines, J Infect 64:347–373, 2012.

Thigpen MC, Whitney CG, Messonnier NE, et al: Bacterial meningitis in the United States, 1998-2007, N Engl J Med 364:2016–2025, 2011.

Tunkel AR, Glaser CA, Block KC, et al: The management of encephalitis: clinical practice guidelines by the Infectious Diseases Society of America, Clin Infect Dis 47:303–327, 2008.

Tunkel AR, Hartman BJ, Kaplan SL, et al: Practice guidelines for the management of bacterial meningitis, Clin Infect Dis 39:1267–1284, 2004.

Tunkel AR, Hasbun R, Bhimraj A, et al: 2017 Infectious Diseases Society of America's clinical practice guidelines for healthcare-associated ventriculitis and meningitis, Clin Infect Dis 64:e34-e65, 2017.

Tyler KL: Acute viral encephalitis, N Engl J Med 379:557–566, 2018.

van de Beek D, Brouwer MC, Thwaites GE, et al: Advances in treatment of bacterial meningitis, Lancet 380:1693–1702, 2012.

Venkatesan A, Michael BD, Probasco JC, et al: Acute encephalitis in immunocompetent adults, Lancet 393:702–716, 2019.

Venkatesan A, Tunkel AR, Bloch KC, et al: Case definitions, diagnostic algorithms, and priorities in encephalitis: consensus statement of the International Encephalitis Consortium, Clin Infect Dis 57:1114–1128, 2013.

93

Infecções de Cabeça e Pescoço

David Kim, Roberto Cortez, Tareq Kheirbek

RESFRIADO COMUM

Definição e epidemiologia

O resfriado comum é uma síndrome viral aguda que acomete as vias respiratórias superiores, provocando faringite, rinorreia e congestão nasal. Representa uma considerável carga econômica, responsável por 100 milhões de consultas médicas por ano, com aproximadamente 20 milhões de dias de trabalho perdidos e custo de 7 bilhões de dólares por ano em dias de doença e perda de produtividade. A incidência do resfriado comum diminui com a idade, e as crianças têm seis a oito resfriados, em média, por ano, enquanto os adultos têm dois a três resfriados por ano.

Patogênese e microbiologia

Os rinovírus constituem os patógenos mais comuns implicados no resfriado comum e estão associados a mais de 50% de todos os casos de resfriado. Todavia, a síndrome pode ser causada por mais de 200 vírus, incluindo vírus influenza, coronavírus, adenovírus, vírus sincicial respiratório, vírus parainfluenza, metapneumovírus e enterovírus. Esses vírus são transmitidos por contato direto ou por aerossóis que infectam o epitélio nasal, estimulando, assim, uma resposta inflamatória inespecífica responsável pelos sintomas associados.

Apresentação clínica

Os sintomas ocorrem 1 a 3 dias após a infecção viral. Tipicamente, o resfriado comum manifesta-se com dor de garganta inicial, seguida de rinorreia, obstrução nasal e espirros no terceiro dia. Os pacientes podem desenvolver tosse posteriormente, com vários dias de duração. Os sinais e sintomas atingem seu máximo em 3 e 6 dias, e persistem por aproximadamente 7 a 10 dias. Os achados clínicos limitam-se às vias respiratórias superiores, com aumento da secreção nasal. Além disso, os pacientes podem apresentar eritema leve da orofaringe, congestão conjuntival, edema da mucosa nasal e linfadenopatia cervical anterior.

Tratamento

O tratamento é, em grande parte, sintomático, com repouso, hidratação oral e medicamentos de venda livre, como descongestionantes nasais, anti-inflamatórios não esteroides (AINEs), pastilhas e supressores da tosse. Não se indica o uso de antibióticos.

RINOSSINUSITE BACTERIANA AGUDA

Definição e epidemiologia

A rinossinusite aguda é uma doença comum, cujo diagnóstico é estabelecido em um em cada oito adultos a cada ano, resultando em mais de 30 milhões de consultas de pacientes anualmente. A rinossinusite bacteriana aguda é um processo inflamatório secundário à infecção bacteriana da cavidade nasal e seios paranasais, com duração de menos de 4 semanas. Cerca de 0,5 a 2% dos casos de rinossinusite viral aguda são complicados por rinossinusite bacteriana.

Patogênese e microbiologia

Após uma infecção das vias respiratórias superiores, a inoculação viral da cavidade nasal e dos seios paranasais provoca rinossinusite viral aguda, que leva a espessamento, edema e inflamação da mucosa. Em seguida, as secreções nasais contaminadas penetram nos seios paranasais, tipicamente estéreis e desobstruídos. Entretanto, a inflamação e o edema da mucosa podem causar obstrução da drenagem sinusal e comprometer a depuração mucociliar das bactérias, perpetuando a infecção bacteriana. As bactérias mais comumente associadas à rinossinusite bacteriana aguda são *Streptococcus pneumoniae* e *Haemophilus influenzae*.

Apresentação clínica

Os sinais e sintomas de rinossinusite aguda incluem secreção nasal anterior ou posterior purulenta, congestão ou obstrução nasal, congestão ou plenitude facial, dor ou pressão facial, hiposmia ou anosmia e febre. Os pacientes podem se queixar de cefaleia, otalgia, dor dos dentes maxilares, tosse e fadiga. Os achados clínicos podem consistir em eritema e edema da mucosa nasal, secreção nasal purulenta e dor à palpação ou compressão dos seios paranasais. Os dados da anamnese, os padrões e a duração dos sintomas são úteis no diagnóstico de rinossinusite bacteriana aguda. Incluem sintomas de congestão nasal, rinorreia e tosse que persistem por mais de 10 dias; sintomas graves, incluindo febre com secreção nasal purulenta de mais de 3 dias de duração; ou recorrência e agravamento dos sintomas de resfriado comum após um período de melhora inicial ou "duplo adoecimento". O exame de imagem não é rotineiramente recomendado em pacientes com rinossinusite aguda não complicada.

Tratamento

Tipicamente, ocorre resolução da rinossinusite bacteriana aguda com tratamento sintomático dentro de 2 semanas. Foi constatado que a irrigação intranasal com solução salina estéril proporciona alívio sintomático. Se os sintomas persistirem em um paciente imunocompetente nos demais aspectos ou se não houver disponibilidade de acompanhamento confiável, indica-se o uso de antibióticos, que devem ser administrados por um período de 5 a 7 dias. Os antibióticos de primeira linha consistem em amoxicilina ou amoxicilina-clavulanato. Não se recomenda o uso de azitromicina e de sulfametoxazol-trimetoprima (SMZ-TMP), devido à alta prevalência de resistência aos antibióticos. Os pacientes devem responder à antibioticoterapia nas primeiras 72 horas, com melhora dos sintomas. A ausência de resposta à terapia inicial pode exigir o uso de amoxicilina-clavulanato em alta dose por um período de 7 a 10 dias.

Complicações

Os pacientes com rinossinusite bacteriana aguda que não respondem a altas doses de antibióticos devem ser encaminhados a um otorrinolaringologista (ORL) para avaliação mais detalhada. Podem surgir complicações intracranianas e orbitais da progressão da infecção (Figura 93.1). As complicações orbitais incluem celulite periorbital, celulite orbital e abscesso, secundariamente à etmoidite bacteriana aguda. As complicações intracranianas incluem abscesso epidural, meningite, trombose do seio cavernoso, empiema subdural e abscesso cerebral. Nos casos de rinossinusite aguda complicada, a avaliação deve incluir tomografia computadorizada (TC) ou ressonância magnética (RM), com solicitação de pareceres do ORL e/ou do oftalmologista. Com frequência, o tratamento envolve a instituição de antibióticos de amplo espectro intravenosos e intervenção cirúrgica urgente na presença de abscessos.

FARINGITE E TONSILITE

Definição e epidemiologia

A faringite ou dor de garganta caracteriza-se pela inflamação da faringe em decorrência de exposição ambiental e química ou de doença infecciosa. Nos EUA, mais de 10 milhões de pacientes são diagnosticados anualmente com faringite aguda, com pico de incidência em crianças e no inverno.

A tonsilite é uma condição inflamatória que afeta as tonsilas palatinas, que, juntamente com as tonsilas faríngea, tubária e lingual, compõem o anel de Waldeyer. O termo tonsilite refere-se a infecções que afetam principalmente as tonsilas palatinas, enquanto faringite afeta a orofaringe, embora esses termos frequentemente sejam usados como sinônimos. A tonsilite é responsável por 1,3% de todas as consultas em ambulatórios de atenção primária e afeta mais comumente pacientes entre 5 e 15 anos. Os primeiros meses da primavera e do inverno apresentam um notável aumento dos casos notificados. O processo varia de portadores de estreptococos assintomáticos até pessoas com abscesso peritonsilar, que exige drenagem de emergência.

Com base em uma combinação de anamnese, quadro clínico e vários exames laboratoriais imediatamente disponíveis, o médico consegue rapidamente distinguir pacientes com doenças virais autolimitadas daqueles que necessitam de tratamento com antibióticos ou intervenções.

Patogênese e microbiologia

Vírus são responsáveis por mais de 70% dos casos de faringite e os patógenos comuns consistem em rinovírus, adenovírus, vírus Epstein-Barr (EBV) e vírus influenza. O patógeno bacteriano mais comumente encontrado é o estreptococo do grupo A, responsável por até 30% dos casos de faringite em crianças e 10% em adultos.

As tonsilas palatinas são órgãos linfoides faríngeos circundados por epitélio respiratório sobrejacente, que se invagina em criptas. Essas criptas podem abrigar bactérias e levar a infecções agudas ou recorrentes. A maioria dos casos de tonsilite aguda representa episódios benignos e autolimitados de origem viral. Os patógenos responsáveis pelo resfriado comum frequentemente resultam em casos autolimitados e benignos de tonsilite e incluem rinovírus, coronavírus, vírus sincicial respiratório e adenovírus. Casos virais mais graves são menos frequentes, porém devem levantar a suspeita de EBV, citomegalovírus, rubéola e vírus da imunodeficiência humana (HIV).

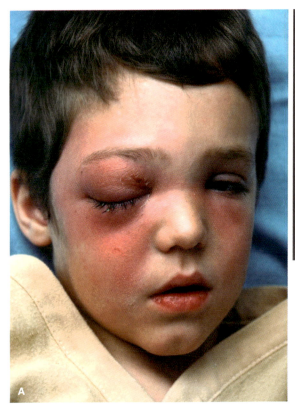
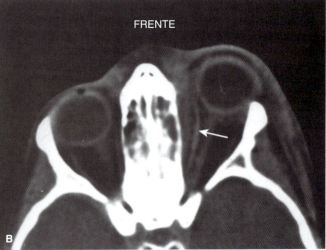

Figura 93.1 A. Criança com abscesso orbital como complicação de sinusite etmoidal. Observe o edema acentuado e a proptose. **B.** Tomografia computadorizada (TC) da órbita, mostrando um abscesso subperiosteal (*seta*). (**A**, Cortesia de Gary Williams, MD; **B**, De DeMuri GP, Wald ER: Sinusitis. In Bennett JE, Dolin R, Blaser M, editors: Mandell, Douglas, and Bennett's principles and practice of infectious diseases, ed 8, Philadelphia, 2015, Saunders.)

A dificuldade em diferenciar as etiologias virais das bacterianas frequentemente resulta em antibioticoterapia desnecessária. Enquanto as infecções por estreptococos do grupo A são, sem dúvida, a causa bacteriana mais comum e exigem terapia antimicrobiana, é também possível a ocorrência de infecções causadas por *S. aureus, S. pneumoniae* e *H. influenzae*. Os indivíduos não vacinados podem abrigar infecções por espécies de *Corynebacterium* causadoras de difteria. A história social e a história sexual podem revelar infecções anteriores ou ativas por clamídias, *Neisseria gonorrhoeae*, HIV e *Treponema pallidum*, que também podem ser observadas em casos de episódios agudos ou recorrentes de tonsilite. A possibilidade de tuberculose (TB) deve ser aventada em pacientes que residem em alojamentos comuns, prisões e abrigos para pessoas em situação de rua.[1]

Apresentação clínica

As apresentações comuns consistem em mal-estar, febre, faringite e linfadenopatia cervical anterior hipersensível. Odinofagia e/ou disfagia justifica uma investigação mais detalhada para edema significativo das tonsilas e potencial de comprometimento das vias respiratórias. A anamnese e o exame físico completos devem incluir o início dos sinais e sintomas, contatos com pessoas adoentadas, comorbidades clínicas, condições de vida, episódios anteriores de tonsilite, bem como história sexual e vacinação. É preciso considerar o espectro da doença quando forem consideradas as estratégias de diagnóstico e manejo, visto que há uma grande diferença no tratamento de pacientes minimamente sintomáticos com condição benigna daqueles com aspecto toxêmico e dificuldade em eliminar as secreções respiratórias.

O médico deve avaliar os sinais vitais do paciente, dando atenção especial a febre, taquicardia, taquipneia e níveis marginais de saturação de oxigênio. Em seguida, um exame completo da cabeça e do pescoço pode revelar aumento e exsudato das tonsilas, linfadenopatia cervical dolorosa e desvio da úvula. Tanto a Infectious Diseases Society of America quanto a American Society of Internal Medicine recomendam o uso de sistemas de pontuação (*i. e.*, *Centor Score*), que atribuem pontos a febre, exsudatos e/ou aumento das tonsilas, ausência de tosse e linfadenopatia cervical dolorosa, cada um dos quais justifica um ponto. Desde então, foi modificado para a idade, em que pacientes entre 3 e 15 anos recebem um ponto adicional, enquanto nos pacientes a partir de 45 anos, um ponto é subtraído da pontuação total. Com pontuações de 0 ou 1, não há necessidade de testes adicionais. Com 2 a 3 pontos, um teste rápido para estreptococos e uma cultura de orofaringe constituem opções viáveis. Em pacientes com 4 ou mais pontos, o médico deve considerar a prescrição de antibióticos empíricos e solicitação de exames complementares.

Tratamento

O tratamento da faringite viral incentiva o controle dos sinais e sintomas com AINEs e hidratação. O tratamento de primeira linha da faringite por estreptococos do grupo A consiste em amoxicilina e penicilina V. Para pacientes alérgicos à penicilina, as alternativas razoáveis incluem cefalosporinas de primeira geração, clindamicina ou macrolídios. Convém ressaltar que a resistência dos estreptococos do grupo A à azitromicina e à clindamicina está se tornando cada vez mais comum. A duração recomendada do tratamento com antibióticos betalactâmicos é de 10 dias.

As complicações incluem abscesso peritonsilar, com os pacientes apresentando aspecto fragilizado, com fala abafada, hálito fétido, deslocamento da úvula e sialorreia. As complicações menos comuns consistem em infecções do espaço cervical contíguo ou, raramente, febre reumática.

INFECÇÕES DO ESPAÇO CERVICAL PROFUNDO

Definição e epidemiologia

As infecções do espaço cervical profundo se originam mais comumente da cavidade oral ou são de origem odontogênica, de modo que o conhecimento da anatomia do pescoço (Figura 93.2) e dos planos fasciais é de suma importância na compreensão da etiologia infecciosa e seu potencial de disseminação. Além disso, a fáscia cervical profunda cria espaços fasciais clinicamente relevantes, nos quais as infecções podem se disseminar rapidamente, com consequências devastadoras. Os fatores de risco para o desenvolvimento de infecções do espaço cervical profundo incluem infecção dentária não controlada ou não tratada, disseminação de infecção de outras estruturas locais, como as tonsilas, uso de substâncias intravenosas, diabetes melito, infecção pelo HIV e traumatismo local.

Infecção do espaço submandibular

O espaço submandibular é definido pela mandíbula, anterior e lateralmente; pelo hioide, posteriormente; pela mucosa do assoalho da boca, superiormente, e pela lâmina superficial da fáscia cervical profunda, inferiormente. A angina de Ludwig é uma infecção grave do espaço submandibular, causada tipicamente pela infecção de um dente molar inferior. Com frequência, os pacientes apresentam quadro agudo com dor na cavidade oral, língua edemaciada e elevada, disfagia, sialorreia, rigidez de nuca e febre (Figura 93.3). Sem tratamento, a infecção pode se propagar para o espaço faríngeo lateral, resultando em trismo. No exame, os tecidos submandibulares estão edemaciados, com induração lenhosa e, em geral, não são flutuantes. Uma vez identificada a doença, é necessário proceder ao tratamento clínico e cirúrgico imediato, o que envolve a instituição de antibioticoterapia de amplo espectro, bem como descompressão cirúrgica por meio de uma incisão no pescoço e extração do dente infectado. As complicações da angina de Ludwig incluem morte por obstrução das vias respiratórias, pneumonia por aspiração, erosão da artéria carótida e necrose da língua.

Infecção retrofaríngea

O espaço retrofaríngeo, definido pela fáscia alar, anteriormente, e pela camada bucofaríngea da lâmina média da fáscia cervical que cobre a faringe e o esôfago, posteriormente, estende-se da base do crânio até o nível da segunda vértebra torácica (T II), aproximadamente, onde as duas lâminas fasciais se fundem. Além disso, existe um espaço pré-vertebral distinto, situado entre a fáscia pré-vertebral e a coluna vertebral.

É importante assinalar que existe um "espaço perigoso" (*danger space*) situado entre o espaço pré-vertebral, posteriormente, e o espaço retrofaríngeo, anteriormente, que se estende desde a base do crânio até o diafragma. Essa área apresenta importância clínica, visto que é contínua com o mediastino, o que possibilita a disseminação direta da infecção para o tórax, causando mediastinite.

Muitas infecções podem se propagar para o espaço retrofaríngeo e evoluir para abscessos se não for instituído tratamento adequado. Por exemplo, as infecções no anel de Waldeyer podem se disseminar para os linfonodos retrofaríngeos e para esse espaço. Além disso, as infecções odontogênicas que se disseminam para o espaço faríngeo lateral também podem alcançar o espaço retrofaríngeo. Os pacientes apresentam quadro agudo com febre, faringite, disfagia, rigidez de nuca e dispneia. Pode ocorrer obstrução das vias respiratórias devido ao abaulamento da parede posterior da faringe anteriormente, com compressão supraglótica. O tratamento definitivo exige a administração de antibióticos de amplo espectro e, com frequência, drenagem cirúrgica do abscesso.

---

[1]N.R.T.: Em dezembro de 2022, segundo o Ipea, havia mais de 281,4 mil pessoas em situação de rua no Brasil.

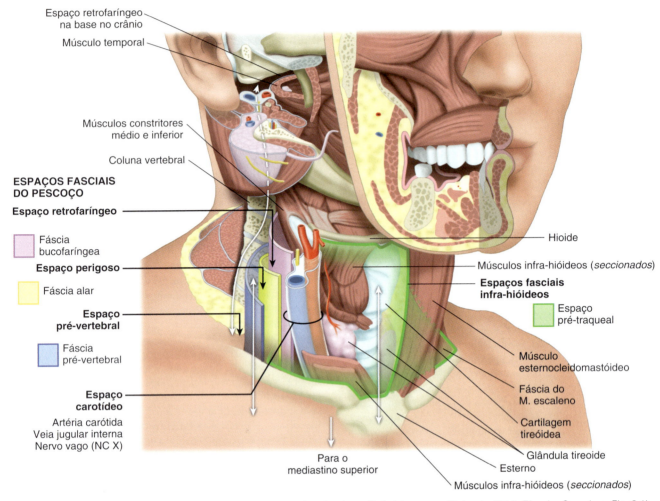

Figura 93.2 Espaços fasciais do pescoço. (De Cillo JE: Atlas of oral and maxillofacial surgery, St. Louis, 2016, Elsevier Saunders, Fig. 8-1).

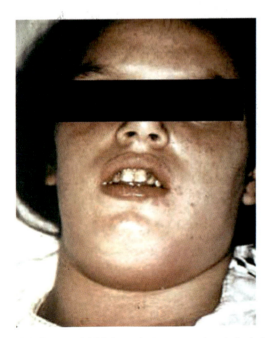

Figura 93.3 Aspecto inicial de paciente com angina de Ludwig, que apresenta edema em tábua avermelhado nos espaços submandibulares. (De Megran DW, Scehifele DW, Chow AW: Odontogenic Infections, Pediatric Infectious Diseases 3:262, 1984.)

Infecção do espaço faríngeo lateral

O espaço faríngeo lateral ou espaço parafaríngeo está localizado na face lateral da faringe e é contínuo com o espaço retrofaríngeo, posteriormente, e com o espaço submandibular, anteriormente. Esse espaço comunica-se com os espaços submandibular, retrofaríngeo e peritonsilar; portanto, é suscetível a infecções tanto da cavidade oral quanto odontogênicas. Curiosamente, *Fusobacterium necrophorum* pode causar uma síndrome rara, denominada septicemia pós-angina ou síndrome de Lemierre, que se manifesta com faringite grave e febre. Nessa síndrome, o espaço faríngeo lateral torna-se infectado, com consequente tromboflebite séptica da veia jugular interna. A taxa de mortalidade pode chegar a 50%. O tratamento exige o início imediato de penicilina intravenosa e drenagem de qualquer abscesso em caráter de emergência.

Epiglotite bacteriana

Definição e epidemiologia

A epiglotite é uma afecção inflamatória da epiglote e estruturas adjacentes, que incluem as aritenoides, as pregas ariepiglóticas e a valécula epiglótica. O uso generalizado da vacina *H. influenzae* tipo b, em crianças, reduziu a incidência de epiglotite bacteriana pediátrica em quase 99%. Antes da vacinação generalizada, o *H. influenzae* era a principal causa de meningite bacteriana em crianças e uma causa frequente de pneumonia, epiglotite e artrite séptica. Os médicos devem aconselhar os pais sobre os perigos do *H. influenzae* e recomendar a vacinação a partir de 2 meses. A incidência em adultos permaneceu estável.

Patogênese e microbiologia

Quando comparada com a dos adultos, a epiglotite pediátrica apresenta uma posição mais superoanterior, ângulo mais oblíquo e estrutura menos rígida, o que explica o aumento do risco de comprometimento das vias respiratórias em crianças, em comparação com os adultos. Apesar da vacinação, *H. influenzae* ainda é a causa infecciosa mais comum de epiglotite pediátrica. *S. pyogenes, S. pneumoniae* e *S. aureus* também foram implicados.

Apresentação clínica

Os pacientes podem apresentar febre, aspecto toxêmico, sialorreia, disfagia, posição "em tripé" e hiperextensão do pescoço. É importante assinalar o início súbito dos sintomas, tipicamente nas 24 horas precedentes, juntamente com aspecto alarmante e frequentemente toxêmico. Classicamente, os pacientes apresentam sialorreia, disfagia e angústia respiratória. O estridor inspiratório devido ao fluxo turbulento nas vias respiratórias superiores edemaciadas representa obstrução grave das vias respiratórias superiores e colapso respiratório iminente, que exige intervenção imediata.

Tratamento

O manejo das vias respiratórias é primordial e, com frequência, exige intubação por médicos experientes. O edema pode representar um desafio significativo, com baixo limiar para o uso de técnicas de intubação com fibra óptica ou assistida por câmera. Após assegurar a via respiratória, o paciente deve ser internado na unidade de terapia intensiva (UTI). São iniciados antibióticos empíricos de amplo espectro e a posologia é modificada após os resultados das culturas e do antibiograma. Embora os corticosteroides possam reduzir o tempo de permanência na UTI, não há evidências disponíveis que apoiem seu uso generalizado.

Otite externa bacteriana aguda

A otite externa localizada aguda está habitualmente relacionada com *S. aureus* e representa uma infecção superficial do meato acústico externo. Antibióticos orais ativos contra espécies de *Staphylococcus* são adequados. A otite externa difusa aguda, também conhecida como orelha do nadador, é causada, tipicamente, por *Pseudomonas aeruginosa*. A infecção é provocada pela água residual no meato acústico, criando um ambiente úmido que promove o crescimento das bactérias. Nesses pacientes, pode haver progressão de prurido aparentemente benigno para eritema ou edema do meato acústico externo com dor à manipulação da orelha externa ou trago. O tratamento consiste em antibióticos tópicos, como ciprofloxacino ou neomicina mais polimixina. Os pacientes devem ser aconselhados a manter as orelhas secas após nadar ou tomar banho e a considerar o uso de estratégias preventivas, como misturas de ácido acético/álcool isopropílico para auxiliar na secagem do meato acústico.

A otite externa maligna é uma infecção rara, observada mais comumente em pacientes idosos com diabetes melito. Tende a progredir ao longo de semanas a meses e caracteriza-se por febre, otalgia profunda, perda da audição, otorreia e tecido de granulação na face posterior do meato acústico externo. Os agentes desencadeantes são típicos das populações envolvidas, que incluem indivíduos idosos, pacientes com diabetes melito avançado, pacientes submetidos a quimioterapia e indivíduos imunossuprimidos ou imunocomprometidos. A TC constitui a modalidade de imagem inicial de escolha. A infecção pode progredir para osteomielite da base do crânio e meningite e apresenta taxa de mortalidade significativa. O tratamento consiste em desbridamento cirúrgico imediato e terapia sistêmica com antibióticos ativos contra *Pseudomonas*.

Otite média bacteriana aguda

Definição e epidemiologia

A otite média aguda é uma infecção bacteriana da orelha média; acomete comumente crianças que apresentam, quase todas, pelo menos um episódio nos primeiros 10 anos de vida. De fato, é a infecção bacteriana pediátrica mais comum, responsável por 25% de todas as consultas ambulatoriais e, depois da circuncisão, constitui o segundo motivo mais comum de cirurgia em crianças.

Patogênese e microbiologia

Em comparação com os adultos, as crianças pequenas são mais suscetíveis à otite média porque suas tubas auditivas são mais curtas, mais largas e mais horizontais. Tipicamente, essa doença progride a partir de obstrução da tuba auditiva durante ou após infecção viral das vias respiratórias, causando efusão (derrame) na orelha média. Em seguida, as bactérias colonizam a orelha média e não podem ser eliminadas. Os patógenos bacterianos mais comuns incluem *S. pneumoniae, H. influenzae* e *Moraxella catarrhalis*.

Apresentação clínica

A otite média bacteriana aguda manifesta-se com otalgia na maioria dos pacientes, além de otorreia e febre. Pode ser difícil estabelecer o diagnóstico em crianças pequenas, visto que a anamnese não é acurada ou os responsáveis não sabem informar. O exame físico pode revelar efusão (derrame) na orelha média, com abaulamento da membrana timpânica. Além disso, a mobilidade da membrana timpânica é imperceptível ou ausente quando de insuflação. Com o tempo, podem ocorrer perfuração, drenagem, febre e diminuição da audição. Os pacientes também podem apresentar vertigem, tinido e nistagmo. A evolução da otite média é habitualmente autolimitada, e ocorre resolução da maioria dos casos em 1 semana.

Tratamento

O tratamento é motivo de controvérsia visto que, na maioria dos pacientes, a otite média é autolimitada. O uso inadequado de antibióticos tem resultado no desenvolvimento de microrganismos resistentes nos EUA. Embora os antibióticos possam encurtar o período sintomático e prevenir complicações como mastoidite, paralisia facial, abscesso ou meningite, faltam dados convincentes, visto que a incidência dessas complicações é baixa.

As diretrizes recomendam o uso de antibióticos na otite média para pacientes de alto risco, como imunocomprometidos, e para pacientes com doença complicada. Se houver persistência ou agravamento dos sintomas no decorrer de 48 a 72 horas, deve-se iniciar então o tratamento com antibióticos.

Apesar das taxas mais altas de resistência à penicilina nesses últimos anos, a amoxicilina ou a amoxicilina-clavulanato continuam sendo a terapia de primeira linha. As opções alternativas incluem cefalosporinas ou antibióticos macrolídios. Antibióticos profiláticos não reduzem a frequência da otite média aguda recorrente.

LEITURA SUGERIDA

Gallant J, Basem JI, Turner JH, Shannon CN, Virgin FW: Nasal saline irrigation in pediatric rhinosinusitis: a systematic review, Int J Pediatr Otorhinolaryngol 108:155–162, 2018.

Hindy J, Novoa R, Slovik Y, Puterman M, Joshua B: Epiglottic abscess as a complication of acute epiglottitis, Am J Otolaryngol Head Neck Med Surg 34(4):362–365, 2013.

Shulman ST, Bisno AL, Clegg HW, Gerber MA, Kaplan EL, et al: Clinical practice guideline for the diagnosis and management of group a streptococcal pharyngitis: 2012 update by the infectious diseases society of america, Clin Infect Dis 55(10):1279–1282, 2012.

Taub D, Yampolsky A, Diecidue R, Gold L: Controversies in the management of oral and maxillofacial infections, Oral Maxillofac Surg Clin 29(4):465–473, 2017.

Vandelaar LJ, Alava I: Cervical and craniofacial necrotizing fasciitis, Operat Tech Otolaryngol Head Neck Surg 28(4):238–243, 2017.

Infecções das Vias Respiratórias Inferiores

John R. Lonks, Edward J. Wing

DEFINIÇÃO E EPIDEMIOLOGIA

Pneumonia, a inflamação do parênquima pulmonar, é habitualmente causada por uma infecção aguda. Quando a doença surge fora do hospital, é designada pneumonia adquirida na comunidade (PAC). A PAC varia quanto à sua gravidade desde uma doença leve a autolimitada até uma doença fatal. A PAC é comum. Os pacientes com pneumonia são tratados, em sua maioria, no ambiente ambulatorial. Além disso, a pneumonia é uma das razões mais comuns de internação de indivíduos de todas as faixas etárias e é responsável por aproximadamente 1 milhão de internações por ano. Nos EUA, a cada ano, cerca de 50.000 pessoas morrem de infecções das vias respiratórias inferiores. Gripe (*influenza*) e pneumonia constituem as principais causas de morte por infecção e a oitava causa mais comum de morte global.

Numerosos microrganismos causam pneumonia, incluindo bactérias, vírus, micobactérias e fungos. Esses agentes infecciosos variam desde microrganismos que fazem parte da flora normal até microrganismos exógenos que são inalados. Além disso, existem doenças não infecciosas que podem mimetizar a pneumonia. A incidência de pneumonia é mais baixa em adultos jovens e aumenta a cada década de vida (Figura 94.1).

PATOLOGIA

A pneumonia bacteriana habitualmente provoca pneumonia lobar, consolidação de um lobo inteiro, de grande parte de um lobo ou broncopneumonia, ou consolidação heterogênea do pulmão. A pneumonia lobar pneumocócica apresenta quatro estágios de resposta inflamatória: consolidação, hepatização vermelha, hepatização cinzenta e resolução. A congestão inicial caracteriza-se pelo preenchimento dos alvéolos por líquido, com alguns neutrófilos e bactérias. A hepatização vermelha caracteriza-se por eritrócitos, juntamente com numerosos neutrófilos e fibrina, que preenchem os alvéolos. Na hepatização cinzenta, há degradação dos eritrócitos e persistência da fibrina e dos neutrófilos. Em seguida, o exsudato consolidado dentro dos espaços alveolares sofre resolução.

Fisiopatologia

As vias respiratórias inferiores são praticamente estéreis. As defesas normais do hospedeiro contra a pneumonia incluem produção de muco e cílios; em seu conjunto, formam a escada rolante mucociliar, que remove microrganismos dos pulmões. O comprometimento das defesas do hospedeiro predispõe ao desenvolvimento de pneumonia. A perda ou supressão do reflexo da tosse devido a acidente vascular encefálico (AVE) e outras doenças neurológicas, medicamentos e álcool etílico, envelhecimento e doenças clínicas associadas, bem como fatores ambientais, como tabagismo e irritantes respiratórios, comprometem a função ciliar e aumentam a probabilidade de desenvolver pneumonia. A obstrução mecânica de uma via respiratória, como a causada por tumor ou corpo estranho, reduz a eliminação dos microrganismos e pode provocar pneumonia pós-obstrutiva. Os indivíduos infectados pelo HIV correm risco aumentado de desenvolver pneumonia pneumocócica.

Os dois principais mecanismos de entrada de microrganismos no pulmão são a microaspiração de microrganismos que colonizam as vias respiratórias superiores e a inalação de partículas transportadas pelo ar que contêm um microrganismo patogênico. Quando um inóculo suficiente entra no pulmão e as defesas normais do hospedeiro não conseguem eliminá-lo, a replicação posterior das bactérias leva à infecção das vias respiratórias inferiores.

Transmissão de patógenos respiratórios

Alguns patógenos são transmitidos de pessoa para pessoa por meio de transmissão de gotículas. As gotículas são criadas quando uma pessoa tosse, espirra ou fala. Além disso, pode ocorrer transmissão durante procedimentos médicos, como aspiração, intubação endotraqueal, reanimação cardiopulmonar e procedimentos de produção de tosse. A maior distância de transmissão não está definida. Historicamente, uma distância menor ou igual a 90 cm era usada para a transmissão de gotículas de uma pessoa para outra. Alguns dados sugerem que pode ocorrer transmissão até uma distância de 180 cm. As gotículas respiratórias também têm sido definidas por suas dimensões, habitualmente mais de 5 μm de diâmetro. Os patógenos que são transmitidos por gotículas incluem *S. pneumoniae*, *M. pneumoniae* e vírus influenza. A aglomeração, como a que ocorre em prisões, quartéis e abrigos, está associada a aumento da disseminação.

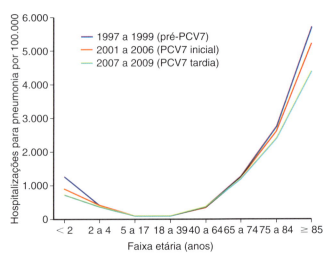

Figura 94.1 Taxa de hospitalização para pneumonia por faixa etária. PCV7, vacina pneumocócica conjugada. (Dados de New England Journal of Medicine 369: 155-63, 2013.)

Capítulo 94 Infecções das Vias Respiratórias Inferiores

Os agentes infecciosos, como *Mycobacterium tuberculosis*, fungos e esporos de *Bacillus anthracis*, são transmitidos pelo ar. Os microrganismos transmitidos dessa maneira podem se espalhar por longas distâncias ($> 1,8$ m) por meio de correntes de ar e pelo fluxo de ar normal. As partículas dos nucléolos de gotículas que são transmitidas pelo ar têm, em geral, 5 μm de diâmetro ou menos.

Agentes etiológicos específicos

Muitas bactérias e vírus causam pneumonia. *Streptococcus pneumoniae* (pneumococo) constitui a causa mais comum de pneumonia bacteriana. A descrição clássica da pneumonia baseia-se na doença causada por *S. pneumoniae*. Assim, *S. pneumoniae* causa pneumonia "clássica" ou "típica". A maioria dos casos de pneumonia pneumocócica ocorre entre dezembro e abril. Os pneumococos colonizam transitoriamente as vias respiratórias superiores. A microaspiração leva à entrada nas vias respiratórias inferiores. Se essas bactérias forem aspiradas em quantidade suficiente, de modo que as defesas normais do hospedeiro não as eliminem, o paciente desenvolve pneumonia. Os pneumococos têm uma cápsula polissacarídica que impede a fagocitose. Os anticorpos contra a cápsula polissacarídica, adquiridos por exposição prévia ou vacinação, opsonizam os pneumococos possibilitando, assim, sua fagocitose. Outras bactérias que podem colonizar a orofaringe e causar pneumonia quando aspiradas incluem *Haemophilus influenzae*, menos comumente *Staphylococcus aureus* e, menos comumente, *Streptococcus pyogenes* (estreptococo do grupo A). De modo semelhante, *Moraxella catarrhalis* em pacientes com doença pulmonar obstrutiva crônica (DPOC) e indivíduos idosos e *Klebsiella pneumoniae* em alcoólicos colonizam a orofaringe e podem causar pneumonia. A maioria dos casos de pneumonia adquirida na comunidade[1] é monomicrobiana.

Os pacientes com pneumonia pneumocócica podem desenvolver infecções em outros locais, como empiema, pericardite, meningite, endocardite e artrite séptica. Cerca de um em cada cinco pacientes com pneumonia pneumocócica apresenta bacteriemia.

Mycoplasma pneumoniae, habitualmente, causa doença mais leve. Seu pico de incidência é observado durante as primeiras duas décadas de vida. Em geral, os pacientes não precisam de hospitalização; entretanto, alguns podem desenvolver doença grave.

Chlamydophila pneumoniae é uma causa comum de PAC. Em geral, provoca doença mais leve; portanto, é observada mais comumente em pacientes tratados em esquema ambulatorial.

Legionella, um microrganismo ambiental, pode causar pneumonia. *Legionella pneumophila* é a espécie mais comum que causa pneumonia. Outras espécies de *Legionella*, como *L. micdadei*, *L. bozemanii* e outras, também podem causar pneumonia. Os casos são, em sua maioria, esporádicos. Ocorreram surtos devido a fontes pontuais contaminadas, como torres de resfriamento e unidades de ar condicionado. A transmissão ocorre habitualmente por inalação de partículas de aerossol; ocorreu também microaspiração de água contendo *Legionella*.

Staphylococcus aureus raramente causa pneumonia bacteriana, algumas vezes como complicação da infecção pelo vírus influenza. Mais recentemente, cepas resistentes à meticilina (MRSA) adquiridas na comunidade têm causado pneumonias bacterianas secundárias.

A etiologia da PAC que exige hospitalização em adultos está mudando. Mais recentemente, os microrganismos mais comumente identificados, por ordem de frequência decrescente, são o rinovírus humano seguido por vírus influenza, *Streptococcus pneumoniae*, metapneumovírus humano e vírus sincicial respiratório. Essa mudança pode ser devida, em parte, à diminuição da doença pneumocócica invasiva após a introdução da vacina conjugada, a mudanças na distribuição etária dos pacientes e a doenças subjacentes da população adulta, bem como à capacidade de detectar patógenos virais.

Atualmente, dispõe-se de técnicas moleculares rápidas para a detecção de patógenos virais respiratórios. A identificação rápida de um vírus pode evitar o uso desnecessário de antibióticos. Um pequeno subgrupo (cerca de 10%) de pacientes hospitalizados com pneumonia viral apresenta coinfecção por uma bactéria. Isso pode resultar do dano ao epitélio respiratório causado pela infecção viral. Além disso, foi sugerido que a disfunção das respostas imunes inatas causada por uma infecção viral é capaz de aumentar a suscetibilidade à infecção bacteriana secundária.

Os fungos que provocam pneumonia não fazem parte da flora normal. Certos fungos dimórficos (*Histoplasma capsulatum*, *Coccidioides immitis* e *Blastomyces dermatitidis*), que residem no solo, causam pneumonia quando inalados. Os fungos dimórficos formam hifas em temperatura ambiente e leveduras na temperatura corporal. A forma em hifas é a transmissível do fungo. A forma leveduriforme não é transmissível de pessoa para pessoa. Esses fungos limitam-se a determinadas áreas geográficas: *Histoplasma capsulatum* nos vales dos Rios Mississippi, Missouri e Ohio; *Coccidioides immitis* no sudoeste dos EUA; e *Blastomyces dermatitidis* em partes das regiões centrooeste, centro-sul e sudeste dos EUA. *H. capsulatum*, *C. immitis* e *Blastomyces dermatitidis* causam doença no hospedeiro normal. O *Aspergillus*, um fungo filamentoso onipresente no ambiente, raramente ou nunca causa doença no hospedeiro imunocompetente. Os pacientes imunocomprometidos ou com vias respiratórias anormais correm risco de infecção por *Aspergillus* e, raramente, por outros fungos filamentosos, como zigomicetos (*Mucorales*). *Pneumocystis jirovecii*, um fungo oportunista, provoca pneumonia em pacientes imunocomprometidos como aqueles que apresentam linfoma ou infecção pelo HIV (ver Capítulo 103 para informações adicionais).

Mycobacterium tuberculosis não faz parte da flora normal. É transmitido por pequenas partículas de aerossol (< 5 μm), que são inaladas diretamente para os alvéolos. *M. tuberculosis* é um microrganismo de crescimento lento, que habitualmente causa sintomas crônicos; entretanto, em raras ocasiões se manifesta de forma aguda.

A flora normal de um paciente hospitalizado com doença aguda é diferente de um paciente ambulatorial saudável. Os pacientes internados são mais frequentemente colonizados por *S. aureus*, incluindo MRSA, e bacilos gram-negativos, como *Pseudomonas aeruginosa*. Por conseguinte, quando um paciente hospitalizado aspira a sua própria flora orofaríngea, ela pode conter um desses microrganismos, levando à pneumonia adquirida no hospital (PAH).

Alguns microrganismos quase nunca causam pneumonia, incluindo espécies de *Candida* e enterococos.

APRESENTAÇÃO CLÍNICA

Em geral, os pacientes apresentam início agudo de febre, calafrios, tosse, produção de escarro, dispneia e, algumas vezes, dor torácica pleurítica. Classicamente, os pacientes podem produzir escarro tingido de sangue, que aparece cor de ferrugem especificamente quando infectados por *S. pneumoniae*. Os sinais e sintomas extrapulmonares podem consistir em náuseas, vômitos, diarreia, dor abdominal, cefaleia, confusão mental, artralgia, mialgias e alteração do estado mental. Os sinais e sintomas podem ser atenuados ou inexistentes no paciente idoso. Estertores ou roncos podem ser auscultados no tórax. Os pacientes habitualmente apresentam leucocitose com desvio para a esquerda. Os sinais e sintomas pulmonares, em combinação com infiltrado recente na radiografia de tórax, são usados para estabelecer o diagnóstico de pneumonia.

---

[1] N.R.T.: No Brasil, o SUS registra, anualmente, mais de 600.000 internações por PAC e influenza. Segundo o Datasus, ocorreram 44.523 mortes por causa de pneumonia no período de janeiro a agosto de 2022. No mesmo período de 2021 ocorreram 31.027 óbitos.

DIAGNÓSTICO

Quando há suspeita de pneumonia, o próximo passo é determinar o diagnóstico etiológico. Infelizmente, nenhum exame complementar tem sensibilidade e especificidade elevadas. A coloração de Gram do escarro fornece informações úteis para o diagnóstico. Embora células epiteliais das vias respiratórias superiores e a flora orofaríngea possam "contaminar" uma amostra de escarro expectorado, o exame cuidadoso da coloração de Gram do escarro pode revelar uma área da amostra que se originou das vias respiratórias inferiores, e o exame de bactérias nessa área pode ser útil. Infelizmente, alguns pacientes não produzem escarro. Além disso, o uso anterior de antibióticos pode alterar os resultados do escarro.

S. pneumoniae é um coco gram-positivo que forma pares e cadeias; algumas vezes, os cocos estão apontados para uma extremidade (em forma de lanceta). *H. influenzae* é um bastonete gram-negativo pleomórfico. *S. aureus* é um coco gram-positivo que forma agrupamentos. *M. catarrhalis* é um diplococo gram-negativo. Essas características morfológicas distintas possibilitam um diagnóstico presuntivo do agente etiológico específico quando vistas em uma coloração de Gram do escarro (Figura 94.2).

Mycoplasma, *Legionella*, *Mycobacterium* e *Chlamydophila* não são observados na coloração de Gram do escarro. As micobactérias são visualizadas com coloração especial (álcool-ácido-resistente).

A cultura de escarro pode revelar o diagnóstico etiológico e deve ser correlacionada com os achados na coloração de Gram do escarro. Todavia, os pneumococos são exigentes. Em um estudo de pacientes com pneumonia pneumocócica com bacteriemia, foi constatado que apenas 55% apresentaram pneumococos na cultura de escarro. *Mycoplasma*, *Legionella*, *Mycobacterium* e *Chlamydophila* não crescem em ágar de rotina. São necessários meios de cultura especiais para determinadas bactérias, como Lowenstein-Jensen para micobactérias e extrato de levedura com carvão tamponado (BCYE) para *Legionella*.

As hemoculturas podem ser úteis; entretanto, a razão entre pneumonia pneumocócica bacteriêmica e não bacteriêmica é de aproximadamente 1:4. Uma hemocultura positiva é de grande utilidade, visto que o agente etiológico é definitivamente identificado, e dispõe-se, então, de dados de suscetibilidade para determinar a terapia adequada.

Outros exames complementares usados para a identificação do microrganismo etiológico incluem antígeno de *Legionella* na urina, antígeno de *Histoplasma* na urina e reação em cadeia da polimerase (PCR) para vírus respiratórios, *Mycoplasma* e *Chlamydophila*.

A radiografia de tórax de pacientes com pneumonia pneumocócica pode revelar infiltrado lobar consolidado, padrão broncopneumônico (heterogêneo) ou, menos comumente, padrão intersticial. Não é possível estabelecer um diagnóstico etiológico definitivo com base nos achados na radiografia de tórax.

DIAGNÓSTICO DIFERENCIAL

Nem todos os pacientes com febre e infiltrado pulmonar recente apresentam pneumonia. As causas não infecciosas de infiltrados pulmonares e febre incluem infarto pulmonar, vasculite (granulomatose com poliangiite), reação a fármacos, tumor, insuficiência cardíaca congestiva, pneumonia em organização criptogênica (POC), pneumonite de hipersensibilidade, colagenoses, aspiração (macroaspiração) do conteúdo da orofaringe ou da parte alta do sistema digestório e síndrome de desconforto respiratório agudo (SDRA) ou síndrome de angústia respiratória aguda (SARA).

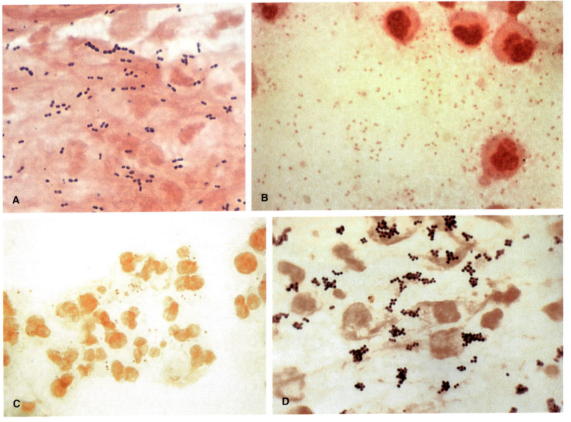

Figura 94.2 Coloração de Gram do escarro. **A.** *Streptococcus pneumoniae*. **B.** *Haemophilus influenzae*. **C.** *Moraxella catarrhalis*. **D.** *Staphylococcus aureus*.

TRATAMENTO

O tratamento definitivo para pneumonia consiste em erradicar o microrganismo infectante. São utilizados antibióticos para matar as bactérias e diminuir ou interromper a disseminação da infecção nos pulmões. As respostas normais do hospedeiro são necessárias para o reparo do processo inflamatório nos pulmões. A terapia com penicilina reduziu a taxa de mortalidade da pneumonia pneumocócica bacteriêmica de 84% para 17%; entretanto, os antibióticos exercem pouco ou nenhum efeito sobre a taxa de mortalidade durante os primeiros 5 dias de doença; a morte durante os primeiros 5 dias de doença independe da administração ou não de antibióticos.

Quando um agente etiológico é identificado, pode-se administrar o antibiótico adequado (Tabela 94.1). Quando não se estabelece um diagnóstico etiológico específico, recomenda-se, então, o tratamento empírico com um de muitos agentes antimicrobianos diferentes. Dispõe-se de diretrizes (IDSA disponível em https://www.atsjournals.org/doi/full/10.1164/rccm.201908-1581ST).

A decisão de internar um paciente com pneumonia baseia-se em critérios clínicos de previsão. Essas regras utilizam a mortalidade e, algumas vezes, outros fatores para estratificar os pacientes. O índice de gravidade da pneumonia (*pneumonia severity index* [PSI]) estratifica os pacientes em um de cinco grupos de risco. Pacientes no grupo de baixo risco são tratados ambulatorialmente, enquanto aqueles em um grupo de maior risco são internados para tratamento (ver *The New England Journal of Medicine* 336: 243-250, 1997). O escore CURB-65 (ver *Thorax* 58: 377-382, 2003) é mais fácil de calcular, porém não foi rigorosamente validado como o PSI. Além disso, fatores psicossociais e outros fatores que afetam a decisão de internação de um paciente não estão incluídos no PSI ou CURB-65.

A duração da terapia varia de 3 a 28 dias, dependendo do microrganismo e da resposta clínica. A terapia de menor duração (3 dias) é prescrita para pacientes com pneumonia pneumocócica, enquanto são prescritos 28 dias de terapia a pacientes com *Staphylococcus aureus*. As diretrizes recentes da ATS/IDSA (https://www.atsjournals.org/doi/full/10.1164/rccm.201908-1581ST) recomendam tratamento durante pelo menos de 5 dias.

PROGNÓSTICO

Os pacientes com pneumonia pneumocócica bacteriêmica apresentam maior taxa de mortalidade (21%) em comparação com os que têm pneumonia pneumocócica não bacteriêmica (13%). Nos pacientes com pneumonia pneumocócica bacteriêmica, o aumento da taxa de mortalidade está associado à idade cada vez mais avançada (Figura 94.3), ao número de lobos envolvidos (um lobo com taxa de mortalidade de 12%, dois lobos com taxa de mortalidade de 24% e três lobos com

63%), leucopenia (taxa de mortalidade de 35%), contagem de leucócitos no sangue periférico normal (24%) em comparação com pacientes que apresentam leucocitose (14%). Além disso, as taxas de mortalidade diferem para cada tipo capsular de pneumococo. Por exemplo, a taxa de mortalidade nos pacientes infectados pelo tipo capsular I é de 3%, em comparação com pacientes infectados pelo tipo capsular III, que é de 22%. Os pacientes que sobrevivem habitualmente se recuperam sem sequelas.

PREVENÇÃO

A vacina antigripal não apenas protege contra a *influenza*, mas também contra a pneumonia bacteriana, visto que os pacientes que não têm *influenza* não correm risco de desenvolver pneumonia bacteriana secundária. A vacina pneumocócica 23-valente é recomendada para adultos a partir de 65 anos (ver *Morbidity and Mortality Weekly Report* Supplement/Vol. 62, pages 9-18, February 1, 2013 e *Morbidity and Mortality Weekly Report* Vol. 68, No. 46, pages 1069-1075, 2019). A vacina pneumocócica conjugada reduziu a doença pneumocócica invasiva tanto nos receptores (crianças) quanto nos adultos (Figura 94.4). Ao diminuir o estado de portador em crianças, há redução da transmissão para adultos e consequente redução da doença no adulto. A vacina conjugada pediátrica reduziu o número de internações de adultos por pneumonia (Figura 94.1). Além disso, a vacina conjugada diminuiu a resistência aos antibióticos, visto que os tipos capsulares de pneumococos que mais provavelmente são resistentes a estes estão incluídos na vacina.

TUBERCULOSE[2]

Definição

A tuberculose (TB) é causada principalmente pelo *Mycobacterium tuberculosis* (MTB), um bacilo álcool-ácido-resistente (BAAR) cujo tempo de geração é lento. As espécies relacionadas incluem *Mycobacterium bovis*, que causa doença no gado bovino, mas que pode infectar seres humanos, e *Mycobacterium africanum*, responsável por até 50% dos casos de tuberculose na África. A TB causa principalmente doença pulmonar, mas pode provocar infecção em praticamente qualquer parte do corpo, incluindo ossos, sistema nervoso central, sistema digestório e sistema cardiovascular. A TB caracteriza-se por latência assintomática ao longo da vida em até 90% dos indivíduos infectados.

---

[2]N.R.T.: No Brasil, ver Boletim Epidemiológico da Tuberculose, 2022, Ministério da Saúde, em https://www.gov.br/saude/pt-br/centrais-de-conteudo/publicacoes/boletins/epidemiologicos/especiais/2022/boletim-epidemiologico-de-tuberculose-numero-especial-marco-2022.pdf.

Tabela 94.1 Tratamento da pneumonia por agente etiológico específico.

Agente etiológico	Antimicrobiano preferido	Antimicrobiano alternativo
Streptococcus pneumoniae	Penicilina	Cefalosporina, moxifloxacino, levofloxacino
Haemophilus influenzae	Cefuroxima, ceftriaxona	
Mycoplasma pneumoniae	Macrolídios	Moxifloxacino, levofloxacino
Legionella	Macrolídio ou quinolona	
Staphylococcus aureus		
Suscetível à meticilina (MSSA)	Nafcilina	Cefalosporina
Resistente à meticilina (MRSA)	Vancomicina (IV)	Doxiciclina ou SMZ-TMP (oral)
Moraxella catarrhalis	Amoxicilina/clavulanato, cefuroxima, ceftriaxona, SMZ-TMP	

IV, intravenosa; *SMZ-TMP*, sulfametoxazol-trimetoprima.

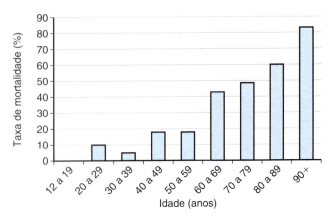

Figura 94.3 Taxa de mortalidade por pneumonia pneumocócica bacterêmica de acordo com a faixa etária. (Dados de Annals of Internal Medicine 60: 760-776, 1964.)

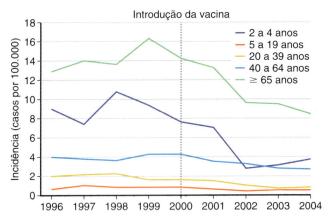

Figura 94.4 Incidência de pneumococos resistentes à penicilina por ano para diferentes faixas etárias. (Dados de New England Journal of Medicine 354: 1455-63, 2006.)

Tipicamente, ocorre infecção progressiva primária em 4 a 5% dos pacientes por até 2 anos após a infecção, enquanto a doença por reativação é observada, frequentemente, várias décadas após a infecção.

Epidemiologia

O MTB tem causado infecção em seres humanos ao longo de toda a história, porém tornou-se disseminado durante a urbanização e a industrialização na Europa, no século XVIII, respondendo por até 25% de todas as mortes. As taxas de TB começaram a cair no fim do século XIX e início do século XX, e a queda foi acelerada pela descoberta de antibióticos efetivos; inicialmente a estreptomicina, em 1946 e, em seguida, a isoniazida em 1952. Nos EUA, as taxas caíram até a década de 1980, quando aumentaram devido ao HIV e ao maior uso de substâncias intravenosas. Graças à terapia antirretroviral efetiva, a tendência ao declínio retornou. Assim, por exemplo, a incidência nos EUA caiu de 25 mil casos em 1993 para 9.025 em 2018. Setenta por cento dos casos ocorreram em pessoas não nascidas nos EUA, e o diagnóstico foi estabelecido, em cerca da metade, 10 anos ou mais após a sua chegada nos EUA, compatível com uma reativação de TB previamente adquirida. Há uma preponderância de casos em minorias étnicas e raciais, incluindo indivíduos hispânicos, povos nativos norte-americanos, povos nativos do Alasca, asiáticos e negros. Os fatores de risco incluem diabetes melito, abuso de álcool etílico e de substâncias psicoativas, HIV, falta de moradia e encarceramento.

Ocorre infecção quando o MTB é aerossolizado por tosse, espirro, fala (gritando ou cantando) de um paciente com doença pulmonar e então inalado por um indivíduo suscetível. Pequenas partículas infecciosas de 1 a 5 μm de diâmetro podem persistir no ar, sobretudo em espaços fechados, e são necessárias pouquíssimas partículas infecciosas para causar infecção. Os contactantes domiciliares correm maior risco e até 50% tornam-se infectados. Ambientes com aglomeração, como abrigos para pessoas em situação de rua e prisões, têm sido os locais de surtos.

Em todo o mundo, a TB está entre as dez principais causas de morte e ocupa o primeiro lugar como causa de morte por infecção. Em 2018, 10 milhões de indivíduos contraíram TB, levando à morte de 1,5 milhão, entre os quais 251 mil com infecção pelo HIV. De forma encorajadora, a taxa de mortalidade por TB caiu em 42% de 2000 a 2018. Quatrocentos e oitenta e quatro mil indivíduos apresentaram tuberculose resistente a múltiplos medicamentos (multirresistente ou MDR, definido como resistente aos dois fármacos mais efetivos, INH e rifampicina), dos quais 6,2% tiveram XDR-TB (definida como resistente a INH, rifampicina, fluoroquinolona e fármacos injetáveis de segunda linha). Sessenta e seis por cento dos novos casos ocorreram na Índia, na China, na Indonésia, nas Filipinas, no Paquistão, na Nigéria, em Bangladesh e na África do Sul. Os testes rápidos (p. ex., Xpert MTB/RIF®) são de uso generalizado, e o sucesso do tratamento global dos casos recém-diagnosticados, em 2017, alcançou 85%. Fármacos mais recentes, como bedaquilina, estão em fase de uso inicial para TB resistente. Além disso, existem atualmente 14 vacinas em ensaio clínico.

Microbiologia

O MTB é uma micobactéria aeróbica e imóvel da família Mycobacteriaceae, com uma parede celular rica em lipídios de alto peso molecular. Apresenta tempo de multiplicação lento, de 15 a 20 horas, em comparação com a maioria das bactérias, que se multiplicam em menos de 1 hora. Os seres humanos são o único hospedeiro. O microrganismo pode ser identificado no escarro por meio de coloração álcool-ácido-resistente (Ziehl-Neelsen ou Kinyoun) ou por amplificação de ácido nucleico, que é mais comum. O Xpert MTB/RIF® é um teste automatizado, que identifica o MTB e estabelece se o microrganismo é resistente à rifampicina, um dos medicamentos mais comumente usados e efetivos contra TB. O crescimento em meio de cultura sólido ocorre em 3 a 8 semanas, enquanto o crescimento em meio de cultura líquido leva até 20 dias. A cultura do microrganismo é necessária para identificar o padrão completo de suscetibilidade aos antimicrobianos.

Biopatologia

Ocorre infecção quando partículas infecciosas alcançam os alvéolos e são fagocitadas por macrófagos. O MTB pode resistir à destruição pelos macrófagos e neutrófilos, persiste dentro dos fagossomos e sofre multiplicação intracelular, em parte devido a mecanismos protetores, como produção de superóxido dismutase que tem a capacidade de neutralizar a produção da molécula bactericida, o ânion superóxido. Além disso, as micobactérias parecem retardar a apresentação de antígenos e o início das respostas celulares imunes mediadas pelos linfócitos T CD4$^+$ em 4 a 8 semanas. Os macrófagos infectados produzem citocinas que atraem monócitos, outros macrófagos alveolares e neutrófilos. Por fim, pode-se detectar hipersensibilidade tardia como medida de imunidade específica dos linfócitos T. Os macrófagos ativados por citocinas produzidas pelos linfócitos T, como gamainterferona, resultam na formação de um granuloma que contém células gigantes de Langhans – macrófagos fundidos que se formam ao redor do antígeno do MTB. Pode ocorrer uma forma de necrose incompleta, denominada "necrose caseosa". Se a replicação bacteriana for inicialmente controlada no local de infecção, os bacilos penetram nos linfonodos de drenagem locais. Isso leva à linfadenopatia, uma manifestação característica de TB primária. A lesão produzida no local inicial de infecção pulmonar e envolvimento dos linfonodos é denominada complexo de Ghon (Figura 94.5). Pode ocorrer disseminação adicional pela corrente sanguínea.

Em 90% dos indivíduos, a infecção é contida durante a vida, embora microrganismos viáveis persistam, e a infecção é, então, designada como infecção latente da tuberculose (ILTB) (Figura 94.6). Em 4 a 5% dos indivíduos, as micobactérias continuam sofrendo multiplicação e disseminação dentro do pulmão e, por meio da corrente sanguínea, para outros locais, com consequente infecção sintomática que habitualmente ocorre no primeiro ano de infecção. Trata-se da denominada infecção primária. Em outros 5% de indivíduos com ILTB, ocorre reativação dentro de vários anos, algumas vezes desencadeada pelo desenvolvimento de um estado imunocomprometido, como HIV ou idade avançada. Um local típico é a região apical posterior dos pulmões. Os pacientes com ILTB apresentam um número muito baixo de microrganismos e não transmitem a doença para outras pessoas.

Diagnóstico

O diagnóstico de ILTB depende de um teste QuantiFERON-TB Gold® (IGRA) positivo, que é um ensaio de liberação de interferona ELISA *in vitro* para antígenos de MTB, ou de um teste tuberculínico positivo. O teste de Mantoux consiste na injeção intradérmica de 0,1 mℓ de derivado proteico purificado (PPD) no antebraço. O diâmetro da induração no local de injeção é medido dentro de 48 a 72 horas. Ambos os testes apresentam alta sensibilidade à infecção anterior (cerca de 90%), porém ambos podem ser negativos na doença ativa. IGRA tem as vantagens de não exigir uma segunda visita, de não ser reativo em indivíduos que anteriormente receberam a vacina contra o bacilo Calmette-Guérin (BCG) e de não depender da subjetividade da medição.

O diagnóstico de TB ativa depende da identificação do microrganismo no escarro, em outros líquidos corporais, como líquido cerebrospinal (LCS) ou urina, em tecido, bem como do crescimento do MTB em cultura. As micobactérias podem ser identificadas como pequenos bacilos em contas, que são álcool-ácido-resistentes pela coloração de Ziehl-Neelsen ou Kinyoun. O teste de amplificação de

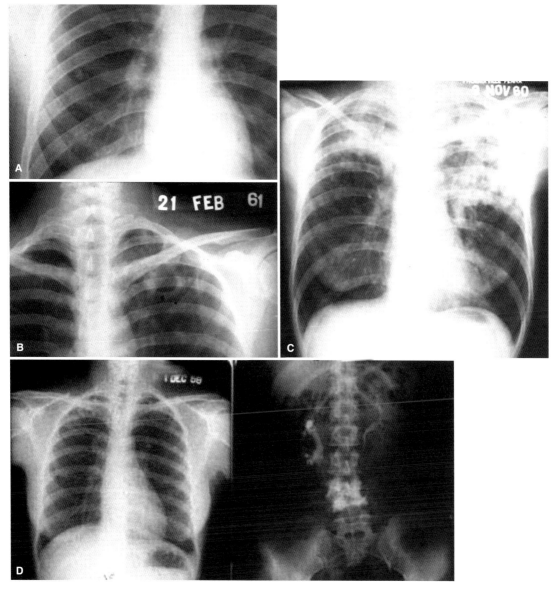

Figura 94.5 A. Complexo de Ghon. **B.** Tuberculose (TB) pulmonar moderadamente avançada. **C.** TB pulmonar muito avançada. **D.** TB pulmonar (*à esquerda*) e extrapulmonar (*à direita*).

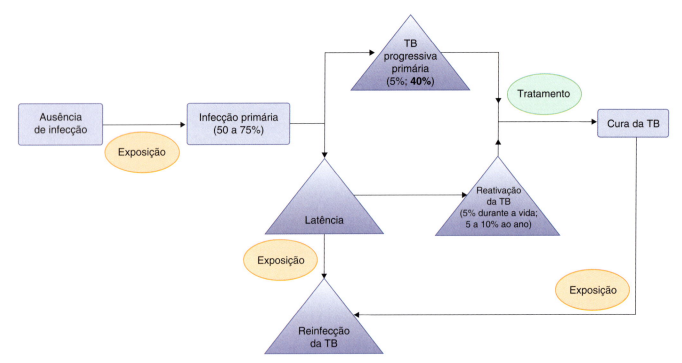

Figura 94.6 História natural da TB. A proporção de indivíduos afetados é mostrada entre parênteses. O percentual em negrito refere-se à infecção pelo HIV com grave imunossupressão. Vários fatores de risco clínicos além do HIV promovem a progressão da infecção por *Mycobacterium tuberculosis* para a doença.

ácido nucleico (NAAT) está substituindo as técnicas de coloração mais antigas devido à sua facilidade de execução e acurácia. Um exemplo é o Xpert MTB/Rif®, que também pode fornecer informações sobre a resistência do microrganismo. Outras informações clínicas úteis para o estabelecimento do diagnóstico incluem anamnese (p. ex., tosse crônica, febre e sudorese noturna, perda de peso), possíveis exposições (p. ex., contato domiciliar ou país de origem), exames de imagem (p. ex., radiografia de tórax revela infiltrados no lobo superior posterior, com ou sem cavitação) e exames laboratoriais (p. ex., anemia da doença crônica).

Nem o teste tuberculínico nem o IGRA distinguem a doença ativa da infecção latente. Além disso, pacientes com infecção primária ou com reativação podem ser anérgicos e ter um teste negativo. Os pacientes com infecção latente apresentam um teste positivo, porém não têm doença ativa (ausência de sinais ou sintomas).

Manifestações clínicas

Infecção primária

A infecção primária por MTB é habitualmente assintomática, porém podem ocorrer sintomas leves como febre, tosse e infiltrados no campo médio dos pulmões. Com o início da imunidade específica, indicada pela conversão do teste cutâneo para TB ou teste IGRA, os sintomas regridem e o paciente pode ficar com uma pequena cicatriz (fibrose) no parênquima pulmonar.

Em cerca de 4 a 5% dos casos, a infecção progride no decorrer de 1 a 2 anos e manifesta-se como infecção pulmonar no local original de infecção ou no lobo superior como infiltrados, com inevitável cavitação. É denominada tuberculose primária progressiva. Em países de alta incidência, a maioria dos casos de TB pulmonar origina-se de infecção primária progressiva. Nas crianças, em particular, a linfadenopatia hilar ou mediastinal pode ser proeminente e ocorrer doença disseminada, que se manifesta como TB miliar ou meningite tuberculosa. As crianças pequenas, os indivíduos idosos e aqueles que são imunocomprometidos (p. ex., HIV) são os que têm maior risco de doença primária progressiva.

Infecção por reativação

Depois de 2 anos, porém frequentemente depois de várias décadas, apesar da imunidade específica, pode ocorrer reativação de focos de infecção previamente latentes, que habitualmente se manifesta como doença pulmonar. Os pacientes podem ser assintomáticos, com apenas achados radiográficos de infiltrados do lobo superior, com ou sem cavitação (Figura 94.5). Eles relatam sinais e sintomas crônicos, habitualmente há mais de 3 semanas, tais como tosse, febre, fadiga, sudorese noturna e perda de peso. Na doença mais avançada, ocorrem hemoptise e dor torácica pleurítica. Com frequência o exame físico não revela achados dignos de nota. Estertores finos pós-tussígenos podem ser auscultados nos ápices. Habitualmente os achados da radiografia de tórax são mais extensos do que o indicado pelo exame físico. Anemia normocítica normocrômica e hipoalbuminemia são típicas da doença crônica. Classicamente são observados infiltrados e cavitação no segmento posterior de um lobo superior ou no ápice de um lobo inferior. No início, as cavidades têm paredes finas sem líquido, porém progridem para cavidades de paredes espessas. Os pacientes que são imunocomprometidos, como aqueles com infecção pelo HIV, podem ter achados atípicos, com linfadenopatia proeminente ou infiltrados pulmonares em todos os pulmões. Os pacientes com TB e cavidades são altamente infecciosos e devem ser colocados imediatamente em isolamento.

TB extrapulmonar

A TB extrapulmonar resulta habitualmente de um foco de microrganismos que se disseminaram para locais extrapulmonares via corrente sanguínea ou vasos linfáticos durante as fases iniciais da infecção.

Em geral ocorre TB pleural 3 a 6 meses após a infecção primária, quando um nódulo de base pleural se rompe para o espaço pleural, provocando dor torácica pleurítica e derrame pleural. Há poucos microrganismos no líquido pleural. Em geral, a TB pleural sofre resolução espontânea em poucos meses, porém está associada a taxa mais elevada de TB ativa subsequente.

A TB miliar ocorre quando o MTB sofre ampla disseminação na corrente sanguínea, frequentemente com manifestações inespecíficas de febre, mal-estar, perda de peso e sudorese noturna, sem sinais localizados. A radiografia ou a TC de tórax, que tem maior sensibilidade, pode revelar muitas opacidades pequenas de até 1 mm de tamanho, que se assemelham a grãos de milho-painço – daí o nome miliar – em todos os campos pulmonares. O risco de disseminação é maior nos indivíduos muito jovens, muito idosos e nos que apresentam imunocomprometimento. O exame físico pode revelar linfadenopatia e hepatoesplenomegalia. As anormalidades laboratoriais podem incluir anemia, reação leucemoide e provas de função hepática anormais. A taxa de mortalidade é alta se o diagnóstico e o tratamento forem tardios.

Tipicamente, a meningite tuberculosa surge em questão de várias semanas, com febre, rigidez de nuca e cefaleia. Podem-se observar anormalidades de nervos cranianos, como paralisia do nervo craniano VI (nervo abducente). O LCS caracteriza-se por uma resposta de células linfocíticas, hipoglicorraquia e albumina elevada. A taxa de mortalidade é alta, sobretudo se os pacientes apresentam evolução prolongada, alteração da consciência e achados neurológicos.

A TB vertebral (também conhecida como doença de Pott) envolve duas vértebras adjacentes, com destruição do disco, na coluna torácica inferior ou lombar (Figura 94.5). Com frequência, há desenvolvimento de abscesso paravertebral. O diagnóstico diferencial inclui osteomielite vertebral estafilocócica. A biopsia óssea pode ser necessária para estabelecer o diagnóstico.

A peritonite tuberculosa caracteriza-se por febre, perda de peso e dor abdominal, que pode ser crônica ou aguda. O líquido peritoneal é exsudativo, porém são observados poucos microrganismos. A linfadenopatia mesentérica pode ser proeminente. O diagnóstico pode ser estabelecido por PCR ou por biopsia do peritônio.

A TB renal é, com frequência, assintomática, e o único indício consiste em piúria estéril persistente ou hematúria. A TC mostra fibrose cortical e estenoses ureterais. As uroculturas são positivas.

Os pacientes com infecção pelo HIV não tratada e baixas contagens de linfócitos T CD4, sobretudo em regiões endêmicas do mundo, correm alto risco de contrair HIV e apresentar TB disseminada e de rápida evolução, com alta mortalidade. Os médicos devem ter um elevado grau de suspeita de TB e de outras doenças micobacterianas em pacientes com AIDS.

Tratamento e prevenção

A TB exige terapia prolongada, devido à taxa de multiplicação lenta das micobactérias. Além disso, são utilizados múltiplos medicamentos para tratar a TB ativa, devido à elevada taxa de resistência de cada população de MTB a qualquer fármaco e devido à taxa crescente de resistência do MTB em todo o mundo. Como a adesão do paciente é fundamental para o sucesso da terapia e a prevenção de resistência, recomenda-se o tratamento diretamente observado (DOT) para a maioria dos pacientes.

As diretrizes para o tratamento podem ser encontradas na American Thoracic Society/Centers for Disease Control and Prevention and the Infectious Diseases Society of America: Treatment of Drug-Susceptible Tuberculosis (2016). O tratamento inicial para a maioria das formas de TB nos EUA consiste em isoniazida, rifampicina, pirazinamida e etambutol por 2 meses e, em seguida, isoniazida e rifampicina por 4 a 6 meses.

Os esquemas precisam ser ajustados para a resistência e, se houver, é importante nunca acrescentar um medicamento ao esquema que falhou. O tratamento da MDR-TB é muito mais difícil e, em geral, inclui cinco fármacos aos quais o microrganismo isolado seja suscetível. Isso inclui habitualmente medicamentos de primeira linha aos quais o microrganismo seja suscetível – uma fluoroquinolona, um fármaco injetável como amicacina – e medicamentos de segunda linha, como etionamida ou PAS. Medicamentos mais recentes, como a betaquilina, um inibidor do ATP, foram aprovados pela Food and Drug Administration (FDA) para o tratamento da MDR-TB. As diretrizes para o tratamento da tuberculose multirresistente foram publicadas em 2019. O tratamento da TB extensivamente resistente a medicamentos (XDR-TB) baseia-se em um teste de resistência e, com frequência, utiliza fármacos como a linezolida e a clofazimina.

O tratamento da ILTB exige a exclusão da possibilidade de doença ativa. A prevenção é direcionada para aqueles que apresentam infecção recente por MTB e pacientes com fator de risco significativo ou comorbidades como HIV ou diabetes melito. A ILTB é tratada com um único medicamento, visto que há no corpo um número tão pequeno de microrganismos que é improvável que exista um mutante espontâneo preexistente resistente a fármacos. Os esquemas padrão incluem isoniazida isoladamente por 6 a 9 meses ou rifampicina isoladamente por 4 meses.

Prognóstico

O prognóstico para a TB pulmonar primária precoce e reativa com tratamento apropriado é excelente. A doença avançada, a doença do sistema nervoso central e miliar, a doença em pacientes imunocomprometidos e a doença naqueles com MDR-TB ou XDR-TB apresentam um prognóstico mais reservado.

LEITURA SUGERIDA

American Thoracic Society/Centers for Disease Control and Prevention and the Infectious Diseases Society of America: Treatment of Drug-Resistant Tuberculosis, 2019.

American Thoracic Society/Centers for Disease Control and Prevention and the Infectious Diseases Society of America: Treatment of Drug-Susceptible Tuberculosis, 2016.

Austrian R, Gold J: Pneumococcal bacteremia with especial reference to bacteremic pneumococcal pneumonia, Ann Intern Med 60:760–776, 1964.

Fine M, Auble T, Yealy D; A prediction rule to identify low-risk patients with community acquired pneumonia, N Engl J Med 336:243–250, 1997.

Griffin M, Zhu Y, Moore M: U.S. Hospitalizations for pneumonia after a decade of pneumococcal vaccination, N Engl J Med 369:155–163, 2013.

Kyaw M, Lynfield R, Schattner W: Effect of introduction of the pneumococcal conjugate vaccine on drug-resistant streptococcus pneumonia, N Engl J Med 354:1455–1463, 2006.

Lim WS, Van der Eerden MM, Laing R: Defining community acquired pneumonia severity on presentation to hospital: an international derivation and validation study, Thorax 58:377–382, 2003.

95

Infecções do Coração e dos Vasos Sanguíneos

Raul Macias Gil, Cheston B. Cunha

ENDOCARDITE INFECCIOSA

Definição

A endocardite infecciosa (EI) é uma infecção do endocárdio que envolve uma ou mais valvas cardíacas ou, menos comumente, o endocárdio mural. A lesão anatomopatológica da EI é a vegetação (trombo de plaquetas e fibrina infectado). Os achados patológicos na EI foram descritos pela primeira vez em 1646 por Lazare Rivière, um médico francês da Université de Montpellier. Na necropsia, Rivière descreveu "pequenas proeminências arredondadas com textura semelhante à dos pulmões, das quais a maior tinha aproximadamente o tamanho de uma avelã e bloqueava a valva aórtica". O termo *endocardite* foi utilizado pela primeira vez em 1835 pelo médico francês Jean-Baptiste Bouillaud, porém, só na década de 1880 que Sir William Osler conseguiu reunir muitos dos achados clínicos, anatomopatológicos e microbiológicos anteriores e sintetizá-los em uma descrição unificada da doença.

Nessas últimas 6 décadas, houve uma mudança significativa na epidemiologia, nos fatores de risco e no tratamento da endocardite. Na era pré-antibiótica, a EI era uniformemente fatal. Desde o advento dos antibióticos e da cirurgia de substituição valvar, a EI pode ser efetivamente tratada e a taxa de mortalidade significativamente reduzida, contanto que o diagnóstico seja estabelecido precocemente. Apesar do progresso, novos desafios continuam surgindo no diagnóstico e no tratamento. À medida que mais pacientes são submetidos a manipulação intravascular, têm dispositivos intracardíacos ou intravasculares implantados e abrigam microrganismos mais resistentes, a terapia efetiva para a EI continua sendo um desafio.

Tradicionalmente a EI tem sido classificada com base na rapidez de sua instalação, como endocardite bacteriana subaguda (EBS) ou endocardite bacteriana aguda (EBA). Esta classificação reflete a virulência do agente etiológico: *Staphylococcus aureus* constitui uma causa comum de EBA, enquanto microrganismos de baixa virulência, como estreptococos *viridans*, têm mais probabilidade de ser a causa da EBS. A EI também pode ser subdividida de acordo com a natureza da valva envolvida, como endocardite de valva nativa (EVN) ou endocardite de prótese valvar (EPV), ou pelo número de valvas envolvidas (EI multivalvar). A EI em decorrência de procedimentos invasivos é classificada como EI associada aos cuidados de saúde ou EI nosocomial. A endocardite pode ser ainda dividida de acordo com o organismo etiológico. Essas categorias frequentemente são combinadas (p. ex., EBA nosocomial de valva tricúspide por *S. aureus*).

Epidemiologia

A EBS é mais comum em adultos mais velhos e, no decorrer dos últimos 50 anos, a idade média dos pacientes diagnosticados com EI aumentou gradualmente. Mais de 50% de todos os casos de EI ocorrem em pacientes com mais de 50 anos. A cardiopatia reumática diminuiu na era moderna, e hoje é um fator predisponente menos comum.

Enquanto a incidência de EI exibe variações geográficas nos EUA, a incidência anual global é de aproximadamente 12,7 casos por 100 mil indivíduos. Foi observado aumento significativo em relação aos anos anteriores em indivíduos idosos, mas também em pacientes mais jovens. Diversos estudos mostraram que esse aumento na incidência da EI poderia ser explicado pelo número alarmante de usuários de substâncias psicoativas intravenosas (IV) da atual epidemia de opioides nos EUA. A taxa de admissão hospitalar ajustada para a idade tem aumentado em 2,4% ao ano, refletindo esse aumento na incidência. Em geral, a EBS envolve a valva mitral ou, menos comumente, a valva aórtica. A EI da valva pulmonar é relativamente rara, e a EBA do lado direito ocorre principalmente em usuários de substâncias IV. Os indivíduos com cardiopatia congênita podem ter predisposição à EI, dependendo da lesão.

Patogênese

O endotélio cardíaco normal é relativamente resistente à invasão bacteriana. Se houver dano ao endotélio cardíaco, pode ocorrer formação de um trombo de plaquetas e fibrina não infectado. Essa endocardite trombótica não bacteriana pode se tornar infectada devido à bacteriemia, formando uma vegetação. O dano endotelial pode resultar de valvopatia degenerativa, cardiopatia reumática, cardiopatia congênita, instrumentação ou dispositivos intracardíacos.

Fatores cardíacos predisponentes

Cerca de 15% dos pacientes com diagnóstico de EVN apresentam cardiopatia congênita subjacente. Dessas doenças, a tetralogia de Fallot tem o maior potencial de EI. Outras lesões que predispõem à EI incluem comunicação interventricular, valvas bicúspides e coarctação da aorta. A insuficiência significativa da valva mitral constitui o fator predisponente mais importante para a EI, e o prolapso da valva mitral responde por 20% dos casos de EVN. Valvopatia degenerativa predispõe à EBS no indivíduo idoso, e a valva mitral é afetada com mais frequência. A EI da valva aórtica é rara na miocardiopatia hipertrófica ou na hipertrofia septal assimétrica.

Fatores predisponentes não cardíacos

Alguns hospedeiros, sobretudo usuários de substâncias IV, são predispostos à EI. O uso de substâncias IV ilícitas pode levar ao dano valvar ou endotelial. A bacteriemia decorrente de microrganismos da pele, da flora oral ou outros microrganismos, que contaminam a substância ou substâncias a serem injetadas, pode desenvolver-se com o ato da injeção dessa(s) substância(s). Os cateteres venosos centrais e os dispositivos intracardíacos podem causar lesão endocárdica, predispondo à EI. Os patógenos nosocomiais mais frequentes da EI consistem em *S. aureus*, estafilococos coagulase-negativos, enterococos do grupo D e bacilos gram-negativos aeróbicos. As infecções por esses microrganismos habitualmente ocorrem menos de 1 mês após o procedimento.

Capítulo 95 Infecções do Coração e dos Vasos Sanguíneos

A EI nosocomial pode afetar valvas tanto normais quanto anormais. Como os patógenos na EBA são mais virulentos, a EI nosocomial está associada a uma alta taxa de mortalidade.

Os microrganismos de baixa virulência e não invasivos (p. ex., estreptococos *viridans*) são os patógenos mais comuns da EBS. O potencial dos estreptococos *viridans* de causar EBS está diretamente relacionado com a espessura da cápsula, possibilitando a aderência às valvas cardíacas danificadas. Os estreptococos *viridans* são residentes normais da boca e do sistema digestório. Os procedimentos odontológicos invasivos frequentemente provocam bacteriemia transitória, que pode resultar em EBS em valvas cardíacas danificadas, mas não nas valvas normais. A bacteriemia transitória por estreptococos *viridans* pode formar uma vegetação no trombo estéril de plaqueta e fibrina que cobre uma área do endotélio danificado ou de dispositivos intracardíacos. O sistema digestório ou o sistema geniturinário constituem a fonte habitual de bacteriemia em casos de EBS de valva nativa por enterococos do grupo D.

Diagnóstico

O diagnóstico clínico da EI depende de uma combinação de achados clínicos, laboratoriais e ecocardiográficos. As pistas epidemiológicas para os potenciais patógenos da EI estão delineadas na Tabela 95.1. O achado mais importante na EI é a demonstração de bacteriemia contínua, habitualmente com múltiplas hemoculturas positivas. A Tabela 95.2 fornece os critérios de Duke modificados, que frequentemente são utilizados para prever a probabilidade de um paciente apresentar EI.

Manifestações clínicas

As manifestações clínicas essenciais da EI consistem em febre (90% dos casos) e sopro cardíaco (85%). Na era dos antibióticos, o paciente pode estar afebril se estiver usando antibióticos por outro motivo. A apresentação aguda *versus* subaguda é determinada pela virulência do patógeno causador de EI. A EBS manifesta-se frequentemente com sudorese, mal-estar e anorexia. A evolução da EBS tende a ser mais indolente e pode ser acompanhada de dorsalgia, artralgia (> 50% dos pacientes) ou acidente vascular encefálico (AVE) embólico. Com a progressão da EBS, pode ocorrer deposição de imunocomplexos circulantes no rim, causando nefrite intersticial, glomerulonefrite, e até mesmo insuficiência renal. Os nódulos de Osler (nódulos subcutâneos dolorosos nas polpas distais dos dedos das mãos ou dos pés), as lesões

Tabela 95.1 Indícios de prováveis patógenos na endocardite infecciosa.

Características epidemiológicas	Patógenos	Características epidemiológicas	Patógenos
Uso de substâncias intravenosas	*Staphylococcus aureus* *Pseudomonas aeruginosa* Estreptococos beta-hemolíticos BGN aeróbicos Polimicrobiana Fungos	Diabetes melito	*S. aureus* Estreptococos beta-hemolíticos *S. pneumoniae*
		EPV precoce	*S. aureus* BGN aeróbicos Fungos *Corynebacterium* spp.
Dispositivo cardiovascular permanente	*S. aureus* ECoN BGN aeróbicos *Corynebacterium* spp.	EPV tardia	ECoN *S. aureus* Estreptococos *viridans* *Enterococcus* spp. *Corynebacterium* spp. *Legionella* spp.
Distúrbios, infecção, manipulação geniturinários	*Enterococcus* spp. Estreptococos do grupo B (*Streptococcus agalactiae*) BGN aeróbicos		
Distúrbios crônicos da pele	*S. aureus* Estreptococos beta-hemolíticos	Exposição a cães ou gatos	*Bartonella* spp. *Pasteurella* spp. *Capnocytophaga* spp.
Dentição precária, procedimentos odontológicos	Estreptococos *viridans* Estreptococos nutricionalmente variantes (*Abiotrophia* spp., *Granulicatella* spp.) *Gemella* spp. HACEK[a]	Contato com leite contaminado ou animais de criação infectados	*Brucella* spp. *Coxiella burnetii* (febre Q) *Erysipelothrix rhusiopathiae*
		Pessoas em situação de rua	*Bartonella* spp.
		Infecção pelo vírus da imunodeficiência humana	*S. pneumoniae* *Salmonella* spp. *S. aureus*
Cirrose alcoólica	*Streptococcus pneumoniae* *Bartonella* spp. *L. monocytogenes* Estreptococos beta-hemolíticos	Pneumonia e meningite[b]	*S. pneumoniae*
		Transplante de órgãos sólidos	*S. aureus* *Aspergillus fumigatus* *Enterococcus* spp. *Candida* spp.
Queimaduras	*S. aureus* BGN aeróbicos *P. aeruginosa* Fungos	Lesões gastrintestinais	*Streptococcus bovis* *Enterococcus* spp.

[a]HACEK: *Haemophilus* spp., *Aggregatibacter actinomycetemcomitans*, *Cardiobacterium hominis*, *Eikenella corrodens* e *Kingella kingae*. [b]Com cirrose alcoólica. *BGN*, bacilos gram-negativos; *ECoN*, estafilococos coagulase-negativos; *EPV*, endocardite de prótese valvar. (Adaptada de Baddour LM, Wilson WR, Bayer AS et al.: Infective endocarditis: diagnosis, antimicrobial therapy, and management of complications: a statement for healthcare professionals from the Committee on Rheumatic Fever, Endocarditis, and Kawasaki Disease, Council on Cardiovascular Disease in the Young, and the Councils on Clinical Cardiology, Stroke, and Cardiovascular Surgery and Anesthesia, American Heart Association; endorsed by the Infectious Diseases Society of America, Circulation 111:e394-e433, 2005.)

Seção 15 Doenças Infecciosas

Tabela 95.2 Critérios de Duke modificados para o diagnóstico de endocardite infecciosa.

Critérios diagnósticos

EI definida (qualquer um dos seguintes):
- Achados positivos para EI na patologia ou microbiologia da vegetação
- Dois critérios maiores
- Um critério maior e três menores
- Cinco critérios menores

EI possível (qualquer um dos seguintes):
- Um critério maior e um critério menor
- Três critérios menores

Não é EI (qualquer um dos seguintes):
- Diagnóstico alternativo definido ou resolução com < 4 dias de antibioticoterapia
- Não preenche os critérios de possível EI

Critérios maiores

Hemoculturas positivas para EI (qualquer um dos seguintes):
- Microrganismo típico de EI a partir de duas hemoculturas separadas:
  - Estreptococos *viridans*, *Streptococcus gallolyticus* (anteriormente *Streptococcus bovis* biotipo I) ou as cepas variantes nutricionais (*Granulicatella* spp. e *Abiotrophia defectiva*)
  - Grupo HACEK: *Haemophilus* spp., *Aggregatibacter actinomycetemcomitans*, *Cardiobacterium hominis*, *Eikenella corrodens* e *Kingella kingae*
  - *Staphylococcus aureus*
- Enterococos adquiridos na comunidade, na ausência de foco primário

Hemocultura persistentemente positiva, definida pelo isolamento de um microrganismo condizente com EI a partir de qualquer um dos seguintes:
- Hemoculturas coletadas com intervalo de mais de 12 h
- Todas as três ou a maior parte das quatro ou mais hemoculturas separadas, com intervalo de pelo menos 1 h entre a primeira e a última coletada
- [a]Uma hemocultura positiva para *Coxiella burnetii* ou título de anticorpo IgG antifase I > 1:800

Evidências de envolvimento endocárdico

Ecocardiograma positivo para EI:
- [a]ETE recomendado para pacientes com próteses valvares classificadas pelo menos com "EI possível" por critérios clínicos ou com EI complicada (abscesso paravalvar); ETT como primeiro exame em outros pacientes
- Definição de ecocardiograma positivo (qualquer um dos seguintes):
  - Massa intracardíaca oscilante sobre a valva ou estruturas de suporte ou no trajeto de jatos regurgitantes ou em material implantado, sem outra explicação anatômica
  - Abscesso
  - Deiscência parcial recente da prótese valvar
- Regurgitação valvar de aparecimento recente (exacerbação ou modificação de sopro preexistente não é suficiente)

Critérios menores ([a]Os critérios menores ecocardiográficos foram eliminados)

Predisposição: condição cardíaca predisponente ou uso de substâncias intravenosas
Febre: 38°C
Fenômenos vasculares: êmbolos em artérias calibrosas, infartos pulmonares sépticos, aneurisma micótico, hemorragia intracraniana, hemorragias conjuntivais, lesões de Janeway
Fenômenos imunológicos: glomerulonefrite, nódulos de Osler, manchas de Roth, fator reumático
Evidências microbiológicas: hemocultura positiva, porém sem preencher o critério maior (excluindo culturas positivas isoladas para estafilococos coagulase-negativos e microrganismos que não causem endocardites) ou evidências sorológicas de infecção ativa por microrganismo compatível com EI

[a]Representa uma mudança dos critérios de Duke anteriormente publicados. *EI*, endocardite infecciosa; *ETE*, ecocardiograma transesofágico; *ETT*, ecocardiograma transtorácico; *IgG*, imunoglobulina G. (Adaptada de Li JS, Sexton DJ, Mick N et al.: Proposed modifications to the Duke criteria for the diagnosis of infective endocarditis, Clin Infect Dis 30:633-638, 2000.)

de Janeway (máculas hemorrágicas e não dolorosas nas regiões palmares e plantares) e as manchas de Roth (hemorragias retinianas com pequeno clareamento central) são achados clássicos relacionados com micro-êmbolos e vasculite imunomediada da EBS.

Os pacientes com EBA tendem a apresentar uma evolução mais fulminante, em virtude da maior virulência do patógeno. A febre da EBA é habitualmente alta (> 38,9°C) e, com frequência, é acompanhada de calafrios. Se houver disfunção mecânica da válvula, os sintomas de insuficiência cardíaca congestiva serão predominantes. Com frequência, a manifestação inicial de EBA do lado direito é embolia pulmonar séptica com dor torácica de caráter pleurítico. Os achados clínicos da EBS e da EBA são apresentados na Tabela 95.3.

Clinicamente, a EPV pode ser considerada precoce (< 2 meses) ou tardia (> 2 meses) após o implante da prótese valvar. A EPV precoce é causada por patógenos virulentos (p. ex., *S. aureus*) que infectam a prótese valvar antes que a endotelização seja concluída. A endotelização de uma valva mecânica é parcialmente protetora contra a bacteriemia transitória na EVP tardia. Com o tempo, as próteses valvares biológicas têm o mesmo potencial de EI do que as mecânicas.

Tipicamente, os patógenos da EPV precoce, como *S. aureus* e *Pseudomonas aeruginosa*, são extremamente virulentos e invasivos. A EPV tardia assemelha-se mais à EBS, é causada por patógenos menos virulentos e sua evolução é mais indolente. Os agentes etiológicos mais comuns consistem em estafilococos coagulase-negativos, porém os estreptococos *viridans* também causam EPV tardia.

Tabela 95.3 Achados clínicos na endocardite bacteriana subaguda (EBS) e na endocardite bacteriana aguda (EBA).

Sintomas e achados[a]	EBA	EBS
Anorexia	−	+
Perda de peso	−	±
Mialgias ou artralgias	+	±
Fadiga	−	+
Dispneia	+	−
Dor torácica em caráter pleurítico[b]	+	−
Dor lombar	+	+
Cefaleia	+	±
Alterações do estado mental	+	±
Confusão mental aguda	+	±
Acidente vascular encefálico	−	+
Cegueira unilateral súbita	−	+
Dor no quadrante superior esquerdo do abdome	Abscesso esplênico	Infarto esplênico
Febre	> 38,9°C	< 38,9°C
Sopro cardíaco novo ou variável	±	±
Esplenomegalia	−	+
Petéquias	+	+
Nódulos de Osler	−	+
Lesões de Janeway	+	−
Hemorragias subungueais	±	+
Manchas de Roth	−	+
Insuficiência cardíaca congestiva (FVE)	+	−

[a]Sem outra explicação. [b]Com embolia pulmonar séptica da EBA da valva tricúspide. [c]A febre pode ser < 38,9°C em usuário de substâncias intravenosas com EBA. *FVE*, falência de ventrículo esquerdo; +, presente; −, ausente; ±, presente ou ausente. (Adaptada de Cunha BA, Gill MV, Lazar JM: Acute infective endocarditis: diagnostic and therapeutic approach, Infect Dis Clin North Am 10:811-834, 1996.)

Capítulo 95 Infecções do Coração e dos Vasos Sanguíneos

A EI nosocomial resulta de procedimentos intravasculares ou intracardíacos invasivos, que danificam o endotélio ou as valvas; também pode ser causada por extensão direta de infecção, como de EBA associada a fio de marca-passo. Os microrganismos causadores de EI nosocomial originam-se da pele (p. ex., *S. aureus*, estafilococos coagulase-negativos), de procedimentos gastrintestinais ou geniturinários (p. ex., enterococos do grupo D), ou de cateteres venosos centrais, portas ou cateteres de hemodiálise (p. ex., espécies de *Candida*, bacilos gram-negativos aeróbicos). A EI relacionada à nutrição parenteral total (NPT) é, com mais frequência, causada por espécies de *Candida*; outras fungemias associadas à NPT causam EI com menos frequência. Em usuários de substâncias IV, a EBA da valva tricúspide é habitualmente causada por *S. aureus* ou *P. aeruginosa* (dependendo da área geográfica e dos materiais relacionados com as substâncias).

Bacteriemia de alto grau ou contínua inexplicável e sopro cardíaco devem sugerir EI. Se as hemoculturas forem negativas, mas houver um sopro, vegetação e manifestações periféricas de EI, deve-se aventar endocardite infecciosa com cultura negativa (ECN). A ECN infecciosa é causada por microrganismos difíceis de cultivar, como espécies de *Legionella*, *Brucella*, *Tropheryma whipplei* e *Coxiella burnetii* (que provoca a febre Q). A doença dos legionários pode causar EVN ou EPV. A ECN devido a espécies de *Brucella* pode ser um diagnóstico difícil, porém o relato de contato prévio com gado ou consumo de produtos lácteos não pasteurizados deve sugerir o diagnóstico e, com frequência, a ecocardiografia revela grandes vegetações. A febre Q é um diagnóstico difícil de ECN infecciosa. A EBS da febre Q pode ser sugerida por relato de contato com animais. Com frequência, há achados clínicos de febre Q, porém o diagnóstico pode não ser feito porque as vegetações da febre Q não são facilmente visualizadas.

Achados laboratoriais

O isolamento de um microrganismo ou de microrganismos em hemoculturas é crucial para o diagnóstico e o manejo da EI. Pelo menos dois conjuntos de hemoculturas de duas veias periféricas diferentes devem ser obtidos em pacientes com alta suspeita de EI, sobretudo naqueles de alto risco (p. ex., EPV, dispositivos intracardíacos, história pregressa de EI etc.). A probabilidade de isolar um patógeno causador é maior em pacientes que não estejam em tratamento com antibiótico ou que não tenham recebido antibióticos nas 2 semanas anteriores à coleta das hemoculturas. A maioria das bactérias e até mesmo alguns fungos podem ser isolados em hemoculturas padrão, exceto patógenos que provocam ECN.

O diagnóstico da EI relacionada a *Legionella* baseia-se na ocorrência anterior de pneumonia e em títulos elevados de antígeno urinário. A EI relacionada a *Brucella* é confirmada pelos títulos e/ou por uma reação em cadeia da polimerase. Um indício de ECN da febre Q consiste em aumento da captação valvar na tomografia por emissão de pósitrons (PET) ou tomografia computadorizada (TC), e esse resultado deve levar à realização imediata de teste para a febre Q.

Com o advento de testes microbiológicos sofisticados, HACEK (*Haemophilus* spp.; *Aggregatibacter actinomycetemcomitans* [anteriormente denominado *Actinobacillus actinomycetemcomitans*], *Cardiobacterium hominis*, *Eikenella corrodens* e *Kingella kingae*) crescem de forma relativamente rápida e não se manifestam mais como ECN. Testes moleculares mais recentes, que utilizam o sequenciamento de DNA livre de células microbianas, possibilitam melhor diagnóstico, e a implementação imediata de terapia-alvo.

Na EI, podem ocorrer muitas anormalidades laboratoriais inespecíficas (Tabela 95.4); quando inseridas no contexto apropriado, podem ajudar de maneira significativa no diagnóstico.

Tabela 95.4 Exames laboratoriais inespecíficos para a endocardite infecciosa.

Achados laboratoriais	Porcentagem
Anemia	70 a 90[a]
Leucocitose	20 a 30
VHS elevada	90 a 100
Proteína C reativa	100
Histiócitos no esfregaço sanguíneo	25
Fator reumatoide (FR) positivo	50[a]
Imunocomplexos circulantes	65 a 100[a]
Hematúria microscópica	30 a 50

[a]Mais compatível com EBS. *VHS*, velocidade de hemossedimentação. (Dados de Brusch JL: Clinical manifestations of endocarditis. In Brusch JL, editor: Infective endocarditis, New York, 2007, Informa Healthcare, pp 143-166.)

Exames de imagem

A ecocardiografia é um elemento importante no diagnóstico e tratamento; deve ser realizada em todos os pacientes com suspeita de EI. Em pacientes com baixa probabilidade de EI ou constituição corporal pequena, um ecocardiograma transtorácico (ETT) pode ser suficiente. Embora o ETT seja frequentemente suficiente para rastreamento de EVN, o "padrão-ouro" continua sendo o ecocardiograma transesofágico (ETE), que é mais sensível na detecção de vegetações menores, abscesso para valvar e EPV. Se o ETT ou o ETE demonstrarem uma vegetação, porém as hemoculturas permanecerem negativas, deve-se considerar o diagnóstico de ECN infecciosa. A Tabela 95.5 apresenta uma abordagem diagnóstica escalonada para esses casos.s

Tabela 95.5 Abordagem diagnóstica para a endocardite com cultura negativa.

Biopsia de valva não disponível

1. Febre Q e sorologia para *Bartonella*: se o resultado for negativo, utilize o sistema de lise-centrifugação ou hemoculturas e informe o laboratório de microbiologia sobre a possibilidade de microrganismos exigentes para possibilitar o uso de meios e técnicas de cultura especiais como meios enriquecidos com tioglicolato, cloridrato de piridoxal ou L-cistina para *Abiotrophia*; ágar de extrato de levedura de carvão tamponado (BCYE) para *Legionella*; incubação prolongada para HACEK[a]
2. Fator reumatoide (FR), anticorpos antinucleares (ANA)
3. PCR para *Bartonella* spp. e *Tropheryma whipplei*
4. PCR *nested* para fungos, pesquisa de antígeno capsular de *Cryptococcus neoformans* em tecido e pesquisa de antígeno de *Histoplasma capsulatum* na urina: se o resultado for negativo, solicitar provas sorológicas para *Mycoplasma pneumoniae*, *Legionella pneumophila*, *Brucella melitensis* e *Bartonella* spp. por *Western blot*

Biopsia de valva disponível

1. PCR de largo espectro para bactérias (rRNA 16S) e fungos (rRNA 18S)
2. Exame histológico com coloração direta para *Chlamydia* spp., *Coxiella burnetii*, *Legionella* spp., fungos e *T. whipplei*
3. Reação de enriquecimento de extensão de *primer* (PEER) ou autoimuno-histoquímica (AIHC)

[a]HACEK: *Haemophilus* spp., *Aggregatibacter actinomycetemcomitans*, *Cardiobacterium hominis*, *Eikenella corrodens* e *Kingella kingae*. *PCR*, reação em cadeia da polimerase; *rRNA*, RNA ribossomial. (Adaptada de Fournier PE, Thuny F, Richet H et al.: Comprehensive diagnostic strategy for blood culture-negative endocarditis: a prospective study of 819 new cases, Clin Infect Dis 51:131-140, 2010; e Mylonakis E, Calderwood SB: Infective endocarditis in adults, N Engl J Med 345:1320, 2001.)

Os exames de imagem na EI concentram-se principalmente na identificação de suas complicações. Embora a ecocardiografia ainda seja o método preferido para a detecção de vegetações, os avanços na TC *multislice* possibilitaram a detecção de vegetações e anormalidades valvares na TC do tórax, além dos êmbolos sépticos visualizados na EI do lado direito. A ressonância magnética (RM) da coluna vertebral é útil em pacientes com EI que se queixam de dorsalgia; trata-se do método preferido para osteomielite vertebral causada por EI. Alterações do estado mental ou sinais neurológicos focais de ocorrência recente devem levar à realização de TC ou RM da cabeça para avaliação de êmbolos sépticos para o cérebro. Embora seja menos invasiva do que o ETE, a RM cardíaca frequentemente não tem resolução suficiente para detectar vegetações menores; entretanto, pode ser útil na identificação de pseudoaneurismas da raiz da aorta, aneurismas do seio de Valsalva e lesões vasculares embólicas.

Diagnóstico diferencial e mimetização

O diagnóstico de EBS baseia-se em bacteriemia de alto grau ou contínua inexplicável de outro modo, causada por um patógeno da endocardite conhecido, juntamente com vegetação cardíaca. Dependendo da duração, antes de sua apresentação (habitualmente 1 a 3 meses), a EI pode ser acompanhada de manifestações periféricas, tais como nódulos de Osler, lesões de Janeway, hemorragias subungueais, ou hemorragias conjuntivais. A EBS também pode ser acompanhada de esplenomegalia ou fenômenos embólicos; entretanto, as manifestações periféricas presentes na EBS também podem ser observadas em outros distúrbios. Antes de atribuir as manifestações periféricas à EBS, o médico precisa descartar a possibilidade de outros distúrbios sistêmicos e confirmar o diagnóstico de EBS.

Do ponto de vista clínico, os distúrbios que mais provavelmente mimetizam a EBS são a endocardite de Libman-Sacks (associada a lúpus eritematoso sistêmico [LES]), endocardite marântica (causada por neoplasia maligna, habitualmente linfoma, câncer de pulmão ou câncer de pâncreas), e mixoma atrial. A miocardite de qualquer etiologia pode mimetizar a EBS com febre, sopro e fenômenos embólicos periféricos. Cardiomegalia, um achado habitual na miocardite, não é tipicamente encontrada na EBS. Leucopenia e trombocitopenia são indícios de miocardite viral, e qualquer um dos achados fala contra o diagnóstico de EBS. A ecocardiografia revela miocardite, mas sem vegetações, e o paciente não apresenta bacteriemia.

O LES, sobretudo entre as crises, pode mimetizar a EBS com febre baixa, sopro, manifestações periféricas e esplenomegalia. Os achados laboratoriais no LES incluem anemia de doença crônica e elevação leve a moderada da velocidade de hemossedimentação (VHS). Mesmo quando existem vegetações de Libman-Sacks, a EBS é rara no LES. Uma crise de lúpus pode apresentar sintomas semelhantes à EBA, com febre alta ($> 38{,}9°C$), hipersensibilidade das pontas dos dedos das mãos (imitando os nódulos de Osler) e manchas de Roth (hemorragias retinianas). Hemorragias conjuntivais e subungueais são raras no LES, porém comuns na EBS. Hematúria microscópica é a manifestação renal habitual da EBS (*i. e.*, glomerulonefrite focal), porém a nefrite totalmente desenvolvida com proteinúria e hematúria é típica de comprometimento renal do LES. Embora possa haver sobreposição dos achados clínicos do LES e da EBS, esta última é descartada pela ausência de bacteriemia de alto grau ou contínua.

Os mixomas atriais podem mimetizar a EBS com febre, sopros e fenômenos embólicos (p. ex., hemorragias subungueais). É comum haver elevação acentuada da VHS nos pacientes com mixomas atriais, porém não são observados resultados biologicamente falso-positivos no Venereal Disease Research Laboratory (VDRL), fatores reumatoides elevados e comprometimento renal. No ETT ou ETE, os mixomas atriais aparecem como massas ou vegetações na superfície atrial em vez de ocorrer em uma valva, como na EI. A possibilidade de EBS é descartada pela ausência de bacteriemia.

Além do mimetismo clínico da EBS, há também mimetização ecocardiográfica, incluindo fibromas papilares, trombos, valvas calcificadas, degeneração mixomatosa e endocardite marântica. Em geral, esses distúrbios não são acompanhados de febre ou bacteriemia. O termo *endocardite marântica* refere-se a vegetações não infectadas, com sopro e hemoculturas negativas que ocorrem secundariamente a uma neoplasia maligna. Os pacientes com endocardite marântica são afebris, a não ser que a febre seja causada pela neoplasia maligna subjacente (p. ex., linfoma). O paciente com endocardite marântica devido a linfoma pode apresentar febre, esplenomegalia e outras manifestações de EBS. As hemoculturas negativas descartam efetivamente a possibilidade de EI. A ECN infecciosa (p. ex., febre Q) pode exibir pouca ou nenhuma vegetação visível. Deve-se considerar a possibilidade de ECN infecciosa na presença de febre, sopro e vegetação, juntamente com manifestações periféricas de EI.

Tratamento

O tratamento efetivo da EI depende da sensibilidade do patógeno aos antibióticos, da penetração do antibiótico na vegetação e da duração adequada da antibioticoterapia. Os antibióticos selecionados para a EI devem ser, de preferência, bactericidas. Na EI, os microrganismos estão profundamente inseridos na vegetação, o que justifica a terapia prolongada para a penetração e esterilização desta. No início da terapia para EI, as hemoculturas tornam-se rapidamente negativas, porém o tratamento é continuado, visto que a infecção na vegetação não foi erradicada. A multiplicação das bactérias, necessária para a atividade bactericida dos antibióticos, é reduzida dentro das vegetações; portanto, é necessário o uso prolongado de antibióticos. É importante assinalar que, nos casos de endocardite por *Staphylococcus aureus*, as hemoculturas podem não se tornar rapidamente negativas e podem permanecer positivas por vários dias, apesar da antibioticoterapia adequada. A penetração do antibiótico na vegetação é fundamental; por exemplo, os estreptococos *viridans* são extremamente sensíveis aos antibióticos betalactâmicos, porém é necessário um ciclo prolongado de terapia antimicrobiana para erradicar os patógenos existentes na vegetação.

Enquanto alguns casos de EI não complicada podem ser tratados com 2 semanas de terapia antimicrobiana, a duração habitual da monoterapia ou da terapia combinada é de 4 a 6 semanas, dependendo do patógeno.

As diretrizes atuais para o tratamento da EI recomendam o uso de antibióticos IV. Entretanto, o ensaio clínico POET confirmou o que evidências anteriores já haviam mostrado, isto é, que a transição dos antibióticos IV para orais não mostrou ser inferior aos antibióticos IV isoladamente em pacientes com EI do lado esquerdo causada por *Streptococcus* spp. e *Enterococcus faecalis*, *Staphylococcus aureus* e *Staphylococcus* coagulase-negativo. Isso se soma aos estudos significativos já disponíveis, que demonstram a efetividade da terapia oral para infecções sistêmicas graves. Como a segurança e a eficácia da antibioticoterapia oral para o tratamento da EI ainda precisam ser comprovadas por estudos clínicos futuros, isso não apenas reduziria a morbidade associada a cateteres IV de longa duração, como também seria ideal para pacientes que, de outro modo, não são elegíveis para tratamento com antibióticos IV em longo prazo. Os lipoglicopeptídios de ação longa (dalbavancina, oritavacina) têm sido usados em número muito pequeno de estudos retrospectivos, que mostraram que esses fármacos são potencialmente promissores no tratamento da EI; entretanto, é preciso ter cautela, visto que foram documentados casos de fracasso, e ainda existe o potencial de aumento da resistência à terapia padrão.

Capítulo 95 Infecções do Coração e dos Vasos Sanguíneos **965**

A terapia antimicrobiana efetiva não elimina as complicações supurativas ou embólicas da endocardite. Em geral, a falha terapêutica está relacionada com a destruição valvar, uma complicação que pode exigir substituição da valva. As complicações supurativas intracardíacas ou extracardíacas habitualmente exigem drenagem para a cura da EI. Os princípios gerais de terapia da EI são apresentados na Tabela 95.6, e a Tabela 95.7 fornece um resumo dos esquemas de antibióticos específicos que podem ser usados no tratamento da EI.

As complicações da endocardite podem ser intracardíacas ou extracardíacas, e também podem ser classificadas de acordo com o mecanismo de dano (i. e., imunológico versus infeccioso). As complicações intracardíacas infecciosas da EI incluem pericardite purulenta e abscesso paravalvar; clinicamente manifestam-se com febre ou bacteriemia persistentes, apesar da antibioticoterapia adequada. As complicações podem ser sépticas ou imunológicas; por exemplo, o comprometimento esplênico pode ser imunológico (infarto esplênico) ou séptico (abscesso esplênico). Os eventos embólicos estão relacionados com as dimensões da vegetação. Êmbolos não malignos do sistema nervoso central (p. ex., meningite asséptica) podem complicar a EBS, enquanto êmbolos sépticos (p. ex., meningite bacteriana aguda) podem complicar a EBA. Na EBA, em particular, podem ocorrer perfuração ou destruição valvares, resultando em insuficiência cardíaca congestiva aguda. Com frequência, essas complicações determinam a realização ou não de cirurgia e quando deverá ser efetuada. As indicações para intervenção cirúrgica são fornecidas na Tabela 95.8. Como princípio geral, o abscesso paravalvar ou a insuficiência cardíaca congestiva intratável, exigem intervenção cirúrgica urgente. As vegetações persistentes ou a doença embólica que ocorre depois de 1 semana de antibioticoterapia adequada devem levar à consideração de cirurgia imediata.

Tabela 95.6 Princípios de terapia para a endocardite infecciosa.

1. A seleção de antibióticos inicialmente é feita de forma empírica, com base no exame físico e na anamnese.
2. São prescritos antibióticos bactericidas.
3. A CIM e a CBM são medidas para assegurar a posologia adequada dos agentes.
4. A dosagem intermitente proporciona penetração superior no trombo, em comparação com a infusão contínua; a penetração está diretamente relacionada com o pico de nível sérico.
5. O paciente deve ser tratado em uma unidade de saúde na primeira e segunda semanas.
6. A duração habitual da terapia é de 4 a 6 semanas.
7. Um ciclo de 4 semanas é adequado para um caso não complicado de ENV (um ciclo de menor duração, de 2 semanas, é adequado em alguns casos); é necessário um ciclo de 6 semanas para o tratamento da EPV e das infecções com grandes vegetações (i. e., infecção por HACEK).[a]

[a]HACEK: Haemophilus spp., Aggregatibacter actinomycetemcomitans, Cardiobacterium hominis, Eikenella corrodens e Kingella kingae. CBM, concentração bactericida mínima; CIM, concentração inibitória mínima. (Adaptada de Brusch JL: Diagnosis of infective endocarditis. In Brusch JL, editor: Infective endocarditis, New York, 2007, Informa Healthcare, pp 241-254.)

Tabela 95.7 Tratamento antimicrobiano da endocardite infecciosa.

| Microrganismo etiológico | Valva nativa | | Prótese valvar | |
	Antibioticoterapia	Comentários	Antibioticoterapia	Comentários
Estreptococos *viridans* sensíveis à penicilina, *Streptococcus bovis* e outros estreptococos com CIM de penicilina ≤ 0,1 μg/mℓ	Penicilina G ou ceftriaxona por 4 semanas[a]	Pode-se considerar um esquema de 2 semanas de penicilina G ou ceftriaxona combinada com gentamicina em pacientes com EVN do lado direito, sem qualquer evidência de doença embólica (excluindo a embolia pulmonar) ou outras complicações	Penicilina G por 6 semanas e gentamicina por 2 semanas[a]	A menor duração do tratamento com aminoglicosídeo (2 semanas) é habitualmente adequada para a EPV devido a estreptococos *viridans* sensíveis à penicilina, *S. bovis* ou outros estreptococos com CIM de penicilina ≤ 0.1 μg/mℓ
Estreptococos relativamente resistente à penicilina (CIM de penicilina > 0,1 a 0,5 μg/mℓ)	Penicilina G por 4 semanas e gentamicina por 2 semanas[a]		Penicilina G por 6 semanas e gentamicina por 4 semanas[a]	
Espécies de *Streptococcus* com CIM de penicilina > 0,5 μg/mℓ, espécies de *Enterococcus* ou espécies de *Abiotrophia*	Penicilina G ou ampicilina e gentamicina por 4 a 6 semanas[a]	Recomenda-se uma terapia de 6 semanas para pacientes com sintomas de > 3 meses de duração, abscesso miocárdico ou outras complicações selecionadas	Penicilina G ou ampicilina e gentamicina por 6 semanas[a]	Um estudo conduzido por Fernando-Hidalgo et al. mostrou que a combinação de ampicilina e de ceftriaxona é tão efetiva quanto a combinação de ampicilina e gentamicina no tratamento da EI por *Enterococcus faecalis*

(*continua*)

Tabela 95.7 Tratamento antimicrobiano da endocardite infecciosa. (*continuação*)

Microrganismo etiológico	Valva nativa		Prótese valvar	
	Antibioticoterapia	Comentários	Antibioticoterapia	Comentários
Estafilococos sensíveis à meticilina	Nafcilina ou oxacilina por 4 a 6 semanas, com ou sem adição de gentamicina nos primeiros 3 a 5 dias de terapia[b]	Nos poucos pacientes infectados por um estafilococo sensível à penicilina, nafcilina ou oxacilina podem ser substituídas por penicilina G	Nafcilina ou oxacilina com rifampicina por 6 semanas e gentamicina por 2 semanas[b]	Pode ser prudente adiar o início da rifampicina por 1 ou 2 dias até que seja iniciada a terapia com dois outros fármacos antiestafilocócicos efetivos
Estafilococos resistentes à meticilina	Vancomicina com ou sem adição de gentamicina nos primeiros 3 a 5 dias de terapia		Vancomicina com rifampicina por 6 semanas e gentamicina por 2 semanas	Se o estafilococo for resistente à gentamicina, deve-se escolher um terceiro agente alternativo com base no teste de sensibilidade *in vitro*
EVN estafilocócica do lado direito em pacientes selecionados	Naficilina ou oxacilina com gentamicina por 2 semanas	Esse esquema de 2 semanas foi estudado para infecções causadas por microrganismo isolado sensível a oxacilina e aminoglicosídeo. As exclusões para a terapia de curta duração incluem qualquer complicação cardíaca ou extracardíaca associada à EI, persistência da febre por ≥ 7 dias e infecção pelo HIV. Pacientes com vegetação > 1 a 2 cm provavelmente devem ser excluídos da terapia de curta duração		
HACEK[c]	Ceftriaxona por 4 semanas	A ampicilina e a gentamicina por 4 semanas é um esquema alternativo, porém alguns microrganismos isolados produzem betalactamase, reduzindo, assim, a eficácia desse esquema	Ceftriaxona por 6 semanas	A ampicilina e a gentamicina por 6 semanas é um esquema alternativo, porém alguns microrganismos isolados produzem betalactamase, reduzindo, assim, a eficácia desse esquema

[a]A terapia com vancomicina está indicada para pacientes com reações de hipersensibilidade imediata confirmadas aos antibióticos betalactâmicos. [b]Para pacientes que apresentam EI causada por estafilococos sensíveis à meticilina e que são alérgicos à penicilina, a nafcilina ou oxacilina podem ser substituídas por uma cefalosporina de primeira geração ou vancomicina. As cefalosporinas devem ser evitadas em pacientes com reações de hipersensibilidade de tipo imediato confirmadas aos antibióticos betalactâmicos. [c]HACEK: *Haemophilus* spp., *Aggregatibacter actinomycetemcomitans*, *Cardiobacterium hominis*, *Eikenella corrodens* e *Kingella kingae*. *EI*, endocardite infecciosa; *EPV*, endocardite de prótese valvar; *EVN*, endocardite de valva nativa; *HIV*, vírus da imunodeficiência humana. (Adaptada de Mylonakis E, Calderwood SB: Infective endocarditis in adults, N Engl J Med 345:1318-1330, 2001.)

Tabela 95.8 Indicações ecocardiográficas para intervenção cirúrgica na endocardite infecciosa.

Vegetação

Vegetação persistente após embolização sistêmica

Vegetação do folheto anterior da valva mitral (particularmente se houve um ou mais eventos embólicos durante as primeiras 2 semanas de terapia antimicrobiana)[a]

Aumento das dimensões da vegetação, apesar da terapia antimicrobiana adequada[a,b]

Disfunção valvar

Insuficiência aórtica ou mitral aguda com sinais de insuficiência ventricular[b]

Insuficiência cardíaca que não responde à terapia clínica[b]

Perfuração ou ruptura de valva[b]

Abscesso grande ou extensão do abscesso, apesar da terapia antimicrobiana adequada[b]

Extensão paravalvar

Deiscência, ruptura ou fístula valvares[b]

Bloqueio atrioventricular (BAV) recente[b]

Abscesso grande ou extensão do abscesso, apesar da terapia antimicrobiana adequada[b]

[a]Pode haver necessidade de cirurgia, devido ao risco de embolização. [b]Pode haver necessidade de cirurgia, devido a falha da terapia clínica ou insuficiência cardíaca. (Adaptada de Baddour LM, Wilson WR, Bayer AS et al.: Infective endocarditis: diagnosis, antimicrobial therapy, and management of complications: a statement for healthcare professionals from the Committee on Rheumatic Fever, Endocarditis, and Kawasaki Disease, Council on Cardiovascular Disease in the Young, and the Councils on Clinical Cardiology, Stroke, and Cardiovascular Surgery and Anesthesia, American Heart Association; endorsed by the Infectious Diseases Society of America, Circulation 111:e394-e433, 2005.)

Prognóstico

O prognóstico de todas as formas de EI depende diretamente das complicações relacionadas com a infecção. Consequentemente, o diagnóstico precoce e o início da antibioticoterapia adequada são fundamentais para limitar as mortes. Estudos recentes sustentaram o valor da intervenção cirúrgica precoce, quando apropriada, como recurso significativo para diminuir as taxas de morbidade e mortalidade, especificamente em relação a um menor número de eventos embólicos. Se o tratamento for iniciado no momento oportuno e com antibióticos adequados, a taxa de cura para estreptococos *viridans* e *S. bovis* é estimada em 98% na EVN e até 88% na EPV. A endocardite do lado direito em usuários de substâncias IV é habitualmente causada por *S. aureus* e tipicamente tem uma taxa de cura de 90% na EVN e de 75 a 80% na EPV. Todavia, nos usuários de substâncias não IV, as taxas de cura da EI que envolve *S. aureus* são bem menores: de 60 a 70% na EVN e de 50% na EPV. Quando bacilos gram-negativos e fungos são os agentes etiológicos, as taxas de cura são significativamente menores (40 a 60%). Idade avançada, diabetes melito, envolvimento da valva aórtica e desenvolvimento de complicações da EI, incluindo insuficiência cardíaca congestiva (ICC) e êmbolos para o sistema nervoso central, são todos altamente preditivos de taxas de mortalidade e morbidade aumentadas.

Profilaxia da endocardite infecciosa

De acordo com as diretrizes mais recentes da American Heart Association, nem todos os pacientes necessitam de profilaxia antibiótica e essa conduta só deve ser considerada para um subconjunto específico de pacientes. A profilaxia com antibióticos está indicada para pacientes com próteses valvares, para receptores de transplante cardíaco com valvopatia, pacientes com história pregressa de EI, e pacientes com algumas formas de cardiopatia congênita. Entre os pacientes com cardiopatia congênita, apenas aqueles com lesões sem reparo ou com reparo parcial e aqueles com material protético devem receber antibióticos profiláticos (recomendação de grau IIa).

Tipicamente, os esquemas de antibióticos utilizados para profilaxia contra a EI antes de procedimentos invasivos acima da cintura são direcionados contra estreptococos *viridans*. Para procedimentos odontológicos invasivos, o agente profilático recomendado é a amoxicilina, 2 g em dose única VO 30 a 60 minutos antes do procedimento. No caso de pacientes com alergia à penicilina, a amoxicilina pode ser substituída por clindamicina ou um macrolídio.

ENDARTERITE E FLEBITE SUPURATIVA

O termo *endarterite infecciosa* refere-se a uma infecção intravascular das artérias, que afeta a coarctação da aorta, *shunts* da valva da aorta ou persistência do canal arterial, de modo análogo à EI em outros locais. Como no caso da EI, bacteriemia contínua ou de alto grau na ausência de vegetação intracardíaca deve sugerir o diagnóstico. Os exames de imagem (p. ex., PET) definem a extensão do comprometimento arterial. O tratamento é idêntico ao da EI.

O termo *tromboflebite supurativa* refere-se a uma infecção intravenosa, caracterizada por abscesso intravenular; trata-se de uma complicação do uso de cateteres venosos centrais. Os pacientes apresentam flebite com febre alta (> 38,9°C, em comparação com < 38,9°C na flebite não complicada com febre), bacteriemia devido a um microrganismo da pele (p. ex., *S. aureus*) e, com frequência, pus que pode ser espremido do local do cateter. O tratamento consiste em uma combinação de antibióticos e ressecção do segmento venoso envolvido.

INFECÇÕES DA CORRENTE SANGUÍNEA ASSOCIADAS A ACESSO CENTRAL

As infecções da corrente sanguínea associadas a acesso central são relativamente comuns, com incidência anual de aproximadamente 200 mil nos EUA. Deve-se suspeitar de infecção do cateter venoso central se o paciente desenvolver febre, calafrios ou hipotensão sem outra fonte óbvia de infecção. A probabilidade de infecção aumenta com o tempo de permanência do cateter. Além dos sinais clínicos, as hemoculturas de amostras coletadas da periferia, bem como do acesso, devem demonstrar o crescimento do microrganismo causal. Se a cultura coletada do cateter revelar o crescimento de bactérias pelo menos 2 horas antes das hemoculturas obtidas do sangue periférico, deve-se suspeitar fortemente de infecção associada ao acesso central, em vez de bacteriemia na vigência de cateter.

O tratamento das infecções associadas ao uso de cateter varia, dependendo da ação que será tomada em relação a ele (*i. e.*, retirada, troca ou recuperação). Em qualquer caso, deve-se iniciar a antibioticoterapia empírica contra os patógenos mais prováveis. A terapia empírica deve fornecer cobertura contra *S. aureus* e bacilos gram-negativos nosocomiais. Em seguida, a terapia pode ser modificada com bases nos resultados das hemoculturas ou da cultura da ponta do cateter. Se houver suspeita de infecção da corrente sanguínea associada a cateter, deve-se proceder à sua retirada imediata se a infecção resultar em choque séptico ou EI. O acesso também deve ser removido quando as hemoculturas permanecerem positivas para o microrganismo causal por mais de 72 horas ou se houver evidências de desenvolvimento de tromboflebite séptica.

Terapia de resgate é aventada para pacientes hemodinamicamente estáveis, exceto quando a infecção for causada por *S. aureus*, *P. aeruginosa*, *Bacillus* spp., *Micrococcus* spp. ou outras propionibactérias, fungos ou micobactérias. A terapia de resgate baseia-se no uso concomitante de agentes antimicrobianos sistêmicos e *locks* de antibiótico ou etanol.[1]

A troca do fio-guia deve ser reservada para quando existir alto risco de complicações se o cateter original for removido. A troca do fio-guia tem menor chance de eliminar a infecção do que a retirada do cateter.

Para uma discussão mais profunda desses tópicos, ver Capítulo 67, "Endocardite Infecciosa", em *Goldman-Cecil Medicina*, 26ª edição. ❖

LEITURA SUGERIDA

Baddour LM, Cha YM, Wilson WR: Clinical practice: infections of cardiovascular implantable electronic devices, N Engl J Med 367:842–849, 2012.

Blauwkamp TA, Thair S, Rosen MJ, et al: Analytical and clinical validation of a microbial cell-free DNA sequencing test for infectious disease, Nat Microbiol 4:663–674, 2019.

Bor DH, Woolhandler S, Nardin R, et al: Infective endocarditis in the U.S., 1998–2009: a nationwide study, PLoS One 8(e60033):2013.

Brouqt P, Raoult D: Endocarditis due to rare and fastidious bacteria, Clin Microbiol Rev 14:177–207, 2001.

Fernández-Hidalgo N, Almirante B, Gavaldà J, et al: Ampicillin plus ceftriaxone is as effective as ampicillin plus gentamicin for treating *Enterococcus faecalis* infective endocarditis, Clin Infect Dis 56:1261–1268, 2013.

---

[1]N.R.T.: A *lock* terapia, ou terapia de bloqueio, consiste na administração e manutenção de uma solução, em concentração supraterapêutica, nos cateteres venosos centrais. Estas soluções combinam antimicrobianos altamente concentrados com um anticoagulante, sendo aplicáveis tanto para a prevenção quanto para o tratamento da infecção relacionada ao cateter.

Fournier PE, Thuny F, Richet H, et al: Comprehensive diagnostic strategy for blood culture-negative endocarditis: a prospective study of 819 new cases, Clin Infect Dis 51:131–140, 2010.

Garcia-Cabera E, Fernandez-Hidalgo N, Almirante B, et al: Neurological complications of infective endocarditis: risk factors, outcome, and impact of cardiac surgery: a multicenter observational study, Circulation 127:2272–2284, 2013.

Iversen K1, Ihlemann N1, Gill SU1, et al: Partial oral versus intravenous antibiotic treatment of endocarditis, N Engl J Med 380(5):415–424, 2019.

Kadri AN, Wilner B, Hernandez AV, et al: Geographic trends, patient characteristics, and outcomes of infective endocarditis associated with drug abuse in the United States from 2002 to 2016, JAHA 8:e12969, 2019.

Kang DH, Kim YJ, Kim SH, et al: Early surgery versus conventional treatment for infective endocarditis, N Engl J Med 366:2466–2473, 2012.

Kiefer T, Park L, Tribouilloy C, et al: Association between valvular surgery and mortality among patients with infective endocarditis complicated by heart failure, J Am Med Assoc 306:2239–2247, 2011.

Li JS, Sexton DJ, Mick N, et al: Proposed modifications to the Duke criteria for the diagnosis of infective endocarditis, Clin Infect Dis 30:633–638, 2000.

Mermel LA, Allon M, Bouza E, et al: Clinical practice guidelines for the diagnosis and management of intravascular catheter-related infection: 2009 Update by the Infectious Disease Society of America, Clin Infect Dis 49:1–45, 2009.

Morrisette T, Miller MA, Montague BT, et al: Long-acting lipoglycopeptides: "Lineless Antibiotics" for serious infections in persons who use drugs, Open Forum Infect Dis 6(7):ofz274, 2019, Published 2019 Jun 5.

Mylonakis E, Calderwood SB: Infective endocarditis in adults, N Engl J Med 345:1318–1330, 2001.

Steele JM, Seabury RW, Hale CM, et al: Unsuccessful treatment of methicillin-resistant Staphylococcus aureus endocarditis with dalbavancin, J Clin Pharm Ther 43:101–103, 2018.

Wilson W, Taubert KA, Gewitz M, et al: Prevention of infective endocarditis: guidelines from the American Heart Association: a guideline from the American Heart Association Rheumatic Fever, Endocarditis, and Kawasaki Disease Committee, Council on Cardiovascular Disease in the Young, and the Council on Clinical Cardiology, Council on Cardiovascular Surgery and Anesthesia, and the Quality of Care and Outcomes Research Interdisciplinary Working Group, Circulation 116:1736–1754, 2007.

Infecções Bacterianas Agudas da Pele e das Estruturas Cutâneas

Sajeev Handa

DEFINIÇÃO

As infecções bacterianas agudas da pele e das estruturas cutâneas (IBAPECs) compreendem infecções da pele, do tecido subcutâneo, da fáscia e do músculo por inúmeros microrganismos. Este capítulo concentra-se nas causas bacterianas; entretanto, serão feitas referências a alguns vírus e fungos.

EPIDEMIOLOGIA

As IBAPECs estão entre as infecções mais comuns em todas as faixas etárias. Embora a incidência exata não seja conhecida, vários fatores predispõem ao desenvolvimento de IBAPECs:

- Rupturas da epiderme causadas por traumatismo, feridas cirúrgicas, mordidas humanas ou de animais ou pele seca e irritada com infecção concomitante por fungos
- Estados imunossuprimidos causados por desnutrição, diabetes melito ou síndrome da imunodeficiência adquirida (AIDS)
- Insuficiência venosa ou linfática crônica.

PATOLOGIA

Mecanismos infecciosos

Os micróbios penetram no tegumento através de soluções de continuidade (corte, mordida ou picada) ou penetram no folículo piloso. Os componentes do sistema de defesa do hospedeiro, incluindo radicais de oxigênio, complemento, imunoglobulinas, macrófagos, linfócitos e granulócitos, são recrutados para o local de invasão graças a um vasto plexo de capilares dérmicos.

As bactérias contêm proteínas cuja sequência *N*-terminal de aminoácidos começa com um grupo *N*-formil-metionina, que é quimioatraente para os fagócitos, incluindo macrófagos e granulócitos. Outros componentes da parede celular dos micróbios, como zimosana das leveduras, endotoxinas de bactérias gram-negativas e peptidoglicanos de bactérias gram-positivas, ativam as vias alternativas do complemento, produzindo fatores quimiotáticos derivados do soro. O efluxo dos fagócitos ocorre a partir dos capilares através dos interstícios das células endoteliais e segue o gradiente de fatores quimiotáticos derivados das bactérias e do soro para o local de infecção ativa.

As células endoteliais ativadas também produzem citocinas quimiotáticas, como a interleucina-8 (IL-8). Os granulócitos ativados sintetizam leucotrieno B a partir do ácido araquidônico, um potente quimioatraente para os leucócitos. A produção de citocinas pró-inflamatórias, como IL-1, IL-6 e fator de necrose tumoral, aumentam a função imune, com indução de febre, preparação dos neutrófilos e aumento na produção de anticorpos e síntese de reagentes de fase aguda, como a proteína C reativa.

A estimulação das células endoteliais impulsionada por citocinas gera óxido nítrico e prostaglandinas, e ambos causam vasodilatação.

O efeito fisiológico efetivo consiste em maior fluxo sanguíneo para o tecido, causando inflamação aguda. Conforme descrito por Celsus (30 a.C. a 38 d.C.), a inflamação aguda caracteriza-se por rubor (*i. e.*, vermelhidão), calor, tumor (*i. e.*, tumefação) dor e, conforme acrescentado por Virchow no século XIX, perda de função. O Capítulo 88 discute de modo mais detalhado as defesas do hospedeiro contra a infecção.

Manifestações patológicas

O impetigo caracteriza-se por lesões espessas e crostosas, com margens arredondadas ou irregulares, que ocorrem tipicamente na face. A maioria dos casos é causada por *Staphylococcus aureus*, incluindo *S. aureus* resistente à meticilina (MRSA), ou por estreptococos do grupo A (p. ex., *Streptococcus pyogenes*). Algumas cepas de estreptococos que causam impetigo foram implicadas no desenvolvimento da glomerulonefrite pós-estreptocócica (GNPE).

A foliculite é uma infecção bacteriana superficial dos folículos pilosos. Material purulento é encontrado na epiderme. Manifesta-se como aglomerados de múltiplas lesões eritematosas pequenas, elevadas e pruriginosas, que tipicamente têm menos de 5 mm de diâmetro.

Os furúnculos são infecções do folículo piloso. O material purulento estende-se através da derme até o tecido subcutâneo (tela subcutânea), onde pode haver formação de pequenos abscessos. Um carbúnculo consiste na coalescência de vários folículos inflamados em uma única massa inflamatória. A drenagem purulenta exsuda de múltiplos folículos.

A celulite é uma inflamação superficial da pele e dos tecidos subjacentes; caracteriza-se por eritema, calor e dor à palpação da área envolvida (Figura 96.1). Erisipela é uma variante da celulite, causada predominantemente por *S. pyogenes* produtor de toxina; manifesta-se como lesão eritematosa (vermelho intenso), quente, espalhada e superficial, que se distingue pela sua margem endurecida e elevada.

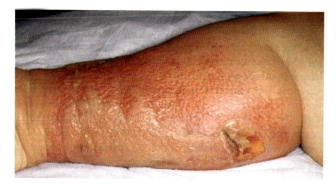

Figura 96.1 Eritema mal definido e edema com formação de bolhas são característicos da celulite dos membros inferiores. (De Pride HB: Cellulitis and erysipelas. In Zaoutis LB, Chiang VW, editors: Comprehensive pediatric hospital medicine, Philadelphia, 2007, Mosby, Fig. 156-1.)

É comum haver comprometimento linfático e formação de vesículas. Os estreptococos dos grupos B, C e D também podem estar implicados (Figura 96.2).

A fasciite necrosante é uma doença progressiva e que se espalha rapidamente, apresentando reação inflamatória profunda na fáscia associada à necrose secundária dos tecidos subcutâneos. As tromboses dos vasos da derme são responsáveis pela necrose tecidual. A fasciite necrosante pode ser polimicrobiana (tipo I), envolvendo micróbios aeróbicos (p. ex., estreptococos, estafilococos, bacilos gram-negativos) e anaeróbicos (p. ex., *Peptostostreptococcus, Bacteroides, Clostridioides* spp.), ou pode ser monomicrobiana (tipo II) e causada por *S. pyogenes* (Figura 96.3). Quando envolve o escroto e a área perineal, é conhecida como gangrena de Fournier.

A piomiosite é uma infecção menos grave que envolve a musculatura, resultante da inoculação direta de bactérias. Por exemplo, a infecção pode resultar do uso de substâncias injetáveis ou da semeadura secundária por *S. aureus* ou por estreptococos beta-hemolíticos do grupo A de uma bacteriemia incidental ou de hematoma causado por traumatismo não penetrante.

O ectima é um pioderma ulcerativo da pele que se estende na derme (diferentemente do impetigo). É causado por estreptococos do grupo A e espécies de *Pseudomonas*.

ETIOLOGIA E APRESENTAÇÃO CLÍNICA

Microrganismos causais

Inúmeros microrganismos podem causar IBAPECs, entretanto, três são mais comuns: *S. pyogenes, S. aureus,* e *Streptococcus agalactiae.*

S. pyogenes (i. e., estreptococos β-hemolíticos do grupo A) é um coco gram-positivo, que pode causar erisipela, celulite estreptocócica, fasciite necrosante, miosite, mionecrose e síndrome do choque tóxico estreptocócico. A celulite estreptocócica origina-se de infecção de feridas, queimaduras ou incisões cirúrgicas e pode progredir, envolvendo grandes áreas. Os usuários de substâncias injetáveis e os indivíduos com comprometimento de drenagem linfática correm alto risco. As manifestações sistêmicas consistem em febre, calafrios, mal-estar com ou sem linfangite associada e bacteriemia. Ao contrário da erisipela, a área afetada não é elevada, e a demarcação entre pele afetada e pele intacta é indistinta. As lesões tendem a ser mais de coloração rosa do que vermelho intenso.

A síndrome do choque tóxico estreptocócico manifesta-se como hipotensão e está associada a lesão renal aguda, níveis elevados de aminotransferases, exantema ou necrose de tecidos moles e coagulopatia. Pode ser complicada pela síndrome de desconforto respiratório agudo (SDRA) ou síndrome de angústia respiratória aguda (SARA). O isolamento do microrganismo de um local estéril fornece um diagnóstico definitivo.

S. aureus é um coco gram-positivo encontrado na parte anterior das narinas de até 30% dos indivíduos saudáveis. É responsável por vários tipos de infecções invasivas e supurativas. As IBAPECs localizadas incluem furúnculos, carbúnculos, impetigo bolhoso e não bolhoso, mastites, eritema, celulite e infecções de feridas e de corpo estranho. A bacteriemia pode ser complicada por septicemia, endocardite, pericardite, pneumonia, empiema, osteomielite e abscessos de tecidos moles, músculos e vísceras.

A síndrome do choque tóxico estafilocócico está, tipicamente, associada ao uso de tampões higiênicos, mas pode ocorrer após o parto ou cirurgia e pode estar associada a lesões cutâneas. Manifesta-se com início agudo de febre, eritrodermia, hipotensão e comprometimento multissistêmico (p. ex., lesão renal, níveis elevados de aminotransferases, coagulopatia, náuseas, vômitos, diarreia).

MRSA associado à comunidade constitui a causa identificável mais comum das IBAPECs no serviço de emergência. Os microrganismos isolados contêm genes que codificam múltiplas toxinas, incluindo citotoxinas que resultam em destruição dos leucócitos e necrose tecidual.

S. agalactiae (um estreptococo do grupo B) é um diplococo gram-positivo. Pode ser responsável por até um terço dos casos de IBAPECs entre adultos. As manifestações comuns consistem em celulite, úlceras de pé e infecção de úlceras de decúbito. A celulite tem sido associada a corpos estranhos, como implantes mamários ou penianos. Menos comumente, podem ocorrer polimiosite, bolhas, dactilite e fasciite necrosante.

Outros microrganismos

Aeromonas hydrophila, Aeromonas veronii e *Aeromonas schubertii* são bastonetes gram-negativos encontrados em água salgada e água doce. Podem causar infecções de feridas leves a graves após lesão, provocando celulite, mionecrose e rabdomiólise. Já foi relatada a ocorrência

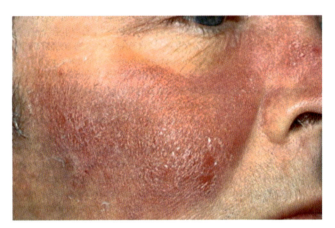

Figura 96.2 O eritema e edema bem definidos são característicos da erisipela. (De Pride HB: Cellulitis and erysipelas. In Zaoutis LB, Chiang VW, editors: Comprehensive pediatric hospital medicine, Philadelphia, 2007, Mosby, Fig. 156-2.)

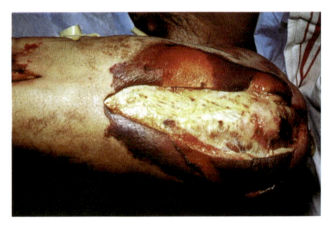

Figura 96.3 Fasciite necrosante espontânea causada por *Clostridioides septicum*. O paciente apresentou início súbito de dor intensa no antebraço. Ocorreu rapidamente edema, e o paciente procurou tratamento médico. Foi constatada crepitação no exame físico, e as radiografias de rotina revelaram a existência de gás nos tecidos moles. O desbridamento cirúrgico imediato revelou fasciite necrosante, porém com preservação do músculo. Observe o aspecto púrpura-violáceo da pele. (De Stevens DL, Aldape MJ, Bryant AE. Necrotizing fasciitis, gas gangrene, myositis and myonecrosis. In Cohen J, Powderly WG, Opal SM, editors: Infectious diseases, ed 3, London, 2010, Mosby, Fig. 10-11.)

de fasciite necrosante nas infecções por *A. veronii* e *A. schubertii*. Infecções de feridas causadas por *Aeromonas* também foram relatadas como resultado do uso medicinal de sanguessugas.

Arcanobacterium haemolyticum é um bacilo gram-positivo, fracamente álcool-ácido-resistente. Tem sido isolado de infecções de tecidos moles, incluindo úlceras crônicas, celulite e paroníquia.

Bacillus anthracis é um bacilo gram-positivo que forma esporos. A inoculação transdérmica dos esporos de traumatismo, até mesmo incidental, pode resultar em antraz cutâneo. Manifesta-se inicialmente como uma pequena pápula pruriginosa que se torna circundada por vesículas não purulentas e indolores e que se rompem facilmente, deixando uma escara preta na base da ulceração. A doença não complicada desaparece em 1 a 3 semanas, sem formação de cicatrizes. A doença cutânea grave é caracterizada por edema extenso, agravamento da inflamação e toxemia (Figura 96.4).

Bartonella henselae é um bacilo gram-negativo que causa a doença da arranhadura do gato. Entre 3 e 10 dias após mordida ou arranhadura de um gato ou outro vetor, aparece uma pápula eritematosa hipersensível. Ocorre linfadenopatia ipsilateral ao local de inoculação 1 a 3 semanas depois, e o paciente apresenta tipicamente manifestações sistêmicas. A resolução da linfadenopatia pode levar meses.

Capnocytophaga canimorsus é um bacilo gram-negativo fino com extremidades afiladas. Está fortemente associado a mordidas e arranhaduras de cães (principalmente) e gatos. Os pacientes asplênicos correm risco particular de sepse causada por esse microrganismo.

Clostridioides perfringens é um bastonete gram-positivo anaeróbico grande. Pode causar celulite ou infecções necrosantes potencialmente fatais da pele, dos músculos e de outros tecidos moles. Esta última caracteriza-se por destruição tecidual rapidamente progressiva, presença de gás nos tecidos, choque e morte. Condições como traumatismo ou injeção de substâncias ilícitas provocam condições anaeróbicas nos tecidos que favorecem o microrganismo. A condição também pode se desenvolver em pacientes com carcinoma do intestino ou neutropenia. A coloração de Gram do tecido ou do exsudato revela grandes bastonetes gram-positivos e ausências de células inflamatórias.

Edwardsiella tarda é um bastonete gram-negativo encontrado em ambientes de água doce. Essa bactéria está associada a infecções de feridas, abscessos e bacteriemia. A taxa de mortalidade é elevada em pacientes com doença hepática e sobrecarga de ferro.

Eikenella corrodens é um bacilo gram-negativo que faz parte da flora oral humana normal. Constitui um importante patógeno encontrado em feridas de mordida humana, lesões com punho fechado e infecções em indivíduos que roem cronicamente as unhas. Pode ocorrer infecção grave de tecidos moles, levando a artrite séptica e osteomielite.

Erysipelothrix rhusiopathiae é um bastonete gram-positivo, mas pode aparecer como microrganismo gram-negativo em virtude de sua rápida descoloração. Os suínos domésticos constituem o seu principal reservatório e a infecção ocorre por contato cutâneo direto por meio de corte ou abrasão. A doença é caracterizada por erisipeloide (*i. e.*, celulite subaguda com vesiculação), como erupção cutânea difusa com sinais e sintomas sistêmicos ou como bacteriemia frequentemente associada à endocardite.

Francisella tularensis é um cocobacilo gram-negativo encontrado em coelhos, lebres, *hamsters* e roedores. Tularemia ulceroglandular ocorre 3 a 5 dias após inoculação cutânea de seres humanos durante o contato com qualquer uma dessas espécies. Forma-se inicialmente uma pápula, seguida de ulceração, com aumento dos linfonodos regionais. Vesículas podem ser observadas. Se não for tratada, a úlcera permanece por várias semanas antes de cicatrizar, deixando fibrose residual. A supuração dos linfonodos afetados é a complicação mais comum, que ocorre apesar do tratamento adequado (Figura 96.5). *B. anthracis* e *F. tularensis* têm sido usados como agentes de bioterrorismo.

Mycobacterium marinum é um bacilo álcool-ácido-resistente atípico; é a micobactéria atípica que mais comumente provoca infecção em seres humanos. Após inoculação de uma abrasão da pele ou ferida por punção em água salgada ou doce (não clorada), as lesões aparecem como pápulas em um membro. As lesões progridem para úlceras superficiais e formam cicatrizes. Tipicamente, as lesões são solitárias, mas podem ter aspecto de linfangite nodular ascendente, de tipo esporotricoide, que acomete a articulação ou os tendões locais.

Mycobacterium leprae é um bacilo álcool-ácido-resistente (BAAR) de crescimento lento, que não cresce *in vitro*. É a causa da hanseníase (doença de Hansen). É transmitido principalmente pelo ar e provoca lesões cutâneas desfigurantes crônicas e dano aos nervos.

Para uma discussão mais profunda deste tópico, ver Capítulo 310, "Hanseníase" em *Goldman-Cecil Medicina*, 26ª edição.

Pasteurella multocida é um cocobacilo gram-negativo, que pode ocorrer no local de arranhadura ou mordida de cão ou gato. Ocorre celulite nas primeiras 24 horas após a lesão, provocando edema, eritema, dor à palpação, secreção serosa ou purulenta, associados ou não a linfadenopatia regional, calafrios e febre.

Pseudomonas aeruginosa é um bastonete gram-negativo e principalmente um patógeno nosocomial. Na comunidade, o serogrupo 0:11 pode causar foliculite relacionada com o uso de banheiras quentes,

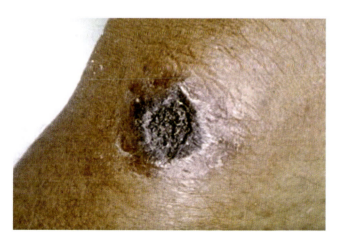

Figura 96.4 Lesão de antraz na pele do antebraço causada pela bactéria *Bacillus anthracis*. (De Centers for Disease Control and Prevention: Public health image library. Disponível em http://phil.cdc.gov/Phil/home.asp. Acessado em 31 de outubro de 2014.)

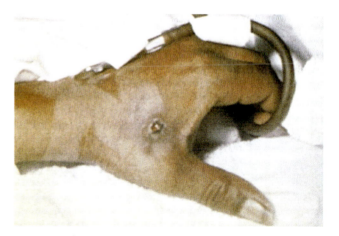

Figura 96.5 Úlcera da tularemia com formação de escara após inoculação percutânea de *Francisella tularensis*. (De Beard CB, Dennis DT: Tularemia. In Cohen J, Powderly WG, Opal SM, editors: Infectious diseases, ed 3, London, 2010, Mosby.)

banheiras de hidromassagem e natação em piscinas. Tipicamente, a erupção ocorre 48 horas após a exposição e consiste em pápulas hipersensíveis e pruriginosas, papulopústulas ou nódulos. Trata-se de um importante patógeno que causa infecções em feridas de queimaduras, que podem progredir para a sepse.

Vibrio vulnificus é um bacilo gram-negativo que se dissemina por contaminação de uma ferida superficial com água do mar morna. Pode causar celulite intensa e de rápido desenvolvimento, fasciite necrosante e formação de úlceras. Pode ocorrer infecção agressiva de tecidos moles com necrose, febre, sepse e formação de bolhas. A ingestão de ostras cruas, particularmente por pacientes imunocomprometidos (p. ex., cirrose hepática, sobrecarga de ferro) pode ser seguida, em 1 a 3 dias, por septicemia associada a lesões cutâneas necrosantes.

Fungos e vírus selecionados

Cryptococcus neoformans, Candida albicans, Histoplasma capsulatum, Blastomyces dermatitidis, Coccidioides immitis e fungos oportunistas podem provocar o aparecimento de lesões cutâneas. Os fungos oportunistas, incluindo espécies de *Aspergillus,* fungos da ordem Mucorales, espécies de *Fusarium* podem infectar a pele de pacientes imunocomprometidos. As manifestações cutâneas das infecções fúngicas consistem em pápulas, nódulos, lesões eritematosas circunscritas, lesões verrucosas, úlceras e escarras.

Sporothrix schenckii é um fungo dimórfico onipresente, principalmente nas regiões tropicais das Américas do Norte e do Sul. A inoculação cutânea a partir de plantas espinhosas (p. ex., roseiras) é seguida pelo desenvolvimento de uma pápula indolor, que aumenta lentamente e transforma-se em uma lesão nodular com tonalidade violácea ou ulceração. Pode haver formação de lesões secundárias ao longo da

distribuição da drenagem linfática. A exposição aos herpes-vírus simples dos tipos 1 e 2 (HSV-1 e HSV-2) em locais de pele com abrasão possibilita a penetração do fungo na epiderme e na derme. Tipicamente, a infecção ocorre por contato sexual, porém ocasionalmente ocorre em locais extraorais ou extragenitais, como as mãos dos profissionais de saúde, provocando eritema doloroso principalmente na junção do leito ungueal com a pele (*i. e.,* panarício). Isso progride para uma lesão vesicopustulosa, que pode mimetizar uma infecção bacteriana (*i. e.,* paroníquia). As infecções sexualmente transmissíveis (ISTs) são discutidas no Capítulo 102.

A infecção primária pelo vírus varicela-zóster (VZV) ocorre pela via respiratória, mas também pode ocorrer por contato com lesões infectadas. A viremia resulta em grupos de pápulas que surgem principalmente no tronco, evoluem para vesículas e, em seguida, para pústulas, seguidas por crostas. O herpes-zóster representa a reativação do vírus latente nos neurônios sensitivos do gânglio da raiz dorsal, resultando em dor que progride para uma erupção na distribuição do dermátomo afetado em poucos dias. O diagnóstico é confirmado pelo aparecimento de pápulas e vesículas que seguem um dermátomo unilateral. A síndrome de Ramsay Hunt ocorre quando a infecção pelo VZV envolve os gânglios geniculados e provoca erupção dolorosa no meato acústico e na membrana timpânica, que está associada à paralisia ipsilateral do sétimo nervo craniano. As vesículas que aparecem na ponta do nariz (*i. e.,* sinal de Hutchinson) podem ser precedidas pelo desenvolvimento de zóster oftálmico e comprometimento da córnea. Os indivíduos imunossuprimidos correm o maior risco de doença disseminada.

A Tabela 96.1 fornece uma classificação para o espectro do comprometimento da pele por bactérias e fungos.

Tabela 96.1 Classificação das infecções bacterianas e micóticas da pele.

Doença ou distúrbio	Microrganismos
Piodermas primários	
Impetigo	*Staphylococcus aureus,* estreptococos do grupo A
Foliculite	*S. aureus, Candida* spp., *Pseudomonas aeruginosa* (foliculite difusa), *Malassezia furfur, Pityrosporum ovale*
Furúnculos e carbúnculos	*S. aureus*
Paroníquia	*S. aureus,* estreptococos do grupo A, *Candida, P. aeruginosa*
Ectima	Estreptococos do grupo A, *Pseudomonas* spp.
Erisipela	Estreptococos do grupo A
Lesões cancriformes	*Treponema pallidum, Haemophilus ducreyi, Sporothrix, Bacillus anthracis, Francisella tularensis, Mycobacterium ulcerans, Mycobacterium marinum*
Úlceras membranosas	*Corynebacterium diphtheriae*
Celulite	Estreptococos do grupo A ou outros estreptococos, *S. aureus;* raramente, vários outros microrganismos
Gangrena infecciosa e celulite gangrenosa	
Gangrena estreptocócica e fasciite necrosante	Estreptococos do grupo A, infecções mistas por Enterobacteriaceae e anaeróbios
Gangrena sinérgica bacteriana progressiva	Estreptococos anaeróbicos mais um segundo microrganismo (*S. aureus, Proteus* spp.)
Balanite gangrenosa e fleimão perineal	Estreptococos do grupo A, infecções mistas por bactérias entéricas (*Escherichia coli, Klebsiella* spp.), anaeróbios
Gangrena gasosa, celulite crepitante	*Clostridioides perfringens* e outras espécies de clostrídios; *Bacteroides* spp., peptoestreptococos, *Klebsiella* spp., *E. coli*
Celulite gangrenosa em pacientes imunossuprimidos	*Pseudomonas, Aspergillus* spp., agentes da mucormicose

(continua)

Capítulo 96 Infecções Bacterianas Agudas da Pele e das Estruturas Cutâneas

Tabela 96.1 Classificação das infecções bacterianas e micóticas da pele. (*continuação*)

Doença ou distúrbio	Microrganismos
Lesões cutâneas preexistentes com infecções bacterianas secundárias	
Queimaduras	*P. aeruginosa, Enterobacter* spp., vários outros bacilos gram-negativos, vários estreptococos, *S. aureus, Candida* spp., *Aspergillus* spp.
Dermatite eczematosa e eritrodermia esfoliativa	*S. aureus*, estreptococos do grupo A
Úlceras crônicas (varicosas, decúbito)	*S. aureus*, estreptococos, bactérias coliformes, *P. aeruginosa*, peptoestreptococos, enterococos, *Bacteroides* spp., *C. perfringens*
Dermatofitose	*S. aureus*, estreptococos do grupo A
Lesões traumáticas (abrasões, mordidas de animais, picadas de insetos)	*Pasteurella multocida, C. diphtheriae, S. aureus*, estreptococos do grupo A
Erupções vesiculares ou bolhosas (varicela, pênfigo)	*S. aureus*, estreptococos do grupo A
Acne conglobata	*Cutibacterium* (anteriormente *Propionibacterium*) *acnes*
Hidradenite supurativa	*S. aureus, Proteus* spp. e outros coliformes, estreptococos, peptoestreptococos, *P. aeruginosa, Bacteroides* spp.
Intertrigo	*S. aureus*, coliformes, *Candida* spp.
Cistos pilonidais e sebáceos	Peptoestreptococos, *Bacteroides* sp., coliformes, *S. aureus*
Pioderma gangrenoso	*S. aureus*, peptoestreptococos, *Proteus* spp. e outros coliformes, *P. aeruginosa*
Comprometimento cutâneo em infecções sistêmicas	
Bacteriemias	*S. aureus*, estreptococos do grupo A (e de outros grupos, como D), *Neisseria meningitidis, Neisseria gonorrhoeae, P. aeruginosa, Salmonella typhi, Haemophilus influenzae*
Endocardite infecciosa	Estreptococos *viridans, S. aureus*, estreptococos do grupo D e outros
Fungemias	*Candida* spp., *Cryptococcus* spp., *Blastomyces dermatitidis, Fusarium*
Listeriose	*Listeria monocytogenes*
Leptospirose (doença de Weil e febre pré-tibial)	Sorotipos de *leptospira interrogans*
Febre por mordida de rato	*Streptobacillus moniliformis, Spirillum minus*
Melioidose	*Burkholderia pseudomallei*
Mormo	*Burkholderia mallei*
Doença de Carrión (verruga peruana)	*Bartonella bacilliformis*
Síndromes da escarlatina	
Escarlatina	Estreptococos do grupo A, raramente *S. aureus*
Síndrome da pele escaldada	*S. aureus* (fago do grupo II)
Síndrome do choque tóxico	Estreptococos do grupo A, *S. aureus* (cepas produtoras de toxina pirogênica)
Complicações não supurativas parainfecciosas e pós-infecciosas	
Púrpura fulminante (manifestação da coagulação intravascular disseminada)	Estreptococos do grupo A, *N. meningitidis, S. aureus*, pneumococo
Eritema nodoso	Estreptococos do grupo A, *Mycobacterium tuberculosis, Mycobacterium leprae, Coccidioides immitis, Leptospira autumnalis, Yersinia enterocolitica, Legionella pneumophila*
Lesões semelhantes ao eritema multiforme (raramente), psoríase gutata	Estreptococos do grupo A
Outras lesões	
Eritrasma	*Corynebacterium minutissimum*
Lesões nodulares	*Candida, Sporothrix, S. aureus* (botriomicose), *M. marinum, Leishmania brasiliensis*; a hanseníase por *M. leprae* pode causar lesões papulares, nodulares e lesões ulcerativas
Lesões hiperplásicas (pseudoepiteliomatosas) e proliferativas (p. ex., micetomas)	*Nocardia* spp., *Scedosporium apiospermum* (anteriormente *Pseudallescheria boydii*), *Blastomyces dermatitidis, Paracoccidioides brasiliensis, Phialophora, Cladosporium*
Pápulas/nódulos vasculares (angiomatose bacilar, angiomatose epitelioide	*Bartonella henselae, Bartonella quintana*
Eritema anular (eritema crônico migratório)	*Borrelia burgdorferi*

Adaptada de Mandell GL, Bennett JE, Dolin R, editors: Mandell, Douglas, and Bennett's principles and practice of infectious diseases, ed 9, Philadelphia, 2020, Elsevier.

DIAGNÓSTICO

É fundamental obter uma anamnese completa, que deve avaliar os fatores de risco específicos, como relato de viagens, contatos com animais, exposições marinhas, riscos ocupacionais e relacionados a passatempos (p. ex., agricultura, jardinagem), e estado imune. Se houve uma mordida de animal, é preciso determinar o momento da mordida, as circunstâncias de lesão e o estado de saúde do animal. As mordidas humanas são classificadas como mordidas autoinfligidas, oclusais (i. e., intencionais) ou lesões com punho fechado.

Além da avaliação da ferida, deve-se pesquisar a existência de outros patógenos transmissíveis, incluindo o vírus da imunodeficiência humana (HIV), HSV, *Treponema pallidum* (o agente etiológico da sífilis) e vírus das hepatites B e C. Em seguida, deve-se efetuar um exame clínico completo. O manejo antimicrobiano inicial, quando indicado, é orientado pelos achados da anamnese e do exame físico.

A avaliação de pacientes hospitalizados deve incluir hemograma completo e painel metabólico básico. O nível de proteína C reativa pode ser útil como marcador de inflamação e orientação para o tratamento. A concentração de creatinofosfoquinase pode ser útil, porém não é específica para casos de síndrome compartimental e fasciíte necrosante envolvendo a musculatura. As culturas não são indicadas para formas comuns não complicadas de IBAPECs tratadas em sistema ambulatorial. O benefício das hemoculturas para a celulite em pacientes hospitalizados é incerto, visto que o rendimento é baixo. As culturas estão indicadas para pacientes que exigem incisão e drenagem, devido ao risco de comprometimento da estrutura profunda e tecido subjacente.

A amplificação de ácido nucleico é o teste mais sensível e específico para diagnóstico das lesões cutâneas por HSV e VZV. Obtém-se uma amostra por raspagem da base de uma lesão dérmica ativa com um swab. O teste de anticorpo fluorescente direto é menos sensível. Incisão e drenagem dessas lesões estão contraindicadas.

Considerações especiais de diagnóstico

Mordidas de animais

As hemoculturas, a biopsia de tecido, e os aspirados para cultura de microrganismos aeróbicos ou anaeróbicos constituem os métodos preferidos para casos de mordidas de animais.

Mordidas humanas

Os *swabs* de feridas podem fornecer informações enganosas nos casos de mordidas humanas. Deve-se efetuar coloração de Gram para avaliação de microrganismos, neutrófilos (i. e., inflamação) e células epiteliais escamosas (i. e., contaminação superficial). Se for viável, biopsia de tecido ou aspiração do local infectado pode fornecer amostras para cultura de aeróbios e anaeróbios.

Feridas traumáticas

O momento ideal para a obtenção de amostras para cultura é imediatamente após o desbridamento do local da ferida, e não nas primeiras 48 horas após o traumatismo. A análise das culturas iniciais deve se concentrar nos patógenos comuns e testes adicionais devem ser reservados para infecções incomuns ou raras associadas a circunstâncias incomuns, como espécies de *Vibrio* após exposição à água salgada. Em certas situações, pode haver necessidade de biopsia de tecido e colorações especiais, como suspeita de infecção por *M. marinum*.

Feridas de queimaduras

Antes da obtenção da amostra, a área queimada precisa ser limpa e estar sem agentes antimicrobianos tópicos. A obtenção de amostra da ferida de queimadura, por *swab* de superfícies ou biopsia de tecido para cultura, é recomendada para monitorar a existência e a extensão da infecção. A avaliação quantitativa das amostras de *swab* ou cultura é recomendada duas vezes por semana para monitoramento da colonização. Evidências de infecção sistêmica relacionada com a ferida devem levar à solicitação imediata de hemoculturas.

Infecções do pé diabético

As culturas de material de ulcerações coletado por *swab* superficial podem ser enganosas e devem ser evitadas. Se for realizado desbridamento cirúrgico, as amostras de tecido profundo devem ser enviadas ao laboratório de microbiologia para avaliação.

Radiografias devem ser obtidas se houver suspeita de comprometimento ósseo e, também podem ser úteis na demonstração de gás em tecidos moles antes da detecção de crepitação (Figura 96.6). Ressonância magnética (RM) é a modalidade de imagem mais sensível. O Capítulo 89 discute de modo mais detalhado o diagnóstico laboratorial das doenças infecciosas.

Diagnóstico diferencial

Muitas condições não infecciosas podem imitar as infecções da pele e dos tecidos moles:

- Picada de aranha marrom reclusa
- Dermatite de contato
- Gota
- Artrite psoriásica com dactilite distal
- Artrite reativa
- Policondrite recidivante
- Ruptura de cisto de Baker
- Crioglobulinemia mista devido a doença por imunocomplexos de infecção crônica pelo vírus da hepatite C ou B (pode ser uma erupção eritematosa)
- Pioderma gangrenoso
- Síndrome de Sweet (dermatose neutrofílica febril aguda)
- Estase venosa.

TRATAMENTO

Tratamento farmacológico e cuidados de suporte

Os casos leves de celulite podem ser tratados ambulatorialmente com penicilina VK, amoxicilina ou, se o paciente tiver uma história de erupção cutânea por penicilina e não houver nenhum sinal sugestivo de reação mediada por IgE, cefalexina. Se houver dúvidas clínicas quanto à infecção ser causada por *S. pyogenes* ou *S. aureus*, obter culturas e iniciar a terapia empírica com amoxicilina ou penicilina VK, ou cefalexina e sulfametoxazol-trimetoprima (SMZ-TMP).

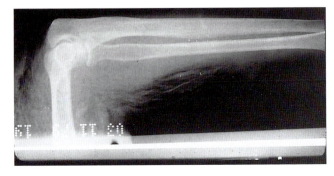

Figura 96.6 Radiografia de paciente com mionecrose por clostrídios, mostrando gás nos tecidos. (Cortesia de J.W. Tomford, MD.)

Capítulo 96 Infecções Bacterianas Agudas da Pele e das Estruturas Cutâneas

Azitromicina, linezolida, tedizolida e delafloxacino podem ser prescritos para pacientes com história pregressa de reação alérgica mediada por IgE a antibióticos betalactâmicos. A celulite grave deve ser tratada com penicilina, cefazolina ou ceftriaxona por via parenteral. Vancomicina pode ser prescrita para pacientes com alergia à penicilina.

A infecção concomitante por tinha deve ser tratada com agente antifúngico tópico, como clotrimazol ou terbinafina.

Para casos de suspeita de *S. aureus* sensível à meticilina (MSSA) (flutuação ou coloração de Gram positiva), pode-se prescrever dicloxacilina em esquema ambulatorial e naficilina ou oxacilina para o paciente internado. Para MRSA, a doxiciclina ou o SMZ-TMP podem ser usados de modo ambulatorial, enquanto a vancomicina é prescrita para o paciente internado. Outras opções para tratamento do paciente internado incluem daptomicina, telavancina, ceftaro-lina, clindamicina (verificar se existe resistência induzível) ou linezolida. Dalbavancina e oritavancina podem ser usadas como alternativa em pacientes com IBAPEC com acometimento mode-rado e que recusam a hospitalização.

Convém assinalar que nem doxiciclina nem SMZ-TMP fornecem uma cobertura adequada contra estreptococos. Pode-se considerar um antibiótico betalactâmico para pacientes hospitalizados com celu-lite não purulenta, com modificação para tratamento ativo contra MRSA se não houver resposta clínica. Celulite associada a um abscesso exige drenagem cirúrgica.

Além dos cuidados de suporte, deve-se solicitar parecer urgente da cirurgia quando os pacientes apresentam crepitação, bolhas, celulite de rápida evolução ou dor de intensidade desproporcional aos achados do exame físico sugestivos de fasciite necrosante. A terapia parenteral inicial com vancomicina, daptomicina ou line-zolida combinada com piperacilina-tazobactam ou um carbapenê-mico (meropeném ou ertapeném) é apropriada. A fasciite necrosante de tipo II por *S. pyogenes* ou a mionecrose por clostrídios devem levar ao uso de terapia combinada com penicilina parenteral e clin-damicina. A clindamicina, em virtude do seu mecanismo de ação, suprime a toxina estreptocócica e a produção de citocinas. O uso de imunoglobulina intravenosa nos casos de fasciite necrosante continua controverso.

A síndrome compartimental exige descompressão cirúrgica em caráter de emergência para prevenir necrose muscular e dano neuronal irreversível.

Considerações de tratamentos especiais
Mordidas de animais

Os casos leves de mordidas de animais (cães ou gatos) podem ser tratados com amoxicilina clavulanato. Agentes parenterais para pacientes internados, incluindo ampicilina-sulbactam ou piperacili-na-tazobactam, podem ser usados para aqueles que necessitam de hospitalização.

Para os pacientes com alergia à penicilina, pode-se prescrever uma fluoroquinolona mais clindamicina para mordidas de cães, enquanto se administra doxiciclina nos casos de mordidas de gatos. Como em todas as mordidas de animais, deve-se considerar a profilaxia pós-exposição e a vacinação antirrábica.

Mordidas humanas

Os pacientes que apresentam feridas por mordidas humanas sem evidências de infecção devem receber tratamento profilático com amoxicilina-clavulanato durante 3 a 5 dias. As lesões com punho cerrado exigem avaliação radiográfica e parecer de cirurgião de mão para possível exploração da ferida. Recomenda-se tratamento paren-teral com ampicilina-sulbactam ou moxifloxacino.

Feridas de queimaduras

A terapia sistêmica com antibióticos e antifúngicos é reservada para pacientes com queimaduras que demonstram sinais de sepse ou choque séptico. Mucormicose exige o uso de anfotericina B lipossomal.

Infecções do pé diabético

As infecções simples, como a celulite, são mais frequentemente causadas por estreptococos do grupo A ou por *S. aureus* e devem ser tratadas adequadamente. Se as úlceras não apresentarem purulência nem inflamação, o uso de antimicrobianos não é indicado. As infec-ções graves, que ameaçam os membros, exigem avaliação cirúrgica e cobertura antibiótica de amplo espectro, visto que a infecção tende a incluir microrganismos aeróbicos e anaeróbicos. Em geral, não há necessidade de terapia empírica contra *P. aeruginosa*, a não ser que o paciente tenha outros fatores de risco. Recomenda-se o tratamento ativo contra MRSA para pacientes com história pregressa dessa infeção, quando a prevalência local de MRSA for alta na comunidade ou quando a infecção for grave. Todas as feridas exigem irrigação adequada da ferida e desbridamento.

Lacerações e lesões perfurantes por animais marinhos

O esquema de tratamento para lacerações e lesões perfurantes por animais marinhos deve incluir doxiciclina e ceftazidima ou uma fluoroquinolona para fornecer uma cobertura adequada contra *V. vulnificus*. O tratamento das lesões que ocorrem em água doce também deve incluir uma cefalosporina de terceira ou de quarta geração (*i. e.*, ceftazidima ou cefepima) ou uma fluoroquinolona. Se houver suspeita de *M. marinum*, o tratamento com claritromi-cina, minociclina, doxiciclina, SMZ-TMP ou rifampicina mais etam-butol é apropriado. As infecções de feridas por *Aeromonas* podem ser tratadas com ciprofloxacino ou levofloxacino.

Outras

A celulite ou as infecções de feridas atribuídas a *A. haemolyticum* podem ser tratadas com clindamicina, eritromicina, vancomicina ou tetraciclina.

Os tratadores de animais com antraz cutâneo (naturalmente adqui-rido) necessitam de tratamento com amoxicilina ou penicilina; entre-tanto, os casos de suspeita de bioterrorismo precisam ser tratados com ciprofloxacino ou levofloxacino e têm de ser notificados imediatamente às autoridades de saúde pública.

A tularemia é tratada com estreptomicina ou gentamicina/tobra-micina. Os casos leves podem ser tratados com ciprofloxacino ou doxiciclina. A azitromicina é o fármaco de escolha para a doença da arranhadura do gato. Para indivíduos com risco de infecção por *E. rhusiopathiae*, o tratamento de escolha consiste em penicilina ou amoxicilina para a infecção cutânea localizada e penicilina ou ceftria-xona por via parenteral para a infecção generalizada da pele.

A esporitricose linfocutânea/cutânea (*S. schenkii*) é tratada com itraconazol.

As infecções por HSV e VZV são suscetíveis ao aciclovir, fanciclovir ou valaciclovir se o tratamento for indicado.

PROGNÓSTICO

Espera-se recuperação completa para pacientes com IBAPECs simples, desde que recebam tratamento adequado. A taxa de mortalidade estimada dos pacientes que desenvolvem complicações como fasciite necrosante é de 30% a 70%. O prognóstico é reservado para os pacientes com múltiplas comorbidades e para os pacientes imunossuprimidos.

LEITURA SUGERIDA

Cohen J, Powderly WG, Opal SM, editors: Infectious diseases, ed 3, London, 2010, Mosby.

Golstein EJ: Bite wounds and infectious, Clin Infect Dis 14:633–640, 1992.

Herchline T: Cellulitis treatment and management. Available at http://emedicine.medscape.com/article/214222-overview. Accessed October 31, 2014.

Lipsky BA, Berendt AR, Cornia PB, et al: Infectious Diseases Society of America clinical practice guideline for the diagnosis and treatment of diabetic foot infections, Clin Infect Dis 54:132–173, 2012, 2012.

Liu C, Bayer A, Cosgrove SE, et al: Clinical practice guidelines by the Infectious Diseases Society of America for the treatment if methicillin-resistant *Staphylococcus aureus* infectious in adults and children, Clin Infect Dis 52:e18–e55, 2011.

Miller JM, Binnicker MJ, et al: A guide to utilization of the microbiology laboratory for diagnosis of infectious diseases: 2018 update by the Infectious Diseases Society of America (IDSA) and the American Society of Microbiology (ASM). Available at http://www.idsociety.org/practice-guideline/laboratory-diagnosis-of-infectious-diseases/.

Spelman D: Cellulitis and skin abscess: clinical manifestations and diagnosis. UpToDate. Available at http://www.uptodate.com/contents/cellulitis-and-skin-abscess-clinical-manifestations-and diagnosis. Accessed September 16, 2019.

Stevens DL, Bisno AL, Chambers HF, et al: Practice guidelines for the diagnosis and management of skin and soft-tissue infections, Clin Infect Dis 59(2):e10–e52, 2014.

97

Infecções Intra-abdominais

Eric Benoit

INTRODUÇÃO

As infecções intra-abdominais são comuns em pacientes hospitalizados, tanto como indicação primária de internação quanto como complicação. Embora os antibióticos sejam cruciais, muitos desses pacientes necessitam de controle da origem da infecção, bem como de parecer do cirurgião para tratamento das complicações como perfuração e peritonite. As infecções intra-abdominais são, em geral, polimicrobianas e causadas por componentes da flora intestinal, mais comumente *Escherichia coli* aeróbica e outras Enterobacteriaceae, *Bacteroides fragilis* anaeróbico e estreptococos.

CONTROLE DA ORIGEM E CRONOLOGIA DA ADMINISTRAÇÃO DE ANTIBIÓTICOS

A administração precoce de antibióticos de amplo espectro tornou-se o padrão de cuidados em pacientes com suspeita de infecção. A taxa de mortalidade aumenta a cada hora de atraso no início da antibioticoterapia em pacientes sépticos. Entretanto, os antibióticos isoladamente não são suficientes para a maioria das infecções intra-abdominais, que exigem intervenção para controlar a fonte de infecção. É preciso drenar o processo purulento. Isso pode ser realizado por meio de retirada cirúrgica do tecido infectado, como na apendicectomia, drenagem percutânea de um abscesso por radiologia intervencionista ou colangiopancreatografia retrógrada endoscópica (CPRE) para remover cálculos que causam obstrução em casos de colangite. O controle apropriado da origem da infecção demonstrou ser tão importante quanto a administração precoce de antibióticos para os desfechos.

O ensaio clínico Study to Optimize Peritoneal Infection Therapy (STOP-IT) demonstrou que a maioria das infecções intra-abdominais pode ser tratada por 4 dias após obter o controle da fonte, e essa abordagem é válida até mesmo pra as infecções intra-abdominais complicadas. Além disso, foi demonstrado que a administração prolongada de antibióticos no contexto da infecção intra-abdominal aumenta o risco de outras infecções, incluindo bacteriemia e infecções por *Clostridioides difficile,* além de aumentar a taxa de mortalidade intra-hospitalar. Por conseguinte, o controle da fonte e a duração limitada da antibioticoterapia são considerações críticas no manejo das infecções intra-abdominais.

PERITONITE

A peritonite é uma infecção disseminada da cavidade peritoneal, que tipicamente se manifesta com dor difusa à palpação do abdome, em vez de localizada. A peritonite primária é observada, em com mais frequência, em pacientes com ascite por cirrose hepática. Pode ser tratada com antibióticos apenas e, após a terapia, se necessário, com o uso de antibióticos supressores. O diagnóstico é estabelecido a partir de amostras do líquido peritoneal; esse diagnóstico é provável se o número de neutrófilos for superior a 250/microlitro. As culturas podem ser negativas.

A peritonite secundária deve-se a um evento desencadeante, como perfuração de víscera oca e isquemia ou disseminação de um abscesso localizado, e é mais comum do que a peritonite primária. Qualquer infecção intra-abdominal pode progredir de peritonite localizada para difusa. Os pacientes com peritonite apresentam taquicardia, taquipneia e desconforto agudo; evitam movimento e o simples fato de empurrar a cama exacerba a dor. O abdome do paciente pode estar rígido devido à contração involuntária dos músculos da parede abdominal (defesa). O início da peritonite gera muita preocupação visto que pode prenunciar a progressão para sepse e choque séptico. Esses casos exigem solicitação de parecer cirúrgico de emergência antes da realização de exames de imagem, e quase sempre é necessária exploração cirúrgica. Os pacientes idosos, aqueles com diabetes melito ou em uso de esteroides podem ter uma resposta atenuada à peritonite, de modo que esses casos devem levar a um alto grau de suspeita de complicações de infecções intra-abdominais.

APENDICITE

Quando o lúmen do apêndice é ocluído por tecido linfático ou fecálito, a secreção de líquido da mucosa e o supercrescimento bacteriano provocam aumento da pressão dentro do apêndice, resultando em obstrução do fluxo venoso e elevação adicional da pressão até haver comprometimento do fluxo arterial, com consequente isquemia que leva à perfuração. A apresentação clássica consiste em dor periumbilical, que migra para o quadrante inferior direito do abdome, frequentemente associada a anorexia e náuseas. Os pacientes cujo apêndice vermiforme sofreu perfuração frequentemente descrevem alívio súbito da dor localizada, seguido várias horas depois do início de peritonite difusa. A leucocitose, se existente, habitualmente não é grave.

A tomografia computadorizada (TC) do abdome tornou-se o exame diagnóstico de escolha, com sensibilidade e especificidade acima de 90% para a detecção de apendicite aguda. Os achados de apêndice dilatado, fecálito e a retenção de gordura ao redor do apêndice são sugestivos de apendicite aguda. A TC também pode detectar um fleimão (tecido infectado inflamado) ou abscesso associado à apendicite perfurada (Figura 97.1). A ultrassonografia (US) é útil em crianças, e a ressonância magnética (RM) constitui uma modalidade de imagem alternativa para gestantes. O diagnóstico clínico de apendicite pode ser um desafio, porém a prevalência da TC reduziu bastante o número de apendicectomias negativas.

O manejo da apendicite é a apendicectomia, mais frequentemente realizada por via laparoscópica. Embora haja pesquisas ativas sobre a antibioticoterapia isoladamente para a apendicite, isso não constitui

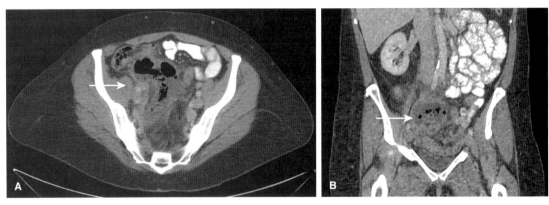

Figura 97.1 A tomografia computadorizada (TC) detecta (**A**) um fleimão (tecido infectado inflamado) ou (**B**) um abscesso associado à apendicite perfurada.

o padrão de cuidados. Os pacientes que não são submetidos à apendicectomia na apresentação inicial frequentemente retornam para apendicectomia em 6 a 8 semanas. A apendicite mais avançada pode se manifestar com um fleimão. Esses pacientes podem ser tratados com antibióticos até o desenvolvimento de abscesso, quando a drenagem por radiologia intervencionista é apropriada. Os pacientes que desenvolvem sinais de comprometimento fisiológico (taquicardia, taquipneia, peritonite) devem ser encaminhados com urgência para o centro cirúrgico. Os pacientes com apendicite perfurada podem precisar de cirurgia mais extensa (p. ex., ileocecectomia) e correm maior risco de abscesso intra-abdominal. A apendicite é uma infecção causada por múltiplas bactérias colônicas, entre as quais *E. coli* e espécies de *Bacteroides* são comuns. Os antibióticos devem ser administrados até o momento da cirurgia e, posteriormente, podem ser interrompidos nos casos não complicados. A apendicite perfurada deve ser tratada com antibióticos durante 4 dias após a cirurgia. A apendicite não complicada tem uma taxa de mortalidade de menos de 1%, porém a perfuração, sobretudo em crianças ou idosos, aumenta significativamente o risco. Outras complicações após a apendicite incluem abscesso intra-abdominal e infecção da ferida.

DIVERTICULITE

Os divertículos são herniações da mucosa colônica por meio de orifícios naturais nas tênias do cólon através dos quais os vasos passam (Figura 97.2). São mais comumente encontrados no cólon sigmoide, mas também podem ocorrer no cólon direito. O número de divertículos (diverticulose) aumenta com a idade, e a dieta influencia o seu desenvolvimento. O baixo teor de fibra alimentar na dieta ocidental contribui para as altas taxas de diverticulose (até 50%) em norte-americanos com mais de 80 anos. Acredita-se que a fibra dietética proteja contra o desenvolvimento de diverticulose, conforme demonstrado por taxas mais baixas de doença em países da Ásia e da África. Enquanto a doença diverticular do lado direito é propensa a sangramento, a diverticulose sigmoide está associada ao risco de desenvolvimento de diverticulite, que consiste na infecção de divertículos. Cerca de 10 a 25% dos pacientes com divertículos desenvolvem diverticulose durante a vida. A fisiopatologia da diverticulose assemelha-se àquela da apendicite: a oclusão de um divertículo resulta em supercrescimento bacteriano, comprometimento vascular, isquemia e perfuração.

A diverticulite pode ocorrer em vários graus de gravidade, que são enumerados pela classificação de Hinchey (Tabela 97.1). A infecção e a inflamação locais podem ser autolimitadas ou controladas com antibióticos em esquema ambulatorial. Os casos mais graves resultam em microperfuração de divertículos, com ar contido ou abscesso na parede intestinal. A diverticulite complicada resulta em abscesso distante no abdome, na pelve ou no retroperitônio. Os casos mais graves apresentam ar intra-abdominal livre e peritonite purulenta ou feculenta.

Os pacientes com diverticulite mais frequentemente apresentam dor espontânea e à palpação no quadrante inferior esquerdo do abdome. Os casos mais graves podem desenvolver febre e leucocitose, enquanto os casos mais críticos apresentam peritonite franca e comprometimento fisiológico, como acidose, lesão renal aguda e hipotensão.

A TC com contraste intravenoso (IV) constitui o padrão de cuidados tanto para diagnosticar a diverticulite e sua gravidade quanto para identificar complicações, como abscesso. Entretanto, pacientes com peritonite devido à suspeita de diverticulite não devem fazer TC; em vez disso, devem ser levados ao centro cirúrgico. Uma radiografia de tórax em posição ortostática pode revelar ar livre sob o diafragma em casos de perfuração.

A diverticulite simples pode ser tratada com antibióticos em esquema ambulatorial. Os casos mais graves exigem internação para antibióticos IV, repouso intestinal e hidratação IV. À medida que ocorre resolução da dor espontânea e à palpação, a consistência da dieta pode ser aumentada. A diverticulite complicada com abscesso não contido exige controle da fonte, e esses pacientes devem ser avaliados para drenagem por radiologia intervencionista ou drenagem laparoscópica por cirurgia. Os pacientes com perfuração livre precisam de cirurgia de urgência para controle da contaminação e ressecção do intestino perfurado. O procedimento mais comum consiste em ressecção do cólon sigmoide com colostomia, embora haja evidências cada vez mais numerosas que apoiem a realização de anastomose primária, com ou sem ileostomia em alça de derivação.

As complicações tardias da diverticulite consistem em abscesso, estenose do cólon e fístulas (colovesicais, colovaginais ou coloentéricas). Os pacientes devem ser submetidos à colonoscopia 6 a 8 semanas após a diverticulite para investigação de câncer colorretal. A diverticulite recidiva em até 20% dos pacientes ao longo de 10 anos. Embora a recidiva torne os pacientes mais propensos a futuros episódios, o risco de complicações, como perfuração livre, não aumenta. A diverticulite recorrente não exige cirurgia; entretanto, para pacientes que desejam evitar episódios futuros, a ressecção eletiva do cólon sigmoide remove a carga de divertículos do lado esquerdo, eliminando efetivamente a fonte da doença. Independentemente do plano de tratamento, os pacientes devem ser incentivados a seguir uma dieta rica em fibras. As orientações anteriores sugeriam a eliminação de alimentos como sementes e nozes, porém essa restrição não demonstrou influenciar a recorrência da diverticulite.

Capítulo 97　Infecções Intra-abdominais

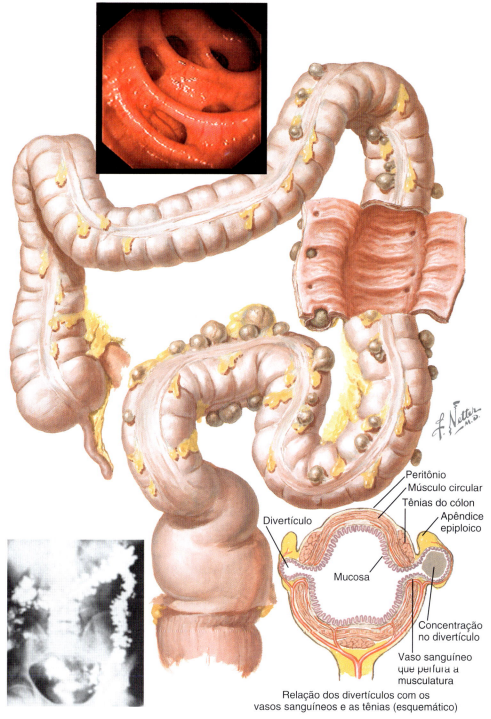

Figura 97.2 Diverticulose. (De Netter Collection of Medical Illustrations. Disponível em: www.netterimages.com. Acesso em: 31 out. 2014.)

Tabela 97.1 Classificação da diverticulite de Hinchey.

Classe	Descrição	Tratamento
0	Diverticulite clínica leve	Antibióticos orais
Ia	Inflamação pericólica contida ou fleimão	Antibióticos IV, repouso intestinal
Ib	Abscesso pericólico contido	Antibióticos IV, repouso intestinal
II	Abscesso pélvico, intra-abdominal distante ou retroperitoneal	Drenagem percutânea, antibióticos IV
III	Peritonite purulenta	Drenagem cirúrgica/ressecção
IV	Peritonite feculenta	Drenagem cirúrgica/ressecção

DOENÇA INTESTINAL INFECCIOSA

Colite infecciosa

A colite infecciosa é uma infecção do intestino, que pode ser causada por bactérias (*E. coli, Campylobacter, Shigella*), vírus (norovírus, rotavírus, citomegalovírus) ou parasitas (*Entamoeba histolytica*) (ver Capítulo 98). Esses pacientes apresentam dor abdominal, que frequentemente é em cólica, e diarreia. Nos pacientes idosos, em particular, pode ser difícil distinguir a colite infecciosa da colite isquêmica. A TC com meio de contraste IV demonstra a inflamação da parede intestinal, ao contrário da ausência de realce observada na doença isquêmica. A existência de líquido livre representa uma ameaça. Para muitos pacientes com colite infecciosa, o alívio sintomático ou um ciclo de antibióticos dirigidos contra os possíveis patógenos bacterianos podem ser suficientes. Amostras de fezes podem ajudar no diagnóstico e no tratamento de diferentes patógenos. Independentemente da etiologia, esses pacientes necessitam de exames abdominais frequentes e, em raros casos, se houver progressão para agravamento da dor, febre, taquicardia, hipotensão ou peritonite, devem ser encaminhados para o centro cirúrgico para colectomia.

Colite por citomegalovírus

A infecção por citomegalovírus (CMV) é comum e autolimitada; todavia, pode causar colite em pacientes imunocomprometidos, como pacientes transplantados, em pessoas que fazem uso frequente de esteroides para colite ulcerativa ou como complicação da síndrome da imunodeficiência adquirida (AIDS). O diagnóstico de colite por CMV exige alto grau de suspeita no contexto clínico correto. A colonoscopia pode demonstrar lesões ulceradas e imuno-histoquímica para CMV em amostras de biopsia. A terapia antimicrobiana é feita com um agente antirretroviral, como ganciclovir. A cirurgia é reservada para as complicações, como perfuração.

Colite por *Clostridioides difficile*

A colite por *Clostridioides difficile* representa, com mais frequência, uma complicação da antibioticoterapia. Ocorre quando há depleção das bactérias intraluminais saudáveis, possibilitando o predomínio de espécies patogênicas. Agentes como as cefalosporinas, as fluoroquinolonas e a clindamicina são comumente implicados, porém qualquer antibiótico administrado nos meses precedentes – até mesmo uma dose única – aumenta o risco de colite por *C. difficile*. Os pacientes hospitalizados correm maior risco, devido à exposição, embora tenham sido identificadas cepas da comunidade de *C. difficile*. Com mais frequência, os pacientes apresentam diarreia, bem como dor abdominal. A doença está associada a leucocitose, que algumas vezes atinge 30.000 a 40.000. O diagnóstico é idealmente investigado em pacientes com três ou mais evacuações de fezes não formadas em 24 horas. O diagnóstico é confirmado por exames de fezes com reação em cadeia polimerase para toxina.

As diretrizes da Infectious Disease Society recomendam vancomicina oral ou fidaxomicina por 10 dias para tratamento de um episódio inicial de colite por *C. difficile*. O metronidazol é uma alternativa se não houver disponibilidade de vancomicina ou de fidaxomicina.

Os casos fulminantes podem ser tratados com vancomicina oral e, se houver íleo paralítico, com enema de vancomicina. Deve-se administrar também metronidazol IV. A primeira infecção recorrente deve ser tratada com vancomicina oral como esquema em doses gradualmente reduzidas e pulsado ou com um ciclo de fidaxomicina. O transplante de microbiota fecal, que visa repovoar o intestino com bactérias saudáveis, deve ser considerado em fase de investigação; embora os estudos realizados tenham demonstrado sua utilidade em pacientes com doença recorrente ou refratária, ele está associado ao risco de transmissão de doenças.

Os pacientes com colite por *C. difficile* continuam correndo alto risco de perfuração intestinal, bem como progressão para megacólon tóxico. Os pacientes com sinais de inflamação persistente, como febre, taquicardia e hipersensibilidade, apesar da antibioticoterapia devem ser considerados para cirurgia. Aqueles que progridem para perfuração frequentemente apresentam choque com hipotensão e alteração do estado mental. Esses pacientes têm alta taxa de mortalidade, e a cirurgia exige colectomia subtotal, muitas vezes com enemas de vancomicina no coto retal.

INFECÇÕES BILIARES

Colecistite

À semelhança do apêndice vermiforme, a vesícula biliar é um fundo de saco anatômico, e o colo estreito do ducto cístico é propenso à oclusão por cálculos biliares ou edema, impedindo a drenagem da bile e levando ao supercrescimento bacteriano. O líquido infectado e não drenado na colecistite eleva a pressão no interior da vesícula biliar, que pode progredir para isquemia, gangrena e perfuração da parede da vesícula biliar.

A colecistite pode ser diferenciada da cólica biliar pela sua duração. Tipicamente, a cólica biliar regride de forma espontânea, e os pacientes conseguem se alimentar. Em contrapartida, a colecistite caracteriza-se por dor espontânea prolongada e dor à palpação associada, com frequência, à leucocitose. Os pacientes relatam dor no hipocôndrio direito ou no epigástrio, frequentemente associada a uma refeição recente. Ao exame, a dor à palpação habitualmente está localizada no quadrante superior direito do abdome. Todavia, nos casos de perfuração da vesícula biliar, a bile infectada pode fluir para baixo pela goteira paracólica direita (entre o cólon ascendente e a parede lateral do abdome), provocando dor à palpação do flanco e até da região pélvica direita. O achado clássico do sinal de Murphy consiste na interrupção abrupta da inspiração durante a palpação do quadrante superior direito do abdome; a excursão do diafragma durante a inspiração desloca a vesícula biliar para baixo em direção à mão do examinador, resultando em dor súbita e intensa que interrompe a respiração do paciente.

A US do quadrante superior direito do abdome é a modalidade de imagem de escolha na qual espessamento da parede da vesícula biliar, vesícula biliar distendida e preenchida com líquido e líquido pericolicístico constituem achados compatíveis com colecistite aguda. Ocasionalmente, a US revela a existência de ar na parede da vesícula biliar; a colecistite enfisematosa tem alta taxa de morbidade, e esses pacientes necessitam de cirurgia de urgência. Embora a TC seja sensível e específica para o diagnóstico de colecistite, ela expõe os pacientes à radiação e não identifica cálculos que não contenham colesterol. Os valores laboratoriais incluem leucocitose e elevação da bilirrubina total, devido ao bloqueio da drenagem biliar.

O tratamento da colecistite aguda consiste em colecistectomia, que mais frequentemente é realizada por laparoscopia. Quando o quadro clínico é muito grave e os pacientes não conseguem tolerar a cirurgia, a drenagem percutânea com tubo de colecistostomia é apropriada para descomprimir a vesícula biliar infectada. Alguns desses pacientes

Capítulo 97 Infecções Intra-abdominais

recuperam-se o suficiente para serem submetidos à cirurgia 6 semanas depois. Outros pacientes, sobretudo os idosos e frágeis, podem necessitar de drenagem prolongada com tubo de colecistotomia.

Colecistite acalculosa

A colecistite acalculosa ocorre em pacientes em estado crítico, sobretudo naqueles que não estão recebendo nutrição enteral. O diagnóstico exige um alto índice de suspeita, sobretudo em pacientes intubados. Os pacientes com febre inexplicável ou com leucocitose sem fonte óbvia devem ser submetidos a US do quadrante superior direito do abdome, que demonstra a distensão da vesícula biliar com espessamento de sua parede. Com frequência, o quadro clínico desses pacientes não permite a realização de colecistectomia cirúrgica e, em vez disso, são encaminhados para radiologia intervencionista para colocação de tubo de colecistostomia e descompressão da bile infectada. Habitualmente, a drenagem com tubo é continuada até que o paciente se recupere o suficiente para tolerar a colecistectomia, embora a drenagem com tubo possa ser suficiente para alguns pacientes cronicamente debilitados.

Colangite

A colangite é uma infecção em decorrência do bloqueio dos ductos biliares, mais comumente por cálculos biliares. Esses pacientes apresentam dor no hipocôndrio direito ou no epigástrio. Os achados clássicos consistem em dor no quadrante superior direito do abdome, febre e icterícia (tríade de Charcot), que podem progredir e incluir alteração do estado mental e choque (pêntade de Reynold). Esses pacientes apresentam bile infectada ou pus na árvore biliar, e a drenagem é mais bem realizada por CPRE com esfincterotomia e colocação de *stent*. A colangite ascendente pode ser uma infecção agressiva, com rápida progressão para choque séptico. Os antibióticos isoladamente não são suficientes, e o controle da fonte é obrigatório. A suspeita de colangite deve levar a solicitação de parecer urgente de gastroenterologista e cirurgião e, com frequência, esses pacientes necessitam de reposição volêmica e internação em uma unidade de terapia intensiva.

A US do quadrante superior direito do abdome em casos de colangite pode demonstrar colelitíase sem achados de colecistite, porém com dilatação do ducto colédoco como evidência de saída de um cálculo da vesícula biliar. As alterações laboratoriais importantes incluem hiperbilirrubinemia, leucocitose e elevação da fosfatase alcalina como evidências de irritação do ducto biliar. Os pacientes submetidos à CPRE com esfincterotomia podem apresentar pneumobilia no exame de imagem subsequente; isso se deve à passagem retrógrada de ar do duodeno para a árvore biliar e não indica infecção.

As bactérias associadas a infecções biliares incluem *E. coli*, *Klebsiella* e *Pseudomonas*, mas também podem incluir *Enterobacter* e *Bacteroides*. As culturas biliares raramente são usadas para orientar a terapia; portanto, são prescritos agentes de amplo espectro, como piperacilina/tazobactam. Para pacientes com colecistite aguda não complicada, os antibióticos podem ser interrompidos após a cirurgia. Quando o quadro clínico não permite a realização de cirurgia, os antibióticos são continuados por 7 a 10 dias, dependendo da melhora clínica. Os pacientes com colangite necessitam de antibióticos de amplo espectro e do controle da fonte, além de reposição volêmica.

PANCREATITE E INFECÇÃO PANCREÁTICA

A pancreatite é habitualmente uma inflamação autolimitada do pâncreas. Uma pequena porcentagem de casos progride para a necrose pancreática, que constitui um fator de risco para a pancreatite infectada. Não se aconselha a aspiração percutânea de coleções de líquido pancreático, devido ao risco de semear coleções estéreis. A questão do uso de antibióticos profiláticos nos casos de necrose pancreática tem sido, por décadas, ativamente debatida. No interesse de limitar a exposição a antibióticos e selecionar microrganismos resistentes, os autores adiam os antibióticos até que haja evidências de necrose pancreática infectada, como existência de ar nas coleções de líquido. A antibioticoterapia consiste em um carbapenêmico e a duração é determinada pela melhora clínica. Os pacientes com necrose pancreática infectada podem ser submetidos a drenagem percutânea, porém o material infectado com frequência é demasiado espesso para possibilitar a drenagem; entretanto, a colocação de dreno é uma medida preliminar para a criação de um trajeto para dissecção retroperitoneal assistida por videoscopia (VARDS) do pâncreas necrótico. Os pacientes com sinais persistentes de infecção e inflamação podem necessitar de cirurgia para colocação de dreno e lavagem.

ABSCESSO INTRA-ABDOMINAL

Abscessos de órgãos sólidos

Pode haver formação de abscessos de órgãos sólidos no fígado, no baço e, menos comumente, nos rins. Nos EUA, as causas mais comuns de abscesso hepático consistem em infecção das vias biliares e bacteriemia da veia porta por diverticulite, apendicite ou doença inflamatória intestinal. As bactérias colônicas predominam, incluindo *Klebsiella pneumoniae*, bem como anaeróbios, como espécies de *Bacteroides*, *Fusobacterium* e espécies de estreptococos. Os abscessos hepáticos manifestam-se com febre e dor no quadrante superior direito. Os dados laboratoriais podem revelar leucocitose e elevação da fosfatase alcalina. A TC constitui a modalidade de imagem de escolha para os abscessos de órgãos sólidos. Os abscessos hepáticos podem ser multifocais. Os abscessos pequenos e múltiplos são mais bem tratados com antibióticos, enquanto os abscessos grandes e persistentes exigem drenagem percutânea. Uma causa importante, porém, menos comum, de abscesso hepático é *Entamoeba histolytica*, encontrada frequentemente em pacientes oriundos de países em desenvolvimento (ver Capítulo 105).

Abscessos esplênicos são observados em pacientes com endocardite infectada, em decorrência de êmbolos sépticos, ou em pacientes submetidos à embolização da artéria esplênica. A isquemia e a necrose consequentes do parênquima esplênico atuam como nicho de infecção. O achado de abscesso esplênico deve levar à investigação da fonte, incluindo ecocardiograma. Os pacientes podem ser tratados com antibióticos e drenagem percutânea. Pode ser difícil erradicar os abscessos esplênicos e, nesses casos, a esplenectomia é uma opção.

Podem ocorrer abscessos renais na pielonefrite recorrente, sobretudo no contexto de obstrução do sistema urinário, como cálculos renais coraliformes. O controle da fonte pode exigir a colocação percutânea de tubos de nefrostomia para drenagem da urina infectada que não pode drenar distalmente, enquanto a nefrectomia está indicada para casos de doença fistulizante recorrente.

Abscessos intra-abdominais e intrapélvicos

Pode haver formação de abscessos intra-abdominais e intrapélvicos como resultado de outras infecções, como apendicite perfurada ou diverticulite, ou após cirurgia para perfuração do tubo digestivo. O omento pode formar aderências ao redor do local de infecção, isolando-o do restante da cavidade peritoneal e possibilitando a formação de abscesso. Isso aparece como uma coleção de líquido com borda realçada na TC (com meio de contraste IV). Os abscessos pequenos (cerca de 2 cm) em um paciente saudável nos demais aspectos, com sistema imune funcional, podem ser tratados apenas com antibióticos. Entretanto, os abscessos maiores podem exigir drenagem, visto que os antibióticos não penetram na área infectada. O controle da fonte pode ser efetuado com drenagem percutânea, embora isso exija uma conversa com o radiologista intervencionista, visto que a localização pode impedir a drenagem segura, devido às estruturas circundantes. O controle da fonte operacional pode ser realizado por meio de lavagem laparoscópica e colocação de dreno, embora isso esteja associado ao risco de lesão intestinal em virtude da natureza friável do intestino inflamado. Com frequência, o intestino delgado forma a parede de abscessos profundos, e o controle cirúrgico da fonte frequentemente exige a ressecção do intestino nesses casos.

CONCLUSÕES

Embora a administração precoce de antibióticos de amplo espectro continue sendo um dos pilares do tratamento das infecções intra-abdominais, o controle da fonte e a identificação precoce das complicações, como peritonite em consequência de perfuração livre ou infecção disseminada, constituem conceitos fundamentais que precisam ser compreendidos pelo médico. A TC com meio de contraste IV é a modalidade de imagem de escolha para a maioria das infecções intra-abdominais. Os pacientes idosos, os indivíduos com diabetes melito, os que fazem uso de esteroides ou os pacientes imunocomprometidos podem não apresentar a mesma resposta exuberante de peritonite, de modo que a abordagem precisa incluir um alto grau de suspeita quanto às complicações.

LEITURA SUGERIDA

Ahmed M: Acute cholangitis—an update, World J Gastrointest Pathophysiol 9(1):1–7, 2018.

Broad JB, Wu Z, Ng J, et al: Diverticular disease management in primary care: how do estimates from community-dispensed antibiotics inform provision of care? PloS One 14(7):e0219818, 2019.

Eid AI, Mueller P, Thabet A, Castillo CF, Fagenholz P: A step-up approach to infected abdominal fluid collections: not just for pancreatitis, Surg Infect (Larchmt) 21(1):54–61, 2020.

Kumar A, Roberts D, Wood KE, et al: Duration of hypotension before initiation of effective antimicrobial therapy is the critical determinant of survival in human septic shock, Crit Care Med 34(6):1589–1596, 2006.

Kumar V, Fischer M: Expert opinion on fecal microbiota transplantation for the treatment of clostridioides difficile infection and beyond, Expert Opin Biol Ther 20(1):73–81, 2020.

Maconi G, Barbara G, Bosetti C, Cuomo R, Annibale B: Treatment of diverticular disease of the colon and prevention of acute diverticulitis: a systematic review, Dis Colon Rectum 54(10):1326–1338, 2011.

Martinez ML, Ferrer R, Torrents E, et al: Impact of source control in patients with severe sepsis and septic shock, Crit Care Med 45(1):11–19, 2017.

Mazuski JE, Tessier JM, May AK, et al: The surgical infection society revised Guidelines on the management of intra-abdominal infection, Surg Infect (Larchmt) 18(1):1–76, 2017.

McDonald LC, Gerding DN, Johnson S, et al: Clinical practice guidelines for clostridium difficile infection in adults and children: 2017 update by the Infectious Diseases Society of America (IDSA) and society for Healthcare Epidemiology of America (SHEA), Clin Infect Dis 66(7):987–994, 2018.

Mourad MM, Evans R, Kalidindi V, Navaratnam R, Dvorkin L, Bramhall SR: Prophylactic antibiotics in acute pancreatitis: endless debate, Ann R Coll Surg Engl 99(2):107–112, 2017.

Podda M, Cillara N, Di Saverio S, et al: Antibiotics-first strategy for uncomplicated acute appendicitis in adults is associated with increased rates of peritonitis at surgery. A systematic review with meta-analysis of randomized controlled trials comparing appendectomy and non-operative management with antibiotics, Surgeon 15(5):303–314, 2017.

Riccio LM, Popovsky KA, Hranjec T, et al: Association of excessive duration of antibiotic therapy for intra-abdominal infection with subsequent extra-abdominal infection and death: a study of 2,552 consecutive infections, Surg Infect (Larchmt) 15(4):417–424, 2014.

Sawyer RG, Claridge JA, Nathens AB, et al: Trial of short-course antimicrobial therapy for intraabdominal infection, N Engl J Med 372(21):1996–2005, 2015.

Schlottmann F, Gaber C, Strassle PD, Patti MG, Charles AG: Cholecystectomy vs. Cholecystostomy for the management of acute cholecystitis in elderly patients, J Gastrointest Surg 23(3):503–509, 2019.

98

Diarreia Infecciosa

Awewura Kwara

DEFINIÇÃO E EPIDEMIOLOGIA

A *diarreia* é definida como três ou mais episódios de eliminação de fezes não formadas ou mais de 250 g de fezes não formadas por dia. Com base na duração, a diarreia pode ser classificada como *aguda* (menos de 14 dias), *persistente* (14 a 29 dias) ou *crônica* (30 dias ou mais). A *diarreia infecciosa* é causada por microrganismos e está, frequentemente, associada a sinais e sintomas de comprometimento entérico, como náuseas, vômitos, cólicas abdominais, eliminação de fezes sanguinolentas (disenteria) ou sintomas sistêmicos. Os microrganismos responsáveis pela diarreia infecciosa incluem bactérias, vírus e parasitas.

Nos EUA, a diarreia aguda é comum, com estimativa anual de 179 milhões de consultas ambulatoriais, quase 500 mil internações e mais de 5 mil mortes.[1] A Foodborne Diseases Active Surveillance Network (FoodNet), mantida pelos Centers for Disease Control and Prevention (CDCs), fornece dados sobre a carga de patógenos específicos das doenças diarreicas nos EUA pelo monitoramento de casos de infecções de diagnóstico laboratorial causadas por oito patógenos entéricos transmitidos por meio de alimentos em 10 locais dos EUA. Em 2018, a FoodNet identificou 25.606 infecções, 5.893 internações e 120 mortes. Os patógenos mais comumente identificados foram *Campylobacter, Salmonella* e *Escherichia coli* produtora de toxina Shiga (STEC).

PATOLOGIA

A diarreia é uma alteração do movimento de íons e de água, resultando em aumento do conteúdo de água, do volume ou da frequência das fezes. Em condições normais, até 9 ℓ de líquido passam diariamente pelo sistema digestório do adulto. Quase 98% desse líquido são absorvidos, e apenas 100 a 200 mℓ são excretados nas fezes. Os patógenos entéricos ou as toxinas microbianas que são ingeridos podem superar as defesas do hospedeiro e alterar esse equilíbrio para uma secreção efetiva, resultando em diarreia. Normalmente, um grande número de microrganismos é ingerido a cada refeição. Os mecanismos de defesa do hospedeiro contra patógenos entéricos incluem pH gástrico baixo, trânsito rápido das bactérias através da parte proximal do intestino delgado, respostas imunes celulares e produção de anticorpos. Além disso, a flora bacteriana normal, que é abundante, está localizada nos intestinos e impede a colonização por patógenos entéricos.

A alteração dos mecanismos normais de defesa pode levar ao risco de diarreia infecciosa. Os indivíduos com ressecção gástrica ou estados de acloridria apresentam aumento da frequência de infecções por *Salmonella, Giardia lamblia* e helmintos enquanto outros microrganismos, como *Shigella* e rotavírus, sobrevivem à extrema acidez do ambiente gástrico. Algumas infecções virais, bacterianas e parasitárias são mais comuns em pacientes que têm comprometimento da imunidade celular ou humoral. Mais de 99% da flora colônica normal consistem em bactérias anaeróbicas, que produzem ácidos graxos e causam pH ácido, o que é importante para a resistência à colonização. A alteração da flora bacteriana devido à antibioticoterapia de amplo espectro predispõe alguns indivíduos à infecção por *Clostridioides difficile* (ICD).

Os fatores de virulência empregados por patógenos entéricos incluem tamanho do inóculo, fatores de aderência, produção de toxinas e invasão. *Shigella, E. coli* êntero-hemorrágica (EHEC), *G. lamblia* e *Entamoeba histolytica* necessitam de apenas 10 a 100 microrganismos para provocar infecção, enquanto são necessários 10^5 a 10^8 *Vibrio cholerae* para causar doença. A diarreia infecciosa pode ser classificada como não inflamatória ou inflamatória, com base na patogênese. A diarreia não inflamatória é causada por patógenos que aderem à mucosa do intestino delgado, o que interrompe os processos de absorção e/ou secreção, sem causar inflamação ou destruição. Os patógenos que causam diarreia não inflamatória incluem vírus, microrganismos produtores de enterotoxinas, *G. lamblia* e *Cryptosporidium parvum*. A diarreia inflamatória é causada por patógenos que têm como alvo o íleo distal ou o cólon e que provocam reação inflamatória aguda por meio da secreção de citotoxinas ou invasão do epitélio intestinal. As bactérias produtoras de citotoxinas incluem a *E. coli* enteroagregativa (EAEC), a EHEC e o *C. difficile*, enquanto os microrganismos invasivos incluem *Salmonella, Shigella* e *Campylobacter*.

Diarreia secretora induzida por enterotoxina

As bactérias produtoras de enterotoxinas ingeridas colonizam o intestino delgado e, em seguida, produzem enterotoxina, que se liga à mucosa e provoca diarreia aquosa por meio da hipersecreção de líquido isotônico que sobrepuja a capacidade de absorção do cólon. *V. cholerae* produz a toxina da cólera, uma proteína heterodimérica composta por uma única subunidade A ativa tóxica (CTA) e por um pentâmero de subunidade B (CTB), que é responsável pela ligação da toxina à mucosa intestinal. A toxina ligada por meio de uma série de processos

---

[1]N.R.T.: No Brasil, no período de 2009 a 2018 foram notificados anualmente a média de 4 milhões de casos de doença diarreica aguda (DDA) em mais de 33 mil unidades sentinelas distribuídas em municípios de todo o país. As regiões Sudeste (36,99%) e Nordeste (29,47%) apresentaram as maiores proporções de casos no período. Houve o registro de média anual de mais de 337 mil internações e de mais de 4 mil óbitos por DDA. As internações ocorreram predominantemente nas regiões Nordeste (49,3%) e Norte (17,8%), em crianças de 1 a 4 anos (26,6%). Enquanto os óbitos, nesse mesmo período, ocorreram principalmente em indivíduos residentes nas regiões Nordeste (40,2%) e Sudeste (32,0%) e na faixa etária acima de 60 anos (67,7%). Ver https://www.gov.br/saude/pt-br/centrais-de-conteudo/publicacoes/boletins/epidemiologicos/especiais/2021/boletim_especial_doencas_negligenciadas.pdf.

Seção 15 Doenças Infecciosas

ativa a adenilato ciclase para produzir monofosfato de adenosina cíclico (cAMP), que causa aumento da secreção de cloreto e diminuição da absorção de sódio, resultando em hipersecreção de líquido. *E. coli* enterotoxigênica (ETEC) produz tanto uma enterotoxina termolábil, que atua pelo mesmo mecanismo que a toxina da cólera, quanto uma enterotoxina termoestável, que provoca diarreia secretora por meio da ativação da guanilato ciclase para produzir monofosfato de guanosina cíclico (cGMP).

Diarreia induzida por citotoxinas

Ao contrário das enterotoxinas, as citotoxinas elaboradas por patógenos entéricos destroem as células epiteliais da mucosa, causando reação inflamatória aguda e diarreia sanguinolenta (disenteria). *Shigella dysenteriae* produz a toxina Shiga, que provoca diarreia disentérica em pacientes com shigelose. Outras bactérias produtoras de toxinas incluem *Vibrio parahaemolyticus*, *C. difficile* e STEC.

Diarreia invasiva

Algumas bactérias causam disenteria por meio de invasão direta e destruição da mucosa intestinal. A *Shigella* e a *E. coli* enteroinvasiva (EIEC) invadem as células epiteliais, multiplicam-se no seu interior e disseminam-se para células adjacentes. Com frequência, a diarreia é acompanhada de febre, cólicas abdominais e eliminação de pequenas quantidades de fezes mucoides sanguinolentas. Outras bactérias, como *Salmonella typhi* e *Yersinia enterocolitica*, penetram na mucosa antes de se disseminar para a corrente sanguínea e causar doença sistêmica.

Intoxicação alimentar bacteriana

A intoxicação alimentar bacteriana é causada pela ingestão de toxinas pré-formadas no alimento, que resulta em doença tóxica. As toxinas incluem citotoxinas, enterotoxinas e neurotoxinas. Os patógenos que causam intoxicação alimentar bacteriana incluem *Staphylococcus aureus*, *Clostridioides perfringens* e *Bacillus cereus*. Esses microrganismos crescem no alimento e produzem toxinas que são ingeridas diretamente dos alimentos. Os sinais e sintomas aparecem logo após a ingestão do alimento, com período de incubação de 1 a 16 horas. A doença raramente está associada à febre, e os sinais e sintomas habitualmente desaparecem nas primeiras 12 a 24 horas após o início.

As toxinas estafilocócicas e de *B. cereus* atuam no sistema nervoso, causando vômito. *Staphylococcus aureus* provoca vômitos e diarreia nas primeiras 2 a 7 horas após a ingestão de alimento malpassado ou inadequadamente armazenado contendo a sua enterotoxina termoestável. *C. perfringens* provoca diarreia secretora e aquosa induzida por citotoxina dentro de 8 a 14 horas após a ingestão de vegetais, carne ou aves contaminados. Com frequência, *B. cereus* contamina o arroz frito, vegetais ou brotos e produz uma das duas toxinas que causam doença semelhante àquela da infecção por *S. aureus* ou *C. perfringens* 1 a 6 horas após a ingestão.

PATÓGENOS ESPECÍFICOS

As Tabelas 98.1 e 98.2 fornecem um resumo das características epidemiológicas e clínicas dos patógenos entéricos comuns, juntamente com os métodos recomendados para diagnóstico e tratamento.

Tabela 98.1 Características epidemiológicas e clínicas dos patógenos entéricos comuns.

Microrganismo	Características epidemiológicas	Características clínicas comuns
Campylobacter jejuni	Consumo de aves malpassadas, viagem a regiões tropicais e subtropicais	Diarreia aquosa aguda, febre, dor abdominal, evidência de inflamação nas fezes (leucócitos fecais ou lactoferrina positivos)
Vibrio cholerae	Frutos do mar inadequadamente cozidos, viagem a regiões endêmicas	Diarreia aquosa aguda que causa desidratação; em geral, ausência de febre
C. difficile	Uso de antibióticos, hospitalização recente, pacientes idosos com condições coexistentes	Diarreia com febre, evidência fecal de inflamação, leucocitose acentuada
E. coli enterotoxigênica	Viagem para regiões tropicais e subtropicais	Diarreia aquosa aguda, cólicas abdominais, náuseas e vômitos; ausência de leucócitos nas fezes
Salmonella não tifoide	Surtos de origem alimentar, exposição a animais	Diarreia aquosa aguda, febre, dor abdominal, evidência de inflamação
Shigella	Transmissão de pessoa para pessoa, contato em creches	Diarreia grave com febre, dor abdominal, diarreia sanguinolenta, evidência fecal de inflamação
E. coli produtora de toxina Shiga	Surtos de origem alimentar, hambúrgueres malcozidos, brotos crus, exposição a água de piscina	Dor abdominal, fezes sanguinolentas, ausência de febre, evidência fecal de inflamação
Outras espécies de *Vibrio*	Ingestão de mariscos e frutos do mar malcozidos	Diarreia aquosa, cólicas abdominais, náuseas; a febre e os vômitos são menos frequentes
Yersinia enterocolitica	Água e alimentos contaminados, carnes inadequadamente cozidas, leite não pasteurizado	Diarreia aquosa aguda, febre, dor abdominal, diarreia sanguinolenta
Norovírus	Surtos no inverno em ambientes de aglomerações, surtos em viagens de cruzeiro	Diarreia aquosa, náuseas, vômitos, dor abdominal
Cyclospora	Surtos de origem alimentar, viagem para regiões tropicais e subtropicais (particularmente Nepal)	Diarreia não inflamatória persistente
Cryptosporidium	Surtos transmitidos pela água, viagem para regiões tropicais e subtropicais	Diarreia não inflamatória persistente
Entamoeba histolytica	Viagem para regiões tropicais, imigração recente de regiões endêmicas	Diarreia sanguinolenta, comprometimento extraintestinal (abscesso hepático)
G. lamblia	Surtos transmitidos pela água, viagem para áreas montanhosas da América do Norte, Rússia	Dor abdominal, diarreia aquosa persistente, flatulência, esteatorreia, náuseas e vômitos

Capítulo 98 Diarreia Infecciosa

Tabela 98.2 Diagnóstico e tratamento antimicrobiano recomendado para a diarreia por patógenos específicos em adultos.

Organismo	Diagnóstico	Recomendações
Campylobacter jejuni	Coprocultura de rotina	Azitromicina, 500 mg/dia VO, por 3 dias. Alternativa: ciprofloxacino, 500 mg VO 2 vezes/dia durante 3 dias
Vibrio cholerae O1	Coprocultura em meios especiais contendo sal (TCBS), teste do isolado para sorotipo O1	Doxiciclina, 300 mg ou azitromicina, 1.000 mg VO em dose única, ou tetraciclina, 500 mg VO 4 vezes/dia, ou SMZ-TMP 800/160 mg VO 2 vezes/dia, ou ceftriaxona, 1 a 2 g IV/IM a cada 24 h por 3 dias
C. difficile	Teste de amostra de fezes para toxina A ou B de *C. difficile* por EIA, ou PCR para o gene da toxina B	Interromper o antibiótico implicado. Vancomicina, 125 mg VO 4 vezes/dia, ou fidaxomicina, 200 mg VO 2 vezes/dia, por 10 dias. Para ICD fulminante, recomenda-se a vancomicina, 500 mg 4 vezes/dia VO ou por tubo nasogástrico
Escherichia coli enterotoxigênica	Coprocultura para *E. coli*, com ensaio para enterotoxina	Azitromicina, 1.000 mg VO em dose única ou 500 mg/dia VO por 3 dias, ou ciprofloxacino, 500 mg VO 2 vezes/dia durante 3 dias
Salmonella não tifoide	Coprocultura de rotina	Os antimicrobianos não são recomendados, exceto para grupos com risco de doença invasiva. Ciprofloxacino, 500 mg 2 vezes/dia, por 5 a 7 dias, ou ceftriaxona, 100 mg/kg/dia em uma ou duas doses fracionadas por 5 a 7 dias, ou por maior período em caso de infecção endovascular ou recidiva
Shigella	Coprocultura de rotina	Ciprofloxacino, 500 mg 2 vezes/dia, por 3 dias, ou ceftriaxona, 1 a 2 g IV/IM por 3 dias, ou azitromicina, 500 mg/dia VO, por 3 dias
E. coli produtora de toxina Shiga	Coprocultura com ágar sorbitol-MacConkey, seguida de sorotipagem para O157, a seguir H7, com EIA para toxina Shiga	Deve-se evitar o uso de antibióticos e medicamentos antimotilidade
Outras espécies de *Vibrio*	Coprocultura em meios especiais contendo sal (TCBS)	Ceftriaxona, 1 a 2 g IV/IM a cada 24 h, mais doxiciclina, 100 mg VO 2 vezes/dia, por 3 dias
Yersinia enterocolitica	Coprocultura em meio de MacConkey incubada a 25 a 28°C	Em geral, não há necessidade de antibióticos. Para a infecção grave ou bacteriemia, tratar com SMZ-TMP ou fluoroquinolona ou doxiciclina mais aminoglicosídio
Cyclospora	Coloração tricrômica ou álcool-ácido-resistente das fezes para parasitas	SMZ-TMP 800/160 mg, 2 vezes/dia durante 7 a 10 dias
Cryptosporidium	Coloração tricrômica ou álcool-ácido-resistente das fezes para pesquisa de parasitas, EIA para espécies de *Crytosporidium*	Autolimitada em indivíduos imunocompetentes. Se for grave ou se o paciente estiver imunocomprometido, nitazoxanida, 500 mg VO 2 vezes/dia, por 3 a 14 dias
Isospora	Coloração tricrômica ou álcool-ácido-resistente das fezes para pesquisa de parasitas	SMZ-TMP 800/160 mg VO, 2 vezes/dia durante 7 a 10 dias
Entamoeba histolytica	Exame parasitológico das fezes para ovos e parasitas, EIA para *E. histolytica*	Metronidazol, 750 mg 3 vezes/dia, por 5 a 10 dias, mais iodoquinol, 650 mg 3 vezes/dia, por 20 dias, ou paromomicina, 500 mg 3 vezes/dia, por 7 dias
Giardia	Exame parasitológico das fezes para ovos e parasitas, EIA para espécies de *Giardia*	Dose única de tinidazol 2 g ou nitazoxanida 500 mg, 2 vezes/dia, por 3 dias. Metronidazol, 250 a 750 mg 3 vezes/dia durante 5 a 10 dias

EIA, imunoensaio enzimático; *ICD*, infecção por *Clostridioides difficile*; *IM*, via intramuscular; *IV*, via intravenosa; *PCR*, reação em cadeia da polimerase; *SMZ-TMP*, sulfametoxazol-trimetoprima; *TCBS*, ágar de tiossulfato-citrato-sais biliares-sacarose; *VO*, via oral.

Shigella

A diarreia causada por espécies de *Shigella* (shigelose) ocorre após a ingestão de água ou alimentos contaminados por fezes. As principais cepas incluem *S. dysenteriae*, *S. flexneri*, *S. boydii* e *S. sonnei*. A ingestão de apenas 10 a 100 microrganismos pode levar à infecção, visto que essas bactérias são relativamente resistentes ao ácido gástrico. A transmissão interpessoal é comum, e a taxa de ataque é mais alta em lactentes e crianças pequenas em creches. O período de incubação é de 6 a 72 horas. Inicialmente, a doença pode se manifestar como diarreia aquosa não inflamatória, causada pela produção de enterotoxina ou pela multiplicação das bactérias no intestino delgado. A invasão do epitélio e da mucosa do cólon frequentemente se manifesta como disenteria. As complicações da shigelose por *S. dysenteriae* do tipo 1 incluem a síndrome hemolítico-urêmica (SHU). A artrite reativa está associada à infecção por *S. flexneri*.

Salmonella

Salmonella enterica sorovariantes *typhi* e *paratyphi* provoca febres tifoide e paratifoide (febres entéricas),[2] enquanto outras espécies de *Salmonella* causam diarreia. A salmonelose não tifoide resulta da ingestão de carne, laticínios ou produtos avícolas contaminados ou do contato direto com animais como aves, tartarugas de estimação, cobras e outros répteis. É necessário um inóculo oral de 10^5 a 10^8 microrganismos, porém inóculos menores podem causar doença em pacientes com redução da acidez gástrica ou comprometimento da imunidade.

[2]N.R.T.: No Brasil, entre 2010 e 2021, as maiores taxas de incidência e internação por causa de febre tifoide e febre paratifoide foram observadas nas regiões Norte e Nordeste (Amapá, Pará e Maranhão), os quais expuseram os piores indicadores sociais e econômicos, com baixa escolaridade, renda, índice de desenvolvimento humano (IDH) e saneamento.

Os microrganismos invadem o íleo distal e provocam diarreia com febre, náuseas ou vômitos. Em geral, ocorre resolução da diarreia em 2 a 3 dias. As complicações consistem em bacteriemia e semeadura metastática de placas ateroscleróticas e próteses. O tratamento com antibióticos não diminui a duração da diarreia e pode prolongar o transporte intestinal nas fezes. Os antibióticos estão apenas indicados para casos de doença grave ou comprometimento extraintestinal.

Campylobacter

A doença causada por *Campylobacter jejuni* habitualmente resulta da ingestão de aves malpassadas ou do contato direto com animais. A dose infecciosa é de 10^4 a 10^6 microrganismos, com período de incubação de 1 a 5 dias. A apresentação mais comum consiste em diarreia aquosa não inflamatória aguda. Com menos frequência, pode ocorrer enterocolite inflamatória aguda, com sinais e sintomas sistêmicos. A diarreia pode ser precedida de sintomas prodrômicos como febre, mialgia, cefaleia e mal-estar. As complicações incluem síndrome do intestino irritável pós-infecciosa, artrite reativa associada, sobretudo, ao antígeno leucocitário humano B27 (HLA-B27) e síndrome de Guillain-Barré, que pode ocorrer 2 a 3 semanas após a resolução da diarreia. A antibioticoterapia abrevia o estado de portador.

Vibrio

V. cholerae pode ser dividido pelo antígeno O do lipopossacarídeo em mais de 150 cepas. As cepas toxigênicas *V. cholerae* O1 e O139 produzem a toxina da cólera e estão associadas a doença clínica. O inóculo oral infeccioso é de cerca de 10^5 a 10^8 microrganismos, com período de incubação de 6 horas a 5 dias. A cólera clássica começa com vômitos, dor abdominal e diarreia. A diarreia progride para fezes aquosas e volumosas que foram descritas como "água de arroz", visto que são claras com salpicos de muco. A diarreia maciça pode levar à desidratação e ao choque em poucas horas. A doença pode ser fulminante, levando à morte 3 a 4 horas após o início. A febre e a bacteriemia são raras. Em áreas endêmicas, o diagnóstico é habitualmente estabelecido em bases clínicas. *V. cholerae* toxigênico não O1, não O139 produz toxina da cólera e tem sido responsável por casos esporádicos de diarreia ou pequenos surtos em algumas partes dos EUA devido ao consumo de água e frutos do mar contaminados. Foi também relatado que o *V. parahaemolyticus* provoca gastrenterite aguda devido ao consumo de frutos do mar contaminados. As características das espécies de *Vibrio* que não causam cólera são apresentadas nas Tabelas 98.1 e 98.2.

Listeria

Listeria monocytogenes constitui uma causa incomum de diarreia nos EUA. As duas principais síndromes clínicas da infecção por *Listeria* são gastrenterite e listeriose. Os surtos podem ser decorrentes da ingestão de alimentos prontos para consumo contaminados como leite não pasteurizado, queijos, carnes, vegetais e produtos crus não lavados. A gastrenterite é habitualmente leve, não invasiva e, em geral, autolimitada. Podem ocorrer sintomas, como diarreia, febre, calafrios, cefaleia, artralgia e mialgia, 9 a 32 horas (mediana, 20 horas) após a ingestão de alimentos contaminados. Com frequência, o diagnóstico de gastrenterite não é feito, visto que não se efetua rotineiramente uma coprocultura. Na gastrenterite fecal, em que os patógenos tradicionais não são isolados com meios padrão, a coprocultura com meios seletivos para *L. monocytogenes* pode demonstrar o microrganismo. Quando diagnosticada em um hospedeiro suscetível, a gastrenterite por *Listeria* pode ser tratada com 500 mg de amoxicilina VO, 3 vezes/dia, ou 800/160 mg de SMZ-TMP por 7 dias.

A listeriose é uma doença invasiva mais grave, que pode se manifestar como bacteriemia, doença do sistema nervoso central ou sepse em mulheres grávidas, com perda fetal. Os fatores de risco para listeriose incluem extremos de idade, gravidez e estado imunocomprometido. Em 2019, a FoodNet relatou 134 casos de diagnóstico laboratorial de listeriose nos EUA, dos quais 131 (98%) foram hospitalizados e 21 (16%) morreram. A incidência global foi de 0,3 por 100 mil habitantes.

Escherichia coli causadora de diarreia

Existem vários tipos de *E. coli* diarreiogênica, e cada um deles tem patogênese diferente que leva à diarreia. Incluem ETEC, STEC, *E. coli* enteropatogênica (EPEC), EIEC, EAEC e *E. coli* difusamente aderente. A ETEC constitui a causa mais comum de diarreia do viajante. A EPEC tem sido associada a diarreia epidêmica em recém-nascidos.

A EHEC é adquirida pela ingestão de água ou alimentos contaminados. O inóculo oral é de 10 a 100 microrganismos, com período de incubação de 3 a 4 dias. Nos EUA, a maioria dos casos de doença é causada por *E. coli* O157:H7. A infecção por EHEC, incluindo *E. coli* O157:H7 e outros sorotipos de STEC, pode causar colite hemorrágica. Classicamente, está associada a diarreia sanguinolenta, dor abdominal e leucócitos fecais. As complicações sistêmicas consistem em SHU em crianças e púrpura trombocitopênica trombótica em adultos. A antibioticoterapia pode aumentar o risco de SHU.

Clostridioides difficile

A infecção por *C. difficile* constitui a principal causa de diarreia nosocomial entre adultos nos EUA. O principal fator de risco para a ICD consiste no uso de antibióticos. A idade avançada e a doença subjacente grave contribuem para a suscetibilidade. Praticamente todos os antibióticos já foram implicados no desenvolvimento da ICD, porém os agentes mais comuns consistem em clindamicina, cefalosporinas, fluoroquinolonas, ampicilina e amoxicilina. A infecção é transmitida por esporos que ocorrem no ambiente e que são resistentes a soluções para higienização das mãos à base de álcool. Os esporos de *C. difficile* toxigênico são ingeridos, sobrevivem à acidez gástrica, germinam e colonizam a parte inferior do intestino, onde elaboram duas exotoxinas, a toxina A (uma enterotoxina) e a toxina B (uma citotoxina). As toxinas rompem as junções celulares e zônulas de oclusão, provocando extravasamento de líquido. A citotoxicidade resulta em colite neutrofílica e, em alguns casos, na formação de pseudomembrana.

A cepa hipervirulenta, designada como cepa do tipo 1 na eletroforese em gel de campo pulsado da América do Norte (NAP1/027), está associada a evolução grave, maior taxa de mortalidade e risco aumentado de recidiva. Os fatores bacterianos implicados em surtos de ICD causados pela cepa NAP1/027 incluem aumento da produção das toxinas A e B, resistência às fluoroquinolonas e produção de uma toxina binária. Com frequência, os pacientes apresentam dor abdominal e diarreia aquosa, mas também evacuam fezes sanguinolentas. Os marcadores de ICD grave ou fulminante incluem colite pseudomembranosa, insuficiência renal aguda, leucocitose acentuada, hipotensão e megacólon tóxico. A microbiota intestinal autóctone é importante para a resistência à colonização e para a recuperação da ICD associada a antibióticos.

Yersinia enterocolitica

Y. enterocolitica é uma zoonose causada pela ingestão de água, alimentos ou carnes malcozidas contaminados. O inóculo oral exige 10^9 microrganismos para causar infecção, com um período de incubação de 3 a 7 dias. A doença pode simular a apendicite aguda e ser complicada por perfuração ileal, adenite mesentérica ou ileíte terminal. Pode ocorrer artrite reativa pós-infecciosa.

Causas virais da diarreia

Os vírus causam diarreia pela sua aderência à mucosa intestinal, com consequente ruptura dos processos de absorção e secreção, sem causar inflamação. Podem invadir as células epiteliais das vilosidades intestinais e causar a descamação destas. O rotavírus constitui uma causa comum de diarreia grave em crianças com menos de 5 anos. A incidência da doença por rotavírus caiu em muitos países graças à vacina contra esse vírus. O rotavírus ainda responde por mais de 200 mil mortes por ano, principalmente em países de baixa renda. O norovírus é extremamente contagioso e constitui uma causa muito comum de gastrenterite de origem alimentar em adultos e crianças nos EUA. Tem sido a causa de diarreia epidêmica em navios de cruzeiro. Outros vírus que provocam diarreia incluem adenovírus, sapovírus e astrovírus. Em geral, o período de incubação é de mais de 14 horas, e os vômitos são manifestação proeminente da doença diarreica causada por agentes virais.

Diarreia causada por protozoários

As causas parasitárias importantes de diarreia incluem *G. lamblia*, *C. parvum* e *E. histolytica*. Fontes de água contaminadas tendem a ser a causa de surtos. Os trofozoítos de *G. lamblia* aderem ao epitélio da parte superior do intestino delgado e provocam dano à borda em escova da mucosa sem invasão. A ingestão de alguns organismos pode levar à doença. Ocasionalmente, *C. parvum*, *Isospora belli* e *Cyclospora cayetanensis* causam diarreia autolimitada em indivíduos imunocompetentes, mas podem provocar doença grave em pacientes com síndrome da imunodeficiência adquirida (AIDS) avançada. *E. histolytica* causa uma síndrome que varia desde diarreia leve até colite amebiana fulminante e abscessos amebianos extraintestinais.

Diarreia do viajante

A diarreia do viajante afeta 10 a 40% das pessoas de países industrializados que viajam para países em desenvolvimento, tropicais e semitropicais. O agente etiológico é identificado em cerca de 85% dos casos e 90% daqueles identificados consistem em patógenos bacterianos, mais frequentemente ETEC ou EAEC. As causas bacterianas menos comuns incluem *E. coli* difusamente aderente, espécies de *Shigella*, *Salmonella* e *Campylobacter*, *Aeromonas*, *V. cholerae*, outras espécies de *Vibrio* e *Plesiomonas*. As etiologias virais são representadas por rotavírus e norovírus. Os casos provocados por protozoários são raros. As pessoas que viajam para áreas de alto risco devem ser aconselhadas a lavar as mãos, evitar o consumo de alimentos crus e beber água engarrafada. Os pacientes com diarreia do viajante devem ser tratados de modo empírico com antibióticos, sem exame de fezes.

APRESENTAÇÃO CLÍNICA

As características epidemiológicas e clínicas são importantes para identificar o potencial agente etiológico e orientar o tratamento (Tabela 98.1). A avaliação inicial deve considerar a gravidade da doença, os sinais de desidratação e inflamação intestinal indicada por febre, dor abdominal, sangue nas fezes (disenteria) ou tenesmo. Indícios epidemiológicos importantes na anamnese incluem idade, relato de viagem, ingestão de alimentos e carne malpassados ou crus, uso de antibióticos, atividade sexual, atuação em creches e surtos envolvendo outras pessoas com exposição semelhante (ver Tabela 98.1). A febre (com temperatura de 38,5°C ou mais) está associada a patógenos invasivos que causam inflamação intestinal. O exame deve determinar a gravidade da desidratação e a necessidade de reidratação, bem como a causa provável. Os sinais de desidratação ou hipovolemia consistem em redução do turgor cutâneo, mucosas secas, diminuição da micção, taquicardia e hipotensão.

DIAGNÓSTICO E DIAGNÓSTICO DIFERENCIAL

A abordagem para o diagnóstico e o tratamento da diarreia infecciosa é apresentada na Figura 98.1. Os casos de doença diarreica são, em sua maioria, autolimitados, com resolução entre 12 a 24 horas. Por conseguinte, a investigação microbiológica habitualmente não é necessária para pacientes que são examinados nas primeiras 24 horas após o início da doença, a não ser que existam determinadas condições.

As indicações para coprocultura incluem diarreia grave (seis ou mais evacuações por dia), diarreia há mais de 1 semana, febre, disenteria, hospitalização, diarreia inflamatória e casos múltiplos em surto suspeito. A coprocultura de rotina identificará *Shigella*, *Salmonella*, *Campylobacter* e *Aeromonas*. Atualmente, dispõe-se de exames complementares à base da reação em cadeia da polimerase (PCR), que incluem uma abordagem múltipla e possibilita a detecção de vários enteropatógenos bacterianos, virais e parasitários em um único teste simultaneamente. O Luminex xTAG® Gastrointestinal Pathogens Panel avalia 14 vírus, bactérias e parasitas, enquanto o painel FilmArray® Gastrointestinal (Biofire Diagnostics) é um teste para 22 vírus, bactérias e parasitas. Esses métodos são mais rápidos e têm maior sensibilidade do que os métodos baseados em cultura, porém não distinguem os microrganismos patogênicos dos não patogênicos. Se o paciente tiver diarreia sanguinolenta ou SHU, deve-se efetuar uma coprocultura para *E. coli* O157:H7 e testes para toxina do tipo Shiga (ou genes que a condifiquem). Se houver relato de uso recente de antibióticos, hospitalização ou idade acima de 65 anos com condições coexistentes, imunossupressão ou neutropenia, as amostras de fezes devem ser testadas para a toxina de *C. difficile*. Os testes disponíveis para toxina de *C. difficile* incluem imunoensaio enzimático (EIA), teste de amplificação de ácido nucleico (NAAT) e teste da glutamato desidrogenase (GDH mais toxina). Nenhum teste, por si só, é adequado como único teste e, com frequência, utiliza-se um teste com algoritmo em múltiplas etapas. Aventar também a possibilidade de protozoários e solicitar pesquisa de ovos e parasitas (p. ex., trofozoítos) nas fezes e/ou um teste para antígeno de *Giardia* se a duração da diarreia for superior a 7 dias. Se o paciente tiver AIDS, as fezes devem ser examinadas à procura de *Cryptosporidium*, *Microsporidium* e complexo *Mycobacterium avium*.

TRATAMENTO

A terapia inicial deve incluir reposição hidreletrolítica, associada ou não a terapia antimicrobiana. Com frequência, a reidratação oral mostra-se adequada, a não ser que o paciente esteja em coma ou gravemente desidratado. O suporte nutricional com alimentação continuada melhora os desfechos em crianças.

Hidratação oral

Na maioria dos pacientes com diarreia, a reposição hídrica pode ser obtida com reidratação oral com uso de soluções isotônicas contendo glicose e eletrólitos. Uma solução efetiva pode ser preparada pela adição de 2 colheres de sopa de açúcar, um quarto de uma colher de chá de sal (NaCl) e um quarto de uma colher de chá de bicarbonato de sódio ($NaHCO_3$) para 1 ℓ de água fervida. Nos EUA, recomenda-se o uso de líquidos como as soluções de Pedialyte® ou Rehydrolyte®. A solução deve ser administrada em grande volume até que haja evidências clínicas de restauração do equilíbrio hídrico e, em seguida, como terapia de manutenção. A reidratação oral pode salvar a vida de pacientes com diarreia grave em países em desenvolvimento.

Hidratação intravenosa

A perda maciça de líquidos devido à diarreia deve ser rapidamente reposta por infusão de soluções intravenosas. A solução de lactato de

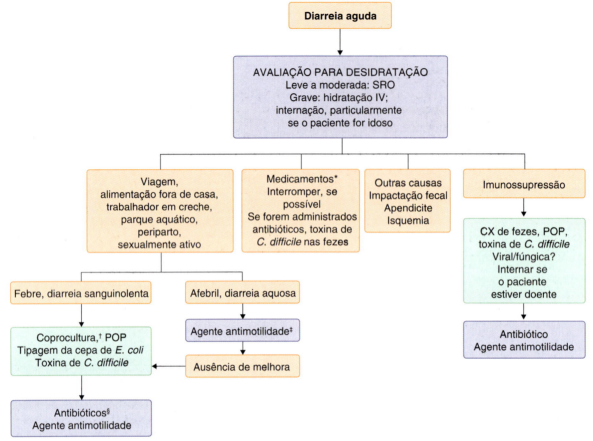

Figura 98.1 Abordagem para o diagnóstico e o tratamento da diarreia infecciosa aguda.[3] *Mais de 700 medicamentos provocam diarreia, incluindo furosemida, cafeína, inibidores da protease, hormônios tireoidianos, metformina, micofenolato de mofetila, sirolimo, agentes colinérgicos, colchicina, teofilina, inibidores seletivos da recaptação de serotonina, inibidores da bomba de prótons, bloqueadores H2, derivados de 5-ASA, inibidores da enzima conversora de angiotensina, bisacodil, sena, aloé, antraquinonas e medicamentos contendo magnésio ou fósforo. [†]Especificamente, solicitar cultura para *Yersinia, Plesiomonas, E. coli* êntero-hemorrágica do sorotipo O157:H7 e *Aeromonas*, se houver suspeita. [‡]Se houver alta suspeita de *C. difficile* ou de infecção bacteriana invasiva, aguardar os resultados de coprocultura e ensaio para toxinas antes de iniciar. A racecadotrila tem efeitos antissecretores sem paralisar a motilidade intestinal e pode ser usada, quando disponível. [§]Não são recomendados para pacientes com diarreia sanguinolenta causada por *E. coli* O157:H7. *CX*, cultura; *hidratação IV*, reidratação intravenosa; *POP*, pesquisa de ovos e parasitas; *SRO*, solução de reidratação oral. (De Goldman L, Schaefer Al: Goldman-Cecil Medicine, 25th ed. Philadelphia, Elsevier, 2016, Fig. 140-1.)

Ringer é a preferida, visto que a sua composição assemelha-se aos eletrólitos perdidos durante a diarreia. A velocidade de infusão e manutenção da hidratação venosa deve ser guiada pelos sinais clínicos, incluindo sinais vitais, aspecto das mucosas, veias do pescoço e turgor da pele.

Terapia antimicrobiana

A maioria dos casos de diarreia infecciosa não necessita de terapia antimicrobiana. Entretanto, os antibióticos podem diminuir o volume da diarreia (p. ex., na cólera) ou a duração e gravidade da doença. Os antibióticos mostram-se efetivos no tratamento da shigelose, da diarreia do viajante e da infecção por *Campylobacter*. Na salmonelose não complicada, os antibióticos podem prolongar a eliminação de *Salmonella*. A escolha e a dose de antimicrobianos para patógenos específicos são fornecidas na Tabela 98.2. Para a diarreia do viajante, em adultos, a terapia empírica com azitromicina, 500 mg/dia, ou ciprofloxacino, 500 mg 2 vezes/dia, ou sulfametoxazol-trimetoprima (SMZ-TMP), 800/160 mg 2 vezes/dia durante 3 dias, é adequada. Para a colite por *C. difficile* associada a antibióticos, deve-se interromper o uso de antibióticos de amplo espectro, se possível. A terapia preferida para um episódio inicial de ICD consiste em vancomicina oral, 125 mg 4 vezes/dia, ou fidaxomicina, 200 mg 2 vezes/dia, durante 10 dias. Se esses antibióticos não estiverem disponíveis, uma alternativa é o metronidazol, 500 mg 3 vezes/dia, por 10 dias. O transplante de microbiota fecal pode estar indicado para pacientes com múltiplas recorrências de ICD, que não responderam ao tratamento com antibióticos apropriados. Os antibióticos precisam ser evitados em pacientes com STEC O157 ou outra STEC que produzam toxina Shiga.

Terapia sintomática

Os agentes antidiarreicos, como loperamida ou subsalicilato de bismuto, podem ser administrados, em alguns casos, para promover alívio sintomático. A loperamida inibe o peristaltismo intestinal e dispõe de algumas propriedades antissecretoras. Quando usada com ou sem antibióticos na diarreia do viajante, reduz a duração da diarreia em cerca de 1 dia. Deve-se evitar o uso de agentes antimotilidade em pacientes com diarreia sanguinolenta ou suspeita de diarreia inflamatória. O uso desses agentes tem sido implicado no prolongamento

---

[3]N.R.T.: No Brasil, ver https://bvsms.saude.gov.br/bvs/cartazes/manejo_paciente_diarreia_cartaz.pdf.

da duração da febre na shigelose, no desenvolvimento de megacólon tóxico na ICD e no desenvolvimento de SHU em crianças com infecção por STEC.

PROGNÓSTICO

O prognóstico é geralmente bom, porém é variável, dependendo da etiologia e da gravidade da doença. A maioria dos pacientes recupera-se por completo em 3 a 5 dias; entretanto, complicações graves, inclusive morte, podem ser observadas em indivíduos que sofrem grave desidratação, em lactentes, pacientes idosos e naqueles que apresentam condições clínicas subjacentes ou imunossupressão. A desidratação grave, não tratada, pode levar ao choque, insuficiência renal e morte. A poliartrite reativa pós-infecciosa pode complicar casos provocados por *Yersinia, Campylobacter* e *Shigella*, e pode ocorrer síndrome de Guillain-Barré após diarreia causada por *Campylobacter*.

LEITURA SUGERIDA

DuPont HL: Acute infectious diarrhea in immunocompetent adults, N Engl J Med 370:1532–1540, 2014.

DuPont HL: Persistent diarrhea: a clinical review, J Am Med Assoc 315:2712–2723, 2016.

McDonald LC, Gerding DN, Johnson S, et al: Clinical practice guidelines for clostridium difficile infection in adults and children: 2017 update by Infectious Diseases Society of America (IDSA) and Society for Healthcare Epidemiology of America (SHEA). Clin Infect Dis 66:987-994.

Shane AL, Mody RK, Crump JA, et al: 2017 infectious Diseases Society of America clinical practice guidelines for diagnosis and management of infectious diarrhea, Clin Infect Dis 65:e45–e79, 2017.

99

Infecções Ósseas e Articulares

Jerome Larkin

DEFINIÇÃO

O termo *osteomielite* descreve a infecção de qualquer componente do esqueleto ósseo, enquanto *artrite séptica* refere-se à infecção de articulações nativas ou de próteses articulares. Tendões, ligamentos e bolsas sinoviais também podem ser infectados, sobretudo quando envolvem material protético ou bioenxerto. A osteomielite e a artrite séptica podem ocorrer por semeadura durante a bacteriemia, devido à extensão a partir de um foco contíguo de infecção para um tecido ou estrutura adjacentes, em consequência de insuficiência vascular ou como complicação de traumatismo. No caso de infecção hematogênica, a própria bacteriemia pode ser relativamente transitória ou de pouca relevância clínica. A osteomielite hematogênica é comum em crianças, porém responde por apenas 20% dos casos de osteomielite em adultos. As vértebras e a pelve são os locais mais comumente envolvidos de osteomielite hematogênica em adultos. A doença vascular periférica, que leva à hipoxia tecidual e relacionada ao diabetes melito, hipertensão arterial sistêmica, hiperlipidemia e tabagismo, constitui o maior fator de risco para o desenvolvimento de osteomielite em adultos com mais de 50 anos. Com frequência, há infecção ou destruição anteriores de tecidos moles como resultado de insuficiência vascular e neuropatia. É mais comum nos membros inferiores, sobretudo nos pés e, com frequência, ocorre em indivíduos diabéticos. O traumatismo, principalmente quando envolve fratura exposta, com consequente ruptura da arquitetura óssea e do suprimento vascular, constitui o segundo fator de risco principal para o desenvolvimento de osteomielite e artrite séptica. Isso é particularmente o caso quando uma fratura exposta, como a que pode ocorrer em uma queda ou acidente de veículo motorizado, é fortemente contaminada com solo e outros materiais ambientais. Essas fraturas frequentemente exigem fixação interna (*i. e.*, colocação de hastes, parafusos e outros dispositivos de metal para estabilizar o osso). A presença dessa fixação interna fornece nicho para bactérias e outros microrganismos, incluindo fungos, que escapam do sistema imune e sofrem incubação. A osteomielite crônica constitui uma possível complicação dessas lesões e, com frequência, resulta de múltiplos microrganismos ou micróbios incomuns. Pode ocorrer apesar do desbridamento agressivo e tratamento antibiótico profilático por ocasião da lesão, mas pode surgir dentro de vários meses ou até mesmo anos depois. Os indivíduos que passam por períodos prolongados de imobilidade, como os que sofrem de paraplegia, também correm risco de osteomielite. Normalmente, a infecção acomete a pele, o sacro e a parte inferior da coluna vertebral, que correspondem às áreas de pressão não aliviada em decorrência da imobilidade.

A osteomielite pode ser classificada como aguda ou crônica. A primeira normalmente é hematogênica, está associada a sinais de inflamação no tecido mole sobrejacente e apresenta um início ao longo de vários dias a 1 semana. As radiografias são habitualmente normais na apresentação. A osteomielite crônica é mais indolente, com início ao longo de vários meses, tem mais tendência a exibir destruição óssea na radiografia simples por ocasião da apresentação e, com frequência, está associada à drenagem de trajeto fistuloso. Também podem ser observados sequestros (áreas de osso necrótico) e invólucros (osso novo formado ao redor dos sequestros). Enquanto a osteomielite aguda pode exigir um ciclo de 6 semanas de antibióticos isoladamente para obter a cura, a osteomielite crônica geralmente exige intervenção cirúrgica e um ciclo prolongado (3 meses ou mais) de antibioticoterapia.

FISIOPATOLOGIA

As características do suprimento vascular do osso e as propriedades do patógeno mais comum, *Staphylococcus aureus*, podem se combinar para levar à infecção. Embora o osso geralmente seja resistente à infecção, a vasculatura da metáfise contém alças capilares compostas por uma única camada de células endoteliais descontínuas, possibilitando a penetração das bactérias na matriz extracelular. Esses leitos capilares não têm fagócitos funcionalmente ativos. *S. aureus* pode elaborar proteínas expressas em sua superfície, que promovem a aderência aos tecidos da matriz extracelular. Quando englobado por osteoblastos, *S. aureus* consegue sobreviver por períodos prolongados em um estado quase semelhante a um esporo, levando à recorrência potencial da infecção. Por fim, muitas bactérias têm a capacidade de elaborar biofilmes, possibilitando que escapem da depuração pelo sistema imune. O material da prótese, como artroplastia e outros enxertos, pode atuar como plataforma para a formação desses biofilmes.

No caso da artrite séptica existe, habitualmente, alguma anormalidade subjacente na articulação, porém essa anormalidade pode ser tão comum quanto a osteoartrite. Foi formulada a hipótese de que uma lesão relativamente trivial, que pode de fato passar despercebida ou não ser lembrada pelo paciente, leva a um sangramento menor na articulação, o que, por sua vez, proporciona um ambiente hospitaleiro para a incubação das bactérias.

APRESENTAÇÃO CLÍNICA E DIAGNÓSTICO

Os pacientes com osteomielite frequentemente apresentam dor no local da infecção. O tecido mole sobrejacente pode exibir sinais de inflamação ou destruição tecidual, sendo esta última frequentemente observada em diabéticos com ulceração dos tecidos moles. Historicamente, o diagnóstico de osteomielite baseava-se no achado de área radiotransparente na radiografia simples da área afetada. O diagnóstico podia ser confirmado histologicamente por biopsia óssea, com cultura para a identificação do microrganismo patogênico. Hoje, o diagnóstico normalmente é estabelecido por ressonância magnética (RM) com gadolínio, que revela edema medular, com ou sem destruição óssea. Como alternativa, o diagnóstico pode ser estabelecido por cintigrafia óssea trifásica ou tomografia computadorizada (TC). Esses exames são úteis, sobretudo, em pacientes com insuficiência renal, que não podem efetuar exames com realce de gadolínio devido ao risco de fibrose sistêmica nefrogênica. A elevação da proteína C reativa (PCR) ou da velocidade de hemossedimentação (VHS) sustenta o diagnóstico. O diagnóstico microbiológico é estabelecido por hemoculturas positivas ou por biopsia óssea e cultura. A cultura de úlceras cutâneas não é tipicamente útil, visto que os resultados desses exames demonstram habitualmente vários microrganismos colonizadores e não se correlacionam com aqueles isolados em cultura óssea. Uma exceção é o isolamento de *S. aureus* ou *Salmonella* de fístula com drenagem ou, ocasionalmente, de *Pseudomonas* de uma úlcera. No primeiro caso, a bactéria pode ser então supostamente considerada patógeno; no último caso, é necessário tomar uma decisão para incluir a cobertura para esse microrganismo em um esquema de antibióticos empíricos. Se as culturas de osso obtidas por técnicas não invasivas, sob orientação radiográfica, forem negativas, o procedimento deve ser repetido, ou deve-se efetuar uma biopsia a céu aberto com cultura.

A artrite séptica de articulações nativas apresenta, tipicamente, as características essenciais da inflamação (*i. e.*, eritema, edema, calor e dor) quando envolve as articulações dos membros. Com frequência, pode haver febre, e a artrite séptica tem mais tendência a se manifestar com bacteriemia associada. A artrite séptica da coluna, da pelve e do quadril pode exigir exames de imagem, habitualmente RM, visto que pode ser difícil de avaliar apenas pelo exame. A dor lombar, pélvica ou do quadril persistente, que é inexplicável nos demais aspectos, deve levar a avaliação radiográfica imediata, mesmo na ausência de febre. O diagnóstico depende, em última análise, da aspiração articular com desbridamento. Esses procedimentos devem ser realizados antes da administração de antibióticos. O líquido coletado deve ser enviado para contagem de células, com contagem diferencial, análise de cristais, coloração de Gram, cultura para anaeróbios e colorações para fungos e álcool-ácido-resistente e culturas. As colorações e/ou culturas positivas são consideradas como evidência de infecção na maioria dos casos quando existe uma síndrome clínica apropriada. Contagens de leucócitos superiores a 50.000/ml são sugestivas de infecção. Em casos de diagnóstico difícil ou em circunstâncias nas quais foram administrados antibióticos antes da aspiração, pode ser conveniente suspender as culturas por até 14 dias. Podem ser necessárias técnicas especializadas de cultura para microrganismos exigentes, como anaeróbios e estreptococos nutricionalmente deficientes. Em última análise, as cintigrafias com leucócitos marcados podem ajudar a esclarecer a presença ou ausência de artrite séptica nos casos difíceis. As tecnologias moleculares em evolução, como a reação em cadeia da polimerase, particularmente ensaios de *microarray* que detectam múltiplos patógenos, e o sequenciamento ribossômico 16-S, poderão, no futuro, oferecer um diagnóstico alternativo mais rápido e preciso.

As infecções articulares protéticas (IAP) são definidas pelo seu momento de ocorrência após um implante: tipo agudo (menos de 3 meses), tipo retardado (3 a 12 meses) ou tipo tardio (12 meses). A IAP precoce manifesta-se de modo semelhante às infecções de articulações nativas. As infecções retardadas e tardias são mais indolentes e manifestam-se com dor, diminuição da função e evidências de afrouxamento da prótese em radiografias simples. Os sinais mais francos de inflamação ou de infecção sistêmica podem ser sutis ou inexistentes. O diagnóstico depende da existência de fístula com drenagem, que se comunica com a prótese, ou de duas ou mais culturas periprotéticas que demonstram o mesmo microrganismo. Foram propostos critérios menores, com uso de três ou mais dos seguintes itens para estabelecer o diagnóstico de IAP: valor elevado da PCR ou VHS, contagem de leucócitos do líquido sinovial superior a 3.000, aumento das células polimorfonucleares (PMN) sinoviais, uma única cultura positiva ou mais de cinco PMN por campo de grande aumento no exame do tecido periprotético. Um sistema de pontuação, conforme desenvolvido por Parvizi et al., pode aumentar a sensibilidade do uso de critérios menores ou pode ser utilizado como ferramenta para casos de diagnósticos mais obscuros.

A maioria dos casos de osteomielite e de artrite séptica é causada por *Staphylococcus*, *Streptococcus* e bacilos gram-negativos aeróbicos, embora praticamente qualquer microrganismo patogênico possa provocar essas infecções na circunstância apropriada. Os estafilococos causadores de infecção incluem tanto *S. aureus* quanto estafilococos coagulase-negativos. Os estafilococos coagulase-negativos frequentemente são implicados em infecções de próteses articulares ou em infecções associadas a equipamentos ortopédicos. As espécies de *Streptococcus* que causam infecções ósseas e articulares incluem os grupos A, B, C, G e F, bem como *Abiotrophia* e *Gemella* (anteriormente denominados estreptococos nutricionalmente deficientes). Os microrganismos gram-negativos são responsáveis por até 30% das infecções hematogênicas. As infecções por microrganismos gram-negativos são observadas mais comumente em indivíduos idosos como resultado de infecções urinárias, com bacteriemia associada. As espécies isoladas incluem *Escherichia coli*, *Haemophilus influenzae* e *H. parainfluenzae*. As infecções por *Serratia marcescens* e *Pseudomonas* estão associadas à exposição à água e são habitualmente nosocomiais ou relacionadas com o uso de substâncias intravenosas. Fungos como *Candida*, *Aspergillus* e zigomicetos podem causar infecções ósseas e articulares, sobretudo em pacientes imunocomprometidos, indivíduos com diabetes melito ou vítimas de traumatismo. *Nocardia* e outros microrganismos álcool-ácido-resistentes podem ser observados após traumatismo ou em associação a próteses articulares e podem exigir várias tentativas de desbridamento antes de seu isolamento. Com frequência, o *Cutibacterium acnes* é isolado de infecções do ombro, particularmente as que envolvem próteses articulares. A variedade de patógenos potenciais ressalta a necessidade de obter amostras apropriadas para cultura antes da administração de antibióticos.

A infecção por *Borrelia burgdorferi*, o agente etiológico da doença de Lyme, pode causar artrite séptica multifocal ou monoarticular. A análise do líquido é consistente com artrite séptica bacteriana, porém a cultura para microrganismos típicos é negativa. Pode haver também achados associados de eritema migratório, mialgias e artralgias difusas, paralisias de nervos cranianos, febre e meningite asséptica. A reação em cadeia da polimerase do líquido articular tem sensibilidade relatada entre 30 e 75%. O diagnóstico baseia-se na sorologia e nos achados associados em pacientes que residem em áreas endêmicas. A doença de estágio mais avançado pode apresentar derrame de aspecto menos inflamatório, frequentemente sem qualquer outro sintoma. O tratamento consiste em doxiciclina ou ceftriaxona, dependendo do estágio da doença.

Neisseria gonorrhoeae pode causar artrite séptica solitária ou multifocal. Em geral, é observada em adultos mais jovens sexualmente ativos. A cultura do líquido articular pode ser negativa, porém o exame de amostras de faringe, uretra ou reto habitualmente é positivo por amplificação de ácido nucleico. O tratamento de escolha consiste em ceftriaxona.

DIAGNÓSTICO DIFERENCIAL

O diagnóstico diferencial de osteomielite e artrite séptica inclui outros distúrbios inflamatórios não infecciosos, como gota, pseudogota, artrite reumatoide, doença inflamatória intestinal e outros distúrbios inflamatórios e autoimunes. Em certas ocasiões, neoplasias como sarcomas ou lesões metastáticas podem se manifestar de modo semelhante à osteomielite. Diversos vírus, como vírus da rubéola, parvovírus B19, Chikungunya e hepatite B, podem causar artrite. A osteomielite multifocal recorrente crônica é uma lesão inflamatória não infecciosa do osso que, acredita-se, seja de natureza imune e caracterizada por achados na RM semelhantes aos da osteomielite. A cultura é negativa, e o distúrbio não responde aos antibióticos. Trata-se de um diagnóstico de exclusão, frequentemente estabelecido apenas depois de várias tentativas de diagnóstico e tratamento de suposta osteomielite bacteriana. Embora seja tipicamente observada em crianças, com pico de incidência entre 7 e 12 anos, pode ocorrer também em adultos.

TRATAMENTO

O tratamento da osteomielite envolve desbridamento do tecido infectado e/ou necrótico apropriado, bem como administração de antibióticos. É de suma importância remover todo o tecido necrótico ou desvitalizado, que pode atuar como nicho de infecção crônica ou recorrente se não for removido. Nesse aspecto, é frequentemente necessário remover qualquer dispositivo de fixação, dispositivos de plástico, enxertos ósseos ou outro tecido de doador se houver infecção de mais de 1 mês de duração ou recorrente. As infecções de tecidos de doadores cadavéricos são causadas, com frequência, por microrganismos atípicos, como espécies de *Clostridioides*. Historicamente, houve desenvolvimento de sequestro no local do osso cronicamente infectado. Os sequestros são produzidos pela ação do sistema imune e caracterizam-se, histologicamente, por tecido granulomatoso que serve para isolar a infecção. Embora efetivos na contenção da infecção, eles também representavam um risco de recorrência, bem como uma área de enfraquecimento do osso. Quando presentes, devem ser cirurgicamente excisados. A infecção que ocorre no período pós-operatório imediato (*i. e.*, no primeiro mês após a colocação de dispositivos e enxertos) e que parece envolver apenas o tecido mole pode ser tratada com desbridamento e antibióticos isoladamente, com razoável chance de sucesso. Em certas ocasiões, o dispositivo infectado tem de ser deixado no local, de modo a estabilizar o osso durante a consolidação de uma fratura. Neste caso, pode ser necessário continuar o tratamento com antibióticos até que o dispositivo possa ser removido. O dispositivo para a coluna vertebral infectado que precisa permanecer no local pode exigir tratamento prolongado com antibióticos, algumas vezes indefinidamente. A adição de rifampicina para infecções estafilocócicas com dispositivo retido à qual o microrganismo infectante é suscetível melhora as taxas gerais de cura.

A artrite séptica exige o desbridamento seriado da articulação até a resolução da purulência ativa. Isso é indicado pela diminuição da contagem de células e esterilização das culturas de líquido articular. Tipicamente, a infecção de próteses articulares exige a remoção da prótese infectada com colocação de um espaçador antibiótico por 4 a 6 semanas, enquanto os antibióticos são administrados. Isso é seguido pela colocação de nova prótese após resolução de todos os sinais e sintomas de infecção. Infecções selecionadas por estafilococos coagulase-negativos e infecções por *Streptococcus* podem ser tratadas por meio de desbridamento, retenção articular e ciclo de antibióticos de 6 semanas ou mais. Em seguida, deve-se considerar antibioticoterapia supressora crônica, pressupondo a disponibilidade de um agente apropriado.

O tratamento antibiótico deve usar agentes ativos contra o microrganismo infeccioso se houver dados disponíveis de cultura e antibiograma. Na maioria dos casos, os betalactâmicos constituem os agentes preferidos. Pode-se considerar a terapia com quinolonas para as Enterobacteriaceae e em associação com rifampicina para estafilococos. Esses fármacos têm a vantagem de alta biodisponibilidade oral que é igual ou que se aproxima dos níveis teciduais quando são administrados por via intravenosa. Deve-se ter cuidado com as interações medicamentosas com a rifampicina e com o risco de colite por *Clostridioides difficile* e ruptura do tendão do calcâneo com as quinolonas. A literatura recente indica um pequeno aumento no risco de aneurisma ou dissecção da aorta com essa classe de antibióticos. Se as culturas forem negativas, a terapia empírica com um agente ativo contra os patógenos típicos, incluindo *S. aureus* resistente à meticilina (MRSA) é razoável. A vancomicina continua sendo o agente padrão para a terapia empírica. A administração prévia de antibióticos pode levar a culturas negativas, mesmo em casos de infecção inequívoca. Nessa situação, a terapia empírica deve ser baseada na atividade dos agentes anteriormente administrados, bem como em potenciais patógenos com base na história de exposição. Em todos os casos, a resposta clínica à infecção deve ser monitorada e deve esclarecer a tomada de decisão subsequente sobre a necessidade de desbridamento adicional ou de mudanças na antibioticoterapia. O monitoramento dos marcadores inflamatórios, como PCR ou VHS, é útil para determinar a adequação da resposta ao tratamento. Se estiverem elevados no início do tratamento, devem cair para o normal ou para quase o valor normal no momento da conclusão do tratamento. Os sinais e sintomas de inflamação no local da infecção também devem ter regredido no momento de interrupção do tratamento.

Existem poucos ensaios clínicos randomizados e controlados que tenham comparado diferentes durações da terapia antimicrobiana. A osteomielite aguda deve ser tratada por 4 a 6 semanas. É razoável continuar o tratamento em um paciente que melhorou, mas que não teve regressão dos marcadores inflamatórios elevados ou dos sinais locais de inflamação. Esses pacientes devem ser rigorosamente monitorados e avaliados para a necessidade de desbridamento adicional ou outras medidas destinadas ao diagnóstico e controle da fonte. A osteomielite crônica pode necessitar de 12 semanas ou mais de terapia, e o tratamento é habitualmente individualizado, com base na situação clínica. Os pacientes durante a terapia também devem ser monitorados semanalmente quanto à toxicidade dos antibióticos. Tipicamente, deve-se proceder à avaliação das funções renal e hepática, do hemograma completo e dos níveis dos fármacos, dependendo do agente específico utilizado. No caso dos aminoglicosídios, a função renal e os níveis séricos máximo e mínimo devem ser acompanhados 2 vezes por semana. Os glicopeptídios de ação longa, como dalbavancina e oritavancina, constituem alternativas promissoras para a administração diária de antibióticos.

Um recente estudo aberto sobre o tratamento da osteomielite, que incluiu mais de mil pacientes randomizados, demonstrou a ausência de inferioridade da terapia oral quando comparada com a terapia intravenosa. Os custos foram reduzidos, e a satisfação dos pacientes foi maior no grupo tratado por via oral. A incidência de efeitos colaterais graves e reações adversas foram semelhantes entre os dois grupos. A terapia oral consistiu, em grande parte, em quinolonas. O estudo abrangeu uma população heterogênea, de modo que, apesar de ser promissor, a aplicação dos achados a determinados pacientes deve ser feita de modo criterioso. Medidas terapêuticas adjuvantes, como enxerto ósseo, procedimentos de revascularização e colocação de retalhos musculares para recobrir e proteger o osso exposto, podem ser utilizadas na situação clínica apropriada.

A artrite séptica da articulação nativa pode ser tratada com um ciclo de 4 semanas de antibióticos; as infecções de próteses articulares são, tipicamente, tratadas durante 6 ou mais semanas. O monitoramento da toxicidade e da resposta ao tratamento é semelhante ao da osteomielite.

PROGNÓSTICO

O prognóstico para a osteomielite e a artrite séptica é excelente, desde que o diagnóstico, o desbridamento e o tratamento antimicrobiano sejam adequados. A complicação mais comum consiste em dor residual e/ou diminuição da função do osso ou da articulação afetados. Essas complicações são relativamente raras e mínimas. Uma exceção envolve as infecções de próteses articulares, nas quais 25 a 50% dos pacientes sofrem alguma perda de função como resultado da infecção. As taxas de recorrência para a osteomielite crônica, sobretudo em pacientes diabéticos, podem chegar a 30%. Em casos mais complexos, como fraturas expostas contaminadas ou dispositivos infectados com retenção, as complicações consistem em pseudoartrose, falha da prótese e osteomielite crônica. As infecções que não conseguem ser controladas podem levar a necessidade de amputação e consequente perda de função e mobilidade. Ocasionalmente, as infecções ósseas ou articulares se disseminam para outras articulações ou para a corrente sanguínea. Em geral, esses casos envolvem infecção por *S. aureus* e, felizmente, representam a exceção.

LEITURA SUGERIDA

American Academy of Orthopedic Surgeons: Diagnosis and prevention of periprosthetic joint infections clinical practice guidelines. March, 2019.

Lew DP, Waldvogel FA: Osteomyelitis, Lancet 364:369–379, 2004.

Li HK, Rombach I, Zambellas R, et al: Oral versus intravenous antibiotics for bone and joint infection, N Engl J Med 380:425, 2019.

Parvizi J, Tan TL, Goswami K, et al: The 2018 definition of periprosthetic hip and knee infection: an evidence-based and validated criteria, J Arthroplasty 33:1309, 2018.

Rappo U, Puttagunta S, Shevchenko V, et al: Dalbavancin for the treatment of osteomyelitis in adult patients: a randomized clinical trial of efficacy and safety, Open Forum Infect Dis 6:331, 2018.

Shuford JA, Steckelberg JM: Role of oral antimicrobial therapy in the management of osteomyelitis, Curr Opin Infect Dis 16:515–519, 2003.

Spielberg B, Lipsky BA: Systemic antibiotic therapy for chronic osteomyelitis in adults, Clin Infect Dis 54:393, 2012.

Stengel D, Bauwens K, Sehouli J, et al: Systematic review and meta-analysis of antibiotic therapy for bone and joint infections. Lancet Infect Dis 201 1: 175-188.

Tande AJ, Steckelberg JM, Osmon DR, Berbari EF: Osteomyelitis. In Bennett JE, Dolin R, Blaser MJ, editors: Principles and practice of infectious diseases, 9th ed, Philadelphia, 2020, Elsevier.

Tice AD, Hoaglund PA, Shoultz DA: Outcomes of osteomyelitis among patients treated with outpatient parenteral antimicrobial therapy, Am J Med 114:723–728, 2003.

Waldvogel FA, Medoff G, Swartz MN: Osteomyelitis: a review of clinical features, therapeutic consideration and unusual aspects, N Eng J Med 282:316–322, 1970.

Wunsch S, Krause R, Valentin T, et al: Multicenter clinical experience of real life dalbavancin use in gram-positive infection, Int J Infect Dis 81:210, 2019.

100

Infecções do Sistema Urinário

Abdullah Chahin, Steven M. Opal

DEFINIÇÃO E DIAGNÓSTICO

O termo *infecção do sistema urinário* ou simplesmente infecção urinária refere-se à ocorrência de bacteriúria significativa em um paciente com sinais ou sintomas atribuíveis ao sistema urinário, sem diagnóstico alternativo. O termo infecção urinária engloba bacteriúria assintomática, uretrite, cistite, pielonefrite, infecção urinária associada a cateter, prostatite e urossepse. Este capítulo concentra-se principalmente nas duas principais formas de infecção urinária, a cistite e a pielonefrite.

Uma classificação prática divide essas infecções em infecções urinárias não complicadas e complicadas. As infecções urinárias não complicadas consistem em episódios de cistite e pielonefrite leve, que ocorrem em mulheres saudáveis, antes da menopausa, sexualmente ativas e não grávidas, sem história sugestiva de anormalidades do sistema urinário. Todos os outros episódios de infecção urinária são considerados potencialmente complicados; portanto, merecem uma avaliação mais aprofundada.

O termo *bacteriúria assintomática* refere-se ao isolamento de bactérias em uma amostra de urina coletada adequadamente de um indivíduo que não apresenta sintomas de infecção do sistema urinário. Nas mulheres, a bacteriúria assintomática é definida como duas amostras consecutivas de urina do jato médio, com isolamento da mesma cepa bacteriana, em níveis de pelo menos 10^5 unidades formadoras de colônias (UFC) por mililitro, de pacientes sem sintomas geniturinários. Nos homens, a bacteriúria assintomática é definida por uma única amostra de urina de jato médio coletada com técnica asséptica na qual é encontrada uma espécie bacteriana em concentração superior a 10^5 UFC/mℓ. O diagnóstico de bacteriúria assintomática também é estabelecido em mulheres e homens a partir de uma única amostra de urina cateterizada (mas não de cateter de demora), com uma espécie bacteriana isolada em concentrações superiores a 10^2 UFC/mℓ. Embora os lactentes e as crianças pequenas raramente tenham bacteriúria assintomática, a incidência aumenta com a idade devido ao esvaziamento incompleto da bexiga em decorrência de várias condições urológicas obstrutivas que se desenvolvem com o avanço da idade, alcançando até 15% ou mais em mulheres e homens de 65 a 80 anos e até 50% depois dos 80 anos. Por conseguinte, bacteriúria assintomática é comum na prática clínica e, com frequência, representa um desafio para determinar a exata fonte de infecção em pacientes idosos com sepse. A bacteriúria assintomática é uma causa comum de uso desnecessário de antibióticos e das numerosas complicações que podem resultar desse uso incorreto, variando desde reações adversas leves até complicações devastadoras, como infecções por *Clostridioides difficile* associadas a antibióticos.

A bacteriúria assintomática, portanto, não deve ser considerada equivalente a infecção urinária, exceto em pacientes com neutropenia e em indivíduos que apresentam defeitos anatômicos ou funcionais do sistema urinário. A bacteriúria assintomática na gravidez tem sido uma indicação para tratamento; entretanto, a Systematic Review for the US Preventive Services Task Force mais recente, em setembro de 2019, mostrou que o rastreamento e o tratamento da bacteriúria assintomática, durante a gravidez, estavam associados à redução das taxas de pielonefrite e baixo peso ao nascer, porém as evidências disponíveis não são atuais e apenas um estudo foi realizado nos últimos 30 anos. É difícil definir a bacteriúria assintomática no paciente submetido a transplante renal e, nesses pacientes, a bacteriúria frequentemente indica necessidade de tratamento para infecção urinária.

Para aumentar a sensibilidade do exame de urina e da cultura, *bacteriúria significativa* é definida como mais de 10^2 UFC/mℓ de urina em uma mulher com sintomas de cistite não complicada e piúria (≥ 5 leucócitos por mililitro de urina por campo de grande aumento). Nas mulheres com sintomas de pielonefrite não complicada e nos homens com infecção urinária, a bacteriúria significativa é definida como mais de 10^4 UFC/mℓ mais piúria. Em pacientes com infecção urinária complicada, é necessária uma concentração de 10^5 UFC/mℓ ou mais para a definição de bacteriúria significativa, independentemente de piúria.

Para que essas definições sejam válidas, a urina precisa permanecer na bexiga durante pelo menos 2 horas e, após a coleta de urina, a amostra deve ser incubada imediatamente. Se a urina não for incubada imediatamente, ela pode ser refrigerada por até 8 horas antes de sua incubação adequada.

Embora bacteriúria seja vital para o estabelecimento do diagnóstico de infecção urinária, a sintomatologia clínica é a característica das infecções urinárias. Disúria, polaciúria, dor à palpação da região suprapúbica e hematúria associada a bacteriúria ou piúria no exame de urina são inequivocamente compatíveis com o diagnóstico de cistite. Dor lombar ou no flanco, náuseas, vômitos e febre ou calafrios/ abalos musculares sugerem infecção do sistema urinário superior, embora não seja fácil distinguir a cistite da pielonefrite apenas em bases clínicas. O diagnóstico de infecção urinária torna-se mais difícil quando os pacientes não conseguem atribuir os sintomas ao sistema urinário (p. ex., pacientes com paraplegia ou bexiga neurogênica, pacientes idosos com confusão mental ou sedados), ou quando apresentam sinais ou sintomas atípicos, como alterações do estado mental, agitação psicomotora ou hipotensão. Algumas vezes, os pacientes têm sintomas urinários sem bacteriúria (piúria-disúria ou "síndrome uretral" comumente causada por *Chlamydia trachomatis* ou por outros patógenos geniturinários de cultura difícil).

Com a utilização generalizada dos cateteres de demora, a *infecção do sistema urinário associada a cateter* (ISUAC) continua sendo um desafio nos cuidados de saúde e uma das infecções nosocomiais mais comuns. Essencialmente, a ISUAC apresenta sintomas semelhantes a uma infecção urinária típica, porém é necessário cateter vesical de demora para que o termo seja aplicado. O padrão de definição de ISUAC da National Healthcare Safety Network (NHSN) dos Centers for Disease Control and Prevention (CDC) é complexo e subjetivo. Além disso, pode ser difícil diagnosticar em pacientes que já estejam internados devido à semelhança dos sinais e sintomas potenciais de ISUAC com muitos outros distúrbios agudos que faziam parte da razão original da internação do paciente.

ACHADOS LABORATORIAIS

As mulheres jovens e sexualmente ativas com sintomas típicos de infecção urinária apresentam alta probabilidade pré-teste de infecção urinária. Portanto, nenhum exame laboratorial está indicado. Nessa população de pacientes, a análise e a cultura de urina pré-tratamento estão indicadas apenas se o diagnóstico não for direto ou se houver suspeita de microrganismo resistente a antibióticos. O exame e a cultura estão indicados em todos os casos de suspeita de infecção urinária complicada. O achado de cilindros leucocitários no exame de urina indica pielonefrite e sugere infecção urinária complicada com possíveis lesões obstrutivas no rim ou no sistema coletor (p. ex., necrose papilar). As hemoculturas são obrigatórias para pacientes com suspeita de pielonefrite. Bacteriúria por *Staphylococcus aureus* deve levar à investigação de bacteriemia por *S. aureus* e abscessos renais em infecções urinárias não relacionadas ao uso de cateter, sobretudo em pacientes hospitalizados e que apresentam evidências laboratoriais de infecção. Infecção urinária por *S. aureus* também pode ocorrer sem semeadura hematogênica em casos de cateteres de demora, com instrumentação frequente, ou na presença de dispositivos no sistema geniturinário. *Candida* é um microrganismo comumente isolado em culturas de urina (candidúria). As leveduras podem ser detectadas em amostras contaminadas durante a coleta, em pacientes que apresentam colonização da bexiga ou do cateter de demora e, raramente, em pacientes com infecção do sistema urinário superior que se desenvolveu por disseminação retrógrada a partir da bexiga ou por via hematogênica de uma fonte distante. O achado de piúria e as culturas quantitativas de urina em casos de candidúria provaram ser de pouca utilidade para distinguir a infecção da colonização. Portanto, os sinais e sintomas clínicos são de grande importância, visto que o diagnóstico de infecção urinária com *Candida* pode exigir investigação meticulosa de infecções fúngicas invasivas (candidemia ou abscessos perinéfricos). Os exames de imagem estão indicados se houver suspeita de cálculos renais, neoplasia maligna, uropatia obstrutiva e malformações urológicas.

EPIDEMIOLOGIA

Nos extremos de idade, os homens são mais propensos à infecção urinária do que as mulheres. Em meninos, a malformação uretral constitui comumente a causa e, em homens idosos, a infecção urinária é habitualmente causada por obstrução do colo da bexiga secundária à hipertrofia prostática. Os homens homossexuais correm maior risco de adquirir infecção urinária. As adolescentes e as mulheres sexualmente ativas apresentam mais infecções urinárias do que suas contrapartes masculinas. Uma incidência de infecção urinária maior do que o esperado em meninas pode sugerir abuso sexual. As mulheres sexualmente ativas têm a maior taxa de infecção urinária. Após a menopausa há aumento da prevalência de infecção urinária, devido à deficiência de estrogênio e ao relaxamento pélvico relacionado com a idade, com esvaziamento deficiente da bexiga.

O agente etiológico mais comum em pacientes com infecção urinária não complicada é *Escherichia coli* (90% dos casos), seguida por *Staphylococcus saprophyticus*. Outros agentes incluem espécies de *Klebsiella*, *Enterococcus faecalis*, *Enterococcus faecium*, espécies de *Proteus*, *Providencia stuartii* e *Morganella morganii*. Em pacientes com infecção urinária complicada, *E. coli* continua sendo o uropatógeno

mais frequente, porém em menor taxa do que na infecção urinária não complicada. Outros microrganismos causais incluem *Pseudomonas aeruginosa*, *Acinetobacter baumannii*, espécies de *Enterobacter*, *Serratia marcescens*, *Stenotrophomonas maltophilia*, espécies de *Enterococcus* e espécies de *Candida*.

Os agentes anaeróbicos constituem causas infrequentes de infecção urinária; quando encontrados, representam fístulas entre o sistema digestório e o sistema urinário. Com mais frequência, a infecção urinária por *Staphylococcus aureus* representa bacteriemia com bacteriúria, devido à eliminação de bactérias da corrente sanguínea pelo rim. Enquanto 1% dos indivíduos com infecção urinária têm pielonefrite, 20 a 40% das gestantes com infecção urinária desenvolvem pielonefrite e 30% dos pacientes com pielonefrite apresentam bacteriemia. Em pacientes diabéticos e transplantados com infecção urinária, a incidência de bacteriemia é maior.

PATOGÊNESE

Existem pelo menos três vias pelas quais as bactérias podem entrar na bexiga ou no rim: as vias ascendentes, hematogênicas e linfática. A disseminação linfática é a via menos comum. A via hematogênica é importante para microrganismos gram-positivos, como *S. aureus* ou espécies de *Candida*, porém não é importante para os bacilos gram-negativos. A via ascendente é a mais importante para bactérias entéricas, e este mecanismo é sustentado pela maior frequência de infecção urinária em mulheres, tendo em vista o menor comprimento da uretra feminina, bem como em indivíduos com cateter de Foley de demora.

Antes de alcançar a bexiga ou o rim, o microrganismo precisa colonizar a parte externa do sistema urinário. Provavelmente, o aspecto mais importante no estabelecimento de uma infecção urinária seja a interação de fatores do hospedeiro (p. ex., fenótipo secretor, grupo sanguíneo P1, uroplaquina I e II) e fatores de virulência bacterianos (as adesinas, as fímbrias P, e as fímbrias [*pili*] do tipo I). Normalmente, a bexiga é recoberta por um glicosaminoglicano de superfície, que impede a ligação de bactérias que entram transitoriamente na bexiga. *E. coli* uropatogênica com fímbrias P liga-se aos componentes dissacarídicos de galactose-galactose com ligação alfa 1-4 encontrados nas células uroepiteliais, e esses glicolipídios gal-gal também são expressos no grupo sanguíneo P1. Os indivíduos com grupo sanguíneo P1 são hiper-representados entre indivíduos com infecção urinária recorrente ou com pielonefrite. Além disso, as pessoas que carecem de grupo sanguíneo P1 têm menos propensão a infecção urinária complicada.

Os estudos realizados mostraram que *E. coli* P-fimbriada constitui 60 a 100% dos microrganismos isolados em pacientes com infecção urinária. A infecção urinária ascendente pode ser inibida experimentalmente por análogos do receptor de superfície celular epitelial. As fímbrias tipo I ligam-se à glicoproteína uroplaquina I e II. A *E. coli* que expressa fímbrias do tipo I é responsável pela maioria dos casos de cistite.

Após a fixação de *E. coli* às células uroepiteliais, fatores tanto mecânicos quanto bioquímicos facilitam o desenvolvimento de infecção urinária franca. Traumatismo local e massagem mecânica da uretra durante a relação sexual ajudam a liberar bactérias na bexiga e, se houver refluxo vesicoureteral ou outro defeito anatômico ureteral, no rim. A colocação de cateter urinário também ajuda a impulsionar as bactérias para dentro da bexiga, e todos os pacientes com cateter de demora no local acabam desenvolvendo infecção urinária assintomática. Todos os microrganismos uropatogênicos têm a capacidade de se multiplicar na urina.

Do ponto de vista do hospedeiro, outros fatores associados a infecção urinária incluem novo parceiro sexual (dentro de 1 ano), uso de diafragmas e espermicidas, história familiar de infecção urinária

996 Seção 15 Doenças Infecciosas

em parente de primeiro grau e menor expressão de CXCR1, um receptor de interleucina 8. Os fatores patogênicos associados ao desenvolvimento de infecção urinária consistem em flagelos, diversas adesinas, sideróforos, toxinas, revestimento de polissacarídeos e capacidade de provocar uma doença inflamatória deletéria.

Os comportamentos do paciente que não estão associados à infecção urinária incluem padrões de micção pré ou pós-coito, consumo diário de bebidas, frequência de micção, hábitos de atraso da micção, padrões de limpeza, uso de tampão higiênico, duchas, uso de banheiras de hidromassagem e tipo de roupa íntima.

TRATAMENTO

A meta do tratamento da infecção urinária não complicada é diminuir os sintomas e prevenir complicações. O tratamento deve ser orientado por dois princípios importantes: a prevalência de patógenos geniturinários resistentes na comunidade e dano colateral à microbiota ecológica (*i. e.*, risco de propagação de microrganismos resistentes). Os agentes de primeira linha para infecção urinária não complicada consistem em nitrofurantoína, sulfametoxazol-trimetropina (SMZ-TMP), e fosfomicina trometamol; agentes alternativos incluem as fluoroquinolonas (com exceção do moxifloxacino) e os betalactâmicos (Tabela 100.1).

O tratamento da infecção urinária complicada deve ser baseado nos resultados de cultura e na presença de outras comorbidades. Infecção urinária recorrente em mulheres sexualmente ativas pode ser prevenida com dose única de SMZ-TMP 200/40 mg pós-coito

(se a paciente tiver mais de duas infecções urinárias por ano relacionadas ao coito) ou com antibiótico diário, em dias alternados ou semanal. Se a paciente apresentar infecção urinária não relacionada ao coito ou tiver menos de duas infecções urinárias por ano relacionadas ao coito, a prevenção da recorrência da infecção urinária pode ser obtida pela terapia iniciada pela paciente. A aplicação tópica diária de estriol intravaginal pode ser útil após a menopausa. Após o término do tratamento, indica-se a cultura de urina para gestantes e em uma base individualizada para outras pacientes com infecção urinária complicada.

Para uma discussão mais profunda sobre este tópico, ver Capítulo 268, "Abordagem ao Paciente com Infecção do Trato Urinário", ❖ em *Goldman-Cecil Medicina*, 26ª edição.

COMPLICAÇÕES

As infecções urinárias não reconhecidas e não tratadas podem rapidamente desenvolver complicações graves. Nos casos de infecção urinária não tratada, pode haver desenvolvimento de infeções recorrentes, dano estrutural ao sistema urinário e formação de tecido cicatricial, perda da função renal, aumento do risco de parto de recém-nascido com baixo peso ou prematuro em gestantes e choque séptico. As complicações graves incluem abscessos renais que habitualmente se manifestam com febre, dor lombar e abdominal, podendo incluir sintomas do sistema urinário. Em geral, os abscessos são causados por infecção ascendente do sistema urinário, frequentemente com um processo obstrutivo. Os microrganismos

---

Tabela 100.1 Terapia para as infecções do sistema urinário não complicadas.

Agente antimicrobiano	Cistite			Pielonefrite		
	Terapeuticamente útil	Dose e duração	Comentários	Terapeuticamente útil	Dose e duração	Comentários
Nitrofurantoína mono-hidratada em macrocristais	[a]Sim, primeira linha	100 mg 2 vezes/dia, por 5 dias	Barata, bem tolerada EC: N, C Baixo impacto sobre o microbioma	Não	NA	Penetração reduzida no tecido renal
Sulfametoxazol-trimetoprima	[a]Sim, primeira linha	800/160 mg 2 vezes/dia, por 3 dias	Se a resistência for < 20% EC: exantema, urticária, N, V	Sim	800/160 mg 2 vezes/dia, por 14 dias	[a]Se a sensibilidade do microrganismo for conhecida [c]Se não for conhecida, administrar inicialmente um agente AL IV
Fosfomicina trometamol	[a]Sim, primeira linha	Dose única de 3 g	Pode ser menos eficiente EC: N, D, C	Não	NA	Ativa contra MRSA, ESBL, VRE
Fluoroquinolonas (ciprofloxacino, levofloxacino)	[b]Sim, segunda linha	Esquema de 3 dias de 250 mg 2 vezes/dia, 250 mg/dia	Dano colateral alto EC: N, V, D, C, tendinite	[a]Sim, primeira linha	A dose varia; 7 a 14 dias	Se a resistência for < 10%
Betalactâmicos	[c]Sim, segunda linha	A dose varia de acordo com o agente; 5 a 7 dias	Menos efetivos, aumento dos efeitos colaterais EC: N, V, D, exantema, urticária	[c]Sim Usar com cautela Menos eficientes	A dose varia; esquema de 10 a 14 dias	[a]Administrar inicialmente um agente AL IV

[a]Nível AI de evidência das diretrizes atuais. [b]Nível AIII de evidência das diretrizes atuais. [c]Nível BI de evidência das diretrizes atuais. *AL*, ação longa; *C*, cefaleia; *D*, diarreia; *EC*, efeitos colaterais; *ESBL*, betalactamase de espectro estendido; *IV*, intravenoso; *MSRA*, *Staphylococcus aureus* resistente à meticilina; *N*, náuseas; *NA*, não aplicável; *V*, vômito; *VRE*, estreptococos resistentes à vancomicina. (Dados de Gupta K, Hooton TM, Naber KG et al.: International clinical practice guidelines for the treatment of acute uncomplicated cystitis and pyelonephritis in women: a 2010 update by the Infectious Diseases Society of America and the European Society for Microbiology and Infectious Diseases-executive summary, Clin Infect Dis 52:561-564, 2011.)

Capítulo 100 Infecções do Sistema Urinário

Tabela 100.2 Complicações das infecções do sistema urinário.

Complicações	Fisiopatologia	Métodos diagnósticos/ prováveis patógenos	Tratamento
Abscesso corticomedular	Podem ocorrer abscessos focais na pielonefrite ascendente generalizada; com frequência, ocorrem na presença de anormalidades anatômicas do sistema geniturinário	A tomografia computadorizada (TC) é o exame de escolha. Os achados na ultrassonografia são menos específicos. Os patógenos prováveis são bacilos gram-negativos	Antibióticos isoladamente para lesões < 3 cm. Drenagem e antibióticos para lesões maiores
Abscesso cortical (carbúnculo renal)	Abscesso focal no parênquima renal devido à infecção hematogênica da corrente sanguínea	Ultrassonografia ou TC. *Staphylococcus aureus*, bactérias gram-negativas entéricas	Tratamento da fonte da bacteriemia, as lesões grandes necessitam de drenagem
Choque séptico	As infecções do sistema urinário são uma fonte comum de bacteriemia por microrganismos gram-negativos, sepse e choque séptico	Hemoculturas, exames de imagem para possível obstrução urinária/bactérias gram-negativas entéricas	Antibioticoterapia urgente, drenagem urinária, se necessário, soluções intravenosas e vasopressores
Abscesso perinéfrico	Coleção purulenta entre a cápsula renal e a fáscia de Gerota; secundário a obstrução do sistema urinário e/ou disseminação hematogênica	TC ou ultrassonografia renal. Cinquenta por cento são acompanhados de derrame pleural ou patologia pulmonar. Patógenos bacterianos gram-negativos	Drenagem percutânea e antibióticos. A septação do espaço perinéfrico torna a drenagem mais difícil
Pielonefrite enfisematosa	Início rápido, infecção grave do rim com acúmulo de gás nos tecidos. Observada no diabetes melito não controlado e comprometimento da imunidade do hospedeiro	Detecção de ar em torno do rim na radiografia ou TC do tórax. *E. coli* é responsável pela maioria dos casos	Antibióticos intravenosos e drenagem; com frequência, necessidade de nefrectomia urgente
Necrose papilar	Necrose das pirâmides medulares renais e papilas secundária ao comprometimento vascular. Pode ocorrer com processos infecciosos e não infecciosos	TC ou urografia intravenosa (UIV). Associada a várias bactérias gram-negativas e gram-positivas entéricas	Tratamento da causa subjacente e melhora da isquemia com hidratação e alcalinização
Pielonefrite xantogranulomatosa	Doença insidiosa, destrutiva e crônica do rim, caracterizada por resposta inflamatória granulomatosa com macrófagos preenchidos por lipídios	Doença inflamatória infecciosa crônica rara do rim, observada no diabetes melito, em doenças de armazenamento de lipídios, uropatia obstrutiva. *Proteus* sp. é o patógeno bacteriano mais comum	Tratamento da causa subjacente; os efeitos expansivos do rim podem formar trajetos fistulosos e ser confundidos com doença neoplásica

típicos consistem em *E. coli* ou outros bacilos aeróbicos entéricos. O abscesso renal também pode ser causado por disseminação hematogênica de *S. aureus*. A antibioticoterapia prolongada direcionada para o microrganismo agressor habitualmente é curativa. O abscesso perinéfrico resulta da ruptura de um abscesso intrarrenal no espaço perinéfrico, entre a cápsula renal e a fáscia de Gerota. O tratamento consiste em drenagem e uso de antibióticos. A Tabela 100.2 fornece uma lista de algumas outras complicações graves das infecções do sistema urinário.

LEITURA SUGERIDA

Gupta K, Hooton TM, Naber KG, et al: International clinical practice guidelines for the treatment of acute uncomplicated cystitis and pyelonephritis in women: a 2010 update by the Infectious Diseases Society of America and the European Society for Microbiology and Infectious Diseases—executive summary, Clin Infect Dis 52:561–564, 2011.

Gupta K, Trautner B: In the clinic: urinary tract infection [review], Ann Intern Med 156:ITC3-1–ITC3-15, quiz ITC-13–ITC-16, 2012.

Henderson JT, Webber EM, Bean SI: Screening for asymptomatic bacteriuria in adults: updated evidence report and systematic review for the US preventive Services Task Force, J Am Med Assoc 322(12):1195–1205, 2019. http://doi.org/10.1001/jama.2019.10060.

Hooton TM: Clinical practice: uncomplicated urinary tract infection [review], N Engl J Med 366:1028–1037, 2012.

Hooton TM, Bradley SF, Cardenas DD, et al: Diagnosis, prevention, and treatment of catheter-associated urinary tract infection in adults: 2009 International clinical practice guidelines from the infectious Diseases society of America, Clin Infect Dis 50:625–663, 2010.

Nicolle LE, Bradley S, Colgan R, et al: Infectious Diseases Society of America guidelines for the diagnosis and treatment of asymptomatic bacteriuria in adults, Clin Infect Dis 40:643–654, 2005.

101

Infecções Associadas aos Cuidados de Saúde

Paul G. Jacob, Thomas R. Talbot

INTRODUÇÃO

A infecção associada aos cuidados de saúde (IACS) é uma infecção que não existia ou que não estava em período de incubação por ocasião da admissão do paciente no serviço de saúde. Essas infecções podem ocorrer em todos os tipos de ambientes de assistência à saúde, incluindo unidades de cuidados agudos, estabelecimentos de cuidados prolongados, centros de reabilitação, clínicas de diálise ambulatorial e centros cirúrgicos ambulatoriais. As infecções do sítio cirúrgico (ISC), as infecções da corrente sanguínea associadas a acesso central (ICSAAC) e as infecções do sistema urinário associadas a cateter (ISUAC) são exemplos comuns.

As IACS causam morbidade e mortalidade substanciais. Em um estudo de 199 hospitais realizado em 2018, foi constatada uma taxa de prevalência de 3,2% entre uma população de 12.299 pacientes em 2015. Com a extrapolação desses dados, os pesquisadores concluíram que houve aproximadamente 687.200 casos de IACS em hospitais de cuidados agudos nos EUA em 2015. Os Centers for Disease Control and Prevention (CDC) estimam que, em determinado dia, aproximadamente 1 em cada 31 pacientes hospitalizados apresente IACS. Além da extensa morbidade e mortalidade que elas causam, as IACS são caras, com custos que variam de 896 dólares por infecções urinárias associadas ao uso de cateter até 45.814 dólares por infecção da corrente sanguínea associada a acesso central. Esses custos provavelmente são subestimados, devido à estimativa incompleta de custos ambulatoriais dos antibióticos parenterais, cuidados de enfermagem qualificados, reabilitação física e dias de trabalho perdidos.

A partir de janeiro de 2011, os Centers for Medicare and Medicaid Services (CMS) passaram a exigir relatórios públicos de certos resultados de IACS específicas de estabelecimentos como parte de sua aquisição baseada em valor. A partir de agosto de 2019, a National Healthcare Safety Network (NHSN) dos CDC deve notificar as seguintes IACS relacionadas com cuidados agudos: infecções do sistema urinário associadas ao uso de cateter e infecções da corrente sanguínea associada a acesso central em todas as unidades de terapia intensiva (UTI) de adultos, pediátricas e neonatais e de todos os locais de atendimento ao paciente que preencham a definição da NHSN para enfermarias médicas, cirúrgicas ou médicas/cirúrgicas combinadas pediátricas e de adultos, ISC do cólon e de histerectomia abdominal, infecções por *Clotridioides difficile* (ICD) de início hospitalar e bacteriemia por *Staphylococcus aureus* resistente à meticilina (MRSA) de início hospitalar. A importância da prevenção das IACS nunca foi tão evidente.

Os principais tipos de IACS incluem as infecções notificadas aos CMS, a pneumonia adquirida no hospital (PAH) ou a pneumonia associada à ventilação mecânica (PAVM), as infecções virais respiratórias associadas aos cuidados de saúde (p. ex., vírus influenza e vírus sincicial respiratório adquiridos em uma unidade de saúde) e outros microrganismos multidrogarresistentes (MDR). Os microrganismos MDR são patógenos com resistência a vários antibióticos importantes (p. ex., MRSA, *Enterococcus* resistente à vancomicina [VRE], bacilos gram-negativos resistentes a antibióticos). Este capítulo analisa as principais classes de IACS, com foco na prevenção, no diagnóstico e no tratamento.

EPIDEMIOLOGIA E PREVENÇÃO DA INFECÇÃO ASSOCIADA AOS CUIDADOS DE SAÚDE

Na era do número crescente de microrganismos MDR, da escassez de novos antibióticos e da notificação pública de IACS, a importância dos esforços para a prevenção de IACS está aumentando. Os campos da epidemiologia dos cuidados de saúde e prevenção de infecções têm como foco o rastreamento das IACS de forma sistemática (*i. e.*, vigilância) para implementar práticas de prevenção de IACS baseadas em evidências.

Embora as IACS tenham sido consideradas como o custo de o paciente estar em estado crítico e receber cuidados em um hospital, vários eventos importantes ocorreram nos últimos 20 anos que mudaram essa percepção. Em 2006, Pronovost et al. implementaram uma "intervenção simples e barata" em 103 UTIs no estado de Michigan, enquanto participavam do projeto Michigan Health and Hospital Association Keystone ICU. Esse estudo de referência mostrou uma redução na taxa mediana de ICSAAC de 2,7 por 1.000 cateteres-dias para zero. Esses resultados mudaram a discussão, que consistia em meramente controlar as IACS para preveni-las. Outros eventos importantes incluíram o reconhecimento e a eficácia do uso de pacotes de práticas baseadas em evidências para reduzir as IACS; o reconhecimento da carga de IACS em ambientes não agudos e fora da UTI (incluindo clínicas ambulatoriais, estabelecimentos de cuidados prolongados e outras instalações onde é prestada assistência à saúde); e a importância da ciência de melhoria da qualidade na redução das IACS.

A prevenção das IACS tornou-se cada vez mais possível, e vários tipos de intervenções de prevenção conseguem reduzir drasticamente a carga de IACS. Em 2010, Wenzel e Edmund descreveram essas intervenções como estratégias verticais e horizontais (Tabela 101.1). As estratégias de prevenção de infecções horizontais são práticas amplas (p. ex., higiene das mãos, precauções de isolamento) destinadas a prevenir muitos ou todos os tipos de IACS, independentemente do patógeno, procedimento ou dispositivo específicos. As estratégias de prevenção de IACS verticais são direcionadas para tipos específicos de IACS ou têm como alvo um microrganismo específico. As estratégias verticais incluem o uso de listas de verificação de procedimentos ou pacotes padronizados e descolonização de MRSA.

Tabela 101.1 Estratégias para prevenção de infecções associadas aos cuidados de saúde.

Estratégias horizontais (para a prevenção de todos ou de muitos tipos de IACS)

1. Precauções padrões
   - Higiene das mãos
   - Uso de EPI adequado
   - Higiene respiratória e etiqueta da tosse
   - Limpeza adequada do ambiente e descarte do lixo
2. Banho de clorexidina de todos os pacientes de UTI e pacientes agudos fora da UTI com acessos centrais[a]
3. Precauções de isolamento apropriadas para o patógeno
4. Passos para a prevenção de lesões por picadas de agulha
5. Orientação dos profissionais de saúde sobre protocolos de CI/PI

Estratégias verticais (específicas do tipo de IACS)

ISUAC

Colocação de cateter urinário apenas para indicações apropriadas:
 Retenção ou obstrução urinária
 Necessidade de medição acurada do débito urinário na doença crítica
 Incontinência e feridas perineais ou sacrais
 Uso de cuidados de conforto para doença terminal
Considerar as seguintes alternativas:
 Cateteres com preservativo
 Cateterização intermitente
Inserção e manutenção adequadas:
 Manter uma técnica asséptica
 Prender adequadamente o cateter ao paciente
 Manter um sistema de drenagem fechado
 Manter o fluxo desobstruído
Solicitação de interrupção premeditada do cateter urinário ou política de interrupção iniciada por enfermeiro
Cateteres anti-infecciosos se a taxa de infecção permanecer elevada
Algoritmos para teste de cultura reflexiva para reduzir os diagnósticos falsos de infecção urinária

PAVM

Usar ventilação não invasiva quando possível
Com intubação:
 Decúbito dorsal com elevação da cabeceira do leito (30 a 45°), a não ser que haja contraindicação
 Aspiração da hipofaringe
 Evitar a distensão gástrica excessiva
 Usar tubo ET com balonete (cuff)
 Higiene oral, escovação dos dentes
 Manter o circuito ventilatório fechado, a não ser seja trocado devido a sujeira ou mau funcionamento
 Manejo diário da sedação
 Tentativa de respiração espontânea se os achados de rastreamento forem aplicáveis
Usar protocolos de desmame para minimizar a duração da ventilação

ICSAAC

Usar a lista de verificação para inserção de dispositivo:
 Pacotes de suprimentos
 Todos os presentes devem usar pelo menos uma máscara facial; em seguida, o profissional que realiza o procedimento deve usar avental e luvas estéreis, máscara e gorro
 Evitar o acesso femoral, se possível
 Antissepsia da pele com álcool e clorexidina > 0,5%
 Usar curativo ou esponja impregnados de clorexidina no local de inserção
 Capacitar o pessoal para interromper a inserção não emergente, se for seguida uma técnica inadequada
Manutenção:
 Acessar com a menor frequência possível
 Esfregar antisséptico no acesso
 Banho diário com clorexidina e antisséptico intranasal com mupirocina ou iodopovidona
Verificações diárias para avaliação da necessidade do dispositivo e possível interrupção
Interrupções para reduzir a contaminação da hemocultura, que pode ser falsamente avaliada como bacteriemia verdadeira

ISC

Estratégias pré-operatórias:
 Tricotomia não irritante com máquina de cortar cabelo no dia da cirurgia (mas não com lâmina de barbear)
 Erradicar a infecção remota
 Descolonização de Staphylococcus aureus
 Banho com CHG
 Parar de fumar
 Controle da glicemia, hemoglobina $A_{1c} < 7$ se possível
 Evitar medicação imunossupressora no período perioperatório
 Identificar e tratar a desnutrição
Estratégias intraoperatórias:
 No centro cirúrgico: ventilação adequada, minimizar a circulação de pessoas, vestuário adequado e escova cirúrgica
 Preparação adequada da pele (clorexidina + álcool ou povidona + álcool) e colocação dos campos
 Profilaxia antimicrobiana; momento adequado de administração, dosagem e nova dosagem intraoperatória
 Manter a normotermia
 Controle da glicemia
 Oxigenação tecidual, suplementação pré e pós operatória

ICD

Prevenção de aquisição:
 Gestão de antimicrobianos
Prevenção e transmissão:
 Precauções de contato (p. ex., colocação empírica para aqueles com suspeita de ICD antes da confirmação do diagnóstico)
 Higienização das mãos com água e sabão antes de sair do quarto do paciente
 Continuar as precauções de contato
Limpeza adequada do ambiente com agentes contendo alvejante

[a]Os dados atuais não são fortes para prevenção de ISUAC, PAVM e ICD por esse método. *CHG*, gliconato de clorexidina; *CI/PI*, controle ou prevenção da infecção; *EPI*, equipamento de proteção individual; *ET*, endotraqueal; *IACS*, infecção associada aos cuidados de saúde; *ICD*, infecção por *Clostridioides difficile*; *ICSAAC*, infecção da corrente sanguínea associada ao acesso central; *ISC*, infecção do sítio cirúrgico; *ISUAC*, infecção do sistema urinário associada ao uso de cateter; *MDR*, microrganismos multidrogarresistentes; *PAVM*, pneumonia associada à ventilação mecânica; *UTI*, unidade de terapia intensiva.

INFECÇÕES DO SISTEMA URINÁRIO ASSOCIADAS AO USO DE CATETER

As ISUACs foram a terceira infecção relacionada com dispositivos mais comum de acordo com uma pesquisa realizada em 2018. Em comparação com dados coletados em 2011, a porcentagem de pacientes com IACS devido a ISUAC em 2015 diminuiu de 23,6 para 18,7%. De acordo com metanálise realizada em 2013, o custo adicional de uma ISUAC foi estimado em aproximadamente 896 dólares (faixa: 603 a 1.189 dólares) por episódio.

As complicações da ISUAC incluem cistite, pielonefrite e, em até 4% dos casos, bacteriemia. Embora as bacteriemias associadas ao uso de cateter urinário sejam raras, elas constituem uma causa subestimada de bacteriemias associadas aos cuidados de saúde, e foi estimado um custo adicional de 3.744 dólares por episódio. Embora a vigilância da ISUAC tenha sido enfatizada há muito tempo na UTI, os esforços têm se concentrado cada vez mais em compreender o impacto em ambientes fora da UTI. Um estudo realizado em 2013 de 506 ISUACs entre 15 hospitais revelou que 72% dos casos ocorreram em ambientes fora da UTI.

As infecções do sistema urinário associadas aos cuidados de saúde estão, em sua maioria, associadas ao uso de cateter. O risco diário de um paciente cateterizado de desenvolver bacteriúria é de cerca de 3 a 10%. Os cateteres urinários de demora rompem vários mecanismos de defesa natural contra a infecção, incluindo o fluxo de urina, o comprimento da uretra e a micção para impedir a fixação de potenciais patógenos ao urotélio. As proteínas de Tamm-Horsfall, que são as proteínas solúveis mais abundantes na urina, desempenham um papel significativo por meio de sua ligação às bactérias uropatogênicas, facilitando a sua eliminação e reduzindo o limiar para a ativação da imunidade inata local. Os cateteres impedem a entrada dessas proteínas solúveis no sistema urinário inferior.

Um cateter de demora possibilita a colonização, a fixação e a formação de biofilme de certos microrganismos. A maioria dos microrganismos que provoca ISUAC alcança o local por ascensão da uretra a partir do óstio externo da uretra e do períneo. Os uropatógenos mais comuns identificados na ISUAC incluem *Escherichia coli*, espécies de *Candida* e *Klebsiella*, *Pseudomonas aeruginosa* e espécies de *Enterococcus* (Figura 101.1).

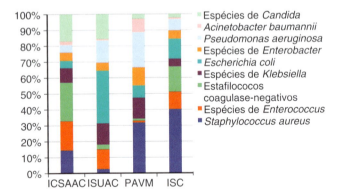

Figura 101.1 Patógenos causadores de acordo com o tipo específico de infecção associada aos cuidados de saúde conforme notificação aos Centers for Disease Control and Prevention e National Healthcare Safety Network. *ICSAAC*, Infecções da corrente sanguínea associadas a acesso central; *ISC*, infecções do sítio cirúrgico; *ISUAC*, infecções do sistema urinário associadas ao uso de cateter; *PAVM*, pneumonia associada à ventilação mecânica. (Adaptada de Sievert DM, Ricks P, Edwards JR et al.: Antimicrobial-resistant pathogens associated with healthcare-associated infection: summary of data reported to the National Healthcare Safety Network at the Centers for Disease Control and Prevention, 2009-2010, Infect Control Hosp Epidemiol 34:1-14, 2013.)

Os sintomas comuns de infecção urinária (p. ex., disúria, polaciúria) não são úteis no diagnóstico de um paciente com cateter de demora. Entretanto, as manifestações clínicas mais comuns de ISUAC consistem em febre ($\geq 38°C$) e bacteriúria. Outros sinais e sintomas de ISUAC podem incluir calafrios, alteração do estado mental, dor pélvica ou suprapúbica, dor à percussão do ângulo costovertebral e início agudo de hematúria sem outra causa subjacente. Um desses sinais ou sintomas e uma cultura de urina positiva com um uropatógeno conhecido ($> 10^5$ unidades formadoras de colônias) sugerem fortemente ISUAC. Piúria (> 5 leucócitos/mℓ de urina) nem sempre representa um indicador confiável de infecção em pacientes com cateteres de demora; piúria e bacteriúria assintomática não são necessariamente uma indicação para tratamento. Os fatores de risco para a aquisição de ISUAC incluem duração do cateterismo, doença fatal subjacente, idade superior a 50 anos, doença subjacente não cirúrgica e não adesão aos cuidados adequados com o cateter (e-Tabela 101.1).

O método mais efetivo de prevenção de ISUAC consiste em evitar a colocação de cateteres urinários, a não ser que sejam absolutamente necessários, e em restringir o uso de cateteres para indicações institucionalmente aceitas. A inserção e os cuidados adequados dos cateteres urinários são de suma importância (Tabela 101.1). A manutenção do fluxo desobstruído com a bolsa de coleta abaixo da bexiga, o uso de um sistema de cateter fechado (mesmo quando forem coletadas amostras de urina) e a interrupção do uso do cateter tão logo seja apropriado são elementos fundamentais na prevenção da ISUAC. Os protocolos de interrupção dirigidos pela enfermagem, em que o pessoal de linha de frente tem parâmetros definidos para a retirada de cateteres sem a necessidade de solicitação de um médico, estão sendo cada vez mais usados para eliminar o uso desnecessário de cateteres. Não se recomenda o uso rotineiro de cateteres recobertos com antimicrobianos, exceto quando as taxas de infecção permanecem elevadas, apesar da adesão adequada a todas as outras estratégias de prevenção.

Em geral, não se recomenda o tratamento da bacteriúria assintomática, com exceção das gestantes e de pacientes que serão submetidos a procedimentos urológicos. O tratamento da ISUAC baseia-se nas diretrizes atuais da Infectious Disease Society of America (IDSA), e a escolha do esquema antimicrobiano deve ser baseada no antibiograma local e na síndrome identificada (p. ex., pielonefrite). Antes do tratamento, os resultados de cultura de urina e de sensibilidade são utilizados para a avaliação de um microrganismo resistente e adaptação de um esquema antimicrobiano empírico. Para assegurar o diagnóstico acurado das infecções urinárias, muitos hospitais adotaram algoritmos que só permitem a realização de culturas se houver piúria demonstrada no exame de urina (também conhecida como cultura reflexiva).

A maioria dos médicos prefere substituir ou remover o cateter após o diagnóstico de infecção urinária. As diretrizes recomendam a substituição se estiver no local por mais de 2 semanas. Há boas evidências baseadas em uma revisão por comitês de especialistas de que a duração do tratamento pode ser de 7 dias se houver rápido desaparecimento dos sintomas ou de 10 a 14 dias se a resolução for tardia. Para mulheres não grávidas com idade inferior a 65 anos, pode-se considerar um ciclo de 3 dias de antibioticoterapia após a remoção do cateter urinário.

PNEUMONIA ADQUIRIDA NO HOSPITAL E ASSOCIADA À VENTILAÇÃO MECÂNICA

A pneumonia continua sendo uma das IACS mais comuns, após a infecção por *C. difficile*. Tanto a PAH quanto a PAVM estão incluídas na vigilância das IACS. A partir das diretrizes mais recentes da American Thoracic Society e IDSA, em 2016, o termo "pneumonia associada aos cuidados de saúde (PACS)" foi retirado, devido à sobreposição com a PAH e a PAVM. Outras definições são fornecidas na Tabela 101.2.

Tabela 101.2 Definições dos tipos de pneumonia associada aos cuidados de saúde.

Tipo de pneumonia	Definição
Pneumonia adquirida no hospital (PAH)	Pneumonia que ocorre pelo menos 48 h após a internação e que não estava em fase de incubação no momento da internação
Pneumonia associada à ventilação mecânica (PAVM)	Pneumonia que surge 48 a 72 h após a intubação endotraqueal

Dados de American Thoracic Society, Infectious Diseases Society of America: Guidelines for the management of adults with hospital-acquired, ventilator-associated, and health care-associated pneumonia, Am J Respir Crit Care Med 171:388-416, 2005.

É difícil determinar a incidência da PAH e da PAVM, devido às várias definições que têm sido usadas para vigilância e à natureza subjetiva desses diagnósticos. De acordo com as estimativas de alguns estudos, a incidência de PAVM varia de 2 a 16 casos por 1.000 ventilações mecânicas-dias. A PAVM está associada ao aumento do tempo de internação (10 dias em um estudo), dos custos (aproximadamente 40.000 dólares) e da taxa de mortalidade (taxa de mortalidade atribuível de 13%, a maior entre pacientes cirúrgicos).

Os fatores de risco para PAVM incluem condições que levam ao aumento da aspiração ou ao comprometimento das defesas do hospedeiro e à colonização bacteriana das vias respiratórias e da parte superior do sistema digestório (e-Tabela 101.1). No paciente ventilado, os mecanismos naturais de defesa mecânica do corpo (p. ex., epitélio ciliado, muco, tosse) são interrompidos, levando à colonização das vias respiratórias inferiores por microrganismos potencialmente patogênicos. A fonte mais significativa desses microrganismos tende a ser a própria orofaringe do paciente e o conteúdo gástrico superior.

Os patógenos respiratórios mais comumente implicados são *S. aureus* e *P. aeruginosa*, seguidos de várias espécies de Enterobacteriaceae e *Acinetobacter baumannii* (Figura 101.1). A colonização por microrganismos MDR correlaciona-se com a duração crescente da hospitalização. As diretrizes argumentam que a PAH tardia (> 4 dias após a admissão), em comparação com a PAH precoce, pode constituir o fator mais útil para determinar a terapia antimicrobiana empírica. Embora as bactérias desempenhem o maior papel na PAH, os fungos e os vírus também precisam ser considerados em pacientes imunossuprimidos.

Uma definição de PAH ou de PAVM inclui critérios clínicos, radiográficos e microbiológicos. Os sinais e sintomas indicadores de infecção incluem febre ($\geq 38^{\circ}$C), leucocitose periférica, escarro purulento e agravamento do estado respiratório. Um aspirado traqueal para a coloração de Gram e cultura fornece a última informação diagnóstica. Quando vários desses sinais e sintomas são encontrados na ausência de infiltrado pulmonar, devem-se considerar diagnósticos alternativos, incluindo traqueobronquite associada à ventilação mecânica.

O maior fator de risco para predição de pneumonia relacionada com microrganismos MDR consiste em antibioticoterapia intravenosa prévia, seja para PAH ou PAVM (Tabela 101.2). A maior duração da hospitalização aumenta o risco de aquisição de patógenos MDR, embora os conceitos de pneumonia de início precoce de início tardio tenham sido desafiados por estudos mais recentes. A antibioticoterapia intravenosa prévia nos últimos 90 dias constitui um fator de risco independente para MRSA e *Pseudomonas aeruginosa* MDR. Outros fatores de risco adicionais na PAVM incluem choque séptico, síndrome de desconforto respiratório agudo (SDRA), 5 ou mais dias antes da ocorrência e administração prévia de terapia renal substitutiva aguda.

INFECÇÕES ASSOCIADAS A CATETERES VASCULARES

A NHSN coleta dados sobre ICSAAC, e uma notificação pública é exigida para as ICSAACs em UTI e em certas unidades de internação fora da UTI. Em 2011, a incidência de ICSAAC variou de 0 a 3,7 casos por 1.000 cateteres-dias. Em 2015, as ICSAACs responderam por uma porcentagem menor de IACS (16,9%) do que em 2011 (18,8%). Embora as ICSAACs tenham a menor prevalência entre as IACS, o custo por episódio e a taxa de morbidade permanecem elevados. O custo adicional estimado de uma infecção relacionada com cateter intravenoso foi calculado em 45.814 dólares (intervalo de confiança [IC] de 95%: 30.919 a 65.245 dólares) por episódio. O aumento atribuível da duração da permanência foi entre 6,5 e 22 dias, e a taxa de mortalidade atribuível é de cerca de 10% entre pacientes hospitalizados.

Os patógenos mais comuns que causam ICSAACs primárias consistem na flora que surge no local de inserção percutânea ou da contaminação do canhão (*hub*) do cateter. Ocorre semeadura hematogênica a partir de uma fonte gastrintestinal ou outra fonte endovascular, embora isso seja menos provável. Os patógenos mais comuns que causam ICSAAC são estafilococos coagulase-negativos, espécies de *Candida*, *S. aureus* e espécies de *Enterococcus* (Figura 101.1). Os fatores de risco para ICSAAC são apresentados na e-Tabela 101.1. A proporção crescente de infecções causadas por espécies de *Enterococcus* e *Candida* no período de 2006 a 2007 sugere que a colonização da pele esteja sendo adequadamente controlada pela adoção de estratégias de prevenção baseadas em evidências e que uma fração crescente de ICSAAC é causada por semeadura hematogênica secundária. Os pacientes que estão mais gravemente doentes, que apresentam neutropenia, queimaduras ou que recebem nutrição parenteral total também correm maior risco de candidemia. Outros tipos de infecções relacionadas com o cateter incluem flebite, infecção do local de saída, infecção da bolsa e do túnel e tromboflebite séptica.

Muitas ICSAACs são evitáveis por meio de práticas de prevenção baseadas em evidências para a inserção e a manutenção do acesso. As estratégias incluem descolonização apropriada da pele antes da inserção com clorexidina mais álcool, uso de barreiras estéreis máximas (*i. e.*, o profissional que realiza o procedimento deve usar luvas e avental esterilizados, gorro cirúrgico e máscara, e um grande campo deve ser colocado sobre o paciente), higiene das mãos e técnica estéril (Tabela 101.1). A manutenção adequada do acesso central exige esfregar o canhão (*hub*) com antisséptico e retirar o cateter tão logo não seja necessário. Outras estratégias com evidências para prevenção de ICSAAC na UTI incluem banho diário com clorexidina e descolonização nasal com mupirocina ou iodopovidona.

Para um paciente com cateter venoso central que apresente febre ou sintomas sistêmicos, deve-se suspeitar de infecção da corrente sanguínea. A avaliação diagnóstica deve começar com amostras pareadas de sangue periférico e sangue do cateter para culturas antes do início da terapia antimicrobiana. Em um caso suspeito de infecção da corrente sanguínea, deve-se efetuar uma cultura do exsudato no local de saída.

O tipo de dispositivo (p. ex., periférico *versus* central, em curto prazo *versus* em longo prazo), as complicações infecciosas associadas e o microrganismo implicado desempenham um papel no tratamento. Para as ICSAACs associadas a cateteres não tunelizados em curto prazo, sem fatores de complicação (p. ex., tromboflebite supurativa, endocardite, dispositivo intravascular), pode ser adequado tratar por 7 a 14 dias após a remoção do cateter. Entretanto, para cateteres de longa duração, pode-se tentar uma recuperação com terapia sistêmica mais bloqueio antibiótico (conforme indicado por um número apenas moderado de evidências de ensaios clínicos bem projetados ou de séries de coorte ou de casos). A recuperação de cateteres associados à bacteriemia por *S. aureus* e fungemia em grande parte não teve sucesso

Seção 15 Doenças Infecciosas

e não é recomendada. Na presença de complicação endovascular, recomenda-se fortemente a retirada do cateter, e a antibioticoterapia sistêmica deve ser prolongada (*i. e.*, 4 a 6 semanas). Em muitos casos, a tromboflebite séptica pode exigir atenção cirúrgica. As infecções de túnel e da bolsa também podem exigir desbridamento; entretanto, após a retirada do cateter, uma terapia antimicrobiana por 7 a 14 dias deve ser suficiente.

INFECÇÕES DO SÍTIO CIRÚRGICO

As definições padrão de ISC as classificam como incisionais superficiais, incisionais profundas (envolvendo a fáscia ou o músculo) e no espaço do órgão, dependendo da profundidade do envolvimento do tecido. A maioria das ISCs ocorre nos primeiros 30 dias após a cirurgia, porém algumas podem se desenvolver mais tarde, particularmente na presença de corpos estranhos implantados (p. ex., artroplastia). O estudo HAI Prevalence de 2015 dos CDC estimou uma carga nacional anual de mais de 110.800 ISCs entre pacientes adultos hospitalizados, um número que não inclui os pacientes com ISC que não exigiu hospitalização. Um paciente que desenvolve ISC enquanto está hospitalizado corre um risco de mais de 60% de ser internado na unidade de terapia intensiva e tem 15 vezes mais probabilidade de ser readmitido no hospital dentro de 30 dias após a sua alta, o que significa um curso hospitalar adicional atribuível de 6,5 dias, que leva ao custo direto de 3 mil dólares adicionais por infecção.

A semeadura endógena da flora da pele do paciente constitui a via mais comum de infecção. *S. aureus* e *Staphylococcus* coagulase-negativo causam mais de 40% das ISCs. Em cirurgias limpo-contaminadas, incluindo cirurgias de abdome abertas, os bacilos gram-negativos são predominantes. Deve-se suspeitar de ISC quando pacientes no pós-operatório apresentam drenagem purulenta associada à ferida, dor, hipersensibilidade, edema ou vermelhidão. O crescimento positivo em culturas de uma amostra obtida com técnica asséptica é mais convincente.

São utilizadas muitas práticas para a prevenção das ISCs (Tabela 101.1). Entre as estratégias mais precoces e mais efetivas temos a vigilância ativa e a notificação subsequente das taxas de infecção aos cirurgiões e à equipe. Grande parte da redução obtida nas taxas foi atribuída ao efeito Hawthorne (*i. e.*, o monitoramento ativo modifica os comportamentos daqueles que estão sendo monitorados). Outras intervenções importantes destinadas a reduzir as ISCs incluem profilaxia antimicrobiana (*i. e.*, o medicamento certo na dose certa e na hora certa), antissepsia adequada da pele e manutenção do controle da glicemia (Tabela 101.1).

O manejo das ISCs frequentemente envolve a abertura da incisão, a evacuação do tecido infectado e a cicatrização da ferida por segunda intenção. A decisão quanto à administração de antibióticos é individual e depende da aparência da ferida, dos sinais sistêmicos de infecção, da profundidade da infecção, do sistema imune do hospedeiro e do tipo de cirurgia. Os resultados da cultura e da coloração de Gram ajudam a determinar a cobertura antibiótica. Para ISC de cirurgia limpa, recomenda-se terapia empírica com cobertura para *S. aureus* e espécies de *Streptococcus*. Para procedimentos que envolvam o períneo, os intestinos ou o sistema urogenital, é necessária uma cobertura mais ampla para incluir patógenos gram-negativos e anaeróbicos. Quando a ISC ocorre nas primeiras 48 horas após a cirurgia, *Streptococcus pyogenes* e espécies de *Clostridioides* frequentemente estão implicados.

INFECÇÃO POR *CLOSTRIDIOIDES DIFFICILE*

A ICD é definida como diarreia ou megacólon tóxico com detecção de *C. difficile* e/ou da toxina A ou B nas fezes ou evidências de colite pseudomembranosa detectada por endoscopia, cirurgia ou histopatologia. Com frequência, essa infecção do cólon é acompanhada de febre e leucocitose.

C. difficile é o patógeno mais comum responsável por IACS, com aproximadamente 12,1% de todas as IACS. A incidência e a gravidade das ICDs estavam aumentando de maneira uniforme até recentemente. A maioria dos relatórios tem implicado a cepa emergente BI/NAP1/027, o uso excessivo de antibióticos e o envelhecimento da população de pacientes hospitalizados, que são desproporcionalmente afetados pela ICD. Praticamente todos os antibióticos foram associados ao aumento do risco de ICD. Os esforços intensivos para combater a ICD também se concentraram em vários aspectos: diagnóstico acurado, redução de vetores para transmissão e uso criterioso de agentes antimicrobianos. O diagnóstico de ICD precisa identificar corretamente infecção *versus* colonização. A estratégia de gestão de diagnóstico visa empregar algoritmos de testes adequados para assegurar que apenas pacientes que apresentem sinais e sintomas bem definidos recebam avaliação diagnóstica. A prevenção da transmissão concentrou-se em esforços para reduzir a carga ambiental de patógenos por meio de limpeza do ambiente e higiene das mãos, bem como pelo uso de precauções baseadas na transmissão (p. ex., precauções de contato).

O aumento contínuo da ICD, a crescente resistência de muitos patógenos diferentes a antimicrobianos e a falta de antimicrobianos com novos mecanismos de ação ressaltam a importância da gestão de antimicrobianos. A gestão de antimicrobianos constitui uma estratégia que enfatiza a seleção, a dose e a duração ideais da terapia antimicrobiana, produzindo melhor resultado clínico, ao mesmo tempo que diminui o risco de complicações subsequentes.

As consequências de uma gestão precária incluem o surgimento de resistência, a ocorrência de ICD e gastos excessivos com medicamentos. Os agentes antimicrobianos têm diferentes probabilidades de induzir resistência ou ICD. As estratégias implementadas por programas de gestão de antimicrobianos incluem educação e diretrizes para médicos, redução ou adaptação da terapia empírica, quando possível, uso de tratamentos empíricos mais apropriados e restrição inicial de certos antibióticos.

Para uma discussão mais profunda desses tópicos, ver Capítulo 267, "Abordagem ao Paciente com Suspeita de Infecção Entérica", e Capítulo 280, "Infecções por Clostrídios", em *Goldman-Cecil Medicina*, 26ª edição. ❖

PATÓGENOS MULTIRRESISTENTES

Os microrganismos MDR são resistentes a mais de uma classe de agentes antimicrobianos, embora os nomes de alguns deles (p. ex., MRSA, VRE) indiquem resistência a apenas um fármaco. De acordo com os dados da NHSN, no período de 2011 a 2014, houve persistência de altas taxas de resistência para inúmeros patógenos bacterianos comuns (Tabela 101.3).

As infecções causadas por microrganismos MDR levam ao aumento do tempo de hospitalização, dos custos relacionados com cuidados de saúde e das taxas de mortalidade dos pacientes, em comparação com aqueles que estão infectados por organismos sensíveis aos antimicrobianos. Kollef et al. constataram que os pacientes que receberam terapia antimicrobiana inadequada para as IACS tiveram taxa de mortalidade relacionada com a infecção 2,37 vezes maior do que a de pacientes na UTI que receberam cobertura adequada. A principal razão para a cobertura inadequada foi a multidrogarresistência.

Os patógenos gram-positivos MDR predominantes são MRSA e VRE. A resistência à meticilina em *S. aureus* é causada pela produção de uma proteína de ligação à penicilina (PBP2A) alternativa, que tem baixa afinidade para os antibióticos betalactâmicos e que forma produtos de peptidoglicano estáveis na presença de níveis adequados de betalactâmicos. As infecções por MRSA tendem a ter resultados

Capítulo 101 Infecções Associadas aos Cuidados de Saúde

Tabela 101.3 Patógenos isolados resistentes a agentes antimicrobianos de acordo com a NHSN, 2014.

Microrganismo	Antimicrobiano	ICSAAC	ISUAC	PAVM[a]	ISC
Staphylococcus aureus	Oxacilina, meticilina, cefoxitina	50,7%	52,0%	42,4%	42,6%
Enterococcus faecium	Vancomicina	82,2%	85,1%	n/a	58,4%
Klebsiella pneumoniae	Ceftriaxona, ceftazidima, cefotaxima ou cefepima	24,1%	22,5%	21,0%	11,3%
	Carbapenêmicos	10,9%	9,5%	10,1%	3,3%
Escherichia coli	Ceftriaxona, ceftazidima, cefotaxima ou cefepima	22,2%	16,1%	16,7%	15,3%
	Fluoroquinolonas	49,3%	34,8%	30,8%	30,9%
Enterobacter spp.	Ceftriaxona, ceftazidima, cefotaxima ou cefepima	36,1%	40,5%	26,9%	27,5%
	Carbapenêmicos	6,6%	6,5%	3,2%	3,4%
Pseudomonas aeruginosa	Fluoroquinolonas	30,2%	32,6%	31,9%	11,5%
	Piperacilina-tazobactam	18,4%	15,5%	19,4%	7,4%
	Cefepima ou ceftazidima	24,2%	22,5%	25,7%	9,9%
	Carbapenêmicos	25,8%	23,9%	28,4%	7,7%
Acinetobacter baumannii	Carbapenêmicos	46,6%	64,0%	55,5%	33,3%

[a]2012. *ICSAAC*, infecção da corrente sanguínea associada a acesso central; *ISC*, infecção do sítio cirúrgico; *ISUAC*, infecção do sistema urinário associada ao uso de cateter; *NHSN*, National Healthcare Safety Network; *PAVM*, pneumonia associada à ventilação mecânica. (Adaptada de Weiner LM, Webb AK, Limbago B et al. Antimicrobial-resistant pathogens associated with healthcare-associated infections: summary of data reported to the National Healthcare Safety Network at the Centers for Disease Control and Prevention, 2011-2014. Infect Control Hosp Epidemiol. 2016;37(11):1288-1301.)

piores em comparação com *S. aureus* sensível à meticilina (MSSA), porém as cepas típicas adquiridas nos cuidados de saúde não são necessariamente mais virulentas. Entretanto, o MRSA adquirido na comunidade, cuja cepa mais prevalente é a cepa EUA-300, tende a ser mais virulenta, e muitos desses isolados produzem a toxina leucocidina de Panton-Valentine, que está associada a maior destruição dos leucócitos e necrose tecidual. Os maiores reservatórios de MRSA são pacientes que têm maior contato com o sistema de cuidados de saúde, e os portadores são, em sua maioria, assintomáticos.

A resistência à vancomicina em *S. aureus* é outra preocupação. Foram detectadas cepas com resistência intermediária à vancomicina, cepas heterorresistentes à vancomicina e cepas resistentes à vancomicina. Acredita-se que a resistência intermediária ou sensibilidade diminuída à vancomicina resulte do espessamento da parede celular e da biomatriz, fazendo o fármaco ter mais dificuldade em alcançar o seu alvo. Ocorre resistência completa à vancomicina pela aquisição do gene *vanA* do VRE. O VRE, diferentemente de muitas cepas de MRSA, é quase inteiramente um fenômeno associado aos cuidados de saúde. Agrupamentos de genes *vanA* ou *vanB* são transportados em elementos genéticos móveis, que são prontamente transmitidos entre cepas. Esses genes codificam precursores do peptidoglicano, que têm baixa afinidade pela vancomicina.

Microrganismos gram-negativos são mais propensos a desenvolver resistência a múltiplos antimicrobianos, e não se dispõe de novos agentes antimicrobianos para combater esses patógenos. Enterobacteriaceae são bactérias gram-negativas que habitualmente residem no sistema digestório, são fermentadores de glicose e respondem por cerca de 29% das IACS. Esses microrganismos tendem a ser os patógenos mais comuns nas ISCs associadas a cirurgias abdominais. Os microrganismos não fermentadores de glicose, incluindo *P. aeruginosa*, *Acinetobacter baumannii* e *Stenotrophomonas maltophilia*, representam cerca de 9% das IACS.

As bactérias gram-negativas multirresistentes passaram a ser o centro das atenções, em grande parte devido ao surgimento de isolados que são resistentes à maioria ou a todos os antimicrobianos disponíveis (p. ex., microrganismos MDR que apresentam resistência às betalactamases, betalactamases de espectro estendido [ESBL], carbapenêmicos

e fluoroquinolonas). A emergência de Enterobacteriaceae resistentes aos carbapenêmicos (CRE) tornou-se particularmente preocupante. Os mecanismos predominantes de resistência aos carbapenêmicos consistem em perda de OprD, uma proteína de membrana externa, carbapenemases de *Klebsiella pneumoniae* (KPC) e metalobetalactamases (MBL), que hidrolisam os carbapenêmicos. A metalobetalactamase 1 de Nova Deli (NDM1) é uma das primeiras MBL a causar surtos nos EUA. As carbapenemases e as MBL são facilmente transmissíveis e tendem a estar associadas a outros genes que codificam mecanismos de resistência a outras classes de antimicrobianos. A resistência às fluoroquinolonas pode ocorrer por meio de bombas de efluxo ou por mutações em genes que codificam os alvos dos fármacos, DNA girase e topoisomerase IV. A emergência de resistência entre fungos (p. ex., espécies de *Candida*) é mais uma preocupação. Em particular, *Candida auris* levou a surtos em UTI e, com frequência, abriga altas taxas de resistência aos agentes antifúngicos de primeira e segunda linhas, bem como a alguns desinfetantes de rotina.

A limitação da disseminação dos microrganismos MDR nas unidades de saúde deve ser um programa abrangente e sistêmico em qualquer instituição. Os programas de prevenção de infecções devem incluir práticas otimizadas de vigilância para identificar microrganismos MDR emergentes e estratégias de intervenção apropriadas. A base desses programas inclui o uso de práticas de prevenção baseadas em evidências e programas de gestão de antimicrobianos. A prevenção também exige maior comunicação entre hospitais e instituições de saúde pública para limitar a propagação de microrganismos MDR, realizar vigilância adequada e implementar ações de controle das infecções.

LEITURA SUGERIDA

Ban KA, Minei JP, Laronga C, et al: American College of Surgeons and Surgical Infection Society: Surgical Site Infection Guidelines, 2016 update, J Am Coll Surg 224(1):59–74, 2017.

Hooton TM, Bradley SF, Cardenas DD, et al: Diagnosis, prevention, and treatment of catheter-associated urinary tract infection in adults: 2009 International Clinical Practice Guidelines from the Infectious Diseases Society of America, Clin Infect Dis 50:625–663, 2010.

Kalil AC, Metersky ML, Klompas M, et al: Management of adults with hospital-acquired and ventilator-associated pneumonia: 2016 Clinical Practice Guidelines by the Infectious Diseases Society of America and the American Thoracic Society, Clin Infect Dis 63(5):e61–e111, 2016.

Kollef MH, Hamilton CW, Ernst FR: Economic impact of ventilator-associated pneumonia in a large matched cohort, Infect Control Hosp Epidemiol 33:250–256, 2012.

Magill SS, O'Leary E, Janelle SJ, et al: Changes in prevalence of health care-associated infections in U.S. Hospitals, N Engl J Med 379(18):1732–1744, 2018.

O'Grady NP, Alexander M, Burns LA, et al: Guidelines for the prevention of intravascular catheter-related infections, Clin Infect Dis 52(9):e162–e193, 2011.

Pronovost P, Needham D, Berenholtz S, et al: An intervention to decrease catheter-related bloodstream infections in the ICU, N Engl J Med 355:2725–2732, 2006.

Scott RD II: The direct medical costs of healthcare-associated infections in U.S. hospitals and the benefits of prevention. Available at: http://www.cdc.gov/hai/pdfs/hai/scott_costpaper.pdf. Accessed November 1, 2014.

Stevens DL, Bisno AL, Chambers HF, et al: Practice guidelines for the diagnosis and management of skin and soft tissue infections: 2014 update by the Infectious Diseases Society of America, Clin Infect Dis 59(2):e10–52, 2014.

Wenzel RP, Edmond MB: Infection control: the case for horizontal rather than vertical interventional programs, Int J Infect Dis 14(Suppl 4):S3–S5, 2010.

102

Infecções Sexualmente Transmissíveis[1]

Philip A. Chan, Susan Cu-Uvin

INTRODUÇÃO

As infecções sexualmente transmissíveis (ISTs) abrangem uma ampla variedade de microrganismos que causam doenças humanas há milhares de anos. O reconhecimento das ISTs pode ser um desafio, devido à natureza heterogênea e aos múltiplos sintomas de uma única doença. O diagnóstico e o manejo das ISTs são ainda mais complicados, devido ao preconceito social subjacente e à hesitação por parte dos médicos e dos pacientes em discutir questões relacionadas com a sexualidade e a transmissão de doenças.

O diagnóstico de IST deve se basear em anamnese detalhada, com atenção especial para a orientação e os comportamentos sexuais, exame físico e confirmação laboratorial, quando apropriado. As atitudes profissionais e respeitosas por parte dos médicos são essenciais para a obtenção de uma anamnese acurada sobre as ISTs. Com frequência, os pacientes negam comportamentos perigosos por constrangimento ou estigma social. Os pacientes também podem subestimar comportamentos de risco, de modo que o diagnóstico de IST deve se basear em uma combinação de anamnese, dados epidemiológicos, exame clínico e exames complementares.

Deve-se obter uma história sexual detalhada de todos os indivíduos com suspeita de IST. Eles devem ser informados de que suas informações são necessárias para o diagnóstico correto e o manejo apropriado das ISTs. A história sexual deve incluir: preferências sexuais por parceiros masculinos ou femininos; identidade de gênero; número de parceiros principais, casuais e de encontro único; uso de preservativos, substâncias psicoativas e álcool etílico; e uso de profilaxia pré-exposição (PPrE) para prevenção do vírus da imunodeficiência humana (HIV, do inglês *human immunodeficiency virus*), bem como último teste para HIV/IST. Deve-se obter a história dos parceiros, incluindo sintomas atuais e ISTs diagnosticadas. Se possível, deve-se incluir orientação durante a entrevista. Os tópicos de prevenção incluem abstinência, testes de rotina, revelação de IST para os parceiros, modificação dos comportamentos (*i. e.*, evitar atividades sexuais de risco), uso de preservativos, tratamento profilático em caso de exposição à IST e PPrE.

Em virtude da natureza diversa das ISTs, é útil categorizar as infecções em alguns grupos principais. Existe uma sobreposição entre as diferentes categorias, e é preciso utilizar o julgamento clínico para o diagnóstico acurado das ISTs. Por exemplo, as ISTs que tipicamente se manifestam com úlcera podem, às vezes, provocar uretrite. É importante ressaltar que muitas ISTs são assintomáticas ou apresentam sintomas que passam despercebidos. Quando um indivíduo tem uma IST, deve-se considerar a possibilidade de outras ISTs. As principais categorias de ISTs são uretrite e cervicite, úlcera genital e verrugas genitais. Os indivíduos sintomáticos com IST habitualmente são classificados em uma dessas categorias.

URETRITE E CERVICITE

A uretrite e a cervicite caracterizam-se por disúria, sensação de queimação e corrimento uretral. O corrimento pode variar desde quase imperceptível até pus aquoso ou franco. A uretrite pode ser classificada como gonocócica (*i. e.*, causada por *Neisseria gonorrhoeae* e visível na coloração de Gram) ou não gonocócica (*i. e.*, comumente causada por *Chlamydia trachomatis*). A uretrite não gonocócica (UNG) pode ser causada por outros microrganismos, muitos dos quais raramente são testados. Historicamente, a uretrite é classificada como gonocócica ou não gonocócica, visto que *N. gonorrhoeae* pode ser facilmente visualizada na coloração de Gram. A maioria dos pacientes com uretrite sintomática deve ser tratada de forma empírica com antibióticos contra esses dois microrganismos sem aguardar os resultados dos testes.

Chlamydia

Definição e epidemiologia

As clamídias são responsáveis pela IST bacteriana mais prevalente nos EUA e no mundo. A infecção é causada pela bactéria *C. trachomatis*, que responde por 30 a 40% dos casos de UNG e cervicite. Nos EUA, aproximadamente 1,8 milhão de casos foram notificados aos Centers for Disease Control and Prevention (CDC) em 2018, com um número estimado de infecções que é mais do que o dobro do número de casos notificados.

A idade constitui um fator. As clamídias têm prevalência de 5 a 10% em adolescentes e adultos jovens. Outros fatores de risco incluem ter múltiplos parceiros sexuais, ter relações sexuais sem preservativo ou viver em uma região com nível socioeconômico mais baixo. Nos homens, as clamídias estão comumente associadas a complicações. Nas mulheres, as clamídias não tratadas estão associadas a complicações potencialmente graves, como doença inflamatória pélvica (DIP), gravidez ectópica e infertilidade.

Os CDC e a USPTF recomendam que todas as mulheres sexualmente ativas com idade igual ou inferior a 24 anos e outras mulheres em risco sejam submetidas a rastreamento para clamídias. Esse rastreamento também deve ser considerado para indivíduos com história pregressa de infecção por *Chlamydia* ou outras ISTs, que têm novos ou múltiplos parceiros sexuais ou trocam sexo por substâncias psicoativas ou dinheiro. Deve-se efetuar rastreamento em todas as gestantes. Os homens que fazem sexo com homens (HSH) devem efetuar rastreamento pelo menos uma vez por ano e com mais frequência se houver fatores de risco contínuos, como múltiplos parceiros.

---

[1]N.R.T.: No Brasil, ver Protocolo Clínico e Diretrizes Terapêuticas para Atenção Integral às Pessoas com Infecções Sexualmente Transmissíveis (IST), última atualização em 3 de março de 2022, em https://www.gov.br/aids/pt-br/centrais-de-conteudo/pcdts/2022/ist/pcdt-ist-2022_isbn-1.pdf/view.

Seção 15 Doenças Infecciosas

A justificativa para o rastreamento em homens é prevenir epididimite, proctite e uretrite sintomáticas. É importante ressaltar que os HSHs também devem ser submetidos a rastreamento em locais de exposição, o que pode incluir rastreamento orofaríngeo e retal para homens que praticam sexo oral ou têm sexo anal receptivo, respectivamente. O rastreamento de HSH apenas para infecção urogenital deixa de detectar até 80% das infecções por clamídia e gonorreia. A IST retal constitui um fator de risco notável para a infecção pelo HIV.

Patologia

C. trachomatis é uma bactéria gram-negativa intracelular obrigatória que evolutivamente é distinta de outras bactérias. Várias sorovariantes de *C. trachomatis* estão associadas a doenças humanas, incluindo sorovariantes A-C (*i. e.*, tracoma ou doença ocular), D-K (*i. e.*, doença anogenital) e L1-L3 (*i. e.*, linfogranuloma venéreo [LGV]). *C. trachomatis* existe como corpo elementar extracelular antes de sua ligação a células epiteliais suscetíveis e endocitose subsequente. Quando penetra na célula, a forma elementar de *C. trachomatis* se reorganiza em um corpo reticulado dentro de vacúolos, que é funcionalmente ativo e leva ao crescimento e à replicação do microrganismo.

Apresentação clínica

A infecção por clamídias pode variar de assintomática (mais comum) até DIP potencialmente fatal em mulheres. Quando os indivíduos apresentam sintomas, os mais comuns são uretrite em homens e cervicite em mulheres. O período de incubação varia, porém é habitualmente de 7 a 14 dias após a exposição.

Nos homens, 40% a mais de 90% dos casos de infecção por clamídia são assintomáticos. Em geral, a uretrite manifesta-se como disúria ou corrimento uretral. As infecções por *C. trachomatis* e *N. gonorrhoeae* são causas comuns de epididimite em homens mais jovens. Em geral, a infecção manifesta-se como dor espontânea, edema e dor à palpação em um testículo. A infecção por *C. trachomatis* também pode causar prostatite e proctite; esta última é normalmente encontrada em HSH. Sinais/sintomas de proctite em HSH devem levantar a possibilidade de LGV. As taxas de transmissão de homens infectados para mulheres alcançam 65%.

Em mulheres e homens, mais de 85% das infecções são assintomáticas. Quando sintomática, a infecção por *C. trachomatis* em mulheres pode ser difícil de diagnosticar, devido à natureza inespecífica dos sintomas. A manifestação clássica é cervicite, que pode causar corrimento, sangramento, dor pélvica, friabilidade do colo do útero e úlceras. As complicações da infecção por clamídias consistem em dor pélvica crônica, infertilidade, gravidez ectópica e DIP. A prevalência da DIP ao longo da vida devido à infecção por *C. trachomatis* depende da população estudada, porém é de cerca de 4%. A DIP manifesta-se habitualmente como dor abdominal ou pélvica, dor à mobilização do colo do útero e à palpação do útero ou dos anexos. A infecção também pode causar peri-hepatite (*i. e.*, síndrome de Fitz-Hugh–Curtis), que consiste em inflamação da cápsula hepática. Ocorre em 5 a 15% dos casos de DIP. As clamídias constituem a principal causa de infertilidade evitável em todo o mundo.

As clamídias podem causar conjuntivite e tracoma ocular, a causa mais comum de cegueira evitável em todo o mundo. A doença também pode se manifestar com faringite e LGV. Classicamente uma doença endêmica na África, no Sudeste Asiático e no Caribe, o LGV tem sido identificado nos EUA e na Europa, sobretudo em HSH com sinais/sintomas de proctite. Em geral, o LGV manifesta-se com ulceração genital e linfadenopatia inguinal. O reconhecimento do LGV é importante, tendo-se em vista a maior duração do tratamento.

Diagnóstico e diagnóstico diferencial

C. trachomatis não cresce em meios de cultura rotineiros, o que dificulta o diagnóstico. O teste de amplificação de ácido nucleico (NAAT) representou um grande avanço e, agora, é o exame complementar padrão. O NAAT abrange vários métodos laboratoriais, incluindo a reação em cadeia da polimerase (PCR), a amplificação mediada por transcrição e a amplificação por deslocamento de fita. A sensibilidade relatada do NAAT é de 80 a 90%, com especificidade de 99%. O teste pode ser realizado em amostras de urina e *swab* vaginal ou uretral (homens) e endocervical. O NAAT também pode ser realizado em amostras de *swab* do reto e da vagina.

Os indivíduos com teste positivo e que são tratados para clamídias só devem repetir o teste pelo menos 3 semanas após o tratamento. O NAAT pode permanecer positivo durante esse período, devido ao material remanescente, que não significa uma infecção persistente. O teste deve ser repetido para demonstrar a cura em mulheres grávidas ou naquelas com preocupação de infecção persistente. Em geral, os indivíduos repetem o teste dentro de 3 meses e, em seguida, periodicamente, dependendo dos comportamentos de risco. História pregressa de IST coloca o indivíduo em risco de se infectar novamente. Para indivíduos com múltiplos parceiros, incluindo HSH, recomenda-se investigação geral de ISTs, incluindo clamídias, a cada 3 a 6 meses.

Tratamento

Os esquemas de tratamento padrão para a uretrite ou a cervicite por clamídias consistem em azitromicina (1 g em dose única por via oral [VO]) ou doxiciclina (100 mg 2 vezes/dia, durante 7 dias). Esses dois medicamentos se mostram efetivos e curam mais de 95% das infecções. A azitromicina deve ser usada quando houver preocupação de adesão ao tratamento, devido à simplicidade de sua dosagem, que facilita a adesão do paciente. Entretanto, a doxiciclina é mais efetiva na obtenção da cura. A azitromicina também pode ser usada durante a gravidez. Outros medicamentos que são efetivos no tratamento das clamídias incluem quinolonas e penicilina. As sulfonamidas e as cefalosporinas não devem ser usadas. Doxiciclina, ofloxacino e levofloxacino são contraindicados para gestantes.

A epididimite causada por clamídias deve ser tratada com doxiciclina (100 mg VO, 2 vezes/dia, por 10 dias). O tratamento do LGV e da proctite depende da gravidade dos sintomas e deve incluir doxiciclina (100 mg VO, 2 vezes/dia, por até 3 semanas). Nas mulheres, a DIP deve ser tratada com ceftriaxona (250 mg, 1 vez por via intramuscular [IM]) para cobertura da gonorreia, e com doxiciclina (100 mg VO, 2 vezes/dia, por 14 dias) para clamídias. As mulheres que apresentam sintomas preocupantes devem ser internadas e devem receber antibióticos intravenosos (IV) incluindo cefoxitina (2 g IV, a cada 6 horas) ou cefotetana (2 g IV, a cada 12 horas) e doxiciclina (100 mg VO, a cada 12 horas) (se não estiverem grávidas). Esquemas de tratamento alternativos incluem clindamicina (900 mg IV, a cada 8 horas) e gentamicina (dose de ataque de 2 mg/kg, seguida de 1,5 mg/kg a cada 8 horas). A duração depende da melhora clínica, porém é habitualmente de 2 semanas.

Prognóstico

A história natural da infecção por *C. trachomatis* não tratada varia. Os indivíduos podem permanecer assintomáticos por longos períodos, e a infecção pode regredir de forma espontânea ou pode progredir para sintomas e complicações. Cerca de 20% dos indivíduos com diagnóstico de clamídias, porém sem sintomas, podem eliminar a infecção antes de retornar para tratamento. A infecção não se traduz em imunidade protetora, e é comum a ocorrência de reinfecção (10 a 20%). Por esse motivo, o tratamento dos parceiros sexuais é importante. Em muitas áreas, o tratamento acelerado do(a) parceiro(a) é permitido, e os profissionais de saúde podem prescrever o tratamento necessário para os parceiros sexuais sem examiná-los.

Gonorreia

Definição e epidemiologia

A gonorreia é causada pela bactéria *N. gonorrhoeae* e, nos EUA, constitui a segunda IST notificável mais comum depois da infecção por clamídias. À semelhança da infecção por clamídias, a gonorreia constitui uma causa significativa de uretrite em homens e de cervicite em mulheres e apresenta as mesmas complicações. Nos EUA, a taxa de gonorreia caiu em 2009 para um valor mínimo de 98,1 casos por 100 mil indivíduos. Grande parte desse declínio foi atribuída ao rastreamento e a programas de tratamento. Entretanto, desde 2009, os casos de gonorreia aumentaram a cada ano e alcançaram 104,2 casos por 100 mil, com quase 600 mil casos notificados em 2018.

Os indivíduos diagnosticados com gonorreia são, em sua maioria, adolescentes ou adultos jovens. Os casos entre homens são agora mais comuns do que entre mulheres. Os HSHs também surgiram como importante grupo de risco. Os fatores de risco para a infecção incluem idade mais jovem, múltiplos parceiros sexuais, raça ou etnia, baixo nível socioeconômico e ISTs anteriores. Os afro-americanos e os hispânicos/latinos apresentam taxas significativamente mais altas de gonorreia do que os indivíduos brancos nos EUA.

Patologia

N. gonorrhoeae é uma bactéria gram-negativa com membrana externa, parede celular de peptidoglicano e membrana citoplasmática. Diversos componentes contribuem para a virulência do microrganismo. A fixação às células epiteliais colunares é facilitada pelos *pili*, que se estendem a partir da superfície celular e permitem a entrada do microrganismo na célula hospedeira por endocitose. Acredita-se que os microrganismos sem *pili* não sejam infecciosos. Os gonococos conseguem se replicar dentro das células epiteliais e dos fagócitos do hospedeiro. Após a infecção da mucosa, a ativação imune dos neutrófilos provoca inflamação significativa e exsudato como pus.

Apresentação clínica

A gonorreia é transmitida durante a relação sexual com um parceiro infectado. O risco de infecção varia de 20 a 50% por uma única relação sexual e aumenta com múltiplos atos sexuais. O período de incubação é de 2 a 7 dias. Quando sintomáticos, os indivíduos com gonorreia tendem a ter corrimento mais purulento do que os indivíduos com uretrite não gonocócica. Nos homens, a uretrite constitui o sintoma mais comum na apresentação clínica. Dez por cento dos homens podem ser assintomáticos. Outras manifestações de gonorreia incluem epidídimite, proctite e faringite. As complicações raras, porém graves, consistem em abscessos e estenoses uretrais.

Entre 50 e 80% das mulheres com gonorreia são assintomáticas. Os sinais/sintomas típicos incluem os da cervicite, como dor pélvica ou de anexos, corrimento, disúria e sangramento anormal. À semelhança dos homens, a gonorreia em mulheres pode causar proctite e faringite. Essas infecções são, em sua maioria, assintomáticas. A DIP é a complicação mais comum da gonorreia. Pode resultar em infecção grave, dor pélvica crônica e infertilidade. A infecção durante a gravidez pode levar a complicações, como trabalho de parto prematuro, ruptura de membranas e aborto espontâneo.

A infecção por gonorreia também pode estar associada à peri-hepatite (síndrome de Fitz-Hugh–Curtis). Em menos de 3% dos indivíduos, a infecção gonocócica disseminada resulta na tríade clássica de tenossinovite (*i. e.*, afetando múltiplos tendões), dermatite (*i. e.*, algumas lesões pustulosas transitórias e indolores) e poliartralgias (*i. e.*, formas não purulentas). Como alternativa, os indivíduos com infecção disseminada podem apresentar apenas artrite purulenta. A apresentação clínica inclui habitualmente febre e outros sintomas sistêmicos inespecíficos.

Diagnóstico e diagnóstico diferencial

N. gonorrhoeae é um diplococo gram-negativo que pode ser visualizado facilmente na coloração de Gram do material purulento. Entretanto, o método mais comum de diagnóstico é o NAAT, cuja sensibilidade é de mais de 98%. O NAAT pode ser realizado em amostras de uretra, colo do útero, orofaringe e reto. A principal desvantagem do NAAT é a impossibilidade de avaliar a sensibilidade a antibióticos. *N. gonorrhoeae* também pode ser cultivada a partir de amostras de *swab* de reto, uretra, faringe ou colo do útero. Com frequência, as amostras contêm muitos microrganismos diferentes. São utilizados meios seletivos, como os meios de Thayer-Martin modificados (com vancomicina, colistina, nistatina e trimetoprima) para inibir o crescimento da flora autóctone. A sensibilidade das culturas varia de 65 a 95%. Quando a resistência a fármacos é uma preocupação, as culturas devem ser enviadas para teste de sensibilidade.

Tratamento

A resistência de *N. gonorrhoeae* a antibióticos continua sendo um problema mundial. Na última década, o tratamento da gonorreia tem sido complicado pelo aumento das concentrações inibitórias mínimas (CIM) para antibióticos comumente utilizados, incluindo cefalosporinas de primeira linha. Os padrões de resistência da gonorreia variam de acordo com a região.

Para abordar o problema da resistência aos antibióticos, a gonorreia urogenital não complicada deve receber terapia dupla; um dos agentes deve ser ceftriaxona (250 mg em dose única IM), ao passo que o segundo deve ser azitromicina (1 g em dose única VO). Esse esquema tem uma eficácia de 99% na cura da gonorreia. A azitromicina também pode tratar as clamídias concomitantes. Como alternativa, pode-se administrar doxiciclina (100 mg VO, 2 vezes/dia, durante 7 dias), em vez de azitromicina. As altas taxas de resistência (10 a 20%) limitam o uso das tetraciclinas. A cefixima (400 mg em dose única VO) deve ser reservada apenas se a ceftriaxona não estiver disponível e deve ser administrada com azitromicina (1 g em dose única VO). A cefixima pode ser menos efetiva no tratamento da gonorreia faríngea. Em pacientes alérgicos à ceftriaxona, o tratamento duplo com gentamicina (240 mg IM em dose única) e azitromicina (2 g VO em dose única) pode ser usado com cautela. Os efeitos colaterais gastrintestinais são comuns com a dose mais alta de azitromicina.

Outros antibióticos com atividade contra a gonorreia incluem a espectinomicina. Os antibióticos que não devem ser administrados para tratar a gonorreia, devido à resistência, incluem as penicilinas e as fluoroquinolonas. As infecções gonocócicas disseminadas ou complicadas devem ser tratadas com ceftriaxona IV e doxiciclina ou azitromicina. A duração desses esquemas depende do curso clínico e da resposta à terapia.

Prognóstico

A gonorreia é curável com antibioticoterapia adequada. A doença não tratada frequentemente regride ao longo de várias semanas, porém o tratamento imediato interrompe a transmissão e evita as complicações.

Vaginite

Definição e epidemiologia

O termo *vaginite* refere-se a distúrbios da vagina caracterizados por inflamação ou irritação da vulva e corrimento vaginal anormal. Embora seja uma entidade separada da uretrite, observa-se sobreposição significativa de sintomas e dos microrganismos que causam vaginite e uretrite. Os três principais tipos de vaginite infecciosa são a vulvovaginite por *Candida*, a vaginose bacteriana e a tricomoníase. As duas últimas estão fortemente associadas à transmissão sexual.

A tricomoníase é a IST não viral mais comum em todo o mundo. Nos EUA, 3,1% das mulheres entre 14 e 49 anos são infectadas por *Trichomonas vaginalis*. Recomenda-se o rastreamento para tricomoníase em mulheres que correm alto risco de outras ISTs, conforme determinado por medidas comumente aceitas (*i. e.*, ter novos ou múltiplos parceiros). O rastreamento de vaginose bacteriana em gestantes é um tema controverso.

Patologia

Candida albicans e *Candida glabrata* são os microrganismos mais comumente responsáveis pela vulvovaginite por *Candida*. Essas espécies podem colonizar mulheres assintomáticas, porém seu achado não significa necessariamente a existência de infecção. Os casos sintomáticos são causados por crescimento excessivo da espécie e penetração nas células epiteliais superficiais da vagina. O crescimento excessivo pode resultar de níveis elevados de estrogênio ou da supressão de outra flora vaginal por antibióticos.

A tricomoníase é causada pelo protozoário *T. vaginalis*, que infecta o epitélio escamoso do sistema urogenital. *T. vaginalis* normalmente não está presente na vagina e tem um período de incubação de alguns dias.

A vaginose bacteriana é causada por vários microrganismos do ecossistema vaginal, com redução dos lactobacilos de ocorrência natural. A bactéria *Gardnerella vaginalis* é particularmente proeminente nos casos de vaginose bacteriana, e acredita-se que ela infecte o epitélio vaginal, criando um biofilme ao qual podem aderir outras bactérias. Acredita-se que *G. vaginalis* também seja o microrganismo que mais provavelmente atua na transmissão sexual da vaginose bacteriana.

Apresentação clínica

Os sinais/sintomas de vaginite podem consistir em: prurido (*i. e.*, a principal característica da vulvovaginite por *Candida*); mudança no volume, na cor ou odor do corrimento; sensação de queimação; irritação, eritema; dispareunia; discreto sangramento e disúria. No caso de tricomoníase e vaginose bacteriana, a infecção é com frequência assintomática, mas pode estar associada à relação sexual. A tricomoníase sintomática em mulheres provoca mais comumente corrimento vaginal purulento, eritema e irritação da vulva. Com frequência, um odor anormal também está associado à infecção.

A vaginose bacteriana manifesta-se com sintomas mais leves de irritação e eritema e raramente está associada a disúria ou dispareunia. As pacientes com vaginose bacteriana apresentam, mais comumente, um odor de peixe característico do corrimento vaginal, que também pode exibir cor ou textura anormais.

Diagnóstico e diagnóstico diferencial

São necessários exames laboratoriais e microscopia para o diagnóstico de vaginite. O exame do pH vaginal pode constituir uma ferramenta de diferenciação útil. Em geral, a vulvovaginite por *Candida* não provoca alteração do pH vaginal, ao passo que a vaginose bacteriana e a tricomoníase aumentam o pH até 6. A identificação de *Candida* em uma preparação a fresco ou cultura do corrimento de mulheres com sintomas clínicos característicos indica vulvovaginite por *Candida*.

O diagnóstico de tricomoníase pode ser baseado em exames laboratoriais (NAAT), na identificação de tricômonas móveis em uma preparação a fresco ou cultura positiva. Dispõe-se também de NAAT para vaginite, que investiga *Candida*, tricomoníase e vaginose bacteriana. Os critérios de Amsel ou os critérios de Nugent podem ser usados para o diagnóstico de vaginose bacteriana quando não se dispõe de coloração de Gram ou microscopia.

Tratamento

A vaginite é curável com antibioticoterapia adequada. A tricomoníase é tratada com metronidazol (500 mg VO, 2 vezes/dia, por 7 dias, ou 2 g VO em dose única) ou tinidazol. As gestantes podem ser tratadas com 2 g de metronidazol em dose única em qualquer fase da gravidez. A segurança do tinidazol ainda não está totalmente estabelecida.

Recomenda-se o tratamento de todos os parceiros sexuais recentes, visto que a tricomoníase é quase exclusivamente transmitida por contato sexual. O mesmo esquema de 500 mg de metronidazol oral, 2 vezes/dia, constitui o principal tratamento da vaginose bacteriana; entretanto, *não* se recomenda a dose única oral de 2 g para o tratamento da vaginose bacteriana. O tratamento da vulvovaginite por *Candida* com dose única de 150 mg de fluconazol é altamente efetivo. O uso de um agente tópico depende de o caso ser considerado complicado ou não complicado. Para gestantes, recomenda-se apenas a terapia tópica com medicamentos azóis, aplicados por 7 dias.

Prognóstico

A vaginose bacteriana pode ser tratada com vários antibióticos, porém a principal preocupação é a incapacidade da flora normal de *Lactobacillus* de restabelecer a colonização na vagina. Isso leva a infecções repetidas e exige tratamento prolongado. Às vezes, recomenda-se a administração oral e vaginal de bactérias *Lactobacillus*. A vaginose bacteriana aumenta o risco de infecção pelo HIV, herpes-vírus simples do tipo 2 (HSV-2) e *N. gonorrhoeae*, tornando o tratamento fundamental para o controle das outras ISTs.

Outras causas de uretrite não gonocócica

Existem várias outras causas conhecidas de uretrite e de cervicite e, provavelmente, mais causas que permanecem desconhecidas. As causas significativas podem incluir *Mycoplasma genitalium*, HSV-1/2, *Treponema pallidum*, adenovírus e *Ureaplasma urealyticum*. *U. urealyticum* pode fazer parte da flora normal, e seu papel na uretrite não foi validado.

O mais comum desses microrganismos é o *M. genitalium*. Trata-se de uma bactéria que carece de parede celular, não pode ser corada pelo método de Gram e é de crescimento muito difícil em cultura. O microrganismo é encontrado em 15 a 25% dos homens com UNG nos EUA, e acredita-se que seja uma causa de cervicite e DIP em mulheres. Dispõe-se de NAAT de amostras de urina, uretral, vagina e colo do útero para *M. genitalium*, e a sua realização é recomendada como exame complementar. Deve-se considerar o teste para *M. genitalium* em indivíduos com uretrite ou cervicite persistentes. O tratamento do *M. genitalium* é complicado por resistência emergente em todo o mundo. O tratamento empírico de indivíduos sintomáticos consiste em azitromicina (1 g VO uma vez ou dose de 500 mg seguida de 250 mg/dia durante 4 dias; uma duração mais longa da azitromicina pode ser mais efetiva). O moxifloxacino (400 mg/dia, por 7 a 14 dias) também é efetivo e deve ser usado se os indivíduos apresentarem sintomas persistentes.

DOENÇA ULCEROSA GENITAL

As úlceras genitais constituem uma importante manifestação de várias ISTs. As úlceras genitais são mais bem classificadas como dolorosas (p. ex., HSV, cancroide) ou não dolorosas (p. ex., sífilis). O LGV devido a *Chlamydia* também se manifesta com ulcerações. As úlceras podem ser classificadas como solitárias (p. ex., sífilis, cancroide) ou múltiplas ou agrupadas (p. ex., HSV-1/2). Todas essas ISTs se manifestam com diversos sinais e sintomas, e o exame clínico por si só pode ser inadequado para um diagnóstico acurado (Tabela 102.1).

Capítulo 102 Infecções Sexualmente Transmissíveis

Tabela 102.1 Diagnóstico diferencial de úlcera genital.

Doença	Lesão primária	Adenopatia	Características sistêmicas	Diagnóstico e tratamento
Herpes genital (HSV-1/2)				
Primário	Incubação de 2 a 7 dias; múltiplas vesículas dolorosas sobre uma base eritematosa; duração de 7 a 14 dias	Hipersensível, mole e habitualmente bilateral	Febre, mal-estar	Culturas virais, DFA, teste de anticorpos, esfregaço de Tzanck Tratamento: aciclovir, fanciclovir ou valaciclovir por 7 a 10 dias (duração mais curta nos casos recorrentes)
Recorrente	Vesículas agrupadas e dolorosas sobre uma base eritematosa; duração de 3 a 10 dias	Ausente	Ausentes	
Sífilis primária (*Treponema pallidum*)	Incubação de 10 a 90 dias (média de 21) Cancro: pápula indolor que ulcera com margem firme e elevada e base lisa; com frequência única; pode ser genital ou ocorrer em quase qualquer local; cicatriza em 3 a 6 semanas sem tratamento	Uma semana após o aparecimento do cancro; bilateral ou unilateral; firme, distinta, sem alterações cutâneas sobrejacentes, indolor, não supurativa	Nos estágios mais tardios	Testes não treponêmicos (RPR, VDRL), testes treponêmicos (FTA-ABS), microscopia de campo escuro, não pode ser cultivada Tratamento: ver Tabela 102.3
Cancroide (*Haemophilus ducreyi*)	Incubação de 3 a 5 dias; vesícula ou pápula a pústulas a úlcera; mole, não endurecida; muito dolorosa	Uma semana após a lesão primária em 50%; dolorosa, unilateral em dois terços; supurativa	Ausentes	Coloração de Gram e cultura Tratamento: azitromicina, ceftriaxona, ciprofloxacino
Linfogranuloma venéreo (*Chlamydia trachomatis* sorovariantes L1, L2, L3)	Incubação de 5 a 21 dias; pápula, vesícula ou úlcera indolores autolimitadas; duração de 2 a 3 dias; encontrada em apenas 10 a 40% dos casos	5 a 21 dias após a lesão primária; um terço bilateral, hipersensível, coalescente, sinal de sulco ilíaco ou femoral; múltiplos abscessos; coalescente, caseosa, supurativa; pus espesso amarelo; trajetos fistulosos; fístulas; estenoses; ulcerações genitais	Febre, artrite, pericardite, proctite, meningoencefalite, ceratoconjuntivite, adenopatia pré-auricular, eritema nodoso	NAAT para *Chlamydia*. Nos EUA, as amostras podem ser enviadas aos CDC para avaliação dos sorotipos específicos de LGV Tratamento: incisão e drenagem, doxiciclina
Granuloma inguinal (donovanose)	Incubação de 9 a 50 dias; pelo menos uma pápula indolor que ulcera gradualmente; as úlceras são grandes (1 a 4 cm), irregulares, indolores, com margens espessas roladas e tecido vermelho-vivo na base; as partes mais antigas da úlcera exibem cicatrização despigmentada, áreas brancas; a margem que avança contém novas pápulas	Não há adenopatia verdadeira; em um quinto dos pacientes, a disseminação subcutânea por meio dos linfáticos leva a tumefação indurada ou abscessos da virilha (pseudobubões)	Infecção metastática dos ossos, articulações, fígado	Coloração de Wright ou de Giemsa com padrão de coloração bipolar, arredondado e curto, corpúsculos de Donovan em vacúolos de macrófagos Tratamento: doxiciclina
Condiloma acuminado (verrugas genitais)	Grandes excrescências carnosas, moles, características semelhantes às da couve-flor, ao redor de vulva, glande, meato uretral, ânus, períneo	Ausente	Ausentes	Diagnóstico clínico, biopsia se houver necessidade Tratamento: podofilina tópica, cirurgia, outros

DFA, teste de anticorpo fluorescente direto; *FTA-ABS*, teste de absorção de anticorpo treponênico fluorescente; *HSV*, herpes-vírus simples; *NAAT*, teste de amplificação de ácido nucleico; *RPR*, reagina plasmática rápida; *VDRL*, Venereal Disease Research Laboratory.

Sífilis

Definição e epidemiologia

A sífilis é causada pelo espiroqueta *T. pallidum*, que pode resultar em amplo espectro de doença clínica. No início do século XX, acreditava-se que, de forma impressionante, 10% da população geral nos EUA tivessem sífilis. Os CDC começaram a relatar as taxas de sífilis em 1941. As taxas alcançaram um pico no início da década de 1940, com quase 600 mil casos, e, posteriormente, caíram para um valor mínimo de 2 mil, com uma taxa de 2,1 casos por 100 mil indivíduos na população geral. No entanto, desde então, o número de casos de sífilis notificados vem aumentando. O principal grupo de risco é constituído pelos HSHs, porém a doença é observada em pessoas de todas as idades, gêneros, orientação sexual, nível socioeconômico e classes raciais e étnicas.

O ressurgimento de uma epidemia de sífilis generalizada entre HSH com infecção pelo HIV teve consequências importantes. Os médicos nas clínicas de IST e os que tratam de indivíduos com HIV precisam estar cientes das diretrizes para o diagnóstico e o tratamento da sífilis nessa população. Além disso, os médicos precisam conhecer as apresentações menos comuns da sífilis e ter um alto grau de suspeita. Tendo-se em vista o número crescente de HSHs que vivem com HIV, não é raro encontrar a coinfecção nessa população. Todos os HSHs, independentemente do estado de HIV, devem ser considerados para rastreamento da sífilis anualmente e com mais frequência se tiverem outros fatores de risco.

Patologia

T. pallidum são bactérias finamente espiraladas, que exibem movimento em saca-rolha. O microrganismo não consegue ser facilmente cultivado, o que dificulta o diagnóstico e o estudo desse microrganismo. *T. pallidum* infecta e penetra nas mucosas, resultando no cancro (lesão clássica). Em seguida, o microrganismo infecta os linfonodos locais e sofre disseminação sistêmica. O período mediano de incubação é de aproximadamente 3 semanas. Em mais de 60% dos indivíduos infectados, a sífilis não progride para o estágio terciário. Acredita-se que fatores imunes do hospedeiro contribuam para o desenvolvimento da sífilis terciária.

Apresentação clínica

A sífilis primária classicamente envolve os órgãos genitais, embora as lesões também possam ser observadas no reto ou na orofaringe. O risco estimado de transmissão de um indivíduo com sífilis primária para um indivíduo não infectado é de 30% por ato sexual. A sífilis também pode ser transmitida para outros locais (*i. e.*, reto, orofaringe) por contato com uma lesão primária. A inoculação do microrganismo por cirurgiões mediante picadas de agulha foi bem documentada e normalmente não resulta em cancro no local de infecção (*i. e.*, sífilis *d'emblée*).

Os quatro estágios clássicos são sífilis primária, secundária, latente e terciária. O estadiamento é mais bem considerado como um *continuum*, em vez de estágios distintos de infecção. Os estados podem se manifestar individualmente, porém os pacientes com frequência apresentam sintomas compatíveis com sintomas primários e secundários. Os estágios primário e secundário da sífilis são extremamente infecciosos, e foram relatados casos de transmissão durante o estágio terciário.

Pode ser muito difícil estabelecer o diagnóstico de sífilis primária com base apenas no exame físico. Em geral, o cancro primário é descrito como uma úlcera indurada de base limpa e indolor. As margens são firmes e elevadas. Entretanto, a apresentação do cancro primário pode variar, e qualquer manifestação dermatológica no contexto clínico correto (*i. e.*, HSHs sexualmente ativos) deve ser testada para sífilis. O cancro está repleto de espiroquetas e deve ser considerado extremamente infeccioso. É raro que não haja cancro primário, porém a sua presença pode passar despercebida. O cancro tem cura espontânea sem tratamento no decorrer de várias semanas.

Em geral, a sífilis secundária manifesta-se como exantema maculopapular difuso, que classicamente acomete as regiões palmares e plantares. Entretanto, os pacientes apresentam uma ampla gama de manifestações cutâneas precoces, incluindo maculares, papulares, pustulosas, vesiculares ou qualquer combinação delas. As lesões vesiculares podem ser facilmente confundidas com outras ISTs, incluindo HSV-1/2. A sífilis também pode apresentar manifestações cutâneas tardias, incluindo lesões nodulares, escamosas ou gomosas.

Tipicamente, o exantema desenvolve-se algumas semanas após o cancro e resulta da disseminação dos microrganismos. Até 80% dos pacientes apresentam algumas manifestações cutâneas da doença. Em geral, a erupção é simétrica e rosada, sem dor nem sensação de queimação, e comumente preserva a face. Desaparece por si só ao longo de algumas semanas a meses e pode ser confundida com pitiríase rósea, eritema multiforme, erupções medicamentosas, tinha, sarampo e dermatite seborreica. O exantema maculopapular da sífilis secundária é considerado não infeccioso, embora as lesões nas pregas axilares ou inguinais ou em outras regiões expostas ao atrito possam erodir e se tornar infecciosas.

A sífilis entra em seguida em um estágio latente, durante o qual o indivíduo infectado não apresenta sintomas, porém demonstra resultados positivos nos testes sorológicos (Tabela 102.2). Depois, pode ocorrer sífilis terciária em qualquer ponto alguns anos a décadas após a infecção inicial.

Cerca de 30 a 40% dos indivíduos com sífilis não tratada desenvolvem doença terciária, que pode consistir em neurossífilis, sífilis cardiovascular e doença gomosa. Classicamente, a neurossífilis tem sido considerada uma complicação da sífilis terciária. Contudo, *T. pallidum* pode invadir o sistema nervoso central e causar sintomas no momento da infecção inicial. A neurossífilis precoce pode ser caracterizada por sinais e sintomas de meningite e sintomas mais leves, como cefaleia. Outras manifestações da neurossífilis incluem otossífilis (*i. e.*, perda da audição) e sífilis ocular, que classicamente se caracteriza como uveíte posterior. A neurossífilis tardia pode se manifestar com paresia geral (*i. e.*, demência progressiva, esquecimento, doença psiquiátrica e alteração da personalidade), pupilas de Argyll-Robertson (*i. e.*, ausência de resposta à luz, porém com acomodação normal) e *tabes dorsalis* (*i. e.*, ataxia e dor lancinante). O achado mais comum na neurossífilis tardia consiste em pupilas irregulares.

As gomas, que resultam da ativação do sistema imune, podem se desenvolver em qualquer tecido ou órgão do corpo. Os sinais/sintomas cardiovasculares clássicos da sífilis incluem aortite, que, com frequência, afeta a parte torácica ascendente da aorta, produzindo um aspecto em casca de árvore com dilatação e insuficiência da valva aórtica.

Diagnóstico e diagnóstico diferencial

O diagnóstico de sífilis é limitado pela incapacidade de crescimento do *T. pallidum* em meios de laboratório padrão. O teste diagnóstico para sífilis baseia-se na medição direta e indireta de anticorpos contra o treponema. Os testes não treponêmicos, como a reagina plasmática rápida (RPR) e o Venereal Disease Research Laboratory (VDRL), baseiam-se em anticorpos anticardiolipina, que normalmente se assemelham aos anticorpos dirigidos contra o treponema. Em geral, esses testes são sensíveis, porém inespecíficos, e é relativamente comum a obtenção de resultados falso-positivos, particularmente em indivíduos com outras doenças autoimunes ou em mulheres grávidas. Os testes não treponêmicos fornecem um resultado dos anticorpos expresso em diluições; assim, um título de 1:2 é extremamente baixo em comparação com um título de 1:1.024. Essa medida pode ser utilizada como representação geral da carga de espiroquetas no paciente. Com o tratamento, os resultados dos testes não treponêmicos podem reverter para não reativos. Entretanto, alguns indivíduos não apresentam resposta sorológica (12%) ou apresentam títulos não treponêmicos persistentes ("*serofast*"; 35 a 44%), apesar do tratamento adequado.

Tabela 102.2 Testes sorológicos para sífilis.

Características	Não treponêmico	Treponêmico
Técnica	Anticorpo anticardiolipina-lecitina (RPR, VDRL)	Anticorpo anti-*Treponema pallidum* (FTA-ABS, EIA)
Indicações	Rastreamento e avaliação da resposta à terapia; deve ser quantificado por diluição do soro e relato em títulos	Teste confirmatório; em geral, permanece positivo durante toda a vida; pode ser usado como teste de rastreamento
Positivo para sífilis		
Primária	77%	86%
Secundária	98%	100%
Latente precoce	95%	99%
Latente tardia	73%	96%
Resultados falso-positivos	1 a 2% da população podem apresentar RPR/VDRL falso-positivos; comum durante a gravidez, imunização recente, doenças autoimunes, doença infecciosa aguda, HIV, doença hepática crônica, reação prozona (resultado negativo devido a altos títulos de anticorpos)	Resultado positivo limítrofe comum na gravidez, o teste deve ser repetido

EIA, imunoensaio enzimático; *FTA-ABS*, teste de absorção de anticorpo treponêmico fluorescente; *HIV*, infecção pelo vírus da imunodeficiência humana; *RPR*, reagina plasmática rápida; *VDRL*, teste Venereal Disease Research Laboratory.

Os testes treponêmicos, como o teste de absorção de anticorpo treponêmico fluorescente (FTA-ABS), dependem de anticorpos dirigidos diretamente contra o microrganismo e, portanto, são mais específicos. Os resultados dos testes podem ser positivos ou negativos, e um resultado positivo habitualmente permanece assim durante toda a vida do indivíduo. O algoritmo de teste normal emprega os testes não treponêmicos sensíveis, seguidos de um teste treponêmico mais específico para confirmar o diagnóstico. Entretanto, o algoritmo "reverso", que utiliza primeiro um teste treponêmico, seguido de um teste não treponêmico, também é comumente utilizado. No caso de um resultado discordante (*i. e.*, um teste treponêmico positivo e um teste não treponêmico negativo), utiliza-se um terceiro teste treponêmico diferente (ensaio de aglutinação de partículas de *Treponema pallidum*, TP-PA). A limitação inerente dos testes de anticorpos resulta em muitos casos de diagnósticos incertos.

Os médicos podem cometer vários erros no diagnóstico da sífilis. Na sífilis primária, o resultado do teste não treponêmico inicial é negativo em até 30% das vezes. O paciente com lesão suspeita de sífilis deve ser submetido a um teste repetido ou tratamento empírico, independentemente dos resultados sorológicos. Em caso de exposição recente, o paciente deve ser avisado de que um teste para anticorpos contra a sífilis e o HIV pode ser negativo. Um paciente que é tratado no início da doença pode nunca desenvolver uma resposta de anticorpos e, portanto, pode nunca ter um resultado positivo nos testes.

Após o tratamento bem-sucedido, os pacientes com episódio inicial de sífilis devem apresentar diminuição de quatro vezes nos títulos não treponêmicos em cerca de 6 a 12 meses. Os títulos podem nunca se normalizar e devem ser acompanhados periodicamente. Para os HSHs, as diretrizes dos CDC sugerem testes para IST anualmente e testes mais frequentes (a cada 3 a 6 meses) para pacientes com múltiplos parceiros, parceiros anônimos ou outros fatores de risco para infecção.

Tratamento

Apesar do estadiamento clássico da sífilis em sífilis primária, secundária, latente ou terciária, a doença é mais bem considerada em termos de infecção precoce (< 1 ano) ou infecção tardia (≥ 1 ano) quando se leva em consideração o tratamento. A infecção precoce abrange os estágios primário, secundário e latente inicial. A infecção tardia consiste em doença latente tardia e terciária. *T. pallidum* permanece sensível à penicilina. Os indivíduos com sífilis precoce podem ser tratados com uma única injeção intramuscular de penicilina G benzatina, que alcança concentrações séricas altas e prolongadas. Os indivíduos com sífilis tardia ou doença de duração desconhecida devem ser tratados com três injeções semanais de penicilina G benzatina intramuscular (Tabela 102.3). Esse esquema leva à cura da maioria dos pacientes. É importante ressaltar que outras formulações de penicilina são menos efetivas e não devem ser usadas.

Tabela 102.3 Tratamento da sífilis.

Categoria clínica	Esquema de escolha	Alternativa[a]
Sífilis precoce (< 1 ano)	Penicilina benzatina, 2,4 milhões de unidades IM, dose única	Dessensibilização à penicilina Doxiciclina, 100 mg VO 2 vezes/dia, por 14 dias Tetraciclina, 500 mg VO 4 vezes/dia, por 14 dias Azitromicina, 2 g VO ao dia
Sífilis tardia (≥ 1 ano) ou duração desconhecida	Penicilina benzatina, 2,4 milhões de unidades IM, uma vez a cada semana, por 3 semanas	Dessensibilização à penicilina Doxiciclina, 100 mg VO 2 vezes/dia, por 28 dias Tetraciclina, 500 mg VO 4 vezes/dia, por 28 dias
Neurossífilis	Penicilina G, 4 milhões de unidades IV a cada 4 h ou 24 milhões de unidades por infusão IV contínua ao dia, por 10 a 14 dias	Dessensibilização à penicilina Ceftriaxona 2 g/dia IM ou IV, por 10 a 14 dias

[a]Se o paciente tiver alergia à penicilina. *IM*, via intramuscular; *IV*, via intravenosa; *VO*, via oral.

Embora a penicilina continue sendo o fármaco de escolha, a doxiciclina também pode ser administrada a indivíduos que apresentam alergias graves à penicilina. Entretanto, todo esforço deve ser envidado para usar a penicilina, devido à sensibilidade do microrganismo. Para gestantes que sejam alérgicas à penicilina, deve-se efetuar dessensibilização à penicilina em colaboração com um farmacêutico e um alergologista. Como resultado do tratamento, os indivíduos podem apresentar reação febril (i. e., reação de Jarisch-Herxheimer). Os sinais/sintomas são causados pela morte dos espiroquetas e não devem ser confundidos com reação alérgica.

A epidemia concomitante de sífilis e HIV levou ao aumento do número de indivíduos com manifestações de neurossífilis. Nos casos de sífilis com sintomas neurológicos, justifica-se a realização de uma punção lombar e exame do líquido cerebrospinal (LCS) para descartar a possibilidade de comprometimento neurológico. Qualquer pleocitose ou aumento da concentração de proteínas justificam o tratamento para a neurossífilis. Deve-se obter uma amostra de LCS para VDRL, porém esse teste não tem sensibilidade (50%), e um resultado negativo não descarta a possibilidade de neurossífilis. Em geral, os indivíduos HIV-negativos com sífilis sem sintomas neurológicos não devem ser submetidos à punção lombar. Entretanto, muitos indivíduos infectados pelo HIV com sífilis apresentam neurossífilis assintomática. As implicações clínicas disso não são bem definidas, porém uma alta taxa desses indivíduos não responde à terapia intramuscular. Alguns especialistas recomendam um exame do LCS em todos os indivíduos infectados pelo HIV com contagem de linfócitos T CD4$^+$ inferiores a 350/$\mu\ell$ ou com título não treponêmico superior a 1:32. Esses critérios reúnem quase todos os indivíduos com neurossífilis assintomáticos.

Pacientes com neurossífilis devem ser tratados com penicilina G intravenosa por 10 a 14 dias. Na doença terciária com manifestações de doença neurológica, o tratamento com penicilina intravenosa interrompe a progressão da doença, porém não reverte o dano estrutural existente. A doença ocular ou outras manifestações neurológicas semelhantes devem ser tratadas como neurossífilis. Os títulos não treponêmicos devem ser acompanhados para assegurar resposta adequada. Pode ser necessário repetir o tratamento em um pequeno número de casos.

Prognóstico

Embora a penicilina seja o tratamento de escolha para a sífilis, o seu uso não foi validado em ensaios clínicos, porém baseia-se em uma longa história de uso clínico. No entanto, um número significativo de indivíduos com sífilis não responde com o declínio recomendado dos títulos não treponêmicos. Os indivíduos que não respondem devem ser novamente tratados.

❖ Para uma discussão mais profunda desses tópicos, ver Capítulo 303, "Sífilis", em *Goldman-Cecil Medicina*, 26ª edição.

Herpes-vírus simples
Definição e epidemiologia

Os HSV-1/2 causam uma ampla variedade de doenças clínicas. Historicamente, o HSV-1 constitui a causa do herpes labial, ao passo que o HSV-2 é a causa do herpes genital, embora haja sobreposição. Após ocorrer infecção, os HSV-1/2 entram em um estado latente e podem sofrer reativação posterior, causando doença em um subgrupo de indivíduos.

A prevalência global do HSV-1 e do HSV-2 na população é de aproximadamente 60 e 20%, respectivamente. Entretanto, a incidência da infecção pelo HSV-1 aproxima-se de 90 a 100% entre adultos de meia-idade. A soroprevalência do HSV-2 está associada à atividade sexual do indivíduo, inclusive com o número de parceiros e a história de outras ISTs, com a idade, o gênero (as mulheres correm maior risco do que os homens) e a raça ou etnia. Nos EUA, mais de 50 milhões de indivíduos estão infectados por HSV-1/2 genital, e a maioria é assintomática. As diretrizes dos CDC não recomendam o rastreamento de rotina para HSV-1/2 em pessoas sem sintomas. Não há evidências de que o rastreamento para HSV-1/2 reduza a sua disseminação ou tenha qualquer impacto sobre a doença. A doença causada por HSV-1/2 não é de notificação compulsória nos EUA.[2]

Patologia

O HSV-1 e o HSV-2 são dois dos oito herpes-vírus humanos de DNA de dupla fita. Outros incluem vírus varicela-zóster (VZV), citomegalovírus (CMV), vírus Epstein-Barr (EBV) e herpes-vírus humanos 6, 7 e 8. A infecção por um tipo de HSV não previne nem aumenta as probabilidades de infecção por outros tipos. Após a infecção inicial, o HSV-1 e o HSV-2 entram em estado latente dentro das células neuronais dos gânglios periféricos sensitivos ou autônomos. A reativação, que pode ocorrer a qualquer momento, é mediada, em parte, por fatores imunes. O HSV-1 infecta mais comumente os gânglios trigeminais, ao passo que o HSV-2 infecta os gânglios das raízes nervosas sacrais (S2-S5).

Apresentação clínica

A transmissão do HSV-1 e do HSV-2 ocorre por contato da pele com a pele, incluindo contato sexual em superfícies mucosas, como orofaringe, vagina, reto, colo do útero e conjuntiva. É importante ressaltar que a transmissão pode ocorrer na ausência de sintomas.

Os estágios da infecção pelo HSV-1 e HSV-2 incluem os estágios primário, latente e recorrente. A infecção primária dos HSV-1/2 genitais pode incluir febre, cefaleia, outros sintomas sistêmicos e os sintomas locais clássicos das vesículas ou úlceras (múltiplas) genitais dolorosas e linfadenopatia. As infecções orais pelo HSV-1 podem consistir em gengivoestomatite e faringite. Os sintomas podem variar desde a sua ausência até sintomas graves que exigem hospitalização. Em seguida, o HSV-1 e o HSV-2 entram em um estado latente. Ocorre reativação em um subgrupo de indivíduos, com sintomas menos graves do que os que são observados na infecção primária. Alguns indivíduos não têm reativação, ao passo que outros sofrem múltiplas reativações por ano.

As complicações da infecção pelo HSV-1 e HSV-2 incluem meningite e proctite. O HSV-1 e o HSV-2 podem causar episódios recorrentes de meningite (i. e., meningite de Mollaret). Outras manifestações dos HSV-1/2 incluem panarício herpético (p. ex., infecção de um dedo da mão em um profissional de saúde), herpes do gladiador (p. ex., infecções da pele pelos HSV-1/2 em atletas, como lutadores) e doença ocular (p. ex., ceratite, necrose aguda da retina). Em raras ocasiões, a infecção pelos HSV-1/2 está associada a eritema multiforme, hepatite e encefalite.

Diagnóstico e diagnóstico diferencial

Em geral, o diagnóstico do HSV-1/2 é estabelecido em bases clínicas. Se possível, as lesões devem ser testadas para HSV-1/2 por meio de cultura viral (com sensibilidade de 50%), PCR ou teste de anticorpo fluorescente direto (DFA). Como alternativa, dispõe-se do teste sorológico para os anticorpos imunoglobulina M (IgM) e imunoglobulina G (IgG). Esse teste deve ser reservado para indivíduos com suspeita de infecção primária ou para documentar uma infecção crônica e, em geral, não deve ser utilizado para fins de rastreamento.

---

[2] N.R.T.: Também não é de notificação compulsória no Brasil. Ver lista em https://www.gov.br/saude/pt-br/composicao/svs/notificacao-compulsoria/lista-nacional-de-notificacao-compulsoria-de-doencas-agravos-e-eventos-de-saude-publica.

Tratamento

Os esquemas recomendados para a infecção primária por HSV-1/2 consistem em aciclovir (400 mg VO, 3 vezes/dia, por 7 a 10 dias, ou 200 mg VO, 5 vezes/dia, durante 7 a 10 dias), fanciclovir (250 mg VO, 3 vezes/dia, por 7 a 10 dias) ou valaciclovir (1 g VO, 2 vezes/dia, por 7 a 10 dias). O tratamento também pode ser utilizado para a doença por reativação: aciclovir (400 mg VO, 3 vezes/dia, por 5 dias, 800 mg VO, 2 vezes/dia, por 5 dias, ou 800 mg VO, 3 vezes/dia, por 2 dias), fanciclovir (125 mg VO, 2 vezes/dia, por 5 dias, ou 1.000 mg VO, 2 vezes/dia, por 1 dia, ou 500 mg 1 vez/dia, seguida de 250 mg, 2 vezes/dia, por 2 dias) ou valaciclovir (500 mg, 2 vezes/dia, por 3 dias ou 1 g VO, 1 vez/dia, por 5 dias).

Os indivíduos com recorrências frequentes podem ser candidatos à terapia supressiva. A doença grave deve ser tratada com aciclovir intravenoso (5 a 10 mg/kg IV, a cada 8 horas). A duração e a transição para a medicação oral devem ser baseadas na melhora clínica do paciente. A duração total do tratamento é, com frequência, de pelo menos 10 dias. A segurança da terapia sistêmica com aciclovir, valaciclovir ou fanciclovir não foi estabelecida em gestantes.

Prognóstico

Embora a infecção por HSV-1/2 não possa ser curada, a maioria das pessoas permanece assintomática, e dispõe-se de terapia supressiva. Os indivíduos com infecção pelo HSV-1 ou pelo HSV-2 devem ser orientados sobre a doença, inclusive sobre a sua transmissão e os tratamentos disponíveis. Devem ser incentivados a discutir o seu problema com parceiros sexuais, incluindo a possibilidade de ocorrer transmissão na ausência de sintomas. Os indivíduos devem se abster de sexo durante um surto.

Cancroide

O cancroide é uma causa rara de ulceração genital nos EUA. A infecção é causada pelo bacilo gram-negativo *Haemophilus ducreyi* e é endêmica em partes da África e no Caribe. Os sinais/sintomas clássicos consistem em úlceras genitais isoladas ou múltiplas, não induradas e dolorosas e linfadenopatia inguinal. O crescimento do microrganismo em culturas exige meios contendo hemina, e assemelha-se a um cardume de peixes na coloração de Gram. Dispõe-se de PCR em determinadas áreas.

É sempre necessário realizar testes para HSV-1/2 e sífilis. Os esquemas de tratamento recomendados consistem em azitromicina (1 g VO em dose única), ceftriaxona (250 mg IM em dose única) ou ciprofloxacino (500 mg VO, 2 vezes/dia, por 3 dias). O ciprofloxacino é contraindicado para gestantes e lactantes.

Granuloma inguinal

O granuloma inguinal é também conhecido como donovanose. É causado pela bactéria gram-negativa *Klebsiella granulomatis*. A doença é rara nos EUA, porém endêmica em regiões da Ásia, da Índia, da Oceania e do Caribe. As manifestações clínicas consistem em lesões genitais ulcerativas indolores com eritema. Corpúsculos de Donovan clássicos são observados no exame histopatológico.

O esquema de tratamento recomendado consiste em doxiciclina (100 mg VO, 2 vezes/dia, durante pelo menos 3 semanas). Esquemas alternativos incluem azitromicina, ciprofloxacino e sulfametoxazol-trimetoprima. A azitromicina pode ser útil no tratamento do granuloma inguinal durante a gravidez. A doxiciclina e o ciprofloxacino são contraindicados para gestantes.

Outras causas de úlceras genitais

Outras causas de úlceras genitais devem ser consideradas quando os resultados dos testes de rotina são negativos. As causas não infecciosas incluem traumatismo, doença de Behçet, neoplasia maligna e doença mediada por fármacos.

OUTRAS INFECÇÕES SEXUALMENTE TRANSMISSÍVEIS

Verrugas genitais

O papilomavírus humano (HPV) é responsável por um espectro de doença cutânea e mucosa, que inclui desde verrugas genitais até câncer invasivo. O HPV tem sido associado ao câncer de colo do útero, anal e orofaríngeo. Existem mais de cem tipos de HPV. A infecção sexualmente transmissível pelo HPV é responsável por verrugas genitais e carcinoma anogenital. Mais de 80% dos adultos sexualmente ativos adquirem infecção pelo HPV durante a sua vida. As verrugas genitais tendem a ser benignas e assintomáticas; 90% são causados pelo HPV dos tipos 6 e 11. Os tipos de HPV associados mais frequentemente ao carcinoma anogenital são os tipos 16 e 18, e o HPV-16 é o mais comum.

Em geral, as verrugas são descritas como planas e papulares na região genital. O diagnóstico de verrugas genitais é habitualmente estabelecido pelo exame clínico. Se houver incerteza, pode-se efetuar uma biopsia. O tratamento das verrugas genitais pode incluir podofilotoxina (solução ou gel a 0,5%), imiquimode (creme a 5%), sinecatequinas (pomada a 15%), crioterapia, resina de podofilina (concentração de 10 a 25%), ácido tricloroacético (ATC) e excisão cirúrgica.

Dispõe-se de vacinação contra o HPV, com vacinas quadrivalente e bivalente.[3] O principal objetivo da vacinação é a prevenção do câncer de colo do útero e de outros tipos de câncer. As vacinas também são efetivas na prevenção das verrugas genitais. As vacinas são mais efetivas antes do início das relações sexuais. As diretrizes sugerem a vacinação de indivíduos de ambos os sexos entre 11 e 26 anos. As vacinas podem ser administradas em indivíduos de apenas 9 anos. A vacinação contra o HPV é aprovada pela Food and Drug Administration (FDA) para homens e mulheres até 45 anos. Em vários países, inclusive os EUA, houve um declínio das verrugas anogenitais em adolescentes, mulheres jovens e de mais idade e homens heterossexuais, bem como homens que fazem sexo com homens.

Pediculose púbica

A pediculose púbica (*Pthirus pubis*) pode se disseminar da genitália para outras áreas do corpo. O sintoma mais comum consiste em prurido. Podem ocorrer pequenas máculas e linfadenopatia localizada. O diagnóstico dessa IST é estabelecido por microscopia óptica do ácaro.

O tratamento consiste em permetrina (creme a 1% aplicado às áreas afetadas, com enxágue em 10 minutos) ou piretrinas (aplicação semelhante). Medicamentos alternativos incluem malation (loção a 0,5%) ou ivermectina. As roupas, os lençóis e outras roupas devem ser totalmente lavados.

Escabiose

A escabiose é causada pelo ácaro da pele *Sarcoptes scabiei*. A transmissão ocorre por contato com a pele e, entre adultos, sexual. Em geral, a apresentação clínica consiste em prurido e pequenas pápulas eritematosas, que classicamente ocorrem nos punhos, nos antebraços, nos dedos das mãos e nas áreas genitais.

---

[3]N.R.T.: A vacina HPV4 (Gardasil®) é a única vacina HPV em uso no Brasil atualmente. Foi incorporada ao Programa Nacional de Imunizações (PNI) em 2014, em um primeiro momento para meninas de 11 a 13 anos e, posteriormente, estendida para as de 9 a 14 anos. Em 2017, passou a ser oferecida para os meninos de 11 e 12 anos e, no ano seguinte, passou a contemplar também os de 13 e 14 anos. Também está disponível nos CRIE para mulheres de até 45 anos e homens de até 26 anos pertencentes aos seguintes grupos de risco: pessoas vivendo com HIV/AIDS, pacientes oncológicos, transplantados de células tronco-hematopoiéticas (TCTH) e de órgãos sólidos (TOS).

Em geral, o diagnóstico baseia-se na apresentação clínica e no exame do raspado de pele. Os esquemas de tratamento recomendados consistem em permetrina (creme a 5% aplicado do pescoço para baixo, com enxágue depois de 8 a 14 horas) ou ivermectina oral (dose oral única de aproximadamente 200 mcg de ivermectina por kg de peso corporal).

LEITURA SUGERIDA

Centers for Disease Control and Prevention: Sexually transmitted diseases surveillance 2012, Atlanta, 2013, U.S. Department of Health and Human Services.

Cook RL, Hutchison SL, Østergaard L, et al: Systematic review: noninvasive testing for *Chlamydia trachomatis* and *Neisseria gonorrhoeae*, Ann Intern Med 142:914–925, 2005.

Geisler WM, Lensing SY, Press CG, et al: Spontaneous resolution of genital *Chlamydia trachomatis* infection in women and protection from reinfection, J Infect Dis 207:1850–1856, 2013.

Jensen JS: *Mycoplasma genitalium*: the aetiological agent of urethritis and other sexually transmitted diseases, J Eur Acad Dermatol Venereol 18:1–11, 2004.

Platt R, Rice PA, McCormack WM: Risk of acquiring gonorrhea and prevalence of abnormal adnexal findings among women recently exposed to gonorrhea, J Am Med Assoc 250:3205–3209, 1983.

Rockwell DH, Yobs AR, Moore Jr MB: The Tuskegee study of untreated syphilis: the 30th year of observation, Arch Intern Med 114:792–798, 1964.

Schroeter AL, Lucas JB, Price EV, et al: Treatment for early syphilis and reactivity of serologic tests, J Am Med Assoc 221:471–476, 1972.

Vall-Mayans M, Caballero E, Sanz B: The emergence of lymphogranuloma venereum in Europe, Lancet 374:356, 2009.

103

Infecção pelo Vírus da Imunodeficiência Humana

Joseph Metmowlee Garland, Timothy Flanigan, Edward J. Wing

HISTÓRICO

A infecção pelo vírus da imunodeficiência humana (HIV, do inglês *human immunodeficiency virus*) foi diagnosticada pela primeira vez nos EUA em 1981, quando foi reconhecida como síndrome de imunodeficiência em homens jovens *gays* e usuários de substâncias psicoativas injetáveis. Pouco depois, a doença foi identificada em pacientes com hemofilia, em indivíduos que haviam recebido transfusões de sangue, em mulheres previamente saudáveis e, raramente, em profissionais de saúde. Os pacientes com a síndrome eram suscetíveis a infecções oportunistas incomuns, como a pneumonia por *Pneumocystis jirovecii* (antes denominado *Pneumocystis carinii*) e a tumores também incomuns, como o sarcoma de Kaposi. De modo trágico, após a identificação clínica da doença, a taxa de mortalidade durante vários anos era muito alta. Os pacientes desenvolviam infecções recorrentes, tumores progressivos, como sarcoma de Kaposi e linfoma de células B, emaciação e síndromes neurológicas progressivas, inclusive demência. A imunodeficiência era caracterizada por enfraquecimento da imunidade mediada por células, marcada por baixa contagem de linfócitos T CD4 no sangue periférico. Posteriormente, essa doença foi designada síndrome da imunodeficiência adquirida (AIDS, do inglês *acquired immunodeficiency syndrome*). Em 1983, o agente etiológico, o vírus da imunodeficiência humana, foi identificado por Luc Montagnier na França (vencedor do Prêmio Nobel de Medicina) e por Robert Gallo nos EUA. Em 1985, surgiu um teste sérico para identificar o vírus. Nos EUA, a transmissão ocorria principalmente por contato sexual, sobretudo sexo anal em homens que faziam sexo com homens (HSH), por meio de agulhas compartilhadas durante o uso de substâncias psicoativas injetáveis e por infusão de hemoderivados.

O efeito sobre uma geração de jovens foi devastador. No início, a causa não era conhecida, os modos de transmissão eram incertos e havia poucos dados sobre a infecciosidade. Não havia tratamento disponível, a não ser a terapia específica para as infecções oportunistas e os tumores. Todas as classes sociais, raças e grupos étnicos foram afetados. A incidência da doença alcançou mais de 50.000/ano, e, nos EUA, o número de infectados aumentou para mais de 1 milhão. A discriminação contra pessoas que viviam com HIV (PVHIVs) era generalizada. A resposta do governo foi lenta. A epidemia inicial é comoventemente descrita no livro de Randy Shilts, *And the band played on*. Em 1987, a Food and Drug Administration (FDA) aprovou o primeiro fármaco, a zidovudina (AZT), para uso contra o HIV e anunciou uma nova era no tratamento direcionado contra o vírus. Infelizmente, devido à capacidade de mutação do vírus, houve desenvolvimento de resistência na maioria dos pacientes após vários meses de uso. Outros fármacos com outros mecanismos foram desenvolvidos ao longo da década seguinte, de modo que, em 1995, com a descoberta e a aprovação dos inibidores da protease (IP), o uso disseminado de combinações efetivas de terapia antirretroviral (TARV) tornou-se disponível (inicialmente denominada terapia antirretroviral altamente ativa [HAART] ou TARV combinada [TARVc]). Esse avanço transformou a infecção pelo HIV de uma doença progressiva em uma doença crônica passível de tratamento naqueles diagnosticados e envolvidos no tratamento. Até mesmo pacientes com AIDS em estágio terminal grave conseguiam a regressão das infecções oportunistas e a recuperação das contagens de linfócitos T CD4.

Uma vez identificado o vírus, houve uma intensa pesquisa à procura das origens geográficas e animais do vírus. No fim da década de 1980, a AIDS foi reconhecida como uma pandemia mundial. Como os primeiros casos foram identificados na África, sobretudo na África Ocidental, e tendo-se em vista a estreita relação do HIV com vírus símios endêmicos, as primeiras amostras foram obtidas da África Ocidental e testadas. O primeiro caso humano foi identificado de forma retrospectiva de uma amostra de soro coletada de um marinheiro em 1959 em Kinshasa, atual República Democrática do Congo. Como a taxa de mutação do vírus é muito elevada, foi usada uma técnica de datação por "relógio molecular",[1] com modelo matemático, para projetar e situar a origem do HIV no início do século XX, durante vários eventos de transmissão entre espécies de chimpanzés, que abrigam o vírus da imunodeficiência símia (SIV), para seres humanos, provavelmente no sudeste de Camarões. Essa transmissão presumivelmente ocorreu em caçadores durante a matança e o abate de primatas para alimentação. Em seguida, ocorreu transmissão sexual entre seres humanos, e a doença progrediu ao longo de rios e rodovias na África Ocidental, durante períodos de mudança e desenvolvimento sociais no início do século XX. Por fim, ocorreu a disseminação pelo mundo devido ao aumento das viagens e das interações internacionais.

Estudos virológicos subsequentes do HIV demonstraram que o HIV-1 pode ser dividido em quatro grupos: o grupo M (90 a 95% de todas as infecções) e os grupos N, O e P, que respondem por números muito pequenos. O grupo M é ainda dividido em subgrupos ou clades, designados como A a D, F a N e J e K. A clade B é a mais frequente nos EUA e na Europa, ao passo que as C e A são encontradas na África, onde respondem por 50 e 12% de todos os casos de HIV, respectivamente. Em 1986, foi identificado um retrovírus distinto separado, o HIV 2. Confinado principalmente na África Ocidental, ele provoca uma forma menos grave de AIDS.

EPIDEMIOLOGIA

A Figura 103.1 mostra o curso da epidemia de HIV nos EUA.[2] A classificação do estágio 3 (AIDS) refere-se aos indivíduos com contagem de linfócitos T CD4 inferior a 200 ou com infecções oportunistas/

---

[1]N.R.T.: Essa técnica também foi usada nos vírus ebola e zika. Ver Sequenciamento genômico do SARS-CoV-2, Guia de implementação para máximo impacto na saúde pública, 8 de janeiro de 2021, da OPAS em: https://iris.paho.org/bitstream/handle/10665.2/54312/9789275723890_por.pdf?sequence=1&isAllowed=y.

[2]N.R.T.: Ver estatísticas da infecção pelo HIV no planeta em 2021 em https://unaids.org.br/estatisticas/.

tumores específicos. Como pode ser visto, a incidência de HIV/AIDS aumentou até 1993, e a taxa de mortalidade, até 1995. Posteriormente, ambas tiveram uma queda drástica graças ao uso disseminado da TARV efetiva com múltiplos fármacos. A partir de 1998, ocorreu uma estabilização, com pouca alteração na taxa de mortalidade, porém com lento declínio no número de diagnósticos de AIDS. De modo global, houve aumento linear da prevalência, ou seja, das PVHIVs.

Em 2017, houve 38.739 novos casos de infecção pelo HIV nos EUA, uma taxa que se mantém inalterada desde 2012. Em 2017, de acordo com as estimativas, 1,2 milhão de pessoas viviam com HIV nos EUA, e 86% estavam diagnosticadas. Sessenta e três por cento daqueles que foram diagnosticados tinham carga viral suprimida. Geograficamente, as taxas de novos diagnósticos de HIV são mais altas na região sul, seguidas pelas regiões nordeste, oeste e, por fim, centro-oeste. Os indivíduos que correm maior risco continuam sendo os HSHs, que representaram 66% de todos os diagnósticos de HIV em 2017. O risco de contrair HIV é 22 vezes maior em homens que fazem sexo com homens do que na população geral. As mulheres correm risco principalmente por contato heterossexual (17% dos novos diagnósticos), e as mulheres afro-americanas são as que correm maior risco. As minorias, sobretudo afro-americanos e hispânicos, correm maior risco de HIV, em comparação com outras raças/etnias. Em 2017, os afro-americanos responderam por 43% dos novos diagnósticos de HIV, embora representassem apenas 13% de toda a população. Os hispânicos representaram 26% dos novos diagnósticos, porém representaram apenas cerca de 17% da população total.

Embora ainda seja considerado um fator de risco tradicional, o uso de substâncias psicoativas injetáveis caiu acentuadamente como causa de transmissão do HIV, em grande parte devido ao uso de programas de troca de seringas e outras práticas de redução de danos entre os usuários de substâncias injetáveis. Em 2017, o uso de substâncias psicoativas injetáveis respondeu por apenas 9% dos novos diagnósticos de HIV nos EUA. O risco de contrair HIV é 22 vezes maior em usuários de substâncias injetáveis e 21 vezes maior em profissionais do sexo. Infelizmente, em 2018, apenas 18% dos indivíduos de alto risco com indicações para profilaxia receberam medicamentos prescritos para profilaxia pré-exposição (PPrE, ver seção adiante).

Desde a década de 1980, a infecção pelo HIV tornou-se uma pandemia mundial, e o HIV continua espalhando-se por todos os continentes. Desde o fim da década de 1990, ocorreu uma rápida transmissão em toda a África, Índia, Sudeste Asiático, antiga União Soviética e algumas partes da Europa Oriental. Hoje, cerca de 70% das PVHIVs vivem na África; as Américas e o Sudeste Asiático representam um pouco mais de 9% cada um, e a Europa responde por 6%. Devido à latência entre a infecção pelo HIV e o desenvolvimento das doenças associadas à AIDS, a epidemia clinicamente reconhecida de AIDS teve uma defasagem de 6 a 8 anos em relação à propagação do vírus em novas populações.

Desde o início da epidemia, segundo o UNAIDS, 74,9 milhões de indivíduos foram infectados pelo HIV e 32 milhões de pessoas morreram de HIV. Em 2018, de acordo com as estimativas, 37,9 milhões de indivíduos em todo o mundo estavam vivendo com o HIV, dos quais 1,7 milhão tinham menos de 15 anos. Naquele mesmo ano, 1,7 milhão de indivíduos eram recém-infectados, e 770 mil morreram devido à infecção pelo HIV. Em 2018, 23,3 milhões de PVHIVs faziam uso da TARV. Como resultado da crescente disponibilidade da TARV, o número de novas infecções caiu 40% desde 1997, e as mortes relacionadas com a AIDS diminuíram em mais de 56% desde 2004. Graças ao maior acesso à TARV em todo o mundo e aos esforços crescentes para a sua disponibilidade e a adesão dos pacientes, as taxas de incidência e de mortalidade devem continuar a cair. A tuberculose (TB) continua sendo a principal causa de morte das PVHIVs, sendo responsável por cerca de 1 em cada 3 mortes pelo HIV. Estima-se que quase 50% dos indivíduos infectados pelo HIV e com TB não tenham conhecimento de sua coinfecção e, portanto, não estejam recebendo cuidados adequados.

VIROLOGIA

O HIV contém duas cópias de fita simples do genoma do RNA viral, com as enzimas codificadas pelo vírus, a transcriptase reversa, a protease e a integrase (Figura 103.2). As proteínas estruturais (p24 e p18) são circundadas por uma bicamada lipídica derivada da célula do hospedeiro, através da qual projetam as glicoproteínas do envelope

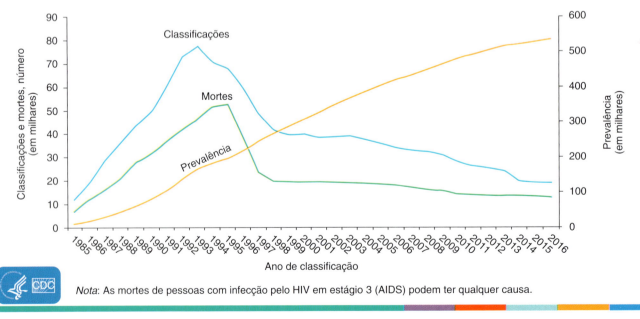

Nota: As mortes de pessoas com infecção pelo HIV em estágio 3 (AIDS) podem ter qualquer causa.

Figura 103.1 Classificações de estágio 3 (AIDS), mortes e pessoas que vivem com diagnóstico de infecção pelo HIV, classificadas como estágio 3 (AIDS), 1985 a 2016: EUA e seis áreas dependentes. (De Centers for Disease Control and Prevention; National Center for HIV/AIDS, Viral Hepatitis, STD, and TB Prevention Division of HIV/AIDS Prevention. Trends in HIV Infection Stage 3 [AIDS]. https://npin.cdc.gov/publication/trends-hivinfection-stage-3-aids. Acessado em 23 de janeiro de 2019.)

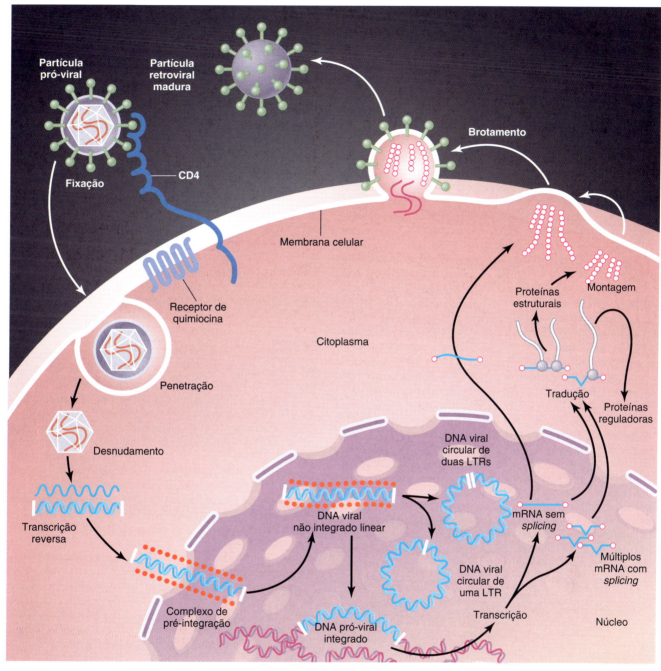

Figura 103.2 Replicação viral do HIV. As etapas fundamentais na via sobre a qual atua a terapia antirretroviral incluem ligação à membrana e fusão, transcrição reversa, integração do DNA pro-viral e síntese de proteínas. *LTR*, repetição terminal longa; *mRNA*, RNA mensageiro. (Adaptada de Furtado MR, Callaway DS, Phair JP et al.: Persistence of HIV-1 transcription in patients receiving potent antiretroviral therapy, N Engl J Med 340:1614–1622, 1999.)

transmembrana (gp41) e de superfície (gp120). As glicoproteínas do envelope do HIV têm alta afinidade pela molécula CD4 na superfície dos linfócitos T auxiliares e de outras células da linhagem dos monócitos-macrófagos. Após a ligação do HIV à molécula CD4, o envelope sofre uma mudança conformacional, que facilita a ligação a outro correceptor celular; os mais importantes deles são os receptores de quimiocinas CCR5 e CXCR4. Esse segundo evento de ligação promove uma importante alteração conformacional, que provoca a aproximação das membranas viral e celular; a fusão dessas membranas é mediada pela inserção do domínio de fusão recém-exposto da gp41 do envelope na membrana celular do hospedeiro.

Como resultado desses processos, o complexo de nucleoproteína do HIV entra no citoplasma, onde o genoma viral de RNA sofre transcrição reversa pela transcriptase reversa codificada pelo vírus. O DNA viral de dupla fita resultante entra no núcleo, onde a localização apropriada do complexo de pré-integração viral é mediada por proteínas do hospedeiro, e a integração do pró-vírus de DNA no cromossomo hospedeiro é catalisada pela integrase retroviral. Os linfócitos T CD4 de memória em repouso na infecção latente atuam como reservatórios de infecção persistente durante toda a vida do paciente, mesmo com TARV efetiva (ver discussão adiante). Entretanto, a maior parte da replicação viral ocorre em linfócitos T ativados, que são mais suscetíveis à infecção pelo HIV e têm mais capacidade de sustentar a replicação produtiva do HIV.

Quando um linfócito T CD4⁺ é ativado, ocorre aumento da expressão do RNA mensageiro (mRNA) do HIV. As proteínas do cerne, as enzimas virais e as proteínas do envelope são codificadas pelos genes *gag, pol* e *env* do HIV, respectivamente. Mais de cem proteínas do hospedeiro, além das proteínas virais, são importantes para a replicação viral. Ocorre montagem das partículas virais na membrana celular, cada uma contém duas cópias de mRNA sem *splicing* dentro do cerne como genoma viral, e os vírions são, então, liberados da célula por brotamento. A replicação viral produtiva é lítica para os linfócitos infectados. Várias outras células do hospedeiro, incluindo macrófagos e certas células dendríticas, também são infectadas pelo HIV, porém a replicação viral não parece ser lítica para essas células.

Após a infecção aguda, ocorre a multiplicação do vírus em alto nível nos tecidos linfoides da mucosa do intestino e em outros locais linfáticos. Os níveis plasmáticos de RNA do HIV (i. e., a carga viral plasmática [CVP]) frequentemente ultrapassam 1 milhão de cópias por mililitro da segunda à quarta semana após a infecção. Quase todos os casos de infecção aguda pelo HIV são provocados por vírus R5 trópicos, isto é, vírus que utilizam o receptor de quimiocina CCR5 para a sua entrada na célula. Durante as semanas subsequentes, a CVP diminui, muitas vezes rapidamente. Essa diminuição da viremia resulta, em grande parte, de uma resposta imune parcialmente efetiva. Depois de 6 a 12 meses, a CVP normalmente se estabiliza em um nível denominado *ponto de ajuste* (*set point*) viral, e pode permanecer aproximadamente nesse nível por vários anos, entrando em um período de latência clínica (Figura 103.3). O ponto de ajuste, avaliado como CVP em 6 a 12 meses após a infecção, é um preditor significativo da taxa subsequente de progressão da doença pelo HIV, porém responde por apenas metade da variabilidade populacional nas taxas de progressão da doença.

Após a recuperação da síndrome retroviral aguda, o paciente pode sentir-se inteiramente bem por vários anos, porém até mesmo no indivíduo assintomático mais de 100 bilhões de novos vírions são produzidos diariamente. Ocorrem também rápidas produção e renovação dos linfócitos T CD4⁺ circulantes durante toda a evolução da infecção pelo HIV, e observa-se declínio progressivo dos linfócitos T CD4⁺ circulantes na maioria dos indivíduos. A lise celular associada à replicação do HIV é responsável apenas parcialmente por essa perda progressiva de linfócitos T CD4. Durante os anos de latência clínica, os vírions são encontrados em grande número nos prolongamentos dendríticos foliculares dos centros germinativos dos linfonodos, que sofrem hiperplasia e fibrose progressiva. À medida que a doença pelo HIV progride ao longo de vários anos, o tecido linfático sofre atrofia, e a viremia plasmática intensifica-se. No estágio mais avançado da doença pelo HIV, observa-se um declínio mais dramático dos linfócitos T CD4, após uma elevação aguda da CVP (Figura 103.3).

O declínio no número de linfócitos T CD4 é acompanhado de profundo comprometimento funcional das populações de linfócitos remanescentes. Anergia, que pode se desenvolver no início da infecção pelo HIV, acaba ocorrendo em quase todos os indivíduos com AIDS. A proliferação dos linfócitos T auxiliares em resposta a estímulos antigênicos está drasticamente comprometida, ocorre diminuição das respostas dos linfócitos T citotóxicos e a atividade das células *natural killer* contra as células infectadas pelo vírus é extremamente comprometida. A diminuição da função e do número de linfócitos T CD4 é fundamental na disfunção imune, e esse comprometimento é, em parte, responsável pela falha da função dos linfócitos B, conforme medido pela capacidade reduzida de sintetizar anticorpos em resposta a novos antígenos.

IMUNOLOGIA E INFLAMAÇÃO

A infecção aguda pelo HIV resulta em destruição maciça de linfócitos T no tecido linfoide de todo o corpo, em particular na parede intestinal, e essa diminuição pode ser facilmente quantificada no sangue periférico. A recuperação parcial do número de linfócitos T e o controle parcial da carga viral do HIV ocorrem devido à resposta imune inicial, em que clones de linfócitos T CD4 e CD8 reagem aos antígenos do HIV (Figura 103.3). Ocorre uma resposta inflamatória robusta à infecção inicial. Após algumas semanas a meses, essa resposta diminui, porém persiste acima do valor basal, em comparação com a inflamação na população geral da mesma idade. Uma das marcas registradas da infecção pelo HIV é a destruição lenta e contínua da população de linfócitos T CD4, com perda final da reatividade antigênica. A estimulação contínua da população de linfócitos T CD8 resulta em reversão da razão CD4:CD8 habitual. Por fim, há o aumento do fenótipo CD8, denominado (CD28⁻, CD57⁺), que é reativo a vírus, sobretudo ao citomegalovírus. Esse fenótipo é denominado senescente e secreta citocinas pró-inflamatórias. Nos estágios avançados, a destruição da arquitetura do tecido linfático inibe a interação das células imunes, promovendo a imunodeficiência. Além disso, há perda das células progenitoras hematopoéticas e disfunção tímica, reduzindo a homeostasia dos linfócitos T.

As células da linhagem de monócitos/macrófagos e dendríticas também são infectadas pelo HIV, porém não são destruídas. Isso inclui macrófagos em tecidos, como tecido adiposo e a micróglia cerebral. Devido à imunodeficiência intestinal e à translocação microbiana, bem como à estimulação pelo HIV e por outros vírus, ocorre ativação crônica dos macrófagos, conforme indicado pelos níveis elevados de CD14 e CD163 solúveis no soro, com consequente secreção de citocinas pró-inflamatórias. O próprio HIV consegue estimular as respostas imunes por meio da estimulação dos receptores *Toll-like* 7, 8 e 9 nas células apresentadoras de antígenos, com produção subsequente de interferonas. Em consequência, os níveis de citocinas, particularmente de IL-6 e interferonas do tipo I, entre outras, mostram-se elevados nas PVHIVs.

A TARV diminui acentuadamente a replicação do HIV (e, portanto, a carga viral no soro) e possibilita a recuperação e a estabilização do número de linfócitos T CD4. Entretanto, até mesmo com TARV efetiva, a reatividade imune diminuída e a inflamação crônica de baixo nível persistem nas PVHIVs. Essa reatividade diminuída depende

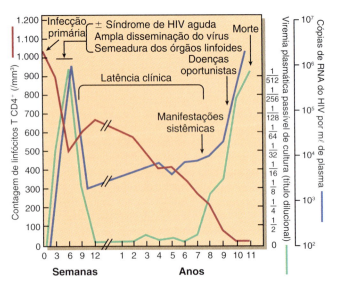

Figura 103.3 Progressão natural da doença pelo HIV. (De Bennett JE, Dolin R, Blaser MJ. Mandell Douglas and Bennett's Principles and Practice of Infectious Diseases, 9th ed. Figure 122.1, p. 1659.)

aproximadamente do nível de linfócitos T CD4 com TARV estável. Por exemplo, a diminuição da imunidade ao *Streptococcus pneumoniae* persiste nas PVHIVs com TARV, mesmo naquelas com recuperação do número de linfócitos T CD4 e cargas virais suprimidas.

Acredita-se que inflamação crônica persistente nas PVHIVs, mesmo naquelas que recebem TARV efetiva, seja de etiologia multifatorial, incluindo: (1) baixos níveis de replicação do HIV; (2) imunodeficiência intestinal, o que possibilita exposição contínua aos antígenos microbianos, resultando em ativação dos macrófagos; (3) reativação de herpes-vírus, sobretudo citomegalovírus (CMV) e vírus Epstein-Barr (EBV); e (4) produção de citocinas pelas células, incluindo macrófagos e linfócitos T CD8 senescentes. Essa inflamação de baixo nível está ligada, em parte, ao aumento do risco de doenças crônicas, incluindo doenças cardiovasculares, ósseas e renais e outras morbidades associadas ao envelhecimento.

DIAGNÓSTICO CLÍNICO DO HIV

Desde 2013, a US Preventive Services Task Force (USPDTF) recomenda que as unidades de atenção primária à saúde ofereçam o teste de rotina para HIV a todos os indivíduos com idade entre 15 e 65 anos. Apesar dessa recomendação, quase 25 dos novos diagnósticos de HIV são estabelecidos quando o paciente já tem um diagnóstico de AIDS (contagem de linfócitos T CD4 < 200 ou condição definidora de AIDS), indicando que o diagnóstico tardio e as oportunidades perdidas de testes mais precoces persistem. Deve-se oferecer também o teste para HIV a todas as gestantes. Nos EUA, o teste padrão para HIV utiliza um imunoensaio de quarta geração para anticorpos anti-HIV-1 e anti-HIV-2 e um antígeno precoce do HIV (p24). A confirmação é feita por um imunoensaio de diferenciação de anticorpos anti-HIV-1 e anti-HIV-2 e teste de ácido nucleico se ambos forem negativos ou indeterminados (Figura 103.4). O "período de janela" da aquisição da doença até a positividade do teste diminuiu acentuadamente, em comparação com gerações anteriores do teste; o teste de quarta geração é habitualmente positivo em 18 a 45 dias. Existem também testes rápidos no local de atendimento (*point-of-care*), que podem ser muito úteis na pesquisa de HIV em muitas clínicas e comunidades. Esses testes rápidos incluem ensaios de fluxo lateral (imunocromatográficos) ou de fluxo vertical (imunofiltração), que detectam anticorpos anti-HIV-1/2 e/ou o antígeno p24 do HIV e podem ser realizados em líquido oral ou em uma gota de soro ("punção digital") e fornecem resultados em 30 minutos. É necessária a confirmação por testes baseados em anticorpos séricos. Se o HIV for diagnosticado, é importante realizar testes adicionais para caracterizar o estágio da doença, incluindo contagem de linfócitos T CD4 e carga viral plasmática (CVP).

A identificação de indivíduos infectados pelo HIV e a ligação a cuidados efetivos são prioridades essenciais de saúde pública. A identificação precoce da infecção afeta o prognóstico; os pacientes que apresentam AIDS por ocasião do diagnóstico têm expectativa de vida menor que aqueles com contagens mais elevadas de linfócitos T CD4. Além disso, os estudos realizados demonstraram que os pacientes diagnosticados e medicados com TARV efetiva não transmitem o vírus para outras pessoas, visto que a sua carga viral no soro é indetectável, de modo que o tratamento do HIV também constitui um dos pilares dos esforços de prevenção do HIV.

Qualquer discussão sobre o diagnóstico de HIV levanta a importante questão da divulgação. O respeito pelo direito dos pacientes à confidencialidade é importante de ser lembrado em todos os contatos com o sistema de saúde, particularmente tendo em vista a natureza com frequência estigmatizada da infecção pelo HIV na sociedade. A comunicação de um novo diagnóstico e qualquer discussão subsequente sobre tratamento, prognóstico, transmissão ou outros aspectos dos cuidados precisam ser realizadas em ambiente confidencial. A divulgação ou não a parceiros ou familiares é uma decisão do paciente, e a divulgação deve ser feita pelo paciente sozinho ou com a assistência do médico. Nos EUA, as leis estaduais diferem quanto à legalidade da divulgação do HIV dos pacientes sem o seu consentimento, porém as melhores práticas geralmente desencorajam essa atitude, visto que prejudicará a relação entre o paciente e seu médico e aumentará o risco de perder por completo o paciente para fornecer cuidados. Uma vez estabelecida uma relação com o paciente, o médico também deve discutir a necessidade de o paciente designar um representante legal e explicar a condição de saúde do paciente, de modo que os desejos dele sobre confidencialidade possam ser respeitados, mesmo no caso de incapacitação.

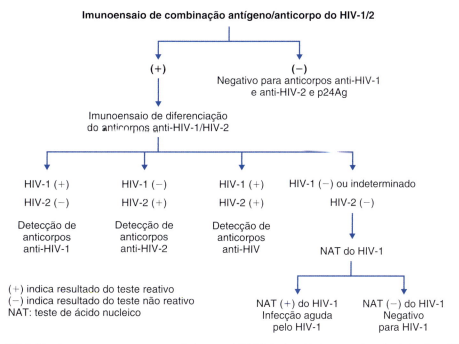

Figura 103.4 Algoritmo para testes recomendados para HIV (Clinical and Laboratory Standards Institute [CLSI]).

PROGRESSÃO NATURAL DA DOENÇA PELO HIV

Síndrome retroviral aguda

Até 50% das PVHIVs relatam uma síndrome semelhante à mononucleose (síndrome retroviral aguda), que ocorre 2 a 6 semanas após a infecção inicial. Os sinais/sintomas podem consistir em febre, faringite, sintomas gastrintestinais, aumento difuso dos linfonodos, exantema, artralgias e cefaleia, que habitualmente persistem por vários dias a 3 semanas (Tabela 103.1). O exantema é com frequência maculopapular e de curta duração e, em geral, afeta o tronco ou a face. Dez por cento dos indivíduos infectados apresentam meningite asséptica aguda e autolimitada, que, na punção lombar, pode ser caracterizada por pleocitose no líquido cerebrospinal (LCS), com HIV detectável no LCS. Todavia, essa síndrome com frequência não é reconhecida. Raramente, os pacientes apresentam infecções oportunistas durante esse período, mais comumente faringite por *Candida*. Com frequência, a síndrome retroviral aguda é grave o suficiente para que o paciente procure assistência médica, embora seja incomum a necessidade de hospitalização. Durante a infecção aguda, a carga viral plasmática pode ser extremamente alta, frequentemente superior a 1 milhão de cópias por mℓ, e a contagem de linfócitos T CD4 cairá para valores mais baixos do que o nível em que finalmente se manterá (Figura 103.3). É fundamental manter um alto índice de suspeita para a síndrome retroviral aguda pelo HIV, visto que o nível plasmático muito alto de RNA do HIV durante esse período confere uma alta probabilidade de transmissão do HIV para parceiros sexuais ou de compartilhamento de agulhas ou da mãe para o lactente (p. ex., durante a amamentação).

Progressão clínica natural da doença não tratada

Em geral, a infecção pelo HIV não tratada resulta em progressão lenta e não linear para imunodeficiência grave ao longo de vários anos. Entretanto, a progressão da doença varia acentuadamente entre indivíduos. Dentro de 10 anos após a infecção, cerca de 50% dos indivíduos não tratados desenvolverão AIDS, 30% apresentarão sintomas mais leves e menos de 20% estarão totalmente assintomáticos (Figura 103.3). As crianças e os adolescentes progridem para a AIDS mais lentamente do que os indivíduos de mais idade. A taxa de progressão da imunodeficiência não é influenciada pela via de transmissão do HIV e parece ser, em grande parte, inerente às características do indivíduo, em vez do vírus transmitido. Em longo prazo, a doença não parece diferir com base no gênero, embora tipicamente as mulheres com infecção pelo HIV tendam a exibir progressão mais rápida da doença, com níveis plasmáticos mais baixos de HIV.

Ocorre aumento clinicamente reconhecido dos linfonodos em 35 a 40% dos indivíduos assintomáticos infectados pelo HIV, porém esse aumento não está significativamente associado à velocidade de progressão da imunodeficiência ou ao desenvolvimento subsequente de linfoma. Durante a infecção precoce pelo HIV, a trombocitopenia, provavelmente causada pela destruição autoimune das plaquetas, é comum. A maioria das PVHIVs permanece assintomática até ocorrer a queda das contagens de linfócitos T CD4 para menos de 200 células/mm^3, fato que contribui para o diagnóstico tardio da doença.

Os pacientes com imunodeficiência moderada (contagens de linfócitos T CD4 entre 200 e 500 células/mm^3) apresentam resposta diminuída dos anticorpos a antígenos proteicos e polissacarídicos, bem como diminuição da função imune celular. Esses comprometimentos funcionais se manifestam clinicamente por aumento de 3 a 4 vezes na incidência de pneumonias bacterianas causadas por patógenos pulmonares comuns (sobretudo *Streptococcus pneumoniae* e *Haemophilus influenzae*) e por aumento acentuado da incidência de TB pulmonar ativa em áreas endêmicas (Tabela 103.2). As lesões mucocutâneas podem constituir as primeiras manifestações de disfunção imune e incluem reativação de vírus varicela-zóster,

---

Tabela 103.1 Sinais e sintomas da síndrome retroviral aguda em 209 pacientes.

Sinal ou sintoma	Nº de pacientes com achados	Frequência (%)
Febre	200	96
Adenopatia	154	74
Faringite	146	70
Exantema	146	70
Mialgia ou artralgia	112	54
Trombocitopenia	94	45
Leucopenia	80	38
Diarreia	67	32
Cefaleia	66	32
Náuseas, vômitos	56	27
Níveis elevados de aminotransferase	38	21
Hepatoesplenomegalia	30	14
Candidíase oral	24	12
Neuropatia	13	6
Encefalopatia	12	6

Adaptada de Niu MT, Stein DS, Schnittman SM. Primary human immunodeficiency virus type 1 infection: review of pathogenesis and early treatment intervention in human and animal retrovirus infections. J Infect Dis 1993;168:1490-1501.

Tabela 103.2 Complicações progressivas da infecção pelo HIV de acordo com a contagem de linfócitos T CD4.

Contagem de linfócitos T CD4 (células/mm^3)	Infecção oportunista ou neoplasia
> 500	Herpes-zóster
	Tuberculose
200 a 500	Leucoplasia pilosa oral
	Faringite por *Candida*
	Sarcoma de Kaposi, mucocutâneo
	Pneumonia bacteriana, recorrente
	Neoplasia do colo do útero ou anal
100 a 200	Pneumonia por *Pneumocystis jirovecii*
	Infecção por *Histoplasmosis capsulatum*, disseminada
	Sarcoma de Kaposi, visceral
	Leucoencefalopatia multifocal progressiva
	Linfoma não Hodgkin
< 100	Esofagite por *Candida*
	Retinite por citomegalovírus
	Mycobacterium avium-intracellulare
	Encefalite por *Toxoplasma gondii*
	Enterite por *Cryptosporidium parvum*
	Meningite por *Cryptococcus neoformans*
	Herpes-vírus simples, crônico, ulcerativo
	Esofagite ou colite por citomegalovírus
	Linfoma primário do sistema nervoso central

Capítulo 103 Infecção pelo Vírus da Imunodeficiência Humana

infecções genitais recorrentes por herpes-vírus simples (HSV), candidíase oral ou vaginal e leucoplasia pilosa oral (ver discussão posterior). As mulheres que vivem com HIV apresentam maior prevalência de lesões intraepiteliais escamosas de alto grau no esfregaço de Papanicolaou. Tanto os homens quanto as mulheres podem apresentar taxas igualmente aumentadas de displasia ou neoplasia no exame de Papanicolaou anal.

Na imunodeficiência avançada, indicada por contagens de linfócitos T CD4 inferiores a 200 células/mm³, os pacientes correm alto risco de desenvolvimento de doenças oportunistas, incluindo infecções e neoplasias malignas (Tabela 103.2). Antes do advento da terapia antirretroviral, o tempo decorrido entre o diagnóstico de AIDS e a morte era, em média, de 1,3 ano; em geral, a morte era causada por doença oportunista, como pneumonia por *Pneumocystis jirovecii* e meningite por *Toxoplasma*, entre muitas outras causas. Contagens de linfócitos T CD4 inferiores a 50 células/mm³ indicam imunossupressão profunda e, na ausência de TARV efetiva, estão associadas a alta taxa de mortalidade nos 12 a 24 meses subsequentes. A retinite por CMV, que pode levar rapidamente à cegueira, e a infecção disseminada pelo complexo *Mycobacterium avium* (MAC) ocorrem com frequência na ausência de terapia com essas contagens baixas de linfócitos T CD4. Esses casos respondem adequadamente à terapia específica apenas se esta for acompanhada de controle efetivo da replicação viral.

Infecções oportunistas

Infecções por *Candida*

Talvez um dos primeiros indícios de doença pelo HIV em muitos pacientes seja o desenvolvimento da doença por *Candida*. Tanto a candidíase orofaríngea quanto a esofágica são comuns nas PVHIVs. A queilose angular também pode ser manifestação da infecção por *Candida*. Em geral, mas não de forma exclusiva, a candidíase orofaríngea causada por *Candida albicans* pode se manifestar como lesões brancas cremosas, indolores e semelhantes a placas na superfície bucal, classicamente sobre uma base eritematosa. A doença esofágica é, com frequência, sintomática e manifesta-se habitualmente com odinofagia e/ou dor retroesternal em caráter de queimação. Nas mulheres que vivem com HIV, a vulvovaginite por *Candida* normalmente se manifesta com corrimento vaginal branco aderente e sensação de ardência ou prurido. A doença associada a *Candida* pode ocorrer com qualquer contagem de linfócitos T CD4, porém a doença esofágica geralmente está associada a contagens mais baixas de linfócitos T CD4. O tratamento com fluconazol oral é tão efetivo quanto ou superior à terapia tópica localizada e, em geral, é mais bem tolerado e, portanto, preferido. As profilaxias primária e secundária contra a infecção por *Candida* geralmente não são recomendadas, a não ser que os pacientes tenham recorrências graves ou frequentes, visto que a terapia para a doença aguda é rapidamente efetiva, a taxa de mortalidade é extremamente baixa, a terapia é de alto custo e há preocupação quanto ao potencial de desenvolvimento de resistência.

Pneumonia por *Pneumocystis*

Pneumocystis jirovecii (antes denominado *Pneumocystis carinii*) é uma levedura ubíqua no ambiente. Não está associado à ocorrência de doença, exceto no contexto de imunocomprometimento. Antes do uso generalizado da TARV e dos medicamentos profiláticos, a pneumonia por *Pneumocystis jirovecii* (PPJ ou PPC; ambas as abreviaturas são ainda utilizadas) ocorria em 70% dos pacientes com AIDS, e o curso da PPC tratada ainda estava associado a uma taxa de mortalidade de 20 a 40%. A apresentação típica é subaguda, com febre progressiva, dispneia e perda de peso ao longo de várias semanas. Dessaturação importante com esforço é um sinal clínico comum, assim como dor subesternal em caráter de facada à inspiração.

A hipoxemia constitui a anormalidade laboratorial mais comum. É comum o achado de níveis séricos de LDH superiores a 500, e o nível sérico de 1,3-β-D-glicana também está comumente elevado. Ambos podem ser úteis para o diagnóstico. O diagnóstico definitivo pode ser estabelecido a partir de uma amostra de escarro; o escarro induzido pode ser positivo, embora frequentemente seja necessária uma amostragem broncoscópica para teste de antígeno fluorescente direto e/ou reação em cadeia da polimerase (PCR, do inglês *polymerase chain reaction*). Os achados radiográficos são classicamente descritos como infiltrados intersticiais "em vidro fosco" simétricos, bilaterais e difusos que surgem dos hilos em um padrão em "asa de borboleta". Todavia, é importante lembrar de que 10% dos pacientes apresentarão radiografias normais, ao passo que 30% terão achados inespecíficos. Podem ocorrer achados atípicos, como nódulos, bolhas ou cistos, assim como pneumotórax espontâneo. O início precoce do tratamento é fundamental, e a sua instituição não deve ser adiada enquanto se aguardam os resultados diagnósticos em pacientes com alto índice de suspeita. A terapia de primeira linha consiste em 15 a 20 mg/kg/dia de sulfametoxazol-trimetoprima (SMZ-TMP) em doses fracionadas, durante 21 dias. Devem-se acrescentar esteroides em pacientes com doença moderada ou grave, geralmente definida como P_{O_2} inferior a 70 ou gradiente A-a de 35 mmHg ou mais. Os tratamentos alternativos para a doença leve a moderada incluem primaquina com clindamicina, dapsona com trimetoprima ou atovaquona. As opções para a doença moderada a grave consistem em primaquina com clindamicina ou pentamidina intravenosa. Devido à alta prevalência do *Pneumocystis*, recomenda-se a profilaxia com SMZ-TMP para todos os pacientes com contagens de linfócitos T CD4 inferior a 200. As alternativas incluem dapsona, atovaquona ou pentamidina inalada. Em pacientes com contagens de linfócitos T CD4 entre 100 e 200, a profilaxia pode ser interrompida quando a carga sérica do HIV for indetectável por 3 a 6 meses. A Tabela 103.3 apresenta as diretrizes de profilaxia.

Doença criptocócica

Cryptococcus neoformans é uma levedura que geralmente afeta indivíduos imunocomprometidos. O microrganismo entra no corpo pelos pulmões, embora a doença pulmonar frequentemente seja assintomática. A meningite é a apresentação clínica mais comum da doença criptocócica, porém pode haver manifestações cutâneas, que classicamente se apresentam como pápulas umbilicadas, em 10% dos pacientes. Ocorre meningite criptocócica em cerca de 1 milhão de casos por ano em todo o mundo, com estimativa de 600 mil mortes anualmente. Ocorrem sintomas meníngeos clássicos em apenas 25% dos pacientes; mais comumente, os pacientes apresentam cefaleia progressiva, letargia progressiva para a encefalopatia, alterações da personalidade, perda de memória, coma e morte. Em geral, um teste de antígeno criptocócico sérico é positivo, porém é necessário efetuar uma punção lombar tanto para diagnóstico quanto para fins terapêuticos para avaliar a pressão do LCS (e aliviá-la se estiver elevada). Os exames do LCS geralmente revelam elevação das proteínas totais e hipoglicorraquia, e o teste para antígeno criptocócico no LCS é positivo. A coloração do LCS com tinta nanquim, embora hoje seja raramente usada nos EUA, revela formas leveduriformes encapsuladas. As contagens de linfócitos no LCS podem estar elevadas ou normais. É comum haver resposta inflamatória mínima; de fato, 55% dos pacientes com meningite criptocócica relacionada com a AIDS apresentam uma contagem de linfócitos no LCS inferior a 10 /mℓ. Essa falta de resposta imune está associada a um prognóstico mais sombrio. O tratamento concentra-se: (1) no controle das pressões do LCS por meio de punção lombar seriada com retirada do LCS até o retorno das pressões à sua faixa normal; e (2) na terapia antifúngica. Em geral, a terapia é dividida em três fases: indução, consolidação e manutenção.

Tabela 103.3 Profilaxia antimicrobiana primária para adultos que vivem com HIV e apresentam baixa contagem de linfócitos T CD4.

Infecção oportunista	Tratamento	Quando iniciar	Quando interromper
Pneumocystis jirovecii	SMZ-TMP 1 comprimido DS (concentração dupla) *ou* SS (concentração simples) diariamente *Alt:* SMZ-TMP 1 DS 3 vezes/semana *Alt:* dapsona 100 mg/dia ou 50 mg 2 vezes/dia *Alt:* pentamidina nebulizada 300 mg por mês *Alt:* atovaquona 500 mg/dia	CD4 < 200 *ou* CD4% < 14%	Linfócitos T CD4 > 200 por > 3 meses (AI) *ou* linfócitos T CD4 entre 100 e 200 se a CV do HIV for indetectável > 3 meses (BII)
Toxoplasma gondii	SMZ-TMP 1 DS ao dia *Alt:* SMZ-TMP 1 DS 3 vezes/semana *Alt:* SMZ-TMP 1 DS ao dia *Alt:* dapsona-pirimetamina + leucovorina *Alt:* atovaquona 1.500 mg/dia	CD4 < 100	Linfócitos T CD4 > 200 por > 3 meses (AI) *ou* linfócitos T CD4 entre 100 e 200 se a CV do HIV for indetectável > 3 meses (BII)
Complexo *Mycobacterium avium*	Azitromicina 1.200 mg por semana Claritromicina 500 mg 2 vezes/dia *Alt:* rifabutina	Não recomendada se a TARV efetiva for iniciada imediatamente. Recomendada para pacientes que não estejam recebendo TARV totalmente supressora, após descartar a possibilidade de doença disseminada ativa por MAC	Linfócitos T CD4 > 100 por > 3 meses
Mycobacterium tuberculosis	Isoniazida (INH) 300 mg/dia, durante 9 meses *Alt:* rifapentina + INH 900 mg 1 vez/semana, por 12 semanas *Alt:* rifampicina 10 mg/kg/dia (máx. de 600 mg), durante 4 meses	Teste de rastreamento positivo para ILTB, sem evidências de TB ativa e sem tratamento prévio para TB ativa ou ILTB	Interromper após o término da duração recomendada do tratamento da ILTB
Histoplasmose	Itraconazol 200 mg/dia	Linfócitos T CD4 < 150 se houver exposição ambiental ou ocupacional de alto risco	Linfócitos T CD4 > 150 por > 6 meses
Criptococose	Fluconazol	Não é recomendado nos EUA	

Alt, alternativa; *CV*, carga viral; *ILTB*, infecção latente por tuberculose; *MAC*, complexo Mycobacterium avium; *SMZ-TMP*, sulfametoxazol-trimetoprima; *TARV*, terapia antirretroviral; *TB*, tuberculose.

A terapia de indução consiste em anfotericina B e flucitosina. Quando as culturas do LCS se tornam negativas e os pacientes completaram pelo menos 2 semanas de terapia, a consolidação com fluconazol oral em alta dose é continuada por 8 semanas adicionais. A terapia de manutenção consiste em 200 mg de fluconazol oral ao dia, durante um período mínimo de 1 ano.

Encefalite por *Toxoplasma*

Toxoplasma gondii é um protozoário intracelular obrigatório que mais comumente provoca encefalite em pacientes com AIDS, embora também possa provocar retinite ou processo inflamatório no músculo esquelético ou no miocárdio. A infecção primária ocorre com a ingestão de carne malpassada que contenha cistos teciduais ou com a ingestão de oocistos que foram eliminados nas fezes de gatos e esporulados no ambiente. A doença clínica nas PVHIVs geralmente é causada por reativação. Os pacientes apresentam encefalite focal com cefaleia, confusão, fraqueza motora e febre. Na ausência de tratamento, a doença progride para convulsões, estupor, coma e morte. Em geral, o exame de imagem é a maneira de estabelecer o diagnóstico, e a ressonância magnética (RM) com contraste revela múltiplas lesões com realce na substância cinzenta do córtex ou nos núcleos da base, com frequência associadas a edema. Como a doença normalmente resulta da reativação da doença latente, os pacientes podem apresentar IgG anti-*Toxoplasma* sérica positiva. O teste do LCS com PCR para *Toxoplasma* também pode ser positivo. O tratamento é iniciado com base em uma alta suspeita clínica, em vez do diagnóstico definitivo. Se o exame de imagem repetido em 1 a 3 semanas não demonstrar resposta ao tratamento em todas as lesões visualizadas, pode ser necessária uma biopsia cerebral. Nesse contexto, a biopsia é importante para descartar a possibilidade de diagnósticos alternativos, como linfoma do SNC, leucoencefalopatia multifocal progressiva (LMP) ou TB, entre outras condições. O tratamento consiste em pirimetamina e sulfadiazina com leucovorina para reduzir os efeitos tóxicos hematológicos. O tratamento deve ter duração mínima de 6 semanas; em seguida, os pacientes devem receber terapia de manutenção crônica até que a contagem de linfócitos T CD4 seja superior a 200 durante mais de 6 meses. Deve-se iniciar a profilaxia primária para *Toxoplasma* com SMZ-TMP em qualquer paciente com contagem de linfócitos T CD4 inferior a 100, com atovaquona como alternativa. Ver Tabela 103.3 para diretrizes de profilaxia.

Tuberculose por *Mycobacterium*

A TB é a infecção oportunista mais comumente observada em todo o mundo em indivíduos que vivem com a doença pelo HIV e, de fato, é a principal causa de morte por doença infecciosa em todo o mundo. As PVHIVs podem contrair doença aguda por meio de inalação de núcleos de gotículas ou podem sofrer reativação da doença, devido ao comprometimento da imunidade celular. O risco anual de reativação de TB em PVHIV é estimado em 3 a 16% por ano. Pode ocorrer reativação com qualquer contagem de linfócitos T CD4; entretanto, mais significativo será o risco, quanto maior for a imunodeficiência.

Capítulo 103 Infecção pelo Vírus da Imunodeficiência Humana

O maior risco em pessoas que vivem nos EUA consiste em nascimento ou residência fora dos EUA, visto que as taxas globais de TB são muito mais altas do que nos próprios EUA. A apresentação clínica de PVHIV geralmente não é diferente daquela de indivíduos que não têm HIV, porém as apresentações de doença sistêmica grave e doença disseminada são mais comuns. As manifestações clínicas podem ser multifacetadas, porém os sinais/sintomas clássicos de febre, caquexia e sudorese noturna permanecem comuns. A doença pulmonar ainda é a apresentação mais comum. As radiografias de tórax em pacientes podem revelar características de TB primária, como adenopatia hilar, infiltrados dos lobos inferior ou médio, padrão miliar ou derrames (efusões) pleurais, assim como padrões clássicos de reativação com doença do lobo superior. As apresentações menos comuns incluem pericardite, derrame pericárdico, meningite, lesões do SNC e doença óssea. O diagnóstico é determinado da mesma maneira do que em pacientes HIV-negativos, e o tratamento não difere, embora seja importante proceder a uma cuidadosa revisão dos medicamentos para evitar interações medicamentosas significativas que podem ocorrer entre medicamentos antirretrovirais e antituberculosos. Ver Capítulo 94 para mais detalhes.

Doença por micobactérias atípicas

Várias micobactérias atípicas estão associadas à doença avançada pelo HIV, embora o MAC seja, sem dúvida, o mais comum. A incidência de MAC em pacientes com imunossupressão grave associada à AIDS é de 20 a 40% na ausência de TARV efetiva ou de quimioprofilaxia. A doença tende a ocorrer com uma contagem de linfócitos T CD4 inferior a 50 e uma carga viral elevada (em gera, superior a 100.000). Com frequência, o MAC manifesta-se como doença disseminada, com febre, sudorese noturna, perda de peso, diarreia e dor abdominal. No exame físico, hepatoesplenomegalia e linfadenopatia são comuns. Com frequência, os exames laboratoriais são inicialmente inespecíficos, embora anemia e elevação dos níveis séricos de fosfatase alcalina sejam comuns. O diagnóstico é habitualmente estabelecido com uma síndrome clínica compatível e isolamento do MAC em cultura ou na coloração para bacilo álcool-ácido-resistente (BAAR) no tecido, com confirmação em cultura. Podem ser obtidas culturas a partir de amostras de sangue, biopsia de linfonodos, medula óssea ou outros tecidos ou líquidos que se acredita que estejam infectados. O tratamento consiste em dois ou mais fármacos, habitualmente claritromicina ou azitromicina com etambutol. A rifabutina pode ser acrescentada como terceiro agente em alguns casos. O tratamento deve ter uma duração mínima de 12 meses e, em seguida, pode ser interrompido quando os pacientes ficarem assintomáticos e apresentarem contagem de linfócitos T CD4 superior a 100 por mais de 6 meses. A profilaxia contra MAC não é mais recomendada de maneira rotineira para pacientes que iniciam imediatamente a TARV, com base na literatura, que demonstra não haver benefício adicional quando a TARV é iniciada imediatamente. Por conseguinte, a profilaxia só é recomendada para pacientes com contagem de linfócitos T CD4 inferior a 50, que não estejam recebendo TARV ou que não estejam em TARV totalmente supressiva, e apenas após a exclusão de doença ativa por MAC com base na avaliação clínica, incluindo BAAR basal e hemocultura. Em geral, a profilaxia consiste em 1.200 mg de azitromicina 1 vez/semana.

Leucoencefalopatia multifocal progressiva

A LMP é uma infecção oportunista do SNC causada pelo vírus JC, um poliomavírus que provoca desmielinização focal. O vírus JC é comum em todo o mundo e tem uma soroprevalência de 39% em adultos saudáveis. A LMP é uma doença que ocorre com imunossupressão profunda em indivíduos com HIV (contagem de linfócitos T CD4 < 50) ou em pacientes que recebem determinados anticorpos humanizados imunomoduladores (p. ex., natalizumabe, rituximabe). Antes da TARV, ocorria desenvolvimento de LMP em 3 a 7% dos pacientes com AIDS avançada. A LMP manifesta-se com déficits neurológicos focais, habitualmente de início lento e insidioso, que se tornam progressivos. Ocorrem convulsões em 20% dos pacientes. Os pacientes não apresentam cefaleia nem febre. Suspeita-se do diagnóstico com base nos achados na RM de lesões da substância branca distintas e sem realce em áreas do cérebro que correspondem a déficits clínicos. A confirmação do diagnóstico é geralmente realizada por pesquisa no LCS de DNA do vírus JC por meio de PCR, que é positiva em 70 a 90% dos pacientes. Todavia, em alguns pacientes, é necessário efetuar uma biopsia cerebral para estabelecer o diagnóstico. Não existem terapias específicas para o vírus JC ou para a LMP. A instituição da terapia antirretroviral é fundamental; mais de 50% dos pacientes apresentarão remissão, embora alguns com frequência tenham déficits neurológicos persistentes.

Doença por citomegalovírus

O CMV é um vírus de DNA onipresente. Em pacientes com AIDS avançada e contagem de linfócitos T CD4 inferior a 50, pode se manifestar como doença de órgão-alvo. Antes da TARV, 30% dos pacientes com AIDS avançada desenvolviam retinite por CMV. Com frequência, a retinite tem início unilateral, porém evolui e torna-se bilateral. Pode ser assintomática ou pode se manifestar como moscas volantes, escotomas ou déficits de campo visual. O exame oftalmológico geralmente é diagnóstico, com lesões "felpudas" e branco-amareladas da retina, com ou sem hemorragia retiniana associada, e inflamação vítrea ausente ou mínima. Podem ocorrer outras manifestações do CMV, incluindo colite, esofagite e doença do SNC. A pneumonite por CMV é extremamente incomum em pacientes com HIV. Para essas outras manifestações, é necessário um diagnóstico baseado na biopsia. Pode haver elevação da carga do CMV no soro, porém isso não confirma a doença. O tratamento consiste em valganciclovir oral ou ganciclovir intravenoso.

Doença pelo vírus varicela-zóster

O vírus varicela-zóster (VZV) é um vírus onipresente, conhecido por ter infectado mais de 95% dos adultos nos EUA. A reativação do vírus varicela-zóster (denominada herpes-zóster) ocorria em uma taxa 15 vezes maior nas PVHIVs antes da TARV, e as taxas permanecem elevadas nesses indivíduos. Pode ocorrer reativação da varicela com qualquer contagem de linfócitos T CD4, porém ela está fortemente associada a contagens de linfócitos T CD4 inferiores a 200 e à viremia ativa do HIV. O herpes-zóster, causado pela reativação do VZV, manifesta-se como erupção vesicular na pele com distribuição em dermátomos; 50% ocorrem em dermátomos torácicos, porém os nervos cranianos e nervos cervicais também são comuns, e qualquer distribuição nervosa pode estar envolvida. A probabilidade de recorrência dentro de 1 ano é de 10% nas PVHIVs. Se o olho estiver envolvido, podem ocorrer necrose retiniana aguda (NRA) ou necrose retiniana externa progressiva (NREP); ambas estão associadas a altas taxas de perda da visão. Em pacientes com contagens de linfócitos T CD4 inferiores a 200, pode ocorrer também herpes-zóster disseminado, inclusive com comprometimento do SNC, que pode se manifestar com vasculite do SNC, leucoencefalite multifocal, ventriculite, mielite, neurite óptica, paralisia de nervos cranianos, lesões focais do tronco encefálico ou meningite asséptica. O diagnóstico de reativação do VZV pode ser estabelecido com base no exame clínico, que demonstra as manifestações dermatológicas clássicas; a PCR para VZV de uma vesícula rompida pode auxiliar o diagnóstico de casos incertos. A PCR também pode ser realizada no LCS ou no humor vítreo para ajudar a diagnosticar a doença nesses locais. O tratamento do herpes-zóster não complicado assemelha-se ao de pacientes HIV-negativos, com uso de valaciclovir oral, fanciclovir ou aciclovir por 7 a 10 dias. Recomenda-se aciclovir intravenoso para o tratamento da varicela grave ou complicada. A doença oftalmológica deve ser tratada por um oftalmologista experiente. A Tabela 103.6 fornece as recomendações atuais sobre a vacinação primária (em pacientes sem relato de doença ou vacinação na infância) e prevenção da reativação da doença.

Outras infecções oportunistas

Várias outras infecções são consideradas oportunistas nas PVHIVs. Essas infecções incluem infecções intestinais bacterianas e parasitárias (como espécies de *Cryptosporidium*, *Cystoisospora* e *Microsporidium*). Outras infecções bacterianas, como espécies de *Bartonella*, sífilis e pneumonias bacterianas, também ocorrem em uma taxa aumentada nas PVHIVs. Infecções fúngicas sistêmicas, incluindo fungos endêmicos, como *Coccidioides*, *Histoplasma* e *Talaromyces*, ocorrem regionalmente. As doenças virais, incluindo hepatite B, hepatite C, HSV e papilomavírus humano (HPV), estão associadas ao agravamento da doença em PVHIVs, assim como à reativação do vírus varicela-zóster (herpes-zóster).

HIV e neoplasia maligna

No início da epidemia do HIV, foram observadas altas taxas de determinados tipos de câncer nas PVHIVs. O sarcoma de Kaposi (SK) e o linfoma de células B não Hodgkin foram reconhecidos como marcadores da doença. Outros tumores definidores de AIDS, inclusive câncer de colo do útero invasivo e linfoma primário do sistema nervoso central, também foram detectados precocemente. Esses tumores definidores de AIDS foram associados a coinfecções virais, e a interação da desregulação imune da doença avançada pelo HIV e outros vírus com potencial de oncogênese aumenta o risco de neoplasia maligna oportunista.

Sarcoma de Kaposi

Nos primeiros dias da epidemia de HIV, as taxas de SK, um raro tumor cutâneo angiogênico encontrado previamente em homens idosos, alcançaram taxas 1.000 vezes maiores que as da população geral. Nos EUA, o SK ocorria predominantemente em HSHs jovens infectados com HIV e pelo herpes-vírus humano 8 (HHV-8). Na África, as taxas de SK eram altas, sobretudo nas pessoas vivendo com HIV, respondendo, em algumas séries, por até 40% de todos os cânceres em homens. Noventa e cinco por cento dos pacientes com SK apresentam lesões cutâneas, caracterizadas como máculas avermelhadas e violáceas ou nódulos com ampla distribuição. Trinta por cento também têm lesões orais e 40% apresentam doença gastrintestinal. Além disso, podem ocorrer doença pulmonar e, raramente, doença visceral. As taxas de SK caíram drasticamente com o uso generalizado da TARV, embora permaneçam significativamente mais altas do que na população sem HIV. A base do tratamento consiste em iniciar a TARV. O agravamento paradoxal da doença após o início da TARV é bem descrito (ver seção Síndrome inflamatória de reconstituição imune). Radioterapia e quimioterapia intralesional podem ser usadas para doença cutânea, e a quimioterapia, habitualmente com doxorrubicina lipossomal, é utilizada para a doença disseminada.

Linfoma não Hodgkin

A incidência de linfoma de células B não Hodgkin (LNH) no início da epidemia alcançou 100 vezes a incidência observada na população geral. Essa incidência caiu de forma significativa com o uso da TARV. À semelhança de outras neoplasias malignas definidoras de AIDS, o linfoma nas PVHIVs está habitualmente associado a uma coinfecção viral, nesse caso, o EBV. Os tipos mais comuns de linfoma em pacientes que vivem com HIV em ordem decrescente de prevalência incluem

linfoma difuso de grandes células B, linfoma de Burkitt e linfoma primário do SNC. O linfoma primário do SNC complica a infecção avançada pelo HIV em 3 a 6% dos casos e quase sempre está associado a níveis detectáveis de DNA do EBV no LCS. As lesões podem ser isoladas ou múltiplas e, com frequência, apresentam fraco realce em anel. A irradiação frequentemente promove remissão, que pode ser sustentada com o restabelecimento da função imune pela TARV efetiva. O tratamento para outros tipos de linfoma na infecção pelo HIV consiste em esquemas padrão de quimioterapia e radioterapia.

Tipos de câncer associados ao HPV

Os cânceres de colo do útero e do ânus aparecem com taxas elevadas em pessoas que vivem com HIV. Isso está relacionado com a persistência do HPV e o grau de imunodeficiência. Aparentemente, a TARV diminui a persistência do HPV no colo do útero e a taxa de câncer de colo do útero invasivo. O rastreamento para câncer do colo do útero com esfregaço de Papanicolaou e/ou HPV de alto risco, de acordo com as diretrizes para câncer do colo do útero, continua sendo muito importante em mulheres HIV-positivas durante toda sua vida (ver recomendações mais adiante). O câncer anal também está aumentado tanto em homens quanto em mulheres com HIV. Atualmente, não existe recomendação nacional para rastreamento do câncer anal, porém as Infectious Disease Society of America (IDSA) HIV Primary Care Guidelines recomendam o esfregaço de Papanicolaou anal. O tratamento para os cânceres de colo do útero e anal, quando presente, deve seguir as diretrizes e não é diferente para pessoas que vivem com doença pelo HIV. As taxas de câncer orofaríngeo, relacionado com o tabagismo e o HPV, também estão aumentadas em PVHIV.

Cânceres não definidores de AIDS

Os cânceres não definidores de AIDS (CNDA) nas PVHIVs incluem cânceres de pulmão, fígado, renal, colorretal e orofaríngeo, bem como doença de Hodgkin. A incidência de muitas dessas neoplasias malignas aumentou historicamente em PVHIV e, embora tenha ocorrido uma queda recente com o uso da TARV, muitas persistem com maior incidência do que na população geral.

- O *câncer de pulmão* apresenta um aumento de 2 a 3 vezes nas PVHIVs em comparação com a população geral, principalmente devido às altas taxas de tabagismo (42 a 59% das PVHIVs), embora o risco de câncer de pulmão nas PVHIVs esteja aumentado, mesmo quando o tabagismo é controlado. O carcinoma do tipo não pequenas células constitui a forma mais comum de câncer de pulmão nas PVHIVs, assim como na população geral. O tratamento segue as diretrizes usadas para a população geral, porém é preciso assinalar que os protocolos para a terapia do câncer de pulmão excluíram historicamente as PVHIVs, e, portanto, não existem dados disponíveis específicos para essa população de pacientes. O efeito da TARV sobre o risco ou o prognóstico do câncer de pulmão não está bem definido. Infelizmente, a sobrevida das PVHIVs com câncer de pulmão é menor que a da população geral
- O *câncer colorretal* constitui a terceira causa principal de morte por câncer na população geral nos EUA. Historicamente, o HIV não tem sido associado a aumentos das taxas de câncer colorretal, mas o fato preocupante é que as taxas de câncer colorretal nas PVHIVs parecem estar aumentando e ocorrendo em uma idade mais jovem. Ambas as taxas de rastreamento para câncer colorretal e, consequentemente, as taxas de sobrevida são mais baixas em PVHIVs. Serão necessários esforços futuros para se concentrar no rastreamento e no tratamento adequados para essa malignidade cada vez mais comum e letal, particularmente à medida que a população envelhece

- As taxas de *câncer de fígado*, sobretudo carcinoma hepatocelular, estão aumentadas em PVHIVs, em parte devido ao aumento das taxas de coinfecção pelos vírus das hepatites B e C e ao aumento do consumo de álcool etílico, levando à cirrose. Além disso, com as taxas crescentes de obesidade em pessoas que vivem com HIV, ocorrerá também aumento do risco de cirrose devido a esteatohepatite não alcoólica (EHNA) e neoplasia maligna subsequente. Dispõe-se atualmente de tratamento para as hepatites virais, e recomenda-se o tratamento para todas as PVHIVs. De modo semelhante, a identificação e, em seguida, o tratamento da EHNA continuam sendo uma prioridade
- As taxas de *câncer de pele*, incluindo carcinoma espinocelular e melanoma maligno, estão aumentadas nas PVHIVs, e o rastreamento para câncer de pele constitui uma importante parte da atenção primária
- As taxas de *cânceres de próstata e de mama* não estão aumentadas nas PVHIVs. As recomendações de rastreamento e as diretrizes de tratamento não diferem para essa população.

À medida que a população de PVHIV envelhece, as taxas de todas as neoplasias malignas aumentam. Infelizmente, a previsão é de que a taxa de mortalidade relacionada com o câncer aumentará, com o consequente aumento das taxas. O rastreamento e o tratamento adequado das neoplasias malignas definidoras de AIDS e CNDA são essenciais nessa população de risco.

Síndrome inflamatória de reconstituição imune

A síndrome inflamatória de reconstituição imune (SIRI) é fortemente associada ao HIV, embora o fenômeno não seja específico do HIV e tenha sido associado a outras condições, mais notavelmente à TB. A SIRI associada ao HIV surge após o início da TARV, habitualmente em pacientes com baixas contagens de linfócitos T CD4, e manifesta-se como agravamento paradoxal das infecções oportunistas tratadas, denominada SIRI paradoxal, ou como desmascaramento de uma infecção previamente subclínica (não tratada), denominada SIRI desmascarada. Em ambas as síndromes, os pacientes iniciam a TARV, porém desenvolvem subsequentemente declínio clínico, em geral 2 semanas a vários meses depois. A febre é extremamente comum na SIRI. Com frequência, a SIRI paradoxal manifesta-se com febre e agravamento clínico de uma infecção oportunista (IO) conhecida que está sendo tratada. A SIRI desmascarada manifesta-se habitualmente como febre de início recente e taquicardia, algumas vezes com sintomas localizados sugestivos de IO previamente não diagnosticada (p. ex., cefaleia e obnubilação no contexto de uma doença criptocócica ou dor abdominal em caso de MAC). A frequência da SIRI em pacientes com doença pelo HIV é bastante variável; em uma metanálise, foi constatada uma taxa na literatura publicada de cerca de 13%, com diferenças de acordo com o processo patológico, mais alta na retinite por CMV, meningite criptocócica, LMP e TB. A SIRI é um diagnóstico clínico, e não existe exame complementar específico. Os médicos devem suspeitar de SIRI com base no início recente de TARV, sobretudo em pacientes com baixas contagens basais de linfócitos T CD4, em que uma IO conhecida pareça estar se agravando, ou em paciente aparentemente com agravamento clínico, apesar das evidências de reconstituição imune. A SIRI está associada a uma taxa de morbidade significativa; até 50% dos casos de SIRI exigem hospitalização, e, com frequência, os pacientes necessitam de testagem substancial e procedimentos tanto diagnósticos quanto terapêuticos. A investigação diagnóstica é impulsionada pela apresentação clínica, porém geralmente deve envolver hemoculturas, isolamento de micobactérias no soro, escarro para coloração bacteriana e BAAR e cultura se os sintomas respiratórios ou os achados radiográficos forem sugestivos, exames de imagem, como tomografia computadorizada (TC) do abdome e pelve ou exame de imagem e crânio se

os sintomas forem sugestivos, exame de retina se houver sintoma ocular, biopsia de linfonodo se qualquer linfadenopatia for marcante e investigação adicional, conforme determinado pelos sintomas do paciente. O manejo da SIRI concentra-se no tratamento da infecção oportunista identificada e no uso de corticosteroides e/ou AINEs para atenuar a resposta imunológica. Em todos os casos, exceto os que comportem risco à vida, a TARV deve ser continuada. O tratamento com esteroides é frequentemente prolongado, em geral por 4 semanas ou mais, com redução gradual conforme tolerado pelo controle dos sintomas.

DOENÇA CONCOMITANTE E MULTIMORBIDADE COM O HIV

Doença neurológica no HIV

A maioria dos indivíduos com infecção pelo HIV não tratada acaba apresentando complicações do sistema nervoso. Essas complicações variam desde transtornos cognitivos leves ou neuropatia periférica até demência grave e infecções do sistema nervoso central (SNC) potencialmente fatais. Como outros lentivírus, o HIV entra nas células microgliais do SNC no início da infecção. Tanto a destruição neuronal direta quanto os efeitos das proteínas virais sobre a função das células neuronais podem contribuir para a doença do sistema nervoso na AIDS. A infecção no SNC pode ser documentada pela carga viral do LCS e pelos marcadores imunológicos elevados. Em geral, a TARV suprime a carga viral no SNC, bem como no sangue periférico, embora raramente sejam encontradas cargas virais elevadas no LCS, enquanto a CVP permanece suprimida; isso é chamado de "escape viral do LCS". A penetração da TARV no SNC é variável, dependendo do fármaco, e o tratamento da infecção do SNC pelo HIV é uma área de pesquisa ativa.

Antes da TARV efetiva, várias complicações neurológicas graves eram observadas em pacientes com AIDS, incluindo demência progressiva (denominada complexo de demência da AIDS), doença focal do SNC e neuropatia periférica. A TARV diminuiu drasticamente a incidência de complicações neurocognitivas do HIV, porém levou ao reconhecimento de manifestações neurológicas mais sutis no espectro que agora é descrito como distúrbio neurocognitivo associado ao HIV (DNAH), que inclui disfunção neurocognitiva assintomática (DNA), disfunção cognitiva leve (DCL) e demência associada ao HIV (DAH). Cerca de 40% das pessoas que vivem com HIV apresentam algumas anormalidades no exame neuropsicológico cuidadoso. A maioria desses pacientes é assintomática (DNA), porém 12% têm manifestações menores (DCL) e 2% têm distúrbios graves (DAH). Os pacientes podem demonstrar déficits de memória, diminuição da função executiva e afeto embotado, todos os quais podem afetar acentuadamente a qualidade de vida. Ferramentas de rastreamento, como o Montreal Cognitive Assessment (MoCA) e o Frontal Assessment Battery, podem ser usadas para diagnosticar o DNAH. Os achados na RM podem revelar atrofia cerebral difusa, que se correlaciona com os sintomas. Os fatores de risco para o desenvolvimento de DNAH incluem idade na soroconversão, baixa contagem de linfócitos T CD4, comorbidades, como vírus da hepatite C, outras infecções do SNC e traumatismo. As manifestações neurológicas nas PVHIVs que recebem TARV geralmente parecem ser não progressivas ou muito lentamente progressivas, de modo que a adesão do paciente à TARV é de importância crítica. Curiosamente, a terapia precoce após a infecção inicial reduz o reservatório do vírus no SNC e resulta em menos ativação imune, em comparação com pacientes que iniciam o tratamento mais tarde com infecção crônica.

Lesões focais do sistema nervoso central

Pode ocorrer uma grande variedade de transtornos neurológicos em pacientes com baixas contagens de linfócitos T CD4. A Tabela 103.4 fornece uma classificação neuroanatômica dessas manifestações.

Seção 15 Doenças Infecciosas

Tabela 103.4 Classificação neuroanatômica das complicações neurológicas da infecção pelo HIV.

Categoria	Condição
Meningite e cefaleia	Meningite asséptica
	Meningite criptocócica
	Meningite tuberculosa
	Neurossífilis
Doenças cerebrais difusas	
Com preservação da consciência	Complexo de demência da AIDS
	Neurossífilis
Com diminuição do estado de alerta	Encefalite por *Toxoplasma*
	Encefalite por citomegalovírus
Doenças cerebrais focais	Abscesso cerebral tuberculoso
	Linfoma primário do sistema nervoso central
	Leucoencefalopatia multifocal progressiva
	Toxoplasmose cerebral
	Neurossífilis
Mielopatias	Mielopatia vacuolar progressiva subaguda ou crônica
	Mielopatia por citomegalovírus
Neuropatias periféricas	Polineuropatia predominantemente sensitiva
	Neuropatias tóxicas
	Neuropatia autonômica
	Polirradiculopatia por citomegalovírus
Miopatias	Miopatia não inflamatória
	Miopatia por zidovudina

Várias complicações oportunistas da infecção pelo HIV provocam lesões focais do SNC, conforme mencionado anteriormente. Pacientes com sinais neurológicos focais, convulsões de início recente ou início recente de comprometimento cognitivo rapidamente progressivo devem ser submetidos a RM ou TC do cérebro. Toxoplasmose, linfoma do SNC e LMP constituem as causas mais comuns de lesões focais do SNC nesse contexto (Tabela 103.5). Uma análise mais detalhada dessas doenças oportunistas foi fornecida anteriormente.

Doenças do sistema nervoso central sem sinais focais proeminentes

A avaliação das PVHIVs com febre e cefaleia é difícil, devido às manifestações frequentemente sutis das lesões graves do SNC em pacientes imunocomprometidos. O manejo da meningite bacteriana é o mesmo que para pacientes sem imunocomprometimento. As doenças meníngeas em PVHIVs são divididas nas amplas categorias de meningite asséptica, meningite crônica e meningoencefalite.

Segue-se uma breve revisão dessas condições:

- *Meningite asséptica:* os pacientes com meningite asséptica, que pode constituir manifestação da síndrome retroviral aguda, queixam-se mais frequentemente de cefaleia. Em geral, o estado de consciência está intacto, e os achados no exame neurológico são normais. No indivíduo com infecção pelo HIV estabelecida, a meningite asséptica pode ter várias causas potencialmente tratáveis
- *Meningite crônica:* conforme discutido anteriormente, *Cryptococcus* seguido de TB constitui a causa mais comum de meningite crônica nas PVHIVs. Os pacientes com diagnóstico de AIDS que apresentam meningite crônica têm, caracteristicamente, cefaleia, febre, dificuldade de concentração ou alterações do estado de consciência. A neurossífilis nas PVHIVs é mais comum do que em pacientes não infectados e pode se manifestar mais precocemente após a infecção
- *Meningoencefalite:* os pacientes com meningoencefalite manifestam alterações da consciência, que variam de letargia leve até coma. Os pacientes podem ser febris, e, com frequência, o exame neurológico mostra evidências de comprometimento difuso do SNC. A RM pode revelar apenas anormalidades inespecíficas, ao passo que a eletroencefalografia frequentemente é consistente com doença difusa do cérebro. As possíveis causas incluem CMV, HSV e HIV.

A *neuropatia periférica (NP) simétrica distal* é uma complicação neurológica comum do HIV. Além do efeito direto do próprio vírus, os fármacos mais antigos da TARV, particularmente estavudina e didanosina, foram associados à NP. A dor angustiante, a hiperestesia ou a hipoestesia, que ocorrem mais comumente nos membros inferiores e se agravam à noite, eram anteriormente comuns e difíceis de tratar. Com os medicamentos mais recentes e o tratamento mais precoce de todos os pacientes com HIV, os novos diagnósticos de NP estão se tornando menos comuns. O tratamento consiste na retirada dos fármacos potencialmente neurotóxicos e, dependendo dos sintomas, do início da terapia com gabapentina.

Doenças gastrintestinais

Os pacientes com doença avançada pelo HIV exibem várias complicações gastrintestinais potenciais, enquanto aqueles com contagens elevadas de linfócitos T CD4 e cargas virais suprimidas com a TARV correm risco muito menor. Assim, na era pré-TARV, as complicações gastrintestinais eram comuns e incluíam desde estomatite oral grave e esofagite causada por infecções por *Candida* até colecistite acalculosa, hepatite crônica grave e diarreia crônica causada por protozoários parasitas. Na era da TARV, essas complicações em pacientes diagnosticados e tratados são muito mais raras.

Tabela 103.5 Complicações neurológicas da infecção pelo HIV.

Condição	Início clínico			Características nos exames de imagem		
	Tempo	Estado de alerta	Febre	Número de lesões	Características das lesões	Localização das lesões
Toxoplasmose cerebral	Dias	Reduzido	Comum	Habitualmente múltiplas	Esféricas, com realce em anel	Núcleos da base, córtex
Linfoma primário do SNC	Dias a semanas	Variável	Ausente	Uma ou algumas	Irregulares, com realce em anel fraco	Periventricular
LMP	Semanas a meses	Variável	Ausente	Com frequência, múltiplas	Lesões múltiplas visíveis na RM	Substância branca

LMP, leucoencefalopatia multifocal progressiva; *RM*, ressonância magnética.

Boca e esôfago

A faringite por *Candida* e a esofagite por *Candida* têm sido alguns dos marcadores históricos da infecção pelo HIV, embora muitas outras causas de imunodeficiência também possam fazer com que os indivíduos corram risco dessas infecções (ver seção anterior sobre a doença por *Candida*). Outras causas de ulcerações na boca e no esôfago incluem úlceras aftosas e reativação de herpes-vírus, incluindo HSV-1 e CMV. Em pacientes com AIDS, o SK frequentemente ocorre na boca, mas também pode acometer o estômago e o fígado.

Intestinos delgado e grosso

A parte inferior do sistema digestório era anteriormente o local de infecção crônica causada por vários microrganismos, incluindo *Cryptosporidium*, *Cystoisospora belli*, espécies de *Microsporidium*, CMV e micobactérias. Essas infecções causavam diarreia crônica, levando a inanição e emaciação. Na era da TARV, essas infecções são muito menos comuns e foram suplantadas em frequência pela infecção por *Clostridioides difficile*, devido à exposição frequente a antibióticos das PVHIVs. Além disso, o risco aumentado de câncer anal foi reconhecido nas PVHIVs. Em virtude do envelhecimento da população de PVHIV, o risco de câncer de cólon também aumenta (ver seção anterior sobre HIV e neoplasia maligna).

Doença hepatobiliar

As anormalidades nas provas de função hepática são comuns na doença pelo HIV e, com frequência, são inespecíficas. As elevações dos níveis séricos de alanina aminotransferase (ALT) e aspartato aminotransferase (AST) podem representar hepatite B ou C ativa crônica, mas também podem refletir inflamação hepática causada por álcool etílico ou medicamentos, incluindo SMZ-TMP ou agentes antirretrovirais. O etilismo é altamente prevalente nas PVHIVs e pode contribuir para a doença hepatobiliar, assim como o uso de outras substâncias psicoativas, como MDMA ("*ecstasy*"). As elevações acentuadas nos níveis séricos de fosfatase alcalina podem refletir doença infiltrativa do fígado (p. ex., MAC, CMV, TB, tumor), mas também podem ocorrer em pacientes com colecistite acalculosa, criptosporidiose, colangite esclerosante associada à AIDS ou hepatite sifilítica.

As hepatites virais, sobretudo hepatite C, constituem uma importante causa de morbidade e de mortalidade nas PVHIVs. Mais de 80% das pessoas com HIV e história pregressa de uso de substâncias injetáveis estão coinfectados com hepatite C, e o risco de progressão para doença hepática terminal é maior em pacientes com coinfecção pelo HIV e vírus da hepatite C. Recentemente, a terapia da hepatite C foi revolucionada pela combinação de agentes de ação direta (AAD), que produzem taxas de cura da hepatite C superiores a 95%. As taxas de resposta nas PVHIVs parecem ser semelhantes às dos indivíduos HIV-negativos. Em contrapartida, o tratamento da hepatite B raramente é curativo; todavia, pode-se obter uma supressão muito efetiva pelo uso de terapia combinada. Os agentes comumente utilizados na TARV do HIV, como tenofovir, entricitabina e lamivudina, têm potente atividade antiviral contra hepatite B, e um esquema de TARV para a coinfecção pelo HIV e hepatite B é facilmente possível. Já foram descritas infecções ocultas por vírus da hepatite (com anticorpos negativos, mas com vírus detectável no teste de RNA/DNA) tanto para a hepatite C quanto para a hepatite B, particularmente no contexto da imunodeficiência avançada. O carcinoma hepatocelular é uma complicação das hepatites B e C. O rastreamento regular com o exame de imagem do fígado está indicado para todos os pacientes com hepatite C e cirrose diagnosticada, para todos os pacientes com hepatite B que correm risco aumentado, particularmente os com hepatite ativa (nível sérico elevado de ALT) e/ou carga viral alta ($>$ 20.000 UI/mℓ), aqueles com história familiar de carcinoma hepatocelular, homens asiáticos com idade superior a 40 anos, mulheres asiáticas com idade superior a 50 anos e todos os africanos e afro-americanos.

Doença cardiovascular

Antes da TARV, os pacientes com HIV e baixas contagens de linfócitos T CD4 corriam risco de miocardite, derrame pericárdico e miocardiopatia dilatada; todavia, no momento atual, essas condições são muito menos comuns. Entretanto, o que fica aparente é um risco aumentado de doenças cardiovasculares (DCV), incluindo tanto infarto agudo do miocárdio (IAM) quanto acidente vascular encefálico (AVE). Em um estudo de referência do sistema Veteran Affairs dos EUA, em 2013, foi constatado que as PVHIVs apresentam um aumento de 50% na ocorrência de IAM, em comparação com pacientes não infectados pelo HIV, mesmo após controle dos fatores de risco tradicionais, como tabagismo e diabetes melito. Em uma análise mais recente, realizada em 2018, foi observado um risco relativo de 2,16 para DCV nas PVHIVs. Ao contrário dos pacientes HIV-negativos, há aumento da taxa (até 50%) de IAM do tipo II (vasospasmo, disfunção endotelial) em comparação com IAM do tipo I (tromboembólico), sugerindo diferentes processos etiológicos. Estudos longitudinais mostraram que o risco de AVE e, mais recentemente, de insuficiência cardíaca congestiva é igualmente elevado.

Várias outras características da DCV merecem ser assinaladas. Estudos em longo prazo do sistema Kaiser Permanente na Califórnia e da Europa demonstraram, inicialmente, maiores taxas de DCV nas PVHIVs, porém constataram que os dados mais recentes em populações selecionadas viram uma convergência de taxas com pacientes HIV-negativos, talvez devido a avanços na prevenção das DCV, como uso generalizado de inibidores da HMG CoA redutase ("estatinas"). Além disso, convém assinalar que as PVHIVs apresentam maior prevalência de alguns fatores de risco para a DCV, particularmente tabagismo, diabetes melito, doença renal, síndrome metabólica e hipertensão arterial sistêmica. O risco associado a esses fatores, no total, é de magnitude muito maior do que o atribuído ao próprio HIV. Por conseguinte, abordar esses fatores de risco é particularmente importante nessa população, que apresenta um risco basal elevado de DCV devido ao HIV. As intervenções comprovadas incluem o abandono do tabagismo e o uso de anti-hipertensivos e estatinas, que devem ser prescritos de acordo com as diretrizes do American College of Cardiology/American Heart Association. A melhora da dieta e da atividade física também é importante, particularmente para pacientes à medida que envelhecem.

Os efeitos de certos antirretrovirais sobre o risco de DCV continua sendo uma área de controvérsia. Sabe-se que os inibidores da protease (IP) exercem efeito adverso sobre o perfil metabólico, incluindo indução de hiperlipidemia, em comparação com as classes mais recentes de medicamentos para TARV, como inibidores da integrase. O risco não é necessariamente uniforme na classe; uma análise recente de coorte constatou especificamente que o darunavir está associado a aumento do risco, em comparação com o atazanavir. Além disso, vários estudos mostraram que o abacavir aumenta o risco de DCV, porém esses achados não foram confirmados em outros estudos. Os inibidores da integrase e os inibidores da transcriptase mais recentes exercem menor efeito sobre o perfil lipídico dos pacientes, embora os inibidores da integrase tenham sido associados a maior ganho de peso do que outras classes de fármacos, o que por si só pode aumentar o risco de outras doenças que elevam o risco de DCV (p. ex., diabetes melito, hipertensão arterial sistêmica).

Doença renal

Nos primeiros anos da epidemia de HIV, foi identificada uma nova forma de doença renal progressiva, denominada nefropatia associada ao HIV (NAHIV). Caracterizava-se por insuficiência renal rapidamente progressiva e proteinúria na faixa nefrótica. Foi constatado que essa doença era mais comum em afro-americanos. A incidência de NAHIV aumentou até meados da década de 1990 e, em seguida, caiu graças à TARV efetiva. Embora a NAHIV tenha se tornado incomum, a incidência de doença renal crônica nas PVHIVs permanece significativamente mais alta do que na população em geral. A prevalência da doença renal crônica em estágio III (taxa de filtração glomerular de 30 a 59 mℓ/min) variou de 3,5 a 9,7%. As PVHIVs têm mais de 16 vezes maior probabilidade de necessitar de terapia substitutiva renal.

A etiologia da doença renal em PVHIV é multifatorial; os fatores de risco incluem baixas contagens de linfócitos T CD4, altas cargas virais, hipertensão arterial sistêmica, diabetes melito, doença cardiovascular, ascendência africana, coinfecção pelo vírus da hepatite C e exposição prévia a certos medicamentos da TARV, como tenofovir. Os pacientes também correm risco de lesão renal aguda, sobretudo quando há desidratação, infecção e polifarmácia. Além disso, podem desenvolver doença renal por imunocomplexos e microangiopatia trombótica. O aspecto mais importante na prevenção e no tratamento da doença renal é o uso de TARV efetiva e monitoramento consistente da função renal. O controle da hipertensão arterial sistêmica e do diabetes melito também é essencial na prevenção da progressão da doença renal.

Osteoporose e doença óssea

As PVHIVs apresentam maiores taxas de osteopenia e osteoporose, e, consequentemente, estudos controlados longitudinais mostraram um aumento de quase 3 vezes na taxa de fraturas, em comparação com a da população geral. Os fatores de risco para a diminuição da densidade óssea são habitualmente múltiplos e consistem em efeitos da TARV, sobretudo esquemas que contêm inibidor da protease, e fumarato de tenofovir desoproxila; baixo peso corporal; deficiência de vitamina D; consumo de álcool; hipogonadismo; exposição a opiáceos; tabagismo; e efeitos de próprio HIV. Os pacientes devem ser avaliados quanto à deficiência de vitamina D e outros fatores de risco e devem ser tratados e aconselhados adequadamente. Recomenda-se a avaliação da densidade óssea por absorciometria de raios X de dupla energia (DXA) para todos os homens com idade superior a 50 anos infectados pelo HIV, todas as mulheres após a menopausa, indivíduos com história pregressa de fraturas por fragilidade, pacientes em uso crônico de corticosteroides e pacientes com alto risco de queda. O risco de fratura por fragilidade deve ser avaliado principalmente com o uso da ferramenta Fracture Risk Assessment Tool (FRAX). Os esquemas de TARV devem ser revisados para risco de osteopenia e osteoporose. Os pacientes com diagnóstico de osteopenia ou osteoporose devem ser tratados de acordo com as diretrizes estabelecidas.

Distúrbios endócrinos

Síndrome metabólica

As PVHIVs correm maior risco de síndrome metabólica, que inclui obesidade central, resistência à insulina, hipertensão arterial sistêmica e hipertrigliceridemia. Algumas classes de TARV, como inibidores da protease, parecem aumentar o risco de síndrome metabólica, e esse risco se traduz em aumento do risco de DCV. Recomendam-se perda de peso corporal e prática de exercícios físicos, anti-hipertensivos e hipoglicemiantes se o diabetes melito for diagnosticado.

Diabetes melito

O risco de diabetes melito (DM) nas PVHIVs não foi inicialmente reconhecido, porém tornou-se evidente em anos mais recentes. Uma estimativa é a de que o risco relativo para DM nas PVHIVs é de 2,4, em comparação com a população em geral. Esse risco é agravado pelas taxas de síndrome metabólica, obesidade e estilo de vida adverso (como dieta insatisfatória e baixa taxa de exercício). Além disso, o diagnóstico de DM aumenta acentuadamente o risco de DCV, incluindo AVE e doença vascular periférica, bem como doença renal. O rastreamento de PVHIV com hemoglobina A_{1c} ou glicemia em jejum em uma base anual é importante, particularmente à medida que a população envelhece. O tratamento para pacientes com risco de DM e para aqueles com DM deve seguir as diretrizes estabelecidas para o manejo do diabetes melito.

Outras doenças endócrinas

Outras doenças endócrinas que afetam desproporcionalmente as PVHIVs, sobretudo aquelas com baixas contagens de linfócitos T CD4, incluem insuficiência suprarrenal (ISR), hipogonadismo e ginecomastia. Antes da TARV, a patologia das glândulas suprarrenais causada por CMV e micobactérias era frequente, porém ISR clínica, caracterizada por mal-estar, hipotensão ortostática, perda de peso, hiponatremia e hipoglicemia, era incomum. A ISR clínica permanece rara. Hipogonadismo é comum em homens com HIV e pode se manifestar como disfunção erétil e perda da libido, mas também pode ocorrer mais sutilmente com astenia, depressão ou incapacidade de ganhar massa muscular. O rastreamento com determinação dos níveis séricos de testosterona pode revelar hipogonadismo, que pode ser tratado com reposição androgênica. A ginecomastia também pode ocorrer em homens com infecção pelo HIV e pode resultar de hipoandrogenismo, doença hepática, efeitos colaterais de medicamentos ou como parte do envelhecimento normal.

Doença hepática gordurosa não alcoólica

A doença hepática gordurosa não alcoólica (DHGNA) abrange desde esteatose hepática simples até esteatose hepática não alcoólica (EHNA) e fibrose hepática, que podem levar à cirrose. As taxas de esteatose e de EHNA nas PVHIVs estão aumentando e parecem ser maiores do que na população em geral, talvez devido ao aumento das taxas de obesidade, síndrome metabólica e diabetes melito. A EHNA e a cirrose subsequente representam um risco significativo para as PVHIVs e ressaltam a importância das medidas preventivas, incluindo controle do peso.

Obesidade

Nos primeiros anos da epidemia de HIV, a AIDS avançada estava associada a baixo peso, e, de fato, algumas das características da doença eram emaciação e inanição. A TARV efetiva evitou e até mesmo reverteu essa manifestação da infecção, mesmo na AIDS em estágio terminal. Atualmente, com o uso da TARV nas PVHIVs, surgiu um novo problema: a obesidade. Em países como os EUA, as taxas de obesidade nas PVHIVs (20 a 31%) correspondem às taxas da população em geral. As taxas de complicações relacionadas com a obesidade nas PVHIVs, como diabetes melito e doença cardiovascular, são quase o dobro das taxas observadas em pacientes não infectados. As taxas de obesidade nas PVHIVs podem estar relacionadas com uma combinação de fatores, incluindo baixa qualidade da dieta, maior insegurança alimentar, falta de exercício física e genética. Entretanto, talvez o aspecto mais importante tenha sido a falta de reconhecimento das consequências da obesidade e das melhores abordagens para a perda de peso. Embora haja uma escassez de pesquisas no tratamento da obesidade nas PVHIVs, os programas comportamentais de perda de peso com foco em mudança do comportamento, dieta e exercício, demonstraram ser efetivos para essa população. Além disso, a cirurgia bariátrica para pacientes com obesidade mórbida tem sido uma estratégia efetiva em casos individuais.

Envelhecimento e HIV

A idade média dos primeiros mil casos de HIV notificados em 1983 foi de 34 anos. Graças à TAR efetiva, a idade das PVHIVs aumentou uniformemente, de modo que, em 2015, foi estimado que 50% das PVHIVs tinham mais de 50 anos, e, até o ano de 2030, estima-se que 70% terão mais de 50 anos. Tendências semelhantes, embora tardias, estão sendo observadas em todo o mundo em países de renda baixa a média. Apesar desse aumento na idade das PVHIVs, a taxa de mortalidade permanece elevada em comparação com a população geral, embora haja grande heterogeneidade. Os indivíduos com fatores de risco, como baixa contagem de linfócitos T CD4, cargas virais elevadas, uso de substâncias psicoativas, coinfecções por vírus da hepatite e outras comorbidades apresentam taxas de mortalidade aumentadas, enquanto uma análise de subgrupos de estudos populacionais mostrou que os indivíduos com contagens de linfócitos T CD4 superiores a 350 células/microlitro por ocasião do diagnóstico, consistentes com supressão viral, e ausência de outros fatores de risco apresentam uma expectativa de vida semelhante à dos indivíduos não infectados. Entretanto, a maioria dos estudos populacionais comparando as PVHIVs com a população geral, com controle dos fatores de risco, mostrou uma redução na expectativa de vida de 2 a 13 anos, dependendo da subpopulação.

A possibilidade de a infecção pelo HIV acelerar ou não o processo de envelhecimento tem sido um assunto controverso, que continua sendo investigado. Entretanto, sabe-se que o HIV está associado à inflamação crônica em níveis semelhantes aos de indivíduos idosos. Acredita-se que a inflamação seja induzida pela replicação viral contínua de baixo nível, mesmo em indivíduos com supressão viral, e pelo efeito do dano inicial ao sistema imune durante a infecção aguda pelo HIV (p. ex., lesão do tecido imune intestinal). Os marcadores elevados de inflamação incluem níveis elevados de IL-6, marcadores elevados de translocação microbiana e níveis aumentados de ativação dos macrófagos. Além disso, nas PVHIVs, bem como nos indivíduos idosos não infectados, ocorrem desregulação imunológica e senescência imune, conforme evidenciado por reservas diminuídas de linfócitos T CD4, aumento dos linfócitos T CD8 senescentes que secretam citocinas e incapacidade de resposta robusta a novos antígenos. O aumento da inflamação e a desregulação imune fazem parte do processo normal de envelhecimento, porém parece ocorrer mais precocemente em PVHIVs. Além disso, conforme discutido anteriormente, as PVHIVs correm maior risco de várias comorbidades, algumas das quais estão associadas a aumento da inflamação, como DCV.

Em comparação com controles da mesma idade, as PVHIVs apresentam taxas mais altas de síndromes geriátricas, incluindo quedas, incontinência urinária, dificuldade com atividades da vida diária, marcha lenta, diminuição da visão e audição e fragilidade. Como resultado, elas correm maior risco de morbidade associada. Além disso, as PVHIVs têm mais tendência a desenvolver fragilidade precocemente. A fragilidade é definida de várias maneiras, porém os critérios de Fried são comumente usados e consistem em diminuição da força, resistência, atividade e velocidade de caminhada, bem como perda de peso. Os pacientes com fragilidade correm risco significativo de desfechos insatisfatórios, incluindo hospitalização e morte. Os riscos de fragilidade em PVHIVs incluem baixas contagens de linfócitos T CD4 atuais e mínimas, bem como outras comorbidades e síndromes geriátricas. À medida que a população de PVHIV envelhece, o reconhecimento e a abordagem das síndromes geriátricas e da fragilidade serão cada vez mais importantes nos cuidados desses indivíduos.

Por fim, os pacientes idosos em geral enfrentam vários desafios para a sua saúde e bem-estar, incluindo comorbidades, comprometimento físico crescente, perda de parceiros e isolamento familiar e social. As PVHIVs estão particularmente em risco de enfrentar alguns desses desafios e, além disso, muitos também enfrentam desafios como pobreza, insegurança habitacional e/ou alimentar e preocupação com a segurança. A perda de amigos e comunidade é particularmente estressante e foi descrita por uma PVHIV idosa como "uma forma de encolhimento da vida". É importante que os médicos que cuidam de PVHIV reconheçam esses problemas.

Saúde mental

Conforme a infecção pelo HIV passou a ser uma doença crônica e passível de controle, a ênfase do tratamento da saúde mental mudou do controle das síndromes agudas para ajudar os pacientes a viver bem. Depressão e ansiedade, bem como outras doenças mentais, são muito comuns nas PVHIVs. Com frequência, os pacientes não se sentem confortáveis em reconhecer a necessidade de cuidados de saúde mental. Para muitas PVHIVs, o médico do programa HIV/AIDS pode ser o único profissional de saúde, de modo que é fundamental que os médicos ofereçam rastreamento de rotina para problemas de saúde mental, como depressão e ansiedade. O rastreamento também oferece a oportunidade de facilitar o encaminhamento para uma avaliação adicional de saúde mental e cuidados comportamentais e psiquiátricos adequados. Trauma não é raro, e o tratamento do TEPT pode ser muito útil.

Transtorno por uso de substâncias psicoativas

O uso de substâncias/álcool etílico e os transtornos relacionados com substâncias/álcool etílico são comuns nas PVHIVs. O etilismo (p. ex., consumo problemático e compulsivo) também pode ocorrer concomitantemente com o uso de substâncias psicoativas (p. ex., cocaína, metanfetamina). Tanto o etilismo quanto o uso de substâncias psicoativas têm sido associados a taxas mais altas de comportamentos de risco (p. ex., relações sexuais sem preservativo com múltiplos parceiros) e têm sido associados à diminuição da adesão à TARV. É também importante assinalar que muitos usuários de substâncias psicoativas mantêm altos níveis de adesão à TARV; por conseguinte, o uso de substâncias psicoativas ou o etilismo não deve impedir que o médico prescreva TARV. Existem muitos fatores que contribuem ou que exacerbam o uso de substâncias psicoativas e de álcool etílico. Por exemplo, nos usuários de metanfetamina, existe uma alta correlação entre o uso de metanfetamina e comportamentos *chemsex*.[3] Outros fatores comuns que podem perpetuar o uso contínuo incluem diagnósticos concomitantes de saúde mental (p. ex., TEPT, ansiedade, TDAH), estresse de minoria e instabilidade ambiental. Muitos estudos mostraram que o tratamento dos transtornos por uso de opiáceos com medicamentos, como a buprenorfina, pode ser combinado com o tratamento do HIV. De modo semelhante, o tratamento dos transtornos relacionados com o álcool etílico pode ser realizado com o tratamento do HIV. Embora não se disponha de farmacoterapia para transtornos por uso de estimulantes, a relação médico-paciente tem um importante papel ao facilitar o encaminhamento para terapia comportamental baseada em evidências para uso de estimulantes. É importante ressaltar que os cuidados de HIV centrados no paciente não podem se concentrar exclusivamente na supressão do HIV, mas precisam abordar de maneira proativa as questões de saúde mental e uso de substâncias para promover o objetivo dos pacientes de viverem uma vida significativa com a doença crônica pelo HIV. Recomenda-se o rastreamento de rotina para tratamento de uso de substâncias (*i. e.*, com visitas de acompanhamento regulares). O atendimento na mesma unidade de saúde para tratamento de uso de substâncias e cuidados do HIV (*i. e.*, em um único local) é preferido.

---

[3]N.R.T.: *Chemsex* consiste no uso de substâncias psicoativas antes ou durante eventos sexuais planejados, a fim de viabilizar, reforçar, prolongar ou manter a experiência.

Infecções sexualmente transmissíveis

As taxas de infecções sexualmente transmissíveis (ISTs) continuam aumentando nos EUA e alcançaram um pico histórico em 2018 (os últimos dados disponíveis relatados no momento desta publicação), sem sinal de possível estabilização nos próximos anos. A IST aumenta o risco de transmissão do HIV de um parceiro para outro, sobretudo sífilis e doença pelo herpes-vírus simples. Nas pessoas que vivem com HIV, as taxas de IST também aumentaram. À medida que o conceito de "HIV indetectável = não transmissível" é compreendido pelos pacientes, a orientação sobre proteção contra IST é importante, visto que os pacientes tomam decisões informadas sobre o uso de preservativos. O rastreamento anual de IST, ou mais frequentemente, dependendo do comportamento de risco, é importante em pacientes sexualmente ativos. O tratamento dessas ISTs é o mesmo em indivíduos HIV-negativos e em indivíduos HIV-positivos, e a resposta ao tratamento é satisfatória.

MANEJO E TRATAMENTO DO HIV

Orientação inicial e avaliação ambulatorial

Uma vez diagnosticado o HIV, o profissional de saúde deve conversar com o paciente sobre a evolução clínica e o tratamento da infecção pelo HIV e o uso de exames imunológicos e virológicos (p. ex., contagens de linfócitos T CD4, carga viral plasmática) para orientar a terapia. O estigma relacionado com o HIV ainda é importante e uma barreira fundamental para o engajamento do paciente no tratamento. É fundamental abordar essas questões como parte da orientação pós-teste e admissão no programa de HIV/AIDS de indivíduos recém-diagnosticados. O paciente deve ser instruído sobre as formas de transmissão do HIV por relação sexual desprotegida ou compartilhamento de agulhas. O conceito "HIV indetectável = não transmissível" deve ser discutido com os pacientes, de modo que compreendam que iniciar o tratamento e obter carga viral indetectável é importante tanto para a sua própria saúde quanto para a saúde de seus parceiros.

A avaliação inicial deve incluir tanto uma revisão dos sistemas de órgãos orientada para o HIV quanto um exame físico completo. A pele precisa ser examinada à procura de exantemas associados ao HIV e SK. O exame da cavidade oral pode revelar candidíase oral, gengivite, leucoplasia pilosa, úlceras superficiais causadas por HSV, úlceras aftosas ou lesões características do SK. Em indivíduos com doença muito avançada, o exame de fundo de olho pode revelar lesões hemorrágicas características de retinite por CMV. Linfadenopatia, hepatomegalia, esplenomegalia e quaisquer lesões genitais devem ser cuidadosamente pesquisadas. É crucial fazer exame neurológico à procura de neuropatia periférica e diminuição da cognição global.

Monitoramento laboratorial

A contagem de linfócitos T CD4 e a carga viral plasmática (CVP) devem ser obtidas na primeira consulta, e deve-se mostrar os resultados ao paciente. As ilustrações gráficas da interação de CVP e linfócitos T CD4 pode ser útil para aumentar a compreensão do paciente. Deve-se efetuar também a genotipagem do HIV para investigar resistência a fármacos. A CVP constitui a medida-chave da adesão do paciente ao tratamento, e deve ser repetida a intervalos regulares, geralmente 2 a 8 semanas após o início da terapia e a cada 3 a 6 meses quando os pacientes estiverem estabilizados no tratamento. Quando o paciente estiver estável em tratamento, com vírus suprimido (< 200 cópias) e contagens de linfócitos T CD4 superiores a 200 células/mℓ, o valor do monitoramento dos linfócitos T CD4 torna-se menos claro, e as diretrizes permitem aumentar o intervalo de monitoramento para 1 ano. Se a contagem ultrapassar 500 linfócitos T CD4

durante mais de 1 ano, o monitoramento dos linfócitos T CD4 torna-se opcional, contanto que a CVP permaneça indetectável.

Inicialmente, são solicitadas bioquímica sérica básica (incluindo creatinina), provas de função hepática, hemograma completo com contagem diferencial, glicemia aleatória ou em jejum e exame de urina. As mulheres devem efetuar um teste de gravidez. Uma vez iniciada a TARV, os pacientes devem repetir um painel de bioquímica básico e provas de função hepática (com CVP, conforme já assinalado) entre 2 e 8 semanas após o início do tratamento. Os pacientes estáveis com TARV devem repetir esses mesmos exames laboratoriais a cada 6 meses para monitoramento da toxicidade e de alterações passíveis de afetar a dosagem. Recomenda-se a realização de hemograma completo anualmente em todos os pacientes. Recomenda-se também um exame de urina a cada 6 meses em pacientes que recebem esquemas à base de tenofovir.

Rastreamento de infecções associadas

Tuberculose

O teste cutâneo com tuberculina (TCT) ou os ensaios de liberação de gamainterferona no sangue (IGRA) devem ser realizados no início do tratamento do HIV. O achado de induração igual ou superior a 5 mm no TCT deve ser considerado positivo. O IGRA fornece uma interpretação com base nos resultados do paciente. Qualquer paciente com resultado positivo do teste tuberculínico deve ser investigado para TB ativa com exame físico completo, radiografia de tórax e pesquisa de sintomas. Se não houver doença ativa, o paciente deve receber 9 meses de profilaxia com isoniazida ou terapia combinada por um período mais curto (ver Capítulo 94). Se for identificada TB ativa, a poliquimioterapia deve ser iniciada após cuidadosa consideração de possíveis interações com a TARV. É importante lembrar de que um resultado de TB falso-negativo, tanto do TCT quanto do IGRA, pode ser obtido em pacientes com HIV, sobretudo aqueles com contagem de linfócitos T CD4 inferior a 200.

ISTs

O teste sorológico para sífilis deve ser seguido de tratamento imediato se for positivo. A sífilis é comum em muitas populações altamente impactadas pelo HIV, e a coinfecção com sífilis aumenta o risco de transmissão do HIV para outras pessoas. Recomenda-se a realização de um teste para gonorreia e clamídia de qualquer orifício potencialmente exposto, e deve-se oferecer ao paciente um "teste de ponto triplo" (PCR oral, retal e urinária), sempre que apropriado. Todas as mulheres também devem ser testadas para *Trichomonas vaginalis*. Após o rastreamento inicial, recomenda-se um rastreamento anual para IST. (Ver Capítulo 102.)

Hepatite viral

A doença hepática constitui uma importante causa de morbidade e de mortalidade nas PVHIVs. Recomenda-se o rastreamento de hepatite B e hepatite C na consulta inicial, e deve-se oferecer a vacinação, quando apropriado. A hepatite C é altamente prevalente nas pessoas que contraíram o HIV por uso de substâncias injetáveis, e as populações de HSH também correm maior risco devido à transmissão sexual. Tendo-se em vista a falta de vacina efetiva para a hepatite C, recomenda-se o rastreamento regular de indivíduos com risco contínuo de exposição.

Outras infecções

Deve-se considerar o rastreamento para anticorpos contra *Toxoplasma gondii* em indivíduos com baixas contagens de linfócitos T CD4 que potencialmente necessitem de profilaxia. Os indivíduos de áreas endêmicas podem ser submetidos a rastreamento para histoplasmose e coccidioidomicose e considerados para profilaxia se os resultados forem positivos.

Imunização

As respostas dos anticorpos a polissacarídeos são melhores nos pacientes com contagens mais altas de linfócitos T CD4, embora o momento ideal de imunização seja incerto. Para indivíduos com baixas contagens de linfócitos T CD4, muitos médicos fornecem imunização inicial e nova imunização para certas vacinas após ocorrer reconstituição imune. As vacinas vivas devem ser evitadas em pessoas com contagens de linfócitos T CD4 inferiores a 200 células/mm³. Os Centers for Disease Control and Prevention (CDC) recomendam assegurar a vacinação infantil de rotina (p. ex., série de tétano, sarampo, caxumba, rubéola, vacinação contra varicela ou histórico de doença notificada). As seguintes vacinas também são recomendadas para PVHIV (Tabela 103.6).

Vacinação contra *Streptococcus pneumoniae*

Todas as pessoas com HIV devem receber uma única dose de PCV13 durante a vida, seguida de uma dose de PPV23 pelo menos 8 semanas depois. Quando anteriormente vacinados com PPV23, os pacientes devem receber PCV13 pelo menos 1 ano após a PPV23. Os pacientes devem apresentar uma contagem de células CD4 igual ou superior a 200/microlitro. Recomenda-se uma segunda dose de PPV23 5 anos após a primeira dose de PPV23 e mais uma vez depois dos 65 anos.

Vacinação contra vírus influenza

As PVHIVs apresentam taxas de morbidade e mortalidade excessivas associadas à *influenza* e suas complicações. Devem receber uma vacinação contra *influenza* sazonal anualmente.

Vacinação contra papilomavírus humano

Os CDC recomendam o uso da vacina contra HPV em meninos ou meninas com 11 ou 12 anos, independentemente de terem ou não infecção por HIV, em HSH e em indivíduos com imunocomprometimento, incluindo pessoas com infecção pelo HIV até os 26 anos, se não tiverem sido previamente vacinadas. Atualmente, a vacinação está aprovada pela FDA até os 45 anos.

Vacinação contra os vírus das hepatites A e B

As PVHIVs devem ser avaliadas por sorologia para exposição prévia à hepatite B. Todas as PVHIVs que não sejam imunes à hepatite B devem receber imunização. Todas as PVHIVs devem receber imunização contra hepatite A. A realização de teste para anticorpos antes da vacinação é razoável em pacientes com probabilidade de exposição na infância (p. ex., imigrantes de países endêmicos).

Vacinação contra *Neisseria meningitidis*

Em virtude da maior incidência de meningite meningocócica nas PVHIVs, os CDC recomendam que todas as PVHIVs recebam vacina contra meningite A, C, Y, W-135 conjugada quadrivalente (MCV4). Essa vacina pode ser administrada em duas doses com intervalo de 8 semanas, com administração de reforços a cada 5 anos.

Outros exames de saúde

Câncer do colo do útero

As mulheres que vivem com HIV devem ser submetidas a rastreamento para câncer do colo do útero com esfregaço de Papanicolaou. Devido ao aumento do risco de câncer do colo do útero nas PVHIVs, as diretrizes de rastreamento são mais agressivas para mulheres que vivem com HIV. Para mulheres com citologia normal sem HPV de alto risco no esfregaço de Papanicolaou, recomenda-se repetir o rastreamento em 3 anos (enquanto as mulheres HIV-negativas repetem o rastreamento em 5 anos).

Câncer anal

Conforme discutido anteriormente, o HPV está associado a risco aumentado de câncer anal em homens e mulheres que vivem com HIV. Nesse momento, não existem recomendações nacionais para o rastreamento de rotina do câncer anal, embora as diretrizes de atenção primária para HIV da IDSA recomendem o esfregaço de Papanicolaou anal em HSH, mulheres com história de relação sexual anal receptiva ou exame de Papanicolaou do colo do útero anormal e para todos os

---

Tabela 103.6 Vacinações recomendadas para adultos com HIV.[4]

Vacina	Recomendação
Antigripal (vírus inativado ou recombinante)	Recomendada anualmente
Antigripal (vírus vivo atenuado)	Não recomendada
Tdap (tétano, difteria, pertússis) ou Td	Série primária recomendada; em seguida, a cada 10 anos
MMR (sarampo, caxumba, rubéola)	Não recomendada se CD4 < 200; recomendada se não for imune e CD4 > 200
Vacinação primária contra varicela	Nao recomendada se CD4 < 200; recomendada co não for imune e CD4 > 200
Vacinação contra zóster recombinante	Nenhuma recomendação até este momento[a]
Vacinação contra varicela viva ou atenuada	Não recomendada se CD4 < 200; nonhuma recomendação até este momento[a] se CD4 > 200
Vacina contra papilomavírus humano (HPV)	Série de três doses recomendada até 26 anos
PCV13 (pneumocócica conjugada)	Uma dose recomendada, pelo menos 8 semanas antes ou 1 ano depois da PPV23
PPV23 (polissacarídeo pneumocócico)	Recomendada em dose única, com dose repetida pelo menos 5 anos depois e uma dose após 65 anos
Hepatite A	Série recomendada de duas doses ou vacina HAV/HBV combinada em três doses para todos os pacientes
Hepatite B	Série de duas ou três doses recomendada para todos os pacientes
Meningite ACYW135	Série de duas doses recomendada com intervalo de pelo menos 8 semanas, repetir a cada 5 anos
Meningite B	Recomendada apenas se houver fatores de risco adicionais (p. ex., asplenia, deficiência do complemento)
Hib	Recomendada apenas se houver fatores de risco adicionais (p. ex., asplenia, transplante de células-tronco hematopoéticas)

[4]N.R.T.: ver Calendário vacinal para pacientes especiais da Sociedade Brasileira de Imunologia (SBIm) em https://sbim.org.br/images/calendarios/calend-sbim-pacientes-especiais.pdf.
[a]As diretrizes atuais do ACIP não recomendam nem contraindicam RZV devido a dados limitados. As diretrizes do DHHS estabelecem que, "como o risco de herpes-zóster é alto entre indivíduos com HIV, a vacina parece ser segura, os especialistas recomendam a administração de RZV a indivíduos com HIV com ≥ 50 anos de acordo com o esquema aprovado pela FDA para pessoas sem HIV (dose IM em 0 e 2 meses)".

TRATAMENTO ANTIRRETROVIRAL

pacientes com verrugas genitais. A qualidade da evidência de suporte é baixa, e não há intervalo de tempo específico sugerido para repetir o teste. Apesar das diretrizes nacionais claras, o esfregaço de Papanicolaou anal é comumente realizado na prática clínica, devido ao reconhecimento do risco aumentado de câncer anal em PVHIVs.

TRATAMENTO ANTIRRETROVIRAL

O objetivo da TARV é garantir que todas as PVHIVs possam levar vidas produtivas sem sintomas. A terapia atualmente disponível possibilita que quase todos os indivíduos alcancem esse objetivo. As diretrizes de tratamento nos EUA e em todo o mundo recomendam que a TARV seja oferecida a todos os pacientes, independentemente da contagem de linfócitos T CD4, visto que foi documentado que o tratamento precoce tem um benefício significativo para a saúde do indivíduo, independentemente da contagem de linfócitos T CD4; além disso, o tratamento é de prevenção, visto que os pacientes que se tornam indetectáveis não transmitem a infecção para outros. Isso confere um benefício significativo para a saúde pública, além do benefício para a saúde de cada indivíduo.

Fármacos antirretrovirais atuais

Os antirretrovirais atualmente disponíveis são divididos em cinco classes:

1. **Inibidores da transcriptase reversa análogos de nucleotídios/nucleosídios (ITRN):** são análogos de nucleotídios ou de nucleosídios que não têm um grupo 3'-hidroxila na desoxirribose, causando a terminação da cadeia do DNA viral e a inibição da transcriptase reversa viral. Os exemplos incluem tenofovir, alafenamida, fumarato de tenofovir desoproxila, lamivudina, entricitabina, abacavir e zidovudina.
2. **Inibidores da transcriptase reversa não nucleotídicos (ITRNN):** os ITRNNs também são inibidores da enzima transcriptase reversa, porém não são análogos de nucleotídios e não se conectam ao local de ligação de nucleotídio da enzima. Esses agentes têm "-vir-" em seus nomes. Os agentes disponíveis dessa classe incluem efavirenz, nevirapina, etravirina, rilpivirina e doravirina.
3. **IP:** são inibidores da protease codificada por vírus, uma enzima necessária para a clivagem proteolítica de precursores proteicos necessários para a produção de uma partícula viral infecciosa. Esses agentes têm o sufixo "-navir". Os exemplos incluem darunavir, atazanavir e lopinavir.
4. **Inibidores de entrada:** são um grupo "abrangente" de agentes que bloqueiam a penetração do vírus nos linfócitos T $CD4^+$ por meio de vários mecanismos. Esse grupo inclui inibidores da ligação (fostensavir), inibidores de fusão (enfuvirtida), inibidores de entrada (ibalizumabe, um anticorpo monoclonal que se liga ao CD4) e antagonistas de CCR5 (maraviroque); nenhum desses agentes é de primeira linha, e todos são usados apenas em esquemas de resgate.
5. **Inibidores de integrase *ou* inibidores da transferência da cadeia da integrase (InSTI/ITCI):** são fármacos que inibem a integrase viral, que é responsável pela integração do DNA viral transcrito de forma reversa no genoma das células infectadas do hospedeiro. Esses agentes apresentam o sufixo "-tegravir". Entre os agentes dessa classe, estão raltegravir, elvitegravir, dolutegravir e bictegravir.

Alguns agentes, incluindo todos os inibidores da protease e o inibidor da integrase elvitegravir, são combinados com "reforços", isto é, agentes que servem como inibidores enzimáticos do citocromo P450 3A4. Essa inibição retarda o metabolismo do fármaco antiviral para diminuir a dose necessária e a toxicidade e retardar o metabolismo para permitir uma única dose ao dia. Os dois reforços utilizados hoje em dia são o ritonavir e o cobicistate. Ambos podem ser administrados independentemente ou coformulados em comprimidos de combinação. Os agentes de reforço devem ser usados com cautela, visto que eles também afetam o metabolismo de vários outros fármacos.

Diretrizes de tratamento

Desde 1996, o tratamento do HIV utilizou o conceito de prescrição de vários agentes direcionados contra diversas etapas no ciclo de replicação do vírus. Essa abordagem de múltiplos alvos supera a capacidade do vírus de sofrer mutação e desenvolver resistência a agentes isolados. Um esquema completo é geralmente composto de três agentes ativos, embora existam situações clínicas em que são usados menos (dois) ou mais agentes. As coformulações são comuns, visto que são mais simples para os pacientes e melhoram a adesão. O Department of Health and Human Services (DHHS) dos EUA e a International AIDS Society-USA (IAS-USA) publicam diretrizes para o tratamento do HIV que são consideradas como padrão de cuidados para profissionais de saúde que tratam do HIV nos EUA. Estão disponíveis *online* em https://aidsinfo.nih.gov/guidelines e https://www.iasusa.org/resources/guidelines/, respectivamente. Ambas são atualizadas com frequência. A Organização Mundial da Saúde (OMS) também publica recomendações de tratamento para contextos com recursos limitados, que fornecem recomendações de esquemas de primeira e de segunda linhas. Na última década, houve uma grande mudança nas diretrizes de tratamento recomendadas, de modo que, hoje, recomenda-se uma combinação de ITRN mais um InSTI como componentes de todas as terapias de primeira linha para pacientes que iniciam o tratamento do HIV.

As Tabelas 103.7 e 103.8 fornecem uma revisão dos atuais esquemas recomendados de primeira linha do DHHS e da IAS-USA. As decisões sobre qual esquema prescrever devem ser feitas com a cooperação do paciente e devem levar em consideração qualquer farmacorresistência conhecida, interações medicamentosas, condições coexistentes (p. ex., hepatite B, doença cardiovascular, doença renal), preferência do paciente em relação à hora do dia e à administração do medicamento com ou sem alimento e disponibilidade do medicamento no posto de saúde.

Teste de resistência

Cerca de 16% dos pacientes virgens de tratamento apresentam mutações basais detectáveis que conferem resistência no genoma de seu HIV. Devido a isso, recomenda-se um teste de resistência basal antes do início da TARV. O tratamento não precisa ser necessariamente adiado até a obtenção dos resultados, visto que o teste de resistência pode levar várias semanas. Se o tratamento for iniciado de forma empírica, é necessário fazer imediatamente ajustes se for descoberta resistência. Deve-se considerar a repetição do teste de resistência em caso de falha do tratamento para ajudar a determinar se o vírus do paciente desenvolveu resistência ao esquema atual, ou se a adesão do paciente à medicação, a ocorrência de interações medicamentosas, a absorção ou outro problema constituem a razão da falha virológica.

O teste de resistência aos antirretrovirais pode ser realizado de três maneiras principais. O método mais comum é a genotipagem do RNA do HIV-1. Essa genotipagem envolve o sequenciamento direto dos genes virais que codificam as proteínas-alvo dos fármacos (*i. e.*, transcriptase reversa, protease e integrase). Os genes são sequenciados e comparados com o genótipo de tipo selvagem e mutações de resistência previamente determinadas. Um segundo método para a identificação de resistência consiste no teste do fenótipo do HIV-1. Isso envolve a replicação do vírus em cultura quando exposto a vários fármacos antivirais. Fornece uma medida direta da resistência do vírus *in vitro*; o esperado é a ocorrência de crescimento na presença de um fármaco quando o vírus é portador de mutações de resistência a esse agente. Por fim, a genotipagem do DNA associada a células possibilita a realização do teste de resistência mesmo nos casos de pacientes com CVP indetectáveis.

Capítulo 103 Infecção pelo Vírus da Imunodeficiência Humana **1033**

Tabela 103.7 Esquemas iniciais recomendados para a maioria dos indivíduos com HIV (DHHS).[5]

Combinação de fármacos	Restrições	Força da evidência
Bictegravir/tenofovir alafenamida/entricitabina		AI
Dolutegravir/abacavir/lamivudina	Apenas para pacientes que sejam HLA-B*5701-negativos e sem coinfecção crônica pelo vírus da hepatite B	AI
Dolutegravir *mais* entricitabina *ou* lamivudina *mais* tenofovir alafenamida *ou* fumarato de tenofovir desoproxila		AI
Dolutegravir/lamivudina	Exceto para indivíduos com > 500.000 cópias/mℓ de RNA do HIV, coinfecção pelo HBV ou nos quais a TARV precise ser iniciada antes da disponibilidade dos resultados do teste de resistência genotípica do HIV para transcriptase reversa ou teste para HBV	AI
Raltegravir *mais* entricitabina *ou* lamivudina *mais* tenofovir alafenamida *ou* fumarato de tenofovir desoproxila		BI para TDF BII para TAF

[5]N.R.T.: No Brasil, ver Protocolo Clínico e Diretrizes Terapêuticas para Manejo da Infecção pelo HIV em Adultos em https://prceu.usp.br/wp-content/uploads/2020/05/pcdt_adulto_12_2018_web1.pdf.

Tabela 103.8 Esquemas iniciais geralmente recomendados (IAS-USA).

Combinação de fármacos	Restrições	Força da evidência
Bictegravir/tenofovir alafenamida/entricitabina		AIa
Dolutegravir/abacavir/lamivudina	O teste para alelo HLA-B*5701 deve ser efetuado antes do uso do abacavir (classe de evidências AIa); pacientes com teste positivo não devem receber abacavir (classe de evidências AIa). Como tipicamente são necessários vários dias ou mais para obter os resultados do teste HLA-B*5701, esquemas contendo tenofovir devem ser usados quando se inicia a TARV no mesmo dia do diagnóstico de HIV ou até a obtenção dos resultados do teste HLA-B*5701. Em pacientes com alto risco de doença cardiovascular, deve-se usar, se possível, um esquema com tenofovir, em vez de um esquema com abacavir	AIa
Dolutegravir *mais* entricitabina/tenofovir alafenamida	Quando não há disponibilidade de tenofovir alafenamida/entricitabina, ou se houver uma diferença de custo substancial, o fumarato de tenofovir desoproxila (com entricitabina ou lamivudina) é efetivo e, em geral, bem tolerado, sobretudo se o paciente não apresenta ou não corre alto risco de doença renal ou óssea	AIa

Esse teste envolve o sequenciamento do DNA proviral do HIV-1 arquivado que foi integrado a células infectadas do hospedeiro durante a replicação do vírus. A escolha de um teste de resistência depende da carga viral do paciente e das informações desejadas.

Em pacientes com resistência determinada, dispõe-se de vários recursos para ajudar a escolher um novo esquema. A IAS-USA desenvolveu um catálogo útil de mutações de resistência que está disponível *online* em https://www.iasusa.org/resources/hiv drug resistance-mutations/. A Stanford University também mantém um banco de dados interativo baseado na *web* de mutações de resistência conhecidas do HIV, que também está disponível gratuitamente *online* em https://hivdb.stanford.edu. Seu formato interativo possibilita que o usuário insira mutações específicas, gerando um perfil de sensibilidade prevista de todos os fármacos disponíveis. Recomendam-se o uso desses recursos e o parecer de um especialista em HIV com experiência no tratamento de vírus resistentes.

Tendências futuras do tratamento antirretroviral

A TAR atual avançou a passos largos desde os primeiros esquemas, que envolviam vários medicamentos com alta toxicidade administrados várias vezes ao dia. Hoje, é possível tratar a maioria dos pacientes com um pequeno número de comprimidos – em geral, um – administrados 1 ou 2 vezes/dia. Contudo, o tratamento continua avançando. Vários novos esquemas estão desafiando o paradigma da "terapia tripla", incluindo combinações de dois medicamentos, que não se mostraram inferiores aos esquemas tradicionais de primeira linha com três medicamentos. Com certeza, mais esquemas surgirão. Algumas outras opções de tratamento que provavelmente se aproximam do horizonte incluem as seguintes:

1. **Esquemas injetáveis:** os ensaios clínicos de terapia injetável foram concluídos e mostraram eficácia e aceitação elevadas de tratamentos injetáveis 1 vez por mês pelos pacientes. Algumas questões preocupantes relacionadas com esses esquemas incluem a necessidade de consultas mais frequentes, como fornecer uma terapia oral de "ponte" para pacientes que faltam a uma consulta, como lidar com reações adversas de medicamentos com meia-vida longa e preocupação com a "cauda subterapêutica" após a interrupção de um esquema injetável do tipo depósito. Mesmo assim, esses esquemas fornecem uma nova direção interessante para a terapia.

2. **Medicamentos implantáveis de liberação lenta:** como dispositivos contraceptivos implantáveis, os dispositivos implantáveis de liberação de antirretrovirais oferecem uma abordagem atrativa para doses infrequentes (1 vez por mês ou com intervalo ainda

maior). A cirurgia de pequeno porte necessária para a colocação do dispositivo é uma preocupação, assim como qualquer complicação de remoção.

3. **Agentes orais com meia-vida mais longa:** vários agentes orais estão em desenvolvimento para administração de uma dose 1 vez/semana ou com intervalo maior. À semelhança dos esquemas injetáveis, existe a preocupação de como lidar com reações adversas de medicamentos com meias-vidas longas e a "cauda subterapêutica" após a sua interrupção.

4. **Novas classes de medicamentos:** várias novas classes de medicamentos com novos mecanismos de ação estão em fase de desenvolvimento e são promissoras para pacientes com padrões complexos de resistência, pacientes que lutam com os efeitos colaterais dos esquemas atuais e aqueles que procuram novos métodos de administração ou intervalos posológicos. As classes atualmente em desenvolvimento incluem inibidores de fixação, inibidores análogos de nucleosídios da translocação da transcriptase reversa (ITTRN), inibidores da maturação, anticorpos monoclonais contra CCR5, inibidores do capsídio e anticorpos amplamente neutralizantes.

PESQUISA PARA A CURA DO HIV

Até agora, houve apenas dois casos documentados de cura do HIV. O primeiro caso, descrito como o "paciente de Berlim", foi descrito em 2009. Era um homem com LMA refratária que tinha infecção pelo HIV por um vírus CCR5-trópico. Ele recebeu dois transplantes de células-tronco hematopoéticas, o segundo de um doador CCR5-negativo. Recebeu também irradiação corporal total e globulina antitimócito. O segundo caso, o "paciente de Londres", foi relatado em 2019. Esse paciente tinha linfoma de Hodgkin refratário e HIV CCR5-trópico e foi submetido a transplante de células-tronco de um doador CCR5-negativo. O paciente não recebeu irradiação, e a depleção de linfócitos T foi obtida com um agente anti-CD52. Ambos os pacientes apresentaram doença do enxerto *versus* hospedeiro (DEVH) leve. Ambos não apresentaram recorrência do HIV, e nenhum vírus ativo foi isolado de qualquer amostra de tecido, apesar de não receberem mais terapia antirretroviral. Esses casos ilustram exemplos extremos de potenciais caminhos para a cura – os transplantes de células-tronco estão associados a uma taxa de mortalidade muito alta, e a DEVH persiste por toda a vida e pode ter morbidade significativa. Entretanto, esses casos demonstram que a possibilidade de cura é mais do que apenas teórica, e estudos em andamento para a cura do HIV constituem uma área de intensa pesquisa.

Por ser um retrovírus, o HIV integra-se ao genoma do hospedeiro, e as células com infecção latente constituem o principal motivo de a TARV não ser curativa. A TARV atual tem como alvo proteínas virais envolvidas na replicação do vírus. Por conseguinte, a TARV não é efetiva na remoção do reservatório viral de doença latente, visto que as proteínas-alvo virais não são ativas em células com infecção latente. A interrupção da TARV sempre resulta em recorrência da viremia ao longo do tempo nas PVHIVs, à medida que as células latentes se tornam ativas e a replicação recomeça. Por conseguinte, encontrar uma cura para o HIV é, em grande parte, um problema de determinar como curar as células com infecção latente. Além disso, hoje, a TARV é altamente efetiva e muito bem tolerada, resultando em expectativa de vida essencialmente normal. Do ponto de vista ético, a "cura" não pode ser pior do que o tratamento; isso representa uma grande barreira para os pesquisadores. Uma intervenção segura, efetiva, escalável, bem tolerada e custo-efetiva que seja totalmente curativa ou que permita um controle do vírus em longo prazo sem o uso de TARV ainda está a muitos anos de distância, porém as bases já estão lançadas.

PREVENÇÃO, PPE E PPrE DO HIV[6]

Três abordagens amplas tiveram grande impacto na redução da transmissão do HIV: redução de danos e modificação comportamental, TARV para "tratamento como prevenção" e uso de medicamentos para profilaxia pré-exposição e pós-exposição. Todas essas atividades são sustentadas por testes expandidos e melhor ligação aos cuidados.

A redução de danos e a modificação do comportamento são categorias amplas de intervenções de saúde pública para prevenir a transmissão do HIV. Um exemplo é a adoção de práticas sexuais mais seguras, sobretudo o uso de preservativos durante a atividade sexual para prevenir a transmissão do HIV. Outras intervenções, como aquelas direcionadas para usuários de substâncias psicoativas injetáveis, incluindo programas de troca de seringas, instalações para injeções seguras e programas comunitários de metadona e buprenorfina, também tiveram um acentuado efeito na redução do risco de transmissão do HIV. Muitas outras abordagens nos contextos clínico e social apropriados também podem ter impacto significativo, como circuncisão masculina em comunidades altamente impactadas.

O tratamento como prevenção constitui o pilar dos esforços envidados para controlar a epidemia mundial de HIV, e o acesso generalizado à TARV é meta essencial dos esforços atuais de prevenção do HIV. O tratamento antirretroviral de gestantes infectadas pelo HIV e seus recém-nascidos no período periparto diminuiu a transmissão vertical de 25% para menos de 5% na América do Norte. Se a gestante conseguir manter a supressão viral durante a gravidez e a amamentação, o risco de transmissão para o lactente é inferior a 1%. Entre os indivíduos sexualmente ativos, diversos estudos realizados em milhares de indivíduos demonstraram que os pacientes que estão em tratamento e indetectáveis não conseguem transmitir o HIV para seus parceiros sexuais, independentemente do uso de preservativo. A força desses dados é robusta, e os resultados são consistentes em múltiplos estudos de grande porte conduzidos em diferentes populações em diversos países, incluindo populações heterossexuais e de HSH. De fato, nenhum dos estudos demonstrou um único caso de transmissão de um paciente indetectável para seu parceiro.

O uso da TARV também demonstrou ser uma ferramenta efetiva para a prevenção do HIV como profilaxia pós-exposição após exposições ocupacionais ao HIV (denominadas "PPE") e após exposições sexuais desprotegidas (denominadas "PPEn"). As diretrizes para PPE e PPEn recomendam o tratamento o mais cedo possível, no máximo nas primeiras 72 horas após a exposição. O esquema de tratamento deve ser baseado no padrão de resistência do paciente-fonte, se conhecido, ou, se for desconhecido, consiste geralmente em dois ITRNs (fumarato de tenofovir desoproxila e entricitabina) e um inibidor da integrase (raltegravir ou dolutegravir) por 28 dias. A PPE ocupacional é altamente efetiva, e a soroconversão pós-exposição de profissionais de saúde é praticamente inexistente desde a implementação da PPE. Dispõe-se de diretrizes para a PPE e a PPEn nos CDC em: https://www.cdc.gov/hiv/risk/pep/index.html.

O uso da TARV para PPrE em indivíduos HIV-negativos com alto risco de exposição ao HIV demonstrou ter excelente eficácia em vários estudos e populações. Em indivíduos com alto risco de exposição sexual, incluindo HSH, indivíduos em relacionamentos sorodiscordantes,

---

[6]N.R.T.: O Ministério da Saúde atualizou o Protocolo clínico e diretrizes terapêuticas (PCDT) sobre profilaxia pré-exposição (PrEP), a fim de garantir o acesso a essa importante ferramenta de prevenção do HIV a todas as pessoas com idade superior a 15 anos, sexualmente ativas e com risco aumentado para o HIV. Ver https://unaids.org.br/2022/09/prep-15-atualizacao-do-protocolo-amplia-acesso-ao-metodo/.

Capítulo 103 Infecção pelo Vírus da Imunodeficiência Humana

profissionais do sexo e indivíduos com múltiplos parceiros sexuais, o uso diário de fumarato de tenofovir desoproxila com entricitabina (associação com nome comercial Truvada®) ou tenofovir alafenamida com entricitabina demonstrou reduzir o risco de transmissão do HIV em 99% quando o tratamento é tomado com adesão consistente. A PPrE também demonstrou ser efetiva em usuários de substâncias injetáveis, com redução de 74% com uso diário consistente. Foram realizados estudos e outros estão em andamento para avaliar uma dosagem intermitente mais baseada no risco. Além disso, há estudos em andamento para descobrir outros potenciais medicamentos e métodos de administração (p. ex., medicamentos injetáveis, dispositivos implantáveis).

A interligação universal, a retenção e o acesso ao tratamento do HIV de alta qualidade, culturalmente apropriado e acessível devem constituir os objetivos centrais do tratamento e da prevenção do HIV, visto que o tratamento efetivo representa uma prevenção efetiva. Os indivíduos também devem ser apoiados para se protegerem, e as técnicas de redução de danos e as intervenções de modificação de comportamento desempenham um papel importante e contínuo na prevenção do HIV para populações de risco, em que tanto a PPE quanto a PPrE oferecem um auxílio farmacológico adicional para a meta universal de pôr fim a novas infecções pelo HIV.

LEITURA SUGERIDA

Aberg JA, Gallant JE, Ghanem KG, et al: Primary care guidelines for the management of persons infected with HIV: 2013 update by the HIV Medicine Association of the Infectious Diseases Society of America, Clin Infect Dis 58:e1–34, 2014.

International Antiviral Society–USA: Antiretroviral Drugs for Treatment and Prevention of HIV Infection in Adults: 2018 Recommendations of the International Antiviral Society–USA Panel. Available at: https://www.iasusa.org/resources/guidelines/. Accessed January 2020.

International Antiviral Society–USA: HIV Drug Resistance Mutations. Available at: https://www.iasusa.org/resources/hiv-drug-resistance-mutations/. Accessed January 2020.

Stanford University: HIV Drug Resistance Database. Available at: https://hivdb.stanford.edu. Accessed January 2020.

U.S. Center for Disease Control and Prevention: Post-Exposure Prophylaxis. Available at: https://www.cdc.gov/hiv/risk/pep/index.html. Accessed January 2020.

U.S. Department of Health and Human Services: Guidelines for the Prevention and Treatment of Opportunistic Infections in Adults and Adolescents with HIV. Available at: https://aidsinfo.nih.gov/guidelines/html/4/adult-and-adolescent-opportunistic-infection/0. Accessed January 2020.

U.S. Department of Health and Human Services: Guidelines for the Use of Antiretroviral Agents in Adults and Adolescents with HIV. Available at: https://aidsinfo.nih.gov/guidelines. Accessed January 2020.

104

Infecções no Hospedeiro Imunocomprometido

Dimitrios Farmakiotis, Ralph Rogers

INTRODUÇÃO

Os indivíduos com comprometimento do sistema imune correm risco de infecções por patógenos típicos e por microrganismos menos virulentos, que normalmente não causam doença. O diagnóstico pode representar um desafio, devido às manifestações atípicas da doença. A velocidade de instalação e a gravidade da doença em pacientes frágeis exigem que decisões complicadas sobre o tratamento sejam tomadas precocemente, apesar da falta de certeza diagnóstica. Este capítulo tem por objetivo fornecer uma estrutura clinicamente orientada para o diagnóstico e o manejo das infecções em hospedeiros imunocomprometidos, exceto nos pacientes com vírus da imunodeficiência humana/síndrome da imunodeficiência adquirida (HIV/AIDS) (Figuras 104.1 e 104.2).

EPIDEMIOLOGIA

A população de indivíduos imunocomprometidos está crescendo rapidamente e se tornando mais diversificada, incluindo: pacientes com imunodeficiências primárias (congênitas), algumas das quais foram recentemente reconhecidas; indivíduos com neoplasias malignas hematológicas (NMH), que agora apresentam uma sobrevida mais longa; receptores de transplante de órgãos sólidos (TOS) e de células hematopoéticas (TCH) e, por fim, pacientes que estão sendo tratados com medicamentos imunomoduladores recém-desenvolvidos (inibidores do fator de necrose tumoral alfa (TNF-α), anticorpos monoclonais, ibrutinibe), que expõem cada vez mais indivíduos a complicações infecciosas potenciais.

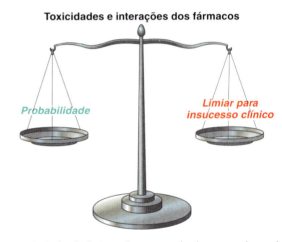

Figura 104.2 As decisões sobre o manejo devem ser baseadas no equilíbrio entre a probabilidade de um diagnóstico e as consequências clínicas de não tratar imediatamente, tendo-se em vista as toxicidades e interações medicamentosas dos antimicrobianos.

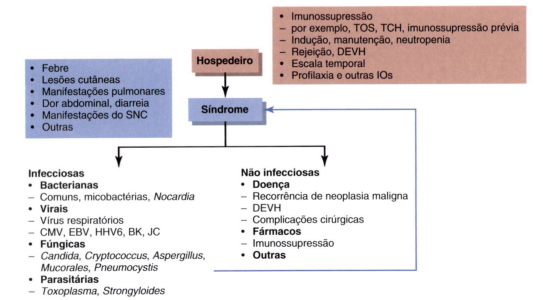

Figura 104.1 Abordagem algorítmica para o diagnóstico de síndromes com suspeita de infecção no hospedeiro imunocomprometido. A reavaliação contínua é de suma importância. Para uma discussão sobre abreviaturas e patógenos específicos, ver seção "Patógenos específicos", adiante.

PATOGÊNESE

Nem todos os indivíduos imunocomprometidos correm o mesmo risco para cada infecção possível. Em vez disso, os "hospedeiros imunocomprometidos" formam um grupo heterogêneo, no qual déficits imunes específicos estão associados a riscos distintos (Figura 104.1 e Tabelas 104.1 e 104.2).

Neutropenia

Os neutrófilos constituem a principal defesa contra infecções bacterianas e fúngicas. A neutropenia associada ao aumento do risco de infecção é definida como contagem absoluta de neutrófilos inferior a 500/μℓ. As síndromes de imunodeficiência primária, como neutropenia congênita (produção inadequada), doença granulomatosa crônica (eliminação microbiana ineficaz) e deficiência de adesão dos leucócitos (recrutamento não efetivo para locais de infecção) estão associadas ao aumento do número e da gravidade das infecções, geralmente causadas por bactérias típicas (p. ex., *Staphylococcus*, *Streptococcus*, Enterobacteriaceae) e colonizadores fúngicos (p. ex., *Candida*) da pele e dos sistemas digestório, geniturinário (GU) e respiratório.

A neutropenia é comum na NMH, devido à diminuição da produção de neutrófilos em decorrência de infiltração da medula óssea e quimioterapia citotóxica. A quimioterapia citotóxica atua principalmente sobre

Tabela 104.1 Síndromes de imunodeficiência primária.

Síndrome	Descrição
Defeitos nos fagócitos	
Neutropenia congênita	Produção inadequada de neutrófilos
Doença granulomatosa crônica	Eliminação ineficaz dos micróbios pelos fagócitos, devido à diminuição da atividade da NADPH oxidase
Deficiência de adesão dos leucócitos	Recrutamento não efetivo dos fagócitos para os locais de infecção
Defeitos nas imunidades celular e humoral	
Imunodeficiência combinada grave	Deficiência ou ausência de linfócitos T e/ou B
Deficiência de ZAP-70	Defeitos na proliferação e ativação de linfócitos T
Síndrome de DiGeorge	Hipoplasia tímica, que leva a defeitos na maturação dos linfócitos T
Linfoma CD4 idiopático	Produção inadequada de linfócitos T CD4+
Síndrome de hiper-IgE	Defeito na via de sinalização JAK/STAT, que leva a múltiplos déficits imunes
Síndrome de hiper-IgM	Defeito na recombinação de mudança de classe, que leva à produção inadequada de IgG/IgA/IgE
Agamaglobulinemia ligada ao X	Defeito na maturação dos linfócitos B, que resulta em diminuição ou ausência de produção de imunoglobulinas
Imunodeficiência comum variável	Produção defeituosa de imunoglobulinas
Defeitos na imunidade inata	
Deficiência de células NK	Ausência ou deficiência de células NK
Deficiências do complemento	Ausência ou deficiência de componentes do complemento

Ig, imunoglobulina; *JAK/STAT*, Janus quinase/transdutor de sinal e ativador de transcrição; *NK*, natural *killer*; *NADPH*, nicotinamida adenina dinucleotídeo fosfato reduzido; *ZAP-70*, proteína 70 associada à cadeia zeta.

Tabela 104.2 Medicamentos imunossupressores.

Classe	Exemplos
Agentes citotóxicos	Bleomicina
	Cisplatina
	Ciclofosfamida
	Citarabina
	Doxorrubicina
	Etoposídeo
	Fluoruracila
	Metotrexato
	Paclitaxel
	Vincristina
Agentes que causam depleção dos linfócitos	Alentuzumabe
	Basiliximabe
	Belatacepte
	Globulina antitimócito
	Rituximabe
Inibidores do TNF-α	Adalimumabe
	Etanercepte
	Infliximabe
Corticosteroides	Prednisona
Medicamentos antirrejeição comuns	Azatioprina
	Ciclosporina
	Micofenolato
	Sirolimo
	Tacrolimo
Outros anticorpos monoclonais e inibidores da transdução de sinais associados ao aumento do risco de infecção	Eculizumabe
	Ibrutinibe
	Idelalisibe
	Natalizumabe
	Ruxolitinibe
	Tocilizumabe

as células em rápida divisão, de modo que, além de seu efeito desejado, ela também tem impacto negativo sobre as células em rápida divisão do revestimento do sistema digestório (mucosite). Essa redução da barreira anatômica em combinação com a diminuição da defesa dos neutrófilos pode levar a infecções rapidamente progressivas por translocação microbiana. Por conseguinte, a "febre neutropênica" é uma emergência clínica, e esses pacientes necessitam de terapia antimicrobiana imediata e de amplo espectro contra patógenos entéricos típicos e *Pseudomonas* (que está associada à elevada taxa de mortalidade).

Déficits imunes mediados por células e humorais

A resposta imune adaptativa proporcionada pelos componentes celulares e humorais do sistema imune permite a eliminação efetiva dos micróbios intracelulares e extracelulares e é de importância crítica contra infecções virais, ao mesmo tempo que contribui com defesas para infecções antibacterianas e antifúngicas. Muitas síndromes de imunodeficiência primária afetam as imunidades celular e humoral, causando, cada uma delas, o aumento da suscetibilidade a várias infecções bacterianas, fúngicas e virais. A imunodeficiência combinada grave (desenvolvimento deficiente de linfócitos T e B) predispõe os lactentes a infecções graves causadas por vírus comuns (p. ex., Herpesviridae), bactérias e fungos (p. ex., *Pneumocystis*). A síndrome de DiGeorge (hipoplasia tímica que leva ao subdesenvolvimento de linfócitos T) e a síndrome de hiperimunoglobulina E (comprometimento na diferenciação e função dos linfócitos T) predispõem os indivíduos a infecções bacterianas cutâneas sinopulmonares recorrentes. A agamaglobulinemia ligada ao X (desenvolvimento deficiente de linfócitos B) predispõe os pacientes a infecções bacterianas por microrganismos encapsulados (pneumococo, *Haemophilus influenzae, Neisseria meningitidis*) e por patógenos virais comuns (p. ex., Enteroviridae). As causas secundárias de hipogamaglobulinemia (p. ex., leucemia linfocítica crônica [LLC], enteropatia perdedora de proteínas, síndrome nefrótica) também podem levar ao aumento do risco de infecções virais e bacterianas.

Asplenia e déficits do complemento

A asplenia funcional ou anatômica leva a risco aumento de infecções graves causadas por bactérias encapsuladas e parasitas transportados pelo sangue (p. ex., *Plasmodium, Babesia*), visto que o baço constitui o principal local que filtra os eritrócitos parasitados. O sistema complemento atua por meio de opsonização dos patógenos, possibilitando a sua fagocitose subsequente, além de poder atuar por si só para eliminar patógenos por meio do complexo de ataque à membrana. As deficiências do complemento aumentam o risco de infecções por bactérias encapsuladas, particularmente *N. meningitidis*. Podem ser congênitas ou decorrentes do uso do eculizumabe, um anticorpo monoclonal que é um tratamento efetivo para a síndrome hemolítico-urêmica atípica ao inibir o complemento terminal.

Neoplasias malignas hematológicas

A neutropenia constitui o principal fator de risco para infecção em pacientes com leucemia aguda. Por ocasião do diagnóstico, o indivíduo já pode apresentar neutropenia por um longo período e, portanto, correr risco de infecção por fungos filamentosos ambientais, como *Aspergillus* ou Mucorales. Após a quimioterapia de indução, os pacientes permanecem profundamente neutropênicos por várias semanas, aumentando o risco de infecção, conforme descrito anteriormente. Em geral, pacientes com linfoma não têm períodos prolongados de neutropenia decorrente da quimioterapia, que, entretanto, provoca profunda depleção dos linfócitos. Algumas vezes, o risco de infecção depende da dosagem (p. ex., há risco aumentado de *Pneumocystis* com R-CHOP-14, isto é, quinzenal, devido à administração mais frequente de esteroides). A LLC é, com frequência, monitorada, mas não tratada, devido à sua evolução arrastada. Entretanto, esses pacientes frequentemente apresentam hipogamaglobulinemia e correm risco aumentado de contrair infecções pulmonares e dos seios paranasais bacterianas ou virais.

Transplante de órgãos sólidos

O TOS é um procedimento que salva vidas; todavia, a não ser que o órgão transplantado (aloenxerto) seja proveniente do gêmeo idêntico do receptor, este precisará tomar medicamentos imunossupressores para prevenir que o seu sistema imune rejeite o aloenxerto ao reconhecê-lo como "não próprio". Os receptores de TOS recebem medicamentos imunossupressores potentes para evitar a rejeição aguda no momento do transplante (indução) e, posteriormente, recebem dois a três agentes imunossupressores (manutenção). Os riscos de tipos específicos de infecção diferem, dependendo do tempo decorrido desde o transplante (Tabela 104.3). As infecções precoces estão relacionadas com a própria cirurgia do transplante (extravasamento anastomótico, infecção do sítio cirúrgico) ou são adquiridas no hospital (infecção associada a cateter, colite por *C. difficile*); as infecções precoces também podem ser derivadas do doador (i. e., presentes no doador por ocasião do transplante e, em seguida, transferidas para o receptor com o aloenxerto). As infecções no "período intermediário" resultam, com frequência, da reativação de infecções latentes preexistentes (citomegalovírus [CMV], hepatite B ou C, *Toxoplasma*) ou patógenos

Tabela 104.3 Infecções após o transplante de órgãos sólidos.	
Categoria de risco	**Exemplos**
Infecções precoces	
Ruptura anatômica	Vazamento anastomótico
	Infecção do sítio cirúrgico
Derivadas do doador	Bacterianas: *Mycobacterium tuberculosis*
	Fúngicas: *Aspergillus*
	Virais: CMV, EBV, HBV, HCV, HIV, HSV, LCMV, VZV
	Parasitárias: *Toxoplasma*
Adquiridas no hospital	Infecção associada ao uso de cateter
	Colite por *Clostridioides difficile*
	Pneumonia associada à ventilação mecânica
Infecções intermediárias	
Reativação de patógenos latentes	Bacterianas: *M. tuberculosis*
	Fúngicas: *Candida*
	Virais: BKPyV, CMV, HBV, HCV, HSV, VZV
	Parasitárias: *Strongyloides, Toxoplasma*
Infecções oportunistas	Bacterianas: *Nocardia*
	Fúngicas: *Aspergillus, Pneumocystis*
	Parasitárias: *Microsporidia*
Infecções tardias	
Adquiridas na comunidade	Pneumonia
	Infecção urinária
Reativação pós-profilaxia	CMV
	HSV
	VZV

oportunistas (*Pneumocystis, Aspergillus*). As infecções tardias são geralmente adquiridas na comunidade (p. ex., pneumonia) e envolvem órgãos específicos (infecções urinárias recorrentes em receptores de transplante renal, colangite em receptores de transplante de fígado, aspergilose tardia em receptores de transplante de pulmão). O aumento da imunossupressão em casos de rejeição aumenta o risco de infecção. O mesmo ocorre com a "imunossenescência", e os receptores idosos de transplante de órgãos sólidos às vezes apresentam infecções oportunistas muitos anos depois do transplante.

Transplante de células hematopoéticas

O transplante de células (-tronco) hematopoéticas (TCH) envolve a substituição da medula óssea e do sistema imune por um novo e mais saudável. Esse procedimento, que salva a vida do paciente, está associado a muitas complicações infecciosas e não infecciosas pós-transplante. Os receptores de TCH recebem altas doses de medicamentos citotóxicos e/ou radioterapia para destruir o seu antigo sistema imune (condicionamento) e, portanto, correm risco de muitas infecções enquanto aguardam o povoamento da medula óssea pelas novas células hematopoéticas e o início de seu funcionamento (pega do enxerto). Uma complicação comum após o TCH é a doença do enxerto *versus* hospedeiro (DEVH), em que o sistema imune do doador reconhece os órgãos do receptor (principalmente a pele e o sistema digestório) como "não próprio" e desencadeia uma resposta imune potencialmente devastadora. São administrados medicamentos imunossupressores adicionais para prevenir ou tratar a DEVH, aumentando o risco de infecção. Além disso, a própria DEVH é uma condição imunossupressora, visto que atua para retardar a expansão imune após o TCH.

Capítulo 104 Infecções no Hospedeiro Imunocomprometido

À semelhança dos indivíduos submetidos a TOS, os riscos para tipos específicos de infecção diferem, dependendo do tempo decorrido desde o transplante e da ocorrência de DEVH (Tabela 104.4). No início, as infecções estão relacionadas com neutropenia profunda e mucosite em decorrência do esquema de condicionamento. Os neutrófilos funcionais estão novamente presentes após o enxerto, porém outros segmentos das imunidades inata e adaptativa são lentamente reconstituídos, em primeiro lugar as células NK, em seguida os linfócitos T CD8$^+$ e, por fim, os linfócitos B e os linfócitos T CD4$^+$, algumas vezes vários anos mais tarde. Esse processo pode ser retardado pela DEVH e pelo uso de medicamentos imunossupressores para a doença (Tabela 104.4).

Novos medicamentos imunomoduladores

O número e a variedade de medicamentos imunomoduladores aumentaram significativamente nos últimos anos, levando a síndromes recém-reconhecidas. Entre os exemplos, destacam-se infecções fúngicas invasivas com o uso do ibrutinibe (um inibidor da tirosinoquinase utilizado no tratamento de neoplasias malignas linfoides), a encefalopatia multifocal progressiva (EMP) com o uso do natalizumabe (inibidor seletivo da molécula de adesão usado no tratamento da esclerose múltipla), a reativação da hepatite B ou rituximabe (anticorpo monoclonal anti-CD20$^+$ usado no tratamento de linfomas de células B) e infecções micobacterianas e histoplasmose com o uso de inibidores do TNF-α (Tabela 104.2).

Tabela 104.4 Infecções após o transplante de células hematopoéticas.

Categoria de risco	Exemplos
Pré-enxerto	
Neutropenia	Bacteriana: flora da pele/do sistema digestório/do sistema gastrintestinal
Mucosite	Fúngica: *Candida*, *Aspergillus*
	Viral: HSV, VZV
Adquiridas no hospital	Infecção associada ao uso de cateter
	Colite por *Clostridium difficile*
	Pneumonia associada à ventilação mecânica
Pós-enxerto precoce	
Reativação de patógenos latentes	Bacterianas: *Mycobacterium tuberculosis*
	Fúngicas: *Candida*
	Virais: adenovírus, BKPyV, CMV, HBV, HCV, HHV-6, HHV-8, HSV, JCPyV, VZV
	Parasitárias: *Strongyloides*, *Toxoplasma*
Infecções oportunistas	Bacterianas: *Nocardia*
	Fúngicas: *Aspergillus*, Mucorales, *Pneumocystis*
	Parasitárias: Microsporidia
Pós-enxerto tardias	
Adquiridas na comunidade	Pneumonia
	Sinusite
	Infecção urinária
Reativação pós-profilaxia	CMV
	HSV
	VZV

APRESENTAÇÃO CLÍNICA

Infecção do sistema nervoso central

Cefaleia, rigidez de nuca, fotofobia, encefalopatia ou déficits neurológicos focais de ocorrência recente, associados ou não a febre, podem ser indicadores de infecção do sistema nervoso (SNC). Os sinais/sintomas clínicos de meningite e a pleocitose do líquido cerebrospinal (LCS) podem ser atenuados no paciente imunossuprimido. Além dos patógenos típicos (pneumococo, enterovírus, herpes-vírus simples [HSV]), devem-se considerar outras etiologias bacterianas (*Listeria*, *Nocardia*), virais (p. ex., arbovírus, astrovírus, CMV, vírus Epstein-Barr [EBV], coriomeningite linfocítica [LCMV], vírus varicela-zóster [VZV]), fúngicas (p. ex., *Cryptococcus*) e parasitárias (*Toxoplasma*). A infecção do SNC pode constituir parte de uma síndrome sistêmica, e a disfunção de outros órgãos pode fornecer um indício para a etiologia (p. ex., pneumonia grave com meningite por adenovírus, nódulos pulmonares por *Nocardia*). O exame de imagem do SNC é de suma importância e pode ajudar no estabelecimento do diagnóstico (p. ex., múltiplas lesões com realce em anel na encefalite por *Toxoplasma*, alterações multifocais da substância branca na EMP [Figura 104.3]).

Pneumonia

Embora febre e tosse produtiva sejam achados característicos da pneumonia, ambas podem ser suprimidas em hospedeiros imunocomprometidos. Em contrapartida, a pneumonia pode ser rapidamente progressiva e fulminante. Além das etiologias bacterianas e virais típicas, a pneumonia em pacientes imunocomprometidos pode ser causada por bactérias atípicas (*Legionella*, *Nocardia*, *Mycobacterium tuberculosis* ou micobactérias atípicas), etiologias virais (adenovírus, CMV, HSV, VZV), fúngicas (*Aspergillus*, *Cryptococcus*, fungos dimórficos, fungos filamentosos não *Aspergillus*, *Pneumocystis*) e parasitárias (*Toxoplasma*, hiperinfecção por *Strongyloides*). As manifestações não pulmonares associadas (p. ex., meningite criptocócica) podem ajudar a estabelecer o diagnóstico. A tomografia computadorizada (TC) e a broncoscopia frequentemente são necessárias para definir melhor o processo infeccioso.

Diarreia

Os médicos devem considerar as etiologias bacterianas (*Clostridioides difficile*, *Salmonella*), virais (adenovírus, CMV, enterovírus, norovírus) e parasitárias (*Cryptosporidium*, *Giardia*). Os painéis de reação em cadeia da polimerase (PCR, do inglês *polymerase chain reaction*) para fezes podem ser úteis, porém algumas vezes não conseguem diferenciar a colonização da infecção por alguns microrganismos, como *E. coli* enteropatogênica. Uma anamnese cuidadosa à procura de exposição consegue reduzir os possíveis diagnósticos, sobretudo no caso de infecções com endemicidade regional. A colonoscopia com biopsia tecidual pode ser necessária para estabelecer um diagnóstico definido. Na instituição dos autores, a PCR multiplex, a pesquisa de toxina de *C. difficile* nas fezes e a carga viral de CMV no sangue constituem um protocolo padrão para receptores de TOS com diarreia. As principais causas não infecciosas incluem medicamentos, especialmente o micofenolato (um antimetabólito usado para imunossupressão de manutenção) e DEVH.

Manifestações cutâneas

As lesões cutâneas no paciente imunocomprometido podem constituir um sinal de infecção localizada ("de fora para dentro") ou disseminada ("de dentro para fora"). As lesões necróticas levam à suspeita de fungos filamentosos angioinvasivos, embora também possam ser observadas em infecções bacterianas graves e neutropenia, devido ao

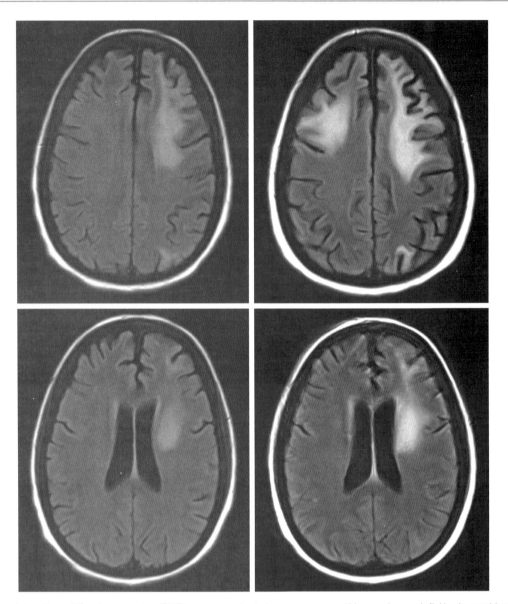

Figura 104.3 Encefalopatia multifocal progressiva (EMP) em um paciente imunocomprometido com imunodeficiência combinada grave (IDCG) e anemia hemolítica autoimune, que exige muitos ciclos de rituximabe e corticosteroides em altas doses. A ressonância magnética (RM) mostra progressão significativa de anormalidades da substância branca depois de 3 meses.

efeito da toxina com inflamação mínima. A lesão mais clássica é o ectima gangrenoso, uma escara dolorosa na sepse neutropênica causada por *Pseudomonas*, mas também por outras bactérias gram-negativas ou gram-positivas (*S. aureus*). A candidíase disseminada pode se apresentar com exantema maculopapular difuso, enquanto a sepse por *Fusarium* apresenta nódulos dolorosos. As lesões vesiculares sempre suscitam preocupação quanto à infecção herpética, embora o HSV (especialmente HSV resistente ou HSV2) também possa causar grandes lesões ulceradas. As "lesões esporotricoides" (aglomerados filamentosos de nódulos inflamatórios) podem ser causadas por *Sporothrix*, *S. aureus*, *Nocardia* ou micobactérias atípicas. As causas não infecciosas são muito comuns, como erupção medicamentosa, câncer de pele primário (a neoplasia maligna mais comum após o TOS), metástases cutâneas e leucemia cutânea, DEVH, hidradenite écrina neutrofílica e síndrome de Sweet (dermatose neutrofílica febril, uma reação inflamatória a tumores e à quimioterapia, que é mais bem tratada com corticosteroides). Para um diagnóstico acurado, é frequentemente necessária uma biopsia de pele com culturas.

Febre de origem indeterminada

A febre persistente em um hospedeiro imunocomprometido sem etiologia bem definida ou sem qualquer sinal ou sintoma focal é um quadro clínico relativamente comum. Com frequência, a anamnese e o exame físico revelam sinais ou sintomas sutis, porém essenciais para orientar esforços diagnósticos adicionais. Uma atenção cuidadosa para a boca (Figura 104.4), a pele e a área perineal é obrigatória, visto que cada uma delas pode fornecer indícios que facilmente passam despercebidos. A infecção perineal pode se manifestar apenas com dor retal. Além dos exames típicos de rastreamento, como hemoculturas, uroculturas e radiografia de tórax, uma abordagem algorítmica para investigação adicional pode envolver outros testes sequenciais adicionais, incluindo marcadores fúngicos, testes à base de PCR para vírus (CMV, EBV, HHV-6) e exame de imagem transversal do tórax, do abdome e da pelve. Exames laboratoriais avançados (p. ex., sequenciamento do DNA sem células, uma tecnologia emergente que detecta e identifica fragmentos de DNA não humanos

Capítulo 104 Infecções no Hospedeiro Imunocomprometido **1041**

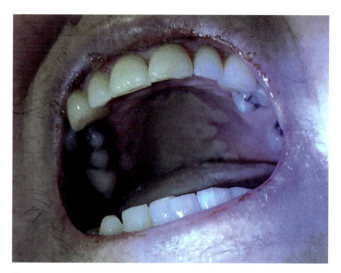

Figura 104.4 Lesões orais em um receptor de TCH com DEVH em uso de esteroides em altas doses, que desenvolveu infecção disseminada por HSV1 com hepatite fulminante.

em uma amostra clínica) e exames de imagem (tomografia por emissão de pósitrons [PET]) podem ser adjuvantes úteis, dependendo do cenário clínico.

DIAGNÓSTICO

O ritmo de solicitação e a amplitude dos exames complementares são mais bem determinados pela velocidade de instalação e pela gravidade da doença subjacente do paciente. Embora haja um enorme número de patógenos que pode ser responsável pelo quadro do indivíduo, a anamnese, bem como o exame físico, é, em geral, suficiente para reduzir acentuadamente o diagnóstico diferencial. Embora a maioria dos pacientes tenha um único diagnóstico, não é raro que pacientes imunocomprometidos apresentem vários processos simultâneos. Por isso, os autores preferem uma abordagem estruturada, revisitando com frequência as manifestações clínicas iniciais ou recentes (Figura 104.1).

Considerações relacionadas com o hospedeiro

Em primeiro lugar, é preciso compreender o hospedeiro, principalmente os déficits imunológicos específicos de cada paciente individualmente: há quanto tempo o paciente apresenta neutropenia e a quais patógenos potenciais o paciente foi exposto enquanto apresentava neutropenia? Quanto tempo se passou desde o TOS e qual é a imunossupressão? Para receptores de TCH, eles estão na fase de pré ou pós-enxerto, apresentam DEVH e que medicamentos imunossupressores estão tomando? Quais são os antimicrobianos profiláticos administrados e por quanto tempo? Que quimioterapia anterior receberam? As infecções oportunistas anteriores e concomitantes com frequência são dados úteis.

Considerações relacionadas com a síndrome

Em seguida, deve-se identificar a síndrome com base nas queixas apresentadas. Com frequência, existe uma única síndrome clínica, como pneumonia ou diarreia. Outras vezes, os sinais e sintomas são menos focais, e, em vez disso, o quadro inicial pode consistir simplesmente em febre e fadiga; pode haver mais de uma síndrome clínica. Uma maneira estruturada de elaborar um amplo diagnóstico diferencial para o hospedeiro e a síndrome é considerar em primeiro lugar as causas infecciosas *versus* não infecciosas e, em seguida,

elaborar um diagnóstico diferencial com base no reino dos patógenos (bactérias, fungos, vírus, parasitas) e causas não infecciosas (doença subjacente, DEVH, toxicidades medicamentosas, causas incomuns) (Figura 104.1).

Exames laboratoriais

Em hospedeiros imunocomprometidos, os testes diretos para patógenos (antígenos ou testes baseados em PCR) são muito mais úteis do que os ensaios para anticorpos, que indicam principalmente exposição prévia, e pelo fato de que a resposta imune medida pode estar ausente. Os marcadores fúngicos são componentes da parede celular dos fungos, que podem ser detectados no sangue ou em outros líquidos corporais e que ajudam a estabelecer o diagnóstico de infecções fúngicas. Os marcadores mais comumente usados são o antígeno criptocócico no soro e no LCS, a galactomanana de *Aspergillus* no soro, lavado broncoalveolar (LBA) ou LCS e o 1,3-β-D-glicana do soro ou do LCS, que é um marcador fúngico amplo, que pode ajudar no diagnóstico de aspergilose invasiva, candidíase e pneumonia por *Pneumocystis*. Entretanto, os marcadores fúngicos podem estar falsamente elevados (p. ex., 1,3-β-D-glicana falso-positivo em pacientes que recebem hemodiálise ou imunoglobulina intravenosa [IGIV]) e devem ser interpretados em relação ao contexto. As hemoculturas do sangue periférico (incluindo culturas bacterianas padrão e as que facilitam o crescimento de bacilos álcool-ácido-resistentes [BAAR] e fungos) e as culturas obtidas a partir de procedimentos mais invasivos (LBA) podem fornecer um diagnóstico e proporcionar uma medida da sensibilidade aos antimicrobianos. A biopsia de tecido invasiva é, algumas vezes, necessária para um diagnóstico definitivo e para ajudar a diferenciar a colonização da infecção.

Diagnóstico por imagem

Os exames de imagem também são importantes no processo de diagnóstico. À semelhança dos exames laboratoriais, a ausência de inflamação pode levar a achados de imagem enganosos (p. ex., imagem do abdome relativamente normal, apesar da colecistite acalculosa). Alguns achados podem ser sugestivos de diagnósticos específicos quando interpretados no contexto de uma síndrome específica em um hospedeiro imunocomprometido em risco (p. ex., sinal do halo [opacidades em vidro fosco ao redor de um nódulo pulmonar] sugestivo de aspergilose pulmonar invasiva [Figura 104.5] *versus* o sinal do halo invertido [opacidade em vidro fosco cercada por um anel de consolidação] sugestivo de mucormicose).

TRATAMENTO

Princípios gerais

A escolha de um esquema de tratamento empírico apropriado para um paciente imunocomprometido pode ser desafiadora. Não é prudente aguardar os resultados dos exames, tendo-se em vista a progressão potencialmente rápida da infecção nessa população. As toxicidades dos fármacos e as interações medicamentosas constituem frequentemente um fator determinante no desfecho clínico. O tratamento precoce e agressivo é frequentemente necessário, entretanto, tendo em vista a amplitude das potenciais etiologias infecciosas, não é viável tratar todos os patógenos possíveis. Em vez disso, quando se considera um tratamento empírico, a improbabilidade de um diagnóstico específico deve ser ponderada com as potenciais consequências de não tratar. Como regra, uma ampla cobertura é adequada enquanto a apresentação clínica do paciente está se desenvolvendo, com descalonamento da terapia para prevenir toxicidades após a exclusão de outros diagnósticos e com a melhora do paciente (Figura 104.2).

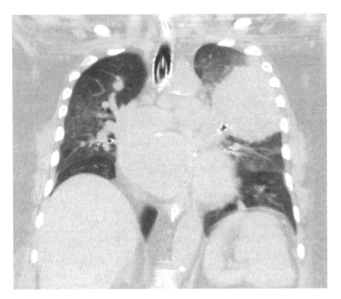

Figura 104.5 Aspergilose invasiva em um paciente recebendo corticosteroides em altas doses. A TC de tórax mostra uma consolidação densa e "sinal de halo" circundante (*i. e.*, opacidades em vidro fosco turvas ao redor de um nódulo ou massa), que representa hemorragia e é tipicamente observada na aspergilose invasiva. As hemoculturas e as culturas de LBA produziram *A. fumigatus*; o valor do antígeno de *Aspergillus* (galactomanana) no sangue foi maior do que o ponto de corte do ensaio.

Controle da fonte

O controle da fonte de infecção é obrigatório. Em pacientes imunossuprimidos, os antimicrobianos por si sós frequentemente não são suficientes para combater a infecção. Tendo-se em vista a reserva clínica diminuída e a ausência de resposta imune esperada, um abscesso não drenado ou uma infecção causada por um agente formador de biofilme na corrente sanguínea ou um cateter intravascular ou cateter urinário não removidos podem ser devastadores.

Ajuste da imunossupressão

A redução da imunossupressão pode salvar a vida do paciente. No caso da neutropenia em particular, a administração de fator estimulador de colônias de granulócitos (G-CSF) pode ajudar na recuperação precoce da contagem absoluta de neutrófilos. No TOS, pode ocorrer desenvolvimento de rejeição aguda após a redução da imunossupressão, porém é muito raro haver rejeição aguda simultânea e infecção fulminante, tendo-se em vista a polarização de um sistema imune já comprometido para combater uma infecção. Existe também a possibilidade de desenvolvimento da síndrome inflamatória de reconstituição imune (SIRI) (*i. e.*, aumento da inflamação e redução da imunossupressão), que, com frequência, exige tratamento com corticosteroides. Além disso, alguns medicamentos imunossupressores têm propriedades adjuvantes desejáveis (p. ex., o efeito antifúngico dos inibidores da calcineurina [ICNs]). Especificamente nas infecções criptocócicas, a interrupção dos ICNs aumenta o risco de SIRI e desfechos desfavoráveis. Por conseguinte, os ajustes na imunossupressão são individualizados. A reinstituição da terapia imunossupressora pode estar indicada com a resolução da infecção.

Interações medicamentosas

É fundamental verificar a ocorrência de interações medicamentosas com fármacos imunossupressores ou outras substâncias toda vez que um antimicrobiano for iniciado e interrompido (Figura 104.2). Por exemplo, os medicamentos antifúngicos triazóis aumentam previsivelmente a concentração sérica de ICNs (por meio de inibição mediada por triazóis de seu metabolismo pelo citocromo P-450), e, portanto, indica-se habitualmente um ajuste posológico empírico do ICN quando a administração de um triazol for interrompida ou iniciada.

PREVENÇÃO

Precauções relativas ao estilo de vida

Durante a hospitalização de pacientes neutropênicos, são frequentemente implementadas medidas específicas para reduzir o risco de aquisição de novas infecções por ingestão (água engarrafada, evitar o consumo de alimentos com potencial de colonização bacteriana ou fúngica), inalação (filtração do ar e ventilação com pressão positiva, ausência de flores ou plantas, evitar grandes construções ou atividades de reforma nas proximidades) ou translocação da mucosa (evitar alimentos duros que possam provocar traumatismo oral). Muitas dessas precauções de senso comum também podem ser implementadas em casa. Para pacientes imunocomprometidos, deve-se evitar o contato próximo com pessoas que tenham infecção viral, e aconselha-se efetuar uma avaliação completa antes de viagens.

Imunizações

O melhor momento para administrar as imunizações é antes do início da imunossupressão, o que possibilita uma resposta imune mais robusta. Caso contrário, a maioria das vacinas é administrada 1 ano após o transplante. Em geral, as vacinas vivas estão contraindicadas para indivíduos imunocomprometidos, devido à preocupação de doença clínica causada pela cepa da vacina. A imunização dos contatos domiciliares e profissionais de saúde é obrigatória.

Profilaxia antimicrobiana

Em muitos centros, os indivíduos com leucemia aguda submetidos à quimioterapia de indução e os pacientes submetidos a TCH recebem uma fluoroquinolona (levofloxacino) e um triazol ativo apenas para leveduras (fluconazol) ou ativo contra fungos filamentosos (voriconazol, posaconazol). A profilaxia antiviral com aciclovir protege contra a reativação de herpes-vírus latentes (p. ex., HSV, VZV).

O fluconazol é usado algumas vezes em receptores de transplante de fígado e na profilaxia anti-*Aspergillus* nos receptores de transplante de pulmão. A profilaxia antiviral ativa contra o CMV ([val]ganciclovir) é prescrita para muitos pacientes submetidos a TOS. Tendo-se em vista a mielotoxicidade potencial do (val)ganciclovir, são usadas estratégias alternativas para prevenir a infecção por CMV no TCH (monitoramento rigoroso da carga viral ou uso de antivirais alternativos, como letermovir). A profilaxia contra *Pneumocystis* está indicada para receptores de TOS e de TCH por 6 a 12 meses após o transplante e em pacientes em uso prolongado de corticosteroides em altas doses. Alguns receptores de TCH com DEVH recebem profilaxia antibacteriana ativa contra bactérias encapsuladas e profilaxia antifúngica.

PATÓGENOS ESPECÍFICOS

HSV e VZV

Os HSV1/2 provocam doença principalmente mucocutânea (lesões orais ou genitais); todavia, em pacientes imunocomprometidos, eles conseguem disseminar-se com mais frequência, causar infecção do SNC, falência de múltiplos órgãos, predominantemente hepatite fulminante e manifestações multiformes (p. ex., pneumonia) (Figura 104.4). O VZV também pode causar doença disseminada e várias síndromes do SNC, incluindo vasculite. O tratamento de escolha para as infecções graves consiste em aciclovir intravenoso. O (val)aciclovir e o (val)ganciclovir proporcionam profilaxia efetiva; a administração de (val)aciclovir em pacientes muito imunossuprimidos pode levar à resistência, principalmente no caso do HSV1. As infecções herpéticas resistentes são tratadas com foscarnete.

CMV

À semelhança de outros herpes-vírus, o CMV permanece latente depois da infecção primária e pode sofrer reativação, causando doença. Os pacientes de maior risco são os receptores de TOS que não são imunes ao CMV e que o adquirem do doador (D+/R−), bem como receptores de TCH com depleção de linfócitos e D−/R+ (visto que adotam o sistema imune de seu doador). O CMV causa febre e sinais e sintomas semelhantes aos da mononucleose infecciosa, doença gastrintestinal (esofagite, gastrite, colite) e pneumonia (principalmente em receptores de transplante de pulmão e CH). A retinite é rara em pacientes HIV-negativos. O tratamento de escolha consiste em (val)ganciclovir e foscarnete para CMV resistente. CMV multidrogarresistente (MDR) é raro, porém representa uma ameaça emergente. A profilaxia com (val)ganciclovir é usada na maioria dos receptores de TOS nos primeiros meses após o transplante. A principal toxicidade do (val)ganciclovir consiste em mielossupressão, ao passo que o foscarnete pode causar nefrotoxicidade e anormalidades eletrolíticas.

Outros herpes-vírus

O EBV pode se manifestar como infecção lítica (causada diretamente pela proliferação do vírus, como mononucleose infecciosa ou infecção do SNC). Entretanto, está associado principalmente à doença linfoproliferativa pós-transplante (DLPT) (transformação progressiva dos linfócitos B infectados pelo EBV em linfoma). O tratamento consiste em redução da imunossupressão para possibilitar a vigilância dos linfócitos B anormais infectados por EBV pelos linfócitos T citotóxicos. Pelo mesmo motivo, o rituximabe com frequência é usado precocemente, até mesmo de forma preventiva em caso de elevação progressiva dos níveis sanguíneos do EBV em receptores de TCH.

Outros herpes-vírus humanos patogênicos incluem o HHV-6, que tipicamente provoca infecção do SNC em receptores de TCH (ELAP, encefalopatia límbica aguda pós-transplante) tratados com ganciclovir ou foscarnete, e o HHV-8, que causa o sarcoma de Kaposi.

Poliomavírus

Além dos pacientes com AIDS, o vírus JC provoca LMP em vários hospedeiros (receptores de TOS e de TCH e pacientes com NMH) (Figura 104.3). A LMP manifesta-se com declínio cognitivo progressivo, déficits neurológicos focais e achados característicos na RM; em geral, tem prognóstico sombrio. O vírus BK provoca disfunção do aloenxerto renal em receptores de transplante renal, cistite hemorrágica no TCH ou (menos comumente) outros indivíduos com grave depleção de linfócitos T; em raros casos, o BK provoca LMP e infecção disseminada. A base do manejo das infecções por poliomavírus consiste em diminuição da imunossupressão. Uma abordagem recente e promissora para o manejo da LMP e de outras infecções virais refratárias consiste na infusão de linfócitos T ativos específicos para o vírus (imunidade adotiva).

Como regra, o diagnóstico laboratorial das infecções virais em pacientes imunocomprometidos baseia-se na detecção do vírus por PCR quantitativa e, algumas vezes, por histopatologia.

Candida

Candida albicans é o fungo patogênico mais comum no mundo ocidental e é um importante comensal da flora normal da pele, da cavidade oral, do sistema digestório e da vagina. Outras espécies de *Candida* (não *C. albicans*) podem ser resistentes aos fármacos antifúngicos e, portanto, representam uma ameaça importante, com frequência crescente em pacientes que recebem profilaxia antifúngica. Recentemente, *Candida auris* emergiu como primeiro fungo virulento que exibe multidrogarresistência (MDR) e potencial de transmissão nosocomial, que é considerada uma emergência de saúde pública.

As espécies de *Candida* causam candidíase mucocutânea (dermatite, candidíase oral, esofagite ou vaginite) e candidíase invasiva. Os principais fatores de risco consistem em neutropenia, corticosteroides e patologia abdominal. Os cateteres de demora representam uma importante fonte de candidemia, devido à forte propensão desse microrganismo a formar biofilmes (Figura 104.6). Por conseguinte, recomenda-se fortemente a remoção do acesso central para o manejo bem-sucedido de candidemia. As equinocandinas (caspofungina/ micafungina/anidulafungina) constituem o tratamento de escolha para a candidíase invasiva grave, exceto para infecções urinárias, oculares ou do SNC, devido à sua pouca penetração nesses compartimentos. A anfotericina B e os azóis são ativos contra a maioria das espécies de *Candida*; estes últimos podem ser usados para infecções leves e para passagem para a terapia oral.

Cryptococcus

Cryptococcus pode causar meningite, encefalite, pneumonia, síndrome semelhante à sepse e infecções atípicas (como celulite) em pacientes com imunossupressão significativa de linfócitos T (receptores de TOS ou de TCH, pacientes com linfoma). O diagnóstico é estabelecido por cultura, detecção do antígeno criptocócico no sangue ou no LCS e histopatologia. As infecções graves, incluindo a meningite, são tratadas com anfotericina B e flucitosina, seguidas por muitos meses de fluconazol. A diminuição da imunossupressão sem interrupção dos ICNs deve ser individualizada. O fluconazol e outros azóis, que são usados com frequência como profilaxia antifúngica em pacientes imunossuprimidos, diminuem o risco de criptococose.

Aspergillus

Diferentemente da *Candida*, os fungos filamentosos, como *Aspergillus* e os Mucorales, não fazem parte da flora normal, porém são inalados do ambiente. No contexto das defesas imunes comprometidas (sobretudo neutrófilos), esses fungos crescem e invadem os tecidos, causando infecções sinopulmonares invasivas ou até mesmo disseminadas. Os indivíduos com neutropenia prolongada, os que recebem corticosteroides em altas doses e os receptores de transplante de pulmão constituem os grupos de maior risco, especialmente com exposição a grandes inóculos (p. ex., construção). *Aspergillus* consegue, com frequência, ser um colonizador (aspergilose saprofítica), sem causar doença invasiva, como na ausência de anormalidades radiográficas, ou na forma de aspergiloma isolado (Figura 104.7). Os marcadores fúngicos (galactomanana, 1,3-β-D-glicana de *Aspergillus*), com cuidadosa análise dos achados dos exames de imagem (ver Figura 104.5), os fatores do hospedeiro e apresentação clínica podem ajudar a diferenciar a colonização da infecção.

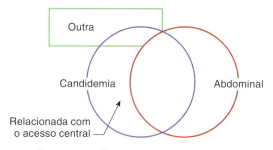

Figura 104.6 Espectro da candidíase invasiva.

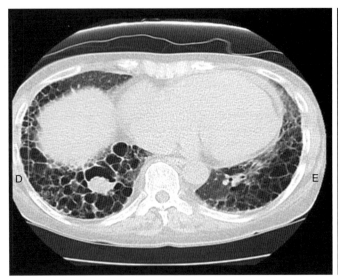
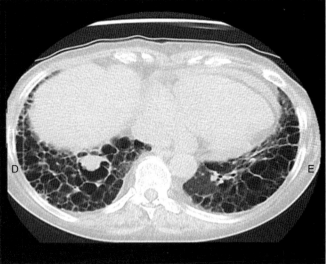

Figura 104.7 Aspergiloma (aspergilose saprofítica) em paciente com enfisema. A TC de tórax mostra massa móvel (*à esquerda*: decúbito dorsal, *à direita*: decúbito ventral) no interior de uma pequena cavidade.

Uma entidade interessante na interseção das formas saprofítica e invasiva da doença é a aspergilose necrosante crônica (também conhecida como cavitária ou semi-invasiva). Afeta pacientes "imunomodulados", como pacientes idosos com doença pulmonar obstrutiva crônica (DPOC), frequentemente com marcadores fúngicos negativos, porém positivos para anticorpos anti-*Aspergillus*, o que justifica o tratamento antifúngico (Figura 104.8).

O tratamento para a maioria dos casos de aspergilose é o voriconazol, com acompanhamento rigoroso dos níveis dos fármacos e ajuste posológico dos outros medicamentos que apresentam interações medicamentosas significativas. Os agentes alternativos incluem isavuconazol, anfotericina ou equinocandinas; estas últimas são fungistáticas e não são preferidas como monoterapia.

Mucorales e outros fungos

As síndromes clínicas causadas por fungos filamentosos da ordem Mucorales (p. ex., *Rhizopus*, *Mucor*, *Rhizomucor*, *Cunninghamella*, *Lichtheimia* e espécie de *Apophysomyces*) são raras e agressivas, com potencial para progressão rápida e alta taxa de mortalidade. As manifestações mais comuns consistem em infecções pulmonares e dos seios paranasais em pacientes neutropênicos, em usuários de corticosteroides em altas doses, pacientes diabéticos e até mesmo indivíduos imunocompetentes quando há exposição a inóculo substancial (p. ex., em desastres naturais e traumatismo com inalação significativa do solo ou contaminação de feridas profundas). Esses microrganismos são altamente angioinvasivos, e tecido necrótico é um indício importante no exame físico. O sinal do "halo invertido" na TC é considerado sugestivo de mucormicose pulmonar. Mucorales não apresentam quantidades significativas de 1,3-β-D-glicana ou galactomanana, de modo que os marcadores fúngicos são tipicamente negativos. A cultura *in vitro* pode representar um desafio. Por conseguinte, o diagnóstico das mucormicoses é difícil e, com frequência, estabelecido por histopatologia tecidual, com visualização de hifas asseptadas, de ângulo largo. Em contrapartida, as hifas de *Aspergillus* são ramificadas e estreitas em ângulos de 45° e septadas (Figura 104.9). O desbridamento cirúrgico, quando possível, e o início do tratamento adequado no momento oportuno com anfotericina B são fundamentais. O posaconazol e o isavuconazol têm atividade contra Mucorales, o que não ocorre com o voriconazol e as equinocandinas.

Os pacientes imunocomprometidos correm risco de infecções endêmicas por fungos dimórficos (histoplasmose, blastomicose e coccidioidomicose). Testagem preemptiva e/ou profilaxia podem ser indicadas em determinadas áreas geográficas. A histoplasmose, em particular, tem sido associada à inibição do TNF-α.

A infecção por *Pneumocystis* pode se manifestar como pneumonia intersticial ou focal típica ("granulomatosa"), quase exclusivamente em pacientes que não recebem profilaxia. O tratamento assemelha-se ao de pacientes com AIDS (tratamento de primeira linha: sulfametoxazol/trimetoprima [SMZ/TMP]).

Os microsporídios, agora classificados como fungos, podem causar diarreia, infecções do SNC e de múltiplos órgãos (incluindo surtos oriundos de doadores), para as quais o albendazol constitui o tratamento de escolha.

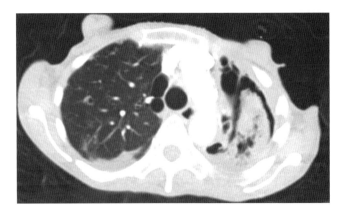

Figura 104.8 Aspergilose cavitária crônica do pulmão esquerdo em um paciente com DPOC grave. Os anticorpos contra *A. fumigatus* foram positivos, a galactomanana, negativa, e houve crescimento de *A. fumigatus* em culturas de LBA As lesões na TC progrediram ao longo de vários meses.

Nocardia

As espécies de *Nocardia* são abundantes no solo e causam infecções pulmonares, do SNC ou da pele subagudas em pacientes com comprometimento da imunidade celular, principalmente receptores de

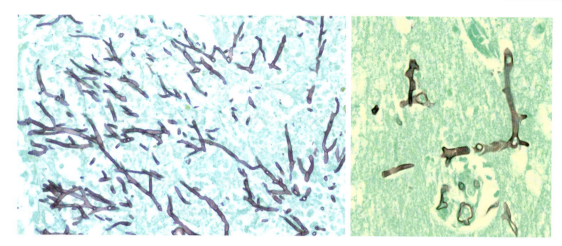

Figura 104.9 Hifas de *Aspergillus* (à esquerda: septadas, de ângulo estreito) e *Lichtheimia* (à direita: asseptadas de ângulo largo) em coloração de Gomori-metenamina prata (GMS) de tecidos pulmonar e cardíaco, respectivamente, da necropsia de um paciente com LLC tratado com altas doses de esteroides. Em pacientes imunocomprometidos, o princípio da navalha de Ockham[1] nem sempre se aplica, e podem coexistir várias infecções. (De Tsikala-Vafea M, Weibiao C, Olszewski AJ et al. Fatal mucormycosis and aspergillosis in an atypical host: What do we know about mixed invasive mold infections? Case Rep Infect Dis 2020:8812528, 2020.)

TOS/TCH e aqueles tratados com corticosteroides em altas doses. A maioria das espécies é sensível ao SMZ/TMP. Em geral, indica-se uma combinação inicial de pelo menos dois antibióticos (SMZ/TMP com carbapenêmico, linezolida ou minociclina), devido às sensibilidades distintas das diferentes espécies de *Nocardia*. O tratamento direcionado deve ser continuado por muitos meses.

Micobactérias

Os indivíduos com tuberculose latente (TBL) correm alto risco de reativação após a inibição do TNF-α ou a imunossupressão de linfócitos T, como TOS/TCH. Em pacientes imunossuprimidos, a TB ativa é frequentemente disseminada, e o seu tratamento representa um desafio em virtude das toxicidades e das interações medicamentosas dos fármacos. Por conseguinte, os candidatos a TOS, TCH ou inibidores do TNF-α são testados para TBL por protocolo e, se forem positivos, são tratados com isoniazida ou um esquema alternativo, antes ou pouco depois do início da imunossupressão.

As micobactérias (não tuberculosas, MNT) atípicas causam diversas síndromes clínicas, principalmente infecções pulmonares, cutâneas e associadas ao uso de cateter. Os déficits imunes que predispõem a essas infecções são semelhantes à TB. As MNTs são colonizadores frequentes do sistema respiratório. Os esquemas de tratamento frequentemente são complicados, com múltiplas toxicidades e interações medicamentosas; por conseguinte, é importante diferenciar a infecção da colonização e instituir o tratamento, quando indicado, em tempo hábil, sobretudo em candidatos e receptores de transplante de pulmão.

Parasitas

Os pacientes imunocomprometidos (sobretudo os receptores de transplante cardíaco) correm risco de reativação da toxoplasmose ou toxoplasmose derivada do doador. A profilaxia efetiva consiste em SMZ/TMP. A toxoplasmose pode se manifestar como lesões do SNC, pneumonia ou febre de origem indeterminada (FOI) e sepse grave, esta última observada principalmente em receptores de TCH que não receberam profilaxia antes do enxerto, devido à preocupação da mielossupressão induzida por SMZ/TMP. Sulfametoxazol com pirimetamina ou SMZ/TMP em altas doses são tratamentos efetivos.

A hiperinfecção por *Strongyloides* é rara, porém devastadora, e pode ser derivada do receptor ou do doador. Em geral, desenvolve-se várias semanas após o início da imunossupressão dos linfócitos T (p. ex., transplante, esteroides em altas doses) com diarreia e, à medida que as larvas saem do intestino e se disseminam para diferentes órgãos, íleo paralítico, infiltrados pulmonares, lesões cutâneas e sepse por microrganismos gram-negativos devido à translocação concomitante de bactérias intestinais. O diagnóstico é estabelecido pela visualização de larvas de *Strongyloides* nas fezes, no LBA ou em tecido. O tratamento da hiperinfecção consiste em ivermectina oral ou parenteral por vários dias. A mortalidade é muito alta. Os candidatos a transplante e os doadores de áreas endêmicas são, tipicamente, submetidos a rastreamento por sorologia (anticorpo) e, se forem positivos, devem ser medicados com ivermectina por 1 a 2 dias.

Parasitas intestinais (*Giardia lamblia*, *Entamoeba histolytica*, *Cryptosporidium parvum*) podem causar diarreia aguda ou crônica em pacientes imunocomprometidos. Infecção por *Giardia*, em particular, afeta pacientes com deficiência de IgA. As amebas de vida livre podem causar meningoencefalite grave, com taxa de mortalidade de quase 100%.

LEITURA SUGERIDA

Bousfiha A, Jeddane L, Picard C, et al: The 2017 IUIS phenotypic classification for primary immunodeficiencies, J Clin Immunol (38);129–143, 2018

Denning DW, Cadranel J, Beigelman-Aubry C, et al: Chronic pulmonary aspergillosis: rationale and clinical guidelines for diagnosis and management, Eur Respir J 47(1):45–68, 2016.

ESCMID Study Group for Infections in Compromised Hosts (ESGICH) Consensus Document on the safety of targeted and biologic therapies: an infectious diseases perspective, Clin Microbiol Infect (24), 2018, Supplement 2.

Farmakiotis D, Kontoyiannis DP: Emerging issues with diagnosis and management of fungal infections in solid organ transplant recipients, Am J Transplant 15(5):1141–1147, 2015.

Farmakiotis D, Ross J, Koo S: Chapter 201: Candida and Aspergillus. In McKean SC, Ross JJ, Dressler DD, Scheurer DB, editors: Principles and practice of hospital medicine, ed 2, McGraw-Hill, 2017, pp 1618–1624.

GarciaCadenas I, Rivera I, Martino R, et al: Patterns of infection and infection-related mortality in patients with steroid-refractory acute graft versus host disease, Bone Marrow Transplant 52(1):107–113, 2017.

---

[1] N.R.T.: A navalha de Ockham ou Occam (também conhecida como a "lei da parcimônia") é um princípio lógico no qual a melhor solução é aquela que apresenta o menor número de premissas possíveis.

Guidelines from the American Society of Transplantation Infectious Diseases Community of Practice, Clin Transplant, 2019.

Li X, Jevnikar A: Transplant immunology, West Sussex, 2016, John Wiley & Sons.

Mehta H, Malandra M, Corey S: G-CSF and GM-CSF in neutropenia, J Immunol 195(4):1341–1349, 2015.

Pizzo P: Management of patients with fever and neutropenia through the arc of time: a narrative review, Ann Intern Med 170(6):389–397, 2019.

Qian C, Wang Y, Reppel L, et al: Viral-specific T-cell transfer from HSCT donor for the treatment of viral infections or diseases after HSCT, Bone Marrow Transplant 53(2):114–122, 2018.

Simner P, Miller S, Carroll K: Understanding the promises and hurdles of metagenomic next-generation sequencing as a diagnostic tool for infectious diseases, Clin Infect Dis 66(5):778–788, 2018.

Taplitz R, Kennedy E, Bow E, et al: Antimicrobial prophylaxis for adult patients with cancer related immunosuppression: ASCO and IDSA clinical practice guideline update, J Clin Oncol 36(30):3043–3054, 2018.

105

Doenças Infecciosas dos Viajantes: Infecções por Protozoários e Helmintos

Jessica E. Johnson, Rebecca Reece

INTRODUÇÃO

Neste capítulo, são analisados o aconselhamento médico para pessoas que fazem viagens internacionais e medidas protetoras recomendadas, bem como o diagnóstico e o tratamento das doenças parasitárias comuns endêmicas nos EUA e no exterior.

PREPARAÇÃO DOS VIAJANTES

Os norte-americanos fizeram mais de 70 milhões de viagens internacionais em 2015, e esse número continua aumentando a cada ano. Se olharmos o destino dessas viagens, 75% foram para um país com malária endêmica. Os aumentos nas viagens internacionais estão associados a exposições a doenças infecciosas em todo o mundo e trazem as questões de prevenção e manejo das condições de saúde em viajantes para o consultório do médico. O risco de adoecer durante uma viagem internacional depende do destino e da duração da viagem, do estado de saúde e da idade do viajante e das atividades/exposições que ocorrem durante a sua permanência no exterior. As principais questões a serem abordadas antes de uma viagem incluem as imunizações necessárias e recomendadas, a profilaxia da malária e a diarreia do viajante, bem como medidas para prevenir picadas de carrapatos e mosquitos. Informações sobre os riscos de saúde em áreas geográficas específicas, que são atualizadas semanalmente, podem ser obtidas nos Centers for Disease Control and Prevention (CDC) dos EUA em suas publicações ou no *site* (www.cdc.gov/travel/destinations/list).

Imunizações[1]

Todos os viajantes internacionais devem se assegurar de que estejam atualizados com as vacinas de rotina. Apenas a vacinação contra febre amarela pode ser exigida por lei para viagens internacionais, porém outras imunizações são, com frequência, fortemente recomendadas, dependendo do destino, do tipo e da duração de viagem. Antes da imunização, deve-se obter uma anamnese completa para determinar a segurança das imunizações e quaisquer alergias a ovos ou células embrionárias de pinto. As gestantes e os indivíduos imunocomprometidos pelo vírus da imunodeficiência humana (HIV, do inglês *human immunodeficiency virus*), neoplasia maligna ou quimioterapia causam preocupações específicas e importantes, exigindo análise antes da administração de vacinas.

Hepatite A[2]

Nos EUA, um dos riscos identificados com mais frequência para a infecção pelo vírus da hepatite A é viajar. O risco varia de acordo com as condições de vida, o tempo de permanência e a incidência de hepatite A na área visitada. Em algumas regiões, a doença afeta, segundo estimativas, 1 em cada 500 a 1.000 viajantes durante uma viagem de 2 a 3 semanas. Por conseguinte, recomenda-se a vacinação contra a hepatite A para todos os indivíduos suscetíveis que viajem ou trabalhem em países com endemicidade de infecção intermediária ou alta. A vacina contra hepatite A deve ser administrada pelo menos 2 semanas antes da partida, porém permanece efetiva se administrada no momento da viagem. Uma dose única fornece proteção por 1 a 2 anos; é necessário um reforço após 6 a 18 meses para imunidade duradoura (pelo menos 20 anos e, possivelmente, durante toda a vida).

Gripe

Embora a gripe não seja necessariamente considerada uma doença relacionada com viagens, trata-se da doença evitável por vacina mais comum em viajantes. A vacina antigripal deve ser considerada no painel de vacinas oferecido ao viajante. As estações da gripe ocorrem em diferentes momentos do ano em várias partes do mundo. Quando um paciente não pode ser imunizado, ele pode tomar um ciclo do antiviral oseltamivir ao primeiro sinal de uma doença gripal.

Encefalite japonesa

O vírus da encefalite japonesa (EJ) está estreitamente relacionado com os vírus da encefalite do Nilo Ocidental e encefalite de Saint Louis e é transmitido aos seres humanos por meio da picada de um mosquito infectado. O vírus EJ constitui a causa mais comum de encefalite na Ásia evitável com vacina. Ocorre na maior parte da Ásia e em partes do Pacífico Ocidental. A incidência geral de EJ em indivíduos de países não endêmicos que viajam para a Ásia é estimada em menos de 1 caso por 1 milhão de viajantes. Entretanto, os expatriados e os viajantes que permanecem por períodos prolongados em áreas rurais com transmissão ativa do vírus da EJ tendem a correr risco semelhante ao da população residente suscetível (*i. e.*, 5 a 50 casos por 100 mil crianças por ano). Mesmo durante viagens curtas, os viajantes correm maior risco se tiverem significativa exposição ao ar livre ou exposição noturna em áreas rurais durante os períodos de transmissão ativa. Os viajantes

---

[1]N.R.T.: Ver informações sobre o Certificado Internacional de Vacinação em https://www.gov.br/pt-br/servicos/obter-o-certificado-internacional-de-vacinacao-e-profilaxia.

[2]N.R.T.: A vacina no SUS é para crianças de até 4 anos, 11 meses e 29 dias, assim como para quem vive com HIV ou hepatite B ou C. Ver Instrução Normativa Referente ao Calendário Nacional de Vacinação – 2022 em https://www.gov.br/saude/pt-br/assuntos/saude-de-a-a-z/c/calendario-nacional-de-vacinacao/calendario-vacinal-2022/anexo-normativa-do-calendario-de-vacinacao-atualizado_-final-20-09-2022.pdf.

Seção 15 Doenças Infecciosas

de curta permanência (< 1 mês), cujas visitas são restritas a grandes áreas urbanas, correm risco mínimo de EJ. A vacina inativada para EJ, em uma série de duas doses administradas com intervalo de 28 dias, está aprovada para indivíduos com idade a partir de 2 meses.

Sarampo

Nos EUA, a maioria dos casos de sarampo resulta de viagens internacionais, e o sarampo continua sendo uma doença comum em muitas partes do mundo. Um grande surto em 2015, que teve a sua origem em parques da Disney na Califórnia, demonstrou como doenças importadas podem espalhar-se amplamente para indivíduos não vacinados. Atualmente, a vacinação contra o sarampo é recomendada aos 15 meses, com uma segunda vacina depois dos 5 anos. Os indivíduos nascidos depois de 1956 que não tenham documentação médica de registro de imunização ou que não tenham recebido um reforço após o início da infância devem efetuar um reforço único antes da viagem.

Meningite meningocócica

A vacinação para a doença meningocócica é recomendada para indivíduos que viajam para países ou que residem em países onde a bactéria *Neisseria meningitidis* seja hiperendêmica ou epidêmica, em particular se tiverem contato próximo com a população local. Recomenda-se a vacinação para pessoas que viajam para a Arábia Saudita durante o *Hajj*,[3] ao longo do "cinturão da meningite" da África Subsaariana e em outros locais onde tenham sido divulgadas recomendações para a viagem (informações disponíveis no *site* dos CDC). A vacina meningocócica conjugada (MCV4) é preferida para pessoas com idade entre 9 meses e 55 anos, ao passo que a vacina de polissacarídeo meningocócico (MPSV4) é recomendada para pessoas com mais de 55 anos. Em 2015, foi aprovada pela Food and Drug Administration (FDA) a vacina do sorogrupo B nos EUA; entretanto, não há recomendações específicas para viajantes, visto que o sorogrupo B é raro internacionalmente. Ela deve ser considerada no cenário de um surto notificado ou em indivíduos com certos fatores de risco.

Poliomielite[4]

A poliomielite continua endêmica em apenas três países desde 2016: Nigéria, Paquistão e Afeganistão. Antes de uma viagem para áreas em que ainda ocorrem casos de poliomielite, as pessoas devem assegurar-se de que concluíram a série recomendada de vacinas contra a poliomielite apropriadas para a idade e que receberam uma dose de reforço com a vacina inativada na idade adulta.

Febre tifoide[5]

Os viajantes internacionais correm maior risco de contrair a febre tifoide no subcontinente indiano, na América Central, no oeste da América do Sul e na África Subsaariana. Recomenda-se a vacinação para viagens a áreas endêmicas onde exista a probabilidade de

exposição a água e alimentos contaminados. Dispõe-se de uma vacina viva oral (quatro cápsulas de revestimento entérico administradas no decorrer de 7 dias) e de uma vacina injetável (dose única); elas são essencialmente equivalentes na sua efetividade, que varia de 50 a 70%.

Febre amarela

A vacina contra febre amarela é uma vacina de vírus vivo atenuado, que é recomendada para pessoas que viajam para áreas da América do Sul e da África onde a febre amarela é endêmica. É necessário o comprovante de vacinação para a entrada em vários países dessas regiões, a não ser que o viajante preencha critérios de isenção médica. Desde 2016, a Organização Mundial da Saúde (OMS) suspendeu a recomendação de reforço a cada 10 anos, declarando que uma única vacinação é protetora durante toda a vida, exceto em três situações: gravidez, transplante de medula óssea e infecção pelo HIV. Os eventos adversos são raros e consistem em doença viscerotrópica e doença neurológica associadas à vacina contra febre amarela, ambas mais comuns em indivíduos idosos e naqueles com doença do timo. Como os eventos adversos ocorrem mais comumente em pessoas com idade superior a 60 anos, deve-se efetuar uma cuidadosa avaliação dos riscos e benefícios para esses viajantes antes da vacinação.

Outras vacinas

Alguns indivíduos vivem por períodos prolongados em países em desenvolvimento ou correm risco especial de contrair certas doenças altamente contagiosas. Deve-se considerar a imunização contra hepatite B, cólera, peste (não disponível comercialmente nos EUA) e raiva. As vacinas contra o tétano devem ser atualizadas: para uma viagem, recomenda-se um reforço contra o tétano nos últimos 5 anos. A vacina contra a cólera foi aprovada nos EUA a partir de 2016 como vacina oral em dose única. A imunidade não é duradoura, e a proteção é inferior a 80% em 3 meses. Tendo-se em vista isso e as viagens limitadas para áreas de transmissão ativa da cólera, ela não é rotineiramente recomendada para viajantes nos EUA, porém as medidas padrão de prevenção e controle da cólera são enfatizadas.

Profilaxia da malária[6]

A malária está associada a taxas de morbidade e mortalidade significativas, sobretudo se o agente etiológico for *Plasmodium falciparum*. Em todo o mundo, ocorrem mais de 200 milhões de casos por ano, com um número crescente de casos em viajantes. A necessidade e o tipo de profilaxia da malária dependem dos padrões de resistência conhecidos e do itinerário exato dentro de determinado país, visto que o risco de transmissão é regional. Em geral, os viajantes para áreas onde as cepas de *P. falciparum* sensíveis à cloroquina são encontradas exclusivamente (*i. e.*, partes da América Central, Caribe e alguns países do Oriente Médio) devem tomar fosfato de cloroquina (300 mg de base ou 500 mg de sal) semanalmente, iniciando 1 semana antes da viagem para áreas de malária e continuando durante a viagem e por 4 semanas após deixar a área.

Os viajantes para o Sudeste Asiático, a África Subsaariana, a América do Sul e o sul da Ásia, onde *P. falciparum* resistente à cloroquina é comum, podem fazer uso de mefloquina, atovaquona-proguanil ou doxiciclina. A mefloquina pode estar associada a efeitos colaterais neurológicos (tontura, tinido e sonhos vívidos) e, raramente, a efeitos colaterais neuropsiquiátricos significativos. Uma advertência em tarja preta da FDA dos EUA, emitida em 2013, indicou a possível

---

[3]N.R.T.: *Hajj*, peregrinação até a cidade de Meca, é uma obrigação para todo muçulmano que tenha condições financeiras e físicas de empreender a viagem. Isso inclui as mulheres, mas elas só podem ir acompanhadas de um grupo de outras mulheres ou de um homem.

[4]N.R.T.: Em 2022, o Brasil comemorou 32 anos sem casos de poliomielite; porém, a queda na cobertura vacinal tem causado preocupação diante dos riscos de reintrodução da doença no país. A cobertura vacinal caiu abaixo de 80% em quase todos os países das Américas nos últimos anos, e quatro deles correm risco muito alto de reintrodução do poliovírus selvagem: Brasil, Haiti, Peru e República Dominicana.

[5]N.R.T.: Ver orientações do Ministério da Saúde sobre febre tifoide em https://www.gov.br/saude/pt-br/assuntos/saude-de-a-a-z/f/febre-tifoide.

[6]N.R.T.: Ver Guia de tratamento da malária no Brasil 2ª edição 2021 em https://www.gov.br/saude/pt-br/centrais-de-conteudo/publicacoes/publicacoes-svs/malaria/guia_tratamento_malaria_2nov21_isbn_site.pdf/view.

Capítulo 105 Doenças Infecciosas dos Viajantes: Infecções por Protozoários e Helmintos

ocorrência de efeitos colaterais neurológicos a qualquer momento e sua persistência indefinida; isso resultou em alguma cautela na prescrição da mefloquina. A mefloquina também não é totalmente efetiva em Mianmar, na Tailândia rural ou em algumas partes da África Oriental, onde a resistência é crescente. A mefloquina é tomada 1 vez/semana para profilaxia, razão pela qual é uma opção atrativa para viajantes de longa duração; entretanto, precisa ser tomada por 4 semanas adicionais no retorno. A atovaquona-proguanil e a doxiciclina são efetivas no Sudeste Asiático e podem ser usadas em outras áreas de resistência à cloroquina. A atovaquona-proguanil é bem tolerada, mas precisa ser tomada todos os dias e por mais 1 semana no retorno. A doxiciclina diária pode estar associada à fotossensibilidade, à esofagite e, ocasionalmente, à candidíase vaginal. A doxiciclina também deve ser ingerida por 4 semanas adicionais no retorno da viagem.

Nos locais em que esteja aprovada, a primaquina pode ser usada para profilaxia primária em áreas com taxas mais altas de infecção por *Plasmodium vivax* ou *Plasmodium ovale*. Ela tem a vantagem de prevenir a infecção aguda por todos os parasitas da malária e prevenir as infecções recorrentes posteriores por *P. vivax* e *P. ovale*. A primaquina é usada em uma dose diária e continuada por 4 semanas no retorno. Não pode ser administrada a indivíduos com deficiência de glicose-6-fosfato desidrogenase (G6PD). A tafenoquina é um agente mais recente que também previne a infecção aguda e a doença recorrente posterior por *P. vivax* e *P. ovale*, assim como a primaquina, porém deve ser evitada em indivíduos com deficiência de G6PD. Além disso, é preciso destacar o uso de medidas de prevenção de picadas de mosquitos, como redes, telas, aplicação de permetrina nas roupas e repelentes de insetos, visto que isso pode ajudar a prevenir a malária, bem como outras doenças transmitidas por vetores.

Diarreia do viajante

A cada ano, 30 a 75% dos viajantes internacionais desenvolvem diarreia. As infecções bacterianas, como *Escherichia coli* enterotoxigênica, são mais comuns e causam mais de 80% dos casos de diarreia do viajante; outras causas incluem parasitas (*i. e., Giardia*) e vírus (*i. e.*, norovírus). A duração média de um episódio de diarreia do viajante é de 3 a 6 dias, porém cerca de 10% dos episódios duram mais de 1 semana. A diarreia pode ser acompanhada de cólicas abdominais, náuseas, cefaleia, febre baixa, vômitos ou distensão abdominal. Os viajantes com febre superior a 38°C e/ou evacuação de fezes sanguinolentas devem consultar imediatamente um médico (ver Capítulo 98).

A doença diarreica pode ser evitada por meio de precauções com o consumo de alimentos e bebidas. Deve-se partir do pressuposto de que toda água e gelo sejam inseguros. As saladas com frequência são contaminadas por cistos de protozoários; com os alimentos de vendedores ambulantes, trata-se dos alimentos mais perigosos encontrados pela maioria dos viajantes. Os alimentos devem ser bem cozidos, e deve-se evitar o consumo de laticínios não pasteurizados.

Em geral, não se recomenda o uso de antibióticos profiláticos. O difenoxilato e a loperamida podem fornecer alívio sintomático da diarreia leve. A reidratação oral é recomendada em todos os casos, independentemente da gravidade da diarreia, e serve como adjuvante aos antibióticos na doença moderada a grave. O tratamento de primeira linha consiste em fluoroquinolonas, porém uma resistência crescente a esses fármacos está sendo observada no Sul e no Sudeste Asiático, bem como em outros destinos de viagem. A azitromicina constitui uma alternativa às quinolonas. As diretrizes atualizadas pela International Society of Travel Medicine recomendam um esquema antibiótico de dose única (de qualquer escolha apresentada anteriormente) como tratamento para a diarreia do viajante.

Situações especiais

Gestantes

Embora as viagens raramente sejam contraindicadas durante uma gravidez normal, as gestações complicadas exigem consideração especial e podem justificar uma recomendação de adiar a viagem. O risco de complicações obstétricas é maior durante o primeiro e o terceiro trimestres.

As vacinas de vírus vivos são, em sua maioria, contraindicadas durante a gravidez. A vacina contra a febre amarela,[7] para a qual a gravidez é considerada uma contraindicação pelo Advisory Committee on Immunization Practices (ACIP), deve ser evitada, se possível. Se a viagem for inevitável e for considerado que os riscos de exposição ao vírus da febre amarela superem os riscos da vacinação, a gestante deve ser vacinada. As gestantes devem evitar ou adiar viagens para áreas endêmicas de malária, visto que não existem medidas profiláticas que ofereçam proteção completa. Se a viagem for inevitável, a gestante deve tomar as precauções máximas para evitar picadas de mosquito; para quimioprofilaxia, a cloroquina e a mefloquina são os medicamentos de escolha para destinos com malária sensível à cloroquina e resistente à cloroquina, respectivamente.

Foi demonstrado que o vírus Zika provoca anormalidades cerebrais congênitas, incluindo microcefalia, como ocorreu no surto de 2015 a 2016 em todas as Américas e Ilhas do Pacífico. Embora a OMS tenha declarado o fim da epidemia em novembro de 2016, as gestantes devem ser aconselhadas a evitar qualquer viagem para áreas com transmissão local ativa. Se a viagem for inevitável, a gestante deve ser aconselhada sobre métodos de prevenção de mosquitos para reduzir o risco. O vírus Zika também pode ser sexualmente transmitido, e devem-se aconselhar precauções de barreira com preservativos ou abstinência durante toda a gravidez.

Síndrome da imunodeficiência adquirida

Vários países ainda têm políticas que impedem a entrada de pessoas com vírus da imunodeficiência humana (HIV)/síndrome da imunodeficiência adquirida (AIDS). Vários países exigem teste sorológico para o HIV de todos os viajantes que solicitam vistos com duração de mais de 3 meses; é necessária documentação oficial com bastante antecedência da viagem. Os pacientes com infecção pelo HIV necessitam de preparação especial antes de viajar para países em desenvolvimento, devido à sua maior suscetibilidade a determinadas doenças (p. ex., infecção pneumocócica, tuberculose). Deve-se discutir o risco de infecção pelo HIV e outras doenças sexualmente transmissíveis, em particular com adultos jovens sexualmente ativos.

Após o retorno da viagem

As condições clínicas mais comuns em viajantes após voltar para casa consistem em diarreia, febre, doenças respiratórias e lesões cutâneas. A anamnese detalhada deve concentrar-se no itinerário exato do viajante, incluindo datas de viagem, relato de exposição (p. ex., imprudências alimentares, fontes de água potável, contato com água doce, atividade sexual, contato com animais, picadas de insetos), estilo de viagem (urbano *versus* rural), história de imunização e uso de quimioprofilaxia antimalárica.

---

[7]N.R.T.: A vacina para a febre amarela só deve ser recomendada para a gestante, referida como uma situação especial, no caso de epidemia na região onde ela reside. Como a vacina é produzida a partir de vírus vivo atenuado, ela pode provocar efeitos leves relacionados com a doença. Além disso, pessoas alérgicas à proteína do ovo e à gelatina de origem bovina não devem utilizar a vacina.

Diarreia

A diarreia do viajante é uma condição aguda que habitualmente regride em 2 semanas. Quando a diarreia do viajante não responde ao tratamento antibiótico empírico, deve-se investigar *Giardia lamblia* (ver discussão mais adiante). Indica-se a obtenção de três amostras de fezes para exame parasitológico e coprocultura (e-Figura 105.1). Se os testes para *Giardia* forem negativos, deve-se considerar uma prova terapêutica com metronidazol para uma possível infecção por *Giardia* ou outro protozoário (p. ex., amebíase). As causas não infecciosas, como intolerância temporária à lactose, síndrome do intestino irritável e, menos comumente, doença inflamatória intestinal, também devem ser consideradas no diagnóstico diferencial.

Febre

A malária deve ser o primeiro diagnóstico a ser considerado em um viajante febril que voltou de uma área de malária. A malária por *P. falciparum* pode ser fatal se não for diagnosticada e tratada imediatamente. A detecção de espécies de *Plasmodium* em esfregaços de sangue corados pelo método de Giemsa na microscopia óptica constitui a ferramenta padrão para o diagnóstico da malária. Testes diagnósticos rápidos para a detecção de antígenos dos parasitas da malária estão se tornando ferramentas cada vez mais importantes em ambientes endêmicos com recursos limitados, em virtude de sua acurácia e facilidade de uso.

Os viajantes com malária por *P. falciparum* sensível à cloroquina devem ser tratados com esse fármaco. Agentes razoáveis para casos de malária não complicada provocada por *P. falciparum* resistente à cloroquina incluem atovaquona-proguanil, combinações de derivados da artemisinina (quando disponíveis) e esquemas à base de mefloquina ou quinina. Os esquemas à base de quinina e de mefloquina estão mais frequentemente associados a efeitos adversos, e a mefloquina não deve ser administrada para o tratamento da malária por *P. falciparum* adquirida na área Tailândia-Myanmar-Camboja, devido às altas taxas de resistência.

A malária grave é definida como malária aguda com sinais importantes de disfunção orgânica e/ou parasitemia elevada (> 5%). Deve ser tratada com quinidina intravenosa durante 7 dias, com monitoramento rigoroso do intervalo QTc. Em muitas partes do mundo, o artesunato intravenoso é utilizado, mas está associado a altas taxas de recidiva.

Outras causas importantes de febre após viagens incluem hepatite viral (hepatites A e E), febre tifoide, enterite bacteriana, arboviroses (p. ex., dengue, Chikungunya, Zika), riquetsioses e, em raros casos, leptospirose, infecção aguda pelo HIV e abscesso hepático amebiano (ver também Capítulo 90).

Doenças de pele

Queimaduras solares, picadas de insetos, úlceras cutâneas e larva *migrans* cutânea constituem as doenças de pele mais comuns em viajantes após o seu regresso aos EUA. As úlceras cutâneas persistentes devem levar à investigação de leishmaniose cutânea, infecção micobacteriana ou infecção fúngica. É importante efetuar uma inspeção cuidadosa e completa da pele para a detecção de escara por picada de inseto (riquétsias) em um paciente febril ou o orifício respiratório central em um "furúnculo" causado por miíase.

PROTOZOOSES

As infecções causadas por protozoários (protozooses), apesar de endêmicas em certas regiões, podem ser encontradas em todo o mundo, em parte devido ao aumento das viagens e das migrações (Tabela 105.1). Elas representam uma enorme carga de doenças nos trópicos e subtrópicos, bem como em climas mais temperados. A imunossupressão associada a várias condições, em particular à infecção pelo HIV, leva a manifestações mais graves. De todas as doenças causadas por protozoários, a malária responde pela maioria das mortes em todo o mundo, afetando cerca de 1 milhão de pessoas por ano.

Protozooses nos EUA

Giardíase

A giardíase constitui uma causa comum de diarreia não sanguinolenta em viajantes que regressam aos EUA. *G. lamblia* e *G. intestinalis* são encontradas em todo o mundo, inclusive nos EUA. Entretanto, a giardíase é mais comumente diagnosticada em viajantes que regressam da América Latina, do Sudeste Asiático ou do Oriente Médio. A transmissão ocorre por via fecal-oral no contexto de água ou alimentos contaminados ou áreas públicas de natação, ou por contato entre pessoas em determinadas populações de risco, como homens que fazem sexo com homens. Em geral, trata-se de uma doença diarreica autolimitada, de 2 a 4 semanas de duração, mas que pode persistir por mais tempo. Raramente, os indivíduos apresentam febre, náuseas ou vômitos associados. O diagnóstico é estabelecido por exame microscópico das fezes à procura de cistos ou trofozoítos ou por um teste de detecção de antígeno. As opções de tratamento incluem metronidazol, tinidazol ou nitazoxanida.

Amebíase

A amebíase é outra doença diarreica que ocorre em viajantes. À semelhança da *Giardia*, a *Entamoeba histolytica* é encontrada em todo o mundo, e a transmissão ocorre por via fecal-oral. Entretanto, a maioria dos indivíduos infectados (80%) é assintomática. A apresentação em pacientes com infecção aguda consiste em diarreia sanguinolenta ou aquosa, com cólica abdominal de até 4 semanas de duração. Em indivíduos imunocomprometidos, pode ocorrer infecção invasiva grave com risco de colite necrosante ou perfuração intestinal. Também pode ocorrer amebíase extraintestinal, particularmente abscessos hepáticos. O diagnóstico pode ser estabelecido por exame parasitológico microscópico de fezes à procura de ovos e parasitas e por testes de detecção de antígeno nas fezes ou no soro. O tratamento consiste em metronidazol ou tinidazol para indivíduos sintomáticos, seguido de paromomicina ou iodoquinol. Os pacientes assintomáticos também devem ser tratados com iodoquinol ou paromomicina para prevenir a disseminação ou o desenvolvimento posterior da doença.

Protozooses comuns em viajantes e imigrantes

Leishmaniose[8]

A leishmaniose é transmitida pelo flebótomo e pode se manifestar com comprometimento cutâneo, mucocutâneo ou visceral. O achado cutâneo consiste em uma úlcera persistente com margens elevadas em um viajante que retorna do Oriente Médio (Velho Mundo: *Leishmania major*, *Leishmania tropica*) ou da América Latina (Novo Mundo: *Leishmania braziliensis*, *Leishmania peruviana* etc.). O diagnóstico

---

[8]N.R.T.: Dos casos de leishmaniose visceral registrados na América Latina, 90% ocorreram no Brasil, e a doença é endêmica nas regiões Norte, Nordeste, Centro-Oeste e Sudeste. Em média, cerca de 3.500 casos são registrados anualmente, e o coeficiente de incidência é de 2/100.000 habitantes. Nos últimos anos, a letalidade vem aumentando gradativamente, passando de 3,1%, em 2000, para 7,1%, em 2012. Ver Manual de vigilância da leishmaniose tegumentar em https://bvsms.saude.gov.br/bvs/publicacoes/manual_vigilancia_leishmaniose_tegumentar.pdf e Manual de vigilância e controle de leishmaniose visceral em https://bvsms.saude.gov.br/bvs/publicacoes/manual_vigilancia_controle_leishmaniose_visceral_1edicao.pdf.

Tabela 105.1 Infecções por protozoários.

Protozoário	Região	Vetores	Diagnóstico	Considerações especiais	Tratamento
Endêmicos nos EUA					
Babesia microti	Nova Inglaterra	Carrapatos ixodídeos, transfusões	Esfregaço de sangue espesso ou fino	Doença grave em indivíduos asplênicos	Quinina e clindamicina
Giardia lamblia	Arizona, Colorado, Idaho, Montana, Nevada, Novo México, Utah e Wyoming	Seres humanos, pequenos mamíferos	Exame microscópico de fezes ou líquido duodenal	Comum em homens homossexuais, viajantes, crianças em creches	Quinacrina, nitazoxanida ou metronidazol
Toxoplasma gondii	Todos os estados	Gatos domésticos, carne crua	Clínico; confirmação sorológica	Gestantes, hospedeiro imunossuprimido (AIDS)	Pirimetamina e sulfadiazina
Entamoeba histolytica	Sudeste dos EUA	Seres humanos	Exame microscópico de fezes ou preparação de úlcera	Comum em homens homossexuais, viajantes, pessoas institucionalizadas	Metronidazol
Espécies de Cryptosporidium	Todos os estados	Seres humanos	Coloração álcool-ácido-resistente das fezes	Grave em hospedeiros imunossuprimidos (AIDS)	Nitazoxanida
Trichomonas vaginalis	Todos os estados	Seres humanos	Preparação a fresco de secreções genitais	Causa comum de vaginite	Metronidazol
Observados principalmente em viajantes e imigrantes					
Espécies de Plasmodium	África, Ásia, América do Sul	Mosquito Anopheles	Esfregaços sanguíneos espessos e finos	Considerar em viajantes de regresso com febre	Depende do padrão de resistência regional (ver texto)
Leishmania donovani	Oriente Médio	Flebótomo	Biopsia de tecido	Considerar em imigrantes com febre e esplenomegalia	Estibogliconato de sódio
Espécies de Trypanosoma	África, América do Sul	Insetos reduvídeos, transfusão	Exame direto do sangue ou do LCS	Muito raro em viajantes, associado a transfusões	Depende da espécie e do estágio da doença

AIDS, síndrome da imunodeficiência adquirida; LCS, líquido cefalorraquidiano.

baseia-se na biopsia de tecido. A leishmaniose visceral pode apresentar comprometimento hepático, esplênico ou da medula óssea e é mais comumente identificada em imigrantes da Ásia (*Leishmania donovani*) ou da América do Sul (*Leishmania chagasi*). O diagnóstico é estabelecido por biopsia de tecido ou cultura do órgão envolvido.

O tratamento varia com base na gravidade da apresentação e nas características de resistência. A maioria das lesões cutâneas é autolimitada, porém as opções de tratamento incluem estibogliconato de sódio ou paromomicina. Para o comprometimento visceral, o tratamento consiste em estibogliconato de sódio, anfotericina B ou uma combinação desses dois agentes.

Tripanossomíase africana[9]

A tripanossomíase africana ou doença do sono africana é causada pelo protozoário *Trypanosoma rhodesiense* (África Oriental) ou *Trypanosoma gambiense* (África Central e Ocidental), que é transmitido pela mosca-tsé-tsé.[10] As manifestações iniciais consistem em febre, cefaleia e comprometimento do SNC. A doença raramente é relatada em viajantes que retornam da África Subsaariana, porém deve ser considerada em imigrantes dessas áreas. Com frequência, o paciente lembra-se de um cancro no local de picada do inseto (e-Figura 105.2). O diagnóstico é estabelecido por exame microscópico de amostras de sangue, linfa ou líquido cerebrospinal à procura do parasita (e-Figuras 105.3 e 105.4). O tratamento varia de acordo com a espécie e é altamente tóxico. Recomenda-se a solicitação de parecer de infectologista.[11]

Tripanossomíase americana[12]

A tripanossomíase americana ou doença de Chagas é causada pelo *Trypanosoma cruzi* e é endêmica nas Américas Central e do Sul. É transmitida pelo contato com fezes de insetos reduvídeos (barbeiros) (e-Figura 105.5) e pode ser adquirida por meio de transfusão de sangue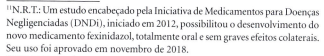

---

[9]N.R.T.: Segundo a OMS, os casos de tripanossomíase humana africana foram reduzidos de 37 mil novos casos, em 1999, para menos de mil casos reportados, em 2019.

[10]N.R.T.: Também pode ocorrer transmissão vertical (da mãe para o filho), e há relatos de transmissão por contato sexual.

[11]N.R.T.: Um estudo encabeçado pela Iniciativa de Medicamentos para Doenças Negligenciadas (DNDi), iniciado em 2012, possibilitou o desenvolvimento do novo medicamento fexinidazol, totalmente oral e sem graves efeitos colaterais. Seu uso foi aprovado em novembro de 2018.

[12]N.R.T.: Endêmica em 21 países das Américas, a infecção pelo *Trypanosoma cruzi* acomete aproximadamente 6 milhões de pessoas, com incidência anual de 30 mil casos novos na região, ocasionando, em média, 14 mil mortes/ano e 8 mil recém-nascidos infectados durante a gestação. A doença de Chagas (DC) insere-se no grupo de doenças tropicais negligenciadas da Organização Mundial da Saúde (OMS) e do Ministério da Saúde do Brasil (MS). Ver https://www.gov.br/saude/pt-br/centrais-de-conteudo/publicacoes/boletins/epidemiologicos/especiais/2022/boletim-especial-de-doenca-de-chagas-numero-especial-abril-de-2022#:~:text=End%C3%AAmica%20em%2021%20pa%C3%ADses%20das,nascidos%20infectados%20durante.

ou transplante de órgão de um indivíduo infectado. O risco para viajantes é extremamente baixo, porém aumenta com permanências prolongadas em residências de baixa qualidade. A apresentação tem uma fase aguda de 3 meses, seguida de infecção crônica durante toda a vida. A apresentação aguda clássica consiste em edema e eritema da pálpebra e tecido ocular no local de entrada da infecção, conhecido como sinal de Romaña. Entretanto, a maioria dos indivíduos é assintomática durante toda a infecção, e a identificação só é feita por ocasião de doação de sangue. Entre 20 e 30% dos indivíduos desenvolvem manifestações de infecção crônica várias décadas depois, que podem incluir cardiomegalia e insuficiência cardíaca, megaesôfago ou megacólon.

O diagnóstico na fase aguda é feito pelo exame microscópico do sangue periférico (e-Figura 105.6). Na fase crônica, dispõe-se de várias análises sorológicas para auxiliar o diagnóstico. O tratamento é recomendado precocemente, visto que ele pode prevenir as manifestações crônicas. Nos EUA, dispõe-se de medicamentos antitripanossômicos via CDC em consulta com um infectologista. Entretanto, para a maioria das manifestações crônicas, o tratamento é de suporte.

HELMINTÍASES

Nematódeos causam a parasitose mais comum no mundo. Os nematódeos intestinais *Ascaris* e *Trichuris* são os dois tipos mais prevalentes. Outros helmintos importantes incluem *Strongyloides*, *Enterobius*, esquistossomos e tênias (ver discussão adiante). Embora a maioria dos helmintos seja encontrada em todo o mundo, eles afetam desproporcionalmente o mundo em desenvolvimento e representam um risco potencial para os indivíduos que viajam para essas áreas (Tabela 105.2).

Helmintíases comuns nos EUA[13]

Oxiuríase

A enterobíase ou oxiuríase (*Enterobius vermicularis*) é comum nos EUA e em todo o mundo. As crianças são predominantemente infectadas, e a transmissão ocorre por via fecal-oral. A apresentação clínica consiste em prurido perianal. O diagnóstico é estabelecido por meio do teste com fita de celofane, que consiste em uma fita transparente aplicada à região perianal durante a noite e, em seguida, examinada ao microscópio à procura de ovos. O tratamento consiste em mebendazol ou albendazol.

Ascaridíase

Ascaris lumbricoides é encontrado em todo o mundo, inclusive nos EUA, porém afeta principalmente as pessoas nos países em desenvolvimento. Embora os indivíduos acometidos sejam habitualmente assintomáticos, alguns desenvolvem infiltrados pulmonares durante a fase de migração do verme ou a obstrução das vias biliares, do pâncreas ou do intestino. Em geral, essas manifestações ocorrem quando existe alta carga de vermes. O diagnóstico é estabelecido por meio de exame das fezes à procura de ovos e parasitas (e-Figura 105.7). O tratamento consiste em mebendazol ou albendazol.

Tricuríase

Trichuris trichiura são denominados tricocéfalos, devido ao seu formato característico na fase adulta. À semelhança do *Ascaris*, trata-se de um

---
[13]N.R.T.: No Brasil, ver Guia Prático para o Controle das Geo-helmintíases, Ministério da Saúde, em https://bvsms.saude.gov.br/bvs/publicacoes/guia_pratico_controle_geohelmintiases.pdf.

Tabela 105.2 Helmintíases.				
Helminto	**Contexto**	**Vetores**	**Diagnóstico**	**Tratamento**
Endêmicos nos EUA				
Enterobius vermicularis	Onipresente	Seres humanos	Exame direto à procura de ovos	Mebendazol, albendazol
Ascaris lumbricoides	Sudeste	Seres humanos	Exame de fezes à procura de ovos	Mebendazol, albendazol
Trichuris trichiura	Sudeste	Seres humanos	Exame de fezes à procura de ovos	Mebendazol, albendazol
Ancilostomídeos	Sudeste	Seres humanos	Exame de fezes à procura de ovos	Mebendazol, albendazol
Comuns em viajantes e imigrantes				
Strongyloides stercoralis	Países em desenvolvimento	Seres humanos	Exame de fezes à procura de larvas	Tiabendazol, ivermectina
Espécies de *Schistosoma*	Países em desenvolvimento	Caramujos	Exame de fezes ou de urina à procura de ovos	Praziquantel
Espécies de *Wuchereria* e *Brugia*	Ásia, algumas partes da África	Mosquitos	Exame de sangue (coleta noturna)	Ivermectina
Onchocerca volvulus	África, Américas do Sul e Central	Mosquitos Simuliidae	Biopsia	Ivermectina
Loa loa	África	Mutuca (tabanídeo)	Exame de sangue, quadro clínico	Dietilcarbamazina ou ivermectina
Clonorchis sinensis	Ásia	Peixe malcozido e caramujos	Exame de fezes para ovos, radiologia	Praziquantel
Espécies de *Echinococcus*	Mundial	Caninos e gado	Exame de imagem, sorologia, biopsia	Cirurgia, terapia de suporte
Taenia solium (cisticercose)	Países em desenvolvimento	Seres humanos, suínos	Exame de imagem, sorologia	Cirurgia, albendazol
T. solium, Taenia saginata, Diphyllobothrium latum (tênias)	Mundial	Suínos, bovinos, peixes	Exame de fezes à procura de ovos ou proglotes	Praziquantel

nematódeo intestinal que infecta principalmente as crianças. Em geral, a infecção é assintomática, exceto quando existe uma carga maciça de vermes, que pode levar ao prolapso retal e à diarreia sanguinolenta entre crianças no mundo em desenvolvimento. O diagnóstico é estabelecido pelo exame de fezes à procura de ovos e parasitas ou por endoscopia, que revela colite e vermes adultos. O tratamento de escolha consiste em mebendazol ou albendazol.

Ancilóstomo

Ancylostoma duodenale e *Necator americanus* (ancilostomídeos) são semelhantes aos vermes cilíndricos em sua distribuição mundial e são comuns em imigrantes da Ásia e da África Subsaariana. A infecção ocorre por meio de penetração direta da pele pelas larvas, que seguem o seu trajeto através dos linfáticos e da corrente sanguínea para os pulmões e, em seguida, são deglutidas. Os indivíduos infectados podem ser assintomáticos ou podem desenvolver dermatite pruriginosa no local de entrada. À semelhança do *Ascaris*, podem ocorrer infiltrados pulmonares durante a fase de migração, conhecidos como síndrome de Löffler. A anemia ferropriva crônica associada à infecção maciça por ancilostomídeos pode ser grave e debilitante. A eosinofilia é comum. O diagnóstico é estabelecido pelo exame de fezes à procura de ovos e parasitas (e-Figura 105.8). O tratamento consiste em mebendazol ou albendazol.

Helmintíases comuns em viajantes e imigrantes

Estrongiloidíase

Strongyloides stercoralis é um parasita helmíntico encontrado em todo o mundo, embora seja mais comum nos trópicos. A infecção ocorre por meio de contato com solo contaminado; a larva penetra na pele, migra para os pulmões e, em seguida, é deglutida pelo indivíduo. A infecção é habitualmente assintomática, porém ela pode persistir na fase crônica décadas mais tarde. Em geral, os pacientes com sintomas apresentam queixas gastrintestinais de distensão abdominal, diarreia e dor abdominal. Eosinofilia é um achado comum nesses indivíduos. Em indivíduos imunocomprometidos, pode ocorrer síndrome de hiperinfecção, com disseminação dos helmintos. A síndrome de hiperinfecção tem maior taxa de mortalidade e ocorre geralmente em imigrantes que se tornam imunossuprimidos como resultado de quimioterapia, uso de esteroides ou doença. O diagnóstico é estabelecido por meio de exame de fezes (sensibilidade de aproximadamente 30 a 50%) (e-Figura 105.9) ou por sorologia, porém isso não diferencia a doença crônica da aguda. O tratamento consiste em ivermectina por 2 dias; se houver hiperinfecção, é necessário um curso mais longo.

Esquistossomose

A esquistossomose é encontrada nos trópicos e nos países em desenvolvimento. Os esquistossomos usam moluscos de água doce como hospedeiro intermediário e penetram na pele dos indivíduos, levando à infecção. As três principais espécies são: *Schistosoma mansoni* (África, Oriente Médio, América do Sul), *Schistosoma haematobium* (África, Oriente Médio) e *Schistosoma japonicum* (China, Filipinas e Sudeste Asiático). A infecção aguda pode se manifestar com dermatite, embora a maioria dos casos seja assintomática. A infecção crônica desenvolve-se em decorrência da resposta imune à deposição de ovos. *S. haematobium* pode levar à obstrução urinária ou hematúria e está associado a risco aumentado de câncer de bexiga. *S. mansoni* e *S. japonicum* podem levar a hepatoesplenomegalia, fibrose hepática, obstrução do fluxo sanguíneo portal e varizes. *S. japonicum* pode infectar o SNC, causando lesões com realce em anel e convulsões. O diagnóstico é estabelecido pelo exame de fezes ou urina à procura de ovos de esquistossomos em indivíduos de áreas endêmicas, que apresentam uma alta carga de ovos. Nos viajantes, cuja carga de ovos é habitualmente

baixa, utiliza-se a sorologia para o diagnóstico. O tratamento de escolha consiste em praziquantel.

Filariose linfática (elefantíase)

Wuchereria bancrofti e *Brugia malayi* são encontrados em todos os trópicos; são filárias linfáticas que provocam elefantíase. A apresentação pode variar desde linfadenite aguda até microfilaremia assintomática, febre por filária ou eosinofilia pulmonar tropical. A linfadenite pode envolver os membros superiores e inferiores com ambas as espécies de filária, porém o comprometimento do escroto só ocorre com *W. bancrofti*. O diagnóstico é estabelecido pelo exame de um esfregaço de sangue periférico para microfilárias obtido entre 22:00 e 4:00 horas, visto que são vermes noturnos periódicos.

Administra-se dietilcarbamazina para a filariose linfática para erradicar as microfilárias e os vermes adultos. Entretanto, o manejo da obstrução linfática crônica continua sendo um desafio, visto que não é totalmente reversível e exige terapia de suporte.

Loa loa

A loíase é causada pelo verme ocular (*Loa loa*) e é encontrada nas Áfricas Ocidental e Central. A apresentação pode variar e pode consistir em prurido, edema subcutâneo, manifestações articulares ou sintomas neurológicos. Na apresentação mais rara, o verme adulto pode ser visto na câmara anterior do olho do indivíduo. O diagnóstico é confirmado pelo achado de microfilárias em amostras de sangue ou pelo isolamento do verme adulto. O tratamento assemelha-se ao da filariose linfática, com dietilcarbamazina.

Oncocercose[14]

A infecção por *Onchocerca volvulus* ocorre principalmente em regiões das Áfricas Ocidental e Central, mas também nas Américas do Sul e Central. A apresentação mais comum consiste em dermatite pruriginosa, porém o comprometimento do olho constitui a apresentação mais grave. Ocorre comprometimento ocular em áreas endêmicas em indivíduos com carga maciça de vermes. As complicações podem começar com conjuntivite e fotofobia. O envolvimento da córnea por microfilárias provoca uma reação inflamatória que leva a ceratite esclerosante e cegueira. A oncocercose constitui a causa mais comum de cegueira na África. O diagnóstico é estabelecido pelo exame de fragmentos de pele à procura de microfilárias. A ivermectina é o fármaco de escolha; administra-se uma dose única inicial, seguida de outra dose em 3 ou 6 meses para suprimir quaisquer microfilárias adicionais, visto que isso não elimina o verme adulto.

Clonorquíase

Clonorchis sinensis é o trematódeo hepático chinês. Trata-se de uma importante infecção a considerar em imigrantes asiáticos que apresentem sintomas compatíveis com doença das vias biliares, incluindo dor no quadrante superior direito do abdome, anorexia e perda de peso. Embora a doença seja incomum, as infecções não tratadas podem levar ao colangiocarcinoma. O tratamento é curativo com praziquantel em 85% dos casos.

Cisticercose

A cisticercose é causada pela tênia do porco, *Taenia solium*. Os indivíduos relatam convulsões ou cefaleias de início recente. A tomografia computadorizada (TC) da cabeça revela lesões com realce em anel.

---

[14]N.R.T.: A oncocercose no Brasil foi registrada pela primeira vez em 1967, a partir da retirada de dois nódulos contendo parasitas adultos presentes na cabeça de uma criança missionária norte-americana, que vivia na área indígena Yanomami.

Em geral, o diagnóstico baseia-se na anamnese e nos achados dos exames de imagem, e a confirmação pode ser feita por ensaio *immunoblot*. O tratamento depende do local da infecção e dos sintomas. Pode incluir tratamento antiparasitário, medicamentos anticonvulsivantes e remoção cirúrgica. O fármaco antiparasitário de escolha é o praziquantel ou albendazol. Recomenda-se solicitar parecer de especialista antes do tratamento, devido ao risco de aumento do edema cerebral focal e atividade convulsiva.

Tênias intestinais

As tênias que infectam comumente os seres humanos incluem *Taenia solium* (de carne de porco crua), *Taenia saginata* (de carne de vaca crua) e *Diphyllobothrium latum* (de peixe cru). As infecções são, em sua maioria, assintomáticas, exceto no caso da doença invasiva por *T. solium*, conforme discutido anteriormente (ver Cisticercose). O praziquantel é o tratamento de escolha para todas as três tênias.

Echinococcus

A tênia *Echinococcus granulosus* provoca doença hidática, com produção de massa hepática cística. Ocorre em imigrantes de partes do mundo onde há criação de ovelhas, como América do Sul, Ásia Central e Oriente Médio. O aspecto característico do cisto inclui uma parede calcificada com hidátide na TC. Esse aspecto e a história de apoio ajudam a estabelecer o diagnóstico; o teste sorológico disponível pode fornecer resultados falso-negativos. Com frequência, o tratamento consiste em drenagem percutânea ou remoção cirúrgica. É preciso ter cuidado para evitar a ruptura ou o extravasamento do conteúdo, o que pode resultar em anafilaxia potencialmente fatal. Em geral, administra-se albendazol antes da remoção cirúrgica.

Echinococcus multilocularis, que é menos comum, causa doença cística alveolar. Essa infecção mais agressiva leva a lesões hepáticas, bem como a comprometimento cerebral e pulmonar. O tratamento inclui ressecção das lesões hepáticas em combinação com terapia antiparasitária com mebendazol ou albendazol. Todavia, esses agentes não são parasiticidas, de modo que a taxa de mortalidade continua alta. Outras terapias potenciais, como anfotericina B e nitazoxanida, estão sendo exploradas.

PERSPECTIVAS PARA O FUTURO[15]

O campo da medicina de viagem está mudando constantemente, visto que as doenças infecciosas nem sempre seguem um padrão histórico. Com a globalização crescente das viagens, podemos ver o desenvolvimento de surtos e epidemias em novas áreas, como o surto de Ebola na África Ocidental em 2014 a 2015, a epidemia de Zika em 2015 a 2016 e o surto de MERS-CoV em curso no Oriente Médio, que alteram nossa orientação aos pacientes e o manejo dos viajantes que regressam dessas áreas. Como médicos que cuidam de viajantes, precisamos nos manter informados sobre as mudanças de cenário das doenças infecciosas em todo o mundo.

LEITURA SUGERIDA

Arguin P: Approach to the patient before and after travel. In Goldman L, Schafer A, editors: Cecil textbook of medicine, ed 24, Philadelphia, 2012, Saunders, pp 1800–1803.

Centers for Disease Control and Prevention: CDC health information for international travel 2018, New York, 2017, Oxford University Press2017.

Freedman DO, Chen LH, Kzoarsky PE: Medical considerations before international travel, N Eng J Med 375:247–260, 2016.

Jeronimo S, de Queiroz Sousa A, Pearson R: Leishmaniasis. In Guerrant RL, Walker DH, Weller PF, editors: Tropical infectious diseases: principles, pathogens, and practices, ed 3, Philadelphia, 2011, Saunders, pp 696–706.

Kirchoff L: Trypanosoma species (American trypanosomiasis, Chagas' disease): biology of trypanosomes. In Mandell GL, Bennett JE, Dolin R, editors: Principles and practice of infectious diseases, ed 7, Philadelphia, 2010, Churchill Livingstone, pp 3481–3488.

Leder K, Torresi J, Libman M, et al: GeoSentinel surveillance of illness in returned travelers, 2007-2011, Ann Intern Med 158:456–468, 2013.

---

[15]N.R.T.: Ver dados sobre covid-19 no Brasil em https://covid.saude.gov.br/. Segundo dados da OMS, até 11 de novembro de 2022, haviam ocorrido 630.832.131 casos confirmados de covid-19, com 6.584.104 mortes. Até 9 de novembro de 2022, haviam sido administradas 12.885.748,541 doses de vacina. Ver em https://covid19.who.int/.

SEÇÃO 16

Doenças Neurológicas

106 Avaliação Neurológica do Paciente, 1056

107 Transtornos da Consciência, 1062

108 Transtornos do Sono, 1069

109 Síndromes Corticais, 1074

110 Demência e Transtornos da Memória, 1078

111 Principais Transtornos do Humor, dos Pensamentos e do Comportamento, 1084

112 Distúrbios do Sistema Nervoso Autônomo, 1091

113 Cefaleia, Cervicalgia, Lombalgia e Neuralgias Cranianas, 1095

114 Doenças da Visão e da Audição, 1104

115 Tontura e Vertigem, 1112

116 Distúrbios do Sistema Motor, 1115

117 Distúrbios Congênitos, de Desenvolvimento e Neurocutâneos, 1127

118 Doença Cerebrovascular, 1136

119 Lesão Cerebral Traumática e Lesão Traumática da Medula Espinal, 1150

120 Epilepsia, 1155

121 Tumores do Sistema Nervoso Central, 1171

122 Doenças Desmielinizantes e Inflamatórias, 1176

123 Doenças Neuromusculares: Doenças do Neurônio Motor, Plexopatia e Neuropatia Periférica, 1186

124 Doenças Musculares, 1197

125 Doenças da Junção Neuromuscular, 1210

106

Avaliação Neurológica do Paciente

Frederick J. Marshall

INTRODUÇÃO

Para chegar a um diagnóstico neurológico acurado, o médico deve formular e testar hipóteses sobre a localização e o mecanismo de lesão do sistema nervoso. As hipóteses são aprimoradas à medida que o médico progride da entrevista para o exame físico e a avaliação laboratorial do paciente. Em primeiro lugar, o foco é dirigido para entidades que sejam comuns, graves e passíveis de tratamento. As apresentações frequentes de doenças comuns respondem por aproximadamente 80% dos casos, as apresentações raras de doenças comuns representam cerca de 15%, as apresentações típicas de doenças raras são responsáveis por aproximadamente 5%, e as apresentações raras de doenças raras representam menos de 1% dos casos. É preciso concentrar a energia nas doenças comuns, porém conhecer também as doenças raras.

ANAMNESE NEUROLÓGICA

O médico deve se esforçar para determinar a localização, as características e a cronologia dos sintomas. Deve-se incentivar o paciente a relatar a progressão dos sintomas, em vez de fazer uma lista de procedimentos diagnósticos e avaliações de especialidades. É necessário estabelecer quando o paciente se sentiu normal pela última vez, se a progressão foi implacável ou remitente e se foi crônica, subaguda ou aguda. Essa informação reduz substancialmente o diagnóstico diferencial. Termos ambíguos, como *tontura*, devem ser rejeitados em favor de descritores evocativos, como *desorientado* (que pode implicar insuficiência cardiovascular) ou com *desequilíbrio* (que pode implicar uma disfunção cerebelar ou da coluna posterior).

Quando apropriado, os familiares e outras testemunhas devem corroborar as informações da anamnese. A anamnese deve incluir históricos clínico e cirúrgico; medicamentos em uso; respostas anteriores a tentativas de tratamento; alergias; histórico familiar; revisão dos sistemas; e histórico social, incluindo o nível de educação do paciente, histórico de trabalho, possíveis exposições a toxinas, uso de substâncias, histórico sexual, circunstâncias da vida atual e função geral.

As pistas para a localização são investigadas durante a entrevista. Por exemplo, a dor é habitualmente causada por uma lesão do sistema nervoso periférico, enquanto a afasia (*i. e.*, processamento desordenado da linguagem) indica alguma anormalidade do sistema nervoso central. Como as funções sensitiva e motora são, do ponto de vista anatômico, relativamente distantes no córtex cerebral, porém progressivamente mais próximas à medida que as fibras convergem no tronco encefálico, na medula espinal, nas raízes e nos nervos periféricos, a coexistência de perda sensitiva e disfunção motora em um membro implica uma grande lesão no nível do córtex ou uma lesão menor mais abaixo no neuroeixo. Pequenas lesões em áreas de alto tráfego, como a medula espinal ou o tronco encefálico, podem resultar em uma disseminada disfunção neurológica, enquanto pequenas lesões em outros locais podem ser assintomáticas.

A Tabela 106.1 fornece uma lista dos potenciais valores de localização dos sintomas neurológicos comuns para ajudar a abordar a questão da localização das lesões. As Tabelas 106.2 e 106.3 fornecem uma lista de sintomas que estão comumente associados a lesões em locais específicos do sistema nervoso. Alguns sintomas podem resultar de uma lesão em qualquer um dos vários níveis do sistema nervoso. Por exemplo, a diplopia pode resultar de uma lesão focal no tronco encefálico, nos nervos periféricos (nervos cranianos III, IV ou VI), na junção neuromuscular ou nos músculos extraoculares, ou pode ser não focal e resultar de um aumento da pressão intracraniana. Os sintomas associados (ou a sua ausência) podem levar o entrevistador a rejeitar certas hipóteses que, a princípio, pareciam mais prováveis. A Tabela 106.4 lista os tipos mais importantes de condições neuropatológicas e fornece exemplos de doenças em cada categoria.

Algumas localizações neuroanatômicas apontam para um diagnóstico específico ou um número limitado de diagnósticos. Por exemplo, a doença da junção neuromuscular é geralmente causada por um processo autoimune, como miastenia *gravis* (comum) ou síndrome miastênica de Eaton-Lambert (incomum). As exceções – botulismo e distúrbios miastênicos congênitos – são raras. Como alternativa, algumas áreas do sistema nervoso (p. ex., os hemisférios cerebrais) são vulneráveis a praticamente qualquer uma das categorias de doenças delineadas na Tabela 106.4.

O ritmo e a ordem temporal dos sintomas são importantes. Em geral, as doenças degenerativas progridem gradualmente, enquanto as doenças vasculares (p. ex., acidente vascular encefálico, hemorragia subaracnóidea aneurismática) progridem rapidamente. Alguns sintomas, como diplopia, quase sempre se desenvolvem de forma abrupta, mesmo se o distúrbio subjacente desenvolveu-se gradualmente ao longo de vários dias a semanas.

Tabela 106.1 Potencial valor de localização dos sintomas neurológicos comuns.	
Potencial valor de localização	**Sinal ou sintoma**
Alto	Fraqueza focal, perda sensitiva ou dor
	Perda visual focal
	Distúrbio de linguagem
	Negligência ou anosognosia
Médio	Vertigem
	Disartria
	Perda da destreza
Baixo	Fadiga
	Cefaleia
	Insônia
	Tontura
	Ansiedade, confusão ou psicose

Capítulo 106 Avaliação Neurológica do Paciente

Tabela 106.2 Localização dos sintomas no sistema nervoso central.

Sinal ou sintoma	Localização
Hemisférios cerebrais	
Fraqueza unilateral ou queixas sensitivas	Hemisfério cerebral contralateral
Disfunção da linguagem	Hemisfério esquerdo (frontal e temporal)
Desorientação espacial	Hemisfério direito (parietal e occipital)
Anosognosia (falta de percepção do déficit)	Hemisfério direito (parietal)
Perda hemivisual	Hemisfério contralateral (occipital, temporal e parietal)
Embotamento do afeto ou desinibição social	Bi-hemisférica (frontal e límbico)
Alteração da consciência	Bi-hemisférica (difusa)
Alteração da memória	Bi-hemisférica (hipocampo, fórnice, amígdala e corpos mamilares)
Cerebelo	
Perda da destreza dos membros	Hemisfério cerebelar ipsilateral
Instabilidade da marcha ou da postura	Estruturas cerebelares da linha média
Núcleos da base	
Lentidão do movimento voluntário	Substância negra e estriado
Movimento involuntário	Estriado, tálamo e subtálamo
Tronco encefálico	
Fraqueza contralateral ou queixas sensitivas no corpo com fraqueza ipsilateral ou queixas sensitivas na face	Mesencéfalo, ponte e bulbo
Diplopia	Mesencéfalo e ponte
Vertigem	Ponte e bulbo
Alteração da consciência	Mesencéfalo, ponte, bulbo (formação reticular)
Medula espinal	
Fraqueza e espasticidade (ipsilateral) e anestesia (contralateral) abaixo de um nível especificado	Tratos corticospinal e espinotalâmico
Instabilidade da marcha	Colunas posteriores
Fraqueza bilateral (pode ser assimétrica) e queixas sensitivas em múltiplas distribuições radiculares contíguas	Cordão central

Tabela 106.3 Localização dos sintomas na unidade motora.[a]

Sinais ou sintomas	Localização
Célula do corno anterior	
Fraqueza e emaciação com contração muscular (fasciculação), porém sem queixas sensitivas	Corno anterior da medula espinal (difusa ou segmentar)
Raiz espinal	
Fraqueza e perda sensitiva confinadas a uma distribuição radicular conhecida (a dor, uma característica comum, pode se disseminar)	Cervical, torácica, lombar e sacral
Plexo	
Dor, fraqueza e perda sensitiva em um membro; não limitada a uma única distribuição radicular ou de nervo periférico	Braquial ou lombossacral (também pode ser causada por polirradiculopatia)
Nervo	
Dor, fraqueza distal e/ou alterações sensitivas confinadas a uma única distribuição de nervo periférico	Nervos periféricos (mononeuropatia)
Dor, fraqueza distal e/ou alterações sensitivas que afetam ambos os lados de modo simétrico (que habitualmente começam nos pés)	Nervos periféricos (polineuropatia)
Dor, fraqueza distal e/ou alterações sensitivas que afetam distribuições dispersas de um único nervo periférico	Nervos periféricos (mononeuropatia múltipla)
Perda sensitiva especial unilateral	Nervos cranianos I, II, V, VII, VIII e IX
Fraqueza facial unilateral que envolve uma hemiface	Nervo craniano VII (ipsilateral)
Junção neuromuscular	
Fraqueza progressiva com uso repetido de um músculo; sem queixas sensitivas	Ocular, faríngea e esquelética
Músculo	
Fraqueza proximal; sem queixas sensitivas	Difusa e vários padrões

[a]Célula do corno anterior e sistema nervoso periférico.

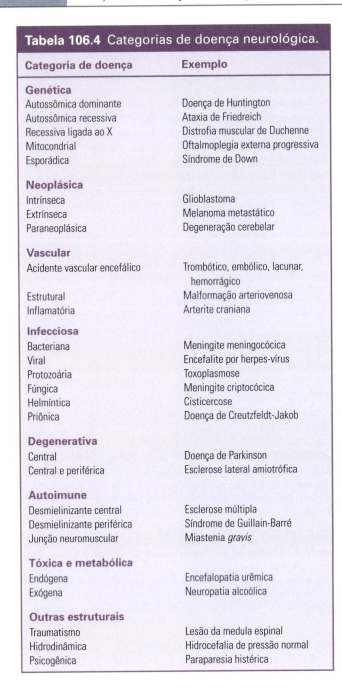

Tabela 106.4 Categorias de doença neurológica.

Categoria de doença	Exemplo
Genética	
Autossômica dominante	Doença de Huntington
Autossômica recessiva	Ataxia de Friedreich
Recessiva ligada ao X	Distrofia muscular de Duchenne
Mitocondrial	Oftalmoplegia externa progressiva
Esporádica	Síndrome de Down
Neoplásica	
Intrínseca	Glioblastoma
Extrínseca	Melanoma metastático
Paraneoplásica	Degeneração cerebelar
Vascular	
Acidente vascular encefálico	Trombótico, embólico, lacunar, hemorrágico
Estrutural	Malformação arteriovenosa
Inflamatória	Arterite craniana
Infecciosa	
Bacteriana	Meningite meningocócica
Viral	Encefalite por herpes-vírus
Protozoária	Toxoplasmose
Fúngica	Meningite criptocócica
Helmíntica	Cisticercose
Priônica	Doença de Creutzfeldt-Jakob
Degenerativa	
Central	Doença de Parkinson
Central e periférica	Esclerose lateral amiotrófica
Autoimune	
Desmielinizante central	Esclerose múltipla
Desmielinizante periférica	Síndrome de Guillain-Barré
Junção neuromuscular	Miastenia *gravis*
Tóxica e metabólica	
Endógena	Encefalopatia urêmica
Exógena	Neuropatia alcoólica
Outras estruturais	
Traumatismo	Lesão da medula espinal
Hidrodinâmica	Hidrocefalia de pressão normal
Psicogênica	Paraparesia histérica

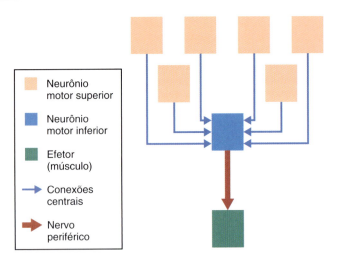

Figura 106.1 O sistema nervoso pode ser conceitualmente reduzido a uma série de aportes de ordem superior que convergem para vias comuns finais. Por exemplo, os neurônios motores superiores convergem para os neurônios motores inferiores, cujos axônios formam a via final comum para um músculo efetor.

EXAME NEUROLÓGICO

O desempenho dos principais elementos de um exame neurológico de rastreamento geral é fundamental (Tabela 106.5), porém o exame deve ser adaptado para confirmar ou refutar as hipóteses clínicas geradas pela anamnese do paciente. Sinais inesperados devem ser explicados, frequentemente com retorno à anamnese para maior clarificação. O objetivo do exame é determinar se a causa é difusa, focal ou multifocal.

O exame é realizado como se tivesse ocorrido apenas uma de duas lesões possíveis – a via comum final para uma estrutura sofreu interrupção, ou a entrada para essa via está interrompida (Figura 106.1). No caso do sistema motor, a *via comum final* é a unidade motora e inclui as células do corno anterior que dão origem aos axônios de um nervo, ao próprio nervo, à junção neuromuscular e ao músculo. A lesão em qualquer uma dessas estruturas resulta em disfunção do músculo. Em contrapartida, se essas estruturas estiverem intactas, a observação da função muscular pode ser possível nas circunstâncias corretas. Se todos os modos de envolver a via final comum não provocarem uma resposta, o médico pode concluir que essa lesão está localizada em algum ponto dentro da via comum final.

Por exemplo, um homem com paralisia do movimento facial de um lado, que é causada por lesão do nervo craniano VII (nervo facial), não consegue sorrir voluntariamente, fechar o olho ou enrugar a testa no lado afetado. O riso ou o sorriso como resposta automática a uma piada também mobiliza o lado parético. Entretanto, se o distúrbio for central, o movimento facial com o sorriso involuntário (espontâneo) pode estar preservado ou aumentado. Essa observação é comum nos pacientes com fraqueza facial causada por acidente vascular encefálico.

O impulso central para uma via comum final no sistema nervoso é, em geral, tonicamente inibitório. O dano desse aporte resulta tipicamente em hiperatividade do grupo muscular envolvido. Os sinais de dano aos sistemas inibitórios centrais incluem espasticidade e hiper-reflexia (*i. e.*, córtex motor, substância branca subcortical, ou vias corticospinais no tronco encefálico e na medula espinal); distonia, rigidez, tremor e tiques (*i. e.*, núcleos da base ou sistemas extrapiramidais); e ataxia e dismetria (*i. e.*, cerebelo). Uma exceção é a hipotonia, que pode ser observada na doença cerebelar.

AVALIAÇÃO TECNOLÓGICA

Devem ser utilizados exames laboratoriais e complementares para confirmar uma sugestão clínica e concluir o diagnóstico. Os exames devem ser realizados de modo seletivo devido aos custos, ao risco e ao desconforto para o paciente. Frequentemente, os exames úteis são discutidos em seções subsequentes. Nunca devem ser solicitados testes complementares sem um diagnóstico diferencial específico firmemente em mente. Muitos testes neurodiagnósticos revelam anormalidades incidentais não relacionadas com o processo mórbido sintomático do paciente.

Punção lombar

A avaliação do líquido cerebrospinal (LCS) é indicada em um pequeno número de circunstâncias específicas, geralmente infecções, neoplasia maligna ou condições inflamatórias/imunomediadas (Tabela 106.6).

Capítulo 106 Avaliação Neurológica do Paciente

Tabela 106.5 Elementos de um exame neurológico de rastreamento geral.

Exame físico sistêmico
Cabeça (traumatismo, dismorfismo e sopros)
Pescoço (tônus, sopros, tireomegalia)
Cardiovascular (frequência, ritmo e sopros cardíacos; pulsos periféricos e distensão venosa jugular)
Pulmonar (padrão respiratório, tosse e cianose)
Abdome (hepatoesplenomegalia)
Dorso e membros (anormalidades esqueléticas, edema periférico e elevação da perna em extensão)
Pele (estigmas neurocutâneos e hepáticos)

Estado mental
Nível de consciência (desperto, sonolento e comatoso)
Atenção (fluxo coerente do pensamento, 7 s seriados)
Orientação (temporal e espacial)
Memória (de curto e longo prazos)
Linguagem (nomeação, repetição, compreensão, fluência, leitura e escrita)
Habilidades visuoespaciais (desenho de relógio e cópia de figuras)
Julgamento, discernimento, conteúdo do pensamento (psicótico)
Humor (deprimido, maníaco e ansioso)

Nervos cranianos
Olfatório (olfato em cada narina)
Óptico (função pupilar aferente, fundoscopia, acuidade visual, campos visuais e achados oculares estruturais)
Oculomotor, troclear e abducente (perseguição suave e movimentos oculares sacádicos, nistagmo, função pupilar aferente e abertura palpebral)
Trigêmeo (contração da mandíbula, sensação facial, reflexo corneano aferente e músculos da mastigação)
Facial (reflexo corneano eferente, expressão facial, fechamento palpebral, sulco nasolabial e potência e volume)
Vestibulococlear (nistagmo, discriminação da fala, teste de Weber e teste de Rinne)
Glossofaríngeo e vago (reflexo do vômito aferente e eferente e posição da úvula)
Acessório espinal (força e volume dos músculos esternocleidomastóideo e trapézio)
Hipoglosso (posição, volume e fasciculações da língua)

Exame motor
Manobra de Mingazzini (lesão corticospinal sutil)
Tônus e volume dos músculos (a lesão dos núcleos da base provoca rigidez, a lesão cerebelar provoca hipotonia, a lesão corticospinal provoca espasticidade, a doença bi-hemisférica inespecífica provoca paratonia [incapacidade de relaxamento dos músculos], a hipertrofia indica distonia, a pseudo-hipertrofia indica doença muscular e a atrofia indica doença do neurônio motor inferior)
Movimentos adventícios (tremor, tiques, distonia e coreia indicam doença dos núcleos da base; asterixe e mioclonia podem indicar um processo metabólico tóxico)
Força dos principais grupos musculares (escala de 0 a 5)
Membros superiores: músculos deltoide, bíceps braquial, tríceps braquial, extensores e flexores do punho, extensores e flexores dos dedos e interósseos
Membros inferiores: flexão, extensão, abdução e adução do quadril; extensão e flexão do joelho; dorsiflexão do tornozelo, flexão, inversão e eversão plantares; extensores e flexores dos dedos do pé

Exame sensitivo
Toque leve (colunas posteriores)
Tato epicrítico (trato espinotalâmico)
Temperatura (trato espinotalâmico)
Propriocepção (colunas posteriores)
Vibração (colunas posteriores)
Grafestesia (sensitivo-cortical)
Estimulação simultânea dupla (colunas posteriores e sensitivo-cortical)
Discriminação de dois pontos (colunas posteriores e sensitivo-cortical)

Exame dos reflexos
Reflexos-padrão (graus 0 a 4)
Bíceps
Tríceps
Braquiorradial
Reflexo de joelho
Reflexo aquileu
Reflexos patológicos
Sinal de Babinski (quando presente)
Sinal de Myerson (sinal glabelar) (se existente)
Reflexo da protrusão labial (se existente)
Reflexo mandibular (se for vigoroso)
Reflexo palmomentual (contração dos músculos mentuais quando a palma da mão é estimulada), se existente
Sinal de Hoffmann (flexão do polegar ou do dedo indicador quando a unha do dedo médio é tocada), se for vigoroso

Coordenação e marcha
Dedo-nariz-dedo (tremor de ação sugerindo doença cerebelar)
Movimentos alternados rápidos (disdiadococinesia sugerindo doença cerebelar)
Movimentos motores finos (lentidão e amplitude pequena sugerindo anormalidades dos núcleos da base ou do trato corticospinal)
Teste de movimento ponto a ponto (encostar o calcanhar de um pé na face anterior da perna contralateral), ataxia sugerindo doença cerebelar
Levantar-se da cadeira com os braços cruzados sobre o tórax (incapacidade na doença avançada dos núcleos da base, cerebelar, corticospinal ou muscular)
Andar naturalmente (pesquisar diminuição do balanço do braço, espasticidade, base ampla, festinação [aceleração e encurtamento da marcha normal], marcha anserina, pé caído, hesitação inicial e distonia)
Marcha em *tandem* (investigar a presença de ataxia)
Marcha com eversão ou inversão dos pés (investigar distonia latente)
Saltar em cada pé separadamente (investigar uma distonia latente)
Permanecer com os pés juntos e olhos abertos, olhos fechados (ataxia sensitiva e doença cerebelar)
Resposta ao estresse retropulsivo (perda do mecanismo de correção postural)

Tabela 106.6 Indicações para punção lombar.

Urgente (não aguarde o resultado do exame de imagem cerebral)
Infecção aguda do sistema nervoso central na ausência de sinais neurológicos focais

Menos urgente (aguarde o resultado do exame de imagem cerebral)
Vasculite, hemorragia subaracnóidea ou processo críptico
Aumento da pressão intracraniana na ausência de lesão expansiva na RM ou na TC
Terapia intratecal para a meningite fúngica ou carcinomatosa
Tratamento sintomático para a cefaleia causada por hipertensão intracraniana idiopática ou hemorragia subaracnóidea

Seção 16 Doenças Neurológicas

Quando coletada, a amostra de LCS deve ser rotineiramente enviada para exame laboratorial a fim de se determinar a contagens de células e a contagem diferencial, os níveis de proteína e de glicose, e as culturas bacterianas. O LCS também deve ser examinado quanto a sua cor e transparência. Uma amostra de LCS turvo ou colorido deve ser centrifugada e examinada à procura de xantocromia em comparação com a água. Quando apropriado, outros exames especiais podem ser solicitados, tais como coloração de Gram; culturas fúngicas, virais e para tuberculose; antígenos criptocócicos e outros antígenos; testes para sífilis; títulos de Lyme; padrões citológicos malignos; anticorpos contra proteínas paraneoplásicas e outros anticorpos contra proteínas específicas; e bandas oligoclonais. A reação em cadeia da polimerase para vírus específicos também pode ser apropriada. Em pacientes selecionados com risco de demência, pode-se considerar a avaliação de proteínas específicas do LCS, tais como as proteínas tau, tau fosforilada e amiloide-β. A proteína 14-3-3, que é encontrada na doença de Creutzfeldt-Jakob, pode ocorrer em pacientes com demência de início rápido.

É importante registrar as pressões de abertura e de fechamento. A infecção tecidual na região do local de punção constitui uma contraindicação absoluta para a punção lombar. As contraindicações relativas incluem lesão conhecida ou provável da massa intracraniana ou espinal, aumento da pressão intracraniana como resultado das lesões de massa, coagulopatia causada por trombocitopenia (geralmente passível de correção), terapia anticoagulante e distúrbios hemorrágicos.

As complicações raras, porém graves, da punção lombar incluem herniação transtentorial ou do forame magno, hematomas epidural e espinal, abscesso espinal, hérnia ou infecção de disco, meningite e reação adversa a um agente anestésico local. As complicações mais comuns e relativamente benignas consistem em cefaleia e dor lombar.

Biopsias de tecidos

Em centros especializados selecionados, efetua-se uma biopsia diagnóstica em vários tecidos, tais como cérebro, nervos periféricos (ver Capítulo 123), músculo (ver Capítulo 124) e pele. Em certas ocasiões, a biopsia fornece o único meio de estabelecer o diagnóstico definitivo.

Exames eletrofisiológicos

Os exames eletrofisiológicos incluem eletroencefalografia (EEG), eletromiografia (EMG), estudos de condução nervosa e de potenciais evocados. Esses exames mostram-se úteis em situações nas quais o paciente não pode ser examinado ou entrevistado adequadamente.

Com mais frequência, a EEG é utilizada para investigar convulsões (ver Capítulo 120). Ela pode detectar a existência de encefalopatia, na qual a atividade elétrica de fundo do cérebro está retardada, e também é usada na avaliação de morte encefálica.

A EMG é útil no diagnóstico diferencial de doença muscular, doença da junção neuromuscular, doença de nervos periféricos e doença das células do corno anterior. Os estudos de condução nervosa (ver Capítulos 123 e 124) podem revelar diminuição de amplitude (característica da neuropatia axonal) ou redução da velocidade (característica da neuropatia desmielinizante).

Os estudos de potenciais evocados visuais são comumente realizados na avaliação de possível esclerose múltipla (ver Capítulo 122). O alentecimento assimétrico da resposta cortical à estimulação visual-padrão sugere desmielinização do nervo óptico ou das vias ópticas centrais. Os estudos de potenciais evocados auditivos do tronco encefálico são úteis no diagnóstico de doenças que afetam o nervo craniano VIII (nervo vestibulococlear) ou suas projeções centrais. As lesões no ângulo pontocerebelar e no tronco encefálico provocam um retardo anormal na condução. Os potenciais evocados auditivos do tronco encefálico são úteis no diagnóstico de surdez em lactentes. Os potenciais evocados somatossensoriais (PESS) são utilizados para identificar o alentecimento da condução sensitiva central que resulta de doença desmielinizante, compressão ou distúrbios metabólicos. São também usados na avaliação das anormalidades sensitivas mediadas pela medula espinal.

Exames de imagem

A ressonância magnética (RM) e a tomografia computadorizada (TC) são técnicas de imagem de alta resolução que têm extraordinária precisão diagnóstica para lesões do sistema nervoso central. Entretanto, a maioria das doenças neurológicas pode ter achados normais na TC e na RM. Além disso, muitos achados anormais na TC e na RM não têm relação com o diagnóstico responsável pelos sinais/sintomas do paciente.

A Tabela 106.7 compara a TC com a RM. A RM é utilizada para maioria dos propósitos, porém a TC tem a vantagem de maior acessibilidade, maior velocidade de aquisição e melhor tolerabilidade pelo paciente. A TC detecta hemorragia aguda e é preferida para as emergências. A RM fornece mais detalhes e obtém simultaneamente imagens nos planos horizontal, vertical e frontal. Os meios de contraste para TC ou RM são úteis no diagnóstico de tumores, abscessos e outros processos que alterem a barreira hematencefálica. A RM pode ser utilizada para a obtenção de imagens e espectroscopia funcionais. Ambas as técnicas são muito promissoras para a avaliação de transtornos cognitivos e distúrbios metabólicos, epilepsia, esclerose múltipla e muitas outras condições.

A angiografia por RM ou por TC possibilita uma visualização não invasiva dos principais vasos da cabeça e do pescoço. A angiografia convencional com injeção intra-arterial de meio de contraste é utilizada para a avaliação de muitas anormalidades vasculares intracranianas, tais como pequenos aneurismas e malformações arteriovenosas, bem como da inflamação de pequenos vasos sanguíneos.

A ultrassonografia (US) não invasiva das artérias carótidas e vertebrais consegue definir a estenose dos vasos. Esse exame tem sido suplementado pela tecnologia Doppler transcraniana, que possibilita a caracterização do fluxo sanguíneo nas artérias intracranianas.

A TC por emissão de fóton único (SPECT, do inglês *single-photon emission CT*) mostra-se útil para a avaliação do fluxo sanguíneo intracraniano. O desenvolvimento da injeção de iodo-123 ioflupano (DaTscan™) possibilitou a visualização do transportador de dopamina para acompanhar a perda celular em pacientes com doença de Parkinson.

Tabela 106.7 Ressonância magnética *versus* tomografia computadorizada.

Ressonância magnética (RM)

Resolução de 1 a 2 mm (maior com magnetos 3 Tesla mais novos)

Contraste de gadolínio relativamente seguro, exceto na insuficiência renal grave

Não afetada pelos ossos; disponibilidade de múltiplos planos de imagem; capacidade de imagem funcional (fisiológica)

Tomografia computadorizada (TC)

Resolução > 5 mm

Contraste de iodo associado a anafilaxia e exantema

Aquisição de imagens mais rápida do que a RM

Objetos metálicos, como marca-passo ou clipe de aneurisma, impedem a RM

Hemorragia aguda bem visualizada

Mais bem tolerada por pacientes em estado grave ou claustrofóbicos

Capítulo 106 Avaliação Neurológica do Paciente

> **Tabela 106.8** Algumas condições neurológicas para as quais se dispõe no comércio de testes genéticos.
>
> - Doenças neuromusculares: nervo (doença de Charcot-Marie-Tooth); músculo (distrofia miotônica, distrofia muscular de Duchenne-Becker); atrofia muscular espinal, esclerose lateral amiotrófica familiar
> - Distúrbios do movimento: ataxia (ataxias cerebelares espinais, ataxia de Friedreich); distonia, parkinsonismo, coreia
> - Demências: doença de Alzheimer, demência frontotemporal, doença priônica hereditária
> - Deficiência intelectual (síndrome do X frágil)
> - Doenças mitocondriais: encefalopatia mitocondrial, acidose láctica e sinais/sintomas do tipo acidente vascular encefálico (síndrome MELAS, do inglês *mitochondrial encephalomyelopathy, lactic acidosis, and stroke-like symptoms*); mioclonia, epilepsia com fibras vermelhas anfractuosas (síndrome MERRF, do inglês *myoclonus epilepsy with ragged red fibers*)

A tomografia por emissão de pósitrons (PET, do inglês *positron-emission tomography*) é um exame de imagem funcional que consegue demonstrar distúrbios metabólicos específicos. Mostra-se útil para a avaliação de anormalidades locais do metabolismo da glicose e do oxigênio. A PET é muito proveitosa para a definição do local de origem das convulsões focais. Podem-se utilizar ligantes personalizados para identificar processos patológicos específicos. Os exemplos incluem três agentes aprovados pela FDA para estimar a densidade das placas neuríticas de β-amiloide na doença de Alzheimer e fluorodopa F18 na doença de Parkinson.

Testes genéticos e moleculares

Existem mais doenças neurológicas do que doenças de todos os outros sistemas em conjunto. As descobertas revolucionaram a abordagem diagnóstica para muitas dessas doenças, e novos testes genéticos são desenvolvidos a cada ano. A Tabela 106.8 fornece uma visão geral dos testes comercialmente disponíveis.

A testagem genética para determinado distúrbio exige que o médico realize uma avaliação cuidadosa e completa do paciente, geralmente com informações e avaliação da família do paciente. Importantes questões éticas envolvem o uso de testes genéticos, incluindo a capacidade de garantir a privacidade, assegurar suportes psicológico e social adequados aos pacientes que podem receber notícias devastadoras, e

uma abordagem apropriada da adequação da triagem pré-natal ou teste pré-sintomático quando não há tratamento disponível.

PERSPECTIVAS PARA O FUTURO

As novas técnicas de imagem e os exames diagnósticos moleculares estão começando a lançar luz sobre a patogênese das condições neurológicas que antes eram identificadas apenas pela fenomenologia clínica. Os estudos dos transtornos neurodegenerativos anteriormente intratáveis agora são direcionados para indivíduos pré-sintomáticos na esperança de que uma intervenção mais precoce possa modificar os desfechos da doença. Apesar desses progressos e dos futuros avanços previsíveis, os aspectos clínicos da doença neurológica continuam sendo fundamentalmente importantes na compreensão do impacto da doença sobre os pacientes e suas famílias.

LEITURA SUGERIDA

Biller J, editor: Practical neurology, ed 4, Philadelphia, 2012, Lippincott Williams & Wilkins.

DeLuca GC, Griggs RC: Approach to the patient with neurologic disease. In Goldman L, Schafer AI, editors: Goldman-Cecil medicine, ed 26, 2020, pp 2298–2304, (Philadelphia..

Ropper, AH, Samuels MA, Leine JP, Prasad S, editors: Adams and victor's principles of neurology, ed 11, New York, McGraw Hill.

107

Transtornos da Consciência

Leah Dickstein, Paul M. Vespa

INTRODUÇÃO

O *coma* é um estado em que o paciente não responde e os olhos permanecem fechados, mesmo com estimulação vigorosa. Um estado de pouca capacidade de resposta em que os olhos se abrem espontaneamente ou um estado de agitação e confusão ou *delirium* não são um estado de coma, mas podem representar os estágios iniciais dos mesmos processos patológicos e devem ser investigados da mesma maneira.

A *consciência* exige a integridade e o funcionamento do sistema ativador reticular do tronco encefálico e suas projeções corticais. A formação reticular começa na parte média da ponte e ascende pela parte dorsal do mesencéfalo para fazer sinapse no tálamo; em seguida, inerva os centros superiores por meio de conexões talamocorticais. O conhecimento desse substrato anatômico fornece a pequena lista de regiões que precisam ser investigadas na busca de uma causa estrutural do coma: a disfunção do tronco encefálico ou bi-hemisférica, seja ela relacionada com medicamentos, seja com lesão, é normalmente necessária para impedir a consciência, enquanto lesões estruturais em outros locais não constituem a causa da inconsciência do paciente. Além das lesões estruturais, a inflamação meníngea, a encefalopatia metabólica, a sedação e as convulsões afetam o cérebro de modo difuso e completam o diagnóstico diferencial do paciente em coma.

FATORES FISIOPATOLÓGICOS

A *irritação meníngea* causada por infecção ou por sangue no espaço subaracnóideo é uma consideração inicial essencial na avaliação do coma, visto que a sua causa exige atenção imediata (sobretudo no caso de meningite purulenta) e pode não ser diagnosticada por tomografia computadorizada (TC).

As *lesões expansivas nos hemisférios cerebrais* resultam em coma devido à sua expansão através da linha média lateralmente, comprometendo então ambos os hemisférios cerebrais, ou devido à compressão do tronco encefálico, o que comprime a parte rostral da formação reticular. Esses processos – *herniação lateral* (movimento lateral do cérebro) e *herniação transtentorial* (movimento vertical do cérebro) – mais comumente ocorrem juntos. À beira do leito, os sinais clínicos de lesão expansiva hemisférica evoluem nível a nível no sentido rostral-caudal (Figura 107.1). As lesões hemisféricas com dimensões suficientes para provocar coma são facilmente visualizadas na TC.

As *lesões expansivas do tronco encefálico* produzem coma ao afetar diretamente a formação reticular. Como as vias para os movimentos oculares laterais – o centro do olhar pontino, o fascículo longitudinal medial e o núcleo oculomotor (terceiro nervo craniano) – atravessam o sistema ativador reticular, frequentemente o comprometimento

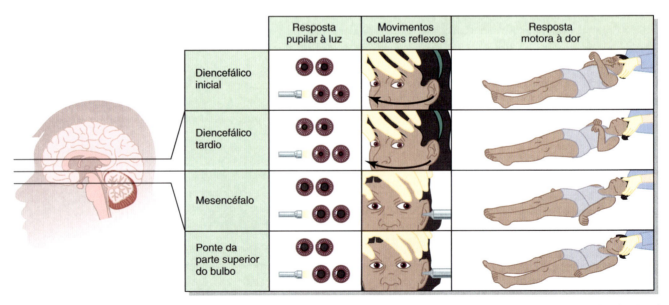

Figura 107.1 Evolução dos sinais neurológicos no coma a partir de uma lesão expansiva hemisférica à medida que o cérebro fica funcionalmente comprometido no sentido rostral-caudal. Os termos *diencefálico inicial* e *diencefálico tardio* referem-se aos níveis de disfunção logo acima e logo abaixo do tálamo, respectivamente. (De Aminoff MJ, Greenberg DA, Simon RP: Clinical neurology, Stamford, Conn., 1996, Appleton and Lange.)

dos movimentos oculares reflexos constitui o elemento crítico do diagnóstico de lesão do tronco encefálico. Um paciente comatoso sem comprometimento dos movimentos oculares laterais reflexos não apresenta uma lesão expansiva comprometendo as estruturas do tronco encefálico na fossa posterior. A TC não consegue revelar algumas lesões nessa região. As lesões da fossa posterior podem bloquear o fluxo do líquido cerebrospinal dos ventrículos laterais, resultando então na situação perigosa de *hidrocefalia não comunicante*.

As *anormalidades metabólicas* são causadas por estados de deficiência (p. ex., tiamina, glicose), por distúrbios do metabolismo (p. ex., hiponatremia), ou pela presença de *toxinas exógenas* (p. ex., fármacos) ou *toxinas endógenas* (p. ex., falência de um sistema orgânico). As anormalidades metabólicas resultam em uma disfunção difusa do sistema nervoso; por conseguinte, com raras exceções, não produzem sinais localizados, tais como hemiparesia ou dilatação papilar unilateral. O diagnóstico de *encefalopatia metabólica* significa que o examinador não encontrou características anatômicas focais no exame ou em exames de neuroimagem para explicar o coma, mas que não foi estabelecida nenhuma causa metabólica específica. Os medicamentos têm predileção em afetar a formação reticular no tronco encefálico e em produzir paralisia do movimento ocular reflexo no exame. Os *distúrbios estruturais multifocais* podem simular coma metabólico (Tabela 107.1).

Nos estágios avançados do estado de mal epiléptico, os movimentos motores podem ser sutis, embora *atividade convulsiva* continue em todo o cérebro (estado de mal epiléptico não convulsivo). Após a interrupção das convulsões, o denominado *estado pós-ictal* também pode causar um coma inexplicado.

ABORDAGEM DIAGNÓSTICA

A anamnese e o exame são essenciais no diagnóstico e não são substituídos por um exame de imagem do cérebro (Tabela 107.2). Um histórico de cefaleia premonitória confirma um diagnóstico de meningite, encefalite ou hemorragia intracerebral ou subaracnóidea. Um período precedente de intoxicação, confusão ou *delirium* aponta para um processo difuso como meningite ou toxinas endógenas ou exógenas. Um súbito início apoplético de coma é particularmente sugestivo de um acidente vascular encefálico isquêmico ou hemorrágico afetando o tronco encefálico ou de hemorragia subaracnóidea ou intracerebral com ruptura intraventricular. Nos pacientes com massas ou infartos hemisféricos, ocorrem sintomas lateralizados de hemiparesia ou afasia antes do coma.

O exame físico é fundamental, deve ser rapidamente realizado e é diagnóstico. Três questões são formuladas: (1) O paciente tem meningite? (2) Há sinais de lesão expansiva? (3) Essa condição é uma síndrome difusa de etiologia metabólica endógena ou exógena? Em seguida, o tratamento de emergência deve ser instituído em conformidade (Tabela 107.3).

Tabela 107.1 Distúrbios multifocais que indicam coma metabólico.

Coagulopatia intravascular disseminada
Sepse
Pancreatite
Vasculite
Púrpura trombocitopênica trombótica
Embolia gordurosa
Encefalopatia hipertensiva
Micrometástases difusas

Tabela 107.2 Causas de coma com tomografia computadorizada normal.

Distúrbios das meninges
    Hemorragia subaracnóidea (incomum)
    Meningite bacteriana
    Encefalite
    Empiema subdural
Toxinas exógenas
    Sedativos e barbitúricos
    Anestésicos e γ-hidroxibutirato[a]
    Álcool
    Estimulantes
    Fenciclidina[b]
    Cocaína e anfetamina[c]
    Substâncias psicotrópicas
    Antidepressivos cíclicos
    Fenotiazinas
    Lítio
    Anticonvulsivantes
    Opioides
    Clonidina[d]
    Penicilinas
    Salicilatos
    Anticolinérgicos
    Monóxido de carbono, cianeto e metemoglobinemia
Toxinas endógenas, deficiências, disfunções
    Hipoxia e isquemia
    Hipoglicemia
    Hipercalcemia
Causas osmolares
    Hiperglicemia
    Hiponatremia
    Hipernatremia
Falência de sistemas orgânicos
    Encefalopatia hepática
    Encefalopatia urêmica
    Insuficiência pulmonar (narcose por dióxido de carbono)
Convulsões
    Estado pós-ictal prolongado
    Torpor ponta-onda
Hipotermia ou hipertermia
Isquemia do tronco encefálico
Acidente vascular encefálico da artéria basilar
Apoplexia hipofisária
Conversão ou simulação

[a]Anestésico geral semelhante ao ácido γ-aminobutírico; utilizado como droga recreativa e como auxiliar para fisiculturismo. Apresenta rápido início e rápida recuperação, frequentemente com contrações mioclônicas e confusão. Causa um coma profundo de 2 a 3 horas de duração (escore da Escala de Coma de Glasgow = 3) com manutenção dos sinais vitais.
[b]Coma associado a sinais colinérgicos: lacrimejamento, salivação, broncorreia e hipertermia.
[c]Coma após crises convulsivas ou estado de mal epiléptico (i. e., estado pós-ictal prolongado).
[d]Agente anti-hipertensivo que é ativado por meio do sistema de receptores de opiáceos; quando usado para tratamento da abstinência de narcóticos, a superdosagem é frequente.

Identificação da meningite

Nem sempre há sinais de irritação meníngea e, dependendo da causa, apresentam sensibilidades diferentes. São extremamente comuns na meningite piogênica aguda e na hemorragia subaracnóidea, e menos comuns na meningite fúngica indolente. Entretanto, o achado desses sinais no exame é crucial para o diagnóstico. A falta desses sinais

Tabela 107.3 Manejo de emergência.

1. Assegurar a adequação das vias respiratórias
2. Dar suportes ventilatório e circulatório
3. Obter uma amostra de sangue para glicose, eletrólitos, provas de função hepática e renal, tempos de protrombina e de tromboplastina parcial, hemograma completo e rastreamento de substâncias
4. Administrar 100 mg de tiamina por via intravenosa (IV)
5. Administrar 25 g de glicose IV (tipicamente, 50 mℓ de glicose a 50%) para tratamento de possível coma hipoglicêmico[a]
6. Tratar a superdosagem de opiáceos com naloxona (0,4 a 2 mg IV, sendo a dose repetida a cada 2 a 3 min, se necessário)
7. O antagonista benzodiazepínico específico flumazenil (0,2 mg IV a cada 1 min × 1 a 5 doses; a dose máx. é de 1 mg) deve ser administrado para reversão do coma induzido por benzodiazepínicos ou sedação consciente[b]

[a]O nível de glicose tem pouca correlação com o nível de consciência na hipoglicemia; a ocorrência de torpor, coma e confusão é relatada com níveis de glicemia que variam de 2 a 60 mg/dℓ. [b]Não recomendada no coma de origem desconhecida, visto que as convulsões podem ser precipitadas em pacientes com superdosagens de múltiplas substâncias, tais como benzodiazepínicos com antidepressivos tricíclicos ou cocaína.

resulta em exames adicionais e demorados, como exame de imagem do cérebro, e em potencial perda de uma estreita janela de oportunidade para a terapia direcionada.

A flexão passiva do pescoço deve ser testada (Figura 107.2) em todos os pacientes comatosos, a não ser que exista relato de traumatismo cranioencefálico. Quando se realiza a flexão passiva do pescoço ao tentar aproximar o queixo do tórax, os pacientes com meninges irritadas flexionam de modo reflexo um ou ambos os joelhos. Esse sinal, denominado *reflexo de Brudzinski*, é geralmente assimétrico e não é dramático, porém qualquer evidência de flexão do joelho durante a flexão passiva do pescoço exige um exame do líquido cerebrospinal.

Há a necessidade de realização de TC antes da punção lombar nesse contexto? Na ausência de sinais lateralizados (p. ex., hemiparesia) sugestivos de uma sobreposta lesão expansiva, deve-se efetuar imediatamente uma punção espinal. Embora tenham sido relatados casos raros de herniação após punção lombar em crianças com meningite bacteriana, a urgência do diagnóstico e do tratamento no momento do coma é de suma importância. O tempo necessário para a realização de TC pode levar a um atraso terapêutico fatal. Uma abordagem alternativa envolve a obtenção de hemoculturas e a instituição imediata de antibioticoterapia com uma subsequente punção lombar. Com essa abordagem, a contagem de células, o nível de glicose e o conteúdo de proteínas do líquido cerebrospinal permanecem inalterados, e a coloração de Gram e a cultura frequentemente permanecem positivas, apesar de um curto período de tratamento com antibióticos. Também podem ser detectados antígenos bacterianos no líquido cerebrospinal ou no sangue.

Distinção entre causas estruturais e metabólicas do coma

O objetivo desse diagnóstico diferencial é alcançado por meio de exame neurológico. Como a avaliação e os potenciais tratamentos para o coma estrutural e o coma metabólico são amplamente divergentes, e os processos patológicos em ambas as categorias são, com frequência, rapidamente progressivos, a imediata realização de uma avaliação clínica e cirúrgica pode salvar a vida do paciente. A identificação de uma causa estrutural *versus* metabólica é obtida concentrando-se em três características do exame neurológico: a *resposta motora* a um estímulo doloroso, a *função pupilar* e os *movimentos oculares reflexos*.

Resposta motora

A função assimétrica ou reflexa do sistema motor fornece a indicação mais clara de lesão expansiva. A indução de uma *resposta motora* exige a aplicação de um estímulo doloroso, ao qual o paciente reagirá. Os braços do paciente devem ser colocados em posição semiflexionada, e se deve aplicar um estímulo à cabeça ou ao tronco. O método mais útil consiste em exercer uma forte pressão sobre a crista supraorbitária ou pinçar a pele da parte anterior do tórax ou da face medial do braço; utiliza-se também a compressão do leito ungueal do dedo da mão, porém isso dificulta a interpretação do movimento dos membros superiores.

O exame neurológico de um paciente com lesão expansiva hemisférica é mostrado na Figura 107.1. As massas hemisféricas no estágio *diencefálico inicial* (i. e., que comprometem o cérebro acima do tálamo) produzem o movimento apropriado de um membro superior – isto é, movimento em direção ao estímulo doloroso. O movimento atenuado do braço contralateral reflete uma hemiparesia. Essa resposta motora lateralizada em um paciente comatoso estabelece o diagnóstico funcional de massa hemisférica. À medida que a massa se expande para envolver o tálamo (estágio *diencefálico tardio*), a resposta à dor torna-se uma flexão do braço reflexa associada a extensão e rotação medial das pernas (*postura decorticada*); observa-se então uma assimetria da resposta nos membros superiores. Com o comprometimento adicional do cérebro no nível do mesencéfalo, a postura reflexa nos braços muda de tal modo que ambos os braços e as pernas respondem com extensão (*postura de descerebração*); nesse nível, a assimetria tende a ser perdida. Nesse ponto, maior tamanho das pupilas fica na posição média, e o reflexo pupilar à luz é perdido, primeiro unilateralmente e, em seguida, bilateralmente. Com a progressão para o nível da ponte, o achado mais frequente consiste em ausência de resposta à estimulação dolorosa, embora possam ocorrer movimentos de flexão da perna mediados pela medula espinal.

As posturas clássicas ilustradas na Figura 107.1 e, em particular, a sua assimetria são muito sugestivas de lesão expansiva. Entretanto, esses movimentos motores, sobretudo no início do coma, são observados com mais frequência como fragmentos da flexão ou da extensão assimétricas totalmente desenvolvidas dos braços (ilustradas como posturas decorticada e descerebrada na Figura 107.1). A flexão e a extensão assimétricas discretas dos braços em resposta a um estímulo doloroso têm as mesmas implicações que as posturas de decorticação ou descerebração plenas.

As lesões metabólicas não comprometem o cérebro de maneira progressiva nível a nível como o fazem as massas hemisféricas, e elas raramente provocam os sinais motores assimétricos típicos de massas.

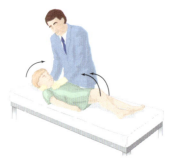

Figura 107.2 Indução do sinal de Brudzinski de irritação meníngea, conforme observado na meningite infecciosa ou na hemorragia subaracnóidea. (De Aminoff MJ, Greenberg DA, Simon RP: Clinical neurology, Stamford, Conn., 1996, Appleton and Lange.)

Pode-se observar uma postura reflexa; todavia, ela não exibe a assimetria da decorticação que ocorre quando existe massa hemisférica, e ela não está associada à perda da reatividade pupilar no estágio de descerebração.

Reatividade pupilar

No coma metabólico, uma característica é fundamental no exame: a reatividade pupilar. Essa reatividade é observada tanto no início do coma metabólico, quando pode ser mantida uma resposta motora apropriada à dor, quanto posteriormente no coma, quando não é mais possível induzir nenhuma resposta motora. A reação pupilar no coma metabólico é perdida apenas quando o coma é profundo a ponto de o paciente necessitar de suporte ventilatório e da pressão arterial.

Movimentos oculares reflexos

A existência de movimentos oculares laterais induzíveis reflete a integridade da ponte e do mesencéfalo. Esses movimentos oculares reflexos (Figura 107.1) são produzidos com o uso da rotação passiva da cabeça para estimular o impulso do canal semicircular para o sistema vestibular (a denominada *manobra dos olhos de boneca*) ou por meio da inibição da função de um canal semicircular com infusão de água gelada contra a membrana timpânica (teste de calor).

No coma metabólico, os movimentos oculares reflexos podem ser perdidos ou retidos. No contexto de reatividade pupilar preservada, a falta de movimentos oculares induzíveis com a manobra dos olhos de boneca é praticamente diagnóstica de toxicidade farmacológica. No coma metabólico não induzido por substâncias, como o coma por falência de sistemas orgânicos, distúrbios eletrolíticos ou distúrbios osmolares, há a preservação dos movimentos oculares reflexos.

As *lesões expansivas no tronco encefálico* são mais comumente causadas por hemorragia ou infarto. Os movimentos oculares laterais reflexos, cujas vias atravessam a ponte e o mesencéfalo, são particularmente afetados, e as posturas reflexas de decorticação e descerebração típicas de lesão do tronco encefálico são comuns. As lesões restritas ao mesencéfalo (p. ex., embolização do coração para a extremidade da artéria basilar) causam reflexos pupilares lentos ou resultam em sua ausência com ou sem comprometimento dos movimentos oculares mediais; ambos são controlados pelo terceiro nervo craniano (nervo oculomotor). No caso de lesões restritas à ponte (p. ex., hemorragia hipertensiva intrapontina), as pupilas são reativas, porém muito pequenas (pupilas puntiformes ou pontinas), o que reflete o comprometimento focal da inervação simpática; as pupilas puntiformes são raras. O *bobbing* ocular (oscilações oculares verticais rítmicas simétricas ou assimétricas e espontâneas) constitui mais frequentemente a manifestação de lesão pontina.

As convulsões que ocorrem em um paciente com uma lesão cerebral aguda (como a que resulta de encefalite, encefalopatia hipertensiva, hiponatremia, hipernatremia, hipoglicemia ou hiperglicemia) ou uma lesão cerebral crônica (como demência ou deficiência intelectual) frequentemente resultam em um prolongado coma pós-ictal. O exame revela pupilas reativas e movimentos oculares induzíveis (na ausência de tratamento excessivo com anticonvulsivantes) e, com frequência, observa-se a presença de dorsiflexão dos dedos do pé ou de sinais focais (paralisia de Todd).

Deve-se considerar o estado de mal epiléptico não convulsivo como diagnóstico, mesmo se não houver movimentos convulsivos óbvios. As crises epilépticas não convulsivas podem causar coma e também podem complicar outras etiologias do coma, tais como distúrbios infecciosos e metabólicos. Deve-se suspeitar de crises epilépticas não convulsivas em pacientes com (1) um "estado pós-ictal" aparentemente prolongado após crises convulsivas generalizadas ou uma alteração prolongada do estado de alerta após procedimento cirúrgico ou agravo neurológico; (2) início agudo de comprometimento da consciência ou estado mental flutuante intercalado com episódios de consciência normal; (3) alteração do estado mental ou da consciência associada a mioclonia facial ou movimentos oculares nistagmoides; ou (4) olhar vazio episódico, afasia, automatismos (p. ex., estalar os lábios, mexer desajeitadamente com os dedos) ou afasia de início agudo sem uma lesão estrutural aguda. O diagnóstico é estabelecido por eletroencefalografia (EEG) (ver Capítulo 120). A EEG fornece informações sobre a atividade elétrica do cérebro, mesmo quando a função cerebral está deprimida e não pode ser avaliada de outra forma, como nos pacientes comatosos. A EEG é essencial para detectar crises convulsivas elétricas e para documentar a sua duração, bem como para confirmar a resposta à terapia e a melhora do prognóstico do coma.

As evidências atuais sugerem que crises epilépticas não convulsivas ou descargas periódicas, atraso do diagnóstico e duração do estado não convulsivo em pacientes com ou sem lesão cerebral aguda são preditores independentes de pior desfecho.

PROGNÓSTICO NO COMA APÓS PARADA CARDÍACA

Historicamente, o prognóstico após uma parada cardíaca baseava-se apenas no exame neurológico. As respostas pupilares, corneanas e motoras constituem os melhores indicadores clínicos de prognóstico que podem ser avaliados à beira do leito. Essas respostas refletem a funcionalidade do tronco encefálico, que é a parte mais resiliente do sistema nervoso central (Figura 107.3).

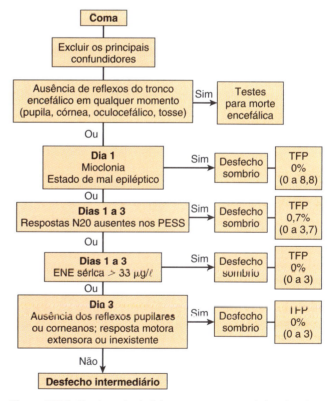

Figura 107.3 Algoritmo de decisão para uso no prognóstico de sobreviventes comatosos após reanimação cardiopulmonar (RCP). Os números entre parênteses mostram os exatos intervalos de confiança de 95%. *ENE*, enolase neurônio-específica; *N20*, pico negativo em 20 ms nos PESS; *PEES*, potenciais evocados somatossensoriais; *TFP*, taxa falso-positiva. (Dados de Wijdicks EFM, Hijdra A, Young GB et al.: Practice parameter: prediction of outcome in comatose survivors after CPR [an evidence-based review]: report of the Quality Standards Subcommittee of the American Academy of Neurology, Neurology 67:203-210, 2006.)

Seção 16 Doenças Neurológicas

Embora o exame neurológico ainda seja a base do prognóstico, foi realizado um extenso trabalho com o uso de outras modalidades para prever melhor o prognóstico. As diretrizes atuais defendem o uso da EEG para orientar o prognóstico em sobreviventes comatosos de parada cardíaca. A ausência de atividade de fundo normal ou de reatividade prediz um prognóstico sombrio. Em contrapartida, uma atividade de fundo contínua e a existência de reatividade estão entre os poucos preditores confiáveis de boa recuperação neurológica. Os potenciais evocados somatossensoriais (PESS), outro marcador eletrofisiológico de responsividade cortical, são mais úteis para predizer quais pacientes permanecerão em coma persistente. Nas 24 horas após uma parada cardíaca, a ausência bilateral da resposta cortical N20 (pico negativo em 20 ms) à estimulação do nervo mediano é preditiva de um desfecho grave. O início precoce de um estado mioclônico generalizado constitui um sinal grave. A enolase neurônio-específica (ENE) é o mais promissor dos vários biomarcadores séricos que foram avaliados. Um nível de ENE superior a 30 ng/mℓ prediz um coma persistente. Apesar de seu enorme potencial, o valor da neuroimagem como ferramenta prognóstica após a lesão hipóxico-isquêmica da parada cardíaca ainda não foi claramente definido. Reduções acentuadas no coeficiente de difusão aparente (ADC, do inglês *apparent diffusion coefficient*), bem como hiperintensidades hipocampais bilaterais na ressonância magnética (RM), sugerem dano global grave e lesão isquêmica extensa, e são preditores de uma recuperação neurológica precária.

A hipotermia terapêutica demonstrou melhorar os desfechos neurológicos nos pacientes que apresentam retorno espontâneo da circulação, mas que permanecem em coma após a parada cardíaca. O uso da hipotermia terapêutica provavelmente influencia o exame clínico e os achados de testes auxiliares. Não há dados suficientes sobre a utilidade do exame físico, da EEG e dos potenciais evocados para prever os desfechos nos pacientes que sofreram parada cardíaca com hipotermia induzida. É bem aceito o fato de que se deve considerar uma observação por mais de 72 horas antes de se prognosticar o desfecho nos pacientes tratados com hipotermia.

ESTADOS SEMELHANTES AO COMA

Os pacientes com a *síndrome do encarceramento* apresentam uma lesão (geralmente hemorragia ou infarto) que secciona o tronco encefálico em um ponto abaixo da formação reticular (preservando, assim, a consciência), porém acima dos núcleos ventilatórios do bulbo (mantendo, assim, a função cardiopulmonar) (Tabela 107.4). Esses pacientes estão acordados, com olhos abertos e ciclos de sono-vigília, porém as vias descendentes através do tronco encefálico, que são necessárias para a vocalização voluntária ou o movimento dos membros, foram seccionadas. O movimento ocular voluntário, particularmente o movimento vertical, é preservado, e os pacientes conseguem abrir e fechar os olhos ou produzir números adequados de movimentos de piscar em resposta às perguntas. A EEG geralmente é normal.

A *não responsividade psicogênica* é um diagnóstico de exclusão. O exame neurológico revela pupilas reativas e ausência de postura reflexa em resposta à dor. Os movimentos oculares durante a manobra dos olhos de boneca mostram suplantação volitiva, em vez dos movimentos oculares laterais reflexos suaves e desinibidos do coma. A prova de calor com água gelada desperta o paciente devido ao desconforto produzido, ou induz nistagmo de mediação cortical, em vez do desvio tônico típico do coma. Os movimentos oculares itinerantes conjugados e lentos do coma metabólico não podem ser imitados e, portanto, descartam a possibilidade de não responsividade psicogênica. De forma semelhante, o fechamento ocular lento frequentemente assimétrico e incompleto observado após a abertura passiva dos olhos em um paciente comatoso não pode ser fingido. Em contrapartida,

---

Tabela 107.4 Síndrome do encarceramento.

Características clínicas
- Olhos abertos
- Pupilas reativas
- Movimentos oculares verticais voluntários em resposta a comandos
- Mutismo
- Tetraparesia
- Ciclos de sono-vigília

Causas
- Lesões vasculares pontinas (comuns)
- Traumatismo craniano, tumor do tronco encefálico, mielinólise pontina (rara)

Recuperação possível
- Início no decorrer de 1 a 12 semanas (vascular)[a] *ou*
- Início no decorrer de 4 a 6 meses (não vascular)[a]

Prognóstico favorável
- TC normal[a]
- Recuperação precoce dos movimentos oculares laterais[a]

[a]Implicações para os cuidados. *TC*, tomografia computadorizada.

---

os pacientes conscientes habitualmente exibem algum tônus muscular voluntário nas pálpebras durante a abertura passiva dos olhos. A EEG na não responsividade psicogênica é de vigília normal, com ritmos posteriores reativos na abertura e no fechamento dos olhos. Nos pacientes com torpor catatônico, a administração de lorazepam pode produzir o despertar.

A *síndrome da vigília arresponsiva*, anteriormente denominada estado vegetativo (EV), é exibida por pacientes com abertura dos olhos e ciclos de sono-vigília. O sistema ativador reticular do tronco encefálico está intacto e produz o estado de vigília, porém as conexões com o manto cortical estão interrompidas, o que impede a conscientização.

O estado vegetativo é denominado *persistente* depois de 3 meses, se a lesão cerebral for de natureza isquêmica, ou depois de 12 meses se a lesão cerebral for de natureza traumática. Não é possível afirmar absolutamente a determinação sobre quando *persistente* é igual a *permanente*. A previsão precoce no EV sobre quais pacientes permanecerão persistentemente em estado vegetativo é particularmente difícil nos casos de traumatismo. As lesões do corpo caloso e do tronco encefálico dorsolateral observadas na RM 6 a 8 semanas após o trauma exibiram correlação com a persistência do EV em 1 ano. Uma análise combinada de estudos morfológicos de RM com espectroscopia do tronco encefálico pós-traumática pode ser um preditor de estados vegetativos persistentes (EVP) e estados minimamente conscientes (EMC). Em raros casos, os pacientes apresentam melhora tardia, porém não retornam ao normal. A ausência bilateral de PESS na primeira semana prediz morte ou EV.

Os pacientes em EVP abrem os olhos durante o dia e em resposta a sons altos, e também piscam com luzes brilhantes. As pupilas reagem e os movimentos oculares ocorrem de forma espontânea ou com a manobra dos olhos de boneca. Pode haver preservação do bocejo, da mastigação, da deglutição e, em alguns poucos casos, das vocalizações guturais e do lacrimejamento. Os movimentos oculares itinerantes espontâneos (muito lentos e com velocidade constante) são muito característicos e angustiantes para os visitantes, visto que o paciente parece estar olhando ao redor da sala. A origem dos movimentos oculares no tronco encefálico é documentada por serem prontamente redirecionados pelo reflexo oculocefálico ("olhos de boneca"). Os membros podem se mover, porém as respostas motoras são apenas primitivas; a dor geralmente provoca posturas de decorticação ou descerebração, ou fragmentos desses movimentos.

O *estado minimamente consciente* (EMC) é uma entidade recém-descrita na qual os pacientes não preenchem os critérios de EVP. Tanto os pacientes em EVP quanto aqueles em EMC demonstram grave alteração da consciência. Diferentemente do EVP, os indivíduos em EMC apresentam evidências de uma interação limitada com o ambiente por meio de rastreamento visual, ao obedecer a comando simples e ao responder com "sim" ou "não" (não necessariamente de forma confiável), ou ao exibir verbalização inteligível ou um restrito comportamento intencional. Estima-se que a taxa de erro de diagnóstico entre o EV e o EMC seja de cerca de 40%.

As novas aplicações da neuroimagem funcional nos pacientes com distúrbios da consciência podem auxiliar no diagnóstico diferencial, na avaliação prognóstica e na identificação de mecanismos fisiopatológicos. Em um estudo, os autores avaliaram de modo prospectivo a ativação cortical em resposta a uma voz familiar em sete pacientes em EV e em quatro indivíduos em EMC. Todos os quatro pacientes em EMC e apenas dois dos pacientes em EV mostraram uma ativação que se estendeu além do córtex auditivo primário para áreas temporais associativas hierarquicamente de ordem superior. Ao longo de 3 meses, esses dois pacientes em estado vegetativo melhoraram clinicamente para o EMC.

A *morte encefálica* caracteriza a *cessação irreversível* da função cerebral. Por conseguinte, a morte do indivíduo pode ser determinada com base na morte do encéfalo. Embora nos EUA as leis locais possam ditar alguns detalhes, a definição padrão possibilita um diagnóstico de morte encefálica com base no registro de cessação irreversível de todas as funções cerebrais, incluindo a função do tronco encefálico (Tabela 107.5). O registro de *irreversibilidade* exige que a causa do coma seja conhecida, que a causa seja adequada para explicar os achados clínicos de morte encefálica e que os critérios de exclusão estejam ausentes (Tabela 107.6). Algumas vezes são utilizados testes confirmatórios, embora eles não sejam necessários para o diagnóstico (Tabela 107.7). A morte encefálica resulta em assistolia, que habitualmente ocorre dentro de poucos dias (em

Tabela 107.5 Critérios para cessação das funções cerebrais.[a]

Região anatômica testada	Sinal confirmatório
Hemisférios	Ausência de resposta ou não receptividade a estímulos sensitivos, incluindo dor[b]
Mesencéfalo	Pupilas não reativas[c]
Ponte	Movimentos oculares reflexos ausentes[d]
Bulbo	Apneia[e]

[a]É necessária a realização de testes sequenciais para um diagnóstico clínico de morte encefálica; os testes devem ser realizados pelo menos a cada 6 horas em todos os casos e pelo menos a cada 24 horas nos casos de lesão cerebral anóxico-isquêmica. [b]O paciente não desperta, geme, faz caretas nem contrai os membros. Os reflexos puramente espinais (reflexos tendíneos profundos, reflexo de flexão plantar, retirada plantar e reflexos cervicais tônicos) podem ser mantidos. [c]Avaliadas com mais facilidade pela luz brilhante de um oftalmoscópio através de sua lente de aumento quando focada na íris. As pupilas reativas podem estar na posição média, como estarão na morte, ou dilatadas, como frequentemente observado na infusão de dopamina. [d]Ausência de movimento ocular para o lado de irrigação da membrana timpânica com 50 mℓ de água gelada. A resposta oculocefálica (manobra dos olhos de boneca) sempre está ausente no contexto de teste oculovestibular ausente. [e]Ausência de movimentos ventilatórios na vigência de estimulação máxima com CO_2 ($\geq$ 60 mmHg); na apneia, a P_{CO_2} aumenta passivamente de 2 para 3 mmHg/min). O ventilador é desligado do tubo endotraqueal, e se insere uma cânula com 6 ℓ de oxigênio por minuto. CO_2, dióxido de carbono; P_{CO_2}, pressão parcial de dióxido de carbono.

Tabela 107.6 Critérios de exclusão para morte encefálica.

Convulsões

Postura decorticada ou descerebrada

Fármacos sedativos

Hipotermia ($<$ 32,2°C)

Bloqueio neuromuscular

Choque

Tabela 107.7 Testes confirmatórios para morte encefálica.

EEG isoelétrica	O coma profundo por sedativos ou hipotermia (temperatura $<$ 20°C) pode provocar achatamento da EEG
Medicina nuclear	A modalidade mais comum para exame de imagem do cérebro utiliza o marcador HMPAO. A ausência de captação do isótopo ("fenômeno do crânio oco") indica ausência de perfusão cerebral e confirma o diagnóstico de morte encefálica
Doppler transcraniano	Achados de pequenos picos sistólicos sem fluxo diastólico ou um padrão de fluxo reverberante sugerem alta resistência vascular e confirmam o diagnóstico de morte encefálica. A ausência de fluxo sanguíneo cerebral constitui o teste confirmatório mais definitivo
Angiografia por TC	A não opacificação dos segmentos corticais das ACMs e das VCIs parece ser altamente sensível para a confirmação de morte encefálica, pois tem especificidade de 100% A ausência de opacificação das VCIs constitui o sinal mais sensível

ACM, artéria cerebral média; *EEG*, eletroencefalografia; *HMPAO*, hexametilpropileno amino oxima marcado com ^{99m}Tc; *TC*, tomografia computadorizada; *VCI*, veia cerebral interna.

média 4 dias), mesmo com um suporte ventilatório continuado. Nunca foi relatada recuperação após o registro apropriado de morte encefálica. A remoção do ventilador resulta em ritmos terminais (com mais frequência, um completo bloqueio atrioventricular sem resposta ventricular), ritmos juncionais ou taquicardia ventricular. Podem ocorrer movimentos motores puramente espinais nos momentos de apneia terminal (ou durante o teste de apneia na ausência de administração passiva de oxigênio), que podem incluir arqueamento do dorso, torção do pescoço, enrijecimento dos membros inferiores e flexão dos membros superiores.

LEITURA SUGERIDA

Bernard SA, Gray TW, Buist MD, et al: Treatment of comatose survivors of out-of-hospital cardiac arrest with induced hypothermia, N Engl J Med 346:557–563, 2002.

Bernat JL: Chronic disorders of consciousness, Lancet 367:1181–1192, 2006.

Fins JJ, Master MG, Gerber LM, et al: The minimally conscious state: a diagnosis in search of an epidemiology, Arch Neurol 64:1400–1405, 2007.

Greer DM, Scripko PD, Wu O, et al: Hippocampal magnetic resonance imaging abnormalities in cardiac arrest are associated with poor outcome, J Stroke Cerebrovasc Dis 22:899–905, 2013.

Laureys S, Celesia GG, Cohadon F, et al: Unresponsive wakefulness syndrome: a new name for the vegetative state or apallic syndrome, BMC Med 8:68, 2010.

Laureys S, Schiff ND: Coma and consciousness: paradigms (re)framed by neuroimaging, Neuroimage 61(2):478–491, 2012.

Meaney PA, Bobrow BJ, Mancini ME: Cardiopulmonary resuscitation quality: improving cardiac resuscitation outcomes both inside and outside the hospital–a consensus statement from the American Heart Association, Circulation 124:417–435, 2013.

Peberdy MA, Callaway CW, Neumar RW, et al: Cardiac arrest care: 2010 American Heart Association guidelines for cardiopulmonary resuscitation and emergency cardiovascular care, Circulation 122(18 Suppl 3):S768–S786, 2010. [Errata in Circulation 123:e237, 2011, and Circulation 124:e403, 2011.].

Plum F, Posner JB: The diagnosis of stupor and coma. Contemporary Neurology Series, vol. 71, ed 3, New York, 2007, Oxford University Press.

Rodriguez RA, Nair S, Bussiere M, et al: Long-lasting functional disabilities in patients who recover from coma after cardiac operations, Ann Thorac Surg 95:884–891, 2013.

Rossetti AO, Rabinstein AA, Oddo ML: Neurological prognostication of outcome in patients in coma after cardiac arrest, Lancet Neurol 15(6):597–609, 2016.

Wijdicks EFM: The diagnosis of brain death, N Engl J Med 344:1215–1221, 2001.

Wijdicks EFM, Hijdra A, Young GB, et al: Practice parameter: prediction of outcome in comatose survivors after cardiopulmonary resuscitation (an evidence-based review), Neurology 67:203–210, 2006.

Wu O, Soresnen AG, Benner T, et al: Comatose patients with cardiac arrest: predicting clinical outcome with diffusion-weighted MR imaging, Radiology 252:173–181, 2009.

Young GB: Neurologic prognosis after cardiac arrest, N Engl J Med 361:605–611, 2009.

Zandbergen EGJ, Hijdra A, Koelman JH, et al: Prediction of poor outcome within the first 3 days of postanoxic coma, Neurology 66:62–68, 2006.

108

Transtornos do Sono

Sagarika Nallu, Selim R. Benbadis

INTRODUÇÃO

A International Classification of Sleep Disorders (ICSD-3) reúne os transtornos do sono em seis categorias principais: insônia, distúrbios respiratórios relacionados com o sono, transtornos centrais da hipersonolência, transtornos do sono-vigília do ritmo circadiano, parassonias e distúrbios do movimento relacionados com o sono. Do ponto de vista prático, os transtornos do sono são mais bem classificados pela sua apresentação clínica, que é a abordagem adotada aqui. Este capítulo concentra-se nos transtornos primários do sono, em vez de nos transtornos do sono que resultam de doenças clínicas ou psiquiátricas evidentes.

TRANSTORNOS DA SONOLÊNCIA EXCESSIVA DIURNA

Anamnese e exame físico

A avaliação dos pacientes com transtornos do sono deve incluir anamnese do sono e exame físico completos, incluindo os sintomas respiratórios, cardiovasculares e neurológicos. A maioria dos pacientes com transtornos do sono apresenta sonolência excessiva diurna (SED), ou hipersonia, como seu principal sintoma. O ponto de partida é a obtenção de uma anamnese meticulosa, que frequentemente revela as causas prováveis (p. ex., tempo de sono insuficiente com privação do sono, estilos de vida, transtornos do ritmo circadiano, medicamentos, doenças sistêmicas). A maioria dessas causas não exige uma intervenção diagnóstica. Várias escalas foram elaboradas para efetuar uma quantificação subjetiva da SED. A escala mais validada e útil na prática clínica é a Epworth Sleepiness Scale (ESS). A ESS consiste em um breve questionário sobre a probabilidade de cochilar em oito situações. Esse questionário leva a uma pontuação entre 0 e 24 (Tabela 108.1). As pontuações de 10 ou mais justificam uma investigação.

Estudos do sono

A polissonografia (PSG) é um estudo do sono noturno que mede múltiplos parâmetros, tais como estágio do sono, respiração, movimentos dos membros inferiores e padrões eletrocardiográficos. A versão de monitoramento do sono de canais limitados é também denominada teste de sono domiciliar (HST, do inglês *home sleep testing*) portátil, que é usado em pacientes com alta probabilidade de apneia obstrutiva do sono (AOS). O teste de latências múltiplas do sono (MSLT, do inglês *multiple sleep latency test*) e o teste de manutenção da vigília (MWT, do inglês *maintenance of wakefulness test*) são usados para medir e quantificar a SED. Consistem em uma série de cochilos diurnos durante os quais a latência do sono é medida e são determinados os estágios do sono. O MSLT precisa ser realizado com PSG na noite anterior.

Tabela 108.1 Epworth Sleepiness Scale.

Qual é a probabilidade de você cochilar ou adormecer nas seguintes situações em contraste com se sentir apenas cansado? As situações referem-se ao seu modo de vida habitual. Mesmo se você não vem fazendo algumas dessas atividades frequentemente, tente descobrir como elas o afetariam. Utilize a escala apresentada a seguir para escolher o número mais apropriado a cada situação.

0 = nunca cochilaria
1 = pequena chance de cochilar
2 = chance moderada de cochilar
3 = alta chance de cochilar

Qual e a sua chance de cochilar nas seguintes situações?

Sentado e lendo	____
Assistindo à TV	____
Sentado e inativo em um local público (teatro ou reunião)	____
Como passageiro de carro por 1 hora sem uma parada	____
Deitando-se para descansar à tarde, quando possível	____
Sentado e conversando com alguém	____
Sentado calmamente após o almoço (sem ingerir bebida alcoólica)	____
Em um carro parado por alguns minutos no trânsito	____
Total	____

Adaptada de Johns MW: A new method for measuring daytime sleepiness: the Epworth Sleepiness Scale, Sleep 14:540-545, 1991.

DISTÚRBIOS RESPIRATÓRIOS RELACIONADOS COM O SONO

Definição e epidemiologia

Os distúrbios respiratórios relacionados com o sono abrangem um espectro de condições crônicas em que ocorre várias vezes a cessação parcial ou completa da respiração durante o sono. Esse grupo inclui os distúrbios mais comuns: AOS, apneia central do sono e hipoventilação relacionada ao sono. Os eventos respiratórios são classificados como apneias e hipopneias; as apneias são ainda subdivididas em obstrutiva, central ou mista. As apneias obstrutivas são episódios de colapso completo das vias respiratórias superiores, que é definido como uma queda de mais de 90% no fluxo de ar/sensor térmico na presença de esforço respiratório continuado com duração de pelo menos 10 segundos. A hipopneia é definida como uma queda de 30% ou mais no sinal de pressão nasal com duração de pelo menos 10 segundos e associada a uma dessaturação de oxigênio de 3% ou mais ou ao despertar do sono. Em contrapartida,

Seção 16 Doenças Neurológicas

a apneia central é definida como uma queda de mais de 90% no fluxo de ar/sensor térmico acompanhada de ausência do esforço respiratório que dura pelo menos 10 segundos. A gravidade da apneia do sono baseia-se no escore da polissonografia e é definida pelo índice de apneia-hipopneia (IAH), uma razão entre a soma de todos os eventos respiratórios e as horas totais de sono na PSG ou no HST.

As taxas de prevalência estimada de apneia obstrutiva do sono aumentaram de forma substancial nas últimas duas décadas, mais provavelmente devido à epidemia de obesidade. Estima-se agora que 26% dos adultos entre 30 e 70 anos tenham apneia do sono.

Fisiopatologia

A fisiopatologia da AOS consiste em um fechamento/colapso recorrentes das vias respiratórias superiores com consequente dessaturação de oxigênio e que leva ao despertar. A fragmentação do sono causada pelo despertar é responsável pela privação de sono e a SED.

Manifestações clínicas

Os pacientes com AOS apresentam, tipicamente, pelo menos um destes sinais/sintomas: ronco, despertar com respiração ofegante/sufocamento ou apneia testemunhada durante o sono pelo seu companheiro de cama. A SED, o sono não reparador, a fadiga e a insônia também apresentam comorbidades, tais como hipertensão arterial sistêmica, doença arterial coronariana (DAC), transtornos do humor, disfunção cognitiva ou diabetes melito do tipo 2 (DM2). Os fatores de risco para a AOS são tanto modificáveis quanto não modificáveis. Os fatores de risco modificáveis incluem uso de medicação sedativa, etilismo, tabagismo, obesidade, distúrbios endócrinos (p. ex., hipotireoidismo, síndrome dos ovários policísticos, acromegalia) e obstrução/congestão nasais. Os fatores não modificáveis incluem predisposição genética, anomalias craniofaciais e síndromes congênitas (p. ex., síndromes de Down, Pierre Robin e Treacher Collins).

Tratamento e prognóstico

Dependendo da gravidade, as modalidades de tratamento da AOS consistem em terapia com pressão positiva nas vias respiratórias (PAP, do inglês *positive airway pressure*), aparelho bucal, modificações cirúrgicas das vias respiratórias superiores, emagrecimento e medidas para evitar dormir em decúbito dorsal (terapia posicional). O tratamento inicial da AOS exige monitoramento rigoroso e identificação precoce das dificuldades relacionadas com o uso da PAP (incluindo resolução de problemas e monitoramento da eficácia objetiva e dados de uso para assegurar tratamento e adesão do paciente adequados). O sucesso nos primeiros dias a semanas demonstrou ser um preditor de adesão do paciente a longo prazo.

A apneia central do sono (ACS) é observada em várias situações, que incluem respiração periódica no primeiro ano de vida, adultos saudáveis em grandes altitudes e respiração de Cheyne-Stokes na insuficiência cardíaca. Na maioria dos casos de ACS, a ausência cíclica de esforço é uma consequência paradoxal das respostas quimiorreflexas ventilatórias hipersensíveis que se opõem às mudanças no fluxo de ar, produzindo então um ganho de alça elevado e levando a oscilações ventilatórias *overshoot/undershoot*. As terapias para a ACS afetam o ganho de alça ao melhorar os volumes pulmonares (terapia com PAP), ao reduzir a diferença de P_{CO_2} inspirada alveolar (estimulantes) e ao reduzir a quimiossensibilidade (oxigênio suplementar). A ACS é ainda diferenciada por uma resposta hipercápnica (p. ex., lesões do tronco encefálico, opioides, síndrome da hipoventilação da obesidade, síndrome da hipoventilação alveolar central congênita, distúrbios neuromusculares, deformidades da parede torácica) ou hipocápnica (p. ex., respiração de Cheyne-Stokes).

NARCOLEPSIA

A narcolepsia é um transtorno do sono complexo que pode se manifestar na infância ou na adolescência. Trata-se da causa mais comum de SED e pode ocorrer isoladamente ou em associação a outras manifestações, tais como cataplexia, alucinações hipnagógicas/hipnopômpicas, transtorno do sono noturno e paralisia do sono. A cataplexia distingue a narcolepsia do tipo 1 (narcolepsia com cataplexia) da narcolepsia do tipo 2 (narcolepsia sem cataplexia). A cataplexia, que é relatada por 60 a 75% dos pacientes com narcolepsia, é definida como uma perda súbita e transitória do tônus da musculatura esquelética com retenção da consciência. É observada frequentemente em resposta a uma emoção forte (p. ex., riso, sobressalto, raiva). Alucinações hipnagógicas ou hipnopômpicas são sensações vívidas e oníricas que um indivíduo sente, ouve ou vê e que ocorrem perto do início do sono (hipnagógicas) ou ao despertar do sono (hipnopômpicas). A paralisia do sono é definida como uma incapacidade temporária de se mover ou de falar enquanto a pessoa está consciente e que ocorre quando ela está caindo no sono ou despertando dele.

Fisiopatologia

Fatores genéticos e ambientais supostamente participam na etiologia da narcolepsia. As evidências sugerem que a perda de hipocretina esteja altamente associada a seu desenvolvimento. A hipocretina, um neuropeptídio encontrado nas partes lateral e posterior do hipotálamo, tem como alvo áreas monoaminérgicas e colinérgicas. A perda de neurônios de hipocretina resulta nas manifestações características da narcolepsia, o que inclui a incapacidade de manter longos períodos de vigília e lapsos frequentes de sono. As evidências sugerem uma ligação entre HLA DQB1*06:02 e a narcolepsia, o que indica uma base autoimune para a narcolepsia que é mediada por neurônios de hipocretina.

Diagnóstico e diagnóstico diferencial

O diagnóstico de narcolepsia exige anamnese detalhada e exames complementares, como uma PSG noturna, seguida pelo MSLT. Um MSLT com latência do sono de 8 minutos ou menos e dois ou mais períodos de REM (do inglês *rapid eye movement*) no início do sono e a exclusão de outros transtornos do sono na PSG fornecem um diagnóstico definitivo de narcolepsia. A PSG realizada durante a noite antes do MSLT é importante para descartar outros transtornos primários do sono, tais como a apneia do sono e o distúrbio de movimentos periódicos dos membros. Achados anormais no MSLT não são específicos de narcolepsia e podem ser obtidos em outros transtornos do sono, tais como apneia do sono, desalinhamento circadiano, outros transtornos mentais ou condições clínicas, medicamentos, uso de substâncias psicoativas ou privação de sono. Um critério alternativo para o diagnóstico consiste em um nível liquórico de hipocretina igual ou inferior a 110 pg/mℓ.

Tratamento

O tratamento da narcolepsia consiste em uma abordagem multimodal com componentes tanto farmacológicos quanto não farmacológicos. A terapia farmacológica inclui estimulantes, cujo objetivo é melhorar o estado de alerta e o funcionamento (Tabela 108.2). Os medicamentos que promovem a vigília, tais como modafinila e armodafinila, são considerados como terapia de primeira linha para a SED. O oxibato de sódio, um precursor do GABA, constitui o único tratamento para a cataplexia que foi aprovado pela FDA. Antidepressivos tricíclicos (p. ex., clomipramina), inibidores seletivos da recaptação de serotonina (p. ex., fluoxetina) e inibidores da recaptação de serotonina e norepinefrina (p. ex., venlafaxina) têm sido usados para o tratamento da cataplexia. Os tratamentos não farmacológicos consistem em breves cochilos programados, prática de uma boa higiene do sono e exercícios físicos regulares durante a dia para melhorar o estado de alerta.

Tabela 108.2 Agentes que promovem a vigília.

Fármaco	Faixa posológica (mg)
Anfetaminas	5 a 60
Metilfenidato	10 a 60
Modafinila	200 a 400
Armodafinila	150 a 250

HIPERSONIA IDIOPÁTICA

Definição e epidemiologia

A hipersonia idiopática (HI) é um transtorno neurológico crônico que se manifesta como sonolência diurna patológica com ou sem duração prolongada do sono. Atualmente, a etiologia da HI é desconhecida, embora seja aventada uma predisposição genética por causa do forte histórico familiar de sintomas semelhantes. Os pacientes queixam-se de um sono noturno não reparador (*i. e.*, inércia do sono) e longos cochilos diurnos, e podem apresentar estados prolongados de nebulosidade, apesar das longas horas de sono (*i. e.*, embriaguez do sono).

Diagnóstico e diagnóstico diferencial

O diagnóstico de HI envolve uma anamnese cuidadosa, com atenção particular para a possibilidade de outros distúrbios com sintomatologia semelhante, bem como uma testagem objetiva com estudos do sono. Outras causas de SED precisam ser excluídas, e a PSG deve ser normal sem respiração afetada pelo sono. O MSLT confirma latência do sono de menos de 8 minutos, porém sem REM de início do sono.

Tratamento e prognóstico

Não existem tratamentos aprovados pela FDA para os sintomas da HI, que tipicamente são tratados com o uso *off-label* de medicamentos aprovados para a narcolepsia.

SÍNDROME DE KLEINE-LEVIN

A síndrome de Kleine-Levin é uma hipersonia recorrente ou cíclica rara com prevalência de um caso por 1 milhão de pessoas. Sua causa não é conhecida. O início é habitualmente observado na segunda década de vida.

Esses episódios de hipersonia também estão associados a outros sintomas, tais como hiperfagia, hipersexualidade, confusão e alucinações. Os episódios podem durar dias a semanas e podem sofrer recorrência a intervalos de poucos meses e pelo menos uma vez por ano. O lítio constitui o medicamento de escolha, juntamente com outros estimulantes e agentes promotores de vigília (Tabela 108.2).

É necessário excluir outras causas sintomáticas de SED. Com o tempo, os episódios tendem a se tornar menos graves, menos prolongados e menos frequentes.

SÍNDROME DAS PERNAS INQUIETAS, MOVIMENTOS PERIÓDICOS DOS MEMBROS NO SONO E DISTÚRBIO DOS MOVIMENTOS PERIÓDICOS DOS MEMBROS

A síndrome das pernas inquietas (SPI), também conhecida como doença de Willis-Ekbom, é um transtorno neurológico sensitivo motor comum que se manifesta como uma urgência irresistível para movimentar o corpo de modo a aliviar sensações desconfortáveis. Essas sensações sempre ocorrem durante o repouso, na posição sentada ou dormindo.

Os sintomas geralmente se agravam à noite, causando então dificuldades com o início do sono. É mais prevalente em mulheres, e foi detectado um histórico familiar de SPI em 90,9% dos pacientes com esta mesma condição, o que indica alta herdabilidade.

Os movimentos periódicos dos membros no sono (MPMS) são achados polissonográficos e se caracterizam por contrações musculares padronizadas que duram 0,5 a 10 segundos e que ocorrem em intervalos de 15 a 40 segundos. Os MPMS ocorrem em cerca de 80% dos pacientes com SPI. Um índice de movimentos periódicos dos membros de 15 ou mais, quando associado a uma queixa em relação ao sono não explicada por qualquer outro transtorno do sono, pode sugerir um distúrbio dos movimentos periódicos dos membros (DMPM).

Manifestações clínicas

Os movimentos das pernas podem ser relatados pelo parceiro de cama, e o paciente pode se queixar de SED, insônia ou sintomas de SPI (*i. e.*, desejo de mover as pernas ou caminhar devido a sensações de "animais rastejantes e estranhos" desagradáveis em repouso). A maioria dos pacientes com SPI apresenta DMPM, porém o inverso não é verdadeiro.

Tratamento e prognóstico

O manejo da SPI e do DMPM envolve abordagens tanto não farmacológicas quanto farmacológicas. As causas secundárias que podem agravar os sintomas de SPI e de DMPM devem ser investigadas, o que inclui polineuropatia, doença da medula espinal, gravidez, deficiências de ferro e de vitamina B_{12}, uremia, privação de sono, horários irregulares de sono, cafeína, tabagismo, etilismo e uso de determinados medicamentos (p. ex., anti-histamínicos, antidepressivos serotoninérgicos, neurolépticos).

Os agonistas da dopamina e os ligantes do canal de cálcio alfa-2-delta são considerados os tratamentos de primeira linha; todavia, essas terapias apresentam perfis de efeitos colaterais muito diferentes, que devem ser levados em consideração. As doses de agonistas dopaminérgicos usadas para o tratamento da SPI são muito mais baixas do que as doses típicas prescritas para os pacientes com doença de Parkinson, e são programadas para serem ingeridas aproximadamente 2 horas antes do início dos sintomas típicos. A dose inicial de ropinirol é de 0,25 mg/dia; em seguida, é titulada da seguinte maneira: 0,25 mg por 2 dias, em seguida, 0,5 mg por 5 dias; e posteriormente a dose pode ser aumentada em incrementos de 0,5 mg a cada semana até alcançar a dose efetiva ou máxima, a que vier primeiro. Sempre que possível, deve-se evitar o uso de doses acima de 4 mg/dia nos pacientes com SPI. A dose inicial de pramipexol é de 0,125 mg/dia, que pode ser aumentada em 0,125 mg a cada 4 a 7 dias até alcançar o controle dos sintomas ou a dose máxima. A dose máxima recomendada de pramipexol para a SPI é de 0,75 mg/dia (embora esta seja uma recomendação de consenso de especialistas que difere da dose de 0,5 mg/dia estabelecida pela FDA). A rotigotina é o único agonista dopaminérgico que é administrado por meio de adesivo transdérmico diário. Ela é iniciada em uma dose de 1 mg/dia, podendo ser aumentada para 2 ou 3 mg/dia em incrementos de 1 mg/dia a cada semana (Tabela 108.3).

Tabela 108.3 Tratamentos para a síndrome das pernas inquietas.

Fármaco	Faixa posológica (mg)
Levodopa ou carbidopa	50 a 200
Ropinirol	0,25 a 4
Pramipexol	0,125 a 0,5
Rotigotina, adesivo transdérmico	1 a 3

Seção 16 Doenças Neurológicas

Para uma discussão mais aprofundada sobre esses tópicos, ver
❖ Capítulo 382, "Outros Transtornos de Movimento", em *Goldman-Cecil Medicina*, 26ª edição.

INSÔNIA

Definição e epidemiologia

A insônia constitui a queixa de sono mais comum nos EUA, e afeta até 30 milhões de indivíduos na população geral. Um diagnóstico de insônia pode ser estabelecido com ou sem comorbidade de transtorno mental ou distúrbio físico. A insônia é definida como uma dificuldade persistente relacionada com o início, a duração, a consolidação ou a qualidade do sono que ocorre apesar de oportunidade e circunstâncias adequadas para o sono e resulta em alguma forma de comprometimento diurno. Os indivíduos que se queixam desses sintomas relacionados com o sono na ausência de comprometimento diurno não são considerados como tendo um transtorno de insônia que justifique uma atenção clínica além de orientação e tranquilização. As três categorias diagnósticas para a insônia incluem insônia crônica, insônia a curto prazo e outro transtorno de insônia.

Fisiopatologia

A insônia aguda ou a curto prazo é causada por fatores identificáveis e pode se tornar uma condição persistente e crônica. A insônia crônica resulta de fatores predisponentes (genéticos), precipitantes (ambientais) e perpetuantes (comportamentais). Com exceção de condições raras, como doença priônica e insônia familiar fatal, a insônia isoladamente quase nunca é o sintoma de uma doença neurológica.

Manifestações clínicas

A insônia pode-se manifestar como a incapacidade de adormecer (*i. e.*, insônia de início) ou de permanecer dormindo (*i. e.*, insônia de manutenção). Além dos sintomas noturnos, o diagnóstico exige a existência dos sintomas diurnos considerados como consequências de insônia (p. ex., fadiga, SED, falta de concentração, alteração do humor, cefaleia).

A insônia de ajustamento é uma reação aguda a algum tipo de estresse. Quando o gatilho combina-se com uma propensão a um sono precário ou frágil, a condição pode se tornar crônica (> 1 mês) e levar a comportamentos não adaptativos e à excitação condicionada associada ao sono. Essa condição é conhecida como *insônia psicofisiológica*, e constitui, sem dúvida, a síndrome da insônia mais comum. Um ciclo vicioso é criado por maus hábitos de sono que agravam a insônia. Em virtude de sua cronicidade, a insônia está tipicamente associada a hábitos de sono precários, diversas tentativas de tratamento e ansiedade em relação ao sono. Se não houver um gatilho no início, pode-se obter durante toda a vida relato de sono precário (*i. e.*, insônia idiopática) com mesmo resultado final de insônia psicofisiológica.

Insônia paradoxal e *percepção errada do estado de sono* são termos aplicados aos pacientes que afirmam não dormir. Entretanto, quando examinados objetivamente, eles apresentam quantidades e arquitetura normais de sono.

Diagnóstico e diagnóstico diferencial

O diagnóstico baseia-se na anamnese, que deve incluir um diário do sono. É preciso descartar doenças clínicas, psiquiátricas ou relacionadas ao uso de substâncias psicoativas e outros transtornos do sono (p. ex., AOS) exigem exclusão. Às vezes, os estudos do sono (PSG e MSLT) são úteis.

Tratamento e prognóstico

Os tratamentos não farmacológicos incluem recomendações de higiene do sono de bom senso (p. ex., evitar o consumo de cafeína, fazer exercícios físicos no fim do dia) (Tabela 108.4) e modificações comportamentais para evitar as respostas de excitação condicionada associadas ao sono (p. ex., usar o quarto apenas para dormir e fazer sexo). Outras estratégias incluem terapia cognitivo-comportamental especificamente para a insônia (TCC-I); técnicas de relaxamento; *biofeedback*; e mudanças de comportamento, tais como terapia de restrição do sono e terapia de controle de estímulo.

Os princípios do tratamento farmacológico da insônia incluem o uso da menor dose efetiva, o uso intermitente (não diário), o uso do medicamento apropriado (*i. e.*, meia-vida curta ou intermediária) com base no tipo de insônia (*i. e.*, de início ou de manutenção) e um tratamento de duração limitada. O tratamento deve ser reduzido de modo gradual para evitar rebote. Os medicamentos devem ser usados apenas em combinação com tratamentos não farmacológicos (*i. e.*, comportamentais). A terapia comportamental tem sido efetiva.

Os sedativos de venda livre (geralmente anti-histamínicos) são tipicamente seguros, porém o seu uso é limitado pelos efeitos anticolinérgicos e de "ressaca". A melatonina pode promover o sono e é usada para transtornos do ritmo circadiano, incluindo dissincronose (*jet lag*). O agonista seletivo da melatonina, a ramelteona, é útil para a insônia de início do sono.

O prognóstico é habitualmente satisfatório com a combinação de tratamento farmacológico e não farmacológico. A modificação comportamental é limitada pela vontade de participação dos pacientes.

PARASSONIAS

As parassonias são fenômenos indesejáveis que ocorrem durante o sono ou durante a transição para o sono ou para o despertar. Podem ocorrer no sono REM ou no sono NREM. Em geral, consistem em comportamentos complexos e aparentemente propositais, algumas vezes dramáticos, dos quais o paciente não tem consciência. Com frequência, são classificadas pelo estágio do sono em que surgem.

Parassonias NREM

As parassonias relacionadas com o sono NREM incluem despertares confusionais, sonambulismo e terror noturno (pavor noturno), e resultam de um despertar incompleto do sono profundo. Tendem a

---

Tabela 108.4 Higiene do sono.

1. Manter um horário regular todos os dias.
2. Acordar no mesmo horário todas as manhãs.
3. A exposição à luz natural promove o ritmo circadiano.
4. Fazer exercícios físicos pela manhã ou no início da tarde; evitar exercícios físicos vigorosos à noite.
5. Evitar cochilos durante o dia, principalmente depois das 15 h.
6. Evitar o uso estimulantes, como cafeína e nicotina, e abolir o consumo de bebidas alcoólicas perto da hora de dormir.
7. Evitar grandes refeições perto da hora de dormir.
8. Manter rotinas regulares e relaxantes na hora de dormir.
9. Manter ambiente de sono confortável.
10. Reservar a cama para dormir; evitar outras atividades (p. ex., televisão, rádio, leitura).
11. Deitar-se apenas quando estiver com sono.
12. Tentar resolver as preocupações (ou fazer uma lista para consideração futura) antes de dormir.
13. Levantar da cama se não dormir em 20 min.

começar na infância e é comum obter um histórico familiar de sintomas semelhantes. Em geral, os eventos ocorrem durante o primeiro terço do sono, quando predomina o sono delta. Os episódios são frequentemente desencadeados por fatores precipitantes, tais como doença intercorrente, privação do sono, etilismo e estresse. Os episódios de sonambulismo começam tipicamente como despertares confusionais. Com frequência, esses pacientes sentam na cama e olham em volta de uma maneira confusa. Os terrores noturnos diferem dos sonambulismos, visto que os episódios são mais dramáticos, com excitação abrupta, grito ou choro e hiperatividade autônoma (p. ex., midríase, diaforese, rubor, piloereção, taquicardia). A criança parece aterrorizada e inconsolável.

Diagnóstico e diagnóstico diferencial

O principal diagnóstico diferencial inclui as convulsões noturnas, que exigem um eletroencefalograma (EEG) monitorado por vídeo para o diagnóstico. As convulsões noturnas tendem a ser mais padronizadas do que as parassonias e, com frequência, incluem atividade motora tônica ou clônica. O tratamento consiste em tranquilizar o paciente e em medidas para evitar lesões durante esses episódios. Outros transtornos do sono, como a AOS, podem precipitar esses episódios e devem ser descartados como parte do tratamento. Para os episódios graves com comportamentos que provocam lesão, frequentemente recomenda-se o uso de benzodiazepínicos em baixa dose, como o clonazepam.

Tratamento e prognóstico

A tranquilização e as medidas para evitar lesões geralmente são suficientes. Para os episódios com comportamentos que causem lesão, os benzodiazepínicos em baixa dose (clonazepam, 0,5 a 1 mg) são frequentemente efetivos. O prognóstico é bom, e a maioria dos pacientes não necessita de tratamento.

Transtorno de comportamento do sono REM
Definição e epidemiologia

O transtorno de comportamento do sono REM (TCR) é um transtorno de regulação do sono REM em que ocorre uma dissociação das características REM com perda da atonia muscular e leva o paciente a agir durante os sonhos. Tipicamente, o TCR afeta pacientes com mais de 50 anos (habitualmente mais velhos), e a razão entre homens e mulheres é de 10:1.

Fisiopatologia

A inibição do sono REM é perdida devido à degeneração bilateral dos neurônios atônicos REM na ponte. O TCR ocorre com as α-sinucleinopatias (i. e., doença de Parkinson, atrofia de múltiplos sistemas e demência com corpúsculos de Lewy), e tipicamente a condição precede essas doenças neurodegenerativas, algumas vezes em 10 a 15 anos.

Manifestações clínicas

Tipicamente, os episódios são relatados pelo parceiro de cama e consistem em comportamentos violentos, de grande amplitude, e causadores de lesão durante o sono. Quando despertado, o paciente tipicamente se lembra do sonho. Como é característico dos despertares REM, o paciente fica alerta e coerente imediatamente (diferentemente do despertar do sono de ondas lentas). Medicamentos, sobretudo os psicotrópicos, exacerbam o TCR.

Diagnóstico e diagnóstico diferencial

Em geral, o diagnóstico pode ser estabelecido apenas pela anamnese, e não há necessidade de PSG. Quando realizada, a PSG mostra ausência de atonia REM ou aumento do REM fásico e tônico. À semelhança das parassonias de ondas lentas, o principal diagnóstico diferencial é a convulsão noturna, o que ocasionalmente exige monitoramento para epilepsia. Registros de vídeo em casa (telefone celular) podem ser úteis.

Tratamento e prognóstico

O clonazepam em dose baixa (0,5 a 2 mg) é habitualmente efetivo. Os sintomas respondem inicialmente ao tratamento, porém é provável que uma doença neurodegenerativa se torne evidente.

Para uma discussão mais aprofundada sobre esses tópicos, ver Capítulo 377, "Transtornos do Sono", em *Goldman-Cecil Medicina*, 26ª edição.

LEITURA SUGERIDA

Berry RB, Wagner MH: Sleep medicine pearls, ed 3, 2014, Elsevier/Saunders.
Ebisawa T: Analysis of the molecular pathophysiology of sleep disorders relevant to a disturbed biological clock, Mol Genet Genomics 288:185–193, 2013.
Handbook of sleep disorders. In Thorpy MJ, editor: Neurological disease and therapy, New York, 1990, Taylor & Francis.
International Classification of Sleep Disorders: ed 3, Darien, IL USA, 2014, American Academy of Sleep Medicine.
Kryger MH, Rosenberg R, Kirsch D: Kryger's sleep medicine review E-Book: a problem-oriented approach, ed 3, 2019, Elsevier.

109

Síndromes Corticais

Sinéad M. Murphy, Timothy J. Counihan

ANATOMIA FUNCIONAL

O córtex cerebral consiste em dois hemisférios conectados por uma grande faixa de fibras de substância branca, o *corpo caloso*. Cada hemisfério é constituído por quatro regiões distintas dos pontos de vista anatômico e funcional: os lobos frontal, temporal, parietal e occipital (Figura 109.1). Convém analisar com algum detalhe a funcionalidade regional das regiões específicas do cérebro, visto que elas podem fornecer informações valiosas de localização na avaliação de pacientes com síndromes de disfunção cerebral.

- Lobo frontal: controle motor do lado oposto do corpo, atenção, função executiva, cognição social, produção de linguagem
- Lobo temporal: memória, emoção, compreensão da fala
- Lobo parietal: sensibilidade do lado oposto do corpo, percepção espacial
- Lobo occipital: visão.

Embora os dois hemisférios cerebrais compartilhem várias tarefas comportamentais e sensorimotoras, determinadas funções, sobretudo a linguagem, a destreza manual e a percepção visuoespacial, estão fortemente lateralizadas em um hemisfério. A função da linguagem está lateralizada no hemisfério esquerdo em 95% da população; embora 15% dos indivíduos sejam canhotos, o hemisfério direito é dominante para a linguagem em apenas cerca de 10%. A percepção visuoespacial é, em grande parte, uma função do hemisfério direito (não dominante). Em ambos os lados do sulco central, encontram-se os giros pré-central e pós-central; nessas regiões, as representações corticais das diferentes partes do corpo estão dispostas na forma dos homúnculos motor (lobo frontal) e sensitivo (lobo parietal) (Figura 109.2). Convém assinalar que a justaposição da representação facial e da mão no homúnculo responde pelo padrão faciobraquial predominante de fraqueza nas síndromes que afetam a convexidade lateral do cérebro, conforme observado em muitos pacientes com acidente vascular encefálico (AVE) isquêmico. De forma semelhante, os sinais motores ou sensitivos confinados aos membros inferiores sugerem uma lesão parassagital.

AVALIAÇÃO CLÍNICA

Embora a ocorrência de lesões em regiões específicas do córtex cerebral possa resultar em síndromes bem definidas, é importante ter em mente as potenciais armadilhas na interpretação dos sinais e dos sintomas de origem cortical.

- Os pacientes com lesões do hemisfério não dominante frequentemente não percebem a extensão do próprio déficit
- Os sinais e os sintomas causados por lesões corticais podem ser menos consistentes do que os déficits causados por lesões da medula espinal ou nervos mais periféricos.

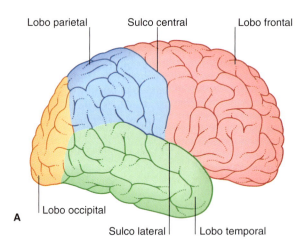

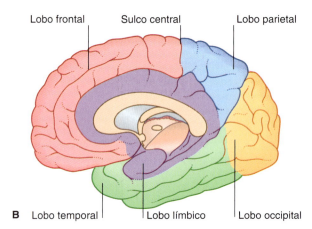

Figura 109.1 Vistas lateral (**A**) e medial (**B**) dos hemisférios cerebrais. (De FitzGerald MJT, editor: Clinical neuroanatomy and neuroscience, ed 6, Philadelphia, 2011, Saunders, Fig. 2-1.)

SÍNDROMES REGIONAIS

A Tabela 109.1 fornece um resumo de algumas das síndromes mais comuns associadas ao dano a lobos cerebrais individuais.

Afasia

A *afasia* ou *disfasia* refere-se a uma perda ou transtorno da função da linguagem como resultado de dano aos centros específicos da linguagem do hemisfério dominante. É distinta da disartria, que é um distúrbio na articulação da fala. Os principais tipos de afasia estão resumidos na Tabela 109.2.

Capítulo 109 Síndromes Corticais 1075

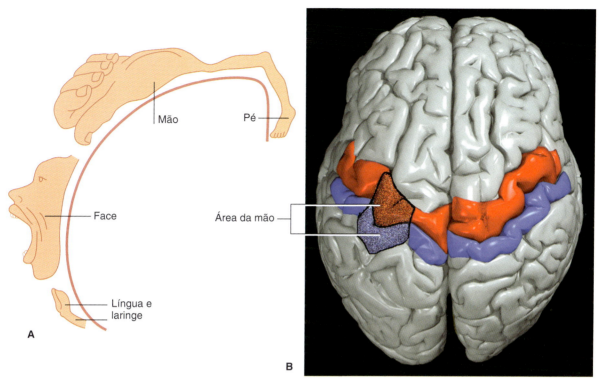

Figura 109.2 A. A disposição no homúnculo mostra as correlações com o córtex motor primário situado anteriormente ao sulco central e ao córtex somatossensorial posteriormente (**B**). (Adaptada de Kretschmann HJ, Weinrich W: Neurofunctional systems: 3D reconstructions with correlated neuroimaging: text and CD-ROM, New York, 1998, Thieme.)

Tabela 109.1 Síndromes corticais e sua localização.

Função	Localização	Sinais clínicos
Lobo frontal		
Função executiva	Córtex pré-frontal dorsolateral	Sequência motora
Função motora	Córtex motor primário (giro pré-frontal)	Fraqueza contralateral
Linguagem	Área de Broca (córtex frontal inferior)	Afasia expressiva
Comportamento	Cingulado (lobo frontal medial)	Traços obsessivo-compulsivos
	Orbitofrontal	Apatia de desinibição
Oculomotor (campos oculares frontais)	Giro frontal médio	Desvio forçado do olhar contralateral
Lobo temporal		
Audição	Giro temporal superior	Alucinações auditivas
Olfato	Unco do lobo temporal	Alucinações olfatórias
Emoção	Amígdala do lobo temporal	Medo irracional
Memória	Hipocampo (lobo temporal medial)	Amnésia; *déjà vu*
Linguagem	Lobo temporal superior posterior	Afasia de Wernicke
Lobo parietal		
Sensação	Giro pós-central	Perda sensitiva contralateral
Visuoespacial	Lobo parietal posterior	Apraxia construtiva
Linguagem	Lobo parietal inferior	Síndrome de Gerstmann (acalculia, agnosia dos dedos, agrafia, desorientação esquerda-direita)
Lobo occipital		
Visão	Córtex calcarino do lobo occipital	Cegueira cortical; alucinações visuais; hemianopsia homônima contralateral

Tabela 109.2 Principais tipos de afasia.

Tipo	Local da lesão	Fluência	Compreensão	Repetição	Nomeação	Outros sinais
Afasia de Broca (expressiva)	Lobo frontal inferior	↓	Boa	↓	↓	Fraqueza contralateral
Afasia de Wernicke (receptiva)	Lobo temporal superior posterior	Boa	↓	↓	↓	Hemianopsia homônima
Afasia transcortical motora	Giro frontal inferior	↓	Boa	Boa	Pode ser normal	Pode haver fraqueza contralateral
Afasia transcortical sensitiva	Giro temporal médio, tálamo	Boa	↓	Boa	Habitualmente normal	Pode ser normal
Afasia de condução	Giro supramarginal	Boa	Boa	↓	↓	Nenhum
Afasia global	Lobo frontal (grande)	↓	↓	↓	↓	Hemiplegia

↓, reduzida.

A avaliação clínica para a afasia exige testes de fluência, compreensão, repetição, nomeação, leitura, cálculo e escrita. A *anomia* refere-se à dificuldade de nomeação de objetos. Os pacientes podem ter dificuldade na identificação correta de itens comuns, como relógio (*watch*), usando frequentemente uma palavra cujo som seja semelhante à palavra pretendida ("uma mancha" [*spotch*] – um erro parafásico literal) ou uma palavra com significado semelhante ("um relógio" [*clock*] – um erro parafásico semântico). Existem dois tipos gerais de afasia, dependendo do local anatômico da lesão: a afasia anterior (de Broca) e a afasia posterior (de Wernicke).

A *afasia de Broca* caracteriza-se por um grave comprometimento da fluência da fala que gera um impacto profundo da expressão tanto no discurso quanto na escrita. A compreensão pode ser discretamente afetada. O transtorno da linguagem quase sempre é acompanhado de fraqueza contralateral da face e do braço como resultado da proximidade do homúnculo motor à área da fala de Broca no lobo frontal inferior.

A *afasia de Wernicke* caracteriza-se pela incapacidade de compreender a linguagem falada ou escrita. Os pacientes afetados falam fluentemente, porém o conteúdo não tem sentido. A lesão está localizada na área temporal superior posterior e pode estar associada a um déficit do campo visual com hemianopsia homônima.

A *afasia de condução* caracteriza-se por compreensão normal e fala fluente, porém há notável incapacidade de repetir uma frase. A lesão responsável está situada no fascículo longitudinal superior que conecta as áreas de Broca e de Wernicke. A *afasia global* resulta de grandes lesões do lobo frontal; todos os aspectos da linguagem são afetados. As lesões das áreas de linguagem do hemisfério não dominante resultam em *disprosódia*. Por exemplo, os pacientes com lesões no lobo frontal inferior do hemisfério não dominante, de forma análoga à área de Broca, falam com voz monótona, perdendo então a capacidade de acrescentar uma cadência emocional a seu discurso. De modo semelhante, as lesões que afetam a área de Wernicke não dominante resultam em pacientes que não conseguem captar as inflexões emocionais (como raiva) do que é dito a eles.

A escrita quase sempre é comprometida nos pacientes com transtornos da linguagem (Figura 109.3). Uma exceção é observada na síndrome da *alexia sem agrafia*, que resulta de uma lesão no lobo occipital dominante e no esplênio do corpo caloso (habitualmente causada por infarto na região da artéria cerebral posterior). O centro de linguagem do paciente fica "desconectado" do córtex visual contralateral (não afetado). Esses pacientes conseguem escrever uma frase, porém não conseguem ler o que eles escreveram.

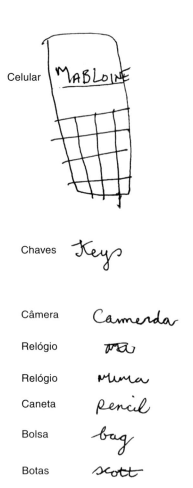

Figura 109.3 Neologismos escritos por um paciente que foi tentar nomear o telefone celular, as chaves, a câmera, o relógio, a caneta, a bolsa e as botas.

Agnosia e apraxia

Agnosia refere-se à incapacidade de reconhecer um estímulo sensitivo específico, apesar da função sensitiva preservada. Por exemplo, a agnosia visual é a incapacidade de reconhecer um estímulo visual, apesar da acuidade visual normal. Outras síndromes da agnosia incluem a incapacidade de reconhecer sons (agnosia auditiva), cores (agnosia de cor) ou faces familiares (prosopagnosia). Em geral, as lesões responsáveis estão localizadas na região occipitotemporal.

Apraxia refere-se à incapacidade de executar tarefas motoras aprendidas, apesar de haver funcionalidade sensorimotora suficiente para executar fisicamente o movimento; trata-se de um distúrbio do planejamento motor (Figura 109.4). As lesões responsáveis geralmente estão localizadas no lobo parietal inferior dominante. Um teste simples de apraxia consiste em pedir ao paciente que realize uma pantomima (p. ex., pentear o cabelo, soprar uma vela). As lesões do lobo parietal não dominante frequentemente resultam em *negligência hemiespacial*: o paciente não atende a estímulos no campo visual contralateral (habitualmente o esquerdo) ou no dimídio oposto do corpo. Em uma forma mais leve de negligência, denominada *extinção*, os pacientes podem atender a estímulos contralaterais ao lado do cérebro com a lesão (normalmente o hemisfério direito); entretanto, quando recebem estímulos bilaterais simultaneamente, eles respondem aos estímulos apenas do lado direito do hemicorpo. A *anosognosia*, ou falta de conscientização (percepção) do próprio déficit, frequentemente acompanha a negligência hemiespacial. Nos casos graves, os pacientes até mesmo podem negar que o membro afetado pertença a eles. Os indivíduos com anosognosia podem representar um desafio para os terapeutas de reabilitação.

PERSPECTIVAS PARA O FUTURO

Os avanços recentes na tecnologia da neuroimagem contribuíram para a nossa compreensão não apenas das anatomias estrutural e funcional do cérebro, mas também de sua atividade metabólica. A ressonância magnética funcional (RMf) possibilita o mapeamento da anatomia metabólica das estruturas da substância cinzenta subcortical e da substância branca, como os núcleos da base, e sua participação em determinadas condições como distonia. Além disso, uma modalidade conhecida como imagem por tensor de difusão possibilita um detalhado mapeamento de tratos de substância branca (tratografia).

Várias novas estratégias estão surgindo na tentativa de reverter o déficit de autoconscientização nos pacientes com negligência ou anosognosia em decorrência de lesões degenerativas ou isquêmicas do hemisfério não dominante. O desenvolvimento de programas de interface de computador de realidade virtual abriu a possibilidade de gerar vários ambientes de simulação baseados em computador para fornecer aos pacientes detalhadas opções de *feedback* para melhorar a autoconscientização como parte de um programa de reabilitação.

LEITURA SUGERIDA

Brazis PW, Masdeu JC, Biller J: Localization in clinical neurology, ed 7, Philadelphia, 2016, Wolters Kluwer.

Fitzgerald MJT, Gruener G, Estomih M: Clinical neuroanatomy and neuroscience, ed 6, Saunders, 2011.

Muratore M, Tuena C, Pedroli E, Cipresso P, Riva G: Virtual reality as a possible tool for the assessment of self-awareness, Front Behav Neurosci 13:62, 2019. https://doi.org/10.3389/fnbeh.2019.00062.

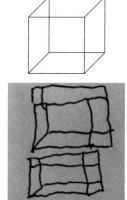
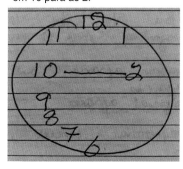

Figura 109.4 As tentativas de copiar um cubo e de desenhar um relógio por pacientes com transtornos neurodegenerativos demonstram apraxia construtiva e negligência do lado direito.

110

Demência e Transtornos da Memória

Frederick J. Marshall

PRINCIPAIS SÍNDROMES DEMENCIAIS

A demência representa um enorme fardo para o paciente, a sua família e a sociedade. Nos EUA, um terço dos indivíduos idosos morre da doença de Alzheimer (DA) ou de outra forma de demência, porém apenas um em cada seis idosos é submetido a um rastreamento cognitivo de rotina. Os gastos anuais diretos e indiretos com a DA e outras demências nos EUA alcançaram 290 bilhões de dólares em 2019.

O termo *demência* descreve uma síndrome do declínio cognitivo progressivo que leva à perda da função totalmente independente na vida diária. A perda de memória constitui a característica central mais comum, e síndromes demenciais específicas caracteristicamente causam formas distintas de comprometimento da memória. Diferentes demências provocam anormalidades específicas da cognição na linguagem, no processamento espacial, na práxis (capacidade de executar comportamentos motores aprendidos) e na função executiva (capacidade de planejar e ordenar os pensamentos e as atividades), e muitas delas exibem características não cognitivas associadas. *Demência cortical* e *demência subcortical*, apesar de serem termos mais antigos, ainda são úteis para dividir as demências (Tabela 110.1).

A neurodegeneração é a causa subjacente mais comum de demência. A Tabela 110.2 fornece o diagnóstico diferencial das causas neurodegenerativas da demência. A Tabela 110.3 apresenta outras causas de demência.

Atualmente, a maioria das causas de demência é intratável. As causas passíveis de correção respondem por menos de 5% dos casos.

Tabela 110.1 Características diferenciais das demências cortical e subcortical.

Demência cortical

Sintomas: alterações importantes na memória, déficits de linguagem, déficits perceptivos, distúrbios da práxis

Regiões cerebrais afetadas: córtex temporal (medial), córtex parietal e córtex do lobo frontal

Exemplos: doença de Alzheimer, doença com corpúsculos de Lewy, demência vascular, demências frontotemporais

Demência subcortical

Sintomas: alterações comportamentais, comprometimento do afeto e do humor, lentidão motora, disfunção executiva, alterações menos graves da memória no início da doença

Regiões cerebrais afetadas: tálamo, estriado, mesencéfalo, projeções estriatofrontais, substância branca subcortical

Exemplos: doença de Parkinson, paralisia supranuclear progressiva, hidrocefalia com pressão normal, doença de Huntington

Tabela 110.2 Diagnóstico etiológico da demência neurodegenerativa em adultos.

Doença de Alzheimer[a] (DA)

Doença de Parkinson[a] (DP)

Doença com corpúsculos de Lewy difusa[a] (DCLD)

Paralisia supranuclear progressiva (PSP)

Degeneração ganglionar corticobasal (DGCB)

Degeneração estriatonigral

Doença de Huntington[a]

Demências frontotemporais (DFTs)

Demência frontotemporal sem neuropatologia característica

Demência frontotemporal com doença do neurônio motor

Neurodegeneração com acúmulo de ferro no cérebro

Atrofia dentato-rubro-pálido-luisiana (ADRPL)

Ataxias espinocerebelares (AECs)

[a]Condições para as quais se dispõe de tratamento farmacológico para os sintomas.

É preciso considerar os processos estruturais ou as infecções, como também as doenças metabólicas e nutricionais. Todo paciente com demência deve efetuar determinações dos níveis séricos de eletrólitos e de vitamina B_{12} e avaliações das funções hepática, renal e da tireoide. Testes sorológicos para sífilis, vírus da imunodeficiência humana (HIV) e exposição à doença de Lyme devem ser efetuados se forem identificados fatores de risco. Deve-se considerar a possibilidade de infecções crônicas (ver Capítulo 92), hidrocefalia com pressão normal (HPN) e encefalopatias autoimunes. Deve-se realizar um exame de imagem do cérebro.

O exame neuropsicológico caracteriza o padrão de comprometimento cognitivo e da memória e é útil no diagnóstico diferencial. A Montreal Cognitive Assessment (MoCA) (Tabela 110.4) é um teste-padrão que pode ser usado como ferramenta de rastreamento à beira do leito ou no consultório para a identificação dos pacientes com demência. Tipicamente, leva cerca de 10 minutos para ser aplicado. Esse exame é superior ao Mini-Mental Status Examination (MMSE), visto que é mais sensível a anormalidades em uma gama maior de domínios cognitivos, tais como a função visuoespacial ou executiva, a nomeação, a atenção, a fluência, o raciocínio abstrato, a memória a curto prazo, a codificação, a recuperação e a orientação.

Além da MoCA, os pacientes com demência devem realizar exames de práxis (p. ex., mostrar como pentearia o cabelo; mostrar como apagaria um fósforo) e de negligência (p. ex., teste de extinção simultânea dupla de estímulos visuais, táteis e auditivos). Dependendo dos resultados desses procedimentos de rastreamento, podem-se realizar exames neuropsicológicos mais detalhados.

Tabela 110.3 Outras causas de demência progressiva em adultos.

Doença estrutural ou traumatismo
Hidrocefalia com pressão normal (HPN)[a]
Neoplasias[a]
Demência pugilística (múltiplas concussões em boxeadores)
Encefalopatia traumática crônica (ETC)

Doença vascular
Demência vascular[b] (também denominada demência multi-infarto)
Vasculite[a]

Doença heredometabólica
Doença de Wilson[a]
Lipofuscinose ceroide neuronal (doença de Kufs)
Outras doenças de depósito lisossomal de início tardio

Doença desmielinizante
Esclerose múltipla[b]
Leucodistrofia metacromática

Doença infecciosa
Vírus da imunodeficiência humana do tipo 1[a]
Sífilis terciária[a]
Doença de Creutzfeldt-Jakob
Leucoencefalopatia multifocal progressiva
Doença de Whipple[a]
Meningite crônica[a]
Meningite criptocócica[a]
Outras

Doença metabólica ou nutricional
Deficiência de vitamina B$_{12}$[a]
Deficiência ou excesso de hormônio tireoidiano[a]
Deficiência de tiamina[a] (síndrome de Korsakoff)
Alcoolismo[a]

Doença psiquiátrica
Pseudodemência da depressão[a]

[a]Condições para as quais se dispõe de tratamento preventivo ou corretivo. [b]Condições para as quais se dispõe de tratamento para os sintomas.

Doença de Alzheimer

A DA é responsável por aproximadamente 70% dos casos de demência em adultos mais velhos. Existe uma confusão generalizada na população leiga sobre a relação entre os termos *doença de Alzheimer, senilidade* e *demência*. Os pacientes e seus familiares frequentemente precisam de esclarecimentos. A *doença* de Alzheimer (um diagnóstico específico) é apenas uma causa possível (embora seja a causa mais comum) de *demência* (uma síndrome). Nos EUA, quase 6 milhões de indivíduos são afetados, e se estima que esse número se aproxime de 14 milhões em 2050, à medida que a população envelhece. A doença acomete 32 a 47% dos indivíduos com mais de 80 anos. A incidência aos 65 anos é de uma em cada 200 pessoas por ano. A incidência aos 80 anos é de uma em cada 10 pessoas por ano. Mais de 50% dos cuidadores desenvolvem depressão ou doença clínica importante. As mortes por doença cardíaca diminuíram em 9% entre 2000 e 2017, enquanto as mortes por DA aumentaram 145%.

A DA tem muitas causas, porém nenhuma delas está totalmente definida. Todas as causas produzem achados clínicos e patológicos semelhantes. A doença caracteriza-se por uma perda progressiva dos neurônios corticais e pela formação de placas amiloides e emaranhados neurofibrilares intraneuronais. O beta-amiloide (Aβ) é o principal componente das placas, enquanto a proteína tau hiperfosforilada representa o principal constituinte dos emaranhados neurofibrilares. O processo começa no hipocampo e no córtex entorrinal e se espalha para envolver áreas difusas do córtex de associação nos lobos temporal, parietal e frontal. A deficiência relativa de acetilcolina cortical (que resulta da perda de neurônios no núcleo basilar ou núcleo de Meynert) fornece a base para o tratamento dos sintomas da doença com inibidores da acetilcolinesterase de ação central.

Patogênese

A DA é frequentemente categorizada como uma forma hereditária ou familiar de início na juventude que é rara (cerca de 5% do total) e para a qual foram determinadas três anormalidades genéticas específicas, ou como uma forma esporádica comum (cerca de 95% do total) que tipicamente ocorre em indivíduos com mais de 65 anos (Tabela 110.5).

Formas autossômicas dominantes de início precoce da DA apresentam anormalidades em comum na produção e no processamento do Aβ que forneceram indícios para a patogênese molecular da DA esporádica. Acredita-se que o processamento anormal da proteína precursora amiloide no peptídio amiloidogênico Aβ (1-42) seja importante na patogênese da DA. Acredita-se também que provoque anormalidades *downstream* no processamento da proteína tau, em que a sua hiperfosforilação resulta na produção de emaranhados intraneuronais.

Tabela 110.4 Elementos da avaliação cognitiva de Montreal.

Domínio cognitivo	Itens	Pontuação
Visuoespacial ou executivo	Completar uma tarefa de traçar um caminho, copiar um cubo, desenhar um relógio	5
Nomeação	Nomear três animais ilustrados	3
Atenção	Lembrar a sequência de cinco números em ordem direta, três números em ordem indireta, manter a vigilância das letras, subtrair 7 a cada vez	6
Linguagem	Repetir duas frases, gerar uma lista de palavras que comecem com uma letra específica	3
Abstração	Identificar a semelhança entre nomes (trem/bicicleta; relógio/régua)	2
Evocação tardia	Lembrar cinco palavras previamente ensaiadas duas vezes (rosto, veludo, igreja, margarida, vermelho)	5
Orientação	Identificar a data, o mês, o ano, o dia da semana, o lugar e a cidade	6
Pontuação total possível		30

Uma pontuação de 26 ou mais é considerada normal. (De Nasreddine ZS, Phillips NA, Bedirian V et al.: The Montreal Cognitive Assessment, MoCA: a brief screening tool for mild cognitive impairment, J Am Geriatr Soc 53:695-699, 2005.)

Seção 16 Doenças Neurológicas

Tabela 110.5 Doença de Alzheimer familiar *versus* esporádica.

Cromossomo e gene	Idade de início (anos)	% de todos os casos de DAF	% de todos os casos de DAE
Doença de Alzheimer familiar[a]			
Cromossomo 1, *PSEN2* (pressenilina 2)	40 a 80	5 a 10	< 0,5
Cromossomo 14, *PSEN1* (pressenilina 1)	30 a 60	70	< 1
Cromossomo 21, *APP* (proteína precursora amiloide-β)	35 a 65	5	< 0,5
Doença de Alzheimer esporádica[b]			
Nenhum gene determinante único[c]	Habitualmente > 60	–	98

[a]A doença de Alzheimer familiar (DAF) tem início precoce e é autossômica dominante. [b]A doença de Alzheimer esporádica (DAE) tem início tardio e pode ser poligenética e/ou ambiental. [c]O alelo da apolipoproteína E-ε4 no cromossomo 19 aumenta o risco em comparação com o alelo ε2 ou ε3.

O gene da apolipoproteína E (Apo E) (*APOE*) é um *locus* de suscetibilidade para a DA esporádica em heredogramas de DA familiar de início tardio. O gene é polimórfico (ε2, ε3, ε4), e os parentes de primeiro grau de pacientes com DA que herdam ambos os alelos ε4 têm um risco ao longo da vida de mais de 60% de desenvolver DA. A Apo E-ε4 interage seletivamente com Aβ e com a proteína tau, porém não se sabe como a Apo E-ε4 aumenta o risco de DA.

Características clínicas

A DA começa de forma gradual e afeta a memória, a orientação, a linguagem, o processamento visuoespacial, a práxis, o julgamento e o discernimento. A depressão é comum no início da DA e, com frequência, ocorrem psicose com agitação psicomotora e desinibição comportamental nos estágios avançados. Os pacientes tornam-se dependentes das outras pessoas para todas as atividades da vida diária. A taxa de progressão da DA varia, mas habitualmente leva 5 a 15 anos para progredir da sua apresentação para a doença avançada.

Os critérios diagnósticos são apresentados na Tabela 110.6. Embora o diagnóstico definitivo de DA exija confirmação por biopsia (raramente realizada) ou necropsia, esses critérios diagnósticos estabelecem o diagnóstico com especificidade de mais de 85% nos pacientes com demência moderada.

Existem agora três ligantes diferentes de tomografia por emissão de pósitrons (PET) que se conectam às placas Aβ aprovados pela Food and Drug Administration (FDA) dos EUA para uso no diagnóstico clínico de DA. Entretanto, esses compostos são caros e não são universalmente aprovados pelos planos de saúde, o que limita sua utilidade na prática clínica. O acúmulo de amiloide cerebral é, em grande parte, completado em um estágio relativamente inicial da DA, quando os pacientes podem ser assintomáticos ou ter apenas um comprometimento isolado da memória, porém sem perda evidente da função autônoma nas atividades da vida diária (um estágio conhecido como *transtorno neurocognitivo leve*). Nas pesquisas, estão sendo envidados esforços para encontrar abordagens modificadoras da doença capazes de melhorar as placas e, possivelmente, prolongar o tempo até a perda da independência do paciente.

Outra proteína, conhecida como *tau*, tem participação importante na estabilização dos microtúbulos envolvidos no transporte de nutrientes e outras substâncias dentro do neurônio. Na DA, a proteína tau sofre uma hiperfosforilação e forma emaranhados neurofibrilares intraneuronais, que não podem ser efetivamente eliminados pela célula. Sabe-se que formas menores da proteína tau (oligômeros) circulam entre os neurônios e interferem na sua função, e podem ser encontradas no cérebro de indivíduos com DA mais de uma década antes do aparecimento dos sinais/sintomas. Como a proteína tau continua se acumulando durante a evolução da DA, ela constitui um marcador potencialmente útil da progressão da doença. Recentemente, a FDA aprovou um ligante da PET que se conecta à proteína tau.

A proteína tau foi implicada em várias outras doenças neurodegenerativas, porém a proteína tau anormal nessas doenças não é idêntica. Juntamente com a DA, esses distúrbios são algumas vezes designados como *taupatias*. Elas incluem a encefalopatia traumática crônica (ETC), a degeneração corticobasal ganglionar (DCBG), a demência frontotemporal com parkinsonismo-17 (DFTP-17), a doença de Pick e a paralisia supranuclear progressiva (PSP) (ver adiante para conhecer uma discussão mais detalhada).

A análise do líquido cerebrospinal (LCS) para se determinarem os níveis de Aβ, tau total e proteína tau fosforilada foi comercializada como auxiliar para o diagnóstico. Como as placas amiloides acumulam-se extraneuronalmente e sequestram Aβ solúvel, o nível de Aβ nas amostras de LCS dos pacientes com DA é menor do que o normal. Por outro lado, a proteína tau é intraneuronal e é liberada no LCS quando os neurônios morrem, aumentando, assim, o nível de proteína tau no LCS dos pacientes com DA e com outras doenças que envolvem morte das células neuronais. Na DA, a razão entre proteína tau do LCS e Aβ do LCS aumenta. Devido à natureza invasiva do teste (que envolve uma punção lombar) e à probabilidade pré-teste relativamente alta de DA nos indivíduos idosos com demência que preenchem os critérios diagnósticos, a análise do LCS é mais comumente realizada nos pacientes com início em idade jovem.

Tabela 110.6 Critérios diagnósticos para a doença de Alzheimer provável.

Declínio funcional progressivo e demência estabelecida pelo exame clínico e teste do estado mental, e confirmados por avaliação neuropsicológica

Início insidioso

Histórico bem definido de agravamento da cognição por relato ou observação

Déficits cognitivos iniciais e mais proeminentes evidentes na anamnese e no exame em uma das seguintes categorias:

Apresentação amnésica (além de pelo menos um outro domínio)

Apresentações não amnésicas (além de déficits em outros domínios): linguagem, visuoespacial, disfunção executiva

Nenhuma evidência de demência vascular, demência com corpúsculos de Lewy, demências frontotemporais ou outras comorbidades clínicas neurológicas ou não neurológicas ativas concomitantes ou uso de medicamento que poderia exercer efeito substancial na cognição

Tratamento

Embora seus benefícios sejam modestos, a donepezila, a rivastigmina e a galantamina, que são fármacos inibidores da colinesterase, propiciaram avanços importantes. Esses medicamentos podem ser administrados em formulações 1 vez/dia. A rivastigmina também está disponível como adesivo transdérmico.

Nos ensaios clínicos realizados, os inibidores da colinesterase beneficiaram menos de 50% dos pacientes e não evitaram a DA nos pacientes com transtorno cognitivo leve (TCL), uma condição em que há comprometimento da memória ou de outro domínio da cognição sem uma significativa disfunção na vida diária. Anualmente, quase 12% dos pacientes com TCL desenvolvem DA, enquanto aproximadamente dois terços deles desenvolvem DA clínica nos primeiros 5 anos após o início dos sintomas.

A memantina, um antagonista do glutamato, comprovadamente prolonga a função diária nos pacientes com formas moderada a avançada da DA.

Nos ensaios clínicos conduzidos nessa última década, as estratégias de tratamento incluíram diminuição da produção de peptídio Aβ por meio de bloqueio da α-secretase ou β-secretase ou suprarregulação da clivagem da proteína precursora amiloide no local da α-secretase. Foram projetados estudos de imunizações ativa e passiva para diminuir os níveis de Aβ no cérebro. Todavia, essas abordagens não conseguiram cumprir a promessa de modificação da doença, o que exige uma reavaliação abrangente das teorias atuais sobre a patogênese da doença.

Os serviços de enfermagem fornecem supervisão da higiene, nutrição e adesão do paciente aos medicamentos. Antipsicóticos, antidepressivos e ansiolíticos são úteis para os pacientes com transtornos comportamentais, e estes constituem a causa mais comum de colocação do indivíduo em uma casa de repouso. Os pacientes e suas famílias podem ser encaminhados à sede local da Associação de Alzheimer para obter informações mais detalhadas sobre o suporte comunitário disponível.[1]

Prevenção

Há evidências epidemiológicas relativamente fortes, porém nenhuma evidência de ensaios clínicos randomizados prospectivos e bem controlados, de que os seguintes cinco itens reduzem a incidência de demência ao longo da vida nas populações: (1) consumo moderado de álcool etílico (não mais do que uma dose por dia), (2) redução dos fatores de risco cardiovasculares, (3) socialização frequente, (4) dieta mediterrânea, e (5) prática regular de exercícios físicos (3 vezes/semana até o ponto de suar). Há algumas evidências epidemiológicas de que as estatinas e o óleo de peixe reduzam o risco de DA em determinadas populações (embora existam indivíduos nos quais as estatinas podem provocar encefalopatia). Há também evidências obtidas de ensaios clínicos randomizados de que o gingko biloba não tem benefício na DA. Existe um nível moderado de evidências científicas de que o estrogênio equino conjugado com metilprogesterona aumenta o risco de DA. Há um baixo nível de evidências científicas de que alguns anti-inflamatórios não esteroides (AINEs), transtorno depressivo, diabetes melito, hiperlipidemia na meia-idade, tabagismo atual, lesão cerebral traumática, exposição a pesticidas e isolamento social relativo aumentam o risco de DA.

Doença com corpúsculos de Lewy difusa

Os corpúsculos de Lewy são inclusões intraneuronais patológicas de alfassinulceína características da doença de Parkinson quando estão restritas ao tronco encefálico (ver Capítulo 116). Os pacientes com a forma difusa da doença com corpúsculos de Lewy apresentam um parkinsonismo clínico (i. e., movimento lento, rigidez e desequilíbrio) combinado com demência precoce e proeminente. No exame anatomopatológico, os corpúsculos de Lewy são encontrados no tronco encefálico, no sistema límbico e no córtex. Alucinações visuais e flutuações cognitivas são comuns, e os pacientes são singularmente sensíveis aos efeitos adversos da medicação neuroléptica.

A forma difusa da doença com corpúsculos de Lewy é a segunda causa mais comum de demência depois da DA. Entretanto, a concordância comum das características anatomopatológicas da doença com corpúsculos de Lewy difusa com as placas neuríticas e os emaranhados neurofibrilares clássicos da DA complica a identificação da causa da demência em determinados pacientes.

Demência vascular

Cerca de 10 a 20% dos pacientes idosos com demência apresentam evidências radiográficas de acidente vascular encefálico (AVE) focal na ressonância magnética (RM) ou na tomografia computadorizada (TC) combinadas com sinais focais no exame neurológico. Quando a síndrome da demência começa com um AVE e a progressão da doença é gradual (sugerindo eventos vasculares recorrentes), o diagnóstico de demência vascular é provável.

Tipicamente, os pacientes desenvolvem incontinência precoce, distúrbios da marcha e embotamento afetivo. Um processo de demência subcortical atribuído à doença de pequenos vasos na substância branca periventricular foi designado como doença de Binswanger, mas pode constituir um achado radiográfico, mais do que uma doença verdadeira. O tratamento adequado dos fatores de risco para doença vascular – controle da pressão arterial, abandono do tabagismo, modificação da dieta e anticoagulação (em situações específicas como fibrilação atrial) – é obrigatório e pode ser benéfico.

Demências frontotemporais

Os pacientes com a variante comportamental da demência frontotemporal (DFT) com frequência são socialmente desinibidos, mas também podem ser letárgicos e apresentar falta de motivação e espontaneidade. Aqueles com a variante de afasia não fluente progressiva da DFT têm perda de fluência da fala com articulação inadequada e erros sintáticos, porém com uma relativa preservação da compreensão. Os pacientes com variante de demência semântica da DFT permanecem fluentes e com fonação normal, porém têm uma progressiva dificuldade para nomear e compreender as palavras. A memória, as habilidades espaciais e a práxis permanecem relativamente preservadas no início de todas essas formas, enquanto a função executiva, o controle emocional e a conduta estão relativamente prejudicados.

Existem várias degenerações lobares frontotemporais (DLFTs), incluindo a doença de Pick (atualmente designada como DLFT-tau). Em algumas famílias, uma mutação no gene da proteína tau associada a microtúbulos (MAPT, do inglês microtubule-associated protein tau) no cromossomo 17 provoca demência frontotemporal tau-positiva com parkinsonismo (DFTP-17). A patologia da proteína de ligação ao DNA de resposta transativa (TDP-43) responde por 40% dos casos de DFT com ou sem doença do neurônio motor associada. Embora mutações no gene do sarcoma fundido (FUS) tenham sido previamente identificadas como causa de esclerose lateral amiotrófica (ELA) familiar, algumas também dão origem a 5 a 10% de DFT clinicamente diagnosticada (tipicamente a variante comportamental). Expansões da repetição de hexanucleotídio em C9orf72 causam neurodegeneração na DFT e na ELA. Em ambas as condições, o processamento do RNA é anormal.

À semelhança da DA, todas as formas de DFT progridem ao longo dos anos. Nenhuma intervenção retarda o declínio inevitável que ocorre nesses pacientes. Cerca de 50% dos pacientes apresentam histórico familiar da doença.

---

[1]N.R.T.: No Brasil, a ABRAz oferece assistência a cuidadores familiares por meio de grupos de apoio. As reuniões são realizadas mensalmente em várias cidades do país, com a colaboração de profissionais multidisciplinares. Ver https://abraz.org.br/.

Doença de Parkinson

A maioria dos pacientes com doença de Parkinson (ver Capítulo 116) desenvolve demência nos estágios mais tardios da doença. A demência da doença de Parkinson afeta a função executiva desproporcionalmente ao impacto na linguagem. Os processos de pensamento parecem desacelerar (*bradifrenia*) de forma análoga à redução do movimento (*bradicinesia*).

Como a demência ocorre relativamente tarde na progressão da doença de Parkinson, a maioria dos pacientes toma medicamentos para melhorar o distúrbio do movimento, aumentando então a neurotransmissão dopaminérgica. Esses fármacos podem induzir psicose. Deve-se tentar reduzir as doses antes que o diagnóstico de demência subjacente seja estabelecido nesses pacientes. A inibição da acetilcolinesterase tem sido útil nos indivíduos com demência causada pela doença de Parkinson, e a FDA aprovou especificamente a rivastigmina para essa condição.

Hidrocefalia com pressão normal

A tríade de demência (tipicamente subcortical), instabilidade da marcha e incontinência urinária sugere a possibilidade de hidrocefalia com pressão normal. Esses pacientes parecem andar com os pés grudados ao chão, sem levantar os joelhos e com base de sustentação larga. Os sintomas evoluem ao longo de várias semanas a meses, e o exame de imagem do cérebro revela um aumento ventricular que é desproporcional ao grau de atrofia cortical.

Já foram descritos numerosos exames complementares, tais como cisternografia com radionuclídeos e estudos de fluxo de RM. O exame mais importante ainda é a resposta clínica à remoção de grandes volumes de LCS por meio de punções lombares seriadas ou colocação temporária de dreno lombar seguida por exame da marcha e da função cognitiva do paciente. A colocação neurocirúrgica de uma derivação ventriculoperitoneal permanente pode corrigir o problema. Os pacientes que provavelmente se beneficiam da derivação apresentam uma resposta bem definida à retirada de 30 a 40 mℓ de LCS, e ocorre melhora da marcha e do estado de alerta minutos a horas após o procedimento. A hidrocefalia com pressão normal é causada pelo comprometimento da hidrodinâmica do LCS. É mais provável que a colocação de uma derivação seja efetiva se a hidrocefalia com pressão normal ocorrer após um traumatismo cranioencefálico (TCE) grave ou uma hemorragia subaracnóidea.

Infecção por príons, meningite crônica, e demência relacionada com a síndrome da imunodeficiência adquirida

A doença de Creutzfeldt-Jakob (DCJ) é uma condição subaguda, de demência e transmissível com início típico entre 40 e 75 anos e incidência de um caso por 1 milhão de indivíduos (ver Capítulo 92). A doença provoca degeneração espongiforme e gliose em áreas disseminadas do córtex. As variantes clínicas do distúrbio são diferenciadas pela predominância relativa de sinais/sintomas cerebelares, hipercinesias extrapiramidais ou agnosia visual e cegueira cortical (*variante de Heidenhain*).

Noventa por cento dos pacientes com DCJ apresentam mioclonia em comparação com 10% dos pacientes com DA. Os indivíduos com todas as formas da doença compartilham demência inexoravelmente progressiva e alteração da personalidade ao longo de semanas a meses. O eletroencefalograma revela anormalidades características, inclusive lentidão difusa e periódicas ondas ou pontas agudas.

O agente transmissível, uma proteína priônica, é invulnerável aos tipos de antissepsia rotineiros. O LCS pode ser testado à procura da proteína 14-3-3, embora esse teste não seja tão sensível ou específico quanto se esperava para a DCJ. Os ensaios de conversão induzida por *quaking* em tempo real (RT-QuIC, do inglês *real-time quaking-induced conversion*) são atualmente considerados mais sensíveis e mais específicos, mas podem ser afetados adversamente se a proteína e a contagem de eritrócitos ou de leucócitos na amostra de LCS estiverem elevadas.

Alguns agentes infecciosos podem causar um desenvolvimento subagudo ou crônico de demência subcortical. Essas meningites crônicas são discutidas no Capítulo 92.

O vírus da imunodeficiência humana acessa o sistema nervoso central por meio dos monócitos e do sistema microglial, e provoca perda associada de células neuronais, vacuolização e infiltração linfocítica. A demência associada a essa infecção caracteriza-se por bradifrenia e bradicinesia. Os pacientes apresentam disfunção executiva, comprometimento da memória, falta de concentração e apatia. O tratamento da infecção viral subjacente com uma efetiva terapia antirretroviral pode retardar a progressão da demência (ver Capítulo 103).

Há um crescente reconhecimento do potencial da produção anormal de anticorpos direcionados incorretamente contra epítopos cerebrais causando uma encefalopatia que, algumas vezes, mimetiza a demência clássica. A alternância entre melhora e piora do estado mental, em vez de uma progressão insidiosa do declínio cognitivo, deve levar a se considerar essa categoria de doença, assim como as comorbidades (câncer, histórico de doença autoimune ou convulsões), em um paciente que apresente alterações cognitivas. Deve-se enviar uma amostra de LCS para análise a centros especializados nessa área emergente de neuroimunologia.

OUTROS TRANSTORNOS DA MEMÓRIA

Estrutura da memória

A função da memória é dividida em processos introspectivos (*i. e.*, memória declarativa, explícita, consciente) e processos que não são acessíveis à introspecção (*i. e.*, memória não declarativa, implícita e procedural). A memória a curto prazo (p. ex., palavras em uma lista) é uma forma de memória declarativa. Outras formas incluem a recordação consciente de episódios da vida pessoal (*i. e.*, memória episódica) e o conhecimento factual (*i. e.*, memória semântica) que pode ser conscientemente lembrado e declarado (*i. e.*, memória declarada). A memória declarativa envolve conscientemente o *conhecimento que...* Os pacientes com amnésia resultante de lesões dos lobos temporais mediais ou de estruturas diencefálicas da linha média apresentam déficits de memória declarativa.

A memória não declarativa abrange várias funções distintas e menos claramente localizadas em termos neuroanatômicos relacionadas com o desempenho de tarefas motoras aprendidas, cognitivas e perceptivas específicas. As memórias não declarativas (procedurais) envolvem *saber* inconscientemente *como...* Os déficits na memória não declarativa podem envolver várias áreas do neocórtex de associação a depender da natureza da tarefa (p. ex., córtex da junção parieto-têmporo-occipital para tarefas de percepção visual, córtex de associação frontal para tarefas motoras). Os pacientes com amnésia resultante de lesões dos lobos temporais mediais tendem a ter um desempenho normal nos testes de memória não declarativa.

A amnésia anterógrada é a incapacidade de aprender novas informações. Ocorre comumente após lesão cerebral ou em associação à demência. A incapacidade de recordar informações anteriores é designada como amnésia retrógrada. Ambos os tipos de amnésia geralmente ocorrem juntos em síndromes de lesão cerebral, embora a extensão de um tipo ou do outro possa variar. O grau de amnésia anterógrada após traumatismo cranioencefálico correlaciona-se com a gravidade da lesão.

Distúrbios isolados da função da memória

A memória pode ser comprometida de maneira relativamente isolada como consequência de traumatismo cranioencefálico, deficiência de tiamina (*i. e.*, síndrome de Korsakoff), esquecimento benigno do envelhecimento, amnésia global transitória e doença psicogênica.

O traumatismo cranioencefálico tipicamente resulta em mais amnésia retrógrada do que amnésia anterógrada, e ambas as formas estendem-se ao longo do tempo a partir de um evento distinto. Com o passar do tempo, essas memórias interrompidas retornam gradualmente, porém raramente até o ponto em que os eventos ocorridos imediatamente em torno do traumatismo são lembrados.

A síndrome de Korsakoff caracteriza-se pela incapacidade quase total de estabelecer novas memórias. Os pacientes frequentemente confabulam respostas quando são solicitados a fornecer os detalhes de sua situação atual ou a retransmitir o conteúdo de uma história recentemente apresentada. As causas subjacentes mais comuns consistem em deficiência de tiamina e outras deficiências nutricionais no contexto do alcoolismo crônico. A tiamina é um cofator necessário no metabolismo da glicose, e a reposição de tiamina é necessária ao mesmo tempo que a glicose é administrada sempre que um paciente comatoso for atendido no serviço de emergência.

O envelhecimento está associado a uma leve perda da memória que é manifestada por dificuldade em lembrar nomes e por esquecimento de datas. As avaliações da função neuropsicológica baseadas em populações demonstraram que o baixo desempenho em tarefas de evocação tardia constitui o indicador mais sensível de alteração cognitiva com o avanço da idade. Em contrapartida, a fluência verbal permanece intacta com o avanço da idade, e o vocabulário pode aumentar com o tempo, até mesmo na velhice.

A amnésia global transitória é um distúrbio dramático da memória que afeta pacientes idosos (> 50 anos). Em geral, os pacientes têm apenas um episódio; em certas ocasiões, os episódios se repetem ao longo de vários anos. Os indivíduos apresentam desorientações temporal e espacial completas, porém a orientação para a pessoa é preservada. As amnésias retrógrada e anterógrada quase totais persistem por vários períodos, tipicamente 6 a 12 horas. Com frequência, os pacientes estão ansiosos e podem repetir a mesma pergunta várias e várias vezes. A amnésia global transitória pode ser confundida com amnésia psicogênica, estado de fuga ou estado de mal epiléptico complexo parcial. Acredita-se que a amnésia global transitória reflita uma insuficiência vascular subjacente do hipocampo ou de projeções talâmicas da linha média.

Diferentemente dos pacientes com distúrbios orgânicos da memória, os indivíduos com amnésia psicogênica normalmente têm perda inconsistente das memórias recente e remota, perda relativamente maior da memória emocionalmente carregada (em vez da perda relativamente menor dessa memória na doença orgânica) e aparente indiferença à sua própria situação; fazem poucas perguntas. De modo mais característico, os pacientes com amnésia psicogênica tendem a expressar desorientação em relação à pessoa (perguntam: *Quem sou eu?*), um fenômeno raramente observado no distúrbio de memória orgânico.

Os pacientes com depressão grave podem exibir uma pseudodemência. Os sinais vegetativos, incluindo alterações do apetite, do peso e do padrão de sono, são comuns, enquanto os sinais de comprometimento cortical, como afasia, agnosia e apraxia, são raros. A memória e a bradifrenia melhoram com a terapia antidepressiva. Frequentemente, a depressão coexiste com outras causas de demência, como a DA, a doença de Parkinson e a demência vascular.

Para uma discussão mais aprofundada sobre este tópico, ver Capítulo 374, "Deficiência Cognitiva e Demência", em *Goldman-Cecil* ❖ *Medicina*, 26ª edição.

LEITURA SUGERIDA

Femminella GD, Thayanandan T, Calsolaro V, Komici K, Rengo G, Corbi G, Ferrara N: Imaging and molecular mechanisms of Alzheimer's disease: a review, Int J Mol Sci 19(12):3702, 2018.

Gomperts SN: Lewy body dementias: dementia with lewy bodies and Parkinson disease dementia, Continuum 22:435–463, 2016.

Hane FT, Robinson M, Lee BY, Bai O, Leonenko Z, Albert MS: Recent progress in Alzheimer's disease research, Part 3: diagnosis and treatment, J Alzheimers Dis 57:645–665, 2017.

Jack Jr CR, Bennett DA, Blennow K, Carrillo MC, Dunn B, Elliott C, et al: NIA-AA research framework: towards a biological definition of Alzheimer's disease, Alzheimer Dement 14:535–562, 2018.

O'Brien JT, Thomas A: Vascular dementia, Lancet 386:1698–1706, 2015.

Sivasathiaseelan H, Marshall CR, Agustus JL, Benhamou E, Bond RL, van Leeuwen JEP, Hardy CJD, Rohrer JD, Warren JD. Frontotemporal dementia: a clinical review. Semin Neurol 2019;266:2075-2086.

Villain N, Dubois B: Alzheimer's disease including focal presentations, Semin Neurol 39:213–226, 2019.

111

Principais Transtornos do Humor, dos Pensamentos e do Comportamento

Jeffrey M. Lyness, Jennifer H. Richman

CLASSIFICAÇÃO DOS TRANSTORNOS MENTAIS

Os transtornos mentais (psiquiátricos) são alterações dos pensamentos, sentimentos ou comportamentos que provocam um substancial sofrimento subjetivo ou que afetam a capacidade funcional do paciente. Muitos transtornos mentais são causados pelos efeitos diretos de substâncias psicoativas, doença sistêmica ou doença neurológica na fisiologia do cérebro. Eles podem ser amplamente considerados como transtornos psiquiátricos secundários em oposição aos transtornos psiquiátricos primários ou idiopáticos. A característica que distingue os transtornos neurocognitivos consiste no comprometimento das funções intelectuais, tais como nível de consciência, orientação, atenção ou memória. Entretanto, esses transtornos também incluem uma desorganização do humor, dos pensamentos e dos comportamentos semelhante àquela observada em outras síndromes psiquiátricas. Os transtornos neurocognitivos constituem o foco do Capítulo 126.

Por definição, as síndromes secundárias não cognitivas causam fenômenos psiquiátricos semelhantes aos de seus correspondentes idiopáticos. Durante a avaliação de qualquer paciente com sintomas psiquiátricos recentes ou que sofreu agravamento, é essencial efetuar uma avaliação completa em busca de outras causas clínicas, o que inclui uma anamnese cuidadosa e um exame físico (com exame neurológico de rastreamento) meticuloso, que frequentemente são complementados por avaliações laboratoriais. A Tabela 111.1 fornece uma lista das causas importantes de síndromes psiquiátricas. Embora algumas condições tenham a tendência de provocar determinadas síndromes psiquiátricas, muitas se manifestam como qualquer uma das várias síndromes psiquiátricas. Por outro lado, uma síndrome psiquiátrica pode ser causada por uma ampla variedade de condições.

Como a causa dos transtornos psiquiátricos primários ainda não é conhecida, as abordagens para a sua classificação dependem de observações empíricas confiáveis dos fenômenos agrupados em síndromes reconhecíveis. A Tabela 111.2 apresenta as síndromes psiquiátricas mais importantes e os transtornos nos quais se manifestam. A Tabela 111.3 relaciona os principais transtornos idiopáticos, excluindo os transtornos da adição (ver Capítulo 128). Muitos transtornos psiquiátricos manifestam-se como múltiplas síndromes. Por exemplo, a depressão maior com características psicóticas manifesta-se como uma síndrome depressiva e uma síndrome psicótica. Ao se avaliar um paciente com sintomas psiquiátricos recentes ou que sofreu agravamento, o médico precisa elaborar um diagnóstico diferencial com base nas síndromes junto com o diagnóstico diferencial com base em possíveis causas secundárias.

TRANSTORNOS DEPRESSIVO E BIPOLAR

Os transtornos depressivo e bipolar caracterizam-se por episódios idiopáticos de depressão isolada (*i. e.*, unipolar) ou mania e depressão (*i. e.*, bipolar). Os sintomas centrais dos episódios depressivos consistem

Tabela 111.1 Causas importantes de síndromes psiquiátricas.

Condições do sistema nervoso central
Tumor
Toxinas
Distúrbios vasculares
Crises epilépticas
Infecções
Doenças genéticas
Malformações congênitas
Doenças desmielinizantes
Doenças degenerativas
Hidrocefalia

Doenças sistêmicas
Doenças cardiovasculares
Doenças pulmonares
Câncer
Infecções
Distúrbios nutricionais
Doenças endócrinas
Doenças metabólicas
Doenças autoimunes

Substâncias psicoativas
Intoxicação por substâncias
Abstinência de substâncias

em sintomas emocionais (p. ex., disforia, irritabilidade, anedonia, perda de interesse), sintomas ideacionais (p. ex., pensamentos de desesperança, de inutilidade, de culpa ou suicidas), e sinais e sintomas neurovegetativos (p. ex., anergia; lentidão ou agitação psicomotora; diminuição da concentração; alteração do sono, do apetite e do peso).

O transtorno depressivo maior é definido por episódios de no mínimo cinco sintomas, incluindo humor deprimido, anedonia ou perda de interesse, que ocorrem em quase todos os dias durante pelo menos 2 semanas consecutivas e suficientes para causar sofrimento significativo e afetar o estado funcional. Outros sintomas proeminentes podem incluir ansiedade associada, preocupação somática ou sintomas somáticos recentes e, nos casos mais graves, sintomas psicóticos, incluindo niilismo ou ideias delirantes de autodepreciação (*i. e.*, congruentes com o humor).

A depressão maior é comum, apresenta prevalência em 12 meses de cerca de 7% e prevalência ao longo da vida de até 10% nos homens e de 20 a 25% nas mulheres. Os novos episódios depressivos têm uma incidência anual de aproximadamente 3%. O primeiro episódio pode

Tabela 111.2 Síndromes psiquiátricas importantes.

Síndrome	Sinais e sintomas	Transtornos
Neurocognitiva	Comprometimento das funções intelectuais (p. ex., nível de consciência, funções de orientação, atenção, memória, linguagem, prática, visuoespacial e executiva)	Transtornos neurocognitivos Incapacidade intelectual (se o início for na infância)
Humor	Depressivo: humor abatido, anedonia, pensamentos negativos, sintomas neurovegetativos Maníaco: humor elevado ou irritável, sentimento de grandiosidade, hiperatividade direcionada para objetivos com aumento da energia, discurso apressado e diminuição da necessidade de sono	Transtornos neurocognitivos Transtornos do humor (bipolar ou depressivo) (primário ou secundário) Transtornos relacionados com traumas e estressores Transtornos psicóticos (transtorno esquizoafetivo)
Ansiedade	Todos incluem humor ansioso e sinais e sintomas fisiológicos associados (p. ex., palpitações, tremores, diaforese) Podem incluir vários tipos de pensamentos disfuncionais (p. ex., medos catastróficos, obsessões, *flashbacks*) e de comportamentos (p. ex., compulsões, comportamentos evasivos)	Transtornos neurocognitivos Transtornos do humor (bipolar ou depressivo) (primário ou secundário) Transtornos psicóticos (primário ou secundário) Transtornos da ansiedade (primário ou secundário) Transtornos obsessivo-compulsivos e relacionados Transtornos relacionados com traumas e estressores
Psicótica	Comprometimento no teste da realidade: alucinações, descarrilamentos do processo de pensamento	Transtornos neurocognitivos Transtornos do humor (bipolar ou depressivo) (primário ou secundário) Transtornos psicóticos
Síndromes dos sintomas somáticos	Sintomas somáticos com pensamentos angustiantes, sentimentos ou comportamentos associados	Transtornos do humor (bipolar ou depressivo) (primário ou secundário) Transtornos da ansiedade (primário ou secundário) Transtornos obsessivo-compulsivos e relacionados Transtornos relacionados com traumas e estressores Transtornos dos sintomas somáticos
Patologia da personalidade	Padrões disfuncionais duradouros de regulação emocional; padrões de pensamento, comportamentos interpessoais, regulação dos impulsos	Transtornos neurocognitivos Alteração da personalidade devido a outra condição clínica Transtornos da personalidade

Dados da American Psychiatric Association: Diagnostic and statistical manual of mental disorders, ed 5, Washington, D.C., 2013, American Psychiatric Association.

ocorrer em qualquer idade, porém é mais comum entre a terceira e a quinta décadas de vida. Enquanto a maioria dos episódios de depressão maior sofre remissão completa de forma espontânea ou com tratamento, o risco de recorrência ao longo da vida é de pelo menos 50 a 70%, e até 20% dos pacientes podem apresentar sintomas crônicos ao longo de muitos anos. A depressão maior é uma das principais causas de incapacidade em todo o mundo, é um importante determinante de morte por suicídio e está associada a risco aumentado de morte por comorbidades físicas. A depressão maior também causa um significativo impacto econômico, e gerou custos de aproximadamente 210,5 bilhões de dólares ajustados pela inflação nos EUA apenas em 2010. O transtorno depressivo persistente (*i. e.*, distimia) é uma condição definida pela ocorrência de sintomas depressivos crônicos, frequentemente de gravidade insuficiente para atender aos critérios de depressão maior.

Os transtornos depressivos são heterogêneos, e têm muitos mecanismos patogênicos potenciais. Os fatores genéticos, como os polimorfismos da proteína transportadora de serotonina, afetam a vulnerabilidade a episódios depressivos na presença de estressores psicossociais. A depressão é poligênica e multifatorial, e os fatores genéticos são responsáveis por cerca de 40% do risco. Na depressão, são encontradas alterações no funcionamento dos sistemas serotoninérgico e noradrenérgico do cérebro e do eixo hipotálamo-hipófise-suprarrenal. Os exames de neuroimagem mostram menor volume do hipocampo e alteração da atividade metabólica em várias regiões, incluindo o córtex cingulado anterior. Entretanto, as informações fornecidas por esses estudos não são suficientes para o estabelecimento de um diagnóstico clínico, que depende da identificação da síndrome clínica. Padrões negativistas e disfuncionais de pensamento, comprometimento dos relacionamentos sociais e eventos estressantes da vida também contribuem para a depressão.

As formas leves a moderadas de depressão maior respondem às psicoterapias focadas ou aos medicamentos antidepressivos (Tabela 111.4). As formas mais graves de depressão não respondem a intervenções psicossociais isoladamente. A depressão grave ou refratária pode ser abordada com segurança e de forma efetiva com terapia eletroconvulsiva. Outras terapias somáticas baseadas em evidências incluem a fototerapia (para a depressão com componente sazonal) e a estimulação do nervo vago. Os dados disponíveis sugerem que o anestésico dissociativo cetamina, um antagonista do receptor de *N*-metil-D-aspartato (NMDA), pode melhorar rapidamente os pacientes com uma depressão resistente ao tratamento, embora a aplicabilidade clínica geral da cetamina ainda não esteja determinada.

O transtorno bipolar (*i. e.*, bipolar I) caracteriza-se pela ocorrência de episódios recorrentes de mania, habitualmente com eventos de depressão maior. Os episódios maníacos incluem humor elevado (eufórico) ou irritável, hiperatividade direcionada para um objetivo (frequentemente para atividades prazerosas com mau julgamento que leva a substanciais consequências adversas, tais como atividade sexual, gastos ou jogo), discurso apressado, aumento da energia com redução da necessidade de sono, e distração.

Em comparação com a depressão unipolar, o transtorno bipolar apresenta menor prevalência em 12 meses (aproximadamente 0,6%) e menor idade média de início (tipicamente do fim da adolescência até a terceira década de vida). Diferentemente da depressão unipolar, o transtorno bipolar é discretamente mais comum nos homens.

Tabela 111.3 Principais transtornos idiopáticos (primários) do humor, dos pensamentos e dos comportamentos.

Transtornos do humor

Transtornos depressivos (unipolares)
Transtorno depressivo maior
Transtorno depressivo persistente (distimia)

Transtornos bipolares
Transtorno bipolar
Transtorno ciclotímico
Transtorno bipolar do tipo II (transtorno bipolar não especificado)

Transtornos da ansiedade
Transtorno do pânico (com ou sem agorafobia)
Transtorno da ansiedade generalizada
Fobia social
Fobia específica

Outros transtornos com ansiedade como característica proeminente
Transtorno obsessivo-compulsivo
Transtorno do estresse agudo, transtorno do estresse pós-traumático

Transtornos psicóticos (esquizofrenia e relacionados)
Esquizofrenia
Transtorno esquizofreniforme
Transtorno psicótico breve
Transtorno esquizoafetivo
Transtorno delirante

Transtornos dos sintomas somáticos
Transtorno dos sintomas somáticos
Transtorno da ansiedade de doença
Transtorno conversivo (sintomas neurológicos funcionais)
Fatores psicológicos que afetam outras condições clínicas
Transtorno factício (*i. e.*, síndrome de Munchausen)

Transtornos da personalidade

Grupo A: estranho e excêntrico
Transtorno da personalidade esquizoide (afastamento das relações sociais, expressão emocional restrita)
Transtorno da personalidade esquizotípica (déficits sociais e emocionais, distorções cognitivas e de percepção, comportamento excêntrico)
Transtorno da personalidade paranoide (desconfiança generalizada e suspeição)

Grupo B: dramático ou emocional
Transtorno da personalidade *borderline* (instabilidade das relações interpessoais, autoimagem, afetos e impulsividade)
Transtorno da personalidade narcisista (sentimento de grandiosidade, necessidade de admiração, falta de empatia)
Transtorno da personalidade antissocial (desprezo e violação dos direitos de terceiros)
Transtorno da personalidade histriônica

Grupo C: ansioso ou medroso
Transtorno da personalidade evasiva (inibição social, sentimentos de inadequação, hipersensibilidade às críticas)
Transtorno da personalidade dependente (necessidade generalizada e excessiva de ser cuidado por outra pessoa levando a um comportamento submisso e apegado e ao medo de separação)
Transtorno da personalidade obsessivo-compulsiva (preocupação com ordem, perfeccionismo, e controles mental e interpessoal à custa de flexibilidade, abertura e eficiência)

Dados da American Psychiatric Association: Diagnostic and statistical manual of mental disorders, ed 5, Washington, D.C., 2013, American Psychiatric Association.

Tabela 111.4 Psicoterapias para a depressão e medicamentos antidepressivos.

Nome	Abordagem ou mecanismo de ação
Psicoterapia	
Psicoterapia cognitiva	Identificar e corrigir padrões de pensamento negativista
Psicoterapia interpessoal	Identificar e trabalhar por meio de transições de papel ou perdas interpessoais, conflitos ou déficits
Terapia de solução de problemas	Identificar e priorizar problemas situacionais; planejar e implementar estratégias para lidar com problemas de prioridade máxima
Antidepressivos comumente utilizados	
Inibidores seletivos da recaptação de serotonina (ISRSs)	Inibem a recaptação pré-sináptica de serotonina
Citalopram ou escitalopram	
Fluoxetina	
Fluvoxamina	
Paroxetina	
Sertralina	
Inibidores da recaptação de serotonina e norepinefrina (IRSNs)	Inibem a recaptação pré-sináptica de serotonina e norepinefrina
Duloxetina	
Venlafaxina ou desvenlafaxina	
Milnaciprana e levomilnaciprano	
Antidepressivos tricíclicos (ATCs)	Inibem a recaptação pré-sináptica de serotonina e norepinefrina (dependendo do ATC específico, em várias proporções)
Amitriptilina	
Desipramina	
Doxepina	
Imipramina	
Nortriptilina	
Inibidores da monoamina oxidase (IMAOs)	Inibem a monoamina oxidase, a enzima que catalisa o metabolismo oxidativo dos neurotransmissores de monoamina
Isocarboxazida	
Fenelzina	
Selegilina	Inibidor seletivo da monoamina oxidase B (MAO-B)
Tranilcipromina	
Outros fármacos	
Bupropiona	Desconhecido, embora seja um inibidor fraco da recaptação pré-sináptica de norepinefrina e dopamina
Mirtazapina	Antagonista da serotonina (5-hidroxitriptamina [5-HT]) nos receptores α_2 e de 5-HT2
Trazodona	Inibe a recaptação pré-sináptica de serotonina; antagonista nos receptores de 5-HT2 e 5-HT3
Vilazodona	Inibe a recaptação pré-sináptica de serotonina; agonista nos receptores de 5-HT1A
Vortioxetina	Inibe a recaptação de serotonina (5-HT); antagonista nos receptores de 5-HT3, 5-HT1D e 5-HT7; agonista nos receptores de 5-HT1A; agonista parcial do receptor de 5-HT1B

Capítulo 111 Principais Transtornos do Humor, dos Pensamentos e do Comportamento

A maioria dos pacientes retorna a seu funcionamento basal entre os episódios agudos de humor, porém alguns apresentam deterioração, enquanto outros sofrem episódios debilitantes frequentes (*i. e.*, ciclagem rápida de quatro episódios por ano).

Os fatores genéticos são mais importantes na patogênese do transtorno bipolar do que no transtorno depressivo maior, respondendo por aproximadamente 50% do risco e representando um aumento de mais de 50 vezes em relação à taxa basal da população. O transtorno bipolar é poligênico e tem sido ligado a diferentes *loci* em famílias individuais. A patogênese não está bem elucidada, porém provavelmente envolve uma desregulação dos sistemas frontoestriatais. Os exames de neuroimagem estruturais revelam aumento da razão ventrículo/cérebro, o que sugere a existência de atrofia do parênquima. Com frequência, os estressores psicossociais precipitam episódios de mania e depressão.

A base do tratamento para o transtorno bipolar consiste em medicamentos estabilizadores do humor (p. ex., lítio, anticonvulsivantes como o ácido valproico e a carbamazepina) para os episódios agudos e terapia de manutenção. O anticonvulsivante lamotrigina é especialmente útil para a depressão bipolar. Os medicamentos antipsicóticos são úteis para os episódios maníacos agudos e podem ser prescritos na terapia de manutenção. Os benzodiazepínicos podem ser utilizados para o tratamento da agitação aguda e da agressividade enquanto se aguarda o efeito de terapias antimaníacas mais definitivas. Os antidepressivos são usados há muito tempo para os episódios depressivos, embora possam precipitar episódios maníacos.

A eletroconvulsoterapia (ECT) mostra-se efetiva para a mania refratária e a depressão. Os tratamentos psicossociais por si sós não tratam de forma efetiva a mania e são menos efetivos para a depressão bipolar; entretanto, a psicoeducação, o suporte para o controle dos estressores psicossociais e o incentivo para a adesão do paciente aos medicamentos melhoram os resultados a longo prazo.

Um espectro de transtornos bipolares menos graves inclui as condições caracterizadas por episódios de hipomania (*i. e.*, sintomas maníacos de baixo nível sem psicose ou comprometimento funcional significativo). Elas incluem o transtorno bipolar II, caracterizado por episódios de hipomania e depressão maior, e o transtorno ciclotímico, caracterizado por hipomania e uma depressão de baixo nível que não preenche os critérios para depressão maior. Como é mais provável que os pacientes com transtorno bipolar II procurem assistência médica durante os episódios depressivos, é importante investigar se há histórico de sintomas maníacos de modo a evitar a precipitação de mania com o uso de medicamentos antidepressivos. A patogênese desses transtornos do humor menos graves ainda não está bem definida.

TRANSTORNOS COM ANSIEDADE COMO CARACTERÍSTICA PROEMINENTE

Os transtornos da ansiedade idiopática manifestam-se como pensamentos perturbadores e sintomas somáticos (Tabela 111.5) juntamente com a sensação emocional de ansiedade. Um episódio de pânico é um evento transitório de ansiedade crescente, pensamentos catastróficos (p. ex., medo de morrer, de enlouquecer, de perder o autocontrole) e sintomas somáticos. Se os episódios de pânico ou outros sintomas de ansiedade clinicamente significativos ocorrerem apenas em resposta previsível a estímulos ambientais, o transtorno da ansiedade é conhecido como *fobia*, que ainda pode ser classificada como agorafobia (*i. e.*, ansiedade de estar em lugares dos quais pode ser difícil ou embaraçoso escapar ou de estar sozinho, no meio de multidões, em túneis ou sobre pontes), fobia social (*i. e.*, ansiedade em situações interpessoais) e fobia específica (*i. e.*, ansiedade provocada por outras situações ou objetos, tais como sangue, animais ou alturas). O *transtorno do pânico* manifesta-se como recorrentes episódios de pânico, alguns dos

Tabela 111.5 Sintomas somáticos comuns de ansiedade.
Cardiorrespiratórios
Palpitações
Dor torácica
Dispneia ou sensação de estar sufocado
Gastrintestinais
Sensação de asfixia
Dispepsia
Náuseas
Diarreia
Distensão ou dor abdominal
Geniturinários
Polaciúria ou urgência
Neurológicos ou autônomos
Diaforese
Ondas de calor
Tontura ou pré-síncope
Parestesias
Tremor
Cefaleia

quais são inesperados e imprevisíveis, juntamente com ansiedade antecipatória (*i. e.*, medo de ter outro episódio) e comportamentos evasivos (*i. e.*, evitar situações que possam provocar um episódio de pânico e nas quais um episódio é percebido como embaraçoso ou perigoso). Outros transtornos não causam episódios de pânico bem-definidos. A ansiedade duradoura nos vários domínios que o indivíduo tem dificuldade em controlar é classificada como *transtorno da ansiedade generalizada*. Os indivíduos com transtorno da ansiedade generalizada também podem experimentar sintomas físicos, tais como nervosismo, tensão muscular ou fadiga; entretanto, não são eventos bem-definidos.

O *transtorno obsessivo-compulsivo (TOC)* caracteriza-se por obsessões recorrentes (*i. e.*, pensamentos, impulsos ou imagens mentais que provocam ansiedade e que são percebidos como intrusivos, inapropriados e resistentes às tentativas de suprimi-los ou de neutralizá-los) e compulsões (*i. e.*, comportamentos ou atos mentais repetitivos e realizados em resposta a obsessões ou outras regras rígidas). Após o reconhecimento de sua patogênese distinta, que envolve a função estriatofrontal e os sistemas serotoninérgicos centrais, o TOC foi classificado separadamente dos transtornos da ansiedade.

Os indivíduos expostos a eventos muito estressantes (que tipicamente envolvem perda real ou ameaça de perda da vida ou de um membro) podem apresentar qualquer uma de uma grande variedade de sequelas psiquiátricas. Se as sequelas incluírem sintomas de intrusão (p. ex., memórias intrusivas, sonhos, retrospectivas [*flashbacks*], respostas intensas de sofrimento a lembranças do trauma), evitação de memórias angustiantes ou de lembranças externas, cognições e humor negativos (p. ex., amnésia para aspectos do evento, pensamentos negativistas sobre a própria pessoa em geral ou culpa pelo evento, diminuição do interesse e das atividades, sentimentos de desapego) e alterações na excitação e na reatividade, o distúrbio é denominado *transtorno do estresse agudo* (cuja duração é de até 1 mês) ou *transtorno do estresse pós-traumático* (com duração de mais de 1 mês).

Esses transtornos também foram classificados separadamente, visto que, além dos sintomas de ansiedade, eles podem apresentar manifestações disfóricas proeminentes, sintomas de agressividade externalizantes ou sintomas dissociativos.

Esses transtornos são comuns e apresentam prevalência pontual de 1 a 2% cada um para o transtorno do pânico e para o TOC e de até 10% para as fobias. Embora se disponha de menos dados sobre o resultado a longo prazo em comparação com os transtornos do humor, muitos desses transtornos tendem a ter evolução crônica de exacerbações e remissões. A maioria desses distúrbios tem o seu início na adolescência e nas segunda e terceira décadas de vida. Embora a ansiedade de início recente seja comum em uma fase mais avançada da vida, raramente a causa é um transtorno da ansiedade primário de início tardio (Tabela 111.2).

A patogênese da maioria dos transtornos da ansiedade pode ser compreendida como uma ativação inapropriada do sistema de resposta ao estresse que envolve uma variedade de reações neuroendócrinas e autônomas e coordenação pelo núcleo central da amígdala e outras estruturas cerebrais. A amígdala recebe impulsos glutamatérgicos excitatórios de áreas sensitivas corticais e do tálamo e gera impulsos para os principais centros monoaminérgicos (p. ex., neurônios noradrenérgicos do *locus coeruleus*, neurônios dopaminérgicos da área tegmentar ventral, e neurônios serotoninérgicos dos núcleos da rafe), que então se projetam para as várias regiões cerebrais que são responsáveis pelos sintomas de ansiedade.

A identificação e a correção de padrões disfuncionais de pensamento (*i. e.*, terapia cognitiva), assim como a extinção dos comportamentos patológico e o reforço positivo de comportamentos mais funcionais (*i. e.*, terapia comportamental), são psicoterapias baseadas em evidências que são úteis para a maioria dos transtornos da ansiedade. Constituem os únicos tratamentos para fobias específicas e podem ser o único ou o principal manejo para a maioria dos outros transtornos da ansiedade em associação com a farmacoterapia.

São utilizados antidepressivos, ansiolíticos e outros fármacos no tratamento. Cada vez mais, os medicamentos antidepressivos têm substituído os ansiolíticos como base da farmacoterapia para o transtorno do pânico, o transtorno do estresse pós-traumático, a fobia social generalizada e o transtorno da ansiedade generalizada. Para o TOC, apenas os agentes antidepressivos com uma pronunciada atividade sobre o sistema serotoninérgico (*i. e.*, clomipramina e inibidores seletivos da recaptação de serotonina [ISRSs]; Tabela 111.4) são eficazes.

TRANSTORNOS PSICÓTICOS

Psicose é a desconexão com o mundo real ou a incapacidade de diferenciar a experiência subjetiva da realidade externa que se manifesta como alucinações (*i. e.*, percepções sensoriais falsas), ideias delirantes (*i. e.*, crenças fixas falsas) e descarrilamentos do processo do pensamento. A esquizofrenia é o protótipo de transtorno psicótico, e ela inclui episódios agudos de psicose (*i. e.*, sintomas positivos) e, com frequência, um declínio do funcionamento geral com o passar do tempo relacionado com os sintomas negativos, tais como embotamento afetivo, abulia, apatia e retraimento social.

A prevalência vitalícia da esquizofrenia é discretamente inferior a 1%, e sua evolução debilitante e crônica impõe um considerável ônus aos pacientes, suas famílias e a sociedade. O pico de início ocorre no fim da adolescência até o começo da vida adulta, um pouco mais cedo nos homens do que nas mulheres. A incidência anual é de aproximadamente 15 casos por 100 mil indivíduos, porém com acentuada variabilidade nas amostras dos estudo e das populações. O transtorno é discretamente mais comum nos homens do que nas mulheres.

A patogênese da esquizofrenia permanece desconhecida, porém ela é claramente multifatorial. Os fatores genéticos são responsáveis por até 50% do risco, e há múltiplos *loci* implicados. Os estudos de cérebros após a morte indicam um processo neuropatológico não gliótico com rupturas sutis da citoarquitetura cortical. É provável que fatores psicossociais e de neurodesenvolvimento interajam com uma lesão cerebral não localizável existente ao nascimento ou adquirida no início da vida. As vias mesolímbicas e mesocorticais dopaminérgicas são importantes na produção de sintomas psicóticos.

São prescritos agentes antipsicóticos, frequentemente com benzodiazepínicos adjuvantes, para os episódios psicóticos agudos (Tabela 111.6). Embora os fármacos antipsicóticos de manutenção ajudem a reduzir a gravidade e a frequência dos episódios psicóticos agudos, são necessários programas abrangentes de reabilitação psicossocial para ajudar os pacientes a lidar com estressores interpessoais e outros estressores, como também para melhorar os desfechos clínicos gerais. A terapia cognitivo-comportamental adjuvante também pode melhorar os desfechos em alguns pacientes. Na prática comum nos EUA, os antipsicóticos de segunda geração (atípicos) substituíram os de primeira geração em virtude de suas taxas mais baixas de efeitos colaterais extrapiramidais, incluindo discinesia tardia. Entretanto, os medicamentos de segunda geração contribuem para o aumento da obesidade e para a ocorrência de síndrome metabólica.

O transtorno esquizoafetivo é um distúrbio recorrente crônico com prevalência ligeiramente menor que a da esquizofrenia. Caracteriza-se por episódios de psicose na ausência de transtorno do humor e por episódios de humor (*i. e.*, maníacos ou depressivos) com aspectos psicóticos. Por conseguinte, o diagnóstico do transtorno esquizoafetivo não pode se basear nos achados clínicos do paciente em qualquer momento determinado, mas exige o conhecimento da evolução geral. Os resultados do transtorno esquizoafetivo são heterogêneos; entretanto, em média, são intermediários entre os da esquizofrenia e os dos transtornos do humor. O tratamento é sintomático e consiste no uso de medicamentos antipsicóticos, estabilizadores do humor e antidepressivos direcionados para os sintomas psicóticos e de humor específicos.

O transtorno delirante caracteriza-se por delírios na ausência de um transtorno do processo de pensamento, alucinações proeminentes ou sintomas negativos observados na esquizofrenia. Os delírios podem ser potencialmente plausíveis (*i. e.*, não bizarros). O transtorno delirante tem uma prevalência vitalícia de aproximadamente 0,2%. Com frequência, responde apenas parcialmente aos medicamentos antipsicóticos, porém a funcionalidade dos pacientes pode, em grande parte, não ser prejudicada se eles forem capazes, com a ajuda de antipsicóticos e de psicoterapia, de evitar a atuação de seus delírios. A patogênese dos transtornos psicóticos primários não esquizofrênicos permanece em grande parte desconhecida.

TRANSTORNO DOS SINTOMAS SOMÁTICOS E TRANSTORNOS RELACIONADOS

Antigamente conhecidos como *transtornos somatoformes*, esses distúrbios incluem sintomas somáticos e pensamentos, sentimentos ou comportamentos associados que são angustiantes e incapacitantes. Os tipos proeminentes incluem o transtorno dos sintomas somáticos (*i. e.*, pensamentos, sentimentos ou comportamentos excessivos associados a um ou mais sintomas somáticos), o transtorno da ansiedade de doença (*i. e.*, preocupação com doença e comportamentos relacionados com a saúde desproporcionais aos sintomas somáticos), o transtorno conversivo (*i. e.*, sintomas neurológicos funcionais e sintomas somatoformes neurológicos incompatíveis com condições neurológicas ou clínicas gerais reconhecidas), e os fatores psicológicos que afetam outras condições médicas. O transtorno factício (*i. e.*, síndrome de Munchausen) é um distúrbio mental em que os pacientes conscientemente produzem estigmas de doenças (p. ex., febre ou hipoglicemia simuladas ou artificialmente induzidas) para o ganho inconsciente de assumir o papel de doente.

Capítulo 111 Principais Transtornos do Humor, dos Pensamentos e do Comportamento

Tabela 111.6 Medicamentos antipsicóticos de uso comum.

Nome	Mecanismo de ação/perfil de efeitos colaterais
Primeira geração ("típicos")	Bloqueio dos receptores D2 além de algum nível de bloqueio muscarínico, histaminérgico e alfa-adrenérgico; tendem a apresentar taxas mais altas de efeitos colaterais neurológicos
Clorpromazina	Elevado bloqueio dos receptores histaminérgicos e alfa-adrenérgicos, maior probabilidade de sedação e efeitos anticolinérgicos, "baixa potência"
Flufenazina	Bloqueio dos receptores dopaminérgicos D1 e D2 mesolímbicos pós-sinápticos; deprime a liberação de hormônios hipotalâmicos e hipofisários; acredita-se que deprima o sistema de ativação reticular, afetando assim o metabolismo basal, a temperatura corporal, a vigília, o tônus vasomotor e o vômito
Haloperidol	Maior bloqueio dos receptores D2 com pouco bloqueio de outros receptores, maior probabilidade de efeitos colaterais extrapiramidais, "alta potência"
Perfenazina	Liga-se aos receptores D1 e D2 e inibe sua atividade; o mecanismo do efeito antiemético consiste predominantemente no bloqueio dos receptores D2 no centro de vômito
Tioridazina	Bloqueio dos receptores dopaminérgicos D1 e D2 no encéfalo; bloqueio do efeito alfa-adrenérgico; deprime a liberação de hormônios hipotalâmicos e hipofisários; acredita-se que deprima o sistema de ativação reticular, afetando assim o metabolismo basal, a temperatura corporal, a vigília, o tônus vasomotor e o vômito
Tiotixeno	Antagonista de diferentes receptores pós-sinápticos (subtipos D1, D2, D3 e D4)
Trifluoperazina	Bloqueio dos receptores dopaminérgicos D1 e D2 no encéfalo
Segunda geração ("atípicos")	Bloqueio dos receptores D2 e dos receptores 5HT2A; taxas mais altas de efeitos colaterais metabólicos
Aripiprazol	Agonista D2 parcial
Asenapina	Antagonismo potente dos receptores 5HT2A (serotonina) e D2 (dopaminérgico)
Brexpiprazol	Agonista parcial dos receptores de serotonina 1A e dopaminérgicos D2; antagonista dos receptores de serotonina 2A
Cariprazina	
Clozapina	
Iloperidona	
Lurasidona	

Embora a doença física identificável seja insuficiente para explicar totalmente a apresentação do paciente, em todos esses transtornos, exceto o transtorno factício, o sofrimento e a disfunção do paciente *não* são conscientemente produzidos e são tão angustiantes para eles quanto seria a presença de sintomas semelhantes produzidos por outras condições médicas. A simulação é o fingimento consciente de doença para um ganho consciente e, portanto, não é um transtorno mental.

TRANSTORNOS DA PERSONALIDADE

A personalidade é definida como o repertório de padrões duradouros de experiência mental interna e comportamento que inclui afeto e regulação dos impulsos, mecanismos de defesa e de enfrentamento, e relacionamentos interpessoais. Os traços da personalidade devem ser distinguidos dos estados temporários. Por exemplo, um paciente que apresenta características dependentes apenas quando está agudamente deprimido não tem personalidade dependente.

Um transtorno da personalidade é diagnosticado quando os traços de personalidade levam a angústia ou disfunção subjetivas generalizadas (se variáveis) em uma ampla variedade de situações. Os principais transtornos da personalidade estão listados na Tabela 111.3. A personalidade e os transtornos da personalidade são o resultado de complexas interações de fatores genéticos, ambientais e de desenvolvimento. As abordagens aos pacientes com transtornos da personalidade dependem do tipo específico; entretanto, na maioria das circunstâncias clínicas, com exceção da psicoterapia prolongada, o objetivo realista não é alterar a estrutura fundamental da personalidade, mas ajudar o indivíduo a maximizar o uso das forças da personalidade (p. ex., mecanismos

de defesa ideais) enquanto são minimizados os efeitos prejudiciais da desregulação emocional, das defesas inúteis e dos comportamentos destrutivos.

Embora não constitua o pilar da maioria dos tratamentos para os transtornos da personalidade, a farmacoterapia pode ser útil em pacientes selecionados (p. ex., fármacos antipsicóticos direcionados para a paranoia crescente no transtorno da personalidade paranoide, estabilizadores do humor ou antidepressivos direcionados para a desregulação emocional no transtorno da personalidade *borderline*). Os pacientes com transtornos da personalidade também têm propensão a apresentar transtornos do humor, da ansiedade ou alimentares por uso de substâncias e outros transtornos psiquiátricos passíveis de tratamento.

PERSPECTIVAS PARA O FUTURO

Os avanços na neurociência levarão não apenas a melhores terapias farmacológicas e outras terapias somáticas, mas poderão obter a chave para um diagnóstico mais acurado de doença psiquiátrica. No futuro, a medicina de precisão em psiquiatria permitirá o uso de informações como a genômica e as imagens cerebrais para definir, diagnosticar e tratar doenças de maneira mais acurada. Embora não estejam prontas para uso clínico, o National Institute of Mental Health (NIMH) iniciou as Research Domains Criteria para testar uma estrutura de doença mental que ultrapasse o diagnóstico tradicional baseado em síndromes, alinhando-se então mais estreitamente aos sistemas neurais subjacentes. A aprovação recente de dois fármacos com mecanismos de ação diferentes dos antidepressivos anteriores, a escetamina e a brexanolona por via intranasal, exemplifica o potencial para a descoberta de novas maneiras de tratar os transtornos do humor e outros transtornos psiquiátricos. O que é particularmente empolgante no que concerne a esses novos medicamentos é o fato de que eles parecem atuar mais rapidamente do que outros antidepressivos. Ainda é preciso verificar como serão idealmente usados entre outras escolhas terapêuticas. A prevenção continua sendo uma importante área de crescimento em psiquiatria, embora seja um campo que, historicamente, ficou atrás de muitas outras especialidades médicas. Os dados promissores mostrando que equipes de intervenção precoce para os pacientes que sofrem de psicose de início recente melhoram os resultados a longo prazo representam um passo na direção certa. Há também evidências cada vez mais numerosas de que a depressão tardia na vida pode ser evitada por meio de intervenções preventivas de custo acessível em pacientes de risco em ambientes de atenção primária e de várias especialidades. Os avanços na prevenção, no diagnóstico e no tratamento contribuíram para uma nova compreensão da doença mental e levarão a um futuro em que a carga global da doença mental poderá ser diminuída.

LEITURA SUGERIDA

American Psychiatric Association: Diagnostic and statistical manual of mental disorders, ed 5, Arlington, VA, 2013, American Psychiatric Association.

Batelaan NM, Bosman RC, Muntingh A, et al: Risk of relapse after antidepressant discontinuation in anxiety disorders, obsessive compulsive disorder and post-traumatic stress disorder: systematic review and meta-analysis of relapse prevention trials, BMJ 358:j3927, 2017.

Bateman AW, Gunderson J, Mulder R: Treatment of personality disorder, Lancet 385:735–743, 2015.

Cipriani A, Furukawa TA, Salanti G, et al: Comparative efficacy and acceptability of 21 antidepressant drugs for the acute treatment of adults with major depressive disorder: a systematic review and network meta-analysis, Lancet 391:1357–1366, 2018.

Grande I, Berk M, Birmaher B, Vieta E: Bipolar disorder, Lancet 387:1561–1572, 2016.

Leucht S, Cipriani A, Spineli L, et al: Comparative efficacy and tolerability of 15 antipsychotic drugs in schizophrenia: a multiple-treatments meta-analysis, Lancet 382:951–962, 2013.

Lieberman JA, First MB: Psychosis, N Engl J Med 379:270–280, 2018.

Malhi GS, Mann JJ: Depression, Lancet 392:2299–2312, 2018.

O'Neal MA, Baslet G: Treatment for patients with a functional neurologic disorder (conversion disorder): an integrated approach, Am J Psychiatry 175:307–314, 2018.

Sanacors G, Frye MA, McDonald W, et al: A consensus statement on the use of ketamine in the treatment of mood disorders, JAMA Psychiatry 74:399–405, 2017.

Slee A, Nazareth I, Bondarek P, et al: Pharmacological treatments for generalized anxiety disorder: a systematic review and network meta-analysis, Lancet 393:768–777, 2019.

Stroup TS, Gerhard T, Crystal S, et al: Comparative effectiveness of clozapine and standard antipsychotic treatment in adults with schizophrenia, Am J Psychiatry 173:166–172, 2016.

112

Distúrbios do Sistema Nervoso Autônomo

William P. Cheshire, Jr.

DEFINIÇÃO E EPIDEMIOLOGIA

O sistema nervoso autônomo (SNA) estende-se por todo o corpo e governa toda a atividade visceral. Sua rede central e as divisões simpática e parassimpática periféricas integram complexas funções orgânicas; mantêm a homeostasia interna em resposta à mudança ambiental; modulam a resposta fisiológica de luta ou fuga ao estresse; e possibilitam a circulação, a digestão e a procriação.

As disautonomias benignas são comuns. A síncope neuromediada e a síncope reflexa situacional em resposta ao sofrimento emocional, à estimulação do seio carótico, à micção, à defecação, à tosse, ao esforço e a outros fatores ocorrem em cerca de 20% dos indivíduos durante a vida, e respondem por 1 a 3% de todos os atendimentos no serviço de emergência. Cerca de 1% da população apresenta hiperidrose nas regiões palmares e plantares. A anidrose pode contribuir para o aumento das taxas de mortalidade durante o estresse térmico grave.

Uma das manifestações mais incapacitantes de insuficiência autônoma é a hipotensão ortostática, cuja prevalência aumenta com a idade, a inatividade física e quando existem doenças que comprometem os nervos adrenérgicos simpáticos. A hipotensão ortostática afeta cerca de 5 a 20% dos indivíduos idosos.

Nos países industrializados, o diabetes melito (DM) constitui a causa mais comum de neuropatia autônoma. Cerca de 30% dos pacientes diabéticos desenvolvem neuropatia autônoma, e ocorre hipotensão ortostática sintomática em 5% deles. Outras manifestações de neuropatia autônoma incluem constipação intestinal em 40 a 60% dos diabéticos, gastroparesia em 20 a 40%, disfunção vesical em 30 a 80%, e disfunção erétil em mais de 30% dos homens.

Para uma discussão mais aprofundada sobre esses tópicos, ver ❖ Capítulo 22, "Sequelas Clínicas Comuns do Envelhecimento", e Capítulo 216, "Diabetes Melito", em *Goldman-Cecil Medicina*, 26ª edição.

PATOLOGIA

Muitas doenças sistêmicas, do cérebro, da medula espinal e dos nervos periféricos que comprometem os nervos autônomos podem causar disfunção ou insuficiência autônoma. Elas incluem uma ampla variedade de condições degenerativas, traumáticas, cerebrovasculares, autoimunes, genéticas, metabólicas, tóxicas e farmacológicas.

Os nervos autônomos periféricos de pequeno calibre são amielínicos ou finamente mielinizados, e as neuropatias periféricas de fibras pequenas que provocam perda sensitiva distal também podem envolver os nervos simpáticos ou parassimpáticos. A neuropatia autônoma diabética resulta de dano microvascular aos nervos autônomos. Várias neuropatias sensitivas e autônomas hereditárias, infecciosas, metabólicas, tóxicas e induzidas por medicamentos constituem causas reconhecidas.

O acúmulo de proteínas anormais distingue algumas das disautonomias degenerativas. As inclusões citoplasmáticas oligodendrogliais compostas de agregados de α-sinucleína mal enovelada são patognomônicas da atrofia de múltiplos sistemas. Em doenças com corpúsculos de Lewy, como a doença de Parkinson, ocorre um acúmulo neuronal simpático de α-sinucleína anormalmente enovelada. A deposição de lâminas β-pregueadas de proteína amiloide nos nervos autônomos periféricos provoca uma grave neuropatia autônoma, que frequentemente é observada na amiloidose primária, na doença associada à cadeia leve de imunoglobulina e na amiloidose hereditária, porém raramente na amiloidose reativa.

Outras disautonomias têm base autoimune. A instabilidade autônoma é reconhecida há muito tempo na síndrome de Guillain-Barré, que é uma polirradiculoneuropatia desmielinizante inflamatória aguda associada a anticorpos antigangliosídeos (p. ex., anti-GM e anti-GM₃). A lista de neuropatias autônomas autoimunes inclui a ganglionopatia autônoma aguda; os pacientes com pandisautonomia aguda apresentam anticorpos contra o receptor nicotínico de acetilcolina nos gânglios autônomos, que algumas vezes está associada ao câncer de pulmão ou ao timoma. Outras neuropatias autônomas paraneoplásicas incluem aquelas associadas ao anticorpo antinuclear antineuronal do tipo 1 (*i. e.*, ANNA-1 [do inglês *antineuronal nuclear antibody type 1*] ou anti-Hu) e aos anticorpos contra proteínas mediadoras da resposta à colapsina (*i. e.*, CRMP-5 [do inglês *collapsin response mediator proteins*] ou anti-CV2). A síndrome miastênica de Lambert-Eaton está associada a anticorpos dirigidos contra canais de cálcio dependentes de voltagem. Os anticorpos contra canais de potássio dependentes de voltagem causam neuromiotonia autoimune e disautonomia com hiperidrose e intolerância ortostática.

Os agentes farmacológicos frequentemente alteram a função autônoma. Os diuréticos, os agentes simpatolíticos, os bloqueadores dos receptores alfa-adrenérgicos e os vasodilatadores podem causar hipotensão ortostática ou contribuir para ela. Os anticolinérgicos e os inibidores da anidrase carbônica diminuem a sudorese, enquanto os opioides e os inibidores seletivos da recaptação de serotonina aumentam a sudorese. Os opioides retardam o trânsito intestinal. Os anticolinérgicos, os antidepressivos tricíclicos e os anti-histamínicos podem causar retenção urinária.

As disautonomias funcionais são condições clínicas nas quais ocorre comprometimento da função autônoma na ausência de um déficit neurológico estrutural conhecido. Alguns transtornos psicológicos provocam manifestações autônomas, visto que os centros emocionais e autônomos estão estreitamente ligados no sistema límbico.

Para uma discussão mais aprofundada sobre esses tópicos, ver Capítulo 392, "Neuropatias Periféricas", Capítulo 179, "Amiloidose", ❖ e Capítulo 41, "Mecanismos de Lesão Tecidual Mediada pelo Sistema Imune", em *Goldman-Cecil Medicina*, 26ª edição.

APRESENTAÇÃO CLÍNICA

As manifestações clínicas dos distúrbios autônomos variam de acordo com os nervos envolvidos e com a gravidade do comprometimento. Os sinais e os sintomas autônomos podem ser benignos ou graves, paroxísticos ou contínuos, ou localizados ou generalizados, e podem representar uma hipofunção ou uma hiperfunção.

As lesões autônomas aferentes que separam os núcleos autônomos centrais das informações recebidas necessárias para avaliar uma resposta apropriada podem causar um efluxo autônomo excessivo ou errático. Um exemplo de disautonomia aferente é a hipertensão volátil na insuficiência dos barorreceptores da artéria carótida após uma irradiação para tratamento do carcinoma de laringe. As lesões da medula espinal acima do nível da saída simpática em T5 podem causar disreflexia autônoma, uma condição de surtos simpáticos paroxísticos com hipertensão, diaforese, rubor e cefaleia. Os distúrbios cerebrais catastróficos, como a hemorragia subaracnóidea, o traumatismo ou a hidrocefalia, também podem causar tempestades autônomas se os circuitos hipotalâmicos forem liberados da inibição cortical.

Mais comuns são as lesões autônomas eferentes, que causam uma falha da saída para as junções neuroefetoras, resultando então em inadequadas respostas autônomas excitatórias ou inibitórias. Um exemplo de disautonomia eferente é a neuropatia periférica autônoma, que pode acompanhar a perda sensitiva distal e a diminuição dos reflexos tendíneos do calcâneo.

A insuficiência adrenérgica cardiovascular compromete as respostas cardíaca e vascular periférica necessárias para manter a pressão arterial durante o estresse ortostático. Os pacientes apresentam hipotensão ortostática e podem relatar tontura ou fadiga em pé, que é aliviada com a posição sentada.

A insuficiência vagal compromete o tônus parassimpático cardíaco que pode proteger contra a atividade simpática arritmogênica. Os pacientes apresentam uma frequência cardíaca fixa que não varia com a respiração.

A disfunção sudomotora (incapacidade de estimular as glândulas sudoríferas) com anidrose extensa pode coexistir com pupilas tônicas (resposta lenta à luz) e arreflexia (*i. e.*, síndrome de Ross), e pode aumentar o risco de exaustão pelo calor e insolação. Um exemplo dramático de disfunção sudomotora regional é a síndrome do arlequim, em que a denervação simpática cutânea hemifacial divide a metade desnervada pálida e seca da face da metade intacta que fica vermelha em resposta ao estresse do calor. A síndrome de Horner (*i. e.*, ptose unilateral, miose e anidrose) pode ser identificada.

A característica clínica fundamental da insuficiência autônoma generalizada é a hipotensão ortostática grave sem aceleração do pulso. Em pelo menos metade dos pacientes, é acompanhada de hipertensão em decúbito e noturna, uma inversão da diminuição diurna normal da pressão arterial durante o sono. Além das disfunções vagal e sudomotora, os pacientes com insuficiência autônoma generalizada podem apresentar constipação intestinal, gastroparesia, disfunção vesical, disfunção erétil masculina, boca seca, ou olhos secos. Alguns têm hipotensão pós-prandial, em que uma grande refeição rica em carboidratos provoca redução da pressão arterial.

Um dos distúrbios autônomos mais graves é a atrofia de múltiplos sistemas, que é uma doença neurodegenerativa esporádica, progressiva e, em última análise, fatal na qual ocorre insuficiência autônoma em combinação com parkinsonismo e ataxia cerebelar. Podem ocorrer hipotonia da bexiga com incontinência por transbordamento e estridor respiratório noturno. O fenótipo parkinsoniano (*i. e.*, síndrome de Shy-Drager) tende a responder inadequadamente à levodopa. A hipotensão ortostática também é comum em doenças com corpos de Lewy, como a doença de Parkinson. A insuficiência autônoma pura consiste na insuficiência autônoma generalizada sem outras características neurológicas.

Diferentemente da insuficiência autônoma, a síncope neuromediada ocorre em pacientes com SNA funcionante em que ocorre reversão do fluxo autônomo normal. As características prodrômicas normalmente consistem em palidez, sudorese, náuseas, desconforto abdominal, midríase, aumento da frequência respiratória e lentidão cognitiva, que pode progredir para a perda transitória de consciência se o paciente continuar em postura ereta. A retirada do tônus vasomotor simpático periférico (*i. e.*, síncope vasodepressora) ou um aumento do tônus parassimpático (*i. e.*, síncope vasovagal) causam queda da pressão arterial, da frequência cardíaca e da perfusão cerebral.

A intolerância ortostática refere-se a um grupo heterogêneo de condições nas quais os pacientes têm dificuldade em sustentar o fluxo autônomo necessário para manter a pressão arterial durante o estresse gravitacional da posição ortostática prolongada. Alguns indivíduos apresentam um declínio gradual da pressão arterial, porém outros experimentam um aumento anormal da frequência cardíaca sem queda da pressão arterial.

Para uma discussão mais aprofundada sobre esses tópicos, ver Capítulo 56, "Abordagem ao Paciente com Suspeita de Arritmia", Capítulo 70, "Hipertensão Arterial", Capítulo 127, "Distúrbios de Motilidade Gastrintestinal", e Capítulo 381, "Parkinsonismo", em *Goldman-Cecil Medicina*, 26ª edição.

DIAGNÓSTICO E DIAGNÓSTICO DIFERENCIAL

A obtenção de uma anamnese cuidadosa e a realização de um exame físico criterioso são essenciais para estabelecer o diagnóstico. Um médico perspicaz investiga o curso cronológico dos sintomas e as circunstâncias que os provocam ou modificam. Há quanto tempo ocorrem? São estáveis, estão melhorando ou piorando? Ocorrem de maneira consistente ou episódica? Tipicamente, os distúrbios ortostáticos são piores no início da manhã, no calor e após exercício físico ou após ingestão de uma grande refeição. O grau de tolerância do paciente na posição ortostática ou tomando um banho de chuveiro quente são indícios úteis para identificar uma intolerância ortostática.

Os sinais físicos da disfunção autônoma incluem assimetria ou lentidão das pupilas, ptose ou ressecamento da mucosa. Pode-se suspeitar de distensão aguda da bexiga urinária pela percussão. A sudorese assimétrica pode ser visível ou palpável.

A parte mais importante do exame, mas que frequentemente é omitida, é a aferição da pressão arterial na posição ortostática (Figura 112.1). A pressão arterial e a frequência cardíaca devem ser avaliadas quando o paciente está em repouso em decúbito dorsal e novamente após permanecer em pé por 1 a 3 minutos. A correlação com os sintomas é fundamental. Os pacientes com hipotensão ortostática podem parecer menos alertas ou podem mudar de apoio de uma perna para outra para melhorar o retorno venoso, abaixar a cabeça para aproximar mais a circulação cerebral do nível do coração, ou exibir rubor dos membros inferiores se houver comprometimento da função vasomotora cutânea.

A hipotensão ortostática refere-se à redução da pressão arterial sistólica (PAS) de pelo menos 20 mmHg ou à redução da pressão arterial diastólica (PAD) de pelo menos 10 mmHg, com ou sem sintomas, nos primeiros 1 a 3 minutos após a adoção da posição ortostática. A hipotensão ortostática neurogênica, uma manifestação cardinal de insuficiência adrenérgica simpática, é tipicamente sustentada com a permanência em pé e não ocorre a taquicardia reflexa observada quando a hipotensão é causada por perda de sangue, desidratação ou acúmulo venoso excessivo.

A intolerância ortostática refere-se à dificuldade em tolerar a posição vertical devido aos sintomas que desaparecem com o decúbito

Capítulo 112 Distúrbios do Sistema Nervoso Autônomo

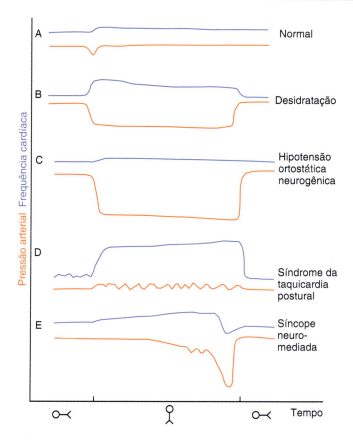

Figura 112.1 Perfis de pressão arterial ortostática. **A.** A resposta normal à postura ortostática ou a inclinação com a cabeça para cima consistem em nenhuma mudança, em pequena redução da pressão arterial que se recupera em 30 segundos e em pequeno aumento da frequência cardíaca. **B.** A desidratação que causa hipovolemia intravascular pode provocar uma queda da pressão arterial acompanhada de taquicardia reflexa. **C.** A hipotensão ortostática neurogênica pode causar uma queda mais acentuada da pressão arterial. A hipotensão ocorre imediatamente e é sustentada sem recuperação durante a posição ortostática e, com frequência, sem uma adequada taquicardia compensatória. **D.** A síndrome da taquicardia postural caracteriza-se por um aumento anormal da frequência cardíaca sem hipotensão ortostática. **E.** A síncope neuromediada desenvolve-se após a pessoa permanecer em posição ortostática por algum tempo, pode ser precedida de oscilações da pressão arterial e pode ser acompanhada de bradicardia com perda de consciência em cerca de 7 segundos se a perfusão cerebral não for restaurada.

dorsal. Esses pacientes não apresentam hipotensão ortostática, mas podem exibir um aumento sustentado da frequência cardíaca postural (síndrome da taquicardia postural) de mais de 30 batimentos por minuto (bpm) em adultos (40 bpm em adolescentes).

O exame laboratorial das respostas autônomas em condições controladas é útil para determinar a existência, a gravidade e a distribuição da insuficiência autônoma, e para distinguir a causa neurogênica das outras causas de hipotensão ortostática. O teste autônomo clínico geralmente avalia as respostas instantâneas da pressão arterial e da frequência cardíaca à manobra de Valsalva, à inclinação vertical e à respiração profunda periódica juntamente com a averiguação quantitativa dos axônios que provocam respostas de sudorese. A avaliação da pressão arterial ambulatorial é útil na detecção da hipotensão episódica ou pós-prandial, como também na averiguação da hipertensão arterial sistêmica (HAS) noturna e da HAS volátil das tempestades autônomas.

TRATAMENTO

As opções de tratamento para a hipotensão ortostática estão descritas na Tabela 112.1. O objetivo é permitir que o paciente fique em posição ortostática tempo suficiente para realizar suas atividades diárias sem sintomas. A medicação nem sempre é necessária e pode exacerbar a HAS em decúbito. Em um ensaio clínico randomizado controlado, foi constatado que a intolerância ortostática melhora após um treinamento físico de resistência.

A hiperidrose generalizada pode ser reduzida por meio de agentes anticolinérgicos orais, tais como 1 a 2 mg de glicopirrolato 1 a 3 vezes/dia. O glicopirrolato tópico reduz a sudorese gustatória local. As injeções subdérmicas de toxina botulínica são úteis para algumas formas de hiperidrose focal, e a hiperidrose palmar pode responder à iontoforese de água da torneira ou, em casos graves, à simpatotomia torácica endoscópica.

Para uma discussão mais aprofundada sobre esses tópicos, ver Capítulo 390, "Distúrbios Autônomos e Tratamento", em *Goldman-Cecil Medicina*, 26ª edição.

PROGNÓSTICO

A intolerância ortostática e a síncope neuromediada são frequentemente benignas, passíveis de tratamento, e melhoram ou se recuperam com o tempo. Em contrapartida, dependendo da natureza e da extensão de sua fisiopatologia, a insuficiência autônoma pode significar um prognóstico mais grave. A hipotensão ortostática persistente ou grave está associada a um prognóstico mais sombrio.

Tabela 112.1 Tratamento da hipotensão ortostática.

Intervenção	Justificativa	Dosagem
Evitar o repouso prolongado no leito e aumentar o tempo de permanência na posição ortostática	Reversão do descondicionamento fisiológico	
Liberar a ingestão de líquidos	Expansão do volume plasmático	2 a 2,5 ℓ/dia
Aumentar a ingestão de sódio	Expansão do volume plasmático	10 a 20 g/dia de sal
Meias compressivas para as pernas e cinta abdominal	Redução do acúmulo venoso	20 a 40 mmHg (10 mmHg se for usada cinta abdominal)
Contramanobras físicas	A tensão dos músculos dos membros aumenta o retorno venoso	Contrações isométricas por 30 s
Tratamento com bólus de água	O reflexo simpático aumenta a pressão arterial por 1 a 2 h	480 mℓ de água pura
Elevar a cabeceira da cama em 10 centímetros	Redução da natriurese noturna e da HAS noturna	
Evitar grandes refeições com alto teor de carboidratos	Se o paciente for propenso à hipotensão pós-prandial	

(continua)

Tabela 112.1 Tratamento da hipotensão ortostática. (*continuação*)

Intervenção	Justificativa	Dosagem
Interromper ou diminuir a dose de fármacos hipotensores		
Midodrina	Agonista alfa-adrenérgico que provoca contração dos vasos de capacitância	5 a 10 mg 3 vezes/dia
Droxidopa	Profármaco da norepinefrina que estimula os nervos simpáticos	100 a 600 mg 3 vezes/dia
Fludrocortisona	Retém o sódio e sensibiliza os receptores alfa-adrenérgicos vasculares periféricos	0,1 a 0,4 mg/dia
Piridostigmina	Estimula a transmissão ganglionar simpática	30 a 60 mg 2 ou 3 vezes/dia

HAS, hipertensão arterial sistêmica.

A neuropatia autônoma cardiovascular diabética duplica o risco de isquemia miocárdica silenciosa e a taxa global de mortalidade. A neuropatia autônoma amiloide é particularmente grave, e exibe uma sobrevida mediana de menos de 1 ano se o paciente tiver hipotensão ortostática. A insuficiência autônoma pura pode permanecer estável por muitos anos, porém alguns pacientes com esse fenótipo acabam desenvolvendo sinais de atrofia de múltiplos sistemas, o que denota uma expectativa de vida de 7 a 9 anos após o diagnóstico.

A prática regular de exercícios físicos consegue reverter o descondicionamento autônomo consequente à inatividade. Nos indivíduos idosos, pode compensar algum declínio na função autônoma associado à idade.

Para uma discussão mais aprofundada sobre esses tópicos, ver ❖ Capítulo 390, "Distúrbios Autônomos e Tratamento", em *Goldman-Cecil Medicina*, 26ª edição.

LEITURA SUGERIDA

Cheshire WP: Syncope, Continuum 23:335–358, 2017.

Cheshire WP, Goldstein DS: Autonomic uprising: the tilt table test in autonomic medicine, Clin Auton Res 29:215–230, 2019.

Cheshire WP, Goldstein DS: The physical examination as a window into autonomic disorders, Clin Auton Res 28:23–33, 2018.

Eschlböck S, Wenning G, Fanciulli A: Evidence-based treatment of neurogenic orthostatic hypotension and related symptoms, J Neural Transm 124:1567–1605, 2017.

Feldstein C, Weder AB: Orthostatic hypotension: a common, serious and under-recognized problem in hospitalized patients, J Am Soc Hypertens 6:27–39, 2013.

Figueroa JJ, Basford JR, Low PA: Preventing and treating orthostatic hypotension: as easy as A, B, C, Cleve, Clin J Med 77:298–306, 2010.

Goldstein DS, Cheshire WP: The autonomic medical history, Clin Auton Res 27:223–233, 2017.

Guzman JC, Armaganijan LV, Morillo CA: Treatment of neurally mediated reflex syncope, Cardiol Clin 31:123–129, 2013.

Karayannis G, Giamouzis G, Cokkinos DV, et al: Diabetic cardiovascular autonomic neuropathy: clinical implications, Expert Rev Cardiovasc Ther 10:747–765, 2012.

Koike H, Watanabe H, Sobue G: The spectrum of immune-mediated autonomic neuropathies: insights from the clinicopathological features, J Neurol Neurosurg Psychiatry 84:98–106, 2013.

Spallone V, Ziegler D, Freeman R, et al: Cardiovascular autonomic neuropathy in diabetes: clinical impact, assessment, diagnosis, and management, Diabetes Metab Res Rev 27:639–653, 2011.

Stewart JM: Common syndromes of orthostatic intolerance, Pediatrics 131:968–980, 2013.

Wenning GK, Geser F, Krismer F, et al: The natural history of multiple system atrophy: a prospective European cohort study, Lancet Neurol 12:264–274, 2013.

113

Cefaleia, Cervicalgia, Lombalgia e Neuralgias Cranianas

Shane Lyons, Timothy J. Counihan

CEFALEIA

Definição e epidemiologia

A cefaleia é causada por irritação de estruturas intracranianas sensíveis à dor, o que inclui os seios da dura-máter; as porções intracranianas dos nervos trigêmeo, glossofaríngeo, vago e cervicais superiores; as grandes artérias; e os seios venosos. Muitas estruturas são insensíveis à dor, tais como o parênquima cerebral, o revestimento ependimário dos ventrículos e os plexos corióideos. A insensibilidade do parênquima cerebral à dor é responsável pela observação clínica comum de pacientes que, embora apresentem grandes lesões intracerebrais (como hematoma ou tumor cerebral), queixam-se de pouca ou nenhuma cefaleia. O termo cefaleia "cervicogênica" é algumas vezes usado para indicar que a fonte da cefaleia (habitualmente de localização occipital) origina-se de uma anormalidade na coluna cervical.

Classificação da cefaleia

Geralmente, a cefaleia é classificada em síndromes primária, secundária e de neuralgia craniana (Tabelas 113.1 a 113.3). É essencial que o médico faça todos os esforços para estabelecer um diagnóstico clínico acurado da síndrome da cefaleia; a Tabela 113.4 fornece algumas perguntas-chave na avaliação do paciente com cefaleia.

Enxaqueca

Definição. Enxaqueca ou migrânea é um episódico transtorno neurológico comum caracterizado por cefaleia incapacitante mais sintomas neurológicos e sistêmicos reversíveis. A enxaqueca pode ser anunciada por uma fase premonitória de fadiga e rigidez da nuca que precede as crises em várias horas ou dias. Um terço dos pacientes com enxaqueca apresenta várias combinações de fenômenos neurológicos,

Tabela 113.1 Síndromes da cefaleia primária.
Enxaqueca
Cefaleia do tipo tensional
Cefalalgias autônomas do trigêmeo
• Cefaleia em salvas
• Hemicrania paroxística
• SUNCT
Outras síndromes da cefaleia primária
• Cefaleia primária em punhalada (oftalmodinia periódica)
• Cefaleia do esforço/atividade sexual
• Cefaleia primária em trovoada
• Hemicrania contínua

SUNCT, cefaleia neuralgiforme unilateral de início súbito com hiperemia conjuntival e lacrimejamento.

Tabela 113.2 Síndromes da cefaleia secundária.
Pós-traumáticas
Vasculares
• Hemorragia subaracnóidea
• Vasculite
• Dissecção arterial (carótida ou vertebral)
Não vasculares
• Hipertensão intracraniana idiopática (pseudotumor cerebral)
• Baixa pressão do LCR (p. ex., após punção lombar ou extravasamento de LCR)
• Tumor
• Malformação de Chiari
Infecção
• Meningite
• Abscesso
• Sinusite
Alteração da homeostasia
• Hipoxia ou hipercapnia (p. ex., apneia obstrutiva do sono)
• Cefaleia associada à diálise
• Hipoglicemia
Medicamentos
• Efeitos colaterais (p. ex., dipiridamol, nitratos, ciclosporina)
• Abstinência
Síndrome da cefaleia transitória e déficits neurológicos com linfocitose do LCR (HANDL)
Cervicogênica

LCR, Líquido cefalorraquidiano.

Tabela 113.3 Neuralgias cranianas comuns e distúrbios relacionados.
Neuralgia do trigêmeo
Neuralgia glossofaríngea
Neuralgia occipital
Outras neuralgias de nervos cranianos (p. ex., neuralgia orbital superior)
Síndromes da dor facial central (p. ex., cefaleia por estímulo frio)

gastrintestinais e autônomos (denominados "aura"). O diagnóstico baseia-se nas características da cefaleia e dos sintomas associados. Os resultados do exame físico, bem como os dos exames laboratoriais, habitualmente são normais.

Todos os anos, até 18% das mulheres e 6% dos homens experimentam uma crise de enxaqueca. Estima-se que 28 milhões de norte-americanos tenham cefaleias incapacitantes da enxaqueca. Todas as

Tabela 113.4 Perguntas-chave na avaliação da cefaleia.

1. Há quanto tempo você sente dor de cabeça?
2. Como era a dor de cabeça quando ela surgiu pela primeira vez? Era intermitente, diariamente persistente ou progressiva desde o início?
3. Qual o intervalo de tempo decorrido entre o início da dor de cabeça e sua intensidade máxima?
4. Há quaisquer sintomas de alerta (p. ex., aura)?
5. A dor de cabeça interfere significativamente nas atividades normais (p. ex., trabalho, escola)?
6. O que agrava a dor de cabeça (p. ex., luz, barulho, odores)?
7. O que você faz para aliviar a dor de cabeça (p. ex., repouso, movimenta-se, toma algum medicamento)?
8. A que hora do dia é mais provável que ocorra a dor de cabeça? Ela acorda você regularmente?
9. Você está ciente da existência de quaisquer gatilhos específicos (p. ex., alimentos, estresse, falta de sono, ciclo menstrual)?
10. Alguém mais na família sente dor de cabeça?

Tabela 113.5 Classificação da enxaqueca.

Enxaqueca sem aura
Enxaqueca com aura
Variantes de enxaqueca
- Enxaqueca hemiplégica
- Enxaqueca com aura basilar
- Enxaqueca vestibular
- Enxaqueca retiniana

---

variedades de enxaqueca podem começar em qualquer idade desde o início da infância, embora os picos etários sejam a adolescência e o início da idade adulta.

Vários subtipos de enxaqueca são descritos (Tabela 113.5). Os dois mais comuns são a enxaqueca sem aura e a enxaqueca com aura; a enxaqueca sem aura acomete 70% dos pacientes. As auras de enxaqueca consistem em sintomas neurológicos focais que precedem, acompanham ou ocasionalmente ocorrem após uma crise. Em geral, a aura desenvolve-se em 5 a 20 minutos, tem duração de menos de 60 minutos e pode envolver distúrbios visuais, sensorimotores, da linguagem ou do tronco encefálico. A aura mais comum caracteriza-se por fenômenos visuais positivos (como escotomas cintilantes [linhas em zigue-zague, brilhantes ou coloridas] ou espectros de fortificação [imagens mais complexas que algumas vezes lembram uma fortaleza]), que frequentemente precedem a cefaleia. As auras também podem ocorrer na ausência de cefaleia (enxaqueca acefálgica), particularmente mais tarde na vida. As auras da enxaqueca são padronizadas, e uma mudança súbita em um padrão de aura previamente previsível deve levar a uma investigação de mimetização de aura.

O diagnóstico diferencial de aura inclui uma crise epiléptica focal que se origina do córtex visual do lobo occipital, um ataque isquêmico transitório (AIT) ou "crises amiloides" que ocorrem no contexto de angiopatia amiloide cerebral. Neste último caso, não há evolução dos sintomas, e as próprias manifestações são tipicamente "negativas" (como uma hemianopsia), o que as diferencia do fenômeno visual "positivo" dos fosfenos,[1] que é característico da aura da enxaqueca.

---

[1]N.R.T.: Fosfenos são uma fotopsia positiva vista sem uma fonte luminosa.

As crises amiloides estão associadas a sintomas evolutivos e "positivos", e podem ser difíceis de distinguir clinicamente e com acurácia da aura da enxaqueca. Frequentemente, a dor da enxaqueca é pulsátil, unilateral, de distribuição frontotemporal, exacerbada pelo movimento e muitas vezes acompanhada de anorexia, náuseas e ocasionalmente, vômitos. Nas crises características, os pacientes exibem uma acentuada intolerância à luz (fotofobia) e procuram manter-se em repouso em um quarto escuro. Pode haver também intolerância ao som (fonofobia) e, às vezes, a odores (osmofobia). O diagnóstico de enxaqueca exige pelo menos uma dessas manifestações, particularmente na ausência de sintomas gastrintestinais. Esses sintomas resultam em uma síndrome que é invariavelmente incapacitante para o paciente, visto que, durante a duração da crise, ele ou ela é incapaz de agir normalmente. Após a resolução da cefaleia, uma fase pós-drômica, caracterizada por astenia, fadiga, falta de coordenação e náuseas, pode persistir por várias horas. Nas crianças, a enxaqueca frequentemente está associada a dor abdominal episódica, enjoo, vertigem e transtornos do sono. O aparecimento da enxaqueca típica (em indivíduos com mais de 50 anos) é raro, embora não seja incomum haver recorrência da enxaqueca que estava em remissão. A cefaleia e a enxaqueca recorrentes associadas a uma hemiparesia ou a uma hemiplegia transitória raramente ocorrem como uma doença geneticamente determinada (mendeliana) bem definida, mais comumente devido a mutações do gene *CACNA1A* (*enxaqueca hemiplégica familiar*).

A *enxaqueca com aura basilar* é incomum e ocorre principalmente na infância. A cefaleia episódica intensa é precedida ou acompanhada de sinais de disfunção do lobo occipital bilateral, do tronco encefálico ou cerebelar (p. ex., diplopia, anormalidades bilaterais dos campos visuais, ataxia, disartria, distúrbios sensitivos bilaterais, sinais de outros nervos cranianos e, às vezes, coma). A *enxaqueca vestibular* caracteriza-se por sensações de vertigem com ou sem os outros sintomas típicos da enxaqueca. Já foram identificadas várias síndromes episódicas que têm semelhanças com a enxaqueca; elas incluem vômitos cíclicos, enxaqueca abdominal, vertigem paroxística benigna e torcicolo paroxístico benigno.

Complicações da enxaqueca. *O estado de mal enxaquecoso (status migrainosus) refere-se à enxaqueca grave com duração de mais de 72 horas. O infarto enxaquecoso é uma complicação rara da enxaqueca com aura. O termo migralepsia foi sugerido para os pacientes nos quais uma aura desencadeia uma convulsão.*

Fisiopatologia da enxaqueca. Uma crise de enxaqueca é o resultado final da interação de vários fatores de importância variável em diferentes indivíduos. Esses fatores incluem predisposição genética, suscetibilidade do sistema nervoso central a certos estímulos, fatores hormonais e sequência de eventos neurovasculares. Há um histórico familiar positivo em 65 a 91% dos casos. Foram identificadas três mutações distintas de genes de canais iônicos nos pacientes com enxaqueca hemiplégica familiar (EHF), incluindo uma mutação no canal de cálcio do tipo *P/Q* no cromossomo 19 (EHF 1) e em um gene que codifica uma bomba de íons Na/K no cromossomo 1 (EHF 2). Esses achados sustentam a teoria de que a enxaqueca pode ser uma verdadeira canalopatia na qual mutações de diversos canais resultam em um fenótipo comum. Na maioria dos pacientes, a etiologia da enxaqueca permanece desconhecida.

Provavelmente, a aura da enxaqueca é causada por uma "depressão cortical alastrante", que corresponde a uma onda de despolarização neuronal que se alastra no córtex de posterior para anterior. Uma das principais estruturas no mecanismo da dor na enxaqueca é o sistema vascular trigeminal. A estimulação do núcleo caudal trigeminal pode ativar os receptores de serotonina e as terminações nervosas em pequenas artérias da dura-máter, resultando então em um estado de inflamação neurogênica. A ativação dos neurônios nociceptivos (de dor) do gânglio trigeminal resulta na liberação do peptídio relacionado ao gene da calcitonina (CGRP, do inglês *calcitonin gene-related peptide*), um peptídio vasoativo que está fortemente implicado na geração de enxaqueca. O papel fundamental do CGRP na enxaqueca foi demonstrado por meio da indução de enxaqueca com infusão de CGRP, enquanto o tratamento com potentes inibidores do CGRP pode abortar uma crise de enxaqueca aguda. Foi postulado que esses processos, por sua vez, estimulam as terminações nervosas perivasculares, com consequente estimulação ortodrômica (sentido normal) do nervo trigêmeo e referida dor local. Além disso, estudos com tomografia por emissão de pósitrons (PET, do inglês *positron emission tomography*) demonstraram a ativação de estruturas neuromoduladoras do tronco encefálico, incluindo a substância cinzenta periaquedutal, o *locus coeruleus* e os núcleos da rafe, durante uma crise de enxaqueca.

Tratamento da enxaqueca. As metas do tratamento são as seguintes: (1) estabelecer um diagnóstico de enxaqueca acurado e confiável de modo a tranquilizar o paciente de que não existe uma causa maligna para a cefaleia, (2) aliviar as crises agudas e (3) evitar a dor e os sintomas associados das cefaleias recorrentes. O primeiro passo é informar ao paciente que ele ou ela tem enxaqueca. Deve-se ressaltar a natureza benigna dos distúrbios, bem como o papel central do paciente no plano de tratamento. É importante que o paciente mantenha um diário da cefaleia que sirva para ajudar a identificar gatilhos ocultos da cefaleia, que auxilie no monitoramento da frequência da cefaleia e da resposta ao tratamento, e que envolva ativamente o indivíduo no manejo da condição. Uma resposta terapêutica sustentada livre de dor deve ter como objetivo fazer com que o paciente fique livre de dor em 2 horas sem recorrência e sem a necessidade de medicação de resgate subsequente.

Crise de enxaqueca aguda. As crises agudas são mais bem aliviadas com uma abordagem de cuidados estratificada, em vez de escalonada, utilizando-se agentes isoladamente ou combinações variadas de medicamentos, bem como adotando-se uma terapia de modificação comportamental. Muitas crises de enxaqueca respondem a analgésicos simples, tais como o paracetamol, o ácido acetilsalicílico (AAS) ou os agentes anti-inflamatórios não esteroides (AINEs). Não devem ser usados opioides e butalbital no manejo rotineiro de pacientes com enxaqueca. O uso excessivo de analgésicos é particularmente frequente nos pacientes com cefaleia; por esse motivo, um dos aspectos mais importantes da terapia consiste em monitorar as doses dos analgésicos usados para evitar tanto os efeitos colaterais quanto o surgimento da cefaleia associada a fármacos. Nos pacientes com náuseas, é frequentemente útil prescrever um agente antiemético no início de uma crise. As fenotiazinas apresentam propriedades antieméticas, procinéticas e sedativas, mas podem provocar movimentos involuntários como um efeito adverso agudo (reação distônica aguda) ou com o uso prolongado (discinesias tardias).

Vários fármacos agonistas da serotonina *específicos para enxaqueca* tornaram-se disponíveis. Esses agentes, comumente designados como "triptanas", são úteis no tratamento agudo da enxaqueca e apresentam rápido início de ação. A crescente disponibilidade de preparações não orais (vias parenteral, inalada e transdérmica) tem evitado, em grande parte, os vômitos e a gastroparesia nos pacientes com enxaqueca, resultando então em maior eficácia. Por exemplo, a sumatriptana, disponível como preparação por via subcutânea, resulta em uma taxa de resposta da cefaleia de cerca de 70% (Figura 113.1). Embora as triptanas sejam altamente efetivas no alívio da enxaqueca, os pacientes precisam ser cuidadosamente instruídos sobre o seu uso adequado. Além disso, uma resposta a esses medicamentos não confirma o diagnóstico de enxaqueca.

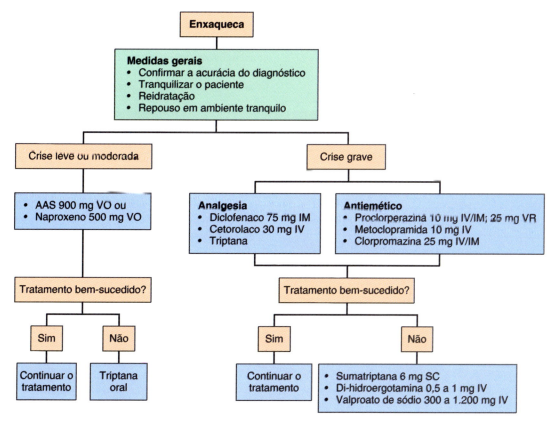

Figura 113.1 Algoritmo para o tratamento da enxaqueca. *AAS*, ácido acetilsalicílico; *IM*, intramuscular; *IV*, intravenosa; *SC*, subcutânea; *VO*, via oral; *VR*, via retal.

Tratamento da enxaqueca aguda na sala de emergência. A enxaqueca é um dos motivos mais comuns para a procura do serviço de emergência e apresenta alguns desafios relacionados com o seu tratamento; normalmente, a enxaqueca é mais difícil de tratar uma vez que esteja totalmente estabelecida. É essencial confirmar a acurácia do diagnóstico, mesmo nos pacientes com histórico de enxaqueca. Em geral, os indivíduos estão cientes de que a cefaleia começou como uma enxaqueca típica, embora a dor de cabeça possa ser mais intensa do que o habitual. Nos pacientes que declaram que a nova cefaleia é diferente da cefaleia habitual, deve-se considerar a exclusão de uma causa mais grave. Em seguida, os princípios fundamentais do tratamento consistem em tranquilizar o paciente de que a cefaleia pode ser tratada efetivamente com hidratação, controle da dor e alívio dos sintomas concomitantes como náuseas e fotofobia. A maioria dos pacientes que procuram assistência com uma enxaqueca aguda como emergência já tentou alguma forma de terapia para abortar o problema, e é provável que esses indivíduos estejam desidratados. Nesse cenário, a terapia parenteral com um AINE, uma triptana e um antiemético é frequentemente efetiva. Os agonistas do receptor de 5-HT1F (ditanas), como a lasmiditana, podem oferecer benefícios semelhantes às triptanas, e sem o efeito vasoconstrictor destas últimas.

Prevenção da enxaqueca. Vários agentes apresentam uma forte base de evidências sobre a sua eficácia na prevenção da enxaqueca (Tabela 113.6). O uso desses fármacos deve ser restrito aos pacientes que apresentam crises frequentes (geralmente mais de quatro por mês) e que estão dispostos a tomar medicamentos diariamente. Com qualquer um desses fármacos, deve-se proceder a um período de teste adequado com o uso de doses apropriadas antes de declarar a sua ineficácia. Ocasionalmente, é necessária uma terapia combinada, porém ela não é prescrita rotineiramente. Para que um medicamento preventivo seja considerado bem-sucedido, ele deve reduzir a taxa de frequência da cefaleia em pelo menos 50%. Outros medicamentos comumente usados para a prevenção da enxaqueca incluem a gabapentina, a cipro-heptadina, a metisergida e a clonidina, porém esses fármacos têm evidências limitadas para validar o seu uso como terapia de primeira linha. Os suplementos de magnésio, o extrato de *Tanacetum parthenium*, o *Petasites* e a riboflavina (vitamina B_2) em altas doses têm sido efetivos em alguns pacientes.

Os últimos anos viram o surgimento dos primeiros medicamentos especificamente desenvolvidos para o tratamento da enxaqueca com base na compreensão fisiopatológica de enxaqueca. Trata-se dos anticorpos monoclonais dirigidos contra o CGRP. Foram desenvolvidos vários medicamentos direcionados para a cascata do CGRP na enxaqueca, tais como as pequenas moléculas antagonistas do CGRP (*gepantos*) e os anticorpos monoclonais dirigidos contra o receptor de CGRP e contra a própria molécula de CGRP. Três anticorpos monoclonais anti-CGRP foram aprovados para a prevenção da enxaqueca (erenumabe, fremanezumabe e galcanezumabe). São administrados por infusão ou por injeção subcutânea e, nos ensaios clínicos realizados, melhoraram em 75% a cefaleia em um terço dos pacientes.

Para o tratamento da enxaqueca grave e crônica, existem vários procedimentos intervencionistas, tais como bloqueio do nervo occipital maior, injeção de toxina botulínica no couro cabeludo e na musculatura e bloqueio do gânglio esfenopalatino (GEP). A neuromodulação por meio de estimulação não invasiva do nervo vago, estimulação externa do nervo trigêmeo e estimulação magnética transcraniana representa um novo método não farmacológico de tratamento da enxaqueca.

Cefaleia em salvas

Característica clínica. A cefaleia em salvas é o protótipo da cefalalgia autônoma do trigêmeo. É totalmente distinta da enxaqueca, embora possa haver alguma sobreposição clínica. A condição é incomum e ocorre em menos de 10% de todos os pacientes com cefaleia. Diferentemente da enxaqueca, é muito mais frequente em homens do que em mulheres, e a idade média de início é mais tarde durante a vida. Além disso, diferentemente da enxaqueca, a cefaleia em salvas raramente começa na infância, e menos frequentemente obtém-se um histórico familiar. A dor na cefaleia em salvas é extremamente intensa, estritamente unilateral e associada à congestão da mucosa nasal e à hiperemia conjuntival do lado da dor. Pode ocorrer um aumento da sudorese do lado ipsilateral da fronte e da face. Pode também haver sinais oculares associados de síndrome de Horner: miose, ptose e a característica adicional de edema palpebral. Com frequência, as crises despertam os pacientes, habitualmente 2 a 3 horas

Tabela 113.6 Terapias preventivas para a enxaqueca.

Classe de fármaco	Agente	Faixa posológica	Efeitos adversos
Bloqueadores dos receptores beta-adrenérgicos	Propranolol	80 a 240 mg	Contraindicados na asma, síncope
	Metoprolol	50 a 150 mg	
	Timolol	10 a 20 mg	
Fármacos antiepilépticos	Divalproato de sódio	200 a 1.500 mg	Ganho de peso, trombocitopenia, tremor
	Topiramato	25 a 150 mg	Cálculos renais, perda de peso, amnésia, glaucoma, desequilíbrio
	Gabapentina	300 a 1.800 mg	
Antidepressivos	Amitriptilina	10 a 150 mg	Sonolência
	Nortriptilina	25 a 100 mg	Insônia, hipertensão arterial sistêmica
	Venlafaxina	37,5 a 150 mg	
Bloqueadores dos canais de cálcio	Verapamil	180 a 480 mg	Constipação intestinal, hipotensão, edema
	Flunarizina[a]	5 a 10 mg	Ganho de peso, depressão
Outro	Toxina onabotulínica A	Variável	Desconforto, equimose
Anticorpos monoclonais anti-CGRP	Erenumabe	70 a 140 mg a cada 4 semanas SC	Reações no local da injeção, espasmo muscular, reação de hipersensibilidade
	Fremanezumabe	225 mg mensalmente ou 675 mg trimestralmente SC	Dor à palpação e reações no local da injeção
	Galcanezumabe	120 mg mensalmente SC	Reações no local da injeção, vertigem, prurido, constipação intestinal

[a]Não disponível nos EUA.

após a início do sono ("cefaleia do despertador"). Diferentemente dos indivíduos que sofrem de enxaqueca, a dor não é aliviada pelo repouso em um cômodo escuro e silencioso; pelo contrário, os pacientes algumas vezes procuram atividades que possam distraí-los. Geralmente, a duração da cefaleia é em torno de 1 hora, embora possa apresentar recorrência várias vezes em 1 dia, paroxisticamente (em *salvas*) durante várias semanas.

Esses períodos de cefaleias frequentes são separados por momentos assintomáticos de duração variável, frequentemente de vários meses ou anos. As crises têm uma tendência notável a serem precipitadas até mesmo por pequenas doses de bebidas alcoólicas. Existem variantes raras de cefaleia em salvas: uma "variedade crônica", em que as remissões são breves (de menos de 14 dias); a *hemicrania paroxística crônica*, em que as crises são mais curtas e surpreendentemente mais prevalentes em mulheres; e a *hemicrania contínua*, em que há uma cefaleia unilateral contínua e moderadamente intensa. A causa de todas essas síndromes é desconhecida, embora a distribuição da dor possa sugerir disfunção do nervo trigêmeo.

Tratamento. A terapia para a cefaleia em salvas pode ser abortiva para a cefaleia aguda ou profilática para a prevenção da cefaleia. A cefaleia aguda pode responder ao oxigênio por máscara (7 a 10 ℓ/min por 15 minutos), que é efetivo dentro de vários minutos em 70% dos pacientes. A sumatriptana e a di-hidroergotamina também são efetivas. Os medicamentos preventivos incluem lítio, divalproato de sódio, verapamil, metisergida, melatonina e corticosteroides. A estimulação não invasiva do nervo vago está agora licenciada pela Food and Drug Administration (FDA) para o tratamento agudo de episódios de cefaleia em salvas, e há evidências que sustentam o seu uso na prevenção. Os tratamentos emergentes incluem galcanezumabe e estimulação do GEP. A hemicrania paroxística e as síndromes relacionadas são, com frequência, notavelmente responsivas à indometacina.

Cefaleia do tipo tensional

Ao contrário da enxaqueca, a cefaleia do tipo tensional não tem características. Em geral, a dor não é latejante, mas constante, e, com frequência, descrita como uma "sensação de pressão" ou "de faixa apertada". Em geral, não é unilateral e pode ser frontal, occipital ou generalizada. Com frequência, ocorre dor na área do pescoço, o que não acontece na enxaqueca. Geralmente, a dor dura por longos períodos (dias) e não aparece e desaparece rapidamente em crises. Não existe "aura". A fotofobia e a fonofobia não são proeminentes. Embora o paciente possa relatar que a cefaleia do tipo tensional ocorre ou é exacerbada em momentos de estresse emocional, a fisiopatologia pode estar relacionada com a contração muscular craniocervical; assim, um termo mais útil para essa síndrome é de *cefaleia de contração muscular*.

Deve-se efetuar uma avaliação cuidadosa das condições psicossociais do paciente, bem como investigar a existência de ansiedade ou depressão. Os antidepressivos tricíclicos em baixas doses demonstraram ser os mais úteis para a prevenção da cefaleia do tipo tensional. Embora o melhor agente documentado seja a amitriptilina, fármacos mais novos e com menos efeitos colaterais são igualmente efetivos. As medidas não farmacológicas, tais como terapia de relaxamento, massagem, fisioterapia ou acupuntura, podem ser úteis nos casos refratários. Tanto na enxaqueca quanto na cefaleia do tipo tensional, têm sido usadas injeções intramusculares de toxina botulínica, porém o seu benefício está estabelecido apenas nos pacientes com enxaqueca crônica.

Outras síndromes da cefaleia primária definidas

Outras síndromes das cefaleias agudas de curta duração precisam ser diferenciadas da enxaqueca, da cefaleia em salvas ou da cefaleia do tipo tensional. Incluem cefaleia primária "em trovoada", *cefaleia primária em punhalada*, *cefaleia primária do exercício* e cefaleia da atividade sexual. Esta última pode ser indistinguível da cefaleia da ruptura de aneurisma intracraniano e exige tomografia computadorizada (TC) e punção lombar para excluir a possibilidade de hemorragia subaracnóidea (HSA). Todas essas síndromes de cefaleia são mais comuns em indivíduos que sofrem de enxaqueca. Duas síndromes de cefaleia raras e de curta duração adicionais merecem menção: a cefaleia neuralgiforme unilateral de curta duração com hiperemia conjuntival e lacrimejamento (SUNCT) e a cefaleia *hípnica*. Esta última refere-se a vários episódios de cefaleia muito breves que despertam o paciente (tipicamente uma mulher idosa) do sono. A síndrome da SUNCT provoca múltiplos episódios muito breves (com duração de segundos a minutos) de cefaleia do tipo em salvas e distúrbio autonômico.

A ***cefaleia crônica diária*** é definida arbitrariamente como uma cefaleia com duração de mais de 4 horas em mais de 15 dias por mês durante mais de 3 meses. Na prática clínica, isso significa que o paciente apresenta cefaleia mais frequentemente do que os períodos sem ela. Nesses casos, é importante estabelecer se a síndrome da cefaleia começou como um distúrbio episódico (como na enxaqueca ou na cefaleia do tipo tensional) ou se consiste em novas cefaleias diárias persistentes.

Cefaleia persistente diária de aparecimento recente. A cefaleia persistente diária de aparecimento recente precisa ser diferenciada da cefaleia do tipo tensional ou da cefaleia da enxaqueca que se transformaram em cefaleia crônica diária, e ela exige investigação para excluir uma possível causa secundária.

A cefaleia pode ser manifestação de uma doença cerebral estrutural subjacente (Tabela 113.2). A cefaleia pode ser observada em todas as formas de doença cerebrovascular, incluindo infarto, hemorragia intracerebral e HSA, embora raramente a cefaleia seja proeminente no infarto cerebral. Em contrapartida, a cefaleia na HSA é, em geral, extremamente intensa e frequentemente descrita pelo paciente como "a pior dor de cabeça da minha vida". Os indivíduos acometidos apresentam rigidez da nuca; paralisia do terceiro nervo (habitualmente envolvendo a pupila); e hemorragias da retina, pré-retinianas ou subconjuntivais. A TC da cabeça geralmente mostra um sangramento subaracnóideo, intraventricular ou em outro local intracraniano.

Certos sintomas levantam a suspeita de uma lesão cerebral estrutural (Tabelas 113.7 e 113.8).

É frequente no serviço de emergência a presença de pacientes com cefaleia e febre. A rigidez da nuca é um sintoma comum. O meningismo é confirmado pela indução dos sinais de Brudzinski e Kernig. Ocorrem vômitos em cerca de 50% dos pacientes. A suspeita de

Tabela 113.7 Diagnóstico diferencial da cefaleia aguda: principais causas.
Enxaqueca
Cefaleia em salvas
Acidente vascular encefálico
• Hemorragia subaracnóidea
• Hemorragia intracraniana
• Infarto cerebral
• Dissecção arterial (carótida ou vertebral)
Hidrocefalia aguda
Meningite ou encefalite
Arterite de células gigantes (frequentemente crônica)
Tumor (geralmente crônico)
Traumatismo

Tabela 113.8 Características clínicas das cefaleias que sugerem lesão estrutural do cérebro.

Sintomas

A pior cefaleia que o paciente já sentiu

Progressivos

Início > 50 anos

Mais intensas no início da manhã – acordam o paciente

Exacerbação acentuada com o esforço

Disfunção neurológica focal

Sinais

Rigidez da nuca

Febre

Papiledema

Reflexos patológicos ou assimetria dos reflexos

Alteração do estado de consciência

meningite deve levar a uma investigação imediata, incluindo punção lombar. Se o paciente exibir sinais focais, papiledema ou alteração profunda do nível de consciência, é necessária uma TC de crânio antes da punção lombar para descartar a possibilidade de uma doença focal como abscesso ou empiema subdural. Todavia, essas lesões são raras.

Sinusite aguda. Dor na cabeça e na face é a característica mais proeminente da sinusite. Em geral, os pacientes relatam mal-estar e febre baixa. A dor é surda, contínua e não pulsátil; é exacerbada pelo movimento, pela tosse ou pelo esforço, e melhora com o uso de descongestionantes nasais. A dor é mais intensa ao acordar ou após qualquer período prolongado de decúbito e diminui com a manutenção da postura ereta.

A localização da dor depende do seio envolvido. A sinusite maxilar provoca dor malar, dor de ouvido e dor de dente ipsilaterais com uma significativa hipersensibilidade facial sobrejacente. A sinusite frontal provoca cefaleia frontal, que pode irradiar para trás dos olhos e para o vértice do crânio. A hipersensibilidade à palpação frontal pode estar presente com uma pontual e pronunciada sensibilidade na superfície inferior da face medial da margem orbital superior. Na sinusite etmoidal, a dor situa-se entre os olhos ou atrás deles e com irradiação para a área temporal. Frequentemente, os olhos e a órbita são dolorosos à palpação e, de fato, os próprios movimentos dos olhos podem acentuar a dor. A sinusite esfenoidal causa dor na órbita e no vértice do crânio e, às vezes, nas regiões frontal ou occipital. Tendo em vista que o nervo trigêmeo media a percepção da dor dos seios faciais, muitos pacientes que se queixam de "cefaleia por causa da sinusite" provavelmente sofrem do distúrbio trigeminovascular da enxaqueca, e não de sinusite. A sinusite crônica raramente provoca cefaleia.

Tumores cerebrais. Os tumores da fossa posterior (particularmente do cerebelo) frequentemente produzem cefaleia, particularmente se ocorrer hidrocefalia, visto que o fluxo do líquido cefalorraquidiano (LCR) está parcialmente obstruído. Entretanto, é menos provável que tumores supratentoriais provoquem cefaleia e, com mais frequência, são anunciados por alteração do estado mental, déficits focais ou convulsões. Embora a elevação da pressão intracraniana frequentemente esteja associada à cefaleia, geralmente ela não constitui o mecanismo primário, visto que as elevações uniformes da pressão habitualmente não provocam distorções nas estruturas sensíveis à dor.

Hipertensão intracraniana idiopática. A hipertensão intracraniana idiopática (HII), também denominada *hipertensão intracraniana benigna*, é definida como uma síndrome da pressão intracraniana elevada sem evidências de lesões focais, hidrocefalia ou edema cerebral franco.

Em geral, ocorre entre 15 e 45 anos e é mais frequente nas mulheres obesas. O distúrbio caracteriza-se por uma cefaleia com características de pressão intracraniana elevada. Em geral, a cefaleia é de início insidioso, é tipicamente generalizada, de gravidade relativamente leve e, com frequência, pior pela manhã ou após esforço (p. ex., esforço na micção, na defecação ou na tosse).

Algumas vezes, os pacientes apresentam distúrbios visuais, tais como restrição dos campos visuais periféricos, pontos cegos aumentados, borramento (*obscurecimento*) ou uma diplopia secundária à paralisia do nervo abducente. A fundoscopia revela papiledema, que frequentemente é mais impressionante do que o quadro clínico. Em geral, a HII é um distúrbio benigno e autolimitante, mas pode levar à perda visual, incluindo cegueira. Frequentemente, a HII coexiste com outros distúrbios, tais como síndrome do ovário policístico, apneia do sono, ansiedade e disfunção cognitiva.

A condição tem estado associada a medicamentos – intoxicação por vitamina A, ácido nalidíxico, danazol e isotretinoína –, bem como à retirada de corticosteroides e a distúrbios sistêmicos como hipoparatireoidismo e lúpus.

A TC geralmente é normal, mas pode revelar ventrículos pequenos e uma "sela vazia"; em alguns casos, pode-se observar achatamento da face posterior do bulbo do olho, tortuosidade do nervo óptico e distensão do espaço subaracnóideo perióptico. A pressão de abertura do LCR está elevada, geralmente na faixa de 250 a 450 mm de água, e com acentuada flutuação da pressão quando o monitoramento é efetuado por um período prolongado. Alguns casos de HII são causados por oclusão dos seios venosos cerebrais. Esses casos podem ocorrer em estados de hipercoagulabilidade, incluindo periparto, em associação aos contraceptivos orais combinados e em associação à síndrome do anticorpo antifosfolipídio. Após a eliminação das causas secundárias de HII, o paciente deve receber aconselhamento dietético para perder peso; é necessária uma perda de peso de 15% para que a HII fique em remissão. Os inibidores da anidrase carbônica (acetazolamida) e os corticosteroides demonstraram ser úteis no controle da cefaleia. Como um agente de segunda linha, a furosemida também diminui a produção de LCR. Quando a cefaleia tem características migratórias (68% dos casos), os tratamentos agudo e preventivo para enxaqueca podem ser úteis. O topiramato pode evitar a cefaleia e facilitar a perda de peso. As punções lombares seriadas são compreensivelmente impopulares com os pacientes, até mesmo quando se obtém um alívio transitório da cefaleia. Em certas ocasiões, são necessários procedimentos de derivação do LCR (*shunt* ventriculoperitoneal). Para os pacientes com perda progressiva da visão, a fenestração da bainha do nervo óptico preserva ou restaura a visão em 80 a 90% dos casos, e na maioria das vezes, proporciona alívio da cefaleia. Os pacientes devem realizar periodicamente avaliação da acuidade visual, exame das pupilas, avaliação dos campos visuais, exame de fundo de olho com pupilas dilatadas para graduar o papiledema e monitoramento do IMC.

Hipotensão intracraniana idiopática. A hipotensão intracraniana idiopática, também conhecido como *cefaleia por baixa pressão*, é comumente uma sequela da punção lombar decorrente do extravasamento do LCR através do saco dural. As cefaleias por baixa pressão também podem ocorrer de forma espontânea como resultado da ruptura de cistos subaracnóideos. No início, a cefaleia é caracteristicamente posicional, sendo intensa em pé, porém rapidamente aliviada ao se deitar. Em certas ocasiões, a cefaleia está associada a sinais focais ou de "falsa localização", sobretudo paralisias do nervo abducente.

Cefaleia pós-traumática. A cefaleia que ocorre após um traumatismo não tem características específicas e está associada a irritabilidade, falta de concentração, insônia, transtorno de memória e tontura. Os pacientes apresentam ansiedade e depressão em graus variáveis. Várias opções de tratamento estão disponíveis e a amitriptilina e os

AINEs são úteis. Em certas ocasiões, os relaxantes musculares e os ansiolíticos são benéficos. Algumas vezes, o treinamento está associado ao início de uma enxaqueca típica.

Cefaleia associada a medicamentos.
O uso excessivo de medicamentos para a cefaleia "de rebote" é responsável por uma parcela significativa do ônus da cefaleia na população e em clínicas especializadas. O termo descreve uma cefaleia crônica ($\geq$ 15 dias/mês) que ocorre nos pacientes com uma síndrome da cefaleia preexistente (mais comumente enxaqueca ou cefaleia do tipo tensional) que fazem uso de medicação analgésica. Os opioides, como a codeína, são particularmente propensos a provocar essa síndrome, porém as triptanas, os AINEs e até mesmo o paracetamol podem ter o mesmo efeito. O tratamento envolve a redução ou a interrupção da medicação analgésica por um período de "*washout*" de várias semanas, durante o qual as cefaleias podem se agravar. Nesse momento, os métodos não farmacológicos de tratamento da dor são cruciais. Foi também relatado que uma gama de outros medicamentos e substâncias induzem cefaleia, tais como óxido nitroso, monóxido de carbono, cocaína, álcool e inibidores da fosfodiesterase.

Arterite de células gigantes.
Ocorre cefaleia em 60% dos pacientes com arterite de células gigantes (ACG), uma vasculite granulomatosa das artérias de médio e grande calibres. Mais de 95% dos pacientes têm pelo menos 50 anos. No início, além da cefaleia, ocorrem mal-estar, febre, perda de peso e claudicação da mandíbula. Na metade dos pacientes, ocorre polimialgia reumática, uma síndrome da rigidez dolorosa da nuca, dos ombros e da pelve. Pode surgir um comprometimento visual secundário à neurite óptica isquêmica. A cefaleia é habitualmente descrita como surda e exacerbada à noite e após exposição ao frio. A artéria temporal superficial frequentemente está edemaciada, dolorosa à palpação e sem pulso. Em geral, a velocidade de hemossedimentação (VHS) está elevada; a média é de 100 mm/h. Com frequência, o paciente tem anemia. A ultrassonografia com Doppler das artérias temporais demonstra um "sinal de halo" hipoecoico em torno do lúmen das artérias afetadas. A biopsia da artéria temporal geralmente confirma o diagnóstico; entretanto, como a arterite é segmentar, podem ser necessários cortes grandes ou múltiplos. Com frequência, a terapia com prednisona é bastante efetiva e precisa ser administrada prontamente para preservar a visão no lado afetado. Atualmente, dispõe-se do tocilizumabe, um anticorpo monoclonal direcionado contra o receptor de interleucina 6, para o tratamento da ACG, em particular a forma refratária ou recidivante.

Avaliação do paciente com cefaleia aguda

É importante diferenciar as causas benignas de cefaleia das causas graves. Uma anamnese detalhada (características, localização, duração e evolução temporal da cefaleia) ajuda a determinar quais pacientes apresentam uma sintomática lesão intracraniana estrutural (Tabelas 113.4, 113.7 e 113.8). A intensidade da dor não tem muito valor diagnóstico, exceto para o paciente que se queixa de início agudo da "pior dor de cabeça de sua vida". As características da dor ("latejante", "de compressão", "em caráter de punhalada") e a sua localização também podem ser úteis, sobretudo se a dor for de origem extracraniana, como a temporal na arterite temporal. As lesões da fossa posterior causam dor occipitocervical, ocasionalmente associada à dor retro-orbital unilateral. Em geral, a dor multifocal implica habitualmente uma causa benigna. É de suma importância esclarecer com acuidade o início da cefaleia; os pacientes que descrevem o início da dor "como se a cabeça estivesse sendo golpeada por um bastão" devem levar à suspeita de cefaleia sentinela da hemorragia subaracnóidea. Igualmente importante é estabelecer a evolução temporal da cefaleia. Ela é paroxística e não progressiva (típica da enxaqueca ou da cefaleia do tipo tensional)? Ou a cefaleia é diariamente persistente (como na arterite temporal) ou progressiva (o que sugere uma lesão cerebral estrutural)? Os pacientes devem ser indagados sobre

quaisquer fatores deflagradores conhecidos para a cefaleia, tais como a menstruação nas mulheres, determinados alimentos, cafeína, álcool etílico ou estresse. A cefaleia posicional (cefaleia que é máxima na posição ortostática e que desaparece rapidamente em decúbito) é característica da hipotensão intracraniana (cefaleia por baixa pressão). A variação diurna na intensidade da cefaleia pode fornecer um indício sobre a causa; a cefaleia matinal ou a que desperta o paciente do sono podem indicar como causa elevação da pressão intracraniana ou apneia do sono. Deve-se pesquisar sinais/sintomas associados, tais como distúrbios visuais, náuseas ou vômitos. A anamnese deve incluir uso de medicamentos, sobretudo analgésicos e remédios de venda livre. Além disso, devem-se considerar as informações sobre o histórico patológico do paciente, bem como sobre o histórico familiar. Na maioria dos indivíduos com cefaleia, os achados dos exames físico e neurológico são normais, embora atenção especial deva ser dada ao exame dos olhos à procura de papiledema, bem como das artérias temporais para a detecção de uma artéria palpável não pulsátil. A avaliação do paciente com cefaleia aguda não traumática no serviço de emergência pode ser um desafio; é essencial estabelecer como a cefaleia evoluiu. A cefaleia intensa de início agudo deve levar a uma investigação para excluir a possibilidade de HSA, hemorragia intracraniana, hidrocefalia obstrutiva aguda e meningite (Tabela 113.7). Uma investigação inicial apropriada deve incluir exame de imagem do cérebro com TC ou ressonância magnética (RM). Nos pacientes com suspeita de meningite sem sinais neurológicos focais ou consciência alterada, a punção lombar não deve ser adiada desnecessariamente antes do exame de imagem. Todos os pacientes devem efetuar os exames de sangue-padrão, inclusive hemoculturas, se houver suspeita de meningite bacteriana.

Uma grande variedade de doenças sistêmicas apresenta cefaleia como sintoma proeminente, e alguns dos distúrbios mais prevalentes estão resumidos na Tabela 113.2.

NEURALGIAS CRANIANAS

As neuralgias são diferenciadas de outros tipos de cefaleia pela brevidade dos ataques (habitualmente de 1 a 2 segundos ou menos) e pela distribuição da dor (Tabela 113.3).

Neuralgia do trigêmeo

Na neuralgia do trigêmeo (*tic douloureux*), ocorre uma dor lancinante, espasmódica e unilateral em uma das divisões do nervo trigêmeo. A dor tem duração de alguns segundos, mas pode ocorrer muitas vezes durante o dia por várias semanas. É caracteristicamente induzida até mesmo pelo mais leve toque em determinadas áreas da face, tais como lábios ou gengivas. A neuralgia do trigêmeo é mais frequente nos indivíduos idosos, e se acredita que seja causada por compressão da raiz do nervo trigêmeo na ponte por uma alça arterial aberrante. Uma pequena minoria de casos é causada por esclerose múltipla, tumores do ângulo pontocerebelar, aneurismas ou malformações arteriovenosas, embora nesses casos (diferentemente da neuralgia do trigêmeo "verdadeira") haja habitualmente sinais objetivos de déficit neurológico, tais como áreas de sensibilidade diminuída. Nesses casos de neuralgia "sintomática", a dor frequentemente é atípica. A RM é indicada para os pacientes que apresentam perda sensitiva, para os pacientes com menos de 40 anos e para aqueles com sintomas bilaterais ou atípicos. A neuralgia do trigêmeo pode ser potencialmente fatal quando interfere na alimentação. Frequentemente, a dor neurálgica responde ao tratamento com doses-padrão de um anticonvulsivante como fenitoína, carbamazepina, gabapentina, pregabalina e, às vezes, baclofeno. Os fármacos antidepressivos, tais como a amitriptilina e, mais recentemente, a duloxetina, também podem ser úteis nesse contexto. A terapia combinada incluindo um antidepressivo, um anticonvulsivante e um analgésico opiáceo demonstrou ter efeitos sinérgicos.

Seção 16 Doenças Neurológicas

Se o tratamento clínico não for bem-sucedido, pode-se indicar o tratamento cirúrgico: descompressão microvascular ou lesão por radiofrequência da parte sensitiva do nervo trigêmeo. Esta última provoca ocasionalmente a complicação de anestesia dolorosa, em que a perda de sensibilidade em decorrência do procedimento é experimentada como extremamente desagradável.

Neuralgia do glossofaríngeo

A neuralgia do glossofaríngeo é menos comum do que a neuralgia do trigêmeo. Breves paroxismos de dor lancinante, intensa e unilateral irradiam da garganta para a orelha ou vice-versa e, com frequência, são iniciados pela estimulação de "zonas-gatilho" específicas (p. ex., fossa tonsilar ou parede da faringe). A deglutição frequentemente provoca um episódio; bocejar, falar e tossir constituem outros deflagradores potenciais. A descompressão microvascular é necessária se o tratamento clínico não for efetivo.

Neuralgia pós-herpética

O herpes-zóster provoca cefaleia devido ao envolvimento de nervos cranianos em um terço dos casos. Em alguns casos, a doença aguda inicial é seguida por dor intensa e persistente com sensação de queimação. O desconforto pode diminuir depois de várias semanas ou persistir (sobretudo em pacientes idosos) por meses ou anos. A dor é localizada sobre a distribuição do nervo afetado e está associada a acentuada hipersensibilidade até mesmo ao mais leve toque. A primeira divisão do nervo trigêmeo é o nervo craniano mais frequentemente envolvido (herpes oftálmico) e, às vezes, está associada a ceratoconjuntivite. Quando o sétimo nervo craniano (nervo facial) é afetado ("herpes geniculado"), a dor afeta o meato acústico externo e a orelha externa. Às vezes os pacientes apresentam uma concomitante paralisia facial (síndrome de Ramsay Hunt).

Neuralgia occipital

A neuralgia occipital é uma síndrome que consiste em dor occipital que começa na base do crânio e frequentemente é provocada pela extensão do pescoço. O exame físico revela dor à palpação na região dos nervos occipitais e alteração da sensibilidade no dermátomo C2. O tratamento inclui o uso de um colar cervical macio, relaxantes musculares, fisioterapia, e injeções locais de analgésicos e anti-inflamatórios. O termo *cefaleia cervicogênica* é frequentemente utilizado para descrever a cefaleia associada a pontos-gatilho miofasciais no pescoço. É importante ressaltar que a espondilose cervical (discutida a seguir) não está, tipicamente, associada à cefaleia.

ESPONDILOSE CERVICAL

A espondilose cervical é uma doença degenerativa dos discos intervertebrais cervicais que leva à formação de osteófitos e à hipertrofia das articulações dos processos articulares e ligamentos adjacentes. Diferentemente da coluna lombar, a herniação de discos intervertebrais cervicais (núcleo pulposo) responde por apenas 20 a 25% das irritações das raízes cervicais. A espondilose cervical é uma das patologias mais comumente observadas no consultório e é encontrada nas radiografias de mais de 90% da população com mais de 60 anos. Por motivos desconhecidos, o grau de anormalidade anatômica não está diretamente correlacionado com os sinais e os sintomas clínicos. A doença clínica pode representar uma combinação de alterações degenerativas normais e relacionadas com a idade na coluna cervical e uma estenose congênita ou adquirida do canal vertebral cervical; o processo pode ser agravado por traumatismo. A mielopatia espinal cervical resulta de uma combinação de doença discal degenerativa, espondilose agravada por instabilidade biomecânica, bem como enrijecimento e arqueamento do ligamento amarelo. Pode se manifestar como uma rigidez dolorosa da nuca com ou sem sinais ou sintomas de irritação das raízes cervicais ou compressão da medula espinal. Os pacientes com irritação das raízes (radiculopatia cervical) queixam-se de dor e parestesias que se irradiam pelo braço aproximadamente na distribuição dermatomal da raiz nervosa afetada. De forma mais típica, a dor irradia-se em um padrão miotomal, enquanto a dormência e as parestesias distribuem-se seguindo os dermátomos. Uma perda sensitiva bem-definida é incomum e menos proeminente do que os sintomas (Tabela 113.9). Para obter alívio, os pacientes frequentemente adotam uma posição com o braço elevado e flexionado atrás da cabeça. A dor é exacerbada ao se virar a cabeça, orelha para baixo, para o lado da dor (manobra de Spurling). Os achados neurológicos objetivos podem estar limitados à assimetria dos reflexos, visto que a fraqueza pode ser obscurecida pela dor. Os pacientes que apresentam algum grau de compressão da medula espinal exibem distúrbios da marcha e da bexiga, bem como evidências de espasticidade, no exame dos membros inferiores. Nesses indivíduos, é necessária uma investigação com RM. As radiografias simples da coluna cervical acrescentam poucas informações, exceto nos pacientes com artrite reumatoide, caso em que há suspeita de invaginação basilar ou subluxação atlantoaxial.

A espondilose cervical é tão comum na população em geral que pode ocorrer de forma coincidente em um paciente com outra doença da medula espinal. Entre outras doenças que podem mimetizar a espondilose cervical, destacam-se a esclerose múltipla, a esclerose lateral amiotrófica e, menos comumente, a doença de sistemas combinados subaguda (deficiência de vitamina B_{12}). Uma vez aliviada a dor, o tratamento conservador consiste em medicamentos anti-inflamatórios, imobilização cervical e fisioterapia para fortalecimento isométrico dos músculos do pescoço. Deve-se considerar cirurgia se houver progressão do déficit neurológico, sobretudo o surgimento de sinais de compressão da medula cervical. Há algumas evidências que sugerem que a espondilose cervical é uma doença degenerativa ativa, e não simplesmente um processo. Além disso, estudos iniciais com riluzol, um antagonista do glutamato, sugerem um papel potencial desse fármaco na redução da progressão da doença.

Tabela 113.9 Síndromes radiculares cervicais comuns.					
Espaço discal	Raiz afetada	Músculos afetados	Distribuição da dor	Distribuição dos sintomas sensitivos	Reflexo afetado
C IV-C V	C5	Deltoide; bíceps braquial	Parte medial da escápula; ombro	Ombro	Bicipital
C V-C VI	C6	Extensores dos punhos	Face lateral do antebraço	Polegar; indicador	Tricipital
C VI-C VII	C7	Tríceps braquial	Face medial da escápula	Dedo médio	Braquiorradial
C VII-T I	C8	Intrínsecos da mão	Face medial do antebraço	Dedos anular e mínimo	De flexão dos dedos

DOR LOMBAR AGUDA

A lombalgia sem ciatalgia (dor radicular irradiada) é comum e com prevalência pontual relatada de até 33%. A lombalgia aguda com duração de várias semanas é habitualmente autolimitante e apresenta baixo risco de incapacidade grave permanente. Os fatores de risco para incapacidade prolongada incluem sofrimento psicológico, conflito de compensação sobre lesão relacionada ao trabalho, e outras síndromes dolorosas coexistentes. A avaliação de pacientes com lombalgia aguda deve se concentrar na distinção da dor de origem mecânica da dor neurogênica causada por irritação de raízes nervosas. As mesmas alterações patológicas que afetam a coluna cervical também podem afetar a coluna lombar. Como a medula espinal termina no nível da primeira vértebra lombar (L I), a estenose do canal lombar por doença de disco intervertebral e espondilose degenerativa afetará as raízes da cauda equina. Os níveis mais comuns para a doença degenerativa dos discos intervertebrais lombares são L IV a L V e L V a S I, o que resulta na queixa comum de ciatalgia causada por irritação das raízes lombares inferiores. A dor tende a melhorar na posição sentada ou deitada, o que difere da dor dos tumores espinais ou vertebrais, que é agravada pelo decúbito prolongado. O exame revela desaparecimento da lordose lombar normal, espasmo dos músculos paravertebrais e exacerbação da dor com elevação da perna estendida devido ao estiramento das raízes lombares inferiores. Cerca de 10% das hérnias de disco ocorrem lateralmente ao canal vertebral, caso em que a raiz mais rostral é comprimida. A percussão da coluna vertebral pode provocar dor focal em uma das vértebras, o que sugere infiltração óssea por infecção ou tumor.

A estenose do canal vertebral na região lombar pode se manifestar como "claudicação neurogênica", que geralmente é descrita como uma dor unilateral ou bilateral nas nádegas que se agrava com a posição ortostática ou a marcha e é aliviada com repouso ou flexão na cintura. Os pacientes podem apresentar uma dor que se agrava ao caminhar em descida, fenômeno contrário ao dos pacientes com claudicação vascular, cuja dor é máxima ao subir uma ladeira.

Em muitos pacientes com lombalgia isolada, a RM revela achados inespecíficos; a sua realização no início de um episódio de dor lombar não melhora o desfecho clínico. A RM deve ser limitada aos pacientes com dor nas costas que apresentam sinais ou sintomas neurológicos associados, sobretudo distúrbios de continência vesical ou intestinal de início recente ou sintomas sensitivos perineais sugestivos de *síndrome da cauda equina*. Os pacientes com fatores de risco para neoplasia maligna, infecção ou osteoporose, bem como aqueles com dor máxima em repouso (ou dor noturna), necessitam de exames de imagem. Os indivíduos com tumor primário e metastático podem apresentar lombalgia aguda. Além disso, as anomalias de desenvolvimento estão frequentemente associadas à dor (ver Capítulo 117).

As estratégias de tratamento para a lombalgia assemelham-se àquelas para a cervicalgia, sendo a cirurgia reservada para os pacientes com sinais neurológicos e processos patológicos bem definidos identificados em exames de imagem. A maioria dos casos de lombalgia aguda, mesmo com ruptura de um disco intervertebral, pode ser tratada de modo conservador por um curto período com repouso, relaxantes musculares e analgésicos. Recomenda-se repouso prolongado no leito apenas para os pacientes que apresentam dor intensa. A orientação do paciente sobre a postura adequada e sobre os exercícios apropriados para as costas é útil, assim como um programa formal de fisioterapia. A manipulação quiroprática não deve ser usada nos pacientes que apresentam evidências de lesão neurológica ou instabilidade da coluna vertebral.

Para conhecer uma discussão mais aprofundada sobre esse tópico, consulte o Capítulo 370, "Cefaleias e Outras Dores de Cabeça", em *Goldman-Cecil Medicina*, 26ª edição.

LEITURA SUGERIDA

Bronfort G, Evans R, Anderson AV, et al: Spinal manipulation, medication, or home exercise with advice for acute and subacute neck pain: a randomized trial, Ann Intern Med 156:1–10, 2012.

Cherkin DC, Sherman KJ, Kahn J, et al: A comparison of the effects of 2 types of massage and usual care on chronic low back pain: a randomized, controlled trial, Ann Intern Med 155:1–9, 2011.

El Barzouhi A, Vleggeert-Lankamp CL, Lycklama à Nijeholt GJ, et al: Magnetic resonance imaging in follow up assessment of sciatica, N Engl J Med 368:999–1007, 2013.

Fehlings MG, Tetreault LA, Wilson JR, et al: Cervical spondylitic myelopathy. Current state of the art and future directions, Spine 38:S1–S8, 2013.

Gelfand AA, Goadsby PJ: A neurologist's guide to acute migraine treatment in the emergency room, Neurohospitalist 2:51–59, 2012.

Headache Classification Subcommittee of the International Headache Society: The international classification of headache disorders: 3rd edition, Cephalalgia 33:629-808, 2013. Available at: http://ihs.classification.org/en/.

Rana MV: Managing and treating headache of cervicogenic origin, Med Clin North Am 97:267–280, 2013.

Rizzoli PB: Acute and preventive treatment of migraine, Continuum 18:764–782, 2012.

114

Doenças da Visão e da Audição

Eavan Mc Govern, Timothy J. Counihan

DOENÇAS DA VISÃO E DOS MOVIMENTOS OCULARES

Exame do sistema visual

Acuidade visual

O exame clínico da função visual começa com um teste de acuidade visual.

Técnica do exame

- Utilize uma tabela de Snellen a uma distância de 6 metros (Figura 114.1)
- Se aplicável, teste a acuidade visual com as lentes corretivas do paciente
- Examine cada olho separadamente
- Registre a menor linha que o paciente consegue ler. Esta é a acuidade visual para o olho testado; por exemplo, uma acuidade de

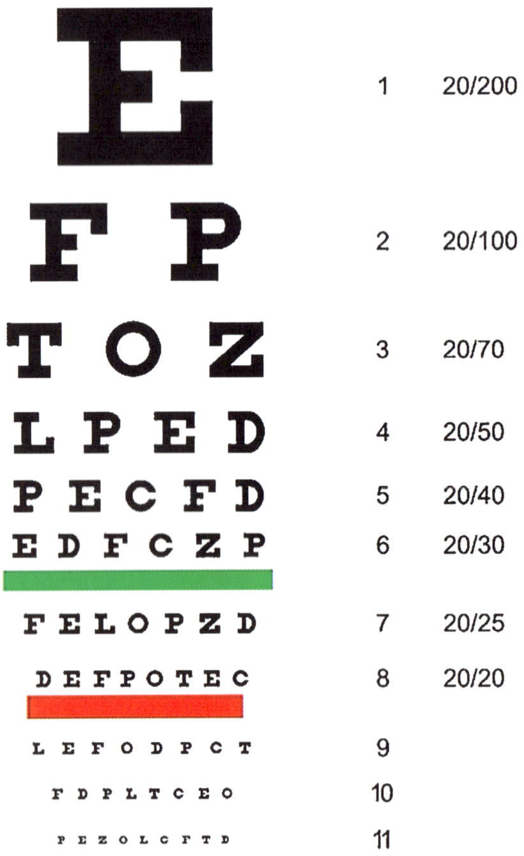

Figura 114.1 Tabela de Snellen.

20/40 refere-se às letras que o paciente enxerga no máximo a 6 metros, o que um indivíduo normal pode ver a 12 metros
- Se um paciente não conseguir ler a letra maior, a acuidade visual é registrada usando-se a contagem de dedos ou a percepção de luz.

Pistas clínicas. Quando erros de refração são responsáveis pela diminuição da acuidade visual, a visão pode ser melhorada fazendo com que o paciente olhe através de um orifício. Uma visão corrigida em um olho de menos de 20/40 sugere dano à lente (catarata) ou à retina, ou um distúrbio da via visual anterior (pré-quiasmática). A visão de cores deve ser testada utilizando-se as placas de cor de Ishihara para detectar uma causa unilateral ou bilateral adquirida de perda de cor. Os pacientes com lesões do nervo óptico com uma acuidade visual normal podem relatar que as cores aparecem "desbotadas" no olho afetado (dessaturação da cor).

Campos visuais

O exame de confrontação dos campos visuais é útil para a localização das lesões que interrompem o sistema visual aferente (Figura 114.2).

Técnica do exame

- A cabeça do examinador deve estar nivelada com a cabeça do paciente
- Teste cada olho separadamente e inicialmente pedindo ao paciente para cobrir o outro olho
- Os campos visuais devem ser testados em todos os quatro quadrantes utilizando a contagem dos dedos e comparando o campo do paciente com o do examinador
- Utilize um alfinete branco para mapear os campos visuais periféricos e um alfinete vermelho para avaliar a presença de uma área central de perda de campo visual (referida como escotoma).

Dicas do exame. A contagem de dedos é mais sensível do que a apresentação de objetos em movimento para a detecção de déficits dos campos visuais. O campo deve ser testado primeiro unilateralmente e, em seguida, bilateralmente. Um defeito (em particular no hemicampo esquerdo) com o teste bilateral apenas (extinção) sugere negligência visual e uma lesão do lobo parietal contralateral.

Pistas clínicas. As seguintes perguntas são úteis para ajudar a localizar a lesão dentro do sistema aferente visual.

- O defeito é monocular ou binocular? As lesões monoculares localizam o defeito na retina ou no nervo óptico. Uma lesão binocular localiza-se posteriormente e inclui o quiasma óptico
- O defeito é central ou periférico? *Escotomas* são áreas de perda visual parcial ou completa que podem ser centrais ou periféricos. Os escotomas centrais resultam de um dano à mácula. Um escotoma que afete metade de um campo visual é conhecido como *hemianopsia*. Os defeitos de campo são designados como *homônimos* se a mesma parte do campo visual for afetada nos dois olhos; uma hemianopsia homônima implica uma lesão pós-quiasmática

Capítulo 114 Doenças da Visão e da Audição 1105

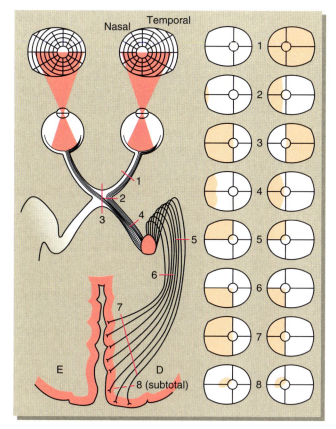

Figura 114.2 Campos visuais que acompanham o dano às vias visuais. *1*, nervo óptico: amaurose unilateral. *2*, quiasma óptico lateral: hemianopsia homônima grosseiramente incongruente incompleta (contralateral). *3*, quiasma óptico central: hemianopsia bitemporal. *4*, trato óptico: hemianopsia homônima incongruente incompleta. *5*, alça temporal (de Meyer) da radiação óptica: quadrantanopsia superior homônima congruente parcial ou completa (contralateral). *6*, projeção parietal (superior) da radiação óptica: quadrantanopsia inferior homônima congruente parcial ou completa. *7*, interrupção parieto-occipital completa da radiação óptica: hemianopsia homônima congruente completa com deslocamento psicofísico do ponto foveal frequentemente poupando a visão central com consequente "preservação macular". *8*, dano incompleto ao córtex visual, escotomas homônimos congruentes, que habitualmente invadem, pelo menos de forma aguda, a visão central. (De Baloh RW: Neuro-ophthalmology. In Goldman L, Bennett JC, editors: Cecil textbook of medicine, ed 21, Philadelphia, 1998, WB Saunders, p. 2236.)

- O defeito é congruente ou incongruente? Um defeito homônimo pode ser *congruente* (o defeito visual é idêntico em cada hemicampo) ou *incongruente* (o defeito visual não é idêntico em cada hemicampo). Quanto mais próximo for o defeito do campo visual do lobo occipital, mais congruente será o defeito
- O defeito envolve os campos visuais superior, inferior ou bitemporal? As quadrantanopsias são defeitos menores no campo visual e podem ser superiores (o que sugere uma lesão do lobo temporal) ou inferiores (o que sugere uma lesão do lobo parietal). A hemianopsia bitemporal implica uma lesão no quiasma, como o tumor hipofisário. Ocorre hemianopsia altitudinal com dano vascular à retina
- O defeito visual está associado a sintomas positivos? Os escotomas cintilantes são alucinações de luzes piscantes. Se forem monoculares, podem ser causados por descolamento da retina; as cintilações binoculares sugerem oligoemia occipital (como na enxaqueca) ou convulsão.

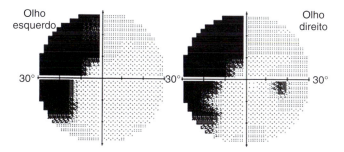

Figura 114.3 Campos visuais de Humphrey demonstrando uma hemianopsia homônima incongruente.

Quaisquer achados suspeitos no teste de confrontação à beira do leito justificam um teste formal dos campos visuais por meio de perimetria (Figura 114.3).

Pupilas

A constrição da pupila é mediada pelo sistema parassimpático do nervo oculomotor (terceiro nervo craniano), enquanto a dilatação é mediada pelo sistema simpático. Se o equilíbrio desses sistemas for rompido, ocorre *anisocoria* (tamanho desigual das pupilas).

Técnica do exame

- Observe o tamanho e a forma das pupilas em repouso
- Examine as pupilas com luz fraca e com luz brilhante
- Observe as respostas diretas e consensuais à luz para cada olho. Isso é mais bem testado usando-se o "teste de luz oscilante", em que a luz é movimentada rapidamente de um olho para o outro
- Teste a acomodação ao pedir ao paciente que olhe primeiro para um objeto distante e, em seguida, para os dedos do examinador mantidos a uma distância de 30 centímetros.

Pistas clínicas. Se o grau de anisocoria aumenta passando de uma luz fraca para uma luz brilhante, isso sugere que a pupila maior não está sofrendo contração devido a um dano no sistema parassimpático. De forma semelhante, se o grau de assimetria pupilar for máximo em um ambiente de pouca iluminação, isso sugere que a pupila maior não se dilata adequadamente devido a uma lesão no sistema nervoso simpático. A *anisocoria fisiológica* caracteriza-se por uma assimetria pupilar que não se altera independentemente da intensidade da luz ambiente; isso ocorre em cerca de 20% da população. Quando a luz incide em um olho, os dois olhos devem se contrair simultaneamente. Quando a fonte de luz é irradiada de um olho normal para um olho afetado, observa-se uma relativa dilatação de ambas as pupilas. Essa anormalidade é designada como *defeito pupilar aferente* e indica uma doença retiniana grave ou uma neuropatia óptica. As *pupilas de Argyll-Robertson* são pupilas pequenas e irregulares que se contraem para a visão de perto (reflexo de acomodação), mas não em resposta à luz. Estão associadas à neurossífilis, ao diabetes melito e a outras doenças. Essa denominada *dissociação luz-proximidade* também pode ocorrer em lesões rostrais do mesencéfalo dorsal, nas quais pode haver anormalidades associadas do olhar vertical, retração palpebral e nistagmo de retração de convergência (síndrome de Parinaud). Essa constelação de achados clínicos é ocasionalmente encontrada nos pacientes com lesões da glândula pineal.

A presença de pálpebras caídas (ptose) deve ser observada. Uma pupila grande e não reativa com ptose completa indica uma lesão do nervo oculomotor (*paralisia do terço nervo craniano*) que está interrompendo o suprimento nervoso parassimpático para a pupila. A paralisia associada dos músculos reto medial, reto inferior e oblíquo inferior bulbo do olho (ver discussão adiante) resulta em distorção do olho (inferolateralmente, "*para baixo e para fora*") e em uma subjetiva queixa de diplopia pelo paciente. As causas comuns de paralisia do terceiro nervo craniano incluem a compressão por um aneurisma da artéria comunicante posterior, por uma herniação transtentorial ou decorrente de isquemia, o que habitualmente acontece no contexto de diabetes melito ou vasculite. A paralisia do terceiro nervo craniano causada por isquemia frequentemente poupa a pupila, porém resulta em uma paralisia completa dos músculos oculomotor e levantador da pálpebra. A paralisia dolorosa aguda do terceiro nervo craniano deve ser tratada como uma emergência, e há a necessidade de investigar a possibilidade de um aneurisma intracraniano.

Uma pupila pequena e pouco reativa com ptose parcial associada é conhecida como *síndrome de Horner* e resulta do dano às fibras simpáticas para a pupila, o que pode ocorrer em qualquer ponto ao longo de seu trajeto a partir do hipotálamo, do tronco encefálico, e da cadeia simpática ascendente do gânglio cervical superior até a órbita. Pode estar associada à anidrose unilateral em decorrência de dano às fibras simpáticas. A síndrome de Horner pode constituir o primeiro sinal de um tumor pulmonar apical (de Pancoast) ou pode ocorrer em doenças que afetam a artéria carótida, como dissecção.

As *pupilas tônicas* (*de Adie*) contraem-se lenta e incompletamente em resposta à luz. Em geral, trata-se de um achado incidental no exame, porém a sua presença pode estar associada à arreflexia (síndrome de Holmes-Adie). A reação à acomodação é preservada, e foi sugerido que o distúrbio resulta de denervação parassimpática. O *hippus* (atetose pupilar) refere-se à alteração pupilar com oscilação sincrônica do tamanho da pupila; é considerado um fenômeno normal. A Figura 114.4 fornece um resumo das anormalidades pupilares comuns e suas características associadas.

Movimentos oculares

As anormalidades na motilidade ocular podem se originar de lesões no hemisfério cerebral, tronco encefálico, nervos cranianos e músculos oculares. A capacidade de localizar lesões que comprometem a visão binocular pode fornecer informações diagnósticas valiosas ao médico.

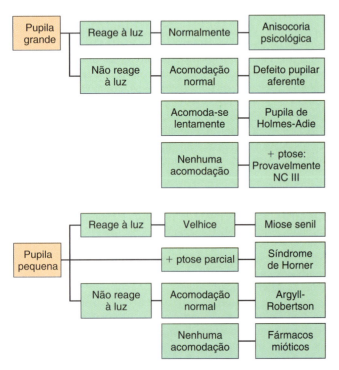

Figura 114.4 Algoritmo para a abordagem das pupilas desiguais (anisocoria).

Técnica do exame. Em primeiro lugar, observe a posição da cabeça e dos olhos com os olhos em olhar primário. Em seguida, devem ser testados os quatro componentes da função oculomotora:

1. Movimentos oculares de segmento: movimentos oculares de segmento suaves que permitem a fixação em um objeto em movimento. Peça ao paciente para seguir um alvo em movimento, como um alfinete, em todas as direções do olhar.
2. Movimentos oculares sacádicos: esses movimentos possibilitam uma rápida mudança do olhar de um alvo para outro. Devem ser verificados tanto os movimentos sacádicos horizontais quanto verticais.
3. Reflexo vestíbulo-ocular: esse reflexo possibilita a fixação em um objeto, mesmo se a cabeça estiver em movimento. É avaliado com o uso do *teste de olho da boneca*.
4. Resposta de convergência: testa a capacidade dos olhos de rastrear um objeto à medida que ele se aproxima do limite de acomodação. Peça ao paciente para olhar para longe e, em seguida, para o seu dedo mantido próximo aos olhos dele.

Os movimentos oculares tanto suaves quanto sacádicos (voluntários) nas direções horizontal e vertical são verificados para determinar se eles são conjugados ou desconjugados.

Pistas clínicas da anamnese. As seguintes perguntas da anamnese clínica podem ser úteis na avaliação do paciente com diplopia.

- A diplopia é principalmente horizontal ou vertical, ou é maior com o olhar para a direita ou para a esquerda?
- Existe variação diurna? A visão dupla que varia durante o dia sugere miastenia *gravis*
- A diplopia é máxima com visão de perto ou de longe? Maior dificuldade com a visão de perto sugere comprometimento do músculo reto medial do bulbo do olho, do nervo oculomotor ou do sistema de convergência, enquanto a fraqueza do nervo abducente resulta em diplopia horizontal quando os objetos são vistos a distância. A diplopia que se agrava ao descer escadas pode sugerir uma lesão do quarto nervo craniano
- A diplopia é monocular ou binocular? A diplopia monocular é habitualmente causada por um problema óptico (*i. e.*, doenças da retina ou da lente). A não ser que a causa seja psicogênica, é corrigida fazendo com que o paciente olhe através de um orifício. A diplopia binocular sugere desalinhamento ocular, que é um distúrbio do tronco encefálico (no nível dos núcleos oculomotores ou suas conexões), dos nervos periféricos (nervos cranianos III, IV ou VI), da junção neuromuscular (miastenia *gravis* ou botulismo) ou de músculos oculares individuais (miopatia ocular). Um grande déficit na amplitude dos movimentos oculares pode fornecer informações diagnósticas suficientes. Todavia, em muitos casos, embora o paciente se queixe de diplopia, nenhum desalinhamento bem definido é visível ao testar os movimentos oculares. Nesses casos, o teste de reflexo da córnea pode ajudar a identificar o desalinhamento. O paciente é instruído a olhar para uma luz que brilha diretamente nos olhos. Se os olhos estiverem normalmente alinhados, o reflexo da luz será cerca de 1 milímetro nasal ao centro da córnea. Se um dos olhos apresentar desvio medial, o reflexo será deslocado para fora; o reflexo será deslocado para dentro se o olho estiver desviado para fora.

Na avaliação dos movimentos oculares, é importante conhecer os nervos e os músculos cranianos envolvidos no movimento ocular. O nervo abducente (sexto nervo craniano) supre o músculo reto lateral do bulbo do olho. O nervo troclear (quarto nervo craniano) supre o músculo oblíquo superior do bulbo do olho, que torce o olho para dentro e o deprime em adução (como quando um paciente tenta olhar para baixo das escadas). Todos os outros músculos são inervados pelo nervo oculomotor (Figura 114.5). As anormalidades dos nervos

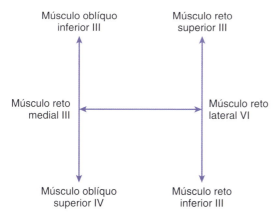

Figura 114.5 Movimentos dos músculos oculares e sua inervação.

cranianos no tronco encefálico são geralmente acompanhadas de outros sinais, tais como fraqueza, ataxia ou disartria. O nervo abducente percorre um longo trajeto ascendente através da fossa posterior, onde é propenso a sofrer compressão em múltiplos locais e como resultado da elevação da pressão intracraniana; por conseguinte, a paralisia do sexto nervo craniano pode constituir um falso sinal de localização. O movimento ocular conjugado é regulado por vias supranucleares do hemisfério cerebral para o fascículo longitudinal medial no tronco encefálico. A ocorrência de uma lesão no hemisfério cerebral como resultado de hemorragia, infarto ou tumor compromete o olhar conjugado para o lado contralateral, de modo que os olhos ficam "voltados para longe" da hemiplegia. As lesões no tronco encefálico causam paralisia conjugada do lado ipsilateral (olhos voltados para o lado da hemiplegia). As lesões no fascículo longitudinal medial, que conecta os núcleos dos nervos oculomotor e abducente, levam à *oftalmoplegia internuclear*. Neste caso, o olhar horizontal resulta em falha da adução em um olho e em nistagmo no olho em abdução. A lesão encontra-se no lado da falha da adução; com frequência, são observadas lesões bilaterais na esclerose múltipla. A Tabela 114.1 fornece uma lista das principais causas de oftalmoplegia aguda.

Tabela 114.1 Principais causas de oftalmoplegia aguda.

Condição	Características diagnósticas
Bilateral	
Botulismo	Alimento contaminado; cozimento em altitude elevada; pupilas envolvidas
Miastenia *gravis*	Grau flutuante de paralisia; responde ao cloreto de edrofônio (Tensilon®) IV
Encefalopatia de Wernicke	Deficiência nutricional; responde à tiamina IV
Polineuropatia craniana aguda	Infecção respiratória antecedente; nível elevado de proteínas no LCR
AVE do tronco encefálico	Outros sinais no tronco encefálico
Unilateral	
Aneurisma da Com P	Terceiro nervo craniano, pupila envolvida
Diabético-idiopática	Terceiro ou sexto nervos cranianos; pupila preservada
Miastenia *gravis*	Como acima
AVE do tronco encefálico	Como acima

AVE, acidente vascular encefálico; *Com P*, artéria comunicante posterior; *IV*, via intravenosa; *LCR*, líquido cefalorraquidiano.

Fundoscopia

A retina deve ser cuidadosamente examinada em cada paciente por meio de oftalmoscopia direta, que fornece uma visão ampliada do fundo sem a necessidade de dilatação da pupila (Figura 114.6).

Técnica do exame

- A cabeça do examinador deve estar nivelada com a cabeça do paciente
- O olho direito do examinador deve ser usado para examinar o olho direito do paciente
- Deve-se localizar o reflexo vermelho em ambos os olhos. Enquanto focar em um olho, mova-se mais perto até que a retina apareça
- Enquanto foca a retina, acompanhe os vasos em direção ao nariz do paciente para localizar o disco do nervo óptico
- Para visualizar a mácula, peça ao paciente que olhe diretamente para a luz

Pistas clínicas da anamnese do paciente. Ao obter a anamnese, o aspecto mais importante a estabelecer é se a perda visual é monocular ou binocular.

Perda visual monocular

A perda de visão em um olho localiza-se na via visual pré-quiasmática (*i. e.*, no próprio olho ou no nervo óptico). As causas incluem lesões da córnea, da lente, do vítreo, da retina ou do nervo óptico. A perda do reflexo vermelho sugere uma lesão na câmara anterior. Um exame fundoscópico cuidadoso geralmente revela a presença de danos oculares e retinianos, porém as lesões agudas do nervo óptico (neurite óptica) podem não estar associadas a anormalidades da cabeça do nervo óptico.

A *neurite óptica* caracteriza-se pela inflamação do nervo óptico acompanhada de defeitos visuais não homônimos. As neuropatias ópticas agudamente associadas a um disco do nervo óptico de aparência normal na fundoscopia incluem a *neurite óptica posterior* ou *retrobulbar* ("o médico não vê nada e o paciente não vê nada"). Os casos com edema do disco no exame fundoscópico consistem em neuropatias ópticas anteriores. Na maioria dos casos de neuropatia óptica, o disco do nervo óptico torna-se pálido depois de 4 a 6 semanas.

Pistas clínicas obtidas no exame do paciente

Na avaliação de um paciente que apresenta neuropatia óptica, é importante identificar as seguintes características no exame clínico, que podem ser úteis para orientar o diagnóstico diferencial:

- Acuidade visual
- Visão de cores
- Campo visual
- Presença ou ausência de um defeito pupilar aferente relativo (DPAR)
- Aparência da cabeça do nervo óptico no exame fundoscópico.

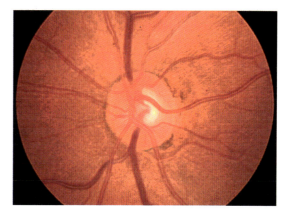

Figura 114.6 Disco do nervo óptico normal no exame fundoscópico.

O paciente com neurite óptica queixa-se de dificuldade de visão no olho afetado. A perda da visão pode ser insidiosa e reconhecida apenas quando o olho não afetado for acidentalmente ocluído. Com frequência, na apresentação os pacientes queixam-se de dor periorbital com o movimento dos olhos. A evolução da perda visual é altamente variável e progride ao longo de um período que varia de menos de 1 dia a várias semanas, embora a maioria dos pacientes sofra o seu déficit visual máximo em 3 a 7 dias.

Na ocasião em que o paciente é examinado pela primeira vez, a acuidade visual pode variar de quase 20/20 para o extremo de cegueira total. Os pacientes podem descrever uma visão turva ou fraca e as cores podem aparecer menos brilhantes do que o habitual ou "cinzentas". Na neurite óptica, pode ocorrer dessaturação do vermelho, que pode ser detectada com o uso dos cartões coloridos de Ishihara. O exame do campo visual revela defeitos dentro dos 25° centrais, sendo os tipos mais comuns os escotomas central e paracentral. Com frequência, há um defeito pupilar aferente. O exame fundoscópico é anormal em apenas cerca da metade dos casos. O disco do nervo óptico pode aparecer hiperêmico com margens turvas, e as hemorragias, quando presentes, são poucas e encontradas apenas no disco do nervo óptico ou na área imediatamente em torno dele.

Existem muitas causas de neuropatia óptica. Em termos gerais, elas podem ser divididas em inflamatórias, vasculares ou compressivas/infiltrativas. O tratamento é direcionado para a causa subjacente. Em geral, as causas inflamatórias resultam em uma subaguda perda dolorosa da visão central. Nesse caso, devem-se utilizar corticosteroides intravenosos em alta dose para reduzir o tempo de recuperação. A causa mais comum de neurite óptica inflamatória é a esclerose múltipla. A neurite óptica bilateral é muito menos comum e pode coincidir com a mielite transversa longitudinalmente extensa, conhecida como *neuromielite óptica* (NMO) ou *doença de Devic*. A recente descoberta de anticorpos dirigidos contra a aquaporina 4 (um canal de água presente nos astrócitos e nas células endoteliais vasculares) associados à NMO identificou essa condição como uma entidade patológica separada, e há um diferente esquema de tratamento para esse caso. O anticorpo anti-NMO é o primeiro biomarcador sensível e específico associado a um distúrbio desmielinizante central.

O nervo óptico pode ser comprimido por tumores que se originam no próprio nervo ou na região do quiasma óptico. As causas compressivas/infiltrativas tipicamente provocam perda visual progressiva, dessaturação das cores e ausência de dor nos movimentos oculares. A cefaleia pode resultar na elevação da pressão intracraniana. Ocorrem proptose e diplopia com lesões orbitais. A paralisia de nervos cranianos resulta de lesões envolvendo o seio cavernoso. As causas podem ser amplamente divididas em neoplásicas e não neoplásicas como a doença ocular da tireoide.

A *neuropatia óptica isquêmica* (*NOI*) constitui a causa mais comum de neuropatia óptica aguda em pacientes com mais de 50 anos. A artéria ciliar posterior, um ramo da artéria oftálmica, supre o nervo óptico. Em virtude de seu arranjo anatômico, a isquemia do nervo óptico resulta em atrofia segmentar superior ou inferior do nervo óptico e se manifesta clinicamente como defeitos altitudinais. A NOI ocorre em duas formas. A variedade *aterosclerótica* ocorre principalmente entre 50 e 70 anos e, em geral, não há nenhuma evidência de doença sistêmica. A forma *arterítica* é habitualmente manifestação da arterite de células gigantes. Pode haver manifestações sistêmicas da doença, o que inclui cefaleia, hipersensibilidade do couro cabeludo e mialgias generalizadas. Em quase todos os casos, a avaliação laboratorial revela anemia e elevação da velocidade de hemossedimentação. Os pacientes com arterite devem ser tratados com altas doses de corticosteroides para evitar a perda permanente da visão.

A cegueira monocular transitória aguda geralmente resulta de uma embolização para a artéria central da retina devido a uma placa ateromatosa na artéria carótida (*amaurose fugaz*). Qualquer queixa de perda visual transitória constitui uma emergência, e é preciso tomar as devidas medidas para evitar a perda permanente da visão estabelecendo um diagnóstico rápido e iniciando a terapia adequada. Os exemplos de procedimentos que salvam a visão incluem terapia com corticosteroides para a arterite craniana; redução da pressão intraocular no glaucoma agudo; e cirurgia de carótida, anticoagulação ou terapia antiplaquetária para a doença cerebrovascular embólica.

Perda visual binocular

A perda visual binocular geralmente sugere uma patologia retroquiasmática. A perda visual bilateral gradual causada por lesões do nervo óptico é rara. As causas consistem em neuropatia óptica hereditária de Leber e em um estado tóxico de deficiência nutricional. A perda visual bilateral transitória aguda (obscurecimento visual) pode ser um sintoma de pressão intracraniana elevada provocada por tumor cerebral ou hipertensão intracraniana idiopática (HII); o papiledema é, com frequência, grave. A HII, anteriormente conhecida como *pseudotumor cerebral*, exige investigação e tratamento imediatos para se evitar uma potencial insuficiência visual bilateral. Com frequência, está associada a um alto índice de massa corporal (IMC) e é mais comum nas mulheres jovens. A ingestão de vitamina A e de tetraciclina tem estado associada à condição. Pode haver uma paralisia unilateral ou bilateral do músculo reto lateral do bulbo do olho. É uma das poucas situações nas quais, após um exame de imagem, a realização de uma punção lombar é segura no contexto de papiledema bilateral acentuado. A trombose do seio venoso cerebral pode mimetizar a HII e deve ser rastreada por meio de exame de neuroimagem.

O dano bilateral às radiações ópticas ou ao córtex visual resulta em cegueira cortical. O reflexo pupilar à luz é normal, assim como os achados da fundoscopia, e em certas ocasiões o paciente pode não ter consciência de que está cego (*síndrome de Anton*). Com frequência, os pacientes são diagnosticados erroneamente como portadores de reação de conversão. A cegueira cortical transitória ocorre mais frequentemente na insuficiência da artéria basilar, mas também é observada na encefalopatia hipertensiva. Os fenômenos visuais positivos (p. ex., fosfenos, escotomas cintilantes) são característicos da aura da enxaqueca e, provavelmente, refletem oligoemia nos lobos occipitais por vasoconstrição. As malformações arteriovenosas, os tumores e as convulsões podem provocar sintomas semelhantes e devem ser distinguidos da enxaqueca com aura por meio de anamnese e exame cuidadosos, bem como por exames de imagem nos casos apropriados.

As alucinações visuais são sensações visuais independentes da estimulação luminosa externa; podem ser simples ou complexas, podem ser localizadas ou generalizadas e podem ocorrer em pacientes com sensores claros ou turvos. As ilusões visuais são alterações de um estímulo externo percebido em que algumas características são distorcidas. Os fenômenos visuais mais simples consistem em *flashes* de luz (potopsias), luzes azuis (fosfenos) ou linhas cintilantes em zigue-zague que duram uma fração de segundo e sofrem recorrência frequente ou que parecem estar em constante movimento. Podem surgir de uma disfunção dentro das vias ópticas em qualquer ponto do olho até o córtex. O glaucoma, o descolamento de retina incipiente, a isquemia da retina ou a degeneração macular podem causar alucinações visuais simples. As lesões do lobo occipital frequentemente estão associadas a alucinações simples; a enxaqueca clássica é, de longe, a condição mais comum desse tipo. As alucinações visuais complexas, tais como ver objetos como pessoas, animais, paisagens ou várias cenas indescritíveis, ocorrem com mais frequência na presença de lesões no lobo temporal ou nas áreas de associação parieto-occipitais. Tipicamente, as alucinações visuais de origem epileptogênica são padronizadas.

AUDIÇÃO E SEUS DISTÚRBIOS

Sintomas de disfunção auditiva

Os dois principais sintomas de lesões que afetam o sistema auditivo são a perda auditiva e o tinido. Com base no local anatômico da patologia, a perda auditiva pode ser classificada como condutiva, neurossensorial, mista ou central (Figuras 114.7 e 114.8). O tinido pode ser subjetivo ou objetivo. A perda auditiva condutiva ocorre quando há dificuldade na transferência das ondas sonoras da orelha externa para a orelha média. Qualquer lesão que ocorra ao longo dessa via pode causar perda auditiva condutiva. Os pacientes com perda condutiva têm uma particular dificuldade em ouvir sons de baixa frequência e ouvem melhor em ambientes ruidosos do que em ambientes silenciosos. Com frequência, habitualmente esses indivíduos relatam uma sensação de plenitude na orelha, como se ela estivesse bloqueada.

A perda auditiva neurossensorial geralmente resulta de lesões da cóclea ou da divisão auditiva do nervo vestibulococlear (oitavo nervo craniano). A cóclea analisa a frequência dos sons e, dependendo da frequência, ativa as células sensoriais apropriadas. Os pacientes com perda auditiva neurossensorial frequentemente apresentam dificuldade em ouvir as falas, que são misturadas com os ruídos de fundo, e podem ficar incomodados com as falas altas. Os tons baixos são mais bem ouvidos do que os tons de alta frequência. A distorção dos sons é comum com a perda auditiva sensorial. Os distúrbios auditivos centrais (retrococleares) são raros e resultam de lesões bilaterais nas vias auditivas centrais, o que inclui os complexos coclear e nuclear olivar dorsal, os colículos inferiores, os corpos geniculados mediais e o córtex auditivo nos lobos temporais. O dano a ambos os córtices auditivos pode resultar em surdez apenas para palavras na qual os pacientes são seletivamente incapazes de discriminar a linguagem mas podem ser capazes de ouvir sons não verbais.

O tinido é a percepção de um ruído ou zumbido na orelha, que habitualmente é audível apenas para o paciente (subjetivo), embora ocasionalmente um examinador também possa ouvir o som. Este último, o denominado *tinido objetivo*, pode ser ouvido quando o médico examinador coloca um estetoscópio contra o meato acústico

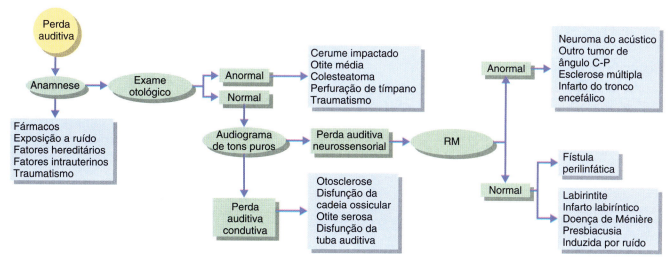

Figura 114.7 Avaliação da surdez (unilateral e bilateral). *C-P*, cerebelopontino; *RM*, ressonância magnética. (Adaptada de Baloh RW: Hearing and equilibrium. In Goldman L, Bennett JC, editors: Cecil textbook of medicine, ed 21, Philadelphia, 1998, WB Saunders, p. 2250.)

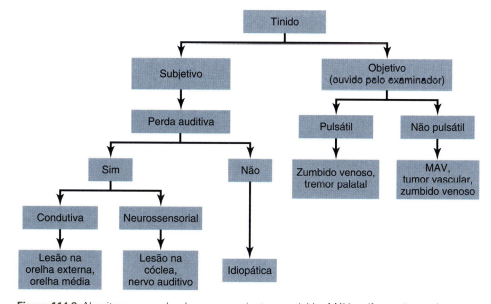

Figura 114.8 Algoritmo para a abordagem ao paciente com tinido. *MAV*, malformação arteriovenosa.

Seção 16 Doenças Neurológicas

externo do paciente. Um tinido que é pulsátil e sincrônico com os batimentos cardíacos sugere uma anormalidade vascular dentro da cabeça ou do pescoço. Esse tipo de tinido pode ser produzido por aneurismas, malformações arteriovenosas e tumores vasculares.

O tinido subjetivo, ouvido apenas pelo paciente, pode resultar de lesões envolvendo o meato acústico externo, a membrana timpânica, os ossículos, a cóclea, o nervo auditivo, o tronco encefálico e o córtex. O caráter do zumbido habitualmente não ajuda a determinar o local do distúrbio. Para isso, é preciso se basear nos sinais e sintomas associados. Quando o tinido resulta de uma lesão na orelha externa ou na média, geralmente ele é acompanhado de perda auditiva condutiva. O paciente pode se queixar de que a sua voz soa oca e que os outros sons estão abafados. Como o efeito de mascaramento do ruído ambiente é perdido, o paciente pode ficar perturbado pelos sons musculares normais, tais como os da mastigação, de fechar os olhos com força ou de cerrar a mandíbula. O tinido característico associado à síndrome de Ménière é baixo e contínuo, porém de intensidade flutuante. Com frequência, o tinido torna-se muito alto imediatamente antes de um episódio agudo de vertigem e, em seguida, pode desaparecer. O tinido que resulta de lesões no sistema nervoso central habitualmente não está associado à perda auditiva, mas quase sempre está associado a outros sinais e sintomas neurológicos. Os salicilatos em alta dose frequentemente resultam em tinido.

Exame do sistema auditivo

Técnica do exame

A audição é testada primeiro na faixa da fala para observar a resposta a comandos falados em diferentes intensidades (sussurro, conversa e grito). O examinador precisa ter cuidado para evitar que o paciente possa ler o movimento de seus lábios. Um estímulo de alta frequência, como o tique-taque de um relógio, também pode ser utilizado, visto que os distúrbios neurossensoriais frequentemente envolvem apenas as frequências mais altas. O teste com diapasão permite uma avaliação grosseira do nível de audição para tons puros de frequência conhecida. O teste de Rinne compara a audição de um paciente pelo ar e por condução óssea. Inicialmente, um diapasão de 512 cps é aplicado contra o processo mastoide até o som desaparecer. Em seguida, é colocado a uma distância de 2,50 centímetros da orelha. Os indivíduos normais podem ouvir o diapasão cerca de duas vezes mais por condução aérea em comparação com a condução óssea. Se a audição por condução óssea for mais longa que a da condução aérea, isso sugere uma perda auditiva condutiva. O teste de Weber compara a audição do paciente por condução óssea nas duas orelhas. O diapasão é colocado no centro da testa, e pede-se ao paciente para indicar onde ele ou ela ouve o som. Os indivíduos normais ouvem o som no centro da cabeça, os pacientes com perda auditiva condutiva unilateral o ouvem no lado afetado, e aqueles com perda auditiva neurossensorial unilateral o ouvem no lado oposto à perda. O exame otoscópico pode revelar cerume impactado como causa de perda auditiva condutiva.

Causas da perda auditiva

A *presbiacusia* é uma perda auditiva bilateral associada ao avanço da idade. Não se trata de uma entidade patológica distinta. Representa os múltiplos efeitos do envelhecimento sobre o sistema auditivo. A presbiacusia pode incluir as disfunções condutiva e central, embora o efeito mais consistente do envelhecimento seja observado nas células sensoriais e nos neurônios da cóclea; em consequência, ocorre perda precoce dos tons mais altos.

A *otosclerose* é uma doença do labirinto ósseo que habitualmente se manifesta pela imobilização do estribo, produzindo, assim, perda auditiva condutiva. Setenta por cento dos pacientes com otosclerose clínica percebem uma perda auditiva entre 11 e 30 anos.

Observa-se um histórico familiar de otosclerose em aproximadamente 50% dos casos. A *estapedectomia,* um procedimento em que o estribo é substituído por uma prótese, é efetiva na correção do componente condutivo da perda auditiva.

Uma lesão no ângulo cerebelopontino como o schwannoma vestibular provoca perda auditiva unilateral lentamente progressiva (Tabela 114.2). Os sintomas são causados por compressão do nervo nos limites estreitos do canal (Figura 114.9). Os sintomas mais comuns associados a schwannomas vestibulares consistem em perda auditiva lentamente progressiva e tinido em decorrência da compressão do nervo coclear. Ocorre vertigem em menos de 20% dos pacientes, porém aproximadamente 50% queixam-se de desequilíbrio. Além do nervo auditivo, os nervos cranianos mais comumente envolvidos por compressão são o sétimo nervo (fraqueza facial) e o quinto nervo (perda sensitiva). Frequentemente, a perda do reflexo corneano no lado afetado constitui o primeiro sinal clínico. O diagnóstico é confirmado por meio de RM do cérebro com realce de gadolínio. Na maioria dos casos, o tratamento consiste em remoção cirúrgica.

A *síndrome de Ménière* manifesta-se com a tríade clínica de perda auditiva flutuante, tinido e vertigem episódica. Acredita-se que seja causada por hidropisia endolinfática no sistema linfático da orelha interna. Tipicamente, o paciente desenvolve uma sensação de plenitude e pressão juntamente com diminuição da audição e do tinido em uma orelha. Em seguida, rapidamente ocorre vertigem, que alcança uma intensidade máxima em poucos minutos e, em seguida, diminui lentamente no decorrer das próximas horas. Em geral, o paciente fica com uma sensação de instabilidade e tontura por vários dias após o episódio agudo de vertigem. Nos estágios iniciais, a perda auditiva é totalmente reversível; entretanto, nos estágios mais avançados, há a permanência de residual perda auditiva. Até 50% dos pacientes com a síndrome de Ménière idiopática apresentam um histórico familiar positivo, o que sugere fatores genéticos predisponentes. A chave para o diagnóstico da síndrome de Ménière consiste em documentar níveis de audição flutuantes em um paciente com histórico clínico característico. A terapia clínica para a hidropisia endolinfática inclui restrição dietética de sódio e diuréticos orais.

A surdez unilateral aguda geralmente resulta de dano à cóclea e pode ser causada por labirintite viral ou bacteriana ou pela oclusão vascular no território da artéria cerebelar inferior anterior. As fístulas perilinfáticas também podem causar uma abrupta surdez unilateral, habitualmente em associação a tinido e vertigem.

Os medicamentos que provocam perda auditiva bilateral aguda e irreversível incluem os aminoglicosídios, a cisplatina e a furosemida. Os salicilatos podem causar perda auditiva reversível e tinido.

Tabela 114.2 Causas de surdez neurossensorial unilateral aguda.

Coclear

Idiopática (85%)

Traumatismo

Doença de Ménière

Doença de Lyme

Sífilis

Doença autoimune

Retrococlear

Desmielinização

Schwannoma vestibular (geralmente de início gradual)

Acidente vascular encefálico

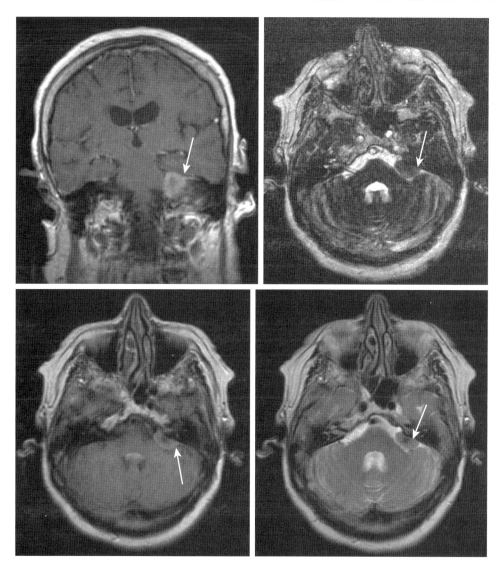

Figura 114.9 Ressonância magnética do cérebro mostrando visões frontal e axial de um tumor no ângulo cerebelopontino esquerdo compatível com schwannoma.

Tratamento da perda auditiva

O melhor tratamento é a prevenção, particularmente com o uso apropriado de tampões de ouvido para os indivíduos que trabalham em ambiente ruidoso. Os auxiliares auditivos ajudam os pacientes com perda auditiva condutiva, e os progressos nos implantes cocleares podem ajudar os indivíduos com perda auditiva neurossensorial.

Perspectivas para o futuro

A oftalmologia teve avanços significativos nas modalidades de imagem para a avaliação da retina. A tomografia de coerência óptica (OCT, do inglês *optical coherence tomography*) é uma dessas técnicas que fornecem imagens de alta resolução da retina e do nervo óptico. São produzidas imagens de seção transversal da retina, do nervo óptico e das áreas peripapilares. Mostra-se eficiente na detecção de doença macular, que não é prontamente detectada na fundoscopia. Além disso, a OCT é útil para o monitoramento da atividade da doença em várias neuropatias ópticas. A angiografia por OCT é uma técnica de imagem não invasiva que utiliza a tecnologia da OCT para visualizar as vasculaturas retiniana e coroide. Essa técnica auxilia no diagnóstico e fornece informações sobre a contribuição vascular de várias doenças da retina.

Para uma discussão mais aprofundada sobre este tópico, ver Capítulo 395, "Doenças do Sistema Visual", e Capítulo 396, "Neuro-oftalmologia", em *Goldman-Cecil Medicina*, 26ª edição.

LEITURA SUGERIDA

Margolin E: The swollen optic nerve; an approach to diagnosis and management, Practical Neurol 19(4):302–309, 2019.

Toosy AT, Mason DF, Miller DH: Optic neuritis, Lancet Neurol 13:83–99, 2014.

115

Tontura e Vertigem

Jonathan Cahill

DEFINIÇÕES E EPIDEMIOLOGIA

A vertigem é definida como a sensação de movimento próprio na ausência de movimento ou a sensação de movimento próprio distorcido durante a movimentação normal. Tradicionalmente, a vertigem é descrita como uma percepção de rotação, embora outras descrições, tais como uma sensação de subida, afundamento ou flutuação, também possam ser vertiginosas. A tontura tem uma definição menos específica e, com frequência, tem sido ainda categorizada em sensações de vertigem, desequilíbrio, atordoamento ou pré-síncope. Os pacientes com tontura frequentemente descrevem sintomas diferentes e simultâneos, e suas descrições dos sintomas são geralmente inconsistentes, o que torna o diagnóstico preciso um desafio. Ao longo deste capítulo, os termos *vertigem* e *tontura* são usados quase de forma intercambiável.

A tontura é um sintoma muito comumente relatado. Como queixa principal, a tontura responde por 3% das consultas em clínicas de cuidados primários de adultos e por 4% das visitas de adultos ao serviço de emergência. Cerca de 30% da população geral relatam ter tido algum tipo de tontura incômoda.

SISTEMA VESTIBULAR E CIRCUITO DO TRONCO ENCEFÁLICO

O senso de equilíbrio é mantido por uma complicada rede de sistemas aferentes (vestibular, visual e proprioceptivo) e eferentes (motor, cerebelar e oculomotor). O sistema vestibular é composto pelo labirinto vestibular no osso temporal da orelha interna e por suas projeções para a porção vestibular do oitavo nervo craniano. O oitavo nervo craniano projeta-se para o complexo nuclear vestibular no tronco encefálico, que, por sua vez, projeta-se amplamente para o cerebelo, para outros núcleos do tronco encefálico, para o tálamo e para o córtex cerebral.

Os sistemas vestibulares pareados (esquerdo e direito) mantêm o impulso tônico equilibrado para o cérebro. A presença de perturbação em qualquer parte do circuito por lesões focais ou por uma estimulação aberrante pode levar à tontura. A conexão do sistema vestibular com o sistema oculomotor, demonstrada pelo reflexo vestíbulo-ocular (RVO), é vital para manter uma visão clara durante o movimento. Em muitos casos, podem-se detectar anormalidades no sistema vestibular pelo exame dos movimentos oculares e do RVO. O nistagmo, que alterna movimentos oculares rítmicos rápidos e lentos, constitui um sinal característico de disfunção do sistema vestibular. O tipo e o padrão de nistagmo podem ajudar na localização mais acurada do distúrbio vestibular. A Tabela 115.1 fornece um resumo dos padrões comuns de nistagmo observados em pacientes com distúrbios vestibulares.

DISTINÇÃO ENTRE CENTRAL E PERIFÉRICO

Em sua maioria, as causas de tontura e de vertigem são benignas. Porém é importante considerar as causas raras mais graves, como infarto do tronco encefálico ou massa na fossa posterior, e compreender os pontos fortes e as limitações dos testes diagnósticos disponíveis. O objetivo da maioria dos testes diagnósticos é diferenciar as causas de vertigem

Tabela 115.1 Padrões de nistagmo.			
	Padrão	**Localização**	**Principais causas**
Espontâneo	Unidirecional, horizontal > torcional	Nervo vestibular, menos comumente tronco encefálico	Neurite vestibular, menos comumente acidente vascular encefálico (AVE)
	De batimento descendente, vertical superior ou torcional puro	Cérebro	AVE, massa no tronco encefálico, desmielinização do tronco encefálico
Evocado pelo olhar (Vídeo 115.1)	Unidirecional (Vídeo 115.2)	Nervo vestibular	Neurite vestibular
	Bidirecional	Cérebro	AVE, síndrome cerebelar, efeitos colaterais de medicamentos
Posicional	Episódio de padrão torcional de batimento descendente com a manobra de Dix-Halpike	Canal semicircular do labirinto	Vertigem posicional paroxística benigna (VPPB) (Vídeo 115.3)
	Horizontal com teste de posição em decúbito dorsal	Canal semicircular do labirinto, menos comumente tronco encefálico	VPPB, lesão no tronco encefálico
	De batimento descendente persistente	Cérebro	Malformação de Chiari, degeneração cerebelar

localizadas nos sistemas vestibulares periférico (p. ex., vestíbulo, labirinto ou nervo vestibular) ou central (p. ex., complexo nuclear vestibular, outras conexões do tronco encefálico, cerebelo).

A tomografia computadorizada (TC) do cérebro é sensível para excluir a possibilidade de hemorragia intracerebral aguda, porém tem sensibilidade limitada para outras etiologias de vertigem. O conteúdo da fossa posterior (tronco encefálico, cerebelo e estruturas de suporte) não é bem visualizado com a TC. Além disso, a hemorragia intracerebral aguda manifesta-se comumente com sinais e sintomas adicionais e raramente é confundida com as outras etiologias consideradas aqui. A ressonância magnética (RM) do cérebro tem melhor sensibilidade para o acidente vascular encefálico (AVE) isquêmico agudo; entretanto, na fossa posterior, a RM pode omitir 15 a 20% dos AVEs isquêmicos agudos, particularmente nos casos de infartos pequenos ($<$ 1 cm) e quando a RM é realizada nas primeiras 24 a 48 horas após o início dos sintomas.

Nos casos de tontura e de vertigem de início agudo, a síndrome vestibular aguda, a realização de um exame oculomotor à beira do leito em três etapas é mais sensível do que a RM para o AVE isquêmico agudo. O exame Impulso da Cabeça – Nistagmo – Teste de Skew (HINTS, do inglês *Head-Impulse–Nystagmus–Test-of-Skew*) pode ser realizado em menos de 1 minuto e, em muitos casos, pode levar a um diagnóstico acurado. A Tabela 115.2 fornece um resumo dos possíveis achados do exame HINTS. É importante reconhecer que os achados desse exame só podem ser interpretados quando a avaliação for realizada em pacientes sintomáticos.

PADRÕES DE APRESENTAÇÃO CLÍNICA

A abordagem tradicional de pacientes que apresentam tontura tem sido especificar a natureza ou a qualidade da tontura como vertigem, desequilíbrio, atordoamento ou pré-síncope. O diagnóstico diferencial seria, então, informado pelo tipo de sintoma específico. Entretanto, em muitos casos essa abordagem não leva a um diagnóstico acurado e tem sido substituída por um foco no momento de ocorrência e nos gatilhos dos sintomas, em vez de se concentrar na qualidade da tontura.

Existem quatro padrões de apresentação da tontura: (1) persistente aguda; (2) episódica espontânea; (3) episódica desencadeada; e, menos comumente, (4) crônica/progressiva. É importante assinalar que nenhum desses padrões está definitivamente associado a determinado diagnóstico; entretanto, podem ser usados exame e testes adicionais para identificar um distúrbio específico e excluir outros.

Os três distúrbios vestibulares periféricos mais comuns podem ser considerados como protótipos para a maioria das patologias que envolvem o sistema vestibular periférico. Cada um desses três distúrbios (neurite vestibular, doença de Ménière e vertigem posicional paroxística benigna [VPPB]) pode ser diagnosticado com o uso dos testes descritos anteriormente e após considerar os possíveis sintomas de alerta. O momento de início dos sintomas e seus gatilhos são as características mais importantes a avaliar. A Tabela 115.3 fornece um resumo do início dos sintomas, dos gatilhos e dos achados dos exames para essas três apresentações comuns da síndrome vestibular aguda.

Tabela 115.2 Exame HINTS.

	Técnica	Achados sugestivos de etiologia central	Achados sugestivos de etiologia periférica
Impulso da cabeça	O paciente tenta manter a fixação visual enquanto o examinador vira rapidamente a cabeça do paciente 5 a 10° horizontalmente	Fixação normal, sem sacada corretiva (movimentos oculares rápidos que modificam o ponto de fixação)	Sacada horizontal corretiva anormal com o giro da cabeça para o lado da orelha afetada
Nistagmo	Movimentos extraoculares examinados para nistagmo	Nistagmo de mudança de direção, nistagmo vertical puro	Nistagmo horizontal unidirecional com algum componente rotatório, mais grave com o olhar na direção do nistagmo de fase rápida
Teste de Skew	Teste alternando o olho a ser coberto enquanto o paciente mantém a fixação	Desvio vertical com sacada corretiva ao descobrir o olho	Normal, sem desvio nem sacada corretiva

Tabela 115.3 Síndromes vestibulares persistente aguda, episódica espontânea e episódica desencadeada.

	Persistente aguda	Episódica espontânea	Episódica desencadeada
Consideração primária	Neurite vestibular	Doença de Ménière	VPPB
Características essenciais	Vertigem constante, nistagmo horizontal unidirecional, sugestão de etiologia periférica no exame HINTS	Vertigem com duração de várias horas, nenhum gatilho específico, sintomas auditivos unilaterais	Desencadeada pelo posicionamento, ataques breves ($<$ 1 min), nistagmo torcional vertical superior
Outras considerações	Acidente vascular encefálico, distúrbio metabólico, lesão no tronco encefálico (massa, desmielinização)	Ataque isquêmico transitório, enxaqueca vestibular, pânico/ansiedade	Hipotensão ortostática
Sinais de alerta	Exame neurológico anormal, exame HINTS sugestivo de etiologia central	Exame HINTS (durante os sintomas) sugestivo de etiologia central	Duração prolongada do nistagmo. Sintomas neurológicos além de vertigem

DIAGNÓSTICO DIFERENCIAL

No caso das síndromes vestibulares, a determinação de uma etiologia periférica ou central e o padrão de sintomas de apresentação servem como base para estabelecer o diagnóstico diferencial. Além das causas periféricas e centrais de vertigem e de tontura consideradas aqui, existem várias outras condições clínicas gerais passíveis de apresentar sintomas que mimetizam uma síndrome vestibular. Apesar da anamnese cuidadosa, do exame e da seleção de testes diagnósticos, muitos casos de tontura e de vertigem permanecem idiopáticos.

As três causas comuns de distúrbio vestibular periférico (ver Tabela 115.3) são a neurite vestibular, a doença de Ménière e a VPPB. A neurite vestibular, que é causada por uma infecção viral do nervo vestibular, normalmente se manifesta com uma vertigem de início abrupto (padrão persistente agudo) e náuseas que mais comumente duram vários dias. Os ataques de vertigem da doença de Ménière são de duração mais curta, geralmente de horas, e são acompanhados de náuseas e sintomas proeminentes de perda auditiva, plenitude na orelha e tinido. Os sintomas auditivos da doença de Ménière tornam-se mais intensos à medida que a doença progride e podem ocorrer fora dos ataques específicos de vertigem. Os ataques da doença de Ménière ocorrem sem provocação (episódicos espontâneos), o que difere dos ataques de VPPB (episódicos desencadeados). A VPPB é causada por otólitos que entram nos canais semicirculares da orelha interna e causam uma estimulação aberrante do vestíbulo e do nervo vestibular. Na VPPB, um movimento súbito da cabeça como rolar na cama ou virar a cabeça para o lado pode provocar forte vertigem e náuseas, cuja duração típica é de menos de 1 minuto se a cabeça for mantida imóvel. Apesar da curta duração da vertigem na VPPB, os sintomas podem ser graves e incapacitantes.

As causas centrais de vertigem incluem numerosas patologias que provocam distúrbios estruturais ou funcionais no tronco encefálico e no cerebelo. Nas síndromes vestibulares agudas, deve-se considerar a possibilidade de AVE isquêmico e/ou ataque isquêmico transitório (AIT), sobretudo quando o exame HINTS é preocupante ou existem outros sinais ou sintomas neurológicos além da vertigem e da tontura. A enxaqueca pode constituir uma das causas centrais mais comuns de vertigem, e até 40% dos pacientes com enxaqueca relatam alguma vertigem que acompanha as crises. Tanto a enxaqueca vestibular quanto a enxaqueca com aura do tronco encefálico podem apresentar vertigem como sintoma proeminente, embora geralmente não seja o único sintoma. As lesões expansivas no tronco encefálico ou no cerebelo (neoplasia, abscesso) devem ser consideradas nos pacientes com fatores de risco. Diferentemente do AVE isquêmico agudo, que pode ser omitido pela RM em até 20% dos casos, as lesões massivas no tronco encefálico ou no cerebelo tipicamente são visualizadas na RM. A hidrocefalia, que pode ser prontamente diagnosticada na TC ou na RM, pode causar sintomas de tontura; entretanto, ela geralmente se manifesta com ataxia de marcha na ausência de tontura. As doenças degenerativas do cerebelo podem causar vertigem, porém o padrão de sintomas não é confundido com o do AVE ou outra síndrome vestibular aguda.

Uma ampla variedade de outras condições clínicas gerais também pode causar tontura ou vertigem. A tontura como efeito colateral de medicamentos é provavelmente a mais comum. A tontura também pode constituir um sintoma proeminente de pânico e ansiedade. A anemia sintomática pode causar atordoamento e tontura. Após um significativo traumatismo cranioencefálico, uma tontura pós-traumática pode durar várias semanas.

TRATAMENTO DIRECIONADO

Como as causas de vertigem são, em sua maioria, benignas e os sintomas tipicamente têm resolução espontânea em poucas horas a dias, os tratamentos conservadores são os mais frequentemente apropriados. Pode-se obter um alívio sintomático da vertigem com anti-histamínicos, benzodiazepínicos ou antieméticos, porém seus efeitos colaterais a longo prazo e em pacientes idosos limitam o seu uso. É preferível um tratamento mais específico e direcionado para a causa subjacente da vertigem.

Uma reabilitação vestibular orientada por um fisioterapeuta constitui o tratamento mais útil para a vertigem prolongada, como na neurite vestibular. A doença de Ménière é comumente tratada com dieta com baixo teor de sal ou diuréticos para reduzir a frequência dos ataques. A manobra de Epley (Figura 115.1) para reposicionar os otólitos dos canais semicirculares é altamente efetiva para a VPPB, particularmente na circunstância mais comum em que o canal semicircular posterior é afetado. Para as causas centrais de vertigem, tanto o AVE quanto a enxaqueca contam com tratamentos específicos comprovadamente efetivos como terapias tanto abortivas quanto preventivas.

LEITURA SUGERIDA

Kattah JC, Talkad AV, Wang DZ, Hsieh YH, Newman-Toker DE: HINTS to diagnose stroke in the acute vestibular syndrome, *Stroke* 40:3504–3510, 2009.

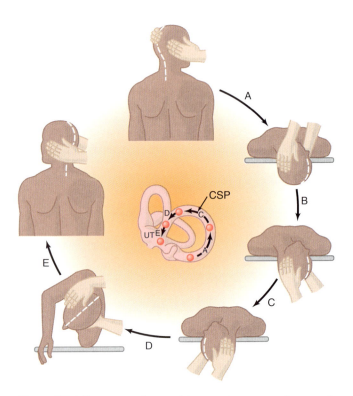

Figura 115.1 Tratamento de reposicionamento para a vertigem posicional paroxística benigna projetado para remover resíduos endolinfáticos do canal semicircular posterior (CSP) da orelha direita e para o utrículo (UT). O paciente está sentado, e a sua cabeça é girada 45° para a direita (**A**). Em seguida, a cabeça é abaixada rapidamente para abaixo da horizontal (**B**). O examinador muda as posições das mãos (**C**), e a cabeça do paciente é rapidamente girada até 90° na direção oposta de modo que, agora, aponta para 45° à esquerda, onde permanece nessa posição por 30 segundos (**D**). Em seguida, o paciente rola para o lado esquerdo sem virar a cabeça em relação ao corpo e mantém essa posição por mais de 30 segundos (**E**) antes de se sentar. O tratamento é repetido até que o nistagmo seja abolido. O procedimento é invertido para o tratamento da orelha esquerda. (Adaptada de Foster CA, Baloh RW: Episodic vertigo. In Rakel RE, editor: Conn's Current Therapy, Philadelphia, 1995, WB Saunders.)

116

Distúrbios do Sistema Motor

Ruth B. Schneider, Adolfo Ramirez-Zamora, Christopher G. Tarolli

INTRODUÇÃO

O sistema motor é amplamente dividido em sistemas piramidal e extrapiramidal. O sistema piramidal atua para executar a atividade motora, enquanto o sistema extrapiramidal fornece retroalimentação (*feedback*) ao sistema piramidal, possibilitando então a seleção de padrões de movimento desejados e a supressão de padrões indesejados. O sistema piramidal é um complexo de dois neurônios que se origina no córtex motor primário dos lobos frontais e, com projeções para a substância branca, coalesce para formar a cápsula interna; em seguida, atravessa o tronco encefálico (nas formas de pedúnculos cerebrais no mesencéfalo, de parte basilar da ponte e de pirâmides no bulbo, onde ocorre a decussação da maioria dos neurônios para formar os tratos corticospinais) e, por fim, faz sinapses nos neurônios motores inferiores no corno anterior da medula espinal. O sistema extrapiramidal consiste primariamente nos núcleos da base e no cerebelo, e é responsável pela coordenação e integração das informações para o sistema piramidal sob a influência de várias alças aferentes de retroalimentação. Os componentes e as vias dos núcleos da base (Figura 116.1) e do cerebelo (Figura 116.2) influenciam e modulam a atividade motora voluntária do córtex motor.

Os distúrbios do sistema motor afetam os componentes dos sistemas piramidal e extrapiramidal. A abordagem ao paciente com disfunção motora depende da capacidade de se localizar de maneira acurada a região neuroanatômica afetada por meio de uma cuidadosa anamnese e um exame focado. Os distúrbios do sistema piramidal (central e periférico) são descritos em outros capítulos (Capítulos 109, 119, 123 e 125). Neste capítulo, iremos nos concentrar nos distúrbios do sistema extrapiramidal, que provocam vários distúrbios do movimento.

INTRODUÇÃO AOS DISTÚRBIOS DO MOVIMENTO

Os distúrbios do movimento formam um grupo heterogêneo de desordens associadas à disfunção dos núcleos da base. Os distúrbios do movimento referem-se a um amplo grupo de condições que levam a movimentos involuntários ou anormais como característica proeminente. Diferentemente da maioria das convulsões, os movimentos involuntários ocorrem quando o paciente está consciente, e não acontecem durante o sono (com pouquíssimas exceções).

Os distúrbios do movimento podem ser classificados como hipercinéticos ou hipocinéticos. Os fenômenos hipercinéticos incluem tremor, coreia, distonia, tiques, mioclonia e outros movimentos involuntários (Tabela 116.1). Os distúrbios hipocinéticos abrangem os

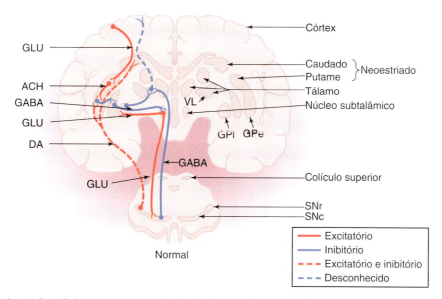

Figura 116.1 Anatomia dos núcleos da base e suas conexões. A alça de retroalimentação (*feedback*) prossegue das áreas pré-frontais do cérebro até os núcleos da base e, por fim, de volta aos núcleos da base para o tálamo e o córtex motor. Em última análise, isso regula o sistema motor corticospinal descendente. *ACH*, acetilcolina; *DA*, dopamina; *GABA*, ácido γ-aminobutírico; *GLU*, glutamato; *GP*, globo pálido (*e*, externo; *i*, interno); *SN*, substância negra (*c*, compacta; *r*, reticulada); *VL*, ventrolateral. (De Jankovic J: The extrapyramidal disorders: Introduction. In Goldman L, Bennett JC, editors: Cecil Textbook of Medicine, ed 21, Philadelphia, 2000, Saunders, p 2078.)

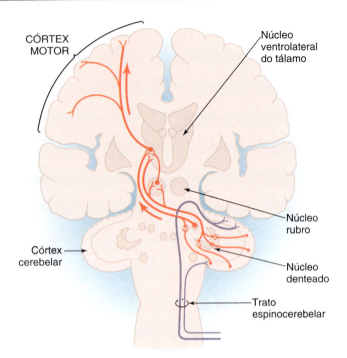

Figura 116.2 Alça corticocerebelar. O principal aporte cerebelar provém do trato espinocerebelar. O efluxo vai para o córtex motor via mesencéfalo e tálamo.

distúrbios parkinsonianos, que são caracterizados por escassez de movimentos espontâneos (acinesia), movimentos lentos (bradicinesia) e movimentos de baixa amplitude (hipocinesia). O termo bradicinesia é comumente usado para se referir a todos esses três fenômenos. Embora essa estratégia de classificação seja uma maneira valiosa de abordar o paciente com movimentos anormais, muitos distúrbios do movimento exibem uma combinação de fenômenos hipercinéticos e hipocinéticos. A doença de Parkinson idiopática é o protótipo do distúrbio de movimento hipocinético, porém está associada ao fenômeno hipercinético de tremor em mais de 60% dos pacientes. De forma semelhante, a doença de Huntington, um distúrbio tradicionalmente hipercinético, está associada à bradicinesia.

Parkinsonismo

O parkinsonismo caracteriza-se por bradicinesia, rigidez, tremor e instabilidade postural. Pode ser causado por uma ampla variedade de doenças degenerativas, medicamentos, toxinas e doenças sistêmicas. A Tabela 116.2 fornece um resumo do diagnóstico diferencial do parkinsonismo.

Doença de Parkinson idiopática

A doença de Parkinson (DP) idiopática, que é a causa mais comum de parkinsonismo, é uma condição neurodegenerativa progressiva caracterizada por vários sinais/sintomas motores e não motores. A prevalência da DP aumenta com a idade e afeta aproximadamente 1 a 2% dos indivíduos com mais de 60 anos. Além do avanço da idade, alguns fatores de risco para DP incluem sexo masculino, exposição a pesticidas, exposição a solventes e histórico familiar de DP. Os sinais/sintomas motores da DP resultam da perda seletiva dos neurônios dopaminérgicos na parte compacta da substância negra que se projetam para o corpo estriado. A característica histopatológica fundamental da DP consiste na presença de inclusões neuronais citoplasmáticas eosinofílicas, conhecidas como corpúsculos de Lewy, que contêm α-sinucleína.

Do ponto de vista clínico, a DP é mais comumente reconhecida pelos seus fenômenos motores: rigidez, bradicinesia, tremor de repouso e instabilidade postural. Funcionalmente, os pacientes se queixam de dificuldade com tarefas motoras finas (como abotoar a roupa), dificuldade para se vestir, dificuldade para se levantar de uma cadeira, falta de expressão facial, alterações na fala (a voz se torna mais suave ou rouca), diminuição do balanço dos braços, e falta de equilíbrio ou tremor em repouso ou ao segurar um jornal. Tipicamente, os sinais/sintomas motores manifestam-se unilateralmente e permanecem assimétricos com o passar do tempo. A marcha parkinsoniana caracteriza-se por uma postura fletida e encurvada, um andar arrastado

---

Tabela 116.1 Definição dos fenômenos comuns do movimento.

Movimento	Definição
Parkinsonismo	Termo genérico que se refere a alguma combinação de manifestações, tais como escassez de movimentos espontâneos (acinesia), movimentos lentos (bradicinesia) e movimentos de baixa amplitude (hipocinesia), bem como tremor (em repouso), rigidez e instabilidade postural
Tremor	Movimento oscilatório e rítmico de uma parte do corpo. O tremor de repouso ocorre durante o descanso. O tremor de ação abrange o tremor postural (presente durante a manutenção de uma postura), o tremor cinético (que ocorre com movimento voluntário) e o tremor de intenção (quando o tremor se agrava ao se aproximar de um alvo)
Coreia	Movimentos irregulares, sem propósito, abruptos, rápidos, breves, arrítmicos e não sustentados que passam aleatoriamente de uma parte do corpo para outra
Distonia	Contrações musculares contínuas ou intermitentes que produzem movimentos anormais e frequentemente repetitivos e/ou posturas anormais. Tipicamente, os movimentos distônicos são padronizados, com contorção, contínuos no pico do movimento e podem ser trêmulos
Tiques	Movimentos abruptos, habitualmente breves, supressíveis, "bruscos" e, com frequência, repetitivos e padronizados que variam na sua intensidade e que são repetidos a intervalos irregulares. As principais características dos tiques são a urgência premonitória, que geralmente é temporariamente aliviada após o movimento
Ataxia	Comprometimento na coordenação do movimento voluntário que pode se manifestar como falta de coordenação dos movimentos dos membros, comprometimento da marcha, anormalidades dos movimentos oculares ou comprometimento da fala
Acatisia	Distúrbio sensorimotor definido por uma sensação subjetiva de inquietação que afeta todo o corpo ou parte do corpo e com acentuada dificuldade de permanecer quieto
Mioclonia	Movimento involuntário simples e rápido que causa movimentação de uma parte do corpo em determinada articulação. Embora na sua manifestação possa assemelhar-se a um tique, a mioclonia é tipicamente um fragmento de movimento mais simples e não está associada a urgência premonitória ou sensação de alívio após o movimento

Capítulo 116 Distúrbios do Sistema Motor

Tabela 116.2 Diagnóstico diferencial do parkinsonismo.

Causas degenerativas/hereditárias	Doença de Parkinson idiopática
	Atrofia de múltiplos sistemas
	Paralisia supranuclear progressiva
	Demência com corpúsculo de Lewy
	Degeneração corticobasal
	Demência frontotemporal com parkinsonismo
	Doença de Huntington
	Doença de Wilson
	Distonia responsiva à dopa
	Neurodegeneração associada à pantotenato quinase
Causas secundárias	Medicamentos bloqueadores do receptor de dopamina (p. ex., antipsicóticos, metoclopramida, proclorperazina)
	Medicamentos que causam depleção de dopamina pré-sináptica (tetrabenazina)
	Outros medicamentos (p. ex., ácido valproico, bloqueadores dos canais de cálcio, lítio)
	Doença cerebrovascular
	Toxinas (MPTP, manganês, monóxido de carbono)

MPTP, 1-Metil-4-fenil-1,2,3,6-tetra-hidropiridina.

lento, e diminuição do comprimento das passadas e dos toques de calcanhar. Os pacientes também podem exibir festinação, um fenômeno em que a postura encurvada e a pisada hipométrica fazem com que o centro de gravidade esteja localizado na frente dos pés. Alguns indivíduos experimentam congelamento da marcha, que se refere a uma incapacidade breve e súbita de iniciar ou de continuar o andar. As manifestações não motoras incluem disfunção autônoma (hipotensão ortostática, constipação intestinal, sintomas urinários e comprometimento da regulação da temperatura), manifestações psiquiátricas (depressão, ansiedade, apatia e psicose), alterações cognitivas (leve comprometimento cognitivo e demência), transtornos do sono (insônia, sonolência diurna excessiva, síndrome das pernas inquietas, transtorno comportamental do sono de movimento rápido dos olhos [REM]) e inúmeros outros sintomas (dor, disfunção sexual, alterações da visão, fadiga, micrografia e diminuição do olfato).

A DP é um diagnóstico clínico baseado na progressão gradual dos sinais e sintomas motores característicos, bem como na resposta robusta e contínua à terapia com levodopa. Embora o diagnóstico de DP seja estabelecido com base na síndrome motora característica, sabe-se agora que existem estágios mais precoces de DP: DP pré-clínica (neurodegeneração na ausência de sinais/sintomas) e DP prodrômica (sinais e sintomas frequentemente não motores e insuficientes para preencher os critérios diagnósticos). Certos "sinais de alerta" na anamnese ou no exame podem sugerir uma causa atípica ou secundária de parkinsonismo (Tabela 116.3). A tomografia computadorizada por emissão de fóton único (SPECT, do inglês *single photon emission tomography*) com transportador de dopamina (TDa) pode ajudar na distinção entre as formas neurodegenerativas de parkinsonismo do parkinsonismo induzido por fármaco e o tremor essencial com características parkinsonianas. O TDa é responsável pela recaptação de dopamina nas terminações pré-sinápticas e, portanto, constitui uma medida indireta da densidade neuronal nigroestriatal. Na DP, ocorre perda assimétrica dos neurônios nigroestriatais; no exame de imagem com transportador de dopamina, isso se caracteriza pela redução assimétrica do sinal do TDa no estriado. No parkinsonismo induzido por medicamentos e no tremor essencial, o exame de imagem com TDa é normal. O exame de imagem com TDa não distingue a DP das outras formas degenerativas de parkinsonismo.

A DP é uma doença lentamente progressiva associada a incapacidade cumulativa. Nenhum medicamento comprovadamente retarda a progressão; entretanto, o exercício pode retardar o avanço da doença. Os tratamentos dos sintomas motores podem reduzir a incapacidade e melhorar a função. A base do tratamento consiste em levodopa, o precursor da dopamina, que é administrada com um inibidor da dopa-descarboxilase (p. ex., carbidopa) para maximizar a penetração da levodopa no SNC e minimizar os efeitos colaterais sistêmicos. Outros tratamentos sintomáticos estimulam os receptores de dopamina no cérebro (agonistas da dopamina) ou inibem a degradação da levodopa e da dopamina (inibidores da monoamina oxidase tipo B e inibidores da catecol-O-metiltransferase). Essa abordagem de manejo dos sintomas

Tabela 116.3 "Sinais de alerta" no diagnóstico da doença de Parkinson.

"Sinais de alerta" clínicos ou na anamnese	Diagnóstico sugerido
Instabilidade postural precoce e quedas	PSP, AMS, DCB, DCL, vascular
Disfagia precoce	PSP, DCB
Alucinações precoces ou espontâneas	DCL
Demência precoce ou demência anterior à DP	DCL
Disautonomia precoce ou grave	AMS
Sinais do sistema piramidal e/ou cerebelares	AMS
Exposição a antipsicóticos	Tardia ou induzida por medicamentos
Início agudo e/ou não progressiva	Vascular

AMS, atrofia de múltiplos sistemas; *DCB*, degeneração corticobasal; *DCL*, demência com corpúsculos de Lewy; *PSP*, paralisia supranuclear progressiva.

1118 Seção 16 Doenças Neurológicas

é efetiva no início da doença; entretanto, à medida que a doença continua progredindo, ela pode ser agravada pelo desenvolvimento de determinadas complicações, tais como flutuações motoras e discinesias (que se manifestam como coreia e/ou distonia). As abordagens cirúrgicas para o tratamento das complicações motoras incluem a estimulação cerebral profunda (ECP) e a infusão intestinal contínua de levodopa-carbidopa. Infelizmente, algumas manifestações motoras, como a instabilidade postural, não respondem ao tratamento clínico ou cirúrgico. As terapias de reabilitação são importantes em todos os estágios da doença.

Já foram identificadas diversas causas monogênicas de parkinsonismo. As mutações na α-sinucleína (*SNCA*) e na repetição de quinase rica em leucina 2 (*LRRK2*, do inglês *leucin-rich repeat kinase 2*) estão associadas ao parkinsonismo autossômico dominante. As causas autossômicas dominantes respondem por menos de 2% de todos os casos de doença de Parkinson de início na idade adulta, com frequências mais altas em certas populações devido aos efeitos fundadores. As causas monogênicas autossômicas recessivas incluem as mutações em genes que codificam a parkina (*PRKN*), as quinase induzidas por PTEN 1 (*PINK1*) e DJ-1 (*PARK7*), e são relativamente comuns em casos familiares com início antes dos 45 anos. As mutações na glicocerebrosidase (GBA) são as mais comumente identificadas na DP. A melhor compreensão dessas causas genéticas sugere a existência de um importante papel do comprometimento das vias lisossômicas e da degradação de proteínas na patogênese da DP.

Parkinsonismo atípico

O parkinsonismo atípico, ou síndromes de "Parkinson *plus*", refere-se a um grupo heterogêneo de doenças neurodegenerativas esporádicas caracterizadas por parkinsonismo, redução ou ausência de resposta à terapia dopaminérgica e características não motoras. As mais comuns são as sinucleinopatias: atrofia de múltiplos sistemas e demência com corpúsculos de Lewy; e as taupatias: paralisia supranuclear progressiva e síndrome corticobasal.

A atrofia de múltiplos sistemas (AMS), anteriormente denominada degeneração olivopontocerebelar, degeneração estriatonigral ou síndrome de Shy-Drager, é uma síndrome neurodegenerativa caracterizada por proeminente disfunção autônoma em combinação com parkinsonismo e/ou ataxia cerebelar. A AMS tem uma prevalência estimada de 2 a 5/100.000. A nomenclatura atual divide os pacientes com AMS com base em sua característica motora predominante: AMS com parkinsonismo predominante (AMS-P) e AMS com ataxia cerebelar predominante (AMS-C), porém é comum encontrar um fenótipo misto. A bradicinesia e a rigidez são características proeminentes do parkinsonismo na AMS-P, embora tenham tendência a ser simétricas em comparação com a assimetria da DP idiopática precoce. Ambas as formas de AMS apresentam uma proeminente disfunção autônoma, que se manifesta como hipotensão, retenção urinária, retardo da motilidade gastrintestinal ou disfunção erétil nos homens. Os pacientes podem apresentar uma resposta transitória à terapia dopaminérgica para sintomas motores, embora frequentemente ela seja incompleta; dispõem-se de intervenções limitadas para o manejo da ataxia associada. A terapia sintomática pode ser utilizada para controlar a hipotensão ortostática, a constipação intestinal e os sintomas urinários (ver Capítulo 112). Tipicamente, a morte geralmente ocorre cerca de 6 a 8 anos após a início dos sinais/sintomas motores, mais frequentemente por disfunção respiratória ou complicações das dificuldades de deglutição.

A demência com corpúsculos de Lewy (DCL) caracteriza-se por parkinsonismo, demência precoce (antes ou nos 12 meses seguintes ao aparecimento dos sinais/sintomas motores), alucinações visuais espontâneas e níveis flutuantes de estado de alerta. Diferentemente da doença de Alzheimer, a DCL tende a afetar os domínios visuoespaciais

e executivos da função cognitiva, mas há uma relativa preservação da memória nos estágios iniciais. Os sinais/sintomas motores da DCL podem ser indistinguíveis daqueles da DP, e os pacientes podem exibir uma resposta razoável à terapia dopaminérgica; entretanto, o seu uso cauteloso é apropriado, pois há o risco de agravamento dos sintomas psicóticos. Os pacientes também são caracteristicamente sensíveis aos antipsicóticos, embora os antipsicóticos atípicos com bloqueio do receptor D2 de baixa potência (quetiapina, clozapina, pimavanserina) geralmente podem ser usados para controlar os sintomas psicóticos. Com frequência, a rivastigmina e outros inibidores da colinesterase são usados no tratamento dos sintomas cognitivos da DP; esses medicamentos também exercem algum efeito benéfico no tratamento das alucinações.

A paralisia supranuclear progressiva (PSP) caracteriza-se por anormalidade dos movimentos oculares, instabilidade postural precoce e episódios de queda, parkinsonismo axial, disfagia, disfonia e demência. A paralisia supranuclear refere-se às anormalidades características do movimento ocular na PSP com maior paralisia do olhar vertical que do olhar horizontal e reflexo oculocefálico preservado; as características oculares precoces podem incluir um tardio início sacádico (movimento rápido dos olhos para o foco de interesse), movimentos oculares verticais lentos e desaparecimento da fase rápida do nistagmo optocinético. Ocorre um proeminente parkinsonismo axial na PSP com rigidez e hiperextensão de tronco mais uma relativamente simétrica bradicinesia apendicular e rigidez; tipicamente, essas manifestações não respondem à terapia dopaminérgica. Os pacientes também podem apresentar proeminente distonia, incluindo distonia frontal com retardo palpebral associado, dando aos indivíduos o característico aspecto de surpresa. A PSP pode ser rapidamente progressiva e com ocorrência de morte frequentemente nos primeiros 5 anos após o início dos sintomas motores em consequência de disfagia, quedas ou complicações da demência.

Por fim, a síndrome corticobasal (SCB) é uma doença rara e heterogênea caracterizada por um parkinsonismo notavelmente assimétrico, distonia e/ou mioclonia com sinais corticais associados que incluem manifestações do neurônio motor superior, apraxia, negligência, alterações sensitivas corticais (p. ex., agrafestesia), fenômeno do membro alienígena e demência. Além disso, os pacientes podem ter manifestações oculomotoras que se sobrepõem à PSP ou características cognitivas que se sobrepõem à demência frontotemporal. A doença é rapidamente progressiva, e o tratamento é sintomático; tipicamente, as manifestações motoras não respondem à terapia dopaminérgica.

Parkinsonismo secundário

Existem muitas causas de parkinsonismo secundário, o que inclui medicamentos, toxinas e doença cerebrovascular (Tabela 116.2). Os medicamentos associados ao parkinsonismo incluem qualquer fármaco que reduza o tônus dopaminérgico no cérebro, seja por meio de bloqueio direto dos receptores de dopamina pós-sinápticos (p. ex., antipsicóticos e certos antieméticos), seja por depleção das reservas de dopamina pré-sinápticas (p. ex., inibidores do transportador de monoamina vesicular 2). A metoclopramida, um medicamento comumente usado no tratamento da gastroparesia, constitui uma causa frequente, visto que seus efeitos bloqueadores da dopamina podem passar despercebidos. Embora classicamente caracterizado por parkinsonismo simétrico e ausência de tremor de repouso, o parkinsonismo induzido por medicamentos pode ser clinicamente indistinguível da DP. A hiposmia, que é comum na DP, é um indício útil para distinguir entre o parkinsonismo induzido por medicamentos e a DP, porém é preciso lembrar que hiposmia também é comum na população idosa. O tratamento consiste na interrupção do agente agressor tendo-se em mente que podem ser necessários meses para a resolução dos sintomas. Mesmo assim, os pacientes expostos a agentes bloqueadores da

Capítulo 116 Distúrbios do Sistema Motor

dopamina podem desenvolver parkinsonismo tardio (*i. e.*, um parkinsonismo induzido por medicamentos que persiste até mesmo após a remoção do agente agressor). A SPECT com TDa pode ser útil para distinguir o parkinsonismo induzido por medicamentos, ou parkinsonismo tardio, do parkinsonismo neurodegenerativo.

A doença cerebrovascular constitui uma causa comum de parkinsonismo secundário. O tremor é incomum no parkinsonismo vascular; a bradicinesia dos membros inferiores e as dificuldades de marcha dominam o quadro clínico. Os pacientes podem ter um histórico de acidente vascular encefálico (AVE) clínico com deterioração aguda seguida de estabilização; entretanto, muitos deles apresentam fatores de risco vasculares e histórico de declínio gradual. A neuroimagem mostra-se útil nesses casos.

Tremor

O *tremor* caracteriza-se pelo movimento oscilatório rítmico de uma parte do corpo. Ele é classificado com base na localização e no estado (de repouso ou de ação). Ocorre tremor de repouso quando a parte afetada do corpo está totalmente apoiada e não está em contração ativa; entretanto, está ausente durante o sono. Os tipos de tremor de ação incluem tremor postural, tremor cinético e tremor de intenção. O tremor postural está presente durante a manutenção de uma postura contra a gravidade, como a extensão horizontal dos braços. O tremor cinético ocorre no movimento voluntário de parte do corpo. O tremor de intenção refere-se ao agravamento do tremor na aproximação de um alvo (p. ex., dedo dirigido para o nariz) e é característico da doença cerebelar. O tremor tem múltiplas etiologias, o que inclui medicamentos, intoxicação e abstinência de álcool e substâncias, doença sistêmica (p. ex., hipertireoidismo), lesões cerebrais estruturais, ou como um componente de uma doença neurodegenerativa.

Tremor essencial

O tremor essencial está entre os distúrbios do movimento mais corriqueiros e constitui a causa mais comum de tremor. O tremor essencial tem uma prevalência mundial de 2 a 4% e incidência crescente com o envelhecimento. Enquanto o tremor essencial é frequentemente familiar e com um aparente padrão autossômico dominante de herança, não foi identificada nenhuma mutação genética causadora, e existem outras causas não monogênicas de tremor essencial. A disfunção cerebelar tem sido implicada na patogênese do tremor essencial. Clinicamente, trata-se de um distúrbio heterogêneo caracterizado por um tremor postural e cinético dos membros superiores de 4 a 12 Hz relativamente simétrico. Pode causar comprometimento funcional (p. ex., dificuldade em escrever a mao, beber ou usar utensílios) e pode ser até mesmo incapacitante. É comum haver comprometimento da cabeça e da voz. O tremor tende a melhorar com a ingestão de álcool. Além disso, pode-se observar a presença de disfunção cognitiva, manifestações psiquiátricas (p. ex., depressão, ansiedade) e comprometimento do equilíbrio. Pode haver o desenvolvimento de características parkinsonianas leves (p. ex., tremor de repouso, rigidez com ativação), o que pode tornar a distinção da DP incipiente um desafio. O propranolol e a primidona constituem os tratamentos de primeira linha para o tremor essencial e propiciam benefício semelhante (Tabela 116.4).

Outros tremores

Além do tremor essencial e do tremor parkinsoniano, existem várias outras etiologias menos comuns de tremor e síndromes de tremor. Todos os indivíduos podem ter algum tremor fisiológico fino das mãos ou dos dedos com a postura ou a ação. Algumas vezes, quando esse tremor se torna visível ou funcionalmente notável, é denominado tremor fisiológico exacerbado. Mais comumente, o tremor fisiológico exacerbado é devido a um estressor físico ou psicológico subjacente.

As causas comuns incluem ansiedade, hipertireoidismo, ingestão excessiva de cafeína, uso de estimulantes ou corticosteroides, uso de um beta-agonista (p. ex., salbutamol) e uso de ácido valproico, entre outros medicamentos (Tabela 116.5). Deve-se efetuar um rastreamento adequado para medicamentos e causas clínicas ou psiquiátricas contribuintes em qualquer indivíduo com suspeita de tremor fisiológico exacerbado. O tremor fisiológico exacerbado pode ser clinicamente indistinguível do tremor essencial leve ou precoce. Se não for possível identificar ou mitigar a etiologia, a abordagem do tratamento é semelhante com os betabloqueadores usados com mais frequência, como o propranolol.

O tremor também é comumente observado em associação a outros fenômenos do movimento, tais como a distonia e as manifestações cerebelares. O tremor distônico é irregular e está associado a uma postura anormal. O tremor cerebelar é um tremor de intenção que se caracteriza pela sua baixa frequência, alta amplitude e agravamento quando se aproxima de um alvo. A distribuição do tremor depende da causa, e os locais comuns de tremores tanto distônicos quanto cerebelares incluem a cabeça/pescoço, o tronco e os membros. Para se diagnosticar um tremor distônico ou cerebelar, é necessária a presença de distonia ou de manifestações cerebelares, e o tratamento se concentra, tipicamente, no controle do movimento alternativo. Esses movimentos e seus diagnósticos diferenciais associados são discutidos em outra parte deste capítulo.

Tabela 116.4 Opções de tratamento para o tremor essencial.

Primeira linha	Propranolol
	Primidona
Segunda linha	Topiramato
	Zonisamida
	Benzodiazepínicos
	Outros betabloqueadores
	Gabapentina/pregabalina
Falha dos medicamentos	Injeções de toxina botulínica
	Estimulação cerebral profunda

Tabela 116.5 Medicamentos associados a tremor.

Medicamentos para asma
Beta-agonistas (salbutamol)
Teofilina
Medicamentos anticonvulsivantes
Ácido valproico
Fenitoína
Carbamazepina
Imunomoduladores
Corticosteroides
Ciclosporina
Tacrolimo
Medicamentos neuroativos
Carbonato de lítio
Estimulantes (prescritos e ilícitos)
Inibidores seletivos da recaptação de serotonina
Antidepressivos tricíclicos
Outros
Levotiroxina
Cafeína

Coreia

A *coreia* caracteriza-se por movimentos sem propósito, abruptos, rápidos, breves, arrítmicos e não contínuos que passam aleatoriamente de uma parte do corpo para outra. O termo "coreoatetose" descreve a combinação de coreia e atetose, uma forma lenta de coreia manifestada por movimentos contorcidos envolvendo predominantemente as partes distais dos membros. O *balismo* é uma forma grave de coreia com movimentos de arremesso de grande amplitude que habitualmente afetam a musculatura proximal. A coreia está frequentemente associada a várias manifestações clínicas secundárias, que são apresentadas de forma detalhada na Tabela 116.6.

O diagnóstico diferencial da coreia é amplo e reflete uma extensa gama de processos que afetam a rede dos núcleos da base e, especificamente, o estriado. Em geral, a coreia representa a principal manifestação de uma doença hereditária ou é adquirida secundariamente a agravos nos núcleos da base devido a várias comorbidades clínicas, medicamentos ou toxinas, ou anormalidades estruturais. A Tabela 116.7 fornece um resumo do diagnóstico diferencial da coreia categorizado por causas genéticas e adquiridas.

Doença de Huntington

A doença de Huntington (DH) é uma condição neurodegenerativa autossômica dominante progressivamente incapacitante e fatal que constitui a causa mais comum de coreia hereditária de início na idade adulta. A mutação causadora é uma instável expansão de uma repetição do trinucleotídio citosina-adenina-guanina (CAG) do gene *IT-15* (também conhecido como gene *HTT* ou *HD*) no braço curto do cromossomo 4 que resulta na produção da proteína *huntingtina* anormal.

Tabela 116.6 Manifestações secundárias associadas à coreia.

Atetose	Movimentos contorcidos e lentos das partes distais dos membros
Balismo	Movimentos rápidos e de arremesso da parte proximal dos membros
Paracinesia	Incorporação de um movimento involuntário em um movimento voluntário (p. ex., cruzar e descruzar as pernas, ajustar os óculos)
Impersistência motora	Incapacidade de manter a protrusão da língua, sinal de ordenha
Parcialmente supressível	Breve capacidade de reduzir voluntariamente a gravidade dos movimentos
Alterações do reflexo tendíneo profundo	Reflexos "pendulares"
Distúrbios da marcha	Marcha irregular ou dançante

Tabela 116.7 Diagnóstico diferencial da coreia.

Doenças genéticas	Autossômicas dominantes	Doença de Huntington
		Ataxia espinocerebelar (AEC 17 > 1 a 3)
		ADRPL
		Neuroferritinopatia
		Coreia hereditária benigna
	Autossômicas recessivas	Neuroacantocitose
		Doença de Wilson
		Ataxia (de Friedreich, ataxia-telangiectasia, ataxia com apraxia oculomotora)
		Distúrbios associados ao acúmulo de ferro no cérebro (NAPQ)
	Ligadas ao X	Síndrome de McLeod
		Síndrome de Lesch-Nyhan
Adquiridas/esporádicas	Medicamentosas	Efeitos colaterais diretos (p. ex., levodopa)
		Discinesia tardia
	Imunomediadas	Coreia de Sydenham
		Lúpus eritematoso sistêmico
		Síndrome do anticorpo antifosfolipídio
		Vasculite
		Paraneoplásica (gene *CRMP5*, anti-Hu)
	Infecciosas	HIV/AIDS
		DCJ variante
		Neurossífilis
	Endócrinas	Hipertireoidismo
		Coreia gravídica
	Metabólicas	Hiperglicemia
		Distúrbios eletrolíticos
		Degeneração hepatocerebral adquirida
	Vasculares	Infartos/hemorragia dos núcleos da base
	Diversas	Policitemia vera
		Após perfusão extracorpórea
		Esclerose múltipla
		Distúrbios neurodegenerativos esporádicos

ADRPL, atrofia dentatorrubropalidoluisiana; *AEC*, ataxia espinocerebelar; *DCJ*, doença de Creutzfeldt-Jakob; *NAPQ*, neurodegeneração associada à pantotenato quinase.

A neuropatologia da DH caracteriza-se por uma vulnerabilidade neuronal seletiva envolvendo particularmente o núcleo caudado e o putame do estriado. A característica histopatológica essencial da doença consiste na perda preferencial de neurônios espinhosos de tamanho médio que se projetam do estriado para o pálido externo.

Os sinais/sintomas motores da DH podem surgir em qualquer idade, com pico de incidência entre 35 e 40 anos e morte 10 a 20 anos após o desenvolvimento dos sintomas manifestos. A idade de início e a taxa de progressão da doença estão inversamente associadas ao comprimento da repetição de CAG na qual as repetições mais longas estão associadas a doença de início juvenil e progressão mais rápida da condição.

Clinicamente, a DH caracteriza-se pela tríade de distúrbio do movimento, declínio cognitivo progressivo (demência) e manifestações psiquiátricas. A coreia é a manifestação motora prototípica da DH, e ela ocorre em 90% dos pacientes. Outras manifestações motoras incluem distonia, bradicinesia e rigidez. O comprometimento cognitivo é invariável na DH e tipicamente progride de déficits seletivos das capacidades psicomotoras, executivas e visuoespaciais para um dano mais global, habitualmente com preservação das funções corticais superiores. As manifestações psiquiátricas incluem depressão, irritabilidade, apatia, ansiedade e sintomas obsessivo-compulsivos.

A variante juvenil da DH, na qual os sinais/sintomas motores começam antes dos 20 anos, geralmente apresenta um fenótipo acinético rígido e só raramente coreia; os pacientes também podem apresentar convulsões. A herança paterna do gene da DH é a regra para o início da doença antes dos 10 anos, e a herança paterna predomina (razão herança paterna:materna de cerca de 3:1) para o início antes dos 20 anos. Isso pode ser explicado por um fenômeno denominado antecipação; a repetição do trinucleotídio CAG é instável e, com a transmissão paterna, o número de repetições tende a se expandir.

Atualmente, o tratamento da DH é sintomático. Para o manejo da coreia, podem ser usados inibidores do transportador de monoamina vesicular 2 e medicamentos antipsicóticos. Não foi identificado nenhum tratamento modificador da doença; abordagens de redução da *huntingtina* estão atualmente em estudo.

Outras coreias

Além da DH, o diagnóstico diferencial da coreia continua muito amplo com outras etiologias hereditárias e diversas causas adquiridas (Tabela 116.7). Cerca de 10% dos indivíduos com distúrbio autossômico dominante tipo DH não apresentam a mutação causadora para DH. Entre essas "fenocópias", apenas uma pequena minoria apresentará uma mutação genética identificável. As causas genéticas mais comuns na população caucasiana incluem ataxia espinocerebelar (AEC) 17, ataxia de Friedreich, similar à DH 2 e doença priônica familiar (similar à DH 1). Os diagnósticos alternativos consistem em atrofia dentatorrubropalidoluisiana (ADRPL), AEC 1-3, doença de Wilson (descrita em outra parte deste capítulo), síndromes da neuroacantocitose, e neuroferritinopatia. Uma coreia não progressiva de início no indivíduo jovem, particularmente no cenário de histórico familiar e ausência de alterações cognitivas ou comportamentais, deve levar à preocupação em relação à possível existência de coreia hereditária benigna, que é causada por uma mutação no gene *NKX2*; além da coreia, a condição está associada a risco aumentado de câncer de pulmão e de tireoide.

Os efeitos colaterais dos medicamentos são, provavelmente, a causa adquirida e geral mais comum de coreia. As discinesias induzidas por levodopa podem ser observadas nos pacientes com síndromes parkinsonianas degenerativas, enquanto a discinesia tardia pode ser encontrada nos pacientes sob terapia antidopaminérgica crônica. Essas entidades são descritas em outra parte deste capítulo.

A coreia de Sydenham constitui a causa adquirida mais comum de coreia em crianças e ocorre após infecção da garganta por estreptococos do grupo A (EGA). Tipicamente, a coreia desenvolve-se nas primeiras semanas de infecção da faringe, embora o seu início possa demorar mais de 6 meses. Embora a coreia possa ser generalizada, a face e a língua são as partes mais comumente envolvidas. As manifestações psiquiátricas também são comuns e podem incluir irritabilidade, labilidade emocional ou sintomas obsessivo-compulsivos. Vários biomarcadores, incluindo títulos elevados de antiestreptolisina O (ASO) e antidesoxirribonuclease B, estão associados à coreia de Sydenham, mas seu achado não é necessário para estabelecer um diagnóstico. Os sintomas comportamentais e motores associados à doença de Sydenham são geralmente leves e autolimitantes. Pode ser considerado um tratamento sintomático para a coreia; os corticosteroides também podem ser usados nos casos moderados a graves, e eles provavelmente reduzem a duração dos sintomas. A coreia é um importante critério para a febre reumática aguda, e todos os pacientes com suspeita de coreia de Sydenham devem ser avaliados para cardite. Recomenda-se uma antibioticoterapia definitiva para o tratamento da infecção faríngea por EGA, mesmo se não houver sinais ou sintomas de faringite. A antibioticoterapia profilática crônica é recomendada para todos os pacientes com coreia de Sydenham até os 21 anos; o tratamento por 10 anos ou até os 40 anos geralmente é recomendado para os pacientes com uma doença cardíaca residual após febre reumática.

Outras formas adquiridas de coreia incluem a coreia gravídica na gravidez, a coreia paraneoplásica e as etiologias autoimunes. A coreia paraneoplásica está mais comumente associada a anticorpos CRMP-5 no contexto de câncer de pulmão de pequenas células. As causas autoimunes de coreia incluem a síndrome do anticorpo antifosfolipídio e o lúpus eritematoso sistêmico. Nesses casos, a identificação da etiologia subjacente e o início da terapia apropriada representam o manejo definitivo.

Doença de Wilson

A doença de Wilson (DW) é uma rara condição autossômica recessiva de comprometimento do metabolismo do cobre, resultando em acúmulo desse mineral, disfunção neurológica e disfunção hepática. Tipicamente, os sintomas neurológicos na DW começam na segunda ou na terceira décadas de vida, embora possa haver um início tardio da doença. Os pacientes desenvolvem vários movimentos anormais, o que inclui coreia, distonia, parkinsonismo e tremor. A forma mais comum de tremor na DW consiste em um tremor irregular e um tanto espasmódico e distônico. O diagnóstico de DW é fortemente sugerido pelo clássico "tremor adejante" em combinação com disartria. Frequentemente, a disartria está combinada com movimentos lentos da língua e discinesia orofacial, incluindo o "riso sardônico", que se caracteriza por caretas involuntárias com a boca aberta e o lábio superior contraído. Além dos movimentos anormais, os pacientes também podem apresentar convulsões, comprometimento cognitivo, e manifestações psiquiátricas que abrangem um comportamento anormal (em geral, aumento da irritabilidade ou desinibição), mudanças de personalidade, ansiedade e depressão.

A DW pode se manifestar como insuficiência hepática aguda ou doença hepática crônica, que podem ser clinicamente indistinguíveis de outras condições hepáticas. A ausência de evidências clínicas ou bioquímicas de doença hepática não exclui a possibilidade de DW. Nesses pacientes, relato de icterícia, histórico familiar positivo de doença neuropsiquiátrica e aumento da sensibilidade aos neurolépticos são indícios diagnósticos de DW. Sem tratamento, a condição é invariavelmente fatal, e o manejo precoce está associado a melhores desfechos clínicos; por conseguinte, deve-se manter um alto nível de suspeita.

1122 Seção 16 Doenças Neurológicas

O diagnóstico é confirmado pelo achado de anéis de Kayser-Fleischer na córnea nos pacientes com aumento da excreção urinária de cobre ou concentração elevada de cobre na biopsia de fígado. As imagens de RM ponderadas em T2 podem mostrar alto sinal de intensidade simétrica bilateral no putame, no caudado, no tálamo e no mesencéfalo, e o sinal de imagem clássico é a "face do panda gigante" (Figura 116.3). O nível sérico de ceruloplasmina habitualmente está baixo nos pacientes sintomáticos, porém isso não é definitivo, e é necessária a realização de testes confirmatórios com rastreamentos oftalmológico e de cobre na urina de 24 horas, com biopsia hepática ou um teste genético para mutações homozigotas no gene *ATP7B*. O tratamento consiste em medicamentos que facilitem a excreção de cobre, como o zinco, e os quelantes de cobre D-penicilamina, trientina e tetratiomolibdato.

Distúrbios do movimento induzidos por medicamentos

O termo *discinesia tardia* (*DT*) foi inicialmente usado para descrever os pacientes com movimentos rítmicos, repetitivos (padronizados) e persistentes após longa exposição a fármacos antipsicóticos. Com o tempo, foram relatados outros movimentos involuntários anormais e persistentes após exposição a esses fármacos e a outros agentes bloqueadores do receptor de dopamina (*DRBAs*, do inglês *dopamine receptor blocking agents*). Devido às diferenças no tratamento e na abordagem, é conveniente usar o termo DT para se referir à descrição clássica de movimentos rítmicos, repetitivos e padronizados da face, da boca e da língua que se manifestam como estalar dos lábios, movimentações de mastigação e protrusão da língua. O termo *síndrome tardia* refere-se mais amplamente a outros

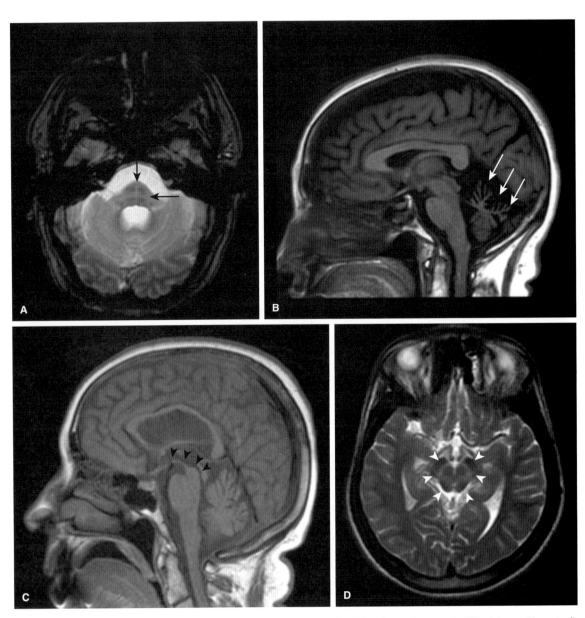

Figura 116.3 Achados representativos de ressonância magnética de diferentes distúrbios do movimento. **A.** "Sinal da cruz"[1] na atrofia de múltiplos sistemas (AMS) (*setas pretas*). **B.** Acentuadas atrofias cerebelar e do verme do cerebelo na atrofia espinocerebelar (AEC) 6 (*setas brancas*). **C.** Sinal do "beija-flor" na paralisia supranuclear progressiva (PSP) devido à proeminente atrofia do mesencéfalo (*pontas de seta pretas*). **D.** Sinal da "face do panda gigante" na doença de Wilson (*pontas de seta brancas*).

---

[1]N.R.T.: "Sinal da cruz" consiste no aspecto da ponte quando a hiperintensidade nas imagens axiais ponderadas em T2 forma uma cruz, que representa degeneração seletiva dos tratos pontocerebelares transversos e dos núcleos da rafe.

Capítulo 116 Distúrbios do Sistema Motor

fenômenos, tais como movimentos de balanço, tremor, mioclonia e outras formas de distonia. A acatisia refere-se à incapacidade de permanecer imóvel associada à urgência de se mover, o que dá a impressão de inquietação. Trata-se de um fenômeno sensitivo e uma forma comum e incapacitante de síndrome tardia. Os movimentos comuns observados nos pacientes incluem autotoque repetitivo, marcha estacionária, balanço de uma perna para outra, bombeamento das pernas para cima e para baixo, e cruzamento e descruzamento das pernas.

A DT e as síndromes tardias caracterizam-se pelo aparecimento atrasado de movimentos anormais após exposição prolongada a um DRBA. Sempre que houver suspeita do diagnóstico, deve-se proceder a uma revisão cuidadosa e abrangente do histórico de tratamento. Os fatores de risco para o desenvolvimento das síndromes tardias incluem avanço da idade, sexo feminino e uso de antipsicóticos de alta potência. Enquanto a retirada do agente agressor é fundamental para evitar um agravamento, os sintomas podem persistir em até dois terços dos pacientes, e o manejo pode representar um desafio. Para o tratamento, pode-se considerar o uso de agentes depletores de dopamina, e recentemente foram aprovados pela Food and Drug Administration (FDA) dois inibidores do transportador de monoamina vesicular 2 para o tratamento da DT.

Distonia

A distonia é um grupo heterogêneo de distúrbios definidos por contrações musculares contínuas ou intermitentes que causam movimentos anormais frequentemente repetitivos, posturais, ou ambos. Os movimentos distônicos tipicamente são padronizados, contorcidos, e podem ser trêmulos.

A distonia pode envolver praticamente qualquer região do corpo, surgir em qualquer idade, ser estática ou progressiva, e ocorrer concomitantemente com outros problemas neurológicos ou clínicos. A classificação da distonia é um desafio. Os sistemas de classificação mais recentes abordam as diferentes manifestações clínicas com quatro dimensões: região do corpo afetada, idade de início, aspectos temporais e quaisquer sintomas associados. A classificação de acordo com a existência ou não de manifestações associadas considera se a distonia ocorre por si só (distonia isolada, anteriormente conhecida como distonia primária) ou se faz parte de uma síndrome mais complexa que combina outras características (distonia combinada, anteriormente conhecida como distonia secundária ou distonia *plus*). Esse novo sistema de classificação oferece uma abordagem clinicamente mais útil para o diagnóstico do que as estratégias anteriormente utilizadas.

As distonias focais de início na idade adulta são, sem dúvida, as mais comuns. A distonia cervical constitui o tipo mais comum de distonia focal, seguida das distonias focais envolvendo os músculos da face e da mandíbula (blefarospasmo, distonia oromandibular, ou a combinação de ambos); as distonias laríngeas e de membros são raras. As distonias dos membros de início na idade adulta são habitualmente distonias específicas de tarefas, e há a ocorrência de contração distônica apenas durante determinadas ações voluntárias (p. ex., cãibra do escritor, distonia do músico). Entretanto, essa especificidade de tarefa pode ser perdida com o passar do tempo e pode até mesmo ocorrer distonia em repouso. A distonia focal dos membros de início na idade adulta que não é específica de tarefas pode constituir a manifestação mais precoce do parkinsonismo e da doença de Parkinson.

Os avanços recentes na nossa compreensão da genética das síndromes de distonia possibilitam classificação e prognóstico únicos. As mutações no gene *TOR1A* (*DYT1*) que codifica a torsinA constituem a causa mais comum de distonia generalizada de início precoce. Os pacientes apresentam distonia dos membros de início na infância

que, no decorrer de poucos anos, frequentemente progride para a distonia generalizada. O DYT1 é um distúrbio autossômico dominante com penetrância reduzida (30%).

A distonia responsiva à dopa constitui uma causa rara, porém importante, de distonia de início na infância. É herdada de modo autossômico dominante com penetrância reduzida (30%) e afeta mais comumente as mulheres do que os homens. Caracteriza-se por distonia dos membros inferiores, parkinsonismo e variabilidade diurna com agravamento dos sintomas à medida que o dia progride e melhora com o sono. Como o próprio nome sugere, é notavelmente sensível à terapia com levodopa. Com frequência, a condição é diagnosticada de forma errônea e não tratada; por conseguinte, os pacientes com distonia de início na infância devem ser submetidos a uma prova terapêutica com levodopa. Outras doenças autossômicas dominantes caracterizadas por distonia incluem a síndrome da distonia mioclônica e a distonia de início rápido com parkinsonismo. Além disso, foram identificadas várias outras causas genéticas de distonia.

O tratamento da distonia consiste em uma combinação de medicamentos orais, tais como antiepilépticos, anticolinérgicos, benzodiazepínicos, fármacos GABAérgicos e injeções de toxina botulínica para a distonia focal ou segmentar. É comum o uso da estimulação cerebral profunda para os casos refratários.

Tiques e síndrome de Tourette

Os tiques são movimentos rápidos, repetitivos, não rítmicos, e que tipicamente podem ser suprimidos por algum tempo ou vocalizações associadas a um desejo premonitório de realizar a ação e a uma sensação de alívio pós-evento. Os tiques são muito comuns e afetam até 20% das crianças em idade escolar, embora a maioria tenha tiques transitórios, ou seja, com duração de menos de 12 meses. Os tiques são amplamente divididos em tiques motores, que envolvem o movimento de uma ou mais partes do corpo ou da musculatura; e tiques vocais, que envolvem a criação de um som. Podem ser ainda subdivididos em tiques simples (p. ex., piscar excessivo, virar a cabeça, grunhir e limpar a garganta) e tiques complexos (p. ex., saltos, movimentos e vocalizações complexas ou padrões de movimento).

A síndrome de Tourette (ST) é o distúrbio de tique crônico mais comum e envolve uma combinação de tiques motores e vocais observados diariamente e durante pelo menos 1 ano. Os pacientes podem ter comorbidades psiquiátricas, tais como transtorno do déficit de atenção/hiperatividade, transtorno obsessivo-compulsivo, ou ansiedade, que frequentemente são mais incapacitantes do que os próprios tiques. Com frequência, os tiques melhoram no fim da adolescência, e, na maioria dos indivíduos, há resolução parcial ou completa dos sintomas na idade adulta. Pode-se considerar o tratamento dos tiques quando eles forem incômodos, funcionalmente prejudiciais ou causarem prejuízo ao indivíduo. Uma combinação de abordagens comportamentais (intervenção comportamental abrangente para tiques), medicamentos orais (agonistas alfa-adrenérgicos, antipsicóticos e inibidores do transportador de monoamina vesicular 2) e injeções de toxina botulínica pode ser efetiva para minimizar o impacto dos sintomas.

Discinesias paroxísticas

As discinesias paroxísticas constituem um grupo de distúrbios de movimentos hipercinéticos raros que se caracterizam por episódios recorrentes e padronizados de movimentos involuntários anormais (mais comumente distonia, coreia, ou uma combinação de ambas). Os três tipos classicamente reconhecidos – a discinesia paroxística cinesiogênica (DPC), a discinesia paroxística não cinesiogênica (DPNC) e a discinesia paroxística induzida por exercício (DPE) – foram definidos com base nos seus respectivos gatilhos. Recentemente, foram identificadas várias mutações genéticas causais. Entretanto, os casos também podem ser secundários a anormalidades estruturais, e no diagnóstico diferencial se deve considerar sempre a possibilidade de convulsões. Os episódios de DPC são desencadeados por movimentos súbitos que são frequentemente precedidos por uma sensação premonitória, têm duração de alguns segundos e ocorrem com alta frequência. A causa genética mais comum é uma mutação no gene *PRRT2*. Tipicamente, a DPC responde à carbamazepina em baixas doses. Os episódios de DPNC são desencadeados pela cafeína, pelo álcool etílico e pelo estresse, podem ser precedidos de uma sensação premonitória, têm duração de alguns minutos a horas e ocorrem com menos frequência do que os episódios de DPC. A causa genética mais comum é uma mutação no gene *MR-1*. O tratamento da DPNC consiste em evitar os fatores deflagradores identificados e na administração de benzodiazepínicos. Tanto na DPC quanto na DPNC, o início geralmente ocorre na infância, e os meninos são mais provavelmente afetados. Os episódios de DPE são desencadeados pelo exercício físico de longa duração, têm duração de alguns minutos a horas, e tipicamente envolvem os membros inferiores. A causa genética mais comum é uma mutação no gene *SLC2A1* e, quando essa mutação é identificada, os sintomas podem responder à dieta cetogênica.

Síndrome das pernas inquietas

A síndrome das pernas inquietas (SPI) é um distúrbio sensorimotor comum que afeta predominantemente, mas não de modo exclusivo, as pernas. A SPI caracteriza-se por uma necessidade de mover as pernas, predominantemente quando em repouso, acompanhada de desconforto nas pernas, que melhora com a deambulação. Há flutuações diurnas com sintomas que a princípio ocorrem tipicamente apenas à noite. A prevalência da SPI é variável e é mais alta nas populações europeias (5 a 12%). A herdabilidade é elevada e metade dos pacientes tem pelo menos um parente de primeiro grau afetado. As três condições mais fortemente associadas à SPI são gravidez, deficiência de ferro e doença renal em estágio terminal. A maioria dos pacientes com SPI também apresenta periódicos movimentos recorrentes dos membros durante o sono.

Embora o mecanismo da doença não esteja totalmente compreendido, há a suspeita de uma patologia hipodopaminérgica na SPI com base na observação clínica de que os medicamentos dopaminérgicos melhoram os sintomas. O tratamento consiste no uso de estratégias não farmacológicas, tais como exercícios físicos e remoção dos medicamentos agressores (p. ex., antidepressivos). Quando indicada, deve-se prescrever uma reposição de ferro. Se houver a necessidade de tratamento clínico, os agonistas dopaminérgicos ou os ligantes dos canais de cálcio alfa-2-delta (gabapentina, pregabalina e gabapentina enacarbila) podem ser considerados como o tratamento de primeira linha. O uso de opioides e/ou benzodiazepínicos pode ser aventado em certos casos refratários.

Ataxias cerebelares

As ataxias constituem um grupo heterogêneo de condições que refletem o comprometimento da função cerebelar ou das vias aferentes e eferentes cerebelares. Clinicamente, os pacientes podem apresentar falta de coordenação, marcha desorganizada, perda de equilíbrio, quedas, disartria, comprometimento da coordenação das mãos, tremor, dificuldades de deglutição e anormalidades dos movimentos oculares. É fundamental efetuar uma avaliação abrangente para elucidar as potenciais etiologias, e é preciso incluir a velocidade de instalação/progressão, o histórico familiar, um exame minucioso à procura de sinais diagnósticos específicos e uma ressonância magnética (RM) do cérebro. A coexistência de manifestações neurológicas pode ser útil para distinguir as etiologias atáxicas e orientar as investigações adicionais. As lesões estruturais que afetam o cerebelo ou suas conexões podem se manifestar como ataxia, o que inclui anormalidades do desenvolvimento do cérebro, AVE, tumor, infecção, traumatismo e doenças inflamatórias e desmielinizantes. A Tabela 116.8 fornece um resumo do diagnóstico diferencial dos distúrbios atáxicos divididos com base nas causas genéticas e adquiridas.

Ataxias hereditárias/genéticas

Ataxia progressiva na coordenação e distúrbio da marcha constituem as principais manifestações das ataxias hereditárias. As AECs autossômicas dominantes podem se manifestar como uma síndrome cerebelar pura ou podem estar associadas a parkinsonismo, espasticidade e alterações cognitivas ou comportamentais. Em geral, são doenças de início na vida adulta e com mutações genéticas variáveis, o que inclui repetições de trinucleotídios, mutações em regiões não codificantes e mutações pontuais. Dispõem-se de testes genéticos para

Tabela 116.8 Diagnóstico diferencial da ataxia cerebelar.

Doenças genéticas	Autossômicas dominantes	Ataxias espinocerebelares
		Ataxia episódica
		ADRPL
	Autossômicas recessivas	Ataxia de Friedreich
		Ataxia-telangiectasia
		Ataxia com apraxia oculomotora
		Ataxia com deficiência de vitamina E
	Ligada ao X	Síndrome do tremor/ataxia associada ao X frágil
	Mitocondrial	Polimerase gama (POLG)
Adquiridas/ esporádicas	Medicamentos/ toxinas	Álcool etílico
		Fenitoína
		Fluoruracila
		Metais pesados
		Monóxido de carbono
	De desenvolvimento	Malformações de Chiari
		Malformações de Dandy-Walker
		Hipoplasia pontocerebelar
	Imunomediadas	Paraneoplásicas (anti-Hu/Yo/Ri)
		Pós-viral pediátrica
		Doença de Behçet
	Infecciosas	HIV/AIDS
		LMP
		DCJ
		Doença de Lyme
	Metabólicas	Deficiência de tiamina (encefalopatia de Wernicke)
		Deficiência de vitaminas E/B_{12}
		Doença da tireoide
	Vasculares	Acidente vascular encefálico/ hemorragia cerebelares
	Neoplásicas	Tumores primários e metastáticos
		Paraneoplásica (anti-Hu/Yo/Ri)
	Diversas	AMS-cerebelar
		Esclerose múltipla

ADRPL, atrofia dentatorrubropalidoluisiana; *AMS*, atrofia de múltiplos sistemas; *DCJ*, doença de Creutzfeldt-Jakob; *LMP*, leucoencefalopatia multifocal progressiva.

muitas das ataxias espinocerebelares comuns, e novas mutações estão sendo identificadas de maneira rápida e constante. Atualmente, não existe uma terapia para impedir a progressão da doença, e o tratamento sintomático é limitado.

O gene do retardo mental do X frágil (*FMR1*) contém uma expansão da repetição do trinucleotídio CCG de mais de 200 na mutação de penetrância completa associada a retardo mental nos meninos. Recentemente, uma pré-mutação associada a repetições de 55 a 200 no gene *FMR1* foi identificada como a causa do distúrbio neurodegenerativo de início na vida adulta: a síndrome do tremor/ataxia associada ao X frágil (STAXF). Clinicamente, os indivíduos do sexo masculino afetados apresentam tremor cerebelar progressivo e ataxia. A síndrome do tremor/ataxia associada ao X frágil tem sido pouco reconhecida e pode constituir a causa genética mais comum de ataxia de início tardio. Em grande parte, o tratamento é sintomático, e a doença resulta em incapacidade progressiva.

As ataxias autossômicas recessivas são condições raras com início na infância. A ataxia de Friedreich (AF) é a mais comum e mais bem caracterizada desses distúrbios; resulta de uma expansão instável GAA no cromossomo 9. Clinicamente, caracteriza-se por ataxia de marcha e falta de destreza na infância. A ataxia reflete uma combinação de degeneração espinocerebelar e perda sensitiva periférica. Uma complicação tardia consiste em fraqueza franca secundária à disfunção do sistema piramidal. As manifestações não neurológicas incluem miocardiopatia, diabetes melito e deformidades esqueléticas que aumentam as taxas de morbidade e mortalidade da doença. Desde a identificação da mutação, foram detectadas formas de início tardio da doença com menos comprometimento sistêmico e sintomas mais leves. Por conseguinte, a ataxia de Friedreich deve ser considerada no diagnóstico diferencial das ataxias esporádicas de início na vida adulta.

A ataxia com deficiência de vitamina E tem início na infância com o fenótipo de ataxia de Friedreich. O tratamento com vitamina E em altas doses pode retardar a progressão dos sintomas neurológicos. A possibilidade de ataxia com deficiência de vitamina E deve ser aventada em qualquer criança com sinais e sintomas de ataxia de Friedreich que não apresentam a mutação da ataxia de Friedreich. A abetalipoproteinemia e a doença de Refsum podem se assemelhar à ataxia de Friedrich e, devido à disponibilidade de testes específicos, devem ser consideradas no diagnóstico diferencial. Distúrbios mitocondriais, ataxia-telangiectasia e ataxia com apraxia oculomotora constituem outras causas comuns de ataxia com início precoce com atrofia cerebelar.

Ataxias esporádicas/adquiridas

O início insidioso de ataxia cerebelar sem histórico familiar pode representar um desafio para o seu diagnóstico. O uso abusivo de álcool etílico e de toxinas, as infecções crônicas, a atrofia de múltiplos sistemas e os distúrbios mitocondriais são considerações diagnósticas. As ataxias autoimunes esporádicas passíveis de tratamento incluem a ataxia da ácido glutâmico descarboxilase (GAD, do inglês *glutamic acid decarboxylase*) e a encefalopatia associada à tireoidite autoimune responsiva a esteroides.

A ataxia de início agudo ou subagudo está mais frequentemente associada a doença cerebrovascular, doença desmielinizante ou a efeitos diretos ou indiretos do câncer. A degeneração cerebelar paraneoplásica é uma das síndromes paraneoplásicas mais comuns e, habitualmente, está associada ao câncer ginecológico, de mama e de pulmão, ou linfoma. Vários anticorpos antineuronais foram implicados; todavia, os anti-Hu/Yo/Ri são observados com mais frequência. Frequentemente, a síndrome cerebelar antecede a identificação do câncer. O tratamento do câncer subjacente e a plasmaférese são algumas vezes benéficos.

A deficiência de vitamina B$_{12}$ e de vitamina E secundária à má absorção pode se manifestar como marcha atáxica como resultado de déficits sensitivos da coluna posterior. Na situação clínica apropriada, a encefalopatia de Wernicke devido à deficiência de tiamina precisa ser considerada como causa aguda de ataxia da marcha.

A siderose superficial caracteriza-se pela deposição de ferro livre e de hemossiderina ao longo das estruturas piais e subpiais do cérebro e da medula espinal, resultando então em dano ao córtex cerebelar, nervos cocleares, córtex cerebral e medula espinal. Os pacientes apresentam a tríade de perda auditiva neurossensitiva, ataxia cerebelar e espasticidade.

Distúrbios funcionais do movimento

Os distúrbios funcionais do movimento (DFMs), que se enquadram na categoria mais ampla de distúrbios neurológicos funcionais, constituem um grupo heterogêneo de movimentos involuntários anormais que não obedecem às características fisiológicas dos outros fenômenos de movimento descritos neste capítulo. Os DFMs têm sido tradicionalmente considerados como *transtornos de conversão*, nos quais o corpo converte um estressor psicológico subjacente em um fenômeno físico. Entretanto, embora não haja claramente uma ligação entre estressores psicológicos e trauma anterior com o desenvolvimento de DFMs, essa compreensão tradicional é, provavelmente, uma simplificação excessiva da sua fisiopatologia, que não está bem elucidada. A prevalência dos DFMs não está bem estabelecida, embora se tenha relatado uma prevalência de até 10% em pacientes atendidos em clínicas especializadas em distúrbios do movimento.

Os pacientes com DFMs podem apresentar movimentos que mimetizam qualquer um dos fenômenos descritos neste capítulo (p. ex., tremor, distonia, mioclonia). Entretanto, o exame também demonstra tipicamente alterações incompatíveis com outras causas e sugestivas de DFMs, o que inclui variabilidade (p. ex., na distribuição, tipo de movimento, amplitude), retenção (em que a frequência do movimento anormal faz com que tenha uma equivalência com a de um movimento volitivo alternativo) e distração. O início abrupto dos sintomas, a existência de um evento desencadeante e uma deflagração rápida também podem ser sugestivos de um diagnóstico de DFM. Pode-se estabelecer um diagnóstico clínico de DFM com base na presença dessas manifestações típicas. O teste eletrodiagnóstico pode ser útil para identificar o tremor funcional e a mioclonia funcional.

O manejo dos DFMs pode ser desafiador, porém geralmente começa com orientação do paciente e de sua família e exige uma abordagem multidisciplinar. A terapia cognitivo-comportamental com aconselhamento constitui a melhor abordagem baseada em evidências para o manejo dos DFMs. As terapias de reabilitação são úteis na maioria dos pacientes. A farmacoterapia tem valor limitado no manejo dos DFMs, embora possa ser util para as comorbidades psiquiátricas.

Agradecimento

Agradecemos as contribuições do autor deste capítulo na edição anterior, Kevin Biglan.

LEITURA SUGERIDA

Abdo W.F., van de Warrenburg B.P., Burn D.J., et al: The clinical approach to movement disorders, Nat Rev Neurol 6:29–37, 2010.

Albanese A., Bhatia K., Bressman S.B., et al: Phenomenology and classification of dystonia: a consensus update, Mov Disord 28:863–873, 2013.

Bandmann O., Weiss K.H., Kaler S.G.: Wilson's disease and other neurological copper disorders, Lancet Neurol 14(1):103–113, 2015.

Caron N.S., Dorsey E.R., Hayden M.R.: Therapeutic approaches to huntington disease: from the bench to the clinic, Nat Rev Drug Discov 17(10):729–750, 2018.

Ferreira J.J., Mestre T.A., Lyons K.E., et al: MDS evidence-based review of treatments for essential tremor, Mov Disord 34(7):950–958, 2019.

Hallett M.: Functional (psychogenic) movement disorders—clinical presentations, Parkinsonism Relat Disord 22(Suppl 1):S149–152, 2016.

McColgan P., Tabrizi S.J.: Huntington's disease: a clinical review, Eur J Neurol 25(1):24–34, 2018.

McFarland N.R.: Diagnostic approach to atypical parkinsonian syndromes, Continuum (Minneap Minn) 22(4 Movement Disorders):1117–1142, 2016.

Postuma R.B., Berg D., Stern M., et al: MDS clinical diagnostic criteria for Parkinson's disease, Mov Disord 30(12):1591–1601, 2015.

Pringsheim T., Okun M.S., Müller-Vahl K., et al: Practice guideline recommendations summary: treatment of tics in in people with Tourette syndrome and chronic tic disorders, Neurology 92(19):896–906, 2019.

Ramirez-Zamora A., Zeigler W., Desai N., et al: Treatable causes of cerebellar ataxia, Mov Disord 30(5):614–623, 2015.

Schuepbach W.M., Rau J., Knudsen K., et al: Neurostimulation for Parkinson's disease with early motor complications, N Engl J Med 368(7):610–622, 2013.

Seppi K., Weintraub D., Coelho M., et al: The movement disorder society evidence-based medicine review update: treatments for the non-motor symptoms of Parkinson's disease, Mov Disord 26(Suppl 3):S42–S80, 2011.

Verschuur C.V.M., Suwijn S.R., Boel J.A., et al: Randomized delayed-start trial of levodopa in Parkinson's disease, N Engl J Med 380(4):315–324, 2019.

Winkelmann J., Allen R.P., Högl B., et al: Treatment of restless legs syndrome: evidence-based review and implications for clinical practice (revised 2017), Mov Disord 33(7):1077–1091, 2018.

117

Distúrbios Congênitos, de Desenvolvimento e Neurocutâneos

Kristin A. Seaborg, Jennifer M. Kwon

INTRODUÇÃO

Este capítulo descreve algumas malformações congênitas importantes do sistema nervoso, distúrbios do neurodesenvolvimento e síndromes neurocutâneas. Os avanços nos exames de imagem e nos testes genéticos moleculares melhoraram nossa compreensão desses distúrbios. A neuroimagem viabiliza o diagnóstico e o tratamento precoces das malformações do cérebro e da medula espinal. Avanços no sequenciamento genético e na análise de *microarray* estão melhorando nossa compreensão dos distúrbios monogênicos, como a síndrome do X frágil e a neurofibromatose, bem como de distúrbios geneticamente complexos, como o autismo e o transtorno de déficit de atenção/hiperatividade (TDAH).

MALFORMAÇÕES CONGÊNITAS

As malformações do sistema nervoso central (SNC) desenvolvem-se durante a vida fetal. A Tabela 117.1 fornece um resumo da linha do tempo dos desenvolvimentos neural e cortical iniciais e dos defeitos que podem ocorrer durante esses estágios. As malformações que se desenvolvem precocemente na embriogênese podem ser mais graves do que as que surgem após a formação das estruturas básicas do sistema nervoso.

Distúrbios de indução dorsal
Definição/embriologia

A indução dorsal consiste no fechamento do tubo neural 18 a 26 dias após a concepção. A porção central fecha-se primeiro, seguida das porções rostral e caudal. Pode não ocorrer fechamento completo do tubo neural em qualquer ponto ao longo do neuroeixo, levando a defeitos do tubo neural (DTNs) em 6,5/10.000 nascidos vivos, cuja prevalência varia de acordo com a região geográfica e os fatores genéticos e ambientais. O uso de ácido fólico no momento da concepção e durante a gravidez consegue reduzir significativamente as taxas de DTNs.

Se a extremidade rostral do tubo neural não se fechar, pode ocorrer anencefalia, caracterizada pelo desenvolvimento incompleto do cérebro e do crânio, de modo que os recém-nascidos afetados não sobrevivem. Se a extremidade caudal do tubo neural não se fechar, o resultado é a espinha bífida, descrita a seguir.

Espinha bífida

Definição e epidemiologia. A falha no fechamento completo da extremidade caudal do tubo neural 24 a 26 dias após a concepção resulta em espinha bífida, o tipo mais comum de DTN, que acomete 3,5 de 10 mil nascidos vivos. O fechamento caudal anormal com defeitos ósseos e cutâneos sobrejacentes pode causar DTNs "abertos", como mielomeningocele (MMC). A MMC é a forma mais grave de espinha bífida, que se caracteriza pela protrusão da medula espinal e das meninges através de um defeito na coluna vertebral. Os defeitos "fechados" da parte caudal da medula espinal (espinha bífida oculta) estão associados à malformação de uma ou mais vértebras e tipicamente provocam sintomas neurológicos limitados.

Patologia. Os defeitos associados à meningomielocele são secundários ao fechamento caudal anormal do tubo neural, bem como à exposição continuada e ao dano químico do conteúdo do tubo neural ao líquido amniótico, traumatismo e extravasamento de líquido cefalorraquidiano (LCR). O extravasamento de LCR através da meningomielocele aberta

Tabela 117.1 Estágios de desenvolvimento neural pré-natal (simplificados).				
	Estágio	**Estruturas em formação**	**Idade pós-concepção**	**Anomalias observadas[a]**
Desenvolvimento do tubo neural, vesícula encefálica	Indução dorsal	Fechamento do tubo neural	18 a 26 dias (3 a 5 semanas)	Anencefalia, espinha bífida, mielomeningocele, malformação de Chiari 2
	Indução ventral	Desenvolvimento da vesícula encefálica e da face	5 a 10 semanas	Holoprosencefalia, agenesia do corpo caloso, displasia septo-óptica
Desenvolvimento cortical	Proliferação	Desenvolvimento dos neuroblastos e glioblastos	2 a 4 meses (neuroblastos)	Microcefalia, megalencefalia
	Migração	Formação de seis camadas corticais	Pico de ocorrência com 2 a 4 meses, embora ocorra de 8 semanas a 8 meses	Lissencefalia, heterotopias periventriculares
	Organização pós-migração	Córtex formado		Polimicrogiria, esquizencefalia

[a]Algumas anomalias (como a microcefalia e a polimicrogiria) podem surgir em diferentes estágios. Portanto, mesmo que possa parecer intuitivo pensar na microcefalia como um distúrbio da proliferação neuronal, existem algumas formas de microcefalia que se desenvolvem bem depois da migração.

compromete a expansão da vesícula rostral, levando ao subdesenvolvimento da fossa posterior, com herniação das tonsilas cerebelares no canal espinal superior, denominada malformação de Arnold-Chiari ou de Chiari 2.

Apresentação clínica. Muitos dos estigmas da MMC podem ser detectados na ultrassonografia (US) fetal no primeiro trimestre. A MMC causa disfunção grave da parte distal da medula espinal, incluindo paralisia e perda sensitiva nos membros inferiores, bem como disfunção intestinal e vesical. Perda progressiva da função neurológica e desenvolvimento de pé torto congênito são comumente observados durante a gravidez. Quase todas as crianças com MMC apresentam malformação de Chiari 2 e hidrocefalia obstrutiva.

As crianças com espinha bífida oculta ou defeito do tubo neural caudal "fechado" podem apresentar sintomas, como espasticidade dos membros inferiores e anormalidades da bexiga, e a pele sobrejacente pode exibir nevos, lipomas, depressões anormais ou espirais de cabelo. O local mais comum da espinha bífida é na região lombossacral.

Diagnóstico. O diagnóstico pré-natal de MMC não pode ser estabelecido de maneira confiável por US até o segundo trimestre de gravidez. O teste sérico materno para α-fetoproteína (AFP), que é secretada a partir de um disrafismo espinal aberto (fusão incompleta), pode ser realizado com a US do segundo trimestre. A avaliação mais detalhada das características específicas da anomalia fetal pode ser efetuada com RM fetal.

Tratamento/prognóstico. Anteriormente, os recém-nascidos com MMC eram submetidos ao fechamento cirúrgico do defeito nos primeiros 2 dias de vida para minimizar as complicações neurológicas. Em 2011, o Management of Meningomyelocele Study (MOMS) demonstrou que a cirurgia pré-natal para reparo de MMC diminuiu em 42% a taxa de dilatação dos ventrículos cerebrais e de derivação ventriculoperitoneal com 1 ano e melhorou em 21% a taxa de deambulação independente. Esse estudo representou um momento decisivo no manejo da MMC e, posteriormente, fez os fetos afetados com cariótipo normal, espinha bífida isolada com borda superior entre a primeira vértebra torácica e a primeira vértebra sacral e evidências de herniação do rombencéfalo serem encaminhados para fechamento pré-natal da MMC durante o segundo trimestre de gravidez.

Malformação de Chiari do tipo 1

Definição e epidemiologia. Embora não seja tecnicamente um distúrbio de indução ventral ou um defeito do tubo neural, a malformação de Chiari 1 (MC1) é a consequência de processos patológicos semelhantes que ocorrem durante a formação da fossa posterior. A MC1 caracteriza-se por deslocamento para baixo das tonsilas cerebelares (mais de 5 mm além do forame magno). A MC1 é muito mais comum (1/1.000 nascidos vivos) do que a malformação de Chiari do tipo 2 e está associada a menos sequelas neurológicas.

Patologia. A MC1 resulta do subdesenvolvimento dos ossos da base do crânio e da redução do volume da fossa posterior. Isso leva ao deslocamento das tonsilas cerebelares para dentro do canal vertebral. A obstrução do efluxo de LCR através do forame magno estreito resulta no desenvolvimento de cavidades preenchidas por líquido na medula espinal, denominadas siringomielia (ver mais adiante). Podem ocorrer sinais/sintomas resultantes da compressão das estruturas do tronco encefálico.

Apresentação clínica. A apresentação clínica da MC1 é variável. Oitenta por cento dos pacientes queixam-se de cefaleias occipitais ou dor na nuca. Os pacientes mais jovens podem apresentar sinais/sintomas de compressão do tronco encefálico, incluindo transtorno do sono, vertigem, disfagia, tinido e sintomas oculares. Algumas MC1 são achados incidentais durante uma ressonância magnética (RM)

realizada por outros motivos. É menos provável que essas MC1 incidentais provoquem siringomielia, sinais/sintomas intratáveis ou achados neurológicos progressivos (10%).

Diagnóstico/diagnóstico diferencial. A RM é o método mais efetivo para o diagnóstico. Estudos de fluxo do LCR podem ser úteis para definir a relevância clínica da MC1. Como qualquer causa de elevação da pressão intracraniana pode levar à herniação das tonsilas, é importante excluir a possibilidade de hipertensão intracraniana idiopática e lesões expansivas do SNC.

Tratamento. O manejo dos pacientes assintomáticos sem siringomielia pode consistir em observação. Se os pacientes tiverem cefaleias intensas, déficits neurológicos ou siringomielia, a descompressão da fossa posterior com ou sem duroplastia está indicada para restabelecer o fluxo de LCR através da junção craniovertebral.

Prognóstico. A MC1 geralmente não é incapacitante, e o desfecho após a descompressão cirúrgica leva à resolução dos sintomas clínicos em mais de 80% dos pacientes. Para pacientes sintomáticos, a descompressão apenas óssea da fossa posterior, sem abertura da dura-máter, está associada a menor taxa de complicações.

Siringomielia

Definição/epidemiologia. Siringomielia ou siringe é uma cavitação cística no parênquima da medula espinal ou uma dilatação no canal central da medula (hidromielia). A prevalência estimada de 8/100.00 é, provavelmente, uma subestimativa. A siringe é uma sequela neurológica comum e importante da MC1 em até 30 a 70% dos pacientes pediátricos.

Patologia. A siringomielia pode ocorrer como condição congênita ou adquirida. A siringe congênita está associada a um defeito do tubo neural e forma-se durante a embriogênese. A siringomielia adquirida é causada pela interrupção da circulação normal do LCR e é observada na MC1, na síndrome da medula espinal presa ou ancorada, em tumores da medula espinal ou no traumatismo.

Apresentação clínica. A apresentação clássica consiste em perda sensitiva dissociada (perda da sensibilidade álgica e térmica, com preservação do tato leve e propriocepção) no pescoço, nos braços ou nos membros inferiores. Uma lesão cervical provoca perda sensitiva dissociada em forma de capa dos braços e dos ombros, atrofia das mãos e dos braços, com aumento do tônus nos membros inferiores. Escoliose é um achado comum em pacientes com siringe terminal.

Diagnóstico/diagnóstico diferencial. O diagnóstico é confirmado pela RM, que também diferencia a siringe de neoplasias, infecções e outras lesões da medula espinal. A RM da coluna lombossacral deve ser incluída para descartar a possibilidade de medula espinal presa.

Tratamento. A correção cirúrgica da causa – MC1, MC2, neoplasia, medula espinal presa – é a maneira mais efetiva de tratar a siringomielia. Uma siringe pequena pode ser um achado incidental assintomático na RM e pode ser observada, sem necessidade de intervenção.

Prognóstico. A siringomielia é, com maior frequência, uma condição crônica e lentamente progressiva, com períodos de exacerbação e remissão. Em geral, os pacientes apresentam melhora sintomática após a cirurgia corretiva. Pode-se considerar o tratamento conservador sem correção cirúrgica em crianças pequenas e pacientes assintomáticos.

Distúrbios da indução ventral
Definição/epidemiologia

Indução ventral é a segunda fase de desenvolvimento do sistema nervoso central; as vesículas cerebrais e a face começam a se formar entre a 5ª semana após a concepção e a metade da gestação. Agravos durante essa fase afetam o desenvolvimento do cérebro e da face.

Capítulo 117 Distúrbios Congênitos, de Desenvolvimento e Neurocutâneos

As malformações comuns que surgem durante esse período incluem holoprosencefalia (HPE), agenesia do corpo caloso (ACC), agenesia do septo pelúcido e displasia septo-óptica (DSO). A ACC é mais comumente observada. A prevalência na população geral é de 0,7% e é mais alta em indivíduos com incapacidades de desenvolvimento. As incidências estimadas da HPE e da DSO são, ambas, de 1 em 10 mil.

Patologia/embriologia

Ocorre indução ventral com a clivagem e a formação das três vesículas cerebrais primárias: o prosencéfalo, o mesencéfalo e o rombencéfalo. Com 49 dias de vida embrionária ou com 8 semanas de gestação, o prosencéfalo sofre clivagem em telencéfalo e diencéfalo, e, em seguida, o telencéfalo divide-se em dois hemisférios.

A clivagem anormal do prosencéfalo leva à HPE, um espectro de anormalidades que abrange desde HPE alobar (córtex com um único ventrículo) até HPE semilobar e lobar (os hemisférios cerebrais são, em sua maior parte, separados, exceto pelos lobos frontais) (Figura 117.1). Em todos os casos, ocorre alguma fusão entre os dois hemisférios cerebrais, com frequência acompanhada de anomalias faciais. A ACC e a DSO representam anormalidades mais distintas localizadas em estruturas específicas da linha média e ocorrem mais tardiamente no desenvolvimento do prosencéfalo.

Apresentação clínica

As crianças com HPE, ACC e DSO têm graus variáveis de incapacidade de desenvolvimento e outras anomalias congênitas. Como a clivagem do prosencéfalo ocorre ao mesmo tempo que a formação da face, podem ocorrer anomalias faciais que variam quanto à sua gravidade, incluindo hipotelorismo, incisivo mediano solitário, fenda palatina, probóscide ou ciclopia.

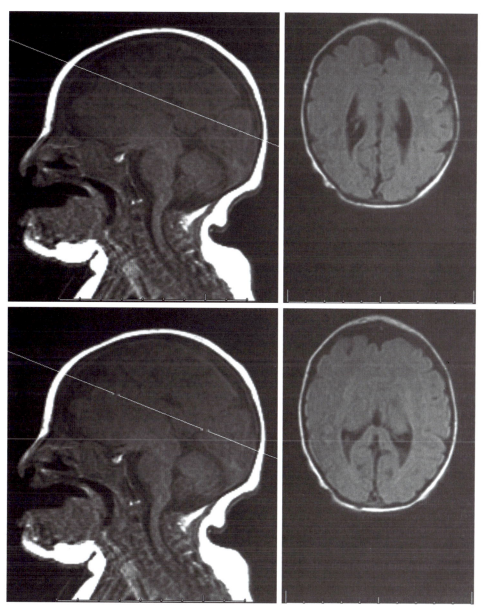

Figura 117.1 Holoprosencefalia semilobar. Ressonância magnética (imagem sagital ponderada em T1 obtida na linha média, pareada com imagem FLAIR axial, cuja localização está indicada pela linha branca) de 13 dias de vida com hipotelorismo e microcefalia. Há fusão parcial dos lobos frontais, com ausência de fissura inter-hemisférica/foice e septo pelúcido. O tronco e o joelho do corpo caloso também estão malformados. Há separação adequada do tálamo.

Seção 16 Doenças Neurológicas

O espectro clínico da DSO abrange hipoplasia do nervo óptico, hipofunção hipofisária e anormalidades cerebrais da linha média. Os indivíduos com DSO com frequência procuram assistência médica para avaliação de anormalidades visuais, falha do crescimento, hipoglicemia ou puberdade precoce. As manifestações neurológicas mais comuns da DSO consistem em convulsões e atraso do desenvolvimento.

A ACC pode ocorrer isoladamente ou em associação com outras síndromes congênitas. Quando é a única alteração, os indivíduos podem ser neurologicamente íntegros. Se for associada a outras malformações cerebrais, pode haver atraso do desenvolvimento e deficiência intelectual.

Diagnóstico/diagnóstico diferencial

A neuroimagem é o método diagnóstico primário de HPE, ACC e DSO. O diagnóstico de HPE pode ser estabelecido por ultrassonografia (US) pré-natal entre 10 e 14 semanas de gestação. O exame oftalmológico consegue detectar hipoplasia dos nervos ópticos na DSO. Como a HPE, a ACC e a DSO estão associadas a várias síndromes genéticas, indica-se a realização de teste genético para orientar o manejo.

Tratamento

O tratamento cirúrgico consegue melhorar as anomalias craniofaciais (p. ex., lábio leporino, atresia dos cóanos [bloqueio da parte posterior das vias nasais]) na HPE, ao passo que a reposição hormonal consegue corrigir a insuficiência hipofisária na DSO. A Tabela 117.2 apresenta complicações adicionais e o manejo das complicações associadas do comprometimento neurológico grave.

Prognóstico

O prognóstico para indivíduos afetados depende do grau de comprometimento clínico e das comorbidades associadas. A maioria dos fetos com HPE alobar morre no período perinatal, porém aqueles com HPE semilobar e lobar apresentam maior sobrevida com o manejo agressivo dos distúrbios associados, como disfagia e epilepsia.

As crianças com DSO apresentam desfechos variáveis, dependendo da coexistência de anormalidades cerebrais. O prognóstico para indivíduos com ACC depende de a agenesia ser um defeito isolado (prognóstico excelente) ou estar associada a uma síndrome neurológica ou genética.

Tabela 117.2 Complicações e manejo do comprometimento neurológico grave.

Complicação	Tratamento
Epilepsia	Fármacos antiepilépticos, estimulação do nervo vago, dieta cetogênica
Disfagia	Alimentação espessa ou alimentação enteral por tubo de gastrostomia
Insuficiência respiratória	Ventilação com pressão positiva durante o sono, traqueostomia e ventilação mecânica, se necessário
Espasticidade	Fisioterapia, baclofeno intramuscular ou intratecal, benzodiazepínicos orais
Musculoesquelética	Monitoramento seriado de escoliose neuromuscular, luxação do quadril e contraturas articulares. Com frequência, exige cirurgias ortopédicas
Comprometimento cognitivo	Planos de educação individualizada, terapias

Malformações do desenvolvimento cortical

Definição/epidemiologia

As malformações do desenvolvimento cortical (MDC) formam um grupo de distúrbios que se caracterizam por interrupção da migração e organização das células progenitoras neuronais, resultando em aparecimento anormal dos sulcos e giros corticais.

As categorias primárias de MDC incluem lissencefalia (que se refere ao aspecto liso da superfície do cérebro), polimicrogiria, esquizencefalia, displasia cortical focal (DCF) e heterotopia nodular periventricular. A incidência reconhecida de MDC está aumentando, graças à realização de RM em crianças com epilepsia e com déficits neurológicos congênitos. Estima-se que 25 a 40% dos casos de epilepsia infantil resistente a medicamentos sejam secundários à MDC. As formas mais graves de lissencefalia ocorrem em aproximadamente 1,2/100.000 nascidos vivos. Todas as outras formas de MDC são mais comuns do que a lissencefalia.

Patologia

A migração neuronal é um processo complexo e altamente regulado que faz parte da formação da arquitetura cortical normal que ocorre durante toda a gestação, mas cujo pico é observado entre 2 e 4 meses. Mais de cem genes desempenham vários papéis na migração neuronal.

A esquizencefalia caracteriza-se por uma fenda no cérebro, que se estende desde a superfície da pia-máter até os ventrículos cerebrais, que pode ser consequência de um defeito na migração neuronal, de uma mutação genética ou de uma agressão estrutural do SNC *in utero*.

Em geral, a displasia cortical focal (DCF) é o tipo menos grave de MDC e, com frequência, é clinicamente silenciosa até que o paciente apresente convulsões focais. A DCF ocorre mais comumente como defeito pós-migratório, levando a desorganização cortical e lesões focais.

Apresentação clínica

As MDCs podem ter apresentações clínicas muito variáveis, dependendo do momento da ruptura cortical após a concepção e do grau de envolvimento cortical. A lissencefalia tem uma apresentação grave, com acentuada incapacidade motora e convulsões, incluindo espasmos infantis. A polimicrogiria e a esquizencefalia, dependendo da extensão e da localização, podem ter uma apresentação menos grave. A maioria das crianças com MDC grave apresenta-se precocemente nos primeiros meses de vida com microcefalia, convulsões, dificuldades de alimentação e atraso do desenvolvimento. A apresentação mais comum da DCF consiste no início de convulsões focais nos primeiros anos de vida.

Diagnóstico/diagnóstico diferencial

A neuroimagem é o método diagnóstico primário de todos os tipos de MDC. Utiliza-se a RM de resolução moderada a alta para o diagnóstico de lactentes e crianças pequenas. A US pré-natal e a RM fetal identificam alterações precoces de algumas MDCs. A maioria das MDCs está associada a síndromes genéticas, o que justifica a realização de testes genéticos.

Tratamento

As convulsões são tratadas com fármacos antiepilépticos e, quando indicado, cirurgia de epilepsia. O comprometimento neurológico grave leva a outras complicações (Tabela 117.2).

Prognóstico

As crianças com síndromes de lissencefalia graves têm evolução grave e apresentam altas taxas de mortalidade. O prognóstico a longo prazo para todos os outros tipos de MDC depende do grau de comprometimento neurológico e da etiologia subjacente.

Capítulo 117 Distúrbios Congênitos, de Desenvolvimento e Neurocutâneos

DISTÚRBIOS DE DESENVOLVIMENTO

Transtorno do espectro autista

Definição/epidemiologia

O transtorno do espectro autista (TEA) caracteriza-se por comprometimento da comunicação e das interações sociais e comportamentos restritos e repetitivos. Cerca de 1 em cada 69 crianças é afetada pelo TEA, com incidência quatro vezes maior em meninos do que em meninas. As manifestações iniciais do TEA podem ser identificadas entre 1 e 3 anos.[1]

Patologia

Acredita-se que uma combinação de fatores genéticos e epigenéticos aumente o risco de desenvolvimento do TEA. Muitas síndromes genéticas, como a síndrome do X frágil e a síndrome de Rett (ver mais adiante), exibem características autistas como parte de sua apresentação clínica. Além disso, fatores ambientais, como idade materna ou paterna avançada, diabetes melito materno ou baixo peso ao nascimento, aumentam o risco de TEA.

Apresentação clínica

As primeiras manifestações do TEA surgem nos primeiros anos de vida, e pode-se obter um diagnóstico confiável em torno dos 2 anos. Em geral, os pacientes apresentam atraso no desenvolvimento da linguagem ou regressão da linguagem e interação social limitada. As crianças com TEA apresentam comprometimento da atenção compartilhada e, com frequência, exibem comportamentos estereotipados repetitivos.

Diagnóstico/diagnóstico diferencial

Foram desenvolvidos vários instrumentos de escala de classificação e ferramentas padronizadas para entrevista com o objetivo de ajudar a diagnosticar o TEA. As ferramentas mais comumente utilizadas são a Autism Diagnostic Observation Schedule (ADOS) e a Autism Diagnostic Interview-Revised (ADI-R). Ambas utilizam perguntas padronizadas e pontuações de observação com base nos critérios do DSM-5 para TEA.

Tratamento

O diagnóstico imediato e o início precoce de intervenções comportamentais intensivas, como análise comportamental aplicada (ACA) e terapias nos primeiros anos de vida, estão entre os tratamentos para o TEA. Além disso, alguns indivíduos com TEA necessitam de tratamento para comorbidades de TDAH, ansiedade ou epilepsia.

Prognóstico

Em 2014, uma revisão de todos os estudos que examinaram a efetividade da ACA demonstrou que sua realização por um longo período promove melhora da capacidade cognitiva, da linguagem e das habilidades adaptativas. Cerca de 10% das crianças com TEA desenvolvem habilidades para viver e trabalhar de forma independente. O diagnóstico precoce e o encaminhamento imediato para ACA intensiva estão associados a melhores resultados prognósticos.

Transtorno de déficit de atenção/hiperatividade

Definição/epidemiologia

O TDAH é um transtorno comum do neurodesenvolvimento, que ocorre em 5% das crianças e 2,5% dos adultos. É três vezes mais comum em indivíduos do sexo masculino do que do sexo feminino e, com frequência, está associado a outros transtornos do neurodesenvolvimento e psiquiátricos. O TDAH caracteriza-se por desatenção, impulsividade e hiperatividade, causando prejuízo do funcionamento.

Patologia

Não há achados cerebrais patológicos consistentes nem anormalidades dos neurotransmissores em indivíduos com TDAH. Entretanto, o TDAH é uma doença com elevada herdabilidade. Várias doenças genéticas estão associadas ao TDAH, incluindo síndrome do X frágil e microdeleção do 22q11 (síndrome de DiGeorge).

Sabe-se que os fatores ambientais são importantes. O baixo peso ao nascimento, a prematuridade e a exposição *in utero* a derivados do tabaco, álcool etílico e uso de substâncias ilícitas materno estão associados a maior risco de TDAH.

Apresentação clínica

Os pacientes com TDAH tipicamente manifestam o transtorno antes dos 12 anos, com queixas de 6 meses ou mais de comportamentos inadequados ao desenvolvimento, hiperatividade, desatenção inadequada e impulsividade, resultando em comprometimento significativo em pelo menos dois contextos diferentes (p. ex., em casa, na escola, no trabalho ou com colegas).

Nos testes neuropsiquiátricos, os pacientes com TDAH com frequência apresentam déficits na inibição de resposta, vigilância, memória de trabalho e planejamento. Esses pacientes comumente têm dificuldades na escola e um histórico de surtos comportamentais, devido ao pouco controle dos impulsos.

Diagnóstico/diagnóstico diferencial

O diagnóstico de TDAH pode ser estabelecido com a ajuda de escalas de classificação padronizadas, que avaliam os sintomas de desatenção, hiperatividade e impulsividade em vários contextos diferentes. A Vanderbilt Assessment Scale e as Connors' Parent and Teacher Rating Scales são exemplos de ferramentas padronizadas que ajudam a distinguir o TDAH de desatenção devido a incapacidade de aprendizagem, comprometimento auditivo ou transtornos do humor.

Tratamento

Estimulantes, como metilfenidato e anfetaminas, constituem a principal classe de fármacos usados no TDAH; eles conseguem melhorar a cognição, as funções executivas e não executivas e a memória. Outros medicamentos não estimulantes, como atomoxetina, guanfacina e clonidina, podem ser utilizados quando os efeitos colaterais estimulantes são incômodos ou quando se deseja efetuar o tratamento das comorbidades de ansiedade e transtornos do sono.

Prognóstico

Em geral, o TDAH responde ao tratamento, porém com frequência há dificuldades escolares residuais. Os sintomas centrais do TDAH na infância geralmente persistem na idade adulta, levando a maior risco de desfechos ocupacionais, econômicos e sociais adversos. A melhora dos sintomas depende da idade por ocasião do diagnóstico, do déficit intelectual associado e da efetividade do acompanhamento clínico.

---

[1] N.R.T.: De acordo com o mais recente relatório do CDC, divulgado em 2021 (com dados observados em 2018), 1 em cada 44 crianças é autista nos EUA. De acordo com a OMS, 1 em cada 160 crianças é autista no Brasil. Estima-se que, entre 200 milhões de habitantes, cerca de 2 milhões sejam autistas, com 300 mil autistas só no estado de São Paulo. Contudo, essas informações estão desatualizadas.

Síndrome de Rett

Definição/epidemiologia

A síndrome de Rett é uma doença dominante ligada ao X causada por uma mutação da proteína de ligação de metilcitosina (MECP2), um repressor transcricional. Trata-se da segunda causa mais comum de déficit intelectual grave em meninas depois da síndrome de Down e afeta 1 em 9.000 a 10.000 meninas. Nos meninos, as mutações de MECP2 são letais ou resultam em encefalopatia grave.

Patologia

A perda da função da MECP2 impede a regulação da expressão gênica durante períodos críticos do desenvolvimento no primeiro ano de vida.

Alguns pacientes que preenchem os critérios clínicos para a síndrome de Rett não apresentam mutações de MECP2. Outros genes, como *CDKL5*, *FOXG1* e *MEF2C*, foram associados à síndrome de Rett e, à semelhança do MECP2, codificam proteínas que são essenciais para o desenvolvimento inicial do cérebro.

Apresentação clínica

Os pacientes com síndrome de Rett clássica desenvolvem-se normalmente nos primeiros 6 a 18 meses e, em seguida, exibem estagnação do desenvolvimento, seguida de perda das habilidades de comunicação e desaceleração do crescimento da cabeça. Outros achados são movimentos das mãos de "contorção" na linha média, hiperventilação, deglutição de ar, distensão abdominal e constipação intestinal crônica. Entre 60 e 80% dos pacientes desenvolvem convulsões.

Diagnóstico/diagnóstico diferencial

O diagnóstico pode ser confirmado pelo teste de mutação de MECP2. Conforme assinalado anteriormente, outros genes podem causar a síndrome de Rett ou síndrome tipo Rett. A síndrome de Angelman, os distúrbios mitocondriais e a lipofuscinose ceroide neuronal também podem ter apresentação semelhante.

Tratamento

As meninas com síndrome de Rett geralmente necessitam de abordagem multidisciplinar para lidar com as complicações associadas ao grave comprometimento neurológico (Tabela 117.2). As comorbidades observadas com frequência na síndrome de Rett incluem convulsões, espasticidade com contraturas articulares e prolongamento do intervalo QTc.

Prognóstico

A maioria das meninas sobrevive até a idade adulta, porém não adquire as habilidades da fala ou funcionais e permanece dependente de cuidados.

Síndrome do X frágil

Definição/epidemiologia

A síndrome do X frágil (SXF) é uma doença ligada ao X causada pela expansão das repetições de trinucleotídios CGG no primeiro éxon do gene de deficiência intelectual do X frágil (*FMR1*). É uma doença recessiva ligada ao X, em que as meninas podem ser sintomáticas, embora tenham deficiência intelectual mais leve em comparação com os meninos. A SXF é a causa monogênica mais comum de déficit cognitivo herdado e afeta 1,4/10.000 crianças do sexo feminino e 1,9/10.000 crianças do sexo masculino. A prevalência do estado portador feminino é estimada em até 1 em cada 250 a 300.

Patologia

O gene *FMR1* normal contém entre 6 e 44 repetições de trinucleotídio CGG e produz a proteína de deficiência intelectual do X frágil (FMRP), que é importante no desenvolvimento do cérebro. Os indivíduos afetados têm mais de 200 repetições, o que provoca silenciamento da transcrição do gene *FMR1*, com perda da FMRP.

Apresentação clínica

Os meninos com SXF apresentam tipicamente déficit cognitivo moderado a grave e fácies típica, com macrocefalia relativa, face longa e estreita, palato com arco alto e orelhas proeminentes. Outras manifestações físicas incluem macro-orquidia puberal, hipermobilidade articular, hipotonia e pé plano.

Alguns indivíduos com SXF apresentam epilepsia concomitante, com início entre 2 e 10 anos. Outros achados comuns consistem em transtornos do sono, ansiedade e TDAH. Cerca de 30% dos indivíduos do sexo masculino e 25% do sexo feminino com X frágil apresentam diagnóstico concomitante de autismo.

Os indivíduos com a faixa de "pré-mutação" de 55 a 200 repetições de CGG frequentemente desenvolvem ataxia, tremor e disfunção cognitiva na idade adulta, com idade mediana de início de 60 anos (síndrome de tremor/ataxia associada ao X frágil ou STAXF).

Diagnóstico/diagnóstico diferencial

O diagnóstico é confirmado pela identificação do aumento das repetições de CGG no gene *FMR1*. Outras condições podem ser confundidas com a SXF, incluindo síndromes de Sotos, de Prader-Willi e de Klinefelter. Os distúrbios de início no adulto que se manifestam como STAXF incluem parkinsonismo, outras síndromes de ataxia e tremor.

Tratamento

O tratamento concentra-se no manejo das comorbidades, como epilepsia, autismo, TDAH e transtorno do sono. O uso de estimulantes ou de inibidores seletivos da recaptação de serotonina (ISRSs) pode diminuir efetivamente a desatenção, a hiperatividade e os sintomas psiquiátricos. Os serviços de suporte comportamental e educacional validados para o autismo são úteis na SXF. O diagnóstico e as intervenções de desenvolvimento mais precoces podem melhorar os resultados.

Prognóstico

Os pacientes com SXF respondem ao treinamento e às orientação ao longo do tempo, porém a sua deficiência intelectual dificulta a vida independente. A STAXF está associada à deterioração neurológica gradual e progressiva ao longo de muitos anos.

DISTÚRBIOS NEUROCUTÂNEOS

Os distúrbios neurocutâneos são doenças congênitas, com frequência hereditárias, que se caracterizam por lesões cutâneas e do SNC patognomônicas, que distinguem de maneira exclusiva cada doença. Muitos distúrbios neurocutâneos estão associados a crescimento anormal e não canceroso dos tecidos, com frequência de forma desorganizada. São discutidas a seguir a neurofibromatose dos tipos 1 e 2, bem como o complexo da esclerose tuberosa.

Neurofibromatose 1

Definição/epidemiologia

A neurofibromatose do tipo 1 (NF1) é uma doença autossômica dominante causada por mutações no gene *NF1*, localizado no cromossomo 17. A NF1 caracteriza-se por alteração da pigmentação da pele,

Capítulo 117 Distúrbios Congênitos, de Desenvolvimento e Neurocutâneos

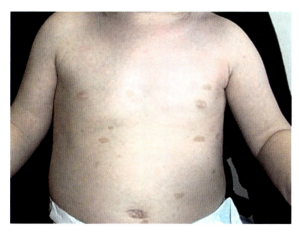

Figura 117.2 Várias manchas café com leite em uma criança com neurofibromatose tipo 1. (De Shah KN: The diagnostic and clinical significance of café-au-lait macules, Pediatr Clin N Am 57:1131-1153, 2010, Fig. 3.)

tumores e anormalidades dos ossos, do tecido conjuntivo e do cérebro (Figura 117.2). É o distúrbio neurocutâneo mais comum, e ocorre em 1/2.500 a 1/3.000 indivíduos em todo o mundo.

Patologia

O gene *NF1* codifica a neurofibromina, que regula o crescimento dos tecidos e a formação tumoral, o que explica a ocorrência de neurofibromas cutâneos, neurofibromas plexiformes e gliomas na NF1. Podem ocorrer tumores malignos secundariamente à transformação maligna de tumores previamente benignos. Cerca de 50% dos casos de NF1 resultam de mutações espontâneas.

Apresentação clínica

Os pacientes podem manifestar a NF1 de forma variável. Todos os pacientes com NF1 podem ser diagnosticados antes dos 20 anos, com base nos critérios clínicos mostrados na Tabela 117.3. Os pacientes podem apresentar dificuldades de aprendizagem, macrocefalia e epilepsia. As complicações importantes da NF1 consistem em escoliose, neurofibromas gastrintestinais, feocromocitomas e estenose da artéria renal.

Diagnóstico/diagnóstico diferencial

Os critérios diagnósticos delineados anteriormente têm altas sensibilidade e especificidade. O teste de DNA do *NF1* para mutações em NF1 pode confirmar o diagnóstico. A schwannomatose e a neurofibromatose do tipo 2 podem ser confundidas com a NF1.

Tratamento

Recomenda-se vigilância multidisciplinar regular com exames de pele frequentes e avaliação do desenvolvimento neurocognitivo. Exames oftalmológicos são fortemente recomendados até os 8 anos, visto que o risco de gliomas do nervo óptico é maior durante esse período. Muitos tumores do nervo óptico podem ser seguidos de forma conservadora sem cirurgia, a não ser que ocorram alterações visuais, quando se recomenda o tratamento com agentes quimioterápicos.

Os neurofibromas cutâneos grandes e os fibromas menores podem ser removidos, porém normalmente são recorrentes. Os neurofibromas plexiformes subcutâneos crescem ao longo dos nervos e estendem-se dentro do tecido circundante, causando dor ou deformidades. Eles apresentam um elevado risco de transformação maligna ao longo da vida e devem ser excisados, se possível. Fármacos direcionados para as vias biológicas envolvidas no crescimento de tumores estão sendo ativamente investigados.

Neurofibromatose 2

Definição/epidemiologia

A neurofibromatose do tipo 2 (NF2) é uma doença autossômica dominante rara de início no adulto, que afeta 1/33.000 indivíduos e se caracteriza por schwannomas vestibulares bilaterais e tumores cerebrais não malignos.

Patologia

O gene *NF2* no cromossomo 22q12 é um gene supressor de tumor, de modo que as mutações levam à perda da proteína merlina e a uma predisposição à formação de tumores. Cerca de 50% dos casos com NF2 apresentam mutações esporádicas.

Apresentação clínica

A NF2 caracteriza-se por múltiplos tumores não malignos do SNC, incluindo meningiomas, ependimomas e gliomas. Schwannomas vestibulares bilaterais são característicos da NF2 e acometem 95% dos

---

Tabela 117.3 Critérios diagnósticos dos NIH para a NF1 e a NF2.

NF1	NF2

O diagnóstico clínico baseia-se na presença de duas das seguintes características:
1. Seis ou mais manchas café com leite de mais de 5 mm de diâmetro em indivíduos pré-púberes e de mais de 15 mm de diâmetro em indivíduos após a puberdade
2. Dois ou mais neurofibromas de qualquer tipo ou um neurofibroma plexiforme
3. Efélides nas axilas ou nas regiões inguinais
4. Dois ou mais nódulos de Lisch (hamartomas da íris)
5. Glioma óptico
6. Lesão óssea distinta, como displasia do esfenoide ou adelgaçamento do córtex de ossos longos, com ou sem pseudoartrose associada
7. Parente de primeiro grau (pais, irmãos ou filhos) com NF1 diagnosticada com base nos critérios listados anteriormente
	Os critérios são preenchidos por um indivíduo que satisfaça a condição 1 ou 2:
	1. Massas bilaterais do oitavo nervo craniano, visualizadas com o uso de técnicas de imagem apropriadas (p. ex., TC ou RM)
	2. Parente de primeiro grau com NF2 e:
	  a. Massa unilateral do oitavo nervo craniano ou
	  b. Dois dos seguintes:
	    • Neurofibroma
	    • Meningioma
	    • Glioma
	    • Schannoma
	    • Opacidade lenticular subcapsular posterior juvenil

Seção 16 Doenças Neurológicas

pacientes. A NF2 geralmente é diagnosticada em torno dos 20 a 30 anos com o início da perda auditiva e identificação de schwannomas vestibulares unilaterais ou bilaterais.

Os indivíduos com NF2 podem apresentar lesões café com leite, porém raramente do tamanho ou do número observados na NF1. Muitos pacientes com NF2 apresentam achados oftalmológicos, como cataratas, alterações da retina e ambliopia.

Diagnóstico/diagnóstico diferencial

À semelhança da NF1, os pacientes com NF2 são inicialmente diagnosticados com base em critérios clínicos altamente específicos (Tabela 117.3). Os testes moleculares podem confirmar o diagnóstico.

Com frequência, a NF2 é diagnosticada erroneamente como NF1, em particular se houver manchas café com leite. Os pacientes com NF2 também podem ser diagnosticados de forma incorreta como portadores de meningioma isolado ou schwannoma vestibular unilateral se não forem investigados outros achados.

Tratamento

A remoção dos schwannomas e de outros tumores normalmente está indicada mais tarde durante a vida, quando os tumores são maiores e provocam sintomas significativos. Pode haver complicações pós-cirúrgicas, e os tumores podem ser recorrentes.

Embora o tratamento tradicional tenha sido concentrado em intervenções cirúrgicas, conforme descrito na NF1, a atenção voltou-se para o desenvolvimento de fármacos direcionados para as vias de crescimento dos tumores.

Complexo de esclerose tuberosa

Definição/epidemiologia

O complexo de esclerose tuberosa (CET) é uma doença autossômica dominante de diferenciação, proliferação e migração celulares precoces. O CET resulta em lesões hamartomatosas que envolvem múltiplos órgãos em diferentes estágios. A incidência do CET é de 1/6.000. Mutações em dois genes, *TSC1* e *TSC2*, comprovadamente causam CET na maioria dos casos, e cerca de 70% dos casos são esporádicos.

Patologia

Os genes *TSC1* e *TSC2* estão localizados em cromossomos diferentes, porém ambos codificam proteínas (hamartina e tuberina, respectivamente) que atuam como supressores de tumor, inibindo a via do alvo da rapamicina em mamíferos (mTOR), que é essencial no crescimento e na proliferação das células. Mutações nesses genes resultam em desregulação do crescimento e da proliferação.

Apresentação clínica

Os achados cutâneos do CET são comuns. Noventa por cento dos pacientes apresentam manchas hipomelanóticas ou "manchas em formato de folha de freixo". Os angiofibromas faciais consistem em pápulas em forma de cúpula e beges benignas, de 1 a 5 mm, que aparecem pela primeira vez em crianças entre 2 e 5 anos. As placas de *shagreen* consistem em grandes placas na região lombossacral com textura da pele em "casca de laranja" e são específicas do CET.

O comprometimento do SNC afeta quase todos os indivíduos com CET. As condições comuns incluem epilepsia, autismo, atraso do desenvolvimento e déficit intelectual. O exame de imagem do cérebro pode revelar tubérculos subcorticais, nódulos subependimários e astrocitomas subependimários de células gigantes (ASPG) em alguns casos. Quarenta a 50% dos lactentes desenvolvem uma forma grave de convulsões, denominada espasmos infantis.

Diagnóstico/diagnóstico diferencial

O diagnóstico de CET é confirmado pela identificação de uma mutação patogênica do TSC1 ou TSC2. Como 10 a 25% dos pacientes afetados não têm mutação, também foram estabelecidos critérios clínicos identificados.

O espectro de tumores observados no CET também pode ocorrer isoladamente. A biopsia pode ser necessária para diferenciar os angiofibromatomas faciais da acne e de outras lesões cutâneas.

Tratamento

O tratamento é direcionado primariamente para as sequelas das lesões associadas ao CET. Vários estudos mostraram que lactentes com CET e espasmos infantis apresentam uma resposta superior ao tratamento com vigabatrina.

Os ASPGs são, em geral, lesões benignas de crescimento lento, que podem ser monitoradas por meio de neuroimagem seriada se forem assintomáticas. Entretanto, os ASPGs localizados próximo ao forame de Monro podem levar à hidrocefalia obstrutiva. A intervenção cirúrgica com ressecção total macroscópica pode ser curativa, porém o tratamento com inibidores do mTOR, como o everolimo, é comumente útil.

Prognóstico

O CET associado a mutações de *TSC1* é mais frequentemente familiar e apresenta um fenótipo clínico mais leve. É mais provável que os pacientes com mutações de *TSC2* apresentem uma mutação esporádica com complicações clínicas mais graves. A variabilidade no desfecho depende da extensão e do tipo de sinais/sintomas iniciais. Os pacientes com convulsões refratárias, atraso do desenvolvimento e lesões do SNC têm prognóstico mais sombrio. O desenvolvimento de angiolipomas renais, particularmente tumores múltiplos, também está associado a um desfecho mais sombrio.

Síndrome de Sturge-Weber

Definição/epidemiologia

A síndrome de Sturge-Weber (SSW) é uma síndrome de malformação vascular, caracterizada por lesões vasculares da pele, do cérebro e dos olhos. Ocorre em 1/20.000 a 1/50.000 nascidos vivos, sem evidências claras de herdabilidade. A SSW é a terceira síndrome neurocutânea mais comum depois da NF1 e do CET.

Patologia

A SSW é causada por mutações somáticas no gene *GNAQ*, que é importante no desenvolvimento vascular. A mutação com ganho de função no gene *GNAQ* é encontrada nos tecidos afetados associados a lesões vasculares. As malformações vasculares leptomeníngeas são ipsilaterais à mancha vinho do Porto e estão associadas à lesão cortical secundária à estase venosa e à perfusão tecidual insuficiente.

Apresentação clínica

A SSW caracteriza-se por angiomatose leptomeníngea da parte posterior do hemisfério, malformações vasculares cutâneas da face, conhecidas como angioma de corioide do olho, convulsões e glaucoma.

Diagnóstico/diagnóstico diferencial

O diagnóstico é habitualmente estabelecido pela observação de mancha vinho do Porto na distribuição do nervo oftálmico, divisão do nervo trigêmeo, com confirmação da anormalidade intracraniana por neuroimagem. Enquanto 10 a 35% das crianças com mancha vinho do Porto na fronte ou na pálpebra superior apresentam SSW, até 80% das crianças com mancha vinho do Porto não têm lesões intracranianas.

Capítulo 117 Distúrbios Congênitos, de Desenvolvimento e Neurocutâneos

A SSW deve ser diferenciada de outros distúrbios que envolvem anormalidades dos vasos intracranianos e convulsões, incluindo doença de *moyamoya*, outras malformações vasculares e esclerose tuberosa.

Tratamento

O tratamento agressivo das convulsões com fármacos antiepilépticos, com consideração de excisão cirúrgica de áreas epileptogênicas, está indicado. As marcas de nascença na face podem ser tratadas por ablação a *laser* para objetivos estéticos. Rastreamento e tratamento cuidadosos do glaucoma são necessários.

O uso de ácido acetilsalicílico (AAS) diariamente para a prevenção de acidente vascular encefálico (AVE) é motivo de controvérsia.

Prognóstico

O prognóstico para pacientes com SSW depende do grau de déficit intelectual e incapacidade de desenvolvimento subjacentes, do controle das convulsões e do grau de comprometimento visual geralmente devido ao glaucoma.

LEITURA SUGERIDA

Adzik NS, Thom EA, Spong CV, et al: A randomized trial of prenatal versus postnatal repair of myelomeningocele, N Eng J Med 364:993–1004, 2011.

Alexander H, Tsering D, Myseros JS, et al: Management of Chiari I malformations: a paradigm in evolution, Childs Nerv Syst 35(10):1809–1826, 2019.

Ardern-Homes S, Fischer G, North K: Neurofibromatosis type 2: presentation, major complications, and management, with a focus on the pediatric age group, J Child Neurol 32(1):9–22, 2017.

Calloni SF, Caschera L, Triulzi FM: Disorders of ventral induction/spectrum of holoprosencephaly, Neuroimag Clin N Am 29:411–421, 2019.

Ciaccio C, Fontana L, Milani D, Tabano S, Miozzo M, Esposito S: Fragile X syndrome a review of clinical and molecular diagnoses, Ital J Pediatr 43, 2017.

Fakhoury M: Autistic spectrum disorders: a review of clinical features, theories, and diagnosis, Int J Devl Neuroscience 43:70–77, 2015.

Gold W, Krishnarajy R, Ellaway C, Christodoulou J: Rett syndrome: a genetic update and clinical review focusing on comorbidities, ACS Chem Neurosci 9:167–176, 2018.

Guerrini R, Dobyns W: Malformations of cortical development: clinical features and genetic causes, Lancet Neurol 13:710–726, 2014.

Hirbe A, Gutmann D: Neurofibromatosis type 1: a multidisciplinary approach to care, Lancet Neurol 13:834–843, 2014.

Kabagambe S, Jensen G, Chen Y, et al: Fetal surgery for myelomeningocele: a systematic review and meta-analysis of outcomes in fetoscopic versus open repair, Fetal Diagn Ther 43:161–174, 2018.

Perlman S: Von Hippel-Lindau disease and Sturge-Weber syndrome, Handbook of Child Neurology 148, 2018, Neurogenetics, Part II.

Raspa M, Wheeler A, Riley C: Public Health Literature Review of Fragile X syndrome, Pediatrics 139:S153, 2017.

Rosenberg R, Kiely Law J, Yenokyan G, McGready J, Kaufmann W, Law PA: Characteristics and concordance of autism spectrum disorders among 277 twin pairs, Arch Pediatr Adolesc Med 163(10):907–914, 2009.

Rosser R: Neurocutaneous disorders, Continuum 24(1, Child Neurology): 96–129, 2018.

Thapar A, Cooper M: Attention deficit hyperactivity disorder, Lancet 387:1240–1250, 2015.

Vandertop WP: Syringomyelia, Neuropediatrics 45:3–9, 2014.

Weitlauf AS, McPheeters ML, Peters B, et al: Therapies for children with autism spectrum disorder: behavioral interventions update. AHRQ Comparative Effectiveness Reviews. Report no. 14-EHC036-EF, Agency for Healthcare Research and Quality, 2014.

118

Doença Cerebrovascular

Mitchell S. V. Elkind

INTRODUÇÃO

O acidente vascular encefálico (AVE) é um grave problema de saúde pública em todo o mundo, devido a suas altas prevalência e mortalidade e à sua associação à ocorrência de incapacidade significativa nos sobreviventes. O AVE é a quinta causa principal de morte nos EUA e uma das principais causas de morte em outros países, particularmente na Ásia. É a principal causa de incapacidade grave e resulta em enormes custos, tanto em dólares gastos com os cuidados de saúde quanto em perda da produtividade. Já foram feitos grandes avanços na compreensão da epidemiologia, da etiologia e da patogênese da doença cerebrovascular, que levaram a notáveis mudanças na abordagem ao diagnóstico e ao tratamento do AVE na última década.

DEFINIÇÕES E EPIDEMIOLOGIA

O termo *doença cerebrovascular* abrange vários distúrbios que compartilham uma patologia localizada nos vasos do cérebro e da medula espinal, incluindo AVE isquêmico, ataque isquêmico transitório (AIT), hemorragia intracerebral (HIC), hemorragia subaracnóidea (HSA), trombose venosa cerebral e dos seios venosos cerebrais e distúrbios dos próprios vasos não associados à lesão cerebral (Tabela 118.1). O AVE, que é o principal tipo de doença cerebrovascular, pode ser classificado como isquêmico (*i. e.*, devido à falta de fluxo sanguíneo) ou hemorrágico. Graças ao uso generalizado de exames de imagem sensíveis do cérebro, como a ressonância magnética (RM) ponderada em difusão (DWI), a lesão cerebral por isquemia pode ser observada em pacientes cujos sintomas duram apenas alguns minutos. A definição de AIT evoluiu, assim, de um episódio em que os sintomas duravam menos de 24 horas para um episódio no qual a duração dos sintomas não é tão relevante, mudando o foco para a lesão cerebral evidente em exames de imagem (ou na necropsia, quando o paciente morre). Uma definição elaborada por um grupo de especialistas em 2013 estabeleceu o *AVE isquêmico* como "um episódio de disfunção neurológica causado por infarto cerebral focal, espinal ou da retina". Um *AVE por HIC* foi definido como "rápido desenvolvimento de sinais clínicos de disfunção neurológica devido ao acúmulo focal de sangue no parênquima cerebral ou no sistema ventricular, que não é decorrente de traumatismo".

Como as técnicas avançadas de exame de imagem possibilitam a detecção de anormalidades consistentes com infarto ou micro-hemorragia que não estão associadas a manifestações clínicas, as definições atuais distinguem entre "AVE", que envolve sintomas clínicos, e "infarto cerebral" e "micro-hemorragias" (ou "microssangramentos"), que não precisam estar associados a sintomas de lesão cerebral. Entretanto, os denominados "acidentes vasculares encefálicos silenciosos" não são silenciosos; podem estar associados a declínio cognitivo, demência, distúrbios da marcha, incapacidade funcional e aumento

Tabela 118.1 Formas comuns de doença cerebrovascular.

Doença cerebrovascular isquêmica
  Sintomática
- AVE isquêmico
  - Infarto cerebral
  - Infarto da medula espinal
  - Infarto da retina
- Ataque isquêmico transitório
- Cegueira monocular transitória (amaurose fugaz)
  Assintomática
- Infarto cerebral/infarto da medula espinal/infarto da retina

Doença cerebrovascular hemorrágica
- Hemorragia intracerebral
- Hemorragia subaracnóidea
- Hemorragia intraventricular
- Hemorragia subdural
- Hemorragia epidural
- Microssangramentos cerebrais

Outras formas de doença cerebrovascular
- Trombose cerebral venosa
- Trombose de seio da dura-máter

Distúrbios de autorregulação cerebral
- Síndrome da encefalopatia posterior reversível
- Encefalopatia hipertensiva
- Síndrome de vasoconstrição cerebral reversível

Anormalidades vasculares
- Aneurismas
- Malformações arteriovenosas
- Malformações cavernosas
- Displasia fibromuscular

AVE, acidente vascular encefálico.

do risco de AVEs clínicos. Como os infartos subclínicos são aproximadamente cinco vezes mais comuns do que os AVEs clinicamente evidentes, a sua inclusão (bem como os microssangramentos) na *doença cerebrovascular* aumenta de modo substancial o ônus reconhecido da patologia cerebrovascular.

Os AVEs isquêmicos podem ser ainda classificados em subgrupos etiológicos, com base no mecanismo da isquemia e no tipo e na localização da lesão vascular. O cardioembolismo como fonte ocorre em 15 a 30% dos casos, o infarto aterosclerótico de grandes vasos varia de 14 a 40% e os infartos lacunares de pequenos vasos respondem por 15 a 30% dos casos. O AVE de outras causas determinadas, como arterite ou dissecção, é responsável por menos de 5% dos casos. Em 30 a 40% dos infartos isquêmicos, não é possível determinar a causa.

A hemorragia intracraniana também pode ser subdividida em subtipos, com base no local e na origem vascular do sangue: subaracnóidea, quando o sangramento se origina nos espaços subaracnóideos que circundam o cérebro; e intracerebral, quando a hemorragia ocorre dentro do parênquima cerebral. Outras formas de sangramento intracraniano, como a hemorragia subdural e a hemorragia epidural, geralmente estão associadas a traumatismo e não costumam ser consideradas como manifestações de AVE.

Nos EUA, existem 6,4 milhões de sobreviventes de AVE (prevalência de 3%), e há aproximadamente 600 mil novos AVEs (incidentes) e 200 mil AVEs recorrentes por ano. Destes, cerca de 87% consistem em infartos isquêmicos, 10% em hemorragias primárias e 3% em HSA. Nos adultos com idade entre 65 e 74 anos, a incidência de AVE é de 670 a 970/100.000 por ano. As taxas de incidência de AVE são aproximadamente duas vezes mais altas em afro-americanos do que em indivíduos brancos. No norte de Manhattan, hispânicos do Caribe apresentaram uma taxa de incidência intermediária entre a dos indivíduos brancos e afro-americanos. As tendências temporais na incidência de AVE sugerem que as suas taxas de incidência e mortalidade diminuíram desde 1950; entretanto, as disparidades persistiram na incidência e na taxa de mortalidade do AVE. As taxas de AVE nos jovens também aumentaram. De 1995 a 2012, as taxas de hospitalização por AVE duplicaram em homens de 18 a 44 anos. De modo geral, devido ao envelhecimento da população global e ao aumento da prevalência de fatores de risco de AVE em indivíduos mais jovens, o risco global médio de AVE ao longo da vida aumentou quase 9% nos últimos 25 anos (até 2016), alcançando 25%, o que significa que 1 em cada 4 indivíduos sofrerá um AVE em algum momento da vida.

A incidência de AVE aumenta com a idade, porém AVEs ocorrem em adultos jovens e crianças e podem passar despercebidos se o diagnóstico não for considerado. Embora as taxas de incidência de AVE sejam mais altas para homens do que para mulheres na maioria das faixas etárias, as taxas em adultos jovens são semelhantes ou maiores nas mulheres, estando provavelmente relacionadas com a gravidez, o uso de contracepção hormonal e outras diferenças relacionadas com hormônios. Em idades mais avançadas, as taxas de incidência nas mulheres são mais altas, e, como as mulheres tendem a viver mais do que os homens, em geral, cerca de 55 mil mulheres a mais do que homens sofrem um AVE a cada ano.

FATORES DE RISCO MODIFÍCÁVEIS

Os fatores de risco de AVE modificáveis bem estabelecidos incluem hipertensão arterial sistêmica (HAS), doença cardíaca (sobretudo fibrilação atrial), diabetes melito, hiperlipidemia, tabagismo, inatividade física, etilismo, estenose assintomática da artéria carótida e história pregressa de AIT (Tabela 118.2).

A HAS constitui o fator de risco de AVE modificável mais poderoso e está associada a AVEs tanto isquêmicos quanto hemorrágicos. O risco de AVE diminui com níveis de pressões arteriais sistólica e diastólica mais baixos, e esse decréscimo gradual no risco persiste até níveis de 115/75 mmHg. Não existe um nível limiar bem definido abaixo do qual desapareça o risco de AVE.

A doença cardíaca está associada a risco aumentado de AVE isquêmico. A fibrilação atrial (FA) é a doença cardíaca mais frequentemente associada ao risco de AVE e responde por até 24% dos casos de infarto cerebral no indivíduo idoso. Outras doenças cardíacas, como valvopatia cardíaca, infarto agudo do miocárdio (IAM), doença arterial coronariana (CAD) e insuficiência cardíaca congestiva (ICC), também estão associadas a risco de AVE. Evidências recentes também sugerem que outras arritmias atriais, como taquicardia supraventricular paroxística, aumentam o risco de AVE, até mesmo na ausência de fibrilação atrial. Outras fontes possíveis de êmbolos cardíacos incluem

Tabela 118.2 Fatores de risco de acidente vascular encefálico.

Fatores de risco não modificáveis	Idade
	Sexo
	Raça/etnicidade[1]
	História familiar
	Doenças genéticas
Fatores de risco modificáveis bem estabelecidos	Hipertensão arterial sistêmica/pressão arterial
	Diabetes melito/hiperglicemia
	Distúrbios cardíacos
	Fibrilação atrial
	Valvopatia cardíaca
	Infarto agudo do miocárdio recente
	Miocardiopatia/insuficiência cardíaca
	Endocardite bacteriana
	Hiperlipidemia
	Tabagismo (cigarro)
	Estenose da artéria carótida
	Ataque isquêmico transitório (AIT)
	Inatividade física
	Estados de hipercoagulabilidade (p. ex., síndrome do anticorpo antifosfolipídio, hipercoagulopatia associada ao câncer)
	Etilismo
	Uso de substâncias psicoativas (p. ex., cocaína, uso de substâncias intravenosas)
Outros fatores de risco potenciais	Enxaqueca
	Apneia do sono
	Distúrbios cardíacos
	Taquicardia supraventricular paroxística
	Persistência do forame oval/aneurisma do septo interatrial
	Ateroma aórtico
	Cardiopatia atrial
	Infecções (p. ex., vírus varicela-zóster, vírus influenza)
	Inflamação
	Outros

[1]N.R.T.: O termo *etnicidade* tem significado social e está mais ligado ao sentimento, à cultura, à socialização e ao interesse de um grupo étnico do que a um conceito de raça. Diferentes características, como origem, religião, raça ou região, podem distinguir um grupo étnico do outro.

persistência do forame oval, doença aterosclerótica do arco da aorta, aneurismas do septo interatrial e faixas valvares.

A hiperlipidemia é um fator de risco de AVE, embora a sua relação com o AVE seja mais complicada do que a da doença cardíaca, principalmente devido aos numerosos tipos de AVE. As anormalidades dos lipídios, como elevação da lipoproteína de baixa densidade (LDL) e níveis diminuídos de lipoproteína de alta densidade (HDL), estão fortemente associadas ao AVE isquêmico de origem aterosclerótica. Entretanto, de forma um tanto paradoxal, níveis baixos de LDL estão associados a risco aumentado de AVE hemorrágico.

O papel do etilismo como fator de risco de AVE também depende do subtipo de AVE, bem como do volume consumido. Já foi constatado que o etilismo é um fator de risco tanto para a HIC quanto para a HSA de modo linear, enquanto existe uma relação em forma de J entre o álcool etílico e o AVE isquêmico, de modo que o consumo modesto (até duas doses diárias em homens e uma dose diária em mulheres) pode ser protetor contra o AVE, ao passo que o consumo pesado (cinco ou mais doses por dia) aumenta o risco.

A doença da artéria carótida assintomática, sobretudo quando a estenose é igual ou superior a 70%, está associada a aumento do risco de AVE (aproximadamente 2% ao ano). Entretanto, o risco de AVE também depende da velocidade de progressão da estenose, da circulação colateral e da estabilidade da placa aterosclerótica.

Os AITs constituem um forte preditor de AVE subsequente. Os primeiros dias após um AIT estão associados ao risco mais elevado de AVE, e várias séries clínicas demonstraram risco de 5% em 2 dias e risco de 10% em 90 dias. Os pacientes com cegueira monocular transitória (amaurose fugaz) apresentam melhor desfecho do que aqueles com ataques isquêmicos hemisféricos. O risco de AVE após um AIT depende da causa subjacente da isquemia, incluindo a existência e a gravidade de doença aterosclerótica subjacente ou FA. Idade, HAS, diabetes melito, síndromes clínicas, como afasia e hemiparesia, e duração de pelo menos 10 minutos são preditivos de maior risco de AVE em pacientes com AIT. Os pacientes com AIT que apresentam evidências de infarto na RM também correm maior risco. Outros fatores de risco potenciais para AVE incluem enxaqueca, uso de contraceptivos orais, uso de substâncias psicoativas, apneia do sono, infecção e inflamação.

PATOLOGIA

Para compreender a patologia da doença cerebrovascular, é necessário analisar a anatomia vascular do cérebro, as patologias vasculares passíveis de afetar os vasos cerebrais e a resposta do tecido cerebral à isquemia e à hemorragia.

Implicações clínicas da anatomia vascular

O cérebro é perfundido por quatro vasos principais, as duas artérias carótidas e as duas artérias vertebrais. Essas artérias têm origem extracraniana, como ramos da aorta e dos grandes vasos, e seguem o seu percurso pelo pescoço e pela base do crânio até alcançar a cavidade intracraniana (Figura 118.1). A artéria carótida e seus ramos formam a circulação anterior, ao passo que as artérias vertebrais e seus ramos constituem a circulação posterior. As circulações anterior e posterior comunicam-se entre si por meio das artérias comunicantes posteriores. Os lados direito e esquerdo da circulação anterior comunicam-se entre si por meio da artéria comunicante anterior. Os principais vasos na base do cérebro e os vasos comunicantes constituem o círculo de Willis, a rede anastomótica que possibilita o fluxo sanguíneo colateral quando ocorrem estenose ou oclusão dos vasos individuais. Como é comum a existência de variantes no círculo de Willis, o fluxo colateral pode não ser suficiente em muitos casos de bloqueio, de modo que o risco de AVE isquêmico depende da anatomia específica do paciente.

A artéria carótida comum direita começa geralmente como ramo da artéria inominada (tronco braquiocefálico), ao passo que a artéria carótida comum esquerda se origina diretamente do arco da aorta. As artérias carótidas comuns bifurcam-se nas artérias carótidas interna e externa, habitualmente no nível da quarta vértebra cervical (C IV). As artérias carótidas internas não têm ramos no pescoço e na face e entram no crânio através do canal carótico. Existem quatro segmentos principais de cada artéria carótida interna: partes cervical, petrosa, cavernosa e supraclinoide. Sifão carótico é o termo anatômico utilizado para descrever a curva em formato de grampo de cabelo feita pelos segmentos cavernoso e supraclinoide, e é nesse nível que a artéria oftálmica se origina, constituindo o primeiro grande ramo da artéria carótida interna, que fornece o fluxo sanguíneo ao nervo óptico e à retina. Portanto, a doença da artéria carótida interna geralmente provoca isquemia ocular, levando a um ataque isquêmico transitório (amaurose fugaz) ou infarto do nervo óptico ou da retina, um sinal de alerta de AVE iminente. Em seguida, as artérias carótidas

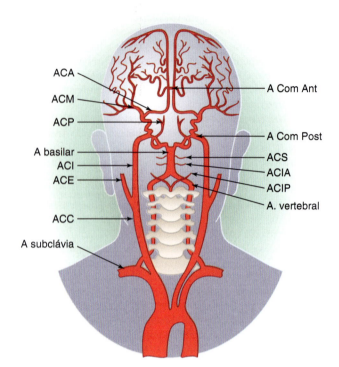

Figura 118.1 Vista frontal das irrigações arteriais extracraniana e intracraniana do cérebro. Os vasos que formam o círculo de Willis são destacados. *A*, artéria; *ACA*, artéria cerebral anterior; *ACC*, artéria carótida comum; *ACE*, artéria carótida externa; *ACI*, artéria carótida interna; *ACIA*, artéria cerebelar inferior anterior; *ACIP*, artéria cerebelar inferior posterior; *ACM*, artéria cerebral média; *A Com Ant*, artéria comunicante anterior; *A Com Post*, artéria comunicante posterior; *ACP*, artéria cerebral posterior; *ACS*, artéria cerebelar superior. (Adaptada de Lord R: Surgery of occlusive cerebrovascular disease, St. Louis, 1986, Mosby.)

internas dão origem às artérias hipofisária superior, comunicante posterior e corióidea anterior, antes de terminar o seu percurso intracraniano, dividindo-se nas artérias cerebrais média e anterior. Além dos olhos, os sistemas das artérias carótidas pareadas suprem aproximadamente 80% do fluxo sanguíneo hemisférico, incluindo os lobos frontal, parietal e temporal anterior. Em até 15% dos indivíduos, a artéria cerebral posterior (ACP) também se origina diretamente da artéria carótida interna (a denominada ACP de origem fetal), de modo que todo o hemisfério, incluindo o lobo occipital, é suprido pela artéria carótida interna. A artéria corióidea anterior irriga várias estruturas, além do plexo corióideo, incluindo a porção inferior do ramo posterior da cápsula interna, o hipocampo e porções do globo pálido, putame posterior, corpo geniculado lateral, amígdala e tálamo ventrolateral.

A artéria cerebral média (ACM) é o maior ramo da artéria carótida interna. Em sua primeira porção ou parte esfenoidal, é frequentemente referida como segmento M1 que, em geral, se bifurca em divisões superior e inferior ou, com menos frequência, se trifurca em três divisões principais (superior, média e inferior). A parte esfenoidal da ACM dá origem às artérias mediais e laterais lenticuloestriadas, que suprem a cápsula extrema, o claustro, o putame, a maior parte do globo pálido, parte da cabeça e todo o corpo do núcleo caudado, bem como as porções superiores dos ramos anterior e posterior da cápsula interna. As divisões da ACM irrigam quase toda a face cortical lateral do cérebro, incluindo a ínsula, o opérculo e os córtices frontal, parietal, temporal e occipital.

A artéria cerebral anterior (ACA) também apresenta um segmento proximal ou A1, que termina na junção com a artéria comunicante anterior. Em seguida, a ACA ipsilateral continua como segmento distal ou A2. Um ramo importante é a artéria recorrente de Heubner, que irriga a cabeça do núcleo caudado, e vários ramos corticais suprem as faces medial e orbital do lobo frontal.

As artérias vertebrais originam-se geralmente das artérias subclávias, seguem o seu trajeto através dos forames transversários das vértebras cervicais, perfuram a dura-máter e entram na cavidade craniana através do forame magno. As duas artérias vertebrais unem-se para formar a artéria basilar no nível da junção pontobulbar. As artérias espinais anterior e posterior e a artéria cerebelar inferior posterior (ACIP), que supre a superfície inferior do cerebelo, surgem dos segmentos distais das vértebras. A parte lateral do bulbo é irrigada por múltiplos ramos perfurantes da ACIP ou ramos penetrantes diretos da artéria vertebral. Por conseguinte, a oclusão da artéria vertebral distal pode causar infarto da parte lateral do bulbo (síndrome de Wallenberg), que se caracteriza por vertigem, desequilíbrio, síndrome de Horner, disfagia e perda sensitiva.

Após se originar como união das artérias vertebrais direita e esquerda, a artéria basilar percorre a parte ventral da ponte. As artérias penetrantes paramedianas e circunferenciais saem da artéria basilar para penetrar no parênquima da ponte. Proximalmente, a artéria basilar dá origem às duas artérias cerebelares inferiores anteriores (ACIA) e, mais distalmente, às artérias cerebelares superiores (ACS); esses vasos perfundem a face ventrolateral do córtex cerebelar. Uma artéria do labirinto surge diretamente da artéria basilar ou da ACIA para irrigar a cóclea, o labirinto e parte do nervo facial. Por conseguinte, a isquemia do território basilar pode causar perda auditiva e vertigem, algumas vezes como sintoma isolado.

A artéria basilar termina nas artérias cerebrais posteriores (ACP) direita e esquerda. Uma série de artérias penetrantes surge das artérias comunicante posterior e cerebral posterior para suprir o hipotálamo, a parte dorsolateral do mesencéfalo, o corpo geniculado lateral e o tálamo. A artéria cerebral posterior supre o lobo temporal inferior e as superfícies medial e inferior do lobo occipital. Em alguns pacientes, um vaso penetrante calibroso na linha média da artéria basilar terminal irriga as faces mediais de ambos os tálamos (a artéria de Percheron); por conseguinte, a oclusão desse vaso por êmbolos pode causar infartos talâmicos bilaterais, com diminuição do estado de alerta e anormalidades do olhar vertical, sem déficit motor significativo.

A rede anastomótica do cérebro inclui não apenas as conexões através do círculo de Willis, mas também sistemas de intercomunicação extracranianos e conexões mais distais intracranianas por meio de anastomoses meníngeas que cobrem as superfícies cortical e cerebelar (colaterais piais-piais). Todas essas redes protegem o cérebro da isquemia ao fornecer vias alternativas para evitar as obstruções nas artérias principais.

A anatomia venosa é mais variável do que a arterial. As veias superficiais drenam para os seios transverso, sagital superior e cavernoso. A drenagem venosa profunda é feita pela veia de Galeno (veia cerebral magna), que drena para o seio reto, que, por sua vez, drena para a torcular de Herófilo (confluência dos seios da dura-máter), com o seio sagital. O sangue drena da torcular de Herófilo para o seio transverso, em seguida para o seio sigmóideo e, posteriormente, para a veia jugular. A drenagem venosa anterior é feita pelo seio cavernoso, que se comunica com o seio cavernoso contralateral, o seio transverso através do seio petroso superior e o seio petroso inferior, que drena diretamente no bulbo da veia jugular.

Patogênese vascular

Existem múltiplos mecanismos que levam à isquemia cerebral. Ocorre infarto hemodinâmico como resultado da redução da perfusão, normalmente no contexto de estenose arterial devido à aterosclerose. Em alguns casos, a estenose resulta de dissecção arterial, vasculite, displasia fibromuscular ou outras arteriopatias. Ocorre embolia quando um trombo que se origina de uma fonte mais proximal (p. ex., arterial ou cardíaca) percorre as artérias e provoca oclusão de uma artéria cerebral. Ocorre embolia paradoxal quando um trombo cruza a circulação venosa para o lado esquerdo do coração através de um forame oval persistente ou, menos comumente, uma derivação (*shunt*) arteriovenosa intrapulmonar. Outras partículas que podem embolizar incluem neoplasias, gordura, ar ou outras substâncias estranhas. A embolia gasosa pode ocorrer após lesões ou procedimentos envolvendo os pulmões, os seios da dura-máter ou as veias jugulares. A embolia gordurosa normalmente resulta de uma fratura óssea. Os êmbolos sépticos surgem da endocardite bacteriana.

A hemorragia intracraniana resulta da ruptura de um vaso em qualquer local dentro da cavidade craniana. As hemorragias intracranianas podem ser classificadas de acordo com a sua localização (p. ex., extradural, subdural, subaracnóidea, intracerebral, intraventricular), pelo tipo de vaso que sofreu ruptura (p. ex., arterial, capilar, venoso) ou pela causa (p. ex., primária, secundária). Com frequência, o traumatismo está envolvido na formação de hematoma extradural a partir de laceração de artéria ou veia meníngeas médias e de hematomas subdurais devido à ruptura traumática das veias que atravessam o espaço subdural.

A hemorragia intracerebral ou intraparenquimatosa caracteriza-se por sangramento na substância do cérebro, que se origina, em geral, de uma pequena artéria penetrante. A hipertensão tem sido implicada como causa de enfraquecimento das paredes das arteríolas e da formação de microaneurismas (*i. e.*, aneurismas de Charcot-Bouchard). Os locais mais comuns de hemorragia arterial hipertensiva são o putame, a ponte, o cerebelo e o tálamo. O sangue sob pressão arterial destrói ou desloca o tecido cerebral. A angiopatia amiloide, devido à deposição vascular da proteína β-amiloide semelhante àquela observada na doença de Alzheimer, tem sido implicada como importante causa de hemorragia lobar em pacientes idosos. Outras causas de hemorragia intracerebral incluem malformações arteriovenosas, aneurismas infecciosos, angiomas cavernosos, doença de *moyamoya*, distúrbios hemorrágicos, anticoagulação, uso de substâncias ilícitas, traumatismos e tumores.

Ocorre hemorragia subaracnóidea quando o sangue está localizado nas membranas circundantes e no líquido cerebrospinal (LCS). É causada, com mais frequência, pelo extravasamento de sangue de um aneurisma cerebral. A combinação de fatores congênitos e adquiridos leva à degeneração da parede arterial e à liberação de sangue, sob pressões arteriais, no espaço subaracnóideo e no LCS. Os aneurismas podem estar distribuídos em diferentes locais em toda a base do cérebro, particularmente na origem ou nas bifurcações das artérias do círculo de Willis. Outras causas secundárias que podem levar à HSA incluem traumatismo, malformações arteriovenosas, distúrbios hemorrágicos ou anticoagulação, angiopatia amiloide ou trombose do seio cerebral.

O distúrbio intrínseco mais comum dos vasos sanguíneos cerebrais é a aterosclerose, que compartilha semelhanças na sua patologia com a aterosclerose em todo o corpo. Pode haver formação de placas arterioscleróticas em qualquer ponto ao longo da artéria carótida e no sistema vertebrobasilar, porém os locais mais comuns incluem a bifurcação da artéria carótida comum, as origens das ACM e ACA e as origens da artéria vertebral a partir das artérias subclávias (Figura 118.2). No passado, acreditava-se que a doença aterosclerótica intracraniana exigisse a ocorrência de estenose significativa (> 50%) para causar sintomas. Entretanto, estudos patológicos e radiológicos recentes forneceram evidências de que lesões subestenóticas também podem causar AVE, devido à ruptura da placa e à trombose aguda, como ocorre em outras partes do corpo.

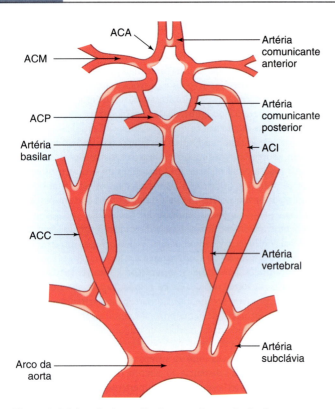

Figura 118.2 Locais de predileção para a formação de placa ateromatosa. *ACA*, artéria cerebral anterior; *ACC*, artéria carótida comum; *ACI*, artéria carótida interna; *ACM*, artéria cerebral média; *ACP*, artéria cerebral posterior. (De Caplan LR: Stroke: a clinical approach, ed 2, Boston, 1993, Butterworth-Heinemann.)

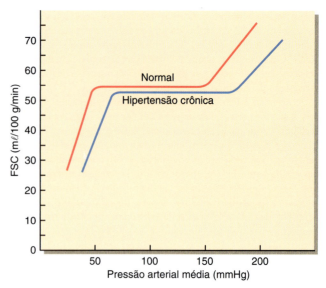

Figura 118.3 Resposta autorreguladora do fluxo sanguíneo cerebral (FSC) a mudanças da pressão arterial média em indivíduos normotensos e cronicamente hipertensos. Observe o deslocamento da curva para pressões médias mais altas com a hipertensão crônica. (De Pulsinelli WA: Cerebrovascular diseases-principles. In Goldman L, Bennett JC, editors: Cecil textbook of medicine, ed 21, Philadelphia, 2000, Saunders, p 2097.)

A doença de pequenos vasos refere-se à oclusão de um ramo penetrante de uma artéria maior, geralmente por microateroma ou lipohialinose, uma doença degenerativa do vaso, caracterizada pela deposição de material gorduroso e proteináceo. Os distúrbios hematológicos e as coagulopatias, incluindo leucemia, macroglobulinemia de Waldenström, policitemia, síndrome do anticorpo antifosfolipídio primária e secundária e defeitos genéticos da cascata da coagulação, também podem levar a trombos e êmbolos oclusivos.

A circulação cerebral difere da circulação sistêmica em alguns aspectos importantes. O cérebro é protegido pelas anastomoses descritas anteriormente. Além disso, a *autorregulação cerebral* mantém uma pressão de perfusão cerebral constante ao longo de uma faixa de pressões arteriais sistêmicas (Figura 118.3). As arteríolas cerebrais têm uma túnica muscular bem desenvolvida, que permite a sua contração em resposta ao aumento da pressão arterial e à dilatação com a hipotensão. As arteríolas também são muito sensíveis a alterações nas concentrações arteriais periféricas de dióxido de carbono (Pa_{CO_2}) e de oxigênio (Pa_{O_2}). Quando a pressão parcial de CO_2 diminui, como ocorre durante a hiperventilação, as arteríolas sofrem contração, e o fluxo sanguíneo é reduzido. Em indivíduos saudáveis, a autorregulação cerebral mantém um fluxo sanguíneo cerebral constante em pressões arteriais médias de 60 a 140 mmHg. Em pacientes com hipertensão crônica, a curva de autorregulação é deslocada para a direita, de modo que até mesmo pequenas reduções na pressão arterial podem não ser toleradas. Além disso, com pressões arteriais acima desses limites, como na hipertensão grave, a capacidade de autorregulação pode ser sobrepujada, levando a edema inesperado e hemorragia. Nas situações em que ocorrem infarto ou hemorragia, a autorregulação cerebral também é comprometida, resultando em dependência da pressão arterial sistêmica para manter uma perfusão adequada.

Por conseguinte, a diminuição da pressão arterial no contexto de isquemia aguda pode ser perigosa.

Distúrbios específicos podem surgir em decorrência de disfunção autorreguladora: síndrome da encefalopatia posterior reversível (SEPR) e síndrome de vasoconstrição cerebral reversível (SVCR). Na SEPR, ocorre perda do controle autorregulador, com vazamento de líquido através da barreira hematencefálica, principalmente nas regiões posteriores do cérebro. Os pacientes apresentam elevação da pressão arterial, cefaleias, convulsões e perda da função visual. A SVCR, uma síndrome recentemente reconhecida, continua incompletamente caracterizada e compartilha características com a SEPR. Ocorre sobreposição desses dois distúrbios em 10% ou mais dos casos. Os pacientes com SVCR são normalmente mulheres jovens que apresentam cefaleia intensa e aguda e déficits neurológicos mínimos ou inexistentes, que podem ter evidências de HSA superficial não aneurismática, bem como vasospasmo das artérias cerebrais. A inervação simpática dos vasos também é menor na circulação posterior do que na anterior, levando à redução da capacidade da circulação posterior de se adaptar a mudanças da pressão arterial, o que pode contribuir para a propensão à formação de edema nos lobos occipitais durante crises hipertensivas.

Além disso, a atividade cerebral focal, como a que ocorre quando são ativadas regiões cerebrais responsáveis pela movimentação de um membro, é acompanhada de aumento da atividade metabólica na região apropriada e é acomodada por discretos aumentos do fluxo sanguíneo local e fornecimento de oxigênio. A exploração desse aumento da demanda e do fornecimento local de energia é o que permite o exame de imagem da atividade cerebral funcional com a RM, que pode detectar mudanças sutis no fluxo sanguíneo cerebral regional. Essas mudanças no fluxo sanguíneo são mediadas pela unidade neurovascular, uma estrutura complexa caracterizada pela interação local de elementos neurais, gliais e vasculares do cérebro. Os capilares intracerebrais também não têm túnica adventícia, e os astrócitos atuam como componente vascular da unidade neurovascular. As zônulas de oclusão no nível capilar são importantes na barreira hematencefálica, que limita a permeabilidade entre o compartimento vascular e o tecido cerebral.

Lesão do tecido cerebral

O cérebro do adulto pesa cerca de 1.500 g ou 2% do peso corporal total, porém responde por 20% do consumo corporal total de oxigênio. Como o cérebro não é capaz de armazenar muita energia, ocorre disfunção após apenas alguns minutos de privação, quando o conteúdo de oxigênio ou de glicose é reduzido abaixo de níveis críticos. No estado de repouso, o fluxo sanguíneo cerebral total é normalmente de 50 mℓ/min por 100 g de tecido cerebral.

Ocorre disfunção neuronal com níveis de fluxo sanguíneo cerebral abaixo de 50 mg/dℓ, e a lesão neuronal irreversível começa em níveis abaixo de 30 mg/dℓ. Tanto o grau quanto a duração das reduções no fluxo sanguíneo cerebral estão relacionados com a probabilidade de lesão neuronal permanente. Quando ocorre interrupção completa do suprimento sanguíneo por 30 segundos, o metabolismo cerebral é alterado; depois de 1 minuto, a função neuronal pode cessar. Depois de 5 minutos, a anoxia inicia uma cadeia de eventos, que pode resultar em infarto cerebral; todavia, se o fluxo de sangue oxigenado for restaurado rápido o suficiente, o dano pode ser reversível, como no AIT.

As pesquisas sobre a base celular da isquemia cerebral levaram ao conceito de "cascata isquêmica". À medida que a perfusão do cérebro diminui, uma cadeia de eventos no nível neuronal começa, com a falha da bomba de sódio/potássio (Na/K) da membrana, a despolarização da membrana neuronal, a liberação de neurotransmissores excitatórios, como o glutamato e a glicina, que hiperestimulam seus receptores, e a abertura dos canais de cálcio. O cálcio entra no neurônio através de vários canais sensíveis à voltagem e mediados por receptores (p. ex., N-metil-D-aspartato). O influxo de cálcio está na base da ocorrência de lesão neuronal adicional, levando ao dano das organelas e a maior desestabilização do metabolismo e da função neuronais. Esses eventos podem levar à morte neuronal, que pode ser retardada, mesmo após a restauração do fluxo sanguíneo, e constituem um alvo de estratégias neuroprotetoras experimentais.

Pesquisas recentes distinguiram entre o infarto "nuclear" e uma "penumbra isquêmica". O núcleo representa uma região central de necrose ou de tecido que morre muito rapidamente após cessar o fluxo sanguíneo. A penumbra representa a região circundante de tecido cerebral, na qual os neurônios apresentam disfunção, porém são potencialmente recuperáveis. A recanalização dos vasos ocluídos com fluxo sanguíneo no tecido infartado, sobretudo quando é tardia, resulta em "lesão de reperfusão". O uso aumentado da RM tem mostrado que o infarto hemorrágico petequial é muito comum e ocorre na maioria dos AVEs, mesmo quando não há suspeita clínica.

APRESENTAÇÃO CLÍNICA

Os sinais e sintomas de AVE são variados e dependem do tipo de AVE, da região do sistema nervoso afetada pela falta de fluxo ou por hemorragia e pela lateralidade do paciente (Tabela 118.3). Em geral, os AVEs isquêmicos embólicos caracterizam-se pelo início súbito de déficit neurológico, que normalmente é indolor. Os AVEs trombóticos podem ter um curso intermitente ou progressivo, devido à hipoperfusão flutuante e à oclusão gradual. As dissecções arteriais, bem como as hemorragias, estão mais frequentemente associadas a cefaleias do que os AVEs isquêmicos de outras causas. Os AVEs hemorrágicos e os grandes infartos hemisféricos podem levar à diminuição da consciência, em virtude da elevação dos níveis da pressão intracraniana.

A maioria das embolias ocorre no território das ACMs. As lesões do hemisfério dominante (quase sempre o esquerdo) caractcrizam-se por combinações variáveis de hemiparesia direita, perda hemissensorial direita, perda visual direita, comprometimento do olhar para o lado direito do espaço e distúrbio de linguagem. Quando a divisão superior da ACM é afetada, o comprometimento da linguagem é

Tabela 118.3 Manifestações clínicas do acidente vascular encefálico isquêmico.

Vaso ocluído	Sinais clínicos
ACI	Cegueira ipsilateral (variável), síndrome da ACM
ACM	Hemiparesia contralateral, perda hemissensorial (face ou braço mais do que a perna)
	Afasia (dominante) ou anosognosia (não dominante)
	Hemianopsia homônima (variável)
ACA	Hemiparesia contralateral, perda hemissensorial (perna mais do que o braço)
	Abulia (particularmente se for bilateral)
AV ou ACIP	Perda sensitiva facial ipsilateral, hemiataxia, nistagmo, síndrome de Horner
	Perda contralateral da sensação térmica ou de dor
	Disfagia
ACS	Ataxia da marcha, náuseas, vertigem, disartria
AB	Quadriparesia, disartria, disfagia, diplopia, sonolência, amnésia
ACP	Hemianopsia homônima contralateral, amnésia, perda sensitiva

AB, artéria basilar; *ACA*, artéria cerebral anterior; *ACI*, artéria carótida interna; *ACIP*, artéria cerebelar inferior posterior; *ACM*, artéria cerebral média; *ACP*, artéria cerebral posterior; *ACS*, artéria cerebelar superior; *AV*, artéria vertebral.

predominantemente motor: o paciente é incapaz de falar ou produz uma fala esparsa e agramática, apesar da capacidade de compreender totalmente o material falado e escrito. Quando a divisão inferior é afetada, o paciente pode apresentar fala fluente, prosódica (estresse e entonação normais), porém sem sentido, e não consegue seguir instruções. Os infartos maiores do hemisfério dominante provocam perda total da função da linguagem, deixando o paciente mudo e sem compreensão.

As lesões do hemisfério não dominante (direito) produzem déficits do lado esquerdo do corpo. A linguagem é preservada, porém o paciente pode demonstrar comprometimento da atenção, particularmente para o lado esquerdo do espaço, é incapaz de reconhecer pessoas ou objetos à sua esquerda e pode até mesmo não reconhecer o lado esquerdo do próprio corpo (assomatognosia). Esse fenômeno de negligência pode se estender até mesmo para a falta de consciência de qualquer déficit de função de sua parte (anosognosia). Portanto, esses pacientes podem ser encontrados em casa, deitados no chão, paralisados e inconscientes de que algo esteja acontecendo; a sua falta de percepção pode atrasar a ida ao hospital para tratamento e, de modo semelhante, pode limitar a sua participação na reabilitação. As lesões no hemisfério direito também podem causar disprosódia, o equivalente não dominante da afasia, que se caracteriza pela falta dos componentes emocional e gestual da fala, apesar da preservação de seu conteúdo semântico; muitos desses pacientes têm afeto embotado ou parecem estar deprimidos.

Com frequência, os infartos no território das artérias cerebrais anteriores provocam fraqueza limitada aos membros inferiores, devido à localização da representação das pernas na parte medial dos hemisférios. Os pacientes podem apresentar incontinência, falta de iniciativa (abulia) e paralisia do olhar. Em alguns casos, os déficits são mais extensos e imitam os dos infartos da ACM. Os infartos da artéria cerebral posterior levam à perda da visão, com frequência sem déficit motor. Com o envolvimento dos lobos temporais mediais supridos pelas ACPs, pode haver também transtornos do comportamento, incluindo delírio e amnésia.

Os infartos do tronco encefálico causam síndromes específicas, devido às vias neurais e aos núcleos afetados. Com frequência, os infartos do mesencéfalo provocam déficits do olhar vertical e comprometimento da consciência se o sistema de ativação reticular estiver envolvido.

Muitos infartos cerebrais não causam fraqueza e, portanto, podem passar despercebidos por um médico menos astuto, que pressupõe que um AVE sempre leve à paralisia. Essas síndromes incluem afasia fluente (ou de Wernicke), perda visual cortical e síndrome de Wallenberg (síndrome bulbar lateral causada pela oclusão da artéria vertebral ou da artéria cerebelar inferior posterior). Como a divisão inferior da ACM irriga o lobo temporal lateral e os lobos parietais, incluindo a área de Wernicke, a oclusão desse vaso pode causar fala fluente e prosódica, com múltiplos erros parafásicos e compreensão precária, enquanto preserva a faixa motora no lobo frontal. Os êmbolos que ascendem pela artéria basilar podem levar a infarto significativo no território de ambas as ACPs, causando cegueira completa, algumas vezes sem percepção do déficit por parte do paciente, devido ao infarto de ambos os lobos occipitais (o "topo da síndrome basilar"). Além disso, podem ocorrer anormalidades comportamentais, perda de memória e anormalidades do movimento dos olhos, devido ao comprometimento das estruturas do lobo temporal medial e dos centros do movimento ocular do mesencéfalo. Pequenos êmbolos para os ramos da divisão superior da ACM podem causar fraqueza focal da mão, particularmente dos movimentos finos dos dedos, simulando uma neuropatia de compressão periférica.

Em pacientes que apresentam tontura, é particularmente difícil diferenciar o AVE da neuronite vestibular ou doença de Ménière (ver Capítulo 115). A presença de um teste de impulso cefálico normal, desvio de inclinação ou nistagmo com mudança de sentido são todos sinais de AVE, em vez de uma causa periférica. Os pacientes no pronto-socorro não devem receber alta até que possam andar sem desequilíbrio; os pacientes com náuseas e vômitos devido a um infarto cerebelar podem desenvolver compressão fatal do tronco encefálico, devido ao edema (a denominada "gastrenterite fatal").

Os sinais e sintomas de *hemorragia subaracnóidea* diferem de outros tipos de AVE, devido à ausência de déficits focais. Em vez disso, os pacientes apresentam início abrupto de cefaleia intensa (*i. e.*, "a pior dor de cabeça da minha vida"), vômitos, alteração da consciência e, às vezes, coma, geralmente sem sinais de localização.

A *trombose das veias cerebrais* ou dos seios da dura-máter de drenagem maiores apresenta uma combinação de cefaleia devido à elevação da pressão intracraniana, convulsões e déficits focais devido à hemorragia. Raramente, a síndrome da *cefaleia em trovoada*, ou cefaleia súbita e intensa sem quaisquer sinais focais semelhantes aos que ocorrem na HSA, é decorrente de trombose venosa. Pode ocorrer oclusão dos seios venosos cerebrais em associação com hiperviscosidade ou estado de hipercoagulabilidade, incluindo gravidez e uso de contraceptivos hormonais. Os achados nos exames de imagem incluem infartos hemorrágicos bilaterais com distribuição parassagital e edema extenso da substância branca. A tomografia computadorizada (TC) com contraste pode demonstrar o sinal *delta vazio*, indicando um defeito de enchimento no seio sagital. A venografia por ressonância magnética (VRM) e as imagens de RM ponderada em T1 confirmam a existência de trombo; a angiografia cerebral raramente é necessária para confirmar o diagnóstico.

DIAGNÓSTICO E DIAGNÓSTICO DIFERENCIAL

O benefício potencial da terapia trombolítica nas primeiras 4,5 horas após o início do AVE isquêmico agudo exige a diferenciação urgente do AVE isquêmico da hemorragia e de outras causas de sintomas neurológicos súbitos. Cefaleia, vômitos, convulsões e coma são mais comuns no AVE hemorrágico, embora nunca sejam confiáveis o suficiente para afastar a necessidade de exame de imagem. A distinção é direta na maioria dos casos, uma vez realizada a TC da cabeça. O sinal hiperdenso de sangue no parênquima observado na TC quase sempre diferencia a hemorragia da isquemia. Em casos excepcionais, a hiperdensidade típica da HIC está ausente, devido à anemia grave ou ao seu estado subagudo, durante o qual o sangue pode ser indistinguível do tecido cerebral. Certos achados de imagem na TC inicial são ainda mais sugestivos de infarto, como sinal de vaso hiperdenso, indicativo de trombo no vaso, ou desaparecimento da junção das substâncias cinzenta e branca e dos sulcos no córtex e perda da demarcação do córtex insular e dos núcleos cinzentos profundos, ambas as quais constituem indicadores precoces de isquemia e edema (Figura 118.4). A angiotomografia frequentemente identifica o local de oclusão vascular.

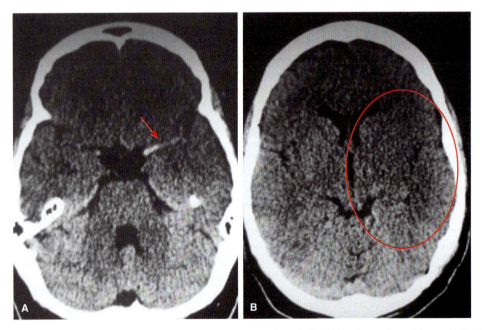

Figura 118.4 Sinais precoces de infarto na tomografia computadorizada do cérebro. **A.** Sinal hiperdenso da artéria cerebral média (*seta vermelha*) e (**B**) hipoatenuação dos núcleos caudado esquerdo e lentiforme, desaparecimento da fita insular e apagamento dos sulcos (*círculo vermelho*).

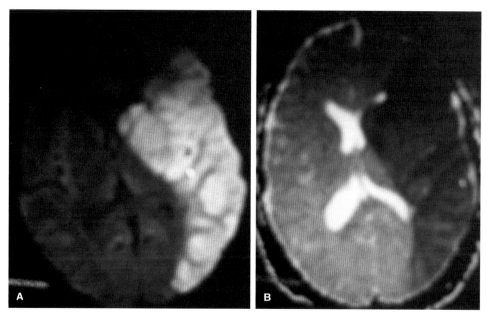

Figura 118.5 Ressonância magnética do cérebro do mesmo paciente mostrado na Figura 118.4. **A.** A imagem ponderada por difusão mostra um sinal brilhante no território da artéria cerebral média esquerda. **B.** O coeficiente de difusão aparente mostra um sinal escuro na mesma área, confirmando a presença de infarto agudo.

O exame de imagem em caso de suspeita de isquemia aguda não diagnostica definitivamente a isquemia, porém exclui a possibilidade de hemorragia; se os sintomas clínicos forem consistentes com isquemia cerebral, então o tratamento trombolítico está indicado dentro da janela de tempo adequada. Os centros primários de AVE devem realizar e interpretar a TC nos primeiros 30 minutos após a chegada de um paciente com suspeita de AVE. A RM também pode excluir efetivamente a possibilidade de hemorragia aguda, e as sequências de imagem ponderadas por difusão são mais sensíveis às primeiras alterações da isquemia (Figura 118.5), porém a velocidade e a disponibilidade da TC fazem ela ser a modalidade de imagem inicial de escolha na maioria dos centros. Em seguida, pode-se utilizar a RM para fornecer informações adicionais. Sequências específicas de RM têm maior sensibilidade ao sangue do que a TC e conseguem identificar um infarto hemorrágico não detectado pela TC.

As manifestações clínicas no início do AVE podem sugerir um subtipo de infarto cerebral, porém exigem dados laboratoriais confirmatórios. A embolia cerebral é sugerida pelo início súbito e por uma síndrome de sinais focais circunscritos atribuíveis ao infarto da superfície cerebral, como afasia ou hemianopsia puras. A não ser que a fonte de embolização seja óbvia na admissão hospitalar, indica-se a realização de hemoculturas, monitoramento eletrocardiográfico e ecocardiografia.

Um diagnóstico de infarto aterosclerótico é sugerido se houve AITs anteriores, particularmente quando os sintomas são estereotipados. A ultrassonografia (US) com Doppler, a angiotomografia ou a angiografia por ressonância magnética geralmente podem identificar a estenose. Nos casos equívocos, pode ser necessária a angiografia convencional. Os infartos de pequenos vasos penetrantes, ou *infartos lacunares*, geralmente poupam as funções corticais, como linguagem e cognição, porém provocam perda da função neurológica elementar, como força, sensação e coordenação. Até 25% dos pacientes com infartos lacunares apresentam doença dos grandes vasos ou uma fonte cardioembólica, de modo que é importante efetuar uma avaliação etiológica completa em todos os pacientes com AVE.

Até 50% dos pacientes com déficits transitórios com menos de 24 horas de duração apresentam evidências de infarto no exame de imagem, e o risco de AVE e de outros eventos vasculares é tão alto após um AIT quanto após um AVE completo. No contexto agudo, quando é preciso tomar decisões sobre trombólise, é praticamente impossível saber quais pacientes com isquemia apresentarão resolução dos sintomas sem infarto (apresentando, portanto, um AIT) e quais terão um infarto completo. Pacientes com AVE ou com AIT necessitam de atenção imediata para o uso de estratégias de prevenção secundária. No que concerne à escolha de tratamentos, a questão importante é identificar a causa da isquemia cerebral, mais do que a sua duração. Outras entidades, além da isquemia cerebral, podem se mascarar como AVE e AIT. Dos pacientes diagnosticados com AVE em serviços de emergência, 20% ou mais apresentam um *mimetizador* de AVE, incluindo convulsão, enxaqueca, infecção sistêmica, tumor cerebral e encefalopatia tóxico-metabólica. Outras fontes de diagnóstico errôneo estão listadas na Tabela 118.4.

Em pacientes com história pregressa de infarto ou hemorragia cerebral, distúrbios metabólicos recentes, inclusive infecções, podem precipitar recrudescência da síndrome do AVE original. Esse fenômeno pode ser precipitado por hipoglicemia, hiponatremia, infecção urinária, pneumonia e início de medicação psicotrópica. O paciente retorna ao normal em algumas horas a dias, quando o novo insulto é tratado ou revertido. Essas causas metabólicas e infecciosas de deterioração neurológica devem ser excluídas em pacientes com história de lesão cerebral anterior antes do diagnóstico de novo AVE. Além disso, podem ocorrer sinais focais com distúrbios metabólicos em pacientes sem história pregressa de AVE.

De modo geral, há sinais externos de lesão no *traumatismo* cerebral, porém não precisam ocorrer após a lesão por aceleração-desaceleração, como a que ocorre com acidente automobilístico. Os locais mais frequentes de contusões cerebrais são os polos frontal e temporal, que constituem locais típicos de AVE.

Ocasionalmente, *convulsões* complicam o AVE agudo, mas elas também podem imitar um AVE. Ao contrário do AVE, as convulsões com frequência são caracterizadas por obnubilação, estado de amnésia, atividade clônica, incontinência ou mordedura da língua. O déficit pós-ictal, frequentemente denominado *paralisia de Todd*, assemelha-se ao AVE, visto que podem ocorrer fraqueza ou déficit de linguagem ou

Tabela 118.4 Mimetizadores de acidente vascular encefálico e diagnóstico diferencial.

Mimetizadores comuns

Encefalopatia metabólica (p. ex., hipoglicemia, hiponatremia)
Infecção sistêmica
Convulsão
Enxaqueca
Tumores cerebrais

Outros mimetizadores

Sintomas neurológicos focais transitórios associados à angiopatia amiloide
Vertigem posicional
Eventos cardíacos
Síncope
Traumatismo (particularmente aceleração-desaceleração sem evidências de lesão externa)
Hematoma subdural
Encefalite por herpes-vírus simples
Amnésia global transitória
Demência
Doença desmielinizante
Doença/radiculopatia/fratura da coluna cervical
Miastenia *gravis*
Parkinsonismo
Encefalopatia hipertensiva
Transtorno de conversão
Intoxicação/uso de substâncias psicoativas

outros déficits corticais. Os déficits após a ocorrência de convulsão normalmente desaparecem dentro de várias horas após a convulsão; todavia, em certas ocasiões, persistem por até 1 semana, tornando difícil a distinção do AVE. As convulsões também podem se desenvolver meses ou anos após um infarto ou hemorragia, e, nesses pacientes, o estado pós-ictal pode recapitular a síndrome de AVE inicial.

A *enxaqueca* com aura persistente com frequência imita o AVE ou o AIT. A aura isoladamente, sem cefaleia (*i. e.*, enxaqueca acefálgica), às vezes ocorre em indivíduos que anteriormente sofriam de enxaqueca com aura. Em geral, a aura da enxaqueca provoca um distúrbio visual, que se desloca através do campo visual de ambos os olhos como um ponto cego, que cresce e avança e leva 20 a 30 minutos para desaparecer. A cefaleia latejante unilateral subsequente sugere o diagnóstico, mas pode não ocorrer. Com menor frequência, as auras da enxaqueca manifestam-se como sintomas sensitivos. O processo é, em geral, mais lento do que a rápida disseminação dos sintomas do AVE.

Até 10% dos *tumores cerebrais* apresentam sintomas transitórios agudos, que refletem a hemorragia intratumoral ou convulsões focais. Com frequência, as convulsões precedem os sinais focais. O exame de imagem geralmente revela massa realçada por contraste, mesmo quando os sintomas são leves.

TRATAMENTO

A prevenção e o tratamento do AVE são direcionados para: (1) prevenir o primeiro AVE (prevenção primária); (2) limitar o dano do AVE; (3) otimizar a recuperação funcional após o AVE; e (4) evitar a recorrência (prevenção secundária). As medidas específicas para o tratamento e a prevenção dependem dos fatores de risco do paciente e do mecanismo do AVE. A avaliação diagnóstica do paciente com AVE determina a terapia ideal.

Prevenção primária do acidente vascular encefálico

Ensaios clínicos randomizados demonstraram que a realização de intervenções específicas previne o primeiro AVE em pacientes com fatores de risco específicos (Tabela 118.5). Por exemplo, o tratamento da HAS está associado à redução de até 45% do risco de AVE. Entre pacientes com fibrilação atrial, o uso de varfarina está associado à redução relativa de 60 a 70% do risco de AVE, embora pacientes mais jovens sem doença cardíaca concomitante, HAS ou diabetes melito possam ser controlados apenas com agentes antiagregantes plaquetários. Em alguns estudos de prevenção primária e em estudos de pacientes com doença cardíaca, foi constatado que os inibidores da hidroximetilglutaril-coenzima A (HMG-CoA) redutase ou estatinas reduzem o risco de um primeiro AVE, bem como o risco de doença cardíaca. Os efeitos sobre o risco de AVE são mais modestos do que os efeitos na doença cardíaca, refletindo, possivelmente, a maior heterogeneidade entre as causas de AVE, em comparação com a doença cardíaca. Para pacientes com estenose assintomática da artéria carótida de pelo menos 60%, a endarterectomia carotídea reduz o risco de AVE, porém o efeito é muito mais modesto do que aquele observado em pacientes sintomáticos, e o número de pacientes que precisam ser tratados para prevenção de AVE é maior. Como muitos dos ensaios clínicos randomizados de grande porte de endarterectomia para pacientes assintomáticos foram conduzidos antes do atual uso recomendado de estatinas e agentes antiagregantes plaquetários, o fato de a cirurgia ser superior à terapia clínica não está mais claro. Portanto, novos ensaios clínicos estão abordando o tratamento clínico *versus* cirúrgico e endovascular em pacientes que apresentam estenose assintomática.

A terapia com antiagregantes plaquetários não exerce efeitos benéficos estabelecidos para a prevenção de um primeiro AVE. Em um estudo de prevenção primária de grande porte, por exemplo, o uso de ácido acetilsalicílico (AAS) foi associado a risco aumentado de AVE isquêmico e hemorrágico, apesar de reduzir o risco de cardiopatia isquêmica. Entretanto, outros estudos mostraram que o AAS reduz o risco de AVE em mulheres com idade superior a 45 anos.

Tabela 118.5 Prevenção primária do acidente vascular encefálico isquêmico baseada em evidências.

Fator de risco	Tratamento
Hipertensão	Anti-hipertensivos
Infarto agudo do miocárdio	Inibidores da HMG-CoA redutase
Hiperlipidemia	Inibidores da HMG-CoA redutase
Fibrilação atrial	Anticoagulação (varfarina, outros agentes)
	Exclusão do átrio esquerdo (pacientes selecionados)
Diabetes melito/doença vascular	Inibidor da ECA
Diabetes melito tipo II, obesidade	Metformina
	Cirurgia bariátrica
Estenose assintomática de carótida (60 a 99%)	Endarterectomia de carótida
Dieta	Dieta mediterrânea
Populações de alto risco vascular	Terapia com antiagregantes plaquetários
	Inibidores da HMG-CoA redutase

ECA, enzima conversora da angiotensina; *HMG-CoA*, hidroximetilglutaril-coenzima A.

Capítulo 118 Doença Cerebrovascular 1145

A dieta mediterrânea também protege contra a doença cardiovascular, incluindo o AVE. Caracteriza-se por alta ingestão de frutas, vegetais e leguminosas; azeite como principal fonte de gordura; consumo moderado de peixes e aves, com ingestão mínima de carne vermelha e laticínios; e opção de consumo leve a moderado de vinho tinto, principalmente às refeições. Em comparação com a dieta com baixo teor de gordura, essa combinação de nutrientes diminuiu o risco de AVE em 5 anos em aproximadamente 30% em um ensaio clínico randomizado.

Estudos observacionais forneceram evidências de que certos comportamentos previnem a ocorrência de AVE. O abandono do tabagismo leva à redução em 5 anos do risco de AVE para níveis semelhantes aos de não fumantes. O consumo de álcool com moderação, de até 2 doses por dia para homens e 1 dose por dia para mulheres, está associado a menor nível de risco de AVE do que nos indivíduos que não bebem. A atividade física, a perda de peso, quando apropriado, e o controle do diabetes melito também são recomendados.

Tratamento agudo do acidente vascular encefálico isquêmico

Para pacientes com AVE isquêmico avaliados nas primeiras 3 horas após o aparecimento dos sintomas, sem evidências de hemorragia na TC ou na RM do cérebro, a administração de um ativador do plasminogênio tecidual recombinante (rt-PA), um agente trombolítico, melhora os resultados funcionais em 3 meses, em comparação com placebo. Nos 624 pacientes com AVE isquêmico tratados nas primeiras 3 horas no estudo de referência original, a proporção de pacientes que alcançaram estado neurológico e funcional normal ou quase normal em 3 meses foi significativamente maior naqueles que receberam rt-PA, embora não se tenha observado benefício definido em 24 horas. A proporção de pacientes que alcançaram independência na realização das atividades da vida diária aumentou de 38 para 50%, representando um benefício absoluto de 12%. A ausência de benefício imediato (24 horas), com a constatação de um benefício em 3 meses, é consistente com a hipótese de que o tratamento trombolítico reduz as dimensões da penumbra do infarto por meio de reperfusão do tecido antes da ocorrência de infarto permanente de todo o território, apesar de haver alguma lesão irreversível em um componente central.

Os pacientes tratados com rt-PA tiveram aumento de 10 vezes na incidência de conversão hemorrágica do infarto (de 0,6% em pacientes tratados com placebo para 6,0% naqueles tratados com rt-PA). Entretanto, de modo geral, as taxas de deterioração neurológica e de mortalidade no primeiro dia após o AVE foram semelhantes entre os grupos. O rt-PA foi aprovado pela Food and Drug Administration (FDA) para uso nos EUA, em 1996, e agora é considerado o padrão de cuidados para pacientes com AVE isquêmico que são atendidos nas primeiras 3 horas. É necessário seguir diretrizes específicas para elegibilidade e exclusão ao usar rt-PA para reduzir o risco de complicações (Tabela 118.6).

Devido ao potencial de reduzir a perfusão cerebral abaixo dos limites permitidos pela autorregulação no contexto de lesão cerebral aguda, as diretrizes atuais recomendam que a pressão arterial não seja reduzida de forma aguda após o AVE isquêmico, e são permitidos níveis de pressão arterial sistólica (PAS) altos, de até 220 mmHg. Antes e depois do tratamento trombolítico, entretanto, a PAS deve ser mantida abaixo de 180 mmHg para reduzir o risco de conversão hemorrágica. Além disso, antiagregantes plaquetários e anticoagulantes devem ser suspensos por 24 horas após o rt-PA.

Metanálises subsequentes e ensaios clínicos individuais demonstraram que o benefício da terapia trombolítica diminui à medida que aumenta o intervalo entre o início dos sintomas (o suposto início da

---

Tabela 118.6 Elegibilidade e critérios de exclusão para o tratamento do acidente vascular encefálico isquêmico agudo com rt-PA por via intravenosa.

Elegibilidade

Idade ≥ 18 anos

Diagnóstico de AVE isquêmico causando déficit neurológico mensurável

Início bem documentado dos sintomas < 4,5 h antes do início do tratamento

Principais critérios de exclusão

AVE ou traumatismo craniano nos últimos 3 meses

Cirurgia de grande porte nas últimas 2 semanas

História pregressa de hemorragia intracerebral

Pressão arterial sistólica > 185 mmHg

Pressão arterial diastólica > 110 mmHg

Rápida melhora ou sinais e sintomas neurológicos menores

Sintomas sugestivos de hemorragia subaracnóidea

Hemorragia digestiva ou sangramento no sistema urinário nas 3 semanas anteriores

Punção arterial em um local não compressível na semana anterior

Contagem de plaquetas < 100.000/mm³

RNI > 1,7

Critérios de exclusão relativos (é necessário pesar os riscos e benefícios)

Convulsão no início do AVE

Infarto agudo do miocárdio nas 6 semanas anteriores

Endocardite infecciosa

Distúrbio ocular hemorrágico

Glicemia < 30 mg/dℓ (2,7 mmol/ℓ)

Glicemia > 400 mg/dℓ (21,6 mmol/ℓ)

Pacientes que necessitam de terapia muito agressiva para redução dos níveis de pressão arterial

AVE, acidente vascular encefálico; *RNI*, razão normalizada internacional.

---

isquemia) e o tratamento, porém a janela de tempo terapêutico persiste por até 4,5 horas após o AVE em pacientes selecionados (*i. e.*, indivíduos com idade inferior a 80 anos sem história combinada de AVE isquêmico anterior e diabetes melito).

Ao considerar a duração dos sintomas do AVE, os neurologistas utilizam o momento em que se sabe que o paciente estava bem pela última vez como hora de início do AVE, em vez de o momento em que foi descoberto que ele apresentava sintomas de AVE. Como o AVE habitualmente é indolor, os pacientes podem não ter consciência do início dos sintomas. Em pacientes com afasia, anosognosia ou diminuição da consciência, o indivíduo pode não ser capaz de fornecer detalhes sobre o momento de início dos sintomas, e é necessária uma testemunha. Além disso, em pacientes que acordam com AVE, é difícil, se não impossível, determinar o momento de início dos sintomas, de modo que a hora em que o paciente foi se deitar é normalmente considerada como o ponto de início da janela de tempo para decidir a elegibilidade para a terapia trombolítica. No entanto, ensaios clínicos recentes forneceram evidências de que, quando são usadas técnicas de imagem avançadas, os pacientes podem ser selecionados para tratamento com rt-PA por via intravenosa (IV) até 9 horas após saber que eles estavam bem. Em um estudo, quando a DWI da RM mostra alterações consistentes com isquemia, mas não as sequências de recuperação de inversão com atenuação do líquido (FLAIR), a pressuposição foi uma duração da isquemia de menos de 4,5 horas, e os pacientes foram considerados elegíveis para randomização para rt-PA ou placebo;

entre aqueles tratados com rt-PA IV, os desfechos foram significativamente melhores. Outro ensaio clínico usou a desigualdade entre áreas de lesão permanente e aquelas de perfusão diminuída, representando o tecido "em risco" a partir da TC ou da RM para estabelecer uma penumbra isquêmica passível de ser recuperada até 9 horas após o início do AVE.

Técnicas intervencionistas para revascularização dos vasos ocluídos também demonstraram beneficiar pacientes selecionados com AVE isquêmico. Para pacientes com oclusão da ACM que se apresentam até 6 horas após o início dos sintomas, há evidências de que os agentes trombolíticos intra-arteriais administrados por cateter na presença do trombo causador da oclusão possam melhorar os resultados funcionais, apesar de ocorrer um aumento no risco de hemorragia semelhante ao observado com o uso de rt-PA IV. Mais recentemente, a FDA aprovou o uso de dispositivos mecânicos, denominados *stent-retrievers*, desenvolvidos especificamente para facilitar a extração do coágulo no contexto de AVE isquêmico na artéria cerebral média em pacientes selecionados. Esses dispositivos, usados durante um procedimento angiográfico, fornecem uma tela de arame que pode envolver o trombo no vaso e, em seguida, retirá-lo. Podem ser usados até 24 horas após o início do AVE e podem proporcionar uma taxa de recanalização de até 80%. Os pacientes são selecionados para o procedimento por meio do uso de imagem de desigualdade infarto-perfusão, para identificar aqueles com áreas de tecido cerebral não infartado e recuperável. Metanálises de vários ensaios randomizados nesses pacientes mostraram benefícios acentuados; entretanto, cerca de 2 a cada 3 pacientes necessitaram de tratamento para obter melhora funcional clinicamente significativa.

O tratamento com heparina e vários heparinoides para o AVE agudo não é benéfico e não é recomendado no AVE agudo. Em alguns pacientes com AVE hemisférico maciço, a descompressão cirúrgica (hemicraniectomia) pode salvar a vida do paciente, com resultados funcionais aceitáveis, particularmente em pacientes mais jovens.

Como o AVE é caracterizado por uma cascata de eventos que podem causar lesão neuronal adicional durante várias horas ou dias após a ocorrência do AVE, estudos de AVE em animais de laboratório testaram várias estratégias passíveis de limitar essa lesão (*i. e.*, neuroproteção), incluindo fármacos direcionados para receptores de *N*-metil-D-aspartato (NMDA), receptores de glicina, canais de cálcio, moléculas de adesão, radicais livres, albumina, inflamação e constituintes da membrana. Todavia, nenhuma dessas estratégias foi benéfica em ensaios clínicos realizados em seres humanos.

Tratamento da hemorragia intracerebral

O tratamento da HIC é principalmente de suporte. Muitos pacientes necessitam de tratamento no ambiente de cuidados intensivos para controlar a pressão arterial elevada e as complicações secundárias, como insuficiência respiratória, aspiração e instabilidade hemodinâmica em pacientes com grave comprometimento neurológico. Em muitos casos, os pacientes também necessitam de manejo da pressão intracraniana com o uso de agentes osmóticos, como manitol ou solução salina hipertônica, ou hiperventilação terapêutica. Em alguns pacientes, a evacuação cirúrgica de hematomas pode salvar vidas, porém os ensaios clínicos conduzidos até o momento não conseguiram mostrar que a maioria dos pacientes com HIC se beneficia da descompressão cirúrgica. Em mais de mil participantes randomizados em um estudo internacional de grande porte, não houve evidências de benefício da cirurgia em relação à terapia clínica, além de potencial benefício no subgrupo de pacientes com pequenas hemorragias superficiais. A maioria das hemorragias que ocorrem profundamente dentro dos hemisférios provavelmente responde pela maior parte do dano que ocorre imediatamente após a hemorragia ictal, de modo que a evacuação não recupera o tecido e pode introduzir maior dano.

Um dos principais avanços recentes na patogênese da lesão associada à HIC foi o reconhecimento de que uma grande proporção de hemorragias continua se expandindo durante as primeiras horas após o início da HIC. Como resultado, houve um aumento de interesse pelo uso de agentes pró-trombóticos para diminuir essa expansão e limitar a lesão cerebral secundária. Embora os estudos preliminares sobre os potenciais benefícios da infusão de fator VII como agente pró-trombogênico tenham demonstrado ser promissores, estudos subsequentes e mais definitivos não confirmaram um benefício na maioria dos pacientes, embora ainda seja possível que subgrupos de pacientes, incluindo aqueles com hemorragia associada ao uso de varfarina, possam se beneficiar.

Para as hemorragias cerebelares, a descompressão cirúrgica pode salvar a vida do paciente, e é essencial reconhecer os sinais e sintomas de compressão incipiente e herniação do tronco encefálico (*i. e.*, cefaleia, vertigem, náuseas, vômitos e ataxia troncular sem fraqueza focal, declínio da consciência e paralisia do olhar). Estudos de neuroimagem que sustentam a necessidade de descompressão cirúrgica incluem hematoma com mais de 3 cm, deslocamento do quarto ventrículo, obliteração da cisterna e aumento ventricular. A punção lombar está contraindicada na presença de HIC, particularmente com hemorragias cerebelares, visto que podem ocorrer herniação tonsilar e compressão do mesencéfalo potencialmente fatais. É preciso ter muita cautela com os pacientes submetidos à ventriculostomia, com o objetivo de reduzir a pressão intracraniana, visto que pode ocorrer herniação cerebelar ascendente.

O manejo da HSA aneurismática é complicado, e os riscos de sangramento recorrente e mortalidade são altos. Os agentes antifibrinolíticos, como ácido ε-aminocaproico, usado para preservar o trombo ao redor de um aneurisma e, assim, evitar o ressangramento, não tiveram sucesso. Por conseguinte, a terapia definitiva consiste na eliminação do aneurisma roto. Isso pode ser realizado cirurgicamente ou com técnicas de embolização intervencionistas, como molas depositadas no aneurisma. Entretanto, mesmo após a fixação do local de sangramento aneurismático, várias outras complicações podem surgir, das quais uma das mais comuns é o vasospasmo, que leva ao infarto cerebral. O vasospasmo parece representar uma reação dos vasos sanguíneos ao sangue no espaço subaracnóideo circundante. O rastreamento com Doppler transcraniano pode ser usado diariamente para a detecção de alterações precoces do vasospasmo; o monitoramento contínuo do eletrocardiograma (EEG) e o monitoramento multimodal dos sinais vitais são outras maneiras emergentes de detectar a ocorrência de disfunção cerebral enquanto ela ainda é reversível. O nimodipino, um antagonista do canal de cálcio que atravessa a barreira hematencefálica, tornou-se o padrão de cuidados em pacientes com HSA por até 3 semanas após a hemorragia. O nimodipino melhora os resultados, porém ainda não foi elucidado se isso ocorre por meio de redução do vasospasmo, conforme a hipótese original. A hidratação, a terapia hiperosmolar, a terapia hipertensiva e a angioplastia do espasmo vascular também podem ser usadas para reduzir o risco de infarto. Outras complicações da HSA incluem edema cerebral, convulsões, dilatação ventricular, síndrome de secreção inapropriada de ADH (SIADH) e insuficiência cardíaca. A hidrocefalia pode exigir derivação ventricular.

Reabilitação e recuperação

Uma abordagem para a reabilitação do AVE em equipe, começando com a unidade de recuperação de AVE com fisiatras e fisioterapeutas experientes, provou ser benéfica para a recuperação ideal dos pacientes. A unidade de AVE especializada é particularmente útil para evitar complicações, como infecções, contraturas e decúbitos, e para maximizar a independência dos pacientes. Fonoaudiólogos e terapeutas ocupacionais ajudam os pacientes a melhorarem suas habilidades de deglutição, comunicação e vida diária.

A terapia de movimento induzido por restrição é um tipo específico de fisioterapia, que consiste no uso de uma grande luva pelo paciente com hemiparesia, para evitar o uso do membro não afetado durante várias horas por dia, forçando, assim, o paciente a utilizar o membro afetado para a maioria das tarefas. Em um ensaio clínico randomizado, a terapia induzida por restrição com terapia intensiva dirigida para tarefas foi associada a melhora funcional, em comparação com a fisioterapia padrão. Entretanto, ainda não foi elucidado se o uso de restrições ou a natureza intensiva da própria terapia foi responsável pelas melhoras obtidas na função. Entretanto, a terapia intensiva dirigida para tarefas é difícil para o paciente e de alto custo, podendo não ser prática para muitos pacientes. Estudos recentes sugeriram que a terapia domiciliar, guiada por terapeutas por meio de videoconferências com pacientes (i. e., "telerreabilitação"), pode ser mais viável para os pacientes.

A depressão acompanha frequentemente o AVE, refletindo tanto a incapacidade física quanto a alteração da química cerebral. A depressão pode responder a inibidores seletivos da recaptação de serotonina (ISRS) e a antidepressivos tricíclicos. O escitalopram, administrado de modo profilático a pacientes com AVE, foi efetivo na prevenção do desenvolvimento de depressão, embora outros estudos não tenham confirmado esse efeito. Há também evidências de outros ensaios clínicos de que o tratamento com ISRS facilita a recuperação funcional após o AVE.

Prevenção secundária do acidente vascular encefálico

A estratégia ideal de prevenção secundária para um paciente depende do mecanismo do AVE. Para o AVE ou o AIT causado por estenose da artéria carótida de 70% ou mais de seu diâmetro, a endarterectomia da carótida (EAC) por um cirurgião experiente, com uma taxa de complicação aceitável (< 5%), é preferível à terapia clínica em bons candidatos à cirurgia. Para pacientes com alto risco de complicações cirúrgicas, incluindo aqueles com mais de 80 anos, com doença cardíaca ou pulmonar ou com arteriopatia induzida por radiação, a colocação de stent reduz os riscos de complicações cardíacas. Os ensaios clínicos que testaram se a angioplastia de carótida e a colocação de stent são mais efetivas ou mais seguras do que a endarterectomia da carótida em pacientes com baixo risco cirúrgico não demonstraram qualquer benefício em relação à cirurgia aberta. No caso de pacientes com estenose intracraniana sintomática (lesões não passíveis de cirurgia), um ensaio clínico randomizado recente demonstrou que a melhor terapia clínica, incluindo controle agressivo dos fatores de risco, foi associada a menor risco de recorrência.

A anticoagulação está indicada para pacientes com fonte cardioembólica definida de AVE, como valvas mecânicas ou fibrilação atrial. Em pacientes com fibrilação atrial, a anticoagulação com varfarina foi superior ao AAS, com redução do risco relativo de cerca de 68%. As opções recomendadas para prevenção secundária em pacientes com fibrilação atrial incluem, atualmente, a varfarina com razão normalizada internacional (RNI) entre 2,0 e 3,0 ou o uso de um dos agentes antitrombóticos mais recentes, como dabigatrana, rivaroxabana, edoxabana ou apixabana, que estão associados a menor risco de complicações hemorrágicas. Para pacientes que não conseguem tolerar os anticoagulantes, devido a risco de HIC ou de sangramento em outro local, as modalidades de tratamento mais recentes, incluindo intervenções para excluir o apêndice atrial esquerdo da circulação, com o uso de um dispositivo de colocação endovascular, foram aprovadas após um ensaio clínico ter demonstrado que esse dispositivo é tão efetivo na prevenção de AVE quanto a anticoagulação com varfarina, com baixo risco de sangramento ou outras complicações.

Evidências recentes sugerem que alguns pacientes com AVE inexplicado podem apresentar êmbolos cardíacos devido a condições relacionadas com disfunção atrial, porém sem fibrilação atrial franca. Essa entidade foi designada como cardiopatia atrial e pode ser detectada por meio do uso de biomarcadores cardíacos, como aumento do coração na ecocardiografia, ectopia frequente no monitoramento, anormalidades da onda P no eletrocardiograma ou biomarcadores séricos. Um ensaio clínico em andamento está testando se pacientes com AVE inexplicável e cardiopatia atrial poderiam se beneficiar da anticoagulação, assim como os pacientes com fibrilação atrial.

Outras causas de êmbolos cardiogênicos exigem tratamentos diferentes. Em vários ensaios clínicos randomizados, o fechamento do forame oval persistente com dispositivos semelhantes a um guarda-chuva demonstrou reduzir o risco de AVE recorrente em pacientes selecionados (pacientes mais jovens sem outros fatores de risco de AVE). No caso de pacientes com persistência do forame oval, há evidências limitadas de que a anticoagulação seja mais efetiva do que os agentes antiagregantes plaquetários, como o AAS, e a anticoagulação não é rotineiramente recomendada se não houver distúrbio de hipercoagulabilidade conhecido ou evidências de trombos em outros locais. As próteses valvares infectadas precisam ser substituídas se os êmbolos persistirem com a administração de antibióticos, se houver grandes vegetações valvares ou se o paciente desenvolver insuficiência cardíaca. Os êmbolos de tumores mixomatosos dos átrios com frequência exigem a remoção cirúrgica do tumor. A necessidade de anticoagulação em pacientes com outras fontes de êmbolos menos bem estabelecidas, como valvopatia calcificada ou placa no arco da aorta, não está comprovada, e as diretrizes atuais não sustentam o seu uso nesse contexto.

Todos os pacientes com AVE isquêmico sem indicação definida para anticoagulação e para os quais não haja contraindicação devem ser medicados com antiagregantes plaquetários a longo prazo, pois isso reduz o risco de recorrência em 20 a 25%. Os agentes atualmente aprovados pela FDA para essa finalidade incluem AAS, dipiridamol e clopidogrel, um derivado tienopiridínico inibidor do receptor de ADP. Ensaios clínicos comparativos não conseguiram demonstrar um benefício de um desses agentes sobre outro; a combinação de AAS e dipiridamol foi mais efetiva do que qualquer um dos agentes isoladamente, porém o tratamento a longo prazo com a combinação de AAS e clopidogrel não foi mais efetivo do que o AAS isoladamente e aumentou o risco de sangramento significativo. Ensaios clínicos mais recentes sugerem que é possível obter efeitos benéficos com a combinação de AAS e clopidogrel quando usada durante até aproximadamente 30 dias após o AVE ou AIT. Entretanto, os benefícios dos dois agentes antiagregantes plaquetários depois de cerca de 30 dias são superados pelo risco aumentado de sangramento significativo. Doses baixas de AAS (30 mg/dia) parecem ser efetivas e apresentar menos efeitos colaterais, como sangramento gastrintestinal, em comparação com doses mais altas; entretanto, há algumas evidências de que a dose eficaz de AAS dependa do peso corporal. A FDA recomenda doses de AAS de 50 a 325 mg/dia para prevenção de AVE.

Ensaios clínicos forneceram evidências para o maior uso de agentes anti-hipertensivos em pacientes com AVE e AIT. Há preocupações teóricas quanto à redução dos níveis da pressão arterial em pacientes com doença cerebrovascular, devido à possibilidade de que, em pacientes com doença das artérias cerebrais e redução da autorregulação, a redução da pressão arterial possa agravar a perfusão e precipitar eventos clínicos ou afetar a cognição. Entretanto, os ensaios clínicos randomizados forneceram evidências de que a redução da pressão arterial em pacientes com doença cerebrovascular diminua os riscos de AVE recorrente em 28%, independentemente da história pregressa de HAS. As diretrizes atuais concentram-se no uso de anti-hipertensivos, de modo a alcançar os níveis tensionais recomendados, em vez de agentes específicos, que devem ser individualizados, dependendo das comorbidades do paciente.

Ensaios clínicos que usaram inibidores da HMG-CoA redutase ou estatinas em pacientes de alto risco com doença cardíaca e outra doença vascular demonstraram efeitos benéficos na redução do risco de AVE. O ensaio clínico Stroke Prevention by Aggressive Reduction in Cholesterol Levels (SPARCL) forneceu evidências mais diretas sobre o benefício da terapia com estatinas na prevenção secundária do AVE em pacientes que apresentam AVE ou AIT. O SPARCL randomizou pacientes com AVE recente ou AIT para receber atorvastatina, em uma dose de 80 mg/dia, ou placebo. Ao longo de 5 anos, a atorvastatina reduziu o risco do desfecho primário, AVE recorrente, de 13,1 para 11,2%, representando uma redução absoluta do risco de cerca de 2%. Mais recentemente, o ensaio Treat Stroke to Target demonstrou que, em pacientes com AVE isquêmico e doença aterosclerótica, os que foram tratados para um nível de LDL inferior a 70 mg/dℓ correram menor risco de eventos cardiovasculares recorrentes.

Reorientação alimentar, prática de exercícios físicos, agentes hipoglicemiantes orais e insulina são recomendados para os pacientes com diabetes melito, com a meta de atingir o controle glicêmico. Embora o controle da glicemia reduza os riscos de complicações microvasculares, o benefício da redução das complicações macrovasculares é menos certo. Em um ensaio clínico, o controle estrito da glicemia de uma coorte prospectiva de diabéticos recém-diagnosticados não demonstrou reduzir de forma significativa o risco de AVE. O agonista do receptor ativado do proliferador dos peroxissomos γ (PPAR-γ), a pioglitazona, um potente agente sensibilizador da insulina, demonstrou, em outro ensaio clínico, reduzir o risco de AVE recorrente nos pacientes com AVE ou AIT e resistência à insulina, embora o seu uso tenha sido limitado pelo aumento do ganho de peso e pela ocorrência de fraturas. Evidências recentes também sugerem que a cirurgia bariátrica, uma maneira de reduzir a obesidade e tratar a síndrome metabólica, reduza os riscos de eventos cardiovasculares, incluindo o AVE.

Os fatores de risco comportamentais são difíceis de controlar, mas também são importantes. O tabagismo gera dependência física e química, e seu abandono exige suporte psicológico e farmacológico, como adesivos de nicotina ou vareniclina. Deve-se incentivar a atividade física, visto que o sedentarismo está associado a elevações da pressão arterial e risco de AVE. O consumo diário de mais de duas doses de bebida alcoólica deve ser desencorajado, embora haja evidências de que o consumo moderado de álcool etílico possa ter efeitos protetores contra o risco de AVE. Entretanto, deve-se assinalar que há apenas um número limitado de evidências de que o controle desses fatores de risco diminua o risco de AVE recorrente.

PROGNÓSTICO

O período imediato após um AVE isquêmico apresenta o maior risco de morte, com taxas de mortalidade que variam de 8 a 20% nos primeiros 30 dias. A idade e a gravidade do AVE constituem os preditores mais importantes do prognóstico. As taxas de letalidade são piores para os AVEs hemorrágicos e variam de 30 a 80% para a hemorragia intracerebral e de 20 a 50% para a hemorragia subaracnóidea.

Os sobreviventes de AVE continuam correndo risco de morte 3 a 5 vezes maior do que a população em geral da mesma idade. As estimativas agregadas anuais de morte têm sido de 5% para AVE menor e de 8% para AVE maior. A sobrevida é influenciada por idade, HAS, doença cardíaca e diabetes melito. Os pacientes com infartos lacunares parecem ter melhor sobrevida a longo prazo em comparação com aqueles com os outros subtipos de infarto.

O AVE recorrente é frequente. O período imediato após um AVE é o de maior risco de recorrência precoce; as taxas variam de 3 a 10% nos primeiros 30 dias. Os riscos de recorrência em 30 dias variam de acordo com os subtipos de infarto; as maiores taxas são observadas em pacientes com infarto aterosclerótico, ao passo que as menores taxas ocorrem em pacientes com lacunas. Após a fase inicial, o risco de recorrência do AVE continua ameaçando a qualidade de vida do sobrevivente de AVE. As taxas de recorrência do AVE a longo prazo variam em diferentes estudos, de 4 a 14% ao ano, com estimativas anuais agregadas de 6% para o AVE menor e de 9% para o AVE maior. Essas taxas foram diminuindo com o advento das melhores estratégias de proteção descritas anteriormente. O AVE recorrente contribui para o ônus de demência e declínio funcional após um AVE. É importante ressaltar que o número de eventos cardíacos também é maior nos sobreviventes de AVE e representa uma grande ameaça de morte.

Para uma discussão mais profunda deste tópico, ver Capítulo 58, "Arritmias Cardíacas Supraventriculares", em *Goldman-Cecil Medicina*, 26ª edição.

LEITURA SUGERIDA

Albers GW, Marks MP, Kemp S, et al: Thrombectomy for stroke at 6 to 16 hours with selection by perfusion imaging, N Engl J Med 378:708–718, 2018.

Amarenco P, Bogousslavsky J, Callahan 3rd A, et al: The Stroke Prevention by Aggressive Reduction in Cholesterol Levels (SPARCL) investigators. High-dose atorvastatin after stroke or transient ischemic attack, N Engl J Med 355:549–559, 2006.

Amarenco P, Kim JS, Labreuche J, et al: A comparison of two LDL Cholesterol targets after ischemic stroke, N Engl J Med 382:9–19, 2020.

GBD Lifetime Risk of Stroke Collaborators, Feigin VL, Nguyen G, et al: Global, regional, and country-specific lifetime risks of stroke, 1990 and 2016, N Engl J Med 379:2429–2437, 2018.

George MG, Tong X, Bowman BA: Prevalence of cardiovascular risk factors and strokes in younger adults, J Am Med Assoc Neurol 74:695–703, 2017.

Goyal M, Menon BK, van Zwam WH, et al: Endovascular thrombectomy after large-vessel ischaemic stroke: a meta-analysis of individual patient data from five randomised trials, Lancet 387:1723–1731, 2016.

Hemphill 3rd JC, Greenberg SM, Anderson CS, et al: Guidelines for the management of spontaneous intracerebral hemorrhage: a guideline for healthcare professionals from the American Heart Association/American Stroke Association, Stroke 46:2032–2060, 2015.

Holmes Jr DR, Kar S, Price MJ, et al: Prospective randomized evaluation of the watchman Left atrial appendage closure device in patients with atrial fibrillation versus long-term warfarin therapy: the PREVAIL trial, J Am Coll Cardiol 64(1):1–12, 2014.

Howard G, Lackland DT, Kleindorfer DO, et al: Racial differences in the impact of elevated systolic blood pressure on stroke risk, J Am Med Assoc Intern Med 173:46–51, 2013.

Kamel H, Elkind MSV, Bhave PD, et al: Paroxysmal supraventricular tachycardia and the risk of ischemic stroke, Stroke 44:1550–1554, 2013.

Kamel H, Okin P, Elkind MSV, Iadecola C: Atrial fibrillation and mechanisms of stroke: time for a new model, Stroke 47(3):895–900, 2016.

Johnston SC, Easton JD, Farrant M, et al: Clopidogrel and aspirin in acute ischemic stroke and high-risk TIA, N Engl J Med 379:215–225, 2018.

Kernan WN, Ovbiagele B, Black HR, et al: Guidelines for the prevention of stroke in patients with stroke and transient ischemic attack: a guideline for healthcare professionals from the American Heart Association/American Stroke Association, Stroke 45:2160–2236, 2014.

Lackland DT, Elkind MSV, D'Agostino R, et al: Inclusion of stroke in cardiovascular risk prediction instruments: a statement for healthcare professionals from the American Heart Association/American Stroke Association, Stroke 43:1998–2027, 2012.

López-López JA, Sterne JAC, Thom HHZ, et al: Oral anticoagulants for prevention of stroke in atrial fibrillation: systematic review, network meta-analysis, and cost effectiveness analysis, BMJ 359:j5058, 2017.

Ma H, Campbell BCV, Parsons MW, et al: Thrombolysis guided by perfusion imaging up to 9 hours after onset of stroke, N Engl J Med 380:1795–1803, 2019.

Mayer SA, Brun NC, Begtrup K, et al: Efficacy and safety of recombinant activated factor VII for acute intracerebral hemorrhage, N Engl J Med 358:2127–2137, 2008.

Mendelow AD, Gregson BA, Fernandes HM, et al: Early surgery versus initial conservative treatment in patients with spontaneous supratentorial intracerebral haematomas in the International Surgical Trial in Intracerebral Haemorrhage (STICH): a randomised trial, Lancet 365:387–397, 2005.

Nogueira RG, Jadhav AP, Haussen DC, et al: Thrombectomy 6 to 24 hours after stroke with a mismatch between deficit and infarct, N Engl J Med 378:11–21, 2018.

Powers WJ, Rabinstein AA, Ackerson T, et al: 2018 Guidelines for the early management of patients with acute ischemic stroke: a guideline for healthcare professionals from the American Heart Association/American Stroke Association, Stroke 50:e344–e418, 2019.

Robinson RG, Jorge RE, Moser DJ, et al: Escitalopram and problem-solving therapy for prevention of poststroke depression: a randomized controlled trial, J Am Med Assoc 299:2391–2400, 2008.

Ropper AH: Tipping point for patent foramen ovale closure, N Engl J Med 377:1093–1095, 2017.

Rothwell PM, Eliasziw M, Gutnikov SA, et al: Analysis of pooled data from the randomised controlled trials of endarterectomy for symptomatic carotid stenosis, Lancet 361:107–116, 2003.

Saver JL, Fonarow GC, Smith EE, et al: Time to treatment with intravenous tissue plasminogen activator and outcome from acute ischemic stroke, J Am Med Assoc 309:2480–2488, 2013.

Singhal AB, Biller J, Elkind MS, et al: Recognition and management of stroke in young adults and adolescents, Neurology 81:1089–1097, 2013.

SPS3 Study Group, Benavente OR, Coffey CS, et al: Blood-pressure targets in patients with recent lacunar stroke: the SPS3 randomised trial, Lancet 382(9891):507–515, 2013.

Thomalla G, Simonsen CZ, Boutitie F, et al: MRI-guided thrombolysis for stroke with unknown time of onset, N Engl J Med 379:611–622, 2018.

Winstein CJ, Stein J, Arena R, et al: Guidelines for adult stroke rehabilitation and recovery: a guideline for healthcare professionals from the American Heart Association/American Stroke Association, Stroke 47:e98–e169, 2016.

Yan G, Wang J, Zhang J, et al: Long-term outcomes of macrovascular diseases and metabolic indicators of bariatric surgery for severe obesity type 2 diabetes patients with a meta-analysis, PloS One 14(12):e0224828, 2019.

119

Lesão Cerebral Traumática e Lesão Traumática da Medula Espinal

Geoffrey S. F. Ling, Jeffrey J. Bazarian

INTRODUÇÃO

A lesão cerebral traumática (LCT) e a lesão traumática da medula espinal (LTME) constituem as principais causas de morte traumática e incapacidade. Estima-se que quase 60 milhões de pessoas em todo o mundo sofram uma LCT a cada ano. De acordo com a Organização Mundial da Saúde (OMS), a projeção era de que a LCT se tornasse a terceira maior causa de carga de doença em todo o mundo em 2020. Nos EUA, a LCT resulta em mais de 2,5 milhões de consultas ao pronto-socorro (PS), e a maioria (mais de 80%) consiste em LCT leve ou concussões. Entretanto, cerca de 52 mil pacientes nos EUA morrem de LCT grave como consequência direta, tornando-a a principal causa de morte e incapacidade traumática. Além disso, a cada ano, cerca de 11 mil pacientes são gravemente incapacitados por LTME. A maioria resulta de quedas, acidentes com veículos automotivos, lesões relacionadas com esportes e assaltos. A maioria dos quase 5,5 milhões de sobreviventes de LCT e LTME necessita de reabilitação prolongada.

TIPOS DE LESÃO

Algumas lesões exigem intervenção neurocirúrgica, ao passo que outras não necessitam dessa intervenção. As condições de LCT para as quais há necessidade de neurocirurgia de emergência são feridas penetrantes, hemorragia intracerebral com efeito expansivo, incluindo hemorragia subdural e epidural, e lesão óssea, como fratura com luxação e subluxação vertebral. No entanto, as lesões focais, hipóxico-anóxicas, axonais difusas e microvasculares difusas normalmente não exigem cirurgia.

MANEJO

Lesão cerebral traumática

Em geral, a recuperação dos pacientes com LCT é rápida e completa. Para otimizar o desfecho, é fundamental primeiro afastar a vítima de LCT da atividade desportiva ou do trabalho para evitar outras lesões. O diagnóstico de LCT leve ou concussão começa simplesmente com a identificação dos pacientes afetados. Isso é muitas vezes difícil, visto que esses pacientes sofrem de alteração transitória da consciência, porém apenas uma minoria perde por completo a consciência. A maioria tem comprometimento da memória. Como resultado, os pacientes normalmente não percebem que estão feridos. Por conseguinte, é importante que colegas, treinadores, treinadores esportivos, pais e outros observadores tenham maior suspeita quando ocorrer um potencial evento de lesão cranioencefálica. Em caso afirmativo, deve-se administrar uma ferramenta de rastreamento de lesão, como a avaliação padronizada de concussão (SAC, do inglês *standardized assessment of concussion*) ou a ferramenta de avaliação de concussão esportiva versão 5 (SCAT 5, do inglês *sports concussion assessment tool version 5*). A SAC é uma bateria neuropsicológica que testa a orientação, a memória imediata, a concentração e a evocação de memória tardia. Uma pontuação anormal é inferior a 25. Se a pontuação da SAC for anormal, o paciente corre alto risco de ter sofrido uma concussão e, portanto, deve ser examinado por um médico para avaliação adicional, diagnóstico e tratamento. A SCAT 5 inclui a SAC, bem como outros testes neurológicos, como equilíbrio.

No estágio inicial de manejo, é importante que os pacientes com risco de ter sofrido uma LCT leve ou concussão tenham um médico qualificado no manejo da LCT para realizar uma anamnese detalhada, exame físico e exame neurológico, sobretudo avaliação da função cognitiva. A anamnese deve determinar a duração da alteração sensorial, da amnésia ou da perda de consciência que um paciente pode ter sofrido.

A decisão pela obtenção de neuroimagem baseia-se no índice de suspeita de hemorragia intracraniana ou fratura de crânio. Tanto a tomografia computadorizada (TC) quanto a ressonância magnética (RM) são inadequadas para descartar a possibilidade de LCT leve, que é um diagnóstico clínico. Se um paciente perdeu a consciência ou apresenta alteração mental persistente, Escala de Coma de Glasgow anormal, déficit neurológico focal ou deterioração clínica, deve-se obter um exame de neuroimagem.

Em geral, os pacientes com LCT leve não necessitam de internação; quase todos ficam bem após um período adequado de convalescença. É essencial que os pacientes tenham tempo adequado para se recuperarem; eles não devem retomar a prática esportiva ou de trabalho até que estejam totalmente recuperados. Uma segunda lesão cranioencefálica antes da recuperação completa pode ser catastrófica, devido à "síndrome do segundo impacto" (SSI), que leva ao pior desfecho clínico, incluindo morte.

O paciente precisa repousar, com carga cognitiva mínima. Não há medicamentos específicos para promover a recuperação. O tratamento concentra-se na melhora dos sintomas, de acordo com diretrizes baseadas em evidências, como as Veteran Affairs/Department of Justice (VA/DoD) Clinical Practice Guidelines for the Management of Concussion/mild TBI. Em geral, a cefaleia, que é a queixa mais comum, pode ser tratada com paracetamol ou com um anti-inflamatório não esteroide (AINE). As triptanas podem ser consideradas se houver características de enxaqueca. A tontura pode ser tratada com fisioterapia. A meclizina deve ser reservada apenas para sintomas graves o suficiente para comprometer as atividades de função diária. A insônia pode ser tratada com higiene adequada do sono. Pode-se usar um sedativo de forma aguda, que deve ser limitado a agentes não benzodiazepínicos, como zolpidem. Os sintomas visuais e auditivos devem ser avaliados por especialistas apropriados.

O paciente consegue voltar a jogar ou a trabalhar depois de pelo menos 24 horas de recuperação e quando liberado para fazê-lo por um profissional de saúde avançado, com experiência no manejo da concussão. Nos EUA, os estatutos em muitos estados especificam esses requisitos. Em geral, os pacientes conseguem voltar a jogar quando os sintomas não exigirem mais tratamento. Nesse ponto, muitos médicos submetem o paciente a testes provocativos, como pedir a ele que realize esforço físico (p. ex., corrida), seguido de avaliação cognitiva. Se esse esforço não provocar recorrência dos sintomas e o paciente tiver um bom desempenho cognitivo, ele tem a permissão de retornar por completo à sua atividade.

Para a LCT moderada a grave, as metas iniciais dos cuidados são os "ABC" de via respiratória (*airway*), respiração (*breathing*) e circulação. Segue-se o "D" para incapacidade (*disability*) (neurológica). Todo paciente deve ser submetido a um exame neurológico detalhado para determinar o nível de incapacidade neurológica. Uma pontuação inicial da Escala de Coma de Glasgow deve ser atribuída a cada paciente. A Escala de Coma de Glasgow (Tabela 119.1) categoriza os pacientes com LCT e fornece uma medida quantificável de comprometimento.

Os pacientes com LCT grave são os que apresentam escores da Escala de Coma de Glasgow iguais ou inferiores a 8. Para otimizar o desfecho, o manejo clínico deve seguir as diretrizes clínicas atualmente aceitas, como as Brain Trauma Foundation Clinical Guidelines for Severe TBI. Uma importante intervenção precoce é a proteção das vias respiratórias, normalmente por meio de intubação endotraqueal. Se houver suspeita de elevação da pressão intracraniana (PIC), deve-se elevar a cabeceira do leito do paciente a 30°, e a cabeça dele deve ficar na linha média, idealmente com um colar cervical rígido (pelo menos até ser avaliada a estabilidade da coluna cervical). Deve-se administrar manitol por via intravenosa (IV), em uma dose de 0,5 a 1,0 g/kg. A hiperventilação também pode ser usada com uma meta de P_{CO_2} de 34 a 36 mmHg. A PIC deve ser mantida abaixo de 20 mmHg, com pressão de perfusão cerebral (PPC) superior a 60 mmHg. A TC da cabeça sem contraste deve ser realizada o mais rápido possível para identificar lesões que necessitarão de cirurgia e para determinar a extensão da lesão.

Se a PIC permanecer mal controlada, pode-se considerar a administração de um *bolus* intravenoso de solução salina hipertônica a 23% (50 mℓ), seguido de infusão contínua de solução salina hipertônica a 2 ou 3% (75 a 125 mℓ/h) por cateter venoso central. Se essas intervenções não tiverem sucesso, deve-se considerar o coma farmacológico ou a descompressão cirúrgica. O coma farmacológico pode ser induzido com pentobarbital. O pentobarbital é administrado em uma dose de ataque de 5 mg/kg IV, seguida de infusão IV de 1 a 3 mg/kg/h. Como alternativa, pode-se usar o propofol, que é administrado como dose de ataque de 2 mg/kg IV, seguida de infusão IV de até 200 µg/min. O monitoramento contínuo do eletroencefalograma (EEG) é útil, visto que o limite do coma induzido por fármaco é obter o controle da PIC ou a supressão da descarga elétrica cerebral. A PIC persistentemente elevada depois de todos esses esforços representa uma ameaça. Deve-se considerar a descompressão do lobo frontal ou temporal e a hemicraniectomia.

Para alcançar as metas de PPC, os pacientes devem primeiro ser adequadamente hidratados. O objetivo do manejo hídrico na LCT consiste em aumentar o gradiente osmolar entre a vasculatura sistêmica e o cérebro, e não corrigir a desidratação. Para esse propósito, são utilizadas soluções IV hiperosmolares, como a solução salina. Outras opções são a solução salina hipertônica (p. ex., soluções de cloreto de sódio a 3%). Se for difícil alcançar as metas de PPC apenas com soluções IV, agentes farmacológicos vasoativos, como norepinefrina e fenilefrina, podem ser administrados. Esses dois agentes são preferidos, visto que são considerados como tendo o menor efeito sobre o tônus vasomotor cerebral. Como os barbitúricos e o propofol são depressores do miocárdio, o manejo cardiovascular agressivo provavelmente será necessário quando o coma farmacológico for induzido.

A agitação pode ser tratada com dexmedetomidina, lorazepam ou haloperidol. Se esses fármacos forem inadequados, podem-se administrar infusões de midazolam ou propofol. A dor deve ser controlada. O paracetamol e os AINEs são adequados para aliviar o desconforto leve. Entretanto, para a dor moderada a intensa, devem-se utilizar analgésicos narcóticos, como fentanila ou morfina. Um benefício dos opioides é a possibilidade de revertê-los por meio da naloxona, de modo a possibilitar a reavaliação do estado neurológico.

Hipoxia, convulsões e febre devem ser evitadas. A manutenção da P_{O_2} em aproximadamente 100 mmHg é suficiente. Administra-se um fármaco antiepiléptico (FAE), como fenitoína ou levetiracetam, nos primeiros 7 dias após a lesão, visto que ele reduzirá as convulsões de início precoce. Contudo, deve ser interrompido depois de 7 dias. Pode ser reiniciado se houver recorrência das convulsões. A febre deve ser reduzida com antipiréticos, como paracetamol, e uso de manta de resfriamento, se necessário. Outras considerações importantes de manejo incluem a prevenção de úlcera gástrica por estresse, trombose venosa profunda (TVP) e úlceras de decúbito. A alimentação deve ser instituída assim que for possível manter a nutrição.

Após as primeiras horas, esforços devem ser envidados para reduzir a hiperventilação, que é indicada apenas para tratamento de emergência inicial. Depois de 12 horas, a compensação metabólica anula os efeitos de melhora da alcalose respiratória causada pelo estado hipocápnico induzido pela hiperventilação.

Exames neurológicos repetidos e aferição contínua da PIC e da PPC são indicados. Em geral, o período máximo de edema cerebral é de 48 a 96 horas após a LCT. Depois disso, ocorre resolução espontânea do edema, seguida de melhora clínica.

Uma complicação da LCT é a síndrome pós-concussão (SPC). O diagnóstico pode ser estabelecido usando a Post-Concussion Symptom Scale (PCSS) e a Graded Symptom Checklist (GSC). Os sintomas mais comuns de SPC consistem em cefaleia, dificuldade de concentração, alterações do apetite, anormalidades do sono e irritabilidade. A SPC tem apresentação e duração variáveis, dependendo do paciente e da gravidade da LCT. Em geral, a SPC tem duração de algumas semanas após a lesão. Entretanto, em raros casos, ela persiste por 1 ano ou mais. O tratamento é sintomático. Para alívio da cefaleia, AINEs, medicamentos para enxaqueca e *biofeedback* podem ser efetivos. Para a disfunção cognitiva, o exame neuropsicológico pode ser útil para determinar a intervenção adequada, podendo incluir terapia cognitivo-comportamental.

Tabela 119.1 Escala de Coma de Glasgow.

Melhor resposta dos olhos	Melhor resposta verbal	Melhor resposta motora
1 = Sem abertura dos olhos	1 = Sem resposta verbal	1 = Sem resposta motora
2 = Abertura dos olhos à dor	2 = Sons incompreensíveis	2 = Extensão à dor
3 = Abertura dos olhos ao comando verbal	3 = Palavras inapropriadas	3 = Flexão à dor
4 = Abertura espontânea dos olhos	4 = Resposta confusa	4 = Retirada à dor
	5 = Orientação	5 = Localização da dor
		6 = Obedece a comandos

Escala de Coma de Glasgow = resposta dos olhos + resposta verbal + resposta motora.

Lesão traumática da medula espinal

O manejo de emergência de uma lesão traumática da medula espinal melhorou acentuadamente com a adesão as "Guidelines for the Management of Cervical Spine and Spinal Cord Injuries" da American Association of Neurological Surgeons. A terapia começa com o "ABC" de via respiratória, respiração e circulação. Uma via respiratória segura é absolutamente vital. Em pacientes que sofreram lesões cervicais altas, haverá perda da ventilação espontânea. As lesões abaixo de C5 também podem comprometer a capacidade ventilatória. Se a via respiratória ou os esforços ventilatórios estiverem comprometidos, é necessária intubação de emergência. No paciente em que o traumatismo da coluna cervical não tiver sido avaliado, o método preferido consiste em intubação nasotraqueal guiada por fibra óptica. Outras abordagens incluem intubação nasotraqueal (cega) ou orotraqueal, contanto que o alinhamento da coluna cervical seja mantido por tração.

A manutenção do volume intravascular é essencial na LTME. A hipotensão pode resultar de choque neurogênico ou hipovolemia. Para o choque neurogênico, pode ser necessário o uso de agentes farmacológicos vasopressores, como fenilefrina. Se houver taquicardia, a hipovolemia constitui, então, a etiologia mais provável, e a reposição volêmica com soro fisiológico é o tratamento inicial apropriado.

Após realizar o suporte básico do "ABC", devem-se obter uma anamnese e um exame neurológico. É necessário considerar uma LCT concomitante. Até 50% dos pacientes com LTME apresentam LCT associada. A neuroimagem com frequência está indicada, mas nem todos os pacientes necessitam de exame radiográfico. Uma avaliação neurológica normal evita a necessidade de exames de imagem. Contudo, uma queixa de mãos queimando ou de dor na coluna, dormência, formigamento ou fraqueza indica lesão da medula espinal. É necessário efetuar um exame neurológico detalhado para identificar o nível da lesão e a extensão de quaisquer déficits e documentar o grau de disfunção neurológico o mais cedo possível. O nível da lesão encontra-se no segmento mais baixo da medula espinal com função motora e sensorial intacta. O prognóstico para a melhora neurológica é mais satisfatório se a lesão for incompleta, em vez de completa. Após a lesão aguda, é necessário realizar frequentemente exames seriados.

Se houver suspeita de lesão da medula espinal, o paciente deve ser imobilizado imediatamente e de forma adequada com colar e/ou prancha rígidos. A avaliação radiológica deve começar com radiografias simples da coluna. A detecção de anormalidades nas radiografias deve levar a um exame adicional de neuroimagem. As vértebras devem ser examinadas com TC, e a medula espinal, com RM. Os tecidos moles intervertebrais e paravertebrais são mais bem examinados com RM. Deve-se obter também uma radiografia de tórax para visualizar as vértebras cervicais inferiores e torácicas. Derrame (efusão) pleural no contexto de uma possível lesão da coluna torácica sugere hemotórax.

Se as radiografias da coluna cervical forem normais, porém o paciente se queixar de dor no pescoço, pode haver lesão ligamentosa. A lesão ligamentosa é avaliada por meio de radiografias da coluna cervical em flexão-extensão. Entretanto, no período agudo, a dor pode impedir um exame adequado. Esses pacientes devem ser mantidos com colar cervical rígido por alguns dias até a resolução da dor e do espasmo dos músculos do pescoço. Nesse momento, o exame de imagem pode ser realizado. Se for anormal, o paciente necessita de avaliação cirúrgica.

Síndromes da medula espinal

Existem três síndromes principais da medula espinal: a síndrome da medula anterior, a síndrome de Brown-Séquard e a síndrome da medula central. A síndrome da medula anterior está associada a déficits das colunas bilaterais anterior e lateral da medula espinal. Há perda da sensibilidade tátil, álgica e térmica e da função motora abaixo do nível da lesão. As funções da coluna posterior de propriocepção e percepção vibratória permanecem intactas. Na síndrome de Brown-Séquard, os déficits são devidos à lesão da metade lateral da medula espinal. Há perda funcional da função motora ipsilateral, do tato, da propriocepção e da percepção vibratória e das sensibilidades álgica e térmica contralaterais. A síndrome da medula central resulta em uma síndrome do "homem em um barril": paralisia motora dos membros superiores, com preservação dos membros inferiores. A fraqueza é maior proximal do que distalmente. As sensibilidades álgica e térmica geralmente estão reduzidas, porém há preservação da propriocepção e da vibração.

Choque medular

O choque medular pode ocorrer após uma lesão aguda, causando perda temporária dos reflexos espinais abaixo do nível da lesão. O exame neurológico revela perda dos reflexos de estiramento muscular, reflexo bulbocavernoso (teste do tônus do esfíncter anal em resposta à estimulação da glande ou do clitóris) e reflexo de contração anal. Nas lesões cervicais altas, os reflexos inferiores (bulbocavernoso e contração anal) podem ser preservados. Pode-se observar também o fenômeno de "Schiff-Sherrington", em que os reflexos são afetados acima do nível da lesão. Além disso, pode haver perda dos reflexos autônomos, levando a choque neurogênico, íleo paralítico e retenção urinária.

Manejos agudo e subagudo

Na unidade de terapia intensiva (UTI), o paciente necessita de tratamento continuado. Os pacientes com LTME necessitam de rigoroso monitoramento cardiovascular e respiratório. Também devem ser monitorados sinais de doença geniturinária, intestinal e infecciosa, nutrição, pele e profilaxia para úlceras e formação de trombose venosa profunda.

Os pacientes que sofrem lesão raquimedular correm risco de choque neurogênico e disautonomia, com consequente vasodilatação periférica e hipotensão. As lesões em T3 ou acima de T3 comprometem o tônus simpático, com hipotensão acompanhada de bradicardia: a tríade clássica do choque neurogênico de bradicardia, hipotensão e vasodilatação periférica.

A disautonomia é tratada ao se assegurar um volume circulante adequado. A meta é a reposição volêmica até alcançar a euvolemia. Pode-se utilizar sangue se o paciente apresentar anemia (i. e., hematócrito inferior a 30). Se não houver necessidade de sangue, podem-se utilizar soluções coloides (p. ex., soluções de albumina) ou cristaloides (p. ex., soro fisiológico [NaCl] a 0,9%). A pressão venosa central (PVC) deve ser mantida em 4 a 6 mmHg. Deve-se evitar hipervolemia, visto que ela exacerbará o edema periférico. Uma vez obtido um volume circulante adequado, podem-se administrar agentes vasopressores (p. ex., fenilefrina, norepinefrina ou dopamina). A pressão arterial média (PAM) deve ser de 85 mmHg ou mais. Bradicardia sintomática pode ser tratada com atropina.

Os pacientes com LTME correm risco de comprometimento ventilatório. Os pacientes cujas lesões estão situadas em C5 ou em nível mais alto geralmente necessitam de ventilação mecânica com volume corrente adequado (6 a 10 mℓ/kg), FIO_2 e taxa mandatória acionada por máquina. A concentração de oxigênio inspirada FIO_2 deve proporcionar uma P_{O_2} entre 80 e 100 mmHg. A taxa deve ser regulada para fornecer uma P_{CO_2} de 40 mmHg. A pressão positiva expiratória final (PEEP, do inglês *positive end-expiratory pressure*) também deve ser usada para minimizar a atelectasia. Se o paciente não demonstrar sinais de recuperação ventilatória em 2 semanas de intubação, deve-se considerar traqueostomia. As lesões abaixo de C5 também podem estar associadas à ventilação espontânea inadequada.

Capítulo 119 Lesão Cerebral Traumática e Lesão Traumática da Medula Espinal

As lesões cervicais médias podem estar associadas à função intacta, porém comprometida, do diafragma. Se houver suspeita, pode-se realizar um teste de "fungada" sob fluoroscopia para determinar se ambos os hemidiafragmas estão funcionando de forma adequada. Se não estiverem funcionando corretamente, pode haver necessidade de intubação/traqueostomia com ventilação de volume controlado. Se a função estiver intacta, a ventilação com pressão de suporte (PS) suficiente para manter um volume corrente adequado com oxigenação e PEEP deve ser regulada, conforme descrito anteriormente.

Os pacientes com lesões cervicais em C6 e abaixo, incluindo a parte torácica da medula espinal, não necessitam de ventilação mecânica. Entretanto, seu esforço ventilatório pode ser inadequado, visto que a parte torácica da medula espinal inerva os músculos intercostais, que são músculos acessórios da respiração. Esses pacientes têm tosse diminuída e incapacidade de aumentar a ventilação, quando necessário, levando à atelectasia e à incapacidade de eliminar as secreções, o que pode causar pneumonia. Eles necessitam de assistência para a limpeza das vias respiratórias: percussão do tórax, aspiração e estímulo para a tosse.

A doença tromboembólica é uma causa importante de morbidade e mortalidade em pacientes com LTME: até 80% desenvolvem TVP sem profilaxia. Todos os pacientes com LTME devem receber anticoagulação e ter dispositivos de compressão mecânica aplicados em suas pernas. Tão logo seja possível, os pacientes devem usar dispositivos de compressão sequencial (DCS) ou meias compressivas. Assim que a hemostasia for assegurada, deve-se iniciar a administração de heparina de baixo peso molecular (HBPM). A heparina não fracionada também pode ser utilizada com DCS, porém prefere-se o uso da HBPM. Pode-se colocar um filtro na veia cava inferior quando a anticoagulação for contraindicada, porém esse filtro não deve constituir a principal maneira de prevenção de TVP.

A lesão da parte torácica média inferior da medula espinal pode resultar em íleo paralítico. Deve-se colocar um tubo nasogástrico (NG) para descomprimir o estômago. A nutrição parenteral deve ser iniciada o mais cedo possível. A alimentação enteral deve ser adiada até o retorno da motilidade gastrintestinal, geralmente 2 a 3 semanas. Os agentes farmacológicos que promovem a motilidade incluem metoclopramida, eritromicina e cisaprida. Deve-se evitar a formação de úlcera gástrica por meio de medicamentos: antagonistas do receptor H2, inibidores da bomba de prótons, antiácidos ou sucralfato. Ocorrem pancreatite e perfuração intestinal relacionada com o traumatismo: a perda do tônus da musculatura abdominal e da sensibilidade visceral pode mascarar os achados clínicos habituais de dor, defesa ou rigidez.

Pode haver perda do tônus da bexiga urinária devido ao choque medular. Um cateter de Foley deve ser colocado e mantido por um período mínimo de 5 a 7 dias para drenar a bexiga e avaliar o volume circulatório e o estado renal. Após a resolução do choque medular, pode ocorrer disreflexia autônoma, devido à distensão da bexiga: rubor da pele e hipertensão arterial sistêmica. O exame clínico (palpação e percussão) revela distensão da bexiga, que pode ser tratada com cateterismo intermitente ou treinamento vesical. A fenoxibenzamina pode ser útil nessa condição. O uso de cateter de Foley está associado a risco significativo de infecção do trato urinário, que deve ser monitorada, sobretudo se a lesão da medula espinal afetar a sensibilidade normal.

Deve-se administrar nutrição. Até que a alimentação enteral possa ser iniciada, deve-se utilizar a nutrição parenteral. Para pacientes tetraplégicos, deve-se usar 80% do nível calórico da previsão de Harris-Benedict. A cota prevista total de Harris-Benedict deve ser usada para pacientes com lesões da parte torácica da coluna e abaixo. Os cuidados com a pele são essenciais para prevenir as úlceras de decúbito. Os leitos cinéticos mecânicos, o rolamento regular (a cada 2 horas) e as órteses acolchoadas são úteis para minimizar essa complicação.

As órteses, a fisioterapia e a terapia ocupacional (para lesão da medula cervical) são úteis. A terapia deve ser iniciada assim que a coluna vertebral estiver estabilizada, com a meta de minimizar as contraturas e iniciar a reabilitação. Uma vez instituída a terapia, o gasto energético aumentará, exigindo nutrição adicional. Se for necessário remover os dispositivos de compressão intermitente durante a terapia, pode ser necessário aumentar a dose de heparina.

PROGNÓSTICO

Lesão cerebral traumática

O indicador prognóstico mais útil após a LCT é o exame neurológico na apresentação. Claramente, quanto melhor for o exame neurológico, maior será a probabilidade de melhor recuperação. A pontuação inicial da Escala de Coma de Glasgow é um indicador prognóstico muito confiável. Quanto menor for a pontuação inicial da Escala de Coma de Glasgow, menor será a probabilidade de que o paciente tenha recuperação neurológica ou funcional significativa. Entretanto, alguns pacientes com pontuações muito baixas da Escala de Coma de Glasgow na apresentação têm recuperação significativa.

Lesão traumática da medula espinal

A extensão da LTME é o fator prognóstico mais útil. A American Spine Injury Association Impairment Scale classifica a lesão raquimedular com base na magnitude da lesão (Tabela 119.2). Déficit motor e sensitivo completo de grau "A" abaixo da lesão é o prognóstico mais sombrio. Se essa lesão persistir por mais de 24 horas, existe pouca probabilidade razoável de recuperação significativa. Em contrapartida, as lesões parciais, mesmo quando graves, têm probabilidade substancial de recuperação.

FUTURO

A LCT e a LTME são condições neurológicas graves, com implicações significativas para a sociedade. A prevenção continua sendo a forma mais efetiva de reduzir a incidência dessas doenças. A introdução de diretrizes práticas contribuiu para melhores desfechos na LCT e na LTME. Infelizmente, a morbidade ainda é significativa. O manejo médico limita-se, em grande parte, a esforços de suporte, dirigidos principalmente para minimizar a lesão secundária, otimizar a perfusão e a oxigenação e prevenir a morbidade não neurológica. A intervenção cirúrgica ajuda a restaurar a estabilidade estrutural, a minimizar lesões adicionais e a reduzir a lesão. Todavia, nada reverte a morte neuronal, tampouco impede totalmente os processos de lesão secundária. Há esforços substanciais de pesquisa médica para melhorar nossa compreensão da patogênese dessas doenças e encontrar maneiras de mitigá-las. Graças às novas abordagens farmacológicas, clínicas e cirúrgicas, haverá oportunidades crescentes de restaurar esses pacientes.

Tabela 119.2 American Spine Injury Association Impairment Scale.		
Grau	**Tipo de lesão**	**Definição**
A	Completa	Sem função motora ou sensitiva abaixo da lesão
B	Incompleta	Função sensitiva, porém sem função motora
C	Incompleta	Alguma força motora (< 3)
D	Incompleta	Força motora > 3
E	Nenhuma	Funções sensitiva e motora normais

LEITURA SUGERIDA

Carney N, Totten AM, O'Reilly C, et al: Guidelines for the management of severe traumatic brain injury, fourth edition, Neurosurgery 80:6–15, 2017.

Department of Veteran Affairs. Management of concussion-mild traumatic brain injury (mTBI). 2016. VA/DoD clin practice guidelines[Internet]. 2016 Sep 22 [cited 2016 Sep 24]. Available from http://www.healthquality.va.gov/guidelines/Rehab/mtbi/.

Marshall S, Bayley M, McCullagh S, et al: Updated clinical practice guidelines for concussion/mild traumatic brain injury and persistent symptoms, Brain Inj 29:688–700, 2015.

McCrory P, Meeuwisse W, Dvorak J, et al: Consensus statement on concussion in sport—the 5th international conference on concussion in sport held in Berlin, October 2016, Br J Sports Med, bjsports-2017, 2017.

Waters BC, Hadley MN, Hurlbert RJ, et al: Guidelines for the management of acute cervical spine and spinal cord injuries: 2013 update, Neurosurgery 60(Suppl 1):82–91, 2013.

120

Epilepsia

Andrew S. Blum

DEFINIÇÕES E EPIDEMIOLOGIA

As crises epilépticas são definidas como sinais e/ou sintomas que frequentemente incluem alterações do comportamento, devido à atividade neuronal anormal (com frequência, excessivamente sincrônica) no cérebro. As crises epilépticas são acompanhadas por uma ampla gama de sinais/sintomas, dependendo das redes envolvidas do sistema nervoso central (SNC), incluindo movimentos involuntários, sensações e comportamentos anormais e comprometimento da consciência.

As crises com frequência são observadas em muitas doenças clínicas ou neurológicas agudas que comprometem a função cerebral (Tabela 120.1). As causas secundárias comuns de crises incluem distúrbios metabólicos (p. ex., hipoglicemia ou hiponatremia), intoxicações (p. ex., álcool etílico, cocaína), estados de abstinência (p. ex., álcool, benzodiazepínicos), traumatismo cranioencefálico (TCE)

Tabela 120.1 Causas de crises sintomáticas.[a]

Distúrbios eletrolíticos agudos

Hiponatremia aguda (< 120 mEq/ℓ)

Hipernatremia aguda (> 155 mEq/ℓ)

Hiperosmolaridade (> 310 mOsm/ℓ)

Hipocalcemia (< 7 mg/dℓ)

Hipomagnesemia (< 0,8 mEq/ℓ)

Hipoglicemia (< 30 mg/dℓ)

Hiperglicemia (> 450 mg/dℓ)

Fármacos e substâncias

Antibióticos quinolona, isoniazida, carbapenêmicos, penicilinas (na insuficiência renal)

Teofilina, aminofilina, efedrina, fenilpropanolamina, terbutalina

Tramadol, lidocaína, meperidina (na insuficiência renal), fentanila

Antidepressivos tricíclicos (sobretudo clomipramina), bupropiona, clozapina, neurolépticos

Ciclosporina, clorambucila

Cocaína (*crack*), fenciclidina, anfetaminas, abstinência de álcool etílico, abstinência de benzodiazepínicos e barbitúricos

Doença do sistema nervoso central

Encefalopatia hipertensiva, eclâmpsia

Encefalopatia hepática e urêmica

Doença falciforme, púrpura trombocitopênica trombótica

Lúpus eritematoso sistêmico

Meningite, encefalite, abscesso cerebral

Traumatismo craniano agudo, acidente vascular encefálico, tumor cerebral

[a]Os distúrbios metabólicos e os fármacos e substâncias listados aqui também abaixam o limiar convulsivo em indivíduos com epilepsia.

agudo e condições hipóxico-isquêmicas (p. ex., parada cardíaca, acidente vascular encefálico [AVE] embólico). Essas crises *provocadas* costumam ser autolimitadas e, em geral, não há recorrência após a correção do distúrbio subjacente. Por conseguinte, crises provocadas não constituem epilepsia.

Em contrapartida, a epilepsia é uma doença crônica do SNC, caracterizada por predisposição a crises epilépticas *espontâneas*. O diagnóstico de epilepsia é estabelecido quando há pelo menos duas crises não provocadas que ocorrem com intervalo de mais de 24 horas ou uma crise não provocada e uma suposta alta probabilidade de crises adicionais, com base em outros dados, como eletroencefalograma (EEG) com atividade epileptiforme ou exame de imagem do cérebro, que revela um provável substrato estrutural para crises recorrentes. Os indivíduos com epilepsia apresentam maior suscetibilidade a crises (redução do limiar convulsivo). A epilepsia representa um conjunto extremamente heterogêneo de síndromes epilépticas distintas, com diferentes etiologias. Os fatores genéticos e a ocorrência de lesão prévia do SNC (de diversos mecanismos) respondem por muitas das causas de epilepsia. Houve sucessivos esforços envidados para classificar tanto as crises quanto as epilepsias nas últimas 5 décadas. A classificação das síndromes epilépticas depende de muitos fatores, como tipo de crise, etiologia, genética, achados no EEG, exame de neuroimagem e resposta à terapia. O diagnóstico da epilepsia abrange suas consequências neurobiológicas, cognitivas, psicológicas e sociais.

A epilepsia apresenta vários desafios para os pacientes e suas famílias. A maioria das crises em indivíduos com epilepsia ocorre de forma imprevisível. Esse aspecto impacta a qualidade de vida dos pacientes com epilepsia. Quando ocorrem crises funcionalmente prejudiciais durante as horas de vigília (crises diurnas), podem surgir restrições nas atividades, como restrição em dirigir, operar máquinas pesadas, escalar alturas e nadar ou tomar banho sem ser observado. Essas restrições nas atividades minam a independência. O impacto psicológico da perda involuntária intermitente do controle corporal e suas consequências e a dependência imposta pelas restrições das atividades contribuem para o aumento da incidência de depressão e ansiedade como comorbidades em indivíduos com epilepsia (até 50%).

Em muitas pessoas com epilepsia, as crises predominam durante o sono, devido ao aumento da sincronização da atividade neuronal. As crises que ocorrem exclusivamente no sono constituem a epilepsia noturna. Em mulheres com epilepsia (MCE), as crises às vezes ocorrem com mais frequência durante a semana próxima da menstruação ou da ovulação (epilepsia catamenial). A privação de sono, o consumo de bebidas alcoólicas, as infecções intercorrentes, determinados medicamentos e o estresse emocional acentuado podem diminuir ainda mais o limiar convulsivo e aumentar o risco de crises em indivíduos com epilepsia (Tabela 120.1).

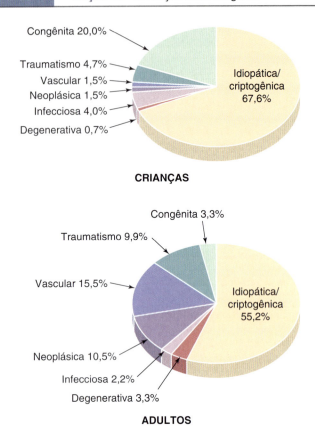

Figura 120.1 Etiologia da epilepsia, de acordo com a idade, em todos os casos recém-diagnosticados em Rochester, Minnesota, 1935-1984. (Adaptada de Hauser WA, Annegers JF, Kurland LT: Incidence of epilepsy and unprovoked seizures in Rochester, Minnesota: 1935-1984, Epilepsia 34:453-468, 1993.)

Conforme indicado anteriormente, as crises provocadas são altamente prevalentes e acompanham muitas condições clínicas ou neurológicas agudas. Dez por cento da população em países desenvolvidos sofrerão uma crise em algum momento durante a vida. Em contrapartida, cerca de 1% da população atualmente apresenta epilepsia (prevalência), e 3 a 4% têm epilepsia em algum momento durante a sua vida (prevalência ao longo da vida). Nos EUA, há aproximadamente 125 mil novos casos de epilepsia diagnosticados a cada ano (incidência). A epilepsia ocorre em todo o espectro etário. Entretanto, a sua incidência e prevalência são bifásicas, e a epilepsia é mais comum na infância (principalmente em decorrência de lesão perinatal, infecções e fatores genéticos) e com o avançar da idade (devido a AVE, tumores e demência) (Figura 120.1). Nos países em desenvolvimento, a frequência da epilepsia é maior, em grande parte devido ao aumento do ônus de infecções do SNC, como neurocisticercose.

PATOLOGIA

Antes da década de 1990, a causa subjacente da epilepsia em um paciente com frequência não era resolvida. O advento da RM e, mais recentemente, das investigações genéticas e imunológicas melhorou de forma substancial a nossa capacidade de identificar as causas de muitas epilepsias. Cerca de 70% dos adultos e 40% das crianças com epilepsia de início recente apresentam crises de início focal, o que geralmente implica uma lesão cerebral focal. Paralelamente à diversidade de tipos de crises e epilepsias, existe uma ampla gama semelhante de patologias associadas à epilepsia. As lesões mais comuns consistem em esclerose hipocampal, tumores neuronais e gliais, malformações vasculares, distúrbios de migração neuronal (p. ex., displasia cortical), hamartomas, encefalite, mecanismos paraneoplásicos e autoimunes relacionados, TCE, AVE embólico e hemorragia.

A esclerose hipocampal (às vezes chamada de esclerose temporal mesial) ainda é uma das patologias mais comuns e bem definidas, que pode ocorrer isoladamente ou secundária a outra lesão epileptogênica coincidente (patologia dupla). Consiste em perda das células piramidais e gliose em vários subcampos hipocampais. A esclerose hipocampal está associada à epilepsia do lobo temporal e, com frequência, à disfunção da memória a curto prazo. O grupo de distúrbios de migração neuronal também foi revelado com o uso mais amplo dos exames de imagem do cérebro, sobretudo a RM. A displasia cortical focal (DCF) representa um dos exemplos mais comuns dessas patologias, que envolvem zonas de distrofia da substância cinzenta encontradas fora do local, como na substância branca subcortical, com frequência com distorção da arquitetura neuronal. Às vezes, a microscopia revela células atípicas, que exibem marcadores tanto gliais quanto neuronais (p. ex., células em balão da DCF do tipo IIb). Nem todos os pacientes com lesões cerebrais desenvolvem epilepsia, tampouco todas as lesões em um único paciente contribuem igualmente para o fenótipo epiléptico; ainda não está totalmente elucidado como ou por que determinada lesão se torna epileptogênica.

As influências hereditárias têm sido associadas, há muito tempo, à epilepsia. Durante as últimas décadas, muitas mutações gênicas foram ligadas a síndromes epilépticas específicas, incluindo aquelas com tipos de crises focais ou generalizadas. Muitas dessas mutações gênicas afetam proteínas dos canais iônicos, o que, de forma não surpreendente, leva à disfunção neuronal e à epilepsia. Essas mutações são coletivamente denominadas canalopatias. Dois exemplos importantes de canalopatias são as epilepsias genéticas (generalizadas) com crises epilépticas febris *plus* (EGCF+) e síndrome de Dravet. Essas síndromes geneticamente relacionadas têm fenótipos acentuadamente diferentes. Em geral, a EGCF+ está associada à perda parcial de mutação de função no gene dos canais de sódio controlados por voltagem, S*CN1A*, ao passo que a perda completa de mutação de função no mesmo gene resulta na síndrome de Dravet. Menos comumente, mutações em outros genes de canais iônicos também podem levar aos mesmos fenótipos. A EGCF+ pode começar em qualquer idade, embora seja comumente evidente na infância, com vários tipos de crises em diferentes familiares afetados; alguns apresentam crises epilépticas febris depois dos 6 anos (crises epilépticas *plus*), ao passo que outros podem apresentar crises mioclônicas, de ausência ou parciais. Em contrapartida, a síndrome de Dravet manifesta-se tipicamente em bebês entre 6 e 8 meses com crises hemiclônicas prolongadas associadas à febre intercorrente. Crianças com síndrome de Dravet com frequência desenvolvem déficits cognitivos, espasticidade ou ataxia e, às vezes, crises clônicas noturnas mais outros tipos de crises.

O grupo recém-reconhecido de epilepsias paraneoplásicas e autoimunes constitui um processo etiológico e patológico muito diferente. Essas condições surgem no contexto de uma neoplasia maligna sistêmica que desencadeia um ataque imune aberrante em alvos específicos do SNC ou aparecem espontaneamente (autoimunes). Em muitos casos, a RM revela alterações de sinais multifocais em várias regiões corticais e límbicas do SNC. Essas síndromes podem ser cada vez mais diagnosticadas por ensaios séricos ou do líquido cerebrospinal (LCS) para anticorpos específicos reativos contra antígenos específicos do SNC. Alguns antígenos são intracelulares (p. ex., Hu), ao passo que outros estão ligados à membrana (p. ex., receptor NMDA).

CLASSIFICAÇÃO E MANIFESTAÇÕES CLÍNICAS

Crises

Várias estratégias de classificação têm sido usadas ao longo das décadas para ajudar a classificar a diversidade de tipos de crises e epilepsias.[1] Em 2017, a International League Against Epilepsy (ILAE) publicou a sua classificação de crises e epilepsia mais recentemente revisada, com mudanças proeminentes em relação a seus predecessores, incluindo mudanças na terminologia central. O novo sistema oferece importantes vantagens; entretanto, como vários termos dos sistemas anteriores continuam sendo de uso clínico comum, esta seção às vezes fará referência a ambos os conjuntos de termos, novos e antigos, quando perceber a sua utilidade.

A classificação das crises será considerada em primeiro lugar. As crises são classificadas pelos seus sinais e sintomas clínicos. As manifestações de uma crise dependem de o seu início incluir amplas regiões corticais bilaterais ou apenas parte do córtex cerebral e refletir as funções das áreas corticais envolvidas e o padrão subsequente de disseminação dentro do cérebro. As crises são agora inicialmente subdivididas em três grandes tipos: aquelas com início limitado a uma região específica do córtex cerebral (*crises focais*), aquelas com início envolvendo o córtex cerebral de forma difusa e bilateralmente (*crises generalizadas*) e um terceiro grupo, novo na classificação de 2017, para as *crises de início desconhecido*. (Observe que, na classificação de 1981, as crises focais também eram denominadas crises parciais. O termo "crise parcial" foi posto de lado na versão atualizada, embora esse descritor ainda seja frequentemente encontrado na prática.) Entre os tipos de crises focais, o próximo critério está relacionado com a retenção ou o comprometimento da percepção. (Na versão de 1981, era usado o termo "crise parcial simples" para indicar uma *crise focal perceptiva* [*retained awareness*], que é o termo atualmente empregado. De modo semelhante, uma "crise parcial complexa", na linguagem de 1981, corresponde agora a uma *crise focal dispercetiva* [*impaired awareness*].)

O próximo critério diz respeito aos sintomas específicos relacionados com as crises focais, motores ou não motores, que predominam precocemente (Tabela 120.2), refletindo as funções distintas das várias regiões do SNC que estão envolvidas. As crises focais são dinâmicas, com padrões evolutivos de disseminação intracerebral. Assim, as condições focais perceptivas (anteriormente denominadas "crises parciais simples" ou "auras") com frequência progridem para crises focais disperceptivas mais disseminadas (anteriormente denominadas "crises parciais complexas) e podem se espalhar ainda mais para se tornarem *crises tônico-clônicas focais a bilaterais* na nomenclatura de 2017 (anteriormente denominadas "crises tônico-clônicas secundariamente generalizadas").

No início, as crises generalizadas são subdivididas naquelas com sintomas motores ou não motores. As crises de início desconhecido também são subdivididas de modo semelhante. Se a informação for insuficiente, ou se não for possível classificar a crise, ela pode ser designada como "não classificada".

Em um indivíduo, as crises normalmente são estereotipadas, embora alguns pacientes tenham mais de um tipo de crise e um tipo específico de crise com frequência tenha intensidades variáveis. Os comportamentos que ocorrem durante a crise são denominados *semiologia das crises*.

---

[1]N.R.T.: "Convulsão" é um termo popular, ambíguo e oficioso utilizado para indicar uma atividade motora exuberante durante a crise. Essa atividade pode ser tônica, clônica, mioclônica ou tônico-clônica. Em alguns idiomas, convulsões e crises são considerados sinônimos, e o componente motor não é claro. A palavra "convulsão" não faz parte da classificação das crises de 2017, mas ainda pode ser encontrada em alguns textos.

Tabela 120.2 Localização das crises de acordo com os sintomas e as manifestações ictais.

Locus	Manifestação
Lobo temporal	
Unco/amígdala	Percepção de odor fétido
Giro temporal médio/inferior	Alterações visuais: micropsia, macropsia
Área para-hipocampal-hipocampal	*Déjà vu; jamais vu*
Amígdala-área septal	Medo, prazer, raiva, devaneio
Córtex de associação auditivo	Vozes, música
Córtex insular, temporal anterior	Estalar dos lábios, salivação, sintomas abdominais, arritmia cardíaca
Lobo frontal	
Córtex motor	Movimentos clônicos contralaterais da face, dedos das mãos, mão, pé
Córtex pré-motor	Extensão do braço contralateral, comportamentos hipermotores
Áreas da linguagem	Parada da fala, afasia
Córtex lateral	Desvio do olho contralateral
Bifrontal	Crise do tipo ausência
Córtex do lobo parietal	Sintomas sensitivos
Córtex do lobo occipital	Alucinações visuais (com frequência, em cores), teicopsias, metamorfopsias

---

A própria crise é denominada *ictus*, e o período da crise real é denominado *fase ictal*. O período após o término da crise até a recuperação completa do paciente é a *fase pós-ictal* (que, em geral, leva alguns minutos a horas, porém alguns dias em certas ocasiões e, raramente, 1 a 2 semanas), ao passo que o tempo decorrido entre as crises (que pode ser de segundos a anos) é a *fase interictal*. Os EEGs ambulatoriais de rotina são realizados, em sua maioria, durante a fase interictal. Entretanto, o monitoramento com vídeo por EEG a longo prazo também pode registrar exemplos das fases ictal e pós-ictal precoces. Tipos específicos de crises são ilustrados mais adiante, seguidos de uma descrição de várias síndromes epilépticas correspondentes.

Crises focais

Em algumas crises focais, a descarga neuronal anormal pode ser tão confinada a uma pequena parte não eloquente do córtex que não há nenhuma manifestação clínica da crise, e só pode ser detectada por meio de EEG. Constitui a denominada *crise subclínica* ou *eletrográfica*.

Crises focais perceptivas (anteriormente crises parciais simples)

Esse tipo de crise ocorre quando a descarga elétrica envolve uma área pequena, porém clinicamente funcional. Manifesta-se como sintoma sem comprometimento da consciência. O sintoma pode ser uma sensação, um sintoma autônomo (p. ex., náuseas ou outra sensação epigástrica), pensamento anormal (p. ex., medo, *déjà vu*) ou movimento involuntário. Esse tipo de crise também é comumente denominado *aura* e pode servir como sintoma de alerta para o paciente de que pode ocorrer uma crise mais intensa. Ocorrem auras em cerca de 60% dos pacientes com epilepsia focal. Durante uma crise focal com preservação da consciência, o paciente pode interagir normalmente

Seção 16 Doenças Neurológicas

com o meio ambiente, exceto por quaisquer limitações impostas pela própria crise sobre funções específicas. Assim, alguns especialistas subdividem essa categoria em subgrupos com comprometimento (p. ex., espasmo de um membro) ou sem comprometimento (p. ex., apenas uma sensação interna). Essas crises focais com percepção preservada, porém com comprometimento, podem ser mais propensas a impedir que o indivíduo dirija com segurança.

Crises focais disperceptivas (anteriormente crises parciais complexas)

O grau de comprometimento da percepção nessa categoria varia de modo considerável. Os olhos do paciente quase sempre estão abertos durante o *ictus*. Os olhos podem se fechar após o término da crise, e o paciente normalmente experimenta algum grau de confusão pós-ictal, fadiga e, às vezes, cefaleia (com frequência, ipsilateral ao foco da crise). As crises focais disperceptivas normalmente duram 1 a 2 minutos, com um estado pós-ictal de alguns minutos até várias horas de duração. Os sinais e sintomas específicos que ocorrem durante essa crise focal refletem, caracteristicamente, a localização do início da crise (Tabela 120.2). A localização do foco é importante, uma vez que pode prever a natureza da patologia e orientar os exames complementares. Além disso, as opções de tratamento cirúrgico são, em grande parte, governadas pela localização do foco de crise.

Crises tônico-clônicas focais a bilaterais (anteriormente crises tônico-clônicas secundariamente generalizadas)

Uma crise de início focal que se espalha por todo o cérebro é denominada *crise tônico-clônica focal a bilateral*. Em geral, a fase tônica consiste em postura extensora de 20 a 60 segundos de duração, seguida de períodos progressivamente mais longos de inibição do SNC, que se manifestam como fase clônica, que dura mais 60 segundos antes de desaparecer. Em alguns pacientes, algumas contrações clônicas precedem a sequência tônico-clônica; em outros, ocorre apenas uma fase tônica ou clônica.

À medida que uma crise focal transita para uma crise tônico-clônica bilateral, o braço contralateral ao foco da crise pode se estender primeiro, enquanto o braço ipsilateral está flexionado no cotovelo. Isso é denominado *sinal do número 4* e pode auxiliar a lateralização do foco compulsivo. Um *grito tônico* alto pode ocorrer no início de uma crise, quando o ar é expelido com força através das cordas vocais extremamente contraídas. Os olhos estão abertos e são comumente descritos como rolando para cima. Durante uma crise, a respiração é interrompida, e pode haver desenvolvimento de cianose. Pode ocorrer formação de espuma na boca. Traumatismo local, especialmente laceração da língua, é típico; isso afeta mais comumente a face lateral da parte média da língua. A incontinência urinária é comum, porém a incontinência fecal é menos frequente. Os primeiros socorros envolvem colocar o paciente em decúbito lateral ao término da crise para possibilitar que a saliva escorra da boca, diminuindo a probabilidade de aspiração. A fase tônico-clônica raramente dura mais de 2 minutos, embora as testemunhas comumente descrevam essas crises como tendo uma duração de 5 a 10 minutos ou até mais. Os mecanismos do SNC que encerram essas crises constituem objeto de grande interesse de pesquisa. A ausência de término da crise leva ao estado de mal epiléptico convulsivo. A fase pós-ictal caracteriza-se por torpor profundo transitório, seguido, em 15 a 30 minutos, de um estado letárgico e confuso. Em certas ocasiões, esse período de torpor pós-convulsivo imediato é acompanhado de profunda supressão da atividade do EEG (supressão EEG generalizada pós-ictal, SEGP). À medida que a recuperação progride, muitos pacientes se queixam de cefaleia, dor muscular, embotamento mental, falta de energia ou alterações do humor que duram várias horas a dias. Raramente, os pacientes podem relatar que não se sentem totalmente de volta ao normal por 1 a 2 semanas. As crises resultam em muitas alterações fisiológicas transitórias e notáveis, incluindo hipoxemia, acidose láctica, níveis elevados de catecolaminas e aumento das concentrações séricas de creatinofosfoquinase (CPK), prolactina, corticotropina e cortisol. As complicações consistem em traumatismo oral, fraturas por compressão vertebral, luxação do ombro, pneumonia por aspiração e, muito raramente, morte súbita, que pode estar relacionada com edema pulmonar agudo, arritmia cardíaca ou insuficiência respiratória. Pesquisas recentes exploraram se a SEGP transitória pode prever maior risco de morte súbita inexplicada na epilepsia (MSIEP). Os fatores contribuintes e os mecanismos da MSIEP ainda não estão totalmente elucidados.

Crises focais de todas as intensidades podem ser seguidas de disfunção neurológica transitória, refletindo a depressão pós-ictal da área cortical epileptogênica. Por conseguinte, pode ocorrer fraqueza focal após uma crise motora focal, ou pode ocorrer dormência após uma crise sensorial. Esses déficits neurológicos reversíveis são coletivamente chamados de *paralisia de Todd* e têm duração de alguns minutos a várias horas, raramente mais de 48 horas. O exame de um paciente imediatamente após uma crise pode revelar anormalidades focais transitórias, que ajudam a definir o local ou o lado de origem da crise.

Crises generalizadas

As crises generalizadas começam difusamente e envolvem ambos os hemisférios cerebrais de maneira simultânea desde o início. As crises generalizadas devem ser distinguidas das crises tônico-clônicas focais a bilaterais, visto que, embora em muitos casos tenham manifestações clínicas semelhantes, elas respondem melhor a diferentes tratamentos. São subdivididas em categorias motoras e não motoras.

As crises generalizadas não motoras incluem *crises de ausência típicas* (historicamente denominadas "pequeno mal"). Ocorrem principalmente em crianças e são caracterizadas por lapsos súbitos e momentâneos de consciência com olhar fixo. Às vezes, os olhos ficam trêmulos, com leve perda do tônus do pescoço. Muitas crises de ausência duram menos de 15 segundos. Se o episódio de ausência durar mais de 20 segundos, geralmente ocorrem automatismos, tornando difícil a diferenciação das crises focais com comprometimento da consciência e dos automatismos motores. O EEG exibe um padrão característico de 3 pontas por segundo e ondas lentas generalizados (Figura 120.2) durante uma crise de ausência típica. Em geral, o comportamento e a consciência retornam ao normal imediatamente após o término da crise. Não há período pós-ictal e, em geral, nenhuma lembrança de que tenha ocorrido uma crise.

As *crises de ausência atípicas* assemelham-se, clinicamente, às crises de ausência típicas (discutidas anteriormente). Elas também envolvem olhar fixo ou lentidão mental, porém estão associadas ao complexo de ponta-onda lenta generalizada (2,5 Hz ou menos) no EEG. Além disso, as crises de ausência atípicas podem ter maior duração do que as crises de ausência típicas, de até muitos minutos. Níveis flutuantes de consciência, início e término graduais e hipotonia ocasional constituem características notáveis das crises de ausência atípicas, que as diferenciam das crises de ausência típicas (3 Hz).

Entre o grupo motor de crises de início generalizado, vários padrões são destacados, incluindo crises mioclônicas, tônico-clônicas, tônicas e atônicas. As *crises mioclônicas* manifestam-se como contrações musculares rápidas, recorrentes e breves, que podem ser unilaterais ou bilaterais, de ocorrência sincrônica ou assincrônica, sem perda da consciência. As crises mioclônicas podem afetar os membros, a face, os olhos ou as pálpebras e podem ser de amplitude variável. As crises mioclônicas têm uma descarga correspondente no EEG. Outros tipos de mioclonia não cortical que carecem de correlação EEG, como abalos noturnos (hípnicos) benignos ou mioclonia subcortical e espinal, não

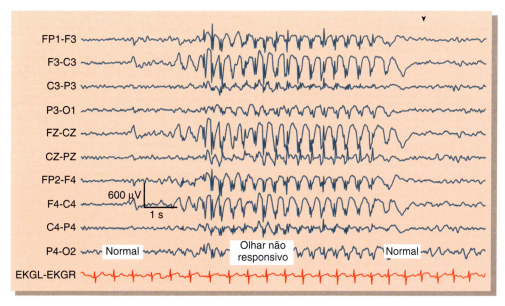

Figura 120.2 Epilepsia de ausência (pequeno mal). O eletroencefalograma mostra o padrão típico de complexos de ponta-onda de 3 Hz generalizados associados a uma crise de ausência clínica.

são considerados como crises epilépticas. As crises mioclônicas repetidas podem seguir em crescendo e evoluir para uma crise tônico-clônica generalizada (denominada crise mioclônico-tônico-clônica). Embora as crises mioclônicas possam ocorrer a qualquer momento, é típico observar aglomeramentos delas pouco depois do despertar.

As *crises tônico-clônicas de início generalizado* podem começar com algumas contrações mioclônicas ou de forma abrupta, com uma fase tônica de 20 a 60 segundos de duração, seguida, então, de uma fase clônica de duração semelhante e, então, de um estado pós-ictal. Embora habitualmente não haja características focais, ocorre movimento de rotação da cabeça em certas ocasiões, porém esse movimento não sugere uma localização específica. Se o início desse tipo de crise não for percebido, é muitas vezes impossível distinguir clinicamente uma crise tônico-clônica de início generalizado de uma crise tônico-clônica focal a bilateral.

Crises tônicas, crises atônicas e espasmos epilépticos

As *crises tônicas* de início generalizado caracterizam-se por um súbito aumento acentuado do tônus, que, em geral, envolve os membros bilateralmente e o tronco. Elas têm maior propensão a ocorrer durante o sono e normalmente são breves, com menos de 20 segundos. Se o indivíduo estiver em pé, essas crises podem levar a quedas, com lesões associadas, incluindo lesões da cabeça. As *crises atônicas* de início generalizado são denotadas por perda súbita do tônus, que afeta a cabeça, os membros ou o tronco. Se estiver em pé, o paciente pode cair, devido à perda do tônus, com risco associado de lesões. O uso de um equipamento de proteção para a cabeça pode ser útil. Essas crises são breves, geralmente com duração de menos de 15 segundos. Com frequência, são denominadas crises de queda. Os *espasmos epilépticos* são crises muito breves que podem se agrupar; classicamente, são denotados pela súbita flexão do tronco e flexão ou extensão simultânea dos membros. Os espasmos epilépticos manifestam-se como tônus flexor ou extensor, mioclonia ou padrão misto. Os espasmos, que têm duração de 1 a 20 segundos cada um, ocorrem com frequência em grupos por até 20 minutos. Os espasmos epilépticos geralmente ocorrem na lactância em várias formas de epilepsias precoces (ver adiante).

EPILEPSIAS

A classificação das epilepsias é determinada pelo(s) tipo(s) de crise expresso(s) por essa forma de epilepsia. Essa orientação é feita principalmente em bases clínicas, porém é sustentada por achados do EEG, exames de imagem ou outras métricas. Atualmente, as epilepsias são divididas em quatro grandes categorias: epilepsia focal, epilepsia generalizada (também conhecida como epilepsia generalizada idiopática ou genética), epilepsia generalizada e focal combinada e epilepsia desconhecida. Dentro de cada categoria, existem síndromes epilépticas. As síndromes de epilepsia reflexa podem ser incluídas nas epilepsias generalizadas ou focais. As síndromes epilépticas envolvem um conjunto de características, como tipos de crise, achados de EEG, achados dos exames de imagem, idade de início, prognóstico, comorbidades, história familiar e genética. A etiologia da epilepsia constitui uma importante característica na classificação das epilepsias. Existem seis etiologias principais: estrutural, genética, infecciosa, metabólica, imune e desconhecida. Exemplos de epilepsias estruturais incluem epilepsia pós-AVE, pós-traumática, relacionada com tumor, pós-infecciosa e mau desenvolvimento cortical. As causas genéticas da epilepsia estão sendo rapidamente descobertas. Enquanto algumas ocorrem em heredogramas, muitas são encontradas *de novo* no paciente afetado. A ausência de uma história familiar bem definida não exclui a possibilidade de uma etiologia genética. Uma família de causas genéticas está relacionada com as canalopatias ou mutações em canais iônicos ou receptores que regulam a excitabilidade neuronal. Outro subgrupo se refere a mutações gênicas que afetam o desenvolvimento neural. Outro subgrupo está relacionado com genes que rompem o metabolismo (p. ex., transportador de glicose ou genes mitocondriais). As etiologias imunes constituem algumas das causas mais recentemente reconhecidas. Ensaios para vários autoanticorpos dirigidos contra antígenos distintos do SNC, tanto intracelulares quanto na superfície da célula, estão se tornando mais comuns na investigação de certas epilepsias adquiridas. Enquanto algumas dessas condições são de natureza paraneoplásica, outras são de origem mais puramente autoimune. Com frequência, esses tipos apresentam crises como principal faceta de um complexo sintomático, que também pode incluir sintomas neuropsiquiátricos, distônicos ou cognitivos. A sua apresentação pode ser bastante

Epilepsia focal

As epilepsias focais caracterizam-se por crises focais recorrentes. Conforme discutido anteriormente, seis categorias etiológicas ajudam a compreender as epilepsias e são relevantes para a classificação. Acredita-se que um grupo de epilepsias focais autolimitadas seja devido a anomalias genéticas do desenvolvimento, que se manifestam na infância e remitem durante a puberdade. Entre as várias síndromes desse tipo, a mais comum é a *epilepsia da infância com pontas centrotemporais* (anteriormente denominada epilepsia benigna da infância com pontas centrotemporais [EBICT] ou epilepsia rolândica benigna [ERB]). As crises epilépticas geralmente começam entre 3 e 12 anos em uma criança normal nos demais aspectos. As crises são focais e consistem em breves eventos motores ou sensitivos hemifaciais, com preservação da consciência. Normalmente, ocorrem espasmo de um lado da face, parada da fala, salivação e parestesias da face, das gengivas, da língua ou da face interna das bochechas. A criança afetada frequentemente aponta para o seu rosto e dirige-se até um dos pais e segura-se a ele até o término; em seguida, ela rapidamente retorna à sua atividade normal. As crises podem progredir e incluir movimentos hemiclônicos ou postura hemitônica. Em certas ocasiões, ocorrem crises tônico-clônicas focais a bilaterais, em geral durante o sono. Os pais podem relatar apenas as crises, visto que o início focal pode ser perdido, a não ser que a criança seja cuidadosamente questionada. O EEG revela descargas epileptiformes distintas e estereotipadas nas regiões central e mediotemporal, que são acentuadamente ativadas pelo sono, com um fundo subjacente normal. O prognóstico para essa síndrome é satisfatório, assim como para a maioria das outras síndromes de epilepsia focal autolimitadas; as crises desaparecem, e o EEG normaliza-se no meio ou no fim da adolescência. O desfecho não é afetado pelo tratamento, porém os fármacos antiepilépticos (FAE) podem prevenir crises recorrentes.

Outro exemplo desse grupo é a síndrome de Panayiotopoulos (também conhecida como epilepsia occipital de início precoce). Essa síndrome autolimitada está associada a crises autônomas focais, que, classicamente, envolvem palidez, hipersalivação e vômitos, às vezes com desvio do olhar e atividade tônico-clônica. A maioria das crises surge do sono, com frequência na primeira hora de sono. As crises são de longa duração, de 20 a 60 minutos. O EEG na síndrome de Panayiotopoulos revela uma alta amplitude e pontas occipitais unilaterais ou bilaterais ativadas pelo sono. As crises podem continuar por 2 a 3 anos após a apresentação, porém diminuem em seguida. O prognóstico é satisfatório.

Muitas epilepsias focais podem ser compreendidas pela localização específica do início da crise focal. A epilepsia do lobo temporal é um exemplo, assim como a epilepsia do lobo frontal. Dentro de cada uma dessas designações, pode-se definir ainda mais a epilepsia, como na epilepsia do lobo temporal mesial, ou epilepsia do lobo frontal motor suplementar. Etiologias distintas podem responder por formas individuais, porém a semiologia da crise pode ser semelhante se a zona de início da crise for compartilhada. Por exemplo, uma epilepsia do lobo temporal mesial estrutural secundária a um ganglioglioma pode envolver crises idênticas, como a esclerose hipocampal associada à epilepsia do lobo temporal mesial de longa duração. Essas epilepsias focais adquiridas com frequência são classificadas com base no lobo cerebral envolvido durante a fase inicial da crise. A epilepsia do lobo temporal é a mais frequente, acompanhada da frontal e, em seguida, de casos mais raros de epilepsias do lobo parietal e do lobo occipital. A maioria dos casos de epilepsia focal envolve um único foco convulsivo.

Entretanto, o foco às vezes pode envolver um grande circuito multilobar. Alguns pacientes apresentam múltiplos focos, cada um deles associado a uma diferente semiologia de crise.

A *epilepsia do lobo temporal* (*ELT*) é a síndrome epiléptica mais comum dos adultos e representa pelo menos 40% dos casos de epilepsia. Há história pregressa de crises febris na infância em um subgrupo. A maioria dos pacientes apresenta crises de início focal com comprometimento da consciência, algumas das quais evoluem para crises tônico-clônicas focais para bilaterais. As crises do lobo temporal medial envolvem o hipocampo e/ou a amígdala. A aura mais comumente relatada consiste em sensação epigástrica crescente ou sensação cefálica vaga. Com menos frequência, os sintomas clássicos de odor fétido, *déjà vu* ou outro pensamento alterado estereotipado podem ocorrer. As auras olfatórias foram denominadas crises uncinadas, devido à sua origem no unco do lobo temporal medial ou próximo dele. Nas crises laterais do lobo temporal (neocorticais), podem ocorrer comprometimento da linguagem (hemisfério dominante), vocalizações recorrentes (hemisfério não dominante), piscar dos olhos ou alucinações visuais ou auditivas formadas. À medida que uma crise do lobo temporal se espalha para envolver o lobo temporal dominante ou estruturas do lobo temporal bilateral, incluindo o sistema límbico, a crise evolui para o comprometimento da consciência. Com frequência, as testemunhas descrevem um olhar vazio. Os comportamentos motores automáticos, denominadas *automatismos*, são comuns nas crises que envolvem o sistema límbico (em geral, no lobo temporal). Os automatismos incluem sinais oroalimentares (p. ex., estalar dos lábios, deglutição repetitiva) e movimentos repetitivos das mãos (automatismos manuais).

A *epilepsia do lobo frontal* (*ELF*) pode ser difícil de diagnosticar, visto que o EEG do couro cabeludo pode ser normal ou pode não revelar uma descarga epiléptica clássica, mesmo com registros ictais. Existem pelo menos quatro padrões semiológicos diferentes de crise do lobo frontal pré-motora, com localização diferente. As crises *motoras suplementares* (giros frontais superiores, face posterior) consistem em postura versiva contralateral da cabeça e dos braços em uma denominada "postura de esgrimista"; o braço contralateral é estendido, a cabeça é fortemente virada para esse lado, e o braço ipsilateral é flexionado e mantido acima da cabeça ou cruzando o tórax. As crises *frontais laterais* manifestam-se como desvio da cabeça e olho contralateral. As crises *hipermotoras* (frontais, mal localizadas) consistem em movimentos assincrônicos selvagens e, com frequência, são confundidas com crises não epilépticas psicogênicas. Quase todas as crises hipermotoras duram menos de 40 segundos e, em geral, ocorrem 1 a 5 vezes por noite durante o sono e com menos frequência nas horas de vigília. As crises de *ausência frontal* são raras e são devidas à atividade epiléptica frontal bissincrônica difusa. Consistem em olhar fixo e mimetizam as crises de ausência típicas ou atípicas. As crises que surgem no córtex motor do lobo frontal posterior (giro pré-central) são classicamente clônicas, com marcha jacksoniana.

As *epilepsias reflexas* caracterizam-se por crises epilépticas que são precipitadas por um estímulo específico, como toque, melodia musical, movimento específico, leitura, luzes piscando ou certas imagens visuais complexas. Além da resposta fotossensível na epilepsia mioclônica juvenil (ver adiante), que é relativamente comum, as crises reflexas são raras e são classificadas como um tipo de epilepsia do lobo parietal ou do lobo occipital, visto que essas regiões medeiam funções sensitivas.

A *epilepsia pós-traumática focal* é um tipo etiológico comum de epilepsia estrutural. A probabilidade de desenvolver epilepsia pós-traumática está diretamente relacionada com a gravidade do TCE. O risco relativo de desenvolver epilepsia após uma ferida penetrante no cérebro (p. ex., projétil de arma de fogo ou estilhaços) é até 600 vezes maior do que o da população em geral. As lesões cranianas fechadas graves

Capítulo 120 Epilepsia

resultam em epilepsia em 20% dos pacientes. O TCE fechado grave é definido pela existência de vários tipos de hemorragia intracraniana, perda da consciência ou amnésia de mais de 24 horas de duração ou anormalidades persistentes no exame neurológico, como hemiparesia ou afasia. Embora a maioria dos pacientes com epilepsia após o traumatismo craniano grave desenvolva crises nos primeiros 2 anos após o TCE, pode ocorrer epilepsia de início recente 20 anos ou mais após o agravo. As lesões cranianas fechadas leves (perda breve e não complicada da consciência, ausência de fratura de crânio e de sinais neurológicos focais e ausência de contusão ou hematoma) podem aumentar minimamente o risco de crises. A epilepsia pós-traumática é sempre focal ou multifocal.

Epilepsia generalizada idiopática ou genética

Ambos os termos, "idiopática" e "genética", para esse subgrupo de epilepsias generalizadas têm defensores e críticos entre os especialistas. Nesse contexto, *idiopática* pretende implicar uma origem "própria ou genética". O termo genética frequentemente sugere que essas formas de epilepsia são herdadas e ocorrem dentro de uma árvore genealógica. Todavia, com frequência, não há nenhuma história familiar útil, de modo que alguns desses casos provavelmente surgem *de novo* em indivíduos afetados. As epilepsias generalizadas idiopáticas (ou genéticas) (EGI) provavelmente são poligênicas e resultam de uma combinação de mutações e polimorfismos em genes envolvidos no circuito talamocortical. Diferentes membros dentro de uma família que apresentam esses traços normalmente exibem fenótipos distintos. Entretanto, apenas raros genes de EGI foram identificados. Um indivíduo com EGI tem uma probabilidade de 10% de transmitir a condição para um filho. A maioria dos indivíduos com EGI tem inteligência normal. Esse grupo é constituído de quatro entidades, que são descritas mais adiante.

A *crise de ausência na infância* (picnolepsia, crise de pequeno mal) começa entre 4 e 10 anos, com pico aos 7 anos. As crianças com crises de ausência apresentam episódios frequentes de ausência (muitas vezes, dezenas por dia), e, no início, acredita-se que tenham déficit de atenção ou sejam sonhadoras. Os episódios de ausência ocorrem ao longo do dia. Algumas crianças com crises de ausência apresentam crises tônico-clônicas generalizadas (CTG) ocasionais. Em geral, a picnolepsia é autolimitada, e ocorre resolução das crises epilépticas e das anormalidades do EEG no início da vida adulta na maioria dos casos. As crises de ausência na infância são geralmente provocadas por hiperventilação, um procedimento útil no consultório e durante um EEG. Os achados ictais do EEG incluem descargas de pontas e ondas de 3 Hz abruptas e bilateralmente sincrônicas, de 4 a 20 segundos de duração, com perda da capacidade de resposta. Os EEGs interictais mostram complexos de pontas e ondas generalizadas e breves isoladamente ou em breves rajadas de alguns segundos de duração. A atividade delta rítmica intermitente occipital (OIRDA, do inglês *occipital intermittent rhythmic delta activity*) é um achado menos frequente.

A *epilepsia mioclônica juvenil* (*EMJ*) começa entre 5 e 34 anos, com pico de início no meio da adolescência, e é altamente prevalente. A EMJ exibe uma expressão distinta e relacionada com a idade de diversos tipos de crises, alguns dos quais têm relação não aleatória clara com o ciclo de sono-vigília. Como o próprio nome sugere, as crises mioclônicas constituem uma característica central; essencialmente todos os indivíduos com EMJ apresentam crises mioclônicas, embora possam ser sutis em certas ocasiões. Grupos de crises mioclônicas ocorrem mais comumente pela manhã, em geral logo após o despertar. Normalmente, as crises mioclônicas em salva persistem por até 30 minutos. As contrações mioclônicas afetam predominantemente os braços e duram menos de 1 segundo cada uma. A consciência é preservada durante esses eventos. Os pacientes afetados podem não mencionar as contrações matinais, a não ser que sejam especificamente indagados.

Com frequência, ocorrem também crises tônico-clônicas generalizadas, que surgem comumente um pouco mais tarde na adolescência e no início da segunda década de vida. Esse tipo de crise normalmente leva o paciente à atenção neurológica. Na EMJ, as CTGs são mais comuns após a privação de sono ou o consumo de álcool na noite anterior. As pessoas com EMJ normalmente são fotossensíveis. Isso significa que as crises e as descargas do EEG são ativadas por luzes piscando entre 5 e 20 Hz (respostas *fotoparoxísticas* ou *fotoconvulsivas*). Trata-se de um tipo de crise reflexa. Entre 20 e 40% dos pacientes com EMJ também apresentam crises de ausência. Na EMJ, as ausências surgem vários anos antes do aparecimento das crises mioclônicas. O EEG na EMJ assemelha-se ao da EAI, porém as descargas generalizadas são ligeiramente mais rápidas (classicamente, de 4 a 6 Hz) e, com frequência, têm componentes de poliespículas sobre um ritmo normal de fundo de vigília. Diferentemente da EAI, as crises na EMJ persistem na idade adulta e podem durar toda a vida.

Os fenótipos de EGI menos comuns incluem *epilepsia de ausência juvenil* (*EAJ*) e *epilepsia com crises tônico-clônicas generalizadas isoladas* (*ECTCG*). Na EAJ, o tipo de crise predominante é a ausência, com pico de início nos primeiros anos da adolescência; ao contrário da EAI, ela persiste na idade adulta. Os episódios de ausência são numerosos. As CTGs também ocorrem com frequência, porém as crises mioclônicas são menos comuns na EAJ. Na ECTCG, o tipo de crise predominante é uma CTG. Essas CTGs com frequência ocorrem dentro de 1 a 2 horas após o despertar, mas podem ser observadas a qualquer momento. A ECTCG surge entre 5 e 40 anos, mais frequentemente na adolescência, e não é uma epilepsia autolimitada.

Epilepsia focal e generalizada combinada

Essa categoria abrange as epilepsias nas quais os pacientes podem ter crises tanto focais quanto generalizadas. De modo semelhante, os EEGs desses pacientes podem exibir padrões epileptiformes tanto focais quanto generalizados. Essa nova categoria de epilepsia inclui um subgrupo atualmente denominado encefalopatias de desenvolvimento e epilépticas, anteriormente denominadas epilepsias generalizadas sintomáticas (ILAE, classificação de 1989). Os indivíduos com essas epilepsias apresentam disfunção cerebral multifocal ou difusa desde cedo na vida. Ocorre encefalopatia associada a atraso variável do desenvolvimento. Exemplos importantes das encefalopatias de desenvolvimento e epilépticas são a síndrome de Lennox-Gastaut (SLG), os espasmos infantis e a síndrome de Dravet.

A *SLG* é uma forma mais comum de epilepsia focal e generalizada combinada. A SLG manifesta-se entre 2 e 10 anos. Caracteriza-se pela presença de vários tipos de crises, geralmente uma combinação de crises tônicas ou atônicas, crises mioclônicas e ausências atípicas, com padrão EEG característico de 2,5 Hz ou descargas de pontas generalizadas mais lentas e ondas lentas, no contexto de deficiência intelectual. Sessenta por cento dos pacientes apresentam encefalopatia preexistente e atraso do desenvolvimento, e até 25% tiveram espasmos infantis no início do curso. Ocorrem crises tônico-clônicas e focais. Os registros de EEG do sono revelam rajadas de ritmos de 10 a 20 Hz difusos, com ou sem crises tônicas coincidentes. A SLG é uma condição crônica que exige supervisão; muitos pacientes acabam vivendo em abrigos. Na presença de crises de queda, se o paciente for ambulatorial, deve-se considerar o uso de um capacete de proteção.

Os *espasmos infantis* com frequência constituem um precursor da SLG. Em geral, os espasmos infantis começam no primeiro ano de vida, raramente depois dos 18 meses. A *síndrome de West* é uma combinação de espasmos epilépticos na lactância, hipsarritmia (um padrão de EEG epileptiforme desorganizado e caótico) e parada do desenvolvimento psicomotor. O termo espasmos infantis é comumente utilizado como sinônimo de síndrome de West. Numerosas etiologias podem dar origem aos espasmos infantis. A avaliação diagnóstica

Seção 16 Doenças Neurológicas

pode revelar uma etiologia em até dois terços dos casos. As etiologias comuns incluem malformações do SNC, como displasia cortical, distúrbios neurocutâneos, como o complexo de esclerose tuberosa, vários distúrbios metabólicos do lactente (p. ex., fenilcetonúria), infecções congênitas, causas genéticas (p. ex., distúrbios cromossômicos, anormalidades genéticas específicas), além de outras condições perinatais e pós-natais do SNC. Os espasmos infantis apresentam prognóstico sombrio: mais de 90% dos pacientes desenvolvem deficiência intelectual e a maioria progride para a SLG; uma pequena porcentagem de casos habitualmente criptogênicos tem um resultado mais favorável.

A síndrome de Dravet (anteriormente denominada epilepsia mioclônica grave do lactente) é uma epilepsia genética e encefalopatia de desenvolvimento e epiléptica. As crianças com síndrome de Dravet apresentam epilepsia refratária, incluindo vários tipos de crises. As crises surgem comumente no primeiro ano de vida, raramente durante o segundo ano. As crianças afetadas têm desenvolvimento normal até a sua apresentação com crises, porém, em seguida, apresentam atraso no neurodesenvolvimento. A crise inicial normalmente é uma crise tônico-clônica febril prolongada, unilateral ou bilateral. Com mais frequência, ocorre no contexto de uma doença febril ou vacinação recente, ou, com menos frequência, com o banho. Não se identifica nenhum fator precipitante em um terço dos casos. Dentro de várias semanas a meses após a primeira crise, ocorrem mais crises, febris ou afebris, incluindo, com frequência, crises de estado de mal epiléptico. Podem incluir crises hemiclônicas, entre outras, e podem até mesmo ocorrer em lados alternados. As crises podem ser prontamente desencadeadas por uma variedade de estímulos. As crises resistentes ao tratamento são acompanhadas de comprometimento psicomotor, que começa meses após a crise sentinela. Comprometimentos cognitivos, comportamentais, da linguagem, da marcha e outras deficiências motoras acumulam-se. Os EEGs mostram padrões epileptiformes tanto focais quanto generalizados e podem variar com a idade. As mutações no gene alfa-1 do canal de sódio controlado por voltagem (SCN1A) são responsáveis por essa síndrome em 70 a 80% dos casos. O reconhecimento da síndrome de Dravet é importante, visto que os FAEs bloqueadores dos canais de sódio controlados por voltagem (p. ex., lamotrigina, fenitoína) podem causar deterioração clínica, ao passo que outros são particularmente benéficos (p. ex., topiramato, levetiracetam, valproato, benzodiazepínicos).

Outras condições de crises

As *crises febris* afetam 3 a 5% das crianças com idade inferior a 6 anos. Cerca de 30% das crianças apresentam mais de um episódio, e a recorrência é mais provável quando a primeira crise ocorre antes de 1 ano ou quando há uma história familiar de crises febris. Várias mutações gênicas distintas predispõem às crises febris. Embora a maioria das crianças afetadas não tenha consequências a longo prazo e pareça superar esse traço restrito à idade, as crises febris aumentam o risco de epilepsia posteriormente. Esse risco é baixo na maioria das crianças (2 a 3%), porém aumenta e alcança 10 a 15% naquelas com crises febris prolongadas ou focais (*crises febris complicadas*), história familiar de crises não febris ou anormalidades neurológicas que antecedem a primeira crise febril.

DIAGNÓSTICO

O diagnóstico acurado constitui o alicerce do tratamento da epilepsia. A avaliação diagnóstica tem três objetivos: (1) determinar se as crises do paciente são crises epilépticas; (2) identificar uma causa subjacente específica; e (3) estabelecer se as crises são provocadas e isoladas ou se a epilepsia está presente e, em caso afirmativo, determinar o tipo de epilepsia, idealmente a síndrome epiléptica específica.

Anamnese e exame

As descrições dos eventos pelo paciente e por testemunhas são fundamentais para o diagnóstico. A lembrança da crise pelo paciente pode ser inconsistente, devido à amnésia associada sobre o episódio, de modo que as descrições das testemunhas são, com frequência, mais úteis. Deve-se concentrar a atenção para detalhes do comportamento do paciente antes, durante e após a crise. O contexto da crise pode sugerir causas agudas, como abstinência de substância, infecção do SNC, traumatismo, AVE ou outros fatores contribuintes ou desencadeantes. As crises de início recente em um adulto podem sugerir um processo intracraniano recente. Uma história pregressa de crises sugere epilepsia. Qualquer característica focal antes, durante ou após a crise pode sugerir uma possível lesão cerebral estrutural, exigindo uma investigação apropriada. O padrão das crises e a idade do paciente com frequência constituem pistas importantes para o tipo de crise e epilepsia.

O exame físico é normal na maioria dos pacientes com epilepsia. O exame deve procurar sinais neurológicos focais francos ou sutis: leve paresia facial inferior unilateral, movimentos finos desajeitados dos dedos das mãos ou hiper-reflexia leve. Esses sinais podem estar presentes em pacientes com epilepsia com foco de crise contralateral. O exame cuidadoso da pele é indicado para detectar características de síndromes neurocutâneas, como mancha de vinho do Porto facial envolvendo a pálpebra superior na síndrome de Sturge-Weber, máculas hipopigmentadas (manchas em folha de freixo), placa *shagreen* (nódulos cutâneos elevados cor-de-rosa com aparência de "casca de laranja", encontrados na região lombar), angiofibromas faciais na esclerose tuberosa e manchas café com leite e sardas axilares na neurofibromatose. A assimetria no tamanho das mãos, dos pés ou da face pode significar uma anormalidade de longa duração do hemisfério cerebral contralateral ao lado menor. As crises de ausência podem ser desencadeadas durante um exame no consultório em crianças não tratadas com EAI por meio de hiperventilação durante 2 a 3 minutos.

Exames laboratoriais: EEG

O *EEG* é o exame complementar de maior utilidade para as crises e a epilepsia. Os achados do EEG ajudam a confirmar o diagnóstico, a classificar as crises, a identificar a síndrome epiléptica e a orientar as decisões terapêuticas. A epilepsia continua sendo um diagnóstico em grande parte clínico, informado pelos achados do EEG e de outros exames. Em combinação com achados clínicos adequados, as descargas *epileptiformes* do EEG, denominadas *pontas* ou *ondas agudas*, sustentam fortemente um diagnóstico de epilepsia. Em pacientes com crises recorrentes, as descargas epileptiformes focais são compatíveis com epilepsias com crises de início focal, ao passo que a atividade epileptiforme generalizada habitualmente indica uma forma generalizada de epilepsia (associada a crises de início generalizado). A maior parte dos EEGs é obtida entre as crises, e essas anormalidades interictais por si sós não são capazes de comprovar ou refutar um diagnóstico de epilepsia. Até 50% dos pacientes com epilepsia exibem anormalidades epileptiformes no EEG inicial. A probabilidade de capturar uma atividade epileptiforme é aumentada pela privação do sono na noite anterior ao exame, o que aumenta a probabilidade de registro de sonolência e sono leve durante o EEG. Os EEGs seriados também aumentam o rendimento de um teste positivo. Alguns neurologistas confiam em estudos de monitoramento prolongado com EEG para registrar muito mais dados, inclusive mais amostras de sono. Em certas ocasiões, eletrodos T1 e T2 suplementares podem beneficiar o rendimento do EEG. Uma pequena parcela de pacientes com epilepsia apresenta EEG interictais normais, apesar de todos os esforços para registrar uma anormalidade.

A interpretação do EEG interictal é complicada por dois fatores. Ocorrem descargas epileptiformes em cerca de 2% dos indivíduos normais; muitas dessas descargas podem ser marcadores assintomáticos de um traço genético, particularmente em crianças. Além disso, a interpretação do EEG é subjetiva. Formas de onda benignas normais e artefatos podem ser ocasionalmente interpretados de forma errônea como atividade epileptiforme e incorretamente considerados como indicação de suscetibilidade à crise.

A epilepsia pode ser definitivamente estabelecida pelo registro de uma descarga ictal característica durante uma crise clínica representativa. Isso é incomum durante os EEGs de rotina, porém pode ser obtido por meio de *monitoramento a longo prazo (MLP) com vídeo-EEG*. Isso pode ser realizado no ambiente ambulatorial (MLP com vídeo-EEG ambulatorial) ou com o paciente internado em muitos centros de epilepsia em todo o mundo. O ambiente de internação permite uma redução dos FAEs, quando necessário, em um ambiente seguro para aumentar as chances de desencadear uma ou mais crises para caracterização, ao passo que isso não é viável no MLP ambulatorial. O monitoramento do paciente internado com vídeo-EEG é indicado para indivíduos que apresentam crises contínuas, apesar do tratamento com FAEs apropriados. Cerca de um terço dos pacientes admitidos para MLP não apresentam epilepsia. A maioria desses pacientes tem crises não epilépticas psicogênicas. Um subgrupo muito menor de pacientes com crises não epilépticas apresenta outras condições fisiológicas que mimetizam as crises epilépticas (p. ex., certos distúrbios do movimento). Em cerca de 30% dos indivíduos com epilepsia resistente ao tratamento (aqueles com crises apesar de ensaios clínicos com múltiplos FAEs, isoladamente ou em combinação), o monitoramento do paciente internado com vídeo-EEG para definir com mais precisão o foco da crise constitui uma etapa fundamental para determinar se ele é candidato a várias opções de epilepsia. O MLP de fase I envolve registros do EEG do couro cabeludo. Um subgrupo de pacientes necessita de estudos com MLP de fase II, em que eletrodos são implantados neurocirurgicamente no cérebro para localizar com mais precisão a zona de início da crise e mapear regiões corticais funcionais críticas nas proximidades. Recentemente, derivações profundas estereotaticamente colocadas ganharam popularidade para essas investigações em muitos centros terciários de epilepsia nos EUA.

Exames laboratoriais: neuroimagem

A RM do cérebro complementa os achados do EEG para identificar a patologia estrutural que está causalmente relacionada com o desenvolvimento da epilepsia. A RM constitui o melhor exame para a detecção de lesões cerebrais epileptogênicas, incluindo esclerose hipocampal, distúrbios de migração neuronal, tumores, atrofia focal, malformações arteriovenosas e malformações cavernosas. É importante obter um exame de imagem completo que inclua imagens ponderadas em T1, ponderadas em T2 e sequências de recuperação de inversão nos planos coronal e axial. O meio de contraste também pode ser útil para algumas patologias epilépticas. A imagem no plano coronal perpendicular ao eixo maior do hipocampo melhorou a detecção de atrofia hipocampal e aumentou o sinal em T2, achados que se correlacionam com a identificação patológica de esclerose hipocampal e lobo temporal epileptogênico. Outras sequências que devem ser obtidas de forma rotineira incluem gradiente-eco (GRE) ponderado em T2 para a detecção de hemossiderina, indicando hemorragia prévia associada a malformações vasculares ou traumatismo, e imagens ponderadas em difusão (DWI) para edema citotóxico, às vezes presente na lesão cerebral aguda devido a crises prolongadas ou ao estado de mal epiléptico. Em 2019, muitos centros terciários nos EUA ofereciam a RM 3T. Esse método fornece melhor resolução em comparação com as RMs de menor intensidade e pode ajudar a detectar lesões menores, como displasias corticais muito pequenas.

Deve-se obter uma RM em todos os pacientes com suspeita de epilepsia, com a exceção de que muitos epileptologistas pediátricos consideram a RM opcional para pacientes com epilepsia infantil definida com pontas centrotemporais ou epilepsias genéticas generalizadas definidas (p. ex., EAI e EMJ). A TC com contraste é um exame alternativo para aqueles que não podem efetuar a RM, porém tem menor resolução do que a RM para a detecção de pequenas lesões. Deve-se efetuar um exame de neuroimagem em todo paciente com crises e achados neurológicos anormais ou com anormalidades de ondas lentas focais no EEG. A repetição da neuroimagem deve ser considerada se houver uma alteração inexplicada no padrão de crise, para avaliar uma nova lesão ou em pacientes com possíveis lesões neoplásicas de baixo grau.

A tomografia por emissão de pósitrons (PET, do inglês *positron emission tomography*) e a tomografia computadorizada por emissão de fóton único (SPECT, do inglês *single-photon emission computed tomography*) utilizam marcadores radioativos fisiologicamente ativos para visualizar a atividade metabólica do cérebro e constituem métodos de imagem adjuvantes úteis para certos pacientes que procuram uma opção de tratamento cirúrgico para a sua epilepsia. A SPECT é mais útil quando um exame ictal e interictal é combinado para identificar um foco de crise extratemporal. Pode-se observar a presença de anormalidades na PET ou na SPECT quando a RM está normal, o que agrega valor nesse cenário. A PET tem sido de maior utilidade na epilepsia do lobo temporal com RM negativa e resistente ao tratamento.

Outros exames

Os exames de sangue de rotina raramente oferecem auxílio diagnóstico a pacientes com epilepsia saudáveis nos demais aspectos. Os eletrólitos séricos, as provas de função hepática e o hemograma completo são úteis em pacientes com crises de início recente agudas e como exames basais antes de iniciar a terapia com FAE. Um discreto aumento das contagens de leucócitos sem "desvio para a esquerda" pronunciado é um achado transitório comum, porém inespecífico, após crises convulsivas ou estado de mal epiléptico. O nível sérico de CPK também pode aumentar transitoriamente no período pós-ictal, mas também é inespecífico e não é mais comumente solicitado fora do contexto de suspeita de mionecrose ou rabdomiólise. Os adolescentes e adultos com crises inexplicáveis devem ser submetidos a rastreamento para abuso de substâncias (especialmente cocaína) com exames de sangue e de urina. Deve-se considerar a realização de testes genéticos em casos específicos com fenótipos suspeitos, particularmente quando um teste genético positivo altera a terapia, como nas epilepsias associadas a SCN1A (p. ex., síndrome de Dravet). A punção lombar está indicada se houver suspeita de meningite, encefalite, processo autoimune ou paraneoplásico ou anormalidade no transportador de glicose no SNC. As crises generalizadas repetidas e o estado de mal epiléptico podem aumentar levemente as medidas de proteína do LCS e provocar pleocitose leve por 24 a 48 horas, a pleocitose do LCS deve ser atribuída a crises apenas de modo retrospectivo, após a exclusão de um processo inflamatório intracraniano. Deve-se obter um eletrocardiograma (ECG) em todo indivíduo jovem com uma primeira crise generalizada, se houver história familiar de arritmia, morte súbita inexplicada ou perda de consciência episódica. Deve-se obter também um ECG em todo paciente com história pessoal de arritmia cardíaca ou doença valvar.

DIAGNÓSTICO DIFERENCIAL

Nem todo evento paroxístico é uma crise, e a identificação incorreta de outras condições leva a tratamentos ineficazes, desnecessários e potencialmente prejudiciais, além de atraso no estabelecimento do diagnóstico correto. Um diagnóstico incorreto é responsável por um subgrupo de pacientes que não responderam ao tratamento com FAE.

Seção 16 Doenças Neurológicas

Tabela 120.3 Distúrbios episódicos não epilépticos que podem se assemelhar a crises.

Distúrbios do movimento: distúrbios de tiques, mioclonia subcortical, coreoatetose paroxística, ataxias episódicas, hiperecplexia (doença do sobressalto)

Enxaqueca: confusional, vertebrobasilar, auras visuais

Síncope (particularmente, síncope convulsiva)

Comportamentais e psiquiátricos: crises psicogênicas não epilépticas, síndrome da hiperventilação, transtorno do pânico/ansiedade, estados dissociativos

Cataplexia (em geral, associada à narcolepsia), parassonias

Ataque isquêmico transitório (especialmente afásico ou tremor dos membros)

Apagão alcoólico

Hipoglicemia

As condições que são confundidas com epilepsia dependem da idade do paciente e da natureza e das circunstâncias das crises (Tabela 120.3). Os distúrbios paroxísticos não epilépticos que são confundidos com crises epilépticas apresentam comportamentos anormais súbitos e distintos, responsividade variável, alterações no tônus muscular e várias posturas ou movimentos.

As *crises psicogênicas não epilépticas* (CPNE) com frequência são diagnosticadas de forma errônea como epilepsia intratável em adultos. Acredita-se que as CPNEs ocorram devido a conflitos emocionais inconscientes que afetam o estado físico do paciente, mimetizando uma crise (*i. e.,* manifestação somatoforme de um sofrimento psicológico). Cerca de 10% dos pacientes com CPNE também têm epilepsia. O diagnóstico definitivo exige documentação por vídeo-EEG, embora uma história de crises atípicas e não estereotipadas, precipitantes emocionais ou psicológicos, doença psiquiátrica, ausência de resposta aos FAEs e EEGs interictais repetidamente normais sugiram CPNE como consideração alternativa. Uma fração substancial de pacientes com CPNE sofreu abuso físico ou abuso sexual anteriormente. As CPNEs são mais comuns em mulheres do que em homens e ocorrem em uma ampla faixa de idades.

Os *ataques de pânico* (crises de ansiedade) com hiperventilação podem se assemelhar superficialmente a crises focais com sintomas afetivos, autonômicos ou sensitivos especiais. Normalmente, a hiperventilação provoca formigamento perioral e nas pontas dos dedos. A hiperventilação prolongada resulta em contração ou espasmos musculares (tetania), e o paciente afetado pode desmaiar.

A *síncope* refere-se ao complexo de sintomas associado a uma redução transitória da perfusão cerebral global associada à disfunção cardiovascular. A perda de consciência normalmente tem uma duração de apenas alguns segundos, raramente 1 minuto ou mais, e a recuperação é, em geral, rápida. Se a isquemia cerebral for grave o suficiente, o episódio de síncope pode incluir postura tônica do tronco ou contrações clônicas dos braços e das pernas e até mesmo incontinência (*síncope convulsiva*). A síncope convulsiva é uma forma de síncope, e não uma crise; é uma imitação frequente de crises epilépticas.

Algumas formas de *enxaqueca* podem ser confundidas com crises, particularmente se a cefaleia for atípica ou leve e/ou quando ocorre confusão. A aura visual, presente em alguns pacientes com enxaqueca, normalmente é preta, cinza e branca; com mais frequência, uma aura colorida indica uma crise epiléptica. A enxaqueca da artéria basilar, que ocorre comumente em crianças e em adultos jovens, pode consistir em letargia, alterações do humor, confusão, desorientação, vertigem, distúrbios visuais bilaterais e perda de consciência. Essa forma incomum de enxaqueca também pode imitar uma crise.

Os AITs podem, em certas ocasiões, imitar uma crise, e vice-versa. A fase pós-ictal de uma crise pode ser de natureza bastante semelhante a um AVE e, em geral, é resolvida, assim como os sintomas relacionados com os AITs. As crises que envolvem o córtex da linguagem com frequência produzem interrupção da fala – afasia –, mais comumente encontrada em associação com AIT/AVE.

TRATAMENTO

Se a causa de uma crise provocada for corrigida, geralmente não há necessidade de FAE. Os adultos com uma única crise não provocada e achados clínicos do EEG e dos exames de imagem normais com frequência não apresentam crises subsequentes. Os FAEs habitualmente não estão indicados se, nesses casos, ocorreu apenas uma crise. Entretanto, pacientes com achados focais anormais no exame neurológico ou achados radiológicos ou do EEG anormais correm maior risco de crises repetidas; portanto, recomenda-se mais frequentemente um tratamento com FAE. Em pacientes individuais, as considerações sociais podem determinar o tratamento após uma única crise. Recomenda-se a profilaxia com FAE para pacientes que tiveram crises não provocadas repetidas (com intervalo de > 24 horas).

Terapia farmacológica

O objetivo do tratamento da epilepsia é livrar-se por completo das crises. Nos EUA, em 2019, havia 22 FAEs de uso padrão para a epilepsia, algumas vezes com uso adjuvante de vários outros medicamentos. Não existe nenhum FAE ideal; todos têm efeitos colaterais tóxicos potenciais e reações idiossincráticas. Em mais da metade dos indivíduos com epilepsia, o FAE apropriado para o(s) tipo(s) de crise pode ser altamente efetivo e bem tolerado. Entretanto, para 25 a 30% dos indivíduos com epilepsia, nenhum FAE isoladamente ou em combinação é totalmente efetivo (a denominada epilepsia resistente ao tratamento ou clinicamente refratária). Após a determinação do tipo de crise e da síndrome epiléptica, um FAE inicial e, se necessário, um FAE subsequente devem ser escolhidos com base nos perfis de eficácia e toxicidade antecipados. Todos os FAEs podem causar sedação, disfunção cognitiva e/ou falta de coordenação em alguns pacientes, particularmente nos com níveis sanguíneos elevados. Várias reações raras e, às vezes, potencialmente fatais podem ocorrer com todos os FAEs. Seguem alguns cenários comuns.

Epilepsia generalizada genética (EAI, EMJ e outras)

- Em todas as epilepsias generalizadas genéticas, o valproato ou a lamotrigina constituem os agentes de primeira linha e resultam em controle completo das crises em 85 a 90% dos pacientes
  - O valproato pode promover ganho de peso em muitos pacientes e tem sido associado à queda dos cabelos em cerca de 5% deles. Causa tremor em muitos indivíduos de maneira relacionada com a dose. Está associado a risco aumentado de teratogenicidade em relação aos outros FAEs. O valproato pode estar associado a hiperamonemia, trombocitopenia rara e anormalidades das provas de função hepática
  - A lamotrigina tem um risco pequeno, porém significativo, de causar exantema grave (p. ex., necrólise epidérmica tóxica, síndrome de Stevens-Johnson [SSJ]) durante aproximadamente os primeiros meses após o seu início. Um escalonamento lento da dose diminui substancialmente esse risco. Podem ocorrer reações alérgicas muito menos graves (p. ex., erupção cutânea) em 3 a 5% dos casos. O metabolismo da lamotrigina é inibido de modo substancial pelo valproato, de modo que, quando usados em combinação, são necessárias doses mais baixas de lamotrigina. Ocasionalmente, a lamotrigina agrava a mioclonia, porém é efetiva na maioria dos casos de EMJ

Capítulo 120 Epilepsia

- As opções de segunda linha consistem em clobazam, topiramato, levetiracetam e zonisamida. O levetiracetam é frequentemente utilizado como opção inicial para a EMJ, tendo-se em vista a sua eficácia nas crises mioclônicas
- Na crise de ausência na infância sem outras manifestações, a etossuximida deve constituir o tratamento de primeira escolha. Se ocorrer alguma crise, deve-se administrar valproato ou lamotrigina
- Se houver relato de mais de 5 minutos de crises de ausência em crescendo ou mioclonia (muitas vezes, descrita como estado "nebuloso"), culminando em uma crise, os benzodiazepínicos orais (lorazepam ou diazepam) ajudam, ocasionalmente, a abortar as salvas e a prevenir uma crise iminente
- As crises de ausência e a mioclonia podem ser exacerbadas pela carbamazepina, pela oxcarbazepina e por compostos GABAérgicos, incluindo gabapentina, pregabalina e tiagabina. Esses FAEs devem ser evitados nas epilepsias generalizadas genéticas.

Epilepsia focal

- Quase todos os FAEs (com exceção da etossuximida) podem ser efetivos na epilepsia focal. A escolha do primeiro FAE deve ser orientada principalmente por considerações de efeitos colaterais individualizados, teratogenicidade, quando apropriado, e farmacocinética
- A fenitoína continua sendo um dos FAEs mais comumente usados na epilepsia focal em países desenvolvidos. Os pacientes que apresentam crises iniciais ou estado de mal epiléptico no serviço de emergência recebem comumente uma "carga" intravenosa de fenitoína, que é posteriormente continuada. Todavia, a fenitoína tem toxicidade em curto e longo prazos, e é difícil regular os seus níveis, devido à cinética de saturação e a múltiplas interações medicamentosas. Suas toxicidades consistem em hirsutismo, engrossamento dos traços e hiperplasia gengival, particularmente em crianças e em adolescentes. Os riscos a longo prazo incluem osteomalacia, neuropatia periférica e degeneração cerebelar, com risco de falta de coordenação permanente. As toxicidades de nível máximo incluem nistagmo, ataxia, letargia e, se os níveis ultrapassarem 50, degeneração cerebelar aguda e arritmias cardíacas. A fenitoína está associada a risco de alergia em um subgrupo, incluindo o raro risco de SSJ
- A carbamazepina, a oxcarbazepina, o topiramato, o levetiracetam, a lamotrigina e a zonidamida são atualmente usados como terapia de primeira linha para as crises parciais. A carbamazepina e a oxcarbazepina podem causar hiponatremia e reações alérgicas de tipo raramente grave (SSJ). O topiramato pode levar à perda de peso, mas também tem efeitos colaterais cognitivos indesejáveis dependentes da dose e predispõe a cálculos renais (1%). O levetiracetam pode causar alterações indesejáveis do humor, às vezes apenas de forma transitória, sedação e risco alérgico raro, porém é habitualmente bem tolerado. A lamotrigina precisa ser titulada lentamente, devido ao risco de alergia (discutido anteriormente). A zonisamida, que também pode causar perda de peso e predispõe a cálculos renais, tem meia-vida longa (48 a 72 horas), de modo que ela constitui uma boa opção para pacientes menos consistentemente aderentes ao tratamento ou para aqueles que têm menos sucesso com uma dosagem de mais de 1 vez/dia. Pode causar reações alérgicas (incluindo reações raramente graves)
- Os pacientes de ascendência asiática devem ser testados para o alelo HLA-B*1502, e os de ascendência da Europa Setentrional devem ser testados para o alelo HLA-A*3101 antes de iniciar o tratamento com carbamazepina, oxcarbazepina e eslicarbazepina. Pacientes portadores desses alelos correm risco aumentado de SSJ e de necrólise epidérmica tóxica quando expostos a esses medicamentos

- Os tratamentos adjuvantes para crises focais incluem clobazam, valproato, prebagalina, lacosamida, gabapentina, perampanel e primidona. A proporção de gabapentina absorvida diminui com o aumento da dose, o que limita a sua eficácia. Para a maioria dos pacientes, a pregabalina pode ser a melhor escolha
- O fenobarbital é o FAE mais prescrito no mundo, em virtude de seu baixo custo. Entretanto, provoca sedação, comprometimento cognitivo e está associado a risco de perda óssea, de modo que provavelmente deve ser evitado, exceto na epilepsia de difícil controle. A exceção consiste nas crises neonatais, para as quais continua sendo um dos FAEs mais comumente aceitos.

Encefalopatias de desenvolvimento e epilépticas

- Todos os FAEs são úteis no tratamento dessa categoria de epilepsias, porém raramente o paciente consegue ficar livre de crises. No mínimo, o objetivo central da terapia deve ser o controle das crises mais graves, incluindo crises convulsivas e crises de queda. Em geral, há necessidade de politerapia com FAE
- O valproato constitui comumente o medicamento inicial instituído
- Pode-se obter uma eficácia adicional com clobazam, lamotrigina, topiramato, levetiracetam, rufinamida e zonisamida
- O felbamato pode ser efetivo, porém o seu uso deve ser limitado a epileptologistas, em virtude de seu risco significativo de anemia aplásica fatal e insuficiência hepática
- O estimulador do nervo vago (ver adiante) desempenha um papel específico na redução da gravidade das crises nessas condições
- A síndrome de Dravet e, possivelmente, a síndrome de EGCF+ respondem melhor a topiramato, levetiracetam e benzodiazepínicos. Alguns FAEs bloqueadores dos canais de sódio controlados por voltagem, incluindo a lamotrigina e a fenitoína, agravam a síndrome de Dravet.

A dosagem dos FAEs precisa ser feita com muito cuidado. Apenas alguns FAEs são seguros em dose de ataque ou inicialmente em dose terapêutica total. A maioria deve ser iniciada com escalonamento gradual da dose. As diretrizes de manejo são as seguintes: (1) o tipo de crises e de epilepsia deve ser definido, e deve-se administrar o medicamento preferido para esse tipo nas doses iniciais habituais, que, em seguida, são aumentadas até o controle das crises estar completo ou até a ocorrência de efeitos colaterais (Tabela 120.4); (2) se as crises persistirem apesar de níveis tóxicos, ou se ocorrerem efeitos colaterais importantes, deve-se tentar outro FAE; (3) não se deve interromper um agente até que outro seja acrescentado (sobreposição durante a transição), caso contrário, pode ocorrer estado de mal epiléptico; (4) se as crises persistirem após a administração de um a dois FAEs até alcançar níveis tóxicos, considere encaminhar o paciente a um centro especializado em epilepsia para avaliação adicional e tratamento; (5) os níveis tóxicos de alguns FAEs (p. ex., fenitoína e carbamazepina) podem causar crises; (6) os FAEs de liberação prolongada e de ação mais longa são preferidos para a maioria dos pacientes; (7) os pacientes devem ser aconselhados a aderir ao esquema de medicação. Deve-se incentivar o uso de caixas para comprimidos. A falta de adesão aos medicamentos constitui a principal causa de falta de controle das crises.

Cirurgia de epilepsia

Na maioria dos pacientes, a epilepsia é controlada com FAE. Quando não for possível controlar as crises por meio de ensaios adequados de dois agentes isolados apropriados e/ou pela combinação de dois agentes, a epilepsia é denominada *resistente ao tratamento* (ou *clinicamente refratária*), uma situação encontrada em 25 a 30% dos pacientes com epilepsia. Esses pacientes correm risco de sofrer muitas consequências: incapacidade de dirigir veículos; estigmatização por colegas

Tabela 120.4 Fármacos antiepilépticos (FAEs) frequentemente prescritos.

Nome não comercial do FAE	Dose total para o adulto ao dia	Frequência da dose (em horas)	Concentrações "terapêuticas"
Carbamazepina	600 a 1.400 mg	6 a 8 (12 para liberação prolongada)	4 a 12 μg/mℓ
Clobazam	10 a 40 mg	12	Desconhecida
Etossuximida	500 a 1.500 mg	8 a 12	40 a 100 μg/mℓ
Fenobarbital	60 a 240 mg	24	15 a 40 μg/mℓ
Fenitoína	200 a 600 mg	24	10 a 20 μg/mℓ
Gabapentina	900 a 3.600 mg	6 a 8	2 a 20 μg/mℓ
Lacosamida	200 a 600 mg	12	Desconhecida
Lamotrigina[a]	100 a 800 mg	12	2 a 18 μg/mℓ
Levetiracetam	500 a 3.000 mg	12	10 a 45 μg/mℓ
Oxcarbazepina	900 a 2.400 mg	8 a 12	10 a 35 μg/mℓ
Pregabalina	100 a 600 mg	12	Desconhecida
Topiramato	50 a 400 mg	12	2 a 20 μg/mℓ
Valproato	500 a 5.000 mg	8 (12 a 24 para liberação prolongada)	50 a 125 μg/mℓ
Zonisamida	100 a 600 mg	24	10 a 40 μg/mℓ

[a]A titulação da dose inicial lenta é obrigatória para a lamotrigina e é frequentemente indicada para outros agentes. As doses-alvo diárias são ajustadas, dependendo dos FAEs coadministrados.

de escola, por empregadores e pela sociedade; e ameaças às metas pessoais educacionais e profissionais, possível perda cognitiva ou de memória com o passar do tempo, além de morbidade e mortalidade relacionadas com as crises, incluindo risco de MSIEP. Em casos adequadamente selecionados, a cirurgia de epilepsia pode abolir as crises, com restauração da função neurológica normal. A localização precisa de um foco de crise passível de ressecção segura exige uma intensa investigação em um centro especializado em epilepsia.

Atualmente, existem várias abordagens cirúrgicas, que variam desde extirpação da lesão até lobectomias e, raramente, hemisferectomias. As abordagens paliativas, como transecção do corpo caloso, podem ajudar pacientes com crises de queda. As opções cirúrgicas são adaptadas às necessidades de cada paciente, dependendo da natureza de sua lesão epileptogênica e da proximidade de regiões corticais, que não podem ser ressecadas sem provocar déficits neurológicos inaceitáveis (o denominado "córtex eloquente"). Recentemente, técnicas ablativas mediadas por *laser* permitiram abordagens cirúrgicas para determinadas patologias, com risco muito menor para o cérebro normal circundante próximo ao alvo cirúrgico. A terapia térmica intersticial a *laser* (LITT, do inglês *laser interstitial thermal therapy*) pode permitir abordagens cirúrgicas menores, internações mais curtas e recuperação pós-operatória mais rápida. Os resultados parecem se aproximar daqueles das abordagens de ressecção convencionais, embora sejam ainda necessários dados dos resultados a longo prazo.

Terapia dietética

A *dieta cetogênica* é uma dieta muito rica em gordura, com acentuada restrição dos carboidratos e proteínas adequadas, cuidadosamente planejada para produzir um estado cetótico, enquanto ainda fornece uma nutrição adequada. É utilizada principalmente em crianças com encefalopatias de desenvolvimento e epilépticas, que apresentam uma resposta insatisfatória ao tratamento com FAE. A dieta cetogênica pode ser efetiva nessas formas mais refratárias de epilepsia, resultando em liberdade das crises em 15 a 20% dos casos. Entretanto, é difícil manter a dieta, que exige um cuidador dedicado e cooperativo e um nutricionista especialmente treinado.

A *dieta de Atkins modificada* (DAM) e a *dieta com baixo índice glicêmico* são versões em escala reduzida da dieta cetogênica, com restrição principalmente de carboidratos. Essas dietas são mais palatáveis do que dieta cetogênica e podem ser toleradas por adultos. A leve cetose alcançada algumas vezes resulta em uma drástica redução das crises em muitas formas de epilepsia.

Neuroestimuladores

O *estimulador do nervo vago* (*ENV*) é um dispositivo cirurgicamente implantado. O eletrodo estimulante é colocado no nervo vago esquerdo no pescoço. A versão atual desse dispositivo tem três modos de tratamento. A estimulação contínua de rotina ocorre de forma intermitente, de acordo com ajustes programados. A regulagem padrão fornece estímulos de 30 segundos de duração a cada 5 minutos. No entanto, o ENV pode ser programado para fornecer estímulos de um padrão de ciclagem mais rápida (maior ciclo de trabalho) e/ou alterar a intensidade da estimulação ao modificar outros parâmetros. A passagem de um ímã sobre o aparelho proporciona uma estimulação extra "sob demanda", o que às vezes pode abortar uma crise. Um terceiro modo, denominado autoestimulação, fornece estimulação com base em taquicardias de magnitude suficiente detectadas, visto que uma porcentagem significativa de crises promove taquicardia associada. Estudos de pré-aprovação constataram que cerca de 45% dos receptores tiveram redução de mais de 50% na frequência das crises (taxa de resposta), e a intensidade das crises também diminuiu com frequência em muitos pacientes. Estudos de acompanhamento a longo prazo pós-aprovação sugerem uma resposta até mesmo mais robusta à terapia com ENV.

A *estimulação cerebral profunda* (*ECP*) dos núcleos anteriores bilaterais do tálamo também foi aprovada nos EUA desde 2018 para a epilepsia resistente ao tratamento que envolve as regiões límbicas bilaterais. À semelhança do ENV, esse método também se baseia na estimulação pré-ajustada, contínua e intermitente para modular o circuito epiléptico e diminuir a carga de crises. Os estudos realizados mostram que a ECP pode levar a uma taxa de resposta de 60% com vários anos de acompanhamento.

Outra estratégia mais recente para a epilepsia focal clinicamente refratária é a *neuroestimulação responsiva* (*NER*), aprovada nos EUA desde 2013. Eletrodos cronicamente implantados nos focos de crise ou próximo a eles são usados para a rápida detecção do início de uma crise e o tratamento dela e de seu circuito de sustentação dentro de segundos por meio de estimulação elétrica diretamente no foco da crise. Esse método pode utilizar eletrodos profundos implantados ou tiras de eletrodos para acessar alvos corticais ou mais profundos (p. ex., hipocampo) e fornece um meio de tratamento de pacientes com mais de um foco de crise, oferecendo, assim, uma opção sem ressecção para pacientes que, de outro modo, não seriam candidatos apropriados à ressecção cirúrgica. Os algoritmos de detecção e estimulação são adaptados às amostras de eletrocorticografia do paciente coletadas ao longo do tempo para melhorar o seu desempenho. Os estudos realizados relataram uma taxa de resposta de 72% com acompanhamento de 5 anos.

Todos os três métodos neuromoduladores parecem deter variavelmente as crises à medida que começam e se espalham e, talvez ainda mais importante, parecem reduzir gradualmente a probabilidade de o circuito epiléptico gerar crises. Esses tratamentos parecem melhorar os desfechos clínicos de maneira mais lenta do que se observa comumente com o uso de FAEs. Entretanto, ao contrário dos FAEs, os tratamentos neuromoduladores até agora parecem exibir melhores desfechos sustentados ao longo dos anos, não parecem perder a sua eficácia, não são sedativos e preservam a função neurocognitiva em comparação com a maioria dos métodos cirúrgicos de ressecção.

O processo pelo qual os programas terciários de epilepsia avaliam a candidatura de pacientes clinicamente refratários a esses métodos dietéticos, cirúrgicos ou neuromoduladores envolve a análise cuidadosa de vários fluxos de dados clínicos. Os resultados de EEG e MLP dos pacientes são alinhados com seus resultados de exames de imagem do cérebro e exames neuropsicológicos. Dados concordantes implicam mais fortemente a localização do foco ou dos focos de crise. Em seguida, esses dados são combinados com as opções de tratamento mais apropriadas de forma altamente individualizada.

Estados de mal epiléptico

O *estado de mal epiléptico* pode ocorrer com tipos de crises focais ou generalizadas e é definido como crises epilépticas prolongadas ou rapidamente recorrentes sem recuperação interveniente. As *crises repetitivas agudas* são definidas como um conjunto de crises ao longo de minutos a horas sem recuperação interveniente.

O *estado de mal epiléptico convulsivo* é uma emergência clínica. A atividade epiléptica convulsiva generalizada contínua e prolongada pode levar à lesão cerebral irreversível. A causa mais frequente consiste na retirada abrupta de FAE (p. ex., não adesão ao tratamento) em um indivíduo com epilepsia. Outros fatores precipitantes incluem abstinência aguda de álcool etílico, benzodiazepínicos ou barbitúricos e infecções cerebrais, como encefalite, traumatismo, hemorragia e tumor cerebral.

O *estado de mal epiléptico não convulsivo* consiste em dois tipos principais. O *estado de mal epiléptico focal* (também conhecido como estado de mal epiléptico parcial complexo) pode se assemelhar a um estado confusional sustentado, frequentemente associado a automatismos motores e autônomos. Alguns casos provocam comportamentos bizarros ou torpor. Essas crises podem até mesmo durar horas ou dias. Ocasionalmente, isso é precedido de uma crise convulsiva franca, que pode ter tido resolução incompleta, com ou sem tratamento com FAE. Isso pode representar um desafio para o diagnóstico, visto que a semiologia se sobrepõe a inúmeras outras formas de encefalopatia ou delirio. O EEG é crucial para o diagnóstico e revela atividade epileptiforme quase contínua, que predomina em uma ou várias regiões do cérebro, com frequência nos lobos temporais.

A outra forma principal de estado de mal epiléptico não convulsivo é o *estado de mal epiléptico de ausência* (ou estado de pequeno mal). Assemelha-se ao estado de mal epiléptico focal e consiste em um estado confusional semelhante, com alguns automatismos. O EEG revela episódios contínuos de atividade generalizada de ponta e onda lenta de 3 a 4 Hz. Ocorre habitualmente em crianças ou adultos jovens com epilepsia de ausência conhecida.

Graças ao uso generalizado atual de monitoramento EEG na UTI em pacientes em estado neurocrítico, há um subgrupo crescente cujo EEG mostra descargas epileptiformes menos sustentadas e mais rápidas do que no estado de mal epiléptico típico, embora frequentemente periódicas e abundantes, com qualidade de exacerbações e remissões. Essas descargas epileptiformes podem ser lateralizadas ou generalizadas. Esses padrões ficam aquém dos padrões dos estados de mal epiléptico descritos anteriormente, mas podem ocorrer após ataques recentes de estado de mal epiléptico, à medida que regridem. Recentemente, esses padrões foram categorizados dentro do "*continuum ictal-interictal*". Seu significado clínico é menos claro e constitui um foco atual de investigação.

O *estado de mal epiléptico motor focal* (ou *epilepsia parcial contínua [EPC]*) varia desde movimentos clônicos e altamente focais da face ou da mão até contrações envolvendo um membro ou um dimídio. A frequência do clônus pode variar de 0,3 a 3,0 Hz. É menos comum. As causas incluem AVE, traumatismo, neoplasia, encefalite e hiperglicemia acentuada (p. ex., glicose > 450 mg/dℓ, como nos estados hiperglicêmicos não cetóticos) e encefalite de Rasmussen, uma síndrome de epilepsia muito rara, geralmente pediátrica. O estado de mal epiléptico relacionado com a hiperglicemia profunda pode produzir estado de mal epiléptico focal refratário, que, com frequência, apresenta resolução uma vez corrigida a hiperglicemia.

O estado de mal epiléptico mioclônico pós-anóxico é frequentemente acompanhado de descargas epileptiformes generalizadas de polipontas e ondas lentas no EEG, porém pode ser menos responsivo aos tratamentos comuns com FAEs para o estado de mal epiléptico. Em geral, reflete uma lesão cortical significativa e extensa, com frequência associada a um prognóstico sombrio.

Uma vez diagnosticado o estado de mal epiléptico, o tratamento é urgente. Quanto mais tempo durar o estado de mal epiléptico, mais difícil será interrompê-lo e maior será a probabilidade de ele provocar dano cerebral. A terapia agressiva é obrigatória para o estado de mal epiléptico convulsivo (Tabela 120.5). Se a terapia inicial não for rapidamente efetiva, devem-se utilizar agentes anestésicos que exijam intubação e ventilação nos 60 minutos seguintes ao seu início. O estado de mal epiléptico focal também pode resultar em lesão neuronal permanente, e deve ser tratado rapidamente, embora as escolhas terapêuticas sejam feitas, com frequência, para tentar interromper o estado de mal epiléptico focal com agentes que não causem depressão respiratória, para evitar a intubação. É improvável que o estado de ausência resulte em sequelas permanentes; em geral, ele responde prontamente ao tratamento com benzodiazepínicos. A investigação da causa do estado de mal epiléptico deve ser iniciada durante o seu tratamento e continuada após a interrupção das crises.

ACONSELHAMENTO GENÉTICO E GRAVIDEZ

Hereditariedade

Os pacientes com epilepsia devem ser alertados sobre os riscos hereditários para seus filhos, embora, para a maioria dos indivíduos com epilepsia, isso não influencie a sua decisão de ter filhos. As epilepsias generalizadas genéticas mais comuns apresentam padrões de herança complexos, e cerca de 10% dos filhos de um genitor afetado desenvolvem crises. Há mais de 200 síndromes de herança mendeliana com epilepsia, todas elas raras. O rastreamento para causas genéticas de epilepsia tornou-se mais útil para determinados subgrupos de pacientes, sobretudo aqueles com etiologia desconhecida com idade inferior a 2 anos. Os ensaios de *microarray* de genes tornaram-se ferramentas

Tabela 120.5 Tratamento do estado de mal epiléptico convulsivo.

Tempo (min)	Etapas

0 a 5
(Estabilizar, ABC)
	Administrar O_2; assegurar uma ventilação adequada
	Monitorar: sinais vitais, ECG, oximetria, duração da crise
	Estabelecer um acesso intravenoso (IV)
	Verificar glicemia por punção digital. Se < 60 mg/dℓ, então:
	    Adultos: 100 mg de tiamina IV, seguida de 50 mℓ de glicose a 50% IV
	    Crianças ≥ 2 anos: 2 mℓ/kg de glicose a 25% IV
	    Crianças < 2 anos: 4 mℓ/kg de glicose a 12,5% IV
	Obter hemograma completo, eletrólitos, Ca, Mg, toxinas e níveis de FAE

5 a 20 Terapia inicial (benzodiazepínico)	Escolher uma das 3 opções a seguir: 1. Administração IV de lorazepam, 0,1 mg/kg/dose, máx.: 4 mg/dose; repetir uma vez ou 2. Administração IV de diazepam 0,15 a 0,2 mg/kg/dose, máx.: 10 mg/dose, repetir a dose uma vez ou 3. Administração intramuscular de midazolam 10 mg para > 40 kg, 5 mg para 13 a 40 kg, dose única Se nenhuma das opções anteriores estiver disponível, escolha uma das seguintes opções: 1. Fenobarbital IV 15 mg/kg/dose, dose única. Observe que normalmente é necessário o fenobarbital IV após a assistência ventilatória com benzodiazepínico 2. Diazepam retal 0,2 a 0,5 mg/kg, máx: 20 mg/dose, dose única 3. Midazolam intranasal, midazolam bucal
20 a 40 (Segunda terapia)	Se o estado de mal epiléptico persistir, administrar uma das seguintes opções: 1. Fosfenitoína IV[a] 20 mg EF/kg, máx: 1.500 mg EF/dose, uma dose 2. Ácido valproico IV 40 mg/kg, máx.: 3.000 mg/dose, 1 dose 3. Levetiracetam IV 60 mg/kg, máx.: 4.500 mg/dose, 1 dose Se nenhuma das opções anteriores estiver disponível e se ainda não tiver sido administrado, administrar fenobarbital IV 15 mg/kg, dose máx. (como alternativa à fosfofenitoína, pode-se utilizar fenitoína, 1 mg/kg/min até o máximo de 50 mg/min em adultos em acesso IV proximal. Monitorar cuidadosamente hipotensão, arritmia, extravasamento local)
40 a 60 (Terceira terapia)	Se as crises não cessarem após o procedimento indicado, as opções incluem repetir as terapias de segunda linha não administradas anteriormente ou doses anestésicas IV de tiopental, midazolam ou propofol, com intubação e monitoramento EEG contínuo. Agentes vasopressores ou soluções IV suplementares são frequentemente necessários.

[a]Sempre administrada em equivalentes de fenitoína (EF). *ABC*, via respiratória, ventilação e circulação; *ECG*, eletrocardiograma; *EEG*, eletroencefalograma; *FAE*, fármaco antiepiléptico.

mais efetivas e foram acrescentados aos ensaios genéticos mais antigos e menos precisos, como cariótipo e ensaios de hibridização *in situ* fluorescente (FISH, do inglês *fluorescence in situ hybridization*). Os conselheiros genéticos fornecem uma valiosa assistência diagnóstica e educativa nos cuidados de pacientes que podem ter uma forma genética de epilepsia ou que podem ter preocupações específicas sobre o risco potencial para seus filhos.

Teratogenicidade

Os filhos de mulheres que fazem uso de FAE apresentam uma taxa de defeitos congênitos de 2 a 9%, que é até cinco vezes maior que a da população geral. Entretanto, as crises, sobretudo as crises convulsivas, também representam um risco substancial tanto para a mãe quanto para o feto. Assim, os FAEs não devem ser interrompidos durante a gravidez. Há uma variação significativa no risco teratogênico relativo dos FAEs disponíveis e nos seus efeitos específicos sobre o desenvolvimento fetal. Dois FAEs, o valproato e a carbamazepina, foram apontados como causadores de defeitos de fechamento do tubo neural. Como o fechamento do tubo neural ocorre até o 28º dia de desenvolvimento fetal, esse defeito ocorre antes que a mãe possa saber que ela está grávida. A fenitoína, o fenobarbital, a primidona e o topiramato têm sido associados a um espectro de anormalidades do neurodesenvolvimento. O topiramato tem sido associado a maior risco de baixo peso ao nascimento e risco aumentado de fenda oral. Grandes registros sugerem que os FAEs mais recentes têm menos risco teratogênico, porém os dados são incompletos para alguns dos FAEs mais recentes. A lamotrigina e o levetiracetam estão atualmente associados às taxas

mais baixas de malformações congênitas significativas nesses registros (aproximadamente 2%). Em contrapartida, o valproato tem o pior perfil, com uma incidência de cerca de 9%. O uso de dois ou mais FAEs (politerapia) aumenta o risco teratogênico. As mulheres com epilepsia devem planejar as gestações. Durante o ano anterior à concepção, deve-se procurar minimizar o potencial teratogênico do esquema de FAE, devendo-se considerar uma mudança dos FAEs com risco teratogênico significativamente superior, quando apropriado, da politerapia para a monoterapia ou redução gradual dos FAEs, se houver motivos para acreditar que não haverá recorrência das crises (ver adiante). Deve-se usar a menor dose efetiva de FAE, porém isso deve ser ponderado com o risco de crises inesperadas. A deficiência de ácido fólico constitui um fator de risco estabelecido para defeitos do tubo neural (DTNs) na população em geral. Há poucas evidências de que o ácido fólico adicional em uma mulher bem nutrida com epilepsia possa diminuir os efeitos dos FAEs sobre o fechamento do tubo neural. Entretanto, é prática comum aconselhar as mulheres em idade fértil com epilepsia a tomar ácido fólico suplementar (1 mg/dia) como profilaxia contra DTNs. Uma vez planejada ou reconhecida a gravidez, aumenta-se geralmente a dose de ácido fólico para 4 mg/dia.

Manejo durante e após a gravidez

As mulheres com epilepsia geralmente apresentam um aumento de 1 a 1,7 na taxa de complicações da gravidez, incluindo prematuridade, pré-eclâmpsia, trabalho de parto prematuro, descolamento prematuro da placenta, morte fetal, sangramento e crescimento deficiente do feto, além de uma taxa de mortalidade materna 10 vezes maior em comparação com a população geral. A gravidez dessas mulheres deve ser considerada de alto risco. Para a identificação de malformações fetais, são utilizados ultrassonografia (US) de nível 2 de alta qualidade (e, possivelmente, US 3D), nível sérico materno de α-fetoproteína (que está elevado em defeitos de fechamento do tubo neural) e amniocentese para análise cromossômica.

Durante a gravidez, os níveis séricos de FAE diminuem, devido ao aumento da depuração hepática e renal e ao aumento do volume plasmático. Em geral, a fração livre de FAEs altamente ligados às proteínas (p. ex., fenitoína e valproato) aumenta, devido à concentração diminuída de albumina e ao aumento da competição dos esteroides sexuais pelos locais de ligação. Por conseguinte, é essencial monitorar os níveis de FAE (níveis do fármaco livre para os FAEs altamente ligados às proteínas) antes da concepção e a intervalos regulares durante toda a gestação (em geral, a cada 4 semanas). As mudanças hormonais associadas à gravidez levam à indução progressiva das vias de glicuronidação hepáticas, que reduzem drasticamente os níveis de lamotrigina; às vezes, isso exige duplicar ou até mesmo triplicar a dose de lamotrigina durante a gestação, de modo a manter os níveis alcançados antes da gravidez. Tendo-se em vista essas alterações esperadas nos níveis de FAE, é muito útil obter os níveis basais de FAE antes da gravidez, sobretudo os que correspondem a períodos de bom controle das crises, em mulheres que planejam engravidar.

Os vômitos, que ocorrem com frequência no início da gravidez, podem resultar em doses perdidas e parciais de FAE. A gestante deve ser instruída a retomar a dose total ou parcial de FAE se ocorrer vômito após a ingestão dos medicamentos. Após o parto, a dose de FAE deve ser reduzida para as doses pré-gestacionais no decorrer de 3 a 6 semanas, começando aproximadamente 3 dias após o parto; contudo, a duração da redução pode variar de acordo com a via de depuração do FAE (vias renal ou de glicuronidação – 3 semanas; vias do citocromo – 6 semanas). Os níveis de FAE podem ser verificados 1 a 2 semanas após completar a redução da dose para confirmar que estejam nos níveis basais da paciente. Em geral, a amamentação não é contraindicada para mulheres em uso de FAE.

Durante o período pós-parto, a mãe com epilepsia corre risco aumentado de crises, sobretudo se as crises forem ativadas pela privação de sono. Para diminuir esse risco, uma pessoa de apoio deve efetuar pelo menos uma das alimentações noturnas do recém-nascido. As pacientes cuja semiologia da crise possa colocar o lactente em risco (p. ex., deixar cair ou segurar com força excessiva o lactente) exigem modificação e/ou supervisão dos cuidados do lactente.

PREOCUPAÇÕES PSICOSSOCIAIS

As crises epilépticas continuadas com frequência têm grandes consequências emocionais para o paciente e a sua família. Ocorre depressão como comorbidade em até 30 a 50% dos pacientes com epilepsia refratária e em 20% dos pacientes com epilepsia controlada. A epilepsia é acompanhada de transtornos de ansiedade em 15 a 20% dos casos. Em geral, ambos não são reconhecidos nem tratados. Nos indivíduos com epilepsia, o comprometimento da qualidade de vida correlaciona-se mais com a depressão do que com a frequência das crises. A natureza imprevisível das crises e as restrições necessárias nas atividades causam dependência, diminuição da autoestima, constrangimento, estigmatização, subemprego e desamparo. A redução da libido e a hipossexualidade são comuns em pacientes com epilepsia e, com frequência, não são reconhecidas.

A dinâmica familiar também pode ser afetada pela epilepsia. Os pacientes e suas famílias com frequência temem as crises (fobia de crises). Os familiares podem pensar que o seu ente querido está morrendo quando entra em crise, sobretudo no primeiro episódio. Os pacientes com epilepsia são mais ajudados pelo controle das crises,

porém a tranquilização e o apoio otimista da família e dos amigos ajudam imensamente. Uma vez alcançado o controle das crises, os indivíduos com epilepsia devem ser encorajados a viver uma vida tão normal e plena quanto possível, utilizando o bom senso como guia. Embora as restrições nas atividades possam finalmente ser retiradas, os pacientes com epilepsia anterior (com exceção da EAI e da epilepsia infantil com pontas centrotemporais, que sofrem remissão completa) devem ser aconselhados a evitar esportes de contato com a cabeça e atividades ou ocupações que possam se tornar catastróficas se houver recorrência de uma crise (p. ex., nadar sozinho, trabalhar em grandes alturas, usar armas).

Nos EUA,[2] todos os estados fornecem carteira de motorista a pacientes com epilepsia, desde que não tenham ocorrido crises que comprometam a consciência ou o controle corporal por períodos específicos (em geral, 3 meses a 1 ano). Em geral, podem ser obtidas apólices de seguro de vida e saúde. A *American with Disabilities Act* (ADA) fornece proteção contra perda de emprego com base na incapacidade, e isso se refere aos indivíduos com epilepsia. Acomodações razoáveis para esses pacientes devem ser oferecidas no ambiente de trabalho, embora existam várias ressalvas importantes a essas regras. As fundações para epilepsia e organizações locais de serviço social podem ajudar os pacientes na coordenação de casos, incluindo questões sociais e vocacionais.

PROGNÓSTICO

Dois terços dos indivíduos com epilepsia obtêm remissão de 5 anos das crises nos 10 anos seguintes ao estabelecimento do diagnóstico. Cerca da metade desses pacientes consegue ficar sem crises após a interrupção dos FAEs. Os fatores que favorecem a remissão incluem formas genéticas generalizadas específicas de epilepsia, exame neurológico normal e início no começo ou meio da infância (excluindo-se as crises neonatais). Cerca de 30% dos pacientes continuam apresentando crises e nunca alcançam remissão permanente, apesar do uso de um ou mais FAEs. Esses pacientes resistentes ao tratamento (ou clinicamente refratários) devem ser avaliados em um centro de epilepsia para assegurar a acurácia do diagnóstico e explorar toda a gama de tratamentos disponíveis. Ocasionalmente, as crises estão associadas a taxas de morbidade e mortalidade significativas. As lesões em decorrência de crises são comuns. Podem incluir lesões traumáticas, como lacerações e fraturas, traumatismo craniano, aspiração, afogamento e queimaduras, entre outros. Essas lesões são, em raros casos, potencialmente fatais. As mortes acidentais relacionadas com crises (p. ex., colisões de veículos motorizados) aumentam ainda mais a taxa de mortalidade. A aspiração com crises é comum, mas pode ser evitada virando-se a cabeça para um lado quando a crise termina. Uma literatura crescente sugere que alguns tipos de crises repetidas, sobretudo as crises prolongadas e o estado de mal epiléptico, podem estar associados a determinadas formas de declínio cognitivo, como comprometimento da memória, ao longo da vida de um paciente.

Ocorre MSIEP em cerca de 1 em cada 1.000 pacientes por ano, incluindo todas as formas de epilepsia. Nas epilepsias mais refratárias, a taxa de MSIEP pode se aproximar de 100 em cada 1.000 pacientes por ano. A MSIEP pode resultar de disfunção transitória do sistema nervoso autônomo, que pode ocorrer durante ou imediatamente após

---

[2]N.R.T.: No Brasil, as pessoas com epilepsia podem conduzir veículos automotores desde que cumpram as normas determinadas pelo Detran na resolução nº 425, de 27 de novembro de 2012, que dispõe sobre aptidão física, mental e psicológica daqueles que pleiteiam a Carteira Nacional de Habilitação. Ver https://www.epilepsia.org.br/legislacao-detran.

uma crise sem testemunha (com frequência, durante o sono), com consequente arritmia cardíaca ou disfunção respiratória (formas central e/ou periférica de apneia). Pode ocorrer asfixia após uma crise sem testemunha se o paciente estiver em decúbito ventral com a face voltada para um travesseiro ou a roupa de cama. Uma área de investigação atualmente ativa é descobrir se alguns pacientes têm predisposição genética ainda desconhecida à MSIEP, assim como novas tecnologias de monitoramento para ajudar a detectar as crises noturnas ou suas sequelas autônomas e alertar os cuidadores.

INTERRUPÇÃO DOS FÁRMACOS ANTIEPILÉPTICOS

Muitos pacientes com epilepsia ficam livres de crises graças à terapia com FAEs durante um tempo prolongado. Alguns pacientes conseguem interromper com sucesso os FAEs, sem apresentar recidiva. A retirada bem-sucedida dos medicamentos é mais provável com uma duração mais curta da epilepsia antes de obter a remissão, com maior intervalo livre de crises antes da interrupção do fármaco anticonvulsivante (aconselha-se um mínimo de 2 anos, porém muitos defendem pelos menos 5 anos), menos crises antes de alcançar a remissão (≥ 10 estão associadas a maior risco de recidiva), história de síndrome de epilepsia autolimitada (p. ex., epilepsia de ausência, epilepsia na infância com pontas centrotemporais) e sem anormalidades epileptiformes no EEG antes da retirada. Outros fatores de importância estatística possivelmente menor que também podem aumentar o risco de recidiva com a redução gradual dos FAEs incluem exame neurológico anormal, RM do cérebro que revela uma correlação estrutural pertinente, deficiência intelectual, história familiar de epilepsia, história pregressa de vários tipos de crises ou dificuldade de obter o controle das crises, exigindo politerapia. Por fim, essa decisão é altamente individualizada, visto que o ônus percebido do tratamento continuado com FAE *versus* o impacto da recidiva das crises pode variar entre pacientes com diferentes metas e circunstâncias de vida.

Agradecimentos

O autor gostaria de agradecer o trabalho de Michel J. Berg, que contribuiu para este capítulo na edição anterior.

LEITURA SUGERIDA

Berg AT, Coryell J, Saneto RP, et al: Early-life epilepsies and the emerging role of genetic testing, JAMA Pediatr 171(9):863–871, 2017.

Berg AT, Scheffer IE: New concepts in classification of the epilepsies: entering the 21st century, Epilepsia 52:1058–1062, 2011.

Fazel S, Wolf A, Langstrom N, et al: Premature mortality in epilepsy and the role of psychiatric comorbidity: a total population study, Lancet 382:1646–1654, 2013.

Fisher RS, Cross JH, French JA, et al: Operational classification of seizure types by the International League against epilepsy: position paper of the ILAE commission for classification and terminology, Epilepsia 58(4):522–530, 2017.

French JA, Pedley TA: Clinical practice. Initial management of epilepsy, N Engl J Med 359:166–176, 2008.

Glauser T, Shinnar S, Gloss D, et al: Evidence-based guideline: treatment of convulsive status epilepticus in children and adults: report of the guideline Committee of the American epilepsy society, Epilepsy Curr 16(1):48–61, 2016.

Harden CL, Hopp J, Ting TY, et al: Practice parameter update: management issues for women with epilepsy—focus on pregnancy (an evidence-based review): obstetrical complications and change in seizure frequency, Neurology 73(2):126–132, 2009.

Harden CL, Meador KJ, Pennell PB, et al: Practice parameter update: management issues for women with epilepsy—focus on pregnancy (an evidence-based review): teratogenesis and perinatal outcomes, Neurology 73:133–141, 2009.

Krumholz A, Wiebe S, Gronseth GS, et al: Evidence-based guideline: management of an unprovoked first seizure in adults, Neurology 84(16):1705–1713, 2015.

Kumada T, Miyajima T, Hiejima I, et al: Modified Atkins Diet and Low Glycemic Index Treatment for Medication-Resistant Epilepsy. Current Trends in Ketogenic Diet, J Neurol Neurophysiol S2:007, 2013.

Pack AM: Epilepsy overview and revised classification of seizures and epilepsies, Continuum (Minneap Minn) 25(2):306–321, 2019.

Proposal for revised classification of epilepsies and epileptic syndromes: Commission on classification and terminology of the international League against epilepsy, Epilepsia 30(4):389–399, 1989.

Proposal for revised clinical and electroencephalographic classification of epileptic seizures: From the commission on classification and terminology of the international League against epilepsy, Epilepsia 22(4):489–501, 1981.

Scheffer IE, Berkovic S, Capovilla G, et al: ILAE classification of the epilepsies: position paper of the ILAE Commission for Classification and Terminology, Epilepsia 58(4):512–521, 2017.

Tumores do Sistema Nervoso Central

Bryan J. Bonder, Lisa R. Rogers

DEFINIÇÃO/EPIDEMIOLOGIA

Os tumores do sistema nervoso central (SNC) são de dois tipos: primários ou metastáticos. Os tumores primários originam-se de vários tipos de células do parênquima do cérebro, da medula espinal ou das meninges. Já os tumores metastáticos resultam da disseminação de câncer sistêmico para o cérebro, a medula espinal ou as meninges e representam a maioria dos tumores do SNC. Este capítulo trata dos tumores cerebrais tanto primários quanto metastáticos.

A incidência de tumores cerebrais malignos e não malignos primários nos EUA aumenta com a idade e é de 5,65/100.000 em indivíduos com idade entre 0 e 14 anos, de 11,2/100.000 indivíduos entre 15 e 39 anos e de 44,47/100.000 em indivíduos com mais de 40 anos. Os gliomas e os meningiomas de alto grau constituem os tipos mais comuns de tumores cerebrais primários em adultos. Os meningiomas representam o tumor intracraniano benigno mais comum e respondem por cerca de um terço dos tumores cerebrais benignos. A incidência do linfoma primário do sistema nervoso central (LPSNC) está aumentando em todas as faixas etárias e é responsável, em parte, pelo linfoma do SNC associado ao vírus da imunodeficiência humana (HIV, do inglês *human immunodeficiency virus*) e a estados imunocomprometidos, como transplante de órgãos sólidos.

As metástases cerebrais constituem uma das complicações neurológicas mais comuns do câncer, com incidência de até 17%. Como as taxas de incidência se baseiam em registros de tumores e muitos pacientes com metástases cerebrais não são submetidos à cirurgia, elas podem estar sub-representadas nessas estatísticas.

Os tumores cerebrais primários constituem o segundo tipo mais comum de câncer em crianças. Os meduloblastomas são os tumores cerebrais malignos pediátricos mais comuns. Nos EUA, são diagnosticados a cada ano cerca de 300 novos casos de meduloblastomas pediátricos. A causa da maioria dos tumores primários do SNC é desconhecida. Além da exposição à radiação ionizante, não se conhece nenhum agente ambiental que seja um fator etiológico. As síndromes hereditárias que estão associadas a risco aumentado de tumores do SNC incluem neurofibromatose dos tipos 1 e 2, esclerose tuberosa, doença de von Hippel-Lindau, síndrome de Li-Fraumeni e síndrome de Turcot; contudo, esses casos representam menos de 1% dos tumores primários do SNC. Embora as anormalidades cromossômicas associadas a muitas dessas síndromes sejam conhecidas, os mecanismos específicos que levam à neoplasia do SNC ainda não foram definidos.

PATOLOGIA

A classificação mais recente da Organização Mundial da Saúde (OMS) de 2016 define os tumores cerebrais com base na célula de origem e na assinatura molecular e inclui um sistema de graduação, que é utilizado para prever o comportamento biológico do tumor. Em sua maioria, os tumores cerebrais primários em adultos são de origem neuroepitelial e resultam da transformação neoplásica de astrócitos, oligodendrócitos ou ependimócitos. Os astrocitomas constituem o tumor primário do parênquima cerebral mais comum em adultos. Os meningiomas originam-se das células da aracnoide-máter do cérebro. Ocorrem com mais frequência em adultos idosos. As localizações comuns do meningioma incluem a convexidade cerebral, a foice do cérebro e a área parassagital, o sulco olfatório, a asa do esfenoide e a fossa posterior. São compostos de padrões histopatológicos heterogêneos, e é necessária uma cuidadosa avaliação neuropatológica para a sua classificação acurada.

O linfoma primário do SNC é uma forma rara de linfoma não Hodgkin, tipicamente de origem de linfócitos B. Surge na substância branca dos hemisférios cerebrais, muitas vezes em localização periventricular, e, com frequência, é múltiplo.

Ocorre desenvolvimento de metástase cerebral quando as células tumorais têm acesso à circulação sistêmica e embolizam para o cérebro. As metástases ocorrem mais comumente a partir de tumores sólidos, que surgem na mama, no pulmão, nos rins, no colón e na pele (melanoma). O câncer de pulmão, tanto o de não pequenas células como o de pequenas células, é um dos tumores que mais comumente metastatizam para o cérebro e representa até 50% dos casos de metástases cerebrais. Nas mulheres, o câncer de mama constitui a fonte mais comum. O melanoma maligno é um câncer sistêmico menos comum, mas que está associado a elevado risco de metástase cerebral; até 50% dos pacientes com melanoma em estágio IV apresentam metástase cerebral.

Os meduloblastomas são de origem neuroectodérmica primitiva e são altamente celulares. Podem ser identificadas rosetas de Homer Wright (arranjo de células tumorais em torno de uma área central preenchida com prolongamentos neurofibrilares) em amostras ressecadas de até 40% dos casos. Os meduloblastomas são tumores de grau IV, visto que são invasivos e de crescimento rápido, com tendência a se disseminar pelo líquido cerebrospinal (LCS).

APRESENTAÇÃO CLÍNICA

Os sinais e sintomas causados por tumores cerebrais comumente resultam de compressão ou invasão do tecido neural adjacente pelo tumor ou do edema vasogênico que resulta da ruptura da barreira hematencefálica, que pode ser provocada por compressão/invasão dos vasos cerebrais pelo tumor ou por vasos sanguíneos "permeáveis" presentes no interior do tumor. A neoangiogênese associada ao crescimento do tumor é, em geral, constituída por vasos embrionários que não apresentam barreira hematencefálica normal. Devido à extrema rigidez da calota craniana, tumores histologicamente benignos e malignos podem causar sintomas, mesmo quando pequenos. Os sintomas provocados por tumores cerebrais primários de baixo grau tendem a ser lentamente progressivos, ao passo que aqueles causados por tumores de grau médio e de alto grau são agudos ou subagudos (ao longo de semanas a meses). A exceção é a apresentação clínica de um glioma de baixo grau com episódio de crise epiléptica. Com frequência, os tumores metastáticos manifestam-se de forma subaguda, mas podem ter uma apresentação aguda quando ocorre hemorragia no tumor. A hemorragia em tumores cerebrais metastáticos é mais comum nos carcinomas de células renais, de pulmão, papilífero da tireoide, melanomas e coriocarcinomas.

Os sinais e sintomas clínicos dependem da localização do tumor. Na maioria dos pacientes pediátricos com tumores cerebrais, os tumores surgem na fossa posterior e resultam em diplopia, ataxia, disfagia ou náuseas/vômitos. A maioria dos tumores cerebrais em adultos surge nos hemisférios cerebrais e manifesta-se com sinais e sintomas relacionados com a estrutura supratentorial envolvida: fraqueza unilateral dos membros, afasia e anormalidade da fala ou perda de memória são comuns. Tumores em qualquer local podem provocar sintomas generalizados em decorrência da elevação dos níveis da pressão intracraniana ou da irritação meníngea. Ocorre cefaleia como sintoma inicial em até dois terços dos pacientes. Não há características singulares relacionadas com essa cefaleia, porém os indícios clínicos úteis incluem padrão de cefaleia recente ou diferente, agravamento progressivo da cefaleia e cefaleia que ocorre à noite ou ao despertar. A dor pode se localizar do lado do tumor em pacientes com tumores supratentoriais, ao passo que pacientes com tumores infratentoriais frequentemente descrevem a dor na região retro-orbital, retroauricular ou occipital. Outros sintomas generalizados incluem alterações do humor ou da personalidade, diminuição do apetite e náuseas. Os vômitos em jato, embora comuns em crianças com tumores da fossa posterior, são raros em adultos. Em geral, os meningiomas crescem lentamente; além disso, podem ser um achado incidental durante a avaliação de sintomas neurológicos não relacionados. Podem ocorrer crises epilépticas durante a evolução da doença em até 15% dos pacientes com qualquer tipo de tumor primário, com frequência em associação à progressão do tumor.

DIAGNÓSTICO/DIAGNÓSTICO DIFERENCIAL

Todos os pacientes com suspeita de tumor cerebral devem ser submetidos à ressonância magnética (RM) contrastada do cérebro. Se a RM não estiver disponível ou for contraindicada devido a um marca-passo não compatível com RM ou outra condição, deve-se efetuar uma tomografia computadorizada (TC) contrastada do cérebro. A RM do cérebro é preferida, visto que é mais útil na obtenção de imagens das fossas temporal e posterior, além de ser mais sensível para detectar a extensão do comprometimento do parênquima por qualquer tipo de tumor. Além disso, as sequências avançadas, como difusão, perfusão e espectroscopia, podem contribuir para a acurácia diagnóstica do exame. O edema vasogênico que resulta do extravasamento de líquido intravascular através de ruptura da barreira hematencefálica é facilmente visível na RM.

Em geral, os gliomas de alto grau aparecem como massas com realce de formato irregular, circundadas por edema. A necrose cortical é característica do glioblastoma (Figura 121.1). Os gliomas anaplásicos têm aspecto semelhante, exceto por regiões de necrose menos frequentes. Embora haja exceções, a maioria dos gliomas de baixo grau não apresenta realce após a injeção intravenosa de meio de contraste (Figura 121.2). Normalmente, os meningiomas exibem realce liso e homogêneo, que se origina do espaço extra-axial, e podem comprimir o cérebro adjacente. Os linfomas primários do SNC geralmente se manifestam como múltiplas lesões contrastadas na substância branca; entretanto, em raros casos, não exibem realce. Com frequência, as metástases cerebrais estão localizadas na junção das substâncias cinzenta e branca do cérebro e exibem realce homogêneo ou realce periférico circundando um centro necrótico ou cístico. Quando solitária, a metástase cerebral não pode ser distinguida com acurácia de

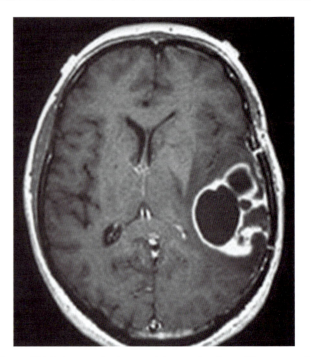

Figura 121.1 A ressonância magnética ponderada em T1 contrastada mostra um realce irregular com necrose central no lobo temporal esquerdo. Há edema vasogênico adjacente e efeito expansivo sobre estruturas da linha média, uma característica do glioma de alto grau.

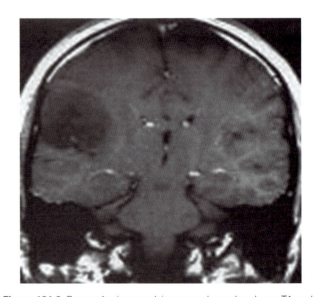

Figura 121.2 Ressonância magnética coronal, ponderada em T1, após a injeção de contraste em um astrocitoma de baixo grau, mostrando baixa intensidade de sinal e ausência de realce, que é típico de um glioma de baixo grau.

outra neoplasia ou de entidades não neoplásicas. Em geral, os meduloblastomas são grandes quando são identificados e exibem realce homogêneo dentro ou acima do assoalho do quarto ventrículo (Figura 121.3). São frequentemente acompanhados de hidrocefalia. A variante desmoplásica do meduloblastoma pode se localizar lateralmente ao quarto ventrículo.

O diagnóstico diferencial de lesões contrastadas inclui abscesso cerebral, porém a infecção só deve ser considerada em situações clínicas raras. As imagens de RM ponderadas em difusão podem ser úteis para

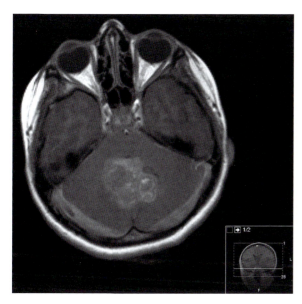

Figura 121.3 Ressonância magnética contrastada ponderada em T1, mostrando um grande tumor com realce na linha média do cerebelo e compressão do quarto ventrículo.

diferenciar o tumor de infecção. Os gliomas de baixo grau podem ser diagnosticados erroneamente como infarto cerebral, sobretudo na TC do cérebro. O realce periventricular no LPSNC às vezes pode ser confundido com lesões ativas da esclerose múltipla ou com metástase cerebral. Patologias da dura-máter, como sarcoidose, infecção meníngea ou metástase para a dura-máter, podem mimetizar um meningioma. Os ependimomas da fossa posterior em crianças podem mimetizar os meduloblastomas.

Pode-se suspeitar de metástase leptomeníngea em pacientes com câncer que apresentam déficit de múltiplos nervos cranianos, fraqueza assimétrica dos membros, cefaleias inexplicáveis ou crises epilépticas. Em geral, a avaliação inclui um exame de imagem de todo o neuroeixo com RM contrastada. O tumor leptomeníngeo aparece como realce difuso ou nodular que surge a partir das leptomeninges do cérebro ou da medula espinal. Os nervos cranianos, quando envolvidos, podem exibir realce e espessamento. O diagnóstico pode ser estabelecido por RM no contexto clínico apropriado, porém o diagnóstico definitivo exige a demonstração de células tumorais no exame citológico do LCS. Em pacientes com linfoma, a citometria de fluxo é preferível à citologia. Com frequência, há necessidade de punção lombar de grande volume (> 10 mℓ) para estabelecer o diagnóstico. Se a citologia inicial for negativa e houver alta suspeita, pode-se considerar uma punção lombar adicional. Os achados de níveis elevados de proteína no LCS e contagem de leucócitos ou hipoglicorraquia devem levantar suspeita.

Na maioria dos casos, a biopsia ou a ressecção constituem o método preferido para estabelecer a histologia e o grau dos tumores cerebrais primários. As exceções incluem pacientes com suspeita de LPSNC; pode-se tentar uma pesquisa de células malignas no LCS ou por biopsia vítrea para evitar cirurgia. Além disso, a cirurgia é normalmente evitada nos gliomas do tronco encefálico, visto que o aspecto na RM é característico, e a biopsia é considerada perigosa.

TRATAMENTO

A ressecção cirúrgica é a meta inicial para a maioria dos pacientes com tumores cerebrais primários benignos e malignos. Ela fornece uma amostra de tecido para análise e, com frequência, alivia os sintomas neurológicos; a ressecção cirúrgica máxima, quando viável, melhora o desfecho. Uma exceção é o LPSNC, cuja ressecção pode resultar em deterioração clínica. A biopsia por si só é adequada, a não ser que haja sintomas significativos de efeito expansivo do tumor. Além disso, frequentemente são encontrados pequenos meningiomas.

A terapia padrão para o glioblastoma recém-diagnosticado consiste em ressecção máxima e radioterapia de feixe externo focal de 60 Gy em combinação com temozolomida, seguida de administração de temozolomida adjuvante durante 6 meses. Em um ensaio clínico randomizado prospectivo de pacientes recém-diagnosticados com glioblastoma, a sobrevida mediana com radiação e temozolomida foi de 14,6 meses *versus* 12,1 meses com radiação apenas. Além disso, a taxa de sobrevivência em 2 anos foi superior com o esquema combinado (26,5%) *versus* radiação isolada (10,4%). A O-6-metilguanina DNA metiltransferase (MGMT) é um gene de reparo do DNA que reduz a eficácia da temozolomida e de outros tratamentos para câncer que provocam dano ao DNA. A metilação do promotor de MGMT no tecido tumoral silencia esse gene e resulta em melhor sobrevida no glioblastoma. Há evidências de que os tumores com mutações das isocitrato desidrogenases (IDH) 1 e 2 estão correlacionados com um desfecho superior, em comparação com a IDH de tipo selvagem. A descoberta de "impulsionadores" (*drivers*) moleculares pode levar à identificação de alvos adicionais para terapia. Novas abordagens que utilizam o sequenciamento de última geração e o *fingerprinting* de metilação do DNA estão sendo avaliadas em ensaios clínicos de glioblastoma.

A introdução de "agentes-alvo" projetados para desativar vias oncogênicas ou a angiogênese representa um grande avanço no tratamento do câncer. O bevacizumabe, um anticorpo monoclonal contra o fator de crescimento do endotélio vascular, está associado à alta taxa de resposta e à redução dos sintomas neurológicos no glioblastoma recorrente, embora o efeito na sobrevida global não seja significativo. Como os resultados do tratamento atual são insatisfatórios, sugere-se que os pacientes com glioblastoma sejam encaminhados para ensaio clínico.

Os gliomas anaplásicos, mais comumente o astrocitoma anaplásico e o oligodendroglioma anaplásico, são tratados por meio de ressecção cirúrgica máxima, seguida de radioterapia com feixe externo focal em associação com quimioterapia. Todavia, há uma crescente dependência dos marcadores moleculares do estado da MGMT e da IDH1 para prever a sobrevida e determinar a utilidade de acrescentar a quimioterapia a pacientes com prognóstico sombrio. Um tipo de glioma anaplásico muito sensível à quimioterapia é o oligodendroglioma anaplásico com codeleções de 1p e 19q.

A sobrevida a longo prazo livre de progressão e a sobrevida global de pacientes com glioma de baixo grau (grau 2) são melhores que as de pacientes com glioblastoma ou glioma anaplásico, porém ocorre transformação maligna em até 50% desses pacientes, e é necessário efetuar monitoramento rigoroso com RMs seriadas. Os pacientes com gliomas de baixo grau devem ser inicialmente tratados, em sua maioria, por meio de ressecção cirúrgica máxima segura. Quando pacientes em grau 2 são submetidos à ressecção, a radioterapia e a quimioterapia adjuvantes são reservadas para aqueles com idade superior a 40 anos ou cuja ressecção foi subtotal. O prognóstico é previsto com base na caracterização dos gliomas de baixo grau por marcadores moleculares, como IDH1, e análise cromossômica para codeleção de mutações de 1p e 19q e mutação (IDH). Independentemente da modalidade de tratamento selecionada, indica-se o monitoramento seriado para progressão com RMs regulares. Se houver progressão ou recorrência da doença, a repetição da cirurgia, a RT e a quimioterapia constituem opções potenciais, dependendo das características individuais do paciente.

O tipo de terapia selecionada para um meningioma depende das características dos pacientes, das características do tumor, do potencial de dano se não for instituído tratamento e da consideração dos efeitos colaterais do tratamento. A ressecção cirúrgica máxima é importante para reduzir o risco de recidiva. Quando a remoção completa não é possível, a radioterapia (RT) deve ser considerada no pós-operatório, sobretudo para tumores de grau 2. A RT é recomendada, independentemente da extensão da ressecção, para os meningiomas malignos (grau 3). A quimioterapia para essa doença não demonstrou ser efetiva.

Os sinais/sintomas e as anormalidades nos exames de imagem associados ao LPSNC com frequência melhoram com a administração de corticosteroides, devido aos efeitos citotóxicos dos esteroides sobre as células do linfoma. Entretanto, a administração de esteroides antes da biopsia cerebral reduz o rendimento da biopsia tecidual e pode confundir o diagnóstico. Por conseguinte, é apropriado adiar os esteroides antes da cirurgia nos casos de suspeita de LPSNC, visto que a ressecção frequentemente está associada à deterioração neurológica e que não há evidências claras de que a ressecção melhore o prognóstico. O esquema à base de metotrexato em alta dose, que incorpora um agente alquilante e o rituximabe, constitui a terapia de indução preferida. A terapia de consolidação pode incluir outras quimioterapias ou irradiação de todo o cérebro em baixa dose. Deve-se evitar a irradiação em alta dose após a quimioterapia, devido ao risco de dano à substância branca. Em até 25% dos pacientes, ocorre envolvimento ocular ou do LCS na apresentação de linfomas do SNC, de modo que o estadiamento por meio de punção lombar e o parecer de um oftalmologista são apropriados antes de iniciar a terapia.

O manejo atual das metástases cerebrais é individualizado e, com frequência, mais bem realizado por uma equipe multiprofissional, incluindo oncologista, neuro-oncologista, rádio-oncologista e neurocirurgião. A avaliação sistêmica inicial para a suspeita de metástase cerebral de ocorrência recente deve incluir TC com contraste do tórax, abdome e pelve, bem como mamografia para pacientes do sexo feminino. Se as lesões forem múltiplas e o diagnóstico subjacente não for conhecido, deve-se obter uma amostra de tecido do local mais seguro e mais facilmente acessível. A terapia padrão para pacientes com uma única metástase cerebral consiste em ressecção completa se o tumor for ressecável e o paciente tiver um bom nível de desempenho e doença extracraniana limitada. Alguns pacientes com câncer sistêmico limitado apresentam um benefício em termos de sobrevida com a ressecção de até três tumores metastáticos. Em geral, a ressecção é seguida de irradiação de todo o cérebro ou cirurgia estereotáxica na margem do tumor. A radiocirurgia de todas as lesões, evitando a ressecção, também é uma opção. O acréscimo de radioterapia cerebral total (RTCT) após a ressecção ou radiocirurgia proporciona melhor controle do tumor no cérebro, mas não resulta em aumento da sobrevida, e o seu uso deve ser determinado com base nas circunstâncias clínicas individuais.

Deve-se considerar a RTCT para pacientes que apresentam mais de três metástases cerebrais. Novas abordagens para preservar a memória em pacientes submetidos à RTCT incluem a proteção do hipocampo durante a irradiação e/ou a adição de memantina. Se o paciente não for submetido à RTCT, indica-se observação rigorosa com RMs periódicas para avaliar a recorrência no local original ou em outros locais no cérebro. Vários tratamentos sistêmicos mostraram ter eficácia terapêutica em metástases cerebrais recém-diagnosticadas e recorrentes, dependendo da sensibilidade da metástase cerebral ao agente. Exemplos incluem pequenas moléculas direcionadas para o câncer de pulmão de não pequenas células, imunoterapia para o melanoma maligno e quimioterapia com ou sem agentes direcionados para o câncer de mama.

A metástase leptomeníngea é tratada com base na patologia subjacente e na capacidade de desempenho do paciente. As opções incluem irradiação dos locais sintomáticos ou de doença volumosa no cérebro ou na coluna vertebral detectadas na RM, quimioterapia sistêmica ou quimioterapia intratecal.

A extensão da ressecção é prognóstica nos meduloblastomas. As avaliações de estadiamento para a extensão da doença incluem RM pós-operatória do cérebro e da coluna vertebral e amostra do LCS obtida por punção lombar. Ensaios clínicos randomizados e prospectivos e ensaios clínicos de braço único sugerem que a quimioterapia adjuvante administrada durante e após a irradiação cranioespinal melhore a sobrevida livre de progressão e a sobrevida global em grupos de médio e alto riscos. A terapia para crianças com idade inferior a 3 anos exclui a radioterapia cranioespinal, devido aos efeitos deletérios a longo prazo, e inclui cirurgia e quimioterapia isoladamente. Foram identificados subgrupos distintos de meduloblastomas, e a caracterização desses subgrupos revela eventos genômicos distintos, alguns dos quais representam alvos para terapia.

O edema vasogênico associado a tumores parenquimatosos e meníngeos provoca sinais e sintomas neurológicos e é potencialmente fatal. Com frequência, o tratamento com corticosteroides reduz o edema e melhora a função neurológica. A dexametasona é o esteroide preferido, devido a sua meia-vida longa e baixa atividade mineralocorticoide. Os pacientes com sintomas relacionados com o edema vasogênico frequentemente pioram nas primeiras 48 horas após a administração de dexametasona. As doses administradas para o tratamento do edema relacionado com tumores são geralmente de 4 a 24 mg/dia de dexametasona em doses fracionadas (2 a 4 vezes/dia). Como os esteroides podem estar associados a vários efeitos adversos, deve ser prescrita a menor dose durante o menor período. Para os pacientes com sinais neurológicos graves relacionados com o edema cerebral, deve-se considerar um *bolus* intravenoso de 10 mg de dexametasona. Se os sinais neurológicos forem potencialmente fatais, incluindo sinais de herniação cerebral, manitol e dexametasona devem ser administrados e deve ser solicitado parecer neurocirúrgico em caráter de urgência. As crises epilépticas precisam ser tratadas agressivamente com fármacos antiepilépticos. Os fármacos antiepilépticos não indutores das enzimas hepáticas (p. ex., fenitoína) são preferidos, devido ao melhor perfil de segurança do que os fármacos indutores de enzimas hepáticas e à falta de interação com outros medicamentos prescritos para o tumor, incluindo esteroides e quimioterapia. Em geral, os medicamentos antiepilépticos profiláticos não são recomendados para pacientes com tumor cerebral metastático. Uma exceção é representada pelas metástases cerebrais do melanoma, em que os pacientes com múltiplas metástases cerebrais supratentoriais, sobretudo aqueles com hemorragia, correm alto risco de crises epilépticas.

PROGNÓSTICO

O grau do glioma, a capacidade de desempenho e a idade do paciente são importantes preditores do prognóstico. O glioblastoma tem o prognóstico mais sombrio, com sobrevida mediana de apenas mais de 1 ano, mesmo com terapia agressiva. Os pacientes com prognóstico favorável conseguem viver mais de 2 anos. Dados do registro nacional de Surveillance, Epidemiology, and End Results identificaram uma sobrevida mediana global de 15 meses e de 42 meses para pacientes com astrocitomas anaplásicos e oligodendrogliomas anaplásicos, respectivamente. Essa análise não incluiu a perda cromossômica de 1p19q, e, portanto, a sobrevida mais favorável de pacientes com codeleções não foi demonstrada. Os gliomas de baixo grau têm uma sobrevida mediana de aproximadamente 5 anos, porém existe uma variação individual, dependendo da idade do paciente, do tamanho do tumor e da extensão da ressecção. A incorporação de marcadores moleculares possibilitará a previsão de um prognóstico mais específico para esses tumores.

As taxas de recorrência do meningioma dependem do grau e variam de mais de 25% no grau 1 até mais de 90% no grau 3. Os fatores de risco para recorrência incluem ressecção incompleta, grau mais alto do tumor, idade jovem, subtipos específicos, infiltração cerebral e alta taxa de proliferação.

A sobrevida mediana no LPSNC melhorou graças aos esquemas de metotrexato em alta dose, em contraste com a irradiação de todo o cérebro que era usada há décadas. Dependendo de vários fatores clínicos, em que os mais importantes são a idade e a capacidade de desempenho do paciente, a sobrevida varia de 1 a 8 anos. Os pacientes idosos (> 70 anos) são os que apresentam o pior prognóstico.

Capacidade de desempenho, idade, tumor intracraniano e número de metástases cerebrais são alguns dos fatores preditivos do prognóstico em pacientes com metástases cerebrais. O prognóstico de pacientes com metástases cerebrais tornou-se cada vez mais individualizado. Graças às terapias-alvo mais recentes, as mutações genéticas específicas que induzem o câncer também estão se tornando importantes para a determinação do diagnóstico. A sobrevida mediana varia de 3 a 6 meses em pacientes com múltiplas metástases submetidos à RTCT. Pacientes com uma única metástase com doença extracraniana limitada que são submetidos à ressecção cirúrgica e à RTCT apresentam melhora significativa da sobrevida (40 semanas), em comparação com aqueles que são submetidos apenas à RTCT (15 semanas). É importante ressaltar que a melhora da sobrevida é acompanhada de um período mais longo de independência funcional.

A sobrevida livre de progressão em 5 anos dos meduloblastomas é de 70 a 85%. Entretanto, mais de um terço dos pacientes apresentam recorrência dos tumores, e não existe nenhuma terapia padrão no momento da recorrência. A sobrevida mediana após a recorrência é normalmente inferior a 1 ano.

O advento dos marcadores moleculares na avaliação diagnóstica dos tumores cerebrais primários, sobretudo os gliomas, alterou de modo significativo a abordagem para prever o prognóstico e a resposta ao tratamento. Além disso, ensaios clínicos de múltiplas instituições forneceram informações robustas sobre a terapia ideal para subgrupos de gliomas, subdivididos por fatores clínicos importantes, como idade do paciente, nível de desempenho, grau de ressecção cirúrgica e incorporação de marcadores moleculares. Espera-se que ensaios projetados prospectivamente, estratificados com esses fatores, fornecerão informações adicionais para ajudar os médicos nas recomendações de tratamento. Avanços substanciais no tratamento do câncer sistemático estão fornecendo opções adicionais quando esses cânceres se disseminam para o SNC.

LEITURA SUGERIDA

American Cancer Society: www.cancer.org. Accessed October 22, 2013.

Backer-Grøndahl T, Moen BH, Torp SH: The histopathological spectrum of human meningiomas, Int J Clin Exp Pathol 5:231–242, 2012.

Barnholtz-Sloan JS, Yu C, Sloan AE, et al: A nomogram for individualized estimation of survival among patients with brain metastasis, Neuro Oncol 14:910–918, 2012.

Buckner, et al: Radiation plus procarbazine, CCNU, and vincristine in low-grade-glioma, NEJM 374:1344–1355, 2016.

CBTRUS: Primary Brain and Central Nervous System Tumors Diagnosed in the United States in 2004–2007, Central Brain Tumor Registry of the United States statistical Report, 2011.

De Braganca KC, Packer RJ: Treatment options for medulloblastoma and CNS primitive neuroectodermal tumor (PNET), Curr Treat Options Neurol 15:593–606, 2013.

Nuño M, Birch K, Mukherjee D, et al: Survival and prognostic factors in anaplastic gliomas, Neurosurgery 73:458–465, 2013.

Olson JJ, Paleologos NA, Gaspar LE, et al: The role of emerging and investigational therapies for metastatic brain tumors: a systematic review and evidence-based clinical practice guideline of selected topics, J Neuro Oncol 96(1):115–142, 2010.

Patil CG, Pricola K, Sarmiento JM, et al: Whole brain radiation therapy (WBRT) alone versus WBRT and radiosurgery for the treatment of brain metastases, Cochrane Database Syst Rev 9:CD006121, 2012.

Rutkowski S, von Hoff K, Emser A, et al: Survival and prognostic factors of early childhood medulloblastoma: an international meta-analysis, J Clin Oncol 28:4961–4968, 2010.

Stupp R, Mason WP, van den Bent MJ, et al: Radiotherapy plus concomitant and adjuvant temozolomide for glioblastoma, N Engl J Med 352(10):987–996, 2005.

Tawbi, et al: Combined nivolumab and ipilimumab in melanoma metastatic to the brain, NEJM 379:722–730, 2018.

van den Bent MJ, Brandes AA, Taphoorn MJ, et al: Adjuvant procarbazine, lomustine, and vincristine chemotherapy in newly diagnosed anaplastic oligodendroglioma: long-term follow-up of EORTC brain tumor group study 26951, J Clin Oncol 31:344–350, 2013.

Wang Z, Bao Z, Yan W, et al: Isocitrate dehydrogenase 1 (IDH1) mutation-specific microRNA signature predicts favorable prognosis in glioblastoma patients with IDH1 wild type, J Exp Clin Cancer Res 32:59, 2013.

122

Doenças Desmielinizantes e Inflamatórias

Anne Haney Cross

INTRODUÇÃO

Nas doenças desmielinizantes do sistema nervoso central (SNC), ocorre perda da mielina previamente normal, devido a uma doença adquirida, geralmente inflamatória. O protótipo da doença desmielinizante do SNC é a esclerose múltipla (EM). Outros distúrbios desse tipo incluem a neuromielite óptica (NMO), a encefalomielite disseminada aguda (EMDA), a mielite transversa (MT) aguda e a neurite óptica (NOp).

ESCLEROSE MÚLTIPLA

Definição/epidemiologia

Dados recentes indicam que a EM afeta entre 600.000 e 900.000 pessoas nos EUA e mais de 2,3 milhões em todo o mundo. Embora seja presumivelmente autoimune, a sua etiologia exata ainda não foi plenamente elucidada. A EM começa como uma doença remitente e recorrente em mais de 80% dos pacientes e, em última análise, torna-se progressiva em mais de 50% dos pacientes com EM remitente recorrente (EMRR) não tratada. Pacientes com EM progressiva acumulam incapacidade neurológica não associada às recidivas (embora possa ocorrer superposição). A EM é mais comum em mulheres, com razão atual entre mulheres e homens na América do Norte e na Europa estimada em 2:1 a 4:1. Uma exceção é a EM primária progressiva (ver Apresentação clínica), em que a razão entre mulheres e homens é de 1:1.

A EM é mais comum em indivíduos de ascendência da Europa Setentrional. Estudos de associação genômica ampla (GWAS) recentes indicam que muitos genes afetam o risco de EM, embora a maioria confira apenas um pequeno risco de doença (razões de chances [*odds ratio*] inferiores a 1,5). Alelos na região HLA-DR (DRB1*15:01 > DRB1*13:03 > DRB1*03:01) são os mais bem estabelecidos e conferem o maior risco, com razão de chances entre 1,5 e 4 para a maioria das populações de ascendência do norte da Europa.

Fatores ambientais podem conferir risco para EM, incluindo fatores modificáveis, como baixo nível sanguíneo de vitamina D, índice de massa corporal (IMC) elevado durante a adolescência/idade adulta jovem e tabagismo. A soropositividade ao vírus Epstein-Barr aumenta o risco de EM; um caso sintomático de mononucleose infecciosa confere maior risco do que a soropositividade isoladamente. Apesar de ser considerada alta, de 1/1.000 a 1/500, a incidência de EM parece ser relativamente estável na América do Norte, no Reino Unido e na Europa. A incidência de EM está aumentando em várias regiões onde ela não era anteriormente prevalente, como Irã, Turquia, Sicília e África do Sul. Esses relatos de incidência crescente podem refletir aumento real e/ou melhor reconhecimento da doença.

Patologia

Classicamente, a EM causa lesões desmielinizantes na substância branca do SNC, com preservação relativa dos axônios. A patologia mais comum das lesões ativas na substância branca consiste em infiltração perivascular de células mononucleares (monócitos/macrófagos, linfócitos), com presença variável de anticorpo e complemento ativado. As lesões agudamente ativas da substância branca exibem ruptura da barreira hematencefálica, manifestada na RM contrastada com gadolínio. Apesar de sua categorização como "doença da substância branca", a substância cinzenta também é danificada na EM. As lesões da substância cinzenta na EM têm sido pouco reconhecidas, visto que são difíceis de visualizar na RM e, com frequência, não são identificadas no exame histopatológico sem corantes especiais. Essas lesões da substância cinzenta podem ocorrer nas estruturas profundas, como o tálamo, e no córtex cerebral. As lesões corticais da substância cinzenta podem ser subpiais, podem estender-se para o córtex a partir da substância branca subjacente (leucocorticais) ou podem estar totalmente localizadas no córtex cerebral (intracorticais). As lesões corticais caracterizam-se por micróglia ativada e por um número relativamente menor de linfócitos e macrófagos infiltrantes do que as lesões da substância branca da EM. Tecido linfoide ectópico contendo componentes de tecidos linfoides secundários (linfócitos B, linfócitos T auxiliares foliculares, células dendríticas, CXCL13) foi observado em meninges de indivíduos com EM, sobretudo naqueles com EM progressiva, e está associado a prognóstico sombrio.

Apresentação clínica

A EM pode se manifestar com vários sinais e sintomas. As apresentações comuns incluem: neurite óptica, diplopia (com frequência, causada por oftalmoplegia internuclear devido à propensão da EM de comprometer o fascículo longitudinal medial), outras síndromes do tronco encefálico, mielite transversa parcial, distúrbios sensitivos e fraqueza. Apresentações menos frequentes incluem convulsões, transtornos cognitivos, perda de controle da bexiga e dor. Com frequência, a dor na EM consiste em sensação de ardência, formigamento ou "choques elétricos". A síndrome clinicamente isolada (SCI) refere-se a um único episódio que provavelmente é devido à desmielinização do SNC. A SCI pode ser aguda ou subaguda no início e pode envolver uma ou mais regiões do SNC. As apresentações da SCI podem ser idênticas aos episódios de EM, porém não é possível estabelecer um diagnóstico formal de EM sem disseminação de lesões no espaço e no tempo. Novos critérios diagnósticos para a EM possibilitam a substituição da disseminação no tempo por achados positivos no líquido cefalorraquidiano (LCR; bandas oligoclonais restritas ao LCR). Em última análise, a maioria dos pacientes com SCI que apresentam síndromes desmielinizantes típicas desenvolve EM. Em um estudo, mais de 85% dos pacientes com SCI com até mesmo uma anormalidade silenciosa na ressonância magnética (RM) do cérebro ou da medula espinal acabaram desenvolvendo EM clinicamente definida.

Capítulo 122 Doenças Desmielinizantes e Inflamatórias

Três subtipos clínicos principais de EM são definidos com base na evolução clínica: remitente recorrente, secundária progressiva e primária progressiva. A EMRR caracteriza-se por estabilidade clínica entre episódios individuais dos quais o paciente pode ou não se recuperar por completo. Os pacientes com EM secundária progressiva (EMSP) apresentam deterioração neurológica gradual e podem ter episódios sobrepostos (EMSP "ativa"). A EM secundária progressiva desenvolve-se após um ciclo inicial remitente recorrente em uma proporção substancial de indivíduos com EMRR. Essa proporção está diminuindo graças às terapias modificadoras da doença. Cerca de 10% dos pacientes com EM apresentam EM primária progressiva (EMPP), que, desde o início, se caracteriza por progressão gradual da deterioração sem episódios clínicos agudos. O International Advisory Committee on Clinical Trials of MS propôs descritores clínicos adicionais, que incluem atividade da doença (com base na taxa de recidiva e em novos achados em exames de imagem) e progressão em relação ao ano anterior.

Diagnóstico

O diagnóstico de EM exige disseminação da doença do SNC no tempo e no espaço, e nenhuma outra doença deve fornecer melhor explicação. A RM, a análise do LCR, os potenciais evocados (PE) e a tomografia de coerência óptica (TCO) auxiliam o diagnóstico. Os critérios de McDonald mais recentes (Tabela 122.1) possibilitam a substituição da disseminação no tempo pelo achado de bandas oligoclonais específicas no LCR para o diagnóstico de EM, no contexto de SCI típica de desmielinização. Os novos critérios diagnósticos possibilitam diagnóstico mais rápido da EM e tratamento mais precoce.

Ressonância magnética

O achado de características clássicas de imagem na RM do cérebro e da medula espinal contribui bastante para a certeza do diagnóstico. As lesões da EM caracterizam-se por aumento da intensidade nas imagens ponderadas em T2 e T2-FLAIR (recuperação de inversão atenuada de líquido) (Figura 122.1 A). As lesões são habitualmente ovoides e, com frequência, estão localizadas nas regiões periventricular ou justacortical, no corpo caloso, no tronco encefálico e na coluna vertebral cervical. Em imagens sagitais, as lesões no corpo caloso normalmente têm a forma de chama (Figura 122.1 C). Nas imagens ponderadas em T1, as lesões da EM podem ser isointensas ou hipointensas. Hipointensidade na imagem ponderada em T1 em uma lesão crônica inativa denota dano tecidual subjacente, incluindo perda axonal (Figura 122.1 D). O realce das lesões após a administração de agentes de contraste contendo gadolínio indica ruptura da barreira hematencefálica; essa lesão é considerada ativa (Figura 122.1 B). As lesões com realce também são frequentemente hipointensas nas imagens ponderadas em T1, porém essa hipointensidade desaparece mais de 50% das vezes. É comum haver realce em padrão de anel (com frequência, um anel incompleto). A maioria das lesões da EM com realce não apresenta efeito expansivo. As lesões "tumefativas" ocasionais da EM são difíceis de distinguir de tumores e podem exigir biopsia.

Análise do líquido cefalorraquidiano

Há evidências de aumento da síntese de imunoglobulina intratecal em mais de 90% dos indivíduos com EM. São observadas concentrações elevadas de IgG e IgM no LCR, bandas oligoclonais de imunoglobulina restritas ao LCR (Figura 122.2) e alta taxa de síntese de IgG intratecal. O índice de IgG, que é derivado da razão entre IgG do LCR

Tabela 122.1 Critérios de McDonald revisados de 2017.

Clínicos[a]	Lesões com evidência clínica objetiva	Dados adicionais necessários para o diagnóstico de EM
≥ 2 episódios	≥ 2	Nenhum
≥ 2 episódios	1 lesão, mais evidência histórica definida de um episódio anterior em localização anatômica diferente	Nenhum
≥ 2 episódios	1	DIS demonstrada por um episódio clínico adicional, implicando localização anatômica diferente ou > 1 nova lesão nas imagens ponderadas em T2 da RM em pelo menos outra região típica de EM (periventricular, cortical ou justacortical, tronco encefálico, cerebelar, medula espinal)
1 episódio	> 2 lesões	DIT demonstrada por um segundo episódio clínico, ou nova lesão nas imagens ponderadas em T2 e/ou realçadas por gadolínio da RM de acompanhamento ou existência simultânea de lesão realçada por gadolínio e sem realce em qualquer momento na RM, ou achados positivos no LCR (bandas oligoclonais restritas ao LCR)
1 episódio	1 lesão (SCI)	DIS demonstrada por um segundo episódio clínico, implicando uma região diferente do SNC ou ≥ 1 nova lesão nas imagens ponderadas em T2 em uma região do SNC típica de EM; DIT demonstrada por um segundo episódio clínico mais uma nova lesão nas imagens ponderadas em T2 na RM ou bandas oligoclonais restritas ao LCR
Progressão neurológica gradual sugestiva de EM (EMPP)	1 ano ou mais de progressão da doença mais dois de três dos seguintes critérios: evidências de DIS no cérebro, com base em ≥ 1 lesão nas imagens ponderadas em T2 característica de EM; evidências de DIS na medula espinal com base em ≥ 2 lesões da medula espinal nas imagens ponderadas em T2 da RM; LCR positivo (índice elevado de IgG ou bandas oligoclonais não presentes no soro)	

[a]Esses critérios foram desenvolvidos em adultos brancos com idade entre 18 e 50 anos com apresentações de síndrome clinicamente isolada (SCI) típicas de doença desmielinizante inflamatória do sistema nervoso central (SNC). É preciso ter cuidado quando esses critérios são aplicados a indivíduos que não preenchem essa descrição. Diagnósticos alternativos que poderiam explicar melhor o distúrbio sempre devem ser considerados e razoavelmente excluídos. *DIS*, disseminação no espaço; *DIT*, disseminação no tempo; *EM*, esclerose múltipla; *EMPP*, EM primária progressiva; *IgG*, imunoglobulina G; *LCR*, líquido cefalorraquidiano; *RM*, ressonância magnética. (Adaptada de Thompson AJ, Banwell BL, Barkhof F et al.: Diagnosis of multiple sclerosis: 2017 revisions of the McDonald Criteria, Lancet Neurol 17:162-173, 2018.)

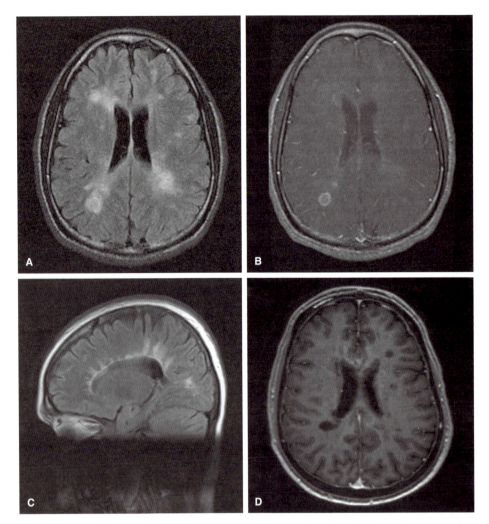

Figura 122.1 A. Imagem de recuperação de inversão com atenuação do líquido (FLAIR) axial do cérebro de um indivíduo com esclerose múltipla (EM), revelando lesões de alto sinal de intensidade, clássicas da substância branca periventricular e profunda. **B.** Imagem ponderada em T1 axial após a administração de meio de contraste com gadolínio no mesmo paciente mostrado em **A**. Lesões com realce após a administração de gadolínio, indicando perda da integridade da barreira hematencefálica, que é observada nas lesões da EM ativa. Uma lesão com realce na região parietal direita mostra um realce em anel. **C.** Imagem FLAIR sagital do cérebro de um indivíduo com EM, demonstrando as lesões clássicas pericalosas em forma de chama que se irradiam para fora do ventrículo. **D.** Imagem ponderada em T1 axial, mostrando áreas de baixo sinal de intensidade T1 ("buracos negros").

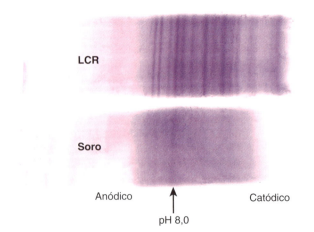

Figura 122.2 Gel de focalização isoelétrica de líquido cefalorraquidiano (LCR) e soro de um paciente com esclerose múltipla. O LCR (*faixa superior*) mostra bandas oligoclonais catódicas ao pH 8,0, que não são observadas no soro (*faixa inferior*).

e IgG sérica e que leva em consideração a integridade da barreira hematencefálica, está elevado na EM. Com frequência, há pleocitose linfocítica leve no LCR durante recidivas da EM.

Potenciais evocados

Os PEs detectados por meio de registro com eletrodos de superfície foram usados no passado para detectar a desmielinização subclínica no tronco encefálico (PEs auditivos), na medula espinal (PEs somatossensoriais) e nos nervos ópticos (PEs visuais). A RM de alta resolução levou a um uso bem menor dos PEs para ajudar no diagnóstico de EM.

Tomografia de coerência óptica

A TCO é um exame seguro e rápido para obter imagens da retina e detectar evidências de neurite óptica prévia. A TCO usa a luz infravermelha para medir a espessura da camada de fibras nervosas da retina (CFNR), que contém axônios que formam o nervo óptico. O afinamento da região temporal da CFNR pode ser usado como evidência de neurite óptica subclínica prévia.

Diagnóstico diferencial

O diagnóstico de EM exige a exclusão de doenças que poderiam explicar melhor o quadro clínico. O diagnóstico diferencial da EM é amplo (Tabela 122.2). Algumas doenças que podem mimetizar a EM apresentam recidivas, ao passo que outras apresentam evolução progressiva. "Sinais de alerta" que são atípicos da EM, como manifestações sistêmicas (artrite, exantema, úlceras na boca ou em órgãos genitais ou pulmonares), perda auditiva bilateral, neuropatia periférica ou idade de início atípica (primeiros anos de vida ou depois dos 50 anos), devem levar o médico a procurar mais suporte para o diagnóstico de EM.

Tabela 122.2 Diagnóstico diferencial das doenças desmielinizantes.

Categoria da doença[a]	Exemplos de doenças[b]
Imunomediada/autoimune	Esclerose múltipla, neuromielite óptica (NMO), distúrbio anti-MOG, encefalomielite desmielinizante aguda (EMDA), neurite óptica idiopática, NOICR, mielite transversa idiopática, doença de Behçet
Infecciosa	Leucoencefalopatia multifocal progressiva (LMP), HTLV-I, vírus da imunodeficiência humana (HIV), abscesso do SNC, doença de Lyme, doença de Whipple, neurossífilis
Metabólica	Deficiência de vitamina B_{12}, vitamina E ou cobre, mielinólise pontina central e extrapontina
Neurodegenerativa	Ataxias espinocerebelares, doença da coluna vertebral (p. ex., espondilopatia cervical compressiva, estenose do canal vertebral)
Reumatológica	Sarcoidose, lúpus eritematoso sistêmico, síndrome do anticorpo antifosfolipídio, síndrome de Sjögren
Doenças genéticas	Adrenoleucodistrofia/ adrenomieloneuropatia, paraparesia espástica hereditária, CADASIL (arteriopatia cerebral autossômica dominante com infartos subcorticais e leucoencefalopatia), neuropatia óptica de Leber, doença de Perlizeus-Merzbacher, doença de Wilson
Neoplásica/paraneoplásica	Linfoma do SNC, carcinomatose meníngea, IgG CRMP-5 paraneoplásica, anticorpos antianfifisina-1
Vascular	Vasculite do SNC (p. ex., arterite de células gigantes, vasculite primária do SNC), fístula arteriovenosa na dura-máter da medula espinal, síndrome de Susac
Iatrogênica	Inibidores do fator de necrose tumoral (TNF), irradiação do SNC, inibidores do ponto de controle imunológico

[a]Várias das doenças listadas podem ser incluídas em mais de uma categoria. [b]Esta lista não é completa. *anti-MOG*, antiglicoproteína da mielina dos oligodendrócitos; *HTLV-I*, vírus linfotrópico humano de linfócitos T do tipo I; *NOICR*, neuropatia óptica inflamatória crônica recorrente.

Prognóstico da esclerose múltipla

A EM é altamente variável. Em certas ocasiões, é "benigna"; nesse caso, a doença tem pouco impacto na qualidade de vida. Pode ser também grave, causando incapacidade considerável ou morte precoce. A maioria dos pacientes com EM situa-se entre esses extremos. Atualmente, não é possível prever com total precisão a evolução futura da EM em determinado paciente. Os indicadores de prognóstico sombrio no início da EM incluem evolução primária progressiva, sexo masculino, episódios frequentes, achados motores e cerebelares proeminentes e alta carga inicial de lesões na RM. O tempo de vida esperado de indivíduos com EM é reduzido, de modo global, de 7 a 14 anos. A taxa de suicídio é de 1,7 a 7,5 vezes a da população geral. O uso de terapias modificadoras da doença provavelmente melhora não apenas a taxa de recidiva, mas também a incapacidade a longo prazo e até mesmo a mortalidade. Em um estudo não randomizado, o início precoce de terapias modificadoras da doença no primeiro ano após o início dos sintomas foi associado a melhores resultados a longo prazo.

Para uma discussão mais profunda desses tópicos, ver Capítulo 383, ❖ "Esclerose Múltipla e Doenças Desmielinizantes do Sistema Nervoso Central", em *Goldman-Cecil Medicina*, 26ª edição.

Tratamento

O tratamento da EM pode ser dividido em três categorias: tratamento dos sintomas (p. ex., espasticidade, fadiga ou depressão), tratamento das recidivas agudas e terapias modificadoras da doença. A discussão que se segue será limitada às duas últimas categorias. Entretanto, a Tabela 122.3 fornece uma lista de alguns sintomas frequentes da EM e suas terapias.

As recidivas que alteram a função ou que provocam dor intensa geralmente são tratadas com corticosteroides. As recidivas graves com frequência são tratadas com corticosteroides em altas doses, como metilprednisolona intravenosa (IV), na dose de 500 a 1.000 mg/dia, durante 3 a 5 dias, seguida de redução oral de curta duração.

Tabela 122.3 Sintomas selecionados da esclerose múltipla e seu manejo.

Sinal/sintoma	Tratamento(s)
Rigidez/cãibras/espasmos/ espasticidade	Baclofeno, tizanidina
Fadiga	Amantadina, modafinila, armodafinila
Depressão	Inibidores seletivos da recaptação de serotonina, terapia cognitivo-comportamental
Dor/parestesias/neuralgia do trigêmeo	Gabapentina, carbamazepina, oxcarbazepina, pregabalina, amitriptilina
Comprometimento da marcha	Fampridina SR
Nistagmo, com comprometimento visual	Gabapentina
Tontura/vertigem	Meclizina, dimenidrinato, benzodiazepínicos
Urgência urinária/ incontinência/bexiga neurogênica	Mirabegrona, oxibutinina, tolterodina, outros anticolinérgicos, injeção de toxina botulínica (*botox*)
Impotência/disfunção erétil	Sildenafila, tadalafila, suplementação de testosterona se estiver baixa
Espasmos tônicos	Fenitoína, carbamazepina

Cursos de corticosteroides em doses mais baixas podem ser usados para recidivas leves. A pressão arterial, os níveis séricos de eletrólito e glicose e o humor do paciente devem ser monitorados durante a terapia com corticosteroides. Com base no ensaio clínico multicêntrico Optic Neuritis Treatment Trial (ONTT), esse esquema leva a uma recuperação mais rápida do episódio, porém é improvável que ele possa alterar o grau de recuperação final.

Para as recidivas graves que não respondem aos corticosteroides IV em altas doses, um estudo randomizado de pequeno porte mostrou que a plasmaférese pode ser efetiva. Ocorreu uma rápida melhora funcional em mais de 40% dos pacientes com início precoce da plasmaférese. Os indivíduos nesse ensaio clínico provavelmente incluíram pacientes com NMO e EMDA, além da EM.

A EM é um dos poucos distúrbios neurológicos crônicos com terapias modificadoras da doença efetivas. As betainterferonas (BIFNs) e o acetato de glatirâmer (GA) são aprovados pela Food and Drug Administration (FDA) dos EUA para o tratamento de pacientes com formas recorrentes de EM, de modo a diminuir a frequência das exacerbações clínicas e retardar o acúmulo de incapacidade física. As BIFNs e o GA reduziram a taxa de recidiva anualizada em cerca de 30% nos primeiros estudos principais. Em ensaios clínicos randomizados, a maior parte demonstrou retardar a progressão para a EM definida em indivíduos com SCI que correm alto risco de desenvolver EM.

Desde meados de 2020, existem 19 terapias modificadoras da doença diferentes, além de várias versões genéricas delas, com 10 mecanismos de ação distintos disponíveis para a EM (Tabela 122.4). Os agentes aprovados pela FDA têm perfis de risco distintos. Como não há atualmente um biomarcador que direcione a escolha da terapia modificadora da doença para determinado paciente, a seleção da terapia modificadora da doença para um indivíduo baseia-se no curso e na gravidade da doença, nas comorbidades e nas preferências do paciente.

Tabela 122.4 Medicamentos modificadores da doença para esclerose múltipla (EM).

Medicamento, dosagem	Aprovação pela FDA	Indicação para EM	Mecanismo de ação
Interferona β-1b, 250 μg SC em dias alternados	1993, 2009	EMRR, SCI	Inibição das citocinas "pró-inflamatórias", como interferona gama (IFN-γ), fator de necrose tumoral α e linfotoxina. Aumenta a IL-10. Redução da indução de molécula de adesão e MHC da classe 2
Interferona β-1a 30 μg IM semanalmente	1996	EMRR, SCI	
Interferona β-1a 22 a 44 μg SC 3 vezes/semana	2002	EMRR	
Interferona β-1a 125 μg SC a cada 14 dias	2014	Formas recorrentes de EM	
Acetato de glatirâmer 20 mg/dia ou 40 mg SC 3 vezes/semana	1996, 2014	EMRR, SCI	Altera o perfil de citocinas dos linfócitos T para aquele das células imunomoduladoras Th2
Mitoxantrona 12 mg/m² a cada 3 meses	2000	Agravamento da EMRR, EMSP recorrente, EMRP	Agente quimioterápico antracenediona
Natalizumabe 300 mg IV a cada 4 semanas	2004/2006 (retirado brevemente do mercado)	Formas recorrentes de EM	Anticorpo monoclonal direcionado para as α-4-integrinas, parte da molécula de adesão VLA-4
Fingolimode 0,5 mg/dia VO	2010	EM recorrente, incluindo crianças	Modula os receptores de esfingosina 1-fosfato 1, 3, 4 e 5; linfócitos incapazes de migrar para fora do tecido linfoide. Pode ter efeitos diretos sobre o SNC
Teriflunomida 7 mg ou 14 mg/dia VO	2012	EM recorrente	Inibe a di-hidro-orotato desidrogenase, inibindo, assim, a proliferação dos linfócitos ativados
Fumarato de dimetila 240 mg VO 2 vezes/dia	2013	Formas recorrentes de EM, incluindo EMSP ativa e SCI	Ativa a via do fator relacionado ao fator nuclear eritroide 2 (Nrf2), que aumenta a resposta ao estresse oxidativo
Fumarato de diroximel 231 mg VO 2 vezes/dia	2020		
Fumarato de monometila 95 mg VO 2 vezes/dia	2020		
Alentuzumabe infusão IV	2014	Formas recorrentes de EM	Anticorpo monoclonal que provoca lise das células que expressam CD52
Ocrelizumabe infusão IV, 600 mg a cada 24 semanas	2017	Formas recorrentes de EM, EMPP	Anticorpo monoclonal lítico direcionado para linfócitos B que expressam CD20
Cladribina oral 1,75 mg/kg VO anualmente, 2 vezes	2019	Formas recorrentes de EM, incluindo EMSP ativa	Citotóxica para linfócitos T e B por meio de comprometimento da síntese de DNA
Siponimode habitualmente 2 mg/dia VO	2019	Formas recorrentes de EM, incluindo EMSP ativa e SCI	Modula os receptores de esfingosina 1-fosfato 1 e 5, linfócitos incapazes de migrar para fora do tecido linfoide. Pode ter efeito direto sobre o SNC
Ozanimode 0,92 mg/dia VO	2020		
Ofatumumabe 20 mg SC mensalmente	2020	Formas recorrentes de EM, incluindo SCI e EMSP ativa	Anticorpo monoclonal lítico humano direcionado para linfócitos B que expressam CD20

EMPP, EM primária progressiva; EMRP, EM recorrente progressiva; EMSP, EM secundária progressiva; EMRR, EM remitente recorrente; FDA, Food and Drug Administration; IL, interleucina; IM, intramuscular; IV, intravenosa; MHC, complexo de histocompatibilidade principal; SC, subcutânea; SCI, síndrome clinicamente isolada; SNC, sistema nervoso central; VO, via oral.

Cinco BIFNs estão aprovadas pela FDA para uso na EM e na SCI recorrentes nos EUA. Elas diferem na dosagem, no modo de administração, nos efeitos colaterais e na incidência de indução de anticorpos neutralizantes. Três são idênticas à BIFN-1a humana. O polietilenoglicol foi fixado covalentemente a uma das três para uma maior duração do efeito. As outras duas são BIFN-1b, que difere em um aminoácido da BIFN-1a. As BIFNs são agentes imunomoduladores, cujo mecanismo de ação na EM não está totalmente estabelecido. A terapia com BIFN está associada ao aumento do nível circulante de VCAM-1 solúvel e ao aumento da IL-10, uma citocina imunorreguladora. As transaminases hepáticas e o hemograma completo devem ser monitorados nos pacientes que fazem uso de BIFN. Os efeitos colaterais comuns consistem em sensação gripal por várias horas após a administração de uma dose, que pode ser aliviada pelo uso de anti-inflamatórios não esteroides (AINEs) ou paracetamol. As BIFNs são administradas por injeção, e, como ocorre com qualquer fármaco injetável, pode ocorrer infecção cutânea. Embora se acredite que o risco da administração de BIFN durante a gravidez e a lactação seja mínimo, recomenda-se a sua interrupção antes da concepção.

O *acetato de glatirâmer* é administrado por injeção subcutânea (SC), 20 mg/dia ou 40 mg 3 vezes/semana. Trata-se de um polímero aleatório de quatro aminoácidos que são abundantes na proteína básica da mielina, uma importante proteína encontrada na mielina do SNC. É considerado imunomodulador, e não imunossupressor, embora o seu mecanismo de ação não esteja totalmente elucidado. O acetato de glatirâmer não tem interações medicamentosas conhecidas. Não há necessidade de monitoramento laboratorial. Os efeitos colaterais consistem em reações no local de injeção e taquicardia, reação que ocorre com pouca frequência e de modo aparentemente aleatório, porém sempre logo após uma injeção. Pode ocorrer lipoatrofia nos locais de injeção com o uso prolongado. O acetato de glatirâmer é considerado o tratamento modificador da doença mais seguro para uso na EM em mulheres em idade fértil. Não foi observado aumento dos riscos de malformações ou toxicidade fetal/neonatal ou perda gestacional em mulheres expostas ao acetato de glatirâmer de marca, embora a exposição tenha sido limitada, em sua maior parte, ao primeiro trimestre de gravidez.

A *mitoxantrona* é um agente quimioterápico antracenediona que foi aprovada pela FDA para EM secundária progressiva, EM recorrente progressiva ou agravamento da EM remitente recorrente. É administrada por infusão IV a cada 3 meses. Em virtude de sua cardiotoxicidade que limita a dose e da leucemia induzida por fármaco (esta última em cerca de 1% dos pacientes com EM tratados com esse medicamento), a mitoxantrona raramente é utilizada.

O *natalizumabe* é um anticorpo monoclonal humanizado direcionado para as α-4-integrinas, parte do heterodímero relacionado com a adesão VLA-4. A dose é de 300 mg por infusão IV a cada 4 semanas. Um ensaio clínico de fase 3 de 2 anos do natalizumabe demostrou redução de 68% da taxa de recidiva anualizada, redução de 42% da incapacidade sustentada e redução de mais de 90% das lesões com realce de gadolínio, em comparação com placebo. O natalizumabe foi temporariamente retirado do mercado em 2005, em virtude de sua associação com leucoencefalopatia multifocal progressiva (LMP), um distúrbio viral grave por vezes fatal causado pelo vírus JC. Devido à sua associação com LMP, esse medicamento é recomendado principalmente em casos de resposta inadequada ou de intolerância a uma terapia alternativa da EM. Os pacientes devem ser testados para anticorpos séricos contra o vírus JC antes de iniciar a terapia com natalizumabe, e, se forem positivos, o tratamento deve prosseguir com cautela. É necessária a inscrição do paciente em um programa de mitigação de risco, e o medicamento só pode ser infundido em um centro de infusão certificado. As reações à infusão não são incomuns,

e alguns pacientes desenvolvem anticorpos neutralizantes contra o natalizumabe. Não se recomenda que o natalizumabe seja usado em gestantes e lactantes.

O *fingolimode*, um agente modificador da doença administrado por via oral (VO), está indicado para pacientes com formas recorrentes de EM, incluindo SCI, EMRR e pacientes com EMSP ativa com idade igual ou superior a 10 anos. A cápsula de 0,5 mg/dia reduz a taxa de recidiva anualizada em adultos com EMRR em cerca de 50% e a progressão da incapacidade em cerca de 25%, em comparação com placebo. O fingolimode modula os receptores de esfingosina 1-fosfato 1, 3, 4 e 5, e acredita-se que ele atue na EM recorrente principalmente por meio do sequestro de linfócitos em tecidos linfoides secundários. O fingolimode afeta vários sistemas de órgãos. Os efeitos adversos incluem edema macular, disfunção pulmonar, bradicardia e aumento da taxa de infecção (incluindo infecções oportunistas, como infecções herpéticas e criptocócicas, e LMP). Pacientes que são negativos para o anticorpo contra o vírus varicela-zóster devem ser vacinados antes de iniciar o tratamento com esse medicamento. O fingolimode está contraindicado no contexto de infarto agudo do miocárdio recente, acidente vascular encefálico (AVE), insuficiência cardíaca não controlada, angina instável, ataque isquêmico transitório ou casos em que o intervalo QTc basal no eletrocardiograma (ECG) seja de 500 ms ou mais. O fingolimode interage com vários outros fármacos; não deve ser iniciado em pacientes que fazem uso de antiarrítmicos das classes IA e III. É necessário monitoramento médico para bradicardia potencial durante pelo menos 6 horas após a primeira dose. O fingolimode pode causar dano ao feto. As mulheres em idade fértil devem usar contracepção durante o uso do fingolimode e por 2 meses após a sua interrupção.

O *siponimode* é um modulador de segunda geração do receptor de esfingosina 1-fosfato, que foi aprovado pela FDA em 2019 para adultos com formas recorrentes de EM, incluindo EMSP ativa, EMRR e SCI. O siponimode é mais específico do que o fingolimode, principalmente na modulação dos receptores de esfingosina 1-fosfato 1 e 5. A dose de manutenção é de 2 mg/dia VO mas deve ser reduzida para 1 mg/dia em pacientes com genótipo CYP2C9*1/*3 ou *2/*3, e o seu uso está contraindicado para indivíduos homozigotos para CYP2C9*3/*3. Em um estudo de pacientes com EMSP de idade notavelmente mais avançada (idade média de 48 anos) e com mais incapacidade (EDSS mediana de 6,0), em comparação com a maioria dos outros ensaios clínicos de EM, o siponimode reduziu em 3 meses a progressão confirmada para incapacidade por uma porcentagem estatisticamente significativa de 21% ($P = 0,013$) *versus* placebo. Deve-se efetuar o monitoramento da primeira dose em indivíduos com bradicardia sinusal, bloqueio atrioventricular (BAV) de primeiro ou segundo grau, história pregressa de infarto agudo do miocárdio ou insuficiência cardíaca. As mulheres em idade fértil que tomam siponimode devem seguir contracepção efetiva, visto que esse fármaco tem o potencial de grave risco para o feto. Vários outros moduladores do receptor de esfingosina 1-fosfato estão atualmente em fase de estudo na EM.

O *ozanimode* é um modulador de segunda geração do receptor de esfingosina 1-fosfato 1 e 5, que foi aprovado pela FDA em 2020 para adultos com formas recorrentes de EM. Em dois ensaios clínicos envolvendo mais de 800 indivíduos com EM recorrente ativa, o ozanimode foi comparado com a BIFN, na dose de 1 a 30 g intramuscular (IM) por semana, e mostrou reduções relativas de 48 e 38% (cada $P < 0,0001$) na taxa de recidiva anualizada *versus* comparador ativo. À semelhança do fingolimode e do siponimode, é necessário obter um exame de sangue em condições basais, incluindo hemograma completo e provas de função hepática, bem como um ECG para avaliação de anormalidades de condução preexistente, além de exames oftalmológicos basais e de acompanhamento para avaliação do edema macular. Se houver necessidade de imunizações com vacinas atenuadas (como vacina varicela-zóster), devem ser administradas pelo menos 1 mês antes de iniciar o ozanimode (ou fingolimode ou siponimode). Ponesimode, medicamento oral, foi aprovado em março de 2021 para EMRR e EM progressiva secundária.

A teriflunomida é um comprimido oral (7 e 14 mg) administrado 1 vez/dia. Dois estudos de fase 3 em pacientes com formas recorrentes de EM constataram que a dose de 14 mg/dia reduziu significativamente a taxa de recidiva anualizada em mais de 30% e a progressão da incapacidade em cerca de 30%. A dose de 7 mg teve efeito benéfico menor. A teriflunomida pode causar hepatotoxicidade, e o monitoramento das provas de função hepática deve continuar mensalmente durante 6 meses após o início. Com base em dados de animais, a teriflunomida pode causar defeitos congênitos significativos, de modo que é necessário evitar a gravidez durante o tratamento. Se houver necessidade, a teriflunomida pode ser rapidamente eliminada do corpo com o uso de colestiramina; caso contrário, ela persiste por longos períodos. A teriflunomida pode reativar tuberculose latente, está associada à neuropatia periférica e eleva os níveis de pressão arterial. A teriflunomida está estreitamente relacionada com a leflunomida, um medicamento aprovado pela FDA para artrite reumatoide em 1998.

O fumarato de dimetila é um medicamento oral prescrito 2 vezes/dia, indicado para todas as formas recorrentes de EM. Em ensaios clínicos de fase 3, o fumarato de dimetila reduziu as taxas de recidiva da EM em 44 a 53% e melhorou os resultados de RM. A contagem de leucócitos pode cair, de modo que deve ser monitorada. No fim de 2014, a FDA divulgou um alerta sobre a associação da LMP com esse medicamento e, desde então, mais de 20 pessoas desenvolveram LMP durante o uso do fumarato de dimetila. O risco de LMP é maior nos pacientes com baixas contagens de linfócitos persistentes e naqueles com idade superior a 50 anos. Os efeitos adversos consistem em rubor, efeitos colaterais gastrintestinais e exantema. O fumarato de dimetila deve ser interrompido antes da concepção. Vários fumaratos relacionados com melhor perfil de efeitos colaterais estão em fase de investigação para uso na EM.

O fumarato de diroximel e o fumarato de monometila são dois fumaratos orais de segunda geração, cada um deles aprovado em 2020 pela FDA para formas recorrentes de EM. Esses fumaratos orais têm eficácia e segurança semelhantes às do fumarato de dimetila, com menos efeitos colaterais gastrintestinais.

O alentuzumabe é um anticorpo monoclonal lítico direcionado para células que expressam CD52, o que inclui linfócitos T e B, monócitos e outros leucócitos mononucleares. Nos EUA, é indicado pela FDA para indivíduos com formas recorrentes de EM, e, devido a seus riscos para a saúde, é reservado para pacientes com resposta inadequada a dois ou mais fármacos modificadores da doença para EM. Nos estudos CARE-MS I e II em pacientes com EMRR, as infusões de alentuzumabe foram comparadas com 44 μg de BIFN-1a administrados SC, 3 vezes/semana. Os pacientes tratados com alentuzumabe tiveram taxa de recidiva anual mais baixa (em 49 e 53,8%) e menor progressão para incapacidade (em 28 e 42%). O alentuzumabe provoca acentuada queda da contagem de leucócitos, que pode durar vários meses ou até mesmo anos. Nos ensaios clínicos realizados, houve desenvolvimento de doenças autoimunes secundárias em uma proporção considerável de pacientes tratados com alentuzumabe, com ocorrência mais comum de doença autoimune da tireoide. O alentuzumabe pode aumentar o risco de neoplasias malignas, incluindo câncer de tireoide, melanoma e distúrbios linfoproliferativos. As reações à infusão são comuns e potencialmente fatais. O alentuzumabe está disponível apenas com médicos e centros de infusão que tenham sido certificados para o seu uso. As mulheres com potencial de engravidar devem utilizar medidas contraceptivas efetivas quando recebem um ciclo de alentuzumabe e durante 4 meses após o término do tratamento.

O ocrelizumabe é um anticorpo monoclonal lítico totalmente humanizado direcionado para CD20, um antígeno de superfície celular encontrado nos linfócitos B. Ele foi aprovado pela FDA em 2017 para pacientes com formas recorrentes ou primárias progressivas de EM. O ocrelizumabe é administrado na forma de infusão IV de 600 mg a cada 24 semanas. Nos estudos de fase 3, os pacientes no grupo do ocrelizumabe tiveram redução de quase 50% da taxa de recidiva anual e redução de 40% da progressão de incapacidade confirmada em 12 semanas, em comparação com pacientes com EM recidivante que receberam BIFN-1a SC, 44 microgramas 3 vezes/semana. No estudo ORATORIO de fase 3 na EM primária progressiva, os pacientes que receberam ocrelizumabe tiveram redução de 24% na progressão confirmada em 3 meses versus placebo. Os efeitos colaterais incluem reações à infusão, aumento da taxa de infecções (incluindo infecções herpéticas) e possível aumento do risco de cânceres, incluindo câncer de mama. Os pacientes devem ser negativos para hepatite B antes de iniciar o uso de ocrelizumabe. Os riscos associados ao ocrelizumabe em gestantes não estão claros, porém foi relatada a ocorrência de depleção transitória de linfócitos B e linfocitopenia em recém-nascidos de mães expostas a outros anticorpos anti-CD20 durante a gravidez. Como é um subtipo de imunoglobulina G1, espera-se que o ocrelizumabe atravesse a barreira placentária. As mulheres com potencial de engravidar devem usar contracepção enquanto receberem ocrelizumabe e por 6 meses após a última infusão.

O ofatumumabe é um anticorpo monoclonal humano que tem como alvo células que expressam CD20, causando a sua lise. É administrado mensalmente SC. Em dois ensaios clínicos com mais de 900 pacientes com EM recorrente cada um, o ofatumumabe foi comparado com a teriflunomida, 14 mg/dia VO. Foram observadas reduções da taxa de recidiva anualizada de 51 e 59% (ambos $P < 0,001$) nos grupos do ofatumumabe em relação aos grupos de teriflunomida. Os estudos combinados mostraram que o ofatumumabe confere redução relativa de 34,4% na progressão de incapacidade confirmada em 3 meses ($P = 0,002$) versus teriflunomida. Os riscos potenciais e os efeitos colaterais assemelham-se aos do ocrelizumabe e incluem infecções, reações à injeção e redução da resposta às vacinas.

A cladribina oral foi aprovada pela FDA em 2019 para o tratamento de formas recorrentes de EM em adultos, incluindo EMRR e EMSP ativa. Esse medicamento é recomendado para pacientes que tiveram resposta inadequada ou que toleram um tratamento modificador da doença alternativo da EM. A cladribina oral é um antimetabólito de purina que destrói determinadas células imunes. É administrada em uma dose cumulativa de 3,5 mg/kg, dividida em dois ciclos de tratamento, de 1,75 mg/kg por ciclo de tratamento, administrados com intervalo de 1 ano. A cladribina oral aumenta o risco de neoplasia maligna e está contraindicada para pacientes com malignidade concomitante. Os pacientes devem ser submetidos a rastreamento para HIV, tuberculose e hepatites B e C antes do uso desse fármaco. Os indivíduos negativos para anticorpo contra o vírus varicela-zóster devem ser vacinados antes do início do tratamento. A cladribina oral está contraindicada para gestantes e lactantes e para mulheres e homens com potencial reprodutivo que não planejam usar métodos efetivos de contracepção, devido ao risco de dano fetal.

DISTÚRBIO DO ESPECTRO DA NEUROMIELITE ÓPTICA (DOENÇA DE DEVIC)

Definição/epidemiologia

Os distúrbios do espectro da neuromielite óptica (NMOSD, do inglês neuromyelitis optica spectrum disorders) compreendem um espectro de distúrbios inflamatórios do SNC que causam tanto desmielinização quanto necrose e se caracterizam clinicamente por episódios agudos de neurite óptica e MT longitudinalmente extensa, que não são necessariamente concomitantes. Raramente, o NMOSD é monofásico. Na maioria dos casos, são encontrados autoanticorpos séricos contra os canais de água de aquaporina 4 (AQP4). Os canais de AQP4 são fortemente expressos pelos astrócitos. A AQP4 também é expressa fora do SNC nos rins, no estômago e em outros tecidos, porém, curiosamente, nenhuma patologia foi reconhecida nos órgãos fora do SNC que expressam a AQP4.

O NMOSD é muito menos comum do que a EM, com estimativas de 15 mil pacientes pela Guthy-Jackson Charitable Foundation nos EUA. Existe uma preponderância ainda maior de mulheres do que na EM, com uma razão entre mulheres e homens estimada em 7:1. Tanto as crianças quanto os adultos desenvolvem NMO. Ao contrário da EM, a NMO *não* está associada a HLA-DRB1*15:01 e afeta desproporcionalmente indivíduos de ascendência asiática, africana, hispânica e polinésia.

Apresentação clínica

A NMO manifesta-se clinicamente como um episódio agudo de neurite óptica e/ou MT; com frequência, sua evolução é recidivante. A NMO gradualmente progressiva é extremamente rara (o que ajuda a distinguir a EM progressiva da NMO). Outras doenças autoimunes com frequência ocorrem com NMOSD, incluindo síndrome de Sjögren, lúpus eritematoso sistêmico, doença de Hashimoto e miastenia *gravis*.

Diagnóstico/diagnóstico diferencial

Em 2004, pesquisadores descreveram pela primeira vez um autoanticorpo IgG sérico contra a aquaporina 4 na NMO. A IgG-NMO/IgG-AQP4 é extremamente específica (> 90%) e moderadamente sensível (cerca de 75%) para NMOSD. Foi relatado que o achado de dois de três dos seguintes critérios tem sensibilidade de 99% e especificidade de 90% no contexto da neurite óptica e MT: (1) lesão da medula espinal longitudinalmente extensa, que é maior ou igual a três segmentos de comprimento (Figura 122.3); (2) IgG-NMO (anti-AQP4) positiva; e (3) RM do cérebro que não é típica nem diagnóstica de EM.

Para uma discussão mais aprofundada desses tópicos, ver Capítulo 383, "Esclerose Múltipla e Doenças Desmielinizantes do Sistema Nervoso Central", em *Goldman-Cecil Medicina*, 26ª edição.

Patologia

As alterações histopatológicas na NMOSD ocorrem, em sua maior parte, na medula espinal e nos nervos ópticos; o cérebro é menos envolvido. As lesões afetam tanto a substância branca quanto a substância cinzenta. No cérebro, as lesões são mais comuns no hipotálamo e ao redor do quarto ventrículo. As lesões da NMO concentram-se nos vasos sanguíneos, onde há IgG, IgM e produtos de ativação do complemento. Ocorrem espessamento e hialinização anormais dos vasos. As lesões ativas da NMO apresentam infiltração por células mononucleares (linfócitos, monócitos), neutrófilos e eosinófilos. As lesões mais antigas exibem desmielinização, perda axonal e morte da oligodendróglia e de neurônios. Dados cumulativos indicam que a própria IgG-AQP4 é patogênica, causando dano mediado pelo complemento e por anticorpos.

Tratamento

As recidivas agudas são tratadas com corticosteroides em altas doses. Se esses fármacos não forem rapidamente efetivos, procede-se à plasmaférese. Embora a NMO seja rara, vários ensaios clínicos multicêntricos, randomizados e controlados de tratamentos modificadores da doença foram recentemente concluídos, com resultados notavelmente positivos.

O eculizumabe, um anticorpo monoclonal que inibe a cascata do complemento, foi comparado com placebo em um ensaio clínico multicêntrico randomizado e duplo-cego em pacientes adultos com NMOSD. O ensaio clínico foi interrompido precocemente quando mostrou a ocorrência de recidivas em apenas 3% dos pacientes do grupo do eculizumabe *versus* 43% no grupo placebo (razão de risco [*hazard ratio*], 0,06; intervalo de confiança (IC) de 95%, 0,02 a 0,20; $P < 0,001$). Infecções das vias respiratórias superiores e cefaleias foram mais comuns no grupo do eculizumabe, e ocorreu uma morte por empiema pulmonar nesse grupo.

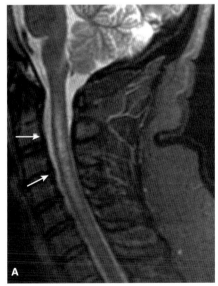
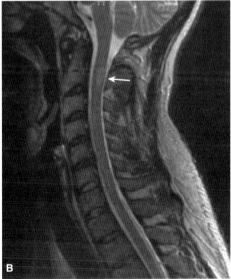

Figura 122.3 A. Imagem sagital, ponderada em T2, da parte superior da medula espinal de uma mulher de 37 anos com neuromielite óptica. Ela desenvolveu quadriparesia durante vários dias e era soropositiva para IgG-AQP4. Dois anos depois, apresentou neurite óptica do olho direito, resultando em acuidade visual de apenas 20/200. A lesão da medula espinal (*setas*) apresentava discreto efeito expansivo e era contígua em seis segmentos vertebrais. **B.** Imagem sagital, ponderada em T2, da parte superior da medula espinal de um homem de 24 anos com EM, mostrando uma lesão (*seta*) no fascículo posterior em C2. Esse paciente sofreu perda moderada da percepção vibratória nos membros inferiores, porém permaneceu assintomático nos demais aspectos.

Seção 16   Doenças Neurológicas

O inebilizumabe, um anticorpo monoclonal dirigido contra CD19 que provoca depleção de linfócitos B, foi comparado com placebo em adultos com NMOSD em um estudo multicêntrico, duplo-cego e randomizado. O *endpoint* primário foi o tempo transcorrido até ocorrer um episódio agudo de NMOSD. Esse estudo também foi interrompido antes de completar a inscrição, devido à evidente demonstração da eficácia do fármaco. Doze por cento dos 174 participantes que receberam inebilizumabe tiveram um episódio agudo *versus* 39% do grupo placebo (razão de risco 0,272 IC de 95% de 0,150 a 0,496]; $P < 0,0001$). Os efeitos adversos graves não foram maiores no grupo de tratamento ativo do que no grupo placebo.

O satralizumabe, um anticorpo monoclonal contra o receptor de IL-6 e, portanto, com efeito inibidor da atividade de IL-6, forneceu resultados positivos no NMOSD, sobretudo em pacientes com anticorpos anti-AQP4 positivos. É importante assinalar que as betainterferonas *não* são efetivas para o NMOSD e, na verdade, podem aumentar a taxa de episódios agudos.

Prognóstico

Em geral, o NMOSD tem desfechos piores do que os da EM. Os pacientes com NMO soropositivos tendem a sofrer recidivas mais frequentes e graves do que os pacientes negativos para IgG-AQP4. A taxa de mortalidade em um estudo retrospectivo (1950 a 1997) foi superior a 30%. Foi relatada taxa de mortalidade de menos de 10% em um estudo retrospectivo mais recente de pacientes brancos com NMO. A morte com frequência resulta de insuficiência respiratória.

DISTÚRBIO DO ANTICORPO ANTIGLICOPROTEÍNA DA MIELINA DOS OLIGODENDRÓCITOS

Recentemente, foi descrita uma doença desmielinizante do SNC identificada pela sua associação a anticorpos séricos contra o componente de mielina do SNC, a glicoproteína da mielina dos oligodendrócitos (MOG). O diagnóstico baseia-se em anticorpos IgG1 séricos anti-MOG com o uso de ensaios baseados em células, bem como ausência de anticorpos anti-AQP4 e ausência de bandas oligoclonais específicas do LCR. O distúrbio anti-MOG compartilha características da EM e da NMO clássica. Ele ocorre em crianças e adultos e afeta homens e mulheres em proporções semelhantes. Nos adultos, o distúrbio anti-MOG caracteriza-se com frequência por neurite óptica e mielite transversa (que pode ocorrer separadamente), porém a doença é, em geral, menos grave do que o NMOSD positivo para anticorpo anti-AQP4 e, com frequência, é monofásica. Nas crianças, é comum uma apresentação semelhante à da EMDA. O espectro do distúrbio anti-MOG ainda está sendo determinado, assim como a estratégia ideal de tratamento.

ENCEFALOMIELITE DISSEMINADA AGUDA

A EMDA é um distúrbio inflamatório agudo presumivelmente imuno-mediado do SNC que é encontrado principalmente em crianças, mas que pode ocorrer em adultos. É comum haver uma infecção viral ou vacinação antecedente. A EMDA manifesta-se com sinais e sintomas neurológicos multifocais. Podem incluir encefalopatia, que pode se manifestar como redução do nível de consciência (até mesmo coma) ou como alterações comportamentais (p. ex., confusão ou irritabilidade). Febre é comum. Podem ocorrer crises epilépticas, neurite óptica e comprometimento da medula espinal. Homens e mulheres são quase igualmente afetados. A EMDA é habitualmente monofásica, porém já foi descrita EMDA recidivante. Na RM, as regiões de substância branca e substância cinzenta do SNC são afetadas.

O envolvimento da substância cinzenta pode incluir os núcleos da base, uma região normalmente não afetada na EM. A região periventricular de substância branca é, com frequência, poupada, ao contrário da EM. Quando existente, o realce com gadolínio ocorre em todas as lesões simultaneamente. Com frequência, o LCR mostra pleocitose e elevação das proteínas, porém sem infecção. Os achados típicos de EM, como bandas oligoclonais, são incomuns. Não há relato de ensaio clínico prospectivo randomizado de tratamento para a EMDA. Em geral, a metilprednisolona IV, seguida de redução com prednisona, é administrada, com resposta habitualmente satisfatória. Mais de 80% dos casos se recuperam. Como a EMDA raramente é recorrente, a terapia imunomoduladora/imunossupressora prolongada não é indicada. Uma forma hemorrágica rara de EMDA (síndrome de Weston Hurst) é mais grave e pode levar à morte ou à incapacidade grave.

MIELITE TRANSVERSA AGUDA

A MT é uma síndrome inflamatória da medula espinal que apresenta início abrupto ou subagudo de perda motora e/ou sensitiva abaixo de um nível vertebral específico. Com frequência, o controle da bexiga e do intestino é afetado, assim como a função autônoma abaixo do nível. Dorsalgia e parestesias podem ser proeminentes. Muitos casos de MT aguda são idiopáticos, porém as causas tratáveis precisam ser descartadas. Deve-se obter uma RM urgente com e sem gadolínio à procura de etiologias compressivas que exigem tratamento imediato. Uma vez excluída uma etiologia compressiva, deve-se efetuar uma punção lombar para avaliação do LCR com contagem de células, glicose, proteína, culturas e reação em cadeia da polimerase para causas infecciosas. Devem-se efetuar os exames habituais para EM, e o LCR deve ser analisado para evidência de células neoplásicas. A IgG-AQP4 sérica, o anti-MOG usando ensaios baseados em células, os painéis paraneoplásicos e a TC de tórax devem ser considerados. O LCR também pode ser testado para IgG-NMO, enzima conversora de angiotensina e anticorpos paraneoplásicos quando não houver etiologia disponível.

A MT aguda pode ser o episódio inicial da EM (nesse caso, a MT é geralmente incompleta e assimétrica) ou NMO (em que a MT afeta $\geq$ 3 segmentos da medula espinal). A MT aguda também pode ser causada por infarto da medula espinal, devido à oclusão da artéria espinal anterior. As infecções por vírus podem causar MT aguda ou subaguda. Os vírus mais comumente associados à MT aguda são os vírus varicela-zóster, herpes-vírus simples tipo 2 e citomegalovírus. Os retrovírus HTLV-I e HIV podem causar mielopatia, que, em geral, é subaguda. O vírus do Nilo Ocidental pode causar mielopatia que se assemelha à poliomielite, com paralisia flácida devida à infecção e à morte das células do corno anterior. A MT subaguda pode ser causada por deficiência de vitamina B_{12} ou de cobre ou por síndromes infiltrativas ou compressivas, como tumores ou abscessos. A anestesia com óxido nitroso pode precipitar a mielopatia de início agudo no caso da deficiência de vitamina B_{12} limítrofe. As doenças reumatológicas, como a doença de Sjögren, o lúpus eritematoso sistêmico e a doença de Behçet, podem causar MT. As síndromes paraneoplásicas associadas a anticorpos anti-CRMP-5 e antianfifisina podem causar mielopatia de trato específico. A anamnese e o exame físico devem ser realizados com esses distúrbios em mente.

O tratamento é determinado pela etiologia mais provável. A MT idiopática é tratada de maneira muito semelhante à MT na EM ou NMO, com metilprednisolona IV, na dose de 500 mg a 1.000 mg/dia, comumente seguida de redução de curta duração com prednisona oral. Quando a resposta à metilprednisolona IV for subótima, deve-se considerar a plasmaférese.

NEURITE ÓPTICA AGUDA IDIOPÁTICA

A neurite óptica desmielinizante inflamatória pode ocorrer como parte da EM ou da NMO, ou como entidade idiopática. Classicamente, a neurite óptica manifesta-se ao longo de várias horas com perda de visão, com dor exacerbada pelo movimento dos olhos. A perda de visão pode variar desde cegueira subclínica a franca. A visão em cores e a sensibilidade ao contraste são desproporcionalmente afetadas. Ao exame, observa-se defeito pupilar aferente relativo na neurite óptica unilateral. Com frequência, a neurite óptica desmielinizante aguda é retrobulbar, sem papilite. Na RM, o nervo óptico pode estar edemaciado e com realce após o contraste com gadolínio. Depois da recuperação do episódio agudo, o disco do nervo óptico pode parecer pálido, e o defeito pupilar aferente relativo pode persistir. Após a recuperação, pode ocorrer agravamento transitório da visão quando a temperatura do corpo aumenta devido ao exercício ou à febre (fenômeno de Uhthoff). O diagnóstico diferencial inclui outras causas de perda de visão monocular ou binocular aguda, como neuropatia óptica hereditária de Leber, arterite de células gigantes e neuropatia óptica isquêmica anterior não arterítica aguda.

O Optic Neuritis Treatment Trial estudou pacientes com neurite óptica aguda (idiopática ou devida à EM), que foram randomizados para um de três tratamentos: metilprednisolona IV *versus* redução com prednisona oral *versus* placebo oral. A acuidade visual foi inicialmente recuperada de forma mais rápida no grupo tratado com metilprednisolona IV, porém 6 meses mais tarde, não foi observada nenhuma diferença entre os três grupos. A recuperação da visão foi satisfatória. Os pacientes desse ensaio clínico foram examinados 10 anos depois, e a acuidade nos olhos afetados foi de 20/20 ou melhor em 74% e de menos de 20/200 em apenas 3%. Entretanto, a recorrência de neurite óptica foi comum e afetou um dos olhos em 35% dos pacientes. As recorrências foram mais frequentes em pacientes que tinham EM do que naqueles com neurite óptica idiopática ($P < 0,001$).

NEUROPATIA ÓPTICA INFLAMATÓRIA CRÔNICA RECORRENTE

Descrita pela primeira vez em 2003, a neuropatia óptica inflamatória crônica recorrente (NOICR) é caracterizada por recidivas agudas, frequentemente com perda visual mais grave do que na neurite óptica idiopática ou na neurite óptica associada à EM. A NOICR pode começar em qualquer idade e foi descrita em todo o mundo. As taxas de prevalência e a epidemiologia ainda não estão bem definidas. À semelhança de outros tipos de neurite óptica, é frequente ocorrer dor ocular no início. Foram sugeridos cinco critérios diagnósticos para a NOICR: (1) neurite óptica com pelo menos uma recidiva; (2) perda visual; (3) soronegatividade IgG-AQP4; (4) realce na RM contrastada do nervo óptico agudamente inflamado; e (5) resposta ao tratamento imunossupressor e recidiva com a sua interrupção. Deve-se excluir a possibilidade de outras doenças que possam provocar quadro semelhante, como a sarcoidose e a arterite de células gigantes. A NOICR aguda é tratada de forma semelhante a outras causas de neurite óptica, com metilprednisolona em altas doses. As recidivas são comuns com a interrupção dos corticosteroides. Foi relatado um tratamento prolongado bem-sucedido com agentes "poupadores de esteroides", como metotrexato, azatioprina ou micofenolato de mofetila. A patologia subjacente ainda não é conhecida, porém a doença parece ser inflamatória, com base no quadro clínico, nos exames de imagem e na resposta a medicamentos específicos. Os desfechos visuais finais são, com frequência, ruins. Em um relatório, foi indicado que a acuidade visual foi inferior a 20/200 em um terço dos pacientes com NOICR.

LEITURA SUGERIDA

Correale J, Gaitán MI, Ysrraelit MC, Fiol MP: Progressive multiple sclerosis: from pathogenic mechanisms to treatment, Brain 140:527–546, 2017.

Kim SH, Huh SY, Lee SJ: A 5-year follow-up of rituximab treatment in patients with neuromyelitis optica spectrum disorder, JAMA Neurol 70:1110–1117, 2013.

Klaver R, De Vries HE, Schenk GJ, et al: Grey matter damage in multiple sclerosis: a pathology perspective, Prion 7:66–75, 2013.

Langer-Gould A, Brara SM, Beaber BE, et al: Incidence of multiple sclerosis in multiple racial and ethnic groups, Neurology 80:1734–1739, 2013.

Lublin FD, Reingold SC, Cohen JA, et al: Defining the clinical course of multiple sclerosis: the 2013 revisions, Neurology 83:277–286, 2014.

Petzold A, Plant GT: Chronic relapsing inflammatory optic neuropathy: a systematic review of 122 cases reported, J Neurol 261:17–26, 2014.

Pittock SJ, Berthele A, Fujihara K, et al: Eculizumab in aquaporin-4-positive neuromyelitis optica spectrum disorder, N Engl J Med 381:614–625, 2019.

Reindl M, Di Pauli F, Rostásy K, Berger T: The spectrum of MOG antibody-associated demyelinating disorders, Nat Rev Neurol 9:455–461, 2013.

Thompson AJ, Banwell BL, Barkhof F, et al: Diagnosis of multiple sclerosis: 2017 revisions of the McDonald criteria, Lancet Neurol 17:162–173, 2018.

West TW, Hess C, Cree BA: Acute transverse myelitis: demyelinating, inflammatory, and infectious myelopathies, Semin Neurol 32:97–113, 2012.

123

Doenças Neuromusculares: Doenças do Neurônio Motor, Plexopatia e Neuropatia Periférica

Carlayne E. Jackson, Ratna Bhavaraju-Sanka

INTRODUÇÃO

As doenças neuromusculares são classificadas em quatro grupos, de acordo com a parte da unidade motora envolvida (Tabela 123.1). As doenças do neurônio motor e as neuropatias periféricas são consideradas neste capítulo, enquanto as miopatias são descritas no Capítulo 124, e as doenças da junção neuromuscular são discutidas no Capítulo 125. Os sinais e sintomas das doenças neuromusculares são, algumas vezes, indistinguíveis; entretanto, algumas regras gerais úteis aplicam-se para ajudar na localização, com base na distribuição da fraqueza, existência ou não de sintomas sensitivos, anormalidades reflexas e manifestações clínicas específicas associadas (Tabela 123.2).

Eletromiografia e estudos de condução nervosa

A eletromiografia (EMG) e os estudos de condução nervosa também podem constituir ferramentas diagnósticas úteis na localização da lesão em um paciente com suspeita de doença neuromuscular. A medição da atividade elétrica que surge em fibras musculares é realizada por meio da inserção percutânea de um eletrodo de agulha em um músculo. O músculo normal é eletricamente silencioso em repouso. Ocorre atividade espontânea durante o relaxamento completo em distúrbios miotônicos, nas miopatias inflamatórias e nos músculos desnervados. A atividade espontânea de uma única fibra muscular é denominada *fibrilação*, e essa atividade de parte ou de toda uma unidade motora é denominada *fasciculação*. Na miotonia, ocorrem despolarização e contração repetidas do músculo, apesar do relaxamento voluntário. Ocorrem anormalidades nos potenciais da unidade motora durante o processo de denervação; com o desenvolvimento de reinervação, as unidades motoras restantes aumentam de amplitude e tornam-se de duração mais longa e polifásicas (e-Figura 123.1). Em contrapartida, nas doenças musculares, como as distrofias musculares e outras doenças que destroem fibras espalhadas em uma

Tabela 123.1 Classificação das doenças neuromusculares.

Local de comprometimento	Exemplos típicos
Célula do corno anterior	
Sem comprometimento do neurônio motor superior	Atrofia muscular espinal Atrofia muscular progressiva Atrofia muscular bulboespinal Poliomielite Vírus do Nilo Ocidental
Com comprometimento do neurônio motor superior	Esclerose lateral amiotrófica Esclerose lateral primária
Nervo periférico	
Mononeuropatia	Síndrome do túnel do carpo Paralisia ulnar Meralgia parestésica
Mononeuropatias múltiplas	Mononeurite múltipla (p. ex., poliarterite nodosa), hanseníase, sarcoidose, amiloidose
Polineuropatias	Neuropatia diabética Doença de Charcot-Marie-Tooth Síndrome de Gullain-Barré
Junção neuromuscular	
	Miastenia *gravis* Síndrome de Lambert-Eaton
Músculo	
	Distrofia muscular de Duchenne Dermatomiosite

Tabela 123.2 Características clínicas das doenças neuromusculares.

Característica clínica	Célula do corno anterior	Nervo periférico	Junção neuromuscular	Músculo
Distribuição da fraqueza	Membro ou bulbar, assimétrica	Simétrica, habitualmente distal	Extraocular, bulbar, parte proximal dos membros	Simétrica, parte proximal dos membros
Atrofia	Acentuada e precoce	Leve, distal	Nenhuma (ou muito tardia)	Leve precocemente; acentuada mais tarde
Comprometimento sensitivo	Nenhum	Disestesias, perda da sensação	Nenhum	Nenhum
Reflexos	Variáveis (dependendo do grau de comprometimento do neurônio motor superior)	Diminuídos desproporcionalmente à fraqueza	Normais na miastenia *gravis*, deprimidos na síndrome de Lambert-Eaton	Diminuídos proporcionalmente à fraqueza
Aspectos característicos	Fasciculações, cãibras	Anormalidades sensitivas e motoras combinadas	Fatigabilidade	Habitualmente indolor

unidade motora, os potenciais de ação da unidade motora são de menor amplitude, de duração mais curta e são polifásicos. Na denervação, ocorre um padrão de recrutamento reduzido (interferência) a partir do esforço voluntário máximo. Por outro lado, em pacientes com doença muscular primária, o esforço voluntário submáximo produz um padrão de recrutamento completo, apesar da fraqueza acentuada.

A *condução nervosa* é estudada por meio de estimulação de um nervo periférico (p. ex., nervo ulnar) com eletrodos de superfície colocados sobre o nervo ou o músculo. O potencial de ação resultante é registrado por eletrodos colocados sobre o nervo mais proximalmente, no caso de grandes fibras nervosas sensitivas, e sobre o músculo distalmente, no caso de fibras nervosas motoras em um nervo sensitivo motor misto. Para os nervos sensitivos, o potencial de ação do nervo sensitivo (PANS) é quantificado e, para os nervos motores, quantifica-se o potencial de ação muscular composto (PAMC). Anormalidades nos estudos dos nervos sensitivos e motores sugerem neuropatia periférica, enquanto anormalidades nos estudos dos nervos motores, com estudos normais dos nervos sensitivos, podem indicar miopatia, neuropatia motora, neuropatia motora pura ou radiculopatia.

DOENÇAS DO NEURÔNIO MOTOR (CÉLULAS DO CORNO ANTERIOR)

Esclerose lateral amiotrófica

Definição e epidemiologia

A doença do neurônio motor *adquirida* mais comum, denominada esclerose lateral amiotrófica (ELA), é uma doença progressiva e tipicamente fatal. A incidência é de cerca de 2 a 5 por 100 mil indivíduos, e observa-se discreta predominância masculina. O pico de idade de início é na sexta década de vida, porém a doença pode ocorrer em qualquer momento durante a vida adulta. O risco cumulativo ao longo da vida é de cerca de 1 em 400. Estudos epidemiológicos incriminaram alguns fatores de risco para a ELA, como exposição a inseticidas, tabagismo, participação em atletismo na universidade e serviço militar na Guerra do Golfo. A causa da ELA é, em grande parte, desconhecida, e 95% dos casos são considerados "esporádicos", enquanto 5% estão relacionados a uma doença autossômica dominante (ELA familiar [ELAF]). A ELAF é uma doença de início no adulto, que é indistinguível, do ponto de vista clínico e histopatológico, da ELA esporádica. A ELAF é causada por mutações em muitos genes, incluindo os genes e *C9orf72*, *SOD1*, *TARDBP*, *FUS*, *ANG*, *ALS2*, *SETX* e *VAPB*. Mutações no gene *C9orf72* são responsáveis por 30 a 45% dos casos de ELAF nos EUA e na Europa. As mutações no gene *C9orf72* também causam ELA esporádica (e-Tabela 123.1).

Patologia

A ELA resulta da degeneração dos neurônios motores corticais que se originam na camada cinco do córtex motor e descem pelo trato piramidal (resultando em sinais e sintomas do neurônio motor superior) e da degeneração das células do corno anterior na medula espinal e seus homólogos no tronco encefálico que inervam os músculos bulbares (resultando em sinais e sintomas do neurônio motor inferior) (Tabela 123.3).

Apresentação clínica

As manifestações clínicas relacionadas com a degeneração do neurônio motor superior incluem perda de destreza, movimentos lentos, fraqueza muscular, rigidez e labilidade emocional. Os sinais no exame neurológico que confirmam uma lesão do neurônio motor superior consistem

Tabela 123.3 Sinais e sintomas associados à esclerose lateral amiotrófica.

Sintomas	Sinais
Degeneração do neurônio motor superior	
Perda da destreza	Hiper-reflexia patológica
Movimentos lentos	Resposta de Babinski
Fraqueza	Resposta de Hoffman
Rigidez	Contração da mandíbula
Afeto pseudobulbar	Espasticidade
Degeneração do neurônio motor inferior	
Fraqueza	Atrofia muscular
Fasciculações	Potenciais de fibrilação na eletromiografia
Cãibras	Atrofia neurogênica na biopsia muscular

em afeto pseudobulbar, hiper-reflexia patológica, espasticidade e respostas plantares extensoras (sinal de Babinski). Os sinais e sintomas do neurônio motor inferior causados pela degeneração das células do corno anterior incluem fraqueza, atrofia muscular, fasciculações e cãibras. As fasciculações na ausência de atrofia ou fraqueza musculares associadas são habitualmente benignas e podem ser agravadas por privação do sono, estresse e ingestão excessiva de cafeína. A fraqueza muscular em pacientes com ELA, em geral, começa distalmente e de forma assimétrica, e pode se manifestar como monoparesia, hemiparesia, paraparesia e quadriparesia. Além disso, pode ser limitada inicialmente à região bulbar, resultando em dificuldade de deglutição, fala e movimentos da face e da língua. Por motivos que ainda não estão bem esclarecidos, a motilidade ocular é preservada até os estágios muito tardios da doença. A função e a sensibilidade do intestino e da bexiga permanecem preservadas durante toda a evolução da doença, porém os pacientes podem desenvolver sintomas de urgência vesical. Até 60% dos pacientes com ELA também apresentam um componente de demência frontotemporal, caracterizada por disfunção executiva, discernimento precário, alterações da personalidade (desinibição, impulsividade, apatia), hábitos alimentares anormais, higiene precária e disfunção da linguagem.

Diagnóstico/diagnóstico diferencial

O diagnóstico de ELA continua sendo um diagnóstico de "exclusão", em que outras causas potenciais precisam ser descartadas por vários exames de neuroimagem, laboratoriais e eletrodiagnósticos (e-Tabela 123.2). Por exemplo, a compressão da medula espinal cervical ou da junção cervicobulbar por tumores ou espondilose cervical pode provocar fraqueza, atrofia e fasciculações nos membros superiores e espasticidade nos membros inferiores, assemelhando-se estreitamente à ELA.

Tratamento

Deve-se considerar o encaminhamento para um serviço clínico multidisciplinar especializado em pacientes com ELA, de modo a otimizar os cuidados de saúde e prolongar a sobrevida. A primeira terapia aprovada pela Food and Drug Administration (FDA) dos EUA para a ELA foi o riluzol, 50 mg 2 vezes/dia, que, nos ensaios clínicos realizados, prolongou a sobrevida em 2 a 3 meses. O mecanismo desse efeito não é conhecido com certeza; entretanto, o riluzol reduz a excitotoxicidade ao diminuir a liberação pré-sináptica de glutamato. A edaravona também foi recentemente aprovada pela FDA, com base em estudos que sugerem redução da taxa de declínio funcional em 33% (medida pela ALS Functional Rating Scale-Revised).

Seção 16 Doenças Neurológicas

O início da ventilação não invasiva (VNI) em modo espontâneo também demonstrou prolongar a sobrevida em até 20 meses e diminuiu a taxa de declínio da capacidade vital forçada (CVF) (nível B) e melhorou a qualidade de vida. A VNI deve ser iniciada quando a CVF for inferior a 50%, a pressão inspiratória máxima for inferior a −60 cm ou quando o paciente relatar sintomas que sugiram hipoventilação noturna (fadiga diurna, despertares frequentes, dispneia em decúbito dorsal, cefaleias matinais). Um dispositivo de auxílio da tosse pode ser utilizado para eliminar as secreções das vias respiratórias superiores e realmente minimizou o risco de pneumonia nos ensaios clínicos realizados. Deve-se considerar o uso de um tubo de gastrostomia percutânea (GPE) para prolongar a sobrevida e estabilizar o peso corporal em pacientes com comprometimento da ingestão alimentar. A terapia sintomática para espasticidade, afeto pseudobulbar, cãibras musculares e sialorreia também é essencial para manter a dignidade e a qualidade de vida do paciente (Tabela 123.4). Dispositivos de comunicação alternativa ajudam os pacientes com acesso ao computador.

Prognóstico

A sobrevida média a partir do início dos sintomas é de 2 a 5 anos, e 10% dos pacientes sobrevivem além de 10 anos. A maioria das mortes está relacionada com insuficiência dos músculos respiratórios e pneumonia por aspiração.

Outras doenças do neurônio motor adquiridas

Outras doenças do neurônio motor envolvem apenas subgrupos específicos de neurônios motores (Tabela 123.5). A atrofia muscular progressiva (AMP) é uma doença do neurônio motor inferior pura que responde por 8 a 10% dos pacientes com doença do neurônio motor. A fraqueza é tipicamente distal e assimétrica, e o comprometimento bulbar é raro. Em geral, os pacientes com AMP têm prognóstico melhor do que aqueles com ELA, com sobrevida de 3 a 14 anos.

Tabela 123.4 Manejo dos sintomas nas doenças do neurônio motor.

Insuficiência respiratória
Ventilação não invasiva
Dispositivos de auxílio da tosse

Disartria
Dispositivo de aumento da fala

Disfagia
Colocação de gastrostomia percutânea endoscópica (GPE)
Máquina de aspiração

Sialorreia
Amitriptilina 25 a 75 mg ao deitar
Glicopirrolato 1 a 2 mg a cada 8 h
Toxina botulínica

Espasticidade
Baclofeno 10 a 20 mg 4 vezes/dia
Dantroleno 25 a 100 mg 4 vezes/dia

Afeto pseudobulbar
Inibidores seletivos da recaptação de serotonina (ISRSs)
Amitriptilina 25 a 75 mg ao deitar
Dextrometorfano/quinidina 20/10 mg 2 vezes/dia

Fraqueza
Órtese tornozelo-pé
Cadeira de rodas
Assento sanitário elevado

Tabela 123.5 Espectro clínico das doenças do neurônio motor.[a]

Comprometimento do neurônio motor superior e neurônio motor inferior
Esclerose lateral amiotrófica esporádica
Esclerose lateral amiotrófica familiar

Comprometimento do neurônio motor superior
Esclerose lateral primária
Paraparesia espástica hereditária

Comprometimento do neurônio motor inferior
Neuropatia motora relacionada com neoplasia maligna e paraproteinemia
Poliomielite
Vírus do Nilo Ocidental
Síndrome pós-poliomielite
Deficiência de hexosaminidase
Atrofia muscular progressiva
Atrofia muscular espinal
  Tipo I: início infantil (doença de Werdnig-Hoffman)
  Tipo II: início infantil tardio
  Tipo III: início juvenil (doença de Kugelberg-Welander)

[a]As doenças em itálico são hereditárias.

A esclerose lateral primária (ELP) é uma síndrome do neurônio motor superior pura, em que os pacientes apresentam paralisia espástica lentamente progressiva ou disartria. Trata-se de uma doença rara, responsável por 2% de todos os casos de doença do neurônio motor. A sobrevida é, em geral, de vários anos a décadas.

Atrofia muscular espinal

A atrofia muscular espinal (AME) é uma forma hereditária de doença do neurônio motor, em que apenas o neurônio motor inferior é afetado. Trata-se de uma doença autossômica recessiva, que pode começar *in utero,* no primeiro ano de vida, na infância ou na vida adulta; representa a primeira classe de doenças neurológicas em que um defeito de desenvolvimento na apoptose neuronal produz, mais provavelmente, a doença. As formas mais comuns de AME resultam de um defeito no gene de sobrevida do neurônio motor 1 (*SMN1*) localizado em 5q11.2-q13.3. Todos os indivíduos afetados com AME apresentam mutações em ambas as cópias do gene *SMN1,* levando a pouca ou nenhuma produção da proteína SMN (sobrevida do neurônio motor) a partir desse gene. O gene *SMN2* pode ajudar a repor parte da proteína SMN ausente. Pacientes que apresentam múltiplas cópias do gene *SMN2* estão habitualmente associados a doença de início mais tardio e menos grave. Recentemente, a nusinersena foi aprovada pela FDA para uso intratecal e demonstrou diminuir de modo substancial o declínio funcional e aumentar a expectativa de vida. Trata-se de um oligonucleotídio *antisense* direcionado para aumentar a proporção de transcritos de mRNA da *SMN2,* levando a uma tradução de mais proteína SMN de comprimento integral. Em maio de 2019, a FDA também aprovou o onasemnogene abeparvovec-xioi, a primeira terapia gênica para crianças com menos de 2 anos que têm AME.

A atrofia muscular espinobulbar (AMEB) ou doença de Kennedy é uma doença recessiva ligada ao X, em que a idade média de início é de 30 anos, com faixa de 15 a 60 anos. A AMEB é um distúrbio de repetição de trinucleotídios, com uma expansão CAG que codifica um trato de poliglutamina no primeiro éxon do gene do receptor de androgênio no cromossomo Xq11-12. O mecanismo pelo qual a ruptura do gene do receptor de androgênio altera a função dos neurônios motores espinais e bulbares não é conhecido. Existe uma

Capítulo 123 Doenças Neuromusculares: Doenças do Neurônio Motor, Plexopatia e Neuropatia Periférica

correlação inversa entre o número de repetições de CAG e a idade de início da doença. Os indivíduos afetados apresentam fasciculações do queixo, sulco na linha média e atrofia da língua, e fraqueza proximal. A disfagia e a disartria são comuns, e até 90% dos pacientes apresentam ginecomastia e infertilidade. Dois achados que diferenciam essa doença da ELA são ausência de sinais do neurônio motor superior e, em alguns pacientes, neuropatia sensitiva sutil.

DOENÇAS DOS PLEXOS BRAQUIAL E LOMBOSSACRAL

As raízes nas regiões cervical, lombar e sacral estão organizadas em plexos cervical, lombar e sacral antes de dar origem a cada um dos nervos periféricos. As doenças desses plexos (plexopatias) tendem a ser *focais* nos sinais e sintomas, enquanto muitas doenças dos nervos periféricos e músculos são *generalizadas*.

Plexopatia braquial

O plexo braquial é constituído por raízes nervosas mistas de C5 a T1 que se fundem em troncos superior, médio e inferior acima do nível da clavícula e são redistribuídos em cordões lateral, posterior e medial abaixo desse ponto de referência (e-Figura 123.2). Os sintomas consistem em fraqueza, dor e perda sensitiva nos ombros ou nos braços. As lesões do tronco superior podem ser causadas por lesão ao nascimento, traumatismo e plexite braquial idiopática (ver adiante). As lesões do tronco inferior podem resultar de tocotraumatismo, invasão por tumor maligno, síndrome do desfiladeiro torácico ou como complicação de esternotomia. Se todo o plexo estiver envolvido, as causas mais comuns consistem em lesão por radiação, traumatismo e doença metastática tardia.

Neurite braquial autoimune aguda

A neurite braquial autoimune aguda (ou amiotrofia neurálgica ou síndrome de Parsonage-Turner) caracteriza-se pelo início abrupto de dor intensa, habitualmente na parte lateral do ombro, mas que algumas vezes se estende no pescoço ou em todo o braço. Em geral, a dor aguda desaparece depois de alguns dias a 1 semana; nessa ocasião, a fraqueza proximal do braço torna-se evidente. Os músculos serrátil anterior, deltoide e supraespinal são os mais comumente afetados, porém outros músculos da cintura escapular (cíngulo do membro superior) também podem ser afetados. Em casos raros, a maior parte do braço e até mesmo o diafragma ipsilateral estão envolvidos. A perda sensitiva é habitualmente leve e, em geral, envolve a distribuição do nervo axilar. A fraqueza perdura por várias semanas a meses e é acompanhada de atrofia grave da cintura escapular. Nenhuma terapia comprovadamente modifica ou alentece a evolução clínica, embora esteroides e analgésicos possam reduzir a dor. A maioria dos pacientes recupera-se em vários meses a 3 anos. Com frequência, o distúrbio ocorre após infecção das vias respiratórias superiores ou imunização; todavia, em muitos casos, não há doença antecedente. É bilateral em um terço dos casos, porém é sempre assimétrica; pode haver recorrência em 5% dos pacientes. As plexopatias braquiais recorrentes que são indolores podem estar relacionadas com uma doença autossômica dominante com mutação no gene *SEPTIN9* situado no cromossomo 17q25 ou neuropatia hereditária com propensão a paralisias compressivas (NHPC), causada por uma deleção ou mutação pontual da proteína PMP-22 (cromossomo 17p).

Plexopatia lombossacral

O plexo lombossacral é formado a partir dos ramos ventrais dos nervos espinais T12 a S4. Dividem-se dentro do plexo em ramos ventrais e dorsais que formam os nervos femoral, isquiático e obturatório.

As características clínicas consistem em dor e fraqueza proximais dos músculos da face anterior da coxa (femorais) ou dos músculos posteriores da coxa e nádegas. Além disso, pode ocorrer disfunção intestinal e da bexiga. As causas comuns consistem em diabetes melito, invasão maligna, radioterapia, infecção (herpes-zóster), abscesso do músculo psoas, traumatismo e hemorragia retroperitoneal. Uma forma autoimune é muito menos frequente do que a neurite braquial.

DOENÇA DOS NERVOS PERIFÉRICOS

Definição e epidemiologia

A *neuropatia periférica* refere-se a um grande grupo de doenças que podem provocar disfunção nervosa focal (mononeuropatia ou mononeuropatias múltiplas) ou generalizada (polineuropatias) (Tabela 123.6). As neuropatias periféricas são condições neurológicas prevalentes, que afetam 2 a 8% dos adultos, com aumento da incidência com a idade. Variam na sua gravidade, desde anormalidades sensitivas leves, encontradas em até 70% dos pacientes com diabetes melito de longa data, até distúrbios paralíticos fulminantes e potencialmente fatais, como síndrome de Guillain-Barré (SGB) ou polirradiculoneuropatia desmielinizante inflamatória aguda (PDIA).

As mononeuropatias são doenças nas quais apenas um único nervo periférico é afetado. A causa mais comum consiste em compressão do nervo, como compressão do nervo mediano, resultando em síndrome do túnel do carpo, ou lesão do nervo fibular, causando pé caído (Tabela 123.7). Quando mais de um nervo periférico está envolvido, emprega-se com frequência o termo *mononeuropatia múltipla* ou *mononeuropatias múltiplas*. As mononeuropatias múltiplas são mais comumente observadas no diabetes melito e na vasculite, mas também ocorrem na hanseníase, vasculite, sarcoidose, neuropatia hereditária com predisposição a paralisias compressivas e amiloidose.

As polineuropatias formam um grupo de distúrbios que afetam os nervos motores, sensitivos e autônomos. Esses distúrbios podem afetar predominantemente o axônio do nervo (neuropatias axonais), a bainha de mielina (neuropatias desmielinizantes) ou os vasos

---

Tabela 123.6 Classificação e causas da neuropatia periférica.

Tipo de neuropatia	Exemplos
Mononeuropatias	
Compressiva	Síndrome do túnel do carpo, paralisia ulnar
Horoditária	Neuropatia hereditária com predisposição a paralisias compressivas
Inflamatória	Paralisia de Bell
Mononeuropatias múltiplas	Vasculite (mononeurite múltipla), diabetes melito, hanseníase, sarcoidose, amiloidose
Polineuropatias	
Hereditárias	Doença de Charcot-Marie-Tooth, polineuropatia amiloide familiar
Endócrinas	Diabetes melito, hipotireoidismo
Metabólicas	Uremia, insuficiência hepática
Infecções	Hanseníase, difteria, vírus da imunodeficiência humana, doença de Lyme
Imunomediadas	Síndrome de Guillain-Barré, polineuropatia desmielinizante inflamatória crônica
Tóxicas	Induzida por chumbo, arsênico, álcool, fármacos
Paraneoplásicas	Câncer de pulmão

Seção 16 Doenças Neurológicas

Tabela 123.7 Mononeuropatias comuns.

	Fatores precipitantes	Sinais e sintomas motores	Sinais e sintomas sensitivos	Tratamento
Nervo mediano				
Compressão no punho (síndrome do túnel do carpo)	Flexão repetitiva do punho ou sono	Fraqueza dos músculos tenares	Dormência, formigamento e/ou dor no polegar, dedo indicador, dedo médio e metade medial do dedo anular. Sinais de Tinel e Phalen	Tala de imobilização do punho em posição neutra, injeções ou cirurgia do túnel do carpo
Nervo ulnar				
Compressão no cotovelo	Compressão externa no sulco condilar, fratura de úmero	Fraqueza ou atrofia dos músculos interósseos e adutor do polegar	Perda sensitiva no dedo mínimo e metade contígua do dedo anular	Acolchoamento no cotovelo; transposição do nervo ulnar ou descompressão do túnel cubital
Nervo radial				
Compressão no sulco espinal	Sono prolongado sobre o braço após consumo abusivo de álcool etílico: paralisia do "sábado à noite"	Queda do punho com preservação da extensão do cotovelo; fraqueza dos músculos extensores dos dedos e do polegar	Perda sensitiva no dorso da mão	Recuperação espontânea, tala de imobilização do punho
Nervo femoral				
	Histerectomia abdominal, hematoma, posição de litotomia prolongada, diabetes melito	Fraqueza e atrofia do quadríceps	Perda sensitiva na parte anterior da coxa e face medial da perna	Fisioterapia
Nervo cutâneo femoral lateral				
Meralgia parestésica	Obesidade, gravidez, diabetes melito, cintos constritivos	Nenhum	Perda sensitiva, dor ou formigamento na face anterolateral da coxa	Perda de peso; recuperação espontânea
Nervo fibular				
Compressão na cabeça da fíbula	Hábito de cruzar as pernas, aparelho gessado no joelho, agachamento prolongado, perda substancial de peso	Fraqueza da dorsiflexão e eversão do tornozelo e extensão dos dedos dos pés	Perda sensitiva na face anterolateral da perna e dorso do pé	Órtese de tornozelo-pé; remoção da fonte de compressão
Nervo isquiático				
	Lesão por injeção, fratura ou luxação do quadril	Fraqueza dos músculos isquiotibiais, flexores ou dorsiflexores plantares do tornozelo	Perda sensitiva nas nádegas, face lateral da perna e pé	Órtese de tornozelo-pé, fisioterapia
Nervo tibial				
Compressão no túnel do tarso	Compressão externa devido a calçados apertados, traumatismo, tenossinovite	Nenhum	Perda sensitiva e formigamento na planta do pé	Injeção no túnel do tarso, eliminação da fonte de compressão, suporte do arco medial

sanguíneos de pequeno a médio calibres que suprem os nervos (neuropatias vasculíticas). As manifestações clínicas das polineuropatias refletem a patologia do processo subjacente.

Patologia

Nas polineuropatias *axonais* simétricas, a patologia subjacente consiste, em geral, em um tipo de degeneração axonal de evolução lenta, que envolve as extremidades das fibras nervosas longas em primeiro lugar e preferencialmente. Com o tempo, o processo degenerativo envolve as regiões mais proximais das fibras longas, e as fibras mais curtas são afetadas. Esse padrão de degeneração axonal distal ou *dying back* das fibras nervosas tem uma ampla gama de causas metabólicas, tóxicas e endocrinológicas.

Nas polineuropatias *desmilienizantes,* a patologia subjacente envolve a bainha de mielina. A desmielinização de um nervo periférico, até mesmo em um único local, pode bloquear a condução, resultando em déficit funcional idêntico ao observado após a degeneração axonal; entretanto, ao contrário do reparo por regeneração, o reparo por remielinização pode ser rápido. Ocorre ataque autoimune da bainha de mielina nas neuropatias desmielinizantes inflamatórias (SGB/PDIA e polineuropatia desmielinizante inflamatória crônica [PDIC]) e em algumas neuropatias associadas às paraproteinemias (ver adiante). Os distúrbios hereditários da mielina, como a doença de Charcot-Marie-Tooth (CMT), compreendem a outra categoria importante de neuropatias desmielinizantes. Outras causas incluem lesões tóxicas, mecânicas e físicas aos nervos. Embora esses exemplos tenham desmielinização quase pura, muitas neuropatias apresentam tanto degeneração axonal quanto desmielinização. Essa anormalidade patológica mista reflete a mútua interdependência dos axônios e das células de Schwann formadoras de mielina. As neuropatias vasculíticas resultam de doença dos vasos sanguíneos de pequeno ou médio calibres, que leva à isquemia e ao infarto de nervos periféricos isolados. O termo *mononeurite múltipla* também é empregado para descrever essa situação clínica, em que há comprometimento multifocal de nervos individuais.

Apresentação clínica

O quadro clínico de uma polineuropatia *axonal* inclui perda precoce dos reflexos de estiramento muscular no tornozelo e fraqueza, que inicialmente envolve os músculos intrínsecos dos pés, os extensores dos dedos dos pés e os dorsiflexores no tornozelo. Os sinais motores são habitualmente leves, em contraste com as anormalidades sensitivas, que podem incluir dormência, sensação de formigamento e queimação (disestesias). Em geral, os sintomas sensitivos começam simetricamente nos dedos e pés e, em seguida, ascendem proximalmente pelas pernas em uma distribuição em "meia". Quando as anormalidades sensitivas alcançam o nível dos joelhos, os sintomas começam nas mãos, em uma distribuição em "luva". Pode haver desenvolvimento de disestesias do tronco e do abdome quando as anormalidades sensitivas ascendem até o nível dos cotovelos.

A manifestação clínica proeminente de uma polineuropatia *desmielinizante* adquirida consiste em fraqueza, que afeta não apenas os músculos distais, mas também os músculos proximais e da face. Ao contrário da neuropatia axonal, a perda sensitiva raramente é o sintoma inicial. Em geral, os pacientes apresentam hiporreflexia difusa ou arreflexia.

Tipicamente, ocorrem neuropatias vasculíticas com fraqueza assimétrica aguda ou subaguda predominantemente distal e perda sensitiva associada a dor intensa.

Diagnóstico/diagnóstico diferencial

As doenças neuropáticas podem ser amplamente divididas naquelas que são adquiridas e naquelas que são hereditárias (Tabela 123.8). As doenças adquiridas são as mais comuns e têm muitas causas: distúrbios metabólicos ou endócrinos (diabetes melito, insuficiência renal, porfiria); distúrbios imunomediados (SGB, PDIC, neuropatia motora multifocal, neuropatia de glicoproteína associada a antimielina); causas infecciosas (vírus da imunodeficiência humana [HIV], doença de Lyme, citomegalovírus [CMV], sífilis, hanseníase, difteria); medicamentos (antirretrovirais para o HIV, quimioterapias); toxinas ambientais (metais pesados); ou processos paraneoplásicos. O diabetes melito e o alcoolismo constituem as causas mais comuns de polineuropatia nos países desenvolvidos. Até um terço das neuropatias adquiridas é criptogênica, de modo que a etiologia pode nunca ser identificada. As causas de mononeurite múltipla incluem vasculite sistêmica (artrite reumatoide, lúpus eritematoso sistêmico, granulomatose de Wegener, síndrome de Churg-Strauss, poliarterite nodosa) e vasculite sistêmica periférica primária (25% dos casos).

Devido às numerosas causas, é importante abordar o paciente com neuropatia de modo sistemático, começando com sua anamnese e o exame físico. É essencial determinar quais os nervos envolvidos (motores, sensitivos ou autônomos) e em qual combinação específica (Tabela 123.9). As neuropatias de fibras pequenas manifestam-se frequentemente como sensações desagradáveis ou anormais, como dor em queimação, sensações semelhantes a choque elétrico, cãibras, formigamento, sensação de alfinetadas e agulhadas ou sensação de

Tabela 123.8 Doenças neuropáticas hereditárias.

	Padrão de herança	Defeito genético	Características clínicas
Neuropatias sensorimotoras hereditárias	AR, AD ou ligada ao X	Ver e-Tabela 123.4	Pé cavo, atrofia e fraqueza distais, dedos dos pés em martelo
Polineuropatia amiloide familiar	AD	Transtirretina Gelsolina Apolipoproteína AI	Dor, disfunção autônoma, síndrome do túnel do carpo, insuficiência cardíaca
Doença de Fabry	Ligada ao X	α-galactosidase	Isquemia cardíaca, doença renal, acidente vascular encefálico, angioceratomas cutâneos, córnea *verticillata*
Doença de Tangier	AR	Apolipoproteína A	Baixos níveis de HDL, tonsilas de cor laranja
Doença de Refsum	AR	Ácido fitânico oxidase	Retinite pigmentosa, miocardiopatia, surdez, ictiose

AD, autossômica dominante; *AR*, autossômica recessiva; *HDL*, lipoproteína de alta densidade.

Tabela 123.9 Diagnóstico diferencial das doenças neuropáticas com base nos sintomas.

Sintomas motores apenas	Sintomas sensitivos apenas	Sintomas autônomos
Porfiria	Polineuropatia sensitiva criptogênica	Neuropatia amiloide
Doença de Charcot-Marie-Tooth	Neuropatia metabólica, relacionada a medicamentos ou tóxica	Neuropatia diabética
Polineuropatia desmielinizante inflamatória crônica	Neuropatia sensitiva paraneoplásica	Doença de Fabry
Síndrome de Guillain-Barré		Síndrome de Guillain-Barré
Neuropatia por chumbo		Neuropatia sensitiva ou autônoma hereditária
Doença do neurônio motor		Porfiria

Seção 16 Doenças Neurológicas

membro "adormecido". As neuropatias de fibras grandes podem se manifestar como dormência, formigamento ou ataxia da marcha. Os sintomas que sugerem comprometimento do nervo motor incluem fraqueza muscular, que tipicamente envolve os músculos distais do pé. O comprometimento dos nervos autônomos é sugerido por hipotensão ortostática, disfunção erétil, arritmia cardíaca ou disfunção da bexiga.

A distribuição da fraqueza muscular é um dado importante. Nas neuropatias axonais, a fraqueza envolve predominantemente os músculos distais dos membros inferiores, enquanto nas neuropatias desmielinizantes, a fraqueza pode envolver os músculos tanto proximais quanto distais, bem como os músculos da face. A maioria das neuropatias resulta em fraqueza *simétrica*. Se houver assimetria, deve-se considerar a possibilidade de doença do neurônio motor, radiculopatia, plexopatia, mononeuropatias compressivas ou mononeurite múltipla. A intensidade e a distribuição das disestesias dolorosas também podem fornecer informações úteis. Embora muitas neuropatias axonais estejam associadas à sensação de queimação nos pés, a dor como principal queixa sugere causas específicas de neuropatia (Tabela 123.10). Neuropatia que se manifesta com fraqueza assimétrica aguda e dor intensa sugere vasculite.

Nos pacientes com déficits proprioceptivos assimétricos graves e preservação da função motora, a lesão localiza-se habitualmente no neurônio sensitivo/gânglio da raiz dorsal. Essa síndrome específica apresenta um diagnóstico diferencial relativamente limitado, incluindo processo paraneoplásico com anticorpos anti-Hu, síndrome de Sjögren, efeitos tóxicos da cisplatina, intoxicação por vitamina B_6 e infecção pelo HIV.

As neuropatias apresentam, em sua maioria, início relativamente insidioso, em particular aquelas associadas a distúrbios metabólicos ou endócrinos. As neuropatias agudas podem ser causadas por um processo vasculítico, exposição a toxinas, porfiria ou SGB. A SGB é comumente precedida por doença viral, imunização ou procedimento cirúrgico. A história neurológica precisa explorar detalhadamente as exposições tóxicas potenciais, como medicamentos anteriores e etilismo (e-Tabela 123.3).

Como muitas neuropatias são hereditárias, é essencial obter uma história familiar cuidadosa, investigando especificamente o relato de instabilidade da marcha, uso de equipamento adaptativo ou deformidades esqueléticas dos pés. As neuropatias hereditárias podem ser autossômicas recessivas, autossômicas dominantes ou ligadas ao X. Em algumas situações, vale a pena examinar verdadeiramente os familiares, visto que a gravidade da doença pode variar consideravelmente de uma geração para a outra. A neuropatia hereditária mais comum é a doença de Charcot-Marie-Tooth (ver adiante).

Deve-se efetuar sempre um exame neurológico completo em um paciente que se queixa de dormência. Se o paciente exibir evidências de comprometimento do neurônio motor superior, além da perda sensitiva, deve-se considerar a possibilidade de deficiência de vitamina B_{12} ou de cobre, mesmo na ausência de anemia evidente. Níveis elevados de ácido metilmalônico ou de homocistina também podem ajudar a confirmar o diagnóstico de deficiência de vitamina B_{12} em pacientes com níveis limítrofes. Fraqueza e sinais do neurônio motor superior sem perda sensitiva associada sugerem ELA.

Se a neuropatia estiver associada a anormalidades do estado mental, deve-se considerar então a possibilidade de intoxicação por piridoxina ou deficiências de tiamina, niacina ("demência, diarreia, dermatite") e vitamina B_{12} no diagnóstico diferencial. A doença de Lyme (ver Capítulo 90) pode provocar manifestações do sistema nervoso periférico (paralisias de nervo facial, parestesias, fraqueza) e do sistema nervoso central (demência, cefaleia). A síndrome da imunodeficiência adquirida (AIDS) também pode afetar os sistemas nervoso central e periférico. A SGB e a PDIC, em geral, ocorrem por ocasião da soroconversão do HIV, enquanto neuropatia sensitiva, mononeurite múltipla e polirradiculopatia por CMV geralmente ocorrem no contexto de baixas contagens de linfócitos T CD4 nos estágios mais tardios da doença. Os agentes antirretrovirais mais antigos (p. ex., estavudina) eram associados a taxa significativa de neuropatia.

Uma vez realizado um diagnóstico diferencial preliminar com base nos achados da anamnese e do exame neurológico, os exames laboratoriais podem confirmar o diagnóstico. Os exames laboratoriais usados para a identificação das causas potencialmente tratáveis de neuropatia estão incluídos na Tabela 123.11. Outros exames podem ser solicitados, com base na suspeita do diagnóstico. O teste de tolerância à glicose é anormal em mais da metade dos pacientes com neuropatia periférica sensitiva criptogênica e é mais sensível do que a glicose em jejum ou o nível de hemoglobina A_{1C} (HbA_{1C}). Em um paciente com fraqueza assimétrica aguda e perda sensitiva, é apropriado efetuar rastreamento à procura de um processo inflamatório (VHS, ANA, AR, SS-A, SS-B). Além disso, dispõe-se atualmente de um teste genético para a maioria dos pacientes com doença de CMT.

Tabela 123.10 Neuropatias associadas à dor.

Amiloidose

Doença de Fabry

Intoxicação por metais pesados (arsênico, tálio)

Neuropatia alcoólica

Neuropatia diabética

Neuropatia sensitiva ou autônoma hereditária

Neuropatia sensorimotora criptogênica

Neuropatia sensorimotora pelo HIV

Radiculopatia ou plexopatia

Síndrome de Guillain-Barré

Vasculite

HIV, vírus da imunodeficiência humana.

Tabela 123.11 Exames laboratoriais na neuropatia periférica.

Exames padrão	Exames indicados em casos selecionados
Vitamina B_{12}	Anticorpo anti-Hu
Hemograma completo	VHS, ANA, FR, SS-A, SS-B
Teste de tolerância à glicose	Testes genéticos para a doença de Charcot-Marie-Tooth
RPR	
Chem 20	Vírus da imunodeficiência humana (HIV)
Eletroforese das proteínas séricas (EFPS) e eletroforese de imunofixação (EFI)	Anticorpo contra doença de Lyme
	Ácido fitânico
	Nível de cobre
Provas de função da tireoide	Urina de 24 h para pesquisa de metais pesados
Estudos de condução nervosa ou eletromiograma (EMG)	Teste sensitivo quantitativo
	Punção lombar
	Biopsia de nervo
	Biopsia de pele
	Teste de inclinação (*tilt test*)

ANA, anticorpo antinuclear; *FR*, fator reumatoide; *RPR*, reaginina plasmática rápida; *SS-A*, antígeno da síndrome de Sjögren tipo A; *SS-B*, antígeno da síndrome de Sjögren tipo B; *VHS*, velocidade de hemossedimentação.

Capítulo 123 Doenças Neuromusculares: Doenças do Neurônio Motor, Plexopatia e Neuropatia Periférica

Se for identificada uma proteína monoclonal na eletroforese das proteínas séricas, cintigrafia esquelética, eletroforese de imunofixação da urina e biopsia de medula óssea devem ser solicitadas para descartar a possibilidade de um distúrbio linfoproliferativo subjacente. Se o paciente tiver uma proteína monoclonal associada a disfunção autônoma, insuficiência cardíaca congestiva ou insuficiência renal, deve-se considerar uma biopsia (retal, gordura abdominal ou nervo sural) para o diagnóstico de amiloidose. A amiloidose pode ser adquirida ou familiar, com mutações no gene da transtirretina (TTR). A PDIC pode estar associada a uma gamopatia monoclonal, e, nesta situação, os pacientes devem receber terapia imunossupressora. As gamopatias monoclonais observadas em pacientes com neuropatia periférica axonal são frequentemente benignas (gamopatia monoclonal de significado desconhecido) e não necessariamente justificam uma terapia.

A punção lombar só está indicada se uma neuropatia desmielinizante adquirida, como SGB ou PDIC, estiver sendo considerada. Nesses casos, espera-se encontrar uma "dissociação albuminocitológica" com elevação da proteína do líquido cerebrospinal (LCS) e contagem de leucócitos relativamente normal. Se a contagem de leucócitos no LCS for maior do que 50, é necessário considerar a possibilidade de doença de Lyme, doença associada ao HIV ou processo paraneoplásico.

Os exames eletrodiagnósticos, que consistem em estudo de condução nervosa e EMG, podem ser uma extensão útil do exame físico. Esses estudos são úteis para definir se o processo neuropático é causado por um processo axonal ou desmielinizante primário. Em geral, a degeneração axonal diminui a amplitude do potencial de ação muscular composto de modo desproporcional ao grau de redução na velocidade de condução nervosa periférica, enquanto a desmielinização provoca uma redução proeminente nas velocidades de condução. O teste de condução nervosa pode ajudar a determinar, no caso de neuropatia desmielinizante, se o processo é adquirido ou hereditário. Uma redução uniforme da condução nervosa habitualmente sugere causa hereditária, enquanto a desmielinização focal que causa bloqueio de condução sugere neuropatia desmielinizante adquirida. Os exames eletrodiagnósticos podem identificar uma neuropatia subclínica (em pacientes que recebem medicamentos potencialmente neurotóxicos) e podem quantificar a perda axonal. Por fim, esses exames conseguem localizar a lesão no caso das radiculopatias, ganglionopatias da raiz dorsal, plexopatias e mononeuropatias múltiplas.

Devem-se obter biopsias de nervos sensitivos para o diagnóstico de neuropatia vasculítica, visto que o tratamento envolve medicamentos potencialmente tóxicos. A realização de uma biopsia muscular além da biopsia de nervo pode melhorar o rendimento diagnóstico e deve ser considerada, visto que a inflamação é aleatória e focal e pode ser facilmente ignorada. As biopsias de nervo não estão indicadas para neuropatias "criptogênicas", neuropatia diabética ou doença do neurônio motor. Se os estudos de condução nervosa forem normais, as biopsias de pele possibilitam a quantificação do número de fibras nervosas intraepidérmicas. A diminuição dependente do comprimento no número dessas fibras pode ajudar a confirmar uma neuropatia de fibras pequenas.

Tratamento

Apesar de uma anamnese muito completa, exame físico e exames laboratoriais, a causa de até um terço das neuropatias permanece desconhecida. Nessa situação, o foco do tratamento deve ser o controle da dor. Os pacientes com neuropatia frequentemente relatam sensação de queimação e sensação de dor nos pés e nas mãos que interferem no sono. A dor neuropática é difícil de tratar, mas pode responder a vários medicamentos que apresentam diferentes mecanismos de ação (Tabela 123.12). É importante "iniciar com dose baixa e reduzir lentamente", e tratar durante um período mínimo

---

Tabela 123.12 Tratamento sintomático para a dor neuropática.

Antidepressivos tricíclicos
Amitriptilina 10 a 150 mg ao deitar
Nortriptilina 10 a 150 mg ao deitar
Imipramina 10 a 150 mg ao deitar
Desipramina 10 a 150 mg ao deitar
Venlafaxina 75 a 225 mg 1 vez/dia

Anticonvulsivantes
Gabapentina 300 a 1.200 mg 3 vezes/dia
Carbamazepina 100 a 200 mg 3 vezes/dia
Topiramato 150 a 200 mg 2 vezes/dia
Duloxetina 60 a 120 mg 1 vez/dia
Pregabalina 150 a 600 mg 1 vez/dia
Valproato de sódio 250 a 500 mg 2 vezes/dia

Tratamentos alternativos
Tramadol 50 a 100 mg 4 vezes/dia
Lidocaína, adesivos transcutâneos
Capsaicina, creme
Estimulação nervosa transcutânea
Acupuntura

---

de 4 semanas antes de concluir que o medicamento não é efetivo. Em pacientes com neuropatia vasculítica, a terapia com corticosteroides, além de um agente citotóxico, pode estabilizar e, em alguns casos, melhorar a neuropatia.

Prognóstico

As neuropatias periféricas causadas por degeneração axonal geralmente são progressivas, a não ser que a causa subjacente possa ser identificada e tratada. A recuperação da degeneração axonal exige a regeneração do nervo, um processo que, frequentemente, demora 2 a 3 anos. O prognóstico das neuropatias desmielinizantes e vasculíticas é extremamente variável, dependendo da causa.

MONONEUROPATIAS COMUNS

As mononeuropatias comuns são apresentadas na Tabela 123.7.

Síndrome do túnel do carpo

A *síndrome do túnel do carpo* resulta da compressão do nervo mediano no punho quando passa sob o retináculo dos músculos flexores. Os fatores precipitantes incluem atividades que exigem movimentos repetitivos do punho: trabalho mecânico, jardinagem, pintura de casas e digitação. As causas predisponentes incluem gravidez, diabetes melito, acromegalia, artrite reumatoide, insuficiência renal crônica, distúrbios da tireoide e amiloidose primária.

Em geral, os sintomas começam na mão dominante, porém envolvem geralmente ambas as mãos com o passar do tempo. Tipicamente, os pacientes queixam-se de dormência, formigamento e sensação de queimação na palma da mão e nos dedos inervados pelo nervo mediano: polegar, indicador, dedo médio e metade medial do dedo anular. Alguns pacientes relatam dormência em todos os dedos das mãos. A dor e as parestesias são mais proeminentes à noite e frequentemente interrompem o sono. A dor é proeminente no punho, mas pode se irradiar para o antebraço e, às vezes, para o ombro. A agitação da mão alivia tanto a dor quanto as parestesias. A percussão do nervo mediano no punho provoca parestesias na distribuição do nervo mediano em 60% dos pacientes (sinal de Tinel), e a flexão do punho por 30 a 60 segundos provoca dor ou parestesias em 75% dos casos (sinal de Phalen).

O diagnóstico baseia-se nos sinais e sintomas clínicos. Os exames eletrodiagnósticos podem demonstrar prolongamento das latências sensitiva ou motora no punho em até 85% dos pacientes. Nos casos mais graves, a EMG pode mostrar evidências de denervação no músculo abdutor curto do polegar.

Inicialmente, o tratamento consiste em evitar atividades repetitivas no punho e usar uma tala no punho na posição neutra. Se essas medidas conservadoras falharem, podem-se administrar injeções de lidocaína e de metilprednisolona no túnel do carpo, ou o tratamento cirúrgico por meio de secção do ligamento transverso do carpo pode descomprimir efetivamente o nervo. Os indicadores que demonstraram prever o fracasso do manejo conservador incluem idade acima de 50 anos, doença com duração de mais de 10 meses, parestesias constantes e sinal de Phalen positivo em menos de 10 segundos.

Paralisia ulnar

O nervo ulnar pode ficar comprimido no cotovelo, devido à compressão externa no sulco condilar. A lesão também pode ocorrer vários anos após uma fratura supracondilar mal consolidada do úmero, com crescimento ósseo excessivo. Ao contrário dos achados na síndrome do túnel do carpo, a fraqueza e a atrofia musculares predominam caracteristicamente sobre os sinais e sintomas sensitivos. Os pacientes percebem a atrofia do primeiro músculo interósseo dorsal e dificuldade em realizar manipulações finas dos dedos das mãos. Pode haver dormência do dedo mínimo, da metade contígua do dedo anular e borda ulnar da mão. A compressão do nervo ulnar pode ser confirmada por exames eletrodiagnósticos que mostram redução da velocidade de condução motora através do cotovelo. O tratamento consiste no uso de acolchoamentos para o cotovelo, de modo a evitar a compressão, ou procedimentos cirúrgicos, incluindo transposição do nervo ulnar ou descompressão do túnel cubital.

Neuropatia fibular

O nervo fibular pode ficar comprimido à medida que ele envolve a cabeça da fíbula e passa para dentro do túnel fibular, entre o músculo fibular longo e a fíbula. Pode ocorrer compressão em consequência do hábito de cruzar as pernas, repouso prolongado no leito, aparelho gessado no joelho, agachamento prolongado, anestesia ou acentuada perda de peso. O nervo também pode ser comprimido por cistos de Baker, fraturas da fíbula, traumatismo contuso, tumores ou hematomas no joelho. Os sintomas incluem "pé caído", com fraqueza seletiva dos músculos dorsiflexores e eversores do tornozelo, bem como dos músculos extensores dos dedos dos pés. Os reflexos permanecem normais, e a perda sensitiva geralmente envolve a face anterolateral da perna e o dorso do pé. Os exames eletrodiagnósticos mostram redução da velocidade de condução fibular através da cabeça da fíbula e podem mostrar denervação se houver lesão axonal. Em geral, as lesões compressivas sofrem resolução espontânea em semanas a meses. A ressonância magnética (RM) e a exploração cirúrgica devem ser consideradas se os sintomas forem progressivos.

POLINEUROPATIAS ADQUIRIDAS ESPECÍFICAS

Síndrome de Guillain-Barré: polineuropatia desmielinizante inflamatória aguda

Desde o advento da vacinação contra poliomielite, a SGB tornou-se a causa mais frequente de paralisia flácida aguda em todo o mundo. A SGB é uma doença imunomediada que ocorre após um distúrbio infeccioso identificável em cerca de 60% dos pacientes. Os antecedentes

mais bem documentados incluem infecção por *Campylobacter jejuni*, mononucleose infecciosa, CMV, herpes-vírus e *Mycoplasma. C. jejuni* frequentemente está associado a casos axonais mais graves.

Os sintomas iniciais da SGB frequentemente consistem em sensações de formigamento, alfinetadas e agulhadas nos pés e podem estar associados a lombalgia. Por ocasião da apresentação, que é observada várias horas a 1 a 2 dias após os primeiros sintomas, observa-se habitualmente o desenvolvimento de fraqueza. Em geral, a fraqueza é mais proeminente nas pernas, porém os braços ou a musculatura craniana podem ser envolvidos em primeiro lugar. Ocorre perda precoce dos reflexos de estiramento muscular, mesmo em regiões onde a força é mantida. Os déficits sensitivos cutâneos (perda da sensibilidade álgica térmica) são relativamente leves; entretanto, as funções das fibras grandes (vibração e propriocepção) são mais gravemente comprometidas. Outras características clínicas incluem dor (20%), parestesias (50%), sintomas autônomos (20%), fraqueza facial (50%), oftalmoparesia (9%), fraqueza bulbar e insuficiência respiratória (25%). Os sintomas associados à SGB normalmente evoluem ao longo de um período de 2 a 4 semanas, e cerca de 90% dos pacientes não exibem evidências de progressão além de 4 semanas. Por isso, os pacientes que são examinados várias semanas após o início continuam exigindo hospitalização para observação rigorosa. A força dos músculos respiratórios deve ser monitorada, com medições da CVF e função inspiratória negativa (FIN), à beira do leito. A intubação deve ser iniciada quando a CVF cair abaixo de 15 mℓ/kg ou quando a FIN for inferior a -20 cmH$_2$O.

O tratamento pode consistir em gamaglobulina intravenosa (0,4 g/kg/dia $\times$ 5 dias) ou plasmaférese – a troca do plasma do paciente por albumina (200 mℓ/kg durante 7 a 10 dias). Os estudos clínicos realizados confirmaram eficácia igual dessas duas terapias, sem benefício adicional conferido pela terapia combinada. Os corticosteroides não são efetivos na SGB. As indicações para terapia incluem incapacidade de deambulação independente, comprometimento da função respiratória ou fraqueza rapidamente progressiva.

As manifestações clínicas que indicam um prognóstico sombrio ou um tempo prolongado de recuperação incluem fraqueza rapidamente progressiva, necessidade de ventilação mecânica e PAMC de baixa amplitude. A taxa de mortalidade continua sendo de 5 a 10%, geralmente devido a complicações respiratórias, arritmia cardíaca ou embolia pulmonar. Com cuidados de suporte e reabilitação adequados, 80 a 90% dos pacientes recuperam-se com pouca ou nenhuma incapacidade.

Polineuropatia desmielinizante inflamatória crônica

A PDIC é considerada a "forma crônica" da SGB, visto que, por definição, os sintomas precisam progredir por um período de pelo menos 8 semanas. As manifestações clínicas incluem fraqueza proximal e distal, arreflexia e perda sensitiva distal. Disfunção autônoma, insuficiência respiratória e comprometimento de nervos cranianos podem ocorrer, porém são muito menos comuns do que na SGB. O tratamento para a PDIC inclui o uso de agentes imunossupressores orais, como prednisona, ciclosporina, micofenolato de mofetila e azatioprina. A imunoglobulina intravenosa e a plasmaférese também são indicadas para os casos graves ou refratários.

Neuropatia diabética

O diabetes melito constitui a causa mais frequente de neuropatia periférica em todo o mundo. As neuropatias diabéticas apresentam muitas formas clínicas, como polineuropatias simétricas e uma ampla variedade de plexopatias ou neuropatias individuais.

O diabetes melito frequentemente causa uma polineuropatia sensorimotora simétrica distal (PNSD) progressiva. A PNSD é

Capítulo 123 Doenças Neuromusculares: Doenças do Neurônio Motor, Plexopatia e Neuropatia Periférica

incomum por ocasião do diagnóstico do diabetes melito, porém a sua prevalência aumenta com a duração do diabetes melito, com prevalência ao longo da vida de 55% para o tipo 1 e de 45% para o tipo 2. A patogênese precisa não está definida; todavia, à semelhança das complicações oculares e renais, a incidência e a gravidade da neuropatia diabética podem ser reduzidas pela manutenção dos níveis de glicemia próximo aos valores normais.

Os sintomas iniciais podem consistir em dormência, formigamento, sensações de queimação ou formigamento que afetam os pés e os dedos dos pés. Subsequentemente, surgem fraqueza distal leve e instabilidade da marcha. Em seguida, os sintomas sensitivos podem progredir lentamente para envolver um "padrão de meia e luva". Com frequência, a disfunção das fibras pequenas provoca dor neuropática espontânea, em que sensações desagradáveis podem ser evocadas por estímulos normalmente inócuos, como lençóis sobre os dedos dos pés à noite. Pode ocorrer sensação de queimação ou dor latejante contínuas, e a marcha prolongada frequentemente é angustiante. Nos casos graves, os pacientes desenvolvem úlceras de pé nas áreas insensíveis, exigindo a sua amputação. A disfunção autônoma também está frequentemente associada à PNSD, incluindo impotência, diarreia noturna, anormalidades da sudorese, hipotensão ortostática e gastroparesia.

Outras neuropatias menos comuns associadas ao diabetes melito incluem neuropatias cranianas (nervos cranianos VI, III e raramente, IV), mononeuropatias, mononeuropatia múltipla, radiculopatias e plexopatias. A amiotrofia diabética (também conhecida como *polirradiculoplexopatia lombossacral diabética*) é um distúrbio distinto, caracterizado por dor intensa na coxa, seguida por fraqueza dos membros inferiores mais proximal do que distal, que progride ao longo de um período de meses. O início é sempre unilateral, porém a condição pode comprometer os dois membros inferiores. Fisioterapia e controle efetivo da dor são essenciais; o tratamento com imunomoduladores é controverso.

Neuropatias induzidas por agentes tóxicos

As neuropatias tóxicas constituem um grande número de doenças causadas por álcool etílico, fármacos, metais pesados e substâncias ambientais (e-Tabela 123.3). A maioria das neuropatias tóxicas manifesta-se como neuropatia axonal sensorimotora, cuja evolução é crônica, a não ser que o agente agressor seja eliminado. A avaliação clínica deve ter como foco a relação temporal entre a exposição e o aparecimento dos sintomas sensitivos ou motores, bem como sintomas de toxicidade sistêmica.

Polineuropatia do paciente crítico

A polineuropatia do paciente crítico (PPC) constitui uma causa comum de incapacidade de desmame do ventilador em um paciente com sepse associada e falência de múltiplos órgãos. As manifestações clínicas incluem paralisia flácida generalizada ou distal, envolvendo sobretudo os membros inferiores, depressão ou ausência de reflexos e perda sensitiva distal com preservação relativa da função dos nervos cranianos. O diagnóstico pode ser confirmado por estudos de condução nervosa, que mostram evidências de neuropatia axonal generalizada grave. A proteína do LCS deve ser normal e, além dos estudos de condução, distingue a PPC da SGB.

POLINEUROPATIAS HEREDITÁRIAS ESPECÍFICAS

Doença de Charcot-Marie-Tooth

A doença de CMT identifica um grupo de doenças hereditárias dos nervos periféricos, que compartilham características clínicas, mas que diferem nos seus mecanismos patológicos e nas anormalidades genéticas específicas (e-Tabela 123.4). A doença de CMT é a doença neuromuscular hereditária mais comum, com incidência de 17 a 40 casos por 100 mil.

A doença de CMT manifesta-se habitualmente durante a primeira e a segunda décadas de vida, com alterações relacionadas ao pé caído insidioso: tropeços frequentes e incapacidade de saltar bem ou de correr tão rápido quanto outras crianças. Com o passar do tempo, instala-se fraqueza distal dos membros superiores, resultando em dificuldade para abotoar, manipular chaves e abrir frascos. O exame revela fraqueza distal e perda da massa dos músculos intrínsecos dos pés, músculos fibulares, músculos tibiais anteriores e panturrilhas (pernas em "garrafa de champanhe invertida"). Um grau variável de comprometimento da função sensitiva das fibras grandes reflete-se em redução da percepção vibratória nos dedos dos pés. Ocorre perda dos reflexos de estiramento muscular, primeiro nos tornozelos. Tipicamente, há deformidade do pé, com arcos altos (pé cavo) e dedos em martelo, refletindo o desequilíbrio muscular de longa data nos pés. A maioria dos pacientes com doença de CMT tem atividades ocupacionais e diárias quase normais, e eles apresentam um tempo de vida normal. Embora não se tenha desenvolvido nenhum tratamento específico, o pé caído pode ser tratado com órteses de tornozelo-pé. O aconselhamento genético e a orientação dos pacientes afetados e suas famílias são importantes, tanto para tranquilizá-los quanto para evitar investigação diagnóstica desnecessária dos membros afetados em futuras gerações.

As formas desmielinizantes da doença de CMT são classificadas como CMT1, e as formas axonais, como CMT2. A doença de CMT é habitualmente transmitida como traço autossômico dominante; entretanto, a transmissão dominante ligada ao X é responsável por cerca de 10% dos casos. As formas autossômicas recessivas raras são designadas como CMT4, e esses pacientes tendem a ter início mais precoce e fenótipo mais grave. CMT1A é a forma mais comum, que responde por 90% dos casos de CMT1 e por 50% de todos os casos de CMT. A CMT1A está associada à duplicação de 17p11.2-p12 no gene *PMP22* expresso pelas células de Schwann. Uma deleção ou mutação pontual do gene *PMP22* produz um fenótipo diferente, HNPP, que se caracteriza por episódios recorrentes de compressão focal com crises de fraqueza e dormência nos nervos fibular, ulnar, radial e mediano (por ordem decrescente de frequência) ou em uma distribuição no plexo braquial.

NEUROPATIAS AMILOIDES FAMILIARES

A neuropatia amiloide é uma doença autossômica dominante causada pela deposição extracelular da proteína fibrilar amiloide no nervo periférico e gânglios sensitivos e autônomos, bem como em torno dos vasos sanguíneos nos nervos e outros tecidos. A idade de início varia de 18 a 83 anos. Em todas as formas de amiloidose, as anormalidades iniciais e principais afetam as fibras sensitivas e autônomas pequenas. O comprometimento das fibras pequenas responsável pelas sensibilidades álgica e térmica leva à perda da capacidade de perceber lesões mecânicas e térmicas, e risco aumentado de dano tecidual. Em consequência, as lesões indolores representam um grande risco desse distúrbio; nos estágios avançados, podem levar a infecções crônicas ou osteomielite dos pés ou das mãos e à necessidade de amputação. A deposição de amiloide no coração pode levar à cardiomiopatia. As mutações na transtirretina, apolipoproteína A1 ou gelsolina são os fatores responsáveis. O reconhecimento precoce é essencial, visto que o transplante de fígado demonstrou impedir a progressão da doença. Recentemente, a FDA aprovou dois novos medicamentos, inotersena e patisirana, para tratamento da polineuropatia amiloide familiar associada à transtirretina.

LEITURA SUGERIDA

Alport AR, Sander HW: Clinical approach to peripheral neuropathy: Anatomic localization and diagnostic testing, Continuum Lifelong Learning Neurol 18(1):13–38, 2012.

Al-Zaidy, SA, Mendell JR: From clinical trials to clinical practice: Practical considerations for gene replacement therapy in SMA type 1. Pediatr Neurol 100:P3–11, 2019.

Bril V., England J, Franklin GM, et al: Evidence-based guideline: treatment of painful diabetic neuropathy, Muscle Nerve 43:910–917, 2011.

Bromberg MB: An approach to the evaluation of peripheral neuropathies, Semin Neurol 25(2):153–159, 2005.

Brown RH, Al-Chalabi: Amyotrophic lateral sclerosis, N Engl J Med 377:162–172, 2017.

Camdessanche JP, Jousserand G, et al: The pattern and diagnostic criteria of sensory neuronopathy: a case-control study, Brain 132(7):1723–1733, 2009.

Chiriboga CA: Nusinersen for the treatment of spinal muscular atrophy, Expert Review of Neurotherapeutics 17(10):955–962, 2017.

Ludolph AC, Brettschneider J, Weishaupt JH: Amyotrophic lateral sclerosis, Curr Opin Neurol 25(5):530–535, 2012.

Mauermann ML, Burns TM: The evaluation of chronic axonal polyneuropathies, Semin Neurol 28(2):133–151, 2008.

Miller RG, Jackson CE, Kasarkis EJ, et al: Practice parameter update: the care of the patient with amyotrophic lateral sclerosis: drug, nutritional, and respiratory therapies (an evidence-based review): report of the Quality Standards Subcommittee of the American Academy of Neurology, Neurology 73(15):1218–1226, 2009.

Miller RG, Jackson CE, Kasarksi EJ, et al: Practice parameter update: the care of the patient with amyotrophic lateral sclerosis: multidisciplinary care, symptom management, and cognitive/behavioral impairment (an evidence-based review): report of the Quality Standards Subcommittee of the American Academy of Neurology, Neurology 73(15):1227–1233, 2009.

Oskarsson B, Gendron TF, Staff NP: Amyotrophic lateral sclerosis: an update for 2018, Mayo Clin Proc 93(11):1617–1628, 2018.

Turner MR, Hardiman O, Benatar M: Controversies and priorities in amyotrophic lateral sclerosis, Lancet Neurol 12(3):310–322, 2013.

Doenças Musculares

Johanna Hamel, Jeffrey M. Statland

INTRODUÇÃO

As fibras musculares esqueléticas são as células efetoras do sistema nervoso que transformam pensamentos em ações e que constituem os meios pelos quais interagimos com nosso meio ambiente. As miopatias são doenças primárias do músculo, que podem ser hereditárias e adquiridas (Tabela 124.1). As miopatias podem resultar em fraqueza e perda de massa muscular, mialgias, cãibras, colapso muscular ou contraturas. As doenças hereditárias afetam as proteínas musculares envolvidas na transmissão de sinais da junção neuromuscular, proteínas envolvidas na produção ou no metabolismo energético ou proteínas estruturais que ancoram e transmitem força do aparelho contrátil para a matriz extracelular. Fazem isso por meio de mutações que ocorrem diretamente nas proteínas musculares ou por meio de mutações que alteram a regulação celular da transcrição ou do *splicing*. As miopatias adquiridas são causadas por fatores externos e podem resultar de distúrbios metabólicos, exposições tóxicas ou fármacos, infecções ou disfunção autoimune, levando frequentemente à inflamação no músculo. As miopatias adquiridas podem melhorar com tratamentos cujo objetivo é eliminar ou melhorar os fatores precipitantes.

Graças aos recentes avanços em nossa compreensão dos mecanismos genéticos e moleculares envolvidos nas miopatias hereditárias, somados aos avanços no desenvolvimento de medicamentos direcionados para o DNA e o RNA, os esforços envidados para o desenvolvimento de terapias-alvo para doenças musculares hereditárias foram acelerados e aumentaram de modo exponencial. O primeiro tratamento direcionado para o mecanismo genético subjacente de uma doença muscular (distrofia muscular de Duchenne) foi aprovado pela Food and Drug Administration (FDA) dos EUA, em 2016. Um número muito maior de tratamentos para doenças específicas, direcionados para mecanismos genéticos de doenças musculares, esta atualmente

em ensaios clínicos, e espera-se que um subgrupo se torne disponível para os pacientes no futuro. Essa mudança de paradigma, da terapia de suporte para tratamentos modificadores da doença, direcionados para o DNA ou o RNA dos pacientes, modificará a evolução e a forma de atendimento dos pacientes com doenças musculares. A terapia de substituição gênica sistêmica é uma tecnologia que precisa ser mencionada aqui, devido a ensaios clínicos iminentes e à possibilidade de mudança transformacional nas miopatias hereditárias. Os três conceitos que compõem a terapia gênica sistêmica são: (1) o vetor, que é um vírus, cujos sorotipos podem ser especificamente direcionados para o músculo ou o coração; (2) o construto, que é o gene que será acondicionado no vetor viral; o tamanho pode ser limitado pelo tamanho do capsídio, de modo que, para grandes genes como a distrofina, são usados novos genes preparados por engenharia (*i. e.*, microdistrofina); e (3) o promotor, para acionar e desativar o gene, que também pode ser específico do tecido. A primeira terapia gênica sistêmica foi aprovada para a atrofia muscular espinal, e várias empresas começaram estudos de fase 3 para distrofias musculares. Com esses avanços fundamentais no horizonte, o reconhecimento e o diagnóstico precoces dessas doenças raras serão importantes para obter o benefício máximo desses tratamentos. Os médicos que administram as terapias não apenas precisam estar familiarizados com a doença e suas complicações, mas também com os mecanismos moleculares e genéticos que constituem o alvo da terapia. Esses avanços oferecem numerosas oportunidades e desafios.

ORGANIZAÇÃO E ESTRUTURA DO MÚSCULO NORMAL

Cada músculo é envolvido por uma bainha de tecido conjuntivo composta de colágeno e proteínas da matriz extracelular, denominada epimísio, que se funde, em cada extremidade, para formar os tendões que fixam o músculo ao osso. O epimísio divide-se internamente em perimísio, que separa o músculo em feixes individuais de fibras musculares, denominados fascículos. O endomísio envolve as fibras individuais e lhes fornece suporte. Cada fibra muscular é uma única célula sincicial multinucleada, que pode ter até 10 cm de comprimento. Em corte transversal, as fibras musculares aparecem em forma poligonal e, no adulto, variam de 40 a 80 micrômetros de diâmetro. Arteríolas e veias de calibre médio seguem o seu trajeto no perimísio, com capilares entre as fibras musculares individuais. Em colorações pela hematoxilina e eosina, o citoplasma aparece rosa, e os núcleos, azuis (Figura 124.1 A). Cada fibra muscular individual tem vários núcleos que são encontrados abaixo da membrana, o sarcolema, na periferia da célula.

A membrana plasmática ao redor da fibra muscular é denominada sarcolema e, no seu interior, há um grande número de miofibrilas compostas de filamentos espessos (miosina) e finos (actina), que

---

Tabela 124.1 Visão geral das miopatias.

Miopatias hereditárias
Distrofias musculares
Miopatias congênitas
Miopatias metabólicas/mitocondriais
Canalopatias

Miopatias adquiridas
Miopatias inflamatórias
Miopatia com anticorpos anti-HMGCR
Miopatias endócrinas
Doença sistêmica/miopatias infecciosas
Miopatias tóxicas/induzidas por fármaco

HMGCR, 3-hidroxi-3-metilglutaril coenzima A redutase.

Seção 16 Doenças Neurológicas

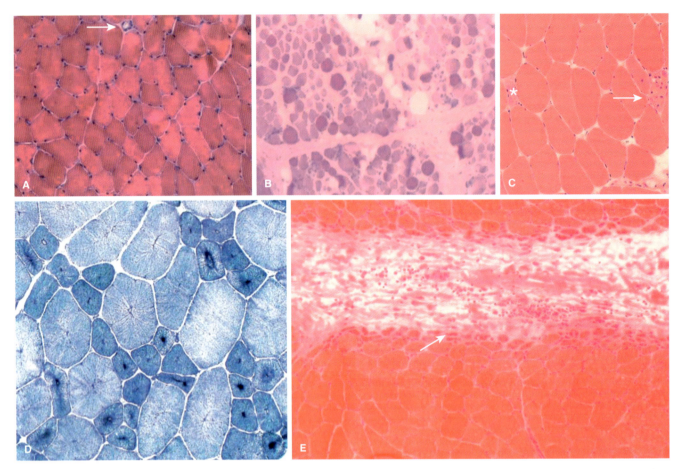

Figura 124.1 Biopsias musculares com coloração pela hematoxilina e eosina. Na avaliação da saúde do tecido muscular, o patologista avalia o tamanho, o formato e a arquitetura interna das fibras musculares, a existência de inflamação e disfunção mitocondrial e a quantidade de tecido conjuntivo. No músculo com miopatia crônica, as fibras musculares normalmente são mais variáveis em seu tamanho, são arredondadas e apresentam núcleos centrais. Pode haver aumento do tecido conjuntivo. Na miopatia ativa, podem-se observar fibras necróticas que sofrem fagocitose e fibras em regeneração. **A. Músculo normal do adulto**, aumento médio. Observe as fibras musculares poligonais dispostas em fascículos, com núcleos de coloração azul na periferia. Uma pequena arteríola é visível (*seta branca*). **B. Miopatia crônica**, distrofia muscular de Duchenne, com baixo aumento. Observe a variabilidade no tamanho das fibras, com arredondamento das fibras, aumento do tecido conjuntivo e deposição de gordura. **C. Miopatia aguda**, miopatia necrosante com anticorpos anti-HMGCR. Fibra necrótica (*seta branca*) sofrendo fagocitose e fibra em regeneração (*asterisco*) com núcleos roliços. Exemplos de achados característicos de doença na patologia muscular. **D. Miopatia centronuclear congênita**. A reação de NADH mostra numerosas fibras em projeções radiais semelhantes a raios, com núcleos centrais. A variabilidade do tamanho das fibras também é notável, identificada como atrofia moderada de fibras do tipo 1 em outras colorações. **E. Dermatomiosite** com baixo aumento. Observe a atrofia perifascicular patognomônica proeminente (*seta branca*) das fibras e infiltrados inflamatórios perivasculares.

representam até 70 a 80% do volume da célula e que, quando ativados, criam força. Sinais eletroquímicos transportam o sinal do nervo, através da junção neuromuscular, para dentro da fibra muscular ao longo do sarcolema e do sistema de túbulos T. Essa rede é revestida por canais de íons musculares, que transportam sinais eletroquímicos. As mitocôndrias e as enzimas envolvidas na glicólise e no metabolismo dos ácidos graxos fornecem energia para o músculo. Uma rede de proteínas, o complexo distrofina-glicoproteína (CDG), ancora as miofibrilas ao citoesqueleto subsarcolema e se conecta com a matriz extracelular (Figura 124.2). Muitas miopatias hereditárias são causadas por mutações nesses canais iônicos, enzimas metabólicas ou proteínas de ancoragem estruturais.

MANIFESTAÇÕES DE DOENÇA MUSCULAR

A manifestação mais comum de um paciente com doença muscular consiste em perda de função causada por fraqueza (para uma visão geral dos sintomas, ver Tabela 124.2). Outros sintomas comuns, como fadiga, intolerância ao exercício ou mialgias (dor muscular), são menos específicos do que a fraqueza muscular. As cãibras musculares são mais comumente causadas por distúrbios dos nervos, e não do músculo.

EXAME

O exame físico utiliza uma escala padrão modificada do Medical Research Council de força motora para determinar o padrão e o grau de comprometimento de vários músculos (Tabela 124.3). Entretanto, tão importantes quanto os testes de força isolada são as tarefas motoras funcionais, sobretudo em crianças. Os músculos devem ser examinados à procura de atrofia ou hipertrofia e amplitude de movimento nas articulações para evidências de contraturas tendíneas. Ocorrem 10 padrões amplos de fraqueza muscular nas miopatias (Tabela 124.4). A maioria das miopatias apresenta o padrão de comprometimento proximal dos cíngulos dos membros. Existem outros padrões altamente distintos. A fraqueza que é assimétrica e inclui a face, a parte

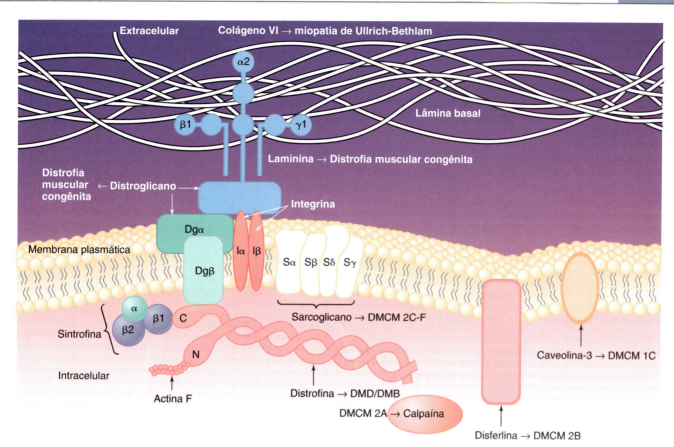

Figura 124.2 O complexo distrofina-glicoproteína. As proteínas estruturais do músculo conectam o aparelho contrátil com o citoesqueleto interno e à matriz extracelular. Mutações em proteínas da matriz extracelular para as proteínas de ancoragem, que conectam a matriz extracelular ao citoesqueleto interno, e mutações em proteínas, que fixam o citoesqueleto interno ao aparelho contrátil, estão todas envolvidas nas distrofias musculares e miopatias hereditárias.

Tabela 124.2 Avaliação para um paciente com suspeita de miopatia.

Característica	Descrição
Anamnese	
Idade de início	Congênita, infância, adulto
Aguda/subaguda ou crônica	As miopatias hereditárias são habitualmente crônicas, com início gradual, podem ocorrer miopatias adquiridas de forma mais aguda
Progressiva ou episódica	As distrofias são geralmente progressivas; estática congênita; metabólicas/canalopatias episódicas
Gatilhos	Exercício, alimentos, temperatura
Miotonia	Relaxamento retardado do músculo: por exemplo, dificuldade em soltar ao apertar as mãos, abrir maçanetas, a miotonia também pode afetar os movimentos da língua (fala) e mastigação. A miotonia melhora com a repetição (fenômeno de aquecimento) e agrava-se com temperatura fria
História familiar	Pode ser útil efetuar um heredograma para determinar o padrão de herança, que pode ser dominante ou recessivo, ou sem história familiar. Perguntas sobre familiares que necessitam de dispositivos auxiliares para andar ou cadeiras de rodas e perguntas sobre manifestações extramusculares de distrofias musculares podem ser úteis, especificamente quando as doenças podem não ter sido reconhecidas
Fraqueza no exame	
Proximal	Dificuldade em levantar objetos, subir escadas, levantar da cadeira, asa escapular, marcha anserina, sinal de Gower
Distal	Dificuldade em cerrar o punho, abotoar a roupa, abrir frascos, queda do punho, queda do pé
Facial	Dificuldade em fechar os olhos apertados, sorriso transversal, incapacidade de franzir ou de soprar, incapacidade de assobiar
Oculofaríngea	Ptose, restrição dos movimentos extraoculares, tosse após beber e dificuldade de deglutição
Respiratória	Dispneia com atividade, em decúbito dorsal, uso dos músculos acessórios

(continua)

Seção 16 Doenças Neurológicas

Tabela 124.2 Avaliação para um paciente com suspeita de miopatia. (*continuação*)

Característica	Descrição
Outras características	
Miotonia	Miotonia de ação: atraso na abertura da mão após cerrar o punho ou da abertura dos olhos após fechar firmemente as pálpebras Miotonia por percussão: com a percussão do músculo extensor dos dedos no antebraço, os músculos extensores dos dedos relaxam com atraso. O mesmo pode ser observado com percussão da eminência tenar
Cardíaca	Defeitos de condução cardíaca, cardiomiopatia
Comprometimento de múltiplos órgãos	Por exemplo, deformidades articulares, pele (exantema), sintomas GI, olhos (catarata), perda auditiva, comprometimento do SNC
Laboratório	
Creatinoquinase (CK)	Distrofias/miopatia inflamatória com aumento de $> 10\times$ normal; congênita 3 a $5\times$ o normal; metabólica $> 10\times$ o normal durante os episódios agudos
Tireoide/glândulas paratireoides	TSH elevado, T4 baixa, PTH e Ca^{2+} baixos
Anticorpos	Pacientes com miosite Anticorpos específicos contra miosite: anti-Jo-1, anticorpos antissintetase, anticorpos contra partícula de reconhecimento de sinais (SRP), anticorpos anti-Mi-2, anticorpos anti-hPMS-1, anti-MDA-5, anti-p140, anti-p155/140 Miosite por corpúsculos de inclusão: 5'-nucleotidase 1A citoplasmática (cN1A) Pacientes com fraqueza muscular proximal de etiologia desconhecida ou miopatias necrosantes: anticorpos contra a 3-hidroxi-3-metilglutaril coenzima A redutase (HMGCR)
Teste genético	Pacientes com história familiar e/ou exame físico sugestivos de miopatia hereditária. Um teste positivo pode ser confirmatório e evitar outros exames complementares
Eletrodiagnóstico	Os estudos de condução nervosa são tipicamente normais nas doenças musculares. Na eletromiografia, o músculo irritado exibe fibrilações e ondas *sharp* positivas; as unidades motoras miopáticas são breves, de baixa amplitude e polifásicas; a miotonia elétrica é uma descarga potencial repetitiva da fibra muscular com frequência crescente e decrescente e amplitude, com som característico semelhante a aceleração e desaceleração de um motor de motocicleta
Biopsia muscular	Crônica: alterações na forma das fibras musculares e composição dos tipos de fibras, núcleos centrais, aumento da quantidade de tecido conjuntivo Aguda: fibras musculares necróticas, fibras em regeneração Outros: existência de células inflamatórias, número ou morfologia das mitocôndrias ou depósitos anormais de gordura ou glicogênio

Tabela 124.3 Escala modificada para força motora do Medical Research Council.

Grau	Grau de força
5	Força normal em toda a amplitude de movimento e contra resistência
5−	Fraqueza equívoca, pouco detectável
4+	Capacidade de se mover contra gravidade e resistência, porém o examinador consegue vencer
4	Capacidade de se mover contra gravidade e alguma resistência
4−	Capacidade de resistir à gravidade, porém apenas com resistência mínima
3+	Capacidade de superar gravidade e resistência transitória, porém em seguida abandona rapidamente
3	Capacidade de superar a gravidade, porém sem resistência
3−	Capacidade de resistir à gravidade, mas não em toda a amplitude de movimento
2	Capacidade de se mover na amplitude de movimento com a gravidade eliminada
1	Contração muscular mínima
0	Sem contração

Tabela 124.4 Padrões característicos de fraqueza muscular e miopatias associadas.

Padrão	Fraqueza	Doenças
Parte proximal dos cíngulos dos membros	Simétrica, músculos da cintura pélvica e da cintura escapular. Músculos distais em menor grau. ± flexor/extensor do pescoço	Inespecíficas: distrofia muscular de Duchenne; distrofia muscular dos cíngulos dos membros; miopatias inflamatórias; miopatias com anticorpos anti-HMGCR; distrofia miotônica do tipo 2
Distal	Simétrica, parte distal dos membros superiores ou inferiores. Músculos proximais em menor grau	Inespecíficas: miopatia de Miyoshi (músculos da panturrilha); miopatia de Welander (punho e extensores dos dedos das mãos); miopatia de Nonaka e Markesbery/Udd (tibial anterior); excluir a possibilidade de neuropatia
Parte proximal do braço/parte distal do membro inferior	Distribuição escapulofibular: músculos periescapulares (parte proximal do braço) e compartimento anterior da parte distal do membro inferior (tibial anterior). Asa escapular. Pode ser assimétrica	Quando a face é envolvida é altamente sugestiva de distrofia muscular facioescapuloumeral; com contraturas do cotovelo, distrofia de Emory-Dreifuss; distrofias escapulofibulares; certas distrofias dos cíngulos dos membros; miopatias congênitas
Parte distal do braço/parte proximal do membro inferior	Músculos distais do antebraço (flexores distais dos dedos) e parte proximal da perna (quadríceps). Outros músculos variáveis. Frequentemente assimétrica	Altamente sugestiva de miosite por corpúsculos de inclusão esporádica; considerar também a distrofia miotônica do tipo 1 com fraqueza da parte distal do membro inferior, flexão do pescoço, respiratória e facial
Ptose ± oftalmoparesia	Restrição dos movimentos oculares, frequentemente sem diplopia. Frequentemente com fraqueza faríngea e fraqueza variável dos membros	Fraqueza ocular e faríngea altamente sugestiva de distrofia muscular oculofaríngea; miopatias mitocondriais
Fraqueza dos extensores do pescoço	Extensores do pescoço, "síndrome da cabeça caída". Fraqueza variável do músculo flexor do pescoço. ± Fraqueza dos membros	Miopatias inflamatórias, isoladamente considerar a miopatia isolada dos extensores do pescoço; descartar a possibilidade de esclerose lateral amiotrófica e miastenia *gravis*
Fraqueza bulbar	Fraqueza da língua e da faringe	Determinadas miopatias (p. ex., distrofia muscular oculofaríngea); sobreposição significativa com doença da junção neuromuscular e do neurônio motor
Dor episódica, fraqueza e mioglobinúria	Pode ser desencadeada por exercício ou estresse metabólico	Miopatias metabólicas; pode ocorrer também no descondicionamento
Fraqueza episódica tardia ou não relacionada ao exercício	Pode ser desencadeada por alimentação, estresse, repouso após exercício	Característica de paralisias periódicas
Rigidez e diminuição da capacidade de relaxar	Pode ser episódica, desencadeada pelo frio	Característica de distúrbios miotônicos

Adaptada de Jackson CE, Barohn RJ: A pattern recognition approach to myopathy, Continuum (Minneap Minn) 19(6 Muscle Diseases): 1674-1697, 2013.

proximal dos braços e ombros e a parte distal dos membros inferiores é característica da distrofia muscular facioescapuloumeral. A fraqueza que começa nos músculos flexores distais dos dedos das mãos (os pacientes não conseguem dobrar os dedos ao cerrar o punho) e na parte proximal dos membros inferiores (o músculo quadríceps femoral) é praticamente patognomônica da miosite por corpúsculos de inclusão esporádica. Um paciente na meia-idade que apresenta ptose e dificuldade de deglutição é altamente característico de distrofia muscular oculofaríngea.

EXAMES COMPLEMENTARES

A investigação de um paciente com suspeita de miopatia é um processo em etapas, apresentado na Tabela 124.2. Um exame laboratorial inicial útil é o nível sérico de creatinoquinase (CK), que está comumente elevado nas miopatias adquiridas e, com frequência, nas miopatias hereditárias. Apesar do valor óbvio de localização das enzimas musculares elevadas, é importante lembrar que nem todas as elevações do nível sérico de CK são devidas à miopatia, e a obtenção de um valor normal de CK não exclui a possibilidade de miopatia (Tabela 124.5). Além disso, os níveis de CK podem variar, dependendo da atividade física, do gênero e da raça.

O teste eletrodiagnóstico pode ajudar a distinguir entre causas neurogênicas e miopáticas de fraqueza (Tabela 124.2). O teste genético é o teste inicial quando há suspeita de doença hereditária específica.

Tabela 124.5 Causas de elevação do nível sérico de creatinoquinase.

Miopatias
Distrofias musculares/estado de portador de Duchenne
Miopatias congênitas
Miopatias metabólicas
Miopatias inflamatórias

Canalopatias
Doença do neurônio motor (ELA, AME)
Neuropatias (SGB, PDIC)
Doença viral

Medicamentos
Estatinas
Derivados do ácido fíbrico
Cloroquina
Colchicina

Anormalidades endócrinas (tireoide/paratireoides)
Cirurgia
Traumatismo
Exercício extenuante
Aumento da massa muscular
Idiopática – variabilidade étnica

AME, atrofia muscular espinal; *ELA*, esclerose lateral amiotrófica; *PDIC*, polineuropatia desmielinizante inflamatória crônica; *SGB*, síndrome de Guillain-Barré.

As biopsias musculares podem ser importantes em pacientes cuja história familiar e exame físico não sugerem um diagnóstico de miopatia específica e podem ajudar a resolver variantes de significado incerto no teste genético. As alterações morfológicas características (Figura 124.1) constituem marcas fundamentais das miopatias congênitas (p. ex., miopatia centronuclear na Figura 124.1 D), miopatias inflamatórias (dermatomiosite na Figura 124.1 E) e miopatias metabólicas (distúrbios de armazenamento do glicogênio), porém a maioria das miopatias resulta em alterações musculares inespecíficas, que confirma a localização (músculo), mas não a causa.

MIOPATIAS HEREDITÁRIAS

Distrofias musculares

As distrofias musculares são miopatias hereditárias, caracterizadas por fraqueza progressiva. Tipicamente as distrofias musculares são divididas em distrofinopatias, distrofias miotônicas, distrofia muscular facioescapuloumeral, distrofia muscular de Emery-Dreifuss e distrofia muscular de cinturas (Tabelas 124.6, 124.7 e e-Tabela 124.1). As distrofias musculares dos cíngulos dos membros (DMCM) constituem um grupo diverso de doenças que resultam em mutações de mais de

Tabela 124.6 Distrofias musculares prevalentes.

Doença	Herança	Mutações	Idade de início	Fenótipos	Tratamento
Distrofinopatias	Recessiva ligada ao X	Xp21; cerca de 75% de deleção ou duplicação	Diagnóstico de distrofia de Duchenne aos 4 anos; distrofia de Becker variável	Padrão de acometimento dos cíngulos dos membros. Distrofia de Duchenne: progressiva grave e com limitação da vida. Distrofia de Becker: progressiva, porém não tão grave, mais variável. Pseudo-hipertrofia da panturrilha; miocardiopatia isolada	Distrofia de Duchenne: prednisona (ou deflazacorte), eteplirsena, golodirsena e vitolarsena; vigilância de distúrbios respiratórios, cardíacos e ortopédicos
Distrofia miotônica do tipo 1	Autossômica dominante	19q13; expansão de CTG > 50 repetições	Qualquer idade com acentuada variabilidade; congênita ao nascimento	Variabilidade clínica acentuada, porém tipicamente com fraqueza e desgaste muscular que afetam os músculos da face, flexores do pescoço, respiratórios e distais (flexão dos dedos das mãos, dorsiflexão do tornozelo); miotonia; atrofia temporal, calvície frontal; manifestações de doença multissistêmica (p. ex., com déficits cognitivos, hipersonolência, cataratas); déficits de condução cardíaca	Mexiletina para miotonia sintomática; vigilância anual para comprometimento ocular e respiratório e déficits de condução cardíaca
Distrofia miotônica do tipo 2	Autossômica dominante	3q13; expansão de CCTG > 75 repetições	Quarta década de vida e mais velhos	Padrão de cinturas dos membros; mialgia; miotonia; comprometimento multissistêmico (p. ex., cataratas, déficits de condução cardíaca); diabetes melito	Mexiletina para miotonia sintomática; vigilância para comprometimento ocular, cardíaco e respiratório
Distrofia muscular facioescapulo-umeral	Autossômica dominante	95%: 4q35 (FSHD1), 5% de mutação digênica afetando a metilação (FSHD2)	Qualquer idade	Padrão escapuloperoneal com comprometimento facial; pode exibir assimetria acentuada; comprometimento axial significativo	Rastreamento para manifestação extramuscular
Distrofia muscular de Emery-Dreifuss	Recessiva ligada ao X; autossômica dominante ou recessiva	Cerca de 70% mutação Emery ou FHL1 Xq28; lamina A/C 1q21, ambas as mutações dominante e recessiva relatadas	Contraturas articulares na infância; fraqueza progressiva da terceira a quarta décadas de vida	Padrão escapuloperoneal; contraturas articulares precoces, particularmente nos cotovelos, comprometimento cardíaco acentuado	Vigilância anual para comprometimento cardíaco e respiratório; avaliação ortopédica para contraturas sintomáticas
Distrofia muscular oculofaríngea	Autossômica dominante e recessiva	Repetições de GCG PABPN1 14q11 > 11 repetições	Quinta década de vida (faixa da terceira a sétima décadas)	Ptose, disfagia; fraqueza de padrão de cinturas dos membros	Estudos da deglutição; blefaroplastia para ptose, miotomia cricofaríngea para grave dificuldade de deglutição

Capítulo 124 Doenças Musculares **1203**

Tabela 124.7 Distrofias musculares congênitas.

Nome/também conhecida como	Gene	Herança	Fenótipo	Comprometimento do SNC
Deficiente em merosina	6q22; laminina alfa-2	Autossômica recessiva	Hipotonia; contraturas; escoliose ou coluna rígida; comprometimento respiratório; oftalmoplegia externa	Alterações difusas da substância branca na RM; crises epilépticas em 20 a 30%
Miopatia de Bethlem/distrofia muscular de Ullrich	21q22; 2q37; COL6 (distúrbios do espectro do colágeno 6)	Autossômica dominante ou recessiva	Hipotonia; contraturas; frouxidão articular distal; queloide, comprometimento respiratório	
Distroglicanopatia	9q34 (POMT1); 14q24 (POMT2); 9q31 (fucutina); 19q13 (FKRP); 22q12 (LARGE); 1q32 (POMGnT1); 7p21 (ISPD)	Autossômica recessiva	Espectro de distúrbios, porém com comprometimento intelectual, ocular e cerebral característico; morte motora precoce, até adquirir deambulação	Síndrome de Walker-Warburg: comprometimento ocular grave, lissencefalia em pedras de calçamento, hipoplasia do cerebelo e tronco encefálico. Síndrome músculo-olho-cérebro: comprometimento ocular comum, paquigiria/polimicrogiria, hipoplasia do cerebelo e tronco encefálico. Fukuyama: comprometimento ocular leve, alterações leves do córtex, hipoplasia do cerebelo, porém com tronco encefálico normal
Miopatia relacionada à SEPN1	1q36 (SEPN1)	Autossômica recessiva	Fraqueza cervicoaxial, síndrome da coluna rígida, hipoventilação noturna precoce, perda da massa muscular medial da coxa	
Relacionada à LMNA	1q22 (lamina A/C)	Autossômica dominante e recessiva	Fraqueza cervicoaxial, cabeça caída, síndrome da coluna rígida, comprometimento respiratório e cardíaco	

LMNA, lamina A/C; *RM*, ressonância magnética; *SNC*, sistema nervoso central; *SPEN1*, selenoproteína N, 1.

20 genes. As DMCM são herdadas de forma autossômica dominante ou recessiva e manifestam-se desde a infância após a criança alcançar a marcha independente até posteriormente na vida, com nível elevado de CK e fraqueza muscular proximal (e-Tabela 124.1). Outro grupo de pacientes que apresentam alterações distróficas no músculo desde o nascimento, frequentemente com alterações concomitantes no cérebro na ressonância magnética (RM), incluem as distrofias musculares congênitas (Tabela 124.7). A diferenciação tradicional entre distrofias e outras miopatias hereditárias está se tornando indistinta graças aos avanços na compreensão genética, visto que as mutações para diferentes doenças frequentemente são alélicas.

Distrofinopatias
Definição e epidemiologia

As distrofinopatias são doenças recessivas ligadas ao X, que resultam em mutações do grande gene da distrofina localizado em Xp21. A incidência da distrofia muscular de Duchenne é de 1 em 5.300 nascidos vivos do sexo masculino; um terço dos casos resulta de uma nova mutação. A distrofia muscular de Becker é uma forma mais leve de distrofinopatia e é menos comum do que a forma de Duchenne, com incidência de 5 por 100 mil.

Genética e patologia

A maioria dos pacientes apresenta deleções ou duplicações no gene da distrofina. Nos demais pacientes, as mutações podem consistir em pequenas inserções ou deleções, mutações pontuais ou variantes de sítios de *splicing*. A distrofina é uma grande proteína do citoesqueleto subsarcolemal que, juntamente com outros componentes do complexo distrofina-glicoproteína, fornece sustentação para a membrana do músculo durante a contração. As mutações na distrofina podem resultar em um espectro de disfunção da distrofina, desde uma proteína extremamente truncada, que sofre rápida degradação, como na distrofia muscular de Duchenne, até uma proteína semifuncional ainda expressa, como na forma mais leve, a distrofia muscular de Becker, ou na disfunção leve, como em mulheres portadoras. Em geral, não há necessidade de biopsias musculares para estabelecer o diagnóstico (exemplo mostrado na Figura 124.1 B).

Apresentação clínica

A distrofia muscular de Duchenne já se manifesta com a idade de 2 a 3 anos, com atraso dos marcos motores e dificuldade em correr. Os pacientes podem apresentar pseudo-hipertrofia acentuada dos músculos da panturrilha. Quando são solicitados a se levantar do chão, os meninos utilizam a manobra de Gower (apoiam nas mãos para se levantar). A idade média por ocasião do diagnóstico é de cerca de 4 anos. Os músculos proximais são os mais gravemente afetados e o curso é inexoravelmente progressivo. Os pacientes começam a ter episódios frequentes de queda aos 5 a 6 anos, têm dificuldade em subir escadas aos 8 anos e geralmente estão confinados à cadeira de rodas no início da adolescência. Os pacientes têm expectativa de vida reduzida, devido à fraqueza dos músculos cardíaco (miocardiopatia dilatada) e respiratório. O QI médio de meninos com

Seção 16 Doenças Neurológicas

distrofia muscular de Duchenne é baixo, refletindo o comprometimento do sistema nervoso central.

Diagnóstico e diagnóstico diferencial

O diagnóstico baseia-se na anamnese, no exame físico, no nível sérico de CK e é confirmado por testes genéticos. Outras considerações diferenciais incluem miopatias congênitas, distrofias musculares e distrofias musculares de cinturas dos membros.

Tratamento

O cuidado de crianças com distrofia muscular de Duchenne envolve uma equipe multiprofissional, juntamente com pneumologistas, ortopedistas e cardiologistas, com monitoramento da função cardíaca e da função respiratória, bem como escoliose. A prednisona e o deflazacorte (um derivado sintético da prednisolona) melhoram a força muscular, a função motora, a função pulmonar e prolongam a capacidade de andar e a sobrevivência de crianças com distrofia muscular de Duchenne.

Cerca de 15% dos pacientes com distrofia muscular de Duchenne apresentam uma mutação no éxon 51. A eteplirsena[1] é um fármaco que se liga ao éxon 51 e induz "omissão do éxon", resultando na produção de uma proteína distrofina truncada, porém potencialmente funcional. O medicamento foi aprovado nos EUA pela FDA em 2016, e ensaios clínicos atuais estão sendo realizados para demonstrar benefício clínico. Posteriormente, duas terapias foram aprovadas para pacientes com variantes patogênicas no éxon 53 (cerca de 8% dos pacientes com distrofia muscular de Duchenne). Esses fármacos, golodirsena e vitolarsena, têm como alvo o RNA e resultam em omissão do éxon 53. O ataluren está aprovado, em outros países que não os EUA, para crianças com mutação sem sentido (*nonsense*). O medicamento possibilita a leitura de mutações de parada prematura, com o objetivo de produzir uma proteína distrofina mais funcional, porém com resultados mistos nas medidas de resultado funcional. Esforços e estudos contínuos concentram-se em estratégias para fazer a célula produzir alguma forma de distrofina, tendo como alvo o RNA ou utilizando a terapia gênica direcionada para o DNA. Embora essas terapias provavelmente mudem a trajetória da DMD e as práticas de cuidados, novos desafios surgirão, como custos, acesso (devido à variabilidade genética da DMD, as terapias serão direcionadas para um subgrupo de pacientes), duração do efeito e preocupações de segurança a longo prazo.

Não há diretrizes para o tratamento da distrofia muscular de Becker, e a apresentação clínica é extremamente variável, porém justifica-se o monitoramento de comprometimento cardíaco e respiratório. Algumas portadoras de mutações da distrofina se tornam sintomáticas posteriormente na vida e podem apresentar miocardiopatia grave.

Prognóstico

Os pacientes com distrofia muscular de Duchenne morrem de complicações respiratórias na terceira década de vida, a não ser que recebam suporte respiratório. As terapias-alvo emergentes provavelmente mudarão essa trajetória. Podem ocorrer insuficiência cardíaca congestiva e arritmias, posteriormente, na doença.

Distrofia miotônica

Definição e epidemiologia

As distrofias miotônicas são as distrofias musculares mais comuns em adultos de ascendência europeia, com herança autossômica dominante.

Existem dois tipos de distrofia miotônica, o tipo 1 (DM1) e tipo 2 (DM2). A frequência da DM1 na Europa é estimada em 1 em 8 mil. Enquanto a DM1 e a DM2 são igualmente frequentes na Europa, a DM2 parece ser menos comum nos EUA.

Genética e patologia

A DM1 é causada por uma expansão da repetição de CTG no gene *DMPK* enquanto a DM2 é causada por uma expansão da repetição CCTG no gene *CNBP*. Ambas as doenças compartilham o mesmo mecanismo de toxicidade do RNA. As repetições CUG/CCUG expandidas acumulam-se em focos nucleares e sequestram proteínas importantes que, tipicamente, regulam o *splicing* do RNA. A perda de função dessas proteínas resulta em *splicing* errôneo de vários RNAs de múltiplos genes, resultando em amplas alterações do transcriptoma e em doença multissistêmica. Na DM1, parte da variabilidade, mas nem toda, na idade de início dos sintomas é explicada pelo comprimento da repetição, estando o início mais precoce normalmente associado a maior gravidade da doença e maior comprimento da repetição. A repetição CTG é instável e aumenta no tecido somático durante a vida do indivíduo (instabilidade somática) e tende a aumentar de geração para geração (antecipação). O teste genético confirma o diagnóstico, e não há necessidade de biopsias musculares, porém os achados característicos incluem aglomerados picnóticos (resultado de atrofia grave das fibras), fibras em anel e predominância das fibras do tipo 1.

Apresentação clínica

A DM1 é uma das doenças monogenéticas mais variáveis, que pode se manifestar em qualquer idade. O amplo espectro da doença abrange desde lactentes com hipotonia, fraqueza respiratória e pé torto ao nascimento (distrofia miotônica congênita) até doença de início tardio, na velhice, com sinais e sintomas mínimos. As manifestações típicas consistem em fraqueza facial com atrofia do músculo temporal, calvície frontal, ptose e fraqueza dos músculos flexores do pescoço. A fala pode ser disártrica com fraqueza bulbar, resultando em disfagia. Pode haver fraqueza dos músculos inspiratórios (dificuldade em permanecer em decúbito dorsal a 0°) e expiratórios (tosse fraca). Em geral, a fraqueza dos membros começa distalmente e evolui lentamente até comprometer os músculos próximos do cíngulo dos membros superiores. Juntamente com a miotonia (Tabela 124.2), esse fenótipo é quase patognomônico de DM1. A DM2 é considerada mais leve, visto que a idade de início é, tipicamente, no fim da quarta década de vida e não existe uma forma congênita ou infantil da doença. O padrão de fraqueza que afeta predominantemente os músculos proximais e com menos comprometimento facial é diferente daquele da DM1. Dor é comumente descrita por pacientes com DM2. Ambos os distúrbios afetam vários sistemas orgânicos, como cataratas precoces (< 55 anos), anormalidades de condução cardíaca e comprometimento do músculo liso com sintomas que mimetizam a síndrome do intestino irritável. *DMPK* é expresso no cérebro, e pacientes com DM1 podem apresentar déficits cognitivos, como disfunção visuoespacial e executiva, apatia e hipersonolência, que pode constituir um dos sintomas mais incômodos em alguns indivíduos. Acredita-se que o comprometimento do sistema nervoso central seja menos grave na DM2.

Diagnóstico e diagnóstico diferencial

O diagnóstico baseia-se no exame clínico, na demonstração clínica e eletromiográfica de miotonia e é confirmado por teste genético. O fenótipo clássico e a apresentação multissistêmica normalmente distinguem a distrofia miotônica de outras distrofias musculares de início no adulto e distúrbios miotônicos não distróficos.

---

[1]N.R.T.: No Brasil, ver Monitoramento do horizonte tecnológico, Medicamentos para tratamento da distrofia muscular de Duchenne, 2022, em https://www.gov.br/conitec/pt-br/midias/radar/2022/informemht_distrofia-muscularduchene.pdf.

Tratamento

Recomenda-se vigilância anual de comprometimento cardíaco por meio de eletrocardiograma (ECG) e respiratório (provas de função pulmonar). Um estudo do sono pode identificar a apneia do sono. Recomenda-se ventilação não invasiva para a fraqueza respiratória e a apneia do sono. Com o avanço do bloqueio atrioventricular (BAV), pode ser necessária a colocação de marca-passo. A mexiletina, um medicamento antiarrítmico do tipo IB, trata efetivamente a miotonia, porém está contraindicada para pacientes com arritmia grave. Atualmente não existe nenhum tratamento para interromper a progressão da doença, porém muitas terapias dirigidas para o RNA tóxico ou a liberação das proteínas sequestradas estão em fase de investigação.

Prognóstico

Os pacientes com DM1 apresentam redução da expectativa de vida, devido ao comprometimento respiratório e cardíaco que, em média, parece ser menos grave na DM2.

Distrofia muscular facioescapuloumeral

Definição e epidemiologia

A distrofia muscular facioescapuloumeral (DFEU) é a segunda distrofia muscular mais comum do adulto, com prevalência estimada em 1:15.000.

Genética e patologia

A DFEU é causada pela expressão do *DUX4*, um gene que normalmente é silenciado, porém é tóxico para o músculo quando expresso. O gene *DUX4* é expresso quando o segmento no cromossomo 4q35, que carreia o gene, é hipometilado. Na maioria dos pacientes, a hipometilação se deve à deleção/contração do segmento no 4q35 (DFEU1); todavia, em cerca de 5% dos pacientes, é causada por uma mutação em um gene diferente que regula a metilação (DFEU2). As duas formas são clinicamente indistinguíveis. A DFEU1 tem padrão de herança autossômica dominante, enquanto a DFEU2 é uma doença digênica (exige mutações em dois genes) e são observadas ocorrências esporádicas em ambas. Em geral, não há necessidade de biopsia muscular para o diagnóstico; entretanto, em até 30% das biopsias, são identificadas alterações miopáticas inespecíficas e infiltrados inflamatórios.

Apresentação clínica

Embora a DFEU possa afetar indivíduos de todas as idades, na maioria dos pacientes, a distrofia manifesta-se no fim da adolescência ou início da terceira década de vida com fraqueza em um padrão característico, frequentemente com acentuada assimetria de um lado para outro: em primeiro lugar, tipicamente na face, nos ombros e nos braços e, posteriormente, envolvendo o tronco e a parte distal dos membros inferiores. Os pacientes não conseguem fechar os olhos, têm um sorriso transverso, escápula alada, perda da massa muscular proximal, frequentemente com preservação dos músculos do antebraço e sinal de Beevor positivo (movimento do umbigo para cima ou para baixo quando o indivíduo é solicitado a contrair os músculos do abdome). As manifestações extramusculares da DFEU são raras: alterações vasculares da retina, que ocasionalmente resultam em vasculopatia retiniana sintomática, denominada síndrome de Coats, perda da audição de alta frequência e arritmias atriais.

Diagnóstico e diagnóstico diferencial

O diagnóstico baseia-se no exame clínico e na história familiar e é confirmado por testes genéticos. O diagnóstico diferencial deve incluir outras miopatias, como miosite de corpúsculos de inclusão, distrofias musculares de cinturas dos membros e deficiência de maltase ácida.

Tratamento

Atualmente, não se dispõe de fármacos modificadores da doença; entretanto, várias abordagens terapêuticas estão sendo estudadas com a meta unificadora de suprimir o *DUX4*. Um fármaco está sendo testado atualmente em um ensaio clínico multicêntrico. Enquanto isso, o tratamento é de suporte, com uso de órtese de tornozelo e dispositivos auxiliares. Em pacientes selecionados, a fixação cirúrgica para estabilização escapular consegue melhorar a função. Indica-se o monitoramento para doença da retina, perda auditiva e função respiratória.

Prognóstico

A DFEU não limita a vida; entretanto, cerca de 20% dos pacientes com mais de 50 anos necessitam de cadeira de rodas.

MIOPATIAS CONGÊNITAS

As miopatias congênitas são definidas pela sua aparência na biopsia (e-Tabela 124.2 e Figura 124.1 C) e apresentam numerosas mutações genéticas associadas. Em geral, manifestam-se por ocasião do nascimento com hipotonia e atraso subsequente do desenvolvimento motor. Se a criança sobrevive ao período perinatal, as miopatias congênitas são, em sua maioria, relativamente não progressivas e podem não ser diagnosticadas até a segunda ou terceira décadas de vida. Os achados clínicos comuns nas miopatias congênitas consistem em redução do volume muscular, biotipo magro, face longa e estreita, anormalidades esqueléticas (palato em ogiva, tórax escavado, cifoescoliose, luxação do quadril e pé cavo) e ausência ou redução dos reflexos de estiramento muscular.

MIOPATIAS METABÓLICAS

As miopatias metabólicas são doenças musculares que resultam de mutações em enzimas responsáveis pela produção de energia, incluindo metabolismo do glicogênio, lipídios e mitocondrial (e-Tabela 124.3). Classicamente, esses distúrbios manifestam-se em crianças de mais idade ou em adultos com episódios de intolerância ao exercício, câibras musculares, mialgia e rabdomiólise recorrente associada à mioglobinúria. Os recém-nascidos e lactentes podem apresentar distúrbios multissistêmicos graves, que frequentemente são fatais.

Distúrbios do metabolismo da glicose e do glicogênio

Definição e epidemiologia

A glicose e o seu armazenamento no glicogênio são essenciais para as necessidades de energia predominantemente anaeróbica a curto prazo, do músculo (e-Tabela 124.3). Os distúrbios do metabolismo da glicose e do glicogênio (denominado glicogênese) apresentam duas síndromes distintas: (1) sintomas estáticos de fraqueza fixa sem intolerância ao exercício ou mioglobinúria, e (2) sintomas dinâmicos de intolerância ao exercício, dor, câibras e mioglobinúria. A deficiência de maltase ácida (doença de Pompe) é um exemplo da primeira síndrome e pode ser tratada por reposição enzimática, que se estende durante a vida na variante infantil. A doença de McArdle é um exemplo da segunda síndrome. A incidência varia de acordo com a região e o grupo étnico. Por exemplo, a deficiência de maltase ácida tem incidência que chega a 1:14.000 em afro-americanos. A prevalência da doença de McArdle é de aproximadamente 1:100.000.

Genética e patologia

Todas são causadas por mutações em enzimas responsáveis pelo metabolismo da glicose ou do glicogênio. Em geral, as biopsias musculares mostram acúmulo subsarcolemal de glicogênio.

Apresentação clínica

Tipicamente, a doença da maltase ácida tem uma forma infantil grave, com comprometimento respiratório e cardíaco, e uma miopatia do adulto lentamente progressiva, que pode apresentar fraqueza dos músculos respiratórios como manifestação inicial. A doença de McArdle manifesta-se com episódios graves de cãibras musculares e contraturas associadas ao exercício e miopatia fixa, posteriormente, na vida. Muitos pacientes observam um fenômeno de "segundo fôlego", o que significa que, após um breve período de repouso, os pacientes conseguem retomar a atividade física com maior tolerância.

Diagnóstico e diagnóstico diferencial

O diagnóstico é estabelecido pelo aspecto característico na biopsia muscular, com exame subsequente da atividade enzimática ou investigação de mutações genéticas específicas. O diagnóstico diferencial deve incluir outros distúrbios de armazenamento do glicogênio, distúrbios do metabolismo dos lipídios ou distúrbios mitocondriais.

Tratamento

O único distúrbio de armazenamento do glicogênio com terapia aprovada pela FDA é a reposição enzimática para a deficiência de maltase ácida infantil ou de início no adulto. Espera-se que terapias direcionadas para o mecanismo genético da deficiência de maltase ácida sejam submetidas a ensaios clínicos em um futuro próximo.

Prognóstico

O espectro é amplo, desde doenças infantis graves e fatais até sintomas mais leves em adultos.

DISTÚRBIOS DO METABOLISMO DOS ÁCIDOS GRAXOS

Os distúrbios do metabolismo dos lipídios diferem dos distúrbios da glicose e do glicogênio no fato de que a alteração metabólica está na degradação enzimática dos ácidos graxos (e-Tabela 124.3). Muitos desses distúrbios manifestam-se na infância com episódios de encefalopatia precipitada por jejum com hipoglicemia hipocetótica. Os perfis dos ácidos graxos séricos frequentemente mostram redução da carnitina e aumento da fração das cadeias mais longas, dependendo da localização da mutação no metabolismo dos ácidos graxos de cadeia muito longa, cadeia longa ou cadeia média. Tipicamente, os adultos exibem intolerância aos esforços físicos e mioglobinúria, e podem desenvolver miopatia leve que acomete os cíngulos dos membros superiores e inferiores. O distúrbio mais prevalente do metabolismo de ácidos graxos é a deficiência de carnitina palmitoiltransferase II (CPT II). Essa doença abrange desde uma forma neonatal letal até uma forma adulta com dor muscular e mioglobinúria recorrente, frequentemente precipitada por exercício, doença febril ou jejum. Em geral, o diagnóstico é estabelecido pela detecção de atividade da CPT II no músculo esquelético, confirmada por testes genéticos.

MIOPATIAS MITOCONDRIAIS

Definição e epidemiologia

As miopatias mitocondriais podem se manifestar em qualquer idade, com graus variáveis de gravidade ou fraqueza, afetam vários sistemas orgânicos e têm qualquer padrão de herança (e-Tabela 124.3). As mutações afetam enzimas necessárias para a função normal das mitocôndrias e podem ser mitocondriais ou nucleares. Acredita-se que a prevalência global dos distúrbios mitocondriais seja de aproximadamente 1:8.500; entretanto, a prevalência das síndromes mitocondriais individuais é muito menor e varia de apenas alguns casos até 1 a 6 por 100 mil.

Genética e patologia

Podem ocorrer mutações tanto no DNA mitocondrial (neste caso, a herança é materna) quanto no DNA nuclear (autossômica dominante, recessiva ou ligada ao X). Os distúrbios mitocondriais provocam defeitos bioquímicos proximais à cadeia respiratória (envolvendo o transporte e uso de substratos) ou dentro da cadeia respiratória. Na biopsia muscular, as fibras musculares contêm mitocôndrias anormais. Do ponto de vista histopatológico, essas fibras são "vermelhas e anfractuosas" na coloração da biopsia (tricromo) e não reagem à citocromo C oxidase.

Apresentação clínica

Apesar de sua diversidade, determinados padrões são característicos dos distúrbios mitocondriais, incluindo miopatia e mialgias lentamente progressivas, que se agravam com esforço ou doença, e ptose e/ou oftalmoplegia. A e-Tabela 124.3 fornece uma lista das síndromes mitocondriais clínicas comuns.

Diagnóstico e diagnóstico diferencial

O diagnóstico baseia-se na anamnese com reconhecimento do comprometimento multissistêmico, níveis séricos de lactato, que podem estar elevados em repouso e achados característicos na biopsia muscular. O diagnóstico é confirmado por teste genético mitocondrial ou nuclear.

Tratamento

O tratamento é, em grande parte, de suporte e inclui a identificação de outros comprometimentos multissistêmicos como diabetes melito, comprometimento cardíaco e oftalmológico e perda auditiva. Muitos agentes foram tentados para tratamento das doenças mitocondriais, incluindo coenzima Q10, creatina e carnitina. O exercício aeróbico pode reduzir a fadiga e melhorar a função muscular, embora não haja ensaios clínicos de grande porte sobre a eficácia desses suplementos ou da prática de exercícios físicos.

Prognóstico

A gravidade e o prognóstico dependem, em parte, da carga de DNA mitocondrial anormal, bem como do grau de comprometimento multissistêmico. Algumas síndromes clínicas com prognóstico mais previsível já foram descritas (e-Tabela 124.3).

CANALOPATIAS MUSCULARES

As canalopatias musculares constituem um espectro de distúrbios devido a mutações nos canais iônicos musculares, comumente divididas em miotonias não distróficas e paralisias periódicas. A maioria é herdada como caráter autossômico dominante, com sintomas episódicos, frequentemente desencadeados pela temperatura ou por determinados alimentos.

Miotonias não distróficas

Definição e epidemiologia

As miotonias não distróficas são causadas pela disfunção dos canais de sódio ou de cloreto, resultando em hiperexcitabilidade muscular e miotonia. A prevalência mundial das miotonias não distróficas é de 1:100.000.

Genética

As miotonias não distróficas são causadas por mutações nos genes dos canais de cloreto (*CLCN1*) ou de sódio (*SCN4A*) dos músculos, causando alterações de despolarização e hiperpolarização da membrana das fibras musculares.

Apresentação clínica

Como o próprio nome indica, os pacientes apresentam miotonia (Tabela 124.2). As mutações dos canais de cloreto apresentam um início característico de miotonia com repetição. Tipicamente, as miotonias dos canais de sódio têm mais miotonia de fechamento dos olhos e podem exibir agravamento paradoxal da miotonia com a atividade (paramiotonia). Em geral, os sintomas começam na primeira década de vida e os pacientes podem ter uma constituição muscular característica.

Diagnóstico e diagnóstico diferencial

O diagnóstico baseia-se na história familiar, no exame clínico e no teste eletrodiagnóstico. É confirmado por teste genético. O diagnóstico diferencial inclui a distrofia miotônica e as causas secundárias de miotonia (outras miopatias e fármacos associados à miotonia – por exemplo, estatinas, derivados do ácido fíbrico e colchicina).

Tratamento

O tratamento das miotonias não distróficas consiste em bloqueio dos canais de sódio não específico da mutação: a mexiletina, um antiarrítmico de classe IB, constitui a terapia de primeira linha, porém pode-se considerar o uso de ranolazina, fenitoína, procainamida e flecainida. Algumas miotonias de canais de sódio respondem ao inibidor da anidrase carbônica, a acetazolamida.

Paralisias periódicas

Definição e epidemiologia

As paralisias periódicas são distúrbios que apresentam fraqueza episódica, que é frequentemente desencadeada pelo exercício ou pela alimentação. A prevalência geral das paralisas periódicas primárias varia entre as condições, de 1:100.000 a 1:1.000.000.

Genética e patologia

A paralisia periódica é causada por mutações nos genes dos canais de cálcio (*CACN1AS*), de sódio (*SCN4A*) e de potássio (*KCNJ2*), que resultam em sarcolema despolarizado, porém inexcitável e episódios de paralisia. A paralisia periódica hiperpotassêmica deve-se a mutações dos canais de sódio que promovem influxo persistente de sódio, causando tanto miotonia quanto paralisia. A paralisia periódica hipopotassêmica pode ser causada por mutações dos canais de cálcio, sódio e potássio e deve-se a uma corrente anormal do poro da comporta que, em condições de baixo nível de potássio, produz uma corrente despolarizante maior do que as correntes de potássio hiperpolarizantes. A síndrome de Andersen-Tawil deve-se a perda de função no retificador interno de potássio.

Apresentação clínica

Todas têm em comum episódios de fraqueza que se manifestam pela primeira vez na infância ou início da vida adulta, frequentemente provocados pelo repouso após exercício ou pela manhã e associados a alterações no potássio extracelular. A paralisia periódica hiperpotassêmica está associada a níveis elevados ou normais de potássio extracelular, desencadeados por alimentos ricos em potássio. Na paralisia periódica hipopotassêmica, os episódios estão associados a nível extracelular baixo de potássio e são desencadeados por carboidratos, estresse, álcool etílico ou repouso após o exercício. A síndrome de Andersen-Tawil caracteriza-se pela tríade de episódios de paralisia flácida, características dismórficas (olhos amplamente separados, mandíbula estreita, baixa implantação das orelhas, curvatura do quinto dedo da mão e origem comum para o segundo e o terceiro dedos dos pés) e taquiarritmias ventriculares polimórficas.

Diagnóstico e diagnóstico diferencial

O diagnóstico baseia-se na história familiar e na anamnese, é sustentado pelo teste eletrodiagnóstico e confirmado por teste genético.

Tratamento

Em todos os tipos de paralisia periódica, a prática de exercícios leves no início da fraqueza pode abortar os episódios de paralisia. O tratamento para os episódios agudos consiste em suplementação de carboidratos (paralisia periódica hiperpotassêmica) ou de potássio (paralisia periódica hipopotassêmica). O tratamento profilático para todas as paralisias periódicas consiste em inibidores da anidrase carbônica.

MIOPATIAS ADQUIRIDAS

Ao contrário das miopatias hereditárias, as miopatias adquiridas são tipicamente secundárias a outro processo: tóxico, autoimune, inflamatório ou infeccioso. As alterações histopatológicas podem ser distintas e não são causadas por mutações em proteínas relacionadas com o músculo. Clinicamente, o aparecimento de sintomas é agudo ou subagudo.

Miopatias inflamatórias

As miopatias inflamatórias idiopáticas podem ser divididas em dermatomiosite/polimiosite e miosite de corpúsculos de inclusão (Tabela 124.8).

Dermatomiosite/polimiosite

Definição e epidemiologia. A dermatomiosite/polimiosite são doenças idiopáticas adquiridas do músculo, caracterizadas por inflamação e fraqueza simétrica variável dos músculos proximais, associadas a níveis séricos elevados de creatinoquinase e características irritáveis na eletromiografia. A incidência anual global é de aproximadamente 1 em 100 mil.

Patologia. A dermatomiosite apresenta um padrão patognomônico na biopsia muscular de atrofia perifascicular e infiltrados inflamatórios perivasculares e coloração positiva para o complexo de ataque à membrana pericapilar (Figura 124.1 D). Em contrapartida, a polimiosite apresenta infiltrados inflamatórios do endomísio, com invasão de fibras não necróticas.

Apresentação clínica. A dermatomiosite pode ocorrer em qualquer idade, com início agudo a insidiosamente progressivo de fraqueza simétrica dos músculos proximais com alterações cutâneas características, que incluem erupção heliotrópica, sinal do xale (erupção violácea maculopapular em formato de V no pescoço), nódulos de Gottron (erupção papular eritematosa nas faces extensoras das mãos ou dos dedos das mãos) e mãos de mecânico (pele ressecada no dorso ou na palma das mãos). Por outro lado, a polimiosite é, em grande parte, um diagnóstico de exclusão e ocorre em adultos sem alterações cutâneas associadas. Mialgias são mais comuns na polimiosite. Tanto a dermatomiosite quanto a polimiosite podem estar associadas a fraqueza respiratória, doença pulmonar intersticial, dificuldade na deglutição ou miocardiopatia. Ambas podem estar associadas à neoplasia maligna subjacente (mais frequentemente a dermatomiosite do que a polimiosite), de modo que o rastreamento para neoplasia maligna é recomendado, sobretudo em pacientes com mais de 40 anos.

Diagnóstico e diagnóstico diferencial. O diagnóstico baseia-se nos achados da anamnese e do exame, juntamente com alterações de irritabilidade na eletromiografia (p. ex., potenciais de fibrilação e ondas agudas positivas) e biopsia muscular característica. Em cerca de 30%, tanto a dermatomiosite quanto a polimiosite podem estar associadas a autoanticorpos específicos de miosite (Tabela 124.2). Os anticorpos podem ajudar a definir uma síndrome clínica e a orientar o tratamento.

Tabela 124.8 Miopatias inflamatórias idiopáticas.

Miopatia	Sexo	Idade típica no início	Padrão de fraqueza	Creatinoquinase	Biopsia muscular	Resposta à terapia imunossupressora
Dermatomiosite	Mulheres > homens	Infância e adulto	Proximal > distal, fraqueza respiratória, disfagia	Aumento (até 50× o normal)	Atrofia perifascicular, inflamação, deposição de complemento nos capilares	Sim
Polimiosite	Mulheres > homens	Adultos	Proximal > distal	Aumento (até 50× o normal)	Inflamação do endomísio; invasão de fibras não necróticas	Sim
Miosite com corpúsculos de inclusão esporádica	Homens > mulheres	Idosos (> 50 anos)	Proximal e distal; predileção por flexores dos dedos das mãos e do punho, extensores do joelho	Aumento (< 10× o normal)	Inflamação do endomísio, vacúolos com bordas; microscopia eletrônica: tubulofilamentos com 15 a 18 nm	Não

Por exemplo, pacientes com anticorpos anti-Jo-1 podem apresentar doença pulmonar intersticial, e é necessário evitar a administração de metotrexato por causa de seus efeitos tóxicos. Os pacientes correm maior risco de desenvolver neoplasia maligna com anticorpos contra o fator intermediário de transcrição (TIF)-1gama (anti-p155, anti-p155/140) e contra a proteína da matriz nuclear (NXP)-2 (anti-MJ ou anti-p140). A biopsia muscular ajuda a diferenciação de outras miopatias inflamatórias associadas a doença sistêmica (p. ex., sarcoidose).

Tratamento. Tanto para a dermatomiosite quanto para a polimiosite, a prednisona é o tratamento de primeira linha. Com frequência, são acrescentados imunossupressores poupadores de esteroides (p. ex., metotrexato, azatioprina) para os pacientes que necessitam de terapia prolongada, de modo a reduzir a dose necessária de prednisona ou substituir a prednisona por completo. Em pacientes que não respondem à terapia convencional ou que apresentam sintomas graves, administra-se imunoglobulina intravenosa (IGIV). O rituximabe também pode ser efetivo.

Prognóstico. A maioria dos pacientes responde à terapia imunossupressora.

Miosite com corpúsculos de inclusão esporádica

Definição e epidemiologia. A miosite com corpúsculos de inclusão esporádica (MCI-e) é uma doença muscular lentamente progressiva que afeta adultos de idade mais avançada (ocorrendo mais em homens do que em mulheres), associada a inflamação e alterações histopatológicas características na biopsia muscular. É a doença muscular inflamatória mais comum em pacientes com mais de 50 anos, que afeta 3,5 por 100 mil indivíduos.

Patologia. As biopsias musculares assemelham-se à polimiosite, com infiltrados inflamatórios no endomísio e invasão de fibras não necróticas. A MCI caracteriza-se por vacúolos com bordas de mitocôndrias, alterações mitocondriais secundárias e microscopia eletrônica, que mostra inclusões tubulofilamentosas de 15 a 18 nm.

Apresentação clínica. A MCI-e causa fraqueza lentamente progressiva e, com frequência, assimétrica. Em geral, ocorre depois dos 50 anos em um padrão inicialmente distinto, incluindo perda e fraqueza distais dos músculos do antebraço (flexores distais dos dedos) e do músculo quadríceps femoral. Isso pode progredir e envolver quase qualquer músculo e comprometer a deglutição em até 70% de pacientes.

Diagnóstico e diagnóstico diferencial. O diagnóstico baseia-se na anamnese, no exame físico e nas alterações histopatológicas características do músculo. Nos casos clinicamente desafiadores, os níveis de autoanticorpos dirigidos contra a 5′-nucleotidase 1A citoplasmática (anti-cN1A) podem ser úteis, com especificidade estimada em cerca de 90%. O principal diagnóstico diferencial consiste em outras miopatias inflamatórias idiopáticas ou miopatias hereditárias de início tardio. A fraqueza proeminente das mãos pode ser interpretada erroneamente como neurogênica (p. ex., esclerose lateral amiotrófica) e os estudos eletrodiagnósticos podem ajudar a diferenciar as duas condições.

Tratamento. Ao contrário de outras miopatias inflamatórias, a MCI não responde à imunossupressão. O tratamento é de suporte.

Prognóstico. A maioria dos pacientes com MCI-e progride e passa a necessitar de cadeira de rodas em 10 a 15 anos. A dificuldade de deglutição é potencialmente fatal.

Miopatia com anticorpos anti-HMGCR

Tipicamente, os pacientes apresentam mialgia e fraqueza muscular simétrica mais proximal do que distal. A maioria dos pacientes, mas nem todos, relata exposição concomitante ou anterior a estatinas. Em geral, o nível de CK está elevado. A EMG pode mostrar irritabilidade das fibras musculares com descargas miotônicas. O exame laboratorial é positivo para autoanticorpos contra a 3-hidroxi-3-metilglutaril coenzima A redutase (HMGCR). A biopsia muscular revela miopatia necrosante. O tratamento consiste na interrupção do uso de estatinas e corticosteroides ou IGIV. Graças ao reconhecimento e tratamento precoces, os pacientes apresentam recuperação significativa.

Miosite infecciosa

Pode ocorrer miosite viral aguda no contexto de infecções virais. Os pacientes desenvolvem dor muscular, fraqueza proximal e níveis elevados de CK. O distúrbio é autolimitado; todavia, quando grave, pode estar associado a mioglobinúria e, ocasionalmente, a insuficiência renal.

Pode ocorrer miopatia inflamatória no contexto da infecção pelo vírus da imunodeficiência humana (HIV), no início ou posteriormente na síndrome da imunodeficiência adquirida (AIDS). A apresentação clínica assemelha-se à polimiosite. A condição do paciente pode melhorar com terapia com corticosteroides. O distúrbio precisa ser distinguido da miopatia tóxica causada por zidovudina, que responde à redução da dose. Embora isso seja raro, a tuberculose pode se manifestar com abscesso muscular (piomiosite) no contexto de doença pulmonar ou disseminada, ou isoladamente.

Miopatias causadas por doenças endócrinas e sistêmicas/miopatia por corticosteroides

O exame da tireoide deve fazer parte da avaliação de qualquer adulto com fraqueza muscular. Os pacientes com hipertireoidismo frequentemente apresentam algum grau de fraqueza proximal, porém isso raramente é a manifestação inicial de tireotoxicose. A miopatia por hipotireoidismo está associada a fraqueza e mialgias proximais, aumento muscular, relaxamento lento dos reflexos e acentuada elevação (até 100 vezes) do nível sérico de CK.

O excesso de corticosteroides pode resultar da síndrome de Cushing endógena; entretanto, a fraqueza muscular raramente é a manifestação inicial da síndrome de Cushing.

A miopatia endócrina mais comum é uma **miopatia por corticos-teroides** iatrogênica, devido à administração de glicocorticoides exógenos. Normalmente, os níveis de CK estão baixos ou normais, e a EMG é normal. A biopsia muscular pode revelar atrofia das fibras do tipo 2. A terapia consiste em redução da dose do corticosteroide para o nível mais baixo possível, exercício e nutrição adequada.

Miopatias tóxicas

Muitos medicamentos, como a hidroxicloroquina, têm sido associados a dano muscular, fraqueza proximal, níveis elevados de CK, EMG com achados miopáticos e anormalidades na biopsia muscular. Em geral, os sintomas melhoram após a interrupção do medicamento.

A miopatia do paciente crítico, também denominada miopatia tetraplégica aguda, desenvolve-se em um paciente na unidade de terapia intensiva e, com frequência, é descoberta quando o paciente não pode ser desmamado de um ventilador. A causa da fraqueza difusa consiste no uso diário prolongado de glicocorticoides intravenosos em altas doses ou de agentes bloqueadores neuromusculares não despolarizantes e, frequentemente, ambos. Os pacientes muitas vezes tiveram sepse e falência de múltiplos órgãos. O diagnóstico de miopatia do paciente crítico é frequentemente clínico, mas pode ser confirmado por biopsia muscular, que mostra o desaparecimento de filamentos espessos de miosina na microscopia eletrônica. O tratamento consiste na interrupção dos agentes agressores e fisioterapia intensiva precoce.

LEITURA SUGERIDA

Amato AA, Griggs RC: Overview of the muscular dystrophies, Handb Clin Neurol 101:1–9, 2011.

Hamel J, Tawil R: Facioscapulohumeral muscular dystrophy: update on pathogenesis and future treatments, Neurotherapeutics 15(4):863–871, 2018.

Hehir MK, Logigian EC: Electrodiagnosis of myotonic disorders, Phys Med Rehabil Clin N Am 24:209–220, 2013.

Jackson CE, Barohn RJ: A pattern recognition approach to myopathy, Continuum (Minneap Minn) 19(6 Muscle Disease):1674–1697, 2013.

Lemmers RJ, Tawil R, Petek LM, et al: Digenic inheritance of an SMCHD1 mutation and an FSHD-permissive D4Z4 allele causes facioscapulohumeral muscular dystrophy type 2, Nat Genet 44(12): 1370–1374, 2012.

Mammen AL: Statin-associated autoimmune myopathy, N Engl J Med 374:664–669, 2016.

Matthews E, Fialho D, Tan SV, et al: The non-dystrophic myotonias: molecular pathogenesis, diagnosis and treatment, Brain 133(Pt 1):9–22, 2010.

McGrath ER, Doughty CT, Amato AA: Autoimmune myopathies: updates on evaluation and treatment, Neurotherapeutics. 15(4): 976–994, 2018.

Pfeffer G, Majamaa K, Turnbull DM, et al: Treatment for mitochondrial disorders, Cochrane Database Syst Rev (4):CD004426, 2012.

Statland JM, Bundy BN, et al: Mexiletine for symptoms and signs of myotonia in nondystrophic myotonia: a randomized controlled trial, J Am Med Assoc 308(13):1357–1365, 2012.

Statland JM, Tawil R: Facioscapulohumeral muscular dystrophy: molecular pathological advances and future directions, Curr Opin Neurol 24(5):423–428, 2011.

Thornton CA, Wang E, Carrell EM: Myotonic Dystrophy: approach to therapy, Curr Opin Genet Dev 44:135–140, 2017.

Wheeler TM, Leger AJ, Pander SK, et al: Targeting nuclear RNA for in vivo correction of myotonic dystrophy, Nature 488(7409):111–115, 2012.

125

Doenças da Junção Neuromuscular

Emma Ciafaloni

As doenças da junção neuromuscular são causadas por transmissão neuromuscular anormal do potencial de ação do terminal axônico para o músculo e podem ser autoimunes (miastenia *gravis*, síndrome de Lambert-Eaton), hereditárias (síndromes miastênicas congênitas) ou tóxicas (botulismo, intoxicação por organofosforados).

MIASTENIA *GRAVIS*

Definição/epidemiologia/patologia

A miastenia *gravis* (MG) é uma doença autoimune rara causada por anticorpos contra os receptores de acetilcolina pós-sinápticos (AcAChR) na junção neuromuscular. Todas as idades são afetadas, porém a incidência é maior em mulheres com menos de 40 anos e em homens com mais de 50 anos. A prevalência é de aproximadamente 20 em 100 mil. A MG neonatal transitória ocorre em cerca de 12% dos nascidos vivos de mães miastênicas e é causada pela transferência transplacentária passiva de anticorpos da mãe para o feto. Timoma é encontrado em 10% dos pacientes com MG, e ocorre hiperplasia tímica em 65%.

Apresentação clínica

A MG caracteriza-se por fraqueza fatigável flutuante isolada nos músculos oculares (MG ocular) ou envolvendo os músculos oculares, bem como os músculos dos membros, bulbares (cabeça e pescoço) e respiratórios (MG generalizada). A maioria dos pacientes apresenta, inicialmente, sinais/sintomas oculares (borramento visual, diplopia, queda palpebral), porém cerca de 15% dos casos apresentam sintomas bulbares em primeiro lugar (disartria, disfagia, dispneia) ou fraqueza dos membros. A ptose é habitualmente assimétrica. A crise miastênica é uma verdadeira emergência neurológica que ocorre em 15 a 20% dos pacientes e que consiste em disfagia grave ou insuficiência respiratória exigindo suporte ventilatório e/ou alimentação enteral na UTI.

Diagnóstico e diagnóstico diferencial

O diagnóstico de MG baseia-se em uma combinação de anamnese, exame físico e testes confirmatórios. O teste da bolsa de gelo é simples e relativamente sensível, sendo usado para diferenciar a ptose causada por MG de outras causas de ptose. Uma bolsa de gelo é colocada no olho com ptose por 2 minutos e a observação de melhora de 2 mm ou mais na ptose sustenta o diagnóstico de MG.

O cloreto de edrofônio é um inibidor da acetilcolinesterase de ação curta, que é administrado por via intravenosa para demonstrar melhora dos sintomas em pacientes com MG. Um teste positivo é definido como melhora inequívoca da força em um músculo afetado após 2 a 5 minutos da administração de doses incrementais de 2 mg até 10 mg. Deve-se dispor de atropina durante o teste com edrofônio, visto que bradicardia e hipotensão constituem possíveis efeitos colaterais. O teste com edrofônio pode ser positivo em outros distúrbios.

O teste eletrodiagnóstico com estimulação nervosa repetitiva (ENR) de 3 Hz demonstra diminuição do potencial de ação muscular composto (PAMC) de mais de 10% em cerca de 50 a 75% dos pacientes com MG generalizada, porém é anormal em menos de 50% dos pacientes com sintomas puramente oculares. A eletromiografia de fibra única (EMGFU) é o exame mais sensível no diagnóstico de MG, que revela *jitter* aumentado e bloqueio em 99% dos pacientes com MG generalizada e em 97% daqueles com MG puramente ocular quando um músculo fraco é testado. A EMGFU geralmente só está disponível em laboratórios especializados.

A pesquisa de anticorpo sérico anti-AchR (anticorpo de ligação) é positiva em cerca de 80% dos pacientes com MG generalizada e em 50% dos pacientes que apresentam sintomas puramente oculares. O anticorpo contra a tirosinoquinase específica de músculo (anti-MuSK) é detectado em uma parcela de pacientes soronegativos, mais frequentemente mulheres.

A tomografia computadorizada (TC) de tórax deve ser realizada para descartar a possibilidade de timoma, que é identificado em cerca de 10% dos pacientes miastênicos soropositivos. A função da tireoide deve ser avaliada, visto que a doença da tireoide está comumente associada à MG. O exame eletrodiagnóstico e a pesquisa de anticorpos séricos ajudam a diferenciar a MG da doença do neurônio motor, da síndrome miastênica de Lambert-Eaton (SMLE) e da síndrome de Guillain-Barré (SGB).

Tratamento

A piridostigmina, 30 a 60 mg a cada 4 horas, melhora os sintomas da maioria dos pacientes com MG. É utilizada isoladamente para tratar os casos puramente oculares e generalizados com fraqueza apenas mínima ou leve, ou em associação com agentes imunossupressores em pacientes com manifestações mais graves. A prednisona efetivamente melhora a fraqueza muscular por um curto período de tempo; entretanto, o seu uso a longo prazo está associado a efeitos colaterais. A azatioprina e o micofenolato de mofetila são usados para tratamento a longo prazo e como agentes poupadores de esteroides. O eculizumabe é um inibidor do complemento recentemente aprovado pela FDA para pacientes com MG generalizada que apresentam anticorpos anti-AChR positivos. A plasmaférese e a IGIV são utilizadas para os casos com fraqueza bulbar ou generalizada grave, crise respiratória e em pacientes que não respondem aos imunomoduladores orais. A ressecção do timoma está indicada para todos os pacientes com MG e timoma. A timectomia também é recomendada em pacientes com MG autoimune não timomatosa para aumentar a probabilidade de remissão ou de melhora. A timectomia geralmente não é recomendada para pacientes com mais de 60 anos. Alguns medicamentos podem exacerbar os sintomas de MG ou precipitar os sinais e sintomas iniciais da doença (Tabela 125.1).

Tabela 125.1 Medicamentos a evitar ou a usar com cautela na miastenia *gravis*.

- D-penicilamina
- Penicilinas
- Telitromicina
- Alfainterferona
- Antibióticos aminoglicosídios
- Fluoroquinolonas
- Nitrofurantoína
- Tetraciclinas
- Sulfonamidas
- Toxina botulínica
- Magnésio, sais de magnésio contidos em alguns laxantes e antiácidos
- Agentes bloqueadores neuromusculares, como succinilcolina e vecurônio, só devem ser usados por um anestesiologista familiarizado com a MG
- Quinina, quinidina ou procainamida
- Betabloqueadores (propranolol; colírio de maleato de timolol)
- Bloqueadores dos canais de cálcio
- Agentes de contraste iodados
- Inibidores do ponto de controle imunológico: pembrolizumabe
- Anestésicos: metoxiflurano, succinilcolina

Prognóstico

A maioria dos pacientes com MG que são tratados de forma otimizada apresenta melhora ou remissão dos sintomas. Cerca de 10% dos pacientes com MG têm sintomas refratários, apesar do tratamento ideal. A taxa de mortalidade atual é de menos de 5%.

SÍNDROME MIASTÊNICA DE LAMBERT-EATON

Definição/epidemiologia/patologia

A SMLE é uma doença adquirida da transmissão neuromuscular pré-sináptica, causada por anticorpos contra o canal de cálcio dependente de voltagem (VGCC) tipo P/Q. Os anticorpos contra o VGCC P/Q causam redução do influxo de Ca^+ no terminal axônico pré-sináptico, resultando em diminuição da liberação de acetilcolina e falha da transmissão neuromuscular. A SMLE está associada a câncer, habitualmente carcinoma de pulmão de pequenas células, em 60% dos casos. A SMLE pode anteceder a detecção de tumor em até 3 anos. A SMLE é muito rara e mais comum em homens (3:1).

Apresentação clínica

Deve-se suspeitar de SMLE sempre que for encontrada a tríade de fraqueza muscular, xerostomia e reflexos diminuídos ou ausentes. Os pacientes apresentam fraqueza flutuante e fatigabilidade dos músculos proximais dos membros e do tronco, com os membros inferiores mais comprometidos do que os superiores. A dificuldade da marcha é um sintoma comum. A disfagia, a disartria e os sintomas oculares (ptose, borramento visual e diplopia) são menos comuns do que na MG. Os reflexos tendíneos estão hipoativos ou ausentes e podem aumentar após exercício curto do músculo. Em 75% dos pacientes, ocorrem manifestações autonômicas (xerostomia, disfunção erétil, diminuição da sudorese, hipotensão ortostática e reflexos pupilares lentos).

Diagnóstico e diagnóstico diferencial

São encontrados anticorpos séricos contra o VGCC P/Q em quase todos os casos de SMLE paraneoplásica e em cerca de 90% dos casos não paraneoplásicos. O exame eletrodiagnóstico pode ajudar a confirmar o diagnóstico pela demonstração de redução de amplitudes do PAMC nos músculos distais da mão; facilitação do PAMC de pelo menos 100% após contração voluntária máxima de 10" ou ENR de alta frequência (facilitação pós-tetânica); e decremento do PAMC de mais de 10% com ENR de baixa frequência. Pacientes com diagnóstico de SMLE devem ser submetidos a rastreamento e monitorados com TC de tórax para câncer de pulmão, particularmente se forem tabagistas e tiverem mais de 50 anos. A SMLE e a MG podem ser diferenciadas com exame eletrodiagnóstico e pesquisa de anticorpos séricos.

Tratamento

O tratamento sintomático com 3,4-diaminopiridina (3,4-DAP), 5 a 10 mg a cada 3 a 4 horas, até uma dose diária máxima de 80 a 100 mg, é mais efetivo para melhorar a força muscular em pacientes com SMLE. Efeitos colaterais do medicamento em doses de até 60 mg/dia são raros. Ocorrem parestesias acrais e periorais poucos minutos após uma dose, com resolução em cerca de 15 minutos. Esse medicamento está contraindicado para pacientes com crises epilépticas. A piridostigmina, 60 mg a cada 4 horas, também é utilizada para melhorar os sintomas. Em pacientes cujos sintomas não são adequadamente controlados com 3,4-DAP e piridostigmina, utiliza-se a imunomodulação com prednisona, azatioprina em micofenolato de mofetila. A fraqueza grave é tratada com plasmaférese ou IGIV. Deve-se tratar o câncer subjacente.

Prognóstico

Na SMLE paraneoplásica, o prognóstico é determinado pelo câncer subjacente. SMLE em pacientes com câncer de pulmão de pequenas células (CPPC) está associada a sobrevida mais longa da neoplasia maligna. A SMLE não paraneoplásica, quando tratada de forma ideal, tem excelente prognóstico e expectativa de vida normal, embora os pacientes possam continuar a apresentar vários graus de fraqueza muscular.

BOTULISMO

Definição/epidemiologia/patologia

O botulismo é uma doença paralítica rara e potencialmente letal, causada pela neurotoxina produzida pela bactéria anaeróbica formadora de esporos, *Clostridioides botulinum*. A toxina botulínica bloqueia as junções neuromusculares colinérgicas voluntárias e autônomas por meio de sua ligação irreversível às terminações nervosas pré-sinápticas, nas quais ela inibe a liberação de acetilcolina. As formas humanas da doença incluem o botulismo de origem alimentar, mais frequentemente causado por alimentos enlatados caseiros, o botulismo de feridas, em que a maioria dos casos ocorre entre usuários de heroína do tipo "*black tar*", e o botulismo do lactente, que ocorre habitualmente no segundo mês de vida devido à colonização intestinal. Surtos de botulismo de origem alimentar ocorrem em presidiários devido à ingestão de pruno, uma bebida alcoólica preparada ilicitamente na prisão. Nos EUA, cerca de 145 casos de botulismo são notificados a cada ano; aproximadamente 15% são de origem alimentar, 65% consistem em botulismo do lactente, e 20% são constituídos pelo botulismo de feridas.

Apresentação clínica

A doença caracteriza-se por paralisia flácida descendente simétrica, que começa com borramento visual ou diplopia, ptose, disfagia, xerostomia, disartria e fraqueza muscular. Em geral, os sinais/sintomas começam 10 a 36 horas após a ingestão de alimento contaminado.

Deve-se suspeitar de botulismo em todo lactente com má alimentação e sucção insatisfatória, constipação intestinal, midríase, choro fraco, tônus fraco e distúrbios respiratórios. O exame sensitivo e o estado mental são normais.

Diagnóstico e diagnóstico diferencial

Todos os casos suspeitos de botulismo precisam ser notificados imediatamente às autoridades de saúde pública.[1] O departamento de saúde local e os laboratórios dos Centers for Disease Control and Prevention (CDCs) podem confirmar o diagnóstico por meio da detecção da toxina no soro, nas fezes ou em amostras gástricas ou de aspirado de feridas. O teste eletrodiagnóstico também pode confirmar o diagnóstico pela demonstração de facilitação pós-tetânica persistente do PAMC de pelo menos 20%, uma resposta decrescente de mais de 10% com ENR lenta e *jitter* aumentado e bloqueio na EMGFU. Os testes eletrodiagnósticos também são úteis para diferenciar o botulismo da síndrome de Guillain-Barré e da miastenia *gravis*.

Tratamento

O suporte imediato com cuidados intensivos, ventilação mecânica e alimentação parenteral, quando necessária, é crucial para reduzir a mortalidade. A administração em tempo hábil de antitoxina equina nas primeiras 24 horas pode interromper a progressão da paralisia e diminuir a duração da doença. A antitoxina é fornecida pelos CDCs por meio dos departamentos de saúde locais. Crianças com menos de 12 meses não devem ser alimentadas com mel, visto que ele pode conter *Clostridioides botulinum*.

Prognóstico

A proporção de pacientes com botulismo que morrem caiu de 50% para 3 a 5% nos últimos 50 anos. A recuperação da força muscular pode levar vários meses. A taxa de mortalidade no botulismo não tratado é de 60%.

INTOXICAÇÃO POR ORGANOFOSFORADOS

Os compostos organofosforados (OP) são usados como pesticidas e desenvolvidos para guerra química. A exposição até mesmo a pequenas quantidades de OP pode ser fatal, e a morte é geralmente causada por insuficiência respiratória. Os OP provocam inibição da acetilcolinesterase (AChE), resultando em acúmulo de acetilcolina nos receptores colinérgicos, o que provoca estimulação contínua das fibras colinérgicas em todo o sistema nervoso. Para o tratamento da intoxicação por OP em seres humanos, utiliza-se uma combinação de um agente antimuscarínico (p. ex., atropina), reativador de AChE, como uma das oximas de piridínio (*i. e.*, pralidoxima, trimedoxima, obidoxima e HI-6) e diazepam.

Para uma discussão mais profunda deste tópico, ver Capítulo 394, ❖ "Distúrbios da Transmissão Neuromuscular", em *Goldman-Cecil Medicina*, 26ª edição.

LEITURA SUGERIDA

Palace J, Newsom-Davis J, Lecky B: A randomized double-blind trial of prednisolone alone or with azathioprine in myasthenia gravis, Neurology 50:1778–1783, 1998.

Pascuzzi RM, Coslett HB, Johns TR: Long-term corticosteroid treatment of myasthenia gravis: report of 116 patients, Ann Neurol 515:291–298, 1984.

Passaro DJ, Werner SB, McGee J: Wound botulism associated with black tar heroin among injecting drug users, J Am Med Assoc 279(11):859–863, 1998.

Sanders DB, Wolfe GI, Benatar M, et al: International consensus guidance for management of myasthenia gravis, Neurology 87(4):419–425, 2016.

Sobel J, Tucker N, Sulka A: Foodborne botulism in the United States, 1990-2000, Emerg Infect Dis 10:1606–1611, 2004.

Tim R, Massey J, Sanders D: Lambert-Eaton myasthenic syndrome: electrodiagnostic findings and response to treatment, Neurology 54:2176–2178, 2000.

Underwood K, Rubin S, Deakers T: Infant botulism: a 30 year experience spanning the introduction of botulism immune globulin intravenous in the intensive care unit at Children's Hospital Los Angeles, Pediatrics 120(6):1380–1385, 2007.

Vugia DJ, Mase SR, Cole B: Botulism from drinking pruno, Emerg Infect Dis 15:69–71, 2009.

Wirtz P, Lang B, Graus F: P/Q-type calcium channel antibodies, Lambert-Eaton myasthenic syndrome and survival in small cell lung cancer, J Neuroimmunol 164:161–165, 2005.

Wolfe GI, Kaminski HJ, Aban IB, et al: Randomized trial of thymectomy in myasthenia gravis, N Engl J Med 375:511–522, 2016.

---

[1]N.R.T.: O botulismo é de notificação compulsória também no Brasil e deve ser comunicado ao Sistema Nacional de Vigilância Epidemiológica logo após a suspeita diagnóstica.

SEÇÃO 17

Geriatria

126 Envelhecimento, 1214

Envelhecimento

Laura A. Previll, Mitchell T. Heflin, Harvey Jay Cohen

INTRODUÇÃO

O envelhecimento da população mundial obriga todos os membros das equipes de saúde a adquirir competência em geriatria, a ciência clínica da avaliação, prevenção e tratamento de doenças em idosos. Um conhecimento básico da geriatria requer compreensão nos níveis epidemiológico, biológico e clínico. O profissional de saúde precisa reconhecer o impacto do envelhecimento na apresentação e predisposição a determinadas condições, precisa identificar os objetivos de cuidados e deve selecionar estratégias de tratamento apropriadas. Além disso, os cuidados de idosos exigem uma abordagem multifacetada, levando em consideração os recursos individuais, da família e da comunidade. Por fim, a prática da geriatria exige uma apreciação dos sistemas de cuidados, que incluem equipes interprofissionais atuantes em várias situações, que variam desde os cuidados domiciliares, hospitalares e a longo prazo até ambientes comunitários. Este capítulo fornece uma introdução à geriatria e aos fundamentos da assistência aos idosos.

Ao longo do século passado, o número de norte-americanos com mais de 65 anos aumentou de 3 milhões para quase 51 milhões em 2016, representando 16% da população.[1] Durante o mesmo período, a população com mais de 85 anos cresceu rapidamente, passando de 100 mil em 1900 para quase 6,4 milhões em 2016. Em 2030, o número de adultos com mais de 65 anos provavelmente alcançará 74 milhões ou 21% da população total e 10 milhões desses indivíduos terão mais de 85 anos (Figura 126.1). Um relatório do National Institute on Aging e do US State Department destaca que esse fenômeno não é exclusivo dos EUA. Em todo o mundo, a porcentagem da população com mais de 65 anos aumentará em 25 a 50% nos próximos 25 anos e em 140% nos países em desenvolvimento.

EPIDEMIOLOGIA DO ENVELHECIMENTO

A maioria dos especialistas acredita que o rápido crescimento da população de adultos mais velhos reflita os numerosos sucessos na atenção à saúde no século XX. Fries, em seu artigo histórico, atribui a extensão do tempo de vida dos seres humanos à "eliminação da morte prematura, sobretudo das mortes neonatais." Os progressos em outros aspectos da saúde pública como nutrição e habitação adequadas, água potável segura, imunizações e antibióticos, levaram a menores taxas de mortalidade durante toda a infância e início da vida adulta, fornecendo uma oportunidade para que mais pessoas possam sobreviver até uma fase avançada da vida. O exame das curvas de sobrevida ao longo do século XX demonstra uma acentuada mudança na forma do gráfico geral, de quase linear em 1900 para retangular na década de 1990, com grande parte da mortalidade condensada no fim da vida (Figura 126.2). Entretanto, apesar dos

---

[1] N.R.T.: Dados divulgados em 22 de julho de 2022 pelo Instituto Brasileiro de Geografia e Estatística (IBGE) mostram que, em 2021, a população brasileira foi estimada em 212,5 milhões de pessoas. Destas, 21,6 milhões tinham 65 anos ou mais, o que representa 10,2%.

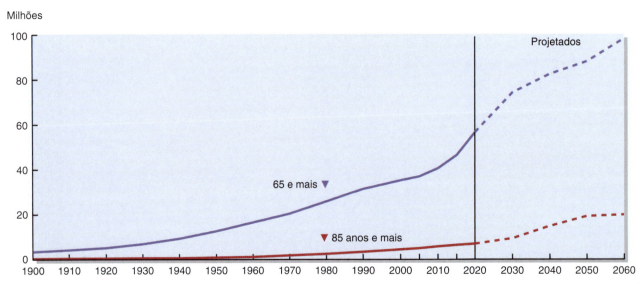

Figura 126.1 População com 65 anos ou mais e com 85 anos ou mais, anos selecionados, 1900 a 2014 e anos projetados, 2020 a 2060. (De Federal Interagency Forum on Aging-Related Statistics: Older Americans 2016: key indicators of well-being. Federal Interagency Forum on Aging-Related Statistics, Washington, D.C., 2016, U.S. Government Printing Office.)

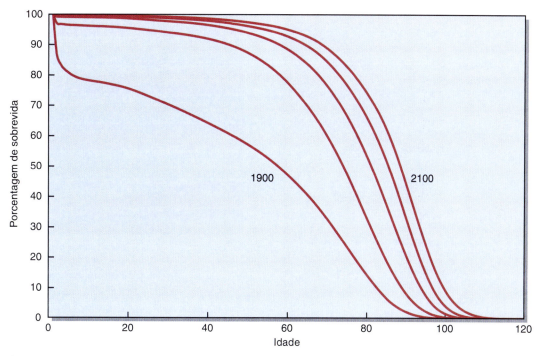

Figura 126.2 Sobrevida da população SSA (Social Security Area). Curvas de sobrevida da população com base em tabelas de expectativa de vida por período para: 1900, 1950, 2000 e anos projetados de 2050 e 2100. (De Bell, F.C. and Miller, M. L. Actuarial Study No. 120. Life Tables for the United States Social Security Area 1900-2100. [2005]. https://www.ssa.gov/oact/NOTES/as120/LifeTables_Body.html.)

avanços na saúde pública, a expectativa de vida ao nascimento continua variando de acordo com a raça e o gênero, e os fatores sociais de saúde afetam a capacidade de muitas pessoas alcançarem uma idade avançada. A partir de 2016, a maior expectativa média de vida ao nascimento por etnia foi em mulheres hispânicas, em comparação com homens negros não hispânicos, com média de 10 anos a menos (e-Figura 126.1). Embora a expectativa de vida média global da população ao nascimento tenha aumentado drasticamente no século XX, de 47 anos para quase 77 anos, com sobrevida de até 10% da coorte de nascimento até 95 anos, o tempo de vida máximo definido como a idade dos seres humanos sobreviventes mais idosos permaneceu notavelmente estável, em cerca de 114 anos.

BIOLOGIA DO ENVELHECIMENTO

A natureza relativamente estática da longevidade máxima reflete os limites do corpo humano nos níveis celular, tecidual e orgânico no enfrentamento dos estresses do envelhecimento. Em todos os tipos de células e sistemas de órgãos, ocorrem algumas alterações da função fisiológica consistentes relacionadas com a idade. A variabilidade na função dos tecidos e dos órgãos diminui, conforme evidenciado pela menor flutuação observada na frequência cardíaca ou na secreção de hormônios. Os sistemas de órgãos também exibem declínio funcional previsível com o passar do tempo (Tabela 126.1). Essas alterações são mais evidentes em momentos de estresse e, em última análise, esses sistemas são mais lentos no seu processo de reagir e recuperar-se. O resultado geral consiste em redução da capacidade de lidar com quaisquer demandas dentro de uma faixa estreita. Essa restrição progressiva na capacidade de manter a homeostasia pode ser descrita como redução gradual contínua na reserva disponível dos vários sistemas de órgãos à medida que o tempo avança (Figura 126.3). Nessa situação, o indivíduo funciona dentro da faixa da normalidade se não houver uma crise, porém a ocorrência de estresse, como doença aguda, pode exceder a sua capacidade de restaurar a função e recuperar a saúde. O resultado, na melhor das hipóteses, é um declínio na saúde e na capacidade e, na pior das hipóteses, a morte.

Tabela 126.1 Mudanças na função fisiológica com a idade.

Sistema de órgãos	Declínio da função relacionado com a idade
Órgãos dos sentidos	Presbiopia
	Opacificação da lente
	Diminuição da audição
	Diminuição do paladar e do olfato
Cardiovascular	Comprometimento da função contrátil intrínseca
	Aumento da rigidez ventricular e comprometimento do enchimento
	Diminuição da condutividade
	Elevação dos níveis da pressão arterial sistólica
	Comprometimento da função dos barorreceptores
Respiratório	Diminuição da elasticidade pulmonar
	Redução da capacidade respiratória máxima
	Diminuição da eliminação do muco
	Redução da P_{O_2} arterial
Gastrintestinal	Diminuição da motilidade do esôfago e do cólon
Renal	Diminuição da taxa de filtração glomerular
Imune	Diminuição da imunidade celular
	Diminuição do número de linfócitos T
	Aumento do número de linfócitos T supressores
	Diminuição do número de linfócitos T auxiliares
	Perda das células de memória
	Declínio dos títulos de anticorpos contra antígenos conhecidos
	Aumento da autoimunidade

(*continua*)

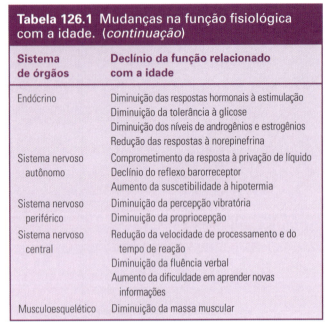

Tabela 126.1 Mudanças na função fisiológica com a idade. (*continuação*)

Sistema de órgãos	Declínio da função relacionado com a idade
Endócrino	Diminuição das respostas hormonais à estimulação
	Diminuição da tolerância à glicose
	Diminuição dos níveis de androgênios e estrogênios
	Redução das respostas à norepinefrina
Sistema nervoso autônomo	Comprometimento da resposta à privação de líquido
	Declínio do reflexo barorreceptor
	Aumento da suscetibilidade à hipotermia
Sistema nervoso periférico	Diminuição da percepção vibratória
	Diminuição da propriocepção
Sistema nervoso central	Redução da velocidade de processamento e do tempo de reação
	Diminuição da fluência verbal
	Aumento da dificuldade em aprender novas informações
Musculoesquelético	Diminuição da massa muscular

P_{O_2}, pressão parcial de oxigênio.

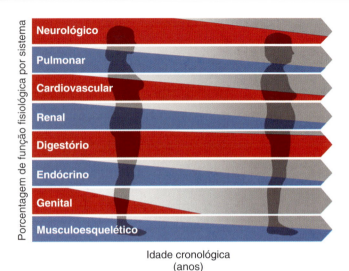

Figura 126.3 Declínio relativo por sistema de órgãos. (De Khan SS, Singer BD, Vaughan DE. [2017]. Molecular and physiological manifestations and measurement of aging in humans. Aging Cell, 16[4], 624-633.)

TEORIAS DO ENVELHECIMENTO

As pesquisas científicas fornecem várias teorias plausíveis do envelhecimento, que podem ser reunidas em duas grandes categorias. As *teorias de erros* ou *danos* propõem que o envelhecimento ocorra em consequência de ameaças ambientais e de um declínio contínuo na capacidade de responder a esse dano ou de proceder a seu reparo. As *teorias de morte programada* postulam que os fatores genéticos e de desenvolvimento determinam de maneira mais significativa o curso da vida biológica e a idade máxima do organismo. Na verdade, o envelhecimento biológico refletiria uma combinação complexa de muitos tipos de eventos. Em um artigo de referência descrevendo as "marcas do envelhecimento" específicas, Lopez-Ortin sugere nove possíveis mecanismos moleculares ou genéticos por meio dos quais os sistemas fisiológicos envelhecem. Esta seção fornece uma introdução a algumas dessas teorias (Figura 126.4). No fim do capítulo também é descrito o campo emergente da gerociência relacionada com esses critérios.

A teoria dos radicais livres do envelhecimento propõe que o metabolismo oxidativo resulta em um excesso de subprodutos altamente reativos, denominados *radicais livres de oxigênio*, que danificam as proteínas, o DNA e os lipídios. A lesão molecular leva, por fim, à disfunção celular e, em última análise, à degradação dos tecidos e órgãos. Uma segunda teoria estabelece que o acúmulo de moléculas relacionadas à glicose nas proteínas contribui para a sua disfunção e degradação. Essas moléculas "glicosiladas" tornam-se mais abundantes com o passar do tempo e levam ao comprometimento da função nos níveis tecidual e orgânico. Os proponentes dessa teoria apontam para as numerosas condições crônicas que surgem rotineiramente em pacientes com diabetes melito como prova da importância desse fenômeno.

Uma linha de raciocínio diferente afirma que a longevidade e o envelhecimento nos humanos resultam de mecanismos temporais de base genética. As teorias mais antigas sugerem que as pressões evolutivas são tendenciosas para os traços que promovem a saúde e a reprodução no início da vida adulta, possivelmente à custa da saúde e da função em uma fase avançada da vida. Além disso, existe pouca pressão seletiva contra traços negativos que surgem no fim da vida, deixando os seres humanos sujeitos aos efeitos nocivos do envelhecimento. Os geneticistas identificaram, entre as espécies de moscas-das-frutas e certos nematódeos, genes específicos que resultam em prolongamento significativo do tempo de vida do organismo. Uma exploração adicional da modificação específica na expressão gênica, também denominada epigenética, levou a melhor compreensão da influência dos fatores ambientais, como inflamação crônica, que afetam a expressão gênica e, em última análise, o tempo de vida.

O estudo da enzima telomerase também gerou muito interesse entre os teóricos do envelhecimento. Em um processo denominado apoptose, as células sofrem morte programada para serem substituídas por células mais jovens. Essas divisões e substituições são limitadas pelo número de gerações intrínseco a uma linhagem celular específica (o fenômeno de Hayflick). À medida que os telômeros localizados nas extremidades dos cromossomos são depletados, ocorrem envelhecimento e, por fim, morte das células. A enzima telomerase impede o encurtamento dos telômeros e pode aumentar o número de replicações previstas de uma célula, prolongando, desse modo, o tempo de vida do organismo. Naturalmente, essa vantagem deve ser ponderada contra o preço da "imortalidade", nomeadamente o aumento do risco de neoplasia maligna. Tanto a apoptose quanto a senescência celular são consideradas mecanismos protetores contra a malignidade. O acúmulo de células senescentes contribui para a biologia do envelhecimento por meio da secreção de várias proteínas que atuam como fatores inibidores para deter o crescimento e a divisão das células. Dessa maneira, as capacidades regenerativas diminuem quando as células senescentes deslocam o equilíbrio da comunicação celular.

AVALIAÇÃO DA FRAGILIDADE

As mudanças biológicas do envelhecimento prenunciam o aumento de vulnerabilidade dos seres humanos à doença e declínio funcional em uma fase avançada da vida – um estado comumente designado como "fragilidade". A definição de fragilidade vai além dos componentes tradicionais de idade cronológica, comorbidade e incapacidade para identificar uma entidade clínica singular com capacidade preditiva independente. Surgiram dois modelos predominantes de fragilidade

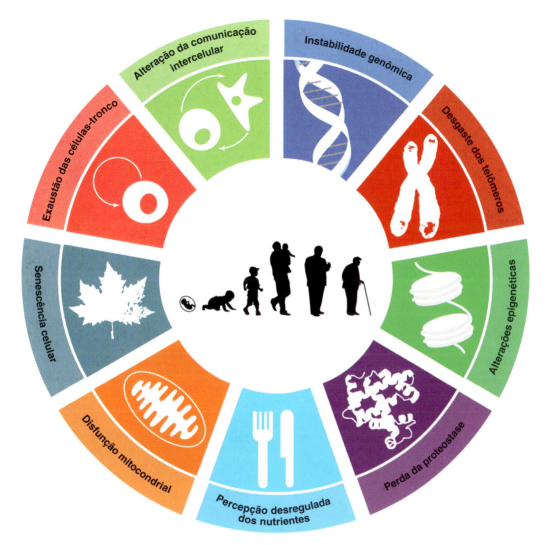

Figura 126.4 As características do envelhecimento. (De López-Otín C, Blasco MA, Partridge L et al. [2013]. The Hallmarks of Aging. Cell, 153[6], 1194-1217.)

– um modelo focado mais exclusivamente em um conjunto de mudanças fisiológicas que ocorrem em um padrão cíclico (o fenótipo de fragilidade) e o outro modelo que inclui medidas de marcadores fisiológicos e da carga de doenças (fragilidade por déficit cumulativo). As alterações de sistemas específicos levam, com o tempo, a um fenótipo específico de fragilidade, incluindo perda de peso, fraqueza, baixa resistência, lentidão e inatividade. A fragilidade, definida como três ou mais dessas condições fenotípicas, prediz independentemente a ocorrência de quedas, declínios na mobilidade, perda da capacidade de realizar as atividades da vida diária (AVDs), hospitalização e morte. Essa definição parece fornecer uma ligação definida entre doença relacionada com o envelhecimento e incapacidade e, talvez, um alvo para intervenções, de modo a prevenir o início do declínio funcional.

Como alternativa, o impacto de numerosos fatores externos ao longo do tempo permite o "acúmulo de déficits" e afeta múltiplas facetas da saúde geral e da função cognitiva, psicológica e física (Figura 126.5). Muitos acreditam que o modelo fenotípico continua sendo difícil de reconhecer ou medir no contexto clínico. A outra definição concebe a fragilidade como o resultado de acúmulo de problemas (ou déficits) que, em última análise, ultrapassam a capacidade do indivíduo de manter a sua função e saúde. Essa contagem de déficits gera um índice preditivo de incapacidade e morte. Até certo ponto, ambos os modelos capturam diferentes aspectos dos fenômenos complexos e heterogêneos da vulnerabilidade a declínios da saúde e da capacidade funcional com o envelhecimento.

CUIDADOS CLÍNICOS DE IDOSOS

Os cuidados de idosos exigem uma base sólida nos fundamentos da medicina interna ou medicina de família integrada com o reconhecimento da complexidade e heterogeneidade do impacto do envelhecimento sobre a saúde e o bem-estar. O médico precisa ter grandes habilidades diagnósticas, uma vez que os idosos podem ter apresentações únicas ou várias comorbidades e declínio funcional. Além disso, o médico deve monitorar várias condições inespecíficas, como distúrbios de mobilidade, humor ou estado mental que afetam a capacidade de autocuidado e a segurança. As estratégias de tratamento também apresentam desafios únicos exigindo, frequentemente, um equilíbrio das intervenções farmacológicas e não farmacológicas com uma cuidadosa consideração das metas de cuidados do indivíduo. Tinetti et al. reuniram esses princípios de geriatria nos cinco M: "Mente, mobilidade, medicamentos, multicomplexidade e o que importa Mais para Mim" (Tabela 126.2). Esta seção apresenta os componentes centrais da avaliação abrangente do paciente idoso.

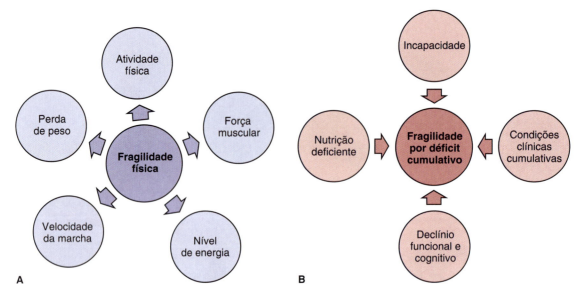

Figura 126.5 As duas principais teorias da fragilidade. **A.** Fragilidade física ou fragilidade fenotípica; e **B.** fragilidade por déficit cumulativo. (De Walston, J, Bandeen-Roche, K, Buta, B et al. Moving frailty toward clinical practice: NIA Intramural Frailty Science Symposium Summary. J Am Geriatr Soc, 67: 1559-1564, 2019.)

Tabela 126.2	Os cinco M geriátricos.
*M*ente	Estado mental, demência, *delirium*, depressão
*M*obilidade	Comprometimento da marcha e do equilíbrio, prevenção de lesões por queda
*M*edicamentos	Polifarmácia, desprescrição, prescrição ideal, efeitos adversos dos medicamentos e carga de medicamentos
*M*ulticomplexidade	Multimorbidade, situações biopsicossociais complexas
O que importa *M*ais	As próprias metas de desfechos significativos de saúde e preferências de cuidados de cada indivíduo

COMORBIDADES, FUNÇÃO E EXPECTATIVA DE VIDA

Com o avançar da idade e os declínios na reserva, os idosos experimentam altas taxas de doenças crônicas e, com frequência, declínio funcional relacionado. Oitenta por cento dos indivíduos com mais de 65 anos têm pelo menos uma doença crônica, e 50% apresentam duas ou mais comorbidades. Algumas dessas condições contribuem diretamente para o aumento das taxas de mortalidade, incluindo as principais causas de morte em adultos mais velhos – doenças cardíacas, câncer, acidente vascular encefálico (AVE), doença pulmonar e doença de Alzheimer. Entretanto, as doenças mais comuns afetam principalmente a capacidade funcional e resultam em incapacidade e institucionalização. Artrite, perda da audição e déficit visual são distúrbios importantes nesse aspecto. A existência de múltiplas comorbidades agrava os efeitos incapacitantes de doenças individuais e complica ainda mais o tratamento. Na era das evidências e das diretrizes, o médico que cuida de um paciente com várias condições crônicas comuns, como diabetes melito, doença arterial coronariana e osteoporose, pode se sentir compelido a prescrever seis ou sete medicamentos para se manter em conformidade com as recomendações atuais. Essa prática pode resultar em "polifarmácia (descrita mais adiante), aumentando os custos significativos para o paciente com contabilização limitada para riscos, benefícios e preferências individuais. Além de considerar o manejo distinto de cada doença, os cuidados ao indivíduo idoso exigem análise do impacto geral do tratamento sobre os sintomas, a função e a expectativa de vida. Para abordar esse desafio clínico comum, a American Geriatrics Society mantém uma publicação dos princípios orientadores sobre os cuidados aos adultos mais velhos com múltiplas comorbidades, que destaca a importância de considerar as complexas interações de condições, riscos e benefícios de várias opções de tratamento, prognóstico geral e metas e preferências do paciente.

A capacidade funcional, definida formalmente por Reuben et al., é a "capacidade de um indivíduo executar tarefas e desempenhar papéis sociais em uma ampla gama de complexidade", mais sucintamente, capacidade de autocuidado. A avaliação dessa capacidade fornece ao médico um meio de compreender o impacto da doença, avaliar a qualidade de vida, identificar as necessidades de cuidados e estimar o progresso e o prognóstico. A avaliação abrangente da função deve incluir questões sobre a capacidade de autocuidado, bem como as medidas objetivas de cognição e mobilidade (ver seções posteriores para mais detalhes sobre as duas últimas). A capacidade de autocuidado é dividida, com mais frequência, em AVDs básicas, instrumentais e avançadas. As AVDs básicas incluem as ações que mantêm a saúde e higiene pessoais, como transferência, tomar banho, ir ao banheiro, vestir-se e comer. As atividades instrumentais da vida diária (AIVDs) incluem atividades necessárias para viver de forma independente, especificamente dirigir ou usar transporte público, cozinhar, fazer compras, administrar os medicamentos e as finanças, usar o telefone (ou outro meio de comunicação) e fazer tarefas domésticas. As AVDs avançadas incluem funções sociais ou ocupacionais associadas a atividades como lazer, emprego ou atuar como cuidador. Cerca de 30% dos adultos com mais de 65 anos e 78% daqueles com mais de 85 anos têm dificuldade com as AIVDs ou uma ou mais das AVDs básicas. Previsivelmente, à medida que aumenta a incidência de incapacidade, o mesmo ocorre com a taxa de dependência e a colocação do idoso em instituições especializadas. Os cuidados a longo prazo em instituições especializadas aumentam de 2% em adultos mais velhos com 65 a 74 anos para 14% nas pessoas com mais de 85 anos. O comprometimento das AVDs também está associado a

Capítulo 126 Envelhecimento   1219

risco aumentado de quedas, depressão e morte do idoso afetado. A avaliação da capacidade de autocuidado dos adultos mais velhos fornece informações essenciais sobre o estado de saúde, independentemente da idade e da existência de comorbidades.

Para os médicos, navegar pelas inúmeras opções de manejo de múltiplas condições clínicas exige avaliação individualizada dos riscos, benefícios e objetivos específicos de várias terapias. Para ajudar na tomada de decisões médicas, foram geradas estimativas de expectativa de vida, integrando o impacto da idade, das comorbidades e da função. Essas estimativas ajudam os médicos a prever a sobrevida mediana e, dessa maneira, podem ajudar a estimar o potencial de vida restante, o que pode ter impacto na tomada de decisão do tratamento (e-Figura 126.2). Por exemplo, as opções oferecidas a um homem frágil de 85 anos com menos de 3 anos de vida pela frente são muito diferentes daquelas apresentadas a um homem saudável da mesma idade, com expectativa de vida mediana de 5 a 7 anos. Além disso, qualquer decisão deve levar em conta as metas e preferências individuais do paciente. Existem várias ferramentas prognósticas para ajudar os médicos a estimar a sobrevida em diferentes populações e circunstâncias de cuidados (Tabela 126.3). Essas ferramentas podem ser acessadas *online* de maneira interativa para médicos em http://eprognosis.ucsf.edu/.

MANIFESTAÇÕES DE DOENÇA NOS ADULTOS MAIS VELHOS

O cuidado competente do adulto mais velho frágil começa com o reconhecimento da doença, mesmo na ausência de sinais e sintomas tipicamente encontrados em indivíduos mais jovens. As manifestações de doença em adultos mais velhos diferem acentuadamente daquelas esperadas em pacientes mais jovens; as manifestações de sofrimento podem ser sutis ou inespecíficas e a melhora é menos óbvia e mais lenta. Esses fenômenos ocorrem por vários motivos. Conforme mencionado anteriormente, os adultos mais velhos apresentam altas taxas de comorbidades, o que pode confundir a capacidade do médico de diagnosticar um problema de forma acurada. Por exemplo, um paciente com doença cardíaca e doença pulmonar obstrutiva crônica (DPOC) que procura assistência médica por causa de dispneia pode ter uma exacerbação da doença pulmonar e/ou uma apresentação atípica de cardiopatia isquêmica. O relato dos sintomas também pode ser afetado por fatores psicossociais, incluindo acesso limitado ao sistema de saúde, transtornos cognitivos ou minimização dos sintomas como "envelhecimento normal". De modo semelhante, os profissionais de saúde podem minimizar as queixas de pacientes mais velhos com doenças clínicas complexas ou com saúde frágil.

Os adultos mais velhos podem ter apresentações variáveis de determinadas condições (Tabela 126.4). O hipertireoidismo pode se manifestar com apatia, mal-estar, depressão e fadiga, sem a ocorrência das manifestações clássicas de tremor, taquicardia ou sudorese. Pode se

Tabela 126.3 Decisões clínicas influenciadas pela expectativa de vida.

Expectativa de vida	Exemplos de decisões clínicas
A curto prazo, < 2 anos	Minimizar os procedimentos cirúrgicos invasivos, de grande porte Discutir as metas do cuidado e quando é necessário considerar cuidados paliativos Interromper a terapia com estatinas
De médio prazo, 2 a 3 anos	O controle agressivo da pressão arterial e dos lipídios na vigência de diabetes melito tem menor probabilidade de prevenir as complicações microvasculares
A longo prazo	Interromper o rastreamento para câncer de cólon se < 7 anos Benefício limitado para meta da A_{1c} < 8,0% se < 5 anos Interromper o rastreamento para câncer de próstata se < 10 anos Limitar o rastreamento do câncer de mama se < 5 anos

Adaptada de Yourman LC, Lee SJ, Schonberg MA et al. Prognostic indices for older adults: a systematic review. JAMA. 2012;307(2):182-192.

Tabela 126.4 Apresentações de doenças em adultos mais velhos.[a]

Diagnóstico	Sinais e sintomas iniciais potenciais
Infarto do miocárdio	Alteração do estado mental Fadiga Febre Declínio funcional
Infecção	Alteração do estado mental Declínio funcional Hipotermia
Hipertireoidismo	Alteração do estado mental Anorexia Fibrilação atrial Dor torácica Constipação intestinal Fadiga Ganho de peso
Depressão	Comprometimento cognitivo Agravamento da fragilidade física Declínio funcional
Distúrbio eletrolítico	Alteração do estado mental Quedas Fadiga Alterações da personalidade
Neoplasia maligna	Alteração do estado mental Febre Fratura patológica
Embolia pulmonar	Alteração do estado mental Fadiga Febre Síncope
Deficiência de vitaminas	Alteração do estado mental Ataxia Demência Fadiga
Impactação fecal	Alteração do estado mental Dor torácica Diarreia Incontinência urinária
Estenose aórtica	Alteração do estado mental Fadiga

Esta tabela representa apenas uma lista limitada de doenças e apresentações selecionadas; não se destina a servir como referência exaustiva para uso durante as atividades de atendimento aos pacientes.

1220 Seção 17 Geriatria

manifestar também com insuficiência cardíaca e é altamente prevalente em adultos mais velhos com fibrilação atrial de início recente. De modo semelhante, os pacientes idosos com hipotireoidismo demonstram atipicamente agravamento da fragilidade física, perda de peso, declínio cognitivo ou depressão. Em caso de infecção, os adultos mais velhos podem não apresentar febre nem sintomas localizados. Os estudos realizados demonstraram que uma redução na definição do limiar de febre pode melhorar a utilidade diagnóstica da temperatura corporal como sinal de infecção bacteriana. Embora a dor torácica ainda seja o sintoma mais comum e importante de cardiopatia isquêmica, a dispneia na ausência de dor torácica é um sintoma comumente relatado, sobretudo por adultos mais velhos e por indivíduos com várias comorbidades.

Na verdade, qualquer doença clínica pode se manifestar de maneira inespecífica em adultos mais velhos, sobretudo naqueles com saúde frágil. As manifestações inespecíficas relacionadas a uma doença subjacente incluem alterações do estado mental, perda de equilíbrio, quedas, incontinência urinária de início recente e alteração geral da capacidade funcional. Com frequência, essas apresentações são designadas como "síndromes geriátricas" e são descritas de modo detalhado mais adiante. A falta de compreensão de como a apresentação das doenças difere em adultos mais velhos pode resultar em atrasos no diagnóstico e no tratamento, levando a resultados piores. As pesquisas indicam que a alteração na apresentação prediz não apenas cuidados menos satisfatórios, com futuro declínio funcional e aumento da taxa de mortalidade.

MEDICAMENTOS

Os distúrbios relacionados à medicação são muito comuns em pacientes idosos. Nos EUA, os pacientes ambulatoriais com mais de 65 anos fazem uso diário, em média, de quatro medicamentos prescritos e quase 40% fazem uso de cinco ou mais. Embora os medicamentos possam estar indicados para condições clínicas específicas, o uso de múltiplos medicamentos (polifarmácia) aumenta o risco de interações medicamentosas e eventos adversos associados aos medicamentos. A farmacocinética e a farmacodinâmica alteradas contribuem para os eventos adversos dos medicamentos, que constituem uma causa comum de hospitalização e morbidade em adultos mais velhos. É por esse motivo que determinados medicamentos podem ser considerados "potencialmente inadequados" para adultos mais velhos. As alterações comuns na farmacocinética incluem alterações na composição corporal, com aumento das reservas de gordura e diminuição da água corporal. Os medicamentos lipossolúveis, como os benzodiazepínicos, têm efeitos prolongados por causa desse fenômeno. O declínio na taxa de filtração glomerular relacionado com a idade resulta em diminuição da depuração de muitos medicamentos, incluindo gabapentina, nitrofurantoína e anticoagulantes orais diretos. Os cálculos acurados da depuração de creatinina fornecem informações sobre a escolha e a dosagem dos medicamentos e melhoram a segurança da prescrição. As alterações farmacodinâmicas incluem diminuição da sensibilidade a determinados medicamentos comumente prescritos, como betabloqueadores e aumento da sensibilidade a outros agentes, como narcóticos e varfarina.

Tendo em vista os riscos do uso de medicamentos por adultos mais velhos, os profissionais e sistemas de saúde precisam empregar estratégias para melhorar tanto a eficácia quanto a segurança da prescrição, bem como é necessário "desprescrever" certos medicamentos. As recomendações baseadas em evidências incluem as seguintes:

- Manter uma lista atualizada dos medicamentos, incluindo medicamentos de venda livre e fitoterápicos
- Revisar de forma abrangente os medicamentos em cada consulta, com atenção especial para o momento das transições entre ambientes de cuidado (p. ex., após hospitalização). É necessário incluir uma indicação clara para cada medicamento, com documentação da resposta à terapia (particularmente para as condições crônicas)
- Avaliar a existência de duplicação e a ocorrência de interações medicamentosas ou de medicamentos com doenças. O uso de um banco de dados de informações sobre medicamentos ajudará nesse processo
- Avaliar a adesão e a acessibilidade dos pacientes aos medicamentos e perguntar sobre o sistema usado pelo paciente para a administração dos medicamentos (p. ex., caixa de comprimidos)
- Avaliar as classes específicas de medicamentos comumente associadas a eventos adversos: antiagregantes plaquetários, anticoagulantes, analgésicos (sobretudo narcóticos e anti-inflamatórios não esteroides [AINEs]), anti-hipertensivos (sobretudo inibidores da enzima conversora de angiotensina [IECAs] e diuréticos), insulina, agentes hipoglicemiantes e psicotrópicos
- Suspeitar de que os novos sintomas consistam em efeitos adversos dos fármacos atuais, e não uma nova doença
- Minimizar ou evitar o uso de medicamentos anticolinérgicos, que estão associados a riscos específicos.

Além de seguir esses princípios gerais, os médicos que prescrevem também se beneficiam da consulta da listas de medicamentos potencialmente inadequados. A Beers List of Potentially Inappropriate Medications (PIM) fornece um guia baseado em evidências dos medicamentos que devem ser evitados, se possível, ou utilizados com cautela em adultos mais velhos. Uma abordagem clara e racional para a prescrição e o manejo contínuo dos medicamentos, que leve em consideração as indicações, as interações e a adesão do paciente ao tratamento, pode reduzir o risco de eventos adversos comuns.

COGNIÇÃO

Demência

A prevalência da demência aumenta com a idade, com estimativas que variam de 20 a 50% depois dos 85 anos. As formas mais comuns de demência incluem a doença de Alzheimer, a demência com corpos de Lewy e a demência vascular. Esta última manifesta-se comumente em combinação com a doença de Alzheimer, em uma condição denominada *demência de etiologia mista*. A demência caracteriza-se pelo comprometimento de um ou mais domínios cognitivos, grave o suficiente para interromper a função ou a ocupação do indivíduo. Ocorre transtorno cognitivo leve (TCL) quando o indivíduo apresenta limitações cognitivas discerníveis, sem déficit aparente nas AIVDs. Os pacientes com TCL desenvolvem demência em uma taxa de aproximadamente 15% por ano. A demência está associada a maior risco de quedas, comprometimento funcional, institucionalização e morte. Os cuidadores de indivíduos com demência também enfrentam taxas aumentadas de estresse e distúrbios de saúde. Os médicos diagnosticam a demência com base nos sintomas e na história funcional (incluindo com frequência as informações dos cuidadores), avaliação cognitiva e exame físico. Existem ferramentas de rastreamento validadas, incluindo Montreal Cognitive Assessment (MOCA, ver Capítulo 110), o teste de desenho do relógio e o Mini-Cog. O Miniexame do Estado Mental (MEEM) consagrado pelo tempo oferece uma avaliação de múltiplos domínios cognitivos, porém não fornece uma medida adequada da função executiva. Ele também está sujeito à falta de sensibilidade em indivíduos com alta inteligência antes da doença, e à falta de especificidade em indivíduos com baixo nível de escolaridade. As avaliações validadas da função executiva incluem o teste do desenho do relógio, teste de fluência verbal e teste de trilhas parte B. existem também instrumentos para a coleta de dados sobre a função do paciente de um parente ou de um cuidador. Quando houver suspeita de demência, é necessário avaliar a segurança pessoal em relação a armas de fogo, dirigir automóveis e o ambiente domiciliar. Uma revisão cuidadosa dos medicamentos e um exame físico, incluindo sinais vitais, e uma avaliação neurológica completa, incluindo marcha e equilíbrio, são naturalmente essenciais na avaliação da demência para revelar achados que apontem para uma causa específica.

Delirium

O diagnóstico diferencial de distúrbios cognitivos além da demência é amplo e inclui *delirium*, transtorno do humor e efeitos dos medicamentos. A diferenciação da demência do *delirium* pode representar desafio muito significativo, sobretudo nos idosos hospitalizados (Tabela 126.5). O *delirium* caracteriza-se por alteração abrupta da função cognitiva global, enquanto a demência é crônica e compromete domínios cognitivos específicos ao longo do tempo. A diferenciação frequentemente depende da anamnese, que pode não ser elucidadora na apresentação. O *delirium*, algumas vezes denominado "alteração do estado mental", afeta mais de 2 milhões de indivíduos hospitalizados a cada ano. A sua incidência é estimada, de modo variável, em 25 a 60% nos pacientes em unidades de cuidados agudos, e resulta em dias adicionais no hospital e gastos relacionados. O *delirium* também está associado a permanência hospitalar prolongada, aumento dos custos, aumento das taxas de reinternação no hospital (12 a 65% em 6 meses), maior taxa de mortalidade no hospital em 1 ano e demência incidente. O Confusion Assessment Method (CAM) oferece uma estrutura validada para a identificação do *delirium* (https://consultgeri.org/try-this/general-assessment/issue-13.pdf). De acordo com o CAM, o *delirium* é provável quando o paciente apresenta confusão de aparecimento súbito com evolução flutuante e desatenção, e pensamento desorganizado ou alteração do nível de consciência. De acordo com Inouye et al., os principais fatores de vulnerabilidade para o *delirium* incluem idade avançada, comprometimento cognitivo, comorbidade, comprometimento da visão e da audição. Os fatores precipitantes relacionados com doença aguda incluem hipoxia, anormalidades eletrolíticas, desidratação e desnutrição, bem como medicamentos e abstinência alcoólica. O *delirium* também pode constituir um sinal inicial de várias condições clínicas graves (Tabela 126.2). Embora o tratamento do *delirium* seja difícil e esteja relacionado com distúrbios clínicos subjacentes, ensaios clínicos controlados demonstraram que uma intervenção multimodal é efetiva na redução das taxas de *delirium* em pacientes de alto risco. Há evidências de que o uso de contenção física em indivíduos idosos agressivos ou confusos resulta em aumento das taxas de morbidade e mortalidade. As estratégias de manejo não farmacológicas incluem reorientação e preservação dos padrões de sono, presença da família ou do cuidador à beira do leito e mobilização precoce. De modo semelhante, o uso de "restrição química", como prescrição de antipsicóticos em baixa dose, apresenta benefício limitado. O uso de agentes farmacológicos, especificamente neurolépticos, deve ser reservado para pacientes nos quais as estratégias não farmacológicas não ajudem, e o paciente represente um risco de dano a si mesmo ou a outras pessoas.

SAÚDE MENTAL

Os adultos mais velhos apresentam comumente sintomas depressivos, com estimativas de prevalência de até 15 a 19% em indivíduos com mais de 75 anos, embora nos idosos que residem em comunidades, o transtorno depressivo maior seja, na verdade, menos comum do que nos adultos mais jovens. A existência de comorbidade e o luto frequentemente confundem a apresentação da depressão. Portanto, pode permanecer indetectável, apesar de seu grande impacto adverso na qualidade de vida e nas taxas de morbidade e mortalidade. As taxas de suicídio são quase duas vezes maiores em adultos mais velhos, em comparação com a população geral, com taxa mais alta em homens brancos com mais de 85 anos. Nos idosos, a depressão pode se manifestar com transtornos cognitivos, funcionais ou de sono, bem como com queixas de fadiga ou astenia. Vários instrumentos foram desenvolvidos e validados para rastreamento da depressão nos idosos. A formulação de duas perguntas simples sobre humor e anedonia ("Nas últimas 2 semanas, você se sentiu deprimido ou desanimado?" e "Nas últimas 2 semanas, você sentiu pouco interesse ou prazer em fazer as coisas?") pode ser tão efetiva quanto o uso de instrumentos mais detalhados. Os questionários de rastreamento mais longos, como o Geriatric Depression Screen (GDS) ou o Patient Health Questionnaire (PHQ-9), também são úteis no ambiente ambulatorial. Qualquer rastreamento positivo deve levar a uma entrevista diagnóstica completa. Ao efetuar o rastreamento para depressão em idosos, é particularmente importante dispor de sistemas no local para fornecer um *feedback* dos resultados do rastreamento, um meio prontamente acessível de estabelecer um diagnóstico acurado e um mecanismo para fornecer tratamento e acompanhamento cuidadoso. Ensaios clínicos randomizados indicam que a adição de suporte psicológico à terapia farmacológica proporciona um benefício adicional para pacientes idosos e frágeis com depressão. A ansiedade é mais comum do que a depressão em adultos mais velhos e pode também resultar em sintomas físicos e cognitivos, insônia, agitação psicomotora, psicose e isolamento. Os médicos devem considerar um diagnóstico de ansiedade generalizada, transtorno do pânico ou agorafobia em adultos mais velhos com qualquer um desses sintomas.

SONO

Os transtornos do sono afetam mais de 50% dos idosos e têm impacto negativo sobre a saúde e a qualidade de vida. Esses transtornos estão associados a comprometimento cognitivo, saúde precária, declínio funcional e aumento da taxa de mortalidade. Isso pode resultar, em parte, de mudanças na estrutura do sono com o envelhecimento, como diminuição do sono profundo (estágio N3), maior latência do sono e diminuição da eficiência do sono. Além disso, diversos fatores comórbidos existentes em uma fase mais avançada da vida apresentam efeitos adversos na qualidade do sono, incluindo condições clínicas, medicamentos, fatores psicossociais e sintomas perturbadores ou incapacitantes,

Tabela 126.5 Características de *delirium* e demência.

Característica	Delirium	Demência
Início	Agudo	Insidioso
Evolução	Flutuante, algumas vezes lúcido	Geralmente estável
Duração	Horas a semanas	Meses a anos
Vigília	Anormalmente baixa ou alta	Habitualmente normal
Percepção	Ilusões e alucinações são comuns	Habitualmente normal
Memória	Comprometimento da memória imediata e recente	Comprometimento da memória recente e remota
Pensamento	Desorganizado	Empobrecido
Fala	Incoerente, lenta ou rápida	Dificuldade em achar palavras
Doença física ou medicamento causador	Frequentemente	Habitualmente ausente

Seção 17 Geriatria

como dor ou noctúria. Isso inclui o uso de substâncias psicoativas e de álcool etílico, bem como o uso de sedativo-hipnóticos prescritos e de venda livre, que podem causar fragmentação do sono e insônia de rebote. Além disso, os medicamentos comumente prescritos para a insônia, como benzodiazepínicos e hipnóticos não benzodiazepínicos, estão associados a comprometimento cognitivo e quedas. A base do tratamento da insônia em adultos mais velhos consiste em atenção cuidadosa para abordar a variedade de fatores comórbidos e comportamentos que levam a transtornos do sono. Para higiene do sono, consulte: https://www.nhlbi.nih.gov/files/docs/public/sleep/healthy_sleep.pdf. Evidências fortes sustentam a terapia cognitivo-comportamental para a insônia (TCC-I) e outras abordagens não farmacológicas, incluindo técnicas de controle de estímulos, restrição do sono e de relaxamento. Os adultos mais velhos também apresentam taxas mais altas de outros transtornos primários do sono, incluindo apneia do sono, movimentos periódicos das pernas durante o sono e transtorno do comportamento do sono REM. Relato de sonolência diurna e/ou queixas do parceiro de cama características desses transtornos devem levar à realização de polissonografia diagnóstica, que então orienta a instituição de terapias apropriadas.

MOBILIDADE

Os distúrbios da mobilidade são comuns em adultos mais velhos. No caso de adultos com mais de 65 anos, 20% dos homens e 32% das mulheres relatam dificuldade com uma ou mais de cinco atividades físicas específicas (abaixar-se ou ajoelhar, elevar os braços acima da cabeça, escrever, levantar 4,5 kg ou andar 2 a 3 quarteirões). Entre essas cinco atividades, os entrevistados queixam-se mais comumente de distúrbios da marcha. As dificuldades de equilíbrio e da marcha representam um risco significativo para os idosos. Cerca de 30% dos idosos na comunidade caem a cada ano. A incidência anual de quedas aproxima-se de 50% em pacientes com mais de 80 anos. Cinco por cento das quedas de adultos mais velhos resultam em fratura ou hospitalização. De acordo com os Centers for Disease Control and Prevention (CDCs), a taxa de mortalidade por quedas em pessoas com 65 anos ou mais aumentou 31% de 2007 a 2016. Os fatores de risco para quedas incluem história pregressa de quedas, medo de cair, diminuição da visão, comprometimento cognitivo, medicamentos (sobretudo anticolinérgicos, psicotrópicos e medicamentos cardiovasculares), neuropatia periférica, doenças que comprometam a força e a coordenação musculares e fatores ambientais. As intervenções efetivas para indivíduos com história pregressa de quedas ou com risco de queda envolvem a abordagem de múltiplos fatores contribuintes. Os médicos e os profissionais de saúde devem perguntar regularmente sobre episódios recentes de queda ou medo de cair quando atendem adultos mais velhos. Para os que relatam episódios de quedas, a avaliação deve incluir uma análise das circunstâncias associadas à(s) queda(s), aferição dos sinais vitais em posição ortostática, teste de acuidade visual, avaliação cognitiva e avaliação da marcha e do equilíbrio. Uma breve manobra no exame físico, denominada "levante e volte" consiste em pedir ao paciente que levante da posição sentada, caminhe 3 metros, vire-se, retorne e sente na cadeira. Um tempo de mais de 12 segundos para completar a tarefa ou a observação de instabilidade postural ou dificuldade da marcha sugerem risco aumentado de queda. A velocidade da marcha, uma medida adicional de mobilidade, é preditiva de alterações na capacidade e no estado de saúde dos idosos. A velocidade da marcha é medida por uma distância de 10 metros, com o paciente caminhando em um ritmo confortável. Velocidade inferior a 1,0 m/s está associada a aumento da taxa de mortalidade; velocidade de 0,8 m/s indica dificuldade em se locomover fora de casa e velocidade inferior a 0,6 m/s indica alto risco de quedas e declínio funcional. Para aqueles com risco de quedas, o médico deve perguntar acerca de possíveis agentes causadores e orientar sobre a segurança domiciliar. Os pacientes

de alto risco devem ser encaminhados para avaliação por um fisioterapeuta, e deve-se considerar a utilidade do uso de dispositivos auxiliares e de um programa de exercícios supervisionados (Tabela 126.6).

VISÃO E AUDIÇÃO

Distúrbios da visão e da audição são muito comuns entre idosos e, com frequência, complicam o manejo de comorbidades e aceleram o declínio funcional. Ocorre perda visual significativa em 16 a 18% dos adultos com mais de 65 anos. As causas comuns incluem glaucoma, cataratas, degeneração macular relacionada com a idade e retinopatia decorrente de hipertensão arterial sistêmica e diabetes melito. A diminuição da acuidade visual aumenta o risco de quedas e tem sido associada a morte por todas as causas em adultos mais velhos. Esses distúrbios podem ser detectados por meio de exames regulares, como escala optométrica de Snellen ou Jaeger. Tendo em vista as implicações da perda de visão para a capacidade funcional e a segurança do indivíduo, recomenda-se um exame oftalmológico geral a cada 1 a 2 anos para todos os adultos mais velhos. Felizmente, muitos centros oftalmológicos reconhecem os desafios multifacetados enfrentados por idosos com déficit visual. Clínicas especializadas em atendimento a pacientes com baixa acuidade visual prestam cuidados de optometristas, terapeutas ocupacionais e assistentes sociais com foco na melhoria da qualidade de vida e manutenção da independência.

Perda auditiva ocorre em cerca de 40 a 66% dos indivíduos com mais de 65 anos. Está associada a depressão, isolamento social, baixa autoestima, declínio cognitivo e incapacidade funcional. A audiometria tonal é o padrão de referência para rastreamento de perda auditiva, porém um simples teste de sussurro também é altamente sensível e específico. Idealmente, todos os adultos mais velhos devem efetuar um rastreamento auditivo anual por meio de questionário e audiometria portátil. Infelizmente, a falta de reembolso de aparelhos auditivos na maioria dos planos de saúde representa uma grande barreira para muitos adultos mais velhos.

CONTINÊNCIA

Incontinência urinária afeta até 30% dos adultos mais velhos que residem na comunidade e pelo menos metade dos que residem em casas de repouso especializadas. Ocorre mais frequentemente em mulheres, porém essa disparidade de gênero diminui à medida que a taxa de incontinência urinária nos homens aumenta depois dos 85 anos. O impacto da incontinência urinária na saúde varia, desde aumento do risco de irritação da pele, lesões por pressão e quedas até isolamento social, declínio funcional e depressão. Para cuidadores de adultos mais velhos, a incontinência urinária complica o cuidado físico e pode contribuir para decisões de colocação da pessoa em clínicas de repouso especializadas. As comorbidades comuns incluem diabetes melito, insuficiência cardíaca, artrite e demência.

Uma abordagem sistemática para a investigação de incontinência urinária, em geral, consegue revelar uma causa e uma solução potencial. É importante determinar primeiro se a incontinência é de natureza aguda ou crônica. As causas agudas de incontinência são frequentemente atribuíveis a distúrbios clínicos específicos como infecção, distúrbio metabólico ou efeitos de medicamentos. O mnemônico DIAPERS (fraldas em inglês) lembra as várias causas agudas potenciais de incontinência urinária (*D, delirium; I,* infecção; *A,* vaginite atrófica; *P,* produtos farmacêuticos; *E,* excesso de produção de urina em decorrência de insuficiência cárdica congestiva [ICC] ou hiperglicemia; *R,* mobilidade restrita; e *S,* impactação fecal [*stool impaction*]). Se a incontinência urinária for crônica, uma anamnese mais detalhada pode caracterizar a natureza dos sintomas entre quatro tipos. A incontinência de urgência por hiperatividade do músculo

Capítulo 126 Envelhecimento   **1223**

Tabela 126.6 Componentes recomendados da avaliação clínica e manejo de indivíduos idosos que residem na comunidade e correm risco de quedas.

Avaliação e fator de risco	Manejo
Circunstâncias de quedas anteriores[a]	Mudanças no ambiente e na atividade para reduzir a probabilidade de quedas recorrentes
Uso de medicamentos	Revisão e redução dos medicamentos
• Medicamentos de alto risco (p. ex., benzodiazepínicos, sedativos, neurolépticos, antidepressivos, anticonvulsivantes ou antiarrítmicos da classe IA – incluindo quinidina, procainamida e disopiramida)[a,b,c]	
• Quatro ou mais medicamentos[c]	
Visão[a]	Iluminação ampla sem brilho; evitar o uso de óculos multifocais ao caminhar; encaminhamento para um oftalmologista
• Acuidade < 20/60	
• Diminuição da percepção de profundidade	
• Diminuição da sensibilidade ao contraste	
• Cataratas	
Pressão arterial postural (após ≥ 5 min em decúbito dorsal, imediatamente após ficar em pé e 2 min após permanecer em pé)[c]	Diagnóstico e tratamento da causa subjacente, se possível; revisão e redução do número de medicamentos; modificação da restrição de sal; hidratação adequada; estratégias compensatórias (p. ex., elevação da cabeceira da cama, levantar lentamente ou efetuar exercícios de dorsiflexão); meias compressivas; terapia farmacológica se as estratégias anteriores não tiverem sucesso
• Queda ≥ 20 mmHg (ou ≥ 20%) da pressão arterial sistólica, com ou sem sintomas, imediatamente ou 2 min após a adoção da posição ortostática	
Equilíbrio e marcha[b,c]	Diagnóstico e tratamento da causa subjacente, se possível; reduzir o número de medicamentos que prejudicam o equilíbrio; intervenções ambientais; encaminhamento a um fisioterapeuta para dispositivos auxiliares e para treino da marcha, equilíbrio e força
• Relato do paciente ou observação de instabilidade	
• Comprometimento na avaliação breve (p. ex., o teste de "levantar e ir" ou a avaliação de desempenho orientado da mobilidade)	
Exames neurológicos específicos	Diagnóstico e tratamento da causa subjacente, se possível; aumento do estímulo proprioceptivo (com dispositivo auxiliar ou calçado apropriado que envolva o pé, com salto baixo e sola fina); redução do número de medicamentos que comprometam a cognição; reconhecimento dos déficits cognitivos por parte dos cuidadores; redução dos fatores de risco do ambiente; encaminhamento ao fisioterapeuta para treinamento da marcha, equilíbrio e força
• Comprometimento da propriocepção[a]	
• Comprometimento da cognição[a]	
• Diminuição da força muscular[b,c]	
Exames musculoesqueléticos específicos das pernas (articulações e amplitude de movimento) e exame dos pés[a]	Diagnóstico e tratamento da causa subjacente, se possível; encaminhamento ao fisioterapeuta para treinamento da força, amplitude de movimento, marcha e equilíbrio e para uso de dispositivos auxiliares; uso de calçado apropriado; encaminhamento ao podólogo
Exame cardiovascular direcionado[b]	Encaminhamento ao cardiologista; massagem do seio carótico (em caso de síncope)
• Síncope	
• Arritmia (se houver doença cardíaca conhecida, eletrocardiograma anormal e síncope)	
Avaliações dos riscos domiciliares após a alta hospitalar[b,c]	Remoção de tapetes soltos e uso de luminárias para a noite; tapetes antiderrapantes no banheiro e corrimão nas escadas; outras intervenções, se necessário

[a]A recomendação dessa avaliação baseia-se em observações de que o achado está associado a risco aumentado de quedas. [b]A recomendação dessa avaliação baseia-se em um ou mais ensaios clínicos controlados randomizados de uma única intervenção. [c]A recomendação dessa avaliação baseia-se em um ou mais ensaios clínicos controlados randomizados de uma estratégia de intervenção multifatorial que inclua esse componente. (Adaptada de Tinetti ME: Clinical practice. Preventing falls in elderly persons, N Engl J Med 348[1]:42-49, 2003.)

detrusor é o tipo mais comum. Os pacientes com esse distúrbio queixam-se de polaciúria, noctúria e início súbito de necessidade de urinar. A incontinência de esforço (ou estresse) ocorre com a incompetência da musculatura pélvica e esfíncter uretral e caracteriza-se pelo extravasamento de pequenos volumes de urina com o riso, espirro, tosse ou até mesmo na posição ortostática. A incontinência por transbordamento resulta da retenção urinária, frequentemente relacionada com hiperplasia prostática benigna nos homens ou com atonia da bexiga em pacientes com diabetes melito ou lesão da medula espinal. Os pacientes frequentemente apresentam gotejamento ou extravasamento constante, sem sensação verdadeira de necessidade de urinar.

Por fim, a incontinência funcional resulta de comorbidades que limitam a capacidade do paciente de agir prontamente ou de interpretar a necessidade de urinar, problemas de mobilidade, como artrite, e fraqueza ou problemas cognitivos. A Tabela 126.7 descreve os vários tipos de incontinência e abordagens sugeridas. Naturalmente, os indivíduos idosos com múltiplas comorbidades apresentam, com frequência, incontinência que resulta de uma combinação de causas crônicas e/ou agudas.

Os distúrbios de continência são, com frequência, passíveis de tratamento, porém muitas vezes não são expressos pelo paciente como uma preocupação. Uma anamnese direcionada e um exame físico muitas vezes podem identificar a causa da incontinência urinária e

Seção 17 Geriatria

Tabela 126.7 Causas, tipos e tratamento de incontinência urinária.

Tipo	Definição	Causa	Tratamento
Incontinência de estresse	Extravasamento de urina associado à elevação da pressão intra-abdominal (tosse, espirro)	Hipermobilidade da base da bexiga, frequentemente causada por frouxidão dos músculos perineais	Exercício da musculatura pélvica, micção programada, agentes alfa-adrenérgicos, estrogênios, cirurgia
Incontinência de urgência	Extravasamento de urina associado à premência urinária	Hiperatividade do músculo detrusor (obstrução do fluxo de saída, tumor de bexiga, instabilidade do detrusor), idiopática (deficiência da bexiga), complacência (cistite por irradiação), hipersensibilidade da bexiga	Treinamento da bexiga, exercício da musculatura pélvica, fármacos relaxantes da bexiga (anticolinérgicos, oxibutinina, tolterodina, imipramina)
Incontinência por transbordamento	Extravasamento de urina de uma bexiga mecanicamente distendida	Obstrução do fluxo de saída, aumento da próstata, estenose, cistocele prolapsada, bexiga contrátil (idiopática, neurológica [lesão da medula espinal, acidente vascular encefálico, diabetes melito])	Correção cirúrgica da obstrução, drenagem intermitente por cateter
Incontinência funcional	Incapacidade ou falta de vontade de urinar	Comprometimento cognitivo, comprometimento físico, barreiras ambientais (contenções físicas, banheiros inacessíveis), transtornos psicológicos (depressão, raiva, hostilidade)	Esvaziamento programado, roupa e fraldas, dispositivos de coleta externa

levar a uma intervenção apropriada. Semestralmente, devem-se efetuar perguntas e documentar a existência ou não de incontinência urinária, além de determinar se a incontinência urinária, caso ocorra, é incômoda para o paciente ou o cuidador. Além da pesquisa de causas agudas e crônicas, o exame físico direcionado deve incluir avaliação de sobrecarga hídrica, exame dos órgãos genitais, toque retal e avaliação neurológica. Exames de urina e de sangue são indicados para investigar infecções, causas metabólicas e disfunção renal. Além disso, se houver suspeita de retenção urinária, o cateterismo ou a ultrassonografia (US) podem ajudar a definir resíduo urinário pós-miccional e determinar a necessidade de colocação de cateter e avaliação urológica. Muitas instituições agora oferecem serviços e cuidados mais especializados, que têm uma abordagem multidisciplinar para o manejo, incluindo opções tanto farmacológicas quanto não farmacológicas. As opções não farmacológicas efetivas incluem horário programado para ir ao banheiro, treinamento vesical e *biofeedback*. O uso dessas estratégias pode evitar a administração de medicamentos com efeitos adversos frequentes, como anticolinérgicos para a hiperatividade do músculo detrusor.

À semelhança da incontinência urinária, a incontinência fecal (IF) é um distúrbio subnotificado e não devidamente tratado nos adultos mais velhos, com múltiplos fatores contribuintes. A IF é observada em 45% ou mais dos residentes de clínicas de repouso e é muito mais comum em indivíduos com comprometimento da mobilidade, demência, constipação intestinal crônica ou diarreia. É essencial assegurar a prevenção da constipação intestinal e da diarreia por transbordamento no manejo da IF. As condições associadas a fraqueza muscular, que costumam contribuir para a incontinência fecal, têm excelente potencial para tratamento com tipos específicos de fisioterapia direcionada para os músculos do assoalho pélvico.

NUTRIÇÃO

Adultos mais velhos apresentam altas taxas de desnutrição relacionadas a diversas causas como doença clínica, condições dentárias ou dificuldade de acesso associada a mobilidade limitada, custo e transtornos cognitivos. Cerca de 15% dos pacientes ambulatoriais mais velhos e metade dos idosos hospitalizados estão desnutridos e apresentam aumentos associados das taxas de morbidade e mortalidade. A utilidade de exames laboratoriais gerais é limitada, porém uma combinação de aferições seriadas do peso corporal e perguntas sobre alteração do apetite conseguem revelar distúrbios nutricionais em adultos mais velhos. Os idosos vulneráveis com perda de peso involuntária de 10% ou mais em 1 ano ou menos devem ser submetidos a avaliação adicional para desnutrição. Isso inclui uma avaliação das causas clínicas ou relacionadas a medicamentos, condições dentárias, dificuldade de aquisição e preparo de alimentos, apetite e ingestão, capacidade de deglutição e orientações anteriores para restrições dietéticas. Adultos mais velhos obesos apresentam altas taxas de desnutrição, embora isso frequentemente não seja reconhecido. Esses pacientes também devem ser submetidos a rastreamento de rotina para distúrbios nutricionais.

QUESTÕES SOCIAIS E LEGAIS

A avaliação da história social de indivíduos idosos deve incluir uma avaliação dos recursos para cuidados diretos e apoio financeiro disponíveis. Essas questões tornam-se particularmente importantes para adultos mais velhos frágeis, tendo em vista a vulnerabilidade física e econômica deles.

Cuidadores

O médico sempre deve perguntar sobre quem está cuidando do paciente idoso, incluindo cuidados pessoais com as AVDs e ajuda com as AIVDs como transporte, medicamentos, preparo dos alimentos, finanças e serviços domésticos. Essa lista deve incluir tanto os cuidadores formais, como profissionais de saúde domiciliares ou auxiliares contratados, quanto cuidadores informais, como familiares, vizinhos ou amigos. A maior parte dos cuidados prestados aos idosos nos EUA é feita por cuidadores informais. Mais de 34 milhões de pessoas nos EUA prestam cuidados informais a idosos e, deste total, 15,7 milhões cuidam de pessoas que sofrem de demência. Setenta e cinco por cento dos cuidadores informais são mulheres, e 39% têm mais de 65 anos. O estresse associado à prestação de cuidados diários pode ter graves efeitos deletérios sobre a saúde do cuidador. Os estudos realizados demonstraram efeitos adversos sobre a pressão arterial e a função imune, e aumento das taxas de doenças cardiovasculares e morte. Além disso, os cuidadores apresentam altas taxas alarmantes de doença psicológica, como sintomas de depressão relatados em até 50% dos casos. Esse distúrbio é particularmente prevalente naqueles que cuidam de pacientes com demência. A doença mental aumenta ainda mais o risco de abuso verbal ou físico ou negligência do paciente. O médico precisa reconhecer precocemente os distúrbios relacionados com os cuidadores e considerar o encaminhamento a um assistente social, gerente de recursos do paciente ou, quando disponível, equipe de avaliação geriátrica. Os principais fatores de risco para estresse dos cuidadores incluem cuidador familiar frágil; paciente com comprometimento cognitivo, transtorno emocional, uso de substâncias psicoativas, transtornos do sono ou comportamentais; baixa renda ou dificuldades financeiras; e doença aguda ou hospitalização. Os profissionais de saúde devem reconhecer os sinais e sintomas de tensão física ou mental e perguntar regularmente a respeito da sobrecarga dos cuidadores, oferecendo-se para conversar em particular do paciente, se necessário.

Nos EUA existem diversos recursos para apoiar os cuidadores e fornecer estratégias de resolução de problemas e autocuidado. Os programas com base na comunidade fornecem assistência com refeições, transporte e opções de cuidados temporários por meio de organizações voluntárias ou programas subsidiados. O aconselhamento sobre os aspectos tanto físicos quanto emocionais do cuidado realmente reduz os riscos de saúde para o cuidador e retarda a institucionalização, incluindo permanência temporária em casa de repouso ou clínica de geriatria para fornecer aos cuidadores um precioso tempo de descanso. Os estudos realizados demonstraram consistentemente que esses serviços são subutilizados pelos cuidadores. Um recurso que fornece estratégias e informações de apoio sobre cuidados é https://eldercare.acl.gov/Public/Resources/Topic/Caregiver.aspx#UsefulLinks.

Maus-tratos[2]

Os idosos são particularmente vulneráveis a maus-tratos devido a saúde precária, dependência funcional e isolamento social. Os maus-tratos são definidos como abuso (dano causado por outros) ou autonegligência do idoso. Acredita-se que a autonegligência seja a forma mais comum de maus-tratos, porém é difícil calcular as verdadeiras taxas. Os fatores de risco incluem comprometimento cognitivo e declínio funcional recente. Nos EUA, maus-tratos de idosos têm sido relatados em 3 a 8% da população de idosos, embora isso provavelmente seja uma subestimativa, devido à subnotificação pelos pacientes e à falta de reconhecimento por parte dos profissionais de saúde. Os maus-tratos têm muitas formas, incluindo psicológicos, financeiros, físicos, sexuais e negligência. Os estudos realizados demonstraram que a negligência e os maus-tratos estão associados a taxas mais altas de colocação do idoso em casas de repouso e mortalidade em idosos. Os sinais de maus-tratos físicos incluem contusões, queimaduras, marcas de mordida, traumatismo genital ou retal, úlceras de pressão ou perda de peso inexplicada. Outras formas de maus-tratos podem ser difíceis de discernir durante o exame, mas é possível melhorar a sua detecção por meio de perguntas diretas, como "Alguém machucou você?"; "Você tem medo de alguém?"; ou "Alguém está pegando ou usando o seu dinheiro sem a sua permissão?" Qualquer suspeita de maus-tratos ou negligência deve ser notificada aos Adult Protective Services. É interessante assinalar que 44 estados norte-americanos e

o Distrito de Columbia contam leis que obrigam a denúncia de suspeita de maus-tratos do idoso, e o Departamento de Justiça dos EUA dispõe de uma rede crescente de recursos (https://www.justice.gov/elderjustice/about-eji).[3]

Finanças

A população de idosos nos EUA varia amplamente quanto às medidas de riqueza. Embora a taxa geral de pobreza em adultos com mais de 65 anos tenha diminuído nos últimos 50 anos, 9,3% dos indivíduos idosos ainda vivem na linha de pobreza ou abaixo dela, e a porcentagem é maior em afro-americanos (18,7%) e hispânicos de qualquer raça (17,4%). Os membros da equipe de cuidados de saúde, incluindo médicos, devem investigar a existência de problemas financeiros, visto que essas questões têm implicações diretas para o estado de saúde e o bem-estar. É mais provável que adultos mais velhos, com recursos limitados, tenham dificuldade para adquirir medicamentos, refeições e distrações básicas. O encaminhamento a redes de recursos da comunidade pode ajudar a identificar opções de ajuda com necessidades básicas, incluindo opções de moradia e refeições coletivas. Informações sobre órgãos e serviços em locais específicos podem ser obtidas em https://eldercare.acl.gov/Public/Index.aspx.

Planejamento de cuidados antecipado

As diretrizes antecipadas de vontade[4] têm diferentes formatos e vários propósitos. Idealmente, esses documentos articulam as preferências de cuidados de uma pessoa em caso de doença grave ou incapacidade. Com frequência, descrevem os limites de cuidados e as circunstâncias em que medidas de manutenção da vida ou recuperação podem ser suspensas ou até mesmo retiradas. Tradicionalmente, as diretrizes antecipadas incluem um testamento vital e procuração para fins de cuidados de saúde. O testamento vital frequentemente aborda situações nas quais o paciente apresenta uma doença em estágio terminal, encontra-se em estado vegetativo persistente ou tem alguma condição neurológica progressiva e pode incluir instruções explícitas para manejo dos cuidados, incluindo suspensão ou retirada de medidas específicas, como nutrição artificial e hidratação. Os testamentos vitais são idealmente acompanhados de um documento complementar, a procuração para fins de cuidados de saúde, que designa a pessoa preferida do paciente para a tomada de decisão ou responsável legal em caso de doença incapacitante. Para pacientes que não fizeram uma procuração para fins de cuidados de saúde, o cônjuge ou outro parente de primeiro grau é quem tipicamente toma as decisões. Se nenhum responsável legal for designado e não houver nenhum parente mais próximo, pode-se obter uma tutela. A tutela é um procedimento legal pelo qual o tribunal nomeia uma pessoa para a tomada de decisão. A responsabilidade do médico inclui a determinação da capacidade de

---

[2]N.R.T.: Em 2016, o Brasil tinha a quinta maior população idosa do mundo, de acordo com o Ministério da Saúde. Para 2030, a previsão é de que o número de idosos ultrapasse o total de crianças até 14 anos. Durante o período pandêmico, as denúncias de violência e maus-tratos contra idosos tiveram aumento no Brasil, de acordo com os dados do Disque 100, plataforma do Ministério da Mulher, Família e Direitos Humanos (MMFDH).

[3]N.R.T.: No Brasil, o Estatuto do Idoso, Lei nº 10.741/2003, prevê como crime a conduta de colocar em risco a vida ou a saúde do idoso, seja por condições degradantes ou privação de alimentos ou condições indispensáveis. A pena prevista é de 2 meses a 1 ano de detenção e multa. Os tipos de violência contra a pessoa idosa são: violência física, violência psicológica, negligência, violência institucional, abuso financeiro, violência patrimonial, violência sexual e discriminação. Ver https://www.gov.br/mdh/pt-br/assuntos/noticias/2020-2/junho/cartilhacombateviolenciapessoaidosa.pdf.

[4]N.R.T.: A adesão a esse instrumento cresceu no Brasil na última década, e o tema ganhou novos contornos diante da pandemia da covid-19. O tema foi regulamentado pela Resolução nº 1.995/2012 do Conselho Federal de Medicina (CFM), que dispôs especificamente sobre as Diretivas Antecipadas de Vontade. Já a Resolução nº 2.232/2019 estabeleceu as normas éticas para a recusa terapêutica por pacientes e objeção de consciência na relação médico-paciente.

uma pessoa de tomar decisões independentes em caso de alteração da consciência ou comprometimento cognitivo progressivo. Isso envolve avaliação de sua capacidade de compreender a situação, fazer perguntas, ponderar opções e dar uma opinião e, ocasionalmente, exigir uma avaliação geriátrica ou neuropsicológica completa. As diretrizes antecipadas tradicionais, particularmente o testamento vital, têm sido criticadas por terem utilidade limitada na transmissão de preferências específicas. Recentemente, surgiram formulários mais detalhados para registrar preferências muito específicas e limites para determinadas medidas, como hidratação, nutrição, hospitalização e reanimação. Exemplos incluem os formulários Medical Orders for Scope of Treatment (MOST) e Physician's Orders for Life Sustaining Treatment (POLST), disponíveis em https://polst.org/programsin-your-state/. Naturalmente, o preenchimento efetivo e a aplicação de qualquer um desses formulários devem incluir uma conversa sobre metas de cuidados conduzida pelo médico de atenção primária, idealmente com a participação dos cuidadores familiares. Além disso, como as preferências mudam com o passar do tempo, dependendo do estado de saúde, os profissionais de saúde devem incentivar os idosos a rever e renovar suas diretrizes antecipadas de vontade anualmente.

AMBIENTES DE CUIDADOS: CONSIDERAÇÕES ESPECIAIS

Paciente hospitalizado

Milhões de idosos são hospitalizados a cada ano nos EUA por causa de doenças agudas e para a realização de procedimentos eletivos. Felizmente, naquele país, o Medicare Part A cobre grande parte dos custos associados a cuidados agudos, incluindo hospitalização e reabilitação a curto prazo. Todavia, enquanto estão no hospital, os pacientes idosos podem se tornar vulneráveis a inúmeras complicações relacionadas com o seu estado de saúde comprometido e com problemas inerentes ao próprio ambiente de cuidados agudos. Conforme assinalado anteriormente, o *delirium* afeta idosos hospitalizados em uma taxa muito elevada e aumenta o risco de internações prolongadas, admissão em clínicas de repouso e morte. Adultos mais velhos hospitalizados também sofrem os efeitos da imobilização, com perda da força muscular e descondicionamento. De forma aguda, esses fatores aumentam o risco de quedas e prejudicam a função e a capacidade de autocuidado. Além disso, a ingestão oral insatisfatória pode resultar em desnutrição, e as perdas hídricas relacionadas com doenças podem causar desidratação. Em consequência, hipotensão e desnutrição proteico-calórica são achados comuns. Tanto a imobilidade quanto a desnutrição predispõem o paciente em estado agudo ao desenvolvimento de lesões por pressão, que podem surgir em menos de 2 horas. Todos esses distúrbios são agravados por *delirium* ou humor deprimido. Fatores ambientais também contribuem para distúrbios, incluindo cateteres e acessos intravenosos (que aumentam o risco de quedas), enfermarias barulhentas e exames e procedimentos frequentes que perturbam ainda mais o ritmo diurno e o sono. Até um terço dos adultos mais velhos hospitalizados sofrem declínio da capacidade de realizar as AVDs durante a sua internação. Os pacientes que apresentam declínios funcionais durante a hospitalização têm taxas mais elevadas de reinternação, institucionalização prolongada e mortalidade após a alta, e muitos deles (41%) nunca retornam a seu nível de função pré-admissão. Para combater esses problemas, alguns hospitais criaram unidades de cuidados geriátricas especializadas para pacientes internados, frequentemente denominadas *unidades de cuidados agudos para idosos (CAI)*. Essas unidades incorporam adaptações no ambiente físico e uma equipe especialmente treinada para fornecer cuidados seguros e centrados no paciente, planejados para maximizar a restauração da função e prevenir as complicações comuns da hospitalização.

Em ensaios clínicos randomizados, essas unidades e seu correspondente consultivo, a unidade de CAI móvel (ou CAIM), reduziram os tempos de permanência hospitalar, melhoraram as transições de cuidados e diminuíram as reinternações. De modo semelhante, as unidades de avaliação e manejo geriátricas (AMG) (descritas mais adiante) oferecem cuidados pós-agudos baseados em uma equipe especializada, com ênfase na reabilitação e retorno aos níveis anteriores de função.

Transições de cuidados

Conforme assinalado anteriormente, os adultos mais velhos apresentam altas taxas de complicações durante a doença aguda, necessitam de períodos prolongados de tempo e, algumas vezes, admissão para fins de reabilitação em vários tipos de instituições até sua recuperação. Por esse motivo, o manejo do período pós-agudo é crítico e complexo. Especificamente, os adultos mais velhos com doenças agudas frequentemente são transferidos entre diferentes ambientes de cuidados e médicos. Quase 25% dos idosos hospitalizados recebem alta para unidades de atendimento especializadas, e outros 12% recebem alta com cuidados domiciliares. Entre os que recebem alta para instituições especializadas, cerca de um quinto retorna ao hospital nos primeiros 30 dias. As transições nos cuidados representam episódios de alto risco, e as evidências mostram que os pacientes e seus cuidadores frequentemente passam por problemas de falta de comunicação, erros de medicamentos e omissão de exames laboratoriais essenciais ou consultas durante esse período. Ensaios clínicos recentes demonstraram redução da reinternação por meio de um plano estruturado de alta hospitalar e transição de cuidados. Isso inclui comunicação com uma equipe interdisciplinar, reconciliação dos medicamentos antes e depois da alta, planejamento cuidadoso dos exames laboratoriais e consultas de acompanhamento, comunicação com pacientes e cuidadores sobre expectativas e preferência e *coaching* específico para pacientes e cuidadores no manejo dos sintomas. Mais informações sobre o manejo dos cuidados nas transições estão disponíveis em www.caretransitions.org.

SISTEMAS DE CUIDADOS

Assistência ambulatorial e domiciliar

A maior parte do atendimento a adultos mais velhos ocorre no ambiente ambulatorial. Nos EUA, boa parte dos custos dessa assistência, incluindo honorários das consultas, exames laboratoriais, radiografias e vacinas, é coberta pelo Medicare Part B, pelo qual os pacientes pagam mensalidade. As consultas ambulatoriais podem ocorrer com o médico, o enfermeiro ou enfermeiros especialistas, dependendo da natureza do problema e da estrutura do contexto. Outros membros essenciais da equipe de cuidados incluem assistentes sociais, farmacêuticos, psicólogos, fisioterapeutas e terapeutas ocupacionais. A maior parte das avaliações discutidas neste capítulo pode ser realizada em esquema ambulatorial, incluindo avaliações funcionais, rastreamento cognitivo e do humor, avaliação da marcha e do equilíbrio, revisão dos medicamentos, exames oftalmológicos e auditivos e avaliação da continência. A entrevista de um cuidador pode aumentar as informações coletadas. Os cuidados nesse contexto podem ser complicados, entretanto, por problemas relacionados com o transporte e a comunicação ineficaz ou ineficiente entre vários profissionais de saúde, particularmente para pacientes atendidos por vários especialistas.

Ao longo dos últimos anos, a assistência domiciliar ressurgiu como meio efetivo de fornecer cuidados de saúde aos adultos mais velhos. À semelhança do ambiente ambulatorial, o Medicare Part B reembolsa os profissionais em parte pelos serviços prestados em domicílio. Além disso, se houver necessidade de um serviço de reabilitação ou especializado (*i. e.*, cuidados de enfermagem domiciliares ou fisioterapia domiciliar), o Medicare Part A fornece cobertura. Os pacientes que recebem serviços em domicílio precisam estar "confinados em casa", o que significa que apresentam comprometimento funcional significativo, saem de casa raramente com assistência e, em geral, apenas para fins médicos. Os serviços prestados em domicílio incluem uma gama completa de avaliações por equipes de profissionais de cuidados de saúde, dependendo das necessidades. Os assistentes sociais frequentemente conduzem essas visitas e realizam o manejo dos casos, avaliando as necessidades financeiras e de outros recursos. Enfermeiros fornecem serviços qualificados, quando necessário, incluindo educação em saúde, monitoramento dos sintomas e tratamento de feridas. Fisioterapeutas e terapeutas ocupacionais analisam a mobilidade e a segurança domiciliar, e melhoram muito a capacidade funcional e a independência do idoso. Além disso, o exame no ambiente domiciliar de uma pessoa pode revelar muitos aspectos sobre a sua segurança e nutrição e facilitar a educação ou a intervenção nessas áreas. Os médicos podem servir como gestores desses programas, mas também podem, eles próprios, fazer visitas para saber mais acerca do estado de saúde de determinado paciente. Se houver preocupações significativas sobre a segurança de um paciente, sobretudo em caso de comprometimento cognitivo, uma visita domiciliar pode fornecer informações sobre a necessidade de intervenções mais urgentes, incluindo encaminhamento a Adult Protective Services. As pesquisas demonstraram que os programas de assistência domiciliar coordenados podem melhorar o manejo de doenças crônicas, incluindo demência, diabetes melito e insuficiência cardíaca congestiva, bem como reduzir a reinternação de pacientes com insuficiência cardíaca congestiva. Um modelo de assistência domiciliar que começou a ultrapassar os limites tradicionais de assistência domiciliar antes de 2001 é o programa hospital em casa (HaH, *hospital at home*), que fornece cuidados agudos domiciliares para idosos com doenças específicas identificadas no serviço de emergência. O atendimento de alta qualidade e a satisfação do paciente continuam ajudando na disseminação desse modelo de assistência em todos os EUA.

Unidades de longa permanência[5]

A expressão *ULP* descreve a gama de serviços disponíveis para prestar assistência a pessoas com incapacidade decorrente de condições agudas e crônicas. Essa definição inclui os serviços oferecidos nos ambientes ambulatorial e domiciliar descritos anteriormente. Entretanto, a maioria associa o termo ao sistema de instituições que fornecem cuidados pessoais e médicos a adultos incapacitados de todas as idades. As instituições de cuidados especializados atendem pacientes com incapacidades permanentes decorrentes de doenças crônicas ou permanência curta para reabilitação após doença aguda (p. ex., AVE) ou procedimentos (p. ex., artroplastia). O objetivo dos serviços também pode incluir cuidados do paciente terminal, juntamente com uma equipe de cuidados paliativos.

Cuidados geriátricos

No atendimento de idosos frágeis com necessidades complexas de cuidados, o parecer de um geriatra ou de uma equipe interprofissional gerontológica,[6] com frequência, fornece informações muito úteis.

---

[5]N.R.T.: No Brasil ver https://www.gov.br/anvisa/pt-br/assuntos/servicosde-saude/instituicoes-de-longa-permanencia-para-idosos.

[6]N.R.T.: Enquanto a geriatria atua especificamente nos aspectos físicos, na promoção e nos cuidados de saúde ao adulto mais velho, a gerontologia foca na promoção do bem-estar, abordando as condições sociais, psicológicas, fisiológicas e até mesmo espirituais para promover maior qualidade de vida aos adultos mais velhos.

A equipe pode ajudar na avaliação e no manejo das condições ou situações específicas descritas anteriormente. O geriatra pode aconselhar sobre o nível ou contexto apropriado de assistência ao idoso, visto que ocorrem decisões difíceis relacionadas com as opções de tratamento no contexto de expectativa de vida limitada. Uma avaliação abrangente, por um geriatra ou por uma equipe de gerontologia, inclui componentes já descritos detalhadamente como avaliação da condição clínica do paciente, função e suporte social. Normalmente, o consultor trabalha com uma equipe interprofissional, que pode incluir um gestor de cuidados de enfermagem, enfermeiro, assistente social, fisioterapeuta ou terapeuta ocupacional, farmacêutico, psicólogo e outros profissionais. O resultado da avaliação geriátrica é um plano abrangente para restaurar com segurança a função ideal do paciente, com metas de cuidados realistas e mutuamente aceitáveis.

No contexto da doença aguda, os geriatras também fornecem serviços importantes. Conforme descrito anteriormente, as unidades de CAI conseguem melhorar a assistência ao paciente e prevenir complicações iatrogênicas. De modo semelhante, após estabilização clínica dos pacientes, a sua transferência para uma unidade de cuidados geriátricos especializados, frequentemente denominada unidade de avaliação e manejo geriátricos, é possível em algumas instituições para fornecer uma avaliação clínica abrangente e planejar a transição de cuidados. Uma consulta inicial com um geriatra e com uma equipe transdisciplinar e interprofissional no contexto de cuidados agudos pode ajudar no manejo de doenças clínicas complexas e na comunicação com pacientes e cuidadores sobre as opções pós-hospitalização. Após a internação, é ideal localizar instituições ou serviços que ofereçam cuidados abrangentes por um geriatra e equipe interdisciplinar, incluindo uma abordagem coordenada que utilize estratégias específicas para gerenciar as transições de cuidados.

Para uma discussão mais profunda sobre este tópico, ver Seção 4, "Envelhecimento e Medicina Geriátrica", em *Goldman-Cecil Medicina*, 26ª edição.

TENDÊNCIAS FUTURAS: GEROCIÊNCIA, UM CAMPO EMERGENTE

Os fundamentos da teoria do envelhecimento descritos anteriormente fornecem uma base para o campo emergente da gerociência. As nove "características essenciais do envelhecimento" (Figura 126.4), apresentadas anteriormente, são consideradas um alicerce teórico por meio do qual é possível estudar as intervenções que têm o potencial de influenciar a biologia do envelhecimento e retardar o aparecimento da maioria das doenças crônicas que parecem ser impulsionadas por esse mecanismo. Por meio do estudo dos mecanismos moleculares do envelhecimento, aumentam as evidências que sugerem maneiras pelas quais os seres humanos conseguem influenciar a *duração da saúde*, o que pode ser considerado um retardo geral no aparecimento de doenças crônicas. A restrição calórica (RC) ou redução proposital da ingestão de alimentos constitui a única intervenção que realmente aumentou, de modo reproduzível, a duração de vida máxima em determinados modelos animais de laboratório. Em ratos, o tempo de vida aumenta, em média, 20 meses com a redução de 40% nas calorias. Macacos *rhesus* usados em um ensaio clínico de restrição calórica parecem demonstrar melhorias nos marcadores metabólicos e menor carga de doença do que controles depois de 15 anos, porém não apresentaram extensão definitiva no tempo de vida. O mecanismo envolvido não está bem compreendido, porém pode ser mediado metabolicamente. Em estudos observacionais realizados em seres humanos, aqueles com temperatura corporal média mais baixa, níveis mais baixos de insulina e níveis mais altos de sulfato de desidroepiandrosterona (DHEAS) (alterações encontradas nos macacos submetidos a restrição calórica) pareceram sobreviver por mais tempo. A pesquisa atual concentra-se na influência semelhante da biologia celular da duração da saúde em seres humanos e na descoberta de agentes químicos que mimetizem ou medeiem esses efeitos metabólicos.

Emergência das terapias guiadas por gerociência

Alvos moleculares potenciais que possibilitem o aparecimento tardio da doença humana são bem descritos em modelos animais de doença dos sistemas cardiovascular, pulmonar e musculoesquelético. Estudos realizados em múltiplas espécies de animais mostraram aparecimento tardio do envelhecimento com a inibição da via mTOR. Nos últimos anos, começaram a ser realizados ensaios clínicos translacionais em seres humanos, avaliando as terapias guiadas por gerociência (TGG). Os ensaios clínicos realizados demonstram ser promissores para impactar a trajetória de certas doenças crônicas. O primeiro ensaio clínico humano que utilizou a terapia senolítica para remover células senescentes mostrou ter potencial para melhorar a função física em indivíduos com fibrose pulmonar idiopática. O surgimento da gerociência translacional como campo multidisciplinar tem o potencial de influenciar a prática clínica e os desfechos nos próximos anos.

LEITURA SUGERIDA

Boyd C, Smith CD, Masoudi FA, et al: Decision making for older adults with multiple chronic conditions: executive summary for the American geriatrics Society guiding principles on the care of older adults with Multimorbidity, J Am Geriatr Soc 67:665–673, 2019.

Campisi J: Aging, cellular senescence, and cancer, Annu Rev Physiol 75:685–705, 2013.

Cesari M, Gambassi G, Abellan van Kan G, Vellas B: The frailty phenotype and the frailty index: different instruments for different purposes, Age Ageing 43:10–12, 2014.

Fries JF: Aging, natural death, and the compression of morbidity, N Engl J Med 303:130–135, 1980.

Goode PS, Burgio KL, Richter HE, et al: Incontinence in older women, J Am Med Assoc 303:2172–2181, 2010.

Gooneratne NS, Vitiello MV: Sleep in older adults: normative changes, sleep disorders, and treatment options, Clin Geriatr Med 30(3):591–627, 2014.

Khan SS, Singer BD, Vaughan DE: Molecular and physiological manifestations and measurement of aging in humans, Aging Cell 16(4):624–633, 2017.

Kim CS, Flanders SA: In the clinic: transitions of care, Ann Intern Med 158:ITC3-1, 2013.

Kirkland JL, Tchkonia T, Zhu Y, Niedernhofer LJ, Robbins PD: The clinical potential of senolytic drugs, J Am Geriatr Soc 65:2297–2301, 2017.

Li RM, Iadarola AC, Maisano CC, editors: Why population aging matters: a GlobaPerspective. A booklet prepared in follow-up to the 2007 Summit on global aging hosted by the U.S. State Department and the national Institute on aging, National Institute on Aging and the National Institutes of Health, March 2007.

López-Otín C, Blasco MA, Partridge L, Serrano M, Kroemer G: The hallmarks of aging, Cell 153(6):1194–1217, 2013.

Marcantonio ER: In the clinic. Delirium, Ann Intern Med 154, 2011:ITC6-1, 2011.

Mosqueda L, Dong X: Elder abuse and self-neglect: "I don't care anything about going to the doctor, to be honest…," J Am Med Assoc 306:532–540, 2011.

Reuben DB: Medical care for the final years of life: "When you're 83, it's not going to be 20 Years," J Am Med Assoc 302:2686–2694, 2009.

Reuben DB, Wieland DL, Rubenstein LZ: Functional status assessment of older persons: concepts and implications, Facts Res Gerontol 7:232, 1993.

Salzman B, Beldowski K, de la Paz A: Cancer screening in older adults, Am Fam Physician 96:659–667, 2016.

Steinman MA, Hanlon JT: Managing medications in clinically complex elders: "There's got to be a happy medium," J Am Med Assoc 304:1592–1601, 2010.

The 2019 American Geriatrics Society Beers Criteria® Update Expert Panel. American Geriatrics Society 2019 Updated AGS Beers Criteria® for Potentially Inappropriate Medication Use in Older Adults, J Am Geriatr Soc 67(4):674–694, 2019.

Tinetti M, Huang A, Molnar F: The geriatrics 5M's: a new way of communicating what we do, J Am Geriatr Soc 65(9):2115, 2017.

Wald HL, Ramaswamy R, Perskin MH, Roberts L, Bogaisky M, Suen W: The case for mobility assessment in hospitalized older adults: American geriatrics Society white paper executive summary, J Am Geriatr Soc 67:11–16, 2019.

Yourman LC, Lee SJ, Schonberg MA, Widera EW, Smith AK: Prognostic indices for older adults: a systematic review, J Am Med Assoc 307(2):182–192, 2012.

SEÇÃO 18

Cuidados Paliativos

127 **Cuidados Paliativos, 1230**

127

Cuidados Paliativos[1]

Brandon J. Wilcoxson, Erin M. Denney-Koelsch, Robert G. Holloway

INTRODUÇÃO

Os cuidados paliativos são tanto uma filosofia de cuidados como uma área de especialização em várias áreas médicas. A meta primária dos cuidados paliativos é minimizar o sofrimento e proporcionar a melhor qualidade de vida possível para os pacientes e suas famílias. Pacientes com doenças graves e debilitantes precisam e merecem excelente controle dos sintomas, assistência na tomada de decisões médicas difíceis, comunicação e colaboração efetivas entre os profissionais de saúde que os atendem, abordagem de distúrbios psicossociais e uma presença empática que promova esperança e relacionamentos de cura. Os cuidados paliativos afirmam a vida apoiando as metas do paciente para o futuro à luz de uma compreensão completa de sua condição clínica, incluindo potencialmente suas esperanças de cura, prolongamento da vida, alívio do sofrimento, bem como a preparação para a morte quando o tempo for curto. Esse processo inclui explorar quais metas de vida seriam deixadas de lado se o tratamento não for como esperado, quem deve tomar decisões médicas para o paciente se a capacidade de tomada de decisão dele for perdida e quais limites poderiam ser estabelecidos na terapia agressiva.

Os cuidados paliativos fornecem um sistema organizado e estruturado para a prestação de cuidados por uma equipe interdisciplinar, incluindo médicos, enfermeiros, assistentes sociais, capelães e conselheiros, bem como outros profissionais de saúde. Os cuidados paliativos devem ser integrados em vários ambientes de assistência à saúde, incluindo hospital, pronto-socorro, lar de idosos, assistência domiciliar, instalações de vida assistida e ambientes ambulatoriais. A disponibilidade de cuidados paliativos ainda é muito desigual, de modo que muitos pacientes e famílias sofrem desnecessariamente, tendo acesso limitado, tardio ou mesmo não tendo acesso a cuidados paliativos adequados. Não há evidências que sugiram que a integração precoce dos cuidados paliativos reduza a sobrevida, mas muitos pacientes e profissionais de saúde compartilham uma preocupação não expressada de que isso possa acelerar a morte. Esse equívoco comum, juntamente com a crença incorreta de que os cuidados paliativos são equivalentes aos cuidados de fim de vida, faz com que os pacientes e seus familiares só tenham acesso aos cuidados paliativos em uma fase avançada da doença. Vários estudos prospectivos randomizados controlados compararam a integração precoce de cuidados paliativos especializados com cuidados padrão. Esses estudos, conduzidos principalmente em pacientes com câncer em estágio avançado, mostraram melhorias em importantes *endpoints*, incluindo qualidade de vida do paciente, taxas de depressão ou ansiedade, satisfação do paciente ou do cuidador e utilização de serviços de saúde no fim da vida. Dois estudos também relataram maior sobrevida quando os cuidados paliativos são integrados proativamente antes do encaminhamento de rotina. A Figura 127.1 mostra um conceito visual de integração precoce de cuidados paliativos à evolução da doença de um paciente.

Cuidados paliativos básicos devem fazer parte do *kit* de ferramentas para todos os médicos que cuidam de pacientes em estado grave. Cuidados paliativos especializados devem estar disponíveis para o manejo de sintomas mais desafiadores, bem como para a complexa tomada de decisão médica que ocorre em doenças graves.

TRAJETÓRIAS COMUNS DE DOENÇAS E CUIDADO PALIATIVO[2]

Existem quatro trajetórias distintas de declínio funcional antes da morte (e-Figura 127.1). Essas trajetórias têm implicações importantes para os cuidados paliativos e a prestação de cuidados de saúde. Pacientes e familiares também terão necessidades físicas, psicológicas, sociais e espirituais diferentes, dependendo da trajetória de sua doença antes da morte. Estar ciente dessas trajetórias pode ajudar os médicos a fornecer cuidados adequados que integrem tratamentos direcionados à doença e paliativos.

Trajetória 1: curto período de declínio evidente antes da morte

O câncer tipifica essa trajetória. A capacidade funcional é preservada até uma fase avançada, seguida por declínio previsível e precipitado ao longo de semanas a meses. O início do declínio geralmente sugere tumor metastático. Um declínio funcional mais previsível pode ajudar

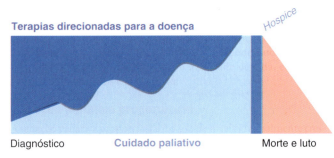

Figura 127.1 Cuidados paliativos e de fim de vida (*hospice*).

---

[1]N.R.T.: No Brasil, vale a pena acessar os *sites* da Academia Nacional de Cuidados Paliativos (https://paliativo.org.br/) e do INCA (https://www.gov.br/inca/pt-br/assuntos/noticias/2022/dia-mundial-dos-cuidados-paliativos-inca-lanca-livro-e-cartilha).

[2]N.R.T.: No Brasil, ver Cuidados Paliativos, Ministério da Saúde, 2017, em https://telessaude.hc.ufmg.br/wp-content/uploads/2016/07/CUIDADOS-PALIATIVOS_LIVRO.pdf.

Capítulo 127 Cuidados Paliativos

na antecipação das necessidades de cuidados, na transição de tratamentos curativos para uma ênfase mais exclusiva na paliação e, por fim, em cuidados paliativos. Nem todas as malignidades seguem essa trajetória (p. ex., próstata, mama) e algumas condições não malignas (p. ex., demências rapidamente progressivas, esclerose lateral amiotrófica) podem seguir esse curso.

Trajetória 2: doença crônica com exacerbações e morte súbita

Insuficiência cardíaca congestiva (ICC), doença pulmonar obstrutiva crônica (DPOC), doença hepática em estágio terminal e síndrome da imunodeficiência adquirida (AIDS) tipificam essa trajetória. Essas doenças dos sistemas de órgãos representam doenças crônicas com exacerbações agudas ocasionais (p. ex., estresse fisiológico que sobrecarrega as reservas do corpo), muitas vezes exigindo internação hospitalar. Os pacientes podem ter retorno da função após uma exacerbação, mas muitas vezes não no nível basal. Eles também podem morrer subitamente durante uma exacerbação, mas é difícil prever com antecedência. Prognosticar é muito desafiador nessa trajetória. Quando os pacientes optam por renunciar ou interromper o suporte de vida agressivo, é essencial planejar o alívio dos sintomas agressivos durante uma exacerbação futura.

Trajetória 3: declínio prolongado

A demência e a fragilidade tipificam essa trajetória. Esses pacientes têm um curso prolongado de declínio físico e/ou cognitivo e tornam-se cada vez mais frágeis. Diagnósticos adicionais incluem outras condições neurodegenerativas (p. ex., doença de Parkinson) e pacientes com múltiplas comorbidades moderadas a graves (p. ex., artrite, deficiência visual, acidentes vasculares encefálicos (AVE) leves anteriores, diabetes melito com neuropatia). Declínio gradual na função, perda de peso, fadiga e baixos níveis de atividade são características centrais. A carga do cuidador, geralmente, é imensa. Prognosticar a sobrevida é difícil e complicações, como pneumonia e fraturas, podem ser eventos terminais. Os benefícios e os encargos da nutrição e hidratação artificiais precisam ser equilibrados nos estágios finais.

Trajetória 4: lesão cerebral aguda grave

As trajetórias de comprometimento súbito são aquelas que se originam de uma lesão neurológica súbita que pode levar a substancial comprometimento cognitivo e funcional. Estas incluem as causas de lesão cerebral aguda grave: AVE, encefalopatia hipóxico-isquêmica e lesão cerebral traumática. A maioria das mortes ocorre precocemente após o evento, quando os tratamentos são suspensos ou retirados, ou na fase crônica em sobreviventes que acumulam debilidade. Os diagnósticos nessa trajetória representam a principal causa de incapacidade do adulto. Nos extremos do comprometimento estão os distúrbios crônicos da consciência (estados vegetativos e minimamente conscientes) e a síndrome do encarceramento. Mas há um vasto espectro de comprometimentos graves aquém desses extremos que levantam questões sobre como gerenciar debilidades potencialmente graves com chances pequenas ou incertas de melhora. Essa trajetória exige um sistema de saúde responsivo à negociação de metas de tratamento com pacientes e responsáveis legais que podem considerar esses futuros estados de saúde como "piores que a morte".

APRESENTAÇÃO DOS CUIDADOS PALIATIVOS AOS PACIENTES E SEUS FAMILIARES

Pacientes com doenças graves e potencialmente fatais e suas famílias são muito vulneráveis e, inicialmente, podem ficar assustados com a perspectiva de receber cuidados paliativos. Este medo desenvolve-se a partir da associação dos cuidados paliativos com os cuidados de fim de vida e alguns têm mesmo utilizado o termo "cuidados de suporte" para evitar esta associação negativa. Tais preocupações, no entanto, podem ser abordadas reforçando que os cuidados paliativos visam intensificar o plano de tratamento habitual e que a integração dos cuidados paliativos é projetada para atender a vários objetivos: (1) garantir que o controle da dor e dos sintomas, sofrimento psicossocial, questões espirituais e necessidades práticas sejam abordados em todo o espectro de cuidados; (2) garantir que os pacientes e seus familiares obtenham as informações de que necessitam de maneira contínua e compreensível para entender seu prognóstico e as opções de tratamento. Esse processo incorpora seus valores e preferências e é sensível a mudanças na condição do paciente ao longo do tempo; (3) os cuidados paliativos procuram fornecer uma coordenação de cuidados perfeita em todos os ambientes com comunicação de alta qualidade entre os profissionais de saúde; e (4) para aqueles pacientes que não vão se recuperar, os cuidados paliativos preparam pacientes e familiares, na medida do possível, para o processo de morrer e para a morte, incluindo opções de *hospice*, oportunidades de crescimento pessoal e apoio ao luto.

MANEJO DO SOFRIMENTO E DOS SINTOMAS

Os cuidados paliativos visam aliviar o sofrimento, que é definido como angústia intensa relacionada a eventos que ameaçam a estabilidade da pessoa ou a interconexão dos aspectos físicos, psicológicos, espirituais e sociais do ser. Começando com perguntas de rastreamento simples e abertas, como "*De que maneiras você está sofrendo mais?*" e seguir com mais perguntas relacionadas ao domínio (p. ex., físico, psicológico, espiritual, social) possibilita mais averiguações e investigações multidimensionais para entender melhor as várias fontes e contribuições para o sofrimento de um indivíduo.

Uma das primeiras etapas no atendimento de qualquer paciente em estado grave é controlar a dor e outras formas de sofrimento físico. Existem semelhanças notáveis entre a carga de sintomas experimentados por pacientes que morrem de câncer e condições não cancerosas. Embora o perfil dos sintomas possa diferir, cada doença traz consigo sintomas preocupantes que podem ser tratados e controlados.

Sintomas físicos

Dor

A dor descontrolada domina todas as outras experiências, e a maior parte da dor pode ser aliviada usando estratégias básicas de controle da dor. Isso inclui uma anamnese detalhada e exame físico, categorizando o tipo ou tipos prováveis (i. e., somático, visceral, neuropático) e intensidade (classificada em uma escala de 0 a 10) de dor, conhecimento sobre estratégias posológicas de opioides adequadas e solicitação criteriosa de pareceres e intervenções invasivas (p. ex., bloqueios nervosos, analgesia epidural). A abordagem abrangente tripla consiste em não opioides (p. ex., paracetamol, anti-inflamatórios não esteroides) para dor leve, opioides fracos (p. ex., hidrocodona ou codeína) para dor leve a moderada e opioides fortes (p. ex., morfina, hidromorfona, fentanila, metadona) para dor moderada a intensa.

Elaboração do esquema de opioides. A maioria dos pacientes em estado grave com dor crônica moderada a intensa deve começar com administração ininterrupta de um opioide de ação curta. A Tabela 127.1 mostra a dosagem equianalgésica, as doses iniciais usuais, as meias-vidas e as durações de ação dos agentes opioides comumente disponíveis. Após determinar a dose diária total (soma de todas as doses programadas e das doses SOS), o paciente pode ser trocado para um opioide de ação prolongada para cobrir as necessidades basais. Os opioides necessários para a dor irruptiva devem ser de aproximadamente 10% da dose diária total a cada 1 a 2 horas por via oral (VO) ou a

Tabela 127.1 Equianalgésicos para adultos.

Dor	Medicamento	Dose equianalgésica (para dosagem crônica)		Doses iniciais usuais para adultos > 50 kg; para pacientes que nunca usaram opioides (◆ ½ dose para idosos ou doença renal ou hepática crônica)			
		Início IM/IV 15 a 30 min	**Início VO 30 a 60 min**	**Parenteral**	**VO**	**Meia-vida**	**Duração**
Moderada a intensa	Morfina	10 mg	30 mg		2,5 a 5 mg IV/SC a cada 3 a 4 h (◆ 1,25 a 2,5 mg)	5 a 15 mg a cada 3 a 4 h (liberação imediata ou solução oral) (◆ 2,5 a 7,5 mg)	1,5 a 2 h (incluindo metabólitos ativos)	3 a 7 h
	Oxicodona	Não disponível	20 mg		Não disponível	5 a 10 mg a cada 3 a 4 h (◆ 2,5 mg)	3 a 4 h	4 a 6 h
	Hidromorfona	1,5 mg	7,5 mg		0,2 a 0,6 mg IV/SC a cada 2 a 3 h (◆ 0,2 mg)	1 a 2 mg a cada 3 a 4 h (◆ 0,5 a 1 mg)	2 a 3 h	4 a 5 h
	Metadona	Oral: IV 2:1	24 h de dose oral de morfina < 30 mg 31 a 99 mg 100 a 299 mg 300 a 499 mg 500 a 999 mg 1.000 a 1.200 mg > 1.200 mg	Razão morfina: metadona orais 2:1 4:1 8:1 12:1 15:1 20:1 Considere consultar	1,25 a 2,5 mg 8/8 h (◆ 1,25 mg)	2,5 a 5 mg 8/8 h (◆ 1,25 a 2,5 mg)	15 a 190 h (OBS.: grande variação)	6 a 12 h
	Fentanila (emplastro Duragesic®)	100 μg (dose única) (tempo de meia-vida e duração variáveis das doses parenterais)	24 h de dose oral de morfina 30 a 59 mg 60 a 134 mg 135 a 224 mg 225 a 314 mg 315 a 404 mg	Dose inicial do emplastro 12,5 μg/h 25 μg/h 50 μg/h 75 μg/h 100 μg/h	25 a 50 μg IV a cada 1 a 3 h (◆ 12,5 a 25 μg)	12,5 μg/h a cada 72 h (transdérmico) (◆ Não recomendado para quem nunca tomou opioide)	7 h (pastilha) 12 a 22 h (bucal) 13 a 22 h (transdérmico)	60+ min (pastilha) 120+ min (bucal; não é bem estudado) 48 a 72 h (transdérmico)
Leve a moderada	Codeína	130 mg (apenas IM)	200 mg		15 a 30 mg IM/SC 4/4 h (◆ 7,5 a 15 mg) IV contraindicada	30 a 60 mg a cada 3 a 4 h (◆ 15 a 30 mg)	3 h	4 a 6 h
	Hidrocodona	Não disponível	30 mg		Não disponível	5 mg a cada 3 a 4 h (◆ 2,5 mg)	3 h	4 a 6 h

cada 30 a 60 minutos por via subcutânea (SC) ou intravenosa (IV). Se um paciente necessitar de mais de quatro a seis doses SOS por dia, ele/ela deve entrar em contato com o médico prescritor para reavaliar a dosagem. Infusões IV ou SC contínuas de opioides podem ser necessárias para o controle rápido da dor intensa.

Existem recomendações adicionais de seleção de opioides para pacientes com insuficiência renal (evitar morfina e codeína; usar hidromorfona e oxicodona com cautela; metadona e fentanila são ideais) e insuficiência hepática (usar fentanila, hidromorfona, oxicodona ou metadona com cautela; evitar ou diminuir a dose de morfina). A metadona é útil em cuidados paliativos devido à sua excelente biodisponibilidade oral, falta de metabólitos ativos na insuficiência renal, baixo custo, via de administração flexível (VO, IV, SC) e possível efeito tanto na dor neuropática quanto na somática. No entanto, tem meia-vida progressivamente longa e potencial arritmogênico dose-dependente; portanto, um eletrocardiograma (ECG) deve ser feito antes de iniciar.

Efeitos adversos dos opioides.
Os efeitos adversos com opioides existem e podem ser graves. Constipação intestinal ocorre com todos os opioides e deve ser antecipada e tratada iniciando o paciente com um regime intestinal apropriado. Nos casos refratários, pode-se considerar o uso de metilnaltrexona, caso todos os outros métodos tenham sido esgotados.

A depressão respiratória com o uso de opioides é rara, desde que a dosagem do opioide seja adequada e proporcional à gravidade dos sintomas. Portanto, doenças respiratórias, como ICC, DPOC e câncer de pulmão, não devem excluir o uso de opioides nesses pacientes. De fato, os opioides podem proporcionar a esses pacientes o benefício adicional de aliviar a dispneia. Além disso, a depressão respiratória é quase sempre precedida por sedação. Portanto, se ocorrer sedação, a diminuição da dose do opioide geralmente previne a depressão respiratória.

Outros efeitos colaterais previsíveis, mas menos comuns, incluem náuseas, mioclonia, retenção urinária, prurido e *delirium*. Alguns desses efeitos colaterais são limitados no tempo com o início e podem ser controlados pela redução da dose ou rotação de opioides.

Se os pacientes tiveram efeitos adversos graves de opioides no passado, o opioide específico associado aos efeitos adversos deve ser evitado e outros opioides devem ser usados com cautela (comece com uma dose muito baixa). Para evitar a precipitação de efeitos adversos em pacientes idosos e debilitados, as doses iniciais recomendadas devem ser reduzidas em aproximadamente 50%. A naloxona deve ser usada raramente, a menos que haja suspeita de sobredosagem clara ou se ocorrerem complicações com risco de morte.

Crise e abuso de opioides.
Os EUA estão, atualmente, enfrentando uma crise de saúde pública relacionada ao abuso/uso indevido de opioides. De acordo com o National Institute on Drug Abuse, em 2017, mais de 47 mil americanos morreram como resultado de superdosagem de opioides, incluindo opioides prescritos, heroína e fentanila fabricada ilegalmente, um poderoso opioide sintético. Naquele mesmo ano, cerca de 1,7 milhão de pessoas, nos EUA, sofriam de transtornos por uso de substâncias relacionados a analgésicos opioides prescritos e 652 mil sofriam de um transtorno por uso de heroína. Portanto, os fatores de risco para potencial abuso ou uso indevido de opioides devem ser rastreados, incluindo qualquer história pessoal ou familiar de abuso de substâncias psicoativas ao longo da vida, bem como certas características psicossociais (p. ex., história de doença psiquiátrica ou condição socioeconômica ruim) antes de iniciar um tratamento com opioides. Quando os pacientes com esses fatores de risco desenvolvem condições clínicas álgicas e potencialmente limitantes da vida, eles merecem tratamento adequado da dor, mas com extrema cautela devido ao risco de reativar ou agravar o comportamento de abuso.

Se houver fatores de risco, precauções especiais devem ser tomadas para minimizar o risco de abuso, incluindo contratos de prescrição claramente definidos e cumpridos. Esses contratos estabelecem um acordo com o paciente, garantindo encontros presenciais para todas as renovações, estabelecendo limites na dosagem de opioides (quantidade máxima diária) e exigindo que ajustes de dose só possam ser feitos após conversa direta com o prescritor. Um único prescritor deve ser responsável por todas as prescrições e renovações de opioides, e uma farmácia deve ser usada. Se os médicos forem inexperientes com tal prescrição ou houver dificuldade em cumprir o contrato, deve ser considerada a solicitação de parecer formal de especialistas em cuidados paliativos e/ou medicina de dependência.

Há muitas evidências de que a dor é subtratada em muitos ambientes médicos, incluindo pacientes em estado grave e até mesmo com pacientes em estágio terminal (especialmente mulheres, idosos, deficientes cognitivos e aqueles de grupos sub-representados). Alguns subtratamentos decorrem de temor de drogadição, bem como preocupações sobre a possibilidade de acelerar a morte. Quando pacientes com história pregressa de drogadição são excluídos, a incidência de novos comportamentos de dependência quando os opioides são prescritos para tratar a dor naqueles com uma doença grave e bem definida é rara. Da mesma forma, há pouquíssimos dados sugestivos de que opioides prescritos adequadamente acelerem a morte. De fato, as evidências atuais apoiam a ideia de que os opioides podem prolongar a vida desses pacientes e melhorar a qualidade de vida daqueles com doença avançada e dor ou dispneia intensas.

Analgesia adjuvante.
A analgesia adjuvante inclui terapias farmacológicas e não farmacológicas que são efetivas no tratamento da dor. A Organização Mundial da Saúde recomenda que medicamentos adjuvantes sejam considerados em todos os casos de tratamento da dor. Os adjuvantes devem ser tentados antes dos opioides em casos de dor crônica não maligna. Para dor maligna, moderada a grave, a terapia combinada com um opioide e um adjuvante demonstrou obter melhor alívio da dor com menos toxicidade do que o aumento contínuo do opioide sozinho. Os adjuvantes devem ser direcionados para o tipo específico de dor (somática, neuropática e visceral). Para a dor somática, anti-inflamatórios não esteroides (AINEs), paracetamol, bisfosfonatos e corticosteroides têm se mostrado efetivos. Para a dor neuropática, antidepressivos (tricíclicos e inibidores seletivos da recaptação de serotonina e norepinefrina), anticonvulsivantes e até analgésicos tópicos (p. ex., adesivo de lidocaína) proporcionaram alívio. Para a dor visceral, os anticolinérgicos têm se mostrado efetivos. Para obter uma lista de exemplos de adjuvantes comumente prescritos, juntamente com as doses iniciais usuais, consulte a Tabela 2.3 em Quill et al., *Primer of Palliative Care*, 7ª edição. Os prescritores que não estão familiarizados com o uso desses medicamentos para controle da dor são encorajados a consultar especialistas em cuidados paliativos ou controle da dor.

Outros sintomas

Existem numerosos sintomas físicos não dolorosos que conseguem dominar e sobrecarregar o quadro clínico em qualquer paciente. Estes incluem dispneia, náuseas e vômitos, constipação intestinal, anorexia-caquexia, fadiga, sangramento, agitação psicomotora, apatia, mioclonia, prurido e déficits funcionais específicos. Cada sintoma exige uma abordagem estruturada da anamnese e do exame físico com exploração completa das potenciais etiologias e opções de tratamento informadas pelo prognóstico e preferências do paciente e da família. Alguns deles são discutidos com mais detalhes aqui, mas para informações práticas voltadas para o manejo básico dos sintomas em cuidados paliativos, consulte Quill et al., *Primer of Palliative Care*, 7ª edição.

Dispneia. A dispneia é definida pela American Thoracic Society como "uma experiência subjetiva de desconforto respiratório". É um sintoma comum no fim da vida, vivenciado por pacientes que sofrem de doenças como câncer, DPOC, ICC e fibrose pulmonar. A dispneia é muito angustiante e, quando grave, exige intervenção urgente.

O primeiro passo no manejo é a identificação da causa e doença subjacente, seguida pelo tratamento direcionado para a etiologia específica. Depois que a etiologia subjacente é abordada, se a dispneia continuar sendo um sintoma proeminente, existem várias medidas gerais que podem ser tomadas. Isso inclui reduzir a necessidade de esforço, reposicionar o paciente para uma posição mais ereta, manter o pulmão comprometido para baixo na doença unilateral e melhorar a circulação de ar abrindo janelas/portas ou usando um ventilador de cabeceira.

Os opioides são os agentes preferidos para o tratamento sintomático da dispneia porque suprimem efetivamente a percepção da sensação de falta de ar. A maioria das vias de administração é efetiva, exceto o uso de opioides nebulizados. Há evidências emergentes de que a morfina de liberação sustentada em baixas doses pode proporcionar alívio duradouro da dispneia, principalmente em pacientes com DPOC. Alguns médicos evitam o uso de opioides para dispneia por medo de causar depressão respiratória. No entanto, na ausência de retenção preexistente de dióxido de carbono (CO_2), a depressão respiratória é incomum em pacientes que estejam em doses cuidadosamente tituladas de opioides.

A ansiedade e a dispneia frequentemente exacerbam-se mutuamente. É importante tratar um paciente ansioso e dispneico com opioides primeiro para reduzir a dispneia e depois prescrever um benzodiazepínico se a ansiedade persistir.

Náuseas e vomito. Náuseas e vômitos são alguns dos sinais e sintomas mais angustiantes para os pacientes. Estudos mostraram que são experimentados por até 78% dos pacientes com câncer em estágio avançado em algum momento durante o curso da doença. Eles também ocorrem nos estágios avançados de outras enfermidades, incluindo cardiopatias, nefropatias e hepatopatias. Náuseas e vômitos persistentes podem afetar o apetite, o controle da dor e a qualidade das interações com familiares ou amigos.

Ao avaliar pacientes com náuseas e vômitos, é importante primeiro considerar se os sintomas são resultado de fatores intra-abdominais (p. ex., gastroparesia, obstrução pilórica ou do íleo paralítico, obstrução intestinal) ou fatores extra-abdominais (medicamentos, alterações eletrolíticas, metástases no sistema nervoso central). A meta é identificar e tratar as causas reversíveis subjacentes primeiro.

Na maioria dos casos, o tratamento farmacológico empírico é necessário para o controle imediato dos sintomas. Existem vários agentes farmacológicos comprovadamente úteis para náuseas e vômito, dependendo da etiologia. Um dos mais úteis é o haloperidol. Quando náuseas e vômitos são devidos à elevação dos níveis da pressão intracraniana, um esteroide como a dexametasona é útil. A metoclopramida pode ser útil em situações de retardo do esvaziamento gástrico ou saciedade precoce. Quando náuseas e vômitos são causados por patologia da orelha interna ou cinetose, os anti-histamínicos podem ajudar a controlar a vertigem.

Além disso, altas dosagens de uma combinação de agentes podem ser necessárias para o controle adequado dos sintomas. O tratamento de pacientes com uma dose programada de antieméticos muitas vezes consegue prevenir náuseas recorrentes. Se o paciente estiver muito nauseado para tolerar medicamentos orais, considere as vias SC, IV ou retal.

Constipação intestinal. Pacientes em cuidados paliativos correm risco particularmente alto de desenvolver constipação intestinal devido a uma combinação de fatores, incluindo diminuição da ingestão de alimentos, redução da mobilidade e uso de analgésicos opioides.

As opções farmacológicas para o manejo da constipação intestinal incluem emolientes fecais (docusato de sódio), estimulantes (*Senna* e bisacodil) e agentes osmóticos (polietilenoglicol, lactulose, hidróxido de magnésio, citrato de magnésio). A chave para o manejo adequado da constipação intestinal na prestação de cuidados paliativos é a prevenção, que envolve o início de um regime intestinal de manutenção. Se o paciente tiver história pregressa de constipação intestinal, o regime de manutenção preferencial deve ser o regime domiciliar regular do paciente. Se nunca apresentou constipação intestinal, começar com *Senna* é uma boa opção. O docusato também pode ser usado inicialmente; no entanto, a eficácia do docusato sozinho é limitada, e a maioria dos pacientes necessitará da adição de um estimulante intestinal como *Senna* ou bisacodil. Agentes osmóticos, como polietilenoglicol ou lactulose, são adições eficazes à maioria dos regimes intestinais, mas também podem causar efeitos adversos, como distensão abdominal e flatulência. Supositórios retais e enemas podem ser necessários quando a constipação intestinal for grave. Evite agentes formadores de massa (*Psyllium*, metilcelulose) em pacientes em cuidados paliativos, porque esses agentes podem levar a impactações se a ingestão de líquido não for adequada.

Todos os medicamentos citados anteriormente podem ser usados em combinação, no controle da constipação intestinal. No entanto, maximizar dose/frequência dos medicamentos intestinais atuais fornecerá tipicamente os efeitos desejados e deve ser feito antes do acréscimo de outros medicamentos.

Maconha medicinal

Cannabis exerce vários efeitos benéficos para a saúde, embora os dados clínicos sejam limitados devido a restrições à pesquisa.

O corpo contém uma rede endógena conhecida como sistema endocanabinoide, que envolve dois receptores, CB1 e CB2. À medida que os endocanabinoides interagem com esses receptores, eles influenciam muitos processos fisiológicos, incluindo função gastrintestinal (GI), apetite, metabolismo, dor, memória, movimento, imunidade e inflamação. *Cannabis* contém fitocanabinoides, Δ-tetra-hidrocanabinol (THC) e canabidiol (CBD), que interagem com esses receptores da mesma forma que os endocanabinoides, proporcionando assim os vários efeitos medicinais observados com o uso de *Cannabis*.

O THC é o principal constituinte psicoativo da *Cannabis*. Os efeitos observados incluem comprometimento da aprendizagem, da memória, da orientação espacial e da atenção. No entanto, os pacientes também relatam benefícios, incluindo propriedades antieméticas, analgésicas e anti-inflamatórias. O CBD não apresenta as propriedades intoxicantes induzidas pelo THC e acredita-se que a presença do CBD em um produto de *Cannabis* neutralize os efeitos indutores de psicose do THC. Há relatos de propriedades anticonvulsivantes, ansiolíticas, anti-inflamatórias e neuroprotetoras; no entanto, nenhum deles foi verificado. Os canabinoides sintéticos atualmente comercializados são o dronabinol, uma forma bioquimicamente idêntica de THC, e a nabilona, um análogo do THC. Ambos podem ser prescritos clinicamente para náuseas e/ou vômitos, estimulação do apetite, dor e espasticidade.

NASEM (National Academies of Sciences, Engineering, and Medicine) publicaram uma revisão abrangente da literatura sobre os efeitos da *Cannabis* na saúde e concluíram que há evidências substanciais de que a *Cannabis* seja efetiva (1) para o tratamento da dor crônica, (2) como antiemético para náuseas e vômitos induzidos por quimioterapia e (3) para síndromes de espasticidade muscular na EM. Quanto aos efeitos adversos, o NASEM concluiu que há evidências substanciais de uma associação entre a inalação de *Cannabis* e doenças respiratórias, colisões de veículos motorizados (CVM), filhos com baixo peso ao nascer e esquizofrenia ou outras psicoses.

As realidades médico-legais em torno da *Cannabis* medicinal estão evoluindo rapidamente nos EUA.[3] Até a publicação deste livro, 33 estados dos EUA e o Distrito de Columbia mantinham programas que autorizavam o uso de *Cannabis* para condições médicas específicas. Como a *Cannabis* é ilegal sob a lei federal, os médicos não podem prescrevê-la e as farmácias não podem dispensá-la como fariam com outros produtos farmacêuticos. Os estados exigem que os profissionais de saúde sejam registrados para certificar pacientes para uso de *Cannabis*. *Cannabis* é, então, fornecida aos pacientes via dispensários de *Cannabis* medicinal licenciados pelo estado, em várias formas, incluindo óleos vaporizados ou material vegetal, tinturas sublinguais e cápsulas orais.

Estresse psicológico

Depressão, ansiedade e *delirium* são comuns no ambiente de cuidados paliativos. Eles são frequentemente sub-reconhecidos e subtratados, embora o diagnóstico e o tratamento adequados possam proporcionar melhora significativa na qualidade de vida do paciente.

Depressão e ansiedade

Quase todos os pacientes em cuidados paliativos e suas famílias experimentam tristeza ou luto normal à medida que a doença avança. A depressão, no entanto, é mais duradoura, persistente, intensa e pode estar associada a sentimentos de desesperança, desamparo, inutilidade e culpa. Duas perguntas, consideradas de alta sensibilidade para rastreamento de depressão, incluem: "*Você está deprimido?*" e "*Você tem muito interesse e prazer em fazer as coisas?*" Uma exploração mais formal é indicada se o paciente der uma resposta positiva a qualquer uma dessas perguntas. Deve-se ter cuidado com o uso excessivo de sintomas somáticos para diagnosticar depressão (p. ex., fadiga, anorexia, transtornos do sono), porque eles frequentemente se sobrepõem a alterações fisiológicas associadas à doença avançada. Pacientes com doenças em estágio terminal deprimidos correm maior risco de suicídio e ideação suicida e podem ter desejos e pedidos de morte acelerada intensificados.

Os sintomas de ansiedade podem ser desencadeados por várias transições médicas, como diagnóstico inicial de uma doença grave, recorrência da doença, efeitos colaterais, fracasso do tratamento ou discussão sobre cuidados paliativos. O paciente também pode ter medos subjacentes relacionados à sua doença e ao fim da vida, incluindo dor descontrolada, isolamento, abandono, perda de controle, preocupação com familiares ou mesmo a ideia de morte ou de morrer.

Em relação ao tratamento de depressão e ansiedade, primeiro é preciso reconhecer e abordar as contribuições de sintomas físicos (p. ex., dor descontrolada), causas clínicas (p. ex., hipotireoidismo, hipertireoidismo) e medicamentos. Existem tratamentos farmacológicos e não farmacológicos efetivos para depressão e ansiedade, embora a seleção do tratamento dependa da intensidade dos sintomas, do prognóstico do paciente e dos benefícios e ônus do tratamento. Outros membros da equipe interdisciplinar (assistente social, capelão e psicólogo) são, com frequência, cruciais na avaliação e no manejo contínuo.

Delirium

Delirium, um transtorno adquirido e flutuante de consciência e cognição, ocorre comumente no ambiente de cuidados paliativos. O nível de atividade psicomotora pode variar de hiperativo (*delirium* "agitado") a hipoativo (*delirium* "quieto"). Quase 80% dos casos de *delirium* no cenário de cuidados paliativos é a variante hipoativa. Como resultado, muitas vezes é subdiagnosticado ou diagnosticado erroneamente como depressão e fadiga. As causas mais comuns de *delirium* em cuidados paliativos incluem medicamentos (p. ex., opioides), distúrbios metabólicos devido à falência progressiva de órgãos e infecção. Atenção meticulosa ao relato de fontes colaterais (p. ex., enfermeiros, cuidador) e história detalhada da medicação são essenciais para um diagnóstico preciso. Embora o *delirium* possa ser revertido se uma causa óbvia for identificada e removida, frequentemente representa um importante marcador de doença progressiva; portanto, as melhorias cognitivas podem ser transitórias e incompletas. Além do tratamento etiológico específico (p. ex., trocar ou interromper medicamentos, tratar infecção, oxigênio, hidratação, bisfosfonatos), as intervenções ambientais são recomendadas para todos os pacientes (p. ex., tranquilização silenciosa, reorientação suave, otimizar o aporte sensitivo, minimizar interrupções noturnas). O manejo farmacológico deve ser usado com moderação e cautela e pode incluir medicamentos antipsicóticos, benzodiazepínicos e psicoestimulantes (para a variante hipoativa). Tenha em mente que os benzodiazepínicos exercem, às vezes, efeito paradoxal, piorando a confusão e a agitação psicomotora no *delirium*.

Sofrimento espiritual e existencial

O sofrimento espiritual e existencial é prevalente em pacientes e familiares com doenças graves, principalmente no fim da vida. Espiritualidade é sobre o relacionamento e as respostas de uma pessoa a questões transcendentes que a confrontam como ser humano (p. ex., busca de significado e propósito na vida). A religião é um conjunto de textos, práticas e crenças sobre a transcendência compartilhados por uma comunidade. A espiritualidade é mais ampla que a religião. As questões espirituais de pacientes em estado grave e moribundos se concentram, com frequência, em questões de significado, valor e relacionamentos. Pacientes moribundos querem ter certeza de seu valor diante de ameaças reais ou percebidas à sua integridade como ser humano (p. ex., declínios físicos e cognitivos, aparência alterada). A espiritualidade pode ajudar as pessoas a encontrar esperança no desespero e pode ajudar a restaurar o propósito.

Uma das metas dos cuidados paliativos é aliviar o sofrimento espiritual e existencial. Pacientes e familiares costumam dar boas-vindas a essas discussões. Exemplos de perguntas abertas para facilitar esse diálogo incluem: "*Você está em paz com tudo isso?*" e "*A fé (religião, espiritualidade) é importante para você?*" O reconhecimento e a escuta empática são as respostas mais importantes para a maioria dos médicos, em vez de tentar fornecer "respostas corretas".

Outras estratégias para promover esperança e significado incluem desenvolver relacionamentos de cuidado, estabelecer metas alcançáveis, envolver o paciente no processo de tomada de decisão, afirmar o valor do paciente, usar humor alegre (quando apropriado) e relembrar momentos da vida. É importante, no entanto, conhecer os próprios limites profissionais e solicitar a ajuda de capelães ou clérigos das tradições de fé do paciente se as questões forem além do domínio da exploração geral (p. ex., "*Parece que seria bom explorar isso com alguém com mais experiência do que eu. Estaria tudo bem se eu enviasse nosso capelão para discutir isso com você?*").

---

[3]N.R.T.: O plenário do Conselho Federal de Medicina (CFM) decidiu sustar temporariamente os efeitos da Resolução nº 2.324/2022, que estabelecia regras para a prescrição de medicamentos à base do canabidiol, um derivado da *Cannabis*. A decisão foi tomada em 24/10/2022, em reunião plenária extraordinária e publicada em 25/10/2022 no *Diário Oficial da União*. Com a nova resolução, ficam suspensos os efeitos da norma publicada no último dia 14 do referido mês, e a decisão pela indicação do uso do canabidiol volta a ser de responsabilidade do médico, de acordo com regras já estabelecidas pela Agência Nacional de Vigilância Sanitária (Anvisa). O CFM abriu uma consulta pública para receber contribuições sobre o tema. Os interessados tiveram 60 dias, até 23 de dezembro, para apresentar suas sugestões por meio de uma plataforma eletrônica. As informações servem de subsídio e são tratadas sob os critérios de sigilo e anonimato, segundo o conselho.

COMUNICAÇÃO E COORDENAÇÃO DE CUIDADO

Excelentes habilidades de comunicação são fundamentais para os cuidados paliativos, incluindo a comunicação com pacientes, familiares, outros médicos, enfermeiros e outros membros da equipe de saúde. A meta geral é ajudar o paciente e a família a estabelecer as metas do tratamento atual e futuro em um processo compartilhado de tomada de decisão.

Negociação das metas de cuidado

Ao negociar os objetivos do tratamento em cuidados paliativos, o foco muitas vezes é auxiliar nas seguintes decisões: ajudar a decidir os tipos e a agressividade das terapias direcionadas à doença; para garantir a paliação ideal dos sintomas; para auxiliar nas determinações de cuidados paliativos; discutir o início, a suspensão ou a retirada de terapias; para facilitar o planejamento antecipado de cuidados; e iniciar a tomada de decisão substituta se o paciente não tiver capacidade. Essas discussões ocorrem em vários momentos no curso da doença, quando informações novas e importantes são aprendidas e precisam ser comunicadas ao paciente e à família. A necessidade de renegociar metas também deve ser antecipada quando os fatores desencadeantes do avanço da doença sugerirem expectativa de vida limitada ou sofrimento excessivo. Essas discussões são quase sempre variantes de discussões de "más notícias".

A abordagem geral para comunicação e negociação de metas de cuidado é padrão em todos os pacientes, doenças e situações (Tabela 127.2). Isso inclui a realização de uma reunião familiar eficaz, com ou sem a presença do paciente. Os elementos iniciais incluem estabelecer o ambiente adequado, identificar os principais interessados e "fazer sua lição de casa" (*i. e.*, discutir planos potenciais com todas as subespecialidades relevantes que possam ter se comunicado com o paciente e a família). Quando a reunião começar, descubra o que o paciente e a família entendem sobre a condição médica e pergunte quais informações adicionais eles desejam saber. Mantenha a mente aberta e tente não se ater uma agenda fixa (p. ex., "pegar o DNR" ou "parar com cuidados fúteis"). Isso possibilita que os pacientes e familiares tenham tempo suficiente para "contar suas histórias" e fornece o contexto no qual a tomada de decisão efetiva pode ocorrer. Em geral, quanto mais pacientes e familiares falarem nas primeiras partes dessas reuniões, melhor.

O médico então precisa compartilhar informações prognósticas e discutir os benefícios e os encargos das opções de tratamento disponíveis. Alertar o paciente ou a família de más notícias iminentes com uma frase de advertência (p. ex., "*Infelizmente tenho notícia difícil para compartilhar com você*") é uma estratégia de comunicação inicial útil. A informação deve ser apresentada aos poucos e com pausas frequentes para dar tempo para respostas emocionais. A compreensão deve ser verificada com frequência, e as perguntas devem ser encorajadas usando uma estratégia de "perguntar-falar-perguntar". O médico habilidoso pode avaliar, sondar e acompanhar com flexibilidade o conteúdo e a profundidade da discussão de uma maneira emocionalmente responsiva (reconhecer, explorar, simpatizar e legitimar) e culturalmente competente. Isso inclui a capacidade de compreender e respeitar diversas práticas religiosas e diferentes preferências sobre o grau de dizer a verdade. Quando apropriado, o médico deve fazer recomendações com base no conhecimento científico, bem como na consciência dos valores e preferências do paciente e estar preparado para ajudar a resolver conflitos entre o paciente, familiares e profissionais. Finalmente, os médicos precisam desenvolver estratégias para preservar e potencialmente reformular a esperança, incluindo maneiras de "*esperar pelo melhor*" e simultaneamente "*preparar-se para o pior*". Compromissos para minimizar o sofrimento e não abandonar o paciente e a família são essenciais. Ao fim das discussões, o médico deve resumir os principais aspectos do que foi revisado e estabelecer um plano de acompanhamento para futuras comunicações e tratamentos.

Estimativa e comunicação do prognóstico

Um componente central da informação compartilhada no cenário de cuidados paliativos é o prognóstico. Compreender o prognóstico é fundamental para a tomada de decisões (p. ex., tratamento, medidas de conforto, cuidados paliativos). O prognóstico é uma previsão de possíveis resultados futuros de uma doença (p. ex., sobrevida, sintomas, função, qualidade de vida, impacto familiar e financeiro) com ou sem tratamento. A maioria dos pacientes e familiares quer saber o prognóstico. Uma vez que existem alguns pacientes e familiares que podem não querer saber o prognóstico ou podem querer que ele seja comunicado de uma forma particular, é essencial começar por descobrir o que o paciente e a família sabem e querem saber.

Predições imprecisas podem levar à má tomada de decisão. Os médicos tendem a superestimar a sobrevida em pacientes com câncer avançado em cerca de 30%, e o viés é mais pronunciado quanto mais longa for a relação médico-paciente. Previsões excessivamente otimistas podem levar ao uso excessivo de tratamentos ineficazes ou indesejados direcionados a doenças, atrasos nos encaminhamentos para cuidados paliativos, falsas expectativas, testes e procedimentos desnecessários e controle inadequado dos sintomas. Portanto, estimar com precisão e comunicar o prognóstico é fundamental para a tomada de decisão ideal na doença avançada e no fim da vida.

Em doenças avançadas, fatores comuns considerados preditivos de sobrevida a curto prazo (*i. e.*, menos de 6 meses) incluem capacidade funcional, síndrome de anorexia-caquexia, *delirium* e dispneia. A Palliative Performance Scale pode ser usada para medir e rastrear a capacidade funcional de um paciente. Está disponível em vários *sites* e livros. Além das previsões subjetivas de um médico a respeito da sobrevida, existem modelos para auxiliar nas estimativas prognósticas, incluindo modelos genéricos para populações específicas

---

Tabela 127.2 Estratégia geral para comunicar e negociar metas de cuidados em ambientes comuns de cuidados paliativos.

Passo 1	Preparar e estabelecer a configuração Não ter uma agenda predefinida rígida
Passo 2	Perguntar ao paciente e à família o que eles sabem e entendem Fornecer tempo suficiente para pacientes e familiares "contarem sua história" Habilidades de escuta ativa
Passo 3	Descobrir o quanto o paciente e a família querem saber Reconhecer e explorar as emoções
Passo 4	Fornecer informações aos poucos e verificar com frequência a compreensão Discutir prognóstico, benefícios e ônus das opções de tratamento Manter-se atento a previsões excessivamente otimistas e pessimistas Estar preparado para fazer recomendações
Passo 5	Responder às emoções de maneira empática Transmitir honestidade e reformular a esperança Usar declarações do tipo "eu desejo"
Passo 6	Resumir, estabelecer e implementar plano e acompanhamento Possível ensaio com tempo limitado

(p. ex., inscritos em cuidados de fim de vida), bem como modelos específicos de doenças (p. ex., câncer, insuficiência cardíaca, doença hepática, AVE, AIDS, compressão da medula espinal). Os critérios de elegibilidade para cuidados de fim de vida também diferem para doenças específicas. Embora não sejam uniformemente confiáveis, esses critérios podem ser úteis na formulação de estimativas em que o prognóstico pode ser de 6 meses ou menos se a doença seguir seu curso natural (um critério prognóstico). Um exemplo disso é a escala Functional Assessment Staging (FAST) usada para determinar a elegibilidade para cuidados de fim de vida para pacientes com Alzheimer e demência.

Para um paciente individual, no entanto, a incerteza prognóstica continua sendo a regra. Portanto, é importante integrar a medicina baseada em evidências e a experiência e apresentar as informações em formatos adaptados ao paciente em particular (descrições verbais, numéricas, frequências ou gráficos). As estimativas prognósticas devem ser limitadas com intervalos para transmitir incertezas realistas, certificando-se de permitir exceções em ambas as direções. Por exemplo, "*na minha experiência, os pacientes com sua condição vivem em média algumas semanas a alguns meses. Poderia ser mais longo, mas também poderia ser mais curto*". Para prognósticos orientados para a sobrevivência (p. ex., "*Quanto tempo eu tenho?*"), esteja atento a prognósticos excessivamente otimistas, lembrando-se de pensar e transmitir o limite inferior (p. ex., "*alguns podem viver mais, mas outros podem, infelizmente, viver menos*"). Para prognósticos orientados para a qualidade de vida (p. ex., "*Como será a vida?*"), esteja atento às previsões excessivamente pessimistas, lembrando o poder da adaptação e gerando esperança ao ajudar pacientes e familiares a encontrar um novo significado.

CUIDADOS DE FIM DE VIDA

Papel dos testes diagnósticos e procedimentos invasivos

Várias questões devem ser consideradas para determinar a adequação de intervenções médicas ou paliativas agressivas perto do fim da vida: Qual é o objetivo ou resultado esperado da intervenção proposta? Qual é a provável eficácia da intervenção? Qual é o nível basal de função e expectativa de vida do paciente? Quais são os potenciais efeitos colaterais e encargos da intervenção? Quais são os desejos, valores e preferências do paciente e da família?

A gama de opções médicas e paliativas disponíveis é enorme, então o desafio é determinar o que faz sentido para melhorar o bem-estar de cada paciente em seu estágio específico de doença. As intervenções paliativas variam desde o manejo e suporte de sintomas puros até opções invasivas, como quimioterapia, radioterapia, intervenções cirúrgicas/endoscópicas, procedimentos de colocação de *stent*, toracocentese, paracentese, pericardiocentese, terapia inotrópica domiciliar, ventilação não invasiva, antibióticos ou transfusões. O desafio é individualizar as discussões, para que os pacientes possam aproveitar ao máximo os tratamentos que os ajudarão a atingir seus objetivos sem ter sua experiência dominada por tratamentos invasivos quase fúteis.

Papel dos cuidados de fim de vida

Os cuidados de fim de vida (*hospice*) são uma forma especializada de cuidados paliativos destinados a pacientes e familiares em fase terminal da doença. A National Hospice and Palliative Care Organization define os cuidados de fim de vida da seguinte forma: *Considerado o modelo de atendimento de qualidade e compassivo para pessoas que enfrentam uma doença ou lesão que limita a vida, os cuidados de fim de vida e os cuidados paliativos envolvem uma abordagem de equipe orientada para cuidados médicos especializados, controle da dor e apoio emocional e espiritual expressamente adaptado às necessidades e aos desejos da pessoa. O apoio também é fornecido aos entes queridos da pessoa. O foco dos cuidados de fim de vida baseia-se na crença de que cada um de nós tem o direito de morrer sem dor e com dignidade e que nossos entes queridos receberão o apoio necessário para que possamos fazê-lo.*

Desde o estabelecimento do Medicare Hospice Benefit em 1982, o uso dos cuidados de fim de vida tem crescido de forma constante. Em 2015, mais de 1,6 milhão de pacientes foram atendidos por programas de cuidados de fim de vida nos EUA. O câncer costumava ser o diagnóstico mais comum para pacientes que morriam em programas de cuidados de fim de vida. No entanto, em 2017, a doença de Alzheimer foi relatada como o principal diagnóstico para pacientes de cuidados de fim de vida. DPOC, insuficiência cardíaca e câncer foram listados entre os cinco primeiros. Em 2015, o tempo mediano de permanência dos pacientes em cuidados de fim de vida foi de 23 dias.

Na maioria dos casos, os cuidados de fim de vida são prestados na casa da pessoa. Os cuidados de fim de vida também podem ser prestados em centros de cuidados de fim de vida independentes, hospitais e lares de idosos ou outras instalações de cuidados de longa duração. Nos EUA, para se qualificar para o Medicare Hospice Benefit, dois médicos devem assinar uma declaração certificando que o prognóstico de sobrevida do paciente, se a doença seguir seu curso natural, provavelmente será de 6 meses ou menos. Existem critérios de cuidados de fim de vida para ajudar a fazer essas determinações para condições médicas comuns (ver seção Estimativa e comunicação do prognóstico). O Medicare Hospice Benefit cobre a maioria dos custos relacionados a cuidados terminais sem franquia, que inclui medicamentos paliativos, supervisão de enfermagem, suprimentos e cuidados de luto. A instituição de cuidados de fim de vida também cobre até 2 a 4 horas de serviços ao cuidador responsável por dia; no entanto, a família e/ou amigos devem fornecer os cuidados restantes se o paciente ficar em casa. A instituição pode complementar os cuidados em uma instalação de enfermagem especializada, mas os próprios pacientes ou seu seguro seriam responsáveis pelo quarto da casa de repouso e pelas despesas de alimentação. O benefício da instituição inclui cuidados de luto para a família após a morte do paciente.

Discutir a fase final da vida com pacientes e familiares é desafiador. Primeiro, alguns podem encarar a transição para o fim de vida como uma forma de "desistir" ou "ceder à morte". Muitas vezes, é visto inicialmente como uma discussão de "más notícias", uma vez que pacientes e familiares precisam confrontar o fato de que o tratamento direcionado à doença não é mais efetivo e que o prognóstico provavelmente será de 6 meses ou menos. Em segundo lugar, dadas as restrições de reembolso, os pacientes também podem precisar renunciar a determinados tipos de tratamento que são importantes para eles (p. ex., cuidados agudos em hospital ou UTI, diálise, quimioterapia, milrinona para insuficiência cardíaca).

Últimas horas e dias de vida

Um aspecto integral dos cuidados paliativos é preparar e orientar o paciente e seus cuidadores durante o processo de morte. Quando o prognóstico é medido em horas a dias há sinais e sintomas típicos que geralmente ocorrem. Os pacientes tornam-se fracos e fatigados e perdem gradualmente a mobilidade. Há também diminuição gradual e previsível na ingestão de alimentos e líquidos. A maioria dos pacientes não sente fome nem sede, e o ressecamento bucal associado é facilmente amenizado com pequenos goles ou esponjas de água fria. Os cuidadores frequentemente perguntam sobre hidratação IV. Em casos raros, a infusão IV ou SC de líquido melhora, temporariamente, o estado mental e a energia nos últimos dias de vida. Na maioria das vezes, porém, os benefícios são difíceis de discernir e o excesso de líquido pode contribuir para condições fisiológicas de fim de vida (edema, ascite, derrames (efusões) e secreções pulmonares) que não melhoram a longevidade e reduzem o conforto.

À medida que os pacientes ficam mais fracos, há diminuição previsível do nível de consciência com períodos crescentes de sonolência, que acaba evoluindo para um estado comatoso. A orientação sobre esse processo deve incluir alterações associadas nos padrões respiratórios, incluindo períodos prolongados de apneia, intercalados com episódios de hiperpneia e respiração profunda (respiração de Cheyne-Stokes). Durante esse processo, os cuidadores geralmente sentem que estão em um "passeio de montanha-russa" e uma orientação gentil sobre o que esperar pode aliviar as preocupações. À medida que o nível de consciência diminui, a deglutição diminui e o reflexo da tosse enfraquece. Como resultado, a saliva se acumula na orofaringe e pode resultar em respiração ruidosa ("estertor da morte"), que geralmente pode ser atenuada até certo ponto com escopolamina (transdérmica), glicopirrolato (VO, IV, SC) ou hiosciamina (comprimidos desintegrantes VO ou solução sublingual). As famílias devem ser lembradas de que esses sintomas são parte natural do processo de morte e que a dispneia persistente é relativamente incomum, mas pode ser tratada com opiáceos e benzodiazepínicos, se necessário.

À medida que a morte se aproxima, a redução da perfusão causa resfriamento e cianose das extremidades, além de redução do volume e escurecimento da urina. A maioria das mortes é relativamente pacífica, mas algumas podem ser precedidas por períodos de intensa agitação e inquietação (*delirium* terminal hiperativo). Medicamentos antipsicóticos e doses convencionais de benzodiazepínicos geralmente podem tratar o *delirium* terminal. Antes e quando a morte ocorre, as famílias devem ser encorajadas a realizar rituais culturais ou religiosos que sejam importantes para elas. Os médicos devem expressar condolências, estar disponíveis para perguntas e responder a reações emocionais intensas que às vezes ocorrem. Um pequeno cartão ou carta de condolências é quase sempre apreciado. Se possível, esforços devem ser feitos para acompanhar os familiares e cuidadores considerados em risco de luto complicado.

DESAFIOS ÉTICOS COMUNS EM CUIDADOS PALIATIVOS

Capacidade do paciente e tomada de decisão substituta

Ao discutir os objetivos do cuidado, é essencial determinar se o paciente tem capacidade para tomar decisões médicas. Presume-se que os adultos sejam capazes, a menos que determinado pelo tribunal. No entanto, muitas condições clínicas podem alterar a capacidade do paciente de tomar decisões por si mesmo (p. ex., *delirium*, demência, sedação). Cerca de 25% dos pacientes adultos internados não têm capacidade. Para ser considerado capaz, um paciente deve (1) ser capaz de compreender as informações factuais sobre sua condição médica e opções de tratamento, (2) entender os riscos e benefícios das opções de tratamento e as consequências dessa decisão, (3) ser capaz de aceitar ou rejeitar o tratamento proposto voluntariamente e (4) fornecer uma escolha confiável ao longo do tempo. Um médico, psiquiatra ou consultor de ética pode determinar a capacidade de um paciente de tomar uma decisão médica. Apenas um tribunal pode determinar a competência legal. No caso de falta de capacidade do paciente, um decisor substituto deve ser consultado. Este pode ser um procurador de saúde (legalmente designado pelo paciente quando ele/ela era capaz), um parente legal mais próximo ou um tutor nomeado pelo

tribunal. Quando houver dúvida sobre a capacidade de um paciente, qual substituto é legalmente apropriado, ou se o substituto parece estar tomando decisões contrárias aos melhores interesses do paciente, uma consulta de ética deve ser obtida.

Quando os pacientes e as famílias querem um tratamento quase fútil

O movimento de autonomia do paciente na medicina tem levado pacientes e familiares a assumirem um papel ativo em sua própria tomada de decisão médica. Isso geralmente é um desenvolvimento positivo, exceto em duas circunstâncias: (1) quando os médicos param de ter um papel ativo usando sua experiência para orientar os pacientes na tomada de decisões, abdicando assim de sua responsabilidade profissional de defender o melhor tratamento possível com base na experiência do paciente, condição médica e valores pessoais, e (2) quando os pacientes ou suas famílias querem e até exigem tratamento quase fútil no fim de suas vidas, apesar do conselho do médico de que o tratamento traz muito mais ônus do que benefício. Os médicos podem tentar responder aos pacientes que querem "tudo", sugerindo que eles querem tentar tudo que é "mais provável de ajudar do que prejudicar", mas evitar qualquer tratamento que tenha mais probabilidade de "fazer mais mal do que bem". No entanto, alguns pacientes e familiares não aceitam limites no tratamento, não importa qual seja o fardo e a improbabilidade de sucesso. É claro que o tratamento verdadeiramente fútil não deve ser oferecido ou fornecido mediante solicitação, mas a futilidade absoluta tem sido difícil de definir em muitos casos.

Perguntas sobre o tubo de alimentação

Muitos pacientes param gradualmente de comer e beber como parte natural do processo de morrer, mas isso pode ser muito difícil para pacientes e familiares aceitarem devido ao medo de "morrer de fome" e em vista de tecnologias aparentemente simples que podem potencialmente combater e até reverter o problema. De fato, com poucas exceções, os tubos de alimentação não demonstraram prolongar a vida na maioria das doenças avançadas, como câncer metastático ou doença de Alzheimer avançada. É importante saber sobre as exceções (p. ex., câncer de esôfago e orofaringe, esclerose lateral amiotrófica, AVE agudo), mas também ter uma discussão aberta sobre a progressão natural da diminuição da ingestão de alimentos e bebidas à medida que muitas doenças avançam. Se houver incerteza sobre se determinado paciente pode se beneficiar de um tubo de alimentação, e o paciente e a família estão certos sobre querer experimentá-lo, o médico pode enquadrar a decisão como um "ensaio de tempo limitado" para ver como o paciente tolera a alimentação por sonda psicologicamente e fisiologicamente em um período de tempo especificado. Uma estrutura potencial para tal teste é que um tubo nasogástrico tenha um limite de tempo intrínseco de cerca de 1 mês antes que um tubo de PEG precise ser inserido. Explicar aos pacientes e familiares sobre os aspectos positivos (cheiro, sabor e prazer) da alimentação natural de comida de verdade, mesmo em pequenas quantidades, pode ajudar a focar a decisão em questões importantes de qualidade de vida, em vez de questões mais técnicas e fisiológicas.

Sedação paliativa proporcional

A sedação paliativa proporcional é o uso de níveis gradualmente crescentes de sedação para ajudar a aliviar sintomas físicos intratáveis e angustiantes no fim da vida de um paciente. O objetivo é atingir o nível mais baixo de sedação que alivie adequadamente o sofrimento descontrolado do paciente, e não encerrar intencionalmente a vida de um paciente ou acelerar a morte de um paciente. Embora a perda da consciência seja o resultado final de sedação paliativa proporcional, este não é o objetivo pretendido.

Pacientes em estágio terminal recebendo sedação paliativa proporcional devem ter em seus prontuários a ordem de não reanimar (DNR) e não intubar (DNI) antes do início do tratamento. Pacientes capazes devem fornecer consentimento verbal ou por escrito (termo de consentimento livre e informado)[4] antes de iniciar o processo, pois a capacidade geralmente será comprometida assim que for iniciado. Se o paciente não for capaz, a decisão de iniciar a sedação paliativa proporcional seria tomada pelo tomador de decisão substituto do paciente.

Os medicamentos usados para obter o controle adequado dos sintomas incluem sedativos (lorazepam, midazolam e fenobarbital) na forma de infusões IV contínuas. O monitoramento cuidadoso do nível de sedação/agitação psicomotora do paciente é muito importante para determinar a necessidade de doses em *bolus* adicionais ou titulação da taxa de infusão. A solicitação de parecer formal da equipe de cuidados paliativos é fortemente recomendada para ajudar a orientar este processo.

Exemplos de condições em que a sedação paliativa proporcional pode ser iniciada incluem *delirium* terminal agitado, náuseas e vômitos implacáveis, dor intratável e dispneia implacável em pacientes com morte ativa que não respondem aos tratamentos paliativos usuais.

Pedido de morte antecipada

A prevalência de ideação suicida e tentativas de suicídio é maior em pacientes com doença avançada que limite a vida em comparação com aqueles sem doença grave. No Oregon, onde o suicídio assistido por médico é legalmente permitido (sujeito a salvaguardas), a prevalência de um paciente que deseja explorar a disposição de um profissional de saúde para ajudar a acelerar a morte é de cerca de 1 para 50, enquanto apenas cerca de 1 a cada 500 morrem usando suicídio assistido por médico. A motivação por trás dessas explorações iniciais pode estar relacionada ao sofrimento físico implacável, desfiguração, desesperança, perda de dignidade, medo de ser um fardo ou um "grito por ajuda". A maioria dos pedidos duradouros de pacientes com doenças clínicas progressivas, no entanto, não surge do controle inadequado dos sintomas, mas da crença do paciente sobre dignidade, significado e controle sobre as circunstâncias da morte. Embora alguns médicos se sintam desconfortáveis ao explorar essas solicitações, antes de responder, uma abordagem sistemática deve ser usada para avaliar e entender as causas principais dessas solicitações. Uma avaliação cuidadosa inclui esclarecimento e exploração precisos sobre exatamente o que o paciente está perguntando e por quê. O pedido é baseado em pensamentos transitórios sobre o fim da vida (comum) ou um apelo sério por assistência (relativamente raro)? A solicitação ocorre no contexto de intenso sofrimento físico, desespero psicológico, crise existencial ou uma combinação de fatores? O paciente tem plena capacidade de tomada de decisão? O pedido é proporcional ao nível de sofrimento? Avaliar esses pedidos pode ser emocionalmente cansativo e conflitante, e os médicos precisam de autoconscientização para distinguir suas emoções das do paciente, incluindo cuidar do próprio apoio, compartilhando o fardo de tais solicitações com colegas de confiança.

A resposta a tal solicitação deve incluir, primeiro, a avaliação de contribuições potencialmente reversíveis para o sofrimento. Isso geralmente inclui o tratamento de sintomas físicos e psicológicos, tentativas agressivas de estimular a esperança, consulta a psiquiatras ou conselheiros espirituais e *brainstorming* criativo com colegas e membros da equipe de confiança. Alguns pedidos de morte acelerada persistem, apesar dos cuidados paliativos ideais. Em tais circunstâncias, o médico deve procurar uma segunda opinião e confrontar as possibilidades. Essas possibilidades incluem a retirada de intervenções de manutenção da vida, sedação paliativa, cessação voluntária da ingestão oral e suicídio assistido. A partir da publicação, é legal em 10 jurisdições: Califórnia, Colorado, Distrito de Columbia, Havaí, Montana, Maine [desde 1º de janeiro de 2020], Nova Jersey, Oregon, Vermont e Washington. Embora seja importante apoiar o paciente, o médico deve equilibrar integridade e não abandono. Isso pode incluir o estabelecimento de limites específicos do que o médico pode e não pode fazer, enquanto ainda procura seriamente por uma solução mutuamente aceitável.

PERSPECTIVAS PARA O FUTURO

Os cuidados paliativos tornaram-se uma subespecialidade oficialmente reconhecida nos EUA em 2006. Médicos de 10 especialidades podem ser certificados em cuidados de fim de vida e medicina paliativa, após a conclusão de um estágio. Essas especialidades incluem: medicina de família, medicina interna, medicina de emergência, pediatria, fisiatria e medicina de reabilitação, anestesiologia, psiquiatria, neurologia, radiologia e cirurgia. À medida que os pacientes vivem mais com doenças crônicas, haverá necessidade crescente de integrar totalmente os profissionais de saúde e os programas de cuidados paliativos nos hospitais, asilos e ambulatórios; e garantir que todos os prestadores de cuidados primários e especialistas não paliativos desenvolvam as habilidades necessárias para fornecer cuidados paliativos básicos. Há necessidade imperiosa de orientação e pesquisa contínuas para melhorar a abordagem paliativa geral para cuidar de todos e definir melhor o momento ideal, o local e a prestação de cuidados paliativos para melhorar a qualidade de vida e diminuir o sofrimento dos pacientes com doença avançada e de suas famílias.

LEITURA SUGERIDA

Ben Amar M: Cannabinoids in medicine: a review of their therapeutic potential, J Ethnopharmacol (Review) 105(1-2):1–25, 2006.

Buss MK, Rock LK, McCarthy EP: Understanding palliative care and hospice: a review for primary care providers, Mayo Clin Proc 92(2):280–286, 2017.

Ebbert JO, Scharf EL, Hurt RT: Medical Cannabis, Mayo Clinic Proc 93(12):1842–1847, 2018.

Ferrell B, Twaddle M, Melnick A, Meier DE: National consensus project clinical practice guidelines for quality palliative care guidelines, 4th edition, J Palliat Med 21(12):1684–1689, 2018.

Goldstein NE, Morrison RS, editors: Evidence-Based Practice of Palliative Medicine, Philadelphia, 2013, Elsevier.

Harris PS, Stalam T, Ache KA, et al: Can hospices predict which patients will die within six months? J Palliat Med 17:894–898, 2014.

Moryl N, Coyle N, Foley KM: Managing an acute pain crisis in a patient with advanced cancer: "This is as much of a crisis as a code", JAMA 299:1457 1467, 2008.

Mouhamed Y, Vishnyakov A, Qorri B, et al: Therapeutic potential of medicinal marijuana: an educational primer for health care professionals, Drug Healthc Patient Saf 10:45–66, 2018.

National Institute on Drug Abuse, National Institute of Health: Opioid Overdose Crisis, 2019, Retrieved from https://www.drugabuse.gov/drugs-abuse/opioids/opioid-overdose-crisis.

Quill TE, Abernethy AP: Generalist plus specialist palliative care–creating a more sustainable model, N Engl J Med 368:1173–1175, 2013.

Quill TE, Periyakoil V, Denney-Koelsch E, et al: Primer of palliative care, ed 7, Illinois, 2019, American Academy of Hospice and Palliative Medicine.

Temel JS, Greer JA, El-Jawahri A, et al: Effects of early integrated palliative care in patients with lung and GI cancer: a randomized clinical trial, J Clin Oncol 35(8):834–841, 2017.

Trecki J. A perspective regarding the current state of the opioid epidemic. JAMA Netw Open. Published online January 18, 20192(1):e187104.

---

[4]N.R.T.: A ordem de não reanimar (ONR) não é juridicamente formalizada no Brasil, mas considerando que pode ser respaldada por dispositivos como a Carta dos Usuários da Saúde do Ministério da Saúde e constar das diretivas antecipadas de vontade, recomenda-se a leitura da *Revista Bioética*, do CFM, em https://www.redalyc.org/journal/3615/361570761009/html/.

SEÇÃO 19

Etilismo e Uso de Substâncias Psicoativas

128 Etilismo e Uso de Substâncias Psicoativas, 1242

128

Etilismo e Uso de Substâncias Psicoativas

Richard A. Lange, Joaquin E. Cigarroa

ETILISMO

O etilismo representa um importante problema de saúde pública em todo o mundo e é responsável por 3 milhões de mortes (5,3% de todas as mortes) por ano. Um em cada seis adultos nos EUA apresenta ingestão compulsiva de álcool etílico (*i. e.*, um padrão de consumo de álcool que leva a uma concentração sanguínea de álcool de 0,08 g % [80 mg/dℓ] ou mais, o que ocorre tipicamente quando homens consomem cinco ou mais doses ou as mulheres consomem quatro ou mais doses em cerca de 2 horas) cerca de quatro vezes por mês, com consumo compulsivo de cerca de sete doses por vez. O etilismo constitui a terceira causa principal evitável de morte nos EUA (ultrapassado apenas pelo tabagismo e hipertensão arterial sistêmica [HAS]) e responde por mais de 88 mil perdas de vidas anualmente ou 9,8% de todas as mortes nos EUA. O consumo de bebidas alcoólicas é responsável por 28% de todas as mortes relacionadas ao trânsito nos EUA ou aproximadamente 10.500 mortes por acidentes automobilísticos por ano e constitui um importante fator contribuinte para comportamento sexual de risco, violência doméstica, homicídio e suicídio. Em 2010, os custos estimados relacionados com o álcool etílico nos EUA alcançaram 249 bilhões de dólares, dos quais 77% foram atribuíveis ao consumo excessivo. Esses custos resultaram de perdas de produtividade no trabalho, gastos com os cuidados de saúde, custos judiciais por crimes e outras despesas.

DEFINIÇÃO E EPIDEMIOLOGIA

A American Psychiatric Association tem critérios específicos para o diagnóstico de *transtorno por uso de álcool*. Esses 11 critérios são descritos na quinta edição do *Manual Diagnóstico e Estatístico de Transtornos Mentais* e estão listados na Tabela 128.1. O transtorno por uso de álcool é ainda caracterizado como leve, moderado ou grave, com base no número de critérios preenchidos pelo indivíduo; dois a três critérios indicam um transtorno leve, quatro a cinco critérios, um transtorno moderado, e seis ou mais critérios, um transtorno grave. O indivíduo com *ingestão compulsiva* é definido como um homem que tipicamente consome cinco ou mais doses ou uma mulher que consome quatro ou mais doses em uma única ocasião. Quase 50% do risco de transtorno por uso de álcool é hereditário (*i. e.*, transmissível dos genitores para a progênie), enquanto os outros 50% são atribuíveis a fatores ambientais.

Em 2016, 136,7 milhões de norte-americanos com 12 anos ou mais relataram consumo de bebidas alcoólicas, e 65,3 milhões relataram ingestão compulsiva no mês anterior (Figura 128.1). Esse número de indivíduos que fazem uso compulsivo de álcool etílico corresponde a cerca de 1 em cada 4 indivíduos com 12 anos ou mais (Figura 128.2) e quase metade dos usuários atuais de álcool. Além disso, 16,3 milhões relataram consumo significativo ("pesado") de álcool etílico no mês anterior (Figura 128.1), o que significa que 1 em cada 8 (12%) etilistas

---

Tabela 128.1 Critérios para o diagnóstico de transtorno por uso de álcool.

Dois ou mais dos seguintes critérios nos 12 meses anteriores

1. Consumo recorrente de álcool etílico, resultando no **fracasso no cumprimento das principais** obrigações no trabalho, na escola ou em casa
2. Consumo recorrente de álcool etílico em situações nas quais é fisicamente **perigoso**
3. Consumo continuado de álcool, apesar de **problemas sociais ou interpessoais** persistentes ou **recorrentes** causados ou exacerbados pelos efeitos do álcool etílico
4. **Tolerância**, definida por:
   - Necessidade de doses acentuadamente aumentadas de álcool para alcançar a intoxicação ou o efeito desejado; e/ou
   - Efeito acentuadamente diminuído com o uso continuado da mesma dose de álcool etílico
5. **Abstinência**, manifestada por:
   - Síndrome de abstinência alcoólica característica; e/ou
   - O álcool etílico é consumido para aliviar ou evitar os sintomas de abstinência
6. O álcool etílico é frequentemente consumido em **doses maiores** ou por um período mais longo do que o pretendido
7. Desejo persistente ou **esforços infrutíferos para diminuir** ou controlar o consumo de álcool etílico
8. Muito **tempo** é gasto em atividades necessárias para a obtenção, consumo ou recuperação dos efeitos das bebidas alcoólicas
9. Importantes **atividades** sociais, profissionais ou recreativas são **abandonadas ou reduzidas** por causa do consumo de etanol
10. O consumo de álcool etílico é **mantido apesar do conhecimento** de a pessoa ter um distúrbio físico ou psicológico persistente ou recorrente, que tende a ser causado ou exacerbado por esse consumo
11. **Anseio** ou forte desejo ou urgência de consumir um tipo específico de bebida alcoólica

Adaptada da American Psychiatric Association: Diagnostic and statistical manual of mental disorders, ed 5, Washington, D.C., 2013, American Psychiatric Press.

---

atuais ou 1 em cada 4 (25%) etilistas compulsivos relataram consumo pesado de álcool etílico. Embora a prevalência do consumo de etanol seja maior em indivíduos com menos de 30 anos, os dados de pesquisa sugerem que cerca de dois terços das pessoas com mais de 30 anos consomem álcool etílico.

Em 2016, 73% dos homens e 66% das mulheres com 18 anos ou mais relataram o consumo de álcool no ano anterior, e 7,8% dos homens e 4,2% das mulheres foram diagnosticados com um transtorno por uso de álcool. Os povos nativos americanos tiveram a maior

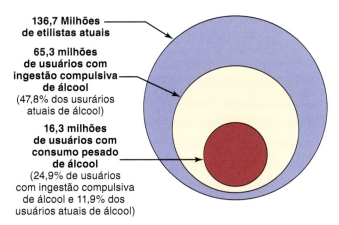

Figura 128.1 Consumo atual, consumo compulsivo e consumo pesado de álcool etílico por indivíduos com 12 anos ou mais, de acordo com a National Survey on Drug Use and Health (2016). O consumo compulsivo de álcool é definido como homens que consomem cinco ou mais doses em uma ocasião e mulheres que consomem quatro ou mais doses em uma ocasião. O consumo pesado de álcool é definido como o uso compulsivo em 5 ou mais dias nos últimos 30 dias. (De Substance Abuse and Mental Health Services Administration. [2017]. Key substance use and mental health indicators in the United States: Results from the 2016 National Survey on Drug Use and Health [HHS Publication No. SMA 17-5044, NSDUH Series H-52]. Rockville, MD: Center for Behavioral Health Statistics and Quality, Substance Abuse and Mental Health Services Administration.

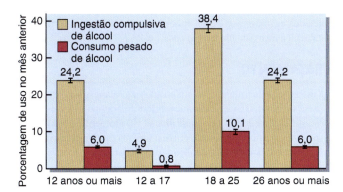

Figura 128.2 Ingestão compulsiva e consumo pesado de álcool etílico no último mês entre indivíduos com 12 anos ou mais, por faixa etária, de acordo com a National Survey on Drug Use and Health (2016). O consumo compulsivo de álcool é definido como homens que consomem cinco ou mais doses em uma ocasião e mulheres que consomem quatro ou mais bebidas em uma ocasião. O uso pesado de álcool é definido como o consumo de cinco ou mais doses na mesma ocasião em cada cinco ou mais dias nos 30 dias anteriores. (De Substance Abuse and Mental Health Services Administration. [2017]. Key substance use and mental health indicators in the United States: Results from the 2016 National Survey on Drug Use and Health [HHS Publication No. SMA 17-5044, NSDUH Series H-52]. Rockville, MD: Center for Behavioral Health Statistics and Quality, Substance Abuse and Mental Health Services Administration. Retirada de https://www.samhsa.gov/data.)

prevalência de transtorno por uso de álcool (9,2%), seguidos por brancos não hispânicos (5,9%), negros (5,6%), hispânicos (5,1%), povos nativos das ilhas do Pacífico (3,5%) e asiáticos (3,0%). O consumo de álcool atinge um pico em adultos mais jovens, e aqueles na faixa etária de 21 a 25 anos apresentam a maior prevalência de consumo de álcool no ano anterior (83%), enquanto aqueles com 18 a 25 anos têm a maior prevalência de transtorno por uso de álcool (11%).

FATORES FARMACOLÓGICOS E METABÓLICOS

Após a sua ingestão, o álcool é absorvido predominantemente no intestino delgado e a absorção intestinal é acelerada pela ingestão simultânea de carboidratos e bebidas gaseificadas. A retenção prolongada de álcool no estômago, como a que ocorre quando o indivíduo consome alimento antes de beber, retarda a absorção do álcool, visto que a absorção no estômago é consideravelmente mais lenta do que no duodeno. Uma vez no sangue, o álcool equilibra-se rapidamente através de todas as membranas, inclusive a barreira hematencefálica, explicando o rápido início de seus efeitos eufóricos. As concentrações sanguíneas máximas de álcool são alcançadas 45 a 75 minutos após a sua ingestão.

O fígado metaboliza aproximadamente 90% do etanol em acetaldeído por meio da via da enzima álcool desidrogenase. Posteriormente, o acetaldeído é convertido pela enzima aldeído desidrogenase em acetato, que entra no ciclo de Krebs. Em concentrações séricas baixas ou moderadas de etanol, a via da enzima álcool desidrogenase atua quase exclusivamente no metabolismo do etanol. Em altas concentrações, o sistema de oxidação do etanol microssomal (CYP2E1) contribui para o metabolismo. Menos de 10% do etanol são excretados de forma inalterada pela pele, pelos rins e pelos pulmões. A eliminação do álcool do corpo é afetada por obesidade, ingestão de alimento, exposição prévia ao álcool e variabilidade entre os indivíduos na eficiência dos sistemas de álcool e aldeído desidrogenases. Essas variações enzimáticas também influenciam o risco de que o indivíduo desenvolva um transtorno por uso de álcool. Acredita-se que o mecanismo envolva níveis elevados de acetaldeído decorrentes da conversão mais rápida do etanol (nos casos de variantes da enzima álcool desidrogenase com maior atividade) ou da eliminação mais lenta da oxidação do acetaldeído (no caso de variantes da aldeído desidrogenase com atividade reduzida). O acetaldeído provoca rubor facial, náuseas e taquicardia, que fazem com que os indivíduos reduzam a ingestão de álcool.

MECANISMOS DE DANO ORGÂNICO INDUZIDO PELO ÁLCOOL

Os principais órgãos suscetíveis aos danos pelo álcool são o fígado, o pâncreas, o coração, o cérebro e os ossos (Tabela 128.2). Vários distúrbios clínicos relacionados com o álcool são causados por diversas deficiências nutricionais; o etanol é deficiente em proteínas, minerais e vitaminas. Por conseguinte, o manejo inicial do paciente alcoólico precisa considerar as deficiências dietéticas sugeridas (p. ex., tiamina) e as deficiências eletrolíticas, incluindo potássio, magnésio, cálcio e zinco.

A doença hepática relacionada ao álcool constitui a principal causa evitável de insuficiência hepática no mundo industrializado. Acredita-se que os fatores genéticos desempenhem um papel na suscetibilidade a esse distúrbio, visto que a doença hepática alcoólica é mais prevalente em indivíduos brancos do que em outros grupos étnicos (apesar de magnitude semelhante de consumo de etanol). As características histopatológicas da doença hepática alcoólica consistem em infiltração gordurosa, hepatite, fibrose e cirrose em estágio terminal.

APRESENTAÇÃO CLÍNICA

Intoxicação alcoólica aguda

A intoxicação alcoólica leve provoca fala arrastada, ataxia, movimentos oculares irregulares e incoordenação. Os sinais de depressão do sistema nervoso central (SNC) e de disfunção cerebelar ou vestibular associada incluem disartria, ataxia e nistagmo. Embora as concentrações sanguíneas de álcool não tenham uma correlação precisa com o grau de

Tabela 128.2 Complicações clínicas do uso de álcool.

Neurológicas
Encefalopatia (de Wernicke, com disfunção oculomotora, ataxia da marcha)
Doença de Marchiafava-Bignami (desmielinização do corpo caloso)
Mielinose pontina central
Disfunção cognitiva
Amnésia (i. e., síndrome de Korsakoff)
Demência
Degeneração cerebelar
Neuropatia periférica
Convulsões

Hematológicas
Anemia (frequentemente com macrocitose)
Leucopenia
Trombocitopenia

Gastrintestinais
Esofagite
Varizes esofágicas
Gastrite
Hemorragia digestiva
Pancreatite
Hepatite
Cirrose
Esplenomegalia

Cardiovasculares
Hipertensão arterial sistêmica
Miocardiopatia
Acidente vascular encefálico (AVE)
Arritmias (particularmente fibrilação atrial)

Eletrolíticas ou nutricionais
Deficiência de tiamina
Deficiência de niacina
Deficiência de folato
Deficiência de vitamina B_{12}
Deficiência de vitamina D
Deficiência de zinco
Hipopotassemia
Hipomagnesemia
Hipocalcemia
Cetoacidose
Hipoglicemia
Hipertrigliceridemia
Desnutrição

Endócrinas
Diabetes melito
Ginecomastia

Musculoesqueléticas
Miopatia
Osteoporose
Atrofia testicular
Amenorreia
Infertilidade

Diversas
Aborto espontâneo
Síndrome alcoólica fetal
Aumento do risco de câncer (de mama, orofaríngeo, esofágico, hepatocelular, colorretal)
Acidentes, traumatismo, violência, suicídio

---

intoxicação, e tendo em vista que o efeito clínico do etanol varia amplamente entre os indivíduos, o torpor e o coma desenvolvem-se habitualmente em concentrações sanguíneas que se aproximam de 400 mg/dℓ. Níveis sanguíneos de 500 mg/dℓ são frequentemente fatais; entretanto, é importante entender que a morte pode ocorrer até mesmo na presença de baixa concentração sanguínea de álcool, como 300 mg/dℓ.

Síndrome de abstinência (crises epilépticas)

A abstinência alcoólica ocorre em três estágios. Os sinais de abstinência menor surgem habitualmente 6 a 12 horas após a interrupção do consumo de etanol e são causados por hiperexcitabilidade adrenérgica central; consistem em ansiedade, tremores, sudorese, taquicardia, diarreia e insônia. Evidências adicionais de hiperatividade do sistema nervoso autônomo frequentemente aparecem nas primeiras 12 a 24 horas e incluem aumento da resposta de sobressalto, pesadelos e alucinações visuais. A abstinência alcoólica provoca crises tônico-clônicas generalizadas, que ocorrem 12 a 48 horas após a interrupção do consumo de etanol, e estima-se que ocorram em 2 a 5% dos alcoólicos.

Delirium tremens

O *delirium tremens* (DT) caracteriza-se por *delirium* (estados confusionais com níveis variáveis de consciência), alucinações, desorientação, agitação psicomotora, tremor (causado por acentuada atividade do sistema nervoso autônomo), taquicardia, HAS, febre e sudorese. Ocorre em aproximadamente 5% dos alcoólicos que interrompem ou diminuem o consumo de álcool, mais frequentemente em etilistas pesados crônicos com dano neurológico subjacente. Se não for reconhecido e tratado, a taxa de mortalidade de DT em indivíduos hospitalizados aproxima-se de 25%; com reconhecimento e tratamento precoces, a mortalidade é de apenas 1 a 4%.

TRATAMENTO

As estratégias de intervenção em etilistas são planejadas para modificar as atitudes, o conhecimento e as habilidades do indivíduo para prevenir o consumo indevido de álcool. No ambiente ambulatorial, a maior frequência de contato entre o médico de atenção primária e o paciente aumenta a probabilidade de detecção, intervenção e prevenção do consumo pesado de álcool. Todas as consultas agendadas no consultório devem incluir rastreamento de etilismo, avaliação e tentativas breves de intervenção (uma ou mais discussões com duração de 10 a 15 minutos), quando indicado, visto que os estudos realizados mostram que essa abordagem diminui a ingestão de álcool e suas consequências. Tratamento comportamental ou farmacológico deve ser considerado visto que dois terços dos pacientes tratados apresentam redução do consumo (em mais de 50%), bem como das consequências desse consumo (p. ex., lesão ou perda de emprego relacionadas com o álcool). Um ano após o tratamento, um terço dos pacientes mantêm a abstinência ou consomem doses moderadas de álcool etílico sem consequências.

Estratégias de rastreamento e intervenção

O National Institute on Alcohol Abuse and Alcoholism (NIAAA) fornece várias diretrizes na internet para rastreamento do consumo de álcool etílico durante o exame de saúde de rotina (www.niaaa.nih. gov). Existe um plano de quatro passos por meio do qual os médicos conseguem (1) rastrear o consumo de bebidas alcoólicas pelos pacientes, (2) avaliar se existem problemas relacionados com o álcool, (3) fornecer aconselhamento sobre a ação apropriada e (4) monitorar o progresso do paciente. Para o usuário atual, o médico deve perguntar sobre o número de doses consumidas por dia, o número de dias por semana em que ele consome etanol e o número total de bebidas consumidas

Capítulo 128 Etilismo e Uso de Substâncias Psicoativas   **1245**

por mês. O consumo de álcool que ultrapassa 14 doses por semana ou três doses por dia deve levar à avaliação profunda dos problemas relacionados com o álcool. O médico deve verificar se o indivíduo corre risco de problemas relacionados ao álcool, se ele apresenta algum problema existente ou pode ser dependente de álcool. Dificuldades relacionadas com o trabalho, com os relacionamentos interpessoais ou a família e/ou evidências de comportamento de alto risco, apesar de o paciente relatar consumo de baixo risco, indicam que o indivíduo corre risco de transtorno por uso de álcool.

O questionário CAGE (cada uma das letras dessa sigla refere-se a uma das perguntas) (Tabela 128.3) é uma ferramenta de rastreamento útil para identificar *indivíduos dependentes de álcool*. Uma resposta positiva a duas ou mais das quatro perguntas indica um potencial problema e deve suscitar perguntas sobre a quantidade e a frequência de consumo de álcool.

A recomendação da US Preventive Services Task Force (USPSTF) de 2013 identificou ferramentas de rastreamento de um item, como o Single Item Alcohol Screening Questionnaire (SASQ) e o Alcohol Use Disorders Identification Test (AUDIT) como questionários de melhor acurácia para rastreamento de qualquer nível de *consumo não saudável de álcool* por adultos. O SASQ pergunta: "Quantas vezes no ano passado você tomou 5 (para os homens)/4 (para as mulheres) ou mais doses em 1 dia?", em que uma ou mais ocasiões no ano anterior constitui um rastreamento positivo. O AUDIT (Tabela 128.4) é o instrumento mais amplamente validado para uso em ambientes de

---

Tabela 128.3 CAGE: teste de rastreamento para alcoolismo.

1. Você alguma vez sentiu que deveria parar (**cut down**) de beber?
2. As pessoas o aborrecem (**annoyed**) ao criticar o seu modo de beber?
3. Você já se sentiu culpado (**guilty**) por beber?
4. Você já bebeu no início da manhã para diminuir o seu nervosismo ou livrar-se de uma ressaca (*i. e.*, assim que abriu os olhos [**eye-opener**])?

Tabela 128.4 Teste de identificação dos transtornos por uso de álcool (AUDIT).

Perguntas	Nº de itens/tempo de administração	Notas de pontuação

1. Com que frequência você consome bebidas alcoólicas?
  0. Nunca
  1. Mensalmente ou menos
  2. Duas a quatro vezes por mês
  3. Duas a 3 vezes/semana
  4. Quatro ou mais vezes/semana
	10 itens
	2 a 5 min
		Pontuação: ≥ 8 considerada como rastreamento positivo para consumo de álcool perigoso ou prejudicial
		Em geral:

2. Quantas bebidas alcoólicas você consome em 1 dia típico quando você bebe?
  0. 1 ou 2
  1. 3 ou 4
  2. 5 ou 6
  3. 7 a 9
  4. 10 ou mais
		As pontuações entre 8 e 15 são mais apropriadas para conselhos simples focados na redução do consumo perigoso de álcool

3. Com que frequência você consome seis[a] ou mais doses em uma única ocasião?
  0. Nunca
  1. Menos de uma vez por mês
  2. Mensalmente
  3. Semanalmente
  4. Diariamente ou quase diariamente
		As pontuações entre 16 e 19 sugerem orientação breve e monitoramento continuado

4. Com que frequência, durante o último ano, você percebeu que não conseguia parar de beber depois de começar? (*as mesmas opções que o nº 3*)		As pontuações de 20 e acima justificam claramente avaliação diagnóstica adicional para dependência de álcool
5. Durante o último ano, com que frequência você não conseguiu fazer o que era normalmente esperado de você devido ao consumo de álcool? (*as mesmas opções do nº 3*)		
6. Durante o último ano, com que frequência você precisou beber logo pela manhã para se curar de uma ressaca? (*as mesmas opções do nº 3*)		
7. Durante o último ano, com que frequência teve sentimentos de culpa ou remorso após ter bebido? (*as mesmas opções do nº 3*)		
8. Durante o último ano, com que frequência você foi incapaz de lembrar o que aconteceu na noite anterior, devido ao consumo de álcool? (*as mesmas opções do nº 3*)		

9. Você ou outra pessoa se feriram como resultado de você ter bebido?
  0. Não
  1. Sim, mas não no último ano
  2. Sim, durante o último ano		

10. Algum familiar, amigo, médico ou outro profissional de saúde manifestou preocupação pelo seu consumo de álcool ou sugeriu que deixasse de beber? (*as mesmas opções do nº 9*)		

[a]A versão norte-americana pergunta sobre o consumo de cinco ou mais doses, refletindo os tamanhos padrão de doses nos EUA.

atenção primária. Como utiliza 10 itens e leva de 2 a 3 minutos para ser concluído, é mais adaptado para ambientes em que os tempos de consulta são mais longos ou quando puder ser concluído e pontuado antes da consulta médica. As evidências apoiam o uso de instrumentos breves (1 item) para rastreamento inicial, em que é desejável ter alta sensibilidade e menor especificidade, seguidos de um instrumento mais longo, como o AUDIT, com maior especificidade.

Ao exame físico, as evidências de doença hepática alcoólica podem consistir em icterícia, hepatomegalia, eritema palmar, ginecomastia, angiomas aracneiformes e ascite. A concentração sérica de γ-glutamiltransferase está tipicamente elevada em indivíduos com consumo excessivo de álcool.

Consumo de álcool de baixo risco

Uma dose padrão contém 12 g de álcool, uma quantidade semelhante àquela encontrada em uma garrafa de cerveja ou *wine cooler* de 350 mℓ, uma taça de vinho de 150 mℓ ou 45 mℓ de bebida destilada (p. ex., 40% de teor alcoólico). Em homens com mais de 64 anos e em mulheres com mais de 21 anos, o limite para consumo moderado é de uma dose por dia. Para homens mais jovens, o consumo moderado de álcool é definido como não mais do que duas doses por dia. Para a mesma quantidade de etanol ingerido, as mulheres e os homens idosos alcançam uma concentração sanguínea mais alta de etanol do que homens mais jovens, devido ao menor volume de água corporal. Um nível sanguíneo razoável de álcool não deve ultrapassar 50 mg/dℓ.

Um nível sanguíneo de álcool baixo, de 80 mg/dℓ, pode exceder a definição legal para dirigir veículos sob a influência (DSA) do álcool ou dirigir enquanto intoxicado (DEI). Em pesquisas nacionais, a estratégia do *motorista designado* parece ser efetiva na prevenção da condução de veículos de maneira insegura por bebedores com risco de DEI. Recomenda-se a abstinência completa para indivíduos com história pregressa de transtorno por uso de álcool, outras condições clínicas graves (p. ex., doença hepática) e gravidez.

Terapias não farmacológicas

As intervenções psicossociais eficazes no tratamento do consumo pesado de álcool ou do transtorno por uso de álcool incluem intervenções breves, terapia motivacional, terapia cognitivo-comportamental, abordagens comportamentais, terapias familiares e programas de 12 passos (o alcoólico em recuperação passa por 12 etapas específicas, auxiliado pelo seu padrinho em reuniões regulares de um grupo de autoajuda). Embora essas terapias tenham eficácia semelhante, as intervenções breves – que geralmente são de 15 a 20 minutos de duração – são mais práticas em ambientes médicos ambulatoriais. Quando há necessidade de uma terapia psicossocial mais intensiva, pode ser mais viável para um terapeuta treinado no método específico de fornecê-la juntamente com um médico, que pode prescrever um medicamento para tratamento do uso de álcool.

Considerações para intervenções farmacológicas

Três medicamentos foram aprovados pela Food and Drug Administration (FDA), dos EUA, para tratamento dos transtornos por uso de álcool: dissulfiram, naltrexona (formulações oral e injetável de ação longa) e acamprosato. Os medicamentos são prescritos para menos de 9% dos pacientes que provavelmente se beneficiarão deles, apesar de sua inclusão nas diretrizes de prática clínica como tratamentos de primeira linha para transtorno por uso de álcool moderado a grave. Os medicamentos devem ser administrados juntamente com intervenções psicossociais para aumentar a adesão do paciente ao tratamento.

O *dissulfiram* inibe a enzima aldeído desidrogenase (que converte o acetaldeído em acetato), resultando em um aumento de 5 a 10 vezes nas concentrações séricas de acetaldeído quando o álcool é consumido. Isso provoca sintomas desconfortáveis (p. ex., rubor facial, taquicardia, náuseas, vômitos e cefaleia), que desestimulam o consumo de álcool. Em virtude da baixa adesão do paciente ao medicamento e à sua eficácia limitada, o dissulfiram raramente é prescrito.

A *naltrexona* é um antagonista dos receptores opioides. Em ensaios clínicos, uma combinação de naltrexona e intervenção psicossocial reduziu o número de dias de consumo de álcool, induziu um período mais longo de abstinência de etanol e diminuiu a taxa de recaída em indivíduos com consumo pesado de álcool, em comparação com a intervenção psicossocial apenas: reduziu a probabilidade de retorno a qualquer consumo de álcool em 5% e o risco de consumo compulsivo em 10%. A naltrexona é administrada por via oral, em uma dose diária de 50 mg por 12 semanas, embora doses mais altas (*i. e.*, 100 a 150 mg/dia) e maior duração de administração possam melhorar o seu sucesso na prevenção de recaídas. Em 2006, a FDA aprovou uma forma injetável de naltrexona administrada uma vez por mês (380 mg IM) para o tratamento dos transtornos por uso de álcool; essa forma parece ser mais efetiva do que a forma em comprimido na manutenção da abstinência, visto que aumenta a adesão à medicação.

A naltrexona pode ser iniciada enquanto o indivíduo ainda está bebendo, possibilitando, assim, que o tratamento seja fornecido em um contexto comunitário, sem a necessidade de abstinência forçada ou desintoxicação. Alguns alcoólicos em recuperação desenvolvem sonolência, náuseas ou vômitos quando a naltrexona é iniciada. Devido à possível ocorrência de hepatotoxicidade com o uso de altas doses ($\geq$ 300 mg), recomenda-se a realização periódica de provas de função hepática. A naltrexona está contraindicada para indivíduos em uso de opioides, visto que a abstinência de opiáceos constitui um efeito adverso não intencional do fármaco.

O *acamprosato*, um análogo estrutural do ácido γ-aminobutírico (GABA), diminui a transmissão glutamatérgica excitatória durante a abstinência alcoólica. A dosagem recomendada é de 666 a 1.000 mg 3 vezes/dia, e os efeitos colaterais mais comuns consistem em diarreia e cólicas intestinais. Em ensaios clínicos controlados por placebo, o acamprosato reduziu as taxas de recaída e aumentou a abstinência alcoólica. Em ensaios clínicos comparativos, o acamprosato não pareceu ser tão eficaz quanto a naltrexona. O acamprosato deve ser usado uma vez alcançada a abstinência; como não é metabolizado pelo fígado, pode ser administrado com segurança a indivíduos com doença hepática alcoólica.

O uso de vários outros agentes farmacológicos tem sido associado à redução do consumo de álcool, incluindo ondansetrona (um inibidor seletivo da recaptação de serotonina), topiramato (um anticonvulsivante), baclofeno (um agonista do GABA), oxibato de sódio (o sal sódico do gama-hidroxibutirato), o nalmefeno (um antagonista opioide) e vareniclina (um receptor nicotínico de acetilcolina e agonista parcial da dopamina), porém nenhum desses agentes foi aprovado pela FDA para tratamento da dependência de álcool.

Transtorno de espectro alcoólico fetal

O álcool atravessa livremente a placenta e é teratogênico. Trata-se de uma importante causa evitável de defeitos congênitos com deficiência mental e, nos EUA, até 1 em cada 100 crianças nasce com transtorno de espectro alcoólico fetal (TEAF). A magnitude das incapacidades e malformações varia e depende da quantidade de álcool consumida, da frequência de exposição, do estágio de desenvolvimento fetal quando o álcool estava presente, da paridade materna, nutrição, suscetibilidade genética e variação individual no metabolismo materno e fetal de álcool.

O termo TEAF é utilizado para caracterizar toda a gama de danos pré-natais causados pelo álcool etílico, que variam desde leves a graves e que abrangem uma ampla gama de defeitos físicos e déficits cognitivos, comportamentais e emocionais. Isso inclui condições como a síndrome alcoólica fetal (SAF), o transtorno de neurodesenvolvimento relacionado ao álcool (TNRA) e defeitos congênitos relacionados ao álcool (DCRA).

A SAF, que é a forma mais grave de TEAF, caracteriza-se por (a) retardo do crescimento (*i. e.*, altura ou peso $\geq 10^{\circ}$ percentil); (b) anormalidades do neurodesenvolvimento (*i. e.*, microcefalia, hiperatividade, irritabilidade, alteração das habilidades motoras, dificuldades de aprendizagem, crises epilépticas e retardo mental); e (c) características faciais dismórficas (*i. e.*, fissuras palpebrais curtas, filtro liso e lábio superior fino). As crianças com características faciais dismórficas típicas que que não apresentam outras características apresentam SAF parcial. Crianças com DCRA têm fácies típica associada à SAF, bem como anomalias em outros órgãos (*i. e.*, cardíacas, renais, esqueléticas, auditivas) porém não apresentam retardo do crescimento nem anormalidades do neurodesenvolvimento. As crianças com TNRA exibem anormalidades comportamentais ou cognitivas, na ausência de características faciais dismórficas.

Embora o dano decorrente da exposição pré-natal ao álcool etílico não possa ser revertido, as crianças com TEAF beneficiam-se do diagnóstico precoce e da intervenção agressiva com fisioterapia, terapia ocupacional, terapia da fala e da linguagem e terapias educativas. O reconhecimento precoce também pode beneficiar a mãe comprometida, resultando em acesso ao tratamento do uso de álcool e em melhor situação social de toda a família.

Embora o reconhecimento do TEAF seja importante, a sua prevenção é essencial. Tendo em vista que não existe nenhum nível de consumo de álcool estabelecido com segurança durante a gravidez, as recomendações sugerem que as gestantes mantenham a abstinência. Além disso, as mulheres que estejam planejando uma gravidez ou que já estejam grávidas devem ser orientadas sobre os efeitos do álcool sobre o feto.

Manejo clínico da abstinência alcoólica e do *delirium tremens*

Os pacientes internados em um hospital geral com histórico de consumo pesado de álcool têm uma probabilidade de aproximadamente 2 a 7% de desenvolver síndrome de abstinência de álcool grave (SAAG). A identificação correta, a profilaxia e o tratamento da abstinência são essenciais para reduzir as taxas de morbidade e mortalidade associadas a este transtorno. Infelizmente, os sintomas ou sinais individuais não predizem efetivamente nem excluem a SAAG. O método mais efetivo para a prevenção de SAAG em ambientes de cuidados agudos consiste no uso de uma ferramenta de avaliação de risco, que combina os achados da anamnese e do exame clínico do paciente. A escala de previsão da gravidade da abstinência alcoólica (Tabela 128.5) apresenta melhor desempenho para prever o desenvolvimento de SAAG e exige entrevista, exame físico (frequência cardíaca) e teste (nível de álcool no sangue).

Para o paciente com provável abstinência alcoólica, é necessário excluir a possibilidade de comorbidades que possam coexistir ou simular os sintomas de abstinência (p. ex., infecção, traumatismo, encefalopatia hepática, superdosagem de medicamentos, hemorragia digestiva e distúrbios metabólicos). Feito isso, o paciente deve ser colocado em um ambiente silencioso e protetor e deve receber tiamina por via parenteral e multivitaminas para diminuir o risco de encefalopatia de Wernicke ou de síndrome amnésica de Korsakoff.

A escala Revised Clinical Institute for Withdrawal Assessment for Alcohol (CIWA-Ar) (disponível em https://umem.org/files/uploads/1104212257_CIWA-Ar.pdf), que é uma medida da gravidade da abstinência, é útil para orientar a terapia dos sintomas desencadeados em pacientes clinicamente estáveis (*i. e.*, que não estejam em UTI ou no pós-operatório). Os benzodiazepínicos constituem os únicos medicamentos que comprovadamente melhoram os sintomas e diminuem o risco de convulsões e de DT em pacientes com abstinência de álcool. Tipicamente, administram-se diazepam (5 a 20 mg), clordiazepóxido (50 a 100 mg) ou lorazepam (1 a 4 mg) por via

---

Tabela 128.5 Escala de previsão da gravidade da abstinência alcoólica (PAWSS, Prediction of Alcohol Withdrawal Severity Scale).

Parte A: critérios de entrada (sim ou não; nenhuma pontuação):

Você consumiu alguma bebida alcoólica nos últimos 30 dias? OU o paciente apresentou um NAS "+" na admissão? SE a resposta for SIM, prossiga com as seguintes perguntas:

Parte B: baseada na entrevista do paciente (1 ponto para cada resposta):

1. Você teve intoxicação ou ficou bêbado nos últimos 30 dias?
2. Você já foi submetido a tratamento de reabilitação para transtorno por uso de álcool ou tratamento para alcoolismo (*i. e.*, programas de tratamento hospitalar ou ambulatorial ou atendimento AA)?
3. Você já apresentou episódios anteriores de abstinência de álcool, independentemente de sua gravidade?
4. Você já experimentou apagões (*blackouts*)?
5. Você já apresentou convulsões por abstinência de álcool?
6. Você já teve *delirium tremens* ou DT?
7. Você consumiu álcool com outros "sedativos", como benzodiazepínicos ou barbitúricos, nos últimos 90 dias?
8. Você já consumiu álcool com qualquer outra substância de abuso nos últimos 90 dias?

Parte C: baseada em evidências clínicas (1 ponto para cada resposta):

1. O NAS do paciente na apresentação foi $\geq$ 200 mg/dℓ?
2. Há evidências de aumento da atividade autônoma (*i. e.*, FC > 120/min, tremor, sudorese, agitação, náuseas)?

Pontuação máxima = 10 pontos.

Este instrumento foi projetado como **ferramenta de rastreamento**. Quanto maior o número de critérios positivos, maior o risco de desenvolvimento de SAA.

Uma pontuação > **4 sugere alto risco** de SAA moderada a grave (complicada); podem-se indicar a profilaxia e/ou o tratamento.

AA, alcoólicos anônimos; *DT, delirium tremens*; *NAS*, nível de álcool no sangue; *SAA*, síndrome de abstinência alcoólica.

---

intravenosa (IV), a cada 5 a 10 minutos, até haver diminuição dos sintomas, sendo o último desses medicamentos preferido para pacientes com cirrose avançada, tendo em vista o seu metabolismo mínimo pelo fígado. Todos os benzodiazepínicos parecem ser igualmente efetivos no tratamento da abstinência alcoólica, porém os agentes de ação longa podem ser mais efetivos na prevenção das convulsões da abstinência e estão associados a menos sintomas de rebote. Em contrapartida, os agentes de ação curta oferecem menor risco de sedação excessiva. Para o paciente resistente aos benzodiazepínicos, pode-se administrar fenobarbital IV (130 a 260 mg IV, a cada 15 minutos, até o controle dos sintomas). Se a agitação não for controlada com fenobarbital, pode-se tentar o propofol (0,3 a 1,25 mcg/kg/h em infusão de 48 horas no máximo), com forte recomendação de intubação.

ABUSO DE MEDICAMENTOS ADQUIRIDOS COM PRESCRIÇÃO

De acordo com a National Survey on Drug Use and Health de 2016, estima-se que 6,2 milhões de norte-americanos com 12 anos ou mais usaram, sem orientação médica, psicofármacos adquiridos com prescrição no mês anterior (Figura 128.3). Essa estimativa representa 2,3%

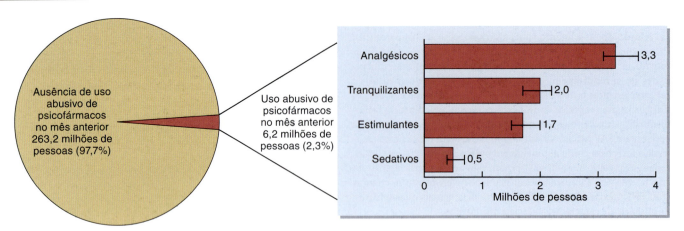

Figura 128.3 Números de indivíduos com 12 anos ou mais com uso abusivo de psicofármacos de prescrição no mês anterior, de acordo com a National Survey on Drug Use and Health (2016). (De Substance Abuse and Mental Health Services Administration. [2017]. Key substance use and mental health indicators in the United States: Results from the 2016 National Survey on Drug Use and Health [HHS Publication No. SMA 17-5044, NSDUH Series H-52]. Rockville, MD: Center for Behavioral Health Statistics and Quality, Substance Abuse and Mental Health Services Administration. Retirada de https://www.samhsa.gov/data.)

da população com 12 anos ou mais. Nos EUA, mais pessoas morrem, agora, de superdosagem de medicamentos prescritos (*i. e.*, uso não clínico de analgésicos, tranquilizantes, estimulantes e sedativos adquiridos com prescrição) do que de traumatismo por acidente automobilístico.

Sedativos e hipnóticos

Os benzodiazepínicos e os barbitúricos são os principais fármacos sedativo-hipnóticos comuns de uso abusivo listados na Tabela 128.6. O paciente com intoxicação por sedativo-hipnótico apresenta fala arrastada, incoordenação, marcha instável, comprometimento da atenção ou da memória, torpor e coma. As manifestações psiquiátricas da intoxicação incluem comportamento inapropriado, humor lábil e comprometimento do discernimento e do funcionamento social. No exame físico, o indivíduo pode apresentar depressão ou até mesmo parada respiratória, nistagmo e hiper-reflexia. Embora os benzodiazepínicos raramente causem depressão da respiração até o ponto provocado pelos barbitúricos (portanto, têm margem de segurança muito maior), os efeitos desses fármacos são aditivos com os de outros depressores do SNC, como etanol. O uso crônico provoca dependência física e psicológica e uma síndrome de abstinência potencialmente perigosa.

Os *benzodiazepínicos* potencializam o efeito do GABA, que inibe a neurotransmissão. Estão disponíveis como agentes de ação curta (temazepam e triazolam), agentes de ação intermediária (alprazolam, clordiazepóxido, estazolam, lorazepam e oxazepam) e agentes de ação longa (clorazepato, clonazepam, diazepam, flurazepam, halazepam, prazepam e quazepam). O flunitrazepam é um benzodiazepínico de abuso popular, que não está legalmente disponível nos EUA, mas é frequentemente contrabandeado para outros países. O flunitrazepam foi implicado em casos de estupro e é conhecido como *club drug*, visto que os adolescentes e adultos jovens frequentemente o usam em boates e bares ou durante festas noturnas denominadas *raves*.

Em indivíduos com superdosagem aguda de benzodiazepínicos, a depressão respiratória constitui o maior perigo. O flumazenil, um antagonista competitivo dos benzodiazepínicos, pode ser administrado IV para a superdosagem aguda. Apesar de reverter os efeitos sedativos dos benzodiazepínicos, o flumazenil pode não reverter por completo a depressão respiratória e pode causar crises epilépticas em pacientes com dependência física ou intoxicação concomitante por antidepressivos tricíclicos.

A interrupção do benzodiazepínico pode precipitar sinais e sintomas de abstinência, dependendo da meia-vida do agente específico, da duração do uso e da dose. A abstinência caracteriza-se por intensa ansiedade, insônia, irritabilidade, alterações perceptivas, hipersensibilidade à luz e ao som, psicose, alucinações, palpitações, hipertermia, taquipneia, diarreia, espasmos musculares, tremores e crises epilépticas. Em geral, os sintomas de abstinência alcançaram um pico 2 a 3 dias após a interrupção de um agente de ação curta e em 5 a 10 dias após interrupção de um fármaco de ação longa; entretanto, pode haver recorrência dos ataques de pânico e dos pesadelos durante vários meses. Em geral, os agentes com meias-vidas mais curtas produzem sintomas de abstinência mais intensos em comparação com agentes que apresentam meias-vidas mais longas. Os benzodiazepínicos devem ser interrompidos de modo gradual ao longo de um período de várias semanas (4 a 8 semanas) para evitar a ocorrência de crises epilépticas e sinais e sintomas graves de abstinência. Não foi ainda esclarecido se a mudança para um agente de ação mais longa, como o diazepam, melhora a desintoxicação. Dispõe-se de poucas recomendações para o tratamento baseadas em evidências no caso da farmacoterapia da abstinência de benzodiazepínicos, porém os fármacos usados incluem agentes antidepressivos para a depressão e problemas do sono, bem como estabilizadores do humor, particularmente carbamazepina (200 mg 2 vezes/dia), embora as evidências empíricas para essas abordagens sejam limitadas. O propranolol pode ser administrado para diminuir a taquicardia, a hipertensão e a ansiedade.

Os *barbitúricos* podem ser de ação curta (pentobarbital e secobarbital), de ação intermediária (amobarbital, aprobarbital e butabarbital) ou de ação longa (mefobarbital e fenobarbital). Os sinais e sintomas da intoxicação aguda com a abstinência de barbitúricos assemelham-se aos dos benzodiazepínicos. Para superdosagem aguda de barbitúricos, o carvão oral e a alcalinização da urina (para um pH > 7,5) com diurese forçada são efetivos na redução das concentrações sanguíneas. Para pacientes com comprometimento hemodinâmico que sejam refratários à terapia de suporte agressiva, a eliminação dos barbitúricos pode ser aumentada por meio de hemodiálise ou hemoperfusão com carvão. O tratamento efetivo dos sinais e sintomas de abstinência requer uma estimativa da dose diária da substância de abuso e a sua substituição por uma dose equivalente de fenobarbital para estabilizar o paciente, depois a dose de fenobarbital é reduzida gradualmente no decorrer de 4 a 14 dias, dependendo da meia-vida da substância de abuso. Os benzodiazepínicos também podem ser usados para desintoxicação, e o propranolol e a clonidina podem ajudar a reduzir os sintomas.

Capítulo 128 Etilismo e Uso de Substâncias Psicoativas

Tabela 128.6 Substâncias de abuso comuns.

Substância: categoria e nome	Modo de administração[a]	Efeitos da intoxicação e potenciais consequências para a saúde
Canabinoides		Euforia, lentidão do pensamento e tempo de reação, sonolência, desatenção, confusão, comprometimento do equilíbrio e da coordenação, percepção intensificada, tosse, infecções respiratórias frequentes, comprometimento da memória e aprendizagem, aumento da frequência cardíaca, ansiedade, ataques de pânico, tolerância, drogadição
Haxixe	Fumado, ingestão	
Maconha	Fumada, ingestão	
K2/Maconha sintética	Fumada, ingestão	Vômitos, agitação psicomotora, alucinações, hipertensão arterial sistêmica, IAM, morte, abstinência e sintomas de drogadição
Sedativos, hipnóticos (depressores do SNC)		Redução da dor e da ansiedade, sensação de bem-estar, redução da inibição, humor lábil, julgamento prejudicado, falta de concentração, fadiga, confusão, comprometimento da coordenação e da memória, depressão e parada respiratórias, drogadição
Benzodiazepínicos (exceto flunitrazepam)	Ingestão	Sedação, sonolência, tontura
Flunitrazepam[b]	Ingestão, inalação	Distúrbios visuais e gastrintestinais, retenção urinária, amnésia enquanto está sob os efeitos da substância
Hipnóticos	Ingestão	Sedação, sonolência, tontura
Barbitúricos	Injeção, ingestão	Sedação, sonolência, depressão, excitação incomum, febre, irritabilidade, comprometimento do discernimento, fala arrastada, tontura
GHB[b]	Ingestão	Sonolência, tontura, náuseas e vômitos, cefaleia, perda da consciência, alucinações, perda da visão periférica, nistagmo, perda dos reflexos, crises epilépticas, coma, morte
Substâncias dissociativas		Aumento da frequência cardíaca e da pressão arterial, comprometimento de função, perda de memória motora, dormência, náuseas e vômito
PCP e análogos	Injeção, fumo, ingestão	Possível diminuição da pressão arterial e da frequência cardíaca, pânico, agressão, violência, ideação suicida, perda de apetite, depressão
Cetamina[a]	Injeção, fumo, inalação	Em altas doses: *delirium*, depressão, depressão e parada respiratórias, amnésia sob os efeitos da substância
Salvia divinorum	Mastigação, fumo, ingestão	
Dextrometorfano (DXM)	Ingestão	Euforia, fala arrastada, confusão, tontura, percepções visuais distorcidas
Alucinógenos		Estados alterados da percepção e sensação, náuseas, transtornos mentais crônicos, transtorno de percepção persistente (*flashback*)
LSD	Ingestão, absorção através dos tecidos da boca	LSD: *flashbacks*, transtorno de percepção persistente por alucinógeno LSD e mescalina: aumento da temperatura corporal, da frequência cardíaca e da pressão arterial, perda de apetite, insônia, dormência, fraqueza, tremores, comportamento impulsivo, mudança rápida nas emoções
Mescalina	Fumo, ingestão	
Psilocibina	Ingestão	Nervosismo, paranoia, pânico
Opioides e derivados de morfina		Alívio da dor, euforia, sonolência, depressão e parada respiratórias, pupilas puntiformes, náuseas, confusão, constipação intestinal, sedação, inconsciência, crises epilépticas, coma, tolerância, drogadição
Codeína	Injeção, ingestão	Menos analgesia, sedação e depressão respiratória do que a morfina
Outros analgésicos opioides		
Oxicodona, hidrocodona, bitartarato de hidromorfona, oximorfona, meperidina, propoxifeno	Mastigação, injeção, inalação, supositórios, ingestão	Para a oxicodona – relaxamento muscular/duas vezes mais potente como analgésico do que a morfina; alto potencial de abuso
Fentanila	Injeção, fumo, inalação	80 a 100 vezes mais potente como analgésico do que a morfina
Heroína	Injeção, fumo, inalação	Marcha cambaleante
Morfina	Injeção, fumo, ingestão	
Ópio	Fumo, ingestão	

(continua)

Seção 19 · Etilismo e Uso de Substâncias Psicoativas

Tabela 128.6 Substâncias de abuso comuns. (*continuação*)

Substância: categoria e nome	Modo de administração[a]	Efeitos da intoxicação e potenciais consequências para a saúde
Estimulantes		Aumento da frequência cardíaca, pressão arterial e temperatura corporal; sensações de alegria, aumento da energia e alerta mental, tremores, frequência cardíaca rápida ou irregular; diminuição do apetite, irritabilidade, ansiedade, pânico, paranoia, comportamento violento, psicose, perda de peso, insônia, insuficiência cardíaca, crises epilépticas, coma
Anfetamina	Injeção, fumo, inalação, ingestão	Respiração rápida, alucinações, perda da coordenação, inquietação, *delirium*, pânico, comportamento impulsivo, doença de Parkinson, tolerância, drogadição
Metanfetamina	Injeção, fumo, inalação, ingestão	Perda de memória, dano cardíaco e neurológico, comprometimento da memória e aprendizagem, tolerância, drogadição, distúrbios dentários graves
Metilfenidato	Injeção, inalação, ingestão	Aumento ou diminuição da pressão arterial, episódios psicóticos, distúrbios digestivos
Cocaína	Injeção, fumo, inalação	Dor torácica, insuficiência respiratória, náuseas, dor abdominal, AVE, desnutrição, dano nasal por inalação
MDMA[b] (metilenodioximetanfetamina)	Injeção, inalação, ingestão	Efeitos alucinógenos leves, aumento da sensibilidade tátil, sentimentos empáticos, calafrios, sudorese, nistagmo, ataxia, ranger dos dentes, cãibras musculares, comprometimento da memória e aprendizagem, redução da inibição
Catinona sintética	Injeção, fumo, ingestão	Dor torácica, paranoia, alucinações, ataques de pânico, *delirum* excitado, rabdomiólise, insuficiência renal, alto potencial de abuso e drogadição
Outros compostos		
Inalantes Solventes (diluentes, gasolina), colas, gases (butano, propano, propelentes de aerossol, óxido nitroso), nitritos (isoamila, isobutila, ciclo-hexila); gás hilariante, *poppers, snappers, whippets*	Inalados pelo nariz ou pela boca	Estimulação, perda da inibição, cefaleia, náuseas ou vômitos, fala arrastada, perda da coordenação motora, sibilos, inconsciência, cãibras, perda de peso, fraqueza muscular, depressão, comprometimento da memória, dano aos sistemas cardiovascular e nervoso, morte súbita
Esteroides anabólicos, testosterona	Injeção, ingestão, aplicação tópica	Sem efeitos de intoxicação. Hipertensão arterial sistêmica, alterações da coagulação do sangue e dos níveis de colesterol, hostilidade e agressividade, acne, câncer de próstata, redução da produção de espermatozoides, testículos retraídos, ginecomastia. Nas mulheres: irregularidades menstruais, desenvolvimento de barba e outras características sexuais secundárias masculinas

[a] Tomar medicamentos por injeção pode aumentar o risco de infecção pela contaminação da agulha com estafilococos, vírus da imunodeficiência humana (HIV), hepatite e outros. [b] Associado a agressões sexuais (p. ex., estupro). *AVE*, acidente vascular encefálico; *GHB*, gama-hidroxibutirato; *IAM*, infarto agudo do miocárdio; *LSD*, dietilamida do ácido lisérgico; *MDMA*, 3,4-metilenodioximetanfetamina; *PCP*, fenciclidina; *SNC*, sistema nervoso central.

O abuso de γ-hidroxibutirato (GHB) aumentou substancialmente nessa última década nos EUA. Essa substância é usada de modo abusivo pelos seus efeitos sedativos, eufóricos e de aumento da massa muscular. O GHB é um metabólito do neurotransmissor GABA e também influencia o sistema dopaminérgico. Potencializa os efeitos dos opiáceos endógenos ou exógenos. A ingestão de GHB resulta em sonolência e tontura imediatas, com sensação de "*barato*". Esses efeitos podem ser potencializados pelo uso concomitante de álcool etílico ou de benzodiazepínicos. À semelhança do flunitrazepam e da cetamina, o GHB é uma *club drug* popular e foi implicado em casos de estupro. Nos EUA, seus nomes de rua incluem *G, E líquido, X líquido, fantasy, geeb, Georgia home boy, scoop* e *grievous bodily harm*. Os efeitos adversos que podem ocorrer nos primeiros 15 a 60 minutos após a sua ingestão consistem em cefaleia, náuseas, vômitos, alucinações, perda da visão periférica, nistagmo, hipoventilação, arritmias cardíacas, crises epilépticas e coma. Em raros casos, esses efeitos adversos levaram à morte. A abstinência do GHB torna-se clinicamente evidente nas primeiras 12 horas e pode durar até 12 dias.

Opioides

Os opioides incluem os derivados alcaloides naturais e semissintéticos do ópio, bem como as substâncias puramente sintéticas que imitam a heroína. Essas substâncias ligam-se aos receptores de opioides no cérebro, na medula espinal e no sistema digestório; além disso, atuam sobre vários outros sistemas de neurotransmissores do SNC, incluindo dopamina, GABA e glutamato, provocando analgesia, depressão do SNC e euforia. O uso continuado de opioides resulta em tolerância e dependência física. Em consequência, o usuário precisa utilizar doses maiores da substância para obter o efeito desejado, e podem ocorrer sintomas de abstinência se o uso for interrompido. O uso indevido de opioides inclui o uso incorreto de analgésicos opioides de prescrição ou o uso de heroína. Os opioides comuns de abuso incluem heroína, morfina, codeína, oxicodona, meperidina, propoxifeno, hidrocodona, hidromorfona, buprenorfina e fentanila.

Em 2016, houve 11,8 milhões de pessoas que haviam usado opioides no ano anterior, com 12 anos ou mais, nos EUA, dos quais a maioria (97%) consistia em analgésicos de prescrição usados de modo indevido. A National Survey on Drug Use and Health de 2016 relatou que 53% dos indivíduos que fizeram uso indevido de analgésicos de prescrição os obtiveram de amigos ou parentes (40% foram recebidos, 9% comprados e 4% furtados), e cerca de um terço (35%) declarou que obteve os analgésicos por meio de prescrição; apenas 6% foram comprados de um traficante de drogas.

As mortes por superdosagem de opioides aumentaram dramaticamente nessa última década. Em 2017, os opioides foram implicados em 47.600 mortes por superdosagem (68% de todas as mortes por superdosagem de substâncias), sendo os opioides sintéticos (diferentes da metadona) os principais responsáveis pelas mortes por superdosagem de substâncias. Nos EUA, as mortes envolvendo opioides sintéticos aumentaram de cerca de 3.000 em 2013 para mais de 30.000 em 2018. Os opioides sintéticos, como a fentanila – que é 50 vezes mais potente do que a heroína e 100 vezes mais potente do que a morfina –, provocam, atualmente, duas vezes mais mortes do que a heroína.

A superdosagem aguda de opioides provoca congestão pulmonar, com consequente cianose e desconforto respiratório, e alterações do estado mental que podem evoluir para o coma. Outras manifestações incluem febre, pupilas puntiformes e convulsões. As práticas de injeção IV não esterilizada podem levar a abscessos cutâneos, celulite, tromboflebite, botulismo de feridas, meningite, rabdomiólise, endocardite, hepatite ou infecção pelo vírus da imunodeficiência humana (HIV). As complicações neurológicas do uso de heroína IV incluem mielite transversa, polineuropatia inflamatória e lesões de nervos periféricos.

No caso de superdosagem aguda de opioides, deve-se avaliar o estado respiratório do paciente e fornecer suporte. A naloxona deve ser administrada IV e repetida em intervalos de 2 a 3 minutos, frequentemente com escalonamento das doses; o paciente deve responder nos primeiros minutos com aumento de diâmetro das pupilas, da frequência respiratória e do nível de estado de alerta. Se não houver nenhuma resposta, a superdosagem de opioides é excluída e devem-se considerar outras causas de sonolência e depressão respiratória. A naloxona deve ser titulada cuidadosamente, visto que pode precipitar sinais e sintomas agudos de abstinência em pacientes dependentes de opioides.

Os sinais e sintomas de abstinência podem aparecer precocemente, nas primeiras 6 a 10 horas após a última injeção de heroína. No início, o indivíduo frequentemente tem sentimentos de extrema ânsia pela substância, ansiedade, inquietação, irritabilidade, rinorreia, lacrimejamento, diaforese e bocejo. Essas manifestações são seguidas por dilatação das pupilas, piloereção, anorexia, náuseas, vômitos, diarreia, cólicas abdominais, dor óssea, mialgia, tremores, espasmos musculares e, em raros casos, crises epilépticas. Esses sinais e sintomas alcançam seu máximo em 36 a 48 horas e, em seguida, diminuem ao longo de 5 a 10 dias, se não forem tratados. Uma síndrome de abstinência prolongada, caracterizada por bradicardia, hipotensão, ansiedade leve, transtorno do sono e diminuição da capacidade de resposta pode ocorrer por até 5 meses.

O tratamento do transtorno por uso de opioides combina medicação com serviços de saúde comportamental, o que está associado à redução das mortes por superdosagem, menos uso e recaídas de opioides e prevenção de doenças infecciosas. Vários fármacos direcionados para o receptor de opioide μ podem ser usados para controlar a abstinência de opioides: o agonista total, a metadona, o agonista parcial, a buprenorfina, e o antagonista, a naltrexona.

A abstinência de opioides pode ser controlada com metadona, um agonista sintético de ação longa, visto que os sinais e sintomas de abstinência de metadona desenvolvem-se mais lentamente e são menos graves do que aqueles causados pela heroína. A metadona é mais controlada do que os outros fármacos usados no tratamento de uso de opioides (i. e., classificada como substância de grupo II nos EUA) e é geralmente administrada a pacientes por meio de dosagem observada em clínicas especializadas, visto que pode ser usada de modo abusivo, desviada ou usada de modo indevido. A metadona pode ser administrada 2 vezes/dia e reduzida de forma gradual ao longo de 7 a 10 dias. O uso da metadona, tanto em doses terapêuticas quanto em superdosagem, tem sido associado a prolongamento do intervalo QTc e *torsade de pointes* que, em alguns casos, é fatal.

A buprenorfina pode aliviar os sinais e sintomas de abstinência de opioides, reduzir a ânsia e bloquear os efeitos subjetivos (i. e., o denominado gostar de drogas) de outros opioides. Assim, o tratamento com buprenorfina pode ser titulado para os sintomas de abstinência dos pacientes, proporcionando uma transição bem tolerada para o tratamento. Está disponível em uma formulação para mucosa diária (que também está sujeito a desvio e uso indevido), como implante subdérmico administrado a cada 6 meses ou por uma formulação de liberação prolongada administrada por injeção subcutânea mensal. A buprenorfina também é combinada com naloxona em uma formulação desenvolvida para diminuir o potencial de abuso. Essa combinação está disponível para uso em duas formas diferentes – sob a língua ou na bochecha – e diminui os sinais e sintomas de abstinência durante cerca de 24 horas.

A naltrexona, um antagonista de opioides de ação longa que bloqueia o uso impulsivo de opioides, constitui uma opção para tratamento de manutenção com objetivo de prevenir recaídas. Pode ser administrada por via oral diariamente ou em formulações de depósito injetáveis e implantáveis a cada 60 a 90 dias. A naltrexona só deve ser administrada após desintoxicação completa do paciente, visto que ela pode precipitar abstinência. A farmacoterapia precisa ser combinada com psicoterapia e reabilitação estruturada para atingir um desfecho ideal.

Por fim, a clonidina reduz a hiperatividade autônoma e é particularmente efetiva quando combinada com um benzodiazepínico.

Anfetaminas

As anfetaminas têm sido usadas terapeuticamente para redução de peso e tratamento do transtorno de déficit de atenção e da narcolepsia. À semelhança da cocaína, as anfetaminas causam a liberação de neurotransmissores monoaminérgicos (dopamina, norepinefrina e serotonina) dos neurônios pré-sinápticos. Entretanto, além disso, exercem efeitos neurotóxicos nos neurônios dopaminérgicos e serotoninérgicos. Seus efeitos euforicos e reforçadores são mediados pela dopamina e pelo sistema mesolímbico, enquanto os efeitos cardiovasculares são causados pela liberação de norepinefrina. O uso crônico leva à degeneração neuronal em áreas do cérebro ricas em dopamina, o que pode aumentar o risco de desenvolvimento posterior de doença de Parkinson.

As anfetaminas podem ser usadas de forma abusiva por via oral, intranasal, IV ou fumadas. As substâncias usadas com mais frequência são a dextroanfetamina, a metanfetamina e o metilfenidato. O uso ilícito de anfetaminas aumentou de forma substancial, em parte pelo fato de que (a) são sintetizadas com facilidade e rapidamente a partir da efedrina ou pseudoefedrina e (b) seus efeitos psicotrópicos podem persistir por até 24 horas. Anorexígenos, femetrazina e fentermina, que se assemelham estrutural e farmacologicamente às anfetaminas, também têm sido usados de forma ilícita.

A tolerância aos efeitos estimulantes das anfetaminas desenvolve-se rapidamente, e podem ocorrer efeitos tóxicos com doses mais altas. A intoxicação aguda das anfetaminas caracteriza-se por efeitos simpaticomiméticos excessivos, incluindo taquicardia, HAS, hipertermia, taquiarritmia cardíaca, tremores, convulsões e coma. O paciente pode apresentar irritabilidade, hipervigilância, paranoia, comportamento compulsivo estereotipado e alucinações táteis visuais ou auditivas. O quadro clínico pode simular uma psicose esquizofrênica aguda. Os sinais e sintomas de abstinência assemelham-se aos observados com a cocaína (ver discussão sobre cocaína), porém a psicose aguda e a paranoia frequentemente são pronunciadas.

O tratamento do abuso de anfetaminas concentra-se na necessidade de um ambiente tranquilo, administração de benzodiazepínicos para a ansiedade e nitroprusseto de sódio para a HAS grave. Os antipsicóticos, como o haloperidol, podem reduzir a agitação psicomotora e a psicose por meio de bloqueio do efeito da dopamina sobre o receptor do SNC. A acidificação da urina com cloreto de amônio acelera a excreção de anfetaminas.

USO DE SUBSTÂNCIAS ILÍCITAS

Cocaína

Nos EUA, em 2016, 1,9 milhão de indivíduos com 12 anos ou mais haviam feito uso de cocaína no mês anterior, incluindo 432 mil usuários de *crack*. A cocaína pode ser usada por via oral ou IV; como alternativa, por ser bem absorvida através de todas as mucosas, os usuários podem alcançar elevada concentração no sangue após administração por via intranasal, sublingual, vaginal ou retal. A sua forma em base livre (denominada *crack* devido ao ruído de estalo que produz quando aquecido) é termoestável e pode ser fumada. O *crack* é considerado a forma mais potente e aditiva da cocaína. A euforia surge nos primeiros segundos após fumar o *crack* e é de curta duração. Em comparação com fumar *crack* ou usar cocaína IV, a administração pela mucosa resulta em início de ação mais lento, efeito de pico mais tardio e maior duração de ação. A meia-vida no sangue é de aproximadamente 1 hora. O principal metabólito da substância é a benzoilecgonina, que pode ser detectada na urina 2 a 3 dias após a administração de uma única dose.

Ocorre uma reação intensa e prazerosa de 20 a 30 minutos de duração após o uso de cocaína, seguida de depressão de rebote, agitação psicomotora, insônia e anorexia, que então são acompanhadas de fadiga, hipersonolência e hiperfagia (o *crash*). Esse *crash*, geralmente, dura 9 a 12 horas; todavia, ocasionalmente perdura por até 4 dias. Com frequência, os usuários ingerem a substância repetidamente, a intervalos relativamente curtos, com a intenção de recapturar o estado eufórico e evitar o *crash*. Às vezes, o indivíduo ingere sedativos ou álcool etílico concomitantemente para reduzir a intensidade da ansiedade e irritabilidade associadas ao *crash*. A combinação de cocaína e heroína IV (a denominada *speedball, snowball, blanco, boy-girl, Bombita, Belushi* ou *dinamite*) é frequentemente utilizada, de modo que o usuário possa experimentar a euforia induzida por cocaína e, em seguida, o *float* com o opiáceo. Infelizmente, essa combinação tem sido relatada como causa de morte súbita. As pessoas que usam cocaína em proximidade temporal com o consumo de etanol produzem o metabólito cocaetileno, que também foi implicado em mortes relacionadas com a cocaína.

A cocaína bloqueia a recaptação pré-sináptica de norepinefrina e dopamina, produzindo um excesso desses neurotransmissores no receptor pós-sináptico. Assim, a cocaína atua como poderoso agente simpaticomimético, resultando em taquicardia, HAS, taquipneia, hipertermia, agitação psicomotora, midríase, vasoconstrição periférica e crises epilépticas. A cocaína provoca intensa constrição das artérias cerebrais; portanto, pode resultar em acidente vascular encefálico. Está associada a isquemia miocárdica e arritmias e, em raros casos, a infarto agudo do miocárdio (IAM) em indivíduos jovens com artérias coronárias normais ou com lesões mínimas.

Os principais mecanismos de isquemia e de IAM consistem em constrição das artérias coronárias, trombose, agregação plaquetária, inibição do ativador do plasminogênio tecidual, aumento da demanda de oxigênio do miocárdio e aterosclerose acelerada (Figura 128.4).

Para pacientes com HAS ou taquicardia induzidas pela cocaína, labetalol e benzodiazepínicos geralmente são efetivos para reduzir a pressão arterial sistêmica e a frequência cardíaca. Os pacientes com IAM relacionado com o uso de cocaína devem ser medicados com ácido acetilsalicílico (AAS), heparina, nitroglicerina e, quando indicado, terapia de reperfusão (com um agente trombolítico ou intervenção coronariana primária). Deve-se evitar o uso de bloqueadores beta-adrenérgicos, quando possível, visto que a isquemia pode ser agravada pela constrição arterial coronariana alfa-adrenérgica sem oposição. Os pacientes com eletrocardiograma (ECG) normal ou alterações inespecíficas podem ser controlados com segurança por meio de observação.

O tratamento imediato da intoxicação aguda por cocaína inclui obtenção de acesso vascular e das vias respiratórias, se necessário, e cuidadoso monitoramento eletrocardiográfico. Podem-se administrar benzodiazepínicos para controlar a agitação psicomotora; haloperidol ou risperidona podem ser usados no paciente com agitação intensa. É necessário um ambiente de suporte, porém não há necessidade de desintoxicação, visto que há poucos sinais físicos de verdadeira dependência.

A maioria dos usuários crônicos de cocaína tem dependência psicológica e intenso desejo de cocaína. As terapias individuais e em grupo constituem adjuvantes importantes ao tratamento farmacológico, porém a recaída é comum e difícil de controlar. Embora nenhum medicamento esteja aprovado pela FDA para o tratamento de drogadição de cocaína, o dissulfiram, a modafinila, os anticonvulsivantes (p. ex., topiramato e tiagabina), os inibidores da recaptação de serotonina (p. ex., citalopram), os antagonistas do receptor de serotonina (p. ex., ondansetrona) e os agonistas do receptor GABA (p. ex., baclofeno) demonstraram ser promissores na promoção da abstinência de cocaína.

Maconha

As substâncias canabinoides incluem a maconha (as flores e os caules secos da planta maconha) e haxixe (extrato resinoso da maconha). Nos EUA, a maconha é a substância "ilícita" mais comumente usada, com o reconhecimento de que ela é atualmente legalizada para fins recreativos em muitos estados e para indicações médicas na maioria dos estados. Em 2016, foi estimado que 24 milhões de norte-americanos haviam usado no mês anterior. Entre 2007 e 2016, a taxa de utilização aumentou de 5,8 para 8,9% da população norte-americana, e o número de usuários aumentou de 14,5 para 24 milhões. Esse aumento reflete o aumento do uso da maconha por adultos de 26 anos ou mais e, em menor grau, o aumento de seu uso entre adultos jovens de 18 a 25 anos (Figura 128.5). Em 2018, cerca de 1 em cada 13 adultos jovens (8%) com 19 a 28 anos era usuário diário ou quase diário de maconha.

O transtorno por uso de maconha ocorre quando o indivíduo apresenta comprometimento clinicamente significativo causado pelo uso recorrente de maconha, incluindo problemas de saúde, uso persistente ou crescente e incapacidade de cumprir as principais responsabilidades no trabalho, na escola ou em casa. Em 2016, nos EUA, cerca de 4,0 milhões de pessoas com 12 anos ou mais haviam apresentado transtorno por uso de maconha no ano anterior, o que representa 1,5% das pessoas com 12 anos ou mais.

A maconha e o haxixe estão entre as substâncias mais comumente usadas por adolescentes, e aproximadamente um terço (36%) dos alunos do ensino médio admitiu o uso pelo menos uma vez, enquanto 5,8% relataram o uso diário ou quase diário. A maior parte dos efeitos

Capítulo 128 Etilismo e Uso de Substâncias Psicoativas 1253

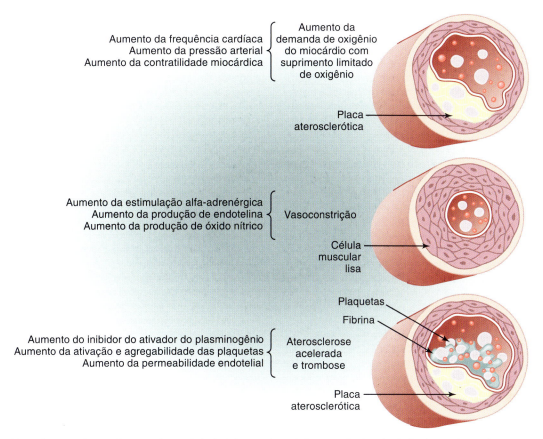

Figura 128.4 Mecanismos pelos quais a cocaína pode induzir isquemia ou infarto agudo do miocárdio. A cocaína pode causar aumentos nos determinantes da demanda de oxigênio do miocárdio quando o aporte de oxigênio é limitado (*parte superior*), quando ocorre constrição intensa das artérias coronárias (*parte central*) ou quando há aterosclerose acelerada e trombose (*parte inferior*).

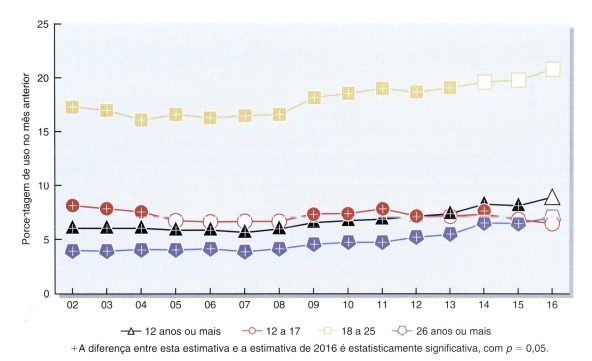

+A diferença entre esta estimativa e a estimativa de 2016 é estatisticamente significativa, com *p* = 0,05.

Figura 128.5 Uso de maconha no mês anterior por indivíduos de 12 anos ou mais, por faixa etária de acordo com a National Survey on Drug Use and Health (2016). (De Substance Abuse and Mental Health Services Administration. [2017]. Key substance use and mental health indicators in the United States: Results from the 2016 National Survey on Drug Use and Health [HHS Publication No. SMA 17-5044, NSDUH Series H-52]. Rockville, MD: Center for Behavioral Health Statistics and Quality, Substance Abuse and Mental Health Services Administration. Retirada de https://www.samhsa.gov/data.)

farmacológicos da maconha provêm dos metabólitos do δ-9-tetra-hidrocanabinol, que se ligam a receptores de canabinoides específicos localizados no SNC, na medula espinal e no sistema nervoso periférico. O principal modo de uso é o fumo, com alteração do humor e efeitos intoxicantes observados em 3 minutos e pico dos efeitos em aproximadamente 1 hora. Entretanto, os extratos de maconha e canabinoides sintéticos ("maconha falsa") em cigarros eletrônicos tornaram-se cada vez mais populares. Os efeitos fisiológicos agudos estão relacionados com a dose e, com frequência, incluem taquicardia, congestão conjuntival, xerostomia, tremor fino, fraqueza muscular e ataxia. Os efeitos psicoativos consistem em euforia, intensificação da percepção de cores e sons, sonolência, desatenção e incapacidade de aprender novos fatos. Ocorrem tolerância e dependência físicas, e os usuários crônicos podem apresentar sintomas leves de abstinência de irritabilidade, inquietação, anorexia, insônia ou hipertermia leve. Raramente, ocorre psicose aguda com reações de pânico. O tratamento da abstinência é de suporte e inclui tranquilização; podem ser usados benzodiazepínicos em pacientes extremamente agitados. Os canabinoides têm sido usados como agentes antieméticos em pacientes com câncer submetidos à quimioterapia, para estimulação do peso (em pacientes com câncer ou com infecção pelo HIV) e no tratamento do glaucoma.

Já foram relatadas doenças pulmonares graves em centenas de jovens saudáveis nos demais aspectos que inalaram extratos de maconha (*i. e.*, produtos de tetra-hidrocanabinol) em cigarros eletrônicos, e um terço deles necessitou de ventilação mecânica, levando à morte em alguns casos. Os sinais e sintomas iniciais consistem em dispneia, tosse, dor torácica, febre, distúrbios gastrintestinais (*i. e.*, náuseas, vômitos, diarreia e dor abdominal) e perda de peso, que ocorre dias ou semanas após o *vaping*. Infiltrados bilaterais são encontrados nos exames de imagem do tórax. Embora a maioria dos pacientes (> 80%) tenha relatado o uso de produtos de tetra-hidrocanabinol em cigarros eletrônicos antes do desenvolvimento de seus sintomas pulmonares graves, foi relatada uma grande variedade de produtos e dispositivos. Os líquidos e aerossóis do cigarro eletrônico contêm uma ampla gama de constituintes químicos que podem ter efeitos adversos para a saúde, incluindo propilenoglicol, glicerina, hidrocarbonetos, nitrosaminas, substâncias químicas orgânicas voláteis e metais pesados, compostos aromatizantes (*i. e.*, diacetil e 2,3-pentanediona), e óleos à base de THC e acetato de vitamina E.

A maconha sintética é uma substância psicoativa composta de uma mistura de ervas, especiarias ou material vegetal triturado, que é pulverizado com produtos químicos sintéticos que mimetizam os efeitos da maconha quando fumada ou preparada como chá. Esses produtos têm sido vendidos amplamente em "*head shops*" bem como pela internet e são mais bem conhecidos pelos nomes comerciais K2 e *Spice*. Os produtos *Spice* são populares entre jovens; entre as substâncias ilícitas mais usadas por alunos do ensino médio, perdem apenas para a maconha. A maconha sintética pode precipitar psicose aguda ou agravamento de transtornos psicóticos previamente estáveis; além disso, pode desencadear um transtorno psicótico crônico (em longo prazo) entre indivíduos vulneráveis, como aqueles com história familiar de doença mental. A ingestão de K2 tem sido associada a IAM e morte. Os usuários regulares podem apresentar abstinência e sintomas de drogadição.

Alucinógenos e substâncias dissociativas

Os *alucinógenos* (substâncias que provocam alucinações) incluem a dietilamida do ácido lisérgico (LSD), a mescalina, a psilocibina e a ibogaína. As *substâncias dissociativas* distorcem as percepções de visão e sons e provocam sentimentos de desapego (dissociação) sem causar alucinações. Incluem fenciclidina (PCP), cetamina, *Salvia divinorum* e dextrometorfano (um supressor da tosse amplamente disponível).

O LSD é o mais potente dos alucinógenos. Embora seja conhecido pela sua interação com os receptores de serotonina no córtex cerebral e no *locus ceruleus*, seu mecanismo psicoativo preciso permanece desconhecido. Trinta minutos após sua ingestão, aparecem efeitos simpaticomiméticos, incluindo midríase, hipertermia, taquicardia, pressão arterial elevada, diaforese, xerostomia, aumento do estado de alerta, tremores e náuseas. Dentro de 2 horas, os efeitos psicoativos tornam-se evidentes, com intensificação das percepções (cores, odores, sons e outras sensações altamente intensificadas), distorções corporais, variações de humor e alucinações visuais. Pode ocorrer uma reação de pânico aguda levando, algumas vezes, a autolesão ou suicídio. Depois de aproximadamente 12 horas, a síndrome começa a diminuir, porém a fadiga e a tensão podem persistir por mais 1 dia. Podem ocorrer *flashbacks* (breves recorrências das alucinações) dias ou até mesmo semanas após a última dose, porém eles tendem a desaparecer sem tratamento. As reações agudas de pânico são mais bem tratadas em ambiente de suporte, e podem ser administrados benzodiazepínicos a pacientes extremamente agitados.

PCP é um potente alucinógeno aditivo, que provoca efeito estimulante imediato, semelhante ao das anfetaminas, com sensações de euforia, poder e invencibilidade. Os pacientes podem apresentar HAS, taquicardia, hipertermia, nistagmo bidirecional, fala arrastada, ataxia, alucinações, agitação extrema e rabdomiólise. Na presença de reações mais graves, os pacientes podem ser levados ao atendimento médico em um estado semelhante ao coma, com olhos abertos e pupilas parcialmente dilatadas, diminuição da resposta à dor, breves períodos de excitação e rigidez muscular. Ocasionalmente, os usuários de PCP apresentam urgência hipertensiva, crises epilépticas e comportamento bizarro (frequentemente violento), que leva ao suicídio ou à violência extrema contra terceiros. Tolerância e sintomas leves de abstinência ocorrem em usuários diários, porém o principal problema consiste em anseio extremo pela substância. O tratamento envolve colocação do paciente em ambiente tranquilo, sedação com benzodiazepínicos, hidratação, haloperidol para as alucinações aterrorizantes e precauções contra o suicídio. A aspiração gástrica contínua e a acidificação da urina com cloreto de amônio IV ou ácido ascórbico ajudam na excreção da substância, porém a acidificação aumenta o risco de insuficiência renal se houver rabdomiólise.

A cetamina é um anestésico geral de ação rápida; ao contrário da maioria dos anestésicos, provoca depressão respiratória apenas leve e parece estimular o sistema cardiovascular. Os efeitos adversos, incluindo *delirium* e alucinações, limitam o seu uso como anestésico geral em seres humanos. À semelhança da PCP, a cetamina é um anestésico dissociativo. Além disso, exibe propriedades tanto analgésicas quanto amnésicas e está associada a menos confusão, irracionalidade e comportamento violento do que a PCP. A cetamina é uma das *club drugs* implicada em estupro.

Inalantes

Dos 1,8 milhão de indivíduos com 12 anos ou mais que haviam usado inalantes no ano anterior para ter um "barato", cerca de 684 mil eram adolescentes de 12 a 17. Por serem de fácil disponibilidade, os inalantes frequentemente estão entre as primeiras substâncias usadas por adolescentes, sendo os agentes mais comuns canetas com ponta de feltro/marcadores ou marcadores mágicos. Os inalantes podem ser classificados como (1) *solventes orgânicos*, incluindo o tolueno (cola de avião e tinta *spray*), diluentes, querosene, gasolina, tetracloreto de carbono, graxa para sapatos, acetona (removedores de esmalte e *Liquid Paper*®), xileno (marcadores permanentes) e desengordurantes (líquidos de limpeza a seco); (2) *gases*, como butano, propano, propelentes de aerossol e anestésicos (éter, clorofórmio, halotano e óxido nitroso); e (3) *nitritos*, como nitrito de ciclo-hexila, nitrito de amila e nitrito de butila (desodorizador de ambiente). Essas substâncias são mais frequentemente inaladas por crianças e jovens adolescentes, produzindo tontura e intoxicação em poucos minutos. A exposição prolongada ou o uso diário pode levar a perda de audição, mielodepressão, arritmias cardíacas, degeneração cerebral, neuropatias periféricas e danos ao fígado, rins ou pulmões. Uma "erupção cutânea do cheirador de cola" característica ao redor do nariz e da boca é, algumas vezes, observada após uso prolongado. Em casos raros ocorre morte, mais provavelmente por hipoxemia, arritmias cardíacas, pneumonia ou aspiração de vômito enquanto o indivíduo está inconsciente. A desintoxicação raramente é necessária para o paciente que abusa dessas substâncias, porém pode haver necessidade de tratamento psiquiátrico para prevenir a recaída.

Designer drugs (drogas sintéticas)

O termo *designer drugs* refere-se a substâncias sintéticas ilícitas, muitas das quais apresentam potência aumentada em comparação com seus compostos originais. As *designer drugs* mais comuns incluem análogos da fentanila, meperidina, piperazina e metanfetaminas. Vários derivados da fentanila, inicialmente sufentanila, alfentanila, remifentanila, carfentanila e, mais recentemente, acetilfentanila, 6-butirfentanila, 4-MeO-butirfentanila, isobutirilfentanila, furanilfentanila, α-metilfentanila (*white China*), 3-metilfentanila ou TMF, p-metilfentanila, metilacetilfentanila, acrilfentanila, 2-fluorofentanila, fluoroacetilfentanila, ocfentanila, são fabricados ilegalmente. Esses derivados não têm usos clínicos reconhecidos, frequentemente não são detectados por testes de rotina e têm agravado a crise de opioides e o número de mortes relacionadas ao uso de substâncias psicoativas. Como essas substâncias são aproximadamente mil vezes mais potentes do que a heroína, não é surpreendente o relato de superdosagens fatais por depressão respiratória.

Os principais derivados da meperidina são a 1-metil-4-fenil-4-propionoxipiperidina (MPPP) e 1-metil-4-fenil-1, 2, 3, 6-tetra-hidropiridina (MPTP), cada um dos quais provoca euforia semelhante àquela causada pela heroína. Em alguns usuários, a MPTP provoca degeneração neuronal da substância negra, o que produz uma forma irreversível de doença de Parkinson.

As piperazinas, uma nova classe de *designer drugs* de abuso, são comumente vendidas na forma de comprimidos, cápsulas ou pó no mercado negro de drogas e nos denominados *head shops* ou na internet com os nomes de *Frenzy, Bliss, Charge, Herbal ecstasy, A2, Legal X* e *Legal E*. A 1-benzilpiperazina (BZP) é o mais prevalente desses compostos. Além da BZP e da 1-(3,4-metilenodioxibenzil) piperazina (MDBP), os derivados da fenilpiperazina 1-(3-trifluorometilfenil) piperazina (TFMPP), 1-(3-clorofenil) piperazina (mCPP) e 1-(4-metoxifenil) piperazina (McOPP) são frequentemente usados como substâncias de abuso. Como as piperazinas e as anfetaminas provocam sinais e sintomas farmacológicos semelhantes, o envenenamento por piperazina facilmente pode ser diagnosticado de modo incorreto como envenenamento por anfetamina. Além disso, as piperazinas não são detectadas por procedimentos de rastreamento imunoquímicos, rotineiramente usados para substâncias de abuso, e exigem uma análise toxicológica apropriada (p. ex., por meio de cromatografia gasosa-espectrometria de massa). Os derivados sintéticos metilenodioxi da anfetamina e metanfetamina, geralmente, são designados como *ecstasy* e incluem a 3,4-metilenodioximetanfetamina (MDMA, também conhecida como *Adão*); a 3,4-metilenodioxi-etilanfetamina (MDEA, também conhecido como *Eva*); e N-metil-1-(3, 4-metilenodioxifenil)-2-butanamina (MBDB, também conhecida como *Metil-J* ou *Éden*). Essas substâncias têm propriedades estimulantes do SNC e alucinogênicas. Produzem humor elevado e aumento da autoestima e podem provocar pânico agudo, ansiedade, paranoia, alucinações, taquicardia, nistagmo, ataxia e tremor. As mortes de alguns usuários têm sido atribuídas a arritmias cardíacas, hipertermia com convulsões e hemorragia intracraniana.

PERSPECTIVAS PARA O FUTURO

A imunoterapia (*i. e.*, o desenvolvimento de vacinas) emergiu como abordagem promissora para o tratamento do uso de substâncias psicoativas como a metanfetamina, a heroína e a cocaína. Ao sequestrar as substâncias na periferia sem permitir que atravessem a barreira hematencefálica, os efeitos tóxicos e gratificantes delas são reduzidos. Uma nova abordagem farmacocinética para o tratamento da intoxicação por substâncias psicoativas envolve o desenvolvimento de compostos que podem ser administrados com segurança a seres humanos e que aceleram o metabolismo da substância a compostos inativos. Por exemplo, foram desenvolvidos anticorpos catalisadores para acelerar o metabolismo da cocaína, que são administrados por via parenteral. Em animais experimentais, mutações da butirilcolinesterase humana (uma das enzimas responsáveis pelo metabolismo da cocaína) aceleram o metabolismo da cocaína e antagonizam seus efeitos comportamentais e tóxicos.

LEITURA SUGERIDA

Edenberg HJ, McClintick JN: Alcohol dehydrogenases, aldehyde dehydrogenases, and alcohol use disorders: a critical review, Alcohol Clin Exp Re 42:2281–2297, 2018.

Haight BR, Learned SM, Laffont CM, et al: For the RB-US-13-0001 Study Investigators. Efficacy and safety of a monthly buprenorphine depot injection for opioid use disorder: a multicentre, randomised, double-blind, placebo-controlled, phase 3 trial, Lancet 393:778–790, 2019.

Jonas DE, Amick HR, Feltner C, et al: Pharmacotherapy for adults with alcohol use disorders in outpatient settings: a systematic review and meta-analysis, J Am Med Assoc 311:889–1900, 2014.

Kaner EFS, Beyer FR, Muirhead C, et al: Effectiveness of brief alcohol interventions in primary care populations, Cochrane Database Syst Rev 2, 2018, Art.No.: CD004148, 2018.

Kranzler HR, Soyka: Diagnosis and pharmacotherapy of alcohol use disorder: a review, J Am Med Assoc 320:815–824, 2018.

O'Connor EA, Perdue LA, Senger CA, et al. Screening and behavioral counseling interventions to reduce unhealthy alcohol use in adolescents and adults: an updated systematic review for the U.S. Preventive Services Task Force. Evidence Synthesis No. 171. AHRQ Publication No. 18-05242-EF-1. Rockville, MD: Agency for Healthcare Research and Quality, 2018.

Peacock A, Leung J, Larney S, et al: Global statistics on alcohol, tobacco and illicit drug use: 2017 status report, Addiction 113:1905–1926, 2018.

Schulenberg JE, Johnston LD, O'Malley PM, Bachman JG, Miech RA, Patrick ME: Monitoring the Future national survey results on drug use, 1975–2018: volume II, College students and adults ages 19–60, Ann Arbor, 2019, Institute for Social Research, The University of Michigan, Available at http://monitoringthefuture.org/pubs.html#monographs. Accessed September 2019.

Soyka M: Treatment of benzodiazepine dependence, N Engl J Med 376:1147–1157, 2017.

Substance Abuse and Mental Health Services Administration. (2017). Key substance use and mental health indicators in the United States: Results from the 2016 National Survey on Drug Use and Health (HHS Publication No. SMA 17-5044, NSDUH Series H-52). Rockville, MD: Center for Behavioral Health Statistics and Quality, Substance Abuse and Mental Health Services Administration. Available at https://www.samhsa.gov/data/sites/default/files/NSDUH-FFR1-2016/NSDUH-FFR1-2016.pdf. Accessed September 2019.

Wood E, Albarqouni L, Tkachuk S, et al: Will this hospitalized patient develop severe alcohol withdrawal syndrome? The rational clinical examination systematic review, J Am Med Assoc 320:825–833, 2018.

Wozniak JR, Riley EP, Charness ME: Clinical presentation, diagnosis, and management of fetal alcohol spectrum disorder, Lancet Neurol 18:760–770, 2019.

Apêndice

Coronavírus 2 da Síndrome Respiratória Grave (SARS-CoV-2)

Lee Goldman, Vincent R. Racaniello e Magdalena E. Sobieszczyk

No fim de 2019, um novo coronavírus,[1b] o sétimo a sabidamente infectar seres humanos, surgiu na província chinesa de Hubei. O vírus, posteriormente denominado *coronavírus 2 da síndrome respiratória aguda grave* (SARS-CoV-2), e a doença por ele provocada (covid-19) causaram uma pandemia mundial que não se via desde a pandemia de *influenza* de 1918.[1c]

EPIDEMIOLOGIA

Embora não seja conhecida a origem precisa do SARS-CoV-2, ele provavelmente é proveniente de morcegos, tendo em vista sua semelhança com uma linhagem de coronavírus SARS-símile que circulou sem ser percebida nos morcegos durante décadas. O ancestral comum provavelmente emergiu nos seres humanos em novembro de 2019, embora uma origem mais antiga não possa ser descartada.[1]

Exceto pelos casos muito iniciais, essencialmente toda a transmissão de SARS-CoV-2 ocorre, aparentemente, entre seres humanos. A princípio, o vírus coloniza a nasofaringe, de onde se propaga predominantemente por gotículas respiratórias e aerossóis, bem como, em menor grau, por superfícies contaminadas. As gotículas que contêm vírus são produzidas quando as pessoas falam, tossem ou espirram, e um pequeno número de eventos superpropagadores é responsável pela maioria das infecções.[1d] O vírus consegue sobreviver por aproximadamente 3 horas em suspensão no ar, com dinâmica semelhante à do SARS-CoV-1; contudo, ainda não foi plenamente esclarecido o papel dos aerossóis na propagação da infecção nos seres humanos. O vírus infectante também pode ser detectado em superfícies de plástico e aço inoxidável por até 72 horas, embora os títulos do vírus diminuam bastante durante esse período. Para efeito de comparação, nenhum vírus viável costuma ser encontrado em papelão após 24 horas ou em superfícies de cobre após 4 horas.[2] A transmissão vertical da mãe para o feto pode ocorrer, embora não seja comum. O vírus é eliminado nas fezes e pode se disseminar nas gotículas da descarga do vaso sanitário,[3] embora a transmissão fecal-oral seja provavelmente mínima. As taxas de infecção humana são um pouco menores quando a temperatura ambiente máxima é superior a 11°C e quando o índice de luz ultravioleta é mais elevado.[3b]

Após a exposição, o período de incubação médio é de aproximadamente 5 dias,[4] com ocorrência de aproximadamente 98% dos casos em 12 dias[5] e quase todos os casos em 14 dias. A localização dos casos é complicada, pelo fato de que uma proporção substancial deles, com estimativas variando de cerca de 1/3 a 2/3, é totalmente assintomática, pré-sintomática ou sem sintomas suficientes para levantar suspeitas,[5b] mas pode transmitir o vírus.[5c] Aparentemente, a transmissão do vírus começa cerca de 2 a 3 dias antes do aparecimento dos sintomas,[6] atinge seu pico na primeira semana de infecção, torna-se incomum 5 dias após o aparecimento dos sintomas,[7] torna-se extremamente incomum 10 dias após o aparecimento dos sintomas nas formas leve a moderada

da doença, 15 dias no caso de pacientes em estado grave ou imunocomprometidos[7b] ou 3 dias após a resolução clínica.[8]

O risco de transmissão é maior entre os contatos domiciliares (aproximadamente 6%) do que nos ocupacionais ou sociais (aproximadamente 1,3%). Em todos os contatos, conversas demoradas (> 30 minutos) ou contatos mais próximos (p. ex., compartilhar um quarto ou veículo) aumentam significativamente a transmissão,[8b] que é muito menos comum em ambientes externos (ao ar livre), talvez com risco de apenas cerca de 5% quando comparado com o de ambientes fechados.[8c]

Nos EUA, a covid-19 é mais prevalente em comunidades mais pobres e de minorias.[8d] As principais explicações para isso parecem ser evidências específicas para edifícios e vizinhanças,[8e] aglomeração e proximidade de indivíduos infectados,[8f,8g] incapacidade de evitar transporte público ou de autoisolamento,[9] comorbidades e menor acesso ao sistema de saúde. O risco de contrair a infecção é igual em homens e mulheres, mas os homens têm probabilidade quase três vezes maior de precisar de tratamento intensivo e 1,4 maior de morte do que as mulheres.[9b]

Casos de covid-19 ocorreram em todos os países, e o número de casos aumentou substancialmente no fim de 2020.[a] Nos primeiros dias de junho de 2021, mais de 170 milhões de casos de SARS-CoV-2 foram confirmados no mundo, com aproximadamente 3,7 milhões de mortes. Só nos EUA, mais de 34 milhões de casos foram confirmados, com mais de 610 mil mortes.[b] Atrás dos EUA, que têm o maior número de casos confirmados (28 milhões), vem a Índia, com 17 milhões de casos confirmados.[9c] Todavia, esses números estão aumentando e continuarão a aumentar substancialmente, uma vez que o número de casos confirmados ainda está crescendo em aproximadamente 17 mil por dia nos EUA e mais de 450 mil por dia em todo o planeta.

Nos EUA, as taxas de mortalidade de março de 2020 a janeiro de 2021 foram 23% superiores às esperadas, e o excesso de mortes foi maior na população negra não hispânica do que em outros grupos étnicos.[9d] A pandemia de covid-19 também reduziu substancialmente o número de internações nos EUA por condições como infarto agudo do miocárdio (IAM) e acidente vascular encefálico (AVE),[9e] embora tenha aumentado o número de testes positivos para substâncias psicoativas[9f] e de consultas em pronto-socorro em decorrência de superdosagem de opioides.[9g] Nos EUA, de modo geral, aproximadamente 1/3 do aumento de mortes por todas as causas durante a pandemia foi, até janeiro de 2021, atribuível ao aumento de mortes por outras causas que não a covid-19.[9h,9i]

---

[a]N.R.T.: Ver Boletim epidemiológico atualizado da ONU em <https://www.who.int/publications/m/item/weekly-epidemiological-update-on-covid-19---15-february-2022>.

[b]N.R.T.: Em fevereiro de 2022, o número de casos de covid-19 notificados nos EUA era de 78,4 milhões, com 933 mil mortes.

BIOPATOLOGIA

O SARS-CoV-2 é inalado para o nariz e a garganta, onde ataca as células epiteliais nasais e brônquicas e se liga à enzima conversora da angiotensina 2 (ACE-2, do inglês *angiotensin-converting enzyme 2*), um receptor de superfície que normalmente participa na regulação da pressão arterial. A ACE-2 também é expressa em outros tecidos, sobretudo nos pulmões, nos rins, no sistema digestório e nas células epiteliais vasculares. A expressão do gene *ACE-2* no epitélio nasal aumenta com a idade,[10] mas a ocorrência de formas mais graves de infecção pelo SARS-CoV-2 em adultos, especialmente nos mais velhos, pode ser consequência da imunossenescência, em vez de da ligação do vírus ao receptor ACE-2. Um pré-requisito para a penetração do SARS-CoV-2 nas células é a clivagem da glicoproteína S (*spike*) em dois locais por proteases celulares, incluindo a serina protease 2 transmembrana (TMPRSS2, do inglês *transmembrane serine protease 2*),[11] cuja atividade é exacerbada por esteroides androgênicos. Indivíduos com erros imunes inatos da interferona do tipo I[11b] ou autoanticorpos contra interferona tipo I[11c] (muito mais comuns em homens) correm risco aumentado de formas graves da infecção e explicam 14% desses casos. Um *cluster* de genes na região 3p21.31 (que codifica um receptor celular para interferona e para proteínas relacionadas com inflamação e doença pulmonar) é o único local detectado por GWAS (estudo de associação genômica ampla) consistentemente associado às formas mais graves de infecção.[11d,11e] Todavia, outras variantes, inclusive *TYK2* no cromossomo 19 (um alvo do baricitinibe), também foram implicadas.[11f] O ciclo de reprodução do coronavírus consegue identificar potencialmente alvos para o tratamento (Figura A.1). É mais provável que crianças e adolescentes apresentem anticorpos com reatividade cruzada provenientes de coronavírus sazonais e proteção contra formas graves ou até mesmo sintomáticas de infecção.[11g]

O vírus se propaga da nasofaringe para os pulmões, onde pode provocar uma resposta inflamatória intensa associada a edema alveolar e resultar na síndrome da angústia respiratória aguda (SARA), e para outros tecidos que expressam o receptor ACE-2, incluindo os vasos sanguíneos, o coração e os intestinos. Em alguns pacientes, uma "tempestade de citocinas" pode provocar aumento da permeabilidade vascular, trombose, coagulação intravascular disseminada e falência de órgãos. Ao contrário do choque séptico, que se caracteriza por vasodilatação, os pacientes infectados pelo SARS-CoV-2 tendem a apresentar constrição vascular, o que explica, em parte, por que aqueles com hipertensão arterial, diabetes melito, idosos e obesos correm um risco muito maior de desenvolver formas graves da doença, ao contrário dos pacientes asmáticos, em que o risco não parece tão elevado.

Em fevereiro de 2021, variantes do SARS-CoV-2 foram detectadas no Brasil, na África do Sul e no Reino Unido, todas com subsequente propagação para os EUA e outros locais do planeta. Essas três variantes se mostraram mais contagiosas do que o vírus original,[11h] e a do Reino Unido parece vir acompanhada de uma taxa de mortalidade 60% maior.[11i]

Anatomopatologia

Nos pulmões, a intensa lesão alveolar difusa, os exsudatos e as membranas hialinas[12] são acompanhados de lesão endotelial, microangiopatia e microtrombose, bem como de angiogênese vascular.[13] Miocardite linfocítica e pericardite também podem ocorrer.[13b] Em geral, esses achados vasculares diferenciam a infecção por SARS-CoV-2 dos achados em pacientes com *influenza*. Nos rins, o SARS-CoV-2 provoca disfunção tubular proximal, que pode evoluir para necrose tubular aguda.[13c]

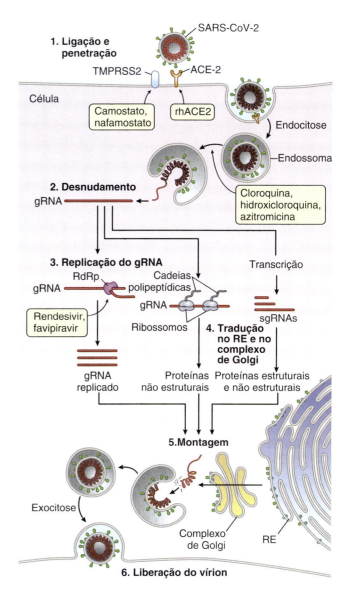

Figura A.1 Possíveis alvos no ciclo de vida do coronavírus. ACE, enzima conversora de angiotensina; gRNA, RNA genômico; RdRp, RNA polimerase RNA-dependente; RE, retículo endoplasmático; rhACE2, enzima conversora de angiotensina humana recombinante 2; RNA, ácido ribonucleico; SARS-CoV-2, coronavírus 2 da síndrome respiratória aguda grave; sgRNA, RNA subgenômico; TMPRSS2, serina protease 2 transmembrana. (De Guy RK, DiPaola RS, Romanelli F, et al. Rapid repurposing of drugs for covid-19. *Science*. 2020;368:829-830.)

MANIFESTAÇÕES CLÍNICAS

Após um período de incubação médio de 5 dias, que pode variar até 14 dias, surgem sinais e/ou sintomas que incluem febre, tosse, dispneia, alterações do paladar e do olfato, fadiga, mialgias, queixas gastrintestinais, calafrios, cefaleia e dor de garganta (Tabela A.1). Alguns pacientes apresentam erupções cutâneas, rinorreia e conjuntivite. De modo geral, portadores assintomáticos, que podem transmitir a infecção, desenvolvem posteriormente sintomas,[13d] mas 30 a 40% das pessoas infectadas permanecem assintomáticas.[13e]

Apêndice   Coronavírus 2 da Síndrome Respiratória Grave (SARS-CoV-2)

Tabela A.1 Sinais/sintomas de covid-19 em casos sintomáticos.

Sinais/sintomas	Percentual aproximado de pacientes (%)
Febre	70 a 90
Tosse seca	60 a 85
Dispneia	50 a 80
Alterações do paladar ou do olfato	40 a 80
Fadiga	40 a 60
Queixas gastrintestinais*	15 a 60
Mialgias	15 a 45
Calafrios	15 a 30
Cefaleia	10 a 20
Dor de garganta	10 a 20
Rinorreia	5 a 10

*Incluindo náuseas, vômitos e diarreia.

Embora muitos pacientes apresentem sintomas leves, alguns desenvolvem tosse intensa, hipoxia e SARA.[13f] Manifestações extrapulmonares ocorrem em quase todos os órgãos.[14] As complicações cardíacas incluem trombose, IAM, miocardite (em aproximadamente 2% dos pacientes jovens saudáveis)[14b] e arritmias.[15] As complicações neurológicas podem incluir mioclonia, convulsões, *delirium*[15b] e encefalite.[15c] A perda do paladar e do olfato é neuromediada, refletindo o acometimento encefálico. Aproximadamente 25% dos pacientes hospitalizados apresentam diarreia.[16] Lesão renal é comum, e aproximadamente um terço dos pacientes que precisam de ventilação mecânica também necessita de diálise renal. As lesões cutâneas podem incluir eritema acral com lesões que simulam eritema pérnio, erupções maculopapulares, urticária e vesículas.[16b]

Em várias séries, a idade mediana dos pacientes hospitalizados é, habitualmente, de 50 a 55 anos, e a maioria (60% ou mais) é do sexo masculino. Dos pacientes hospitalizados, aproximadamente 15% precisam de cuidados intensivos, em torno de 12%, de ventilação mecânica, e aproximadamente 3 a 4% demandam diálise renal.[17,18] Não há evidências de que inibidores da enzima conversora de angiotensina (IECA) ou inibidores da renina-angiotensina-aldosterona influenciem de maneira adversa a evolução da doença.

Especialmente em crianças e adolescentes, mas às vezes em adultos, a covid-19 pode precipitar inflamação vascular e multissistêmica grave semelhante à doença de Kawasaki.[19,20] Felizmente, a infecção não parece ter efeitos adversos no desfecho neonatal.[20b]

DIAGNÓSTICO

O diagnóstico de covid-19 se fundamenta na detecção de RNA de SARS-CoV-2 por meio de ensaios de reação em cadeia da polimerase (PCR, do inglês *polymerase chain reaction*), normalmente em *swabs* nasofaríngeos.[20c] Em vários estudos, 20 a mais de 50% dos pacientes com testes positivos são assintomáticos, embora alguns desses indivíduos desenvolvam posteriormente sintomas, pois foram testados durante o período de incubação, antes do surgimento dos sintomas. A acurácia da testagem depende da aquisição da amostra, da cronologia da testagem em relação à exposição, da carga viral e das características do ensaio.[21] Estimativas da sensibilidade variam de 80 a mais de 95%, com resultados falso-negativos sendo mais comuns antes do aparecimento dos sintomas;[21b] a especificidade do teste é de aproximadamente 99%.[21c] O risco de resultado falso-positivo parece ser

muito baixo, embora possa ocorrer contaminação durante o processamento, e alguns pacientes que se recuperaram continuam eliminando vírus ativo ou partículas virais inativas por um período desconhecido. Em comparação com os *swabs* nasofaríngeos, os *swabs* da faringe e das narinas são menos sensíveis. Ensaios de fluxo lateral, rápidos e menos dispendiosos, para detectar antígeno viral na saliva são menos sensíveis que os *swabs* nasais, mas seu uso parece razoável para a detecção de vírus transmissíveis. Como a testagem da saliva pode ser realizada diariamente, essa abordagem tem o potencial de aumentar a detecção e limitar a transmissão.

Cerca de 60% dos pacientes hospitalizados com RNA viral detectável no escarro ou na saliva também o têm nas fezes e até 40% no soro. Nas amostras respiratórias, o RNA viral permanece detectável por um período médio de 14 dias nos pacientes com formas leves da doença e de 21 dias naqueles com formas graves. A duração mediana relatada do vírus nas fezes (22 dias) é superior à média nas amostras respiratórias ou no soro (16 dias).[22] A probabilidade de coletar vírus com capacidade de replicação diminui após o aparecimento dos sintomas e varia de acordo com a gravidade da doença.

Linfocitopenia, às vezes grave, é encontrada em mais de 80% dos pacientes internados, e leucopenia e trombocitopenia são encontradas em aproximadamente 1/3 dos pacientes internados.[23] É comum encontrar níveis elevados de dímero D, proteína C reativa, desidrogenase láctica (LDH) e creatinoquinase; até 50% dos pacientes hospitalizados apresentam níveis anormais de enzimas hepáticas. Embora inicialmente as radiografias de tórax de alguns pacientes sejam normais, o achado mais comum em pacientes com covid-19 é uma opacificação progressiva em vidro fosco, mais evidente na tomografia computadorizada de tórax.

O exame sorológico para detectar anticorpos consegue determinar quem já teve uma infecção, com sensibilidade superior a 90% e alto grau de especificidade. Todavia, nem todos os anticorpos detectáveis têm a capacidade de neutralizar o vírus, e não se deve inferir que um teste de anticorpo positivo signifique proteção contra uma infecção futura.

Tratamento

Princípios gerais

Pacientes com formas leves de covid-19 conseguem melhora espontânea com cuidados de suporte e não precisam ser hospitalizados. É indicado o autoisolamento em casa, sendo preferível o isolamento em outros ambientes caso não haja possibilidade do isolamento domiciliar.

Todavia, aproximadamente 20% dos pacientes sintomáticos estão adoecidos o suficiente para exigir hospitalização.[24] No intervalo entre a apresentação e a comprovação da covid-19 por *swab* nasofaríngeo, é razoável prescrever antibioticoterapia empírica ou, na temporada, tratamento para *influenza* para os pacientes em estado muito grave.[25,25b]

O tratamento com anticorpos e soro convalescente parece ser efetivo para pacientes ambulatoriais que correm alto risco de formas graves da doença. Nos hospitalizados, corticosteroides sistêmicos e anti-inflamatórios podem exercer efeitos benéficos adicionais. Os benefícios de agentes antivirais específicos são menos evidentes.

Cerca de 5% dos pacientes sintomáticos desenvolvem doença crítica, e essencialmente todos eles precisam de ventilação invasiva.[26] Além das medidas de isolamento, o tratamento de suporte é geralmente semelhante ao prescrito para a SARA. Na enfermaria que não a unidade de terapia intensiva (UTI), o tratamento respiratório enfoca a colocação do paciente em decúbito ventral e ventilação não invasiva (VNI), normalmente com a meta de manter a saturação de oxigênio acima de 90%. A VNI com capacete (*helmet*) não é melhor que oxigênio por cateter nasal de alto fluxo (CNAF).[A1b] A oxigenação por membrana extracorpórea parece ser benéfica em pacientes selecionados de modo apropriado.[26b]

(continua)

Tratamento (*continuação*)

Agentes antivirais

Em pacientes hospitalizados com formas graves da doença, o rendesivir (infusão intravenosa [IV] de 200 mg no dia 1, seguida de infusão IV única diária de 100 mg nos dias 2 a 10) reduziu o tempo de recuperação mediano de aproximadamente 15 dias para cerca de 11,[A1,A2] e um benefício similar é alcançável, aparentemente, com 5 dias de tratamento.[A3] Para efeito de comparação, o rendesivir não reduziu a taxa de mortalidade em um grande estudo internacional de pacientes hospitalizados[A3b] e não foi benéfico em um outro de indivíduos com formas moderadas da doença.[A4] O rendesivir foi aprovado, com base em dados cumulativos,[A4b] pela Food and Drug Administration (FDA), mas não é recomendado pela Organização Mundial da Saúde.[26c] A plitidepsina (Aplidin®), um depsipeptídio cíclico que inibe o fator de alongamento da tradução eucariótico 1A e com atividades antitumorais, antivirais e imunossupressoras, exibe uma impressionante atividade antiviral *in vitro* contra SARS-CoV-2, e atualmente é avaliada em estudos clínicos.[26d]

A combinação de lopinavir (400 mg a cada 12 horas) e ritonavir (100 mg a cada 12 horas) não é benéfica.[A5,A5b] O acréscimo de betainterferona 1b (3 doses de 8 milhões de UI em dias alternados) e ribavirina (400 mg a cada 12 horas) na fase inicial da doença consegue encurtar o intervalo de tempo até que um *swab* nasofaríngeo se torne negativo de uma mediana de 12 para uma de 7 dias,[A6] embora a terapia apenas com interferona não tenha se mostrado benéfica em pacientes hospitalizados.[26e] A hidroxicloroquina não se mostrou benéfica em múltiplos estudos,[A7,A8-A8d,A9] tampouco a azitromicina.[A9b]

Agentes anti-inflamatórios

Corticosteroides sistêmicos reduzem a taxa de mortalidade de aproximadamente um terço dos pacientes em estado crítico,[A10] com benefícios semelhantes aos da dexametasona ($\geq$ 6 mg/dia IV ou por via oral [VO] por até 10 dias)[A11,A11b] e hidrocortisona (200 a 400 mg IV durante aproximadamente 7 dias).[A12,A13] Todavia, os corticosteroides sistêmicos, além de não serem benéficos, ainda podem ser deletérios em pacientes com formas menos graves da doença, em decorrência do risco aumentado de infecção secundária.

O tratamento com medicamentos que bloqueiam as interleucinas e, como resultado, conseguem reduzir a resposta inflamatória à covid-19 exibe eficácia variável. Embora o tocilizumabe (um inibidor da interleucina [IL]-6) não tenha se mostrado eficaz em vários estudos,[A14-A14d] em estudos de maior porte (na dose de 8 mg/kg IV, 1 ou 2 vezes), ele reduziu a evolução da doença em pacientes hospitalizados[A14e] e a taxa de mortalidade naqueles em estado grave e em estado crítico que precisam de oxigenoterapia[A14f,A14g] e nos que fazem uso de corticosteroide sistêmico. Para efeito de comparação, o sarilumabe (outro inibidor de IL-6) teve resultados inconsistentes, e a anacinra (um inibidor da IL-1) não se mostrou eficaz.[A14h,A14i]

Baricitinibe (um inibidor de Janus quinase, na dose diária de 4 mg VO) foi aprovado pela FDA para uso emergencial, em combinação com rendesivir, para tratamento de formas moderadas a graves da doença, com base em um estudo que mostrou redução de 8 dias no tempo de recuperação médio, além de diminuição do *endpoint* combinado de morte ou necessidade de ventilação em pacientes hospitalizados que estejam recebendo altos fluxos de oxigênio ou VNI.[A14j] Um estudo de pequeno porte sugeriu benefícios da colchicina VO (0,5 mg, 3 vezes/dia, durante 5 dias, depois 2 vezes/dia, durante 5 dias) para reduzir a intensidade clínica em pacientes com formas moderadas a graves da doença.[A14k]

Terapia com anticorpos e plasma convalescente

O tratamento com anticorpos (p. ex., banlanivimabe, associado ou não a etesevimabe, ou a combinação de casirivimabe mais indevimabe) não se mostrou efetivo em pacientes hospitalizados,[A15] porém é promissor na redução da carga viral, das hospitalizações e das consultas em pronto-socorro de pacientes ambulatoriais com sintomas leves a moderados.[A15b-A15e] Como resultado, a combinação de banlanivimabe (700 mg) e etesevimabe (1.400 mg) é

recomendada para os pacientes que correm alto risco de evolução para doença grave ou hospitalização.[26f] Nanocorpos sintéticos que interferem na ligação do vírus SARS-CoV-2 ao receptor ACE-2 são promissores para prevenção futura e estratégias de tratamento.[26g,26h]

Em um estudo randomizado de adultos mais velhos com formas leves da doença, a terapia com plasma convalescente com altos títulos de anticorpos reduziu de maneira significativa a evolução para formas graves da doença.[A16] Em outro estudo randomizado do uso de plasma convalescente em pacientes com formas graves da doença com angústia respiratória e/ou hipoxemia, o tratamento reduziu a carga viral e melhorou significativamente a porcentagem de pacientes que receberam alta hospitalar ou que melhoraram em 28 dias, mas aparentemente não melhorou os pacientes em estado crítico que apresentavam choque ou falência de órgãos ou precisavam de ventilação mecânica.[A16b] O plasma convalescente não se mostrou favorável em outros estudos randomizados de pacientes com formas leves[A16c] ou graves da doença,[A16d] e os dados gerais sugerem que não há efeitos benéficos.[A16e]

Outros medicamentos

Dados sugerem que os pacientes em uso de IECA ou bloqueadores dos receptores de angiotensina em razão de outras indicações devem continuar a usá-los,[A17] porém não há evidências de que esses medicamentos tenham efeitos benéficos.[27] As recomendações são semelhantes para os anti-inflamatórios não esteroides (AINEs).

Como os homens correm risco de formas mais graves da doença em virtude dos efeitos androgênicos em TMPRSS2, os agentes antiandrogênicos têm utilidade potencial. Em um pequeno estudo, progesterona (100 mg por via subcutânea [SC], 2 vezes/dia, durante 5 dias) acelerou a melhora clínica de pacientes do sexo masculino.[A17b]

Como não há dados de estudos randomizados, o valor da anticoagulação profilática é incerto.[27b] Todavia, heparina de baixo peso molecular (HBPM) em doses profiláticas (p. ex., enoxaparina 40 mg SC, 1 vez/dia) ou fondaparinux (2,5 mg/dia) são tão eficazes quanto os esquemas com doses mais altas[A17c] atualmente preconizados para pacientes hospitalizados.[27c,27d]

PREVENÇÃO

Os pilares da prevenção são proteção respiratória e distanciamento. Dados observacionais sugerem que o distanciamento de 1 metro reduz o risco de infecção em cerca de 80%, com maior proteção quanto maior ele for;[28] o distanciamento físico é um meio efetivo de minimizar a propagação viral.[28b] O isolamento social é, de modo geral, reconhecido como responsável pela redução da velocidade da pandemia na Califórnia e em Nova York, embora os dados sugiram que a imposição mais precoce de restrições em Nova York poderia ter salvo milhares de vidas. O rastreamento dos contactantes, como indicado para o controle epidêmico, possibilita o isolamento deles e é importante no controle de epidemias.[29,30a-30c] Estima-se que essas medidas combinadas tenham evitado 5 milhões ou mais de infecções nos EUA durante os primeiros meses da pandemia.[31]

As máscaras faciais são, obviamente, uma intervenção preventiva efetiva.[31b,31c] Máscaras cirúrgicas descartáveis reduzem a infecção em aproximadamente 75 a 85% e são discretamente superiores às de pano,[32] ao passo que as máscaras N95 ou equivalentes reduzem o risco em talvez 95% ou mais.[33] A proteção ocular, utilizada mais comumente em unidades de saúde, também reduz o risco de infecção em aproximadamente 80%. Hidroxicloroquina não é efetiva como profilaxia pré[A18] ou pós-exposição.[A18b,A18c] A luz ultravioleta, inclusive luz solar, consegue inativar o vírus,[34] e o uso de luz ultravioleta na faixa de 205 a 230 nm pode ser seguro o bastante para exposição humana recorrente. Anticorpos monoclonais têm o potencial de prevenir a doença clínica em pacientes expostos de alto risco,[35] e a administração profilática de banlanivimabe foi 57% efetiva na prevenção de infecção em um ensaio randomizado de residentes e equipe de saúde em unidades de longa permanência.[A18d]

Várias vacinas foram avaliadas em estudos clínicos[36-38] e estão disponíveis em um número crescente de países, com os dados sugerindo até 95% de eficácia na prevenção de infecção e até 98 a 99% nas formas graves da infecção ou morte em adultos (Tabela A.2)[A19-A19e] e adolescentes.[A19f] Dados experimentais em todo o mundo confirmam as elevadas taxas de proteção observadas nos estudos randomizados.[38b-38d] Embora a maioria das vacinas exija a aplicação de uma segunda dose de "reforço",[38e] uma dose apenas pode ser adequada em indivíduos previamente infectados.[38f] A eficiência de neutralização das vacinas contra as novas variantes do vírus parece ser um pouco menor,[A19g,38g,38h] sobretudo a da vacina AstraZeneca contra a variante B.1.351, que foi observada pela primeira vez na África do Sul;[A19h] entretanto, a eficácia global das vacinas contra as variantes emergentes é incerta.[38i] Duas vacinas chinesas apresentaram efetividade em torno de 75%.[A19i] Efeitos colaterais graves da vacinação são incomuns, com raros casos de trombocitopenia trombótica,[38j,38k] trombose de seio venoso cerebral[38l] e miocardite, com relatos de anafilaxia em 0,025% dos casos.[38m] Ao fim de maio de 2021, cerca de 42% da população dos EUA estava plenamente vacinada e 51% pelo menos parcialmente.

PROGNÓSTICO

Atualmente, é difícil determinar a taxa de letalidade precisa da covid-19, dado o número grande, embora incerto, de casos assintomáticos, da ampla variação de taxa de mortalidade entre os grupos etários e do fato de que as séries de casos publicadas incluíram um número substancial de pacientes que ainda estavam hospitalizados e até mesmo em estado crítico. Em uma série de Wuhan, na China, a taxa de letalidade notificada foi de 2,3%, mas de aproximadamente 50% nos casos críticos.

Nessa série, não ocorreram mortes de pacientes com idade inferior a 9 anos, porém a taxa de mortalidade foi de 8% naqueles com 70 a 79 anos e de 15% nos com mais de 80 anos.[39] Na cidade de Nova York, durante a pandemia de 2020 (primavera), a taxa de letalidade global em pacientes com infecções confirmadas foi de 1,4%: 0,1% na faixa dos 25 a 44 anos; 0,9% na dos 45 a 64 anos; 4,8% na dos 65 a 74 anos; e 14% para pessoas com 75 anos ou mais.[39b] Nos EUA, outra estimativa foi a da taxa de letalidade de 1,3% (o número de mortes dividido pelo número total estimado de infecções, diagnosticadas ou não), após serem levadas em consideração todas essas variáveis;[40] contudo, os dados atuais sugerem uma queda de quase 50% da taxa de mortalidade ajustada em comparação com a fase inicial da pandemia.[40b] Por exemplo, estima-se que a taxa de letalidade da infecção na Islândia seja de 0,3%,[40c] e estimativas dinamarquesas baseadas em dados de soroprevalência, inclusive casos assintomáticos, são de 0,09% para pessoas com idade inferior a 70 anos.[40d] O Centers for Disease Control and Prevention (CDC) estimou os riscos relativos por grupo etário (Tabela A.3).

Além da idade, os fatores de prognóstico ruim incluem sexo masculino, comorbidades subjacentes (sobretudo hipertensão arterial, obesidade e diabetes melito), fragilidade física ou mental,[40e] nível elevado de dímero D (> 1 μg/mℓ), carga viral maior,[40f] níveis mais elevados de biomarcadores inflamatórios[40g] e formas mais graves da doença.[41,41b,42,43] O uso de medicamentos anti-hipertensivos, inclusive inibidores do sistema renina-angiotensina-aldosterona (SRAA), não parece influenciar os desfechos.[44] Populações negras apresentam taxas de infecção e mortalidade mais altas, embora não pareçam ter taxa de letalidade[c] hospitalar mais elevada.[45]

---

[c]N.R.T.: Lembre-se de que taxa de letalidade é o número de mortes em relação às pessoas que apresentam a doença ativa, e não em relação à população toda – ou seja, é a porcentagem de pessoas infectadas que evoluem para óbito.

Tabela A.2 Vacinas para SARS-CoV-2 com dados de eficácia publicados oriundos de estudos randomizados.

Nome da vacina	Tipo de vacina	Posologia
Moderna (mRNA-1273)*	mRNA	2 doses (28 dias de intervalo)
Pfizer-BioNTech (BNT162b2)*	mRNA	2 doses (21 dias de intervalo)
Johnson & Johnson (Ad26.CoV2.S)**	Vetor viral	1 dose
AstraZeneca/Oxford (ChAdOx1)*	Vetor viral	2 doses (28 dias de intervalo)
Gamaleya National Research Center for Epidemiology and Microbiology (Gam-COVID-Vac [Sputnik V])*	Vetor viral	2 doses (21 dias de intervalo)
CoronaVac (Instituto Butantan)	Vírus inativado	2 doses (14 a 28 dias de intervalo)

*Todas são cerca de 90 a 95% eficazes 2 semanas após a segunda dose e cerca de 98% contra doenças graves. **Dose única, cerca de 60 a 70% de eficácia geral, 85 a 99% de eficácia contra doença grave em 28 a 50 dias.

Tabela A.3 Risco de infecção, hospitalização e morte por covid-19 segundo o grupo etário: razões de taxa de incidência em comparação com o grupo de 5 a 17 anos.*

	0 a 4 anos	5 a 17 anos	18 a 29 anos	30 a 39 anos	40 a 49 anos	50 a 64 anos	65 a 74 anos	75 a 84 anos	> 85 anos
Casos	< 1×	Grupo de referência	2×	2×	2×	2×	1×	1×	2×
Hospitalização	2×	Grupo de referência	6×	10×	15×	25×	40×	65×	95×
Morte	2×	Grupo de referência	10×	45×	130×	440×	1.300×	3.200×	8.700×

Todas as taxas são relativas à categoria de 5 a 17 anos. Por exemplo, em comparação com as pessoas de 5 a 17 anos, a taxa de morte é 45 vezes maior no grupo com 30 a 39 anos e 8.700 vezes mais alta no de pessoas com mais de 85 anos. *N.R.T.: É interessante conferir dados mais recentes em <https://covid.cdc.gov/covid-data-tracker/#datatracker-home>. (Adaptada de Centers for Disease Control and Prevention. More Resources about COVID-19: Data and Surveillance: Special Populations Data – Hospitalization and Death by Age. Última atualização em 18 de fevereiro de 2021. https://www.cdc.gov/coronavirus/2019-ncov/covid-data/investigations-discovery/hospitalization-death-byage.html. Acesso em: 22 jun. 2021.)

Mais de 95% dos pacientes infectados parecem desenvolver anticorpos, e 90% ou mais desenvolvem anticorpos neutralizantes.[46] A imunidade aos coronavírus sazonais é relativamente breve;[46b] entretanto, após a infecção pelo SARS-CoV-2, ela parece durar pelo menos 6 meses.[46c,46d] A infecção prévia reduz o risco de infecção subsequente em aproximadamente 80 a 85%, mas apenas 50% em pessoas com idade superior a 65 anos.[46e,46f] Todavia, a probabilidade de resultado positivo em um teste de amplificação de ácido nucleico subsequente é reduzida em 90% em pacientes com anticorpos detectáveis pós-infecção.[46g]

As sequelas em longo prazo da covid-19 e suas complicações nos sobreviventes ainda não são conhecidas; contudo, uma minoria substancial de pacientes apresenta sintomas persistentes perceptíveis[46h,46i] – os mais comuns na consulta de acompanhamento após 4 a 6 meses são fadiga, astenia, ansiedade e depressão,[46j] anormalidades na difusão pulmonar[46k] e redução da resistência física.

VARIANTES DO SARS-COV-2

Em maio de 2021, a Organização Mundial da Saúde (OMS) atribuiu nomenclaturas simples para as principais variantes do SARS-CoV-2, com o uso de letras do alfabeto grego. A OMS dividiu as variantes em duas categorias: variantes de interesse (VOI, do inglês *variant of interest*) e variantes de preocupação (VOC, do inglês *variant of concern*).

Uma VOC está associada a uma ou mais das seguintes alterações em um grau de significância para a saúde pública global:

- Aumento da transmissibilidade ou alteração prejudicial na epidemiologia da covid-19
- Aumento da virulência ou mudança na apresentação clínica da doença
- Diminuição da eficácia das medidas sociais e de saúde pública ou diagnósticas, vacinas e terapias disponíveis.

A VOI é aquela que, em comparação com a variação original, apresenta em seu genoma mutações que modifiquem o fenótipo do vírus:

- Foi identificada como causadora de transmissão comunitária, de múltiplos casos ou de *clusters* (agrupamentos de casos) de covid-19 ou foi detectada em vários países; ou
- Foi avaliada de outra forma como uma VOI pela OMS em consulta com o Grupo de Trabalho de Evolução do SARS-CoV-2.

No Brasil, em 21 de fevereiro de 2022, às 18h50, haviam sido constatados:

Casos	Óbitos	Incidência/ 100 mil habitantes	Mortalidade/ 100 mil habitantes
28.245.551	644.604	13 440,8	306,7

A pandemia de SARS-CoV-2 pode ser caracterizada por ondas de infecção provocadas por várias VOCs. Embora existam variações entre os países e no interior dos países, desde janeiro de 2022, a variante ômicron é a VOC dominante, após substituir a variante delta. Atualmente, existem mais de 500 sublinhagens da variante ômicron em circulação (ver COVID-19 Weekly Epidemiological Update Edition 119 published 23 November 2022, em https://www.who.int/publications/m/item/weekly-epidemiological-update-on-covid-19---23-november-2022).

Até 11 de novembro de 2022, foram 34.908.198 casos confirmados e 688.656 óbitos acumulados de covid-19 no Brasil.

Até 25 de novembro de 2022 (16 h 24 min) haviam ocorrido, em todo o planeta, 636.440.663 casos confirmados de covid-19 e 6.606.624 mortes.

Fonte: https://covid19.who.int.

LINHA DO TEMPO DA COVID-19

12 de dezembro de 2019. Um grupo de pacientes em Wuhan, na China, começa a apresentar dispneia e febre.

31 de dezembro de 2019. O escritório da OMS na China é informado de vários casos de pneumonia de etiologia desconhecida na cidade de Wuhan. Todos os casos estavam conectados ao Mercado Atacadista de Frutos do Mar de Huanan, na mesma cidade.

2 de janeiro de 2020. A OMS ativa seu sistema de manejo em três níveis.

10 de janeiro de 2020. O CDC publica informações sobre o novo coronavírus em seu *site*.

12 de janeiro de 2020. O Ministério de Saúde Pública da Tailândia comprova um caso importado do novo coronavírus, confirmado por laboratório.

17 de janeiro de 2020. O CDC começa a rastrear passageiros de voos diretos e de conexão provenientes de Wuhan, China; San Francisco e Los Angeles, Califórnia; e de Nova York.

20 de janeiro de 2020. O CDC comprova o primeiro caso de covid-19, confirmado por laboratório nos EUA.

22 de janeiro de 2020. A OMS confirma a propagação interpessoal do novo coronavírus.

27 de janeiro de 2020. Nos EUA, a FDA anuncia que "tomará ações importantes para acelerar a elaboração de medidas médicas para atacar o novo coronavírus" com outras agências, como o CDC.

31 de janeiro de 2020. A OMS declara o surto de coronavírus uma Emergência de Saúde Pública de Preocupação Internacional.

4 de fevereiro de 2020. A FDA aprova o uso de um teste para detecção de SARS-CoV-2 desenvolvido pelo CDC.

11 de fevereiro de 2020. A Organização das Nações Unidas (ONU) propõe um nome oficial para a doença causada pelo SARS-CoV-2: covid-19.

14 de fevereiro de 2020. A França anuncia a primeira morte por coronavírus na Europa (um turista chinês de 80 anos).

23 de fevereiro de 2020. A Itália se torna um *hotspot* global de covid-19. O governo italiano emite um decreto-lei com medidas urgentes para conter e controlar a emergência epidemiológica causada pela covid-19, efetivamente fechando o país.

24 de fevereiro de 2020. O Irã anuncia seus primeiros dois casos de infecção pelo coronavírus em 19 de fevereiro, e, menos de 1 semana depois, são notificados 61 casos e 12 mortes, mais do que qualquer outro país na época, com exceção da China.

26 de fevereiro de 2020. As autoridades de saúde brasileiras informam que um homem de 61 anos (em São Paulo), recém-chegado de uma viagem de negócios à Itália, testa positivo para o coronavírus, o primeiro caso conhecido na América Latina.

29 de fevereiro de 2020. Em 19 de fevereiro, as autoridades de saúde americanas anunciam a morte de um paciente em decorrência do coronavírus – na época, acreditava-se que se tratava da primeira morte por esse vírus nos EUA. Na verdade, duas pessoas haviam ido a óbito antes, mas o diagnóstico só foi feito meses depois.

11 de março de 2020. A OMS declara a pandemia de covid-19.

16 de março de 2020. Vários países na América Latina impõem restrições a seus cidadãos para reduzir a velocidade de propagação do coronavírus. A Venezuela anuncia quarentena nacional, iniciada em 17 de março. Equador e Peru implementam *lockdowns*, ao passo que Colômbia e Costa Rica fecham as fronteiras.

17 de março de 2020. A Moderna Therapeutics inicia o primeiro estudo em seres humanos de uma vacina para proteger contra a pandemia de covid-19 em uma instalação de pesquisa em Seattle, Washington. Líderes europeus votam a favor do fechamento de, pelo menos, 26 países para todos os visitantes do restante do mundo durante o tempo mínimo de 30 dias. Essa proibição de viagens não essenciais fora do bloco é a primeira resposta coordenada à epidemia da União Europeia.

24 de março de 2020. A Índia anuncia *lockdown* de 21 dias.

28 de março de 2020. A FDA emite uma autorização de emergência do uso de sulfato de hidroxicloroquina e fosfato de cloroquina em alguns pacientes hospitalizados com covid-19. O CDC alerta contra o uso de fosfato de cloroquina sem indicação médica após uma pessoa ficar muito doente e outra morrer em decorrência da ingestão desse medicamento (formulação para uso em aquário) para prevenir covid-19.

2 de abril de 2020. A essa altura, a pandemia já havia acometido mais de 1 milhão de pessoas em 171 países nos seis continentes, com pelo menos 51 mil mortes.

10 de abril de 2020. Os EUA ultrapassam a Itália como líder mundial no número de mortes por covid-19 (23.036 mortes). Em Moscou, o número de pessoas hospitalizadas com covid-19 dobra em relação à semana anterior.

26 de abril de 2020. Médicos do Reino Unido observam o aumento das notificações de síndrome inflamatória grave, com manifestações semelhantes à doença de Kawasaki, em crianças previamente saudáveis. Os casos ocorreram naquelas que testaram positivo para infecção atual ou recente pelo SARS-CoV-2. Posteriormente, essa condição passa a ser denominada síndrome inflamatória multissistêmica em crianças (SIM-C), condição inflamatória que acomete crianças com covid-19.

30 de abril de 2020. As companhias aéreas passam a exigir o uso de máscaras faciais dos passageiros e tripulantes nos EUA e na Europa.

Abril de 2020. A OMS cria a iniciativa COVAX – um programa com entidades filantrópicas para ampliar a distribuição dos imunizantes para covid-19 e garantir que nações de baixa renda não sejam negligenciadas.

1º de maio de 2020. A agência americana FDA emite uma autorização para uso emergencial do agente antiviral rendesivir para o tratamento de covid-19 suspeita ou confirmada em laboratório em adultos e crianças internados com formas graves da doença.

22 de maio de 2020. O Brasil supera a Rússia como a segunda contagem mais elevada de infecções em todo o planeta, com mais de 330 mil notificações. Peru e Chile estão entre os países com contagens mais altas de infecção *per capita* (em torno de 1 em cada 300). Dados do Equador indicam um dos piores surtos do planeta. Os EUA ainda são o epicentro global, com mais de 1,6 milhão de casos; o número de mortes aproxima-se de 100 mil.

28 de maio de 2020. As mortes por covid-19 ultrapassam 100 mil nos EUA.

4 de junho de 2020. O número de casos conhecidos no planeta aumenta mais rápido do que nunca, com mais de 100 mil novas infecções por dia.

11 de junho de 2020. A OMS declara que os países da África demoraram 98 dias para atingir a marca de 100 mil casos de infecção pelo coronavírus, mas apenas 18 dias para dobrar esse número. Dez países são responsáveis por quase 80% de todos os casos, e a África do Sul tem 25% de todos eles.

25 de junho de 2020. O CDC expande a lista de pessoas que correm risco de apresentar formas graves de covid-19, passando a incluir aquelas com nefropatia crônica, doença pulmonar obstrutiva crônica, obesidade, imunocomprometimento secundário a transplante de órgãos sólidos, cardiopatias graves, doença falciforme e diabetes melito tipo 2.

10 de julho de 2020. Hong Kong fecha escolas em meio à terceira onda de covid-19.

15 de julho de 2020. Tóquio eleva o nível de alerta da pandemia.

16 de julho de 2020. Um estudo realizado na Coreia do Sul constata que crianças maiores propagam o vírus de modo comparável aos adultos.

17 de julho de 2020. A Índia atinge 1 milhão de casos e 25 mil mortes. *Lockdowns* são reinstituídos.

Agosto de 2020. A variante C.37 é detectada pela primeira vez no Peru.

22 de agosto de 2020. O número de mortes em virtude do SARS-CoV-2 em todo o planeta ultrapassa 800 mil.

22 de setembro de 2020. As mortes por covid-19 ultrapassam 200 mil nos EUA. O Advisory Committee on Immunization Practices (ACIP) emite uma recomendação para o uso da vacina Pfizer-BioNTech em pessoas a partir dos 16 anos para a prevenção de covid-19.

Outubro de 2020. Detectada pela primeira vez a variante beta na África do Sul, considerada uma variante de preocupação. A linhagem B.1.617 do novo coronavírus é detectada pela primeira vez na Índia. A cepa é encontrada em 66 países, incluindo o Brasil, que teve os primeiros casos confirmados no dia 20 de maio.

17 de novembro de 2020. A FDA autoriza o primeiro teste domiciliar para o coronavírus.

Novembro de 2020. Detectada pela primeira vez a variante alfa (B.1.1.7) do SARS-CoV-2 (variante de preocupação) em uma amostra coletada em setembro no Reino Unido.

11 de dezembro de 2020. A FDA aprova a vacina da Pfizer.

14 de dezembro de 2020. O Reino Unido começa a vacinação contra covid-19.

14 de dezembro de 2020. As mortes por covid-19 ultrapassam 300 mil nos EUA.

18 de dezembro de 2020. A FDA aprova a vacina da Moderna contra covid-19.

20 de dezembro de 2020. Israel começa a vacinação contra covid-19.

30 de dezembro de 2020. A vacina da AstraZeneca e da University of Oxford é aprovada para uso emergencial no Reino Unido e começa a ser distribuída no ano-novo.

31 de dezembro de 2020. A OMS emite validação para uso emergencial da vacina Pfizer-BioNTech covid-19, a primeira a receber essa validação. A OMS informa que a variante do SARS-CoV-2, identificada inicialmente no Reino Unido, é detectada em outros 31 países, territórios e regiões. A variante do vírus encontrada na África do Sul é notificada em quatro outros países. Estudos são iniciados para determinar o impacto no desempenho da vacina.

2 de janeiro de 2021. A variante gama do coronavírus (variante de preocupação) é detectada pela primeira vez no Japão em quatro turistas que visitaram o Amazonas.

3 de janeiro de 2021. A Índia aprova o uso da vacina AstraZeneca/Oxford, bem como o de uma vacina produzida localmente (Covaxin®).

4 de janeiro de 2021. O número de casos confirmados de covid-19 ultrapassa 85 milhões.

Apêndice   Coronavírus 2 da Síndrome Respiratória Grave (SARS-CoV-2)

5 de janeiro de 2021. O Strategic Advisory Group of Experts on Immunization (SAGE) da OMS recomenda que os pacientes recebam duas doses da vacina Pfizer-BioNTech em um intervalo de 21 a 28 dias. O Reino Unido adia a administração da segunda dose da vacina Pfizer-BioNTech para 12 semanas, a fim de vacinar mais pessoas, atitude que gera debate entre os especialistas.

7 de janeiro de 2021. Pesquisadores brasileiros que supervisionam a fase III de ensaios clínicos da vacina Sinovac no país anunciam que esta é 100% efetiva na prevenção de sinais/sintomas graves de covid-19 e 78% nas formas leves da doença. Um estudo publicado na revista científica *JAMA* relata que 59% de todas as transmissões de covid-19 provêm de indivíduos assintomáticos, inclusive 35% daqueles pré-sintomáticos e 24% dos que jamais se tornam sintomáticos.

O Reino Unido aprova a vacina da Moderna para uso emergencial.

10 de janeiro de 2021. Os casos confirmados de covid-19 ultrapassam 3 milhões na África.

11 de janeiro de 2021. O número de casos confirmados de covid-19 ultrapassa 19 milhões em todo o planeta. A Indonésia autoriza o uso emergencial da vacina Sinovac, e é o primeiro país a fazê-lo (exceto pela China).

15 de janeiro de 2021. O número de mortes por covid-19 ultrapassa 2 milhões em todo o planeta.

16 de janeiro de 2021. A Índia começa a vacinação contra covid-19 com o uso da vacina da Bharat Biotech e da Oxford-AstraZeneca.

18 de janeiro de 2021. O número de casos confirmados de covid-19 ultrapassa 95 milhões em todo o planeta.

20 de janeiro de 2021. Um ano transcorreu desde que a OMS declarou que o surto de covid-19 é uma emergência de preocupação internacional.

26 de janeiro de 2021. O SAGE da OMS emite recomendações para o uso da vacina da Moderna, que incluem a administração de duas doses com um intervalo de 28 dias, que pode ser estendido para até 42 dias, dependendo da situação epidemiológica dos países. O SAGE não recomenda que a dose seja dividida. Os especialistas também não aconselham a vacina para gestantes, a menos que elas sejam profissionais da saúde ou corram alto risco de exposição ao coronavírus. O número de casos de covid-19 ultrapassa 100 milhões em todo o planeta.

29 de janeiro de 2021. A vacina da Johnson & Johnson (dose única) demonstra 66% de eficácia total na prevenção de formas moderadas a graves de covid-19 28 dias após a aplicação. A proteção foi constatada até mesmo 14 dias após a vacinação. A vacina também demonstra 85% de eficácia na prevenção de formas graves da doença e 100% de proteção contra hospitalização e morte.

5 de fevereiro de 2021. O número de pacientes vacinados no planeta supera o número de infecções notificadas de covid-19, segundo o Diretor-Geral da OMS, Tedros Adhanom Ghebreyesus. Contudo, mais de 3/4 das pessoas vacinadas vivem em apenas 10 países. Existem cerca de 130 países que ainda não administraram uma única dose de vacina contra a covid-19.

18 de fevereiro de 2021. O número de casos confirmados de covid-19 ultrapassa 110 milhões em todo o planeta.

2 de março de 2021. O painel da OMS de especialistas internacionais emite uma recomendação contra o uso de hidroxicloroquina para prevenir a infecção pelo coronavírus e aconselha os pesquisadores a reconsiderarem estudos com essa substância.

12 de março de 2021. A Agência Nacional de Vigilância Sanitária (Anvisa) aprova o registro do medicamento rendesivir contra o coronavírus. O rendesivir, um medicamento injetável produzido no formato de pó para diluição, teve o registro concedido para o laboratório Gilead. Esse é o primeiro medicamento com indicação aprovada para o tratamento da covid-19 no país. A substância impede a replicação do vírus no organismo, diminuindo o processo de infecção. O medicamento não deve ser vendido em farmácias: é indicado para uso hospitalar, onde os pacientes podem ser devidamente monitorados pela equipe médica.

Foi aprovado para adultos e adolescentes (com idade igual ou superior a 12 anos e com peso corporal de, pelo menos, 40 kg) com pneumonia que precisam de administração suplementar de oxigênio (oxigênio de baixo ou alto fluxo, ou outra ventilação não invasiva no início do tratamento). Também foi aprovado para adultos que não precisam de administração suplementar de oxigênio e que apresentam risco aumentado de progredir para covid-19 grave.

22 de março de 2021. Segundo ensaios clínicos realizados nos EUA, a vacina da AstraZeneca é 79% efetiva na prevenção de formas graves da infecção e hospitalização em pessoas de diferentes grupos etários e etnias.

31 de março de 2021. Ensaios clínicos da vacina Pfizer-BioNTech relatam 100% de efetividade em crianças com 12 a 15 anos, promovendo fortes respostas de anticorpos.

7 de abril de 2021. A European Medicine Agency concluiu que os casos de coágulos sanguíneos incomuns são "efeitos colaterais muito raros" da vacina criada pela AstraZeneca e pela University of Oxford e reafirmou que os benefícios da vacina são superiores aos riscos.

15 de abril de 2021. Em média, 1 em cada 4 pessoas recebeu vacina contra covid-19 nos países de alta renda, ao passo que apenas 1 em cada 500 de todas as doses foram administradas em países pobres (declaração do Dr. Richard Mihigo, coordenador do programa de desenvolvimento de vacinas e imunização do WHO Regional Office for Africa).

17 de abril de 2021. O número de mortes em decorrência de covid-19 ultrapassa 3 milhões em todo o planeta.

21 de abril de 2021. A Índia enfrenta uma segunda onda da pandemia, com 315.735 novas infecções em todo o país – o maior número de casos relatados em 1 dia em um país desde o início da pandemia.

28 de abril de 2021. A Dra. Carissa F. Etienne, Diretora da Organização Pan-Americana da Saúde, declara que vários países estão relatando aumento do número de casos em pessoas mais jovens.

30 de abril de 2021. O número de casos confirmados de covid-19 ultrapassa 150 milhões em todo o planeta. A Anvisa aprova a produção do insumo farmacêutico ativo (IFA) da vacina contra covid-19 dentro do escopo de transferência de tecnologia da AstraZeneca para o Instituto Bio Manguinhos. A Fiocruz é autorizada a iniciar a produção de lotes-piloto, em escala comercial, da vacina covid-19 (recombinante) com o IFA produzido no Brasil. A produção será destinada ao Sistema Único de Saúde (SUS).

21 de maio de 2021. O número de mortes por covid-19 na América Latina e no Caribe ultrapassa 1 milhão. Cinco países são responsáveis pela maioria (quase 89%) das mortes: 44,3% no Brasil, 22,1% no México, 8,3% na Colômbia, 7,3% na Argentina e 6,7% no Peru. No entanto, apenas 21,6% da população dessas regiões havia sido vacinada até essa data, de acordo com a Organização Pan-Americana da Saúde.

28 de maio de 2021. O número de mortes por covid-19 supera 3,5 milhões em todo o planeta.

1º de junho de 2021. A OMS adiciona a vacina Sinovac à sua lista de uso emergencial.

7 de junho de 2021. Apesar do declínio mundial de infecções por coronavírus nas 6 semanas anteriores, ocorre um aumento de 25% da doença na África.

14 de junho de 2021. A vacina Novavax® tem eficácia global de 90,4%, segundo os resultados do estudo de fase III nos EUA e no México. A vacina é 100% efetiva contra as formas moderadas e graves de covid-19 e 93,2% contra as VOC e VOI do SARS-CoV-2. A variante C.37 passa a ser denominada lambda, e a OMS passa a considerá-la uma VOI.

18 de junho de 2021. Os casos de covid-19 na África aumentam em 52% na semana anterior, e as mortes, em 32%, de acordo com Tedros Adhanom Ghebreyesus, considerando-se que menos de 1% da população do continente africano foi vacinada.

20 de junho de 2021. Uma análise preliminar dos resultados de um estudo de fase III da vacina Soberana 2, de Cuba, mostra eficácia de 62%. Essa vacina passa a ser administrada naquele país.

1º de julho de 2021. A União Europeia lança oficialmente seu certificado digital da covid-19, que inclui informações do estado vacinal da pessoa.

7 de julho de 2021. O número de mortes por covid-19 ultrapassa 4 milhões em todo o planeta.

9 de julho de 2021. O subcomitê do Global Advisory Committee on Vaccine Safety da OMS afirma que as evidências sugerem uma "provável associação causal" entre miocardite e vacinas de RNA mensageiro. Essa declaração foi feita após dados dos EUA descreverem 40,6 casos de miocardite por milhão de segundas doses em homens e 4,2 casos por milhão em mulheres com 12 a 29 anos.

12 de julho de 2021. A agência FDA emite um alerta sobre possível aumento de risco de síndrome de Guillain-Barré 42 dias após a aplicação da vacina da Johnson & Johnson, embora não tenha sido confirmada uma relação causal.

28 de julho de 2021. A Pfizer afirma que uma terceira dose de sua vacina poderia aumentar a imunidade.

30 de julho de 2021. Israel afirma que oferecerá uma terceira dose de reforço da vacina Pfizer para pessoas com mais de 60 anos, sendo o primeiro país a oferecê-la em ampla escala.

5 de agosto de 2021. O número de casos notificados de covid-19 ultrapassa 200 milhões em todo o planeta.

6 de agosto de 2021. Dados preliminares de um estudo na África do Sul sugerem que a vacina de dose única da Johnson & Johnson é extremamente efetiva contra formas graves e de morte pela variante delta do coronavírus. No estudo, que incluiu 500 mil profissionais da saúde, foram constatados 95% de efetividade na prevenção de morte e 71% de efetividade na prevenção de hospitalização por essa variante.

13 de agosto de 2021. As agências reguladoras americanas aprovam a aplicação de uma dose de reforço das vacinas contra covid-19 para pessoas imunocomprometidas.

18 de agosto de 2021. Nos EUA, as autoridades anunciam que começarão a oferecer doses de reforço das vacinas da Pfizer e da Moderna para o público americano 8 meses após a segunda dose.

23 de agosto de 2021. A agência FDA aprova a primeira vacina contra covid-19 para pessoas a partir de 16 anos.

31 de agosto de 2021. A OMS informa que está monitorando uma nova variante do coronavírus, conhecida como mu, identificada pela primeira vez na Colômbia, em janeiro de 2021.

7 de setembro de 2021. A Anvisa aprovou a indicação do baricitinibe para o tratamento de pacientes internados com covid-19. A nova indicação aprovada é para o tratamento da covid-19 em pacientes adultos hospitalizados que necessitam de oxigênio por máscara ou cateter nasal, ou que necessitam de alto fluxo de oxigênio ou ventilação não invasiva.

Trata-se de uma nova indicação terapêutica, visto que o baricitinibe tem registro no Brasil para tratamento de artrite reumatoide ativa moderada a grave e dermatite atópica moderada a grave.

O baricitinibe é um inibidor seletivo e reversível das enzimas Janus quinases (JAKs), em especial JAKs 1 e 2, responsáveis pela comunicação das células envolvidas na hematopoese, na inflamação e na função imune.

8 de setembro de 2021. Liberado uso emergencial de sotrovimabe, um anticorpo monoclonal que atua contra a proteína *spike* do SARS-CoV-2 e é projetado para bloquear a ligação do vírus e a sua penetração nas células humanas. A biotecnologia farmacêutica cria ainda uma barreira para a seleção de variantes resistentes e possibilita que o medicamento mantenha a atividade *in vitro* contra cepas mutantes do vírus. É indicado para o tratamento de covid-19 leve a moderada em pacientes adultos e adolescentes com idade igual ou superior a 12 anos (que pesem pelo menos 40 kg) e que corram risco de progressão para o estágio grave da doença. O medicamento não está indicado para uso em pacientes hospitalizados, que necessitem de oxigenoterapia ou que precisem de aumento da taxa de fluxo de oxigênio basal. Seu uso é restrito a hospitais e não pode ser vendido em farmácias e drogarias. A dose recomendada é uma dose única de 500 mg, administrada por infusão IV.

16 de setembro de 2021. O Dr. John Nkengasong, diretor do CDC da África, informa que, entre junho e agosto de 2021, pelo menos 72 mil pessoas morreram no continente africano em decorrência de uma terceira onda de covid-19.

21 de setembro de 2021. A Johnson & Johnson libera evidências de que sua vacina apresenta 74% de eficácia contra formas graves ou críticas de covid-19, 89% contra hospitalização e 83% contra a morte relacionada com a covid-19. O estudo ENSEMBLE 2, fase III, também descobriu que uma dose de reforço incrementou em 100% a proteção contra formas graves ou críticas de covid-19 14 dias após a vacinação, quando aplicada 56 dias após a primeira dose.

24 de setembro de 2021. A OMS acrescenta os anticorpos monoclonais casirivimabe e indevimabe a seus tratamentos preconizados para covid-19. A recomendação é de que sejam prescritos para pacientes com formas não graves da covid-19 que correm risco mais elevado de internação hospitalar, assim como para pacientes com as formas graves ou críticas da covid-19 que não desenvolveram anticorpos contra o coronavírus. Essas recomendações se baseiam em quatro ensaios controlados randomizados e no estudo RECOVERY, no Reino Unido.

1º de outubro de 2021. A Merck afirma que seu agente antiviral, molnupiravir, comprovadamente reduz em 50% o risco de hospitalização ou morte quando administrado a pessoas que correm alto risco de manifestações clínicas graves nos estágios iniciais da doença.

1º de novembro de 2021. O número de mortes confirmadas por covid-19 ultrapassa 5 milhões em todo o planeta.

3 de novembro de 2021. A OMS libera o uso emergencial da vacina Covaxin®, da Bharat Biotech, tornando-a a oitava vacina a receber essa recomendação.

4 de novembro de 2021. O Reino Unido emite autorização para o uso do antiviral molnupiravir, da Merck.

11 de novembro de 2021. Uma análise da OMS de dados de 13 países africanos encontra uma taxa de letalidade de 10,2% em pacientes diabéticos com covid-19, em contraste com uma taxa de letalidade de 2,5% em todos aqueles com covid-19.

23 de novembro de 2021. Um estudo publicado no periódico *The Lancet* afirma que a vacina Covaxin®, da Bharat Biotech, é 50% efetiva contra a covid-19 sintomática, valor inferior aos resultados publicados no estudo clínico de fase III, que mostravam 77,8% de efetividade contra a covid-19 sintomática.

24 de novembro de 2021. Uma nova variante, posteriormente denominada ômicron, é notificada pela primeira vez pela OMS na África do Sul.

Apêndice Coronavírus 2 da Síndrome Respiratória Grave (SARS-CoV-2)

25 de novembro de 2021. Uma pesquisa da OMS em 25 nações africanas constatou que, em média, apenas 27% dos profissionais da saúde (1,3 milhão de pessoas) estavam plenamente vacinados contra covid-19.

26 de novembro de 2021. A OMS considera a ômicron uma variante de preocupação, dadas as numerosas mutações, algumas das quais merecem atenção.

7 de dezembro de 2021. A OMS faz uma advertência contra o uso de plasma convalescente em pacientes com covid-19, informando que ele "não melhora a sobrevida nem reduz a necessidade de ventilação mecânica".

14 de dezembro de 2021. Especialistas da OMS alertam contra a tirada de conclusões sobre o impacto da variante ômicron na trajetória da pandemia.

17 de dezembro de 2021. A OMS libera o uso emergencial da vacina Covovax®, produzida pelo Serum Institute of India (parte da iniciativa COVAX).

21 de dezembro de 2021. A OMS libera o uso emergencial da vacina Nuvaxovid® (proteína *spike* recombinante).

22 de dezembro de 2021. A OMS recomenda que os profissionais da saúde usem máscaras N95 ou FFP ou então cirúrgicas quando adentrarem o quarto de pacientes com covid-19, sobretudo em condições de ventilação insatisfatória. Tedros Adhanom Ghebreyesus informa que apenas 50% dos países-membros da OMS atingiram a meta de vacinação de 40% da população. Em 2021, 3,5 milhões de pessoas morreram de covid-19, um número maior do que a combinação de mortes em decorrência de HIV, malária e tuberculose em 2020. Cerca de 50 mil pessoas morreram em virtude de covid-19 a cada semana. A FDA autorizou o uso emergencial de Paxlovid® (combinação de nirmatrelvir + ritonavir) contra a covid-19.

28 de dezembro de 2021. A Índia libera o uso emergencial da vacina Corbevax®, desenvolvida pelo Texas Children's Hospital e pelo Baylor College of Medicine nos EUA, a qual tem eficácia superior a 90% contra a cepa ancestral de Wuhan da covid-19 e superior a 80% contra a variante delta em termos de prevenção de infecção sintomática.

2 de janeiro de 2022. Israel relata um caso de gestante não vacinada infectada tanto pelo vírus *influenza* quanto pelo novo coronavírus. O caso resultou em um novo termo – "flurona".

5 de janeiro de 2022. A FDA autoriza o uso emergencial de doses de reforço da vacina Pfizer para adolescentes com idade entre 12 e 15 anos. NOTA TÉCNICA Nº 2/2022-SECOVID/GAB/SECOVID/MS. Trata da vacinação não obrigatória de crianças de 5 a 11 anos contra covid-19 durante a pandemia de covid-19. (Ver https://sbim.org.br/images/files/notas-tecnicas/nt-ms-vacinacao-criancas-covid-5a11anos.pdf.)

14 de janeiro de 2022. A OMS recomenda mais dois agentes para o tratamento da covid-19. O baricitinibe, um agente oral prescrito para artrite reumatoide, deve ser receitado para pacientes com formas graves ou críticas de covid-19 e associado a corticosteroides. O outro agente, sob recomendação condicional, é o sotrovimabe, um anticorpo monoclonal prescrito para pacientes com as formas leve a moderada de covid-19 com alto risco de hospitalização, como adultos mais velhos, pessoas com comorbidades e aquelas não vacinadas contra covid-19.

19 de janeiro de 2022. O governo dos EUA lança um *site* para que a população possa acessar e solicitar quatro testes rápidos grátis para covid-19. A propagação da variante ômicron levou os países a reverem suas estratégias de testagem para covid-19.

21 de janeiro de 2022. O SAGE da OMS recomenda que doses de reforço sejam administradas a grupos de alto risco, como profissionais da saúde e adultos mais velhos, em países que conseguiram atingir

níveis moderados a altos de imunização. Segundo Kate O'Brien, diretora do Departamento de Imunização, Vacinas e Imunobiológicos, isso não significa que devam ser oferecidas doses de reforço para todas as pessoas de todos os grupos etários. O principal foco é a vacinação do maior número de pessoas em todo o planeta para evitar o surgimento de novas mutações.

Dois anos já se passaram desde que a OMS declarou o surto de covid-19 uma emergência internacional.

1º de fevereiro de 2022. Segundo a OMS, 30 países ainda não vacinaram 10% da população e 83 países ainda não atingiram a meta de 40% estabelecida para o fim de 2021.

3 de fevereiro de 2022. Apenas 11% da população africana está plenamente vacinada.

7 de fevereiro de 2022. O diretor-geral da OMS, Tedros Adhanom Ghebreyesus, durante o African Union Summit, afirma que houve um aumento preocupante do número de mortes por covid-19 em muitas regiões do planeta desde que a variante ômicron foi identificada. Quase 90 milhões de casos foram notificados à OMS em 10 semanas, mais do que em todo o ano de 2020.

9 de fevereiro de 2022. NOTA TÉCNICA Nº 8/2022-SECOVID/GAB/SECOVID/MS. Trata da recomendação para administração do esquema primário e dose de reforço de vacinas contra a covid-19 em pessoas imunocomprometidas a partir de 12 anos. (Ver https://sbim.org.br/images/files/notas-tecnicas/nt-reforco-imunocomprometidos-12mais-vacinacovid19.pdf.)

24 de fevereiro de 2022. O AZD7442 ou Evusheld® foi autorizado, temporariamente, pela Anvisa para uso em caráter emergencial e experimental. É o primeiro medicamento com indicação profilática autorizado em território nacional.

Trata-se de uma combinação de anticorpos monoclonais (cilgavimabe e tixagevimabe) que pode ser utilizada em indivíduos que não estão infectados e que não tiveram contato prévio com o vírus da covid-19.

A autorização de uso foi baseada no fato de que pessoas com o sistema imune comprometido são mais propensas ao desenvolvimento da forma grave da covid-19, além de terem uma resposta imunológica diminuída para as vacinas. Outra questão levada em consideração foi a existência de pessoas que têm contraindicação para a vacina da covid-19, devido à história pregressa de alergia grave à vacina ou a qualquer um de seus componentes.

O pedido para autorização do uso do medicamento no Brasil foi feito em 17 de dezembro de 2021 pela AstraZeneca do Brasil Ltda. Antes disso, o medicamento já havia sido autorizado para uso emergencial pela FDA, agência reguladora norte-americana, e pelas agências reguladoras da França, de Israel, da Itália, do Barein, do Egito e dos Emirados Árabes Unidos.

O Evusheld® é administrado por via intramuscular, inicialmente com apenas uma aplicação. A indicação de uso do medicamento está prevista para crianças de 12 anos ou mais, que pesem no mínimo 40 kg, e para adultos que, por alguma condição clínica ou tratamento, tenham o sistema imune comprometido de forma moderada ou grave, visto que isso pode resultar em uma resposta imunológica inapropriada à vacinação.

Além dessa indicação específica para imunossuprimidos, há a recomendação para quem não pode receber nenhuma das vacinas autorizadas no país, por reação adversa grave ao imunizante ou a qualquer outro componente. Contudo, é importante ressaltar que, para aqueles que têm indicação da vacina, o Evusheld® não é um substituto. Nessa situação, recomenda-se que o medicamento seja aplicado, pelo menos, após 2 semanas da administração do imunizante. Os eventos adversos mais comuns foram cefaleia, fadiga e tosse.

23 de março de 2022. NOTA TÉCNICA Nº 20/2022-SECOVID/GAB/SECOVID/MS. Recomendação da segunda dose de reforço de vacinas contra a covid-19 em pessoas com 80 anos ou mais. (Ver https://sbim.org.br/images/files/notas-tecnicas/nota-tecnica-quarta-dose-covid-80mais.pdf.)

1º de abril de 2022. A oferta do baricitinibe (Olumiant®, Eli Lilly) no SUS foi definida após a decisão da Comissão Nacional de Incorporação de Tecnologias no Sistema Único de Saúde (Conitec), que recomendou o uso do medicamento.

O medicamento baricitinibe passa a ser disponibilizado para tratamento de pacientes adultos hospitalizados que necessitam de oxigênio por máscara ou cateter nasal.

19 de maio de 2022. NOTA TÉCNICA Nº 34/2022-SECOVID/GAB/SECOVID/MS. Recomendação da segunda dose de reforço de vacinas contra a covid-19 em pessoas com 60 anos ou mais. (Ver https://sbim.org.br/images/files/notas-tecnicas/notatecnica34.2022segundadosedereforcoparapopulacaoacimade60anos.pdf.)

27 de maio de 2022. NOTA TÉCNICA Nº 35/2022-SECOVID/GAB/SECOVID/MS. Atualizações sobre doses de reforço de vacinas contra a covid-19 em adolescentes com idade entre 12 e 17 anos. (Ver https://sbim.org.br/images/files/notas-tecnicas/nota-tecnica-no-35-220527.pdf.)

20 de junho de 2022. NOTA TÉCNICA Nº 177/2022-CGPNI/DEIDT/SVS/MS. Recomendação de reforços para pessoas de 18 anos ou mais que receberam a vacina Janssen no esquema primário (dose única). (Ver https://sbim.org.br/images/files/notas-tecnicas/nt-177-2022-covid-mudanca-esquema-janssen.pdf.)

19 de julho de 2022. NOTA TÉCNICA Nº 213/2022-CGPNI/DEIDT/SVS/MS. Aprovação pela Anvisa da Vacina CoronaVac (covid-19) para crianças com idade entre 3 e 5 anos e orientações do Programa Nacional de Imunizações (PNI) para vacinação desse público infantil. (Ver https://sbim.org.br/images/files/notas-tecnicas/nt-213-2022-cgpni-deidt-svs-ms-coronavac-3a5.pdf.)

12 de agosto de 2022. NOTA TÉCNICA Nº 221/2022-CGPNI/DEIDT/SVS/MS. Trata das orientações referentes ao esquema primário e às doses de reforço de vacinas covid-19 em pessoas imunocomprometidas. (Ver https://sbim.org.br/images/files/notas-tecnicas/nota-tecnica-221-2022-cgpni-deidt-svs-ms.pdf.)

31 de outubro de 2022. Tendo em vista a aprovação pela Anvisa da vacina covid-19 Pfizer-BioNTech para o público infantil de 6 meses a 4 anos e considerando a necessidade de organizar e distribuir os recursos disponíveis para os imunizantes, fica orientado o início da vacinação contra a covid-19 para as crianças com idade a partir de 6 meses, conforme as orientações a seguir:

- Vacina Pfizer-BioNTech recomendada para crianças de 6 meses a 2 anos, 11 meses e 29 dias
- Vacina Coronavac recomendada para crianças de 3 e 4 anos
- Crianças acima de 5 anos receberão ambos os imunizantes aprovados para a faixa etária, CoronaVac ou Pfizer (ver https://sbim.org.br/images/files/notas-tecnicas/nt-covid19-pfizer-6meses-menor3anos-221031.pdf).

1º de novembro de 2022. Autorização do uso da vacina Comirnaty® (Pfizer) para crianças de 6 meses a 4 anos. (Ver https://sbim.org.br/images/files/notas-tecnicas/nt-especial-sbimsbbp-covid19-pfizer-cominarty-6meses-4anos-221101.pdf.)

21 de novembro de 2022. A Anvisa aprovou a venda em farmácias e hospitais particulares do Paxlovid® (associação de 150 mg de nirmatrelvir + 100 mg de ritonavir) para uso nos primeiros 5 dias de sintomas da covid-19. A indicação é para adultos que não precisam de oxigênio suplementar e correm risco aumentado de evolução para covid-19 grave. As contraindicações são insuficiência hepática grave, insuficiência renal grave e história pregressa de hipersensibilidade clinicamente significativa aos princípios ativos (nirmatrelvir e ritonavir).

Além disso, é contraindicado o uso concomitante com alfuzosina, analgésicos (petidina, propoxifeno), ranolazina (antianginoso), quimioterápicos (neratinibe, venetoclax, apalutamida), antiarrítmicos (amiodarona, bepridil, dronedarona, encainida, flecainida, propafenona, quinidina), colchicina, anti-histamínicos (astemizol, terfenadina) e antipsicóticos/neurolépticos (lurasidona, pimozida, clozapina, quetiapina), derivados do *ergot* (di-hidroergotamina, ergonovina, ergotamina, metilergonovina), cisaprida, lovastatina, sinvastatina, limitapida, clonazepam, diazepam, estazolam, flurazepam, triazolam e midazolam.

A Anvisa aprovou a ampliação do uso do antiviral rendesivir para lactentes e crianças com peso corporal igual ou superior a 3 kg com pneumonia que exija administração suplementar de oxigênio ou outra ventilação não invasiva no início do tratamento, bem como para crianças com 40 kg ou mais que não precisem de oxigênio suplementar e que corram risco aumentado de covid-19 grave.

O rendesivir é um antiviral injetável, de uso hospitalar, produzido no formato de pó para diluição em frascos de 100 mg; recebeu registro da Anvisa em 12 de março de 2021 e é indicado para o tratamento da covid-19.

22 de novembro de 2022. A Diretoria Colegiada da Anvisa aprovou o uso temporário e emergencial de duas vacinas bivalentes contra covid-19 da empresa Pfizer (Comirnaty®). As vacinas aprovadas são para uso como dose de reforço na população a partir de 12 anos.

As vacinas bivalentes oferecem proteção contra mais de uma cepa de um vírus. As vacinas aprovadas protegem contra:

- Bivalente BA1: protege contra a variante original e contra a variante ômicron BA1
- Bivalente BA4/BA5: protege contra a variante original e contra a variante ômicron BA4/BA5

REFERÊNCIAS BIBLIOGRÁFICAS

As Referências bibliográficas encontram-se *online* no Ambiente de aprendizagem do GEN. As Recomendações de grau A citadas neste apêndice se encontram no Capítulo 342A, "Coronavírus 2 da Síndrome ❖ Respiratória Grave (SARS-CoV-2) e Covid-19", em *Goldman-Cecil Medicina*, 26ª edição.

Índice Alfabético

A

Abdome agudo, 369
Ablação, 112
- cirúrgica da fibrilação atrial, 123
- por cateter
- - de fibrilação atrial, 124
- - do nó atrioventricular, 124
Abordagem
- ao paciente com
- - doença renal, 276
- - - crônica, 276
- - febre de origem indeterminada, 917
- - lesão renal aguda, 285, 349
- clínica para a avaliação da icterícia, 455
Abscesso(s)
- cerebral, 940
- cortical, 997
- corticomedular, 997
- de órgãos sólidos, 981
- epidural espinal, 943
- intra-abdominal, 981
- intrapélvicos, 981
- perinéfrico, 997
- renal, 997
Absorção
- fracionada, 788
- intestinal
- - de cálcio, 788
- - de fosfato, 794
Absorciometria de raios X de
dupla energia, 763, 819
Abstinência
- alcoólica, 1247
- de tabaco e de álcool etílico, 442
Abuso
- de γ-hidroxibutirato (GHB), 1250
- de medicamentos adquiridos
com prescrição, 1247
Acalabrutinibe, 550
Acalasia, 405
Acamprosato, 1246
Acantócitos, 532
Acatisia, 1116
Acesso para hemodiálise, 363
Acetato
- de glatirâmer, 1181
- de medroxiprogesterona de depósito, 757
Acetilcolina, 409
Acidente vascular encefálico, 168, 265, 1136
- apresentação clínica, 1141
- diagnóstico, 1142
- - diferencial, 1142
- fatores de risco modificáveis, 1137
- isquêmico, 1136
- - tratamento agudo do, 1145
- patogênese vascular, 1139
- patologia, 1138
- por HIC, 1136
- prevenção
- - primária do, 1144
- - secundária do, 1147
- prognóstico, 1148
- reabilitação e recuperação, 1146
- tratamento, 1144
Ácido(s)
- 5-aminossalicílico, 428
- acetilsalicílico, 503, 590
- all-trans-retinoico, 623
- bempedoico, 750, 751
- carbônico, 189

- di-isopropiliminodiacético, 484
- fíbrico, 750
- fólico, 527
- gástrico, 410
- graxos
- - livres, 746
- - ômega-3, 750, 752
- iminodiacético hepatobiliar, 484
- micofenólico, 365
- nicotínico, 750, 751
- úrico, 868
- zoledrônico, 823
Acidose
- láctica, 297
- metabólica, 294, 356
- - com hiato aniônico, 297
- - hiperclorêmica ou com hiato aniônico
normal, 295
- - origem extrarrenal da, 296
- - piroglutâmica, 298
- - respiratória, 300
- - diagnóstico de, 301
- - etiologia da, 300
- - manifestações clínicas da, 300
- - tratamento da, 301
- - tubular renal
- - da insuficiência renal, 296
- - distal hiperpotassêmica (tipo IV), 296
- - distal hipopotassêmica (tipo I), 296
- - proximal (tipo II), 296
Ações
- dos glicocorticoides, 695
- hormonais, 792
Aconselhamento
- genético e gravidez, 1167
- preconceptivo, 766
Acromegalia, 678, 883, 886
ACTH, 694
Adalimumabe, 429
Adeno-hipófise, 674, 675
Adenocarcinoma
- de pulmão, 626
- ductal pancreático, 444, 445
- - primário, 434
Adenoma(s)
- não secretores, 675
- secretores, 675
- - de ACTH, 676
- - de GH, 676
- - de gonadotropinas, 676
- - de PRL, 676
- - de TSH, 676
- tóxico, 687
Adenosina, 111
- difosfatase, 559
Adesão, 536
- das plaquetas, 562
Adesivo transdérmico, 759
Adiponectina humana, 731
Administração de nutrição
- enteral, 741
- parenteral, 742
Aeromonas
- hydrophila, 970
- schubertii, 970
- veronii, 970
Afasia, 1074
- de Broca, 1076
- de condução, 1076
- de Wernicke, 1076
- global, 1076

- transcortical
- - motora, 1076
- - sensitiva, 1076
Agente(s)
- anti-hipertensivos orais, 164
- anti-TNF, 429
- antiarrítmicos da classe
- - I, 109
- - III, 111
- antidiabéticos não insulínicos, 720
- antimaláricos, 850
- antitrombóticos orais, 260
- biológicos, 429
- bloqueadores
- - beta-adrenérgicos, 90
- - da corrente de sódio tardia, 90
- - dos canais de cálcio, 90
- da dopamina, 697
- estimuladores da eritropoetina, 275
- farmacológicos não insulínicos
no DM2, 720
- hipometilantes, 499
- imunomoduladores, 547
- parenterais para manejo de emergências
hipertensivas, 171
- quimioterápicos, 621, 622
- usados na terapia direcionada para alvos
moleculares, 623
Agnosia, 1076
Agonista(s)
- do receptor de GLP-1, 720
- do receptor de prostaciclina, 233
Agonistas-antagonistas do estrogênio, 823
Agravamento da síndrome do jaleco branco, 169
Agregação plaquetária e análise
da função plaquetária, 569
AINEs, 351, 579, 841, 850, 851, 871
Ajuste da imunossupressão, 1042
Alanina aminotransferase, 457
Albumina, 449
Albuminúria, avaliação da, 279
Alça barorreflexa, 9
Alcalose
- metabólica, 298
- - abordagem e tratamento da, 298
- - consequências clínicas da, 298
- respiratória, 299
- - manifestação clínica da, 300
Aldosteronismo primário, 162, 703, 704
Alentuzumabe, 623, 1182
Alexia sem agrafia, 1076
Alfabloqueadores, 166
Algoritmo de Brugada, 126
Alogliptina, 721
Aloimunização plaquetária, 577
Alopecia não cicatricial, 844, 847
Alprazolam, 697
Alucinações visuais, 1108
Alucinógenos, 1249, 1254
Alveolite alérgica extrínseca, 219
Alvéolos, 183
Ambientes de cuidados, 1226
Amebíase, 1050
Amenorreia
- primária, 757
- secundária, 757
Amiloidose, 313, 353, 886
- cardíaca, 50
- com amiloide A (AA)
- - secundária, 313
- - sistêmica, 887

Índice Alfabético

- primária, 557
- sistêmica de cadeia leve, 886
Amiodarona, 110, 111, 123
Amiotrofia diabética, 886
Amnésia
- anterógrada, 1082
- global transitória, 1083
Amostras autocoletadas, 905
Analgesia, 438
- adjuvante, 1233
Analgésicos, 443
Análise
- da gordura fecal, 379
- do ar exalado, 194
- do líquido
- - cefalorraquidiano, 1177
- - cerebrospinal, 1080
- - sinovial, 828
Análogos da somatostina, 697
Anamnese neurológica, 1056
Anaplasma phagocytophilum, 919
Anasarca, 14
Anatomia
- do duodeno, 408
- do estômago, 408
- e fisiologia biliares normais, 479
- macroscópica do rim, 269
- vascular renal, 334
Ancilóstomo, 1053
Ancylostoma duodenale, 1053
Androstenediona, 694
Anel(éis)
- de Schatzki, 401
- esofágicos, 401
Anemia(s)
- aplásica, 492, 574
- - adquirida, causas da, 493
- apresentação clínica, 523
- avaliação laboratorial, 523
- da doença renal crônica, 529
- da inflamação, 529
- de acantócitos, 532
- ferropriva, 525
- hemolítica, 847
- - autoimune induzida por fármacos, 530
- - causada por distúrbios da membrana do eritrócito, 529, 531, 532
- - diagnóstico diferencial da, 529
- - imune, 529, 530
- - mediada por IgG (quente), 530
- - mediada por IgM (frio), 530
- - microangiopática, 341, 531
- hipoproliferativas, avaliação das, 525
- macrocítica, 525, 526
- megaloblástica(s), 527
- - manifestações clínicas da, 528
- - outras causas da, 527
- - tratamento da, 528
- microcíticas, 525
- normocítica(s), 525, 528
- - tratamento das, 529
- refratária, 496
- - com excesso de blastos do
- - - tipo 1, 496
- - - tipo 2, 496
- - com sideroblastos em anel, 496
Aneurisma(s)
- aórtico, 151
- arteriais, 152
Anfetamina, 1250, 1251
Angina, 11
- atípica, 37
- de peito, 85, 86
- - estável, 10, 86
- - instável, 10, 86
- - Prinzmetal, 86
- - relacionada ao esforço, 86

- estável, manejo clínico da, 89
- instável e IAMSSST, 93
- microvascular com artérias coronárias normais, 92
- típica, 37
- variante, 86, 92
Angiocardiografia de radionuclídeos de equilíbrio, 34
Angiogênese, 609
Angiografia
- coronariana, 41
- - em pacientes com angina de peito estável, 89
- por ressonância magnética, 336, 396
- - com gadolínio, 351
- pulmonar, 196
- visceral, 396
Angioplastia
- com balão simples, 91
- coronariana transluminal percutânea, 91
Angiotensina
- I, 694
- II, 694
Angiotomografia computadorizada, 196
- coronariana, 41
- de tórax, 234
Anisocoria fisiológica, 1105
Anomalia de May-Hegglin, 582
Anomia, 1076
Anormalidade(s)
- atrial
- - direita, 28
- - esquerda, 28
- congênitas da membrana eritrocitária, 531
- da membrana
- - adquiridas, 529, 531
- - herdadas, 531
- das trocas gasosas pulmonares, 189
- de câmara, 27
- do segmento ST e da onda T, 31
- gonadais primárias, 708
- metabólicas, 1063
- valvar, 77
Anorquia bilateral, 708
Ansiedade, 853
- sintomas somáticos comuns de, 1087
Ansiolíticos, 697
Antagonista(s)
- alfa-adrenérgicos, 782
- beta-adrenérgicos, 260
- da aldosterona, 51
- do P2Y12, 590
- do receptor de endotelina, 233
Anti-hipertensivos, 261, 697
Anti-inflamatórios não esteroides, 351, 579, 841, 850, 871
Antiarrítmicos, 111
- das classes II e IV, 111
Antibióticos, 438
- para pacientes adultos com sepse, 928
Anticoagulação, 104, 121
- durante o período pós-parto, 601
- perioperatória, 601
- profilática após TEV, 597
- profilática
- - em pacientes hospitalizados, 600
- - no ambiente ambulatorial, 600
Anticoagulante(s), 561
- circulante, 569
- diretos, 155
- lúpicos, 594
- orais
- - diretos, 597, 600
- - não antagonistas da vitamina K, 235
Anticorpo(s), 898
- anti-β_2-glicoproteína I, 594
- anti-CCP, 834
- anti-DNA de fita dupla, 846

- anticardiolipina, 594
- antifosfolipídio, 345
- antimicrossomais, 685
- antinucleares, 828, 847
- antipeptídio citrulinado cíclico, 829, 831
- antitireoidianos, 685
- citoplasmático antineutrófilo, 862
- monoclonais, 547, 623
Antidepressivos, 697, 761
- tricíclicos, 31
Antígeno
- Duffy, 539
- leucocitário humano, 227, 491
- - B27, 838
- prostático específico, 773
Antioxidantes, 443
Antipsicóticos, 697
α_1-antitripsina, 201, 202, 450
Antitrombina, 564
Aortite sifilítica, 151
Aparelho justaglomerular, 272
Apendicite, 977
Apixabana, 235, 600
Apneia obstrutiva do sono, 89, 162, 263
Apraxia, 1076, 1077
Arcanobacterium haemolyticum, 971
Aripiprazol, 1089
Armadilhas extracelulares de neutrófilos, 537, 925
Arquitetura do coágulo de fibrina, 565
Arritmias, 101, 125, 260
- atriais, 119
- cardíacas, 106
- classificação de, 107
- e defeitos de condução, 148
- mecanismos eletrofisiológicos das, 107
- ventriculares, 126
Artéria(s)
- basilar, 1139
- carótida comum, 1138
- cerebral
- - anterior, 1139
- - média, 1138
- renal principal, 334
- vertebrais, 1139
Arteriografia renal, 280, 336
Arteríolas
- glomerulares, 334
- interlobulares, 334
Arterite
- celular, 151
- de células gigantes, 153, 865, 866, 1101
- de Takayasu, 151, 153, 338, 863, 865, 867
- temporal (de células gigantes), 338, 865, 866
Artrite, 846
- avaliação da, 826
- enteropática, 840
- psoriásica, 838, 840
- reativa, 827, 838
- - pós-uretral/pós-disentérica, 840
- reumatoide, 827, 831
- - apresentação clínica, 832
- - cuidados clínicos especializados para a, 836
- - definição, 831
- - diagnóstico e diagnóstico diferencial, 834
- - epidemiologia, 831
- - etiologia e genética, 831
- - manifestações
- - - articulares, 832
- - - clínicas da, 833
- - - extra-articulares, 833
- - patologia e patogênese, 831
- - prognóstico, 837
- - tratamento, 835
- séptica, 827, 871, 990-992
Artropatia(s)
- associada à apatita, 873

Índice Alfabético

- associadas a cristais, 868
- gotosa aguda, 871
Asbestose, 222
Ascaridíase, 1052
Ascaris lumbricoides, 486, 1052
Ascimimabe, 509
Ascite, 471
Asenapina, 1089
Asma, 200, 210, 252
- aguda grave, 212
- brônquica, 263
Aspartato aminotransferase, 457
Aspergillus, 1043
Asplenia, 1038
Assistência ambulatorial e domiciliar, 1226
Ataque(s)
- de pânico, 1164
- isquêmico transitório, 1136
Ataxia(s), 1116
- cerebelares, 1124
- esporádicas/adquiridas, 1125
- hereditárias/genéticas, 1124
Aterotrombose, 589
- papel das plaquetas na, 590
Ativação
- da telomerase, 606
- das plaquetas, 561
- de oncogenes, 605
Atividade
- convulsiva, 1063
- deflagrada, 107
Atrasos de condução interventricular, 28
Atrito pleural, 180
Atrofia
- de múltiplos sistemas, 1118
- muscular espinal, 1188
Audição e seus distúrbios, 1109
Aumento
- da ingestão de fosfato, 804
- do VSAE, 299
- primário
- - da atividade mineralocorticoide, 292
- - do aporte distal de sódio, 292
Ausculta
- do coração, 19
- pulmonar, 180
Automaticidade, 107
- anormal, 107
- exacerbada, 107
Automatismos, 1160
Autorregulação cerebral, 1140
Avaliação
- adicional da diarreia crônica, 386
- clínica da trombose, 596
- cognitiva de Montreal, 1079
- da albuminúria, 279
- da anemia com reticulocitose, 529
- da artrite, 826
- da cefaleia, 1096
- da diarreia
- - aguda, 384
- - crônica, 386
- da doença
- - óssea metabólica, 809
- - pulmonar, 194
- da fragilidade, 1216
- da função
- - pulmonar, 191
- - renal, 277
- da ingestão dietética de sódio, 280
- da massa óssea, 816
- da poliúria e da polidipsia, 289
- da pressão arterial, 279
- da tireoide, 684
- das anemias hipoproliferativas, 525
- de estrutura e função pulmonares, 182
- de risco cardíaco pós-operatório, 260

- do esfregaço de sangue periférico, 524
- do paciente
- - com cefaleia aguda, 1101
- - com doença cardiovascular, 10
- do risco
- - à lesão renal, 285
- - cardíaco pré-operatório, 257
- inicial
- - da hipertensão, 158
- - do sangramento, 568
- laboratorial
- - da hemorragia, 569
- - da trombose venosa, 596
- neurológica do paciente, 1056
- nutricional, 739
- para um paciente com suspeita de miopatia, 1199
- pré-operatória, 256
- precisa da pressão arterial, 160
- tecnológica, 1058
Avaliar (mnemônico PRAT), 373
Axitinibe, 623
Azacitidina, 499, 623
Azatioprina, 576, 835, 850, 851

B

Babesia microti, 1051
Bacillus
- *anthracis*, 953, 971
- *cereus*, 385
Bactérias produtoras de urease, 332
Bacteriemia, 922
Bacteriúria
- assintomática, 994
- significativa, 994
Balão(ões)
- intra-aórtico, 55, 102, 145
- intragástricos, 737
Balismo, 1120
Banda gástrica ajustável laparoscópica, 736
Barbitúricos, 1248, 1249
Baricitinibe, 835
Barorreceptores
- de alta pressão, 9
- de baixa pressão, 9
Barras cricofaríngeas, 399
Bartonella henselae, 920, 971
Basófilos, 490, 537, 898
Belatacepte, 365
Belimumabe, 851
Bendopneia, 49
Benzodiazepínicos, 1248, 1249
Beriliose, 222
Betabloqueadores, 51, 110, 165
Betalactâmicos, 996
Bevacizumabe, 623
Bexiga hipersensível, 765
Biguanida, 720
Bilirrubina
- conjugada, 449
- não conjugada, 449
Binatumomabe, 520
Biologia
- do câncer, 604
- do esqueleto e homeostasia do cálcio, 789
Biomarcadores, 619
- de fibrose hepática, 450
Biopsia(s)
- da tireoide, 685
- de intestino delgado, 379
- de tecidos, 1060
- de valva
- - disponível, 963
- - não disponível, 963
- do endomiocárdio, 43
- do intestino delgado, 380
- renal, 351

Bisfosfonatos, 822
Bivalirudina, 97
Blastomyces dermatitidis, 931
Bloqueador(es)
- do GPIIb/IIIa, 590
- do receptor de angiotensina, 51, 165, 166
- do TNF-α, 841
- dos canais de cálcio, 110, 166
- - di-hidropiridínicos, 166
- - não di-hidropiridínicos, 166
Bloqueio(s)
- atrioventricular
- - 2:1 e de alto grau, 116
- - de segundo grau, 114
- - - do tipo Mobitz I, 115
- - - do tipo Mobitz II, 115
- - de terceiro grau, 116
- de ramo
- - direito, 28, 29
- - esquerdo, 21, 28, 29
- de saída
- - do nó SA, 113
- - sinoatrial, 113
- fascicular, 28
- - anterior esquerdo, 28
- - posterior direito, 28
Bobbing ocular, 1065
Boca e esôfago e HIV, 1027
Bócio, 690
- atóxico, 690
- endêmico, 690
- multinodular tóxico, 688
- nodular tóxico, 690
- simples, 690
Bomba de insulina, 717
Borda em escova, 270
Bordetella pertussis, 177
Borrelia burgdorferi, 919, 931
Bortezomibe, 556, 623
Bosutinibe, 509
Botulismo, 1211
Bradicardia, 112
- sinusal em repouso, 113
Bradicinesia, 1082
Bradifrenia, 1082
Brexpiprazol, 1089
Brometo de ipratrópio, 204
Broncodilatadores
- de ação prolongada, 204
- inalatórios, 204
Broncoscopia, 197
- virtual, 198
Bronquiectasia, 200, 208, 252
Bronquiolite
- celular, 207
- constritiva, 207
- folicular, 207
- obliterante, 207
Bronquite crônica, 200, 202
Brucelose, 918
Brugia malayi, 1053
Bupropriona, 735
Bursite, 879
- não séptica, 880
- séptica, 880, 881

C

Cabeça de Medusa, 374
Cabergolina, 677
Cadeia pesada da imunoglobulina, 547
Cádmio, 321
Calcimimético, 812
Calcinose tumoral, 804
Cálcio, 798
Calcitonina, 792, 824
Calcitriol, 788

1270 Índice Alfabético

Cálculos
- biliares, 479
- - assintomáticos, 482, 483
- - manifestações clínicas dos, 482
- - sintomáticos, 483
- de ácido úrico, 332
- de cálcio, 330
- de cistina, 332
- de estruvita, 332
- de fosfato
- - de cálcio, 332
- - triplo, 332
Cálices, 268
Campos visuais, 1104
Campylobacter, 986
- *jejuni*, 385, 427, 984, 985
Canabinoides, 1249
Canagliflozina, 721
Canalopatias
- iônicas, 137
- musculares, 1206
Cancelamento de amostras inadequadas, 904
Câncer
- anal, 639, 1031
- avaliação da resposta, 625
- biologia do, 604
- características essenciais do, 606
- colorretal, 637, 1024
- complicações do, 668
- cuidados de suporte, 625
- das vias biliares, 636
- de bexiga, 642
- de cabeça e de pescoço, 663
- de colo do útero, 657
- de esôfago, 401, 634
- de fígado, 1025
- de mama, 647, 1025
- - apresentação clínica e diagnóstico, 648
- - carcinoma
- - - ductal *in situ*, 648
- - - lobular *in situ*, 649
- - conclusão e orientações futuras, 653
- - em estágio inicial, 651
- - em mulheres mais velhas, 653
- - epidemiologia, 647
- - estadiamento do, 649
- - fatores de risco, 647, 648
- - genética do, 647
- - histologia, 648
- - inflamatório, 650
- - invasivo, 649
- - masculino, 652, 710
- - metastático, 651
- - - RE-positivo e HER2-negativo, 652
- - rastreamento, 653, 762
- - sobrevida, 652
- - subtipos mucinoso e tubular de, 649
- - tratamento, 650
- - triplo-negativo, 652
- de ovário, 654
- de pâncreas, 444
- de pele, 1025
- de próstata, 643, 1025
- de pulmão, 239, 626, 1024
- - apresentação clínica, 629
- - definição e epidemiologia, 626
- - diagnóstico e diagnóstico diferencial, 629
- - genoma do, 629
- - histopatologia, 626
- - investigação diagnóstica e estadiamento, 629
- - prevenção e rastreamento, 629
- - prognóstico, 633
- - subgrupos histológicos, 626
- - subtipos moleculares-genômicos, 627
- - tratamento, 631
- - - câncer de pulmão de não
        pequenas células, 632

- - - câncer de pulmão de
        pequenas células, 631
- de testículo, 645
- de tireoide, características dos, 693
- de vagina, 660
- de vulva, 658
- diagnóstico e estadiamento, 619
- do colo do útero, 1031
- - rastreamento do, 763
- do corpo do útero (endometrial), 656
- do sistema digestório, 634
- e síndrome respiratória
        aguda grave, 616
- - por coronavírus 2, 616
- epidemiologia do, 612
- estatísticas nos EUA, 612
- fatores de risco, 614, 615
- gástrico, 635
- genética do, 604, 604
- geniturinários, 640
- ginecológicos, 654
- lúpus eritematoso sistêmico, 852
- métodos de epidemiologia do, 614
- não definidores de AIDS, 1024
- pancreático, 635
- prevenção do, 616
- princípios
- - da terapia do, 619
- - de cirurgia para o, 620
- rastreamento do, 617
- suprarrenal primário, 705
- tipos associados ao HPV, 1024
Cancroide, 1009
Candida, 406
- *albicans*, 1021, 1043
Cânula nasal de alto fluxo, 245
Capacidade
- de difusão pulmonar, 193
- do paciente e tomada de
        decisão substituta, 1238
- funcional, 257, 619
- - classificação da, 15
Capilar glomerular, 268
Capmatinibe, 609
Capnocytophaga canimorsus, 971
Cápsula de Bowman, 270
Características da circulação renal, 269
Carbimazol, 687
Carbúnculo renal, 997
Carcinoma(s)
- adenoescamosos, 627
- da vesícula biliar, 484
- de células
- - escamosas (espinocelulares), 627
- - gigantes ou pleiotrópicos, 627
- - renais, 640
- - - metastático, 641
- de pulmão de não pequenas células, 626
- - sem outra especificação, 627
- de pulmão de pequenas células, 626, 627
- de sítio primário desconhecido, 666
- de tireoide, 692
- do pâncreas, 444
- ductal infiltrante, 649
- hepatocelular, 476, 637
- lobular invasivo, 649
- medular, 649
- sarcomatoides, 627
- urotelial de bexiga, 642
Cardiologia nuclear, 34
Cardiomiopatia(s), 45
- causas de, 46
- de início recente, 48
- dilatada, 45
- hipertrófica, 45
- restritiva, 45
- tipos de, 45

Cardiopatia(s)
- acianótica, 58
- - coartação da aorta, 61
- - defeitos do septo
- - - atrioventricular completos, 61
- - - interatrial, 58
- - - interventricular, 60
- - estenose da valva
- - - aórtica, 63
- - - pulmonar, 63
- - persistência do canal arterial, 62
- cianótica, 64
- - tetralogia de Fallot, 64
- - transposição das grandes artérias, 65
- congênita, 10, 58, 142
- isquêmica, 82, 147
- - apresentações clínicas, 85
- - definição e epidemiologia, 82
- - estável, 85
- - fatores de risco para aterosclerose, 82
- - patologia, 83
- - prognóstico, 103
- - traumática, 144
Cardioversão, 112
- elétrica da fibrilação atrial, 122
Carfilzomibe, 556
Carga(s)
- de mutação tumoral, 607
- sistêmicas de fosfato, 804
Cariprazina, 1089
Cascata da coagulação, 563
Categorias de defesas do hospedeiro e riscos
        de infecção, 892
Cateter de Swan-Ganz, 43
Cateterismo cardíaco, 41, 103
- direito, 41, 50
- esquerdo, 41
Catinona sintética, 1250
Cefaleia(s), 1095
- aguda
- - avaliação do paciente com, 1101
- - diagnóstico diferencial da, 1099
- - associada a medicamentos, 1101
- avaliação da, 1096
- cervicogênica, 1102
- crônica diária, 1099
- da atividade sexual, 1099
- de contração muscular, 1099
- do despertador, 1099
- do tipo tensional, 1099
- em salvas, 1098
- em trovoada, 1142
- hípnica, 1099
- persistente diária de aparecimento
        recente, 1099
- por baixa pressão, 1100, 1101
- pós-traumática, 1100
- posicional, 1101
- primária
- - do exercício, 1099
- - em punhalada, 1099
- que sugerem lesão estrutural do cérebro, 1100
Célula(s)
- apresentadoras de antígeno, 832
- CAR-T, 547
- de Leydig, 707
- dendríticas, 898
- do corno anterior, 1057, 1187
- do sangue periférico, 488
- *natural killer*, 543, 898
- parietais, 409
- principais, 409
- progenitoras, 489
Células-tronco
- de sangue do cordão umbilical, 492
- pluripotentes, 490
Celulite gangrenosa, 972

Índice Alfabético

Ceratoconjuntivite seca da síndrome de Sjögren secundária, 846
Ceratodermia blenorrágica, 840
Cerebelo, 1057
Certolizumabe, 429
Cervicite, 1005
Cessação das funções cerebrais, 1067
Cetamina, 1249, 1254
Cetoacidose
- alcoólica, 297
- diabética, 297, 723
Cetoconazol, 697
Cetuximabe, 623
Chlamydia, 1005
- *trachomatis*, 838, 1009
Chlamydophila pneumoniae, 953
Choque
- cardiogênico, 102
- - manejo de, 51
- medular, 1152
- séptico, 922, 997
- - fisiopatologia do, 924
Chumbo, 321
Cianose, 14
- central, 14
- periférica, 14
Ciclo
- cardíaco, 6
- menstrual, 756
Ciclofosfamida, 576, 621, 851
Ciclosporina, 365, 576
Cifoescoliose, 240
Cifoplastia, 824
Cilindros na urina, 284
Cintigrafia, 396
- de ventilação-perfusão, 197
- V̇/Q̇ de alta probabilidade, 234
Circuito do tronco encefálico, 1112
Circulação, 4
- cerebral, 1140
- êntero-hepática, 479
- renal, 268
Circunferência abdominal, 733
Cirrose
- causas comuns de, 468
- complicações da, 469
- hepática, 468
- manifestações clínicas e patogênese da, 469
Cirurgia
- bariátrica, 736
- de epilepsia, 1165
- endoscópica transluminal por orifício natural, 394
- não cardíaca em pacientes
- - com condições cardiovasculares específicas, 260
- - com doença cardiovascular, 147
- no carcinoma de células renais metastático, 641
Cisplatina, 621
Cisticercose, 1053
Cistinúria, 332
Cistite intersticial, 765
Cisto(s)
- complexos, 323
- do epidídimo, 785
- renais, 323
- simples, 323
Citalopram, 697
Citocinas, 489, 832, 911
- predominantes na artrite reumatoide, 832
Citomegalovírus, 385, 919, 980
Citopenia(s)
- clonal de significado indeterminado, 500, 495
- refratária com displasia de múltiplas linhagens, 496
- - e sideroblastos em anel, 496
Citrato, 331

Cladribina oral, 1182
Clamídias, 1005
Classificação
- da capacidade funcional, 15
- da diverticulite de Hinchey, 979
- da lesão renal aguda, 347
- da leucemia mieloide aguda pela European Leukemia Net, 513
- da nefrite lúpica, 845
- da osteoporose pela OMS, 819
- das leucemias agudas, 512
- das síndromes mielodisplásicas, 496
- de arritmias, 107
- de hipertensão pulmonar, 232
- de sopros cardíacos, 23
- do hipogonadismo masculino, 708
- dos cistos renais de Bosniak, 324
- etiológica do diabetes melito, 713
- funcional da NYHA de insuficiência cardíaca, 46
- histológica da displasia fibromuscular, 337
- Singh-Vaughan Williams de fármacos antiarrítmicos, 109
Claudicação neurogênica, 1103
Climatério, 761
Cliques de ejeção, 21
Clonidina, 697
Clonorchis sinensis, 486, 1053
Clonorquíase, 1053
Clorpromazina, 1089
Clostridioides
- *difficile*, 385, 427, 977, 980, 984-986
- *perfringens*, 385, 971
Clozapina, 1089
Coagulação, 562
- intravascular disseminada, 577, 578
Coagulantes das células endoteliais, 561
Coagulopatia, 262, 374
- dilucional, 587
Coartação da aorta, 61
Cobalamina, 527
Cocaína, 1250, 1252
Coccidioides immitis, 931
Codeína, 697, 1249
Cognição, 1220
Colágeno, 559
Colangiocarcinomas, 636
Colangiopancreatografia
- por ressonância magnética, 396
- retrógrada endoscópica, 392
Colangite, 981
- aguda, 485
- biliar primária, 450
- esclerosante primária, 486
Colchicina, 871
Colecalciferol, 792
Coleção necrótica aguda, 435
Colecistite, 980
- acalculosa, 484, 981
- aguda, 483
- crônica, 484
- enfisematosa, 483
Coleções de líquido agudas e pseudocistos, 440
Coledocolitíase, 485
Coledocoscopia, 393
Colelitíase, 479, 481
- diagnóstico diferencial de, 483
- patogênese da, 479
- sintomática, 483
Colestase, 449
- induzida por fármacos, 454
- intra-hepática, 453
- - da gravidez, 454
Colesterol, 479, 746
Coleta de amostras, 904
Cólica
- biliar, 483
- renal, 323

Colite
- infecciosa, 980
- microscópica, 388
- por citomegalovírus, 980
- por *Clostridioides difficile*, 980
- ulcerativa, 422, 424, 840
- - características diferenciais da, 425
Colonografia por tomografia computadorizada, 395
Colonoscopia, 392
Coloração(ões)
- com anticorpo fluorescente direto, 906
- especiais, 906
Colunas de Bertin, 268
Coma
- após parada cardíaca, prognóstico no, 1065
- distinção entre causas estruturais e metabólicas do, 1064
- metabólico, 1063
- mixedematoso, 689
- *Commotio cordis*, 144
Comorbidades, 1218
Comparação das fontes de doadores para transplante renal, 364
Compensação nos distúrbios ácido-básicos, 300
Complacência, 185
Complexo
- de esclerose tuberosa, 1134
- distrofina-glicoproteína, 1199
- *Mycobacterium avium* (MAC), 220
- principal de histocompatibilidade, 270, 543
- QRS, 26
Complicações
- crônicas do diabetes, 725
- da enxaqueca, 1096
- da gravidez e risco de doenças futuras, 760
- da úlcera péptica, 416
- do câncer, 668
- do infarto agudo do miocárdio, 101
- macrovasculares, 726
- mecânicas do infarto agudo do miocárdio, 102
- microvasculares, 725
- não supurativas parainfecciosas e pós-infecciosas, 973
- neurológicas da endocardite infecciosa, 945
- reumatológicas da imunoterapia com inibidores de ponto de controle (*checkpoint*) imunológico, 884
- tromboembólicas, 103
- vasculares, 443
Componentes celulares da remodelação óssea, 790
Composição de soluções típicas de nutrição parenteral, 743
Compostos organofosforados, 1212
Compressão
- na cabeça da fíbula, 1190
- no cotovelo, 1190
- no punho, 1190
- no sulco espinal, 1190
- no túnel do tarso, 1190
- raquimedular, 669
Comprometimento
- cutâneo em infecções sistêmicas, 973
- da conjugação, 452
- da excreção hepática, 453
- dos genes de reparo do DNA, 607
- neurológico grave, 1130
- vascular periférico, 857
Comunicação
- e coordenação de cuidado, 1236
- interatrial, 58
Condições
- cardíacas maternas específicas, 141
- pró-trombóticas, 594
- sistêmicas associadas a manifestações reumáticas, 883

Índice Alfabético

Condiloma acuminado, 1009
Condrocalcinose, 873
Condução nervosa, 1187
Condutos ileais, 297
Congestão venosa pulmonar, 32
Conjugado anticorpo/fármaco, 547
Consciência, 1062
Constipação intestinal, 1234
Constrição da pupila, 1105
Consumo
- abusivo de etanol, 460
- de álcool de baixo risco, 1246
Contagem
- de carboidratos, 718
- de reticulócitos, 524
- - corrigida, 524
- total de leucócitos do sangue periférico, 538
Continência, 1222
Contração muscular, 6
Contracepção, 758
- de emergência pós-coito, 759
Contraceptivos
- hormonais combinados, 758
- orais e reposição hormonal, 593
Contratilidade, 8
Contratura de Dupuytren, 886
Controle
- da fonte de infecção, 1042
- da função da tireoide, 684
- da glicemia, 715, 720
- da ventilação, 186
Conversão farmacológica da fibrilação atrial, 122
Convulsões, 125
Cor pulmonale, 203
Coração, estrutura e função do, 4
Corcunda de viúva, 816
Coreia, 1116, 1120
- de Sydenham, 1121
- diagnóstico diferencial da, 1120
- manifestações secundárias associadas à, 1120
Corpo(s)
- caloso, 1074
- estranhos, 407
Corpúsculos
- de Lewy, 1081
- de Masson, 207
Córtex
- cerebral, 1074
- suprarrenal, 694
Corticosteroides, 205, 429
Cortisol, 694
Cotovelo de tenista, 881
Coxiella burnetii, 917
Cretinismo, 689
Crianças e jovens com necessidades
    especiais de saúde, 253
Criobiopsia pulmonar transbrônquica, 197
Crioglobulinas, 310
Crioglobulinemia, 310
Crioprecipitado, 588
Crioterapia para lesões endobrônquicas, 197
Criptorquidia, 707, 708
Crise(s)
- amiloides, 1096
- aplásica, 533
- atônicas, 1159
- de ausência
- - atípicas, 1158
- - frontal, 1160
- - na infância, 1161
- de enxaqueca aguda, 1097
- de gota aguda, 870
- de início desconhecido, 1157
- e abuso de opioides, 1233
- epilépticas, 1155
- febris, 1162
- - complicadas, 1162

- focais, 1157
- - disperceptivas, 1158
- - perceptivas, 1157
- generalizadas, 1157, 1158
- gotosa aguda, 869
- hipermotoras, 1160
- mioclônicas, 1158
- motoras suplementares, 1160
- parciais
- - complexas, 1158
- - parciais simples, 1157
- psicogênicas não epilépticas, 1164
- renal da esclerodermia, 341, 857, 860
- subclínica ou eletrográfica, 1157
- tireotóxica, 685
- tônicas, 1159
- tônico-clônicas
- - de início generalizado, 1159
- - focais a bilaterais, 1157, 1158
- - secundariamente generalizadas, 1158
Cristais
- de ácido úrico, 283
- de bilirrubina, 283
- de fosfato
- - de amônio e magnésio, 283
- - de cálcio, 283
- - triplo, 283
- de oxalato de cálcio
- - di-hidratado, 283
- - mono-hidratado, 283
- de urato monossódico, 868
- encontrados no sedimento urinário, 283
Critérios
- de McDonald, 1177
- Gold, 203
Crizotinibe, 623
Cromo, 321
Cronotropismo, 48
Cryptococcus, 1043
- *neoformans*, 931, 1021
Cryptosporidium, 388, 984, 985, 1051
Cuidadores, 1224
Cuidados
- cardíacos pré e pós-operatórios, 256
- clínicos de idosos, 1217
- de fim de vida, 1237
- geriátricos, 1227
- paliativos, 1229, 1230
- - apresentação aos pacientes
    e seus familiares, 1231
- - desafios éticos comuns, 1238
- - manejo do sofrimento e dos sintomas, 1231
- - perspectivas para o futuro, 1239
- para o paciente com doença
    renal terminal, 363
- pré e pós-operatórios, 255, 256
- pré-gravidez, 766
Cultura aprimorada, 907
Curva de Frank-Starling, 47
Cyclospora, 388, 984, 985

D

Dabigatrana, 600
Dactilite, 839
Danazol, 576
Dano
- ao DNA, 606
- orgânico induzido pelo álcool,
    mecanismos de, 1243
Dapagliflozina, 721
Daratumumabe, 556
Dasatinibe, 509, 623
Débito cardíaco, 42, 43
Decitabina, 499
Declínio prolongado, 1231
Dedo em salsicha, 839

Defeito(s)
- cardíacos congênitos, 58
- congruente ou incongruente, 1105
- das glicoproteínas plaquetárias, 581
- de condução, 260
- do septo
- - atrioventricular completos, 61
- - interatrial, 58
- - interventricular, 24, 60
- na ação dos androgênios, 708
- na imunidade(s)
- - celular e humoral, 1037
- - inata, 1037
- nos fagócitos, 1037
- pupilar aferente, 1105
- secretores ou dos grânulos plaquetários, 581
- tubulares distais, 294
Defesa do hospedeiro
- contra a infecção, 892
- não imunológicas, 892
Deficiência(s)
- combinada de glicocorticoides e
    mineralocorticoides, 696
- congênitas de fatores, 586
- - da coagulação, 585
- de ACTH, 676
- de apolipoproteína C-II, 748, 753
- de α_1-antitripsina, 464
- de cobalamina, 527
- de cobre, 574
- de ferro, 525
- de folato, 527, 528
- de glicose-6-fosfato desidrogenase, 532
- de gonadotropinas, 676, 681
- de 11β-hidroxilase, 700
- de 21-hidroxilase de início tardio, 699
- de hormônio(s)
- - adrenocorticotrófico, 680
- - do crescimento, 676, 677
- - hipofisários, 676
- - tireoestimulante, 679
- de iodo, 690
- de lipoproteína lipase, 748
- de merosina, 1203
- de mineralocorticoides sem deficiência de
    glicocorticoides, 696
- de sais biliares, 377
- de testosterona, 772
- - diagnóstico de, 774
- - sinais e sintomas da, 772
- de TSH, 676
- de vitamina
- - D, 803
- - K, 586
- enzimáticas, 532
- hereditária de anticoagulantes naturais, 592
- hormonais, 728
- pós-puberal de androgênio, 707
- pré-puberal de androgênio, 707
Déficits
- do complemento, 1038
- imunes mediados por células e humorais, 1037
Deformidades lápis na xícara, 829
Degeneração
- do neurônio motor
- - inferior, 1187
- - superior, 1187
- estriatonigral, 1118
- olivopontocerebelar, 1118
Deglutição, 398
Delirium, 1221, 1235
- *tremens*, 1244, 1247
Demência(s), 1078, 1220
- com corpúsculos de Lewy, 1118
- cortical, 1078
- de etiologia mista, 1220
- envelhecimento, 1220

Índice Alfabético 1273

- frontotemporais, 1081
- neurodegenerativa em adultos, 1078
- progressiva em adultos, 1079
- relacionada com a síndrome da
  imunodeficiência adquirida, 1082
- subcortical, 1078
- vascular, 1081
Denosumabe, 823
Densidade mineral óssea, 816
Densitometria por dupla emissão
  de raios X (DXA), 733
Dependência de cálcio da
  contração miocárdica, 6
Depleção
- de micronutrientes em pacientes clínicos com
  doenças agudas, 740
- de volume, 125, 351
Deposição linear de imunoglobulina G, 303
Depressão, 853
- e ansiedade, 1235
- maior, 1084
- perinatal, 767
- respiratória, 1233
Derivação gástrica em Y de Roux, 736
Derivado da prostaciclina, 233
Dermatomiosite, 1198, 1207
Dermopatia tireoidiana, 687
Derrame(s)
- exsudativos, 238
- - complicados, 238
- pericárdico, 133
- pleural, 237
- sinoviais, 829
Descompressão endoscópica, 443
Descrição do néfron, 270
Desdobramento anormal da B_2, 21
Desempenho cardíaco, 8
Desenvolvimento
- cortical, 1127
- das células da medula óssea, 490
- do tubo neural, vesícula encefálica, 1127
- pulmonar, 174
Desequilíbrio, 1056
Desfibrilação, 112
Desidroepiandrosterona, 694
Designer drugs, 1255
Deslocamento do fosfato intracelular, 805
Desmame da ventilação, 248
Desnutrição, 739
- em pacientes hospitalizados, 739
- energético-proteica, 740
Desorientação, 1056
Dessorção a laser assistida por matriz, 907
Destruição das plaquetas, 575
- - induzida por fármacos, 576
- imunomediada, 575
- não imunomediada, 577
Desvio
- celular com potássio corporal
  total normal, 290
- eritrocitário de HCO_3^-, 301
Deterioração aguda da função renal, 363
Determinantes do número de neutrófilos
  periféricos, 538
Dexametasona, 671
Dextrometorfano, 1249
Diabetes
- autoimune latente do adulto, 713
- complicações crônicas do, 725
- do tipo maturidade de início
  na juventude (MODY), 713
- durante uma doença intercorrente,
  manejo do, 723
- insípido, 682
- - causas de, 682
- - central, 682
- - nefrogênico, 682

- melito, 263, 362, 712, 883, 885
- - classificação etiológica do, 713
- - critérios para o diagnóstico de, 712
- - de início juvenil, 713
- - do tipo 1B (idiopático), 713
- - e HIV, 1028
- - gestacional, 712, 723
- - - critérios para o diagnóstico de, 712
- - insulinodependente, 713
- - manejo da descompensação
  metabólica grave no, 723
- - tipo 1, 713, 714
- - tipo 2, 713, 718
Diagnóstico molecular, 908
Diálise peritoneal, 363
Diarreia, 296, 384, 1039
- aguda
- - avaliação da, 384
- - não inflamatória, 384
- aquosa crônica, 387
- avaliação da, 384
- causada por protozoários, 987
- crônica, 386
- - avaliação, 386
- - - adicional, 386
- - causas de, 387
- - definição, 384
- do viajante, 987, 1049, 1050
- fisiopatologia, 384
- grave aguda, 384
- induzida por citotoxinas, 984
- infecciosa, 983
- - aguda, 384
- - apresentação clínica, 987
- - causas virais da, 987
- - definição, 983
- - diagnóstico, 987
- - - diferencial, 987
- - epidemiologia, 983
- - patógenos, 984
- - patologia, 983
- - prognóstico, 989
- - terapia
- - - antimicrobiana, 988
- - - sintomática, 988
- - tratamento, 987
- inflamatória, 385
- - crônica, 387
- invasiva, 984
- osmótica, 387
- secretora, 388
- - induzida por enterotoxina, 983
- tratamento, 386
Diástole, 6
Dieta
- cetogênica, 1166
- com baixo índice glicêmico, 1166
- de Atkins modificada, 1166
Dietilamida do ácido lisérgico (LSD), 1254
Digestão, 408
- e absorção
- - de carboidratos, 376
- - de gordura, 376
- - de proteínas, 376
Digitálicos, 31
Digoxina, 53, 112
Diminuição
- da absorção intestinal, 805
- da excreção renal de potássio, 293
- da produção de plaquetas
  pela medula óssea, 573
- do potássio corporal total, 291
- do VSAE, 298, 299
- primária
- - da atividade mineralocorticoide, 293
- - do aporte distal, 293
Dióxido de carbono, 187

Diplopia, 1106
- binocular, 1106
- monocular, 1106
Disautonomias funcionais, 1091
Disbetalipoproteinemia familiar, 748, 753
Discinesia(s)
- ciliar primária, 250
- da vesícula biliar, 485
- paroxísticas, 1123
- tardia, 1122
Discrasias, 554
Disfagia, 398
Disfasia, 1074
Disfunção
- auditiva, sintomas de, 1109
- autônoma, 125
- do esfíncter de Oddi, 486
- do nó sinusal, 113
- erétil, 775
- - causas da, 775
- - doença cardiovascular, 776
- - induzida por medicamentos, 776
- - neurogênica, 776
- - terapias clínicas e cirúrgicas, 776
- hepatocelular, 469
- plaquetária
- - causas adquiridas de, 579
- - causas congênitas de, 581
- - urêmica, 581
- sexual, 652, 767
- sudomotora, 1092
- ventricular esquerda, 261
Disgenesia gonadal, 757
Dislipidemia, 748
Disopiramida, 31, 109, 110
Dispepsia funcional não ulcerosa, 418
Displasia
- arritmogênica do ventrículo direito, 128
- broncopulmonar, 252
- fibromuscular, 337
Dispneia, 12, 177, 1234
- causas de, 178
Dispositivo(s)
- de assistência ventricular (DAV) Impella®, 102
- de assistência ventricular esquerda
- - parâmetros do, 56
- - percutâneos, 145
- de constrição a vácuo, 778
- Watchman®, 122
Disprosódia, 1076
Disproteinemias, 353
Dissecção
- aórtica, 11, 152, 337
- espontânea da artéria coronária, 143
Dissociação luz-proximidade, 1105
Dissulfiram, 1246
Distância caminhada em 6 minutos, 194
Distensão venosa jugular, 48
Distonia, 1116, 1123
Distribuição da ventilação, 186
Distrofia(s)
- miotônica, 708, 1204
- - do tipo 1, 1202
- - do tipo 2, 1202
- muscular(es), 1202
- - de Emery-Dreifuss, 1202
- - facioescapuloumeral, 1202, 1205
- - oculofaríngea, 1202
Distrofinopatias, 1202, 1203
Distroglicanopatia, 1203
Distúrbio(s)
- associados à hipercalcemia, 799
- bronquiolares, 200, 207
- - apresentação clínica, 207
- - definição e epidemiologia, 207
- - diagnóstico e diagnóstico diferencial, 207
- - patologia, 207

Índice Alfabético

- - prognóstico, 208
- - tratamento, 207
- clínicos dos granulócitos e dos monócitos, 536
- clonais das células-tronco hematopoéticas, 502
- congênitos, de desenvolvimento e neurocutâneos, 1127
- congênitos e adquiridos da função dos linfócitos, 558
- da hemostasia
- - hemorragia, 568
- - trombose, 589
- da indução ventral, 1128
- da mobilidade, 1222
- de condução atrioventricular, 114
- de desenvolvimento, 1131
- de indução dorsal, 1127
- de mineralização, 810
- de motilidade, 405
- de plasmócitos, 554
- - de ocorrência rara, 557
- dermatológicos do esôfago, 407
- do anticorpo antiglicoproteína da mielina dos oligodendrócitos, 1184
- do espectro da neuromielite óptica, 1182
- do magnésio, 803
- do metabolismo
- - da glicose e do glicogênio, 1205
- - do cálcio, 798
- - do fosfato, 803
- - do magnésio, 805
- - dos ácidos graxos, 1206
- - dos lipídios, 746
- - - apresentação clínica, 748
- - - definição e epidemiologia, 746
- - - diagnóstico, 749
- - - farmacoterapia, 751
- - - histopatologia, 746
- - - modificação do estilo de vida, 750
- - - tratamento, 749
- do movimento, 1115
- - induzidos por medicamentos, 1122
- do sistema motor, 1115
- do sistema nervoso autônomo, 1091
- - apresentação clínica, 1092
- - definição, 1091
- - diagnóstico, 1092
- - - diferencial, 1092
- - epidemiologia, 1091
- - patologia, 1091
- - prognóstico, 1093
- - tratamento, 1093
- dos eritrócitos, 523
- dos hormônios
- - da adeno-hipófise, 675
- - da neuro-hipófise, 682
- dos linfócitos, 542
- dos lipídios, 752
- dos minerais no sangue, 798
- dos movimentos periódicos dos membros, 1071
- endócrinos, 800
- - e disfunção erétil, 776
- - e HIV, 1028
- estruturais
- - do esôfago, 399
- - multifocais, 1063
- funcionais do movimento, 1125
- genéticos do metabolismo dos lipídios, 748
- gonadais, 708
- hematológicos com manifestações reumáticas, 885
- hidreletrolíticos, 287
- hipertensivos da mulher, 169
- hipocinéticos, 1115
- hipofosfatêmicos, 810
- hipotalâmico-hipofisários, 708
- isolados da função da memória, 1083

- linfoproliferativos pós-transplante, 545, 558
- mielodisplásicos, 497
- miofasciais, 879
- musculoesqueléticos, 12
- não articulares dos tecidos moles, 879
- - apresentação clínica, 879
- - diagnóstico, 880
- - epidemiologia, 879
- - fatores etiológicos, 879
- - patogênese, 879
- - tratamento, 880
- neurocutâneos, 1132
- plaquetários, 594
- pulmonares restritivos, 176
- que causam agregação plaquetária anormal, 579
- respiratórios, 177
- - anamnese, 178
- - apresentação clínica, 177
- - avaliação, 180
- - exame físico, 179
- - perspectivas para o futuro, 181
- - relacionados com o sono, 1069
- suprarrenais
- - primários, 696
- - secundários, 696
- vasculares do rim, 334
DIU, 759
Diurese, 51
- osmótica, 290
Diuréticos, 53, 298
- de alça, 165
- poupadores de potássio, 165
- tiazídicos, 331
- - e de alça, 805
Diverticulite, 978
Divertículos
- de Zenker e de Killian-Jamieson, 400
- do esôfago, 400
Diverticulose, 979
DMARDs biológicos, 836
DMPA, 759
Dobutamina, 55
Doença(s)
- antimembrana basal glomerular, 227
- arterial(is), 153
- - coronariana, apresentações clínicas da, 85
- - periférica, 149
- articular(es)
- - degenerativa, 874
- - inflamatórias, 874
- ateroembólica, 339
- autoimunes sistêmicas e malignidade, 884
- autoinduzida, 920
- cardíaca, 256
- - cuidados cardíacos pré e pós-operatórios, 256
- - identificação de pacientes com risco elevado, 256
- - na gravidez, 141
- - que surge durante a gravidez, 142
- - valvar, 260
- cardiovascular, 766
- - apresentação clínica, 10
- - avaliação do paciente com, 10
- - definição e epidemiologia, 10
- - diagnóstico e exame físico, 15
- - e disfunção erétil, 776
- - e HIV, 1027
- - patologia, 10
- celíaca, 381
- - apresentação clínica, 381
- - condições associadas ao supercrescimento bacteriano, 382
- - diagnóstico, 381, 382
- - não responsiva e refratária, 382
- - tratamento, 382

- cerebrovascular, 1136
- - definições, 1136
- - epidemiologia, 1136
- - formas comuns de, 1136
- císticas do rim, 323
- com corpúsculos de Lewy difusa, 1081
- concomitante e multimorbidade com o HIV, 1025
- Creutzfeldt-Jakob esporádica, 945
- criptocócica, 1021
- cutânea, 860
- da arranhadura do gato, 920
- da bexiga urinária, 479
- da junção neuromuscular, 1210
- da parede torácica, 240
- da tireoide, 263, 886
- da vesícula biliar e dos ductos biliares, 12, 479
- da visão
- - e da audição, 1104
- - e dos movimentos oculares, 1104
- das glândulas paratireoides, 886
- das grandes e pequenas vias respiratórias na DPOC, 202
- de Addison, 698
- de Alzheimer, 1079
- - critérios diagnósticos para, 1080
- - familiar *versus* esporádica, 1080
- de Buerger, 153
- de Chagas, 1051
- de Charcot-Marie-Tooth, 1195
- de Creutzfeldt-Jakob, 1082
- de Crohn, 377, 422, 424, 840
- - características diferenciais da, 425
- de Cushing, 680
- de deposição
- - de oxalato de cálcio, 873
- - de pirofosfato de cálcio di-hidratado, 871, 872
- de depósito de cadeias
- - leves, 353
- - pesadas, 353
- de Devic, 1108, 1182
- de Fabry, 1191
- de Goodpasture, 303
- de Graves, 686, 690
- de Hansen, 971
- de Huntington, 1120
- de Kawasaki, 338, 865, 866
- de Lyme, 919
- de Ménétrier, 418
- de Ménière, 1113, 1114
- de Paget monostótica ou poliostótica, 807
- de Parkinson, 265, 1082
- - idiopática, 1116
- - "sinais de alerta" no diagnóstico da, 1117
- - de pele, 1050
- de Peyronie, 778
- de Refsum, 1191
- de Tangier, 1191
- de von Hippel-Lindau, 327
- de von Willebrand, 561, 583
- - adquirida, 584
- - do tipo 1, 583
- - do tipo 2, 584
- - do tipo 3, 584
- de Whipple, 377, 385, 886
- de Willis-Ekbom, 1071
- de Wilson, 450, 464, 1121
- desmielinizantes e inflamatórias, 1176
- - diagnóstico diferencial das, 1179
- do enxerto *versus* hospedeiro, 491
- do esôfago, 398
- - sintomas de, 398
- do estômago e do duodeno, 408
- - anatomia, 408
- - dispepsia funcional (não ulcerosa), 418
- - esvaziamento gástrico rápido, 419
- - gastrite, 418

- - gastroparesia, 420
- - histologia, 408
- - motilidade gastroduodenal, 410
- - secreções gastroduodenais, 409
- - síndrome
- - - de Zollinger-Ellison, 417
- - - do vômito cíclico, 419
- - úlcera péptica, 410
- - vólvulo gástrico, 420
- do neurônio motor, 1186-1188
- - adquiridas, 1188
- do pâncreas, 432
- do pericárdio, 132
- do refluxo gastresofágico, 398
- - e sequelas, 403
- - manifestações extraesofágicas, 404
- do sistema nervoso central sem sinais focais proeminentes, 1026
- do sono africana, 1051
- do tecido conjuntivo, 225
- dos ductos biliares, 485
- dos metabolismos ósseo e mineral, 787
- dos nervos periféricos, 1189
- dos plexos braquial e lombossacral, 1189
- e cuidado paliativo, 1230
- endócrina, 263, 885
- - e HIV, 1028
- - manifestações musculoesqueléticas de, 883
- enxerto-*versus*-hospedeiro, 624
- esclerosante relacionada à imunoglobulina G4, 455
- escrotais benignas, 784
- esquelética, 240
- estável, 625
- falciforme, 322, 532, 885
- - manifestações clínicas da, 533
- gastrintestinal(is)
- - com manifestações reumáticas, 886
- - e HIV, 1026
- - manifestações clínicas comuns, 368, 372
- - - diarreia, 384
- - - má absorção, 376
- genéticas, 813
- glomerulares, 272, 302, 353
- - apresentação clínica, 302
- - associadas à hipocomplementemia, 306
- - causadas por discrasia de plasmócitos, 313
- - doença de Fabry, 317
- - doenças com anormalidades da membrana basal glomerular, 316
- - glomerulonefrite
- - - associada a infecções virais, 314
- - - fibrilar e glomerulopatia imunotactoide, 314
- - - por imunocomplexos, 306
- - microangiopatias trombóticas, 315
- - nefropatia diabética, 317
- - podocitopatias primárias, 304
- - síndromes clínicas, 303
- granulomatosas, 800
- hematológica, 264
- hepática, 261, 587
- - alcoólica, 460
- - gordurosa não alcoólica, 463, 1028
- hepatobiliar e HIV, 1027
- imunológicas, 546
- indiferenciada do tecido conjuntivo, 849
- infecciosa(s), 264, 546, 891
- - diagnóstico laboratorial das, 904
- - dos viajantes, 1047
- - tendências no diagnóstico de, 910
- inflamatória intestinal, 370, 422, 840
- - apresentação clínica, 424
- - diagnóstico e diagnóstico diferencial, 425
- - epidemiologia, 422
- - fatores de risco e fisiopatologia, 422

- - manifestações
- - - extraintestinais, 424
- - - intestinais, 424
- - perspectiva histórica, 422
- - prognóstico, 431
- - tratamento, 428
- intersticial, 354
- intestinal infecciosa, 980
- isquêmicas e infiltrativas, 815
- limítrofe ressecável, 445
- localmente avançada, 445
- malignas, 546
- - pós-transplante, 366
- mediastinal, 239
- metastática, 445
- mieloproliferativa, 521
- miocárdicas, 135
- mista do tecido conjuntivo, 859
- mucociliares, 250
- muscular(es), 1191
- - manifestações de, 1198
- musculoesqueléticas e do tecido conjuntivo, 825
- não glomerulares do rim, 319
- neurológica, 264, 1055
- - categorias de, 1058
- - no HIV, 1025
- neuromusculares, 265, 1186
- neuropáticas hereditárias, 1191
- óssea
- - de Paget, 807
- - do hiperparatireoidismo, 811
- - e HIV, 1028
- - metabólica, 807, 809
- pelo vírus varicela-zóster e HIV, 1023
- pleural, 237
- por citomegalovírus e HIV, 1023
- por deposição
- - de cadeias leves, 313
- - de pirofosfato de cálcio, 834
- por lesão mínima, 304
- por micobactérias atípicas, 1023
- priônicas, 945
- pulmonar, 263
- - associada ao *vaping* (DPAV), 225
- - avaliação da, 194
- - classificação, 176
- - difusa, 253
- - epidemiologia, 175
- - intersticial(is), 213, 253, 857, 860
- - - ambiental e ocupacional, 219
- - - categorias de, 213
- - - devido a doenças sistêmicas, 225
- - - idiopáticas, 215
- - obstrutiva(s), 199
- - - crônica, 89, 200, 263
- - - - antibióticos, 206
- - - - apresentação clínica, 202
- - - - características das, 200
- - - - cuidado paliativo, 207
- - - - definição e epidemiologia, 200
- - - - diagnóstico diferencial, 204
- - - - diagnóstico e diagnóstico diferencial, 203
- - - - oxigenoterapia e ventilação mecânica, 206
- - - - patologia, 201
- - - - prognóstico, 207
- - - - terapias farmacológicas, 204
- - - - terapias não farmacológicas, 206
- - - - tratamento e prevenção, 204
- - perspectivas para o futuro, 176
- relacionadas à exposição, 219
- renal(is), 261, 267
- - aguda e crônica, 293
- - cística adquirida na doença renal crônica, 324
- - císticas hereditárias, 324
- - crônica, 261, 276, 358

- - - alterações
- - - - de pele, 361
- - - - dos eletrólitos, 361
- - - - endócrinas e metabólicas, 361
- - - - hematológicas e imunológicas, 361
- - - - musculoesqueléticas, 361
- - - anamnese e exame físico, 277
- - - apresentação clínica, 360
- - - avaliação
- - - - da albuminúria, 279
- - - - da função renal, 277
- - - - da ingestão dietética de sódio, 280
- - - - da pressão arterial, 279
- - - características gerais da síndrome urêmica, 360
- - - definição e epidemiologia, 358
- - - diagnóstico, 361
- - - dosagens de fármacos na, 362
- - - exame
- - - - de imagem dos rins, 280
- - - - microscópico da urina, 280
- - - manifestações
- - - - cardiovasculares, 360
- - - - gastrintestinais, 360
- - - - neurológicas, 360
- - - patologia, 359
- - - prevenção da progressão, 362
- - - prognóstico, 366
- - - taxa de filtração glomerular e albuminúria na, 358
- - - tratamento, 362
- - crônica-distúrbio mineral e ósseo, 813
- - e HIV, 1027
- - em estágio terminal, 358
- - policística, 324
- - - autossômica dominante, 325
- - - autossômica recessiva, 326
- - tubulointersticial autossômica dominante, 326
- renovascular, 162, 334
- - aterosclerótica, 335
- respiratória, manifestações clínicas de, 177
- ressecável, 445
- reumáticas, 826
- - exame físico, 827
- - exames de imagem, 829
- - exames laboratoriais, 828
- - sistêmicas, 225
- reumatológica, 265
- sem pulso, 863
- sexualmente transmissíveis, 920
- sistêmicas
- - esofágicas, 407
- - manifestações reumáticas de, 883
- trofoblástica gestacional, 660
- tromboembólica, 338
- - pulmonar, 234
- - venosa, 155
- tubular, 353
- ulcerosa genital, 1008
- vascular, 149, 352
- - do colágeno, 225
- - do fígado, 477
- - pulmonar, 154, 231
- - sistêmica, 149
- veno-oclusiva, 231, 478
Dofetilida, 110, 111, 123
Donovanose, 1009
Dopamina, 675, 704
Doppler pulsado, 280
Dor, 442, 1231
- abdominal, 368
- - abdome agudo, 369
- - anamnese, 368
- - apresentação clínica, 368
- - causas da, 368
- - crônica, 369

Índice Alfabético

- - definição e epidemiologia, 368
- - exame físico, 368
- - fisiologia, 368
- lombar aguda, 1103
- neuropática, 1193
- pélvica, 768
- torácica, 11, 178
- - causas cardiovasculares de, 11
- - recorrente, 101
Doxorrubicina, 621
DPI
- idiopáticas, 218
- induzida por fármacos, 223
- - e radiação, 222
Drogas sintéticas, 1255
Dronedarona, 110, 111, 123
Ductos biliares, 479, 480
Dumping, 736
Duodeno, histologia do, 409
Dutasterida, 782

E

Echinococcus, 1054
- *granulosus*, 1054
- *multilocularis*, 1054
Ecocardiografia, 32
- com Doppler, 33
- de estresse, 39
- transesofágica (ETE), 34
Ectima gangrenoso, 914
Ectopia ventricular, 126
Eculizumabe, 1183
Edema, 14, 48
- cerebral, 466
- corporal total, 14
- de etiologia cardíaca, 14
Edoxabana, 600
Edwardsiella tarda, 971
Efeito(s)
- das manobras fisiológicas sobre os eventos
    auscultatórios, 20
- do enxerto *versus* leucemia, 492, 511
- enxerto-*versus*-tumor, 624
- gancho, 677
- tóxicos de fármacos, 362
Egofonia, 180
Ehrlichia chaffeensis, 919
Ehrlichiose humana, 919
Eikenella corrodens, 971
Eixo
- elétrico, 26
- hipófise-hormônios dos órgãos-alvo, 675
- hipotálamo-hipofisário, 674
- hipotálamo-hipófise-suprarrenal
    do cérebro, 696
- hipotálamo-hipófise-testicular, 707
- hipotálamo-hipófise-tireoide, 684
- renina-angiotensina-aldosterona, 696
Ejaculação retrógrada, 710
Elastografia transitória
   de vibração controlada, 733
Elefantíase, 1053
Eletrocardiografia, 25, 108
- de estresse, 39
Eletrocardiograma, 7, 99, 234
- normal de 12 derivações, 25
Eletrofisiologia celular básica, 106
Eletromiografia, 1186
Elevação
- da lipoproteína(a) plasmática, 752
- da lp(a) plasmática, 748
- do nível sérico de creatinoquinase, 1201
- isolada da bilirrubina, 449
Eliptocitose hereditária, 531
Embolia pulmonar, 12, 156
Êmbolos arteriais sistêmicos, 338

Emergência(s)
- das terapias guiadas por gerociência, 1228
- esofágicas, 406
- hipertensivas, 169
Empagliflozina, 721
Empiema subdural, 942
Encefalite, 938
- japonesa, 1047
- por *Toxoplasma*, 1022
Encefalomielite disseminada aguda, 1184
Encefalopatia(s)
- de desenvolvimento e epilépticas, 1165
- hepática, 466, 473
- - fatores precipitantes, 475
- metabólica, 1063
Endarterite, 967
Endocardite infecciosa, 960
- complicações neurológicas da, 945
- indicações ecocardiográficas para intervenção
    cirúrgica na, 966
- profilaxia da, 967
- tratamento antimicrobiano da, 965
Endocrinologia reprodutiva masculina, 707
Endoscopia, 375
- com cápsula sem fio, 380
- digestiva, 390
- - alta, 391
- do "segundo espaço" e "terceiro espaço", 394
- e imagem endoscópica, 399
- por videocápsula, 392
Enfisema, 200
- na DPOC, 201
Entamoeba histolytica, 385, 984, 985, 1051
Enterobíase, 1052
Enterobius vermicularis, 1052
Enteróclise, 395
- por TC, 395
Enterografia por TC, 380, 395
Enteropatia sensível ao glúten, 381
Enteroscopia, 391
- espiral, 392
- intraoperatória, 392
- por progressão, 391
Envelhecimento, 1214
- ambientes de cuidados, 1226
- associado a perda da memória, 1083
- biologia do, 1215
- cognição, 1220
- continência, 1222
- demência, 1220
- e HIV, 1029
- epidemiologia do, 1214
- manifestações de doença nos
    adultos mais velhos, 1219
- medicamentos, 1220
- mobilidade, 1222
- nutrição, 1224
- questões sociais e legais, 1224
- saúde mental, 1221
- sistemas de cuidados, 1226
- sono, 1221
- tendências futuras, 1227
- teorias do, 1216
- visão e audição, 1222
Envenenamento
- por etilenoglicol e metanol, 298
- por salicilato, 298
Enxaqueca, 1095, 1144, 1164
- aguda, tratamento na sala
    de emergência, 1098
- com aura basilar, 1096
- complicações da, 1096
- fisiopatologia da, 1096
- prevenção da, 1098
- tratamento da 1097
- vestibular, 1096
Enzimas pancreáticas, 435

Eosinofilia
- diagnóstico diferencial da, 538
- pulmonar prolongada, 219
Eosinófilos, 490, 537, 898
Epidemiologia do câncer, 612
Epididimite aguda, 785
Epiglotite bacteriana, 950
Epilepsia, 1155, 1159
- classificação e manifestações clínicas, 1157
- com crises tônico-clônicas generalizadas
    isoladas, 1161
- da infância com pontas centrotemporais, 1160
- de ausência juvenil, 1161
- definições, 1155
- do lobo
- - frontal, 1160
- - temporal, 1160
- epidemiologia, 1155
- focal, 1160, 1165
- - e generalizada combinada, 1161
- generalizada
- - genética, 1164
- - idiopática ou genética, 1161
- interrupção dos fármacos antiepilépticos, 1170
- manejo durante e após a gravidez, 1168
- mioclônica juvenil, 1161
- parcial contínua, 1167
- patologia, 1156
- pós-traumática focal, 1160
- preocupações psicossociais, 1169
- prognóstico, 1169
- reflexas, 1160
Epinefrina, 704
Episódio gotoso agudo, 871
Epítopo compartilhado, 831
Equipe multiprofissional de atenção à transição
    do cuidado à saúde, 254
Ergocalciferol, 792
Eritema migratório, 914
Eritrócitos, 523
Eritrocitose
- causas de, 503
- relativa ou espúria, 503
- verdadeira ou absoluta, 503
Eritrodermia difusa, 914
Eritropoetina, 274, 275, 361, 489
Erlotinibe, 623
Ertugliflozina, 721
Erupção
- discoide, 846
- malar, 846
Erysipelothrix rhusiopathiae, 971
Escabiose, 1013
Escala
- de coma de Glasgow, 1151
- modificada para força motora do Medical
    Research Council, 1200
Escherichia coli, 425, 912
- causadora de diarreia, 986
- enterotoxigênica, 384, 984, 985
- O157, 427
- produtora de toxina Shiga, 342, 343, 984, 985
Escleredema, 859
Esclerodermia, 407
Escleromixedema, 859
Esclerose
- hipocampal, 1156
- lateral amiotrófica, 1187
- múltipla, 1176
- - prognóstico da, 1179
- - sintomas selecionados da, 1179
- sistêmica, 341, 855
- - apresentação clínica, 856
- - classificação
- - - de acordo com as
     manifestações cutâneas, 856
- - - sorológica, 856

Índice Alfabético

- - crise renal esclerodérmica, 857
- - diagnóstico e diagnóstico diferencial, 859
- - doença pulmonar intersticial, 857
- - epidemiologia, 855
- - fenômeno de Raynaud e comprometimento vascular periférico, 857
- - hipertensão pulmonar, 857
- - manifestações
- - - cardíacas, 858
- - - do sistema digestório, 858
- - - musculoesqueléticas, 858
- - patologia, 855
- - tratamento, 859
- tuberosa, 327
Escrófula, 920
Escroto bífido, 709
Esferocitose hereditária, 531
Esfíncter
- de Oddi, 486
- esofágico
- - inferior, 398
- - superior, 398
Esfregaço de sangue periférico, 524, 525, 569
Esofagite
- eosinofílica, 406
- formas variantes de, 406
- induzida por comprimidos, 406
Esôfago, 398
- de Barrett, 404
Esofagogastroduodenoscopia, 391
Esofagografia baritada, 398
Espaço
- de Bowman, 272
- faríngeo lateral, 950
- morto anatômico, 182
- parafaríngeo, 950
- retrofaríngeo, 949
- submandibular, 949
Espasmo(s)
- carpopodálico, 788
- coronariano, 92
- epilépticos, 1159
- esofágico difuso, 406
- infantis, 1161
Espectrometria de massa do tipo tempo de voo, 907
Espermatocele, 785
Espinha bífida, 1127
Espirometria, 191, 192
Espondilite
- anquilosante, 240, 829, 838, 840
- lombar, 841
Espondiloartrite, 838
- apresentação clínica, 839
  axial, 838
- - não radiográfica, 838
- comparação das, 839
  definição, 838
- diagnóstico e diagnóstico diferencial, 840
- manifestações clínicas, 839, 840
- patologia, 838
- periférica, 838
- tratamento, 841
Espondiloartropatia, 827
- relacionada com DII, 838
Espondilose cervical, 1102
Espru
- celíaco, 381
- não tropical, 381
Esquema misto-fracionado, 717
Esquistossomose, 1053
Esquizofrenia, 1086
Estadiamento, 619
- anatomopatológico, 619
- clínico, 619
- da pressão arterial no consultório, 160
- do câncer de mama, 649

Estado(s)
- de ansiedade, 12
- de equilíbrio dinâmico, 279
- de mal
- - asmático, 212
- - enxaquecoso, 1096
- - epiléptico, 1167
- - - convulsivo, 1167, 1168
- - - focal, 1167
- - - motor focal, 1167
- - - não convulsivo, 1167
- hiperosmolar hiperglicêmico, 725
- minimamente consciente, 1067
- semelhantes ao coma, 1066
- vegetativo persistente, 1066
Estágio
- de desenvolvimento neural pré-natal, 1127
- de insuficiência cardíaca da ACCF/AHA, 46
- diencefálico
- - inicial, 1064
- - tardio, 1064
- do desenvolvimento pulmonar, 175
Estalido de abertura, 21
Estapedectomia, 1110
Estase biliar, 482
Estatinas, 97, 260, 747, 750
Esteatorreia, 388
Estenose(s)
- aórtica, 68
- biliares, 485
- da artéria renal, 335
- da valva
- - aórtica, 63
- - pulmonar, 63
- - mitral, 71
- pulmonar, 24, 73
- tricúspide, 74
Esteroides anabólicos, 1250
Estilo de vida e câncer, 614
Estimativa e comunicação do prognóstico, 1236
Estimulação cerebral profunda, 1166
Estimulador
- da guanilil ciclase solúvel (GCS), 233
- do nervo vago, 1166
Estimulantes, 1250
Estirão do crescimento puberal, 707
Estômago, histologia do, 408
Estomatocitose hereditária, 531
Estreptococo do grupo B, 930
Estresse psicológico, 1235
Estrongiloidíase, 1053
Estudos
- de caso-controle, 614
- de condução nervosa, 1186
- de coorte, 614
- do sono, 1069
Esvaziamento gástrico rápido, 419
Etilenoglicol, 298
Etilismo, 83, 1241, 1242
- abuso de medicamentos adquiridos com prescrição, 1247
- apresentação clínica, 1243
- considerações para intervenções farmacológicas, 1246
- definição, 1242
- epidemiologia, 1242
- estratégias de rastreamento e intervenção, 1244
- fatores farmacológicos e metabólicos, 1243
- mecanismos de dano orgânico induzido pelo álcool, 1243
- terapias não farmacológicas, 1246
- tratamento, 1244
Etomidato, 697
Evasão do sistema imune, 610
Everolimo, 365, 623

Exame(s)
- bioquímicos
- - hepáticos, 448
- - para distúrbios da hipófise, 676
- com agentes de contraste, 394
- com radionuclídeos, 351
- complementares do esôfago, 398
- da pressão arterial e do pulso, 16
- das pulsações venosas jugulares, 15
- de imagem, 380
- - da tireoide, 685
- - dos rins, 280, 350
- de medicina nuclear renal funcional, 336
- de rastreamento para hemostasia, 569
- de urina, 350
- do precórdio, 19
- do sistema
- - auditivo, 1110
- - visual, 1104
- eletrofisiológicos, 1060
- físico, 99
- futuros para lesão renal aguda, 351
- impulso da cabeça-nistagmo, teste de Skew (HINTS), 1113
- laboratoriais
- - da coagulação, 566
- - nas doenças hepáticas, 448
- microscópico
- - da urina, 280
- - do sedimento urinário, 350
- neurológico, 1058
- - de rastreamento geral, 1059
- no local de atendimento (point-of-care), 910
- vasculares não invasivos, 43
Exantema distinto, 914
Excesso
- de cortisol autônomo leve, 705
- primário de mineralocorticoides, 703
Excreção
- de solutos, 273
- renal, 272
Exercício
- aeróbico, 89
- físico, 718, 722
Expectativa de vida, 1218
Explosão respiratória, 537
Exposições intencionais, 224
Exsudatos, 238
Extinção, 1077
Ezetimiba, 751

F

Fadiga, 853
Fagocitose, 536
Falência renal, 358
Falha da transfusão de plaquetas e refratariedade às plaquetas, 582
Faringite, 948
Fármacos
- antiarrítmicos, 108, 109
- antiepilépticos, 1166
- antirretrovirais atuais, 1032
- antirreumáticos modificadores da doença convencionais, 835
- antitireoidianos, 687
- para angina de peito, 90
Fasciculação, 1186
Fasciite eosinofílica, 884
Fasciola hepatica, 486
Fase
- de crise blástica da LMC, 508
- de iniciação, 563
- de propagação, 564
Fator(es)
- acelerador da decomposição, 531

Índice Alfabético

- ativador de linfócitos B pertencente
  à família do TNF, 897
- da coagulação, 449
- de células-tronco, 489, 895
- de crescimento, 498
- - de uso clínico, 491
- - do endotélio vascular, 558
- - dos fibroblastos, 796
- - - 23, 796
- - epidérmico, 620
- de necrose tumoral, 831, 839, 867, 896
- de proteção, 410
- de risco
- - adquiridos para trombose, 593
- - para a colelitíase, 480
- - para aterosclerose, 82
- - para extubação com falha, 248
- - para o câncer de mama, 648
- - para o fracasso da ventilação
    não invasiva, 247
- de von Willebrand, 561
- do complemento, 893
- estimulador de colônias, 897
- - de granulócitos, 489, 896
- - de granulócitos-macrófagos, 219, 538, 832
- - de granulócitos-monócitos, 489, 896
- - de macrófagos, 538
- - de monócitos, 489, 896
- estimulador de múltiplas colônias, 489
- genéticos e câncer, 614
- inibitório
- - da leucemia, 896
- - da leucina, 489
- intrínseco, 409
- precipitantes para exacerbação aguda da
    insuficiência cardíaca, 48
- prognósticos na leucemia
    linfoblástica aguda, 513
- pronucleantes e antinucleantes
    na vesícula biliar, 479
- reumatoide, 829, 831
- tecidual, 559
- transformador de crescimento β, 897
- V de Leiden, 591
- XIII, 565
Febre, 911, 1050
- abordagem diagnóstica do
    paciente com quadro agudo e, 912
- amarela, 1048
- após exposição a animais, 917
- clássica de origem indeterminada, 916
- com exantema, 913
- com linfadenopatia, 919
- com sinais e sintomas localizados, 913
- condições e exposições específicas
    causadoras de, 917
- de origem indeterminada, 911, 916, 1040
- - associada à imunodeficiência, 917
- - associada aos cuidados de saúde, 917
- - relacionada ao vírus da imunodeficiência
    humana, 917
- de origem obscura, 911
- e alteração do estado mental, 915
- e dor abdominal, 915
- e eosinofilia, 915
- e exantema, 914, 915, 918
- e hemorragia, 915
- e infiltrados pulmonares, 915
- em viajantes que retornam para os EUA, 915
- factícia e doença autoinduzida, 920
- indiferenciada e contagem de
    leucócitos normal ou baixa, 915
- infecção(ões)
- - bacterianas, 912
- - viral, 912
- paratifoide, 913
- patogênese, 911

- periódica associada ao receptor
    de TNF, 916
- Q, 917, 963
- que persiste por > 2 semanas, 915
- tifoide, 913, 1048
Feminização testicular, 709
Fenômeno(s)
- de Hayflick, 1216
- de Raynaud, 153, 857, 859, 860, 885
- hipercinéticos, 1115
Fenotiazinas, 31
Fentanila, 1249
Fentermina, 734
- e topiramato de ação longa, 735
Feocromocitoma, 162, 163, 705
Feridas
- de queimaduras, 974, 975
- traumáticas, 974
Ferro, 526
Fibras
- A, 368
- C, 368
Fibrilação, 1186
- atrial, 10, 120, 121
- - conversão farmacológica da, 122
- - manejo da, 53
- - - agudo, 122
- - mecanismos de, 121
- - paroxística, 121
- - permanente, 121
- - persistente, 121
- - tratamento agudo da, 122
- ventricular sem doença
    cardíaca evidente, 128
Fibrinogênio, 586
Fibrinólise, 566, 589
- ativado pela trombina, 566
Fibromialgia, 764, 879
Fibrose
- cística, 200, 209, 250
- da medula óssea, causas de, 506
- pulmonar idiopática, 216
- sistêmica nefrogênica, 280, 859
Fibrosure®, 450
Fibrotest®, 450
Fígado, 448, 479, 480
Filariose linfática, 1053
Filgotinibe, 430
Filtração, 272
Finanças, 1225
Finasterida, 782
Fingolimode, 1181
Fisiologia
- circulatória, 6
- - coronariana, 8
- - pulmonar, 9
- - sistêmica, 9
- das homeostasias do mineral e do osso, 788
- das plaquetas, 561
- do sistema vascular, 559
- dos hormônios tireoidianos, 684
- e contração musculares, 6
Fístulas
- arteriovenosas, 154
- pancreáticas, 443
Flebite supurativa, 967
Flecainida, 109, 110, 123
Flufenazina, 1089
Flunitrazepam, 1249
Fluoroquinolonas, 996
Fluoroscopia do tórax, 195
5-fluoruracila, 621
Flutter
- atrial, 130
- - atípico, 120
- - típico, 119
- ventricular, 126

Fluxos
- de cálcio para dentro e para fora do líquido
    extracelular, 788
- de fosfato do esqueleto, 794
- intracelulares-extracelulares de fosfato, 794
Fobia, 1087
Folato, 527
Fondaparinux, 97
Fontes de células-tronco hematopoéticas, 492
Formação de cálculos, 481
Fosfatase alcalina, 457
Fosfatidil serina, 698
Fosfato, 794
- de nicotinamida adenina dinucleotídio, 537
Fosfomicina trometamol, 996
Fósforo, 794
Fotossensibilidade, 846
Fração de ejeção, 45
- preservada, 10
- reduzida, 10
Fragilidade, avaliação da, 1216
Francisella tularensis, 971
Fraqueza simétrica, 1192
FRAX, 819
Frêmitos, 180
Frequência cardíaca, 8
Fumarato
- de dimetila, 1182
- de diroximel, 1182
- de monometila, 1182
Função
- de biossíntese do fígado, 449
- excretora, 272
- pulmonar, avaliação da, 182, 191
- renal, 272
- - avaliação da, 277
Fundoscopia, 1107
Fungos, 972
Fusão
- RET, 628
- ROS-1, 628
Fusobacterium necrophorum, 950

G

Gabapentina, 761
Gamaglobulinas, 450
Gamopatia monoclonal de significância
    indeterminada, 554
Gangrena infecciosa, 972
Gases do sangue arterial, 194
Gastrectomia vertical, 736
Gastrina, 409
Gastrite, 418
- atrófica, 418
- eosinofílica, 418
- infecciosa, 418
- linfocítica, 418
Gastroparesia, 420, 726
Gefitinibe, 623
Gelificação, 482
Gencitabina, 621
Gene
- CFTR, 209
- supressores de tumor, 609
- - TP53, 609
Gênero e minorias sexuais femininas, 768
Genética
- do câncer, 604
- - de mama, 647
Genoma do câncer de pulmão, 629
Geriatria, 1213
Gerociência, 1227
Gestantes e viagens, 1049
GHB, 1249
Giardia, 388, 985
- lamblia, 984, 1051

Índice Alfabético

Giardíase, 1050
Ginecomastia, 710
Glândula(s)
- suprarrenais, 694
- tireoide, 684
Glicemia em jejum alterada, 712
Glicocorticoides, 694, 836, 850, 851
Glicogenólise, 723
Gliconeogênese, 723
Glicotoxicidade, 718
Globulina ligadora de hormônios sexuais, 773
Glomérulo, 270
Glomerulonefrite
- crioglobulinêmica, 310
- crônica, 304
- fibrilar, 311
- mediada por anticorpo antimembrana basal
    glomerular, 303, 312
- membranoproliferativa, 308
- pauci-imune, 311
- por imunocomplexos, 306
- pós-estreptocócica, 306
- - atípica, persistente ou em resolução, 306
- rapidamente progressiva, 303
- relacionada com a infecção, 306
Glomerulopatia imunotactoide, 311
Glomerulosclerose segmentar e focal, 304
Gonadotropinas, 681
Gonorreia, 1007
Gota, 827, 868
- avançada crônica, 870
- crônica, 870
- em pacientes transplantados, 871
- intercrítica e crônica, 872
- tofácea crônica, 870
Gradiente
- A-A, 188
- transtubular de potássio, 291
Grandes linfócitos granulares, 544
Granulócitos, 490, 536
Granuloma
- eosinofílico, 224
- inguinal, 1009, 1013
Granulomatose
- de Wegener, 311
- eosinofílica com poliangiite, 214, 311, 862
Grânulos
- primários, 537
- secundários, 537
Gravadores de alça implantáveis, 108
Gravidez, 141
- aconselhamento genético e, 1167
- complicações da e risco de doenças futuras, 760
- e perda fetal, 593
- lúpus eritematoso sistêmico, 850
- risco de complicações cardíacas durante a, 141
- terapia antitrombótica durante a, 600
Gripe, 1047
Grito tônico, 1150

H

Haemophilus
- *ducreyi*, 1009
- *influenzae*, 892, 947
- - do sorotipo b, 930
Haloperidol, 1089
Hanseníase, 971
Haplótipo, 491
Haxixe, 1249
HBPM, 597
Helicobacter pylori, 410, 411
- diagnóstico de, 412
- tratamento de, 412
Helmintíases, 1052, 1053
Hemangiomatose capilar pulmonar, 231
Hematêmese, 373

Hematoma intramural, 152
Hematopoese, 488
- clonal de potencial indeterminado, 500
Hematoquezia, 373
Hematúria microscópica assintomática, 303
Hemicrania
- contínua, 1099
- paroxística crônica, 1099
Hemiplégica familiar, 1096
Hemisférios cerebrais, 1057
Hemocromatose, 450, 463, 464, 886
Hemodiálise, 363
Hemofilia, 885
- A e B, 585
- C, 586
Hemoglobina(s)
- C, 534
- humanas estrutura e distribuição das, 523
Hemoglobinopatias, 529, 532
Hemoglobinúria paroxística noturna, 494, 531
Hemograma completo, 569
Hemólise
- causada por enzimopatias eritrocitárias, 529
- de causas extrínsecas ao eritrócito, 529, 531
- induzida por fármacos, 530
- microangiopática, 531
Hemoptise, 178
Hemorragia, 568
- alveolar difusa, 226
- avaliação laboratorial da, 569
- digestiva, 372
- - abordagem dos pacientes com, 373
- - alta, 373
- - avaliação da, 374
- - baixa, 373
- - - de origem indeterminada, 373
- - definições de, 373
- - etiologia, 372
- intracerebral ou intraparenquimatosa, 1139
- - tratamento da, 1146
- intracraniana, 1137, 1139
- subaracnóidea, 1136, 1142
- varicosa, 470
Hemostasia, 568
- normal, 559
- - coagulação, 562
- - fator de von Willebrand, 561
- - fisiologia
- - - das plaquetas, 561
- - - do sistema vascular, 559
- primária, 559
- secundária, 559
Heparina, 97, 577, 597
- de baixo peso molecular, 567
- não fracionada, 97
Hepascore®, 450
Hepatite
- A, 1047
- aguda, 456
    autoimune, 450, 463
- B, 314
- C, 314
- colestática, 459
- crônica, 459, 462
- fulminante, 459
- genética e metabólica, 463
- recidivante, 459
- viral, 1030
- - aguda, 456
- - crônica, 462
Hereditariedade, 1167
Herniação
- lateral, 1062
- transtentorial, 1062
Hérnias
- de hiato, 401
- por deslizamento, 401

Heroína, 697, 1249
Herpes genital, 1009
Herpes-vírus, 1043
- simples, 914, 1012
Herpes-zóster, 12
Hiato osmolal urinário, 295
Hidralazina, 53
Hidratação
- intravenosa, 987
- oral, 987
Hidrocefalia
- com pressão normal, 1082
- não comunicante, 1063
Hidrocele, 785
Hidrodensitometria, 733
Hidronefrose, 355
Hidroxiapatita, 788
Hidroxicloroquina, 835, 850, 851
1α-hidroxilase, 274
Hidroxiureia, 533
Higiene do sono, 1072
Hiper-homocisteinemia na doença arterial, 589
Hiperandrogenismo, 758
Hiperbilirrubinemia
- conjugada, 453
- etiologia da 452
- não conjugada, 451
Hipercalcemia, 31, 627, 670, 798, 800
- associada à malignidade, 800
- benigna familiar, 800
- hipocalciúrica familiar, 800
- humoral de malignidade, 800
- não mediada por paratormônio, 799, 800
- nutrição parenteral, 800
- osteolítica local, 800
- relacionada com o paratormônio, 798, 799
- tratamento da, 801
Hipercalciúria, 330
Hipercoagulabilidade, 594
Hipercolesterolemia
- familiar, 748, 752
- poligênica, 748, 753
Hipercortisolismo, 701
- patológico, 680
Hiperfonese, 20
Hiperfosfatemia, 803
- causas de, 804
Hiperfunção da medula suprarrenal, 704
Hiperglicemia, 712
Hiperlipidemia, 83, 750
- secundária, mecanismos da, 748
Hiperlipoproteinemia combinada
    familiar, 748, 753
Hipermagnesemia, 805
Hipernatremia, 289
- tratamento da, 290
Hiperostose esquelética
    idiopática difusa, 873, 886
Hiperoxalúria, 331
Hiperparatireoidismo, 798, 883
- primário, 799
- terciário, 799
Hiperpirexia, 911, 912
- prostática benigna, 780
- suprarrenal congênita, 699
Hiperpotassemia, 31, 293
- aguda, 294
- crônica, 294
Hiperprolactinemia, 677, 708
Hiperproteinemia, 798
Hipersecreção de hormônio do crescimento, 678
Hipersonia idiopática, 1071
Hipertensão
- arterial, 158
- - identificação de causas secundárias, 162
- - perspectivas para o futuro, 170
- - prognóstico, 170

1280 Índice Alfabético

- - pulmonar, 154, 231, 232
- - sistêmica, 7, 142, 149, 261, 362
- - - aguda grave, 169
- - - resistente, 169
- - avaliação inicial da, 158
- do jaleco branco, 277, 279
- em afro-americanos, 167
- formas mendelianas de, 163
- intracraniana
- - benigna, 1100
- - idiopática, 1100
- mascarada, 277, 279
- não complicada, 166
- parenquimatosa renal, 162
- porta, 469
- portopulmonar, 475
- pulmonar, 12, 231, 857, 861
- - associada a doença respiratória crônica
      ou hipoxemia, 154
- - associada a tromboembolismo
      venoso crônico, 154
- - classificação de, 232
- - com mecanismos incertos e/ou
      multifatoriais, 232
- - devido a distúrbios diversos que afetam
      diretamente a vasculatura pulmonar, 154
- - outros tipos de, 234
- - por doença do coração esquerdo, 232
- - por doenças pulmonares e/ou hipoxia, 232
- - por obstrução arterial pulmonar, 232
- - secundária, 234
- - tromboembólica crônica, 235
- renovascular, 162
- sistólica isolada em idosos, 167
- tratamento da, 164
- venosa pulmonar, 154
Hipertermia, 911
- grave, 911
Hipertireoidismo, 685, 767, 883
- apático, 686
- sinais e sintomas de, 686
- subclínico, 688
Hipertrigliceridemia, 433
- familiar, 748, 753
Hipertrofia ventricular, 27, 45
- direita, 28
- esquerda, 27, 28
Hiperuricemia, causas de, 868
Hipnóticos, 1248, 1249
Hipoalbuminemia, 801
Hipoaldosteronismo
   hiporreninêmico, 696, 699
Hipocalcemia, 801, 802
Hipocitratúria, 331
Hipófise, 674
Hipofonese, 20
Hipofosfatemia, 804, 805
Hipoglicemia, 125, 466, 712, 726
- alimentar, 727
- induzida por fármacos e substâncias, 727
- manejo da, 717
- pancreatogênica sem insulinoma, 728
- por excesso de insulina endógena ou
      hormônios semelhantes à insulina, 727
- sinais e sintomas de, 727
Hipogonadismo, 707, 709
- hipergonadotrófico, 708
- hipogonadotrópico, 681, 708
- masculino, 708
- primário, 708, 772
- secundário, 708, 772, 773
Hipomagnesemia, 806
Hiponatremia, 287, 627
- hipotônica, 288
- tratamento da, 289
Hipoparatireoidismo, 802, 883
Hipopituitarismo, 676

Hipopotassemia, 31, 290
- tratamento da, 293
Hiposmia, 708
Hipospadias, 709
Hipotensão
- intracraniana idiopática, 1100
- ortostática, 1092
- - tratamento da, 1093
Hipotermia, 31
Hipotireoidismo, 686, 688, 767, 883
- causas de, 689
- congênito, 689
- manifestações clínicas do, 689
- primário, 689
- secundário, 689
- subclínico, 690
Hipoventilação, 189
Hipoxemia, 189, 190
Hipoxia, 189, 609
Histamina, 409
Histerectomia simples, 657
Histiocitose
- pulmonar de células de Langerhans, 224
- pulmonar X, 224
Histoplasma capsulatum, 931
História patológica pregressa, 11
Histórico musculoesquelético, 826
Homeostasia
- do cálcio, 788, 789, 791
- do fosfato, 791, 794, 795
- do magnésio, 796
- do volume normal, 287
Hormônio(s), 697
- adrenocorticotrófico, 674, 680
- antidiurético, 273
- contrarreguladores (de estresse)
      da insulina, 723
- de liberação
- - da corticotropina, 675
- - da tireotropina, 675, 684
- - das gonadotrofinas, 675, 707
- - do hormônio do crescimento, 675
- do crescimento, 674, 677
- endócrinos, 274
- foliculoestimulante, 674, 707, 757
- luteinizante, 674, 707, 756, 772
- reguladores, 791, 796
- - na homeostasia do magnésio, 797
- tireoestimulante, 674, 679, 757
- tireoidianos
- - efeitos fisiológicos do, 684, 685
- - fisiologia dos, 684
- - síntese dos, 684
Hospedeiro *versus* patógeno, 892

I

IBPs, 414
Ibrutinibe, 550, 623
Ibutilida, 110, 111
Icromegacariócitos, 493
Icterícia, 451
- hepática ou hepatocelular, 452
- neonatal, 453
- pós-hepática, 454
- pós-operatória, 454
- pré-hepática, 452
- produzida por doença hepatocelular, 455
Ictus, 1157
Identificação da meningite, 1063
Iloperidona, 1089
Imagem de estresse, 39
Imatinibe, 623, 623
Imobilização e hipercalcemia, 801
Imortalidade, 606
Impactação de alimentos, 407
Impedância bioelétrica, 733

Impella®, 146
Implante subdérmico contraceptivo
   de progesterona, 759
Impulso cardíaco apical, 19
Imunidade
- adaptativa, 898
- inata, 893
Imunizações, 1042
- de viajantes, 1047
- e HIV, 1031
Imuno-histoquímica, 546
Imunoglobulinas, 898
- anti-Rh(D), 576
- IgA, 900
- IgD, 900
- IgE, 900
- IgG, 900
- IgM, 900
Imunomoduladores tradicionais, 429
Imunossupressão
- de indução, 364
- de manutenção, 364
Imunoterapia, 621, 624
- do câncer, 611
Inalantes, 1250, 1254
Incidência(s)
- anteroposterior, 32
- posteroanterior e lateral, 32
Incidentalomas, 705
Incisura angular, 408
Incompetência cronotrópica, 113
Incontinência urinária, 1222
- de estresse, 1224
- de urgência, 1224
- funcional, 1224
- por transbordamento, 1224
Indels, 604
Índice(s)
- de gravidade de embolia pulmonar, 158
- de massa corporal, 733
- de risco cardíaco revisado, 257
- FIB 4, 450
- tornozelo-braquial, 149
- urinários, 350
Indivíduos com dependência de tecnologia ou
   outras necessidades especiais de saúde, 253
Indução ventral, 1128
Inebilizumabe, 1184
Inervação, 5
Infarto(s)
- agudo do miocárdio, 11, 84
- - complicações mecânicas do, 101, 102
- - estratificação de risco após, 103
- - sem supradesnivelamento
      do segmento ST, 10, 84
- do miocárdio, 29
- enxaquecoso, 1096
- lacunares, 1143
- muscular diabético, 886
Infecção(ões), 285, 531, 836
- após o transplante de células
      hematopoéticas, 1039
- após o transplante de órgãos sólidos, 1038
- articulares protéticas, 991
- associadas a cateteres vasculares, 1001
- associadas aos cuidados de saúde, 998
- - epidemiologia e prevenção, 999
- - estratégias para prevenção de, 999
- associadas após viagem para
      regiões tropicais, 915
- bacterianas, 912
- - agudas da pele e das
      estruturas cutâneas, 969, 972
- - - definição, 969
- - - diagnóstico, 974
- - - epidemiologia, 969
- - - etiologia e apresentação clínica, 970

- - - patologia, 969
- - - prognóstico, 975
- - - tratamento farmacológico e cuidados de suporte, 974
- biliares, 980
- causadoras de linfadenopatia regional, 920
- da corrente sanguínea associadas a acesso central, 967
- das vias respiratórias inferiores, 952
- - agentes etiológicos específicos, 953
- - apresentação clínica, 953
- - definição, 952
- - diagnóstico, 954
- - - diferencial, 954
- - epidemiologia, 952
- - fisiopatologia, 952
- - patologia, 952
- - prevenção, 955
- - prognóstico, 955
- - transmissão de patógenos respiratórios, 952
- - tratamento, 955
- de cabeça e pescoço, 947
- do coração e dos vasos sanguíneos, 960
- do espaço
- - cervical profundo, 949
- - faríngeo lateral, 950
- - submandibular, 949
- do pé diabético, 974, 975
- do sistema nervoso central, 929, 1039
- do sistema urinário, 994
- - achados laboratoriais, 995
- - associadas ao uso de cateter, 994, 1000
- - complicações, 996
- - complicações das, 997
- - definição e diagnóstico, 994
- - epidemiologia, 995
- - patogênese, 995
- - tratamento, 996
- do sítio cirúrgico, 1002
- e câncer, 615
- emergentes, 910
- esofágicas, 406
- grave, 922
- intra-abdominais, 977
- - controle da origem e cronologia da administração de antibióticos, 977
- no hospedeiro imunocomprometido, 1036
- - apresentação clínica, 1039
- - diagnóstico, 1041
- - - por imagem, 1041
- - epidemiologia, 1036
- - exames laboratoriais, 1041
- - imunizações, 1042
- - patogênese, 1037
- - patógenos específicos, 1042
- - precauções relativas ao estilo de vida, 1042
- - prevenção, 1042
- - tratamento, 1041
- oportunistas, 1024
- ósseas e articulares, 990
- - apresentação clínica, 990
- - definição, 990
- - diagnóstico, 990
- - diagnóstico diferencial, 991
- - fisiopatologia, 990
- - prognóstico, 993
- - tratamento, 992
- pancreática, 981
- paramenígeas, 942
- pelo vírus da imunodeficiência humana, 558, 765, 887, 1015
- - complicações neurológicas, 1026
- - diagnóstico clínico do HIV, 1019
- - doença concomitante e multimorbidade com o HIV, 1025
- - epidemiologia, 1015
- - imunologia, 1018
- - infecções oportunistas, 1021
- - inflamação, 1018
- - manejo e tratamento do, 1030
- - pesquisa para a cura do HIV, 1034
- - prevenção, PPE e PPrE do, 1034
- - primária, 920
- - profilaxia antimicrobiana primária, 1022
- - progressão
- - - clínica natural da doença não tratada, 1020
- - - natural da doença pelo HIV, 1020
- - síndrome retroviral aguda, 1020
- - tratamento antirretroviral, 1032
- - virologia, 1016
- piogênica, 920
- por *Candida*, 1021
- por *Clostridioides difficile*, 385, 1002
- por *Helicobacter pylori*, 526
- por príons, 1082
- por protozoários, 1051
- - e helmintos, 1047
- pós-transplante, 366
- que apresentam febre como característica única ou dominante, 913
- retrofaríngea, 949
- sexualmente transmissíveis, 1005, 1013, 1030
- viral, 912
- - associadas a exantema, 919
Infertilidade, 760
- masculina, 710
Inflamação, 285
Infliximabe, 429
Ingestão
- dietética
- - de sódio, 280
- - excessiva, 293
- inadequada de magnésio, 806
Inibidor(es)
- adquiridos de fatores, 586
- da 5α-redutase, 782
- da α-glicosidase, 720, 722
- da absorção de colesterol, 750
- da BCL-2, 547
- da bomba de prótons, 374
- da BTK, 547
- da ciclo-oxigenase, 590
- da DPP-4, 720
- da enzima conversora de angiotensina, 51, 165, 260
- da fibrinólise ativado pela trombina, 593
- da fosfodiesterase, 590
- - tipo 4, 206
- - tipo 5, 233, 782
- da glicoproteína IIb/IIIa, 97
- da HMG-CoA, 750
- - redutase, 260
- da PCSK9, 750
- da PI3K, 547
- da protease, 1032
- da quinase, 547
- da transcriptase reversa
- - análogos de nucleotídios/nucleosídios, 1032
- - não nucleotídicos, 1032
- da transdução de sinais, 623
- da via do fator tecidual, 559
- de BCR-ABL1, 520
- de dipeptidil peptidase 4, 721
- de entrada, 1032
- de integrase ou inibidores da transferência da cadeia da integrase, 1032
- de Jak, 430
- de necrose tumoral alfa, 223
- diretos da renina, 166
- do ativador do plasminogênio 1, 565
- do proteassoma, 547
- do receptor de angiotensina-neprilisina, 51
- do receptor de peptídio semelhante ao glucagon 1, 721
- do SGLT2, 720, 721
- orais
- - da BCR-ABL1, 509
- - da fosfodiesterase do tipo 5, 777
- seletivos
- - da ciclo-oxigenase 2, 351
- - da recaptação
- - - de norepinefrina, 761
- - - de serotonina, 761
- - de exportação nuclear, 557
Injeção intracavernosa, 777
Inotrópicos, 55
Inotropismo, 8, 48
Inotuzumabe ozogamicina, 520
Insônia, 1072
- paradoxal, 1072
- psicofisiológica, 1072
Instabilidade genômica, 607
Insuficiência
- cardíaca, 45, 147
- - anamnese, 48
- - causas, 45
- - comprometimento funcional, 46
- - congestiva, 261
- - cuidados paliativos, 56
- - dados laboratoriais e imagens, 49
- - definição e classificação, 45
- - diagnóstico e manejo da descompensação aguda, 48
- - direções futuras, 57
- - e estados de baixo débito, 102
- - exame cardíaco, 48
- - fisiopatologia, 47
- - manejo agudo, 51
- - resultados do exame, 48
- - sintomas, 48
- - terapia
- - - avançada, 54
- - - clínica orientada por diretrizes, 51
- - - com dispositivos, 53
- - testes adicionais para determinar a etiologia, 49
- gonadal adquirida, 708
- hematopoética, 488, 490
- hepática
- - aguda, 465
- - fulminante, 466
- renal, 268
- - avançada, 278
- respiratória, 243
- - classificação da, 244
- - fisiopatologia, 243
- - hipercápnica, 246
- - hipercárbica, 244
- - hipoxêmica, 244, 247
- - manifestações clínicas, 244
- - princípios de manejo, 245
- - tipo I, 244
- - tipo II, 244
- suprarrenal, 264, 696
- - aguda, 698
- - secundária, 696, 699
- vagal, 1092
Insulina, tipos de, 716
Insulinomas, 727
Insulinoterapia, 717
Integração da homeostase do cálcio, 792
Intensidade
- anormal das bulhas cardíacas, 20
- da dose, 622
Interações medicamentosas, 1042
Interferona, 897
- - α, 896
- - β, 896
- - γ, 896
- - λs, 896

Índice Alfabético

Interleucina-1α, 897
Interleucina-1β, 897
Interleucina-2, 489, 895
Interleucina-3, 489, 895
Interleucina-4, 489, 895
Interleucina-5, 489, 895
Interleucina-6, 895
Interleucina-7, 895
Interleucina-9, 895
Interleucina-10, 896
Interleucina-11, 489, 895
Interleucina-12, 895
Interleucina-13, 895
Interleucina-15, 895
Interleucina-17, 839
Interleucina-17A, 895
Interleucina-17F, 895
Interleucina-18, 897
Interleucina-21, 895
Interleucina-22, 896
Interleucina-23, 839
Interleucina-23, 895
Interleucina-26, 896
Interleucina-27, 895
Interleucina-33, 897
Interpretação direta de esfregaços, 906
Interrupção dos fármacos antiepilépticos, 1170
Interstício, 270
Intervalo(s)
- eletrocardiográficos, 26
- PR, 26
Intestinos delgado e grosso e HIV, 1027
Intolerância ortostática, 1092
Intoxicação
- alcoólica aguda, 1243
- alimentar, 384
- bacteriana, 984
- por ácido acetilsalicílico, 298
- por organofosforados, 1212
Invasão, 609
- da medula óssea, 574
Iodo, 684
- radioativo, 687
Ionização e dessorção a *laser* assistida por matriz, 907
Ipilimumabe, 623
Irinotecano, 621
Irreversibilidade, 1067
Irritação meníngea, 1062
Isospora, 985
Isquemia, 285
- aguda do membro, 150
- miocárdica, 11, 29
- miocárdica silenciosa, 93
Ivabradina, 53
Ivacaftor, 210
Ixazomibe, 556

J

Junção(ões)
- comunicantes, 107
- neuromuscular, 1057

K

K2/maconha sintética, 1249
KRAS mutante, 629

L

L-metilmalonil-coenzima A, 527
Laceração(ões)
- de Mallory-Weiss, 407
- e lesões perfurantes por animais marinhos, 975
Lamotrigina, 1164
Lanreotida, 679

Lapatinibe, 623
Leflunomida, 835, 850, 851
Legionella pneumophila, 953
Lei
- de Frank-Starling, 47
- de Laplace, 8
- de Poiseuille, 9
Leishmania donovani, 1051
Leishmaniose, 1050
Lenalidomida, 556
Leptina, 732
Leptospira interrogans, 918
Leptospirose, 918
Lesão(ões)
- cerebral
- - aguda grave, 1231
- - traumática, 1150, 1153
- cutâneas preexistentes com infecções bacterianas secundárias, 973
- do SNC, 31
- do tecido cerebral, 1141
- eritematosas maculopapulares, 914
- expansivas
- - do tronco encefálico, 1062, 1065
- - nos hemisférios cerebrais, 1062
- focais do sistema nervoso central, 1025
- hepática induzida por fármacos, 461
- hepatocelular, 448
- nas mucosas, 914
- pulmonar
- - associada ao cigarro eletrônico, 225
- - induzida por radiação, 223
- renal aguda, 261, 276, 347, 924
- - abordagem diagnóstica ao paciente com, 349
- - anamnese, 349
- - apresentação clínica, 351
- - avaliação diagnóstica, 349
- - avaliação do risco ou da suscetibilidade à, 285
- - causas de, 285
- - classificação da, 347
- - complicações da, 356
- - definição, 347
- - desfecho e prognóstico da, 356
- - diagnóstico diferencial e manejo da, 351
- - efeitos em órgãos distantes, 286
- - epidemiologia, 349
- - etiologia, 348
- - exame(s)
- - - de imagem dos rins, 350
- - - de urina e microscopia da urina, 350
- - - físico, 349
- - - futuros para, 351
- - - laboratoriais básicos, 349
- - gravidade da lesão, 285
- - índices urinários, 350
- - intrínseca, 348, 352
- - manejo geral da, 356
- - por vasculite, 353
- - pós-renal, 348, 355
- - pré-renal, 351
- - traumática da medula espinal, 1150, 1152, 1153
- - tubular aguda, 348
- - pré-renal, 348
- - vesiculares, 914
Letalidade de síntese, 607
Leucemia(s)
- aguda, 511, 521
- - classificação das, 512
- linfoblástica aguda, 519
- - recém-diagnosticada, 519
- - tratamento da, 520
- linfocítica(s), 552
- - agudas, 552
- - crônica, 552
- mieloide
- - aguda, 513, 515
- - - recidivada/refratária tratamento de, 517

- - crônica, 507, 508, 605
- - - definição das fases da, 508
- - - fase acelerada ou blástica, 510
- - - fase crônica, 508
- - promielocítica aguda, 518
Leucócitos, 536
Leucocitose, 538
Leucoencefalopatia multifocal progressiva, 1023
Leucopenia, 844, 847
Leucorredução, 583
Lidocaína, 109, 110
Linagliptina, 721
Linfadenopatia, causas da, 546
Linfangioliomiomatose, 229
Linfedema, 652
Linfo-histiocitose hemofagocítica, 454, 579
Linfócitos
- B, 542, 898
- desenvolvimento, função e localização dos, 542
- T, 543, 901
- - auxiliares, 543
- - CD41, 543, 832, 839, 901
- - CD81, 543, 839, 901, 902
- - citotóxicos, 543, 902
- - efetores, 903
- Th17, 901
Linfogranuloma venéreo, 1009
Linfoma(s)
- de Burkitt, 605
- de células do manto, 549
- de Hodgkin, 545, 550
- folicular, 547, 605
- linfocítico de pequenas células, 552
- não Hodgkin, 544, 1024
- - agressivos, 548
- - de alto grau, 550
- - indolentes, 547
- - subtipos de, 547
Linfonodos, 543
Linfopoetina estromal do timo, 896
Linfotoxina-α, 896
Linfotoxina-αβ, 897
Linhagem(ns)
- de granulócitos e monócitos, 490
- eritroide, 490
Lipogênese, 724
Lipólise, 724
Lipoproteínas de densidade muito baixa, 746
Liraglutida, 735
Listeria, 986
- *monocytogenes*, 385, 912, 930, 986
Lítio, 322
Livedo reticular, 845
Loa loa, 1053
Lobo
- frontal, 1074
- intermediário, 674
- occipital, 1074
- parietal, 1074
- temporal, 1074
Localização dos sintomas
- na unidade motora, 1057
- no sistema nervoso central, 1057
Lorcasserina, 735
LSD, 1249
Lumacaftor, 210
Lúpus
- cutâneo
- - agudo, 847
- - crônico, 844, 847
- eritematoso cutâneo subagudo, 844
- eritematoso sistêmico, 827, 843
- - apresentação clínica, 843
- - critérios de classificação, 846
- - definição e epidemiologia, 843
- - diagnóstico e diagnóstico diferencial, 846
- - efeitos psicossociais do, 852

- - gravidez, 850
- - incidência e prevalência, 843
- - manifestações
- - - cardiopulmonares, 844
- - - gastrintestinais e hepáticas, 844
- - - hematológicas, 844
- - - mucocutâneas, 844
- - - musculoesqueléticas, 844
- - - neuropsiquiátricas, 845
- - - oculares, 846
- - - renais, 844
- - - sistêmicas, 844
- - - vasculares, 845
- - neoplasia maligna, 852
- - patologia, 843
- - prevalência de autoanticorpos no, 849
- - prognóstico, 850
- - saúde
- - - cardiovascular, 852
- - - óssea, 852
- - síndrome antifosfolipídio secundária, 852
- - taxa de mortalidade, 843
- - terapia hormonal, 851
- - tratamento, 849, 851
- - vacinas, 852
- induzido por fármacos, 849
- neonatal, 849
Lurasidona, 1089
Luspatercepte, 498

M

Má absorção, 376, 442
- apresentação clínica, 378
- de gordura e de carboidratos, 388
- definição e epidemiologia, 376
- diagnóstico, 379
- digestão e absorção
- - de carboidratos, 376
- - de gordura, 376
- - de proteínas, 376
- fase
- - de transporte, 377
- - luminal, 377
- - mucosa, 377
- mecanismos de, 377
- tratamento, 381
Má digestão, 388
Maconha, 1249, 1252
- medicinal, 1234
Macroadenomas, 675
Macrófagos, 898
Macroglobulinemia de Waldenström, 557
Macroprolactina, 677
Mácula(s)
- de carvão, 222
- densa, 272
Magnésio, 796
Malária, profilaxia da, 1048
Malformação(ões)
- congênitas, 1127
- de Chiari do tipo 1, 1128
- do desenvolvimento cortical, 1130
Manifestações
- cutâneas, 1039
- dos músculos esqueléticos, articulações e
    tendões, 861
- eletrocardiográficas
- - de anormalidades atriais e da hipertrofia
    ventricular, 28
- - de bloqueios fasciculares e de ramos, 28
- paraneoplásicas reumatológicas, 883
- reumáticas condições sistêmicas
    associadas a, 883
Manobra
- dos olhos de boneca, 1065
- expiratória forçada, 192

Manometria, 399
- de alta resolução, 399
Manutenção a longo prazo do ritmo sinusal, 123
Marca-passo gástrico, 737
Marcadores
- bioquímicos de várias doenças ósseas
    metabólicas, 809
- específicos de doenças hepáticas, 450
- sorológicos das hepatites virais, 458
Marginação, 536
Massa(s)
- mamárias, 762
- óssea, avaliação da, 816
- renais, 640
- suprarrenal incidental, 705
Mastalgia, 762
Maturação dos linfócitos B, 542
Maus-tratos, 1225
MDMA (metilenodioximetanfetamina), 1250
Mecânica da respiração, 184
Mecanismo
- da ereção, 775
- de reentrada, 107
Mediastinite, 240
Medicamentos
- anticolinérgicos, 782
- antipsicóticos, 1089
- associados à formação de cálculos, 329
- comuns associados à doença pulmonar
    intersticial induzida por fármacos, 223
- de transplante renal, 261
- imunossupressores, 1037
- modificadores da doença para esclerose
    múltipla, 1180
- para o tratamento da hipertensão arterial
    pulmonar, 233
- que podem causar
- - hipercalcemia, 801
- - hipocalcemia, 803
Medição laboratorial da bilirrubina, 451
Medicina
- intensivista, 173
- oncologia de precisão ou personalizada, 624
- personalizada, 624
Medula, 268
- espinal, 1057
- suprarrenal, 704
Megestrol, 697
Megletinidas, 720, 722
Meios líquidos, 905
Melanoma, 664
Melena, 373
Memantina, 1081
Memória
- a curto prazo, 1082
- declarada, 1082
- declarativa, 1082
- episódica, 1082
- estrutura da, 1082
- não declarativa, 1082
- semântica, 1082
Meningite, 929
- aguda, 931
- - tratamento inicial, 934
- asséptica, 1026
- associada a infecções por HSV-2, 932
- bacteriana, 918, 929, 933
- - e viral, distinção entre, 934
- crônica, 1026, 1082
- fúngica, 931, 934
- identificação da, 1063
- meningocócica, 1048
- por espiroquetas, 931, 934
- por Staphylococcus aureus, 931
- sifilítica, 932
- subaguda ou crônica, 932

- terapia adjuvante, 937
- tuberculosa, 931, 932, 934
- viral, 931
Meningoencefalite, 1026
Menopausa, 760
Meralgia parestésica, 1190
6-mercaptopurina, 429
Mesalazina, 428
Mescalina, 1249
Mesilato de imatinibe, 509
Mesotelioma, 239
MET, 628
Metabolismo
- da bilirrubina, 451
- dos eritrócitos, 532
- periférico dos hormônios
    tireoidianos, 684
Metadona, 697
Metais pesados, 321
Metaloproteinases de matriz, 201
Metanfetamina, 1250
Metanol, 298
Metástase(s), 609
- óssea, 652
Metformina, 721
Metilfenidato, 1250
Metimazol, 687
Metirapona, 697
Método(s)
- de Bohr, 184
- de contracepção, 758
- de diagnóstico rápidos e/ou diretos de
    amostras, 905
- de identificação rápida, 908
- de testes diretos a partir de amostras, 905
Metotrexato, 429, 621, 835, 850, 851
Mexiletina, 109, 110
Mialgia, 844
Miastenia gravis, 1210
Micobactérias, 1045
Micofenolato de mofetila, 365, 576, 850, 851
Microadenomas, 675
Microambiente tumoral, 604
Microangiopatia trombótica
- associada à neoplasia maligna, 345
- do rim, 341
- induzida por quinina, 343
- relacionada com a gravidez, 345
Micropênis, 707
Microsporidia, 388
Mielite transversa aguda, 1184
Mielofibrose primária (idiopática), 505
- critérios diagnósticos da OMS, 506
Mieloma múltiplo, 554, 886
Mifepristona, 697
Migralepsia, 1096
Miliimona, 55
Miméticos da amilina, 720
Mimetizadores da esclerodermia, 859
Minorias sexuais femininas, 768
Miocardiopatia(s), 15, 136, 137
- arritmogênica do ventrículo direito, 128, 140
- associadas a distrofias musculares e distúrbios
    neuromusculares, 137
- de takotsubo (induzida por estresse), 137
- dilatada, 136, 137
- hipertrófica, 137, 138
- não classificadas, 137, 140
- periparto, 142
- restritiva, 137, 139
- ventricular direita arritmogênica, 137
Miocardite, 135
Miócitos cardíacos, 106
Mioclonia, 1116
Miopatia(s)
- adquiridas, 1197, 1207
- aguda, 1198
- avaliação, 1199

Índice Alfabético

- causadas por doenças endócrinas e sistêmicas/ miopatia por corticosteroides, 1209
- centronuclear congênita, 1198
- com anticorpos anti-HMGCR, 1208
- congênitas, 1205
- crônica, 1198
- de Bethlem/distrofia muscular de Ullrich, 1203
- hereditárias, 1197, 1202
- inflamatórias, 885, 1207
- - idiopáticas, 1208
- metabólicas, 1205
- mitocondriais, 1206
- por corticosteroides, 1209
- relacionada à SEPN1, 1203
- tóxicas, 1209
Miosite
- com corpúsculos de inclusão esporádica, 1208
- infecciosa, 1208
Miotomia endoscópica por via oral, 394
Miotonias não distróficas, 1206
Mitocôndrias, 272
Mitotano, 697
Mitoxantrona, 1181
Mixedema, 689
- pré-tibial, 686, 687, 689
Mobilidade, 1222
Modalidades de esforço, 39
Modelo(s)
- da cascata da coagulação, 562
- de coagulação baseado em células, 563
- integrados de secreção, 272
Modificação
- da transmissão neural, 443
- do risco pré-operatório para reduzir o risco cardíaco perioperatório, 258
Moduladores seletivos dos receptores de estrogênio, 823
Monitor(es)
- cardíacos implantáveis, 32
- de eventos eletrocardiográficos, 32
- de eventos externos, 108
- Holter, 32, 108
Monitoramento
- ambulatorial, 108
- de infarto do miocárdio, 260
- do pH esofágico, 399
- do tratamento com testosterona, 775
- eletrocardiográfico, 103
- hemodinâmico invasivo de pacientes ambulatoriais, 53
Monócitos, 538, 898
Mononeurite múltipla, 1191
Mononeuropatia(s), 726, 1190
- comuns, 1193
- múltipla, 1189
Mononucleose infecciosa, 919
Mordidas
- de animais, 974, 975
- humanas, 974, 975
Morfina, 697, 1249
Morfogênese de ramificação, 174
Morte
- celular programada, 606
- encefálica, 1067
- intracelular, 537
- súbita cardíaca, 10, 126
- - prevenção da, 127
Motilidade gastroduodenal, 410
Movimento(s)
- oculares, 1106
- - conjugado, 1107
- - de segmento, 1106
- - reflexos, 1065
- - sacádicos, 1106
- periódicos dos membros no sono, 1071
Mucorales, 1044
Mudanças de estilo de vida, 617

Músculo, 1057
Mutante
- *BRAF*, 628
- *EGFR*, 628
- *HER2*, 628
- *KRAS*, 628
Mycobacterium
- *africanum*, 955
- *avium*, 920
- - subespécie *paratuberculosis*, 423
- *bovis*, 955
- *leprae*, 971
- *marinum*, 971
- *scrofulaceum*, 920
- *tuberculosis*, 428, 892, 912, 931, 953, 955
Mycoplasma pneumoniae, 953

N

Naloxona, 697
Naltrexona, 697, 735, 1246, 1251
Não
- compactação do ventrículo esquerdo, 137
- responsividade psicogênica, 1066
Narcolepsia, 1070
Natalizumabe, 429, 1181
Nateglinida, 722
Náuseas e vômitos, 1234
- induzidos por quimioterapia, 671
Necator americanus, 1053
Necessidades especiais do paciente geriátrico, 265
Necrose
- cutânea induzida por varfarina, 592
- infectada, 436
- pancreática e extrapancreática
- - estéril, 440
- - infectada, 440
- papilar, 997
- tubular aguda, 348, 349, 353, 924
- - isquêmica, 353
- - nefrotóxica, 353
Nefrite, 844
- intersticial, 270
- - aguda, 319
- - - causas de, 319
- - crônica, 320
- lúpica, 309
- - classificação da, 845
- - difusa, 845
- - esclerótica avançada, 845
- - focal, 845
- - membranosa, 845
- - mesangial mínima, 845
- - proliferativa mesangial, 845
- por radiação, 322
- tubulointersticial, 319
Nefrolitíase, 328
Nefronoftise juvenil, 326
Néfrons
- justamedulares, 270
- superficiais, 270
Nefropatia
- associada ao HIV, 315
- cristalina, 354
- da membrana basal glomerular fina, 316
- diabética, 725
- endêmica dos Bálcãs, 321
- induzida por pigmento, 354
- membranosa, 305
- mesoamericana, 322
- obstrutiva, 355
- osmótica, 354
- por ácido aristolóquico, 321
- por analgésicos, 320, 321
- por fitoterápicos chineses, 321
- por imunoglobulina A, 306
Nefrosclerose hipertensiva, 167, 339

Nefrotoxicidade por metais pesados, 321
Nefrotoxinas, 285
Negligência hemiespacial, 1077
Negociação das metas de cuidado, 1236
Neisseria
- *gonorrhoeae*, 991
- *meningitidis*, 918, 930, 1048
Nematódeos, 1052
Neoplasia(s)
- de células
- - B maduras, 545
- - não pertencentes às ilhotas pancreáticas, 728
- - T e células NK maduras, 545
- de origem linfática, 544
- do pâncreas exócrino, 444
- malignas
- - associadas a inibidores do TNF, 885
- - biliares, 485
- - de esôfago, 401
- - hematológicas, 574, 1038
- - mieloides, 502
- - mieloproliferativas, 502
- - trofoblástica gestacional, 660
Nervo(s), 1057
- cutâneo femoral lateral, 1190
- femoral, 1190
- fibular, 1190
- isquiático, 1190
- mediano, 1190
- radial, 1190
- renais, 268
- tibial, 1190
- ulnar, 1190
Neuralgia(s)
- cranianas, 1095, 1101
- do glossofaríngeo, 1102
- do trigêmeo, 1101
- occipital, 1102
- pós-herpética, 1102
Neurite
- braquial autoimune aguda, 1189
- óptica aguda idiopática, 1185
- vestibular, 1113, 1114
Neuro-hipófise, 674
Neuroestimulação responsiva, 1166
Neuroestimuladores, 1166
Neurofibromatose
- 1, 1132
- 2, 1133
Neuroimagem, 1163
Neuromielite óptica, 1108
Neuropatia(s), 726
- amiloides familiares, 1195
- associadas à dor, 1192
- autônoma, 726
- - amiloide, 1094
- - cardiovascular diabética, 1094
- diabética, 1194
- fibular, 1194
- induzidas por agentes tóxicos, 1195
- óptica
- - inflamatória crônica recorrente, 1185
- - isquêmica, 1108
- periférica, 1186, 1189
- - exames laboratoriais na, 1192
- - simétrica distal, 1026
- sensorimotoras hereditárias, 1191
Neutrofilia, 539
- diagnóstico diferencial da, 539
Neutrófilos, 536, 894
Neutropenia, 539, 1037
- autoimune, 540
- diagnóstico diferencial da, 539
- febril, 670
- induzida por fármacos, 540
- na artrite reumatoide, 540
Nichos de células-tronco, 489

Nilotinibe, 509
Nistagmo, 1112
- espontâneo, 1112
- evocado pelo olhar, 1112
- posicional, 1112
Nitratos, 53, 104
Nitrofurantoína mono-hidratada
  em macrocristais, 996
Nitroglicerina, 90
Níveis de cortisol, 697, 698
Nó SA, 107
Nocardia, 1044
Nódulo(s)
- pulmonar solitário, 631
- solitários da tireoide, 691
Norepinefrina, 704
Norovírus, 984
Novos
- anticoagulantes orais, 122
- medicamentos imunomoduladores, 1039
NTRK, 628
Nucleação, 479, 482
Núcleos da base, 1057
Nutrição, 1224
- e câncer, 614
- enteral, 741
- parenteral, 742
- - composição de soluções típicas de, 743

O

Obesidade, 241, 730, 764
- definição e epidemiologia, 730
- diagnóstico e avaliação da, 732
- e HIV, 1028
- e osteoartrite, 874
- modificação do estilo de vida, 733, 734
- mórbida, 730
- outros fármacos para tratamento
  em curto prazo da, 736
- patologia da, 730, 731
- prognóstico, 737
- riscos associados à, 732
- tratamento farmacológico da, 734
Obscurecimento, 1100
Obstrução
- biliar
- - causas não malignas de, 485
- - e duodenal, 443
- - outras causas de, 486
- do sistema urinário, 322, 323
- pilórica, 416
Ocitocina, 675
Ocrelizumabe, 1182
Octreotida, 679
Odinofagia, 398
Ofatumumabe, 623, 1182
Oftalmoplegia internuclear, 1107
Ombro de Milwaukee, 873
Oncocercose, 1053
Oncogenes, 608
Oncologia, 603
Oncostatina M, 896
Onda(s)
- A, 7
- C, 7
- delta em ritmo sinusal, 117
- P, 26
- Q patológica, 29
- T, 31
Ópio, 1249
Opioides, 697, 1250
- e derivados de morfina, 1249
- efeitos adversos dos, 1233
Orbitopatia de Graves, 687
Organização e estrutura do
  músculo normal, 1197

Orientação do paciente, 104
Orlistate, 734
Ortopneia, 177
Osmolalidade, 287
Osmolaridade, 287
Osso
- cortical, 790
- trabecular, 790
Osteíte
- deformante, 807
- fibrosa cística, 799, 812
Osteoartrite, 827, 874
- apresentação clínica, 876
- definição e epidemiologia, 874
- diagnóstico e diagnóstico diferencial, 876
- fatores patológicos, 874
- prognóstico, 878
- tratamento, 877
Osteoartropatia
- hipertrófica, 884
- pulmonar hipertrófica e
  baqueteamento digital, 627
Osteoblastos, 790
Osteodistrofia
- hereditária de Albright, 802
- renal, 813
Osteogênese imperfeita do tipo VI, 811
Osteomalacia, 804, 809
- induzida por tumor, 805
Osteomielite, 990, 993
Osteoporose, 763, 799, 816
- após transplante, 813
- apresentação clínica, 816
- artrite reumatoide, 837
- classificação pela OMS, 819
- definição e epidemiologia, 816
- duração do tratamento, 824
- e HIV, 1028
- e lúpus eritematoso sistêmico, 852
- escolha da terapia e terapia sequencial
  versus combinada, 824
- patologia e fatores de risco, 816
- prevenção, 821
- radiografia, 819
- tratamento e prognóstico, 821
Osteoprotegerina, 897
Otite
- externa bacteriana aguda, 951
- média bacteriana aguda, 951
Otosclerose, 1110
Oxalobacter formigenes, 331
Oxicodona, 1249
Óxido nítrico, 559, 925
Oxigenação
- extracorpórea, 102
- por membrana extracorpórea, 146, 249
Oxigenoterapia, 206
- domiciliar, 253
Oxiuríase, 1052
Ozanimode, 1181

P

Paciente(s)
- hipertensos
- - com diabetes, 167
- - com doença arterial coronariana, 167
- hospitalizado, 1226
Paclitaxel, 621
Padrão(ões)
- característicos de fraqueza muscular e
  miopatias associadas, 1201
- de anormalidades nos exames
  bioquímicos hepáticos, 448
- de comprometimento articular, 826
- de cuidados no DM1 e no DM2 para
  além do controle da glicemia, 723

- de nistagmo, 1112
- de perda óssea relacionada com a idade, 817
- eletrocardiográficos anormais, 27
- moleculares
- - associados a patógenos, 923
- - associados ao dano, 923
- obstrutivo, 176
- WPW, 117
Painéis de testes sindrômicos, 908
Palpitação, 13
Pan-hipopituitarismo, 708
Pancitopenia, diagnóstico diferencial da, 491
Pâncreas, 432
- *divisum*, 435
Pancreatite, 803, 981
- aguda, 432, 434
- alcoólica, 433
- autoimune, 434
- crônica, 440
- fármaco-induzida, 433
- grave, 437, 438
- hereditariedade, 434
- intersticial, 436
- necrosante, 436
- por cálculos biliares, 432, 438, 485
Pancreatoscopia, 393
Pandemia da SARS-CoV-2 de 2020, 616
Panitumumabe, 623
Pannus sinovial proliferativo, 833
Papilomavírus humano, 763, 1013
Paracetamol, 877
Paraganglioma, 163
Paralisia(s)
- bilateral do diafragma, 241
- de Todd, 1143
- do diafragma, 241
- do terço nervo craniano, 1105
- periódicas, 1207
- supranuclear progressiva, 1118
- ulnar, 1194
Parasitas, 1045
Parassonias, 1072
- NREM, 1072
Paratormônio, 791, 823
Parkinsonismo, 1116
- atípico, 1118
- diagnóstico diferencial do, 1117
- secundário, 1118
Pasireotida, 679
Pasteurella multocida, 971
Patógenos
- entéricos, 984
- multirresistentes, 1002
Pausas ou paradas sinusais, 113
PCP, 1254
- e análogos, 1249
PCSK9, 751
PD-l1 (ligante de morte programada 1), 610
Pectorilóquia sussurrada, 180
Pectus
- *carinatum*, 19
- *excavatum*, 19, 240
Pediculose púbica, 1013
Pedido de morte antecipada, 1239
Pegol, 429
Pegvisomanto, 679
Pepsinogênio, 409
Peptídio
- natriurético
- - atrial, 48
- - cerebral, 48
- relacionado ao
- - gene da calcitonina, 1097
- - paratormônio, 824
Perda(s)
- auditiva
- - causas da, 1110

Índice Alfabético

- - neurossensorial, 1109
- - tratamento da, 1111
- de ácido gastrintestinal, 298
- extrarrenais de potássio, 291
- ou defeitos adquiridos do fibrinogênio, 587
- renais
- - de potássio, 291
- - excessivas de fosfato, 804
- - excessivas de magnésio, 806
- visual
- - binocular, 1108
- - monocular, 1107
Perfenazina, 1089
Perfis
- hemodinâmicos, 47
- INTERMACS, 54, 55
Perfuração
- de uma úlcera péptica, 416
- esofágica, 406
Perfusão, 187
- miocárdica, 39
Pericardite, 11
- aguda, 132
- causas da, 132
- constritiva, 134, 139
- - efusiva, 135
Perimenopausa sinais/sintomas da, 760
Período perioperatório, artrite reumatoide, 837
Peritonite, 977
- bacteriana espontânea, 472
Peroxidase tireoidiana, 685
Persistência do canal arterial, 62
Personalidade neurodegeneração, 1089
Pertuzumabe, 623
Pesquisa
- de anticorpos e antígenos em sangue e líquidos corporais, 907
- de antígeno criptocócico, 908
- para a cura do HIV, 1034
Peste, 920
Petéquias cutâneas, 914
PFC, 587
Pico de fluxo expiratório, 192
Pielonefrite
- enfisematosa, 997
- xantogranulomatosa, 997
Piodermas primários, 972
Pioglitazona, 722
Pirâmides, 268
Pirógenos endógenos, 911
Piropoiquilocitose hereditária, 531
Planejamento de cuidados antecipado, 1225
Plaquetas
- de um único doador, 582
- do sangue total, 571
Plasmodium falciparum, 1048
Plasticidade das células-tronco, 490
Plataformas de testagem, 910
Pletórico azulado, 203
Pleura, 237
Plexo, 1057
- de Meissner, 398
- mioentérico, 398
Plexopatia, 1186
- braquial, 1189
- lombossacral, 1189
Plop tumoral, 21
Pneumócitos
- do tipo I, 183
- do tipo II, 183
Pneumoconiose, 221
- do carvoeiro, 222
Pneumocystis jirovecii, 892, 1021
Pneumologia, 173
Pneumonia, 1039
- adquirida no hospital, 1001
- - associada à ventilação mecânica, 1000, 1001

- com pleurisia, 12
- em organização fibrinosa aguda, 218
- eosinofílica, 218
- - aguda, 218
- - crônica, 218, 219
- intersticial
- - aguda, 218
- - com características autoimunes, 225
- - idiopáticas, 215, 217
- - não específica, 217
- por Pneumocystis, 1021
Pneumonite
- de hipersensibilidade, 215, 219, 220
- por radiação, 224
Pneumotórax, 239
- espontâneo, 12
- hipertensivo, 239
Point-of-care testing, 909
Poliangiite microscópica, 311, 862
Poliarterite
- nodosa, 865, 866
- semelhante à artrite reumatoide, 884
Policitemia vera, 503, 504
Polidipsia, 289
- avaliação da, 289
- primária, 288
Polimiosite, 1207
Polimorfismo de nucleotídio único, 604
Polineuropatia(s)
- adquiridas específicas, 1194
- amiloide familiar, 1191
- desmilienizante(s), 1190
- - inflamatória aguda, 1194
- - inflamatória crônica, 1194
- do paciente crítico, 1195
- hereditárias específicas, 1195
- periférica, 726
Poliomavírus, 1043
Poliomielite, 1048
Pólipos da vesícula biliar, 484
Polirradiculopatias, 726
Polissonografia, 1069
Poliúria, 289
Pomalidomida, 556
Ponatinibe, 509
Ponto(s)
- de controle (checkpoints)
- - do crescimento, 609
- - moleculares, 624
- de impulso máximo, 19
Pós-carga, 8
Pós-despolarizações
- precoces, 107
- tardias, 107
Posicionamento dos eletrodos, 25
Postura
- de descerebração, 1064
- decorticada, 1064
Potenciais evocados, 1178
Pranlintida, 722
Pré-carga, 8
Pré-diabetes, 712
Pré-eclâmpsia, 340
Pregabalina, 761
Preparação dos viajantes, 1047
Presbiacusia, 1110
Preservação da fertilidade, 652
Pressão
- arterial
- - avaliação da, 160, 279
- - diastólica, 16
- - encunhada, 7
- capilar pulmonar, 7, 42
- expiratória final positiva, 188
- inspiratória positiva nas vias respiratórias, 246
- positiva constante nas vias respiratórias, 246
- transpulmonar, 186

Prevalência, 614
Prevenção secundária, educação do paciente e reabilitação, 103
Princípio da nested-PCR, 908
Priorizar (mnemônico PRAT), 373
Pró-coagulantes, 561
Procainamida, 31, 109, 110
Procedimento(s)
- de imagem não endoscópicos, 394
- de labirinto, 123
- endoscópicos e de imagem diagnóstica, 390
- invasivos, 1237
Processamento renal
- do cálcio, 788
- do fosfato, 795
Profilaxia
- antimicrobiana, 1042
- pós-exposição após exposições ocupacionais ao HIV, 1034
Progressão da doença, 625
Prolactina, 674, 675, 757
Proliferação
- desencadeada por oncogenes, 608
- atípicas do sistema linfático, 546
Prolongamento do intervalo QT, 31
Propafenona, 109, 110, 123
Propiltiouracila, 687
Propriedades
- das lipoproteínas, 746
- pró-coagulantes das plaquetas, 564
Prostaglandinas, 414
Próstata, 781
Prostatite, 781
Proteína
- C ativada, 564
- C reativa, 83, 829
- de maturação dos linfócitos, 897
- huntingtina anormal, 1120
- p53, 606, 609
- reguladora da condutância transmembrana da fibrose cística, 250
Proteinose alveolar pulmonar, 219
Prótese(s)
- peniana, 778
- valvares, 142
Protozooses, 1050
Protrombina, 591
Prova(s)
- de esforço para pacientes sintomáticos, 37
- de função
- - exócrina do pâncreas, 379
- - pancreática, 441
- - pulmonar, 214
Pseudo-hiperfosfatemia, 804
Pseudo-hiperpotassemia, 293
Pseudo-hipoparatireoidismo, 802
Pseudoanomalia de Pelger-Huët, 493
Pseudocistos pancreáticos, 435
Pseudoinfarto, 29
Pseudomonas aeruginosa, 951, 971
Pseudopseudogota, 873
Pseudossíndrome de Cushing, 680
Psicose, 1088
Psilocibina, 1249
Pulmão, 174
- anatomia, 182
- de crack, 225
- fisiologia, 184
- na saúde e na doença, 174
- perspectivas para o futuro, 197
Pulso(s)
- de Corrigan, 76
- de Quincke, 76
- paradoxal, 18
- pequeno e tardio, 16
Punção lombar, 1058, 1059

Índice Alfabético 1287

Pupilas, 1105
- de Argyll-Robertson, 1105
- tônicas (de Adie), 1106
Púrpura
- de Henoch-Schönlein, 863, 864, 866
- fulminante, 592
- pós-transfusional, 577
- trombocitopênica
- - imune, 575
- - trombótica, 315, 341, 595
- vascular, 572

Q

Qualidade da testagem no local
do atendimento, 909
Quelação do ferro, 498
Questionário
- CAGE, 1245
- pré-operatório padronizado, 256
Quilomicronemia familiar, 753
Quimioprevenção, 617
Quimiotaxia, 536
Quimioterapia, 607, 621
- de indução intensiva, 520
- indicações, 622
- limitações, 622
- mecanismos da, 621
- neoadjuvante ou pré-operatória, 622
Quinidina, 31, 109, 110

R

Radiação
- e câncer, 616
- ionizante, 616, 621
- não ionizante, 616
Radicais livres de oxigênio, 1216
Radiografia(s)
- de tórax, 32, 194
- simples de abdome, 394
Radioterapia, 620
Raiz espinal, 1057
Raquitismo, 804, 809
- resistente à vitamina D, 805
Rastreamento do câncer, 617
- de mama, 762
- do colo do útero, 763
Razão de chances (*odds ratio*), 614
Razão de espaço morto, 184
Reabilitação cardíaca, 104
Reabsorção, 272
Reação
- de van Den Bergh, 451
- leucemoide, 538
Reanimar (mnemônico PRAT), 373
Rearranjo
- de ALK 2p23, 629
- de ROS-1, 629
Reatividade pupilar, 1065
Recalcificação e formação óssea rápida, 803
Receptor(es)
- antagonista da interleucina-1, 897
- de células T, 543
- de linfócitos B, 899
- do fator de crescimento epitelial mutante, 627
- do ligante do fator nuclear kB, 791
- *nod-like*, 893
- *Toll-like*, 893, 924
Rede anastomótica do cérebro, 1139
Redistribuição celular, 293
Redução
- da depuração renal, 804
- da pressão arterial para prevenção
- - de comprometimento cognitivo, 169
- - secundária de acidente vascular encefálico, 168
- de pós-carga, 51

Reentrada, 107
Reflexo(s)
- de Brudzinski, 1064
- suspensos, 689
- vestíbulo-ocular, 1106, 1112
Refluxo
- esofágico, 12
- gastresofágico, 861
- hepatojugular, 48
Registro eletrocardiográfico ambulatorial, 32
Regorafenibe, 623
Regulação autônoma normal
da frequência cardíaca, 112
Regurgitação
- aórtica, 75
- mitral, 76
- - mecanismos da, 77
- - primária, 77
- - secundária, 77
- pulmonar, 79
- tricúspide, 80
Rejeição
- aguda, 365
- humoral aguda, 365
Relação
- de Frank-Starling, 8
- insulina/carboidrato, 718
Relaxamento isovolumétrico, 7
Remodelação óssea, 790, 791
Renina, 274
Repaglinida, 722
Repolarização precoce, 29
Resfriado comum, 947
Resistência
- a antimicrobianos, 910
- à solução salina, 299
- à vancomicina em *S. aureus*, 1003
- vascular sistêmica, 9
Resistina, 732
Responsabilidade do profissional de
saúde pela otimização dos resultados, 905
Resposta(s)
- à solução salina, 298
- completa, 625
- das defesas do hospedeiro
a patógenos, 903
- de convergência, 1106
- de onda quadrada, 49
- fotoparoxísticas ou fotoconvulsivas, 1161
- humoral, 903
- - adaptativa, 899
- inflamatória, 894
- mediada por células, 903
- motora, 1064
- neuro-hormonal adaptativa, 47
- parcial, 625
Ressonância magnética, 351, 396, 1060, 1177
- cardíaca, 35
- - sob estresse, 39
- do rim, 280
- do tórax, 196
Restauração do ritmo sinusal, 122
Resultados
- falso-negativos, 617
- falso-positivos, 617
Retenção de ar, 192
Retículo endoplasmático, 272
Reticulócitos, 524
Reticulocitose, avaliação da anemia com, 529
Retinopatia diabética, 725
Retossigmoidoscopia, 392
Revascularização coronariana, 258
Rhodiola, 698
Rickettsia
- *africae*, 919
- *rickettsii*, 918
- *typhi*, 919

Rim(ns)
- anatomia macroscópica, 268
- em esponja medular, 327
- estrutura dos, 268
- função, 268
- - metabólica, 274
- - endócrina, 274
Rinossinusite bacteriana aguda, 947
Riquetsioses, 918
Risco
- cardíaco
- - pós-operatório, 260
- - pré-operatório, 257
- cardiovascular
- - estratificação do, 161
- - prevenção do, 749
- relativo, 614
Rituximabe, 223, 306, 520, 576, 623
Rivaroxabana, 235, 600
Romosozumabe, 824
Rubéola, 914
Ruflar diastólico, 24

S

Sacroileíte, 829, 841
Salbutamol, 204
Salmonella, 985
- *enteritidis*, 427
- não tifoide, 984, 985
Salvia divinorum, 1249
Sangramento, 466
- avaliação inicial do, 568
- causado
- - pela doença de von Willebrand, 583
- - por defeitos da função plaquetária, 579
- - por distúrbios dos fatores da coagulação, 585
- - por distúrbios vasculares, 572
- - por trombocitopenia, 573
- em pacientes com valores
laboratoriais normais, 587
- gastrintestinal, 416
- uterino anormal, 758
Sarampo, 914, 1048
Sarcoidose, 227, 322, 887
Sarcoma, 665
- de Ewing, 605
- de Kaposi, 1024
Sarcoptes scabiei, 1013
Satralizumabe, 1184
Saturação do colesterol biliar, 482
Saúde
- cardiovascular e lúpus
eritematoso sistêmico, 852
- da mulher, 755, 756
do homem, 771, 772
- mental
- - e HIV, 1029
envelhecimento, 1221
Saxagliptina, 721
Secreção, 272
- das plaquetas, 562
- de ácido, 409
- de cortisol autônomo, 705
- mamilar, 762
Sedação paliativa proporcional, 1238
Sedativos, 1248, 1249
Sedimento nefrítico, 353
Segmento ST, 26, 31
Selinexor, 557
Sepse, 803, 922
- antibióticos para pacientes adultos com, 928
- apresentação clínica, 925
- critérios diagnósticos, 922
- definição, 922
- diagnóstico, 926
- epidemiologia, 923

Índice Alfabético

- fisiopatologia do choque séptico, 924
- imunopatogenia, 924
- microrganismos comumente identificados, 924
- patologia, 924
- prognóstico, 928
- tratamento, 927
Sequenciamento de última geração, 574, 906
- 16S, 18S e metagenômico para detecção de patógenos, 909
Sequestradores de ácidos biliares, 750
Sequestro de plaquetas, 575
Seriografia esôfago-estômago-duodeno, 395
Serosite, 846
Sertralina, 697
Shigella, 385, 427, 984, 985
Shunt(s)
- anatômicos intrapulmonares, 190
- fisiológico, 190
- intracardíacos, 190
Sibilos, 177, 180
Sífilis, 1010
- primária, 920, 1009
- tratamento, 1011
Silicose, 221
- aguda, 221
Simpatolíticos centrais, 166
Sinal(is)
- da ombreira, 886
- de Becker, 76
- de Brudzinski, 1064
- de Chvostek, 801
- de Duroziez, 76
- de Gerhard, 76
- de Hamman, 180
- de Hills, 16, 76
- de Kussmaul, 139
- de Mayne, 76
- de Mueller, 76
- de Murphy, 483
- de Musset, 76
- de Rosenbach, 76
- de Traube, 76
- de Trousseau, 801
- do número 4, 1158
Sinalização de câncer intracelular, 609
Síncope, 13, 124, 1164
- causas de, 125
- convulsiva, 1164
- de micção, 125
- neurocardiogênica, 13
- pós-tussígena, 125
- vasovagal, 125
Síndrome(s)
- anginosas, 92
- antifosfolípídio, 853
- - secundária, 852
- autoimune poliglandular
- - do tipo I, 698
- - do tipo II, 698
- carcinoide, 388
- cardiorrenal, 351
- cerebral perdedora de sal, 288
- compartimental abdominal, 435
- coronariana aguda, 10, 93
- corticais, 1074, 1075
- - anatomia funcional, 1074
- - avaliação clínica, 1074
- corticobasal, 1118
- da cauda equina, 1103
- da cefaleia
- - primária, 1095, 1099
- - secundária, 1095
- da dor abdominal funcional, 370
- da encefalopatia posterior reversível, 1140
- da escarlatina, 973
- da fibromialgia, 880, 882

- da fome óssea, 812
- da imunodeficiência adquirida, 544, 1049
- da insuficiência hematopoética primária, 490
- da medula
- - anterior, 1152
- - central, 1152
- - espinal, 1152
- da meningite asséptica, 931
- da plaqueta cinzenta, 582
- da realimentação, 744
- da resposta inflamatória sistêmica, 923
- da trombocitopenia induzida por heparina, 577
- da veia cava superior, 629, 669
- da vigília arresponsiva, 1066
- das pernas inquietas, 1071, 1124
- de "parkinson *plus*", 1118
- de abstinência, 1244
- de abstinência de TKI, 510
- de Alport, 316
- de Anton, 1108
- de Bernard-Soulier, 581
- de bradicardia-taquicardia, 113
- de Brown-Séquard, 1152
- de Brugada, 129
- de Budd-Chiari, 477
- de bursite, 880
- de Caplan, 222
- de Chediak-Higashi, 562, 582
- de Churg-Strauss, 227, 311
- de Cushing, 162, 627, 680, 700, 883
- - manifestações clínicas da, 681
- de deficiência de adesão dos leucócitos, 536
- de desconforto respiratório agudo, 248
- de dor abdominal, 369
- de Dravet, 1162
- de Ehlers-Danlos, 151
- de esvaziamento rápido, 736
- de Guillain-Barré, 1194
- de Heerfordt, 228
- de Hermansky-Pudlak, 562, 581
- de hiperfunção adrenocortical, 700
- de hipofunção adrenocortical, 696
- de Horner, 629, 1106
- de imunodeficiência primária, 1037
- de insuficiência da medula óssea, 500
- de Kallmann, 708
- de Kartagener, 208
- de Kleine-Levin, 1071
- de Klinefelter, 708
- de Korsakoff, 1083
- de Lennox-Gastaut, 1161
- de lise tumoral, 671
- de Loeys-Dietz, 151
- de Marfan, 142, 151
- de Ménière, 1110
- de mielodisplásica, 496
- de Mirizzi, 455, 483, 483
- de mononucleose, 915
- - associada à infecção pelo CMV, 919
- de Munchausen, 1088
- de Plummer- Vinson, 401
- de pré-excitação, 117
- de Reiter, 827
- de Rett, 1132
- de Schmidt, 698
- de secreção inapropriada de hormônio antidiurético, 288, 682
- de Shy-Drager, 1118
- de Sjögren, 883, 887, 890
- - e linfomas não Hodgkin, 888
- de sobreposição, 849
- de Sturge-Weber, 1134
- de supercrescimento bacteriano, 382
- de Sweet, 495
- de *takotsubo*, 766
- de tendinite, 881

- de Tourette, 1123
- de Turner, 151, 757
- de vasoconstrição cerebral reversível, 1140
- de West, 1161
- de WPW e fibrilação atrial, 118
- de Zollinger-Ellison, 388, 411, 415, 417
- demenciais, 1078
- disabsortivas, sinais associados às, 378
- do 5q menos, 498
- do anticorpo antifosfolipídio, 345, 594
- do choque tóxico estafilocócico, 918, 970
- do desconforto respiratório, 175
- do encarceramento, 1066
- do esvaziamento rápido (*dumping*), 727
- do intestino irritável, 369, 370
- do nó SA, 113
- do QT longo
- - adquirida, 130
- - congênita, 128
- do seio carotídeo hipersensível, 125
- do túnel do carpo, 1190, 1193
- do vômito cíclico, 419
- do X frágil, 1132
- dos ovários policísticos, 758, 764
- *dumping*, 419
- episódica
- - desencadeada, 1113
- - espontânea, 1113
- falciformes, 534
- febris, 911
- hemofagocítica, 454
- hemolítico-urêmica, 315, 343
- - atípica mediada por complemento, 344
- - pneumocócica, 343
- - mediada por complemento, 343
- hepatopulmonar, 475
- hepatorrenal, 272, 352, 473
- inflamatória de reconstituição imune, 1025
- leite-álcali, 800
- metabólica, 719, 764
- - e HIV, 1028
- miastênica de Eaton-Lambert, 627, 1211
- mielodisplásica(s), 495, 574
- - associada a del(5q) isolada, 496
- - classificação das, 496
- nefrítica, 303
- nefrótica, 261, 279, 303
- paraneoplásicas associadas ao câncer de pulmão, 627
- POEMS, 557
- psiquiátricas, 1084, 1085
- radiculares cervicais, 1102
- regionais, 1074
- respiratória do oriente médio, 912
- semelhante
- - à esclerodermia, 885
- - ao lúpus, 884
- serotoninérgica, 911
- talassêmicas, 534
- tardia, 1122
- torácica aguda, 533
- vestibulares persistente aguda, 1113
Sinovite simétrica soronegativa remitente com edema depressível, 884
Síntese dos hormônios tireoidianos, 684
Sinusite aguda, 1100
Siponimode, 1181
Siringomielia, 1128
Sirolimo, 365
Sistema(s)
- cardiovascular artrite reumatoide, 837
- de administração de oxigênio, 245
- de aspiração gástrica, 737
- de Bethesda para relatório citopatológico da tireoide, 692
- de classificação para a intensidade dos sopros, 22

- de condução, 4
- - normal, 112
- de cuidados, 1226
- de escore prognóstico para
- - as síndromes mielodisplásicas, 498
- - os distúrbios mielodisplásicos, 497
- de estadiamento para o linfoma de Hodgkin e linfomas não Hodgkin, 547
- de estadiamento TNM
- - do carcinoma de células renais, 328
- - para câncer de pulmão, 630
- de suporte ventricular Impella®, 55
- hepático do citocromo P-450, 365
- linfático, 543
- nervoso autônomo, 9
- renina-angiotensina-aldosterona, 694
- vestibular, 1112
Sístole, 6
Sitagliptina, 721
Sobrevida
- global, 625
- livre de doença, 625
Sofrimento espiritual e existencial, 1235
Solventes, 1250
Somatostatina, 675
Sono, 1221
Som(ns)
- cardíacos, 24
- - anormais, 20
- de ejeção, 21
- de Korotkoff, 16
- de próteses valvares, 24
- (knock) pericárdico, 21
- normais do coração, 19
Soprador rosado, 203
Sopros, 21, 22
- cardíacos classificação de, 23
- de Austin-Flint, 24
- de maquinaria, 24
- diastólicos, 22, 24
- fisiológicos, 20
- holossistólicos, 24
- inocentes, 20
- sistólicos, 22, 24
Sorafenibe, 623
Sotalol, 110, 111, 123
Sporothrix schenckii, 972
Staphylococcus aureus, 384, 912, 953, 990, 995
Stewardship dos exames complementares, 904
STK11/LKB1, 628
Streptococcus pneumoniae, 892, 912, 947, 953
Strongyloides stercoralis, 917, 1053
Subdivisões das vias respiratórias, 182
Substâncias
- de abuso, 1249
- dissociativas, 1249, 1254
- psicoativas, 697
- químicas e câncer, 616
Suco gástrico, 409
Sulfametoxazol/trimetoprima, 996
Sulfassalazina, 835
Sulfonilureias, 720, 722
Sunitinibe, 623
Suporte
- circulatório mecânico, 55
- - percutâneo, 145
- inotrópico, 54
- nutricional, 739, 741
- - enteral, 741
- - oral, 741
- - parenteral especializado, 741
- ventricular direito, 146
Supressão
- da apoptose, 606
- da secreção, 443
- do ácido gástrico, 374
Surdez unilateral aguda, 1110
Surfactante, 185

T

Tabagismo, 83, 179, 224, 434
- e câncer, 614
Tabela de Snellen, 1104
Tacrolimo, 365
Taenia solium, 1053, 1054
Talassemia, 534
α-talassemia, 535
β-talassemia, 534
- falciforme, 534
Talidomida, 556
Tamponamento cardíaco, 133, 629
Tandemheart®, 146
Taquicardia(s), 116
- atrial
- - focal, 119
- - macrorreentrante, 120
- atrioventricular recíproca, 117
- ortodrômica por reentrada AV, 117
- por reentrada nodal atrioventricular, 117
- supraventricular, 116, 117, 126
- - paroxística, 116
- ventricular, 126, 128
- - idiopática, 128
- - monomórfica, 126
- - não sustentada, 126, 127
- - polimórfica catecolaminérgica, 129
Taupatias, 1080
Taxa(s)
- de filtração glomerular, 268, 302
- - e albuminúria na doença renal crônica, 358
- de incidência e de mortalidade, 614
- de resposta, 625
Tecidos
- hematopoéticos, 488
- linfáticos associados à mucosa, 543
Técnica(s)
- de resgate, 375
- neuroablativas, 443
Tecnologias moleculares, 910
Teia esofágica, 401
Tempestade tireoidiana, 685
Tempo
- de protrombina, 449, 569
- de trombina, 569
- de tromboplastina parcial ativada, 569
Tendências futuras do tratamento antirretroviral, 1033
Tendinite, 879, 881
Tênias intestinais, 1054
Tenossinovite flexora estenosante, 886
Teofilina, 206
Teoria(s)
- das células-tronco da hematopoese, 488
- de erros ou danos, 1216
- de morte programada, 1216
- do envelhecimento, 1216
Terapia(s)
- antiagregante plaquetária com AAS, 104
- antiarrítmica, 123
- antimicrobiana específica para a meningite, 935
- antiplaquetária, 579, 590
- antitrombótica durante a gravidez, 600
- clínica, 621
- com agentes imunossupressores, 364
- com células CAR-T, 624
- com *laser* de granada ítrio-alumínio, 197
- com testosterona, 774
- - e a próstata, 774
- - efeitos colaterais da, 774
- com transfusão
- - de crioprecipitado, 588
- - de plaquetas, 582
- - de plasma e de fatores da coagulação, 587
- de coagulação com plasma de argônio, 197
- de consolidação, 511

- de indução, 511
- de injeção intralesional, 779
- de intensificação, 513
- de manutenção, 513
- de reperfusão, 101
- de revascularização para angina de peito crônica estável, 91
- dietética, 1166
- direcionada para alvos, 609, 621, 622
- endócrina, 624, 652
- epigenética, 499
- farmacológica, 374
- hipometilante, 499
- hormonal, 761, 823
- - lúpus eritematoso sistêmico, 851
- - menopausa, 761
- imunossupressora, 498
- intrauretral com alprostadil, 777
- minimamente invasiva ressecção transuretral da próstata, 783
- não hormonais, 761
- para a endocardite infecciosa, 965
- para hipogonadismo e infertilidade, 710
- para o câncer de mama RH1, 651
- para redução de urato, 872
- para tromboembolismo venoso, 597
- - na neoplasia maligna, 598
- plaquetária padrão, 582
- pós-menopausa, 761
- preventivas para a enxaqueca, 1098
- produtora de má absorção, 382
- profilática não redutora de urato, 872
- renais substitutivas, 363
- sistêmica para o carcinoma de células renais metastático, 641
- uricostática, 872
- uricosúrica, 872
Teratogenicidade, 1168
Terceira bulha cardíaca, 21
Teriflunomida, 1182
Término da coagulação, 564
Termorregulação, 911
Termoterapia
- com vapor de água, 783
- transuretral por micro-ondas, 783
Testagem
- baseada em evidências, 910
- no local do atendimento em locais com poucos recursos, 909
Teste(s)
- cardíaco pré-operatório
- - invasivo para estratificação de risco, 258
- - não invasivo para estratificação de risco, 258
- confirmatórios para morte encefálica, 1067
- de broncoprovocação, 193
- de D-xilose, 380
- de esforço, 36, 86
- de hibridização *in situ* fluorescente, 545
- de identificação dos transtornos por uso de álcool, 1245
- de latências múltiplas do sono, 1069
- de manutenção da vigília, 1069
- de olho da boneca, 1106
- de resistência, 1032
- de Schilling, 380
- de sono domiciliar, 1069
- diagnóstico, 99, 1237
- dos níveis séricos de hormônios tireoidianos, 685
- e procedimentos diagnósticos no paciente com doença cardiovascular, 25
- eletrofisiológico, 108
- genéticos
- - e moleculares, 1061
- - para canalopatias, 130
- - para síndromes selecionadas de cânceres hereditários, 615
- laboratorial remoto, 909

Índice Alfabético

- moleculares, 908
- não invasivos, 103
- rápido, 905
- respiratórios, 380
- sorológicos para sífilis, 1011
Testículos, 707
Tetania, 788
Tetralogia de Fallot, 64
Tezacaftor, 210
Th17, 839
Tiazídicos, 165
Tiazolidinedionas, 720
Tifo murino, 919
Tinido, 1109
- objetivo, 1109
- subjetivo, 1110
Tiocarbamidas, 687
Tioridazina, 1089
Tiotixeno, 1089
Tiques, 1116, 1123
Tireoglobulina, 685
Tireoide, avaliação da, 684
Tireoidite, 688
- autoimune, 689
- crônica, 688
- de De Quervain, 688
- de Hashimoto, 688-690
- granulomatosa, 688
- linfocítica, 688
- pós-parto, 688
- subaguda, 688
- supurativa aguda, 688
Tireotoxicose, 685
- causas de, 686
- causas raras de, 688
- factícia, 688
Tireotropina, 674
Tiroxina, 684
Tisagenlecleucel, 520
Tofacitinibe, 429, 835
Tolerância à glicose diminuída, 712
Tomografia
- computadorizada, 395, 1060
- - do coração, 40
- - do retroperitônio, 351
- - do rim, 280
- - do tórax, 195
- de coerência óptica, 1178
- por emissão
- - de fóton único, 34
- - de pósitrons, 34, 197, 1061, 1097
Tonicidade, 287
Tonsilas palatinas, 948
Tonsilite, 948
Tontura, 1056, 1112
Toque retal, 369
Tórax
- carenado, 19
- em tonel, 203
- escavado, 19
Torção testicular, 785
Tosse, 177
Toxicidade
- dermatológica, 671
- dos inibidores de pontos de controle
    imunológicos, 672
Toxinas
- endógenas, 1063
- exógenas, 1063
Toxoplasma gondii, 912, 1022, 1051
Toxoplasmose, 920
Transferência gasosa, 188
Transfusões, 498
- de plaquetas maternas, 577
Transição
- da pediatria para a medicina de adultos em
    indivíduos com doença pulmonar, 250

- da perimenopausa para a menopausa, 760
- dos cuidados de saúde, 254, 1226
- efetiva do cuidado, 254
Trânsito do intestino delgado, 395
Translocações cromossômicas, 605
Transplante(s)
- autólogo, 491
- de células hematopoéticas, 1038
- de células-tronco, 499, 624
- - alogênico, 491
- - - de intensidade reduzida, 492
- - hematopoéticas, 491
- de coração, 56
- de fígado, 467, 478
- de haplótipos idênticos, 492
- de órgãos sólidos, 1038
- de rim, 364
- pulmonar, 206
- tipos de, 491
Transporte
- de solutos, 271
- dos hormônios tireoidianos, 684
Transposição das grandes artérias, 65
Transtorno(s)
- alimentares, 765
- bipolar, 1085, 1086
- conversivo, 1088
- da ansiedade, 1086, 1087
- - de doença, 1088
- - generalizada, 1087
- da consciência, 1062
- - abordagem diagnóstica, 1063
- - fatores fisiopatológicos, 1062
- da memória, 1078, 1082
- da personalidade, 1086, 1089
- da sonolência excessiva diurna, 1069
- de comportamento do sono REM, 1073
- de déficit de atenção/hiperatividade, 1131
- de espectro alcoólico fetal, 1246
- delirante, 1088
- depressivo(s), 1085
- - e bipolar, 1084
- - maior, 1084
- - unipolares, 1086
- do espectro autista, 1131
- do estresse
- - agudo, 1087
- - pós-traumático, 1087
- do humor, 1086
- - pensamentos e do comportamento, 1084
- do pânico, 1087
- do sono, 1069, 1221
- dos sintomas somáticos, 1086, 1088
- esquizoafetivo, 1088
- factício, 1088
- mentais, 1084
- neurocognitivo leve, 1080
- obsessivo-compulsivo, 1087
- por uso de
- - álcool, 1242
- - substâncias psicoativas e HIV, 1029
- - psicóticos, 1086, 1088
- - somatoformes, 1088
Transudatos, 237
Trastuzumabe, 623
Tratamento
- antirretroviral, 1032
- quase fútil, 1238
Tratar (mnemônico PRAT), 374
Traumatismo
- cardíaco
- - não penetrante, 144
- - penetrante, 145
- - e emergências esofágicos, 406
Tremor, 1116, 1119
- essencial, 1119
- parkinsoniano, 1119

Treponema pallidum, 931, 932, 1009
Tri-iodotironina, 684
Tríade de Virchow, 589
Trichomonas vaginalis, 1051
Trichuris trichiura, 1052
Tricuríase, 1052
Trifluoperazina, 1089
Triglicerídios, 746
Trikafta®, 210
Tripanossomíase
- africana, 1051
- americana, 1051
Trombastenia de Glanzmann, 581
Trombina, 564
Tromboangiite obliterante, 153
Trombocitemia essencial, 505
Trombocitopenia, 847
- aloimune fetal e neonatal, 577, 578
- associada à nutrição, 574
- com hipertensão induzida
    pela gravidez, 578
- com plaquetas pequenas, 582
- de consumpção e dilucional, 579
- diagnóstico diferencial da, 573
- essencial, 504
- induzida
- - por fármacos, 573
- - por heparina, 594
Tromboelastografia, 570
Tromboelastometria rotacional, 570
Tromboembolismo, 103
- pulmonar, 234
- venoso, 155
- - fatores de risco hereditários, 591
- - na neoplasia maligna, 593
- - profilaxia, 158, 598
- - - em cirurgias ortopédicas, 600
Trombofilia materna hereditária, 593
Tromboflebite, 627
- supurativa, 967
Trombopoetina, 489
Trombose, 589
- associada ao câncer, 668
- avaliação clínica da, 596
- da(s) veia(s)
- - cerebrais, 1142
- - porta do fígado, 477
- - renal, 346
- do seio transverso, 944
- patologia da, 589
- séptica do seio
- - cavernoso, 944
- - sagital, 944
- - sinusal, 944
- venosa
- - avaliação laboratorial da, 596
- - fatores de risco adquiridos, 592
- - profunda, 155
Tronco encefálico, 1057
Tropheryma whipplei, 385, 886
Troponinas cardíacas, 99
Trypanosoma, 1051
Tuberculose, 238, 698, 955
- e HIV, 1030
- extrapulmonar, 958
- infecção
- - por reativação, 958
- - primária, 958
- por *Mycobacterium*, 1022
Tubo de alimentação, 1238
Túbulos, 270
Tumores
- cardíacos, 143
- - primários
- - - benignos, 143
- - - malignos, 144
- - secundários, 144

Índice Alfabético

- cerebrais, 1100, 1144
- de Klatskin, 485
- de Pancoast, 629
- do rim, 327
- do sistema nervoso central, 1171
- - apresentação clínica, 1171
- - definição/epidemiologia, 1171
- - diagnóstico/diagnóstico diferencial, 1172
- - patologia, 1171
- - prognóstico, 1174
- - tratamento, 1173
- do sulco superior, 629
- hipofisários, 674
- - prevalência dos, 675
- - secretores de
- - - gonadotropinas, 682
- - - hormônio adrenocorticotrófico, 680
- - - hormônio tireoestimulante, 679
- neuroendócrinos secretores
  de peptídios, 388

U

Úlcera(s)
- aórtica penetrante, 152
- genitais outras causas de, 1013
- idiopáticas, 415
- induzidas por estresse, 415
- orais, 846, 847
- péptica, 12
- - causas de, 411
- - complicações da, 416
- - induzida por AINEs, 413, 414
- - péptica, 415
Últimas horas e dias de vida, 1237
Ultrassonografia
- da bexiga, 280
- dos rins e do retroperitônio, 355
- duplex, 150
- endobrônquica, 197
- endoscópica, 393
- no tórax, 195
- renal, 280
- - padrão, 336
- transabdominal, 395
Unidades de longa permanência, 1227
Upadacitinibe, 430
Ureia, 279
Uretrite, 1005
- não gonocócica, outras causas de, 1008
Urgências hipertensivas, 169
Urografia
- excretora, 280
- retrógrada, 280
Uropatia obstrutiva, 355
Uso
- de substâncias
- - ilícitas, 1252
- - psicoativas, 1241, 1242
- prolongado de corticosteroides, 264
Ustequinumabe, 429

V

Vacinação, 837
- contra *Neisseria meningitidis*, 1031
- contra os vírus das hepatites A e B, 1031
- contra papilomavírus humano, 1031
- contra *Streptococcus pneumoniae*, 1031
- contra vírus influenza, 1031
- e lúpus eritematoso sistêmico, 852
Vaginite, 1007
Valor da ablação por cateter na síndrome de
  WPW, 118
Valproato, 1164
Valva aórtica bicúspide, 151
Valvopatia cardíaca, 10, 68, 141, 147
Vandetanibe, 623
Varfarina, 121, 235, 599
Variante
- de Heidenhain, 1082
- de nucleotídio único, 604
Varicela, 914
Varicocele, 784
Vasculite(s), 226, 885
- associadas ao anticorpo citoplasmático
  antineutrófilo, 311, 312, 862, 864, 865
- de vasos
- - de calibre médio, 338, 863, 865, 866
- - de grande calibre, 863, 865, 866
- - de pequeno calibre, 862, 864, 865
- limitada aos rins, 862
- sistêmicas, 862
- - apresentação clínica e diagnóstico, 863
- - definição e epidemiologia, 862
- - patologia, 863
- - tratamento e prognóstico, 865, 867
Vasodilatação dependente do fluxo, 9
Vasodilatadores diretos, 166
Vasopressina, 675
Vasos
- retos, 268
- sanguíneos, 184
Veias renais, 334
Vemurafenibe, 623
Ventilação, 184
- mecânica, 206, 246
- - invasiva, 247
- não invasiva, 246
Ventriculografia com radionuclídeos, 88
Verrugas genitais, 1009, 1013
Vertebroplastia, 824
Vertigem, 1112
- posicional paroxística benigna, 1113
Vesícula biliar, 479
Via(s)
- anticoagulantes endógenas, 565
- de biossíntese de esteroides, 695
- de diferenciação hematopoética, 489
- de sinalização do câncer intracelular, 610
- respiratória, 182
Vibrio
- *cholerae*, 384, 984, 985, 986

- *parahaemolyticus*, 385
- *vulnificus*, 972
Videoesofagograma, 394
Viés
- de duração da doença, 617
- do tempo de antecipação, 617
Vincristina, 621
Violência por parceiro íntimo, 763
Vipoma, 388
Vírus, 450, 972
- Coxsackie, 914
- da encefalite japonesa, 1047
- da hepatite
- - A, 456
- - B, 456, 914
- - C, 457, 914
- - D, 457
- - E, 456
- da imunodeficiência
- - adquirida e neoplasia maligna, 1024
- - humana, 914
- do Nilo ocidental, 932
- ECHO, 914
- Epstein-Barr, 914
- linfotrópico de células T humano do tipo 1, 544
- varicela-zóster, 1023
Visão e audição, 1222
Vitamina
- B_{12}, 527
- D, 274, 792, 803, 821
Volume
- corpuscular médio, 525
- pulmonar, 186, 192
Vólvulo gástrico, 420

W

Wuchereria bancrofti, 1053

X

Xeroftalmia, 890
Xerostomia, 890

Y

Yersinia
- *enterocolitica*, 385, 428, 984-986
- *pestis*, 920

Z

Zona
- condutora do pulmão, 182
- de transição, 780
- fasciculada intermediaria, 694
- glomerulosa externa, 694
- respiratória, 183
- reticular interna, 694
Zônulas de oclusão, 270
Zumbidos venosos, 24